国家出版基金项目
NATIONAL PUBLICATION FOUNDATION

国 家 出 版 基 金 资 助 出 版

现代皮肤病学

第 2 版
★★★★

主　　编	王侠生　徐金华　张学军
副 主 编	项蕾红　杨勤萍　翁孟武
	傅雯雯　吴文育
主编助理	杨永生　朱小华　陈连军

上海大学出版社

图书在版编目(CIP)数据

现代皮肤病学／王侠生，徐金华，张学军主编．—
2版．—上海：上海大学出版社，2020.5
ISBN 978-7-5671-3599-4

Ⅰ.①现… Ⅱ.①王… ②徐… ③张… Ⅲ.①皮肤病
学 Ⅳ.①R751

中国版本图书馆 CIP 数据核字(2020)第 084300 号

责任编辑　邹西礼
特邀编审　曾建设
装帧设计　缪炎栩
技术编辑　金　鑫　钱宇坤

现代皮肤病学（第 2 版）
王侠生　徐金华　张学军　主编
上海大学出版社出版发行
(上海市上大路 99 号　邮政编码 200444)
(http://www.shupress.cn　发行热线 021-66135112)
出版人　戴骏豪
*
南京展望文化发展有限公司排版
上海华教印务有限公司印刷　各地新华书店经销
开本 889mm×1194mm　1/16　印张120.75　字数3245千
2020 年 7 月第 1 版　2020 年 7 月第 1 次印刷
ISBN 978-7-5671-3599-4/R·9　定价　580.00 元

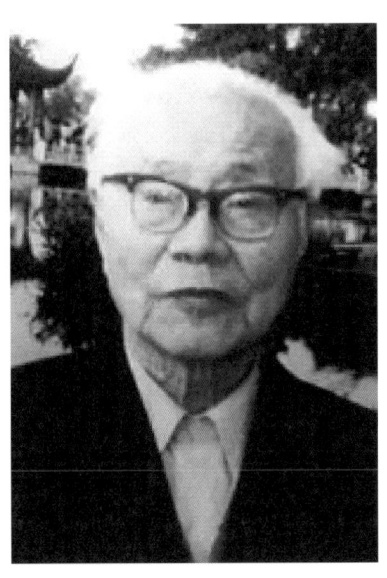

值此复旦大学上海医学院附属华山医院皮肤科建科90周年之际

仅以本书献给

我国皮肤科学界先驱、近代皮肤科学奠基人、华山医院皮肤科创建人、我们的老师

杨国亮教授（1899~2005）

主编介绍

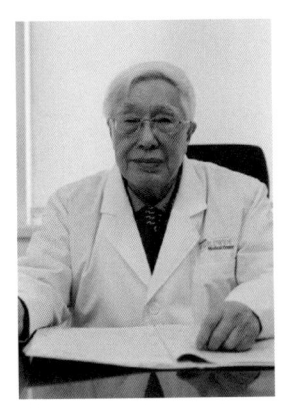

王侠生 1934 年 10 月生,江苏淮安涟水人。复旦大学附属华山医院皮肤科教授、博士生导师。1957 年毕业于原上海第一医学院医学系皮肤性病学专业,1981~1984 年于美国辛辛那提大学医学中心研修职业性环境性皮肤病及皮肤毒理学,获理学硕士学位。历任原上海医科大学皮肤病学研究所所长、复旦大学附属华山医院皮肤科主任,中华医学会皮肤科分会委员、上海市皮肤科学会主任委员、上海市麻风防治协会副理事长、亚洲皮肤科协会理事、原国家卫生部化妆品卫生标准委员会委员、原国家卫生部免疫皮肤病重点实验室学术委员会委员,《中华皮肤科杂志》《临床皮肤科杂志》《中国皮肤性病学杂志》《中国麻风皮肤病杂志》《实用皮肤病学杂志》等副主编、编委、顾问。在国内外期刊上发表论文 120 篇;主编《职业性环境性皮肤病》《皮肤病学》《皮肤科护理学》《皮肤科手册》《皮肤性病科诊疗常规》《皮肤科用药及其药理》《杨国亮皮肤病学》《皮肤科诊疗手册》等专业参考书、工具书、教材共 18 部,参编或主审专业图书 35 部。先后指导硕士、博士研究生 21 名。获部、市级科技奖 8 项;1991 年被评为原上海医科大学优秀教育工作者;1992 年起享受国务院特殊津贴。

主编介绍

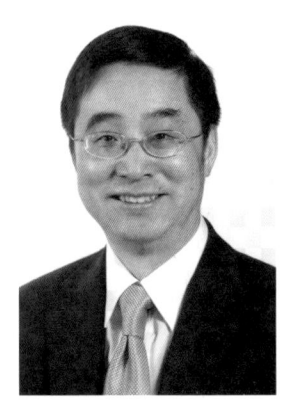

徐金华 1963年3月生,浙江宁波人。复旦大学附属华山医院皮肤科教授、博士生导师。1985年毕业于原上海医科大学医疗系。现任复旦大学附属华山医院皮肤科主任、复旦大学上海医学院皮肤性病学系主任,上海市皮肤病研究所所长、上海市皮肤科临床质量控制中心主任,中华医学会皮肤性病分会副主任委员、中国中西医结合学会皮肤性病专委会副主任委员、上海市医师协会皮肤科医师分会会长、上海医学会皮肤性病分会前任主任委员、上海市性病AIDS防治协会副会长。

长期从事性传播疾病、过敏性和免疫性皮肤病研究。先后获得国家自然科学基金项目2项、上海市科委重点项目5项、上海市卫计委科研基金项目2项,主持教育部"211工程"三期建设项目1项。为卫生部临床重点专科建设项目和上海市"重中之重"临床重点学科项目负责人。"系统性红斑狼疮免疫治疗新策略"项目获2015年上海医学科技一等奖。获国家发明专利2项。创立了特应性皮炎患者社区+医院联合干预的新模式。主持开展组织工程皮肤移植治疗大面积白癜风研究,该新技术已获上海市卫健委三类新技术准入。发表相关科研论文100余篇,其中SCI论文58篇。"皮肤性病学"高校教材及多媒体课件获2005年高等教育上海市级教学成果二等奖。主编和副主编《性传播疾病》各1部,参编《杨国亮皮肤病学》《红斑狼疮》等图书10余部。2013年入选上海市"优秀学科带头人"计划,2014年入选上海市"领军人才"计划。2016年获上海市第二届"仁心医者"杰出专科医师奖,2018年获第二届"国之名医·卓越建树"荣誉称号。

主编介绍

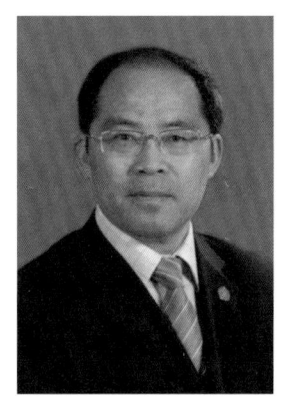

张学军　1955 年 8 月生,安徽宿松人。皮肤科教授、博士生导师。现任复旦大学皮肤病研究所所长、复旦大学附属华山医院特聘教授、安徽医科大学皮肤病研究所所长、海南博鳌超级医院皮肤医学中心领衔专家、安徽翡睿皮肤医学研究院首席专家,兼任国际皮肤科学会联盟常务理事、美国皮肤科协会国际名誉会士、国际银屑病协会委员、中华医学会银屑病专业委员会主任、J Invest Dermatol 等 5 种 SCI 杂志编委。曾任第九届亚洲皮肤科协会主席,第十一、十二届中华医学会皮肤科分会主任委员,中国遗传学会常务理事,安徽医科大学校长(2002 ~ 2014)。主编国家临床医学本科规划教材《皮肤性病学》第 5 ~ 9 版、国家住院医师规范化培训教材《皮肤性病学》第 1 ~ 2 版、国家研究生规划教材《中英文医学科研论文撰写与发表》第 1 ~ 2 版。致力于人类疾病基因组变异研究,在 NEJM、Nature 等杂志发表 SCI 论文 300 余篇。获国家科技进步二等奖 1 项、省部级自然科学及科技进步一等奖 5 项。成果入选 2010 年“中国十大科学进展”和 2012 年“中国高校十大科技进展”。获国际银屑病协会突出贡献奖、谈家桢科学奖临床医学奖、中国医学科学家奖、中国健康传播大使奖和国家名医“国之大医”称号。

本书历次版本

第一版　书　名　皮肤病学

　　　　主　编　杨国亮

　　　　副主编　王侠生　刘承煌　康克非

　　　　出　版　上海医科大学出版社,1992 年

第二版　书　名　现代皮肤病学

　　　　主　编　杨国亮　王侠生

　　　　副主编　刘承煌　康克非　方　丽

　　　　出　版　上海医科大学出版社,1996 年

　　　　【国家卫生部科技进步奖(三等)】

第三版　书　名　杨国亮皮肤病学

　　　　主　编　王侠生　廖康煌

　　　　副主编　刘承煌　方　丽　翁孟武　郑志忠

　　　　出　版　上海科学技术文献出版社,2005 年

　　　　【国家科学技术学术著作出版基金资助出版】

现代皮肤病学(第2版)

编 委 会

主　编　王侠生　　　徐金华　　　张学军

副主编　项蕾红　　　杨勤萍　　　翁孟武　　　傅雯雯　　　吴文育

编　委（以姓氏拼音为序）

陈连军	陈明华	杜荣昌	方丽	方丽华	傅雯雯
黄岚	黄琼	黄雯	康克非	李锋	廖康煌
卢忠	陆小年	罗燕	骆肖群	马莉	姒怡冰
孙新芬	唐慧	王侠生	王月华	魏明辉	翁孟武
吴文育	项蕾红	徐峰	徐金华	颜克香	杨勤萍
杨永生	张超英	张成锋	张学军	张正华	章强强
朱敏	朱小华				

特邀编委（以姓氏拼音为序）

陈家琨	崔凡	高天文	金锡鹏	李明	李若瑜
李咏梅	马振友	涂平	王吉耀	吴绍熙	杨雪琴
赵根明	周平玉	朱光斗			

主编助理　杨永生　　　朱小华　　　陈连军

本版参编人员

（以姓氏拼音为序）

陈家琨	陈连军	陈明华	陈淑君	陈裕充	崔 凡
窦 侠	杜 娟	杜荣昌	傅雯雯	方 丽	方丽华
方 栩	高天文	郜旭东	顾超颖	郭 霞	韩毓梅
何 睿	洪新宇	胡瑞铭	黄桂琴	黄 岚	黄 琼
黄 雯	姜 敏	金锡鹏	康克非	乐 艳	李 冰
李 锋	李 明	李 乔	李若瑜	李燕娜	李咏梅
李 政	郦 斐	梁 俊	廖康煌	林尽染	柳小婧
卢 忠	陆小年	栾 菁	栾 琪	罗东辉	罗 燕
骆肖群	马 莉	马振友	缪 盈	倪春雅	齐思思
任 捷	芮文龙	沈燕芸	盛友渔	姒怡冰	苏 玮
孙 翔	孙新芬	汤芦艳	唐 慧	陶功华	涂 平
汪 涛	王朵勤	王慧英	王吉耀	王家俊	王侠生
王月华	魏明辉	翁孟武	吴绍熙	吴文育	项蕾红
肖 萍	徐 峰	徐金华	徐丽英	严 昉	阎春林
阎永宁	颜克香	杨勤萍	杨蜀嵋	杨雪琴	杨永生
余碧娥	袁 晋	张超英	张成锋	张 琦	张学军
张耀华	张 臻	张 峥	张正华	章强强	郑志忠
赵根明	赵 颖	周 隽	周平玉	朱光斗	朱利平
朱 敏	朱嗣博	朱小华	朱奕锜	朱正伟	

新版前言

本书自 1992 年第一版以《皮肤病学》书名问世以来,先后于 1996 年以《现代皮肤病学》、2005 年以《杨国亮皮肤病学》两次修订出版;时隔 14 年后经再次全面修订,又沿用《现代皮肤病学》以第四版和大家见面。

皮肤病学科和医学领域的其他学科一样,在近 10 多年又有了长足发展。随着医学免疫学、遗传学、细胞生物学、分子生物学以及众多新技术的发展,学界对许多皮肤病的病因及发病机制又有了不少新的认识;一些新的影像诊断和无创检测技术的问世,使临床上对不少皮肤病的诊断水平又有了提高;同时,又有一些新的病种被发现;对皮肤病的诊疗,也有不少新的药物和新的疗法问世。有鉴于此,自 2012 年开始,我们就启动对前一版的修订工作。除组织本科 88 位医、技、护人员投入外,还特邀院外 25 位同道参与;前一版编者中,有 25 位由于出国、离职、病逝以及健康等诸种因素,不再参与本版的修订工作。

对于本版的修订,仍然遵循我国现代皮肤病学科奠基人之一、我科创建人、本书首位主编杨国亮教授生前倡导的"从我国的国情出发,扬长避短,注重基础理论与临床实践相结合,力求既能反映当代国外皮肤病学科在基础理论研究方面的新进展,又能展现我国皮肤病学科在诸多领域取得的成就和经验"这一基本宗旨。

本版对全书章节编排做了较大调整,分为皮肤病学基础、皮肤病学临床及皮肤病学防治 3 部分,共计 55 章。其中基础部分共 10 章,将原有的《皮肤组织学》与《皮肤解剖学》合并为《皮肤解剖与组织学》一章、《皮肤生理学》与《皮肤生物化学》合并为《皮肤生理生化学》一章,新增《皮肤细胞分子生物学》《皮肤毒理学》及《循证医学在皮肤科的应用》3 章。临床部分共 35 章,有的做了合并,如将《皮肤病的症状》与《皮肤病的诊断》合并为《皮肤病的症状和诊断》一章,将《球菌性皮肤病》与《杆菌性皮肤病》及《其他细菌性皮肤病》合并为《细菌性皮肤病》一章,将《衣原体及立克次体所致的皮肤病》与《螺旋体性皮肤病》合并为《衣原体、立克次体及螺旋体所致的皮肤病》一章,将《皮脂腺、汗腺疾病》与《毛发病》及《甲病》合并为《皮肤附属器疾病》一章;有的做了拆分,如将《过敏性或变应性皮肤病》拆分为《皮炎湿疹类皮肤病》与《荨麻疹类及红斑类皮肤病》两章,将《免疫性疱疹性及脓疱性皮肤病》拆分为《免疫性大疱性皮肤病》与《无菌性脓疱性皮肤病》两章,将《角化性及萎缩性皮肤病》拆分为《角化性皮肤病》与《萎缩性皮肤病》两章;有的予以删除,如删除了《其他皮肤病》及《传染性疾病的皮肤表现》两章,其病种分别移至相关章节;此外新增了部分章节,如《中性粒细胞及嗜酸性粒细胞增多性皮肤病》《皮肤弹性组织异常性疾病》《组织细胞增生症和非感染性肉芽肿疾病》《肥胖、妊娠与皮肤病》等均为本版新增;同时,本版还对许多章节中的病种做了适当调整。防治部分共10章,其中《系统药物疗法》概括介绍了抗组胺药、糖皮质激素、维A酸、免疫调节剂及生物制剂等5类药物疗法;《外用药物疗法》着重介绍了有关皮肤药理内容;新增《皮肤病的中医辨证论治》一章;将《皮肤病的心理治疗》由原先的一小节扩展为独立的一章。除新增的章节外,本版对原有各章内容均做了修订更新,更新的比重在10%~60%之间,有的章节则是重新撰写,收录了近年来国内外报道的若干新病种。

由于参与本版修订的人员众多,各章节的内容及比重难免有不尽协调之处;再者由于皮肤科疾病在命名、分类上尚存在不统一的问题,因而本书的某些内容之间可能出现不完全一致或重复现象。总之,对于书中可能存在的不足,我们热诚欢迎广大读者及时给予批评指正,以便再版时改进。

本版的修订工作得到中国医学科学院南京皮肤病研究所,北京大学附属第一医院,中国人民解放军空军军医大学西京医院,北京空军总医院,上海中医药大学附属龙华医院,安徽医科大学附属第一医院,复旦大学临床流行病学培训中心/循证医学中心、流行病学教研室、劳动卫生教研室、细胞分子生物学教研室,复旦大学附属中山医院,上海交通大学附属第一人民医院,上海市皮肤病性病医院等单位部分专家的襄赞支持,为之撰稿。对诸位专家的鼎力相助,谨此深表谢意!

本科杨永生、朱小华、陈连军三位医师及办公室於卿璐同志为本版的修订投入大量精力,在此一并致谢!

复旦大学皮肤病学研究所

复旦大学附属华山医院皮肤科

王侠生　徐金华　张学军

2019.12

编写说明

1. 全书章节及病种按层次以阿拉伯数字编号排序,层次过多的辅以英文字母编号;因各章情况差异较大,层次设置在尽量求得一致的同时,根据具体内容间从所宜,以便读者阅读使用。

2. 每一病种,大体按同义名、定义、发病情况(流行病学)、病因及发病机制(病原学)、临床表现、分型、组织病理、实验室检查、影像学或其他检查、诊断及鉴别诊断、治疗、预防及预后等标目分别阐述;部分病种根据具体情况或增加某些特殊标目,或省略某些标目;内容过少的则不设标目。

3. 凡沿用外国人名、地名命名的疾病、综合征、体征、病原体、实验名称等基本保持原文,除个别外尽量不予汉译,免致歧乱。

4. 与皮肤病相关的综合征除专列一章外,还有一小部分因各种原因(如同义名)分编在各相关章节中。

5. 本版对上一版的彩色病种图片做了较大幅度的更新,以少见病、罕见病及表现特殊或有较高参考价值者为主,合计 154 幅。

6. 总目录中各章署名为该章主要撰稿人及审阅人,具体各节或具体病种的撰稿者均署名于相关内容末尾;若连续几节撰稿人相同,则仅在相连几节的最后一节末尾署名。

7. 本书以反映病种为基本原则,为便于查阅,书前总目录一般仅标列章名,而于各章另设分目录,一般列至三级标题;部分章节因涉及病种层次更为繁密,故于总目录或分目录中特再细列。

8. 本书一律采用已正式公布的法定计量单位。

9. 有关皮肤影像诊断的内容仅在第 11 章《皮肤病的症状与诊断》中做简要介绍;对一些病种中的皮肤影像诊断限于条件,本版修订中未予增补。

10. 为便于检索,书末附有疾病名称的中文及外文索引;其中以中文开头的中、外文组合病名(包括以数字开头的中、外文组合病名)置于中文索引部分;以外文开头的外、中文组合病名(包括以数字开头的外、中文组合病名)置于外文索引部分。

11. 书末附主要参考书目供读者参阅。

总 目 录

皮肤病学基础

皮肤病学临床

皮肤病学防治

附　　录

皮肤病学基础

第 1 章　皮肤发生学

目　录

皮 肤 发 生 学

皮肤是一种复杂的器官,起源于外胚层表面、生皮节中胚层和间质侧板。上皮结构,如表皮(包括口腔黏膜)、毛囊、皮脂腺、大汗腺、小汗腺和指/趾甲,起源于外胚层;黑素细胞、神经和特殊感受器起源于神经外胚层;真皮、皮下组织、淋巴管、血管、Langerhans 细胞、巨噬细胞、纤维细胞、脂肪细胞等起源于中胚层。

1.1 表 皮

1.1.1 角质形成细胞(keratinocytes)

角质形成细胞是表皮的主要构成细胞,占表皮细胞的95%以上。胚胎发育早期,第3周时原始表皮(primordial epidermis)仅由一层扁平未分化的上皮细胞组成。表皮的最外层为周皮(periderm),又称胎皮,是一层暂时性细胞层,在表皮成层和角化之前覆盖发育的表皮,然后脱落于羊水中。胚胎表皮的基底细胞和周皮细胞的形态相似,两者均有胞核,能进行有丝分裂,含角蛋白微丝,胞质内含大量糖原,并借桥粒彼此连接;但周皮细胞较大,异染色质趋于边缘性,在羊水表面以微毛起缓冲效果。周皮是一种特殊的细胞层,只存在于胚胎皮肤和胎儿皮肤,于胚胎第1个月时发生并随着胚胎发育细胞增大;于第3个月时,细胞进行增殖,继续分化,不断产生细胞并具有角质形成细胞的某些特征。周皮的结构变化表示它在胎儿皮肤和胎儿生理上的重要性。至妊娠中3个月末,表皮成为一种角化性复层鳞状上皮,周皮消失。表皮由于基底层和周皮层之间增添中间层而成层。在中间层细胞内,角蛋白微丝产生结构变化,成为发育良好微丝束,而且其中桥粒相应地

增多。基底细胞含较少量糖原(细胞逐渐成熟的一种征象)。皮肤发育的标志是其分化和生长。胚胎第5个月时,表皮厚度增加,基底细胞增殖较快并演变成棘细胞、颗粒细胞和角化层;第6个月后,表皮角化完全,但角质层很薄。角质形成细胞获得细胞表面抗原,如天疱疮和类天疱疮抗原以及 ABO 血型抗原。胎儿近足月时,角质层变厚,主要起屏障作用。表皮从一层简单的上皮发育、分化是通过表皮分化中暂时基因表达控制转录因子而起作用。

胚胎在早期(第1~2个月),真皮与表皮交界面平坦;在前3个月期间,交界面处发生基底板(basal lamina),主要由表皮基底细胞形成;约在12周时,因基底细胞的规则、间歇性增殖的结果,导致真皮与表皮交界面呈明显起伏状;至第6个月时,可辨认嵌入表皮下面凹陷处呈乳头状的真皮乳头。

1.1.2 树 突 状 细 胞(dendritic cell, non-keratinocytes)

1.1.2.1 黑素细胞(melanocytes)

人类黑素细胞起源于神经嵴,在胚胎5~6周时开始向表皮移动;在第8~11周以后,原始黑素细胞从神经嵴到达表皮内,变成黑素母细胞而后变成黑素细胞。在第8周时,黑素细胞内有黑素小体和少量的黑素。第4~6月时,黑素细胞呈树枝状,开始合成黑素小体,并输入角质形成细胞内。

Becker 等发现黑素细胞成熟发展过程中具有从头至尾的特点,约在胚胎第12周出现于眼、耳等部位,在16周发展至躯干,其间相差1个月。这种发展过程间接支持黑素细胞来源于神经嵴的观

点。崔健等认为在胚胎20周以前,身体各部位表皮黑素细胞出现的时间和数量确实存在很大差别,但四肢出现黑素细胞的时间较颈和躯干更早,黑素细胞成熟无从头至尾的特点。

胚胎第20周以后,各部位表皮内黑素细胞数量已基本相等;至24周时,已达 $1\,000/mm^2$ 左右,数量明显增加。以后,表皮黑素细胞数量趋于稳定,到出生前不再增多。

与此同时,黑素细胞的形态也发生了一系列变化。在胚胎早期,黑素细胞染色淡、胞体小、分枝很短或缺失;随着胎儿的成熟,黑素细胞染色逐渐加深,胞体增大,分枝增多、增大、增粗,说明胎儿黑素细胞也在逐渐成熟,功能活性增加,能产生更多的黑素,为出生后适应外界环境做好准备。

正常成人表皮黑素细胞数量存在着明显的部位差异,其中颈部黑素细胞最多,上肢、后背次之,下肢、胸腹最少。这种变化恰好与正常情况下身体各部位接受紫外线量的梯度一致,说明黑素细胞数量的差异与紫外线照射程度有关,紫外线可以促使黑素细胞分裂增殖、数量增多。同时,成人表皮黑素细胞的形态也发生与功能相适应的变化,形成分枝多、染色深的黑素细胞,表明黑素细胞功能活跃能产生更多的黑素向周围角质形成细胞内输送,发挥其保护作用。

来源于神经嵴的原始黑素细胞也移至毛囊母质和甲母质内生发细胞区,并转变为黑素细胞,将黑素小体输入毛皮质和甲母质细胞内。

1.1.2.2 Langerhans 细胞(Langerhans cell, LC)

1979年,Tamaki 等用同位素诱导的骨髓嵌合鼠进行的系列实验证实 LC 由骨髓来源的循环前体细胞衍化而来,并且持续不断地由骨髓前体细胞池衍化和再分布。早在人胚胎第6或第7周时,在表皮内应用三磷酸腺苷酶(ATPase)染色可辨认 LC。此期 LC 较少、较小,很少有树枝状突。在胎儿第12~13周时,LC 显示不同表型,最明显者为对 OKT6 染色呈阳性反应;至第80~90天时突然增加,3个月后与 ATPase 阳性 LC 的数目近乎相等。电镜下最独特的标志为细胞内 Birbeck 颗粒。胎儿表皮中 LC 不显示 S-100 蛋白染色,只是在分娩后第1天内才能证实。因此,目前普遍认为

LC 是一种从 CD34⁺ 阳性的骨髓前体细胞衍化而来,并移行至鳞状上皮(表皮为主)、继续增殖的一种树突状细胞,占上皮细胞的3%~8%。其具有两大主要特征,即表达 CD1a 抗原和电镜下显示独特的 Birbeck 颗粒。

对骨髓移植者的 LC 进行染色体分析发现,女性骨髓移植受者的 LC 带有男性供骨髓者的 Y 染色体,提示供者的骨髓提供了 LC 给骨髓移植受者。在人类,骨髓来源的 LC 已建立了两群。骨髓中 CD1a⁺ 的前单核细胞和单核细胞被认为是 LC 的前体细胞,随后表达分化抗原 CD14、CD33、CD4 和 HLA-class Ⅱ。正常成人和婴儿外周血中含1%的 CD1a⁺ 细胞,新生儿则含4%的 CD1a⁺ 细胞,提示 LC 通过血管从骨髓移行到皮肤。

1.1.2.3 Merkel 细胞(Merkel cell)

Merkel 细胞具有上皮细胞的特征,如有桥粒结构,表达角蛋白8、18、19、20;在电镜下可见其胞质内含有神经内分泌颗粒,而且它可产生神经介质,所以它又是皮肤的神经分泌细胞。Merkel 细胞究竟是来源于上皮还是神经尚存在争议,目前比较倾向于前者。

(1)起源于角质形成细胞

Merkel 细胞具有桥粒,含有黑素体的吞饮小泡,提示它与角质形成细胞具有共同的起源。此外,细胞中的微丝的类型是细胞起源的良好标志。所有上皮细胞均有细胞角蛋白,神经细胞有神经微丝,神经胶质细胞有神经胶质原纤维酸性蛋白质,间质细胞有波形蛋白(vimentine),肌细胞有结蛋白(desmine)。免疫荧光和免疫电镜观察可见 Merkel 细胞有角蛋白的多肽,而无神经微丝、神经胶质原纤维酸性蛋白、波形蛋白和结蛋白。所以,Merkel 细胞可能来自上皮细胞,但未证实来自角质形成细胞,因为它们并不具有角质形成细胞的所有抗原性。

Moll R. 等用特异性细胞角蛋白抗体对胎儿和成人掌部表皮的 Merkel 细胞进行鉴定,发现 Merkel 细胞中存在细胞角蛋白8、18、19,而这些细胞角蛋白是各种单层上皮的典型特征;同时免疫荧光显示 Merkel 细胞既无神经微丝又无波形蛋白。Moll R. 等认为 Merkel 细胞属于真正的上皮

细胞,但在细胞角蛋白的表达方面与表皮角质形成细胞有所不同。他认为 Merkel 细胞不是从神经嵴移行而来的,而是起源于皮肤的上皮细胞。

现在认为 Merkel 细胞来自具有向神经内分泌细胞和角质形成细胞分化能力的原始表皮干细胞,既似角质形成细胞又似 Merkel 细胞的中间类型细胞的存在支持这一假说。

(2) 起源于神经嵴

Hashimoto 推测 Merkel 细胞来自神经嵴,它从 Schwann 细胞分离出来,从真皮间质移行到表皮,所以在表皮中的移行细胞有真皮感觉神经的分布。Merkel 细胞的超微结构研究发现,其核内包涵体有两种类型:一为棍状,另一种呈栅栏状。一个细胞内通常只含有一种类型的包涵体,它们没有限制膜,周围绕有一层宽 0.25~0.45 μm 无染色质的清晰的胞质,与神经细胞内的包涵体相似;其胞质颗粒在形态上和起源于神经嵴的其他细胞的神经内分泌颗粒相同;用过氧化酶-抗过氧化酶的免疫细胞化学技术证实 Merkel 细胞中具有神经元特异性烯醇化酶,根据酶的成分考虑它们为神经内分泌起源;它可内源性地产生 Met 脑啡肽。

Merkel 细胞的起源尚无定论。从神经嵴起源然后进入皮肤的假说更有吸引力,但有待于更多的证据来证实。

1.2 真 皮

真皮浅层是由自近胚体壁中胚层移入之间质衍化而成的。最早期(4 周)的"皮肤"有菲薄的间质性真皮,含有的间质细胞分布广泛而分散,以延伸的细胞突交织成网。细胞间隙富含氨基葡聚糖、透明质酸并有少量胶原纤维。透明质酸是一种分子高度羟化的弥散性基质,细胞在其中可移动和增殖。在发育期,胎儿皮肤能保持 90% 的水,至妊娠中 3 个月末,真皮成为交织的结缔组织、血管和神经元的致密层,水约为 83%。当细胞开始合成并分泌大量纤维性蛋白时,透明质酸量减少,硫酸化氨基葡聚糖增多。

胚胎真皮内纤维性基质疏松,多沉着于间质细胞表面和基底膜下。组织内可证明 Ⅰ、Ⅱ 和 Ⅴ 型胶原,Ⅲ 型和 Ⅰ 型胶原量相等,Ⅲ 型胶原为真皮结构形成一种模板,以利粗大的 Ⅰ 型胶原纤维沉积。基底层和神经、血管成分周围存在 Ⅳ 型胶原。Ⅴ 型胶原是胎儿的一种胶原,在皮肤内的结构和分布尚未明确。真皮从以细胞性为主向纤维性结构转化。结缔组织仍集中于真皮-表皮结合处,细胞间隙内也存在细小的胶原纤维束。胶原蛋白合成和分泌活跃。真皮仍较薄,约为表皮厚度的 3~4 倍,与皮下组织无截然界线。

妊娠 3 个月时,真皮厚度增加,呈现成年人真皮型式。第 4 个月内显示乳头区和网状区,能识别胶原纤维的结构基础并分隔乳头下血管丛;基质合成活性高,仍存在 Ⅰ 和 Ⅲ 型胶原(比例约相等),但原纤维直径增加。第 6 个月,合成弹性蛋白并沉着于微原纤维性成分上,但弹性纤维网仍是基质的组成部分,于出生后第 1 和第 2 年内仍继续发育。真皮在获得其一定结构方面迟于表皮,在出生后仍需增加结缔组织成分的体积和成熟化,以期与成年皮肤相适应。

1.3 皮 下 组 织

妊娠期的前 3 个月尚无弹性蛋白合成和皮下组织结构化;第 4 个月内,脂肪细胞内出现脂质;第 5 个月时,较多的脂肪细胞聚集,构成脂肪小叶。在组织学上,发育的脂肪细胞包括:① 梭形、无脂质的间质细胞,作为前体细胞;② 含有两个或更多小的脂肪小滴的幼稚型脂肪细胞;③ 成熟脂肪细胞,具有一个大的中央脂质小滴和一个侧位胞核,即所谓印戒细胞(signet ring cell)。

1.4 皮 肤 的 肌 肉

皮肤的肌肉除在面、颈部为少数横纹肌外,大多为平滑肌。后者除汗腺的平滑肌(肌上皮细胞)来源于外胚层外,其余的平滑肌(立毛肌、阴囊、乳晕、眼睑等处的皮内平滑肌,血管壁的平滑肌)均由中胚层生肌节(mytome)的间质演变而成。在将形成肌组织的部位,间质细胞彼此聚集,向一个方向伸长,逐渐变成梭形,称为肌母细胞;以后胞质中出现肌原纤维,并逐渐增多,形成平滑肌细胞。

1.5 皮肤的血管和淋巴管

妊娠第3个月时,纤细毛细血管和无髓神经通过真皮延伸到基底膜基质。毛细血管襻形成较晚,在妊娠末期3个月时,仅存在于掌、跖;于出生之后,身体各处才形成毛细血管襻并保持稳定。

1.6 皮肤的神经

皮肤内的末梢神经来源于外胚层的神经嵴,自脊神经节细胞的轴突延长而形成。当胚胎长为10 mm时,神经顺着枝芽突起和体壁伸长至浅表的肌膜,在背腹面有分支,以后与整个分节系统相配合,移行至皮肤。在第4~7个月的胎儿的末一指节中,可见表皮下神经的分支,同时形成2~3个穹隆。在汗腺的腺管处也可见神经网,其来源可能与交感神经纤维的分布有关。

皮肤是机体表面的一种保护性感觉器官,神经末梢非常丰富。皮肤中有感觉神经纤维和自主神经纤维,感觉神经有髓鞘直达其分支末端,而自主神经则没有。皮肤的感觉神经末梢分3类:① 末端变细的游离神经末梢,主要分布在表皮下及毛囊周围;② 末端膨大的游离神经末梢,如与表皮Merkel细胞接触的神经盘和偶见于手掌真皮中的Ruffini小体;③ 有囊包裹的神经末梢,如常见于手部掌侧真皮乳头的Meissner小体和可见于掌跖等受压部位、乳头、生殖器真皮深层或皮下组织内的Vater - Pacini小体,以及见于龟头、包皮、阴蒂、小阴唇、肛周、唇红等处乳头层真皮内的Krause小体。自主神经来源于交感神经系统,供应血管、立毛肌和大小汗腺。

胎儿在第4个月时,趾部产生Merkel触觉小体,触细胞和触板同时发生。Meissner触觉小体在胎儿第6个月前后发生,由进入乳头层的特殊蹄形神经分支变成,呈丝球状。胎儿在第5个月末,指部形成Krause小体。环层小体则在胎儿第5个月时发生,第6个月时数目增加、形态增大、中轴

清楚。真皮内神经自由末梢在第5个月胎儿的掌部不分支,末端尖细;在第6个月时随着乳头层的发育,感觉神经数目增加,末端一般分支,呈丝状或蹄形。

1.7 皮肤附属器

1.7.1 毛囊

毛囊开始发生于胚胎晚期,至胎儿中期完成。最早分化的象征见于第9周胚胎的头发、前额、下颌、上唇和眉部。在仅有两排细胞组成表皮的基层内,出现散在分布的、刚发生的毛囊原基,即由密集、伸长的生发细胞组成,以后将变成整个毛囊上皮。同时,在其下方由卵圆形、深核原始间充质细胞聚集成原始毛囊乳头,以后变成毛囊乳头。毛囊胚在发育过程中,其生发细胞变成柱形,胞核因胞质少而显得密集,排列成半月形、卵圆形;充分发育时,自发育表皮的下方呈短柱状斜行突向真皮,其周围的柱状细胞排列成栅状。在短柱形毛囊胚基底的下方,与原始毛囊乳头的间充质细胞连续的类似细胞包绕毛囊胚,并变成将来的毛囊周围鞘的纤维细胞。

毛囊胚在充分发育后,紧接着形成毛囊索,它比毛囊胚更伸长,呈柱形,其末端形成毛囊母质细胞,并逐渐发育后包绕着毛囊乳头,共同形成球形,变成球形毛囊索。当球形毛囊索形成时,分化出毛囊的上下两段,毛囊下段毛囊母质细胞进一步分化出毛囊锥体,以后形成毛发、毛护膜、两层内毛根鞘和鞘护膜;外毛根鞘似乎起源于将来成为毛囊漏斗和峡部的上皮管。毛囊下部生发细胞在尚未完全角化之前提前死亡,而形成表皮内毛囊管。后者将成为末端毛囊,在毛囊锥体到达毛囊上段以前,即已变空而开放。妊娠第3个月在皮肤形式的确定上是一重要时期。具有细胞核有丝分裂活性的基底细胞集聚,产生细胞簇突入真皮,成为毛囊胚芽。妊娠中3个月时,毛囊完全成熟并有毛伸出皮面。胎儿在第4或第5个月时,毛囊母质细胞间黑素细胞能够产生黑素,这比表皮基层中黑素细胞产生的黑素要早。

毛囊生发细胞不论在形态学或生物学上均不

同于毛囊母质细胞,前者胞核呈窄卵圆形,深染,看不出明显核仁,辨不出染色质型式,常无或仅有少数核分裂象;后者胞核呈圆形,淡染,核仁明显,染色质型式显著,常有很多核分裂象。毛囊生发细胞和毛囊母质细胞的胞质均很少。

毛囊向下斜行增长时,后壁出现3个隆起:下面一个为立毛肌的附着点;上面一个为皮脂腺原基,以后形成皮脂腺;在某些部位,毛囊后壁出现第三个隆起,即大汗腺原基,以后形成大汗腺。

1.7.2 皮脂腺

皮脂腺原基自毛囊原基的侧面中部隆起处发生,于妊娠第4个月形成并分泌皮脂。呈半球形隆起,细胞内含有脂质,有时胞质呈空泡状,中央细胞坏死后形成导管腔。从隆起处生发细胞增殖、聚集成芽状,并迅速发展成分叶状。小叶周围生发细胞的胞质内无空泡,当皮脂腺细胞自小叶周围向即将成熟的皮脂腺导管移行时,逐渐空泡化,最后充满脂质并膨胀、破裂,其内容物溢入狭窄的导管内,然后皮脂腺细胞通过这些导管输送至毛囊漏斗,并由此送至皮面。这种皮脂腺分泌的最后产物为皮脂。皮脂腺导管表面衬以一薄层上皮,上皮的颗粒层极薄,角质层细胞扁平,仅数层,排列紧密,构成小圆齿状表面。因母体雄性激素的作用,皮脂腺小叶在足月胎儿和新生儿时很大,经数周后收缩成未分化或低分化的上皮细胞索,附着于毛囊漏斗基底处的囊壁。

1.7.3 大汗腺

大汗腺的形成较迟,它的发生源自毛囊,于胚胎第16周时,大汗腺原基形成。早期大汗腺原基长出实性上皮索,以与毛囊长轴成垂直方向突向毛囊周围间充质内,然后越过发育的皮脂腺和立毛肌隆起而向下增长。当上皮索的末端长至皮脂腺隆起的水平面时,其中的导管腔和毛囊内管腔一样开始形成。大汗腺的分泌部分仅在发育后期开始形成。大汗腺导管在毛囊漏斗内的部分管腔形成是由于上皮索细胞的胞质内空泡融合所致,在真皮内的导管腔则是由于上皮索邻近细胞之间的间隙扩大而形成,但于胚胎形成7个月前,不出

现分泌活性。

1.7.4 小汗腺

小汗腺直接起源于胚胎表皮基层内小汗腺原基。最初,生发细胞聚集成细芽状,朝向间充质增长,即形成小汗腺芽胚;随后渐成索状、半月形、短柱状以至垂直长条状,朝向真皮甚至皮下组织增长。在真皮与皮下组织交界处,其末端盘绕成球形,因而形成直形导管和盘绕导管;以后,尖端继续伸长并同时盘绕,组成分泌部分。真皮内导管和分泌部分的腺管腔是由于上皮索邻近细胞之间的间隙扩大而形成。约在妊娠第6个月,围绕腺管腔的上皮细胞分化为亮细胞和暗细胞;另外,也分化成肌上皮细胞。小汗腺胚芽也穿过表皮向上增长,形成螺旋状汗管(末端汗管);随后,末端汗管的管腔和周围汗孔细胞发生角化,出现透明角质颗粒,胞质丰富,染色显示淡红色。小汗腺最早发生于第3和第4个月胎儿的掌、跖表面,起始于皮嵴和汗腺原基;至第7个月,身体各处的小汗腺管和腺体结构均发育成熟,但其功能(在子宫内)如何,尚不清楚。

1.7.5 甲

在胚胎发育的第10周,指/趾远端伸侧在将形成甲皱襞处的原始表皮开始凹陷,形成沟状,成为甲野(nail field);近端表皮细胞往后和往下方呈楔形增殖,长入其下方间充质内,其浅表部分将演变成甲皱襞,并像指/趾背面皮肤一样角化;较深部分将形成背部和中间甲母质,继而产生甲板的上下层角质细胞。在浅、深部的交界处,角化上皮在甲的近端正上方变得明显,并将成为充分发育甲的护膜。

甲野远端的原始上皮,由于中间层的增厚,形成远端隆起。在胎儿第13周时,甲板开始发育,第4个月甲板形成,由多层紧密排列的角质细胞组成,其上、下分别由背部和中间甲母质形成。在胎儿第24周时,远端隆起的角质层上方长出甲板,以后大多数角质细胞移除而保留部分变成甲下皮。

(项蕾红 邱丙森)

第 2 章　皮肤解剖与组织学

目　录

第 2 章

皮肤解剖与组织学

2.1 皮肤解剖学

皮肤覆盖在身体表面,与外界环境直接接触,由表皮、真皮和皮下组织构成,还包括血管、淋巴管和神经,以及由表皮衍生而来的毛囊、皮脂腺、大汗腺、小汗腺和甲等附属器。就重量和体积而言,皮肤是人体最大的器官,其重量约占体重的5%,成人皮肤面积有 1.5~2.0 m² 。皮肤不包括皮下脂肪的厚度在 0.5~4.0 mm 之间,总的来讲伸侧皮肤比屈侧厚,枕、项、臀和掌跖部位皮肤最厚,眼睑、外阴等部位皮肤最薄。表皮角质层的厚度和结果决定了该部位皮肤的屏障功能。另外,毛囊的大小和分布也显著影响透毛囊吸收的能力。阴囊部位最易透入,面部、前额和手背比躯干、上臂和小腿更易透过水分,手掌皮肤除水分外几乎不能透过其他分子。

2.1.1 皮沟、皮嵴、皮野、指纹

由于皮肤附着于深部组织,因纤维束的排列和张力的牵引形成皮沟(sulci cutis),其深浅不一,较纤细的皮沟将皮肤划分成细长较平行略隆起的皮嵴(ristae cutis),有些较深的皮沟将皮肤表面划分为三角形和多角形的皮野(skin field)。皮嵴在指端屈侧最明显,由皮嵴和皮沟构成的花纹称为指纹(print)。

2.1.2 皮肤张力线

又名 Langer 线。真皮结缔组织纤维束的排列方式决定了皮肤具有一定方向的张力线(lines of skin tension),如沿此线的方向切开皮肤,皮肤

裂口的宽度较窄;反之,若沿此线的垂直方向切开皮肤,裂口则较宽,且伤口愈合后容易产生较明显的瘢痕。在松弛状态下人体皮肤的张力线见图 2 - 1。

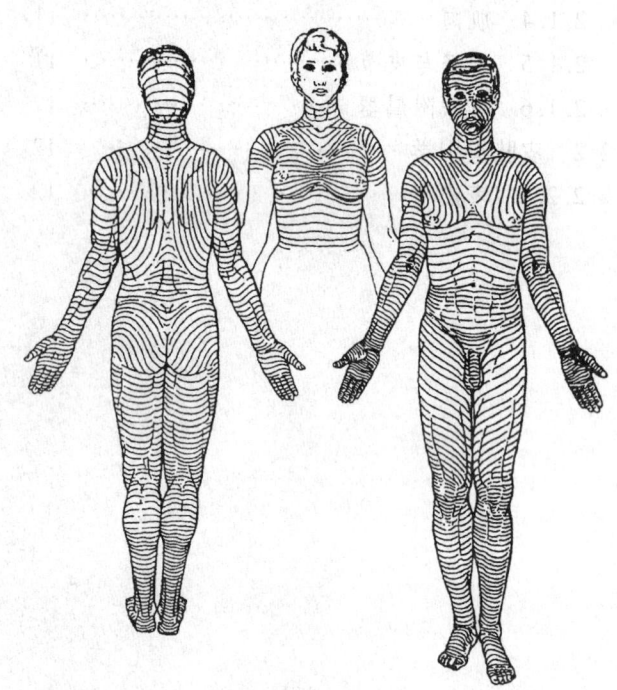

图 2 - 1 松弛状态下人体皮肤的张力线

2.1.3 Blaschko 线

许多痣样皮肤损害在体表沿着一种特殊的线条排列,与神经、血管和淋巴管的排列都无关,反映了皮肤发育中的生长方式,这在 1901 年首先由 Blaschko 描述,并因此得名。许多存在镶嵌性遗传性疾病的皮肤损害都沿 Blaschko 线排列,如色素失禁症、少汗性外胚层发育不良等,但是在正常皮肤上并不能寻找到这种排列线。Blaschko 线见图 2 - 2。

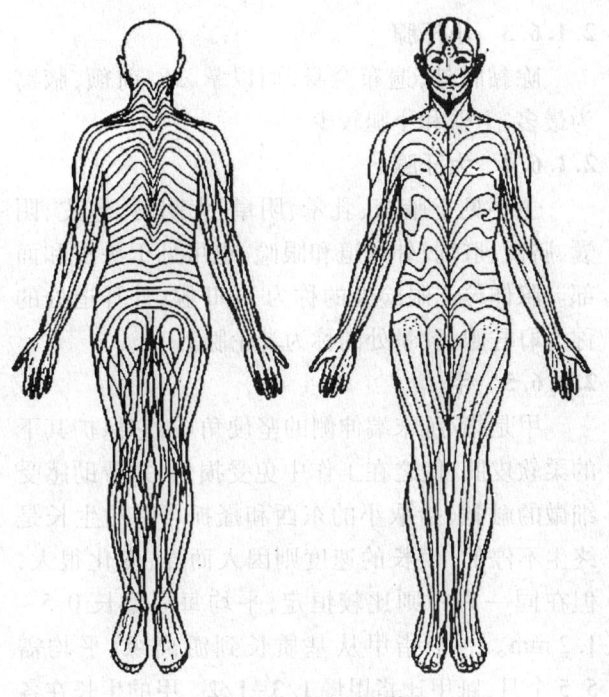

图 2-2　Blaschko 线

2.1.4　肌肉

皮肤中有横纹肌和平滑肌两种，横纹肌只有颈部皮肤内的背阔肌和面部的表情肌；平滑肌包括立毛肌、阴囊内膜和乳晕处的平滑肌。

2.1.5　神经与皮节

皮肤的神经有两种：一种是交感神经，支配血管平滑肌、立毛肌收缩和汗腺分泌；另一种是感觉神经，形成各种感觉末梢，包括游离神经末梢和小体结构，前者主要感受痛觉，分布于真皮浅层和表皮，另外在毛囊部位也存在游离神经末梢；后者包括 Meissner 小体（触觉，位于真皮乳头层）、Krause 小体（冷觉，位于真皮浅部）、Merkel 小体（触觉，表皮）、Ruffini 小体（温觉，位于真皮）、环层小体（Pacinian）（压觉，位于真皮深部和皮下组织中）。

每一脊神经后根及其神经节的纤维所分布的皮肤区域称作一个皮节（skin section）。胚胎初期，身体的皮节像脊髓的节段一样，分布得很规则。在成人，颈部和躯干的皮节仍保持着明显的节段状态，每节形成一个带状区，自背侧中线至腹侧中线环绕身体，但是四肢皮肤的节段性分布稍为复杂。带状疱疹等疾病的损害常按皮节分布。人体各皮节的

分布区域见表 2-1 和图 2-3、图 2-4。

表 2-1　各皮节分布区域

部位	皮　节		分　布　区　域
头颈部	由 C2~4 脊神经分布（面部有三叉神经分布）	C1	无皮支和皮节分布区
		C2	枕部
		C3	颈部和项部
		C4	颈、项下部、肩部
上肢	由 C5~T2 脊神经分布，沿上肢长轴排列	C5	臂上部外侧，相当于三角肌的范围
		C6、7	浅部和手的尺侧两面
		C8、T1	前臂和手的尺侧两面
		T2	臂内侧和腋窝（T3 也分布于腋窝）
躯干	由 T2~L2 脊神经分布	T5	平男性乳头
		T6	平剑突
		T10	平脐
		L1	腹股沟区
		L2	腰部髂嵴上方一窄带，延续至下肢
下肢	由 L2~S2 脊神经分布	L2、3	大腿前面、外侧、内侧
		L4、5	小腿内侧、足背内侧
		S1、2	足底、足背外侧、小腿外侧、大腿后面
会阴	S3~5 脊神经围绕肛门呈同心圆形分布	S3	紧围肛门周围的皮肤
		S4、5	依次分布于外周

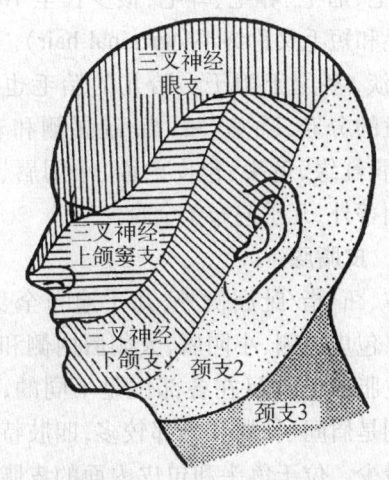

图 2-3　头、面、颈部各皮节分布区域图

三叉神经 3 个分支及第二颈脊神经的皮肤分布
（引自：LORD BRAIN. Brain's Diseases of the Nervous System：7th ed. London：Oxford U Pr, 1969.）

— 11 —

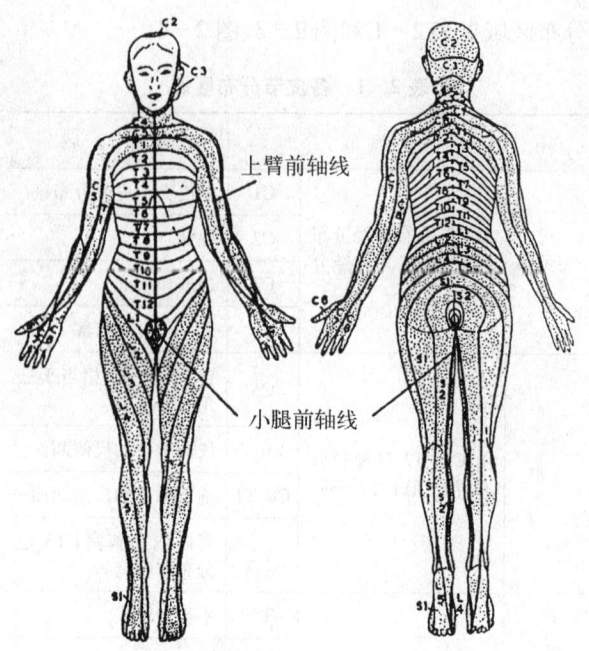

图 2-4 躯干、四肢各皮节分布区域图

脊皮神经支配区(引自: J. J. KEEGAN, F. D. GARRETT. The segmental distribution of the cutaneous nerves in the limbs of man. Anat Rec, 102：409, 1948. Courtesy of Wistar Press.)

2.1.6 皮肤附属器

2.1.6.1 毛发

毛发可分为硬毛和毳毛两类。硬毛粗硬,色泽浓,含有髓质,又可分为两种：① 长毛,长而粗硬,色泽浓,如头发、须髯、腋毛、阴毛、胸毛等,通常可长至 10 mm 以上；② 短毛,较短且硬,色泽浓,如睫毛、眉毛、鼻毛、耳毛,很少长至 10 mm 以上。长毛和短毛又称终毛(terminal hair)。毳毛细软,色泽淡,多见于躯干。胎儿的胎毛也属于毳毛。毛发的分布,除掌、跖、指/趾屈侧和末指/趾节伸侧、唇红缘、龟头、包皮内面、小阴唇、大阴唇内侧和阴蒂外,几乎遍布于全身。

2.1.6.2 皮脂腺

除掌、跖、指/趾屈侧外,几乎遍布全身,唇红缘、龟头、包皮内侧、小阴唇、大阴唇内侧和阴蒂处亦有。皮脂腺的数目在各部位是不同的,头皮和面部特别是眉间、鼻翼和颧部较多,四肢特别是小腿外侧最少。位于龟头和包皮内面的皮脂腺称为 Tyson 腺,乳晕处的称为 Montgomery 腺,眼睑处的称为睑板腺。这些腺体直接开孔于皮面,又称为自由皮脂腺。

2.1.6.3 小汗腺

除黏膜外,遍布全身,而以掌、跖、前额、腋窝为最多,上臂和小腿较少。

2.1.6.4 大汗腺

主要见于腋窝、乳晕、阴阜、大阴唇、包皮、阴囊、脐窝、肛周、外耳道和眼睑,也可见于头皮和面部。腺体位于眼睑处的称为 Moll 腺,外耳道处的称为耵聍腺,乳晕处的称为乳轮腺。

2.1.6.5 甲

甲是指/趾末端伸侧的坚硬角质,它保护其下的柔软皮肤,使之在工作中免受损伤,并帮助感受细微的触觉、拾取小的东西和搔抓。甲的生长是终生不停的,生长的速度则因人而异、变化很大,但在同一人中则比较恒定,平均每周增长 0.5～1.2 mm。一个指甲从基质长到游离缘,平均需 5.5 个月,趾甲比指甲慢 1/3～1/2。甲的生长在各指之间也有差异,一般是手指越长,指甲长得越快,因此从快到慢,依次为中指、示指、环指、拇指和小指,右手的比左手的快些,青年人的比老年人的快些,在老年人中还逐渐变厚。在银屑病患者中,其外观正常的指甲比相应的正常人指甲长得快些,有凹陷的指甲也较外观正常的指甲长得快。在甲周炎和先天性鱼鳞病样红皮病中指甲也长得较快,特发性甲剥离症患者的指甲长得更快。另一方面,甲生长速度也可被暂时抑制,在某些疾病如麻疹或重症流行性腮腺炎患者中暂时长得缓慢些。

2.2 皮 肤 组 织 学

皮肤由表皮和真皮组成,借皮下组织与深部组织相连。皮肤中有毛、指/趾甲、皮脂腺和汗腺,它们是由表皮衍生的皮肤附属器。皮肤与身体其他组织一样,其间分布有丰富的血管、淋巴管和感觉神经末梢以及肌肉组织。

2.2.1 表皮

表皮(epidermis)是皮肤的浅层,由角化的复层鳞状上皮组成。人体各部位的表皮厚薄不一,一般为 0.07～0.12 mm,手掌和足跖处最厚,为 0.8～1.5 mm。表皮由两类细胞组成：一类是角质形成细胞,占表皮细胞的绝大多数,它们在分化中不断角化并脱落;另一类是树突状细胞,其数量很少,零星地散布于角质形成细胞之间,有黑素细胞、Langerhans细胞和 Merkel 细胞等。它们各有特殊的功能,与表皮角化无关,常合称为非角质形成细胞。

2.2.1.1　角质形成细胞(keratinocytes)

角质形成细胞具有形成角质的能力,可产生角蛋白(keratin)。角蛋白是一丝状蛋白质复合体,不仅形成表皮的角质层,而且也是毛发和指甲的结构蛋白。角蛋白的合成起始于表皮最下层具有生发能力的基底细胞和棘细胞,其胞质内的中间细丝又称张力原纤维(tonofibril),以 α 螺旋盘曲排列,形成纤维束,会聚和终止于细胞质膜上,于细胞之间形成一种特殊的附着板,称桥粒(desmosomes)。角化过程的降解期特征是:细胞器消失,细胞内成分固缩,形成纤维细胞和无定形细胞膜的复合物。角蛋白属于中间丝蛋白家族,是包括角质形成细胞在内的所有表皮细胞的标记,在细胞中主要起结构作用。学界已鉴定了人类 54 种不同功能的角蛋白基因——包括 34 种表皮角蛋白和 17 种毛发角蛋白。特定角蛋白对的共表达取决于细胞类型、组织类型、细胞及组织的发展与分化阶段以及疾病状态。

角质形成细胞是表皮的主要成分。表皮由内向外可分为 5 层(图 2-5),即:基层、棘层、粒层、透明层和角质层。但一般除角质层和粒层较厚的掌跖皮肤外,其他体表皮肤不见透明层,只有 4 层。在前臂屈侧和腹部皮肤较薄的部位,角质层和粒层可很薄,甚至缺如。

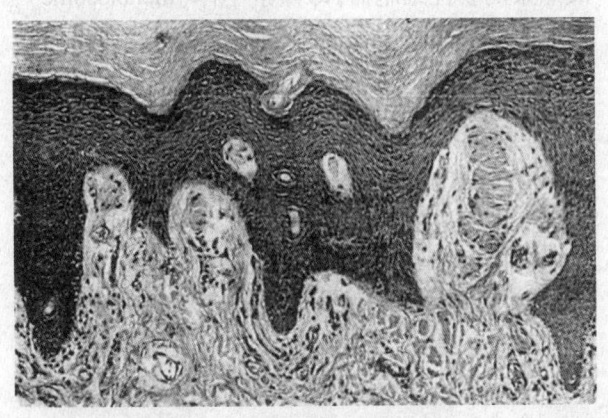

图 2-5　表皮和真皮乳头层

(1) 基层(stratum basale)

系表皮最底层,附着于基底膜上,由一列矮柱状或立方形细胞组成,顶部呈圆锥形。基底层细胞呈异质性,包括上皮的干细胞、开始分化的角质形成细胞及前述的几种树突状细胞。基底细胞排列成栅状,其长轴与表皮基底膜带垂直,核偏下,卵圆形,常含有成熟的黑素小体,多呈帽状分布于核上方。借分散和成束的张力原纤维与相邻的基底细胞及其上的棘细胞间以桥粒(desmosome)相连;基底细胞底面则以半桥粒(hemidesmosome)与基底膜相连。半桥粒即为胞质突起增厚的胞膜。电镜观察桥粒即细胞间桥,由相邻细胞的胞膜内侧形成板块状致密结构、也称附着块(attachment plaque)组成,胞质中张力细丝呈放射状附着于此板块上,并呈发夹状折回胞质,起固定和支持作用;附着板块外细胞间的缝隙间有低密度的丝状物,并有较致密的跨膜连接。基底细胞的增殖能力很强,胞核周围有丰富的线粒体不断向表层演变,产生新的表皮细胞,故基层又称为生发层。基底细胞分裂周期为 13~19 天,正常转移时间,即从基底层分离到角质层,至少需要 14 天;从角质层到随后脱落同样需要 14 天,这个时间段可因过度增殖或生长停滞状态而改变。

(2) 棘层(stratum spinosum)

位于基层上方,一般由 4~10 层细胞组成。细胞较大,呈多边形,有一较大的圆形核;在刚离开基层时,细胞外形尚略呈柱状,越向外则越呈多边形,直至趋向扁平,分化也越好。随之,胞核变得较小,核质浓缩,核仁清楚,细胞间有许多短小的胞质突起如棘状,故称棘细胞。相邻棘细胞的突起以桥粒相连,胞质内有较多张力细丝,常成束分布,并附着于桥粒上。棘层浅部的棘细胞胞质内还有许多卵圆形板层颗粒(lamellated granules),颗粒有膜包裹,内有平行排列的板层,又称被膜颗粒、板层小体或 Odland 小体,在皮肤屏障功能中起着防止水分丢失等重要作用。在表皮染色切片中棘细胞之间的间隙约为 20 nm,这里是相邻棘细胞膜外的细胞外衣(surface coat),即外被多糖(glycocalyx),其中含唾液酸,可将棘细胞互相粘连并又使其能互相移动。唾液酸有嗜水性,是表皮细胞所需水溶性物质从真皮细胞外区输送进表皮以及表皮代谢产物进入机体的途径。外被多糖中亦含有与膜有关及细胞分化有关的糖结合物、天疱疮抗原、皮质类固醇、肾上腺素及其他内分泌受体、HLA-DR抗原和表皮生长因子受体等。

(3) 粒层(stratum granulosum)

位于棘层上方,由3~5层梭形细胞组成,在角层厚的掌跖部位则可多达10层。该层以棘层细胞向上发展时,核趋于退化并在胞质中形成不规则的透明角质颗粒为其特征,这种颗粒在HE染色切片上显强嗜碱性。透明角质颗粒主要由聚丝蛋白、角蛋白丝和LOR组成。角化细胞包膜在该层开始形成。从透明角质颗粒释放的丝聚蛋白导致钙依赖性的聚丝蛋白聚合物蛋白裂解成丝聚蛋白单体,这些丝聚蛋白单体与角蛋白聚集形成微丝。最终丝聚蛋白被降解成分子,包括尿刊酸和吡咯烷酮羧酸,参与角质层的水合并帮助过滤UV辐射。兜甲蛋白是富含半胱氨酸的蛋白质,它是形成角质化包膜的主要蛋白质组分,占其总量的70%以上。当其从透明角质颗粒中释放时,兜甲蛋白结合到桥粒上,随后通过组织转谷氨酰胺酶(TGM,主要是TGM 3和1)将兜甲蛋白与内含蛋白、半胱氨酸蛋白酶抑制剂A、小的富含脯氨酸的蛋白质(SPR1、SPPR2和玉米蛋白)、弹性蛋白酶抑制剂和外被斑蛋白交联到质膜,形成角化细胞包膜。电镜下为积聚于张力细丝束之间的不规则致密物质状颗粒,由富含硫的蛋白质成分的无定形物质组成,无包膜包裹。胞质内板层颗粒增多,多分布在细胞周边,渐与胞膜融合,以胞吐的方式释放出酸性黏多糖和疏水磷脂,形成多层膜状结构,组成可阻止外来物质透过表皮的主要屏障。颗粒细胞分化的最后阶段涉及细胞自己的程序性破坏。在该过程中,其中颗粒细胞变成终末分化的角质细胞,凋亡机制导致细胞核和几乎所有细胞内容物的破坏,除了角蛋白丝和丝聚蛋白基质。

(4) 透明层(stratum lucidum)

位于粒层上方,由几层扁平细胞组成,仅见于掌跖的表皮中。HE染色切片上呈伊红色均质透明状,细胞界限不清,胞核和细胞器已消失。胞质中透明角质颗粒液化成角母蛋白(eleidin),并与张力细丝融合在一起,构成表皮的屏障。

(5) 角质层(stratum corneum)

在表皮的最表层,由多层扁平的角质细胞组成。其长轴与皮面平行,并随之而起伏。其厚度随身体的不同部位而异,在前臂屈侧和腹股沟等处甚薄,掌跖部最厚。这些细胞是已完全角化的死细胞,核和细胞器已消失。在HE染色切片上呈均质伊红着色,细胞轮廓不清,最表面的细胞连接松散,趋向脱落,即通常称的皮屑。在福尔马林固定的标本中,大多数角质层呈网篮状,这是制片过程中造成的。角质层虽是已角化死亡的细胞,但对皮肤具有重要保护功能。

2.2.1.2 树突状细胞(dendritic cell)

表皮内树突状细胞在HE染色切片中只有黑素细胞可以辨认。Langerhans细胞需要用组织化学方法或电镜来识别,而未定型细胞、Merkel细胞等只能用电镜才能识别。

(1) 黑素细胞(melanocyte)

是合成和分泌黑素的细胞。HE染色切片中,以清晰细胞的形式出现,较难辨认,这是由于黑素细胞缺乏张力细丝,不能与邻近的角质形成细胞以桥粒方式附着而产生"晕轮"。黑素细胞分散在基底细胞之间,约占10%。有嗜银性,硝酸银染色阳性。细胞形状大小不一,胞质呈海绵状,核呈圆形或卵圆形,内有一个或数个核仁。细胞向外周伸出2~3个以至数个树枝状突,突的长短不一,长者可达100 μm以上,每个突还有分枝,并与邻近的树枝状突相吻合;树枝状突向各个方向延伸,可向上伸至棘层或粒层。黑素细胞胞质内含有可形成黑素的膜性细胞器,即黑素小体(melanosome),具有生成黑素颗粒的能力,黑素形成后即由树枝状突转运到角质形成细胞内,两者以约1:36的比例形成一表皮黑素单位。黑素颗粒对多巴(DOPA)起阳性反应,进入角质形成细胞中后大多在这些细胞胞核的上方,起着对紫外线辐射损伤的保护作用。

(2) Langerhans细胞(LC)

来源于骨髓,主要存在于棘层内,散在于角质形成细胞之间,占棘细胞总数的3%~5%,多分布于表皮中上部,亦可见于真皮。在HE染色切片

在某些区域如颊黏膜、唇红部（Fordyce 点）、妇女乳晕（montgomery 结节）、大小阴唇（Tyson 腺）、眼睑（Meibmian 腺）、包皮内侧（Tyson 腺）等处，皮脂腺不与毛囊相连，腺导管直接开口于皮肤表面。

皮脂腺在出生时发育良好，多半是因母亲激素的作用；出生几个月后即萎缩。青春期由于雄性激素分泌的增加，皮脂腺明显增大。

皮脂腺系全浆分泌腺，为不分叶或分叶少的泡状腺，由分泌部和导管组成。

分泌部由复层腺上皮围成，最外层为立方形、强嗜碱性的基底细胞，胞质内很少有脂滴而富有游离核蛋白体以及与脂类形成有关的滑面内质网和 Golgi 复合体，相当于表皮的生发层细胞。往内，细胞逐渐增大，呈多角形，胞质内充满脂滴，核逐渐皱缩、消失，最后细胞解体，连同所含脂滴一起排出，成为皮脂。以后，分泌部的细胞由基底细胞分裂繁殖来补充。

皮脂腺导管很短，由复层鳞状上皮组成，向下与毛囊的外根鞘相连，向上则与外根鞘或表皮的基底细胞连续，独立皮脂腺则与表皮或黏膜上皮的基底细胞连续。

皮脂（sebum）由皮脂腺产生并向毛囊和表皮分泌，含有角鲨烯和蜡脂。皮脂中的部分甘油三酯在毛囊腔中被细菌分解产生游离脂肪酸。皮脂的分泌量随年龄而变化，新生儿期前额皮脂分泌较多、儿童期分泌减少，青春期又逐渐增多。女性 10～20 岁左右，男性 30～40 岁达到高峰，以后女性迅速减少，男性 50 岁以后仍然较旺盛。

皮脂有润滑皮肤、保护毛发的作用。此外，皮脂在皮肤表面形成的脂质膜，其中含有游离脂肪酸，pH 为 5.5～7.0，偏酸性，故又称酸性外套，具有缓冲和杀菌作用。

2.2.3.3　汗腺

有小汗腺和大汗腺两种。

（1）小汗腺（eccrine glands）

在人皮肤中，只有少数特殊部位如唇红缘、甲床、小阴唇、龟头及包皮内侧没有小汗腺。成年人汗腺以掌跖和腋下为最多。小汗腺系管状腺，有一底部蟠管，小汗腺即由此通过真皮直接进入表皮（图 2-12）。小汗腺由分泌部、真皮内导管和表皮内导管组成。分泌部构成底部蟠管的约一半，另一半则由导管组成。底部蟠管位于真皮和皮下组织交界或在真皮下 1/3 处。小汗腺的分泌方式为局部分泌。

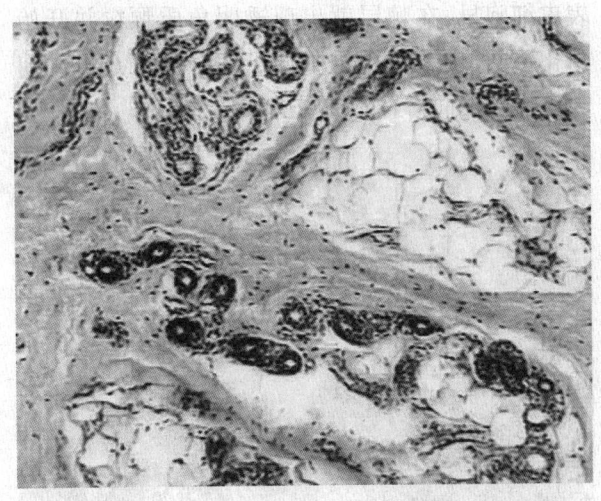

图 2-12　小汗腺

小汗腺分泌部仅由一层分泌细胞组成。胚胎发育时分泌部原是两层细胞，以后外层细胞分化成肌上细胞，内层细胞分化为分泌细胞。管腔内分泌细胞有两型：亮细胞（clear cell）和暗细胞（dark cell），它们的数目大致相等。亮细胞比暗细胞略大，其基底部宽而近腔面窄，含有极细的颗粒。电镜下，胞质内有丰富的糖原颗粒和相当量的滑面内质网。细胞间有很多绒毛状皱褶互相嵌合。亮细胞分泌连同糖原在一起的大量水溶性物质，而暗细胞则分泌唾液黏蛋白，这些物质含有中性黏多糖和非硫酸化的酸性黏多糖。肌上皮细胞核小呈梭形，胞质内有长而富有收缩性的原纤维，原纤维呈螺旋式走行，其长轴与分泌管方向成斜行；肌上皮细胞的收缩有助于汗液的排出。肌上皮细胞周围有一层含有胶原纤维的透明基底膜带。分泌部上皮突变为导管上皮。

真皮内导管由两层小立方形、强嗜碱性的上皮细胞组成，有蟠形和直形两种类型。与分泌部相比，真皮内导管周围无透明基底膜带，但导管的管腔面衬有 PAS 阳性、耐淀粉酶消化的均质嗜伊红小皮。

表皮内导管从表皮突基底部呈螺旋形延伸至皮面。组成导管的细胞与周围表皮细胞不同，它们是由真皮导管细胞经过有丝分裂并向上迁移而来。因此,表皮内导管又称末端汗管或表皮汗腺导管单位(图2-13)。表皮内导管由单层内衬细胞和两三排外层细胞组成。导管细胞角化较周围表皮细胞早,在棘层就出现透明角质颗粒并开始角化,到表皮颗粒层水平处已完全角化。角化前表皮导管腔面衬有一层嗜伊红小皮。

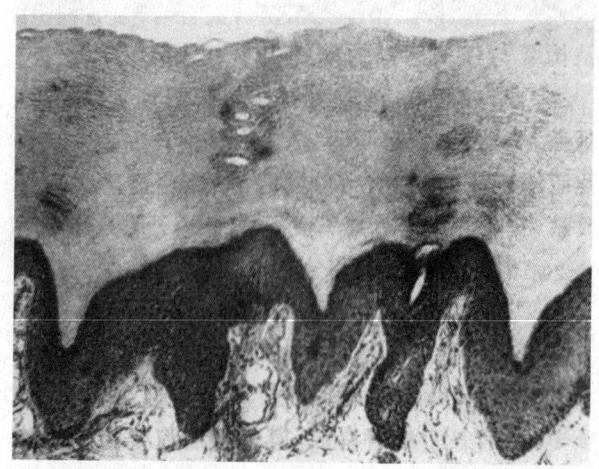

图2-13 掌部小汗腺末端汗管(HE,×125)

（2）大汗腺(apocrine glands)

大汗腺在起源、分布、大小及分泌方式上均与小汗腺不同。大汗腺与毛发、皮脂腺共同起源于毛芽或原始上皮胚芽,因此,导管一般开口于皮脂毛囊,也就是位于皮脂腺导管口上方的毛囊漏斗中,偶尔可见直接开口于近皮脂毛囊的皮肤表面。

大汗腺仅在少数皮区出现,如腋窝、肛门和生殖器区域,以及作为变异腺体的外耳道的耵聍腺、眼睑的睫腺和乳晕部的乳晕腺,偶尔在面部、头皮及腹部亦可发现少数大汗腺,但通常是小而无功能的。

大汗腺是管状腺,属顶浆分泌腺,由分泌部、真皮内导管和表皮内导管组成。与小汗腺不同的是,大汗腺基底部蟠管位于皮下组织中,完全由分泌细胞组成而不含导管细胞。

分泌部由单层细胞组成,外被肌上皮细胞(图2-14),其高度随分泌的不同阶段而异;在同一个腺体中,分泌细胞同处在一个分泌阶段。胞质呈嗜伊红性,除顶部外,胞质内含PAS阳性、耐淀粉酶消化的大颗粒,比在小汗腺暗细胞内所见者大得多。此外,还常含有铁质。电镜下,可见分泌细

胞核周围有两种大颗粒,即暗颗粒和亮颗粒。暗颗粒含有致密的蛋白物质、脂质小球和铁蛋白粒等,它们对酸性磷酸酶和β-葡萄糖苷酸酶有强烈反应,表明暗颗粒是溶酶体;而亮颗粒则来源于线粒体,像线粒体一样具有嵴和双层膜。大汗腺的分泌部腺腔大,直径可达20 μm,相当于小汗腺的10倍。其肌上皮细胞含有许多具有收缩性的纤维,呈螺旋状围绕在分泌管周围。肌上皮细胞外周为含胶原的透明基底膜带。只有在青春期,大汗腺分泌部发育并具有功能作用。

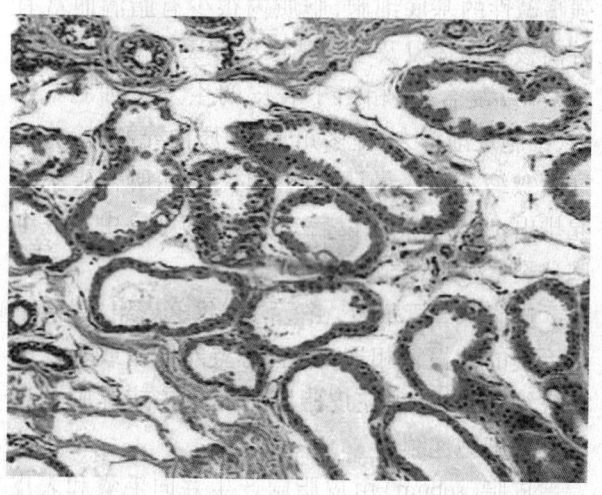

图2-14 大汗腺

大汗腺的导管部与小汗腺相同,由双层嗜碱性细胞及衬在腔面的嗜伊红小皮组成;但导管行经毛囊内或表皮内是直的,不像小汗腺导管呈螺旋状。

大汗腺的分泌方式已发现有局部分泌、顶浆分泌和全浆分泌3种方式。

2.2.3.4 指/趾甲

指/趾甲(nail)是由多层紧密的角化细胞构成,外露部分称甲板,覆盖甲板周围的皮肤称甲皱襞。甲上皮是甲皱顶部皮肤向前延伸到甲板上的近端部分,其远端的上部为护皮(cuticle)。甲下皮是指甲皱底部的皮肤向前延伸到甲板下的部分。甲皱褶伸入近端皮肤中的部分称甲根,甲板下的皮肤称甲床,甲根之下的甲床称为甲母质,是甲的生长区(图2-15)。近甲根处新月状淡色区称甲半月(甲弧影)。指甲每日生长约0.1 mm,趾甲生长速度较慢,为指甲生长速度的1/3~1/4。

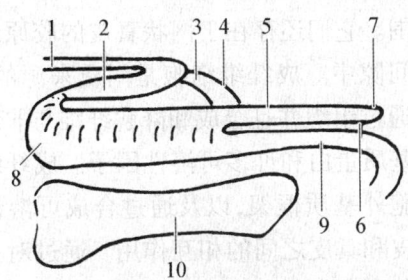

图 2 - 15　甲形成示意图

1. 后甲皱上皮肤；2. 甲皱顶；3. 甲上皮；4. 护膜；5. 甲板；
6. 跖角（sole horn）；7. 甲游离缘；8. 甲母质；9. 甲床；10. 骨

成人指头的甲板约 1/3 为甲后皱褶所覆盖，甲母质从甲板发生处向前延伸 1～2 mm。甲弧形的苍白色可能与甲板角化不全或甲板内结缔组织疏松有关。

甲基质和甲板有丰富的血液供应，供给整个甲皱褶血液的有一毛细血管襻。甲床有丰富的毛细血管球体。

[附]　口腔黏膜

口腔黏膜覆盖在口腔表面，前连唇部皮肤，后续咽部黏膜，与皮肤组织结构类似。其黏膜上皮、固有膜和黏膜下层分别相当于皮肤的表皮、真皮乳头层和网状层，也有黏膜上皮突及结缔组织乳头。在皮肤黏膜交界处的口唇红部，结构与黏膜相似，乳头较高而密，乳头内毛细血管较丰富，因而常呈红色。但口腔黏膜也有与皮肤不同之处。除了硬腭和舌背外，大部分黏膜上皮缺乏颗粒层和角质层。

正常黏膜上皮基底细胞为立方形，比表皮基底细胞矮，且不含色素。当细胞向上推移时，胞质内含有大量糖原颗粒而呈现空泡状；近黏膜表面时，细胞渐变扁平，但细胞核不消失，类似角化不全细胞。电镜下，黏膜上皮细胞张力细丝发育不好，只有少数发育好的桥粒；然而这些细胞边缘有许多微绒毛，由无定形的中等电子密度的细胞间黏合质把它们结合在一起，黏合质的溶解导致最浅层的脱落。

2.2.4　真皮

真皮由结缔组织组成，含有纤维（胶原纤维、网状纤维、弹性纤维）、基质和各型结缔组织细胞。

纤维和基质均可由成纤维细胞产生。

真皮分为乳头层（papillary layer）和网状层（reticular layer）两层。乳头层可再分为乳头和乳头下层（或者两者合称为真皮上部）。网状层也可分为真皮中部与真皮下部，但两者之间没有明确的界限。

2.2.4.1　胶原纤维（collagenous fibers）

真皮结缔组织中，胶原纤维含量最丰富。光镜下由纤维组成，纤维粗细不等，直径为 2～15 μm，多半排列成束。电镜下，胶原纤维由胶原微纤维组成，胶原微纤维具有特征性的明暗交替的横纹，横纹周期 68 nm。正常真皮中，胶原微纤维粗细不一，在 70～140 nm 之间，大多数为 100 nm。在乳头层内及表皮附属器周围的真皮（外膜真皮），胶原纤维最细，常结成细网状，真皮血管也有一薄层的胶原纤维围绕；而在网状层，胶原纤维则集成粗大的纤维束，束的走向大都与皮面平行，并互相交织成网。因此，在组织切片中，可以同时看到胶原束的纵切面和横切面，纵切的胶原束通常稍呈波浪状。少量成纤维细胞散在胶原束之间，核着色浅，纵切时呈梭形，HE 染色胞质边界不能辨认。此外，在正常真皮血管周围尚可见到少量肥大细胞，用 Giemsa 染色，可显示其胞质内有异染的紫红色颗粒。

2.2.4.2　网状纤维（reticular fibers）

网状纤维用 HE 染色不能显示出来，但因其有嗜银性，经硝酸银溶液浸染后，银被还原而染成黑色。网状纤维是纤细的胶原纤维，其直径为 0.2～1 μm。电镜下，网状纤维也是由微纤维组成，与胶原微纤维一样具有 68 nm 的周期性横纹，但直径较胶原微纤维小，为 40～65 nm 之间。

网状纤维是胚胎时期最早形成的纤维。在正常皮肤中，即使胶原在不断更新置换，但在新胶原的形成之前，并没有嗜银阶段发生。所有新形成的胶原纤维都是粗的，只有少数地方在正常情况下才出现类似网状纤维的细的胶原纤维，它们出现在基底膜带、外膜真皮处和毛细血管的周围，并如篮状缠绕着每个脂肪细胞。与正常皮肤相反，在某些病理情况下，凡是活跃的成纤维细胞形成新胶原的病变中，如结核和结节病性肉芽肿、成纤维细胞的肿瘤以及创伤愈合过程中，网状纤维大量增生;当肉芽肿或创伤愈合时,网状纤维又逐渐被失去嗜银性的胶原纤维所替代。

2.2.4.3　弹性纤维(elastic fibers)

弹性纤维在 HE 染色时不易辨认,用地衣红或雷锁辛-复红等弹性纤维特殊染色法,则可见其缠绕在胶原束之中。弹性纤维较胶原纤维细,直径 1~3 μm,呈波浪状,在组织切片中常呈碎片状。电镜下,弹性纤维由无定形物质和微纤维组成。无定形物质即弹性蛋白(elastin),为大片均匀染色的无结构物。微纤维直径 10~12 nm,聚集在弹性纤维的外周,或集合成直径 15~18 nm 的细丝,浸没于弹性蛋白之中。弹性纤维在真皮下部最粗,其排列方向与胶原束相同,与皮面平行,接近表面时变细。在真皮乳头层,形成较细的前弹性纤维中间丛,其走向与表皮真皮交界平行。由中间丛再发出细的耐酸纤维,在真皮乳头内,沿与表皮真皮交界垂直的方向上升,并终止于基底膜带。

2.2.4.4　基质(ground substance)

基质为一种无定形物质,充满于胶原纤维和胶原束的间隙内,含糖胺多糖或酸性黏多糖。糖胺多糖与肽腱共价结合形成高分子量复合物——蛋白多糖。

除了生长期毛发的毛乳头含有非硫酸化和硫酸化的酸性黏多糖外,正常皮肤中糖胺多糖的含量很少,以致不能用常规或特殊组织学染色方法来显示。真皮内基质主要含非硫酸化的酸性黏多糖,如透明质酸。但在新胶原形成的创伤愈合过程中,基质中除含有非硫酸化的酸性黏多糖外,尚含有硫酸化的酸性黏多糖,主要为硫酸软骨素。

非硫酸化和硫酸化的酸性黏多糖可用 Alcian 蓝染色,在 pH3 时,两者均呈阳性,但在 pH0.5 时,只有硫酸化的酸性黏多糖呈阳性。如用甲苯胺蓝染色,在 pH3 时,两者均呈异染性,但在 pH1.5 时,仅硫酸化的酸性黏多糖呈异染性。非硫酸化和硫酸化的酸性黏多糖亦可用胶铁染色。睾丸透明质酸酶能水解透明质酸,但不能水解硫酸化的酸性黏多糖。

2.2.4.5　真皮的细胞组成

成纤维细胞、巨噬细胞和肥大细胞是真皮的常驻细胞,主要发现在乳头状区域和次级乳头丛血管周围。它们还存在于网状真皮的胶原纤维束之间的间隙中。成纤维细胞是间质来源的细胞,其迁移通过组织并且合成和降解纤维与非纤维结缔组织基质蛋白和许多可溶性因子。成纤维细胞提供细胞外基质框架,以及通过合成可溶性介质促进表皮和真皮之间的相互作用。通过对人成纤维细胞的研究表明,即使在单一组织内,也存在人群异质性,其中一些与区域解剖学差异有关。

单核细胞、巨噬细胞和真皮树突细胞构成皮肤中细胞的单核吞噬系统。巨噬细胞源自骨髓中的前体,并分化成循环单核细胞,然后迁移到真皮进行分化。这些细胞有吞噬作用,并将抗原提呈给免疫活性淋巴细胞,杀菌(产生溶菌酶、过氧化物和超氧化物)、杀肿瘤、分泌(生长因子、细胞因子和其他免疫调节分子)和造血,参与凝固、伤口愈合和组织重塑。

肥大细胞在皮肤中真皮乳头层内密度最大,位于真、表皮交界处附近,表皮附属器的鞘内和次级乳头丛的血管和神经周围,它们也常见于皮下脂肪中。在组织学上,肥大细胞通过圆形或椭圆形细胞核和丰富的暗染色的细胞质颗粒鉴别。真皮肥大细胞的表面有纤连蛋白,这可能有助于固定结缔组织基质内的细胞。肥大细胞可以在肥大反应中增生和过度增殖。肥大细胞是分泌细胞,其在皮肤中的速发型超敏反应起作用,并参与亚急性和慢性炎性疾病的形成。这些过程需要一些介质,包括组胺、肝素、胰蛋白酶、糜酶、羧肽酶、嗜中性粒细胞趋化因子和嗜酸性粒细胞趋化因子组成的分泌颗粒。

真皮树突细胞在正常皮肤真皮中成星状、树突状,有时成纺锤形,是高度吞噬的固定结缔组织细胞。它们是抗原提呈巨噬细胞的子集或来源于骨髓的不同细胞系。与许多其他骨髓来源的细胞类似,真皮树突细胞表达因子ⅩⅢa 和 CD45,但它们缺乏成纤维细胞的典型标记(例如 Te - 7)。这些细胞在乳头真皮层和网状真皮层中特别丰富,通常在次级乳头丛的血管附近。真皮树突细胞在免疫应答的传入中起作用。它们还可能是皮肤中许多良性纤维化增殖性病症的起源细胞,例如皮肤纤维瘤和纤维肉瘤。

2.2.5 皮下组织

皮下组织是体表的浅筋膜,由疏松结缔组织和脂肪组织(脂肪小叶)构成,又称皮下脂肪组织(subcutaneous fat)。皮下组织与真皮之间无明显界限,结缔组织纤维彼此过渡,并与深部的筋膜、腱膜或骨膜相连续。

皮下脂肪组织来源于中胚叶。成纤维细胞样中胚叶细胞产生脂肪细胞和成纤维细胞。脂肪细胞胞质可产生许多脂质,压迫胞核,使之变扁平而处于细胞内缘。电镜下可见脂肪细胞胞质只含相当少的线粒体,但自身核糖体很多。人类的脂肪主要以甘油三酯为主。

成束的胶原将脂肪细胞分成小叶。这些胶原纤维成分称为小梁或中隔,内容主要为血管网、淋巴管和神经。大小汗腺的分泌蟠管和毛球可见于此层。

脂肪的厚度随所在部位和性别不同而有差异。它的功能主要是热的绝缘体、休克吸收器和营养仓库,也可使皮肤易于活动。

脂肪组织内血液供给较少,其毛细血管网的密度约等于骨骼肌的 1/3,其神经供给来源于交感神经,因此是肾上腺素能的。神经纤维末端与脂肪细胞是密切联系着的。

2.2.6 皮肤的血管

流向皮肤的动脉由深在性动脉分支而来,穿越肌层形成细动脉,通过皮下脂肪组织和真皮,直达真皮乳头层;途中分支互相吻合,形成 4 个主要血管丛。

(1) 皮下血管丛

位于皮下组织的深部,水平走向,分支营养周围各种组织。皮下血管丛是皮肤内最大的血管丛,分支最大,动脉多而静脉少,由于这些特点,皮肤血行转移癌常初发于皮下,而静脉受损时较易引起脂肪的病变。

(2) 真皮下部血管丛

位于皮下组织的上部,分支营养汗腺、汗管、毛乳头和皮脂腺。

(3) 乳头下血管丛

位于乳头下部,水平走向,分支营养真皮内附属器。此丛血管较多,具有储血功能。

(4) 乳头内血管丛

在真皮乳头内常形成毛细血管襻,每个毛细血管襻由上行的动脉段和下行的静脉段组成,主要供给真皮乳头和表皮的营养。血管球(glomus)是一种辅助动静脉的特殊装置,与体温调节有关。指(趾)端和甲床处最丰富,亦见于掌、跖、耳及面部中心。每个血管球有一个动脉段和静脉段。管壁较厚,有较多的环形平滑肌,主要由交感神经的无髓肾上腺素能纤维支配。外部温度变化时,血管球可以收缩或扩张,控制血流、调节体温。

2.2.7 皮肤的淋巴管

皮肤的淋巴管与主要的血管丛伴行,可分为毛细淋巴管、后毛细淋巴管和深部淋巴管。

毛细淋巴管在淋巴郁积部位易显出,管壁很薄,只由一层内皮细胞和极薄的结缔组织构成。与毛细血管相比,缺少周细胞,也无连续的基底膜,但与周围结缔组织之间有锚丝相连。

后毛细淋巴管位于真皮深层、真皮与皮下组织交界处以及皮下组织的膈膜内,常常用淋巴造影染色来显示。与毛细淋巴管相比,管腔较大,管壁较厚,壁中有少数平滑肌细胞,管腔内衬以内皮细胞的瓣膜。

深部淋巴管位于真皮与皮下组织交界处和皮下组织的膈膜内,与静脉一样,有三层膜的结构和瓣膜,内膜与中膜之间有内弹性膜。

2.2.8 皮肤的肌肉

皮肤的肌肉有平滑肌和横纹肌两种。平滑肌纤维呈梭形,肌膜薄,胞质中原纤维不易见到,胞核为椭圆形位于肌纤维中央,肌纤维周围有网状纤维缠绕,见于立毛肌、汗腺周围的肌上皮细胞、血管壁的肌层、阴囊肉膜和乳晕部的平滑肌。横纹肌肌纤维内有多个卵圆形的细胞核,位于肌纤维的边缘,靠近肌膜处,纵切面肌原纤维有明暗相间的横纹,见于颈部皮肤的颈阔肌和面部皮肤的表情肌。

2.2.9 皮肤的神经

皮肤内有丰富的神经纤维和神经末梢。

神经纤维是由轴突（轴索）、即传导神经冲动的胞质突起和包裹神经轴突的 Schwann 细胞（鞘细胞或神经膜细胞）组成。Schwann 细胞胞膜包裹轴索并围绕轴索旋转，形成髓鞘。每条神经纤维都有纤细的结缔组织紧紧地包绕着，称为神经内膜。在皮肤深层尚可见到若干神经纤维组成的神经束，束的外面包裹着一层较密的结缔组织，称为神经束膜（图 2－16）。

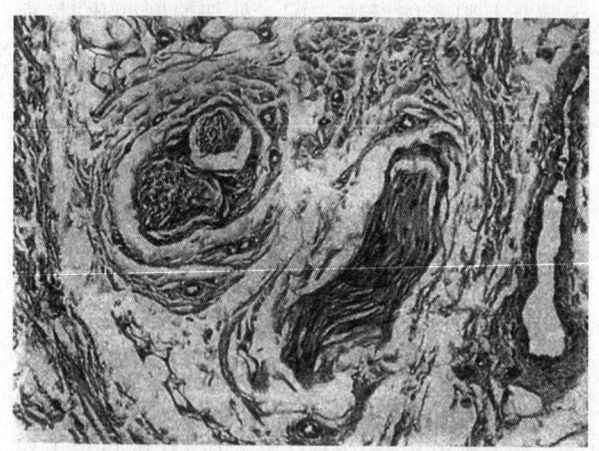

图 2－16　真皮内小神经分支的纵和横切面（HE，×320）

皮肤含有感觉神经和自主神经。感觉神经大多是有髓神经纤维，其终末广泛分布于皮肤各层中。自主神经则来自交感神经的无髓神经纤维，分布于血管、立毛肌、小汗腺和大汗腺，调节腺体的分泌和平滑肌的收缩。

感觉神经除在少数部位有特殊神经末梢器官外，其末梢与自主神经末梢一样，呈细小树枝状分支。在毛囊、特别是大的毛囊，也有感觉神经网围绕在皮脂腺导管入口处的下方，在近外根鞘处失去髓鞘，形成许多细小无髓纤维的树枝状终末。

(1) 特殊的神经末梢器官

这类神经末梢式样繁多，大小不一，在神经末梢的外面都有结缔组织被囊包裹。

触觉小体或称 Meissner 小体，分布于真皮乳头内，在掌跖、特别是指尖处密度最大，大约每 4 个乳头中有一个触觉小体，主要感受触觉。小体呈椭圆形，平均 $30 \times 80 \ \mu m^2$ 大小，表面包以结缔组织被囊，内部有几层扁平横列的 Schwann 细胞（图 2－17）；数条有髓神经纤维进入被囊前失去髓鞘，进入小体后，在小体内向上盘曲行进。

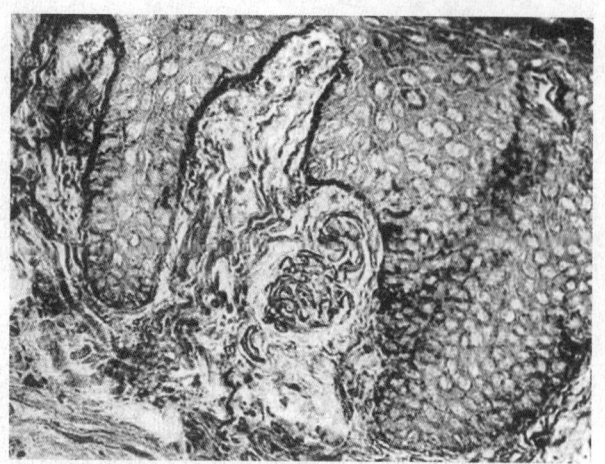

图 2－17　掌部真皮乳头内触觉小体

环层小体或称 Pacini 小体，位于皮下组织内，在掌跖特别是指（趾）尖处最多，主要感受压觉。小体呈圆形或卵圆形，直径可达 1 mm，因而光镜下极易见到。小体的中心为一条无结构的圆柱体，称内棍。周围是由许多扁平结缔组织细胞构成同心板层的被囊（图 2－18）。有髓神经纤维进入小体后失去髓鞘，在内棍中心形成神经终末。

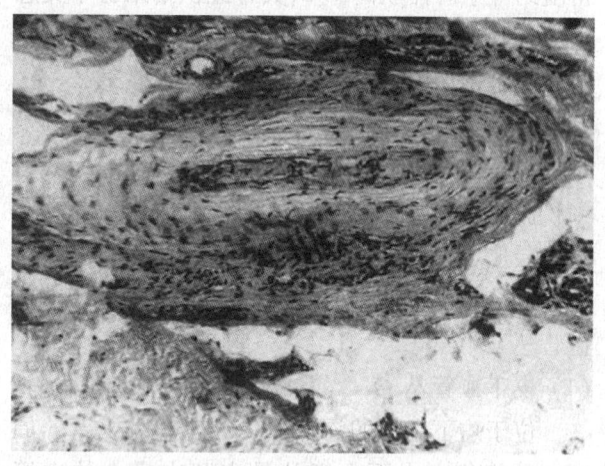

图 2－18　Vater－Pacini 小体的纵切面

Ruffini 终末是位于皮肤真皮、皮下组织的神经末梢，为梭形小体，长 1~2 mm。其被囊的结缔组织板层很少，内含充满液体的间隙，并有成束胶原纤维穿行。有髓神经纤维在中段处进入囊后即失去髓鞘，并分支为许多无髓小支环绕胶原纤维束。可能感受热觉。

Krause 终球的构造与触觉小体相似，为球形或卵圆形小体，被囊由不规则排列的 Schwann 细胞组成。可能感受冷觉。

　　高尔基-马佐尼小体(Golgi-Mazzoni corpuscle)是一种接受刺激的感觉性神经末梢装置,见于哺乳类的皮肤,特别是指尖和阴部的皮肤,位于皮下组织,呈卵圆形,与环层小体相似,但其板层数少,结构更简单。

(2) 皮肤黏膜末梢器官

　　主要见于皮肤黏膜交界处变异的无毛皮肤区,即龟头、包皮、阴蒂、小阴唇、肛门周围、唇红缘等处的真皮乳头内,其直径平均 50 μm,HE 染色切片中不能被识别。硝酸银浸染显示由 2~6 条有髓神经纤维进入每个皮肤黏膜末梢器官内,失去髓鞘后,形成许多神经纤维襻,类似不规则缠绕的纺纱球。

(张　峥　张学军)

第3章　皮肤生理生化学

目　录

第 3 章

皮肤生理生化学

皮肤的生理功能主要有屏障和吸收、分泌和排泄、体温调节、感觉、免疫等。皮肤的正常功能对机体的健康很重要,同时,机体的异常情况也可在皮肤上反映出来。皮肤与其他器官组织一起参与整个机体的代谢活动,有着共同的生化代谢过程,但由于其解剖结构和生理功能的特殊性,同时也有着许多不同特征。随着基础医学技术研究的进展,皮肤的生理生化学研究已经深入到分子领域,从而为阐明许多皮肤病的发生、发展和某些疾病的发病机制奠定了坚实的基础,在推动临床皮肤病学的进展中起着关键性作用。

3.1 皮肤的屏障作用和吸收作用

3.1.1 皮肤的屏障作用

皮肤是人体的最大器官。它覆蔽全身,使体内各种组织和器官免受机械性、物理性、化学性或生物性因素的侵袭。它有两方面的屏障作用:一方面可防止体内水分、电解质和其他物质的丧失,另一方面可阻止外界有害的或不需要的物质的入侵。因此,皮肤在保持机体内环境的稳定上起着重要的作用。

3.1.1.1 屏障的解剖学基础

(1) 皮肤的作用

皮肤从解剖上常被划分为三层,分别是角层（10 μm）、表皮层（100 μm）和真皮层（100 ~ 200 μm）。每一层扩散常数均不同。现已证实整个角层是防止外界物质进入人体的主要屏障。角层并不均匀,其外面的 2~3 层较松,细胞在脱落,故其屏障作用较弱;其余部分较均匀,对外界物质透入的屏障作用较强。

用水分弥散作为通透指标来观察,可见分离下来的表皮与整个皮肤有同样的阻力。用斑蝥素引起的大疱壁顶(只含角层)其屏障作用与其邻近正常皮肤一样大;用胶布将角层黏剥去则可大大减弱其对水分的屏障作用。Malkinnso (1958)发现^{14}C 标记的氢化可的松在正常皮肤只吸收 1% ~ 2%,而在黏剥后的皮肤可吸收 90%。胶布黏剥后角层愈薄,物质愈易通透,这可用 Fick 原理来解释:物质透过薄膜的量与膜的厚度成反比。

在角层中,细胞膜、细胞内容物及细胞间的基质(cement substance)三者对屏障所起的作用有多大还未确知,但与三者肯定都有关系。目前研究证明丝聚蛋白的功能在角层的形成中起重要作用,Palmer(2006)等发现两个独立的丝聚蛋白基因功能的缺失为特应性皮炎的易感因素。

细胞膜对物理和化学损伤有高度的抵抗力。在环境湿度、温度等影响下,水分可自由进出角细胞,完整的角细胞膜就像一个半透性薄膜;但若将细胞膜中的脂质去掉,它就会丧失其半透性性能。

每个角化细胞内含有密集的、平行的角蛋白纤维,后者是阻止水溶性分子弥散的物质,细胞壁则无此作用。

细胞间隙仅占总的皮肤截面积的 0.4% 左右,在 20 ~ 2 000 nm 之间,有酸性黏多糖(acid glycosaminoglycans)覆盖在细胞面上。酸性黏多糖及其类似物质也能吸附水分,除了作为角细胞之间的粘连系统外也是吸收的一种途径。最近的实验证明,此通道是电解质的唯一通道,也就是说电解质由细胞间隙透入,而极性的(polar)、低分子量的非电解质则经过细胞而透入。

（2）皮肤附属器的作用

毛囊皮脂腺和汗腺也可成为物质透入的通道，用组织化学、放射自显影，以及荧光显微镜等方法可见透入物沿毛囊入侵。但有人认为这个途径并不重要，其依据为：手掌皮肤虽然汗腺密度很大，但除对水分外，对其他透入物通透性极弱；先天性汗腺缺乏的人，其经表皮水分弥散（transepidermal water diffusion）并不减少；啮齿动物皮肤毛囊比人类多百倍，然其通透性仅比人类大3~5倍。Scheuplein（1976）认为角层和皮肤附属器都能通透，在建立稳定的弥散以前，物质先通过皮肤附属器透入，以后才主要通过角层透入。

3.1.1.2 屏障的生理生化基础

角层的屏障作用是对弥散阻力的作用，是纯粹的物理化学作用，它不依赖于活细胞的需要能量的活力。其依据为：① 屏障阻力（barrier resistance）在体内和离体时一样，皮肤离体后很长时间仍有屏障阻力作用；② 一般服从理化定律；③ 在实验室中可将表皮的方向倒置而不影响其弥散结果；④ 角层是高度分化的、代谢上不活跃的组织，水分经表皮向外渗出是一个被动过程，仅取决于外界湿度，角层温度、厚度及其完整性。人体的绝大部分在外界湿度接近零时，经表皮丧失的水分约为每小时 $0.25 \, ml/cm^2$。近年来研究发现，皮肤能分泌一些具有抗菌作用的蛋白质与多肽，在机体防护微生物损伤中起重要的屏障作用。具有代表性的一类物质为抗微生物肽（antimicrobial peptides，AMPs），广泛存在于植物、昆虫、细菌和脊椎动物等各种生物，可以抵抗致病微生物的入侵，并能接触微生物膜、溶解细胞，具有广谱抗微生物作用。此外，它们还参与干扰细胞增殖、免疫应答、伤口愈合、细胞因子释放、白细胞趋化、蛋白酶-抗蛋白酶平衡等反应过程。

3.1.1.3 对机械性损伤的防护

正常皮肤的表皮、真皮及皮下组织共同形成一个完整的整体，质地坚韧、柔软，具有一定的张力和弹性，这些物理特性都与真皮内的胶原纤维和弹性纤维等物质的性质有关，并且受年龄、性别与身体部位等因素的影响。皮肤对机械性损伤（如摩擦、挤压、牵拉以及冲撞等）有较好的防护作用。角层致密而柔韧，是主要防护结构，在经常受摩擦和压迫部位，角层可增厚进而增强对机械性损伤的耐受力；真皮内的胶原纤维、弹性纤维和网状纤维交织成网状，使皮肤具有一定的弹性和伸展性；皮下脂肪层对外力具有缓冲作用，使皮肤具有一定的抗挤压、牵拉及对抗冲撞的能力。

3.1.1.4 对物理性损伤的防护

（1）电

皮肤是电的不良导体，它对低电压电流有一定的阻抗能力，此阻抗能力受部位、汗腺分泌和排泄活动、精神状态及气候等因素的影响，特别和皮肤角层的含水量及其表面湿度有关，电阻值的高低和含水量多少成反比，即皮肤干燥时电阻值较高、导电性较低。

（2）光

正常皮肤对光有吸收能力，可保护体内器官和组织免受光的损伤。光透入人体组织的能力和它的波长及皮肤组织的结构有密切的关系，一般波长愈短，透入皮肤的程度愈表浅；随着波长增加，光的透入程度也有变化，红光及其附近的红外线透入皮肤最深，而长波红外线（波长 $1.5 \sim 400 \, \mu m$）透入程度很差。皮肤组织对光的吸收也相应具有明显的选择性，如角层内的角质细胞能吸收大量短波紫外线，棘细胞层的棘细胞和基底层的黑素细胞则吸收长波紫外线，而紫外线大部分被表皮吸收。

（3）磁

磁是能量的一种表现形式，对人体组织（包括皮肤）可产生一定的磁生物效应。一般认为它可以影响组织内生物电流的大小和方向，引起细胞内、外电解质及酶系统发生变化；它本身还可以产生磁电流，但是一般不会引起组织损伤。

（4）机械力

角层具有防止机械损伤的功能。要将人角层撕开 2 mm 宽需 40 g 的力；但角层脱水后，只要用 10 g 的力即可撕开；如将角层全部去除，则表皮即丧失其张力。对抗外界的压力主要依靠真皮，因其具有弹性的胶原纤维，全厚度的人腹部皮肤每平方厘米具有 50~200 kg 的张力。皮下脂肪可对皮肤所受的冲击起缓冲作用。

3.1.1.5 对化学性损伤的防护

正常皮肤对各种化学物质都有一定的屏障作用,主要依靠角层。正常皮肤表面偏酸性,其 pH 值为 5.5~7.0,最低可到 4.0,对碱性物质可起缓冲作用,被称为碱中和作用;而头部、前额及腹股沟处偏碱性,对 pH 值在 4.2~6.0 范围内的酸性也有相当的缓冲能力,被称为酸中和作用,可防止一些酸性物质对机体的损害,故皮肤有中和酸、碱的能力。皮肤自身酸碱度受各种体内外因素的影响,如小汗腺较多的部位 pH 值为 5.5±0.5,顶泌汗腺较多的部位则为 6.5±0.5。

3.1.1.6 对生物性损伤的防护

人体皮肤上寄生着许多微生物,主要寄生在角层的表浅处、毛囊皮脂腺口的漏斗部、汗管口及皮表脂质膜内,在一定的条件下可成为致病微生物对人体造成危害。皮肤对各种致病微生物具有多方面防御能力。首先,角层有良好的屏障作用,直径在 200 nm 的细菌及直径 100 nm 的病毒在正常情况下都不能进入皮肤内;其次,皮肤表面偏酸性,对寄生菌的生长不利。此外,皮表脂质膜中的某些游离脂肪酸对寄生菌的生长具有抑制作用;皮肤干燥和脱屑也不利于寄生菌的生长。

3.1.1.7 防止体内营养物质的丧失

正常皮肤除了汗腺、皮脂腺分泌和排泄,角层水分蒸发及脱屑外,一般营养物质及电解质等都不能透过皮肤角层而丧失,角层的这种半通透膜特性起着很好的屏障作用。成人通过皮肤而丢失的水分每天为 240~480 ml(不显性出汗),但如将角层去掉,水分的丧失比不显性出汗时增加 10 倍或以上;将表皮全部去掉,则屏障作用完全消失,营养物质、电解质和水分会大量流失。

3.1.2 皮肤的吸收作用

皮肤具有吸收功能,经皮吸收是皮肤外用药物治疗的理论基础。角层是经皮吸收的主要途径,其次是毛囊、皮脂腺、汗腺。最近研究认为,生物大分子如抗原主要经细胞内或细胞间的路线穿透连续的角层。此外,附属器包括毛囊、皮脂腺、汗腺也能成为抗原的入口。

3.1.2.1 皮肤对几种主要物质的吸收作用

(1) 水分

水分主要透过角层细胞膜进入体内。25℃时其通透常数为每小时 0.5×10^{-3} cm。

(2) 电解质

过去认为阴离子除 I^-、Cl^- 外,一般不能经皮吸收,阳离子中非生理性的 Li^+、Rb^+、Sr^{2+} 和 Ba^{2+} 不能渗透,生理性的 Na^+ 和 Ca^{2+} 也不能渗透。然而放射性核素研究表明,Na^+、K^+、Br^-、$Po4^{3-}$ 可很快透过皮肤,可能是通过角质细胞间隙进入皮肤内的。

(3) 脂溶性物质

皮肤对脂溶性物质可大量吸收。如维生素 A、D 及 K 容易经毛囊皮脂腺透入;激素中的脂溶性激素如雌激素、睾酮、黄体酮、去氧皮质酮等也透入良好。

(4) 酚类药物

一般酚类药物如石炭酸、水杨酸、六氯酚、林丹(lidane)等可由皮肤透入。

(5) 激素

雌激素、睾酮、孕酮、脱氧皮质固酮等容易迅速地被皮肤吸收。可的松不吸收,氢化可的松可吸收;水溶性激素的经皮吸收尚无一定结论,例如胰岛素的吸收被认为是实验时剃毛及用药前处理皮肤使皮肤损伤之故,而非皮肤通透性的亢进。有报道水溶性脑垂体激素中的催乳素可经皮吸收。

(6) 维生素

脂溶性维生素易通过皮肤。水溶性维生素 B 不肯定,维生素 C 的亲水性软膏治疗肝斑和炎症后继发性色素沉着相当有效,因此认为可以经皮吸收。

(7) 有机盐基类

广泛存在的植物性生物碱、镇痛剂、抗组胺剂、合成防腐剂、杀虫剂等,其水溶性盐不能渗透皮肤或仅极微量可通过,但脂溶性的游离盐基则易吸收。

(8) 重金属及其盐类

重金属的脂溶性盐类可经皮吸收,如氯化汞可通过正常皮肤,但浓度超过 0.5% 时可凝固蛋白质,妨碍其通过。金属汞、甘汞、黄色氧化汞主要经毛囊和皮脂腺而透入,表皮本身不能透过。铅、锡、铜、砷、铋、锑、汞有与皮肤和皮脂中脂肪酸结合成复合物的倾向,使本来的非脂溶性变为脂溶性,从而使皮肤易于吸收。

(9) 油脂

动植物性和矿物性油脂都是经毛囊皮脂腺而透入,在皮脂腺细胞中可见有滴状油脂。经角层吸收的油脂量极微。

(10) 气体

氧气经皮吸收量仅为肺部摄取量的1/160,其意义不大。二氧化碳气体内外两方面都可通过皮肤,当环境温度上升到可见出汗程度时,二氧化碳的透出量急剧增加。一氧化碳气体不能吸收。

3.1.2.2 影响皮肤屏障和吸收作用的因素

(1) 一般影响因素

1) 年龄、性别

Rook 认为儿童皮肤虽然缺乏表面皮脂,但也没有很好的证据说明它易受刺激物损伤。有人认为婴儿和老年人的皮肤比其他年龄组的更易吸收,但大多数研究显示新生儿和婴儿的皮肤其经皮吸收减少或正常。性别之间则无差异。

2) 部位

人体不同部位皮肤的屏障作用并不一致。阴囊最易透入,而面部、前额、手背比躯干、上臂和小腿更易透过水分。手掌皮肤除水分外几乎一切分子均不能透过,这也是接触性皮炎在手掌比手背明显减少的主要原因。

3) 时间

在同一部位测量几个星期,其结果也不一样,这是因为:① 角层在生长、脱落和不同时间内功能上有变异;② 湿度和温度发生变化,温度从26℃增至35℃时表皮的水的弥散可增加一倍。

4) 皮肤结构

表皮的通透性很大程度上是由细胞膜的脂蛋白结构所决定的。脂溶性物质(如酒精、酮等)可透入细胞膜(含脂质),水溶性物质因细胞中含蛋白质可吸收水分,故也可透入。角层细胞的内部切面也为镶嵌性,有脂质20%~25%、蛋白质75%~80%,所以水溶性物质可通过蛋白质,有机溶剂则通过脂质而透入。

5) 皮面脂膜

皮面脂层对阻止吸收的作用极微,实验证明去除皮面脂质后不影响皮肤对水的通透性。

(2) 吸收物质的理化性质

1) 透入物的分子量

分子量与通透常数之间尚无明显相关性。氦极易通过人体皮肤,而其他小分子物质则不易。相反,大分子物质也可透过皮肤,如汞软膏、噬菌体颗粒(49 nm×330 nm)和葡聚糖(dextran)分子(分子量为153 000),均可透过皮肤。

2) 浓度

气体及大多数物质浓度愈大,透入率愈大;但也有少数物质浓度高,对角蛋白有凝固作用,反而影响了皮肤的通透性以致吸收不良,如苯酚低浓度时皮肤吸收良好,高浓度时不但吸收不好,还会造成皮肤损伤。

3) 电离子透入

一般经皮肤附属器官透入,但有人用放射性核素钍标记的氯化钍电离子透入后,其经皮透入量显著增加。

4) 外用药剂型

一般认为剂型对物质的吸收有明显的影响。同一种药物,粉剂、水溶液等很难吸收,霜剂中的药物可被少量吸收,膏剂可促进药物的吸收。

(3) 外界影响因素

1) 湿度

角层水合(hydration)后细胞的通透性增加,其屏障作用即减弱。当外界湿度升高时,由于角层内外水分的浓度差减少,影响了皮肤对水分的吸收,因此对其他物质的吸收能力也降低;外界湿度降低,皮肤变得很干燥,当角层内水分降到10%以下时,吸收水分能力明显增强。封包疗法除了促使角层水合外,也可使局部温度升高、血管舒张,这样更易于药物的透入。

2) 温度

温度增高时,皮肤的吸收也加速,其作用机制有二:一是增加弥散率(rate of diffusion);二是引起血管扩张。

3) 病理情况

① 充血:当皮肤充血、血流增速时,经过表皮到达真皮的物质很快即被移去,所以皮肤表面与深层之间的物质浓度差大,物质易于透入。② 物

理性创伤：磨损和黏剥后的皮肤易透入，若用胶布将角层全部黏剥去，水分经皮肤外渗可增加 30 倍，各种外界分子的渗入也同样加速。③ 化学性损伤：损伤性物质如芥子气、酸、碱等伤害屏障细胞，使其通透性增加。④ 脱水：水分是角质成形所不可缺少的。若角层水分含量低于 10%，角层即变脆易裂，肥皂和去污剂易于透入。常见影响角层水分下降的因素有湿度、温度以及角层细胞膜的损害。⑤ 皮肤疾患：影响角层的皮肤病可影响其屏障作用。急性红斑和荨麻疹对皮肤的屏障和吸收作用无影响，角化不全的皮肤病，如银屑病和湿疹，使屏障功能减弱，皮损处水分弥散总是增快，外用的治疗药物在该处也比在正常皮肤处更易透入。

3.2　皮肤的分泌和排泄作用

皮肤具有分泌和排泄功能，这主要是通过汗腺和皮脂腺进行的，汗是分泌而皮脂是排泄。

3.2.1　汗腺

汗腺分为小汗腺或外分泌腺（eccrine glands）和大汗腺或顶泌腺（apocrine glands）两种。一般认为大汗腺的分泌包括分泌细胞的远端部分，亦经溶解后一起排出；而小汗腺的分泌是通过完整的细胞膜，其分泌细胞完整无损。小汗腺分泌大量水分，与体温调节有关，与毛无关；而大汗腺在人体已退化，仅局限于部分有毛存在之处，与体温调节无关。

3.2.1.1　小汗腺

（1）分布

除口唇、龟头、包皮内层、阴蒂外分布全身。其密度随部位而不同，一般以掌、跖最多，屈侧比伸侧多。总数在 200 万以上，平均 130 个 /cm²。

（2）小汗腺的神经控制

小汗腺的活动受交感神经（主要为胆碱能纤维）的支配，神经冲动由乙酰胆碱传递，阿托品可起阻抑作用。

（3）小汗腺分泌的生理生化机制

1）腺体的分泌活动

小汗腺并不是全部处于功能状态的，在室温条件下，只有少数小汗腺有分泌功能，多数处于休止状态，当皮肤温度上升后参与活动的小汗腺数目增加，且每个汗腺的分泌量也增多。

2）腺细胞的分泌

到达皮肤表面汗液量的变化取决于小汗腺分泌丝球部的汗液分泌率，肌上皮细胞的收缩可能对汗液的排泄有作用，但对汗液分泌率的影响很小。汗液主要是通过分泌细胞完整的细胞膜分泌，并不包含细胞质的全部成分。分泌丝球部的暗细胞只分泌一种含黏多糖的黏液，透明细胞则分泌钠离子及水分等。在绝大多数组织中，Ca^{2+} 和 cAMP 是调节细胞活性的内部信号系统（internal signaling system）的主要组成部分。

3）汗腺导管对 Na^+ 再吸收的机制

导管中 Na^+ 的吸收是一主动过程：① 对哇巴因（ouabain，又名 G 毒毛旋花苷）敏感，皮内注射后可完全抑制 NaCl 的再吸收和汗的分泌；② 在导管和分泌部分均有 Na^+-K^+-ATP 酶存在；③ 上皮的电位差为 40~70 mV，Na^+ 必须逆电位差从低浓度（导管内可低至 10 mmol /L）到高浓度（135 mmol /L）移动，Na^+ 必须克服总的电化电位 130 mV 才能被再吸收。电位差有利于 Cl^- 的移动，所以 Cl^- 是被动吸收。

（4）影响小汗腺分泌的因素

温度：小汗腺分泌受体内外温度的影响。

精神：大脑皮质的兴奋及抑制对汗腺的分泌活动有影响，这种出汗为精神性排汗。

药物：有一些药物可以使小汗腺分泌活动增加或减少。

饮食：口腔黏膜、舌背等处分布有丰富的神经末梢及特殊的味觉感受器，在咀嚼时可引起口周、鼻、面颈及上胸部反射性出汗，特别是吃了辛辣食物或热烫食物后更加明显，这种出汗为味觉性出汗。

（5）汗液的成分

小汗腺汗液含水分 99.0%~99.5%，含固体 0.5%~1.0%，从多到少依次为：钠、氯、钾、尿素、蛋白质、脂质、氨基酸、钙、磷和铁，无机盐和有机盐各占一半。无机盐中主要为氯化物，有机物质中有一半为尿素。汗液分泌时其比重为 1.001~

1.006,正常是低渗的。pH一般在4.5~5.5之间，但若持续出汗则pH可增加到7.4。

(6) 多汗或少汗的机制

多汗症一般有两种机制：① 由于神经损伤或情绪冲动使神经冲动增加，乙酰胆碱分泌量增多而引起多汗；② 汗腺神经紧张性增加，使它对正常强度的神经性和非神经性刺激的出汗反应增强。相反，汗少或汗闭则可能是由于神经冲动减弱、乙酰胆碱分泌减少，或神经紧张性降低之故。

(7) 出汗的作用

① 散热作用。② 角质柔化作用：在很多气候条件下，环境的湿度、汗液和透过表皮的不显汗可维持水分的供给与挥发的生理平衡，防止角层干燥。③ 汗液在皮面的酸化作用：表皮呈酸性，在日常生活中可防御微生物，这种作用主要通过汗液的酸性来维持。④ 汗腺的肾脏功能替代作用：夏季汗多则尿少，冬季汗少则尿多，在液体的排泄上汗腺对肾脏起了相补的作用。人体皮肤的200多万汗腺可视为特种形式的肾脏，在排泄废物和保持电解质及水的平衡上是很重要的。同时汗腺对于水、电解质及其他物质也可通过其导管再吸收。所以在长时间的外围高温和(或)长时间的食盐限制时，汗腺可以在一定的时间内吸收一定量的钠和盐，以维持盐的平衡。⑤ 脂类乳化作用：汗液与皮脂的相互乳化力很强，形成乳化剂，在皮面上及其沟纹皱襞处、毛囊漏斗内形成脂类薄膜。⑥ 与电解质、黏多糖、激素等的代谢有关。⑦ 分泌免疫球蛋白：如分泌性IgA。⑧ 排泄药物。

3.2.1.2 大汗腺

(1) 大汗腺的分布

顶泌汗腺主要分布在腋窝、乳晕、脐周、会阴部和肛门周围等。

(2) 大汗腺分泌的神经调节

大汗腺处主要有肾上腺素能神经分布，局部或系统应用肾上腺素或去甲肾上腺素可对大汗腺产生刺激作用。

(3) 大汗腺分泌和排泄的机制

顶泌汗腺有三种分泌方式：① 顶浆分泌：分泌细胞的帽状顶部胞质脱落到管腔中去；② 裂殖分泌：在分泌细胞胞质的顶部形成许多小泡状分泌颗粒，这些颗粒不断地改变体积，最后被分泌到管腔中去；③ 全浆分泌：分泌细胞整个从细胞层中分离到管腔内。各处顶泌汗腺的活动是不一致的，也是不规则的，早晨顶泌汗腺有一阵分泌活动高潮，晚上则活动减少。

(4) 大汗液的成分

大汗液也包括液体和固体两部分。前者主要为水分，后者包括铁(人体内的铁主要通过大汗液排泄)、脂质(中性脂肪、脂肪酸、胆固醇及类脂质)、荧光物质(小汗液中无)，有的人的大汗液尚含有色物质，使汗液呈黄、黄褐、绿、青、红、黑等颜色，临床上称之为色汗症。有时可见到大汗液内含有血液成分，称为血汗；含尿素过多的，则可嗅到一种尿味，称为尿汗；含有磷成分的称为磷汗。

3.2.2 皮脂腺

3.2.2.1 分布

皮脂腺分布全身，但在掌跖处没有，手背、足背很少，在头面部、躯干中部、外阴部皮脂腺多而大，即所谓脂溢部位。一般开口于毛囊，少数直接开口于皮表，如口腔黏膜、唇红处(Fordyce spots)、女性乳晕(Montgomery tubercles)、包皮(Tyson glands)和眼睑(Meibomian glands)。

3.3.2.2 皮脂成分

皮脂腺分泌和排泄的产物称为皮脂，为一种混合物，其中包含多种脂类物质，主要有饱和及不饱和游离脂肪酸、甘油酯类、蜡类、固醇类、角鲨烯及液体石蜡等，他们在皮脂中的含量不同。

3.2.2.3 皮脂腺分泌和排泄的机制

皮脂腺排泄脂质为每分钟$2.0\sim0.1\ \mu g/cm^2$，在皮面平时为$0.4\sim0.05\ mg/cm^2$(皮面脂质，skin surface lipid)，成人全身一天约分泌2 g。皮脂大部分从皮脂腺来，小部分是由表皮细胞角化过程中形成。这些皮脂与表皮细胞的水分和外界水分形成乳剂(emulsion)，成为皮面膜(skin surface film)。因为皮脂腺是全分泌腺(holocrine gland)，合成脂质的细胞自身亦会被破坏和排泄，因此皮脂内含有各种细胞内成分(蛋白质、糖类、酶等)。皮脂腺的功能可用皮脂的排泄来表示，皮脂量增加，皮脂腺功能亢进。假如将皮面的脂肪除去，皮脂将立即以很快的速度排泄出来,当皮面脂肪达到某种厚度时则这个速度逐渐减低或完全停止;此时如将表面的脂肪再除去,则皮脂又排泄出来。这样,皮脂的排泄被认为是间断性的。

3.2.2.4　影响皮脂排泄的因素

(1) 年龄、性别、人种

新生儿由于受从母体带来的以雄激素为主的性激素的影响,皮脂腺功能活跃,皮脂排泄多,可发生新生儿痤疮,此后皮脂减少到成人的 1/3 左右;青春期再次受以雄激素为主的性激素影响,皮脂腺变肥大多叶,皮脂量再次增加。女性绝经期后皮脂量急剧减少,男性则在 70 岁以后减少。在各年龄组中,男子比女子皮脂多,黑人比白人皮脂多。

(2) 温度

皮脂腺与汗腺不同,不受自主神经直接的支配。皮温上升时皮脂量增多。皮温上升 1℃,皮脂分泌量上升 10%。Williams 等报道在皮温低下时角鲨烯含量减少,而其他皮面脂质无任何变化。

(3) 激素

青春期皮脂腺明显发达,青春期前的少年注射睾酮后皮脂腺显著增大。有许多动物实验表明雄激素可促进皮脂腺成长、增殖,使皮脂腺排泄增加。长期内服大剂量的糖皮质激素可使皮脂腺增生、肥大,分泌增加,在面部、躯干等处发生痤疮样损害。

(4) 湿度

皮脂在表皮上的扩散与湿度有重要关系,在湿润皮肤上皮脂扩散的速度为干燥皮肤上的 4 倍。

(5) 部位差异

皮脂腺的排泄在额部远较躯干和四肢为活跃。同时,皮脂腺的区域性变化与汗腺的区域性分布有密切的关系。

(6) 营养的影响

过多的糖和淀粉类食物可使皮脂产量显著增加,脂肪对其影响则较少。

(7) 月经周期和妊娠

皮脂分泌率在月经周期的中期最高,来潮时最低。妊娠时皮脂分泌减少。

(8) 昼夜节律

皮脂分泌率在早晨最高,夜间最低。最低分泌率仅及最高时的 50% 左右。

3.2.2.5　皮脂的作用

① 乳化水分作用。② 维生素 D 和维生素 D 原的组成部分:此二者是角质脂肪的组成部分。现已证明维生素 D 原即 7-脱氢胆固醇,存在于表皮内。它受紫外线的作用而转化为维生素 D,并被送入血液循环。③ 脂类的脂酸作用:对真菌和细菌的生长有轻度抑制作用。④ 脂水形成薄膜(皮面脂膜)的润滑作用。

3.3　皮肤的体温调节作用

恒定的体温是人体维持正常新陈代谢所必需。在极端的环境温度下,热量需要保存或散发,皮肤通过提供感觉输入及作为重要的产热和散热器官来完成体温调节。

体温的发生是由于机体在摄取食物和肌肉运动时的氧化过程中,主要是糖和脂肪产生了热量,导致体温上升。体温的发散主要通过皮肤表面和肺进行,此外还通过大小便进行。

3.3.1　表层温度和深部温度

3.3.1.1　表层温度

人体的外周组织即表层,包括皮肤、皮下组织和肌肉等,其温度称为表层温度。表层温度不稳定,各部位之间的差异也较大,在环境温度为 23℃ 时,足部皮肤温度为 27℃,手部皮肤温度为 30℃,躯干部皮肤温度为 32℃,额部皮肤温度为 33~34℃,四肢末梢皮肤温度最低,越近躯干、头部的皮肤温度越高;气温达 32℃ 以上时,皮肤温度的差别将变小。

3.3.1.2　深部温度

机体深部(心、肺、脑和腹腔内脏等处)的温度称为深部温度,深部温度比表层温度高且稳定,各部位之间差异也较小。

3.3.2　体温的正常变动

在一昼夜之中,人体体温呈周期性波动,每日 2:00~6:00 体温最低,13:00~18:00 最高,波动幅值一般不超过 1℃。体温的这种昼夜周期性波动为昼夜节律或日周期。女性基础体温随月经周期而发生变动。体温也与年龄有关,一般来说儿童体温较高,新生儿和老年人体温较低。肌肉活动时代谢增强,产热量因而增加,结果可导致体温升高。此外情绪激动、精神紧张、进食、喝水等情况对体温都会有影响;环境温度的变化对体温也有影响。体温的变动也不仅仅受皮肤疾病的影响,其他如心脏疾病、肾脏疾病、呼吸系统等病变均可引起体温异常。

3.3.3 皮肤体温调节

可分为化学性和物理性体温调节两种。

3.3.3.1 化学性体温调节

化学性体温调节主要发生在肌肉,其次为肝脏,还有第三脑室(即产热中枢)和肠。人体肌肉产生的热在安静时占全部发热的75%,在强烈运动时占90%。酷寒时人静止易冷,运动可使身体发热增加,如踩脚、搓手等;反之,高热发生前可出现全身肌肉痉挛(即寒战)。寒冷时全身肌肉起细小的搐搦样运动,这种肌肉不随意搐搦样运动可导致热的产生。肝脏发热仅次于肌肉,肝脏温度是机体内最高的,依次为大动脉血、肌肉、皮肤。肝静脉内血液温度比肝门脉内血液温度高,提示肝脏可产生内热。

3.3.3.2 物理性体温调节

从整个机体来看,皮肤体温调节主要由以下三部分构成:皮肤血液的增减,即血管神经性调节;皮肤和肺的散热调节;皮肤附属器和体位的变化调节。

(1) 血管神经性体温调节

这是物理性体温调节中最重要的机构。血液对热的传导度比皮肤高,当体内热大量产生或外界温度上升时,皮肤浅部循环血流增加,较易从皮肤散热;反之,当体内热产生低下、外界温度低时,浅部循环血流减少,可减少从皮肤散热。在身体脏器中,皮肤的热传导性较低,这有利于阻止身体的热向外界放散;当热产生多时,可增加浅部血流循环使热得以发散。

1) 体温调节中枢

位于下丘脑,有两个对立的中枢:在下丘脑前部促进散热者称为散热中枢,在下丘脑后部使热蓄积者称为产热中枢。

2) 体温调节血管变化

体温调节的高位和下位中枢受皮肤血管自主神经的支配,体温和外界温度有变化时可呈现各种反应。通常温刺激导致皮肤血管扩张,冷刺激使皮肤血管收缩,但血管的调节性变化在身体表面呈不均一性,以四肢末端部位较为显著。

(2) 皮肤和肺的散热调节

从肺散热除呼气的加温外主要为水分蒸发,体温上升时热性呼吸急促;对犬来说,这种热性呼吸急促引起的水分蒸发对热调节有重大意义,而对人则并不重要。从皮肤散热的物理学机制有4种:辐射、对流、传导和蒸发。

1) 辐射

从皮肤表面向周围以电磁波形式、以光速度直线移动。当皮肤与环境间的温差越大、或机体有效辐射面积越大时,辐射散热量越多。

2) 对流

由于热使空气流动所发生的变化叫对流。对流可促进汗的蒸发,后者也散热。对流使皮肤温度降低,皮肤的辐射热反而减少。

3) 传导

热从一物体通过接触移动到另一物体叫传导。机体深部的热量以传导方式到机体表层皮肤,再由皮肤直接传给同它接触的物体,如衣服等。皮肤是热的不良导体,传导在皮肤散热中意义不大。

4) 蒸发

人体蒸发散热有两种形式:即不感蒸发和可感蒸发。当外界温度等于或超过皮肤温度时,辐射、传导和对流等散热方式停止作用,此时蒸发成为唯一的散热形式。

不感蒸发:与出汗无关,人体即使处于低温条件下、没有汗液分泌,从皮肤及呼吸道也都有水分不断渗出而蒸发掉。此种由皮肤和呼吸道蒸发的水分称为不显汗。

可感蒸发:在安静状态31℃或34.5℃时,人可泛发性出汗。此温度称为临界环境温度,有人种和个体差异,但在肌肉运动时比这低得多的温度即见出汗。汗的蒸发在体温调节中有显著效果,在干燥高温环境下效果尤为显著。皮肤水分蒸发受皮温支配,皮温高,蒸发量大;此外还受外界气温、湿度、气流、气压和蒸发的皮肤面积的影响。

3.4 皮肤的感觉作用

感觉神经的神经末梢和特殊感受器广泛分布于皮肤中,以感知体内外各种刺激,引起相应的神经反射,维护机体的健康。

3.4.1 皮肤感觉分类

皮肤感觉一般可分为两大类。

(1) 单一感觉

由神经末梢或特殊的小体感受器接受体内外单一性刺激引起。

(2) 复合感觉

如潮湿、干燥、平滑、粗糙、坚硬、柔软等是由几种不同的感受器或神经末梢共同感知的,并经大脑皮质分析综合而成。

3.4.2 皮肤感觉电生理学

皮肤神经干接受电刺激后最大的有髓神经首先起反应,刺激增大时较小的有髓纤维起反应,随后无髓纤维起反应;如果刺激强度再增加,反应不再增强,这刺激称为最大刺激。一个纤维受刺激后起的反应为"全"或"无"式。神经干受最大刺激后可用电极在隔一段距离的神经干上测得电位变化。A 波由有髓纤维活动所致,传递速度为90 m/s;C 波为无髓纤维活动所致,传递速度约为1 m/s。一般来说较大的纤维传递冲动的速度比较小的纤维快。在儿童中传递速度随生长而增快,可能是纤维直径也增加之故。

3.4.3 感觉与神经传导的关系

有人认为感觉与脊髓的神经通路有密切关系。在脊髓前侧区切断神经通路时,痛觉、温度觉和痒觉都消失而触觉仍不受影响。另有人认为神经的粗细和感觉也有关:神经较粗时,传导冲动速度较快,最易传导触觉及压觉;中等直径神经传导速度较慢,传导温度觉较好;直径小于 5 μm 者传导痛觉及痒觉。

有髓纤维传递的痛觉是局限性和刺痛性的,C 纤维传导的是弥漫性灼痛。人体病理性疼痛可能是由于 C 纤维伤害感受器(nocioreceptor)活化之故。

3.4.4 感觉阈值

作用于皮肤的能量达到一定程度,使皮肤感受器起作用,产生感觉,这一最低程度的能量称为感觉阈值。它主要取决于感受器的阈值,但也受许多其他因素的影响。各种感觉的阈值下肢比上肢高;温度刺激手掌比足底更易感受;触觉阈值在指端、舌尖和口唇等处最低。上述部位差异很显著,可能与神经支配的密度不同有关。

3.4.5 感觉定位

对皮肤刺激的定位能力在不同个体之间有相当大的差异。一般来说,对触觉的定位比对其他感觉准确。刺激皮肤某一特定点,偶可在远处也有感觉,此为牵涉性感觉。牵涉性感觉的发生机制有人用轴索反射来解释,也有人用从内脏和皮肤的感觉通路在脊髓或脑中会聚来解释。大脑不能区别信息是来自深部组织并牵涉到皮肤、还是直接来自皮肤,因为它习惯于从皮肤获得信息。

3.4.6 后感觉

感觉和刺激的时间不一定相符。刺激未去除时感觉可消退,这称为适应。感觉在刺激停止后可持续存在一段相当的时间,称为后感觉(aftersensation)。人对衣服的压觉在穿着衣服后不久即消失,这就是适应。后感觉可发生于各种感觉,皮肤的某些部位更易发生后感觉,如鼻、上唇周围、外耳道内等,但相似的刺激在眼睑、指端和手背就不易产生后感觉。

3.4.7 几种常见的皮肤感觉
3.4.7.1 触觉

触觉是微弱的机械刺激兴奋了皮肤浅的触觉感受器引起的。无毛和有毛皮肤有着不同的机械刺激感受器,正常皮肤内感知触觉的特殊感受器有 3 种:在平滑皮肤处主要是 Meissner 小体,位于表皮突基底的为 Merkel 细胞,在有毛皮肤处则为

Pinkus 小体。这些感受器接受的外界刺激,实际上是一种机械能,如刺激毛发的末梢引起的感觉,主要是由于对毛囊周围末梢神经网的压力及毛发出口处皮肤受到牵拉变形的结果。

3.4.7.2 压觉

压觉是指较强的机械刺激导致深部组织变形时引起的感觉。压觉是由皮肤内的 Pacini 小体传导的。这种感受器主要分布在平滑皮肤处,如手指、外阴及乳房等处,胰腺、腹后壁、浆膜及淋巴结等处也有。它常和其他的感受器或游离神经末梢共同感知各种复杂的复合感觉。触觉与压觉两者在性质上类似,只是机械性刺激强度不同,可统称为触-压觉。

3.4.7.3 冷觉

皮肤黏膜小体在眼结膜及外生殖器等对冷较敏感的皮肤处较多,有人认为与冷觉有关。但对有毛发皮肤的冷点处做组织学检查,未发现与小体感受器有任何关系。但皮肤表面确有冷点存在,常成群分布,在 $2\ cm^2$ 内约有 33 个。冷点的数目一般和皮肤的温度变化成正比,皮肤温度愈低,活动性冷点数目愈少;反之,则冷点数目愈多。到目前为止,已经有两种冷受体被发现:一种是寒冷和薄荷激活的通道 CMR1,另一种是 ANKTM1,其激活所需的温度比前者更低。

3.4.7.4 温觉

温觉有人称之为热觉,它主要是由 Ruffini 小体传导,有人认为皮肤血管球上的游离神经末梢也参与活动。皮肤表面也有热点存在,但难以测定,在 $2\ cm^2$ 内约有 29 个,它也随皮肤温度的变化而减弱。

3.4.7.5 痛觉

痛觉是由有可能损伤或已造成皮肤损伤的各种性质的刺激所引起。机体受到伤害性刺激时,往往产生痛觉。痛觉是一种复杂的感觉,常伴有不愉快的情绪活动和防卫反应,这对于保护机体是重要的。疼痛又常是许多疾病的症状表现,因此在临床上引起很大注意。

(1) 皮肤痛觉与传导通路

伤害性刺激作用于皮肤时,可先后出现两种性质不同的痛觉,即快痛与慢痛。快痛是一种尖锐而定位清楚的"刺痛",在刺激时很快发生,撤除刺激后很快消失。慢痛是一种定位不明确的"烧灼痛",在刺激后 0.5~1.0 秒才能被感觉到,痛感强烈而难以忍受,撤除刺激后还持续几秒钟,并伴有情绪反应及心血管和呼吸等方面的变化。

一般认为痛觉的感受器是游离神经末梢。任何形式的刺激,只要达到一定强度有可能造成组织损伤时,都能引起痛觉,但其机制还不清楚。

疼痛的二重性质说明在痛觉传导上存在着不同传导速度的神经纤维。实验证明,传导快痛的外周神经纤维主要是有髓鞘的 Aδ 类纤维,其兴奋阈值较低;传导慢痛的外周神经纤维主要是无髓鞘的 C 类纤维,其兴奋阈值较高。

痛觉的中枢传导通路比较复杂。痛觉传入纤维进入脊髓后,在后角更换神经元并发出纤维交叉到对侧,再经脊髓丘脑侧束上行抵达丘脑的体感觉核,转而向皮质体表感觉区投射。此外,痛觉传入冲动还在脊髓内弥散上行,沿脊髓网状纤维、脊髓中脑纤维和脊髓丘脑内侧部纤维,抵达脑干网状结构、丘脑内侧部和边缘系统,引起痛的情绪反应。

(2) 牵涉痛

内脏疾病往往引起身体远隔的体表部位发生疼痛或痛觉过敏,这种现象称为牵涉痛。例如,心肌缺血时,可发生心前区、左肩和左上臂的疼痛;胆囊病变时,右肩区会出现疼痛;阑尾炎时,常感上腹部或脐区有疼痛。发生牵涉痛的部位与真正发生痛觉的患病内脏部位有一定的解剖关系:它们都受同一脊髓段的后根神经所支配,即患病内脏的传入神经纤维和被牵涉皮肤部位的传入神经纤维由同一后根进入脊髓。

(3) 痛觉敏感化

痛觉敏感化是一种以痛阈降低和/或对正常疼痛刺激的过激反应为特点的皮肤感觉异常现象,也称为痛觉过敏,常见于各种伤害性刺激(机械刺激、炎症、化学刺激)使传入神经纤维末梢上特异的受体或离子通道的感受阈值降低、数量增加;或通过对电压依赖性阳离子通道的调节使初级传入神经纤维末梢细胞膜的兴奋性增强,致使正常时不能引起疼痛的低强度刺激,此时也能激活伤害性感受器导致疼痛的发生。

3.4.7.6 痒觉

痒是一种能引起搔抓欲望的不愉快的感觉。痒在皮肤科中很常见，由于它是患者的主观感觉，客观测量具有一定困难。

(1) 瘙痒的分类

皮肤源性瘙痒：是由于皮肤的炎症或损伤导致的瘙痒，如皮炎。

神经病性瘙痒：是由于感觉神经传入通路中发生病理改变而引起的瘙痒，如疱疹后遗神经痛伴随的瘙痒。

神经源性瘙痒：是指没有神经损伤而在神经系统中产生的痒感，如胆汁淤积。

心源性瘙痒：是由心理异常所引发的瘙痒，如寄生虫恐怖症。

混合性瘙痒：由两种或两种以上的机制引起，如特应性皮炎既有皮肤源性瘙痒又有神经源性瘙痒。

(2) 痒的生理学

皮肤的痒点没有严格的解剖学上的相应点，而与该处纤细的游离神经末梢易接受痒或阈值低有关。痛和痒均是保护性机制，低强度的有害的刺激侵袭皮肤最外层可引起痒，而更深入的或强烈的刺激则引起痛。热可使痒消失，但不能使痛消失。某些化学物质如吗啡可诱发或使痒加剧，但能使痛缓解。Carlsson 等（1975）用电刺激背部正常皮肤1~2分钟，全身痒觉可消失。振动按摩法、冷的刺激也可使痒减轻。冷不是单纯作用于周围神经，或引起血管收缩之故，而是通过中枢起作用，因在对侧制冷也可明显地减轻痒感。

(3) 痒的心理学

心理性应力可使痒加剧。对应力的测量是困难的，因为绝大多数的致痒方法是不可靠的，且所激发的痒其持续时间较长。

痒的阈值不仅因部位不同而异，且亦因人而异。有既往皮肤病史者对痒的阈值降低，察觉痒的效能随经验而增加，但随厌烦而下降。痒的阈值和痛的阈值也有昼夜的差异性。

(4) 痒和内科疾病

1）痒和胆汁淤积

长期以来，人们认为胆汁酸和胆汁盐是阻塞性肝病中痒的原因，但口服或静脉注射胆汁盐并不引起痒，血清胆汁酸总含量与痒亦无显著关系。进一步研究指出皮肤中胆汁酸的含量比血液中胆汁酸的含量看来更与痒有关。

2）肾衰竭中的痒

慢性肾衰竭中的痒，若仅血中尿素增高，透析疗法应易控制，但实际并非如此。尿素本身作为致痒的原因，还仍有疑问。

3）痒和中枢神经系统

Osterman（1976）描述了3例阵发性痒与多发性硬化有关；Andreer 和 Petkov（1975）通过研究77例脑瘤患者，发现13例痒中，7例痒为全身性，6例肿瘤浸润于第四脑室底部者痒很剧烈，但均局限于鼻孔。

4）其他疾病中的痒

甲状腺功能亢进者瘙痒的发生率可能为5%~8%；淋巴系统肿瘤和骨髓增殖性疾病是恶性肿瘤伴全身瘙痒症中最常见者。缺铁也可引起瘙痒，Tukkunln（1978）报告男性缺铁人中13.6%经常痒，比不缺铁的男性中的5.3%显著增多；女性缺铁者7.4%痒，不缺铁者5.1%痒。

(5) 搔抓和痒

搔抓和痒是不可分割地联系在一起的，甚至痒的标准定义也为："一种引起搔抓的不愉快感觉"，这就把搔和痒紧密地联系在一起。搔抓可测定而痒则不能测定。有人研究了脊椎动物的搔抓反射，显示增加痒刺激强度几乎不影响搔抓反射的频率，但可增加搔抓动作的幅度。换言之，搔抓不是一种"全或无"型反应。

(6) 治疗

抗 H_1 受体的抗组胺药物治疗由组胺致痒的疾病有效，如荨麻疹。抗 H_2 受体药物不能制止组胺引起的痒。西咪替丁可治疗真性红细胞增多产生的痒，西咪替丁与抗 H_1 受体药物同用可明显减轻由注射组胺和番木瓜酶（papain）所致的痒；非麻醉性的止痛剂效果不好；吗啡可使痒加剧。紫外线 UVB 有止痒作用，UVA 则无。初用75%最小红斑剂量的 UVB 每周2或3次，第5次后见效。半身照 UVA 半身照 UVB 时两边均可见痒觉部分减轻。PUVA 在照光部位可止痒，但 PUVA 的副反应可致痒。Jordan 报告2例年老者 PUVA 后臀部神经源性搔痒(neuropathic pruritus),发现于疗程结束后,出现较迟。这 2 例在受累区皮内注射组胺后无轴索-潮红-反应(axon-flare-response),一侧局部尚有感觉过敏感,最后一次治疗后数月轴索-潮红-反应恢复,痒和感觉过敏缓解,提示 PUVA 同时损伤皮肤痒觉感受器和其他神经结构,由此它减轻某些形式的瘙痒,而又激起其他形式的痒。经皮刺激可止痛,但不止痒。

3.5 皮肤的代谢作用

皮肤作为人体的重要器官参与整个机体的一般代谢过程,但由于其解剖结构的特殊性,在生物化学代谢方面有许多特点,也具有特殊的生理功能。

3.5.1 能量代谢

皮肤和大多数组织一样,以葡萄糖或脂肪作为能量物质,能量物质在体内供能的方式不外乎有氧分解(包括糖的有氧氧化-三羧酸循环、脂肪酸的 β 氧化和氨基酸的氧化分解等)以及无氧分解(糖酵解)两条途径。人体组织在一般情况下,主要通过有氧分解提供能量。但在皮肤中糖酵解途径却特别旺盛,其速度在人体各组织中是最快的,以每小时每千克组织乳酸的生成速度计算,骨骼肌为 11,红细胞为 16,皮肤为 20。特别是在表皮,其糖酵解速度更快,在有氧条件下,表皮中 50%~75% 的葡萄糖通过酵解;缺氧时,则有 70%~80% 的葡萄糖可经酵解而产生乳酸。在一个 70 kg 体重的人体表皮,每天可产生 17 g 乳酸。这样的特点与表皮的无血管性、含氧量相对较低是完全适应的,由此而产生较高的乳酸量,对于皮面的酸性反应起着一定的作用。

皮肤中能量代谢的特点,也反映在表皮酶量的差异上。迄今已在表皮中发现糖酵解途径和三羧酸循环中的所有酶,包括琥珀酸脱氢酶、乳酸脱氢酶和细胞色素氧化酶等,以及糖原合成酶,如淀粉磷酸酶和分支酶等。但在表皮中发现丙酮酸脱羧酶量较低,而乳酸脱氢酶量较高,这样就使得丙酮酸到乙酰辅酶 A 并进入三羧酸循环的速度减低,而有利于糖酵解途径的进行。

应用放射性核素标记的葡萄糖进行组织对糖利用率的研究表明,皮肤的利用率与肌肉组织相比是较高的。在皮肤中,表皮又显著高于真皮;表皮中基底细胞又显著高于表皮上层细胞。在毛发中,毛囊生长期对糖的利用率高于休止期 2 倍。已证实创伤皮肤组织和银屑病表皮对糖的利用率有显著提高。这些均说明了皮肤中能量代谢的特点是如何与其功能密切相关的。

3.5.2 糖代谢

每 100 克皮肤含葡萄糖的量为 60~81 mg,相当于血糖的 2/3 左右;表皮中的量又多于真皮和皮下组织。在某些疾病如糖尿病患者,皮肤中糖含量更高,使皮肤对于真菌和细菌的感受性明显增加而导致感染。皮肤中糖的主要功能是提供能量已如前所述,此外,还可作为黏多糖、脂质、糖原、核酸和蛋白质等生物合成的底物。这些与人体其他组织相比并无明显质的差别,但其中如真皮结缔组织中的黏多糖和真皮的糖原则差别比较突出。

3.5.2.1 糖的分解代谢

表皮能有效地进行分解代谢,其分解通路主要有三条,即无氧酵解、有氧氧化和磷酸戊糖通路。

(1) 糖酵解

皮肤特别是表皮中糖的无氧酵解通路特别旺盛。研究表明,在表皮细胞的胞质中含有与糖酵解有关的全部酶类,包括直链淀粉-4,6-转糖苷酶、磷酸化酶、葡萄糖酸变位酶和烯醇化酶等。己糖磷酸激酶是该通路中三个关键酶之一,其活性的调节将直接影响到糖酵解的进行。从己糖激酶的调节作用来看,表皮对葡萄糖的利用受 ADP 局部浓度的控制,任何降低 ADP 的过程(如糖酵解、三羧酸循环等)都可使细胞内葡萄糖耗量增加。

(2) 三羧酸循环

即糖有氧氧化通路的最后一个阶段。在有氧条件下,表皮细胞内糖酵解产生的丙酮酸从胞质进入线粒体,线粒体内膜含有的丙酮酸脱氢酶系催化丙酮酸脱羧生成乙酰辅酶 A,然后进入三羧酸循环,彻底氧化成 CO_2 和水,并产生大量 ATP;在此过程中还产生大量 NADH 和琥珀酸,它们在维持表皮细胞线粒体内外的氧化还原电位中起着十分重要的作用。

（3）磷酸戊糖途径

是糖的分解代谢的一条旁路，它提供一条糖代谢的弹性途径，以适应表皮的不同分化阶段。已有证据表明，此通路在表皮上层内进行。来自真皮血管的氧供应几乎难以达到表皮上层的几层细胞，而此通路通过将 $NADP^+$ 还原成 NADPH 从而保证了缺乏分子氧时也能顺利进行氧化反应。由于此通路的酶类存在于细胞质的可溶性部分，当线粒体丧失能力直至细胞死亡时，磷酸戊糖通路将发挥主要作用。此通路的其他重要生理功能是提供 NADPH，后者可在表皮脂肪酸和胆固醇等生物合成过程中作为供氢体。

3.5.2.2　糖原的合成与分解

糖原主要分布在毛发中的外毛根鞘、小汗腺和大汗腺的某些细胞特别是汗管的基底细胞内，以及表皮的生发层细胞内。正常表皮细胞只含有少量糖原，肝糖原为 5%。皮肤中的糖原是糖代谢的合成产物，人皮肤糖原含量在胎儿期最高，以后逐渐降低，直至成人期达到低值，一般不超过体重的 0.1%，通常约为 0.08%，主要分布在颗粒层，棘层上部亦有少量，角质层内极少，棘层大部及基底层中不含糖原；皮脂腺边缘的未分化腺细胞内较多，腺细胞成熟后含量减少，汗腺管的基底层细胞内含量也较多，汗腺分泌细胞活力增加时则减少；毛发内外毛根鞘含量较多，在毛发生长时显著增加，休止期则明显减少。人体表皮细胞具有合成糖原的能力，创伤后 4 小时表皮基底细胞中即可检出糖原，8~16 小时达高峰，之后逐渐降低。在表皮细胞的滑面内质网中具有糖原合成酶及分支酶等，可通过磷酸葡萄糖或经糖醛酸途径合成。

皮肤内糖原的降解是一个复杂的过程，磷酸化酶是关键酶，受环磷腺苷系统的控制。凡能使细胞内 cAMP 增加的信号均能导致磷酸化酶活化，进而促使糖原分解加速。这一过程受血循环中肾上腺素、胰岛素、胰高血糖素等调节。

3.5.3　蛋白质代谢

皮肤的蛋白质主要由表皮蛋白质和真皮蛋白质组成，表皮蛋白质一般分两种，即纤维状结构蛋白和非纤维状蛋白；真皮蛋白质主要是结缔组织纤维中的蛋白质。皮肤蛋白质的代谢情况如下。

3.5.3.1　表皮蛋白质

表皮中的蛋白质有纤维性蛋白和非纤维性蛋白，前者主要指角蛋白，它是表皮细胞、毛发和甲的结构蛋白；后者则参与角化过程以外的所有其他的细胞功能。

（1）角蛋白

角蛋白是中间丝家族成员，是表皮的主要分化产物。在细胞内，角蛋白中间丝（KIF）以一种复杂的排列方式围绕在细胞核周围，形成精细的网篮样结构；在三维空间中，相邻角质形成细胞内的 KIF 借助桥粒间接连接，形成一种超细胞的结构网络，该结构的连续性对维持表皮的结构完整是至关重要的。

体内外研究表明，维 A 酸能够改变角蛋白基因表达及其他几个与角化相关细胞成分的表达，但正常表皮中角质形成细胞对维 A 酸的应答不同于疾病状态下的角质形成细胞。

维生素 D 同类物、钙泊三醇等能直接逆转角蛋白的基因表达，逆转程度与临床应答程度相一致。

体外实验表明，以低钙培养液（<0.1 mmol/L）维持培养的表皮角质形成细胞可导致分化标志基因的低水平表达，通过增加细胞外钙离子浓度能逆转这种状态。钙离子除了对分化有影响外，还可抑制角质形成细胞的增殖。

（2）富含组氨酸蛋白质和角质层碱性蛋白

前者存在于颗粒层细胞的透明角质颗粒中，呈磷酸化状态，达到角质层时失去磷酸化转变为角质层碱性蛋白；后者和角质层细胞中的角蛋白细丝相互作用，并促进细丝聚集，故又称丝聚蛋白（filaggrin），角质层细胞就由聚集成束的角蛋白细丝包埋在基质即角质层碱性蛋白中。

3.5.3.2　真皮蛋白质

真皮蛋白质主要是结缔组织纤维中的蛋白质，包括胶原和弹性蛋白；基质中主要有黏蛋白，基质膜中则含糖蛋白，如板层素、纤维连接素、类天疱疮抗原等，其功能为促进细胞与Ⅳ型胶原的黏附。

（1）胶原

1）胶原的一般化学特征

胶原是一大群分子结构相近的结缔组织成分，也是细胞外基质的主要成分，约占皮肤干重的75%。目前至少已发现27型胶原，与皮肤关系较密切的主要有纤维型胶原、基底膜胶原及锚状纤维，其中纤维型胶原由螺旋结构形成强的棒状分子组成结缔组织成分的大部分。Ⅰ型和Ⅲ型胶原广泛分布于真皮，胎儿及新生儿皮肤中Ⅲ型胶原较多；Ⅳ型胶原主要存在于基底膜中，在三条α链的中部及两侧末端部分有非螺旋结构，在氨基端形成四聚体、羧基端形成二聚体，参与构成基底膜的骨架；Ⅶ型胶原为锚状纤维的主要成分，为二聚体短纤维，其α链中也有非胶原成分。此外皮肤中也有Ⅴ、Ⅵ型胶原，不过含量较少。

2）胶原的生物合成

以成纤维细胞合成Ⅰ、Ⅲ型胶原为例，这些纤维胶原的基因由含45或54个碱基（均为9的倍数）的外显子组成，编码以甘氨酸开始的"GLY-X-Y"的α链的基本结构，X、Y位的氨基酸多为脯氨酸或羟基脯氨酸，有时为赖氨酸。肽链合成时，一般先由信号肽所在的氨基酸N端合成初始α链；然后在脯氨酸和赖氨酸部位各自由羟化酶催化进行羟基化和糖基化，这两种酶均需抗坏血酸、α酮戊二酸及二价铁离子参与，形成的多肽链即为前α链；其后于每条链的羧基端开始通过二硫链形成三链式结构，称为前胶原；前胶原由高尔基体以分泌颗粒分泌到细胞外，之后由前胶原N-蛋白酶和前胶原C-蛋白酶分别将N端和C端切去，形成原胶原，分子量约30 kD，是构成胶原的基本单位，在分子内及分子间交联形成方格形结构样纤维即成熟胶原纤维，这一过程需赖氨酰氧化酶和铜离子催化。

（2）弹性蛋白

弹性蛋白基因位于第七条染色体长臂上（7q），全长约40 kb，cDNA全长约3.5 kb，其内含子很长，外显子长度仅为7%；尽管如此，其mRNA仍具多样性，其分子基础存在替代拼接现象（即在mRNA形成时，从前mRNA中剪切掉的外显子可彼此不同，从而形成不同的mRNA）。弹性蛋白前

体——原弹性蛋白是可溶性的，为一条约含700个氨基酸的多肽链，分子量约70 kD，由疏水区（富含脯氨酸、缬氨酸和甘氨酸）和交联区（富含丙氨酸和赖氨酸）组成。原弹性蛋白被分泌到细胞外后规则地分布于微原纤维（分子量为250 kD，直径约10 nm）周围，并通过分子间桥结构形成交联，该过程需赖氨酰氧化酶催化。每4个原弹性蛋白分子形成这样一个交联，最终形成不溶性的弹性蛋白纤维。这种桥结构很少存在于其他组织中，故可作为组织中交联弹性蛋白的标记。人弹性蛋白占皮肤干重的2%~4%。

纤蛋白（fibrillin）是一种分子量为350 kD的非胶原糖蛋白，分子内双硫键使之聚合成间断性微丝结构。纤蛋白与纤维组织有关，为大部分结缔组织所共有，是弹性蛋白相关微丝的主要成分。从胎儿皮肤中完整提取出的微丝由Ⅵ型胶原蛋白及纤蛋白组成。游离的微丝在局限性和全身性硬化病患者皮下及真皮深层中都明显增加。研究表明在纤维化和其他生理过程（如生长、伤口愈合等）中，胶原和微丝可同时被激活。

（3）基质

基质为结缔组织中在细胞及纤维间填充的无定形物质的总称，占皮肤干重的0.1%~0.3%，由多种非胶原性糖蛋白（结构性糖蛋白）、蛋白多糖和酸性黏多糖即氨基聚糖构成。结构性糖蛋白包括纤维连接素、板层素等；蛋白多糖是由蛋白质与氨基聚糖结合而成的；氨基聚糖的基本构成为氨基糖和糖醛酸的重复结构，目前已发现至少有7种，分别为透明质酸、4-硫酸软骨素、6-硫酸软骨素、硫酸皮肤素、硫酸角质、肝素和硫酸乙酰肝素，其中透明质酸是唯一不含硫酸的成分。氨基聚糖对保持皮肤的水分有重要作用，每克可结合约500 ml水。基质不仅具有支持、连接细胞作用，而且还可通过细胞表面的特异受体-整合素β亚单位参与细胞的形态变化、增殖、分化及迁移等多种生物学功能。

3.5.3.3 皮肤中的蛋白水解酶

皮肤中的蛋白水解酶（proteolytic enzyme）种类繁多，但缺乏严格的底物特异性，一般分为两大类，即肽链内切酶（蛋白酶，proteinase）和肽链外切酶（肽链，peptidase）。存在于人类皮肤中的肽链

内切酶有：酪蛋白水解酶、糜蛋白酶、胰蛋白酶、胶原酶、白明胶酶和弹性蛋白酶、激肽释放酶、C′1-酯酶、纤维蛋白溶酶、组织蛋白酶(cathepsin)、钙离子激活蛋白酶等。已经发现的肽链外切酶也较多，但仅少数被纯化，如：氨肽酶、羧肽酶、二肽基肽酶和二肽酶。在人类皮肤和血浆中尚含有蛋白水解酶的抑制剂，其中较为重要的是 α2-巨球蛋白。蛋白酶和蛋白酶抑制剂之间存在微妙的平衡关系，这种平衡被破坏的时候就会产生疾病。

生理状态下，皮肤中的蛋白水解酶通过催化多肽链的水解降解皮肤中的各类结构蛋白和其他各种酶类、激素等；而在病理状态下，蛋白水解酶参与皮肤的炎症过程和细胞功能的调节。前者包括释放化学趋化性肽、增加血管通透性、降解结构蛋白质及细胞的脱附着和细胞毒作用等；后者包括促进细胞的分化和增殖、加速恶性肿瘤细胞的侵袭能力等。

3.5.4 脂类代谢

人体皮肤的脂类总量(包括皮脂腺、脂质及表皮脂质)占皮肤总重量的 3.5%~6%。表皮脂类在角质层的形成中起着重要的作用，胆固醇和必需脂肪酸与表皮的成熟和角化有关，它们的分布在皮肤各处明显不同。

3.5.4.1 皮肤的脂质成分

皮肤表面脂质(皮面脂质)的量取决于皮脂腺脂质和表皮脂质，也即随皮脂腺分泌脂质(皮脂)的量及脱落的表皮细胞的数目而不同。在皮脂腺丰富的部位，如头皮、前额和上背部，皮面脂质中来源于皮脂腺的高达 90%，由此可反映皮脂成分。

皮面脂质的脂肪酸含量相当恒定，其中 C_{10}~C_{18} 脂肪酸不随性别、月经期、皮肤部位或时间等而改变。在表皮脂质中，脂质成分则随着性别而有差异，一般女性含较多的甘油三酯，男性则含较多的磷脂和胆固醇。

3.5.4.2 皮脂脂质和表皮脂质的成分

皮脂脂质中含有表皮脂质中明显缺乏的鲨烯、蜡酯、甘油三酯和游离脂肪酸，而表皮脂质中却含有皮脂脂质中较少的磷脂和固醇类，后者是表皮脂质的主要成分，约占中性脂质的 20%，其中

大部分为胆固醇；某些胆固醇脂质(如硫酸胆固醇)与角蛋白纤维关系密切；表皮中可测得 7-脱氢胆固醇，说明表皮是合成维生素 D 前体的场所。皮脂脂质和表皮脂质中脂肪酸含量均占约 60%，这些脂肪酸可以游离或酯化形式(如磷脂、中性甘油酯、胆固醇酯和蜡酯等)出现，其中主要是 C_{16} 和 C_{18}，且均有单烯、双烯和多不饱和酸。

3.5.4.3 皮肤脂质的代谢

通过掺入有放射性核素前体的研究，已证明皮肤脂质中上述各种组成种类均能在体内合成。它们在某种程度上决定于葡萄糖、脂肪酸和某些氨基酸等外源性前体。当一个人大量限制热量供应时，其表皮脂质合成也将显著变化，但皮脂腺脂质则较少受影响。

(1) 皮脂腺的脂质代谢

皮脂是皮脂腺中脂肪细胞最后分化的产物，在完整的皮脂腺细胞中合成的脂质成分不同于皮脂细胞在分化期间的产物，也不同于皮脂被转运入毛囊内的脂质成分。实验测定发现，在皮面脂质中富有游离脂肪酸，而在完整的皮脂腺细胞及完整的腺体中其含量极微。现已证实，在皮面脂质中以及粉刺内的游离脂肪酸即来自皮脂腺中的甘油三酯，是在毛囊皮脂腺内的细菌(主要是粉刺棒状杆菌)所分泌的脂肪酶作用下形成的。伴随皮脂腺细胞分化以及皮脂转运入毛囊内的过程，固醇类的酯化也有所增加。在皮脂中，酯化的固醇类占 50% 甚至更多，而在表皮脂质中却不到 30%；皮脂中特有的蜡酯和鲨烯是皮脂细胞在脂质发生中的固有成分。

(2) 表皮的脂质代谢

采用将表皮细胞分离成各层，以及精确的脂质分离和鉴定的生化技术，证明表皮细胞在分化的不同阶段，其脂质的组成有显著差异。在人类表皮中，与处于增殖和分化期的基底层及棘层细胞中的脂质相比，死亡的角质层细胞和衰老的颗粒层细胞中固醇类较高而磷脂缺乏，在角质层中尚积聚有蜡酯和脑酰胺。这些发现提示表皮脂质代谢的主要特征是磷脂水解和在角化末期的中性脂质集聚；这些在皮面中显著潴留的中性脂质是细胞分化、最终死亡引起的副产品，在对水和电解

质的屏障中起着一定的作用。

在表皮中有许多降解磷脂类物质的酶(如磷脂酶和碱性磷酸酶),可将底物降解成脂肪酸、甘油、磷酸和胆碱。固醇类物质如胆固醇可在表皮细胞中先转变成7-脱氢胆固醇,受紫外线照射作用后成为有活性的维生素 D_3。表皮不能彻底分解胆固醇的甾核,少量胆固醇与其还原产物二氢胆固醇可以皮脂的形式由皮肤分泌出来,较少量的胆固醇和胆固醇酯还可随同表皮细胞的脱落而排出体外。

3.5.4.4 皮肤中的脂肪代谢

(1) 脂肪的合成

主要在表皮细胞中合成,表皮细胞滑面内质网的胞质侧含有合成脂肪酸的转酰酶,可合成软脂酸和硬脂酸,继而经脱饱和反应产生小部分不饱和脂肪酸。亚油酸和花生四烯酸是表皮中最主要的必需脂肪酸,它们均只能来源于食物,二者经肝细胞合成为甘油三酯并形成脂蛋白(低密度脂蛋白)而通过血浆进入皮肤。血浆脂类和脂蛋白代谢异常时导致的各型高脂蛋白血症及血清蛋白代谢异常均可使脂质局限性沉积于真皮而被组织细胞吞噬,从而引起临床上的皮肤黄色瘤损害。结节性发疹性黄色瘤的发生是乳糜微粒、低密度脂蛋白、极低密度脂蛋白残余颗粒或它们的组分在组织中沉积的结果,而在黄色瘤病谱的结节后期是由于低密度脂蛋白、极低密度脂蛋白残余颗粒或其组分沉积导致。

(2) 脂肪的分解

表皮脂类总量的45%为甘油三酯,这些表皮脂肪的氧化分解与其他组织相同,在胞质中水解为甘油和脂肪酸,前者经磷酸化后进入糖代谢通路,后者经酰化后借线粒体内膜中的肉碱转运至线粒体内,在线粒体内酶、辅酶A、ATP等参与下以脂酰 CoA 的形式经 β 氧化产生大量的 NADH 和 FADH 后进入三羧酸循环。必需脂肪酸中的亚油酸可和表皮细胞膜的磷脂发生酯化以维持皮肤的屏障作用;花生四烯酸则可作为合成前列腺素(PG)和其他甘碳四烯酸代谢产物的前体。

(3) 花生四烯酸的代谢

花生四烯酸是人类皮肤中最常见的脂肪酸衍生物活性物质的前体物质,为一种甘碳不饱和脂肪酸,存在于含微粒体细胞的细胞膜磷脂的 β 位上,可通过环氧合酶和脂氧合酶两条途径形成 PG、LT 以及甘碳四烯酸等各种代谢产物。

花生四烯酸在脂过氧化酶的作用下形成氢过氧化甘碳四烯酸,并进一步被代谢成羟甘碳四烯酸和白三烯(LT)。已证明在人类皮肤中羟甘碳四烯酸的合成非常活跃,这些衍生物多数在体外对中性粒细胞和嗜酸性粒细胞有明显的趋化性;LT 中的 LTB_4 是由环氧化物水解酶作用于 LTA_4 形成的,已证明为已知最强的内源性催化剂之一,能使血管通透性增强、中性粒细胞聚集并附着于血管壁,还可进入血管壁,在内皮细胞下活化脱颗粒,产生过氧化物引起内皮细胞损伤。

3.5.4.5 皮肤脂质的异常

从人类皮肤的脂类代谢中可以看出,表皮脂质在角化过程以及在角层屏障功能的完整性上起着重要作用。因此,异常的脂质成分和代谢会引起表皮角化的明显改变。

干扰胆固醇合成的药物,如氯氯三苯乙醇(triparanol)可诱发鱼鳞病样表现同时伴秃发。脂肪酸代谢障碍往往伴表皮增殖,角化过度和经表皮丧失水分的增多,提示了角层屏障功能的缺失。在这种疾病中,必需脂肪酸如亚油酸和花生四烯酸减少或缺乏。在 Refsum 综合征中,由于脂肪酸被植烷酸所替代,也呈现有表皮增殖和角化过程的显著改变。表皮中这些异常脂质的存在或是必需脂肪酸的缺乏,影响了前列腺素的合成,从而可引起一系列其他的改变。

表皮脂质代谢的异常也见于表皮过度增殖的银屑病中。在银屑病的鳞屑中,发现磷脂含量及脂质的合成均可增加,而固醇酯类和不饱和脂肪酸则相对减少。这些变化是表皮细胞周转加快和病变细胞死亡的结果,但不能排除表皮中异常层的形成对皮肤脂质代谢所起的影响。

3.5.5 水和电解质代谢

成人体液总量约占体重的60%,而体液是由水、电解质、低分子有机化合物和蛋白质等组成,广泛分布在组织细胞内外,构成人体的内环境。

其中细胞内液占体重的 40%,细胞外液占 20%(血浆占 5%,组织间液占 15%)。在人体所需要的各种营养素中,无机盐类是不可缺少的部分。无机元素与其他有机的营养物质不同,它不能在体内合成,除了排泄出体外,也不能在体内代谢过程中消失,因此,它在营养中有其特殊性。

皮肤是人体内的一个主要贮水库,大部分水分贮存在真皮内。一个体重 65 kg 的人,皮肤中含水量可达 7.5 kg,儿童特别是婴儿的皮肤含水量比例则更高些。皮肤也是人体电解质的重要贮存库之一,大部分贮存在皮下组织内,有钠、钾、镁、氯、钙、磷以及一些微量金属元素等,这些电解质的含量约为皮肤重量的 0.6%。

皮肤受损或是在各种炎症性皮肤病中,水分及钠增加,随之氯化物也增加。如在急性湿疹、接触性皮炎中,水及钠均有明显增高。在脂溢性皮炎、玫瑰糠疹、扁平苔藓、银屑病及剥脱性皮炎的损害中,水和盐含量也均增高;在限制饮水及低盐饮食时,这种变化可变得不明显,这对皮肤炎症的消退起着有利的作用。钾含量的变化意义不大,一般在炎症性皮肤病中,随着钠、氯的增加,钾往往降低;但在银屑病中,由于皮损棘层肥厚,富含钾的表皮细胞明显增殖,钾的含量可有明显增加。

3.5.6　微量元素代谢

微量元素一般指的是锌、铜、铁、硒、镁、钴、锰、铬、镍、钼等,由于它们参与了体内的重要代谢,因而为机体所必不可少,故称为必需微量元素。其作用主要是参与酶系统的催化功能,或是与酶分子的特定部位结合形成该酶的活性部位——金属酶,或是在酶的催化过程中起必要的辅助作用。随着这方面研究的深入,一些以往曾认为病因不明的疾患已能明确它们与微量元素的代谢有关,其中与皮肤病关系较大的有锌、铜、铁、硒等,特别是前两者。

3.5.6.1　锌

在人体内,锌主要以结合状态存在于多种锌酶中。人体内大约有 18 种含锌金属酶和 14 种锌离子激活酶,分布于人体各组织和骨骼、皮肤和头发中,尤以视网膜、脉络膜、前列腺内含量最高。

锌对生物体有广泛而重要的作用,它是细胞生长和繁殖以及某些酶的活性所必需的微量元素之一。已知人体中有 70 余种酶与锌有关,其中比较重要的如碳酸酐酶、羧肽酶、乳酸脱氢酶、碱性磷酸酶、DNA 聚合酶、RNA 聚合酶等,参与蛋白质,特别是核蛋白的合成以及脂肪、糖的代谢。锌对生物膜的结构与功能有稳定作用,也对维持细胞的完整性和反应性有重要作用。它对于维持维生素 A 的正常血浓度(维生素 A 的利用和贮存)也是很重要的。

正常血清锌值范围为: 8.4~23 μmol/L,我国健康人血清锌低值现定为 10.71~11.40 μmol/L。

锌制剂常用的为硫酸锌(ZnSO$_4$·7H$_2$O),每 100 mg 中含锌 22.75 mg,即 220 mg 硫酸锌中含锌 50 mg。硫酸锌有片剂、胶囊或 1% 水溶液。市售含锌制剂尚有甘草锌、葡萄糖酸锌和多种营养滋补剂。锌的一般用量为 150~400 mg/d,每日可分 3 次饭后服用;其副作用少,主要是会引起胃肠道反应。含锌多的食物有部分海产品(如牡蛎)、肝、蛋、肉、蚕豆、花生等。临床常见的与锌代谢异常的疾病有:

(1) 肠病性肢端皮炎

是由于遗传性肠道吸收锌的障碍所致,发病多见于断母乳后的婴儿。表现为肢端及腔口处出现皮损、毛发脱落、腹泻、生长迟缓、神经精神发育障碍、免疫功能不全等。患儿血锌明显降低,碱性磷酸酶降低。口服硫酸锌(1%硫酸锌液 3~5 ml,每日 3 次)后常在数日内明显好转;外用锌氧糊(含 25%氧化锌),也可经皮吸收锌而取得显著效果。

(2) 痤疮

患者血锌值低于正常人,此可能是由于青春发育期对锌的需要量相对增加而摄取不足,从而影响到维生素 A 的利用,促使毛囊皮脂腺口角化。口服锌制剂可能有效,特别是对皮损炎症较明显者。

(3) 银屑病

患者血锌值降低,对一些严重顽固的关节炎型、脓疱型银屑病,有报道连续口服锌制剂 6 周获得良好效果。

(4) 其他疾病

皮肤慢性溃疡、秃发、黏膜扁平苔藓、天疱疮和疱疹样皮炎等,血锌值也常偏低。

3.5.6.2 铜

血清铜几乎全部和血浆蛋白结合,其中大部分铜和 $\alpha 2$ -球蛋白结合,呈蓝色,称为血浆铜蓝蛋白;因具有氧化酶活性,亦称为血清铜氧化酶,约占血清铜的 95%。其余 5% 的血清铜构成组织铜(肝、红细胞、骨髓和脑中)和铜酶。重要的含铜酶如酪氨酸酶、赖氨酰氧化酶、细胞色素氧化酶和多巴胺 β 羟化酶、超氧化物歧化酶等,在体内代谢中均起着重要作用。

铜的缺乏导致上述含铜酶的不足,常为遗传性。其中酪氨酸酶是黑素合成的关键酶,赖氨酰氧化酶是胶原及弹性纤维共价交联取得稳定性和成熟的一个关键酶。由于铜是分子氧与有机成分反应的一个极好的催化剂,故血清铜升高很可能伴有分子氧和组织成分(细胞和结缔组织两者)反应率的增加。

临床上血清铜和铜蓝蛋白的降低可见于白癜风、扭曲发病(Menkes 病)、天疱疮及某些遗传性结缔组织病等,其增高可见于黑变病、银屑病、Behçet 综合征、皮肤淀粉样变等。有研究指出,在 48 例 Behçet 病患者中,血清铜与铜蓝蛋白的含量显著高于正常人,而且血铜增加的幅度与病情活动、特别是与症状的发作也有着相关性。血清锌铜比值倒置,由此并结合该病的流行病学调查资料表明,铜在 Behçet 病发病因素中起着一定的作用,测定血清铜和铜蓝蛋白可作为本病的实验室诊断依据,并可判断病情的活动度。

正常值:血铜:17.7 ± 3.8 μmol/L(113 ± 24 μg/dl)(阳极溶出伏安法);19.8 ± 2.8 μmol/L(126 ± 18 μg/dl)(原子吸收光谱法)。铜蓝蛋白:290 ± 70 mg/L(29 ± 7 mg/dl),女性均高于男性。

含铜丰富的食物有乌贼鱼、蛤、海蚌、鱿鱼及豌豆、蚕豆等。菠菜可影响铜的吸收。

3.5.6.3 铁

铁在人体的主要功能是参与血红蛋白的合成,铁的缺乏或利用障碍,可引起血红蛋白合成减少。皮肤迟发性卟啉病患者血清和肝脏中的铁含量都明显升高,这是由于铁的吸收在调节功能上发生障碍所致。患者的血清铁及饱和铁均增高,

应用静脉放血或使用铁螯合剂(如去铁胺、EDTA和青霉胺等)去除铁质,可导致临床症状的缓解。

黏膜皮肤念珠菌病、特别是弥漫性者常有明显的缺铁性贫血;长期应用抗念珠菌药物有时无效,可通过补充铁质而获疗效。其他如血色病是一种少见的遗传性疾患,这是由于铁的大量吸收导致含铁血黄素和一些铁代谢物沉积在体内各器官组织及皮肤而出现一系列症状。女性的弥漫性脱发,部分患者与贫血及非贫血性缺铁有关,可测得其血清铁低下。

3.5.6.4 硒

硒是一种非金属元素,它可以防止肝坏死,并能促进人和动物的生长,是人体必需的一种微量元素。它是红细胞谷胱甘肽过氧化物酶的成分,后者是体内氧自由基的清除剂,在消除体内的过氧化氢和有机过氧化物及抑制脂质过氧化方面起重要作用。硒也参与辅酶 Q 的生物合成、参与体内氧化磷酸化过程,它与维生素 E 的关系如同锌与维生素 A、钙与维生素 D 的关系一样。

硒可以减少紫外线诱发的皮肤炎症,还能减少正常或脂溢性头皮的脱落角质细胞数量。用 2.5% 的二硫化硒制剂,可以治疗某些角化不全性皮肤病如脂溢性皮炎和头部糠疹。

3.5.7 黑素代谢

黑素是一种蛋白质衍生物,呈褐色或黑色,它发生于黑素细胞中。黑素细胞是能合成酪氨酸酶的细胞,具有特殊的细胞器,酪氨酸酶使酪氨酸氧化成多巴,并使多巴进一步氧化,逐渐形成黑素体,完成其黑素化。成熟的黑素体(含黑素)由黑素细胞的树突状分泌入邻近的角质形成细胞,随着角质形成细胞的分化,黑素体不断向上转运,最终脱落于皮面。黑素代谢中的这样一个动态的过程,是由无数的具有此功能的结构单位来完成的,此即表皮黑素单位,它是由一个黑素细胞与其邻近的约 36 个角质形成细胞所组成。

3.5.7.1 黑素的形成和代谢

黑素体(melanosome)是黑素细胞胞质中的一种色素颗粒,黑素即在此中形成和沉积,其过程大致可分为 4 个阶段。

（1）黑素细胞内黑素体的形成

　　酪氨酸酶在黑素细胞的核糖体中合成，然后经过内质网到高尔基体，并在该处聚集成一球形有膜状外廓小囊的细胞器，即第Ⅰ期黑素体，其基本结构单位由酪氨酸酶和可能的蛋白基质组成，尚无黑素。

（2）黑素体之黑素化（melanization）

　　第Ⅰ期黑素体的内膜结构充分发育，呈一卵圆形有许多膜状细丝的细胞器，开始有黑素沉积，即第Ⅱ期黑素体（以往称前黑素体，premelanosome）；以后黑素沉积继续进行，并积聚在内膜，使内部结构模糊，即第Ⅲ期黑素体；最后黑素进一步沉积，充满了整个卵圆形的细胞器，使其内部结构不能辨认，即第Ⅳ期黑素体。至此，便完成了黑素化。

（3）黑素体被分泌到角质形成细胞内

　　黑素体从黑素细胞的核周逐渐移动到树状突的顶端，角质形成细胞及毛皮质细胞借其伪足样胞质突包围，并积极吞噬黑素的树状突而摄取黑素；黑素颗粒一般聚集在角质形成细胞核的上方。

（4）角质形成细胞内黑素体的转运、降解或排出

　　角质形成细胞随着其分化过程不断上升，将黑素颗粒散布于整个表皮，并通过或不通过溶酶体样的细胞器之分解而逐渐使黑素体降解或排出；黑素颗粒也可从黑素细胞直接或被基底细胞吞入后向真皮内移行，被组织细胞吞噬后从淋巴管排出。病理情况下，真皮内有大量的色素颗粒，组织学上称为色素失禁。黑素体也可在黑素细胞内降解，这种降解常出现在照射紫外线的色素沉着的皮内和在黑素肿瘤的色素沉着斑内，其形成代谢可见简图：

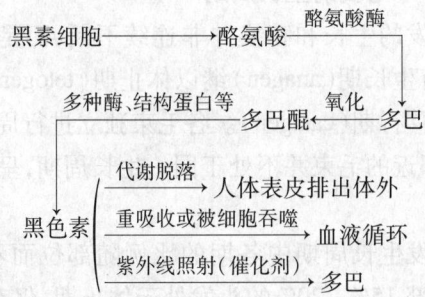

3.5.7.2　黑素生成的影响因素

　　黑素的生成与酪氨酸酶、酪氨酸和分子氧的浓度有关，其形成的速度和量常受下列因素控制：

（1）多巴

　　多巴是酪氨酸-酪氨酸酶的催化剂，能加速其反应。

（2）巯基

　　表皮中的巯基（-SH）能与酪氨酸酶中的铜离子结合而产生抑制作用。任何使表皮内-SH减少的因素，均可使黑素形成增多，如紫外线或皮肤炎症等能使表皮内-SH氧化或减少，而使皮肤色素增加。表皮中正常存在着硫氢化合物，即三肽还原型谷胱甘肽（GSH），当GSH量降低时，酪氨酸酶活性便见增高，而使黑素增多。

（3）微量元素

　　在黑素代谢中主要起辅酶的作用，其中以铜离子和锌离子较为重要。铜离子参与黑素合成过程时，需借泛酸将其与酪氨酸酶结合，以便黑素形成过程正常进行。铜离子的缺乏在动物中可致毛色变白（钼过多也可使铜离子排出增多，而使毛色变白），补充铜离子后可以恢复。锌离子也参与黑素形成过程，其缺乏也可使动物毛色变白。某些重金属（如铁、银、汞、金、铋、砷等）使皮肤色素加深，可能是通过与巯基结合，使酪氨酸酶的活性增强所致。

（4）内分泌因素

　　内分泌的影响比较复杂，有很多环节尚未澄清，比较重要的有：

1）垂体中叶分泌的垂体肽

　　特别是黑素细胞刺激素（MSH）对黑素有直接和显著的影响，有人认为它能使血清铜含量增加或使皮肤内-SH含量减少，故能使黑素形成增多。MSH分两种，一种为α-MSH，由13个氨基酸组成；另一种为β-MSH，由22个氨基酸组成。α-MSH、β-MSH及ACTH均有一结构相同的8肽链，但在人类ACTH未证实有促进黑素形成的作用。

2）肾上腺皮质激素

　　在正常情况下，通过抑制垂体分泌MSH而影响黑素形成。

3）性激素

　　性激素特别是雌激素，可使皮肤色素增加，这可能是由于对抗了谷胱甘肽对酪氨酸酶的抑制作用或由于解除了－SH 对酪氨酸酶的抑制作用所致。

4）甲状腺素

是氧化过程刺激剂,可促进酪氨酸及黑素的氧化过程。

5）神经因素

神经冲动对黑素形成有一定的作用,如交感神经可使色素减退、副交感神经则可使色素增加,机制尚未明了。

6）氨基酸及维生素

动物实验表明,酪氨酸、色氨酸及赖氨酸等乃黑素形成所需要。泛酸、叶酸、生物素、对氨基苯甲酸等也可能参与了黑素形成。维生素 A 缺乏则毛囊过度角化而使－SH 减少,能促使色素沉着。烟酸缺乏可增加对光敏感而出现色素沉着。维生素 C 是还原剂,能使黑素代谢的中间产物形成还原型的无色素物质,而使黑素形成减少。

3.5.7.3 皮肤的颜色

正常皮肤的颜色是由 4 种生物色素构成:即褐色的黑素、黄色的胡萝卜素、红色的氧合血红蛋白和蓝色的还氧血红蛋白。其中胡萝卜素为外源性色素,不能由人体自身合成,分布于表皮和皮下脂肪;其余 3 种均为内源性色素,由机体自身合成。黑素分布于表皮,血红蛋白位于真皮。黑素是皮肤颜色的主要决定因素。

皮肤的正常黑素沉着可分为两种类型:① 固有皮肤色:即遗传决定的不受日光照射和其他因素影响的健康皮肤色,如臀部和上臂内侧皮肤,也称为基础皮肤色;② 可变皮肤色:是受一些调节因素如日光照射、内分泌的刺激影响后的皮肤颜色,其在影响因素消失后可恢复到固有皮肤色。人类皮肤颜色的千变万化,与黑素体的数目、大小、类型和分布有着直接的关系。

3.6 皮肤附属器生理

皮肤附属器包括毛发、甲、汗腺和皮脂腺。汗腺和皮脂腺的生理功能已在本章第二节中详细叙述,本节将主要介绍毛发及甲的生理作用。

3.6.1 毛发

毛发为哺乳动物的特征之一,在人体除掌跖、指趾末节背面、唇红部、乳头、龟头、包皮内层、小阴唇、大阴唇内侧及阴蒂外,几乎全身都有毛发。

3.6.1.1 毛发的种类

毛发的长短、质地的色泽可因人而异,在同一人身上不同部位也不相同,甚至在同一部位亦可有不同。总体上,毛发可分为长毛、短毛和毳毛(详见第 2 章第 1 节),另外根据形态又有直毛、波状毛和鬈缩毛之分。我国绝大多数民族毛发直而不鬈,其直径呈圆形。白人毛发呈波状,毛发直径呈卵圆形。黑人毛发鬈曲更甚,直径变异更大,且毛囊在毛球以上就弯曲呈曲线,外毛根鞘一侧比另一侧厚。

毛发在色泽上又有黑色、褐色、金黄色、红色、白色等区别。

阴毛、腋毛、胸毛的生长受内分泌的影响。

3.6.1.2 毛发的密度

毛发的密度随性别、年龄、个体和部位而异。人体头皮部约有 10 万根头发,在前顶和颞部的密度为躯干和四肢的 4~6 倍。一般认为毛囊的密度是先天性的,到成人期毛囊数不再增加。

3.6.1.3 毛发生长速度影响因素

① 部位:以头发最快,每日生长 0.27~0.4 mm;腋毛相似;颊部每日为 0.21~0.38 mm;其他部位约 0.2 mm。② 性别:头发,女>男;腋毛,男>女;眉毛,男＝女,全身毛的平均生长速度男>女。③ 年龄:头发于 15~30 岁生长最快,老年人头发生长减慢,两性差异消失。④ 季节:夏季生长较快。⑤ 昼夜:白天生长较夜间快。⑥ 与机体健康状况有平行关系。⑦ 与毛束的粗细成正比例。

3.6.1.4 毛发的生长周期

毛发的生长和替换并非连续不断,而是呈周期性,有生长期(anagen)继以休止期(telogen),中间尚有移行期(catagen)。各毛束独立进行周期性变化,邻近的毛束并不处于同一生长周期,呈非同步性。

毛发生长周期中各期的比例随部位而不同,在头皮部 15%~20%的头发处于休止期,仅有 1%处于移行期,而眉毛则有 90%处于休止期。

老的毛发随着毛囊底部向上推移而自然脱落

或很容易被拔除,且无疼痛感。毛发的脱落是新发代替老发的正常生理过程,人的头发约 10 万根,每日脱发 60~80 根或 100 根,同时有等量新发再生。

3.6.1.5　毛发生长周期的生理调节

目前认为调节毛发生长周的因素存在于毛囊本身之中,内分泌可影响毛囊周期的活性。

(1) 脑垂体

它通过促肾上腺皮质激素对肾上腺皮质的作用影响毛发的生长。当肾上腺皮质雄性激素分泌过多时,可引起女子的多毛症。女子妊娠时发生多毛症的机制也和脑垂体的功能有关。当脑垂体功能低下,时则毛发减少。

(2) 雄性素

有刺激毛母质细胞生长的作用。睾酮能促使躯干、四肢、须部、腋窝及阴部毛发的生长,故对腋毛或阴毛缺失的人,使用睾酮局部注射可使之重生。女子注射睾酮后,也可使局部毛增多。雌激素对头发、腋毛、阴毛有刺激作用,对须毛、胸毛及体毛则有抑制作用。

(3) 雌激素

主要体现在影响休止期与生长期的毛发数量之比上,休止期毛发数量占总毛发数量的 15% 左右,故在产后 4~6 个月可出现脱发。

(4) 甲状腺

甲状腺功能正常与否,对毛发生长有重要影响;甲状腺功能失调时,除颞部及眉毛外 1/3 毛发可发生脱落现象;甲状腺功能低下时,毛发减少并呈灰白色。

(5) 细胞因子和生长因子

多年来对毛囊的研究发现,毛囊及其周围组织通过自分泌和旁分泌途径产生一些特异性可溶性因子,对毛囊的生长发育及生长周期发挥作用。

3.6.2　指/趾甲

指甲和趾甲为紧密而坚实的角化上皮,位于手指或足趾末端的伸面。甲可呈各种形状,平均长约 12.8 mm,宽度则不等。甲的厚度,指甲为 0.5~0.75 mm,趾甲约为 1.0 mm。

3.6.2.1　甲的功能

甲板的主要功能是对指/趾末节起保护作用,使其下方柔软的皮肤在工作中少受损伤并帮助手指完成较精细的劳动作业。甲是一个重要的搔抓器官,同时还有美化和装饰作用。

3.6.2.2　甲的生长和调节

甲和毛发不同,它一直不断地生长,无生长期和休止期的区别。指甲的正常生长速度在 0.11 mm/d 或每月 3 mm,有明显的个体差异,但同一家庭成员间变化不大。对任何个体而言,指甲的生长速度与手指的长度成正比例,优势手生长较快。男性指甲的生长快于女性。趾甲的生长速度仅为指甲的 1/2~1/3。当甲受伤脱落或手术拔除后,指甲约 6 个月可恢复原来长度,而趾甲则需 12~18 个月。

甲生长和调节的相关因素有:

(1) 营养因素

甲生长需要包括含硫氨基酸在内的氨基酸的不断供给,形成角蛋白。正常甲生长需要维生素 B、钙和磷酸离子,维生素 A 和 D 缺乏可引起脆甲。

(2) 内分泌因素

① 对甲生长影响最大的内分泌器官是甲状腺和甲状旁腺。甲状腺是脊椎动物角化细胞增殖和生长所必需的,甲状腺功能减退时,甲变薄、变脆;甲状腺功能亢进时,甲增厚且有光泽。甲状旁腺的作用是维持血中磷和钙的水平,血浆中钙离子可影响甲母质细胞;甲状旁腺功能减退时甲变脆。② 垂体功能减退时,甲变薄,拇指甲半月可以消失,提示甲母质萎缩。③ 雌激素和睾酮对甲生长有影响,如:许多妇女妊娠期甲生长加快,而性腺功能减退时,甲生长变慢。

(3) 疾病

严重感染时,甲生长停止,康复后甲生长又重新开始。甲板上出现小凹,是由于背侧甲母质有微小损伤,以致该部位甲板表面角化细胞脱落;此症常见于银屑病。

3.7　皮 肤 老 化

皮肤老化分自然老化(intrinsic ageing)和光老化(photoageing),自然老化又称年代学老化(chronological ageing),指发生于老年人非受光区皮肤的临床、组织学和生理功能的退行性改变,是随着时间推移自然发生于皮肤中的结构和功能变化;光老化则是指在自然老化过程中重叠有光损害。皮肤的老化是许多内在和外在因素促成的复杂现象,除受年龄因素的影响外,与日光的照射有直接关系。

3.7.1 组织学改变

皮肤的光老化与自然老化之间虽然存在着某些相似之处,但在临床、组织病理学等方面有着明显的不同,不仅症状表现不尽一致,而且还有质的区别,现将主要表现综述如下:

(1) 皮肤厚度的改变

光老化损伤的皮肤往往因有弹性物质的累积而增厚、粗糙,失去弹性,至晚期表皮才明显变薄;而自然老化则引起皮肤厚度减少、萎缩。

(2) 细胞的改变

在自然老化中,皮肤的血管供应减少,表皮与真皮连接处变扁平,从而导致对机械损伤的抵抗性减弱,而且皮肤成纤维细胞的数目减少,细胞失去活性;但在光老化中,成纤维细胞活性是亢进的,真皮内炎症性与肥大细胞的数量增加,这些细胞可以产生蛋白水解酶,降解胶原蛋白和弹性蛋白,炎症细胞能释放淋巴因子如白细胞介素,可刺激胶原和其他大分子物质的合成。

(3) 胶原的改变

在自然老化中,成熟胶原纤维变得更稳定,可抵抗酶的降解作用;而光老化皮肤中,成熟胶原纤维数量减少,这可能是皮肤被紫外线照射后所致的炎症浸润细胞的酶所水解。

(4) 弹性蛋白的变化

严重光损伤皮肤的最显著组织学特征是真皮内有大量粗大、蓬乱增生的弹性纤维,最终成为无定型团块;而自然老化无上述变化。

3.7.2 生物化学改变

(1) 皮肤油脂

皮肤油脂的分泌活动受雄激素和肾上腺皮质激素的调节。随着年龄的增长,人体的激素代谢改变、分泌减少、功能下降,使皮脂分泌明显减少;

同时,皮肤的组织形态学结构也发生相应变化,一些较大的皮脂腺明显萎缩,较小的皮脂腺逐渐消失、数目减少,使皮脂腺生理功能下降,皮脂分泌进一步减少。

(2) 皮肤水分

水分是皮肤表皮角层重要的塑形物质之一,随着年龄的增长,皮肤呈渐进性老化,角质中的自然润泽因子(NMF)含量不断减少,皮肤水合能力降低,皮肤水分丧失增加,较正常年轻人减少20%~25%。

(3) 皮肤 pH

在正常生理状态下,皮肤表面为弱酸性;而年龄的增长、汗腺数目的减少、汗液及皮脂分泌的下降;维生素 A 的缺乏;副肾皮质活动的减少,尤其是微循环功能的减弱,使皮肤的 pH 值上升。老年人的 pH 值均超过 6.5,有些已接近 7.0,基本丧失了对外界酸碱变化的缓冲作用和皮肤的保护作用。

(4) 自由基

无论是皮肤的光老化还是自然老化,与自由基的关系都是密切相关的。脂褐质的积聚随年龄而增加,过氧化脂质是脂褐质的主要成分,而自由基导致脂质的过氧化。

(5) 分子水平的表达

近年来研究发现,自然老化表现为 DNA 甲基化水平、表皮生长因子及其受体或原癌基因 c-fos 及 c-myc 的 mRNA 表达下降,生长抑制和 DNA 损伤基因 $GADD_{153}$ 的 mRNA 水平上升,导致皮肤细胞增殖分化能力下降。光老化过程中 c-fos 基因诱导增加,IL-1 受体拮抗物表达下降,细胞分裂相关基因 SPR2 诱导减少。

3.7.3 紫外线对光老化的影响

自然老化主要受遗传和代谢等因素的影响,可通过改善全身营养代谢平衡等措施加以防护;而光老化则主要由日光照射所致,日光辐射主要由红外线、可见光和紫外线构成。紫外线尤其是短波紫外可穿透表皮,造成晒伤,长期照射可导致皮肤光老化和皮肤癌,只能通过避免阳光照射和使用防晒药物来预防。下面简要介绍紫外线对光老化的影响。

（1）紫外线的作用光谱

过去的 20 年里人们一直认为中短波紫外线（UVB 290~320 nm）和皮肤光老化的关系密切，这已经在以人工光源进行系统的连续动物模型研究中得到了证实；对于长波紫外线（UVA 320~400 nm）则认为是相对安全的，UVA 只是通过提高 UVB 的作用才产生效应。事实上，日光中 UVA 同 UVB 是不可分割的，并且 UVA 的作用与 UVB 的作用是相互叠加的。另外，日光中有强烈的红外线，人的皮肤受红外线长期照射后，常引起火激红斑，可见深达真皮深层的严重弹性纤维增生和热角化病，故红外线在光老化过程中也起着一定的作用。

（2）紫外线的作用机制

日光中 UVA 和 UVB 可能通过下列机制使皮肤产生损伤：① 损伤 DNA，使其所携带合成各种蛋白质的信息受到损害，从而引起细胞生长、分裂和转录的改变，致使细胞死亡、突变和恶性转化。② 进行蛋白质（如胶原质）的交联。③ 通过诱导抗原刺激反应的抑制途径而降低免疫应答。Kripke 发现在接受 UV 照射后的同系小鼠失去了对具有强抗原性的肿瘤细胞的免疫监视作用，说明 UV 不仅可引起肿瘤，而且还有免疫抑制作用。④ 产生高度反应的自由基与各种细胞内结构相互作用而造成细胞和组织的损伤，甚至有人认为 DNA 的变化主要是因自由基诱导的氧化破坏或交联。

3.7.4　皮肤老化对皮肤生理功能的影响

随着皮肤老化，皮肤的生理功能也发生了显著变化。皮肤的生理功能随着老化而减退，但仍是人体生存的必要条件。

（1）表皮细胞更替速率（epidermal cell turnover rate）

体外细胞培养证明，老化的角质形成细胞对生长因子应答低下，增殖能力受限。角质层厚度虽无改变，但其更替时间增加了约 2 倍。从 30 岁开始，表皮附件的生长时间每年减少 0.5%，到老年时达到减少 30%~50% 的水平。

（2）屏障功能（barrier function）

虽然老化皮肤的角层还是完整的，但其屏障功能已受到损害。部分研究资料提示，由于真皮细胞外基质及血管分布的减少，由真皮清除的吸收物质也有所减少。将 50% 氢氧化铵外用于青年人和老年人的皮肤时，老年人的水疱发生更为迅速，但真正水疱的形成在老年人则较为缓慢，这是因为老年人在对化学损害的应答过程中，其角层所提供的质量低劣的屏障活性所致，而渗出减少则被认为是水疱形成迟缓的原因。

（3）血管形成（vascularization）

真皮及皮肤附属器周围的血管分布普遍减少与血管应答减弱相关。小血管管壁变薄，垂直毛细血管襻减少，小动脉弹性纤维变性，微循环功能减弱。此外，真皮微血管的组织学改变可能是随皮肤附属器逐渐萎缩的原因。

（4）免疫功能（immune function）

随着老化出现的细胞介导的免疫力下降已得到公认，组成表皮细胞 3%~4% 的 LC 在老年人非受光区皮肤减少 20%~50%，在受光区减少得更多。与青年人相比，老年人对 DNCB 表现为相对无应答，对标准抗原的阳性率也有所降低。

（5）维生素-D 合成减少

老年人表皮 7-脱氢胆固醇含量及释放入血液的活性维生素 D_3 减少 75%；由于维生素 D 合成减少，老年人的骨组织显著减少，有可能出现骨组织缺乏的症状。

（6）皮肤的神经支配（cutaneous innervation）

老化皮肤感觉功能明显减退，对疼痛有更高的阈值。Pacinian 小体和 Meissner 小体分别司职压觉和浅表触觉，随着年龄的增长，Pacinian 小体和 Meissner 小体出现进行性分解和组织学变性，其分布密度下降近 1/3，并可能伴随着功能丢失。

（7）氧自由基和老化

自由基（free radicals）是带有不配对电子的原子或分子，具有高度的不稳定性和剧烈的反应性。随着年龄的增长，氧自由基在机体内过量增多，可攻击细胞膜、蛋白质、核酸而造成氧化性损伤，使表皮和真皮结合处变平、真皮乳头和表皮突消失、表皮变薄、角质形成细胞变大，出现角化不全、细胞轮廓不清、表皮中黑素细胞减少，皮肤对紫外线的防护能力降低。

3.7.5　皮肤老化的防护

皮肤的自然老化是自然规律,防止皮肤的老化主要是防光老化,只要采用合理的防光保护措施或避免进一步日光暴露,就可以预防或减轻皮肤的光化性损害,甚至使受损伤的组织修复。

（1）外用遮光剂

外用遮光剂可以防止或减轻紫外线照射对皮肤的损伤。选择合适的遮光剂可有效地防护紫外线,其皮肤组织学检查几乎与正常对照一样,有些只产生轻微的真皮损害,弹性纤维也仅轻度增生,胶原无损伤,也无明显的炎症现象。

（2）外用保湿剂

保湿剂的经常使用能帮助皮肤保持湿润和平滑,其成分绝大多数是油水和乳化物的混合物。保湿剂用在皮肤表面的角质层上吸收部分水分,绝大部分蒸发,而非挥发性的油仍保持在皮表起滋润作用。

（3）外用抗氧化剂

活性氧自由基在皮肤光损伤、光老化和光致癌的发生中起着重要的作用,采用自由基清除剂的抗氧化剂补充治疗,可以防止皮肤光氧化性损伤。维生素E的防光作用早已被确认,绿茶多酚也有较强的抗氧化作用,能有效预防光损害。

（4）外用抗炎制剂

由于紫外线照射可引起真皮层炎症细胞的增加,这种慢性的皮肤损害也可以导致皮肤的光老化,因此局部应用抗炎症的药物具有防护慢性光损害的作用,但目前还停留在实验研究阶段。

（5）内服防光剂

内服防光剂是一项较新的研究,因为这项研究不仅限于光皮肤病的预防、防止日光的有害作用,对研究皮肤老化和皮肤癌的发生也有重要的意义,但至今严格的研究尚不多。

3.7.6　皮肤老化的治疗

光老化的治疗主要以预防为主,避免日光的暴晒,适当用一些药物和物理方法,使皮肤的光老化得到改善。

（汪　涛　朱正伟　张学军）

第4章 皮肤细胞分子生物学

目 录

皮肤细胞分子生物学

皮肤细胞分子生物学是在显微、亚显微和分子水平上研究皮肤及其附属器中细胞及生物大分子的结构和功能,为皮肤病的临床诊断和治疗奠定理论基础。在过去的数十年里,该学科迅猛发展,加深了人们对感染性、炎症性、遗传性和自身免疫性皮肤病等疾病的认识。本章侧重介绍皮肤的主要细胞类型和生物学功能、表皮分化、表皮干细胞、细胞外基质、真表皮信号传导等。此外,还介绍常用的细胞分子生物学的研究方法、技术原理和应用。

4.1 皮肤中主要细胞类型和生物学功能

皮肤中有多种不同类型的细胞,分别起源于不同的胚胎来源。哺乳动物的表皮源自体表外胚层,通常由单层未分化的祖细胞分化而来,并进一步分化为毛囊、皮脂腺及汗腺。黑素细胞和皮肤中的感觉神经末梢源自外胚层的神经嵴。真皮的成纤维细胞、血管、立毛肌、皮下组织中的脂肪细胞及皮肤中的各种免疫细胞则源自中胚层。在人的一生中,皮肤中各种不同类型细胞的更新主要依靠相应的干细胞。

4.1.1 角质形成细胞

角质形成细胞源自外胚层,约占表皮细胞的95%,终身保持着自我更新,其终末分化过程在时空上受到严格的调控,属于一种细胞程序化死亡(programmed cell death, PCD)。在正常情况下,表皮更替时间(epidermal turnover time)为26~28天。角质形成细胞在自我更新的过程中经历着形

态和功能上的演变,除掌跖部位以外,一般将表皮划分为4层:① 基层由未分化的增殖细胞组成,主要表达角蛋白(keratin, K)K5/K14;② 棘层的细胞已离开细胞周期,从基底层迁移并进入分化过程,开始表达K1/K10和K2,逐步形成更加稳定的角蛋白网络;③ 粒层细胞可产生蛋白质、脂类和酶,大多数用来形成角质层,该层表达丝聚合蛋白(filaggrin)和兜甲蛋白(loricrin)等;④ 角质层由角化细胞(corneocytes)组成的不溶性蛋白交联结构,某些脂质可填充于角质包膜(cornified envelope),从而形成细胞间层板,为表皮提供防水屏障。

角蛋白是表皮和毛发的主要结构蛋白,可用作角质形成细胞的生物学标记。在目前已知的54种人类功能性角蛋白中,约有22种与遗传性疾病有关,详细内容被收录于人类中间丝数据库(www. interfil. org)中。角蛋白分子的中央部分为300~330个氨基酸的 α 螺旋杆状区,该区域结构保守,两端为可变结构域。角蛋白的分型和基因簇见表4-1所示。Ⅰ型和Ⅱ型角蛋白的单体相互配对,自然聚合成异二聚体,如K5/K14、K1/K10、K3/K12、K4/K13、K6a/K16、K6b/K17等。二聚体形成四聚体,四聚体再聚合成八聚体,以此类推,最终形成直径 10 nm 的纤维丝。这些角蛋白纤维彼此结合成网状和束状,构成角质形成细胞的细胞骨架,可传递细胞间张力,维持细胞内部稳定,促使上皮组织复原。当编码角蛋白的基因发生缺陷时,可导致角质形成细胞脆性增加(细胞溶解)、表皮内水疱、角化过度、角蛋白丝聚集等,属于人类皮肤角蛋白病(表4-2)。

表4-1 角蛋白分型和基因簇

角蛋白 (keratin, K)	分型	酸碱性	分子量 (kDa)	命名		角蛋白基因 簇在染色体 上的位置
目前已知54种	I	酸性	40~64	28种	上皮 K9,K10, K12~K20, K23,K24	17q12~q21 (除K18位 于12q13)
					毛囊 K25~K28	
					毛发 K31~K40	
	II	碱性 或 中性	52~70	26种	上皮 K1~K8, K76~80	12q11~q13
					毛囊 K71~K75	
					毛发 K81~K86	

表4-2 由角蛋白突变引起的主要人类皮肤角蛋白病

表 型	人类皮肤角蛋白病	I型 角蛋白	II型 角蛋白
表皮内水疱	单纯性大疱性表皮松解症（EBS）	K14	K5
角化过度	表皮松解性掌跖角化病（EPPK）	K9	K1
	非表皮松解性掌跖角化病（NEPPK）	—	K1
	Greither综合征	—	K1
	条状掌跖角化病（SPPK）	—	K1
	局灶性掌跖角化病（FPPK）	—	K6c
	先天性大疱性鱼鳞病样红皮病（BCIE）	K10	K1
	Curth-Macklin型豪猪状鱼鳞病（IHCM）	—	K1
	Siemens大疱性鱼鳞病（IBS）	—	K2
色素沉着	Dowling-Degos病（DDD）	—	K5
	Nageli-Franchesetti-Jadassohn综合征（NFJS）	K14	
毛发、甲异常	I型先天性厚甲病（PC-1）	K16/K17	K6a
	II型先天性厚甲病（PC-2）	K17	K6b
	念珠状发	—	K74/K81/ K83/K86
	须部假性毛囊炎（PB）		K75
	仅毛发和甲受累的外胚层发育不良		K85
黏膜、角膜异常	白色海绵状痣（WSN）	K13	K4
	Meesmann角膜上皮发育不良（MECD）	K12	K3

4.1.2 表皮干细胞

对于"干细胞"相对权威的定义是由Lajtha提出：干细胞的显著特点是能够终身为生物体实现组织的更新。更为详细的阐述是：干细胞是组织中的一种细胞，在正常情况下能够不断地产生子代细胞维持组织的功能，其自身的细胞群体、功能及大小不会发生变化。干细胞的内在属性有两点：① 更新或维持组织结构；② 具有终身活性。可见干细胞的定义是一种功能性定义。因此，有观点认为表皮干细胞的功能定义是以适当的接种模式维持表皮组织再生。

表皮干细胞还具有两个特点：① 多能性（multipotency）：同时分化为多种不同的细胞系的能力；② 可塑性（plasticity）：分化为该干细胞组织起源以外其他细胞系的能力。然而干细胞在体内的分化潜能通常与其来源的组织器官相关，即干细胞的多能性和可塑性受到相应来源组织器官的制约，如表皮干细胞仅能分化为表皮组织。

（1）表皮干细胞的分类和分布

免疫组化染色技术显示表皮干细胞分布在表皮内有3个不同位置，分别是：① 位于基底细胞层的毛囊间上皮（interfollicular epidermis，IFE）干细胞；② 位于毛囊凸起部（bulge）的毛囊（hair follicle，HF）干细胞；③ 位于毛干开口与毛囊凸起部之间的皮脂腺（sebaceous gland，SG）干细胞（图4-1）。在皮肤组织的生理更新过程中，3种类型干细胞各司其职，分别主导各自不同类型组织细

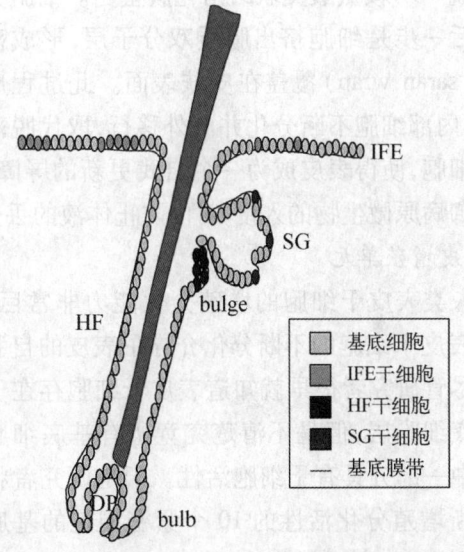

图4-1 哺乳动物表皮干细胞的分布示意图

DP：真皮乳头；HF：毛囊；bulb：毛球；
IFE：毛囊间上皮；SG：皮脂腺；bulge：毛囊凸起部。

胞的分化;但当皮肤组织的动态平衡被破坏后,3种干细胞多能性和可塑性增强,具有分化为表皮各种类型组织的能力。

很多证据表明毛囊凸起部存在表皮干细胞。表皮干细胞也存在于毛囊间表皮的基底细胞层。但是它们究竟是群集分布(如图4-1毛囊左侧)还是单个散在分布(如图4-1毛囊右侧)至今尚存在争议。在皮脂腺中,存在第三群表皮干细胞。有研究认为皮脂腺干细胞来源于毛囊凸起部干细胞。图4-1未显示汗腺。

(2) 表皮细胞的更新

1) 表皮细胞的分化过程

表皮细胞通过自我更新维持组织结构的动态平衡。表皮的基底细胞层是具有增殖活性的单层细胞,附着于富含细胞外基质和各种生长因子的基底膜上。基底细胞表达一些特征性的标志物,包括角蛋白和转录因子等。在分化过程中,基底细胞周期性地向外移行,依次经过3个不同的分化阶段:棘层、粒层和角质层,最终从皮肤表面脱落。4周内基底细胞会最终分化为体表的终末细胞。在角质形成细胞从基层向棘层及从粒层向角质层过渡的过程中,细胞形态、功能和相关基因转录会发生重要变化。到达角质层的细胞分化为无核的细胞骨架,其中充满角蛋白丝,表面包裹 γ-谷氨酰-ε-赖氨酸交联的角化膜蛋白。细胞分化的最后一步是细胞挤出脂质双分子层,形成莎伦包膜(saran wrap)覆盖在皮肤表面。此过程周而复始,内部细胞不断分化并向外移行,取代脱落的外层细胞,使得表皮成为一个自我更新的屏障,对外抵御病原微生物的入侵,对内防止体液的丢失。

2) 表皮增殖单元

人类表皮干细胞的增殖分化能力非常巨大,正是表皮干细胞的不断分化介导了表皮的自我更新。尽管研究者很早就知道表皮干细胞存在于表皮基底细胞层,但是不清楚究竟所有基底细胞还是其中一部分具有干细胞活性。于是研究者将具有不断增殖分化活性的10个紧密相连的基底细胞定义为表皮增殖单元(epidermal proliferative unit, EPU),并发现这些基底细胞排列为六边形,中央存在1个分化速度相对较慢的干细胞,其周

围围绕 9 个增殖速度较快的细胞即短期扩增(transit-amplifying, TA)细胞(图4-2、彩图4-1)。一般认为表皮增殖单元的短期扩增细胞是由中央的干细胞生成,前者分裂数次后将离开基层向表皮外层移行,最终分化为角质层并脱落。目前认为表皮增殖单元是表皮更新的功能单位。

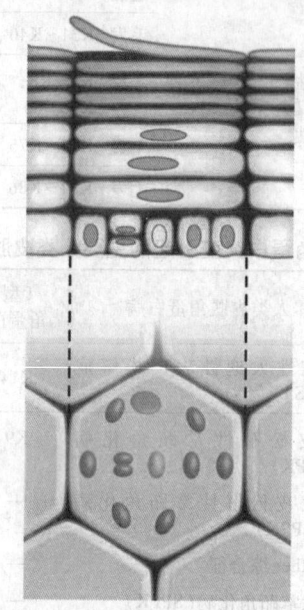

图4-2 表皮增殖单元结构模式图

上半部分为表皮增殖单元在表皮中的纵截面,下半部分为横截面。

表皮增殖单元由一个干细胞和约 9 个子代细胞——短期扩增细胞组成,排列为六角形,分布在表皮基层。表皮增殖单元上方分别为进一步分化的角质形成细胞和无核的角质层。

体外研究证实人类表皮细胞分化传代的效率与 EPU 细胞表面的整合素 β1 表达水平有关。整合素 β1 水平越高,便有越多的细胞克隆不断传代;反之整合素 β1 水平越低,有越少的细胞克隆能够分化,并易在传代前死亡。整合素 αβ1 属于焦点黏附素(focal adhesions, FAs)超家族的跨膜核心成分,介导基底膜的组装、细胞与基底膜的黏附及细胞存活和增殖。

3) 表皮基底细胞分裂模式

人们长期认为表皮基层的细胞在有丝分裂过程中对称分裂为两个完全一样的子代细胞,其中一个子代细胞与基底膜的黏附性进行性下降,脱离基底膜并向外移行分化(图4-4A)。近来研究发现老鼠胚胎表皮基底细胞存在非对称分裂,且非对称分裂的细胞占有丝分裂细胞总数约70%,

约 30% 细胞仍保持对称分裂。出生后老鼠表皮细胞有丝分裂活性显著下降,但其耳朵和舌头处表皮基底细胞仍能检测到约 60% 的不对称分裂。根据有丝分裂时纺锤体极点的方向不同,非对称分裂可以分为横向分裂和纵向分裂,产生的两个子代基底细胞在结构和功能上不完全一样。这两个子代细胞中的一个会获得较多的增殖相关因子,从而具有增殖活性,留在基层继续发挥干细胞的作用;另一个会获得较多的分化诱导因子,从而脱离基层成为上基底(suprabasal)细胞并向外分化(图 4-4B)。目前研究认为非对称分裂产生的两个子代细胞的差别可能与以下因素有关:① 细胞表面受体酪氨酸激酶(receptor tyrosine kinases, RTKs)和整合素的水平:成为干细胞的子代细胞其表面分子表达水平较高,而成为上基底细胞的子代细胞其表达水平较低;② 触点信号(notch signal)的强弱:触点信号是影响表皮棘细胞分化的转录决定性因素,收到较强的触点信号的子代细胞将开始分化,脱离基底膜并进入棘层,而未收到触点信号的子代细胞会继续留在基层,成为表皮干细胞。

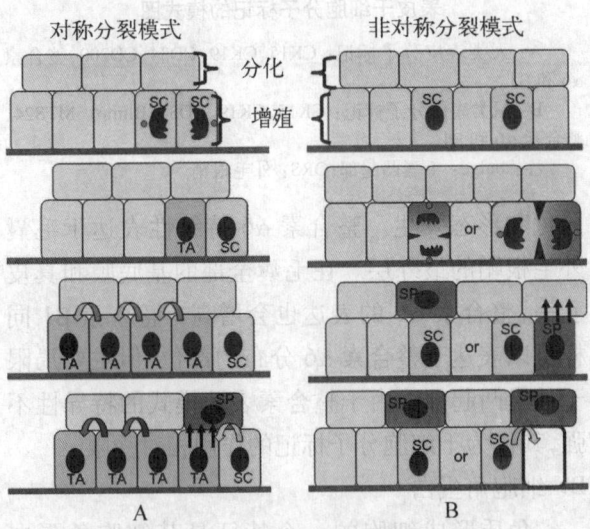

图 4-4　表皮干细胞分裂模式图

A. 对称分裂模式:位于基层的干细胞分裂为 2 个完全一样的子代细胞,其中一个继续保留干细胞活性,另一个分化为短期扩增细胞。后者分裂四五次后脱离基底膜带,分化为棘细胞。

B. 非对称分裂模式:纵向分裂产生的下方子代细胞留在基层分化为干细胞,上方子代细胞自然释放入棘层。横向分裂产生的一个子代细胞留在基层分化为干细胞,另一个脱离基层进入棘层。

SC:干细胞;TA:短期扩增细胞;SP:棘细胞。

对于表皮基底细胞分裂模式的研究仍在进行中。不同分裂模式对于表皮干细胞的数量及其所处生态位(Niche)的描述不尽相同。对称分裂模式是建立在表皮增殖单元的理论基础上,在该模式内,基层只存在少量的干细胞,且每个干细胞所处的生态位都是一个组织有序的空间;而非对称分裂模式意味着基层的单个前体细胞在分裂过程中,会将蛋白不均匀地分配给子代细胞。横向非对称分裂模式意味着非对称分裂是表皮干细胞的内在属性,而微环境的变化对于干细胞分化的影响相对较小。横向非对称分裂会生成两个干细胞,可以补充老化或损伤的干细胞和棘细胞。纵向非对称分裂模式与黑腹果蝇生殖细胞的分化过程类似,分裂后下方的子代细胞持续与基底膜带接触,可以较好地保持干细胞活性,并自然地将位于上方的子代细胞释放入棘层,提示表皮基底膜带本身构成了表皮干细胞的生态位。

(3) 表皮干细胞与皮肤微环境

表皮细胞增值与分化之间复杂的平衡关系是由各种细胞内和细胞外信号介导的;这种存在于角质形成细胞与其他表皮细胞及真皮细胞间的信号交流共同构成了皮肤微环境。细胞间信号以各种细胞因子、生长因子和黏附分子的形式传播。信号传导方式包括:① 旁分泌(paracrine)信号:如联络上基部分化细胞和毛囊间表皮基底细胞的可溶性因子;② 并邻分泌(juxtacrine)信号:通过细胞间黏附作用联络相邻的细胞;③ 自分泌(autocrine)信号:细胞分泌的可溶性因子调节自身生长与分化;④ 自分泌环(autocrine loop)信号:如联络表皮角质形成细胞和真皮成纤维细胞的可溶性因子。

据推测皮肤微环境的改变会影响表皮干细胞的可塑性,改变其自我更新的能力。相关试验发现将具有高度诱导活性的真皮乳头细胞接种入表皮基底膜上方,会诱导表皮中毛囊形成和毛发生长,提示来自真皮乳头细胞的诱导信号能够重新决定表皮干细胞的分化方向。真皮成纤维细胞不能诱导表皮干细胞分化为毛囊,可能其诱导毛囊形成的活性比真皮乳头细胞低;然而将真皮成纤维细胞与从毛囊凸起部和上峡部分离的表皮干细胞共培养,后者能分化为完整的毛囊皮脂腺单位。上述研究表明毛囊干细胞离开其正常的生态位后,在不同微环境信号的诱导作用下,能够分化为不同的细胞系。

(4) 表皮干细胞的识别

人们用了多种方法鉴别表皮干细胞,尽力将它们与表皮中其他类型的细胞,如短期扩增细胞和终末分化的细胞区分开来。一种方法是根据表皮干细胞分裂周期长的性质,利用 DNA 前体物质如氚标记的胸苷或溴脱氧尿苷,将表皮中所有具有分裂活性的细胞进行脉冲标记。经过 4~10 周的追踪期,一些增殖活跃的细胞如短期扩增细胞,由于快速增殖后的稀释效应将会丢失这些标记;而分裂相对缓慢的细胞则会更长久地保留这些标记。利用这个技术,人们在小鼠毛囊凸起部、表皮的基底层和皮脂腺发现了被标记的细胞,即干细胞。另一种方法是基于表皮干细胞的高度增殖能力,检测细胞的传代或集落形成水平以评估单个细胞的克隆生成能力和增殖潜力。基于该技术,3种具有不同增殖能力的表皮细胞被鉴定出来:没有增殖能力的细胞(终末分化细胞)、增殖能力有限的细胞(短期扩增细胞)和具有高度无性繁殖能力的细胞(干细胞)。尽管这两种办法可以帮助鉴别表皮干细胞,却无法将干细胞分离出来供进一步深入研究。在过去的几年内,通过候选基因法和全基因组分析,人们陆续发现了一些新的表皮干细胞标记(图4-5)。然而目前的发现仍处于试验阶段,表皮干细胞及它们的子代短期扩增细胞的可靠、特异性的分子标记尚未确定。

1) 毛囊干细胞

位于毛囊凸起部的表皮干细胞一般处于休眠状态,但它们具有干细胞的所有特性。尽管以往的研究提示凸起部干细胞能够分化为表皮的各种组织成分,近来的研究认为在正常情况下,它们并不参与毛囊间表皮的重建。在表皮损伤的情况下,凸起部干细胞会移行至表皮参与创面的修复。目前已知的毛囊干细胞的分子标记包括以下几种:

A. 整合素

整合素是介导角质形成细胞黏附于其下方基底膜的一种黏附分子,同时也参与控制表皮细

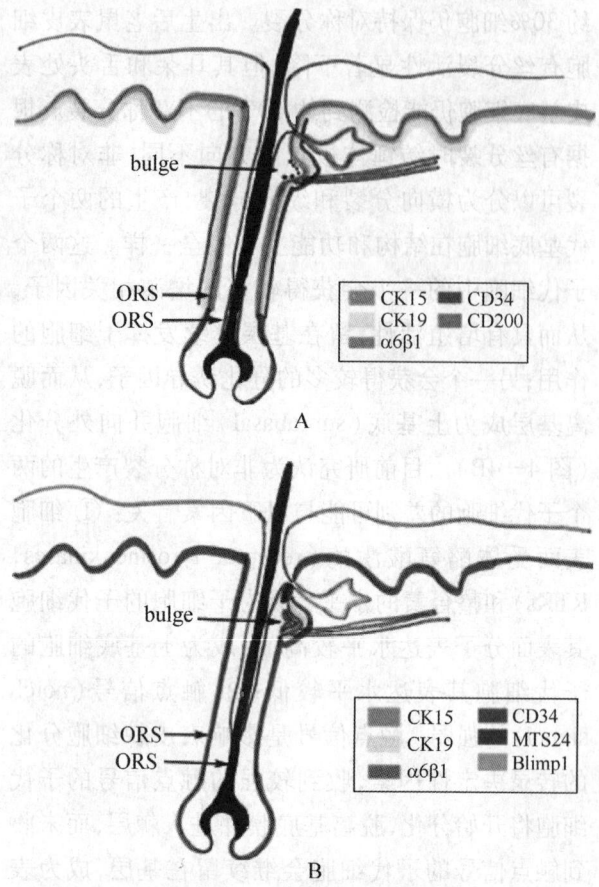

图 4-5 免疫荧光染色显示毛囊干细胞及毛囊间表皮干细胞分子标记的模式图

A:人类表皮分子标记:CK15、CK19、CD34、CD200、整合素 α6 和 β1。

B:鼠类表皮分子标记:CK15、CK19、CD34、Blimp1、MTS24、整合素 α6 和 β1。

注:bulge:毛囊凸起部;ORS:外毛根鞘。

分化和形态发生。整合素 α6 持续性表达于毛囊外毛根鞘的最外层。在毛囊全部的基底膜和真皮乳头,整合素 α6 的表达也会增高。整合素 β1 同样可以表达于整合素 α6 分布的部位,但主要局限于毛囊凸起部。由于整合素表达模式的特异性不强,其作为干细胞分子标记的作用相对受限。

B. 细胞角蛋白

角质形成细胞的一个特征是其细胞角蛋白(cytokeratin,CK)中间丝存在差异性表达,其中 CK5 和 14 表达于表皮的基底细胞,CK1 和 10 表达于基底层上方细胞,而 CK6、16 和 17 则表达于毛囊。最初研究发现鼠类和人类毛囊凸起部存在 CK15 阳性的细胞。后来研究证明 CK15 同样分布于人类毛囊外毛根鞘的最外层、表皮基层和汗

腺。由于 CK15 表达于具有有丝分裂活性的毛囊基底细胞,学界认为 CK15 在角质形成细胞分化早期阶段,决定细胞分化为表皮还是毛囊的过程中起了核心作用。其他细胞角蛋白,如 CK19,曾经也被认为特异性表达于毛囊凸起部;后来研究发现 CK19 阳性的细胞同样存在于毛囊外毛根鞘的最外层。体内和体外实验证明 CK19 对于干细胞分化和决定细胞分化方向同样起了重要作用。

C. CD34

CD34 曾被认为特异性表达于定向造血干细胞,后来人们发现其也表达于鼠类毛囊凸起部细胞。目前认为 CD34 是鉴别鼠类凸起部干细胞的最佳分子标记。在人类,CD34 表达于外毛根鞘的最外层、凸起部下方的区域,而在凸起部并没有表达。CD34 阳性而 CK15 阴性的细胞提示可能为短期扩增细胞或凸起部干细胞的子代细胞。

D. CD200

最近通过捕获显微切割技术(laser capture microdissection)及全基因组表达图谱的微阵列分析,研究者从保留标记的人类毛囊凸起部细胞中分离到 CD200 阳性的细胞。鼠类的研究结果表明 CD200 通过与表达 CD200 受体的免疫活性细胞相互作用,抑制免疫反应,从而保护毛囊的角质形成细胞免受炎症破坏。基于新生儿包皮的研究发现 CD200 用于鉴别毛囊凸起部表皮干细胞非常有效,但对于毛囊间表皮干细胞的鉴别作用却相对有限。其他人类上皮组织中,CD200 表达上调的组织包括毛囊峡部外毛根鞘的最外层、真皮乳头及其血管、汗腺和毛囊伴随层(外毛根鞘和内毛根鞘之间的中间层)。尽管 CD200 优势表达于人类凸起部干细胞,在鼠类仅分布于毛囊的外毛根鞘,不具有特异性。

其他用于毛囊干细胞研究的分子标记还包括分布于毛囊结缔组织鞘和凸起部间充质细胞的腱糖蛋白 C(Tenascin - C)、表达于短期扩增细胞表面的转录因子 p63、毛囊发育早期阶段部分干细胞表达的 MTS24 等。它们的特异性仍有待进一步验证。

2)毛囊间表皮干细胞

受到伦理和技术因素的制约,不能对人类使用标记保留技术,因而鉴别人类的毛囊间表皮干细胞一直比较困难。最初对于新生儿包皮和乳房皮肤组织的研究提示位于浅表皮突的细胞群具有干细胞活性。近来研究发现在不易受到损伤的部位,如成人乳房和掌跖的深表皮突的顶端存在一群携带干细胞和短期扩增细胞分子标记的细胞。目前较多用来鉴别毛囊间表皮干细胞的标志物包括:整合素 α6、整合素 β1、CK15、CK19、CD71 和桥粒蛋白等(表 4 - 3)。

表 4 - 3　鉴别毛囊间表皮干细胞的标志物

	鼠类研究	人类研究	注释
整合素 β1	IFE 干细胞表达上调	表达于浅表皮突、深表皮突尖部细胞	这些细胞 CK10 和桥粒蛋白表达很低或阴性
整合素 α6	IFE 干细胞表达上调	少数 IFE 干细胞表达上调	这些细胞 CD71 表达很低
CK15	IFE 干细胞表达上调	表皮突尖部少数 IFE 干细胞表达上调	这些细胞整合素 α6 阳性,CK10 阴性
CK19	凸起部干细胞表达上调	无毛部位皮肤的深表皮突、凸起部和大多数外毛根鞘	整合素 β1 同时阳性
CD200	—	少数基底细胞阳性	这些细胞没有干细胞属性

3)皮脂腺干细胞

皮脂腺由终末分化的皮脂细胞构成。尽管皮脂腺前体细胞在胚胎发生之时就已经开始形成,但皮脂腺的功能在出生后才会成熟;此后它们很快进入休止期,并在青春期重新活化。近来的研究显示毛囊凸起部干细胞不会参与皮脂腺的形成,这就需要一群前体细胞能够持续不断地增殖、分化、分裂为皮脂细胞,以维持皮脂腺的动态平衡。最近的鼠类研究发现皮脂腺内常驻的基底皮脂细胞具有干细胞活性,提示皮脂腺具有自我更新的能力。同时有证据表明表皮受到外伤后,皮脂腺干细胞会参与包括皮脂腺在内的所有表皮成分的再生,体现了其多能性和可塑性。

近来研究发现 B 淋巴细胞诱导的成熟蛋白 1(Blimp1)有助于鉴别鼠类皮脂腺干细胞。通常 Blimp1 能够抑制 c-myc 的活性(后者在皮脂腺的分化中起了重要作用),从而间接抑制皮脂细胞的增殖和分化。实验发现在 β 连环蛋白(一种毛囊诱导信号)的作用下,Blimp1 阳性的皮脂细胞能够分化为整个毛囊,从而证明此类细胞具有干细胞活性。最近的研究揭示 CK15 能够染色皮脂腺和皮脂腺导管的部分基底细胞,然而这些细胞是否与 Blimp1 阳性的细胞相同仍有待进一步研究。

4.1.3 表皮内其他细胞

(1) 黑素细胞

黑素细胞源自神经嵴,主要分布于表皮基底层,还存在于真皮、毛囊、眼、耳蜗、软脑膜中。它是一种含有黑素小体的树突状细胞,具有合成、储存和转运黑素的功能,保护皮肤免受光损伤。黑素小体是黑素细胞特有的溶酶体样的膜性细胞器,是决定皮肤颜色的主要因素。黑素细胞还参与维持表皮屏障和吞噬防御的天然免疫过程,具有抗原提呈的功能,可表达 Toll 样受体(Toll-like receptors,TLRs),通过病原相关分子模式(pathogen associated molecular patterns,PAMPs)来连接天然免疫和获得性免疫,可能在皮肤免疫防御系统中发挥着重要作用。

(2) Langerhans 细胞(LC)

LC 源自骨髓多能造血干细胞,存在于表皮、呼吸道上皮及消化道黏膜上皮。表皮中的 LC 是不成熟树突状细胞,具有很强的识别外源性抗原的能力,在摄取抗原后,向局部淋巴结迁移并成熟,提呈抗原并激活 T 细胞,从而启动免疫反应。在皮肤接触性变态反应和皮肤免疫监视中,LC 致敏 T 细胞,参与免疫应答;在移植排斥和移植物抗宿主反应中,LC 是疾病的靶细胞。在 LC 成熟的过程中,会伴随着一些表面分子的表达和另一些表面分子的丢失。ATP 酶、Birbeck 颗粒、HLA－DR 分子、Lag 抗原、CD1a 和 E－钙黏素等可作为鉴定 LC 的标志。

(3) Merkel 细胞

Merkel 细胞的起源存在争议,近年来发现可能起源自胚胎表皮祖细胞(embryonic epidermal progenitors),主要存在于表皮基层和部分黏膜中。Merkel 细胞是有丝分裂期后的神经内分泌细胞,可生成大量细胞因子和神经肽,与感觉神经末梢紧密相连,故推测它具有机械感觉的功能。致密核心颗粒和表达角蛋白 K20 等是 Merkel 细胞的主要特征。由于该细胞难于培养和分离,影响对其生物学功能的研究。

4.1.4 真皮内的主要细胞

真皮富含细胞外基质(extra-cellular matrix,ECM),细胞成分较少。主要 ECM 包括胶原蛋白、糖蛋白、弹性蛋白、蛋白多糖(proteoglycans)、氨基葡聚糖(glycosaminoglycons,GAG)。真皮上层或乳头层以疏松结缔组织和与表皮平行的血管丛为特征,真皮下层或网状层中稠密的胶原束是构成真皮的主要部分。真皮内的主要细胞有以下 3 种:

(1) 成纤维细胞

成纤维细胞源自中胚层,可能由间充质祖细胞分化而来,是真皮中占绝对优势的常驻细胞。它具有合成和重塑细胞外基质成分、迁移和黏附、促使组织收缩、产生基质金属蛋白酶(matrix-degrading metalloproteinases,MMP)和多种细胞因子等生物学特性。真皮乳头层、网状层和与毛囊相关的成纤维细胞在生长潜力和合成蛋白成分上存在差异,即不同解剖部位的成纤维细胞在基因表达和生物学功能上存在差异,这称作成纤维细胞的异质性。上皮细胞通过特定程序转化为具有间质表型细胞的生物学过程,称作上皮细胞-间充质的转化(epithelial-mesenchymal transition,EMT),它在胚胎发育、慢性炎症、组织重建、癌症转移和多种纤维化疾病中发挥着重要作用。

以往认为成纤维细胞属于相对静止的结构细胞类型,近年来认为成纤维细胞属于动态的多能干细胞谱系,控制着结缔组织的形成、稳定和修复,是病理性瘢痕和纤维化的首要参与者。在创伤愈合过程中,成纤维细胞发出促炎症的信号,合成胶原、纤黏蛋白等细胞外基质成分,从而修复损伤的组织。干预和调控血循环中成纤维细胞的前体可能是治疗病理性纤维化的新途径。

(2) 肥大细胞

肥大细胞源自 $CD34^+$ 骨髓多能造血干细胞,广泛分布于血管的周围组织,尤其是暴露于外界环境的部位,如皮肤、肺、消化道黏膜、口腔和鼻黏膜、眼结膜等。该细胞因其富含嗜碱性颗粒而易于鉴别。依据其分布部位,分为结缔组织肥大细胞和黏膜肥大细胞两型,后者的活性依赖于 T 细胞。肥大细胞在炎症和组织重构中发挥重要的生物学作用,在天然和获得性免疫中还具有双向调节作用。当肥大细胞表面的高亲和力 IgE 受体（FcεRI）与游离 IgE 结合，或者是接触抗原等多种刺激物而激活，从而脱颗粒并释放组胺、白三烯等促炎介质，可引起血管扩张、瘙痒和荨麻疹。此外，肥大细胞还可释放白介素-10（interleukin，IL-10）和转化生长因子-β（transforming growth factor-β，TGF-β），发挥免疫抑制和抗炎作用。

（3）γδT 细胞

γδT 细胞是指能表达 T 细胞受体（T cell receptor，TCR）γδ-CD3 复合物的 T 细胞，源自骨髓多能造血干细胞。它占人外周血中 CD3⁺T 细胞总数的 5%~10%，主要分布在黏膜和上皮组织中，是上皮细胞内淋巴细胞（intraepithelial lymphocytes，IEL）的重要组成成分。与人类不同，小鼠的 γδT 细胞存在于表皮，称作树突状表皮 T 细胞（dendritic epidermal T cells，DETC）。γδT 细胞属于非特异性免疫细胞，具有抗感染、抗肿瘤和免疫调节作用。近来研究发现与银屑病致病相关的 IL-17 并非源自血循环中的 Th17 细胞，而是由真皮内的 γδT 细胞产生，在 IL-23 的刺激下，γδT 细胞大量产生 IL-17，从而导致皮损发生。

4.1.5 基底膜（basement membranes，BMs）

基底膜是存在于表皮和真皮之间的高度分化的 ECM 结构，由相互连接的 ECM 蛋白组成的高度复杂的网络，维持着皮肤的结构完整和功能稳定。其核心组分包括Ⅳ型胶原、板层素（laminin）、巢蛋白（nidogen）、蛋白多糖等。半桥粒（hemidesmosomes）、锚丝（anchoring filaments）和锚纤维（anchoring fibrils）是基底膜带的特征性结构。半桥粒中主要成分有：大疱性类天疱疮抗原 1（BPAg1）、大疱性类天疱疮抗原 2（BPAg2）、网蛋白（plectin）、整合素 α6β4 和 CD151。锚丝主要由广泛存在于基底膜中黏合角质形成细胞的板层素 5（laminin 5）组成，锚纤维则主要由Ⅶ型胶原组成。层粘连蛋白 5 连接着基底膜和Ⅶ型胶原，形成表皮和真皮的机械性连接。当基底膜带的某种结构蛋白存在基因突变，或者存在某些抗 BMs 组分的自身抗体时，可损害皮肤的完整性，发生水疱性疾病。

4.1.6 皮肤中细胞间和细胞基质的黏附

细胞间和细胞基质的黏附由大量的黏附受体来介导，这对于细胞通讯、皮肤的自身稳定和应激反应至关重要。细胞黏附受体来自不同的蛋白家族，其中最主要的是整合素（integrin）家族、钙黏素（cadherin）超家族、IgG 家族、选择素（selectins）和蛋白多糖受体家族。大多数细胞黏附受体簇集成特殊的与细胞骨架相关的黏附结构，连接着细胞与微环境，进行由内向外和由外向内的双向信号传递，为局部信号传递提供空间上的标志。

表皮细胞间黏附有 4 种类型：紧密连接（tight junctions，TJs）、黏附连接（adhesions junctions，AJs）、桥粒连接（desmosome junctions，DJs）、缝隙连接（gap junctions，GJs）。细胞-基质黏附结构由半桥粒和局部黏附（focal adhesions）组成。一般而言，连接的组分有 3 类：结构蛋白、与细胞骨架有关的斑蛋白（plaque proteins）和信号/极性蛋白。

（1）紧密连接

紧密连接位于表皮颗粒层，与角质层共同构成表皮的功能性屏障。皮肤屏障中的脂质和蛋白成分通常被比作"砖墙结构"。连接黏附分子（junctional adhesion molecules，JAMs）、闭合蛋白（occludins）和封闭蛋白（claudins）是紧密连接中的跨膜结构蛋白。闭合蛋白和封闭蛋白属于二类四次跨膜的蛋白质，它们通过多种不同的接头分子与肌动蛋白相连接。作为支架蛋白，胞质紧密粘连（zonula occludens，ZOs）蛋白是一类重要的胞内接头分子。封闭蛋白的表达差异与不同部位的紧密连接中通透性大小和离子特异性有关，决定着表皮和血管内皮屏障的紧密性，比如，表皮上层中封闭蛋白-6 的高表达会引起表皮屏障的缺损，封闭蛋白-1 的突变可引起一种罕见的鱼鳞病（OMIM 607626）。

（2）黏附连接

黏附连接由两个基本黏附单元组成，一是连接素（nectin）-胞黏蛋白（afadin）复合物，二是钙黏素-连环蛋白（catenin）复合物，分别与肌动蛋白形成动态连接。连接素和钙黏素均属于多成员家族，它们在细胞中的表达决定黏附连接的强度和特异性。基底层中钙黏素的动态差异性表达促成表皮和毛囊的形态发生。E-钙黏素可诱导角质形成细胞与 T 细胞、Langerhans 细胞、黑素细胞之间相互接触，它还可以是天疱疮的一种附加的靶抗原。P-钙黏素的突变可引起一种罕见的外胚层发育不良（OMIM 225280）。

（3）桥粒连接

桥粒连接是角质形成细胞中角蛋白中间丝的附着处，参与细胞间信号传导和细胞分化过程。皮肤桥粒蛋白属于专门的细胞骨架连接蛋白，包括桥粒钙黏素家族蛋白（桥粒芯蛋白和桥黏素）、血小板溶素家族蛋白（桥斑蛋白、周斑蛋白、角质层斑蛋白和网蛋白）和犰狳家族蛋白（桥斑珠蛋白和斑丝蛋白）。这些蛋白彼此间相互作用，介导角质形成细胞间的黏附作用。若皮肤桥粒蛋白功能发生缺陷，则可导致角质形成细胞间黏附障碍，发生表皮内水疱。

（4）缝隙连接

相邻角质形成细胞之间可以通过由缝隙连接蛋白（connexin 或 gap junction protein）构成的膜通道来运输和交换小分子物质。缝隙连接蛋白基因家族主要分成 α 和 β 两类，该家族基因的突变可引起 Vohlwinkel 综合征、伴耳聋的豪猪样鱼鳞病和伴耳聋的掌跖角皮症等一些遗传性皮肤病。

皮肤分子生物学研究促进了人类对皮肤疾病发病机制的深入认识，为将来研发新的治疗技术奠定了基础。

4.2 常用分子生物学方法及应用

20 世纪 50 年代起，分子生物学家已经能够从细胞和器官中分离分子成分，并进行功能分析。这些分子成分包括 DNA（遗传信息的储藏库）、RNA（编码蛋白的 DNA 拷贝以及组成基因转录装置的结构和功能成分）和蛋白质（细胞内主要的结构和具有酶活性的成分）。随着科学技术的进步和新型科研仪器的研发，分子生物学实验技术得到了迅猛的发展，并广泛运用于各科研领域。本节概述皮肤病学研究领域常用的分子生物学方法。

4.2.1 细胞培养

细胞培养是细胞在人为调控的环境中生长的复杂过程，主要包括以下几个技术环节。

4.2.1.1 细胞分离

血液细胞可以直接从血液分离，但是仅有白细胞能够在体外培养。组织中的细胞经酶（如胶原酶、胰蛋白酶、链霉蛋白酶等）消化细胞外基质后得到分离。还可以将某些组织片置于培养基中，细胞自动生长移行出组织，称为外植体培养（explant culture）。

4.2.1.2 培养条件

细胞生长需要一定的温度和空气混合物（哺乳动物通常为 37℃ 和 5% CO_2）。不同的细胞类型所需培养液的 pH 值、糖含量、添加的营养成分及生长因子也不尽相同。生长因子最多来源于动物血液，如小牛血清。由于使用动物血清存在病原菌污染的风险，当前细胞培养研究尽可能少使用血制品，以无血清的化学培养液代替。

4.2.1.3 生长方式

部分细胞在培养液中以悬浮方式生长，如淋巴细胞；而大部分固体组织来源的细胞以贴壁方式生长。培养皿底部可以包被细胞外基质成分以提高细胞的贴壁效率，并为细胞生长分化提供信号。

4.2.1.4 换液及细胞传代

当细胞在培养液中不断分裂，将产生以下问题：① 培养液中营养物质消耗；② 凋亡或坏死细胞积累释放毒素；③ 细胞间接触抑制作用使得细胞周期暂停，停止分裂；④ 细胞间接触诱导细胞分化。这时就需要进行换液和细胞传代。细胞代谢过程中会释放酸性物质，pH 值降低，因此，有的细胞培养液中加入 pH 指示剂以显示营养缺失情况。细胞换液时，旧培养液被抽吸移去，并加入新培养液。悬浮生长细胞的传代只需要吸取少量细胞悬液，加入新鲜培养液即可；贴壁细胞传代首先需要使用含 EDTA 的培养液或胰酶分离细胞，再吸取少量细胞悬液转种。

4.2.1.5 细胞生物学技术

（1）细胞融合

通过培养和诱导，两个或多个细胞合并成一

个双核或多核细胞的过程称为细胞融合（cell fusion）或细胞杂交（cell hybridization）。基因型相同的细胞融合成的杂交细胞称为同核体（homokaryon），来自不同基因型的杂交细胞则称为异核体（heterokaryon）。基本过程包括细胞融合形成异核体，异核体通过细胞有丝分裂进行核融合，最终形成单核的杂种细胞。诱导细胞融合的方法有 3 种：生物方法（如病毒诱导融合法）、化学方法（如聚乙二醇 PEG 诱导融合法）、物理方法（如电场诱导融合法）。细胞融合技术已被广泛应用于单克隆抗体的制备、膜蛋白的研究等领域。

（2）细胞转染

细胞转染（transfection）技术是指将外源分子如 DNA、RNA 等导入真核细胞，使得靶细胞表达相应目标蛋白。细胞转染包括瞬时转染（transient transfection）和稳定转染（stable transfection）两种。瞬时性转染指外源 DNA/RNA 不整合到宿主染色体中，因此，一个宿主细胞中可存在多个拷贝数，产生高水平的表达，但通常只持续几天，多用于启动子和其他调控元件的分析。稳定转染指 DNA 整合到宿主细胞的染色体中或形成附加体，但外源 DNA 整合到染色体中概率很小，通常需要通过一些选择性标记反复筛选，得到稳定转染的同源细胞系。外源基因进入细胞的方法大致可分为物理介导、化学介导、生物介导和颗粒传递法等途径。电穿孔法、显微注射和基因枪属于通过物理方法将基因导入细胞的范例；化学介导方法包括磷酸钙共沉淀法、脂质体转染方法和多种阳离子物质介导的技术；生物介导方法有较为原始的原生质体转染和现在比较常用的各种病毒介导的转染技术；颗粒传递法将 DNA 结合于纳米级的惰性固体（如金），并利用基因枪将其直接射入靶细胞的细胞核内。细胞转染技术已常规应用于研究基因表达调控、突变分析等。

（3）流式细胞术

流式细胞术（flow cytometry）是对悬液中的单细胞或其他生物粒子，通过检测标记的荧光信号，实现高速、逐一的细胞定量分析和筛选的技术。由流式细胞仪得到的数据经相关软件绘制成一维的柱状图（histograms）或是二维甚至是三维的点阵图（dot plots）；采用"圈选"（gates）的方式，可将点阵图的点图区域不断地作一系列的分离及再分析。

在细胞生物学研究领域，流式细胞术可用于测定细胞周期各时相细胞的百分比。通过测定细胞群体中每个细胞的 DNA 含量，得出 DNA 含量分布曲线。流式细胞术还可测定细胞群体同步化的程度和所处的时期，鉴别死细胞和活细胞；利用荧光标记配体，可定量测定细胞表面和内部的受体等。在遗传学研究领域，流式细胞术测定染色体 DNA 含量，可得到染色体频率分布图，称为流式染色体核型分析。在免疫学领域，结合免疫荧光方法，流式细胞术可辨认和计数带有不同表面特异性抗原的细胞，以及测定每个细胞所带抗原的数量、密度及其动力学参数等。流式细胞术还可用于定量分析结合于细胞上的荧光素标记的外源凝集素、测定细胞表面积和荧光素结合位点的相对密度、结合细胞动力学测定每个细胞结合位点的数目，以及研究各种外源凝集素与细胞表面结合的竞争性等。

（4）激光捕获显微切割技术

激光捕获显微切割技术（laser capture microdissection, LCM）是一项在显微镜下从组织切片中分离、纯化单一类型细胞群或单个细胞，并收集用于后续研究的技术。它的基本原理是通过一低能红外激光脉冲激活热塑膜（乙酰乙酸乙烯酯膜），在直视下选择性地将目标细胞或组织碎片粘到该膜上。激光捕获显微切割技术的优点是：① 快速、简便、易行：激发激光、转运膜捕获目的细胞，一步完成。每片转运膜可经受 1 000～3 000 次激光脉冲，捕获 6 000 个以上的细胞。② 准确度高：激光定位的准确程度可达 1 μm，足以捕获单个细胞，同时可以根据细胞的形态、大小调整激光束的功率和直径。③ 细胞形态保持完好：与手工显微切割对组织细胞研磨破坏不同，激光捕获显微切割技术使用多聚体膜捕获目的细胞，无损伤破坏，保持了其完整的组织形态，并在电脑中记录下被捕获前后的影像，有利于保证捕获的准确性。④ 细胞内分子结构保持完整：转运膜轻微、短暂的温度变化对细胞内 DNA、mRNA 及蛋白质均无损伤,热塑性黏合避免了分子间的交联反应。
⑤ 特异性强:本技术可以从免疫组化染色的组织切片中分离,纯化具有不同抗原表型的细胞群加以研究,增加了取材的特异性。在疾病发生起始阶段对组织损害进行分子水平分析时,发生分子改变的细胞可能只占组织总体积的很小一部分或被其他组织成分所环绕,因此分离出纯净的目标细胞显得非常必要。激光捕获显微切割技术成功地解决了组织中的细胞异质性问题,目前运用于多种细胞生物学研究。

(5)三维细胞培养(three-dimensional cell culture)

三维细胞培养是指将具有三维结构不同材料的载体与各种不同种类的细胞在体外共同培养,使细胞能够在载体的三维立体空间结构中迁移、生长,构成三维的细胞载体复合物。与传统的二维细胞培养相比,三维细胞培养技术为细胞生长提供类似体内生长环境的支架或基质,细胞通过紧密连接或缝隙连接等方式建立细胞间及细胞与胞外基质的联系,形成一定的三维结构,构成更加接近体内生存条件的微环境。二维培养的细胞并不是细胞生长的天然状态,因而细胞的基因表达、信号转导和形态学都可能与天然有异。三维细胞培养既能保留体内细胞微环境的物质结构基础,又能体现细胞培养的直观性及条件可控制性,把体外无细胞及单层细胞培养体系与组织器官及整体研究联系起来。

三维细胞培养运用的支架材料种类繁多,包括人工合成的生物高分子微纤维支架、接近细胞外基质成分的胶原蛋白支架、不含细胞外基质及血清成分的聚酯羊毛支架或蚕丝素支架等。三维细胞培养的生物反应器包括:① 皮氏培养皿:是第一代反应器;② 搅拌式生物反应器:适合培养各种类型细胞,容易大批量生产细胞产品,但机械搅拌产生的剪切力会对细胞造成某种程度的损伤;③ 中空纤维生物反应器:可以将营养物质输送至组织的中心有利于组织的生长,但营养物质分布不均衡,从而导致细胞生长不均一;④ 旋转式生物反应器:水平旋转、无气泡的膜扩散式气体交换的培养系统,可以模拟微重力环境,从而培养出与父系组织类似的三维组织材料,具有较好的营养交换功能,对细胞损伤相对较小。

三维细胞培养技术应用广泛,包括肿瘤学研究,如抗肿瘤药物高通量筛选、肿瘤的实验性治疗、肿瘤的侵袭性、转移和中心坏死的机制、肿瘤的血管形成和营养供给研究等;干细胞培养,如神经干细胞培养以取代阿尔兹海默病、帕金森病中受损的神经组织,表皮干细胞培养以修复受损的皮肤创伤;组织工程学,如血管再生、组织修复、器官移植等再生医学研究,以及功能性生物材料的表面改性设计研究等;此外,三维细胞培养技术还在细胞耐药性研究、毒理学研究等领域中发挥重要作用。

(6)重建人表皮(reconstructed human epidermis,RHE)

重建人表皮技术使得培养的人角质形成细胞在体外条件下,如在特定培养液气液表面的惰性聚碳酸酯滤器上,发生类似于原位表皮的分层、分化,形成连续完整的表皮类似物。重建人表皮的组织学结构类似真正的人表皮,具有基层、棘层、粒层和角质层。成熟表皮特异性的分子标记同样可以表达于重建人表皮,如表达于粒层的中间丝相关蛋白(filaggrin)和外皮蛋白(involucrin),基底细胞上层的细胞角蛋白10、Ⅰ型表皮转谷氨酰胺酶(transglutaminase Ⅰ),粒层上部的兜甲蛋白(loricrin)以及基底膜特异性标记:Ⅳ型胶原、整合素α6和β4、BP抗原、层粘连蛋白Ⅰ和Ⅴ。超微结构分析显示重建人表皮具有透明角质颗粒、张力丝束、桥粒等结构,角质层分泌双层脂质物质至细胞间隙,形成正常的渗透屏障。游离脂肪酸和神经酰胺可以在重建表皮中检测到。在生物学功能上,重建人表皮表现出有丝分裂和新陈代谢的活性,并具有正常的屏障作用和渗透属性。

重建人表皮不仅为临床的皮肤移植提供了来源,同时还为体外研究表皮的增殖、分化调控等理论问题提供了模型。借助该模型,可研究某些皮肤病的发病机制、检测药物治疗的效果以及进行毒理学实验等,因而具有潜在的巨大应用前景,现已成为当前皮肤工程研究的重点之一。有些皮肤重建模型已开发于商业用途,如 EpiDermal(美国)、Episkin(法国)、SkinEthic(法国)等。

重建人表皮模型可用于以下研究：① 皮肤侵蚀试验：在体外将待测试物局部作用于重建人表皮模型一定时间，运用 MTT 法检测表皮细胞存活率，观察是否造成不可逆的损害。该技术可以检测各种化学性物质、化妆品对表皮的侵蚀性。② 光毒性反应：将待测物质局部作用于表皮模型 24 小时，用一定剂量的 UVA 照射特定时间，继续培养 24 小时后测试细胞存活率。该技术用于检测各种物质潜在的光敏作用。③ 光防护作用：将待测物质或基质局部作用于表皮模型，用不同剂量 UVA 或 UVB 照射一定时间，检测表皮细胞的存活率。该技术用于检测各种化学物质或基质的光防护作用。④ 炎症性皮肤病发病机制：角质形成细胞参与一些炎症性皮肤病的发生和发展过程，如银屑病、接触性皮炎等。⑤ 其他研究：重建人表皮模型还可用于表皮渗透性、药物经皮吸收、表皮分化和代谢、维 A 酸活性及细胞信号传导等领域的研究。

4.2.2　聚合酶链反应

聚合酶链反应（polymease chain reaction，PCR）是体外酶促合成特异 DNA 片段的一种方法，用于扩增特定的 DNA 片段。PCR 反应需要几个基本组成：DNA 模板、2 个引物、DNA 聚合酶、脱氧单核苷酸和缓冲体系。PCR 通过变性、退火、延伸三个基本步骤完成一个循环。多次循环后，目的 DNA 可得以迅速扩增，理论扩增率为 2n 递增（n 为循环次数）。由于引物和底物的消耗、酶活力的下降等因素，扩增产物的增加，逐渐由指数形式变为线性形式。实际进行 30 个循环后，扩增倍数一般可达 $10^6 \sim 10^7$ 倍。常见 PCR 的衍生技术有：

（1）递减 PCR（touchdown PCR）

开始先设定一个比较高的黏合温度，每个循环黏合温度下降 1℃，到一个较低温度以后每个循环的黏合温度保持不变直到结束。这种方法节省了摸索最佳黏合温度的工作。

（2）逆转录 PCR（reverse transcription-PCR，RT - PCR）

在 RT - PCR 中，一条 RNA 链被逆转录成为互补 DNA（cDNA），再以此为模板通过 PCR 进行 DNA 扩增。用于基因转录产物进行定性与定量的检测，相对于传统的检测方法如 Northern 杂交、斑点杂交（RNA dot）等而言，RT - PCR 的精确度更高，且样品用量显著减少。

（3）实时 PCR（real-time PCR）

又称实时定量 PCR，指在 PCR 反应体系中加入荧光基团，利用荧光信号累积实时监测整个 PCR 进程，最后通过标准曲线对未知模板进行定量分析的方法。每一轮循环中 PCR 的产出量都以荧光信号的形式被 PCR 仪的光学检测系统记录下来，在某一循环中荧光信号的强度达到预先设定的阈值时，此时的循环数称为 Ct（threshold cycle），Ct 值与起始的模板量成反比（起始的 PCR 模板量越多，达到阈值的循环数即 Ct 值越小）。如果要确定量的话，需要做出标准曲线，以 Ct 值为纵坐标、起始模板数为横坐标作图。实时 PCR 应用范围很广泛，包括 mRNA 表达的研究、DNA 拷贝数的检测、单核苷酸多态性（SNPs）的测定等。

（4）巢氏 PCR（nested PCR）

先用低特异性引物扩增样本几个循环以增加模板数量，再用高特异性序列内部引物对前期产物进一步扩增。由于巢式 PCR 反应有两次 PCR 扩增，检测目标得到放大，增加了检测的敏感性；又有两对 PCR 引物与检测模板的配对，从而降低了扩增多个靶位点的可能性，增加了检测的特异性。

（5）多重 PCR（multiplex PCR）

是在同一 PCR 反应体系里加上两对以上引物，同时扩增出多个核酸片段的 PCR 反应。多重 PCR 能够提高目标基因检出效率，主要用于多种病原微生物的同时检测或鉴定以及病原微生物、某些遗传病和癌基因的分型鉴定。

4.2.3　分子杂交

分子杂交（molecular hybridization）指不同来源或不同种类生物分子间相互特异识别而发生的结合。如核酸（DNA、RNA）之间、蛋白质分子之间、核酸与蛋白质分子之间以及自组装单分子膜之间的特异性结合。分子杂交技术是目前生物化学和分子生物学研究中应用最广泛的技术之一，是定性或定量检测特异 RNA 或 DNA 片段及蛋白质的有效工具。

(1) Southern 印迹杂交(Southern blot)

是利用标记的探针与转印膜上靶 DNA 片段进行杂交的技术,检测靶 DNA 片段中是否存在与探针同源的序列。DNA 分子经限制性内切酶酶切后,由琼脂糖凝胶电泳将所得 DNA 片段按分子质量大小分离而散布在胶体的不同位置;然后将 DNA 片段变性,使得双链 DNA 解链为单链;接着利用虹吸作用将单链 DNA 分子转染到一个薄膜(尼龙膜、硝酸纤维素膜)上,并与相对应结构的已标记的探针进行杂交反应,用放射性自显影或酶反应显色来鉴定待测 DNA 分子。探针是经能产生放射线或发出有色荧光的物质标记的单链 DNA 片段。杂交过程中,两条单链 DNA 按碱基互补的原则形成双链,故具有高度特异的特异性。

(2) Northern 印迹杂交(Northern blot)

是用于检测样本中 RNA 表达水平,以分析特定基因表达情况的分子生物学技术。首先从组织或细胞中提取总 RNA,接着通过凝胶电泳进行分离。由于探针不能进入凝胶基质,一般通过毛细管或真空印迹装置将 RNA 转移到尼龙膜上。尼龙膜带有正电荷,与核酸分子的负电荷有高度亲和力,是 Northern blot 转膜最有效的工具。转膜液中含的有甲酰胺能够降低样本 RNA 和探针杂交的退火温度,从而避免高温引起 RNA 降解。RNA 转膜后,使用紫外线或热效应将其通过共价连接固定在尼龙膜上,标记的探针与尼龙膜上的 RNA 杂交。探针为至少 25 个碱基的寡核苷酸,能够与目标 RNA 的部分序列配对结合。探针可以标记放射性同位素(^{32}P)或化学荧光物质(碱性磷酸酶或辣根过氧化物酶),后者与底物作用后发出可以检测的荧光。多种因素会影响杂交的敏感性和特异性,如:离子浓度、黏度、错配碱基数、碱基组成等。接着洗膜以去除非特异性结合的探针,降低背景信号。最后通过 X 线检测杂交信号,并通过密度计量软件定量分析信号强弱。Northern blot 可用来检测不同组织、器官、生物体不同发育阶段以及应激环境或病理条件下特定基因的表达模式。

(3) 蛋白质印迹法(Western blot)

是用于检测组织细胞蛋白提取物中目标蛋白

表达情况的技术。提取的蛋白混合物经过凝胶电泳分离(最常用的为 SDS - PAGE),继而通过毛细管作用转移到固相载体上,如硝酸纤维素膜或聚偏(2)氟乙烯(PVDF)膜。固相载体以非共价键形式吸附蛋白质,且能保持电泳分离的多肽类型及其生物学活性不变。用 5% 牛血清白蛋白或脱脂牛奶封闭载体膜上非特异性抗体结合位点。以固相载体上的蛋白质或多肽作为抗原,与对应的第一抗体起免疫反应。洗脱非特异性结合的一抗后,再与酶或同位素标记的第二抗体起反应。洗脱后,经过底物显色或放射自显影以检测电泳分离的特异性目标蛋白成分,通过分析着色的位置和着色深度获得特定蛋白质在所分析的细胞或组织中的表达情况的信息。

(4) 酶联免疫吸附试验(ELISA)

属于免疫酶技术的一种,是应用酶标记的抗体(或抗原)在固相支持物表面检测未知抗原(或抗体)的方法。其基本原理为把受检标本(待测的抗体或抗原)和酶标抗原或抗体按不同的步骤与固相载体表面的抗原或抗体起反应。经过数次洗涤,最后结合在固相载体上的酶量与标本中受检物质的量成一定的比例。加入酶反应的底物后,底物被酶催化变为有色产物,产物的量与标本中受检物质的量直接相关,故可根据颜色反应的深浅进行定性或定量分析。ELISA 具有抗原-抗体的免疫学反应和酶的高效催化底物反应的特点,具有生物放大作用,检测灵敏度高。ELISA 设计出各种不同类型的检测方式,主要包括三明治法(sandwich)、间接法(indirect)以及竞争法(competitive)3 种。三明治法常用于检测大分子抗原,分别以两种抗体对待检抗原进行两次特异性识别;但此待测抗原必须是大分子的多价抗原,如此才可获得两种以上的特异性抗体以分别进行夹心。间接法常用于检测抗体,将已知抗原包被于固相载体上,分别加入待测抗体和二抗进行特异性结合。竞争法一般用于检测小分子抗原,加入酶标抗原与待测抗原竞争结合包被的抗体。当需要检测无法获得两种以上特异性抗体的抗原、或是不易得到足够的纯化抗体以包被于固相载体时,可以考虑使用竞争法 ELISA。

(5) 免疫组织化学技术(immunohistochemistry)

是应用抗原与抗体特异性结合的原理,通过化学反应使标记抗体的显色剂(荧光素、酶、金属离子、同位素)显色来确定组织细胞内待检抗原(多肽和蛋白质),对其进行定位、定性及定量的研究。实验所用主要为组织标本和细胞标本两大类,前者包括石蜡切片和冰冻切片,其中石蜡切片是制作组织标本最常用、最基本的方法。所用抗体为单克隆抗体或多克隆抗体。根据抗体标记物的种类不同,免疫组织化学技术可分为免疫荧光法、免疫酶法、免疫铁蛋白法、免疫金法及放射免疫自显影法等。试验方法可以分为直接法和间接法,前者将标记抗体直接与组织细胞作用,简单快捷,但是由于信号未经放大,敏感性比较低;后者将第一抗体与组织细胞作用,再加入标记的第二抗体与一抗结合,故间接法的敏感性较直接法高。免疫组化的结果受到很多潜在因素的影响,包括背景染色过强、目标抗原染色太弱、自发荧光等。免疫荧光技术的优势在于可以显示目标蛋白在组织细胞内的精确定位,并可同时对不同抗原在同一组织或细胞中进行定位观察,这样就可以进行形态与功能相结合的研究,对组织病理学研究的深入是十分有意义的。

4.2.4　DNA 克隆

DNA 克隆指人工合成重组 DNA 分子,并调控它们在宿主细胞中复制所需的一系列分子生物学技术。当重组 DNA 片段引入微生物后,外源 DNA 序列会随着宿主基因组同时复制,这与 PCR 的效应类似;区别在于 DNA 克隆发生于活的微生物内,而 PCR 发生于体外环境中。DNA 克隆的步骤包括:

(1) 选择宿主生物体和克隆载体

最常用宿主生物体和载体分别为大肠杆菌和质粒载体。如克隆的 DNA 片段过长(超过几十万碱基对),可以选用细菌或酵母人工染色体载体(artificial chromosome)。如果要从重组生物体获取特定的蛋白,可以选用带有相应转录和翻译信号的表达载体(expression vector);如需要在不同物种间复制 DNA,则可选择穿梭载体(shuttle vector)。无论选择何种载体,必须具备以下因素:① DNA 复制的起始序列;② 限制性内切酶的识别位点供外源性 DNA 引入;③ 选择性的遗传标记基因使得摄取载体序列的细胞能够存活;④ 特别的基因用于筛选含有外源性 DNA 的细胞。

(2) 制备载体 DNA

克隆载体事先要经过限制性内切酶处理。通常该酶与切割外源性 DNA 的内切酶一致,由此产生的切口相互吻合,以便外源性 DNA 插入。

(3) 制备待克隆的 DNA

待克隆的 DNA 可以来源于:① 使用 PCR 扩增目标 DNA 片段;② 从 RNA 逆转录获得 cDNA;③ 人工合成 DNA。纯化后的 DNA 片段经限制性内切酶处理后生产可以连接于载体序列的末端。

(4) 用 DNA 连接酶制备重组 DNA

载体 DNA 和外源性 DNA 片段以一定浓度混合,在 DNA 连接酶作用下共价连接。根据连接方式的不同分为:黏性末端连接、平端连接、同聚物加尾连接、人工接头连接等。DNA 连接酶只识别线性 DNA 的末端,因此连接过程会产生多种随机组合。除了目的 DNA 与载体连接,还会存在目的 DNA 之间、载体 DNA 之间连接。这些 DNA 混合物引入细胞后,将通过后续的试验进行筛选。

(5) 将重组 DNA 引入宿主生物体

根据选择的宿主生物体和载体不同,DNA 混合物引入宿主有几种方法:转化(transformation)、转染(transfection)、转导(transduction)及电穿孔(electroporation)等。转化指生物体从外界摄取 DNA 并获得新的遗传特性;具有摄取外源性 DNA 活性的细胞称为感受态细胞(competent cell)。转染特指将 DNA 引入真核细胞,使其获得新的遗传性状的过程。转导指将 DNA 包裹在病毒颗粒内,以病毒感染的方式使 DNA 进入细胞。电穿孔使用强电压脉冲将 DNA 透过细胞膜进入胞内。

(6) 筛选含有载体序列的生物体

重组 DNA 进入宿主生物体的效率较低,因而需要通过人工基因选择,使得未携带载体基因选择性标记的细胞死亡,携带载体基因并不断复制目的 DNA 的细胞存活。当选择细菌作为宿主时,载体的选择性标记通常为某种抗生素的耐药基因,如氨苄青霉素。摄入该载体的细菌能够抵御抗生素的杀灭,否则将死亡。真核细胞的载体选择性标记通常为遗传霉素(geneticin)的耐药基因。

(7) 筛选含有目的 DNA 及相应生物学活性的克隆

细菌克隆载体(pUC19 及其衍生物 pGEM 载体)使用蓝白筛选系统区分转基因细胞克隆和仅含有载体 DNA(无目的 DNA 重组)的克隆。在这些载体中存在编码 β-半乳糖苷酶的序列,其可以使得菌落在培养基上显示蓝色。外源性 DNA 插入编码 β-半乳糖苷酶的序列将导致其酶活性丧失,因而含有重组质粒的克隆仍为无色,据此可以轻易鉴别转基因细菌克隆。最后还必须对不同的克隆进行验证,以确保获得目的 DNA。验证的方法有很多种,包括:核酸杂交、抗体探针、PCR、限制性内切酶及 DNA 测序等。

DNA 克隆技术应用范围非常广泛,包括:基因组组构和基因表达的研究、重组蛋白的生产、转基因生物的构建、基因治疗等。

4.2.5 RNA 干扰(RNA interference,RNAi)

RNA 干扰是指细胞内由双链 RNA 诱发的基因沉默现象,其机制是通过阻碍特定基因的翻译或转录来抑制基因表达。当细胞中导入与内源性 mRNA 编码区同源的双链 RNA 时,该 mRNA 发生降解而导致基因表达沉默。此过程称为基因敲落(gene knockdown),由细胞内短双链 RNA 分子诱发,并通过 RNA 诱导的沉默复合体(RISC)调控。有两种 RNA 分子能够诱发 RNA 干扰,分别为小分子 RNA(miRNA)和小干扰 RNA(siRNA)。细胞内双链 RNA 被一种称为 Dicer 的核糖核酸酶切割为 20~25 bp 及 3' 端突出的小分子 RNA 片段,即 siRNA。随后 siRNA 结合并活化 RISC,后者结合于目标 mRNA 的特定序列,并将其切断和降解。长度 20~22 bp 的 miRNA 产生于具有发夹性茎环结构的双链 RNA,同样通过结合 RISC 介导 RNA 干扰。

RNA 干扰技术广泛运用于生命科学领域的研究,包括:① 基因敲减(gene knockdown):将人工合成与目标基因序列互补的双链 RNA 导入细胞内,活化 RNA 干扰通路,从而使得目标基因的表达显著下降。② 功能性基因组研究:在线虫 C 和果蝇中基因沉默效应可以传代,且双链 RNA 容易导入,故它们最常用于功能性基因组研究。RNA 干扰还常用于动植物的基因组作图和分析研究。③ 基因治疗:研究者试图将短双链 RNA 导入哺乳动物细胞内治疗神经组织退化和病毒感染性疾病。④ 基因组大规模筛选:以 RNA 干扰技术为基础的高通量筛选技术广泛用于全基因组范围以识别特定生物表型的基因。

4.2.6 高通量测序(high-throughput sequencing)

高通量测序技术是对传统测序的革命性改变,一次可对几十万到几百万条 DNA 分子进行序列测定,又称为二代测序技术(next generation sequencing)。高通量测序使得对一个物种的转录组和基因组进行细致全貌的分析成为可能,所以又被称为深度测序(deep sequencing)。根据作用机制不同,二代测序技术分为 454 焦磷酸测序(pyrophosphate sequencing)、Solexa 合成测序(sequence by synthesize)和 SOLiD 连接法测序(sequence by ligation)等。其基本原理都是边合成边测序,即生成 DNA 互补链时,加入的 dNTP 通过酶促级联反应催化底物激发出荧光,或者直接加入荧光标记的 dNTP 或半简并引物,在合成或连接生成互补链时释放出荧光信号;通过捕获光信号并转化为一个测序峰值,从而获得互补链序列信息。在单分子测序技术的基础上还衍生出单分子实时技术(single molecular real time,SMRT),该技术结合了单分子技术和 DNA 聚合酶,在聚合反应的同时就可以读取测序产物,在测序速度、读长和成本方面有着巨大的优势。

高通量测序越来越多地被用于解决科学研究中的生物学问题,包括:① 从头测序(de novo sequencing):对未知基因组序列的物种进行从头测序,获得该物种的参考序列,为后续研究奠定基础。② 全基因组重测序(genome re-sequencing):对已知基因组序列的物种进行不同个体的基因组测序,并在此基础上对个体或群体进行差异性分析。③ 转录组重测序(transcriptome re-sequencing):

运用高通量 RNA 测序技术在全基因组范围内检测基因表达情况,进行差异基因筛选分析,从而开展可变剪接、编码序列单核苷酸多态性以及小 RNA 分子研究。④ 染色质免疫共沉淀测序(chromatin immunoprecipitation sequencing, ChIP－Seq):将染色质免疫共沉淀技术和高通量测序技术结合起来,在全基因组范围内寻找目的蛋白(如转录因子)结合的 DNA 区域,是研究蛋白质与 DNA 之间相互作用的有效工具。⑤ 甲基化 DNA 免疫共沉淀测序(methylated DNA immunoprecipitation sequencing, MeDIP － Seq):将免疫共沉淀技术和高通量测序技术结合,在全基因组范围内寻找 DNA 的甲基化位点。

(张正华　崔　凡)

第 5 章 皮肤遗传学

目　录

皮 肤 遗 传 学

5.1 分子遗传学的基本概念

5.1.1 核酸的结构和特征

生物体遗传物质是核酸,核酸是细胞中最重要的分子,可分为两类,即脱氧核糖核酸(DNA)和核糖核酸(RNA);DNA 携带着主宰细胞生命活动的全部信息,RNA 则与信息表达有关。核酸的基本构成单位是核苷酸,后者由戊糖(在 DNA 中为脱氧核糖,在 RNA 中为核糖)、碱基[DNA 中包含腺嘌呤(A)、鸟嘌呤(G)、胸腺嘧啶(T)和胞嘧啶(C),RNA 中尿嘧啶(U)取代胸腺嘧啶(T)]和磷酸组成。

1953 年 Watson 和 Crick 提出 DNA 的双螺旋结构模型,即 DNA 分子由方向相反的两条多核苷酸链组成,共同围绕一个空心轴绕成螺旋形空间结构;两条多核苷酸链的碱基在双螺旋的内侧,通过氢键形成互补碱基对(A=T,C≡G)。

4 种碱基在 DNA 分子上的不同排列顺序即代表着各种遗传信息,决定着翻译氨基酸的种类及排列顺序。遗传密码是指 mRNA 分子上每 3 个相邻的核苷酸组成的三联体,决定着蛋白质中的氨基酸排列顺序,进而决定蛋白质的化学构成、生物学功能以及蛋白质合成的起始和终止。每 3 个碱基可以构成一个密码子,4 种碱基有 64 种排列组合,足够 20 种氨基酸所需要的密码。大多数氨基酸有 2 种以上的密码,称为兼并密码。UAA、UAG和 UGA 不编码任何氨基酸,称为终止密码子。AUG 既是蛋氨酸(甲硫氨酸)的密码,又是翻译起始信号。

5.1.2 遗传信息的传递

(1) DNA 的复制

即 DNA 合成过程,通过复制把储存的遗传信息随着细胞的分裂传递给子细胞。DNA 复制过程中,以脱氧三磷酸腺苷(dATP、dCTP、dGTP 和 dTTP)为原料,DNA 双链被解旋酶分成两条单链,分别作为模板,在 DNA 聚合酶催化下合成互补的新链,形成两个 DNA 双链。每个子代 DNA 的两条单链一条来自亲代 DNA,另一条是新合成的,因此,这种复制方式称为半保留复制。

(2) 细胞分裂

细胞的增殖和分裂是生命的基本特征之一。通过细胞增殖和分裂不仅可使细胞数目增加,而且使子细胞获得和母细胞相同的遗传物质。真核生物的增殖方式主要有 3 种,即无丝分裂、有丝分裂和减数分裂;高等生物中,有丝分裂是体细胞增殖的主要方式,生殖细胞分裂为减数分裂。

5.1.3 基因的表达

基因是指 DNA 分子上具有遗传信息的 DNA 片段,编码蛋白质或 RNA 分子,是控制生物性状的基本单位和遗传的物质基础。典型的人类基因具有由外显子和内含子组成的复杂结构,外显子是编码序列,被非编码的内含子隔开。此外,基因还含有启动子和其他调节序列,也对基因功能和活性起着重要作用。

基因表达指 DNA 序列所包含的遗传信息经过转录和翻译,实现信息传递和指导蛋白质合成。基因表达呈共线性,即 DNA 的线性核苷酸的序列转录为 RNA 的线性核苷酸序列,RNA 三联体密码子转译成特定多肽的线性氨基酸序列。这种 DNA－

RNA-蛋白质的信息传递原则称为中心法则。

(1) 转录

是指以 DNA 双链中的一条链为模板互补合成 RNA 单链的过程,实现遗传信息从 DNA 向 RNA 的转移。

(2) 翻译

是指 mRNA 指导特定蛋白质合成的过程。成熟的 mRNA 从细胞核内进入细胞质,在 tRNA 及核糖体作用下进行翻译。真核生物中,初始翻译产物需要进一步加工修饰才能成为有生物活性的蛋白质,主要包括信号肽切除、某些氨基酸羟化和磷酸化等简单化学修饰或肽链上加不同的糖基团或脂基团。

5.1.4 基因的突变

基因突变是指在紫外线、电离辐射、化学物质、毒素和病毒等各种诱发因素作用下,DNA 分子发生可遗传的变异,包括碱基对的替换、缺失或增加。

(1) 碱基替换

是指一个碱基被另一个不同的碱基所替换,为 DNA 分子中单个碱基的改变,即点突变。同种碱基之间的替换称为转换,即嘌呤变为嘌呤或嘧啶变为嘧啶;不同种类碱基之间的替换称为颠换,即嘌呤变为嘧啶或嘧啶变为嘌呤。碱基替换可产生3种不同的效应,包括同义突变、错义突变和无义突变。

1) 同义突变

是指碱基替换后一个密码子变成另一个密码子,但所编码的氨基酸不变,不引起表现型的改变。

2) 错义突变

指碱基替换后形成新的密码子,导致所编码的氨基酸发生改变,可能影响基因产物的功能。

3) 无义突变

指碱基替换后,使一个编码氨基酸的密码子变成不编码任何氨基酸的终止密码子 UAA、UAG 或 UGA,使多肽链的合成提前终止。

(2) 碱基插入或缺失

1) 插入

是指在 DNA 编码顺序中插入一个或几个碱基,导致插入点下游的 DNA 编码框架全部发生

改变,结果在翻译水平上引起多肽链的氨基酸顺序和种类的改变。

2) 缺失

是指在 DNA 编码序列中丢失一个或几个碱基对,导致缺失点下游的 DNA 编码框架全部发生改变。

3) 动态突变

是指 DNA 分子中一些短串联重复序列在每次减数分裂或体细胞有丝分裂过程中拷贝数明显增加,导致某些遗传疾病的发生。拷贝数增加的重复序列不稳定地传递给下一代,往往倾向于增加几个拷贝数。

5.2 遗传性皮肤病的类型及其特征

根据疾病发生中遗传因素和环境因素所起作用的大小,可以把皮肤病分为以下几大类:① 遗传因素起主要作用的皮肤病:这类疾病的发病主要由遗传因素所致,例如各类染色体缺陷引起的皮肤病和单基因遗传性皮肤病。② 遗传因素和环境因素共同起重要作用的皮肤病:通常将这类疾病称为复杂疾病或多因子病,如银屑病、白癜风等。③ 环境因素起主要作用的皮肤病:这类疾病的发病主要由环境因素所致,遗传因素的作用微乎其微,例如物理性皮肤病和感染性皮肤病等。遗传性皮肤病通常存在上下代之间垂直传递和家族聚集发病现象,包括单基因遗传病、多基因遗传病、染色体病、线粒体遗传病、体细胞遗传病和基因组印迹。

5.2.1 单基因遗传性皮肤病

单基因遗传性皮肤病指由单个基因突变引起的遗传性皮肤疾患。遗传方式包括常染色体显性遗传(autosomal dominant inheritance, AD)、常染色体隐性遗传(autosomal recessive inheritance, AR)和性连锁遗传(sex-linked inheritance)。同一疾病可有不同的遗传方式。

(1) AD

指致病基因位于某一对常染色体上,且只要在这对染色体的等位基因座有一个突变基因,个

体就会发病或表现某种性状。

1）完全型显性遗传

这是 AD 的典型方式，即纯合子和杂合子临床表现型相同（如雀斑）。该遗传模式有如下特点：① 患者的双亲之一必定是患者；② 患者在同胞中的比例约为 1/2，而且男女发病的机会均等；③ 连续传递现象，即连续几代都可以看到患者；④ 双亲无病时，子女一般都正常，除非是新突变形成的显性致病基因。根据上述特点，临床上可对这种遗传病作发病风险估计，如夫妇双方中有一人患病（杂合子），那么子女患病的可能性为 1/2；两个患者（均为杂合子）婚配，则子女患病的可能性为 3/4。

2）不完全型显性遗传

在一些 AD 病中，杂合子与纯合子的临床表现型存在明显差异，纯合子表现为重症，而杂合子表现为轻症。

3）不规则型显性遗传

杂合子的显性致病基因未有表达，不表现出相应的性状或临床表现型，因此在系谱中可以出现隔代遗传的现象（如家族性良性慢性天疱疮）。

4）共显性遗传

一些常染色体上的等位基因彼此之间没有显性和隐性的区别，在杂合状态时，两种基因的作用都得以表现，分别独立地产生相应的基因产物（如人类的 ABO 血型）。

（2）AR

由于致病基因为隐性基因，所以只有隐性纯合子才发病，而杂合子不发病，但可将致病基因遗传给后代。这种表现型正常而带有致病基因的杂合子称为携带者。该遗传模式的特点为：① 患者的双亲一般都不患病，但是致病基因的携带者；② 在患者的同胞中，患者数量约占 1/4，而且男女发病的机会均等；③ 无家族中连续传递现象，多为散发；④ 近亲婚配者其后代发病风险比非近亲婚配者要高。由于致病基因频率较低，临床上所见到的隐性遗传病患者大多是两个携带者婚配后所生子女。

（3）性连锁遗传病

是由于控制某些性状或遗传病的基因位于 X 或 Y 染色体上，这些性状或疾病的传递常与性别有关。根据致病基因的位置及显性/隐性的不同，又可分为 X 连锁显性遗传、X 连锁隐性遗传和 Y 连锁遗传。

1）X 连锁显性遗传

决定某些性状或疾病的基因位于 X 染色体上，并且此基因对其相应的等位基因来说是显性的（如色素失禁症）。由于男性只有一条 X 染色体，其 X 染色体上的基因在 Y 染色体上缺少与之对应的等位基因，故称为半合子。其遗传特点为：① 人群中女性患者比男性患者约多 1 倍，前者病情常较轻；② 患者的双亲中必有一名是患者；③ 男性患者的儿子全部正常，女儿全部为患者；④ 女性患者（杂合子）的子女中各有一半的可能性为该病患者；⑤ 有连续传递现象。

2）X 连锁隐性遗传

决定某种性状或遗传病的基因位于 X 染色体上，且为隐性基因。由于女性有两条 X 染色体，因此只有纯合子才发病；而男性只有一条 X 染色体，尽管致病基因是隐性的，由于没有相应的等位基因，因此也会发病（如无汗性外胚叶发育不良）。其遗传特点为：① 人群中患者多为男性，女性患者很少见；② 双亲无发病时，儿子可能发病，女儿则不会发病；儿子如果发病，母亲肯定是一个携带者，女儿也有 1/2 的可能性为携带者；③ 男性患者的兄弟、外祖父、舅父、姨表兄弟、外甥、外孙等也有可能是患者；④ 如果女性是患者，其父亲一定也是患者，母亲一定是携带者。

3）Y 连锁遗传

决定某遗传性状或遗传病的基因位于 Y 染色体上。Y 连锁遗传的传递规律比较单一，具有 Y 连锁基因者均为男性，这些基因将随 Y 染色体传递，父传子，子再传孙，女性中既不会出现相应的遗传性状或疾病，也不会传递有关基因，因此称为全男性遗传（如外耳道多毛症）。

5.2.2 多基因遗传病

一些常见皮肤病病因复杂，遗传因素和环境因素共同作用促成疾病的发生，称为多基因病，又称复杂疾病或多因子病。这类疾病的发生有一定的遗传基础，常常表现出家族聚集倾向，但系谱又不符合典型的常染色体显性、隐性或性连锁遗传模式,同胞中的患病率只有 1% ~ 10%。研究表明,这些疾病的发生不只决定于一对等位基因,而是由两对或两对以上的等位基因所决定;每对基因彼此之间没有显性与隐性的区分,而是共显性;同时受到微效基因和环境因素的共同影响。这种性状的遗传模式称多基因遗传(如银屑病、白癜风等)。

(1) 有关多基因遗传的重要概念

1) 易患性与发病阈值

在多基因遗传病中,若干作用微小但有累积效应的致病基因构成个体患某种病的遗传基础。这种由遗传因素决定个体患病的风险称为易感性,而由遗传因素和环境因素共同作用并决定个体是否易患某种遗传病的可能性则称为易患性,如同多基因遗传性状一样,易患性的变异在人群中的分布也呈正态分布。当遗传因素与环境因素使某一个体的易患性高达一定水平,即达到一个限度时就可能发病,这种由易患性决定的多基因病发病的最低限度称为阈值。多基因遗传病属于阈值性状,在一定环境条件下,阈值标志着患病所必需的、最少的有关基因的数量。

2) 遗传度

在多基因遗传病中,易患性的高低受遗传因素和环境因素的双重影响。其中遗传因素即致病基因在决定该疾病发病中所起作用的大小称为遗传度,一般用百分率(%)表示,遗传度愈大,表明遗传因素对病因的贡献愈大。如果一种疾病其易患性变异或发病全由遗传因素所决定,其遗传度为100%,此情况是非常少见的;遗传度高的疾病(可高达 70% ~ 80%),表明遗传因素在决定易患性变异或发病上有重要作用,而环境因素作用较少。

(2) 多基因遗传病的家系特点

主要表现为以下几方面:① 多基因遗传病因有一定遗传基础,所以发病分布表现为家族聚集倾向,但同胞中的发病率仅为 1% ~ 10%;② 随亲缘关系级别的降低,发病率也相应降低;③ 近亲婚配,子女的发病风险增高;④ 当一对正常夫妇生出两个多基因遗传病的患儿后,表明他们携带着更多的易感基因,故再生子女的发病风险增高;⑤ 多个微效基因的累积效应也表现在病情的严重程度上;⑥ 当一种多基因遗传病的发病率有性别差异

时,发病率低的性别,其一级亲属的复发风险较另一性别患者的一级亲属复发风险要高。

5.2.3 染色体病

染色体病又称为染色体畸变,是指染色体发生数量或结构上的改变,包括整个染色体组的成倍增加(二倍体除外)、个别染色体整条或某个区段的增减以及结构的改变,如 Down 综合征。

5.2.4 线粒体遗传病

线粒体 DNA 是细胞核外唯一存在的 DNA,其基因组可编码 tRNA、rRNA 及一些功能蛋白质,如电子传递链酶复合体中的亚基,这些均参与维持线粒体系统的功能。线粒体 DNA 的基因突变可引起线粒体遗传病。由于精卵结合后的合子或精卵中的线粒体几乎全来自卵细胞,所以线粒体遗传往往表现为母系遗传(如神经性肌无力)。

5.2.5 体细胞遗传病

肿瘤起因于遗传物质的突变。癌家族可有家族性肿瘤遗传易感性,但体细胞肿瘤具有克隆性,其形成必以体细胞遗传物质突变为直接原因,故各类肿瘤属于体细胞遗传病。

5.2.6 基因组印迹

基因组印迹是新发现的遗传现象,不同于经典的孟德尔遗传,其遗传特征是一些来自双亲同源染色体或等位基因在功能上存在差异,即控制某一性状或疾病的基因可能因不同的亲源传递而有不同的表现型(如部分肿瘤)。

5.3 鉴定遗传性皮肤病致病基因的研究策略

遗传性皮肤病致病基因研究策略主要包括定位克隆(包括全基因组连锁分析)、全基因组关联分析和全基因组外显子测序。

5.3.1 定位克隆(positional cloning)

遗传分析的灵魂是:有表现型(包括遗传性状

和疾病)就可以肯定在基因组中存在相应基因;以"基因在基因组中必有其位置"而相信能将其定位;以"两个基因座之间的关系,远则重组率高,近则重组率低或不重组"的原理进行连锁分析,可得到两个基因座之间的遗传距离。定位克隆是伴随"人类基因组计划"而发展起来的基因克隆新策略。定位克隆的起点是定位,即建立表现型与基因组中某一区域之间的联系,然后根据这一位置信息,应用物理图的物理标记将经典遗传学信息转变为"物理标记"所代表的明确的基因组区域,再以相关区域的"邻接克隆群"或建立更为可靠精细的局部邻接克隆群来筛选可表达的结构基因,即建立该区域的转录图,然后比较患者与正常人中这些结构基因的区别以确定与疾病相关的改变,最后确定疾病相关的基因。以下为定位克隆的一般步骤。

(1) 遗传流行病学调查

1) 双生子研究

双生子分析是分析在疾病发生中遗传因素与环境因素作用大小的有效方法之一,可以通过比较双生子在相似或不同环境中成长起来的同卵双生子及异卵双生子某一疾病或性状发生的一致性,来判断遗传与环境因素的作用。

2) 家族聚集性分析

一种疾病存在家族聚集性现象,除与遗传有关外,也可能系由于家族(家庭)成员暴露于共同的环境因素所致;也可能与教养传递有关,即与发病有关的行为生活方式等通过学习或模仿,由上代延续至下一代。家族聚集性分析为某病与遗传有关的可能性提供重要信息。

3) 相对风险研究

得出有家族史的病例与散发个体发病风险的比值,该值的大小直接影响到相关基因克隆的难易程度。

4) 系谱分析

系谱分析是初步了解某种疾病遗传方式的常用方法。通过系谱分析可初步判断某病为单基因遗传病还是多基因遗传病。如果是单基因遗传病,可判断是常染色体显性遗传还是常染色体隐性遗传或性连锁遗传病。

5) 分离分析研究

现多用 Bonney 等提出的 logistic 回归模型,可以将遗传因素和环境因素共同进行研究,把资料按照不同的类型进行拟合,与一般模型进行比较,结果如符合非传递模型或单纯环境模型,则可能遗传因素的作用较小;若符合主基因模型、显性、隐性或共显性模型,则可进一步得到遗传模式。

(2) 疾病致病基因的定位研究

1) 定位克隆技术

即利用覆盖在染色体上的遗传多态标记对 23 对染色体进行全基因组扫描和连锁分析,将易感基因锁定在染色体上某一特定区段内。比较常用的是微卫星 DNA 标记,它是数量可变的串联重复序列,一般为二核苷酸重复,长度由重复单位的拷贝数决定,在人群中有高度多态性和杂合度,遍及整个基因组,数量多,遵循孟德尔共显性遗传规律,易用聚合酶链反应扩增,对全基因组扫描具有不可比拟的优越性;然而其定位的区域通常较宽,往往难以达到基因克隆的要求;为了使后续的基因克隆变得易行,必须利用更为密集的遗传标记(如 SNP)和更新的遗传分析方法进行精细定位。

2) 连锁分析方法

现在最常用的是 Morton 的优势对数计分(Lods)法,Lod 值代表两位点连锁的概率与不呈连锁的概率比的对数值。连锁分析常用的是传统的参数的 Lods 法和非参数的受累同胞对(ASP)分析和家系成员(APM)分析以及在其基础上发展起来的其他方法。

基于家系的连锁分析,称为家系连锁分析,Lods 方法在家系连锁分析中比较常用。家系连锁分析法是以两代或两代以上的家系材料为基础,观察标记位点与疾病致病基因位点在家系内是否共传递,并计算出遗传距离及连锁程度。当 Lod 值>3 肯定连锁,<-2 否定连锁,介于 1 与-2 之间则需增加家系材料。该法优点在于对连锁的判断能力强,能确定连锁程度,适于孟德尔遗传、外显率高、纯一的单基因突变疾病分析。缺点是需要完整的系谱材料,结果受遗传模型设定的影响,对遗传参数如基因频率、基因传递率、外显率及表现型模拟率等依赖较大,故对一些复杂多基因疾病

进行家系连锁分析很难获得满意结果。

除了家系连锁分析法之外,另外比较重要的是等位基因共占法。它是基于观察受累同胞或家系成员间标记位点等位基因的共占情况,即来源于同一祖先的致病基因由受累的亲属共占的概率大于随机分布的概率,包括受累同胞对(ASP)分析及家系成员(APM)分析。在 ASP 中,当标记位点与疾病无连锁时,双亲的标记位点等位基因随机分配给子代;若存在连锁,则受累同胞间共有等位基因概率将高于连锁时的预期值。APM 是 ASP 方法的延伸,它是通过观察家系内所有患病成员标记位点等位基因的共有情况,来提高每个家系的信息量。

连锁分析结果只能确定基因组内 20～30 cM 的区域,为了将一个易感区域定位到基因组较小区域,通常还需基于连锁不平衡进一步精细定位。连锁分析对寻找由单基因控制的简单遗传性状如孟德尔遗传性状基因非常有效。然而,复杂疾病遗传的高度多态性的特征使疾病相关基因很难在一般群体内进行定位研究;过去几十年只有少数疾病易感基因的范围被缩小到染色体某个区段,很多定位的基因座仅仅是统计学结果。事实上基因与疾病的相关性在一些群体中出现,却在另外的群体中消失,这可能要把原因归结于基因座或者等位基因水平的遗传异质性、群体的样本量不是足够大、统计学方法的不完善等。

连锁不平衡(linkage disequilibrium):在某一群体中,不同基因座的两个等位基因出现在同一条单倍型上(共传递)实际的频率与预期出现的随机频率存在明显的差异,称为连锁不平衡。如果一个群体在初始状态下连锁不平衡($\delta_0 \neq 0$),在随机婚配条件下,在 n 代以后,有 $\delta_n = (1-\theta)^n \delta_0$,因此连锁不平衡状态随着代数增加逐渐演变为平衡状态。当连锁很弱、即重组率 θ 很大(接近 1/2)时,连锁不平衡参数将随着代数的增加而迅速减小;如果两个基因座紧密连锁,重组率 θ 很小(接近 0),则不平衡状态将持续很多代。连锁分析考察重组,因此考察连锁必须有家庭数据,而等位基因关联性(或连锁不平衡性)可以由一般的群体数据观察到,有的连锁不平衡现象可能是因为群体混杂造成的,但过大的连锁不平衡通常被视为紧密连锁的证据。传统的连锁分析的结果通常是将基因定位在较大(例如～30 cM)的基因组区域,而连锁不平衡被视为一种精细定位的方法。Ott(1999)指出,对于那些远系繁殖的大群体,连锁不平衡通常只能延伸到 0.3 cM。

3) 关联分析方法

在疾病研究中,关联分析是确定与表现型变化相关的遗传变异的常用方法。关联分析与连锁分析最大的区别是不考虑家族遗传的方式,它在本质上属于病例-对照研究的范畴。它是比较无血缘关系的患病与非患病个体某一基因的等位基因出现频率的差异——若某一等位基因在患病个体中频率较高,则该基因与疾病关联,以期望通过对照组和病例组之间的基因型差异而发现致病原因,确定与疾病关联的基因。在多基因疾病研究中关联分析比连锁分析略胜一筹,前者在分析多基因疾病的微效作用基因时具有更强的统计分析能力。

A. 群体关联分析

传统的病例-对照研究是基于群体而非家系的疾病关联分析,通过随机选择病例和对照,然后比较其在标记等位基因和基因型频率上的差异来说明位点与疾病的关联性。其缺点是:阳性结果可能由混杂因素造成,如不同分层人群(stratified populations)混杂在一起造成的虚假联系。为了克服不同分层人群混杂的影响,相应产生基于家庭的病例-对照研究方法。群体关联分析法主要是基于人群的关联分析原理,是在一定人群中设置患者组和对照组,在可能的候选致病基因附近选择遗传标记,通过观察标记位点与致病基因位点间存在连锁不平衡现象,得到某一遗传标记和引起疾病基因关联的相对危险度,又称连锁不平衡定位(LDM)法。显然,标记位点与致病基因越近、突变率越低、杂合度越高,则用标记检测致病基因位点的概率越高。LDM 法适合在人口流动极小、相对同源的人群如隔离群体中进行。该类人群遗传背景及环境相近,但患者间亲缘关系远,故其连锁不平衡作用大,此时定位基因所需遗传标记及研究的患者数较一般人群相关性分析少。

其优点有：① 无亲缘关系患者样本容易随机采集，并完全符合群体中疾病的临床谱；② 为非参数分析；③ 检出力高于家系连锁分析；④ 可提示相关位点或基因的传递方式及效应性质，并可由亚组分析发现疾病的遗传异质性。但关联分析亦有缺点：在种群组成差异的两组间，会因群体分层现象造成标记位点等位基因频率及易感基因频率的差异而导致假阳性结果。对此，一些新的研究方法如患者家系对照者分析、单倍型相对风险率分析、基因组对照以及备受推崇的家系传递连锁不平衡检验（TDT）得以应用。

B. 单倍型相对风险分析（haplotype relative risk，HRR）

单倍型相对风险分析是基于家系的病例-对照研究方法。例如：假定在一个标记基因座上有两个等位基因，假设确定 n 个患病的子女，他们分别来自 n 个不同的家庭。在这 n 个家庭中，父母将有 $4n$ 个标记基因，其中 $2n$ 个传递给了下一代，构成病例组（受累传递组）个体的基因型；另外 $2n$ 个没有传递，作为对照组（未传递组）虚拟个体的基因型。通过传统的病例-对照研究，比较传递组与未传递组的标记等位基因和基因型频率是否有差异。

C. 传递不平衡检验（transmission disequilibrium tests，TDT）

TDT 法是在家系内进行相关分析，观察双亲（至少一个为杂合子）是否有某种等位基因传递给患者的频率明显增高而呈现连锁不平衡。TDT 检测可同时对候选基因进行关联分析和连锁分析，并且结果不受群体分层影响。TDT 还可用于全基因组连锁研究，与传统的连锁分析相比，在全基因组连锁分析中，TDT 要求相邻的基因间存在连锁不平衡，且遗传标记的分布要密集得多。既然 TDT 依赖群体连锁不平衡并可同时检测连锁与关联，那么显著性结果便能有力促进对带有功能突变的基因进行精细定位。因此，TDT 特别适合于检测已确定有关联或连锁的候选基因或表现出关联或连锁的候选基因组区域。

（3）定位区域内致病基因搜寻

定位克隆的后一步是"克隆"，即鉴定出已经定位的致病基因或易感基因。如果已知基因在靶组织中表达且功能与疾病发生有一定关系，即可将其确定为候选基因，对其进行突变分析，找出正常人和患者之间的序列差异，然后用功能分析证实这个突变是否是致病性突变。

1）功能克隆策略（functional cloning）

是利用疾病已知的遗传损伤而引起的生化功能如蛋白质基酸缺陷的信息进行基因定位，进而克隆该致病基因。以进行的基因克隆大都是预先测知疾病基因的编码蛋白质，利用其 mRNA 反转录成 cDNA，再用 cDNA 作探针，从人基因组中"钓"出基因。然而，绝大多数遗传病的基因产物不明，就无法用功能克隆策略进行基因克隆。

2）候选克隆策略

目前，人们对疾病易感基因主要是采取候选基因的病例-对照分析，而候选基因主要是从 3 个方面获得：代谢通路基因、连锁获得的候选区域内基因以及表达差异分析获得的基因。由于连锁分析和定位克隆方法在多基因疾病基因的定位方面的不足，例如许多中等或微弱效力的疾病基因，连锁信号很低，通过家系连锁分析很难将其定位，因此研究者开始探寻其他的路径来确定多基因疾病的相关基因。关联分析中所采用的候选基因策略就是在寻找疾病和特异基因变异之间是否具有统计学关联意义的一种方法。

3）联合研究策略

前述几种策略是利用遗传学手段确定疾病基因的主要策略。在实际的应用中，每种策略都各具优缺点：如功能克隆依赖于明显的功能线索，但可以较快地找到与疾病有关的基因；定位克隆则依赖于家系和疾病的群体样本，即使对基因功能和生化产物的了解较少，也可以找到与疾病相关的基因，但周期较长；候选克隆策略是建立在人们对功能候选基因及其变异的预测能力的基础上，但是一些真正的致病基因往往是人类现有的知识还不足以完全做出预测的，因此基于假说的候选基因策略可能并不如定位克隆策略容易产生预期的结果。这些方法单独应用，均有其优缺点，然而在寻找复杂性状基因的研究中它们却可优势互补。如果能将这些不同的方法有机地结合起来，将有助于解决在复杂性状与疾病基因的定位和鉴定研究中所面临的难题。

(4) 基因鉴定

人类基因组计划所提供的全基因组物理图、部分区域的转录图与序列图已使定位克隆的一部分工作简化到前所未有的程度,只要把遗传学信息转化为物理信息,便可以构建基因组片段重叠群,然后再逐一验证每个克隆。其中主要是编码序列的筛选,该工作可分为两步:

首先,在基因数据库 UDB 中找到候选区域的整合图以便发现该区域的已知基因,以及这些基因在靶组织中的表达情况。如果已知基因在靶组织中表达且功能与疾病发生有一定关系,即可将其确定为候选基因。

其次,如果排除已知候选基因为致病基因,那么则在候选区域中筛选编码序列,确定新的候选基因。这里有很多方法,如杂交筛选法、Northern 杂交法、种间同源序列杂交法、CpG 岛筛选法、外显子捕捉法、剪切位点筛选法和计算机分析。

(5) 基因突变检测

1) 基因突变和单核苷酸多态性

DNA 分子中碱基顺序决定其遗传信息,各种生物的细胞内基因都能保持相对的稳定性,这是因为细胞有许多结构都有利于维护基因的稳定性。但机体内外环境中有许多因子会对基因产生作用,使其产生损伤和变异,出现各种基因突变,突变基因可改变原有功能,导致原有遗传性状发生改变或出现新性状。一部分基因突变是有害的,可以导致各种遗传病甚至死亡,这部分人群会在自然选择过程中被逐步淘汰;也有部分突变是有益的,这部分突变随着时间的推移,会在人群中达到一个固定的基因频率;还有一部分突变是中性的,对表现型无影响。

2) 突变分析技术

突变分析技术按其研究对象主要分为两大类:一类是对未知突变进行分析,即确定某一未知基因与某遗传病的关系;另一类是对已知突变进行分析,即在临床上对致病基因已克隆的遗传病进行基因诊断与产前诊断。突变分析方法有直接测序、变性凝胶梯度电泳、单链构象多态性、裂解

片段长度多态性、蛋白截短检测、DNA 芯片技术、等位基因特异性扩增、引物延伸检测等。

5.3.2 全基因组关联分析(genome-wide association study,GWAS)

GWAS 利用高通量基因分型技术,分析数以万计的单核苷酸多态性(SNPs)以及这些 SNPs 与临床表现和可测性状的相关性,且不受与疾病有关的先验性假设的限制。但 GWAS 也存在一些问题,如大量的统计学检验后出现的前所未有的假阳性的可能性,从而需要更加严格的统计学显著性水平标准,并且需要对关联结果进行验证。关于非孟德尔遗传病,GWAS 较家系连锁分析更有意义。连锁分析中,家系收集费力,遗传模式涉及整个基因组的几百个标记,对复杂疾病研究的效力相对较小,主要因为复杂疾病是受多个基因影响,并且家系成员共享大段常染色体区域(通常包含上百个基因),因此在这些疾病中很难完全缩小连锁信号区域以确定一个易感基因。GWAS 吸取候选基因和家系连锁分析的经验教训,在国际 HapMap 计划提出的 SNP 变异体相互作用基础之上建立。

5.3.2.1 GWAS 使用的研究方案

目前使用最广的 GWAS 方案是病例-对照设计,即对感兴趣疾病的患者与非患者携带此病的等位基因频率进行比较。这些研究通常比其他研究方法简单且花费较少,特别适用于在短期内能收集足够的病例和对照的情况。这些设计也适用于大多数的假设,若不适合则会引起重大偏差和假关联,其中偏差主要涉及所选的病例没有代表性。这些病例均为来自临床的典型样本,因此可能不包括致命的、轻的或者不活动的未引起临床注意的病例;缺乏对比性的病例和对照,可能在与遗传风险因子和疾病表现相关某些重要方面存在不同。如果能很好地制定流行病学方案,病例-对照研究则可以得出有效的结论。

三人一组(trio)的设计包括患者自身及其父母。表现型的评估(受累严重程度的分类)仅仅根据受累的子女即患者病情得来,而基因分型则通过三人一组的所有成员共同得出。等位基因的频

率可通过杂合的父母传递至子女(患者)而得到。GWAS 的 trio 设计方案的重要挑战是其对基因分型误差的敏感性,该误差可能导致父母和子代间、尤其是稀有等位基因的传递比率的偏差,因此 trio 设计方案的基因分型质量控制标准要比其他方案更加严格。

队列研究涉及收集由遗传性变异决定的群体中的大量个体多方面基线信息,随后通过对这些个体进行观察以评估疾病的发病率。虽然队列研究比病例-对照研究花费和耗时更多,但其可涵盖比临床系统更具代表性的研究参与者,并且可全面囊括健康相关的个体特征及暴露因素,而这些都与遗传密切相关。鉴于以上原因,全基因组基因分型目前已将队列研究列入其中。许多全基因组关联性分析研究使用多阶段设计来减少假阳性结果,同时减少昂贵的全基因组扫描的数量,以保持检验功效。

5.3.2.2 GWAS 研究步骤

典型的全基因组关联研究首先在初期的病例和对照中进行,然后在第二或者第三组病例和对照样本中对少量具有相关性的 SNP 位点进行验证。一些研究开始针对大量的 SNP 位点,使用小样本量来减少假阴性结果的发生;还有一些研究一开始就运用更多的样本量,针对少量的相关的 SNP 位点。每个阶段最合适的研究样本量和 SNP 位点有待于进一步确定,但是仅对第一阶段 SNP 位点的小部分(<5%)进行验证将会限制发现的那些拥有较大效力的变异体。

GWAS 分为 4 个步骤:① 选择大量的具有典型症状的患病个体和合适的正常对照;② 提取 DNA,通过数据检查来确保高质量的基因分型;③ 运用统计学方法分析 SNP 和疾病/性状之间相关性;④ 在另外人群中验证或进行功能方面研究。

(1) 研究样本的选择

许多遗传学研究,无论是 GWAS 还是其他研究方法,主要选择那些更有遗传背景的病例,例如那些早发病例或者有许多亲属受累的患者。病例选择错误会明显削弱研究效力,造成研究结果偏倚,特别是大量的对照误分到病例组时。对于那些很难诊断的疑难疾病,保证病例选择的正确性(通过有创的检查或者影像学来诊断)可能比保证普遍性更重要。对照必须从选择病例的相同人群中抽出,应当都有患该病的环境因素,而且在研究中要被检测。如果是常见的皮肤病,如银屑病和白癜风,应该尽量确保对照真正无病。更值得关注的是假阴性危险性的发现,许多偏倚倾向于缩小关联观察值与零假设间的距离。不过运用较为方便的对照人群(如献血者),在检测环境暴露、社会文化因素对遗传潜在修饰方面和寻找相关性较弱的 SNP 方面也存在一定问题。

(2) GWAS 的基因分型和质量控制

全基因组关联分析依赖于每个染色体上相近 SNPs 间的典型的关联性,这些 SNPs 趋近于在一起遗传的概率要高于偶然事件。这种非随机的关联叫做连锁不平衡;处于高度连锁不平衡中的 SNPs 的等位基因几乎都是在一起遗传的,可以互为替代。在群体中他们相互关联通过 r 统计量测量,范围从 0(无关)到 1(完全相关)。

GWAS 研究不断鉴定出染色体区域多个关联性 SNP 点,并且依据染色体部分区域中的关联的 SNPs 的基因组位置将关联统计量显示出来。为了方便观察结果,通常将关联统计量显示成 P 值(由偶然事件引起的观察到的关联性的概率)的负对数($-\log 10$),因此 P=0.01 会被作图时在 y 轴上显示为 2,10^{-7} 将显示为 7。这些显示结果也通常描绘每对 SNP 间的 r^2 的值,大的 r^2 值的显示阴影较深。这些图可以用来检测包含与疾病关联的 SNPs 的连锁不平衡区域,并可以估计观察到的 SNP 关联性的独立性。

基因分型错误、特别是病例和对照在分型时发生差异是出现假阳性的一个重要原因,因此必须认真寻找并更正。应该针对每一样本和每一个 SNP 采取大量质量控制,避免样本混乱针对样本标志的检查并报道每一样本的 SNP 成功分型的最小成功率(通常为 80%~90%);一旦未达到这些阈值的样本被去除,剩下的样本中个别的 SNP 点将被进一步检测或过滤以避免可能的基因分型错误,包括:① SNP 点可被测出的样本比率(SNP 点比率,典型的>95%);② 较小的等位基因频率(通常>1%,稀有 SNP 点很难被可靠地检测);③严重违背 Hardy - Weinberg 平衡;④ 三人家系研究中的孟德尔遗传错误;⑤ 重复样本的一致率(典型的>99.5%)。对基因分型质量的附加检查应包括对基因分型聚类图表进行细致的肉眼检查以及通过对基因分型进行强度值的测定分析以保证最强关联不是基因分型中人为因素产生的假的结果。对最强关联的 SNP 进行基因分型验证也应该通过不同的方法进行。

(3) GWAS 结果的分析和描述

通过比较病例-对照中每个等位基因的频率,对每个 SNP 的 2 个等位基因进行相关性研究。因为一个个体带有每个常染色体 SNP 的 2 个拷贝,3 种可能存在的基因型中任何一种的频率也能够比较。累加模式中等位基因的每个拷贝被假定增加同样程度的危险性,尽管累加模式模型是最常见的,探索性的分析还是应对不同的遗传模式(显性、隐性或累加)进行分析。许多研究也计算人群归因危险度,通常根据在人群中某种疾病与一个给定的危险因子(在这里指遗传性变异)相关的比率来确定。这样的评估几乎总是比实际情况大,因为优势比过高评价人群归因危险度计算所需的相对危险度(尤其是常见疾病)、发表的报道中的优势比及等位基因频率具有宽的置信区间,以致那些按照超过特定统计显著性的阈值原则选择的数据趋近于向上偏移。这些夸大优势比的初期评估量常导致重复研究,而这些研究常常因缺少充分的样本量及功效以致无法重复相关性,因为检测越小的优势比就需要越大样本量。关联分析的复杂性是由 GWAS 研究中执行的多重检验所导致,如检验涉及 10 万至 100 多万 SNPs。在常规的 P<0.05 水平下,100 万个 SNPs 关联研究中将有 50 000 个 SNPs 与疾病相关,几乎所有都是假阳性和仅仅偶然因素所致的结果。减少假阳性率最常用的办法是 Bonferroni 校正,即 P 值除以检测的次数。一次 100 万个的 SNP 检测使用的阈值为 $P<0.05/10^6$,或 5×10^{-8},以鉴别不太可能由偶然因素导致的关联。但是这种校正被认为过于保守,因为它假定每个 SNP 与疾病独立关联,即使有些 SNPs 与疾病的相关是由于连锁不平衡造成的。

其他方法包括假阳性率或假的显著关联的估计(实际上是假的阳性关联)、假阳性报告的概率,或给定具有显著统计意义结果时无效假设成立的概率、整合了以疾病特征或特殊 SNP 点为根据关联的先验概率的 Bayes 因子的估计。迄今为止,在 GWAS 报告中 Bonferroni 校正已逐渐成为多重对比最常用的校正法。

(4) GWAS 结果的验证和功能研究

GWAS 中面临的重大挑战是从众多假阳性关联结果中分离出很少的真正的关联结果,一个重要的方法就是在独立的样本中验证结果。这通常作为一个独立的 GWAS 或者是一个多阶段设计的组成部分。最近报道验证研究的一致性标准,它包括相同或相近表现型和群体,并证明相同的 SNP 和等位基因的作用具有相似的效果和显著性(在相同的遗传模式和同一方向)。验证研究通常先跟初始研究相似,随后可能会扩展到相关的表现型、不同人群或不同的研究设计来优化和拓展初始研究结果并增强可信度。

遗传关联常常缺乏重复性,而且由于人群的分层、表现型的不同、选择偏倚和基因分型误差等其他因素从而导致其多样性。目前解决这些矛盾的最佳方法是利用大样本量来做进一步的验证研究,但这不适用于罕见疾病或独特人群。确定一个真正与疾病有关的 SNP 是寻找致病的遗传变异并开展治疗的关键一步,但也仅仅是第一步。关联研究实质上是确定一个与疾病相关的基因位置,但在基因功能方面提供的信息却很少,除非 SNPs 能预测基因表达或转录产物的作用才能认识其功能。至今关联分析所涉及的基因很少是先前怀疑与疾病相关的,有一些基因组区域至今没有已知基因。检测与相关 SNP 处于高度连锁不平衡的已知 SNPs,可能会找到有类似生物学效应,或者对周围适当区域测序可能会找到某一个罕见的变异,该变异能明显影响功能。组织样本或细胞系可以检验基因变异体的表达。其他功能研究包括在细胞或动物模型中的基因操作,如基因敲除或基因敲入。

5.3.2.3 GWAS 的局限性

假阳性结果、基因功能信息少、对罕见突变体和结构变异体的不敏感、需要大规模的样本量、由于病例-对照选择等造成的可能偏倚和基因分型误差等潜在因素严重限制了 GWAS 的发展。在GWAS 中，环境暴露和其他常见非遗传危险因素可获得的信息有限，很难发现遗传和环境间的交互作用或环境因素对遗传与疾病的关系的修饰作用。临床医生和研究人员应该能理解这些研究的独特性，并能为他们自己和他们的患者估计和解释 GWAS 的结果。

5.3.2.4 GWAS 的临床运用

GWAS 距离临床应用还有很远的距离，其可预见的最根本用途就是研究疾病起因和正常人健康发育相关性生物通路。随着治疗策略的快速发展，在不久的将来可能会出现一些早期的成果，就像老年性黄斑变性病中的补体激活抑制剂。虽然GWAS 的分析结果被应用于疾病危险度的筛查还有很多问题，如筛选增加许多已知危险因素（如年龄、肥胖、糖尿病家族史）、有效干预是否可行、明显得到改善的结果是否能证明关联分析的价值、获得的信息对患者及其他们的家庭是否造成严重的不良后果等，但是 GWAS 的初期成果已经促进人们努力去探索这些问题。

5.3.3 全基因组外显子测序(exome sequencing)

5.3.3.1 外显子测序的产生

随着新一代测序技术的迅速发展、测序费用降低和时间缩短，全基因组和全基因组外显子测序在大规模人群中的运用成为现实。由于全基因组测序的费用在短时间内很难降到与外显子测序相当的价格，在经费一定的情况下，全基因组外显子测序更适合大批量样本研究以获得高深度的测序数据。更重要的是，目前一致认为大部分功能变异都潜藏在外显子中，这是因为引起孟德尔疾病的突变主要位于基因内造成的。因此，全基因组外显子测序已成为现阶段基因测序工作的重心。

5.3.3.2 外显子测序的技术路线

外显子测序的技术路线主要包括目标区域序列的富集、DNA 测序、生物信息学统计等 3 个主要步骤。

(1) 目标区域序列的富集

传统的 Sanger 测序主要是利用 Uniplex PCR 和 Mutliplex PCR 方法富集目标区域序列，但其引物合成与 PCR 反应所需费用都很高，且实验周期长、人力资源耗费大。新一代测序需要对大量外显子进行测序，进而研究疾病相关区域并 SNP 验证；传统的方法不能满足这一要求，在此背景下，NimbleGen 公司和安捷伦相继开发出新的技术以解决这一重大问题，为全基因组外显子测序的广泛运用提供了平台。

(2) DNA 测序

最早的 DNA 测序技术是 1977 年 Sanger 的"双脱氧链末端终止法"和 Maxam 及 Gilbert 的"化学降解法"。新一代测序技术的原理是：在片段化的基因组 DNA 两侧连上接头，用不同的方法产生几百万个空间固定的 PCR 单克隆阵列，所有单克隆同时、独立地进行引物杂交和酶延伸反应，同时拍摄每个延伸所掺入的荧光标记信号来获取测序数据。新一代测序技术广泛运用于 de novo 测序、重测序、细菌基因组和比较基因组研究、小 RNA 测序、古生物学和古 DNA 研究领域以及环境基因组学和感染性疾病等研究领域。近期市面上出现很多新一代测序仪产品，例如美国 Illumina 公司和英国 Solexa technology 公司合作开发的 Illumina 测序仪、美国 Roche Applied Science 公司的 454 基因组测序仪等。

(3) 数据统计分析

不同的新一代测序仪都能产生大量的数据，但如何在如此庞大的数据中分析出有意义的内容对于新一代测序来说无疑是一个巨大的挑战。数据统计分析主要包括基本的数据分析（如图像的去噪、锐化、定位和偏移校正、依据光强度获得碱基）和生物信息分析（如检验靶区域的测序深度和覆盖度、比对序列、检测和注释 SNPs 和短小插入或缺失），这对于测序数据的深入发掘具有重要的意义。

5.3.3.3 外显子测序在孟德尔疾病/罕见综合征和复杂疾病中的运用

过去主要是通过定位克隆、物理作图和候选基因测序的方法研究孟德尔遗传疾病，但这些方法受到诸多因素的限制,如患者人数少、家系少或小、有意识地减少生育等。由于大多数孟德尔遗传疾病的变异主要在蛋白编码区域,另外剪接受体和供体位点富含功能突变也是研究的目标;大部分在编码区的稀有非同义变异一般认为是有害的,而在非编码区的突变多认为是中性的或对表现型的贡献很小。目前已有一些研究或结合定位研究的结果、运用全基因组外显子测序的方法研究孟德尔遗传疾病的成功案例,如 Freeman - Sheldon 综合征、米勒综合征、Schinzel - Giedion 综合征、Fowler 综合征、家族性 β 脂蛋白过少血症,等等。而在皮肤病领域,通过外显子测序结合前期的定位克隆研究发现逆向性痤疮的致病基因 NCSTN 成为一个成功范例。全基因组外显子测序能准确地找到孟德尔遗传疾病的致病基因,那么外显子测序同样也可用于研究常见疾病。早期主要运用传统的 Sanger 测序方法研究肿瘤患者的外显子以期发现新的体细胞突变;目前已有利用全基因族外显子测序的方法研究复杂疾病、如各种肿瘤(胰腺癌、乳腺癌和多形性恶性胶质瘤等)的案例。

5.3.3.4 外显子测序的局限性和展望

全基因组外显子测序也存在不足之处:① 该技术对结构变异与非编码区变异的研究具有局限性,而结构变异和非编码区变异也可能与疾病相关,可通过全基因组测序研究非编码区变异,同时进行基因组组装,同基因序列对比后发现一些结构变异,如 CNV、indels;此外还可以结合芯片研究检测 CNV。② 在目标区域的捕获时,存在捕获不均、捕获偏差等现象,可以通过增加测序深度,获得更多的序列信息进行统计分析,以尽可能地弥补这些偏差。③ 研究常见疾病的罕见突变时,需要庞大的样本量,也导致测序费用的升高。目前用于验证的基因分型的平台如 Sequenom、TaqMan 主要适用于研究常见变异,需要定制芯片或通过 Sanger 测序,但这些方法耗时且价格较昂贵;数据分析的方法仍然不够完善,难以从海量的数据中迅速发现具有重大价值的信息。尽管如此,由于外显子是与疾病及表现型相关的最具特征性的区域,并且迄今为止较难评价非编码区域对疾病的

影响,所以在全基因组测序费用居高不下的今天,全基因组外显子测序仍然不失为一个很好的选择。外显子测序为阐明疾病的发病机制提供新的线索,在疾病的基因诊断和致病基因的研究方面有广阔的前景;为以后的功能性研究奠定了理论基础,为进一步接近临床应用铺平了道路。

5.3.4 基因型与表现型的相关性研究

对基因型与表现型关联性的深入了解将更加有利于发病机制的研究及相关遗传咨询的开展。但随着研究的深入,发现了越来越复杂的表现型-基因型相关性,很少有绝对一致的相关性。现已发现毛囊角化病中同一致病基因 ATP2A2 的 140 多个突变位点,但还是缺乏基因型与表现型的相关一致性;而某些显性遗传性疾病如单纯型大疱性表皮松解症,突变的特异性位点也能预测疾病表现型,又支持某些疾病中,表现型与基因型之间存在着密切相关性。

(1) 基因多效性和遗传异质性

目前所知,平均每个致病基因有 1.4 个表现型,而遗传性皮肤病大约是 1.1 个。当同一基因发生不同突变时,可能引起不同临床表现,称为基因多效性,如桥粒斑蛋白 1 的基因发生纯合子无义突变时可引起扩张性心肌病和羊毛状鬈发。遗传异质性是指不同基因的突变产生相同的临床表现型,如交界性大疱性表皮松解症(JEB)中层粘连蛋白 5 的三聚体中任一个纯合子或杂合子突变均可产生相同表现型。

(2) mRNA 补救回复镶嵌现象

研究表明,部分遗传性皮肤病患者可自发地使遗传突变获得完全或部分的补救。营养不良型大疱性表皮松解症的致病基因,一个外显子可以包含无义或错义突变,且都可影响基因的表达,进而引起基因功能的缺失,只是此时不同的是该类突变所导致的是蛋白表达的缩短而不是完全缺失,从而产生比严重型隐性遗传的获得型大疱性表皮松解症表现型更轻微的临床表现。

(3) 孟德尔遗传的变异

除了经典的孟德尔遗传外,还存在其他的遗传变异。在所有的遗传性皮肤病中,多样的 EB 表

现型也许可以从分子水平上对孟德尔遗传的多样性做出最好的解释。单亲二倍体是指来源于父母一方的特异染色体的个体,此时一个特异染色体的两个拷贝可以是完全或局部相同。现已发现JEB 与局部等二聚体和双亲等二聚体有关。此时疾病发生率比父母双方都携带隐性基因者要低得多,这对遗传咨询非常重要。

5.3.5 动物模型在多基因疾病研究中的应用

人类作为多基因遗传病研究对象有着难以克服的困难。首先,由于人类世代较长,三代或三代以上的大家系很少;其次,由于人类遵循随机婚配的原则,近亲结婚受法律约束,这就影响来自不同家系资料的累加分析,加上环境因素对基因表达的影响,使多基因遗传病的病因学研究更加复杂。因此建立良好的疾病动物模型,设法寻找动物与人类相近的病理生理变化及控制这些变化的遗传学基础,是多基因疾病研究的理想途径。

(1) 转基因小鼠

将人的某种疾病基因经显微注射或转染 ES 细胞等实验方法导入到小鼠基因组并使之整合,建立特定的动物模型,可进行疾病基因功能和新药筛选研究。

(2) 基因敲除小鼠

人类基因组图谱完成后,世界各国的生物科学家们都把发现人类基因功能作为竞争的主要领域,而这一研究所必须掌握的手段就是基因敲除。由于人和老鼠的基因非常接近,因此当科学家怀疑人类基因图谱中的某一片段同某种疾病相关时,就将老鼠体内的这个基因去除掉并观察其表现型,如果小鼠出现毛发不生长的性状,那么被去除的基因可能就是决定毛发生长的基因或是对毛发生长产生某种影响的基因。

动物的正常生理依赖于体内不同类型细胞间的相互作用,后者通过细胞通讯和信号转导实现。由于一个基因功能的实现不仅会对细胞和整体产生作用,同时也会受到来自细胞内外的调控,因此在正常或病理状态下的整体动物中进行基因功能的评价和确证研究更为有效。通过对

胚胎细胞进行基因工程改造或基因转染所获得的转基因小鼠和基因敲除小鼠,为在整体水平上研究基因功能和药物作用靶点提供了极为有效的工具和模型。

5.3.6 复杂疾病中的交互作用

对于复杂疾病而言,多个基因除了独立作用以外,还可能存在基因与基因之间及基因与环境之间的交互作用。易感位点或易感基因之间的交互作用研究是一种非常有用的方法,糖尿病、哮喘、系统性红斑狼疮及肥胖症等复杂疾病正是通过交互作用研究而发现新的易感位点或易感基因,因此对于检测复杂疾病微效易感位点及易感基因具有重要的作用。

近年来各种研究交互作用的方法也日臻完善,其中降维(dimension reduction) 法和家系传递不平衡的 MDR-PDT 法备受青睐,该方法不仅克服传统的连锁分析及逐步回归模型检测交互作用的局限性,而且可对各种结构的家系资料进行单位点效应或多位点间交互作用的检验。目前用于复杂疾病的交互作用的方法主要有以下几种:① 采用家系内传递不平衡检验 TDT,分析各位点遗传标记与其他位点连锁家系的相关性。② 条件连锁分析,用一个位点连锁的证据评估与另一个位点的连锁关系,在 ASM1.0 软件指数模型通过计算权重 LOD 值来获得与另一位点的连锁参数值。③ H-E 多重回归模型和变异组成分析,用于检测疾病数量表现型的相关性。④ 降维法和家系传递不平衡分析法即 MDR-PDT,分别对易感基因内单位点效应或易感基因多位点间交互作用进行分析。⑤ 采用病例-父母亲对照设计,即以患者的双亲为对照,来检测与疾病发病有关的遗传标志或者与之存在连锁不平衡的等位基因,评价易感基因与环境之间的交互作用。

5.3.7 目前已定位或已确定致病基因的部分单基因遗传皮肤病

随着分子生物学技术的飞速发展,近年来已确定很多单基因遗传性皮肤病的染色体定位或致病基因,详见表 5-1。

表5-1 部分单基因遗传性皮肤病的染色体定位及其致病基因

疾 病 名 称	OMIM	染色体定位	致病基因	疾 病 名 称	OMIM	染色体定位	致病基因
Bart 综合征	132 000	3p21.31	COL7A1	X 连锁鱼鳞病	308 100	Xp22.32	STS
Kindler 综合征	173 650	20p12.3	KIND1	板层状鱼鳞病	242 300	14q12	TGM1
单纯性大疱性表皮松解症	131 800	12q13.13	KRT5	板层状鱼鳞病	601 277	2q35	ABCA12
单纯性大疱性表皮松解症	131 800	17q21.2	KRT14	表皮松解性掌跖角化症	144 200	17q21 ?	KRT9
伴发肌肉萎缩/幽门闭锁单纯性大疱性表皮松解症	226 670	8q24.3	PLEC1	播散性浅表性光化性汗孔角化症	175 900	12q24.11	MVK
伴发瘢痕和脱发的单纯性大疱性表皮松解症	617 294	3q27.1	KLHL24	大疱性先天性鱼鳞病样红皮病	113 800	12q13.13	KRT1
伴发幽门闭锁交界性大疱性表皮松解症	226 730	17q25.1	ITGB4	大疱性先天性鱼鳞病样红皮病	113 800	17q21.2	KRT10
伴发幽门闭锁交界性大疱性表皮松解症	226 730	2q31.1	ITGA6	非表皮松解性掌跖角化症	600 962	12q13.13	KRT1
交界性大疱性表皮松解症（Herlitz 型）	226 700	18q11.2	LAMA3	非表皮松解性掌跖角化症	600 962	17q21.2	KRT16
交界性大疱性表皮松解症（Herlitz 型）	226 700	1q32.2	LAMB3	非大疱性先天性鱼鳞病样红皮病	242 100	14q12	TGM1
交界性大疱性表皮松解症（Herlitz 型）	226 700	1q25.3	LAMC3	非大疱性先天性鱼鳞病样红皮病	242 100	17p13.1	ALOX12B
交界性大疱性表皮松解症（萎缩性良性型）	226 650	10q25.1	BPAG2	非大疱性先天性鱼鳞病样红皮病	242 100	17p13.1	ALOXE3
交界性大疱性表皮松解症（萎缩性良性型）	226 650	18q11.2	LAMA3	可变性红斑角化症	133 200	1p34.3	GJB3
交界性大疱性表皮松解症（萎缩性良性型）	226 500	1q32.2	LAMB3	可变性红斑角化症	133 200	1p34.3	GJB4
交界性大疱性表皮松解症（萎缩性良性型）	226 500	1q25.3	LAMC3	条纹状掌跖角化症	148 700	18q12.1	DSG1
交界性大疱性表皮松解症（萎缩性良性型）	226 500	17q25.1	ITGB4	条纹状掌跖角化症	148 700	6p24.3	DSP
营养不良性大疱性表皮松解症	131 750	3p21.31	COL7A1	先天性厚甲症 I 型	167 200	12q13.13	KRT6A
家族性良性慢性天疱疮	169 600	3q22.1	ATP2C1	先天性厚甲症 I 型	167 200	17q21.2	KRT16
Gaucher 病 I 型	230 800	1q22	GBA	先天性厚甲症 II 型	167 210	17q21.2	KRT17
Gaucher 病 II 型	230 900	1q22	GBA	先天性厚甲症 IV 型	615 728	12q13.13	KRT6B
Refsum 病	266 500	10p13	PHYH	寻常型鱼鳞病	146 700	1q21.3	FLG
Refsum 病	266 500	6q23.3	PEX7	疣状肢端角化症	101 900	12q24.11	ATP2A2
肠病性肢端皮炎	201 100	8q24.3	SLC39A4	Bamforth - Lazarus 综合征	241 850	9q22.33	FKHL15
家族性迟发型皮肤卟啉病	176 100	1p34.1	UROD	Bazex 综合征	301 845	Xq24~q27	BZX
家族性高甘油三酯血症	145 750	11q23.3	APOA5	Björnstad 综合征	262 000	2q35	BCS1L
家族性高甘油三酯血症	145 750	21q11.2	LIPI	Carvajal 综合征	305 676	6p24.3	DSP
家族性系统性淀粉样变	105 200	11q23.3	APOA1	Marie Unna 型少毛症	146 550	8p21	U2HR
家族性系统性淀粉样变	105 200	4q31.3	FGA	Menkes 综合征	309 400	Xq12-13	ATP7A
CHILD 综合征	308 050	Xq28	NSDHL	Naxos 综合征	601 214	17q21.2	JUP
Darier 病	124 200	12q24.11	ATP2A2	Netherton 综合征	256 500	5q32	SPINK5
Papillon - Lefevre 综合征	245 000	11q14.2	CTSC	Rothmund - Thomson 综合征	268 400	8q24.3	RECQL4
Siemens 大疱性鱼鳞病	146 800	12q13.13	KRT2A	T 细胞免疫缺陷、先天性秃发和甲营养不良	601 705	17q11~q12	WHN
Sjögren - Larson 综合征	270 200	17p11.2	ALDH3A2	Werner 综合征	277 700	8p12	RECQL2
Vohwinkel 综合征	124 500	13q12.11	GJB2	伴发丘疹性损害的先天性秃发(APL)	209 500	8p21.3	HR
				伴青少年斑状萎缩的少毛症	601 553	16q22.1	CDH3

（续表）

疾 病 名 称	OMIM	染色体定位	致病基因	疾 病 名 称	OMIM	染色体定位	致病基因
常染色体显性遗传性单纯性少毛症	605 389	18p11.22	APCDD1	鱼鳞病、白细胞空泡化、秃发、硬化性胆管炎	607 626	3q28	CLDN1
常染色体显性遗传性单纯性少毛症	605 389	13q12.2	RPL21	慢性皮肤黏膜念珠菌病/多发性内分泌病	240 300	21q22.3	AIRE
常染色体显性遗传性羊毛状发	194 300	12q13.13	KRT74	多囊卵巢综合征	184 700	19p13.2	PCOS1
常染色体隐性遗传性羊毛状发/少毛症Ⅰ型	278 150	13q14.2	LPAR6	ADULT 综合征	103 285	3q28	TP63
常染色体隐性遗传性羊毛状发/少毛症Ⅱ型	604 379	3q27.2	LIPH	Cockayne 综合征 A 型	216 400	5q12.1	ERCC8
点状软骨发育不良	302 960	Xp11.23	EBP	Cockayne 综合征 B 型	133 540	10q11.23	ERCC6
角膜炎－鱼鳞病－耳聋综合征	148 210	13q12.11	GJB2	Gardner 综合征	175 100	5q22.2	APC
局限性常染色体隐性遗传性单纯性少毛症Ⅰ型	607 903	18q12.1	DSG4	Gorlin 综合征	109 400	9q22.32	PTCH1
局限性常染色体隐性遗传性单纯性少毛症Ⅰ型	607 903	18q12.1	DSC3	Gorlin 综合征	605 462	1p34.1	PTCH2
局限性常染色体隐性遗传性单纯性少毛症Ⅱ型	604 379	3q27.2	LIPH	X 连锁慢性肉芽肿病	306 400	Xp21.1 ~ p11.4	CYBB
局限性常染色体隐性遗传性单纯性少毛症Ⅲ型	278 150	13q14.2	LPAR6	常染色体隐性遗传性慢性肉芽肿病	233 690	16q24.2	CYBA
毛发硫营养障碍综合征	601 675	19q13.32	XPD	常染色体隐性遗传性慢性肉芽肿病	233 700	7q11.23	NCF1
毛囊性鱼鳞病、秃发、畏光综合征	308 205	Xp22.12	MBTPS2	常染色体隐性遗传性慢性肉芽肿病	233 710	1q25.3	NCF2
念珠状发	158 000	12q13.13	KRT81	Wiskott – Aldrich 综合征	301 000	Xp11.23	WAS
念珠状发	158 000	12q13.13	KRT83	逆向性痤疮	142 690	1q23.2	NCSTN
念珠状发	158 000	12q13.13	KRT86	家族性寒冷性荨麻疹	120 100	1q44	CIAS1
软骨毛发发育不良	250 250	9p13.3	RMRP	心、面、皮肤综合征Ⅰ型	115 150	7q34	BRAF
少毛症、淋巴结病、毛细血管扩张综合征 lymphederma	607 823	20q13.33	SOX18	心、面、皮肤综合征Ⅱ型	615 278	12p12.1	KRAS
生长期头发松动综合征	600 628	12q13.13	KRT75	心、面、皮肤综合征Ⅲ型	615 279	15q22.31	MEK1
外胚叶发育不良、唇裂、腭裂综合征	225 060	11q23.3	PVRL1	心、面、皮肤综合征Ⅳ型	615 280	19p13.3	MEK2
外胚叶发育不良、皮肤脆性增加综合征	604 536	1q32.1	PKP1	疣状表皮发育不良	226 400	17q25.3	TMC6
外胚叶发育不良、缺指、唇裂综合征	604 292	3q28	TP63	疣状表皮发育不良	226 400	17q25.3	TMC8
外胚叶发育不良、缺指、肌肉萎缩综合征	225 280	16q22.1	CDH3	Carney 综合征Ⅰ型	160 980	17q24.2	PRKAR1A
维生素 D 依赖性佝偻病	277 440	12q13.11	VDR	Carney 综合征Ⅱ型	605 244	2p16	CNC2
无汗性外胚叶发育不良	305 100	Xq13.1	EDA	Carney 综合征变异型	608 837	17p13.1	MYH8
先天性普秃	203 655	8p21.3	HR	Chediak – Higashi 综合征	214 500	1q42.3	LYST
雄激素不敏感综合征	313 700	Xq12	AR	Dowling – Degos 病Ⅰ型	179 850	12q13.13	KRT5
眼、牙齿、肢端发育不良综合征	164 200	6q22.31	GJA1	Dowling – Degos 病Ⅱ型	615 327	20q11.21	POFUT1
遗传性头皮单纯性少毛症	146 520	6p21.33	CDSN	LEOPARD 综合征Ⅰ型	151 100	12q24.13	PTPN11
有汗性外胚叶发育不良	129 500	13q12.11	GJB6	LEOPARD 综合征Ⅱ型	611 554	3p25.2	RAF1
				McCune – Albright 综合征	174 800	20q13.32	GNAS
				Werner 综合征	277 700	8p12	RECQL2
				X 连锁先天性角化不良	305 000	Xq28	DKC1
				常染色体显性先天性角化不良	127 550	3q26.2	TERC
				常染色体隐性先天性角化不良Ⅰ型	224 230	15q14	NOLA3
				常染色体隐性先天性角化不良Ⅵ型	616 353	16p13.12	PARN

(续表)

疾 病 名 称	OMIM	染色体定位	致病基因	疾 病 名 称	OMIM	染色体定位	致病基因
斑驳病	172 800	4q12	KIT	Ehlers - Danlos 综合征Ⅰ型	130 000	9q34.3	COL5A1
斑驳病	172 800	8q11.21	SNAI2	Ehlers - Danlos 综合征Ⅰ型	130 000	2q32.2	COL5A2
黑棘皮病和 Crouzon 综合征	134 934	4p16.3	FGFR3	Ehlers - Danlos 综合征Ⅱ型	130 010	9q34.3	COL5A1
黑棘皮病和胰岛素抵抗综合征	147 670	19p13.2	INSR	Ehlers - Danlos 综合征Ⅱ型	130 010	2q32.2	COL5A2
色素失禁症	308 300	Xq28	IKBKG	Ehlers - Danlos 综合征Ⅲ型	130 020	2q32.2	COL3A1
血色病Ⅰ型	235 200	6p22.2	HFE	Ehlers - Danlos 综合征Ⅲ型	130 020	6p21.3	TNXB
血色病Ⅰ型	235 200	20p12.3	BMP2	Ehlers - Danlos 综合征Ⅳ型	130 050	2q32.2	COL3A1
血色病ⅡA型	602 390	1q21.1	HJV	Ehlers - Danlos 综合征ⅥA型	225 400	1p36.22	PLOD1
血色病ⅡB型	602 390	19q13.12	HAMP	Ehlers - Danlos 综合征ⅦA型	130 060	17q21.33	COL1A1
眼、皮肤白化病ⅠA型	203 100	11q14.3	TYR	Ehlers - Danlos 综合征ⅦB型	130 060	7q21.3	COL1A2
眼、皮肤白化病ⅠB型	606 952	11q14.3	TYR	常染色体显性遗传性皮肤松弛症Ⅰ型	123 700	7q11.23	ELN
眼、皮肤白化病Ⅲ型	203 290	9p23	TRYP1	常染色体显性遗传性皮肤松弛症Ⅱ型	614 434	14q32.12	FBLN5
眼、皮肤白化病Ⅱ型	203 200	15q12~q13	OCA2	常染色体显性遗传性皮肤松弛症Ⅲ型	616 603	10q24.1	ALDH18A1
眼、皮肤白化病Ⅱ型	203 200	16q24.3	MC1R	常染色体隐性遗传性皮肤松弛症ⅠA型	219 100	14q32.12	FBLN5
眼、皮肤白化病Ⅳ型	606 574	5p13.2	SLC45A2	弹性纤维假黄瘤	264 800	16p13.11	ABCC6
遗传性对称性色素异常症	127 400	1q21.3	ADAR	弹性纤维假黄瘤	264 800	16p12.3	XYLT1
着色性干皮病 A	278 700	9q22.33	XPA	弹性纤维假黄瘤	264 800	17q21.33	XYLT2
着色性干皮病 B	610 651	2q14.3	ERCC3	Birt - Hogg - Dube 综合征	135 150	17p11.2	FLCN
着色性干皮病 C	278 720	3p25.1	XPC	Cowden 综合征	158 350	10q23.31	PTEN
着色性干皮病 D	278 730	19q13.32	ERCC2	Peutz - Jegher 综合征	175 200	19p13.3	STK11
着色性干皮病 E	278 740	11p11.2	DDB2	Watson 综合征	193 520	17q11.2	NF1
着色性干皮病 F	278 760	16p13.12	ERCC4	多发性内分泌肿瘤Ⅰ型	131 100	11q13	MEN1
着色性干皮病 G	278 780	13q33.1	ERCC5	多发性内分泌肿瘤ⅡA型	171 400	10q11.21	RET
着色性干皮病 V	278 750	6p21.1	POLH	多发性内分泌肿瘤ⅡB型	162 300	10q11.21	RET
Fabry 病	301 500	Xq22.1	GLA	多发性脂囊瘤	184 500	17q21.2	KRT17
Noonan 综合征Ⅰ型	163 950	12q24.13	PTPN11	家族性圆柱瘤	132 700	16q12.1	CYLD
Noonan 综合征Ⅲ型	609 942	12p21.1	KRAS	结节性硬化症Ⅰ型	191 100	9q34.13	TSC1
共济失调、毛细血管扩张	208 900	11q22.3	ATM	结节性硬化症Ⅱ型	613 254	16p13.3	TSC2
遗传性出血性毛细血管扩张症Ⅰ型	187 300	9q34.11	ENG	结节性硬化症Ⅱ型	613 254	12q15	IFNG
遗传性出血性毛细血管扩张症Ⅱ型	600 376	12q13.13	ACVRL1	神经纤维瘤病Ⅰ型	162 200	17q11.2	NF1
遗传性血管神经性水肿	106 100	11q12.1	C1NH	神经纤维瘤病Ⅱ型	101 000	22q12.2	NF2
原发性红斑肢痛症	133 020	2q24.3	SCN9A				
Ehlers - Danlos 综合征Ⅰ型	130 000	17q21.33	COL1A1				

5.3.8 几种常见多基因遗传性皮肤病的易感基因研究

5.3.8.1 银屑病

迄今为止,国内外的研究小组应用基于连锁定位的方法,在全基因组范围内共发现10个银屑病易感基因位点,分别被 OMIM 命名为 PSORS1(6p)、PSORS2(17q)、PSORS3(4q)、PSORS4(1q)、PSORS5(3q)、PSORS6(19p)、PSORS7(1p)、SORS8(16q)、PSORS9(4q)和 PSORS10(18p)。除了 MHC 区域的 PSORS1 能被多数研究

证实外,其他位点很少得到重复及证实。为克服连锁分析和候选基因研究的不足,GWAS 在全世界范围内被广泛开展。自 2009 年起,中国和欧洲人群相继进行一系列银屑病 GWAS 的研究,共发现 65 个易感 SNPs 和 38 个易感基因。其中安徽医科大学研究团队利用高通量基因芯片技术,对中国汉族和维吾尔族人群共约 15 000 例样本进行银屑病易感基因 GWAS 研究,发现与银屑病密切相关的易感基因 LCE。LCE 基因编码表皮终末分化角质外膜蛋白,与银屑病角质形成细胞过度增生密切相关。该研究同时还有力地证实银屑病的易感基因 MHC 和 IL12B。在进一步开展的研究工作中,他们联合复旦大学以及美国密歇根大学、华盛顿大学和德国吉尔大学等国内外 27 家单位,分别对来自中国汉族和维吾尔族以及美国和德国等 6 个独立队列样本的 30 000 余份银屑病散发病例与对照及 254 个银屑病核心家系进行了易感基因研究,又发现银屑病 6 个新的易感基因 ERAP1、PTTG1、CSMD1、GJB2、SERPINB8 和 ZNF816A,并发现 ERAP1 和 ZNF816A 是 Ⅰ 型银屑病(发病年龄小于 40 岁)特异性易感基因。近期我国又联合欧洲、新加坡、瑞典等多家单位开展银屑病全基因组关联研究 meta 分析,初步证实中国与欧洲人群银屑病与 IL12B、IL13、LCE 及 TNIP1 关联存在一致性,而与 IL23R、IL23A、TNFAIP3 和 ZNF313 存在遗传异质性。

5.3.8.2　白癜风

中国汉族人寻常型白癜风全基因组连锁分析将最主要的易感基因位点定位于染色体 4q13~4q21,已被 OMIM 收录且命名为 AIS4。酪氨酸蛋白激酶家族基因 PDGFRA 及 KIT 基因突变是少数汉族白癜风患者的致病突变。利用候选基因方法,在染色体 22q12 区域成功发现 XBP1 是白癜风易感基因。XBP1 基因是一种重要的转录因子,与人类白细胞抗原 HLA-DR 的表达有关。通过对 3 个独立样本人群的关联分析发现位于启动子区域的遗传多态 rs2269577 等位基因 C 与白癜风发病显著相关;同时还发现该位点与人类白细胞抗原 HLA-DRB4 * 07 等位基因之间存在交互作用。

2010 年,我国利用 GWAS 方法发现 2 个涉及人类白细胞抗原 HLA 基因[6q27(RNASET2、FGFR1OP 和 CCR6 基因)和 ZMIZ1 基因]与白癜风发病易感性密切相关,在国际上首次从遗传学上揭示白癜风是一种自身免疫性疾病。

5.3.8.3　系统性红斑狼疮

2009 年,我国利用 GWAS 方法对 12 000 多例中国汉族红斑狼疮患者和健康对照样本进行研究,发现 5 个与汉族人群发病密切相关的易感基因 ETS1、IKZF1、RASGRP3、SLC15A4 和 TNIP1,并确定了 4 个新的易感位点。

5.3.8.4　特应性皮炎

易感基因研究中发现 13q12~q14、5q31~q33、20p、1q21、3q21、17q25 上的易感位点已被 OMIM 收录,其中 SPINK5、FceRI-b 和 PHF11 可能是特应性皮炎的易感基因。2011 年我国对近 2 万例特应性皮炎患者和健康对照进行了易感基因 GWAS 研究,在人类基因组 2 个区域内发现了与特应性皮炎发病密切相关的易感基因,即 5 号染色体区域的 TMEM232、SLC25A46 和 20 号染色体区域的 TNFRSF6B 和 ZGPAT。

5.3.8.5　麻风

2009 年,利用银屑病 GWAS 研究的成功经验,我国安徽医科大学研究团队与山东省医学科学院、新加坡基因组研究所等合作,利用 GWAS 方法发现麻风 6 个新的易感基因 CCDC122、C13orf31、NOD2、TNFSF15、HLA-DR 以及 RIPK2,发现 C13orf31、LRRK2、NOD2 和 RIPK2 为多菌型麻风特异性易感基因。

5.4　遗传性皮肤病的基因诊断与治疗

5.4.1　基因诊断

基因诊断技术具有针对性强、灵敏度高、方便快捷的特点,将在疾病预测、预防和个体化治疗中发挥重要的作用;但同时须关注基因诊断中的医学伦理和生物安全问题,并加强质量控制。

根据受检者的不同,从时间上可分为现症者诊断、症状前诊断和产前诊断、着床前诊断。产前基因诊断一般是取孕早期少量绒毛、孕中期的羊水、孕妇外周血中分离获取极少量的胎儿有核红细胞等方法进行基因诊断,后一种方法无创,但技术要求较高。

(1) 从DNA水平入手

可分为直接法与间接法。直接法包括各种PCR技术(如PCR结合特异性寡核苷酸探针斑点杂交、PCR结合单链DNA构想多态性、PCR结合异源双链分析法、PCR结合变性梯度凝胶电泳技术等)、Southern杂交、荧光原位杂交、化学错配裂解法和直接测序法等。直接法一般要求被检基因的正常分子结构及其突变类型均已确定,且突变与疾病的发生有直接的因果关系。

间接法指以临床诊断为依据,应用基因内或基因侧翼与致病基因紧密连锁的多态标记在家系内进行间接的染色体单体型分析,通过判断待诊者是否携带有致病的染色体单体型,从而进行间接的发病风险估计。间接法所用的多态标记包括限制性片段长度多态性、短串联重复序列及SNP。间接法适用于致病基因已定位但尚未克隆、或致病基因虽已克隆但基因太大、或突变类型太多且无突变热点的遗传病。

最近得到迅速发展的DNA芯片技术,利用大规模集成电路的手段控制固相合成成千上万个寡核苷酸探针,并把它们有规律地排列在硅片上,然后将所要研究的材料(DNA、RNA、cDNA)用荧光标记后在芯片上与探针杂交,再通过激光共聚焦显微镜对芯片进行扫描,扫描信号经计算机分析后,即可迅速得到所需信息。DNA芯片技术既可用于直接法又可用于间接法,代表基因诊断技术的新方向。

(2) 从转录及翻译水平入手

主要是检测发生改变的mRNA及其蛋白质产物,包括RNA-SSCP、逆转录PCR、Northern杂交、截短蛋白试验、Western杂交等。

5.4.2 基因治疗

基因治疗是指在DNA水平上对异常基因进行修饰以达到纠正基因缺陷所导致的一系列病理生理的治疗。基因治疗作为一项崭新的、划时代的医学变革,已经引起全世界的关注。

(1) 基因治疗的目的和方式

基因治疗的最终目的是将新的基因信息永久导入受体体细胞并表达治疗性基因产物,已明确突变位点的单基因遗传性皮肤病是理想的候选疾病。目前基因治疗的方式有3种:基因矫正或置换、基因增补、基因封闭。对于隐性遗传性皮肤病来说,应用基因置换或基因修饰方法直接导入正常基因就可使突变的等位基因恢复互补状态,功能性或治疗性多肽可很快表达并发挥疗效,较适用于基因治疗;对于显性遗传性皮肤病来说,导入的外源基因将对其互补部分的活性以及蛋白质的合成或表达产生影响,只有采取突变基因失活或基因修正的方法才能使功能性多肽正确合成、表达并产生疗效,但由于表皮特性和技术等原因,目前这些方法效率较低,因此显性遗传性皮肤病并非基因治疗研究的理想候选疾病。

(2) 基因治疗的主要步骤

基因治疗的主要步骤包括目的基因的克隆、基因转移、靶细胞的选择和临床试验观察等。其中基因治疗的关键步骤为基因转移。基因转移技术根据载体可分为4大类:病毒载体法、非病毒性生物载体法、非生物性载体法和非载体法。基因导入体内按基因转移途径不同可分为直接体内法和间接体内法。其中直接体内法是将基因直接导入体内的有关的器官组织和细胞内,可通过肌内注射、静脉注射、器官内灌输、皮下包埋等方法;而体外疗法是在体外将外源性基因转染患者靶细胞后,再将转染的靶细胞输回患者体内的方法,使携有外源性基因的载体细胞在体内表达基因产物。

(3) 遗传性皮肤病的基因治疗

目前将基因治疗应用于临床试验的遗传性皮肤病非常有限,且多数为隐性遗传性单基因皮肤病如隐性营养不良性大疱性表皮松解症、板层状鱼鳞病、X连锁鱼鳞病、着色性干皮病等,主要是在动物模型方面取得了较大进展,但在传递基因的有效性及安全性方面仍存在较多问题。对于多基因皮肤病(如特应性皮炎)从调节白介素的生成、调节Th1/Th2平衡、调节癌基因及抑癌基因的表达等方面进行了尝试性的治疗,取得一定的效果,但总的来说多基因病的致病基因还有待阐明,因此进入基因治疗研究环节还为时尚早。人类基因组计划尤其是功能基因组学的发展,将在致病基因的克隆、基因表达调控以及基因与环境相互作用规律的阐明等方面,对基因治疗的进展发挥巨大推动作用。

尽管医学界已在遗传性皮肤病的分子遗传学研究方面取得很大的进步,但皮肤病的基因治疗还存在很多问题和困难。目前基因治疗仅成功应用于极少数遗传性疾病,其广泛应用与开展可能还需要相当长的时间。

(张学军)

第6章 皮肤免疫学

目　　录

皮肤免疫学

免疫学是一门生物医学科学,研究机体免疫系统在正常或病态情况下对己或对异己成分的生理或病理性反应。早在1906年,von Pirquet提出了"变态反应"概念,即当机体在第二次接触同样外来物质时产生一种改变了的异常的独特反应;它包括了过敏和免疫两个方面。在临床医学范围内,习惯上将有利于机体的反应称为免疫反应(特别是指对感染因子的侵袭),将产生病理损伤的称为变态反应。变态反应和过敏反应常作为同义词使用,但变态反应和免疫反应并不互相排斥,而是互相关联的,如某些接触性皮炎由于过敏发病,但可以因为反复接触致敏原而逐步脱敏(相当于免疫)。至于免疫,在感染性皮肤病中表现得比较清楚,如带状疱疹发病后可终身免疫。有些由于免疫不完全,如皮肤结核或麻风,在一个人身上可以看到同时存在不同程度的过敏和免疫反应的表现,且两者之间还可能互相转化。

免疫学涉及的面很广,临床免疫仅是应用免疫的一个部分,而皮肤病的免疫又是整个临床免疫的一个分支。皮肤病的表现便于观察和识别,对临床免疫的发展起着积极推进作用。如早在1896年Jadassohn提到简单的金属汞可以产生接触性皮炎,随后对接触过敏的研究证明这是一种通过淋巴细胞而非体液因子起主导作用的细胞免疫反应,从而对细胞免疫学的发展做出了贡献。此外,1928年Frei观察到静脉注射"914"治疗的梅毒患者,可以使皮肤对"914"不产生过敏的免疫耐受现象,以及免疫缺陷病的坏疽性牛痘疹、移植物抗宿主引发的多种皮疹表现等,都说明了皮肤免疫的研究是临床免疫学不可缺少的部分。

6.1 皮肤免疫系统

随着皮肤免疫学的发展,对皮肤在免疫学中的定位已提升至将皮肤看作一种独特的皮肤免疫系统(skin immune system, SIS),并从曾经提出的皮肤相关淋巴样组织(skin-associated lymphoid tissue)、真皮免疫系统(dermal immune system)以及真皮微血管单元(dermal microvascular unit)等名称中脱颖而出。在此,我们对Bos等提出的SIS这一概念列表作进一步的延伸和阐述。

6.1.1 皮肤中参与免疫反应的细胞和体液成分

皮肤由众多的各类细胞组成,其中很大部分有生物活性的细胞积极参与或与免疫反应相关,而以直接与外界接触的表皮部分细胞表现得尤为突出。真皮层内的细胞(如肥大细胞)及丰富的脉管系统除本身具有的独特作用外,对传递、沟通与

表6-1 皮肤系统参与免疫反应的细胞和体液成分

细 胞 成 分	体 液 成 分
角质形成细胞	抗微生物多肽(β防御素等)
未成熟树突状细胞(Langerhans细胞)	免疫球蛋白
成熟组织(髓样)树突状细胞	补体及补体调节蛋白
淋巴细胞及其亚群	甘露糖结合凝集素
单核细胞/巨噬细胞	受体类
粒细胞	黏附分子
肥大细胞	神经多肽
血管、淋巴管内皮细胞	花生酸类和前列腺素类
黑素细胞	

真皮外的组织细胞进一步伸展免疫反应亦有重要作用。

表 6-1 所列的细胞成分和体液成分将在以下有关各节中进一步讨论,现对个别较复杂或通常较少提及但又和免疫相关的成分作一简述。

(1) 角质形成细胞

角质形成细胞受炎症活化或在某些细胞因子如 IL-18、IFN-γ 作用后可产生 MHC-Ⅱ 分子,呈非专职抗原提呈细胞作用。此外,角质形成细胞表达多种 Toll 样受体(TLR),如 TLR1-6、-9 等,与外来病原菌等配体作用后产生细胞因子、趋化因子等募集相关免疫活性细胞,形成固有或适应性免疫参与的免疫反应。

(2) 树突状细胞

树突状细胞有未成熟和成熟的树突状细胞(DC)两种,前者如为人熟知的表皮内的 Langerhans 细胞(LC)。近年来,在一些炎症性皮肤病表皮内又发现炎症性树突状表皮细胞(IDEC)。成熟树突状细胞又有髓样(myeloid)和浆细胞样(plasmacytoid)之分,后者可产生大量Ⅰ型(α,β)干扰素。LC 和 mDC 主要与提呈抗原和 T 细胞分化有密切关系,对激活适应性免疫反应起关键性作用。

(3) 黑素细胞

一般认为黑素细胞与光线屏障关系密切,近年来发现黑素细胞还表达多种 Toll 样受体,有明显的吞噬作用,产生多种重要的白介素;此外,在活化情况下还可表达 MHC-Ⅱ 分子呈非专职抗原提呈细胞作用。因此,黑素细胞不仅具有固有免疫,而且具有适应免疫反应的能力。

(4) 受体类

近年来 Toll 样受体(TLR)备受关注,它是固有免疫的重要组成部分。组成表皮的重要细胞如 LC、角质形成细胞及黑素细胞均表达 TLR。在固有免疫以及其引发的适应性免疫反应中,TLR 起重要作用。

(5) 甘露糖结合凝集素

为固有免疫的一部分,作为第三条途径活化补体系统。可作为一种调理素和病原菌如白念珠菌、人类免疫缺陷病毒、链球菌及凋亡细胞相结合,促进吞噬细胞对它们的吞噬作用。

(6) 黏附分子

是局限于细胞表面的一种蛋白质,可与其他细胞或细胞外间质结合,与免疫活性细胞关系密切。有非钙依赖性的如整合素(integrin)和钙依赖性的如钙黏合素(cadherin)及选择素(selectin)等。

(7) 神经多肽

是神经原传递信息的一种小的蛋白样分子,在皮肤免疫学领域颇受重视。其中降钙素基因相关肽(calcitonin gene-related peptide,CGRP)导向 Th2 免疫性炎症性皮肤病;而关于 α 黑素细胞刺激素对诱导 CD8+T 细胞的毒性以及 P 物质与湿疹、神经介质与嗜酸性粒细胞的相互作用等,医学界已有较深入的研究。

6.1.2 皮肤系统的固有和适应性免疫反应

皮肤作为人体的第一道护卫系统在和外界自然环境的互动过程中,必然形成一套独特的固有和适应性免疫反应的系统。

(1) 固有免疫

是由基因构建的、种属个体所具有的一种天生免疫能力,没有特异性,对防御外来感染有重要意义。皮肤的角质形成细胞作为其最外细胞层,可以产生多种抗菌性多肽,如 β 防御素、cathelicidins 等以抵御外来病原菌的侵袭;同时其细胞表面的受体,如 Toll 样受体,以其模式识别受体的方式在和来自病原菌的病原体相关分子模式相互作用下,诱发细胞因子并可募集周围和外来的吞噬细胞如单核细胞、中性粒细胞等,进一步扩大和加强固有免疫的效应。此外,在补体系统中特别是其中的凝集素激活途径(lectin pathway)通过糖结合蛋白识别多种病原微生物表面相关的糖分子,在活化补体系统、调理吞噬病原体方面发挥作用。综上所述,皮肤在抗菌性多肽、受体模式、补体系统等重要方面都积极参与了天然免疫反应。另外,人类在固有免疫的基础上又高度发展了适应性免疫并与固有免疫有着密切的联系。

(2) 适应性免疫

是一种特异性的免疫反应,即机体再次接触

曾经接触过的抗原性物质后产生的一种针对性反应。其中抗原提呈细胞起主导作用,有多种免疫活性细胞如 T 细胞、B 细胞等参与。接触性皮炎就是一种典型的适应性细胞免疫反应。又如对白念珠菌的研究已证实,未成熟的树突状细胞可分化识别孢子和菌丝从而相应分别产生 IL - 12 和 IL - 4,以分别诱导 T 细胞向 Th1 和 Th2 分化。此外,适应性免疫也可反过来调节固有免疫的反应,如在定向优势产生 Th1 或 Th2 白介素的皮肤病,如银屑病和特应性皮炎,前者高表达 β 防御素而后者表达低下,且有表皮明显金黄色葡萄球定植。

6.1.3　皮肤系统可成为各类变态反应的基础

Gell 等人于1975年提出的变态反应类型的四型分类法,即立刻过敏反应型、细胞毒性反应型、抗原抗体复合物反应型和迟发反应型,目前仍具有现实意义。

(1)　Ⅰ型——立刻过敏反应型

如变应性荨麻疹、血管性水肿等。产生这种反应的抗原比较广泛,可以是天然抗原(如花粉、尘螨、食物等),也可以是半抗原(如药物等小分子物)和组织蛋白质结合后形成的全抗原。当抗原第一次进入机体后,可引发特异性 IgE 抗体并吸附于皮肤真皮血管周围为主的组织肥大细胞表面高亲和力的 IgE Fc 受体(FcεR1)上;当抗原第二次进入机体后,与肥大细胞上的受体结合使其脱颗粒,并释放主要的活性物质如组胺、白三烯等,导致血管扩张、毛细血管通透性增加而产生风团等损害。

(2)　Ⅱ型——细胞毒性反应型

如自身免疫性大疱性皮肤病的天疱疮。参与本型的抗体主要为 IgG 和 IgM,补体常参与反应。如在天疱疮中,产生了针对桥粒芯蛋白(desmoglein)的抗体,损伤了棘细胞的间桥发病。其他如自身敏感性皮炎等的发病机制也可能与此有关。

(3)　Ⅲ型——抗原抗体复合物反应型

主要病变为血管炎,故又称为脉管炎反应型。见于皮肤血管炎、结节性多动脉炎等。由抗原抗体免疫复合物引起,参与本型的抗体有 IgG 和 IgM,补体也参与反应。免疫复合物沉积于血管内膜,结合补体、趋化中性粒细胞是主要的免疫病理反应。此外,在某些血管炎中,有抗中性粒细胞质抗体参与。

以上三型在体液中均有抗体形成并参与反应,故属于体液免疫反应。

(4)　Ⅳ型——迟发反应型

为细胞免疫型反应。T 淋巴细胞受抗原提呈细胞提呈的抗原刺激后转化为致敏淋巴细胞;当再次和抗原接触时,随即释放出一系列淋巴因子和招募的浸润细胞产生临床症状。接触性皮炎和一些传染性皮肤病,如麻风、结核病等的免疫反应,都属于这一类型。然而由表皮引发的接触超敏型(CH)和由真皮引发的迟发型(DTH)细胞免疫反应在发病机制和表现上还是有一定的区别,前者效应细胞为 CD8[+] T 细胞,后者由 CD4[+] T 细胞引发,并受 IL - 10 抑制。LC 和新近逐步深入认识的真皮树突状细胞对这两者的影响值得关注。

值得一提的是,皮肤嗜碱性粒细胞过敏(cutaneous basophil hypersensitivity, CBH)是发生在豚鼠身上的一种由淋巴细胞介导的迟缓免疫反应,与典型的迟发反应和抗体介导的反应不同,见于人的过敏性接触性皮炎中。反应于 6 小时开始逐渐出现,于 24 小时达高峰,48 小时内消失。嗜碱性粒细胞的出现可能与致敏 T 淋巴细胞受特异性抗原刺激后释放嗜碱性粒细胞趋化因子有关。在 CBH 很少有纤维蛋白原的沉积,因此不会产生像结核菌素迟发过敏中产生的硬结改变,这与嗜碱性粒细胞中含有肝素样酸性黏多糖有关。在过敏性接触性皮炎中的炎症反应和没有硬结性损害的发展,均可能与 CBH 有关。

6.1.4　皮肤系统的前沿部位形成及其在免疫方面的独特性

皮肤是人体与外界接触最密切的组织器官,因此必然具有其独特性。

(1)　免疫监视功能

皮肤的回巢淋巴细胞在免疫监视方面起积极

作用。皮肤淋巴细胞经皮肤树突状细胞介导后，回归皮肤以对付外来侵袭因子。这类回巢细胞具有皮肤淋巴细胞抗原（CLA）标志并进行再循环。血管内皮细胞上的黏附分子 ELAM（endothelial leukocyte adhesion molecule）、VCAM（vascular cell adhesion molecule）－1 及 ICAM（intercellular adhesion molecular）－1 可与回巢淋巴细胞表面的 CLA、VLA、LFA 黏附，并穿越血管进入真皮。此外，CLA+ 回巢细胞上的受体 CCR4、CXCR3 及 CCR10 和由角质形成细胞产生相应趋化因子的配体 CCL17（TARC）、CXCL10（IP10）及 CCL27（CTACK），在这一回归过程中同时起了积极推进作用。

（2）光免疫效应

由于皮肤直接暴露于日光下，因此光已成为研究皮肤免疫的重要因素。紫外线是光作用于皮表的主要成分，表皮内 LC 细胞的抗原提呈作用并活化为成熟的树突状细胞的过程明显受紫外线损伤，导致在正常情况下的免疫性能转化为免疫耐受性；同时紫外线诱发表、真皮内的免疫活性细胞增产的 IL－10 和调节性 T 细胞产生免疫抑制，减弱了免疫监视能力。

由此可见皮肤具有多种免疫反应能力以调节适应机体对外界环境的需求。

6.1.5 免疫性皮肤病的分类

皮肤病的分类本身具有一定的复杂性，因此对皮肤发病过程中涉及免疫机制的分类更需进一步探索，以提高其临床意义。现初步归类如下。

（1）免疫机制主导的皮肤病

如变应性荨麻疹、特应性皮炎、免疫性疱疹病、自身免疫性结缔组织病、多形性红斑、变应性血管炎、变应性接触性皮炎、银屑病、变应性药疹等。

（2）免疫相关性皮肤病

如痤疮、白癜风、斑秃、扁平苔藓、黑素瘤、非黑素瘤性皮癌、皮肤 T 细胞淋巴瘤等。

（3）病原体诱发免疫反应性皮肤病

如麻风、病毒诱发性皮病、真菌诱发性皮病等。

（4）继发于免疫反应的皮肤表现

如移植物抗宿主病、免疫缺陷的皮肤表现、肉芽肿病等。

如上所述，皮肤可以作为一个免疫系统成为其在免疫发病机制和防治研究方面的重要平台。生物免疫学包含的内容很广，本章拟对皮肤免疫学领域发展较快的基础内容加以阐述，主要包括：细胞因子和趋化因子、固有免疫和适应性免疫、抗原提呈细胞、非传统性 T 淋巴细胞、Toll 样受体、补体系统、抗微生物多肽类、皮肤神经精神性免疫、光免疫以及医学检验学中主要和皮肤病学相关的免疫检测和实验方法等。

（康克非　翁孟武）

6.2 细 胞 因 子

细胞因子（cytokine, CK）是由活化免疫细胞和非免疫细胞（如某些基质细胞）合成分泌的能调节细胞生理功能、参与免疫应答和介导炎症反应等多种生物学效应的小分子多肽或糖蛋白，是不同于免疫球蛋白和补体的又一类免疫分子，是免疫系统细胞间以及免疫系统细胞与其他类型细胞间联络的核心，能改变分泌细胞自身或其他细胞的行为或性质，通过与细胞特异的膜受体而起作用。在皮肤科领域值得指出的是皮肤除了有很多共有的免疫活性细胞外，角质形成细胞和 Langerhans 细胞（LC）具有一定的独特性。如角质形成细胞本身就可以产生多种前炎性细胞因子（pro-inflammatory cytokine）如 IL－1、IL－6、TNF－α、IL－7、IL－12、IL－15、IL－18、GM－CSF 等，然而在外界刺激或其他细胞因子影响下几乎可以产生尽有的细胞因子，确可看作为一潜在的细胞因子产源地。细胞因子根据来源最初将活化淋巴细胞产生的细胞因子称为淋巴因子（LK），将单核-巨噬细胞产生的细胞因子称为单核因子（MK）；目前根据功能，可将细胞因子粗略分为6类（表6-2）。

表 6-2 6 类细胞因子的来源及其功能

种类	名 称	来 源	主 要 功 能
1. 白介素	IL-1(又称淋巴细胞刺激因子)	主要由活化的单核-巨噬细胞产生	① 免疫调节(低浓度):协同刺激 APC 和 T 细胞活化,促进 B 细胞增殖和分泌抗体。② 内分泌效应(大量):a. 诱导肝脏急性期蛋白合成;b. 引起发热和恶病质。通过上调细胞间黏附分子如 ICAM-1 或 E-选择素参与调节真皮微血管内皮细胞。
	IL-2(又称 T 细胞生长因子,TCGF)	主要由 T 细胞产生	① 活化 T 细胞,促进细胞因子产生;② 刺激 NK 细胞增殖,增强 NK 杀伤活性及产生细胞因子,诱导 LAK(lymphokine-activated killer cell)细胞产生;③ 促进 B 细胞增殖和分泌抗体;④ 激活巨噬细胞。在 Th1 介导的皮肤病如银屑病、皮肤 T 细胞淋巴瘤和黑素瘤中参与调节 T 细胞功能。
	IL-4	主要由 Th2 细胞、肥大细胞及嗜碱性粒细胞产生	① 促进 B 细胞增殖、分化;② 诱导 IgG1 和 IgE 产生;③ 促进 Th0 细胞向 Th2 细胞分化;④ 抑制 Th1 细胞活化及分泌细胞因子;⑤ 协同 IL-3 刺激肥大细胞增殖等。针对 IL-4 的抗体可用于治疗特异性皮炎。
	IL-5	主要由 Th2 细胞、肥大细胞嗜酸性粒细胞产生	① 促进嗜酸性粒细胞分化和活化,延长嗜酸性粒细胞的存活时间;② 刺激 B 细胞生长,增加免疫球蛋白的分泌,诱导激活的 B 细胞进行终末分化成为分泌免疫球蛋白分泌细胞,促进 IgA 合成。
	IL-6	主要由单核-巨噬细胞、Th2 细胞、血管内皮细胞、成纤维细胞产生	① 刺激活化 B 细胞增殖,分泌抗体;② 刺激 T 细胞增殖及 CTL 活化;③ 刺激肝细胞合成急性期蛋白,参与炎症反应;④ 促进血细胞发育。自身免疫性疾病如 SLE、系统性硬化及天疱疮患者血清中 IL-6 水平增加。
	IL-8	巨噬细胞,单核细胞,角化细胞,内皮细胞,成纤维细胞	① 趋化激活中性粒细胞,刺激血管生成;② 趋化嗜碱性粒细胞,并刺激其释放组胺,与速发型超敏反应有关;③ 趋化 T 细胞;④ IL-8 与银屑病和接触性皮炎等的发生相关。
	IL-10	主要由 Th2 细胞和单核-巨噬细胞产生	① 抑制前炎性细胞因子产生;② 抑制 MHC-II 类分子和 B-7 分子的表达;③ 抑制 T 细胞合成 IL-2、IFN-γ 等细胞因子;④ 可促进 B 细胞分化增殖。
	IL-12	主要由单核-巨噬细胞、B 细胞产生	① 激活和增强 NK 细胞杀伤活性及 IFN-γ 产生;② 促进 Th0 细胞向 Th1 细胞分化,分泌 IL-2、IFN-γ;③ 增强 CD8+ CTL 细胞杀伤活性;④ 可协同 IL-2 诱生 LAK 细胞;⑤ 抑制 Th0 细胞向 Th2 细胞分化和 IgE 合成。
	IL-13	由 Th2 细胞产生	① 趋化单核细胞,延长单核细胞在体外存活时间,抑制 LPS 诱导单核细胞、巨噬细胞 IL-1、IL-6、IL-8 和 TNF-α 等炎症因子产生;② 协同抗 IgM 活化 B 细胞的增殖,诱导和上调 B 细胞 MHC II 类抗原、CD23 和 CD72 的表达,诱导 B 细胞产生 IgM、IgG 和 IgE;③ 诱导大颗粒淋巴细胞(LGL)产生 IFN-γ,并可与 IL-2 同刺激 LGL 产生 IFN-γ,因而在诱导 LAK 活性以及 Th1 型细胞免疫中可能有重要作用。
	IL-17	由记忆性 CD4+ T 细胞、CD8+ T 细胞、嗜酸性粒细胞、iNKT、γδT 等多种细胞分泌	募集、活化中性粒细胞,并能够直接抑制炎症组织内中性粒细胞的凋亡,IL-17A 与 TNF-α 协同作用引起 IL-6、IL-1β、TNF-α 的释放而增强炎症反应。IL-17A 能够直接活化角质形成细胞使其表达 GM-CSF、IL-6 及多种细胞因子和黏附分子。
	IL-18	由巨噬细胞产生	① 具有强大的诱生 γ 干扰素能力,能够加强 FasL 介导的细胞毒效应,增强 IL-2 及 GM-CSF 活性,具有促进 Th1 细胞发育、增殖和分化以及增强 NK 细胞活性产生抗肿瘤作用;② 诱导 T/NK 细胞和嗜碱性粒细胞/肥大细胞产生 Th2 相关因子如 IL-4 和 IL-13;③ 清除细胞内细菌、真菌和原生动物。
	IL-21	由 CD4+ T 细胞分泌	① 具有显著的免疫增强和免疫调节功能,并能促进抗原特异性 CD8+ T 细胞的增殖,增强其溶解细胞的功能;② IL-21 可以促进初始 CD4+ T 细胞转化为 Th17 细胞,诱导炎症反应和控制病原体侵袭;③ 抑制树突状细胞(DC)的抗原提呈作用;④ IL-21 还能抑制 FOXP3 的表达和调节性 T 细胞的功能;⑤ 促进 B 细胞转化为浆细胞并分泌抗体,发挥控制慢性病毒感染的作用。

（续表）

种 类	名 称	来 源	主 要 功 能
1. 白介素	IL－22	由活化 Th1 细胞、NK 细胞和 Th17 细胞产生	IL－22 通过与角质形成细胞表面相应受体（IL－22R1 和 IL－10R2）结合后介导 STAT3 磷酸化调节各种基因的表达，包括增强抗微生态防御基因（β 防御素 2、β 防御素 3、双氯乙基硫醚 SI00A7、钙粒蛋白 A 和钙粒蛋白 B）的表达，抑制角质形成细胞分化（丝聚合蛋白原、角蛋白 1 和 10、血管舒缓素 7）和增加细胞迁移能力（基质金属蛋白酶 1、基质金属蛋白酶 3 和桥粒糖蛋白 1），IL－22 在天然免疫和表皮再生中发挥重要作用。
	IL－23	主要由 Langerhans 细胞、真皮树突状细胞、巨噬细胞和角质形成细胞产生	IL－23 在银屑病患者的皮肤组织内表达明显增高，在人类银屑病中高表达的 IL－23 可以增加患者的皮损面积。小鼠真皮注射 IL－23 可以诱导皮肤呈银屑病样改变，同时 IL－23 还可促使 IL－22、IL－17 和 TNF－α 等炎症因子的表达升高。IL－23 在多种感染中都发挥着重要的作用。IL－23 分子可能是抗结核菌的一种调控因子，IL－23 能引起针对丙肝病毒包膜蛋白 CTL 和 Th1 型免疫反应比 IL－12 更为强烈、更为长久。
	IL－27	由抗原提呈细胞产生	① 可诱导初始 CD4$^+$T 细胞向 Th1 细胞分化而促进 Th1 型免疫的发生；② 能促进分泌 IL－10 的 Treg 细胞分化，而且可抑制 Th7 细胞的产生和与 Th17 细胞功能相关的分子；③ IL－27 还能抑制树突状细胞分泌的 IL－17 极化的细胞因子（IL－1β、IL－6 和 IL－23），从而降低 T 细胞分泌的 IL－17 水平。
	IL－35	由调节性 T 细胞分泌	抑制效应 T 细胞的活性
2. 干扰素	Ⅰ型干扰素	IFN－α：白细胞（主要为单核-巨噬细胞）产生 IFN－β：成纤维细胞产生	① 抗病毒和抗肿瘤：a. 诱导宿主细胞产生抗病毒蛋白，干扰病毒复制；b. 增强 NK 细胞对病毒感染细胞和肿瘤细胞杀伤；c. 促进 MHC－Ⅰ类分子表达，增强 CTL 对抗病毒感染细胞和肿瘤等靶细胞的杀伤。② 免疫调节：与Ⅱ型干扰素类似。
	Ⅱ型干扰素	IFN－γ：活化的 Th1 细胞、CD8$^+$ CTL 和 NK 细胞	① 免疫调节作用（主要）：a. 活化巨噬细胞；b. 促进 APC（s）表达 MHC－Ⅱ类分子，提高抗原提呈能力；c. 促进 MHC－Ⅰ类分子表达，增强 NK 细胞和 CTL 细胞的杀伤活性；d. 促进 B 细胞分化、增殖；e. 抑制 Th2 细胞分化及细胞因子合成。② 抗病毒和抗肿瘤作用（与Ⅰ型干扰素类似）。
3. 肿瘤坏死因子	肿瘤坏死因子	TNF－α：单核-巨噬细胞（主要）；T 细胞、NK 细胞和肥大细胞 TNF－β：激活的 T 细胞	低浓度-自分泌、旁分泌效应：① 诱导炎症反应：a. 使血管内皮细胞表达 ICAM－1，促白细胞聚集于炎症局部；b. 刺激单核-巨噬细胞等合成、分泌细胞因子（如 IL－1、IL－6、IL－8、TNF－α 等），导致炎性细胞浸润和增强吞噬细胞的杀伤。② 促进 MHC－Ⅰ类分子表达，增强 CTL 对靶细胞（如病毒感染细胞）的杀伤。③ 杀伤肿瘤细胞：直接杀伤，引起组织出血坏死。高浓度-内分泌效应：① 引起发热；② 协同 IL－1、IL－6 诱导肝细胞合成急性期蛋白；③ 抑制骨髓造血干细胞的分裂；④ 引起代谢紊乱，导致恶液质；⑤ 介导内毒素致感染性休克。
4. 集落刺激因子	干细胞因子	骨髓基质细胞	① 刺激多能造血干细胞发育；② 刺激肥大细胞增殖。
	Flt3 配体	基质细胞	刺激原始造血干细胞的增殖和分化。
	粒细胞-巨噬细胞集落刺激因子（GM－CSF）	活化的 T 细胞、单核-巨噬细胞、内皮细胞、成纤维细胞等	① 刺激骨髓各系前体细胞生长和分化；② 刺激骨髓前体细胞向粒细胞和单核细胞分化。
	粒细胞集落刺激因子（G－CSF）	活化的 T 细胞、单核-巨噬细胞、内皮细胞、成纤维细胞等	① 刺激粒细胞前体细胞的分化成熟；② 增强成熟粒细胞的吞噬杀伤功能，延长其存活时间。
	巨噬细胞集落刺激因子（M－CSF）	单核-巨噬细胞、淋巴细胞、成纤维细胞、内皮细胞、上皮细胞等	① 刺激单核-巨噬细胞增殖分化；② 延长单核-巨噬细胞存活时间，增强其功能。
	红细胞生成素（erythropoietin，EPO）	肾小管周围间质细胞	促骨髓红细胞前体分化为成熟红细胞。
	血小板生成素（thrombopoietin，TPO）	平滑肌细胞及内皮细胞	刺激骨髓巨核细胞分化成熟为血小板。

种 类	名 称	来 源	主 要 功 能
5. 趋化因子	CXC 亚族（α 亚族）——白细胞介素-8(IL-8)为主要代表	巨噬细胞、单核细胞、角化细胞、内皮细胞、成纤维细胞	① 趋化激活中性粒细胞,刺激血管生成;② 趋化嗜碱性粒细胞,并刺激其释放组胺,与速发型超敏反应有关;③ 趋化 T 细胞;④ IL-8 与银屑病和接触性皮炎的发生相关。
	CC 亚族（β 亚族）——MCP-1(单核细胞趋化蛋白-1)为主要代表	活化的 T 细胞、单核细胞、成纤维细胞、上皮细胞	① 趋化激活 T 细胞,单核细胞,激活嗜碱性粒细胞;② 趋化 T 细胞,促进 NK 细胞毒活性。
	C 亚族（γ 亚族）——lymphotactin-α 和 lymphotactin-β	胸腺细胞,CD8⁺T 细胞	趋化 T 细胞和 NK 细胞。
	CX3C 亚族（δ 亚族）——Fractalkine	内皮细胞、成纤维细胞	趋化单核细胞、T 细胞和 NK 细胞。
6. 生长因子	转化生长因子-β (TGF-β)	T、B 细胞、巨噬细胞及肿瘤细胞等	① 抑制 T 细胞增殖和细胞因子产生;② 抑制 B 细胞增殖和 T 细胞依赖性多克隆抗体的产生;③ 抑制 NK 细胞活化和 IL-2 的 LAK 细胞诱导作用;④ 抑制 Mφ 活化和前炎性细胞因子产生;⑤ 抑制多种细胞增殖(如内皮细胞、上皮细胞和平滑肌细胞),但促成纤维细胞增殖,加速伤口愈合;⑥ 某些肿瘤细胞分泌 TGF-b,可逃避免疫应答。
	表皮生长因子(EGF)	由颌下腺等细胞分泌	参与正常细胞的生长、肿瘤形成、创伤愈合等过程。
	成纤维细胞生长因子(FGF)	由内皮细胞、平滑肌细胞、巨噬细胞分泌	① 能促进成纤维细胞有丝分裂、中胚层细胞的生长;② 可刺激血管形成,在创伤愈合及肢体再生中发挥作用。
	神经生长因子(NGF)	由效应神经元支配的靶组织细胞所合成和分泌	① 能维持感觉、交感神经元存活;② 促进受损神经纤维修复;③ 促进淋巴细胞、单核细胞和中性粒细胞增殖、分化,伤口愈合等。
	血小板源性生长因子(PDGF)	贮存于血小板 α 颗粒中的一种碱性蛋白	是低分子量促细胞分裂素,能刺激停滞在 G0/G1 期的成纤维细胞、神经胶质细胞、平滑肌细胞等多种细胞进入分裂增殖周期。
	血管内皮细胞生长因子(VEGF)	由多数肿瘤细胞、伤口角质细胞和巨噬细胞产生	能增加血管通透性,促进血管内皮细胞增殖,促进血管形成。

6.2.1 白细胞介素(IL)

白细胞介素(简称白介素)最初被定义为由白细胞产生、在白细胞间发挥作用的细胞因子。虽然后来发现它们的产生细胞和作用细胞并非局限于白细胞,但这一名称仍被沿用。目前已报道的白介素有 30 余种。

6.2.2 干扰素(IFN)

干扰素是最先发现的细胞因子,具有干扰病毒感染和复制的能力。根据来源和理化性质,干扰素分为 α、β 和 γ 3 种类型。IFN-α/β 主要由白细胞、成纤维细胞和病毒感染的组织细胞产生,称为 I 型干扰素;IFN-γ 主要由活化 T 细胞和 NK 细胞产生,称为 II 型干扰素。

6.2.3 肿瘤坏死因子(TNF)

肿瘤坏死因子是一类能引起肿瘤组织出血坏死的细胞因子。1975 年 Garwell 等将卡介苗注射给荷瘤小鼠,两周后再注射脂多糖,结果在小鼠血清中发现一种能使肿瘤发生出血坏死的物质,称为肿瘤坏死因子。肿瘤坏死因子分为 TNF-α 和 TNF-β 两种,前者主要由脂多糖/卡介苗活化的单核-巨噬细胞产生,亦称恶病质素;后者主要由抗原/有丝分裂原激活的 T 细胞产生,又称淋巴毒素。TNF-α/β 为同源三聚体分子,主要生物学作用有:① 对肿瘤细胞和病毒感染细胞有生长抑制和细胞毒作用;② 激活巨噬细胞、NK 细胞,增强吞噬杀伤功能,间接发挥抗感染、抗肿瘤作用;③ 增强 T、B 细胞对抗原和有丝分裂原的增生反应,促进 MHC-I 类分子表达,增强 Tc 细胞杀伤活性;④ 诱导血管内皮细胞表达黏附分子和分泌 IL-1、IL-6、IL-8、CSF 等细胞因子促进炎症反应发生;⑤ 直接作用或刺激巨噬细胞释放 IL-1 间接作用下丘脑体温调节中枢引起发热;⑥ 引起代谢紊乱,重者出现恶病质。

6.2.4　集落刺激因子(CSF)

集落刺激因子是指能够刺激多能造血干细胞和不同发育阶段造血干细胞增殖分化,可在半固体培养基中形成相应细胞集落的细胞因子。主要包括:干细胞生成因子(SCF)多能集落刺激因子(IL-3)、巨噬细胞集落刺激因子(M-CSF)、粒细胞集落刺激因子(G-CSF)、粒细胞-巨噬细胞集落刺激因子(GM-CSF)和促红细胞生成素(EPO)。上述集落刺激因子除具有刺激不同发育分化阶段造血干细胞增生分化的功能外,其中有些还能促进或增强巨噬细胞和中性粒细胞的吞噬杀伤功能。

6.2.5　趋化因子(chemokines, chemoattractant cytokines)

趋化因子是能使细胞发生趋化运动的小分子细胞因子,所谓趋化运动是指细胞向高浓度刺激物方向的定向运动。趋化因子结构和功能相似,分子量多在 8~12 kD 之间,对中性粒细胞、淋巴细胞、单核细胞等均有趋化作用。趋化因子受体是能够特异性结合趋化因子的细胞膜蛋白,属于 7 次跨膜的 G 蛋白偶联受体超家族。

根据趋化因子氨基酸序列中丝氨酸的数量和位置关系,将其分为 4 大类或 4 个亚家族:① α 趋化因子,其近氨基端的两个丝氨酸残基之间被一个任意的氨基酸残基分隔,故称 CXC 趋化因子(CXCL1-16),主要是激发中性粒细胞趋化性;② β 趋化因子,其近氨基端的两个丝氨酸残基是相邻排列的,即 CC 趋化因子(CCL1-27),主要吸附单核细胞、嗜酸性粒细胞、嗜碱性粒细胞;③ γ 趋化因子,只有两个丝氨酸残基,其中一个位于多肽链的氨基端,又被称为 C 趋化因子,激发淋巴细胞趋化性(即淋巴细胞趋化因子);④ δ 趋化因子,其氨基端的两个丝氨酸之间被其他三个氨基酸残基分隔,即 CX3C 趋化因子,其作用仅局限于脑部,并被锚定在膜上。

趋化因子的基本功能包括:① 趋化作用;② 上调整合素的表达,活化白细胞;③ 促进细胞脱颗粒和生物活性物质释放;④ 调节血管生成;⑤ 调控免疫细胞分化、发育、成熟、归巢、相互作用等。

趋化因子常以配体形式出现,其效应常由被趋化细胞上的受体向趋化因子方向移动起始。如 CCL20 可诱导淋巴细胞的趋化,是 CCR6 的唯一配体,可强有力地趋化记忆/效应 T 细胞以及未成熟树突状细胞。又如 CCL27 在体外具有选择性趋化归巢皮肤的 CLA^+ 记忆性 T 细胞亚群的活性,在银屑病皮损中表达上升,其特异性受体为 CCR10。CXCL8(IL-8)和 CXCL1(GROα/MGSA)在银屑病皮损局部高表达,并定位于皮损乳头层上的表皮层,与银屑病皮损中的粒细胞(CXCR1,CXCR2)浸润有关。

现将常见的免疫性炎症性皮肤病中和趋化因子及其受体相关的免疫能性细胞列举如下,以便读者对这一系统做进一步了解。对于趋化因子除采用系统命名外,同时列举它们来源的曾用学名,以期加深对它们的认识(表6-3)。

表 6-3　趋化因子及其受体、配体名称

细胞类型	受体	配体(系统命名)	曾用配体名
Th1	CXCR3, CCR5	CXCL9,CXCL10, CXCL11 CCL3,CCL4,CCL5	Mig,IP-10,I-TAC MIP-1α,MIP-1β, RANTES
Th2	CCR3, CCR4	CCL5,CCL7,CCL11, CCL13 CCL17	RANTES,MCP-3, Eotaxin,MCP-4 TARC
中性粒细胞	CXCR1 CXCR2	CXCL8	IL-8
嗜酸性粒细胞	CCR3	CCL5,CCL7,CCL11, CCL13,CCL24, CCL26	RANTES,MCP-3, Eotaxin,MCP-4 Eotaxin-2,Eotaxin-3
肥大细胞	CCR3	CCL5,CCL7,CCL11, CCL13 CCL26	RANTES,MCP-3, Eotaxin,MCP-4, Eotaxin-3
LC	CCR1 CCR2 CCR5 CCR6	CCL3,CCL5 CCL2,CCL7,CCL13 CCL3,CCL4,CCL5 CCL20	MIP-1α,RANTES MIP-1,MIP-3, MIP-4 MIP-1α,MIP-1β, RANTES MIP-3α

注释:Eotaxin:嗜酸性粒细胞趋化素;IP-10:干扰素诱导蛋白-10;I-TAC:干扰素诱导 T 细胞 α 诱化物;MCP:单核细胞趋化性蛋白;Mig:γ 干扰素诱导的单核因子;MIP:单核细胞炎性蛋白;RANTES:活化调节,正常细胞表达和分泌因子;TARC:胸腺活化调节趋化因子。

应加以说明的是,在上述列举的细胞中提及的趋化因子及其受体只是较有代表性的部分,在一定基因和微环境影响下可以变化。如在来自特应性皮炎的体外角质形成细胞培养中,可产生多量的 RANTE;而来自银屑病的,可产生多量的 IL-8、MCP-1 和 IP-10。又如嗜酸性粒细胞在早期(6 h)浸润时主要是 CCL11,而在 24 小时浸润时主要是 CCL24 和 CCL13 配体对其受体 CCR3 的趋化作用。肥大细胞除表达 CCR3 在某些情况下还可表达 CCR1、CCR4、CCR5 和 CXCR2 等受体。由此可见趋化因子系统是一种十分复杂的动态过程。

此外,有些细胞富有趋化因子,如角质形成细胞,虽细胞本身并不游移,在表皮层也无微血管等通道,但通过趋化因子也可成为免疫炎性反应的重要场所。如角质形成细胞可分泌 CCL5、CCL17、CCL20、CCL27、CXCL9、CXCL10、CXCL11 等趋化具有相应受体的细胞。

6.2.6 生长因子

是具有刺激细胞生长作用的细胞因子。有些生长因子由产出处直接命名,如转化生长因子-β(TGF-β)、表皮生长因子、血管内皮生长因子、成纤维细胞生长因子、神经生长因子、血小板衍生的生长因子和细胞生长因子等。多种细胞因子都具有刺激细胞生长的作用,从这个意义上讲,它们也是生长因子,如 IL-2 是 T 细胞的生长因子,TNF 是成纤维细胞的生长因子。有些生长因子在一定条件下也可表现抑制活性。生长因子在免疫应答、肿瘤发生、损伤修复等方面有重要作用。

(颜克香)

6.3 固有免疫和适应性免疫

6.3.1 概述

机体的免疫系统主要由免疫器官/组织、免疫细胞和免疫分子组成。免疫系统识别和清除抗原的过程通称为免疫应答,由固有免疫应答和适应性免疫应答组成。固有免疫是机体抵抗外界有害病原体入侵的第一道防线,主要由上皮细胞屏障、吞噬细胞(巨噬细胞和粒细胞)、树突状细胞

(DCs)、自然杀伤(NK)细胞等固有免疫细胞以及补体和细胞因子等免疫分子组成,发生迅速,但特异性差,不具有记忆性。固有免疫细胞表达的抗原识别受体由胚系基因编码,因此识别抗原的多样性有限,仅识别某类病原微生物的某些共有的特定分子结构。适应性免疫主要由 T 淋巴细胞和 B 淋巴细胞并由抗原提呈细胞(APC)积极参与组成,主要通过分泌细胞因子和免疫球蛋白抗体,分别介导细胞免疫应答和体液免疫应答。与固有免疫细胞相反,T 细胞和 B 细胞表达的抗原识别受体通过基因片段重排组合形成,具有高度的多样性,能识别外界环境中的数量众多的各类抗原,并针对某一特定抗原做出特异性应答,由此,与固有免疫应答相比,适应性免疫应答发生较晚,但效应更为专一和强大。此外,适应性免疫对以前接触的抗原具有记忆能力,当感染消退后,少量抗原特异的记忆性淋巴细胞长期存在于机体,当再次接触相同的抗原,可迅速有效地启动记忆免疫应答,为机体提供长期的免疫保护。可见,特异性和记忆性是适应性免疫的两个标志性特征。固有免疫和适应性免疫的演展简史参见表 6-4。

表 6-4 固有免疫和适应性免疫的演展过程

固有免疫	适应性免疫
19 世纪末到 20 世纪 50 年代	
固有免疫学之父 Metchnikoff 发现胞吞作用(1908)	Kitasato 和 Behring 发明了血清疗法(1890) Ehrlich 的抗体产生侧链学说(1900) Burnet 的获得性免疫克隆选择学说(1957)
20 世纪 60 年代到 80 年代中	
	Porter 和 Edelman 等人破解了抗体的结构(1959~1963) Ishizaka 等人发现 IgE 及其和肥大细胞之间的互相作用而造成过敏的机制(1966) Miller 和 Raff 分别发现 T 细胞和 B 细胞(1968,1970) 发现组织相容性抗原(1950~1970) Schwaber 发展了单抗技术(1973) Tonegawa 揭示抗体多样性的产生机制(1983) Yanagi 等人首次克隆出 T 细胞受体(1984)

（续表）

固有免疫	适应性免疫
20世纪80年代中至今	
Janeway提出PAMP和PRR两个重要固有免疫概念(1989) Toll蛋白在果蝇中抗真菌作用首次被发现(1996)，在哺乳动物中发现Toll样受体(TLRs)并且阐明它们的功能(1997~至今)	多种细胞因子的克隆和表达(1983~至今) Th1和Th2细胞的分类(1986) 抗体及TCR多样性产生分子的发现(1988~2002)

6.3.2 免疫器官、组织和免疫细胞、免疫分子

(1) 骨髓和胸腺

是机体重要的中枢免疫器官，免疫细胞来源于骨髓的多能造血干细胞。多能造血干细胞分化为髓样祖细胞和淋巴样祖细胞。髓样祖细胞最终分化为固有免疫系统的粒细胞（中性粒细胞、嗜酸性粒细胞和嗜碱性粒细胞）、巨噬细胞、树突状细胞和肥大细胞；而淋巴样祖细胞最终分化为适应性免疫系统的 T 细胞和 B 细胞，以及固有免疫系统的 NK 细胞和 NK-T 细胞。

(2) 皮肤

是机体最大的直接暴露于外界环境中的组织器官，直接接触各类外来抗原，诱导产生局部免疫炎症应答，在宿主防御中发挥关键作用。皮肤角质形成细胞及其常驻固有免疫细胞如 Langerhans 细胞（一种表皮内不成熟的 DCs）和巨噬细胞等表达多种类型的模式识别受体（pathogen recognition receptors，PRRs），识别病原微生物及其产物共有的、分子结构高度保守的病原相关分子模式（pathogen-associated molecular patterns，PAMPs）和/或宿主来源的、主要为受损或死亡细胞分泌的损伤相关分子模式（damage-associated molecular patterns，DAMPs），对入侵的外来抗原迅速做出应答。模式识别受体的主要代表为研究最为广泛的 Toll 样受体（Toll like receptors，TLRs）家族。TLRs 识别多种病原相关分子模式，如 TLR2 识别 Gram 阳性菌的肽聚糖、TLR4 识别 Gram 阴性菌的脂多糖、TLR3 识别病毒双链 RNA 等。固有免疫细胞的模式识别受体的活化引起以 NF-κB 通路为主的信号传导通路的激活，NF-κB 调节多种参

与炎症反应启动的基因的表达，包括 NO 合成酶、抗菌肽、黏附分子、细胞因子、基质金属蛋白酶等。这些固有免疫炎性介质除了直接杀伤和清除病原体和异常细胞外，还招募多种免疫细胞到炎症局部，包括抗原非特异性中性粒细胞和 NK 细胞以及抗原特异性的效应 T 细胞，从而调控免疫应答的强度。

(3) 固有免疫系统的粒细胞、巨噬细胞和肥大细胞

主要通过释放免疫活性物质发挥显著的免疫功能，如活化的巨噬细胞和中性粒细胞产生大量活性氧，多种酶类物质以及促炎症细胞因子如 TNF-α、IL-1、IL-6 和 IL-12 参与杀菌和组织修复。此外，巨噬细胞和中性粒细胞具有强大的吞噬功能，对入侵的微生物病原体发挥吞噬杀伤作用，巨噬细胞还担负着重要的清除凋亡细胞及其他异物颗粒的能力。免疫球蛋白和/或补体的结合可增强巨噬细胞和中性粒细胞的吞噬杀伤病原体的能力。嗜酸性粒细胞活化后释放的有毒分子和酶类物质对杀伤蠕虫及其他寄生虫发挥重要的作用。嗜碱性粒细胞和肥大细胞表达高亲和力的 IgE 受体，活化后主要释放组胺以及脂质介质等作用于血管平滑肌的活性物质，参与速发型超敏反应和抗寄生虫感染。

(4) T 细胞和 B 细胞

分别在胸腺和骨髓中发育、分化和成熟。成熟淋巴细胞离开中枢免疫器官，随血液循环迁移到外周免疫器官（脾脏和淋巴结）或定居于外周组织。部分淋巴细胞可在血液、淋巴液和淋巴组织间反复循环，有助于淋巴细胞及时识别外来抗原、启动相应的免疫应答，并动员多种固有免疫效应细胞迁移到感染部位，发挥免疫效应。

T 细胞是参与再循环的主要淋巴细胞，成熟的但未曾接触抗原的初始 T 细胞在外周再循环过程中识别 DCs 提呈的 MHC 分子-抗原肽复合物，分化为不同类型的效应 T 细胞，发挥不同的效应机制。成熟 T 细胞根据膜表面标志和生物功能分为辅助性 CD4⁺T 细胞（helper T cell，Th）、CD8⁺细胞毒 T 细胞（cytotoxic T lymphocyte，CTL）和 CD4⁺CD25⁺调节性 T 细胞（regulatory T cells，

Treg)。Th 细胞主要通过分泌细胞因子作用于其他细胞类型,包括巨噬细胞、B 细胞、中性粒细胞等,调节它们的免疫功能。根据分泌的细胞因子以及免疫效应的不同,CD4$^+$Th 细胞可分为 Th1、Th2 和 Th17 三类效应 Th 细胞亚群。Th1 细胞主要分泌 IFN-γ,增强巨噬细胞等的功能,主要参与抗胞内菌的细胞免疫;Th2 细胞主要分泌 IL-4,调节 B 细胞的增殖和 IgE 抗体的类型转换,主要参与抗寄生虫感染和过敏;Th17 细胞主要分泌 IL-17,招募和活化中性粒细胞,主要参与抗部分胞外菌、真菌以及慢性炎症的发生。CD8$^+$ CTL 则主要通过释放颗粒酶或 FasL/Fas 通路诱导细胞凋亡,直接杀死病毒或其他胞内微生物感染的细胞以及肿瘤细胞;此外 CTL 也能分泌细胞因子如 IFN-γ 等,促进细胞免疫效应。CD4$^+$CD25$^+$Treg 细胞是一类具有免疫抑制效应的 CD4$^+$T 细胞亚群,抑制多种效应细胞介导的免疫应答,对维持自身耐受和免疫稳态至关重要。CD4$^+$CD25$^+$Treg 细胞直接从胸腺直接分化而来,天然存在于免疫系统。然而,研究发现体外低剂量 TCR 刺激联合 IL-2 和 TGF-β 也可诱导 CD4$^+$CD25$^-$T 细胞表达关键的 Treg 细胞转录因子 Foxp3,从而转变为具有免疫抑制活性的 CD4$^+$CD25$^+$Treg 细胞。

B 细胞(CD19、CD20、CD22)是构成适应性免疫的另一类重要的淋巴细胞,经识别可溶性抗原、活化增殖并最终分化为浆细胞,以其产生的免疫球蛋白(Ig)在固有免疫和适应性免疫中均可发挥不同程度免疫效应。Ig 由成对的重链和轻链组成,根据它们产生效应功能的重链确定,分为 5 种类型:IgG(Fcγ)、IgA(Fcα)、IgM(Fcμ)、IgE(Fcε)和 IgD(Fcδ)。其中 IgA 有两种亚型,IgA1 主要分布于黏膜表面,以防御微生物;IgA2 主要分布于分泌物中。IgM 主要出现在初级免疫反应中,是最大的一种具五倍体的 Ig,结合抗原后可产生凝集作用,可活化补体的经典途径。IgE 在总体 Ig 中虽占量极微,但为即刻过敏反应中的主体。按受体对它的亲和性分 FcεRI(高)和 FcεRII(低)两种,前者主要分布于肥大细胞、浆细胞及某些疾病如特应性皮炎的 LC 表面;后者主要分布于巨噬细胞、嗜酸性粒细胞或一些 T 细胞和 B 细胞的亚

群上。IgG 约占 Ig 总量的 75%,它们的主要功能可以对入侵病原体产生相应的抗体并是其他体液免疫反应的积极的参与者。IgG 又可分为 4 种亚型:IgG1、IgG2、IgG3 和 IgG4。受细胞因子的影响可促使 IgG 亚型的转换,如 IL-4 对 IgG4 的影响。由于 IgG 可通过胎盘,从而提供了胎儿的被动免疫。除 IgG4 外均能活化补体。大多数抗原活化的初始 B 细胞需要具有相同抗原特异性的 Th 细胞的辅助,这些 T 细胞依赖性抗原在 T 细胞缺陷的个体不能诱导产生抗体应答,但在某些情况下,一些微生物成分可以直接活化 B 细胞。此外,活化的 B 细胞还具有摄取并向 T 细胞提呈可溶性抗原,进一步地活化 T 细胞,增强细胞免疫应答。

6.3.3 固有免疫和适应性免疫的相互作用

机体产生有效的免疫应答需要固有免疫和适应性免疫之间的密切协作,从而清除外来有害抗原,实现宿主防御。固有免疫系统对入侵的有害抗原迅速产生应答,构成第一道防线,并为随后发生的更为强大和特异的适应性免疫应答的启动提供的活化信号。另一方面,适应性免疫应答则进一步增强固有免疫应答的效应,如浆细胞分泌的抗体可促进吞噬细胞的吞噬能力以及 NK 细胞的细胞毒作用,Th 细胞分泌的细胞因子可促进固有免疫细胞的成熟、迁移和杀菌功能。适应性免疫应答的启动需要抗原提呈细胞捕获和提呈蛋白抗原,DCs 是启动 T 细胞免疫应答的关键抗原提呈细胞,能够显著刺激初始 T 细胞的活化和增殖。DCs 需要从不成熟阶段向成熟阶段发育,才能获得免疫源性,从而活化 T 细胞。不成熟的 DCs 位于外周上皮组织和结缔组织,具有极强的抗原摄取、加工和处理能力。DCs 摄取和内吞从上皮屏障进入机体的微生物抗原,把蛋白抗原处理为肽段从而能够与 MHC 分子结合为 MHC 分子-抗原肽复合物,同时 DCs 分化成熟,表现为 MHC 分子、共刺激分子(CD80 和 CD86)和黏附分子的表达显著增高,并高表达趋化因子受体 CCR7。成熟的 DCs 携带 MHC 分子-抗原肽复合物迁移到局部引流淋巴结,提呈 MHC 分子-抗原肽复合物给 T 细胞,活化 T 细胞,启动 T 细胞免疫应答。相反,

不成熟的 DCs 表达低水平的共刺激分子,提呈抗原后不能活化 T 细胞而诱导 T 细胞无能,参与外周免疫耐受。

固有免疫细胞表达多种类型的模式识别受体,外界环境中不同类型的病原微生物对固有免疫细胞的最初活化的性质对随后产生的适应性免疫应答的类型起关键重要。其中,活化的固有免疫细胞分泌的细胞因子在诱导初始 T 细胞向不同类型的 Th 细胞亚群的分化过程中发挥重要作用,如活化的 DCs 或巨噬细胞分泌 IL - 12 促进 Th1 细胞的分化,而分泌 IL - 6 和 IL - 23 促进 Th17 细胞的分化和存活;蛋白过敏原小量持续地活化 DC 则可诱导 Th2 细胞的分化,或者某些含半胱氨酸酶的过敏原可能通过刺激嗜碱性粒细胞分泌 IL - 4 和 TSLP(thymic stromal lymphopoietin),诱导 Th2 细胞的分化。最近发现外界刺激如皮肤接触性抗原或紫外线辐射可导致一个多蛋白复合物炎症小体(inflammasomes)的组装和活化,激活致炎信号通路,引起大量具有活性的 IL - 1 和 IL - 18 的分泌。IL - 1 是一个多效性细胞因子,具有多种生物学效应,包括活化 DCs 和诱导效应 T 细胞分化、促进 B 细胞成熟,以及招募中性粒细胞等功能;而 IL - 18 能够增强 Th1 细胞分泌 IFN - γ 的能力以及 Th2 细胞、肥大细胞和嗜碱性粒细胞分泌 Th2 细胞因子,从而扩大适应性免疫应答。

6.3.4 免疫的调控

人们很早就已经认识到免疫应答是把双刃剑,除了给机体带来免疫保护之外,当针对自身抗原或外界无害抗原发生免疫应答或免疫调节功能紊乱时,会造成免疫稳态被打破而发生过度的免疫应答,导致多种免疫相关疾病的发生。如,Th1 细胞通过分泌多种效应细胞因子,动员和提高多种免疫细胞的效应机制,在机体抗感染免疫中发挥重要作用。然而,如果入侵的病原微生物有效地对抗了 Th1 活化的巨噬细胞的杀菌作用后,持续活化的巨噬细胞过度释放各种杀菌成分、炎性细胞因子以及生长因子会导致宿主严重组织损伤以及随后的纤维化形成,影响受感染器官的生理功能。此外,机体针对外界环境中的一些无害蛋白如花粉和尘螨等,发生过度的 Th2 细胞应答,导致过敏性疾病的发生;或针对自身抗原发生以 Th17 细胞应答为主的慢性炎症,通过持续活化中性粒细胞,产生大量的活性氧、溶解酶等,造成自身组织损伤,导致器官性自身免疫疾病的发生。这些免疫相关疾病往往伴随着免疫抑制细胞如 CD4$^+$CD25$^+$Treg 细胞数量或功能的下降,或一种或多种免疫负向调节机制的受损。这样,治疗这些免疫相关疾病的主要原则是有效控制过度的免疫应答,恢复机体内环境的免疫稳态。免疫自身稳态的维持主要依赖免疫耐受的诱导和免疫负反馈调节机制。免疫耐受包括中枢免疫耐受和外周免疫耐受。中枢免疫耐受在胸腺中诱导,主要通过与自身抗原相互作用,克隆清除表达与自身抗原具有高亲和力的自身反应性 T 细胞。但是中枢免疫耐受是不完全的,一些自身反应性 T 细胞能逃避中枢免疫耐受,因为不是所有的自身抗原都能进入胸腺,比如某些外周组织细胞来源的自身抗原。这样,外周免疫耐受的诱导对防止持续的自身免疫应答和维持免疫稳态至关重要。多种存在于外周的细胞亚群具有调节免疫的功能,如 CD4$^+$CD25$^+$Treg 细胞和耐受型 DCs 等,均积极参与外周免疫耐受的诱导。此外,免疫系统可根据自身应答的强度实施正向或负向调节,主要是通过负向调节抑制过强的免疫应答,在病原体清除之后,恢复自身内环境的稳态。一个重要的抑制 T 细胞应答的负反馈机制是活化的 T 细胞上调表达 CTLA - 4 和 PD - 1 等抑制性受体,竞争性抑制 B7 - CD28 通路介导的 T 细胞活化,从而诱导免疫耐受或下调过强的 T 细胞免疫应答。

总之,固有免疫细胞识别有害信号,迅速启动机体的固有防御机制,构成第一道防线,同时通过上调共刺激因子、释放效应细胞因子,启动适应性免疫应答并影响适应性免疫类型。虽然适应性免疫应答在启动上滞后于固有免疫应答,但其具有高度的特异性,且形成免疫记忆,提高长期有效的免疫保护。此外,适应性免疫利用多种固有免疫应答机制,并增强固有免疫细胞的功能,这样,两者相辅相成、密切合作,最终实现宿主保护。然而,如果固有免疫和适应性免疫应答的调节机制发生紊乱,如慢性病原体感染引起的持续过度的免疫应答造成自身组织的损伤,或者针对自身抗原发生免疫应答,均可引起严重的免疫相关疾病。

(何　睿　朱嗣博)

6.4　抗原提呈细胞

抗原提呈细胞(antigen presenting cell, APC)是指能够摄取、加工处理抗原,并将处理过的抗原提呈给 T、B 淋巴细胞的一类免疫细胞。APC 主要包括单核-吞噬细胞、树突状细胞、B 细胞、内皮细胞、肿瘤细胞以及病毒感染的靶细胞等。

6.4.1　巨噬细胞

是单核吞噬细胞系统中高度分化、成熟的细胞类型。由血液中单核细胞迁入组织后分化而成,在不同器官、组织中有不同类型和命名,其表达 Fc 受体、C3b 受体和 CD14,在固有免疫中发挥防御功能,也是参与适应性免疫的专职抗原提呈细胞。

6.4.2　树突状细胞(dendritic cell, DC)

是一类具有分支或树突状形态的细胞,由美国学者 Steinman 于 1973 年发现,是目前所知的功能最强的抗原提呈细胞,因其成熟时伸出许多树突样或伪足样突起而得名。分为髓系和淋巴系两类,前者是最重要的专职抗原提呈细胞,表达 MHC-Ⅱ类分子和共刺激分子。DC 的来源有两条途径:① 髓样干细胞在 GM-CSF 的刺激下分化为 DC,称为髓样 DC(myeloid dendritic cells, MDC),也称 DC1,与单核细胞和粒细胞有共同的前体细胞;② 来源于淋巴样干细胞,称为淋巴样 DC(lymphoid dendritic cells, LDC)或浆细胞样 DC(plasmacytoid dendritic cells, PDC),即 DC2,与 T 细胞和 NK 细胞有共同的前体细胞。树突状细胞尽管数量不足外周血单核细胞的 1%,但表面具有丰富的抗原提呈分子(MHC-Ⅰ和 MHC-Ⅱ)、共刺激因子(CD80/B7-1、CD86/B7-2、CD40、CD40L 等)和黏附因子(ICAM-1、ICAM-2、ICAM-3、LFA-1、LFA-3 等),是功能强大的专职 APC。DC 自身具有免疫刺激能力,是目前发现的唯一能激活未致敏的天然 T 细胞的 APC。人体内大部分 DC 处于非成熟状态,表达低水平的共刺激因子和黏附因子,体外激发同种混合淋巴细胞增殖反应的能力较低,但未成熟 DC 具有极强的抗原吞噬能力。这些未成熟的 DC(iDC)可借助表面 TOLL 样受体或其他受体途径捕获抗原并经历成熟过程,降低或失去捕获抗原的能力,上调表面 MHC-Ⅱ类分子和共刺激分子的表达,并可在趋化因子的作用下,定向迁移到淋巴结。在淋巴结中,成熟 DC 通过向 T 淋巴细胞提呈抗原并提供共刺激信号,可有效启动 Th1 或 Th2 反应,如见于感染和其他变态反应性炎症(如变应性接触性皮炎)情况。由此可见,DC 在适应性免疫反应过程中承担了全面的识别、摄入和提呈抗原的作用,并在淋巴结内训导天然淋巴细胞,启动特异性免疫反应。虽然 DC 在构成适应性免疫反应中起着关键性作用,然而也在一定程度上直接参与固有免疫反应。

DC 可以和主要行使固有免疫的杀伤细胞(NK,一种细胞毒淋巴细胞)作用,借助分泌的细胞因子(如 IL-12、IL-15、IL-18 等),促进了 NK 细胞的活化、增殖并增强其细胞毒性,提高了 NK 细胞清除病原微生物的能力。激活的 NK 细胞也能够诱导 DC 的成熟并选择性杀伤 iDC,NK 细胞分泌的 IFN-γ 又可有效地启动和调节 Th1 应答和细胞毒淋巴细胞(CTL)反应,因此,DC 和 NK 细胞相互作用进一步提升了 DC 的 APC 作用外更宽广的临床免疫效应。如在肿瘤方面所显示的免疫机制:① DC 可以高表达 MHC-Ⅰ类和 MHC-Ⅱ类分子,MHC 分子与其捕获加工的肿瘤抗原结合,形成肽-MHC 分子复合物,并提呈给 T 细胞,从而启动 MHC-Ⅰ类限制性 CTL 反应和 MHC-Ⅱ类限制性的 CD4[+] Th1 反应;同时,DC 高表达的共刺激分子(CD80/B7-1、CD86/B7-2、CD40 等)提供 T 细胞活化所必需的第二信号,启动了对肿瘤细胞的免疫应答。② DC 与 T 细胞结合可大量分泌 IL-12、IL-18 激活 T 细胞增殖,诱导 CTL 生成,主导 Th1 型免疫应答,激活穿孔素 P 颗粒酶 B 和 FasL/Fas 介导的途径增强 NK 细胞毒作用,利于肿瘤清除。③ DC 分泌趋化因子(chemotactic cytokines, CCK)专一趋化天然 T 细胞促进 T 细胞聚集,增强了 T 细胞的激发,保持效应 T 细胞在肿瘤部位长期存在。此外,还可能通过释放某些抗血管生成物质(如 IL - 12、IFN - γ)及前血管生成因子而影响肿瘤血管的形成。

近期的研究还表明树突状细胞核表达 1,25 - 二羟维生素 D³(VD³)受体。VD³ 可使 DCs 分化为半成熟 DCs,减少 T 细胞共刺激分子及削弱 IL - 12 的产生。这些 VD³ - 修饰的 DCs 体外诱导 T 细胞耐受,如使 T 细胞无能、削弱 Th1 反应、征集和分化调节性 T 细胞。由于它们能够特异性靶向致病性 T 细胞,VD³ - 修饰的 DCs 是目前可获得的免疫调节治疗中更安全有效的替代疗法。

皮肤组织中的树突状细胞包括表皮的 Langerhans 细胞(LC)、真皮髓样树突状细胞(myeloid DCs, mDC)和真皮浆细胞样树突状细胞(plasmacytoid DCs, pDC)。LC 位于表皮基底层和基底层上方,表达 LC 特异蛋白(langerin, CD207)、CD1α、上皮钙黏素(E - cadherin)和表皮细胞黏附分子(EpCAM),特征性的标记是 Birbeck 颗粒(Birbeck granules),主要是由 LC 特异蛋白组成的网球拍状的细胞器。在非炎症情况下,上皮钙黏素介导 LC 和角质形成细胞间的相互作用,将 LC 滞留在表皮内,使之数量保持稳定。炎症发生时,LC 在趋化性细胞因子等作用下迁移至炎症部位提呈抗原信息。真皮的树突状细胞(DDC)和表皮的 LC 具有共同的标志如:MHC - Ⅰ 型和 MHC - Ⅱ 型分子、CD1c、CD11b、CD11c、CD205。此外,DDC 还具有 CD1b、CD11a、CD36、F ⅩⅢ a、CD206、CD209 等以及在某些亚群中见到的 CD1a 和 CD14 标志。DDC 是否可表达 CD207 仍有争议。看来 LC 和 DDC 具有类似的提呈抗原、启动和分化天然淋巴细胞的作用,这在具有 CD207 表达的 DDC 表现得较为明显。DDC 有可能对引发迟发型超敏反应更有重要意义。

LC/DDC 在临床方面有它们一定的相关性。特应性皮炎(atopic dermatitis, AD)患者 LC 的 IgE 高亲和性受体 FcεRI 和低亲和性受体 FcεR2 / CD23 表达均上调,并接受和提呈特异性抗原的

IgE 接合,诱导 Th2 型反应,导致 IL - 4、IL - 10、IL - 13 等水平增加。真皮内树突状细胞包括 pDC 和 mDC,pDC 表达 TLR7 和 TLR9,在病毒感染时,可迅速产生大量 Ⅰ 型干扰素,在抗病毒免疫中发挥重要作用。银屑病皮损和非皮损均存在大量 pDC。在银屑病皮损中,DDC 和炎症性 DC 产生 IL - 12、TNF、IL - 20、NO 自由基和 IL - 23,活化常驻 T 细胞产生前炎症细胞因子,前炎症性 Th1 和 Th17 细胞因子作用于角质形成细胞,反馈于 DDC,导致银屑病斑块性皮损炎症状态的持续和增强。

6.4.3 B 淋巴细胞

其特征性表面标志是膜免疫球蛋白(即 B 细胞受体)经抗原激活后可分化为浆细胞,产生相应的特异性抗体,介导体液免疫。正常 B 细胞及 B 淋巴瘤细胞均表达 MHC - Ⅱ 类抗原,也属于抗原提呈细胞。与 B 细胞抗原提呈功能相关的膜 Ig 分子与抗原具有高亲和性,从而可以高度特异性地浓缩非己抗原,并以与 MHC - Ⅱ 类分子结合成复合体的形式将抗原提呈给辅助性 T 细胞(Th)。对低能性抗原,B 细胞是一类有效的 APC。

6.4.4 内皮细胞

也表达 MHC - Ⅱ 类抗原并可与 Th 细胞相互作用,故也是一种 APC,它在介导迟发型超敏反应中发挥重要作用。此外,某些上皮细胞、神经胶质细胞、间质细胞等在静止状态下或在 γ 干扰素的诱导下可表达 MHC - Ⅱ 类抗原,并具有 APC 的功能。

6.4.5 角质形成细胞

是一种非专职的抗原提呈细胞,在正常状态下,表面不表达 MHC - Ⅱ 类抗原;但在 IFN - γ、IL - 8 诱导下可表达 HLA - DR。IFN - γ、TNF - α 还可诱导 ICAM(CD54)黏附分子。此外,角质形成细胞本身尚可产生 CD40(APC 上表达的共刺激分子)并受 IFN - γ 上调,表现出 APC 的活性,募集 Th(表达 CD40L)细胞,参与银屑病及其他炎症性皮肤病如扁平苔藓、过敏性皮炎和移植物抗宿主反应等的发生。但另一方面,角质形成细胞在某些炎症情况下

表达 B7 - H1(PD - L1,CD274)——B7 族新的一员,可与活化 T 细胞表面 PD - 1 受体结合。PD - 1 并不和 APC 上表达的 B7 - 1(CD80) 或 B7 - 2(CD86)结合,因此,与 CD28/CTLA - 4 比较,PD - 1 表现了对免疫反应的负调节作用诱导免疫耐受。由上述可以看出,角质形成细胞在不同的情况下既可起到 APC 免疫反应,也可诱发免疫耐受。

6.4.6 病毒感染的细胞以及肿瘤细胞等

这类作为细胞免疫效应的靶细胞可将非己抗原提呈给细胞毒 T 细胞,因此,从广义上讲这些靶细胞也属于抗原提呈细胞。

6.5 非传统 T 细胞

T 细胞是一组庞大、异质性而功能又十分复杂的免疫活性细胞群;当前已研究得比较深入和清楚的主要是一组携带 T 细胞受体(TCR)αβ 并能识别由 MHC(major histocompatibility complex)Ⅰ类(CD8⁺)和 MHC Ⅱ类(CD4⁺)限制性肽性抗原的 T 细胞,由此,这一组细胞群通常被称为传统性 T 细胞(conventional T cell)。此外,其他被不断发现、发展的 T 细胞群,广义来说,均可归称为非传统性 T 细胞(non-conventional T cell),如:表达 T 细胞受体 αβ 或 γδ、但不接受 MHC - Ⅰ 或 Ⅱ类分子提呈抗原的 T 细胞,包括 NKT 细胞和 γδT 细胞,以及其他如黏膜相关恒定性 T(MAIT)细胞、TCRαβ⁺CD3⁺CD4⁻CD8⁻NK1.1⁻双重阴性 T 细胞、CD4⁺CD8⁺双重阳性 TCR αβ T 细胞等。总体来说,非传统 T 细胞对传统 T 细胞起着调节作用,通常抑制后者的活性,限制了免疫病理的发展。以下就在免疫性皮肤病如接触性皮炎、银屑病等研究中较受关注的 NKT 细胞和 γδT 细胞为例作一介绍:

6.5.1 NKT(natural killer T)细胞

是一群细胞表面既有 T 细胞受体 TCR、又有 NK 细胞受体(CD161)的特殊 T 细胞亚群,具有细胞毒性和免疫调节作用,可被 CD1d 分子提呈的糖脂类抗原所激活,活化后迅速分泌多种细胞因子

(IFN - γ、IL - 4、IL - 10、IL - 17、IL - 22);可通过与树突状细胞(DC)相互作用调节 DC 功能,从而参与获得性免疫反应,起着连接天然免疫和获得性免疫的桥梁作用。NKT 细胞活化后具有 NK 细胞样细胞毒活性,可溶解 NK 细胞敏感的靶细胞,主要效应分子为穿孔素、Fas 配体以及 IFN - γ。表达恒定 TCRVα24 和 Vβ11 的 CD1d 限制性的 NKT 细胞属于 Ⅰ 型 NKT 细胞,也称为恒定的 NKT 细胞(invariant natural kill T cell, iNKT),表达多种 TCR 的 CD1d 限制性的 NKT 细胞则属于 Ⅱ 型 NKT 细胞。

6.5.2 γδT 细胞

因其表面 TCR 由 γ 链和 δ 链构成而得名。相对于"常规"的 αβT 细胞,这种特殊的 T 细胞有其特殊的结构和功能。αβT 细胞总是专一的依赖胸腺发育成熟,而 γδT 细胞能在胸腺外组织产生。γδTCR 具高度多样性、不具 MHC 限制性和不依赖抗原的处理和提呈过程。许多实验证据表明,γδT 细胞识别的 MHC 类分子是作为抗原本身被直接识别的,并不通过抗原的处理和提呈过程,MHC 负载的肽段不起配基的作用。在机体内出现异常变化(如应激)时,γδT 细胞可作出比 αβT 细胞更迅速的反应。γδT 细胞可对 αβT 细胞不能识别的抗原产生应答,在功能上与后者实现互补。γδT 细胞可同时发挥细胞毒和分泌细胞因子双重作用。γδT 细胞的细胞毒效应包括杀伤对 NK 敏感和 NK 不敏感的靶细胞;IL - 2 能够明显增强 γδT 细胞的杀伤性。γδT 细胞也具有分泌细胞因子的功能,已发现 γδT 细胞能分泌 IL - 4、GM - CSF 和 γ - IFN。此外,通过抗 γδTCR 抗体可以诱导某些 γδT 细胞分泌 IL - 2 和溶解靶细胞。

(颜克香)

6.6 Toll 样受体

6.6.1 模式识别受体概述

(1) 固有免疫的发展进程和模式识别受体的提出

在人类和其他高等多细胞生物中,固有免疫

是一种极其有效,并且快速、能够直接抵抗外界病菌入侵的手段。不难发现,这种处于人类和致病微生物战线前沿的防御系统有几个关键的特点,即免疫细胞和免疫分子可以直接迅速地发现病原体,并且识别自我和非我以发挥免疫反应。

直到 Metchnikoff 提出固有免疫理论的 100 年之后,即 1989 年,另一位被称为"固有免疫之父"的美国免疫学家 Charles Alderson Janeway, Jr(1943—2003)提出了"模式识别受体"(pattern recognition receptors, PRR)和"病原体相关分子模式"(pathogen associated molecular pattern, PAMP)两个重要的固有免疫概念。当他在冷泉港固有免疫大会上提出"模式识别受体"这个概念时,还没有任何 PRR 被证实存在。和 Metchnikoff 一样,Janeway 的理论在一段时间内也只是一种假设;但到了 1996~1997 年,果蝇的 Toll 受体和人类的 Toll 样受体抗病原体作用先后被发现,PRR 理论方被得以证实,从此人类的包括 Toll 样受体在内的多种 PRR 如雨后春笋般被发现,并对固有免疫理论产生了重大影响。

从定义上来说,PRR 是一种具有能够直接识别病原体并且辨别自我和非我生物分子能力的大分子蛋白,由免疫细胞或免疫相关细胞产生。经过上亿年的进化,PRR 在不同的多细胞高等生物中具有相近的功能,例如,果蝇中的 Toll 受体、哺乳动物的 Toll 样受体和植物中的 R 基因(resistance gene)或 N 蛋白(N protein)等均有类似固有免疫功能。PRR 的工作方式及生理属性和本书中其他章节涉及的适应性免疫(adaptive immunity)分子大为不同,主要有以下几个属性:

a. 受体的来源是基因组编码的,而非经过基因重排;

b. 受体表达是非克隆性的,即每个类别的 PRR 分子都是相同的;

c. 识别保守的病原菌分子模式;

d. 完美区分自我和非我成分,系亿万年进化结果;

e. 抗病原体效应时间极短,可以说是立即反应;

f. 产生下游效应分子有共刺激分子,部分细胞因子(IL-1,IL-6)和部分趋化因子(IL-8)。

(2) PRR 种类、分布及其配体

人类的 PRR 是本节所要探讨的重点;按照分布来划分,它们包括三大类,即胞外识别受体、胞膜表面识别受体和胞内识别受体。

相对于 PRR 这一大类受体,PAMP 则是 PRR 所识别的外源性配体,在某些文献上 PAMP 也被称作 MAMP(microbe/microorganism associated molecular patterns)。PAMP 是病原体表面或内部独有的保守结构,它们只存在于细菌、病毒、真菌等各种病原体,因此也可以被看作是病原体的片段特征。PAMP 分子的结构种类繁多,包括 Gram 阴性菌表面的脂多糖(lipopolysaccharides, LPS)、病毒细菌和原虫内的 CpG DNA、Gram 阳性菌表面的脂磷壁酸(lipoteichoic aicd, LTA)、病毒的双链 RNA(double stranded RNA, dsRNA)、结核杆菌表面的脂阿拉伯甘露糖(lipoarabinomannan, LAM)和多种病原体含有的脂蛋白(lipoprotein)等(表 6-5)。

表 6-5 模式识别受体的分布、种类及配体的来源

模式识别受体的分布	模式识别受体	病原体相关分子模式举例(病原体或内源性蛋白来源)
胞膜表面识别受体	Toll 样受体	三酰基脂肽、脂多糖、脂磷壁酸、鞭毛(细菌);单、双链 RNA(病毒);甘露糖(真菌);黏蛋白(原虫)
	C 型凝集素受体	甘露糖(真菌,细菌);β 葡聚糖(真菌)
	清道夫受体	脂多糖、脂磷壁酸(细菌)
	补体受体	整合素、补体亚基(内源性蛋白)
胞内识别受体	一些干扰素启动蛋白	双链 RNA(病毒)
	RIG 样受体	双链 RNA(病毒)
	NOD 样受体	胞壁酰二肽、二氨基庚二酸(细菌)
胞外识别受体	补体系统	抗体 Fc 片段、甘露糖结合凝集素(内源性蛋白)
	正五聚体	外膜蛋白 A(细菌)、酵母多糖(真菌)、血凝素(病毒)
	胶原凝集素	脂多糖、脂磷壁酸(细菌);gp120(病毒)

但 PRR 并非只识别 PAMP,当自体细胞产生危险信号,或一些由于感染、炎症或其他细胞应急

造成的不正常的内源性分子复合物时,PRR 也会对其产生作用。例如纤维蛋白原、热休克蛋白和硫酸乙酰肝素等均是内源性的 PRR 配体,其存在可以致使 DC 细胞的激活并产生进一步前炎症反应。

当 PRR 识别了 PAMP 或内源性配体之后,一部分 PRR 可以直接杀灭或中和病原体,如补体系统在 C1q 或甘露糖凝集素的启动之下可以级联反应,最终在病原体表面形成膜攻击复合物(membrane attack complex, MAC)。但大多数的 PRR 会和病原体结合,形成的 PRR - PAMP 复合物,激活机体下游信号传导通路,包括配体分子、激酶和转录因子的招募,最终可以驱使细胞因子、趋化因子、细胞黏附分子和免疫受体基因的表达。

6.6.2 Toll 样受体(TLRs)

(1) TLRs 简介

在众多模式识别受体当中,Toll 样受体(Toll-like receptors, TLRs)是近年来广受研究的一组固有免疫系统的受体分子。如前所述 TLRs 的发现,对固有免疫理论体系的产生起到了重大的推动作用。

TLRs 的发现,最早可以追溯到 1985 年科学家对果蝇中发现的 Toll 分子的研究。Toll 是在果蝇胚胎发育过程中影响背腹轴生成的重要分子,系 12 个母系相关调节基因之一。到了 1996 年,一个法国研究组揭示了成年果蝇 Toll 受体的突变可

以导致其抗真菌能力的下降,紧接着 1997 年,Janeway C. 和他的弟子 Medzhitov R. M. 报道了人类也有一个和果蝇 Toll 受体同源性的 Toll 样受体,并均可介导 NF - κB 产生固有免疫反应。此后更多的 TLRs 被免疫学家相继发现,到目前为止,一共有 10 个人类的 TLRs 被证实;若算上小鼠模型上独有的 TLR11 ~ TLR13,已共发现有 13 个哺乳动物 TLRs 亚类。

(2) TLRs 的分类和相互方式

经典的分类是按照识别 PAMP 和存在的位置来分,将 TLR1、TLR2、TLR4、TLR5、TLR6 和 TLR10 分为一组,因为这些 TLRs 识别内外源性配体,它们存在于细胞膜的表面;而 TLR3、TLR7、TLR8、TLR9 等则存在于胞内腔室的膜上如内体或溶酶体内,自成一组,有趣的是这 4 个胞内腔室的 TLRs 都和病毒核酸识别有关。

在不同的 TLRs 上有不同的配体识别方式,有的 TLRs 可以单独作用于配体,例如 TLR1、TLR2、TLR3、TLR9 直接识别脂蛋白类、dsRNA 和 CpG DNA;而另一些,例如 TLR4 则需要通过 MD - 2(亦作 lymphocyte antigen 96)进行同源性聚合,并且在脂多糖结合蛋白(lipopolysaccharide binding protein, LBP)和 CD14 分子的介导之下才能结合 LPS 并发挥下游作用。TLR1 和 TLR2、TLR2 和 TLR6 可以形成异源二聚体,而其他 TLRs 则形成同源性二聚体,将 PAMP 接触后信号传递至下游通路(表 6 - 6)。

表 6 - 6　Toll 样受体、分布及其配体

受体	分布	衔接蛋白	细胞种类	配体(英文对照)	配体来源
TLR1	包膜表面	MyD88/MAL	单核细胞/巨噬细胞/DC 细胞/B 淋巴细胞	三酰基脂肽(triacyl lipopeptides)	结核分枝杆菌
				可溶性分子(soluble factors)	脑膜炎奈瑟球菌
TLR2	包膜表面	MyD88/MAL	单核细胞/巨噬细胞/髓样 DC 细胞/肥大细胞	肽聚糖(peptidoglycan)	Gram 阳性菌
				脂磷壁酸(lipoteichoic acid, LTA)	Gram 阳性菌
				糖肌醇磷脂(glycoinositolphospholipids, GPI)	美洲锥虫
				非典型脂多糖(atypical LPS)	Gram 阴性菌
				脂蛋白(lipoproteins)	结核分枝杆菌
				酵母多糖(zymosan)	真菌
				嗜酸细胞源神经毒素(eosinophil-derived neurotoxin)	宿主

（续表）

受体	分布	衔接蛋白	细胞种类	配体（英文对照）	配体来源
TLR2	包膜表面	MyD88/MAL	单核细胞/巨噬细胞/髓样DC细胞/肥大细胞	β防御素（β defensin）	宿主
				尿酸（uric acid）	宿主
				可溶性透明质酸（soluble hyaluronan）	宿主
				高迁移率族蛋白（high-mobility group box 1, HMGB1）	宿主
				糖蛋白96（glycoprotein, gp96）	宿主
				热休克蛋白60（heat-shock protein 60, HSP60）	宿主
				热休克蛋白70（heat-shock protein 70, HSP70）	宿主
TLR3	胞内腔室	TRIF	DC细胞/B淋巴细胞	聚肌胞（poly I：C）	合成化合物
				双链RNA（dsRNA）	多种病毒/宿主
TLR4	包膜表面	MyD88/Mal/TRIF/TRAM	单核细胞/巨噬细胞/髓样DC细胞/肥大细胞/肠上皮细胞	脂多糖（LPS）	Gram阴性菌
				F蛋白（fusion protein）	呼吸道合包病毒
				可溶性透明质酸（soluble hyaluronan）	宿主
				硫酸乙酰肝素（heparan sulfate）	宿主
				β防御素（β defensin）	宿主
				纤维连接蛋白额外结构域A（fibronectin extra domain A）	宿主
				高迁移率族蛋白（high-mobility group box 1, HMGB1）	宿主
				α晶体蛋白（α crystallin）	宿主
				热休克蛋白β8（heat-shock protein β8, HSPB8）	宿主
				热休克蛋白60（heat-shock protein 60, HSP60）	宿主
				热休克蛋白70（heat-shock protein 70, HSP70）	宿主
				糖蛋白96（glycoprotein, gp96）	宿主
				表面活性蛋白A（surfactant protein-A）	宿主
				纤维蛋白原（fibrinogen fragments）	宿主
TLR5	包膜表面	MyD88	单核细胞/巨噬细胞/DC细胞/肠上皮细胞	鞭毛蛋白（flagellin）	多种细菌
TLR6	包膜表面	MyD88/MAL	单核细胞/巨噬细胞/肥大细胞/B淋巴细胞	二酰基脂肽（diacyl lipopeptides）	结核分枝杆菌
				酵母多糖（zymosan）	真菌
TLR7	胞内腔室	MyD88	单核细胞/巨噬细胞/浆细胞样DC细胞/B淋巴细胞	单链RNA（ssRNA）	多种病毒/宿主
				溴匹立明（bropirimine）	合成化合物
				咪唑喹啉（imidazoquinoline）	合成化合物
				洛索立宾（loxoribine）	合成化合物
TLR8	胞内腔室	MyD88	单核细胞/巨噬细胞/DC细胞/肥大细胞	单链RNA（ssRNA）	多种病毒/宿主
				咪唑喹啉（imidazoquinoline）	合成化合物
TLR9	胞内腔室	MyD88	单核细胞/巨噬细胞/浆细胞样DC细胞/B淋巴细胞	疱疹病毒DNA（herpes virus DNA）	病毒
				非甲基化CpG DNA（unmethylated CpG DNA）	病毒和细菌

受体	分 布	衔接蛋白	细胞种类	配体(英文对照)	配体来源
TLR10	包膜表面	未知	未知	未知	未知
TLR11(鼠源)	胞内腔室	MyD88	单核细胞/巨噬细胞/肝细胞/肾脏/	肌动蛋白抑制蛋白(profilin)	刚地弓形虫
TLR12(鼠源)	未知	未知	未知	未知	未知
TLR13(鼠源)	未知	未知	未知	未知	未知

注：TLR1~TLR10为人源和鼠源性 Toll 样受体，TLR11~TLR13仅在鼠源性细胞上分布。表中还包括 TLRs 的衔接蛋白(adaptors)、分布的细胞种类、配体化学成分和内/外源性配体的来源。

(3) TLRs 的结构

结构上，TLRs 蛋白是 Ⅰ-型穿膜蛋白(type-Ⅰ transmembrane protein)，并且在胞外含有富亮氨酸重复序列(leucine-rich repeat, LRR)、胞内部分含有白介素-1 受体(IL-1R)的同源性结构域，因而 TLRs 也被归类于 TIR(Toll/IL-1R)家族。

(4) TLRs 的信号传导

1) TLRs 的衔接蛋白

TLRs 在遇到配体结合之后，产生了构象的变化，并且能够招募胞质内多种含有 TIR 序列的衔接蛋白。在众多 TLRs 的衔接蛋白中，MyD88(myeloid differentiation primary response gene 88，髓样分化因子88)首先被发现。MyD88 在众多的 TLRs 中作用范围很广，目前认为除了 TLR3 以外，MyD88 能够对所有的 TLRs 衔接进行信号传递。

随后科学家们在 MyD88 缺陷小鼠等功能试验中相继发现了 MAL(MyD88 adaptor-like protein, MyD88 样适配蛋白)、TRIF(TIR-domain-containing adapter-inducing interferon-β，β 干扰素 TIR 结构域衔接蛋白)、TRAM(TRIF-related adaptor molecule，TRIF 相关的衔接分子)和 SARM(sterile-alpha and armadillo motif containing protein)等其余4种衔接蛋白。通常认为前4种衔接蛋白是起正向传递信号的作用，而第五种衔接蛋白 SARM 则是负调控 TRIF 依赖性的信号传递。

2) TLRs 信号通路分类

TLRs 经过上述5种蛋白的衔接，细胞内部最终将产生3种不同的下游信号传递通路，包括：① NF-κB(nuclear factor kappa-light-chain-enhancer of activated B cells)通路；② MAPKs(mitogen-activated protein kinases，丝裂原活化蛋白激酶)通路；③ IRFs(IFN regulatory factors，干扰素调节因子)通路。其中 NF-κB 和 MAPKs 起到了前炎性细胞因子(主要包括 TNF-α、IL-1、IL-6 和 IL-8)分泌的关键作用，而 IRFs 则是一型干扰素(主要包括 IFN-β、IFN-α 和 RANTES)产生的重要启动因素。

目前一般更愿意用上游信号通路分类，将 MyD88 依赖性的信号通路分为一类，包括了 TLR1/2、TLR2/6、TLR4、TLR5、TLR7、TLR8 和 TLR9；而将 TRIF 依赖性的信号通路分为另一类，包含 TLR3 和 TLR4。

3) MyD88 依赖性信号通路

当 TLRs 受到刺激后，MyD88 和 TLRs 的胞质 TIR 结构域进行结合，并且招募 IRAK(IL-1 receptor-associated kinase)家族蛋白，IRAK4 和 IRAK1/2 因此被磷酸化。IRAK1 或者 IRAK2 可进一步激活下游的 TRAF6(tumor necrosis factor receptor-associated factor 6)，TRAF6 起到了相当于泛素连接酶(E3)的作用，并且可以和泛素交联酶(E2)一起，共同催化合成 K63 连接的多聚泛素链，该链可依附在 TRAF6 本身或 TAK1(transforming growth factor-activatedprotein kinase 1)和 NEMO(NF-κB essential modifier)之上。TAB2(TAK1-binding protein 2)、TAB3 的募集，以及和泛素化后的 TRAF6 连接是关键步骤，TAK1 因此而被激活，并且进一步产生3条主要下游通路：NF-κB 通路、MAPK 通路和 IRF 通路(图6-1)。

第三条通路即 IRFs 通路，目前被认为是浆细胞样树突状细胞(pDC)、一种可针对病毒感染大量分泌一型干扰素的树突状细胞中的 TLR7、

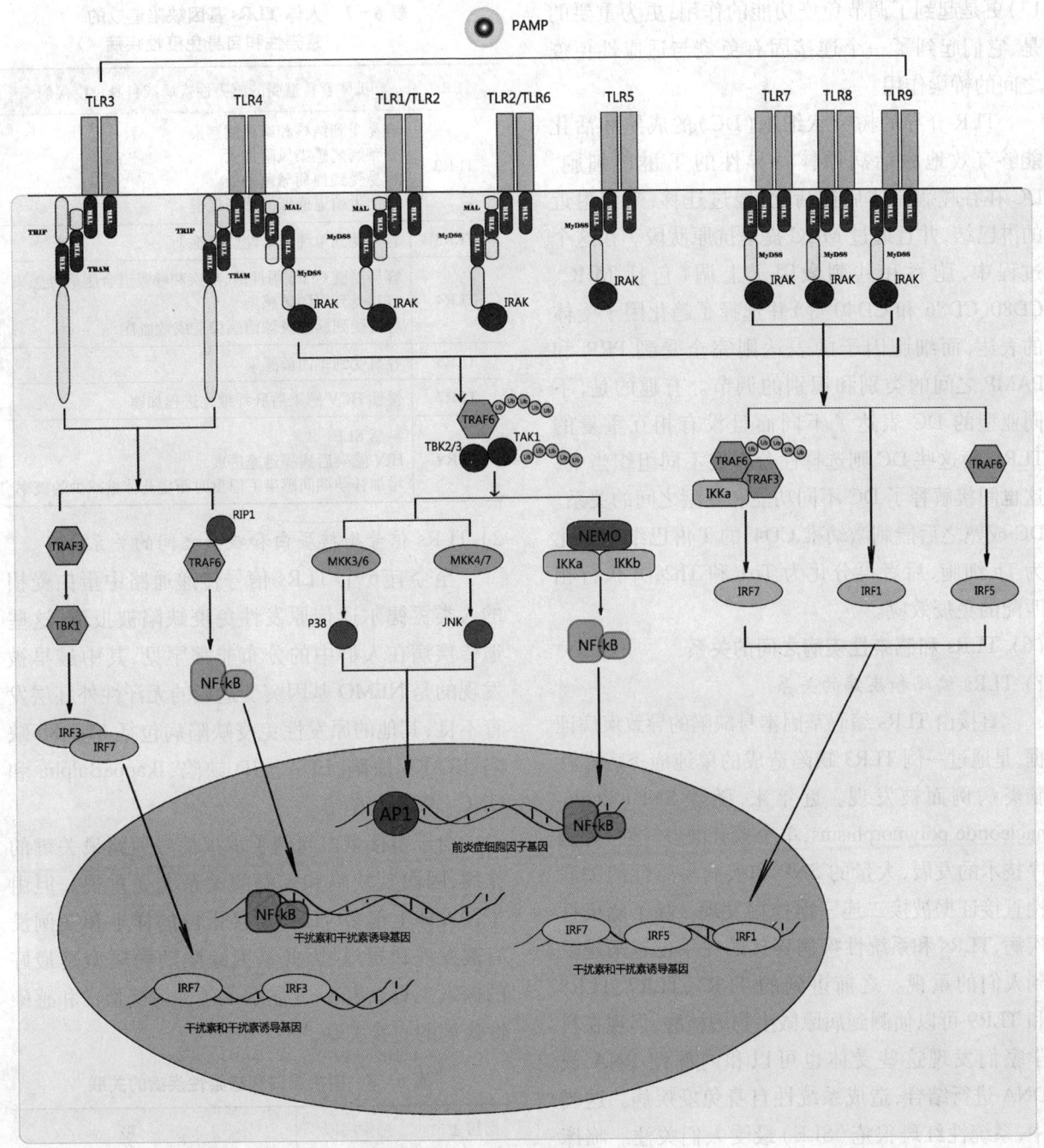

图 6-1　TLRs 的信号通路

TLR8、TLR9 特有的传递通路。

4）TRIF 依赖性信号通路

在 MyD88 缺陷小鼠实验中,TLR3 和 TLR4 拥有一条不依赖 MyD88 激活的信号传导通路,细胞依旧能分泌 IFN-β 等细胞因子,是通过 TRIF 介导的信号传递的 2 条通路:IRFs 和 NF-κB 通路。

（5）TLRs 的激活和下游效应

综上所述,NF-κB 和 MAPKs(AP1)的通路起

到了前炎性细胞因子(主要包括 TNF-α、IL-1、IL-6 和 IL-8)分泌的关键作用,而 IRFs(IRF3/5/7)则是一型干扰素的分泌(主要包括 IFN-β、IFN-α 和 RANTES)。

尽管这些前炎性细胞因子分泌极其短暂,但是它们保证了固有免疫网络的紧密性和必要性,转录后的 mRNA 降解产生的各种促炎(即上述的前炎症因子)和抗炎分子(包括 IL-4、IL-10、IL-

13) 更是起到了调节免疫功能的作用；更为重要的是，它们起到了一个连接固有免疫与适应性免疫之间的桥梁作用。

TLR 介导的树突状细胞（DC）的成熟和活化能够有效地激活病原体特异性的 T 淋巴细胞。DC 在吞噬病原体后被活化，经过迁移，来到附近的淋巴结，并且通过 MHC 提呈抗原肽段。在这个过程中，胞吞和共刺激因子上调（包括 MHC、CD80、CD86 和 CD40 等）并选择了趋化因子受体的表达，而细胞因子的表达则完全受到 PRR 和 PAMP 之间的类别和识别的调节。有趣的是，不同亚型的 DC 表达了不同而且没有相互重复的 TLRs，而这些 DC 则选择性分布在不同组织当中，这也间接解释了 DC 不同功能和亚型之间的关系。DC 成熟之后能刺激幼稚 CD4$^+$的 T 淋巴细胞分化为 Th 细胞，后者再分化为 Th1 和 Th2，并执行相匹配的免疫效应。

(6) TLRs 和感染性疾病之间的关系

1) TLRs 编码和疾病的关系

直接由 TLRs 编码基因本身缺陷的导致疾病证据，是通过一例 TLR3 缺陷造成的单纯疱疹病毒性脑炎病例而被发现。近年来，随着 SNP（single-nucleotide polymorphisms，单个核苷酸多样性）和测序技术的发展，大量的 SNP 和疾病易感性的关联性直接证据被接二连三地挖掘发现。除了感染性疾病，TLRs 和系统性疾病直接的关系也越来越受到人们的重视。之前讲到的 TLR3、TLR7、TLR8 和 TLR9 可以侦测到病原微生物的核酸，但现在科学家们发现这些受体也可以和内源性 RNA 或 DNA 进行结合，造成系统性自身免疫疾病。这当中，系统性红斑狼疮（SLE）最受人们关注。临床研究显示，分泌 IFN 的浆细胞样树突状细胞大量聚集在皮肤 SLE 损伤处；同时细胞学实验证明，自体 DNA 和 RNA 可以激活浆细胞样树突状细胞产生大量 IFN-α；流行病学调查显示，IRF5（通常用于调节 IFN-α）的变异和 SLE 在种族之间的关系被确立，更重要的是，TLR9 的序列多样性和 SLE 的易感性有较强的关联。简而言之，TLR9 序列突变导致 pDC 吞噬自体核酸，大量分泌 IFN-α，最终引起系统性炎症反应（表 6-7）。

表 6-7　人体 TLRs 基因缺陷造成的感染性和自身免疫性疾病

TLRs	机体容易遭受的感染性疾病或自身免疫疾病
TLR2	容易受到结核和麻风病感染 受莱姆病感染风险加大 容易受到葡萄球菌感染 增加生殖道疱疹的感染概率
TLR3	容易受到单纯疱疹性脑炎感染
TLR4	容易受到 Gram 阴性菌、疟疾和呼吸道合胞病毒感染 容易受到军团菌感染 容易受到脑膜炎球菌感染造成败血症
TLR5	容易受到军团菌感染
TLR7	慢性 HCV 感染后肝纤维化进程加速
TLR9	易感 SLE HIV 感染后病程迅速进展 增加怀孕期间感染疟原虫时新生儿体重减少的概率

2) TLRs 信号衔接蛋白和疾病之间的关系

至今有 6 个 TLRs 信号传递通路中蛋白受损的人类孟德尔遗传原发性免疫缺陷被报道，这些遗传疾病在人群中的分布非常罕见，其中最早被发现的是 NEMO 基因突变造成的无汗性外胚层发育不良；其他的原发性免疫缺陷病包括 MyD88 缺陷、IRAK4 缺陷、EDA-ID 缺陷、IkappaBalpha 和 UNC-93B 缺陷等。

由于衔接蛋白起到了承接信号通路最关键的作用，因而其缺陷和疾病的关系尤受重视。但由于在人体上很多 TLRs 衔接蛋白的样本和案例没有被发现和报道，因此基因缺陷动物模型是最好的探索工具。表 6-8 显示了各种衔接蛋白和感染性疾病的直接关联。

表 6-8　衔接蛋白和感染性疾病的关联

衔接蛋白	感染病原	表　型
MyD88	金黄色葡萄球菌	静脉感染后生存率下降 血和器官中细菌载量增加 巨噬细胞分泌的细胞因子明显增加
	伯氏疟原虫	血清 IL-12 下降，伴有肝损伤
	刚地弓形虫	腹膜内感染存活率下降 血清 IL-12 和 IFN-γ 下降
	李斯特菌	腹膜内感染存活率下降 脾脏和肝脏感染，菌血症 血清 TNF、IFN-γ 和一氧化氮下降
	利什曼原虫	对皮肤接种有抵抗作用下降 IL-12 介导的 Th1 细胞反应下降

(续表)

衔接蛋白	感染病原	表 型
MAL	大肠埃希菌	存活率上升 肺部固有免疫反应水平下降 肺部细菌载量增加
	克雷伯肺炎菌	存活率下降 肺部细菌载量增加 细菌扩散速度增加
TRIF	巨细胞病毒	脾脏中病毒载量增加

值得一提的是,模式识别受体和病原相关模式从 Janeway 等提出到现在仅有 20 多年时间,Toll 样受体的发现也不过 20 个年头,人们在如此短的时间内借助生物学、医学、统计学、化学、光电等科学,已经将它们的机制和形态阐述得十分详细,实为医界之幸!

6.7 补 体

6.7.1 概述

(1) 补体和补体系统

补体(complement)于 1896 年由比利时免疫学家 Jules Bordet 最初发现,这一名称由德国免疫学家 Paul Ehrlich 在 20 世纪初逐渐推广。它是一种热不稳定的血清成分,补充、辅助和完成了抗原和抗体免疫反应,故名。

补体系统(complement system)由多种相互作用的蛋白质组成,这些蛋白广泛存在于血清、组织液和细胞膜表面,是一个有着精密调控机制的蛋白质反应系统。目前已知的补体系统作用为对激活物(主要是病原体)的调理同时诱导炎症反应以对抗感染。血浆中的补体成分在被激活前无生物学功能。位于激活物表面的多种微生物成分或抗原-抗体复合物等途径,通过启动一系列蛋白酶的级联酶解反应而激活补体系统,所形成的活化产物具有调理吞噬、溶解细胞、介导炎症、调节免疫应答和清除免疫复合物等生物学功能。补体不仅是机体固有免疫防御的重要部分,也是抗体发挥免疫效应的主要机制之一,还能通过适应性免疫系统细胞上的补体受体(complement receptor,CR)增强适应性免疫反应,以及被机体自身的死亡细胞活化。补体缺陷、功能障碍或过度活化与多种疾病的发生和发展过程密切相关。

(2) 补体的生物合成

约 90% 的血浆补体成分由肝脏合成,少数成分由肝脏以外的细胞合成,如 C1 可由肠上皮和单核/巨噬细胞产生、D 因子可由脂肪组织产生;其他组织和细胞(如内皮细胞、淋巴细胞、神经胶质细胞、生殖系统组织等)也能合成补体的某些成分。

多种促炎细胞因子(如 IFN - γ、IL - 1、TNF - α、IL - 6 等)可提高补体基因的转录和表达。感染、组织损伤急性期以及炎症状态下,补体产生增多,血清补体水平升高。

(3) 补体系统的组成

补体系统的活性成分众多,详见表 6 - 9。

表 6 - 9 补体系统活性成分

结合抗原抗体复合物和病原体表面	C1q
结合细菌表面的甘露糖	MBL
进行级联反应的酶活性蛋白	C1r、C1s、C2a、Bb、D、MASP - 2
膜结合蛋白和调理因子	C4b、C3b
介导炎症反应的肽	C5a、C3a、C4a
膜攻蛋白	C5b、C6、C7、C8、C9
补体受体	CR1、CR2、CR3、CR4、C1qR、
补体调节蛋白	C1NH、C4BP、CR1、MCP、DAF、H因子、I因子、P因子、CD59

6.7.2 补体系统的激活及途径

补体固有成分以非活化形式存在于体液中,其通过级联酶促反应而被激活,产生具有生物活性的产物。已发现 3 条补体激活途径,即经典激活途径、凝集素激活途径和旁路激活途径,它们有共同的终末反应过程(图 6 - 2)。

(1) 经典激活途径

经典激活途径由激活物表面的激活物与 C1q 结合而起始,顺序活化 C1r、C1s、C4、C2、C3,形成 C3 转化酶(C3 convertase,C4b2a)的级联酶促反应过程。能与 C1q 结合而起始经典激活途径的激活物主要是抗原抗体复合物(与抗原结合的 IgG、IgM 分子)。另外,C 反应蛋白、细菌脂多糖(LPS)、髓鞘脂和某些病毒蛋白

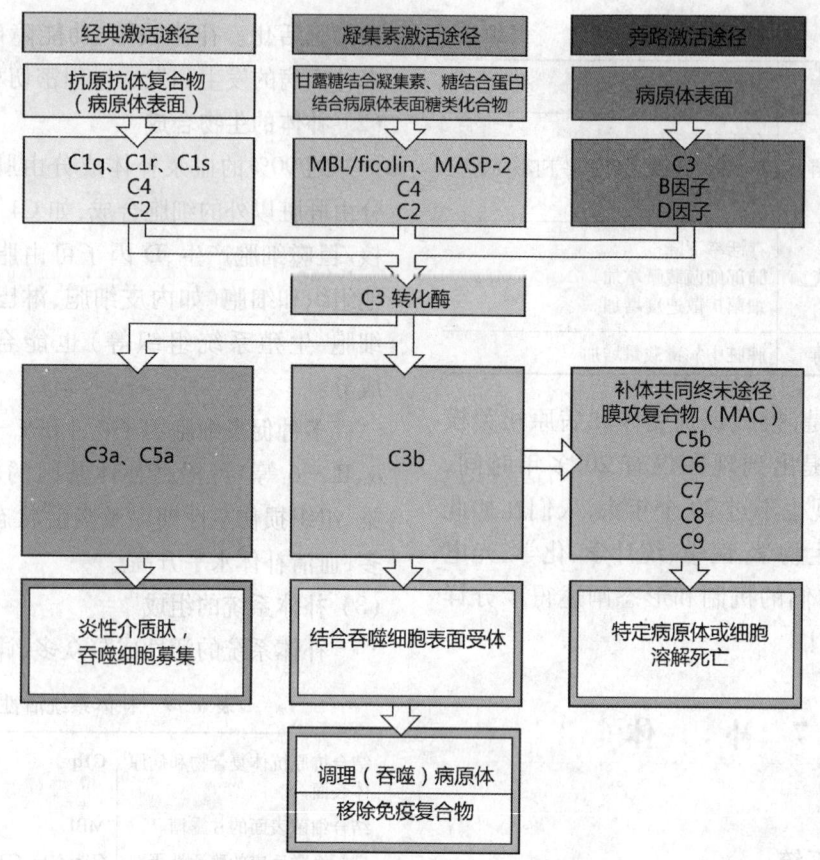

图6-2 补体活化的3条途径

（如 HIV 的 gp120）等也可作为激活物。不同人 IgG 亚类活化 C1q 的能力由高到低依次为 IgG3＞IgG1＞IgG2，IgG4 无激活经典途径的能力，其启动有赖于特异性抗体产生，故在感染后期才能发挥作用，或参与抵御相同激活物再次感染机体。

参与该途径的补体成分依次为 C1、C4 和 C2（图6-3）。C1 又称 C1 复合物（C1 complex），由 C1q 和两个 C1r 以及两个 C1s 组成。C1q 为六聚体，C1q 与 2 个以上 Fc 段结合可导致（C1r：C1s）$_2$ 复合物发生构型改变，导致 C1r 的活化，活化的 C1r 进而激活 C1s 的丝氨酸蛋白酶活性。

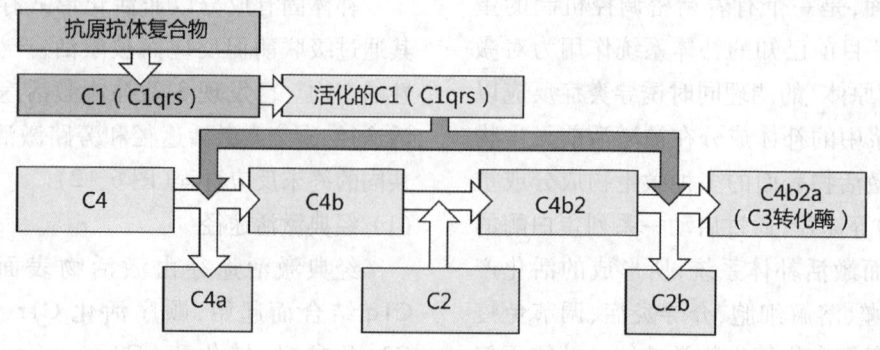

图6-3 补体经典激活途径

活化后的 C1s 将按顺序裂解 C4 和 C2，生成两个大片段产物 C4b 和 C2a，这两个产物结合将形成 C3 转化酶。首先，C1s 裂解 C4 生成 C4b，大部分新生的 C4b 与 H$_2$O 反应而失活，仅 5% C4b 共价结合至紧邻抗原抗体结合处的激活物表面。这些 C4b 结合 C2，使其进一步被 C1s 裂解生成

C2a,C2a 本身具有丝氨酸蛋白酶活性；形成的 C4b2a(C3 转化酶)仍然共价结合于激活物表面，裂解 C3 生成 C3b 分子包被激活物表面，同时生成另一个裂解产物 C3a，C3a 能诱导局部的炎症反应。

(2) 凝集素激活途径

凝集素激活途径通过与 C1q 类似结构的糖结合蛋白启动补体级联反应。MBL 就是这些糖结合蛋白中的一种，因此凝集素激活途径也被称为 MBL 激活途径(MBL pathway)。血浆中甘露糖结合凝集素直接识别病原微生物表面的甘露糖，进而依次活化 MASP－1、MASP－2、C4、C2、C3，形成与经典激活途径中相同的 C3 转化酶与 C5 转化酶的级联酶促反应过程。无需抗体参与即可激活补体，可在感染早期或对未免疫个体发挥抗感染效应。

凝集素激活途径的主要激活物为含 N 氨基半乳糖或甘露糖基的病原微生物。MBL 分子结构类似于 C1q 分子，MASP－2 与 C1r 以及 C1s 结构相似，MASP－1 的功能目前尚不确定。这三者共同组成类似 C1 的复合物。MBL 与多种病原微生物表面的 N 氨基半乳糖或甘露糖结合能导致其发生构型改变，进一步导致 MASP－2 活化并裂解 C4 和 C2，从而生成类似经典激活途径的 C3 转化酶 C4b2a，进而激活后续补体成分(图 6－4)。

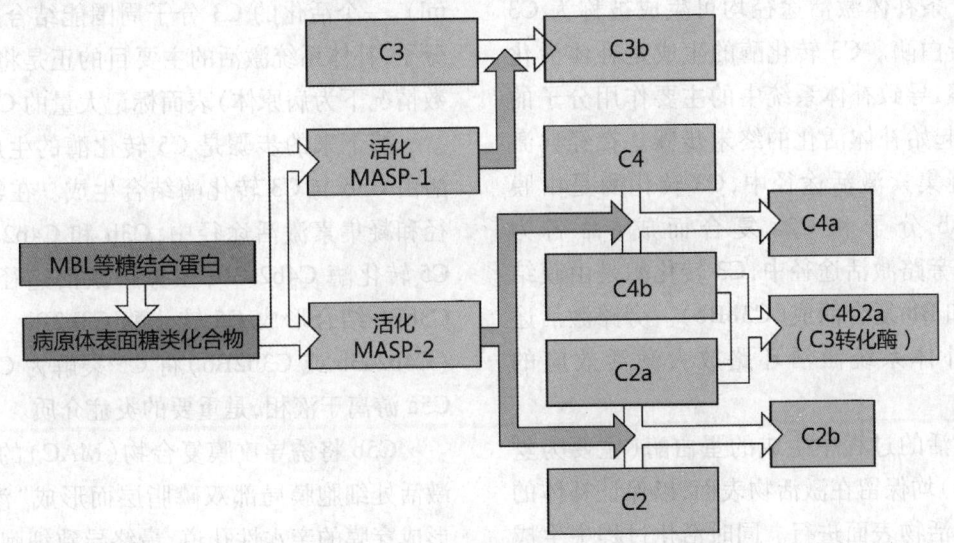

图 6－4 补体凝集素激活途径

(3) 旁路激活途径

旁路激活途径又称替代激活途径，其不依赖于抗体，而自水解 C3 开始，由 B 因子、D 因子和备解素(P 因子)参与，形成 C3 转化酶与 C5 转化酶的级联酶促反应过程。种系发生上，旁路激活途径是最早出现的补体活化途径，乃抵御微生物感染的非特异性防线。此途径为正反馈放大环路，且无需抗体存在即可激活补体，故在感染早期或初次感染即可发挥作用。

此途径从 C3 开始：天然 C3 与水分子形成 C3(H2O)，C3(H2O)与 B 因子结合，结合之后导致 B 因子被 D 因子裂解为 Ba 和 Bb。Bb 仍与 C3(H2O)保持结合，成为 C3(H2O)Bb，即旁路激活途径的 液相 C3 转化酶，其中 Bb 片段具有丝氨酸蛋白酶活性。起始 C3 转化酶极不稳定，易被血清中 H 因子和 I 因子灭活，但其酶活性仍足以活化若干 C3 分子生成 C3b。绝大多数 C3b 在液相中快速失活，少数可与附近的膜表面结构共价结合，其后果是：① 结合于自身组织细胞表面的 C3b，可被多种调节蛋白[如 H 因子(H factor)、I 因子(I factor)、DAF(CD55)、MCP(CD46)、CR1(CD35)等]降解、灭活；② 结合于"激活物"表面的 C3b，其不能被有效灭活且与 B 因子结合，结合的 B 因子被 D 因子裂解为 Ba 和 Bb，Bb 仍与 C3b 结合，形成 C3bBb(旁路激活途径 C3 转化酶)。

在旁路激活途径中，备解素(properdin，或 P

因子)与 C3bBb 分子结合可稳定转化酶,防止其被降解。结合于激活物表面的 C3bBb 可裂解更多 C3 分子,部分新生的 C3b 又可结合于激活物表面并与 Bb 结合为新的 C3bBb,形成旁路激活的正反馈放大效应。部分 C3b 与 C3bBb 复合物结合为 $C3b_2Bb$,此为旁路激活途径 C5 转化酶(C5 convertase)。其后的终末过程与经典激活途径完全相同(图 6-5)。

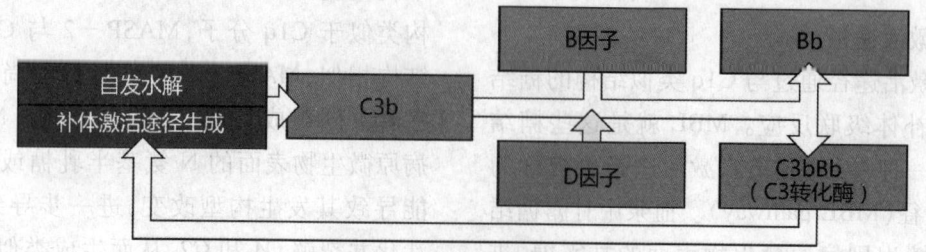

图 6-5 补体激活的旁路途径

(4) 补体激活的共同终末过程

上述 3 条补体激活途径均可生成被称为 C3 转化酶的蛋白酶。C3 转化酶的生成是补体活化的核心步骤,导致补体系统中的主要作用分子的生成,并且起始补体活化的终末步骤。在经典激活途径和凝集素激活途径中,C3 转化酶是由膜结合的 C4b 分子和 C2a 复合而成(命名为 C4b2a);在旁路激活途径中,C3 转化酶是由膜结合的 C3b 和 Bb 复合而成(C3bBb)。旁路激活途径也起着补体系统激活环路放大激活效应的作用。

补体激活的过程中生成的蛋白酶(主要为丝氨酸蛋白酶)均保留在激活物表面,以保证补体的活化均在激活物表面进行。同时活化过程中生成的片段可从激活物表面释放,起到可溶性炎症介质的作用。

C3 转化酶与激活物表面共价结合,在激活物表面裂解 C3 分子而生成大量 C3b 以及 C3a。C3a 是重要的炎症反应介质。C3b 共价结合与激活物表面,为吞噬细胞表面的 C3b 受体提供标记。C3

是为补体成分中血清浓度最高的蛋白(约 1.2 mg/ml),一个活化的 C3 分子周围能结合上千个 C3b 分子,补体系统激活的主要目的正是将激活物(多数情况下为病原体)表面标记大量的 C3b。

接下来的步骤是 C5 转化酶的生成,C5 转化酶由 C3b 与 C3 转化酶结合生成。在经典激活途径和凝集素激活途径中,C3b 和 C4b2a 结合生成 C5 转化酶 C4b2a3b;在旁路激活途径中,C3b 和 C3bBb 结合形成 C5 转化酶 C3b2Bb。C5 转化酶(C4b2a3b 或 C3b2Bb)将 C5 裂解为 C5a 和 C5b。C5a 游离于液相,是重要的炎症介质。

C5b 将诱导攻膜复合物(MAC)的形成,破坏激活处细胞膜局部双磷脂层而形成"渗漏斑",或形成穿膜的亲水性孔道,最终导致细胞崩解。C5b 结合 C6 分子,C5b6 复合物进而结合 C7 分子。此反应导致复合物构型改变,暴露出 C7 分子中的疏水部分,进而插入双磷脂层。之后 C8 和 C9 依次结合到复合物中,并暴露其疏水部分而插入双磷脂层,形成 C5b6789n 复合物,导致细胞破坏(图 6-6)。

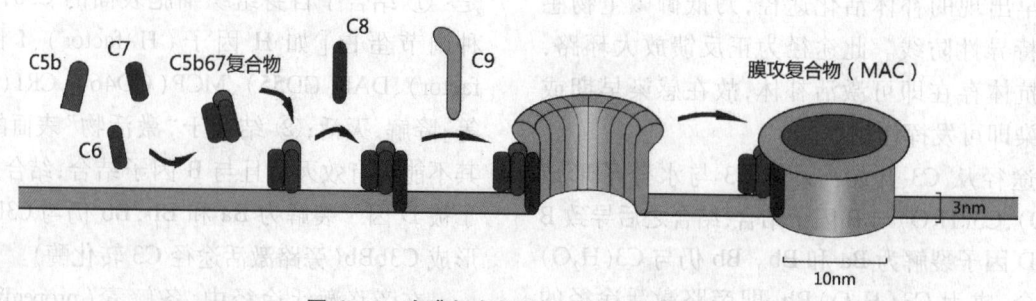

图 6-6 攻膜复合物(MAC)的形成途径

6.7.3 补体受体以及活性补体片段

补体活化过程中产生多种活性片段,它们通过与相应受体结合而发挥生物学效应。补体受体为 C3b 调理作用的介导者,C4b 也有一定作用,但相对 C3b 要小得多。目前已知有 6 型补体受体。

(1) 补体受体 1 型(CR1,CD35)

是目前研究最深入的补体受体,CR1 分布于多种免疫细胞如巨噬细胞和中性粒细胞表面。CR1 和 C3b 的直接结合并不能引起细胞吞噬作用,而在其他炎性介质(如 C5a)的作用下活化巨噬细胞进行吞噬。血液中约 85% CR1 表达于红细胞表面。CR1 与补体结合的亲和力从高到低依次为 C3b、C4b、iC3b。CR1 的主要免疫学功能为:① 调理作用:吞噬细胞表面 CR1 可与细菌或病毒表面的 C3b 结合,发挥调理作用;② 调节补体活化:CR1 可抑制 C3 转化酶活性,保护宿主细胞免受补体介导的损伤;③ 清除免疫复合物:红细胞借助 CR1 与吸附含有 C3b 的免疫复合物结合,将它们转运至肝、脾,由该处的巨噬细胞清除之;④ 参与免疫记忆。

(2) 补体受体 2 型(CR2,CD21)

CR2 表达于 B 细胞、活化的 T 细胞、上皮细胞和滤泡树突状细胞(FDC)表面,其配体是 iC3b(C3b 的失活降解产物)、C3dg(另一 C3b 的失活降解产物)、C3b 等。CR2 可与 CD19 和 CD81 在 B 细胞膜表面形成复合物,从而参与 B 细胞激活。CR2 可作为 EB 病毒进入 B 细胞或其他 CR2 阳性细胞的受体,从而参与某些疾病的发生和发展过程。

(3) 补体受体 3 型(CR3、CD11b:CD18)

CR3 广泛分布于包括吞噬细胞在内的多种免疫细胞表面,其配体主要是 iC3b。CR3 可促进吞噬细胞吞噬 iC3b 包被的微生物颗粒。

(4) 补体受体 4 型(CR4、CD11c/CD18)

CR4 高表达于吞噬细胞表面,其配体和组织分布均与 CR3 相同。

(5) C5a 受体和 C3a 受体

表达于肥大细胞、吞噬细胞和内皮细胞表面。C3a 和 C5a 通过与相应受体结合而发挥其生物作用。

(6) C1q 受体

C1q 受体可增强吞噬细胞对 C1q 调理的免疫复合物和 MBL 调理的细菌的吞噬作用,还可促进氧自由基产生、增强细胞介导的细胞毒作用等。

(7) 活性补体片段

小的补体活性片段如 C3a、C4a 和 C5a 通过结合相应的补体受体进而引起局部的炎症反应,其中 C5a 具有最高的生物活性;三者都会导致平滑肌收缩以及血管通透性的增加,C5a 和 C3a 还能引起血管内皮细胞黏附分子的表达增加。另外,C3a 和 C5a 还能激活肥大细胞释放组胺等炎症因子,从而导致感染部位免疫细胞的募集、局部血流淋巴回流的增加。C5a 还能直接作用于中性粒细胞和单核细胞,增加它们对血管壁的黏附能力。

6.7.4 补体系统的调节

补体系统的活化为迅速的级联酶解反应,活化的补体破坏性强大;同时补体系统具有自身激活机制,机体必须对补体系统活化存在着精细的调控。机体对补体活化的调节主要包括:① 控制补体活化的启动(补体的活化通常起始于病原体表面,级联反应中后生成的活性补体成分通常仅结合于前体的附近);② 补体活性片段发生自发性衰变(活化的补体成分通常被快速水解失活);③ 血浆和细胞膜表面还存在多种补体调节蛋白,通过控制级联酶促反应过程中酶活性和 MAC 组装等关键步骤而发挥调节作用(表 6-10)。

表 6-10 补体调节蛋白及其功能

调节蛋白	功能
可溶性调节蛋白	
C1 抑制物(C1INH)	将 C1r:C1s 从 C1q 移除;将 MASP-2 从 MBP 移除
C4 结合蛋白(C4BP)	结合 C4b 移除 C2a;辅助 I 因子裂解 C4b
I 因子(I factor)	裂解 C3b、C4b;受 H 因子、MCP、C4BP 和 CR1 的辅助
H 因子(H factor)	结合 C3b 移除 Bb;I 因子的辅助因子
S 蛋白(S protein)	抑制 MAC 形成
膜型调节蛋白	
补体受体 1(CR1)	结合 C4b 移除 C2a,或结合 C3b 移除 Bb;I 因子的辅助因子
衰变加速因子(DAF)	分离 C2a 和 C4b,或分离 C3b 和 Bb
膜辅蛋白(MCP)	增加 I 因子的 C3b 和 C4b 灭活作用
CD59	抑制 MAC 形成

6.7.5 补体的生物学意义

补体活化的共同终末效应是在细胞膜上组装 MAC 所介导细胞溶解效应。同时,补体活化过程中生成多种裂解片段,通过与细胞膜相应受体结合而介导多种生物功能。

(1) 溶菌、溶解病毒和细胞毒作用

补体多在病原体表面被激活,并在激活处周围通过级联反应生成 MAC,破坏双磷脂层,进而导致细胞死亡。

调理作用:补体的调节吞噬作用,即补体通过激活吞噬细胞表面补体受体,进而导致吞噬受补体标记的病原体的过程。补体的这一作用是机体抵御全身性细菌和真菌感染的主要机制之一(图6-7)。

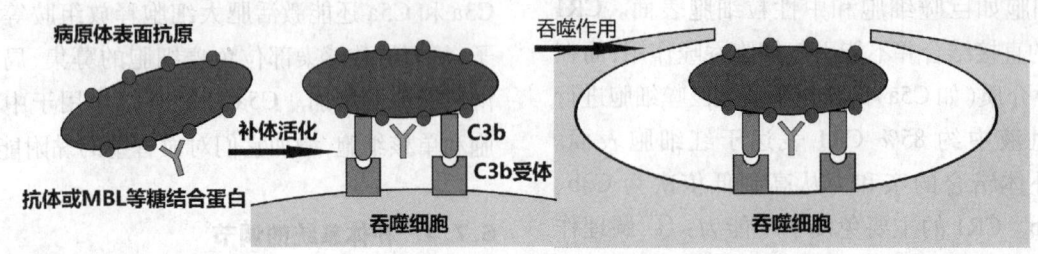

图 6-7 补体的抗菌机制

(2) 免疫黏附(immune adherence)

此效应是机体清除循环免疫复合物的重要机制(图6-8)。

炎症介质作用:C3a 和 C5a 可与肥大细胞或嗜碱性粒细胞表面 C3aR 和 C5aR 结合,触发靶细胞脱颗粒,释放组胺和其他血管活性物质,介导局部炎症反应。此外,C5a 还对中性粒细胞、单核细胞有很强趋化作用,可诱导中性粒细胞表达黏附分子增强趋化,同时还能刺激内皮细胞、平滑肌细胞引起血管扩张、毛细血管通透性增高、平滑肌收缩等(图6-9)。

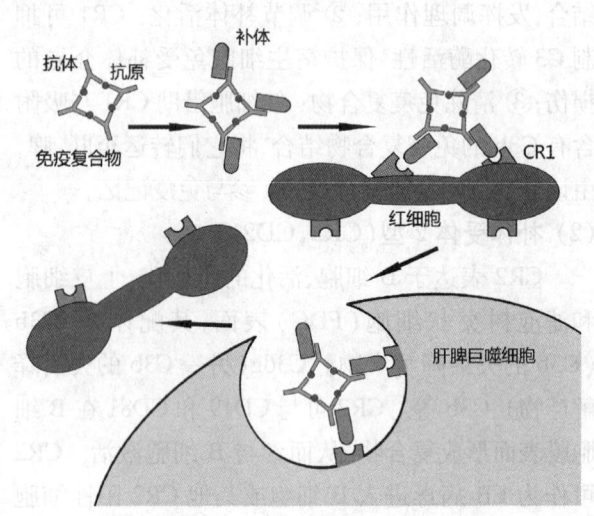

图 6-8 补体的调理作用

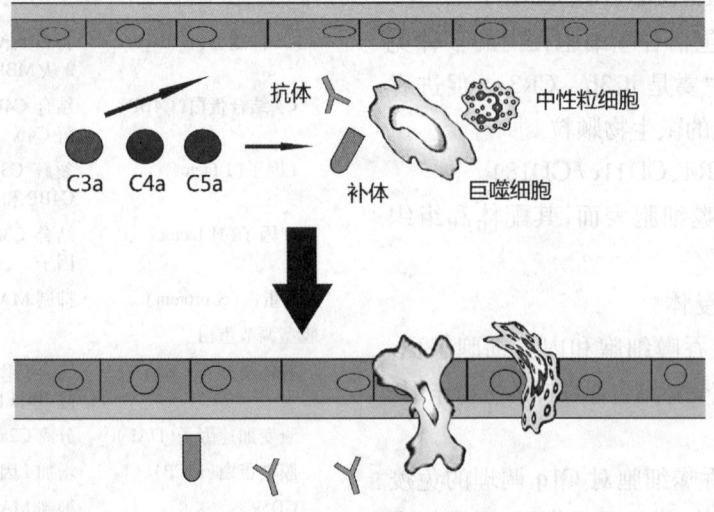

图 6-9 补体的炎症介质作用

6.7.6 补体的病理生理学意义

(1) 免疫防御

在免疫防御中,补体能起到固有免疫和适应性免疫间的桥梁。在进化过程中,补体作为重要的固有免疫防御机制,它的出现远早于适应性免疫,在无脊椎动物体内已能检出补体活性。目前认为旁路激活途径是最早出现的补体活化途径,凝集素激活途径则将原始的凝集素介导的防御功能与补体相联系,显示补体在固有免疫防御中的重要地位;此外补体的经典激活途径被认为是出现最晚的,此途径的主要激活物抗原抗体复合物显示它将非特异的补体与特异的适应性免疫很好地联系了起来,成为适应性免疫中特异性体液免疫应答的重要效应机制。

病原微生物侵入机体后,在适应性免疫应答出现前,机体的免疫防御有赖于固有免疫系统。补体的凝集素激活途径和补体旁路激活途径通过识别微生物表面相应组分而触发级联反应,所产生的裂解片段形成复合物或通过其炎症介质作用调理吞噬、炎症反应和溶解细菌而发挥抗感染作用。在特异性抗体产生之后,可通过经典途径触发 C3 活化,形成更为有效的抗感染防御机制;在整个过程中,旁路途径中 C3 正反馈环路在整个补体激活中起协同作用。

(2) 参与适应性免疫应答

除了经典激活途径中补体受抗原抗体复合物激活之外,补体活化产物、补体受体及补体调节蛋白还可通过其他机制参与适应性免疫应答。补体介导的调理作用可促进抗原提呈细胞摄取和提呈抗原,进而启动适应性免疫应答。与病原体表面结合的 C3d 可介导 B 细胞受体(BCR)与 CR2/CD19/CD81 复合物交联,增强 B 细胞活化。补体调节蛋白 CD59 等能介导细胞活化信号,参与 T 细胞活化。补体活化产生的小补体片段具有炎症介质作用,能募集炎症细胞,促进抗原的清除和提呈。此外,补体还有抑制高分子量免疫复合物形成,并促进已沉淀的复合物溶解等作用,在适应性免疫应答的启动和增强中起到重要的作用。

(3) 参与调节免疫反应

在中波紫外线(UVB)照射皮肤后,可使真皮内补体 C3 衍生为 iC3b,与血中游移至真皮和表皮内的单核细胞表面的受体 CR3 作用从而调高单核细胞产生 IL-10,调低 IL-12,由此参与 UVB 诱导的免疫抑制效应。

6.7.7 补体与疾病的关系

补体遗传缺陷、功能障碍或过度活化,均可参与某些疾病的病理过程。几乎所有补体成分均可能发生遗传性缺损,为原发性免疫缺陷病的一种。遗传性补体缺陷所致疾病约占原发性免疫缺陷病的 2%。补体缺陷病按照缺失补体的作用可分为两类:补体调节蛋白缺陷和补体活性蛋白缺陷。补体调节蛋白缺陷通常会导致补体的过度活化进而引起炎症反应失控症状,如因 C1INH 缺陷导致的遗传性血管水肿(hereditary angioedema)、H 因子缺陷导致的溶血尿毒综合征(hemolytic-uremic syndrome)、CD59 缺陷导致的阵发性睡眠性血红蛋白尿(paroxysmal nocturnal hemoglobinuria, PNH)等;补体活性成分缺陷由于补体活性蛋白缺损,致使补体系统不能被激活,导致患者对病原体易感性增加,如 C2、C4、MBL 缺陷会导致对感染的易感性增加,备解素和补体终末 MAC 缺陷会导致对脑膜炎球菌易感性增加。另外,补体还参与某些自身免疫病的发生和发展过程,如系统性红斑狼疮(systemic lupus erythematosus, SLE)患者中常见血清补体含量降低;补体可能通过结合抗自身抗原抗体/自身抗原复合物进而激活补体系统参与疾病的致病过程。

6.8 抗微生物多肽(AMP)

6.8.1 概述

抗微生物多肽(anti-microbial peptides, AMP)是一组亿万年前早已广泛存在于多种物种组织和细胞中的功能性多肽,这些带阳性或阴性电极的片段在各种生物体中起到了天然抗生素的作用,防御病原体的入侵,保护多细胞生命体的生存,是固有免疫的重要组成部分。

早在 19 世纪 80 年代,AMP 已引起了科学家们的关注。在 1956 年,Hirsch 等人将 AMP 等从吞噬细胞颗粒中纯化出来,发现这些物质为低分子量,并带有阳性电荷。真正分子水平上的研究始于20世纪80年代,如Hans G. Boman、Michael Zasloff及Robert Lehrer分别发现并证实了昆虫的杀菌肽(cecropin)、两栖动物的抗菌肽(magainin)和哺乳动物及人类的防御素(defensin);至20世纪90年代初,Robert Lehrer和Tomas Ganz等人则做了大量哺乳动物细胞防御素的研究和总结。至2011年,美国内布拉斯加大学医学中心的Antimicrobial Peptide Database(APD)显示已有1 781种AMP,足以显示自然界中这一类蛋白群体的数量之多。

这些被人类发现的多肽包含了植物、无脊椎动物和脊椎动物所产生细胞因子、神经肽、激素多肽,甚至是大蛋白的片段。大量研究表明,AMP杀灭病原体的方式和机制十分复杂,目前大致可分为穿膜打孔和胞内杀灭两种方式。AMP同时也具有免疫调节功能,已经被认为是制药工程重要的开发对象。

6.8.2 AMP的分类

AMP的分类主要依据肽段的长短大小、序列、电荷数、构型和结构、疏水性和双亲性等属性来决定,Brogden等将其分为5个大类别(表6-11):

表6-11 抗微生物多肽的分类

AMP的分类	AMP电荷	AMP的列举	
I 阴离子肽	阴性	谷氨酸和天冬氨酸的短小阴离子肽dermcidin	
II α螺旋式线性阳离子肽	阳性	cathelicidin LL37/hCAP18	
III 特种氨基酸阳离子肽	阳性	组氨酸的短小唾液腺多肽,如histatins	
IV 含半胱氨酸和二硫键的阴离子或阳离子肽	阳性或阴性	含有3个二硫键的AMP,防御素(defensins)	α-defensins(HNP-1,HNP-1B,HNP-2,HNP-3,HNP-4,α-defensin 5,α-defensin 6等 β-defensins
V 大蛋白的阴离子和阳离子肽	阴性或阳性	lactoferricin(乳铁蛋白) casocidin I(人酪蛋白) 其他多种AMP(人血红蛋白、牛乳白蛋白、溶菌酶和卵清蛋白)	

(1) 阴离子多肽(anionic peptides)

分子量很小,在721.6~823.8之间。它们通常存在于支气管肺泡灌洗液、表面活性物质和呼吸道上皮细胞或汗液中;这些AMP需要锌离子作为辅基产生活性,以杀灭Gram阳性或Gram阴性菌。dermcidin是人类汗腺产生的阴离子肽典型代表,于汗液和表皮中,抵抗较强的盐浓度和pH值,能在病菌入侵皮肤并形成局灶之前将其清除。

(2) α螺旋式线性阳离子多肽(linear cationic α-helical peptides)

含有大约40个或更少的氨基酸,不含有半胱氨酸。它们在水溶液中呈无规则线性,但一旦存在于脂类、三氟乙醇或SDS中,则全部或几乎所有的部分会立刻转化为α螺旋结构。LL-37或Hcap18抗菌肽,又称cathelicidin,是人体产生的重要α螺旋式线性阳离子肽,它存在于人的皮肤、肠道、肺的上皮内,可见于支气管分泌液中,能杀灭广谱Gram阳性或Gram阴性菌,如铜绿假单胞菌等,并能杀灭病毒和真菌。由其无规则状态形成α螺旋程度越高,杀菌活性则越强。

(3) 特种氨基酸富有的阳离子多肽(cationic peptides enriched for specific amino acids)

它们为脯氨酸、精氨酸、苯丙氨酸或色氨酸等特种氨基酸。histatin是人类产生此类抗微生物多肽的代表,由唾液腺产生,可被级联反应降解为多种更为短小的histatin 4、histatin 6等。histatin具有很好的抗真菌效果,如对白念珠菌,作用于真菌上的受体,进入胞质,破坏线粒体。

(4) 含半胱氨酸和二硫键的阴离子和阳离子多肽(anionic and cationic peptides that contain cysteine and form disulphide bonds)

它们拥有一个或数个由半胱氨酸形成的二硫键,并通常产生稳定的β折叠结构。代表性的为防御素(defensin)家族中的两个成员即α防御素和β-防御素。人类α防御素和β-防御素均是由6个半胱氨酸组成,并含有3个分子内的二硫键,大小分别为29~35个氨基酸和36~42个氨基酸。体外实验证明,无论α防御素还是β防御素,都能杀灭非常广谱的病原体。

1）α 防御素

人类基因组计划和比较分析研究显示，人体含有 11 个 α 防御素的基因，其中 6 个（DEFA1 ~ DEFA6）是表达基因，而剩余的 5 个（DEFA7P ~ DEFA11P）则是假基因。这 6 个表达的人类 α 防御素基因中，DEFA1 ~ DEFA4 这 4 个基因分别编码 HNP1 ~ HNP4（human neutrophil peptides，人类中心粒细胞防御素），这些防御素全部由中心粒细胞产生并分泌；另外 2 个，EFA5 和 DEFA6 分别编码 HD5 和 HD6（human defensin，人防御素），主要由小肠 Paneth 细胞产生，在呼吸道和尿道上皮也有发现和报道。

2）β 防御素

虽然 β 防御素的基因多达 31 种，但大多数是假基因。目前发现 6 个（DEFB1 ~ DEFB6）是表达基因，分别编码 HBD1 ~ HBD6（human beta defensin，人 β 防御素）。HBD1 和 HBD2 由肺部和其他上皮产生，HBD3 由皮肤角化细胞和呼吸道上皮细胞产生，HBD4 由中性粒细胞、睾丸上皮细胞、胃、子宫、肺和肾脏产生，而 HBD5 和 HBD6 则都由男性生殖道产生。

（5）大蛋白的阴离子和阳离子多肽（anionic and cationic peptide fragments of larger proteins）

这些由乳铁蛋白、酪蛋白甚至血红蛋白产生的 AMP 均具有和上述 4 种 AMP 相类似的抗微生物功能，但对其产生及在免疫系统内的作用，目前尚不清楚。

6.8.3 AMP 的作用方式和效应

AMP 通过直接杀灭病原体和调节免疫系统两部分来发挥它们的效应（表 6 - 12）。

（1）AMP 的直接杀灭病原体方式

AMP 直接杀灭病原体的第一个步骤是吸引（attraction），该过程发生于病原体表面物质和阳性或阴性 AMP 之间的相互吸引，并产生静电键，随后吸附（attachment）；继以 AMP 和微生物的表面物质接近后，先穿过脂多糖（LPS）和脂磷壁酸（LTA）构成的 Gram 阴性和 Gram 阳性菌体外膜，然后再和包膜接触，并穿膜打孔、裂解胞膜、杀灭病原体。也或不通过穿膜打孔这一方式杀灭病原体，而是通过胞内杀灭的方式产生效应。

表 6 - 12　AMP 作用方式及其效应

AMP 作用方式	AMP 作用效应	
直接杀灭病原体	第一阶段	吸引，产生静电键
	第二阶段	吸附，穿透外膜和细胞膜
	穿膜打孔（第三阶段）	管-桶模型 地毯模型 螺旋管模型
	胞内杀灭（第三阶段）	将胞质内容物絮状化 改变胞膜的分隔形成 阻止细胞壁的产生 抑止核酸的合成 抑止蛋白的合成 抑止胞内酶促反应
调节免疫系统	促使中性粒细胞和肥大细胞释放颗粒和组胺 通过 G 蛋白偶联的受体直接趋化 T 细胞、树突状细胞 诱导趋化因子产生 诱导免疫细胞分化 上调免疫系统 IL - 1β 和 TNF - α 的分泌，下调 IL - 10 分泌 促进血管上皮细胞、成纤维细胞生成并使创面愈合 促进免疫吞噬 结合到 C1q 补体上，抑止其产生经典途径的补体激活通路 抑制由 LPS/TLR 传导的下游免疫反应	

1）AMP 穿膜打孔的模型

当 AMP 成功吸附于细胞膜上后，按 AMP/胞膜的脂质比在胞膜上穿膜打孔。当 AMP/脂质的值很低时，AMP 吸附在细胞双层磷脂膜上，平行排列于胞膜；当 AMP/脂质的比例升高后，AMP 排列方式开始改变为垂直于胞膜，并且聚集在一起，形成穿膜孔。形成的穿膜孔中有 3 种模型，目前被认可的为螺旋管模型（toroidal pore，也称虫洞模型）、地毯模型（carpet）和管-桶模型（barrel-stave）。在螺旋管模型中，AMP 的螺旋结构嵌入细胞膜中，形成一个管状物，细胞膜的磷脂头部朝着孔中，形成连续封闭的胞膜/AMP 环绕的小管，典型代表如 LL - 37 等。在地毯模型中，AMP 聚集并形成小地毯样的结构，将磷脂膜分隔并形成小室，导致膜的完整性被破坏。最后一种管-桶模型，其产生方式和螺旋管模型相似，但病原体的双层膜的连续性被破坏，即 AMP 的疏水部分骑跨在膜的疏水部分，形成 3 ~ 11 个 AMP 平行排列的孔道。有人认为，这 3 个模型并非独立存在，而是渐进的过程，它们先后存在而产生了穿膜孔或细胞膜的裂口。但无论何种形式,AMP 最终都将以极快的速度产生离子通道造成通透性增加来裂解胞膜,杀灭病原体。

2)AMP 胞内杀灭

另有一些 AMP 是通过胞内杀灭的方式产生效应,如 HNP1、HNP2 能阻止 DNA、RNA 和蛋白的合成,histatin 能抑止蛋白的酶活性,也有能够阻止细菌胞壁合成的。

(2)AMP 的免疫调节效应

除了直接杀灭病原体外,AMP 还可以有效调节免疫系统。多数研究显示,AMP 起正向调节作用。例如 LL-37 可促使中性粒细胞和肥大细胞释放颗粒和组胺,促进血管上皮细胞、成纤维细胞生成并使创面愈合,并诱导趋化因子产生。α 防御素则可以通过 G 蛋白偶联的受体直接趋化 T 细胞核 DC 细胞等免疫细胞,上调免疫系统 IL-1β 和 TNF-α 的分泌,下调 IL-10 分泌,并诱导免疫细胞分化。但也有报道称 AMP 有抑制和负向调节炎症的作用,如 HNP1 结合到 C1q 补体上,抑止其产生经典途径的补体激活通路。HNP1 和 HBD2 能中和 LPBS 并抑制 LPS 和 LBP(LPS 结合蛋白)相互作用,而直接干扰并减弱 LPS/CD14/TLR 传导的下游免疫反应。

6.8.4 AMP 临床价值前景和优劣分析

AMP 从其性质上来看,无异于是大自然界本身存在的天然抗生素。虽然 AMP 只是近年来才被人们所关注并加以研究,但其实存在于市场中已久,如多黏菌素 B(polymyxin B)和短杆菌肽 S(gramicidin S)等。

随着当前世界范围内的抗生素滥用,耐药菌株数量和种类愈来愈多,AMP 的出现,鉴于其AMP 杀菌广谱、快速起效,能中和内毒素,杀菌效果好,尤其是 MIC(最小抑菌浓度)和 MBC(最小杀菌浓度)的一致性(在 2 倍以内),引起并促进了制药界的极大关注。

但是 AMP 在目前情况下作为药物进入临床也有其两面性,尤其是在目前研究尚未充分完成的情况下,一些有利及不利因素均是制药和临床试验人员需要加以衡量的。目前 AMP 作为临床药物的优势和劣势分析如表 6-13 所示。

表 6-13 AMP 作为临床药物的优势及劣势

优 势	劣 势
广谱抗微生物效果(细菌、真菌、病毒和寄生虫)	药物筛选和生产成本很高可能产生过敏反应
迅速杀灭病原体和良好的杀菌效果伴随广谱的抗炎效果产生的耐药性较小	系统和局灶的毒性反应盐浓度和 pH 值变化时药效发生改变易受蛋白水解自然产生的抗药性

此外,虽然已进行了大量的临床前实验,但进入临床试验最终阶段后成功通过 FDA 认证的 AMP 衍生的药物仍极少。尽管困难重重,许多药厂仍然看好 AMP 的发展潜力,投入大量资金和人力持续研发潜在的新药。

6.8.5 小结和展望

AMP 作为一种广谱的天然抗生素广泛存在于生物体内,它能够直接杀灭病原体,同时也能调节免疫系统。AMP 良好的杀菌效果和广谱的作用范围,给人们以极大的启示。科学家尝试通过仿生学的方式,模拟 AMP 肽段的结构和电荷数量,从而进行人工合成。也许在不久的将来,经高通量筛选,能生产出特效超广谱 AMP 抗生素造福人类。

(朱嗣博)

6.9 皮肤神经精神免疫

6.9.1 皮肤神经网络和精神应激及其与免疫细胞分子的相关基础

皮肤拥有一套复杂的网络和控制系统,保护机体免受外界环境中各种有害因子的侵扰,它们是分布于皮肤全层的传入感觉神经和传出自主神经。前者主要是浅感觉,有触觉、温觉、痛觉的区分。感受痛觉的无髓鞘神经纤维,在接受轻微刺激时为痒感引发搔抓反射。各种刺激信息既可以传递到中枢神经系统,也可以通过逆向冲动传导而直接引发炎症反应。自主神经系统通过调节血管舒缩功能、立毛肌活动和腺体分泌来维持皮肤状态的平衡。

皮肤神经解剖的观察是理解皮肤感觉、自主神经和免疫功能的第一步。一些形态学观察发现真皮内的肥大细胞与有髓、无髓和富含 P 物质（substance p, SP）的神经十分邻近，提示感觉神经可能与肥大细胞相互作用。在人表皮内，神经纤维与 Langerhans 细胞（LC）联系密切。免疫组化发现包含降钙素基因相关肽（calcitonin gene-related peptide, CGRP）的表皮内神经纤维可以把 CGRP 储存在邻近的 LC。

皮肤感觉神经的功能不仅是传导信息至中枢神经系统进一步处理，也可以引发局部炎症反应来直接应答伤害性刺激。伤害刺激多觉型 C 纤维产生动作电位，传导至脊髓，再通过逆向传导方式，沿轴突放大网络，释放储存在外周神经的神经肽，对邻近血管、腺体和炎症细胞产生效应（神经源性炎症）。这种"轴突反射"模式即是 Lewis 三联反应的基础：局部给予组胺、各种神经肽后先出现注射部位红斑，随后周围动脉血管扩张，出现反射性红斑，接着毛细血管后静脉壁通透性增加引起血浆外渗和水肿，表现为红斑基础上的风团，这些反应可被去神经支配和局部麻醉药物抑制。其中，SP、神经激肽 A、生长抑素和 CGRP 等神经肽起主要作用。局部予 SP 耗竭物质辣椒碱预处理，可以抑制轴突反射的血管扩张效应是神经参与炎症的直接证据。

然而，近期研究显示神经系统和免疫系统之间的联系远远超出轴突反射的经典模式，速发型红斑和风团反应的本质远比原先设想的要复杂。神经肽除了直接使血管扩张、血浆和炎症细胞渗出，还可以通过活化肥大细胞来发挥效应。电刺激鼠神经可以使肥大细胞脱颗粒增加，提示神经肽可能具有使肥大细胞脱颗粒的能力。体外实验显示，这需要有强效的且相对较高浓度的神经肽来活化肥大细胞才能诱导组胺释放。而肥大细胞缺乏的小鼠神经刺激实验显示，肥大细胞在神经源性炎症中不是必需的。进一步动物实验在 Sprague - Dawley 小鼠皮肤内注射组胺，可以观察到组胺免疫染色阳性的神经，提示组胺可以通过外周神经系统直接地诱发皮肤炎症。越来越多的证据显示神经肽和炎症介质之间存在协同功能。另外，多觉型 C 纤维具有前炎症效应，而在炎症介质存在的情况下它们的兴奋性会增加。鉴于这种正反馈，推测神经系统可能参与放大和维持炎症反应。

6.9.2 皮肤神经网络和精神应激在免疫性皮肤病发病机制中的启示

目前认为，神经系统和免疫系统主要通过大量的神经肽相互作用。SP 主要增强细胞的免疫活性，它通过刺激巨噬细胞产生 IL - 1 和 TNF - α、上调血管内皮细胞的白细胞黏附分子如 P 选择素和 E 选择素的表达来介导前炎症效应，促进 T 淋巴细胞增殖和 B 淋巴细胞分泌免疫球蛋白，增强接触过敏反应。一方面，SP 刺激前炎症细胞因子和免疫调节细胞因子的产生；另一方面，细胞因子如 IL - 1 可以使交感神经元生成更多的 SP。CGRP、血管活性肠肽（vasoactive intestinal peptide, VIP）和垂体腺苷酸环化酶激活肽（pituitary adenylate cyclase activating peptide, PACAP）在接触过敏和迟发型超敏反应中发挥抑制作用。它们通过抑制 LC 抗原提呈，抑制细胞表面 B7 分子的表达，上调 IL - 10、下调 IL - 1β 和 IL - 12 p40 的表达来介导抗炎效应。紫外线诱导的免疫抑制效应可能与其促进 CGRP 从外周神经释放、进一步抑制接触过敏有关。另一种神经肽促黑素细胞激素（melanocyte stimulating hormone, α - MSH）也在皮肤神经内被检测到，与 CRGP 一样，它能抑制免疫活性细胞功能，诱导强效接触性过敏原的耐受。神经肽也能通过特异性 G 蛋白偶联受体来发挥作用。CGRP 可以直接增加 cAMP 表达和活化腺苷酸环化酶，SP 可以激活 NF - κB。另外，免疫细胞可以产生神经营养因子，也可以对其产生应答，增强神经源性炎症。这些发现强烈支持皮肤免疫和神经内分泌系统之间存在密切的联系。综上所述，复杂分布的皮肤感觉神经纤维可能通过释放各种神经肽，以神经免疫机制参与皮肤病的病理生理过程。

免疫功能和应激生理表现的关系较为复杂。临床上早就观察到心理应激会加重某些皮肤疾病。心理应激对皮肤免疫功能具有双向调节作用，应激诱导的免疫增强可以增加手术、疫苗接种或感染时的免疫保护作用，但也会加重炎症的免疫病理作用（如皮炎）或自身免疫性疾病（如银屑病),这些疾病往往在应激状态下恶化。急性应激(持续数分钟至数小时)已被证实可以增强免疫功能,尤其是皮肤。急性应激时白细胞从血液重新分布至组织如皮肤和前哨淋巴结,可能是一种增强免疫监视和提高机体免疫应答能力的适应性反应。研究显示氢化可的松和肾上腺素是急性应激诱导的免疫增强的重要介质。肾上腺切除术会消除糖皮质激素和肾上腺素应激反应,同时也消除了应激诱导的皮肤细胞免疫。低剂量的氢化可的松或肾上腺素可以显著增强皮肤细胞免疫;相反,高剂量氢化可的松或长期给予氢化可的松或低剂量地塞米松会明显抑制皮肤细胞免疫。这些结果提示肾上腺应激激素是内源性免疫增强物质,$IFN-\gamma$则是皮肤内应激诱导细胞免疫的重要炎症介质;此外,$TNF-\alpha$、$IL-1$和$IL-6$等也参与其中。在大脑感知压力时释放应激激素可以作为一种预警信号,有助于免疫系统对潜在危险(创伤或感染)的应答。慢性应激(持续数周、数月、甚至数年)会抑制或下调免疫功能。动物实验研究显示慢性应激可以增加紫外线诱导的皮肤鳞状细胞癌易感性,主要通过抑制皮肤免疫活性、$IFN-\gamma$等细胞因子、保护性T细胞以及增加调节/抑制性T细胞的免疫抑制活性来实现。这些研究提示采取适当的心理干预措施有助于改善应激诱发加重的疾病如过敏性、炎症性或自身免疫性疾病。

神经精神源性炎症的发现让我们对炎症性皮肤病比如特应性皮炎、结节性痒疹、荨麻疹、银屑病、痤疮及玫瑰痤疮等的发病机制有了更新的认识。

皮肤神经系统在特应性皮炎(atopic dermatitis,AD)病理过程中的影响毋庸置疑。首先,感觉和自主神经可以调节血管反应(白色划痕征、炎症性血管扩张和水肿),T细胞、肥大细胞的免疫功能和角质形成细胞增殖。各种内外源性刺激可以激活AD表皮和真皮内的神经,进一步诱发和增强瘙痒感觉。其次,角质形成细胞或血管内皮细胞受炎性刺激之后,传递信号给感觉神经,根据刺激的不同,进一步活化或抑制下一步的信号传导。当受到刺激时,神经纤维会释放不同化学源性的神经介质——主要是多肽,作用于表达特异性神经肽受体的皮肤细胞。肽酶通过降解神经肽、神

经营养因子通过影响神经分布和神经节中初级传入神经元的受体表达来维持自我平衡。另外,抗炎和/或抗瘙痒的神经肽比如大麻素类也能重构动态平衡。因此,一些神经肽和神经递质在炎症性瘙痒性疾病比如AD中也有治疗效果。不过皮肤神经系统在精确调节前炎症和抗炎作用以及AD的宿主防御能力方面仍有待进一步阐明。使用现代技术包括分子生物学、纳米技术、基因组和蛋白组学等有助于神经免疫系统在AD病理和治疗作用的深入理解。

在19世纪,曾对先有痒疹再产生搔抓还是痒疹继发于搔抓后展开了激烈的讨论;后来由于组织学标记的出现和免疫荧光的使用让我们对结节性痒疹有了进一步的认识。S-100蛋白染色显示结节性痒疹患者真皮乳头内的神经纤维数量增加,弹性绷带封包4周后痒疹的临床外观明显改善,增生的神经纤维或神经细胞瘤样结构消失,这表明结节性痒疹可能继发于创伤后。但是,这些厚厚的神经纤维束在其他类型的瘙痒性皮肤病如苔藓样型湿疹中并未见到。皮损内的神经纤维表达感觉神经肽CGRP和SP。皮肤活检显示痒疹表皮和真皮内肥大细胞数量增加,真皮内神经纤维束伸入肥大细胞,肥大细胞和感觉神经纤维组成一个单位,神经肽和组胺协同介导神经源性炎症,诱发瘙痒。另外,作为触觉感受器的Merkel细胞的数量在结节性痒疹的基底细胞层也显著增加,偶尔还能看到真皮神经纤维与Merkel细胞密切邻近。这些提示感觉神经纤维、肥大细胞和Merkel细胞的增殖可能共同作用引起异常的瘙痒和触觉,并使结节性痒疹出现在这些易感个体。

大约70%的荨麻疹病因不明,精神因素在将近一半的荨麻疹患者有着重要影响。一项对照研究显示超过90%的荨麻疹患者出现了安慰剂效应。另外,荨麻疹对生活质量的影响也可以是患者精神压力的一个来源。荨麻疹或血管性水肿可能是应激状态下对食物或药物的一种过敏反应,而应激消除后相同的过敏原则可能不会产生荨麻疹。研究显示压力和精神疾病比如抑郁症和创伤后应激障碍与促肾上腺皮质激素释放因子(corticotropin releasing factor,CRH)的水平升高

有关,而 CRH 可以促使肥大细胞脱颗粒,增加血管通透性,最终形成荨麻疹。这些结果提示应该在所有荨麻疹患者中评估精神因素,虽然小部分患者已经找出明确病因,但在这些患者中精神压力也可能会影响病程。

在银屑病皮损中可以观察到神经纤维增生、神经肽上调、神经生长因子(nerve growth factor, NGF)水平显著升高。研究显示银屑病的皮损和非皮损内角质形成细胞表达高水平的 NGF,且具有功能活性。银屑病皮损中的皮肤神经末梢上 NGF 受体-神经营养因子受体 p75 和酪氨酸激酶 A(tyrosine kinase A, TrkA)的表达也显著上调。NGF 几乎影响着银屑病的各个发病环节:促进角质形成细胞有丝分裂、促进血管生成、活化 T 细胞。为证实 NGF/NGF - R 系统在银屑病发病中的作用,Raychaudhuri 等在 SCID 小鼠-人皮肤模型中对移植的银屑病斑块进行皮内注射高亲和力 NGF 受体抑制剂 - K252a 和 NGF 中和抗体,结果证实 K252a 可以使增厚的表皮突变薄,炎症浸润减少,角质层正常化。NGF 中和抗体的治疗也能产生类似的疗效。这些研究提供了 NGF/NGF - R 在银屑病病理过程中作用的直接证据,调控 NGF/TrkA 作用环节可能有助于银屑病的治疗。

目前认为痤疮的发生是多因素参与的结果,遗传背景、雄激素、皮脂、炎症信号和神经肽调节均与其发病有关。来自外界的情绪压力对于寻常型痤疮的发病有显著的影响。皮肤神经源性因子(SP、外肽酶、CRH 系统、α - MSH 和内源性阿片类物质)可以诱发或加重痤疮的炎症。进一步阐明神经介质在毛囊皮脂腺单位的功能有助于寻找新的治疗方法。玫瑰痤疮患者出现的潮红或一过性红斑由两种扩血管机制调控:体液物质和神经刺激,其中细胞因子、性激素和神经肽负责内分泌、神经和免疫系统之间的相互作用。参与玫瑰痤疮发病的主要神经肽有 SP、VIP 和 CRH。玫瑰痤疮的炎症反应可能就是神经网络调节失衡的结果。另外,紫外线照射可能是玫瑰痤疮中出现炎症性皮损起动的应激因素。

皮肤神经和炎症或免疫活性细胞在解剖关系上密切相邻以及已证实的多种神经肽的免疫调节功能提示了存在一种神经免疫网络系统。目前对皮肤神经免疫网络的认识只是冰山一角,对这些机制的进一步研究将有助于对多种疾病本质的深入理解,并以神经免疫通路和其活性为靶点研究新的治疗策略。

(倪春雅)

6.10 光免疫

6.10.1 概述

光免疫是指紫外线照射(UVR)对机体免疫系统的生物效应,是研究光和免疫之间的关系。皮肤是人体最大的器官,也是 UV 照射后最易遭受损伤的免疫器官。UVR 可使皮肤发生大量的生物学效应,而最主要的、近年来研究最多的是对皮肤免疫系统的抑制作用。

UV 主要是通过照射皮肤而产生作用,因而在光免疫学中,有人提议完整的皮肤概念应包括有淋巴组织,即由以下成分组成:① 表皮内的特异性抗原提呈细胞(APC),主要指 Langerhans 细胞(LC);② 从循环中逸出进入皮肤内的淋巴细胞亚群;③ 表皮角质形成细胞及其分泌的免疫活性因子;④ 相应区域的淋巴引流网络。

UVR 可通过上述免疫因素变化进而影响全身的免疫功能。对系统性免疫方面的影响有:① 周围血淋巴细胞亚群的改变;② T 淋巴细胞的功能性改变。对局部皮肤免疫影响表现为:① 迟缓性过敏反应和接触性皮炎的抑制;② 皮肤或肿瘤移植后存活期延长甚至不发生排斥;③ 在异体骨髓移植后,移植物抗宿主反应的严重性减少;④ 对 UVR 诱导的皮肤肿瘤的易感性升高。在人类,暴露于 UVR 除了影响原发免疫反应的产生,还可以抑制已建立(记忆)的免疫反应。在鼠的实验中,观察到在原发免疫中 UVR 能抑制皮肤引流的淋巴结中 T 细胞的激活并抑制它们分化成皮肤归属的记忆 T 细胞分泌 α 干扰素。

6.10.2 紫外线对免疫细胞功能的影响

(1) 表皮 Langerhans 细胞

随着对 APC 的深入研究,确认了 APC 在免疫反应中的重要作用,也发现 UVR 对这群细胞的特殊效应,并认为属于光免疫学的重要环节。进一步研究发现,表皮有两型 APC,一型是 Ia+LC,对 UVR 敏感,可激活接触超敏反应(CHS);另一型是 I-J+细胞,对 UVR 不敏感,能激活 Ts 细胞途径。有人认为 UV 诱发的 APC 功能改变并不是一个单纯的功能减弱,而可能包括一种激活作用。在 UV 照射后,表皮内的 I-J+APC 的 UV 不敏感群在产生抑制细胞途径中具有活性,从而导致抑制细胞对 CHS 的抑制。

许多研究强调表皮 APC 特别是 LC 的关键作用。LC 来源于骨髓,是树突状细胞的一种,成熟后进入血循环,随血循环到表皮定居,具有加工和提呈抗原的作用。在正常情况下,LC 收集进入表皮的抗原,向局部淋巴结移动的同时改变它们的表现型,活化 T 淋巴细胞。许多研究证明在 UV 照射后,表皮 LC 数量无改变,所改变的是提呈抗原的功能。最近证明 LC 的形态和功能性损伤是由 DNA 结构改变所致。研究发现 UVB 对 Ò 类主要组织相容性抗原(MHC2 Ò)的表达没有影响,而是通过调节 LC 表面的主要协同刺激分子 I2CAM21 和 B7 来降低 LC 的功能。I2CAM21 和 B721/B722 分别与 T 细胞表面的配体 LFA21 和 CD28 结合,介导 LC 与 T 细胞之间的相互作用。体外培养的 LC 经 UVB 照射后,B721/B722 和 ICAM21 的表达下调,从而阻断了 LC 经此途径激活 T 淋巴细胞。实验证明 UVB 照射使表皮 LC 不能将血蓝蛋白(hemo2cyanin)提呈给 Th1 细胞,也有学者认为 UVB 不影响 LC 对 Th2 细胞的抗原提呈功能。多项研究表明,UV 通过使 LC 对 Th1 细胞的抗原提呈功能下调,最终抑制了 Th1 介导的迟发型超敏反应(DTH)及 CHS 等细胞免疫应答的发生。

(2) 淋巴细胞

周围血淋巴细胞亚群的改变,伴轻度淋巴细胞减少,在红斑量 UVB 照射后 T 淋巴细胞数减少,72 小时恢复正常,B 淋巴细胞数无改变,事实上主要是 T 淋巴细胞分布异常,伴 T 抑制细胞增加。T 细胞较角质形成细胞、单核细胞及 B 细胞对 UV 照射更为敏感。实验表明 UV 照射 1 周后,

移入表皮的 CD3+ T 细胞仅表达 CD4 而不表达 CD8,故使皮肤 CD4/CD8 比例上调。多数学者认为 UVR 对 Th1 型的细胞免疫应答有明显抑制作用,而对 Th2 型免疫应答无显著影响。最近研究亦发现 UV 照射的小鼠 APC 对 Th1 型细胞的抗原提呈功能下降,而对 Th2 型细胞的提呈功能仍正常甚或增强。APC 功能减弱及 IL210 水平上调可能是造成 Th1/Th2 平衡失调的主要原因之一。大剂量 UV 照射、特别是 UVB 对 CD4+ 细胞有明显抑制作用。据报道,小剂量 UV 尤其是 UVA 照射可增加 CD4+ 细胞的功能,使 CD4+/CD8+ 比值升高。一般认为,该比值是评价机体免疫功能的重要指标。在许多恶性肿瘤和自身免疫性疾病中,该比值明显异常。小剂量 UVA 对 T 细胞亚群的这种影响在免疫治疗中可能具有重要意义。

尽管 B 细胞没有受到像调节性 T 细胞那样多的关注,但它也抑制免疫反应,主要是通过分泌调节免疫的细胞因子,比如 IL-10。现在已经知道 UV 诱导的炎症反应也在诱导免疫抑制 B 细胞方面发挥作用。皮肤中发现两种重要的 UV 诱导的炎症介质是血小板活化因子和 5-羟色胺。B 细胞对皮肤癌的发展起了关键作用,激活 UV-B regs 很可能是促使 UV 照射诱导皮肤癌的一个重要因素,因为阻断血小板活化因子和 5-羟色胺通路不仅抑制 UV-Bregs 的形成,还保护小鼠不发生由 UVR 引起的皮肤癌。

(3) 肥大细胞

肥大细胞是来源于骨髓的细胞,作为尚不成熟的免疫先驱者循环于外周血。它可迁移到外周组织中进而分化成成熟的细胞。既往认为定居在组织中的肥大细胞在 IgE 介导的过敏反应中起初是作为效应器,即部分通过释放先前生成并储存在细胞线粒体中的介质而产生效应。然而现在免疫学家们认为肥大细胞调节适应性免疫反应是通过释放细胞因子和其他免疫调节因子起作用。研究发现 UV 诱导皮肤神经末梢释放降钙素基因相关肽(CGRP),最终抑制诱发 GHS。他们发现 CGRP 诱导肥大细胞释放肿瘤坏死因子-α,并认为 CGRP 或 UV 照射可通过作用于肥大细胞而减弱 CHS。

另外,肥大细胞在抑制 UVA(320~400 nm)照

射引起的继发免疫反应中发挥重要作用。人皮肤非暴露部位的肥大细胞密度与黑素瘤、基底细胞癌的风险概率呈正相关,提示肥大细胞的免疫调节性能可能有助于皮肤癌的诱发。UVR 可诱导系统性的免疫抑制。免疫抑制信号是怎样从皮肤传至淋巴结还不完全清楚,但肥大细胞的迁移发挥了一定作用。UV 诱导肥大细胞迁移依赖于 CXCR4 - CXCL12 趋化因子通道,因为在这个通道上阻碍肥大细胞迁移也阻碍了 UV 诱导的免疫抑制。除了对细胞介导的免疫反应有影响,UVR 也抑制抗体形成。来自肥大细胞的 IL - 10 通过抑制 Th 细胞功能从而抑制抗体形成。

(4) 单核巨噬细胞

LC 是 UV 照射后引起皮肤免疫抑制的核心细胞,但 LC 形态功能改变不是 UV 影响免疫功能的唯一机制。表皮的巨噬细胞也越来越受到关注。实验发现 UV 照射人或小鼠后,在 LC 数量降低的同时,一系列炎症细胞移入表皮,常见的有 CD1A2DR⁺ 巨噬细胞,这可能与 UV 引起角质形成细胞表面 ICAM21 和 E2selectin 表达上调、吸引炎症细胞聚集有关;同时还证实 LC 下降至最低时巨噬细胞最大限度地移向表皮。巨噬细胞还能诱导产生抑制性 CD4⁺ T 细胞,其诱导活性可能与 IL - 210 分泌释放有关。UVC 仅能穿透表皮 0.01 ~ 0.10 mm,认为其作用很可能为 UV 照射致皮肤产生某些活动性物质经血液和淋巴液作用于吞噬细胞所致。该作用与 UV 的剂量有关,例如剂量过小不足以刺激角质形成细胞释放 IL - 1,剂量过大可致抗 IL - 1 产生而拮抗 IL - 1。角质形成细胞因 UV 剂量不同而产生这两种因子的变化,可能在调节吞噬细胞功能方面具有重要作用。而 UVA 穿透力较强,可达皮肤内的血管水平,能够直接激活血液中的单核细胞。

(5) 自然杀伤细胞

自然杀伤细胞(NK)不仅表达 T 细胞通常表达的表面标志 CD4,还表达杀伤细胞的表面标志(NK1.1,DX5A)。现在已知 NKT 细胞既能提高也能抑制免疫反应。研究还显示 LC 从皮肤传递免疫抑制信号到淋巴结,激活自然杀伤细胞分泌免疫调节因子。当 1 ~ 2 mJ/cm² UVB 照射时 NK

细胞杀伤活性亦降低。长期接触日光或 UVA 照射均能直接致 NK 细胞数目减少和活性受抑,而且此作用在停止 UVR 后仍可持续 2~3 周。UVR 亦可经增加 β₂ - M 含量间接促进其活性增高。

6.10.3 光照后皮肤免疫活性物质的变化

(1) 顺式尿刊酸(cis - UCA)

反式尿刊酸存在于角质层,紫外线照射后,它被转化成 cis - UCA。cis - UCA 是 UVB 引起免疫抑制的原因之一。cis - UCA 有着潜在的免疫抑制作用,但影响皮肤免疫系统的确切机制尚不清楚,有报道其可能是通过刺激表皮细胞释放 IL26、TNF2A 及上调 IL210 的水平,或通过对皮肤纤维组织的单磷酸腺苷水平的调节达到免疫抑制效应。也有发现它通过与 5 - 羟色胺(5HT - 2A)受体结合而抑制免疫。研究发现 cis - UCA 可激活皮肤中的神经末梢而释放神经肽从而激活肥大细胞;cis - UCA 的生成可激活肥大细胞迁移。另外的研究还提示 cis - UCA 可调节紫外线照射引起的皮肤中 DNA 的破坏,并杀死黑素瘤细胞。

(2) DNA 损伤

由于皮肤内始发免疫抑制的光受体主要是反式 UCA 和 DNA,因此 UVR 是 DNA 损伤的重要原因之一。DNA 损伤是 UV 造成机体免疫抑制的基础和关键,其抑制免疫的机制在于 DNA 损伤可使表皮细胞产生的 TNF2A、IL - 26 和 IL - 210 水平升高,这些因子参与下调 LC 的功能活性,从而抑制皮肤局部免疫反应。DNA 损伤还可产生基因突变,加之 UVR 导致免疫监视功能的下降,进而诱发皮肤肿瘤。

(3) 血小板活化因子(PAF)

由于 UVR 导致的急性皮肤损伤激活角质形成细胞分泌 PAF,PAF 受体结合是免疫抑制通路中关键的步骤,它也在 UVR 诱导的痛觉过敏中发挥作用。有报道 PAF 是皮肤应用芳香烃后产生免疫抑制的必要因素。研究显示 PAF 能增加 UV 诱导的角质形成细胞的基因表达,提示其潜在的作用机制。尽管 PAF 是已知的转录激活因子,这与它能增加基因表达一致,但其作用机制可能与它能影响 DNA 修复有关。研究显示 PAF 可抑制

DNA 修复,并提供了一种使炎症、免疫抑制和肿瘤诱发互相联系的作用机制。

(4) 细胞因子

UV 照射皮肤后引起表皮微环境改变,主要表现在细胞因子的释放。大量实验证实表皮具有细胞因子释放功能的主要是角质形成细胞和 LC。

1) IL-21

主要是由角质形成细胞分泌,正常情况下分布在角质层,UV 照射后出现在表皮基底层,且数量增多。同时 IL-21 家族中 IL-21 受体拮抗剂(Ira)与 IL-21A 的比率远超过非 UV 照射区的比值,可见尽管 UV 可刺激 IL-21 家族整体水平上升,但 IL-21Ira 上升幅度更大,由 IL-21A 介导的皮肤免疫反应最终还是受到了抑制。

2) IL-210

UV 照射后 IL-210 增多,主要来源于角质形成细胞、黑素细胞和浸润表皮的巨噬细胞。实验表明 IL-210 在 UVR 的免疫抑制中起重要作用,一般认为 IL-210 是通过调节 APC 的活性来完成免疫抑制作用的,并发现 IL-210 不仅抑制 GHS 的效应阶段,而且对 DTH 的初始阶段和效应阶段均有抑制。

3) IL-212

可由树突状细胞(包括 LC)、角质形成细胞、单核细胞和巨噬细胞等分泌,是诱导 Th1 型特异性免疫反应的重要细胞因子,也是 UV 引起免疫抑制的主要调节因子之一。现认为 UV 照射后 IL-210 和 IL-212 水平均升高,它们在对机体的免疫调节(尤其是 Th1/Th2 平衡)中发挥着复杂的相互作用。

4) 肿瘤坏死因子(TNF) UV 诱导皮肤神经末梢释放降钙素相关肽(CGRP),其诱导肥大细胞释放肿瘤坏死因子-α。既往认为 UVB 照射后皮肤 TNF 表达增多,可诱导表皮 LC 迁移至局部淋巴结,造成表皮 LC 锐减,对变应原的提呈功能下降。但近来研究低浓度(50～100 U/ml)TNF 可增强 LC 向淋巴结的迁移率,而高浓度 TNF(>1 000 U/ml)则抑制 LC 的迁移,这可能与细胞毒作用有关。一些实验也证实 UVB 对 GHS 的抑制反应主要由 TNF 介导,TNF 受体缺失使得 UVB 对 GHS 的抑制作用下调。

(5) 皮肤的警报素(alarmin)

警报素是在细胞损伤后释放的内源性信使,且激活先天免疫和适应性免疫反应从而处理感染或组织损伤,突出的代表有高迁移率族蛋白1、热休克蛋白、尿酸、IL-1α、防御素、抗菌肽等。警报素是化学引诱剂,它们诱导 APC 迁移到损伤区域,激活 APC 并通过提高免疫功能广泛地刺激免疫反应。IL-33 是新报道的警报素,它常见的功能是增强免疫反应、减弱败血症或寄生虫的感染。然而角质形成细胞来源的 IL-33 抑制了免疫功能,皮肤暴露于 UVB 上调了 IL-33 的表达。近来亦有研究发现警报素可下调免疫反应。

6.10.4 小结和展望

UVR 对皮肤乃至整个免疫系统的调节作用虽然已经研究多年,但其抑制作用往往表现为复杂的、相互关联的网络系统。人们发现 UVR 与某些免疫性疾病的发生有关,例如光过敏、红斑狼疮、天疱疮等受到 UVR 后症状加重,而其他一些免疫性疾病,例如日光性荨麻疹、变应性湿疹、白癜风、银屑病等可以成功地用 UV 治疗。对光免疫学研究将有助于增进临床医生对一些疾病作进一步认识以及光医学的临床应用。

(马 莉)

6.11 常用的免疫性皮肤病实验研究技术

本节旨在介绍一些在免疫学方面常用的实验研究技术,以期在紧密结合临床需要的同时得到一些在实验研究方面的认识,进一步提高学术和解决实际问题的水平。

6.11.1 免疫组织化学技术

免疫组织化学(immunohistochemistry,IHC)是指将显示剂(荧光素、酶、金属离子、同位素等)标记的特异性抗体在组织细胞原位或抗原性基质上通过抗原抗体特异性反应和组织化学的呈色反应,对相应抗原进行定性、定位及定量测定的一项技术。免疫组织化学技术将抗原-抗体反应的特异性和组织化学的可见性有效结合起来,借助一般光学显微镜、电子显微镜或荧光显微镜等的显像和放大,检测各种抗原(如蛋白质、多肽、酶、激素、病原体以及受体等)的组织表达、分布及细胞和亚细胞定位。常用的免疫组织化学方法基本步骤及应用有:

6.11.1.1 免疫荧光方法

荧光免疫组织化学技术既有抗原-抗体反应的高度特异性,又能在荧光显微镜下清晰地显示其形态,直观性强。该方法也可用于体液标本中抗原或抗体的定性、定量检测;局限性是荧光容易消退,难持久保存,非特异性荧光的干扰常影响结果的判断,以及需要有荧光显微镜才能观察结果。

(1) 直接法

组织切片固定后,将切片放入湿盒内,滴加已稀释至合适浓度的荧光抗体于切片上,室温或37℃孵育30分钟。然后将切片浸入 pH7.4 或 pH7.2 PBS 中洗 2 次,搅拌,每次 5 分钟,再用蒸馏水洗 1 分钟,除去盐结晶。后用 50% 缓冲(0.5 mol/L 碳酸盐缓冲液 pH9.0~9.5)甘油封固、镜检。直接法比较简单,适合做细菌、螺旋体、原虫、真菌及浓度较高的蛋白质抗原如肾、皮肤的检查和研究。如笔者所在机构的免疫室用直接免疫荧光法检测皮肤组织中抗原抗体复合物,它们的特征性荧光模式是诊断和鉴别诊断天疱疮和类天疱疮的重要依据。直接免疫荧光法特异性高而敏感性较低,且每种荧光抗体只能检测相应的抗原。

(2) 间接法

切片或涂片固定后,置于染色湿盒内,滴加稀释到合适浓度的作为标记的特异性一抗于切片上,37℃孵育30分钟。PBS 洗 2 次;滴加合适浓度的荧光标记的二抗于切片上,37℃孵育 30 分钟。PBS 洗 2 次;缓冲甘油封固,镜检。

间接免疫荧光法是检测自身抗体的标准方法,其独特优势在于:① 实验基质容易制备:不需复杂的技术就可生产出冰冻组织切片、细胞培养和细胞涂片,不需提取抗原或采用高级生化技术与表面偶联。如笔者所在机构的免疫室目前使用 Hep-2 和灵长类肝冰冻组织切片作为基质测定抗核抗体,用猴子食管上皮和舌上皮作基质检测天疱疮和类天疱疮抗体等。② 一种方法可以检测千

余种不同参数:间接免疫荧光法中,多数检测项目的温育流程相同,易于标准化,如抗核抗体、dsDNA、抗中性粒细胞质抗体(ANCA)的检测。③ 肉眼可见的高特异性:在形态学上,抗体位于其相应的抗原位置,每种抗原抗体都具有特征性荧光模式,由此获得基质抗原完整的抗体谱。如表现为均质型的 dsDNA 抗体、核小体抗体、组蛋白抗体;表现为颗粒型的 nRNP/Sm 抗体、SS-A/SS-B 抗体;表现为胞质型的抗线粒体抗体、核糖体 P 蛋白抗体等。此外,尚可用于检测抗未知抗原或尚不能被分离的抗原抗体,敏感性高,操作方法较易掌握。目前已知的多数自身抗体和病原体抗体都是通过间接免疫荧光法发现的。该方法始终是一项先进的、临床不可或缺的血清学技术,已被广泛用来检测多种自身免疫性疾病,如红斑狼疮、皮肌炎、硬皮病、血管炎、天疱疮、类天疱疮等的自身抗体和一些感染性疾病的血清抗体。

(3) 补体法

涂片或切片固定,置于染色湿盒内,吸取经适当稀释的免疫血清和抗体等量混合液滴于切片上,37℃孵育30分钟。PBS 洗 2 次;滴加经过适当稀释的抗补体荧光抗体,37℃孵育 30 分钟。PBS 洗 2 次;蒸馏水洗 1 分钟,缓冲甘油封固。本法的荧光抗体不受免疫血清的动物种属的限制,因而一种荧光抗体可做更广泛的应用,敏感性亦较间接法高,效价低的免疫血清亦可应用,节省免疫血清,尤其是对检查形态小的如立克次体、病毒颗粒等或浓度较低的抗原物质甚为理想。

(4) 双重或多重免疫荧光标记染色

采用呈现不同颜色的荧光色素配伍,分别标记不同的抗体,再通过各自与同一切片上的相应抗原特异性结合加以区别所建立起来的双重或多重免疫组化染色技术。

6.11.1.2 免疫酶标方法

免疫酶标方法是先以酶标记的抗体与待测细胞或组织中的抗原作用,然后加入酶的底物,生成有色的不溶性产物或具有一定电子密度的颗粒,通过光镜或电镜,对细胞表面和细胞内的各种抗原成分进行定性、定位研究。该技术是目前最常用的免疫组织化学技术。本方法相较于免疫荧光

技术有定位准确,对比度好,染色标本可长期保存,适合于光、电镜研究等优势。

目前常用的酶免疫组织化学染色方法很多,可以分为直接法和间接法两种。直接法是将酶等标记物直接标记在特异性第一抗体上,该抗体与组织细胞中存在的靶抗原结合即可显色;间接法是将酶等标记物标记在第二或第三抗体(复合物)上,该方法是将特异性第一抗体先与组织细胞中的靶抗原结合,再将标记的第二抗体与第一抗原-抗体复合物结合,然后用显色剂显色,如标记物是标记在第三抗体上,则第二抗体与第一抗体结合后,再用标记的第三抗体(复合物)与第二抗体结合,最后用显色剂显色。常用的免疫组化方法有:EPOS 法为直接法,LDP、PAP/APPAP、LSAB(S-P)、SABC、EnVision 和 CSA 属于间接法。以下分别举例介绍直接法和间接法之步骤。

(1) EPOS 法

即增强聚合物一步法(enhanced polymer one-step, EPOS)。石蜡切片脱蜡至水,冰冻切片和细胞涂片固定后水洗;3% H_2O_2 水溶液孵育 10 分钟;PBS 洗 1 次;加 EPOS/HRP 一抗孵育 15~60 分钟;PBS 洗 3 次。DAB-H_2O_2 显色 1~5 分钟;水洗、复染,常规脱水透明,封片。该法具有敏感、省时、即用、背景低等特点。

(2) ABC 法

卵白素-生物素复合物(avidin-biotin complex, ABC)法是根据卵白素和生物素具有高亲和力的生物学特性,用生物素与过氧化物酶结合获得生物素化过氧化物酶,再和加入的卵白素形成卵白素-生物素-过氧化物酶复合物,即 ABC 复合物。ABC 法为三步法,二抗为生物素化的 IgG,其中的 Fab 段与一抗结合,生物素与 ABC 复合物中的卵白素结合,最后通过 ABC 复合物上的过氧化物酶参与显色反应形成有颜色的不溶性沉淀物。由于卵白素和生物素的亲和力很强,故 ABC 法比较敏感。步骤:石蜡切片脱蜡至水,冰冻切片和细胞涂片固定后水洗;3% H_2O_2 水溶液孵育 10 分钟;PBS 洗 1 次;加非免疫性动物血清室温下孵育 15 分钟;加一抗孵育 60 分钟;PBS 洗 3 次。加生物素二抗孵育 30 分钟;PBS 洗 3 次;加 ABC-HRP 复合物孵育 3 分钟;PBS 洗 3 次;DAB-H_2O_2 显色 1~5 分钟;水洗、复染,常规脱水透明,封片。

6.11.1.3 免疫胶体金技术

免疫胶体金技术是以一种特殊的金属颗粒胶体金作为标记物。胶体金是指金的水溶胶,它能迅速而稳定地吸附蛋白质,对蛋白质的生物学活性则没有明显的影响。因此,用胶体金标记一抗、二抗或其他能特异性结合免疫球蛋白的分子等作为探针,就能对组织或细胞内的抗原进行定性、定位甚至定量研究。

免疫金法是将胶体金标记的间接抗体或 A 蛋白再与特异性抗体结合,在光镜下就可见红色的反应物出现,不需进行呈色反应。但该法要求金标抗体浓度高,因此免疫金法的价格昂贵,既不经济又不够敏感。

免疫金银法(immunogold-silver method, IGSM)是在免疫金法的基础上发展形成的一种新的免疫组织化学技术。是在对苯二酚存在的情况下,通过含银离子的显影液中的还原反应,使在抗原抗体反应部位的金粒子周围形成很多沉淀层,光镜下即可看到阳性反应部位呈清晰的棕黑色。此方法的优点是敏感性高,应用范围广,定位准确,方法简便、安全,成本低,标本可长期保存。随着近年来的不断改进,免疫金银法已成为最为灵敏而又经济的方法之一。

6.11.2 流式细胞术

流式细胞术(flow cytometry, FCM)是一种分析单个微粒(如细胞、微生物和人工合成微球等)物理和化学特性的技术,其特点是快速、准确、客观,能定量。其原理为:悬浮在液体中的分散细胞单个地依次通过测量区时产生电信号,从而可以快速对大量细胞进行多参数检测(如细胞大小、细胞粒度、细胞表面面积、核质比例、DNA 含量与细胞周期、RNA 含量、蛋白质含量、细胞活性、胞内细胞因子、酶活性、激素结合位点、细胞受体等)和分析,并可从整个群体中分选出特定的细胞亚群。

流式细胞术在细胞免疫研究中的应用主要有:

6.11.2.1 细胞亚群比例的测定

测定某种细胞或者细胞亚群的比例,是流式

细胞术最基本最简单的应用。首先要明确总体细胞范围,然后明确需要测定的细胞群体或亚群的表型,即区别于其他细胞群体的表面分子。例如,要测定外周血中 CD4 阳性 T 细胞的比例,可将外周血单个核细胞作为整体,也可将淋巴细胞群作为整体,这要根据具体的研究目的来决定;然后用抗CD4 单抗来标记目标群。如要测定 CD4CD25 调节性 T 细胞的比例,则需要用 CD4 单抗和 CD25 单抗来标记,取双阳性细胞群为调节性 T 细胞。

6.11.2.2 细胞表型的分析

借助 FCM 可分析细胞的免疫表型,用于免疫细胞鉴定、计数和功能评价。首先要明确所要研究的细胞群体或亚群的标志分子,在流式图上将所要研究的细胞分类,然后再分析其表型分子,最好一个表型分子用一张流式图表示——可以用直方图表示,也可以用散点图表示。如果该群细胞表达该表型分子有明显的阴阳之分,可以用阳性比例来表示表型分子的表达情况;如果没有明显的阴阳性之分,可以用平均荧光强度来区分。如需要检测 CD4 阳性 CD69 阳性细胞表达 CD25 和 CD122 分子的情况,以 CD4 阳性 CD69 阴性细胞作为对照,用散点图表示;因为有较为明显的阴阳性之分,所以用阳性比例来表示。有些表型分子表达于细胞内部,如调节性 T 细胞的关键转录因子 Foxp3,标记的荧光偶联抗体与标记表面分子时不同,因为对于活细胞而言,荧光抗体是不能穿过细胞膜进入细胞内部并与细胞内部的相应分子结合的,所以首先要用固定剂将细胞固定,然后用打孔剂在细胞膜上打孔,在打孔的同时加入荧光偶联抗体,这样抗体才能与细胞内部的相应抗原分子结合。

6.11.2.3 细胞因子检测

(1) 胞内染色法检测细胞因子

标记方法与检测细胞内表型分子的标记方法类似,即先标记表面分子,然后用固定剂固定细胞20 分钟,最后打孔的同时标记荧光偶联细胞因子单抗 70 分钟后洗涤,上样分析。此法与 ELISA 法相比,优势在于可以得出总体细胞群中有多少比例的细胞分泌这种细胞因子,或者使该群细胞中的哪个亚群分泌细胞因子等信息,可以知道分泌

细胞因子的细胞占目标细胞的比例;也可以区分是否是一个细胞同时分泌两种细胞因子,还是一个细胞只能分泌其中一个细胞因子。劣势在于不能表示细胞分泌细胞因子能力的强弱。

(2) CBA 法检测细胞因子

CBA 是 cytometric bead array 的缩写。流式细胞术是基于细胞水平的技术,一般来说,是不可能检测可溶性蛋白质分子的;但是 CBA 技术利用人工微珠代替细胞,用微珠上结合的特应性抗体结合细胞因子,然后再加上 PE 偶联的细胞因子特应性抗体,来相对定量测定液体中细胞因子的浓度。相对于 ELISA 技术,本方法的优势在于:① 一次可以检测多种细胞因子的浓度,且检测需要的液体量比 ELISA 要少,尤其适用于检测少量细胞所分泌的细胞因子;② 操作简单,比 ELISA 简便省时;③ 敏感性比 ELISA 法高。但是劣势在于:定量方面的准确性不如 ELISA 法,而且试剂盒价格较贵。

6.11.2.4 细胞增殖的检测

检测细胞增殖是细胞免疫学的一个重要内容,如检测不同 T 细胞的增殖能力、抗原提呈细胞提呈的能力、免疫抑制细胞的抑制免疫反应的能力等。利用流式细胞术检测细胞增殖,方法简单,安全可靠,主要方法有相对细胞计数法、CFSE 标记法和 BrdU 标记法 3 种。

(1) 相对细胞计数法

本法是最为简单的利用流式细胞仪测细胞增殖的方法,以测 CD4 阳性 T 细胞为例,只要将增殖反应后的各个对照孔、试验孔细胞收集后,标记荧光偶联抗 CD4 抗体,流式上样相同时间计数 CD4 阳性 T 细胞数即可。

(2) CFSE 标记法

CFSE 是一种化学荧光染料,能与细胞膜长时间稳定结合,其荧光强度随着细胞分裂而依次减半,因此可以凭借 CFSE 荧光强度的改变来反映细胞增殖情况。当细胞增殖后,与未增殖细胞的 CFSE 荧光强度相比,弱于该荧光强度的 T 细胞都是增殖后的 T 细胞,其比例越高说明细胞增殖越多。

(3) BrdU 标记法

BrdU 是一种人工半合成的核苷,在细胞复制

时可以取代胸腺嘧啶核苷参加 DNA 的合成,掺入到细胞的 DNA 中,用荧光偶联的抗 BrdU 抗体标记,通过检测 BrdU 阳性细胞的比例间接检测细胞增殖的情况。

6.11.2.5　细胞凋亡的检测

利用流式细胞术检测细胞凋亡的方法有很多种,这里介绍一种最为常用的细胞凋亡流式检测的方法:Annexin V/PI 双色法。Annexin V 偶联的荧光素可标记凋亡或坏死的细胞,PI 只能标记坏死细胞,因此用此双色标记法即可检测出凋亡细胞占目标细胞的比例。

6.11.2.6　细胞周期的检测

流式检测细胞周期是通过检测细胞 DNA 的含量来反映细胞处于哪个细胞周期来实现的。根据 DNA 量的不同,流式可以区分 3 个期:G0/1 期、S 期、G2M 期。通过检测细胞周期可以间接反映细胞增殖的情况,如果一群细胞处于 S 期和 G2M 期的细胞比例越多,说明增殖越活跃。一般都在固定剂固定细胞后选择 PI 染料。

6.11.2.7　胞内磷酸化信号分子的检测

流式检测磷酸化信号分子的方法与检测胞内表型分子的方法一致。与传统的 Western 印迹法相比,流式检测法简便省时,需要的细胞数少,而且能够反映总群细胞中是否所有细胞的该信号分子都已磷酸化及含有磷酸化信号分子细胞的比例。

6.11.2.8　流式分选

是目前除了磁珠纯化外的另外一种纯化细胞的方法。与磁珠纯化相比,其优势在于不但可以纯化比例较高的细胞,也可以纯化比例较低的细胞;可以根据两个或多个指标纯化细胞,亦能根据细胞的大小和颗粒度纯化细胞,还可以纯化低表达的细胞。

6.11.3　酶联免疫吸附试验(ELISA)

ELISA 法是目前应用最多的免疫酶技术,是将一致抗体或抗原结合在某种固相载体上,并保持其免疫活性,测定时将待测标本和酶标抗体或酶标抗原按不同步骤与固相载体表面吸附的抗体或抗原发生反应,然后加入底物显色,有色产物的量与标本中受检物质的量直接相关,可根据颜色反应的深浅进行定性或定量分析。由于酶的催化效率很高,因此该方法有很高的敏感度。ELISA 法可用于检测抗体,也可用于检测抗原。根据检测目的和操作步骤不同,通常有 3 种类型的检测方法,即间接法、夹心法及竞争法。

ELISA 法常用的酶有辣根过氧化物酶(HRP)和碱性磷酸酶(AKP),相应的底物分别是邻苯二胺(OPD)和对硝基苯磷酸盐,前者呈色反应为棕黄色,后者为蓝色,最后用酶标仪测定 OD 值以直接或间接反映待测抗原或抗体含量。

常用 ELISA 法的分类、步骤与应用如下。

(1) 间接法

此法是检测抗体最常用的方法。将已知抗原吸附于固相载体上,加入待测血清与之结合,洗涤去除未结合的游离抗体后,加酶标抗体和底物进行测定,有色产物的量与抗体的量成正比。步骤:首先根据预实验选定最适合的酶标抗体稀释度;确定抗原包被液终浓度,在微量滴定板每孔中加入 50 μl 抗原包被液,用塑料盖封盖滴定板,室温下孵育过夜或 37℃孵育 2 小时;然后弃去抗原包被液,PBS 洗涤 2~3 次;加入封闭缓冲液每孔 200 μl,室温孵育 30 分钟,PBS 洗板 3 次,每次洗涤后倒扣于吸水纸上拍干;每个包被孔加入 50 μl 稀释后的待测抗体标本溶液,盖封,室温下孵育 2 小时以上;弃孔中液体,用洗液洗涤滴定板 3 次;每孔中加入含酶标抗体的封闭缓冲液,室温下孵育 2 小时以上,洗液洗涤 3 次;每孔中加入 50 μl 底物溶液,室温避光孵育 15~30 分钟,加入终止液 25 μl 终止反应;酶标仪检测 OD 值,根据标准曲线计算待测抗体量。此法临床实验室应用最广。如笔者所在机构的免疫室所检测的双链 DNA 抗体、核小体抗体、环瓜氨酸肽(CCP)抗体以及抗中性粒细胞胞质抗体等,用的都是此方法。试剂盒中微孔板都包被有抗原,第一次温育时加入待检稀释血清与之反应,特异性 IgG 抗体与抗原结合;第二次温育时,加入酶标抗人 IgG 抗体(酶结合物),然后加入酶底物,发生颜色反应,通过酶标仪读数计算出抗体含量。

(2) 双抗体夹心法

此法常用于检测抗原。将已知抗体吸附于固相载体,加入待测标本与之结合,温育后洗涤,加入酶标抗体及底物溶液进行测定。步骤：用 PBSN 稀释特异性抗体或免疫球蛋白部分，配制捕获抗体溶液；确定待测抗原浓度所需的不或抗体和结合物的浓度，用 PBSN 配制此浓度的捕获抗体溶液；用 50 μl 捕获抗体溶液包被微量滴定板，并封闭；用封闭液稀释同源抗原；用封闭缓冲液配制待测抗原溶液稀释液；抗体包被孔中加入 50 μl 待测抗原溶液和标准抗原稀释液，室温下孵育 2 小时以上；用 PBS 洗涤滴定板 3 次，将封闭缓冲液注入每个孔中，室温下孵育 10 分钟，用 PBS 洗涤 3 次；加入 50 μl 特异 HRP 标记抗体，室温下孵育 2 小时；洗液洗涤滴定板 3 次，弃去孔中液体；每孔加入 50 μl 底物混合溶液，室温下避光孵育 15~30 分钟，加入 25 μl 终止液终止反应；酶标仪测 OD 值，标准曲线计算待测抗原浓度。

（3）竞争法

此法可用于抗原及半抗原的定量测定，也可用于测定抗体。如检测抗原，则现将特异性抗体吸附于固相载体上，加入待测抗原和一定量的已知酶标抗原，使二者竞争地与固相载体上的特异性抗体结合，经过充分的洗涤分离，最后结合于固相载体上的酶标抗原与待测抗原含量呈负相关。步骤：分别确定包被试剂盒 HRP 标记抗体的最适浓度；用 50 μl 标准抗原溶液包被微量滴定板孔，并封闭；微量滴定板每孔加入 75 μl 2×结合物溶液，然后加入 75 μl 抑制剂，均匀混合后室温下孵育 30 分钟以上；转移 50 μl 结合物与抑制剂的混合液或对照样本到抗原包被的滴定板上，室温下孵育 2 小时；洗涤滴定板，加入 50 μl 底物混合液，室温下避光孵育 15~30 分钟，加入 25 μl 终止液终止反应；酶标仪检测 OD 值，标准曲线求出待测溶液中的抗原浓度。

6.11.4 淋巴细胞分离和纯化

免疫细胞种类繁多，生物学特征各异。可根据细胞独特的表面标志、理化性状及黏附和吞噬能力等的差异建立不同的细胞分离与纯化技术。

6.11.4.1 白细胞分离

（1）自然沉降法

此法采集外周抗凝静脉血后静置，由于红细胞沉降率较快，可使白细胞与之分离。

（2）高分子聚合物加速沉降法

某些高分子聚合物可加速红细胞沉降，从而更易与白细胞分离。此法白细胞获得率比自然沉降法高，但其中的明胶法可使白细胞黏性增加，对实验产生一定影响。

6.11.4.2 外周血单个核细胞（PBMC）分离

PBMC 主要包括淋巴细胞和单核细胞，是免疫学实验中最常用的细胞材料。人 PBMC 主要来源于外周血，取材方便，含量丰富。

（1）聚蔗糖-泛影葡胺（ficoll-hypaque，F-H）密度梯度离心法

将聚蔗糖和泛影葡胺按适当比例配制成密度为 1.077 的分层液（即淋巴细胞分离液），将抗凝全血叠加于分层液上，离心后形成不同层次的液体和细胞群区带，从而分离出 PBMC。

（2）Percoll 密度梯度离心法

Percoll 是经聚乙烯比咯烷酮处理的硅胶微粒混悬液，为一种对细胞无毒、无刺激性的新型密度梯度离心分离剂。

6.11.4.3 淋巴细胞纯化与亚群分离

为获得高浓度淋巴细胞，需进一步清除 PBMC 悬液中其他血细胞。

（1）去除红细胞

一般采用无菌蒸馏水低渗裂解法或 0.83% 氯化铵处理法。

（2）去除血小板

通过离心洗涤，即可去除 PBMC 中绝大部分混杂的血小板。

（3）去除单核细胞和粒细胞

1）黏附法

单核细胞和多形核白细胞具有黏附能力，通过 PBMC 与玻璃或塑料平皿的黏附作用，非黏附细胞即为淋巴细胞。优点：简单易行，对细胞损伤少。缺点：B 细胞也有黏附能力，用此法分离时会有所损失。

2）羰基铁粉吞噬法

使单核细胞吞噬羰基铁粉后细胞密度增大，经 F-H 密度梯度使单核细胞沉积于管底而被去除或者用磁铁将细胞吸至管底。

3）苯丙氨酸甲酯法

苯丙氨酸甲酯具有亲溶酶体性质，能渗入细胞溶酶体内导致溶酶体因渗透压改变而破裂，继而使细胞溶解。该法可溶解含溶酶体的细胞（如单核细胞、粒细胞和成纤维细胞等），B细胞和多数T细胞因缺乏溶酶体酶，故不受影响。

（4）淋巴细胞亚群分离

淋巴细胞包括多种形态相似，功能各异的细胞群和亚群。根据细胞表面标志、理化特性和功能等不同，可借助多种方法分离淋巴细胞。下面简单介绍几种常用分离方法。

1）尼龙棉柱分离法

B细胞易黏附于尼龙棉纤维表面，借此可以将T细胞与B细胞分离。优点：简便快速，不需要特殊设备，不影响淋巴细胞活性，所获得的T细胞纯度大于90%。缺点：尼龙棉柱可能滞留某些T细胞亚群，尼龙棉黏附细胞（B细胞和巨噬细胞）的回收率低，且可能混杂有未洗尽的T细胞和死亡细胞。

2）流式细胞分选法

可快速、灵敏和高度自动化地对单个细胞进行多参数定量测定分析，并分选出特定细胞。优点：分离速度快，细胞纯度达90%以上，回收率高，可保持无菌，不影响细胞结构和生物学活性。缺点：费用昂贵，拟分离细胞在混合群体中含量过低时，耗时较长才能获得所需数量细胞。

3）磁性激活细胞分离器（magnetic activated cell sorter，MACS）分离法

① 直接法，将特异性抗体与磁性微粒交联，制成免疫磁珠，其可与表达相应膜抗原的细胞结合，继而借助强磁场进行阴性或阳性分选；② 间接法，用羊或兔抗小鼠IgG抗体（第二抗体）包被磁性微珠，与已结合鼠源性单抗（一抗）的细胞发生反应，从而分离细胞。另有生物素（biotin）标记的单抗-亲和素（avidin）/链霉亲和素（streptavidin）-生物素结合磁珠法（BAB法）。MACS优点为：所获细胞纯度高（93%～99%），获率可达90%，活细胞率大于95%；分离效果可与流式细胞术相媲美，但比其省时且费用低，操作简单。缺点为：阳性分选中，抗体会导致细胞活化或凋亡。

6.11.4.4 单核/巨噬细胞分离和收集

（1）PBMC通过Percoll连续密度梯度离心法或平皿黏附法分离（阳性分选）

可获得人外周血单核细胞，但获得的细胞数量较少。

（2）腹腔诱生

以灭菌巯基乙醇酸盐肉汤培养基（或无菌液体石蜡）注入小鼠腹腔内，引起无菌性炎性渗出，从腹腔冲洗液中可获大量巨噬细胞（大于85%）。

6.11.5 淋巴细胞增殖试验

6.11.5.1 T淋巴细胞增殖试验

（1）体外增殖检测

1）[^{3}H]胸腺嘧啶掺入法

T细胞的增殖可伴随细胞内的DNA的合成，在细胞增殖的高峰期时可通过加入[^{3}H]胸腺嘧啶到培养体系中，处于增殖的T细胞可摄取[^{3}H]胸腺嘧啶用于合成DNA，因此可以检测掺入到细胞内DNA的[^{3}H]胸腺嘧啶的放射性强度，从而反映T细胞的增殖情况。本方法的优点是简单方便，灵敏度高；缺点是由于高灵敏度而引起的高变异性，另外放射性污染也是该法的缺点之一。

2）流式细胞仪计数法

T细胞在增值是除了DNA合成增加外，最直接的结果就是细胞数量的明显增加，因此可以采用T细胞表面标志（如CD4或CD8）的荧光抗体联合排除死细胞的试剂PI或7-AAD标记出存活的特定的T细胞群体，然后在进行流式细胞仪上样时控制相同的上样体积，并设置相同的收集细胞的时间，同时设置已知数量的内参照；通过这些标准化方法可以对标记出的T细胞群体进行准确的计数，从而对T细胞的增殖进行定量。本方法的优点是可以准确计数培养体系中所有存活的T细胞，可以确切地反映相对于培养前的细胞增殖的倍数，并且可以避免[^{3}H]胸腺嘧啶掺入法中的放射性污染；缺点是不能明确细胞数量的增加在存在细胞增殖的同时是否存在细胞存活能力的提高。

3）CFSE分裂法

巯基荧光素二醋酸琥珀酰亚胺酯（CFSE）可

通透细胞膜进入细胞,进入细胞后与细胞内胺稳定结合,使细胞标记上高荧光强度的 CFSE,荧光强度随细胞分裂依次减半,因此可以通过计算不同分裂代数的细胞群的细胞比例来反映细胞的增殖情况。该法的优点是可以观察 T 淋巴细胞的细胞分裂情况,同时在分析是标记上其他功能相关的标志可研究细胞分裂与细胞功能间的关系;缺点是 CFSE 对细胞存在毒性作用,因此不同的细胞与不同的实验目的应选择适当的标记浓度与标记条件。

(2) 体内增殖检测

1) CFSE 分裂法

CFSE 除了可以用于检测 T 淋巴细胞的体外增殖外,也被广泛应用于检测 T 淋巴细胞的体内增殖情况。可以将要研究的 T 淋巴细胞采用 CFSE 进行标记后过继给受体小鼠,在受体小鼠体内经历活化与增殖,适当时间取出小鼠的淋巴器官采用荧光抗体标记感兴趣的 T 细胞亚群,然后流式检测其 CFSE 分裂情况。

2) BrdU 掺入法

5-溴-2-脱氧尿苷(BrdU)是一种胸腺嘧啶脱氧核苷类似物,可在细胞周期的 S 期掺入到细胞的 DNA 中,因此可采用特异性的针对 BrdU 的单克隆抗体进行检测,从而反映细胞的增殖情况。根据实验目的给予动物不同剂量与时程的 BrdU,然后获取动物淋巴器官,体外采用荧光抗体标记特定的 T 细胞群体,并采用固定、打孔及 DNA 酶处理后胞内标记荧光标记的抗 BrdU 抗体,然后检测 BrdU 阳性细胞的比例,从而反映该群细胞的增殖情况,而且可以比较不同细胞亚群在体内的增殖情况。该方法的优点是可以简便地对体内特定的细胞亚群进行增殖情况的检测,尽管其掺入原理与[^{3}H]相同,但是[^{3}H]只能检测单个群体细胞或纯化的细胞亚群的增殖,而本方法则无需对细胞进行纯化即可通过体外标记的方法检测细胞亚群的体内增殖情况。

6.11.5.2 B 淋巴细胞的增殖检测

可以通过[^{3}H]胸腺嘧啶掺入法、CFSE 掺入法或 BrdU 掺入法检测 B 淋巴细胞增殖,原理与 T 淋巴细胞已阐述增殖试验相同。

6.11.6 Western 印迹法

Western 印迹又称蛋白质印迹,是免疫学研究中蛋白质分析的常用试验方法。

(1) 原理

Western 印迹法是针对蛋白质样品的印迹杂交分析,采用聚丙烯酰胺凝胶电泳分离样品,待测抗原是蛋白质,探针是抗体,显色用标记的二抗。经过 SDS - PAGE 分离的蛋白质样品被转移到膜载体上,以非共价键吸附于膜上。以固相载体上的蛋白质或多糖作为抗原,与对应的抗体发生免疫反应,再与经酶或同位素标记的第二抗体形成抗原-抗体-标记第二抗体的复合物,经过底物显色或放射自显影以检测特异性蛋白。

(2) 步骤

① 抗原样品的制备;② 凝胶电泳分离样品;③ 转移分离的蛋白质到膜上;④ 标记抗原;⑤ 抗原的显色分析。

(3) 特点与应用

Western 印迹将电泳分离、抗原抗体反应与化学发光反应技术结合起来,具有凝胶电泳分辨率高、固相免疫测定特异性强、敏感度好的共同效应;可以同时检测多种样品,重复性好,可靠性佳,是当前鉴定蛋白质抗原、检测样品中特异性抗原的分布及表达水平的经典方法。经典的 Western 印迹主要用于定性和半定量分析,近来改进的 Western 印迹方法已经可以进行定量分析。

在免疫学检验中,将改良的 Western 印迹法用于抗核抗体谱(ENA)的检测、感染性疾病以及变态反应性疾病的实验室诊断,即将纯化的、生化性质明确的抗原包被在固相膜片上,然后将膜片平行固定在合成膜条上。若样本阳性,已稀释血清中的特异性抗体将与固相上的抗原结合,结合的抗体与碱性磷酸酶标记的抗人抗体反应;加入色原、底物液产生颜色反应。如果血清标本中存在特异性抗体,相应抗原线将呈现一条深色的阳性带。此方法依所用抗原谱,可在相同条件下同时检测多种抗体。

6.11.7 激光扫描共聚焦显微镜技术

激光扫描共聚焦显微镜(laser scanning confocal

microscope，LSCM）是将荧光显微成像结合激光扫描，并利用计算机图形处理技术，借助检测荧光探针而获得细胞或组织内微细结构的荧光图像。其优点是：分辨率高；能实时、在体、定性、定量及多重标记检测；能产生真正具有三维清晰度的图像；可在亚细胞水平观察 Ca^{2+}、pH 值、膜电位等生理信号及细胞形态变化。

LSCM 的用途有：

(1) 图像处理

①具有"细胞 CT"功能，可在平面影像水平获得更清晰的细胞图像；②三维成像与细胞内部断层图像结合，可揭示细胞内部结构并提供细胞长、宽、厚、断层面积、体积等参数和三维立体概念；③将形态学、生理学与分子/细胞生物学相结合，动态观察细胞形态变化和胞内生化变化。

(2) 细胞生物学分析

①分选黏附细胞，但不影响细胞周围培养环境、细胞铺展程度和生长状态；②细胞激光显微外科；③荧光光漂白恢复，可用于测定活细胞动力学系数，分析细胞骨架构成、核膜结构、大分子组装和跨膜大分子迁移率等；④光活化技术，可人为控制多种生物活性分子和其他化合物在生物代谢中发挥功能的时间和空间；⑤定性和定量测定细胞膜流动性，分析膜磷脂酸组成、药物作用位点和温度反应等；⑥通过测量细胞缝隙连接的分子转移，研究相邻细胞间通讯。

6.11.8 免疫性疾病动物模型

6.11.8.1 常用的动物模型

(1) 裸小鼠

裸体小鼠（nude mice）指先天无胸腺无毛的小鼠。导致这种异常状态的裸基因属于隐性突变基因，位于 11 号染色体。目前已建立不同品系（NIH-nu、BALB/c-nu、C57BL/6-nu、和 615/PBI 等），它们的遗传背景各异，细胞免疫缺陷和实验检测指标不尽相同。携带纯裸基因（nu/nu）的小鼠具有两个主要缺陷特征：①全身无毛，呈裸体外表；②无胸腺，仅有胸腺残迹或异常胸腺上皮，导致成熟 T 细胞缺乏、细胞免疫功能低下。另外，成年裸小鼠（6~8 周）NK 细胞活性较高，但幼鼠（3~4 周）的 NK 细胞活性低下；其粒细胞数较普通鼠低，但 B 细胞功能基本正常。

(2) 裸大鼠

裸大鼠（nude rat）基因符号为 rnu。纯合子裸大鼠（rnu/rnu）具有与裸小鼠基因相似的特征，其优点是体型大，能够提供足够的血液样本和组织，且手术操作较易。

(3) 重症联合免疫缺陷小鼠（Scid 鼠）

该鼠第 16 号染色体的单个隐性基因（scid 基因）突变，导致 VDJ 基因重组酶活性异常，使 VDJ 重排时其断链端不能正常连接，以致重排后的 TCR/BCR 基因出现缺失和异常，T、B 细胞不能分化为功能性淋巴细胞。Scid 小鼠的特点：①外观与普通小鼠无异，体重、发育正常；②胸腺、脾脏、淋巴结重量不及正常小鼠的 30%；③淋巴细胞显著缺乏，但骨髓结构正常；④外周白细胞较少；⑤缺乏携带前 B 细胞、B 细胞和 T 细胞表面标志的细胞，其 T、B 细胞功能检测均为阴性，对外来抗原刺激不产生细胞和体液免疫应答；⑥非淋巴性造血细胞分化不受突变基因影响，巨噬细胞、粒细胞、红细胞、NK 细胞数量和功能均正常。

(4) 性连锁免疫缺陷小鼠（X-linked immune deficiency mice，XID）

XID 的特点是：①B 细胞功能缺陷；②分泌 IgM 和 IgG 的 B 细胞数量减少，血清 IgM 和 IgG 含量降低；③对 TIAg 刺激不产生体液免疫应答；④对 B 细胞丝裂原缺乏反应；⑤T 细胞功能正常。该模型是研究 B 细胞发生、功能和异质性的理想动物模型，其病理改变类似于人 Bruton 丙种球蛋白缺乏症和 Wiskott-Aldrich 综合征。

(5) Beige 小鼠

该小鼠为 NK 细胞活性缺陷的突变系小鼠，同时 CTL 功能也降低，粒细胞趋化性和杀菌活性减弱；机体抗肿瘤作用被抑制；溶酶体功能缺陷，对化脓性细菌和其他病原因子都敏感。

6.11.8.2 转基因及基因敲除动物

(1) 转基因动物（transgenic animal）

将已修饰的目的基因（或基因片段、人工染色体）导入供体动物受精卵（或早期胚胎细胞），将此卵或细胞植入代孕母体动物输卵管或子宫中,可发育为携带外源基因的转基因动物。主要应用在:① 研究 T/B 细胞个体发育、细胞因子及其受体基因功能、抗原提呈、抗体产生、免疫应答、自身免疫应答、免疫耐受机制、抗感染机制等;② 探讨人类疾病病因、发病机制及防治策略;③ 作为生物反应器,用于大量生产各种天然蛋白(如抗体、疫苗、激素、血液组分蛋白、细胞因子等)。

(2) 基因敲除(gene knockout)小鼠

设计含有与靶位点相同核酸顺序的打靶载体(targetting vector),将其导入鼠胚胎干细胞(ES 细胞)内,此 ES 细胞可发育为特定基因敲除小鼠。主要有以下用途:① 对免疫系统各种分子进行功能分析,研究特定基因的体内功能等;② 建立研究疾病机制的动物模型;③ 建立药物筛选和评价治疗方案的动物模型;④ 作为生物大分子的生物反应器,如利用基因打靶和取代法以及转基因技术,培育产生嵌合抗体的小鼠和产生人抗体的小鼠。

(张 琦 苏 玮)

第7章 皮肤病理学

目　录

第7章

皮肤病理学

7.1 皮肤组织病理学

7.1.1 皮肤活组织标本的检查

7.1.1.1 适应证

皮肤活组织检查的目的在于确定诊断和了解病情。皮肤组织的病变可分为：① 有高度诊断价值者，如皮肤肿瘤（基底细胞癌、鳞状细胞癌等）、病毒性皮肤病（寻常疣、传染性软疣等）、角化性皮肤病（毛囊角化病、汗管角化病等）以及某些红斑鳞屑性皮肤病（扁平苔藓、银屑病、硬化萎缩性苔藓等）；② 有诊断价值者，如疱疹类皮肤病（天疱疮、家族性慢性良性天疱疮等）、代谢性皮肤病（原发性皮肤淀粉样变性、胫前黏液性水肿等）、肉芽肿性皮肤病（环状肉芽肿、结节病等）以及结缔组织疾病（红斑狼疮、硬皮病等）；③ 无明显特征，但如找到病原体，亦可明确诊断者，如某些真菌感染性疾病、皮肤黑热病等；④ 无明显特征，但结合临床可排除某些皮肤病，如皮肤结核、麻风等。综上所述，皮肤活组织检查的适应证较广，但应尽量做到有的放矢，切忌任意采取标本，造成患者不必要的痛苦。

7.1.1.2 皮肤标本的选择

在选择皮肤活组织标本时应注意以下原则：① 选择充分发育的损害，因为早期损害的病变常为非特异性的，而晚期病变大多处于恢复或变性、坏死阶段；② 对于疱疹性皮肤病以及含有病原体的损害，最好在损害出现24~48小时以内取材，否则若发生继发性改变，难以辨认原发病变；③ 对于环状损害应选择损害的活动边缘部分，如切取中央不活动的部分，病变可能已趋向于消退而找不

到典型病变；④ 结节性损害切取时应包括皮下组织；⑤ 取材时应包括一小部分正常组织，以便与病变组织对照；⑥ 应尽量避免在腋窝或腹股沟等处取材，因这些部位皮肤由于摩擦、搔抓等常有萎缩，需注意鉴别；⑦ 应尽量避免在面部或关节活动部位取材，以免影响活动和美观；⑧ 如疑为血液病时，特别是对老年患者，最好不要在下肢取材，因该处血液循环淤滞，可能已有含铁血黄素的沉着。

7.1.1.3 采取标本的方法

（1）手术切除

最常用，可随意切取大小不同的皮肤标本，深及皮下组织，对疱疹、皮下结节、囊肿和肿瘤尤为适合。手术切除时应注意以下几点：① 切刀需锐利；② 切口方向需与皮纹一致，两端必须对齐；③ 应避免夹坏组织，尽量夹持切下组织的两端，切忌夹持中央部分。

（2）环钻

此法简便易行，适用于小损害，或病变只限于表皮或真皮，或手术切除有困难的病例。受环钻的限制，不一定能切取到深部所要切取的标本。

（3）削切

只能切取表皮浅层，虽然对某些皮肤病（如扁平疣、脂溢性角化）有时能做出诊断，但对大部分皮肤病难以明确诊断，现已很少采用。

（4）皮面剥离

即采用透明胶黏剂（如氨基丙烯酸）将表皮角层黏附于玻片上，根据角层平面图复型后判断病变。此法的诊断价值有限，一般不用。

7.1.1.4 切片制作

皮肤切片的制作过程同其他病理组织，操作步骤如下：标本→固定→脱钙→水洗→硬化→脱

水→透明→包埋→切片。但皮肤组织结构不同于其他器官，分层明显，表皮、真皮和皮下组织的质地不一，要制成高质量的皮肤切片，应注意以下几点：① 切下的标本要完整固定于中性福尔马林液中；② 脱水：最好保持在一定温度（52~54℃）下进行，脱水应完全，依次在 70%、80%、95% 酒精中各脱水 2 小时，最后在无水酒精中（Ⅰ 和 Ⅱ）各脱水 1.5 小时；③ 透明时间：视皮肤组织块的大小和厚薄而定，一般经二甲苯 Ⅰ 和 Ⅱ 各 2~3 分钟；④ 石蜡包埋：浸蜡时，保温箱内温度一般调节在 52~56℃ 溶蜡，温度过高，可使组织变质；⑤ 切片厚度约 4 μm。

7.1.1.5 切片染色

(1) 苏木精-伊红（haematoxylin-eosin，HE）染色法

皮肤石蜡包埋切片的脱蜡应完全。冬季可预先放在 56℃ 温箱内 2 小时，使片上剩余的石蜡溶解。置切片于二甲苯 Ⅰ 和 Ⅱ 内各 15~20 分钟。切片经苏木精染色后，在染伊红前，经 1% 酸性酒精处理 2~3 秒，流水冲洗至少 20~30 分钟，经此处理的切片组织染色对比鲜明。

(2) 特殊染色法

对某些皮肤病的诊断和鉴别诊断有一定帮助。常用的特殊染色方法详见表 7-1。

表 7-1 特殊染色的方法、目的和结果

染色目的	固定剂、包埋	染 色 法	染 色 结 果
胶原纤维	福尔马林液、石蜡	范基森（van Gieson，VG）	红色；细胞质、肌纤维为黄色；细胞核为蓝黑色
		马洛利亚尼林蓝（Mallory aniline blue，MAB）	蓝色；细胞核、肌纤维为鲜红色
		孟森（Masson）（三色染色）	蓝绿色；神经、肌纤维为暗红色；细胞核为黑色
弹性纤维	福尔马林液、石蜡	酸性地衣红-姬姆萨（acid orcein-Giemsa）	褐色；胶原为粉红色；黑素为黑色；含铁血黄素淡绿黄色；肥大细胞颗粒为深紫色
		外格忒-范基森（Weigert-van Gieson）	深蓝至黑色；胶原纤维为红色
		威尔霍夫（Verhoeff）	黑色
网状纤维	福尔马林液、石蜡	付特（Foot）	黑色
		果莫瑞（Gomori）	深褐至黑色
神经纤维	福尔马林液、石蜡	布丁（Bodian）	黑色
糖原	福尔马林液、石蜡	过碘酸-雪夫（Schiff）反应（PAS）	紫红色；真菌壁呈玫瑰红至淡紫红色
酸性黏多糖	福尔马林液、石蜡	阿辛蓝（Alcian blue）	淡蓝色
		甲苯胺蓝（Toluidine blue）	紫色
脱氧核糖核酸	福尔马林液、石蜡	福尔真（Feulgen）	紫红色
脂肪	冰冻切片	苏丹（Sudan）Ⅲ	橙黄色
		苏丹（Sudan）Ⅳ	橘红或红色
黏蛋白	福尔马林液、石蜡	梅依尔（Mayer）-胭脂红	红色
	福尔马林液、石蜡，酒精	硫堇	红紫色
淀粉样蛋白	福尔马林液、石蜡	结晶紫、甲基紫、	紫红色
		刚果红（Congo red）	橙红色
尿酸盐和钙	酒精、石蜡	范柯萨（van Kossa）	钙深黑色；尿酸盐褐黑色
黑素	福尔马林液、石蜡	方天纳（Fontana）	黑色
含铁血黄素	福尔马林液、石蜡	普鲁士蓝反应法	蓝色
肥大细胞颗粒	福尔马林液、石蜡	多色性美蓝法	淡紫红色；细胞核蓝色；细胞质淡蓝紫色
		姬姆萨（Giemsa）	鲜红色
真菌	福尔马林液、石蜡	淀粉酶消化性 PAS 反应	真菌孢子和菌丝壁红色
球菌	福尔马林液、石蜡	革兰氏（Gram）	青蓝色；细胞核红色
病毒包含体等	福尔马林液、石蜡	姬姆萨	病毒包含体、利朵小体、荚膜组织胞浆菌、嗜酸性细胞颗粒、弗瑞西（Frisch）杆菌鲜红色；细菌蓝色

（续表）

染色目的	固定剂、包埋	染 色 法	染 色 结 果
抗酸杆菌	福尔马林液、石蜡	美耳-利森（Ziehl - Neelson）	红色
利什曼原虫	福尔马林液、石蜡	瑞氏、姬姆萨	原虫核蓝紫色；原浆淡红色
螺旋体	福尔马林液、石蜡	列瓦的提（Levaditi）	黑色

（陈明华　李长恒）

7.1.2　皮肤标本的特殊检查

7.1.2.1　细胞涂片检查

鉴于某些皮肤病变处细胞成分的特殊性，有诊断价值，并且取材方便，不需特殊固定，因此，采取皮损处细胞做涂片检查，常是某些皮肤病的诊断方法之一。

（1）标本的采取

根据皮损的性质一般采取下列方法。

1）刮片法

即从水疱或脓疱的疱底、糜烂或溃疡面用钝刀刮取材料，很薄地涂于玻片上。如刮取物稍多，可将其放在两张玻片之间紧压一下，使之像血片一样分布于玻片上。

2）印片法

取下的皮损活检标本以盖印章的方式分别印于玻片上，切忌将标本加压或挤涂。若取下的标本带有血液，可先将血液涂于玻片上，再做印片。

3）穿刺法

适用于没有破溃的肿瘤、结节或其他肿块。以带有 20 号针头的干针筒，先将针头垂直刺入损害的深部，尽量避免带血，然后抽取内容物，涂于玻片上。

4）胶布附粘剥离法（tape stripping method）

以市售胶布反复附粘于皮损处，每次附粘 15~30 秒，待皮损出现少量渗液时，即以玻片轻印之。适用于检查渗入表皮的蕈样肉芽肿细胞、勒-雪氏病的组织细胞等。

上述涂片的特点是在空气中干燥后，即可染色，不仅适用于一般染色，也可做某些细胞化学染色。

（2）染色法

1）普通染色法

包括 HE 法、Wright 法、Pappenheim 法、Giemsa 法和 Tzanck 法等。Pappenheim 法的特点是染色鲜艳、透明度佳、细胞结构清楚；缺点是操作较复杂。HE 法比 Pappenheim 法简便，染色质量比较稳定。Wright 法一般用于染血片，但对皮肤涂片染色较好，因染液配制和操作简便，故为一般所常用。Giemsa 法常用以辨认肥大细胞颗粒或病毒包含体。Tzanck 法则多用于识别棘突松解细胞。

2）化学染色

包括显示糖类的 PAS 法、显示 DNA 的 Feulgen 法、显示 RNA 的甲基绿-派若宁法以及非特异性酯酶、酸性磷酸酶、碱性磷酸酶、β-葡萄糖醛酸酶、过氧化酶和多巴酶等。

（3）适应证

1）普通染色

传染性软疣：可见明显大的圆形嗜酸性软疣小体。

水疱性皮肤病：天疱疮之棘突松解细胞和病毒性疱疹性皮肤病之气球状细胞有一定的诊断价值。前者细胞呈圆形或卵圆形，无棘突，胞核大，胞质均质化，核周淡染，呈透明晕状，或称天疱疮细胞；后者细胞因显著水肿，变性呈气球状，胞体呈圆球形，无棘突，有一个或多个胞核，胞核大，呈圆形，染色质嗜酸性，淡染，有时见核内嗜酸性包涵体（Lipschutz 小体），如见于单纯疱疹、带状疱疹或水痘，或胞质内包涵体（Guarineri 小体），如见于牛痘、种痘反应或天花等。此外，家族性良性天疱疮的棘突松解细胞对诊断也有一定的参考价值。若取自表皮下大疱的涂片中见炎症细胞特别是较多嗜酸性粒细胞，结合临床可考虑疱疹样皮炎、类天疱疮等。

上皮性皮肤肿瘤：最好用 Pappenheim 法染色。如基底细胞癌的癌细胞结合较紧，常多个密集成团，胞质少,呈微碱性染色,胞核大小不一,成肾形或卵圆形,染色质呈粗粒状或条块状,浓染,核仁小,可见核分裂象。鳞状细胞癌的癌细胞大小、形状不一,胞质染淡青绿至深绿色,呈层状结构,角化部分染成橙黄至橙红色,核质比例小,胞核多形,核仁大而明显,可见多核癌巨细胞。皮肤原位癌的癌细胞大小不一,可见胞核簇集的巨上皮细胞。

转移性皮肤肿瘤:癌细胞一般与原发病灶一致,但其分化程度较低,通常为腺癌、鳞状细胞癌或未分化癌。转移到皮肤的腺癌常来自大肠、肺、乳腺。胃癌转移的癌细胞胞质内黏液将胞核挤向胞壁,呈印戒状,称为印戒细胞。后者偶见于肺和乳腺等腺癌的转移灶。

2)化学染色

PAS法:糖原对PAS染色呈阳性反应,但不耐淀粉酶。正常人表皮(主要在棘层上部和粒层)、外毛根鞘(特别是毛囊的中1/3部分)、皮脂腺体周围细胞以及小汗腺导管和腺体透明细胞中有不等量糖原,大汗腺无或极少糖原;病变时,表皮遭受不同刺激后糖原潴留增加。银屑病、鳞状细胞癌、皮肤原位癌和透明细胞棘皮瘤的表皮内糖原增加,对PAS呈阳性反应。湿疹样癌的癌细胞胞质丰富,淡染,对PAS染色呈阳性反应,耐淀粉酶;有时对Alcian蓝染色呈阳性反应(证明为涎涎黏蛋白),核大染色质排列疏松,常有明显核仁,易见核分裂象。

不同类型的非Hodgkin恶性淋巴瘤、急性粒细胞白血病、急性淋巴母细胞白血病以及其他非淋巴瘤之新生物,PAS阳性物质在瘤细胞内呈播散性颗粒状,但对诊断价值不大。免疫球蛋白是一种糖蛋白,属中性黏液物质,对PAS呈阳性反应,耐淀粉酶,在细胞质或核内呈单个或多发小球状,或在胞质内呈弥漫性分布,标志B细胞淋巴瘤有一定诊断价值。

Feulgen法:可显示细胞核内DNA,了解瘤细胞的变化。

甲基绿-派若宁(MGP)法:一般淋巴细胞的胞质中RNA含量不多,仅淡染,B淋巴细胞随其转化,其中RNA增多,如B免疫母细胞、浆细胞样淋巴细胞和浆细胞中RNA丰富,常染鲜红色,故

常为B细胞淋巴瘤特别是B免疫母细胞瘤或浆细胞瘤的诊断依据。

中性非特异性酯酶:如α萘酚醋酸酯酶(α-NAE)对组织细胞、单核细胞和树突状网状细胞的胞质呈弥漫性强阳性,因此,对确定组织细胞和组织细胞性淋巴瘤有诊断价值;对急性粒-单核细胞性白血病、未成熟组织细胞和其他非淋巴细胞来源的瘤细胞也呈阳性反应。

酸性非特异性酯酶:如酸性α萘酚醋酸酯酶(α-ANAE、A-EST)对组织细胞、单核细胞胞质呈弥漫性强阳性反应,因此,对确定组织细胞性淋巴瘤有诊断价值。T细胞特别是辅助亚型细胞的胞质在休止状态时呈点状阳性反应,转化时可呈阴性反应,返回休止状态时又重现阳性反应。皮肤T细胞淋巴瘤细胞的胞质呈点状反应,B细胞淋巴瘤细胞有时可呈阳性反应,但胞质内阳性颗粒呈弥漫性。

萘酚-AS-D-氯醋酸酯酶(NASDCL):肥大细胞与粒细胞性和粒细胞单核细胞性白血病的瘤细胞呈阳性反应,因此,对识别低分化粒细胞性白血病有价值,可协助确诊或排除未成熟粒细胞性新生物。

酸性磷酸酶(ACP):组织细胞、单核细胞内常呈弥漫性阳性反应,淋巴细胞多呈灶性反应。灶性阳性反应有两型,具有一定诊断意义:一为在细胞质内相当于高尔基区出现多个小至中等大的阳性颗粒,常是前T淋巴细胞、曲核细胞型T淋巴母细胞性淋巴瘤细胞特征;另一为偏于胞质一侧呈半圈状分布的中等大阳性颗粒,多见于B细胞系淋巴瘤特别是浆细胞样淋巴细胞型,在前B淋巴细胞性白血病中偶尔可见。

抗酒石酸盐酸性磷酸酶(ACP/T⁺):对毛细胞白血病有诊断价值,也常见于B或T型原淋巴细胞性白血病。

碱性磷酸酶(AKP):AKP阳性颗粒多位于核膜,很少见于胞质内,常见于B细胞系淋巴瘤,主要起源于生发中心的淋巴瘤。在皮肤血管增生性疾病中新生血管以及毛发上皮瘤中此酶活性增加。

β-葡萄糖醛酸酶(β-G):从其活性推测与皮肤角化和小汗腺分泌功能有关。组织细胞、单

核细胞和浆细胞呈弥漫性阳性，T 淋巴细胞呈颗粒状阳性。

过氧化物酶（POX）：粒系白血病呈强阳性反应，而组织细胞、单核细胞和 T、B 细胞呈阴性反应。

末端脱氧核苷酸转移酶（TdT）：几乎所有的急性淋巴母细胞白血病、慢性淋巴母细胞性白血病、慢性粒细胞性白血病危象过程中的瘤细胞均呈阳性反应。

多巴酶：黑素瘤细胞对多巴酶呈阳性反应。

7.1.2.2 偏振光显微镜检查

偏振光显微镜（polariscope）是利用偏振光可以分辨双折光性物质的原理，检测标本中是否含有双折光性物质。双折光性类脂质（如胆固醇和胆固醇酯类）见于结节性黄瘤、扁平黄瘤、伴有高脂蛋白血症的睑黄瘤、血脂正常的躯体血管角皮瘤（Fabry 病）的血管壁、组织细胞增生症 X（Hand - Schüller - Christian 型）、幼年性黄色肉芽肿或痣样黄色内皮瘤等，少见于发疹性黄瘤。双折光性脂质的偏振光镜检查只能用福尔马林固定和冰冻切片时。硅引起的肉芽肿中的异物有双折光性，此种肉芽肿可由土壤或玻璃（二氧化硅）的颗粒或滑石粉（硅酸镁）引起。木质的树片和缝针也有双折光性。痛风石中可见双折光的尿酸盐结晶，其组织需用乙醇固定，而不能用福尔马林固定。淀粉样物质用碱性刚果红染色后，在偏振镜下可显示特征性的亮绿色双折光。Ⅰ～Ⅳ型胶原经苦味酸天狼星红染色后，在偏振光镜下观察：Ⅰ型胶原排列紧密，呈强双折光性，黄色、橘红色或红色；Ⅱ型胶原呈疏松网状排列，弱双折光性；Ⅲ型胶原疏松网状，呈弱双折光性，绿色的细纤维；Ⅳ型胶原在基底膜处，呈弱双折光性。

7.1.2.3 电子显微镜

电镜具有很高的分辨能力和放大倍数，可以观察细胞的超微结构。透射电镜在皮肤病理学中已较广泛应用。但应注意的是，要做到有的放矢，针对所要检查的目标，选择适当标本；在做超薄切片前，最好能做半薄片（即 0.5～1 μm 厚的切片）以定位，扫描电镜可观察皮肤表面和真皮纤维网的三维结构，并可比较游离细胞、培养细胞、寄生虫和微生物的表面结构。在皮肤病学中常用以观察胶原纤维、弹性纤维的变化，皮肤表面和附属器结构以及真菌孢子、菌丝或瘤细胞等。半薄片的特点为：① 可在光镜下观察；② 切面达 1 mm 以上，既可观察全视野的病理变化类型，又可较好地分辨类似低倍电镜下细胞结构的图像，如适用于辨认淋巴瘤的瘤细胞和病理类型。

冷冻蚀刻（freeze-facture replication）技术是近 20 年来电镜的一项新技术。组织标本经冷冻固定，不需脱水、包埋、切片和染色，避免人为损伤，因而更接近于活体状态。标本制作迅速，只经断裂、蚀刻、复型等过程。断裂面不是细胞的切面而是脆裂面，显示结构的三维图像，断裂处多沿生物膜断裂。因此，不仅有利于观察细胞结构的立体关系，也有利于研究膜内内部结构的特征。此项技术在皮肤病学中目前大多用于研究角化异常的皮肤病如银屑病、鱼鳞病、毛囊角化病以及某些瘤细胞和药物对膜质的作用等。

冷冻割断（cryofracture）技术也是电镜的一项新技术，它是将组织冷冻断开，可以在扫描电镜下观察割断面上细胞的微细结构及相互之间的空间关系。

7.1.2.4 组织化学检查

组织化学检查是在形态学基础上研究组织中物质的化学组成、定位、定量与代谢状态以及免疫活性细胞标记的特征，其目的是联系形态、化学成分和功能来了解组织的代谢变化，识别不同种类的免疫活性细胞。它包括：① 形态组织化学，即在显微镜下观察组织中化学物质的存在部位及状态的形态变化；② 免疫组织化学，是以荧光素、辣根过氧化物酶或放射物质标记抗体识别组织中抗原，包括免疫荧光抗体法、免疫酶标法和放射免疫标记等；③ 分析组织化学，用以体外测定分离组织的化学成分；④ 放射自显影，用以观察组织中标记放射物质的化学物，属广义组织化学的一部分；⑤ 广义组织化学还包括定量组织化学和显微分光光度测定法（microspectro photography），即在显微镜下分离出干冰切片中一部分组织或细胞，应用微量试剂酶活性值测定代谢产物的数量，属分析化学的组织化学检查。

（陈明华 邱丙森）

7.1.3 皮肤组织病理的基本变化及常用术语

7.1.3.1 表皮病变及术语

(1) 角化过度（hyperkeratosis）

指角层增厚。正常人体表各处皮肤角层厚薄不一。表皮角质形成细胞从基层发育到角层，经过透明角化阶段（即经过粒层），角层细胞完全角化，无残留胞核，这个过程称为正常角化。增厚的角层，如系角质形成过多所造成，则其粒层、棘层也相应增厚，称为"绝对性"角化过度，见于扁平苔藓、掌跖角化病；如系角质储留堆积所致，则其下方的粒层和棘层并不随之增厚，如寻常型鱼鳞病；若粒层变薄或缺如，使角层相对增厚，称为"相对性"角化过度。增厚的角层可仍保持正常网织状（见于花斑癣）或致密（见于神经性皮炎）或呈板层状（见于寻常性鱼鳞病角化过度时），可伴毛囊漏斗或汗孔处角质栓（见于毛囊角化病等）。

(2) 毛囊角栓（horny plug）

在扩大的毛囊口内，角质显著增多，形成栓塞状，典型改变见于 DLE、毛发红糠疹等。

(3) 角化不全（parakeratosis）

指表皮角层细胞若保留固缩胞核，是由于角化过程不完全所致，常伴粒层变薄或消失，见于银屑病。

(4) 角化不良（dyskeratosis）

表皮或附属器个别角质形成细胞未长至角层，即显示过早或不良角化，称为角化不良。可见于表皮、毛囊漏斗和末端汗管。有以下两种类型：

良性：角化不良细胞表现为圆体，中央为均质性、嗜碱性固缩的核，周围为嗜酸性红染的胞质。见于某些棘突松解皮肤病如毛囊角化病、疣状角化不良瘤、灶性棘突松解性角化不良瘤，偶或暂时性棘突松解性皮病和家族性良性慢性天疱疮等。

恶性：角化不良细胞表现为均质、嗜伊红小体，偶见残留胞核。可见于皮肤原位癌、日光性角化病、假腺样型鳞状细胞癌等，还可见于多形红斑、固定性药疹、银屑病等。目前认为角化不良是一种细胞凋亡现象。

(5) 表皮萎缩（epidermal atrophy）

指表皮变薄，可因细胞减少或体积缩小，或两者均有。常伴表皮突消失，见于萎缩性扁平苔藓、老年皮肤、萎缩性皮肤病等。

(6) 乳头上表皮层变薄（thinning of suprapapillary epidermal plate）

指个别真皮乳头上表皮萎缩，乳头常呈乳头瘤样增殖，见于银屑病。

(7) 粒层增厚（hypergranulosis）

指粒层厚度增加，因细胞增生或肥大或两者均有，见于神经性皮炎、扁平苔藓等。

(8) 棘层肥厚（acanthosis）

指表皮棘层增厚，常伴以表皮突伸长或增宽。通常因细胞增生所致，见于银屑病；若仅因细胞肥大，称为假性棘层肥厚，见于扁平苔藓。

(9) 疣状增生（verrucous hyperplasia）

当表皮角化过度、粒层增厚、棘层肥厚和乳头瘤样增殖同时存在时，表皮表面常呈疣状。见于寻常疣、线状表皮痣等。

(10) 假上皮瘤样增生（pseudoepitheliomatous hyperplasia）

指棘层高度肥厚与表皮不规则增生，表皮突不规则伸长可达汗腺水平以下。增生细胞为棘细胞或基底细胞，其间常有炎症细胞，见于感染性肉芽肿，如着色芽生菌病、慢性溃疡的边缘等。

(11) 空泡形成（vacuolation）

指表皮或附属器角质形成细胞以及黏膜上皮细胞的一种变性，胞质内出现蛋白质水滴，或称为水滴状变性。这种水滴因标本制作关系而消失，留下大小不等的空泡，常见于维生素 A 缺乏病、人乳头瘤病毒感染性皮肤病等。

(12) 表皮松解性角化过度（epidermolytic hyperkeratosis）

或称颗粒状变性（granular degeneration），可见以下改变：① 角化过度；② 粒层明显增厚，其中透明角质颗粒增加；③ 棘层上部细胞核周出现透明空隙，其中有淡染物或透明角质颗粒；④ 透明空隙周围细胞界限不清楚，出现大小不等的空腔。见于显性先天性鱼鳞病样红皮病、掌跖表皮松解性角化过度等，偶见于泛发型线状表皮痣。

(13) 棘突松解（acantholysis）

指表皮和附属器角质形成细胞失去细胞间桥连接而松解，可以为原发性或继发性。前者因细胞间黏合质溶解所致,细胞本身改变为继发性,见于天疱疮、家族性慢性良性天疱疮、毛囊角化病、暂时性棘突松解性皮病、疣状角化不良瘤等;后者发生于已改变或受损细胞之间,见于病毒性疱疹性皮肤病、脓疱疮、角层下脓疱病、日光性角化病、假腺样角化不良性鳞状细胞癌等。

(14) 基底细胞液化变性 (liquefaction degeneration of basal cells)

是指基底细胞空泡形成和崩解的一种变性,见于扁平苔藓、红斑狼疮、皮肌炎、血管萎缩性皮肤异色病、硬化萎缩性苔藓及 Riehl 黑变病等,常引起基层消失;基底细胞严重受损时可产生水疱,如大疱性扁平苔藓。

(15) 海绵状态 (spongiosis)

指表皮细胞间明显水肿,致细胞间隙增宽、细胞间桥清晰可见,形似海绵,故名。见于皮肤炎症过程,如接触性皮炎、湿疹等。

(16) 网状变性 (reticular degeneration)

指表皮细胞内极度水肿,导致细胞膨胀及破裂,形成多房性水疱的过程。水疱内间隔为残存的细胞壁。见于急性皮炎时常伴海绵状态;见于带状疱疹时常伴气球状变性。

(17) 气球状变性 (ballooning degeneration)

指表皮和附属器角质形成细胞的一种变性,变性细胞因细胞内显著水肿变成气球样,失去细胞间桥,引起棘突松解,形成表皮内水疱。气球状细胞大而圆,胞质和胞核均染伊红色,常有 1~2 个核。多见于病毒性疱疹性皮肤病,如带状疱疹等。

(18) 胶样小体 (colloid body)

又称透明小体或 Civatte 体,为圆或卵圆形、均质化的嗜伊红小体,系因表皮细胞变性而成,常见于表皮下部或真皮上部;虽无特异性,但最常见于扁平苔藓和红斑狼疮。可能是细胞凋亡的表现。

(19) 细胞外渗 (exocytosis)

指真皮内单个核细胞渗入到表皮细胞间,可伴海绵状态或微小水疱,多见于湿疹。

(20) 向表皮性 (epidermotropism)

单个核细胞倾向于渗入表皮细胞间,不伴海绵状态,见于蕈样肉芽肿。

(21) 微脓疡 (microabscess)

指表皮或真皮乳头内有少量细胞的聚集,只见于显微镜下,有以下几种:

Pautrier 微脓疡:在表皮特别是棘层内,由单个核细胞组成,见于蕈样肉芽肿。

Munro 微脓疡:指角化不全处破碎中性粒细胞的聚集,见于银屑病。

Kogoj 海绵状脓疱:指位于棘层中部的多房性脓疱。其特点为,在由受压变窄和变性的角质形成细胞所形成的海绵状网络中有白细胞的聚集,见于脓疱型银屑病。

乳头顶部微脓疡:指乳头顶端白细胞的聚集。主要由中性粒细胞组成者,见于疱疹样皮炎;主要由嗜酸性粒细胞组成者,见于大疱性类天疱疮。

(22) 核固缩 (pyknosis)

指细胞核皱缩扭曲和深染,胞质常呈空泡状。

(23) 核碎裂 (karyorrhexis)

指细胞核破裂成碎块。如白细胞破碎系指白细胞的核碎裂,形成核尘。多见于变应性血管炎。

(24) 痂 (crust)

在角质层及颗粒层内有很多炎症细胞、红细胞、纤维蛋白及血浆的聚集,干涸后称为痂。颗粒层细胞往往减少或消失,有时角质层也变薄或被渗出物所代替。在某些疾病中,痂内尚可见到细菌的菌落、变性表皮细胞、角化不全细胞或毛发碎片,在肿瘤病变中有时甚至可见到癌细胞。

(25) 细胞巢 (cell nest)

指表皮、末端毛囊、末端汗管和(或)真皮中细胞簇集成巢状,与邻近表皮或附属器的界限十分鲜明。见于表皮内上皮瘤、鳞状细胞癌、角化棘皮瘤等。

(26) 鳞状旋涡 (squamous eddy)

指角质形成细胞增生区中鳞状细胞排列成旋涡状,无角化不良或不典型表现。见于刺激性脂溢性角化病、角化棘皮瘤等。

(27) 角化珠 (horny pearls)

指不典型的角质形成细胞排列成同心圆形,而在接近中心时逐渐角化。常见于高分化鳞状细胞癌。

(28) 色素增多(hyperpigmentation)

指表皮基层、棘层下部和(或)真皮上部黑素增多。见于黑变病等。

(29) 色素减退(hypopigmentation)

指表皮基层内黑素减少或消失,见于白癜风等。

(30) 色素失禁(incontinence of pigment)

指表皮基底细胞和黑素细胞受损而脱失黑素,后者或被真皮上部巨噬细胞所吞噬,或游离在组织间隙中。有时黑素细胞树枝状突末端中的黑素亦可由巨噬细胞所吞噬。这种基底细胞不能保持黑素及色素脱落的现象称为色素失禁。见于色素失禁症、扁平苔藓、红斑狼疮、血管萎缩性皮肤异色病等。

7.1.3.2 真皮病变及术语

(1) 绒毛(villi)

指伸长和有时扭曲的真皮乳头,仅覆以1~2层表皮细胞,并伸向于水疱、大疱或腔隙内。见于天疱疮、家族性慢性良性天疱疮和毛囊角化病等。

(2) 彩球(festooning)

指大疱底部仍然保持真皮乳头的轮廓,邻近真皮乳头呈连续波浪状突向于疱腔内。见于大疱性类天疱疮等。

(3) 乳头瘤样增殖(papillomatosis)

指真皮乳头向上增殖,致皮面呈不规则波浪状起伏。见于银屑病和黑棘皮病等。

(4) 乳头状瘤(papilloma)

指皮肤呈瘤性或瘤样增生,其特点为乳头瘤样增殖和角化过度。见于线形表皮痣和寻常疣等。

(5) 境界带(grenz zone)

指表皮与真皮病变之间一条狭窄的相对没有受病变累及的胶原带。见于淋巴细胞浸润症、皮肤淋巴细胞瘤和瘤型麻风等。

(6) 均质化(homogenization)

指真皮胶原纤维束肿胀并融合成均匀一致的无定形变化,呈嗜碱性或嗜酸性染色。见于硬化性萎缩性苔藓等。

(7) 嗜碱性变性(basophilic degeneration)

指真皮乳头层结缔组织呈无结构性、颗粒状嗜碱性变化,可表现为不规则排列的卷曲纤维,与表皮之间隔以境界带。变性处染色同弹性纤维。多见于受光部位的皮肤,如日光性角化病。

(8) 结缔组织纤维蛋白样变性(fibrinoid degeneration of connective tissue)

是结缔组织的一种病变。受累部位呈现明亮嗜伊红性均质的外观,类似于纤维蛋白的染色反应,故称为纤维蛋白样变性。纤维蛋白样物质在HE染色中染成深红色,PAS反应呈阳性,van Gieson染色呈黄色,在苏木精-磷钨酸染色中则染成深蓝色。病变处最初基质增加,随后胶原纤维崩解,形成均质性或细颗粒状嗜伊红物质。见于红斑狼疮、变应性血管炎、类风湿结节等。

(9) 透明变性(hyaline degeneration)

指组织或细胞内出现玻璃样半透明的均质性物质。PAS染色阳性,耐淀粉酶,成分为糖蛋白。见于类脂质蛋白沉积症、硬皮病或圆柱瘤等。

(10) 胶样变性(colloid degeneration)

对此种变性的性质尚无一致的意见,大多数认为是胶原纤维变性的一种形式,也有认为是弹性纤维变性的结果。类似透明变性,为弱嗜伊红性,其间可有裂隙,或有残留的细胞核存在。典型者见于胶样粟丘疹。

(11) 黏液变性(mucinous degeneration)

正常人体内只有黏液腺、黏液上皮细胞和某些结缔组织细胞可以产生黏液。病理性黏液的形成可见于两种情况:① 黏液腺或黏液上皮细胞分泌亢进;② 结缔组织的黏液变性,病变处因有黏液物质沉积而使结缔组织的间隙增宽,胶原束及个别胶原纤维肿胀、分离和溶解,呈嗜碱性染色,成纤维细胞呈星形、三角形或菱形。Alcian蓝染色呈蓝色,如用硫堇染色,黏蛋白染成紫红色。见于黏液性水肿、毛囊黏蛋白病等。

(12) 淀粉样变性(amyloid degeneration)

指组织内或血管壁出现一种无结构、半透明、均质性淀粉样物质的沉积,即遇碘呈棕色,再滴以10%硫酸液则呈蓝色,故有此名;但实际上与碳水化合物所构成的淀粉毫无关系。在HE染色中,淀粉样物质呈均匀一致的淡红色,早期呈不规则形细颗粒状、小团块状或原纤维样,最后可融合成片,其间可出现裂隙。它对刚果红有亲和性以及对结晶紫或甲基紫有异染性。硫代黄素T染色,荧光镜下呈淡绿色荧光。

(13) 纤维化(fibrosis)

指排列紊乱的增殖胶原纤维,伴成纤维细胞增生。

(14) 硬化(sclerosis)

指排列紊乱的增殖胶原纤维呈均质化、嗜伊红性、透明外观,伴成纤维细胞减少。

(15) 萎缩(atrophy)

指整个真皮的厚度减少,系胶原纤维减少所致。通常伴有毛囊及皮脂腺的萎缩或消失。真皮萎缩显著时,较大的血管、汗腺甚至脂肪组织均可在真皮浅层出现。

(16) 色素沉着(pigmentation)

指真皮内有黑素以外的色素沉着。这些色素的微细颗粒通常存在于附属器、血管、神经附近,常见有噬色素细胞存在。色素的来源可以为内源性,如含铁血黄素沉积症;也可为外源性,见于文身及服某些药物如美满霉素等。

(17) 脂质沉积(lipidosis)

指皮肤内有脂质沉积,可以为原发性,也可以为继发性。脂质可以在细胞内,也可以在细胞外。黄瘤的泡沫细胞胞质内即有脂质存在。细胞外脂质沉积往往是继发性的,常见于类脂质渐进性坏死,但在某些脂质沉积症中,脂质可有细胞内、外沉积同时存在。

(18) 钙沉积(calcinosis)

在真皮内可见无定形、深嗜碱性而致密的颗粒沉积,有时也可为大块沉积,其周围往往有异物巨细胞反应;可分为特发性、营养不良性及转移性钙沉积。

(19) 出血(bleeding)

红细胞漏出血管之外进入组织中。在陈旧的出血组织中,仅见有含铁血黄素颗粒存在。见于紫癜性皮肤病、坏死性血管炎、烧伤等。

7.1.3.3 皮下组织病变及术语

(1) 脂膜炎(panniculitis)

指皮下脂肪小叶间隔结缔组织内的一般性炎症。见于结节性红斑。

(2) 脂膜病(panniculoses)

以皮下脂肪细胞变性、坏死为主的病变。见于新生儿皮下脂肪坏死症、新生儿硬皮病、狼疮性脂膜炎等。

(3) 脂质溶解(lipolysis)

指皮下脂肪细胞坏死、溶解。

(4) 油囊肿(oil cyst)

相邻皮下脂肪细胞坏死、溶解后,在HE染色切片中形成大小不一的囊样空腔,称为油囊肿。若在皮下组织内注入油剂,在HE染色切片中也可见类似油囊肿的表现。其周围常由增殖的胶原纤维包绕。

(5) 脂质肉芽肿(lipoid granuloma)

脂肪细胞在坏死溶解的过程中,其释放出来的脂质水解为甘油和脂肪酸,或为巨噬细胞所吞噬,脂肪酸可刺激产生炎症反应。由此形成的肉芽肿,称为脂质肉芽肿。

(6) 增殖性萎缩(wucher atrophy)

皮下组织由于炎症细胞的浸润而使脂肪组织及细胞发生变性、萎缩甚至消失,结果脂肪组织被浸润细胞或增生的结缔组织所代替,以致皮下组织的体积未见减少,有时反而增加,故又称脂肪替代性萎缩。常见于结节性红斑、硬红斑等。

7.1.3.4 其他常用名词

(1) 坏死(necrosis)

指机体的某一部分组织或细胞的死亡,其特征为坏死处细胞核固缩,以后核碎裂,最后发生溶解。因此,在HE染色中坏死的病变呈现一片均质性无结构的淡红色、颗粒状区域。在皮肤病理中尚可见到以下两种特殊坏死结构:

干酪样坏死(caseous necrosis):这是一种特殊类型的凝固性坏死。组织坏死后,局部所有结构完全被破坏,代之以颗粒状、嗜伊红染色的无定形物质,有时其中可见残存的核碎片。多见于结核和晚期梅毒。

渐进性坏死(necrobiosis):指结缔组织的一种不完全的坏死,表现为细胞成分消失、纤维成分残存。坏死区周围常绕以排列呈栅状的组织细胞,形成栅状肉芽肿。可见于环状肉芽肿、类脂质渐进性坏死、类风湿结节等。

(2)肉芽肿(granuloma)

是慢性炎症的一种表现,主要由巨噬细胞组成,晚期可纤维化。根据病原和机体反应性的不同,肉芽肿可表现为某种特殊的组织结构,如结核结构、麻风结节、树胶肿等。异物性肉芽肿的形成是机体对外界物质进入皮肤的反应,例如各种油类;或是对体内形成物质的反应,如尿酸盐和角蛋白。产生变应性肉芽肿的异物有锆、铍和文身用的各种染料。

(3)肉芽组织(granulation tissue)

表现为毛细血管新生、成纤维细胞和胶原纤维增生。增生血管和纤维的增长方向与创面垂直。见于创伤的修复过程。

(4)分化(differentiation)

指肿瘤细胞与正常细胞或正常组织结构的相似程度;与正常细胞或结构越相似,分化越好,反之就分化越差。

(5)异型(非典型性)(atypia)

指在皮肤恶变前和恶性肿瘤中细胞不典型或未分化。异型细胞的胞核大、深染,呈不规则形,核仁往往明显,常示不典型分裂象,细胞彼此失去连接。

(6)化生(metaplasia)

一个完全分化的组织转变成为另一类型的组织,如钙化上皮瘤的骨化。

(陈明华 李祖熙)

7.2 皮肤免疫病理学

皮肤免疫病理技术分为免疫荧光技术、免疫酶组织化学技术以及免疫金银组织化学技术等,其中免疫酶组织化学技术及免疫荧光技术在临床上广为应用。

7.2.1 免疫荧光技术

免疫荧光技术是在抗原和抗体特异性结合的基础上,以荧光物质标记抗体,用以标记组织和细胞内的相应抗原,并借助荧光显微镜观察,达到定位和定性的目的。

7.2.1.1 直接免疫荧光

主要用于检测病变组织中存在的抗体或补体。取皮肤病变边缘组织行冷冻切片后将组织固定于玻片上,加入荧光素标记的抗人免疫球蛋白抗体或抗C3抗体等,经孵育、清洗等处理后,置于荧光显微镜下观察。若组织中有人免疫球蛋白或C3沉积,则荧光抗体与之结合并在显微镜下呈现荧光。在临床工作中直接免疫荧光常用于免疫性大疱性皮肤病、血管炎、红斑狼疮等疾病的诊断。

7.2.1.2 盐裂皮肤免疫荧光

盐裂皮肤免疫荧光是一种特殊的直接免疫荧光方法。多种表皮下大疱性皮肤病直接免疫荧光模式均表现为基底膜带免疫球蛋白沉积,但它们所结合的抗原不同,通过1 mol/L NaCl的作用分离真表皮,判断免疫球蛋白沉积的部位是在近表皮侧还是在近真皮侧,从而达到确诊的目的。通常大疱性类天疱疮为IgG沉积于盐裂皮肤近表皮侧,而获得性大疱性表皮松解症为IgG沉积于近真皮侧。

7.2.1.3 间接免疫荧光法

主要用于检测血清中存在的自身抗体,并可作抗体滴度测定。通常以正常人皮肤、动物组织或细胞作为底物,以稀释后的患者血清作为一抗,再滴加荧光标记的抗人免疫球蛋白抗体,置于荧光显微镜下观察。若血清中存在循环自身抗体,荧光标记的抗人免疫球蛋白抗体即可与结合到底物上的抗体结合并在显微镜下呈现荧光。在临床工作中间接免疫荧光常用于红斑狼疮等自身免疫性疾病抗体滴度的检测,目前市面上已经有多个公司生产的标准化试剂盒出售,临床应用效果稳定。

7.2.2 免疫酶组织化学技术

免疫酶组织化学技术简称为免疫组化,该技术是基于抗原抗体特异性结合的原理,利用酶和底物相互作用而显色的原理达到标记示踪组织和细胞成分的目的。免疫组化技术的优势在于:① 多应用常规石蜡包埋组织;② 标本可长期保存;③ 仅需普通光学显微镜观察,阳性细胞定位好、组织结构清晰、便于与 HE 切片对比观察;④ 必要时可以进行多重标记。免疫组化技术已经成为目前临床工作中应用最广泛的免疫病理诊断技术。

免疫组化的方法有多种,各种不同方法原理相同,但敏感性差异很大。直接法采用酶标记的特异性抗体与组织结合,优点为简单、省时,缺点为敏感性低。间接法采用酶标记的二抗进行,敏感性有一定加强,同时不需要对每种抗体进行标记,较容易配置商品化的抗体。免疫组化技术的其他改进措施包括 PAP 复合物的应用、ABC 法、Envision 法、Powervision 法等,这些方法的基本原理都类似,但具有信号放大的作用,大大增加了检测的敏感性,在临床上得到了广泛的应用。近年来,应用链霉亲和素(streptavidin)法替代 ABC 法建立 LSAB(lavelled streptavidin biotin method)法,背景更加清晰,具有快速、高敏感等优点,是目前较理想的染色方法。

免疫组化常用的酶为辣根过氧化物酶和碱性磷酸酶,其中前者显色后为黄褐色,在临床上应用最为广泛;后者显色后为红色,主要用于含色素的组织,如黑素细胞肿瘤的免疫组化研究。

皮肤组织结构的各种细胞具有一定的免疫表型特征,在增生性疾病和肿瘤中大多仍保持其特征,因此免疫组化定位有助于确定病变组织的起源。适应于福尔马林固定、石蜡包埋切片的不同皮肤组织标记物,根据皮肤组织不同成分可分为以下几种。

7.2.2.1 上皮组织标记物

角蛋白(keratin,KER):是一组分子量为 40 ~ 68 kD 的中间丝抗原,仅见于表皮角质形成细胞及其附属器上皮细胞的胞质内,故常用于鉴别上皮组织和非上皮组织。不同上皮细胞中有不同分子量的 KER,但目前尚未发现任何一种上皮细胞只含有一种 KER;在正常组织多克隆 KER 主要分布于鳞状上皮和部分腺上皮,单克隆细胞角蛋白主要分布于腺上皮。通常鳞状上皮细胞中 KER 的分子量较高,腺上皮细胞中 KER 的分子量较低。除基底细胞外,表皮角质形成细胞、毛囊内、外毛根鞘细胞和毛发细胞及其相应肿瘤表达高分子量 KER;基底细胞,毛母质细胞,皮脂腺、大、小汗腺及其相应肿瘤表达低分子量的 KER。但皮脂腺癌有时只表达高分子量的 KER,而低分化鳞癌可表达低分子量的 KER。

上皮细胞膜抗原(epithelial cell membrane antigen,EMA):是人乳脂肪球膜上提纯的一种糖蛋白,分子量从 265 ~ 400 kD。大、小汗腺和皮脂腺及其相应肿瘤均表达 EMA。基底细胞不表达 EMA,其他角质形成细胞和毛囊上皮细胞不表达或灶性表达 EMA。乳房外 Paget 病和大多数皮肤 Merkel 细胞癌与低分化鳞癌可表达 EMA,非上皮性肿瘤如上皮样肉瘤和皮肤恶性淋巴瘤(包括 T、B 细胞性或组织细胞性)、恶性黑素瘤等也可表达 EMA。

癌胚抗原(carcino embryonic antigen,CEA):是胎儿腺管上皮合成的一种糖蛋白,分子量为 180 kD,存在于正常皮肤的表皮角层。大、小汗腺及其相应肿瘤可表达 CEA,但小汗腺螺旋腺瘤和圆柱瘤不表达 CEA。70% ~ 80% 的汗腺癌、乳房和乳房外 Paget 病、角化棘皮瘤及鳞癌可表达 CEA。毛囊和皮脂腺肿瘤不表达 CEA。

包壳蛋白(involucrin):是指角质形成细胞胞膜下厚 12 nm 的一层蛋白性包壳,只存在于角层细胞。高分化角化性鳞癌和有角化的毛囊肿瘤可表达包壳蛋白。

7.2.2.2 黑素细胞标记物

HMB45:是一种特异性较强的黑素瘤的标记,阳性反应定位于胞质和胞膜表面。原发性和转移性黑素瘤的瘤细胞对其呈阳性反应,但梭形细胞性恶性黑素瘤和促结缔组织增生性恶性黑素瘤的瘤细胞对其呈阴性反应,而对 S - 100 蛋白则呈阳性反应;同时,HMB45 也对交界痣和混合痣的交界部分以及蓝痣中的黑素细胞呈阳性反应。因此,它不能被用以鉴别恶性黑素瘤和良性痣细胞痣。

S - 100 蛋白:广泛存在于人体内多种细胞的胞质及胞核中,如黑素细胞、Langerhans 细胞、小汗腺分泌部细胞、软组织细胞以及上述细胞来源的良恶性肿瘤,最常用于黑素瘤的诊断及鉴别诊断,尤其是梭形细胞恶性黑素瘤的诊断及晕痣中黑素细胞的鉴别诊断。但其敏感性强而特异性较差,故常和 HMB45 同时选用。

Melan－A：可标记黑素瘤细胞以及其他黑素细胞源性的肿瘤细胞。

7.2.2.3 神经元和神经内分泌细胞标记物

神经元特异性烯醇化酶（neuron specific enolase，NSE）：神经元、神经内分泌细胞及其相应的肿瘤细胞均能表达 NSE。Merkel 细胞癌（皮肤原发性内分泌癌）对 NSE 呈阳性反应。黑素细胞及其相应的肿瘤细胞均可表达 NSE，其敏感性虽高，但特异性较差。主要用于神经内分泌肿瘤的辅助诊断。

嗜铬颗粒蛋白（chromogranin，CHG）：是一组分子量为 68~120 kD 的可溶性酸性蛋白，表达于全身的神经内分泌细胞。Merkel 细胞癌对 CHG 呈阳性反应。

髓磷脂碱性蛋白（myelin basic protein，MBP）：是髓鞘结构蛋白的主要成分，分子量为 18 kD，见于神经鞘瘤、神经纤维瘤和颗粒细胞瘤的瘤细胞胞质内。因神经痣的黑素细胞不表达此蛋白，因此可用于鉴别神经纤维瘤和神经痣。

突触囊泡蛋白（synaptophysin，SYN）：是一种分子量为 38 kD 的整合膜糖蛋白，存在于神经元突触囊泡膜上和神经内分泌细胞的胞质内。神经母细胞瘤和 Merkel 细胞均可表达 SYN。

7.2.2.4 间叶组织标记物

波形蛋白（vimentin，VIM）：是一种分子量为 58 kD 的多肽，存在于所有间叶组织中，主要用以初步筛选肿瘤的来源，常与 KER、S－100 蛋白和 LCA 等一起用于筛选肿瘤的类型。

结蛋白（desmin，DES）：是分子量为 55 kD，近似 VIM 结构的多肽，存在于平滑肌和骨骼肌及其相应的肿瘤内。

肌动蛋白（actin）：是一种直径为 5 nm 的胞质内细丝，具有收缩功能，存在于肌纤维母细胞和肌上皮细胞及其相应的肿瘤内。其中 α 平滑肌肌动蛋白及 α 骨骼肌肌动蛋白分别对平滑肌及骨骼肌有特异性。肌肉特异性肌动蛋白（muscle-specific actin，MSA）主要用于诊断横纹肌肉瘤。

第 8 因子相关抗原（factor Ⅷ related antigen，F8RA）：是血管内皮细胞合成的抗血友病因子中

3 种功能成分之一，被用作内皮细胞及其肿瘤的标记物。荆豆凝集素（ulex europaeus agglutinin－1，UEA－1）是一种可与 L-岩藻糖特异性结合的植物凝集素，对内皮细胞及其相应肿瘤呈强阳性反应，敏感性比 F8RA 高，但特异性较低，故在证实肿瘤的内皮细胞性质时，最好同时应用 F8RA 和 UEA－1。

7.2.2.5 单核巨噬细胞系统的标记物

溶菌酶（lysozyme，Lyz）、α1-抗胰蛋白酶（α1－antitrypsin，α1－AT）和 α1-抗胰糜蛋白酶（α1－antichymotrypsin，α1－ACT）常作为组织细胞的标志物，但特异性及敏感性都不如 MAC387 和 KP1（CD68）等标记抗体强。α1－AT、α1－ACT 存在于单核细胞，主要见于反应性和瘤性组织细胞中。Lyz 存在于单核-巨噬细胞、粒细胞、软骨细胞和许多上皮细胞内，主要见于反应性组织细胞中；但近年来有更多证据表明，皮肤和软组织的纤维组织细胞性肿瘤不是来源于单核-巨噬细胞，而不少多形性软组织肉瘤可表达此抗原。

7.2.2.6 淋巴造血组织标记物

主要用于鉴别淋巴造血组织和非淋巴造血组织，确定细胞类型及其为单克隆性或多克隆性，区别不同成熟阶段的 T、B 淋巴细胞。在淋巴瘤诊断中常用于石蜡包埋的单克隆抗体见表 7－2。

表 7－2　淋巴瘤诊断中常用的标记抗体

CD 系统	主要特异性
CD1a	树突状细胞、Langerhans 细胞
CD2	全 T 细胞（E 花结受体）
CD3ε	T 细胞（CD3 的 epsion 链）
CD3	全 T 细胞
CD4	辅助/诱导 T 细胞，少数单核细胞
CD5	全 T 细胞、套细胞淋巴瘤标记
CD6	全 T 细胞
CD7	全 T 细胞、髓细胞、单核-巨噬细胞、T 细胞淋巴瘤标记
CD8	细胞毒/抑制 T 细胞
CD9	T、B 细胞、髓细胞
CD10	前 B 细胞、生发中心细胞
CD13	髓细胞标记
CD14	单核-巨噬细胞
CD15	Hodgkin 细胞、粒细胞、单核-巨噬细胞

（续表）

CD 系统	主要特异性
CD16	NK 细胞、单核细胞、嗜酸性粒细胞
CD19	B 细胞
CD20	B 细胞
CD21	滤泡树突状细胞、B 细胞
CD22	全 B 细胞
CD23	全 B 细胞、单核细胞、树突状细胞
CD25	活化 T 细胞高表达，活化 B 细胞、NK、巨噬细胞中度表达
CD30	Hodgkin 细胞、ki－1 淋巴瘤、淋巴瘤样丘疹病
CD31	内皮细胞
CD34	前体细胞、血管内皮细胞
CD35	滤泡树突状细胞
CD40	B 细胞
CD43	T 细胞
CD44	归巢细胞黏附分子
CD45/LCA	白细胞共同抗原
CD45RO/UCHL－1	全 T 细胞
CD45RA	B 细胞、原始 T 细胞
CD45RB	B 细胞、粒细胞
CD56	NK 细胞
CD57	NK 细胞，一些 T 细胞
CD68	单核-巨噬细胞
CD74	B 细胞
CDw75	B 细胞、RS 细胞
CD79α	B 细胞
CD99	前体细胞、Ewing 肉瘤
TdT	前体细胞（淋巴母细胞）
TIA	细胞毒 T 细胞
Granzyme－B	细胞毒 T 细胞
Porforin	细胞毒 T 细胞
Bcl－2	B 细胞、滤泡性淋巴瘤
Bcl－6	生发中心 B 细胞
Cyclin－D1	B 细胞、套细胞淋巴瘤
PCNA(Ki－67)	增殖细胞核抗原
Lambda/kappa chain	白血病、多发性骨髓瘤以及特定的非 Hodgkin 淋巴瘤

7.2.2.7 其他标记

CD207 是表皮 Langerhans 细胞的特异性标志。真皮组织中不成熟树突状细胞表达 CD206 和 CD209，成熟的树突状细胞表达 CD208 和 CD83，CD1a 在表真皮内的树突状细胞均可表达。CD34 被用以鉴别皮肤纤维瘤及隆突性皮肤纤维肉瘤。

（陈明华 邱丙森）

7.3 皮肤分子病理学

随着分子生物学技术的日臻完善，使病理学也进入了分子病理学时代。分子病理学是应用分子生物学的一些基本技术，结合病理形态学的特点，将核酸原位分子杂交、聚合酶链反应、核酸测序等应用于病理研究和诊断，使传统的形态学分析深入至蛋白质、mRNA 和 DNA 水平，从而揭示疾病的发生、发展以及病因和发病机制，以利于早期诊断、治疗、预防和判断预后。其中以基因研究为代表的肿瘤分子病理研究是最为热门的领域。

7.3.1 流式细胞术(flow cytometry, FCM)

FCM 是一种快速的单细胞定量分析技术，可以快速定量成千上万个单细胞，在细胞动力学、细胞增殖和分化的调控、细胞膜分化抗原的表达、细胞突变癌基因表达、肿瘤细胞诱导分化、人染色体流式核型分析以及细胞免疫表型分析等领域均有广泛的应用。

FCM 分析的细胞样品是分散在液体中的单个悬浮细胞，血液、骨髓、体液中的细胞、经处理后的实体组织细胞及培养细胞等均可用于分析。石蜡包埋的固定标本也可制备成适合 FCM 分析的分散单细胞悬液。常用的细胞分散方法有机械法、酶消化法、化学试剂处理法等，获得单细胞悬液后再用荧光染料标记的特异单克隆抗体对细胞成分进行荧光染色。常用的免疫荧光染料有异硫氰酸荧光素、碘化丙啶和藻红蛋白等，样品标上不同的荧光标记后利用 FCM 技术可以对细胞的表型、DNA 含量、细胞周期等参数进行多信息分析。

7.3.1.1 血细胞表型测定

目前 FCM 已经广泛应用于检测细胞的表型，包括 T 细胞、B 细胞、NK 细胞、单核-巨噬细胞、树突状细胞及血小板等表面的抗原，细胞的功能状态（辅助 T 细胞、抑制 T 细胞、活化状态的 T 细胞）等。利用 FCM 技术测定炎症性皮肤病、自身免疫性疾病及皮肤淋巴瘤患者外周血淋巴细胞亚群和单核细胞表面分子的表达，可了解疾病的活动情况、器官受累程度、预后及观察临床疗效。

7.3.1.2 细胞表面标志变化的监测及抗原决定簇性质的研究

细胞表面标志的构成主要有蛋白、糖蛋白和类脂。通过FCM的荧光测定，可定量获得细胞表面分子结构和抗原决定簇的化学性质及成分比例。FCM可以检测细胞群体成熟的不同阶段或外源基因转染细胞后，对这些基因造成的表面标志表达的微小改变。有时可发现新的肿瘤抗原。

7.3.1.3 细胞周期分析及DNA含量检测

细胞在一个周期内可依次分为G1期、S期、G2期和M期。细胞异常增殖和分化障碍是肿瘤细胞的特征。DNA含量分析可确定某一组织或细胞群体的增殖状态，分析细胞DNA倍体类型和细胞周期各时相的细胞比例。FCM利用一种已知DNA的细胞为标准，在直方图上以标准峰值通道数和检测样品的峰值通道数相比，根据比例计算出样品细胞DNA的相对含量。细胞中DNA含量用DNA指数(DNA index, DI)来表示，根据样品细胞的DI值，将DNA倍体分为二倍体、近二倍体、四倍体、非整倍体和多异倍体。通过DNA倍体分析和肿瘤生长分数(肿瘤组织中S+G2/M期的细胞所占的细胞比例)，可用于区分良性肿瘤及恶性肿瘤的增殖状态。良性肿瘤多为二倍体，恶性肿瘤细胞中DNA含量不规则增多，主要为多倍体和非整倍体。生长快的恶性肿瘤生长分数较高，检测DNA倍数和生长分数，可作为诊断的参考指标。目前病理学尚无法从癌前病变中发现癌变和即将癌变的细胞，而FCM检测DNA非整倍体细胞的出现可作为一个有价值的参数。

7.3.1.4 细胞凋亡的测定

细胞凋亡是一种特殊的细胞死亡方式，是细胞在某些因子的作用下启动或激活了预存在细胞自身内的一系列调控因子而导致的细胞主动性死亡。细胞凋亡的形态特征是细胞器相对完整，核染色质固缩并分离，核断裂成片段，细胞质浓缩，细胞膜和核膜皱褶，形成数量不等的凋亡小体。经典的方法是用亲DNA荧光染料如碘化丙啶(PI)对细胞核DNA进行染色，然后通过荧光强度的测量，推算出细胞核DNA的含量，根据细胞DNA含量判断凋亡细胞的比例。细胞凋亡时其DNA可染性降低，FCM检测可呈现在正常细胞G1期的峰前有一个特异性亚二倍体型峰，但由于坏死细胞的DNA含量也是减少的，因而难以区分凋亡和坏死的细胞，另外也不能观察S期和G2期凋亡的细胞。现在已出现许多更加精确的检测方法，如应用Hoechst-PI法可克服PI染色的不足，Hoechst染料可被活细胞摄取，与DNA结合后能在紫外线下呈蓝色荧光，PI使坏死细胞呈红色荧光；因此在细胞直方图上正常细胞对染料有拒染性，呈弱蓝、弱红光，凋亡细胞有膜通透性改变，主要摄取Hoechst染料，呈强蓝、弱红光，坏死细胞呈弱蓝、强红光。

7.3.2 生物芯片技术(biochip technique)

生物芯片技术是采用原位合成或微量点样等缩微技术，根据分子间相互作用的原理，将不连续的分析过程集成于芯片表面的微型生物化学分析系统，可用于检测组织、细胞、蛋白质、基因及其他生物组分。采用生物芯片对待测生物样品进行检测，通过激光共聚焦扫描等方法获取检测样品信号数据，并行生物信息学分析的实验技术称为生物芯片技术。

根据芯片上的固定生物样品及实验原理的不同，可分为基因芯片、蛋白质芯片、细胞芯片和组织芯片等。

7.3.2.1 基因芯片

也称DNA芯片、DNA微阵列、寡核苷酸阵列，是将成百上千个基因探针以特定的排列方法固定在硅片、玻片等固体支持物上，与目的基因进行核酸分子杂交、检测和分析的生物芯片。基因芯片根据制备方法的不同，分为著名芯片研制公司Affymetrix公司采用原位合成法专利生产的寡核苷酸芯片和其他芯片公司采用微量点样的方法将已知的DNA片段或预先合成的寡核苷酸片段制备的DNA芯片。芯片支持物一般有玻璃片、硅片、尼龙膜等，目前多采用玻璃片。待检样品中的mRNA被提取后，通过反转录过程获得标记荧光的cDNA，与DNA微阵列进行杂交反应；将芯片上未互补结合反应的片段洗去，对玻片进行激光共聚焦扫描测定微阵列上各点的荧光强度，推算出待测样品中基因表达的差异。PCR 基因芯片是将基因芯片和聚合酶链反应（PCR）技术结合在一起，综合了基因芯片体积小但可以测量大量基因，以及 PCR 敏感且易发现各种基因变异的特点，增强了实验的敏感性和可重复性，扩展了基因芯片在生物医学领域中应用的范围。

7.3.2.2 蛋白质芯片

是将特定的蛋白质、肽分子、抗原、抗体等用微量点样的方法固定在支持物上形成的微阵列，用来研究蛋白质及蛋白质间的相互作用，分为活性蛋白质芯片和非活性蛋白质芯片。

7.3.2.3 组织芯片与细胞芯片

是一相对高通量、多样本的形态学研究工具，它将基因、蛋白质水平的研究与组织形态学特征相结合，提高了病理组织学的诊断水平，减少了实验误差。利用组织芯片研究疾病状态下的组织标本特定基因及其所表达的蛋白质与疾病之间的相互关系，对于疾病的分子诊断、预后指标和治疗靶点的定位、抗体和药物的筛选等方面均有十分重要的实用价值。目前石蜡包埋的样品很容易破坏细胞的超微结构，特别是破坏了 mRNA 的完整性，而冰冻样品虽可保全细胞 mRNA 的完整性，但难以将低温组织块中的各种组织分离出来，故在病理学诊断中受到限制。

7.3.3 原位杂交技术（in situ hybridization, ISH）

ISH 的基本原理是：单链 DNA 或 RNA 只要它们的序列是互补的，符合 AT、AU 或 CG 的碱基配对原则，那么这样的两条核酸链之间就可以形成一个稳定的杂交复合体。ISH 是用已知碱基序列并带有标记的 DNA 或 RNA 片段作为核酸探针与组织或细胞中待测核酸按碱基配对原则进行特异性结合形成杂交体，然后用与标记物相应的检测系统通过组织化学或免疫组织化学方法在被检测的核酸原位形成带颜色的杂交信号，在显微镜下进行细胞定位。ISH 根据其检测物可分为细胞内和组织切片内原位杂交，敏感性和特异性均较高。按其作用方式分为固相杂交和液相杂交，固相杂交是将参加反应的一条核酸链固定在固体的

支持物上，另一条参加反应的核酸链游离在溶液中；液相杂交则是参加反应的两条核酸链都游离在溶液中。固相杂交有原位菌落杂交、斑点杂交、Southern 印迹法（测 DNA）、Northern 印迹法（测 RNA）和组织原位杂交；液相杂交包括吸附杂交、发光液相杂交、液相夹心杂交等。

7.3.3.1 原位核酸分子杂交

是指具有一定同源性的两条核酸（RNA 或 DNA）单链在液相或固相体系中按碱基配对原则，通过氢键结合成双链的过程。这样，用已知的核酸片段可测定标本中未知的但具有互补碱基序列的 DNA 或 RNA 分子。已知的核酸片段称之为探针，根据检测中探针的来源不同可分为：通过克隆技术从基因文库中配对筛选的基因组 DNA 探针、从 RNA 反转录获得的 cDNA 探针和人工合成的寡核苷酸探针。根据所要检测核酸的不同分为 DNA－DNA，RNA－RNA，或 RNA－DNA 杂交。为便于检测，探针多被标记，再用放射自显影法或免疫组化法示踪。杂交标记物有放射性核素如 ^{3}H、^{35}S、^{32}P 及生物素、地高辛、荧光素等非放射性物质，及近年来发展的 N－醋酸－2－乙酰氮基修饰的探针和磺化半抗原探针。核酸分子杂交反应受离子强度、pH、温度、时间、探针种类、大小及浓度的影响。探针浓度事先较难确定，最佳原则是应用最低探针浓度达到与靶核苷酸的最大饱和结合度。探针的长度一般在 50～100 个碱基之间，杂交时间过短会造成杂交不完全，过长则会增加非特异性染色，杂交反应时间与核酸探针长度和组织通透性有关。

7.3.3.2 荧光原位杂交（fluorescence in situ hybridization, FISH）

是一种非放射性原位杂交技术，用荧光标记物标记已知碱基序列的单链核酸分子作为探针，与细胞或组织中未知的单链核酸进行特异性结合，形成可被检测的杂交双链核酸，其杂交定位信号用荧光来显示。该技术具有敏感性高、特异性强、定位准确之优点，其灵敏度与放射性探针相似。用于 FISH 技术的探针可采用两种方式标记：直接标记法是将荧光分子直接标记于探针上，杂交后直接在荧光显微镜下检测；间接法是用一个

中间分子标记探针，杂交后再用荧光标记的中间分子的亲和物或抗体进行检测，常用的中间分子有生物素、地高辛、二硝基苯、氨乙酰基荧光及磺酸盐等，最后在荧光显微镜下检测。用于 FISH 检测的探针必须具备很高的特异性，常用的探针有全染色体探针、着丝粒特异性探针、染色体特异重复序列探针、染色体臂涂染探针和染色体带纹探针等。FISH 已被广泛应用于肿瘤研究中的基因异常、易位重排及缺失等的检测，在肿瘤诊断和鉴别诊断、预后和治疗监控中具有重要意义。在病毒性疾病方面，研究发现人乳头瘤病毒（HPV）的感染会引起生殖器或其他器官的病变，而且病毒感染的类型与预后有一定的关系。应用共聚焦显微镜显示的 FISH 能够检测到单个细胞和组织中的低拷贝 HPV；同样 FISH 也可检测 EB 病毒或 HIV 的感染。

7.3.3.3 引物介导的原位标记（primed in situ labeling，PRINS）

是由 Koch 等建立的一种具有快速特异识别染色体及特定基因的生物学技术。其基本原理是先合成寡核苷酸引物，将特异性寡核苷酸引物与已变性的 DNA 模板退火，在 dNTP（已标记）及 Taq DNA 聚合酶存在的条件下，使引物延伸同时被标记，用免疫细胞化学方法检出引物的延伸位置，或如果引入了荧光标记物则反应后可在荧光显微镜下直接观察。研究表明，恶性肿瘤细胞株异常改变与染色体多倍体或非整倍体有关，PRINS 技术可显示瘤细胞核染色体数目及其异型，在肿瘤检测中与传统的 FISH 方法同样精确、可靠。

7.3.4 其他杂交技术

7.3.4.1 Southern 印迹法

其原理是将待检的 DNA 样品固定在固相载体上，与标记的核酸探针杂交，在与探针有同源序列的固相 DNA 位置上显示出杂交信号。其检测过程是先将经限制性内切酶消化的 DNA 片段在凝胶上电泳分离，分离后的 DNA 分子有不同的泳动位置。将凝胶上的 DNA 片段用印迹技术转移至硝基纤维素膜或其他固相支持物上，干烤固定，再用标记好的核酸探针与固相支持物上的核酸进行杂交，用放射性自显影或酶反应显色，检测 DNA

分子的同源片段。

7.3.4.2 Northern 印迹法

待检的 RNA 经甲醛或聚乙二醛变性及电泳分离后转移到固相支持物上，用标记好的核酸探针进行杂交反应，以鉴定其中特定 mRNA 的分子量与大小。

7.3.4.3 斑点杂交（dot blot hybridization）

将被测的 DNA 或 RNA 提取物固定在滤膜上，加入过量标记好的 DNA 或 RNA 探针进行杂交，洗去未结合的游离核酸分子，观察有否核酸探针的特异结合。阳性反应形成一个斑点，以此推算出杂交阳性的拷贝数，但不能鉴定所测基因的相对分子质量。特异性较差，有一定的假阳性。

7.3.4.4 限制性片段长度多态性分析（restriction fragment length polymorphism，RFLP）

当两个等位基因的相关性密度在正常与肿瘤细胞之间出现显著性差异时，就提示肿瘤细胞中多肽性序列座位处出现突变；当 DNA 序列的差异发生在限制性酶识别位点或当 DNA 片段插入、缺失或重复，可使基因组 DNA 经限制性内切酶水解发生片段长度改变，在不同个体间可出现不同长度的限制性片段，称为 RFLP。用限制性内切酶酶切不同个体基因组 DNA，产生大小不等的 DNA 片段，通过电泳和 Southern 印迹转移到支持膜上，用同位素或非同位素标记的某一片段 DNA 作为探针，使酶切片段与 DNA 探针杂交，从而显示与探针有同源顺序的酶切片段在长度上的差异，是肿瘤分子诊断的重要方法之一。

7.3.5 聚合酶链反应技术（polymerase chain reaction，PCR）

PCR 技术是体外特定核酸序列扩增技术，能选择性地快速扩增特异 DNA 片段，具有特异性强、敏感性高、可重复性好等优点。与 Southern 印迹法相比，可用于石蜡包埋组织。但 PCR 技术因其灵敏度高，操作不当会因为污染而产生假阳性结果。也有 20%~30% 的 Southern 印迹法阳性病例在 PCR 为假阴性，主要原因是引物设计的局限性。通过对 PCR 技术的不断改进，目前已派生出多种 PCR 相关技术及改良方法，包括反转录 PCR、标记

PCR、单链构型多肽性 PCR(SSCP - PCR)、原位PCR、定量 PCR、免疫 PCR 等多种 PCR 技术方法。

7.3.5.1 PCR 技术的基本条件

模板 DNA(待扩增 DNA)、引物、脱氧核苷酸、DNA 聚合酶和适宜的缓冲液。DNA 聚合酶以单链 DNA 为模板,通过一个或两个人工合成的寡核苷酸引物与单链 DNA 模板中的一段互补序列结合,形成部分双链;在适宜的温度和环境下,DNA 聚合酶将脱氧单核苷酸加到引物 3′-OH 末端,并以此为起始点,沿模板 5′-3′方向延伸,合成一条新的 DNA 互补链。通过双链 DNA 的高温变性、引物与模板的低温退火和适温延伸三步反应反复循环,每一循环中所合成的新链,又可作下一循环中的模板。合成的特定 DNA 产量随着循环次数呈指数增加。由于灵敏度非常高,操作时可能因污染而产生假阳性。

7.3.5.2 原位 PCR

是 PCR 和原位杂交结合的产物,即直接在细胞或组织材料标本上原位扩增目的 DNA 或 RNA 片段,将细胞或组织固定以保持其原有的形态,让引物、核酸、酶等渗入到细胞内或核内,将载玻片放入热循环机,把靶核酸片段扩增到检测水平,原位杂交并显色检测扩增产物。分为直接法和间接法。直接法即在原位 PCR 扩增以前,把放射性核素或非放射性标记的核苷、底物或引物 5′末端连接标记物加入 PCR 反应液中;扩增产物直接携带标记分子,根据标记分子的性质可直接进行检测。间接法则是先进行细胞内目的基因原位扩增,然后用标记的探针进行核酸分子原位杂交以定位检测扩增的 DNA 产品。原位 PCR 可以在细胞悬液、细胞涂片、冰冻切片或石蜡切片等上进行,以细胞悬液效果最好,而切片标本由于没有完整的细胞膜和核膜,扩增产物不易在原位保留,效果较差。但大部分病理标本都是福尔马林固定、石蜡包埋的形式保存,所以在组织切片上成功进行 PCR 意义重大。

7.3.5.3 PCR 技术的应用

在细胞凋亡机制的研究中,有很多表达异常的基因,PCR 是检测这些特异性基因的常用方法,如 RT - PCR 被用来检测 Bcl - 2 和 Bcl - X 表达水平的比例。医学上主要用于病原体检测、基因疾病诊断、肿瘤细胞染色体异常研究、癌基因与抑癌基因突变研究等。在法学上通过对生物材料的 DNA 鉴定,为法医提供可靠有效的依据;还可用于亲子鉴定。

7.3.6 基因重排分析技术(analytical technique of gene rearrangement)

淋巴细胞表面具有与抗体或抗原特异性结合能力的糖蛋白,包括 B 淋巴细胞表面的免疫球蛋白(Ig)和 T 淋巴细胞表面的 T 细胞受体(TCR)。Ig 由一条重链(H)和两条相同的轻链(κ 或 λ)组成,TCR 有两种分子,TCRαβ 是由 α 链和 β 链组成的异二聚体,TCRγδ 是由 γ 链和 δ 链组成的异二聚体。Ig 和 TCR 基因编码相似,由可变区(V区)、歧异区(D 区)、连接区(J 区)和恒定区(C区)组成。淋巴细胞从母细胞分化到成熟需要经过多次基因重排,只有发生重排后的基因才能使成熟淋巴细胞表面表达不同的抗原受体。每个淋巴细胞的抗原或受体基因编码均有特定的基因重排形式,Ig 基因重排的顺序为:H、κ、λ;T 淋巴细胞在分化早期也发生重排,其顺序为 δ、γ、β、α。

在正常情况下,淋巴细胞发生抗原受体基因重排是随机的,即不同的淋巴细胞抗原受体分子是由不同的 V、D、J 片段编码的,它们的抗原受体不同,称之为"多克隆"。而淋巴瘤的淋巴细胞均来源于一个原始细胞,所有的肿瘤细胞具有相同的抗原受体基因重排构型和相同的抗原受体分子,称之为"单克隆"。基因重排分析对淋巴组织良、恶性的判断是高度敏感与特异的,特别是对于常规形态学与免疫组化难以确定的病例,更有重要意义。反应性淋巴组织增生为多克隆性细胞增生,淋巴瘤表现为克隆性细胞增生。

基因重排的检测方法主要有 Southern 印迹法和 PCR 技术。其中,Southern 分析操作复杂且敏感性较低,但可靠性强;PCR 技术与 Southern 印迹法相比,具有对样本 DNA 要求低(可使用石蜡包埋组织)、简便、快速、敏感性高及特异性高,但因影响因素多,稳定性欠佳,有一定的假阴性。目前,基因重排的分子生物学技术已由定性研究发展到定量研究,可作为判断治疗效果和预测复发的手段之一。但基因重排的克隆性分析仍存在一些未解决的问题,淋巴瘤特别是皮肤淋巴瘤的基因重排分析必须结合临床、组织病理和免疫表型进行综合分析。临床、组织病理、免疫组化和分子病理学结合是研究皮肤淋巴瘤的发展趋向。

7.4 结构型分析的诊断方法

在 Ackerman 的"炎症性皮肤病的组织学诊断"问世以前,绝大部分皮肤组织病理学均是按临床皮肤病学的分类,按每个疾病分别描述的;这样的描述使得同一组组织病理学改变的疾病会在不同的章节中出现,如有苔藓样改变的皮肤病,可以是经典的扁平苔藓,也可能是红斑狼疮。应用结构型分析的方法,是从皮肤病理学的特点及规律出发,从整体观而不是从局部或片段来看问题,即在扫视镜头下看病理切片的全貌,分析病变的结构型式,如有可能还应对该病在各个阶段上发生临床变化时也做相应的病理检查,因为同一疾病的不同类型病理表现亦不尽相同。对每一个疾病来说,都有一个病程,大致可分为早期、充分发展期和晚期;应熟悉疾病各阶段组织学改变的特点,以便做到正确地诊断,确定某些形态及其病理变化在临床上的意义。

首先要判断标本取材部位,因为某些皮肤病仅发生在体表的特定部位;其次要判断病理改变是炎症性疾病还是肿瘤。炎症性疾病时病变中的细胞均为炎症细胞,而肿瘤时除了炎症细胞外,主要是肿瘤细胞。根据 Ackerman 教授的结构型分类模式,炎症性皮肤病大致可分为9大类:

浅层血管周围炎:炎症细胞主要在真皮浅层血管丛周围。根据表皮是否受累可进一步分出亚型:如果表皮基本上未受累,为单纯性炎症,如离心性环状红斑、进行性色素性紫癜性皮炎等;如表皮受累,则根据病变特点可分为海绵水肿性、银屑病样及界面皮炎3个亚型,如浅部真菌病、湿疹与变态反应性接触性皮炎、银屑病、多形红斑等。

浅层及深层血管周围炎:炎症细胞位于真皮浅层及深层血管丛周围。其亚型同浅层血管周围炎。如淋巴细胞浸润症、多形性日光疹、红斑狼疮、急性痘疮样苔藓样糠疹、二期梅毒、光线性类网织细胞增生症等。

血管炎:血管壁及血管周围有炎症细胞浸润,如变应性血管炎、肉芽肿性血管炎等。

结节状及弥漫性皮炎:炎症细胞在真皮内呈结节状或弥漫性浸润,如皮肤结核、麻风、深部真菌病、结节病、异物肉芽肿、Sweet 综合征等。

表皮内水疱及脓疱:可根据表皮内水疱发生的位置进一步分类,如红斑性或寻常型天疱疮,如疱腔内含有脓细胞即为脓疱。表皮内脓疱见于脓疱疮、角层下脓疱病、脓疱性银屑病;海绵水肿性水疱常见于皮炎湿疹。

表皮下水疱:是发生在基底膜或基底膜以下的大疱性皮肤病,可结合免疫荧光或浸润的细胞类型进一步分类,如大疱性类天疱疮、线形 IgA 大疱性皮病、疱疹样皮炎等。

纤维化皮炎:是真皮内以纤维化或硬化为主的皮肤病,如瘢痕疙瘩、硬皮病等。

毛囊炎及毛囊周围炎:如化脓性毛囊炎、毛发扁平苔藓等。

脂膜炎:又可分为小叶性脂膜炎及间隔性脂膜炎。脂膜炎常可合并血管炎。

对于皮肤肿瘤,先在扫视镜头下判断是良性肿瘤还是恶性肿瘤,再判断是上皮性来源还是非上皮性,结合特异的细胞类型或特异的组织分化,做出诊断。由于皮肤位于全身体表,看得见、摸得着,取材做活体组织检查也较方便。因此,对皮肤病形态学的观察仍是十分重要的,正确的形态学观察与描述是做出诊断的先决条件。在临床上用肉眼对患者的皮肤做全面检查,利用显微镜对病损的活组织标本做观察,是形态学观察的两个基本方面。在做病理诊断时,能与临床情况、必要时与实验室检查结合起来考虑可避免少犯错误。最后要善于捕捉诊断的线索,排除假象,通过鉴别诊断达到正确、特异的诊断。

(陈明华)

第 8 章 皮肤毒理学

目 录

皮 肤 毒 理 学

8.1 概　述

皮肤毒理学(dermatotoxicology)是研究化学、物理和生物因素对皮肤的损伤,以及通过皮肤吸收引起皮肤局部或全身伤害反应及其毒性因素作用的机制和防治措施,并针对皮肤接触的各种理化因素进行综合性评价。

与其他毒理学一样,基于对人类影响的考虑,皮肤毒理学一般以实验动物或离体皮肤细胞或组织为研究对象,研究皮肤接触外源性因素后发生的毒效应,并用这些研究结果预测、外推到人,以便最终保护人体健康。现今,皮肤毒理学的研究以外源化学物为主,大多数化学物只有在一定的剂量下才可能产生对人体健康的损伤。因此,化学物的有毒或无毒主要决定于剂量(除外致敏因素),而剂量-效应(反应)关系是毒理学研究的核心。剂量-效应(反应)关系(dose-response or effect relationship)是指外源化学物作用于生物体时的剂量与引起生物作用的发生率或剂量强度之间的相互关系。任何化学物引起某种生物作用的发生率,是随着剂量的增加而增加的。对于集体出现的某种生物学作用,如果需肯定因果关联,就必须具有明确的剂量-效应(反应)关系。

伴随改革开放和国民经济高速发展而来的环境污染,构成对公共健康事业的危害。环境中的污染物可以从消化道和呼吸道进入人体,皮肤作为机体与环境之间的屏障,是直接暴露在环境污染物中的最大器官,污染因子可以通过损害或降解角蛋白,使皮肤丧失保护功能而进入组织致病。日常生活和工作中,不当接触工业化学物、环境污染物、药物、家用化学品、化妆品和太阳光等,均可引起皮肤的不同损伤,其中,化学因素造成的皮肤损伤占90%,物理因素的损伤约占10%。目前世界上约有1/4的商业用化学物质可被皮肤吸收,引起机体的急性或慢性损伤甚至中毒。环境因素导致的疾病和损伤绝大部分与皮肤疾病相互联系,而且大多数职业性疾病都以皮肤接触吸收为重要入体途径。

机体与外界环境接触的表面几乎完全由皮肤覆盖,经皮吸收是环境毒物进入机体的一个主要途径。人类皮肤约占体重的10%。由于暴露于环境中的皮肤承担了机体与环境发生反应的多项重要功能,如机械性保护机体、调节体温及水分平衡、参与蛋白质和脂类的合成及代谢等,故皮肤对外来物的反应机制对于机体的健康至关重要;因此,从毒理学角度考虑,皮肤是一个必须关注的重要器官。皮肤毒理学的研究对于保障人类健康意义重大;同时,皮肤毒理学是皮肤、医学和卫生等学科交融发展的综合性基础学科,是目前毒理学领域处于不断发展的新兴学科。

8.2 皮肤的屏障功能和化学物的渗透

8.2.1 皮肤的屏障功能

皮肤是人体最大的器官,同时也是人体内、外环境的分界,具有屏障、吸收、感觉、分泌排泄、体温调节、物质代谢和免疫等多种功能,其中最主要的就是屏障功能。皮肤是由表皮、真皮和皮下组织构成的一个完整的屏障结构,它既能防止外界化学、物理、机械、生物诸多因素的侵入,又能防止机体水分和营养物质经表皮丢失,是人体健康的重要保障。

皮肤的屏障功能主要表现在以下4个方面。

(1) 物理性损伤的防护

皮肤对机械性损伤如摩擦、挤压、牵拉、冲撞等有较好的防护作用,主要与表皮的角质层、真皮的纤维和皮下脂肪层有关。① 表皮的角质层既柔韧又致密,对机械性刺激有一定的防护作用;② 真皮层由胶原纤维、弹性纤维和网状纤维等交织成网,使皮肤具有良好的伸展性和弹性,有利于皮肤应对外界的各种刺激,同时还能够经受一定程度的挤压和摩擦,有保护内部组织的作用;③ 皮下脂肪层具有软垫和缓冲作用,可以有效减轻外界对机体的冲击。

皮肤黑素细胞中的黑素原在太阳辐射中长波紫外线(UVA,$300 \sim 400$ nm)的作用下,可通过氧化酶的作用转化成黑素,在皮肤表面形成色素沉着,是机体对光刺激的一种生理性防御反应,可使太阳辐射被皮肤表面吸收而不致深入内部组织,可以有效保护皮肤免受紫外线的伤害。此外,皮肤的角质层对电具有一定的屏障作用,但当含水量增多时,角质层电阻减小,易发生电击。正常皮肤对光有一定的吸收和反射的能力,且皮肤组织吸收光有明显的选择性,对光线致皮肤损伤有一定的保护作用。

(2) 化学性的防护

完整的皮肤可有条件地通过屏障阻止外源化学物入侵机体:① 表面膜,由皮脂、汗液残留物和脱落的角质形成细胞碎片组成,呈弱酸性,对水溶性化学物具有一定的阻滞作用,但不能阻止脂溶性物质通过;② 表皮屏障,主要指角质层和透明层区域,该区域细胞排列紧密、胞膜较厚,细胞内充满交错排列的角蛋白细丝,细胞间隙狭窄,间隙中有板状脂类和细胞间桥,构成表皮屏障,外源化学物穿透较困难;③ 基底膜,为粘连表皮与真皮的胶原结构,由脂蛋白、糖蛋白和黏多糖等组成,可选择性地屏障某些化学物质。

(3) 微生物的防御作用

皮肤对微生物的防御主要通过以下途径实现:① 致密的角质层和角质形成细胞间通过桥粒结构互相镶嵌排列,可以机械性地阻挡一些微生物的入侵;② 角质层的不断脱落,可以排除一些微生物;③ 皮肤表面的弱酸性环境不利于微生物的生长;④ 寄生菌产生脂酶,可将甘油三酯分解成为游离脂肪酸,后者对葡萄球菌、链球菌和念珠菌有一定的抑制作用。

(4) 防止水和营养物质的丢失

皮肤角质层可防止体内水、营养物质和电解质的丢失。正常情况下,成人每天以潜汗形式经皮肤丢失的水分为 $240 \sim 480$ ml,一旦角质层全部丧失,人体经皮肤丢失的水分将增加10倍以上。

8.2.2 化学物经皮渗透及其影响因素

皮肤是人类和所处环境之间的重要界面,持续而广泛地暴露于外界环境,是有毒有害因素的重要侵入门户。外源性物质经皮肤吸收主要通过表皮屏障和毛囊进入,在个别情况下,也可通过汗腺导管进入。

8.2.2.1 角质层的特殊解剖学特征

角质层被认为是阻止化学物侵入皮肤的主要屏障。它是由无活性角质细胞组成,内含高度交联的不溶性束状角质素,包被于脂质基质中;该两种成分在结构上形成所谓的"砖-泥结构"模型。

角质细胞是表皮分化的终末细胞,富含蛋白质,主要是不溶性束状角质素。与其他的表皮细胞相比,角质细胞的质膜更厚,同时具有高度交联的结构——角质化细胞包膜。角质细胞由细胞外的多层极性脂质基质所包被,如神经酰胺、胆固醇、游离脂肪酸等。这些脂质以共价的方式与相邻的角质细胞包膜上蛋白质的氨基酸结合。

角质层 $3 \sim 20$ μm 厚,由 $15 \sim 25$ 层角质细胞构成,可以有效防止水分经皮肤丢失。与机体的其他部位相比,角质层为较干性结构,含水量仅占 $15\% \sim 20\%$。假如不考虑皮肤附属结构的影响,化学物一般可通过两条途径穿过角质层屏障:细胞间途径(化学物通过脂质基质穿过)和细胞内途径(化学物通过脂质基质和角质细胞两者穿过)。虽然两种途径中化学物均需穿过细胞外基质,但目前认为皮肤的屏障功能主要还是由细胞间脂质来完成,除了有些离子可通过附属器旁路途径和细胞间隙被动扩散穿过角质层,几乎所有的分子,甚至极性化合物都是由脂质穿过角质层的。

理论上来讲，化学物穿过角质层的量应该与细胞间脂质的通路长度相关，主要决定于细胞的层数、角质层的总厚度、角质细胞的大小和通路的曲折度4个参数。

8.2.2.2　皮肤的结构差异

皮肤角质层的厚度因物种和解剖学位置不同差异相当大。Monteiro－Riviere等检测了几个不同物种和解剖学位置上角质层及表皮的厚度，结果显示在不同的物种或同一物种的不同部位，角质层和表皮的厚度均呈现很大的差异。例如，常见啮齿类动物的角质层比猪和猕猴都要薄；猕猴前侧腹部皮肤的角质层比耳部和胸腰部要薄得多，与大鼠和兔子的角质层相当。

目前，关于人体各部位角质层的厚度差异研究得不多，仅有少数部位被系统性地研究。Holbrook和Odland研究指出背部、腹部、大腿和前臂屈侧皮肤的角质层厚度及细胞层数之间存在差异，且个体之间的差异尤为显著。前臂屈侧皮肤与腹部及背部相比，其角质层由更多层细胞组成，也更厚。因此，角质层的厚度主要与细胞层数的多少有关，而与细胞层本身的厚度关系不大。

8.2.2.3　皮肤的渗透性差异

与角质层形态学相比，化学物经皮渗透的解剖学差异研究得较多。例如，Marzulli等通过体外实验测定了不同物质在离体皮肤中的渗透性，结果显示，耳后的皮肤渗透性最高，其次为阴囊、头皮、大腿、足背、前臂及跖面皮肤。Maibach等对志愿者进行研究发现，有机磷杀虫剂的经皮渗透性存在显著的差异。例如，对硫磷在阴囊处最易吸收，头皮、前额、下颌、手背、腹部和手掌部次之，而前臂部皮肤吸收最差。马拉硫磷的皮肤渗透性与对硫磷相似。Lotte等测定了苯甲酸、咖啡因和阿司匹林等经皮渗透及皮肤水分丢失情况，其渗透性从高到低为：前额、耳后、腹部和上臂外侧。仅从角质层的厚度并不能充分解释上述渗透性差异，目前认为，皮肤的脂质含量及组成差异是主要原因，例如，神经鞘脂类和胆固醇在手掌和跖面皮肤的含量比四肢末端要高。

不同物种，尤其是传统的实验用动物模型（啮齿类和兔）与灵长类及人体之间的经皮吸收的差异已比较清楚，研究认为滤泡的密度和角质层脂质的组成是主要因素。一般认为，小鼠、大鼠和豚鼠的皮肤对大多数化学物的渗透性比人和灵长类动物要高，例如，van de Sandt和Cnubben分别发现，在相同条件下，大鼠对残杀威和邻苯基酚的经皮吸收性比人类更大。然而，有些研究发现，对于高亲水性化学物（如百草枯和甘露醇），大鼠皮肤的渗透性比人体高，水和酒精则不然；相反，体外实验研究发现，人体和大鼠皮肤对苯甲酸和睾酮的渗透性没有明显差异，仅咖啡因在两者的渗透性上明显不同。

体内外研究表明，家猪和灵长类动物的皮肤是人类皮肤的最佳模型，但也有人指出，某些灵长类动物具有相对较高的毛囊密度，从而不适合用于人类皮肤的模型。由于猪皮肤的渗透性与人类皮肤极其相似，因此，猪皮作为人类皮肤的合适皮肤模型，应用较多。例如，Dalton等研究发现，人类和猪的皮肤对神经毒剂VX在体外的吸收动力学相似；此外，Jacobi最近对猪皮进行结构检测发现，猪皮确实是人类皮肤的理想模型。

Ross等综合分析了多个物种的皮肤对地芬诺酯的渗透性，结果显示，大鼠、小鼠和兔对其渗透性比人体皮肤高，猕猴的结果则与志愿者相似。研究者同时还指出，由近亲交配的实验动物所得的实验数据向人类外推时，有一定的不确定性。Wester等还指出，猴对很多化学物的经皮吸收比人类稍高一些，然而，大鼠、兔和猪的实验结果却远不如猕猴与人类的接近。

8.2.2.4　经皮吸收的个体差异

体内外研究均表明，绝大多数化学物的经皮吸收率和程度在个体本身及个体之间均存在差异。这种差异可能是个体本身不同部位及个体之间角质层细胞间脂质的组成不同引起的，然而，人们逐渐认识到个体间遗传因素的差异也在皮肤渗透性中起一定作用，尤其是中间丝相关蛋白等位基因。目前，个体本身不同部位及个体间经皮吸收的差异还缺乏系统性的研究，而且有限的数据之间尚缺乏一致性。例如，Wester和Maibach在体外研究了不同pH值的维生素E经人体皮肤的吸收情况,结果发现不同个体之间的渗透性相对一致,而个体本身不同部位的差异则显著。

此外,皮肤含有丰富的酶系统,可代谢糖、脂肪和蛋白质等。皮肤内的细胞色素 P450 及其他Ⅰ相、Ⅱ相代谢酶系可对进入的外源化学物进行代谢转化。部分有害外源物质可通过代谢转化为毒性低的物质,这种代谢可对机体产生保护作用;而部分低毒的化合物通过转化可转变成毒性强的代谢物(代谢活化),这种代谢反应则对机体不利。此外,有些无害的化学物质通过代谢,能转变为诱导接触性过敏皮炎的半抗原,从而对机体产生损害。因此,皮肤的代谢能力对皮肤接触外源化学物的毒理学和药理学研究很重要,在环境化合物对健康的潜在影响的评估中不能忽略。

8.2.2.5 化学物的自身特性

除了机体皮肤反应性外,化学物经皮渗透还受其自身特性的影响,主要包括化学物浓度、分子大小、离子化程度、极性、pH 值、扩散系数等。

化学物的性质决定其经皮肤吸收的方式,大部分非极性、脂溶性的化学物主要通过角质层细胞间的脂质通道进入,而极性或小分子化学物则较容易通过皮肤附属物器其他旁路扩散进入机体。由于机体表皮是皮肤附属物器表面积的 100~1 000 倍,故可认为角质层细胞间的脂质通道是化学物经皮进入机体的主要通道。化学物穿透表皮角质层的扩散速率与其跨膜浓度梯度、脂/水分配系数以及扩散系数成正比。Fick 定律指出,扩散率 = $D \cdot P/h(\Delta C)$,其中 D 表示化学物在脂膜中的扩散率或扩散系数,P 表示化学物在脂膜与外部环境之间的分配系数,h 表示化学物扩散通过脂膜的路径的长度或厚度,ΔC 是指化学物跨膜浓度梯度。然而,由于化学物穿透皮肤的过程比较缓慢,较难达到平衡,故上述公式仅能粗略估算化学物透过机体皮肤的扩散速率。此外,化学物透过皮肤的能力与其脂/水分配系数密切相关,脂/水分配系数接近 1 的化学物,较易通过皮肤屏障。测定化学物进入脂膜的实验通常采用辛醇/水与橄榄油/水分配系数进行模拟,如果已知具体脂膜的脂质成分,则可以使用实际的脂/水系数来测定。随着器官组织培养技术的发展,目前已可

以培养出在组成、结构、功能上与机体非常相似的皮肤、脂膜等,为更为准确地研究化学物透过皮肤的相关机制提供了良好的工具。

皮肤毒理学中,多采用单位皮肤面积吸收化学物的数量(如 mg/cm²)来计算吸收剂量,这种计算方法能很好地解释了为什么婴儿(其面积/体重比值较大)在皮肤大面积接触毒物时,特别容易产生全身性毒害作用。

8.2.2.6 化学物经皮吸收的旁路途径

皮肤附属器包括毛囊、皮脂腺和汗腺,可能是相关化学物经皮侵入机体的旁路通路。理论上讲,这些通路能够避开角质层屏障,参与药物的经皮治疗和某些致病因素的毒性效应,尤其是不能穿过完整角质层的颗粒性物质。

毛囊贯穿整个表皮层,直达真皮下层,皮脂腺则靠近皮肤的表面。毛囊由角质层所包裹,而皮脂腺周围没有角质层,在皮脂腺管道和真皮之间仅存在单层的表皮细胞,因此,有些化学物可以轻易地穿透上述管道结构进入人体。皮脂腺周围的单层表皮细胞将一个高度疏水的环境(皮脂)和一个亲水环境(真皮)隔离开来,因此,若某种分子能够在两相之间迁移,它必将能穿过这种单层表皮,进而直接向深部皮肤组织扩散。然而,这种经皮渗透的旁路途经仍需进一步研究。

8.2.3 化学物经皮吸收的实验技术

皮肤是机体和环境之间的天然屏障,在一定程度上可防止外界有害物质的入侵,研究皮肤屏障和经皮吸收可为针对性地预防毒性物质侵害皮肤提供科学依据。

8.2.3.1 皮肤角质层结构及屏障功能测定

目前,研究皮肤角质层结构的方法主要有冰冻断裂电镜、透射电镜、差示扫描量热法和 X 射线衍射分析等。冰冻断裂电镜可较客观地反映皮肤角质层细胞间脂质的结构,同时减少了传统电镜标本制作因素的影响;透射电镜改用四氧化钌固定角质层,可有效提高细胞间隙经透射电镜扫描成像的分辨率;差示扫描量热法通过测量加热后样本吸收或释放的热量,可反映角质层中脂质和角蛋白的构成。角质层屏障功能的测定方法主要

有：① 采用蒸发测定仪测定经皮水分丧失量,可快速有效地反映角质层的屏障功能和结构变化;② 通过反射测量计(如比色计)测定皮肤的颜色,可为测量皮肤红斑制定可靠的定性标准;③ 通过测定皮肤的电容值来评价皮肤的含水量,可进一步反映角质层的完整程度。

8.2.3.2　体内经皮吸收实验

(1) 胶带剥离实验

化学物渗透入角质层,在进一步扩散入表皮生发层前,由于其脂溶性及扩散系数的影响,会滞留于角质层一段时间,此时剥离角质层可测出化学物吸收量;实验可用胶片、胶带、胶盘等剥离角质层表层。化学物接触时间长短、水合状态、皮肤脱屑程度及胶带的性质均会影响剥离角质层的数量。剥离前后称重可计算角质层质量,以便测定渗入化学物的浓度,用相应的溶剂提取剥离角质中的待测化学物和可进行后续分析。本实验可研究角质层结构、更新动力学和皮肤屏障成分鉴定等,尤其适用于化妆品、遮光剂等的检测。

(2) 吸疱实验

本实验主要包括负压吸疱和斑蝥素致疱两种,可用于化学物和药物的吸收及动力学分析。① 负压吸疱:以 200 mmHg 真空负压吸疱 2~3 小时,形成表皮下水疱,可根据具体皮肤厚度或真表皮连接处的结构差异调整吸疱时间。正常情况下疱液约 50~150 μl,主要是包含蛋白和脂质的细胞间液。② 斑蝥素致疱:本实验仅适用于正常人体皮肤,斑蝥素接触皮肤后产生表皮内水疱,疱液为炎性渗出液,用细针注射器穿破疱顶收集疱液,测定化学物或药物的吸收浓度。

(3) 皮瓣模型

本实验的技术含量要求较高,耗时长且花费较贵。将人体正常皮肤移植到无胸腺小鼠或免疫抑制的裸鼠身上形成系统,该系统可用于化学物生物利用度的测定和毒性实验研究。此外,体外培养的人再造皮肤亦可用作皮瓣进行移植。

(4) 动物模型

由于受试化学物毒性及伦理学的原因,在人体进行经皮吸收实验常常受到各种限制,因而许多实验采用动物模型开展,如猴、猪、兔、豚鼠、鼠、狗等,其中猴和猪的皮肤更接近于人。

此外,分光镜法、放射活性测定和微渗析技术等也可用于化学物经皮吸收的分析。分光镜法可直接测定角质层中所吸收的化学物,提供化学物的分子结构及活动特性等;一般不造成皮肤损伤,但仅限于吸收光谱适宜的化学物。采用放射标记化学物后,通过检测排泄物中的放射活性可间接反映化学物经皮吸收的情况。微渗析技术可测定体内内源性和外源性小分子或亲水性化学物在真皮内的浓度,适用于研究皮肤代谢、经皮吸收和皮肤炎症等;但该方法不适用于蛋白结合度高的物质或亲脂性物质。

8.2.3.3　体外经皮吸收实验

对于某些剧毒的化学物质,只能用体外方法进行经皮渗透性研究。由于切割下的组织无血供和代谢,所以体外实验必须与体内实验结合起来进行评价。体外经皮实验最常用的是扩散池法,将切割下的皮肤样本固定于扩散池,将化学物涂布于角质层面,皮肤底面与接受池中液体接触,定时提取接收液进行分析,可测定化学物经皮渗透率。目前常用的扩散池为 Franz 单室扩散池,而全层皮肤或用分皮刀分层的皮肤均可用于检测。

8.3　化学物对皮肤的刺激作用

皮肤接触化学物所引起的刺激性皮炎(irritant dermatitis)是最常见的外源性化学物引起的皮肤刺激反应。任何人接触刺激物后均可发病,其程度与该物质的化学性质、浓度、接触时间及范围有关;皮肤接触强刺激物后,常立即发病,接触与发病间的关系十分明确。实际上,任何化学物在不良的条件下,均可产生皮肤刺激反应。

8.3.1　刺激性皮炎的病因及病理

8.3.1.1　常见的原发性刺激物

(1) 无机物

① 酸类,如硫酸、硝酸、盐酸、氢氟酸、氯磺酸、铬酸等;② 碱类,如氢氧化钾、氢氧化钠、氢氧化铵、碳酸钠等;③ 某些元素及其盐类,如锑和锑盐、砷和砷盐、重铬酸盐、氯化锌、氯化镓、氟化铍等。

(2) 有机物

① 有机酸类,如醋酸、甲酸、三氯醋酸、水杨酸、石炭酸等;② 有机碱类,如乙二胺、丙胺、丁胺等;③ 有机溶剂类,如松节油、二硫化碳、石油和焦油类溶剂等。

此外,沥青、焦油及某些卤素化合物,如多氯联苯、氯酚类、氯萘等具有特殊的刺激作用,可造成特有的皮肤损害,表现为痤疮样皮炎。

8.3.1.2　刺激性皮炎的病理变化

刺激性皮炎的病理变化较为复杂,同一种刺激物作用于不同的皮肤可出现不同的病理改变;不同的刺激物刺激不同的皮肤,可能出现相同的临床症状。而且,刺激性皮炎个体差异很大,存在明显的遗传易感性,如一些曾患手部皮炎的人,在工作环境中更易患皮炎。因此,刺激性皮炎的诊断有一定难度,目前主要靠"排除诊断法",但这种方法得出的结果仍不能令人十分满意。

8.3.2　化学物皮肤刺激损伤的主要表现形式

根据刺激物的作用方式及皮肤损伤的表现,可将其分为刺激反应、原发性急性刺激、累计性慢性刺激、主观刺激性反应和化学烧伤等多种类型,其中较常见的为急性刺激和慢性刺激。

8.3.2.1　急性刺激性皮炎

局部皮肤直接接触化学物所引起的皮肤急性炎症称为原发性急性刺激皮炎,是皮肤或黏膜对外界刺激物的直接反应,其发病与否主要取决于接触物质刺激性的强弱,与机体自身的关系不大。酸性或碱性腐蚀物能刺激皮肤产生快速反应,一般与破坏角质层、细胞膜、溶酶体、酶体系和许多其他的功能体系有关。

在职业因素引起的皮肤病中,约80%属于原发性刺激性皮炎。原发性刺激性皮炎一般没有固定的潜伏期,初次接触后就可发病,且多为局部发病,一般仅限于直接接触化学物的局部皮肤,停止接触后可迅速消退;其反应强度与接触化学物的浓度、时间存在明显的剂量-效应关系。原发性刺激性皮炎作用机制复杂多样,有机溶剂一般通过溶解皮脂薄膜,脱去角化细胞的脂质成分,引起局部皮肤脱屑和皲裂;强碱可导致皮肤角质蛋白溶

解,使皮肤坏死;铬酸盐的强氧化作用可使皮肤产生溃疡;而汞、砷等金属盐类一般通过皮肤蛋白变性造成皮肤损伤等。

8.3.2.2　慢性刺激性皮炎

慢性刺激性皮炎指由于长期反复接触具轻微或中度刺激物引起的经久难愈的湿疹样皮肤损害,又称累积性刺激性皮炎。洗涤剂、某些化学溶剂及食品添加剂等轻、中等刺激强度的物质通常被称作边缘刺激物(marginal irritants),接触此类物质所引起的皮肤反应进展缓慢,常出现皮肤浸润增厚、皮纹增粗产生和色素沉着等;这些变化实际上是皮肤炎症的间接效应,不一定是刺激物对皮肤的直接损伤所引起。

8.3.3　化学物对皮肤原发性刺激的实验技术

开展原发性刺激的动物实验,必须考虑化学物的化学性质和人体实际接触方式。强酸或强碱类化合物,无需做动物试验就能知道这类化合物对皮肤刺激的效应;由于胃肠及肺对毒物的吸入比皮肤容易,如经口或吸入急性实验证实是低毒的化学物也不必做皮肤刺激试验。对皮肤刺激性尚不十分明确且皮肤没有直接或紧密接触的化学物,才需做动物皮肤刺激实验。

通常,家兔的皮肤是实验动物中最敏感的,其皮肤厚度 0.8~1.1 mm,较人的皮肤薄,皮肤渗透量明显高于人体皮肤。由于家兔皮肤对刺激敏感,与人的皮肤对刺激反应相似,所以,家兔越来越被广泛应用于皮肤毒理的研究,是皮肤刺激性实验的首选动物。

8.3.3.1　单次刺激试验

Draize 皮肤刺激试验在预测化学物或化学混合物对皮肤刺激反应中应用最为广泛。该法采用家兔为受试动物,备皮后均匀涂上受试物并以纱布覆盖,再用胶布固定;24 小时后去除斑贴片,观察并记录家兔皮肤刺激反应的结果;分别于24 小时和48 小时后进行一次观察和记录,按照观察结果对家兔的皮肤反应打分,并对皮肤总体反应结果进行评估(评分标准见表 8-1)。Draize 实验的目的是评估非刺激性物质的皮肤毒性,以消除其假阴性。

表 8-1　Draize 实验皮肤反应评分标准

皮　肤　反　应	评分
红斑和焦痂形成(总评分4分)	
很轻微的红斑(刚刚能察觉)	1
单纯红斑	2
中等程度到严重的红斑	3
严重的红斑(颜色鲜红)到轻微焦痂的形成	4
水肿形成(总评分4分)	
很轻微的水肿(刚刚能察觉)	1
轻度水肿(肿起部位边界清晰)	2
中等程度水肿(肿起约1 mm)	3
严重水肿(肿起1 mm并扩展到接触区域以外)	4
原发性刺激反应的总评分	8

8.3.3.2　重复刺激试验

重复刺激实验是指在 7~14 天内对受试动物皮肤重复给药,对检测受试物刺激性的效果比单次给药试验好。受试物若是与皮肤长期密切接触的消费品或反复使用的产品时,重复刺激实验的优点更为突出。本试验通常采用 3 组以上的实验动物(大鼠或家兔),每组动物雌雄各 5~10 只,分别接受不同剂量的受试物,并于 2、3、4 或 13 天内每天使用受试物涂布动物,对照组动物则用赋形剂进行同步处理。涂布皮肤方法具体如下:剪除动物背部的毛发,将受试物直接敷到背部皮肤,包裹和密封好后将动物放回笼内。6 小时后去除斑贴物,用湿布或干布轻轻地擦去受试部位的残留物。每天观察皮肤刺激反应,按照产生的红斑和水肿进行评分。实验后期,收集涂布受试物的皮肤和未经涂布的皮肤标本,显微镜下观察、评估刺激反应的程度。

8.3.4　化学物皮肤刺激体外实验技术的发展及应用

由于动物及人体实验数据的评估方法具有一定的局限性,皮肤反应的活体检测方法一直备受质疑。结合"3R"原则(reduction、replacement、Refinement)对实验动物的限制,化学物对皮肤刺激作用的安全性评估的体外检测技术发展得很快。在皮肤刺激反应研究领域,代替动物整体试验的体外试验将很快在皮肤安全性评估中发挥作用,目前已发展利用体外培养皮肤来检测皮肤接触受试物的刺激性。

8.3.4.1　皮肤体外培养

由于动物皮肤与人体皮肤在组织结构和生物学功能方面相差很大,所得实验结果外推到人时存在较大的差距,无法确实预测各种理化因素作用于人体后的真实情况。利用培养的人体皮肤组织细胞进行皮肤毒理研究,通过检测化学物对培养细胞的细胞毒性来评估化学物对组织的刺激性,已被用于皮肤刺激反应的检测。

单层皮肤细胞培养具有方便、经济的特点,能在一定程度上反映理化因素的代谢、最初的刺激反应情况,但该模型过于简化。因为正常皮肤中存在多种细胞,这个方法遇到的主要问题是如何选择适合于系统使用的细胞类型;另外,细胞培养模型中并没有考虑到角质层对表皮细胞的保护效应,这也是该系统存在的不足。目前已建立起几种识别刺激反应的细胞培养模型,以角质形成细胞模型最常用。

体外评价理化因素经皮渗透及其作用机制以人离体皮肤最合适。采用人尸体皮肤的研究因皮肤缺乏活性致使实验结果难以反映真实情况;人离体皮肤又由于来源有限、变异性很大的原因,也使其应用受到限制。而体外培养的皮肤,因为其使用方便、变异性小、来源较容易,而且避免皮肤剥离等烦琐操作及易于破损的缺点,可以用来替代动物皮肤和人尸体皮肤或活体皮肤,其应用受到广泛的重视。

从人或动物中获取小块表皮,用来测定皮肤对化学物刺激的反应,该法可以克服许多细胞培养模型遇到的问题。这种皮肤组织模型不同于活体测试法,当其作为可与体外皮肤渗透性评估系统联合应用的体系时,表现出很多优点。应用皮肤三维培养(重建表皮、真皮类似物等)试验可类似于人体正常使用情况,是体外测试及研究的良好工具。采用该种模型观察化学物涂抹后皮肤结构和生理的改变,较能反映活体的实际情况,可用于化妆品和洗护发产品对人体皮肤的刺激性研究;重建表皮还可以研究表皮终末分化以及研究表皮细胞分化调节表皮对刺激反应的机制。

8.3.4.2 皮肤等效模型

皮肤等效模型(skin equivalent models)是一种新发展的用于体外皮肤刺激反应的检测方法,它主要采用人工膜系统培养分化的人体角质形成细胞,经过诱导细胞生长和分化,最终生长成与人类皮肤相似的组织——表面有角质层,底部有类似于基底膜蛋白的蛋白质,甚至还有等同的色素组成等。目前已有数种商品化的皮肤模型系统,这些模型变得越来越复杂,与人的皮肤组织也越来越相似,仅缺少汗腺和毛囊等的皮肤附属器。目前使用较多的是体外培养皮肤模拟物(human skin equivalent, HSE),该技术在去表皮的真皮组织或含成纤维细胞的胶原基质上进行表皮细胞培养,其脂质构成、超微结构和角质层形成上均与正常人皮肤相似。当在其角质层表面加入不等浓度受试物处理后,测定与皮肤刺激有关的细胞功能性指标,如噻唑兰(MTT)试验检测细胞线粒体功能和生存活性、胞内酶(乳酸脱氢酶和天冬氨酸转氨酶)的漏出释放评价细胞膜完整性和通透性,以及一些炎症细胞因子(如 IL-1α)的表达,可作为亚临床的皮肤刺激实验来评估化学合成物的皮肤刺激性。

将皮肤模型与人类皮肤进行直接比较发现,这一模型可检测化学物对人类皮肤所产生的刺激反应。有报道用皮肤模拟物 Apligraf 来评估化学物质的刺激性,其效应与在正常皮肤相比基本一致。但是,应用该模型进行测定时也可能得到假阳性或假阴性的结果,例如 HSE 对疏水性药物的渗透能力远高于人体皮肤,这方面的研究还不能完全替代人体皮肤,而且也不能预测活体皮肤的累积性刺激作用,这在一定程度上限制了它的应用。

8.3.4.3 硅离子物理仪测定酸代谢速率技术

除了上述体外检测方法外,还有一种较新的技术,使用硅粒子物理仪(silicon microphysiometer)技术测定酸代谢的速率来间接检测细胞的代谢,也被用来进行化学物对皮肤接触刺激反应体外评估。该法的前提是假设细胞的生物、化学或物理环境的变化可由细胞内分子浓度的变化得以反映,当细胞接触化学物后,产生的分子变化可与化学物诱导刺激反应的性能联系起来。用这个模型对人的表皮角质形成细胞进行研究发现,所得结果与活体皮肤刺激反应的资料有很好的相关性。

随着现代生物医学新理论、新技术的迅猛发展,对皮肤毒理学的基本概念和方法学的研究正得到不断的丰富和完善。由于皮肤暴露因素的增加,有必要将其对机体的毒性作用性质和外源性物质经皮渗透能力进行综合考虑,不断发展更为灵敏、准确的检测技术和方法,获得可靠的数据,应用于外源性因素对皮肤乃至机体作用的分析和评价,为采取有效的防护提供有力的依据。

8.4 化学物引起的皮肤变态反应

皮肤变态反应是一种由免疫细胞介导的免疫反应,致敏原可诱使皮肤组织的生理特性发生改变,其病理生理机制较为复杂。与刺激性皮炎是由皮肤与化学物的直接反应不同,变应性接触皮炎主要是由化学物激发的机体异常免疫反应所引起的。皮肤所接触的外源性化学物中含有变应原或半抗原,与表皮细胞蛋白结合后形成抗原,激活机体的免疫系统,从而产生 T 细胞介导的皮肤变态反应性组织损伤。化学物引起的皮肤变态反应主要与化学物在皮肤中的扩散程度及机体的特应性(atopy)有关;此外,化学物所致变态反应性皮肤病的发生和发展还与机体本身的因素,如年龄、皮肤状态、健康状况、服用药物以及接触部位等有关。

一般来说,接触性皮肤变态反应与化学物的浓度没有严格的量效关系,有时浓度很低的化学物质就可诱导皮肤发生变态反应。随着工业化的不断发展,越来越多的潜在环境致敏化学物也逐渐进入人类的生活环境中,目前已知的环境化学致敏原已超过 2 600 多种,且潜在的致敏原种类甚多,常见的有工业化学物、金属及金属化合物、化妆品、除臭剂、衣物染料、食品添加剂、黏合剂、石油、植物和动物的产品等。

8.4.1 变应性接触皮炎的临床及病理

变应性接触皮炎系指机体皮肤接触致敏物后在接触部位引起的急性炎症反应,是一种由 T 淋巴细胞介导的迟发性超敏反应。若为初次接触致敏物往往需要 4~20 天后才发生反应,一旦致敏后如再次接触致敏物则常在 24 小时内发病。

引起变应性接触性皮炎的致敏物绝大多数为低分子量化合物,其本身并不能引起过敏反应,它必须进入皮肤后和某些蛋白组分进行共价结合形成全抗原,经过机体复杂的免疫系统,方可引起变应性皮肤组织损伤。

值得注意的是,变应性皮炎与刺激性皮炎有时不易区分,临床上可根据病因接触史、发病过程的快慢、病程长短、皮肤损伤的特点等方面加以鉴别,见表 8-2。

表 8-2　变应性接触皮炎与刺激性接触皮炎的鉴别

	变应性皮炎	刺激性皮炎
病因	变应原接触史	皮肤刺激物接触史
发病过程	有一定的潜伏期(致敏过程)	首次接触后短期内迅速出现
病程	停止接触后皮损可持续	首次脱离接触后皮损减轻
临床表现	瘙痒明显	皮肤烧灼或痛感
	皮疹形态多样性,呈湿疹样变	红斑、丘疹或疱疹
	皮疹边界常不鲜明可超出接触部位	皮疹边界清,形态较一致常局限于接触部位
多发人群	特应性过敏体质	常接触者多见

8.4.2 皮肤变态反应动物实验(皮肤致敏试验)

本实验用于确定重复接触化妆品及其原料对哺乳动物是否可引起变态反应及程度。用于皮肤变态反应实验的动物模型首选健康的成年豚鼠,表 8-3 列出利用豚鼠进行皮肤变态反应试验的几种方法,其中较常用的为 Buehler 法和豚鼠最大反应法。

进行皮肤变态反应试验,需要给予动物进行受试物的多次诱导接触。可以是运用皮内和/或皮外给药方式将受试化学物一次或多次施加于豚鼠。经过两周(即诱导期,是指机体通过接触受试样品而诱导出过敏状态所需的时间)后,再给予激发剂量的该受试物单次或多次处理豚鼠;观察实

表 8-3　皮肤致敏动物实验的种类

试验方法	诱导接触	激发接触	灵敏度
Draize 法	ID	ID	低
弗氏完全佐剂法	ID	T-U	中
最优化法	ID	ID 和 T-O	高
涂皮法	T-U	T-U	高
Split 佐剂法	T-O	T-O	高
Buehler 法	T-O	T-O	高
最大反应法	ID 和 T-O	T-O	高

说明:ID=皮内注射;T-O=封闭局部给药;T-U=非封闭局部给药

诱导接触是指机体通过接触受试样品以达到诱导产生致敏状态目的的试验性暴露;激发接触是机体接受诱导暴露后,再次接触受试样品的试验性暴露,以确定皮肤是否会出现过敏反应。

验动物,并与对照动物比较受试样品的皮肤反应强度,用于评估其诱导皮肤变态反应性。诱导接触和激发接触的化学物的浓度和给药部位可以不同。通过比较诱导和激发两阶段受试物的皮肤反应,它们之间的差异表明该化学物是否具有特异的皮肤刺激反应。通常,发生反应的动物数量比单个动物反应的严重程度更能衡量化学物的变态反应性。

(1) Draize 致敏性试验

是一种简单、低廉的方法,是将受试物注入皮内诱导其变应性,局部反应根据临床特征分级。由于该法要求诱导浓度达到 0.1%,并未充分考虑化学物的实际接触方式,且测定弱致敏原时有较高的假阴性,故目前 Draize 法逐渐被其他技术所取代。

(2) 弗氏完全佐剂(Freund's complete adjuvant, FCA)试验

是将受试物与弗氏完全佐剂混合,然后做皮内注射。FCA 是一种分枝杆菌蛋白,其应用可增强免疫反应,有助于弱致敏原的检测。具体操作是将混合物注射于皮肤 3 个不同部位进行诱导,再用无刺激剂量的受试物涂布表皮进行激发。此法与最优化试验同样灵敏,且花费较低;缺点是需要使用皮内注射进行诱导,而且 FCA 可能增强受试物的致敏性,以致对受试物的皮肤变应性产生错误估计。

(3) 最优化试验(optimization test)

灵敏度高,与其他实验相比,操作困难且花费

时间较长。因此,最优化法比其他同等灵敏度的方法应用少。

(4) 表皮涂布法

首先将未经稀释的受试物重复涂皮几周,再进行激发。Klecak 等发现这是一个灵敏和精确度均较高的试验方法,但它需要的动物数量较多。

(5) Split 佐剂法

要求在诱导前先把动物测试部位的皮肤毛发剃除、清洁、敷以干冰。该技术需要 9 天的诱导接触,在诱导阶段的第 4 天给予 FCA 皮内注射到测试部位两次;受试物被密封涂到动物的皮肤上。密封和 FCA 注射共同作用,使该方法灵敏度较高,可以检测出弱的致敏原,但该法不常用。

(6) 局部封闭涂皮法(Buehler 试验法)

是一种动物的"斑贴试验",该法的诱导和激发阶段,均需将化学物或混合物密封涂布皮肤,这就必须保证密封材料尽可能无刺激性,否则会影响结果的观察和解释,尤其是在检测低浓度化学物的皮肤刺激性时。该方法易产生假阴性,其主要原因是操作误差。具体操作中,试验组动物至少 20 只、对照组至少 10 只;通过预试验寻找能引起皮肤轻度刺激反应的最高浓度(剂量)。诱导接触于第 0、7、14 天分别将 0.4 ml 新配制的受试样品(最小刺激浓度)涂布在实验动物背部左侧 2 cm×2 cm 的去毛区域(范围为 4 cm^2~6 cm^2),封闭固定 6 小时后移去敷贴物和清除残留受试样品。末次诱导 2 周后(即第 28 天)将 0.4 ml 受试样品(最大无刺激浓度,建议为诱导浓度的 1/2)敷贴于豚鼠右侧背部 2 cm×2 cm 的去毛区,封闭固定 6 小时进行激发接触。在 24、48 小时后分别用盲法观察对照组和试验组,按表 8-4 对局部皮肤反应评分(最高积分 7);当受试样品组动物出现皮肤反应积分≥2 时,判为该动物皮肤变态反应阳性。根据反应评分为 1 或以上的动物数占该组动物总数的百分比计算致敏率(%),按表 8-5 判定受试样品的致敏强度,其中当致敏率为 0 时,可判为未见皮肤变态反应;而Ⅰ级致敏度没有意义,在实际使用时无致敏危险。

表 8-4　皮肤变态反应试验的局部皮肤反应评分标准

皮 肤 反 应	积 分
红斑和焦痂形成	
无红斑	0
轻微红斑(勉强可见)	1
明显红斑(散在或小片红斑)	2
中度~重度红斑	3
严重红斑(紫红色)至轻微焦痂形成	4
水肿形成	
无水肿	0
轻微水肿(勉强可见)	1
中度水肿(皮肤隆起轮廓清楚)	2
重度水肿(皮肤隆起约 1 mm 或超过 1 mm)	3
最高积分	7

表 8-5　皮肤变态反应试验的致敏强度分级标准

致敏率(%)	等 级	致敏程度
0~8	Ⅰ	弱
9~28	Ⅱ	轻度
29~64	Ⅲ	中度
65~80	Ⅳ	强
81~100	Ⅴ	极强

(7) 豚鼠最大反应试验法(guinea pig maximization test, GPMT)

是第一次皮内注射受试物的同时采用福氏完全佐剂(FCA)皮内注射,检测皮肤发生变态反应的可能性,是使用最为广泛、且相当灵敏的方法。在诱导阶段中,第一天同时在相邻的 3 个部位分别皮内注射 FCA、溶于生理盐水的受试物、FCA 与受试物的混合物;7 天后,将置于滤纸上的受试物,涂布于已用十二烷基硫酸钠稀释液刺激过的皮肤表面,胶布和绷带固定和密封 48 小时;2 周后,受试物再次涂布表皮 24 小时进行激发。尽管它对测试混合物不太适用,但最大化试验法仍被认为是相当有价值的预测方法。最大化试验法存在假阳性,该法原来的分类模式很难识别非致敏原,为此,Kligman 和 Basketter 于 1995 年提出在试验的起始阶段用一种化学刺激物处理对照动物,以减少假阳性的结果出现。

此外,被广泛用作迟发型超敏反应研究的小鼠已成为研究的热点。小鼠耳朵肿胀度试验法

(mouse ear swelling test, MEST)是通过测量小鼠耳朵肿胀程度,对迟发型接触性超敏性反应进行定量。MEST法主要还是通过观察皮肤的反应变化来评估致敏反应,但该法很难保证测量部位一致,其应用存在一定的局限。

局部淋巴结检测法(local lymph node assay, LLNA)是通过观测接触刺激部位淋巴结网内的淋巴细胞增殖来评价接触性过敏反应。小鼠单次和局部重复多次接触受试物,通过测定淋巴结网中被激发的细胞的增殖程度,检测化学物的致敏活性。小鼠局部淋巴结检测法已被发展成为识别和分类变态反应性致敏原的方法,也已成为国际实验室间进行结果比较的一个公认方法。进行LLNA试验时,4只或5只小鼠一组,在小鼠两只耳朵背面分别涂抹数十微升的受试物或相同量的空白对照试剂,重复3天;第5天时处死小鼠,分离耳部淋巴结,制备游离的淋巴结细胞悬液,用同位素标记法测定淋巴细胞增殖活性,并计算增殖指数。与空白对照组进行比较,高出3倍以上的增殖反应的化学物则被认为是致敏原。值得注意的是,某些非致敏性的刺激反应用LLNA法也存在假阳性,且不能判定角质层的防御功能是否正常,因此,根据LLNA法测定结果进行化学物致敏性评估时要慎重。

由于上述试验方法在检测受试物的致敏能力和强度上存在不同的优缺点,这些结果只能在有限的范围内外推到人类。引起豚鼠强烈反应的物质在人群中也可能引起一定程度的变态反应,而引起豚鼠较弱反应的物质在人群中也许不能引起变态反应。

8.4.3 皮肤变态反应体外实验技术的发展及应用

利用皮肤变态反应实验预测化学物潜在致敏性,是化学物安全性评价和危害鉴定的重要部分。传统的皮肤变态反应实验是采用豚鼠开展的动物实验,常用的有局部封闭涂皮法和豚鼠最大值法。目前,局部淋巴结试验作为一种优化的动物实验方法得到广泛推行,长期的科学研究证实该法同豚鼠最大值法有良好的一致性,已于2002年写入

欧盟化学物检测指南。近年来,新型化妆品、日用物品等新型化学合成物大量上市,传统的动物实验因周期较长、需要的动物数量较多而越来越难以满足市场需求。因此,为及时准确评估化学物的潜在致敏性,同时也考虑到"3R"原则,研究开发相对快速简单的皮肤变态反应体外替代方法已成为研究的重点。随着对皮肤变态反应机制的深入探索,皮肤变态反应体外替代方法的研究也取得了重要进展。

8.4.3.1 皮肤变态反应体外替代方法的原理

皮肤变态反应是一个复杂的生物学过程,一种化学物能否引起变应性接触过敏性皮炎(allergic contact dermatitis, ACD)与其化学结构有关,由化学物的多种性质决定,如化学物能否穿过角质层到达真皮层、在真皮层能否与蛋白质或肽键结合形成活化形式以及活化形式能否引起特异的免疫反应等。近年来许多研究者深入研究ACD的分子机制,并将其应用到皮肤变态反应体外替代实验方法的设计中,其基本原理如图8-1。

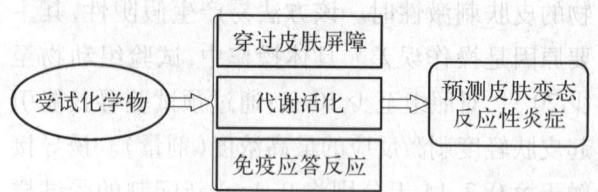

图8-1 体外筛选致敏物的基本原理

8.4.3.2 皮肤变态反应体外替代方法研究进展

根据体外筛选致敏物的原理,目前皮肤致敏体外替代方法的研究进展主要有:① 基于树突状细胞(dendritic cells, DC)及T细胞等接触性过敏性皮炎诱导相和激发相中的关键免疫细胞的"免疫识别"化学过敏原的过程,发展利用细胞系建立模型;② 建立化学物渗透表皮生发层/真皮的皮肤模型;③ 定量测定化学物与蛋白质/多肽的反应或代谢活化;④ 发展以计算机为基础的分析方法,如定量构效关系。以下为目前已建立的一些皮肤变态反应体外替代方法。

(1) 细胞体外培养

1) Langerhans 细胞(LC)

LC是存在于上皮中最主要的抗原提呈细胞,

通过处理和提呈抗原发动免疫反应。1992 年 Enk 等研究发现,用致敏物及刺激物对小鼠经皮染毒处理,在致敏阶段提取其上皮细胞,分析细胞因子表达的变化,结果显示一些特殊的细胞因子只有在过敏原处理组才发生改变,其中比较敏感的指标的是白介素 IL－1β。随后,有研究中采用流式细胞术、激光扫描共聚焦显微镜以及电镜等方法对经致敏物染毒处理后的人 LC 进行检测,结果发现细胞表面共刺激分子 CD80、CD86 和 CD40,细胞内黏附分子 CD54 和人白细胞抗原 HLA－DR 在致敏物处理组表达发生变化。

早期的这些研究为深入阐明皮肤变态反应的发生机制提供了新的思路,同时也为以 LC 为中心的体外替代方法的开发提供了合理的机制和依据。但由于 LC 只占上皮细胞的 1%～3%,目前的分离技术只能分离到少量的 LC,因此以 LC 为中心开发鉴定化学物致敏性的体外方法受到了一定的制约。从技术层面上看,该方法的推广应用还有赖于 LC 分离技术的进一步发展。

2）树突状细胞(DC)

DC 与 LC 具有相似的性质,能通过处理和提呈抗原发动免疫反应。1997 年,Aiba 等用致敏物与外周血单核细胞制备未成熟的 DC 共培养,在 24 小时和 48 小时后检测发现 DC 表面分子 CD54、CD86 和 HLA－DR 均明显上调。此外,Rougier 等研究显示脐带血制备的 DC 经强致敏物处理后,DC 表型发生改变,表达 CD83,且 CD86 和 HLA－DR 表达上调,E－钙黏蛋白表达下调,而对照组则观察不到这些变化。同时,还发现一些弱致敏物多诱导 CD86 的表达变化,而 HLA－DR 和 CD83 的变化不明显。

Aeby 等用外周血源的 DC 经致敏物处理后,用流式细胞术分析 CD86⁺细胞,定量检测 IL－1β 及水孔蛋白类 P3 基因的表达。结果显示在致敏物处理组,致敏物浓度与 IL－1β 及水孔蛋白类 P3 基因的表达水平呈现剂量－反应关系。这些研究结果都提示用致敏物处理 DC 可诱导 DC 成熟,并可能调节相关基因的表达改变。然而,Pichowski 等选用 9 名捐赠者的外周血制备得到 DC,与致敏物共培养后,发现只有 4 名捐赠者外周血制备的

DC 中 IL－1－mRNA 表达水平选择性上调,推测这可能是由于来源于不同供血者的 DC 存在个体差异所导致。

由于从外周血培养能获得充足数量的 DC,为研究接触致敏反应机制及开发体外替代方法提供了重要条件。很多研究者认为,以 DC 为基础的实验可能是进一步探索预测化学物潜在皮肤致敏性的体外方法最具潜力的方法之一;但用供血者外周血制备的 DC 可能存在着个体差异,因此本体外替代方法的实际应用还有待研究。

3）其他细胞系

考虑到从人类血液中提取 DC 存在着个体差异,近年来有研究者关注于寻找适合的能替代 DC 细胞的细胞系。研究发现一些人髓样白血病细胞系如 MUTZ－3、U937 和 THP－1 等表现出与 DC 相似的性质。Azam 等将 MUTZ－3 细胞与致敏物共培养 24 小时后,检测受试细胞表面分子的变化,发现 CD86 是预测致敏物最敏感的指标;Python 等研究还发现 U937 细胞经致敏物处理后,共刺激分子 CD86 以及 IL－1β 和 IL－8 基因表达上调;Sakaguchi 等用致敏物作用于 THP－1/U－937 细胞,采用流式细胞仪检测 24 小时、48 小时后 CD54 和 CD86 的表达变化,结果显示 THP－1 细胞经致敏物处理 24 小时后 CD54 及 CD86 表达均明显上调。将 U937、THP－1 和 MUTZ－3 三种细胞分别用强致敏物处理,测定其生物标志物 HLA－DR、CD54 和 CD86 的表达量,只有 MUTZ－3 和 THP－1 表现出特异性较强的反应。

基于以细胞建立的体外替代实验方法是目前研究的重要方向之一,具有很好的应用前景。但迄今为止,大多基于细胞的体外分析方法分辨的主要是强或中等致敏性化学物;而更具临床意义的是潜在弱致敏性化学物的筛选,如何提高替代方法的灵敏度是未来体外替代方法面临的重要挑战。此外,这类分析方法大多应用于水溶性化学物致敏性的检测,而至今发现的大多数致敏物为脂溶性的有机物质,并且这些物质在长达数小时甚至数天的细胞实验中的稳定性仍有待解决。

(2) 皮肤表皮细胞的体外培养

体外培养活体皮肤主要分为两大类:皮肤上

皮层培养和全层培养。体外培养上皮层细胞主要包括 LC 和外周血源的 DC，以及角质形成细胞（keratinocyte，KC）。1996 年 Kubilus 等分别用刺激物和致敏物处理体外培养上皮细胞层，结果显示致敏物引发上皮细胞层白介素 IL－1α 和前列腺素 E2（PGE2）表达升高，且细胞毒作用越大，IL－1α 和 PGE2 表达上调越明显；而对照刺激物处理的体外培养上皮细胞层则没有观察到这种现象，IL－1α 和 PGE2 的表达随致敏物种类不同而变化。

体外全层皮肤培养具有表皮和真皮双层结构，是将 KC 培养在胶原中，或剥离了上皮层的真皮中，或模拟皮肤结构和代谢的气液相交界面上。Coqutte 等用刺激物和致敏物作用于体外全层皮肤培养模型，分别检测了 IL－1α 和 IL－8 的蛋白及 mRNA 表达水平，结果显示致敏物引起 IL－8 表达上调，刺激物则引起 IL－1α 表达水平升高，两者均引起 IL－8mRNA 表达上调。

目前，一些人工表皮/皮肤模型已被应用于皮肤刺激性或光毒性替代实验中，但由于缺少引发致敏反应的免疫细胞，使得这个体系并不能完全反映致敏过程，故仍需进一步完善。

（3）蛋白（肽）反应分析法

本方法主要通过检测化学物与蛋白质或肽的反应活性来判断其受试物的致敏性。2004 年，Gerberick 等进行了一系列实验研究，将致敏物和非致敏物与谷胱甘肽（GHS）和包含半胱氨酸、赖氨酸或组氨酸的肽模板反应结合，用高效液相色谱法及紫外分光法检测 GSH 或肽的含量，结果显示化学物的致敏性与 GSH、半胱氨酸、赖氨酸量的变化相关。目前利用化学物与 GSH 或包含半胱氨酸/赖氨酸的肽反应的方法已检测了 82 种化学物（包括 52 种致敏物和 30 种非致敏物），该方法的准确度、灵敏度和特异度分别为 87.5%、90.4% 和 83.8%。

另外，有些致敏物必须经过代谢活化后才能与蛋白（肽）发生反应形成抗原，在蛋白（肽）反应基础上，加入某些代谢体系如过氧化物酶等也在进一步的研究中。

（4）构效关系研究定量结构-活性关系（quantitative structure-activity relationship，QSAR）技术

是通过建立化学物分子结构参数与生物活性的关系，达到预测化学物活性的目的，已广泛应用于毒性评价、药物设计等领域。在预测化学物致敏性方面，早期的一些研究中将 QSAR 技术应用于探索致敏化学物的结构特征，基于实验数据建立化学物结构与致敏活性的关系。由于不同种类化学物致敏的分子机制可能不同，这种模型的外推受到限制。近年来随着计算机技术的进步，QSAR 技术的研究得到迅速发展，研究者将统计学方法应用于 QSAR 技术中，建立包含各种化学物的大型数据库，并应用统计学方法计算相关参数，建立模型用于致敏物的筛选和危险度评价等。在化学物致敏性的预测中，QSAR 可作为起始工具，为研究提供有用的初始信息，可成为快速、简便的筛检工具，具有良好的应用前景；但该方法依赖于一个完整的、透明的有关化学物致敏性的数据库系统的建立。

由于皮肤变态反应是一个复杂的生物学过程，发生机制包含了皮肤渗透吸收、蛋白质结合、抗原处理、T 细胞增殖等一系列过程，缺少其中任何一步，都不能引起皮肤变态反应。体外替代方法的开发取决于对机制的研究，在过去数十年间，随着对变应性接触性皮炎基本的分子和细胞反应原理的研究有了明显的进展，大多数有良好应用前景的研究方向在其机制研究中被确定，如白介素 IL－1β mRNA、共刺激因子 CD86 等的表达，致敏物与蛋白（肽）的反应等。目前体外实验的研究方法多数只涉及致敏机制中的某一方面，不能代表机体复杂的生物学现象的整体；理想的体外替代方法应当能模拟皮肤变态反应全过程的关键步骤，所以有研究者提出用一系列体外实验方法的组合建立化学物致敏性评价方法的设想。目前，皮肤变态反应的机制仍不完全明确，要成功开发体外替代实验方法还有许多困难，而进一步研究皮肤致敏的机制，开发和建立变态反应体外替代方法无疑是未来的发展趋势。

8.5 理化因素所致皮肤癌

皮肤癌是人类常见的癌症之一，一般源自表皮层的角质形成细胞和黑素细胞。近年来，我国皮肤癌的发病率呈不断上升趋势,可能与下列因素有关:紫外线照射时间较长;长时间接触放射性物质或射线;经常接触砷化物、焦油和沥青等。

8.5.1 光化作用

日光照射可增强多环芳香烃的致癌作用,且光化物质还能激发紫外线(UV)的致癌作用。UV的致癌光谱为 240~320 nm,以 290~300 nm 致癌力最强。皮肤鳞状细胞癌和表皮基底细胞癌通常与长期或过量的 UV 暴露有关,其中鳞状细胞癌好发于头和颈部,这正是最易接触太阳辐射的部位。太阳光与皮肤癌关系的流行病学和临床证据表明:皮肤癌多发生于户外职业人群,如农民、水手和军人;皮肤癌多见于无覆盖的皮肤,对 1 500 例皮肤癌患者进行分析发现,面部发生率占 95.5%、手背占 3.07%、毛发部位占 1.02%、足部占 0.40%。在同一地理区域中,深肤色人群皮肤癌发生率低于浅肤色人群。另外,光暴露皮肤若被擦伤或冻伤,会增加皮肤癌的发生率。

8.5.2 电离辐射

电离辐射是皮肤癌的病因之一,职业性皮肤癌更是常见。特别是长期从事放射工作的人群,常发生辐射性皮肤干燥症,进而发展为皮肤癌;此外,在长期接受放射线治疗的患者中,患皮肤癌的病例也很多。研究表明,在原有放射线皮炎的基础上,接受量相当于 3 000 cGy 的电离辐射可致皮肤癌,潜伏期 25~30 年。另外放射性污染物,如铀矿开采排放的矿渣和矿坑水、核武器试验的沉降物及核废料循环的三废排放等也可导致皮肤癌的发生。

8.5.3 环境化学致癌物

WHO 指出人类癌症约有 90% 与环境中的化学致癌物质有关,长期研究表明 70%~80% 的皮肤癌与环境化学物有关。多环芳香烃类化合物是引起职业性皮肤肿瘤的主要化学物质,包括沥青、焦油、煤烟、炭黑、石蜡及矿物油等,长期接触此类物质及其代谢产物可诱发皮肤癌。苯并芘(3,4-benzpyrene)是众多含碳化合物代谢过程中的产物,在体内通过环氧化酶、微粒体羟化酶等一系列生物转化作用,转变为环氧化物即烃化剂,可与核酸结合,干扰遗传信息,导致转录时生成异常的碱基对或妨碍完全解离而诱发癌变。此外,长期接触砷及砷的化合物也可导致皮肤癌。砷暴露人群最常发生的皮肤症状是皮肤表皮角化颜色变深,进而发展为皮肤癌,潜伏期达 15 年以上,主要与砷剂封闭 DNA 聚合酶有关。

诱发皮肤癌的环境化学物尚有烷基化物、芳香胺类、氮染料、吖啶黄、氨基甲酸酯、烟草、二甲基亚硝基脲、氯丁二烯、硝酸胍、乙酰氨基芴及二甲基联苯胺等,具体致癌机制尚不完全明了。当然,皮肤癌的发生常常是由多种环境因素联合作用所致。

皮肤癌的具体发病机制尚不清楚。近来葡萄牙肿瘤研究所的研究人员发现基因变异可增加皮肤癌的风险。研究指出,携带 Cyclin D1 变异基因的人更容易患皮肤癌,这与 Cyclin D1 能加速或减缓细胞生长有关;如果 Cyclin C1 基因发生变异,会使皮肤癌的患病风险增加 80%,黑素瘤病例中有 14% 是由这种基因变异所致。

对于职业性皮肤癌的预防主要有以下措施:① 严格限制工业污染物排放和净化燃料措施,限用氟利昂、甲烷、一氧化氮等物质,防止因大气中臭氧层破坏而导致紫外线的强度增加;② 避免接触环境化学致癌物,尤其不要同时接触几种致癌物质;③ 改进工艺流程,以自动化代替人工操作,采用能反射或吸收紫外线的劳动防护用品,涂擦防护剂,减少化学致癌物的接触;④ 改革放射性元素矿床的采矿工艺,减少矿尘产生,合理处理废弃矿渣,强化污水处理;⑤ 对接触致癌物人员定期进行体检,早发现、早治疗。

8.6 职业性皮肤损伤

皮肤是人体最大的器官,直接暴露于外界环境中,任何有害因素都可最先接触皮肤,因此,在工作环境中皮肤也最容易遭受各种因素的侵袭,导致职业性皮肤损伤。美国职业安全与健康研究所(NIOSH)将职业性皮肤损伤定为工作人员面临的最普遍的健康危害之一,并从1982年起将其列为十大职业相关疾病。改革开放以来,虽然我国工业化进程不断加快,但职业人群的防护工作尚跟不上形势发展的需要,导致职业性皮肤损伤的现状较为严峻。

8.6.1 职业性皮肤损伤的致病因素

职业性皮肤损伤的发病原因比较复杂,常常是多种因素综合作用的结果;但就某一病例而言,通常由一种原因起主要作用。在生产条件下,职业性皮肤损伤最常见的致病因素有以下三大类。

(1) 化学性因素

化学性因素是职业性皮肤损伤的主要致病原因,约占职业性皮肤病的90%以上,其种类繁多,涉及不同工种。根据化学物的作用机制,可将其分为原发性刺激物、致敏物和光敏物3种。化学性原因引起的职业性皮肤病,除化学物质本身的原发性刺激或致敏作用外,还受物理和机械性因素的协同作用以及其他一些因素的影响,包括年龄、性别、皮肤类型、季节、生产条件,个人及环境卫生等。

(2) 物理性因素

由物理性因素引起的职业性皮肤损伤的发病率较低,主要分为以下几类:

机械作用:石棉或玻璃纤维刺入皮肤,刺激皮肤生成疣状物;粉尘可以阻塞毛囊口,影响皮肤的正常功能,增加感染机会,或发生毛囊性皮疹、痤疮、皮肤瘙痒等;爆破时的粉尘可以嵌入皮肤,形成爆粉沉着症。

温湿作用:高温、热辐射能引起皮肤烧伤和火激红斑,反复作用可出现持久性血管扩张,继而发生色素沉着;高湿多汗能促进可溶性化合物的刺激作用;低温作业时,可引起局部的冻伤、冻疮;长期与热水接触的工作,如洗衣工、缫丝工等,手部皮肤常引起浸渍、糜烂和湿疹。

日光和人工光源:长时间在日光下劳动,身体暴露部位可以发生日晒伤或光敏性皮炎;电焊工因紫外线照射引起的电光性皮炎;日光和紫外线除其本身可引起急性皮炎外,还可与光敏物质协同作用,引起光感性皮炎,如沥青皮炎等。

放射线:可引起急、慢性皮炎,皮肤角化和溃疡等。

(3) 生物性因素

生物性因素引起的职业性皮肤损伤主要见于农、林、牧、渔业中的某些工种,较严重的有两类:① 植物类,如漆树、野葛、荨麻等能致皮肤炎症反应;茴香、柠檬、芸香、无花果等能引发皮肤光敏性皮炎。② 动物类,如螨类可引起螨虫皮炎,禽畜血吸虫尾蚴可致稻田皮炎,炭疽杆菌可致皮肤炭疽病,水母等可引起刺胞皮炎等。

8.6.2 职业性皮肤损伤的类型及表现

《职业性皮肤病诊断标准》中已制定的职业性皮肤损伤有职业性接触性皮炎、职业性光接触性皮炎、职业性电光性皮炎、职业性黑变病、职业性痤疮、职业性化学性皮肤灼伤及职业性三氯乙烯药剂性皮炎等;其他有的尚未正式颁布,有的正在陆续制订中。以下为几种主要常见的职业性皮肤损伤。

(1) 职业性皮炎

职业性皮炎占整个职业性皮肤损伤的80%以上。根据致病因素和致病机制的不同,主要有接触性皮炎、光接触性皮炎、电光性皮炎、放射性皮炎以及药疹样皮炎等几种,其中接触性皮炎为最常见,详见本章8.3及8.4节。

(2) 光诱导的皮肤毒性

某些化学物质与皮肤单独接触时并不对皮肤产生损害,但经过特定波长的光照射后,可对机体局部或全身产生明显的损害作用,这种由光线导致的皮肤反应称为光敏作用(photosensitization)。凡能产生光敏作用的物质称为光敏物质(photosensitizer),分为内源性与外源性两种,光敏作用也相应地分为内源性光敏作用及外源性光敏作用。

1) 内源性光敏作用

光线直接作用于皮肤,使皮肤产生的不良反应称为内源性光敏作用。不受保护的皮肤暴露于阳光或人造光源的紫外线光照下可引发几种毒性反应,既包括如阳光灼伤(红斑)和晒黑(皮肤黑素增加)等短期、可逆的效应,也包括皮肤光老化和皮肤癌等长期、不可逆的反应。

皮肤暴露于中波紫外线,可选择性地改变皮肤的免疫功能,使皮肤对致敏源和微生物(如I型和II型单纯疱疹病毒)的免疫反应发生变化,这种免疫功能的改变可促使皮肤癌的发生和发展。

2)外源性光敏作用

外源性光敏物质既可通过皮肤局部接触吸收进入皮肤,也可由身体其他组织吸收、再通过血流到达皮肤,经光照射后激活,从而发生光敏作用。其中,若光敏物质与胞质内的细胞器发生作用生成三联体和自由基,就表现为光毒性作用(phototoxicity),导致光毒性皮炎;若光敏物质经光能作用转变为光变应原,与蛋白质、多肽和黏多糖等大分子共价结合后形成完全光抗原,则表现为光变应性反应(photoallergy),导致光变应性接触性皮炎。

光毒性皮炎(phototoxic dermatitis)是由光激活化学物引起的非免疫性的、光诱导的皮炎,绝大多数光毒性皮炎是由射线作用后形成的中间产物间接引发,例如使脂类过氧化引起的皮肤局部炎症。光毒性反应的严重程度与剂量相关,当接触足够量的光毒剂化合物并受到适当波长光照时,所有个体都可能发生光毒性反应。接触不同化学物产生光毒化反应的作用波长不同,以 UV 作用多于可见光,且反应更明显,例如接触沥青煤焦油后再接受含 $340\sim430$ nm 波长的光照射,易引起皮肤刺痛和红斑反应;而接触脱甲四环素的作用波长则为 $350\sim450$ nm。最典型的光毒性反应性疾病是卟啉,一般是由于接触太阳光后立刻或几小时内发生,作用光谱为 $400\sim410$ nm。

光变应性接触性皮炎(photoallergic contact dermatitis)是接触光变应原物质后,在暴露于光线的皮肤部位出现炎症反应,而在不接触光的皮肤则不出现此种反应。例如在化妆品使用中,皮肤接触含对氨基苯甲酸及其酯类物质等变应原的防晒剂,只要一次接触日光即可发生此类皮炎并持续一周左右;接触含煤焦油染料的化妆品引起的光变应性皮炎,在后期可出现皮肤色素沉着。光变应性反应的程度不完全与剂量相关,对于特应性的个体,相对低剂量的暴露也可能引起很严重

的皮肤反应。常见的光致敏原包括磺胺类药剂、吩噻嗪、香豆素、苯胺和防晒剂等。

(3)职业性皮肤色素沉着(黑变病)

随着石油、焦油、橡胶、染料、制药等化学工业的发展,职业性皮肤色素沉着的发生逐渐增多。紫外线作用于黑素细胞,黑素体从细胞底部转向表面,重新分布,引起皮肤色素增加。在 UV 下照射 5 分钟内,皮肤可暂时性变黑,称为晒斑反应(false tan),这是由长波紫外线引起的。当紫外线照射较长时间后,在中波紫外线的作用下,表皮内黑素细胞数目增加,合成新的黑素,黑素体将黑素转运到表皮角质形成细胞中,皮肤色素加深。

煤焦油和沥青等物质中含有强光敏性物质如蒽、甲基蒽及荧蒽等,当 UV 线照射到吸收了这些物质的皮肤时,激发光敏物质,使细胞产生光毒性炎症反应。还原型谷胱甘肽可抑制黑素形成,紫外辐射和细胞炎症反应促使谷胱甘肽发生氧化,阻断还原性谷胱甘肽对黑素形成的抑制,色素形成加速。职业接触煤焦油和沥青,劳动者皮肤接受光照后,可引起慢性的皮肤色素沉着,形成职业性黑变病。

(4)职业性色素减退(白斑)

酚类、儿茶胺类和某些巯基化合物可干扰正常黑素的形成,造成局部皮肤色素减退。实验证明某些酚类和儿茶酚胺类对皮肤黑素细胞具有选择性毒作用,竞争性结合酪氨酸酶,使酪氨酸合成中断或减弱,从而抑制黑素的形成。而二巯基丙磺酸钠和硫脲嘧啶中的巯基,可与酪氨酸酶的铜离子结合,同样影响酪氨酸的合成,不能正常形成黑素。上述职业性接触的化学物均可抑制皮肤黑素的形成,产生职业性色素减退。

(5)职业性痤疮

职业性痤疮是指在生产劳动中接触矿物油类或某些卤代烃类化学物等引起的皮肤毛囊、皮脂腺的慢性炎症性损害,是由于化学物刺激表皮中皮脂腺增殖和角质囊肿形成。由煤焦油、页岩油、天然石油及其高沸点分馏产物和沥青等引起的职业性痤疮称为油痤疮;由某些卤代芳烃、多氯酚及聚氯乙烯热解物等引起的称为氯痤疮。职业性痤疮可发生于任何年龄接触者的任何接触部位。明

确的职业性接触史是诊断职业性痤疮的必要依据。

(6) 职业性化学性皮肤灼伤

职业性化学性皮肤灼伤是常温或高温的化学物直接对皮肤刺激、腐蚀作用及化学反应热引起的急性皮肤损害。引起化学灼伤的化学物大多数属于腐蚀性物质,以酸、碱和酚类化合物较为多见。致病物质中无机物占病例总数的80%以上,主要包括氢氟酸、磷、三氧化磷、酸和碱等,其中氢氟酸及其混合物所占比例最高;此外酚、硫酸二甲酯、环氧乙烷、农药等有机物也可引起皮肤化学性灼伤。

(7) 职业性三氯乙烯药疹样皮炎

职业性三氯乙烯药疹样皮炎是我国近年来新出现的一种比较严重的职业性皮肤病。在职业活动中,三氯乙烯常用作金属脱脂去污、油脂和石蜡等萃取以及作为树脂和橡胶的溶剂,与相关职业人群接触密切。职业性三氯乙烯药疹样皮炎主要表现为急性泛发性皮肤炎症性反应,并常伴有发热、肝脏损害和浅表淋巴结肿大等。

8.6.3 职业性皮肤损伤的预防

(1) 按体质安排工作

新工人入厂时应按个体素质安排工作,如皮肤干燥的人,不宜从事接触脂溶性毒物的工作;皮肤油腻者,不适合从事接触矿物油类和氯代芳香族烃类(氯苯、氯萘等)工作;过敏体质者,不适合在化工、制药等车间工作。

(2) 改善劳动条件

生产设备的密闭化、管道化,操作过程的自动化、机械化是防止职业性皮肤病的根本措施,同时必须加强生产设备的管理、清洁和维修;安装有效的通风、排毒、除尘等设备。

(3) 加强个人防护

1) 个人防护用品的使用

为防止或减少皮肤接触溶液、蒸气、粉尘等刺激性物质,根据生产条件和工作性质配备头巾、面罩、工作服、围裙、套袖、手套、胶靴等个人防护用品。

2) 防护剂的使用

皮肤防护剂只是作为综合性预防措施的一种手段,在某种情况下可以发挥一定的保护作用。使用防护剂必须在工作前涂上,工作完毕时用清水和肥皂洗掉,这样可以将附着的刺激物一并洗去。

3) 开展定期职业性皮肤病普查

接触对皮肤有害因素的作业工人,每年应定期做皮肤病的普查,若发现有相关皮肤损害,应及时调离有害因素岗位,并及早治疗。

(4) 加强职业环境的监管

针对存在于职业环境中的致皮肤损伤因素,相关部门应加强监管,及早发现潜在的危险因素;同时开展安全性评估,并根据评估结果提出有效的预防措施。

8.7 化妆品引起的皮肤损伤

随着经济发展和人们消费水平的不断提高,因使用化妆品所引起的皮肤损害也急剧增加。化妆品不良反应不仅是涉及健康医疗的问题,同时也是与消费者及有关化妆品厂商的权益密切相关的法律问题,有关化妆品安全性的问题已成为国内医界、商界、化妆品研制机构、政府及消费者关注的热点。从化妆品卫生学角度出发,了解化妆品皮肤损伤的临床表现、研究损伤的发病机制、明确存在于各个环节中的致病因素,并在此基础上探讨化妆品性皮肤病的防治措施,对保障人民群众的身心健康意义重大。

8.7.1 化妆品皮肤损伤的致病因素

(1) 化妆品方面的因素

1) 生产环境不佳,缺乏精良的生产设施和包装工艺

据有关部门统计,我国目前有大小化妆品生产厂3 000余家,其中多数为小规模经营,这些单位条件简陋,缺乏技术力量和有效的生产管理方法,在原料、配方、加工以及包装方面均难达到国家规定的化妆品卫生标准。更有甚者,有的厂方为追求经济利益,产品粗制滥造,或以假乱真,或以次充优,损害消费者利益。

2) 化妆品中微生物污染

可发生在化妆品生产、加工、运输、贮存和使用过程等多个环节。微生物繁殖可导致化妆品腐

败酸解,后者可直接刺激皮肤发生炎症;毒力强的细菌感染如金黄色葡萄球菌、溶血性链球菌等则可引起毛囊炎、疖肿、等。

3) 化妆品有毒物质含量超标

我国卫生部 1987 年颁布的化妆品卫生标准(GB－7916－87)中已明确限定若干有毒物质如汞、铅、砷、甲醇等的限量,但某些化妆品含量仍超标。汞、铅等物质过量不仅能刺激皮肤出现红斑、丘疹,还可导致面部色素沉着。此外,尚有多种化妆品根本未经国家卫生监督部门检验评审仍在不同范围内违法生产和销售。

4) 化工原料的毒性刺激

化妆品原料包括油、水、乳化剂、化学添加剂、粉质、香料、颜料等,原料将直接影响产品质量的优劣。目前大多数化妆品厂家所采用的某些原料中含有少量有害杂质和中间体,可造成对皮肤的毒性刺激。化学添加剂诸如防腐剂、表面活性剂、抗氧化剂、收敛剂、抗干燥剂等即可引起此类损伤。此外,某些原料成分本身具有强致敏原性,如染发剂中的对苯二胺、化妆品基质中的羊毛脂、丙二醇可引起变应性接触性皮炎;焦油色素中的苏丹Ⅱ、甲苯胺红,防腐剂中的对位酚、六氯酚、双硫酚醇,以及次氯氟苯脲等都是致病的主要成分;香料也是常见致敏原,可以引起皮肤瘙痒、湿疹、光感应炎、接触性荨麻疹等多种损害。此外,不良化妆品中某些成分尚具有诱发基因突变的作用,可能诱发肿瘤。

5) 化妆品中所含药物的毒副作用

特殊用途化妆品含有多种药物成分,如治疗腋臭的香露水类产品一般含有止汗剂如氧化铝、氯化铝、苯磺酸锌、甲醛等,除臭剂如硼酸、安息香酸、洗必泰等;治疗雀斑的祛斑霜类多含有氢醌、维生素 C 等脱色剂;粉刺霜多含有硫黄和间苯二酚等。这类化妆品成分复杂,其中甲醛、洗必泰、对位氨基苯甲酸等物质已证实可引起变态反应,有些成分对皮肤有明显刺激作用。此外,如氢醌仅限于染发用氧化着色剂,硝酸银仅限于染睫、眉毛的产品,最大浓度为 4%。如果将氢醌等脱色剂用于膏霜类化妆品,则可引起面部色素分布不均;如果将硝酸银等着色剂用于香露水类化妆品,则

能在正常皮肤出现斑点状色素沉着。国家标准中严格规定化妆品中禁用激素类物质,但仍有少数不良厂家在化妆品中掺入糖皮质激素,致使消费者使用后出现各种不良反应。

(2) 消费者方面的因素

1) 使用方法不当

人的面部每天通过汗孔排出的汗液达 24 ml 之多;面部皮脂腺每日分泌皮脂数克以上;表皮本身还有其自身的新陈代谢的机制,吐故纳新,维护皮肤生态平衡稳定。如不顾及皮肤的这些生理特点,一味在面部涂抹过多的化妆品将影响皮肤的正常功能、削弱其防御机制,导致多种皮肤损伤。

2) 选择化妆品类型不当

选择化妆品时应因人而异、因时而异,否则将事与愿违。一般而论,偏干性的皮肤宜选用油包水型化妆品,否则会造成干燥、脱屑;偏油性的皮肤应选用水包油型化妆品,否则加重面部脂溢程度且易出现痤疮。婴幼儿皮肤薄弱,易受刺激,以不用化妆品为宜;老人皮肤干燥、萎缩,则当选用油性化妆品以滋润保护皮肤。夏秋炎热潮湿,宜选用水性产品;冬春干燥寒冷,宜选用油性产品。

3) 未考虑体质因素

敏感体质者往往对多种化妆用品比较容易出现刺激反应或变态反应,特别是含有香料的产品必须慎用。

8.7.2　化妆品皮肤损伤的主要临床类型

根据皮肤损伤的临床特点,主要有以下几种:

(1) 化妆品接触性皮炎

在化妆品皮肤病中最常见,占目前统计病例的 70% 以上,包括化妆品引起的刺激性皮炎和变应性接触性皮炎。刺激性皮炎指正常皮肤接触物刺激而引起的组织细胞损伤;只要接触物的刺激强度超过皮肤耐受阈值,任何人均可发病。化妆品中许多成分均可作为潜在的刺激原,如染料、香精、色素,金属元素铅、汞、镍、砷等,表面活性剂、防腐剂及化妆品药物成分等。变应性皮炎系敏感机体接触某些化妆品后发生的皮肤迟发性变态反应。对易感体质而言,化妆品中多种成分可具有

致敏作用,如羊毛脂、焦油类、香料、防腐剂等。

(2) 化妆品光感性皮炎

由化妆品中某些成分和光线共同作用引起的光毒性或光变应性皮炎。光毒性反应和 UVB 照射有关,光变态反应则主要由 UVA 引起。光毒反应中化妆品中的光感物质经光照后所产生的损伤机制尚不十分清楚,有研究者认为是光照射后改变了物质的分子结构,从而直接引起组织细胞的损伤。光变态反应系化妆品中某些组分经光照射后转变为过敏原而引起的皮肤过敏性炎症。化妆品中的光感物质可见于防腐剂、染料、香料,以及唇膏、口红中的荧光物、甲抛光剂、着色剂等组分中;防晒化妆品中的遮光剂如对氨基苯甲酸及其酯类化合物也能引起光感性皮炎。

(3) 化妆品皮肤色素异常

指接触化妆品的局部或其邻近部位发生的慢性色素异常改变,或在化妆品接触性皮炎、光感性皮炎消退后局部遗留的皮肤色素沉着或色素脱失。因使用化妆品引起的面部色素沉着或色素脱失是化妆品皮肤病的常见病变之一,文献报道其发病率为化妆品皮肤病的 10%~50% 不等。

在化妆品皮肤色素异常的诊断中应强调病史及临床表现,必要时进行皮肤斑贴试验或光斑贴试验。

(4) 化妆品痤疮

指接触化妆品一定时间后,在局部发生的痤疮样皮疹。国内报道其发病率占化妆品皮肤病的 3.5%~10.0% 不等。化妆品痤疮可因粉质或劣质油性化妆品对毛囊口的机械堵塞和化学性刺激引起,如不恰当使用粉底霜、遮盖霜、磨砂膏等产品,可引起黑头粉刺或加重已存在的痤疮。香膏剂、发膏剂等产品亦常含有这种潜在的致痤疮的化妆品成分。

(5) 化妆品毛发损伤

指应用化妆品后出现的毛发干枯、脱色、折断、分叉、变形或脱落。洗发护发剂、发乳、发胶、染发剂、生发水、描眉笔、眉胶、睫毛油等在一定条件下均可能成为潜在的致病因素。

(6) 化妆品甲损害

指长期应用化妆品引起的甲剥离、甲软化、甲变脆及甲周皮炎等,目前此类损伤也不少见。甲用化妆品组成成分中多数为有机溶剂、合成树脂、有机染料和色素以及某些限用化合物,如丙酮、氢氧化钾、硝化纤维等,它们多数对指甲和皮肤有一定刺激性或致敏性。

8.7.3 化妆品皮肤损伤的防范原则

发生化妆品皮肤损伤后应立即停用可疑致病化妆品,并用温水洗去残留在皮肤表面的物质。面部轻微的刺激反应常在停用后很快消失。如不能奏效或症状较重时,应带上可疑化妆品去医院就诊,在医师指导下对不同类型的皮肤损伤分别治疗。

(肖　萍　洪新宇　陶功华　金锡鹏)

第9章 皮肤病流行病学

目 录

皮肤病流行病学

流行病学研究疾病和健康相关指标的群体现象,作为一种研究方法和分析工具,越来越为临床医务工作者所重视。随着流行病学研究方法的不断完善以及相关学科的发展,流行病学在皮肤病研究中发挥日益重要的作用。

皮肤病流行病学是指研究皮肤科疾病的流行病学,其主要内容包括设计和解释临床皮肤病研究的方法学框架、描述皮肤病的流行规律、探讨皮肤病的病因及危险因素以及评价和解释临床皮肤病卫生保健工作成效等。皮肤病流行病学是近20年来刚刚兴起的临床流行病学范围的一部分,是为提高临床皮肤病学研究水平提供的一门科学的方法学。

皮肤病流行病学所研究的对象是患者群体而不是个体患者,其所关心的是患者群体中临床事件的概率变化,分析临床事件是以一个完整的人体作为统计单位,而不限于以个体中的皮疹形态、组织病理、微生物检查等作为观察单位。因此,可以说皮肤病流行病学是宏观研究皮肤病临床问题的科学。

本章仅讨论与皮肤病学科相关的一些流行病学基本内容,而具体病种的流行病学将在相关疾病中述及。

9.1 流行特征

9.1.1 发病和患病

发病率是指在一定人群中在一定时期所发生的新病例数,一般以年为单位。发病率用于描述疾病的流行情况,对慢性病多用年发病率表示,如皮肤肿瘤、银屑病、系统性红斑狼疮(SLE)和免疫性大疱性皮肤病等。

患病率是指在特定时间暴露人群中某种病的病例数所占的比例,它是通过对一群人做一次性调查来测定的。皮肤病的真正患病率甚难确定,因为许多皮肤病多属选择性人群,缺乏代表性。此外,各种因素可影响疾病的发生或发现。

美国 NHA - NES(1978)调查表明,皮肤病在美国是最常见的疾病,几乎三分之一的受检者因曾有过一种或一种以上皮肤病而就诊过,其中最多的是皮肤癣菌病、痤疮、脂溢性皮炎、特应性皮炎(AD)及湿疹、疣、皮肤肿瘤及银屑病等;调查还显示,皮肤癣菌病、皮肤肿瘤的患病率随年龄增长而上升。据报道在过去的20年,美国的非黑素瘤性皮肤癌几乎增加1倍,现在每年达100万新病例。这种增长反映老龄人群的增加及移居阳光充足地区的人口增多。

安徽医科大学叶冬青教授曾对 SLE 的资料进行了较为详细的描述。SLE 广泛分布于世界各地,全世界 SLE 患病率为 17.0/10 万～48.0/10 万,但不同国家和地区的患病率和发病率差异明显。美国报告的总人群患病率为(14.6～50.8)/10 万,发病率为(1.8～7.6)/10 万;欧洲调查发现,英国诺丁汉 1989～1990 年的患病率为 25.0/10 万,发病率为 4.0/10 万,其中男性为 1.5/10 万,女性为 6.5/10 万,男女之比为 1:4.33。

SLE 在非洲并不常见,在西非更为罕见,但生长在美国或英国的西非裔黑人的患病率却显著高于白人,可达 400/10 万。

亚洲 SLE 的患病率和发病率与欧洲相近。叶冬青等通过对安徽省淮南市潘集区 20 余万人的调查发现,SLE 的总患病率为 4.40/10 万,总发病率为 0.98/10 万,其中 40~50 岁女性的患病率高达 28.3/10 万;黄铭新等通过对上海 32 000 名纺织工人的调查发现,该人群的总患病率为 70.4/10 万,其中女性的患病率为 113.33/10 万。

由于皮肤病种类很多,形态各异,有关皮肤病的人群流行病学资料较少。

9.1.2　年龄

美国医界通过对白人女性年龄发病专率的研究得到 SLE 不同年龄发病高峰的年龄。在白人女性中,发病年龄的中位数为 37~50 岁,可见 SLE 并非只发生于年轻女性。由于研究病例太少,不能得出白人男性的年龄发病专率,仅有的资料表明,男性的发病高峰年龄为 50~59 岁和 60 岁以上。

美国白人女性 15~64 岁的年龄标化患病率为 1/1 000,黑人女性为 4/1 000;瑞典南部女性的患病率为 99/10 万,与美国女性相差不大;冰岛女性的标化患病率为 62/10 万,略低于美国;而英国女性的年龄标化患病率只有 32/10 万,远低于美国。

儿童 SLE 的发病率和患病率相对较低。新英格兰儿童风湿中心的调查发现,儿童 SLE 的发病率为 0.4/10 万;日本全国调查的发病率为 0.47/10 万,均显明低于成人的发病率和患病率。

SLE 在老年人(>55 岁)中发病少见,仅占 10%,老年患者一般发病缓慢、病情较轻。

总的来说,皮肤病的发病随着年龄不同亦有变化,如 AD 好发于婴幼儿、儿童;痤疮好发于青春发育期男女;免疫性大疱性皮肤病、良性及恶性皮肤肿瘤则多见于中老年。

9.1.3　性别

多数研究发现,皮肤病在性别间的发病和患者差别较大。总的来说皮肤病患者在男性中高于女性,特别是有些病种,如皮肤癣菌病、皮肤肿瘤等,其差异可能与卫生习惯或职业有关;但有些病如 SLE 则女性患者明显多于男性患者,临床研究一致证实,在 SLE 中,女性占绝大多数。在北京的调查显示,SLE 的男女之比在 14~39 岁年龄组为 1∶13,在 40~59 岁年龄组为 1∶4;叶冬

青等在安徽淮南对全人群调查发现的男性患病率为 1∶9.1。

9.1.4　时间

20 世纪 50 年代以来,SLE 患者的生存质量得到改善,多数地区的患病率有不同程度的上升,如美国从 20 世纪 50 年代到 70 年代,SLE 的患病率以每年 2.5% 的速度增加;但 SLE 患病的增加与该病诊断水平的提高以及患者生存期延长显著相关。

9.1.5　种族

多个研究发现,美国黑人皮肤病的发病率高于白人,但非洲黑人 SLE 的患病率较低,尤其在西非。

关于黄种人 SLE 的发病率是否高于白人的调查结果报道不一。Serdula 和 Rhoads 等 1970~1975 年的调查结果显示,白人和黄种人(包括中国、日本和菲律宾)经年龄标化的患病率分别为 5.8/10 万和 17.0/10 万。20 世纪 80 年代的研究表明,白人和亚洲人年龄标化发病率分别为 10.3/10 万和 22.4/10 万。中国大陆的调查显示 SLE 患病率为(40~70)/10 万,但调查 1 836 名中国台湾地区的居民,仅发现 1 例。日本学者的研究表明,居住在夏威夷的日本人的 SLE 患病率不比当地白人高,因此很难推断黄种人与白人的 SLE 的患病率高低。

9.2　危险因素

9.2.1　遗传

许多皮肤病的发生与遗传因素有关,如研究发现遗传性大疱性表皮松解症的特异性染色体突变和病变的免疫表型密切相关。在许多炎症性皮肤病中不同基因可能起重要作用,有些基因与诱发疾病有关,有些则可能与病情严重性有关。

通过对不同种族人群 SLE 等皮肤病的研究发现,不同种族人群皮肤病的发病率有显著不同;某些皮肤病也有家庭聚集性现象,如 10%~12% 的 SLE 患者中存在患 SLE 的一级亲属,SLE 患者的

所有一级亲属中的 3%患 SLE,而正常对照的所有一级亲属 SLE 的患病率仅为 0.4%。同卵双生子同时患病的概率为 25%~70%,比异卵双生子同时患病的机会(1%~3%)要大。

SLE 分子遗传研究发现,人类 SLE 与 MHC - Ⅱ、Ⅲ类等位基因,TCR 基因,免疫球蛋白基因等多种基因相关。

其他许多皮肤病也可能与有关的基因相关。

9.2.2 环境

虽然遗传因素可能在有关皮肤病的发病中发挥了重要的作用,但同卵双生并不一定同时发生皮肤病,同一种族不同地区人群的皮肤病发病率和患病率也存在差异,可见环境因素在皮肤病的发病中也起着重要的作用。

早期环境对皮肤病有明显影响。有证据表明,某些"程序化"成人疾患、如高血压、糖尿病等的发生,患者的宫内胎儿发育经历(如营养状况)是非常关键的因素。同样,宫内程序化发育,对许多皮肤病如 AD 亦起重要作用。

晚期环境如移民等对皮肤病发生也有影响。如中国人中 AD 患病率原本不高,但在移居夏威夷的华人中 AD 患病率上升,几与当地人一致;在以往 40 年中黑素瘤患病率的上升显然与人们暴露于日光的增加有关。社会经济因素对皮肤病的流行亦十分重要,如疥疮、癣菌病等在一些比较贫困的地区、卫生条件较差的环境中比较容易传播;而皮肤化妆美容病则随着人们生活水平的提高有逐渐增多趋势。地理与气候在皮肤病发生中是一重要因素,如在白种人中黑素瘤发病呈明显的纬度梯度变化,日光暴露机会的增加是一重要的危险因素。气温、湿度的变化对一些感染性皮肤病,如皮肤癣菌病、化脓性皮肤病的发生和发展起重要影响。职业性因素常是导致许多皮肤病发生的重要因素,如手部接触性皮炎、油疹和氯痤疮、氯乙烯所致的肢端硬皮病、氢醌所致的白斑等。饮食因素在一些皮肤病中可能是重要致病因子,如各种维生素缺乏病、肠病性肢端皮炎、苯丙尿症、疱疹样皮炎等通过相应饮食调整可使病情得到改善;吸烟、饮酒对一些皮肤病如银屑病、迟发性皮肤卟啉病可能是重要的危险因素。感染性因子可直接引起多种皮肤病已为大家所熟知,有些皮肤病如第五病(fifth disease)直到 1993 年才证实由人类细小病毒 B19 感染所引起,玫瑰糠疹亦被认为与某种感染因子有关,但还未完全证实。

总的来说,导致皮肤病发病的环境因素可分为以下几类。

(1) 化学因素

化学物质是最有可能引起皮肤病发病的环境危险因素,已发现有许多化学因素与自身免疫性皮肤疾病有关。

1) 芳香胺与联氨

许多药物(如芳香胺和联氨的普鲁卡因胺及肼屈嗪)可导致药物诱导性皮肤病。联氨及其衍生物广泛存在于工农业生产中,它们是生产塑料、抗腐蚀剂、橡胶、除草剂、杀虫剂、照相器材、保存剂、纺织品、染料和医药等商品的中间产物。

芳香胺还存在于染色剂中,经头部皮肤吸收。对苯二胺(一种染发剂的成分)可以诱导动物患结缔组织病。

2) 职业和环境暴露

有害的职业暴露可引起结缔组织病的发生。研究发现二氧化硅职业暴露与结缔组织病的发生有较大的关联。南非金矿工人患硬皮病的概率较高,硬皮病患者长期、严重的硅尘暴露比例高于正常对照。

一些农药与产生自身抗体和其他免疫学改变相关。有调查显示,在接触了结构上类似雌激素的有机磷农药后,12 名患者中有 2 名发生了 SLE 或类似 SLE 的症状。

纽约、上海的调查发现,城市的空气污染越重,过敏性皮炎的患病率越高,可见环境污染在该病的致病机制中有着不可忽视的作用。

3) 药物

药物引起皮肤病的研究已有很多报道,这些药物有的可诱发某种皮肤病,也可引起原有疾病的加重。

4) 金属

长期暴露于某些金属,可以引起动物和人体的免疫系统紊乱,出现与狼疮肾炎类似的免疫复合物介导性肾脏疾病。长期摄入金,可以诱导宿主自身免疫性肾小球肾炎,形成自身抗体。长期经口给予金属镉,可诱导大鼠发生膜性肾小球肾炎,此类肾炎与人类狼疮肾炎的情况相似,可能与免疫复合物的介导有关。

5) 其他

口红中含有的伊红常用于实验室的组织染色,可导致光敏性皮疹或诱发接触性皮炎。

(2) 放射线

紫外线能使皮肤表皮细胞核中的 DNA 变性,改变其抗原性。阳光暴露是 DLE 或 SLE 发生和病情加重的重要环境因素。

紫外线照射还可以使角质细胞表面的核外抗原表达增多,该作用依赖于 UVB 和糖基化。

(3) 饮食

流行病学研究表明,不少皮肤病的发生和发展常受到饮食因素的影响。表 9-1 反映了几种饮食因素在自身免疫性疾病中的作用。

表 9-1　饮食因素与自身免疫性疾病的关系

因　　素	可能的作用
L-刀豆氨酸(紫苜蓿芽和种子)	诱导狼疮样综合征
L-色氨酸	引起嗜酸细胞增多性肌痛综合征
高热量饮食	加重自身免疫性疾病鼠的肾损害
多不饱和脂肪酸	降低小鼠的狼疮活动度
维生素与矿物质	调节免疫应答

(4) 感染

某些皮肤病与某些病毒特别是慢病毒持续而缓慢的感染有关。检测皮肤病患者血清发现,抗病毒抗体滴度增高,尤其是抗麻疹病毒抗体,抗副流感病毒 I、II 型抗体,抗 EB 病毒抗体,抗风疹病毒抗体和抗副黏病毒抗体等。

(5) 内分泌

SLE 患者中,育龄期妇女占多数,且通常在月经期和妊娠期加重,故认为雌激素与 SLE 发病有关。

(6) 其他

研究表明,居住环境潮湿的人易感 SLE 等皮肤病。国内学者对 SLE 的门诊患者和住院患者调查发现,性格、职业、文化程度等社会因素均影响

SLE 的发病和预后。

9.2.3　心理、社会

中枢神经系统、行为及免疫系统之间密切相关。研究发现,50%～90%的 SLE 患者出现精神障碍之前存在心理应激、情绪扰乱、恋爱和婚姻挫折、学习紧张等问题。

虽然神经精神方面的症状有别于 SLE 的常规症状,但这一方面的研究已有较多报道。据 SLE 的心理状况调查,通过分析 67 例 SLE 患者填写的症状自评量表(SCL-90)及自制的 SLE 患者心理影响因素量表,发现 SLE 患者的 SCL-90 阳性项目数、阳性均分及各种因子相较于中国常模,差异有显著性;与中国常模相比,敌对、偏执差异有显著性,可见 SLE 患者心理健康状况普遍较差,提示以后在药物治疗的同时,应辅以心理疏导,帮助患者得到更高的生活质量。

9.3　流行病学研究方法

可采用设计传统、经典的流行病学研究方法描述皮肤病的分布,探讨影响皮肤病发病的危险因素。根据研究方法的性质不同,大体可分为以下几类: ① 横断面研究,用以描述不同人群、不同地区和不同时间的某种(类)皮肤病的发病率、患病率等;② 观察性研究,可分为病例对照研究和队列研究,主要用于检验病因素假设;③ 其他,如实验性研究等,主要用于验证病因假设、评价皮肤病的预防和治疗效果。本节主要对横断面研究和病例对照研究作一介绍。

9.3.1　横断面研究
9.3.1.1　概述

横断面研究是在某特定的时间内调查某个目标人群或具有代表性的一些人中,某种(些)疾病的患病状况及其与某些因素或特征的关系,如调查某地区 AD 的患病率并了解影响 AD 的因素。横断面调查也可以用于医院内的调查,如了解某医院内门诊就诊者中的痤疮感染状况及细菌耐药情况等。由于是同时获得患病和有关因素的信

息,无法明确彼此的时序关系,故一般不进行因果联系的分析。

横断面调查的主要目的是为了了解疾病或健康水平的状况及影响因素,为寻找疾病的病因及影响因素奠定基础,为制订合理的卫生保健计划提供依据;在人群中筛查患者,以达到早发现、早诊断和早治疗的目的;用于评价医疗与卫生保健措施的效果;用于疾病监测。但横断面研究论证病因的强度较差,研究质量较低。

9.3.1.2 种类

横断面调查方法分为普查和抽样调查两种:

(1) 普查

普查指在特定时间对特定范围内的全部人群进行调查。特定时间应该较短,不宜太长,可以是1~2天或1~2周。特定范围是指某个地区或具有某种特征的人群。普查的目的主要是为了疾病的早期发现和早期治疗;了解疾病的分布;建立某些生理、生化等指标的正常值。

普查的优点主要有:设计和实施均比较简单;可同时调查数种疾病。普查的不足主要有:由于普查时调查数量大、时间短促,漏查是难免的;工作量大,工作上难以做到细密;需要耗费大量的人力、物力和时间;由于是在人群中进行调查,只能使用一些简单易行的诊断手段,致使诊断不够准确。因此,普查在医学研究中应用较少。

(2) 抽样调查

抽样调查是以调查某一人群中有代表性的部分人群的结果估计出该人群某病的患病率或某些特征的情况,揭示出该疾病的分布规律。其特点是以小测大、以少窥多、以部分估计总体。在实际工作中,如果不是为了查出人群中全部患者,而是为了揭示某种疾病的分布规律或流行水平,就不需要采用普查的方法,而可以从该人群中有计划地抽出一定数量的人进行调查。被抽的人群称为总体,抽出的部分称为样本。

1) 抽样方法

通常包括以下几种:

单纯随机抽样:是采用随机数字表、抽签、抓阄等方法确定每一研究对象。其中采用随机数字表的方法较为常用和可信。单纯随机抽样会使每

个抽样单位被选入样本的机会相等。该抽样方法较少单独使用,特别是当研究样本量较大时更少独立应用。单纯随机抽样是其他随机抽样方法的基础,样本量的估计也多基于这种抽样方法而实施。

系统抽样:指对全部试验对象每隔若干间隔,系统地抽取一个单位的方法。但第一个系统号的确定是随机产生的。该方法简便易行,易于理解,但系统误差较大。

分层抽样:是先将调查总体按不同特征分层,然后分别在各层中进行随机抽样或系统抽样,最后各层集合组成一个样本。分层因素可以包括经济、卫生、文化、居住条件、年龄等。由于考虑了各层次之间的影响,所以最大限度地保证了样本的代表性。如拟采用抽样调查的方法调查某县农村地区 AD 的患病率,为获得较好的样本代表性,首先将该县农村地区按经济、卫生、文化水平划分为几个层,然后在每个层内随机抽取乡镇、村,最后确定调查对象组成样本,这样保证了较好的样本代表性。

整群抽样:是从总体中随机抽取整群对象作为调查单位,抽样单位不是个体而是群体,对被抽到的整群单位中的每个个体进行调查。例如欲调查某县农村地区 AD 的患病率,可以以村为单位,在所有的村中随机抽取若干个村庄,对抽到的村庄中的全体村民进行调查。这种方法的优点是易实施,节省人力物力,易被接受,但缺点是系统误差较大。用该抽样方法抽取的群数越多,精密度越好,故样本量要比其他抽样方法大。

多级抽样:是对上述多种抽样方法的综合应用,常用于大规模人群调查。具体方法是从总体中先抽取范围较大的单元,称为一级抽样单元(例如省、自治区、直辖市),再从每个抽中的一级单元中抽取范围较小的二级单元(县或区),以此类推,最后抽取其中范围更小的单元(村或居委会)作为调查单位。对所有调查单位的对象,可以是普查,也可以是抽样调查。规模较大的慢性病现况调查多采用此方法。

2) 样本量的估计

在抽样调查时,样本过大可造成浪费且易出

现偏倚,样本过小则会使样本没有代表性,因此,样本量估计是横断面调查的一项重要工作。样本量可以采用估计法,但不够准确;也可以采用查表法,很实用,但不易获得;还可以采用计算法(计量、计数资料),麻烦但准确。

横断面调查样本量的确定受以下几个因素的影响:① 患病率:患病率或阳性率高,则需要的样本量小;② 容许误差(d):在调查患病率时,首先确定样本患病率(p)与总体患病率(P)之间的最大容许误差,容许的误差(d)越小,样本量要求越大,一般情况下,误差允许取 10%;③ 显著性水平(α):一般为 0.05 或 0.01,α 要求越小,则样本量要求越大;④ 变异程度:调查个体之间的差别,即标准差(s)越大,所需要的样本量就越大。

现将以计量、计数为指标的横断面调查所需要的样本量计算公式作一简要介绍,但仅满足单纯随机抽样和系统抽样方法的样本量计算。如果是分层抽样方法,可用样本量专用公式;如果是整群抽样,计算出样本量后再另加上 1/2 的量。

对均数做抽样调查时的样本量公式:

$$n = (t_{\alpha}s/d)^2 \qquad 式(1)$$

式中 s 为样本标准差,t_{α} 为 t 分布中 α 值确定后的 u 值,d 为容许误差。

例:拟调查中学生血糖含量,估计标准差为 1 g/dl,希望容许误差 d 不超过 0.2 g/dl,α=0.05,问需调查多少人?

$$n = (1.96 \times 1/0.2)^2 = 96(人)$$

即需要调查 96 人。

对率做抽样调查时的样本量公式:

$$n = [t_{\alpha}^2 P(1-P)]/d^2 \qquad 式(2)$$

n:样本例数;P:估计率;α_{α}=0.05,t=1.96≈2;d:容许误差,d=$P-P_0$。

通常设:α=0.05,d=0.1×P,则得:

$$n = 400[(1-P)/P] = 400 \times Q/P \quad 式(3)$$

例:拟调查某地区皮肤病患病率,据过去资料估计皮肤病的患病率 P=30%,设 α=0.05,d=0.1P,问需调查多少人?

$$n = 400[(1-0.3)/0.3] = 933(人)$$

即需要调查 933 人。

若估计皮肤的患病率 P=15%,则

$$n = 400[(1-0.15)/0.15] = 2\ 267 人$$

该计算公式适用于患病率大于 10% 的横断面调查。

3) 设计的要求

抽样调查以有代表性的一部分人群(统计学上称样本)来估计某地区全部人群的情况,所以,要特别重视抽样调查的设计和实施。① 在设计中要考虑使用的抽样方法和人群分组方法等;② 在设计中要规定需要的准确性,即来自样本获得的某种特征的观察值与全部人群(统计上称作总体)该特征的实际值之间的差异;③ 在设计中要考虑抽样调查样本的代表性,需保证调查对象中的每一位个体都有同等被抽中的机会,要做到这一点,调查对象必须均匀分布并有足够的样本数量;④ 在设计中还要考虑样本估计总体的可靠性,即在相同条件下,反复测量获得的同样结果的稳定程度。

4) 优缺点

抽样调查的主要优点包括省人力、物力、时间;调查对象数量较少,调查工作比较容易做到细致。抽样调查的缺点主要是设计、实施和资料分析比较复杂;不适用于变异过大的资料;不适于需要普查普治的工作;不适用于发病率很低的疾病,因为小样本不能提供所需的资料。

9.3.1.3 实施步骤

(1) 确定选题和调查目的

一般要求调查目的明确、具体;一次调查的病种不宜太多。

(2) 确定调查方法

确定是普查还是抽样调查;若为抽样调查,则需确定抽样方法和样本量。

(3) 设计调查表

根据研究目的确定调查表的内容。调查表没有固定的格式,内容的繁简、提问和回答的方式均应该为调查目的服务,并同时满足资料的整理和分析要求;要根据调查对象和调查员设计自评或他评调查表。

调查表的内容就大的方面包括三个部分：即一般性项目部分,可包括姓名、年龄、性别、出生年月、出生地、文化程度、职业、民族、工作单位、现住址等人口学信息;调查研究项目部分,是调查研究的关键内容;最后是调查者部分,列出"调查者"和"调查日期"等基本信息。

(4) 确定检验方法

尽量采用简单易行的技术和灵敏度高的检验方法。

(5) 预试验调查

主要检验调查内容是否可行以及检测方法的准确性,以便进一步修订。

(6) 人员培训

熟悉调查的目的、内容及方法,统一调查及测量标准。

(7) 资料整理分析

1) 资料分析

横断面调查的资料分析方法并无特殊之处。主要是描述研究人群中各种指标的分布特征以及不同特征间的比较。计数资料作卡方检验,计量资料应用 t 检验或者方差分析,有时也可以采用多因素分析。

2) 偏倚及其控制

横断面调查常见的偏倚有选择性偏倚(包括无应答偏倚、幸存者偏倚等)和信息偏倚(包括回忆偏倚和报告偏倚、调查人员偏倚、诊断偏倚等);前者主要通过严格的设计加以控制,后者主要是强调研究过程中的标准化和应用客观指标。

9.3.2 病例对照研究

9.3.2.1 概述

(1) 定义和设计模式

病例对照研究又称回顾性研究,是通过病例与对照的对比探讨某暴露因素与疾病之间是否可能存在因果关系。该方法与队列研究相比较,所需样本量少,省时、省人力和物力,出结果快,因此很适合临床医生在医院内实施,用来探讨疾病的危险因素,评价药物的有效性、安全性及预后因素等。

经典的病例对照研究是以现在确诊的患某特定疾病的患者作为病例,以未患有该病但具有可比性的个体作为对照,通过询问调查、实验室检查等方法,搜集既往各种可能的危险因素的暴露史,测量并比较病例组与对照组中各因素的暴露比例,经统计学检验,若两组差别有意义,则可认为因素与疾病之间存在着统计学上的关联。在评估了各种偏倚对研究结果的影响之后,再借助病因判定标准推断出某个或某些暴露因素与疾病间的关系,从而达到探索和检验疾病病因假说的目的。其研究模式见图 9-1。

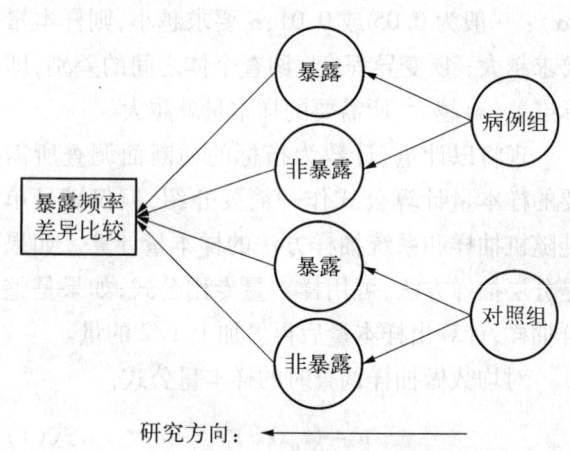

图 9-1 病例对照研究模式

在皮肤病研究中,可选择具有某种特征(恶化或并发症等)的患者作为病例组,选择无此特征的患者作为对照组,然后比较这两组患者接受的治疗措施或药物及能影响疾病特征的因素的差异。若病例组接受某种治疗措施或药物的频率低于对照组,可以认为这种疗法有一定效果。

(2) 病例对照研究的特点

其一,属于观察性研究,不是试验性研究。

其二,需要设立对照组。病例对照研究属于回顾性研究,但回顾性研究并不都有对照组。

其三,是由"果"到"因"的研究。"果"指的是疾病或者特征,"因"指的是病因或因素,它是强调先由疾病入手,去发现可能导致疾病发生的原因。

其四,不能明确证明而只能提示疾病与暴露是否存在因果关系。这主要是由于病例对照研究是回顾性地追查可能与疾病有联系的因素,研究的时序不够合理。但一项设计科学、实施严格、样本量较大的病例对照研究并不亚于队列研究；特别是在验证罕见病的病因时，病例对照研究有时是唯一可行的研究方法。

(3) 类型

病例对照研究可以按研究形式和研究目的划分不同的类型。

按研究目的分类，可分为以下两类：

探索性研究：该研究没有明确的预先假设，通过广泛地收集各种因素进行分析，从而发现与疾病发生可能有关的一种或几种因素。

验证性研究：是根据已有研究结果的提示进一步检验一个或几个病因假说。

按研究设计分类，可分为以下两类：

成组研究（又称非配比研究）：强调病例组与对照组间的比较，一般要求对照组的数量要多于病例组。

配比研究：配比是指对照在某些因素与特征方面与病例组相同，如控制年龄、性别等，其目的是控制混杂因素。配比包括群体配比和个体配比。

近年来，随着流行病学研究的发展，病例对照研究衍生了较多新的类型，这些新的类型与传统的病例对照研究方法相比已有一定的改进，主要包括巢式病例对照研究、病例-队列研究、病例-病例研究等。

(4) 病例对照研究的用途

病例对照研究的用途极为广泛，既可用于病因的探索，又可用于临床研究，具体包括：① 评价干预措施的效果，如某种药物应用与否及不同的应用剂量对疾病结局的影响。② 研究药物不良反应，即通过病例组和对照组对某种可能存在不良反应药物暴露率的比较，判断该药是否存在不良反应。当高度怀疑某种药物可能存在不良反应时，病例对照研究是验证其结果切实可行的方法，因为由于伦理问题的限制，RCT 等试验性方法已经无能为力了。③ 用于疾病预后评价，可以通过此种方法研究导致疾病生存率或其他结局不同的因素。④ 探索疾病的可疑危险因素，为进一步研究提供线索。⑤ 在描述研究的基础之上，进一步

验证某个或某几个病因假说。

9.3.2.2 设计的主要内容

(1) 研究对象的选择

1）病例的选择和来源

对病例的诊断要有明确的诊断标准，尽量采用国际通用或国内统一诊断标准；在病例的选择上最好对入选病例的特征事先有一定的规定，如年龄、性别、民族等，这样有利于对研究中的非研究因素进行控制。

若诊断标准不明确，而是以含糊措辞表述，诸如"由皮肤科医生诊断"或"由两位医生分别诊断"及"具有典型症状"等，则这项研究的实用价值将会明显削弱。事实上，即使是有经验的皮肤科医生，对某一病例的诊断往往会有不同的看法，如在AD 的典型征候上不同医生常有争议，当两人意见一致，第三者也可能相左；在甲地认为是"典型"病例，而在乙地则否。

对诊断标准的执行在不同医院可能存在差别，一般在基层单位或社区掌握得欠佳。在流行病学调查中一个好的诊断标准应具备真实有效、可重复、易被接受、与通常的临床概念一致、易操作、能反映发病情况、包容面广及可比较等特点。

病例来源主要有以下两个方面：

某个医院或某些医院：病因研究时常选择一定时期内在某个或某些医院收诊的病例，包括门诊病例或住院病例；当要研究疗效、药物不良反应或疾病预后时，常选择某病患者中具有某临床特征者（存活、死亡或发生某并发症）为病例。从医院选择病例是最常用的方法，尤其适用于临床医生。在医院选择病例容易实施，诊断准确率高，患者容易合作，节省费用，信息准确可靠。但此类病例来源往往容易产生选择性偏倚。

某人群中某病全部病例：将某时期一定人群中某病病例全部进行收集。一般可以通过疾病监测资料或普查资料获得。采用本法收集的病例代表性好，但往往不易收集完整，在实际执行时有较多困难，多用于疾病病因的研究。

选择病例时最好选择新病例，因为新病例发病时间更接近可疑因素的暴露时间，对过去的回忆比较可靠，提供的暴露信息较为准确。

2) 对照的选择和来源

选择对照的基本原则是对照与产生病例的人群来源应尽可能一致,另外对照组要有一定的暴露机会。

对照的来源主要有以下4种:① 从产生病例的同一科室与病例诊断相同者中选择,此类研究多用于药物的有效性及安全性、预后研究。如:研究高血压患者服用降压药是否能够预防脑卒中的发生,可以具有高血压病史的脑卒中患者为病例组,同时选择未发生脑卒中的高血压患者为对照组,调查两组患者以前应用降压药物的情况。② 从产生病例的同一所医院或多所医院诊断的其他患者中选择,此类对照一般多用于病因探讨,如:研究服用口服避孕药和心肌梗死的关系。③ 从社会团体人群或社区人口中选择对照,要求病例来自该人群,对照则为该人群中的非该病病例或健康者。这种对照的选择是较为理想的方法,但在实际施行中有较多的困难。④ 以病例的配偶、同胞、亲戚、同学、同事或邻居作为对照,这类对照有助于控制环境、遗传或社会经济地位等的混杂作用。

除了以上几种形式外,在病因研究的病例对照研究中可以在医院和社区同时选择对照,以进一步增加结果的可比性。

(2) 样本量的确定

1) 样本量的影响因素

① 人群中暴露于该研究因素的暴露比例 p_0;② 与该研究因素有关的相对危险度(RR)或暴露的比值比(odds ratio, OR)的估计值;③ 第一类误差的概率(α);④ 第二类误差的概率(β),($1-\beta$)为把握度,往往取90%或80%。

2) 样本量计算公式

可用公式法或查表法得出所需要的病例和对照数。

成组资料样本量计算公式如下:

$$n = 2\bar{p}\bar{q}(z_\alpha + z_\beta)^2 / (p_1 - p_0)^2 \qquad 式(4)$$

z_a 为显著性水平 α 相应的标准正态差;z_β 为 β 相应的标准正态差。z_a 和 z_β 可通过查正态分布的分位数表获得。

$$p_1 = (OR \times p_0)/(1 - p_0 + OR \times p_0)$$
$$q_0 = 1 - p_0, \qquad q_1 = 1 - p_1$$
$$\bar{p} = (p_0 + p_1)/2 \qquad \bar{q} = 1 - \bar{p} \qquad 式(5)$$

(3) 暴露因素的确定及收集

病例对照研究的因素除了研究的因素外,还应包括其他可疑的因素及可能的混杂因素等;主要是通过制定同一种调查表进行调查或收集病例与对照的因素暴露情况。

首先要明确调查因素的数量。病例对照研究中暴露因素的选择不是愈多愈好,要根据研究目的精心考虑、仔细选择。如:研究吸烟与肺癌之间的联系时,吸烟是研究的暴露因素,因此,应紧紧围绕着吸烟问题进行深入调查;除了询问病例和对照是否吸烟外,还要调查每日吸烟量、吸烟深度、吸烟种类、戒烟时间等。与研究目的无关的因素不要随意放入。

对研究因素的暴露要有明确规定,要尽可能地采取国际或国内统一的标准。

对暴露因素进行定量或分级可以探讨暴露因素与疾病之间的剂量反应关系。如:探讨某种药物是否与该病出现某种特征有关,除要分析是否应用药物外,还要将药物的应用分几个剂量组,然后比较不同剂量水平与特征间的关系。这一点在临床研究时更应引起注意。

9.3.2.3 数据资料的整理分析

(1) 资料的整理

对调查后的资料要进行核查、修订,以保证资料尽可能完整和可信,之后建立数据库,将所有的资料输入到计算机保存应用。

(2) 数据的分析

1) 描述性统计

主要包括以下方面:

一般特征描述:描述各种特征的构成。

均衡性检验:目的是比较病例组和对照组在某些基本特征方面是否相似或齐同,以保证病例组与对照组的可比性。

2) 推断性统计

病例对照研究中,反应暴露因素与疾病间联系强度的指标是 OR 值。由于在病例对照研究中不能计算发病率(或死亡率),因此不能直接计算相对危险度(RR),但可用比值比(OR)来估计和代替相对危险度;其意义与 RR 值完全相同。病例对照研究资料可以分为非配比资料、分级资料、配比资料、分层资料。以下将非配比资料、1∶1 配比资料的分析做较为详细的介绍。

非配比病例对照研究资料的分析:比较两组暴露率的差异,步骤包括画出结果的分析表格、计算 OR 值、进行 OR 显著性检验、计算 OR 值的可信区间。

例:为了研究脂质代谢异常与冠心病(CHD)的关系而进行病例对照研究,选择 84 名冠心病患者为病例组,对照包括医院对照 87 例、健康体检 76 例。检查他们血清中低密度脂蛋白水平,调查结果见表 9-2。

表 9-2　低密度脂蛋白与冠心病之间的关系

暴露情况	病例组	对照组	合 计
低密度脂蛋白高	41(a)	33(b)	74(n1)
低密度脂蛋白正常	43(c)	130(d)	173(n0)
合计	84(m1)	163(m0)	247

比值比(OR):

$$OR = ad/bc$$
$$= (41 \times 130) \div (33 \times 43) = 3.76 \quad 式(6)$$

反映具有高水平低密度脂蛋白者发生冠心病危险性为低密度脂蛋白正常者的 3.76 倍。

低密度脂蛋白异常增高与冠心病之间联系的显著性检验:

H_0:低密度脂蛋白异常增高与冠心病之间无联系,即 $OR=1$。

H_1:低密度脂蛋白异常增高与冠心病之间有联系,即 $OR>1$。

显著性水平 $\alpha=0.05$。

$$\chi^2 = \frac{(ad-bc)^2 \times t}{m_1 \times m_0 \times n_0 \times n_1}$$
$$= \frac{(41 \times 130 - 33 \times 43)^2 \times 247}{84 \times 163 \times 74 \times 173} = 20.21$$

因自由度 $\nu = 1$，$\chi^2_{0.05} = 3.84$，$\chi^2_{0.01} = 6.63$，$P < 0.01$。

P 值小于 0.01,拒绝 H_0,说明低密度脂蛋白异常增高与冠心病之间有高度显著的统计学联系。

比值比可信区间的估计:

$$OR_L, OR_U = 3.76^{(1 \pm 1.96/\sqrt{20.21})} = 2.02 \sim 6.99$$

本例 95%可信区间范围:OR 上限为 6.99,下限为 2.02,说明总体比值比有 95%可能在 2.02~6.99 之间。提示异常升高的低密度脂蛋白很可能与冠心病的发生有关。

1∶1 配对资料的分析:将 1 个病例与 1 个对照配成对子,然后调查每一对病例和对照的暴露情况,因此,每一对的暴露情况有 4 种。设(+)表示暴露,(-)表示非暴露,这 4 种结局可表示为:病例(+)对照(+)、病例(+)对照(-)、病例(-)对照(+)和病例(-)对照(-)。上述 4 种形式分别以 a、b、c、d 表示。

例如:为探讨口服阿司匹林对脑梗死复发的影响,按 1∶1 配对进行了一项病例对照研究。将某医院一年中治愈出院后又复发的脑梗死患者作为病例,以同期出院但未复发脑梗死患者作为对照,调查他们出院后阿司匹林的应用情况。共 179 对病例与对照,其结果见表 9-3。

表 9-3　口服阿司匹林与脑梗死复发联系的调查结果

脑梗死未复发	脑梗死复发		对子数合计
	用 药	未用药	
用药	20(a)	114(b)	134
未用药	26(c)	19(d)	45
对子数合计	46	133	179

1∶1 配比的病例对照研究资料分析步骤如下。

第一步:画出分析的表格。

第二步:比值比(OR)的估计。

1∶1 配比的病例对照研究中,比值比为病例有暴露史而对照无暴露史的对子数与对照有暴露史而病例无暴露史的对子数之比。

$$OR = c/b \quad 式(7)$$

本例比值比 $OR = c/b = 26/114 = 0.23$,结果说明,口服阿司匹林与脑梗死复发之间的联系强度为 0.23,是一个保护因素,说明口服阿司匹林可以减少脑梗死的复发。

第三步：口服阿司匹林与脑梗死复发之间联系的显著性检验。

H_0：口服阿司匹林与脑梗死复发之间无联系，即 $OR=1$。

H_1：口服阿司匹林与脑梗死复发之间有联系，即 $OR \neq 1$。

用下列公式计算：

$$\chi^2 = (b-c)^2/(b+c)$$
$$= (114-26)^2/(114+26) = 55.3 \quad 式(8)$$
$$df = 1, \chi^2_{0.01} = 6.63, \therefore p < 0.01$$

上述结果表明，口服阿司匹林与脑梗死复发之间有高度显著的联系。

在 1:1 配比的病例对照研究中，当 $b+c<40$ 时用连续性校正公式检验暴露因素与疾病之间的联系。该公式为：

$$\chi^2 = (|b-c|-1)^2/(b+c)$$

第四步：OR 值的 95% 可信区间的计算。

$$OR_L, OR_U = OR^{(1 \pm Z/\sqrt{\chi^2})}$$
$$= 0.23^{(1 \pm 1.96/\sqrt{55.3})} = (0.15, 0.34)$$
$$OR_L = 0.15, OR_U = 0.34$$

上述结果说明，本例的总体比值比有 95% 的可能在 0.15 至 0.34 之间。

9.3.2.4 偏倚及其控制

由于研究原理所致，病例对照研究容易发生偏倚；但这种偏倚可以通过合理的设计和采用一些分析方法加以减少或防止。

(1) 选择偏倚

选择偏倚是由于选入的研究对象与未选入的研究对象在某些特征上存在差异而引起的误差。这种偏倚常发生于研究的设计阶段。常见的选择性偏倚有住院率偏倚、现患病例-新发病例偏倚、检诊造成的偏倚、无应答偏倚等。设计阶段采用配比、限定、随机化的方法可以控制选择偏倚。

(2) 信息偏倚

信息偏倚也称为观察偏倚，是指收集资料阶段，在测量暴露因素的暴露情况时发生的偏倚，主要包括回忆偏倚和调查偏倚。回忆偏倚主要由于被调查者记忆失真而提供一些自认为与疾病有关的暴露、但实际不真实的情况，从而导致偏倚的产生。调查偏倚是在收集病例和对照的暴露资料时，调查者对病例和对照态度不同、对调查项目理解及掌握标准不一致造成偏倚发生。在资料收集阶段采用盲法、严格培训、标准化测量的方法可以控制信息偏倚。

(3) 混杂偏倚

当探讨某暴露因素与疾病之间联系时，存在的混杂因子可能掩盖或歪曲了暴露因素与疾病之间的联系，这种现象称为混杂偏倚。在设计阶段采用配比和限定的方法、在资料分析阶段采用分层分析和多因素分析的方法可以控制混杂偏倚。

9.3.2.5 优缺点

(1) 优点

特别适用于罕见病的研究，有时往往是唯一选择，因为病例对照研究不需要太多的研究对象；可以较快得到对疾病危险因素的估计，同时也相对更加省钱、省力、省时间，易于组织实施；应用范围非常广泛，除了用于探索、验证病因外，还可用于疗效、预后等方面的研究。

(2) 缺点

不适于研究人群中暴露比例很低因素的研究；存在的偏倚较大；不能判断暴露与疾病的时序关系，因此论证因果关系的能力没有队列研究强。

9.4 皮肤病的预后及卫生服务

皮肤病患者往往会提出这样的问题："这种病还有多久能好？它还会复发吗？"要准确回答这些问题，常需要对具有这些疾病典型表现的患者进行多年、长期的观察研究。实际上，这种前瞻性研究在皮肤科很少开展过。另一种研究方法是对曾经住院的一些皮肤病患者进行追踪观察，以了解他们出院后皮肤病情况。这种研究常因随访不完全、疾病间歇性特征以及因治疗而获得改善等而难以解释所遇到的问题。

皮肤病的一些伴存表现有时也有助于从中领悟出可能的致病因素。如银屑病患者中喉癌的高发率可以为吸烟在银屑病中的作用提供证据；AD与银屑病的伴存，有助于显示它们之间是否存在相同的免疫病理机制或者是相左。对来自医院的伴存表现的解释必须特别谨慎，因为缺乏适当的标准，很容易出现偏倚。

皮肤科卫生服务研究的最终目的是为了皮肤病患者的健康，其涵盖的范围甚广，诸如皮肤科在各级医院中的设置，专业技术力量的调整、充实，科室各种诊疗设施的配置等。而在这些建设中尤其不可忽视的是医疗需要、供应情况及患者的需求三者之间的关系研究。当然，要协调好它们之间的平衡是很不容易的，必须结合各个地区的社会、经济、文化卫生等方面发展情况综合评估，以期更合理地利用各种卫生资源。

对成本-效益的评估是确定最有效地使用有限资源的一种分析方法，也是目前在医疗保健领域的经济评价方法中最常用的一种。同样，在制订皮肤病的预防和治疗对策中也必须对每一项措施做出成本-效益分析。

（赵根明）

第 10 章 循证医学在皮肤科的应用

目　录

第 10 章
循证医学在皮肤科的应用

10.1　循证医学的概念

循证医学(evidence based medicine, EBM)即遵循证据的临床医学。其核心思想是医务人员应该认真地、明智地、深思熟虑地运用在临床研究中得到的最新、最有力的科学研究信息来诊治患者。"循证医学"是一种理念,是一个将最佳证据与医生的临床经验以及患者的需求和价值观三者结合起来对患者进行最有利的临床决策的过程(见图10-1),而不是指某一特定的内容。最好的证据来自医学基础学科和以患者为中心的临床研究。临床实践是指应用临床技能和经验,医生能够迅速地确定每一个患者的健康状况、疾病的诊断以及可采取的治疗措施的利与弊等。循证医学强调临床医生应在仔细采集病史和体格检查的基础上,根据临床实践中需要解决的问题,进行有效的文献检索并对其进行评价,找到最适宜和有力的证据,通过严谨的判断,将最适宜的诊断方法、最

精确的预后估计及最安全有效的治疗方法用于对每个具体患者的服务;任何临床医疗决策的制定都建立在客观的科学研究证据基础上。在将证据用于解决患者问题时,必须将获得的证据与患者沟通,在患者理解和同意的基础上实施。

近30年来,循证医学的出现对于临床实践产生了重大的影响。循证医学提倡将个人的临床实践和经验与从外部得到的最好的临床证据结合起来,为患者的诊治做出最佳决策,这是一个医生必须具备的基本条件。忽视临床实践经验的医生即使得到了最好的证据也可能用错,因为最好的临床证据在用于每一个具体患者时,必须因人而异,结合临床资料进行取舍;而如果缺乏最好、最新的外部证据,临床医生可能采用已经过时的旧方法,那将会给患者造成损害。EBM倡导的有根有据地对患者进行医疗服务,将医学研究结果用于临床实践的做法已被广大医务人员和患者所接受。

循证皮肤病学是将最真实的科学信息用于皮肤病患者的照料。治疗皮肤病患者的医生必须为他们的患者提供最适当的诊断、最有效安全的治疗以及对预后的准确判断。为了达到这个高标准,每位医生都必须获得和有能力评价科学证据。应该强调的是在对待患者时用循证医学的原则是对传统临床技能的补充,将不会取代仔细观察、正确的判断和对患者同情等所确认的功效。

10.2　实施循证医学的步骤

循证医学的实施步骤简言之包括3个方面:首先是找什么证据(如何提出临床问题);第二步是如何发现证据(如何决定所要寻找的资料来源

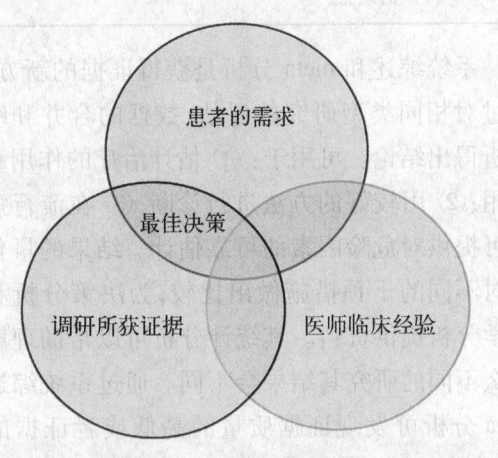

图10-1　循证医学的概念

及如何有效地使用它们）；第三步是用这些证据做什么（如何迅速测定已找到证据的可靠性、正确性和可应用性，以及如何用于解决临床问题）。具体来讲可包括下面6个步骤：

一，确定一个临床上需要回答的问题：将在诊断、治疗、预防、预后、病因各方面的临床情况转换为一个可以回答的问题形式。在构建一个具体的临床问题时，可采用国际上常用的PICO格式。P即特定的患病的人群（population/participants）；I即干预（intervention/exposure）；C即对照组或另一种可用于比较的干预措施（comparator/control）；O为结局（outcome）。每个临床问题均应由PICO 4部分构成（见图10-2）。

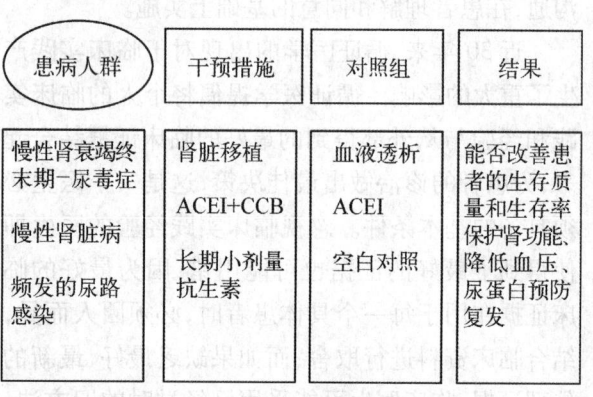

图 10-2 PICO 模式

二，检索能得到的最佳证据，收集有关问题的资料。根据上述问题，采用各种手段包括上网、图书馆检索、会议资料和专家通信等，写下与需要回答的问题有关的最好的证据。

三，找到最可能回答所提出的临床问题的答案，测定其结果的作用大小和精确性（95%可信区间）。

四，评估该研究的真实性（validity）以及有无影响结果的偏倚（见本章10.4）。

五，决定该结果如何帮助你处理患者。

六，评估你应用该证据处理患者后的结果。

10.3 循证证据的分级

循证医学证据分级水平及依据见表10-1。防治性临床研究的最好类型是随机对照试验（randomized control trial，RCT）；这种随机分组使所有研究对象有完全等同的机会被分配到治疗组或对照组，各组同时进行随访观察，比较其结果的差异，得出疗效结论。各组间结果的差别只能归因于治疗措施的不同。该研究方法在各种临床疗效考核方法中具有很高的论证强度，能最真实地反映所研究药物的临床疗效。RCT的质量也有高有低，只有在同质性良好的高质量RCT基础上的系统综述才有最高的论证强度。分级水平根据表中的研究类型划分推荐等级。

表 10-1 循证医学证据分级水平及依据

推荐分级	证据类别	病因、治疗、预防证据	预后
A	1a	同质性良好的 RCTs 系统综述	同质性良好的队列研究系统综述
	1b	95%可信区间较窄的单项 RCT	单项起点一致的队列研究，随访率>80%
	1c	全或无（传统治疗全部无效）	系列病例报告全部死亡或全部生存
B	2a	同质性良好的队列研究的系统综述	回顾性队列/对照组未治疗的/RCT 的系统综述
	2b	单项队列研究及质量差的 RCT	单项回顾性队列/对照组未治疗的/RCT
	2c	结局研究	结局研究
	3a	同质性良好的病例对照研究的系统综述	
	3b	单项病例对照研究	
C	4	系列病例分析或质量差的病例对照研究	系列病例报告/质量差的队列，随访率<80%
D	5	没有分析评价的专家意见或在病理生理基础上的意见	

系统综述和meta分析是获得证据的新方法，通过对相同类型研究的评估、数据的合并和统计分析得出结论。可用于：① 估计治疗的作用和副作用；② 用较好的方法进行诊断；③ 在流行病方面可提供对危险因素的可靠估计。结果的量化易于对不同的干预措施做出比较，为决策分析和经济学分析提供资料。其统计分析可以帮助理解为什么不同的研究其结果会不同。通过系统综述或meta分析可发现证据质量的高低或者证据的有无，从而为进一步研究提供方向。

Cochrane 中心及 Cochame 网建立的系统综述和临床研究证据的分级系统对循证医学的传播起了很大的作用。

2008 年"推荐意见的评定、发展和估价分级"（Grading of Recommendations Assessment, Development and Evaluation，GRADE）的出现，对证据质量和推荐程度进行分级前特别考虑到其在决策时的评估价值及选择。与其他系统比较，其具有的优点为：① 由有广泛代表性的国际指南研究小组担任分级；② 在证据质量与推荐强度之间有清楚的分割；③ 对不同处理措施结局的重要性有明确的评价；④ 对证据质量分级的上升和下调有明确的标准；⑤ 从证据转化到推荐意见的过程透明化；⑥ 对评估价值和选择有明确的说明；⑦ 为临床医生、患者、政策制定者清楚地有程序地对推荐意见从强到弱进行解释；⑧ 有利于系统综述、卫生技术测定和指南的制定。根据 GRADE 质量测定标准，即使是 RCT 研究，如果研究中存在严重或非常严重的缺点，证据的强度会降低 1 至 2 级；而即使是观察性研究，如果存在较强或非常强关联的直接证据，则证据的强度会升高 1 至 2 级。

10.4　证据真实性的评估

10.4.1　研究结果的真实性

真实性（validity）指一项研究产生的结论的正确性及可靠度，即所得的结果是否反映了欲测结果的真实情况。内部的真实性指临床研究能正确反映研究人群中实际应该产生的研究结果；外部真实性指具有内部真实性的结果推广到研究人群以外的同类人群仍有效，则该项研究结果具外部真实性。

10.4.2　防治研究证据真实性的评估标准

评价防治研究证据真实性和研究质量高低的标准包括：① 是否实行随机隐藏分组；② 对患者的分组、医生和患者是否双盲；③ 除了需要评估的治疗措施外，两组是否得到相同的治疗；④ 被研究患者的随访是否完整；⑤ 资料的总结是否采用意愿治疗分析。

（1）随机化

严格设立对照，随机分组使所有研究对象有完全等同的机会被分配到治疗组或对照组，各组同时进行随访观察，比较其结果的差异，得出疗效结论。运用随机对照研究可以在最大限度上做到治疗组与对照组之间各项已知和未知的预后因素达到均衡，因此，可以将结局的差异归咎为治疗的差异所致。随机对照是评估治疗试验时最重要的标准。

（2）隐藏随机分组

隐藏随机分组（concealed random allocation）是保持随机化过程完整性和保证预后因素在两组均衡相等的一项措施。在隐藏随机分组中，医生不知道进入试验的下一个患者会被分配到治疗组还是对照组，这样可以避免患者主观要求进入某组以及医生的主观愿望，从而可以消除选择偏倚。没有隐藏的随机分组，医生可能根据患者情况决定其分配到哪一组。

（3）盲法

指患者、医生或研究者不知道患者接受的是治疗药还是对照药。盲法（blindness）对于判断的结果是主观评价的指标时（如瘙痒、神经痛、关节痛、乏力）尤为重要；采用盲法可以消除患者和医生的期望偏倚，因此最好采取双盲；但当双盲不可能实行时，可进行盲法评定。盲法可以减少对结局事件的差异性评估（信息偏倚），同时还可以提高受试者的依从性而留住他们，减少其他支持或治疗的差异（有时被称为共同干预）。在临床实验中，研究者必须清楚描述使用或没有使用盲法，而不是简单地标榜单盲、双盲、三盲。在阅读和评价临床试验报告时要注意这些说明。

（4）除干预措施外，两组治疗的一致性

当治疗组对象额外地接受了有利的治疗，结果夸大了该治疗措施的有效性，称为干扰（co-intervention）。如果对照组额外地接受了治疗组措施或其他有利的治疗，人为地夸大了对照组的疗效，称为沾染（contamination）。双盲可避免干扰和沾染。

（5）随访的完整性

被研究患者随访是否完整，对于决定结果评定的可靠性是十分重要的。失访的含义是在试验某一时间点上,需要测定患者的结果时,却不能找到该患者。一般而言,如失访率超过20%,则重新计算的结果会发生改变,因此,失访率不宜超过20%。随访的完整性还体现在随访时间应该根据不同疾病有足够的长度。

(6)意愿治疗分析

在评定治疗性文章的科学性时,应检查该文章报道的结果是否包括了全部纳入的病例,是否包括了全部临床有关的结果,被研究的对象是否有明确限定,是否明确防治措施的具体内容,是否采用了意愿治疗(intention-to-treat analysis,ITT)分析。ITT分析是所有纳入随机分配的患者,不管他是否最终接受分配给他的治疗,在最后资料分析中都应被包括进去。ITT分析可以防止预后较差的患者在最后分析中被排除出去,可以保留随机化分配的优点、即两组可比性,使结论更可靠。按方案(per protocol,PP)分析是通过将研究对象限定于那些完全遵循医嘱的对象来确定进入最终资料的分析,因此,在PP分析时需剔除失访者的资料,计算时的人数仅为随访完整的患者。ITT分析与PP分析两者不同的是,计算疗效时的分析在ITT时为所有的入选人数,而PP仅为剔除失访以后的人数。

PP分析时剔除了由于不依从试验而没有完成试验的人,可能会过高地估计治疗结果。因为不依从者常由于药物不良反应或治疗后疗效差。

10.4.3 诊断研究证据真实性的评估标准

(1)该试验是否与金标准试验进行了独立、"盲法"的比较

判断诊断试验真实性的最好方法,是将所考核的诊断试验结果与"真实"情况进行比较。真实情况是由标准诊断方法来确定的。所谓标准试验方法或称参照试验,系指当前为临床医学界公认的诊断疾病最可靠的方法,又称为"金标准"(gold standard)。常用的金标准有病理学诊断(组织活检或尸体解剖)、外科手术发现、特殊的影像诊断(如冠状动脉造影诊断冠心病)。长期随访获得的肯定诊断也可作为参照标准。在接受了金标准后,下一个问题是:同一患者诊断试验的结果和金标准试验结果的测定是否是互相独立进行评价的(即操作者是否互相不知道另一试验的结果)?因为在某些情况下了解了金标准试验的结果往往会影响对被考核试验结果的解释。

(2)是否每个被测者都做参照试验进行评价

评价时应了解该新的被考核诊断试验结果是否影响患者再做参照试验。如果操作者是用新的被考核的诊断试验结果来决定该患者是否去做金标准试验,这样的结果其科学性就会受到很大的影响。有些情况下,例如参照试验昂贵或具侵入性(如皮肤活检),可能不是所有的患者都做了参照试验项目的检测。研究者常常将被考核试验结果阳性者都送去做金标准试验,而阴性者只抽一部分人去做金标准试验,这将使评价产生"确定偏倚(verification bias)",使得假阴性结果归类为真阴性,从而破坏了该试验结果性能参数。

(3)所研究的样本是否包括临床实践中将使用该诊断试验的各种患者

即被考核的诊断试验中所检查的疾病谱是否与目前待测该试验的对象疾病谱相同。在评价患者的代表性时应注意研究者纳入患者的方法,即研究者如何来确定患者的、其纳入和排除标准是什么、是否只纳入了感兴趣的患者、如何避免患者丢失,这样就可判断有无遗漏某一组患者。患者样本的谱越广,样本就越能代表整个被研究的人群,则测定的结果越正确。因此,患者的样本应包括病变轻的、重的、治疗过的和未治疗过的。

(4)诊断试验的精确性

诊断试验的精确性(precision)又称可重复性(reproducible),是指诊断试验在完全相同条件下,进行重复操作获得相同结果的稳定程度。为了增加诊断试验的可重复性,操作者应详细介绍诊断试验的具体实施操作方法,使之达到相同的实验条件。

总之,在决定该试验是否能用于患者前,应通过是否与金标准试验进行盲法比较测定其真实性,通过检查研究患者的样本是否包括临床实践中将使用该诊断试验的各种患者从而确定其代表性。如果一个诊断试验报告没有满足1个或1个以上的上述标准,那么它可能存在严重的缺陷,将限制EBM实践者使用该诊断试验。

10.4.4　预后研究证据真实性的评估标准

预后研究的最佳研究方案是队列研究,包括回顾性队列研究和前瞻性队列研究,可从以下几方面进行评估。

(1) 是否有一个具有代表性的而且定义明确的患者样本群都在病程相同起点开始随访

预后研究证据的真实性要求本研究中的患者样本群是定义明确的、具有代表性的,而且都是在病程的起始点开始随访的。理想情况下,预后研究所纳入的样本应该是所有患同一疾病的患者,而且都是从其生病开始进行研究的。证据中应包括明确的诊断标准、纳入标准和排除标准。同时,要分析研究对象是否都从病程中的一个相似的、定义明确的点上开始随访,对所研究对象在疾病的哪一阶段进入研究应该有清楚的描述。

(2) 随访时间是否足够长,随访是否完整

理想情况下,所有患者从病程早期开始纳入研究进行观察,直至其完全恢复或是发生其他疾病或死亡。如果找到的证据中随访时间很短,只有一小部分患者达到了我们感兴趣的结果,如康复、复发或是不良反应的发生,该证据提供的参考价值就相对较低,很难用于解答实际问题。另外,失访率会影响结果的真实性,有些与预后有关的失访,如因为疾病好转,或因为死亡、疾病不良进展、因并发其他疾病而不能前来随访等,这些失访将对结果的真实性产生很大的影响。一般来说,失访率<5%的结果因失访导致的偏倚小,可以被接受;而失访率>20%,则严重影响结果的真实性,不能被接受;失访率介于 5% 和 20% 之间,结果真实性的差异可能会相差很大。

(3) 对结果的评定标准是否客观,有没有偏倚

预后研究使用的指标包括反映疾病致死程度的指标、反映疾病恢复情况的指标、反映疾病结局构成的指标、反映生存情况的指标。在实际应用中,常用的指标有病死率、治愈率、缓解率、复发率、功能丧失率、生存率等。预后表现的两个极端,即死亡或完全恢复,是很容易被认识判别的;但在这两个极端之间广大范围的表现却大多不易判断或测量,如残疾、生命质量等。为了减少测量这些结果的偏倚效应,研究者应该建立定义每个

重要结果的特异性标准,并在随访中始终贯彻。

(4) 是否对重要因素进行校正

对于重要的预后因素的校正方法,简单的是分层分析方法,较为复杂的方法是多因素回归分析。

10.5　研究结果的评估指标

10.5.1　治疗效果大小的估计

(1) 相对危险度(relative risk, RR)

即治疗组相对于对照组的危险度,是两组危险度之比,也就是治疗组发生不良事件(adverse outcome)的危险度除以对照组的危险度。RR<1 说明治疗组的干预措施能降低不良事件发生的危险度;RR>1,说明干预措施反而增加不良事件发生的危险度,因此 RR>1 说明干预措施是有害的。

(2) 相对危险度的减少(relative risk reduction, RRR)

RRR 表示了治疗组与对照组相比其不良事件减少的相对数,即治疗组比对照组减低的危险度除以对照组危险度,RRR=(对照组出血率-治疗组出血率)/对照组出血率。

(3) 绝对危险度减少(absolute risk reduction, ARR)

ARR(或 RD)是治疗组和对照组不良结果事件的绝对差别。ARR 为对照组事件发生率(危险度)减去治疗组事件发生率(危险度)。由于 RRR 仅是相对数,有时危险度下降的绝对数很少而 RRR 看上去却很大,会引起误导。

(4) 需要治疗的患者数

需要治疗的患者数(number needed to treat, NNT)可直接用于临床,它解释了某种干预措施的特异性治疗效果,可作为对患者具体处理时的决策工具。NNT 用来说明患者治疗的研究结果,特别当治疗结果的 RRR 非常大、但不良事件的发生率又非常小时。NNT 是 ARR 的倒数,NNT=1/ARR,表示为了预防 1 例不良结果事件需要治疗的患者数。

10.5.2　治疗作用的精确性估计

传统上 $P<0.05$ 提示在统计学上有显著意义,同时还提示治疗组和对照组疗效的差别大约有≤

5%的可能性是由于机会引起;但是 P 值仅对无效假设进行检验,却不能提供研究资料准确性(accuracy)和精确性(precision)的资料;可信区间(confidence intervals, CI)可以提供关于研究结果精确性的信息,能告诉我们有关研究结果的论证强度。95%可信区间(95%CI)的含义为真正的治疗作用95%的时间落在这段可信区间中。当RRR的95%CI下限>0(或者 RR<1),说明治疗组明显优于对照组;如果 RRR 的95%CI 上限<0(或者RR>1),说明治疗组的措施实际上是有害的。CI的范围大小实际上是由样本量的大小来决定的,样本量越大,95%CI 范围就越狭,对于真实的RRR估计就越精确。当 RRR 的 CI 上限>0、下限<0(或者 RR 的95%CI 与1交叉),说明有可能治疗组优于对照组,也可能治疗组等于对照组或治疗组比对照组差(统计学上无差异)。

10.5.3 诊断试验的评价指标

诊断性试验常用的评价指标包括敏感度、特异度、准确性、阳性预测值、阴性预测值、似然比和ROC 曲线。

灵敏度和特异度是用来说明诊断试验准确度(accurary)的两个基本特性,可以从2×2表格中进行计算求出(表10-2)。

表10-2 评价诊断试验的四格表

		标准诊断方法		合计
		病例组	对照组	
诊断性试验	+	真阳性a	b 假阳性	a+b
	-	假阴性c	d 真阴性	c+d
合计		a+c	b+d	N

a:真阳性,为病例组内试验阳性的例数
b:假阳性,为对照组内试验阳性的例数
c:假阴性,为病例组内试验阴性的例数
d:真阴性,为对照组内试验阴性的例数
各项评价指标的计算公式:
灵敏度=$a/(a+c)$
特异度=$d/(b+d)$
准确性=$(a+d)/N$
患病率=$(a+c)/N$,又称验前概率
阳性预测值=$a/(a+b)$
阴性预测值=$d/(c+d)$
阳性似然比=灵敏度/(1-特异度)
阴性似然比=(1-灵敏度)/特异度

灵敏度(sensitivity)是指由金标准试验确诊有病的病例组中经诊断试验查出阳性人数的比例。病例组中该试验阴性者称为假阴性,其占病例组人数的比例称为假阴性率或漏诊率。灵敏度和假阴性率之和为100%,因此,灵敏度高的试验,其假阴性率就低。

特异度(specificity)指由金标准法确诊无该病的对照组中诊断试验的结果阴性者的比例。对照组中试验阳性者称为假阳性,占对照组人数的比例称为假阳性率,又称误诊率。特异度与假阳性率之和为100%,因此,特异性高的试验其假阳性率就低。

似然比(likelihood ratio, LR)表达了在患某种病的患者中进行某项诊断试验所得到的数值的范围。当试验结果只有阴性和阳性两种结果时,似然比分为阳性试验结果似然比和阴性试验结果似然比。似然比的含义是试验的结果使验前概率提高或降低的多少,根据试验前患者的患病率(验前概率)和做了某项试验后得出的似然比,应用下述公式可以得出验后概率。请注意概率必须先化成比数(odds)后才能与似然比相乘,而相乘后得出的验后比,再转变为概率,即验后概率(post-test probability)。

验前比=验前验后概率/(1-验前概率)
验后比=验前比×似然比
验后概率=验后比/(1+验后比)

似然比为1,表示验前与验后概率相同,没有必要做此试验;似然比>1,表示在做试验后,患该病的可能性增大。似然比越大,患病可能性越大;似然比越小,患病可能性越小。以下是由似然比决定的试验的有用程度:① 阳性似然比≥或阴性似然比≤0.1的试验,可使验前概率到验后概率发生决定性的变化,可确定或排除诊断,这种试验属于最有用的;② 阳性似然比5~10 或阴性似然比0.1~0.2,验前概率向验后概率发生中等度变化,属于较有用的试验;③ 阳性似然比2~5 或阴性似然比0.2~0.5,使患病率发生较小程度的变化,属于作用少的试验;④ 阳性似然比和阴性似然比都等于1,则试验前后患病率不发生变化,属于无用的试验。

除了上述 4 种情况外,在方法上人们常用受试者工作特征曲线(receiver operator characteristic curve,简称 ROC 曲线)来决定最佳临界点。它是用真阳性率和假阳性率作图得出的曲线(见图 10-3),可表示灵敏度和特异度的关系。ROC 曲线的横轴表示假阳性率(1-特异度),纵轴表示真阳性率(灵敏度),曲线上的任意一点代表某项筛检试验的特定阳性标准值相对应的灵敏度和特异度对子。好的试验其曲线远离中间的对角线,并十分接近左上角;差的试验则非常接近中间的对角线。通常可以通过计算曲线下面积(AUC)来评价试验的准确性,面积越大表示试验越好;但在具体应用时,研究者可以根据患病率、经济等情况,权衡特异度和敏感度,划定一个阈值。

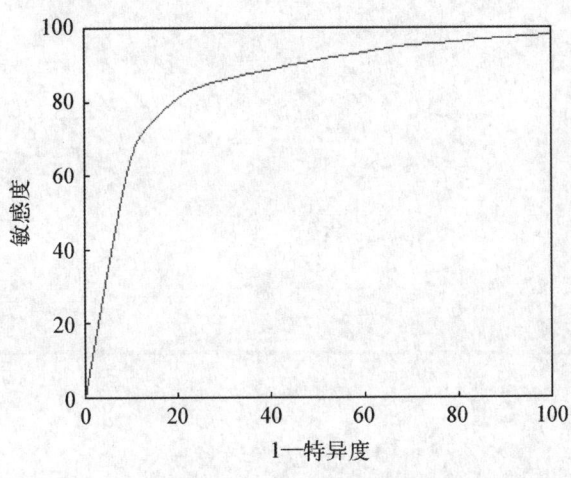

图 10-3　ROC 曲线示意图

ROC 曲线是一种全面、准确评价筛检试验非常有效的方法,并可比较两种或多种筛检试验的诊断价值,从而帮助临床医生做出最佳选择。除了直观方法比较外,还可以计算 ROC 曲线下的面积来比较几种筛检试验的诊断效率。ROC 曲线下的面积越大、越接近 1.0,其诊断的真实度越高;越接近 0.5,其诊断的真实度越低。

10.6　如何用于我的患者

(1) 结果能否用于自己的患者

首先检查样本的代表性:研究人群与我的患者越接近,应用结果的把握就越大。

(2) 是否考虑到临床上所有的重要结果

包括中间变量以及最后的结局,如死亡或生存。

(3) 治疗的利与弊

包括治疗作用、不良事件及费用等。

(4) 将获得的证据与患者沟通

需要注意以下 5 个方面: ① 理解患者的经历与期望、了解患者的担忧和想要了解的问题,以及其文化水平及经济状况;② 要与患者建立互相信任的关系;③ 向患者提供证据(包括目前尚不清楚的证据)以及治疗手段对其所患疾病起的作用和副作用;④ 向患者提出推荐意见;⑤ 确定患者是否理解和同意。

10.7　循证实践指南

随着现代医学的发展,对疾病的诊断和治疗已经不再是临床医生的个人经验所决定的,而是要有经过正确评价的科学证据的支持。临床指南是以循证医学为基础、系官方政府机构或学术组织形成的医疗文件,将规范化医疗与个体化医疗相结合,对提高医疗质量起了重要的推动作用,其目的是规范医疗范围、提高医疗质量、控制医疗费用。自 1993 年起,在 Index Medicus 可以用"实践指南"作为关键词检索到你所需要的内容;美国国立卫生研究院公布的临床指南和专家组意见分两个目录收集在 http://text. nlm. nih. gov。不同的疾病临床指南也可以在互联网上找到。加拿大医学会(http://www. cma. ca/cpgs/index/htm)和澳大利亚医学会(http://www. mja. com. au/public/guides/guides. html)也提供了临床指南。中华医学会发布的部分临床诊治指南虽然没有收集到一起,但中华医学会期刊系列均已全文上网(http://www. chinainfo. gov. cn/periodical/zhyxh. htm),读者上网查找原文也非常方便。一项好的临床指南应具有真实性(validity)、可靠性(reliability)和可重复性(reproducibility),也就是说临床指南中所提到的诊断治疗建议要有充分的科学依据,真实、可靠、可以重复;同时还需要具备实用性(applicability)、灵活性(flexibility)和表达清楚、简单明了(clarity),也就是说临床指南所提的诊断治疗建议在临床上应用具有实用性,适应临床实际情况;此外,一项好的指南还必须是多学科参与制订(multidisciplinary process)。质量不佳的临床指南不仅对实践循证医学没有好处,有时还会误导临床医生。

找到指南后,在用于自己的患者前应该根据下面几点进行评估:① 这个指南是否真实(是否完成了近12个月以来的全面的、能重复性的文献综述?证据是否有推荐分级、类别以及特定的范围)?② 这个真实的指南能应用于我的患者/医院/社区吗?是否存在 4 个 Bs [即疾病的负担(burden)太低或患者太少能否保证实施,患者或社区利益(beliefs)与指南推荐的是否相符合,实施

这个指南时是否有不利协议(bargain),实施指南的一些障碍(barriers)(地方的、政府的、合法性等)是否太大不能克服]?最后,要记住推荐仅提供总则,应根据患者不同情况进行处理。

临床实践指南(clinical practical guideline)系官方政府机构(如我国的卫生和健康委员会)或学术组织(如医学会)形成的医疗文件,其目的是为了提高医疗质量,控制医疗费用的不断上涨,规范临床医生诊断和治疗行为。面对国内外众多的临床实践指南,首先应选择那些以循证医学为基础的指南,即是以循证医学的原则和方法制定的临床实践指南。

(王吉耀)

皮肤病学临床

第 11 章 皮肤病的症状和诊断

目 录

第 11 章
皮肤病的症状和诊断

11.1 皮肤病的症状

症状是反映疾病和病情的重要标志,也是判断疾病的主要依据。皮肤病的症状是皮肤病的临床表现。在众多皮肤病中症状虽可各不相同,但亦可完全相同或相似,即使同一种皮肤病在不同患者中或在不同发展阶段其症状亦可千变万化。皮肤病的症状一般可分为自觉症状和客观症状两类,兹分述如下。

11.1.1 自觉症状(subjective symptoms)

亦称主观症状,系患者本人诉说的一些异常感受,而无有形的表现。由于患者的个体差异,同一种症状在不同人身上的感受程度可存在很大差别。最常见的自觉症状有以下 3 种。

(1)瘙痒(itching)

是皮肤病中最常见的自觉症状,可轻可重,呈阵发性、间断性或持续性,可局限,亦可泛发。瘙痒是一种非常复杂的感受,是通过存在于表皮、真皮连接处或真皮乳头层的一种特殊的外周神经纤维进行传导。组胺是致痒的最主要介质。皮炎湿疹类皮肤病常伴严重瘙痒,头皮、外阴及肛门可发生局限性瘙痒,老年人常患冬季瘙痒。瘙痒亦常为某些系统疾患如糖尿病、甲亢、肾病、肝病或恶性肿瘤如蕈样肉芽肿的前驱或伴发症状。

(2)疼痛(pain)

疼痛除见于急性球菌感染性皮肤病如疖、丹毒等外,亦常见于带状疱疹、球体瘤、皮肤平滑肌瘤以及皮肤血管炎类疾病。疼痛的性质在不同病种可有些不同,如带状疱疹常表现为刺痛、放射

痛;球体瘤常为搏痛;平滑肌瘤常为灼痛;皮肤血管炎常有压痛等。

(3)感觉异常(paraesthesia)

可见于麻风及一些神经功能障碍性皮肤病,如出现于麻风或股外侧皮神经炎的皮肤浅感觉障碍,痛觉、温度觉及触觉减退或丧失[麻木(numbness)];发生于多发性周围神经炎的手套或袜套型感觉异常;可见于脊髓空洞症的感觉分离,即触觉存在,痛、温觉消失。

11.1.2 他觉症状(objective symptoms)

亦称客观症状,指可以见到的皮肤形态改变,即皮肤损害。由于病理基础不同,常表现为不同的形态,但其基本损害可分为原发性及继发性两类,前者是由各种皮肤病特有的病理变化直接形成的损害,而后者则是由前者受到搔抓、治疗、继发感染或是在修复过程中形成的损害。通常情况下,原发性损害对于诊断及鉴别诊断具有重要价值。

11.1.2.1 原发性损害(primary lesions)

(1)斑疹(macule)

斑疹为局限性皮肤色泽的改变,既不隆起,也不凹陷,直径一般<1 cm。斑疹不断扩大或相互融合,其大小超出 1 cm 则称为斑片(patch)。按其发生的病理性质不同,斑疹可有:炎症性红斑如猩红热样红斑形药疹、轻度灼伤;非炎症性红斑如鲜红斑痣、血管痣;出血性瘀点(petechia)或瘀斑(ecchymosis)如过敏性紫癜;色素沉着斑如雀斑、文身;色素减退斑如单纯糠疹、花斑癣;色素脱失斑如白癜风。

(2)丘疹(papule)

丘疹为高出皮面的局限性实质性隆起,其大

小一般<1 cm;如丘疹扩大或相互融合,其直径>1 cm 则称为斑块(plague)。丘疹可有不同形状如扁平、圆或椭圆、半球形、锥形、多角形、脐凹形等;不同质地如柔软、坚实、平滑、粗糙等;不同色泽如正常肤色、红色、褐色、紫色、黑色等。按其发生的解剖部位,丘疹可分为:表皮性如扁平疣、慢性单纯性苔藓等;真皮性如皮肤淀粉样变、发疹性黄色瘤等。按其发生的病理性质不同,丘疹又可分为:上皮增生性如寻常疣、色素痣等;炎性浸润性如湿疹、扁平苔藓等;代谢异常性如黏液水肿性苔藓、皮肤淀粉样变等;组织变性、变异如弹性纤维假黄瘤、阴茎珍珠状丘疹等。从斑疹向丘疹演变的过渡阶段称斑丘疹(maculopapule)。

(3) **疱疹(vesicle)及大疱(bulla)**

疱疹及大疱为高出皮面内含液体的腔隙性皮疹,直径<0.5 cm 的称疱疹,若超出此大小的则称大疱。按内含物不同有浆液性和血性之分,后者又称血疱。按其发生的解剖部位深浅可分为:角层下疱如白痱;棘层内疱如单纯疱疹、天疱疮等;表皮下疱如类天疱疮;基板下疱如获得性大疱表皮松解症(EBA)。疱破裂后成糜烂面,愈合后形成薄痂或鳞屑。除 EBA 外愈后一般不留瘢痕。从丘疹向疱疹演变的过渡阶段或在丘疹上伴存小的疱疹又称为丘疱疹(papulovesicle)。

(4) **脓疱(pustule)**

脓疱为含有脓液的疱疹,内含上皮碎屑、炎症细胞等,外观混浊呈黄色,外围常有红晕。按其发生的解剖部位不同可分为:角层下脓疱如角层下脓疱病;表皮内脓疱如脓疱疮;表皮下脓疱如廉疮;毛囊内脓疱如毛囊炎等。按其发生的病因可分为:感染性如新生儿脓疱疮、脓疱型梅毒疹、牛痘等;非感染性如脓疱型银屑病、急性泛发性发疹性脓疱病、坏疽性脓皮病等。脓疱破裂显糜烂面或干燥后形成黄色或污秽色痂皮。除位置较深的脓疱愈后多不留瘢痕。

(5) **风团(wheal)**

风团为突然发生的局限性水肿性隆起,大小、形态不一,呈淡红、鲜红或瓷白色,存在时间从数十分钟到 10 余小时,一般不超过 24 小时,消退后不留痕迹,如荨麻疹。其形成主要是由发生于真皮内的过敏性细小血管扩张、渗出及炎症细胞浸润所致。如这种水肿反应累及皮下组织形成巨型风团,则可持续存在 1~3 天,如血管性水肿。

(6) **结节(nodule)**

结节为发生于真皮组织内的实质性块状物,可高出皮面或隐藏于皮下仅可触及,圆形、椭圆形或不规则形,大小不一,直径一般在 0.5~1 cm 范围,如结节增大或融合超出此大小的则称斑块(plaque)。按其发生的病理改变的性质不同,可分为:血管性如变应性结节性皮肤血管炎、结节性多动脉炎、皮肤血管瘤等;炎症浸润性如寻常狼疮、孢子丝菌病、结节病等;代谢异常性如结节性黄瘤、皮肤钙沉着症等;肿瘤性如皮肤纤维瘤、血管脂肪瘤、恶性淋巴瘤等。有些结节可因吸收而不留痕迹如变应性结节性皮肤血管炎;有些可因破溃形成溃疡如晚期皮肤梅毒,愈后留有瘢痕。

(7) **囊肿(cyst)**

囊肿为发生于真皮或皮下组织内有一定囊壁结构,内含液体、半固态或其他有形成分的囊状损害,隆起或仅可触及,圆形或椭圆形,摸之有弹性感。常见的有表皮囊肿、皮脂囊肿等。

(8) **毛细血管扩张(telangiectasia)**

毛细血管扩张系可见的毛细血管或细动静脉末端持久性扩张,呈持久性鲜红或暗红色,点状、线状、网状或树枝状表现,压之可褪色,去除压力后迅即恢复原状。可局限如蜘蛛痣、酒糟鼻,亦可泛发如着色性干皮病、遗传性出血性毛细血管扩张症等。除原发性毛细血管扩张外也可继发于某些炎性皮肤病如慢性放射线皮炎、激素依赖性皮炎等。

(9) **浮肿(edema)**

浮肿指皮肤软组织内水分潴留过多或黏蛋白样物质沉积所致的弥漫性肿胀,前者经指压可出现凹陷,称凹陷性浮肿,如糖皮质激素内用引起的钠潴留性水肿;后者经指压无凹陷,称非凹陷性浮肿,如胫前黏液性水肿、早期系统性硬皮病。

(10) **肿块(tumor)**

肿块为发生于真皮或皮下组织的以增生或以细胞浸润为主的实质性损害,通常比结节大。形状、色泽不一,触之或软或硬,其生物学行为可以是良性,也可以是恶性;可长期存在,或逐渐增大,或破溃形成溃疡;如为恶性肿瘤,常可扩散或转移。

(11) 黑头(comedo)

黑头系由于皮脂、角质细胞碎屑等壅堵皮脂腺毛囊孔所致的一种特殊损害。因其开口处皮脂类物质表面受空气氧化呈黑色而得名。主要见于痤疮及从事石油化工职业工人。

(12) 隧道(burrow)

隧道是由疥螨钻进表皮角层或棘层引起的特殊皮疹,表现为 5~10 mm 线状损害,微弯或呈螺旋形,灰黑色,在其末端常有一灰白色点,用针可挑出疥虫。隧道最常发生于腕屈面和指缝两侧。

11.1.2.2 继发性损害(secondary lesions)

(1) 鳞屑(scale)

鳞屑系脱落的表皮层碎片。生理性的鳞屑细小而菲薄,可发生于任何人,唯老年人较多见,尤以冬天干燥季节好发;病理性的鳞屑则可发生于多种皮肤病,且可呈不同特点,如花斑癣、白色糠疹的鳞屑呈糠秕状;鱼鳞病的鳞屑呈灰黑色鱼鳞状;银屑病的鳞屑呈银白色云母状;脂溢性皮炎的鳞屑呈黄色油腻性;剥脱性皮炎的鳞屑呈破抹布状等。

(2) 痂(crust)

痂为皮损表面的浆液、脓液、血液、坏死组织、细胞以及微生物等混杂而干燥凝结成的片状或块状物。其色泽、厚薄、黏着性可随其内含成分不同而异,如皮炎湿疹、带状疱疹渗出物结痂呈浆液性;脓疱疮、Reiter 病脓疱干涸结痂呈黄绿色脓性;过敏性紫癜、白细胞破碎性血管炎血疱破溃结痂呈血性;坏疽性脓皮病、深度烧伤创面由坏死组织干涸形成的痂呈污秽黑紫色,后者又称焦痂(eschar)。

(3) 浸渍(maceration)

浸渍为皮肤经长时间浸水或受潮所致的表皮松软、肿胀、变白、起皱的表现,如稍加摩擦,受损表皮极易剥脱形成红色糜烂面。损害多见于从事潮湿或水中作业者的指(趾)间、掌跖部位。

(4) 糜烂(erosion)

糜烂为疱疹、大疱或脓疱破裂或炎性斑疹、丘疹经搔抓或皮肤浸渍遭摩擦等导致表皮缺损而露

出的红色湿润面,其大小、形状依原发皮疹而定。损害浅表,愈后不留瘢痕。

(5) 溃疡(ulcer)

溃疡为皮肤真皮或皮下组织因病变所致的局限性缺损。常由结节、肿块、脓肿等破溃后形成,其形态、大小、深浅、边缘随原发病不同而异,如静脉曲张性小腿溃疡常见于小腿下内侧,溃疡周围组织苍白、发硬,经久不愈;寻常狼疮溃疡表面和边缘均不规则,常进行性扩大,愈后留萎缩性瘢痕;晚期梅毒性溃疡边缘整齐,具凿缘,如发生于上腭、鼻梁可招致骨质破坏;皮肤恶性淋巴瘤引起的溃疡常呈圆形、肾形,边缘截然,颇具特征性。溃疡愈后均留有瘢痕。

(6) 坏疽(gangrene)

坏疽指皮肤局部组织坏死、变黑,边界清楚,常伴痛感。如血栓闭塞性脉管炎、动脉粥样硬化所致的坏疽,多见于四肢末端(又称干性坏疽);糖尿病性皮肤坏疽常伴腐生菌感染,坏死组织呈暗紫、深黑色,其坏死区可现大疱,渗出(又称湿性坏疽)。

(7) 抓痕(excoriation)

抓痕为搔抓引起的点状或线状表皮剥脱,有时深达真皮浅层,其上可见点状溢血或血痂。常见于瘙痒症及各种瘙痒性皮肤病。

(8) 裂隙(fissure)

裂隙为皮肤表面线形裂口,浅的限于表皮,称裂纹或皲;深的可达真皮甚至皮下,常伴出血及疼痛感,又称皲裂。裂隙发生常与皮纹一致,好发于掌、跖、指(趾)关节伸侧部位。裂隙常继发于手足浅部真菌病、手足部慢性湿疹基础上。

(9) 角化(keratosis)

角化指由角化的表皮角质形成细胞聚集而成的片状增厚(角化过度)、可脱落的薄片(角化不全)、图钉样角质物或棘刺,前者可见于鸡眼,后者可见于毛发红糠疹、小棘苔藓等。

(10) 肥厚(hypertrophy)

肥厚指皮肤表皮、真皮或/及皮下组织的异常增生致皮肤变厚的表现,有的呈局限性如指节垫、增生性瘢痕;有的呈大片弥漫性如下肢象皮肿、成人硬肿病等。

(11) 硬化(sclerosis)

硬化指皮肤局限性或弥漫性变硬,表面皮纹变浅,或有光泽,肤色变黄或瓷白色,触之质地坚硬少弹性,用手指难以捏起。其发生主要是由于真皮和皮下胶原纤维增生或炎症后慢性纤维化所致。前者如局限性及系统性硬皮病;后者可见于慢性淤滞性皮炎。

(12) 束带(cord)

束带指位于真皮或皮下的条索状损害。如位置较深,只可触及而难以看到。质地较硬,皮表或可见轻度青灰色改变。其中结缔组织增生性的见于手术切口形成的肥厚性条状瘢痕;血管炎性的见于血栓性静脉炎、颞动脉炎;神经炎性的见于结核样型麻风等。

(13) 瘢痕(scar)

瘢痕为新生结缔组织修复溃疡所形成的损害,表面光滑无正常皮纹,亦无毛囊皮脂腺及汗腺开口,与周围正常皮肤分界清楚。如明显高出皮面的称肥厚性瘢痕,常见于烧伤痊愈后;如表面菲薄下陷、低于外周正常皮面则称萎缩性瘢痕,可见于寻常狼疮、树胶肿愈后。

(14) 萎缩(atrophy)

萎缩为皮肤组织因退行性改变所引起的损害。按病变累及深浅不同,可分为:表皮萎缩、真皮萎缩及皮下萎缩,但往往相连的两层或三层同时受累。在表皮萎缩中,主要表现为皮肤变薄、光滑、皮纹变浅,表皮毛囊、汗腺开口减少,其下毛细血管、细血管可清晰见及。组织学显示表皮细胞层数减少,但仍保持正常结构,可见于激素依赖性皮炎、硬化萎缩性苔藓等。在真皮萎缩,可表现为患区稍有凹陷、皮面光滑,但皮纹依然存在,可见于进行性特发性皮肤萎缩、局灶性真皮发育不全等。事实上,上述所谓表皮萎缩或真皮萎缩发展到一定阶段往往均可能并存。皮下组织萎缩较少见,常表现为患区明显凹陷、皮面外观无异常改变,可见于脂肪营养不良症。

(15) 苔藓样变(lichenification)

苔藓样变系局限性皮肤粗糙、增厚,伴皮纹沟嵴加深、变宽的表现;越近损害的中心区,其改变越显著,其间并可掺杂有密集排列的多角形扁平丘疹,肤色正常或稍红;常伴剧痒。搔抓、摩擦等刺激因素是诱发苔藓样变发生的主要外因。最常见于神经性皮炎,亦可见于老年皮肤瘙痒症及其他一些瘙痒性皮肤病。

11.1.3 皮肤损害的特点

皮肤损害是皮肤病的基本表现,不同皮肤病有不同表现,或有相同表现;反之,同一种皮肤病在不同患者可有不同表现;即使在同一个人,在病情发展的不同阶段亦可有不同表现。上述情况说明准确识别各种皮肤损害的特点对正确判断每一种皮肤病极其重要。

(1) 皮疹部位与分布

分暴露部位还是遮盖部位(如多形性光敏疹、接触性皮炎);伸侧还是屈侧(如银屑病、痒疹);全身性、泛发性还是局限性(如麻疹样形药疹、荨麻疹);对称性还是单侧性(如带状疱疹、线状疣状痣);限于某些特殊部位:头皮(如脂溢性皮炎、银屑病)、口腔附近(如单纯疱疹)、肘弯腘窝(如特应性皮炎)、颈后(如神经性皮炎)、掌跖部(如癣、汗疱疹)等。

(2) 皮疹性质与形态

包括原发性损害和继发性损害,单一性和多形性;单个损害的形态有圆形、椭圆形、多角形、环形、弧形、地图形、不规则形;较特殊的还有虹膜样(如多形红斑)、匐行形(如匐形疹)、同心性叠瓦状(如叠瓦癣)、多环状(如离心性环形红斑)等。

(3) 皮疹排列

有散在(如急性痒疹、水痘)、群集(如带状疱疹、单纯疱疹)、线状或带状(如纹状苔藓、带状硬皮病)、环状(如环状扁平苔藓、体癣)、网状(如网状青斑、透明节段性血管炎)、沿淋巴管(如孢子丝菌病、淋巴管炎)、沿皮节(如线状疣状痣、带状疱疹)等多种。

(4) 皮疹表面与基底

有疹顶扁平(如扁平疣)、粗糙(如寻常疣)、半球状(如鲍温病样丘疹病、淋巴瘤样丘疹病)、脐凹状(如传染性软疣、痘疮样水疱病)、尖顶(如毛周角化症、急性湿疹)、丝状(如丝状疣、皮赘)、佛手状(如指状疣)、花菜状(如尖锐湿疣、鳞癌)、蜡样光泽(如基癌),以及基底无蒂(如扁平湿疣)或有蒂(如尖锐湿疣、神经纤维瘤)等多种。

(5) 皮疹色泽

有正常肤色(如神经性皮炎、皮肤脂肪瘤)、红色(又分淡红、深红、紫红、玫瑰红、红铜色、苹果酱色等,如血管瘤、紫癜、扁平苔藓、玫瑰糠疹、梅毒疹、寻常狼疮)、橘黄(如黄瘤、皮脂腺痣)、青蓝(如蓝痣、太田痣)、黄褐(如黄褐斑)、灰褐(如获得性太田痣样母斑)、浅色(如花斑癣、白色糠疹)、白色(如白癜风)等。

(6) 皮疹硬度

有柔软(如皮赘)或如气球状(如神经纤维瘤)、柔韧有弹性(如皮肤猪囊尾蚴病、脂肪瘤)、象皮样(如结节性黄瘤、结节病)、软骨样(如皮肤钙沉着症、瘢痕疙瘩)、木板样(如嗜酸性筋膜炎)、浸润感(如慢性湿疹);有松弛或紧张(如脓疱疮、天疱疮、类天疱疮)等。

(7) 皮疹数目及大小

单个或多发,一般可以具体数字表达;如甚多难以计数,则可以"数以百计(千计)"表达。皮疹大小如要比较准确地表达,可以直径几厘米或几毫米表达;但日常临床中常用实物对比表述,如针尖、针帽、粟米、米粒、绿豆、豌豆、黄豆、瓜子、蚕豆、樱桃、杨梅、胡桃、鸽蛋、鸡蛋、手掌大小等。

(8) 皮疹边缘

有清楚或模糊、整齐或不整齐、堤状隆起(如环状肉芽肿)、嵴状(如汗管角化症)、锯齿状(如玫瑰糠疹)、弥漫不清(如瘤型麻风)、凿缘(如晚期梅毒性溃疡)、潜行性(如坏疽性脓皮病)、高起外翻(如鳞癌)等多种形态。

(9) 皮肤损害的演变和转归

必须指出,皮肤损害是机体对内、外环境中各种致病因素所做的反应,这种反应结果又会随着机体与各种致病因素之间的相互作用、相互影响而不断变化。所谓原发性及继发性损害的划分也并非是绝对的,有时一种皮疹在某一疾病属原发疹,而在另一情况下则被认为是继发疹,如色素减退(脱失)在白癜风是原发性,而在皮炎湿疹则属继发性;脓疱在脓疱疮是原发,而在湿疹为继发;毛细血管扩张在遗传性毛细血管扩张症为原发,

而在激素依赖性皮炎则系继发。皮肤病的各种皮肤损害形态常随病情的发展、时间的推移而发生改变,发展快的如荨麻疹、药物性皮炎,慢的如盘状红斑狼疮、蕈样肉芽肿等。因此,为了能对一种皮肤病做出准确判断,不但需要熟悉上述皮损的特点,还应了解皮损演变的动态过程和转归。如寻常型银屑病在初发时可能仅是一粒表面光滑的红色斑丘疹,随后逐渐演变为覆有层层银白色鳞屑性丘疹甚至斑块,经适当治疗消退后,留下色素沉着或色素减退斑;反之,如处理不当,不但皮损泛发全身,且可转化为脓疱型或红皮病型。

综上所述,医生在临床工作中对任何皮肤病皮损的观察必须全面、细致而不应片面、肤浅,这对不断提高皮肤科诊疗水平极其重要。

11.2 皮肤病的诊断

皮肤病的诊断,一方面有助于对患者罹患疾病病情的了解;另一方面,又可提高对患者所患疾病的治疗效果。

皮肤病的诊断有些比较容易,单靠临床表现即可做出诊断;有些则比较困难,除临床表现外尚需配合相关的实验室检查或一些特殊检测手段才能做出正确诊断;也有极少数患者甚至经多年随访观察也难于确诊。本节仅就皮肤病诊断步骤和方法予以介绍。

11.2.1 病史采集

(1) 如何接触患者

临床上所接触的患者来自各个地方、各个阶层,有老有少、有男有女,有的文化水平较高,有的较低。因此,对不同的患者应用不同方式与他(她)接近。例如,接近小孩与接近大人不一样,青年男医生接近老年妇女与接近青年妇女不一样。总的原则是医生必须温和、诚恳、耐心、亲切、热情,表现出一切为患者着想,而不是漫不经心、举止轻浮、言语俚俗,或态度傲慢、盛气凌人;应使患者感到医生可以信赖,愿意将一些不愿告人的事告诉医生,以帮助医生分析疾病的病因和发生、发展等全部情况。

如发现患者有思想负担或精神因素,应善为

纾解。要知道精神因素对病情的发展和治疗影响极大，必须尽可能反复解说，使患者能解除思想负担。例如，有很多医生及群众误认为系统性红斑狼疮是不治之症，事实上近 10 年来，此病的病情在国内外均趋于缓和，疗法也较多，如能及早就医、及早诊断和治疗，预后还是比较好的。

(2) 一般病史

1) 个人史

特别是与现症状有关的病史。

2) 家族史

皮肤病中有遗传因素的很多，宜详细询问家庭成员以及近亲和远亲中有无同样的病，以及家族成员的健康情况等。遗传性皮肤病最常见的有特应性皮炎(atopic dermatitis)、鱼鳞病、银屑病、着色性干皮病，等等。

3) 地区

如皮肤黑热病不见于长江以南，而只限于北方几个省区。有些疾病可由于到别的地区去旅行而获得。南方表皮癣菌病较多，北方银屑病较多，麻风东北少见。

4) 职业

过去的工作环境有时对现症有意义，如长期接触某些化学物或致癌物等。据调查，职业性皮肤病占所有职业病的 50% 以上。

5) 嗜好

如饲养猫、犬等有时传染癣病；饮酒对皮肤有不良刺激；多饮咖啡、浓茶对皮肤瘙痒病不利。

6) 社会活动、经济情况等

这些因素亦与某些皮肤病的发病存在关联。

7) 过去患病史

有些过去患病史与现病关系明确，有些则关系模糊，需进一步研究。如急性荨麻疹、多形性红斑、点滴形银屑病于发病前 1~2 周常有病毒性或细菌性感染史可寻。前者有时还和用药有关。再如系统性红斑狼疮与风湿性关节炎的关系非常密切，在诊断为风湿性关节炎的患者，几年、几十年后出现系统性红斑狼疮的并非罕见。

(3) 特殊病史

1) 皮疹初发部位、性质及病期

有时可以对皮疹作这样的初步判断：如夏季突发于小腿的瘙痒性皮疹，多半可能与虫咬有关；头皮上存在多年的皮疹，近来逐渐波及四肢，应考虑银屑病的可能。

2) 皮疹发展速度、累及部位的先后次序及其程度

由此可进一步了解病情发展情况，如药疹多发病突然，且多从头面部开始，常在一两天内发展到全身。

3) 局部及全身症状

如瘙痒的有无及其程度、痒感发作的特点等；一些变应性及免疫性疾病如药物不良反应、系统性红斑狼疮、皮肤血管炎类疾病常伴发热等系统症状。

4) 发病的可能原因或诱因

即使很多皮肤病的发病原因不明，但若仔细询问，还是可以获得一些有关诱发因素，特别是精神因素及环境因素等。

5) 发病后的诊治情况

是指本次就诊前在其他医院的处理情况，对分析目前病情及拟订下一步治疗对策往往非常重要。

6) 病情波动、反复情况

一些慢性复发性皮肤病在医治过程中病情出现波动、反复是常有的事，有必要通过详细询问以了解各种可能的影响因素。

11.2.2　临床检查

11.2.2.1　肉眼检查

通过肉眼(或借助放大镜)观察以了解皮肤损害情况，要求对任何损害、包括原发性和继发性均应详细描述，记录基本皮损的分布、排列、类型、形态特征，力求客观、真实、全面。检查时还需注意以下事项：① 应在充足的自然光线下检查，有时需从不同角度和距离进行观察；② 诊室温度应适宜，过冷或过热均有可能会引起皮肤色泽变化；③ 检查应全面，不仅检查皮肤损害，而且应包括黏膜、毛发、甲的检视；④ 用肉眼观察(视诊)和用手指触摸(触诊)常需同时进行，不可偏废；⑤ 如皮疹表面有其他异物(如外用药、化妆品、污秽物等)覆盖，必须先用适当皮肤清洁剂去除。

11.2.2.2 物理检查

(1) 手指触摸检查

是医生借助手指触摸皮损、以获得的感觉进行判断的一种诊法,通过本诊法一来可以了解皮损的软硬、深浅、干湿、平滑或粗糙、固定或可移动、增厚或萎缩等,二来可感受局部温度的高低,同时用挤压法可将皮损内容物挤出(如粉刺、传染性软疣)。

(2) 皮肤划痕试验(dermatograph test)

用钝器在前臂屈侧或躯干背部皮面用力划一条线,划后15秒可出现红色线条,30秒后于红线两侧出现淡红斑,1~3分钟后于划过处出现苍白色水肿性隆起。如此三步反应完整出现,即为阳性,常可见于皮肤划痕症、荨麻疹。

(3) 玻片压诊检查

将玻片或透明塑料压舌板在皮损上加压10~30秒以观察患区色泽变化。一般炎性红斑、毛细血管扩张或血管瘤在此压力下可短暂消失,去除压力后迅即复原;瘀点、瘀斑、文身或任何色素沉着在加压前后无改变;寻常狼疮结节加压后可显苹果酱样色泽;贫血痣与局限性色素减退斑在加压下前者可消失,而后者则无任何变化。

(4) 鳞屑刮除法

用钝刀在皮面上轻刮鳞屑,花斑癣的鳞屑如糠秕样,镜检可检出花斑癣菌;银屑病鳞屑为层层银白色鳞屑,在鳞屑刮尽时,可见一层发光的膜,再刮之可见点状出血,称为Auspitz现象,有诊断价值。

(5) 浅感觉检查

主要检查触觉、痛觉和温度感觉的存在和消失情况。具体有:① 用少许棉花纤维做成的细纤维束在皮肤上擦过,如患者不知,即为触觉消失;② 用针尖刺皮损,如患者不感觉痛,即为痛觉消失;③ 用两个玻璃管,一盛冷水,一盛热水,先后分别接触患处,如患者不能区分,即为温度感觉消失。这些检查主要用于试验麻风患者浅感觉的受损情况;在股外侧皮神经炎时患处浅感觉亦可减退或消失。

(6) 拔发试验

用于评估头发的脱落情况。正常情况下以拇指和食指轻拔一束(20根)头发,一般仅有1~2根可被拔下,如超出2根,则可视为异常,表明处于休止期的毛发比率增加。本试验常用于斑秃、全秃病情活动性评估及治疗效果评价。

(7) 棘层细胞松解征检查

用手指轻压水疱顶部,如见到疱周表皮隆起外延或轻推疱壁一侧见到疱体位移,则均为阳性(称Nikolsky征);在外观看似正常皮肤上用手指稍用力推擦,如见到表皮剥离,亦可视为阳性。本检查常用于免疫性大疱性皮肤病、大疱性药疹及遗传性大疱病的诊断和鉴别诊断。

(8) 毛细血管镜检查

采用特殊的光学显微镜观察甲皱、皮损、舌、唇等部位毛细血管管襻的形态,管襻的血流状态及管襻外周组织的变化等,协助对一些皮肤病的诊断、鉴别诊断及疗效评价,如银屑病皮损处管襻呈团球状;系统性红斑狼疮的管襻呈畸形,管内血流缓慢,红细胞聚集,襻周血细胞外渗等。

(9) 滤过紫外线(Wood灯)检查

用附有由氧化镍及二氧化硅制成的滤光片的高压汞灯发出的320~400 nm长波紫外线照射某些皮肤病,借助其遇到其他物质后发出的荧光进行诊断或判断某种物质的存在。主要用于以下几个方面。

1) 头癣的诊断

白癣的病发呈亮绿色荧光;黄癣的病发呈暗绿色荧光;黑癣的病发不发荧光,此有助于各型头癣的鉴别。在头癣的流行病学调查中,Wood灯检查可有助于早期病患的发现。

2) 其他真菌、细菌病的诊断

花斑癣可呈棕黄色荧光;腋毛癣呈暗绿色荧光;红癣呈珊瑚红色荧光;铜绿假单胞菌感染呈黄绿色荧光。

3) 卟啉类检查

迟发性皮肤卟啉病患者的尿、粪呈淡红或橘红色荧光;红细胞生成性原卟啉病的血液、先天性红细胞生成性卟啉病的牙齿呈红色或橘红色荧光。

4) 皮肤肿瘤的鉴别

某些皮肤恶性肿瘤如鳞状细胞癌呈鲜红色荧

光,而基底细胞癌则不发荧光。

5) 检查药物的存在

如服四环素者的牙齿、服阿的平者的指甲,均可现荧光反应。

6) 色素性皮肤病的鉴别

如白癜风与贫血痣,前者经照射时脱色明显,而后者在照射时浅色斑消失;白色糠疹、结节性硬化症及一些轻型色素增加性皮病经照射时往往使原有皮损变得明显。

7) 一些化学物的检测

存在于皮面上或化妆品中的某些化学组分可借助发出荧光证实,如伊红、呋喃香豆素、水杨酰苯胺、矿物油等。

11.2.2.3　影像学检查

(1) 皮肤镜(dermoscopy)检查

也称落射光显微镜检查(epiluminescene microscopy, ELM),通过内置照明系统及加油技术,以提高视野范围内皮肤结构的能见度。一般可观察到表皮层及其与真皮连接处甚至真皮乳头层内黑素细胞、黑素小体等的形态与分布。目前主要用于一些色素异常性皮肤损害的诊断,特别是良性黑素细胞性损害与恶性黑素瘤的鉴别。此外,近年来亦开始用于对非色素性皮肤病包括多种良、恶性皮肤肿瘤,红斑性皮肤病,以及甲病、毛发病的无创评估和辅助诊断。本检查法的优越性在于对受检者无任何创伤,检查技术亦较简单,但由于是一项新技术,如何准确地判断皮肤镜下所见的各种结构表现则有待于大量病例资料的总结分析以及观察者经验的积累。目前已有多种不同型号、规格的皮肤镜问世供临床选用。

(2) 共聚焦激光扫描显微镜(confocalaser scanning microscopy, CLSM)检查

是近年来开发的一项无创伤性皮肤影像学技术,又称皮肤在体三维影像分析系统、皮肤 CT。通过激光点光源扫描获得标本同一横断面的图像,或对皮肤不同层面(深度可达 400 μm,但仅限于真皮乳头层以上区域)进行聚焦成像,对细胞或组织进行类似 CT 断层扫描的连续光学切片,经计算机三维重建处理,能够从任意角度观察标本的三维剖面或整体结构。本检查技术的优点是对受

检者不具任何损伤,可对同一皮损的发展进行动态观察,成像迅速,对所获数据均可储存、分析。该技术适合于表皮、真皮浅层色素性及角蛋白异常性皮肤病的诊断。目前主要用于一些皮肤肿瘤(如恶性黑素瘤、色素细胞痣、基底细胞癌、脂溢性角化病等)、炎性皮肤病的诊断与鉴别诊断以及药物经皮吸收的研究。

(3) 超声(ultrasound)检查

超声检查是指应用超声波原理对人体组织正常或异常形态结构与功能特征做出判断的一种无创性检查方法。由于超声在各组织的声阻抗不同,因而在交界面上就会有界面反射产生。而界面反射是 B 超成像的基础,可得到组织各种切面图形。B 超频率介于 20 kHz ~ 1 GHz,频率越高分辨率越高,但穿透深度则越浅。超声诊断技术在皮肤科已用于判断皮肤肿物的范围、性质及其与外周组织的关系;皮肤相关组织结构包括血管、淋巴结异常情况;判断皮肤厚度变化等。由于本技术无创、适应范围广、多种组织显影有一定特异性,已受到皮肤科临床的关注。但因其分辨率有限,且尚依赖于操作人员的个人经验及对设备的改良与整合,对该项技术的应用前景尚需要进一步的探索研究。

11.2.2.4　系统检查

皮肤病有不少是内部疾患反映到皮肤上的,因此,皮肤科工作者一定要有整体观,不能片面地将注意力完全集中在皮肤上而不检查其他器官和组织。除一些极简单的完全局限于皮肤上的疾患外,对诸如自身免疫性结缔组织病、代谢性皮肤病、淋巴网状内皮系统疾患等一般都必须详细询问病史,再做系统性检查,这样对患者才可有全面的了解,有助于做出准确诊断和妥善处理。

11.2.3　实验室检查

11.2.3.1　血液检查等

各种血细胞检查,如中性粒细胞增高常见于细菌感染性皮肤病、脓疱型银屑病、坏疽性脓皮病、红皮病、Sweet 病等;嗜酸性粒细胞增高常见于特应性皮炎、药疹、嗜酸性筋膜炎、疱疹样皮炎、类天疱疮、嗜酸性粒细胞增多症等;淋巴细胞增高常

见于皮肤结核、梅毒、病毒疹及淋巴细胞增生症等;红细胞沉降率(ESR)增高常见于感染性皮肤病、结缔组织病、血管炎、恶性淋巴瘤等。肝、肾功能检查及血清电解质测定常用于结缔组织病、大疱性皮肤病、血管炎、重症药疹及其他有可能影响内脏系统功能的皮肤病。疑有中枢神经系统受累时如隐球菌病,必要时应做脑脊液检查。

11.2.3.2 病原体检查

包括对真菌、麻风杆菌、淋球菌、衣原体、支原体、病毒、梅毒螺旋体、疥螨及毛囊虫等的检查。

(1) 真菌检查

常用直接涂片检查法,对确定一些真菌菌种有重要参考价值。如头癣可有断发、黄癣菌为发内菌丝、铁锈色小孢子菌为发外密集成堆卵圆形小孢子、紫色癣菌为发内成串排列的较大孢子;孢子丝菌病皮损组织液涂片在油镜下可见圆形小体或星状体;着色芽生菌病的脓液涂片可见成簇棕色孢子;隐球菌病的脑脊液用墨汁染色时可见圆形具有荚膜的厚壁孢子。直接检查阴性往往不能除外诊断,应重复多次检查并进一步做培养。对某些真菌还需用一些特别培养基或生化反应来确定其菌种。

(2) 麻风杆菌检查

目前主要采用皮损部位及鼻腔黏膜部位直接查菌法。若查到麻风杆菌,可以确诊麻风,但结核样型查菌常为阴性,故查菌阴性不能除外麻风的诊断。组织病理检查是麻风的诊断、分型和疗效观察的重要手段之一。小鼠足垫感染模型常用于实验化疗研究及麻风菌的活力测定等。

(3) 淋病双球菌检查

常用于疑诊淋球菌性尿道炎患者,取其尿道分泌物做直接涂片,如发现细胞内 Gram 阴性双球菌,可初步做出诊断;但阴性不能除外诊断,需做培养检查。

(4) 衣原体及支原体检查

常用于疑诊非淋球菌性尿道炎患者。衣原体检查可采用细胞学、血清学和培养法。近年来,出现了不少诊断衣原体感染的试剂盒,如 Chlamydiazyme 试剂盒是由 Abbott 实验室建立的酶联免疫吸附试验,本试验有较高的阴性预期

值,临床上可用以排除衣原体感染;MicroTrak 试验盒是由 Syva 公司建立的免疫荧光试验,敏感性和特异性分别达到93%和96%。支原体检查主要是采用培养法和血清学鉴定,后者常用琼脂扩散法。

(5) 病毒检查

对疑诊尖锐湿疣患者采用组织化学检查法,即用特异性抗人乳头瘤病毒的抗体染色病损组织涂片,可证实病损中病毒抗原的存在。对单纯疱疹病毒,可做疱液培养,用直接或间接免疫荧光法进行鉴定;对艾滋病(AIDS)病毒,常借酶联免疫吸附试验或明胶颗粒凝集试验以初测 HIV 血清抗体;对阳性标本,需用蛋白印迹试验或间接免疫荧光试验进行验证。另外,可采用双抗体夹心法检测 HIV 相关抗原,结果如为阳性,提示病毒繁殖活跃,且传染力较强。如 HIV 抗原与抗体检测结果不符合时,应以血清抗体检测结果为准。

(6) 梅毒螺旋体检查

常用于疑诊早期梅毒患者,多用暗视野显微镜以检查组织及体液中的梅毒螺旋体。

(7) 疥螨及毛囊虫检查

疥螨常用针挑法从皮疹中找到;毛囊虫常用挤压法或透明胶带粘贴法从扩张的毛囊孔内查见。以上均需在低倍显微镜下证实。

11.2.3.3 细胞学检查

适用于大疱性皮肤病、病毒性疱疹病及某些皮肤肿瘤(如基底细胞上皮瘤、鳞状细胞癌、Paget 病等)的诊断。通过对这些损害的细胞涂片检查,可较快地获得初步诊断;方法简单,较易掌握。用外周血检测红斑狼疮细胞或 Sezary 细胞对明确诊断也有帮助。

11.2.3.4 组织病理检查

皮肤活体组织病理检查对多种皮肤病的诊断、分型、疗效及预后判断有重要价值,是目前临床上最常采用的诊断方法之一。可根据需要,对所采标本进行 HE 染色、特殊染色、免疫组化、电镜或免疫电镜等检查。

11.2.3.5 血清免疫学检查

如血清抗核抗体(ANA)检测对 SLE 等自身免疫性疾病有重要诊断价值,常用肝印片间接免

疫荧光法或人末梢血片荧光抗体法检测 ANA,用间接血凝法检测抗 DNA 抗体,用放射免疫法检测抗 dsDNA 抗体,用间接血凝法或对流免疫电泳法检测抗 ENA、Sm、nRNP 抗体或抗 RO(SSA)、抗 La(SSB)抗体等。其他尚有类风湿因子(RF)、天疱疮抗体、血清抗心脂质抗体(VDRL、USR、RPR)及抗螺旋体特异抗体(FTA - ABS、TPHA)的测定及 HLA 系统的检测等。

11.2.3.6　分子生物学检测

随着现代分子生物学的迅猛发展,尤其是近几年随着基因操作技术的不断提高,一套更趋完善的分子生物学技术已经建立,并以其特异性高、敏感性高、简便和快速的优点而应用于各学科,包括皮肤病学科。如杂交瘤细胞融合技术及单克隆抗体的研制、核酸分子杂交技术(在分子水平上定性或定量检测特异性 DNA 或 RNA 序列片段的研究技术)、聚合酶链反应(PCR)基因扩张技术,以及细胞染色体检查技术等已开始应用于感染性皮肤病、皮肤肿瘤、遗传性皮肤病、自身免疫病(如红斑狼疮)及大疱性皮肤病等的研究。

11.2.3.7　卟啉测定

在各型卟啉病中,尿、粪和红细胞中可检出异常的卟啉,对诊断卟啉病及其分型具有重要意义。如尿液尿卟啉阳性常有助于迟发型皮肤卟啉病的诊断、粪便中粪卟啉阳性常有助于先天性红细胞生成性卟啉病的诊断、红细胞中原卟啉阳性有助于红细胞生成性原卟啉病的诊断。

11.2.3.8　皮肤试验

本节将介绍斑贴试验、划痕及点刺试验、皮内试验、皮肤窗试验以及光生物学试验等。

(1)斑贴试验

是一种测定机体迟发型接触性变态反应的一种诊断性试验,用以检测机体对某些化学物是否具有敏感性的一种方法。常用于因化学性因素引起的过敏性接触皮炎、化妆品皮炎或职业性皮炎的诊断。试验必须在标准条件下进行,反应需于敷贴后48小时或96小时观察;对接触性荨麻疹,常在敷贴后15~30分钟观察结果。

(2)划痕及点刺试验

根据机体的 I 型变态反应原理,采用划痕或点刺方法来测定患者对所试物质(变应原)是否具有敏感性的一种诊断性试验。通常在试验后 15~30 分钟内观察结果。

(3)皮内试验

分为立刻反应型和迟发反应型两种。

立刻反应型:此试验用于检查与细胞结合(cell bound)的反应素。主要用于特应性皮炎类疾病,包括哮喘、枯草热、过敏性鼻炎等;亦用于试验药物过敏,如患者在注射青霉素前先进行青霉素皮试等。本试验有一定的危险性,可以产生严重休克以至死亡,必须事先准备急救措施,如肾上腺素或糖皮质激素注射剂等在发生反应时应用。反应常在试验后15分钟左右发生,故称立刻反应型。被动转移试验以往常用来检测 I 型变态反应,但因有传播血清型肝炎及 HIV 的危险,现已少用。为检测血清特异性 IgE 抗体,近年来,放射变应原吸附试验(RAST)及酶联免疫吸附试验(ELISA)已用于临床。RAST 与皮试结果具良好的相关性,特别适用于幼儿及皮试有危险或困难的一些变应原。

迟发反应型:此类反应有多种,常用于探测被试者对一些微生物等抗原的迟发型变态反应,阳性表明受试者曾接触这些抗原或有关抗原,但不一定处于活动阶段。反应常出现在皮试24小时后或更久一些,故称为迟发反应型。

1)结核菌素试验

阳性反应表明过去感染过结核,但弱阳性不一定是由于结核菌感染。方法有以下几种:

旧结核菌素(OT)试验:用不同浓度的 OT,第一天用 1:10 000 OT 液 0.1 ml,反应阳性至少应有 5 mm 直径大。

纯化蛋白质衍化物(PPD)试验:0.1 ml 的 PPD 液剂等于 5 TU(结核菌素单位,等于 1/1 000 OT)。

Heaf 试验:在大量人群或儿童中进行结核菌素试验时,为了节省时间,将结核菌素滴于被试处用针刺数次不致出血即可。

2)麻风菌素试验

此试验用两种抗原:一种是提纯的 Dharmendra 抗原,另一种是 Mitsuda 抗原(较粗制)。本试验仅用于麻风分型。TT 型显强阳性,

BT 型显弱阳性,BB 型和 LL 型显阴性。方法是注射 0.1 ml 麻风菌素于皮内,分别于 48 小时及 3~5 周(常为 4 周)观察反应。提纯抗原的反应同结核菌素反应,较粗制的反应为红斑性丘疹,以后转化为结节。其分级标准为:"±":丘疹直径小于 3 mm;"+":丘疹直径为 3~5 mm;"++":丘疹直径 6~10 mm;"+++":结节大于 10 mm 或有溃破。本试验目前已很少应用。

3）Kveim 试验

用于诊断结节病。在皮试后 4~6 周若发现阳性反应,宜做活组织检查。此试验对活动性损害阳性率很高,有 97%~98% 的可靠性,对慢性患者,病期愈久,阳性率愈低。

（4）皮肤窗实验（skin-window technique）

在一定范围的皮肤损伤区观察对试验物的细胞趋化情况,即以细胞学方法研究变态反应性炎症反应。常用于过敏性接触皮炎、药疹的诊断,特别是致敏原的寻找。

（5）光生物学试验

包括光斑贴试验及光试验。光斑贴试验即在斑贴试验基础上再给予一定剂量的紫外线照射,若受试物中有光敏物存在,则经照光后在敏感机体的受试部位可能出现迟发型变态反应。本试验是诊断外源性光敏性皮炎和确定光敏物的重要方法。光试验主要指最小红斑量(MED)的测定,它有助于了解皮肤对所接受的紫外线的敏感程度;MED 越小,则表明皮肤对紫外线的敏感性越强。

11.2.4　经口激发试验

通过口服一种药物、食品或化学品有时可将原来诊断不明的皮疹予以确诊,并可发现致病原因。这种试验常用于以下几种情况:① 确定药疹的致敏药物或复合制剂的某一种组分:但需注意仅能用于不致诱发严重反应的患者,如固定性药疹。② 食品变应原的探索:将排除食品、激发食品分别逐一投用,对怀疑食品予以伪装避免被患者认出。常用于特应性皮炎、慢性复发性荨麻疹等。对一些可疑的食品添加剂有时亦可采用此方法。③ 探索某些微量元素的潜在致敏作用:如口服镍或铬,可发现某些内源性手部湿疹发病与这类金属致敏有关。

11.2.5　远程医学

远程医学(telemedicine)是近年来通过现代电子影像传输技术发展的一种医学信息交流手段,其特点是可通过双向电子网络(two-way electronic network)在患者、咨询单位医生与接受咨询专家之间进行即时的相互交流。目前已广泛应用于临床上的远程会诊,特别是对于身处边远地区的患者,可以通过这种方式及时得到条件较好的医疗单位的技术指导;通过一些皮肤病图像显示可得到有关专科医生提供的比较妥善的诊断和处理意见。这种方式既省时、省力,又经济实惠,发展前景广阔。

(王侠生)

第 12 章 真菌病

目 录

第 12 章

真 菌 病

12.1 概 论

医学真菌学（medical mycology）是研究由真菌引起的皮肤黏膜、皮下组织和其他组织器官感染的学科。在感染性皮肤病中，真菌病（mycosis）的病原菌种类最多，发病率也最高。真菌是生物界中的一大类群，数目至少在 10 万种以上。但能引起人或动物感染的仅占极少部分，约 400 种，其中约 100 种在临床中常见。引起人或动物感染的真菌分为病原真菌和条件致病菌两大类。病原真菌本身具致病性，而条件致病菌一般情况下不致病，只有在一定条件下，即当机体免疫力降低时才可能致病，如长期使用广谱抗生素、糖皮质激素和免疫抑制剂，以及有代谢障碍、血液病、尿毒症、慢性消耗性疾病、艾滋病（AIDS）、外伤和行大手术、器官移植、放射治疗、化学治疗等都是重要的诱发因素。

真菌没有叶绿素，只能从外界获取碳源。一般非致病真菌对营养的要求较低，可以在任何含有机物的表面生长，如各种污染菌就是这样；而致病性真菌则对营养要求较严格，所以在真菌的培养基中添加了葡萄糖、蛋白胨等营养物质。

温度最能影响真菌的生长和繁殖。一般容许真菌生长的最低温度为 0~5℃，最高温度为 45℃。浅部真菌最适宜生长温度为 22~28℃，深部真菌为 37℃。能在 37℃生长的真菌就一定能在 25℃生长，而能在 37℃生长的真菌就有可能在人体内存活、繁殖，所以凡是能在 37℃生长的真菌都应视为病原菌或条件致病菌。

从理论上讲，所有的真菌对人类皆有潜在的

感染能力。真菌在生长过程中有从中心向四周等距离生长形成圆形菌落的倾向；也正因为真菌具有这种特点，使体癣、股癣、叠瓦癣等皮损表现为环形或多环形。

12.1.1 真菌的命名和分类

根据 2008 年《真菌学辞典》（第 10 版）记载，生物分为三大超界或称域（Domain），即真核域（Eukaryotes）、细菌域（Bacteria）及古菌域（Archaea）。在真核域中包含 5 个界即动物界（Animalia）、植物界（Plantae）、真菌界（Fungi）、藻物界（Chromista）及原生生物界（Protozaa）。真菌界又分为 6 个门：子囊菌门、担子菌门、壶菌门、球囊菌门、微孢子菌门、接合菌门。与医学关系密切的为担子菌门，包含隐球菌属、丝孢酵母属及马拉色菌属；子囊菌门包含念珠菌属、曲霉属、赛多孢属、镰刀霉属、青霉及拟青霉属、枝孢瓶霉属、双极菌属和丝孢菌纲（双相型真菌及皮肤癣菌）；接合菌门包含根霉、根毛霉及犁头霉等。接合菌门中的毛霉目包括毛霉科、小克银汉霉科、被孢霉科等，其中的一些真菌是条件致病菌，所引起的感染统称接合菌病（zygomycosis）；其中毛霉科引起的感染称毛霉病（mucormycosis）。而虫霉科中的固孢蛙粪霉和冠状耳霉所致的皮肤和皮下组织感染称为虫霉病（entomophthoromycosis）。

放线菌类不属于真菌，而属于原生生物界。其中放线菌科放线菌属中一些种能引起人放线菌病和足菌肿；奴卡菌科奴卡菌属中的一些种则可引起奴卡菌病和足菌肿。放线菌类中还有一些种也能引起足菌肿如链霉菌。其他还有细菌引起的腋毛癣、红癣、窝状角质松解症、嗜皮菌病等，因这些病的临床表现酷似真菌感染,所以传统上一直将这些疾病归入真菌病范畴内描述。无绿藻的分类地位尚未解决;一般认为无绿藻是绿藻的变种,因在进化途中失去了叶绿素而行寄生或腐生生活,所引起的人或动物的感染称无绿藻病(protothecosis)。

按国际分类法,真菌按界、门、亚门、纲、目、科、属、种这个次序排列。这样,自然界中任何一种真菌都有了一个特定的位置以避免混乱,便于交流,也利于研究分析每一个菌种的基本特征及其相互之间的亲缘关系。

12.1.2 实验室检查

真菌学检查是诊断真菌病的重要依据,包括直接镜检、真菌培养、血清学试验、分子生物学检测及组织病理检查等。供检查用的标本有皮屑、毛发、甲板、黏膜、耵聍、角膜、血液、尿液、脑脊液、腹水等各种体液、痰、脓、骨髓、组织等。其中最为重要的是直接镜检、真菌培养和组织病理检查。直接检查即对临床标本作直接涂片检查,所用的载液以 5%~10% 的 KOH 液最为常用。墨汁涂片则主要用于检查脑脊液中的新生隐球菌,其菌体外围的多糖荚膜不被墨汁所染色呈现透亮圈。

直接检查的意义如下:

① 直接检查阳性有诊断意义,一般可确定有真菌感染,但阴性不能除外诊断。② 根据直接检查所见的真菌镜下形态可确定少数病原菌的种,如新生隐球菌、黄癣菌、马拉色菌、鼻孢子菌等;有些可确定科属,如着色真菌、毛霉及念珠菌属等。③ 直接检查所见的真菌形态,代表该菌在组织内的形态即组织象。④ 真菌镜下形态有时可提示该菌的活动性,如念珠菌出现真菌丝和假菌丝,皮肤癣菌的菌丝肥大粗长多分枝、胞质浓郁表示该菌处于活跃状态。

真菌培养的目的在于从临床标本中分离病原菌,确定是否有真菌感染及感染真菌的种类,也提高病原体检出的阳性率,以弥补直接检查的不足;同时在培养鉴定的过程中对其形态、镜下结构、生理特点和生化特征等进行充分的研究,以了解全部生活史并据以推断其应归隶的属和种,用以指导临床治疗。此外,分离的菌种可保存以便交流

和继续研究。除鼻孢子菌和链状芽生菌等少数菌种外,大多数病原菌目前都已能人工培养。

自无菌部位采取的标本(如脑脊液和血)分离出的任何真菌都应视为有诊断意义,除非是操作时污染所致。对一些与外界相通的腔口如口腔、阴道、气管等部位获取的标本中分离出的真菌应结合临床,慎重判断,既不能轻易认为是"污染菌"而予以丢弃,也不能随便断定为病原菌。有些菌如白念珠菌为人体正常菌群,在正常人的痰和阴道分泌物中也可分离出;对此类标本,单纯培养阳性多数并无临床意义。相比之下,如果这些标本直接检查发现大量菌丝,尤其是假菌丝,说明白念珠菌处于致病状态;当然也还需要结合临床做综合考虑。若在全身多个组织和器官中同时分离出同一种真菌或从同一部位反复分离出同一菌种,一般应视为具有病理意义。血清学试验可用于检测血液、脑脊液、尿液及其他体液,对确定真菌病的病原体、诊断皮下和系统性真菌感染有一定意义。对一些疾病如隐球菌病,已建立了稳定的方法并使用于曲霉病、念珠菌病、组织胞浆菌病和球孢子菌病等的诊断,检测对象为抗原或抗体的存在及滴度的变化。现今,分子生物学的技术已能直接从标本中检出真菌的 DNA。

12.1.3 真菌病的组织病理

组织病理被认为是深部真菌病诊断的金标准。真菌感染的组织病理变化与引起感染的菌种和受感染的部位有关,也随病程的不同而异。同一种菌在不同组织内,或虽在同一组织内但病期不同,组织反应也不一定相同。一般病变早期多为化脓性反应,晚期多为肉芽肿性改变。

真菌感染可以没有炎症反应,如花斑糠疹、浅部真菌病和一些深部真菌病如隐球菌性脑膜炎等;也可以是急性或化脓性改变,如念珠菌病、奴卡菌病及足菌肿等;或慢性化脓性炎症和肉芽肿,如链状芽生菌病、鼻孢子菌病、新生隐球菌病等。孢子丝菌病、芽生菌病、球孢子菌病、着色真菌病、副球孢子菌病、曲霉病等可表现为化脓性结核样肉芽肿,除具有一般炎症反应特点外,在真皮内还可见到上皮样细胞、淋巴细胞及大量 Langhans 巨

细胞浸润,但一般无干酪样坏死。真菌感染有时表现为异物肉芽肿,蛙粪霉虫霉病则表现为嗜酸性肉芽肿。曲霉病、毛霉病、青霉病、孢子丝菌病和足菌肿等常引起血管炎病理改变,而毛霉科真菌则常累及血管而引起血栓性改变,导致组织出现凝固性坏死。

真菌感染的组织反应不具特异性,所以病理检查所见的组织反应对真菌感染的诊断仅具参考意义,只有在病变组织中发现真菌才能确诊。深部真菌在组织内的形态基本与该菌在37℃培养时的形态相同,但也并不完全一样,直接检查所见的真菌形态则代表真菌的组织象。真菌在组织内可表现为5种形态:

孢子:酵母型和双相型真菌在组织内表现为孢子。应注意孢子的大小、有无着色、分隔情况、有无出芽;若有出芽应观察芽颈的粗细、芽孢的数目和排列,有无内孢子等。

菌丝:许多真菌在组织中只表现为菌丝。组织中发现无色、分隔、分枝的菌丝多为念珠菌和曲霉。粗大、不分隔、少分枝或不分枝的菌丝为接合菌,多为毛霉;还有根霉和犁头霉等。虫霉菌丝虽粗大、分枝少但有隔。棕色菌丝为暗色丝孢霉病,由暗色孢科真菌引起。

组织内同时出现真菌丝和假菌丝及芽孢:念珠菌。

颗粒:颗粒分放线菌性、真菌性和细菌性3种。真菌性颗粒的大小、颜色、形状和颗粒内结构分别与引起颗粒的菌种相对应。颗粒实际上是一种菌丝团。

球囊(spherule):球囊又称孢子囊或内孢囊。球囊内含有内孢子(endospore)。球囊为球孢子菌和鼻孢子菌在组织内的特征性结构。

组织病理检查中根据形态就能确定的菌种为:荚膜组织胞浆菌、杜波伊斯组织胞浆菌、副球孢子菌、皮炎芽生菌、链状芽生菌、粗球孢子菌、新生隐球菌、鼻孢子菌等。组织病理检查中根据形态能确定属因而能确定病但不能确定种的真菌为:放线菌、奴卡菌、无绿藻、念珠菌等。多个属的真菌引起相同的临床表现,组织病理检查中形态也一样的真菌病为:皮肤着色芽生菌病、暗色丝孢

霉病、接合菌病、皮肤癣菌病和足菌肿。足菌肿的颗粒若染色适当,很容易确定为放线菌性、真菌性抑或细菌性。真菌性颗粒中的菌丝又分无色和暗色两大类。每种真菌基本上形成其独特质地、大小、形状、颜色和结构的颗粒。仔细研究可以区别,但最后确定必须依靠真菌培养。总而言之,组织病理反应对真菌病的诊断仅具参考意义,只有在病理组织中发现真菌才能确定为真菌感染。除少数单依靠病理组织中真菌的形态可确定其种名外,大多数真菌必须依靠从临床标本中培养分离出病原菌才能鉴定。

HE染色对大多数真菌都适用而且不掩盖真菌本身的颜色,还能显示组织反应和Splendore-Hoeppli现象,是真菌组织病理检查必不可少的染色方法,尤其对曲霉和接合菌(毛霉、根霉等)染色较好。但大多数真菌HE染色后,真菌的颜色和组织的颜色接近,不易分辨,特别是当组织中真菌数目较少时,极易被忽略。为了能清楚地显示组织中的真菌,除HE染色外,还应根据需要采用其他染色方法,包括Gram染色、抗酸染色、GF染色(Gridley fungus stain)、嗜银染色(GMS)、过碘酸锡夫染色(PAS)、Giemsa染色、黏蛋白卡红染色(MMS)等,其中以GMS和PAS最常使用。暗色孢科真菌一般不需特殊染色。

免疫荧光和其他免疫化学染色法可特异性地确定病理组织中的真菌成分,尤其适用于组织中真菌量少、形态非典型或有混合感染的标本,主要用于曲霉病、毛霉病、隐球菌病、念珠菌病、芽生菌病、球孢子菌病、组织胞浆菌病、无绿藻病等的诊断。

12.1.4 真菌病的分类

传统上将真菌病分为4大类,即浅表真菌病、皮肤真菌病、皮下组织真菌病和系统性真菌病。浅表真菌病和皮肤真菌病又称为浅部真菌病,而深部真菌病则包括皮下组织真菌病和系统性真菌病。

(1) 浅表真菌病(superficial mycosis)

感染仅局限于皮肤角质层的最外层,极少或全无组织反应。感染毛发亦只累及毛发表面,很

少损伤毛发。包括掌黑癣、花斑糠疹、毛结节菌病等。

（2）皮肤真菌病（cutaneous mycosis）

感染皮肤角质层和皮肤附属器如毛发和甲板等。包括皮肤念珠菌病、皮肤癣菌病（体股癣、手足癣、头癣及甲癣）和表皮真菌病。表皮真菌病（dermatomycosis）专指皮肤癣菌外的真菌所引起的上述部位的感染。

（3）皮下组织真菌病（subcutaneous mycosis）

感染皮肤和皮下组织，包括皮肤着色芽生菌病、足菌肿、皮下组织暗色丝孢霉病、鼻孢子菌病、孢子丝菌病、链状芽生菌病以及皮下组织接合菌病如蛙粪霉虫霉病、冠状耳霉病、毛霉病及皮肤无绿藻病等。

（4）系统性真菌病（systemic mycosis）

除侵犯皮肤和皮下组织外，还累及其他组织和器官，引起系统性感染。包括念珠菌病、隐球菌病、曲霉病、芽生菌病、球孢子菌病、组织胞浆菌病、副球孢子菌病、系统性暗色丝孢霉病、系统性接合菌病、马尔尼菲青霉病等。若累及多个系统，称播散性真菌病。

（王家俊 章强强）

12.2 浅部真菌病

12.2.1 掌黑癣（tinea nigra palmaris）

掌黑癣是一种浅表性无症状的角质层真菌感染，以在手掌上形成棕色或黑色无鳞屑的斑疹为特征。

【病因及发病机制】

掌黑癣的病原菌主要为威尼克何德霉（*Hortaea werneckii*）。由于培养菌落早期呈黑色酵母样，因此称为黑酵母类真菌。以往该菌归类为威尼克外瓶霉（*Exophiala werneckii*）、威尼克分枝孢子菌（*Cladosporium werneckii*）或威尼克暗色环痕霉（*Phaeoannellomyces werneckii*）。该菌为嗜盐性腐生菌，存在于热带和亚热带地区，可从自然界含盐的地方分离出。另一类真菌阿拉圭原海豚霉（*Stenella araguata*）可引起相似的临床症状，有多例来自委内瑞拉的引起掌黑癣样皮肤感染的报道。

该病最早由 Castellani 于 1905 年报道，Horta 于 1921 年首次分离出致病菌，命名为 *C. werneckii*。掌黑癣可发生于任何年龄，但多见于青少年女性，病程慢性。该病多发生于汗腺发达部位，多汗可能为危险因素，与致病菌的嗜盐性相关。致病菌多通过外伤后接触土壤、污水、腐木或肥料而接种引起感染，潜伏期一般为 2~7 周。感染仅局限于角质层，威尼克何德霉利用角质层中分解的脂类物质，产生黑素样物质并在菌体内蓄积，使皮损呈黑色。

【临床表现】

掌黑癣是一种良性慢性疾病，主要见于健康人群，好发于手掌和足底，还可累及手指、足趾或指甲，皮损偶可见于颈部、胸部或阴茎。损害通常开始为淡棕色斑点，以后皮损逐渐向四周扩展形成椭圆形斑疹，颜色加深，尤其是皮损边缘色泽较深，呈褐色至黑色，边缘清楚，不高出皮肤，一般单个。表面通常无鳞屑，偶有轻度脱屑和角化现象，整个皮损外观极似涂抹硝酸银后遗留下的色素沉着斑。部分患者皮损呈斑点状或天鹅绒样，形状不规则，分散的皮损亦可融合成大的斑片。皮损增大缓慢，直径数毫米至数厘米不等。一般无明显自觉症状，偶可瘙痒。

【组织病理】

表皮角化过度，轻度棘层肥厚，常伴角质层线状分离。可见短而分隔的菌丝及长形出芽细胞位于角质层的上部，菌丝天然呈淡棕色。真皮极少或没有炎症反应，偶可见少量单核细胞聚集。

【实验室检查】

刮取鳞屑加 10%KOH 液直接镜检，可见大量棕色或橄榄色的分枝、分隔的菌丝和狭长的出芽孢子。菌丝宽可达 6 μm，壁厚，色泽深，顶端常无色，菌丝扭曲，分隔密集。孢子多为两细胞性。将鳞屑接种于沙堡弱培养基上 30℃ 培养，有黑色的菌落缓慢生长，菌落初始光滑潮湿，呈橄榄色至黑色，酵母样，镜检可见环痕产孢的分生孢子，单个分隔；培养数天后呈毛样或天鹅绒样外观，镜检有棕色分隔的菌丝及侧生的产孢细胞。

【诊断及鉴别诊断】

掌黑癣实际上是浅表的暗色丝孢霉病，根据

皮损特点及真菌学和组织病理学发现暗色孢科真菌,一般不难诊断。

掌黑癣应和 Addison 病、色素痣、肢端雀斑样黑素瘤、梅毒、品他病、雅司病及化学药物如硝酸银、染料着色等相鉴别,颈部、胸部或阴茎部位的掌黑癣应注意与花斑糠疹鉴别。尤其要注意勿将掌黑癣误认为生长较快的痣而行不必要的手术。

【治疗】

酮康唑乳膏每日 2 次外用,2 周可治愈。因感染表浅,故外用角质剥离剂疗效甚佳,可使用维 A 酸乳膏或凝胶、复方苯甲酸搽剂或软膏,其他尚可使用 2%碘酊、5%硫黄软膏等,一般皮损消退后再持续使用 2 周,以减少复发机会。

12.2.2 花斑糠疹(pityriasis versicolor)

花斑糠疹又称汗斑,以往称花斑癣(tinea versicolor),为马拉色菌引起的轻微的皮肤角质层慢性、无症状性感染。皮损散在分布或融合,上覆糠秕样细小鳞屑,以感染部位皮肤深色、浅色与正常皮色间杂如花斑为特征,主要分布于躯干部。

【发病情况】

花斑糠疹全球分布。在温带地区常见于夏秋季,在热带和亚热带地区则十分流行,墨西哥、印度、古巴等很多国家居民发病率高达 50%。我国发病率南方高于北方,患者多为成人,男性多于女性,由直接或间接接触传染。一般不感染动物。

【病因及发病机制】

病原菌为马拉色菌(Malassezia),又称花斑癣菌,为人体皮肤表面寄生的一种嗜脂性酵母菌。其分类和命名经历了一个长期的过程,1853 年 Robin 将此菌命名为糠秕小孢子菌(*Microsporum furfur*);1889 年 Baillon 首次提出马拉色菌(Malassezia)的概念,1904 年 Sabouraud 又将该菌定义为糠秕孢子菌属(genus *Pityrosporum*);1970 年 Slooff 根据形态学研究,将其分为椭圆形糠秕孢子菌(*Pityrosporum ovale*)、球形糠秕孢子菌(*Pityrosporum orbiculare*)及厚皮糠秕孢子菌

(*Pityrosporum pachydermatis*);后来认识到球形及椭圆形糠秕孢子菌实际是同一种真菌的不同形态,临床检验过程中也常可在同一视野中同时看到两种形态的孢子,因此,Yarrow 等人于 1984 年将该菌分为两类——糠秕马拉色菌(*M. furfur*)和厚皮马拉色菌(*M. pachydermatis*)。直至 1996 年,根据形态学、显微结构、生理生化学和分子研究,Gueho 最终将马拉色菌分为 7 个种,即糠秕马拉色菌(*M. furfur*)、球形马拉色菌(*M. globosa*)、钝形马拉色菌(*M. obtusa*)、厚皮马拉色菌(*M. pachydermatis*)、限制马拉色菌(*M. restricta*)、斯洛菲马拉色菌(*M. slooffiae*)和合轴马拉色菌(*M. sympodialis*)。近年,Sugita 等人通过分子生物学技术又发现了 7 个新的种,分别命名为 *M. dermatis*、*M. japonica*、*M. nana*、*M. yamatoensis*、*M. caprae*、*M. equine* 和 *M. cuniculi*。其中,除厚皮马拉色菌外,其余种因不能产生磷脂酶(phospholipase),而需要依赖外源性脂类才能生长,故该菌主要分布在皮脂腺分泌旺盛的区域,比如头面部、躯干上部。

马拉色菌平时腐生于角质层的表层,为孢子形态。在某些条件下,会从孢子相转变为菌丝相,具有感染力,侵犯周围组织产生损害。诱发因素包括全身或局部使用糖皮质激素、皮肤使用油脂类制剂、慢性感染、营养不良、细胞外糖原沉着、家族遗传等,临床上最常见的因素是高温和多汗。

目前大量研究表明,糠秕马拉色菌和球形马拉色菌是花斑糠疹的主要致病菌。马拉色菌能利用皮肤表面的甘油三酯,产生对酪氨酸酶有抑制作用和对黑素细胞有细胞毒作用的二羧酸,从而使花斑糠疹损害呈现色素减退;亦有人认为是因为马拉色菌及其代谢产物,如马拉色菌降解角蛋白产生的无定型类脂质小滴,能阻止紫外线透入局部皮肤而干扰了局部皮肤黑素形成所致。另外,马拉色菌还可能通过和角质形成细胞的相互作用产生某些细胞因子而引起色素减退。对马拉色菌引起色素沉着的机制研究相对较少,目前推测色素沉着可能与局部炎症反应、炎症细胞释放某些细胞因子刺激黑素细胞使之活性增强产生更多黑素有关。

【临床表现】

患者一般无自觉症状,少数略有发红和瘙痒。病程慢性,常夏秋加重,冬季减轻或消退。皮损最常见于胸、背、上臂和颈部,其他有面部、腹部、臀部、腋窝、腹股沟、头皮、枕部等。开始为细小斑点,渐成粟米、黄豆至蚕豆大小圆形或类圆形斑疹。边缘清楚,与皮面平或微微高起,表面覆以极薄糠秕样鳞屑,有光泽,尤其是对光侧看时,皮损表面反光性强。新皮损色深,呈灰色、黄色、棕色、淡褐色或褐色;陈旧皮损色淡发白;新老皮损同存时,黑白间杂呈花斑状,颇具特征性,为花斑糠疹的典型表现。当除去鳞屑或皮损痊愈时,遗有暂时性的色素减退斑,患者常误认为患有白癜风而就医。

部分患者损害沿毛囊分布,类似毛囊丘疹,扁平,微微高出皮面,上覆鳞屑,反光性强。少数患者皮损呈斑片状,数目较少,但面积较大,表面鳞屑较厚,多呈深棕或棕褐色,少数为淡色斑,有时皮损面积以大如此之至人们误将皮损视为正常皮肤。

花斑糠疹在儿童皮肤上的表现与成人不同,皮损分布独特,以眉区、眉间、前额、两鬓最为常见;其他部位如颊部、颧部、下颌、耳前、颈部和上背均可有分布,但数目较少。皮损为边缘清楚的白斑,直径为 1~51 mm 大小,少则 3~4 个,多至密集,部分融合;皮损往往同时有多处分布,上覆极细鳞屑。小儿一般体健,面部无脂溢性皮炎和湿疹样表现,发病前无局部外用激素史,真菌检查有典型的马拉色菌菌丝和孢子。

【组织病理】

轻度至中度表皮角质增生,真皮可能有少量单核细胞浸润。角质层中部或底部可见大量短粗、稍弯曲、腊肠样菌丝和成堆圆形或卵圆形厚壁孢子,有些可出芽,以 PAS 及 GMS 染色更为清楚。

【实验室检查】

直接镜检:刮取鳞屑或用透明胶带粘贴法,加 10%KOH 溶液直接镜检,见短粗、两头钝圆、微弯曲的菌丝,一般长 10~40 μm,宽 2.5~4.0 μm,有成堆的圆形或卵圆形厚壁孢子,直径 3~8 μm,有时有芽孢。直接镜检阳性即可诊断,是确诊花斑糠疹最可靠有效的检查手段。

培养:在沙堡弱培养基或其他常规培养基表面加 1~2 ml 橄榄油或其他植物油,接种鳞屑后 32℃ 培养,3~4 天后有淡黄色乳酪样菌落生长,表面稍隆起,边缘不规则,菌落随培养时间延长逐渐变为黄褐色。镜检见酵母样细胞为主,出芽,有时有菌丝。培养一般不作为诊断的常规。

Wood 灯检查:花斑糠疹皮损和刮取的鳞屑在 Wood 灯下有金黄色荧光。

【诊断及鉴别诊断】

根据临床表现、皮损直接镜检见典型的短粗、两头钝圆、微弯曲的菌丝及群集的厚壁孢子即可确诊。花斑糠疹应与脂溢性皮炎、玫瑰糠疹、贫血痣、红癣、黄褐斑、疣状表皮发育不良,尤其是白癜风相鉴别。白癜风无一定好发部位,皮损发展慢,为色素脱失而非色素减退斑,其边缘多清楚,且常有色素加深。以上这些疾病真菌检查皆为阴性,可资鉴别。

【治疗】

治疗方法多种多样,皮疹在几天内即可改善,但治愈需数周时间,色素改变则需数月才能恢复。

局部使用抗真菌制剂或角质剥脱剂为主要的治疗方法。咪唑类、丙烯胺类等抗真菌乳膏或溶液,每日 2 次,连续 2 周;2% 酮康唑香波或二硫化硒洗剂涂布全身,保留 5~10 分钟后冲洗干净,连续 2 周;25% 硫代硫酸钠溶液每日 2 次,连续 2~3 周。维 A 酸乳膏,每日 2 次,连续 1~2 周,对色素沉着的患者可缓解患处色素沉着。

大面积花斑糠疹宜口服抗真菌药物。氟康唑每日 50 mg 顿服,连续 10 天;伊曲康唑每日 200 mg 顿服,连服 5~7 天有效。也可口服酮康唑每日 200 mg,连续 7 天。有报道称予患者氟康唑 400 mg 单剂口服,8 周后有效率达 63%。

治疗后遗留的色素减退恢复至正常肤色较慢,照射紫外线可加速恢复。

花斑糠疹易复发或再感染,皮肤应经常保持清洁干燥,患者使用过的内衣裤、汗衫、被单、枕套等应煮沸消毒,或用福尔马林熏蒸。复发或再感染后再次治疗仍然有效。

12.2.3　马拉色菌毛囊炎(folliculitis Malassezia)

本病又称糠秕孢子菌毛囊炎(pityrosporum folliculitis),系由马拉色菌引起的皮肤毛囊的真菌感染。1973年由Potter正式报告和命名。

【病因及发病机制】

本病的致病菌主要为球形马拉色菌及糠秕马拉色菌。马拉色菌是人体表面的正常菌群之一,腐生于角质层的表层,在某些促发条件下侵犯毛囊,并在毛囊内大量繁殖产生炎性损害,马拉色菌的脂肪分解酶使毛囊的甘油三酯转变为游离脂肪酸刺激毛囊引起炎症。危险因素包括局部使用糖皮质激素或抗生素、糖尿病及系统应用免疫抑制剂等。

【临床表现】

多见于年轻患者,好发于皮脂腺丰富的部位如上背、前胸,偶见于肩部、手臂、小腿、面部和颈部等,病程慢性。皮损为孤立散在的红色圆顶形毛囊性丘疹或脓疱,2~4 mm大小,严重者有脓头形成,内含细菌,称痤疮样糠秕孢子菌毛囊炎(acniform pityrosporum folliculitis)。皮损有不同程度瘙痒,有时有灼热或刺痛感。可与痤疮及花斑糠疹并存。

【组织病理】

示表皮轻度角化,毛囊周围有单核细胞聚集,真皮浅层血管周围有淋巴细胞及组织细胞浸润,有时有少数中性粒细胞。PAS染色可见扩大的毛囊内有大量圆形或卵圆形厚壁孢子,有时有出芽,与直接镜检镜下形态相同。

【实验室检查】

刮取损害处毛囊内容物,加10% KOH溶液,盖上盖玻片后轻轻压片,置显微镜下直接镜检可见大量圆形、卵圆形厚壁孢子,直径2~5 μm,中央有折光性,周围绕以一圈透亮区,部分有"出芽",常聚集成堆,无菌丝。挑取毛囊内容物接种于含脂培养基,32℃培养,3~4天后有马拉色菌生长。因马拉色菌为人体皮肤正常菌群,皮脂腺活跃可促进嗜脂性的糠秕孢子菌生长,故真菌培养一般不作为诊断常规。

【诊断及鉴别诊断】

根据局部使用糖皮质激素或抗生素、糖尿病或系统免疫抑制剂等诱发因素,加之临床表现及皮损处毛囊内容物直接镜检见群集的厚壁孢子即可确诊。

马拉色菌毛囊炎主要应与细菌性毛囊炎、寻常型痤疮、丘疹型皮肤念珠菌病、嗜酸性脓疱性毛囊炎等疾病相鉴别。

细菌性毛囊炎由细菌引起,起病急,病程较短。损害为红色毛囊丘疹,顶端迅速化脓,周围绕以红晕,主要有痒痛感。寻常型痤疮惯发于颜面部、上胸与背部,典型有黑头损害。丘疹型皮肤念珠菌病损害外观似马拉色菌毛囊炎,但前者半球形丘疹顶端常伴圈状脱屑,患者多为体胖婴幼儿,直接镜检可见假菌丝和出芽孢子。嗜酸性脓疱性毛囊炎为原因不明的毛囊丘疹脓疱性损害,患者以男性为主,伴有周围血中嗜酸性粒细胞显著升高,可达40%,口服或外用糖皮质激素有效。

【治疗】

因马拉色菌侵犯毛囊,位置较深,外用抗真菌药物一般效果有限,可局部使用2%酮康唑香波联合联苯苄唑乳膏或酊剂。损害广泛或严重者,可酮康唑每日200 mg顿服,连续4周;伊曲康唑每日200 mg顿服,连续2周;或氟康唑每日150 mg,共2~4周,均有较好疗效。

去除诱发因素,保持皮肤清洁、健康和干燥,尽可能避免局部长期使用皮质激素等均可预防该病复发。

12.2.4　毛结节病(piedra)

毛结节病系毛干的真菌感染,特点为毛干外包绕坚实或质软的不规则的结节,大者肉眼可见,小者需用显微镜观察。依病原菌不同,可分为黑毛结节病和白毛结节病两类。

12.2.4.1　黑毛结节病(black piedra)

【病因及发病机制】

病原菌为何德毛结节菌(*Piedraia hortae*),又称黑毛结节菌。黑毛结节菌病在南美和太平洋中的岛屿等热带多雨地区广泛存在,可侵犯人和灵长类动物,男性多见。此病非洲较少见,在亚洲主要见于爪哇等东南亚地区,可能与当地土著居民在头皮上涂油的生活习惯有关——有土著居民刻意在头发上涂油并与土壤接触、以产生多而大的结节为美。

【临床表现】

黑毛结节病主要侵犯头发,无自觉症状。在毛干上形成多发坚硬、黏着的砂粒样结节,呈棕色或黑色,大小自显微镜可见到直径数毫米,椭圆形或长形,两端尖细,可完全包绕毛干。用手捏住结节可顺着毛干将结节捋下,梳头时有金属声。日久真菌可长入毛干,导致毛发易折断,偶可见胡须受累。病程可持续数月至数年。

【组织病理】

病理切片中可见结节由致密的棕黑色菌丝缠绕而成,结节边缘可见规则排列的菌丝束和分生孢子,结合中央较厚部分可见由 8 个棱形的孢子囊孢子组成的棒形子囊。

【实验室检查】

取结节用 10%KOH 液涂片直接检查,可见棕黑色分枝的菌丝,直径 $4\sim8~\mu m$,紧密缠绕。菌丝分隔密集,形似关节孢子。压碎后可见子囊,内含 $2\sim8$ 个棱状子囊孢子,$10~\mu m\times30~\mu m$ 大小,微弯曲。两端各有一 $10~\mu m$ 长的极丝(polar filament)。何德毛结节菌是唯一一种在寄生状态下可出现有性状态的人类致病菌。

无菌生理盐水反复冲洗结节后压碎,再接种于沙氏琼脂培养基上,室温培养,有黑色菌落生长。镜检见厚壁孢子和暗黑色菌丝。菌丝粗,厚壁分隔。有时可见子囊。

【诊断及鉴别诊断】

根据临床表现,结节的直接镜检和培养即可确诊。黑毛结节病应和腋毛癣、念珠发、结节性脆发病、竹节状毛发等相鉴别。直接镜检和培养是最主要的鉴别依据。

【治疗】

剃去病发或病毛即可治愈,为防止复发,可外用抗真菌药物。

12.2.4.2 白毛结节病(white piedra)

【病因及发病机制】

以往认为病原菌为白吉利丝孢酵母(*Trichosporon beigelii*),又称白毛结节菌。广泛存在于自然界中,土壤、空气、痰和人体表面常可分离出。随着基因分析在菌种鉴定中的应用,现发现其实该菌名中包含多个菌种。目前认为,白毛结节病的主要致病菌为 *Trichosporon ovoide*,此外,也有 *T. asahii*,*T. inkin* 和 *T. mucoides* 引起白毛结节病的报道。白毛结节菌在温带主要侵犯胡须和阴毛,可通过性接触传播;在炎热潮湿的热带则可累及头发,有时和黑毛结节病同存。白毛结节病分布于南美、中欧、英格兰、日本等地,我国也不少见。

研究表明,毛发的结节中常伴有细菌感染。现已证实,该菌是短杆菌属的一个新的种 *Brevibacterium mcbrellneri*,在感染中起着协同作用,即该细菌的蛋白水解活性使真菌和细菌更容易侵入毛发,而真菌的某些代谢产物可以促进细菌的生长。

【临床表现】

主要侵犯胡须、阴毛和腋毛,在毛干上形成白色或淡棕色结节,半透明状,结节质地较软,易脱落,大小不等,最大直径一般不超过 1 mm,数个结节有时可融合成块,包围在毛干上。菌体亦可侵犯毛干,受累毛发质地变脆而易于折断。毛发区的皮肤不受累,Wood 灯下无荧光。

【组织病理】

病理切片中可见毛干周围绕以透明鞘,有时可侵入毛干内。

【实验室检查】

取结节直接镜检可见无色的菌丝围绕毛发如鞘。菌丝可断裂成圆形、卵圆形或长方形孢子,$2\sim8~\mu m$ 直径。无子囊,有时有芽孢。往往同时有细菌感染存在。

结节压碎后接种于沙氏琼脂上,室温培养,有白色乳酪样菌落生长。镜检见无色细长分隔的菌丝,可断裂为关节孢子,关节孢子可有一点或多点出芽。根据菌落形态、镜下特征和生化试验可鉴定菌种。

【诊断及鉴别诊断】

根据临床表现,结节的直接镜检和培养即可确诊。白毛结节病应和腋毛癣、阴虱卵等相鉴别。

直接镜检和培养是最主要的鉴别依据。

【治疗】

同黑毛结节病，剃去病毛，局部外用抗真菌药物。

（赵　颖　王家俊）

12.2.5 皮肤癣菌病(dermatophytosis)

由皮肤癣菌(dermatophytes)引起的皮肤角质层、毛发和甲板的感染称皮肤癣菌病，又称癣。根据感染部位的不同，可分为头癣、体癣、股癣、手癣、足癣、甲癣、须癣等。偶可累及深部组织，引起深在感染。皮肤癣菌及其代谢产物通过血液循环可引起病灶外皮肤的变态反应，称癣菌疹(dermatophytids)。

皮肤癣菌病是一组常见病和多发病，在皮肤科就诊病例中，仅次于皮炎和湿疹，而在感染性皮肤病中则居首位。在我国，患病人数至少以亿计算，所以积极防治皮肤癣菌病具有重要的临床意义和社会意义。

以前，头癣曾一度严重流行；现在除个别地区外，头癣已被基本控制并趋向消灭，但目前又有重新蔓延的迹象。体股癣、手足癣和甲癣从未被控制过。随着人民生活的好转，患病人数反而增多，应引起足够的重视。

我国最常见的皮肤癣菌为红色毛癣菌、石膏样毛癣菌和羊毛状小孢子菌；其他如断发毛癣菌、紫色毛癣菌、石膏样小孢子菌和絮状表皮癣菌等也较为常见。

【病因】

皮肤癣菌是一群形态、生理、抗原上关系密切的真菌，均具嗜角质性。按其大分生孢子的形态特征可分为3个属：毛癣菌属(Trichophyton)、小孢子菌属(Microsporum)和表皮癣菌属(Epidermophyton)。皮肤癣菌有40余个种，其中20余个种能引起人或动物的感染，我国已发现约12个种。

（1）毛癣菌属

约有20余个种，其中大约有14个种能侵犯人或动物而引起感染。毛癣菌属的大分生孢子狭长，呈棒状或铅笔状，2~10个分隔，壁光滑，绝大多数为薄壁。少数几个种无大分生孢子或极少有大分生孢子；小分生孢子一般数量多，为单细胞。呈球形、梨形或短棒状。侧生或成葡萄串状。

（2）小孢子菌属

约有18个种，据报道可能有13个种能引起人或动物感染。小孢子菌属的大分生孢子一般数目多，2~15个分隔，呈梭形或纺锤形，多数厚壁。成熟后表面有小棘或刺，也可能只限于一些成熟的大分生孢子的顶端。小分生孢子短柄或无柄，呈棒状，形态与毛癣菌属的小分生孢子相似，无鉴别意义。

（3）表皮癣菌属

有2个种，其中只有絮状表皮癣菌为病原菌，但不侵犯毛发。大分生孢子2~3个成簇，末端钝圆，薄壁光滑。无小分生孢子。

皮肤癣菌又分为亲人性、亲动物性和亲土性三类，并具有地域性分布的特点。主要侵犯人、极少侵犯动物的皮肤癣菌称亲人性皮肤癣菌。引起的感染往往病程长，皮损面积大而数目较少，炎症较轻但较迁延。亲人性皮肤癣菌有红色毛癣菌、石膏样毛癣菌（部分）、黄癣菌、叠瓦癣菌等。主要侵犯动物也可引起人感染的皮肤癣菌称亲动物性皮肤癣菌。一般起病较急，皮损炎症明显，数目多但较小，治疗较易；常见的有羊毛状小孢子菌、石膏样毛癣菌（部分）、疣状毛癣菌等。亲土性皮肤癣菌生活于土壤中，也可引起人或动物感染。有猪小孢子菌、石膏样小孢子菌等，多为土壤腐生菌。

【临床表现】

皮肤癣菌病传统上一直按解剖部位命名，如体股癣、手足癣等。这种分类法有利于按不同解剖部位的皮肤特点使用不同的药物。皮肤癣菌病有的也按病原菌命名，如黄癣、叠瓦癣、红色毛癣菌病等。

皮肤癣菌侵入头发引起头癣，表现为环形脱发斑，上有鳞屑、水疱或脓疱。有时散在的脱发斑可能是唯一的症状，偶尔表现为大片隆起的化脓性损害称脓癣。头发感染后枯黄或折断。依毛发感染的位置不同可分为发内型感染和发外型感染。发内型感染在病发内形成孢子，可充满发内或成链状排列,又称黑癣;若为黄癣,则在发内形成菌丝。羊毛状小孢子菌等在发外形成大量孢子,呈马赛克(mosaic)状或链状排列,称发外型感染,又称白癣。发外型感染有时可在毛发内尤其是根部发现菌丝。

皮肤癣菌侵犯角质层引起体股癣和手足癣等。在皮屑中表现为分枝分隔的菌丝,可断裂成链状孢子。皮损一般呈圆形或多环形,单个散在或互相融合。组织反应可从红斑、鳞屑到结痂、化脓甚至肉芽肿。主观无感觉或有不同程度瘙痒。

霉菌暗色柱顶孢(*Scytalidium dimidiatum*)及其变异无色柱顶孢(*S. hylinum*)能引起人类掌跖和甲板感染。其临床表现和直接镜检与手足癣和甲癣不能鉴别,故取标本培养时,其中一管不应加放线菌酮以免抑制柱顶孢的生长。

皮肤癣菌累及甲板称甲癣,通常表现为甲板增厚、变色及破损;甲周组织一般没有炎症也没有疼痛感。

皮肤癣菌在较少见的情况下会引起深部组织感染,表现为蜂窝织炎、毛囊炎、脓癣、皮下组织脓肿、淋巴结脓肿、Majocchii 肉芽肿、足菌肿、疣状增生等。杨国亮曾报道铁锈色小孢子菌引起的深部感染 2 例。患者头发稀疏,全身见大片鳞屑性损害和皮肤肉芽肿样损害;后者以结节为主,分布广泛,有的穿孔化脓。

【组织病理】

示表皮角化过度和不同程度的棘层肥厚,偶有海绵状态、细胞间水肿及水疱形成,可伴有真皮炎症浸润。若有炎症,通常较轻且主要为单核细胞浸润。HE 染色角质层、毛囊或发内可见菌丝,发外可能有孢子。PAS 或 GMS 染色更为清楚。皮肤癣菌感染深部组织较少见,组织病理显示急性化脓性反应伴脓肿形成或肉芽肿反应,常呈结节性。表皮有假上皮瘤样增生。肉芽肿损害中有单根菌丝,又称 Majocchii 肉芽肿。组织中菌丝若成团可组成颗粒,称皮肤癣菌性足菌肿,但有研究者认为这些菌丝团中缺少黏性物质,故只能称为"假颗粒",不能诊断为足菌肿。真皮呈结节性肉芽肿性炎症反应。

12.2.5.1 头癣(tinea capitis)

由皮肤癣菌引起的头皮和头发的感染称头癣。

【发病情况】

头癣在世界各地均有发生,在许多欠发达国家或地区仍有传播。在我国很多地区曾经广泛流行头癣尤其是黄癣,带给众多患者特别是儿童和青少年极大的痛苦和终身的遗憾。经过前辈医务人员多年不懈的努力,现在除个别地区外,头癣在全国范围内已得到基本控制并趋于消灭。但随着人民生活水平的进一步提高和宠物热的升温,小猫、小狗等进入了越来越多的家庭,有些地区头癣的发病率有所回升,应引起足够的重视。

【病因及发病机制】

病原菌除絮状表皮癣菌和叠瓦癣菌外,所有的致病性皮肤癣菌均可引起头癣。致病性真菌的流行在世界各地具有明显的地区差异,并且随着生态环境的改变而改变。在我国目前较常见的有犬小孢子菌、紫色毛癣菌、断发毛癣菌、石膏样毛癣菌等。依感染的菌种、累及毛发部位和临床表现的不同,头癣通常分为黑癣、白癣、黄癣 3 种类型。此外还有一种因亲动物性或亲土性皮肤癣菌引起的炎症反应特别强烈的脓癣。

头癣因直接或间接接触患者或带病的动物而引起。理发是重要的传染途径,未经消毒的理发工具可造成头癣的传播。卫生不良的家庭以及儿童集体中可因互相密切接触或共用物品而形成头癣小范围的流行。无症状带菌者和小宠物是近年来头癣感染增多的重要因素。

病原菌接触头皮后,孢子在表皮角质层内生长、繁殖,出芽形成菌丝,由毛囊口深入毛囊,于头皮下数毫米处进入毛根,并在发内继续向下生长直到角质形成区,以后随着感染菌的头发向外生长,把真菌带出毛囊再感染邻近部位。黄癣和黑癣为发内型感染,白癣为发内外型感染。黄癣发内有菌丝,退化后残留气泡,头发枯黄无光泽,弯曲或折断。白癣病发在露出头皮后,发内菌丝转向发外,并断裂为孢子,环绕毛干近端,形成 2 ~ 4 mm 宽的灰白色菌鞘,头发在病变与正常交界处折断。黑癣发内菌丝断裂形成孢子,排列成链状,充满整个毛发，使病发出头皮即脆弱易断，呈现"黑点癣"。

【临床类型】 分别介绍如下。

(1) 黄癣（tinea favosa）

由许兰毛癣菌（Trichophyton schoenleinii）引起的头皮和头发的感染。该菌系一种亲人性皮肤癣菌，为世界性分布。除侵犯头皮、头发外，还可侵犯身体其他光滑皮肤、甲，以及内脏。侵犯光滑皮肤称体黄癣；累及甲称甲黄癣；侵犯呼吸道、消化道及中枢神经称内脏黄癣，后者极为少见。

【临床表现】

黄癣常自儿童时即发病，典型损害为黄癣痂和黄癣发。黄癣菌侵入头皮处，产生一个黄红色"脓疱"，颇似细菌性毛囊炎。脓疱可破裂，干后形成碟形蜜黄色的痂，随着病情的发展，黄癣痂也扩大融合，边缘翘起，中心黏着，中央有毛干穿过。黄癣痂由密集的菌丝和上皮碎屑组成，闻之有鼠臭味，捏之如豆渣，极易粉碎。去除痂后，可见潮湿渗液的红色基底，严重的有较深的溃疡。日久痂处皮肤萎缩，毛囊破坏，头发脱落，形成黄色的脱发瘢痕。损害广泛时，除额上发际及鬓角处有1~2 cm宽较密的头发外，全头只有稀疏散在的少数头发。黄癣发枯黄无光泽，松动，拔除无痛，可折断或保持正常长度不折断。

黄癣病程极为慢性。早期表现不典型，类似头皮皮脂溢出、脂溢性皮炎和脂溢性湿疹。如继发细菌感染，则有脓液和大片污垢。有时整个头皮覆以黄白色厚痂，上有头发穿出，又像银屑病。黄癣若不治疗，可持续很多年，最终遗留大片的永久性脱发。黄癣的皮损表现和蔓延程度很大程度上取决于患者的卫生情况，若能经常和及时地清除黄癣痂，使毛囊不被破坏，则皮损愈后仍有可能长出新发。

许兰毛癣菌侵犯光滑皮肤称体黄癣，可以伴有或不伴有头黄癣，但一般都有。皮损好发于面部，间或见于颈、肩、背、上胸及四肢。除丘疹、水疱或丘疹鳞屑外，也可产生典型的黄癣痂，愈后皮肤萎缩。

许兰毛癣菌如侵犯甲，则主要侵犯指甲，很少累及趾甲。可以单独存在，但常伴有头黄癣或体黄癣。开始甲黄癣有少数斑点，以后甲板逐渐增厚、破坏，外观与其他甲癣难以区别。

许兰毛癣菌感染人体后还可引起癣菌疹，多表现为皮肤上泛发的、针头大小的斑丘疹，上覆少量鳞屑。

【实验室检查】

直接检查：病发显示发内型。发内菌丝与发长轴平行，菌丝分隔，时呈关节孢子，可有或无空泡。黄癣痂内充满大小不一的孢子和短小鹿角状菌丝，很少见有细长菌丝。皮屑镜检类似，但细长菌丝较多。

培养：病发、黄癣痂、鳞屑、甲屑等接种于加氯霉素和放线菌酮的沙氏琼脂上，室温培养，有黄癣菌菌落生长。

Wood灯检查：病发呈暗绿色荧光。

(2) 白癣（tinea alba）

由小孢子菌属的一些菌引起。在我国及亚洲其他地区以铁锈色小孢子菌和犬小孢子菌最为常见，而欧美则以奥杜益小孢子菌为主。目前，我国随着饲养狗、猫等宠物风盛行，由犬小孢子菌引起的白癣逐渐增多，患者多有与宠物的接触史。

白癣多见于儿童，患儿一般至青春期可自愈，可能与青春期皮脂腺分泌活跃有关。白癣较少见于成人，而且表现不典型，常被误诊。白癣常在儿童集体单位如托儿所、幼儿园和小学中流行。

【临床表现】

典型损害为母子斑和白癣发。皮损开始为头皮上红色小丘疹或水疱或脓疱，因此时症状轻微，一般不为患者察觉。皮损不久覆以灰白色鳞屑并向四周扩大成斑，此首个出现的灰白色鳞屑斑，称母斑；以后母斑周围逐渐出现较小的圆形或椭圆形性质相同的鳞屑斑，呈卫星状分布，称子斑。鳞屑斑基底可有轻度炎症性红斑。斑内头发离头皮2~4 mm处均匀一致地折断，断根部有灰白色菌鞘包裹，此即为白癣发。断发松动易拔出。主观感觉瘙痒。

由于直接蔓延和自我接种，白癣患者可伴发体癣、甲癣。

【实验室检查】

直接镜检：镜检鳞屑见分枝分隔的菌丝。断

发外有菌鞘,由无数的圆形孢子组成,排列整齐,成团或成链状,为发外型感染。有时发内有菌丝。

培养:挑选断发接种于沙氏琼脂上,加氯霉素和放线菌酮,室温培养 2 周,见有菌落生长。菌落形态和镜下特征依病原菌不同而异。

Wood 灯检查:病发呈亮绿色荧光。

(3) 黑癣(black-dot tinea)

由毛癣菌属的一些菌引起的,其病原菌的致病性主次排列因地区不同而有别,同时也随着生态环境的改变而变化。在我国,主要病原菌为紫色毛癣菌和断发毛癣菌,也有为红色毛癣菌。黑癣均由亲人性皮肤癣菌引起,可在家族内互相传染。

【临床表现】

儿童和成人都可发病,常自儿童时期开始感染。损害开始为头皮上出现丘疹,逐渐向周围蔓延成斑,覆以灰白色鳞屑,外观酷似脂溢性皮炎。炎症很轻,稍痒。病发紧贴头皮折断,留下黑色的小点,所以又称黑点癣。有时病发带白套,也在距头皮 2~4 mm 处或更高位置如 1 cm 以上处折断,此时临床表现几乎与白癣一样,应注意鉴别。

黑癣进展缓慢,临床症状不明显,可延续许多年。患者不易自己发现黑点状断发,常延误诊治。对怀疑为头皮脂溢性皮炎的患者,如经正规治疗症状仍无改善,应仔细寻找有无断发并做真菌学检查,以排除黑癣的可能。

病程长者尤其是断发毛癣菌所致的黑癣可留有点状瘢痕。

黑癣如不及时治疗,随着病情的发展,皮损可蔓延至身体其他部位,引起该部位的真菌感染。

【实验室检查】

直接镜检:鳞屑内可见分枝分隔的菌丝。镜检病发可见发内充满圆形孢子或呈链状,稀疏或密集排列,为发内型感染。

培养:取断发接种于沙氏琼脂上,加氯霉素和放线菌酮,室温培养,2 周内有菌落生长。菌落形态和镜下特征依病原菌不同而异。

Wood 灯检查:病发无荧光。

(4) 脓癣(kerion)

由皮肤癣菌感染引起,以化脓性浸润性斑块、脓肿为主要特征。主要由一些亲动物性和亲土性皮肤癣菌侵犯毛发、毛囊和皮肤引起,具强烈的炎症反应的一种头癣类型,占头癣的 5%~30%。这种特殊类型的头癣是患者对感染真菌抗原的一种迟发性变态反应。引起脓癣的病原菌常见有犬小孢子菌、石膏样毛癣菌、石膏样小孢子菌、疣状毛癣菌等,我国以石膏样毛癣菌(粉末型)占大部分,亦可由断发毛癣菌、紫色毛癣菌和红色毛癣菌和亲人性皮肤癣菌感染引起。

【临床表现】

本病好发于儿童,男性多见。起病急,初发见患处出现炎性丘疹和小脓疱,逐渐扩大形成一个或数个、核桃大或更大、圆形或类圆形痈状红色肿块,表面有溢脓,界限清楚,质地软,有波动感,外观如"脓肿",有深压痛,但无细菌性脓肿的大量脓液及严重的红肿热痛。若切开后用力挤压,可有少许浆液性或半透明的脓液。皮损内毛发松动、折断,易拔除。伴有患侧耳后和枕后淋巴结肿大、触痛。脓癣愈后可有萎缩性瘢痕。

【实验室检查】

直接镜检:取病发直接检查多为发外型感染。发外有圆形孢子,发内可有菌丝。病发镜下形态依病原菌不同而异。

培养:取病发接种于沙氏琼脂上,室温培养有皮肤癣菌菌落生长。

【诊断及鉴别诊断】

根据头皮上损害的形态,感染头发的直接镜检、培养及 Wood 灯试验结果,不难做出头癣的准确诊断。头皮上有边缘清楚的"脓肿",断发镜检真菌阳性即可确诊为脓癣。但脓癣必须与头皮穿凿性毛囊炎,特别是与细菌性脓肿相鉴别;细菌性脓肿由细菌引起,边缘不清楚,一般逐渐隆起如缓坡状,皮损内毛发松动但不折断,细菌培养阳性但真菌检查阴性。根据皮损的特点,主要根据病发的直接检查,可将黄癣、黑癣及白癣互相鉴别开来。黄癣有典型损害黄癣痂,发内有菌丝;黑癣和白癣都有鳞屑斑,但病发在黑癣显发内孢子而白癣为发外孢子。

头癣应与石棉糠疹、头皮脂溢性皮炎、各种原因引起的局限性脱发如斑秃以及头皮各种化脓性感染相鉴别。真菌学检查可有助于最后确诊。

【治疗】

头癣的治疗仍应强调采取"服药、搽药、洗头、剃发、煮沸消毒"综合性治疗方案。

方法一：口服药物。可使用以下药物：

特比萘芬：按 3~6 mg/kg·d 计量，每日 1 次。儿童体重低于 20 kg，62.5 mg/d；体重 20~40 kg，125 mg/d；体重大于 40 kg，250 mg/d；疗程 1~4 周。

伊曲康唑：按 5 mg/kg·d 计量，每日 1 次，疗程 2~3 周。

氟康唑：按 6 mg/kg·d 计量，每日 1 次，持续 2~3 周。

灰黄霉素：有效，现已少使用。超微粒型按 10 mg/kg·d 计量，3 次分服，连续 2~4 月，或者真菌镜检和培养阴性后至少 2 周。

由小孢子菌属引起的头癣，通常需要较大的剂量和较长的疗程。连续服药 1 个月以上，应检测肝功能和血常规。

方法二：局部外用抗真菌药物如咪康唑霜、特比萘芬霜或 10%硫黄软膏等。

方法三：每天用 2%酮康唑香波和硫化硒洗发水等洗头，每周 1 次剃除头发，女性患者可酌情留短发。

方法四：患者毛巾、帽子、枕套、床单、被套、梳篦等煮沸消毒。

方法五：脓癣炎症强烈者可短期口服小剂量糖皮质激素。脓癣切忌切开引流，否则非但伤口不易愈合，而且容易引起感染扩散。若有继发细菌感染，可局部或系统性使用抗细菌抗生素。

【预防】

第一，彻底治疗头癣患者。

第二，切断感染传播途径，加强公共场所如公共浴室、游泳池、理发美容店等的卫生管理，严格执行对所使用工具、器械、衣物和场所等进行消毒的规章制度。

据调查，治疗后患者头皮上孢子的脱落仍可持续数个月；而脱落的皮屑和断发中的真菌在自然环境下至少可存活 2 年以上。头癣治疗的疗程长，患者不可能被隔离在家，因此，一个患者的周围，可能存在许多无症状的带菌者，包括患儿的同班同学、兄弟姐妹、小伙伴和照顾他们的成人。Babel 等报道，患儿的保育员中约 30%为无症状带菌者；50 个患儿的父母中，17 个(34%)虽无症状但培养阳性。Raubitshek 等报道，患儿家庭成员中的带菌率为 21%。在整理这些人的床铺时，周围空气中会出现孢子的飘浮。从带菌者的发刷、梳子、枕头、地板、更衣箱、床被、玩具甚至电话听筒上都分离出头癣病原菌。这些无症状带菌者带有大量孢子，其脱落时间可持续 6 周到 8 个月，实际上比患者更具传染性，成为头癣传播中最重要却最未得到重视的环节。这种情况也同样存在于无症状的带菌猫和狗。所以，对周围没有症状的人群和猫狗也应同时进行检查并采取相应的治疗和预防措施。检查方法为使用无菌牙刷在患者周围的无症状人群的头发上连刷 10 次，然后轻按于含氯霉素和放线菌酮的沙氏琼脂上，置 25℃室温培养。此法同样适用于无症状的小宠物如猫和狗等。如果培养阳性，而患者又无临床症状，可使用 2%酮康唑洗剂洗头或清洗小宠物，直至培养连续 3 次阴性为止。

第三，保护易感人群，做好个人卫生，不用别人的毛巾、帽子、围巾、枕套、床单、被套、梳篦等；如条件容许，儿童最好备有个人专用的理发工具。

12.2.5.2 体癣(tinea corporis)

除掌跖、腹股沟、外阴及肛周外，人体其他部位的光滑皮肤的皮肤癣菌感染均称体癣。

【发病情况】

作为皮肤科的常见病和多发病，体癣在全世界广泛分布，尤其在温暖和炎热潮湿的地区发病率尤高。我国体癣广为流行，特别是在南方和东南沿海地区。据上海市对 11 万人的普查统计，癣病占 47.6%，其中体癣占 0.76%。有些地区可高达 10%~20%。好发人群为青壮年，男性多于女性，运动员中常见。体癣常在夏秋季发作，冬天静止或消退。

体癣感染途径为接触传染。直接接触患癣病的人和动物如猫、狗等，或间接接触被污染的泳池、浴室、浴巾等均可引起体癣。自身接种也是一个重要传染途径，头癣、手足癣、甲癣、股癣等都可引起自身其他部位的体癣。

泛发性体癣可以是 AIDS 患者的皮肤表现。

【病因及发病机制】

我国体癣的病原菌主要是红色毛癣菌、石膏样毛癣菌、絮状表皮癣菌和犬小孢子菌,其他有石膏样小孢子菌、疣状毛癣菌、紫色毛癣菌、断发毛癣菌、黄癣菌(彩图 12-01)等;其中红色毛癣菌约占大多数。近 20 年由于养宠物如狗、猫人数的增多,犬小孢子菌致病显著上升;断发毛癣菌发病在某些地区也有上升。

除适宜的温度和潮湿的环境外,感染还与机体免疫力和其他一些因素有关,如肥胖、多汗、患糖尿病和其他消耗性疾病、使用免疫抑制剂以及局部或全身使用糖皮质激素者,易发生体癣。不良的个人卫生习惯也可促使体癣的发生。

【临床表现】

原发损害为丘疹、水疱或丘疱疹,针头至绿豆大小或更大,视病原菌而异。以后水疱破裂或丘疹扩大成有鳞屑的斑并由中心等距离地向四周扩展,形成环形或多环形损害,因致病菌的不同,损害有大有小。以后由于局部免疫力的形成,皮损中央可消退,显示"正常"或散在少许丘疹和鳞屑,但由丘疹和水疱组成的狭窄的边缘仍然活跃并不断继续向四周蔓延。当丘疹、水疱消退后,薄、小、灰白色的鳞屑逐渐增多,可有或无色素沉着。皮损可单发或多发,亦可互相融合成大片。形状一般呈圆形或卵圆形,腰部则常呈不规则带状。自觉瘙痒,长期搔抓刺激,局部皮肤可肥厚浸润呈苔藓样变。日久皮损暗红,有色素沉着。

由亲人性皮肤癣菌如红色毛癣菌引起的皮损一般面积较大而数目少,炎症不明显但色素沉着较显著,病程长,较顽固难治,容易复发;而亲动物的皮肤癣菌如犬小孢子菌所致的损害数目多,分布较广泛但较小。皮损中央有明显的炎症浸润,边缘有水疱、脓疱、鳞屑或结痂等。起病快,病程短,治疗较易。

具免疫缺陷或长期使用免疫抑制剂、广谱抗生素、糖皮质激素及抗肿瘤药物等的体癣患者皮损常较大,边缘不清,分布广泛,反复发作,较顽固难治。

难辨认癣(tinea incognito)　因选择外用药不当、长期局部搔抓刺激或是某些真菌感染后的特有表现,使皮损失去了典型的临床表现,往往导致误诊和漏诊。难辨认癣的皮损表现有如接触性皮炎、神经性皮炎、痒疹、湿疹、玫瑰糠疹、环形红斑、玫瑰痤疮等,有时有黄癣痂样损害、同心圆形损害。尤其是不恰当使用糖皮质激素外用制剂,会抑制局部免疫反应,促进真菌的生长和繁殖,增强真菌的毒性和感染力,使皮损蔓延和扩大。刮取的鳞屑镜检见菌丝肥大粗壮、颗粒多,胞质浓,分枝多,生长繁茂。

【实验室检查】

刮取边缘鳞屑作真菌学检查。直接检查见分枝分隔的菌丝,皮屑培养有皮肤癣菌生长。

【诊断及鉴别诊断】

根据皮损特点:单个或多个环形,边缘清楚,或为干燥、淡红色鳞屑斑片,或见边缘有丘疹和水疱损害,皮损中央进行性消退,夏发冬轻或消退,一般即可做出体癣的诊断。

难辨认癣常易误诊为其他皮肤病,但若仔细观察,在皮损的某些部位仍可见一些癣的特征,辅助以真菌学检查,诊断可明确。建议为避免难辨认癣的误诊和漏诊,特别是局部外用糖皮质激素后皮损未见好转反而扩大者,均必须进行真菌学检查以明确诊断。

体癣应和其他许多皮肤病相鉴别,特别是环形和类环形皮肤病如环形红斑、银屑病、玫瑰糠疹、湿疹、梅毒等。

【治疗】

局限性皮损以局部外用药物为主。常用的有角质剥脱剂如复方苯甲酸搽剂、复方雷琐辛搽剂,以及抗真菌药物乳膏或搽剂如联苯苄唑、克霉唑、益康唑、酮康唑、咪康唑、萘替芬、特比萘芬、布替萘芬、环吡酮胺等。皮损消退后应继续外用 2 周。

皮损广泛者可口服伊曲康唑 200 mg/d,顿服,连用 1~2 周;特比萘芬 250 mg/d,顿服,连服 1~2 周;氟康唑 150 mg,顿服,每周 1 次,连续 2~4 周。

如伴有其他部位的癣,应同时予以治疗。

12.2.5.3　股癣(tinea cruris)

由皮肤癣菌引起的腹股沟、会阴和肛周皮肤

的感染称股癣。

股癣为皮肤科常见病和多发病,股癣发病率高于体癣。好发于温、热带地区,夏秋季节多发;男性发病多于女性;在湿热环境中且久坐者如驾驶员更易发病。集体生活区域内如部队、住宿学校、运动队等可因密切接触和共用物品而引起小范围的流行。曾对上海市11万人普查统计,股癣发病率为1.04%。

【病因及发病机制】

致病菌主要由红色毛癣菌、石膏样毛癣菌和絮状表皮癣菌(彩图12-02)等引起,其中红色毛癣菌最多见,约占60%。

因腹股沟、会阴和肛周皮肤薄嫩,温暖湿润且经常摩擦,故真菌易繁殖。糖尿病、局部或全身应用糖皮质激素及机体免疫功能下降者更容易发病,肥胖多汗者及从事久坐少动的职业如司机等好发;穿紧身衣裤特别是牛仔裤等是重要的促发因素。

【临床表现】

多见于腹股沟部,单侧或双侧。可延及会阴、肛周及臀部,并可累及阴囊、阴阜和耻骨上部甚至腹部。累及阴囊者不多,极少感染阴茎。开始为丘疱疹及小片红斑,逐渐向周围蔓延扩大,但腹股沟间擦部位则不易形成丘疱疹。常为鲜红色水肿性红斑,边缘往往不清楚,个别可结痂。皮损延至大腿根部皮肤时,即可显示出典型的体癣皮损,主要特征为弧形,界限明显的边缘,尤其在下缘有水疱、丘疱疹、丘疹或脓疱。股癣常夏季发作而冬季消退,自觉瘙痒,长期搔抓刺激后局部皮肤可浸润肥厚,苔藓样变,酷似神经性皮炎。

股癣若累及阴囊皱襞,皮损边界往往不清楚,局部仅见鳞屑性斑片,无明显丘疹和水疱。奇痒难忍,久抓后也可酷似神经性皮炎或湿疹。

【实验室检查】

刮取边缘鳞屑作真菌学检查。直接检查见分枝分隔的菌丝,皮屑培养有皮肤癣菌生长。

【诊断及鉴别诊断】

根据皮损形态和直接镜检发现菌丝即可诊断。股癣主要与红癣、神经性皮炎、增殖性天疱疮、家族性慢性良性天疱疮以及擦烂性银屑病等

相鉴别。真菌学检查很容易做出判断;必要时予以Wood灯检查、组织病理学和免疫学检查来明确诊断。

【治疗】

外用药物:腹股沟皮肤薄嫩,外用药物应选择刺激性小而温和的药物,如复方雷琐辛搽剂、咪康唑霜、联苯苄唑霜、酮康唑霜、舍他康唑霜等。局部应保持清洁干燥,可外用扑粉或足粉(水杨酸5.0g,氧化锌20.0g,滑石粉75.0g)。

口服抗真菌药物:皮损广泛者可口服伊曲康唑200mg/d,顿服,连用1~2周;特比萘芬250mg/d,顿服,连服1~2周。氟康唑每周150mg或50mg/d,顿服,连续2~4周。

【预防】

减少股部潮湿出汗、保持干燥是重要的预防措施。裤子宜宽松通气,扑撒单纯滑石粉和抗真菌粉剂如达克宁散剂有益预防。还应同时治疗身体其他部位的癣如手足癣、甲癣等。注意个人卫生,避免再感染。

12.2.5.4 手癣(tinea manus)

手癣是指皮肤癣菌侵犯掌及侧缘、指屈面及侧缘而致的皮肤癣菌病,俗称"鹅掌风"。皮损延及或发生于手背者,则应称体癣。

【发病情况】

手癣呈世界性分布,热带、亚热带地区发病率高。在我国有人数众多的手癣患者,南方多于北方,城市多于农村,湿热地区多于干寒地区,夏季多于冬季。据上海市对11万人的普查,手癣的发病率为2.61%。双手长期浸水和摩擦受伤及接触洗涤剂、溶剂等是手癣感染的重要诱因,所以手癣在某些行业中发病率可相当高。患者以青年和中年妇女为多,其中许多人有戴戒指史。

【病因及发病机制】

手癣的病原菌与足癣的基本相同,也以红色毛癣菌为主(约占55.6%),其次为石膏样毛癣菌(约22.7%)。白念珠菌也可引起与手癣相同的损害。

手掌皮肤角质层厚,为真菌生长繁殖提供了丰富的营养,加之该处皮肤汗腺丰富、易出汗,汗液pH值偏碱性,而且无皮脂腺,更有利于真菌的

生长繁殖和致病。

手癣患者多先有足癣、股癣或头癣等病史,因搔抓病变部位,由直接接触而传染,或由于甲癣及手背部体癣向掌、指蔓延而致。

【临床表现】

(1) 水疱鳞屑型

起病多为单侧。先从手掌的某一部位开始,特别是掌心、示指或拇指的掌面和侧面及戴戒指的无名指根部。开始为针头大小的水疱,壁厚且发亮,内含清澈的液体。水疱聚集成群或疏散分布,自觉瘙痒。水疱干后脱屑并逐渐向四周蔓延扩大,形成环形或多环形损害,边缘较清楚。病程多慢性,持续多年,可累及全部手掌并传播至手背和指甲,甚至对侧手掌。有时水疱可继发感染形成脓疱。与足癣相比,手癣中严重的继发性细菌感染较少见。

(2) 角化增厚型

多由水疱鳞屑型发展而成,患者往往已有多年病史。常累及双手,亦可为单侧。皮损一般无明显的水疱或环形脱屑。掌面弥漫性发红增厚,皮纹加深,皮肤粗糙,干而有脱屑。冬季则常发生皲裂,有时裂口甚深而有出血,以致疼痛难忍,影响活动。促使手掌角化增厚的因素除皮肤癣菌外,还与长期搔抓、洗烫,肥皂、洗涤剂、各种化学物品和溶剂刺激以及不适当的治疗有关。

【实验室检查】

直接检查:刮取鳞屑,挑取疱壁或疱液加 10% KOH 液镜检,可见分枝分隔的菌丝。但角化增厚型手癣直接镜检阳性率甚低,应尽量刮取边缘且位置稍深部的鳞屑,表层大片较厚的鳞屑应予丢弃。有时需反复镜检才会获得可靠的结果。

培养:取上述标本接种于沙氏琼脂上,室温培养,2 周内有菌落生长。根据菌落形态和镜下特征可以鉴定菌种。

【诊断及鉴别诊断】

起病于手掌某一部位,缓慢扩大,可累及大部、全部甚至两侧手掌。损害为红斑、水疱、鳞屑和角化增厚,应考虑诊断为手癣。真菌学检查阳性即可确诊。

通常由红色毛癣菌引起的手癣,表现为干燥、鳞屑和红斑片,常伴其他部位感染。一只手和两只足类型的手癣多由红色毛癣菌引起。

手癣应与许多手部皮肤病如湿疹、神经性皮炎、汗疱疹、剥脱性角质松解症、慢性接触性皮炎、掌跖脓疱病、掌跖角化症、进行性指掌角皮症及手掌二期梅毒疹等相鉴别;要点是这些病真菌学检查均为阴性。

手癣应特别与手部慢性湿疹相鉴别,尤其是真菌检查都是阴性时。手癣一般单侧起病,缓慢发展,可累及全部手掌甚至双侧手掌;若同时伴有手背体癣或甲癣,一般可诊断手癣。手部慢性湿疹一般双侧同时起病,发展较快,时好时坏;手掌可有多处皮损且互不连接,边缘也常不明显;发作与季节关系不大。当真菌学检查都无法鉴别时,可采取诊断性治疗,手癣外用糖皮质激素后会促进真菌生长,使之更易于被检出。

【治疗】

外用药物:可选择角质剥脱剂和抗真菌外用药。水疱鳞屑型可外用咪康唑、克霉唑或特比萘芬乳膏以及复方苯甲酸搽剂、复方雷琐辛搽剂等;角化增厚型可用复方苯甲酸软膏、咪康唑霜或 10%冰醋酸浸泡。有皲裂者,可加用尿素脂或康裂脂(含咪康唑和尿素)。皮损消退后应继续搽药至少 2 周。

口服药物:病程久角化增厚明显,或局部治疗效果差者可口服抗真菌药,伊曲康唑 200 ～ 400 mg/d,1～2 周;特比萘芬 250 mg/d,顿服,连续 2 周;氟康唑 50 mg/d,顿服,或每周 150 mg,连服 4 周。

【预防】

第一,注意个人清洁卫生,保持手的干燥。

第二,甲癣和手癣互为传染源,应予以同时治疗,包括身体其他部位的癣病。

第三,尽量避免搔抓和热水烫。少接触各种洗涤剂、肥皂和有机溶剂等。

第四,手部因经常水洗,所以局部搽药次数应增加,特别是洗手之后要加搽抗真菌类乳膏或软膏。

12.2.5.5 足癣(tinea pedis)

足癣是发生于趾屈侧及侧缘、足跖及侧缘的

皮肤癣菌感染,俗称"香港脚""运动员脚""脚气""脚湿气"。

【发病情况】

足癣是最常见的皮肤真菌病,在全世界广为流行,在热带和亚热带地区更为普遍。在我国,足癣的发病率甚高。据1975年上海市对11万人普查,足癣的发病率为36.76%。我国南方的发病率可达50%~60%。在一些高温、湿度大的环境下工作的群体中,甚至可高达80%~100%。患者以青壮年男性多见,足多汗者易发;儿童和老年人较少,和活动多少有明显关系。军人、运动员和体力劳动者长时间穿不透气的胶鞋或长筒靴等,会使足汗蒸发不畅、局部温暖潮湿而形成真菌易于繁殖的良好环境。不经常洗脚换袜,使用公用生活用具如脚盆、拖鞋、浴盆、毛巾等是足癣感染的重要因素,而游泳池、浴室等公共场所则是足癣传播的常见地方。足癣的活动还与季节有关,多在夏秋季严重。足癣也是自身体股癣、手癣、甲癣的传染源。

【病因及发病机制】

足癣的病原菌主要是红色毛癣菌(约64%)、石膏样毛癣菌(约13.5%)、絮状表皮癣菌(约11%)和玫瑰色毛癣菌(约6.3%),其他还有断发毛癣菌、铁锈色小孢子菌、羊毛状小孢子菌及石膏样小孢子菌等。念珠菌也可引起与足癣相同的损害。

由红色毛癣菌引起的足癣可能与常染色体显性遗传有关。

掌跖部皮肤角质层厚,为真菌的生长、繁殖提供了丰富的营养;汗腺丰富、出汗多,无皮脂腺均有利于真菌的生长、繁殖。所以手足癣的发病率高,且大部分地区足癣的发病率远较手癣为高。

【临床表现】

(1) 鳞屑水疱型

损害开始为水疱,多位于趾缝、足底和足侧,针头至绿豆大小、疏散或密集分布,有时可互相融合成大疱,疱壁厚而紧张,内含清澈的浆液;去除疱壁,基底呈蜂窝状;数日后疱液吸收后形成环状脱屑并逐渐扩大。有瘙痒和灼热感。

(2) 浸渍糜烂型

多见于第3、4和第4、5趾间。因多汗、搔抓、摩擦及浸渍而使皮肤发白,表皮剥脱,露出基底潮红的糜烂面,有少量渗液,有时开裂,常有臭味。患者自觉瘙痒难忍,有时有大量渗液或水疱。若发生继发感染则出现脓疱并可溃破,形成溃疡。严重者迅速扩展至足底和足背,并发急性淋巴管炎、急性淋巴结炎和丹毒。患者有发热、不适等全身症状,局部红肿热痛,行走不便。丹毒反复发作可形成象皮肿。

(3) 鳞屑角化型

此型足癣最为多见,又称干性足癣,属于慢性感染。起病多在第3、4趾间,有红斑和鳞屑。以后鳞屑增多,皮损扩大并逐渐蔓延至足跟、足侧面和足跖甚至足背;延及足背会出现体癣的典型环状损害。鳞屑呈点滴状、鱼鳞状、环状或大片,不断脱落,不断出现。久之角化明显,整个足底尤其是足跟部覆以坚硬而黏着的厚片鳞屑。常累及双侧。可有瘙痒或全无症状。冬季则在足后跟、两侧、小趾或趾缝间发生皲裂,疼痛难忍,妨碍行走。若皮损呈急性或亚急性活动时,可在局部出现水疱或丘疹,患者自觉瘙痒。

由红色毛癣菌引起的足癣,多表现为伴明显鳞屑的暗红色斑片,可弥漫至整个足底和侧缘,常伴手癣、甲癣。由亲人性石膏样毛癣菌引起的足癣常显示较明显的炎症表现,如水疱、灼热、瘙痒,容易继发细菌感染如淋巴管炎、淋巴结炎和丹毒。

足癣病程漫长,皮损形态多样,但往往以一种形态为主,同时伴有其他形态损害,或很快从一种临床类型转变为另一种临床类型。有时要明确区分十分困难,所以在诊断和治疗时要充分考虑和兼顾到这些特点。

【实验室检查】

直接镜检:鳞屑加10%KOH液直接检查见分枝分隔无色的菌丝。

培养:鳞屑接种于沙氏琼脂上,室温培养,2周内可见皮肤癣菌菌落生长。

【诊断及鉴别诊断】

趾间或足底有水疱、脓疱、脱屑、浸渍、糜烂、角化增厚和皲裂,都要怀疑有足癣的可能,真菌直接检查阳性即可确诊。

足癣应和足部多汗症、二期梅毒、癣菌疹、掌跖角化症、湿疹、神经性皮炎、慢性接触性皮炎及足皮肤念珠菌病等相鉴别,特别应与湿疹、接触性皮炎和掌跖脓疱病鉴别。真菌检查再结合各别皮肤病固有特点可最后确诊。

【治疗】

足癣治疗包括口服药物和外用药物治疗;应根据不同的临床类型及不同的皮肤损害采用不同的药物,疗程一般 1 个月。

(1) 局部治疗

鳞屑水疱型:可外用复方苯甲酸搽剂、复方雷琐辛搽剂或咪康唑、酮康唑、特比萘芬乳膏等。大疱应予以刺破。

浸渍糜烂型:若有糜烂但渗液不多时,应先使用糊剂,待创面干燥后再外用上述乳膏并加用足粉。若有大量渗液,宜先用 0.5% 新霉素液、3% 硼酸液或 R-R 液湿敷,待渗液消失,创面干燥后再予外用抗真菌药物治疗。若有继发感染如蜂窝织炎、急性淋巴管炎、急性淋巴结炎等应先控制继发细菌感染,抗生素以青霉素为首选;患者应卧床休息,抬高患肢,待细菌感染消退后继续治疗足癣。

鳞屑角化型:宜使用乳膏、软膏类抗真菌药物或角质剥脱剂,如复方苯甲酸软膏、舍他康唑、联苯苄唑、咪康唑、酮康唑或特比萘芬乳膏。无皲裂者可用 10% 冰醋酸浸泡,每日 1~2 次,每次 10~20 分钟。皲裂处使用尿素脂或尿素与抗真菌药物的复合剂如康裂脂。忌用酒精制剂。

红色毛癣菌引起的足癣常较顽固难治,必须坚持治疗,直至皮损消退后仍应局部搽药至少 2 周。足癣经常复发和再感染,应该及时治疗和规范治疗。

(2) 内服治疗

如外用药物治疗效果不佳、皮损累及范围广或伴有某些系统性疾病(如糖尿病、AIDS 等)的患者,可给予口服抗真菌药物治疗。

伊曲康唑:每日 200 mg,顿服,连续 2 周;或伊曲康唑 200 mg,每日 2 次,连续 1 周。

特比萘芬:每日 250 mg,顿服,连服 1~2 周。

氟康唑:每周 150 mg,顿服,连用 4 周。

【预防】

第一,保持足部干燥。治疗足多汗症,可趾间经常扑足粉,或外用 5% 福尔马林液或乌洛托品粉,或鞋袜内放置 40% 福尔马林液浸泡的棉球,封置过夜。足部清洗后应彻底擦干趾间,扑上单纯滑石粉或抗真菌药粉剂,应经常换洗鞋袜。不穿通气不良的鞋袜,不使用公用拖鞋、脚盆和毛巾。

第二,同时治疗其他部位的癣如手癣、头癣、体股癣、甲癣等。

第三,足癣不管轻重,都应积极治疗。很多患者认为"足癣治好了会生大病",因而听任足癣的存在和发展。实际上不是足癣治好了会生大病,而是人患病后常有发热并卧床休息,此时一般不穿鞋袜且活动减少,所以双足出汗减少、通风干燥,形成不利于真菌繁殖的环境,原有的足癣会好转甚至消退。皮肤癣菌最适生长温度为 25 ~ 28℃,37℃ 以上时即受到抑制甚至死亡,所以发热能抑制甚至治愈癣病。

(张超英　王家俊)

12.2.5.6　甲真菌病(onychomycosis)

【定义】

由皮肤癣菌、酵母菌和非皮肤癣性菌霉菌感染引起的甲板和/或甲床的病变,统称甲真菌病。由皮肤癣菌引起的又称甲癣。

【发病情况】

甲真菌病在世界各地广泛流行,在人群中的发病率为 2%~18%,南北差异较大,而糖尿病、免疫低下、老年人等均为甲真菌病的多发群体;有美甲习惯的年轻女性也易罹患。男性发病率高于女性。趾甲患病率高于指甲。

【病因】

我国的一项多中心甲真菌病病原菌调查显示,致病菌主要为皮肤癣菌,占 67.5%,其中,红色毛癣菌占首位(56.4%),其他分离出趾(指)间毛癣菌、石膏样小孢子菌、絮状表皮癣菌、犬小孢子菌以及紫色毛癣菌等。酵母菌占第二位(28.1%)(彩图 12-03),依次为白念珠菌、光滑念珠菌、近平滑念珠菌、热带念珠菌、克柔念珠菌、红酵母。霉菌为第三位(4.3%),多为曲霉。

甲癣来源于手癣和足癣的直接蔓延或搔抓身体其他部位癣病灶后直接接触传染。甲单独感染多和甲板外伤有关。

【临床表现】

常单个甲起病,逐渐累及其他甲,甚至有20个指/趾甲全部累及者。感染可自甲游离缘、侧缘或甲弧形处开始,为甲板上局限性混浊的小片,呈点状或不规则状,白色或污黄色。以后逐渐缓慢扩大,可累及全部甲板。甲板变色、变形,失去光泽,表面有沟纹或凹陷。因甲床累及,促使脆性较大的软角蛋白形成,使甲变松,许多碎屑堆积,甲板逐渐增厚、松脆,甲板与甲床分离,前端呈虫蛀样,甲板破裂、残缺不全。颜色为污白色或灰褐色。严重时甲板断裂,仅剩根部残余甚至全甲毁坏殆尽。红色毛癣菌引起的甲癣甲板多增厚明显,石膏样毛癣菌则会使甲板萎缩,而絮状表皮癣菌多引起甲板破损。临床上依致病菌侵入部位和甲板受累表现可分为以下6种类型。

(1) 远端侧位甲下甲真菌病(distal and lateral subungual onychomycosis,DLSO)

DLSO为临床最常见的类型。真菌最先感染甲板远端和侧缘的皮肤角质层,而后逐渐蔓延至甲床,产生急性和亚急性炎症,引起角质层增厚、甲下角质增生、远端甲板上抬、甲床与甲板之间产生空隙,称甲分离(onycholysis)。此分离形成的空隙为各种微生物的生长繁殖提供了适宜的微环境,可形成各种微生物菌群,这些菌群对甲板的作用目前尚不清楚。

随着甲床上真菌的不断生长和侵入甲板,甲板变得混浊、增厚变脆,破损残缺,游离缘下角质堆积更为明显,呈虫蚀状。甲板可变为棕色、黄色、绿色、灰白色或污秽色,多由于甲下细菌如铜绿假单胞菌、普通变形杆菌等及灰尘、泥土等所致,而非真菌本身所引起。

甲板破坏可继续发展至全甲破坏殆尽而仅留增厚的甲床或仅停留于某一阶段。如无继发细菌感染,主观一般无感觉,趾甲有时可伴疼痛感。

DLSO的病原菌以皮肤癣菌为主,多数为红色毛癣菌、须癣毛癣菌和絮状表皮癣菌。酵母菌主要为白念珠菌。在甲下的角屑中尚能分离出其他念珠菌如近平滑念珠菌、热带念珠菌、季也蒙念珠菌等,这些菌也可在甲屑中呈菌丝相并能累及甲板表面非常表浅的部位。非皮肤癣菌性霉菌包括曲霉、短帚霉、枝顶孢霉、镰刀菌等。

DLSO最常见最有代表性的症状为游离缘甲下角质堆积但不具有诊断的特异性。

(2) 白色浅表甲真菌病(white superficial onychomycosis,WSO)

又称真菌性白甲,表现为甲板表面边缘清楚、不透明的白色损害,点状、斑状、条状等。可累及全部甲表面,日久可变黄,甲脆易破损。

WSO来自真菌在甲表面的直接接种。最常见的病原菌为趾间毛癣菌,其他有黄癣菌、马类癣菌、杂色小孢子菌等。酵母为白念珠菌,多见于婴儿。非皮肤癣菌霉菌有曲霉、头孢霉、镰孢霉等。

(3) 近端甲下甲真菌病(proximal subungnal onychomysis,PSO)

病原菌自近端甲沟入侵并在甲根部形成白斑。白斑可随甲板生长,扩展至整个甲板。PSO因不在甲床上产生严重的炎症反应,所以甲下角质堆积一般不明显。PSO的主要病原菌为皮肤癣菌,有红色毛癣菌、趾间毛癣菌、絮状表皮癣菌、黄癣菌、断发癣菌及玫瑰色毛癣菌等。PSO若伴有甲沟炎,应考虑到念珠菌感染的可能。

(4) 甲板内甲真菌病(endonyx onychomycosis)

受侵甲板呈弥漫性乳白色改变,甲面光泽、甲厚度正常。甲床无角化增厚表现,甲板与甲床紧密相连。甲组织PAS染色可见全甲板内大量真菌菌丝,与甲板平行,穿透全甲板,在甲板内纵横分枝,甲床无炎症,与甲板下层紧密相连,甲床内无菌丝。致病菌主要为苏丹毛癣菌,也可由紫色毛癣菌引起,两者均有亲角蛋白的特性。

(5) 全甲营养不良甲真菌病(total dystrophic onychormycosis,TDO)

DLSO、WSO和PSO如不及时治疗,都有可能发展成为TDO。表现为全甲增厚变脆、残缺污秽、高低不平甚至全甲消失,裸露角质增厚的甲床,但鲜有全部20甲都被破坏殆尽者。一般而言,即使全部20甲都被累及,也表现出明显的程度差异。

本病病程极为缓慢,常需多年才能累及大多数趾(指)甲;若不治疗,可迁延终身。患者多无自觉症状,多数仅出于社交和美容的目的而求医。一些从事文艺工作、织布、绣花等行业的患者可能会影响工作。偶有继发感染,产生红肿热痛,形成化脓性甲沟炎等。

(6) 念珠菌性甲床炎和甲沟炎

表现为近端和侧位甲皱襞的慢性炎症,呈轻度暗红色慢性肿胀,一般无化脓。常伴有甲沟炎,可有甲剥离或甲增厚。

【实验室检查】

刮取病变区和正常区交界部位、靠近甲床的甲屑,加 10%KOH 液直接检查。甲癣见分枝分隔的菌丝,常断裂为关节孢子样。酵母菌如念珠菌可见芽孢或/和假菌丝。非皮肤癣菌霉菌可见较浓,形态较不规则菌丝,有时为孢子。将标本接种于沙氏琼脂上室温培养,2 周内有皮肤癣菌生长。培养基应加抗生素和放线菌酮;若怀疑为非皮肤癣菌霉菌,则不可加放线菌酮。甲真菌病培养的阳性率很低,虽然直接镜检可见大量菌丝,但多已失去活力,所以接种的标本量宜多,甲屑颗粒宜细,应多接种几管,有时需反复取材培养。

【诊断及鉴别诊断】

甲变色、无光泽、增厚或变薄、破损,从一甲逐渐蔓延到其他甲应疑及甲真菌病,真菌直接镜检阳性可确诊,真菌培养可最后确定病原菌的种类。

甲真菌病应与许多甲病鉴别。甲病的原因多种多样,许多局部和全身性的疾病都可引起甲板的改变。全身疾病的甲表现多同时累及多数或全部甲。局限性皮肤病如手部湿疹、甲沟炎、扁平苔藓引起的甲改变,甲板多仍有光泽,真菌检查可帮助鉴别。

【治疗】

本病治疗成败的关键在于坚持长期用药,而且必须彻底,因为甲板生长缓慢,一般指甲自甲根部长至游离缘至少需要 3 个月,而趾甲更慢,至少需半年以上。对残余病灶必须完全清除,否则极易复发。

外用治疗:可用 40%尿素脂封包病甲 1 周左右,待甲板完全软化后尽量刮除。以后每日在病甲处外用 30%冰醋酸、咪康唑酊剂或萘替芬、酮康唑搽剂等。同时要随时清除病甲,直至全部新甲长出。若去除病甲有困难,可手术拔除。阿莫罗芬(amorolfine)或环匹酮胺(cielopirox olamine)甲油亦可选用。

内用疗法:若同时累及多数甲、累及甲根或局部治疗效果差者,可口服特比萘芬每日 0.25 g,连续 3~4 个月,主要适宜于治疗甲癣;或伊曲康唑 0.2 g,每日 2 次,饭时或饭后即服,连服 1 周停 3 周,作为一个疗程,连续 3~4 个月,适宜于各种真菌感染;或氟康唑每日 0.15 g,顿服,连续 3~4 个月,主要用于甲癣和甲念珠菌感染。通常情况下,趾甲感染比指甲感染所需疗程要更长些。治疗前及服药期间应定期检测肝功能。

如同时患有其他皮肤癣菌病,须同时治疗。

12.2.5.7 须癣(tinea barbae)

【定义】

本病系特指面、颈、胡须部位皮肤和须毛的皮肤癣菌感染,有时可感染眉毛。

【病因】

须癣由多种皮肤癣菌引起。常见的有须癣毛癣菌、疣状毛癣菌、红色毛癣菌,其他有犬小孢子菌、紫色毛癣菌、黄癣菌等。感染常来源于与动物的接触,但多数是在理发店刮须时染上。局部外伤以及外用糖皮质激素制剂是重要的诱因之一。

【临床表现】

分浅表型和深在型两种。浅表型似光滑皮肤上的体癣,表现为环形或多环形损害,边缘清楚,有丘疹、水疱和脓疱,皮损中央脱屑,受累部胡须枯黄无光泽、折断,松动易拔除,最终形成须毛脱落。

深在型感染炎症反应明显,有深部毛囊性脓疱。可形成结节、脓肿或脓癣样损害(彩图 12-04),胡须松动、折断、脱落,拔出后见须毛根部黄白色脓样物,毛囊压之有脓液溢出,有脱毛区和瘢痕,偶可累及几乎全部胡须区,形成紫色疣状斑块,邻近淋巴结可肿大。

【实验室检查】

皮屑和脓液直接检查可见分枝分隔的菌丝。

病须依病原菌不同而呈发内型或发外型感染,接种于沙氏琼脂上室温培养有皮肤癣菌生长。

【组织病理】

组织反应为急性化脓性反应。慢性或正在消退的病灶呈慢性炎症性浸润,可能有巨细胞。病原菌存在于毛囊、毛干或其周围。

【诊断及鉴别诊断】

胡须区域有边缘清楚、活跃的环形或多环形损害,或有深部毛囊性脓疱,胡须枯黄无光泽、松动易折断,提示有须癣的可能。病须真菌直接镜检阳性、培养为皮肤癣菌即可确诊。

须癣主要应与须疮相鉴别,后者为发生于胡须区的毛囊炎,由化脓性球菌感染引起,局部可有红肿热痛,胡须松动但不折断,培养有细菌生长。

【治疗】

损害较小时,可将病须彻底拔除。局部外用5%硫黄软膏、咪康唑、酮康唑、特比萘芬或其他抗真菌制剂。若感染广泛,应采用头癣的治疗方法,口服伊曲康唑、特比萘芬、氟康唑等,局部同时外用抗真菌制剂。

重视个人卫生,避免接触患病动物。

12.2.5.8 叠瓦癣(tinea imbricata)

【定义】

本病系由同心性毛癣菌或叠瓦癣菌感染除掌跖外的平滑皮肤所引起的一种皮肤癣菌病,实为体癣的一种特殊类型。

【发病情况】

叠瓦癣多见于温暖潮湿地区,尤其是太平洋中的岛屿、东南亚及中南美洲,发病可能与人种的易感性有关;我国也曾有广泛分布。据上海市1975年对11万人普查,发病率为0.002%,但目前已极少见。叠瓦癣的传染方式为直接和间接接触传染,传染性较弱,夫妻和家族成员之间虽长期密切接触也可不被传染。患者以青壮年占多数,男性多于女性。

【病因】

病原菌为同心性毛癣菌(*Trichophyton concentricum*),是毛癣菌属中的一个种。

【临床表现】

全身任何部位的皮肤都可累及,但以躯干最为多见,其次为臀部、四肢、面部、头皮等。原发损害为棕色丘疹或斑丘疹,逐渐向四周扩大,其上覆以鳞屑,境界清楚,形成鳞屑环,鳞屑竖起,游离缘向中央倾斜。当损害扩大到一定程度时,中心部又出现新的皮疹,再次向四周扩大、脱屑。如此反复发展,形成多个同心圆形鳞屑性损害,环距约为2 mm,如叠瓦状,圆环数目一般不超过10个。相邻的皮损可融合成更大片的损害。

典型损害为多圈波纹状起伏的鳞屑斑,如屋瓦状,具特征性。皮损极少发红,几乎无炎症反应,手指触摸有粗糙的锉刀样感觉(彩图12-05)。

叠瓦癣病程慢性,可不断扩展,终身不愈。所以皮损常呈大片,甚至累及体表3/4的面积。由于自觉奇痒而长期搔抓可使局部皮肤浸润肥厚,此时同心圆表现消失,但鳞屑增多,皮损边缘清楚。

偶可侵犯掌跖,极似角化增厚型手足癣。在这种情况下,亦可感染指(趾)甲。本病从不累及毛发。

【实验室检查】

鳞屑以10%KOH液直接检查见大量纵横交错的长菌丝。培养应刮取鳞屑接种于沙氏琼脂上,室温下培养,2周内有叠瓦癣菌落生长。培养的阳性率低,故标本应采取皮损边缘的鳞屑,刮时以稍出血为度。

【诊断及鉴别诊断】

叠瓦癣的皮损非常奇特典型,通常仅根据临床表现即可确诊。对不典型的皮肤损害可行真菌学检查。

叠瓦癣由于多年搔抓刺激,皮肤浸润肥厚,有苔藓样变,酷似神经性皮炎;但叠瓦癣损害边缘整齐如刀切,且鳞屑竖起,真菌检查可确诊。

【治疗】

损害面积小者按一般体癣外用治疗,但应给予作用较强的抗真菌制剂如复方苯甲酸搽剂或软膏。外阴、嘴唇等处使用作用较温和的抗真菌药物等。皮损消退后应巩固治疗2周。

除局部使用复方苯甲酸搽剂或乳膏外,大片皮损或泛发性病例给予内服抗真菌药物,至少1个月。

本病易复发,患者的衣裤、床单被褥等用物应经常煮沸消毒,防止再感染。

12.2.5.9 耳真菌病(otomycosis)

【定义】

耳真菌病又称真菌性外耳炎,系由真菌引起的急性、亚急性或慢性耳郭及外耳道感染。

【发病情况】

耳真菌病是一种常见病,占耳感染的 15% ~ 20%。多发生于热带、亚热带温暖潮湿的地区。任何年龄均可罹,但以 20 ~ 40 岁最为多见。常见于单侧且以右侧为多,可能与右手挖耳方便顺手有关。夏季好发。

【病因】

引起耳郭感染的真菌主要是皮肤癣菌,如红色毛癣菌、须癣毛癣菌及犬小孢子菌等,来源于头面部癣的直接蔓延或手足癣、体股癣、甲癣等的直接或间接接触传染,这类感染又称耳癣。

引起外耳道感染的病原真菌绝大多数为烟曲霉和黑曲霉,其中黑曲霉占 90% 以上,其他有念珠菌、青霉、犁头霉、柱顶孢、短帚霉、根毛霉、共头霉等,多来源于空中孢子的飘落。80% ~ 90% 的外耳道炎可发现各种细菌,如假单孢菌、变形杆菌、微小球菌、链球菌、大肠杆菌和棒状杆菌等;当与真菌共存时,可使真菌感染加重。

局部原有皮损如外耳道湿疹、银屑病、脂溢性皮炎等以及局部潮湿、外耳道损害如挖耳及长期局部使用抗生素和糖皮质激素等,都是重要的诱发因素。

【临床表现】

(1) 耳郭真菌病

开始为红色丘疹、水疱,继而脱屑并逐步向四周蔓延扩大成大片红斑,上覆鳞屑。边缘清楚,有丘疹或水疱。可延及外耳道、全耳、颈面部。患者多有局部外用糖皮质激素史。自觉瘙痒明显,常为一侧。多由皮肤癣菌引起,可伴手足癣、体股癣、头癣等。刮取鳞屑加 10%KOH 液直接镜检可见分枝分隔的菌丝,培养有皮肤癣菌生长。

(2) 外耳道真菌病

外耳道真菌病多由烟曲霉和黑曲霉感染所致,念珠菌、青霉等也可见。临床表现为外耳道红斑、鳞屑或结痂,耵聍堆积;自觉瘙痒,耳有饱胀感或听力减退,有时疼痛。若同时伴发细菌感染,则有脓液和臭味。严重者可累及耳软骨。

外耳道痂多呈筒状,表面有绒毛状或粉末状真菌生长,颜色依病原菌不同而呈黑、黄、绿、灰褐等色。去除痂皮可见表皮红肿,有轻度糜烂。鼓膜可充血、增厚或有湿性分泌物。

【诊断及鉴别诊断】

根据临床表现和真菌检查即可确诊。

取耵聍或痂片加 10%KOH 液检查可见菌丝和孢子,有时可见分生孢子头。培养有真菌生长。

外耳道真菌病应和细菌性外耳道炎相鉴别,后者一般起病急,红肿热痛明显,尤以耳痛为主。慢性外耳道炎则自觉瘙痒,耳道中有少量积脓,培养有细菌生长。

【治疗】

耳郭癣可外用复方雷琐辛搽剂或酮康唑、特比萘芬、联苯苄唑、咪康唑乳膏等。

外耳道真菌病宜先清除痂片和耵聍,然后外用制霉菌素、1% 两性霉素 B 或克霉唑溶液或乳膏等,连用 3 ~ 4 周。若外耳道皮肤有急性炎症和少量渗液,可用 2% ~ 4% 水杨酸氧化锌粉或制霉菌素 10 万 U 加入 1g 硼酸粉中,撒入耳内。

有并发细菌感染者,局部加用氯霉素或金霉素或其他抗生素制剂。

12.3 深部真菌病

12.3.1 念珠菌病(candidiasis)

【定义】

念珠菌病是由念珠菌属引起的皮肤、黏膜或内脏的急性、亚急性或慢性感染。

【发病情况】

念珠菌病是由念珠菌属的某些种群引起的原发或继发感染,轻者仅累及皮肤、黏膜,重者可致念珠菌菌血症及某些器官的侵袭性感染。念珠菌属是最常见的条件致病菌,是引起侵袭性真菌病的首位病原菌,多集中在医院重症监护室(ICU)、骨髓移植及器官移植病房。念珠菌血症占念珠菌病的 10% ~ 20%,在美国位居医院血源性感染的第四位,死亡率高达38%~75%。

【病因】

念珠菌属广泛存在于人体和环境中,是人体正常菌群之一,定植于人体与外界相通的各个器官,包括皮肤、口咽部、鼻咽部、胃肠道、前尿道和阴道等。正常人消化道带菌率最高,约占50%;其次为阴道,占20%~30%;咽部为1%~4%;皮肤为2%。

念珠菌引起的感染可以是外源性的,如人体内的念珠菌多在分娩时自母亲的阴道中获得;但大多数为内源性感染。正常情况下,念珠菌与其他菌群处于平衡状态,机体有足够的免疫力阻止念珠菌的侵袭;当某些因素打破了这种平衡后,念珠菌就会在局部大量生长繁殖,由酵母相转变为菌丝相,导致感染;尤其是当机体免疫力降低时,念珠菌可进入体内,引起系统性甚至播散性念珠菌病。近些年来,由于大量新疗法和新药物的出现,念珠菌病发病率也大幅度上升,已成为严重危及患者生命的真菌感染。

在念珠菌属中引起人类感染者主要为白念珠菌、光滑念珠菌、热带念珠菌、近平滑念珠菌、克柔念珠菌等10余种,均为条件致病菌,其中以白念珠菌毒力最强,也最为常见。近年来,随着三唑类药物的广泛应用,白念珠菌所致的侵袭性念珠菌病有所减少,但仍然最为常见(占40%~60%),而非白念珠菌所占比例则有所增加(40%~60%),这一变化与某些菌株对三唑类药物敏感性降低(如光滑念珠菌)或内源性耐药(如克柔念珠菌)有关。国内文献报道,导致院内侵袭性念珠菌病的病原菌依次为:白念珠菌(57.1%)、热带念珠菌(19.5%)、光滑念珠菌(14.3%)、近平滑念珠菌(2.6%)。

【临床表现】

按感染部位及皮损特性分为:黏膜念珠菌病、皮肤念珠菌病、深部念珠菌病及念珠菌疹4类分别予以介绍。

(1) 黏膜念珠菌病(mucocutaneous candidiasis)

1) 口咽念珠菌病

主要是由白念珠菌引起的机会性感染,也可由光滑念珠菌、热带念珠菌、克柔念珠菌等引起。

易感因素包括:局部或系统的免疫抑制、广谱抗菌药物和糖皮质激素的使用、血液病、糖尿病、恶性肿瘤、佩戴义齿、牙齿充填和矫正以及吸烟等。口咽念珠菌感染通常是无症状HIV感染者的早期表现,并可出现于AIDS病整个疾病过程的任何阶段。80%的HIV阳性者在整个疾病过程中会出现口咽念珠菌病。临床表现可分为4型:

假膜型(鹅口疮)(thrush):好发部位为舌、软腭、颊黏膜、齿龈、咽部等。损害为灰白色假膜附着于口腔黏膜上,边缘清楚,周围有红晕。剥除白膜,留下湿润的鲜红色糜烂面或轻度出血,严重者黏膜可溃疡坏死。患者自觉疼痛,吞咽困难,食欲不振。新生儿因口腔pH值低,易导致感染;损害多在出生后1周出现,白膜可长满整个舌面,引起肿胀,影响吞咽甚至呼吸;损害可向下延及气管、食管,向外延至口角。此类患儿母亲多有念珠菌性阴道炎。

红斑型:表现为硬腭、软腭、舌背或颊黏膜的光滑红色斑片。

增生型:表现为白色固着性斑片、斑块,边缘鲜明。早期比较光滑如薄膜,晚期可变厚而粗糙不平。间有糜烂脱屑,有时有溃疡。剥除较为困难,通常对称分布于颊黏膜、舌或上腭。念珠菌性白斑往往有明显的上皮增生不良,具癌前期病变的特征,15%~20%可发生恶变,应引起足够的重视。特别是损害表面既有红色增生区,又有白色增生区,这时应高度怀疑已发生恶变。

义齿性口炎:表现为光滑或颗粒性红斑,局限于硬腭的假牙附着区,通常与传染性口角炎伴发。

2) 外阴阴道念珠菌病(candidal vaginitis)

据统计,绝大多数妇女一生中至少患过一次念珠菌性阴道感染,多数在30~40岁之间。糖尿病、长期使用广谱抗生素、糖皮质激素、穿着紧身裤及妊娠妇女好发,一般在月经前症状严重。损害表现为阴道壁充血水肿,阴道黏膜上有灰白色假膜,形似鹅口疮。阴道分泌物浓稠,呈黄色或乳酪样,有时混有豆腐渣样白色小块。损害形态可多种多样,自红斑、轻度湿疹样反应到脓疱、糜烂和溃疡。皮损可扩展至肛周、外阴和整个会阴部,称念珠菌性外阴炎(candidal vulvitis),统称外阴阴道念珠菌病(vulvovaginal candidiasis)。外阴部红肿和剧烈瘙痒是突出的症状,患者常寝食不安,日久外阴因经常搔抓刺激产生湿疹样变。阴蒂、大阴唇的瘙痒和疼痛常因性交、便尿和妇科检查而加重,也会在上床睡觉时及行热水浴后转剧。白念珠菌为念珠菌性阴道炎最主要的病原菌,至少占80%以上;第二位为光滑念珠菌,约占5%;其他有热带念珠菌和星形念珠菌。光滑念珠菌引起的念珠菌性阴道炎,虽然症状较轻,但对抗真菌药物常具耐药性。

念珠菌性阴道炎与滴虫性阴道炎相似,有时两病共存。念珠菌性阴道炎的感染和复发多源自消化系统的念珠菌感染,常因粪便的自身污染而使念珠菌进入阴道引起。

念珠菌性阴道炎应与滴虫性阴道炎、老年性阴道炎和外阴湿疹等相鉴别。滴虫性阴道炎有阴道烧灼感,常在行经时加剧;阴道分泌物黄色泡沫样,有恶臭,镜检有滴虫。老年性阴道炎分泌物为浆液性白带,有时带血,阴道黏膜充血发红,有出血点、糜烂或溃疡,这些疾病真菌检查均为阴性。

3)念珠菌性龟头包皮炎(candidal balanoposthitis)

系念珠菌引起的阴茎包皮和龟头的感染。原发性少见,多源自患念珠菌性阴道炎性伴侣的传染,或与长期使用广谱抗生素、糖皮质激素及患糖尿病有关。长期留置导尿管的男性也常发生慢性或复发性念珠菌性龟头包皮炎。损害好发于龟头和冠状沟,为轻度潮红的斑片,表面干燥光滑,或为表浅的糜烂及薄壁的脓疱。刮取皮损直接镜检能发现菌丝和孢子,但有时皮损中找不到菌,可能系皮肤对念珠菌过敏所致。严重病例龟头和冠状沟部位偶可发现鹅口疮样白斑,并累及包皮和阴茎干并延及阴囊、腹股沟甚至全部会阴部,这些部位皮损为鳞屑性红斑、丘疹,瘙痒明显。若累及尿道,会引起前尿道炎症,产生尿频、尿痛等,少数患者甚至会出现阴茎包皮水肿、溃疡等严重症状。对念珠菌性龟头炎患者应注意检查是否同时伴有其他性传播疾病如尖锐湿疣、淋病、滴虫性尿道炎或其他非淋菌性尿道炎等。

念珠菌性龟头炎应和龟头接触性皮炎尤其是与慢性包皮龟头炎相鉴别。龟头部位的接触性皮炎起病急,多有明确的接触史如使用避孕套和局部外用药物等。慢性包皮龟头炎多见于包茎和包皮过长的青壮年,表现为龟头包皮内红斑、糜烂,有时有分泌物和白色阴垢,尿道口常红肿,自觉瘙痒和灼痛,真菌检查阴性。

4)念珠菌性角膜炎(candidal keratitis)

在真菌性角膜溃疡的病原菌中,念珠菌为最常见的菌种之一。临床表现为角膜溃疡、坏死,边缘隆起呈放射状浸润,严重者可引起穿孔,造成失明。

(2)皮肤念珠菌病(cutaneous candidiasis)

1)念珠菌性间擦疹(candidial intertrigo)

常累及光滑皮肤相互直接摩擦的部位,如腋窝、乳房下、腹股沟、肛周、臀沟、会阴、阴茎、脐窝等处。长期从事水中或潮湿作业者(如家庭妇女、洗盘工等)常发生于第三、四指间,戴戒指处也易发病。皮损开始为红斑、丘疹或小水疱,以后扩大融合成边缘清楚的红斑。水疱破裂后可脱屑或形成糜烂面,有时有少量渗液。偶有皲裂和疼痛。皮损外周可有散在的丘疹、水疱或脓疱,呈卫星状分布。有些损害干燥呈丘疹样或丘脓疱样。患者自觉瘙痒。

位于肛周的间擦疹常伴有湿疹样改变,表皮浸渍发白,有时有皲裂。主要发生于婴儿,尤多见于出生20天以内新生儿的念珠菌性尿布皮炎(candidal diaper dermatitis),通常先于肛门周围发生红斑,由于尿布潮湿及粪便的刺激,皮损逐渐扩大,波及整个尿布区,形成边缘不清楚的大片红斑,而臀沟及股沟等接触不到尿布的褶缝深处亦发红。红斑上常覆有少量鳞屑,沿大片红斑边缘可见较多卫星状丘疹及斑丘疹,有时可见水疱及薄壁小脓疱。小儿颈部及腹股沟间擦疹一般呈融合性红斑丘疹,稍痒,有脱屑。念珠菌性间擦疹多见于健康而较肥胖多汗的中年妇女或儿童,也常见于一些患代谢异常疾病,如糖尿病、肥胖症的患者或慢性酗酒者。

2)念珠菌性须疮(candidal sycosis)

患者年龄多在50~60岁之间,常有糖尿病或发病前局部外用糖皮质激素史。皮损为胡须部位硬肿块、小结节或毛囊性脓疱,有溢脓;胡须不易拔除。念珠菌性须疮应与寻常型须疮、多发性毛囊炎、须癣等相鉴别。念珠菌性须疮直接检查有假菌丝和芽孢,须癣有分枝分隔的菌丝,而寻常型须疮和多发性毛囊炎均为细菌感染。

3) 念珠菌性甲沟炎和甲念珠菌病(candidal paronychia and onychomycosis)

患者多从事一些双手经常浸泡于水中的职业如家庭妇女、鱼贩、厨师、罐头厂工人、洗衣工、美容师等;糖尿病患者也好发。念珠菌侵犯甲沟,引起念珠菌性甲沟炎。常单发于右手食指和中指,也可累及双手全部手指。表现为甲沟红肿,但很少化脓,有时有少量渗液,自觉稍痛。症状很像细菌性甲沟炎,但病程慢性;红肿热痛也不如细菌性甲沟炎那么显著,也无全身症状。

念珠菌性甲沟炎所伴的甲板形态改变系念珠菌侵犯甲周组织所引起甲营养不良并影响甲板生长所致。受累甲板有白色或棕色浑浊斑或甲板增厚,表面高低不平有沟纹,但仍有光泽;有时甲板和甲床分离。念珠菌若侵入甲板称甲念珠菌病。

甲念珠菌病应与甲癣相鉴别,甲癣累及的甲板可增厚、变薄、变色和残损,甲板无光泽。但最终鉴别仍需依靠真菌培养。

4) 丘疹型皮肤念珠菌病(papular form of cutaneous candidiasis)

夏季好发,多见于肥胖儿童和成人,尤其是妇女及局部或系统性使用糖皮质激素者。皮损多见于颈、肩、躯干、四肢和会阴等处,为2~3 mm大小的半球形丘疹或丘疱疹,暗红色,边界清楚,表面有圈状脱屑,常分散排列或趋向融合成片。有时皮损较小,有时有小的脓头。主观无明显感觉,有时稍痒。常与红痱并存。

丘疹型皮肤念珠菌病应与红痱、脓痱和夏季皮炎等相鉴别。真菌学检查可最后确诊。

5) 婴儿泛发性皮肤念珠菌病(infant generalized cutaneous candidiasis)

多见于出生3个月以内的婴儿。患者常有鹅口疮、口角糜烂或肛周念珠菌感染。卫生不良、护理不当、尿布换洗不勤是重要诱因。皮损以尿布区为主,为大片不规则形的红斑,边缘非常清楚,上面可有浸软的白色膜状物或脱屑。大片皮损的

四周可有散在的斑丘疹、水疱或丘疱疹。损害可蔓延至邻近的皮肤,包括下腹部、腰部、躯干和下肢等。少数病例呈泛发性。皮损表面干燥,无渗液及糜烂。有时可扩展至腋下、颈部、眼睑、结膜和其他部位。

患儿全身情况一般良好。约1/3患儿有腹泻和绿色便,可能合并有消化道念珠菌病。

婴儿泛发性皮肤念珠菌病应与尿布皮炎和肠病性肢端皮炎相鉴别。尿布皮炎一般局限于尿布区,为潮红的斑片,边界清楚,多有渗出,严重者可糜烂;真菌检查阴性。

肠病性肢端皮炎系缺锌引起,好发于出生3周至18个月的婴儿;皮损多分布于腔口周围如口腔外、眼周及四肢、外阴、臀部等,为大片红斑、脱屑性皮疹,腔口周围有时可有水疱、大疱或脓疱;手指、足趾末端也有红斑脱屑,常伴甲沟炎;患者多头发稀疏,常伴腹泻;鳞屑镜检也可发现念珠菌,为继发性;口服硫酸锌迅速见效。

婴儿泛发性皮肤念珠菌病还应与脱屑性红皮病鉴别。脱屑性红皮病即Leiner病,多见于人工喂养的新生儿,好发于生后6~20周;皮损见于肛周、腹股沟及其他间擦部位,为弥漫性炎症性红斑,可扩展至全身;红斑表面有大片灰白色鳞屑;头皮有脂溢性痂,常伴腹泻;真菌检查阴性。

6) 慢性皮肤黏膜念珠菌病(chronic mucocutaneous candidiasis, CMCC)

患者多伴有内分泌异常或免疫功能低下如原发性甲状腺功能低下症、原发性生殖功能低下症、卵巢功能不全、垂体功能低下、促肾上腺皮质功能低下、特发性甲状旁腺功能低下、Addison病、糖尿病等。患者通常在3岁内即开始发病。念珠菌广泛感染皮肤、黏膜和甲板,但除消化系统外,极少累及其他内脏。感染可持续数十年,患者最终死于其他并发症。多数患者在出现慢性皮肤黏膜损害后3~10年才显示有内分泌异常表现。CMCC可具家族性,有遗传倾向。

患者一般先出现鹅口疮和口角糜烂,以后头皮面部、四肢末端出现红斑鳞屑性皮疹,有角质增生现象,皮损渐延及躯干(彩图12-06)。部分患者手指末端肿胀,有甲沟炎或甲念珠菌感染,称槌

状指。头发稀疏脱落,外观显早老样。前额、鼻部等处可出现疣赘性增殖性皮损,呈棕色蛎壳样或皮角状,有时高达 2 cm,具特征性。部分患者没有可辨认的遗传性因素和内分泌疾病。成人类型的慢性皮肤黏膜念珠菌病常源自系统性红斑狼疮或胸腺瘤。

CMCC 应与泛发性体癣相鉴别,后者真菌直接检查和培养有皮肤癣菌。

7) 先天性皮肤念珠菌病(congenital cutaneous candidiasis)

又称新生儿皮肤念珠菌病,罕见。母亲多患有念珠菌性阴道炎,念珠菌上行进入羊水,引起胎儿宫内感染。产程延长、早期破水、剖宫产等是发病的重要诱因。

婴儿出生时或出生后皮肤出现小丘疹、浆液性小水疱或小脓疱,2~5 mm 大小,边缘有红晕。水疱迅速变成脓疱,并可能在 24 小时内迅速扩展至全身。疱破后留湿润糜烂面,以后逐渐干燥、脱屑痊愈。皮损好发于面、胸、腹、掌跖部位,背部极少。患儿常有鹅口疮和甲沟炎,3 个月后甲板出现念珠菌损害。少数病例初发皮疹为大片红斑,继而出现小水疱、脓疱甚至大疱。

先天性皮肤念珠菌病应和早期先天梅毒鉴别。后者多为早产儿,皮损一般出现于生后 3 周,为紫色或紫铜色斑丘疹,但出生时多为脓疱性丘疹。掌跖部位开始时为水疱,随即转成脓疱,疱破后结痂脱落愈合或形成溃疡。梅毒血清试验常阳性。

8) 念珠菌性皮肤肉芽肿(candidal cutaneous granuloma)

又称深在性皮肤念珠菌病或疣状结痂型皮肤念珠菌病,因念珠菌侵犯皮肤黏膜而引起增殖、结节、溃疡和肉芽肿损害。此病罕见,被认为是慢性皮肤黏膜念珠菌病的一种特殊临床表现。

Hallser-Rothman 型:发病年龄多始于婴儿或儿童期,偶初发于青年和成人。早期症状为鹅口疮和口角糜烂,以后面部出现皮疹,先在鼻尖,渐渐延至额、颊及下颌部。面颊部出现褐黄色结痂,高度增殖,呈疣状或皮角样,甚至高出皮面 2 cm,具特征性;厚痂下为高低不平的肉芽增生面。头

发稀疏脱落、毛囊口有浅在的萎缩性瘢痕,伴甲沟炎和甲板感染。躯干、四肢也可见角化增殖性损害或片状红色脱屑斑。感染不累及内脏。病程极为慢性,可延续数十年。患者常有免疫功能低下。

Busse-Buschke 型:患者多有长期使用抗生素史。损害好发于面部,其他有前臂、小腿、足趾等处,也可泛发全身。皮损开始为结节或脓疱,逐渐扩大形成溃疡和结痂,似慢性脓皮病样。病程缓慢,溃疡愈后有瘢痕。自觉轻度疼痛。

肉芽肿性口腔念珠菌病:常并发于皮肤念珠菌性肉芽肿,罕见。表现为口腔黏膜上出现结节或赘生物损害。组织病理显示黏膜上皮肥厚,黏膜下淋巴细胞浸润;表层有菌丝;乳头层巨细胞内及细胞外有多数假菌丝和芽孢,培养为念珠菌。

(3) 深部念珠菌病(deep candidiasis)

是免疫抑制患者最常见的真菌并发症之一,重者常危及生命。包括以下各系统的念珠菌病。

1) 呼吸系统感染

肺炎、肺脓肿。感染系从口腔直接蔓延或经血行播散而来,多为继发感染。念珠菌性肺炎患者有发热、咳嗽、咳黏液胶样痰,有时带血丝。肺 X 线检查显示支气管周围致密阴影。儿童患者有持续高热、烦躁不安、咳无色黏稠透明痰。常有长期使用抗生素和糖皮质激素史,部分有鹅口疮。

2) 消化系统感染

食管炎、胃肠炎。食管炎婴幼儿患者多有鹅口疮、食欲减退、呛奶、呕吐或吞咽困难等。成人患者约一半无症状,或仅表现为鹅口疮、进食不适、食欲减退、胸骨后疼痛等。检查食管内壁有假膜性白斑或表浅溃疡。好发部位与食管癌的好发部位相同,应注意随访。成人念珠菌性胃肠道感染症状轻微,主要为轻度腹泻,有时有腹胀、腹痛和血便;儿童表现为腹泻伴腹胀、腹痛,大便中有稀薄黏液或绿便、血便等。

3) 泌尿系统感染

尿道炎、膀胱炎、肾盂肾炎。可由念珠菌性外阴阴道炎上行感染所致,也可为播散性念珠菌病血行播散而引起。念珠菌累及膀胱有尿频、尿急、排尿困难甚至血尿等。累及肾脏及输尿管称念珠

菌性肾盂肾炎,有发热、腰痛、尿浊等。泌尿道念珠菌病患者尿液实验室常规检查一般无异常,但直接镜检可见假菌丝和芽孢,培养有念珠菌生长。

4) 心血管系统

心内膜炎。常发生于心瓣膜病患者,可见于心脏手术,尤其是心瓣膜置换术、心导管检查等,部分由播散性念珠菌病而来。临床表现类似急性细菌性心内膜炎,可有全身发热、贫血、心脏出现病理性杂音、充血性心力衰竭、脾肿大等,但所致的心瓣膜赘生物常较细菌性者大,故更易产生大动脉栓塞,病死率较高。

5) 中枢神经系统

脑膜炎、脑脓肿。念珠菌性脑膜炎较少见。临床表现与一般细菌性脑膜炎相似,极易误诊。患者多为危重患者,有长期使用广谱抗生素、糖皮质激素史;有些与留置导管、插管如静脉高营养、膀胱保留导尿、静脉插管及大手术等有关。脑脊液早期检查不易发现真菌,必须进行培养。

6) 念珠菌血症

念珠菌经呼吸道、消化道或皮肤进入血循环,致血行播散。临床表现为高热,发展迅速;可有头痛、头晕、恶心、呕吐、意识障碍、呼吸急促困难、肝脾肿大、黄疸等。

7) 播散性念珠菌病

多个系统同时被念珠菌侵犯,为危重患者严重的真菌并发症。可累及全身任何组织和器官,其中以脑、关节、心肌、眼部较多见,预后不良。临床症状依累及的器官和感染的程度不同而异,多无特异性表现。播散性念珠菌病可表现为念珠菌血症、急性播散性念珠菌病和慢性播散性念珠菌病,其中以急性播散性念珠菌病最为严重,来势凶猛,常危及生命。主要表现为持续性发热、抗生素无效,好发于中性粒细胞减少者、行外科手术或ICU患者,尤其是低体重新生儿、静脉毒瘾、AIDS、静脉高营养、腹膜透析、脑脊液引流者。播散性念珠菌病累及皮肤多表现为单个或多发的皮下结节,红色或粉红色,基底偶有出血斑,结节0.5~10 cm大小,有时为皮下脓肿。此类患者应特别注意真菌血培养及受累组织器官的真菌直接镜检和培养。

(4) 念珠菌疹(candidids)

与皮肤癣菌能引起癣菌疹一样,念珠菌及其代谢产物也可引起皮肤变态反应。念珠菌疹表现为成群的无菌性丘疹、水疱,多见于指间或发生于身体其他部位。皮损也可呈副银屑病样、玫瑰糠疹样、脂溢性皮炎样、荨麻疹样、离心性环形红斑样等。

念珠菌还可引起内脏变态反应,表现为胃炎、结肠炎、过敏性鼻炎、哮喘、眼色素层炎等。

念珠菌疹和念珠菌性内脏变态反应症状无特异性,诊断较为困难,往往需用试验性治疗作为诊断的依据。当原发的念珠菌感染被控制后,念珠菌疹或内脏变态反应多可随之消失。

【组织病理】

黏膜念珠菌病病理检查可见分枝分隔的菌丝、假菌丝和芽孢。芽孢圆形或卵圆形,直径3~5 μm,多位于黏膜表面,而菌丝和假菌丝则位于黏膜深层。感染通常限于上皮层,其下组织有轻度到中度炎症。偶尔菌丝可穿过上皮基底膜至黏膜下或进入真皮。感染严重者菌丝甚至可侵入骨骼肌。其下组织可有混合性炎症细胞、主要是中性粒细胞和淋巴细胞的严重浸润,但一些临终前患者的皮肤黏膜感染却很少或全无细胞反应。

慢性皮肤黏膜念珠菌病表皮明显角质增生、棘层肥厚、假上皮样增生;真皮有多数淋巴细胞、浆细胞、多核白细胞、巨噬细胞、异物巨细胞聚集。

系统性念珠菌病一般呈急性化脓或坏死,组织中见多灶性脓肿或微脓疡,内含大量中性白细胞、假菌丝和芽孢,有时可有纤维蛋白和红细胞。疾病早期及免疫功能严重抑制者的组织病理中可没有脓肿。

慢性念珠菌病损害中含多个脓肿,边缘有上皮样细胞、巨细胞和成纤维细胞等。

同曲霉和接合菌感染一样,念珠菌也有侵入血管壁的倾向,引起播散性感染或栓塞及梗死。

检查念珠菌病的组织病理应使用PAS、GF或GMS染色。HE染色效果差。

组织中同时存在假菌丝、真菌丝和芽孢可以诊断为念珠菌病;但要确定是念珠菌属中的哪一个种必须做特殊培养,根据菌落形态、生理生化特征做出鉴定。光滑念珠菌在组织中只表现为孢子。

【实验室检查】

真菌直接检查：根据感染累及的部位不同采取不同的标本，如鳞屑、黏膜刮取物、白带、痰、尿、粪、血、脑脊液、活检组织等，加 10% KOH 液直接检查，镜下见假菌丝、真菌丝和圆形或卵圆形芽孢。大量假菌丝存在，说明念珠菌处于致病状态，有诊断价值。但光滑念珠菌不形成真菌丝和假菌丝。

真菌培养及鉴定：取标本接种于沙氏琼脂上，室温培养 24~48 小时，即有奶油色酵母样菌落生长。将菌落移种于米粉琼脂培养基上，有芽孢和假菌丝为念珠菌属，有顶端厚壁孢子为白念珠菌。发酵和同化试验是鉴定种的主要依据。也可使用柯玛嘉念珠菌显色培养基和 API 20C AUX 进行念珠菌种鉴定。

血清学方法：(1,3)-β-D 葡聚糖检测可以作为间接指标辅助诊断侵袭性念珠菌病。(1,3)-β-D 葡聚糖在侵袭性念珠菌病、曲霉病、肺孢子菌病中均可以升高，阳性结果提示存在侵袭性感染可能，但不能区分致病真菌种类。对疑诊患者应进行多次检测，并且需要结合患者临床表现和其他实验室检查做出诊断。

分子生物学方法：采用真菌 DNA 特异性引物对患者血液直接进行 PCR 检测，较血培养更敏感，被认为是早期快速诊断真菌血症的方法；但是污染、样本量不足以及无法区分真菌定植和感染限制了 PCR 的应用。

【诊断及鉴别诊断】

侵袭性念珠菌病的诊断较为困难，其主要原因是临床表现无特异性。念珠菌血症患者血培养阳性率低，且耗时长；同时，侵袭性念珠菌病患者的病情往往较重，获取组织标本比较困难。

目前侵袭性念珠菌病的临床确诊标准为：① 通过针吸或活检从正常无菌部位（不包括黏膜）获取标本，组织病理、细胞学或直接显微镜检在标本中发现酵母细胞和（或）假菌丝；② 通过无菌操作从正常无菌部位获取标本并培养出念珠菌属病原菌，同时这一部位存在感染的临床或放射

学征象；③ 确诊播散性念珠菌病，至少需要具备以下两种情况中的一种：发生念珠菌血症后 2 周内，肝脏或脾脏出现靶样小脓肿，或者在发生念珠菌血症后 2 周内，通过眼科检查发现进行性视网膜渗出。念珠菌血症是指一次或一次以上从患者的血标本中分离出念珠菌属病原菌。

深部念珠菌病应与其他真菌病、结核、肿瘤或慢性细菌感染进行鉴别；消化道念珠菌病应与消化道溃疡、食管癌、其他原因的腹泻等鉴别。

【治疗】

(1) 局部治疗

适用于部分皮肤和黏膜念珠菌感染。

制霉菌素软膏、洗剂或制霉菌素甘油（每克或每毫升含制霉菌素 1 万~2 万 U），每日 2~3 次，连用 1~2 周。

制霉菌素阴道栓剂，每栓含制霉菌素 5 万~10 万 U，每晚 1 粒，连用 1~2 周。

酮康唑、联苯苄唑、特比萘芬或咪康唑乳膏等抗真菌药物，每日 1~2 次。

(2) 系统治疗

用于严重、反复的皮肤黏膜念珠菌病及深部念珠菌病。

制霉菌素，成人每日 200 万~400 万 U，口服，连用 1 周。适用于消化道念珠菌病。

多聚醛制霉菌素雾化吸入，每 4 小时吸入 10 万 U，每日 3 次。适用于支气管肺念珠菌病。

氟康唑，口服或静脉注射。口咽部念珠菌感染，每日 50 mg 顿服，连服 7~14 天；其他黏膜念珠菌感染，每日 50 mg 顿服，连用 14~30 天；阴道念珠菌感染，150 mg 顿服，单用 1 次；全身念珠菌感染，首日 400 mg 顿服，随后 200~400 mg，每日顿服，疗程视临床反应而定。

伊曲康唑，口腔念珠菌病，每日 100 mg 顿服，连用 15 天；阴道念珠菌病，200 mg，每日 2 次，服用 1 天，或每日 200 mg 顿服，连服 3 天；系统性念珠菌病，每日 100~400 mg，连用 1~4 个月或更长。

两性霉素 B 去氧胆酸盐（D-AMB）0.5~1 mg/kg·d 静脉滴注；两性霉素 B 脂质体（L-AMB）3~5 mg/kg·d 静脉滴注。

伏立康唑静脉滴注或口服。使用方法为第 1

天 6 mg/kg,每 12 小时静脉滴注一次,第 2 天起改为 4 mg/kg,每 12 小时静脉滴注一次;如为口服,200 mg,每 12 小时一次。

棘白菌素类药物成人给药剂量为:卡泊芬净,负荷剂量 70 mg,维持剂量每日 50 mg;米卡芬净:每日 100 mg;阿尼芬净:负荷剂量 200 mg,维持剂量每日 100 mg。念珠菌性心内膜炎或者其他心血管系统感染,需要给予较大剂量的棘白菌素类药物:卡泊芬净,每日 50~150 mg;米卡芬净:每日 100~150 mg;阿尼芬净:每日 100~200 mg。

纠正中性粒细胞下降,去除各种诱发因素,加强支持疗法。

(3) 治疗策略

1) 预防性治疗

对念珠菌感染的高危患者可采取预防性用药,即低剂量氟康唑或伊曲康唑口服,既能抑制患者体内寄居的真菌孢子的出芽和繁殖,也可抵御外界真菌的少量入侵,以减少侵袭性真菌感染机会并减少抗真菌药物的全身使用,降低死亡率;但应注意诱导性耐药的发生。推荐药物包括氟康唑、两性霉素 B 含脂制剂、泊沙康唑、伊曲康唑及卡泊芬净等。

2) 经验性治疗

是指针对具有高危因素且疑诊念珠菌病的患者给予抗真菌药物治疗。

非粒细胞缺乏患者:此类患者抗真菌治疗的有效性尚未确定,早期用药可能导致过度治疗、不必要的药物毒性及耐药念珠菌的产生,因此,只有当存在侵袭性念珠菌病危险因素并伴不明原因发热的危重患者才给予抗真菌治疗。

粒细胞缺乏患者:在经过广谱抗菌药物治疗 4~7 天后仍持续发热,原因不明者可给予经验性抗真菌治疗。推荐使用两性霉素 B 含脂制剂、卡泊芬净和伏立康唑,氟康唑和伊曲康唑可作为替代用药,患者如已接受唑类药物作为预防性用药,则经验性治疗不应再使用唑类药物。

3) 目标治疗

对已经确诊并明确病原真菌的侵袭性念珠菌病患者,应及时采用抗真菌治疗;延迟治疗将增加患者的住院时间并导致预后不良。抗真菌治疗的

起始时间延迟超过 12 小时可明显增加患者的死亡风险。

(朱　敏　王家俊)

12.3.2　隐球菌病(cryptococcosis)

隐球菌病是由隐球菌所致全身感染性疾病,好发于细胞免疫功能低下患者,主要侵犯中枢神经系统和肺脏,亦可侵犯皮肤、黏膜、骨骼及肝脏等组织和器官。本病多见于成年人,临床感染常呈亚急性或慢性过程。近年来,由于 AIDS 的流行、免疫低下患者的显著增多,隐球菌病的发病率也呈明显上升趋势,在国外已成为 AIDS 患者最常见的并发症之一,同时也是 AIDS 患者死亡的主要原因之一,而早期诊断和积极治疗可降低病死率。

【流行病学】

隐球菌病在世界各地均有发生,可发生在任何年龄组,多见于 20~50 岁,儿童相对少见;男性较女性为多,呈散发性分布。然而,随着 AIDS 的流行,隐球菌感染已成为 AIDS 患者最常见的 4 个机会性感染之一。我国自 1948 年杨国亮教授在上海发现隐球菌病以来,全国大部分省、市均陆续有报道,且呈逐年增多的趋势,主要发生于恶性肿瘤、大剂量糖皮质激素使用等基础上,AIDS 相关隐球菌感染近年来也在逐渐增多。值得注意的是,欧美等地的流行病学数据显示,在非 AIDS 相关隐球菌脑膜炎(以下简称"隐脑")患者中,多数患者有免疫低下基础疾病,仅 7%~32%患者免疫正常;而我国内地、香港、台湾地区及新加坡华裔患者的数据显示,有高达 50%~77%隐脑患者为免疫正常者。我们回顾性分析复旦大学附属华山医院 1997－2007 年间收治的 154 例非 AIDS 相关隐脑病例,结果显示高达 2/3 患者无免疫低下基础疾病。台湾地区一项流行病学调查资料也显示,2000－2007 年间台湾地区有 845 例隐脑患者,其中 12.9%为 AIDS 患者,25.2%为其他免疫低下患者,包括糖尿病 8.9%、恶性肿瘤 5.3%、肝硬化 4.7%、系统性红斑狼疮 4.3%、慢性肾病 2%,而免疫正常患者也高达 61.9%。由此可见,在欧美国家以 AIDS 相关隐脑多见,其次还好发于实体器官移植等有免疫低下基础疾病的患者;而我国则以

无基础疾病的免疫正常者为主。此外,格特隐球菌虽好发于免疫正常人群,但有明显地域性,主要好发于澳洲等热带、亚热带地区;但 1999 年在加拿大温哥华岛出现的格特隐球菌暴发流行,最初在该地区宠物狗中分离到该菌,以后发现至少有160 人感染该病,其中 8 例死亡。此前该地区并无该病的报道,而此次病情又较其他地区预后差,进一步的群体遗传多态性研究表明,是由于环境变化引起格特隐球菌基因重组,导致新型高致病性突变菌株的产生,从而引起该病区域性的暴发流行,而这在真菌引起人类感染中还是首次发现。更令人关注的是,近 10 年来该地区格特隐球菌感染发病率呈明显上升的趋势,并在与之毗邻的美国北部地区也有新发病例的出现。

【病因及发病机制】

隐球菌属(Cryptococcus)至少有 30 多个种,其中具有致病性的绝大多数为新型隐球菌(C. neoformans)和格特隐球菌(C. gatti),过去分别称之为新型隐球菌新生变种和格特变种;其他种类隐球菌如罗伦隐球菌、浅白隐球菌等偶有引起人类感染的临床报道,而我们通常所指隐球菌主要是新型隐球菌。隐球菌呈圆形或椭圆形,直径一般在 4~6 μm,大小为红细胞的 2~3 倍,个别可达20 μm。能保留 Gram 染色,PAS 染色菌体呈红色。菌体为宽厚透明的荚膜所包裹,荚膜可比菌体大1~3 倍,不形成菌丝和孢子,赖出芽生殖。隐球菌在普通培养基生长良好,生长最适宜温度为 30℃左右,且能在 37℃生长,而非致病性隐球菌在 37℃不能生长。能同化 D-葡萄糖、D-半乳糖、蔗糖、麦芽糖等,而不能同化乳糖、蜜二糖。其氮源主要为含氮有机化合物,但不利用缬氨酸,也不能还原硝酸盐。绝大多数隐球菌产生尿素酶,在隐球菌胞内有酚氧化酶,能作用于多巴、单酚或双酚化合物,产生黑素(melanin),保护自身在宿主体内存活,同时又有致病性。

隐球菌荚膜的主要成分荚膜多糖是确定血清型特异性的抗原基础,并与其毒力、致病性以及免疫原性密切相关。根据隐球菌荚膜多糖的生化特性将其分为 2 个种和 4 个血清型:① 新型隐球菌(C. neoformans),有性阶段为新型线黑粉菌(Filobasidiella neoformans),血清型表现为 A 和 D型;② 格特隐球菌(C. gattii),有性阶段为棒杆孢线黑粉菌(Filobasidiella bacillospora),血清型表现为 B、C 型。

隐球菌血清型分布特点以血清型 A/D 最为多见,呈全球性分布;B/C 型格特隐球菌则较为少见。AIDS 患者绝大多数为 A 型。我国则以 A/D血清型为主(绝大多数为 A 型,D 型较少),而少数为血清型 B/C 型(均为 B 型)。

隐球菌的发病机制是多因素的,与病原菌的菌量、毒力以及机体免疫状态等因素密切相关。

(1) 病原菌在发病机制中的作用

国内外学者对隐球菌的致病性及其在发病机制中的作用进行了深入的研究。目前认为隐球菌的荚膜多糖是其最主要的致病因子,其致病的原因可能与其抑制机体免疫及增加免疫耐受性有关。体外研究显示,在补体参与下粒细胞的吞噬和杀菌作用得到加强,但荚膜多糖能抑制补体参与粒细胞的吞噬过程,削弱 T 细胞特异性抗隐球菌的免疫应答,从而使其能在体内存活并具致病性。隐球菌合成的黑素则是隐球菌的又一致病因子,它主要是通过隐球菌的酚氧化酶将体内 L-多巴、多巴胺等酚化合物转化而来。黑素缺乏株致病性明显低下,且易被宿主效应细胞所吞噬。产黑素还能通过其抗氧化作用来清除宿主效应细胞产生毒性自由基,如超氧化物和其他氧化物,以保护隐球菌细胞免受攻击。此外,黑素尚有抵抗紫外线和降低两性霉素 B 的抗菌活性。隐球菌能在37℃生长,而其他非致病性隐球菌在此温度下不能生长,亦被认为是其致病因素之一,但对其具体致病机制目前研究尚少。

活性细胞外磷脂新近被认为是另一致病因子。实验表明大多数临床分离株均分泌具生物活性的细胞外磷脂,且认为它可破坏细胞膜及肺泡结构,使病原菌易于进入肺泡及脑组织中。由此可见,病原菌在发病机制中起着重要的致病作用。

(2) 机体免疫性在发病机制中的作用

越来越多的研究表明,特异性细胞免疫和体液免疫均可发挥抗隐球菌作用,细胞免疫是机体抵抗隐球菌感染最重要的防御机制。近年来

AIDS患者隐球菌病的发病率显著上升,也从另一角度证实细胞免疫所起的重要作用。当隐球菌被吸入人体呼吸道后,在补体系统的调理以及TNF、IL、IFN等细胞因子的协同作用下,活化的吞噬细胞、中性粒细胞就易于使隐球菌局限于肺部,并最终被吞噬和清除。人体中枢神经系统的星形胶质细胞是构成血脑屏障、脑-脑脊液屏障的重要组成部分。它在阻止隐球菌进入脑实质过程中起着关键作用,并能产生大量细胞因子和一氧化氮,抑制隐球菌的生长。同时,在脑血管周围的小神经胶质细胞、吞噬细胞在防御中也起着重要作用,能阻止隐球菌播散至脑实质。但是,隐球菌仍然易侵犯中枢神经系统,往往首先累及脑脚间池引起脑膜炎,然后经血管周围间隙扩散至脑实质引起脑膜脑炎;还可产生多发性小囊,内含大量酵母菌,称为假性囊肿,并进一步发展形成隐球菌瘤。隐球菌易侵犯中枢神经系统的原因并不十分清楚,可能与脑脊液中缺乏调理素、可溶性抗隐球菌因子、活化补体以及中枢神经系统有大量多巴胺,成为隐球菌产黑素的底物,使其致病性增加有关。

【临床表现】

目前主要根据隐球菌感染的部位,可分为以下几种类型。

(1) 中枢神经系统隐球菌病

在中枢神经系统真菌感染中最为常见,多见于成年人,起病常隐匿,表现为慢性或亚急性过程,少数免疫低下患者可急性起病,病死率高。约12.5%患者伴有颅外感染,AIDS患者则高达50%。97%的隐球菌脑膜炎患者在病程中出现头痛,通常头痛是最早或唯一症状,在确诊前1～20周(平均6周)就开始出现。初起为间歇性,以后持续并进行性加重,后期头痛剧烈,难以忍受;头痛以前额、颞区为显,枕部少见。90%患者在病程中可出现发热,体温一般在39℃以下,个别患者可出现高热。发热同时也是AIDS患者并发隐球菌脑膜炎的最早症状之一,据报道2/3以上患者均有发热。在病程中、后期部分患者可出现视物模糊、畏光、视力下降甚至完全失明,可能与隐球菌直接导致视神经通道受损、视神经炎、视神经萎缩、脉络膜视网膜炎及颅内压高有关。除视神

经受累外,其他感觉、运动神经损害相对少见,约10%患者在后期可出现听力下降、偏瘫、共济失调、腱反射亢进或减弱,以及局灶性神经系统的定位体征等。我们的研究结果显示,免疫正常与免疫低下患者的隐脑临床表现不尽相同,免疫正常患者好发年龄为35岁,容易误诊,病情也来得更重,如发生脑疝、行脑脊液脑室引流术者更多;而免疫低下患者好发年龄要显著高于免疫正常患者,平均年龄为48岁,出现39℃以上高热者要明显多于免疫正常组,颅脑MRI显示脑实质损害的发生也要多于免疫正常组。但两组在性别上无显著差异,脑脊液常规、生化检查,以及脑脊液隐球菌抗原滴度也无显著差异;在治疗疗效及预后方面两组相似,提示免疫正常患者也有较高的病死率。

根据中枢神经系统隐球菌感染的症状、体征和颅脑影像学改变,一般可分为3种临床类型:

脑膜炎型:临床最为常见,病变主要侵犯脑膜,临床主要表现为脑膜刺激征和脑脊液异常。

脑膜脑炎型:AIDS患者最为多见,除脑膜病变外,还有脑实质的损害,可出现相应部位的症状和体征。

肉芽肿型:相对少见,可因颅内肉芽肿压迫脑神经造成相应的神经系统症状和体征。尽管隐球菌脑膜炎以脑膜炎型多见,然而约2/3患者脑膜刺激征缺如或不明显。此外,HIV感染者常伴有严重颅外播散性感染,包括菌血症、淋巴结受累等。

(2) 肺隐球菌病

大多数患者临床表现轻微,且无特异性,如咳嗽、咳少量黏痰,偶有咯血;侵犯支气管可致大量黏痰,含大量隐球菌,可伴有低热、胸痛、乏力、体重减轻,但上述症状均不显著。与肺结核相比,鲜有盗汗。个别严重者急性起病,进展迅速,预后不佳。一些无症状者往往通过肺部影像学检查发现,最常见者为单个、中等密度的结节,偶有多发结节、空洞形成。部分患者表现为肺炎或支气管周围炎改变,恶性淋巴瘤、白血病患者继发肺隐球菌病还可表现为粟粒样改变。支气管炎或肺炎患者叩诊呈浊音,呼吸音低下。粟粒样改变者肺尖或肺底部可闻及湿性啰音、胸膜摩擦音。免疫低

下患者可播散至肺外。

(3) 皮肤、黏膜隐球菌病

多继发于免疫低下患者,为全身播散性隐球菌病的皮肤、黏膜受累。但近年来原发病例也屡见报道,尤其是原发性皮肤格特隐球菌感染,以免疫正常患者多见。皮损为丘疹、痤疮样脓疱或脓疡,易溃烂。在原发接种感染的患者中多表现为局限的下疳型。黏膜损害呈结节性、肉芽肿性或溃疡性损害,多见于齿龈、舌、咽、扁桃体、鼻腔、上颌窦等处的黏膜。

(4) 其他部位感染

由于隐球菌可通过呼吸系统、血液和淋巴系统或局部侵入等方式感染,因此全身各脏器均可累及,如甲状腺、心脏、乳房、肝脏、脾脏、胃、肾脏、肾上腺、前列腺、骨骼、关节等。由于各感染部位所引起的临床表现并无特异性,因此,易引起临床误诊或漏诊。

【组织病理】

本病的病理改变主要为胶质性和肉芽肿性病变。胶质性病变是由成堆的隐球菌菌体在组织内发生黏液样变性而形成;肉芽肿性病变主要由组织细胞、淋巴细胞、成纤维细胞及巨噬细胞组成,在肉芽肿中隐球菌较少。细胞免疫功能低下患者,特别是 AIDS 患者的炎症反应轻微,仅见吞噬细胞浸润,但以弥散性损害为主;而机体免疫功能正常患者炎症反应稍明显,可见大量淋巴细胞和活化的吞噬细胞浸润,病变相对较局限。

病变主要侵犯脑(脊)膜及脑(如大脑的各部位、间脑、脑干、小脑等),导致脑组织充血、水肿及继发于血管病变所致脑梗死软化灶;此外,还可形成颅内肉芽肿、脑积水。肺部病变可见多数黄白色或灰白色结节,两肺上下叶、肺门及胸膜均可累及。切面呈黏液胶冻状,可见肺泡扩张,中间充满大量隐球菌。其他如肾脏病变在肾实质的表面可见散在的泡状突起,肾小球可见隐球菌。皮肤隐球菌也可出现胶质性和肉芽肿性皮损,组织内现隐球菌孢子(彩图 12 - 07)。

【实验室检查】

(1) 常规检查

隐球菌感染患者外周血白细胞数正常或轻度增高,个别患者明显增高,且以中性粒细胞增多为主。隐球菌脑膜炎患者脑脊液多有不同程度的异常,呈非化脓性改变。70%以上患者的脑脊液压力明显增高,大多数大于 1. 96 kPa(200 mmH$_2$O)。脑脊液外观清澈、透明或微混,细胞数轻至中度增多,以单核细胞增多为主,早期可以多核细胞占优势。蛋白含量呈轻度或中度增高,个别患者可达 4 g/L 以上。大多数患者糖含量显著下降,甚至为零。然 AIDS 或严重免疫低下患者并发隐球菌脑膜炎时,往往脑脊液常规、生化检查正常或仅轻度异常。

(2) 真菌学检查

1) 直接镜检

脑脊液墨汁涂片镜检是隐球菌脑膜炎诊断最简便而又迅速的诊断方法。涂片以墨汁为佳,约 70%隐球菌脑膜炎患者可获阳性结果,其中 90%患者可一次查到隐球菌。一些急性重症感染的患者,外周血涂片及骨髓涂片也可发现隐球菌。此外,活检组织病理切片镜检可获阳性结果。但由于技术原因,人工读片时易误诊,因此,该方法不能直接作为病原菌的确诊依据,应做进一步鉴定。

2) 分离培养

培养仍然是确诊的"金标准",需时 2~5 天;由于脑脊液中隐球菌含量较少,因此,需多次培养以提高阳性率。此外,脑外可疑病灶的标本分离培养也具有重要的临床意义。有学者认为即使没有泌尿系统和呼吸系统的症状和体征,尿和痰液的培养仍是必需的。因为在呼吸道感染的早期,血清隐球菌抗原滴度低,肺部影像学无异常,而此时痰培养可以阳性;同样,尽管没有肾脏的实质改变,尿培养也可以阳性。血培养阳性常发生在大剂量应用糖皮质激素、粒细胞缺乏症以及 AIDS 等免疫抑制或缺陷患者身上。此外,肺隐球菌病患者支气管肺泡灌洗液检测阳性率略高于经支气管活检,且较活检并发症要少。

3) 免疫学检测方法

主要是检测隐球菌的荚膜多糖特异性抗原,已作为临床的常规诊断方法,包括特异性抗原乳胶凝集试验、ELISA 和侧流免疫层析法,目前侧流免疫层析法最为常用。该方法简便、快速,优于墨汁涂片,对怀疑隐球菌感染而涂片、培养均为阴性的患者更具诊断价值。不仅能检测血清和脑脊液标本,还能检测支气管肺泡灌洗液、肺穿刺吸出物、尿液中的隐球菌抗原。抗原检测方法可以出现一定的假阳性,特别是血清标本,与标本内有干扰性物质有关。类风湿因子阳性、肿瘤、慢性脑膜炎、SLE、结节病等患者均可发生交叉反应,某些真菌感染如毛孢子菌感染等也可发生交叉反应。此外,也有一定的假阴性,特别是肺部隐球菌病患者,阴性时不能完全除外感染。

4) 分子生物学检测方法

近年来不断发展的分子生物学方法则为隐球菌检测提供了新的诊断方法,如PCR探针或直接测序法,但该目前尚处于研发阶段。

【诊断及鉴别诊断】

对于临床上出现中枢神经系统感染的症状、体征,伴脑脊液压力明显增高、脑脊液糖含量明显低下的患者,应高度警惕隐球菌脑膜炎的可能,尤其是具有免疫功能低下的患者和养鸽或有鸽粪接触史者,更应高度怀疑。然而,隐球菌脑膜炎的确诊仍有赖于实验室的特异性检查,包括脑脊液墨汁涂片、真菌培养及隐球菌荚膜多糖特异性抗原检测。此外,组织病理和培养也有助于确诊。

临床上,隐球菌脑膜炎很难与结核性脑膜炎、病毒性脑膜炎、不典型化脑或脑肿瘤相鉴别,故对于脑脊液呈非化脓性改变的脑膜炎患者均建议行常规脑脊液真菌涂片、培养,以及隐球菌特异性抗原的检测。肺隐球菌病与原发或转移性肺癌、结节病、肺结核、肺脓肿等在影像学上难以鉴别,可通过经皮肺穿刺或支气管镜活检以及支气管肺泡灌洗液涂片、培养等方法加以明确。皮肤隐球菌病应与粉刺、传染性软疣、皮肤结核、恶性肿瘤相鉴别。隐球菌皮损处隐球菌较多,通过活检易于诊断。骨、关节隐球菌病需与骨结核和其他真菌性骨髓炎等疾病相鉴别,通过骨活检或穿刺吸出物的墨汁涂片、真菌培养来确诊。

【治疗】

包括抗真菌药物治疗、对症治疗以及免疫治疗、手术治疗及原发病的治疗等。

(1) 抗真菌药物疗法

目前国际上关于隐球菌脑膜炎治疗的最主要参考标准是美国真菌治疗协作组的《隐球菌病诊治指南》2010年更新版,主要将隐球菌脑膜炎治疗分为3个阶段、采用3种不同的治疗策略,分别为急性期的诱导治疗(induction therapy)、稳定期的巩固治疗(consolidation therapy)以及慢性期的维持治疗(maintenance therapy);同时又根据患者的不同特点划分为3种人群,即AIDS、实体器官移植,以及其他人群,由此分别制定出不同的治疗方案。

国内学者多主张两性霉素B采用低剂量(每日剂量低于0.7 mg/kg)、长疗程(2~3个月)的方案,以降低其严重不良反应。两性霉素B应从小剂量开始,初始剂量为5 mg,加入5%葡萄糖液500 ml内6~8小时缓慢静脉滴注,若无严重不良反应,次日起每日剂量可达25~35 mg维持治疗。疗程长短主要根据疗效来判断,一般需2~3个月,累积总量2~3 g以上方能取得较好的疗效。对少数患者根据临床症状及脑脊液变化,总剂量可超过4 g,以达到治愈目的。近年来,更多倾向于两性霉素B初始治疗4周以上,病情稳定后改用氟康唑每日600~800 mg巩固治疗,以800 mg/d效更佳。此外,对于两性霉素B治疗失败或不能耐受患者,也有文献报道给予氟康唑每日600~800 mg可获得较好疗效。氟胞嘧啶目前主张尽可能联合应用以提高疗效,但应注意药物不良反应,动态监测血常规、肝肾功能。

由于肺隐球菌病相对较少,目前尚缺乏随机对照试验来证实其最适药物和最佳疗程。在治疗前应明确有无中枢神经系统累及,以确定治疗方案。单纯肺隐球菌病通常推荐首选氟康唑每日400 mg治疗6~12个月,或伊曲康唑每日200~400 mg治疗6~12个月;重症患者宜选两性霉素B每日0.7 mg/kg联合氟胞嘧啶每日100 mg/kg,病情稳定后改用氟康唑(每日400 mg),总疗程至少6个月以上。HIV阳性者病情稳定后氟康唑每日400 mg长期治疗。对于药物治疗无效者,还可考虑手术治疗,术后主张继续抗真菌药物治疗。

其他部位如皮肤、骨骼感染的治疗,建议全身用药联合局部手术治疗。

(2) 对症支持疗法

1) 降低颅内压

降低颅内压是降低早期病死率的关键。常用的降颅压药物是 20% 甘露醇静脉快速点滴,其他还有呋塞米(速尿)、白蛋白等。如果颅内压显著增高,脑室扩大且脑脊液涂片、培养持续阳性或椎管明显粘连而无法鞘内给药者,可安装脑脊液储存器(Ommaya),进一步还可行永久性脑室-腹腔内引流术。

2) 纠正电解质紊乱

在治疗病程中以低钾血症多见。由于患者纳差,钾盐摄入减少,同时由于两性霉素 B 可引起钾盐的排泄增多,最终引起顽固性低钾血症。因此,在病程中应密切注意监测血钾,及时补充钾离子。

3) 其他

输注两性霉素 B 时即刻反应如寒战、发热、头痛等症状的处理,发生静脉炎的局部处理等。同时应注意加强饮食营养以及对原发基础疾病的治疗;对于免疫功能低下患者可考虑适当地给予免疫增强剂治疗。

【预防】

注意个人和环境卫生,做好卫生宣教工作;加强对家鸽和广场鸽子饲养的卫生管理,及时处理鸽粪,防止鸽粪污染空气。

对于高危人群如恶性肿瘤、长期大剂量应用糖皮质激素、自身免疫性疾病、器官移植、AIDS 及特发性 CD4 缺乏症等患者,应避免高危环境,如流行区域的鸟排泄物或某些树木的接触,同时应高度警惕隐球菌感染发生的可能。

AIDS 的防治也极为关键,对 AIDS 的控制将大大降低隐球菌感染的发生。ART 仍是 AIDS 患者预防感染的最佳方法,通过提高机体细胞免疫功能而起到预防作用。

(朱利平　王家俊)

12.3.3　孢子丝菌病(sporotrichosis)

孢子丝菌病是由申克孢子丝菌引起的皮肤、皮下组织和附近淋巴系统的亚急性和慢性感染。偶可累及黏膜和骨骼、肺等内脏。

【流行病学】

孢子丝菌病在全世界范围内散发;在某些地区、某些职业中呈小范围流行。在有大片沼泽地、盛产芦苇的地区,如我国的黑龙江、吉林、江苏、广东和广西等地区以及有腐烂坑木、草炭的矿井和使用以木材、竹、苇草为原料的造纸厂中,可引起集体感染。20 世纪 40 年代,南非金矿有近 3 000 名矿工患孢子丝菌病,调查证实系由腐烂的坑道枕木上的孢子丝菌经皮肤伤口进入矿工身体引起。我国广东一煤矿曾先后发现 39 例患者;东北一造纸厂有 74 名工人因接触带菌的造纸原料芦苇而发病;黑龙江某地也有 40 例患者因接触草苇帘子而被感染。故接触土壤、花草、树木、蔬菜、污水等的工人、农民、园艺师等是本病的易感人群。任何年龄都可发病,但多数患者为青壮年,男性多于女性。

另一个感染途径是吞食带菌的蔬菜和水果,孢子丝菌可累及口腔、咽喉及肠黏膜。原发性肺孢子丝菌病多由吸入病原菌的孢子所致,但常不易被发现。血行播散也是一个途径,但较罕见。

我国大部分省市都已有众多本病病例报道。推测全国每个省份都可能有孢子丝菌病的存在,由于缺少诊断孢子丝菌病的经验或实验室条件,可能会被误诊或漏诊。

【病因及发病机制】

病原菌为申克孢子丝菌(*Sporothrix schenckii*),是一种双相性真菌,在 37℃ 时为酵母相,而在室温下为菌丝相。申克孢子丝菌是自然界中的腐生菌,广泛存在于柴草、芦苇、粮秸、花卉、苔藓、腐木、土壤、沼泽等中,尤其在热带和亚热带地区更适合生长繁殖。

孢子丝菌病是一种人、畜共患的慢性感染性疾病。孢子丝菌可感染人,也可感染动物,包括马、驴、猫、狗、兔、骆驼、骡、猪、海豚、鱼、家禽、狐、鹦鹉、鼠等。昆虫如蝇、蜂、跳蚤、蚁中也有检获的报道。本病的传染源是患本病的人和动物,传播媒体主要是被孢子丝菌污染的柴草、植物和土壤,传染途径主要是病原菌直接植入破损的皮肤,临床上相当部分患者可追溯出被昆虫叮咬、猫抓伤或鼠咬伤史。

当孢子丝菌由受损的皮肤或黏膜处进入人体后,可引起局部化脓性炎症改变。如侵入的病原菌数量少、机体免疫力强、病原菌被完全消灭清除,即形成无皮损的亚临床感染;如侵入的病原菌数量不多,且菌株致病性不强,机体免疫力也不低下,但不足以将侵入的病原菌全部吞噬清除,则在病原菌入侵处形成结节,临床表现为固定型孢子丝菌病;当病原菌沿淋巴管蔓延、逐渐形成多个结节时,临床表现为淋巴管型孢子丝菌病;在少数机体免疫力低下患者,病原菌由血液循环播散全身,引起播散性或系统性孢子丝菌病。

【临床表现】

孢子丝菌以侵犯皮肤为主,偶可累及黏膜和骨骼、肺等内脏。临床上根据病原菌侵犯脏器的不同,可分为皮肤型和播散型;皮肤型又分为皮肤固定型、皮肤淋巴管型;播散型主要是病原菌经血液循环播散至内脏,或是病原菌由皮肤损害处直接蔓延至内脏。

(1) 皮肤型孢子丝菌病

好发于身体暴露部位如上肢、面部和下肢等,多为单侧。潜伏期一般为 7～30 天,可长至半年。多数病例皮肤先有皮肤外伤史,或根本无法追溯外伤史。

1) 皮肤固定型

又称局限性孢子丝菌病,占 20% 左右。典型的皮损为在皮肤外伤处出现孤立的红色或暗红色小结节,逐渐增大成斑块,表面形成溃疡,呈下疳样或火山口状,少有脓液。这种原发损害称为孢子丝菌病性"初疮",一般无明显自觉症状,皮损固定于初疮部位,不再沿淋巴管继续播散。固定型的皮损形态多种多样,非典型的与其他很多皮肤病的损害相似,极易误诊。表现为:① 暗红色结节,表面有脱屑和溃疡;② 肉芽肿性损害,可有溃疡、渗出和结痂;③ 较大浸润斑块性损害,呈暗紫红色,高出皮面;④ 结节和肉芽肿损害,周围卫星状分布数个针头至绿豆大小暗红色丘疹;⑤ 结节或斑块,表面疣状角质增生,多位于经常摩擦和角质层较厚部位如手背、足趾等处,严重时似乳头瘤样;⑥ 皮下囊肿样,触之柔软,呈正常肤色或暗红色;⑦ 丘疹或脓疱,较小而且表浅,似毛囊炎,多见

于眼睑、颈部及手背等处;⑧ 红斑鳞屑性损害似银屑病或酒渣鼻,尤其是当皮损位于鼻尖时,极易误诊为酒渣鼻。

2) 皮肤淋巴管型

约占 75%,临床表现具特征性。初发损害常位于手、前臂、踝和小腿等处,多为单侧。开始为皮色不红、球形、无痛可活动的结节,质硬具弹性,不与皮肤粘连;后结节逐渐扩大并与皮肤粘连,先粉红色后紫红色,最后中央坏死,形成溃疡,表面有稀薄的脓液,可结痂;边缘稍红、隆起,称为初疮,又称孢子丝菌性下疳,可持续数月。同时,沿淋巴管走向先后出现新的结节,排列成串状。结节出现的顺序与初疮的距离无关,即先出现的结节并不总是最接近初疮的。新出现的结节可再扩大、变色、溃疡、结痂,如此呈带状分布的皮损中可同时观察到各种不同发展阶段的损害。皮损之间连接的淋巴管变硬呈索状,损害一般不超过腋下或腹股沟。通常不累及淋巴结,如被侵犯,则可化脓坏死;一般也不引起血行播散。淋巴管型损害在面部表现为放射状排列;在鼻周和眼睑部则常为环形或半环形,因为该处引流的淋巴管呈放射状分布(彩图 12-08)。儿童皮肤淋巴管型孢子丝菌病好发于面部。

(2) 播散型孢子丝菌病

少见。容易引起播散的因素包括免疫功能低下、长期使用糖皮质激素、免疫抑制剂,或进行化学治疗、放射治疗、慢性乙醇中毒、结节病、糖尿病、恶性血液病和 AIDS。起病急性或隐匿。病原菌通过血液循环播散至全身,系统性受累可产生皮肤、肺、胃肠道、骨关节和脑等损害,大多数病例会累及骨关节,可伴有或不伴有皮肤损害。

当发生皮肤受累时,皮损可出现于任何部位,以关节周围、头面部多见;表现为淡红色、触痛性结节,随后软化形成冷性脓肿,最终破溃留下溃疡或瘘管。

1) 骨孢子丝菌病

多由皮肤孢子丝菌病累及骨骼等发病,或因病原菌感染后血行播散到骨骼系统。可波及骨膜、滑膜、肌腱、肌肉等,引起残毁性关节炎。有关节肿痛及运动受限等症状。

2）肺孢子丝菌病

在播散型中是较多的，推测仍有相当数量被漏诊。症状似肺结核，而且往往继发于肺结核或肺炎。有时起病如急性肺炎或急性支气管炎。可以是病原菌在呼吸道感染致病，或是病原菌血行播散到呼吸系统致病。X 线检查有肺门、气管及支气管淋巴结肿大，肺部可形成薄壁空洞、散在点状阴影等。

3）眼孢子丝菌病

可累及眼及附件感染包括眼睑、结膜、泪囊等。多为原发性感染，即病原菌在眼周围皮肤感染直接蔓延所致。表现为溃疡或树胶肿样皮损，常无局部淋巴结肿大。

4）黏膜型孢子丝菌病

可为原发，由吞咽污染蔬菜、水果或接触有孢子丝菌的污水而引起；也可继发于播散性孢子丝菌。病变多累及口腔、咽部、鼻部的黏膜或结膜。开始为红斑，后成溃疡，有少量脓液渗出，日久局部增生呈乳头瘤样。临床表现似咽喉炎、舌炎、口炎、喉炎、鼻炎、结膜炎等，常伴疼痛；愈后有瘢痕但较柔软，一般不影响功能；瘢痕中仍可发现病原体。局部引流淋巴结可肿大。

5）其他脏器

尚可引起肾盂肾炎、睾丸炎、附睾炎、乳腺炎等，偶可感染肝、脾、胰腺、心肌、甲状腺、脑及脑膜等。

【组织病理】

典型的组织病理表现为栅栏样肉芽肿性炎症，周围为卫星状化脓性脓肿。在组织中真菌呈雪茄形酵母。

皮肤损害示表皮角化过度、角化不全、溃疡和不同程度假上皮瘤样增生。表皮内可能有微脓疡；真皮及皮下组织有结节或广泛肉芽肿反应或两者俱备。一般为孤立的结节，但具中央微脓疡的肉芽肿更为常见。除有多形核白细胞外，还有细胞碎片、干酪样物质和酵母样的孢子。孢子呈圆形、卵圆形或雪茄形，单个或出芽，直径 $2 \sim 6 \ \mu m$ 或更大，偶见多芽。HE 染色不易分辨，应使用 GMS 染色；HE 染色有时可见星状体。中央为单个或出芽的孢子，常不明显。外围有星状放射的嗜伊红的冠，称 Splendore-Hoeppli 现象，可达 $100 \ \mu m$。星状体非孢子丝菌病特有，但有提示意义。

病程大于 6 个月的慢性皮损有不同程度的纤维化。炎症反应相对较轻，病原体也较少，较难发现。

肺损害为局灶性肉芽肿，中央大片干酪样坏死，外围有上皮样细胞和巨细胞，最外围为成纤维细胞浸润。病原菌常位于干酪样物质、巨细胞和上皮样细胞内。

播散性皮肤损害与原发性皮肤损害组织病理相似，但包含的病原体更多，尤其是在巨细胞内可见大量孢子。

申克孢子丝菌卢里变种（*S. schenckii* var. luriei）为申克孢子丝菌的变种，引起的孢子丝菌病临床表现不能与申克孢子丝菌鉴别。组织中卢里变种孢子较大，$15 \sim 20 \ \mu m$ 或更大，厚壁。裂殖或出芽，培养可最后鉴别。卢里变种极为罕见。

组织病理片一般不采用 PAS 染色，因为 PAS 阳性的糖原颗粒易和孢子丝菌的孢子混淆；若必须采用，应将切片置 $1 : 1\ 000$ 的麦芽淀粉酶溶液中 $37\,\text{℃}$ 下处理 1 小时，去除组织中的糖原后再行染色。

【实验室检查】

直接镜检：与其他真菌病不同，直接检查不作为孢子丝菌病的诊断常规，因为临床标本中的孢子往往不易与标本中其他成分区别，而且常常孢子数目较少，很难寻找。

真菌培养：方法简便，真菌容易生长，阳性率高，所以疑及孢子丝菌病应以培养确诊。将脓、痰、皮损刮取物或其他标本接种于沙氏琼脂上，室温培养。菌落生长快，呈棕色或棕黑色。根据菌落形态和镜下特征可鉴定种。申克孢子丝菌为双相型真菌，室温培养为霉菌相，组织内和 $37\,\text{℃}$ 培养为酵母相。镜检见圆形或雪茄状孢子。

免疫学检测：孢子丝菌素是申克孢子丝菌的培养提取物，能在已感染过孢子丝菌的人群中产生一种迟发性结核菌素型反应，试验结果相当可靠，但仅提示曾被感染过孢子丝菌，不表明目前病变即是本病。

【诊断及鉴别诊断】

主要根据临床表现和实验室检查做出诊断。皮肤淋巴管型孢子丝菌病根据皮损沿淋巴管呈带状分布的典型表现就可做出初步诊断；真菌培养有孢子丝菌生长即可确诊为孢子丝菌病。病理组织见孢子丝菌有诊断意义。

皮肤淋巴管型孢子丝菌病应和一些损害沿淋巴管呈条状分布的疾病，如原发性皮肤球孢子菌病、游泳池肉芽肿（swimming pool granuloma）、利什曼病、奴卡菌病相鉴别。其中游泳池肉芽肿病原菌为海水分枝杆菌（*Mycobacterium marinum*）或堪萨斯分枝杆菌（*Mycobacterium kansasii*），脓液中直接检查和培养可见抗酸杆菌，碘化钾治疗无效，对异烟肼不敏感。临床症状和真菌学检查可供鉴别。

有些孢子丝菌病的皮肤损害呈恶性肿瘤样表现，组织病理又显示为假上皮瘤样增生，所以易被误认为恶性肿瘤而行外科切除或截肢，应特别注意，真菌培养可鉴别。

其他需要鉴别的病有结核、猫抓病、兔热病、梅毒、土拉菌病、足菌肿、炭疽、鼻疽、类鼻疽、性病性淋巴肉芽肿等。

【治疗】

(1) 口服药物

碘化钾：为治疗皮肤型孢子丝菌病的首选药物，有特效。碘化钾每日 2~6 g，疗程需要 6~12 周。一般用 10% 碘化钾液，每次 10 ml，每日 3 次。饭后服用，如与葡萄汁、橘子汁和牛奶同服，能较好地压住药味，改善口感。开始可小剂量，逐渐增加以使患者逐步适应，避免不良反应。碘化钾对胃黏膜有刺激作用，有时产生恶心、呕吐、腹痛、腹泻等。口服后口中还有金属味，部分患者腮腺会肿胀如腮腺炎，银屑病发作，偶发抑郁症；少数患者对碘过敏，引起眼睑肿胀、打喷嚏、流泪、头痛、咽炎、喉炎等似患感冒症状，称"碘伤风"；大多数不良反应只需停药几日，然后略微减量再服用即可解决，必要时应停止服药。碘化钾治疗应持续至皮损全部消退后至少 1 个月，以免复发。孕妇不适用。

伊曲康唑：对碘化钾过敏、无效或有肺结核者

采用伊曲康唑，每日 100~200 mg，连服多月。伊曲康唑为治疗骨关节孢子丝菌病的首选药物。

氟康唑：每日 400~500 mg，疗程视临床反应而定。

特比萘芬：为二线治疗药物。250 mg，每日 2 次，连服 3~8 个月。

播散型孢子丝菌病：伊曲康唑 300 mg，每日 2 次，连续 6 个月。严重患者在急性期使用两性霉素 B，每日 1 mg/kg，总量 1~2 g；病情改善后可改为伊曲康唑每日 0.4 g。

(2) 外用药物

局部一般不需处理，若有溃疡可外用抗生素如新霉素软膏或溶液湿敷。

局部温热疗法有效。适用于皮肤损害数目较少、对碘剂过敏或无效者，以及作为辅助治疗。方法是采用各种热源如热敷、热包扎和热垫，对皮肤损害加温，以能耐受为度，每日 2~4 次，每次 30 分钟。申克孢子丝菌对 38.5℃ 以上的温度不能耐受。

（张超英　王家俊）

12.3.4　曲霉病（aspergillosis）

【定义】

曲霉病系由曲霉属真菌引起的一组疾病，包括：① 组织和器官对吸入的曲霉孢子和腐生的菌丝片段的变态反应；② 食用曲霉毒素污染的食物而引起的中毒；③ 曲霉球；④ 肺和其他器官的炎症性、肉芽肿性或坏死性损害；⑤ 系统性或播散性曲霉感染。

【发病情况】

曲霉病是人类最早认识的疾病之一。首例尸检证实的人类曲霉病由 Virchow 于 1856 年报道，其后，欧洲和北美洲及世界各地都有了广泛的报道。在我国，早期学者主要从土壤、酿造制品及腐物中分离和鉴定曲霉菌。曲霉引起的感染，各临床学科均有报道，且曲霉病无地区、人种、性别和年龄的区别，也不会从动物传染给人或在人与人之间传染。对人而言，曲霉是条件致病菌。正常人对曲霉有极强的免疫力，所以虽然曲霉到处存在，甚至在人体中都可发现，但一般并不引起感

染;只有当人体免疫功能降低或抑制时,才易于受到感染。主要见于器官或骨髓移植患者、白血病、AIDS、各种恶性肿瘤或消耗性疾病,以及使用免疫抑制剂、细胞毒药物,长期使用广谱抗生素、糖皮质激素者等;特别是当中性粒细胞缺乏超过 2 周时更易感染。近些年来,曲霉病发病率明显上升,成为继念珠菌病后第二位常见的深部真菌病,严重威胁、危及患者的生命。

【病因及发病机制】

病原菌为曲霉属中的一些种。曲霉是自然界分布最广泛的真菌之一,能产生大量孢子,随气流到处飘荡,所以在自然界中无处不在。从土壤、空气、水源、植物、动物、实验室,甚至人的痰、粪、外耳道、甲板表面、指缝间、皮肤表面、口腔、鼻、阴道等许多地方都能分离出曲霉。

已知自然界至少有 600 种曲霉。Raper 等于1965 年将曲霉分成 18 个群,描述了 132 个种和 18个变种,其中至少有 20 个种有报道能引起人类疾病,尤以烟曲霉(*Aspergillus fumigatus*)、黄曲霉(*A. flavus*)、黑曲霉(*A. niger*)、土曲霉(*A. terreus*)、杂色曲霉(*A. versicolor*)、棒曲霉(*A. clavatus*)、构巢曲霉(*A. nidulans*)、赭曲霉(*A. ochraceus*)等常见。

曲霉分生孢子微小,易随呼吸进入机体,以纤维蛋白、层连蛋白及血纤维蛋白原等为中介,黏附于宿主组织细胞,萌发菌丝从而致病。曲霉具有细胞毒性的抗原片段能与变态反应性肺曲霉病患者中的 IgG 与 IgE 特异性结合,通过细胞毒性和变态反应而致病。其他一些具弹性蛋白酶样活性的糖蛋白抗原,也可能在发病中起一定作用。宿主的防御能力主要依赖效应细胞。单核细胞及肺巨噬细胞能杀伤入侵呼吸道的分生孢子,而淋巴细胞能杀死膨胀的孢子及菌丝,特别是中性粒细胞能通过氧化和非氧化机制破坏菌丝;在此过程中,有 TNF-α、IL-1、INF-γ 和 GM-CSF 等多种细胞因子的参与,它们激活巨噬细胞及中性粒细胞,增强其游走和聚集能力,促进溶酶体酶氧自由基、氮自由基等杀菌活性物质的释放,增强吞噬细胞 NADPH 氧化酶释放,并上调单核细胞特异性受体表达,进而清除感染。因此,免疫功能抑制和

受损的宿主,尤其是中性粒细胞缺乏宿主容易感染曲霉菌,且预后往往不佳。

曲霉在体内呈寄生性或腐生性。传播方式主要由呼吸道进入人体,包括鼻窦、支气管、肺等,再经血行播散至其他组织和器官;也可由皮肤直接进入人体。曲霉病多为继发性,原发性少见。

【临床表现】

曲霉病的症状和体征、严重程度和临床过程依累及的组织器官、宿主免疫功能状态及疾病的类型不同而异,可侵犯皮肤、黏膜、眼眶、眼、鼻、鼻窦、外耳道、支气管、肺、纵隔、心瓣膜、胃肠道、阴道、子宫、骨骼和脑等,常引起严重的后果。

(1) 肺曲霉病

是最常见的曲霉病,主要包括以下 5 种。

1) 过敏性肺曲霉病

外源性变应性肺泡炎(extrinsic allergic alveolitis):又称农民肺,由反复吸入发霉干草或谷物中的曲霉引起的肺泡变态反应,表现为伴有肉芽肿病变的急性、亚急性或慢性间质性肺泡炎。患者常在吸入含有曲霉孢子的粉尘后 8 小时内发病,出现咳嗽、气急、发热、寒战、肌痛等。X 线检查见肺部间质性浸润,有弥散性小颗粒阴影。肺功能检查见肺活量、一氧化碳肺弥散量(DLCO)、氧分压(PaO_2)均下降。病情反复发作可致肺纤维化。诱发试验可激发症状和肺功能的改变,而患者离开具抗原物质的环境后症状可缓解或消失。

过敏性肺支气管曲霉病(allergic bronchopulmonary aspergillosis,ABPA),多见于儿童、青少年,由吸入的曲霉孢子或支气管、气管中腐生的曲霉引起。为 I 型和 III 型变态反应,也可能有 IV 型变态反应。临床表现为发热、顽固性哮喘、咳嗽、体质下降。患者咳出棕色黏液样痰,内含嗜酸性粒细胞和曲霉菌丝。X 线检查见肺部短暂性的单侧或双侧小片状浸润,多位于肺上叶,边缘不清。肺门和支气管旁淋巴结肿大,可伴有肺不张,日久可形成支气管扩张和纤维化。

2) 急性侵袭性肺曲霉病(acute invasive aspergillosis of the lung)

多见于免疫功能抑制者,属继发感染,即使给

予早期诊断与治疗也常是致命的。高危患者包括中性粒细胞缺乏者、器官移植接受者、AIDS 患者和慢性肉芽肿病儿童，其中，中性粒细胞缺乏者最常见。临床表现为持续发热（>38℃），广谱抗生素治疗无效，胸部疼痛、咳嗽等，咯血较少见。肺部 X 线检查显示，支气管肺炎伴多处片状浸润或弥散性浸润，阴影大小和位置常易变。此类患者易发生血行播散，如侵犯脑、肾、胃肠道、心肌等，亦可局部蔓延至肋骨和脊柱等。近年来，本病发病率迅速上升，成为仅次于念珠菌病的严重危及患者生命的最主要真菌并发症之一。病原菌多为烟曲霉，其次为黄曲霉。

另一类原发性患者机体免疫功能正常，多因职业因素而长期暴露于大量曲霉孢子的环境中，如处理动物毛皮、饲鸽、打谷脱粒等。一旦吸入孢子数量超出人体防御极限，可引起暴发性肺部感染。急性发作的患者肺部症状严重，全身情况不断恶化，可最终死亡。此类原发感染也可表现为慢性过程，症状似肺结核，表现为咳嗽、低热、体重减轻等，亦可血行传播至其他部位。原发性侵袭性肺曲霉病罕见，病原菌多为烟曲霉。

3）慢性坏死性肺曲霉病（chronic necrotizing aspergillosis of the lung）

多见于中老年体弱伴肺部疾病，如非活动性肺结核、支气管扩张、结节病或尘肺患者，部分酗酒者、糖尿病及长期小剂量激素使用患者等。主要症状为发热、咳嗽、不适伴体重减轻等。早期 X 线示肺上叶慢性浸润伴胸膜增厚，常伴有空洞。约50%患者在坏死的肺空洞中可形成单个或多个曲霉球。

4）曲霉球（fungus ball or aspergilloma）

又称继发性非侵袭性肺曲霉病，见于扩张的支气管空腔和结核、结节病、尘肺等形成的肺部空洞内，多位于肺尖，曲霉在这些空腔或空洞内形成紧密的菌丝团块。患者一般无症状，也可出现慢性咳嗽、不适，伴体重下降等。咯血常见，也是最主要的并发症，见于50%~80%患者。患者常因严重咯血施行手术时才发现有曲霉球，约25%患者会出现危及生命的咯血，约10%的曲霉球会自行消失。曲霉球在有些空腔内能自由活动，但大多

数粘于腔壁上，数目单个或多个。一般情况下，球内真菌不侵入四周组织，也不进一步扩散。腔壁炎症反应明显，如恰有血管则可致咯血。大多曲霉球有纤维化形成。如曲霉球所在空腔与支气管相通，患者痰的直接镜检和培养有可能发现曲霉，否则，痰真菌检查往往阴性。

曲霉球 X 线检查具特征性，为圆形或卵圆形的均匀、不透明区。上部及周围有透光的环形或半月形，示有空气，称 Monod 征。改变体位常可使图像发生变化。CT 扫描对肺曲霉球有很高的诊断价值，典型图像为新月形的空气环绕一团致密影，致密影在空洞内常可随体位变化而移动。CT 除能显示典型的肺曲霉球外，尚可显示不典型的曲霉球，表现为空洞和被填塞的空腔所组成的海绵状结构，无新月状空气影，此时曲霉球是固定不变的；CT 扫描还能发现不成熟或正在形成的曲霉球，即能显示不同发育阶段的曲霉球，开始为空洞内曲霉菌丝向附近的空洞壁生长，相互交织形成含有不规则空气腔的网状结构，以后逐渐融合形成成熟的典型曲霉球或仅停留在网状结构阶段而不继续发展。

除肺外，身体其他部位也可形成曲霉球。最常见的部位是鼻旁窦，偶可见于膀胱、胆囊或胆管。

曲霉球的病原菌多为黑曲霉、烟曲霉和构巢曲霉；另外，波氏霉样菌、接合菌也可形成真菌球。

5）曲霉性气管支气管炎和阻塞性气管曲霉病（tracheobronchitis and obstructing bronchial aspergillosis）

曲霉性气管支气管炎最常见于 AIDS 患者和肺移植接受者。主要症状为呼吸困难和喘鸣，部分患者有发热和咳嗽。患者临床症状随感染加剧而愈发严重，最后可死于气管、支气管阻塞或播散性曲霉感染。支气管镜可见溃疡和坏死性假膜。阻塞性支气管曲霉病属非侵袭性，主要见于 AIDS 患者，主要症状为咳嗽、发热和喘鸣，咳出大而充满曲霉菌丝的黏液栓子；这些黏液栓子在支气管中形成，导致节段性或局灶性肺不张。X 线见双侧下叶或弥散性的浸润。如不予以治疗，可转为侵袭性感染并向上部扩展形成气管支气管炎。

（2）鼻窦曲霉病

有以下 5 种临床类型：

1）过敏性曲霉性鼻窦炎

与过敏性肺曲霉病相似，见于有过敏体质的患者。主要症状为间歇性单侧或双侧鼻阻塞，伴头疼、面痛和不适，有时有息肉。

2）急性侵袭性鼻窦炎

主要见于中性粒细胞缺乏患者、骨髓移植接受者、AIDS 及其他免疫功能抑制者。临床表现与鼻脑毛霉菌病相似，以发热、鼻溢液、头痛和面痛为主要症状，硬腭和鼻甲有坏死性损害以至面部残毁，损害可蔓延至眼眶、脑，并引起栓塞和梗死。CT 扫描可确定累及范围。病原菌多为烟曲霉和黄曲霉。

3）慢性坏死性鼻旁窦曲霉病

一般发展缓慢，与慢性坏死性肺曲霉病相似，可发生于正常人，但更多见于糖皮质激素治疗患者、糖尿病患者及酗酒者。主要症状为长期鼻阻塞和慢性鼻窦炎，有时有面痛和息肉。CT 扫描显示鼻旁窦浑浊，周围骨组织侵蚀。主要病原菌是烟曲霉和黄曲霉。

4）鼻旁窦真菌球

症状有疼痛、鼻阻塞和头痛等，多为单侧。CT 扫描可见圆形曲霉球，有时包含钙化区域。

5）鼻旁窦曲霉肉芽肿

多见于热带如东非、西非、中东及印度次大陆。主要症状为长期鼻阻塞、单侧面部不适或有息肉。病原菌多为黄曲霉。

（3）眼曲霉病

表现为以下 3 种类型：

1）角膜损害

约占真菌所致的角膜溃疡的 60%。患者常有外伤史，起病一般较慢，多数表现为疼痛加剧、畏光和视力模糊。裂隙灯检查见隆起的角膜溃疡伴白色边缘，损害周围和底下有浸润，边缘清楚，周围有卫星状损害。若不及时治疗，可累及前房、角膜穿孔而致失明。

2）内眼炎

较为少见，主要见于吸毒者、心内膜炎及器官移植患者，有时为眼外伤或血行播散所致。主要

症状为眼疼痛和视力受损。检查发现有虹膜睫状体炎伴视网膜的黄白色损害。有时有前房积脓、视网膜出血或脓肿。病原菌多为烟曲霉，其次为黄曲霉和黑曲霉。

3）眶内感染

曲霉自鼻腔或鼻窦直接侵入眼眶，产生肉芽肿，压迫眼球，使眼球活动受限、眼球突出、视力减退甚至失明。X 线显示眼球周围骨质破坏。眼部曲霉可进一步侵入脑膜、脑组织，产生脑曲霉病。其症状与脑脓肿或脑膜炎相似，预后差。

（4）脑曲霉病

主要发生于肺曲霉感染的血行播散，其次为鼻窦曲霉感染的直接蔓延。播散性曲霉病 20% 累及脑，骨髓移植患者也常引起曲霉性脑脓肿。

脑曲霉病患者生前一般诊断困难。症状常缓慢出现，无特异性，类似脑脓肿或脑占位性病变。如中性粒细胞缺乏患者出现神志模糊、迟钝或嗜睡，应高度怀疑脑曲霉病。有局限性神经症状、强直或颅内压升高者，多源于脑动脉栓塞而引起的梗死。CT 扫描有助于确定曲霉损害的位置，MRI 诊断更为准确。确诊依据从损害中抽吸标本进行真菌的直接镜检和培养。

（5）心内膜炎和心肌炎

1）心内膜炎

主要见于心脏手术患者及少数吸毒成瘾者。主动脉瓣和三尖瓣最常受累，其上面形成大而脆的赘生物和大的栓子。主要症状类似细菌性心内膜炎，起病隐匿或突发，出现发热、虚弱、体重下降、食欲减退等。50%～90% 患者心脏有杂音，30% 脾肿大。瓣膜赘生物可脱落，栓塞较大动脉、尤其是脑动脉可引起梗死。

2）心肌炎

多源自血行播散，约 15% 播散性曲霉病患者可累及心肌。曲霉在心肌上形成脓肿或壁上的赘生物。可以引起充血性心力衰竭。

（6）骨髓炎

除儿童慢性肉芽肿病患者外，曲霉性骨髓炎一般较少见。感染可来自血行播散或手术中的污染，但 CGD 患者中更多从肺部病灶直接蔓延到肋骨和脊柱。曲霉性骨髓炎的临床和 X 线检查都与

结核感染相似。多数患者有发热及受累部位的疼痛、触痛;周围软组织亦常受累形成脓肿。

(7) 耳曲霉病

约占外耳道真菌感染的 80%。主要是一些黑曲霉在外耳道、耵聍上生长,形成菌丝团和碎屑,引起炎症和瘙痒,有时会形成糜烂。可影响听力,但一般不严重损伤鼓膜。病程良性,但易转变为慢性而经常复发。

(8) 皮肤曲霉病

原发性皮肤曲霉病罕见,多为免疫功能正常者,常无诱发因素可追及。皮损为多发性结节,表面皮肤增厚、水肿,呈紫色,无特异性。

5%侵袭性曲霉病可血行播散至皮肤。开始为单个或多个边缘清楚的斑丘疹,很快变成脓疱并迅速形成溃疡,中央坏死,上覆黑痂,边缘隆起,溃疡可融合呈大片。在免疫功能抑制者,曲霉可侵入插管部位的皮肤,形成红色至紫色的硬斑块,并发展成溃疡,覆以黑痂,使之成为其侵入血循环并引起播散感染的门户。

烧伤患者创面的大量血浆渗出,是极富营养的培养基,曲霉在上面可大量迅速繁殖,进而侵入深部组织,甚至引起曲霉性败血症。

甲的曲霉感染多为继发,好发于已有外伤或其他病变的甲板,表现为甲板增厚、变脆,尤其是游离缘破损,有时甲板呈黄绿色。曲霉与其他真菌感染所致的甲真菌病只能根据培养结果来鉴别。

(9) 消化系统

尸检发现有 40%~50%播散性曲霉病患者累及胃肠道,但生前很少得到诊断。最常受累部位为食管,如累及肠可形成溃疡,产生穿孔和出血。30%播散性曲霉病累及肝和脾,症状包括肝痛、腹痛和黄疸,但很多患者并无症状。CT 扫描可见肝脏多发小损害。碱性磷酸酶和胆红素常轻度增高。

(10) 泌尿生殖系统

主要感染肾脏,见于 30%播散性曲霉病尸检者。生前常无症状,且肾功能一般也无改变。其他也可累及前列腺、阴道等。

【组织病理】

曲霉病组织反应一般为混合性、化脓性、坏死性炎症反应。由于血管栓塞和曲霉毒素的作用,坏死常很严重。

慢性侵袭性肺曲霉病组织病理表现为局限性肉芽肿性损害,见巨细胞、中性粒细胞和嗜酸性粒细胞,日久有纤维化并逐步加重。孤立的损害外围有肉芽肿反应,内含 Langhans 巨细胞,很像结核。中央可坏死、液化或钙化,形成空洞;若空洞与支气管相通,患者咳出的痰中可有曲霉菌丝和一些坏死物;若空腔通气良好,痰中或组织中甚至可发现曲霉特征性的结构分生孢子头。曲霉菌丝好侵犯血管,可侵入血管壁形成栓塞;如累及大血管,可引起出血、梗死、坏死。

慢性非侵袭性肺曲霉病在肺中形成真菌球,又称曲霉球。它实际上是无数曲霉菌丝交织缠绕在一起形成的曲霉菌团,常位于肺中上部因结核、支气管扩张或其他原因形成的空洞中,外围为纤维化的囊,含有一些炎症细胞。曲霉球的菌丝一般不侵入周围组织,有时可见曲霉球外围有不规则的嗜酸性物质或称"Splendore-Hoeppli"现象。

过敏性支气管肺曲霉病的病理可见扩张的小支气管充满黏液样物质,内含细胞碎片、嗜酸性粒细胞和曲霉菌丝,支气管壁有大量嗜酸性粒细胞及一些淋巴细胞和浆细胞浸润,严重者可形成坏死性支气管炎。

鼻旁窦中的曲霉感染分为侵袭性或非侵袭性两类,后者可形成曲霉球,常部分包埋于黏膜中,伴轻微炎症反应;侵袭性感染见大量短片段的扭曲菌丝,有时呈气泡样结构。

曲霉的组织象为无色分隔菌丝,典型的呈 45°分枝,宽度 3~6 μm,一般粗细较匀。菌丝常指向一个方向或自中心向四周生长如阳光四射,具特征性。慢性损害中的菌丝较短、扭曲,宽可达 12 μm。

病理组织中的曲霉菌丝大多数 HE 染色可见,偶呈嗜酸性。坏死组织中的菌丝颜色较淡,有时不易辨清,可采取银染(GMS 染色)方法更为理想。

【实验室检查】

直接检查:痰、耵聍、角膜溃疡刮取物、脓液、脓肿抽吸物等标本直接镜检可见无色分隔,直径约 7 μm,呈 45°分枝的菌丝,与病理组织中所见相同。取自空气流通、供氧充足的脓腔或空洞中的标本,有时可见典型的分生孢子头。

真菌培养:标本接种于沙氏琼脂培养基,室温培养。菌落生长快,呈毛状,一般为黄绿色。镜检可见具特征性的分生孢子头和足细胞(foot cell)。移种于曲霉鉴定通用标准培养基上,根据菌落形态、颜色和镜下特征可鉴定至种。

辅助检查:除曲霉球外,X 线和 CT 扫描对肺曲霉病无特征性发现,不易根据 X 线和 CT 图像区别真菌性肺炎和细菌性肺炎、变态反应型的肺部浸润和其他原因所致的过敏性肺炎、播散性肺曲霉病的脓肿与一般金葡菌败血症引起的迁移性肺脓肿等。① 曲霉球 X 线检查具特征性。显示有空洞,内有类圆形阴影,边缘光滑;残留的空洞呈新月状,洞内阴影可随体位移动而改变位置。CT 扫描典型曲霉球为新月形的空气环包绕一团致密影,致密影在空洞内可随体位改变而移动。曲霉球应与肺结核球的新月形空洞、肺癌空洞内的癌结节鉴别。结核和肺癌空洞内的块影不会随体位变动而改变,且癌症空洞具肿瘤的基本轮廓。② CT 扫描对肺曲霉球有很高的诊断价值,除能显示典型的肺曲霉球外,尚可显示不典型的曲霉球。表现为空洞和被填塞的空腔所组成的海绵状结构,无新月状空气影,此时曲霉球是固定不动的。CT 扫描还能发现不成熟或正在形成的曲霉球,即能显示不同发展阶段的曲霉球;开始为空洞内真菌菌丝向附近的空洞壁生长,相互交织形成包含不规则空气腔的粗糙紊乱的网状结构;以后逐渐融合形成成熟的典型曲霉球或仅停留在网状结构阶段而不融合。③ 支气管镜检查是气管支气管曲霉病最重要的早期诊断方法,因为气管支气管曲霉病在早期常不表现为肺部渗出,此时影像学检查多难以发现感染灶。

【诊断及鉴别诊断】

曲霉病并无特异性的症状和体征,诊断必须将真菌学检查、放射学检查、其他实验室检查、组织病理检查、临床症状与体征、病史和诱发因素等结合起来综合判断。

曲霉是条件致病菌,其孢子又无处不在,所以对真菌检查尤其是阳性培养结果要慎重判断。一般而言,取自于无菌部位标本中分离出的曲霉有临床意义,但必须排除操作时的污染。取之于与外界相通部位的标本如痰、粪中分离出的曲霉多无病理意义,除非同时真菌直接镜检有大量菌丝,或反复培养均为同一菌种,或多处标本均培养出同一种菌。

组织病理可见无色分隔,45°分枝菌丝,偶可见分生孢子头。组织病理检查发现曲霉具诊断意义,但不能确定种。曲霉在组织中的形态与镰孢霉、波氏霉样菌等相似,只有培养才能鉴别。

辅助诊断中以血清学检查较为重要。使用烟曲霉特异性抗原如胞质抗原、HSP88、核糖核酸酶、碱性磷酸酶、超氧化物歧化酶、糖蛋白抗原等能检测患者血清中的抗体,具不同程度的诊断价值。但目前仍缺乏对各种曲霉病都适合的标准抗原,且不能使用于检查免疫功能抑制者。目前临床应用较多的是检测循环抗原半乳甘露聚糖(GM 试验),此法比检测抗体方法更适用、更敏感,主要适于侵袭性曲霉病的早期诊断。GM 释放量与菌量成正比,可以反映感染程度。连续检测 GM 可作为治疗疗效的监测。

【治疗】

原发疾病:去除诱发因素,纠正中性粒细胞缺乏、免疫受损和抑制状态。可应用提高机体免疫状态的细胞因子如 GM - CSF、M - CSF 等。

过敏性肺曲霉病:轻度可不予以治疗,严重者可口服泼尼松 1 mg/kg·d,直至 X 线检查正常后改为泼尼松 0.5 mg/kg·d 连续 2 周,以后间隔 48 小时服用 3~6 个月,并在 3 个月内渐减量。若症状又出现,需重新开始治疗。

曲霉球:若有大咯血,可手术切除;若不能手术,可经皮肤或支气管内冲洗,两性霉素 B10~20 mg 加入蒸馏水,每周 2~3 次,连续 6 周。若轻度或少量出血,可予保守治疗。

急性侵袭性肺曲霉病:应尽早进行抗真菌治疗。迄今,FDA 仅批准伏立康唑和两性霉素 B 脱氧胆酸盐(D - AMB)用于初始治疗,而两性霉素 B 含脂制剂(LFABs)、伊曲康唑、卡泊芬净可用于补救治疗。初始治疗首选伏立康唑静脉滴注或口服,使用方法为首日 6 mg/kg,每 12 小时静脉滴注 1 次,次日起改为 4 mg/kg,每 12 小时静脉滴注 1 次;如为口服,200 mg,每 12 小时 1 次。初始治疗备选药物为两性霉素 B 脂质体(L-AMB)3~5 mg/kg·d 静脉滴注。补救治疗药物有卡泊芬净,首日 70 mg,之后每日 50 mg 静脉滴注;米卡芬净每日 100~150 mg 静脉滴注;泊沙康唑,口服初始剂量 200 mg,每日 4 次,病情稳定后改为 400 mg,每日 2 次;伊曲康唑,口服胶囊剂量为每日 600 mg,使用 3 天,继以每日 400 mg。口服液并未批准用于侵袭性曲霉病。研究显示,伊曲康唑 200 mg 每 12 小时静脉滴注 1 次,使用 2 天,继以每日 200 mg,治疗有效。

伏立康唑初治失败的患者不推荐伊曲康唑作为补救治疗,因作用机制相同可能交叉耐药,而且伊曲康唑的生物利用度不稳定且有毒性。

不推荐常规初始联合治疗,但在补救治疗时可加用其他抗真菌药,或联合应用其他类型的抗真菌药。

慢性坏死性肺曲霉病:手术局部切除坏死组织及周围浸润组织,由于疗程长,宜选用伏立康唑或伊曲康唑口服治疗;若可行,免疫抑制剂应减量。

脑曲霉病:初始全身治疗首选伏立康唑;对伏立康唑不能耐受或治疗无效的患者,可替代选用伊曲康唑、泊沙康唑或 LFABs。外科切除病灶疗效确切,可防止发生严重的中枢神经系统后遗症,改善预后。积极处理邻近组织的感染如鼻窦或椎体感染,也是治疗的一个重要部分。对脑曲霉病不推荐鞘内注射或病灶内注射抗真菌药,而推荐全身大剂量应用抗真菌药以使脑实质内达到更高的药物浓度。

曲霉心内膜炎:治疗原则为早期积极外科切除病灶,在发生急性瓣膜功能不全之前即手术,手术后应继续抗真菌治疗以清除心脏残余病灶和转移病灶。伏立康唑有效,可作为首选药物。由于感染瓣膜置换术后存在感染复发的可能,强烈推荐口服伏立康唑或泊沙康唑终身抗真菌治疗。

气管支气管曲霉病:在肺移植受者中,早期治疗气管支气管曲霉病可预防吻合口破裂和移植肺损伤,也可缓解气管支气管的溃疡损害。初始治疗选用伏立康唑。免疫抑制剂减量是提高疗效的重要举措。D-AMB 或 LFAB 气雾剂有利于药物在感染部位(通常是吻合口)形成高浓度,然而该方法尚未标准化,有待进一步研究。未接受肺移植的免疫缺陷患者发生气管支气管曲霉病时,治疗同肺移植患者。

曲霉眼内炎和角膜炎:需及早进行眼科手术和药物治疗,以保存和恢复视力。

曲霉角膜炎疼痛剧烈,需止痛治疗。应用 AMB、伏立康唑或伊曲康唑进行局部和全身性抗真菌治疗。对角膜穿孔可能或药物治疗下仍有进展的患者应进行眼外科治疗。若不及时诊治,可能发展至需要角膜移植或并发眼内炎。

曲霉眼内炎,在诊断性玻璃体穿刺后,静脉应用 AMB 和玻璃体内注射 AMB,加部分玻璃体切割术,可挽救视力。备选治疗为伏立康唑玻璃体内注射或全身应用。

耳曲霉病:以硼酸、醋酸或吡咯类乳剂局部冲洗耳道可能有效根除耳曲霉病;对于难治性或鼓膜穿孔的患者,宜选用伏立康唑、泊沙康唑或伊曲康唑。

皮肤曲霉病:由播散性曲霉病继发的皮肤损害,予伏立康唑作为初始治疗;备选治疗包括 L-AMB、泊沙康唑、伊曲康唑或棘白菌素类。外科治疗可能有效,尤其是对于原发性皮肤曲霉病。

【预防】

长期中性粒细胞缺乏的高危患者,经广谱抗菌药治疗仍持续发热,推荐经验性抗真菌治疗,可选择 AMB、LFABs、伊曲康唑、伏立康唑或卡泊芬净。粒缺短于 10 天的患者不推荐经验性抗真菌治疗,除非有其他证据提示侵袭性真菌感染。

在具有侵袭性曲霉病高危因素的患者中,如同种异体造血干细胞移植受者,同时发生移植物抗宿主病(GVHD)、急性髓细胞白血病以及骨髓增生异常综合征,推荐泊沙康唑预防应用。

(朱 敏 王家俊)

12.3.5 组织胞浆菌病(histoplasmosis)

引起组织胞浆菌病的病原菌有两种:一种为荚膜组织胞浆菌,是 Darling 于 1905 年在巴拿马第一次发现,故又称美洲型组织胞浆菌,由本菌引起的疾病称为荚膜组织胞浆菌病;另一种致病菌为荚膜组织胞浆菌病的稳定变种,由 Dubois 于 1952 年在南非发现,故又称非洲型组织胞浆菌,该菌引起的真菌感染称为杜波伊斯组织胞浆菌病。

12.3.5.1 荚膜组织胞浆菌病 (histoplasmosis capsulatum)

又称经典组织胞浆菌病 (classical histoplasmosis)、小型组织胞浆菌病 (small-form histoplasmosis)、Darling 病等。

荚膜组织胞浆菌病是一种由荚膜组织胞浆菌引起的传染性很强的深部真菌病。常经呼吸道吸入该菌孢子,荚膜组织胞浆菌先侵犯肺,再播散至全身单核巨噬系统,引起广泛感染。

【流行病学】

本病全世界遍布,但呈地区性流行,以北美洲最为多见,特别是热带和温带的河谷地区。我国首例于 1955 年在广州发现,患者为归侨;以后国内的数例报道,亦多为归侨。

荚膜组织胞浆菌广泛存在于流行地区的土壤和空气中,尤其在有鸟或蝙蝠洞穴的地区,因为这些鸟类的排泄物中含有本菌的孢子。鸡窝也隐藏有本菌。患者和感染动物的粪便等排泄物均可带菌。当搅动鸟窝、鸡窝和蝙蝠洞穴后,孢子即可飘浮在空气中,人多因吸入悬浮于空气中的孢子而引起感染。外伤后直接接种发病者罕见。实验室工作人员亦可被感染。任何年龄都可受累,但多见于 40 岁以上成人。儿童感染后易发展成急性暴发性系统性感染,预后凶险。

荚膜组织胞浆菌还可侵犯许多动物,尤以狗最多见和最为敏感。但人与人、或人与动物之间并不直接传染。

【病因及发病机制】

病原菌为荚膜组织胞浆菌 (Histoplasma capsulatum),是一种双相真菌,在组织内呈酵母相,位于细胞内或外,在室温培养时呈菌丝相,此时极易感染。

当本菌经呼吸道、皮肤黏膜和胃肠道侵入人体后,视患者机体抵抗力强弱而表现为原发性或播散性感染。本菌孢子常经呼吸道吸入,可以无症状,或引起局限的肺部感染,或播散至其他组织如皮肤、肝、脾、淋巴结等,也可侵犯肾、中枢神经等。免疫缺陷者、年老体弱者、长期使用糖皮质激素者和 HIV 感染者易产生播散性感染。

【临床表现】

本病可累及全身各脏器,临床表现各异。

(1) 无症状型

最多见,占感染人群的 90%~95%。患者组织胞浆菌素皮肤试验阳性证实有过感染;X 线检查肺部可见多数钙化灶。据美国的一次调查,流行区内 20 岁左右的人群中,80%~90% 组织胞浆菌素皮肤试验阳性。

(2) 急性肺型

常常是一种良性自限性急性肺炎。临床表现轻重不一,严重程度和持续时间与吸入孢子的数量和机体免疫力强弱有关。轻者症状有发热、乏力、胸痛、肌痛、寒战、淋巴结肿大等,肺炎迅速消退,仅肺部留下钙化灶,以及皮肤组织胞浆菌素试验阳性;严重者如急性粟粒性肺结核、原发性非典型性肺炎等,有高热、剧烈胸痛、呼吸困难、体重下降、肝脏损害等。X 线检查肺部广泛结节性阴影、肺门淋巴结肿大、肺部可有纤维化或钙化。

少数急性感染患者可伴发关节炎,皮肤结节性红斑和多形红斑。

患者发病前多曾有翻动鸟巢、鸡窝或搅动洞穴及阁楼中久积的蝙蝠粪便史。潜伏期一般为 1~3 周。

大多数轻型患者只要卧床休息并给予支持疗法 1~3 周即可痊愈,少数严重患者需两性霉素 B 治疗。

(3) 慢性肺型

常见于 20~60 岁的成人患者。可能紧接于急性肺型感染后,也可能发生于一个相当长的隐伏阶段后,或者一开始就呈慢性感染。主要表现有发热、咳嗽、盗汗、体重下降、胸痛、呼吸困难和咯血。X 线检查常见单侧肺尖或肺尖下部有不易吸收的空洞。临床表现很难与慢性空洞型肺结核区别。慢性肺型易播散至全身。

(4) 播散型

少数急性肺型感染患者因细胞免疫功能不

全,如患血液病、恶性淋巴瘤或大量使用糖皮质激素、免疫抑制剂等,病原菌通过网状内皮系统、尤其是网状内皮细胞丰富的组织和器官播散至全身,引起播散型感染。病情轻者临床症状较轻,在脾、肝及其他单核巨噬细胞系统器官出现散在小结节,此因原发性肺部感染播散所致,愈后形成许多粟粒样钙化灶;严重的患者出现发热、寒战、贫血、消瘦、全身淋巴结肿大、肝脾进行性肿大等,全身情况迅速恶化,最终衰竭死亡。播散型是本病最严重的类型,常危及生命。

约20%的播散性患者有皮肤或黏膜损害,黏膜损害比皮肤更常见,表现为口、鼻、咽部溃疡和肉芽肿。开始为坚实的结节或斑块,以后破溃、疼痛,常并发细菌感染。约6%播散型患者发生皮肤损害,皮损多形性而无特异性,可为具脐窝状凹陷的丘疹、结节和溃疡。

儿童患者皮损常有紫癜。1岁以下儿童常表现为急性暴发性感染,多见于流行区,大多在短期内迅速死亡。

25%~50%患者的脑脊液中可分离出荚膜组织胞浆菌。

(5) 原发性皮肤组织胞浆菌病

此型罕见。皮损特点是下疳样溃疡,伴有局部淋巴结肿大。皮损可发生于阴茎。

【组织病理】

以感染性肉芽肿为主要表现。急性播散型患者的肺、肝、脾、骨髓和淋巴结中有大量组织细胞浸润,细胞内外有大量的孢子;非急性病例有上皮样细胞肉芽肿形成。中性粒细胞、淋巴细胞、浆细胞、巨噬细胞和 Langhans 巨细胞内也可含有孢子,但数目较少,大小也不一。陈旧损害中大多有组织胞浆菌瘤和钙化结节,内有少量病原菌,周围有纤维化。

HE 染色见细胞内孢子呈球形,略嗜碱性,外围一晕为胞质染色时缩退所致,并非真正的荚膜。PAS 和 GMS 染色清楚,见圆形或卵圆形酵母样孢子,直径 2~5 μm。可能有单芽,芽颈细,周围无晕,常群集于巨噬细胞内。

【实验室检查】

直接镜检:血、脓、痰、皮肤黏膜损害刮取物以及淋巴结、肝、脾、骨髓等的抽吸物等制成涂片,以 GMS 或 PAS 染色,油镜下可见 2~4 μm 大小的卵圆形孢子,多在大单核细胞或多核白细胞内。

真菌培养:荚膜组织胞浆菌为双相型真菌。标本接种于沙氏琼脂,室温培养为霉菌相;菌落生长缓慢,呈白色棉花样;镜检有菌丝和特殊形态的齿轮状大分生孢子,具传染性。脑心浸膏血琼脂 37℃培养呈酵母相,有酵母样菌落生长;镜检孢子直径约 1~5 μm,卵圆形,出芽,染色后很像洋葱切面。

免疫学检测:乳胶凝集试验在疾病早期即可呈阳性,免疫扩散试验则能区别疾病的活动性与非活动性。对可疑患者采用筛选试验,多用乳胶凝集试验或免疫扩散试验;荧光抗体染色和补体结合试验也可用于同样的目的。证实试验用于疾病的确诊和预后的判断,多采用补体结合试验。补体结合试验出现阳性的时间比其他一些试验晚,一般在发病6周或6周以后。滴度1:32有意义,表明处于活动期或有近期感染;但少数活动性患者滴度可仅为1:8或1:16,故需动态观察。连续检查时若患者滴度持续升高,显示病情发展。

补体结合试验与组织胞浆菌素皮肤试验同时使用几乎不会漏诊患者。

荧光抗体染色还能鉴别培养标本和组织病理中的病原菌,极具临床价值。

【诊断及鉴别诊断】

荚膜组织胞浆菌病的诊断除了根据临床表现外,主要依据真菌检查和组织病理检查时发现病原菌,培养为双相菌。免疫学试验对诊断很有帮助。

组织内的病原菌必须与无荚膜的新型隐球菌、申克孢子丝菌、小而非典型的皮炎芽生菌、念珠菌等的组织象进行鉴别,尤其是与马尔尼菲青霉病的病原菌相鉴别。后者症状与组织胞浆菌病极为相似,且组织象也为细胞内孢子;但马尔尼菲青霉的组织象中少数孢子呈长形有隔,行裂殖而非芽殖,培养很容易鉴别。

肺部荚膜组织胞浆菌病的临床表现应与肺结核以及其他细菌、病毒和真菌引起的肺部感染、弥漫性间质性肺纤维化等相鉴别。

播散型荚膜组织胞浆菌病引起肝脾和全身淋巴结肿大、贫血、白细胞减少等，应与内脏利什曼病、淋巴瘤、传染性单核细胞增多症、布氏杆菌病、马尔尼菲青霉病等相鉴别。

有皮肤或黏膜损害时，应与孢子丝菌病、肿瘤、扁平苔藓、梅毒、弓形虫病、蜂窝织炎、皮肤结核及其他真菌感染如副球孢子菌病等相鉴别。

12.3.5.2　杜波伊斯组织胞浆菌病（histoplasmosis duboisii）

又称非洲型组织胞浆菌病（African histoplasmosis）或大型组织胞浆菌病（large-form histoplasmosis）。

本病主要流行于非洲约 20 个国家中。日本和我国都曾有本地病例的报道。

本菌常存在于鸡、蝙蝠等的粪便中。据推测主要是人吸入孢子后感染，再经血液循环传播，极少由外伤后接种。患者以 10～20 岁居多，男女之比为 2：1 或更高。

病原菌为荚膜组织胞浆菌的一个稳定变种，称杜波伊斯变种（*Histoplasma capsulatum* var. duboisi），毒力稍弱。

【临床表现】

与荚膜组织胞浆菌病一样，杜波伊斯组织胞浆菌病也首先累及肺部，但多为亚临床感染，仅少数呈慢性进行性空洞型损害，可有钙化灶。病原菌自肺部扩散，引起网状内皮系统、皮肤和骨骼病变，但多数患者并不会同时全部累及。临床表现轻重与患者机体免疫状态有关。

与美洲型不同，此病缓慢发病，主要感染部位是皮肤和骨骼。

皮肤损害更常见，包括皮肤肉芽肿、冷性脓肿，以及丘疹、结节、环状、湿疹样和银屑病样皮肤损害。肉芽肿不痛微痒，以后变成溃疡，边缘色素较深并卷起，附近淋巴结可肿大。黏膜感染较少见，常累及鼻、口腔和肛门黏膜，为慢性浅表性溃疡。

好侵犯骨为本病的特征之一，几乎任何骨都可累及，但主要波及肋骨、四肢长骨和颅骨，呈骨髓瘤或肉瘤样。

播散型感染为本病最严重的表现，大多呈急性进行性。主要累及网状内皮系统，患者有发热、消瘦、贫血、衰弱、肝脾及全身淋巴结肿大，颌下、颈部、腋下、腹股沟淋巴结肿大后可形成冷脓疡，患者常很快死亡。少数病例呈良性播散型，病程可持续数十年。

【组织病理】

组织反应为化脓性及肉芽肿性反应，大量巨细胞聚集。病原体位于巨细胞内而不是组织细胞内。HE 染色可显示孢子，但 GMS 染色更为清楚。

【实验室检查】

取脓液等标本直接检查可见圆形或卵圆形的孢子，8～15 μm 大小（荚膜组织胞浆菌为 2～4 μm 直径），壁厚，出芽，芽颈细，少数宽颈。芽孢有时几乎与母细胞等大仍不脱落，称双细胞。荧光抗体染色可鉴别这两种菌。

杜波伊斯组织胞浆菌亦为双相菌。沙氏琼脂室温培养为霉菌相，菌落生长缓慢，白色至棕色绒毛状；仅根据形态与荚膜组织胞浆菌不能区别，镜检见菌丝和带棘刺的大分生孢子。血琼脂 37℃ 培养为酵母相，镜检有 12～15 μm 的厚壁细胞。

【诊断及鉴别诊断】

临床表现为化脓性肉芽肿性损害，有皮肤、网状内皮系统和骨髓等感染症状，曾在流行区生活过者应高度怀疑本病的可能。直接检查或病理组织中发现典型的病原菌即可确诊。培养为双相菌。

杜波伊斯组织胞浆菌病应和湿疹、扁平苔藓、皮肤结核、传染性软疣及其他能引起淋巴和骨髓感染的疾病相鉴别，还应与一些深部真菌病如孢子丝菌病、芽生菌病、副球孢子菌病相鉴别；主要依赖于病原菌的检查。

【治疗】

根据不同的感染部位、不同的感染程度和类型选择不同的治疗方法。

大多数轻型患者自行愈合。原发性肺部感染轻者只需给予支持疗法和卧床休息即可。

中度到重度的患者需要治疗。肺部感染、有肺空洞者、广泛皮肤黏膜病变者、累及网状内皮系统者以及免疫受损的患者应予及早积极治疗。首选药物为两性霉素 B，每日 0.5～0.7 mg/kg，总量

1~2 g 或更多。为减少副作用、增加耐受性和提高疗效,可先使用两性霉素 B,后改为口服伊曲康唑,每日 200 mg。

免疫功能正常的中度感染者,可口服药物治疗,以伊曲康唑首选,每日 200~400 mg,6~9 个月。

氟康唑每日 200~400 mg,顿服,至少 6 个月。

孤立和单个损害可行手术切除。

12.3.6 皮炎芽生菌病 (blastomycosis dermatitidis)

【同义名】

芽生菌病 (blastomycosis)、北美芽生菌病 (north american blastomycosis)、Gilchrist 病。

皮炎芽生菌病是由皮炎芽生菌引起的慢性化脓性肉芽肿性深部真菌病。原发感染部位常为肺部,可播散至其他组织和器官尤其是皮肤和骨髓等。

【流行病学】

皮炎芽生菌病主要分布于美国东南部和加拿大,故又称北美芽生菌病。世界其他地区也有散发病例,但往往能追溯出曾去过流行地区或接触过来自流行地区污染物品的历史。近些年来,非洲和拉丁美洲一些国家也开始出现本地病例的报道。我国已有病例报道,其中可能有本土感染。

本病由于接触外界带有皮炎芽生菌的物质而感染,以肺部吸入孢子最多见。皮炎芽生菌常存在于土壤和动物栖居地如水獭的巢穴中,在流行地区于大雨之后的户外活动,是急性肺部感染的危险因素。任何年龄都可患病,以 40~60 岁最为多见。发病与人种无关,但男性与女性的比例相差很大,约为 6~9∶1。没有人与人或人与动物之间直接传染的报道。

【病因及发病机制】

皮炎芽生菌病由皮炎芽生菌 (blastomyces dermatitidis) 引起。本菌不易从自然界中被分离出来。本菌为双相型真菌,在室温下为菌丝相,在 37℃ 时为酵母相。

人体感染皮炎芽生菌后,是否发病及疾病严重程度与机体抵抗力密切相关,当机体抵抗力强时,损害局限,否则即播散。本病的危险因素包括基础疾病如 AIDS、糖尿病等以及糖皮质激素和免疫抑制剂使用等。

【临床表现】

（1）原发性肺芽生菌病

由吸入真菌孢子而引起。真菌孢子吸入到肺泡,被巨噬细胞吞噬后导致炎症反应,最后形成化脓性炎症或化脓性肉芽肿病变。原发于肺的病灶常无明显症状,有临床症状者似肺结核或肺组织胞浆菌病。有咳嗽、胸痛、低热等,常累及两侧肺,但很少形成空洞。X 线检查有肺门淋巴结肿大或原发性肺结核样表现。多数病例可自愈,仅少数转变为播散性芽生菌病。

（2）皮肤芽生菌病

皮肤是皮炎芽生菌最常见的肺外累及器官。皮肤芽生菌病大多由原发于肺部的病灶播散而来;由于皮肤接种而发生的原发性皮肤芽生菌病罕见。

1) 原发性

好发于身体暴露部位如手、足、头面等,多与皮肤外伤有关。开始为丘疹或脓疱,后成结节或局限性无痛性下疳样溃疡,伴局部淋巴结肿大。结节可沿淋巴管分布,很像孢子丝菌病。检查皮损中病原菌甚多,但预后好。

2) 继发性

可由肺部感染随血行播散而致,或患者的含菌痰自我接种引起,有时由身体其他部位的病灶如骨骼感染后蔓延至周围皮下组织形成脓肿,脓肿再穿破皮肤形成瘘管而累及皮肤。

皮肤损害为肉芽肿,上覆厚痂,呈疣状增生,其间有很多小脓疡,压之有脓液溢出;或表现为溃疡,病变缓慢地向四周扩展,中央有退行倾向或形成萎缩性瘢痕,其上又可有新的皮损发生。局部淋巴结常不肿大。自觉症状轻微,间有低热。皮损内病原菌较少,不易检见。

（3）骨骼芽生菌病

骨骼累及约占 60%,多为脊柱和肋骨。30% 发生骨髓炎,多见于脊柱、肋骨和长骨。约 10% 患者表现为无菌性关节炎,关节痛伴结节性红斑或多形红斑。

(4) 播散性芽生菌病

又称系统性芽生菌病,肺部为原发病灶。开始表现为普通的亚急性呼吸道感染,有咳嗽、胸痛、低热等;数周或数月后,咳脓性痰有时带血丝,肺部感染逐渐加重,呼吸困难,有高热、乏力、盗汗等,并累及胸膜、纵隔、心肌及心包等。可血行播散至其他组织和器官,累及脑和脊髓会产生瘫痪。70% 累及皮肤和皮下组织形成多发性脓肿和瘘管,而皮肤溃疡和皮下脓肿往往提示为播散性感染。其他可累及前列腺、附睾、精囊、膀胱、肝、脾、肾,甚至眼和大脑等。可有明显的全身淋巴结肿大、发热、乏力、消瘦和贫血。X 线检查肺部表现为肺脓肿或广泛肺结核样。

与组织胞浆菌病和副球孢子菌病不同,芽生菌病常不累及肠道。

【组织病理】

病理特征常表现为明显的表皮假上皮瘤样增生和中性粒细胞脓肿,因感染部位和时间不同,以一种反应为主。新近的皮损一般表现为化脓性,有中性粒细胞浸润和脓肿形成;病久者显局限性或弥漫性上皮样细胞肉芽肿,有时伴中央脓肿和干酪样坏死,常与慢性活动性结核和组织胞浆菌病难以区别。

肺部感染的组织表现可见急性化脓性反应和慢性肉芽肿,淋巴结可累及。病程久者有局灶性或弥漫性纤维化。

早期皮肤损害示真皮和皮下有微脓疡。老皮损有脓肿和肉芽肿形成,伴轻度纤维化。表皮有假上皮瘤样增生,似肿瘤。巨细胞内或脓肿内有单细胞、厚壁、出单芽的孢子,直径 8~15 μm,芽颈宽。HE 染色不均匀,胞质与胞壁分离,留有空隙。PAS 或 GMS 染色更为清楚。

皮炎芽生菌组织象应与无荚膜的新型隐球菌、未发芽的巴西副球孢子菌、杜波伊斯组织胞浆菌和念珠菌的组织象进行鉴别。新型隐球菌出芽,但芽颈细,黏蛋白卡红染色荚膜呈红色,具鉴别意义;副球孢子菌多个出芽;杜波伊斯组织胞质菌芽颈细,有母子细胞等;念珠菌可同时见到芽孢和假菌丝。

【实验室检查】

直接镜检:本病的诊断主要依靠直接镜检,因

为本菌的培养很困难。取脓液、痰、尿、脑脊液、皮损边缘刮取物等加 10% KOH 液,镜下见单个厚壁直径 8~15 μm 的球形孢子,出单芽,芽颈宽,具特征性。无菌丝形成。

真菌培养:取标本接种于沙氏琼脂置室温或脑心浸膏血琼脂中,置 37℃,至少培养 4 周。皮炎芽生菌为双相菌,菌落生长慢。室温时呈霉菌相,菌落为白色棉花样,镜检见菌丝和小分生孢子;37℃ 培养为酵母相,菌落奶油色或棕色,镜检有芽颈宽的芽孢。

免疫学检测:用于诊断、疗效评估和疾病预后的判断;多采用免疫扩散试验或酶联免疫吸附试验。有商品化的抗原试验药盒,可用于快速诊断。

【诊断及鉴别诊断】

根据临床表现、直接检查和组织病理检查发现芽颈宽的孢子,培养为双相菌即可确定诊断。

芽生菌病应与结核、梅毒、恶性肿瘤、肺脓肿及其他肺部感染、硅肺、骨膜炎、骨髓炎、球孢子菌病、副球孢子菌病、孢子丝菌病及念珠菌病等相鉴别。真菌实验室检查发现特征性芽颈宽的孢子为诊断的主要依据。

【治疗】

两性霉素 B:适用于危及生命和中枢神经系统感染的患者,为首选药物。每日 0.2~0.6 mg/kg,总量 1.5~2.5 g。

伊曲康唑:每日 200~400 mg,连服 6 个月。

氟康唑:适用于大多数无重要组织器官累及、无生命危险的患者。每日 400~800 mg,至少 6 个月。

伏立康唑:有效。

局限性病灶可予以切除。脓肿应切开引流。

12.3.7 球孢子菌病(coccidioidomycosis)

【同义名】

球孢子菌性肉芽肿、山谷热、圣华金山谷热。

球孢子菌病系由粗球孢子菌感染引起的一种局限性或播散性深部真菌病。

【流行病学】

球孢子菌病为区域性传染病,流行于西半球如美国西南部、墨西哥、中美洲和南美洲某些类似沙漠的地区。流行区外的散发病例多有去过流行

区或接触过来自流行区的污染物品史。1958年在天津发现我国首例原发性皮肤球孢子菌病,患者为归侨,曾在流行区居住过。

粗球孢子菌已被从流行地区土壤和蔬菜中分离出来,它常存在于啮齿动物洞穴中。当土壤被翻开如筑路、铺设电线、沙尘暴或地震时易发生流行。流行地区的高温、干旱及短暂潮湿的气候适宜本菌的生长。大多数患者通过吸入含有本菌的尘土或外伤接种而感染,所以为外源性感染。牛、羊、狗等哺乳动物也可罹及,但本病不在人与人或人与动物之间直接传播。男女老少皆可发病,男性多于女性,以青壮年和野外工作者居多数。有色人种如拉丁美洲和美洲原住民、亚裔和非裔美国人更易患发生播散性感染,老人、婴儿、孕妇、接受糖皮质激素或免疫抑制剂治疗和器官移植、AIDS患者发生播散性感染的危险性增加。

【病因及发病机制】

病原菌为粗球孢子菌(Coccidioides immitis)。粗球孢子菌为双相真菌,在自然界中以霉菌相存在,其关节菌丝可断裂成关节孢子,并随风飘浮,极具传染力。在组织内为酵母相。

由吸入带有本菌的关节孢子的尘土而受感染者,多数患者表现为良性,完全无症状或具自限性的急性呼吸道感染,且对再感染具有很强的免疫力;少数机体抵抗力低下者,感染后呈慢性进行性或急性播散,累及皮肤、皮下组织、淋巴结、骨骼和内脏,严重者可致命。

【临床表现】

一般临床分原发性球孢子菌病和继发性球孢子菌病两类。原发性球孢子菌病包括原发性肺部感染和皮肤感染;继发性球孢子菌病包括继发性肺部感染和播散性感染。

(1) 原发性肺球孢子菌病

约60%患者无任何症状,仅皮肤球孢子菌素试验阳性表明曾有过感染;另外40%属轻度或急性肺部感染,轻者仅如上呼吸道感染,重者有低热、咳嗽、畏寒、厌食、盗汗、头痛、咳黏液性脓痰有时伴血丝。少数一开始即表现为渗出性胸膜炎。胸口有缩窄感。偶尔有持续性严重疼痛,似冠状动脉闭塞、肋骨骨折或肾结石等。X线显示肺部正常至广泛浸润,肺中叶和下叶有局限性结节,可大至直径2~3 cm,常单个,愈后有钙化点。

原发性肺球孢子菌病一般2~3周后即可痊愈;若6~8周后仍有症状和体征,包括有X线改变则可能为播散性球孢子菌病。

在原发性肺部感染症状出现时,可出现全身皮肤红斑或斑丘疹,容易与药疹、麻疹和猩红热相混淆。当数周后肺部症状消退时,15%~30%患者出现过敏性皮损,表现为结节性红斑或多形红斑。结节性红斑有触痛并互相融合,小腿部多见,也偶见于臀部、大腿和头皮等处,一般2~3天后消退,留下色素沉着,数周后结节又再度出现,伴有发热。多形红斑好发于手掌边缘、脸、颈、上肢等处,有时两种皮损可同时存在。有些患者有关节痛和非特异性结膜炎表现。有这种变态反应性皮疹的患者被认为免疫力正在增强,是预后好的表现,一般不会发展成系统性或播散性感染。

(2) 原发性皮肤球孢子菌病

多先有外伤史,而后接触到污染的土壤、尸体等。常和职业有关。接种1~3周后,在接种处出现下疳样损害,以后形成结节,可破溃,沿淋巴管分布,似孢子丝菌病,有淋巴管炎和淋巴结肿大。多数可自愈。

(3) 继发性球孢子菌病

虽然球孢子菌病常为自限性,但仍有0.5%球孢子菌病患者转为播散性,其中约25%表现为脑膜炎,主要播散至肺、脑、皮肤、骨骼和其他内脏等。

肺:患者有持续性发热、厌食、迅速消瘦、发绀、乏力、咳嗽、胸痛、呼吸困难,咳脓性痰可伴血丝等。肺部X线检查可见空洞、球孢子菌球、结节、浸润或肺实变。病情严重,多在数月至年余内死亡。

脑:可累及脑和脑膜,症状似慢性脑膜炎或阻塞性脑积水,常呈急性,迅速死亡,或转为亚急性及慢性长期感染。

皮肤:继发性皮肤损害多见于有色人种。好发于鼻部、面颊和头皮等处。开始为无炎症反应的表皮增殖,以后逐渐成疣状结节,似上皮细胞癌、基底细胞癌或皮下脓肿。鼻咽部黏膜感染可累及颈淋巴结并溃破形成瘘管,愈后有萎缩性瘢痕。有些可扩展入内脏。

粟粒性球孢子菌病:全身播散,多数脏器出现粟粒性病变。患者有高热、寒战、大量出汗、虚脱,多在数周内死亡。

其他可累及脾、骨髓等。骨主要侵犯肋骨、脊椎和四肢,发生骨髓炎和关节炎。此外还可侵犯淋巴结、肾上腺、心包等。一般不累及肌肉和消化道。

【组织病理】

皮肤损害呈急性化脓性反应,有大量中性粒细胞浸润,有时有干酪样坏死。脓肿内可找到病原菌的球囊,含有内孢子。随着孢子的不断发育,组织反应也逐渐由急性化脓性变为慢性肉芽肿性,伴淋巴细胞、上皮样细胞、大单核细胞、组织细胞、浆细胞及异物巨细胞浸润。病原菌常见于巨细胞内或其周围肉芽肿组织内。上皮细胞可肥大增生。

淋巴结呈脓肿或肉芽肿改变,有病原体发现。骨有脓肿、坏死或空洞形成,内有肉芽肿组织填塞,有病原体存在。

组织内病原体表现为孢子,又称球囊(spherule)或内孢囊,20~200 μm 大小,含有直径 2~5 μm 的内孢子;球囊有 4 种形态,代表不同的发育阶段:① 未成熟的球囊较小,呈圆形,球囊内可有也可没有均质的细胞质;② 正在成熟的球囊呈圆形或椭圆形,厚壁,可能在靠近胞壁处有细胞质;③ 成熟的球囊为圆形厚壁,直径 20~200 μm,含 2~5 μm 大小单细胞的内孢子;④ 塌陷的球囊形状不定,为囊壁破裂后释放内孢子后所遗留,多无内孢子。

HE 染色能使内孢子和囊壁着色但较淡;PAS 染色能使内孢子着色但不能使囊壁着色;最佳染色为 GMS 和 GF 染色,能使内孢子和囊壁都着色且对比鲜明,易于观察。

【实验室检查】

周围血象:白细胞升高尤其是中性粒细胞数目增加。嗜酸性粒细胞亦明显增多。血沉持续加快。

直接镜检:取痰、脓、脑脊液、关节液等加 10%

KOH 液直接镜检可见圆形厚壁孢子称球囊,20~80 μm 大小,内中充满内孢子。内孢子 2~4 μm 直径,与组织病理所见相同。

真菌培养:粗球孢子菌为双相菌。标本接种于沙氏琼脂室温培养为霉菌相,3~4 天即有棉花样菌落生长,日久成粉末样;镜检有大量关节孢子和关节菌丝;关节孢子具强烈的传染力,故一切操作都必须在保护罩中进行。标本接种于富营养培养基 37℃培养呈酵母相,镜下形态与组织象相同。

粗球孢子菌素皮肤试验:适用于普查,阳性表示过去或现在有粗球孢子菌感染。如果症状继续存在或加重,但皮肤试验转为阴性,则表示病情恶化。

免疫学检测:用于诊断、预后判断和观察患者对治疗的反应,偶可与组织胞浆菌病和芽生菌病出现交叉反应。感染早期用沉淀素反应、乳胶凝集试验、免疫扩散试验和酶免疫试验,可检测球孢子菌 IgM 抗体,有助于诊断新近感染。大部分患者在感染后 1~2 周内滴度最高,2~6 个月内消失。补体结合试验检测球孢子菌 IgG 抗体有助于后期诊断,IgG 抗体在感染后 4~12 周出现,持续存在,直至死亡或疾病恢复。IgG 抗体效价与病情进展相一致。测定脑脊液中的抗体有助于明确脑是否被累及,如脑脊液、滑液和腹水中测得抗体,说明疾病播散,脑等相关组织感染。AIDS 患者感染球孢子菌后,血清学检查常呈阴性。

荧光抗体染色对病理标本和培养的菌落具有诊断和鉴别价值。外抗原试验用于培养的霉菌相菌落的菌种鉴定和鉴别。

【诊断及鉴别诊断】

诊断除根据典型的临床表现外,必须在标本中检见粗球孢子菌的内孢囊,内含内孢子,培养证实为双相菌。仅根据直接镜检和病理组织中病原菌的形态即可确定菌种。

粗球孢子菌和鼻孢子菌的组织象十分相似,应注意鉴别。鼻孢子菌病的球囊远大于球孢子菌的球囊,含内孢子数目也多。

若在流行区居住过或访问过,出现感染性疾病表现的患者,应警惕球孢子菌病的可能。若肺部感染 5~6 周后仍不见好转,X 线显示肺部出现急性进行性肺实变或在肺尖及肺尖下部有结核样浸润伴模糊的斑点、纤维化、空洞、纵隔淋巴结肿大及骨与关节累及,应疑及播散性球孢子菌病。

本病应与感冒、流感、梅毒、支气管炎、肺炎、结核、恶性肿瘤、脑肿瘤、脑脓肿、脑膜炎、骨髓炎以及其他深部真菌病如芽生菌病、隐球菌病、孢子丝菌病、组织胞浆菌病、鼻孢子菌病、足菌肿和放线菌病等相鉴别。

【治疗】

大多数原发性肺球孢子菌病不需要特别治疗,但应休息和予以支持疗法。播散性病例应给予及时和足够的系统性抗真菌治疗,需要时辅以外科手术。

氟康唑:每日400~800 mg,80%患者有效,疗程12个月或更长。对中枢神经的粗球孢子菌感染,需持续给药每日400~600 mg。HIV感染者,应终身每日服用200 mg。

伏立康唑、卡泊芬净、泊沙康唑:有效。

两性霉素B:有效。两性霉素B与5-氟胞嘧啶有协同作用。

伊曲康唑:每日100~400 mg,连服3~24个月。对脑膜炎患者无效。

12.3.8 副球孢子菌病(paracoccidioidomycosis)

同义名南美芽生菌病、巴西芽生菌病、副球孢子菌性肉芽肿。

副球孢子菌病是由副球孢子菌引起的一种亚急性、慢性、进行性肉芽肿性疾病。原发于肺部,可经血液或淋巴系统播散至皮肤、黏膜、淋巴结和内脏各器官。

【流行病学】

1908年,Lutz在巴西首先发现南美芽生菌病。巴西副球孢子菌仅感染人类。本病流行于拉丁美洲,主要见于巴西、阿根廷、哥伦比亚和委内瑞拉等。在巴西,本病每年导致约200人死亡。美国、欧洲、亚洲、中东、非洲等地也有散在病例报道,这些患者大多有流行地区旅行史。我国尚未见正式报告。本病好发于户外劳动群体,发病年龄多在30~50岁之间,男性与女性比例约为19:1。本病大多由呼吸道吸入副球孢子菌孢子所致;有些患者因喜用草棍剔牙、咀嚼生菜或拔牙而被感染。没有人与人之间直接传染的报道。患者大多预后良好,只有少数病例发展成系统性感染。营养不良、酗酒、遗传因素如HLA-A9或HLA-B12可能与本病有关。

【病因及发病机制】

病原菌为巴西副球孢子菌(paracoccidioides brasiliensis)。系双相真菌,其在自然界的栖息地及生态学至今还不太清楚,但大家公认它存在于土壤中。

感染副球孢子菌后,部分患者可以是亚临床表现,除了副球孢子菌素皮肤试验阳性外,没有临床症状和体征,或有很轻微的症状;部分患者临床表现明显。肺部是最常见的原发感染部位,临床上80%病例有肺部受累。病菌经血液、淋巴系统播散至皮肤、黏膜、淋巴结和内脏器官。

【临床表现】

因副球孢子菌感染组织不同,临床表现各异。

(1)肺副球孢子菌病

肺部是最常见的原发感染部位,临床上大部分病例有肺部受累表现。

1)良性肺副球孢子菌病

患者感染后几乎没有症状,多在尸检时偶然发现。X线检查可见肺部有浸润和钙化。病理组织中能发现病原菌,但数目少且不典型。可在感染早期即经血液循环或淋巴系统播散至黏膜、黏膜皮肤交界处和内脏。

2)慢性肺副球孢子菌病

临床表现与其他原因所引起的肺部感染相似。症状有咳嗽、乏力、不适、消瘦、高热、胸痛、呼吸困难、痰中带血丝或咯血等。易误诊为肺结核、肺肿瘤、支气管炎、支气管肺炎等。X线检查肺部损害多位于肺下野,很少累及肺尖。多为双侧。损害为结节状、浸润状和条纹状。约1/3有空洞形成,一般无钙化现象,胸膜也极少受累。

(2)黏膜皮肤副球孢子菌病

皮肤受累几乎总是本病播散的一个症状。多数学者认为黏膜感染来自肺部的血行播散。口腔黏膜最先累及,其他部位有齿龈、上腭、咽、悬雍垂、喉、鼻腔、口唇、舌、结膜等。开始为小的丘疹和水疱,很快溃破,形成溃疡。溃疡底部有出血点,上覆白色分泌物。损害一般表浅,日久转深,但多数仅有烧灼感;当侵入深部时,则产生疼痛。累及齿龈可引起牙齿脱落。若咽部累及广泛,可因吞咽困难、长期不能进食而死亡。

皮肤感染多由淋巴结感染破溃穿破皮肤所致,或来自内脏感染的血行播散。主要发生于面部,尤其是口鼻周围。表现为溃疡、假性上皮瘤样增生和微脓疡,边缘隆起或呈疣状,缓慢向四周及深部蔓延。早期即可发生局部淋巴结肿大,尤其是锁骨上淋巴结肿大更为明显。淋巴结质地硬、不痛、能活动,可破溃形成瘘管,排出的脓液含大量的病原体。

(3) 播散性副球孢子菌病

播散性副球孢子菌病多原发于肺部,经血液或淋巴系统播散至内脏如肝、脾、肠、肾上腺以及中枢神经系统、泌尿生殖系统、骨、肌肉、软骨等。症状依被累及的组织和器官及感染的程度而不同,多无特异性。胃肠道累及产生溃疡,有腹痛、厌食、呕吐、发热、肝脾肿大、腹水、肠系膜淋巴结肿大等,并可延及胰腺、肛门。感染肾上腺引起Addison 病。

【组织病理】

主要显示假上皮瘤样增生、脓肿形成和溃疡。常有炎性肉芽肿浸润,由淋巴细胞、上皮样细胞和Langerhans 细胞组成。病理切片中病原体为酵母样孢子,圆形或椭圆形,5~60 μm 大小。厚壁,胞质 HE 染色呈嗜碱性,常与胞壁分离形成空隙。孢子单细胞,单芽或多芽,芽颈细,有时呈管状。多芽孢子形态有两种,一种子细胞和母细胞大小相差悬殊,母细胞呈球形,远远大于子细胞,但子细胞即芽孢大小一致,使整个孢子外形如船舶的舵轮状,具特征性;另一种孢子的子细胞略大,且子细胞大小形态也不一致,大的芽孢可达 10 μm。

在病理组织中,常不易见到典型的舵轮状孢子。这是因为芽孢着生于母细胞的各个方向,不在一个平面内,故一个切面中很难全部切到,有时只能见到 1~2 个芽孢。常需连续切片以寻找典型

的舵轮状孢子。

芽孢有时会脱落。脱落的芽孢直径为 2~5 μm,散在于组织中。有时 2~3 个成链,似假菌丝。

染色宜用 PAS 或 GMS 染色。

【实验室检查】

直接镜检:黏膜刮取物、脓液、痰、淋巴结抽吸物或刮取物等加 10%KOH 液直接镜检,可见多芽厚壁的圆形孢子,形态与组织病理中所见相同。

真菌培养:标本接种于沙氏琼脂和血琼脂上,分别置室温和 37℃培养。因巴西副球孢子菌生长缓慢,所以培养至少需 4 周。室温培养呈霉菌相,见棉花样的菌落,菌丝分枝分隔;37℃培养呈酵母相,菌落酵母样,镜检见圆形厚壁、单芽或多芽的大分生孢子,形态与组织病理所见相同。

免疫学检测:常用补体结合试验、试管沉淀试验和免疫扩散试验,检测患者血清中特异性抗副球孢子菌抗体,用于诊断和预后判断。因本病无特征性临床表现,且实验室培养需要较长时间,所以免疫学检查有重要意义。97%的重症患者补体结合试验结果阳性,其滴度随病情加重而升高、病情好转而下降。免疫扩散试验特异性高但敏感性较低,一般用于诊断和治疗后随访。

【诊断及鉴别诊断】

诊断除根据流行地区患者、临床表现外,应以发现病原菌为主。真菌培养为双相菌。真菌检查或组织病理检查中发现典型的舵轮状大分生孢子可确诊。免疫学检查对本病的诊断很有价值,有时是最早出现的一个指标。

皮肤型副球孢子菌病应与皮肤利什曼病、雅司、皮肤结核、肿瘤及其他深部真菌病如组织胞质菌病、放线菌病、芽生菌病、球孢子菌病、隐球菌病等相鉴别。

系统性感染应与黑热病、肿瘤、淋巴结核、结核性腹膜炎、Hodgkin 病等相鉴别。

【治疗】

伊曲康唑:首选,大多数患者有极好的疗效,而且耐受性好。每日 200 mg,至少 6 个月。复发仍有效。

氟康唑:每日 200~400 mg,连续 6 个月。有

良效,可避免复发,且可静脉给药,易于通过血脑屏障。不良反应小,但价格昂贵。

两性霉素 B:每日 1.0 mg/kg,4~8 周后改为磺胺嘧啶,每 4~6 小时服用 0.5~1.0 g,疗程 6~12 个月或更长。

12.3.9 马尔尼菲篮状菌病(penicilliosis marneffei)

本病系由马尔尼菲篮状菌引起的皮肤、淋巴结和内脏等单核-巨噬细胞系统的深部真菌病。

【简史】

马尔尼菲篮状菌曾被命名为马尔尼菲青霉菌,2011 年 Samson 等运用分子生物学发现马尔尼菲青霉菌不是青霉菌属,而属于篮状菌属,由此更名为马尔尼菲篮状菌。马尔尼菲篮状菌于 1956 年首先在越南的中华竹鼠肝脏中被分离出来,并在 1959 年被正式报道。

人类中发现的首例马尔尼菲篮状菌感染由意外事故引起,研究人员在给田鼠接种马尔尼菲篮状菌时不慎刺破右手示指,9 天后在接种处出现结节并伴局部淋巴管炎和淋巴结炎,经治疗 20 天后痊愈。第一个马尔尼菲篮状菌自然感染病例为曾去过东南亚的 Hodgkin 病患者,在其被切除的脾脏中发现病原体。以后陆续有病例报道,大部分来自东南亚和我国的南方,而以泰国北部清迈一带最为常见。欧美国家报道的患者皆到过东南亚。我国李菊棠、韦兴国等于 1985 年有正式报道。

【流行病学】

马尔尼菲篮状菌在自然界中的生活史及其生态范围至今尚未明了,但土壤肯定是其主要存在场所。本病的传染源也未明,然竹鼠与马尔尼菲篮状菌关系密切。目前,已从东南亚的 4 种竹鼠中分离出了该菌,但与人类感染的关系仍未确定。动物试验证明该菌能感染田鼠,又能引起野生啮齿类的感染。

本病传播途径主要是马尔尼菲篮状菌孢子经空气传播,感染呼吸道。少数病例可能通过食物或水源感染消化道。

马尔尼菲篮状菌病分布于东南亚和我国南部丛林地区,泰国北部 25% AIDS 患者感染马尔尼菲篮状菌。在 AIDS 患者中,马尔尼菲篮状菌成为东南亚继结核分枝杆菌感染和新型隐球菌感染之后,第三种常见的条件致病菌。马尔尼菲篮状菌病已经成为 AIDS 界定性疾病之一。我国南方包括广西、广东、湖南、江西甚至南京都有发现。

本病病死率高。

【病因及发病机制】

病原菌为马尔尼菲篮状菌(*Talaromyces marneffei*),是篮状菌属的一个种,是双相型真菌,在自然界中以菌丝相存在,在人体组织中表现为酵母相。

马尔尼菲篮状菌主要寄生在细胞内,机体通过细胞免疫清除病原菌,当机体免疫功能下降,即可出现临床感染表现,故本病常伴发于 AIDS 患者和胸腺发育不良者等,AIDS 患者因 CD4$^+$T 细胞计数低下,容易感染马尔尼菲篮状菌,即使短时间的暴露也可能致病。

【临床表现】

马尔尼菲篮状菌病起病或隐匿或急性,潜伏期不明确。临床上分为局限性感染和进行性播散性感染。

(1) 局限性感染

原发病灶与马尔尼菲篮状菌入侵部位有关。因为病原菌主要由呼吸道吸入,所以肺部感染为多,临床表现似肺结核,极易误诊。有报道肺、脾和皮肤局限性感染病例。

(2) 进行性播散性感染

起病急,临床累及器官多,表现复杂。由于感染途径一般认为是因为孢子的吸入,所以肺通常是最早累及的器官。还可累及肝、脾、肠、皮肤、骨关节、心包、血液、扁桃体、肾脏等。未发现侵犯神经及内分泌系统,肾上腺未引起明显病变。主要表现为单核-巨噬细胞系统感染症状,有发热、寒战、盗汗、食欲不振、咳嗽、腹泻、进行性消瘦和衰竭。检查有肝脾肿大、全身浅表淋巴结肿大、严重贫血等。预后差,患者多在 2 个月至 3 年内死亡。

皮肤损害常见,是播散性马尔尼菲篮状菌病的临床特征,常首先被注意。表现为播散性皮肤结节和皮下脓肿,或多发性坏死性丘疹、传染性软疣样伴坏死性脐窝状及溶骨性骨损害。

【组织病理】

显示为肉芽肿,中心坏死,有中性粒细胞浸润的化脓性病灶,周围绕以组织细胞组成的圈。在组织细胞内外和坏死组织中有大量圆形或卵圆形的孢子,直径 $2.5 \sim 4.5~\mu m$。HE 染色核呈蓝色,孢子周围有空晕环绕形似荚膜,与荚膜组织胞浆菌酷似,但部分孢子呈腊肠形,两端钝圆,$3 \sim 6~\mu m$ 长,$1 \sim 2~\mu m$ 宽。HE 染色中央色淡,GMS 和 GF 染色油镜下可见分隔,不出芽。

【实验室检查】

直接镜检:取骨髓、脓、淋巴结抽取物、痰或其他标本制涂片,先以甲醇固定 10 分钟,然后经 GMS、PAS 或 GF 染色。油镜检查可见细胞内有圆形或卵圆形孢子,有时呈桑葚样。镜下形态与组织病理中所见相同。

真菌培养:取标本接种于沙氏琼脂上,室温培养为霉菌相,菌落生长快,2 周后呈淡红色绒毛状,并逐渐产生可溶性色素使培养基呈玫瑰红色;镜检有典型的帚状枝。37℃ 培养为酵母相,菌落为酵母样,棕褐色或玫瑰色,培养基呈红色;镜检有圆形孢子,部分长形有分隔、裂殖;菌落移至 25℃ 培养又呈霉菌相。

【诊断及鉴别诊断】

根据累及单核-巨噬细胞系统的临床表现如发热、广泛淋巴结肿大、肝脾肿大及皮疹、肺部病变等;患者曾去过流行区域;直接检查或组织病理检查发现马尔尼菲篮状菌;培养为双相菌即可诊断。

马尔尼菲篮状菌病主要应和组织胞浆菌病相鉴别。这两种病都累及单核-巨噬细胞系统,临床表现相似,组织病理亦都见细胞内孢子,但特殊染色后马尔尼菲篮状菌有特征性的腊肠型分隔孢子。真菌培养很容易区别。

【治疗】

两性霉素 B,每日 1 mg/kg,症状明显改善后改为伊曲康唑,每日 $0.2 \sim 0.4$ mg,疗程至少 6 周。

5-氟胞嘧啶与两性霉素 B 合用。

中度感染者开始即可用伊曲康唑。

AIDS 患者伴马尔尼菲篮状菌感染,可使用伊曲康唑,每日 0.2 mg,长期维持治疗并预防复发。

马尔尼菲篮状菌病预后差,故及早诊断、及早治疗至为关键。流行地区或曾去过流行地区的患者出现发热、淋巴结肿大大都应进行真菌学检查,以便排除马尔尼菲篮状菌感染。

12.3.10　青霉病(penicilliosis)

本病系由青霉属中的一些种感染引起的皮肤和内脏深部真菌病。

【病因及发病机制】

青霉广泛存在于空气、土壤和腐败的有机物上,至少有 800 种以上。根据 Rapper 等 1965 年的分类,描述了 138 个种和 4 个变种。近些年来,又陆续发现了一些新的能致病的种和变种。

青霉绝大多数为非致病菌,马内菲青霉为唯一的原发致病菌,少数为条件致病菌,已知致病的有产黄青霉(*P. chrysogenum*)、橘青霉(*P. citrinum*)、皮壳青霉(*P. crustaceum*)、两色青霉(*P. bicolor*)、团青霉(*P. commune*)、淡紫青霉(*P. lilacinum*)、足菌肿青霉(*P. mycetogenum*)和小刺青霉(*P. spinulosum*)等。青霉病多见于免疫功能缺陷、AIDS、中性粒细胞减少症、肿瘤、糖尿病、长期使用糖皮质激素和抗生素、人工心脏瓣膜置换、眼外伤、皮肤外伤等患者。

【临床表现】

青霉病感染源于肺部吸入青霉孢子或青霉经外伤皮肤或黏膜进入机体,所以肺常首先被侵犯,出现肺部感染表现。青霉还可侵犯心脏,引起内膜炎、心包炎;侵犯肾及泌尿道,出现泌尿系统感染症状;侵犯中枢神经系统,表现为脑炎。然这些临床表现都无特异性。青霉能侵犯人的眼、外耳道、皮肤等,引起真菌性角膜炎、外耳道炎、中耳炎、皮肤肉芽肿、烧伤皮肤的继发感染、甲真菌病、足菌肿等。一些危重疾病如白血病、淋巴瘤患者因免疫功能低下可发生严重的全身播散性感染。

青霉还可致敏,引起哮喘和过敏性鼻炎。青霉产生的毒素可使人和动物中毒。

【组织病理】

HE 染色组织内的形态为细长分枝分隔的菌丝,嗜碱性,$2 \sim 5~\mu m$ 宽,常呈放射状生长。青霉有时好侵犯血管,引起栓塞或组织坏死,栓子和坏死组织中有成团的菌丝。青霉与曲霉在组织中的形态相似,不经培养几乎不能区别。

【实验室检查】

青霉直接镜检:可见无色分枝、分隔菌丝。培养菌落呈蓝绿色,气生菌丝。特征性结构是帚状枝。

青霉在自然界中无处不在。人体的很多部位,尤其是皮肤表面、开放性伤口和溃疡表面、外耳道等都能分离出青霉。青霉也是常见的污染菌之一。单纯培养阳性并无临床意义。

【诊断及鉴别诊断】

青霉病的诊断除了根据临床表现外,真菌检查和组织病理必须发现病原体,并除外其他疾病。

【治疗】

青霉病治疗应根据不同的感染部位、感染程度,采用不同的治疗方法。系统性青霉病宜采用两性霉素 B 或两性霉素 B 与 5-氟胞嘧啶联合疗法,并积极治疗原发疾病,去除各种诱发因素等。

(张超英 王家俊)

12.3.11 着色芽生菌病(chromoblastomycosis)

【同义名】

着色霉菌病、疣状皮炎、黄色酿母菌病、裴氏真菌病等。

本病系由暗色真菌引起的皮肤及皮下组织的慢性感染性肉芽肿性疾病。该病的突出特征是在组织中形成暗色、厚壁、分隔的细胞(muriform cells),或称硬壳小体(sclerotic bodies)。致病真菌常通过皮肤的微小外伤侵入,故损害好发于四肢远端的暴露部位。典型临床表现为疣状增生性斑块或结节。病程持久,迁延不愈,由于瘢痕挛缩可致残而使患者丧失劳动能力。

【简史】

Pedroso 于 1911 年在巴西首先发现了着色芽生菌病;1914 年,由 Rudolph 报告了病例;1915 年 Medlar 和 Lane 又描述了首例北美病例及其致病菌疣状瓶霉。当时对于这种疾病的命名还有些混乱,认为着色芽生菌病和芽生菌病临床表现相近,

但是细胞的分裂方式不是通过芽殖而是通过细胞间的分隔,因此主张采用"着色真菌病"的名称。1974 年 Ajello 研究了暗色真菌感染的组织病理特点,提出根据致病菌在组织中的寄生形态将暗色真菌感染分为着色芽生菌病、暗色丝孢霉病及足菌肿等几种临床类型。着色芽生菌病的特征是在组织中形成纵横分隔的棕色硬壳小体并以此区别于其他感染类型。1983 年 McGinnis 又详细回顾了该病的命名及致病菌的情况,进一步明确了着色芽生菌病和暗色丝孢霉病的概念,其观点目前在世界上被普遍接受;但迄今仍有学者继续使用着色霉菌病(chromomycosis)来命名所有的暗色真菌感染。也有病原真菌分类学家认为其致病菌与暗色丝孢霉病的致病菌均属于黑酵母相关真菌,在分类学上相近,没有必要分为两个病种。近年来通过临床和病理观察发现,着色芽生菌病患者的免疫功能大多是健全的,机体产生针对致病菌的排斥反应,病原体在组织中生长受抑,因而表现为硬壳小体;而暗色丝孢霉病的患者多存在不同程度的免疫功能受损,不足以产生排斥反应,病原菌在体内生长没有受到充分抵抗,可以充分繁殖,表现为发芽的酵母细胞和菌丝等结构。因此,两种疾病的病原体组织寄生形态实际是与宿主的免疫功能状态密切相关的。

【流行病学】

着色芽生菌病在世界范围内分布,其中热带和亚热带最常见,也可发生在温带区域例如中国、美国、欧洲和加拿大。农民、矿工和其他在乡下工作的人是高危人群。20~60 岁的男性更易受累,这可能和他们的职业暴露有关:超过 90% 的病例都是职业暴露引起的。我国自 1951 年由尤家骏报道首例以来,全国大多数省市都已有发现,已有 500 例以上的病例报道;北方主要在山东、河南等地多发,特别是山东章丘一带,有小范围流行区,发病率曾一度高达 0.23‰。近 10 年来广东报道的病例居多,但南北方的致病菌分布有所不同。本病的致病菌主要包括 5 种暗色真菌:卡氏枝孢瓶霉(*Cladophialophora carrionii*)、裴氏着色霉(*Fonsecaea pedrosoi*)、monofora 着色霉(*Fonsecaea monofora*)、疣状瓶霉(*Phialophora verrucosa*)和播

水喙枝孢霉（*Rhinocladiella aquarspersa*）等。前 4 种致病菌在我国均有报道。在北方的山东、河南等地，60% 以上的病例均由卡氏枝孢瓶霉引起；着色霉菌感染主要见于南方如广东等地。我国病原菌的分布与世界相比有所不同，卡氏枝孢瓶霉的感染主要见于南半球如南美高发区的委内瑞拉，我国是北半球首次报道该菌感染如此高发的地区。

【病因及发病机制】

本病的病原菌为土壤腐生菌，常腐生于朽木、杂草和土壤等处，通过皮肤的微小外伤种植侵入真皮或皮下组织，进一步增殖引起病变。动物试验在大鼠、小鼠最为敏感，家兔、豚鼠及蟾蜍等接种结果均可建立人工感染。关于病原体与宿主之间的相互作用关系，动物试验的结果表明致病菌可以刺激机体产生抗体并促进颗粒细胞的趋化，细胞免疫缺陷的动物对暗色真菌的易感性明显提高。

关于暗色真菌本身的毒力因素与其感染的关系尚未明了，其细胞壁所具有的黑素可能是一个比较公认的毒力因子。黑素使真菌具有较强的抵御氧化杀伤、外来离子辐射、温度变化、pH 值改变的能力，也是引发真菌耐药性形成的重要因素。此外，唾液酸也在暗色真菌细胞的形态发生和维持细胞的完整性方面发挥重要作用。胞外酶如磷酸酶有助于分生孢子黏附于宿主细胞，天冬氨酸蛋白酶能够水解人重要的血清蛋白如白蛋白、纤维素及血红蛋白。硬壳小体具有较高的酶活性。通过抑制天冬氨酸蛋白酶，可抑制分生孢子的生长，抑制其向菌丝体的转化。

在暗色真菌的毒力因子与机体免疫系统相互作用过程中，中性粒细胞和巨噬细胞发挥着重要作用。巨噬细胞一般不能直接杀灭菌体，但可通过氧化应激，释放 NO 对菌体生长起抑制作用。中性粒细胞在与菌体作用时可将其杀灭，主要通过细胞外细胞毒性物质、髓过氧化物酶的释放引发氧化杀伤。

【临床表现】

本病呈慢性病程，早期损害不明显，有的患者可以回忆出在局部外伤后出现小丘疹、脓疱，以后逐渐增大为硬结，表面破溃、溢液、溢脓、结痂，损害逐渐扩展融合；典型损害呈疣状或菜花状境界清楚之斑块或结节，中心往往消退，形成瘢痕，周围继续进展，可形成散在的卫星状损害；在一处损害上可见静止与发展的病变共存。在疣状增生的表面可见到黑色点状血痂，内含较多经过表皮排除的菌体成分，有助于诊断。陈旧损害由于纤维组织增生、瘢痕形成导致淋巴回流障碍，严重时累及整个肢体形成象皮肿，使患者丧失劳动能力。本病自觉症状轻微，可有微痒感，继发细菌感染可发生疼痛。根据其不同的临床表现，Carrion 将其分为结节型、肿瘤型、疣状型、斑块型和瘢痕型 5 型：

结节型：损害稍隆起，柔软，表面光滑或呈疣状，可逐渐发展为肿瘤性损害。

肿瘤型：损害较大，隆起性，呈乳头瘤状或分叶状使之呈菜花状外观，表面覆盖污秽痂屑。

疣状型：损害的突出特点是角化过度，外观呈寻常疣状，往往多发生在足缘。

斑块型：该型最为少见，损害相对平坦，暗红色，表面有鳞屑。

瘢痕型：在损害发展过程中，边缘呈离心性扩展，中心消退，继之形成硬化或萎缩性瘢痕，损害常覆盖身体的大部分区域，呈环形、马蹄形或匐行性的边缘。

但临床分型并不是绝对的，在同一患者可以出现多种类型的损害，而且在不同阶段可表现为不同的皮损。根据戴氏等对山东 312 例患者临床特点的分析表明：多数病例为疣状增殖性损害，类似疣状皮肤结核，皮损边界清楚，高出皮肤表面 1~3 cm，上附不易剥离的鳞屑痂，去除痂皮后易出血，暴露出鲜红色颗粒状肉芽，颗粒间有少量脓液。另一种较为常见的损害较为表浅，呈环形斑块状，表面平坦，常糜烂结痂有渗出而呈湿疹样外观，边缘隆起并不断扩展。还有一种结节状损害，多为沿淋巴管播散所致，浸润较深，表面易破溃形成溃疡，有脓性分泌物。几种损害可以同时或交错存在（彩图 12-09）。

本病好发于四肢暴露部位，国外资料报道一般多见于下肢（68%），国内的统计则发现上肢损害居多(71%),其中又以手部皮损为著(50%)。其他的损害部位包括:面颈部、躯干、肩及臀部等。

本病的常见并发症有由于瘢痕挛缩而继发肢体挛缩或由于瘢痕增生而形成淋巴淤滞导致象皮肿;由于继发感染可导致分泌物增多,有恶臭并出现疼痛症状。本病病程较长,久而久之在其瘢痕基础之上可继发鳞癌。

【组织病理】

着色芽生菌病的组织学变化为慢性化脓性肉芽肿性炎症,主要特点包括:表皮假上皮瘤样增生,真皮肉芽肿、微脓肿形成和纤维化。肉芽肿含上皮样细胞、多核巨细胞、中性粒细胞、淋巴细胞、单核细胞、浆细胞、嗜酸性粒细胞等。多核巨细胞内或细胞外的微脓疡中可见单个或成堆棕色厚壁的圆形或椭圆形细胞,这些细胞在增殖的过程中发生纵横分隔,形成暂时性的多细胞形式,通常称之为分隔细胞或硬壳小体(sclerotic body)。病理学改变可以反映组织对外来病原菌排斥反应的过程,在这一过程中,真皮中受损的结缔组织、异物和致病菌在愈合过程中从真皮通过表皮排出体外(通过表皮排除现象,trans-epithelial elimination,TEE),在损害表面形成"黑点",这些黑点中查到硬壳小体的阳性率较高。偶可在表皮浅层或痂中发现分枝、分隔的棕色菌丝,不应诊断为暗色丝孢霉病。硬壳小体天然棕色,HE染色病理片观察十分清楚,无需其他特殊染色(彩图12-10)。

【实验室检查】

直接镜检:取痂屑、渗出物、脓液或活检标本进行氢氧化钾(KOH)涂片镜检可以发现单个或成对成簇的棕色厚壁多分隔的硬壳小体,直径4~12μm。Zaias和Rebell认为表皮疣状损害表面的黑点中检出硬壳小体的阳性率较高。硬壳小体对诊断着色芽生菌病有重要意义。在我国已报告的临床病例中,硬壳小体的检出阳性率高达96.3%(彩图12-11)。

培养检查:直接镜检虽可以确定诊断,但为了更为全面地建立诊断、详细了解致病菌的情况,需要进行培养检查。一般常用的培养基是含有抗生素的沙保弱琼脂,将标本接种于琼脂斜面上,在25~30℃条件下培养4周,大多数致病菌在1~2

周内均可形成可见菌落,所有的致病菌均可产生暗色的霉样菌落,在马铃薯琼脂或玉米琼脂培养基上生长良好,产孢丰富,根据其产孢结构特点可对其进行鉴定。我国报道病例中病原体培养的阳性率达77.5%,其中卡氏枝孢瓶霉占绝对优势(64.7%),其次分别为:裴氏着色霉(24.6%),疣状瓶霉(2.4%)和紧密着色霉(0.8%)。最近席丽艳等通过DNA序列分析对我国广东地区的裴氏着色真菌进行了重新鉴定,发现其中有半数左右的monophora着色霉(F. monophora)。但该菌从形态学上与裴氏着色霉无法区别,需要通过分子生物学方法鉴别。

免疫学检查:由于本病的真菌学检查和组织病理检查基本可以满足诊断需要,故免疫学检查的应用不够普遍,研究发现以下试验有助于对该病的诊断:① 皮肤试验:用暗色真菌培养物的提取液对患者进行皮试,观察患者产生皮肤超敏反应的情况,借此来进行诊断并区分疾病的不同发展阶段。国内有学者采用卡氏枝孢瓶霉和裴氏着色霉的提取物分别对未治疗患者、已治愈患者和健康志愿者进行皮肤试验,结果16例活动期患者中12例呈阳性反应,13例治愈患者中7例阳性,两种抗原之间存在交叉反应;但31例健康对照中仅1例阳性。提示本法对于诊断和估计预后均有帮助。② 血清抗体检测:用免疫沉淀法和双向琼脂扩散法均可检测到患者血清中对暗色真菌的特异抗体,其滴度似与感染程度及估计预后相关。

【诊断及鉴别诊断】

根据本病典型的临床表现并结合实验室检查容易确诊。发生于四肢远端的慢性疣状增生性斑块和结节,可伴有脓肿和溃疡;在皮损分泌物或活检组织中可以发现暗色分隔厚壁的硬壳小体;真菌培养有致病性暗色真菌生长;皮肤试验阳性反应亦有助于确诊。主要依靠真菌直接镜检、培养及组织病理学的检查结果。

由于本病的皮肤损害呈多样化,临床上应与慢性肉芽肿及肿瘤性疾病相鉴别,如暗色丝孢霉病、疣状皮肤结核、孢子丝菌病、梅毒、芽生菌病、副球孢子菌病、利什曼原虫病、皮肤无绿藻病、结节病、角化棘皮瘤、鳞状细胞癌等病症。主要依靠真菌直接镜检、培养及组织病理学的检查结果,发现纵横分隔的硬壳小体对诊断有决定作用,暗色丝孢霉病的组织寄生形态为暗色菌丝、芽孢而非硬壳小体。

【治疗】

由于病程较长、病原菌在组织中顽固寄生并造成组织严重增生,使得本病难以治愈,因此早期诊断、早期治疗并坚持治疗尤为重要。本病的治疗方法主要有:外科治疗、物理治疗及药物治疗。有时应将几种方法结合起来进行综合治疗。

(1) 外科疗法

主要是局部切除,适用于早期孤立性的损害,广泛深部切除后一般不易复发。对于大面积损害者可在服药治疗后 1~2 个月行大面积切除和植皮术。成功的关键是术前准备要充分,给予抗真菌和抗细菌双重治疗,术中用碘酒充分消毒,切除范围不得小于皮损远端 1 cm,深度应达深筋膜。皮损切除后可行自体皮或异体皮移植覆盖创面。

(2) 物理疗法

温热疗法:根据致病菌不耐高温的特点行局部加热疗法,以抑制其生长繁殖。常用蜡疗、电热、红外线或坎离砂等,也可用热水直接浸泡,温度以 50~60℃ 为宜,以患者的耐受程度为准。可逐渐升温以延长保温时间。

其他物理疗法:冷冻、激光、X 线照射、电烧灼等方法均可应用于小面积的皮损。

(3) 光动力疗法(PDT)

近年来光动力逐渐被用于真菌感染的患者,国外学者收集 10 例病例,采用 20% 亚甲蓝作为介质,进行 PDT 单独治疗 6 次,临床改善达到 80%。目前认为 PDT 治疗副作用少,主要表现为局部灼热感、疼痛等,单独或联合使用可以缩短整个疗程。我国广东省也有应用药物联合光动力疗法治疗本病取得成功的报道。

(4) 药物疗法

1) 系统用药

伊曲康唑:对致病性暗色真菌有较强的抑制作用,特别是对卡氏枝孢瓶霉感染效果更佳,目前已逐渐取代其他药物而成为治疗着色芽生菌病的

首选药物。口服每日 200~400 mg,连续 3~12 个月。长期口服广谱唑类药维持治疗是达到完全治愈的一种有效措施。

氟康唑:对暗色真菌感染有较好疗效,可静脉或口服给药,每日 200~400 mg,需较长疗程,一般应达半年以上。

泊沙康唑:口服每日 800 mg,建议分两次服用,可以与氟胞嘧啶或者特比萘芬联用。

两性霉素 B:适用于损害广泛、病情顽固、多种治疗均失败的病例。常用剂量为 0.5~1 mg/kg·d,从每日 1~5 mg 开始,逐渐加至饱和量,一般每日增加 2.5~5 mg,维持 1~3 个月。常见副作用有肾毒性、发热、寒战、静脉炎和低血钾,治疗中应密切监测肾功能和血电解质等。对发热、寒战等反应,可在用药前肌内注射非那根 25 mg 或苯海拉明 20 mg,也可在用药中给予氢化可的松 25~50 mg 静滴。两性霉素 B 还可与 5-氟胞嘧啶或伊曲康唑或氟康唑联合应用,可适当降低剂量,减轻副作用。对两性霉素 B 普通剂型不耐受或难治性的患者,用大剂量脂质体剂型有效。

特比萘芬:口服每日 250 mg,持续 3~6 月。与伊曲康唑联合应用效果较好。

碘化钾:属于经典非特异性抗感染药物,可用 10% 溶液口服,每日 3 次,从每次 10 ml 开始渐增量,可增至每次 30 ml。也可用饱和碘化钾溶液,每次 1 ml,逐渐增量,最大可达每次 5 ml。该药应与其他药物配合应用。

2) 局部用药

常选用 0.25% 两性霉素 B 溶液进行损害内注射;或用丙二醇及二甲基亚砜作溶剂配成 3~6 mg/ml 浓度的两性霉素 B 溶液外擦;还可外用高浓度的冰醋酸溶液。山东省人民医院采用 30%~50% 冰醋酸外用治疗 185 例,治愈 56 例(治愈率 30.3%)。但高浓度时刺激性较大,患者难以耐受,故一般选用 10%~30% 的浓度。

(5) 免疫治疗

国外学者报道采用免疫刺激剂葡聚糖(Glucan)联合伊曲康唑治疗一例严重播散性的着色芽生菌病患者 6 个月后,患者 INF-γ 的表达量明显提高而 IL-10 降低,取得了较好的临床疗效。

【预防】

由于本病的发生与皮肤外伤有重要关系，故防止外伤及及时处理外伤是预防本病的重要措施。要加强卫生宣教，提倡劳动中的自身防护，保护皮肤。发现可疑损害后应予重视，及时诊断，早期治疗是改善患者预后的关键。

12. 3. 12 暗色丝孢霉病（phaeohyphom-ycosis）

本病是指由一大组暗色真菌所致的浅表组织、皮肤、皮下乃至深部脏器的感染；皮肤损害主要以肉芽肿性结节、斑块、脓肿、囊肿为主。近年来，随着免疫受损患者的不断增多，其发病率有逐渐上升趋势。该病临床表现多种多样，危害最重的中枢神经系统暗色丝孢霉病常可危及患者生命。

【简史】

该病名称由 Ajello 在 1974 年确立，主要是为了解决暗色真菌感染在命名上的混乱；当时的概念是指由暗色丝状真菌所引起的皮肤、皮下组织以及系统性的感染，这些感染在组织中均可形成暗色菌丝成分。1983 年 McGinnis 又进一步扩大了这一概念，将浅部感染如毛结节菌病、掌黑癣、甲真菌病、角膜真菌病等均包括进来，凡在组织中形成暗色的酵母样细胞、假菌丝或菌丝样结构三者中任何一种形式，均可诊断此病。

【流行病学】

皮下组织和中枢神经系统暗色丝孢霉病为全球性分布，热带、亚热带和温带地区均有报道。皮下组织感染主要好发于成年人，以老年人居多，无明显种族和性别差异，但免疫力受损的人群中发病率较高。脑暗色丝孢霉病也是世界范围性分布，在欧洲、亚洲、非洲、大洋洲及北美和南美洲均有报道。患者年龄从 6 月到 70 岁，大多数在 20~40 岁之间。男女之比为 3∶1，无明显种族差异。未发现患者有明确的伴随疾病或易感职业。

我国最早一例暗色丝孢霉病由白义杰等报道于 1964 年，为皮炎外瓶霉引起的中枢神经系统感染，导致患者死亡，当时诊断为"着色霉菌病"。迄今为止，我国发现的暗色丝孢霉病例约 20 例，有 7

例均为致死性感染，多有皮肤损害，致病菌以外瓶霉为主，包括新种亚洲外瓶霉（*Exophilala asiatica*）。此外还有疣状瓶霉、离蠕孢、凸脐孢和赭霉所致感染的报道。自 1988 年以来已从山东、河南、广东等地的自然环境中分离出皮炎外瓶霉、棘状外瓶霉、甄氏外瓶霉、疣状瓶霉及葡萄孢维朗那霉等致病菌。

【病因及发病机制】

暗色丝孢霉病的致病菌种类繁多，包含了一大组在自然界广泛分布的暗色真菌，截至 1995 年，其致病菌已达到 57 个属 101 个种。病原菌分类主要归属于子囊菌门、真子囊菌纲中的刺盾炱目（*Chaetothyriales*）和座囊菌目（*Dothideales*）两个目中。

脑暗色丝孢霉病主要由班氏枝孢瓶霉（*Cladophialophora bantiana*）或称班氏木丝霉（*Xylohypha bantiana*）、毛样枝孢霉（*Cladosporium trichoides*）所致；另外两个主要病原菌为皮炎外瓶霉和 mackeniziei 喙枝孢霉（*Rhinocladiella mackeniziei*）。其他暗色丝孢霉病主要由皮炎外瓶霉（*E. dermatitidis*）、棘状外瓶霉（*E. spinifera*）、甄氏外瓶霉（*E. jeanselmei*）、着色霉（*Fonsecaea* spp.）、墙毛壳（*Chaetomium murorum*）、球毛壳（*Chaetomium globosum*）、离蠕孢（*Bipolaris* spp.）、链格孢（*A. alternata*）、奔马赭霉（*O. gallopavum*）和葡萄孢维朗那霉（*Veronaea botryosa*）等菌所致。

暗色丝孢霉病的发生与宿主的免疫功能状态密切相关，患者多存在不同程度的免疫受损。病原菌主要为土壤和植物腐生菌，已从土壤、朽木、腐败植物等处分离出多种致病性暗色真菌。推测皮肤感染的发生与外伤有关，深部感染可能通过呼吸道进入肺部或经过局部感染向深部组织侵袭导致播散性感染。

病原体的毒力因素在致病方面可能也有一定作用，如中枢神经系统感染多与班氏枝孢瓶霉、皮炎外瓶霉相关。但是在欧洲白种人中则以前者为主，后者在东方如日本和中国等地明显多见，这是否与宿主的遗传易感性相关尚值得探讨。近年来随着遗传学和分子生物学技术的进步，对于基因缺陷导致真菌易感性的研究也取得了突破性的进展,李氏等首先证实天然免疫中重要连接蛋白 CARD9 缺失可导致严重的暗色丝孢霉病,目前共有 10 例相关 CARD9 缺陷的暗色真菌感染病例报道,其中大多数发生在我国。病原菌对免疫低下患者致病性更强,这在动物试验中也得到了证实。

【临床表现】

按照致病菌侵犯部位不同,本病可分为眼部、皮肤和皮下组织及系统性感染几种主要的临床类型。

(1) 暗色真菌性角膜炎

本病发病前多有角膜外伤的历史,主要致病菌有甄氏外瓶霉和枝孢霉等。早期表现主要有角膜刺激症状,继而出现角膜溃疡,甚至出现角膜穿孔导致失明。我国 1985 年于淞等曾报道一例 23 岁女性患者。

(2) 皮肤和皮下组织暗色丝孢霉病

该型临床最为常见,可由多种暗色真菌引起,主要致病菌为外瓶霉和瓶霉。临床主要表现为孤立的皮下脓肿或化脓性肉芽肿,位于四肢暴露部位者居多,提示这可能与外伤有关。据国外对 78 例已发表的资料统计表明,85% 的损害发生在四肢,以膝部、手指、手部、腕部和肘部常见;其余发生在四肢其他部位以及臀部、面部、颈部和头皮。仅有 3 例为多发性损害,一例为皮肤多发性损害;一例为皮肤伴淋巴结损害;另一例为颈部、喉部及软腭损害。86% 的患者年龄在 30 岁以上,60% 为男性。患者对皮损往往不大重视,多在损害出现数月或数年后方来就诊,因此多数患者难以回忆起外伤史。有 10%~30% 的患者记得在感染部位有异物刺伤的经历,多为植物性,也有针刺发生(彩图 12-12)。

(3) 暗色真菌性鼻窦炎

病程慢性、持久,无明显自觉症状,可局限在鼻腔或逐渐向周围组织扩展。许多患者有较长过敏性鼻炎、鼻息肉、细菌性鼻窦炎或间歇性鼻窦疼痛的病史,患者往往由于鼻塞或面部疼痛而就诊,此时往往已有较大团块充满一个或数个窦腔。一般不伴有发热等全身症状。筛窦受累最常见,在筛窦和眼眶之间的纸状板可出现侧弯,严重时可表现为眼球突出及鼻梁增宽;有时蝶窦的下壁向下弯曲伸入鼻腔。上颌窦也常受累,蝶窦一般只在疾病的晚期才受累。疾病晚期不仅仅发生黏膜的肥厚,而且损害充满整个鼻窦空腔。手术中可见鼻窦腔中充满暗色黏稠状物,称之为"橡胶水泥"。窦壁往往变薄但保持完整。

(4) 中枢神经系统暗色丝孢霉病

在系统性暗色丝孢霉病中最常见,感染主要由鼻旁窦损害蔓延或经血行播散至脑而产生,也有个别经皮肤或肺播散产生。李等回顾分析了 2008 年前文献报道的 159 例有病原学证据的脑暗色丝孢霉病,其中约 50% 病例的病原菌为班氏枝孢瓶霉,另外两个主要病原菌为皮炎外瓶霉和 mackeniziei 喙枝孢霉。

临床表现以头痛为最常见的症状,往往持续数周或数月之久,体温增高不明显,可有低热。最常见的体征是神经系统局灶定位体征,如轻度偏瘫、脑神经损害、癫痫及颅压增高伴随的视乳头水肿,患者可出现失明。由嗜睡到惊厥,最终可发展为昏迷甚至死亡。Revankar 等对 101 例由暗色真菌引起的中枢神经系统感染病例的复习发现 87 例表现为脑脓肿。

【组织病理】

该病可侵犯不同的组织和器官而表现出不同的病理变化。皮肤、皮下及系统性损害的基本病理变化为化脓性肉芽肿。皮肤损害局限于真皮和皮下组织,罕有累及表皮。外围大量胶性结缔组织,中央液化,含脓液或渗出物,呈囊肿样,环以很宽的肉芽肿组织带。含有多核巨细胞、上皮样细胞、中性粒细胞,偶见嗜酸性粒细胞。在中央坏死区和肉芽肿组织边缘易发现棕色分隔的菌丝,菌丝长短不定,分枝或不分枝,2~6 μm 直径,有些菌丝分隔稠密且在分隔处收缩,有时含有厚壁、肿胀、气泡样细胞,直径 25 μm 或更大,似厚壁孢子(彩图 12-13)。

内脏损害包括脑感染为混合性化脓性肉芽肿性反应伴脓肿形成。脓肿为单个或多个,直径可达 5 cm。中心区为中性粒细胞和坏死细胞的碎片,外围多核巨细胞、上皮样细胞、浆细胞和淋巴细胞。棕色菌丝多见于脓液内,也可见于肉芽肿壁的巨细胞中。菌丝单根或成堆,棕色,分隔,呈串珠样。

【实验室检查】

直接镜检：在损害的分泌物或抽吸的脓液及活检标本中发现暗色规则或串珠状菌丝、发芽或不发芽的酵母细胞而非厚壁分隔细胞，对诊断该病有帮助（彩图12-14）。有些病例往往因菌丝壁颜色非常暗而被忽略。

培养检查：取分泌物、脓液，最好是活组织进行培养可以帮助确定诊断。将标本接种于沙保弱琼脂斜面上在25～30℃条件下培养4周，大多数致病菌在1～2周内均可形成可见菌落，菌落呈绒毛样或酵母样，呈灰色、暗绿色、暗棕色或黑色。如怀疑班替木丝霉感染，不要用脑心培养基。在马铃薯琼脂或玉米琼脂培养基上生长良好，产孢丰富。根据其产孢结构特点可对其进行鉴定。

其他实验室检查：暗色真菌性鼻窦炎有时可伴嗜酸细胞轻度增加，但一般分类计数不超过20%。中枢神经系统暗色丝孢霉病患者可有白细胞轻度增高。腰穿对于诊断的意义不大，因培养一般为阴性，在脑脓肿存在时一般不做。脑脊液中糖含量下降低于50 mg/dl时，提示存在播散性脑膜感染。

实用的免疫学检查不多，只有外抗原试验（exoantigen test）可用于某些暗色真菌的鉴定。该试验可将几种形态相近的外瓶霉互相区别，也有用于枝孢霉鉴定的报道。

CT和MRI对发现鼻部及脑部的病变有帮助。脑部病变CT检查为低密度损害伴对比增强的边缘（称"环状增强"），这一表现与细菌性脑脓肿难以区别，因此这些检查应结合真菌学及病理检查的结果。

【诊断及鉴别诊断】

根据各器官受累的典型临床表现并结合真菌学等实验室检查：脓液及组织中发现暗色真菌菌丝或酵母样细胞；培养有致病性暗色真菌生长；组织病理学证实组织中的真菌成分并显示出化脓性肉芽肿性炎症等，应高度怀疑本病。由于致病菌种类较多，临床变化多种多样，应与以下疾病及症候群鉴别：

(1) 着色芽生菌病

损害较为单一，主要表现为疣状增生的肉芽肿性斑块和结节而非脓肿和囊肿。脓液及组织中可发现棕色厚壁分隔细胞而非暗色菌丝，真菌培养有几种特定的致病菌。损害极少播散至全身。

(2) 其他原因所致的角膜溃疡（细菌、病毒性等）

应借助实验室检查，由于组织病理学检查难以实行，故主要以真菌学检查为依据。分泌物涂片及培养阳性结果有助鉴别。

(3) 慢性鼻窦炎

应通过分泌物及组织的真菌镜检及培养结果来排除；必要时取组织做病理学检查。

(4) 颅内占位性病变

包括脑脓肿、脑肿瘤等，常与脑暗色丝孢霉病相混淆，临床上不易鉴别。可借助CT、MRI等技术进行鉴别，但有时仍易误诊，往往在手术中才能确诊。

【治疗】

大多数暗色真菌对抗真菌药物不敏感，疗效往往欠理想，需要长期、大量服药或联合用药治疗。对于某些局限性皮肤损害和鼻窦、脑损害，可考虑在用药基础上进行手术治疗。本病预后差，病死率高。

(1) 手术治疗

对于脑暗色丝孢霉病及鼻窦损害是首选治疗措施，一般在服用化学药物治疗1～2月后进行手术切除。有时对于诊断不清的脑损害，术后可明确诊断，但应注意术中防止播散，剥离时尽量保持包膜完整。另外对于某些孤立的皮下囊肿，也可考虑手术切除，一般不易复发。完整地切除脑脓肿比穿刺及部分切除疗效更佳，但总的预后较差，死亡率>70%。

(2) 系统药物疗法

本病治疗困难，抗真菌药物联合治疗可提高患者的生存率和疗效。目前报道的联合主要包括：两性霉素B与5-氟胞嘧啶及伊曲康唑；伊曲康唑与特比萘芬联合对外瓶霉感染疗效较好，伊曲康唑可用于长期维持治疗；班替枝孢瓶霉除对5-氟胞嘧啶敏感外，对其他药物反应差，可与两性霉素B和唑类合用。伏立康唑和泊沙康唑等新三唑类药物也开始应用于本病的治疗。最近，有棘白菌素类药物与两性霉素B或唑类药物联合应用于系统性暗色丝孢霉病的报道,特别是脑部损害。药物的联合应用可减少耐药,减轻不良反应。抗真菌药物治疗一般应长期应用 6 个月以上方可收到较好疗效。

除抗真菌药物以外,免疫调节治疗如 γ 干扰素、集落刺激因子等已尝试应用在这类患者中,但其确切疗效尚有待进一步观察。

(3) 局部治疗

5%匹马霉素悬液、0.1%～0.5%两性霉素 B 水溶液、咪康唑溶液(10 mg/ml)局部外用,在最初 48～72 小时,每小时用药一次,以后改为每日 4 次维持,对早期角膜损害有效。也可采用结膜下注射咪康唑每日 5 mg 或氟康唑每日 1～2 mg,连续 5 日。全身治疗对角膜感染疗效不肯定。

(4) 物理治疗

根据致病菌不耐高温的特点行局部加热疗法,以抑制其生长繁殖。日本报道 1 例患者伊曲康唑效果不好,改用局部温热疗法,持续 4 个月后,皮疹愈合,留有瘢痕。

(5) 免疫治疗

有文献推荐难治性感染的患者可以使用免疫调节剂,如干扰素、白介素、集落刺激因子等,它们可以增强机体抗真菌的免疫力,在临床上可以作为有效的辅助治疗方法。

【预后】

随着临床上免疫功能受损患者的不断增多,暗色丝孢霉病患者也会增多。应注意避免免疫受损患者的一些微小外伤,这可能是暗色丝孢霉病的诱发因素,而且可能引起播散性感染。

(李若瑜)

12.3.13 佛隆那霉病(veronamycosis)

本病是由葡萄状佛隆那霉引起的一种特型暗色丝孢霉病。

【病因】

常由葡萄状佛隆那霉引起。此菌广泛存在于自然界的土壤、某些动物的粪便、蔬菜、腐木、鸟巢、杂食动物、鼠类、腐烂水果及食物中,为自然界的腐生菌;外伤后接触上述物质就有被感染的机会,挠抓破损亦可自身接种发病。亦可并发结核

病、糖尿病、手术及一些消耗性疾病的患者;长期服用糖皮质激素也可诱发本病。我国河南、南京曾发现由葡萄状佛隆那霉(Veronaea botryosa)引起的病例,并在山东、河南等自然环境中分离到这种真菌。

【临床表现】

此菌引起的暗丝孢霉病可侵犯皮肤、指(趾)甲及皮下组织和一些脏器。皮肤表现可为丘疹、结节、浸润性斑块、脓肿或肉芽肿等损害。丘疹或疣状结节的表面,开始为正常皮色或暗红色;随着病情发展,颜色逐渐加深呈红褐色、灰黑色或墨黑色。浸润性斑块损害触之较硬,有的甚至硬如软骨,表面凸凹不平或呈疣状隆起,其上可有紧密黏着的鳞屑;随着病情发展亦可有上述不同颜色的改变。有的患者皮损开始即为囊肿或肉芽肿,表面黏着褐黑色的蛎壳样厚痂,干燥,不易剥离;若剥离后基底呈菜花样增殖,并易出血或形成溃疡和坏死,常有恶臭。皮损长期不愈,若有消退可留萎缩瘢痕,并可在瘢痕上复发。在上述皮损出现的同时,患者可有发热、乏力、食欲不振及消瘦等;如发生继发感染则常有疼痛与压痛。上述皮肤损害极易播散,除可在皮肤形成多发病灶外,常侵及内脏。国内报道病例开始仅在踝部皮肤出现红肿和丘疹,以后损害波及全身皮肤,且在淋巴结、骨骼等部位均有病变。骨骼 X 线片上可见到虫蚀状破坏及囊状空泡改变,骨骼吸收萎缩并有病理性骨折。

一旦侵及脏器、形成系统性疾病时,依侵犯脏器的不同,可出现相应的临床症状。侵及脑组织时,可出现头痛、恶心、呕吐、嗜睡、抽搐、昏迷及占位性体征;侵及眼部可影响视力。有的患者尸检发现心、肺、肝、脾、肾及肠系膜淋巴结等部位,均有黑色浸润病灶、黑色结节和包块。因而系统性暗丝孢霉病危害极大,预后很差,病死率极高。

【组织病理】

皮下型组织病理主要显示累及皮肤和皮下组织,基本病变为脓肿、囊肿及多种细胞形成的肉芽肿,可有组织细胞、浆细胞、嗜酸性粒细胞、中性粒细胞、淋巴细胞、上皮样细胞,亦可见多核巨细胞。

脓肿或囊肿中心有液化、坏死。组织内可见肿胀、扭曲的棕色菌丝、酵母样芽生孢子或假菌丝,但无厚壁孢子(硬壳细胞),这是与皮肤着色真菌病组织病理的主要区别点。脂肪组织亦可坏死、纤维化。系统性累及任何组织均可查见上述病理变化。

【诊断及鉴别诊断】

根据临床的特殊表现,尤其对长期不愈的脓肿、囊肿、浸润性斑块、结节、溃疡要高度怀疑本病的可能性。取材进行真菌镜检、培养和组织病理检查.一般可以确诊。通过真菌培养、温度试验、生化试验及电镜检查可确定菌种。

本病应注意与皮肤着色真菌病的鉴别;如果只有皮肤损害,两者在临床上有时难以区别,但通过真菌学检查、电镜、组织病理可帮助鉴别。同时也要注意与孢子丝菌病、皮炎芽生菌病及副球孢子菌病等鉴别。

【预防及治疗】

本病与外伤关系密切,国内所报道者有局部创伤史,所以保护皮肤、黏膜,避免外伤为主要预防手段。一旦有外伤,要注意局部清洗和病变情况,以便及早发现、及早治疗,清除病灶。

对局限性损害可内服抗真菌药物加手术切除,有时可以治愈,但复发率比较高。系统性治疗难度较大,用于治疗本病的药物如10%碘化钾、两性霉素B、伊曲康唑、氟康唑、泊沙康唑等广谱抗真菌药物,治疗效果也不很理想。

12.3.14 毛孢子菌病(tricosporiosis)

本病是由白杰尔毛孢子菌等引起的一种疾病,可引起全身性系统性感染。

【病因及发病机制】

1992年以前所报道的病原菌主要为白吉利毛孢子菌,其分类及真菌特征与白毛结节病的病原菌相同。近年来,有人认为引起毛孢子菌病的主要病原菌为阿赛毛孢子菌(T. asahii),其次为黏液样毛孢子菌(T. mucoides)。

本病的发病机制尚不十分清楚。本菌存在于周围环境中,亦可于正常人体的皮肤、呼吸道、消化道及阴道等部位发现,并不引起疾病;而在某些条件下可以致病,故毛孢子菌病为一条件致病性真菌感染。多数情况继发于具有免疫缺陷的患者,如恶性肿瘤、白血病、器官移植、骨髓移植、大量应用免疫抑制剂或糖皮质激素等,使机体免疫力下降亦为常见诱发因素。对于这类免疫缺陷者,毛孢子菌常为内源性感染,主要通过消化道或呼吸道的损伤进入血内,形成真菌血症,发生播散性毛孢子菌病。

少数病例原来并无免疫缺陷,如应用静脉导管、心脏瓣膜置换、眼白内障摘除术等,亦可发生毛孢子菌病。此类患者以外源性感染为主,由环境中的真菌污染了导管、医疗器械、创面等引起。

毛孢子菌和某些其他微生物一样,具有含铁细胞受体。如机体血清铁含量增加,即有利于菌的生长、繁殖,在发病机制中也起重要作用。

【临床表现】

本病常继发于基础疾病,特别是有免疫缺陷的患者。常具有一些明显的诱发因素,有报道当中性粒细胞数低于 $0.1 \times 10^9/L$ 并持续时间较长,受真菌感染的可能性大为增加,且易并发播散性毛孢子菌病;中性粒细胞数和本病的预后亦有关,如持续低下,预后不良。

(1) 播散性毛孢子菌病

可分急性与慢性两种。急性播散性毛孢子菌病常在原有疾病的基础上,病情突然恶化,发生高热,心率及呼吸加快,表现一个或多个脏器损害;病情进展迅速,血压下降,出现昏迷、休克,在发病数天或1个月左右死亡。而慢性播散性毛孢子菌病可持续几个月,表现为进行性衰弱,患者长期发热,对广谱抗生素治疗无效,并出现某些脏器的损害;多次做血培养、活组织检查或病变部位穿刺液培养常可检出毛孢子菌;最后虽获确诊,用抗真菌药治疗,亦常不治死亡。

(2) 毛孢子菌性败血症

也有人称为毛孢子菌脓毒血症。血循环是真菌最先并侵犯最多的部位,真菌在血循环、深部组织或器官内生长、繁殖,临床上产生脓毒血症及受累脏器的相应表现。加上原有的基础疾病,其临床症状可以十分复杂;如多次重复做血培养,分离得真菌的阳性率也最高,有利于本病的诊断。亦有关于新生儿及早产儿患毛孢子菌性败血症的报道。

(3) 毛孢子菌性肾病

真菌通过血行播散,最常感染的部位是肾。可发生血尿、红细胞管型,甚至引起肾衰竭,预后不良。查尿常可检出病原菌。

(4) 毛孢子菌性肺炎

毛孢子菌在正常情况下,可存在于呼吸道,并不致病;但某些条件使机体免疫力降低,真菌可以生长、繁殖,成为致病菌并引起肺部炎症性病变。感染主要部位在细支气管及肺泡。有中性粒细胞数降低的患者,更易从肺侵入体内,形成真菌血症。患者有发热、咳嗽、咯痰或痰中带血,多次查痰有时可检出病原菌。

(5) 消化道毛孢子菌病

与肺一样,毛孢子菌可作为正常菌群存在于胃肠道,当机体免疫力降低时可成为致病菌,侵犯胃肠黏膜及血管引起炎症,故胃肠道亦为毛孢子菌侵入人体内形成真菌血症的主要部位。患者可出现厌食、腹痛、腹胀、稀便、腹泻、便中带血等症状,粪便有时可检出病原菌。

(6) 皮肤毛孢子菌病

播散性毛孢子菌病约有30%的患者可累及皮肤,发生多种皮疹。好发于头面部、躯干、前臂,常两侧对称。较常见的表现为紫癜性丘疹和结节,其中心发生坏死、结痂或形成溃疡;但也有仅发生多个结节,位于头及面颊部,不痛,略有波动感。其他皮疹可有斑丘疹、丘疱疹、丘疹脓疱性损害、出血性大疱、鳞屑性皮肤损害等。曾见1例病在腿部,类似蜂窝织炎。在皮肤部位取皮肤组织做真菌培养,约有90%可获阳性结果,对本病的早期诊断有重要意义;但也有皮肤病变培养阴性而血培养阳性的情况。

(7) 毛孢子菌性脑膜炎

可有不规则发热、头痛、脑膜刺激症状。如影响脑实质可出现失语、偏瘫、病程迁延。脑脊液培养可获病原菌。亦有发生脑脓肿的报道。

(8) 毛孢子菌性心内膜炎

常在心瓣膜病变基础上、或心脏瓣膜置换后发生。

(9) 毛孢子菌所致肝、脾损害

无特征性,较难确诊。

(10) 毛孢子菌所致眼内炎

可以是播散性毛孢子菌病变的一部分,亦可因手术后发生单个眼内感染,可引起失明。

AIDS患者人数虽多,但并发毛孢子菌病者相对报道较少,至今仅有数例报道。值得注意的是,在住院患者中,白吉利毛孢子菌可在0.8%患者的咽喉部及3.1%患者的下消化道检出。在男男同性恋人群中,可从15.5%直肠培养物中可分离出白吉利毛孢子菌,提示这种真菌可通过直肠的性接触而传播。

毛孢子菌病可以和细菌、病毒及其他条件致病性真菌同时发生感染,使临床症状更加复杂。需多次重复检查病原菌。

【组织病理】

真皮内有中等程度或致密的肉芽肿性浸润,有明显的血管改变,包括栓塞性血管炎、血管周围炎。有时可见其分枝菌丝侵入血管或小血管,有真菌栓塞。有1例报道在真皮内形成小囊肿,在囊肿内及其周围有大量真菌。

切片做PAS染色,典型者在真皮或血管内可见分隔菌丝,多数为长方形关节孢子,少量为假菌丝及芽生孢子;如能发现以上4种真菌形态,则有利于做出诊断。但不典型的可见菌丝及关节孢子,有时仅见菌丝、芽生孢子或类圆形孢子。

【诊断及鉴别诊断】

(1) 临床特点

① 常先有一基础疾病;② 患者具有免疫缺陷的情况,特别是中性粒细胞数减少;③ 有长期应用广谱抗生素、糖皮质激素、免疫抑制剂、化疗药物的情况,有器官移植、骨髓移植等诱发因素;④ 在基础疾病的基础上,有发生新的局部或播散性感染的症状;⑤ 在头面部、躯干、四肢有紫癜性丘疹或结节,中央有坏死或溃疡;⑥ 抗细菌治疗无效;⑦ 患者一般状况常在短期内明显恶化。

(2) 病理特点

① 真皮内肉芽肿性浸润;② 血管改变明显,可见栓塞性血管炎、血管周围炎,小血管内见到真菌栓塞;③ PAS染色在炎症区内可见分隔菌丝、多

数关节孢子、少量假菌丝及芽生孢子,如在切片中有上述4种形态的真菌有利于本病的诊断。

本病的皮肤组织病理改变需与念珠菌病、曲霉病、地霉病鉴别:① 念珠菌病主要为亚急性化脓性炎症反应至慢性肉芽肿形成,病灶内有分隔菌丝、假菌丝、多少不一的卵圆形孢子或芽生孢子,但血管改变较轻,无关节孢子。② 曲霉病为急性、亚急性至慢性炎症反应,有时可见组织坏死及小脓肿,可产生血管炎、血管周围炎及血栓形成;病变内有较多分隔菌丝,有的排列成放射状,菌丝分枝多呈锐角,但无本病的假菌丝及关节孢子。③ 地霉病在真皮及皮下有血管增生,周围有灶状及弥散性炎细胞浸润,其中有成群或散在的关节菌丝、关节孢子及圆形孢子,但无假菌丝及芽生孢子。

(3) 真菌检查

主要是进行血培养,或对有关受累脏器的尿、粪、痰、脓液、脑脊液、穿刺物等反复进行真菌检查;皮肤则需刮取真皮组织进行培养。真菌学鉴定是诊断本病的金标准。

标本直接镜检:主要可见分隔菌丝,圆形、卵圆形孢子,特别是关节孢子,有时可见少量芽生孢子,可结合培养鉴定菌种。由于毛孢子菌属为常见污染菌,正常人体也存在,必须进行多次重复培养,获得同一菌种才有意义。

标本接种于沙保琼脂培养基,室温下培养:白吉利毛孢子菌的特点与白毛结节病相同,而阿赛毛孢子菌鉴定要点是:① 该菌接种于沙氏葡萄糖琼脂培养基,27℃生长快,至10天时,菌落直径达16~24 mm,白色,较干燥,有多疱状突起及褶皱;表面粉状,菌落边缘较宽,可有较深裂隙。② 镜检主要为大量的关节菌丝、断裂或较规则的关节孢子,有的呈筒状。

阿赛毛孢子菌在37℃下生长良好,在含0.01%放线菌酮的培养基上生长,而在0.1%放线菌酮的培养基上不生长;可同化L-阿拉伯糖,在含山梨醇、肌醇的培养基上不生长;可分解尿素,不能利用硝酸盐。

播散性毛孢子菌病主要需与播散性念珠菌病、曲霉败血症、隐球菌败血症及播散性毛霉病等

相鉴别;毛孢子菌性脑膜炎需与隐球菌性脑膜炎、结核性脑膜炎鉴别。

【治疗】

本病多数在诊断后不久死亡或尸检时才确诊,因此早期诊断、及时治疗显得特别重要。

(1) 一般治疗

由于本病常在某一基础疾病过程中发生,病情复杂,因此需对基础疾病进行适当的治疗。去除诱发因素、增强机体免疫力,尤其是提高中性粒细胞的数量、加强全身的营养及护理均极重要。

(2) 药物治疗

目前对本病尚无有效的治疗药物,需进一步研究。

两性霉素B:这是治疗本病应用最多的药物。试管内对毛孢子菌所做的MIC,各报道差异较大,且与临床疗效也不完全一致。有时单用两性霉素B治疗,效果不佳。对两性霉素B常规剂量治疗效果不好或不能耐受的患者,可改用两性霉素B脂质体治疗,也可与咪唑类联合治疗来提高疗效。

氟胞嘧啶:毛孢子菌对本药相对耐药,一般不单独应用。过去多与两性霉素B联合应用,现在有被唑类药取代的趋势。

氟康唑或伏立康唑:可以口服、静脉滴注。在真菌易侵犯的组织中,如肾、肺、脑脊液、眼球等药物浓度较高,不良反应相对较小,一般氟康唑均作为联合治疗药物的一种与两性霉素B等合用。

抗真菌药与免疫疗法合用:由于本病多数存在免疫缺陷,故提高免疫力、改善机体抗菌能力亦有重要意义。某些白介素、干扰素、粒细胞-巨噬细胞集落刺激因子(GM-CSF)等,近来已用于临床。

其他药物:酮康唑、咪康唑有个别应用的报道,疗效尚难评价。伊曲康唑试管内抑菌作用较明显,但尚无临床应用的报道。

12.3.15 肺孢子菌肺病（pneumocystis pneumonia, PCP）

本病是由原来认为是原虫但近来已确认系由真菌肺孢子菌所引起的一种系统性真菌病。

【简史】

本病 1909 年首先由 Chagas 和 Carini 在锥虫感染的豚鼠和大鼠的肺组织中被发现而认为是锥虫生活周期中的某中间体;1912 年, Delanoes 夫妇按其形态似原虫、且对杀原虫的药物喷他咪和复方磺胺甲噁唑(SMZ CO)敏感,而定为原虫,且属一种新的病原体,并称其为卡氏肺孢子(囊)虫(*Pneumocystis carini*, PC)以作纪念;直至 1988 年, Edman 等在分子水平分析其基因序列形态,发现与寄生虫迥异而与真菌一致,故目前已被归属于真菌界。1970 年研究发现本菌对不同宿主所致感染具特异性,且属遗传特性,属型间差异。2001 年"机会性原虫生物国际研究会"一致重新修改命名为肺孢子菌,此菌所致肺炎缩写为 PCP。

【病因及发病机制】

感染人类的肺孢子菌为伊氏肺孢子菌(*P. jraveci*)。该菌引起的致死性肺炎,其胞壁成分中有高浓度 β - 1,3 葡聚糖而为传统的真菌多糖类的染料(如 Gomori,钾胺银等)所着色,其形态虽呈囊孢型及滋养体型,但从分子生物学方法证明了其体内有 3 叶酸还原酶,P 型阳离子转位 AIP 酶所编码的氨基酸序列与啤酒酵母相应酶很一致;以后经电泳, DNA 限制酶切分析,发现大鼠源的本菌的 RNA 操纵基因测序包括 5.8 S 及 2.6 S 的编码基因中的序列与啤酒酵母的同源性达到 87% 及 83%;而且它存在一与真菌相似的 16 S(ITS)小核糖体亚单位,其 r - RNA 序列在真菌进化树中与其他真菌比较位于子囊菌纲及担子菌纲之间的一个独立的真菌纲,再由其 16SRNA 序列分析,与子囊菌纲的 4 个真菌、结合菌纲的 35 个真菌以及担子菌纲的 9 个真菌完全相同,因之完全可将本菌确定为真菌界。肺孢子菌的感染部位是哺乳动物的肺泡,严重感染者可能发展为播散型而累及全身,但极少见。共有两个生物型:囊孢及滋养体(滋养体前体)。可能为真菌的分生孢子或孢子的一种,孢子内有核、线粒体、游离核糖核酸及内质网。滋养体较小,14 μm 大小,为一独立的单细胞生物,常在肺泡内成簇分布,也具有核仁、糖原颗粒、内质网、核糖核酸及 1 个以上的线粒体。囊孢与滋养体内均含有多糖,以甘露糖、半乳糖为主,

并有脂肪酸及胆固醇,却无麦角固醇,因之成为对两性霉素 B 等许多抗真菌药物不敏感的原因。

本病可由空气感染,可以在同一机体中反复发病,但尚不能确定为复发或再感染。已确定本菌存在不同基因型(菌型),致人类发病者对动物不敏感;健康人群肺泡内有可能带菌而成为隐性带菌者,如被激活,即可发病。

宿主对本菌的防护及发病机制与真菌相似,主要发生于机体免疫缺陷时,这点与念珠菌及新生隐球菌相似;在 AIDS 流行高峰时发病率也达高峰。病菌侵入肺泡后,可被肺泡巨噬细胞吸附而杀灭,所吸附的受体有:① 甘露聚糖受体,当 HIV 感染时,此类受体的表达明显降低,致菌不易被杀灭而使感染率及致死率明显升高;② β - 葡聚糖受体;③ Toll 样受体,有助于葡萄糖受体对菌的识别力;④ 补体 Fc 受体,经抗体介导可大大提高对菌的吸附及杀灭。在机体防御中最为重要的是 CD4⁺T 细胞,当 CD4⁺T 细胞缺乏时, IL - 8 也缺乏,使并发肺炎的严重度远较单纯 CD4⁺T 细胞缺乏时为高。

中性粒细胞经其膜 Fc 受体而吸附本菌,进而吞噬之,并发动胞内的氧化代谢以大量杀菌;但值得一提的是常可在肺泡及细支气管内激发过度炎症及渗出物,从而造成肺泡气体交换被阻、高度缺氧而致病情加重。

本病可产生特异抗体而防御或减轻病情,但 AIDS 患者无能力产生此类抗体,这也是 AIDS 感染本病时发展严重的原因之一。

【临床表现】

患者均有不同程度发热(平均 38.5~38.9℃)、咳嗽及少量白色泡沫痰,重者有呼吸困难及发绀,严重患者可发生气胸;如不及时做特异性治疗,症状可呈进行性加重,进而导致呼吸衰竭。

本病虽无明显皮肤表现,但疑似本病的患者应及早检查是否有 AIDS。

【组织病理】

肺泡间隔及细支气管、终末细支气管内浸润有大量淋巴细胞,并有浆液性渗出物,间有浆细胞、多核巨细胞,少数可见上皮样细胞肉芽肿。严重者呈间质性肺炎,可见间质增厚及水肿。肺泡

内可见成堆肺孢子菌及多种炎症细胞及渗出物。在反复发作的慢性阶段,肺间质中可出现纤维组织增生。

组织病理学检测中的六胺银染色可发现本菌,成堆的包囊体及滋养体散在于包囊体内外。

以支气管肺泡洗液或以高渗盐水诱导分泌物检查本菌,可获30%~75%的阳性率;如以DNA PCR检测,阳性率可达97%。

【诊断】

临床诊断:免疫缺陷患者,首先在AIDS病患者中或器官移植应用免疫抑制剂后发生呼吸道感染如发热、咳嗽,尤其出现气促、呼吸困难者中应首先考虑本病而立即检查痰中致病菌,以及早治疗。如痰液、支气管肺泡灌洗液等检查阴性时,应做经皮肺穿刺活检或开胸肺组织活检,及时做动脉血氧分压检查(大多低于60 mmHg)。

肺部X线检查可见双侧肺组织呈弥漫性网状结节样间质浸润,呈毛玻璃状,以肺门为著;可见纵隔及肺气胸、肺不张等;也见有肺大叶实变、空洞及胸腔积液等。如X线肺部检查未见明显病变而高度怀疑本病时,做肺部放射性核素^{67}Ga(镓)扫描,即可确诊。

实验诊断:支气管肺泡灌洗液与鼻咽吸引物等分泌物或痰做亚甲蓝荧光等特异染色可确定本菌,尤以后者为特异,可见周围出现明亮的蓝绿色荧光区,30分钟即可出结果,PCR检测的阳性率可高达97%,且十分敏感(敏感性可达1~2菌囊孢或10拷贝的DNA相当于10^{-18}DNA量),可用于诊断或治疗监测。近年研究发现,rRNA操纵子的巢式PCR检测较ITS巢式PCR检测的敏感度更高,由于其基因组中仅有1个ITS拷贝,在治疗7~21天后随着菌量减少,mtLSUrRNA-PCR可能为阴性,且ITS的序列类型与PCR的临床病情相关。$B_2\alpha_1$型ITS序列主要见于轻型,$B_1\alpha_3$型见于重型,A_2c_1型见于中重患者。

此外,尚可检测特异性抗体(3F6),在后期的阳性率也极高。而显微镜检阳性率仅5%,可能是菌定植而非感染。

一般真菌培养方法对本菌培养均未成功;现在应用组织培养,用多类细胞如肝细胞及uero细胞系等已获成功。

本病与其他严重呼吸道病毒感染如SARS病毒、流感病毒(人禽流感H5N1)等有相似的临床症状。如发生于机体免疫功能较差者,均有发热、呼吸道严重感染等。病原菌检测即可鉴别,也应高度参考流行病学等情况。

【治疗】

以磺胺类应用最广。每日TMP-SMZ 6~8 g,口服或者静脉滴注,持续数周以上;也可作为预防及抗复发治疗,但治愈率仅50%,疗效与患者带菌量及菌囊孢大小有关。也可合用氨苯砜(dapsone),100 mg每日1次或隔日1次。近来有用对菌去氧叶酸酶阻断剂如喷他咪(pentamidine),4~6 mg/kg,静脉滴注或气雾吸入,每日1次或者更多,也可用作预防。近来发现一高度杀菌作用的药物即联合有匹哌嗪(piparizine)bis-bencamidine的相关化合物对本病治疗十分有效。

此外,由于患者肺泡内存在大量炎性介质及分泌物而使患者高度缺氧,治疗中尚可合并应用糖皮质激素及无创伤性通气治疗。免疫治疗如IFN-γ、IL-6、IL-10、GM-CSF及特异抗体等均可减轻病情,提高治愈率。

【预防】

如在免疫缺陷患者,尤其是$CD4^+$细胞<250 mm^{3}患者中,怀疑肺部感染本菌时,于临床症状加重前即使真菌感染可疑,也可短期预防用药,以避免病情加重。

【预后】

本病极少有自愈倾向,如已经发现本菌感染应及早治疗,可有望挽救而免于死亡。对死亡的单因素分析显示:高APACHE II评分——平均急性生理和慢性病评分,急性肺损伤/呼吸窘迫综合征(ALI/ARDS)、延迟诊断及院内感染等是预后不良的危险因素,其中最严重的是延迟诊断。很多患者因其他病如结缔组织病、器官移植后并发感染住院,常未能想到本病而延至1~2周后,导致病情加重、出现ALI/ARDS才怀疑本病,但已为时过晚。

(吴绍熙)

12.3.16 无色丝孢霉病（hyalohyphomycosis）

由众多具无色（透明）菌丝的霉菌所引起的感染被统称为无色（透明）丝孢霉病。采用这个术语的目的在于阻止真菌病名的不断增多，因为具有无色菌丝的霉菌种类繁多，如果其中的每一个种所引起的感染都给予一个名称，那么真菌病病名的数目将极度膨胀、烦琐累赘，给学习和互相交流带来了诸多不便。

【病因】

到目前为止，已列入无色丝孢霉病的病原菌已近 70 个种，分布于至少 27 个属，主要有镰刀菌属、赛多孢子菌属、拟青霉属、青霉属、木霉属、枝顶孢霉属、帚霉属等。

近年来，无色（透明）丝状真菌引起的侵袭性感染显著增多，与高危人群的增加密切相关，包括实体器官移植、血液及骨髓移植、AIDS、恶性肿瘤、免疫抑制剂的使用、中心静脉插管、老年人、早产儿等。无色（透明）丝状真菌易引起免疫缺陷人群的机会性感染。在免疫正常的个体中，透明丝孢霉病通常由局部外伤导致孢子侵入皮肤或人工装置，如心脏瓣膜、人工晶体或中心静脉导管而引起感染；而在免疫缺陷宿主中的入侵途径则与曲霉相似，孢子的吸入可引起鼻和肺部的感染，最终引起包括皮肤、脑、心等多个器官受累的播散性感染。

曲霉在组织中虽也表现为无色的菌丝，但已专门命名为曲霉病，故不再归入无色丝孢霉病的范畴。镰刀菌及青霉引起的感染参阅有关章节，本节着重介绍赛多孢子菌引起的感染。

赛多孢子菌感染主要病原菌为尖端赛多孢子菌（*Scedosporium apiospera*），又称尖端单孢子菌。其有性期属子囊菌的波氏霉样菌或称波氏假阿利什菌（*Pseudallescheria boydii*），此菌广泛存在于自然界尤其是土壤中。外伤接种、吸入空气中的孢子或接触污染的污水等可引起感染。

尖端赛多孢子菌引起的人类感染最常见的是真菌性足菌肿（见 12.3.25《足菌肿》一节），排出的颗粒为白色，可破坏组织和其下的骨骼；第二位的感染为肺部感染，临床表现如肺结核或肺曲霉病，可散播至脑，有时有肺真菌球形成；其他感染的部位包括骨髓、关节、角膜、脑、内眼、鼻窦、心内

膜等，可发展成致命的播散性感染。

多育赛多孢子菌（*S. prolificans*）引起的感染少见，对目前所使用的抗真菌药物均不敏感。

【诊断】

临床标本包括脑脊液直接镜检可见到无色分枝分隔的菌丝，镜下形态与曲霉不能鉴别，真菌培养可确定菌种。

【治疗】

赛多孢子菌不同菌种间对药物敏感性差别较大。两性霉素 B 对尖端赛多孢子菌的体外活性不稳定，伊曲康唑、伏立康唑和棘白菌素类药物对该菌仅表现为抑菌活性。多育赛多孢子菌被认为对目前所有已知的抗真菌药物均耐药。手术切除仍是多育赛多孢子菌感染仅有的疗效确切的治疗方法；无法手术切除的感染或免疫缺陷患者的播散性感染，单用药物治疗几乎均无效。

12.3.17 链状芽生菌病（lobomycosis）

又称瘢痕疙瘩芽生菌病（keloid blastomycosis）、罗博病（Lobo disease），系由罗博菌引起的皮肤和皮下组织慢性感染。

【病因】

罗博菌（*Loboa loboi*），又称链状芽生菌。链状芽生菌病见于中美洲和南美洲，主要在巴西、哥伦比亚、哥斯达黎加、巴拿马、秘鲁、委内瑞拉等国，我国尚未有报道。罗博菌至今仍不能人工培养，所以至今未了解其自然状态下的形态特点和全部生活史，其分类学上的地位也一直未得到解决。据推测，罗博菌的生活环境与土壤和植物有关，为自然界的腐生菌，因为患者多为从事农业劳动的成年男性，皮损又好发于易受外伤的暴露部位。可在人与人之间传播，也可在海豚和人之间传播。

【临床表现】

损害好发于身体暴露部位如耳郭、面颈部、小腿及臀部等，躯干亦可累及。患者常有外伤史。开始为皮下结节，光滑而坚实，可自由活动，不痛不痒亦不红。结节逐渐成瘢痕疙瘩样，呈淡褐色，表面有毛细管扩张。损害缓慢向四边蔓延扩展，形成疣状、结节状斑块，外围有卫星状损害，可能

来源于搔抓引起的自我接种而不是来源于血循环或淋巴管播散。损害不断缓慢扩大，病程极为慢性，可持续数十年，最后成众多结节、疣状斑块；同时还可通过搔抓将病原菌接种至身体其他部位而引起新的皮肤损害。迄今为止还没有黏膜、内脏或骨髓感染的报道。患者主观感觉有轻度瘙痒，无全身不适和其他症状。

【组织病理】

组织病理表现为以异物巨细胞、Langhans 巨细胞和组织细胞为主的慢性肉芽肿。HE 染色病原体的胞壁显示不够清楚，宜用 PAS 或 GMS 染色，以 GF 染色最为理想。病原体为圆形或卵圆形的孢子，可位于巨细胞或巨噬细胞内，直径 5 ~ 12 μm，平均 9 μm，单芽或多芽。子细胞多不脱离母细胞，母、子细胞之间有管状结构相连，子细胞有时与母细胞等大。通常 2~5 个细胞连在一起排列成链状，多处出芽则形成分枝状。

【实验室检查】

皮损刮取物或压碎后的组织加 10% KOH 液直接镜检，可见链状出芽的孢子，与组织病理所见相同。

【诊断及鉴别诊断】

根据瘢痕疙瘩样的皮肤损害，直接镜检或组织病理检查，见典型的成链状排列的孢子即可诊断。

链状芽生菌病应和瘢痕疙瘩、皮肤纤维瘤、皮肤着色芽生菌病、足菌肿、隆突性皮肤纤维肉瘤等相鉴别，组织病理检查可有助于区别。

【治疗】

手术切除感染组织可获得治愈；皮损广泛者切除后易复发。某些患者口服氯苯吩嗪（clofazimine）每日 100~200 mg，连服 1~2 年疗效较好。酮康唑、两性霉素 B 以及 5-氟胞嘧啶等药物效果均不满意，推测可能与该病菌繁殖缓慢有关。

12.3.18 鼻孢子菌病（rhinosporidiosis）

鼻孢子菌病为鼻孢子菌引起的慢性肉芽肿性疾病，特点为在鼻、眼等处的黏膜上，偶尔在身体其他部位产生息肉样或乳头瘤样损害。

鼻孢子菌病散布于全世界，好发于热带和亚热带地区，以印度和斯里兰卡等亚洲国家发病人数最多，其次为南美洲的巴西和阿根廷。我国李新章在 1979 年于广州发现了首例病例，以后其他地方也有数例报道。患者多在 20 ~ 30 岁之间，男多于女。

【病因】

病原菌为希伯鼻孢子菌（*Rhinosporidium seeberi*），又称鼻孢子菌。因为目前此菌尚不能人工培养，所以其在分类学上的地位迄今悬而未决，也无法描述其菌落形态和结构特征，更不能了解其全部生活史。鼻孢子菌在组织中形成大而厚壁的内孢囊，含大量内孢子，内孢子可发育成新的内孢囊。

本病发病与游泳或从事在死水中的工作如潜水、打鱼等有关；动物也可被感染。尚无人与人或人与动物直接传染的报道。

鼻孢子菌的传染源和传染途径不明，一般认为污染的水源或带菌的土壤是传播的媒介。皮肤黏膜损伤后接触死水是重要的诱因。

【临床表现】

鼻孢子菌病可侵犯鼻、眼、上颚、咽、气管与支气管黏膜，偶尔累及身体、外生殖器和直肠等，但约 72% 发生于鼻部。

皮损多位于近鼻孔处的鼻黏膜上。开始为丘疹，以后逐渐增大成息肉样或乳头瘤样，质脆软而易出血，色红，有蒂或无蒂，有时分叶。损害上可能有许多白色小脓点，是较大的充满内孢子的球囊或内孢囊（spherule）。息肉可伸出鼻孔，亦可阻塞鼻孔而使患者呼吸困难。

眼部主要累及眼结膜，一般为单侧。早期损害为能自由推动的粉红色小结节，自觉有异物感，后变成暗红色息肉样，可有分叶。眼睑会外翻。若泪囊膨大，则有泪囊阻塞，有流泪、畏光等。

皮肤感染早期为皮下结节或乳头瘤样，以后扩大成疣状，带蒂。

男女外生殖器及肛周损害呈息肉样、菜花样、尖锐湿疣样或痔疮样。

损害局部一般可有痒感，无全身症状。经血液循环或淋巴系统播散的病例，可累及肺、肾、肝、脾、脑和肌肉等,但罕见。播散性感染常可致死。

本病容易局部复发,往往发生在术后 1 年左右,因此应对患者进行跟踪随访。

【组织病理】

组织反应为黏膜下或表皮慢性炎症反应,有淋巴细胞、浆细胞、上皮样细胞及血管丰富的肉芽组织和多数中性粒细胞,几乎没有嗜酸性粒细胞。可见不同发育阶段的球囊即内孢囊,厚壁,直径 6~30 μm,圆形或卵圆形。HE 染色清楚,一般不需要其他特殊染色。幼龄球囊圆形、厚壁,直径 10~100 μm 大小,内有单个核。成熟的球囊厚壁,直径 100~300 μm,圆形或卵圆形,内含内孢子可多达 16 000 个,集中于孢壁的一侧。球囊破裂后释放出内孢子,留下空的塌陷的球囊壁,形状不定。内孢子直径 7~9 μm,其中含有 10~16 个颗粒。

鼻孢子菌的球囊应和粗球孢子菌的球囊相鉴别。粗球孢子菌的球囊较小,直径 80~200 μm;内孢子也较小,约 2.5 μm 大小。鼻孢子菌黏蛋白卡红染色孢壁呈红色,而粗球孢子菌则不会染成红色。另外粗球孢子菌易于培养,呈双相型。

【实验室检查】

黏膜或皮肤损害刮取物尤其是取自于白色脓点处的标本,加上 10% KOH 液直接检查,可见球囊和内孢子,与组织病理检查中所见相同。人工培养至今尚未成功。

【诊断及鉴别诊断】

黏膜表面有红色、质脆、带蒂的突出物或息肉样损害;真菌直接检查或病理组织中见球囊和内孢子,即可诊断为鼻孢子菌病。

鼻孢子菌病应和鼻息肉、扁平湿疣、尖锐湿疣、寻常疣及恶性肿瘤相鉴别。隐球菌是除鼻孢子菌外唯一能够产生息肉样损害的真菌。真菌直接镜检和组织病理检查易于鉴别。

【治疗】

酌情采用手术切除、冷冻、电灼、激光等去除损害。损害去除若不彻底,易于复发。三价或五价锑化合物、氨苯砜以及外用 2% 牙石催吐剂(tartar emetic)可用于治疗本病。

(朱 敏 王家俊)

12.3.19 毛霉病(mucormycosis)

【同义名】

藻菌病(phycomycosis)、接合菌病(zygomycosis)。本病系由毛霉目(Mucorales)中某些菌种引起的鼻、脑、肺、胃肠道、皮肤及皮下组织等器官或血流的深部真菌感染,多数呈急剧发展,少数为慢性病程。

【病因及发病机制】

病原菌为毛霉目真菌,属于接合菌纲。这些真菌广泛存在于自然界,为土壤、面包、水果等的常见腐生菌。其共同特点为有性繁殖产生接合孢子,无性繁殖产生孢子囊和孢子囊孢子,菌丝宽,不分隔或极少分隔,壁薄,易侵犯血管,形成栓塞而产生组织坏死。常见的致病菌为毛霉属(Mucor)、根霉属(Rhizopus)、犁头霉属(Absidia)、根毛霉属(Rhizomucor)、被孢霉属(Mortierella)、共头霉属(Syncephalastrum)、小克银汉霉属(Cunninghamella)和瓶霉属(Saksenaea)等属中某些菌种,80% 以上为根霉,最常引起人类感染的为少根根霉(Rhizopus arrhizus)。近年来,不规则毛霉引起的原发性皮肤感染也有较多报道。虽病原菌不同,但临床症状和组织病理相似,故统称毛霉菌病。

毛霉目真菌为条件致病菌,感染与年龄、性别、人种和地区关系不大,为世界性分布。临床表现为鼻脑型、肺型、胃肠道型、播散型和皮肤型 5 种类型,不同的临床类型通常与特殊的基础性疾病有关,如糖尿病酸中毒、营养不良、大面积严重烧伤、外伤、手术、白血病、淋巴瘤、AIDS 或其他严重消耗性疾病,或者使用免疫抑制剂、细胞毒药物、糖皮质激素等。医源性因素包括注射、静脉输液、血液透析、使用污染的敷料绷带等。因免疫功能下降,机体失去保护屏障,病原菌经呼吸道、胃肠道、皮肤黏膜伤口等侵入而引起感染。

【临床表现】

(1) **鼻脑毛霉病**(rhinocerebral mucormycosis)

患者多为糖尿病酸中毒者。感染常始于上鼻甲或鼻旁窦,亦可在腭和咽部,引起严重的蜂窝织炎。鼻分泌物黏稠,黑色带血,局部检查有黑色坏死区域,伴副鼻窦炎、鼻窦炎、硬腭上腐痂。X线检查鼻窦模糊有液平面,偶在鼻两侧有硬的可触及的边缘清楚的肿块。

患者最初症状多为一侧头痛、鼻或鼻窦疼痛充血、流血清样或黑色鼻涕,常有发热。眼部症状有眼眶疼痛、眼睑下垂、局部麻痹、眼球突出和运动受限、瞳孔固定、失明、三叉神经第1支和第2支配区域麻痹、同侧面神经瘫痪等。其他症状有眼后疼痛、头痛及呕吐等颅内压升高的表现。严重的眼眶蜂窝织炎表示真菌已侵入眼和中枢神经系统,多产生第V和第VII对脑神经麻痹,预后差。随着病情发展,病原菌侵入较大的脑血管,引起栓塞或坏死,患者由昏睡进入昏迷,病程短者2天、长者2个月,一般7~10天内死亡。感染可扩展至肺或播散至全身,死亡率高达80%~90%,使用两性霉素B后下降至50%左右。

少数患者在脑部有局限性肉芽肿,由毛霉引起,无鼻部感染的症状和体征。极少数患者表现为慢性鼻毛霉病,仅鼻局部有含菌丝的肉芽肿,患者一般体健。

病原菌几乎全部是米根霉(Rhizopus oryzae)和少根根霉(Rhizopus arrhizus)。

糖尿病患者鼻脑毛霉病的转归和预后往往与能否控制酸中毒有密切关系,患者若能控制糖尿病,感染症状会减轻甚至隐伏,直到下次酸中毒时再发作。

(2)肺毛霉病(pulmonary mucormycosis)

分原发性和继发性两种。原发性感染多见于淋巴瘤、白血病和糖尿病患者,因吸入毛霉孢子而引起;继发性感染多由于吸入鼻脑毛霉病的分泌物所致。

肺毛霉病症状主要表现为进行性非特异性支气管炎和肺炎。严重者病原菌侵入血管引起栓塞或坏死,产生相应的症状和体征。有时因累及动脉而出现致命性的咯血,或在肺部形成较大的空洞。患者持续高热、咳嗽、胸痛、咯血,抗细菌抗生素无效,多在3~30天之间死亡。

少数患者表现为慢性局限性肺毛霉病,如能及时治疗,预后较好。偶有在肺空洞中形成真菌球的报道。

(3)消化道毛霉病(gastrointestinal mucormycosis)

多见于因患伤寒、阿米巴痢疾或其他疾病而引起的营养不良的儿童。病变可累及食管、胃、回肠、直肠等,并可扩展至肝、胆、脾和胰腺,甚至产生腹膜炎。症状视累及的部位和程度而异,常有非特异性的腹痛、胃溃疡、胃痛、腹泻、血便、呕咖啡样血等。患者多在70天之内死于肠穿孔、脓毒血症或出血性休克。

(4)皮肤毛霉病(cutaneous mucormycosis)

毛霉目真菌为气生菌,可从正常人的皮肤、外耳道、痰中分离出来。烧伤患者可因毛霉大量生长而致命。外耳道真菌病可由毛霉引起,因此外耳道也是毛霉侵入机体的门户。原发性皮肤和皮下组织感染常由外伤、手术或使用污染包扎物引起,根据临床表现可分为两型,即浅表型和坏疽型。浅表型呈慢性病程,可多年局限于皮肤而不播散,皮损不痛不痒,表现为缓慢增大的伴有结节的斑块,组织病理无侵犯血管倾向,患者通常无基础性疾病;坏疽型进展快速,损害通常表现为感染部位的大片坏死、溃疡,可深达皮下脂肪和肌肉组织,中央黑色焦痂形成,疼痛明显。原发性皮肤毛霉病一般不产生血行播散,预后较好。病原菌多为足样根霉(Rhizopus rhizopodoformis)、总状毛霉(Mucor racemosus)及不规则毛霉(Rhizomucor variabilis)。

继发性感染多来自肺或其他部位毛霉菌的播散,患者多患白血病。皮损开始为痛性结节,逐渐扩大,苍白的边缘外再围以很窄的红色的环,直径可达数厘米;以后中央出现溃疡、结焦痂和坏死,可有瘢痕形成。

复旦大学附属华山医院皮肤科王家俊曾报道1例手部皮肤原发性毛霉病。患者女性,农民,体健,手部有外伤史。损害为结节和逐渐扩大的紫红色斑块,边缘清楚,表面高低不平,有小溃疡,病程慢性。病原菌为葡萄牙毛霉(Mucor lusitanicus),为国际首例报道。

(5)播散性毛霉病(disseminated mucormycosis)

上述4种类型都可引起播散性毛霉病,但多见于中性粒细胞减少的肺部毛霉感染患者。播散部位以脑最常见,其他有心、脾、皮肤及其他器官,常在尸解时确诊。

【组织病理】

组织病理以 HE 染色最好,不需其他特殊染色。显示化脓性炎症反应伴脓肿形成和化脓性坏死,坏死组织中有宽的菌丝,外围狭窄的多核巨细胞带,感染严重的组织内可见大片坏死和多核巨细胞广泛浸润。慢性感染表现为单纯肉芽肿反应或化脓性与肉芽肿性混合炎症反应。感染组织中可见血管壁坏死和真菌性栓塞,并引起组织梗死或血液及淋巴管扩散,常累及大血管。

组织中菌丝宽,直径 3~25 μm,平均 12 μm,长达 200 μm,多呈中空,不分枝或不规则分枝,分枝呈直角,壁薄,偶见分隔。菌丝两侧不呈平行状,有时扭曲、折叠、形态奇特,偶有局限性的泡状膨大。某些接触空气部位如鼻窦和筛窦组织中偶可见孢子囊、孢囊梗。

【实验室检查】

取痰、脓液、鼻分泌物、活组织等标本加 10% KOH 液直接镜检,见宽大菌丝,几乎不分隔。将标本接种于沙氏琼脂上室温培养,多呈长毛样。特征性结构为孢子囊和孢子囊孢子。根据菌落形态、镜下特征可鉴定菌种。

因毛霉是在自然界中广泛存在的气生菌,所以从非无菌部位标本如痰、鼻分泌物中分离出的真菌并不一定有临床意义,应结合临床、直接检查、组织病理检查等慎重判断。

【诊断及鉴别诊断】

糖尿病患者出现急性并迅速进展的鼻窦炎、眼眶蜂窝织炎、支气管炎或支气管肺炎,都应疑及毛霉病而进行真菌学检查和组织病理检查。直接镜检和组织病理检查发现菌丝可确定诊断,培养能确定菌种。

毛霉病本身无特异性表现,故鉴别主要依靠真菌学和病理检查。

【治疗】

由于毛霉病常非常急性和严重,预后极差,所以早期诊断和治疗极为重要;一旦确诊,应立刻治疗。体外药敏试验提示毛霉仅对两性霉素 B 敏感,因此首选治疗药物为两性霉素 B,剂量为 1~1.5 mg/kg·d,与 5-氟胞嘧啶有协同作用,两性

霉素 B 脂质体副作用较小。笔者曾报道一例由多变根毛霉引起的面部原发性皮肤毛霉病,口服伊曲康唑每日 2 次,每次 0.2 g 治疗有效,随访多年无复发。另外,应同时积极治疗原发疾病,如控制糖尿病等,并给予全身支持疗法。局部可做切除术或清创术。

12.3.20 虫霉病(entomophthoromycosis)

本病由接合菌纲虫霉目真菌引起,主要表现为皮下组织和黏膜下层慢性炎症或肉芽肿性感染,与上述毛霉菌病又统称为接合菌病(zygomycosis)。

【病因及临床表现】

依病原菌不同,本病有两种:耳霉虫霉病及蛙粪霉虫霉病。

(1) 耳霉虫霉病 (entomophthoromycosis conidiobolae)

病原菌为冠状耳霉(*Conidiobolus coronata*),系土壤腐生菌,可从腐烂植物中分离出来,也是一些节肢动物、昆虫和马的致病菌。冠状耳霉感染的患者几乎全部来自非洲热带雨林地区,主要是尼日利亚。世界其他地区也有散发,亦局限于热带雨林地区。

患者大多为 20~40 岁,男性占大多数,与从事农业劳动有关。

临床表现主要为鼻黏膜的慢性肉芽肿性感染。最先发生于下鼻甲黏膜,以后或快或慢地向四周扩散至黏膜下层、鼻中隔、鼻孔和鼻旁窦等,一般为双侧,也可为单侧。患者最常见的症状为鼻塞或鼻溢液。由于肿块和伴发的面颊、前额、嘴唇和眼睑水肿,使面部外观奇异。肿块高低不平,肿块与其下的深部组织粘连,不痛,不能推动,但其上皮肤可移动,呈棘状或有红斑,一般不破溃。患者无发热,全身一般情况正常。

耳霉虫霉病应和鼻脑毛霉病鉴别,后者由毛霉目真菌引起,通过鼻、鼻窦和眼眶引起脑和脑膜血管栓塞、组织坏死;面部皮肤可肿胀,鼻分泌物黑色带血,全身情况差,病情一般进展快,预后不良,真菌培养有毛霉或根霉。

耳霉虫霉病还应和其他一些发生于鼻部的疾

病相鉴别,如鼻部脓肿、肿瘤、结核、龙线虫病、盘尾丝虫病等。直接镜检、组织培养和组织病理检查可最后确诊。

(2) 蛙粪霉虫霉病 (entomophthoromycosis basidiobolae)

又称蛙粪霉菌病。病原菌为固孢蛙粪霉 (*Basidiobolus haptosporus*),为土壤、粪便和腐烂植物的腐生菌,广泛分布于热带和亚热带地区。一些两栖类和爬行类如青蛙、蟾蜍、蜥蜴等是中间宿主,蛙粪霉的孢子能在这些动物的肠道中存活并随粪便排出体外;一些昆虫也可能是带菌者。

患者多有外伤或昆虫叮咬史,病原体通过破损的皮肤被接种入体内,随后沿淋巴管或直接蔓延向四周传播。患者绝大多数为儿童,尚无人与人或人与动物之间直接传染的报道。

蛙粪虫霉病 1956 年在印度尼西亚首先被发现,其后非洲、美洲、印度和东南亚都有报道;我国秦启贤 1972 年和 1975 年先后在上海发现 2 例,患者均来自江西农村。

损害好发部位为臀部及四肢近端,颈、胸、背等处亦可发病。开始为皮下结节,不红不痛,结节逐渐扩大融合成斑块,外围会产生新的结节,并不断蔓延扩大成大片斑块,甚至超过臀部面积的 1/2、大腿或上臂的 2/3。斑块边缘清楚,质硬如橡皮,一般不溃破,其上皮肤为正常肤色,若与肿块粘连则呈赭红色。肿块不与皮下肌腱粘连,故将手指插入肿块底部可将肿块推动。附近淋巴结可肿大,肌肉内脏亦偶可累及,但不累及骨和关节。主观感觉轻度不适,一般无全身症状。

蛙粪虫霉病应与肉样瘤、象皮肿、蠕虫感染、脂膜炎及其他感染性皮肤脓肿等相鉴别。根据临床表现、直接镜检、组织病理检查和培养结果,鉴别并不困难。

【组织病理】

两组疾病的组织病理改变相似,皮下组织显示嗜酸细胞性肉芽肿,内见短粗、直径 6~25 μm、平均 8~12 μm 宽、薄壁、分枝或分隔的菌丝,HE 染色淡,菌丝外围有 3~5 μm 宽的嗜伊红样物质,称 Splendore-Hoeppli 现象。

冠状耳霉与固孢蛙粪霉两者在组织中形态和引起的组织反应相同,只有依靠培养才能鉴别。

虫霉病的组织象需与毛霉病的组织象相鉴别,鉴别要点如下:① 虫霉病有 Splendore-Hoeppli 现象;② 毛霉病好侵犯血管;③ 毛霉菌丝几乎不分隔,而虫霉病菌丝常见分隔。

【实验室检查】

脓液、穿刺液等加 10% KOH 液直接镜检,可见无色、宽而分隔的菌丝,常单根不分枝。

标本接种于沙氏琼脂上置室温或 37℃ 培养,有菌落生长,开始为白色蜡状,后成奶油色或灰黄色,有不规则皱褶或放射状沟纹。镜检有宽粗的菌丝,耳霉菌有弹射孢子发生,蛙粪霉菌有带龟嘴状的接合孢子。

【治疗】

本病治疗困难,口服碘化钾液为首选疗法,剂量为 30 mg/kg·d,3 次分服,连续服用 6~12 个月。可试用伊曲康唑(0.2~0.4/d)、碘化钾或酮康唑(0.2~0.4/d),直至皮损消退后 1 个月。另外有复方新诺明治疗有效的报道。手术切除可能会加速感染的扩散,慎用。

12.3.21 地丝菌病(geotrichosis)

【同义名】

地霉病。本病系由白地霉引起的口腔、支气管、肺、消化道和皮肤的感染。

【病因及发病机制】

病原菌为白地霉(*Geotrichum candidum*),系腐生菌,在自然界中广泛存在,尤多见于土壤、植物、水果、烂菜、牛奶制品、泡菜、动物粪便中。白地霉也是人体正常菌群之一,从健康人的皮肤、粪便、痰、阴道分泌物中常可分离出,也是一种条件致病菌。当人体免疫力下降或患糖尿病、白血病、淋巴瘤、肺结核、其他恶性肿瘤以及长期使用糖皮质激素、免疫抑制剂和广谱抗生素时可发生感染,少数经外伤侵入机体致病。

【临床表现】

(1) 支气管地丝菌病

仅感染支气管内壁,不累及肺。症状为显著的慢性咳嗽,不发热,痰呈胶质样。肺听诊有中等至粗啰音,X 线检查支气管周围弥漫性增厚,支气管镜见内壁有白色斑片似鹅口疮的假膜,痰检查有大量菌丝,有时和白念珠菌共生。

（2）肺地丝菌病

常继发于肺结核,且症状也和肺结核相似。痰为灰色浓稠黏液状,有时为脓性,偶有血丝。病程慢性,几乎无发热。肺部有细至中等啰音,X 线检查见光滑致密的浸润斑或空洞,多见于肺门或肺尖区,常伴肺结核。如使用糖皮质激素,少数患者会突然恶化,呈暴发性感染而迅速死亡。

（3）口腔地丝菌病

口腔黏膜上出现白色斑片,有时稍带黄色。可蔓延至咽喉和扁桃体部。假膜与黏膜粘连较松,外观极似鹅口疮,两者仅根据形态不易区别,只有经过直接检查和培养才能确诊。

（4）皮肤地丝菌病

多因外伤接种后感染。开始为皮下结节,以后扩大成斑块或皮下脓肿,表面高低不平,可有溃疡和结痂。病程慢性,损害向四周蔓延,速度缓慢。

（5）其他部位地丝菌病

地丝菌还可侵犯胃肠道,临床表现如慢性结肠炎,有腹痛、腹泻、血脓便等。间或引起败血症,地丝菌经血液循环播散至全身组织和器官,预后凶险。

【组织病理】

皮肤损害组织病理见表皮无特异性改变,真皮尤其是皮下横纹肌内血管增生,周围有灶性或弥漫性细胞浸润,包括 Langhans 巨细胞、上皮样细胞、淋巴细胞、浆细胞、嗜酸性粒细胞等,部分纤维化形成混合细胞性肉芽肿,浸润细胞间有孢子和少数关节菌丝,孢子圆形,散在或聚集,大小不一,小的 2~3 μm,一般为 7~10 μm,个别呈长圆形,胞壁较厚。

【实验室检查】

黏膜刮取物、痰、粪、皮损刮取物、脓等标本加 10%KOH 液直接检查,可见长方形关节孢子,约 4×8 μm 大小,两头方或圆,有时可见球形孢子。

标本接种于沙氏琼脂上,室温下生长快,菌落迅速长满整个培养基表面,菌落扁平,乳白色,短绒状或近于粉状,有的呈中心突起,有时有棉花状气生菌丝。镜检可见有横隔的菌丝,有的分枝。菌丝成熟后断裂成单个或成链、圆柱状、末端钝圆的关节孢子。

【诊断及鉴别诊断】

地丝菌病的诊断除根据临床症状和体征外,主要依赖真菌直接检查和培养。如同白念珠菌一样,白地霉也是人体正常菌群,从健康人的痰、粪、皮肤、口腔等处也可分离出来,所以对直接检查,尤其是培养阳性结果,必须结合患者病史、症状和体征、病理检查、治疗效果等做综合性的考虑,并应排除其他疾病的可能;但组织病理检查中发现地丝菌有诊断意义。

地丝菌病应与肺结核、其他肺部感染、球孢子菌病、念珠菌病、隐球菌病等相鉴别,鉴别的主要依据是真菌学及病理检查。

【治疗】

口腔地丝菌病的治疗与鹅口疮相同,如用 1%龙胆紫或制霉菌素甘油外用。支气管肺地丝菌病可口服碘化钾,或以两性毒素 B 溶液气雾吸入。消化道地丝菌病可口服制霉菌素。其他内脏尤其是播散性地丝菌病以两性毒素 B 静脉滴注为首选。局限性皮肤损害可考虑手术切除。

（赵　颖　王家俊）

12.3.22　Majocchi 肉芽肿(Majocchi granuloma)

Majocchi 肉芽肿是一种真皮及皮下组织的皮肤癣菌感染,首次于 1883 年由 Domenico Majocchi 报告并命名,又称皮肤癣菌肉芽肿、结节性肉芽肿性毛囊周围炎。

【病因及发病机制】

皮肤癣菌一般感染皮肤表皮角质层、毛发及甲板,引起浅部真菌病,但在机体免疫力低下或菌株毒力较强的情况下,皮肤癣菌可侵袭真皮及皮下组织或内脏器官,本病即是皮肤癣菌侵袭真皮及毛囊组织引起的病变。发病部位多有局部外伤史,由于皮肤上皮屏障及局部毛囊遭破坏,为诱导真菌入侵真皮层创造了条件。皮肤癣菌也可通过毛囊开口处入侵至真皮,导致真菌性毛囊炎及毛囊周围炎。局部放射治疗及长期使用糖皮质激素也易造成真菌的入侵。

【临床表现】

皮损主要表现为毛周丘疹及皮下结节。前者为较浅表的损害,多见于免疫系统正常的慢性皮肤癣菌病患者,往往由较小的创伤所致;后者为深在的坚实或波动感的结节性或斑块状损害,可成簇地分布于头皮、面部及四肢,且多伴有免疫系统紊乱及低下的表现,包括白血病、淋巴瘤、糖尿病、Cushing 综合征、器官移植、AIDS 及长期系统使用糖皮质激素等。Majocchi 肉芽肿的结节常聚集成堆,可形成一个明显的活动性边缘。皮损轻者经治疗或自行消退后不留瘢痕,重者可产生皮肤萎缩或肥厚性瘢痕。

【组织病理】

显示深在的化脓性肉芽肿样毛囊炎,伴不同程度的表皮角化不全、细胞间水肿、坏死,真皮呈中度至重度水肿,伴有血管纤维蛋白样改变及轻度的单核细胞浸润。经 PAS 或其他特殊染色,在表皮及真皮区可见真菌菌丝、关节孢子或孢子。

【实验室检查】

皮损做真菌直接镜检及培养可发现皮肤癣菌。最常见致病菌是红色毛癣菌,无论是对免疫正常或缺陷的患者均如此;其他至今报道的菌种有须癣毛癣菌、断发毛癣菌、紫色毛癣菌、许兰黄癣菌、絮状表皮癣菌、犬小孢子菌、奥杜盎小孢子菌、石膏样小孢子菌及铁锈色小孢子菌等。也可采用穿刺液或分泌物涂片做姬姆萨、六胺银或 PAS 染色镜检及组织匀浆标本的培养。

【治疗】

由于本病病变部位较深,局部抗真菌治疗往往无效。目前推荐可选用灰黄霉素、伊曲康唑、特比萘芬、氟康唑及泊沙康唑等。对于一些较大的结节或斑块,手术切除结合口服抗真菌剂可获得满意疗效。Gupta 报道用伊曲康唑间隙冲击疗法治愈 7 例本病,其中 1 个疗程治愈 1/7 例、2 个疗程 3/7 例、3 个疗程 3/7 例,所有患者随访 6~18 个月未见复发。Cuicui L. 采用伊曲康唑胶囊 200 mg 每日 1 次,结合外用特比萘芬乳膏,8 周治愈面部 Majocchi 肉芽肿 1 例;Bressan 采用口服特比萘芬 250 mg 每日一次,4 周治愈 1 例。

12.3.23 镰刀菌病(fusariosis)

【同义名】

镰孢霉病。

本病系由镰刀菌引起的皮肤、角膜或系统性感染,属于无色丝孢霉病。

【病因及发病机制】

镰刀菌(Fusarium)广泛存在于自然界,是土壤腐生菌和植物的病原菌,也寄生于动植物体或腐生于动植物残骸,能危害农作物,造成小麦、水稻、蔬菜和水果的病害。一些生长于谷物和饲料上的镰刀菌能产生真菌毒素,食用后引起人或动物中毒。镰刀菌毒素在玉米和以玉米为原料的食物中较多见,可能导致人类神经管发育异常的疾病,还可能与食管癌有关。镰刀菌为条件致病菌,皮肤损伤和人体免疫力下降易致病。病原菌常见的有串珠镰刀菌(F. moniliforme)、茄病镰刀菌(F. solani)及尖孢镰刀菌(F. oxysporum)。外伤是导致镰刀菌侵入皮肤及皮下组织或黏膜的最常见原因。对免疫功能正常患者,由于外伤、外来异物或烧伤导致皮肤黏膜屏障破坏而使镰刀菌进入皮肤或眼结膜。研究表明镰刀菌产生的真菌毒素与其致病性有关。在免疫功能受损的患者,吸入镰刀菌孢子,也可导致真菌性鼻炎和肺炎。镰刀菌在恶性血液病、中性粒细胞减少、再生障碍性贫血、器官移植或接受化疗等免疫受损的个体患者中导致侵袭性感染,已成为仅次于曲霉的主要病原菌。镰刀菌属中 76% 的菌株会产生镰孢菌酸、念珠菌毒素或烟曲霉毒素 B1,这些毒素会促使炎症加重并发展为坏死性溃疡及黑色结痂,形成坏死性臁疮样损害。

【临床表现】

皮肤镰刀菌感染主要表现为皮肤脓疱、多发性红斑性皮下结节、皮肤肉芽肿、皮肤网状青斑或坏死性臁疮样损害等,与曲霉感染的皮肤表现相同。75% 的播散性镰刀菌病初起会产生局部疼痛性的中央坏死的紫色结节皮损,逐渐发展成黑色坏死性溃疡,形成坏死性臁疮样损害。在烧伤皮肤上镰刀菌能在痂和组织碎屑上大量繁殖,但一般不侵入周围组织。

镰刀菌也常引起角膜炎、角膜溃疡,还可引起内眼炎、骨髓炎、关节炎、鼻窦感染、甲真菌病和足菌肿等。播散性感染患者 90% 以上有顽固性发热,75% 左右有皮损和肺部感染,而且预后差,对常用的抗真菌药物敏感性也较低。

【组织病理】

示急性炎症浸润和组织坏死,见成锐角分枝分隔菌丝。与曲霉和青霉的鉴别只有依靠真菌培养。

【实验室检查】

角膜溃疡刮取物、皮屑、脓液、痂、甲屑或组织加 10% KOH 液直接镜检,见分枝分隔无色的菌丝。标本接种于沙氏琼脂,25℃ 和 37℃ 都生长快。菌落呈棉絮状,镜检有镰刀状大型分生孢子,具特征性。镰刀菌为气生菌,所以单纯培养阳性不一定有意义。镰刀菌的血培养阳性率比曲霉高。系统性的感染可取痰或支气管肺泡灌洗液,直接镜检阳性,培养见镰刀菌生长有意义。(1,3)-β-D 葡聚糖(G 试验)连续 2 次阳性可辅助诊断,但不能确认是哪一种真菌感染。血真菌培养出镰刀菌具有决定意义,40%~75% 的镰刀菌感染病例血培养阳性。在直接镜检或组织病理中镰刀菌的菌丝很难与曲霉菌丝鉴别,需依靠真菌培养。

【诊断及鉴别诊断】

皮肤黏膜镰刀菌感染主要根据皮损表现、早期为典型疼痛性紫色结节,中央经常出现溃疡,表面覆黑色痂。真菌直接镜检、培养及组织病理学可确诊。系统性感染根据临床持续性发热且经积极地抗细菌治疗无效,多数伴有肺部的感染及免疫功能受损,血真菌培养出镰刀菌,G 试验阳性可辅助诊断。

【治疗】

两性霉素 B 1.0~1.5 mg/kg·d,不能耐受者可换用两性霉素 B 脂质体制剂。两性霉素 B 目前为本病的一线用药,但已有耐药的报道,真菌药敏试验有助于选择用药。有报道伏立康唑、泊沙康唑单用或与两性霉素 B 联合取得较好疗效。伊曲康唑、氟康唑及特比萘芬虽有应用的报道,但其确切疗效仍未确定。

如有血液中性粒细胞减少,应及时予以纠正,可有助于镰刀菌感染的控制。

皮肤、黏膜损害可用手术清除局部感染灶。

12.3.24　无绿藻病(protothecosis)

无绿藻病是条件致病真菌无绿藻引起的一种较罕见的深部真菌病,以前也称原藻病。该菌作为绿藻的一个变种,为一单细胞生物广泛存在于自然界,可引起人与动物的感染。

【简史及流行病学】

1964 年 Davies 首次报道 1 例中型无绿藻 (Prototheca zopfii) 所致的皮肤无绿藻病,患者为非洲农民,由于足底反复外伤导致一个边界清晰的隆起性斑块,在 3 年中皮损波及足底的 1/3 皮肤。我国大陆地区曾先后报道 9 例无绿藻病,其中皮肤型 6 例(中型无绿藻引起的 4 例,小型无绿藻引起的 2 例),深在感染 3 例;深在感染 3 例中,包括小型无绿藻(Prototheca wickerhamii)所致脑膜炎 2 例及 1 例中型无绿藻波多黎各变种所致淋巴结炎。我国台湾及香港地区也相继报道过 10 例,均为皮肤型。在台湾农村无绿藻病显示了高发病率,尤以 30 岁以上的农民更为多见。至 2007 年全球已有 120 例无绿藻病报道,其中 77 例(66%)为皮肤及皮下组织感染,22 例(19%)为系统性感染,18 例(15%)为滑膜炎及其纤维组织炎。在系统性感染病例中,59% 治愈。至 2011 年 6 月无绿藻病的报道已达 160 例,呈现上升的趋势。无绿藻病在欧洲、亚洲、非洲、大洋洲及南、北美洲均有发病报道,特别是南美洲发病较多。自 20 世纪 70 年代以来,我国大陆、台湾及香港地区相继报道 15 例无绿藻病;按照我国的人口及环境状况,实际的无绿藻病发病率可能远远超过这个报道数,主要由于各地医院的发展仍很不平衡,真菌检测技术及水平参差不齐,对无绿藻这一特殊的条件致病菌缺乏足够的认识,导致对无绿藻病的诊断率远低于实际感染率。

【病因及发病机制】

无绿藻病的病原体是一类属于条件致病真菌的无绿藻属,目前,共包括大型无绿藻(Prototheca stagnora)、中型无绿藻、小型无绿藻、Prototheca ulmea、Prototheca blaschkeae、Prototheca cutis、P. miyajii 及 P. tumumicola 8 个种,在生物学上处

于真核生物（*Eukaryota*）、绿色植物界（*Viridiplantae*）、绿藻门（*Chlorophyta*）、*Trebouxlophyceae*纲、绿藻目（*Chlorellales*）、绿藻科（*Chlorellaceae*）、无绿藻属（*Prototheca*）。无绿藻为直径3~30 μm的单细胞微生物，其细胞壁不含一般真菌所具有的葡糖胺，生活周期又类似于绿藻；由于它缺乏叶绿素可区别于藻类，且在电镜下细胞壁是两层，而非三层。无绿藻为无性繁殖，通过生成内孢子进行不断繁殖，在营养条件合适的情况下，每5~6小时增殖一代。小型无绿藻的孢子囊直径3~10 μm，中型无绿藻为7~30 μm。小型无绿藻的孢子囊为桑葚状，有多分隔的结构，内孢子常对称排列，而其他如中型无绿藻不形成这些结构。此菌广泛存在于污水、土壤、植物、生牛奶及动物身上，可寄居于人体的指甲、皮肤、呼吸及消化道，在正常情况下并不致病，只有在创伤或机体免疫力下降时，无绿藻可入侵致病。也有报道通过昆虫叮咬被感染。医院内获得性感染已有报道，均为外科及矫形手术时创口接触含致病菌的器械或溶液、或由于皮肤创伤后接触污染的水所致。无绿藻病可以是外源性也可以是内源性，通常不会传播。据报道本病的潜伏期长短尚不十分明了，综合文献报道为10天~4个月，但就创伤植入而言，一般在2周左右。现认为中性粒细胞的质与量在抗无绿藻的感染中发挥了重要的作用，多形核白细胞具有吞噬和杀灭此菌的功能，超微结构实验研究证实在有特异性IgG抗体及热稳定血清调理素存在的情况下，病原菌被多形核白细胞吞噬后60分钟被杀。目前认为使用糖皮质激素可以抑制淋巴细胞的活力，减弱中性粒细胞及巨噬细胞的吞噬作用。文献记载农民、渔民、海产品处理工及水族馆的养护工更易感染无绿藻。导致人与动物致病的无绿藻现今被确认有3个种：大型无绿藻、中型无绿藻及小型无绿藻。现认为与人类疾病相关的仅是中型及小型两种，且小型无绿藻更为常见。

【临床表现】

本病的临床表现主要分为3类：皮肤及皮下组织感染、滑膜炎及其纤维组织炎、系统性感染。

皮肤损害可表现为红斑、丘疹、结节、斑块等多种形态，也可呈浅表溃疡、疣状增生、疱疹样损害，多发生于暴露部位，如四肢与面部，为局灶性；多与创伤后病原菌侵入有关，有细胞免疫缺陷者损害易播散。

滑膜损害通常发生于非开放性的损伤后或者肘部擦伤，数周后逐渐在局部呈现轻度红肿热痛，多发生在免疫系统正常的人群。

系统性感染大多发生于糖尿病、慢性肾功能衰竭、器官移植、长期应用糖皮质激素、AIDS、恶性肿瘤等细胞免疫低下或缺陷的患者；但在非免疫低下或缺陷的人群发病也有报道。现认为无绿藻病中局限性皮肤型及关节型多发生于免疫系统正常的患者，播散性皮肤型及累及内脏主要发生于免疫系统缺陷的患者，细胞免疫的缺陷是系统性无绿藻病发病的基础。

据统计，至今大多报道都为皮肤型无绿藻病。无绿藻甲病已有报道。播散型脏器累及较为罕见。总之，该病进程发展较为缓慢，约50%的患者与上述内在疾病相关。

【组织病理】

组织反应特征为炎性肉芽肿，伴坏死；巨细胞、浆细胞、淋巴细胞、组织细胞的混合浸润；局灶性角化不全、角化过度及假性上皮瘤性增生；淋巴样组织增生、大量的慢性炎症细胞浸润；在真皮乳头层或其他感染组织可见孢子囊。PAS染色可清晰分辨病原菌的形态与结构，也可采用Gridley真菌染色法或Grocott-Gomori六胺银改良法。孢子囊形态：圆形、卵圆形、椭圆形，内含数个厚壁内孢子，不出芽。HE染色不明显，PAS染色明显可见。小型无绿藻感染组织可见到桑葚样、草莓样孢子囊，当孢子囊内有许多分隔的母细胞（内孢子）时就构成雏菊、轮柄样之车轮状排列，而中型无绿藻无上述特点。

无绿藻需与罗伯菌（*Lacazia loboi*）、粗球孢子菌（*Coccidioides immitis*）、非洲型组织胞浆菌（*Histoplasma duboisii*）、皮炎芽生菌（*Blastomycos dermatitidis*）相鉴别，罗伯菌可见多芽生繁殖，且芽生孢子与母细胞以窄颈连接，不能人工培养；球孢子菌的孢子囊较大（10~100倍），但其内孢子比无绿藻内孢子小，且量多；非洲型组织胞浆菌及皮炎芽生菌也为多芽生,但前者芽颈较细,而后者的芽颈呈现宽基底;粗球孢子菌的厚壁球体直径为 20~200 μm,不出芽,其含内孢子较无绿藻多而小,但其孢子囊却比无绿藻大 10~100 倍。

【实验室检查】

无绿藻通常在 30℃ 培养,72 小时可见菌落完全形成,但有些需在 25℃ 培养长达 1 周。其适温在 25~30℃ 之间,需氧或微需氧。菌落形态:潮湿、灰白色乳酪样,镜下结构呈圆形或椭圆形孢子,壁厚,无菌丝及芽孢,内含特征性的内孢子,酷似桑葚状或草莓状(这是一个重要特征),其数量与大小取决于培养基种类及培养时间。API 20C AUX、API 50、Vitek 酵母鉴定系统及 RapidID Yeast Plus test 等商业化酵母鉴定试剂板可帮助鉴定菌种;对海藻糖的利用是鉴别常见的中型无绿藻及小型无绿藻的主要手段。荧光抗体技术可以检验无绿藻属的感染,但不能确定种;近年来发展的分子生物学鉴定方法可将菌株鉴定至亚种或变种。碳源同化试验及相关的鉴别试验见表 12-1。

表 12-1 无绿藻属的鉴定与鉴别

特征	*P. wickerhamii*	*P. zopfii*	*P. blaschkeae*	*P. stagnora*
菌落形态	半球型、边缘光滑	平坦、中央纽扣状、边缘皱褶	平坦、中央纽扣状、边缘皱褶	平坦、边缘光滑
孢子直径(μm)	3~10	7~30		7~14
甘油利用	+	+	+-	+
蔗糖	-	-		+
海藻糖	+	-	-	-
丙醇	-	+		-
精氨酸	+	+		+
葡萄糖	+	+	+	+
半乳糖	±	-		-
克霉唑(50μg)	-	+		-
37℃	+	+	+	+
荚膜	-	-		-

【诊断及鉴别诊断】

本病的症状尚无特异性,其诊断主要依靠真菌学检查。标本的直接镜检、真菌培养及组织病理检查是主要手段。对无绿藻菌种的鉴定除了菌落形态、镜下结构外(含内孢子的孢子囊是无绿藻

属的重要特征)、糖类、醇类的同化利用以及温度试验都有助于菌种的鉴定。

【治疗及预后】

现今国外一线治疗推荐两性霉素 B 或其脂质体,众多临床应用已证实其有效性,但由于其不良反应使患者往往难以耐受。二线推荐的药物为伏立康唑、伊曲康唑、氟康唑,这些唑类药物具有中等抑菌活力。对于不同类型的无绿藻病,采用以下治疗方案。

皮肤型:较局限的可行手术切除,配合两性霉素 B 或唑类药物的外用,感染病灶较深的需系统用药。

滑膜炎及其纤维组织炎:行黏液囊切除术,局部注射两性霉素 B,配合唑类药物的系统应用。

系统性感染:首选静滴两性霉素 B,与导管相关的感染应去除导管,也可加服多西环素或氟康唑。

笔者曾报道 1 例小型无绿藻所致脑膜炎采用两性霉素 B 及伊曲康唑静脉滴注获得良好疗效;但对于淋巴结炎病例,因不耐受两性霉素 B 而采用口服伊曲康唑溶液,停药即复发,一直未能痊愈。Takaki 报告 1 例病程长达 6 年的小型无绿藻性慢性脑膜炎,伴有播散性多脏器受累,经多种抗真菌治疗未见痊愈,但仍存活。吴绍熙及张金松分别报道 1 例皮肤无绿藻病,采用伊曲康唑静脉滴注及口服都获得良好疗效。Sha Lu 报道 2 例分别发病于上肢及腹部的皮肤无绿藻病,采用伏立康唑静脉滴注及口服都获得改善,其中 1 例因中断治疗合并细菌感染死于败血症。我国台湾地区所报道的 6 例分别采用两性霉素 B 静滴联合四环素口服、皮损内注射两性霉素 B、氟康唑口服加局部清创术、口服酮康唑获得痊愈,1 例 5 岁女孩口服酮康唑未能治愈;香港地区 Tang WY 所报道的 1 例表现为下肢红斑溃疡的 70 岁农民,采用口服伊曲康唑胶囊仅获改善。

Krcmery 总结了 108 例无绿藻病,死亡率仅为 2.2%。对无绿藻病的治疗至今尚无明确的标准方案。对于无绿藻体外药敏试验,至今尚无美国临床实验室标准化研究所(CLSI)的标准、质控及 MIC 折点,但多数实验室数据(参照酵母药敏试验 CLSI M27-A3)显示:对两性霉素 B 敏感而对唑

类(氟康唑、伊曲康唑、伏立康唑)呈现不同结果的报道;抗细菌药物(四环素、庆大霉素、丁胺卡那霉素)也有部分敏感的报道;但对氟胞嘧啶是耐药的。Linares 测定了 104 株无绿藻,显示其对伏立康唑均敏感,MIC ≤0.5μg/ml。体外药敏试验显示两性霉素 B 与四环素对抑制无绿藻有协同作用,临床上通过采用局部使用两性霉素 B 联合口服四环素治疗 5 例皮肤无绿藻患者获得良好疗效。自 20 世纪 70 年代以来,我国大陆、台湾及香港地区相继报道 20 余例无绿藻病,按照我国的人口及环境状况,实际的无绿藻病发病率可能远远超过报道数;这主要是由于各地医院的检验水平发展不平衡,对无绿藻这一特殊的条件致病菌还缺乏足够的认识,导致对无绿藻病的诊断率远低于实际感染率。

(章强强)

12.3.25　足菌肿(mycetoma)

【同义名】

马杜拉足(madura foot)、马杜拉真菌病(maduromycosis)、马杜拉足菌肿(maduromycetoma)。

本病系由一些真菌或放线菌引起的一种慢性局限性皮肤及皮下组织感染,多发生于足部。

【简史及流行病学】

本病于 1842 年由 Gill 在驻印度马杜拉的英兵中发现,1860 年 Carter 正式命名为足菌肿(mycetoma)。以后世界各国陆续有发现,而以非洲的苏丹和美洲的墨西哥最为多见。我国南方地区有少量散发病例。Welsh 根据全球范围的统计,放线菌所致的足菌肿占了 60%,男女比例为 5:1,但由于不同气候所致的地域性差别,这种比例仍有变化。Yousif 报道在苏丹 230 例足菌肿中,男女比例为 3.8:1,真菌性的占 73%,放线菌性占 17%,损害部位为足占 75.4%、手 6.1%、腿及膝部 11.9%。

【病因】

根据病原菌不同本病可分为两大类:放线菌性足菌肿(actinomycotic mycetoma)和真菌性足菌肿(eumycotic mycetoma)。前者由放线菌类细菌引起,包括奴卡菌属、马杜拉放线菌属和链霉菌属

的一些种;后者由真菌引起,涉及 10 多个属至少 20 余种菌,其中波氏霉样菌(Petriellidium boydii)除能引起皮肤和皮下组织的局部感染外,还可血行播散引起脑、脑膜、肺、骨和其他内脏的感染。也有报道马杜拉放线菌导致舌的足菌肿以及暗色孢科真菌所致的表现为坏死性巩膜炎性的足菌肿。放线菌多由以色列放线菌、内氏放线菌、龋齿放线菌等引起,多属内源性感染。近些年来,有报道一些皮肤癣菌如红色毛癣菌、疣状毛癣菌、犬小孢子菌、铁锈色小孢子菌及镰刀菌、帚霉等也可引起足菌肿。真菌性足菌肿的病原菌多为土壤和植物的腐生菌,常因外伤后接种入体内,故多见于热带和亚热带多雨地区,患者常赤足。未见人与人或人与动物直接传染的报道。

【临床表现】

足菌肿发病多见于 20~50 岁男性,大多与从事农业劳动有关。好发于四肢暴露部位,单侧,尤多见于足部,少数见于手、小腿和躯干等处。

初起时表现为感染接种部位附近出现一无痛性丘疹或深部结节,结节逐渐扩大融合成肿块,表面皮肤呈暗红,继而肿块化脓,形成瘘管,向体外排出脓液。损害可愈合、消散,以后又会反复出现。如此缓慢地发展,渐向四周和深部组织蔓延。可波及肌肉、骨骼、筋膜和肌腱等。日久,感染部位异常肿胀,表面高低不平,布满结节、瘘管和坑状凹陷的瘢痕,有色素减退或色素沉着(彩图 12-15)。瘘管中排出液为浆液性、脓性或油样,含黄、白、红、黑等颗粒,是菌种鉴定的主要依据。骨、肌肉、筋膜及肌腱可被累及,手和足的小骨是最常累积的部位。X 线显示有骨质增生和破坏,逐渐导致畸形。若无继发感染,患者一般无全身症状,并仍能行走和劳作。足菌肿病程可长达 10~20 年或更久,晚期常死于继发感染。真菌性足菌肿一般进展较放线菌性足菌肿为慢,而后者一般进展较快,累及骨骼较早且较广泛。

【组织病理】

主要示化脓性肉芽肿及纤维化。组织中可发现颗粒,0.2~3 mm 大小,常分叶,边缘可能有 Splendore-Hoeppli 现象。颗粒位于脓肿中央,可有可无菌鞘。其最外围有中性粒细胞、淋巴细胞、异

物巨细胞和浆细胞浸润，颗粒内可见粗或纤细菌丝，与直接镜检相同。放线菌性颗粒采用 Gram 染色，真菌性颗粒使用 PAS 或 GMS 染色。

【实验室检查】

关键是在脓液中寻找颗粒，2~3 mm 大小，因病原菌不同，呈白色、黄色、红色、棕色或黑色，圆形、不规则形或分叶。压碎后 Gram 染色，放线菌性颗粒内见 Gram 阳性、分枝纤细的菌丝，约 1 μm 宽，有时断裂成杆菌和球菌状。抗酸染色阴性为链霉菌、马杜拉放线菌和放线菌。奴卡菌部分抗酸染色阳性。真菌性颗粒菌丝宽 2~4 μm，肿胀、扭曲、异形，有厚壁孢子，特别是在颗粒的边缘部分。葡萄状菌病的颗粒内无菌丝，只有杆菌和球菌。颗粒反复用无菌生理盐水冲洗，压碎后接种于含氯霉素的沙氏葡萄糖琼脂上，室温培养，适宜于真菌生长。放线菌性颗粒培养基内不能加抗生素，应另取标本接种于脑心浸膏琼脂上，37℃厌氧培养，至少培养 6 周。根据菌落形态、镜检特征和生化试验可确定菌种。

【诊断及鉴别诊断】

根据临床症状有化脓、肿胀和瘘管，排出的脓液中含有不同颜色的颗粒，日久瘢痕明显，诊断不难确定。

足菌肿应和疣状皮肤结核、肿瘤、孢子丝菌病、球孢子菌病、皮肤着色芽生菌病、象皮肿和葡萄状菌病等相鉴别。发现颗粒及其真菌学检查是鉴别的主要依据。

【治疗】

放线菌性足菌肿用抗生素如青霉素、链霉素、磺胺类有效。也有人推荐丁胺卡那霉素肌注合并口服 SMZ+TMP，5 周为一疗程，1~3 个疗程治愈率可达 95%；痊愈后需继续使用 3~6 个月以防复发。必要时辅以手术治疗。

真菌性足菌肿治疗极为困难。早期宜彻底切除病灶，切除范围宜大，应包括部分周围正常组织，因为皮损累及的范围和深度常比表面观察到的更为严重；晚期截肢往往成为唯一的选择。

唑类药物（伊曲康唑、伏立康唑、泊沙康唑等）在部分患者中获得成功，治疗时间长达 3 个月~3 年不等。也有提倡伊曲康唑与特比萘芬联合应用。

（章强强 王家俊）

第13章 细菌性皮肤病

目 录

细菌性皮肤病

由微生物感染引起的皮肤病中,细菌性皮肤病是仅次于真菌性皮肤病的另一大类感染性皮肤病。皮肤上的常住菌群通常不致病,只有在机体免疫功能下降或皮肤屏障机制发生异常时才可能致病,如表皮葡萄球菌、粉刺棒状杆菌等;而暂住菌群则多具有致病性,如金黄色葡萄球菌、溶血性链球菌、结核杆菌、麻风杆菌等。致病性细菌可直接侵袭皮肤引起发病,如脓疱病、丹毒、麻风、皮肤结核等,有些是在原先已存在某些皮肤病变基础上招致的感染,而且往往伴两种或两种以上微生物的混合感染。

从广义而论,立克次体、支原体、衣原体及螺旋体等病原体亦归属细菌类,但本书将这类病原体感染引起的皮肤病另设一章;本章仍将按传统习惯分球菌性皮肤病、杆菌性皮肤病及其他细菌性皮肤病 3 节予以介绍。当然,这种划分并非完美。James,W. D. 等主编的 Andrews' Disease of the Skin(11th ed.)对本章涉及的相关病种即按 Gram 染色阳性菌感染及阴性菌感染分类。有一部分原本认为属于真菌或其他微生物感染的病种、现在已确认系细菌性的均移入本章。实际上列入本章的一些病种的病原及其致病机制仍尚未明了。

(王侠生)

13.1 球菌性皮肤病

13.1.1 脓疱病(impetigo)

【同义名】

接触传染性脓疱疮(impetigo contagiosa)。

【定义】

脓疱病是一种常见的由化脓性球菌引起的急性炎症性皮肤病,具有接触传染性。

【发病情况】

据复旦大学附属华山医院皮肤科统计,1940~1948 年占门诊初诊患者的 3.4%,1949~1962 年下降到 2.2%,至 1984 年前下降至 1.5%。本病各年龄组均可发病,但 90% 以上累及儿童(高发年龄为 1~4 岁)。发病高峰在夏秋季(7~9 月占全年发病总数的 2/3)。温度高、湿度大、气压低是本病的促发因素,其他易感因素包括卫生条件差、特应性体质和皮肤外伤等。本病具有接触传染性,主要通过人-人直接接触迅速传播。笔者曾分析具有明确传染源的 214 例患者,发现家庭传染 122 例(57%),占第一位;其次为托儿所内传染,一婴托班因对第一例脓疱病未及时隔离,1 周后迅速蔓延,结果全班 30 人中 17 人发病;少数由邻居、同学或病房内交叉感染。婴儿枕后脓疱病常累及抚抱他们的母亲或工作者之前臂。

【病因及发病机制】

本病的主要致病菌为金黄色葡萄球菌,其次为 A 组乙型溶血性链球菌(化脓性链球菌)。当机体免疫力下降或患瘙痒性皮肤病使局部皮肤屏障功能减弱时,致病菌便趁机入侵。其他诱发因素还包括职业刺激和皮肤外伤等。小儿的皮肤细嫩,局部抵抗力差,且易受外伤,因而发病较高。新生儿皮肤薄嫩,免疫力低下(IgG 水平低于正常),神经功能不健全,因而感染后易泛发全身,并造成本病在新生儿室的流行。

【临床表现】

本病约 90% 的损害初发于暴露部位,尤多见于头面部及小腿,临床表现因致病菌不同而各有特点。金黄色葡萄球菌引起的脓疱病,初期为少数散发的鲜红色丘疹或水疱,米粒至黄豆大小,可迅速增大化脓,形成脓疱(早期直径为 1~2 cm,后期可达 5 cm)。此后损害数目逐渐增多,周缘有炎性红晕。脓疱丰满紧张,数日后松弛。当疱内仅含一半脓液时,容易破裂,露出糜烂面,干燥后结成蜜黄色或灰黄色厚痂。邻近的损害倾向融合,使痂皮互相连接。有的中央部好转,边缘部形成环状或连环状,往往大如指盖或更大,称为环状脓疱病(彩图 13-01)。自觉瘙痒。

化脓性链球菌引起的脓疱病(偶可合并金黄色葡萄球菌感染),初起损害为红斑,之后迅速发生水疱、脓疱,周围有明显炎症浸润,疱壁薄,易破溃,结黄色薄痂,周围不断有新疹出现。间或有大疱。愈后无瘢痕。

少数患者鼻腔、唇、口腔及舌部黏膜亦可被侵犯。

脓疱经 4~7 天逐渐消退,但因搔抓及分泌物的流溢,不断地把细菌带到其他部位,以致新的损害接连发生。病程往往绵延数周至数月,个别病例病程可达 4 年之久。有时继发湿疹样变,称为湿疹样脓疱病。

约 1/3 患者累及躯干。某些体质较差,尤其是病损较广泛的病例,可有畏寒、发热等毒血症的表现。如病菌毒力较强,常并发淋巴管炎。

约 20% 同时伴毛囊炎、疖等脓皮病,2% 可诱发急性肾炎,平均潜伏期约 24 天。极少数可引起败血症,主要见于新生儿及体弱儿童,偶可导致死亡。

【组织病理】

脓疱位于角层下,疱内含有纤维蛋白及大量破碎中性粒细胞,并有少数淋巴细胞及变形的表皮细胞。在细胞外或中性粒细胞内可见球菌团。大疱底部能见到少数棘突松解细胞,这是由于中性粒细胞溶解蛋白作用的结果。棘层显示海绵形成,间有中性粒细胞浸润。真皮上部有中度炎症变化、血管扩张、水肿及中性粒细胞和淋巴细胞浸润。

【实验室检查】

白细胞总数常升高(超过 $10 \times 10^9/L$ 的占 65%),半数患者中性粒细胞偏高。泛发病例血沉、黏蛋白增高,痊愈后回复正常。由链球菌引起的抗"O"一般增高,可达 2 500 u/ml,蛋白电泳显示 α_2 及 γ 种球蛋白增高,多数患者的白细胞吞噬指数偏低。

脓液培养多为金黄色葡萄球菌(约占 90%),其次为链球菌。其中,金黄色葡萄球菌感染者的血浆凝固试验大多数为阳性,噬菌体分型以 Ⅱ 组 71 型最多,占 57%。药敏试验显示绝大多数对青霉素耐药(可高达 95%)。

【诊断】

根据损害发生的部位和形态表现(有脓疱或脓痂),以及发病季节、接触传染性和蔓延迅速等特点,一般不难诊断。若诊断有疑问时,可借助于微生物学检查,如取痂下渗出物和弯针的大疱疱液进行细菌培养和药敏试验。

【鉴别诊断】

水痘:全身症状明显,基本损害为疏散而对称分布于头面部、躯干、四肢的黄豆大的发亮水疱,周围绕以较大红晕,常侵及口腔及外阴部黏膜,好发于冬春季。

脓疱性湿疹:境界不清楚的弥漫性潮红斑,损害多形性,瘙痒明显,无特定的好发部位,与年龄、季节无关。

【治疗】

消除病因,及早治疗。注意局部伤口的处理,如清洗、去痂皮和湿敷。注意保护创面,避免搔抓或用毛巾摩擦,以免扩散。注意隔离。治疗除一般支持疗法外,应以局部疗法为主,重症患者可考虑口服抗生素。

(1) 局部疗法

应以杀菌、消炎、止痒、干燥为治疗原则。疱壁未破者可外搽 1% 樟脑和 10% 硫黄炉甘石洗剂,要求患者日搽多次。其中樟脑止痒,可使患者停止搔抓而避免本病的继续发展;硫黄具杀菌作用,而患处及其周围厚搽之制剂干燥形成粉剂,不但发挥了保护作用,亦不利于球菌之传播。洗剂的干燥作用很强,脓疱一般于 3~5 天内干燥脱落,故对早期患者治疗效果比较满意。如有较大脓疱,可用消毒针刺破疱壁,用干净棉球吸干脓液,然后涂上述药物。脓疱如已结痂,应以消毒药液(如

0.5%新霉素溶液、0.1%利凡诺液、1∶5 000高锰酸钾液、0.1%苯扎氯铵溶液等）清洁创面,除去痂皮（黏着较紧的,不要勉强剥离）,然后外用2%莫匹罗星或1%夫西地酸软膏,亦可用复方多黏菌素B软膏;如创面渗液较多,可用新霉素煤焦油糊剂外搽,或用上述消毒药液湿敷。

（2）全身疗法

对伴有发热、淋巴结炎、皮损广泛以及婴儿、体弱儿童或经外用药治疗无效者可给予抗生素,重症患者最好做脓液培养及药敏试验,以选择最有效的抗生素。新生儿脓疱病应按严重感染处理。

【预防】

根据笔者对60多个托儿所、幼儿园的流行病学调查,认为本病的预防应采取以下措施:① 普及卫生教育,对托儿所、幼儿园的工作人员更应进行有关本病防治常识的培养。② 注意清洁卫生,经常修剪指甲,除去污垢,勤洗手,勤洗澡,勤换衣服。③ 保护皮肤完整,即使皮肤有极细小的破损,也应及时涂些红药水或龙胆紫,以防感染。如有湿疹、痒疹、虫咬皮炎等瘙痒性皮肤病,应早期积极治疗,切忌搔抓。在暑天,痱子常是本病的前奏,因此,防治痱子对预防本病有重要意义。④ 产房婴儿室、托儿所或幼儿园如有发病应及时隔离治疗,衣服、被褥、毛巾、用具、玩具、换药用具和敷料应及时严密消毒。上述机构中的工作人员如患脓皮病,应积极治疗,防止传给儿童,必要时应暂调工作。脓皮病患者不宜进入公共浴室及游泳池。

（张耀华　杨蜀嵋）

13.1.1.1　新生儿脓疱病（impetigo neonatorum）

【同义名】

新生儿天疱疮,俗称黄水疮。

【定义】

本病系发生于新生儿的一种以大疱为主的急性传染性化脓性皮肤病。

【病因及发病机制】

本病由凝固酶阳性、噬菌体Ⅱ组71型金黄色葡萄球菌接触传染所致。婴儿皮肤细嫩,抵抗力弱,且初次接触细菌,对细菌特别敏感,再加上用塑料布包裹、天热多汗等,局部皮肤温度、湿度较高,皮肤易受浸渍,给化脓菌侵入和繁殖造成良好条件。新生儿脓疱病往往由助产人员、产妇或家属等传染而来,其次为尿布或床单等消毒不严而导致污染。本病传染性强,脓液流淌之处及碰过脓疱的手所及之处皆可发生新的脓疱。因此,在婴儿室、哺乳室中,一旦发现此病,必须严格消毒和隔离。

【临床表现】

皮损初始为针尖至绿豆大小的红色斑疹,其上迅速出现水疱。水疱迅速扩大,可由豌豆大发展至核桃大甚或更大,疱周有炎性红晕,疱壁较薄、易破。一两天后,大疱内液体变浊,或是疱底先有些黄色脓液,随后整个大疱化脓。大疱起先饱满,之后不断扩大而松弛。疱壁破裂后,露出潮红、光滑的糜烂面,其上结有薄痂。脓液流淌之处或接触过脓疱的手所及之处又可发生新的大疱,可形成片状糜烂,形态类似寻常型天疱疮。皮损多半发生于面部、手部等暴露部位,也可广泛发生于躯干和四肢,而掌跖部常无损害;有时损害还可发生在黏膜或手指上而引起化脓性甲床炎或甲沟炎。本病初始阶段全身症状不明显,但随着病情的进展,可出现发热、腹泻、肺炎、肾炎、脑膜炎乃至败血症等,导致患儿死亡。

【诊断】

根据新生儿脓疱病的浅表松弛性大脓疱皮损及其随后出现的全身症状等,一般不难做出诊断。

【鉴别诊断】

金葡菌性烫伤样皮肤综合征:有学者认为该病可能是新生儿脓疱病的严重类型。起病急,有严重的全身症状,皮损主要表现为水疱和大疱,Nikolsky征阳性、表皮剥脱显著,不具有大脓疱损害。

遗传性大疱性表皮松解症:本病多于手足部等易受外伤和摩擦的部位发生水疱,疱液澄清,常有家族史。

【治疗】

注意新生儿的皮肤清洁卫生,发现患儿应立即隔离,并对婴儿室、患儿的衣物等进行消毒。

及早应用足量细菌敏感度高的抗生素,如青霉素、新型青霉素、红霉素、先锋霉素等。

局部无菌情况下,剪破疱壁,吸取疱液,用1:5 000的高锰酸钾或0.1%利凡诺溶液湿敷,外用2%龙胆紫溶液,或0.5%~1%新霉素乳剂等。

13.1.2 手足浅表性大疱性脓皮病(superficial bullous pyoderma of hand or foot)

【定义】

手/足浅表性大疱性脓皮病是发生在掌跖部的一种大疱性脓疱病。

【病因及发病机制】

本病病原菌多为葡萄球菌,有时亦可为链球菌。

【临床表现】

在掌/跖、指/趾或四周发生疱壁紧张的水疱,四周有红晕,局部有紧张或疼痛感。因角质层厚,水疱不易破裂,逐渐向四周扩张,可形成指头大的大疱。水疱内容物初透明,后浑浊呈白色,在2~3周内水疱干燥、结痂,痂脱而愈。

【实验室检查】

疱内容物培养可获致病菌。

【诊断】

根据皮损发生在掌/跖、指/趾或甲周且局部有紧张或疼痛感,以及皮损表现,可做出诊断。

【治疗】

参见脓疱病之治疗。

(张耀华)

13.1.3 葡萄球菌皮肤烫伤样综合征(staphylococcal scalded skin syndrome,SSSS)

【同义名】

新生儿剥脱性皮炎(neonatal exfoliative dermatitis)、Ritter病。

【定义】

葡萄球菌皮肤烫伤样综合征是全身皮肤红肿、大片剥脱,像烫伤一样暴露出无皮区域,是一种严重感染性皮肤病。

大疱性脓疱病是本综合征的局限型;全身性皮损表现则称新生儿剥脱性皮炎;葡萄球菌性猩红热样皮疹是本综合征的轻型。

【病因及发病机制】

主要致病菌为凝固酶阳性噬菌体Ⅱ组71型或55型葡萄球菌;从患者皮损中可分离出此型葡萄球菌。将从菌中精制的表皮剥脱毒素注射到新生小鼠或志愿者身上,可在临床和组织学上产生本病的病变。临床上表现为大疱和Nikolsky征阳性,接着大片表皮自然剥离,组织学上表现为表皮颗粒层出现裂隙,从而证明本病是葡萄球菌产生的可溶性毒素引起,称为表皮松解毒素(epidermolytic toxin);此毒素存在于皮损中(如疱液中),研究发现它能特异性地破坏桥粒芯蛋白1,从而导致表皮上层细胞松解。此外,有研究者提到本病在新生儿及幼儿中发病率明显高于成人,而成人患者多为免疫功能受抑制或身体衰弱的人,因而认为成年患者可能对葡萄球菌感染不能产生足够的抗体反应,而婴幼儿患者可能因产生抗体的能力不足及由于接触葡萄球菌时间短尚不能为足量抗体所保护,这种观点通过应用放射免疫法测到患者血清中抗表皮松解毒素抗体而得到证实。实验证明急性期患者血清中缺乏这一抗体,而正常人及恢复期患者血清中则存在这种抗体,因此,金黄色葡萄球菌感染和机体免疫功能低下可能是本病的基本发病原理。

【临床表现】

(1) **大疱性脓疱病**

原发损害是小水疱,迅速成为大疱,直径可达2~5 cm,大疱很快破裂,留下鲜红的基底。在新生儿,大疱可以迅速扩散,亦称为新生儿天疱疮。有时水疱向周围扩散,中间结痂略凹陷,而由水疱构成的边缘继续向外扩展数厘米,产生奇异的匐行性损害。70%~80%可有局部淋巴结肿大。发热和全身不适不多见。

(2) **新生儿剥脱性皮炎**

早期表现为明显的口周充血,可在24~48小时内累及全身,呈广泛的水肿性红斑,迅速产生剥脱,偶然出现Nikolsky征阳性的大疱和水疱。大疱极其表浅易破,破溃后留下亮红色如烫伤样的裸露区。受累皮损有触痛,成片渗出结痂和裂隙。

少数患者发病初期表现为大疱性脓疱病的损害。皮损通常不累及掌、跖部位。

黏膜损害较少见,但可出现眼结膜炎和口腔黏膜溃疡。

全身症状有嗜睡、腹胀、厌食、呕吐,多有发热,偶有不发热。5~7天后皮损开始愈合,如病情危重或处理不及时,可导致死亡。

(3) 成人型

可先出现眼睑、结膜、口或生殖器的轻度炎症,10~14天后发生皮损。初起于腋部和腹股沟,为显著压痛的红斑,并迅速扩散至全身,24小时Nikolsky征阳性,伴轻度发热和全身不适;继之,在红斑基础上形成内含清澈液体的大疱;然后,浸渍潮湿坏死的表皮开始剥脱,留下裸露的、有渗出和压痛的烫伤样的大面积损害。皮损通常在14天左右痊愈,只有严重感染才留下瘢痕。

【组织病理】

大疱性脓疱病的病理与脓疱疮相同。在新生儿剥脱皮炎中,表皮中上部颗粒层下可见裂隙平面,正在剥离或已经剥离的表皮上部,细胞变性并示嗜酸性坏死,表皮下部细胞呈嗜碱性。

【鉴别诊断】

本病早期应与晒斑、重症多形红斑、猩红热、鱼鳞病样红皮病等鉴别。典型患者则要与非感染性的中毒性表皮坏死松解症相鉴别,前者的裂隙平面出现在颗粒层下,后者则整个表皮剥脱,表皮下水疱形成,基底细胞受损及IgG沉积。

【治疗】

最理想的药物是氯唑西林,成人为0.5~1g,肌内注射,每6~8小时1次,儿童30~60 mg/kg·d,分4次肌内注射。双氯西林可以口服。如对青霉素过敏则可选用先锋霉素Ⅵ(有时可与青霉素交叉过敏)、红霉素或二甲胺四环素。在治疗本病时还应注意水与电解质平衡,要按照有感染的Ⅱ度烧伤治疗。局部根据不同情况可用湿敷或抗生素乳膏或软膏。

13.1.4 臁疮(ecthyma)

【同义名】

深脓疱疮。

是一种皮肤化脓性感染,基本损害为水疱或脓疱及被黏着性痂所覆盖的溃疡。

【病因及发病机制】

致病菌为乙型溶血性链球菌。此外,皮损处常能培养出凝固酶阳性的葡萄球菌,常认为系继发感染所致。卫生条件差、营养不良、伴发慢性消耗性疾病为其诱因。

本病也可继发于虫咬皮炎、疥疮、轻微外伤、瘙痒性皮肤病,偶可继发于水痘、带状疱疹及牛痘等病毒感染后。

【临床表现】

原发损害为红斑基础上的水疱或脓疱,不久被渗出物干燥后形成的硬痂所覆盖,周围绕以水肿性红晕,从绿豆到黄豆大小不等。重者痂皮堆积呈蛎壳状,不易剥去。去痂后可见不规则溃疡,溃疡底部有脓性分泌物。基底坚硬。3~4周后溃疡可以愈合,遗留瘢痕。损害数目不多,但由于自我接种,不断产生新的损害,致使病程延长、经久不愈。个别患者发生坏死性溃疡。损害多发生于小腿、大腿,臀部亦好发。主觉症状有疼痛或烧灼感。局部可有淋巴结肿大。

【组织病理】

组织病理检查可见非特异性溃疡,真皮内及溃疡基底浆液渗出均有较多中性粒细胞。

【预防】

增强体质,改善营养及卫生状况,治疗各种诱发本病的慢性及瘙痒性皮肤病,可预防本病。

【治疗】

可内服鱼肝油、维生素B₁、维生素C等,损害广泛时加用抗生素,内用半合成青霉素有良效。局部可用4%硼酸溶液热敷或1∶5 000的热高锰酸钾液浸泡后去痂,再外用抗生素类软膏。

13.1.5 毛囊炎(folliculitis)

毛囊炎为毛囊口化脓性感染,可分为表浅型和深在型,各型又有急慢性之别。

(1) 表浅型毛囊炎

急性:Bockhart脓疱疮;

慢性:痘疮样痤疮、粟粒性坏死性痤疮。

表浅型毛囊炎主要表现为毛囊口小脓疱,疱周围绕以狭窄的红晕。主觉瘙痒或痛。愈后无瘢痕。

(2) 深在型毛囊炎

急性：单纯性毛囊炎、疖；

慢性：须部毛囊炎、脱发性毛囊炎、项部瘢痕疙瘩性毛囊炎。

深在型毛囊炎可由小脓疱发展为较深较大的脓肿；愈后留有瘢痕和毛发脱落。

毛囊炎常见的病因为：① 细菌，如金黄色葡萄球菌、表皮葡萄球菌、结核杆菌等；② 真菌，如黄癣菌、念珠菌属；③ 螺旋体，如梅毒；④ 寄生虫：如疥疮、虱病、蛲虫；⑤ 化学性，如煤焦油、石蜡、石油、切割油、润滑油、氯化烃类，某些药物如维生素 B_1、兴奋剂、发疱膏药和糖皮质激素；⑥ 物理性，如搔抓、摩擦、拔毛、剃毛等。

其他如机体抵抗力低下、患瘙痒性或慢性消耗性疾病等均可成为本病的诱因。

以下就各种不同类别的毛囊炎分别加以叙述。

13.1.5.1　细菌性毛囊炎(bacterial folliculitis)

【定义】

细菌性毛囊炎为毛囊浅部或深部细菌的感染。

【病因及发病机制】

病原菌主要是凝固酶阳性的金黄色葡萄球菌，偶有表皮葡萄球菌、链球菌、假单胞菌属和类大肠杆菌。毛发的牵拉、摩擦、搔抓引起的损伤，皮肤的浸渍，局部密封包扎及应用糖皮质激素等是引起毛囊炎的诱因。

【临床表现】

基本损害是毛囊丘疹。开始为毛囊口炎性丘疹或小脓疱，中间有毛发穿过，周围有炎性红晕，脓疱干涸或破溃后结成黄痂，痂皮脱落后痊愈，不留瘢痕；如毛囊向深部发展，形成瘢痕及永久性脱发。皮损的好发部位是头皮、颈部、胸背部及臀部；与某些化学、物理因素接触者，则好发于接触部位。局部淋巴结可肿大。

深毛囊炎的另一种临床类型称为光滑皮肤的脱毛性毛囊炎，其特点为深的脓疱性毛囊损害，通常在下肢对称出现，痊愈后留下持久脱毛；一旦一个区域脱毛之后，毛囊炎不再复发。

病程可为急性迅速痊愈或慢性反复发作多年

不愈，主要依病原微生物、致病因素和宿主的抵抗力而定。有的可发展为深在的感染如疖、痈等，深在的毛囊炎可以形成瘢痕及假性斑秃。

【组织病理】

镜下示毛囊区急性脓疱性炎症反应。慢性毛囊炎可以出现淋巴细胞、浆细胞和组织细胞浸润。皮脂腺可被破坏，但同一毛囊内的毛发可以完好无缺。脱发性毛囊炎毛囊毁坏，伴有异物巨细胞的肉芽肿反应，最后代以纤维组织和瘢痕形成。

【实验室检查】

脓液的直接涂片和 Gram 染色可有助于致病微生物的鉴定。在顽固的病例中需做细菌培养及药物敏感试验。

【治疗】

注意个人和环境卫生，积极治疗瘙痒性皮肤病和慢性消耗性疾病如糖尿病、结核病等。

(1) 局部治疗

局部可用含有消毒剂的肥皂或 1 : 5 000 的高锰酸钾液清洗；外搽 1% 樟脑和 5% 硫黄炉甘石洗剂，3% 碘酊、0.5% 新霉素软膏等。

(2) 全身疗法

可用常规剂量抗生素如头孢拉定、红霉素、卡那霉素、林可霉素等；对反复发作者可试用疖病菌苗、自身菌苗或自血疗法。

13.1.5.2　鼻部穿孔性毛囊炎(folliculitis nares perforans)

本病于 1927 年首先被 Culver 描述，为鼻前庭鼻毛的炎症，能穿透鼻翼产生皮肤脓丘疹损害。

两性均可患本病，但多见于男性。初发损害为鼻翼接近鼻前庭开口处的小脓疱。仔细检查可在前庭处发现一个干燥的结痂的区域，其中有一根鼻毛；将痂除去后鼻毛之球状末端包埋在浓缩的物质中。

小心找出受损的毛囊，在局麻下拔去受累的鼻毛或鼻毛的残端，局部可以搽用适当抗生素软膏以控制感染；如受累的鼻毛不去除，可持续数月不愈，并可引起蜂窝织炎。

13.1.5.3　Bockhart 脓疱病(impetigo Bockhart)

【同义名】

急性毛囊炎。

本病为毛囊皮脂腺开口处的表浅性脓疱。

【病因】

常见病原菌为金黄色葡萄球菌,多发生在接触石油、煤油及沥青的工人中;搔抓、昆虫叮咬及损伤也可能是诱因。

【临床表现】

皮损特点为围绕毛囊口的表浅脓疱,绿豆大小,黄白色,圆顶,极为脆薄,其中多穿有一根毛发;皮疹常成批发出,数日内可自愈。有轻度瘙痒或烧灼感。常局限于下肢及头皮,有时面部、特别口周亦可受累,如不及时治疗,感染可更深地侵入毛囊,在胡须区或头皮可以引起慢性感染;反复发作经年累月不愈。

【组织病理】

本病显示一角层下脓疱,位于一毛囊开口处,毛囊上部有相当多的中性粒细胞浸润。

【治疗】

避免搔抓,清洁受累部位,再外用莫匹罗星软膏;如皮损不在头皮,可外用1%樟脑、5%硫黄炉甘石洗剂,一日多次。头皮受累是系统应用抗生素的指征。

13.1.5.4 须疮(sycosis)

【定义】

须疮是指局限于胡须区的细菌性毛囊炎和毛囊周围炎。

【病因】

病原菌是金黄色葡萄球菌,偶然也可由其他细菌引起,常能从鼻腔中培养出同型细菌。脂溢性皮炎患者易患本病;室内工作者较室外工作者多见。疲劳和情绪波动可使本病复发。

【临床表现】

须疮好发于30~40岁的男性,青少年极少。原发损害是疏散的、水肿性的毛囊丘疹或脓疱,当中有毛发穿过,假如邻近毛囊受累可以融合,产生斑块。

亚急性类型损害不规则地分布在胡须区或成群出现;特别在上唇或下颌关节,可以反复发作数月或数年。

慢性类型损害聚合成斑块,好发于上唇和颊,病期常更长,可达20年之久,并常伴有结痂和鳞屑,但毛发完好,没有明显的瘢痕。假如毛囊被破坏、瘢痕形成,称为狼疮样须疮(lupoid sycosis, ulerythema sycosiforme),其损害中间为一粉红色的萎缩瘢痕,周围绕以丘疹和脓疱组成的活动性边缘和肉芽肿样炎性改变,使皮损成为狼疮样。这种损害通常从一侧耳前或颏部开始,可向任何方向不规则延伸,头皮可以受累,使毛囊破坏、毛发缺如,如不及早处理可无限制地发展,只不过在不同时期发展速度不同而已。

【组织病理】

受累的毛囊充满了多形核中性粒细胞,它们浸润毛囊壁,毛囊周围由淋巴细胞、浆细胞、组织细胞和异物巨细胞组成的慢性肉芽肿浸润。皮脂腺可被破坏。

狼疮样须疮中,皮脂腺和全部毛囊可被破坏,代之以瘢痕组织。

【诊断及鉴别诊断】

一般诊断不难,但要注意与须部假性毛囊炎、真菌性须疮和寻常狼疮相鉴别。前两者可根据临床表现和细菌学检查,后者必要时可借助活检。

【治疗】

亚急性型可用1∶5 000高锰酸钾液热敷,每日2~3次,再外用抗生素软膏或洗剂(如新霉素、莫匹罗星)但停药后易复发。

慢性型使用抗生素疗效不明确,即使抗生素与糖皮质激素联合应用效果也难判断,但可试用四环素或红霉素内服10~14天。

狼疮样须疮需内服抗生素。

此外,对带菌者的鼻拭培养并使用相应敏感抗生素外搽鼻前庭可预防复发。加强机体抵抗力,避免劳累和紧张,积极治疗鼻咽部慢性病灶。

13.1.5.5 须部假性毛囊炎(pseudofolliculitis barbae)

本病为胡须向内生长而引起的胡须周围异物反应性炎症。

【病因】

大多数人由于过多剃须,特别是在有卷曲或波浪形毛发的人,剃刀锐利的尖端刮破表皮,再加上胡须的卷曲生长,促使残留毛干再度进入皮肤,产生异物炎性反应。

【临床表现】

基本损害是位于胡须区的炎性丘疹。特别在颊、颈部,由于胡须生长常无规则,并且排列紊乱,在某些部位可见卷曲毛发再进入炎性结节现象。个别丘疹可以自然痊愈;较严重的反应可伴有毛囊破坏和残留瘢痕。在胡须区除了炎性丘疹外可见凹窝、皮下坑道或线状瘢痕。

【组织病理】

示毛发末端急性炎症反应,当毛发穿破表皮时,能见到由多形核白细胞、淋巴细胞组成的混合反应。毛发贯穿皮肤的深度达 2~3 mm,形成慢性异物反应,并可见巨细胞。

【治疗】

应改变剃胡须的方法,避免过度剃刮。局部可用抗生素或维生素 A 酸软膏。急性损害局部用高锰酸钾或醋酸铝溶液湿敷,每日 2~3 次,每次 15 min。急性发作期可服四环素数周或 1 个月。

13.1.5.6　枕骨下硬结性毛囊炎(folliculitis nuchae scleroticans)

【同义名】

项部须疮、毛发部乳头状皮炎、瘢痕疙瘩性痤疮。

本病为一慢性炎症性硬结性和瘢痕性皮炎,常累及青壮年的项部。

【病因】

本病确切的病因尚不明,但大多数人认为系来自葡萄球菌和链球菌的感染,再加上衣领摩擦的刺激。本病有时与集团性痤疮和头皮分叶性蜂窝织炎有关。

【临床表现】

本病累及青壮年的后颈部发缘上下,偶然累及头皮其他部位,初发损害为位于项中部或枕骨下的毛囊丘疹,沿着枕后区的发缘横向逐步扩大、融合,形成不甚规则的条状片块或成群的大小不等的结节,表面紧张发亮,高低不平,触之甚硬,压之偶有少量脓液溢出,为毛囊口被皮脂腺栓塞或黑头阻塞而成。此处毛发脱落稀疏,可有几根毛发从一个毛孔成丛穿出,亦可出现小脓疱(彩图

13-02)。损害发展可形成脓肿和充满脓液的窦道,好像头皮的分叶性蜂窝织炎,最后形成高低不平的肥厚瘢痕,枕骨下较发缘下多见。病程慢性,可多年不愈,但患者无很大痛苦。

【组织病理】

主要是异物小体型肉芽肿改变,从毛囊炎发展成毛囊周围炎。肥大的结缔组织束和浆细胞浸润代替了被破坏的正常结构。

【治疗】

有条件时做细菌培养及药敏试验,采用对致病菌敏感的抗生素,也可用广谱抗生素。

早期可局部使用抗炎药物,或在丘疹未成熟前拔除患处毛发。亦可用浅层 X 线照射、糖皮质激素局部注射。必要时可进行外科手术切除后再整形。

13.1.5.7　头部毛囊周围炎(perifolliculitis capitis)

【同义名】

头部脓肿性穿凿性毛囊周围炎(perifolliculitis capitis abscedens et suffodiens)、头皮分割性蜂窝织炎。

【定义】

本病是一种少见的头部慢性化脓性疾病。主要特点是由波动的结节融合成带窦道的脓肿,伴有弯曲的嵴突或隆起。

【病因】

有人认为细菌感染是原发病因,主要是凝固酶阳性的金黄色葡萄球菌,但大多数情况下培养是阴性,而且用抗生素治疗无效。因为直接感染的证据不足,从而提示本病为一肉芽肿样反应。在脓肿内可以找到角化物质,提示毛囊的破坏可能有其他机制参与。本病通常单独出现,可以发生在痤疮患者,少数患者可以伴发集聚性痤疮或化脓性汗腺炎。

【临床表现】

通常发生在 18~40 岁的男性。开始可以是脓疱,逐步形成坚实的、有压痛的结节,密集成群,并发展为脓肿。头皮内的深处有互通的隧道,在头皮上适当加压,可在一定距离处排出脓液,探针可以在隧道内穿过数厘米。结节可以融合成脑回状的嵴梁和皱襞。在病损处的顶部毛发脱落,而在

裂隙中则有头发。最后,结节可以覆盖大部分头皮,并可持续多年,愈后留下肥厚性瘢痕。皮损通常只局限于头皮,偶见于颈部,极少见于上背部、臀部和阴囊。局部可有剧痛或不痛。淋巴结不肿大,即使在排脓时也是如此。与严重的局部损害相比,几乎没有全身症状。

慢性病例可见多个红肠状或铅笔样坚硬边缘的红棕色结节以及瘢痕性损害重叠在头皮皱褶区域之上。

【组织病理】

早期损害是毛囊炎和毛囊周围炎,具有中性粒细胞、淋巴样细胞及组织细胞组成的广泛浸润,结果形成脓肿及皮肤附属器的破坏。由于对这种破坏的反应,形成肉芽组织浸润。除淋巴样细胞及浆细胞外,靠近毛囊残余处尚有异物巨细胞。在愈合区有广泛的纤维化。

【诊断及鉴别诊断】

典型病例诊断不难,有时需和脓癣和项部瘢痕疙瘩性毛囊炎鉴别。前者真菌检查阳性,后者主要损害为局限于项部和枕骨下的硬结性毛囊炎。

【治疗】

切开引流并进行整形缝合;局部或全身应用抗生素(最好先作细菌培养及药敏试验)或抗生素加糖皮质激素内服,如四环素加泼尼松,治疗效果常不理想,部分病例可联合应用异维A酸获效;局部亦可试用糖皮质激素皮损内注射或浅层X线照射,Nd：YAG激光治疗可以有效地改善病情。

13.1.5.8 小腿慢性毛囊炎(chronic folliculitis of the leg)

本病主要发生于印度的青年男性中,病程慢性,病原菌为金黄色葡萄球菌。

基本损害为深浅不一的毛囊性脓疱突然大量地发生在股部和小腿;反复发作多年,经久不愈,治疗效果欠佳。除高球蛋白血症外,少有其他全身不适。

在西非拉卡斯出现相似的疾病称为小腿脓疱性萎缩性皮炎,约占当地皮肤病的0.5%;主要发生于男性,对称分布于小腿胫前,有时累及大腿及

前臂。

皮疹消失后常留下萎缩性瘢痕。

13.1.5.9 播散性复发性漏斗部毛囊炎(disseminated and recurrent infundibulofolliculitis)

本病见于非洲与美国的黑人。Hitch和Lunt于1968年首次描述在一名黑人男子躯干发生播散性毛囊丘疹,病因尚不明,无感染或药物方面的原因。

【临床表现】

基本损害为不规则的毛囊丘疹,多角形或半球形,中心有毛发穿过,质硬如卵石,皮肤色。播散分布时如鸡皮状。

发病突然,很快累及躯干、四肢,尤以颈胸部为最明显。主觉痒,易反复发作。

【组织病理】

毛囊漏斗部有海绵状态,其下真皮中有淋巴细胞浸润,轻度成纤维细胞增生。部分毛囊有角栓及毛囊上部角化不全。

【诊断及鉴别诊断】

根据临床表现,有反复发作、播散性分布毛囊丘疹及病理组织学特点,可以做出诊断,但应与小棘苔藓、毛发苔藓及角层下脓疱病相鉴别。

【治疗】

Owen报道口服维生素A 5万U,每日2次,可获良效。Andrews使用维生素A每日15万U,加维生素E每日400 mg,治疗本病取得较好效果。亦可试用异维A酸。抗生素治疗无效。

(张耀华 杨蜀嵋)

13.1.5.10 秃发性毛囊炎(folliculitis decalvans)

【定义】

秃发性毛囊炎是发生于头皮的慢性深在的毛囊炎,形成萎缩性瘢痕及永久性秃发。

【病因及发病机制】

在脓疱中可以培养出金葡菌,亦有认为是对此种细菌过敏所致。多数患者有皮脂溢出或长期脂溢性皮炎的病史。

【临床表现】

初起为毛囊性红斑、丘疹,后演变为丘疹性脓疱,愈后留有圆形或椭圆形瘢痕,瘢痕四周附近的

毛囊再逐渐受损,又发生散在性大小不等的红斑、脓疱及瘢痕性秃发,以致皮损不断地远心性向四周扩大。自觉瘙痒或无任何感觉,多发生于青壮年。除发生于头发处外,尚可发生于胡须部、腋毛及阴毛等处。病程缓慢,可经过数年或数十年。

【组织病理】

表皮有继发性萎缩,真皮结缔组织增生,弹性纤维断裂、减少,毛囊、皮脂腺萎缩,部分破坏。毛囊周围血管有以中性粒细胞为主的炎性浸润。

【诊断及鉴别诊断】

必须与其他原因所致的瘢痕性秃发如黄癣、须部寻常狼疮、黏蛋白性秃发等进行鉴别。对黄癣可以寻找黄癣菌,对寻常狼疮及黏蛋白性秃发可以通过病理切片来鉴别。

【预防】

注意皮肤清洁,增强机体抵抗力。防止外伤,积极治疗慢性疾病。

【治疗】

对局限性皮损可使用抗生素合并糖皮质激素软膏,若损害广泛,则需全身使用抗生素。对于极严重的患者可以抗生素及糖皮质激素联合应用,亦有用夫西地酸治疗有效。

(张耀华)

13.1.6 疖与疖病(furuncle and furunculosis)

【定义】

疖是金黄色葡萄球菌侵入毛囊引起的急性化脓性毛囊及毛囊周围炎;复发性、多发性疖则称为疖病。

【发病情况】

在幼儿期,本病比较少见,随着年龄增长则比较多见,在青春期和成人期疖是一个常见病。男多于女。

【病因及发病机制】

致病因素主要为金黄色葡萄球菌感染,亦有少数为表皮葡萄球菌,机体抵抗力减弱及皮肤破损也起一定作用。皮肤擦伤(如硬领、腰带引起)、糜烂均易使细菌侵入而繁殖,故湿疹、痱子、瘙痒症及虱病患者易于发病。营养不良、恶病质、贫血、糖尿病及长期使用免疫抑制剂的患者也有易发本

病倾向。皮脂腺分泌过旺也是致病因素之一。

易发疖病的原因尚不很清楚,免疫反应缺陷的证据不足。致病的金黄色葡萄球菌菌株通常也存在于鼻孔或会阴部。在慢性带菌者中,必须大量和反复接种才能产生疖病。

疖病的流行是由特殊的金黄色葡萄球菌菌株引起,病程常迁延不愈,致病菌株很难肯定,需长期密切观察。

【临床表现】

初起为鲜红色圆锥状高起的毛囊丘疹,中心贯穿毳毛,逐渐增大成鲜红色或暗红色炎性结节,表面发亮、紧张,触之质坚,有压痛。皮损单发或数个散发,此后,结节顶端产生小脓疱,中心形成脓栓、坏死,如火山口状,破溃时脓栓脱落,排出脓液,炎症逐步消失,形成紫色斑,最后留下持久瘢痕。每个疖发展的速度不一,中心坏死可发生在2天内或2~3周后。常有压痛,急性和较大的损害可有跳痛,鼻和外耳道疖有剧痛。损害常成批出现,多时可累及整个腹部,散发数十个,常年不愈。重者发热、全身不适,伴附近淋巴结肿大。营养不良者可能导致脓毒血症。

通常发病部位为面、颈项、臂、腕和手指、臀部和生殖器区域亦为好发部位。四肢躯干有时也受累,上唇、鼻孔、外耳道等处亦可累及。上唇和鼻孔的静脉和筛窦吻合,故该处的疖可引起海绵窦血栓形成。

疖可成批发生,每批之间可有或没有间歇期,有的可持续成批地发生达数月到数年之久,称为慢性疖病(彩图13-03)。

【组织病理】

表现为深毛囊炎及毛囊周围炎。毛囊周围产生脓肿,有密集的中性粒细胞和少数淋巴细胞浸润,继之坏死,毛发、毛囊和皮脂腺均被破坏。

【诊断及鉴别诊断】

根据临床症状及体征诊断不难,有时需与Bockhart脓疱病和假疖相鉴别。Bockhart脓疱病是毛囊口成群的表浅脓疱;而疖是深位散在的结节;假疖则是小汗腺炎,多见于婴幼儿头皮、颈部、上胸部,产妇亦常发生,夏季多见,为多个黄豆至蚕豆大紫红结节,中心无脓栓,愈后无瘢痕。有时

也需与聚集性痤疮鉴别,它们伴有丘疹和黑头,并限于面部和躯干。

【预防】

预防为主,加强锻炼,增加机体抵抗力;注意个人卫生,勤洗澡,勤换衣服,特别是内衣、手帕。追询发病原因,治疗各种瘙痒性疾病和慢性消耗性疾病。多服维生素制剂,忌食酒类等刺激性饮食。由于久患本病者可发生肾炎,故应经常化验小便。

【治疗】

(1) 局部疗法

主要是抗菌消炎,促进早期化脓、排脓。外敷硫黄鱼石脂软膏、三圣散、金黄散或金黄膏。当脓肿形成后,可切开排脓,但忌挤压,尤其是上唇及鼻部,以免引起脓毒血症或海绵窦栓塞。切口周围要拭干净,或敷以新霉素、莫匹罗星等软膏,以防感染扩散或引起传染性湿疹样皮炎。

(2) 全身疗法

病情较重或有发热者可考虑全身用磺胺药或抗生素,如 SMZco,或罗红霉素、头孢拉定、林可霉素等。

(3) 物理疗法

疖早期可热敷,顽固者用红斑量紫外线或红外线照射。

(4) 其他疗法

慢性疖病治疗较困难者,可考虑做脓液细菌培养及药物敏感试验,以寻找敏感抗生素;其次,可采用自身菌苗治疗。亦有人主张用丙种球蛋白肌内注射,1.5 mg/kg,每周 1 次,连续数周取得一定效果。

13.1.7　痈(carbuncle)

痈是由金黄色葡萄球菌引起的多个相邻的急性深毛囊炎和毛囊周围炎,并累及其周围和下部结缔组织包括脂肪组织,形成较明显的疼痛、红肿硬块。

【病因】

本病由金黄色葡萄球菌引起,常见于身体比较衰弱的患者。男性、中年和老年人多见。营养不良、心脏病、糖尿病或严重的全身性皮肤病如剥脱性皮炎、天疱疮和长期使用糖皮质激素的患者均易患本病。

【临床表现】

感染先从一个毛囊底部开始,向周围结缔组织扩散,并沿着深部阻力较弱的脂肪组织蔓延至皮下深筋膜,再沿深筋膜向四周扩散,累及邻近许多脂肪组织,然后向上穿过毛囊群而形成多个脓头,形状似蜂窝。

感染初起为红、肿、热、痛的斑块,表面光滑,边缘局限,以后逐渐扩大,直径可达 10 cm 或更大,7 天后开始化脓,中央区皮肤开始坏死,毛囊口出脓并形成粟粒状脓栓,形成多个火山口样结节,脓栓脱落后留下多个带有脓性基底的深溃疡。

大多数损害发生在项、背、肩、臀和大腿部,通常为一个,但可伴发一个或多个疖;全身症状较重,患者有寒战、发热、全身不适、恶心,甚至虚脱,也有因败血症而死亡者。痈局部红、肿、热、痛明显。愈后留下一大片瘢痕。

【治疗】

局部早期可用金黄膏外敷,或用 50%硫酸镁或 70%酒精湿敷;晚期可以外科切开引流。系统用药可选氯唑西林、克林霉素、罗红霉素等。可适当加强支持疗法以增加患者的抵抗力。积极治疗伴发病如糖尿病等。

13.1.8　化脓性汗腺炎(suppurative hidradenitis)

【定义】

化脓性汗腺炎是好发于腋部和会阴部等同时存在体毛和大汗腺腺体区域的慢性炎症。

【病因】

病因不明,有时会发现金黄色葡萄球菌、化脓性链球菌或多种 Gram 阴性菌的继发感染。有些患者有葡萄糖利用缺陷或显著贫血。局部因素尚有争议,认为浸渍阻碍汗管的角化可能是腋部汗腺炎的主要诱因。会阴部汗腺炎常伴发聚集性痤疮和头皮毛囊周围炎,但主要是体质因素。

【临床表现】

本病多见于青壮年,尤以肥胖女性多见。腋部汗腺炎早期损害为一个或多个皮下小结节,逐步扩大,略有痒感或不适。成熟的结节表面红、肿,主觉疼痛和压痛。有些结节顶端有小脓疱,另一些可数周或数月不化脓;此后可形成不规则的成群或成串的结节,最后融合成片块。新的结节向两端延伸形成条索状,深的形成脓肿,穿破表面形成窦道,带有潜行性边缘的不规则的溃疡,以覆盖腋窝大部分区域,并延伸到边缘。

一般无全身症状。如伴发蜂窝织炎可有发热和衰弱,未经治疗者病程很长,反复发作,可达5年或更久。约50%患者两腋同时受累。

会阴部的汗腺炎可以伴发或继发于腋窝部汗腺炎,也可首发于会阴部,男性较多,常并发痤疮或聚集性痤疮。基本损害为比豌豆大的坚实结节,位于腹股沟、阴囊、大腿、臀部或肛周,急性穿破形成穿凿性脓肿,肛管穿破形成肛瘘,也可形成尿道或膀胱瘘。

妇女的乳房偶然受累,伴有黑头,即使不伴发痤疮也是如此,病程较腋部损害更持久,因同时有会阴和腋部损害,诊断常不难。

本病常并发贫血、低球蛋白血症及淀粉样变。

【组织病理】

早期是大汗腺及其周围的炎性改变,汗管内因充满白细胞而扩张,在腺体和真皮有时可见成群的球菌,之后累及小汗腺。血管周围有淋巴细胞和浆细胞浸润,最后形成脓肿。皮肤附属器官破坏,残余的腺体被异物巨细胞围绕。愈合区内可见广泛的纤维化。

【诊断及鉴别诊断】

由于发病部位和病程各阶段皮损的不同,常易误诊。溃疡性损害需与皮肤结核鉴别;单纯腹股沟损害要与放线菌病、腹股沟肉芽肿和性病性淋巴肉芽肿鉴别;会阴区的少数结节和窦道要排除乙状结肠憩室和Crohn病,通过细菌学和血清学检查可排除其他感染。痤疮和成群黑头的出现有助于诊断。

【治疗】

必须详细检查患者以除外代谢障碍。

抗生素治疗如四环素每日2 g,共10天,以后每日0.5 g,服2周,对大部分早期患者有效。对顽固性的皮损,同时服用泼尼松每日20~30 mg,连续用5~7天。停止治疗后有复发倾向。异维A酸对部分病例有效。浅部X线照射治疗可以试用:总量1 000~2 000 R,分2~3次照射。

有脓肿形成时必须切开排脓。顽固性的病例可手术治疗,这是防止复发的有效手段。

13.1.9　汗孔周围炎及多发性汗腺脓肿（periporitis and multiple sweat gland abscesses）

本病是汗腺因葡萄球菌感染引起的炎症性皮肤病,通常出现在体质虚弱的婴儿或妇女产褥期,常易和疖病相混淆。

【临床表现】

基本损害开始为针头大小的丘疱疹,很快发展成圆顶的、不痛的红色或紫红色结节,2~15 mm大小,逐步变软形成脓肿,中心没有脓栓,也没有产生脓头的倾向。损害好发于头、面、枕部和臀部,通常多个损害同时出现,偶然可只出现1~2个结节。不管结节是否化脓,患者体温一般正常或有低热,如不经抗生素治疗,结节破溃后排出黄色脓液。细菌培养为凝固酶阳性葡萄球菌,在发生典型结节之前或同时,可伴发表浅的小脓疱。这些脓疱发生于汗孔处含有化脓性葡萄球菌,称为葡萄球菌性汗孔周围炎(periporitis staphylogenes),以后干燥结痂而逐步消失。发病多在湿热的夏秋季。

【组织病理】

真皮深部汗腺周围边界清楚的脓肿,中心有多形核白细胞聚集,边缘为上皮样细胞和单核细胞。Gram-Weigert染色可见成团的Gram阳性球菌。

【鉴别诊断】

主要与疖病相鉴别。本病无中心脓栓,无压痛,圆顶,不累及毛囊。

【治疗】

局部治疗与疖病相同,严重的可内用抗生素,但仅能防止新损害发出,不能加快原有皮损痊愈;本病虽有较多的真皮损害,但治愈后很少有瘢痕。

13.1.10　坏死性痤疮（acne necrotica）

【同义名】

痘疮样痤疮(acne varioliformis)、粟粒性坏死性痤疮(acne necrotica miliaris)。

【定义】

本病是一种深在的丘疹性、毛囊性、脓疱性发疹,通常累及成人的头皮和前额的颞颥部,偶可累及颊部、鼻部和躯干。

【病因】

病因尚不明。凝固酶阳性的葡萄球菌可能是其病因,但脓液培养并不都是阳性。有人认为其发病可能是由于对细菌抗原的一种过敏反应。

【临床表现】

男性较女性多见,常发生于30~50岁之间,从未发生在青春期之前,有时伴皮脂溢出。

早期损害为棕红色、无痛性、毛囊性的脓丘疹,在新皮损发生前或同时可有烧灼感或瘙痒,损害数目不多,但也偶有大批发生者。损害大多位于头皮的颞颥部,有时累及颊部、鼻部和躯干,逐步扩大成2~5 mm,中间常有脐凹如痘疮样,很快因坏死而变成黏着性出血性的痂,3~4周后痂脱落留下色素性瘢痕。假如损害反复发作,留下的瘢痕往往呈网状。

【组织病理】

毛囊内角层下脓疱及急性毛囊周围浸润,可形成浅在毛囊周围脓肿,留下小片坏死区,愈合时伴有纤维化及瘢痕形成。

【治疗】

外用抗生素软膏治疗有效。内用抗生素如红霉素和四环素数周,对控制炎症有较好效果。

(张耀华 杨蜀嵋)

13.1.11 丹毒(erysipelas)

【定义】

俗称"流火",是乙型溶血性链球菌感染引起的皮肤和皮下组织内淋巴管及周围软组织的急性炎症。

【病因】

丹毒是由于乙型溶血性链球菌、又名丹毒链球菌(streptococcus erysipelatis)侵入皮肤所致。其诱发因素有:① 多数病例有擦伤或其他细微不易发现的皮肤破损(如足癣),伤口常很小不易被发现(如面部丹毒多可由鼻腔内被抓破的小伤口引起)。② 多在身体抵抗力降低的情况下发生。③ 有时也可以通过污染的器械、敷料和用具等间接接触受染。

【临床表现】

常见于春、秋两季。潜伏期一般为2~5天。在发病前数小时内患者常常有全身不适、畏寒、头痛、口渴、关节酸痛,在发作时体温可突然升高(39~41℃),严重者特别是幼儿中可有惊厥、呕吐和谵妄。

皮疹开始为红肿、发硬的、有灼热感的炎性斑片,迅速向周围蔓延而成为大片猩红色的损害,边界清楚,有光泽,按之褪色并有压痛。向外蔓延时皮疹中央的红色逐渐消退,变成棕黄色并有轻微脱屑。有些患者在大片红肿斑片上可发生含有浆液或脓性分泌物的水疱和大疱,被称作水疱性或大疱性丹毒(erysiplas vesiculosum or bullosum);症状极严重时患部可以迅速发生坏疽成为坏疽性丹毒(erysipelas gangrenosum),此种情况多见于新生儿,往往开始发生于脐部或生殖器等部位,迅速蔓延而发生坏疽,病情比较凶险,易引起败血症和腹膜炎,严重者甚至死亡。

丹毒可发生于任何部位,常见于小腿、面部、头皮和婴儿的腹部等处。临床上发生于小腿的占多数,而且多见于足癣患者;面部次之,常见于挖鼻者。数日以后,皮疹不再扩展而开始消退,体温也逐渐下降,以后皮疹和体温均恢复正常,遗留轻微的色素和脱屑而愈。但是有些严重患者由于细菌的扩散及毒素的作用,可以发生肾炎、心肌炎及海绵窦血栓形成。

有少数患者红肿的皮疹一面消退一面发展,先出现于某处,不久消退,又在另一处出现,如此连续不断,病程可迁延达数周之久,称之为游走性丹毒(erysipelas migrans)。

另有一部分患者病程慢性,可反复发作。每次发作时病情较轻,只局部稍微红肿,患者没有或有轻度的发热及周身不适,往往在数天以后自然痊愈,几周或几年后再复发。此型丹毒的常见部位是小腿,尤其多见于足癣患者,其次是面部和外生殖器等处。反复发作后,受累组织往往肥厚,发生于小腿时可形成象皮肿,发生于颜面和外生殖器者可形成慢性淋巴水肿,这种类型则称之为复发性丹毒(erysiplas recidivans)。

【组织病理】

真皮高度水肿,毛细血管和淋巴管扩张,水肿剧烈时可引起表皮下水疱。结缔组织肿胀,中、小动脉内皮细胞肿胀,管腔为纤维蛋白栓塞。血管及皮肤附属器周围有散在的小灶性细胞浸润,浸润细胞为中性粒细胞、淋巴细胞和嗜酸性粒细胞,偶或扩展至皮下组织内。在组织间隙或淋巴管腔内有链球菌存在。

【实验室检查】

当体温升高时,可有白细胞总数增高,通常为 $20×10^9/L$ 或更高,中性粒细胞可达 80% ~ 95%。偶有蛋白尿及管型尿。

【诊断及鉴别诊断】

根据发病急剧、局部红肿、境界清楚、伴有高热及主觉烧灼样疼痛等,本病不难诊断。但有时要与下列疾病相鉴别:

接触性皮炎:有接触刺激物的历史,皮损发生在接触部位,有明显的瘙痒,损害边缘鲜明,常无全身症状。

小腿癣菌疹:损害往往为多片红斑和小丘疱疹,各片间隔有正常皮肤,伴有活动性足癣,癣菌素试验阳性。

类丹毒:有接触家畜、鱼类或屠宰工作中受伤的历史,损害通常发生于手部,为紫红色斑,不化脓,不易发生水疱,往往没有明显的局部及全身症状,猪丹毒杆菌培养和接种试验阳性。

蜂窝织炎:本病是细菌侵入皮下组织后引起的急性炎症,患处有触痛及红肿,但是边界不像丹毒那样明显,浸润深,中央红肿显著,溃破后排出脓液和坏死组织。

【防治】

去除病因:积极治疗伴存的病灶,如足癣;避免和纠正挖鼻、拔鼻毛等不良习惯。

抗生素治疗:首选青霉素,每日 160 万 ~ 320 万 U 肌内注射,待皮损消退、全身症状消退后 2 ~ 3 天再停用。如青霉素过敏,可用 SMZco 或红霉素。

局部治疗:可试用铅洗剂(浓碱式醋酸铅溶液 2.0 g,水加至 100 ml 与酒精各一半的溶液)做湿敷,或外搽硫黄炉甘石洗剂。

13.1.12 蜂窝织炎(cellulitis)

【定义】

本病是一种急性、亚急性或慢性的疏松结缔组织炎症。

【病因】

通常认为与链球菌感染有关;但其他细菌如葡萄球菌、流感杆菌、大肠杆菌和厌氧杆菌亦可致病。也可因化学刺激或异物存留于软组织中引起继发感染导致蜂窝织炎,本病常继发于创伤和溃疡;也可以发生在正常皮肤,尤其在患有淋巴管性、肾性或坠积性水肿的人中。

【临床表现】

感染局部红、肿,热、痛。皮损色暗红,边界局限而不清楚,可以沿创伤或溃疡扩散,也可是一片缓慢发展的坚实的带状损害;患者常有畏寒、发热等全身症状,白细胞计数可增高。如病变部位较浅、组织较疏松则损害肿胀明显而疼痛较轻;病变部位深、组织致密的损害则肿胀不明显而疼痛剧烈。非常急性的病例可出现大疱,不经治疗炎性症状迅速加重,局部可化脓或出血坏死,甚至坏疽。如损害反复发作,称为复发性蜂窝织炎。发生于唇部或颊部等处呈间歇性发作的轻型病例,皮损略红或不红,全身症状很轻或缺如,几天后可消退,偶被误诊为血管性水肿。

【治疗】

局部外用金黄散或 50% 硫酸镁溶液热湿敷,也可以作紫外线照射;同时内用抗生素或磺胺药,剂量要足。若脓肿形成应及时切开引流。

13.1.12.1 坏疽性蜂窝织炎(gangrenous cellulitis)

本病常见于营养不良的婴幼儿,患儿常伴有慢性胃肠炎。

【病因】

金黄色葡萄球菌在本病发病中起主要作用。

【临床表现】

临床上表现为发病突然,初起为皮肤局限性红肿、变硬,压痛明显,后形成脓肿,有波动感,并迅速向外扩展形成进行性坏疽。损害好发于背部及腰骶部,有时可发生于颈胸部及腹部,四肢罕见。部分患者可伴发葡萄球菌性腹膜炎,如不及时治疗,死亡率甚高。

【治疗】

纠正营养不良、治疗原发疾病,全身应用敏感及足量的抗生素。脓肿形成时需及早切开排脓。

13.1.13　面部脓皮病(pyoderma faciale)

面部脓皮病是一种少见的以穿凿性、化脓性结节为特征的急性炎症性皮肤病,好发于健康的年轻女性。

【病因】

目前尚不清楚,但酒渣鼻可能是一个重要先决条件,甚至有人认为本病是酒渣鼻的严重炎症形式。脓液中常可培养出凝固酶阳性的葡萄球菌。

【临床表现】

面部急性肿胀,形成痛性结节,继而形成窦道,窦道口通常流出黄色或绿色黏稠脓液,穿凿性损害和窦道导致线状脓肿和结痂,在正常皮肤和损害之间有明显的分界线。面部、颊部和前额均可受累。此病有时像聚集性痤疮,但没有黑头。如不治疗可持续数周到数月,引起瘢痕。

【组织病理】

毛囊周围急性或亚急性炎症反应,表现为中性粒细胞及淋巴细胞浸润,并有部分坏死,毛囊皮脂腺可以受累。显微镜像似寻常狼疮。

【诊断】

根据发生在无寻常痤疮的年轻妇女面部的严重炎症性损害可以诊断,但应与聚集性痤疮鉴别,后者有黑头。

【治疗】

早期热敷,有波动感时切开排脓。可口服红霉素,亦可服用异维A酸。

13.1.14　下疳样脓皮病(chancriform pyoderma)

本病为出现在儿童或成人面部或生殖器的硬下疳样损害。1934年Hoffman首次描述本病。1957年Frain-Bell报道了3例,他认为凝固酶阳性的金黄色葡萄球菌可能是本病的病因。但其他细菌如不典型的抗酸杆菌、大肠杆菌或病毒也不能除外。

【临床表现】

最初损害可以是丘疹、脓疱或水疱,很快形成纽扣样溃疡,周围硬而卷起。面部最常受累(彩图13-04),其次为阴茎冠状沟处。溃疡基底覆盖有浆液性或脓性分泌物,周围有狭小的红晕。损害硬度如软骨,有触痛,与其下组织不粘连,亦可先出现硬结,然后糜烂、溃疡。有时可有局部淋巴结肿大。皮损可在1~2周内不变,以后速愈形成瘢痕。病程有自限性,一般为4~8周。

【组织病理】

整个表皮层呈现炎症反应,其中充满淋巴细胞、浆细胞、成纤维细胞和肥大细胞,也可有嗜酸性粒细胞。

除了可以培养出金黄色葡萄球菌外,其他真菌或病毒培养为阴性;未发现过梅毒螺旋体、梅毒血清反应阴性。

【治疗】

可试用对金黄色葡萄球菌敏感的抗生素。由于病程具自限性,给疗效评价带来困难。

13.1.15　芽生菌病样脓皮病(blastomycosis-like pyoderma)

是一种临床表现类似芽生菌病的慢性增殖性脓皮病。

【病因】

致病菌多为葡萄球菌和链球菌。

【临床表现】

皮损往往发生在外伤部位。典型损害为逐步扩大的环状斑块,不久边缘呈疣状,并有突出的结痂,痂下有脓肿,以后中心痊愈,形成瘢痕。化脓现象较芽生菌病多。患者可伴有营养不良或酒精中毒,但也有不少患者一般状况良好。

【治疗】

先浸泡损害并除去结痂,使用足量适当的抗生素,皮损常迅速痊愈。

13.1.16　甲沟炎(paronychia)

【定义】

本病系指甲周软组织急性、亚急性或慢性感染性炎症反应。

【病因】

急性甲沟炎通常是由金黄色葡萄球菌感染引

起,其他细菌如链球菌、假单胞菌属、大肠杆菌和普通变形杆菌等也可致病。局部刺伤、修甲过短、嵌甲等是引起感染的重要因素。

慢性和亚急性甲沟炎大多由念珠菌属引起,特别是白念珠菌。常见于妇女以及糖尿病患者和某些常将手浸在水中的人,如厨师、鱼贩、饭店服务员等。趾甲的慢性甲沟炎常与糖尿病和末梢血循环障碍有关。

【临床表现】

急性甲沟炎开始为后甲皱区的小片炎症,炎症迅速扩展可蔓延到全甲沟,甚至形成甲下脓肿。局部搏动性疼痛为主要症状。

慢性甲沟炎多见于 30~60 岁之间,特别是妇女;偶见于习惯吮指的儿童。任何手指都可受累,但以右手示指、中指和左手中指最常见。开始为一个或数个指甲基部的轻度肿胀和压痛,但比急性甲沟炎为轻;不久表皮剥落,甲周溢液化脓。患区溢液镜检常可见念珠菌的孢子和菌丝。慢性炎症逐渐累及甲皱后部及两侧,指甲可松动甚至脱落。从发生到整个指甲受累历时数周到数月。

急性甲沟炎往往是一甲受累;而亚急性和慢性者则同时数甲受累,甚至全部指甲均可受累。

【防治】

根据甲沟炎是急性或慢性及甲皱部致病菌种类进行防治,必须尽力避免外伤和潮湿;如因职业关系难以避免,可戴内衬柔软棉布的橡皮手套防护。甲皱局部可使用氯仿等干燥剂,也可用弹性火棉胶直接封闭甲皱以避免水浸。

急性甲沟炎可外用或内服抗生素如红霉素。脓肿形成时,应手术切开排脓。如两侧甲沟均有脓肿并累及甲下时,应拔除部分或全部指甲。

有真菌感染的病例,可用制霉菌素或两性霉素 B 扑粉包扎局部,或制霉菌素、酮康唑乳膏或两性霉素 B 洗剂外用,每日多次。亦可口服氟康唑或伊曲康唑等。

13.1.17　水疱性远端指炎（bistering distal dactylitis）

本病是乙型溶血性链球菌引起的手指掌面水疱性感染。1972 年由 Hays 和 Mullard 首次报道,主要发生于儿童,较为少见。

【病因】

致病菌为乙型溶血性链球菌引起,也可同时伴有凝固酶阳性的金黄色葡萄球菌感染。部分患者病变可在鼻腔、鼻孔周围,咽部也可分离出乙型溶血性链球菌。

【临床表现】

基本损害为水疱或脓疱,周围绕以红晕,位于单个或数个手指的 1~3 指节之掌面,偶然在甲沟处可见同样损害,自觉痛痒。无淋巴结肿大及发热。

【实验室检查】

疱液涂片可见大量多形核白细胞及 Gram 阳性球菌,细菌培养为乙型溶血性链球菌。

【诊断及鉴别诊断】

根据典型皮损及细菌培养阳性可做出诊断,但需与下列疾病相鉴别:

婴儿肢端脓疱病:多在 10 个月以下婴儿,瘙痒,细菌培养阴性。

掌跖脓疱性银屑病:为密集小脓疱,可有多层脱屑,细菌培养阴性。

其他:尚需与儿童疥疮、汗疱疹、Weber - Cockne 型大疱性表皮松解症等相鉴别。

【治疗】

外用 0.5% 新霉素软膏或莫匹罗星软膏。口服红霉素 5~10 mg/kg,每日 4 次或头孢拉定每日 50 mg/kg,分 4 次服。

13.1.18　慢性乳头状溃疡性脓皮病（pyodermia chronica papillaris et exulcerans）

【定义】

本病为一种慢性感染性皮肤病,以乳头状或疣状增生及瘘管溃疡为特征。

【病因】

主要由金黄色葡萄球菌引起,也可分离出大肠杆菌、变形杆菌及其他双球菌。常发生于轻度外伤、虫咬、搔抓、脓皮病及湿疹之后。机体免疫功能低下及营养不良常为其诱因。

【临床表现】

在外伤、湿疹或其他化脓性皮肤病损害周围

发生红色小结节或脓疱,逐渐增多,融合成紫红色水肿性斑块,斑块破溃形成溃疡,伴疣状或乳头状增生。溃疡边缘为穿凿性,表面有脓性分泌物及结痂,可呈匍形性发展,有时形成窦道,加压后脓液由窦道另一端流出,局部有轻压痛。好发于四肢,尤以手背多见,但额面、躯干亦可发生。可有局部淋巴结肿大。中年以上农民多见,病程慢性。

【诊断与鉴别诊断】

根据皮损特点、病史和细菌学检查,诊断不难,但应与疣状皮肤结核、增殖性脓皮病及着色真菌病相鉴别。

【治疗】

改善全身情况,增加营养,局部及全身应用抗生素。笔者曾用利福平加雷公藤糖浆治愈2例。亦可采用理疗如 He－Ne 激光、紫外线等辅助治疗。

(张耀华　杨蜀嵋)

13.1.19　脓疱性细菌疹(pustular bacterid)

【定义】

本病首次由 Andrews 描述,其特点为在手掌、足跖发生对称性簇集的水疱或脓疱,但疱液不含细菌。

【病因】

本病的病因争论较大。有人认为是机体对湿疹或银屑病的特殊反应,或者是银屑病的湿疹化;但 Andrews 认为该病常发病于中年人,以往无银屑病表现,且有扁桃体、牙齿、鼻旁窦或其他部位有感染性病灶,当使用抗生素除去此种病灶后,皮损常得以痊愈,因此认为该病可能是与感染病灶有关的独立疾病。

【临床表现】

基本损害为脓疱,初起可能为水疱,但很快变成脓疱,有时脓疱之间杂有瘀点。常开始发生于手掌、足趾的中部,后逐渐蔓延扩展至整个手掌、足趾,甚至其侧缘,少数患者可开始发生于指/趾尖端或踝部,但指/趾缝及趾蹼面不受侵犯。初起多为单侧性,后逐渐发展到对侧,亦有开始即为两侧对称。皮疹成批出现,常呈一致性。在消退时有明显的脱屑现象,其鳞屑干燥质硬,且黏于皮面,自觉痒痛。病程慢性,常反复发作,在发作期

白细胞总数及中性粒细胞皆增加。

【组织病理】

在表皮下部有单房性脓疱,脓疱四周有少量炎症细胞浸润,疱顶的表皮轻度增厚,但脓疱间的表皮基本正常,脓疱内含有大量中性粒细胞及少量变性的表皮细胞,在脓疱处及其附近的真皮上层有少量中性粒细胞浸润。

【诊断】

诊断要点:① 为慢性顽固性脓疱疹,常对称性发生于手掌、足跖;② 与感染性病灶有直接关系,若将病灶去除后则可痊愈;③ 白细胞数增高,尤其在发作期;④ 对葡萄球菌及链球菌呈阳性皮肤过敏反应;⑤ 表皮下层有单房性脓疱;⑥ 脓疱内疱液细菌培养阴性;⑦ 抗生素治疗有效。

【鉴别诊断】

需与下列疾病鉴别:

连续性肢端皮炎:发生于轻微外伤后,呈单侧性,常由指端开始,伴有甲沟感染,且有甲的变化。

脓疱性银屑病:在肘、膝或身体其他部位有典型的银屑病损害,病理变化除 Munro 脓肿较大外,其他同寻常型银屑病。

手足癣:皮损常发于趾间、趾蹼及指侧,可发现真菌。

【治疗】

系统应用抗生素,局部可用 0.1% 利凡诺溶液或 0.5% 新霉素溶液湿敷。及早治疗可能存在的感染病灶。

(张耀华)

13.1.20　多形性模仿菌和阴道海雷菌感染（Mima-Herellea infection）

多形性模仿菌(mima polymorpha)和阴道海雷菌(Herellea vaginicola)都是 Gram 阴性微生物,在形态学上和奈瑟菌属相似,但由于生化反应的不同可以鉴别:多形性模仿菌和阴道海雷菌可以从变化多端的临床损害的不同部位培养出来,也可以从看起来正常的组织中分离出;在结膜和泌尿道中常见,在皮肤上也很普通。正常男性大约25%带阴道海雷菌,10%带多形性模仿菌。在200个儿童中9.5%从腋部分离出本菌。

作为潜在的病因,多形性模仿菌和阴道海雷菌可以引起伴有紫癜的败血症、脑膜炎、骨髓炎、滑膜炎;烧伤后败血症、外伤感染和外耳炎也能引起皮肤损害,表现为成群脓疱或蜂窝织炎。多形性模仿菌也是一种尿道炎的可疑病因,此种尿道炎的临床表现如同抗青霉素的淋病。

由于多形性模仿菌和阴道海雷菌的无所不在,所以分离出细菌也很难确定其是否为致病菌。多形性模仿菌和阴道海雷菌感染常被忽略;如条件有利于 Gram 阴性菌的生长而使细球菌受抑制的话,将提示此两菌感染,治疗不难,因大多数菌株对广谱抗生素敏感。

13.1.21　沙漠疮(desert sore)

本病又名热带溃疡、草原疮(veldt sore)或 barcoorot 病。是一种溃疡性皮肤病,在南非、中东和澳洲沙漠地区流行,缅甸士兵中亦有发现。

【病因】

发病前有被虫咬或被忽略的外伤,损害常可培养出葡萄球菌或链球菌。

【临床表现】

大部分损害发生于胫、膝、手和前臂。基本损害为绕以红晕的水疱,不久形成结痂,痂下为不规则浅表性、化脓性溃疡,溃疡直径可达 2 cm,单个或多个。急性期可以疼痛,出现全身症状,并有局部淋巴结肿大,以后症状消失,留有带棕色结痂的化脓性溃疡。数周或数月后溃疡愈合,留有色素性瘢痕。

【诊断及鉴别诊断】

一般可根据皮损作出诊断。临床上易与皮肤白喉相混淆,细菌学检查可有助于鉴别。

【治疗】

轻型病例注意营养、休息及局部使用抗生素即可。如溃疡较大、数目较多则需全身应用相关抗生素。

(张耀华　杨蜀嵋)

13.1.22　坏死性筋膜炎(necrotizing fasciitis)

【同义名】

医院内坏疽、化脓性筋膜炎、"食肉菌"感染、急性感染性坏疽、溶血性链球菌坏疽、皮下组织浅深静脉的进行性坏疽。

【定义】

本病系细菌入侵皮下组织和筋膜引起的急性坏死性软组织感染。这种疾病在美国每年有 10 000～15 000 个病例,发病急,进展较快,破坏力强,病死率较高,并可造成严重的残疾。

坏死性筋膜炎分为两型,Ⅰ型为多种细菌的混合感染,包括 Gram 阳性的溶血性链球菌、金黄色葡萄球菌、产气荚膜梭菌、创伤弧菌、脆弱拟杆菌和厌氧菌等;Ⅱ型多由 β-溶血性链球菌所致,常伴有休克及多器官衰竭,死亡率极高。近年来发现由金黄色葡萄球菌的一株变种——对多种抗生素产生抗药性的金黄色葡萄球菌引起的坏死性筋膜炎有增多的趋势。

【病因】

可能与食用被感染的未完全煮熟的肉、处理城市污水、食用未煮熟之以人粪尿施肥的农产品,以及共用注射针头等有关。该病的易患因素有:糖尿病、肾病、肥胖、外周血管疾病、免疫低下、营养不良、年迈、静脉吸毒等;其他包括酗酒、吸烟、高血压、AIDS、肝肾功能异常、慢性阻塞性肺病、长期应用糖皮质激素、慢性皮肤溃疡等。此外,皮肤擦伤、烫伤、刺伤、动物或昆虫咬伤、皮下注射胰岛素或静脉吸毒、水痘等,均可诱发该病;手术如剖宫产、子宫切除术、小切口输卵管切除术、腹腔镜、不全流产常常是腹壁坏死性筋膜炎的诱因。

【发病机制】

坏死性筋膜炎是需氧性和厌氧性细菌协同作用的结果。在全身或局部组织出现免疫损害后,多种细菌侵入皮下组织和筋膜,需氧菌先消耗组织中的氧气,使氧化还原电势降低,体系还原性增强。同时细菌分泌的酶将组织中的过氧化氢分解,创造出适宜厌氧菌生存繁殖的少氧环境。细菌感染沿着筋膜组织迅速广泛地潜行蔓延,引起感染组织广泛性地炎症充血、水肿,继而皮肤和皮下的小血管网发生炎性栓塞,组织营养障碍导致皮肤缺血性坑道样坏死甚至发生环行坏死。镜检可见血管壁有明显的炎性表现,真皮层深部和筋膜中有中性粒细胞浸润,受累筋膜内血管有纤维性栓塞,动静脉壁出现纤维素性坏死,Gram 染色可在破坏的筋膜和真皮中发现病原菌。

【临床表现】

坏死性筋膜炎多为急性发作,但也有少数以慢性形态出现。局部症状类似于一般组织感染,常因发病较轻且隐匿,得不到患者注意,使感染在 24 小时内波及整个全身。早期症状为皮肤红肿、发热、变硬,肿胀呈紫红色片状,边界不清,且伴有强烈疼痛感。患者可伴有流感症状,包括发热、寒战、腹泻、呕吐、四肢无力、心动过速及肌肉酸痛。此时皮下组织已经坏死,因淋巴通路已被迅速破坏,故少有淋巴管炎和淋巴结炎。这一阶段一般持续数小时至数天。有些易被误诊为其他疾病如蜂窝织炎。

当病灶部位的感觉神经被破坏后,则早期感染局部的剧烈疼痛可被麻木或麻痹所替代,疼痛缓解,患部出现麻木感。该病病情进入中期时,感染局部变得更加鲜红,皮肤颜色逐渐发紫、发黑,由于血管栓塞和营养血管被破坏而导致的含血性液体水疱和大疱逐渐增多,疼痛和肿胀加剧,全身症状变得严重。到了病情三期或终末期,表现为持续高热,白细胞明显升高,全身有明显的毒血症、低血压、弥散性血管内凝血、中毒性休克、反应迟钝或意识丧失、酸中毒和多器官衰竭(如肾)。血管栓塞的结果导致皮肤出现干性坏疽和表皮分离,出现四周绕以红晕的黑色坏死焦痂,类似于Ⅲ度烧伤。当中毒症状逐渐加重时,多数患者终因败血症或休克而死亡。

坏死性筋膜炎的并发症有贫血、中毒性休克、多器官功能衰竭和弥漫性血管内凝血等。

【组织病理】

快速冰冻切片可见炎症反应和动静脉血栓形成。

【实验室检查】

血常规:多数患者红细胞、血红蛋白低于正常;白细胞计数明显升高,中性粒细胞比值升高,并出现中毒颗粒。

细菌学检查:创面分泌物或穿刺抽取脓液可发现溶血性链球菌、金黄色葡萄球菌和厌氧菌等病原菌。

影像学检查:B 超可用于早期诊断和引导穿刺抽吸脓液培养。MRI 可显示软组织包括皮肤、皮下脂肪、深浅筋膜、肌肉等微小信号改变,可清楚显示疾病的解剖分布,有助于确定最佳活检部位和实施治疗方案,并监测治疗反应。MRI 诊断坏死性筋膜炎的敏感性为 100%,特异性为 96%,但其扫描时间长,不适于危重患者。

【诊断】

早期坏死性筋膜炎缺乏特异的临床表现,故诊断较为困难,临床应提高警惕性,加强观察,综合分析。对于全身症状危重、局部软组织出现红肿热痛、进展迅速、有咖啡色渗液或恶臭脓液流出、周围皮肤出现紫红或坏死、患处可触及捻发感、联合应用足量抗生素而症状不见好转的病例,应高度怀疑本病的可能。组织病理、细菌学检查及 MRI 等手段可辅助诊断。

【鉴别诊断】

急性蜂窝织炎:是皮下、筋膜下、肌间隙或深部疏松结缔组织的急性、弥漫性、化脓性感染,致病菌主要为溶血性链球菌,其次为金黄色葡萄球菌和厌氧菌;多数病例单纯应用抗生素即可治愈。

气性坏疽:是由梭状芽孢杆菌引起的一种急性感染,主要发生于肌肉组织广泛损伤的患者,表现为皮肤水肿、苍白,迅速变为紫黑色并出现大小不等的水疱,肌肉广泛坏死,局部和全身症状均较坏死性筋膜炎严重,病情进展更为迅速。分泌物细菌学检查可见大量 Gram 阳性粗大杆菌,血常规示白细胞计数减少。

肌炎和非坏疽性肌坏死:多因肌间软组织感染引起,表现为显著肌肉疼痛、感觉过敏和全身中毒征象,患者血液中出现肌酸酐磷酸肌酶和肌球蛋白,尿液中亦出现肌球蛋白。MRI 的 T2 加权像显示化脓性肌炎病变肌肉纺锤状或圆形边界清的高信号区。坏死性筋膜炎肌肉受累是继发性的,由原发筋膜感染蔓延至邻近肌肉所致,影像学改变在筋膜及软组织改变之后。

【治疗】

本病的治疗关键是早期诊断和彻底手术清创,迅速切除坏死组织,同时对肿胀组织给予多次广泛切开达深筋膜并充分敞开引流,必要时进行多次扩创。创面用双氧水纱布湿敷,以阻止厌氧菌繁殖,同时联合应用大剂量敏感抗生素。其他治疗方法包括纠正休克及多器官损伤、抗凝剂、免疫球蛋白、高压氧、营养支持疗法、伤口修复以及择期行植皮术等。

(张耀华)

13.2　杆菌性皮肤病

13.2.1　麻风(leprosy)

麻风又称汉森病(Hansen disease),系由麻风分枝杆菌(Mycobacterium Leprae,ML)所引起的一种慢性传染病。麻风菌主要侵犯人的皮肤、周围神经,部分对麻风抵抗力低下的患者,黏膜、淋巴结、肝、脾、骨骼等内脏器官也会受累,如不及早诊治可致残。麻风曾与结核、梅毒被列为世界三大慢性传染病,世界卫生组织(WHO)将麻风列为全球重点防治的热带传染病。据估计全世界累计登记麻风患者 1 000 万~1 200 万,主要分布在亚洲、非洲、拉丁美洲;历年来我国累计有患者 49 万人,主要分布于沿海诸省(区)、边远山区及少数民族地区。

随着社会经济的发展与医学科学技术进步,半个多世纪来,各国通过推行全球麻风控制活动,采取了一系列有效的综合性防治措施,该病流行范围日益缩小,疫情明显下降。我国麻风防治工作亦已取得了举世瞩目的成效。然而必须认识到,迄今对麻风病尚缺乏一级防治措施,每年我国还会发现一些新患者和复发者,麻风的及时早期发现亟待完善。麻风病疫情分布不平衡,如滇、贵、川、湘、藏疫情仍较严重;麻风患者的畸残预防和康复医疗任务仍十分繁重,社会对麻风的恐惧和偏见仍需努力克服。为有效控制本病的流行、消除其危害、保护人民健康、促进经济社会的和谐发展,我们还任重而道远。

【病原学】

麻风菌于 1873 年由汉森(G. H. Armaur Hansen)所发现,是麻风的病原体,其分类学上属放射菌目、分枝杆菌科、分枝菌属,是分枝杆菌中唯一能侵犯人类和少数动物周围神经组织的病原菌。

在光学显微镜下,麻风菌经抗酸染色后,可见其完整菌。一般为短小直棒状或有弯曲,长约 1~8 μm,宽 0.3~0.4 μm,无鞭毛、芽孢,是否有荚膜尚有争论。该菌往往聚簇在宿主细胞内、外,呈球状或囊状排列,抗酸染色、Gram 染色和荧光染色该菌均为阳性。

麻风菌呈多形性,除直棒完整菌外,尚可见短杆状、双球状、念珠状、哑铃状或鼓槌状等形态。有人认为抗酸染色均匀的完整杆菌为活菌,其他形态的为死菌。也有人发现将麻风菌形态指数(M1)为零的菌液接种于小鼠足垫仍可生长,相反,形态完整的菌接种小鼠足垫后不生长。麻风菌的对数生长世代时间为 11~13 天,因而麻风病的潜伏期较长与其病原菌生长速度有关。

对麻风菌基因测序研究显示:不同国家和地区麻风菌的基因型各异。通过麻风菌株基因的鉴别可追踪疾病的疫源地、传播途径,有助于本病的流行病学研究,且对麻风的复发和再感染鉴别具有积极的意义。

麻风菌的生活力很弱,小鼠足垫接种法表明,其离体后平均仅能存活 1.75 天。但有研究者发现麻风菌在体外环境中能存活 7~150 天。

麻风菌在 60℃煮 1 小时或紫外线照射 2 小时即失去活力,夏季日光直射 2~3 小时可使之丧失繁殖活力,因而,消毒灭菌可参照结核杆菌所常用的方法,如煮沸、高压蒸汽、石炭酸或漂白粉液浸泡、甲醛熏蒸、紫外线照射等。

100 余年来,对麻风菌的人工培养,迄今未获公认的成功。1960 年 Shepard 接种人麻风菌于小鼠足垫,获得该菌有限繁殖,经 6~8 个月接种的菌量繁殖几十倍乃至 100 倍,小鼠感染量最低为 3~40 条。1966 年 Ress 用摘除小鼠胸腺、继之 2 周后再全身照射接近致死量(9Gy)的 X 线并输入同种小鼠骨髓,使之失去免疫力;2~4 周后用 10^4 麻风菌接种小鼠足垫,麻风菌在小鼠足垫中对数生长期可延长到接种后第 13 个月,且菌量增高 100~1 000 倍;以后感染可扩展到耳、前、后足、尾、鼻和周围神经。皮损局部发生结节、肿胀、溃疡。其组织病理类似界线类至瘤型麻风改变。

此外,犰狳、裸鼠、黑猩猩、黑长尾猴、恒河猴及缘猴等相继建立人麻风菌的动物模型均获得成功。最被注意的是生活在美洲的哺乳类动物九带犰狳,由皮内或静脉接种麻风菌可产生广泛损害,细菌大量繁殖,60%的犰狳呈瘤型麻风损害。这些动物模型的建立,是麻风实验研究的重大进展,它为抗麻风药物的筛选、实验化疗、麻风病理学、免疫学、细菌学及麻风疫苗研究等提供了新的研究方法和途径。

麻风菌在人体内的分布与排出:麻风菌主要侵犯皮肤、周围神经、黏膜、淋巴结和单核巨噬细胞系统。在皮肤主要分布于神经末梢、巨噬细胞系统、立毛肌、毛囊、血管壁。侵犯黏膜常见于鼻黏膜,侵犯神经多见于神经鞘及神经束内。淋巴结、肝脾、骨髓、睾丸、横纹肌及眼的前半部都可见到麻风菌,在瘤型与部分界线类患者的血液中也可找到麻风菌。麻风菌可通过破损的鼻、咽、喉黏膜或皮肤排出体外;其他如乳汁、汗液、唾液、精液、阴道分泌物乃至大小便等也可以排出少量麻风菌,特别是瘤型端的患者。

【流行病学】

由于麻风菌生物学特征和人群的免疫特点,本病呈集簇性分布和地方性流行。与其他传染病一样,其传染也需要具有传染源、传染方式和途径与易感个体 3 个环节,以及自然和社会两个因素。

（1）传染源

迄今为止,麻风公认的传染源主要是未经治疗的患者,特别是多菌型(MB)患者,其皮肤、黏膜损害处含有大量的麻风菌,往往随破损的皮肤与黏膜分泌物排出体外引起传播。少菌型(PB)麻风作为传染源的作用迄今未明,其传染性肯定低于 MB 患者。虽然有些学者认为某些动物,如北美的野生犰狳、西非的黑猩猩也是一种动物疫原性疾病,但对人麻风传播的意义尚不太清楚。另有人提出麻风菌携带者的问题,但其在人麻风传染过程中的作用尚无定论。

（2）传播途径及方式

1）直接接触

MB 麻风患者上呼吸道特别是黏膜有破损时是向外界排菌的主要途径,其皮损破溃时也能向外排菌,因此,健康人尤其是黏膜和/或皮肤破损后,接触未经治疗的麻风患者排菌的皮肤或吸入患者含菌的飞沫后而感染;但健康完整的皮肤和黏膜具有自卫作用,细菌一般不易入侵。健康人与具有传染性的患者生活在一起的家内接触者发病率高,除易感因素外,可能与长期密切接触有关,但也不能排除偶尔接触患者被传染的可能。

2）间接接触

有传染性的患者皮肤或黏膜排出的麻风菌可能污染生活用品或劳动工具,如未经消毒处理,健康人使用后有可能被传染。分子生物学研究显示:在麻风流行区的水、土壤和昆虫中存在麻风菌,这些也可能是麻风菌病原库。

（3）易感个体

麻风菌侵入人体后是否发病及发病后的表现取决于被感染者对麻风菌特异性免疫力和反应性。据研究,绝大多数人对麻风菌具有特异性免疫力,在该菌侵入人体后,能迅速建立有效的免疫反应,将麻风菌杀灭而不发病,只有很少人对麻风菌易感。所以说,在麻风流行区本病传染性大而发病率低。人对麻风易感性其程度也各异,故造成临床上各型麻风的不同表现。遗传病学和流行病学研究证明,遗传因素对麻风的发病密切有关。用全基因组关联研究 GWAS 定位了麻风病的 6 个易感基因和 1 个可能的易感基因。从同卵双生子及异卵双生子麻风发病的研究发现,前者被感染麻风后两者往往同时发病,且型别以及临床表现近似,后者则不然,显示麻风的发病及表现与遗传因素密切关联。

（4）自然和社会因素

由于麻风菌在温暖潮湿的环境中可存活较长时间,加之在此环境中人的皮肤暴露部位接触麻风菌而被感染发病的可能性加大。社会因素包括社会制度、经济条件、文化教育、人口流动、交通状况以及风俗习惯等,对麻风病的传播也有很大影响。

【免疫与临床】

本病的临床症状及并发症大多为机体对麻风菌及其释放的抗原发生的免疫反应所致。机体对麻风菌特异性免疫力很大程度上由宿主遗传因素所控制,其机制复杂,有细胞和体液免疫反应。前者引起巨噬细胞激活与提高限制细菌繁殖或直接杀灭它们的能力有关,系保护性免疫。据研究麻风的细胞免疫反应,涉及各种功能的 T 细胞亚群繁衍,其中某些能诱生抵抗力,而另一些则引起抑制作用,后者往往是发展为 MB 麻风的重要因素之一。麻风患者体液免疫反应与机体对麻风菌感染的抵抗力无明显关系。

人对麻风菌免疫力的有无和强弱决定感染后是否发病、发病的类型以及过程和预后。基于人对麻风菌具有不同程度先天性免疫力,且随着年龄的增长而增强,临床上检测健康人或麻风患者对麻风菌的免疫力,可做麻风菌素试验。在一定程度上可估测机体对麻风菌的抵抗力,但无助于本病的诊断。基于机体对麻风菌的免疫力不一,临床上存在着两个截然不同的麻风类型,即瘤型(LL)和结核样型(TT)。前者对麻风菌无免疫力,麻风菌较多,有传染性,损害广泛,如不及早诊治,病情持续发展,预后差;后者免疫力强,被麻风菌感染后多不发病,仅为亚临床感染(subclinical infection),或发病后自愈,即使发病也不具有或少有传染性,损害局限,治疗效果较佳。在结核样型和瘤型麻风之间还存在很多免疫力强弱不一和免疫力稳定性各异的、其表现既不像 LL 又不像 TT 患者,称之为界线类麻风。本型麻风的免疫力极不稳定,容易受体内外因素的影响由强变弱或由弱变强,向两极端演变。麻风的免疫研究表明:麻风患者抗体产生机制无缺陷,瘤型患者抗体还有增强,血清中 IgA、IgE 及 IgM 的含量升高,而细胞免疫方面瘤型端患者有明显的缺陷,故人对麻风菌有效的保护性免疫取决于细胞介导的免疫(cell-mediated immunity, CMI)而并非抗体的作用。

【临床表现】

麻风的潜伏期一般为 2~5 年,也有更长者。大多数麻风患者发病缓慢,且隐匿地进展,早期症状多不明显。基于机体对麻风菌特异免疫力和建立有效免疫反应的时间不同,麻风表现各异,从可自愈的皮肤单一浅色麻木斑到广泛多系统的受累,并可发生畸残。可以说,没有一种人类的传染病临床表现像麻风那样多样化。皮肤和周围神经的损害出现最早也最常见,且是麻风诊断、分型与鉴别诊断的主要依据。

(1) 皮肤损害

绝大多数麻风患者都具有不同形态和数量的皮肤损害,诸如斑疹、丘疹、结节、斑块、浸润和疱疹以及萎缩、瘢痕、角化、溃疡和鳞屑等。至于皮损的形态、色泽、数目、大小、分布、边缘、表面情况及其演变等,视机体免疫力的大小和组织反应的强弱而各异。同一患者由于病情、病期及病型的不同,皮损可屡有变化,并且一个患者在同一阶段也可以表现为单一皮损或多种皮损共存。尽管麻风的皮损表现错综复杂,多无特异性,但局部麻木、闭汗、毛发脱落,部分患者可查见麻风菌以及特异性的组织病理改变仍是诊断本病的重要依据。

(2) 周围神经损害

麻风菌具有亲神经性(neurotropism)特性。几乎所有的麻风患者迟早都会有不同程度的神经损害,且往往与皮肤损害互相关联。少数患者可仅有周围神经损害而无皮肤表现,称之为"纯神经炎型麻风"(pure neuritic type of leprosy);此类麻风多见于 TT,在麻风初发表现中也多以神经症状为主,甚至在疾病治愈后部分患者仍遗留神经症状。

麻风神经损害主要是由于免疫反应及麻风菌入侵所致,致神经组织充血、水肿、受压,使病理性损害加剧。麻风性神经炎为末梢型、分枝型和神经干型的间质性、进行性炎症。干型神经炎可表现为单神经炎或多发性单神经炎,临床上有些患者可有明显的神经肿大、疼痛、压痛及相应的功能障碍,称之为急性麻风性神经炎(acute leprosy neuritis);有些则呈潜进地发生神经功能障碍和/或加剧,称之为无痛性神经炎(silent neuritis 或 quiet nerve paralysis)。麻风菌有嗜神经的特性,尤好侵犯体表、低温、近骨骼、肌腱、关节和沟管易受外伤、受压等某些神经的特定部位,如尺神经肘管和腕尺神经管段、桡神经的桡神经沟段、正中神经的腕管段、腓总神经的腓骨小头段、胫神经跗管上端和腘窝段、三叉神经的眶上段、面神经的颧支段与桡浅神经、腓肠神经、耳大神经以及皮损附近的

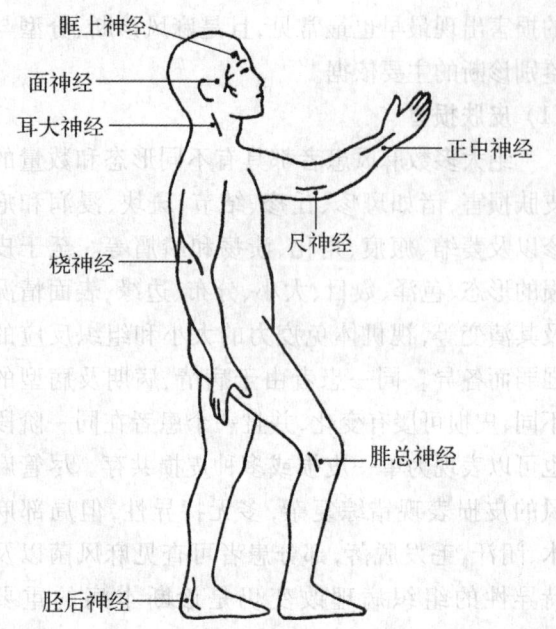

图13-1 麻风常见受累的周围神经及其好发部位示意图

皮神经等。人体有12对脑神经,其中大多数的外周部分也会因麻风受损而引起相应部位的功能障碍。

麻风性周围神经损害的表现有形态变化及功能障碍。

1) 形态变化

周围神经粗大:是麻风最重要、最常见的特征之一,它对本病的诊断、鉴别诊断和预后均有很大价值。粗大的神经可无自觉症状,亦可有放射性疼痛及触痛。临床上神经粗度与功能障碍程度不一定成正比。

神经脓疡与钙化:实质上就是神经坏死,继而钙盐沉着。神经脓疡多见于TT患者的麻风反应期,尺神经最为多见。

神经纤维化:各型麻风由于一过性、急性或慢性炎症反应,使神经变性破坏,神经纤维被增生的结缔组织修复、取代,原来的粗大神经反而变细、变硬。

2) 功能障碍

周围神经系混合神经,含有感觉、运动与自主神经纤维,受损后产生相应的功能障碍。

浅感觉障碍:是麻风最早、最重要、最常见的表现,且为致残的因素之一。浅感觉障碍包括感觉异常、感觉过敏、感觉减退和感觉缺失,感觉缺失最为重要。浅感觉障碍初发时可表现为蚁行感、紧绷感、刺痛感甚至奇痒感,致使本病屡被误/漏诊。麻风浅感觉障碍往往呈末梢型,其损害依次为温觉、痛觉和触觉。如为干型损害则触觉障碍先于痛觉,最后为温觉。四肢浅感觉障碍较躯干、面部多而明显。深感觉和震动觉一般不受累。

运动障碍:常见于手、足和面部,由于肢端肌萎缩或瘫痪所致。如尺神经受损,呈"爪形手";正中神经受损,形成"猿掌"。临床上尺神经往往与正中神经同期或先后受累,使手呈完全性"爪形手"。桡神经因麻风受损较少见,如受累可致垂腕和垂指;腓总神经受损表现为垂足和垂趾。胫神经受损最多见,表现为爪形趾和足弓塌陷,为麻风足溃疡的主要原因。

神经痛:是麻风患者最常见、有时又是难以忍受的自觉症状。主要见于麻风反应期,反应消退或病情稳定后,神经痛缓解、消失。据研究,麻风治愈多年后,有部分患者仍可能发生不同程度的神经痛,称之为神经病理性疼痛(neuropathic pain),其表现多为某局部神经支配区阵发性刺痛,临床上尺神经和胫神经最常见。麻风反应是神经病理性疼痛的危险因素,其机制可能系神经内、外慢性轻度炎症持续存在的结果,一般达2~3年之久。

营养性障碍:表现为皮肤干燥、萎缩,手、足骨质疏松、脱钙和/或吸收,形成畸形,易受伤。特别是足底着力、受压部位甚易产生所谓"神经血管功能障碍性溃疡"或称"麻风营养性溃疡"。该类溃疡久治难愈,且可癌变。指、趾、甲增厚,失去光泽,易破裂。

循环障碍:手足发绀、肿胀、局部温度降低,易冻伤、麻木加剧,往往有缺血痉挛。

出汗障碍:由于自主神经受损及汗腺被破坏所致。TT麻风皮损较早地就有明显的出汗不良和/或闭汗;LL麻风中、晚期才有广泛的区域性闭汗及相应的表现。

(3) 眼、耳、鼻、咽、喉损害

主要见于未及早诊治的中、晚期瘤型端患者及各型麻风反应和/或继发于有关神经受累后,导致患者上述器官功能障碍及畸残。

1）眼部症状

最常见，特别是病程长、未治疗或麻风反应的MB患者。因麻风菌直接入侵、免疫反应或继发于周围神经损害。表现为眼附属器、结膜、角膜、巩膜和虹膜等病变。

2）耳部症状

表现为外耳的浸润、斑块与结节，特别是瘤型麻风患者，耳垂肥大是其特征，有时耳软骨也会受累。此外，鼻、咽部麻风损害可延至鼓膜，使之增厚、内陷。Ⅱ型麻风反应可致前庭功能紊乱。

3）鼻部症状

鼻部皮肤产生浸润、斑块、结节，严重时鼻翼肥厚；鼻柱破坏，鼻梁塌陷，鼻前孔缩小或闭锁，呈"品"字形外观。鼻黏膜是麻风菌进出人体之门户，黏膜病变往往先于皮肤。瘤型患者可有鼻塞、鼻血、分泌物增多，鼻黏膜有充血、浸润。中、晚期患者可见鼻毛脱落、结节、糜烂、溃疡、中隔穿孔，继之鼻黏膜呈萎缩性鼻炎。部分患者可伴有副鼻窦炎。

4）口腔症状

如舌及颊黏膜有浸润、斑块或结节，呈巨舌。腭溃疡穿孔，唇有浸润和结节，呈巨唇，如有溃疡，形成瘢痕、挛缩，使口裂变小。如双侧面瘫、下唇外翻，使口裂变大。齿髓内可有麻风性肉芽肿。

5）咽部症状

悬雍垂有浸润、结节、溃疡，直至破坏、消失。淋巴滤泡增生，损害波及咽鼓管时可闭塞，导致听力障碍或有开放性鼻音。咽丛神经受损，软腭肌麻痹，吞咽和发音困难。国内曾首次报道Ⅰ型麻风反应迷走神经食管支受累致胸上段食管麻痹者。

6）喉部症状

喉部损害多继发于鼻腔和咽部病变。会厌受累早而多见，继之侵蚀披裂皱襞、披裂软骨、室带和声带，表现为局部充血、浸润、结节、溃疡和瘢痕形成。患者喉部干燥、有异物感。喉上神经受损，吞咽时有呛咳，喉返神经麻痹，声音嘶哑。

（4）淋巴结、骨骼、关节与肌肉等症状

多见于瘤型患者，特别是未及早诊治的中、晚期患者或其反应期。

1）淋巴结

腹股沟、股部及腋下淋巴结最常受累，腹后壁、纵隔等深部淋巴结也可受损。浅部淋巴结肿大，如发生麻风反应，体表淋巴结常有肿痛。伴有腹腔内淋巴结炎时，则有腹痛等急腹症表现。

2）骨与关节

① 特异性变化：系麻风菌直接侵犯骨与关节所致。有骨囊性变化、骨膨胀、骨营养孔扩大和麻风性骨髓炎等损害。② 非特异性变化：是继发于周围神经功能障碍后相应关节骨及软组织的破坏，形成夏科（Charcot）关节，继之外伤、感染被截肢者不乏其人。

3）肌肉

各型麻风骨骼肌的病变多继发于周围神经和血管的功能障碍，使肌变性和肌萎缩。麻风菌亦可直接侵犯肌肉及肌间组织发生特异性损害。临床上常见LL病例腓肠肌和臂肌的浸润，形成结节或斑块，扪之有坚硬感，局部自觉酸痛且有触痛，肢体活动往往受阻。病变处皮面呈暗红色浸润，称之为"麻风性皮肌炎"。

4）其他

如肝脏、脾脏、心脏、肾脏、睾丸、肾上腺及甲状腺等等均可受累，引起一系列相应的症状和体征。

【分类】

麻风的分类对诊断、治疗、预防、管理及科学研究等均有重要意义。随着医学科学水平的发展以及对麻风认识的逐步提高，该病的分类几经演变和修正，使之不断完善和发展。

1973年第10次国际麻风会议建议采用Ridley和Jopling于1962年提出的5级分类法（图13-2）。此分类法以光谱概念，将强抵抗力的结核样型麻风（TT）和缺乏抵抗力的瘤型麻风（LL）作为两个极型，处于两者间还存在很多免疫力强弱不一和免疫稳定性各异的界线类麻风。它们的临床表现及实验室检查诸方面既不像LL又不似TT。界线类麻风很不稳定，容易反应且向两极演变。按其免疫力及其表现不同，界线类又分界线类偏结核样型(BT)、中间界线类(BB)和界线类偏瘤型(BL)。将未定类(1)作为麻风的初发表现,不列入具体分类。1981年WHO麻风化疗组出于对麻风现场联合化疗(MDT)工作的需要,将5级分类法中的BB、BL及LL及任一部位皮肤涂片查菌细菌密度≥2+者归为多菌型(multibacillary,MB);将5级分类法中的1、TT、BT或任一部位皮肤涂片查菌细菌密度<2+者归为少菌型(paucibacillary,PB)。

1988年WHO麻风专家委员第6次会议决定,5级分类法中的BB、BL和LL以及凡皮肤涂片查菌阳性的任何其他类型的麻风均归为MB;PB仅包括5级分类皮肤涂片查菌阴性的TT、BT和1。1994年WHO化疗组又做出下列结论:应继续通过皮肤涂片查菌来对患者进行分类。在无条件查菌的地方可根据皮损和神经受累的数目来分型确定治疗方案,即皮损≥6块或神经损害≥2条者归为MB,皮损≤5块或神经损害≤1条者归为PB。

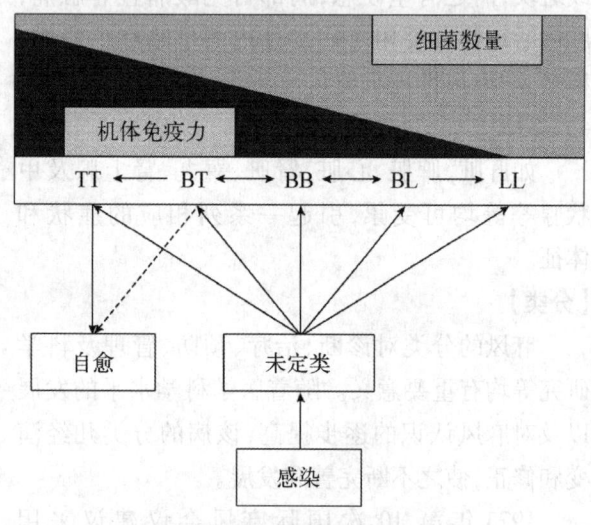

图13-2 各型麻风演变示意图

【Ridley 5级分类】

(1) 结核样型麻风(tuberculoid leprosy,TT)

1) 皮肤损害

皮损局限而单一,通常仅1~2块,面积大,分布不对称,为淡红色、暗红色或浅色斑疹或斑块,呈圆形、不规则形或环状,边缘清楚(彩图13-05);有些患者的斑块或斑片的边缘上有砂状小丘疹聚集或

排列成环状或半环状;皮损表面干燥、粗糙,有时有鳞屑,局部毳毛脱落、闭汗,浅感觉障碍出现早而明显。皮损多发生于四肢、臀部与面部,其发展缓慢,可以扩大,亦会自愈。

2) 神经损害

周围神经受累较早、较严重,多限于1~2条,不对称。皮损内或其附近可扪及粗大的皮神经为本型麻风特点之一,临床上有诊断价值。桡,尺神经(彩图13-06)、腓总神经和耳大神经、眶上神经等最常受累。

3) 其他

皮损处可有毛脱落;查菌多为阴性;麻风菌素试验晚期反应多为阳性。

4) 组织病理

表皮变薄,真皮中的浸润紧贴表皮,浸润灶内有淋巴细胞、上皮样细胞及巨噬细胞,颇似结核病的病理改变。用抗酸染色难查见麻风菌。

5) 预后

经治疗后损害消退快,罕见反应或病型演变,但需注意神经功能障碍。少数患者可不经治疗而自愈。

(2) 界线类偏结核样型麻风(borderline tuberculoid leprosy,BT)

1) 皮肤损害

皮损多样,大小不一,常见的有淡红色、褐黄色斑或略高起的斑块,边缘清楚,损害中心常消退,留有外观似正常皮肤(称免疫区、打洞区或空白区);如成环状,内、外边缘均较清楚;表面覆有细小鳞屑,皮损数目略多,分布较广泛,但不对称,有时可为一大的皮损,四周有些小的"卫星"状损害。

2) 神经损害

多条周围神经粗大,分布不对称,较硬;神经功能障碍及畸形出现较早。

3) 其他

毛发一般不脱落;皮损查菌1+~2+;麻风菌素试验晚期反应多为阳性,亦有可疑或阴性者。

4) 组织病理

与TT麻风类似,但表皮下有狭窄的"无浸润带",真皮内肉芽肿周围淋巴细胞较少,抗酸染色多为阳性。

5）预后

病情不稳定，易发生反应，导致畸残。

（3）中间界线类麻风（mid-borderline leprosy, BB）

1）皮肤损害

皮损为多形性、多色性，有黄红色、暗红色的斑疹、斑块、结节或浸润，数目较多，分布广泛，但不对称。可在同一患者，同一阶段不同部位见到两极型损害，如面部呈 LL，下肢或上肢损害为 TT；或在同一块皮损上同时具有 LL 和 TT 损害。有的浸润性皮疹或斑块中央出现免疫区，其边缘有的清楚、有的则否；有的中央高起，内缘清楚向四周倾斜，外缘模糊不清呈"倒碟"状；有的面部皮损呈蝙蝠状，称为"双形面孔"；有的皮损呈靶形带状或不规则形。

2）神经损害

中等度均匀粗大，质较软，多发但不对称，感觉障碍出现稍迟、较轻。

3）其他

眉毛外侧 1/3 可脱落，但不对称；可有轻度黏膜及内脏损害，皮损查菌 2+~4+；麻风菌素试验晚期反应阴性。

4）组织病理

表皮下有明显的无浸润带，真皮内有时显瘤型和结核样型损害。抗酸染色阳性。

5）预后

本型不稳定，极易反应，"升级反应"可向 BT 变化，"降级反应"则向 LL 演变。

（4）界线类偏瘤型麻风（borderline lepromatous Leprosy, BL）

1）皮肤损害

呈多形性，有斑疹、丘疹、斑块、结节和弥漫性浸润等损害。皮损广泛，但不完全对称。其边缘多弥漫不清，呈淡红或棕红色，表面光滑。有时损害中央可见圆形空白区，似环状，内缘较清，外缘模糊。弥漫性浸润性损害多见于耳垂和面部。结节性损害呈黄褐色或紫红色，大小不一，数目多少不等，分散或聚集。晚期面部深在性浸润亦可呈狮面；早期损害处毳毛及出汗多正常。

2）神经损害

出现较迟、较轻，轻度均匀粗大，质软，多发，倾向于对称。

3）其他

眉毛、睫毛不对称脱落；内脏及黏膜均可受累产生相应的症状和体征；皮损查菌 4+~5+；麻风菌素试验晚期反应阴性。

4）组织病理

表皮萎缩，表皮下有"无浸润带"，真皮内有巨噬细胞肉芽肿，有典型的泡沫细胞。有的病例可见上皮样组织细胞。肉芽肿内有成堆淋巴细胞，抗酸染色阳性。

5）预后

不稳定，易发生麻风反应而向两型转变。

（5）瘤型麻风（lepromatous leprosy, LL）

1）皮肤损害

瘤型麻风的皮肤损害随着病情发展变化明显，早、中、晚期特征显著。

早期：皮损多为淡红色斑或浅色斑，小而多，分布广泛、对称，边缘模糊不清，多见于躯干、四肢，表面光亮；局部浅感觉障碍及闭汗不明显，有时仅有些微痒、蚁行感。有的病例面部浸润不明显，仅见两眉外侧 1/3 稀疏，这时应注意皮肤涂片查菌，有助于诊断。

中期：皮损逐渐增多，浸润日益加深，有的形成结节或斑块，皮损边缘不清，表面光亮，呈暗红色，分布广泛、对称；肢端有轻度浅感觉障碍与闭汗，因面部有弥漫性浸润性损害与眼结合膜充血，故似"酒醉状"外貌；四肢因循环障碍常有肿胀。

晚期：皮损更加明显，浸润遍及全身，面部浸润加深，形成结节和/或斑块，口唇肥厚，耳垂肿大，形成"狮面"；四肢由于深在性弥漫性浸润及循环不良而肿胀；小腿皮肤变硬，呈蜡样发亮；有的患者发生鱼鳞病样变化或伴有皮肤萎缩，手套、袜型浅感觉障碍及闭汗明显；肢端溃疡也较为常见。

2）神经损害

早期周围神经受累粗大不明显，至中、晚期则可发生广泛、对称的周围神经均匀地粗大，质软，继之有严重的、广泛的肌萎缩、畸残和相应的功能障碍。

3）毛发

早期两眉外侧开始呈对称性脱落，随着病情发展，眉毛、睫毛均可脱光。头发往往从发际开始脱落，腋毛、阴毛以及四肢毳毛也可稀少、脱光。

4）其他

早期鼻黏膜充血、水肿、鼻塞、鼻血；中、晚期鼻、咽、喉黏膜浸润、肥厚、结节、糜烂、溃疡，鼻中隔穿孔形成鞍鼻；淋巴结可明显肿大，但不破溃，无疼痛、粘连；眼部可发生麻风瘤，甚至失明；骨的变化更明显，骨质吸收、指节变粗呈典型的"毛尖状指"；多伴有内脏损害，如肝、肾、脾肿大；晚期患者虽然有多系统损害，但罕见直接造成死亡的。

5）皮肤查菌

可查见大量麻风菌5+~6+，PCR检测阳性率与之平行。

6）免疫试验

麻风菌素试验晚期反应多为阴性反应；细胞免疫试验显示明显缺陷；血清IgG、IgM类抗体90%~100%为阳性。

7）组织病理

真皮浸润区与表皮之间有"无浸润带"。真皮内变化主要为巨噬细胞肉芽肿，有大量典型的泡沫细胞，淋巴细胞少而分散，神经小分支破坏较迟、较轻。神经束膜一般正常。抗酸染色5+~6+。

8）预后

早期发现、早期治疗预后较好，否则至中、晚期可导致难以恢复的严重畸残或毁容。

附：组织样麻风瘤(histoid leproma)

组织样麻风瘤是LL的一种特殊形态，多发生于抗麻风治疗后病情恶化或复发病倒，特别是氨苯砜单疗耐药者；也可发生于未经抗麻风治疗的患者。

皮损主要为结节，好发于臀部、腹部和面部弥漫性浸润的基础上。结节多散在或密集成群，其大小不一，小者绿豆，大者似鸽蛋，呈球状或半球状隆起；结节有的位于皮内，有的位于皮下，质软或稍硬，有的有蒂，无明显炎症；结节多为暗红色或棕红色，中央可液化形成溃疡，排出大量麻风菌。愈合后形成瘢痕，有的有蜡样光泽，中央凹陷，似传染性软疣状。除结节外，尚可见一种斑块，表面扁平，境界明显，棕褐色，其上有白色鳞屑，似银屑病样，此损害好发于受压部位如肘后、膝附近。

其组织学主要由大量梭形或多角形组织细胞呈旋涡状、密集排列构成，细胞内有大量麻风菌，其周围皮肤附件被挤压，成假性包膜，类似肿瘤。表皮多萎缩，其下仍有"无浸润带"。结节间或其附近仍可见一些普通的LL肉芽肿及典型的泡沫细胞。

(6) 未定类麻风(indeterminate leprosy，IL)

未定类麻风为各型麻风的早期表现，有向其他类型演变或自愈的特点。皮肤损害单一，临床症状轻微。经过及预后良好，因其临床和病理均无特点，故称未定类麻风。

1）皮肤损害

好发于面部、四肢伸侧及臀部。仅有淡红斑、浅色斑，常单个发生。表面平滑，边缘有的清楚，有的则否；有的一边清楚，一边不清楚。若斑疹边缘呈弥漫性浸润、数目增多，则可向瘤型或界线类演变；若边缘高起、清楚，则向结核样型演变。有的损害长期不变，有的损害自行消退。早期损害多不麻木，出汗良好，日久后才有轻度感觉障碍和闭汗。

2）神经症状

通常较轻，一般无明显功能障碍。

3）其他

毛发一般无脱落，个别患者鼻黏膜充血；皮损查菌多为阴性，少数为1+；麻风菌素试验晚期反应弱或中等阳性。

4）组织病理

为非特异性炎症性改变。真皮血管、神经及皮肤附件中有淋巴细胞及组织细胞浸润。

【麻风反应】

在麻风慢性病程中症状突然活跃，原有皮损或神经干等炎症加剧，或出现新的损害，或伴有发热、疲乏、全身不适及食欲减退等症状，这种现象称为麻风反应(leprosy reaction)。麻风反应有时可以是麻风初发或复发的首次症状，又是各型麻风演变的重要因素之一，且常致患者畸残，应及时诊治。

(1) 发生的机制

是由于机体免疫平衡紊乱引起对麻风菌抗原的迟发型超敏反应。根据免疫学原理,麻风反应可分为Ⅰ型反应、Ⅱ型反应(麻风结节性红斑)和混合型反应。Ⅰ型反应系T细胞和裂解的麻风菌抗原互相作用的结果,与细胞免疫有关;Ⅱ型反应是一种有补体参与的抗原抗体免疫复合物反应;混合型反应是细胞免疫和体液免疫同时和/或先后发生的一种反应。

1) Ⅰ型麻风反应

临床上此型反应较多见,主要发生于一部分TT和免疫不稳定的界线类(BL、BB、BL)麻风患者。根据细胞免疫力的增强或减弱又分为"升级反应"(upgrade reaction)、亦称"逆向反应"(reveral reaction,RR)和"降级反应"(downgrade reaction),前者多见。升级反应常发生在抗麻风治疗的早期阶级,伴有细胞免疫力一过性增强和麻风菌(ML)一过性减少,病情往往向结核样型端变化;降级反应时则否,疾病多向瘤型端演变。

2) Ⅱ型麻风反应

主要发生于一部分瘤型和界线类偏瘤型的患者。未经治疗、疗程中甚至疗后均可发生,随疗程推移,其发生率逐增。

3) 混合型麻风反应

多见于BL患者,临床上同一患者同时或先后出现程度不同的Ⅰ型和Ⅱ型麻风反应的表现。比较罕见。

(2) 常见的诱因

包括妊娠、分娩、酗酒、手术、过度疲劳和预防接种等。

(3) 临床表现

1) Ⅰ型麻风反应

皮肤症状:可见原有皮损部分或全部变红肿、充血水肿或向周围扩大,局部热、痛,有时似丹毒,严重时可有水疱及坏死,甚至形成溃疡。在原皮损附近或其他部位出现新的损害,常见的有红斑、斑块或结节。颜色鲜红或淡红,数目多少和大小不一,分布往往对称(彩图13-07)。

神经症状:多为尺神经、腓总神经、正中神经、耳大神经或眶上神经等受损。神经粗大、疼痛、触痛及相应的功能障碍,如肢体麻木、肌萎缩。

其他:黏膜症状轻微,淋巴结轻度肿大;皮损查菌常为阴性;麻风菌素试验晚期反应多为阴性,但在RR者可阳性。

组织病理:RR皮肤浅层及肉芽肿内外,可见不同程度的水肿。肉芽肿内淋巴细胞、上皮样细胞以及巨噬细胞增多,麻风菌减少。降级反应时肉芽肿内原有淋巴细胞、上皮样细胞和巨细胞由巨噬细胞取代,麻风菌增多。

病程及预后:反应过程较长,一般为4~6个月或更长时间,但发生频率少。若无神经损害或较轻者一般为1~3个月。如免疫力增强发生RR,向TT端演变,反之则向LL端演变。

2) Ⅱ型麻风反应

全身症状:Ⅱ型反应多有高热、全身酸痛、乏力、头痛、食欲不振等全身症状。

皮肤症状:表现为疼痛性结节性红斑,好发于面部及四肢伸侧。损害初起为鲜红色,以后变为暗红、棕红色,消退后留有暂时性色素沉着或不留痕迹。一般损害在数日内吸收,也有持续较久者。但新的损害可陆续出现,新旧损害此起彼伏。严重时可出现水疱甚至溃破,面部、四肢远端水肿。此外Ⅱ型反应还可以表现为多形性红斑或坏死性红斑。

神经症状:神经粗大、疼痛、触痛。

黏膜症状:鼻黏膜充血、水肿或糜烂,可发生鼻塞、流涕或出血。严重者发生咽喉部水肿,引起呼吸困难甚至窒息致死。

其他:淋巴结炎、骨膜炎、指趾炎、滑膜炎、腱鞘炎、虹膜睫状体炎、睾丸炎、附睾炎、精索炎以及肾炎等。

实验室检查:白细胞增多,中性粒细胞升高,血沉加快,血浆总蛋白降低,丙种球蛋白升高,抗"O"增高。红斑狼疮细胞、抗核因子、类风湿因子、甲状腺球蛋白抗体、冷球蛋白等阳性。麻风菌素反应无变化;麻风菌检查与反应前无异,但不完整菌增多。组织病理上可见组织水肿,血管周围淋巴细胞浸润以及退化的泡沫细胞灶,显示中性粒细胞急性炎症浸润，亦可见急性变应性血管炎或增殖性血管炎改变。

病程及预后：病程一般1~2周，重者反应表现此起彼伏，迁延数月乃至数年，呈慢性反复性发作；但不发生型类演变。

3）混合型麻风反应

主要发生于界线类麻风，少见，其表现兼有Ⅰ型和Ⅱ型反应的特点。

【诊断及鉴别诊断】

对麻风的诊断必须持十分慎重的态度，除非有足够的依据，切勿轻易做出诊断，否则将会给患者及其亲属带来精神上和肉体上的痛苦，甚至发生不应有的悲剧。麻风的诊断除了准确外，还应做到早发现、早诊断和早治疗，从而及早中止传播和/或减少畸残的发生或加剧。

麻风的诊断应根据临床检查、皮肤涂片查菌、组织病理和抗酸染色并结合病史等全面综合分析，做出判断。必要时邀请会诊或定期随访。

(1) 诊断要点

1）浅感觉障碍

感觉障碍是麻风最常见、最早的一种表现。检查时应注意以下几点：① 早期麻风有时仅有温度觉障碍，继之才发生痛、触觉障碍。② 注意麻木区皮肤的色泽、是否闭汗、毳毛有无脱落。③ 认真检查麻木区、皮损周围有无粗大的皮神经。触诊时皮疹处如有疼痛，往往提示附近有发炎的皮神经。④ 一般无深感觉障碍。

2）周围神经粗大

周围神经粗大是麻风病的特征，对本病的诊断具有很重要价值。但神经鞘瘤、神经鞘内囊肿、增殖性神经炎、周围神经淀粉样变等也伴有神经粗大。

3）实验室检查

查到麻风菌：这是诊断麻风最可靠的证据。早期瘤型端麻风皮损、浅感觉障碍及周围神经粗大往往都不明显，故查菌尤为重要。

组织病理变化：有下列之一者可诊断为麻风：① 病变中有典型麻风菌和麻风细胞构成的肉芽肿。② 神经内有结核样肉芽肿。③ 神经内查见麻风菌。

组织病理检查对麻风诊断有重要意义。但梅毒、黄色瘤、脂膜炎、结核、结节病等都可产生和麻风相似的病变，因此应结合其他条件进行综合分析。

ND-ELISA：检测IgM类抗体可辅助诊断。

(2) 鉴别诊断

临床上对有任何无痛痒且麻木闭汗的皮肤病，只要可排除较常见的皮肤病，或一种皮损用本应有效的治疗却显示无效，就要警惕麻风之可能，应进一步检查。以下列举应与各型麻风相鉴别的疾病供参考。

1）应与结核样型麻风鉴别的皮肤病

如体癣、寻常型银屑病、结节病、环状肉芽肿、扁平苔藓、梅毒、多形性红斑、盘状红斑狼疮、Melkerson-Rosenthal综合征、局限性硬皮病、硬红斑等。

2）应与界线类麻风鉴别的皮肤病

如进行性含铁血黄素沉着症、结节病、蕈样肉芽肿、皮肤黑热病、脂溢性皮炎、花斑癣、玫瑰糠疹、多形性红斑等。

3）应与瘤型麻风鉴别的皮肤病

如皮肌炎、结节性血管炎、皮肤黑热病、系统性红斑狼疮、组织细胞瘤、脂溢性皮炎、结节性黄色瘤、鱼鳞病、脂膜炎、蕈样肉芽肿、Kaposi肉瘤、神经纤维瘤病、传染性软疣、梅毒等。

4）应与未定类麻风鉴别的皮肤病

如白癜风、皮肤黑热病、单纯糠疹、贫血痣、无色素痣、继发性色素减退斑等。

5）应与纯神经炎麻风鉴别的疾病

局限性皮神经炎、脊髓空洞症、进行性脊肌萎缩症、家族性增殖性神经炎、遗传性感觉神经根病、尺神经肘管综合征、腓总神经鞘内多房性囊肿等。

【治疗】

我国于20世纪50年代初开始用DDS治疗麻风，至80年代初先后用该药治愈了麻风患者达30余万例，麻风流行得到了控制；继之在全国开展联合化疗（MDT），其覆盖率达99.2%。

麻风的治疗包括对麻风、麻风反应和畸残的治疗。

(1) 治疗原则

早期发现、早期诊断、早期规则治疗。如伴有其他疾病或有干扰本病治疗的因素时,要予以及时合理诊治和纠正。妊娠、结核病乃至HIV(人类免疫缺陷病毒)感染的麻风患者均可继续实施抗麻风的治疗方案。

(2) 治疗药物

1) 氨苯砜(dapsone, diamino-diphenyl sulfone, DDS)

化学名称 4,4,-二氨基二苯砜(4,4-diaminodiphenyl sulfone)。本品对麻风菌有抑制作用,在大剂量时显示有杀菌作用,血清和组织中该药的浓度基本上一致。成人一次口服100 mg后,血清中峰度为最低抑菌浓度的500倍,且能维持超过最低抑菌浓度达10天之久。

作用机制:有研究认为可能是由于其化学结构与对氨基苯甲酸相似,而干扰了麻风菌的叶酸代谢和酶的功能,进而使菌的DNA合成受阻所致。口服后吸收完全,广泛分布于体内,皮损处药物浓度比正常皮肤高10倍之多。

剂量及用法:14岁以上儿童及成人的常规剂量为100 mg/d。多采用口服法。

临床疗效:近期临床疗效明显,但LL端患者细菌阴转约需6~8年,TT端患者治愈要3~5年之久。基于以往长期DDS单一治疗麻风,继发性和/或原发性耐药者日益增多,复发者屡见不鲜。

副作用:在治疗剂量时较安全,副作用少。主要副作用有一过性贫血(3~4月内发生)、粒细胞减少(一般在连续服药2~8周发生)、药疹(多于服药后4~6周发生)、急性中毒、精神障碍;还可致肝、肾损害、胃肠道反应、周围神经病变等。对下列病例应禁用或慎用DDS:① 对砜类或磺胺类药物过敏者;② 严重肝肾功能障碍者;③ 身体极度衰弱者,特别是严重贫血者;④ 伴有精神病的患者缓用或慎用。

2) 氯苯吩嗪(clofazimine, B663, Lamprene)

系一种亚胺基吩嗪染料,为吩嗪类衍生物,1960年首次用于治疗麻风。该药不仅对麻风菌有抑制的作用,而且还有抗炎作用,故对麻风及其Ⅱ型反应均有治疗作用,对麻风的治疗效果与DDS近似,但作用更缓慢,罕见有耐药者。DDS耐药的麻风患者如用B663治疗,依然有效。B663人体吸收后,分布广泛,但不平衡,以麻风损害处为多。其半衰期至少70天。

作用机制:可能是由于抑制DNA依赖的RNA聚合酶而阻止了RNA的合成,使菌体蛋白质的合成受阻。B663的抗炎症作用,可能与稳定溶酶体膜的作用有关。

剂量及用法:一般用口服法。治疗麻风病时,14岁以上及成人口服100 mg/d;治疗麻风反应时,应从大剂量开始,200~400 mg/d,待反应控制后再缓慢递减。基于B663治疗麻风反应作用出现较迟,因此,对严重反应的患者,在开始B663治疗时应配合糖皮质激素治疗,以迅速控制反应。例如B663 300 mg/d配合泼尼松30~40 mg/d,连服2~4周,直至急性症状控制后,再酌情逐渐减少乃至撤掉激素。

临床疗效:B663无论治疗麻风病还是麻风反应(特别是Ⅱ型麻风反应),疗效均肯定。

副作用:① 皮肤及黏膜红染:有的患者,特别是多菌型患者的皮损处着色最为明显,多在2~4周后出现,继之表现为黑色素沉着。剂量越大、疗程越长,着色越显著,一般在停药1~2年后或更长时间方可消失。② 皮肤干燥及鱼鳞样变:一般在服药2~3月后发生,尤以四肢为甚,停药后见渐好转。③ 消化道反应:少数患者可出现恶心、呕吐、厌食、腹痛、便秘、腹泻等,一般不影响治疗,多可自然恢复。严重者应暂时停药。④ 其他:嗜睡、眩晕、失眠、四肢浮肿、梅尼埃病等。一般症状轻微,不影响治疗。

3) 利福平(rifampitin, rifampin, RFP)

为一种半合成的抗生素。抗菌谱较广,对革兰阳性菌、结核菌、麻风菌等均有较强且快速的抗菌作用。

作用机制:推测是抑制了DNA依赖酶的RNA转录酶的作用,通过阻止转录过程而阻断菌体蛋白的生物合成。

剂量及用法:一般采用口服法;清晨空腹时一次顿服利于吸收。14岁以上及成人口服剂量为每日450~600 mg或10 mg/kg。RFP主要通过肝脏、经胆汁排泄至肠道,且可被再吸收,如此肝肠循环利用,可使血中维持较长的有效浓度。此药不宜单独使用,应与 DDS、B663 或其他抗麻风药物联合使用,以免耐药。

临床疗效:本品具有高效、速效的抗麻风作用,对 DDS 耐药者仍有疗效。

副作用:副作用少,有些人服药后可出现食欲减退、恶心、呕吐、腹泻等胃肠道症状;有的会出现一过性的血清转氨酶升高或血小板减少。如间歇治疗,可发生"流感综合征"。有报道可致畸胎、溶血性贫血;RFP 能降低激素、口服避孕药的效果。大小便、汗液等可被其代谢产生橙红色。

4) 新的抗麻风药物

有报道氟喹诺酮类药物如氧氟沙星(ofloxacin)、司巴沙星(sparfloxacin)、莫西沙星(moxifloxacin)、米诺环素(minocycline)、克拉霉素(clarithromycin)以及利福喷丁(rifapentine,R773)等也有效。目前正进行氧氟沙星-米诺环素(OM)、莫西沙星-米诺环素(MM)、利福平-氧氟沙星-米诺环素(ROM)和利福喷丁-莫西沙星-米诺环素(PMM)等简便、安全、有效疗法对瘤型麻风的现场试验。

(3) 联合化疗(MDT)

长期单一 DDS 治疗麻风,使耐药日渐增多。任何单一药物治疗麻风均可能导致耐药,使治疗失败。为此,1981 年 WHO 推荐用多种药物联合治疗本病。

1) 联合化疗定义

联合化疗是指两种或两种以上作用机制不同的、有效的杀菌性化学药物治疗。在目前麻风的联合化疗方案中,必须包括高效、速效杀菌性药物利福平(RFP)。

2) 联合化疗方案

WHO 麻风控制规划化疗研究组 1981 年推荐的麻风联合化疗方案如表 13-1、表 13-2。

少菌型麻风(PB):利福平 600 mg,每月 1 次,监服;氨苯砜 100 mg,每天 1 次,自服。疗程 6 个月。

多菌型麻风(MB):利福平 600 mg,氯苯吩嗪 300 mg,每月各 1 次,监服;氨苯砜 100 mg,每天 1 次,自服;氯苯吩嗪 50 mg,每天 1 次,自服。疗程 2 年。

表 13-1 WHO 推荐的麻风联合化疗方案

病型	药名	用法和剂量(mg)		
		>14 岁	10~14 岁	<10 岁
		每月第 1 日服	每月第 1 日服	每月第 1 日服
多菌型(MB)	利福平	600	450	300
	氯苯吩嗪	300	150	100
	氨苯砜	100	50	25
		每月的第 2~28 日	每月的第 2~28 日	每月的第 2~28 日
	氯苯吩嗪	50(每日服)	50(每日服)	50(每周 2 次)
	氨苯砜	100(每日服)	50(每日服)	50(每周 2 次)
		每月第 1 日服	每月第 1 日服	每月第 1 日服
少菌型(PB)	利福平	600	450	300
	氨苯砜	100	50	50
		每月的第 2~28 日	每月的第 2~28 日	每月的第 2~28 日
	氨苯砜	100(每日服)	50(每日服)	25(每日服)

注:每月按 4 周计。

表 13-2 各年龄组麻风联合化疗药物剂量(mg)

药物	服法	<5 岁	5~9 岁	10~14 岁	≥15 岁
利福平	每月 1 次(监服)	150	300	450	600
氯苯吩嗪	每月 1 次(监服)	50	100	200	300
氯苯吩嗪	每日 1 次(自服)	50	50(隔日)	50	50
氨苯砜	每日 1 次(自服)	25	25(隔日)	25	100

3) 联合化疗对象

新病例、复发病例和耐药病例;凡经任何其他抗麻风治疗方案治疗,病情无明显进步者。

4) 联合化疗疗程

多菌型麻风用 RFP、B663 和 DDS 治疗 24 个月。每月自服药物不得少于 20 天,否则此月不计入疗程。一年中至少服药 8 个月,连续中断治疗>4 个月者必须重新计算疗程开始治疗。24 个月的疗程可在 36 个月完成。每年服药时间<8 个月者为治疗不规则。

少菌型麻风用 RFP 和 DDS 联合化疗,疗程为 6 个月。每月自服药物不得少于 20 天,否则此月不计入疗程。6 个月疗程可在 9 个月内完成。连续中断治疗 3 个月以上者,须重新计算疗程开始治疗。

关于联合化疗的疗程,目前国内外专家又多倾向于多菌型患者疗程为 12 个月。如细菌指数≥3 者或复发和耐药者,其疗程仍可为 24 个月。

5) 几种特殊情况下的联合化疗方案

单皮损少菌型(SLPB)麻风疗法(表 13 - 3,ROM 方案)。

表 13 - 3　单皮损 PB 患者治疗方案

SLPB 患者	利福平(mg)	氧氟沙星(mg)	米诺环素(mg)
成人(50~70 kg)	600	400	100
儿童(5~14 岁)	300	(儿童不宜使用,必要时可用克拉霉素替代氧氟沙星和米诺环素)	

注:① 三种药一次服用;② 5 岁以下儿童及孕妇不推荐上述方案。

不能服用利福平的麻风患者:当麻风患者因对利福平过敏、或者有慢性肝炎、或 ML 对利福平耐药不能服用利福平时,可对成人 MB 患者采用下列疗法(表 13 - 4)。

表 13 - 4　不能用 RFP 患者的治疗方案

治疗时间	药　物	剂量(mg/d)
6 个月	氯苯吩嗪 氧氟沙星 米诺环素 或克拉霉素	50 400 500 100
随后 18 个月	氯苯吩嗪 加服氧氟沙星 或米诺环素	50 400 100

WHO 麻风化疗研究组(1994)的研究认为,在头 6 个月治疗中每日口服 500 mg 克拉霉素可代替氧氟沙星或米诺环素。

不能服用氯苯吩嗪的麻风患者:倘若成年 MB 患者因怕服氯苯吩嗪后皮肤产生颜色,也可用下列方案治疗:利福平 600 mg,每月 1 次;氨苯砜 100 mg,每日 1 次;氧氟沙星 400 mg,每月 1 次或米诺环素 100 mg,每月 1 次;连服 24 个月。ROM 方案,每月 1 次,对 MB 患者也可使用,疗程 24 个月。

不能服用氨苯砜的麻风患者:如果氨苯砜在 MB 或 PB 患者有严重的毒副作用产生,必须立即停药。PB 患者可采用 RFP 或 B663 之一治疗,剂量同 MB,疗程为 6 个月(表 13 - 5)。

表 13 - 5　不能服用氨苯砜的 MB 患者治疗方案

MB 患者	利福平(mg)	氯苯吩嗪(mg)
成人(50～70 kg)	600(每月 1 次监服)	50(每日 1 次)和 300(每月 1 次监服)
儿童(10～14 岁)	450(每月 1 次监服)	50(隔日 1 次)150(每月 1 次监服)

其他特殊情况的患者:在 MDT 时或化疗后发生麻风反应,如用激素治疗,可能导致持久菌的繁衍,使疾病复发和/或加剧;因此,化疗后应持续或同步用 MDT 直至抗反应治疗完成。在抗麻风化疗时,患者有明显周围神经粗大伴功能障碍,应同步予以激素治疗以防神经炎加剧。有部分 PB 患者皮肤查菌虽然阴性,但皮损≥6 块或神经损害≥2 条者,或无查菌条件者或分类困难者,均用 MB 方案治疗。如少菌型患者仅 1 块皮损,但面积占据 1 个肢体或躯干 1/4 者,也按 MB 方案治疗为妥。

附:麻风 MDT 临床治愈标准

完成 MDT 的病例或在监测期的病例,活动性症状完全消失且皮肤查菌阳性者待阴性后,每 3 个月查菌 1 次,连续 2 次持续阴性者以及原皮肤查菌阴性者在活动性症状完全消失后皮肤查菌仍为阴性的,为临床治愈。

(4) 麻风反应的治疗

1) 治疗原则

尽可能查明麻风反应的诱因,如妊娠、分娩、手术、感染、酗酒、精神创伤等,并做好相应之处理。

积极处理急性神经炎、虹膜睫状体炎、睾丸炎等,以防畸残。

发生反应时,在及时进行抗反应特别使用激素治疗的同时,应继续或加用抗麻风药物治疗。

一旦发现喉头水肿引起呼吸困难和食管上段麻痹病例,应及时报告专业医师或转至综合性医院治疗。

2) 主要药物及其用法

沙利度胺（Thalidomide 反应停、酞咪哌啶酮）：该药是谷氨酸衍生物，系免疫抑制剂，是治疗Ⅱ型反应首选药物，对Ⅰ型反应无效。成人开始剂量为 300~400 mg/d，待症状控制后逐渐减量至 25~50 mg/d 为维持量。不良反应有白细胞减少、心动过速、头晕、视物糊涂、嗜睡、口干、便秘等。如应用该药总剂量达 40~50 g 时可出现中毒性神经炎。此药能引起畸胎，育龄妇女慎用，孕妇禁用。

氨苯吩嗪：用于治疗Ⅱ型麻风反应有效，但作用缓慢，一般在用药 4~6 周后才逐渐显示出来。该药适用于对糖皮质激素有依赖性或结节性红斑（ENL）持续反复发生和忌用沙利度胺治疗的患者。其用法为每日口服 200~400 mg，连续用 3~4 个月，待症状控制后逐渐减量至 50 mg/d 为维持量。该药还有预防Ⅱ型反应的作用。

泼尼松：对Ⅰ型和Ⅱ型麻风反应均有疗效。主要用于Ⅰ、Ⅱ反应所引起的神经炎、急性或亚急性眼炎（尤其是虹膜睫状体炎）、睾丸炎、严重 ENL 反应、淋巴结炎、关节炎、高热、急性喉头水肿、食管上段麻痹者。成人每日口服 40~60 mg，待反应控制后逐渐减量到停药。病情严重者，可用甲泼尼龙 40~80 mg 或氢化可的松 100~300 mg 或地塞米松 5~15 mg 加入 5%~10% 葡萄糖液 500~1 000 ml，静脉滴注，每日 1 次，3~5 天情况好转后改用泼尼松。其剂量视病情酌情增减。维持治疗时间视反应程度、反应类型而定，一般 4~6 个月，有时要 1 年或更长的时间。用药期间注意激素副反应的发生并予及时处理。

雷公藤多苷片：对Ⅰ型和Ⅱ型反应均有效，一般用于中、重度反应。初始剂量为 40~60 mg/d，分 3 次服用，以后视反应情况减量。本品宜与其他抗反应药物合用，以减少其他抗反应药物剂量。

其他抗反应药物：己酮可可碱、环孢素；免疫抑制药如硫唑嘌呤和秋水仙碱等均可酌情试用。

3) 麻风反应的其他疗法

物理疗法：蜡疗、针灸或超声波等用于神经痛。用小夹板固定神经痛的肢体，有助于减轻疼痛。

手术疗法：对神经明显粗大且有剧烈疼痛、应用其他方法不能解除时，可做神经鞘膜剥离、束膜松解术；如为尺神经疼痛，手术时还可一并做该神经移位术。

(5) 足底溃疡与畸残的康复治疗

足底溃疡是麻风最常见的并发症，应积极预防，避免足的外伤。最重要的是初发时要及早诊治，注意休息及局部清洁，防止感染。如系复杂性溃疡，应手术清除死骨和/或坏死组织。如有畸形，酌情做局部运动，加强锻炼，并可用理疗、针灸及进行矫形手术。中、晚期瘤型端患者，特别是麻风反应时，应注意眼的并发症，如发生虹膜睫状体炎，需及时扩瞳，一般用阿托品及可的松眼药水滴眼，防止虹膜粘连而失明。

麻风畸残初期预防最好的策略是早诊断、恰当治疗、及时发现和处理神经炎和麻风反应。对已出现永久性感觉丧失或其他畸残的患者和在治疗过程中发生损伤与畸残的患者，应当通过教育患者自我保护麻木肢体和改变旧习惯，进行适当的功能锻炼及理疗等，以及定期监测来预防其进一步恶化；部分畸残可通过整形外科手术进行矫治。

【复发和处理】

尽管 MDT 后复发率低，但单靠化学疗法不可能完全避免复发。麻风复发后，往往导致患者的畸残发生和/或发展，给患者带来肉体和精神上的痛苦，也给社会带来对本病的恐惧和歧视。麻风的复发又成为传染源，可能引起感染的扩散，影响麻风防治工作的成果和策略。因此了解麻风病的复发的原因、规律、表现及处理十分重要。

(1) 复发定义

各型麻风患者在完成 MDT 疗程后显示正常疗效，并在监测期达临床治愈或病情不活动后，又出现下列情况之一者，考虑为复发：① 出现新的麻风皮损和/或原有皮损扩大、浸润加剧，但无明显水肿、疼痛或触痛；② 皮损查菌阴性后又呈阳性，且细菌指数（BI）≥2 或原查菌未阴转，但目前的 BI 较前增加≥2，且其中出现完整染色菌；③ 组织病理学检查，有特异性麻风病理变化和/或见到完整的麻风菌,数量较前明显增多,但组织水肿不显著;④ 鼠足垫接种证实有活菌。

(2) 复发的原因

麻风的复发可由耐药菌和/或持久菌(persister)引起,但两者难以截然区别。一般认为患者经 MDT 后耐药菌引起起复发的机会不多。临床上亦有将再感染列入复发的,可是目前尚无法鉴别麻风复发抑或是再感染。

麻风复发另一个因素是治疗不足,特别鉴于过去 DDS 单疗的患者以及 MDT 时对患者的分型错误,将 MB 错分为 PB 病例,使疗程过短、治疗不足。

麻风复发的诱因,如劳累、妊娠、精神创伤、营养不良等,与持久菌"暴发"繁殖亦有关系。

(3) 复发的临床表现和诊断

MDT 后的复发主要是持久菌引起,潜伏期较长,为晚期复发;DDS 单疗复发多为耐药菌所致,潜伏期较短,为早期复发,但也有长达一二十年者。

各型麻风复发的临床表现,除发生型别演变和/或伴随反应外,基本损害与原发损害相似。LL 和 BL 患者复发时,少数患者可表现组织样麻风瘤和/或眼麻风瘤损害,多数复发患者往往伴有新、老两种皮疹,前者相继出现,后者逐渐消退。有些皮损消退后的萎缩斑上还可发生新的损害。新的皮损也会发生于不常见的部位,如腋下、腘窝、腹股沟等所谓麻风自然免疫区。原 MB 患者复发时皮疹一般较广泛、对称、境界较原发皮疹清楚,出现也较快,经有效治疗后消退也相对迅速。

MB 患者复发绝大多数是细菌和临床损害相继出现,即原皮疹查菌阴性后再呈阳性,且菌量明显增多,完整菌也多见,特别是新发皮损处,BI 和菌的形态指数(MI)均较常规部位和老皮损高。PB 麻风复发后,主要表现为原来皮损出现浸润,也可见到新发损害。如伴有麻风反应,新、老皮损有充血、水肿,神经可明显肿大、疼痛和/或触痛。

诊断麻风复发时应注意:首先要与麻风反应特别是 I 型麻风反应相区别;其次是仔细的临床检查,如有可疑皮疹,应查菌和做皮损活检及抗酸染色,注意查找完整的麻风菌;必要时取活检组织接种小鼠足垫,再结合病史则不难对本病做出复发与否的诊断。

(4) 复发的处理

凡疑为复发的病例,基层医务人员应及时向上级专业机构汇报。经该机构两名具有经验的医生做临床和/或细菌学检查,必要时做病理检查,综合判断后以确定是否为复发。诊断为复发者应报省级皮肤病防治机构。

各型麻风不论是 PB 还是 MB,也不管是 DDS 单疗还是 MDT 患者,复发后均应毫不迟疑地采用 RFP 加 DDS 加 B663 组成的 MDT。按 MB 方案治疗,有条件治至临床治愈。复发者又成为现症患者,其家属应按要求做定期检查。同时做好患者思想工作,增强其信心,使之积极配合治疗。

【预防】

目前对麻风尚缺乏一级有效的预防措施,但下列措施的应用亦有助本病的控制。

(1) 发现患者

主要方法是:经常工作发现(门诊检查、入学检查、人群健康检查、家属定期检查等);突击调查发现(专业普查、滤过性普查、线索调查等),可根据麻风流行程度的分布特点因地制宜地进行。同时提高各级医务人员的麻风诊断水平,普及群众麻风知识,以最大限度地发现患者。

(2) 普遍治疗

由于人是麻风菌唯一宿主,所以对麻风患者、特别是多菌型患者的治疗,对迅速消灭传染源、切断传染途径和终止传播十分重要。治疗不仅使患者恢复健康,而且起到了防病的作用,为一项重要防病措施。

(3) 化学预防

又称预防性治疗。预防治疗可中止麻风菌的繁殖和发病,具有一定价值。麻风发病呈簇集性特点,家内接触者为预防的主要对象。有学者建议采用 RFP 600 mg 每日 1 次,连续 3 日;亦有认为用 ROM 方案(rifampicin 600 mg 加 ofloxacin 400 mg 加 minocycline 100 mg)1 次口服也可行。

(4) 免疫预防

据 WHO 估计,目前全球约有 16 亿人生活在麻风流行地区,故长期以来一直在研制有效的、可接受的、费用合理的疫苗。

卡介苗接种 虽然各地区试验结果不一,但仍均倾向于可用来预防麻风。

其他在研疫苗 有热杀死的麻风菌加活卡介苗、"W"分枝杆菌及 ICRC 分枝杆菌等。但上述疫苗预期至少仍需 10~15 年方能广泛用于麻风的预防。所以,目前唯一实用的方法是二级预防,即全球性应用联合化疗普遍治疗麻风患者。

(5) 开展宣传教育

基于社会对麻风的恐惧、偏见,甚至歧视依然存在,往往使患者讳疾忌医,因而要广泛深入普及关于麻风的科学知识,消除人们对此病的误解,以正确对待患者及其家属;同时也要纠正某些人对麻风持无所谓的态度。此外,还应不断强化政府对麻风控制、最终消灭的承诺和支持。

(陈家琨)

13.2.2 皮肤结核病(tuberculosis cutis)

皮肤结核病是指结核杆菌感染在皮肤上引起的病变。由于机体免疫力、病原菌的毒性和入侵途径的不同可产生各种不同的临床类型和表现。

【流行病学】

(1) 流行情况

1) 患病率与地区的关系

皮肤结核病的发病率与其他脏器结核相比是较低的,但世界各国均有报道,占皮肤科门诊的 0.2%~8% 不等,欧洲各国在 1% 以下,前苏联则为 2.0%~7.8%。在我国则发病率较低,据 1957 年报道,京、津地区为 1.0%,而上海地区则为 0.4%。除社会经济因素外,似与地区有一定关系,寒冷潮湿、日光照射时间较短的地方发病率较高。

2) 历年来发病率的变化

本病的发生率历年来有显著下降。1949 年前占复旦大学附属华山医院皮肤科门诊初诊人数的 0.5%;1949 年后人民生活健康水平提高,全国各地区建立了结核病防治机构,使结核病的流行有了明显下降,皮肤结核病的发病率亦然。1950~1953 年占初诊的 0.39%;1954~1958 年占 0.19%;1959~1963 年和 1972~1975 年均为 0.11%,只有

1949 年前的 1/5。

3) 各型皮肤结核病比例的变化

根据 1947 年以来笔者所观察的 580 例分析,局限型 388 例,占 66.9%;血源型 171 例,占 29.4%;混合型 21 例,占 3.6%。历年来变化是:局限型自 1947~1953 年的 81.2% 下降到 1959~1963 年的 51.9%,再到 1972~1975 年的 52%;其中寻常狼疮减少了 38.4%,疣状皮肤结核减少了 50%,结核性溃疡则更明显减少。血源型皮肤结核历年来有所减少,但下降速度不及局限型明显,见表 13 - 6。

表 13 - 6 局限型和血源型皮肤结核病占
初诊病例的百分构成(%)变化

年　　份	局　限　型	血　源　型
1947 ~ 1953	0.342	0.079
1953 ~ 1958	0.134	0.045
1959 ~ 1963	0.056	0.044
1972 ~ 1975	0.059	0.035

前苏联和日本于 20 世纪 50 年代报道局限型皮肤结核发病率下降,但血源型则剧增。莫斯科 1959 年的寻常狼疮仅为 1949 年的 1/3,而血源型则增加 5 倍。日本过去寻常狼疮也占首位,但 1945 年以后硬红斑占首位,特别是 1952 年以来硬红斑急速增加。他们认为血源型皮肤结核病的剧增可能与抗结核药物的发展、卡介苗的普及、环境的影响等有关。但根据笔者的资料分析,血源型皮肤结核病也在逐渐下降,不过下降的速度不及局限型明显,因此其比例仅示相对增多而已。

4) 性别和发病年龄

总的说来男女无显著差异,但某些病种常多见于某一性别,例如疣状皮肤结核 70.8% 发生在男性,寻常狼疮亦以男性占多数,硬红斑则女性占绝大多数。发病年龄大部分(67.4%)在 25 岁以下,寻常狼疮和瘰疬性皮肤结核以儿童及青少年为多,丘疹坏死性皮肤核病和硬红斑好发于青年。

(2) 影响流行的因素

1) 社会因素

营养不良、工作过度、贫穷、不卫生等可使发

病率增加。生活水平的提高、卫生宣教的普及、医疗知识和预防措施的进展以及医疗保障等制度的实施使发病率有明显下降。

2）人体因素

皮肤的抵抗力：人体各组织对结核的抵抗力不一，皮肤是抵抗力最强的地方。Honblcohkar 认为结核杆菌不易在皮肤繁殖的原因主要是皮肤温度较低、含氧较少、血液循环较差之故，所以很少有原发性皮肤结核，而结核杆菌进入人体后一般不引起症状；但当机体抵抗力降低时即可产生病变。所以皮肤结核病的发生与机体的免疫力有关。

疾病：某些急性传染病，特别是儿童在麻疹、百日咳、流行性感冒等传染病后由于机体抵抗力减弱，可诱发皮肤结核病。

外伤：皮肤结核病大多好发于暴露部位，可能因暴露部位易受损伤、使局部抵抗力下降之故，临床可见有在跌伤、外伤以及女子穿耳洞后，在伤害处产生寻常狼疮的病例。

光照和代谢：本病在热带比温带少，Lahiri 认为可能是由于热带居民皮肤色素较多，经长期日光暴晒后产生大量维生素 D 的缘故。寻常狼疮患者有时可见其对光线照射的反应减低。Poccnncknn 以此来解释为什么寻常狼疮在日光较弱、较少地区及在秋冬季较多。

【病因及发病机制】

结核杆菌属于分枝杆菌，有抗酸性。根据致病性可分为人型、牛型、鸟型、鼠型等。引起人体皮肤结核病的主要病原体为人型菌，其次为牛型菌。Rothe 等将寻常狼疮接种到豚鼠，分离得 82% 为人型，18% 牛型。英国伦敦 1957 年报道在狼疮和瘰疬中牛型结核杆菌致病占 50%，其他国家报道为 5%~25%。

结核杆菌是一种细胞内需氧性抗酸性细长稍弯的杆菌，人型和牛型在形态上很难鉴别。结核杆菌的组成主要是多糖类、类脂质和蛋白质。多糖类没有很强的抗原性，对结核菌素的立即型皮肤反应也由多糖类抗原所致。最重要的抗原是结核杆菌的蛋白质，已知有几种不同的组分，可引起 T 淋巴细胞性免疫反应，迟发型结核菌素反应是

由它们所引起的。结核杆菌含有约 30 种明显抗原性物质，但没有一个显示出其与毒性有关。类脂质能引起单核细胞增多、上皮样细胞和淋巴细胞的浸润，组成结核结节。

大多数学者报道结核杆菌在局部皮肤结核病灶中毒性减弱。同一患者身上不同病灶处所培养出来的结核杆菌其毒性强弱不一。Griffith 根据大量资料发现仅 30% 的牛型菌和 27% 的人型菌具有毒性。有报道 50%~90% 的寻常狼疮病原菌毒性减弱到与卡介苗相近。

在大多数类型的皮损中含有细菌数量很少，但在结核性初疮或急性粟粒性结核中可见大量细菌。

不同类型皮肤结核病的发生取决于不同因素，其主要因素有三。

（1）致病菌的性质

引起人体皮肤结核病的致病菌主要为人型和牛型结核杆菌，前者占 70%~80% 或以上，并与菌的毒性和数量有关。皮肤结核病病灶处分离的结核杆菌大多毒性减弱，数量则随不同类型而异。

（2）机体状况

1）变态反应

变态反应是人体经受结核杆菌感染后再次接触该菌或其代谢产物时所产生的一种反应。Koch 曾用动物实验来说明此反应：将结核杆菌皮下注入未经感染的豚鼠体内，开始没有明显反应，3 周后注射局部发生红肿，并逐渐形成溃疡，直到豚鼠死于全身性结核时溃疡也不愈合。如用等量结核杆菌皮下注入在 3~6 周前曾受过结核感染的豚鼠，则其反应完全不同，注射 2~3 天后局部红肿反应剧烈，并迅速形成溃疡，随后逐渐愈合，豚鼠不发生全身性结核，也不死亡。这种再次感染所引起的剧烈局部反应是变态反应的表现，使细菌局限于注射部位，不致传播到全身。这一情况不仅说明变态反应的特点，也表明免疫力的防御作用。

含结核杆菌特异性蛋白质的浸出物注射后可产生同样反应——结核菌素反应。结核菌素反应属Ⅳ型迟发型变态反应，系细胞免疫反应。因它无循环抗体，所以其过敏性不能由血清转移至正

常人。它由致敏的单核细胞所传递,所以注射后者可使原来不过敏者发生过敏。低丙种球蛋白血症患者由血循环中免疫球蛋白所传递的免疫机制受损,但对结核菌素可产生变态反应,对结核的耐受也较好。

2) 非特异性过敏

机体非特异性过敏与皮肤结核病的发病也有关。Panonopt 将正常马血清注入豚鼠腹腔使之过敏,然后将该马血清 0.3~0.5 ml 做皮内注射,同时将结核杆菌在耳朵上静脉注射。在皮内注射血清局部即发生过敏性炎症(Arthus 现象),经 18~24 天后在该处出现一小结节,其组织酷似寻常狼疮,且可在组织切片中找到结核杆菌,培养亦阳性。此实验证实:结核杆菌菌血症、一般非特异性过敏的发生和局部因素与皮肤结核病的发病有关。个别动物在产生菌血症后不注射血清,而给以局部外伤,在外伤处也可产生皮肤结核病。由此表明有些皮肤结核病的发生与外伤有关。

3) 免疫反应

人体对结核杆菌感染的免疫以细胞免疫为主。结核杆菌抗原分别刺激 B 淋巴细胞和 T 淋巴细胞,产生抗体和致敏淋巴细胞。由于结核杆菌多潜藏于细胞内,故抗体不能进入细胞内抗御细菌,所以体液免疫的抗体作用不强。致敏的淋巴细胞(T 细胞)与特异性抗原(结核杆菌)结合后释出一系列免疫效应因子,包括巨噬细胞移动抑制因子(MIF)、巨噬细胞激活因子(MAF)及趋化因子等,吸引巨噬细胞聚集在结核杆菌和致敏淋巴细胞的周围,激活巨噬细胞的代谢,使其溶菌酶和水解酶颗粒增加,从而增强其吞噬和灭菌作用,在组织形态上形成结节,在结核菌素试验时显示迟发型变态反应。

4) 变态反应与免疫的关系

有两种不同的观点:一种认为人体感染结核杆菌后首先发生迟发型变态反应,随后产生免疫力。如结核杆菌量少,它只能激活巨噬细胞而产生免疫力,如菌量多则将导致组织坏死(干酪样变);另一种观点认为变态反应与免疫的性质不同,单用结核杆菌 D 蜡与蛋白质混合物,能使结菌

素反应呈阳性,但不产生免疫力。Youmans 等将结核杆菌磨碎后提取的不耐热核糖核酸能大大增强其特异性抗核免疫力,但不出现变态反应,这提示免疫和变态是可以分开的。其原因可能是只运用菌的某一组成部分,而不如自然感染时整体所起的作用。

在理论上变态反应与细胞免疫固然与结核杆菌的不同成分或 T 细胞亚群的不同有关,从临床现象看,细胞的免疫力与变态反应是互相伴随难以分离的。小量结核杆菌可由巨噬细胞吞噬,演变为上皮样细胞,形成结节,使病变局限化,但若菌量大则可引起组织坏死或致结核杆菌播散。这就意味着变态反应的有害作用超越了免疫保护作用。

5) 与其他内脏结核的关系

皮肤结核病患者伴有其他脏器结核的约占 1/3,其中肺结核最为多见,占 25%,但大多为非活动性;其他的依次为淋巴结核、骨结核、眼及喉结核等。

(3) 感染途径

随结核杆菌感染途径的不同,所致的皮肤结核病的类型也有不同。皮肤结核病的感染途径有下列几种。

1) 自身感染

绝大多数皮肤结核病是由以下途径感染的:① 经血液循环传播,如丘疹坏死性皮肤结核和硬红斑。② 经淋巴液传播,如继发瘰疬性皮肤结核。也有由血液传播而产生多发性瘰疬性皮肤结核。实际上淋巴系统和血液循环系统两者之间关系甚密切,故一般均系淋巴血液传播。③ 由邻近的局部病灶连续直接传播到皮肤,如寻常狼疮。④ 自我接种,通过自然腔道将结核杆菌带至腔口附近皮肤或黏膜,如肺结核患者感染口腔黏膜、肠结核患者感染肛周而引起结核性溃疡。

2) 外来感染

少数病例由于皮肤本身有轻微损伤,如抓破、擦伤或裂隙,结核菌污染的物质可直接由患处侵入皮肤发生感染。大多数患者早已受结核杆菌感染,此外来感染系再感染,如疣状皮肤结核。有报道皮肤结核病可由家畜如牛、羊、猪、马、兔等传

递,也有报道由游泳池造成感染者。

【临床分型及表现】

根据免疫、临床表现、组织病理象、感染途径等因素,可分类如下:

(1) 局限型

主要由局部扩散,病损处易查见结核杆菌,呈典型结核的病理改变,病程很慢。属于此型的有:结核性初疮、疣状皮肤结核、寻常狼疮、瘰疬性皮肤结核、腔口结核性溃疡、匐行性蕈状结核。

(2) 血源型

主要经血行传播,病损内不易查见结核杆菌,病理改变除有结核变化外,常并有血管改变。皮损分布对称,发病较急。属于此型的有:急性粟粒性皮肤结核、瘰疬性苔藓样皮肤结核、丘疹坏死性皮肤结核病、硬红斑。

此外,过去认为系血源型皮肤结核病,但目前认为非结核性,然病因不明、暂无一定归属者有:面部播散性粟粒性狼疮、酒渣鼻样结核疹、苔藓样结核疹。

【临床表现】

(1) 皮肤损害

1) 皮损特点

① 寻常狼疮有典型的狼疮结节,褐红色,质地柔软,玻片压诊呈棕黄色,用探针轻压很易刺入;② 瘰疬性皮肤结核损害呈带状不规则形,常同时可见结节、脓肿、溃疡、瘘管、瘢痕等多形损害;③ 疣状皮肤结核中心为疣状增生,加压时常有脓液从缝中流出,外周为暗紫色浸润带,再外围为平滑红晕区;④ 硬红斑为较大的皮下结节,数目不多,偶可溃破,可有局部酸痛,但无全身症状;⑤ 丘疹坏死性皮肤结核为疏散分布偶尔有群集倾向的坚实结节,青红色或紫色,中央可坏死,愈后留萎缩性瘢痕。

2) 好发部位

① 面部:寻常狼疮。② 颈部:瘰疬性皮肤结核。③ 躯干:瘰疬性苔藓、全身性粟粒性皮肤结核。④ 四肢:丘疹坏死性皮肤结核、疣状皮肤结核、硬红斑、结核性初疮。⑤ 皮肤黏膜交界处:寻常狼疮、腔口结核性溃疡。⑥ 外生殖器:阴茎结核疹、瘰疬性皮肤结核、结核性初疮。

(2) 病程经过

局限型皮肤结核病呈现慢性经过;血源型皮肤结核病的皮疹呈现成批发生。

(3) 全身症状

结核性初疮、全身性粟粒性皮肤结核、腔口结核性溃疡、丘疹坏死性皮肤结核、硬红斑等可有发热、倦怠、关节痛等全身症状。

【组织病理】

早期常为非特异性炎症反应,主要为中性粒细胞,有淋巴细胞浸润,并可找到结核杆菌。典型的组织病变需在损害较成熟时才能见到,表皮肥厚或萎缩均为继发性。各型皮肤结核病的病理变化稍有不同。局限型皮肤结核一般为结核性肉芽肿改变,由上皮样细胞和多核巨细胞组成,中心可没有干酪样坏死,外周绕以淋巴细胞浸润,组织中可查到结核杆菌。在疣状皮肤结核中,表皮的继发性变化明显,如有角化过度和乳头瘤样改变。在血源型皮肤结核病特别是硬红斑和丘疹坏死性皮肤结核中,还有明显的血管变化,如闭塞性动、静脉内膜炎和血栓形成,血管壁可有炎症细胞浸润,组织中不易查到结核杆菌。

【实验室诊断】

(1) 细菌学检查

结核性初疮、全身性粟粒性皮肤结核、腔口结核性溃疡,可在直接涂片和组织切片中找到结核杆菌,用金胺(auramine)或碱性蕊香红(rhodamine)作荧光染色效果更好。瘰疬性皮肤结核、疣状皮肤结核和寻常狼疮可经细菌培养找到结核杆菌。丘疹坏死性皮肤结核、硬红斑等则需经动物接种。

因有不少皮肤结核病特别是血源性皮肤结核病的皮损中,用一般的检测方法不易查到病原菌;近年来用聚合酶链反应快速检测结核杆菌 DNA 此法具有高度敏感性和特异性。

(2) 组织病理检查

具结核性肉芽肿反应:如结核性初疮、寻常狼疮、疣状皮肤结核、瘰疬性皮肤结核及阴茎结核疹等。

呈非特异性炎症反应:有结核性初疮(早期)、腔口结核性溃疡、全身性粟粒性皮肤结核及丘疹坏死性皮肤结核等。

（3）结核菌素试验（tuberculin test）

常用的试验物有旧结核菌素（old tuberculin，OT）或结核菌纯蛋白衍生物（purified protein derivative，PPD），前者是将培养于甘油肉汤中的结核杆菌浓缩，加热杀死并过滤而得；后者仅含免疫活性的结核蛋白而将其他特异性物质去除。PPD 并不特别有特异性，它可对含某些结核菌抗原的其他分枝杆菌发生交叉反应；现在有更种族特异性的新结核菌素用超声波将其他分枝杆菌瓦解后制得，如从溃疡分枝杆菌制得的 burulin，这对结核菌以外其他分枝杆菌引起的疑难病症特别有价值。

方法有皮内试验、划痕分级试验和斑贴试验 3 种。

皮内试验：又称 Mantoux 试验。优点是剂量准确，可避免经皮吸收等因素的影响，假阴性机会少。常用 10 TU（1 个 TU 等于 0.000 02 mg PPD 或 0.01 mg OT）或 0.1 ml 1：1 000 的 OT 注射于前臂屈面，48~72 h 后看反应。用 5 TU，硬结大于 10 mm 强烈提示过去或现在有结核感染。

划痕分级试验：亦称 Pirquet 试验。用一系列较淡浓度的 OT，如 1%、10%、50%、100%，1%、5%、10%、50% 或 1%、5%、10%、25% 等进行试验。对 100% 结核菌素阳性则说明有结核存在，但究竟是肺结核还是皮肤结核病则不能辨别。对低浓度的结核菌素只有皮肤结核病阳性率高，非皮肤结核病患者阳性率极低。不同类型的皮肤结核病中结核菌素的反应性表现不一，其中以血源型皮肤结核病特别是丘疹坏死性皮肤结核更为显著。笔者观察治疗前后结核菌素反应的动态变化，71 例中治疗后反应增强的有 46 例，其反应性增强表示对结核感染抵抗力增加。结核菌素反应在近病灶处更为明显。

斑贴试验：又称 Moro 试验。用 50% 结核菌素作斑贴试验，其方法与一般斑贴试验相同。

局部反应：48~72 小时看结果。

（-）局部无红晕硬结；

（±）红晕及硬结直径<0.5 cm；

（+）红晕及硬结直径为 0.5~0.9 cm；

（++）红晕及硬结直径为 1~1.9 cm；

（+++）红晕及硬结直径>2 cm；

（++++）除红晕及硬结外，还有疱疹或坏死。

病灶反应：局部病灶及皮损恶化。

全身反应：可有发热、倦怠、食欲减退、头痛、肌痛等症状。

（4）聚合酶链反应（polymerase chain reaction，PCR）

其敏感性相当于培养或更高。

【治疗】

与其他脏器的结核病相同，注意适当休息、增加营养、提高机体抵抗力，同时治疗伴发疾病。

本病主要用异烟肼类、链霉素、对氨基水杨酸、利福平等抗结核药物治疗。局限型效果一般较好。寻常狼疮经治疗后一般在 2 周内即有好转，溃疡型特别是侵及黏膜者好转更快，1 周内即见缩小。血源型则疗效较差，且易复发，复发与病期及治疗总量有关，病期短的、治疗总量大的不易复发。

（1）异烟肼（isoniazid）

对皮肤结核病有良效，可单独应用。成人口服每日 3 次，每次 100 mg。不良反应少见，国内报道仅 2.4%，主要为眩晕、周围神经炎、失眠、不安，少数有皮疹、发热。有肝、肾功能障碍者应慎用或忌用。

（2）异烟腙（vanizide，phthivazide）

对皮肤结核病疗效很好，作用与异烟肼相似，但毒性低，不良反应少。成人口服每日 2~3 次，每次 0.5 g。

大部分皮肤结核病用异烟肼或异烟腙单一治疗有效，一般在 2~6 月皮损消失，少数患者需 6 个月以上。为巩固疗效、预防复发，在皮损消退后宜继续治疗 2 个月；对丘疹坏死性皮肤结核和硬红斑等则在以后春、秋季再给预防治疗 2 个月，以防止复发。

耐药性的问题：在皮肤结核病治疗中少有耐药性产生，继续治疗 6 个月以上临床上仍有效。这究竟是由于皮肤中的结核杆菌不易产生耐药性，还是由于本病患者具有高度特异的皮肤反应性，抑或其他原因，尚待进一步研究。

（3）**链霉素**

对各型皮肤结核病皆有效。有抑制结核杆菌繁殖及毒素产生的作用,高浓度时($>0.4\ \mu g/ml$)有杀菌作用,但不能渗入到细胞内,因此对细胞内的菌体作用很小。一般与其他抗结核药物同时应用,而不单独采用。成人每日 $0.75\sim1\ g$,分 2 次肌内注射,总量 $60\sim100\ g$。不良反应有眩晕、听力减退、口周麻木、过敏性皮疹等。

（4）**对氨基水杨酸**

常与其他抗结核药物合用,而不单独应用。对瘰疬性皮肤结核有良效。成人每日口服 $8\sim12\ g$,分 4 次服用,一疗程为 $60\sim90$ 天。副作用占 80%,较异烟肼、链霉素的不良反应多,以胃肠道反应如食欲减退、恶心、呕吐、腹痛、腹泻等,以及过敏反应如发热、皮疹、哮喘等为常见。

（5）**维生素 D_2**

治疗寻常狼疮有效,常与其他抗结核药物合用。剂量由每日 5 万 U 开始,在 1 周内逐渐增至 10 万 U,以后每日 10 万 U,可连续服 $4\sim6$ 月或更久。有活动性内脏结核、肝肾疾患、高血压、溃疡病者禁用。

以上为"第一线"药物,最常用者为异烟肼或异烟腙,可单独服用,或与链霉素、对氨基水杨酸、维生素 D_2 等合并应用。应用上述药物而疗效不显著时,可选用"第二线"药物,与上述 $1\sim2$ 种药物合并应用。

（6）**利福平**(rifampicin)

系半合成抗生素,其作用机制在于通过与细菌的转录酶结合,干扰信使核糖核酸(mRNA)的合成。本品可进入细胞内作用于被吞噬的结核杆菌,对生长繁殖中和代谢低落的结核杆菌均有作用。毒性反应较小,少数病例可有食欲减退、恶心、呕吐或腹泻等胃肠道症状,偶可出现一过性血清转氨酶增高和血小板减少,故有肝胆疾患者忌用。服法:每日早饭前 1 小时顿服 $0.45\ g$,一疗程为 $2\sim3$ 月,与其他抗结核药物间无交叉耐药性。本品若单独应用则 1 个月后即产生耐药性,故一般应与其他抗结核药物合用。

（7）**乙胺丁醇**(ethambutol)

对生长繁殖的结核杆菌起抑制作用,其作用机制在于抑制细菌的核糖核酸合成和磷酸盐代谢,对耐异烟肼、链霉素或对氨基水杨酸的菌株均有制菌作用。最主要的不良反应为球后视神经炎,表现为视力减退、中心盲点和绿色视觉丧失,多发生在治疗 2 个月后,停药后可逐渐恢复;其次可有胃肠道反应,偶可引起过敏反应和肝功能损害。目前应用剂量为每日 $15\ mg/kg$,成人常用每日 $600\ mg$,1 次或分 3 次口服,在疗程中应定期做视野检查。

（8）**吡嗪酰胺**(pyrazinamide, pyrazine carboxamide)

能杀灭细胞内代谢低落的结核杆菌。本品先进入吞噬细胞内,然后进入结核杆菌菌体,被菌体转变为吡嗪酸而发挥其制菌作用。毒性反应较多,主要为肝脏损害,偶可引起寒战、发热、血液尿酸增加和关节疼痛。成人剂量每日 $1\sim2\ g$,分 3 次服。

（9）**乙硫异烟胺**(ethinozmide)

化学结构与异烟肼相似,能抑制结核杆菌蛋白质的合成。对耐异烟肼、链霉素、对氨基水杨酸的人型结核杆菌、牛型结核杆菌和非典型分枝杆菌都有抑菌作用。单药治疗时细菌很快发生耐药性。不良反应:较常见,胃肠道反应可表现为食欲减退、恶心、呕吐、腹泻、口带金属味等;有时发生精神抑郁、痤疮、皮肤色素沉着、周围神经炎、惊厥等;过敏反应少见。可引起血清转氨酶升高。成人每日 $500\sim800\ mg$,分 3 次饭后口服,每月测肝功能 1 次。

（10）**环丝氨酸**(D - cycloserine)

其制菌作用仅及异烟肼的 1/4,对耐异烟肼和链霉素的菌株有制菌作用。每日 $0.5\sim1.0\ g$,分 $2\sim4$ 次饭后服。不良反应有头晕、嗜睡、精神抑郁、惊厥等中枢神经系统的毒性症状。

（11）**中医药**

瘰疬性皮肤结核可服内消瘰疬片,每日 2 次,每次 $9\ g$;或夏枯草膏,每日 2 次,每次 $15\ g$。

寻常狼疮和疣状皮肤结核可同时配合局部药物治疗,如 $5\%\sim20\%$ 焦性没食子酸软膏或 5% 异烟肼软膏。皮损局限者可考虑外科手术切除。

13.2.2.1 结核性初疮（primary cutaneous tuberculosis）

本病又称原发性结核症候群（primary

tuberculous complex）或结核性下疳（tuberculous chancre）。是结核杆菌侵入原无结核感染的机体，使无结核免疫力的机体发生第一个皮肤损害。本病罕见。

【临床表现】

结核杆菌不能通过正常皮肤，通常由皮肤破损处入侵。常发生于幼儿的面部、四肢及外生殖器。在感染后经8~10天的潜伏期，局部发生一红褐色丘疹，约2周后丘疹转变成结节，以后破溃成坚实溃疡，直径1~1.5 cm大小，颇像下疳，故名。溃疡基底呈颗粒状，暗红色，易出血，边缘呈潜行性，在其周围有时有典型的狼疮性结节，无主观感觉。感染后3~6周发生淋巴管炎或局部淋巴结炎。在溃疡及局部淋巴结中可找到大量结核杆菌。以后溃疡可自愈而遗下瘢痕，瘢痕内有时呈现黄色结节，或持久不变，或绕以新生结节，颇似狼疮，或呈现疣状变化。除下疳样表现最为多见外，尚可表现为脓疱疮样或臁疮样损害。其局部淋巴结有时可破溃而形成瘘管。发生于婴儿时，因无抵抗力，在近代抗结核疗法问世之前预后不良，结核常播散成粟粒性结核或结核性脑膜炎而死亡。

眼结膜损害引起水肿和刺激。曾报道有眼睑溃疡和水肿并伴有耳前淋巴结炎。口腔损害不常见。

【组织病理】

早期为急性炎症伴坏死和溃疡。损害处有大量结核杆菌和中性粒细胞，3~6周后以淋巴细胞和上皮样细胞为主，在溃疡及其附近之淋巴结中有典型的结核结节。上皮样细胞出现后，细菌数很快减少。此时出现明显的干酪样坏死。

【诊断及鉴别诊断】

幼儿有溃疡而久不痊愈，且伴单侧淋巴结肿大者应考虑本病。组织象早期无特异性，找到结核杆菌（涂片抗酸染色，培养或动物接种）可确诊之。患者以往无结核史，结核菌素试验早期阴性，在淋巴管炎及淋巴结炎发生后转为阳性。

鉴别诊断方面应与梅毒性下疳、孢子丝菌病和着色芽生菌病等相鉴别。在上述各病中可找到相应的病原菌。

13.2.2.2　疣状皮肤结核（tuberculosis verrucosa cutis，warty tuberculosis）

疣状皮肤结核是结核杆菌外源性再感染于有免疫力的机体，使其产生局限性皮肤损害。本病占所有皮肤结核病的4%~5%（复旦大学附属华山医院资料为4.75%）。患者多为成人，男子尤为多见（70.8%）。医务人员为结核患者手术，或尸体解剖，或接触其痰液，以及接触患有结核病的动物的屠夫或兽医等人员，可在手指、手背等处发病。

【临床表现】

常见于暴露部位，以手背及手指背侧最为多见，其次为足、臀（彩图13-08）、小腿等处。损害数目大多为单个，少数可有2~3个，但也有更多的。初起为黄豆大小紫红色丘疹，质硬，玻片压诊无苹果酱现象。丘疹逐渐向周围扩大，变成斑块。中央角层增厚，变粗糙不平，以后呈疣状增生，有较深的沟纹相互分开。加压时常有脓液从缝中流出。在疣状增生的外周为浸润带，呈暗紫色，上覆以结痂和鳞屑，再外围为平滑红晕区。病程极端缓慢，常多年不愈。痊愈时损害中央先好，疣状增生逐渐变平，痂皮脱落，留有光滑柔软而表浅的瘢痕。局部淋巴结一般不肿大，若肿大大多为继发感染所致，结核菌素试验弱阳性。

深部毁坏性乳头瘤性和硬化性类型可导致肢体畸形。活动性结核病患者可有全身性类型伴丘疹坏死性和狼疮样损害，或有高度增生的乳头瘤型。

【组织病理】

呈假性上皮瘤样增殖，表皮有极显著的棘层肥厚、角化过度或角化不全，在表皮深层有许多中性粒细胞并有微脓疡形成。真皮内早期可见有结核样结构，伴有中度干酪样坏死，以后在结核样结构周围有非特异性浸润，主要由淋巴细胞、浆细胞（特别在血管附近）、结缔组织细胞及个别上皮样细胞组成。弹性纤维和胶原纤维毁损。在组织病理切片中不易找到结核杆菌。

【诊断及鉴别诊断】

根据临床特征，本病的诊断一般并不困难，但应与下列各病鉴别。

寻党疣：损害较小，干燥，无炎症反应。

疣状狼疮：较软，在萎缩性瘢痕上常发生新结节，玻片压诊有苹果酱现象。

慢性增殖性脓皮病：化脓性炎症较显著，角化过度较少，结核菌素反应阴性。

孢子丝菌病：结节表面无疣状增生，常排列成串，培养可找到病原菌，结核菌素和孢子丝菌素试验可帮助诊断。

着色芽生菌病：损害处炎症较明显，活组织检查或脓液涂片可找到病原菌。

13.2.2.3 寻常狼疮(lupus vulgaris, tuberculosis luposa)

寻常狼疮是皮肤结核病中最常见的一种类型，占所有皮肤结核病的50%～75%(复旦大学附属华山医院资料为52.4%)，近年来其发病数明显减少。国外报道女性多见，比男性多2～3倍；但根据笔者掌握的资料，男性多于女性，男女之比为1.32∶1。任何年龄均可发病(1～75岁)，其中73%在25岁以下，以儿童及青少年为多。

【临床表现】

(1) 皮肤损害

基本损害为针头至黄豆大的小结节，呈褐红色，质地柔软，用玻片压时呈棕黄色，如苹果酱状，称之为苹果酱现象(apple jelly phenomenon)。如用探针以轻微压力刺之很易刺入，产生少许出血及痛感。损害可向周围扩展，逐渐融合成片，边缘非常明显，可经年不变，或逐渐吸收而遗下菲薄、光滑的萎缩性瘢痕，有如香烟纸状，在瘢痕的边缘上可有新的结节产生，结节亦可破溃形成溃疡。溃疡可中途发生，仅见于损害的某一部分；或一开始即发生，致损害全部溃破。形圆或椭圆，但一般为不规则形，边缘不整齐，平而薄，基底呈污红色或紫红色，覆以少许浆液或脓液。

根据损害的大小、高低、多少、分布、发生部位、溃破与否等，狼疮有各种形态，故在临床上也有多种名称：损害为稍高出皮面的扁平结节者称为扁平狼疮(lupus planus)，有时覆以较多鳞屑，酷似银屑病(彩图13－09)；损害为高出皮面的豌豆大或更大的结节者称结节性狼疮(lupus tuberosus)；结节融合成较大的柔软的浸润性斑块者称肿胀性狼疮(lupus tumidus)；损害表面如疣状增生者称疣状狼疮(lupus verrucosus)；由于表皮增生和真皮结缔组织基质增生产生乳头瘤样外观者称肥大性狼疮(lupus hypertrophicus)或乳头瘤样狼疮(lupus papillomatosus)；损害为边缘明显但不规则的圆形或椭圆形的深或浅的溃疡、基底为污红色或紫红色、有不健康的肉芽组织、有时覆以脓液者称溃疡性狼疮(lupus ulcerosus)；损害继续向外围传播呈多环形者称匐行性狼疮(lupus serpiginosus)；损害使指(趾)脱落或小骨吸收、形成残肢畸形者称残毁性狼疮(lupus mutilans)；损害数目众多、散在分布、排列不规则、常发生于儿童传染病(如麻疹)后抵抗力低下者称播散性狼疮(lupus disseminatus)，等等。

损害好发于面部、臀部及四肢，亦可累及黏膜。面部损害多见于鼻、上唇和颊部，鼻唇部损害常肥大伴溃疡，鼻端软骨部分常很快破坏呈一大孔，或因瘢痕收缩使鼻孔及口腔缩小产生畸形。自有效的抗结核药物问世后，这种毁形性狼疮已极为罕见。肿胀性狼疮多见于耳郭及鼻翼处。颊部则多为扁平狼疮，有时呈蝶形，皮肤充血发红有如红斑狼疮，但玻片压诊、探针试验皆阳性，组织切片为结核结构，称为红斑狼疮样寻常狼疮。颌下和颈部狼疮发生于瘰疬性皮肤结核的瘢痕上的并不少见。躯干部狼疮常为扁平或溃疡性，常有匐行倾向。在掌跖部位疣状狼疮不少见。发生于小腿者，久病者可伴有象皮肿。发生于外生殖器者少见。

(2) 黏膜损害

狼疮不仅侵及皮肤，也可累及上呼吸道及口腔黏膜。损害可先发于皮肤，然后波及黏膜，或开始即为黏膜损害，以后累及皮肤。个别病例仅黏膜损害。基本损害亦为小结节，但极易破溃形成溃疡；溃疡一般疼痛不显著，表浅，易出血，基底有小颗粒。鼻腔狼疮患者主诉长期感冒，鼻中多痂，易出血，久后黏膜因浸润而肥厚，鼻腔受阻导致呼吸困难。鼻软骨可受侵而破坏，但鼻骨不破坏。口腔溃疡最常见于齿龈，其次为硬软腭，再次为悬雍垂。

病程慢性，如不治疗，可多年不愈，一般无自觉症状。患者可伴有其他内脏结核,有时伴有其他类型的皮肤结核病,如瘰疬性皮肤结核、硬红斑、丘疹坏死性皮肤结核等。机体免疫力降低或呈中等度,结核菌素试验阳性。

（3）并发症

除瘢痕收缩可引起眼睑外翻、鼻孔及口腔缩小等畸形外,发生于四肢者可并发象皮肿;它可因反复发生丹毒后产生,也可因狼疮本身累及淋巴管和淋巴结而产生。最严重的并发症系癌变,在狼疮浸润的基础上或狼疮痊愈的瘢痕上产生癌肿称为癌肿性狼疮(lupus carcinoma),根据不同研究者的报道,其发生率为1%~10%。大部分发生于面部,以鳞状细胞癌为多,基底细胞癌较少见。

【组织病理】

典型的结节在真皮的中、上部,由一片上皮样细胞、内有1个或数个Langhans巨细胞、外围为淋巴细胞、杂有少许浆细胞组成。干酪样坏死极少见。损害愈早期淋巴细胞浸润愈多,愈久则上皮样细胞及巨细胞愈占优势。晚期此肉芽组织有被结缔组织代替的趋势。在发展过程中皮肤正常组织萎缩或破坏,胶原纤维、汗腺、皮脂腺、毛囊、弹性纤维均消失。表皮变化为继发性,可表现为表皮萎缩或棘层肥厚、角化过度、角化不全,偶尔假性上皮瘤样增生。

【诊断及鉴别诊断】

根据病史、病程、临床特点,诊断一般不甚困难。遇有疑难时,可做结核菌素试验、病理检查或者动物接种;治疗试验亦有帮助。本病需与下列疾病相鉴别。

结节型梅毒疹和瘤型麻风:见表13-7。

盘状红斑狼疮:为鲜红色红斑,其上附以黏着性鳞屑,鳞屑剥离后可见毛囊口扩大,并有角质栓塞。基本损害无结节。玻片压诊试验阴性。

皮肤黑热病:结节带黄色、柔软,常在成片红斑基础上。患者有在黑热病流行区居住史。细菌检查可找到LD小体。

结节病:结节坚实,一般不破溃。结核菌素试验阴性。

表13-7　寻常狼疮与结节型梅毒疹、瘤型麻风的鉴别

鉴别要点	寻常狼疮	结节型梅毒疹	瘤型麻风
发病年龄	大多在幼年	主要在成年	任何年龄
病程	以年计	以月计	以年计
损害性质			
质地	柔软,易为探针刺穿	坚实	坚实,中等硬度
颜色	带棕红色或黄红色	带红铜色	淡红或暗红色
玻片压诊	呈苹果酱现象	无	无
表浅知觉	无异常	无异常	减退或消失
瘢痕	萎缩或肥厚,或具收缩性,不规则瘢痕上可有新损害发生	萎缩性绕以色素沉着,相当规则	萎缩性无
梅毒血清反应	阴性	阳性	阴性
组织病理	主要为上皮样细胞或淋巴细胞性肉芽肿	主要为浆细胞浸润	麻风细胞

13.2.2.4　瘰疬性皮肤结核(scrofuloderma, tuberculosis colliquativa)

本病较常见,占所有皮肤结核病的10%~15%(复旦大学附属华山医院资料为10.2%)。多发生于儿童,常由淋巴结核、骨结核或关节结核继发而来。

【临床表现】

好发于颈部,其次为腋下、腹股沟及上胸部等处。初起为皮下结节,边界清楚,质硬,可自由活动,无显著压痛,其上皮肤正常。数月后结节增多、增大,与皮肤粘连,呈深红色,并逐渐软化产生干酪样坏死。以后穿破形成溃疡及瘘管,有干酪样物质和稀薄脓液排出。溃疡为狭长形,或椭圆形,少有圆形者。其基底不平带苍白色,有松弛的、柔软或微带坚实的肉芽组织。其上之痂常薄而具韧性,呈红色或褐色。其边缘为潜行性,常不变色,有时则为瘘管内脓袋所膨胀而变成红色或紫红色。损害不断发生,有的已愈,有的刚发出,常排列成带状,故往往同时可见结节、脓肿、溃疡、瘘管及瘢痕等带状分布的多形损害。瘢痕亦呈带状、不规则形、束状或桥状,高低不平。病程慢性,可多年不愈。结核菌素试验阳性。

少数为原发性瘰疬性皮肤结核,又称结核性

树胶样肿(tuberculous gumma),由血源播散而来,结节常位于四肢,不与腺体、骨或其他组织相连接,亦未证实患者有骨关节或淋巴结核等病灶,好发于营养不良、抵抗力较差的儿童。

【组织病理】

可见有结核样浸润,中央有干酪样坏死。浸润主要由上皮样细胞和巨细胞组成,外围有淋巴细胞和浆细胞,有时绕以坚实之结缔组织。病灶处胶原和弹性纤维皆毁坏,亦无血管和淋巴管可见,但在边缘处可见有许多新生的血管和淋巴管。表皮初起时无变化,以后变薄。组织中结核杆菌比寻常狼疮中更易找到。

【诊断及鉴别诊断】

根据发病部位,发生和发展史,以及典型的临床症状-带状分布的结节、溃疡、瘘管和不规则的束状瘢痕,诊断不难。但应与下列疾病相鉴别。

梅毒瘤:好发于前额、头皮及小腿部,发展较快,很快破溃,常仅 1 个,规则而整齐,如系溃疡则有凿缘,边缘坚实。与淋巴结无关。梅毒血清试验阳性,患者常为成人,有冶游史和性病史。

放线菌病:主要位于下颌骨的转角部位,甚至可被波及下颌骨,有多数性瘘管而无束状瘢痕,其溢出的脓液中有硫黄色颗粒,镜检可找到放线菌。

孢子丝菌病:发展较快,损害较浅,常沿淋巴管分布,可借活组织检查、真菌培养及治疗试验以鉴别。

慢性溃疡性脓皮病:起病急,常位于头皮、腋窝、腹股沟及小腿等处。局部淋巴结炎极少见,若有淋巴结炎时则炎性较明显,较痛。溃疡有较多之脓液分泌,溃疡周围可见散在小脓疱。

13.2.2.5　腔口结核性溃疡(tuberculosis cutis orificialis)

有活动性内脏结核(如肺或肠结核)的患者抵抗力降低时,结核杆菌可由自然腔道蔓延至皮肤黏膜(如口腔或肛门)。本病现已罕见。

【临床表现】

初起为针头大黄色或淡红色颗粒状小结节,逐渐增大,穿破形成溃疡。溃疡直径可达 1 cm 或更大,但很少超过 2 cm。呈圆形、椭圆形或不规则形。基底有苍白色肉芽组织,常不平滑,其上有黄色小点可见。边缘潜行性,质软,周围绕以炎性红晕。溃疡很浅,但结核杆菌甚多。病程慢性,可伴有局部淋巴结肿大,主觉有显著疼痛。本病患者大多内脏结核严重,故常伴发热。结核菌素反应阴性。

【组织病理】

溃疡呈非特异性,主要为中性粒细胞浸润,真皮深部有结核结节和干酪样坏死。胶原和弹性纤维毁坏,溃疡边缘有表皮细胞增生。长期损害组织象可类似寻常狼疮。切片中可见到很多结核杆菌。

【诊断及鉴别诊断】

应与寻常狼疮、梅毒、皮肤癌、淋病性溃疡及口腔溃疡等鉴别。最重要的是在本病中可查出较严重的原发性结核病灶,如口腔结核性溃疡患者常有严重肺结核、肛门外围结核性溃疡则有肠结核。常伴有发热、畏寒等全身性症状,局部伴剧痛。结核杆菌检查阳性,因此不难与他病鉴别。

13.2.2.6　匐行性蕈状结核(tuberculosis fungosa serpiginosa)

本病极罕见,由结核菌内源性(可由开放性结核脏器的自我接种或甚至深部组织,如骨骼、肌肉等的连续接种)或外源性接种到皮肤而引起的慢性结核性皮肤感染。主要发生于结核菌素反应阴性的老年人。

【临床表现】

乳头瘤样损害主要位于前臂和手。这些损害无角化,常干酪化很深,穿孔,形成瘘管,并排出一种暗色浆液性或脓性分泌物。损害中央痊愈而向外周扩展,伴炎症反应,在临床上酷似增殖性脓皮病,在皮肤的分泌物中以及组织切片中很易找到结核杆菌。

【诊断及鉴别诊断】

应与疣状皮肤结核、慢性增殖性皮炎、梭形细胞癌、类癌瘤皮肤乳头瘤病(papillomatosis cutis carcinoides)、溴疹、北美芽生菌病等相鉴别。疣状皮肤结核与本病相比较,前者皮损中央角层增厚,结核菌素试验弱阳性,组织病理切片中不易找到结核菌;而本病损害无角化,结核菌素试验阴性,组织切片中很易找到结核菌。与其他诸病相比,则本病为结核病,易找到结核菌,其他病则否,且各有特殊的临床及病理表现。

13.2.2.7 急性粟粒性皮肤结核(acute miliary tuberculosis of the skin)

【同义名】

播散性粟粒性皮肤结核(tuberculosis cutis miliaris disseminata)。

本病罕见,常见于婴、幼儿身体抵抗力差时,是大量结核杆菌侵入血流后引起的急性粟粒性结核的一种表现。

【临床表现】

损害为针头大小、播散性暗红色斑疹、尖头丘疹或紫癜,有时可有水疱或中心坏死。水疱干涸后结痂,痂去除后可见有小的脐形凹陷。损害常多而分布全身,尤以躯干、臀、股和生殖器为最常见。病程短,病情严重,可同时伴发粟粒性肺结核、结核性脑膜炎等。有发热、头痛、乏力、肌痛、盗汗等全身症状。结核菌素试验常呈阴性。

【组织病理】

为非特异性炎症性浸润,由淋巴样细胞、少数浆细胞和中性粒细胞组成。有时,特别在晚期,可似结核样结构,中央可有坏死,周围绕有巨噬细胞。切片中很易找到结核杆菌。

【诊断及鉴别诊断】

原有内脏结核(如肺或脑膜结核)的儿童,突然发生播散性疹子,尤其在麻疹或猩红热后发疹者应考虑本病。易找到结核杆菌。结核菌素反应阴性。本病一般不易与其他疾病混淆。

13.2.2.8 瘰疬性苔藓(lichen scrofulosorum)

本病又称苔藓皮肤结核,现已少见,常见于有淋巴结、肾或关节结核的儿童。

【临床表现】

损害为坚实的,黄褐色、紫红色或肤色的针头大小粟粒性丘疹,扁平或尖顶,常覆有细小鳞屑,呈毛囊性分布,有群集倾向。惯发于躯干,无自觉症状。病程3~6周或稍久,以后自行消失。消退后不留痕迹,或留一时性的色素沉着。结核菌素试验一般为强阳性。

【组织病理】

表浅的结核样肉芽肿发生在毛囊周围,由上皮样细胞组成,外围有淋巴细胞,偶见有巨细胞,但无干酪样坏死。初发皮疹一般呈非特异性浸润。少数病例查到结核杆菌,动物接种亦可阳性。

【诊断及鉴别诊断】

应与扁平苔藓、光泽苔藓和丘疹性结节病等鉴别。与丘疹性结节病在临床及组织象方面很难鉴别,但后者累及成人对结核菌素无变态反应,而本病则发生于结核菌素反应强阳性的儿童。光泽苔藓好发于前臂、阴茎、腹部等处,皮疹光泽更显著,病变与毛囊无关,而本病则发生于毛囊周围。

13.2.2.9 丘疹坏死性皮肤结核(tuberculosis cutis papulonecrotica)

本病多见于青年,机体免疫力良好,结核菌素反应绝大部分为强阳性。本病患者常伴有周围循环不良,如肢端发绀、四肢发冷等,也可有内分泌紊乱,特别是甲状腺和性腺功能的紊乱。

【临床表现】

皮损好发于四肢伸面(彩图13-10),尤以关节部为多,也可见于臀部及躯干,分布一般为对称性,有群集倾向。个别病例皮损局限于阴茎,初起为疏散分布的针头至绿豆大的坚实小结节,呈青红色或紫色。结节中央可发生坏死,很快干涸结痂,痂去后可见溃疡,愈后留下萎缩性瘢痕。有些结节也可不经坏死阶段而自行消失,不留痕迹。单个损害1~1.5个月消退。损害常成批发出,春秋季多见。一般无自觉症状。结核菌素试验阳性。

丘疹坏死性皮肤结核还有下列变型。

(1) 阴茎结核疹(penis tuberculid)

本病发生于龟头,皮损为丘疹或小结节,以后有的坏死,破溃形成溃疡,愈后留有萎缩性瘢痕;有的未破溃而自行消失。慢性经过,自丘疹或小结节形成至破溃约20天;而自溃疡形成至愈合则前后需2个月左右;可反复发作几个月,甚至数年。好发于青年,无自觉症状。此变型在日本文献中有较多的个案报道,我国也有报道。

(2) 结核性痤疮(acne scrofulosorum)

本病系指发生于小腿外侧及臀部的痤疮样毛囊性丘疹、脓疱损害,可发生坏死、结痂及瘢痕形成。病程慢性。

【组织病理】

早期为非特异性浸润;晚期在真皮有坏死区,周围绕以炎性浸润,此浸润可为非特异性,也可呈结核样结构。真皮血管有闭塞性动脉内膜炎和静脉内膜炎及血栓形成。血管壁也可有炎症性浸润。

【诊断及鉴别诊断】

典型病例不难诊断,但应注意与下列疾病相鉴别。

结节坏死性皮炎:损害呈多形性,除丘疹外尚有水疱、脓疱等,有时可有紫癜。

油疹性痤疮:有油类接触史,损害大多在四肢和面部,呈毛囊性分布,丘疹中央有黑点,角化明显,愈后不留瘢痕。

二期丘疹、脓疱性梅毒疹:有冶游史和性病史,丘疹呈暗红色,梅毒血清试验阳性。

13.2.2.10 硬红斑(erythema induratum)

目前国外文献认为硬红斑有两种:一种叫Bazin硬红斑,属血源性皮肤结核病;另一种叫Whitfield硬红斑,认为是一种血管炎。

(1) Bazin硬红斑(erythema induratum Bazin)

本病为血源性皮肤结核中较常见的一种,多见于青年女性。患者常伴有周围循环不良,如肢端发绀等。多见于站立工作者,如纺织女工、教师等。

【临床表现】

初起为樱桃大或更大的皮下结节,质硬,此时表面皮肤无颜色改变,以后逐渐扩大,直径可达2~3 cm,与皮肤粘连,呈暗红色或青紫色。结节位置较深,不高出皮面,不甚规则。数目一般不多,2~3个至10余个,对称分布于小腿,尤以屈侧的中、下部为甚。有局部酸痛、烧灼等自觉症状,并可有轻度压痛。无全身症状。结节偶可破溃,形成溃疡,溃疡呈圆形或椭圆形,一般不深,基底覆有黄绿色分泌物,病程慢性,愈后留有凹陷性瘢痕,周围绕有色素沉着。无溃疡者一般数周至数月后消退,退后皮肤略有萎缩,病程慢性,易复发。结核菌素试验呈强阳性。

【组织病理】

病变较深,位于皮下组织和真皮深部。表现不一,可为一般炎症性浸润或结核样结构,但血管炎和脂膜炎较为普遍。血管病变主要为小动脉和小静脉,有时较大血管也可受累,表现为内膜肿胀、水肿、管壁肥厚、管腔阻塞、纤维蛋白样坏死或肉芽肿型的血管炎。脂肪细胞有各种程度的坏死,在脂肪细胞之间有肉芽肿或慢性炎症性浸润,晚期为纤维变性(fibrosis)。

【鉴别诊断】

应与下列疾病鉴别。

结节性红斑:起病突然,皮损主要位于小腿伸面,为数目较多而较小的浅在鲜红色结节,有明显疼痛和压痛,可伴发热和关节疼痛等全身症状。在发展中不演变成溃疡,数周痊愈。

结节性皮肤血管炎:慢性疼痛性小腿结节,大小常不一致,深浅不等,多少对称,以伸侧较多见,但规律性不突出。常反复发作,可伴有低热、倦怠、乏力、关节疼痛及食欲不振等全身症状。

(2) Whitfield硬红斑(erythema induratum Whitfield)

首先为Whitfield于1901年所描述,是发生于中年妇女的疼痛性结节和斑块,好发于下肢。患者常伴有循环不良,认为是血流淤滞和小血管血栓形成等引起的结节性血管炎。反复感染,局部外伤等也可能起一定作用,卧床休息后疼痛可缓解。病程慢性,结节不破溃,抗结核治疗无效。组织病理呈血管炎的改变,无特异性。

13.2.2.11 结节性结核性静脉炎(phlebitis tuberculosa nodosa)

本病好发于青年四肢远端,男子稍多见。结节与静脉相一致。欧美文献将它归属于Bazin硬红斑,认为是后者的一种变型,但日本学者认为本病属于结核性血管炎,属于硬红斑和结核性结节红斑之间的中间型。

【临床表现】

沿表浅皮肤静脉有豌豆到小指头大小皮内或皮下结节,结节之间尚有索状硬结可触及。表面皮肤颜色正常或淡红色,无溃破倾向。常有压痛、自发痛。发疹前有时可有发热、倦怠、不适等全身症状。好发于小腿、足缘、足背、足底及腕部、手背等处。病程比较急性,有时稍慢性,预后较好,然而也有常复发。结核菌素试验阳性,可伴发其他型皮肤结核病。

【组织病理】

中心有皮内或皮下闭塞性肉芽肿性静脉炎,管腔闭塞,管壁肥厚,可见有巨细胞、上皮样细胞、淋巴细胞和多形核白细胞浸润。

【诊断及鉴别诊断】

根据正常皮肤颜色或淡红色结节、好发于小腿、可沿静脉一直到足,结合结核菌素试验阳性及伴发其他结核性疾病等即可诊断。然应与结节性红斑和 Bazin 硬红斑鉴别。

结节性红斑:结节呈鲜红色,自发痛和压痛明显,急性,常伴有风湿样症状。

Bazin 硬红斑:硬结大,呈青红色,病程慢性,有溃破倾向,主要发生于女性。

13.2.2.12 面部播散性粟粒性狼疮(lupus miliaris disseminatus faciei)

过去因组织象示结核样结构,认为本病系一种血源性皮肤结核病,但近年来已否定本病为结核性。病损处查不到结核杆菌,结核菌素试验阴性或弱阳性。本病可自行消退,而抗结核药物治疗无效。有认为系与酒渣鼻痤疮相似的对皮脂腺脂质的一种肉芽肿样反应。

本病好发于青年。皮损散在分布于面部(彩图 13-11),特别是腔口周围,无融合倾向。少数病例皮损广泛可累及颈、肩、腋窝,甚至躯干。基本损害为圆形或椭圆形黄红色针帽至绿豆大的小结节,质地柔软,有时坚实,略高出皮面,中心有坏死。玻片压诊可见较明显的棕黄色半透明斑点。病程自限性,1~2 年内可自行消失。愈后往往留有色素性萎缩性瘢痕。

组织病理示结核样结构,中央可有坏死。

【诊断及鉴别诊断】

本病与酒渣鼻不同之处在于前者无发红及毛细血管扩张,有黄红色小结节,玻片压诊呈棕黄色,无化脓现象。

口周皮炎与本病皮损分布相同,但丘疹、脓疱较小,治疗后消退较快,不留瘢痕。

13.2.2.13 酒渣鼻样结核疹(rosacea-like tuberculid)

过去认为本病组织象示结核样结构系结核疹,但后来发现一般酒渣鼻皮损也可有结核样结构。本病抗结核药物治疗无效,结核菌素试验结果不定。目前认为本病即系酒渣鼻。

本病仅见于成年。损害为淡红色或红蓝色、针头到米粒大的丘疹,密集对称分布于面颊的外周部位、颧部、前额、发际和下颌等处,鼻和面中央部位极少累及。玻片压诊时可见损害中心呈黄褐色,周围绕有浅"苹果酱"晕,皮损消退后留有小的凹陷性瘢痕。

组织病理示由上皮样细胞组成的结核结节,含少数巨细胞。

13.2.2.14 苔藓样结核疹(lichenoid tuberculid)

目前归属不明,有认为更接近于结节病。组织象示结核样结构,但结核菌素试验阴性。

本病主要见于中年。损害常突然出现,对称分布,主要位于四肢,为疏散的褐紫色扁平丘疹,有时上附细微鳞屑。丘疹可集合成群,或呈环状。消退后留有褐色斑,无瘢痕。

组织病理示真皮上部和中部有主要由上皮样细胞组成的结核结节,中央偶有干酪样坏死。

本病应与播散性扁平苔藓、光泽苔藓、慢性苔藓样糠疹等相鉴别。

13.2.3 皮肤非典型分枝杆菌感染(atypical mycobacterial infections of the skin)

【定义】

皮肤非典型分枝杆菌感染系指除结核杆菌和麻风杆菌以外的其他分枝杆菌所引起的病变。临床上呈肉芽型组织反应,从单个无痛性损害到广泛坏死性溃疡。

【简史】

1931 年 Hellerstrom 报道 1 例在游泳池受损伤后于面部发一结核样损害,以后陆续有类似报道,但均未证实有致病菌。1954 年 Linell 和 Nordén 分离得病原菌,名为游泳池分枝杆菌(*Mycobacterium balnei*)。早在 1926 年 Aronson 在鱼身上分离得海鱼分枝杆菌(*M. marinum*),此菌与游泳池分枝杆菌无法区别,两者系同义名,因为海鱼分枝杆菌发现在前,故以海鱼分枝杆菌作为正式命名。

【其他分枝杆菌】

1938 年 Crutz 在 1 例皮下冷脓肿中鉴定出偶然分枝杆菌（*M. fortuitum*）；1948 年 Mac Callum 等报道溃疡分枝杆菌（*M. ulcerans*）感染导致无痛性溃疡；1964 年 Clancey 从溃疡分枝杆菌中又区分出一新的菌株，称为菩罗利分枝杆菌（*M. Buruli*）。据报道，目前已发现的非典型分枝杆菌已达 150 多种。

1959 年 Runyon 将非典型分枝杆菌分为 4 群：

第一群为对光产色菌（photochromogens），以堪萨斯分枝杆菌（*M. Kansasii*）、海鱼分枝杆菌为代表菌株，其特点是在罗-杰氏（Lowenstein-Jensen）培养基上（37℃）受光后 24 小时内产生黄色色素；

第二群为暗处产色菌（scotochromogens），以瘰疬分枝杆菌（*M. scrofulaceum*）、楚尔盖分枝杆菌（*M. szulgai*）为代表菌株，其特点是即使在暗处培养亦可产生橙黄色色素；

第三群为对光不产色菌（nonphotochromogens），以鸟型分枝杆菌（*M. avium*）和细胞内分枝杆菌（*M. intercellulare*）、亦称 battery bacillus（对人致病的）为代表菌株，其特点是不产生色素；

第四群为快速生长菌（rapid growers），包括偶然分枝杆菌、龟分枝杆菌（*M. chelonei*）、耻垢分枝杆菌（*M. smegmatis*）等，其特点表现为生长迅速，在 2~4 天内即能形成明显的菌落。

【流行病学】

非典型分枝杆菌感染的传染途径尚不十分清楚，目前尚未知有肯定的动物或昆虫媒介。本组疾病全世界各地均有报道，以热带地区较为多见。

海鱼分枝杆菌曾从游泳池、天然水、受感染的鱼池和某些鱼类中分离出来。

溃疡分枝杆菌和菩罗利分枝杆菌仅见于人体。有报道鱼类有一种病极似人的溃疡分枝菌感染，可能由河流感染到人体。溃疡分枝杆菌广泛分布于土壤和水中，不是人和人接触传染而是从环境感染。

堪萨斯分枝杆菌见于人和生牛奶中。报道的病例局限于美国堪萨斯、得克萨斯和伊利诺伊州。

偶然分枝杆菌在环境中广泛存在，曾从土壤、水、牛奶、灰尘、鱼、狗、蛙、母牛和健康人唾液中分离出来。已报道此菌引起的疾病有：肺炎、骨髓炎、淋巴结炎、细菌症、乳突炎、脑膜炎、角膜炎、角膜溃疡、肝炎、滑膜炎、假瓣心内膜炎、注射后的脓肿、透析和外科手术后的感染等。

M. szulgai 是 Runyon 第二组暗处产色菌，1972 年首次分离，它是分布全球、但较少见于人体的致病菌。

鸟型分枝杆菌广泛分布于土壤、灰尘、水和家畜中。

13.2.3.1　海鱼分枝杆菌感染（mycobacterium marinum infection）

【同义名】

游泳池肉芽肿（swimming pool granuloma）。

【临床表现】

多见于儿童及青年。皮损好发于四肢易受外伤部位，如肘、膝、脚、踝、指、趾、小腿等处，以肘部为最多见，占 70% 以上。局部损伤后于 3~4 周内出一皮损，初起为小的红色丘疹，缓慢长大成红色或紫色小结节，直径 1~2 cm，偶可破溃形成浅表溃疡，不痛，但有叩痛。皮损常为单发，如为多发，可能是由于多处同时受感染所致。有时可见有沿淋巴管、向心性的孢子丝菌病样排列，一般无局部淋巴管炎或明显的淋巴结肿大。皮损一般在几个月至 2~3 年内可自然愈合，个别病例可持续多年；陈旧的病变一部分形成瘢痕或呈疣状。无全身症状，结核菌素试验阳性，大多数患者不能产生对感染的持久免疫力。

【组织病理】

早期皮损示真皮炎症反应，主要是淋巴细胞、中性粒细胞及组织细胞浸润，有时表皮角化过度，棘层肥厚。

陈旧皮损示真皮内肉芽肿反应，有时达到皮下组织，呈典型的结核结节，但无干酪样坏死（或极轻微）。组织细胞内有时可找到抗酸杆菌，其形态比结核杆菌长而粗。

【实验室检查】

将病损组织研磨，接种于罗氏培养基。早期病损可形成许多菌落，3 个月以上的病损只能形成少数菌落，个别甚至 10 年以上的仍能培养成功。

对可疑的池水做 10~100 倍稀释进行培养。本菌生长最适温度在 30~33℃ 之间,在 30℃ 于罗氏培养基上培养 8~14 天可见菌落。遇光后从白色变成橙黄色,无硝酸盐还原酶,这是与堪萨斯分枝杆菌截然不同的特点。小鼠足垫接种可获生长。

【诊断】

外伤后发生的慢性肉芽肿,结核菌素试验阳性,组织涂片或切片抗酸染色查菌阳性。确诊需做培养及动物接种试验。

【治疗】

增效磺胺甲基异噁唑(cotrimoxzole)为首选药物,皮损在 2 周内开始好转,1~5.5 个月痊愈。

抗结核药物无效。有报道以利福平每日 450 mg 口服,于 3 个月内痊愈;用米诺环素(minocycline)100 mg 每日 2 次有效;磺胺甲氧嘧啶亦有效。如患部并用温热疗法(包括透热疗法、红外线照射、温湿敷等)常可提高疗效。尚可用激光、液氮冷冻、外科切除等。

【预防】

游泳池池水加氯消毒。下水劳作人员应做好个人防护。

13.2.3.2 溃疡分枝杆菌感染(mycobacterium ulcerans infection)

本病又称 Buruli 溃疡。

【临床表现】

皮损好发于小腿或前臂。开始为坚实无痛性皮下结节,破溃后形成坏死性溃疡,逐渐扩大,呈不规则形。边缘呈穿凿性,周围皮肤隆起,色素沉着,有浸润。表面干燥,底部覆有一黏着性灰色假膜。溃疡表浅,绝大多数不侵及脂膜下。主觉不痛,亦无感觉障碍。局部淋巴结不肿大,无发热等全身症状。皮损通常为单发,但亦可见有卫星状的,6~9 个月后可自行愈合,但也有持续达数年之久者;愈后往往由于瘢痕挛缩造成畸形。皮损大小不等,但病期越长,皮损越大。乌干达及刚果报道的病例,年龄大多在 5~14 岁之间,可能由昆虫媒介所传播;但其他国家散发性病例则可发生于任何年龄,而未见有共同的病原学因素。

【实验室检查】

体外生长比较困难,原代培养往往需要 10

周。生长温度为 30~33℃;在 30℃ 时于罗氏培养基上 3~5 周一般可形成菌落。菌落宛如结核杆菌,遇光不产生色素。无硝酸盐还原酶,但有报道烟酸试验(+)、触酶试验(+)、中性红试验(-)。对豚鼠不敏感,但小鼠足垫接种可成功。

【组织病理】

早期或溃疡前期示皮下脂肪组织坏死,细胞核消失,纤维蛋白沉着。在坏死部位有细小的钙沉着,网状纤维增加。杆菌菌落位于病灶中心,大的经抗酸染色肉眼可见;离开坏死部位,则杆菌迅速减少。在坏死部位及其周围没有充血及细胞浸润。

溃疡期示真皮胶原纤维变性,汗腺周围水肿,小血管周围有炎症细胞浸润。

【诊断】

为单发的结节或溃疡,局部淋巴结不肿大,无全身症状。从溃疡底涂片及组织切片均可见到大量抗酸杆菌。根据菌的培养及动物接种可以确诊。

【治疗】

小结节应切除,大结节或溃疡则切除后植皮。氯苯吩嗪口服有较好效果。对高危人群接种 BCG 有一定预防作用。

13.2.3.3 偶然分枝杆菌感染(mycobacterium fortuitum infection)

【临床表现】

(1) 瘰疬样病变

与人型或鸟型结核菌所引起的相类似,不同之处为颈淋巴结迅速肿大,较早液化和形成瘘管。可伴发热,病损局限,胸部 X 线检查无异常,结核菌素试验可呈弱阳性,培养可发现病原菌。

(2) 皮下脓肿

发生于臀部或三角肌的注射部位,亦可由外伤后产生。脓肿位于真皮深层及皮下组织,可伴有淋巴结肿大,可以连续发生几个结节性淋巴管炎。外观像孢子丝菌病的结节。

(3) 角膜溃疡

Turner 等 1965 年曾报道 1 例由偶然分枝杆菌引起的角膜溃疡。

【实验室检查】

本菌属于 Runyon 第四群。在 20~25℃、30℃

以及 37℃ 时,2~4 天能形成明显的菌落。菌落不产生色素,略带灰色,呈黏液性,触酶反应强阳性,烟酸及中性红试验均为阴性。抗酸染色阳性,Gram 染色阴性,PAS 染色阴性。小鼠足垫接种可呈阳性。

【组织病理】

脓肿从真皮深层到皮下脂肪,脓肿周围有明显的成纤维细胞、上皮样细胞浸润,在此周围有淋巴细胞及组织细胞浸润。

【诊断及鉴别诊断】

外伤、外科创伤或注射后发生的冷脓肿,而又无其他结核病的表现。局部淋巴结肿大。从组织或脓液中可查到抗酸杆菌,但数量较少。通过培养可以确认。PPD－S 和 PPD－F 反应阳性。与结核性冷脓肿不同之处是骨部无原发性病灶。

【治疗】

可以自愈,但常需数年。阿米卡星(amikacin)是治疗本病的首选药物,静脉注射阿米卡星和头孢噻吩(cefoxitin)2~6 周,同时口服羧苯磺胺(probenicid)直至细菌培养、药敏试验出来,随后给敏感的抗生素口服 4~6 周。若无条件做药敏试验,可用磺胺药和红霉素 4~6 周。抗结核药物的治疗效果不肯定。可试用结核菌苗或培养的此菌制成的菌苗。也可行外科切除或引流。

13.2.3.4　瘰疬分枝杆菌感染(mycobacterium scrofulaceum infection)

【临床表现】

外伤后 10 天到几个月发生肉芽肿性结节,也可呈类丹毒样外观。除稍有疼痛外,几无自觉症状。结节直径最大不超过几厘米,可以形成瘘管而排脓,也可表面角质增生而呈疣状,数月后愈合而留有瘢痕。损害常为单发,若多处外伤亦可多发。局部淋巴结可肿大,无全身症状。

【实验室检查】

本菌属于 Runyon 第二群,在暗处培养即能产生黄色色素为其特点。在 30℃ 或 37℃ 2~3 周可在罗氏培养基上形成菌落,25℃ 以下不生长;若先在 37℃ 生长几天后再改在 25℃ 培养则迅速生长。菌落平滑,湿润,有黄色膜,遇光后颜色也不再加深。菌体比结核菌大,抗酸性亦强,触酶活性呈强

阳性,烟酸试验阴性。

【组织病理】

整个真皮及部分皮下组织呈非特异慢性炎症反应的肉芽肿组织,浸润细胞为组织细胞、成纤维细胞、浆细胞、中性粒细胞。浸润在真皮上层的为弥漫性,在中、下层则围绕在附属器周围。有时虽可见到巨细胞及上皮样细胞,但无明显的结核结节结构及干酪样变。在组织切片中可见抗酸杆菌。

【诊断】

继外伤之后产生的几乎无自觉症状的慢性肉芽肿,有时形成瘘管,有时呈疣状,局部淋巴结肿大。抗酸杆菌培养阳性可以诊断。

【治疗】

可用利福平、乙胺丁醇、卡那霉素等敏感的抗生素以及菌苗治疗。部分可以自愈。

13.2.3.5　楚尔盖分枝杆菌感染(mycobacterium szulgai infection)

【临床表现】

多见于中年男子。可产生多种临床表现,肺结核样的肺部疾病、鹰嘴黏液囊炎、颈淋巴结炎、腱鞘炎伴腕管综合征,以及仅有皮肤感染而无内脏累及等均有报道。

肺部感染可酷似肺结核,也可表现为间质性肺炎。

皮肤损害为播散性无痛性炎性结节,2~4 cm 大小,质硬,偶可破溃,散在分布于躯干和四肢。愈后留有色素沉着,极少形成瘢痕。

【实验室检查】

本菌属 Runyon 第二群,与其他暗处产色菌如 gordonae 分枝杆菌和瘰疬分枝杆菌不同的是,其水解 polysorbate 80 的能力弱,硝酸盐还原阳性。37℃ 时培养成长约需时 2 周,25℃ 时生长较慢,42℃ 时不生长。培养于 25℃ 时为对光产色菌,37℃ 时为暗处产色菌,产生橙黄色色素。

药物敏感试验:本菌对乙硫异烟胺(ethionamide)、乙胺丁醇(ethambutol)和利福平(rifampin)敏感或仅轻度耐药。对低浓度的异烟肼和链霉素也有耐药性,但高浓度时有效。对抗结核药物比其他暗处产色菌更敏感。

皮肤组织细菌培养可阳性。

【组织病理】

已破溃的结节活检显示真皮有溃疡和肉芽组织。血管周围有淋巴细胞、浆细胞和组织细胞浸润。真皮和皮下组织交界处有肉芽肿,由组织细胞和多核巨细胞组成,周围绕有淋巴细胞和浆细胞。

【治疗】

可用乙硫异烟胺、乙胺丁醇和利福平三药综合治疗。

13.2.3.6 堪萨斯分枝杆菌感染(mycobacterium kansasii infection)

本病主要流行于温带地区,随着HIV的流行,在HIV感染者中本病发生增多,目前已成为AIDS患者中第二个常见分枝杆菌感染。

【临床表现】

主要侵犯肺部,偶可侵及皮肤而产生皮损。皮损好发于暴露部位,为疣状、高起、不规则的结节。有的可像孢子丝菌病。开始于手背,然后扩展到前臂伸侧。面部的可呈色素性结痂的损害,痂去除后为浅溃疡。下肢皮损可在几年内逐渐扩大成大面积的疣状肉芽肿性斑块,下肢可有轻度水肿。局部淋巴结不肿大,无全身症状。

【实验室检查】

在室温3周、在30℃ 2~3周、在37℃ 2~3个月,于罗氏培养基上可形成菌落。在45℃时不生长。于暗处培养不产生色素,遇光后能形成黄色菌落,甚至能产生大量胡萝卜素结晶,是为本菌独特之处。菌体比结核菌长而宽。烟酸、过氧化物酶、中性红试验均呈阴性反应;触酶试验强阳性;硝酸盐还原试验和吐温水解试验亦呈阳性反应。在小鼠及地鼠可产生进行性病灶,而在豚鼠则只能产生局限性病灶。

【组织病理】

真皮内慢性肉芽肿性炎症,杂有单核或多核巨细胞。有时伴有小脓疡及坏死。表皮增厚,有继发的角质增生及角化不全。

【诊断】

在有外伤史的部位见到疣状肉芽肿皮损,通过培养可以确诊。

【治疗】

试管内本菌对磺胺甲氧嘧啶、对氨基水杨酸钠不敏感。治疗以长期不间断的联合用药为宜,利福平、乙硫异烟胺及乙胺丁醇的联合应用常有满意效果。也可试用结核菌苗或用培养的本菌制成的菌苗。有报道用转移因子有效。

13.2.3.7 细胞内分枝杆菌感染(mycobacterium intracellulare infection)

细胞内分枝杆菌属Runyon第三群,为肺部致病菌,以美国东南部为多见。骨髓炎、淋巴结炎和致死性的播散偶见。曾有局部损伤后2周本菌引起足背结节溃疡性损害的报道。

13.2.3.8 鸟型分枝杆菌感染(mycobacterium avium infection)

鸟型分枝杆菌感染多见于AIDS患者中。可有局限性皮损,包括皮下淋巴结脓肿和肛周溃疡。1993年Piketty等报道1名50岁同性恋AIDS男性患者在右腕部发生皮下脓肿,损害质硬,外观像海鱼分枝杆菌感染所致的皮损。

本菌与细胞内分枝杆菌复合感染亦有报道,且主要累及有免疫缺陷的儿童。

脓液直接镜检可见有许多抗酸杆菌,培养可证实菌种。

脓肿切开引流,并给抗结核药物(如异烟肼、利福平、乙胺丁醇、吡嗪酰胺)和氟嗪酸治疗。

13.2.3.9 龟分枝杆菌感染(mycobacterium chelonei infection)

本病通常是通过伤口直接或间接接触被污染的水、消毒剂或医疗器械等被感染。

Heironimus等报道1例肾移植后接受免疫抑制剂4年的患者在左股外侧发生龟分枝杆菌深位皮肤感染,表现为直径1.5 cm的红色疼痛性结节,以后股部不断有结节发生。体外试验此菌对抗分枝杆菌药物耐药,而对大剂量磺胺类药物敏感。多次外科切除不能根除感染,给小剂量免疫抑制剂(硫唑嘌呤每日25 mg)和大剂量磺胺(三磺嘧啶合剂每日2 g)治愈。

13.2.3.10 戈登分枝杆菌感染(mycobacterium gordonae infection)

戈登分枝杆菌一般称为"自来水暗处产色菌

（tapewater scotochromogen）"。过去报道的人体戈登分枝杆菌感染为主动脉人工瓣膜感染；近来有皮肤感染的报道，患者为女性，70 岁，在左手手背有 2 个红色、疼痛、1.5 cm 大小的小结节，计 9 周。组织病理示表皮角化过度，有不规则棘层肥厚。真皮乳头层水肿，真皮深层有脓肿形成，含肉芽肿。细菌培养为 Runyon 第二群，暗处产色菌 *M. gordannae*。

用氨苄青霉素及红霉素治疗无效。药物敏感试验：提示克拉霉素、阿奇霉素、喹诺酮类药利福平及乙胺丁醇均可选用。

13.2.3.11　嗜血分枝杆菌感染（mycobacterium haemophilum infection）

嗜血分枝杆菌感染自 1978 年报道以来，至今不到 20 例。主要发生于肾移植或 AIDS 等免疫功能低下患者。

【临床表现】

四肢有红色鳞屑性丘疹性皮疹、皮肤结节或斑块。

【实验室检查】

嗜血分枝杆菌与其他分枝杆菌不同，它的生长需要氯化血红素（hemin），所以要用 Casman 的琼脂培养基才能生长，培养温度为 28~32℃，CO_2 分压增高时有益。

【组织病理】

表皮正常或萎缩。真皮有上皮样肉芽肿及多核巨细胞，大多为异物型。肉芽肿的边缘有淋巴细胞和组织细胞，以及少许浆细胞。有时可见少数抗酸杆菌。

【治疗】

本菌对利福平有易感性。异烟肼和乙胺丁醇治疗无效，用环丙氟哌酸（ciprofloxacin）有效。

（王侠生　刘承煌）

13.2.4　类丹毒（erysipeloid）

【定义】

本病是由猪丹毒杆菌（*Erysipelothrix insidiosa*）、以前称为红斑丹毒丝菌（*Erysipelothrix rhusiopathiae*）感染所引起的一种类似丹毒的皮肤病。

【病因】

红斑丹毒丝菌是本病的致病菌，它是一种纤细微带弯曲的 Gram 阳性杆菌，广泛存在于自然界，抵抗力较强，煮沸 2~3 小时才可被杀灭。不少家畜、家禽，如猪、牛、羊、鸡等，以及鱼、虾和鸽子等，都可成为本菌宿主而传染给人。人类感染本病，主要是由于接触了带菌的猪肉或鱼类，故发病与职业有关，易侵犯从事屠宰业、肉食业、皮毛亚、渔业等人员以及兽医、炊事员等。传染途径多通过手部的割扎伤或细微破伤而发病，家庭妇女可因洗鱼切肉时，手指被鱼刺刺伤或被刀切伤而引起感染，但也有无明显外伤史、单纯接触而发病的。

【临床表现】

本病以青壮年为主，男性比女性多见。潜伏期约 1~5 天（平均 2 天），亦有短至 8 小时内发病者。以手部为多见。本病一般分为局限型、弥漫型及败血症型 3 种。

（1）局限型

为最常见的一型，初发于手指，局部发生绿豆大小红点，继则局部肿胀，逐渐缓慢向周围扩大，中心有自愈倾向。经一至数天后，即可见有特征性表现的局限性紫红色或青红色斑，斑的表面肿胀明显，略有光泽，触之有浸润感，边缘清楚，稍隆起，色泽较深；中央则较平，色也较淡，有诊断价值。很少伴有水疱或血疱。若手指被侵犯，亦可伴有指骨的骨膜炎和关节炎，使受累手指的关节疼痛，指关节或指掌关节活动受限。病损虽然扩展，但很少超过腕部。患处有阵发性胀痛、灼痛或跳痛，可有程度不等的瘙痒。一般无全身症状或仅有低热。如不治疗，一般 2~4 周内可自然痊愈。

（2）弥漫型

少见。皮疹呈弥漫性，或距受伤处较远的部位发生皮疹。它与局限型者相同，但炎症更明显，并可伴有隆起的伪足，形成环状、卵圆形或不规则形的皮疹。皮疹时隐时发，可持续数日。有发热及关节症状，患指可肿如香肠，疼痛剧烈难忍，指和指掌关节可有重度活动障碍。血细菌培养阴性。

（3）败血症型

罕见。全身可出现红色盘形红斑，且融合成

大片,常发生严重的紫癜样皮疹,亦可发生关节症状。全身反应严重,呈毒血症样表现,如发热、阵发性畏寒、患侧肢体酸痛、全身乏力等。常伴有心内膜炎,如不积极治疗,可致死亡。血中可培养出致病菌。

【诊断及鉴别诊断】

局限型根据职业、手指有刺伤史及微高而清楚的边缘、中央褪色的紫红色斑片、局部肿胀及活动受限等特点,一般不难诊断;弥漫型除上述典型皮疹外,常伴有低热,患指可肿胀、剧痛,指关节活动障碍,诊断亦不甚困难;败血症型则只有根据职业史、临床症状及血细菌培养阳性才能确诊。

本病应与丹毒及蜂窝织炎相鉴别。

【防治】

防治本病的关键是做好预防工作。应结合具体情况,注意杀灭本菌。

要注意做好养猪场、屠宰场、肉品加工和经营部门的卫生防疫工作。

养猪和其他养殖业、屠宰场和有关食品加工职工及炊事员,要学习关于本病的卫生知识,加强卫生防护。

治疗:多选用青霉素,严重类型应尽早大剂量青霉素静脉滴注,亦可选用或合并应用其他抗菌药物。为避免病情反复,治疗量应当充足。亦可注射免疫血清。青霉素40万U与1%普鲁卡因溶液适量混合,在病灶周围做环形封闭常有效。氦-氖激光照射亦有效。鱼石脂软膏可配合外用。平均10天左右可愈。

(王侠生)

13.2.5 炭疽(anthrax)

【定义】

炭疽是由炭疽杆菌(bacillus anthracis)感染所引起的一种严重的人畜共患的急性传染病。原为牛、马、羊等食草动物的传染病。多见于牧区,可呈地方性流行,在我国已罕见。人类炭疽的感染是由动物传染。

【病因】

炭疽杆菌系 Gram 阳性的需氧菌,长 3~

10 μm,在动物体内常单独存在双菌形或短链型,有荚膜,在人或动物体内可赖其荚膜抵抗白细胞的吞噬而在体内繁殖并致病。人工培养时呈长链,在菌体连接处有清晰的间隙,状如竹节。其繁殖体对日光、热或普通消毒剂均很敏感,易被消灭。在体外不适宜的环境下,能形成有顽强抵抗力的芽孢,芽孢在干热150℃时仍可活30~60分钟。如污染牧场、土壤或皮毛则可存活数年以至10余年,能使该地的牧草或积水在几年内具有传染性。在干燥状态下能存活28~30年之久;但如在湿热100℃条件下,则10分钟即可杀死;如在10%氢氧化钠溶液中浸2小时亦可将其杀灭。

【流行病学】

(1) 传染源

病畜主要通过尿或粪便排菌。家畜死亡后,在皮毛、血液及肉中含有大量炭疽杆菌。病畜死后血不凝固,可从口、鼻、眼流出而污染牧场的土地或水源。人因直接或间接与病畜接触而感染,因此有明显的职业性,多见于牧民、农民、兽医、屠宰工人、厨工及皮毛手工业者等。不受年龄及性别所限,但以男性多见。主要传染源是羊、牛、马、骡、骆驼等,其次是猪、犬、猫等,人是次要的传染源。

(2) 传播途径

动物炭疽常通过饲料、水及吸血昆虫(如虻)等传播,而人的炭疽往往在畜疫发生后随之出现,参加宰割病畜者极易感染发病。死畜未经深埋或焚毁亦为传播本病的重要原因。主要的传染方式是病原体通过破伤的皮肤和黏膜而发生皮肤炭疽,有时被带菌的昆虫叮咬,偶亦可致病;进食未经煮熟的病畜肉或污染的水、乳而引起肠炭疽;吸入含有芽孢的尘埃而感染肺炭疽。其病原菌可由上述病灶沿淋巴播散,侵入血行引起败血症。

病后可获免疫,再感染者少见。

【临床表现】

潜伏期1~7天,平均3天,有短至12 h,长达12天的。

由于病原体侵入部位的不同等,临床上可分为下列5型。

(1) **皮肤炭疽**

最多见,占炭疽的98%,常因直接接触病畜和带有芽孢的皮毛产品所致。皮损好发于手、前臂、面、颈、肩背等暴露部位。皮损初起为炎性红色丘疹或皮下硬结,有轻度痒感,不久变为脓血性大疱,周围组织水肿发硬,1～4天内疱疹破溃,中心区坏死、出血,直径约1～3 cm;以后周围有较密集的水疱,并出现显著的非凹陷性水肿,水肿区的直径可达10～20 cm。5～7天后,坏死区自行破溃而成浅溃疡,结成稍凹陷的炭末样黑色干痂。局部淋巴结常肿大,可有红肿及压痛。如无化脓菌混合感染则局部疼痛轻微,此点具特征性。坏死性溃疡一般经1～2周黑痂皮脱落,形成瘢痕而愈。少数患者局部可无丘疹或水疱,但炎症剧烈引起大片水肿,并迅速形成大片坏死。病灶区因神经末梢受炭疽杆菌毒素的作用发生变性可失去痛觉,而局部无明显的红肿热等充血性炎症反应。并发化脓性细胞感染时,周围有红肿压痛,呈蜂窝织炎样。

皮肤炭疽病损虽在局部,但病菌或其毒素可进入血流,约半数患者常伴有不同程度的全身症状,如畏寒、发热、头痛、食欲不振等,严重者可发生败血症,如不及时抢救,可在数天内死亡。

(2) **肺炭疽**

气管炎和肺炎表现,由于吸入带有本菌芽孢的尘埃而得病。

(3) **肠炭疽**

呈胃肠炎表现,多由进食病畜的肉类而得病。

(4) **炭疽性脑膜炎**

是上述3型通过血行播散的并发症,起病急,全身中毒症状严重。

(5) **败血型炭疽**

大多数继发于肺或肠炭疽,少数由皮肤炭疽引起。可表现为高热、头痛、呕吐、感染性休克等全身毒血症症状。

【实验室检查】

细菌检查:是确诊的依据,可按不同临床类型取材。皮肤炭疽取皮损的内容物;肺炭疽取痰液;肠炭疽取呕吐物或粪便;脑膜炎取脑脊液(大多数呈血色);有腹腔积液或凝有败血症时可取腹水或血液作直接涂片或培养,均易找到炭疽杆菌(Gram阳性粗大而短的链杆菌)。

动物接种:必要时可作动物(小白鼠或豚鼠)接种,局部出现典型水肿者为阳性。动物死亡后,可检得炭疽杆菌。

血清试验(Ascoli 反应):将死于炭疽的动物皮或脏器于生理盐水中煮沸15分钟,取过滤液作为抗原,倒入小试管内,然后加入炭疽患者血清,交界处于15分钟内可出现白色沉淀环。血清补体结合试验亦可辅助诊断。但本法可出现假阳性,对其结果判定应慎重。

【组织病理】

基本病变为水肿、出血、坏死和不同程度和炎症浸润。损害内、特别是溃疡表面的坏死组织中可找到有荚膜的炭疽杆菌。

【诊断及鉴别诊断】

在牧场、畜产品加工厂及屠宰场工作者或有接触史者(如接触暴死家畜、食死畜肉、用新皮毛及新剃须刷等),若出现前述症状,应考虑本病可能。根据接触史、临床表现,并结合实验室检查找到病原菌,即可确定诊断。皮肤炭疽因其具有炭末样墨色干痂、浅溃疡、有小水疱和显著周围组织水肿等特点,一般诊断不难;但需与疖、痈、丹毒、蜂窝织炎、灼伤等相鉴别。

【治疗】

(1) **尽早隔离**

患者应尽量做到早期住院隔离治疗直至溃疡愈合脱痂、细菌培养连续3次阴性后,方可出院。

(2) **抗生素**

青霉素、四环素、链霉素或氯霉素等对本病皆有良好疗效,尤以青霉素的疗效最为突出。如配合氯霉素(0.25 g 肌肉注射,每日4次),则效果更好。

对皮肤炭疽青霉素用量每日160万～400万U,分次肌内注射,待临床症状好转后减量至每日80万U,一般疗程7～10天。对肺型、肠型、脑膜炎型或败血症等重症患者,应加大剂量至每日1 200万～2 400万U,静脉滴注,并应与其他抗菌药物联合应用。

(3) 糖皮质激素

对于伴有严重全身中毒症状的危重患者,可给予短程大剂量配合应用。

(4) 抗炭疽血清治疗

具有消退严重水肿、恢复心血管功能、缩短疗程的功效,故配合应用,效果更佳。剂量:第1天100 ml,分2次肌内注射,以后每日20~30 ml。

(5) 支持疗法

包括补液、输血、给维生素等。

(6) 局部治疗

病灶部位严禁挤压和任何手术治疗以防感染扩散。如伤口在四肢,可酌予固定或抬高。局部可用1:1 000高锰酸钾溶液冲洗,外用抗菌软膏。

(7) 中医中药治疗

重症可用凉血清风汤、清瘟败毒饮加减等。

【预防】

预防和消灭牲畜炭疽是预防和消灭人类炭疽的基础和关键。预防措施有:① 加强宣传教育,增加对本病的认识,防止皮肤受外伤。减少与病畜接触机会。动物定期检疫。② 及时隔离病畜,病畜死亡后不应解剖,以防形成芽孢,畜尸要彻底烧毁或深埋(深2 m,并加漂白粉)。对接触病畜的畜群用炭疽芽孢菌苗做预防接种,其免疫力可持续1年。加强肉类、乳类的卫生防疫检查。疑有病原菌污染的皮毛应严格消毒后才可加工。③ 及时隔离和治疗患者。封锁疫区并严格消毒,在15天内无患者、病畜发生,则可解除封锁。对接触者应进行8天医学观察。患者的分泌物及排泄物用20%漂白粉乳剂消毒。④ 加强皮革业、兽毛工业及屠宰业工人的防护措施,如工作时应穿工作衣及围裙、戴口罩及手套等;如有皮肤破伤应即涂用2%~5%碘酒,工作后要洗手。⑤ 对从事畜牧业及有关畜牧品加工厂的工作人员、兽医及疫区人群,每年应进行预防接种。

13.2.6 鼻疽(glanders,malleus)

【同义名】

马皮疽(farcy)、马鼻疽(equinia)。

【定义】

鼻疽为马、骡等动物感染鼻疽假单胞菌所引起的一种罕见的传染病,偶然传染给人类而引起发热、淋巴结炎、皮肤损害及上呼吸道感染等症状。预后不良。

【病因】

病原菌是鼻疽假单胞菌(malleomyces mallei),菌体类似白喉杆菌,Gram阴性,长5~7 μm。它的抵抗力不强,在阳光直射下24小时或55℃下10分钟均能被杀死;一般常用的化学消毒剂,如1:1 000升汞、3%甲酚皂溶液等也可很快杀死它。

【流行病学】

马是主要的传染源;驴、骡、羊、狗、猫及人均可作为传染源。鼻疽杆菌主要通过破伤皮肤与眼、鼻、口腔等黏膜而侵入人体内。由直接接触患者、病畜口鼻腔排泄物中的鼻疽假单胞菌而传染,亦偶可由饮食传染;实验室中尚可经呼吸道传染。本病与职业有关,多见于与家畜有密切接触者,如马场饲养员、兽医和剥兽皮工人等最易感染。常为散发性,很少成批发生。多见于青年男性,20~40岁的患者约占60%,女性少见。

【临床表现】

(1) 急性型

人的急性鼻疽病潜伏期1~21天。初期表现为发热、头痛、乏力、关节酸痛、呕吐、腹泻等。皮损初起为炎性丘疹或水疱,很快变成结节、脓疱或溃疡。溃疡的特征是油污状基底,带有脓性或浆性渗出液和不整齐的边缘。附近淋巴结肿大,有疼痛和压痛,可溃破流脓,并沿着淋巴管蔓延,形成新的结节、脓肿及溃烂,很难愈合。口鼻黏膜亦常照样累及,鼻根部可红肿,流出带血的鼻涕,并可有寒战、头痛、肌痛、喉炎及肺炎等症状。当病菌进入血流形成败血症时,可引起弥漫性脑膜炎、肺炎、多关节炎及内脏多数脓肿。全身皮肤可见散在点状皮疹,预后严重,死亡率亦高。

(2) 慢性型

皮肤损害较轻较少,全身症状亦轻微,往往先有鼻感冒症状。皮肤和肌肉内可发生多数结节、脓肿及溃疡,伤口可经久不愈。局部淋巴结常肿大。部分患者发生支气管炎、肺炎、胸膜炎或关节炎。慢性反复发作时可持续数月到数年不等。

【诊断】

对临床可疑患者,应注意职业以及有无与病畜接触的历史。

取鼻腔排泄物或皮肤溃疡中脓液做涂片检查,可发现 Gram 阳性的鼻疽假单胞菌以确定诊断。若用吕氏碱性亚甲蓝着色,菌体呈深浅交替的染色,很像白喉杆菌,则亦有诊断价值。取脓液或血液等标本进行培养或豚鼠接种,可获阳性。

血清凝集试验 1∶80 及补体结合试验阳性亦有诊断意义,后者特异性强,第 3 周可呈阳性反应(效价≥1∶20)。

本病需与孢子丝菌病、类鼻疽、急性化脓性感染、坏疽性脓皮病等相鉴别。

【治疗】

急性期发现早期损害时,应立即手术切除。

应用磺胺类、链霉素、四环素、氯霉素等抗生素。体外药物敏感试验表明,喹诺酮类(如环丙沙星、氧氟沙星)头孢他啶和亚胺培南等高效敏感,可适当联合治疗。采用联合治疗,疗程 4 周以上。

【预防】

患畜杀后应焚毁或深埋于地下,严禁食用。

严密隔离患者,患者的敷料及排泄物应烧毁。

在与病畜及患者接触时,须严格做好个人防护,特别要加强手与面部皮肤的保护,工作完毕后立刻消毒。一般用 10%~20% 新鲜石灰乳液或 3%~5% 甲酚皂溶液喷雾或擦洗消毒。

④ 患者周围的接触者,应进行医学观察 15 天。

13.2.7　类鼻疽(melioidosis)

是由类鼻疽假单胞菌引起、主要发生于啮齿动物特别是鼠类、只偶然传染给人类、主要见于东南亚的一种好发于肺部及其他脏器的全身性感染,皮肤上常表现为脓肿。

类鼻疽假单胞菌(pseudomonas)为 Gram 阴性需氧杆菌,主要侵犯鼠类,但猫、狗、羊、猪、牛、马等动物均有散发或暴发的报道。主要通过吸入或由破伤的皮肤接种而感染人类。

本病可呈急性、亚急性或慢性经过。多数患者为亚急性经过,病程一至数周。如由吸入所致

的感染,则最初以肺部症状为主,但许多患者病状多变,多数有发热及弥漫性化脓性损害,内脏可有很多粟粒性脓疡。若原发损害在皮肤,则局部形成脓肿,很快致淋巴管炎、淋巴结炎和败血症。在肺、肝、脾、肌肉、皮下等处发生多发性脓肿。慢性患者以肺部症状及内脏转移性小脓肿为多见,常伴有发热、衰弱等全身症状及荨麻疹样皮疹。

在流行地区,根据临床表现、接触病畜及细菌学检查可确定诊断。血凝试验(抗体效价在 1∶40 以上)和补体结合试验(效价在 1∶8 以上)阳性、特别是抗体效价有成倍上升也有重要参考价值。

【治疗】

脓肿应切开引流。磺胺药对本病有效。有些病例用四环素(每日 2~3 g)或氯霉素有显著效果,疗程 1~3 个月;90% 以上菌株对头孢他啶、亚胺培南等敏感,重症患者可首选头孢噻甲酸肟与复方新诺明;应用时给以全身支持疗法。

13.2.8　皮肤白喉(cutaneous diphtheria)

【定义】

皮肤白喉是由白喉杆菌引起的一种感染性皮肤病。急性患者常先患喉部或其他部位的白喉,而慢性患者一般只有皮肤症状。表现为覆有灰白色假膜的溃疡。

【病因】

白喉棒状杆菌(corynebacterium diphtheriae)是一种 Gram 阳性杆菌,呈鼓槌形。主要传染源为白喉患者及带菌者,前者中以鼻白喉带菌率最高而症状较轻,易被人忽视而具有流行病学上的意义;后者中以隐性感染者及健康带菌者最为重要,恢复期带菌者也不可忽视。自白喉患者及带菌者口、鼻喷出的白喉杆菌,主要通过飞沫、污染病菌的手或食物带入鼻或口而致病;但皮肤白喉常由破伤的皮肤处入侵而感染,有的是由于鼻部、咽、喉所引起的自身感染。出生时由于母体的被动免疫,对本菌有一定的抵抗力,但以后抗毒素逐渐消失,至 1 岁左右已无免疫力,故幼儿发病率相对较高。

【临床表现】

典型的早期损害是一个表浅的溃疡,呈圆形、

卵圆形或不规则形,边缘清楚而隆起,表面紧附着一层较硬的灰白色或灰褐色假膜,如把假膜撕去溃疡的表面常出血;以后溃疡变深,边缘可隆凸而卷起,附近淋巴结肿大。皮损好发于唇部、脐、耳后、腹股沟、会阴、趾缝和指(趾)等处。在热带常见于先有皮肤损害的部位,病程6~12周,有的可持续数月。愈后有瘢痕形成。

有些病例的皮损可类似脓疱疮或臁疮,有时可见水痘样水疱或紫癜性损害,终于发生白喉溃疡。

皮肤白喉在我国罕见,多发生于儿童,一般不引起全身性症状,但在婴儿可有严重全身症状。如果患者鼻咽、喉部亦患白喉,其相应部位可有黏着性、出血性结痂。

【实验室检查】

由皮肤损害取标本涂片后用美蓝染色,可发现白喉杆菌,并能在 Lofler 培养基上生长。

【组织病理】

溃疡边缘的表皮棘细胞层肥厚,其下真皮有急性炎性浸润。溃疡面上有一层坏死细胞、纤维蛋白和中性粒细胞组成的假膜,坏死层内有大量白喉杆菌。

【诊断】

持久而伴有特征性黏着性假膜的溃疡应怀疑本病的可能,特别是结合流行季节、有接触史者,但必须经细菌学检查证实才能确诊。

【治疗】

宜早期应用白喉抗毒素,在病程初3天应用者效果较好,以后效果即显著降低,故宜尽早采用。在皮试(抗毒素1∶20皮内注射0.05 ml,30分钟看反应)阴性后,早期足量1次注射(一般2万~10万U)能使损害迅速愈合及消失。同时立即给予抗生素,首选青霉素,每日40万~80万U,疗程7~10天,用至症状消失或白喉杆菌培养阴转为止。对青霉素过敏者或应用青霉素1周后培养仍为阳性者,可改用红霉素,每日1.2 g,疗程为10天。

【预防】

及时处理鼻咽、喉白喉患者及带菌者。接触者应进行7天医学观察。如系体弱儿童,给予青霉素1周,每日40万U,并肌内注射白喉抗毒素1 000 U,可迅速得到保护。

流行时,对学龄前及学龄儿童普遍进行白喉预防注射。一般用:① 吸附精制白喉类毒素,皮下注射,每次0.5 ml,第1年注射2次,间隔1~2月,第2年1次,以后每隔3~5年加强注射1次。② 白喉、百日咳、破伤风混合菌苗,皮下注射3次,第1次0.5 ml,第2、3次各1.0 ml,每次间隔4~6周。

13.2.9 鼻硬结病(rhinoscleroma)

【同义名】

硬结病(scleroma)。

【定义】

鼻硬结病系由鼻硬结杆菌(klebsiella rhinoscleromatis)所致的一种传染性较低的慢性炎症性肉芽肿性疾病。

【发病情况】

1870年 Hebra 和 Kaposi 首先描述本病,1923年国际耳鼻咽喉科学会决定命名为鼻硬结病。它散发于世界各地,流行于欧洲、前苏联、印度、印度尼西亚、北美、南美和我国,而以欧洲中部及东南部较多见,曾有数千例报道。我国除西藏外均有分布,报道数已近2 000例,以胶东半岛和内蒙古乌兰察布盟两地区发病率最高。男女均可发病,可发生于任何年龄,而以15~35岁多见。

【病因】

由鼻硬结杆菌所致。此菌于1882年由 Frisch 首先发现,故又称 Frisch 杆菌,其菌体长1.6~2.4 μm,宽0.5~1 μm。有胶性荚膜,不会运动。Gram 染色阴性。可单独、成对或呈短链状。此菌经常存在于损害内并易培养,但在动物或人身上却未能产生实验性发病。虽然国外文献曾有一家七口同染此病的报道,但国内患者很少发现有家族传染的情况。

【临床表现】

依病理演变可分为3期。

(1) 鼻炎期

开始症状像普通感冒,表现为头痛、呼吸不畅,鼻腔分泌增多,为脓性黏液,伴恶臭。鼻腔常有脓痂形成,喉干,偶有鼻出血、鼻黏膜肥厚。其症状颇似萎缩性鼻炎。

(2) 浸润性结节期(肉芽肿期)

在上述鼻炎症状开始消失时,鼻中隔的较下部发生浸润,以后在咽和喉之间亦发病。在黏膜下可有多数豌豆大结节,暗红色至紫色;结节相互融合扩大,形成斑块,质地渐变坚硬如软骨,并与其下组织粘连。此时可有呼吸障碍,间有痛感。患者可有声调改变、软腭麻木,嗅觉、味觉皆可丧失。浸润性结节如无继发感染或外伤,一般不发生溃疡。

(3) 瘢痕挛缩期

此期以肉芽组织纤维化及瘢痕形成为主,因瘢痕挛缩而牵引,以致使鼻外形发生改变,并可留下永久性狭窄。

本病一般无明显全身症状,少数可伴骨损害,即皮损附近的骨组织溶解。如病变累及喉及气管时,则可能窒息致死。

【组织病理】

组织学有诊断价值,特点为大量浆细胞浸润以及高度特征性的 Mikulicz 细胞和 Russell 小体。

Mikulicz 细胞是一种大而圆的组织细胞,直径为 $110 \sim 200\ \mu m$,有暗淡的泡沫空泡状的胞质,核位于一侧。在胞质内可找到大量鼻硬结杆菌,经电镜检查认为空泡是吞噬溶酶体。

Russell 小体呈圆形至卵圆形,直径 $20 \sim 40\ \mu m$,约为正常浆细胞的 2 倍。有均质的鲜红色折光的胞质,无核。该小体在浆细胞内形成,似为细胞退行性变的结果,最后排出细胞外。

陈旧性损害表现为明显的纤维化,覆盖在细胞浸润上面的黏膜上皮常显著增生,因此可能会误诊为鳞状细胞癌。

【诊断及鉴别诊断】

根据临床特征、细菌学检查、血清学检查(补体结合试验阳性),必要时结合活组织病理检查等方面综合考虑。

本病在早期应与萎缩性鼻炎鉴别,晚期应与梅毒、寻常狼疮、结节病、巨细胞肉瘤、蕈样肉芽肿、鳞状细胞癌、瘢痕疙瘩、鼻孢子菌病等相鉴别。

由于受寄生而增大的组织细胞也见于腹股沟肉芽肿、组织胞浆菌病和黑热病,因此在组织学上应与这些疾病相鉴别。

【治疗】

(1) 抗生素

本病对喹诺酮类、卡那霉素、四环素、链霉素、头孢菌素类(如头孢菌素Ⅳ、头孢菌素Ⅱ)以及三乙酰夹竹桃霉素(triacetyloleandomycin)等都很敏感,可视药敏、药源情况选用。曾有报道用地塞米松和链霉素联合治疗 30 天后,呼吸道阻塞症状停止发展。疗程一般需 $9 \sim 12$ 个月。

(2) 放射治疗

深度 X 线或镭锭放射治疗也有良好效果。

(3) 手术治疗

对因瘢痕挛缩牵引而致呼吸道狭窄者有时需行手术治疗。

13.2.10　急性女阴溃疡(ulcus vulvae acutum)

【同义名】

Lipschütz 溃疡,中医称为"阴蚀疮"。

【定义】

本病为好发于青年妇女外阴部的一种非性病性、非接触传染性的良性溃疡。发病时可有全身症状,病情发展急剧,倾向于复发。

【病因】

本病病因尚未完全搞清,曾怀疑是病毒感染,但未能证实。Lipschütz 认为本病是一独立性疾病,其临床表现有一定特点。病变局部可分离出 Gram 染色阳性的粗大杆菌(bacillus crassus),被认为是本病的致病菌。该菌长 $2 \sim 3\ \mu m$,宽 $1 \sim 2\ \mu m$,无鞭毛、无荚膜,常呈链状排列,多见于溃疡分泌物中。此菌容易培养,动物接种亦易成功。其后有的学者认为溃疡本身缺乏足够的特征来证实是一种独立疾病,粗大杆菌和乳酸杆菌很相似,它很可能属乳酸杆菌一组;此菌对人无致病性,可存在于大多数妇女的会阴部而不引起病变。有人还发现,当溃疡治愈后,此种粗大杆菌仍可继续存在于阴道中。全身或局部抵抗力减低,例如贫血、营养不良、内分泌障碍(如月经不调)等对本病的发生和发展具有一定的作用。也有认为本病可能是

Behcet病、阴部疱疹、结节性红斑的一种临床表现。但目前在不少著作中仍把本病视为一种独立性疾病来描述。

【临床表现】

本病主要发生于青年女性,开始为外阴部溃疡,常伴有轻重不等的前驱症状,患者感全身不适、疲乏,有时体温升高,继以阴部产生烧灼、刺痛或瘙痒;待检查时,常已见溃疡,溃疡好发于大、小阴唇内侧和前庭的黏膜。根据溃疡的临床特点可分为3型,各型溃疡出现的同时或先后,可伴发口腔阿弗他溃疡、结膜炎、结节性红斑等。病程一般为3~4周或更长。

(1) 坏疽型

常侵犯小阴唇内侧,多为对称性,溃疡数目少,大而深,边缘不整齐,红肿显著,表面有灰黄色或青黑色脓性薄膜,剥脱后露出柔嫩基底。溃疡发生后,常迅速引起组织坏死,甚至两侧小阴唇呈蚕蚀状破坏。此型症状较重,常发高热,体温可达39~40℃。自觉症状有烧灼和疼痛,尤以行走和排尿时更甚。本型常见于全身营养情况差,或合并有糖尿病、免疫功能低下等患者。

(2) 性病型(软下疳型)

最常见,病情发展较缓,外观很像软下疳而易被误诊。溃疡呈圆形、椭圆形或不定形,大小及数目不定。边缘锐利不整齐,其下有穿凿现象。触诊柔软,表面附有灰白色脓样分泌物。周围有明显炎性浸润,自觉疼痛甚剧,体温变化无定,间有轻度发热。好发于大小阴唇内面,亦可见于会阴及肛门附近。

(3) 粟粒型

为多量米粒大小的溃疡,中央稍凹陷,边缘隆起,有炎性红晕,罕有扩大或融合现象,自觉症状轻微或无,可与性病型合并出现。本型发病迅速,治愈亦较快。部位以小阴唇内面为多,亦可见于大阴唇内缘及会阴部。

以上3型治愈后均遗留萎缩性瘢痕。易复发。

【实验室检查】

溃疡分泌物作涂片,用Gram染色后镜检易查出肥大杆菌。部分患者淋巴细胞转化率等细胞免疫功能偏低。

【组织病理】

溃疡深达真皮以至皮下,溃疡上层坏死,染色不良,覆以网状纤维凝固物。底部浸润显著,内含中性粒细胞及少数浆细胞和肥大细胞。血管周围浸润显著。血管及淋巴管扩张,血管壁水肿变厚。部分血管,内皮肿胀,使血管腔变窄。Gram染色时,可查见粗大杆菌。

【诊断及鉴别诊断】

根据急性发病,局部的典型症状及溃疡分泌物中易查出粗大杆菌等,诊断不难。需鉴别的疾病有:① 软下疳:本病病原菌为Gram阴性链杆菌,性交传染,治愈后不复发。② Behcet综合征:除阴部溃疡外,常并发结节性红斑,阿弗他口腔炎与眼部疾患如角膜炎、结膜炎、虹膜睫状体炎、视网膜色素层炎或前房积脓等。③ 阴部疱疹:为多数聚积水疱,不形成溃疡,有痒或灼热感。④ 女阴炎:多为糜烂,极少有溃疡形成;如形成溃疡,亦系表浅性,中心凹陷不深,疼痛不甚严重。

【治疗】

卧床休息,经常保持阴部清洁,注意营养,解除患者精神负担,鼓励患者战胜疾病。

(1) 全身疗法

补充大量维生素B、维生素C。肌内注射组胺球蛋白有一定帮助。坏疽型患者需全身使用糖皮质激素和抗生素(一般首选青霉素)。必要时注射丙种球蛋白。

(2) 局部疗法

每日以1∶5 000高锰酸钾液坐浴,然后以2%硝酸银溶液涂抹,再敷1%硝酸银软膏。笔者采用黏膜溃疡膏(含0.025%地塞米松、0.5%新霉素、1%地卡因)取得较好效果,有消炎、止痛、促进溃疡愈合的作用。

(3) 理疗

如局部热浴、紫外线或氦氖激光照射等。

13.2.11 土拉菌病(tularemia)

【同义名】

兔热病(rabbit fever)、壁虱热(tick fever)、Ohara病。

【定义】

本病是由土拉巴斯德菌（Pasteurella tularensis）感染所引起的一种急性发热性传染病，其临床症状因不同类型而异，主要有发热、皮肤溃疡、局部淋巴结肿大、呼吸道症状、眼结膜出血和溃疡及毒血症等。主要分布于北半球，见于俄罗斯、美国、加拿大、芬兰、日本、土耳其等国。

【病因】

病原菌呈多形性，有球状、短杆状、哑铃状、长丝状或微粒状。无荚膜，亦不产生芽孢。Gram 染色阴性。它的宿主范围很广，如野兔、松鼠、田鼠、家鼠、仓鼠、砂土鼠等。人对此菌的易感性较高，自皮肤破损处侵入体内，是最重要的传播途径。传染途经常见的有：① 与患病动物或其尸体直接接触；② 经吸血昆虫媒介传染；③ 摄入含病原菌的食物或被病原菌污染的水；④ 呼吸道感染；⑤ 经眼结膜感染。

【临床表现】

潜伏期 1~10 天，一般为 3~7 天。发病突然，有畏寒、发热及头痛等毒血症状。血中白细胞总数增高，血沉加速。由于传染途径不同，临床上可分以下几型。

(1) 溃疡腺肿型

约占 75%，好发于手指及颈部，在病菌侵入部位发生一个丘疹或结节，很快破溃而成为无痛性溃疡，边缘坚硬，6 周左右可愈合形成瘢痕。淋巴管炎从溃破处传播产生局部淋巴结肿大和疼痛。此外，还可出现丘疱疹、脓疱、多形红斑样等非特异性皮疹。

(2) 单纯腺肿型

入侵部位不发生损害，仅局部淋巴结肿大。

(3) 眼-腺肿型

病菌经眼结膜感染，常为单侧，引起结膜炎和结膜溃疡，出现流泪、畏光和疼痛等症状，伴有耳前、颈部或颌下淋巴结肿大；有时还可发生角膜溃疡和眼球穿孔而失明。

(4) 咽峡炎-腺肿型

污染的食物及水经口腔黏膜特别是扁桃体而感染，上覆灰白色薄膜，渐形成坏死病灶，伴颌下、颈部淋巴结肿大。

(5) 伤寒型

特点是持续发热和淋巴结肿大，表现类似于败血症，常伴有抽搐。发病 1 周后，血清凝集试验阳性，约占 10%。

(6) 肠型

污染的食物及水经胃从小肠黏膜侵入人体。患者腹部有严重的阵发性疼痛，可出现呕吐或腹泻或触及肿大的肠系膜淋巴结，溃破后可引起腹膜炎。

此外，还有一些少见的类型如肺型、脑膜型等。

【诊断及鉴别诊断】

取原发性皮损、淋巴结、血液、胃液、痰液等在葡萄糖、胱氨酸血琼脂或卵黄培养基上可培养到病原菌。用病变部位脓、血液等加生理盐水制成悬液，接种于小白鼠或豚鼠，一般于 5~9 天内死亡，死后取其感染内脏或血液涂片镜检，易找到病原体。渗出液涂片以荧光染色，若有特殊荧光抗体，可确立诊断。血清凝集试验，凝集价在 1：100 以上具有诊断意义。

皮肤试验以纯抗原 0.1 ml（含细菌 1 000 万个）作皮内注射以观察反应；皮肤试验在发病后 3 天即可出现阳性反应，可持续数年之久。

诊断时应注意与猫抓病、鼠咬热、孢子丝菌病、布氏杆菌病、伤寒等相鉴别。一般依靠接触史、有关症状和血清学试验、培养及动物接种等检查，不难鉴别。

【治疗】

链霉素对本病有特效，应早期应用，剂量为 0.5~1.0 g，肌内注射，每 12 小时 1 次。四环素或氯霉素亦有效，剂量为 0.5 g，口服，每日 4 次，必要时可静脉注射。若停药过早易复发，故在症状消退后应继续用药 5 天。青霉素及磺胺药无效。

【预防】

疫区应强调个人防护，预防接种尤为重要。一般采用减毒活菌苗作皮上划痕法，疫区居民为普遍接种，每 5 年复种一次，每次均为 0.1 ml，可取得较好的预防效果。

疫区剥野兔皮时应戴手套，兔肉必须充分煮熟，应避免被蜱、蚊、蚋等叮咬，如工作时宜穿紧身衣,两袖口及裤脚扎紧。

患者宜隔离,对患者排泄物、脓液等应常规消毒。

(王侠生 李树荣)

13.2.12 铜绿假单胞菌感染(pseudomonas aeruginosa infection)

铜绿假单胞菌为 Gram 染色阴性杆菌,广泛存在于潮湿的自然环境中,在皮肤有损伤或机体抵抗力低时可引起皮肤感染或严重内脏感染。

【病因】

铜绿假单胞菌属假单胞菌属 Gram 染色阴性需氧菌,存在于土壤、尘埃、水和少数人体肠道中,也可暂时寄生于皮肤,主要在肛门生殖器部位、腋窝和外耳道等处。在正常情况下常受 Gram 染色阳性球菌抑制,一般不致病,但当机体抵抗力低时可致病。虚弱的患者、特别是疾病或治疗使免疫反应降低时,如器官移植、白血病、癌、免疫缺陷综合征、先天性白细胞减少,以及使用糖皮质激素或反复应用抗 Gram 阳性细菌的抗生素的患者,均易受感染。在严重烧伤、溃疡和其他潮湿的皮损上,该菌可迅速繁殖,引起皮肤感染。研究发现该菌的致病性主要是其分泌的外毒素。典型的菌株产生蓝绿色绿脓菌青素(pyocyanin)和绿黄色荧光素两种色素,也可产生许多种酶,包括溶血素(hemolysin)、抑制网状内皮系统的酶和角蛋白溶解性蛋白酶。该菌的生长常伴发葡萄气味,是三甲胺(trimethylamine)所特有的味道。

【临床表现】

(1) 铜绿假单胞菌皮肤感染

除败血症、发热,黄疸和脾肿大外,皮肤感染可有下述 4 项损害。

1) 坏死性溃疡

亦即所谓坏疽性臁疮(ecthyma gangrenosum),大面积溃疡上有脓液及黄绿色结痂,将分泌物洗去,可见溃疡系由多数小溃疡融合而成。小溃疡 1~2 cm 大小,深 0.5~1 cm,散在或密集,密集者状如蜂窝。大溃疡边缘整齐柔软,呈紫红色,溃疡可深至皮下组织,基底坏死,有大量脓液,脓液除

带黄绿色外尚有异味。主要见于腹股沟、腋窝和小腿。溃疡由坏死性疱疹演变而来,开始为水疱或红斑,在几小时内呈水肿性,并演变成坏死性出血性大疱,直径达数厘米,破溃后成为溃疡。

2) 浸润性蜂窝织炎

有时在溃疡边缘可有境界清楚的蜂窝织炎,皮肤硬痛而呈紫红色。

3) 斑疹、斑丘疹、结节性损害

小的椭圆形无痛性皮损,主要位于躯干。有呈泛发性毛囊炎表现。

4) 水疱、大疱和血疱

多见于蜂窝织炎的表面,单个散在或群集,大者如指尖,小者如黄豆,其内容或清澈或含血,最后均混浊、溃破而成溃疡。这种水疱和血疱有时也可见于已愈合的瘢痕上。在婴儿中,这些损害偶可围绕有大的红晕,可误诊为多形红斑。

败血症患者还可伴有紫癜和非特异性红斑,有的病例在腋窝、下腹、股内侧和肛门生殖器部位发生大疱,很快发展成坏死性溃疡,也偶有多形红斑和结节红斑者。

(2) 局部感染

可表现为:① 慢性甲沟炎:甲板呈绿色者称为绿甲综合征(green nail syndrome),好发于两手经常接触水者。② 趾蹼感染(toeweb infections):趾蹼浸渍,覆有厚的鳞屑,呈绿色。③ 外耳道炎:局部肿胀、疼痛,有浸渍。④ 龟头炎:显深在糜烂,伴疼痛。⑤ 皮肤继发性感染:有绿色奇臭的脓液排出。

【组织病理】

系统性感染的皮肤病理变化为细菌大量侵入皮肤毛细血管、小动脉、小静脉后引起血管阻塞而致的局灶性坏死和出血。杆菌产生弹性蛋白酶(elastase),所以小动脉的弹力层最易受累。表皮有液化变性,表皮细胞胞质肿胀而核固缩。真皮可有毛细血管扩张和水肿。在胶原纤维束之间可见有细菌。炎症细胞浸润不多。若有水疱时可为表皮内或表皮下水疱,疱内含有细菌、中性粒细胞和单核细胞。表皮下水疱有时为出血性。

【诊断】

根据损害特征、特别是坏死性臁疮和坏死性

疱疹,脓液呈蓝绿色并呈鼠臭(mousy odor)以及细菌培养可确诊之;但非特异性损害上分离出该菌则应结合临床来考虑。血象可示白细胞减少。

【治疗】

多黏菌素和庆大霉素有效;近来报道用羧苄青霉素(carbenicillin)静脉注射,每日 3.0 g,也可加用阿米卡星、卡那霉素、妥布霉素等。局部感染的治疗是干燥、降低 pH(Burow 液或醋酸 5%),应用特效的抗菌药物如 0.1%多黏菌素、庆大霉素溶液或乳膏外用。深度坏死需同时做外科清创手术。

(王侠生 刘承煌)

13.2.13 流感嗜血杆菌的皮肤感染(skin infections due to haemophilus influenzae)

流感嗜血杆菌感染的特征性皮肤表现为境界不甚清楚的紫红色蜂窝织炎,主要发生于 3 岁以下婴幼儿的面部。

【病因】

流感嗜血杆菌是一种小的以多种不同形态存在的 Gram 阴性球杆菌,其生长需要血红素和核苷酸吡啶。

绝大多数患者有高热和败血症,提示由血液播散到皮肤。皮损几乎总是发生在面部,其次在上肢,其他处极罕见。皮肤感染前常先有上呼吸道感染,可能由上呼吸道感染到皮肤,引起蜂窝织炎和继发性菌血症。

【流行病学】

绝大多数婴儿的口咽和鼻咽中有流感嗜血杆菌存在,常在上呼吸道病毒感染后发病。初生婴儿在 3 个月后感染机会增多,10 岁以上则因产生保护性抗体又极少发病。

【临床表现】

3 岁以下的婴幼儿在鼻出现卡他症状和发热数日后,在面部或上肢发生蓝红色到紫红色蜂窝织炎,皮损中央质硬,外围呈水肿性,边缘不甚清晰。

可伴发热,白细胞总数增高,常在 $20\times10^9/L$ 至 $30\times10^9/L$ 之间。血培养阳性。

【治疗】

使用大剂量抗生素,开始给氨苄青霉素静脉注射,每日 150 mg/kg,4~6 小时分次注射;若对青霉素过敏,则可用头孢曲松和头孢噻亏等。疗程应治疗到退热后 7~10 天。

13.2.14 肠杆菌属感染的皮肤表现(cutaneous manifestations of enterobacteria infection)

肠杆菌属系 Gram 阴性杆菌,存在于人和动物的肠道以及土壤、乳品和污水中;一般不致病或为条件致病菌,当机体免疫功能低下时可发生感染,多发生在腹部及会阴部。开始为低热,4~5 天后局部皮肤组织水肿、缺血,常累及肌肉层;这时发生高热,局部有疼痛和压痛,触之有捻发音,形成捻发音蜂窝织炎(crepitant cellulitis),继续发展可发生坏疽。患者常有系统症状,如酸中毒、脱水、血压下降、腹部膨胀并有绞痛、压痛及反跳痛,白细胞总数增加。诊断依靠涂片或培养找到致病菌。应注意与由梭形芽孢杆菌属、厌氧链球菌或厌氧杆菌所引起的蜂窝织炎相鉴别,这些细菌引起的蜂窝织炎也同样可出现捻发音。治疗主要是大剂量抗生素和切开引流。

13.2.15 念珠状链杆菌感染(streptobacillus moniliformis)

1926 年于美国 Haverhill 首先被发现,同年 Parker 和 Hudson 从被鼠咬伤的患者血清中分离出念珠状链杆菌,被证实为鼠咬热的病原菌之一。据吴纪娣等收集国内文献资料及调查研究,认为我国尚未见有念珠状链杆菌所致的鼠咬热,国内可见的鼠咬热均是由小螺菌所致。

【病因】

由念珠状链杆菌(streptobacillus moniliformis)感染引起,可由污染的食物和牛奶、亦可被带菌的鼠或其他啮齿类动物咬伤后传播。

【临床表现】

潜伏期 1~5 天,病初起时,有寒战、高热、头痛、呕吐、剧烈疼痛等全身症状;关节红肿、疼痛、非游走性,可有渗出液,常多关节同时或相继受累。皮损有斑疹、斑丘疹。可并发支气管肺炎、心内膜炎、心包炎。

【实验室检查】

血白细胞增多,血凝集抗体增高(病程3~4周达高峰)。血及滑膜液可培养出病原菌。

【治疗】

青霉素、四环素、链霉素等。

【预防】

同小螺菌感染,首先要灭鼠。实验室工作者要戴手套,如被啮齿动物咬后,要清洗伤口后用硝酸银烧灼或注射足量的青霉素进行预防。

13.2.16 出血败血性巴斯德菌感染（pasteurella multocida infection）

由pasteurella菌感染引起以累及皮肤为主的疾病,又名巴斯德菌病(pasteurellosis)。

【病因】

巴斯德菌是一种小的、Gram染色阴性的杆菌,广泛存在于家养和野生动物的呼吸道和肠道内,当宿主的抵抗力下降时,即可发病。正常情况下,人体内无该菌存在。大多数患者都在被猫、狗或其他动物抓伤、咬伤后发病。

【临床表现】

好发于手、臂部和下肢。皮损与咬伤的范围、深度有关,初起伤口周围红肿,迅速扩大破溃,从一个或多个窦道内排出灰黄色血性脓液;部分病例伤口边缘明显触痛,如伤口深,可引起骨膜炎、滑膜炎。约有15%的患者,发病前无被动物咬伤史,但有腹部、肺部创口等病史。

【诊断】

依据病史,实验室分离出生长缓慢、Gram阴性杆菌可确诊。

【治疗】

对青霉素、氨苄青霉素和四环素敏感。

13.2.17 布鲁杆菌病（brucellosis）

【同义名】

波状热、马耳他热。

【定义】

本病是一种由布鲁杆菌属引起的急性传染病。临床上以发热、肝脾肿大和皮损为主要表现。

【简史】

Marston于1863年首先描述本病,1887年David分离出致病菌,1897年Wright等报道了血清凝集试验。

【流行病学】

本病在牛、羊和猪中广泛传播。可见于世界各地,我国多见于内蒙古、西北、东北等牧区,以羊型为主,牛型则散发于大城市中。传染源为病畜及其分泌物,人由于饮用了被污染的牛奶或奶制品、或直接接触病畜而受感染。好发于兽医和农牧民。男性因接触病畜的机会多,故发病率高于女性。

【病因】

布鲁杆菌属Gram染色阴性的球杆菌属,根据生化反应与血清试验可分为羊型、牛型和猪型;羊型对人类有高度致病性,猪型次之,牛型最弱。布氏杆菌经皮肤或消化道进入人体内后,在局部淋巴结内繁殖,继侵入血液,循血液遍及全身,主要在淋巴结、脾、肝等处繁殖而产生各种转移性病灶。

【临床表现】

潜伏期3~5天,可能更长。起病可急性暴发和极慢性发作,大多缓慢,表现为头痛、背痛、不适和间隙热,有时可出现胃肠道、神经等其他系统的症状。50%的病例有淋巴结、脾肿大,25%有肝肿大,10%出现非特异性皮损。可表现为麻疹样疹、猩红热样疹和玫瑰疹。少见的皮损有丘疹、大疱或出血性皮疹,报道有下肢多形红斑样结节。慢性者可有骨、胆囊、膀胱或其他器官的感染。

病程不定,轻者仅数周,通常持续3~4月。本病复发者较常见。

接触性布鲁杆菌病:兽医及经常接触病畜的人对布鲁杆菌抗原可产生高过敏反应,当接触了病畜的分泌物后,在短时间内出现瘙痒、红斑和风团,继而于48小时内出现毛囊性丘疹,部分可变为水疱或脓疱,10~14天愈合,留下小的瘢痕;在踞接触部位较远的部位可有多形红斑损害。

在擦伤处感染了猪布鲁杆菌可引起无痛性溃疡。

【组织病理】

可在网状内皮系统如淋巴结、脾、肝产生上皮样细胞肉芽肿。皮损的组织学变化常无特异性,血管周围有强烈炎症反应,血管内皮明显增生,肉芽肿形成。

【实验室检查】

通常无血白细胞升高,但淋巴细胞可升高。特异性凝集素试验滴度超过 1：100 为可疑,超过 1：300 可确诊。有时可得到血培养阳性结果。

【诊断】

在流行地区有与病畜接触史,不明原因发热、头痛及淋巴结、脾、肝肿大者,应怀疑本病,只有找到实验室依据才能确诊。本病应与伤寒、疟疾、风湿热和结核病等相鉴别。

【防治】

WHO 推荐采用多西环素、利福平治疗,疗程至少 6 周,疗程太短往往复发。也可用四环素及链霉素联合疗法。对孕妇及四环素过敏者可改用 SMZ 和 TMP。

本病是危害人类健康的人畜共患病,对流行地区特别是有关人员应施行菌苗预防接种;对病畜及畜产品加强管理。

(王侠生　李树菜)

13.2.18　色素杆菌感染（chromobacteria infection）

色素杆菌一般存在于热带地区的水和土壤中。在炎热季节或热带地区可引起皮肤损害,可表现为针头到绿豆大浅表溃疡,附有黑色结痂,外周绕有狭的红晕,数目众多;也可表现为脓肿、蜂窝织炎、伴淋巴管炎和淋巴结炎的炭疽样损害,严重者可引起败血症。好发于躯干,常有接触感染史。诊断依靠细菌培养。症状严重者应予系统应用抗生素治疗。脓肿应切开排脓。

13.2.19　耳郭软骨膜炎（perichondritis auricula auris）

本病是耳郭损伤后一种常见的感染性并发症,多发生于耳部手术、针灸治疗或外耳道炎后。致病菌以铜绿假单胞菌为最常见。

耳郭红肿、疼痛以耳郭前面明显,触之坚实而缺乏弹性。炎症可随病程进展而扩大,但不侵及耳垂。脓肿形成后触之有波动感。严重者因脓肿压迫所致软骨缺血而坏死,引起永久性畸形。

耳部手术时应避免损伤耳郭软骨;耳针或割治时注意消毒,防止感染。治疗可全身应用抗菌药物,局部早期可用抗菌剂或物理治疗。若已形成脓肿应切开引流,并将坏死软骨清除。

(王侠生　刘承煌)

13.2.20　坏死性杆菌病（necrobacillosis）

本病由厌氧的 Gram 染色阴性的坏死梭杆菌（sphserophorus necrophorus）引起,多见于兽医、实验室技术人员和屠宰工人,偶可发生于创伤或手术以后。临床表现为在病菌侵入部位发生坏死、脓肿和大疱,亦可发生紫癜。当病菌经血流播散,则可引起败血症、脓毒血症和转移性脓肿。诊断有赖于涂片和培养发现致病菌。青霉素对本病有效。

(张超英　王侠生)

13.2.21　气性坏疽（gas gangrene）

本病是由厌氧梭状芽孢杆菌属（Clostridium spp）所引起的创伤性感染,其主要特征为进行性肌肉组织的坏死、水肿及产气现象,患者可因严重中毒而死亡。

【病因】

引起气性坏疽的梭状芽孢杆菌属有 20 多种,其中除产气荚膜杆菌可有单独感染外,多为混合感染,它们皆为厌氧性生长。这些细菌广泛寄生于土壤及人和动物的胃肠道中,当肌肉等组织深部创伤时侵入伤口引起本病。

【临床表现】

潜伏期为 8~48 小时。起病突然,高热,心动过速,呼吸加快,全身虚弱或烦躁不安。深而污秽的伤口最易受到感染,受伤部位肿胀,胀裂样疼痛,按压伤口有血性混浊液体流出,伴有气泡。创口内的肌肉坏死呈紫红色或土灰色,失去弹性,创口周围皮肤呈灰白色、棕黄色或紫铜色,并可形成大疱,尼氏征阳性,并因病原菌产生大量气体和毒素集聚于组织内,触及有捻发音。气体中含有硫化氢,故创口有特殊臭味。

【治疗】

立即施行外科清创术,切除坏死组织。大剂量静脉滴注青霉素,也可伴用四环素等。注射多价气性坏疽抗毒素,对减轻全身中毒症状有一定疗效。糖皮质激素可短期应用于败血性休克患者。高压氧治疗价值未被确认,理论上可提高血液及组织内氧含量,以增强治疗效果。

13.2.22 无色菌科感染(achromobacteriaceae infections)

无色菌科是一组 Gram 阴性杆菌,包括存在于正常人胃肠道中的粪产碱杆菌,可为肛周及腋部的暂住菌。

1961 年 Foley 报道某医院婴儿室的 6 个婴儿因感染未定型无色杆菌而死亡,其中 5 例为早产儿。其特点为出生第 1 周起出现发绀和嗜睡,6 例均在发病时或 48 小时内发生特异性皮疹,初起在两颊出现边缘清楚的浸润性斑块,并迅速扩散至整个颈、胸部,各种抗生素治疗无效,于发病后 2 天死于肺炎。

13.2.23 类热带溃疡(tropiculoid ulcer)

类热带溃疡是一种接触传染引起的感染性皮肤病,由覃样棒状杆菌(corynebacterium mycetoides)引起,在北非利比亚沙漠流行。溃疡多发生于四肢,底部常覆以类似白喉的假膜,直径可达 2 cm,无明显自觉症状,愈后留有色素沉着和瘢痕。

局部可外用抗生素软膏,青霉素治疗亦有效。

(杨蜀嵋　王侠生)

13.2.24 软化斑(malacoplakia)

本病是一种主要发生于具有某些免疫缺陷疾患(如 HIV 感染、器官移植)者的感染性疾病。主要由于 Gram 阴性大肠埃希杆菌(90%以上)所致,患者对入侵的病原菌不能进行有效的细胞内消化,导致钙和铁沉积在残存的菌体糖脂中,形成软化斑特征性的 Michaelis - Gutmann 小体。

本病通常累及泌尿道(膀胱、肾、输尿管),少数可波及皮肤及皮下组织。皮损可累及外阴、肛周、臀沟、腹壁、股及颈部等。表现为炎性丘疹、肿块,最终化脓破溃,形成溃疡,伴疼痛和压痛。

组织病理示泡沫状嗜酸性 Hansemann 巨噬细胞,内含钙化的同心圆多层状 M - G 小体。

根据分离到的病原菌应用相关抗感染药物,氟喹诺酮类药物常被选用于本病的治疗。

13.2.25 犬与人咬致病菌感染(dog and human bite pathogens infection)

本病系指遭犬、猫、人咬伤引起的感染性皮肤疾患。其致病菌为生长不良发酵菌(dysgonic ferments, DF),是一组 Gram 阴性杆菌,其中犬咬噬二氧化碳细菌(*Capnocytophaga canimorsus*)是犬、猫口腔正常菌群一部分,人类一旦被咬即可能致病。另有报道人的口腔正常寄生菌啮蚀埃肯菌(*Eikenella corrodens*)通过用过的牙签刺伤感染引起足部蜂窝织炎,但多数是通过被人咬伤或拳击所致。

临床上主要表现为在被咬后 1~3 天出现发热等全身症状,在咬伤部位出现坏死性焦痂。重者现全身毒血症、弥散性血管内凝血,局部现干性坏疽。其他尚可伴发紫癜、荨麻疹样皮疹。

一旦确诊尽早选用适当抗生素等抗感染治疗。

(王侠生)

13.2.26 外伤后细菌性致死性肉芽肿(fatal bacteria granulomaafter trauma, FBGT)

【定义】

本病系一种病情凶险、具有高度致死性的外伤后皮肤肉芽肿,由高天文教授等于 1996 年通过透射电镜等发现患者皮损处组织细胞内存在病原菌而命名。

【发病情况】

自 2001 年高天文等首次报道本病,至 2015 年为止见诸文献共报道过 11 例,其中男性 8 例,女性 3 例,年龄 5~60 岁,均由皮肤科报道。其中除 1 例未发生颅内感染的患者治愈外,其他患者全部病故。

【病因及发病机制】

目前有关本病可能的致病菌的研究有了很大进展,高天文等电镜发现皮损内有典型的细胞内杆菌,经严格厌氧培养发现系痤疮丙酸杆菌,经 PCR 方法检测到死亡患者病变脑组织 *P. acnes* 的 16S rRNA,最终确认 *P. acnes* 就是 FBGT 病原菌,也证实患者的脑部病变是由 *P. acnes* 引起。但也有专家学者对 FBGT 的诊断提出质疑,认为可能是头面部放线菌性肉芽肿局部血行和淋巴向颅内扩散引起的脑型放线菌病。FBGT 的病原菌是否是目前已知的人型、牛型及赖氏放线菌等以外的一种新型放线菌,仍需进一步探索更确凿的科学依据。

本病的致病机制尚未明确。高天文等报道的本病患者除 1 例未发生颅脑症状的患者外全部死于颅内感染,所有病例死亡前均有头痛、意识障碍而无脑膜刺激征,无骨质及脑膜损害,而且一旦出现颅脑症状,病情即急剧恶化而死亡。推测致病菌在皮损原发部位的吞噬细胞内缓慢繁殖,随血运播散透过血脑屏障在脑内形成肉芽肿性炎症。李春英等报道的病例是迄今为止临床资料最完整的 1 例,认为致病病原体可能经血行播散至第四脑室及其周围脑组织及脉络丛,形成肉芽肿性炎症而致死。唐桦等报道 1 例 FBGT 患儿,初诊被误诊为面部肉芽肿,口服糖皮质激素治疗 1 个月后皮损明显改善,局部注射糖皮质激素 1 周后出现了颅内症状,推测糖皮质激素促进了吞噬细菌的组织细胞进入颅内,而不是细菌直接入颅。吞噬了细菌的组织细胞进入颅内后不仅引起局部炎症反应,而且参与了变态反应。

【临床表现】

该病病例全部来自农村,都有明显的头面部外伤史,常于外伤处或附近出现斑块,个别患者远离外伤处也可出现结节。患者首次可就诊于普通外科、神经外科、颌面外科、耳鼻喉科、眼科及皮肤科等多个科室,首诊皮肤科时最常被误诊为结节病、皮肤结核、深部真菌病,也有病例被误诊为面部肉芽肿或颅内感染等。从首次就诊到确诊历时多年,绝大部分患者一旦出现颅脑症状,病情即急剧恶化而死亡。

该病具有以下特点:① 常有面、额部轻微外伤史;② 皮损呈暗红色斑块,不溃破,并可在皮损附近或远处出现新的损害;③ 病理示组织细胞肉芽肿;④ 后期出现意识障碍、剧烈头痛,但无明显的脑膜刺激征;⑤ 全部患者在 1.5~4 年内死亡;⑥ 糖皮质激素可使皮损暂时好转,但显著加速死亡,主要致死原因为颅内感染;⑦ 患者均来自农村。

【组织病理】

表皮和真皮乳头层大致正常,真皮网状层密集炎性浸润,浸润细胞主要为组织细胞、浆细胞,并见少数中性粒细胞、淋巴细胞及多核巨细胞略显结节性浸润特点,可见小片状坏死。组织片 PAS 染色及抗酸染色均为阴性。单克隆抗体标记 90% 以上的浸润细胞、全部多核巨细胞胞质内 CD68 呈强阳性。

尸检脑组织病理示肉芽肿性浸润,可在慢性肉芽肿基础上形成急性渗出性炎症,组织大片状坏死,邻近坏死灶区的脑组织血管壁有密集的淋巴细胞浸润。

【实验室检查】

血液、尿液、脑脊液的各种生化、免疫学及常规检查均无明显异常发现,且多数病例在长期的治疗过程中各项指标也未出现明显变化,仅 1 例在疾病后期脑脊液细胞学检查示小淋巴细胞比例增高。

病原学检查:严格厌氧培养可从患者皮损组织中分离、培养出痤疮丙酸杆菌(*P. acnes*)。PCR 方法检测死亡患者病变脑组织可发现 *P. acnes* 的 16S rRNA。

MRI 检查:疾病初期示局灶脑组织炎症改变,随着病情进展可扩展至基底节区、双侧丘脑、小脑等处。

【诊断及鉴别诊断】

根据典型的临床表现和实验室、辅助检查等可明确诊断。

本病需与结节病、皮肤结核、着色真菌病、面部肉芽肿及 Mendelian 易感综合征等相鉴别。

(1) 结节病

结节型及斑块型结节病临床为结节或斑块,

患者细胞免疫低下,组织学改变为上皮样细胞肉芽肿,病因不明,与 FBGT 病例相似。不同之处是本病均有明确的外伤史;组织病理为组织细胞为主的多型细胞浸润性肉芽肿,无裸结节;病情进展快,均出现致死性的颅内感染征象;按结节病试用激素治疗者病情进展明显加快;预后凶险。

(2) 皮肤结核

该病病理改变与 FBGT 相似,但各型的临床表现与之相差甚远。抗酸染色可找到细菌。

(3) 着色真菌病

以成人男性较多,患者主要是农民或泥瓦木工。皮损好发于下肢小腿、足背及上肢前臂、手腕部。皮损初起的表现为丘疹水疱,接着演变成暗红色结节斑块,最终变成菜花状或乳头瘤样,可破溃而形成溃疡。分泌物直接涂片镜检,可见棕黄圆形厚壁真菌孢子。患侧肢体由于淋巴管阻塞,可形成象皮肿。该病发展过程缓慢。PAS 染色和真菌培养可明确诊断。

(4) 面部肉芽肿

该病 1945 年由 Nigley 首先报道,亦称嗜酸性粒细胞增多性面部肉芽肿。皮损直接免疫荧光检查见血管内或血管周围主要为 IgG 沉积,提示本病可能为免疫复合物介导的慢性白细胞碎裂性血管炎。本病有表皮下"无浸润带",浸润中嗜酸性粒细胞显著增多。

(5) Mendelian 易感综合征(MSS)

一种罕见的感染性疾病,与 FBGT 非常近似。MSS 具有以下特点:① 患者多为儿童;② 表型"正常",即发育、营养临床常规检查无异常,缺乏其他获得性免疫缺陷病的表型特征;③ 患者相对特异地对低毒力、胞内寄生菌如非结核性分枝杆菌等易感,甚至注射 BCG 疫苗也可引起致死性的全身感染;④ 抗生素效果差;⑤ 组织学呈肉芽肿性改变;⑥ Th1 型免疫反应也是抗非结核性分枝杆菌等胞内寄生菌感染的主要机制;⑦ 最为关键的是 IAM 基因多态性引起相应分子功能缺陷是 MSS 的发病机制。

Newport 等发现 IAM 基因多态性可引起相应基因的表达异常,从而造成相应分子的功能缺陷,导致患者对低毒力、胞内寄生菌易感,发生持续不愈的局部或全身性感染。尽管 MSS 与 FBGT 的病原菌不同,但两种疾病在临床、组织病理、病原(低毒力胞内菌)等许多重要方面存在高度相似之处,提示两者在发病机制方面可能存在可相互借鉴之处(表 13-8)。鉴于 IAM 是抗胞内寄生菌(包括 *P. acnes*)感染免疫反应的关键分子、IAM 基因多态性引起的相应分子功能缺陷导致机体对低毒力胞内菌易感等证据和 MSS 提供的线索,笔者推测:IAM 基因多态性引起相应分子功能缺陷是 FBGT 发病机制的关键点。

表 13-8 FBGT 与 MSS 临床、病理及病原菌、发病机制特点比较

	FBGT	MSS
家族史	无	可无
发育状况	无异常	无异常
年龄	儿童多	儿童多
性别差异	无	无
人种	仅我国有报道,均系黄种人	多为白种人,无黄种人
诱因	面部轻微外伤	部分因轻微外伤或 BCG 疫苗注射
病原谱	低毒力、胞内菌,但仅为 *P. acnes*	低毒力、胞内菌,如非结核性分枝杆菌等,未见 *P. acnes* 报道
病理	上皮细胞样肉芽肿	上皮细胞样肉芽肿
治疗	抗生素疗效差,糖皮质激素加速病情发展	抗生素疗效差
预后	差,脑内感染死亡	差,感染可全身播散死亡
发病机制	不明,尚待探索	IFN-γ 相关分子(IAM)基因多态性引起相应分子功能缺陷

【治疗】

由于该病凶险,一旦发现宜采取积极的措施。治疗上以抗生素为主,可尝试加用提高免疫功能的药物,严禁使用糖皮质激素。尚未发生颅内感染时,林可霉素与多西环素联合应用可作为首选,皮损完全消退后宜继续用林可霉素数月,若无效则联合使用广谱高效抗菌药且做长疗程治疗。合并颅内感染时,在 MRI 监控下治疗:颅内非重要位置的小灶性感染,可先试用头孢曲松钠或大剂量青霉素,其后加磺胺吡啶;若颅内感染灶较局限、抗生素治疗无改善,可考虑用 X 线刀清除病灶或外科处理;若颅内感染为播散性、位于中枢重要区域时,先试用大剂量磺胺吡啶,尽量避免用高效杀菌剂。

(张耀华 王侠生)

13.3 其他细菌性皮肤病

13.3.1 婴儿坏疽性皮炎(dermatitis gangrenosa infantum)

本病又称暴发性紫癜(purpura fulminans),是一种发生于婴幼儿的伴有坏疽的皮肤疾病,常继发或/和伴发全身感染性疾病。

病因尚不明确。可从皮肤溃疡处分离出金黄色葡萄球菌,然不能明确这是否为继发感染所致。起病或继发于水痘、严重的脂溢性皮炎等皮肤损害,或并发于急性感染性疾病如猩红热、细菌性(如肺炎球菌、脑膜炎球菌、葡萄球菌和链球菌等)败血症,也可单独发病。病毒和细菌的感染消耗了凝血因子,导致血管栓塞,临床表现坏死性溃疡。

本病少见,主要发生在 2~3 岁以下婴幼儿。起病急,损害多见于背、腰、臀部及四肢。皮损初起为多发性水疱或脓疱,继而糜烂,形成坏死性溃疡,表面结痂,周围绕以红晕。皮损初期小而多发,逐渐扩大融合成片。可伴高热及败血症表现,部分患者病情迅速恶化,严重者可死亡。

组织病理学显示表、真皮急性坏死似坏疽性脓皮病,故部分病例被认为可能是婴儿坏疽性脓皮病的一种类型。

应及时予以抗生素治疗或支持治疗,并予合适的抗凝治疗。

13.3.2 增殖性皮炎(dermatitis vegetans)

【同义名】

增殖性脓皮病、McCarthy - Shklar 综合征。

本病是一种主要累及皱褶处皮肤、以进行性上皮增生和慢性肉芽肿为特征、病因不明的炎症性皮肤病。

【简史】

1898 年 Hallopeau 首先报道本病;1949 年 Brunsting 等认为本病可伴发溃疡性结肠炎;同年 McCarthy 和 Shklar 报道本病可累及口腔黏膜。

【发病情况】

男女均可患病,儿童罕见。

【病因及发病机制】

虽然常在皮损处分离到金黄色葡萄球菌和 A 型链球菌,但单独用抗生素治疗效果不好;患者常伴有溃疡性结肠炎、酒精中毒、淋巴瘤等疾病;用转移因子治疗有效,由此推测本病是在原发性免疫缺陷和严重细菌感染的共同作用下发病。

【临床表现】

皮损可发生于任何部位,但常累及屈侧皮肤。初起为小水疱或脓疱,周围绕以红晕,破后形成大小不等的糜烂面,以后其上呈乳头状或疣状增殖,表面常有脓性分泌物及结痂,有恶臭味,皮损中央常趋于愈合。如皮损发展时,周围常发出新的水疱或脓疱;有时皮损边缘明显结痂类似芽生菌病,而当溃疡形成时又似坏疽性脓皮病。口腔累及时出现白色斑块和脓疱。皮损可自愈,愈后留有瘢痕。病程慢性。

【组织病理】

主要特点是慢性肉芽形成和上皮过度增生,嗜酸性粒细胞浸润。

【诊断及鉴别诊断】

主要依靠临床表现、并排除其他疾病如某些特异性感染、坏疽性脓皮病和增殖性天疱疮后才能诊断。本病局限于口腔黏膜时,需和多形红斑、口腔黏膜乳头状瘤和黏膜念珠菌病鉴别。

【治疗】

单用抗生素、抗菌剂治疗效果差,后者可使皮损干燥;在有些病例局部使用糖皮质激素可取得一些疗效。

13.3.3 李斯特菌病(listeriosis)

本病由单核细胞生成性李斯特菌属感染引起,发病的危险因素有新生儿、妊娠、高龄、肿瘤和免疫缺陷病患者、长期接受糖皮质激素和放化疗患者,可引起脑膜炎、败血症、流产和新生儿感染。

【流行病学】

全世界均有发病,人类可经消化道途径感染,也有实验室感染。兽医和农民因直接接触被感染的牛、羊而发病,其他人群主要因进食病畜及其奶制品等而感染;已有多起报道食物源性李斯特菌病暴发。胎儿和新生儿通过胎盘和产道而感染,也可通过母乳感染,未见人与人之间直接传染。因在正常人的下消化道、宫颈、阴道可查到该菌(至少短期内),所以可能存在潜在性感染。

【病因及发病机制】

单核细胞生成性李斯特菌为 Gram 染色阳性杆菌,形态上与链球菌和类白喉杆菌混淆。微需氧。分布广泛,存在于水和泥土中,可从腐烂的蔬果、劣质青贮饲料、被感染的动物肉、奶和多数哺乳动物的粪便中分离到。能在低温下存活,4℃仍能生长。

人进食被该菌污染的肉及奶后,细菌通过肠壁上皮细胞,经循环在肝脾内生长,产生细胞毒素,溶解细胞;当机体免疫功能低下时,细菌随血液扩散至全身,引起全身多系统播散性感染。

【临床表现】

本病临床表现轻重不一,大多数成人感染后表现为亚临床型,轻度发热伴胃肠道症状、腰痛等;较严重的感染似脑膜炎或传染性单核细胞增多症,在免疫受损的患者以脑膜炎或肺炎为突出表现。皮损不常见,如出现多为紫癜性皮疹。

孕妇感染后可引起胎儿死亡或早产。新生儿如在胎内被感染,出生数天后即有呼吸道和胃肠道症状,常出现败血症;检查可见咽后壁有肉芽肿,躯干、大腿有泛发性红斑及暗红色丘疹。新生儿出生后被感染,多表现为脑膜炎和败血症。

皮肤李斯特菌病罕见,多见于兽医,好发于四肢暴露部位,伴轻微的全身表现。患者接触病畜后 1~3 天,出现散在、疼痛性的红斑、丘疹、脓疱及紫癜,伴发热、头痛、不适及患侧淋巴结肿大。

【组织病理】

主要是肉芽肿伴局限性坏死,可泛发,累及大多数器官,包括肠道和脑膜。

【实验室检查】

皮损、血液、脑脊液培养,可发现病原菌;注意与链球菌和类白喉杆菌鉴别。李斯特菌溶血素 O

抗体滴度升高有助于诊断。

【诊断及鉴别诊断】

因临床表现无特异性,易漏诊。对高危职业、易感人群,当出现不能解释的发热、胃肠炎、败血症和脑膜炎,常规检查又不能明确病原菌时应怀疑本病,可通过病原学检查明确诊断。

【治疗】

首选氨苄青霉素,每天剂量应大于 6 g;也可选用青霉素、红霉素、四环素和磺胺类药物。因庆大霉素与氨苄青霉素或青霉素合用有协同作用,故两药可联合使用。皮损在用药后数日内消退,系统累及如败血症、脑膜炎疗程应 2 周以上。

本病抗生素治疗有效,但常常会复发。严重感染的成人、免疫受损者和新生儿,如未予治疗,至少 60% 的患者可致死。

13.3.4 Meleney 坏疽(Meleney gangrene)

【同义名】

慢性潜行性隧道状溃疡、术后进行性坏疽、进行性细菌性共生性坏疽。

本病为手术或外伤后发生的进行性皮肤坏疽性溃疡,以伤口周围皮肤水肿隆起、红斑及难治愈为临床特征。致病菌为微需氧链球菌和金黄色葡萄球菌协同感染所致。

Brewer 和 Meleney 于 1926 年首先描述了本病,故称为 Meleney 坏疽。

【病因】

主要致病菌为微需氧性非溶血性链球菌(消化链球菌),位于溃疡进行性扩大的边缘,在中央坏疽带常合并金黄色葡萄球菌和大肠埃希菌感染。

【临床表现】

皮损常继发于腹腔脓肿、肺脓肿或慢性脓胸引流术后 1~2 周。在手术切口缝合处附近或引流管放置处,起初为一局限性红斑、水肿性的触痛区,随之形成一疼痛性浅表小溃疡,并逐渐扩大。特征性的皮肤三带表现为:中央部分坏死,溃疡形成,中间为紫罗兰色,外带呈鲜红色。患者皮损疼痛非常明显,然发热等全身毒血症状轻微。如未予治疗,溃疡进行性扩大,并形成复杂性窦道。

【组织病理】

溃疡的组织象为非特异性。坏死延及真皮，并有急性或慢性炎症浸润，血管扩张，内皮细胞增生，溃疡边缘的表皮有反应性增生。

【实验室检查】

溃疡分泌物培养，可分离出非溶血性链球菌、金黄色葡萄球菌和大肠埃希菌。

【诊断及鉴别诊断】

根据手术或外伤后产生的进行性坏死性溃疡，并通过分泌物培养，分离出致病菌即可确诊。

本病需与以下皮肤溃疡性疾病相鉴别。

坏疽性臁疮：常见于体质虚弱者，初起为水疱，很快发展为脓疱和坏疽性溃疡，致病菌为铜绿假单胞菌。

坏疽性脓皮病：无手术史，原发皮损多为丘疹、丘脓疱或结节，细菌培养阴性，抗生素治疗无效。

阿米巴溃疡：常继发于阿米巴肝脓肿，溃疡边缘隆起外翻，肉芽组织表面坏死，可挤出稠厚的白色脓液，并可找到阿米巴原虫。

【治疗】

主要治疗方法是及时广泛切除坏死组织并植皮；同时应用抗生素，宜选择青霉素类和氨基糖苷类抗生素。

13.3.5 巴尔通体病（bartonellosis）

【同义名】

Carrion 病、Oroya 热、秘鲁疣（Verruca peruana）。

本病是由杆菌形巴尔通体感染引起的一种疾病。早期出现发热（奥罗亚热）和急性溶血性贫血，后期出现血管瘤皮损（秘鲁疣）。

【简史】

Gago de Vadilla 于 1630 年首先报道本病。1885 年 Daniel A Carrion 将一秘鲁疣患者的血液接种于自身后，死于 Oroya 热，从而证实了 Oroya 热和秘鲁疣为同一疾病。Alberto Barton 于 1909 年在红细胞中发现病原体。

【发病情况】

本病多流行于秘鲁、哥伦比亚和厄瓜多尔等山谷地区，我国很少见。人为已知的唯一自然宿主；白蛉（南美安第斯山区特异的疣肿罗蛉）为传播本病的媒介。

【病因及发病机制】

病原体为杆菌形巴尔通体。球杆菌形，Gram 染色阴性，在含有 10% 新鲜兔血清和血红蛋白的细菌培养基中，8～10 天即有菌落生长。当受感染的白蛉叮咬健康人时，病原体即可进入机体，并在血液中繁殖，然后黏附于红细胞膜，使其脆性增加而发生溶血，由此导致一系列临床症状发生。晚期病原体可侵入真皮血管，并产生增生性病变，并出现皮疹。

【临床表现】

潜伏期为 2～6 周。根据临床表现不同，可分为两型：

(1) Oroya 热

主要为进行性溶血性贫血的表现。起病急，患者出现呼吸困难、发热、寒战、头痛、肌痛、食欲减退、面色苍白、黄疸、心动过速以及肝、脾、淋巴结肿大等，需 2～3 个月症状完全缓解，大多数患者随之出现皮疹——秘鲁疣；部分患者因继发细菌感染（如肠道沙门菌）而死亡。

(2) 秘鲁疣

可于 Oroya 热恢复期出现，也可出现于先前无症状者。全身症状轻微，甚至缺如。皮损表现为粉红色或蓝红色丘疹或结节，呈圆锥形或半球形，豌豆至蚕豆大小，散在或聚集分布。皮损表面呈疣状，无蒂或有蒂。可破溃形成溃疡，易出血，痊愈后留有萎缩性瘢痕。皮损好发于面颈和四肢伸侧，但亦可累及口唇、舌、齿龈等黏膜处。数周至数月后，皮损自愈。

【组织病理】

秘鲁疣表现为毛细血管及其内皮细胞增生。有血栓形成和血管栓塞。细胞浸润主要为单核细胞。Giemsa 染色后，在毛细血管内皮细胞中可见有病原体-巴尔通体（Rocha - Lima）。

【实验室检查】

外周血红细胞数明显减少，网织红细胞增多，并可见少数幼红细胞。血胆红素和尿液中尿胆原增加。外周血液涂片 Giemsa 染色，可找到在红细胞内或附着在红细胞上的病原菌，血培养可找到和分离出病原体。

【诊断及鉴别诊断】

患者有疫区居住或旅游史。Oroya 热患者有发热、溶血性贫血及高胆红素血症、血红蛋白尿,明确诊断有赖于外周血液涂片、血培养找到巴尔通体。需与雅司、钩端螺旋体病和其他能引起溶血性贫血的疾病相鉴别。秘鲁疣通过皮损组织病理检查(Giemsa 染色)看确定。需和寻常疣、化脓性肉芽肿相鉴别。

【治疗】

Oroya 热治疗选择抗生素,有效。一线治疗可选择氯霉素 2.0 g/d,疗程 7 天;或氯霉素联合 ß-内酰胺类抗生素,或喹诺酮类抗生素。二线用药可选择磺胺类、大环内酯类抗生素。有效的抗生素治疗不能阻止秘鲁疣的发生。秘鲁疣对抗生素治疗反应差,最终自发稳定。

【预防】

隔离患者;避免白蛉叮咬。

(张超英)

13.3.6 猫抓病(cat scratch disease)

本病又名猫抓热(cat scratch fever)、良性淋巴网状细胞增多症(benign lymphoreticulosis)。

通过猫抓传播,绝大多数由汉氏巴尔通体(Bartonella henselae)感染引起。其特征为开始在接种部位出现丘疹、结节或脓疱,以后局部淋巴结肿大,伴发热、不适等全身症状。

【发病情况】

本病在世界上广泛发生,多见于欧洲、美国、远东,秋冬季常见。主要感染儿童和青少年,多数患者发病前有被猫抓、猫咬、猫舔史,或被猫污染的木片、骨片刺伤而感染。

【临床表现】

猫抓后 3~5 天或更长,在受损部位出现初期损害,表现为红褐色丘疹或结节,继之形成水疱、脓疱以及溃疡。多数皮损分布在手或前臂(彩图13-12),约 25% 发生在面、颈部,少数发生在小腿;几周后可痊愈不留瘢痕,但 1~2 周后出现局部淋巴结肿大,有压痛,可活动,常见于一侧腋下、颈部、滑车及腹股沟。部分肿大淋巴结可自发性化脓,2~6 周排脓后自行消退,但少数患者淋巴结肿大可持续几个月。75% 患者可发热几天或 1~2 周。少见的皮肤表现有躯干和四肢斑丘疹、多形红斑、血小板减少性紫癜和结节性红斑;有时伴有全身淋巴结肿大、脾肿大,肠系膜淋巴结肿大可引起腹痛。如原发损害发生于眼结膜,可引起 Parinaud 眼淋巴结综合征(慢性肉芽肿性结膜炎伴同侧耳前淋巴结肿大)。偶见并发肺炎和良性脑炎。

【实验室检查】

淋巴细胞增多,血沉轻度增快。猫抓病抗原皮试(Fashay 或 Hanger-Rose 试验)几乎 100% 病例呈阳性反应(Fashay 试验的皮试抗原是从已知患者的淋巴结中抽取脓液,用生理盐水稀释 5 倍,放在无菌 60℃ 温水内 1 小时,将此抗原做皮肤试验,48 小时后观察,阳性反应是 0.5~1 cm 直径丘疹,1~6 cm 直径红斑,或两者都有)。

【组织病理】

淋巴结切片,早期显示非特异性炎性改变,伴以真皮血管周围细胞浸润;然后局灶性肉芽肿出现,微脓疡形成,周围上皮样细胞和 Langhans 巨细胞排列呈栅状。

【诊断和鉴别诊断】

淋巴结肿大是本病的重要标志。在猫抓后发生一侧淋巴结炎伴有肉芽肿结节可提示本病诊断,可疑病例可做淋巴结活检或 Fashay 试验。另需与早期结核、化脓性淋巴结炎、孢子丝菌病及非典型分枝杆菌感染等相鉴别。

【治疗】

本病有自限性,阿奇霉素、红霉素及多西环素等可有一定效果,但不能缩短病程。局部淋巴结波动有脓时可用针筒抽吸。症状严重、长期不愈的肿大淋巴结可以手术切除。

13.3.7 杆菌性血管瘤病 (bacillary angiomatosis, BA)

本病系由巴尔通体属菌(Bartonella)感染引起的一种增生性血管性皮肤病,最初由 Stoler 等在 1983 年首先报道。到目前为止,据报道可引起杆菌性血管瘤病的巴尔通体有 2 种:汉氏巴尔通体

（*B. henselae*）和五日热巴尔通体（*B. qunitana*）。由前者引起的患者常有猫接触史；由后者引起的常为流浪汉或与体虱孳生有关。

患本病者大多数是免疫缺陷患者，且多为 HIV-1 感染者。BA 的发生是 HIV 感染的晚期表现，在一项对 42 例 BA 患者的研究中，CD4 淋巴细胞计数的中位数为 21/mm³；在这种严重的免疫缺陷的状态下，*B. henselae* 和 *B. qunitana* 感染可导致血管内皮细胞生长因子（VEGF）产生，从而引起这种独特的血管增生性损害，这种损害可以发生在多种器官，包括皮肤、骨骼、脑实质、淋巴结、骨髓、胃肠道和呼吸道等。

【临床表现】

BA 最常累及皮肤，皮肤 BA 表现为一种慢性无痛性损害，早期常被患者忽视，明确诊断时 BA 可能已经存在数月甚至 1 年以上。临床上可表现为血管增生性红色或褐色丘疹、结节，表面光滑或糜烂，酷似化脓性肉芽肿。有触痛感，易出血。少见的损害包括蜂窝织炎样损害、干燥的鳞屑性损害等，肿块也可位于皮下，表面有或无红斑。

BA 的骨骼损害可表表现为伴有剧烈疼痛的溶骨性损害，常累及胫骨、腓骨和桡骨，也可累及肋骨、脊椎骨等，可通过放射性骨扫描检查到溶骨性损害。肝脾的巴尔通体感染表现为腹痛、发热，肝功能血清学检查异常。胃肠道 BA 通过内镜检查可发现隆起性结节表面有溃疡，可出现消化道出血现象。呼吸道可累及咽部、气管、支气管和肺，出现结节。淋巴结累及较常见，受累淋巴结常为感染部位的引流淋巴结。另外，巴尔通体感染还可累及神经系统，表现为无菌性脑膜炎、急性精神障碍和脑实质肿块等。

HIV 感染患者中巴尔通体感染所造成的损害也可缺乏血管增生表现，有报道 HIV 感染者出现巴尔通体血症伴或不伴心内膜炎，而不出现 BA 损害。另外，CD4 计数较高的患者可出现局灶性坏死性损害，表现与免疫功能正常个体的猫抓病相似，而这种损害在 CD4 计数低于 50/mm³ 的患者中则罕见。

【组织病理】

皮损主要表现为血管内皮细胞增生，与化脓性肉芽肿相似，但中性粒细胞浸润遍及整个病灶，中心区可见淡紫色颗粒状物质聚集（病原菌）。

【鉴别诊断】

临床上 BA 常常不易与 Kaposi 肉瘤等其他感染及恶性肿瘤相鉴别，但通过组织病理学及病原体检查常可明确诊断。

【治疗】

可选用红霉素 0.5 g，每日 4 次，至少应用 4~8 周；另外也有报道用多西环素、米诺环素、阿奇霉素、罗红霉素等治疗取得疗效。治疗时间的长短取决于内脏受累的程度，如仅有皮损或菌血症患者，需用药 8 周，如有内脏受累则需持续治疗 3~6 个月。

（王侠生）

13.3.8　腋毛癣（trichomycosis axillaris）

【同义名】

黄菌毛。

【定义】

由纤细棒状杆菌引起的腋毛和阴毛的浅表性感染。

【发病情况】

腋毛癣全球分布，以炎热潮湿的热带地区为多。无种族和性别区别，但女性因腋毛少，感染相对少见。

【病因及发病机制】

病原菌为纤细棒状杆菌（*Corynebacterium tenuis*）。该菌定殖于毛干，只在毛小皮的细胞内和细胞间生长，很少侵犯毛皮质，不侵犯毛根和皮肤。该菌在毛干上产生黄色结节，在透射电子显微镜和扫描电子显微镜下，这些结节几乎均为密实的菌体。若与暗黑微球菌（*Micrococcus nigrescens*）同时感染时，产生黑色结节；若同时存在品红微球菌（*Micrococcus castellanii*）时，则产生红色结节。

腋部和阴部潮湿多汗及卫生不良是重要诱因。

【临床表现】

腋毛癣只感染腋毛和阴毛，以腋毛为主，在有腋臭或腋部多汗的青年人中多见。患者无主观感觉，常因汗液染色皮肤或衣被着色而来就诊。检查可见毛干上有结节,大部分患者的结节为黄色,少数为黑色或红色。结节呈蜡样,质地坚硬或柔软,呈鞘状包被毛干,粘连较紧,不易脱落。毛干可失去光泽,脆而易断。

【实验室检查】

取结节压碎加 10% KOH 液油镜检查,可见较短、纤细的杆菌,直径为 1 μm 或更细。菌丝包埋在黏性物质中,Gram 染色阳性。若为红色或黑色结节,则可看到成群的球菌。乳酸酚棉蓝或 Gram 染色后观察更为清楚。

取结节用酒精消毒后压碎,接种于富营养的培养基如腹水琼脂、脑浸膏琼脂或血琼脂上,室温或 37℃ 培养,有细菌菌落生长。用细菌学方法可鉴定菌种。培养一般不作为常规检查的方法。

【诊断及鉴别诊断】

根据临床表现和结节的实验室检查,腋毛癣不难诊断。

腋毛癣主要应与毛结节病相鉴别。两者都有结节形成,但显微镜下形态截然不同:腋毛癣结节内有杆菌或球菌,而毛结节病的结节内有真菌菌丝和芽孢。病原菌培养可鉴定菌种。

另外需要与头虱、念珠发、结节性脆发病等疾病鉴别。实验室检查可明确。

【治疗】

彻底剃除病毛,外用 5% 硫黄霜或软膏,或抗生素如克林霉素、红霉素、萘替芬等。

注意局部卫生,保持清洁干燥。内衣裤、床单等应煮沸消毒。

13.3.9 红癣(erythrasma)

【定义】

本病是由微小棒状杆菌引起的皮肤角质层局限性的轻微慢性感染。

【发病情况】

红癣遍布全世界,气候湿热地区发病率甚高。成人发病率高于儿童。不良卫生习惯、皮肤损伤、多汗、肥胖、糖尿病、老龄及免疫功能低下者是好发人群。男性成人多见。

【病因及发病机制】

致病菌为类白喉微小棒状杆菌。该菌 Gram 染色阳性、不产生孢子、短棒状,可产生卟啉,在 Wood 灯下发出明亮的红珊瑚荧光。该菌存在于正常人的皮肤表面,一旦条件适合即可侵入角质层引起感染,在免疫受损患者可引起泛发性红癣、皮肤肉芽肿或菌血症。

【临床表现】

好发部位最多见于腹股沟尤其是大腿根部与阴囊的接触部位,可双侧,但常为单侧性;其他常见部位有阴阜、腋下、乳房下、趾间和臀沟。皮损内的毛发不受影响。皮损为边缘清楚的斑片,颜色依损害存在时间的长短而不同,可粉红色、红色或棕红色,表面皱褶,上覆极细的糠秕样鳞屑。皮损不高起,无丘疹水疱。患者一般无自觉症状,或仅稍有瘙痒或烧灼感。日久皮损可有轻度苔藓样变。

红癣在趾间的表现为脱屑、表皮浸渍和破裂,极似足癣,有时与足癣共患,还常伴有假单孢菌、链球菌和变形杆菌等细菌的混合感染。多位于第4、第5或第3、4趾间。

泛发性感染主要见于糖尿病或其他消耗性疾病患者,以及潮湿炎热地区的黑人中年妇女,表现为乳房下、躯干和四肢近端有大片边缘清楚的红斑。病程长,瘙痒明显,有苔藓样变。

【实验室检查】

直接检查:刮取鳞屑加 10% KOH 液,油镜下可见 1 μm 大小的球菌样或 1～3 μm 长的短棒状细菌及 5～25 μm 长的菌丝,平均 4～7 μm。用亚甲蓝(methylene blue)染色或用透明胶带粘取鳞屑后用 Gram 染色更易分辨清楚。

培养:取鳞屑接种于含 20% 胎牛血清和 2% 琼脂的培养基上,两天之内即有细菌菌落生长。菌落在 Wood 灯下有红珊瑚色荧光。

Wood 灯检查:Wood 灯检查对红癣有极高的诊断价值。在 Wood 灯下,老的皮损和皮损边缘会发出红珊瑚色的荧光,十分鲜艳。

【诊断及鉴别诊断】

根据损害特征、镜检有细菌、Wood 灯下有红珊瑚色的荧光即可确诊。

应与以下疾病相鉴别。

花斑癣:好发于躯干部、四肢和面部。镜检见短粗、两头钝圆、微弯曲的菌丝和成堆圆形厚壁孢子,皮损在 Wood 灯下有金黄色荧光。

股癣、足癣:均有丘疹和水疱。镜检有细长分枝分隔的菌丝,Wood 灯下无荧光。

鳞状细胞癌:溃疡性鳞状细胞癌和某些恶性肿瘤 Wood 灯下也有红色的荧光,但皮肤损害及发病部位易与红癣区别。

其他:如间擦疹、神经性皮炎、体癣、湿疹、接触性皮炎和银屑病等,实验室检查很容易与它们鉴别。

【治疗】

局部外用红霉素、克林霉素,快速有效;外用咪康唑同样有效。也可外用夫西地酸、硫黄水杨酸软膏或复方雷锁辛搽剂。皮损广泛者,内服红霉素,每日 1 g,4 次分服,连服 5 天,效果显著。

【预防】

本病复发率高。要保持局部清洁干燥,经常用抗菌肥皂清洗,并扑上扑粉。有并发体股癣或手足癣者应同时予以治疗。内衣裤等应煮沸消毒。

(张超英)

13.3.10　窝状角质松解症(pitted keratolysis)

【同义名】

跖部沟状角化病(keratoma plantare sulcatum)。

【定义】

是足跖或足跟等受压部位的角质层的局灶性剥蚀。

【简史】

本病于 1910 年由意大利细菌学家 Aldo Castellani 首次报道。

【流行病学】

本病多见于热带雨水丰富的地区;好发于士兵、农民、运动员和运动较多的青少年,尤其是穿不透气鞋、足汗比较多的人群发病率更高。

【病因及发病机制】

在局部的潮湿多汗的环境下,皮肤表面微生物,如 Gram 染色阳性的 *Corynebacterium species*、*Kytococcus sedentarius*、*Dermophilus congolensis* 等在浅表部位过度生长,分泌一些蛋白溶解酶,使皮肤形成点状剥蚀。

【临床表现】

好发于男性。损害主要双侧分布于足趾腹面、足跖受力部及足跟等处,为浅表的圆形角质剥蚀。数目或多或少,散在或密集,可能融合成形状不规则的角质剥蚀片。损害有明显的狭窄边缘,触之粗糙,中心微凹,呈肤色或因泥土渗入而呈棕色或带黑色;个别损害呈同心圆状。在局部浸泡水后皮疹更加明显。无水疱和干裂,但常有轻微潮湿和浸渍,有时有恶臭。患者多无自觉症状,偶有疼痛、刺痒或烧灼感等。若短时间内大片角质层剥蚀会形成双足无汗、足底疼痛而妨碍行走。严重者可继发感染,产生肿痛,但较少见。稻农因双手久浸于泥水中,手掌部也可出现密集的坑状损害。病程慢性,冬天常可自行消退。

【组织病理】

窝状损害组织病理检查低倍镜下见边缘清楚、坑壁陡直的小坑,坑底一般不穿透角质层,每个坑的直径为 0.5~3 mm。高倍镜可见分枝分隔的菌丝,直径 0.5~1.5 μm,HE 染色呈嗜碱性,位于坑底和坑壁。菌丝 Gram 染色阳性,抗酸染色阴性,密集水平和垂直分隔形成球形体,多个球形体可聚集成团,多位于坑表面或接近坑表面处。一般不需 GMS 和 PAS 染色。

【实验室检查】

迄今尚不能自标本中分离出病原菌,仅根据损害内菌丝的染色和形态推测可能是刚果嗜皮菌。

【诊断及鉴别诊断】

根据典型的皮肤损害即可诊断,组织病理检查可确诊。

本病应与点状掌跖角化症和汗管角化症相鉴别。点状掌跖角化症损害为针尖至米粒大小的灰黄色角化性丘疹,顶部凹陷,状如火山口;汗管角化症皮损为米粒大小的褐色角化性丘疹,可扩大成斑疹,周围绕以灰色或黑色隆起的坚硬角质环,中央表皮萎缩,带灰黄色。

【治疗】

以局部外用抗生素为主,如新霉素、红霉素、复方多黏菌素或夫西地酸软膏等。局部治疗效果不佳者可考虑给予口服抗生素治疗,如红霉素 0.25 g,每日 4 次,连续 1 周。

【预防】

保持足部清洁干燥、通风透气,减少局部汗液浸渍。避免在水田中长期浸泡。

13.3.11　嗜皮菌病(dermatophilosis)

【同义名】

真菌性皮炎(mycotic dermatitis)、传染性皮炎(contagious dermatitis)。

【定义】

是发生在动物中间的一种化脓性渗出性皮炎,极具传染性。家畜感染后会产生皮毛脱落和瘢痕,常给畜牧业造成重大的经济损失。人接触患病家畜后会引起感染,称人嗜皮菌病(human dermatophilosis)。

【简史】

1961 年,Dean 等首次从人类疖肿的样本上分离到刚果嗜皮菌。2010 年西班牙报道了欧洲首例人嗜皮菌病。

【流行病学】

世界性分布,报道见于美洲、澳大利亚、非洲,以及极少数见于欧洲。

【病因及发病机制】

病原菌为兼性厌氧放线菌类的刚果嗜皮菌(Dermatophilus congolensis)。除了从人和动物的皮损中分离出该菌外,还未从自然环境中检获此菌。刚果嗜皮菌的菌丝球状孢子链,在潮湿的环境下可以形成带鞭毛的游动孢子,这些游动孢子具有传染性,可产生芽管、形成菌丝,侵袭宿主。可以认为动物是传染源,而人的感染是因皮肤损伤,如长期浸渍、搔抓、刺擦伤、昆虫叮咬等情况下,直接或间接接触而感染。

【临床表现】

人接触患病动物后,一般 2~7 天发病。主要在手背、手臂上出现多个无痛性脓疱,2~5 mm 大小,内含白至黄色血清样液体。破溃后留下小而浅的溃疡,呈红色;边缘隆起似火山口样,最后出现棕色结痂。约数日至 1 周后痂脱落,皮损自行愈合,留下紫红色瘢痕。整个病程约 14 天,具自

限性。无系统性感染表现。

【组织病理】

检查显示感染一般局限于表皮和毛囊,有角化过度、角化不全和棘层肥厚。痂损害分多层,含有角化的上皮细胞和炎症细胞碎片。菌丝见于表皮内,分枝多,水平和垂直密集分隔,形成球形体,与直接检查和培养所见相同。

【实验室检查】

皮损刮取物涂片可见 Gram 染色阳性的球菌、2~5 μm 直径分枝的菌丝,部分有长的不规则平行排列的菌丝。菌丝密集水平和垂直分隔,形态特殊。抗酸染色阴性。

嗜皮菌在沙氏琼脂上不能生长。脓疱抽取物应接种于牛心浸膏血琼脂上,37℃比室温生长快。镜检见分枝多、直径为 0.5~1.5 μm 的菌丝。菌丝开始时密集水平分隔,然后垂直分隔两次或两次以上,形成团球状孢子。成熟后团球状孢子解体,释放出具有鞭毛、能运动的游动孢子,游动孢子能出芽并形成新的菌丝。

【诊断及鉴别诊断】

根据典型的临床表现和组织病理以及脓液的涂片可诊断。

【治疗】

以前认为嗜皮菌病具自限性,仅需对症处理;现推荐系统使用抗生素,如青霉素类、四环素类、红霉素等均对此菌有效。不推荐单独外用抗生素制剂,因为其皮疹痂皮等较厚,外用难以渗透到作用部位。外用制剂如克林霉素、红霉素、莫匹罗星等对此菌均可配合选用。

【预防】

避免接触患病动物或疫水等。

13.3.12　放线菌病(actinomycosis)

【同义名】

大颌病、下颌肿块(lumpy Jaw)。

【定义】

是由放线菌类引起的慢性化脓性肉芽肿性疾病;以脓肿伴多量瘘管形成、排出的脓液中含有颗粒或 Gram 染色阳性的纤细分枝菌丝组成的团块为特征。

【简史】

1857 年 Lebert 报告了首例放线菌病。1877 年 Harz 将引起该病的病原菌命名为牛型放丝菌。1878 年 Israeli 通过尸体解剖详细描述了放线菌病,随后通过临床观察,明确描述了人类放线菌病的临床和病理表现,从而使放线菌病真正得到人们的认识。1910 年 Lord 证实以色列放线菌可存在于正常人的龋齿、扁桃体等处。我国于 1904 年在宜昌首先发现本病。

【流行病学】

放线菌病散发于全世界,发病与人种无关。任何年龄都可罹及,但以 15 ~ 35 岁最为多见。男女之比约为 2:1,症状因感染部位不同而异,多同时合并有其他细菌感染。

【病因及发病机制】

放线菌类属于细菌中的放线菌目,其下分 10 个类群。放线菌是一类厌氧的 Gram 阳性细菌。在微生物实验培养中,在特定阶段会形成菌丝或分枝,但菌丝比真菌细,为原核生物;由于形态学有相似之处,所以通常传统上列入真菌病中描述。病原菌在人类中最常见的是以色列放线菌(*Actinomyces israelii*),在动物中为牛型放线菌(*A. bovis*)。也常有黏液放线菌(*Actinomyces viscosus*)和迈耶放线菌(*Actinomyces meyeri*)引起感染的报道,其中迈耶放线菌更容易引起播散性感染。其他较少见的放线菌,如 *A. naeslundii*、*A. odontolyticus*、*A. gerencseriae*(之前称为 *A. israelii* 血清型 II 型)、*A. neuii*、*A. turicensis* 以及 *A. radingae* 可能与特殊的临床综合征相关。丙酸杆菌(*Propionibacterium*)也可产生类似放线菌病的临床感染。除牛型放线菌外,其他一些放线菌均为口腔正常菌群,常见于牙垢、牙周脓肿、龋齿和扁桃体隐窝内。自然界的土壤、蔬菜和植物中没有发现,所以放线菌病为内源性感染。病原菌自口腔黏膜破损处进入人体,引起发病。口腔卫生不良、拔牙等是主要的诱发因素。放线菌病不在人之间及人与动物之间直接传染。

【临床表现】

(1) 面颈部放线菌病(cervicofacial actinmycosis)

占患者的 60% ~ 63%,多有近期口腔炎症或拔牙史。开始为下颌部位皮肤软组织肿胀,其上皮肤暗红色或紫色;渐渐整个肿块变硬如同木块,表面高低不平;以后有脓肿形成,并有多数瘘管开口于皮肤表面,排出带有臭味的脓液,其中可见特征性硫黄颗粒;愈后留下萎缩性瘢痕。皮损外圈可不断产生新的结节、脓肿、瘘管和萎缩性瘢痕,如此缓慢且持续地扩展,皮损不断扩大,瘢痕也愈来愈广泛。

患者全身情况一般良好。如无严重的继发感染,疼痛多不明显。咀嚼肌受累时有张口困难。

病原体可沿导管直接进入唾液腺和泪腺,或直接蔓延至眼眶、耳及其他部位。若颅骨累及,可引起脑膜炎和脑脓肿。

骨 X 线检查早期无骨累及,后期有骨膜炎、骨髓炎和骨破坏。

(2) 胸部放线菌病(thoracic actinomycosis)

占 10% ~ 15%。感染可能来自口腔中致病物吸入性感染,或来源于面颈部放线菌病病灶的下行感染,也可能为腹部尤其是放线菌病病灶通过横膈的上行蔓延所致。血行播散感染少见。

感染部位多为肺门区和肺下叶,患者有不规则发热、盗汗、贫血、消瘦、咳出脓性痰有时带血。损害多广泛连续蔓延,可扩展至心包、心肌,累及并穿破胸膜和胸壁,在体表形成多数瘘管,排出脓液。

X 线检查见肺下部有大片实变区,可伴胸膜粘连和胸腔积液。

(3) 腹部放线菌病(abdominal actinomycosis)

占 18% ~ 28%。由吞咽含有病原菌的唾液,或胸及其他部位放线菌病直接蔓延及血行播散而引起。腹部穿通伤常是重要致病因素。腹部放线菌病临床表现差异甚大,要视累及的器官和组织以及病变的范围而定。感染在局部形成肿块,好发于回盲区,症状似急性或亚急性阑尾炎。损害若穿破腹壁,则在体表形成多数典型的瘘管并排出脓液。腹内损害继续扩展蔓延可累及腹内几乎所有的组织和器官,并可上行至胸腔和其他部位,产生不同的症状和体征。患者一般有发热、畏寒、贫血、盗汗、消瘦等。若损害中未发现瘘管,就甚难与其他疾病鉴别。

（4）**皮肤放线菌病**(cutaneous actinomycosis)

原发性皮肤放线菌感染常由外伤引起,包括人咬伤和昆虫叮咬等。开始为皮下结节,以后结节软化、破溃形成瘘管,排出黏稠的脓液,其中可含有硫黄颗粒。皮损愈合后留下萎缩性瘢痕,周围又出现新的结节。结节破溃并形成新的瘘管,如此缓慢地向四周扩散并深入深部组织,局部纤维化,日久因大量萎缩性瘢痕形成而使损害呈硬块状。

（5）**脑放线菌病**(CNS actinomycosis)

占3%~11%,常由肺部放线菌病血行播散或面颈部上行播散而来。临床上表现为两种类型:局限性脑脓肿型和弥漫型。局限性主要表现为脑部占位性病变的体征,如颅内压升高、头痛、脑神经损害等,CT或MRI可见脑占位病变;弥漫型多为脑脓肿侵入脑室从而引起脑膜炎的表现,临床上除了脑占位表现外,还表现为类似细菌性脑膜炎的症状和体征。

放线菌可感染身体其他任何部位,如肾、膀胱、盆腔、骨、耳部等,其临床表现视累及的器官不同而表现出相应的症状和体征。

【组织病理】

显示化脓性反应或脓肿形成,内有颗粒(大体上称为"硫黄颗粒"),颗粒直径多为300~400 μm,大者肉眼可见。颗粒中央为嗜碱性、致密,边缘为嗜酸性、疏松、放射状。颗粒周围有大量中性粒细胞、多核巨细胞和栅状排列的上皮样细胞,嗜酸性粒细胞少见。脓肿外围有巨噬细胞带,偶有Langhans巨细胞和异物巨细胞。周围有肉芽组织增生,含有各种炎症细胞,尤其在慢性损害中可见淋巴细胞、浆细胞等。如果没有颗粒,则有Gram染色阳性的纤细分枝菌丝,成团或断裂成杆菌或球菌样。颗粒的形态与直接镜检所见相同。

放线菌病比奴卡菌病有更明显和严重的纤维化和瘢痕形成。

【实验室检查】

脓液的Gram染色和组织病理比病原菌培养对诊断更为敏感。硫黄颗粒是放线菌病的一个重要特征。硫黄颗粒并非特异性,奴卡菌病、某些慢性真菌感染也可出现,但如果镜下观察Gram染色阳性的分枝菌丝则高度提示放线菌。

可用针管吸取脓液或用刮匙搔刮瘘管壁,然后仔细寻找脓液中是否有颗粒。脓液过稠可用无菌生理盐水稀释。若使用引流纱条应仔细检查纱条和敷在创面上的纱布。颗粒0.03~3 mm大小,黄白色、质硬;有时颗粒甚大,系小颗粒聚集而成。将颗粒压碎后制成生理盐水涂片,镜下检查见颗粒呈圆形、肾形或分叶状。中央呈不透光,边缘透明发亮呈凝胶样,有时有杆状突起称菌鞘。Gram染色后油镜下可见颗粒内有染色阳性、直径约1 μm纤细的分枝的菌丝,有时断裂成杆菌和球菌样。菌鞘呈栅状。

将颗粒用无菌生理盐水反复清洗后压碎,接种于脑心浸膏血琼脂或硫乙醇酸钠肉汤内,37℃厌氧培养,4~6天即有细菌菌落生长。菌种鉴定可依据菌落形态和各种生化反应。

如未发现颗粒但仍高度怀疑为放线菌感染,可取脓液、脑脊液、痰等标本涂片,Gram染色后油镜检查,同时取标本做厌氧培养,方法同上。镜检可见同样结果。

细菌培养方面,临床标本上放线菌多与其他细菌等共生,培养物可能有多种病原菌生长。如果菌落比较单一则比较确定诊断。

【诊断及鉴别诊断】

临床表现有化脓性损害、瘘管和排出的脓液中有颗粒,直接检查或组织病理检查发现颗粒或Gram染色阳性的纤细分枝的菌丝,厌氧培养有放线菌生长即可确诊。

放线菌病和奴卡菌病应该鉴别。奴卡菌也有Gram染色阳性的菌丝纤细分枝,但有时呈中国汉字的笔画样。培养需氧生长,部分抗酸染色阳性。

放线菌病还应和梅毒、结核、鼻疽、炭疽、各种恶性肿瘤、阑尾炎、伤寒、肠结核、肝脓肿、阿米巴病、腰肌脓肿、骨膜炎、骨髓炎、葡萄状菌病及各种深部真菌病相鉴别,确诊取决于实验室和组织病理检查发现颗粒以及培养有放线菌生长。

【治疗】

抗生素有效,以青霉素为首选,每日200万~2000万U,肌内注射或静脉滴注,持续6~18个月以避免复发。红霉素、四环素、林可霉素和磺胺也有效。若青霉素开始使用时无效，可能有伴发其他细菌的感染，可先用广谱抗生素 7~10 天后再重新使用青霉素。

口服碘化钾液有助于肉芽组织吸收和药物的渗入。

彻底切除瘘管，尽量切除感染组织，脓肿应充分切开引流，以改变厌氧的生长环境。治疗无效者多数源自隐藏的脓肿引流不畅，应仔细检查，发现后充分引流。

局限性面颈部放线菌病采用外科手术和抗生素联合疗法，预后较好。

其他治疗，如营养支持治疗等。另外，面颈部浅在的放线菌病灶尚可用 X 线局部照射作为辅助治疗。

【预防】

避免酗酒、吸烟，提高个人抵抗力，改善口腔卫生，对头面部、肺部、中枢神经系统的放线菌感染有一定的预防作用。对于女性盆腔感染，应每 5 年更换节育环宫内装置。

13.3.13　奴卡菌病(nocardiosis)

【定义】

奴卡菌病系由奴卡菌引起的一种亚急性或慢性化脓性或肉芽肿性疾病，病原菌为奴卡菌。原发部位多在肺部，可经血液循环传播至皮下组织和其他器官，尤其是脑部感染。

【简史】

1888 年 Nocard 首先从牛体内发现并描述了鼻疽奴卡菌，1891 年 Eppinger 首次描述了人类奴卡菌病，此后世界各地均有报道。我国程运乾于 1962 年报道了首例由星状奴卡菌引起的足菌肿病。

【流行病学】

奴卡菌病散发于世界各地。本病可发生于任何年龄段，但以 30~50 岁多见，男女患病比例为 2∶1~3∶1。该病多见于免疫力低下人群，如器官移植者、HIV 感染者、应用糖皮质激素或免疫抑制剂、肿瘤化疗以及长期使用广谱抗生素患者等。

【病因及发病机制】

奴卡菌(Nocardia)不属于真菌，属放线菌目中的某一类群，病原菌常为土壤中的需氧放线菌。奴卡菌不是人体正常菌群，所以奴卡菌病属于外源性感染，多由吸入奴卡菌的孢子或外伤接种而引起。病原菌主要有 3 种：星形奴卡菌(*Nocardia asteroides*)、巴西奴卡菌(*N. brasiliensis*)和豚鼠奴卡菌(*N. caviae*)，其中以星形奴卡菌最为常见。奴卡菌不在人与人之间直接传染，也不在人和动物之间传染。

【临床表现】

奴卡菌病全球散发。任何年龄都可累及，但多数见于 20~60 岁的男性。发病与人种无关。

(1) **系统性奴卡菌病**(systemic nocardiosis)

原发部位多在肺部，感染后有脓肿形成。急性或亚急性起病，极少数呈致命的暴发性。症状差异甚大，轻者可无任何症状，重者表现为急性或慢性进行性肺部感染，有不同程度的咳嗽、气急、发热、咯血、虚弱、盗汗、消瘦等，咳出脓性痰。免疫力低下者感染可自肺部直接蔓延至胸腔，并穿破胸壁形成皮下脓肿、开口于胸表皮肤形成瘘管。损害除了直接向四周扩散蔓延外，也可下行感染腹部脏器，或经血液循环或淋巴管播散至脑、脑膜及身体其他组织和器官并在其中形成脓肿。约 1/3 的病例累及中枢神经系统，出现脑膜刺激征和脑占位性病变症状，有头痛、恶心、呕吐、发热、抽搐、偏瘫、颈项强直、视力障碍、神志不清、昏迷等。肾脏是仅次于脑的易受累器官，其他易感染部位还有心内膜、心肌、心包、肝、脾、肾上腺、胃肠道、淋巴结、骨髓、关节等。此类患者多有白血病、Hodgkin 病、肝硬化、慢性肺部感染、烧伤、大手术、器官移植、放射治疗、化学治疗或长期使用广谱抗生素或糖皮质激素史。

系统性奴卡菌病的症状和体征依累及的组织和器官的不同而多种多样，没有特异性，常与其他疾病相似，仅根据临床症状和体征难以区别。播散性奴卡菌病累及多个系统和脏器，预后较差。

(2) **皮肤奴卡菌病**(cutaneous nocardiosis)

原发性皮肤奴卡菌病由病原菌直接进入破损的皮肤而引起，外伤是最常见的诱因。多发生于臀部，为呈链状排列的皮下结节，形态与孢子丝菌病相似。除直接接种外，亦可来源于胸壁或肺部病变的直接蔓延及系统性奴卡菌病的血循播散,称继发性皮肤奴卡菌病。损害为结节、脓肿、慢性瘘管、广泛的疣状及坏疽性损害。结节可自愈或破溃成溃疡。溃疡边缘不规则,表面有黏滞的黄色脓液。局部淋巴结可肿大。

奴卡菌感染皮下组织形成脓肿和瘘管;若脓液中发现颗粒,应诊断为足菌肿。

【组织病理】

所有被累及的组织和器官病理变化几乎相同,为多发性脓肿伴中央坏死。外围没有或极少纤维化。在大量中性粒细胞及其碎片中可见纤细、Gram 染色阳性的分枝菌丝,间有嗜酸性粒细胞和单核细胞。较严重病例表现为慢性炎症反应,包括巨噬细胞、浆细胞、淋巴细胞和中性粒细胞浸润。外围常绕以单核细胞带。

【实验室检查】

直接检查:痰、脑脊液、脓液或其他皮损分泌物和刮取物制涂片后用 Gram 染色,然后置显微镜下直接检查,可见阳性纤细分枝的菌丝,10～30 μm 或更长,0.5～1.0 μm 宽,有时外形似中国汉字的笔画。部分抗酸染色。

培养:标本接种于不含抗生素的沙氏琼脂上,置室温和 37℃ 有氧培养。菌落生长慢,3～4 周后菌落呈橘黄色或红色,有泥土气味。菌种鉴定依据菌落形态和生化特征。

【诊断及鉴别诊断】

奴卡菌病的诊断除了根据临床表现外,主要依赖在组织中发现奴卡菌并能排除其他疾病。

奴卡菌病应和放线菌病、肺结核和其他肺部细菌与真菌感染、细菌性脑脓肿、脑瘤、皮肤孢子丝菌病、足菌肿等相鉴别。主要依据为奴卡菌在组织病理检查中表现为 Gram 染色阳性的纤细分枝的菌丝,部分抗酸染色,培养需氧生长。根据生化特征可鉴定菌种。

【治疗】

除一般支持疗法外,磺胺为首选药物。常用磺胺嘧啶(SD),每日 6～10 g,用至症状和体征消失后再使用维持量 4～6 个月。磺胺可单独使用,也可与其他抗生素联合应用。抗生素可选用四环素、链霉素、氨苄青霉素等。必要时可辅以切开引流和病灶切除等外科手术疗法。

13.3.14　葡萄状菌病(botryomycosis)

【同义名】

细菌性假真菌病(bacterial pseudomycosis)、增殖性脓皮病(pyoderma vegetans)。

【定义】

系非菌丝型的细菌引起的皮肤和皮下组织慢性、化脓性和肉芽肿性感染,形成窦道并有葡萄串样颗粒自窦道中排出。是一罕见的慢性细菌性肉芽肿性疾病,通常累及皮肤、软组织和内脏。

【简史】

该病为 Otto Bollinger 于 1870 年首次发现,1884 年 Sebastiano Rivolta 将其正式命名;1919 年发现该病为细胞感染所致。

【病因及发病机制】

病原菌大多数为金黄色葡萄球菌,其他有假单孢杆菌(Pseudomonas spp.)、大肠杆菌(Escherichia coli)、变形杆菌(Proteus spp.)以及链球菌(Streptococcus spp.)等。有时颗粒中可同时存在一种以上的细菌。该病的发病机制还不十分清楚,易感染因素包括局部皮肤外伤、糖尿病、肝疾病、酗酒、免疫抑制等。

【临床表现】

损害可发生于身体任何部位的皮肤,也可累及内脏;皮肤感染主要累及四肢,其次为头颈部和躯干。皮损多表现为结节、囊肿或窦道,伴脓性分泌物。开始为一个或多个皮肤脓肿,似皮脂囊肿,周围皮肤轻度发红并有压痛,脓肿溃破后形成多个窦道,排出的脓液中有直径 1 mm 大小的黄白色颗粒。临床表现酷似足菌肿,但皮肤损害具自限性,一般数月后损害可自行痊愈,留下萎缩性瘢痕,多无全身症状。

少数患者有播散性感染,累及内脏和其他器官,最常见为累及肺部,其他如肝、肺、肾、心脏、前列腺和淋巴结等亦可累及,引起脓肿。播散性感染患者多伴有其他危重疾患。肺部脓肿可穿破胸壁,累及胸部皮肤并形成多个窦道。

【组织病理】

示肉芽肿损害伴化脓灶。有多数中性粒细

胞、淋巴细胞、嗜酸性粒细胞、浆细胞、成纤维细胞、组织细胞和散在的异物巨细胞。化脓灶中央有一个或多个颗粒,外围中性粒细胞。颗粒由紧密的细菌菌落组成,围以放射状或不规则形的嗜伊红物质即 Splendore－Hoeppli 现象。突出的嗜伊红物质易被误认为是放线菌颗粒外围的棒状突起。化脓灶周围有纤维化组织形成。

【实验室检查】

应仔细检查脓液中是否有颗粒。颗粒质地较软,分叶,约 1 mm 大小,黄白色。Gram 染色显示内有球菌或杆菌。颗粒反复清洗后接种于细菌培养基上有相应细菌菌落出现,可据以鉴定种属。

【诊断及鉴别诊断】

临床表现类似放线菌病或足菌肿,脓液中发现颗粒,Gram 染色见内有阳性球菌或阴性杆菌,培养有细菌生长,诊断即可成立。

本病脓液中的颗粒必须与放线菌性颗粒及真菌性颗粒相鉴别。放线菌性颗粒 Gram 染色后示阳性呈 Y 形分枝的纤细菌丝,直径约 1 μm,可断裂为球菌或杆菌状,可能有部分抗酸染色;颗粒外围可有棒状嗜伊红物质。真菌性颗粒由粗而分隔的菌丝组成,直径 2~4 μm,有厚壁孢子,培养为真菌生长。

【治疗】

根据病原菌药敏试验采用敏感的抗生素,必要时辅以外科手术。有报道采用米诺环素成功治疗的病例。本病一般预后良好,但如有广泛而严重的内脏累及则预后较差。

（陈裕充　王家俊）

目　录

第 14 章

病毒性皮肤病

14.1 概　　论

14.1.1 病毒及其致病机制

　　病毒不具有细胞结构,自身不能进行代谢,只能寄生在活的宿主细胞内增殖。病毒体主要由核酸和蛋白质衣壳组成。核心为核酸,即 DNA 或 RNA,是一组完整基因所组成的病毒基因组,决定了病毒的遗传特征及传染性、致病性与增生性;衣壳为包绕在核酸外层的一层蛋白质,某些病毒衣壳外面,包有一层由类脂、蛋白质和糖类组成的包膜。衣壳和包膜不仅可保护核酸并具有抗原性,有识别机体易感细胞表面受体的作用。

　　病毒感染作为人类疾病的主要原因之一,其致病的作用机制是病毒在细胞中的复制、增生,导致宿主细胞结构和功能受损以及机体免疫分子病理反应。其过程首先是病毒衣壳包膜上的表面成分特异性地吸附于宿主细胞表面相应的受体,通过胞饮、膜融合等形式进入易感细胞内。有包膜的病毒如麻疹病毒等的 RNA 病毒复制完后以出芽方式释放病毒,逐渐破坏细胞膜的成分和受体,与邻近细胞融合而致感染扩散。当短期复制出大量子代病毒时则发生溶细胞性的急性传染并直接破坏宿主细胞导致重要组织、脏器、免疫系统的损伤和疾患。DNA 病毒及反转录病毒(如 HPV、HTLV)则多数在宿主细胞核内直接或由病毒编码蛋白间接地以半保留复制形式进行核酸复制,进而整合在宿主细胞中,转化宿主细胞的染色体 DNA,破坏细胞间的正常接触抑制而使细胞无限制地在本体外传代及长期生存,进而形成肿瘤。

　　病毒性皮肤病是指由病毒感染引起的皮肤黏膜病变。病毒受体决定了其宿主谱,病毒通过宿主细胞表面的特异性自然受体,对相应的或多种组织有其特殊的或广泛的亲嗜性,如可引起全身性传染性疾病,对全身器官和皮肤都有影响的天花、麻疹、水痘等泛嗜性病毒;部分则以感染皮肤、黏膜为主,如嗜神经及表皮的水痘-带状疱疹病毒引起带状疱疹;嗜表皮的人乳头瘤病毒引起各种疣。病毒感染可产生各种临床表现,既可为显性感染,也可无症状或症状较轻、为隐性感染也称亚临床性感染,或产生潜伏性感染如单纯疱疹、带状疱疹等。临床表现的症状轻重与病毒的毒力相关,但更主要取决于机体的免疫状态。

14.1.2 病毒分类及相关的皮肤病

　　病毒分类有多种,分类原则主要依据病毒体特征、基因组特征、蛋白质特征、复制特征、理化特征和生物学特征。皮肤科临床通常根据其核酸的组成分为脱氧核糖核酸(DNA)病毒和核糖核酸(RNA)病毒及其相关的皮肤病(表 14 - 1),常见的病毒性皮肤病主要由 DNA 病毒引起。

表 14 - 1　常见的病毒种类及相关的皮肤病

病毒种类	病毒名称	所致疾病
DNA 病毒	疱疹病毒:单纯疱疹病毒(HSV - 1,HSV - 2)	单纯疱疹、生殖器疱疹、Kaposi 水痘样疹
	水痘-带状疱疹病毒(VZV)	水痘、带状疱疹
	EB 病毒(EBV)	传染性单核细胞增多症、恶性淋巴瘤、慢性 EB 病毒感染的环状肉芽肿样损害等
	巨细胞病毒(CMV)	巨细胞包涵体病
	人类疱疹病毒 6 型 7 型 8 型(HHV6、7、8)	斑丘疹样发疹、Kaposi 肉瘤、婴儿玫瑰疹

（续表）

病毒种类	病毒名称	所致疾病
DNA病毒	痘病毒：正痘病毒	天花、牛痘疹、牛痘样湿疹
	副牛痘病毒	挤奶者结节、羊痘
	传染性软疣病毒	传染性软疣
	人乳头状多瘤空泡病毒（HPV）	扁平疣、寻常疣、跖疣、尖锐湿疣、疣状表皮发育不良、鲍恩样Boweboid丘疹病
	肝炎病毒	小儿丘疹性肢端皮炎、甲、乙肝抗原血症、丙型肝炎皮肤表现
	腺病毒	腺病毒疹、流行性角膜结膜炎
RNA病毒	小RNA病毒 ECHO病毒	埃可病毒疹、波士顿发疹病
	Coxsackie病毒	手足口病、口蹄疫、柯萨奇病毒疹、柯萨奇湿疹、疱疹性咽峡炎、传染性水疱病
	副黏病毒：麻疹病毒	麻疹、非典型性麻疹综合征
	呼吸道融合病毒	呼吸道融合病毒感染症
	风疹病毒	风疹（先天性风疹综合征）
		可能与柯萨奇、埃可病毒相关的Dukes病
	逆转录病毒	HTLV1/2（人嗜T细胞病毒Ⅰ型和Ⅱ型感染）、HIV
	虫媒与出血热病毒	登革热、西尼罗热、白蛉热、科罗拉多蜱热、流行性出血热、克里米亚-刚果出血热、埃博拉出血热等

14.1.3 病毒感染与免疫

病毒感染既可致病，也可诱导宿主的天然和适应性免疫（非特异和特异性免疫）共同完成机体对病毒的免疫防御作用。

（1）天然（非特异）性免疫

1）完整的皮肤、黏膜

是防御病毒的天然屏障。汗液中的乳酸、皮脂中的脂肪酸、黏膜分泌液中的溶菌酶，都具有阻止病毒侵入或杀灭病毒的作用。

2）吞噬细胞

外周血中的中性粒细胞及血液中的单核细胞和各种组织脏器中的巨噬细胞形成单核-巨噬细胞系统，是天然免疫中重要的细胞因素。作为抗体依赖性细胞介导的细胞毒作用（ADCC）中的非特异性效应细胞，对病毒的感染和复制起到抑制作用，并可处理抗原、协助B细胞产生抗体。

3）天然杀伤细胞

源于骨髓，为外周血和淋巴组织中的淋巴细胞亚群。能分泌具抗病毒功能的细胞因子，在早期的感染中能自然杀伤许多病毒感染的靶细胞。其活性可被干扰素增强。

4）干扰素

是机体受病毒或其他干扰素诱生剂刺激后由细胞编码产生的一组糖蛋白，具有广谱抗病毒作用。通过与人体细胞表面的干扰素受体结合，诱导产生抗病毒蛋白和酶，影响病毒的组装及释放，从而阻止病毒在机体内扩散。同时在促进病毒性疾病的痊愈等方面具有重要的免疫调节作用。

5）细胞凋亡

除了痘病毒、腺病毒这类大DNA病毒外，多数病毒无对抗诱导细胞凋亡的机制，DNA病毒感染细胞后通过P53介导细胞的凋亡，被RNA病毒破坏的细胞成分则由完整的细胞摄取后发生凋亡，从而丧失了病毒复制的场所。

（2）适应（特异）性免疫

1）抗病毒细胞免疫

病毒进入机体细胞后，主要由细胞免疫发挥作用。CD4、CD8和T细胞受体识别病毒抗原，CD3和CD2分子的表位活化成特异性杀伤性T淋巴细胞即CTL，产生细胞毒直接杀伤作用、ADCC作用以及抗体和补体介导的溶细胞作用、致敏淋巴细胞释放细胞因子达到清除病毒的作用。

2）抗病毒体液免疫

血清中主要的中和抗体通常是由溶细胞感染的无包膜病毒表面的主要抗原刺激机体后产生的，能阻止病毒穿入或融合到易感细胞，中和进入到细胞中的病毒。IgM于感染后最先出现，可阻止血循环中的病毒扩散，并有很强的固定补体的能力；IgG和IgA后产生，IgG具有调理吞噬、ADCC作用；分泌型IgA是呼吸道、消化道局部免疫的重要因素。补体激活后的趋化作用能加强单核吞噬细胞系统的吞噬作用以及抗体对病毒的中和作用。非中和抗体可介导对靶细胞的作用通过补体参与和ADCC，裂解破坏被感染的细胞。

14.1.4　病毒感染与肿瘤

病毒是重要的生物性致癌因素。除了病毒本身癌基因过度表达、抑癌基因表达低下、失活或某些病毒的蛋白可抑制细胞凋亡而导致癌肿以外，体外实验已证实：病毒转化细胞的作用可导致被转化细胞的染色体 DNA 发生改变，进而丧失了细胞间正常的接触抑制和细胞的裂解，而无限制地传代及长期生存直至癌肿产生。由病毒引起的肿瘤称病毒相关性肿瘤，前者即为肿瘤病毒，按其所含的核酸种类，分为 DNA 肿瘤病毒和 RNA 肿瘤病毒。DNA 肿瘤病毒有：乳头状多瘤空泡病毒科、腺病毒科、疱疹病毒科和嗜肝病毒科。人乳头瘤病毒（HPV）属小型 DNA 病毒，可引起良性和恶性肿瘤。HPV6 型、11 型与尖锐湿疣和喉乳头瘤发生有关，部分乳头瘤在自然状态下可发生癌变；HPV16 型、18 型与宫颈癌、喉癌发生密切相关。疱疹病毒科的 HSV－2 和 EB 病毒可诱发动物产生肿瘤，与人类宫颈癌和鼻咽癌的发生有关。慢病毒科含逆转录酶的致瘤性 RNA 病毒产生成人 T 细胞性和 B 细胞性白血病、巨粒细胞性白血病或淋巴瘤、免疫缺陷、肺癌、侵袭性颈部癌。丙肝病毒及黄病毒科的 RNA 病毒虽无转化细胞的作用也不含逆转录酶，其致癌原因尚不明确，可能是病毒感染通过不同的途径产生免疫抑制所致，如感染了 T 细胞和 B 细胞，其功能及正常的免疫应答被损伤、抑制；感染胸腺诱导了免疫耐受；破坏抗原提呈细胞，以致对大多数抗原产生免疫耐受；编码抑制抗病毒免疫应答的分子，使病毒播散并逃避免疫监控。

14.1.5　病毒性皮肤病的诊断与防治

目前，病毒性皮肤病的诊断主要依据皮损表现与临床其他症状之间的关系、结合流行病源接触史等来分析获取。为进一步确诊，需要实验室的病原学检查，最常用的如光镜或电镜下组织病理检查，可发现病毒感染后的细胞空泡变性或病毒包涵体以及细胞的非典型性增生等病变。免疫学诊断，如酶联免疫吸附试验（ELISA），既可检测抗体又可测得抗原。分子生物学水平的基因诊断，通过核酸分子杂交技术、体外基因扩增技术 PCR、nest－PCR 或 rt－PCR 可检测标本中微量的病毒基因。生物芯片技术结合免疫学与分子生物学的基因检测-酶标聚合酶链反应技术，更有助于临床病毒感染的诊断和分型。

抗病毒感染的治疗，目前具有病毒抑制肯定疗效的核苷类似物有利巴韦林、阿昔洛韦或泛昔洛韦、更昔洛韦、溴夫定及治疗耐阿昔洛韦病毒的膦甲酸钠，能选择性抑制病毒的 DNA 聚合酶，对宿主的细胞毒性甚低。还有拉米夫定、齐多夫定等，针对病毒的逆转录酶，抑制病毒 DNA 或 RNA 聚合酶或直接作用核酸聚合酶的焦磷酸结合部进而抑制病毒 DNA。干扰素可抑制病毒的转录、复制和释放，并增强自然杀伤淋巴细胞的淋巴毒素的活性，加强宿主的免疫力，具有广谱抗病毒作用，并有抗肿瘤及免疫调节作用。

伴随免疫分子生物学技术的进展，通过病毒疫苗分子设计、构建，已制备成安全性高和稳定性好的基因工程疫苗、合成多肽疫苗、DNA 疫苗等，以诱导机体产生局部及系统的特异性细胞和体液免疫的应答，其对病毒感染的防治作用已部分在实验和临床研究试用中得到了体现。

（王月华　徐丽英）

14.2　疱疹病毒性皮肤病

疱疹病毒（herpes viruses）为一组具有包膜的 DNA 病毒，病毒体呈球形，外被包膜，衣壳呈二十面体立体对称，直径 120～300 nm，自然界分布极为广泛。与人类有关的疱疹病毒称为人疱疹病毒（human herpes virus, HHV），已发现 8 型之多：HHV－1 为单纯疱疹病毒 1 型（HSV－1），HHV－2 为单纯疱疹病毒 2 型（HSV－2），HHV－3 为水痘-带状疱疹病毒（VZV），HHV－4 为 EB 病毒，HHV－5 为巨细胞病毒，HHV－6、HHV－7 与幼儿急疹相关，HHV－8 与 Kaposi 肉瘤相关。

14.2.1　单纯疱疹（herpes simplex）
【同义名】

水疱热（fever blisters）、面部疱疹（herpes facialis）、唇疱疹（herpes labialis）、生殖器疱疹

（herpes genitalis）。

【定义】

本病系指由单纯疱疹病毒Ⅰ型或Ⅱ型感染引起的常围绕口、鼻腔、外阴、生殖器分布的群集性水疱。可分为原发型和复发型：原发型是指带有病毒的患者初期感染，感染开始时患者血清里没有抗体，而在病程中出现抗体；复发型是指几周或几年前患者曾获得潜伏或静止的感染，复发开始时患者血清里存在病毒抗体，病程中抗体水平很少发生变化。

【病因及发病机制】

病原体是人单纯疱疹病毒。单纯疱疹病毒可分为Ⅰ型（HSV-1）和Ⅱ型（HSV-2）。HSV的包膜糖蛋白有 11 种，其中 gpG 为 HSV-1 所特有，据此可将两型区分。一般Ⅰ型主要感染腰以上部位（如头面部等）；Ⅱ型通常感染腰以下部位（如外生殖器、肛门等），主要引起生殖器疱疹。Kaposi 水痘样皮疹大多由Ⅰ型引起，新生儿单纯疱疹大多由Ⅱ型引起。Ⅰ型感染比Ⅱ型感染常见得多，85%的成人血清 HSV-1 抗体阳性。Ⅰ型和Ⅱ型都能产生原发和复发感染。这两型病毒感染的主要特点见表 14-2。

表 14-2　人单纯疱疹病毒Ⅰ型和Ⅱ型特征

鉴别点	Ⅰ　型	Ⅱ　型
1）原发感染部位	非生殖器部位	生殖器部位
2）传播方式	不通过生殖器，非性接触传播	性交或通过产道传给新生儿
3）组织培养	小斑点	大斑点
4）在绒毛膜尿囊接种	小痘疱	大痘疱
5）小白鼠感染	很少嗜神经	大多嗜神经
6）免疫荧光	抗Ⅰ型和Ⅱ型反应，有荧光颗粒，核周围染色	仅抗Ⅱ型反应，无荧光颗粒，核周围和核染色
7）抗血清间接凝集抑制试验	对Ⅰ型高滴度	对Ⅱ型高滴度

发病机制是单纯疱疹病毒经呼吸道（主要为鼻咽部）、口腔、眼和生殖器黏膜以及破损皮肤侵入人体。原发感染大多通过与患者直接接触获得，如通过接吻、使用疱疹性龈口炎患者用过的食具、与生殖器疱疹患者性交，医务工作者由于检查

患者亦可能被感染。HSV 可通过胎盘感染胎儿，影响胚胎细胞的有丝分裂，引起流产、胎儿畸形、智力低下等。正常人的单纯疱疹病毒感染大多局限于皮肤黏膜表层；特别易感者，如新生儿、严重营养不良或有其他感染的儿童、某些皮肤病患者、免疫缺陷和应用免疫抑制剂者，可发生血行播散。

原发性感染可分为 4 期。

初期：病毒在局部繁殖并侵入血循环，形成原发性病毒血症。此时大多数易感器官虽可受累，但病变轻微。

进展期：血循环中病毒消失，感染器官细胞内病毒大量繁殖，并出现加重。

极期：细胞内病毒释放引起继发性病毒血症，并进一步播散，病变加重。

恢复期：循环抗体升高，病毒血症消失，病变逐渐痊愈。

由于侵犯部位和损害程度不等，因而临床表现亦异。原发性感染是早期出现补体依赖性中和抗体，即需有补体参与才能中和病毒；后期代之以非补体依赖性中和抗体。抗体对消除病毒血症和限制病程起一定作用，但不能预防感染复发；某些易感者虽有抗体仍可发生严重疾病，此可能由于病毒潜伏在白细胞内，或者病毒虽与抗体结合但仍具感染性，以及免疫淋巴细胞、干扰素或分泌性抗体相对缺乏。血清抗体阳性者对单纯疱疹病毒抗原产生迟发型变态反应，其致敏 T 淋巴细胞能释放各种淋巴因子，且对单纯疱疹病毒感染的靶细胞具有细胞毒性，可直接杀伤之。因此，细胞免疫混乱或缺陷者，如湿疹、血小板减少、反复感染综合征（Wiskott-Aldrich 综合征），淋巴网状细胞瘤和长期应用免疫抑制剂的患者，局部或全身性单纯疱疹病毒感染均可相当严重或迁延不愈。巨噬细胞对限制单纯疱疹病毒复制和阻止其扩散亦有一定作用，感染引起的特异性免疫可消除大部分的病毒。少数病毒侵入周围神经，并沿神经轴索移行至三叉神经节或感觉神经节，在神经细胞内潜伏，潜伏机制未明，据推测：① 由于神经细胞不增殖，缺乏病毒复制所需的特异性转录酶，因而病毒与宿主细胞均维持原状；② 特异性 IgG 抗体与病毒表面抗原结合，使病毒基因组处于抑制状

态,因而长期潜伏。当有发热、着凉、日晒、风吹、外伤、月经、妊娠和焦虑等诱因时,神经细胞表面电荷的改变可使抗体与病毒结合减弱或脱落,病毒基因组重新激活,并沿神经轴索移行至神经末梢附近上皮,如果细胞免疫亦受抑制,病毒就繁殖引起疱疹。

近年来,发现单纯疱疹病毒Ⅰ型和Ⅱ型分别与唇癌和宫颈癌有关。医界对后者研究较多,支持的证据包括:① 生殖器疱疹感染的妇女,宫颈癌发病率较高;② 有些血清学研究表明,宫颈癌患者单纯疱疹病毒抗体阳性率较对照组高;③ 应用免疫荧光技术可从宫颈癌脱落细胞中检出 HSV－2 抗原;④ 宫颈疱疹与宫颈癌好发部位相似,都在鳞状上皮和柱状上皮交界处;⑤ 分子杂交试验证明宫颈癌细胞中有 HSV－2 基因片段并有特异性 mRNA 存在。

【临床表现】

(1) 原发型单纯疱疹

1) 亚临床型

临床上不出现症状,仅在血清中出现单纯疱疹病毒抗体,检出率接近 50%。

2) 轻型

临床上无明显局部不适及高热、中毒等全身症状。即使症状比较明显,也常在几天到 4 周内恢复。皮损常发生在身体某一部位,基本损害为红斑上群集水疱,几天后干燥、结痂,痊愈后不留瘢痕。部分水疱破裂形成糜烂面和表浅溃疡。局部水肿明显,可伴有不同程度的疼痛、浅表淋巴结肿大。

疱疹性龈口炎:是临床上最常见的原发型轻型单纯疱疹,可发生于任何年龄,但以 1~5 岁儿童好发。其特征是在口唇、颊黏膜、上颚等处发生小水疱和糜烂,同时齿龈潮红肿胀、易出血等,在唇红和口周也屡发小水疱,局部炎症显著,患者有流涎、呼吸时口臭。可伴发热、倦怠、食欲不振等全身症状。除非伴发营养不良或一些免疫缺陷性疾病,病程呈自限性,常在 1 周左右痊愈。

阴部疱疹:比疱疹性龈口炎少见,多由性交感染。潜伏期平均为 5 天,通过皮肤黏膜接触传播。集中发病于性生活最旺盛的年龄,男性在阴茎、龟头形成小水疱迅速变成糜烂面,女性外阴阴道发生小水疱、糜烂、浅溃疡。宫颈炎急性感染表现为发热,下腹痛,排尿困难,阴道有分泌物、易出血及坏死性溃疡形成。比较轻的发作仅有少许血性分泌物或没有症状。宫颈炎可以单独发生或伴随外阴阴道炎。也可发生尿道炎或肛门周围感染。

疱疹性角膜结膜炎:角膜病变浅在的为树枝状溃疡,深在的为圆板状结膜炎。如再加重可引起角膜穿孔、前房积脓等,可致失明。结膜炎常合并眼睑疱疹,球结膜及睑结膜充血和浮肿,有时有小水疱形成。

接种性疱疹:由于疱疹病毒的接种,皮疹发生无特定部位。病毒经擦破或正常皮肤直接接种,经过 5~7 天后局部形成丘疹、水疱,局部淋巴结肿大或伴低热。累及手指端的称为疱疹性瘭疽,局部潮红肿胀,疼痛显著,水疱所在部位较深,有时深的水疱融合起来形成蜂窝状大疱,特别是牙科医生及护士易患此病。外伤性单纯疱疹可由许多不同原因引起,主要发生于头面部、躯干和四肢,在红斑基底上有散在或群集水疱和脓疱伴局部水肿,看起来似脓疱疮。

3) 重型

如以下几种病症:

水痘样疹:见《水痘样疹》一节。

脑膜脑炎:由单纯疱疹病毒感染引起的脑膜脑炎与其他病毒性脑膜脑炎表现无异。常见发热、头痛、精神紊乱、昏迷等。脑干和颞叶感染常见。死亡率高,存活者常有严重神经系统后遗症;脑脊液检查示早期颗粒白细胞升高,后期单核细胞升高,红细胞和蛋白阳性。不能从脑脊液里分离出病毒,但在活检或尸检时从脑组织中可发现病毒,患者血清中特异抗体增高。皮肤上常无疱疹损害,但有患过鼻炎或咽炎病史。

新生儿播散性单纯疱疹:系小儿出生时受阴道疱疹病毒感染而发生。临床表现轻重不一,包括:① 无症状感染;② 局限于某一部位,如中枢神经、皮肤、眼或口腔等;③ 播散性感染:肝脏、心、肺等损害广泛,可伴中枢神经系统受累,死亡率可高达 96%,早产儿感染常较严重,先天性感染尚可引起婴儿畸形,如小头、颅内钙化、智能低下、发育迟缓、小眼、动脉导管未闭和短指（趾）等，还可引起脉络膜视网膜炎。

疱疹性肝炎：全身散播性感染的新生儿和儿童，肝炎常为突出表现。儿童常在皮肤黏膜疱疹（尤其是龈口炎）后发生黄疸、肝肿大和出血倾向，尚可伴其他重要器官损害。大多于1~2周因循环衰竭和严重出血死亡，尸检时主要发现为肝脏多数坏死灶，并有特征性核内包涵体；也有报道从肝脏分离得病毒。

（2）复发型单纯疱疹

原发感染以后，在某些诱发因素如急性传染病、高热、药物过敏、月经来潮、疲劳、局部刺激等影响下常复发。紫外线照射，尤其是 UVB 是复发性疱疹性龈口炎的常见激发因素，疾病程度与照射强度有关。复发感染与原发感染不同的是发生一群比较小的水疱，常无全身症状。开始局部皮肤有灼热和痒感，1~2小时后局部出现群集的米粒大小水疱，数量几个到十几个，常成一簇，亦有呈2~3簇者，内含透明浆液，周围绕以红晕。7~10天痊愈，愈后无瘢痕。在儿童有时可见较大水疱，复发时倾向于在同一部位发疱，但也不全相同。最常发生在面部，特别在口周及唇如口唇疱疹，又名"唇疱疹"或"热疮"；其次为阴部疱疹；其他部位极少，罕有发生于颜面全部者。复发性单纯疱疹可伴有神经痛，特别当疱疹发生在面部时，神经痛可以在水疱出现前24小时产生。一些病例能从损害中分离出疱疹病毒。其他如疱疹性龈口炎、疱疹性角膜结膜炎、接种性疱疹、水痘样疹、脑膜脑炎等均可复发。复发性疱疹在儿童期极少，多见于成人，尤其是青年。

【实验室检查】

细胞学诊断：Tzanck 涂片法取急性期疱疹刮取物做涂片，检查多核巨细胞，协助临床确诊。此法为非特异性，因 HZV 感染亦可出现多核巨细胞。

血清学诊断：直接免疫荧光抗体试验可对病毒进行分型，血清试验阳性者只能说明患者曾感染过 HSV，而不适用于急性感染者。

病毒培养：单纯疱疹病毒分离培养较易成功，许多组织培养方法均可应用，宜取新鲜疱液接种，48~72小时可得到结果。

PCR 法：此法较精确，可取干燥、结痂的皮疹进行检查。

皮肤活组织检查：应用免疫过氧化物酶技术可精确发现 HSV 感染引起的病毒性病理改变，可见特异性的 HSV 抗体。

【组织病理】

复发与原发性感染的病理变化相同，以细胞变性和坏死为主。表皮细胞发生气球状变性、网状变性和凝固性坏死，表皮松解而形成水疱，因气球状变性比较明显，且多发于疱底部，故水疱常为单房性。表皮内水疱最终亦可发展成表皮下水疱。少数网状变性可见于疱壁，有时可见细胞核分裂和上皮多核巨细胞。陈旧水疱内可见红细胞和中性粒细胞。被侵犯的细胞内可见核内包涵体，此包涵体在早期呈嗜碱性，Feulgen 反应阳性；但在后期则变成嗜酸性，Feulgen 反应阴性。真皮乳头体有轻度水肿，上层毛细管扩张，血管周围有轻度白细胞、单核细胞和少数肥大细胞浸润。

【诊断及鉴别诊断】

大多数的单纯疱疹病毒感染如口唇疱疹、疱疹性龈口炎、疱疹性角膜结膜炎和接种性疱疹，可根据临床表现作出诊断。至于中枢神经系统感染、新生儿感染、水痘样疹，以及少见的严重的局部或播散性感染，大多只能根据实验室检查来确诊。此类感染虽较少见，但早期诊断甚为重要，因其病情严重，需及时采用有效措施。伴发的皮肤黏膜疱疹并不能据以确诊，因为其他感染（如细菌性脑膜炎）也可诱使疱疹复发。单纯疱疹有时需与带状疱疹鉴别。

【治疗】

本病的治疗目的是：缩短病程和预防复发。

（1）局部治疗

局部药物治疗以吸收干燥、防止继发感染为主，可外用1%樟脑5%硫黄炉甘石洗剂或阿昔洛韦软膏，可减轻疼痛，缩短病程。复发性的疱疹可外用干扰素诱导剂咪喹莫特凝胶。继发感染时可用抗生素类制剂。

疱疹性角膜结膜炎，局部用0.1%疱疹净或阿昔洛韦溶液滴眼。为预防复发尚需口服阿昔洛韦。

（2）全身治疗

对症疗法：如有继发细菌感染需全身应用抗生素。脑膜脑炎伴有颅内压增高或局灶表现，用减低颅内压方法。

抗病毒治疗：严重原发型单纯疱疹如脑膜脑炎、新生儿播散性疱疹、水痘样疹、疱疹肝炎等，首选阿昔洛韦及其衍生物，其次是干扰素及其诱导剂。耐药者可用膦甲酸钠。

抗病毒免疫治疗：转移因子对新生儿播散性疱疹疗效较好；胎盘球蛋白、人血清丙种球蛋白和人体免疫血清球蛋白均可使用；左旋咪唑，具一定的免疫兴奋作用，可用于复发性疱疹。

【预防】

对复发者应去除诱发因素。

口服阿昔洛韦作为单纯疱疹病毒感染每年复发至少6次的患者的预防措施，每次200 mg，每日4次，连服4周，而后逐渐减量至最小维持量，持续6~9个月，用药期可预防复发，但停止用药后仍会有复发。

HSV-1和HSV-2型灭活疫苗皮下注射对预防同型复发有效。

患生殖器疱疹的产妇，剖宫产可预防新生儿感染。

医务人员在给疱疹性龈口炎或口唇疱疹患者诊疗时，需戴医用手套进行预防。

(朱　敏　王月华)

14.2.2　水痘(varicella, chickenpox)

【定义】

由水痘-带状疱疹病毒(VZV)引起的急性、具高度传染性的发疹性疾病。以皮肤黏膜上分批出现水疱且伴有轻度全身症状为特征。

【发病情况】

水痘传染性很强，接触者约90%发病，以冬春两季较多。发病年龄以2~10岁为最多，6个月以下婴儿及成人患者较少，新生儿偶可罹患。

【病因及发病机制】

水痘-带状疱疹病毒存在于患者的血液、疱疹的浆液和口腔分泌物中，在细胞核内繁殖，在外界环境中的生活力很弱。其基本结构与其他疱疹病毒相同，只有一个血清型。对动物和鸡胚都不敏感，不能培养，只能在人类细胞特别是在甲状腺细胞上进行培养。患者是唯一的传染源，从出疹前2天到出疹后5天具传染性。主要通过飞沫传播，接触被病毒污染的尘土、被服、用具等也可能被传染。患病后有持久免疫，复发者极少。主要为细胞免疫，体液免疫有一定的保护作用。

【临床表现】

本病由呼吸道感染。潜伏期9~23天，一般14~17天。起病较急，有发热、头痛、咽痛、四肢酸痛或恶心、呕吐、腹痛等前驱症状，成人较儿童明显，一般为1~2天；接着开始在躯干，然后到头皮、面部、四肢出现红色小丘疹，数h后发展为绿豆大小周围绕以红晕的发亮水疱，2~4天后干燥结痂，经1~2周脱落。无继发感染者痂脱后不留瘢痕。皮疹分布以躯干为多，面部、头皮及四肢较少，呈向心性分布。四肢皮疹以大腿及上臂为多，而小腿、前臂较少。因皮疹分批出现，少者1批，多者5~6批，故病程中常见各期皮疹同时存在。黏膜也常累及，口腔特别是在腭部常发疱疹，亦偶见于结膜和肛门黏膜，后者可产生疼痛性溃疡。轻型患者皮疹稀少，全身症状轻微；重者则皮疹密布，全身症状较重，病程亦较长，常见于成人中。部分患者瘙痒难忍。不典型水痘有大疱型、坏疽型和出血型，但均很少见。孕妇在怀孕20周内得水痘，将对2%的胎儿造成影响，表现为中枢神经系统、眼及肢体发育不全。母亲在分娩前不久感染水痘可以传染给胎儿。新生儿水痘约有30%可伴广泛的甚至致命的系统性损害。

【并发症】

水痘并发症并不多见，可以有下列几种。

（1）继发感染

因痒而搔抓皮疹产生细菌感染。在温带地区一般不严重，在热带地区可严重甚至引起败血症。

（2）肺炎

主要发生于成人水痘及新生儿水痘以及免疫功能障碍者。临床表现轻者只有轻度咳嗽，重者在皮疹出现后几天内迅速出现呼吸急促、胸痛、发绀、肺水肿。X线检查显示整个肺内有密集多角形不透明分散的阴影。

（3）脑炎

并发脑炎比麻疹少，儿童发病比成人多。在发疹后 1 周出现头痛、呕吐，有时昏迷等脑受累症状。各种脑组织均可累及，以小脑多见。脑脊液白细胞和蛋白质增高。80% 的病例可以完全恢复。

（4）暴发性紫癜

水痘发生以后 5～18 天，下肢出现对称性瘀斑，出血性大疱，皮肤坏死，以后坏死组织可自发脱落。上肢受累较少。实验室检查凝血酶原时间延长，血液 V、Ⅶ、Ⅷ、X 因子减少。此综合征是血栓性紫癜的一种。可以用肝素、高压氧、输新鲜血进行治疗。

（5）Stevens - Johnson 综合征

除了典型的水痘皮疹外出现进行性增多的大疱，应考虑此病的可能。抗病毒药及系统的糖皮质激素治疗有效。

除上述几种外，水痘并发症还有病毒性关节炎、Reye 综合征等。

【诊断及鉴别诊断】

临床症状典型者，不难诊断。成人患者、重型及并发细菌感染时需与下列疾病相鉴别。

天花：重型水痘与轻型天花相似，其鉴别要点见表 14 - 3。

表 14 - 3　水痘和天花鉴别表

鉴别要点	天　花	水　痘
年龄	儿童与成人都可发病	儿童占绝对多数
种痘史	从不种痘，多年未再种痘，或种痘不发	与种痘无关
接触史	同地区有天花患者，并有接触史	同地区有水痘患者，并有接触史
潜伏期	较短	较长
前驱期	较长，3～4 天后方始出疹	较短，1～2 天出疹
全身症状	严重	较轻
皮疹分布	离心性，多见于头面、四肢	向心性，多见于躯干
皮疹特性	皮疹较密较大，多为圆形，中央微凹陷，深藏皮内，触之坚实，大多为脓疱	皮疹较稀，多为椭圆形，中央凹陷较少见，皮损位置表浅，无坚实感，多不形成脓疱
皮疹类型	在身体同一部位，发现的皮疹大多属同一类型	在身体同一部位可发现各阶段的皮疹
皮疹瘢痕	痊愈后遗留瘢痕	痊愈后一般无瘢痕

脓疱疮：好发于面部或四肢暴露部位，脓疱为主。患者全身症状不明显，皮疹无分批出现的特点，不累及黏膜。

【预防】

感染前预防（主动免疫）：对未患过水痘者注射水痘疫苗，能有效阻止水痘的发生。单剂注射，3 个月后重复 1 次，有 90% 血清转阳率，其中 75% 的受者血清中抗体阳性可持续 10 年。

感染后预防（被动免疫）：感染患者 10 天内注射特异性的带状疱疹免疫球蛋白（ZIG），可减轻水痘的严重度，但不能防止疾病的发生。新生儿其母亲在分娩前 7 天至分娩后 7 天内患水痘也应注射 ZIG。

抗病毒药物：感染病毒 9 天后，给予阿昔洛韦或伐昔洛韦，治疗 1 周，可有效预防流产，减轻症状。

【治疗】

主要是对症处理、抗病毒和预防继发感染。

对症处理：高热时可用退热剂。皮肤瘙痒显著者口服抗组胺药物。

抗病毒治疗：成人水痘及严重水痘应尽早给予阿昔洛韦、伐昔洛韦、万乃洛韦等抗病毒药物，可阻止皮疹的发展，减少并发症的产生。

局部治疗：以止痒和预防感染为主。可用 1% 樟脑 5% 硫黄炉甘石洗剂，水疱破裂可涂 1% 龙胆紫，有继发感染局部应用新霉素软膏等抗感染制剂。

如有继发感染：可酌情予以抗生素。

14.2.3　水痘样疹（varicelliform eruption）

【同义名】

牛痘样湿疹（eczema vaccinatum）、疱疹样湿疹（eczema herpeticum）、急性水痘样脓疱病。

【定义】

水痘样疹系指在原有遗传过敏性皮炎或湿疹等基础上感染单纯疱疹或牛痘病毒而发生的一种疱疹性皮肤病。

【病因】

本病由病毒所引起的，常为过敏性皮肤病患者的一种突然发生的并发病。从细胞涂片检查可见单纯疱疹病毒引起的病毒包涵体在细胞核内，牛痘病毒引起的在细胞质内。前者并见有气球样变性及多核巨细胞。

【临床表现】

本病多半发生在患湿疹的婴儿或儿童(彩图14-01)，尤以5岁以内多见。偶然发生于患脂溢性皮炎、脓疱疮、落叶性天疱疮、鱼鳞病样红皮病、毛囊角化病、蕈样肉芽肿、Sézary综合征和其他炎症性皮肤病的成人。由于接种牛痘或接触种痘及单纯疱疹患者后，经过5~19天(平均10天)潜伏期，突然出现密集成群发亮扁平水疱，以后很快转变为脓疱，疱中央有脐窝，周围有红晕。皮疹可局限于原有皮肤病的部位，也可超越原有皮损范围，1~2周后皮疹干燥结痂而脱落，部分残留浅表瘢痕及色素沉着。皮疹发出2~3天后可有高热、全身不适、食欲不振等症状。局部浅表淋巴结可肿大。绝大部分患者预后良好，但少数患者可并发脑炎、树枝状角膜溃疡或泛发性内脏损害。

【诊断及鉴别诊断】

根据病史及特征性临床表现可做出诊断。通过水疱液电镜检查和组织培养可进一步明确诊断。有时需与水痘、天花相鉴别。

【防治】

患遗传过敏性皮炎和湿疹等皮肤病的婴儿和儿童在发病期不宜接种牛痘，也应避免与接种牛痘或患单纯疱疹者接触。

全身症状给予对症处理。

局部治疗可酌情使用3%硼酸溶液或0.5%新霉素溶液湿敷，或夫西地酸乳膏等外涂。

(朱　敏)

14.2.4　带状疱疹(herpes zoster)
【同义名】

祖国医学称为"缠腰火丹"，俗称"蛇丹""蜘蛛疮"。

【定义】

本病是由水痘-带状疱疹病毒引起的急性疱疹性皮肤病。表现为成群的密集性小水疱，沿头面或肢体一侧周围神经呈带状分布，常伴有神经痛，愈后较少复发。

与水痘的流行规律不同，本病传染性较小，常呈散发性。据复旦大学附属华山医院皮肤科对近24万初诊患者的统计(1949~1963年)，患本病的有1200例，约占0.5%。发病以春秋季较多，男女之比约为3:2。发病年龄12天~85岁，60岁以下仅占6%；国外报道60岁以上超过30%。儿童较少见，年龄愈小则发病率愈低。

【病因及发病机制】

水痘-带状疱疹病毒(VZV)即是Ⅲ型人疱疹病毒(HHV-3)，形状为长方形，体积在210~250 nm之间，有亲神经和皮肤的特性。无或低免疫力的人群(多数为儿童)与这种病毒接触后引起原发感染即为水痘，患过水痘的成人多表现为带状疱疹。少数人可因抗体的存在或感染过后的细胞表面的抗原消失逃逸了免疫识别而呈隐性感染。病毒进入皮肤的感觉神经末梢，沿脊髓后根或三叉神经节的神经纤维向中心移动，长期潜伏于脊神经或脑神经的感觉神经节的神经元中。在某种诱因的作用下，潜伏的病毒再次活动，复制扩散，致使神经节发炎或坏死，产生神经痛。同时，再活动的病毒可从邻接的神经节沿相应的感觉神经纤维传播到皮肤，引起复发感染，即产生本病特有的节段性分布的水疱。偶尔病毒播散到脊髓前角细胞及运动神经根，引起肌无力或相应部位的皮肤麻痹。与水痘或带状疱疹患者接触过的成人，当有细胞免疫缺陷时可直接发生带状疱疹。

患者的一般健康情况多数较好，但常可找到促发因素：① 外伤、预防接种和手术等诱因可能使局部抵抗力减低，或将病毒带入皮肤末梢神经，或经体液进入脊髓神经节。② 神经系统疾病如流行性脑膜炎、结核性脑膜炎、癫痫、麻痹性痴呆、脊髓炎、坐骨神经痛、脑溢血偏瘫等疾患可使神经组织抵抗力减低，潜伏的病毒或继之由呼吸道进入的病毒乘虚侵犯某些脊髓神经节而有相应的皮肤区域发疹。③ 急、慢性传染病。不少患者发疹前3~17天有明显感冒史，或在传染性肝炎、麻疹或疟疾过程中发疹。笔者曾对57例累及胸段患者做X线透视或摄片，结果有肺结核、胸椎结核、胸膜炎或肺炎等病变者达23例，占40.4%。18例肺结核中 2/3 以上（13 例）之皮损发生于结核同侧之胸段。④ 中毒。据报道，曼彻斯特市流行性带状疱疹的调查发现与啤酒中含砷有关。复旦大学附属华山医院在以锑剂治疗血吸虫病及皮肤黑热病中也见不少人发生本病。⑤ 其他引起机体抵抗力免疫功能减弱的因素或疾病如发热、高血压、心脏病、糖尿病、肾脏疾患、红斑狼疮、免疫性大疱病以及妊娠、分娩等均可成为本病的诱发因素。在恶性肿瘤如淋巴瘤、Hodgkin 病、白血病、艾滋病（AIDS），以及脏器移植等情况长期使用糖皮质激素、免疫抑制剂或 X 线放疗的患者中，本病发生率明显增高，且病情亦较严重，易引起皮损播散及脑炎等。

有发现初次感染水痘-带状疱疹病毒表现水痘时，只发生一种不完全性免疫反应，产生 IgM、"慢" IgG 和少量"快" IgG；当发生带状疱疹时则发生完全性免疫反应，除产生"慢" IgG 外，尚产生较多的保护性"快" IgG。故发生水痘后，仍能发生带状疱疹，而带状疱疹治愈后一般不复发，获终身免疫。

【临床表现】

在典型症状发生前，常有轻度全身症状，如低热、全身不适、食欲不振等。在将要发疹的部位，92% 以上往往有神经痛、个别痒感或皮肤感觉过敏，3% 患者可无任何自觉症状，此以儿童多见。但亦有无前驱表现即发疹者。少数患者先有皮疹而后有痛或痒感。

在全身或局部前驱症状 1~14 天后，一侧的局部皮肤初起不规则的红斑，继而出现数片成群但不融合的粟粒至绿豆大的丘疹、丘疱疹，迅即变为水疱，疱液澄清、疱壁紧张、周围有红晕。常先后形成一个或数个水疱群，沿着所属的周围神经呈带状分布和发展，晚发的损害常在皮疹发展未成熟时即消退。各簇水疱群之间隔以正常皮肤，有时可融合成弥漫的大片损害。附近淋巴结常肿痛，数日后水疱可混浊化脓或部分破裂，露出糜烂面，最后干燥结痂。痂皮脱落后，遗留暂时性淡红色斑或色素沉着，若无继发感染，愈后不留瘢痕。儿童及青年人病程为 2~3 周。

皮损常沿某一周围神经分布单侧排列，一般不超过中线，但有时可略微超过中线。可能是末梢神经有部分纤维交叉至对侧之故。分布以胸段（肋间神经）多见，约占 57%，其次为腰段、颈段及三叉神经分布区，后者以第 1 支最为常见，占三叉神经受累的半数以上，尤多见于老年人，症状较严重，疼痛剧烈，可合并角膜、结膜炎，甚至损害眼球各部而引起全眼球炎，以至失明。当侵犯三叉神经眼支的鼻分支时，鼻尖常见水疱。累及三叉神经上颌支时于悬雍垂、扁桃体部位产生水疱。下颌支被累及时，则在舌前部及颊黏膜等处出现水疱。膝状神经节受累时影响面神经的运动纤维，产生周围性面瘫、耳郭及外耳道疱疹，伴有耳和乳突的深部疼痛，常伴有唾液腺和泪腺分泌减少；上述表现多为单侧性。有时出现内耳功能障碍，如眩晕、恶心、呕吐、眼球震颤、听力障碍等。偶尔可影响其他脑神经，此称为 Ramsay - Hunt 综合征（彩图 14 - 02）。病毒感染如累及前角运动神经元，可引起肌无力或相应部位的皮肤发生麻木，可持续几周到几月，但大部分皆可恢复。

当病毒直接从脊髓神经前、后根向上侵犯中枢神经系统时，可引起带状疱疹性脑脊髓炎及脑膜脑炎，表现为头痛、呕吐、惊厥或其他进行性感觉障碍，间有共济失调及小脑症状等。当病毒由脊髓后根神经节侵入交感神经及副交感神经的内脏神经纤维时，可引起胃肠道、泌尿道及腹膜、胸膜刺激症状，甚至积液等症状。

由于机体免疫状态的不同，本病在临床上常有不典型的表现。

免疫功能较强者，可不出现皮疹，仅有神经痛者称"无疹型带状疱疹"；仅出现红斑、丘疹而不发生水疱并随即消退者称"顿挫型"或"不全型"带状疱疹。上两者总共不足 5%。

免疫功能低下如年老、患恶性肿瘤或长期使用抗癌药物者可发生大疱，称大疱性带状疱疹。疱液内容呈出血性形成血痂，称出血性带状疱疹。某些老年人或营养不良的患者皮疹中心可坏死，结成黑褐色痂皮者，称坏疽性带状疱疹。偶见双侧性带状疱疹，在一批流行性脑膜炎的患者中，其成群水疱对称分布于从口角上部、颊部至耳后为止，这很可能是患脑膜炎后整个中枢神经组织的抵抗力减低,病毒更易于侵犯脑神经或脊髓之双侧。据文献报道对称性带状疱疹之常见部位为胸段脊神经分布区,其次为颈神经,笔者所见9例中则以面部占绝大多数,发生于胸段者仅2例。也有发生对侧或同侧两个和数个神经节同时或相隔数天受累。有个别免疫功能低下者,可通过血行播散遍及身体各处,产生广泛性水痘样皮疹,称"泛发性或全身性带状疱疹"(彩图14-03),甚至可以引起带状疱疹性腮腺炎、肺炎和脑脊髓炎。此型带状疱疹极为罕见,曾见1例在左三叉神经区带状疱疹发病后第4天全身发出50余颗水痘样疱疹,可能是病毒之血行播散所致;另见1例外宾在右足、左耳、左下肢均有少数散在疱疹,但有剧烈的坐骨神经痛,笔者认为亦系全身泛发性带状疱疹之一种。国外曾有报道带状疱疹伴有全身性水痘样皮疹之发生率为8%,而我国则相当少见,但近几年来似有增加。

神经痛包括疱疹后遗神经痛(post-herpetic neuralgia,PHN)为本病的特征之一,老年患者尤其疼痛剧烈,有时皮损已完全消退,而后遗神经痛可持续数月至数年,文献报道有长达16年的。笔者所见90%以上的后遗神经痛持续时间均在3个月以内,偶尔超过一年的。痛者中2/3以上年龄超过50岁,这可能是由于老年人的神经组织修复较慢,疼痛亦较持久。女性及眼部的带状疱疹似乎更易产生PHN。有的病例在疱疹痊愈后在原皮损处有痒感或感觉障碍,如痛触觉消失或减退,个别病例可致三叉神经第1、2支麻痹。

文献曾报道在患带状疱疹后数月至数年,局部发生癌变,其中以基底细胞癌及鳞状上皮细胞癌为多,多数在疱疹后数年发生癌变,最长者为19年,值得引起注意。

本病病程一般2~3周左右,平均16~17天。愈后极少复发,复发率在0.2%以下。严重病例、泛发性患者以及偶见有复发者常伴高热等全身症状,往往提示免疫功能有缺陷及有潜在的恶性疾患。

【组织病理】

主要变化见于神经及皮肤。受累神经节用光镜及电镜检查或用猴肾细胞培养以证明含有核内嗜伊红包涵体。变性的改变可从受累的神经节沿感觉神经扩展到皮肤。水疱位于表皮深部,呈多房性,疱内及其边缘可见膨大的气球状细胞,由棘细胞变性所致。水疱周围水肿明显,真皮乳头肿胀,毛细血管扩张。在血管、毛囊及神经周围有多形核白细胞、淋巴细胞或浆细胞浸润。在水疱内上皮细胞或变性的细胞核中可发现嗜伊红性核内包涵体(Lipchuetz小体),尤以气球状细胞核内多见。

在系统性带状疱疹中,在不同的器官可发现含核内嗜伊红包涵体的灶性坏死区域,尤其在肝脏、肾脏、肺和肾上腺。带状疱疹性肺炎致死的尸解显示在支气管的上皮细胞和肺泡细胞内有核内嗜伊红包涵体。在血管内皮中所见的核内嗜伊红包涵体可作为血行播散的证据。

用乙酰胆碱酯酶的方法染色证明,在被带状疱疹感染的皮肤中真皮神经网似乎明显减少,考虑是由于病毒的存在,因为在水疱下的真皮中,小神经的神经膜细胞内已证实有嗜伊红的包涵体;另外在无髓鞘的真皮神经的轴索中电镜发现病毒成熟颗粒,以及无髓神经纤维被严重破坏。

【实验室检查】

半数患者白细胞总数在$5×10^9$/L以下,白细胞偏低的患者在好转期或痊愈后可以恢复正常。PCR法可检测到VZV-IgG、IgM、IgA。三叉神经区带状疱疹严重者应做头颅CT,除外潜在肿瘤占位。

胸段带状疱疹宜作X线摄片,因1/3以上病例可发现结核等肺部病变,脑脊液检查少数患者可有蛋白增高及白细胞增多。

【诊断及鉴别诊断】

典型病例根据单侧性发疹,多数水疱簇集成群、沿周围神经分布而排列成带状及伴有神经痛等特点,诊断多不困难,但对无水疱、无神经痛及其他特殊类型,应按具体情况做综合分析才能明确诊断。

本病有时需与单纯疱疹及疱疹病毒Ⅱ型感染症鉴别。单纯疱疹好发于皮肤与黏膜交接处,分布无一定规律,疼痛不著,多见于发热(尤其高热)病的过程中,常易复发;疱疹病毒Ⅱ型感染症后者好发于臀部或四肢,有神经痛和膀胱刺激症状。

偶尔会与接触性皮炎混淆的,但后者有接触史,皮疹与神经分布无关,自觉烧灼、剧痒,无神经痛。

在带状疱疹的前驱期及无疹型带状疱疹中,神经痛显著者易误诊为肋间神经痛、胸膜炎及胆囊炎、急性阑尾炎等急腹症,需加注意。

【治疗】

本病有自限性,治疗原则是止痛,抗病毒,缩短病程及保护局部预防继发感染。

(1) 止痛

给予镇痛剂,如颅痛定、强痛定、卡马西平、加巴喷定、普瑞巴林等,亦可给阿米替林、安定剂甚或吗啡类镇痛剂。

(2) 抗病毒剂

1) 阿昔洛韦或伐/泛昔洛韦

能选择性抑制病毒的 DNA 聚合酶,宜早期用药,可减少新损害形成,减轻急性疼痛,制止病毒的播散和减少内脏并发症。前者可静脉注射或口服,10 mg/kg 静脉注射每日 3 次,持续给药 5~10 天或口服阿昔洛韦 200 mg,每 4 小时 1 次,有效率为 100%,治愈时间及疼痛、乏力、淋巴结肿大等症状减轻或消退时间均较对照组为短,但神经痛则与对照组相仿。伐昔洛韦口服每日 2~3 次,每次 300~600 mg,并对预防 PHN 有效。

2) 溴夫定(brivudin)

是一种强效、安全的抗疱疹核苷类似物,口服 125 mg,每日 1 次,连续 7 天,在疱疹产生的 48~72 小时内具快速抑制病毒复制,控制皮损扩散,缩短病程及镇痛、预防 PHN 的作用,因此,可免除或减少糖皮质激素和镇痛剂的应用。老年、肝肾功能不全者无须减量用药。

3) 膦甲酸钠

为一抑制耐阿昔洛韦的疱疹病毒感染的药物。静脉注射每日 2 次,每次 50 mg 或每日 3 次,每次 40 mg。

4) 阿糖胞苷(Ara-c)

全身性泛发性带状疱疹每日 1~2 mg/kg,静脉注射 10 天,早期应用可减少急性痛和后遗神经痛,加速痊愈。

5) 干扰素

是细胞对病毒感染或一些非病毒诱导剂反应合成的一种小分子糖蛋白,与细胞表面的神经节苷脂相结合,破坏病毒复制。常用重组 IFNα-2a、IFNα-2b 或 IFN-β,100 万~500 万 U 肌内或皮下注射,每周 2~3 次,共 3~6 次。早期应用可作为高危患者活动性感染的辅助治疗。

(3) 免疫制剂

麻疹减弱活疫苗 2 ml/次,肌内注射有效。其他以胎盘、丙种球蛋白肌内注射,静脉输入新鲜血浆以及皮下或肌内注射转移因子、胸腺肽等以提高细胞免疫功能,缩短病程,减少并发症。水痘病毒减毒疫苗接种 4 周 1 次,连续 2 次,对接触者及易感者的保护率可达 85%~95%,先天或继发的免疫低下者慎用。

(4) 糖皮质激素

如无严重并发症或禁忌证如肺结核、细菌感染、糖尿病、高血压、溃疡病等,早期口服糖皮质激素可抑制炎症反应和减轻脊根神经节的炎症后纤维化。在急性期用药可减少后遗神经痛的发生率,但有可能使疾病播散。免疫功能不全的患者不宜应用。对老年体健的患者为预防后遗神经痛,以及严重患者如出血型、坏疽型、泛发型,更应及早用药,尽可能在起病 5 天之内应用。口服泼尼松,每日 30~60 mg,疗程 7~10 天。

(5) 中医疗法

祖国医学认为本病系由湿热内蕴、感受毒邪、湿热毒邪搏结、壅滞肌肤所致,故治宜清热利湿,解毒止痛。方用:

白芍 30 g 郁金 15 g 延胡索 15 g 炙甘草 9 g 紫草 12 g 白花蛇舌草 30 g 马齿苋 30 g 蒲公英 30 g 土茯苓 15 g 车前草 15 g 泽泻 12 g
上 11 味煎服,每日 1 剂。儿童剂量酌减。

(6) 针刺疗法

有明显的消炎止痛作用。可采用循经取穴,如皮疹在胸肋部,可取内关、足三里、支沟、阳陵泉作为主穴。也可局部取穴或阿是穴。

(7) 音频电疗法及氦氖激光照射

可消炎止痛,缩短病程。

（8）局部治疗

以抗病毒、消炎、干燥、收敛、防止继发感染为原则。可外用阿昔洛韦软膏,3%酞丁胺霜,含有樟脑、硫黄的炉甘石洗剂。若有继发感染,外搽0.5%新霉素软膏。如神经痛较显著,可在上述制剂中加入1%达克罗宁等止痛剂或局部外涂利多卡因乳膏、辣椒痛贴膏等。

（王月华　徐丽英）

14.2.5 EB 病毒感染（EB virus infection）

【病因】

EB 病毒是一种嗜淋巴细胞的 DNA 病毒,属疱疹病毒属（HHV-4）,1964 年由 Epstein、Barr 等发现存在于非洲儿童的恶性淋巴瘤（Burkitt lymphoma）组织培养中。

【临床表现】

EB 病毒感染后,除了表现为传染性单核细胞增多症等急性传染病的皮疹外,还可引起以下几种类型的皮疹。

（1）非洲儿童恶性淋巴瘤（Burkitt 淋巴瘤）

见于某些温热带地区,呈地方性流行。多见于 6 岁左右儿童,好发部位为颜面、腭部。在肿瘤组织中发现有 EBV 基因组。

（2）慢性 EB 病毒感染引起的环状肉芽肿样皮疹

本症由 Spencer 等在 1988 年首次报道。在报道的慢性 EB 病毒感染病例中有 9%～12%伴有各种皮疹,环状肉芽肿样皮疹是其中罕见损害。皮疹主要位于面部及前臂,和环状肉芽肿相似,多为散在或融合的环状皮损,边缘呈红或黄色隆起。组织病理示肉芽肿性炎症。真皮全层有淋巴组织细胞浸润伴有明显的上皮样细胞和少量中性粒细胞,神经和血管周围也可见淋巴细胞和中性粒细胞。与环状肉芽肿不同之处是无胶原纤维变性及黏蛋白沉积。可试用糖皮质激素治疗。

（3）口腔毛状黏膜白斑病（OHL）

舌的侧面出现不易刮除的白斑。1/3 以上的 AIDS 患者有 OHL,也可见于肾移植以及骨髓移植等免疫抑制患者。EBV 在成熟的上皮细胞中复制而不侵犯基底细胞。一般无明显的自觉症状,不需特殊处理。

（4）急性外阴溃疡

无性交感染的青少年生殖器溃疡。溃疡一般多个,伴发热不适,以及腹股沟淋巴结病。具自限性,但愈合较慢。

（5）其他表现

可有多形红斑、结节性红斑、离心性环形红斑、儿童丘疹性肢端皮炎、苔藓样糠疹以及面部皮疹等。

（朱　敏）

14.2.6 传染性单核细胞增多症（infectious mononucleosis）

【定义】

由 EBV（Epstein-Barr virus）感染引起的以发热、淋巴结肿大、脾大等全身症状以及皮肤黏膜损害为特征的疾病。

【发病情况】

分布广泛,呈散发,亦可引起流行,儿童和青年人易患本病,通过直接接触传播,有低度传染性。

【临床表现】

潜伏期 5～15 天,起病缓慢,也有呈急性发作的。3%～16%患者有皮肤和黏膜损害,皮疹在第 4～10 天出现,形态不一,躯干、上肢的斑疹、斑丘疹最常见,面部、前臂、大腿和小腿也可累及。有些患者表现为麻疹样、猩红热样皮疹和急性荨麻疹、多形红斑等。数日后皮疹变淡。约 1/4 患者在第 5～7 天于软、硬腭的交界处出现比较典型的损害,表现为多发性（5～20 个左右）针头大小的瘀点,偶尔可融合成瘀斑。此外,多数患者有中度发热,有时也可有高热,少数热型不规则或呈稽留热,持续 5～10 天,可骤退或渐退。60%～70%患者有浅表淋巴结肿大,以颈部肿大最为常见,胸廓、纵隔及肠系膜淋巴结也可能肿大。约 85%病例有咽峡炎,其中 1/5 咽部有渗出,有的甚至像白喉的伪膜。约 2/3 病例脾脏肿大,曾报道有致死性脾破裂。约 15%患者肝脏肿大,其中 5%～10%发生黄疸。偶尔累及神经系统,表现为脑膜炎、脑膜脑炎和 Guillain-Barre 综合征等神经病变。累及心脏表现为心包炎和心肌炎,累及呼吸系统类似于支原体性肺炎,并可有眼睑水肿、鼻出血、蛋白尿、关节肿痛等。

【实验室检查】

外周血白细胞计数可增至 $(10 \sim 40) \times 10^9/L$,其中单核细胞占 $0.60 \sim 0.80$,并有异常单核细胞出现。$1 \sim 2$ 周后嗜异性凝集试验阳性率达 $80\% \sim 90\%$,患者血清中含有嗜异性凝集素,能凝集羊红细胞,效价高达 $1:600 \sim 1:2000$(正常人低于 $1:100$)。抗 EB 病毒壳体抗原抗体阳性,IgM 维持数月,而 IgG 持续终身。

【治疗】

本病无特殊治疗,疾病过程为良性,大多能自愈,一般给予对症处理。病情严重或有中枢神经系统累及时,给泼尼松治疗 $1 \sim 2$ 周,可迅速改善症状。

(朱　敏　王月华)

14.2.7　B 病毒病(B virus disease)

【同义名】

猴疱疹病毒病(herpesvirus simiae disease)

【病因及发病机制】

由 B 病毒感染引起。60% 以上正常猴能发现 B 病毒感染,与人单纯疱疹病毒相似。此病毒引起的猴口炎与人疱疹性口炎类似。猴感染此病毒后可呈潜伏状态,在自发或应激情况下复燃。主要通过猴咬或猴爪抓伤传染于人,常见于饲养员和研究人员,但偶尔也见于仅接触猴或猴器官组织的工作人员。人与人之间的传播只有 1 例报道。

【临床表现】

在被患猴咬或抓破后 $1 \sim 3$ 天,局部皮肤出现类似单纯疱疹样损害,常伴局部淋巴结肿大。低热、头痛、腹痛显示有系统损害。较多病例在发病 $10 \sim 35$ 天后出现脑炎或脑脊髓炎等中枢神经系统症状。少数患者可康复,但多数终因呼吸衰竭而死亡。偶见死亡者无皮肤损害。

【诊断】

单从临床上本病与其他病毒性脑炎难以鉴别。与猴接触史和被猴咬伤史以及损伤处出现单纯疱疹样损害是诊断本病的重要依据。

脑脊液检查压力正常或升高;细胞计数轻度增高,$<200 \times 10^6/L$,主要为单核细胞,蛋白稍高,糖正常,细菌培养阴性。从疱液或组织培养分离出病毒和特异性中和抗体试验可明确诊断。

【防治】

管理人员应该穿特制防护衣,以防猴咬。从事实验室工作者应严格遵守有关操作规程。目前尚无特效疗法,被猴咬伤局部必须彻底清创,用碘液或酒精消毒。酌情予以一般支持疗法。对脑炎症状做相应处理。感染早期予以阿昔洛韦治疗,可减轻症状。

(朱　敏)

14.2.8　巨细胞病毒感染(CMV infection)

巨细胞病毒即为人疱疹病毒 5(HHV-5),是一类普遍存在于自然界且具有严格种属特异性的病毒,携带者非常普遍,但大多数呈临床不显性感染或潜伏感染。由巨细胞病毒所致的巨细胞包涵体病(cytomegalic inclusion disease),主要发生于婴儿和免疫低下者。

【病因及发病机制】

巨细胞病毒又称涎腺病毒,通常潜伏在淋巴细胞和分泌腺体中,如泌尿生殖道的分泌物或精液。传播方式是接触传染,故与性传播有密切的关系。血清学调查表明,$60\% \sim 70\%$ 成人有此病毒循环抗体,但仍能从尿或涎腺中排出病毒,推测可能与病毒持续感染或宿主免疫状态失平衡导致潜伏的病毒活化有关。

【临床表现】

其临床症状变化很大,可随年龄、患者的机体状况不同而异。

宫内感染是病毒穿过胎盘引起胎儿的感染,可无临床症状,但若出现症状则一般较后天获得者明显。可发生病毒血症,而引起全身性内脏损害,表现为黄疸、肝脾肿大、脉络膜视网膜炎、大脑钙化、小头、智力障碍、耳聋,由于贫血及血小板减少,皮疹表现为瘀点、瘀斑。多数患者在几天或几周内死亡,或遗留严重的神经功能障碍。后天获得性感染常发生于出生时,此种婴儿常无症状,但是亦可发生肝功能障碍、蜘蛛痣、百日咳样咳嗽、支气管肺炎等。有时可发生红斑及斑丘疹麻疹样、荨麻疹样皮疹及瘀斑、紫癜。成人多发病于30岁以上;若30岁以下发病,多发生于有造血系统及淋巴网状系统的恶性肿瘤、AIDS或多次输血的患者。表现有3~6周的持续发热,似单核细胞增多症的血象改变及肝功能障碍,但无渗出性扁桃体炎及明显的淋巴结肿大,且嗜异性凝集试验阴性。

【组织病理】

在全身各器官中,皆可见到核内嗜酸性包涵体和(或)胞质内嗜碱性包涵体的巨大细胞,同时有局灶性单核细胞浸润。肾脏表现为慢性间质性肾炎,肺表现为斑片状肺炎,脑部可发生坏死性肉芽肿损害。

【诊断】

最可靠的诊断方法是从尿液或其他体液、分泌物中分离出巨细胞病毒,在尿沉渣及咽部涂片检查可见含有特异性包涵体的"巨大细胞"。此外,亦可做补体结合试验、间接免疫荧光检查、酶联免疫吸附试验和使用最近发展的核酸分子杂交等方法。

【防治】

对症的防治用药有更昔洛韦、膦甲酸钠、西多福韦。也有人试用阿糖胞苷取得一定效果。CMV减毒活疫苗可减轻感染者的症状。

14.2.9 人疱疹病毒6感染(human herpes virus 6 infection)

又名第6种病(Sixth disease)、幼儿急疹(exanthema subitum)、婴儿玫瑰疹(roseola infantum)。

人疱疹病毒6(HHV-6)最早是1986年从AIDS合并淋巴细胞增生性疾病患者的外周血单个核细胞中分离出。根据病毒的限制性核酸内切酶、核苷酸序列分析、对单克隆抗体的反应性以及在不同淋巴细胞株培养中的生长情况等,可将病毒分为HHV-6A和HHV-6B两型,其同源序列在96%以上。HHV-6感染的患者及病毒携带者为本病的传染源,一般认为通过唾液传播,人群中约90%可在唾液中检测到HHV-6DNA。母婴垂直传播也是一种重要的传播途径。

HHV-6B感染呈全球分布,全年均可发生,往往冬季较多。首次感染均由HHV-6B引起,多发生于6~12个月龄婴儿,可能与母体的保护性抗体消失有关。1岁以前,75%的婴儿HHV-6抗体阳性,其中1/3有临床症状,潜伏期为10~15天。无前驱症状,患者突发高热,在数小时之内体温升至39~40℃甚至40℃以上。除食欲不振外,患儿的一般精神状态无大变化。但是在开始发病时,也有发生鼓膜炎、眼周水肿、血尿、颈部或枕骨下淋巴结肿大。高热持续3~5天后突然下降,在24小时内退至正常,而后出现皮疹;少数病例体温将退时就已出疹。皮疹为周围绕以红晕的玫瑰色斑丘疹,直径为1~5mm,散在分布,相近的可以互相融合而成红色斑片,形状和颜色类似风疹及麻疹,偶尔类似猩红热或荨麻疹。通常先发生于躯干的上部及颈部,以后逐渐在面和四肢出现,但是往往不发生在鼻、颊及肘膝以下的部位,掌跖一般不累及。在24小时内皮疹出满,经1~2天后即退尽,不留色素沉着及脱屑。黏膜没有显著炎症,鼻腔、咽部黏膜及结膜轻度发红。13%的患者可出现高热惊厥,也有致死性脑炎和肝炎的个例报道。

成人感染HHV-6病毒,表现为皮疹、不规则发热,颈部淋巴结病可持续3个月。也可出现急性自限性肝炎。免疫抑制患者,潜伏的HHV-6可能复发,产生多种临床症状,如发热、皮疹、肝炎和肺炎。

另外,HHV-6与肿瘤(T细胞淋巴瘤、急性淋巴细胞性白血病、多发性骨髓瘤、霍奇金病、骨髓增生综合征等)、中枢神经系统疾病(HHV-6相关脑炎、多发性硬化、进行性多灶性白质脑病、慢性脱髓鞘性脊髓病、顺行性遗忘症、逆行性健忘症等)、系统性红斑狼疮、特发性血小板减少性紫癜、噬血细胞综合征、药物超敏综合征(drug induced hypersensitivity syndrome, DIHS)、AIDS、器官移植后感染等疾病的发生和发展相关。在Rosai-Dorfman患者的皮损中发现HHV-6DNA。

HHV-6感染,皮疹出现5~7天后,血中出现IgM抗体,持续2个月。应用PCR技术可在急性期患者外周血单核细胞中测出 HHV－6DNA。在感染 2 个月内其阳性率可达 78%，2 个月至 2 年内阳性率为 66%。

多数患者病程良性，无须治疗，重症者可试用更昔洛韦、膦甲酸钠，但少有成功病例。

14.2.10 人疱疹病毒 7 感染（human herpes virus 7 infection）

是 1990 年 Frenkel 等从人 CD4$^+$T 淋巴细胞中分离到一种新的嗜淋巴细胞的疱疹病毒，之后又在健康人群和一慢性疲劳综合征患者的外周血以及玫瑰糠疹患者的血液单核细胞中分离到该种病毒。HHV－7 引起的原发感染一般晚于 HHV－6 感染，且多发生于幼童时期。其在世界范围内流行，无明显季节性。新生儿体内 HHV－7 IgG 阳性率较高，该抗体来自母体，后逐渐下降并转阴而致易遭感染。HHV－7 的传播模式尚未被完全阐明，唾液接触可能是其主要的传播途径。在女性生殖道中亦发现 HHV－7，可能存在母婴垂直传播和性传播，但均未得到证实。还有人提出，其可能通过母乳喂养途径或器官移植传播，但仅为推测。HHV－7 感染与患者免疫力低下有关，在健康人体内，此病毒不会频繁复制。HHV－7 原发感染在儿童中发生率很高，大多数成人在儿童时期就已感染，所以成人与儿童的血清病毒抗体阳性率几乎相同。

原发性 HHV－7 感染患者常无临床症状，偶可引起婴儿玫瑰疹，亦可引起无皮疹表现的发热。此外，还可能与脑病、松弛性瘫痪的发生有重要关联。HHV－7 再发感染与玫瑰糠疹的关联得到了越来越多的证据支持。在器官移植中因使用免疫抑制剂而造成患者机体免疫力低下时易激发 HHV－7 再发感染，进而造成严重并发症。

迄今尚未见针对 HHV－7 抗病毒治疗的临床报告，故暂无指导性的治疗用药。

14.2.11 人疱疹病毒 8 感染（human herpes virus 8 infection）

人疱疹病毒 8（HHV－8）又名 Kaposi 肉瘤相关疱疹病毒（Kaposi sarcoma-associated herpesvirus，KSHV），由 Chang 等人在 1994 年从 AIDS 相关型 Kaposi 肉瘤患者的肉瘤组织中发现。

人群对 HHV－8 普遍易感，感染的人是其传染源。HHV－8 感染率随着年龄和性伴数的增加而增加，性别之间无差别。HHV－8 可通过同性传播，异性间相对少见，偶尔可通过母婴及器官移植传播。唾液可能是一种传播载体。在美国、北欧等国家和地区主要见于同性恋人群中，主要的危险因子是 HIV 血清学阳性、性伴数增加和性传播疾病史。在高 HHV－8 流行地区具有较高的 Kaposi 肉瘤发病率。

已经明确 HHV－8 是 Kaposi 肉瘤（Kaposi's sarcoma，KS）的主要病因，并且与原发性渗透性淋巴瘤（primary effusion lymphoma，PEL）和多中心性卡斯特莱曼病（Castleman disease，MCD）关系密切。

HHV－8 有上皮细胞和内皮细胞趋向性，此病毒可在免疫激活状态下携带，而在免疫抑制时才引起疾病。HHV－8 致病机制非常复杂，是唯一能编码一系列模拟细胞周期调节蛋白受体、信号传导蛋白的病毒。基于大量关于 HHV－8 基因结构在疾病中的发病机制、分子流行病学等的研究表明：HHV－8 基因组的许多 ORF 所编码的蛋白与人的细胞基因有高度同源性。许多学者认为：HHV－8 感染细胞后，促使细胞因子的产生，引起细胞增生，其中内皮细胞的增生引起 KS，上皮细胞的增生导致鳞状细胞癌的发生，而 B 细胞的增生则发展为淋巴细胞瘤。但是，肿瘤感染的 HHV－8 特异病毒株在其发病机制中处于何种地位及有无因果关系，仍然是争论的焦点问题，有待于更多的研究去证明。

HHV－8 感染引起的 KS 治疗，可放疗、化疗及蒽环类抗生素、紫杉醇治疗，局部损害可注射干扰素。

（朱 敏 王月华）

14.3 痘病毒性皮肤病

痘病毒（pox viruses）是最大的一种动物病毒，

在高倍显微镜下可以见到,为双链DNA病毒,可寄生于多种动物。根据其抗原特性及病毒性能,可分为5组:人痘病毒、猴痘病毒、双蹄类痘病毒、啮齿类痘病毒及鸟痘病毒。每组有广泛的交叉中和作用。人痘病毒直径为200~300 nm,嗜酸性,皮疹有水疱、脓疱、丘疹,可分4组:第一组为天花组,包括天花、类天花、牛痘苗及牛痘的病毒,卵圆形;第二组为副牛痘组,包括羊痘及挤奶员结节的病毒,圆形;第三组为传染性软疣病毒;第四组为塔那痘病毒。

14.3.1 天花(smallpox, variola)

【定义】

天花由正痘病毒属天花病毒所致的一种烈性传染病。

【发病情况】

天花与类天花及猴痘病毒具共同抗原,通过接种牛痘疫苗可预防天花发生。1980年世界卫生大会宣布全球已消灭了天花,但为防止类似美国2001年炭疽恐怖袭击事件,目前尚未决定天花病毒株的销毁时间,以期寻找较种痘更有效、副作用更少的防治手段。

【病因及发病机制】

主要通过飞沫经空气传播,也可经胎盘垂直感染胎儿。入侵的天花病毒吸附到呼吸道黏膜的上皮细胞后迅速进入局部的扁桃腺和淋巴组织,大量复制形成第一次病毒血症经血流感染机体,再由单核吞噬细胞继续复制形成二次病毒血症,通过血循环造成全身广泛感染。天花病毒入侵皮肤后,先使真皮细胞空泡变性,毛细血管扩张,出现斑疹,随后在表皮细胞中大量增殖,产生丘疹,进而细胞肿胀,形成丘疱疹、脐凹状水疱,最终坏死、结疤。

【临床表现】

潜伏期多为8~12天。典型的病程可分为3期。

(1) 前驱期

3~4天,主要是高热、头痛、腰背四肢酸痛及腹痛、呕吐等。发热1~2天后,下腹、股沟、腋下等处出现麻疹样、猩红热样、风团样一过性"前驱疹"

或皮下出血。

(2) 出疹期

起病3~4天后,体温稍降皮疹又现,初为红斑,渐成2~4 mm大小坚实的丘疹。皮疹由颜面向颈胸腹四肢蔓延,1~2天遍及全身,呈离心性分布。病程的第6~7天丘疹变成水疱,绕以浸润性红斑,形成"痘脐"。黏膜出现糜烂、溃疡及溃疡周围红肿,导致吞咽困难,大小便激惹症状。第8~9天疱疹变成脓疱疹,体温再度升高,毒血症更重,可由于肺炎、中毒性休克等并发症而死亡。

(3) 结痂期

病程的第10~12天,脓疱干涸结成黄绿色厚痂。痂脱落后便遗留凹陷性瘢痕。

【临床类型】

普通型占90%,具上述各期的特点及症状;轻型为无疹天花、类天花、变型天花,无或少皮疹,不留瘢痕;重型占20%~50%,有融合性和出血性两种表现,死亡率高。

【实验室检查】

血象:前驱期白细胞偏低,淋巴细胞增多。脓疱期白细胞总数及中性粒细胞增高。

病原体:脓液涂片可见天花病毒包涵体,电镜下见砖形病毒。

血清学检查:病程第4天可见天花病毒抗体,一周后补体结合试验呈阳性。

【诊断】

天花已被消灭多年,种痘也停止,故对疑似病例的确诊需谨慎。根据各临床病期表现、前驱症状、体温双峰曲线型、出疹依序为斑疹、丘疹、脓疱疹、脓疱、结痂、瘢痕,具有同时期同部位同形态等特点可确诊。

【防治】

发现患者或疑似病例必须立即传报疾控中心并严密隔离,延长隔离期至落痂后40天。

重视支持疗法,加强口鼻等黏膜的护理以防止继发感染及并发症发生。重型患者可输血浆或全血,肌注丙种球蛋白或抗天花丙球6~12 ml。

(王月华)

14.3.2　牛痘（cowpox）

【定义】

牛痘（牛天花病）是由牛的天花病毒引起的牛乳头及乳房急性感染,通过接触而传染给人。

【病因及发病机制】

是由牛痘病毒所致。它在很多方面与痘苗病毒相似,但在鸡胚囊膜上培养时,能产生较多的出血性损害。人通过直接接触带病毒损害的母牛乳头或乳房而感染;但越来越多证据显示,小的啮齿动物(可能为田鼠或木鼠)、家猫也是其天然宿主,通过人的破损皮肤植入此病毒。但尚未见在人群间传播。

【临床表现】

人接触患牛皮损后经 2～14 天(平均 5～7 天)潜伏期,在接触部位出现原发性牛痘损害,初起为丘疹,迅速变成水疱和脓疱,脓疱中央有脐凹,周围绕有红晕及水肿。第 2 周溃疡形成,之后覆盖焦痂。皮疹好发于手指、前臂、面部等暴露部位,并且逐渐向心性发展,常为多发性。全身症状常见,有发热,肌痛伴有局部淋巴结炎及淋巴管炎。皮疹经 3～4 周后缓慢消退。若发生于近年来种过牛痘且有完全免疫力者,其病程可有所改变。

【组织病理】

与种痘相似,但表皮坏死较慢,炎症、红斑明显,有较多的出血,表皮基底细胞肥大增生,在表皮下部细胞可见胞质内包涵体,它比天花及种痘的 Guarnieri 包涵体要大。

【诊断及鉴别诊断】

根据大部分患者有接触牛的病史及典型皮疹表现可以诊断。通过病毒培养可确诊。临床上需与挤奶员结节、羊痘、原发性皮肤结核、异物肉芽肿及孢子丝菌病等相鉴别。

【治疗】

主要是对症治疗及防止继发感染。

14.3.3　种痘并发症（vaccination complications）

【定义】

因接种痘病毒减毒疫苗后在皮肤黏膜上发生的异常反应称为种痘并发症。

【发病情况】

根据 20 世纪 70 年代上海市某区的统计,共调查 220 240 例牛痘接种者,有皮肤反应 57 例,占 0.258‰;另一区调查 496 998 例,有反应 135 例,占 0.272‰。复旦大学附属华山医院皮肤科调查 21 679 例,共见 17 例皮肤反应,占 0.784‰。根据在上海所见的 255 例患者分析,发病年龄为出生后 16 天～68 岁,小于 10 岁最多,与性别关系不大。

【病因】

一般可归纳成下列 4 种:牛痘病毒引起的皮疹;痘苗中蛋白质引起过敏性发疹;种痘合并细菌感染;种痘引发或加剧其他皮肤病。

【临床表现】

(1) 牛痘病毒引起的皮疹

1) 继发性种痘疹

因操作不慎或误将痘苗沾污正常皮肤或黏膜引起的痘疮,如痘苗溅入角膜,发病后可影响视力,甚至造成失明;亦可见于唇、舌和其他部位皮肤。有时继发于初种部位的周围,排列成卫星状,从单颗到数十颗,多数在 2 周内消退,少有超过 1 个月的。由于搔抓等原因将痘苗接种在原有皮肤病上引起的发疹,如发生在婴儿期的遗传过敏性湿疹上的牛痘样湿疹。也有发生在其他皮肤病如脂溢性皮炎、外阴瘙痒症等皮损上的,这些患者对牛痘病毒的免疫力甚低或缺如。通常是发生在以往未种过牛痘的婴幼儿,或虽种过痘,但时隔已久,免疫力已全部或部分消失的成人;也有因搔抓或密切接触,接种到自身或他人正常皮肤上引起发疹。

2) 坏疽性牛痘疹

在种痘后数天发病。表现为接种处皮肤坏死,坏疽性损害不断向周围呈渐进性扩大,形成有脐凹的厚壁水疱和脓疱融合组成的灰白色坏死组织或溃疡。有时在其他远隔部位出现迁徙性痘疮,伴有高热,常因并发败血症而死亡。这类牛痘疹的产生是由于患者血中不能形成足够抗牛痘病毒的特异性抗体,故抗感染能力甚差。临床上痘疮呈渐进性扩大,组织坏死,或病毒进入血流造成迁徙性病灶。另有人认为坏疽性牛痘疹的形成,除体液抗体形成问题外,还有细胞免疫缺陷,只有两者均存在异常,才可能造成该类严重并发症。

3) 泛发性牛痘疹

在种痘后数日到2周内发病。全身散在发疹,从丘疹演变到水疱和脓疱,成批发出,从数颗到数十颗。口腔黏膜亦可累及,可伴有发热,大约3周痊愈。其发病机制是由于种痘后患者形成特异性抗体的时间比较迟缓(正常人约1周),接种的病毒经血液播散而发病。以后随着机体逐渐产生特异性抗体,即可逐渐痊愈。

(2) 疫苗引起的过敏性皮疹

本组疹型多见于复种病例,其发生与疫苗中蛋白质性变应原有关,最常见的为多形红斑型。表现为绿豆到黄豆大斑疹、丘疹、水疱甚至大疱,带水肿性,中央微凹陷,呈淡红至暗红。分布以面和四肢远端为主。伴有发热,在2~3周痊愈。蔷薇疹表现往往在接种后8~9天后发生,从种痘部位周围开始,迅即波及全身。基本损害为斑疹,略带水肿性,呈蔷薇红色,散在分布或融合成片,伴有发热,3~5天消退。其他尚有麻疹样、猩红热样、荨麻疹、紫癜等疹型。

(3) 种痘合并细菌感染

如脓疱疮、疖、蜂窝织炎、淋巴管炎,偶见寻常狼疮,细菌从接种处皮肤伤口进入体内引起。

(4) 种痘引发或加剧其他皮肤病

曾有报道在接种后数周发生免疫性大疱性皮肤病、湿疹或银屑病等。亦有原患湿疹、银屑病或大疱病的患者在接种后致病情加剧。

此外,牛痘接种偶可引起脑炎、脊髓炎、周围神经炎、关节炎、脾肿大、全身淋巴结肿大、血小板减少性紫癜等。

【治疗】

根据不同类型分别处理。

(1) 针对病毒引起的皮疹

牛痘样湿疹、泛发性牛痘疹、坏疽性牛痘疹患者可用干扰素和干扰素诱导剂及转移因子、丙种球蛋白或胎盘球蛋白肌内注射,或输入新近种痘者(4~8周内)血清和其他支持疗法。有发热和皮损广泛者,酌情选用相关抗生素治疗。

发生在角膜上的痘疮,需积极处理。局部以0.1%碘苷溶液(疱疹净)和0.5%金霉素滴眼液,

每隔1小时轮换滴眼,并肌内注射胎盘球蛋白或丙种球蛋白。

(2) 针对过敏性皮疹

① 抗组胺类药物。② 维生素C1g静脉注射,每日1次。③ 重症患者可用糖皮质激素。

(3) 针对继发感染

选用抗生素或其他抗感染药物。

【预防】

种痘时需无菌操作,接种处保持清洁,避免搔抓,痘苗勿溅入眼、口或污染他处皮肤。注意痘苗批号,对反应较多的批号要停用检查。

当发生下面情况时避免种痘:① 有湿疹或过敏性体质者,或患其他皮肤病如神经性皮炎、脓皮病、水痘、发疹性疾病、单纯疱疹者等。② 免疫缺陷如生理性低丙种球蛋白血症、异常丙种球蛋白血症、恶性肿瘤,任何疾病引起暂时或永久免疫损伤,长期用激素及免疫抑制疗法者。③ 神经性疾病如惊厥、脑中风,种痘后脑炎家族史,以及任何慢性或进行性神经系统疾病。④ 急性发热性疾病及β溶血性链球菌感染。⑤ 孕妇特别是怀孕3个月内,可致胎儿发生致命性泛发性牛痘疹。

14.3.4 挤奶员结节(milkers' nodules)

【同义名】

副牛痘(paravaccina)、假牛痘综合征(pseudo-cowpox syndrome)。

【定义】

本病是因为接触患有痘病毒感染的乳牛而引起的一种病毒性皮肤病。

【发病情况】

在国内,复旦大学附属华山医院皮肤科于1974年2月曾首次报道上海市郊某牧场本病的流行情况;此次流行先在牛群中发生,而后传染给挤奶员,先后历时2个月才被控制。

【病因及发病机制】

本病是乳牛乳房的一种病毒感染,没有永久免疫性,可在同一牛群中反复出现,但一般不影响乳牛健康及产乳。病原体已从培养中分离出来,形态上和羊痘病毒相似。根据笔者对本病患者种

牛痘全部获得阳性结果来看,本病和牛痘之间无交叉免疫。

本病在人群中的传播,显然是由于工作中和患病乳牛直接接触传染所致。从挤奶员中患病率(56%)来看,说明这种病毒在人群中比在牛群中的感染力(患病率83%)差些。人与人之间的直接传播尚未发现。人是否经过挤奶传播本病尚未发现。

【临床表现】

挤奶员发病的潜伏期一般 5 天,长者 2 周。皮损几乎都发生于两手背、手指,少数前臂也有,一般右侧比左侧多,偶见于面部。皮损分布散在而不融合,数目 1 ~ 20 个不等。皮疹为红色扁平丘疹,1 周内形成坚实、暗红色、轻微触痛的结节,一般约绿豆至黄豆大小,周围多有红晕。有的结节顶端有凹陷,其上可结痂。个别病例的晚期表现为化脓性肉芽肿样损害。病期 4 ~ 6 周不等,愈后不留瘢痕。

除皮损外,部分患者可并发局部淋巴结炎,一般无其他全身症状。

【病理】

表皮棘层内可形成多房性水疱。常见明显角化不全。于细胞质内,偶尔在细胞核内可发现病毒包涵体。真皮上部可出现肉芽肿反应。

【诊断及鉴别诊断】

根据患者职业史及其所在单位内乳牛及人群中发病情况,再结合皮损特点,不难诊断。如有条件,对活组织切片或痂皮进行电镜观察可找到病毒包涵体,更有助于本病的确诊。临床上有时需与传染性软疣及化脓性肉芽肿相鉴别。

【防治】

发现可疑病牛,立即隔离,并做相应的消毒及对症治疗。挤奶员如欲在病牛身上操作,可戴橡皮手套或采用机械化操作法,尽量减少直接接触病牛。一旦发病,重点是局部对症治疗,防止继发感染。

14.3.5　羊痘(orf)

【同义名】

传染性脓疱性皮炎(contagious pustular dermatitis)、传染性深脓疱疮(contagious deep impetigo)。

【定义】

羊感染了病毒后,皮肤上发生化脓性炎症,再传染给人,使人发生羊痘。

【病因及发病机制】

羊痘是一种在电镜下呈编织状外观的圆柱形类痘病毒引起,是绵羊普遍发生的疾病。主要影响羔羊,为接触感染。人是由于直接接触病羊污染的物质而被感染,故多见于牧羊人、兽医及屠宰人员等。尚未见人与人之间互相传染的报道。传染后有终身免疫力。病毒接种在人获得成功,将人和动物的损害进行组织培养有病毒生长。

【临床表现】

潜伏期 5 ~ 6 天,初起为红色或紫红色的小丘疹,质地坚硬,以后扩大成为顶端扁平水疱,能发展成出血性大疱或脓疱,中央可有脐凹,大小为 2 ~ 3 cm,最大可达 5 cm。在 24 ~ 48 小时内疱破表面覆盖厚的淡褐色焦痂,痂四周有较特殊的灰白色或紫色晕,其外再绕以红晕,以后变成乳头瘤样结节,最后变平、干燥、结痂而自愈。病程一般为 3 周,也可长达 5 ~ 6 周。获得永久性免疫。再次感染在免疫功能低下患者中较常见。皮损数目不多,为单个或数个,好发于手指、手、前臂及面部等暴露部位,除了局部有轻微肿痛及瘙痒外,无全身症状或仅有微热,局部淋巴结肿大。有些患者在发病后 2 周时,躯干部可发生一过性斑丘疹,亦可在四肢伸侧出现多形红斑样皮疹。巨大的向外生长的皮损,类似化脓性肉芽肿或恶性肿瘤,可见于免疫力低下或 AD 患者。偶可见病毒血症,表现为广泛的丘疹、水疱或大疱性皮损。

【实验室检查】

白细胞计数可暂时升高,淋巴细胞相对增加。从山羊和患者的恢复期血清里能发现中和抗体。

【组织病理】

表皮内有明显的细胞内及细胞间水肿、空泡形成以及气球状变性。真皮有密集的细胞浸润,中央主要有组织细胞和巨噬细胞,周围为淋巴细胞和浆细胞,很少有多形核白细胞的浸润。整个损害有许多内皮细胞增生和肿胀的小血管。在真皮血管内皮细胞和表皮细胞的胞质里可以看到嗜酸性包涵体。

【诊断】

根据接触史、典型皮疹、自愈过程,一般不难诊断。如有怀疑,可将损害的痂皮或活检组织放在电镜下观察,如发现病毒包涵体可明确诊断。在组织培养上病毒生长缓慢。

【防治】

① 避免接触患羊痘的绵羊和山羊。② 在实验室制备疫苗的工作人员防止自身接种。③ 患者一般做对症处理。④ 巨大而向外生长的皮损可从真皮下部予以切除。

14.3.6 传染性软疣(molluscum contagiosa)

【同义名】

皮脂性软疣、传染性上皮瘤 (contagious epithelioma)。

【定义】

本病系指由传染性软疣病毒(一种痘病毒)感染引起的一种良性病毒性皮肤病,好发于儿童。

【发病情况】

本病分布广泛。全世界均有发病,可发生于任何人,但常见于儿童,1 岁内婴儿发病少见。异位性湿疹患者中也较常见。复旦大学附属华山医院皮肤科对 1976 年 9 个月的门诊发病数进行了统计,有 149 人,占疣的 13.65%,主要是儿童。通过直接接触、性接触或污染物传染,人是唯一的天然宿主。

【病因及发病机制】

本病系由传染性软疣病毒(CMV)所致。该病毒属痘病毒类,呈砖形,其直径为 350 nm,在光镜下有时亦可见到。据电镜研究,病毒本身的形成与胞质有密切关系。胞质基质先浓缩,并出现嗜酸性颗粒,这些颗粒逐渐团聚,形成与周围有明显界限的"大颗粒"——颗粒组合型病毒(初期型病毒);继而发展成细颗粒膜型病毒(中期型病毒);最后变成砖形、椭圆或圆形,往往在其中心有

哑铃状结构之成熟型病毒,整个胞质基质最后变成病毒包涵体(又称软疣小体)。此小体最初为一个卵圆形嗜伊红结构,对 Brachet 反应呈阳性,示 RNA 较多,Feulgen 染色示 DNA 开始出现阳性反应;随着体积迅速扩大,Feulgen 反应也逐渐加强,而 Brachet 反应则逐渐减弱,这表明在早期 RNA 的量较多,而在晚期则 DNA 较多。

通过对所分离病毒基因的限制性核酸内切酶的分析,MCV 有两种类型,即 MCV-1 和 MCV-2;大多数患者(76%~97%)为 MCV-1 感染,但是病毒类型与皮损形态及皮损分布无关。

【临床表现】

多见于儿童及青年人,潜伏期为 14 天~6 个月。初起为米粒大半球形丘疹,以后逐渐增至豌豆大,中心微凹或呈脐窝,表面有蜡样光泽,早期质地坚韧,后逐渐变软,呈灰白色或珍珠色。可挤出白色乳酪样物质,称为软疣小体。损害数目不等,由数个至数十个,陆续出现,或少数散在、或数个簇集,互不融合。体表各部位皆可发生,好发于躯干、四肢、肩胛、阴囊和肛门等处,也可发生于唇、舌、颊黏膜及结膜。皮疹部位因接触方式不同而异。一般无自觉症状。极少数患者其损害异常巨大称为巨型软疣,有的可角化而像小的皮角,称为角化性软疣。皮损偶然可自然消失,愈后不留瘢痕。

【组织病理】

病变主要在表皮。表皮高度增生而伸入真皮,其周围真皮结缔组织受压而形成假包膜,并被分为多个梨状小叶,真皮乳头受压而成为小叶间的异常狭窄的间隔,基底细胞大致正常,自棘层细胞起逐渐变性。在早期,感染细胞开始有卵圆形小体形成,以后细胞体积逐渐增大,胞核固缩,最后整个胞质均为嗜酸性包涵体(软疣小体)所占据。在表皮中部,软疣小体已超过受累细胞原有的体积,细胞核被挤于一侧,固缩成新月形,甚至完全消失。在粒层水平处,软疣小体自嗜酸性变成嗜碱性,角质层内可有很多嗜碱性软疣小体。因并非所有棘细胞都有上述变性,故在细胞中间仍可见少数角化不良的细胞。在病变中央,变性细胞可脱落而形成中央腔隙并与各梨状小叶

相通。

【诊断及鉴别诊断】

本病临床及组织学均非常特殊,一般不难诊断。

【防治】

为防止接触感染,患者应避免去游泳池、公共浴室,直至皮损消退。

将损害中的软疣小体用小镊子夹住,将之挤出或挑除,然后点入浓石炭酸或33%三氯醋酸液,并压迫止血。如果疣体较小,且泛发者,可外涂10%碘酊或聚维酮碘,每日2~3次。

14.3.7 猴天花病毒病(monkey smallpox virus disease)

又称人猴痘,系人感染猴天花病毒所引起的类似天花样疾病。猴天花病毒属痘病毒科,它与人的天花病毒、牛痘病毒和牛痘疫苗毒株有共同抗原,目前只见于中、西非洲,其传染源可能与猴、松鼠、豪猪和穿山甲有关。种过痘者对其有免疫力。

【临床表现】

人通过直接接触已感染了猴天花病毒的动物或呼吸飞沫中病毒后,经约12天的潜伏期,发生与天花相似的临床表现,前驱期有发热、全身不适、头痛、咽痛等,1~3天后随即全身发疹,离心性分布,主要累及面部、四肢及掌跖,躯干较轻。皮疹多少不等,都同时发生,经过斑疹、丘疹、水疱、脓疱、结痂而后留有瘢痕,部分皮损有出血倾向。历时2~4周,颈颌下及腹股沟淋巴结肿大。并发症有肺炎、角膜损害、脑炎、关节渗液和骨炎。病愈后可获终身免疫。死亡率1%~10%。

【诊断】

根据动物接触史,采用PCR技术从皮损刮片中可分离出猴天花病毒及荧光抗体法和放射免疫法可检出猴天花病毒抗体等可做出诊断。

【防治】

隔离患者,防治皮损继发感染,注射丙种球蛋白或胎盘球蛋白。

(朱 敏)

14.4 乳头多瘤空泡病毒性皮肤病

乳头多瘤空泡病毒(papovavirus)属DNA病毒,分为3组,即乳头瘤病毒(papiloma virus)、多瘤病毒(polyoma virus)和空泡病毒(simiare vacuolating virus)。乳头瘤病毒是1933年首次在棉尾兔中发现的,此后在人和各种动物中发现多种乳头瘤病毒,它在人皮肤上表现为疣,在黏膜上表现为乳头瘤,由人传染到人。至今已发现人乳头瘤病毒(human papillomavirus, HPV)有80多种基因型,其中与人类疾病较密切的有HPV1~7、10、11、16、18等型,在人类皮肤上主要引起6种病:扁平疣、寻常疣、黏膜疣、跖疣、尖锐湿疣和疣状表皮发育不良。部分人乳头瘤病毒与癌症的关系较密切,如有多型HPV与宫颈癌有关。

14.4.1 疣(verruca, warts)

疣是由人乳头瘤病毒(human papilloma virus, HPV)感染引起的一种慢性增生性皮肤、黏膜病。共有4型:即寻常疣、扁平疣、跖疣和尖锐湿疣。

【发病情况】

疣发生于全世界,热带发病率低,一般在儿童期发病。不同类型疣的发病率随着年龄和性别不同而有差异。跖疣在学龄前发病较少,5~6岁后增多,两性相同。扁平疣好发于青年、儿童,两性同样发病,但青春期后男性少见。寻常疣可发生于任何年龄,多见于儿童和青少年。尖锐湿疣常见于青壮年,偶可发生在儿童。

【病因及发病机制】

4种疣皆由HPV引起,是一种DNA病毒,呈球形,直径45~55 nm,为小而无包膜的对称性20面立体,有72个壳粒。在细胞核中能发现嗜酸性包涵体,而在细胞质内很少见。病毒主要在核内复制。人是它的唯一宿主,宿主细胞是皮肤和黏膜上皮,对其他动物无致病性。乳头瘤病毒通常以直接接触方式进入伤口中暴露的基底细胞,可以分裂的基底层细胞是病毒DNA的贮存处,带有病毒DNA的上皮细胞可以不出现任何临床表现而呈潜伏状态。皮肤疣与多型 HPV 有关,如 HPV1、2、4 与手掌疣和跖疣有关,其中 HPV1 与孤立的痛性跖疣有关;HPV1、2、4、7、27、28、29、48、63 与皮肤寻常疣有关;HPV2、3、4、10、28、41、65 主要引起皮肤扁平疣;引起尖锐湿疣的 HPV 多达 30 余型,其中常见的为 HPV6、11、16、18。HPV 与人类皮肤黏膜的良性和恶性肿瘤的关系也较密切,HPV16、18 等 10 余型病毒和宫颈癌关系密切。疣除了直接接触传染外,亦可经污染物间接传染。在免疫缺陷状态如 Hodgkin 病、恶性淋巴瘤、慢性淋巴细胞白血病、肾移植的患者皆易发生疣,因此认为疣的感染主要与细胞免疫功能异常有关。近来发现与体液免疫也有关系,此待进一步研究。外伤是疣病毒感染的重要途径,跖疣好发于足部着力点,扁平足及足畸形者亦常好发跖疣,剃须部位常发生播散性疣可能与局部损伤有关。疣的潜伏期 1~20 个月,平均 4 个月。

【临床表现】

(1) **寻常疣**(verruca vulgaris)

祖国医学中称"千日疮",俗称"刺瘊""瘊子"等。初起为针头大小、光滑、发亮、半透明的扁平角质丘疹,逐渐增大,经数周或数月后,可以大如豌豆或更大,成为圆形或椭圆形乳头状突起,表面粗糙不平,呈灰色、淡黄色、黄褐色或污褐色。数目不定,由一个至数个,有时数目很多,或原来只有一个"母疣",在长时间的缓慢生长过程中,突然长出许多新疣。好发于儿童和青年的手背及手指,也可发生于身体表面的任何部位,甚至鼻孔、舌面、耳道内、唇内侧、睑缘,广泛者可累及四肢大部分。此病不引起任何自觉症状,但是,如果抓挖刺激或继发细菌感染,则可出现瘙痒、刺痛。若发生于甲缘,其根部常位于甲廓内,表现为单纯性角化,待侵及皮肤时,才出现典型的赘疣状损害;若向甲下蔓延、使甲掀起,破坏甲的生长,易致裂口、疼痛及继发感染。病程慢性,约 65% 的寻常疣可在 2 年内自然消退。临床观察发现,疣消退时常有下列预兆:突然瘙痒、疣基底部发生红肿、损害突然变大、趋于不稳定状态、个别疣有消退或有细小的新疣发生。

寻常疣的特殊类型有以下两种。

1)丝状疣(filiform warts)

好发于眼睑、颈、颏部等处,为单个细软的丝状突起,长度一般不超过 1 cm,正常皮色或棕灰色。一般无自觉症状。若发生于眼睑者,可伴发结膜炎或角膜炎。

2)指状疣(digitate warts)

在同一个疣体的基础上发生一簇参差不齐的多个指状突起,其尖端为角质样物质。常发生于头皮或趾间,常为数个,可经久不消,也无自觉症状。

(2) **跖疣**(verruca plantaris)

系发生于足底的寻常疣。外伤和摩擦为其发病的诱因,足部多汗与其发生有一定的关系。初起为一细小发亮的丘疹,后逐渐增大,表面角化,粗糙不平,呈灰褐色、灰黄或污灰色,为圆形,境界清楚,周围绕以稍高增厚的角质环。若用小刀将表面角质削去,中央就露出疏松的角质软芯,易被剔去,软芯的四周往往有散列的小黑点,是乳头血管破裂时微量出血的结果。皮损常发生于足底受压部位,多数为一个,也有数个甚至数十个。走路时常有压痛感,可能与受压有关。部分跖疣可以自行消退,也可持续多年。镶嵌疣(mosaic warts)是一群密集的点状疣,疼痛不明显,病程慢性,顽固难治。

(3) **扁平疣**(verruca planae)

又称青年扁平疣,常好发于青少年。大多骤然出现,为芝麻到黄豆大扁平隆起的丘疹,表面光滑,可有光泽,质硬,淡褐色或正常肤色,圆形或椭圆形,数目较多,零星分散或聚集成群,偶可沿抓痕分布排列成条状。一般无自觉症状,偶有微痒。好发于颜面、手背,偶见于颈、腕及膝部等处。病程慢性,部分可在数周或数月后突然消失,但亦可持续多年不愈。愈后不留瘢痕。笔者曾见一例 40 余岁男性,整个面部、颈部、背部、骶部密集分布的棕色芝麻大小扁平丘疹,予以 1% 酒石酸锑钾 4 个疗程后皮疹完全消失,一年后复发,较前皮损要少;又给予 3 个疗程而治愈,以后未再复发。

(4) **尖锐湿疣**(condyloma acuminata)

详见第 18 章《性传播疾病》。

【组织病理】

(1) 寻常疣

最初棘细胞增生,棘层明显肥厚,其体积远远超过其下已伸长而受压变窄之乳头;乳头正上方的棘层向上呈圆锥形突起。棘层细胞在棘层圆锥钉突之间峡谷处不仅增生、肥大、空泡形成,而且其中含有椭圆形的透明角质团块。粒层沿棘层圆锥形突起的斜坡处向上逐渐变薄,至突起的正上方往往消失。角质层在棘层圆锥形突起之间的峡谷处角化过度,其中偶见小而呈球形的可染色物质(免疫荧光法检查示核内可染物为 DNA),在突起的正上方常见排列成柱状叠瓦状的角化不全细胞。基层完整,基底细胞核分裂增加,但棘细胞核分裂不明显。此外颇为特殊者即表皮突向下延伸,在损害周围处最长,并明显向中心处弯曲,乳头为伸指状。真皮乳头层内可有炎症细胞浸润,但无特异性。

(2) 跖疣

与寻常疣基本相同,但角化过度更加显著,并有广泛的角化不全,棘层上部空泡形成明显,构成明显的网状。因常受压发炎,真皮内常伴较多的炎症细胞浸润。

(3) 扁平疣

明显的角化过度,间有角化不全,粒层和棘层增生、肥厚。表皮突仅稍向下延伸,乳头无明显增殖。粒层和棘层上部细胞有明显空泡形成,但比在寻常疣中规则和突出,某些空泡化细胞较正常细胞大 2 倍,胞质尚模糊可见。核位于中央,可有空泡形成并有不同程度之固缩。角质层由于细胞空泡形成,常形成颇为特殊的篮球网状。基底层内含有大量的黑素。真皮无特异变化。

【诊断及鉴别诊断】

根据各种疣的临床表现、发病部位及发展情况,诊断不难,但常需与下列一些疾病相鉴别。

(1) 鸡眼、胼胝

需与跖疣鉴别。鸡眼好发于经常摩擦及受压部位如足底、趾间。损害为圆锥形角质增生,其扁平基底向外略高于皮面,尖端向内压于真皮乳头层上,产生明显压痛。经常摩擦、受压、穿鞋不适、长期步行或足畸形常为诱发因素。胼胝为局限性表皮角质增厚,边缘不清,表面光滑,触之坚实,无主观感觉,主要发生于掌、跖突出部位,是皮肤对长期机械性摩擦的一种保护性反应。

(2) 汗管瘤

需与扁平疣相鉴别。汗管瘤基本损害为肤色或稍带黄色的表面有蜡样光泽之半球形丘疹,质中,1~2 mm 直径大小,也可更大,数个至百个以上,常密集而不融合。好发于两下眼睑,也可发于胸、面颊、腋窝、腹部及外阴等部位。

(3) 脂溢性角化病

需与扁平疣鉴别。脂溢性角化病为黄褐色或黑褐色,从斑疹发展到丘疹,表面呈细颗粒状,光泽不明显,可覆油腻性鳞屑,以此可与扁平疣鉴别。

【治疗】

目前采用的治疗方法很多,但疗效皆难以肯定。

(1) 内用治疗

中医中药治疗:寻常疣为养阴平肝,活血软坚。跖疣为平肝活血,软坚止痛。扁平疣为散风平肝,清热解毒。复旦大学附属华山医院皮肤科用下方:

银花 15 g 黄芩 9 g 紫草 12 g 郁金 9 g 大青叶 15 g 蒲公英 30 g 金钱草 30 g 生牡蛎 30 g 代赭石 30 g 灵磁石 30 g

上 10 味,每日 1 帖,煎汤内服,治疗扁平疣。

珍珠母 30 g 生牡蛎 30 g 蜀羊泉 15 g 龙葵 15 g 郁金 15 g 红花 9 g 桃仁 9 g 落得打 12 g 炙甲片 9 g

上 9 味,每日 1 帖,煎汤内服,治疗寻常疣 14 例。亦可选用中成药平消片(胶囊)。

聚肌胞注射液 2 mg,肌内注射,每周 2 次。

胸腺肽注射或胸腺肽肠溶片口服对部分患者有一定疗效。

转移因子皮下注射或转移因子胶囊口服对部分患者有效。

重组人干扰素 α-2b 或重组人干扰素 γ 肌内或皮下注射对部分患者疗效较好。

重组人白介素-2 静脉滴注对部分患者有效。

扁平疣尚可用泛昔洛韦、复方甘草酸苷、甲氰咪胍、左旋咪唑、吗啉胍、氧化镁、乌洛托品口服，也可注射卡介菌多糖核酸等。

自体疣埋植疗法：取较新鲜的疣体1~2枚，消毒并刮去角质层，切下少许疣组织植入上臂三角肌下方，植入部位应深达真皮层。可以治疗扁平疣等，治愈率达50%~90%。

(2) 局部治疗

由于多数疣患者在感染后1~2年内能自行消退，且不少患者即使采用深度破坏性治疗方法，仍会复发，因此，对疣的各种局部治疗的疗效应特别慎重。不宜采用一些能造成永久性瘢痕的疗法。

3%酞丁胺乳膏或3%酞丁胺二甲基亚砜涂剂治疗扁平疣、寻常疣、跖疣。前者可治疗尖锐湿疣。无明显副作用。

5-氟尿嘧啶(5-FU)软膏外搽扁平疣，对单个寻常疣、跖疣可包敷。可能出现的副作用有局部疼痛、红斑、色素沉着。也可局部注射治疗。

碘酊或10%福尔马林溶液或30%冰醋酸溶液外涂寻常疣、跖疣，也可用10%水杨酸。每日1~2次。

0.05%~0.1%维A酸乳膏局部外用，每日1~2次，治疗扁平疣和寻常疣。副作用有局部轻度烧灼感、红肿、脱屑及色素沉着，也可用维A酸类的前体药他扎罗汀外用。

0.5%鬼臼毒素酊局部外用，每日2次。

5%咪喹莫特乳膏每周3次，隔天外用。

干扰素凝胶或干扰素溶液对部分患者效果较好。

用中药治疗：

木贼30 g 银花30 g 香附30 g 白芷10 g 桔梗10 g 红花10 g 甘草10 g

上7味，煎浓汤，趁温热时外洗涂擦扁平疣，以疣表面微红为佳。愈后不留痕迹。

无水酒精或平阳霉素损害内注射。用平阳霉素10 mg以1%奴佛卡因20 ml稀释，治疗单个或数个寻常疣或跖疣。根据疣的大小，每次在疣的基底注射0.2~0.5 ml，每周1次，通常2~3次，疣损就能脱落。

推刮法：用刮匙在疣根部用力推掉、刮净残余疣组织，压迫止血，涂2%龙胆紫溶液，避免浸水直至表皮长好为止。

手术切除：某些巨大的疣，经前述治疗无效可行手术切除。

(3) 物理治疗

冷冻治疗、电灼疗法、微波治疗、激光治疗适用于数目少的寻常疣和跖疣。光动力学治疗，即用光敏剂氨基酮戊酸(ALA)或氨基乙酰丙酸，经光照射后致局部细胞死亡来治疗疣，尤其适用于某些难治部位的疣。放射性同位素锶-90(^{90}Sr)敷贴或磷-32(^{32}P)敷贴可治疗顽固的扁平疣、跖疣。

(魏明辉 徐丽英)

14.4.2 鲍温样丘疹病(Bowenoid papulosis, BP)

鲍温样丘疹病又称阴股部多中心性色素性鲍温病(multicentric pigmented Bowen's disease of the groin)，主要累及中青年男女的外生殖器、肛门等外阴部，皮损为丘疹、斑疹或疣状损害。最先报道于1970年，由Lioyd描述。1979年命名为生殖器鲍温样丘疹病。病程较良性，部分损害能自行消退。

【病因及发病机制】

本病由人乳头瘤病毒(human papilloma virus. HPV)感染所致，目前已分离出80余种HPV类型及其亚型，这些DNA基因型多数具有特异性的感染部位、相应的临床表现和一定的致癌性。1/3可累及生殖器部位，常见的有HPV-6、-11、-16、-18、-31、-33、-35、-42型。致癌高危型主要是HPV16、18、31、33、35型，见于高度宫颈上皮内瘤变及宫颈癌及生殖器BP，尤其密切的是16/18型。低危型有6、11、42等型，见于生殖器尖锐湿疣、宫颈上皮内瘤变新生物，且有交叉感染现象。

研究发现HPV16、18的DNA基因组中调节病毒生长的编码区E6、E7的0RF(开放读框)的基因产物E6、E7蛋白，通过结合失活宿主细胞的P53、PRB(成视网膜细胞瘤基因产物)和其他细胞因子，产生细胞周期紊乱、干扰细胞的抑癌蛋白分化过程使人角质形成细胞永生化维持其转化后的恶性表型。

HPV 感染后局部细胞免疫：Langerhans 细胞形态异常，密度下降。角质形成细胞在浸润性皮损中，HLA－DR 和 ICAM－1（细胞间黏附分子）表达增强，皮损消退阶段则表达减弱。血管内皮细胞在 HPV 感染处的真皮浅、深层血管中也是 HLA－DR 和 ICAM－1 弥漫性强表达。在感染后的表皮中下层和真皮基质中及真皮毛细血管后静脉周围 $CD3^+$、$CD4^+$ 浸润。消退阶段皮损区 T 细胞总数及 CD4/CD8 比值升高。

体液免疫：以酶联免疫吸附试验（ELISA）对 HPV 感染者，曾感染者和无感染者血清测定 HPV－1、－6、－8、－11、－16、－18、－31、－33 型的特异性 IgG、IgA、IgM 抗体，发现有型与型之间的广泛交叉反应，抗体普遍阳性。曾感染者的水平尤高，但多呈一过性。

【临床表现】

发病年龄：最小 4 岁，最大 86 岁，平均 43 岁。

性别：女＞男，比例为 2.5∶1。

病期：2 个月至 19 个月不等。

性接触及性病史：多有性接触。1/3 患过或在患尖锐湿疣或性伴患有湿疣。主诉以剧痒为多。

皮损部位：① 外生殖器：女性好发于大小阴唇间、皮肤黏膜交界处；男性阴茎根部和冠状沟黏膜为最好发部位，其次为包皮及阴囊部。② 肛门及肛周。③ 生殖器外：腹股沟及文献报道有腹部、肘、手指（18 型）、面部（16 型）、口腔（16、18 型）发生 BP。

皮损形态：常见早发的是单个粟米、绿豆、黄豆大小，平均 2~7 mm 大小的丘疹，可融合成 1 cm 以上的斑片、斑块，呈扁平、半球形或疣状。皮损可孤立单发，少量散发，泛发，大片或大块，甚至累及整个外阴或肛门、肛周以及股沟。色素常为灰黑色，或褐黑色、紫褐色、红色、肤色。

复旦大学附属华山医院皮肤科对 231 例组织学确诊的 BP 据其皮损的形态、累及的面积做了临床表现的划分，并对其中的 52 例做了 HPV－DNA16/18 和其皮损编码产物 E6 的检测，结果显示有局限性和泛发性的丘疹斑片型及泛发性的斑块疣状型 3 种临床表现。皮损累及的范围及增生、疣状改变的程度与病期、HPV－DNA16/18 和

E6 的感染率成正比。

【组织病理】

表皮各层（棘层为主）细胞呈不典型性增生，排列紊乱。可见角化不良、多核或巨核及及异常核分裂细胞，酷似 Bowen 病，但无全层细胞异型和排列紊乱。真皮浅层及细血管周围有淋巴细胞及组织细胞浸润。文献报道及复旦大学附属华山医院皮肤科的病例显示不典型性增生占整个表皮 1/3 内至大于 2/3 的 1~3 级组织学改变，以原位杂交法对 52 例 HE 染色已证实为 BP 的蜡块组织进行 HPV－DNA16/18 和其编码产物 E6 检测，发现 HPV16、18 型的阳性率分别为 53.8% 和 50%，同一皮损中原位杂交法检测 HPV－DNA16/18 两项均为阳性的占 32.7%（17/52），E6 阳性的总检出率为 73.1%（38/52）。HPV－DNA 阳性者组织象显示鳞状上皮样增生即上皮内瘤样变的程度较 HPV－DNA 阴性者严重。

【诊断及鉴别诊断】

由于 BP 皮损表现的多样性、复杂性，文献和临床上多有误诊、漏诊的报道，故对外生殖器、肛门及肛周、股沟部，拟诊为硬化萎缩性苔藓、疣状痣、皮肤淀粉样变、扁平苔藓的粗糙斑块及牛肚状的灰黑色的看似尖锐湿疣的损害，要警惕是斑块疣状型 BP 的可能。局限性和泛发性的丘疹斑片损害的 BP 易与传染性软疣、血管角皮瘤、汗管瘤、湿疹、脂溢性角化等病混淆。老年患者的斑块疣状损害的 BP 须除外 Bowen 病、增殖性红斑（Queyrat 病）、癌性外阴白斑、乳房外 Paget 病、鳞癌等可能。组织病理上 BP 与 Bowen 病较难区别，且近年 BP 已被认为是一种等同于 Bowen 病、增殖性红斑的可转变成侵袭性鳞癌的有多相性病谱的 VIN 或 PIN（grade1~3 vulvar or penial intraepthelia neoplasia），即谓具有表皮细胞非典型性增生占整个表皮 1/3 以下或大于 2/3 的 1~3 级组织学改变的外阴部新生物或称外阴鳞状上皮内瘤变。然而无论是轻度的 VIN、PIN 或是严重的 VIN3、PIN3，文献认为均可诊断为 BP。临床上 BP 以青年人多发，主要累及外生殖器、阴股部，Bowen 病以老年人居多，可累及全身各个部位。典型皮损的颜色 BP 是灰黑色，Bowen 病则多是红褐色或红色并可附有少量鳞屑。

【治疗】

BP 常与湿疹混淆故在确诊前慎用糖皮质激素类外用制剂。单发或少发的损害可局部外用干扰素诱导剂 5% 咪喹莫特凝胶,隔日 1 次连续 8~12 周,有效率 73.3%。鬼臼毒素(podophyllotoxin)溶液、乳膏外用,每日 2 次,3 天为一疗程,4 个疗程消退率达 90% 以上。或采用液氮冷冻治疗或手术切除。大面积浅薄的损害可以外敷或局注 ALA 的光动力学疗法能免除其他疗法的皮肉痛苦,具有较好的临床效果。连续式 CO_2 激光疗法已是相当成熟并有对 HPV 感染的尖锐湿疣的治疗成功经验可借鉴的疗法,通过高温强大的热能可在短时间内直接摧毁整合病毒颗粒的病变组织,迅速去除和控制 HPV 的感染及扩散,且具有非接触传染、治疗费用低下等优点。笔者针对不同临床表现的损害应用连续式 CO_2 激光烧灼治疗了 231 例鲍恩样丘疹病,并做了 6~36 个月的随访,结果局限性丘疹、斑片的损害一次治愈率为 94.6%,泛发性丘疹斑片损害和斑块疣状损害的二次治愈率分别为 70.5% 和 57.9%,3 种类型 CO_2 激光一次治愈率平均为 60.2%。术后 3 个月以内的复发率分别为 5.4%、26.9%、28.9%,平均 20.5%;并且无器官功能障碍、病灶扩散、转移等严重并发症或后遗症产生。

(王月华)

14.4.3 疣状表皮发育不良(epidermodysplasia verruciformis)

本病又名泛发性扁平疣,由 Lewandowsky 及 Luts 于 1922 年首先报道。

【病因及发病机制】

以往认为是一种遗传性疾病,现根据本病能自身接种和异体接种,且用电镜发现其损害细胞的核内包涵体中有乳头多瘤空泡病毒颗粒,因此证实是一种泛发性疣。本病与多种人乳头瘤病毒的型别有关,包括 HPV1~5、8~10、12、14、15、17、19~25、36~38、46、47、49、50。其中 HPV3、10 常见于良性、泛发性扁平疣样损害中,一般不会恶变;HPV5、8 除发现于扁平疣样损害外,尚见于花斑癣型中,有致癌的可能性。皮肤癌常出现在日光直接照射的部位。引起花斑癣型者尚有 HPV9、12、15。大多数患者的细胞免疫功能受损。

【临床表现】

本病多幼年发病,但亦可初发于任何年龄。其皮损可分为 3 型。

(1)扁平疣型

最为常见,皮损数较多且较大,单个皮损为米粒至黄豆大的扁平疣状丘疹,圆形或多角形,呈暗红、紫红或褐色,分布广泛,可累及大部分皮肤及黏膜。

(2)花斑癣型

较少见,皮损为色素较淡的扁平丘疹,几乎不高出皮肤,轻微角化(彩图 14-04)。

(3)点状瘢痕型

最为少见,皮肤轻度凹陷,角化亦较轻微。皮损好发于面、颈、躯干、四肢,亦可泛发全身,甚至口唇、尿道口亦可发生小的疣状损害。躯干和四肢皮疹比较大而硬。可持续存在多年而无变化。约 20% 患者某些皮损可发展成鳞癌或基底细胞癌。此外,尚可伴掌跖角化、指甲改变、雀斑样痣及智力发育迟缓。

【组织病理】

表皮过度角化,棘层肥厚,粒层及棘层细胞空泡形成,以至形成网篮状,细胞质虽完全融成空泡化,但核仍存在,无角化不良细胞。

【诊断及鉴别诊断】

根据全身泛发性扁平疣样损害的临床表现及病理检查可以诊断。为进一步确诊可作电镜检查及 PCR 检测。但需与下列疾病相鉴别。

疣状肢端角化症:此病在手背、足背、膝、肘等处出现扁平疣状丘疹,手掌有弥漫性增厚,掌跖部损害呈疏散分布的半透明角化丘疹。病理检查表皮上部细胞无空泡形成。

扁平苔藓:为紫红色丘疹,有瘙痒,常伴黏膜损害。病理有其特征性改变。

【治疗】

无满意疗法。可试用 5-氟尿嘧啶软膏或 X 线照射等,有临床病例及报道显示口服阿维 A 及注射干扰素等免疫增强剂有效。如疑有恶变应做活检。

14.5　肝炎病毒引起的皮肤病（dermatoses caused by hepatitis virus）

肝炎病毒（hepatitis virus）是一组以肝细胞为主要感染靶细胞的病毒。肝炎病毒目前分为 7 型：即甲型肝炎病毒（hepatitis A virus，HAV）、乙型肝炎病毒（hepatitis B virus，HBV）、丙型肝炎病毒（hepatitis C virus，HCV）、丁型肝炎病毒（hepatitis D virus，HDV）、戊型肝炎病毒（hepatitis E virus，HEV）、己型肝炎病毒（hepatitis F virus，HFV）、庚型肝炎病毒（hepatitis G virus，HGV）。其中甲型肝炎病毒属微小 RNA 病毒科，新型肠道病毒 72 型，粪-口途径是其主要传播途径，亦可通过血液传播和垂直传播。乙型肝炎病毒为 DNA 病毒，直径 42 nm，分外壳和核心两部分。乙型肝炎病毒抗原分 3 种：外壳部分称为乙型肝炎表面抗原（HBsAg），HBsAg 有 10 个亚型；核心部分称乙型肝炎核心抗原（HbcAg）；此外，尚有 e 抗原（HbeAg）存在于病毒核心内。乙肝病毒具有嗜肝性、泛嗜性、变异性、不可杀性，可经血液、母婴、医源、性接触传播。丙型肝炎病毒是单链 RNA 病毒，通过血液传播。甲型、乙型和丙型肝炎都可产生多种皮肤损害。

14.5.1　小儿丘疹性肢端皮炎（papular acrodermatitis of childhood）

本病又称小儿无痒性肢端皮炎，由 Gianotti 于 1955 年首先报道，1957 年 Crosti 又做了报道，故此病又称 Gianotti - Crosti 综合征。主要特征为肢端红斑性丘疹、浅表淋巴结肿大及无黄疸型肝炎。

【病因及发病机制】

由表面抗原为 ayw 亚型的乙型肝炎病毒引起。只有通过消化道、皮肤黏膜的原发病感染才发生本病；输血或注射感染时则不患病。用免疫荧光检测皮疹发现皮疹处小血管壁上有抗原过剩的 HbsAg - Ab 复合物一过性沉积，此可能对皮疹的形成起一定的作用。现认为本病是以皮疹为主要表现的一种特殊类型的乙型肝炎。

【临床表现】

发病年龄自 6 个月至 15 岁，但主要发生于 2~6 岁的儿童。患儿可无任何前驱症状，但常先有腹泻或上呼吸道感染的表现。皮疹比较对称地起于四肢远端伸侧，3~4 天内迅速扩展到面、臂等处，但躯干少见，不侵犯口腔黏膜。无自觉症状，基本损害为暗红或葡萄酒样红色扁平丘疹，边界清楚，孤立散在而不融合。下肢损害可以发展为紫斑样。在肘、膝和手、足背处因易受机械性刺激而呈同型反应，出现线状排列。单个皮疹的大小随年龄而异，一般年龄越大皮疹越大，单个皮疹直径可达 5~10 mm；但在同一患儿，皮疹大小较一致。皮损一般经 3~4 周后逐渐消退，留有暂时性褐色色素和糠皮样鳞屑。

全身浅表淋巴结肿大，以腋窝、腹股沟处明显，可持续 2~3 个月。淋巴结无疼痛。

一般在皮疹同时或皮疹后 1~2 周发生肝炎。表现为肝肿大，肝功能异常，但无压痛或自觉症状。95% 以上为无黄疸型肝炎，只有 5% 病例、年龄在 6 岁以上者，多在皮疹出现后 3 周出现黄疸。患者可有轻度发热，但全身情况良好。

【实验室检查】

ALT 和 AST 增高。血胆红素正常。白细胞计数一般正常或减少，单核细胞可以增多。血清蛋白电泳于急性期 α2 及 β 球蛋白增加，后期 γ 球蛋白增加。用血清学及 PCR 方法检测乙肝病毒抗原可获阳性结果。

【组织病理】

表皮有轻度或中度棘层肥厚和过度角化，真皮上部水肿，毛细血管扩张，其周围有淋巴细胞和组织细胞浸润，淋巴结内有弥漫的网织细胞增生。皮疹电镜检查可见真皮上部的小血管内皮细胞的原浆内有直径 20 nm 的微细管状集合块，淋巴结和肝脏电镜均能发现乙肝病毒抗原结构。

【诊断及鉴别诊断】

根据皮疹特点、浅表淋巴结肿大和无黄疸型肝炎的临床及实验室证据，诊断并不困难。过去认为应与不伴有肝炎的小儿疱疹性肢端皮炎相鉴别，但根据第 5 届世界小儿皮肤病学大会资料，认为单从两者皮损难以鉴别。

【防治】

本病有一定的自限性,一般做对症处理即可,复方甘草酸苷片联合静滴利巴韦林可有效地治疗本病。

(魏明辉 徐丽英)

14.5.2 甲型肝炎皮肤表现(skin manifestation of hepatitis A)

人感染甲型肝炎病毒后,大多表现为亚临床或隐性感染,仅少数人表现为急性症状。甲型肝炎一般可完全恢复,不转为慢性肝炎,亦无慢性携带者。部分患者为黄疸型肝炎,出现皮肤和巩膜黄染;部分患者有一过性皮疹,出现瘙痒,皮损可呈红色斑疹、斑丘疹、风团或紫癜,可有血管性水肿,甚至出现结节性脂膜炎、血管炎表现。治疗上以抗变态反应及对症处理为主。

(魏明辉)

14.5.3 乙型肝炎皮肤表现(skin manifestation of hepatitis B)

乙型肝炎患者除了可有 Gianotti - Crosti 综合征外,尚可有多种皮肤表现。急性期的皮肤表现与 HbsAg 和抗 HbsAg 的抗体形成的免疫复合物有关。用免疫荧光检查可在皮损的血管中测出免疫复合物及补体。

【临床表现】

急性乙型肝炎在发病前 2 周可有血清病样表现。10%~20%的患者发生荨麻疹,少部分患者可有血管性水肿,部分患者可呈非特异性红斑、斑丘疹,也可有多形红斑、猩红热样红斑、白细胞破碎性血管炎、红皮病、过敏性紫癜及冷球蛋白血症的表现。有的患者可出现面部蝶形红斑,同时可伴有关节痛及关节炎,在血清及关节液中可测出 HbsAg - Ab 复合物。

慢性活动性肝炎可在躯干、四肢发生炎症性丘疹,中心化脓、结痂、萎缩,形成特征性痘疮样瘢痕,此皮疹可持续多年,且随肝炎病情的变动而波动。此外,尚可发生肝病常见的皮肤表现,如红斑、毛细血管扩张、痤疮、黄褐斑、红斑狼疮样改变、局限性硬皮病、膨胀纹、紫癜、结节性血管炎其

至可有结节性多动脉炎。甲下及甲根部出血,可出现"白甲",呈弥漫性发白,有时仅在指甲前端残留粉红色。有些患者的头发变细,胡须、腋毛和阴毛也会减少,这与患者血液中的雌激素水平升高有关。

可出现全身性的皮肤瘙痒,大部分是持续性的,特别是有黄疸的人,症状在黄疸出现前数月或出现后一年发生。

乙肝疫苗接种者尚可出现结节性红斑、泛发性环状肉芽肿、血小板减少性紫癜及 Reiter 综合征等。

【治疗】

按乙型肝炎处理。皮损治疗以抗变态反应及对症处理为主,如出现结节性多动脉炎,可系统使用糖皮质激素或血浆置换疗法。

(魏明辉 徐丽英)

14.5.4 丙型肝炎皮肤表现(skin manifestation of hepatitis C)

丙型肝炎病毒(HCV)是输血后肝炎发生的主要病因,一旦感染易呈慢性化,且与肝硬化及原发性肝癌的发生密切相关。HCV 感染不仅可以导致肝脏病变,还可引起多种肝外系统损害,包括皮肤的异常,有时皮肤表现甚至可以是 HCV 隐匿性感染的唯一临床表现。

HCV 感染相关的皮肤改变可根据关联程度大致分为密切相关的皮肤病、有一定关联的皮肤病、可能有关联的皮肤病。其中密切相关的皮肤病有冷球蛋白血症、迟发性皮肤卟啉症、白细胞破碎性血管炎、坏死松解性肢端红斑(necrolytic acral erythema, NAE)、网状青斑;有一定关联皮肤病为皮肤瘙痒症、单纯性痒疹、结节性痒疹、扁平苔藓、干燥综合征、荨麻疹、结节性多动脉炎;可能相关皮肤病有:结节性红斑、多形红斑、Behcet 病、坏疽性脓皮病、白癜风、银屑病、单侧痣样毛细血管扩张、环状肉芽肿、播散性浅表性光线性汗孔角化症。

【治疗】

按丙型肝炎处理;皮损治疗以抗变态反应及对症处理为主。

(魏明辉)

14.6　腺病毒性皮肤病（adenovirus skin disease）

腺病毒（adenovirus，AdV）于 1953 年首先从人类腺样增殖体组织细胞培养中找到。AdV 是双链 DNA 无包膜病毒，直径 60～90 nm，外有病毒衣壳，衣壳由 252 个壳粒组成。12 个垂直衣壳长纤维突带有特殊血细胞凝集因子。AdV 对理化因素抵抗力较强，对酸、碱和温度的耐受范围较宽，对乙醚、氯仿不敏感。紫外线照射 30 min 或 56℃ 30 min 可灭活病毒。

目前人 AdV 分为 6 个亚群，包括 47 个血清型。有 A 亚群（12、18、31 型）、B 亚群（3、7、11、14、16、21、34、35 型）、C 亚群（1、2、5、6 型）、D 亚群（8、9、10、13、15、17、19～30、32、33、36～39、42～47 型）、E 亚群（4 型）和 F 亚群（40、41 型）。A 亚群致动物肿瘤程度较高；B 亚群致动物肿瘤程度为中度；C、D、E 亚群致肿瘤程度为低度或无；F 亚群致肿瘤程度尚不明。

AdV 可以通过呼吸道、消化道及眼结膜侵入人体，通常引起不显性感染，显性感染则多为呼吸道和眼部疾病及肿瘤。腺病毒肺炎是我国发病率最高的一种病毒性肺炎，可由 3、7、11 型引起；急性咽炎可由 1、2、3 型引起；流行性角膜结膜炎由 8 型引起；流行性小儿腹泻由 3 型引起；急性心肌炎可由 7、21 型引起；脑膜炎或脑炎可由 7 型引起；3、7、12、14、16、18、21、31 型可引起肿瘤。AdV 偶尔可引发各种皮损，如麻疹样、风疹样、猩红热样或多形红斑样皮疹，也可出现水疱或大疱，甚至坏死性血管炎等。皮疹多在发热时或热退时出现，好发于面、颈、躯干，有时可发生在四肢。

诊断可依据临床表现、患者咽分泌物、眼结膜的拭液及粪便内分离出病毒而做出；但是由于 AdV 常能在初次感染人体后的几个月至几年内周期性地被排出，所以从呼吸道或粪便中分离到 AdV 并不表明它们一定与发生的疾病有关，因此，血清学方法常用于对 AdV 感染的确诊。血清学诊断可采用中和试验、补体结合试验、血凝抑制试验及免疫荧光试验。PCR 检测可用于 AdV 的诊断和定型。

本病以预防为主，应建立良好的社会卫生环境和个人卫生习惯。对腺病毒感染尚无特效抗病毒治疗，重在隔离、休息。皮损以抗变态反应及对症处理为主，并防止继发细菌感染。

（魏明辉　徐丽英）

14.7　细小病毒引起的皮肤病

14.7.1　传染性红斑（erythema infectiosum）

【定义】

又称第 5 种病（Fifth disease），1981 年确认是由人细小病毒 B19（human parvovirus B19，HPV-B19）感染引起的病毒性传染病。

【病因及发病机制】

细小病毒 B19 是目前已知的最小的单链 DNA 病毒，世界各地曾有多次小流行。全年都可发病，但盛行于晚冬早春，传染源为患者及病毒携带者。疾病的传播途径主要是呼吸道以及输血和血制品，急性感染期的孕妇可发生主动性胎盘传播。由于此病毒主要感染骨髓造血系统原始阶段的成红细胞，以红细胞的糖苷酯为受体导致红细胞的裂解、减少。这种对红细胞造血功能的骨髓抑制通常持续 1 周余，2 周后恢复，随后产生 IgM、IgG 特异性抗体，引起皮疹、关节病等免疫介导的病理改变。严重感染时还可累及全身各组织、脏器、血管，以至发生红细胞再障性贫血危象、心肌炎、脑膜炎、急性肝炎等以及系统性血管炎。宫内感染可导致流产、死胎。

【临床表现】

传染性红斑是感染 HPV-B19 后皮肤、血管受损的表现之一，多见于 4～10 岁的儿童，尤其 2 岁的幼儿。潜伏期 4～14 天。主要症状先有发热、咽痛、流涕、全身不适等，2～3 天后出现第一期皮损：在面部两颊出现对称性、融合性玫瑰色红斑，轻度水肿、无鳞屑、边界清楚，呈现特殊的"掌击颊"。再过 2～3 天后出现第二期皮损：四肢近端及躯干出现网状和花边样斑丘疹，掌、趾较少累及。皮疹时隐时现，一天内可有几次变化。颊和生殖器黏膜也可发生暗红色斑疹。通常持续一周,皮疹渐消退,中央先退,成为红色环状损害。消退次序和出疹次序相同。先由面部开始,无脱屑,色素沉着几天后消退而不留痕迹。两期病程5~9天。第三期皮损为复发期,在接触光或热以及运动、沐浴或患儿哭闹时红斑复发。患者大多数无其他症状,偶见腹泻及肌痛,眼结膜和咽扁部充血,伴局部淋巴结肿大。

【实验室检查】

急性期用电镜可见到病毒颗粒,急性期或恢复早期检测血清中的特异性 IgM 抗体。血清和咽喉分泌物中可检出特异性病毒 DNA。

【诊断和鉴别诊断】

根据特殊的皮疹、具流行性、一般情况较好以及实验室的特异性检查,不难诊断。但临床方面有时与猩红热非常相似,后者一般情况较重,急性病容,热度高,皮疹呈全身弥漫性,草莓舌,咽喉部培养为溶血性链球菌,这些可有助于鉴别。

【防治】

对症处理,无须特殊治疗。发疹时排毒传染期已过,故不必隔离。

14.7.2 血管性紫癜及肢端瘀斑综合征(angiopurpura et acropetechial syndrome)

少年或青年人感染 HPV - B19 后,少数表现为传染性红斑,且极少有"掌击颊";但在发热、咽痛、流涕、全身不适等前驱症状 2~3 天后,部分患者出现皮肤血管损伤后的血管性紫癜及肢端瘀斑。前者紫癜先发于四肢,然后向躯干、颈面部蔓延,数日后消失;后者手足出现手套短袜样分布的瘀点瘀斑,唇颊咽腭黏膜也见出血点。1998 年 Smith 等将此病症命名为丘疹-紫癜性手套综合征;2000 年 Harel 等人还报道了 2 例 HPV - B19 感染引发的 Raynaud 样征候,并于 2002 年将手套短袜样分布的瘀点瘀斑称为肢端瘀斑综合征。发疹同时部分患者可伴有腹痛、四肢麻木刺痛等,过半患者尤其女性有关节痛等症状,也可出现短期白血球、血小板计数的下降。全病程多数约为 2 周。

皮损的组织学显示真皮上部血管周围有 CD30⁺ 淋巴细胞浸润,红细胞外渗等非坏死性血管炎以及坏死性血管炎的表现。有报道在表皮组织、汗腺及导管、内皮细胞中找到 HPV - B19 抗原。

本病有自限性,预后多数良好。免疫功能低下者在病毒血症期可用丙种球蛋白静脉滴注,400 mg/kg · d,连续 3 ~ 5 天,2 ~ 4 周重复一次。

(王月华)

14.8 副黏病毒性皮肤病

黏病毒直径 80 ~ 120 nm,有一个管状核衣壳,其中央呈螺旋形。根据黏病毒内部 RNA 螺旋体的大小分成两个亚组:9 nm 者为正黏病毒,18 nm 者为副黏病毒。副黏病毒(paramyxoviruses)包括副流感病毒、新城病毒、流行性腮腺炎病毒、麻疹病毒和呼吸道合胞病毒。副流感病毒偶可在儿童出现红斑、斑丘疹;流行性腮腺炎病毒偶可致红斑、斑丘疹、水疱,有时并发血小板减少性紫癜;但引起皮肤病者主要为后两种病毒。

14.8.1 麻疹(measles)

【定义】

麻疹是一种传染性极强的急性病毒性传染病,常见于儿童。临床上以发热、上呼吸道炎、结膜炎、口腔黏膜斑及全身斑丘疹为特征。

一年四季皆可发生,但以冬末夏初为多。男女老幼皆易受染,绝大多数发生于儿童,约 90% 发生于 6 个月至 5 岁间。6 个月内婴儿由于从母体获得的免疫力尚未消失,故不易感染。麻疹病毒只有一个血清型,抗原性稳定。近年来,由于麻疹疫苗的普遍应用,发病年龄亦见推迟。患病后大多能获得永久免疫力,个别人可能患两次麻疹。有报道麻疹病毒抗原可以发生变异。

【病因及发病机制】

麻疹病毒属于副黏病毒科,麻疹病毒属,为 RNA 病毒。病毒颗粒大致呈球状,直径 120 ~ 250 nm。外层为双层的脂质束膜,表面有血凝素和血溶素。人是麻疹病毒的唯一宿主。病毒存在于患者的眼结膜、鼻、咽、气管、支气管黏膜的上皮细胞内及血液、尿、粪中,通过咳嗽、喷嚏、讲话时飞沫的喷射而传播。当皮疹出现后 5~7 天,黏膜卡他症状消退而无分泌物,于是失去传染性。皮疹鳞屑没有传染性。麻疹病毒在体外生活力不强,因此间接传染的机会不多。麻疹病毒对寒冷和干燥有较强的耐受力,在 0℃ 时可生存数天,在冰冻干燥状态下可保持活力达 15 周之久。

麻疹病毒随飞沫进入易感者的鼻咽和眼,或直接被吸入气管、支气管,在局部上皮细胞内增殖,随淋巴管达局部淋巴结,并继续增殖扩散到血流,在感染后 3 天左右形成第一次病毒血症。病毒进入血中的淋巴细胞,在其内增殖后被送到全身淋巴组织、肝、脾等器官,广泛增殖后再次进入血流,约在感染后 5~7 天出现第二次病毒血症,引起广泛病变。此期即为临床前驱期,在此时期,患儿全身组织如呼吸道上皮细胞和淋巴组织内均可找到病毒,并出现在鼻咽分泌物、尿及血液等分泌物和体液中,此时传染性最强。

全身皮肤和黏膜的毛细血管内皮细胞被麻疹病毒所感染,包括 Koplik 斑细胞内也有病毒核衣壳。麻疹病毒在淋巴组织和器官中不断增殖时,使 T、B 淋巴细胞致敏,血流中致敏的 T 淋巴细胞与受麻疹病毒感染的血管内皮细胞及其他组织细胞相互作用时,引起迟发型变态反应,使受染细胞破坏,释放各种淋巴因子,并在局部形成纤维素样坏死、单核细胞浸润和血管炎,而表现为口腔黏膜斑和周身性发疹,伴发全身性反应。其中颊黏膜下层的微小分泌腺发炎,其病变内有浆液性渗出及内皮细胞增殖形成 Koplik 斑。另有学者根据从急性期患者的皮损活检及尸检结果,即在表皮层和真皮乳头层均检出病毒抗原,认为麻疹的皮疹是病毒直接侵害并在局部复制所致。麻疹病毒感染后,B 淋巴细胞在感染细胞释放的游离病毒或细胞表面病毒抗原的刺激下产生抗体。

【临床表现】

(1) 典型麻疹

典型麻疹可分以下 4 期。

1) 潜伏期

6~18 天,接受免疫注射者可延长至 3~4 周。在潜伏期内可有轻度体温上升。

2) 前驱期

也称发疹前期,一般为 3~4 天。这一期的主要表现类似上呼吸道感染症状。

发热,见于所有病例,多为中度以上发热。

卡他症状,出现咳嗽、流涕、流泪、咽部充血等其他症状,以眼症状突出,结膜发炎、眼睑水肿、眼泪增多、畏光、下眼睑边缘有一条明显充血横线(stimson 线),对诊断麻疹极有帮助。

麻疹黏膜斑(Koplik 斑),在发热后 2~3 天或发疹前 24~48 小时出现,为直径约 1 mm 灰白色小点,外有红色晕圈,开始仅见于第二磨牙对面的颊黏膜上,但在一天内很快增多,可累及整个颊黏膜并蔓延至唇部黏膜,黏膜疹在皮疹出现后即逐渐消失,可留有暗红色小点,一般维持 16~18 小时,有时 1~2 日,多于出疹后 1~2 日内消失。麻疹黏膜斑为麻疹早期特征,是诊断麻疹最早、最可靠的证据。

偶见皮肤荨麻疹、隐约斑疹或猩红热样皮疹,在出现典型皮疹时消失。

部分病例可有一些非特异症状,如全身不适、食欲减退、精神不振等。婴幼儿常有消化系统症状,可出现呕吐、腹泻。

3) 出疹期

一般在发热后第 4 天出疹,先在耳后、颈部、发际出现,渐蔓延至面部、躯干、四肢、手掌和足底。皮疹大小不等,直径为 2~5 mm,初为鲜红色斑丘疹,以后逐渐增加密度,颜色也变为暗红,伴有水肿,数量多时可互相融合,但疹间仍可见到正常皮肤。大部分皮疹压之褪色,有瘀点、瘀斑者出现出血性麻疹,部分患者出现疱疹状麻疹。皮疹 2~5 天出全。出疹时发热可达 40℃ 左右,中毒症状加重,精神萎靡,咳嗽增剧,两眼红肿,声音嘶哑,有的出现腹泻。肺部呼吸音粗,颈淋巴结和肝脾均可肿大。此时期是本病的高潮。全身有淋巴结肿大和脾肿大,并持续几周,肠系膜淋巴结肿可引起腹痛、腹泻和呕吐。阑尾黏膜的麻疹病理改变可引起阑尾炎症状。疾病极期特别是高热时常有谵妄、激惹及嗜睡状态,多为一过性,热退后消失,与以后中枢神经系统合并症无关。此期肺部有湿性啰音,X线检查可见肺纹理增多。

4)恢复期

皮疹出全后中毒症状减轻,同时体温下降。出疹3~4天后皮疹开始按出疹顺序消退,疹退后留下棕褐色斑状色素沉着并有糠秕状鳞屑,2~3周后完全消失。多数患者经过顺利,病程一般较有规律,前后10~14天。在无合并症发生的情况下,食欲、精神等其他症状也随之好转。

最常见的并发症为肺炎,严重者有脑炎、心肌炎、心血管功能不全。也可并发营养不良、紫癜、结核病变播散等。格林-巴利综合征、偏瘫、大脑血栓性静脉炎和球后视神经炎均少见。有百万分之一的患者在若干年后出现亚急性硬化性全脑炎。

(2)**特殊类型麻疹**

1)**轻症麻疹**

多见于在潜伏期内接受过丙种球蛋白或成人血注射者,或<8个月的体内尚有母亲抗体的婴儿。发热体温较低,上呼吸道症状较轻,麻疹黏膜斑不明显,皮疹稀疏,病程约1周,无并发症。

2)**重症麻疹**

发热高达40℃以上,中毒症状重,伴惊厥、昏迷。皮疹融合呈紫蓝色者,常有黏膜出血,如鼻出血、呕血、咯血、血尿、血小板减少等,称为黑麻疹,可能是DIC的一种形式;若皮疹少、色暗淡,常为循环不良表现。此型患儿死亡率高。

3)**无疹型麻疹**

注射过麻疹减毒活疫苗者可无典型黏膜斑和皮疹,甚至整个病程中无皮疹出现。此型诊断不易,只有依赖前驱症状和血清中麻疹抗体滴度增高才能确诊。

4)**异型麻疹**

为接种灭活疫苗后引起。表现为高热、头痛、肌痛,无口腔黏膜斑;皮疹从四肢远端开始延及躯干、面部,呈多形性;常伴水肿及肺炎。国内不用麻疹灭活疫苗,故此类型少见。

5)**成人麻疹**

由于麻疹疫苗的应用,成人麻疹发病率逐渐增加,与儿童麻疹不同处为:肝损害发生率高;胃肠道症状多见,如恶心、呕吐、腹泻及腹痛;骨骼肌病,包括关节和背部痛;麻疹黏膜斑存在时间长,可达7天,眼部疼痛多见,但畏光少见。

【诊断】

在麻疹减毒活疫苗普遍应用后,不但存在症状典型的麻疹,而且存在症状不典型的患者;前者可根据临床表现结合流行病学做出诊断,后者需根据血清麻疹抗体的检测或麻疹病毒的分离阳性做出诊断。本病诊断标准如下。

(1)**临床症状**

① 全身皮肤出现红色斑丘疹;② 发热(38℃或更高);③ 咳嗽或上呼吸道卡他症状,或结膜炎;④ 起病早期(一般于病程第2~3日)在口腔颊黏膜见到麻疹黏膜斑(Koplik斑);⑤ 皮肤红色斑丘疹由耳后开始向全身扩展,持续3天以上呈典型经过。

(2)**流行病学史**

与确诊麻疹的患者有接触史,潜伏期6~18天。

(3)**实验室诊断**

一个月内未接种过麻疹减毒活疫苗而在血清中查到麻疹IgM抗体。恢复期患者血清中麻疹IgG抗体滴度比急性期有4倍或4倍以上升高,或急性期抗体阴性而恢复期抗体阳转。从鼻咽部分泌物或血液中分离到麻疹病毒,或检测到麻疹病毒核酸。

(4)**病例分类**

疑似病例为具备临床症状①加②条者,或同时伴有③条者。临床诊断病例为疑似病例加④条或⑤条或流行病学史。确诊病例为疑似病例加实验室检查确诊;也可以具有任何一项临床症状加实验室检查确诊。

【防治】

(1)**一般治疗**

卧床休息,室内保持适当的温度和湿度,保持空气流通;有畏光症状时室内光线要柔和;给予容易消化的富有营养的食物,补充足量水分;保持皮肤、黏膜清洁。

(2)**对症治疗**

高热时可用小量退热剂;烦躁可适当给予苯

巴比妥等镇静剂;剧咳时用镇咳祛痰剂;继发细菌感染可给抗生素。麻疹患儿对维生素 A 需要量大,世界卫生组织推荐,在维生素 A 缺乏区的麻疹患儿应补充维生素 A,<1 岁者每日给 10 万单位,年长儿 20 万单位,共 2 日;有维生素 A 缺乏眼症状者 1~4 周后应重复。预防处理并发症。

(3) 免疫治疗

1) 主动免疫

麻疹减毒活疫苗的应用是预防麻疹最有效的根本办法,其预防效果可达 90%。虽然 5% ~ 15% 接种儿可发生轻微反应如发热、不适、无力等,少数在发热后还会出疹,但不会继发细菌感染,亦无神经系统合并症。国内规定初种年龄为 8 个月,如应用过早则存留在婴儿体内的母亲抗体将中和疫苗的免疫作用。对未患过麻疹的 8 个月以上幼儿或易感者皮下注射 0.2 ml,12 天后产生抗体,1 个月达高峰,2~6 个月逐渐下降,但可维持一定水平,免疫力可持续 4~6 年,反应强烈的可持续 10 年以上。由于免疫后血清阳转率不是 100%,且随时间延长免疫效应可变弱,1989 年美国免疫咨询委员会提出:4~6 岁儿童进幼儿园或小学时,应第二次接种麻疹疫苗;进入大学的青年人要再次进行麻疹免疫。急性结核感染者如需注射麻疹疫苗应同时进行结核治疗。

由于注射疫苗后的潜伏期比自然感染潜伏期短(3~11 天,多数 5~8 天),故易感者在接触患者后 2 天接种活疫苗,仍可预防麻疹发生;若于接触 2 天后接种,则预防效果下降,但可减轻症状和减少并发症。对 8 周内接受过输血、血制品或其他被动免疫制剂者,因其影响疫苗的功效,应推迟接种。有发热、传染病者应暂缓接种。对孕妇、过敏体质、免疫功能低下者、活动性肺结核均应禁忌接种。现在我国进行麻疹疫苗接种为 8 月龄初始一针,6 岁加强一次。个别省份定为 18 个月到 24 个月时复种一次,接种剂量为 0.5 ml。

2) 被动免疫

有麻疹密切接触史的体弱、患病、年幼的易感儿应采用被动免疫。肌注丙种球蛋白 0.1 ~ 0.2 ml/kg,胎盘球蛋白 0.5~1.0 ml/kg,接触后 5 天内注射者可防止发病,6~9 天内注射者可减轻症状。使用过免疫球蛋白者的临床过程变化大,潜伏期长,症状、体征不典型,但对接触者仍有潜在传染性。被动免疫只能维持 8 周,以后应采取主动免疫措施。

(4) 控制传染源阻断传染

早期发现患者、早期隔离,流行期间托儿所、幼儿园等儿童机构应暂停接送和接收易感儿入所。一般患者隔离至出疹后 5 天,合并肺炎者延长至 10 天。接触麻疹的易感者应检疫观察 3 周,同时切断传播途径。病室注意通风换气,用紫外线照射消毒,充分利用日光曝晒患者衣物。流行季节做好宣传工作,易感儿尽量少去公共场所。

(魏明辉)

14.8.2　呼吸道合胞病毒感染(respiratory syncytial virus infection)

1956 年首次从猩猩体内分离出一株病毒,1957 年从患者下呼吸道疾病婴儿的鼻咽分泌物中分离到同样的病毒。由于该病毒在组织培养中可使细胞发生特征性融合病变,故名呼吸道合胞病毒(respiratory syncytial virus, RSV)。

RSV 是有包膜的 RNA 病毒,病毒颗粒呈不规则的表面粗糙的球形或丝状体,直径 100 ~ 500 nm,表面有脂蛋白包膜,包膜上有刺突,但无血凝素。归属于副黏病毒科肺炎病毒属。RSV 对理化因子的抵抗力强,但可被乙醚、氯仿所破坏。用人类细胞、双倍体细胞、原代猴肾细胞等培养时可以生长,且可产生特殊的融合细胞。用荧光抗体技术检查,可在感染细胞的胞质中查到病毒。

此病毒大多引起儿童的呼吸道疾病,也常引起成人特别是老年人的感染。本病主要在冬季发病,通过患者的飞沫经呼吸道传播,潜伏期 4 ~ 5 天。RSV 侵入机体后首先在鼻咽部黏膜内增殖,并引起上呼吸道感染。在婴儿及免疫功能低下的成人尤其是老年人,RSV 可由鼻咽部延及各级支气管和肺泡,从而发展为严重的支气管炎、细支气管炎和肺炎。发病急,喘憋重,可致部分患儿死亡。病毒对呼吸道上皮的直接破坏和免疫病理损伤共同参与了 RSV 的致病过程。部分患者可伴有皮疹。少数儿童在面部和躯干发生单纯性红斑或在前臂、肩、胸、背、臀部出现弥漫性斑丘疹，亦可见少许瘀点；此皮疹持续1天后消退，同时体温亦下降。

依据患儿鼻咽部的分泌物做细胞培养分离出病毒、成人补体结合试验及中和抗体的滴度升高可以明确诊断。PCR检测有助诊断并能分型。治疗可用病毒唑口服、注射或气雾吸入，也可用干扰素滴鼻或雾化吸入以减轻症状，缩短病程。

（魏明辉　徐丽英）

14.8.3　风疹（rubella，German measles）

【定义】

系风疹病毒引起的一种常见的急性传染病，多数病程短、症状轻，表现为低热、全身皮疹可伴浅表淋巴结肿大，但也常有重症病例发生。孕妇早期受感染，影响到胎儿可致先天性风疹综合征。

【病因及发病机制】

风疹病毒属披膜病毒科，为RNA病毒。外表多呈球形，直径50 nm，核心30 nm，包膜8 nm。病毒颗粒上的包膜蛋白E1、E2刺激机体产生中和抗体，血细胞凝集素产生相应的抑制抗体。风疹病毒仅一个血清型与披膜科的其他病毒无抗原交叉。

人是风疹病毒唯一的感（传）染源，在患者的鼻、咽分泌物、大小便、血液中都可分离到病毒。传播途径在儿童和成人中主要是通过呼吸道飞沫，也有通过污染物的直接接触而感染。

感染到体内的病毒先于上呼吸道黏膜和颈淋巴结产生复制，再进入血循环导致病毒血症和全身淋巴结肿大。当皮肤的血管内皮细胞受损时即出现皮疹；神经系统被感染时可产生脑组织水肿、脑膜反应、神经细胞变性、脑炎等。临床上有亚临床型和隐性感染者，可在感染后十几年逐渐地持续地发生病变。在胎盘、胎儿、新生儿中可呈现多系统的进行性的慢性感染。

【临床表现】

获得性即自然感染的风疹好发于5~9岁儿童，潜伏期：为14~21天；前驱期：1~2天，表现为低中度发热、头痛、疲倦、厌食、咳嗽、流涕、睑结膜充血等；出疹期：于发热一两天后，面颈部先出现密集的细小或2~3 mm大小的淡红色斑疹、斑丘疹或丘疹，随后皮疹迅速向躯干部蔓延，密集、融合成片，四肢远端疹子较稀疏。部分患儿咽、腭部可有出血点、红斑。皮疹通常于3天后消退，无脱屑及色素沉着。出疹期少部分患儿可有全身浅表的淋巴结肿痛和脾肿大，但可随烧退、呼吸道症状消退而恢复。

少数患者可出现肺炎、脑炎、心肌炎、肝炎、胰腺炎、关节炎、血小板减少及紫癜、消化道出血、肾功能异常等并发症。

还有少部分隐性感染者无皮疹，伴或无发热、呼吸道症状，血清特异性风疹病毒抗体阳性，为亚临床型风疹。

先天性风疹综合征主要表现为流产、早产，新生儿发育迟缓、耳聋、语言障碍、精神行为异常、小头、骨骼畸形等，甚者由于风疹病毒侵犯到脑组织导致进行性的风疹全脑炎。亚临床型先天性风疹综合征在新生儿时看似正常，随后5年中逐渐表现出先天性风疹综合征的各种症状。

【实验室检查】

血常规显示白细胞总数低下，淋巴细胞百分比升高；急性期鼻咽部分泌物可分离到风疹病毒；恢复期血凝抑制试验升高4倍具有诊断价值；出疹期血清特异性抗体IgG、IgM以及分泌型抗体IgA阳性。

【诊断及鉴别诊断】

临床表现典型的获得性风疹结合流行病学特点及血清免疫学检查可确诊，需与麻疹、猩红热、幼儿急疹等发热出疹性的病毒疹以及肠道病毒感染、药疹等相鉴别。先天性风疹综合征可根据患有典型的风疹视网膜炎确诊，需鉴别排除有相似表现的宫腔胎内巨细胞病毒、单纯疱疹病毒、弓形虫等感染。

【防治】

一般只需隔离到出疹后5天，但要避免接触孕妇，尤其妊娠早期，以防发生先天性风疹。接种风疹减毒疫苗可有效预防风疹病毒感染，除孕妇外，儿童、青少年及成人都应接种预防。治疗上可试用干扰素及对症治疗或治疗并发症。

（王月华）

14.9　小核糖核酸病毒所致的皮肤病

小核糖核酸病毒（picornaviruses）是 RNA 病毒中最小的一类病毒，直径 15～35 nm，核衣壳由 32 个对称 20 面体衣壳壳粒组成，能抵抗类脂溶媒，不能被乙醚、氯仿所破坏。小核糖核酸病毒科有 4 个主要的病毒属：即肠道病毒属（enteroviruses）、鼻病毒（rhinoviruses）、心脏病毒（cardioviruses）和口蹄疫病毒（aphthoviruses）。鼻病毒是引起普通感冒的主要病原体，无发疹。肠道病毒包括脊髓灰质炎病毒（poliovirus）1～3 型、柯萨奇病毒（Coxackie virus，CV）、埃可病毒（ECHO virus）和新型肠道病毒 68～71 型。根据对新生小白鼠的致病能力不同，柯萨奇病毒分为 A、B 两组。柯萨奇 A 组病毒有 23 个血清型，即 CVA1～22 和 CVA24。因 CVA23 抗原性与 ECHO9 相同，故 CVA23 已不用。A 组引起新生小白鼠的肌肉松弛、麻痹。柯萨奇 B 组病毒有 6 个血清型，即 CVB1～6，引起新生小白鼠局限性肌炎、多发性脂肪组织坏死、胰腺炎、心肌炎及肝炎等损害。柯萨奇 A、B 两组病毒感染人体后，均可引起皮疹、发热、呼吸道感染、无菌性脑膜炎、脑炎、疱疹性咽峡炎、肝炎、小儿急性肠胃炎，而 A 组病毒又可引起手足口病、急性出血性结膜炎；B 组病毒可引起心肌炎、多发性肌炎、流行性胸壁痛、成人支气管肺炎、胰腺炎、肾小球肾炎、睾丸炎。脊髓灰质炎病毒是一种嗜神经性病毒，主要引起神经系统的病变，多无皮疹。埃可病毒按血清分型有 34 个型，但因 ECHO10 型即呼肠孤病毒 1 型、ECHO28 型即鼻病毒 1 型、ECHO34 型即柯萨奇病毒 24 型，故实际上为 31 个型。埃可病毒可引起皮疹、发热、腹泻、呕吐、脑炎、无菌性脑膜炎等症状。

14.9.1　手足口病（hand-foot-mouth disease）

【同义名】

疱疹和口炎（vesicular exanthem and stomatitis）。

【定义】

本病系由多种肠道病毒引起的常见传染病，以婴幼儿发病为主。大多数患者症状轻微，以发热和手、足、口腔等部位的水疱为主要特征。少数患者可并发无菌性脑膜炎、脑炎、急性弛缓性麻痹、呼吸道感染和心肌炎等，个别重症患儿病情进展快，可致死。本病如无并发症，预后一般良好，多在 1 周内痊愈。

【发病情况】

1958 年首先由 Robinson 报道，主要发生在儿童，尤以 3 岁以下儿童发病率最高，但在暴发时也可见于成人。少年儿童和成人感染后多不发病，但能够传播病毒。

【病因及发病机制】

引起手足口病的主要为小 RNA 病毒科、肠道病毒属的柯萨奇病毒（Coxasckie virus）A 组 16、4、5、7、9、10 型，B 组 1、2、5、13 型；埃可病毒（ECHO viruses）和肠道病毒 71 型（EV71），其中以 EV71 及 Cox Al6 型最为常见。病毒主要经粪-口和/或呼吸道飞沫传播，亦可经接触患者皮肤、黏膜疱疹液而感染，患者污染的器具均可造成本病传播。发病前数天，感染者咽部与粪便就可检出病毒，通常以发病后 1 周内传染性最强。如把病毒移植到颊黏膜和回肠部进行繁殖，在 24 小时内局部产生结节，72 小时发生病毒血症，接着病毒播种到继发感染的地方，即口腔黏膜和手、足皮肤。病毒感染开始后第 7 天血清抗体升高，病毒从血液中消失而进入到其他组织。

【临床表现】

潜伏期一般 3～5 天，短者 12～24 小时。前驱症状为低热、不适、腹痛，然后在口腔和皮肤出现水疱。咽损害开始为小的、周围绕以红晕的 1～3 mm 直径水疱，不久在软腭、颊黏膜、舌、齿龈出现类似损害，疼痛明显；水疱迅速破裂形成糜烂和溃疡。发生在皮肤者，开始为红色斑丘疹，很快变成周围绕以红晕、小而清晰的水疱，疱壁薄，呈卵圆形，有时排列成线形。常发生在手指和足趾背、侧面，特别在指甲周围，但是也发生在手指屈面和掌、跖。皮损数目从几个到几十个不等。几天后水疱干涸，4～7 天后消退。

部分患儿可伴有咳嗽、流涕、食欲不振、恶心、呕吐和头痛等症状。重症病例可同时伴有肌阵挛,或脑炎、急性迟缓性麻痹、肢体瘫痪、心肺衰竭、肺水肿等。

在一些病例特别是婴儿,好发于臀部,有时比较广泛而呈全身性;特别是有遗传过敏素质的婴儿可发生 Kaposi 水痘样疹。复发罕见,但时有慢性间歇性发作过程。

【实验室检查】

外周血白细胞计数可正常,淋巴细胞和单核细胞相对增加,可伴有许多不典型细胞。

病毒分离:自咽拭子或咽喉洗液、粪便或肛拭子、血液、脑脊液或疱液以及脑、肺、脾、淋巴结等组织标本中分离到肠道病毒。

血清学检验:患者血清中特异性 IgM 抗体阳性,或急性期与恢复期血清 IgG 抗体有 4 倍以上的升高。

核酸检验:自患者血清、脑脊液、咽拭子或咽喉洗液、粪便或肛拭子、脑脊液或疱疹液以及脑、肺、脾、淋巴结等组织标本等标本中检测到病原核酸。

【组织病理】

水疱显示含有许多嗜酸性粒细胞。沿大疱的边缘,有表皮细胞的细胞内水肿。生发层细胞显著的网状变性伴有"多房水疱"形成。

【诊断及鉴别诊断】

根据临床特点可以诊断;为进一步确诊,可做病毒分离、血清学检验或核酸检验。鉴别诊断参见本章《风疹》节。

【防治】

自 2008 年 5 月起,手足口病纳入丙类传染病管理。手足口病传播途径多,婴幼儿和儿童普遍易感。做好儿童个人、家庭和托幼机构的卫生是预防本病的关键。

患者可予以抗病毒治疗及对症处理。由于口腔糜烂、溃疡疼痛而不能进食,可涂口腔溃疡涂膜。重症患者可静注丙种球蛋白,加强支持疗法。

14.9.2 口蹄疫(foot and mouth disease)

本病亦称口蹄病或足口病,是由口蹄疫病毒引起的人兽共患的急性传染病,专门侵犯偶蹄动物,以发热、口腔黏膜及蹄部和乳房皮肤发生水疱和溃烂为特征,是国际兽疫局规定的 A 类传染病,是牛、羊、猪等家畜中传染性最大的一种病毒性疾病。其中以牛的感染性最强,其次为猪、羊等;人偶可因与患病动物密切接触而感染,多为亚临床感染。

【病因】

口蹄疫病毒属于小 RNA 病毒科,现称为口疮病毒(aphoviruse),呈球状颗粒,直径 22~30 nm,有 7 种不同的血清型:即 A、O、C、SAT1、SAT2、SAT3 和亚洲-1 型,至少有 65 个亚型。各流行区的型别分布有所不同,各型间无交叉免疫作用。从人类分离到的几乎都是 O 型,偶有 C 型。传染源是患口蹄疫的动物,患病动物的血液、皮肤黏膜分泌物、唾液、尿、粪、乳汁均带有病毒。大多是通过直接和患病动物接触或挤乳时,病毒通过皮肤微小伤口进入人体发病,偶可通过食用受染的牛乳、乳酪、牛油或其他乳制品被感染发病,甚至食用病牛的肉和骨头也可感染。人与人之间很难相互传染。

【临床表现】

潜伏期为 2~18 天,大多为 3~8 天。初起发热、头痛、不适、口腔黏膜充血,有干燥及灼热感。2~3 天后,口腔黏膜、舌、唇及掌跖、指间皮肤出现水疱,此时发热等全身症状往往开始消退。水疱直径约为数毫米,逐渐增多或融合成大疱,疱内含有清晰或微混浊液体,以后可变成脓液。2~3 天后水疱破裂形成伴有疼痛和水肿的浅表溃疡,以后很快愈合。局部淋巴结往往肿大。婴儿和儿童发病症状较成人显著,可致死。大多数患者通常 1~2 周痊愈。

【实验室检查】

血象:白细胞总数和中性粒细胞数大多正常。

病毒分离:采取患者的水疱液、唾液等经无菌处理后分别接种至:① 豚鼠脚掌皮内,4~5 天后在其足趾间出现水疱;② 小鼠脑内及其乳鼠腹腔内而致死亡;③ 在猪肾、小牛肾细胞培养中出现细胞病变者,则可认为分离到口蹄疫病毒,可进一步用特异性血清鉴定其型别。

血清学试验:ELISA 是目前检测口蹄疫病毒

感染较为常用的诊断技术。

【诊断及鉴别诊断】

根据流行病学和典型的临床表现,患者往往有与家畜的接触史或饮用未消毒牛乳等病史,除外其他皮肤黏膜综合征后应高度怀疑本病,从水疱里分离出病毒或中和抗体的滴度升高来证实诊断。疾病恢复后抗体滴度迅速下降。

【防治】

患病动物要严格隔离和焚毁。个人要做好卫生及防护措施,不吃未经煮沸消毒的牛、羊乳品及肉制品。患者应卧床休息,保持口腔清洁,予以抗病毒治疗及对症处理。合并细菌感染可用抗生素治疗。

(魏明辉　徐丽英)

14.9.3　埃可病毒疹(ECHO virus eruption)

【定义】

埃可病毒疹是由埃可病毒引起的发疹性疾病。

【病因】

埃可病毒(ECHO virus)是在1951年从健康孤儿和无菌性脑膜炎患者粪便中分离出来的,被命名为人肠细胞病变孤儿病毒(enteric cytopathogenic human orphan virus, ECHO virus)。ECHO病毒按血清分型有34个型和4种以上变异型,但因ECHO10型即呼肠孤病毒1型、ECHO28型即鼻病毒1型、ECHO34型即柯萨奇病毒24型,多种变异型与原型的免疫血清仍可产生中和,故实际上为31型。病毒体积较小,直径为22～30 nm,通常寄生于人体肠道中,但仅属暂时性。通过粪便和口腔分泌物可发生播散,在世界各地的流行极广,常致范围不同的各种流行散发感染。其感染的主要特点是:传染性强,隐性病例多,临床表现多样化等。

引发皮疹的ECHO病毒主要有ECHO1～9、11～14、16、18～20、22、23、25、30、32、33型,其中以4、9、16、19型最常见。其他如5、30型感染仅少数人出现暂时性红斑;23、32型感染中某些呈特征性毛细血管扩张性红斑。

【临床表现】

ECHO病毒感染的临床表现类似于其他肠道病毒表现,通常包括以下几个症候群:脑膜炎、脑炎和瘫痪性疾病、心肌炎和心包炎、流行性胸痛、疱疹性咽峡炎、出疹性热病、胃肠炎、呼吸系统感染等。

埃可病毒疹即是以皮疹为主的埃可病毒感染,多伴发热而称之为"出疹性热病",可与上述各症候群(特别是脑膜炎,以往称之为无菌性脑膜炎)同时存在。多见于夏秋季,常致流行,3～4岁以下幼儿最易发生,15岁以上及成人则很少得病。

潜伏期约4天,起病时大多有上呼吸道症状,如咽痛、流涕、咳嗽等,伴轻到中等发热,并有厌食、恶心、呕吐等胃肠道症状,偶有腹泻,可有结肠炎等表现,也可伴血尿和蛋白尿等。皮疹多在发热时出现,可一发病即出现或发病1～2天后才出现,也可在热退后出疹,与幼儿急疹相似。

皮疹的性质、形态、数量和分布的变化较多,约1/3为风疹样疹。一般为斑疹或斑丘疹,大小为1～3 mm,压之褪色。首先出现于面颈部,迅速蔓延至四肢及躯干,偶尔波及掌跖。皮疹散在很少融合,发红而无痒感,消退后无脱屑,也无色素沉着。在ECHO9型感染中,皮疹可为出血性,呈紫癜、瘀斑。在ECHO9、16型的某些流行中,可在患儿的口腔黏膜上发现灰白色黏膜疹,类似于Koplik斑,破后成溃疡,此型皮疹一般经1～3天消退。颈后淋巴结轻度肿大,偶有全身淋巴结肿大,但耳后及枕后淋巴结一般不肿大。ECHO16型感染曾于1951年夏季在美国波士顿广泛流行而被称为波士顿疹(Boston exanthem),本型是首先被识别的肠道病毒疹。除上述特点外,严重者损害有水疱,可呈脐形。黏膜损害常见于软腭,扁桃体隐窝处可有多发性小溃疡,但不同于柯萨奇病毒A组引起的疱疹性咽峡炎,咽部无膜或渗出,龈、颊黏膜或唇部无任何损害。

【诊断及鉴别诊断】

临床表现变化多端,故散发病例易误诊或漏诊。流行病学资料(夏秋季发病、患者以小儿为多、一家多人发病等)和一些特殊临床症候群(无菌性脑膜炎的高发病率、腹痛、口腔为疱疹等)对协助诊断均具有相当价值。实验室检查白细胞计数正常。双相热等也有一定参考意义。

临床上 ECHO 病毒疹与手足口病的柯萨奇病毒疹常不易区分,两者均为发热后起疹,向心性分布,为斑疹和斑丘疹,细小而不融合,数天内自行消退;但后者往往倾向于有小水疱。常见的疱疹性咽峡炎不同于本病所见之口腔损害;手足口病之皮疹分布有其特殊性,可资鉴别。

本病之确诊一般应根据下述几点:① 从患者体液(脑脊液、疱液、血液等)中分离出病毒;② 疾病恢复期(起病后 3~4 周)血液中出现抗体或抗体效价上升 4 倍以上,以中和抗体的测定最为可靠;③ 临床上出现某些典型症候群,而从咽拭子或粪便中重复分离到同一病毒,且从周围患同样疾病者中也检出相同的病毒,也有诊断的参考价值。用 PCR 技术检测有助于诊断和分型。

【防治】

皮疹一般于数天内自愈。自觉症状轻微,予以抗病毒治疗及对症处理;有全身症状者对症处理并应加强支持疗法。接触者注射丙种球蛋白或胎盘球蛋白 3~6 ml 以预防感染。口服脊髓灰质炎减毒活疫苗使之产生干扰作用,作为控制病毒的非特异性预防措施,在流行期间值得试用。

(魏明辉　廖康煌)

14.9.4　疱疹性咽峡炎(herpangina)

疱疹性咽峡炎主要由柯萨奇 A 组病毒 1~10、12、16、17、22 型引起,也可在 B 组 1~5 型及 ECHO6、9、11、16、17、22、25、30 型感染的患者中见到。本病于 1951 年首次报道。

本病遍布全世界,好发于夏天和早秋,主要发生在 1~7 岁的儿童,但亦可累及成人。经 2~14 天的潜伏期后,突然开始发热(38~40℃),持续 4~5 天,然后在口腔主要于前腭、软腭、扁桃体、咽、峡部出现直径为 1~2 mm 淡灰白色丘疹或水疱,周围绕以红晕。水疱扩大破裂形成直径小于 5 mm 的淡灰色浅溃疡,4~5 天痊愈。水疱和溃疡可同时存在。同时伴吞咽疼痛,偶见呕吐、腹痛、

头痛。柯萨奇病毒 A 组 10 型引起的急性咽峡炎,其基本损害为 3~6 mm 的白或黄色丘疹,周围有红晕,不形成溃疡,多见于悬雍垂、前腭、咽后壁。由柯萨奇病毒 A 组 9、21 型可引起肺炎,出现高热、发绀、呼吸深快、昏迷,最后因呼吸衰竭而死亡,以婴幼儿死亡率最高。

实验室检查示白细胞增高,部分患者血肌酸激酶、肌酸激酶同工酶等心肌酶谱可升高。胸片显示弥漫性多叶性支气管肺炎伴肺不张和肺气肿。由疱液、粪便、脑脊液中培养出病毒,或血清中检查出特殊的补体结合及中和抗体即可确诊。用 PCR 技术检测有助于诊断和分型。

临床处理可用阿昔洛韦、伐昔洛韦、利巴韦林喷雾剂、病毒唑含片、干扰素雾化吸入等抗病毒治疗,同时对症处理,防治并发症。

14.9.5　柯萨奇湿疹(eczema coxsackium)

本症系在特应性皮炎的基础上,感染了柯萨奇病毒,主要为 A16 所致。其临床表现为在特应性皮炎的皮损上,发生许多水疱,类似 Kaposi 水痘样疹,重者可泛发全身。治疗参见 Kaposi 水痘样疹。

14.9.6　柯萨奇病毒疹(Coxsackie virus eruption)

柯萨奇病毒(Coxsackie virus, CV)属于小 RNA 病毒科的肠道病毒属,因其最早是从美国柯萨奇镇的一名死于心肌炎婴儿的心脏分离得到,故命名为柯萨奇病毒。柯萨奇病毒分 A、B 两组。柯萨奇病毒疹主要由 CVA2、4、5、7、9、10、16 及 CVB1~5 引起,好发于婴儿及儿童。出疹前多有上呼吸道症状,有时伴全身或颈、枕后淋巴结肿大,也可伴结膜炎或腹泻等。柯萨奇病毒疹可在中小学流行。

(1) 柯萨奇 A 组病毒疹

柯萨奇 A9:是柯萨奇病毒中最易分离和研究最广泛的一种。能使新生鼠产生致死性心肌炎,成年鼠产生亚临床心肌炎。常在夏季流行,可引起红斑、斑丘疹、水疱,甚至荨麻疹和紫癜。皮疹初发于面部、颈部,后逐渐扩展到躯干、四肢和掌

跖。一般持续 1~7 天。伴有短期发热、不适等；亦可伴发疱疹性咽峡炎、手足口病、局部淋巴结肿大。有时发生脑膜炎、肺炎。在患者咽喉分泌物、脑脊液、粪便及血液中可分离出此种病毒。

柯萨奇 A4：可有发热、厌食、流涎、咽炎、鼻炎等前驱症状，持续 1~10 天，伴发疱疹性咽峡炎。发热同时或消退后出疹。皮疹为直径 2~5 mm 大小之斑疹或丘疹，可似麻疹样或猩红热样发疹，1~4 天消退。亦有报道为直径 5~10 mm 之淡黄色不透明水疱，成群发生，需 1~2 周才消退。皮疹好发于面、颈、躯干及四肢，但不累及掌跖。无明显痒感。

柯萨奇 A5：可致手足口病。

柯萨奇 A10：可致手足口病。

柯萨奇 A16：可致手足口病，也可致慢性或再发性皮疹，还可见类似 Kaposi 水痘样疹的周身柯萨奇湿疹。

（2）柯萨奇 B 组病毒疹

柯萨奇 B1：发热时，在左右面部、躯干及全身发风疹样、婴儿玫瑰糠疹样、水疱性皮疹，可伴有疱疹性咽峡炎和无菌性脑炎。多见于儿童。

柯萨奇 B2：在发热时常在腹部出现斑丘疹、水疱或瘀斑，可有口腔溃疡。常并发肌痛。

柯萨奇 B3：好发于儿童，流行于夏季，为水痘样发疹，可致手足口病，亦可有斑丘疹和瘀点。伴有发热、头痛、腹泻等，也可发生肝脾肿大。在水疱疱液、咽部分泌物及粪便中皆可分离出此种病毒，且血清中和抗体滴度亦增高。

柯萨奇 B5：主要引起脑炎、心肌炎、心包炎、腹膜炎、瘫痪、睾丸炎、疱疹性咽峡炎、肝炎，偶见皮疹。在发热或热退后出疹，为斑丘疹。初发于面、颈部，4~24 小时扩展到躯干、四肢，但掌跖不受累，36 小时完全消退，不留痕迹。从患者咽喉部分泌物、粪便和脑脊液中分离出病毒，血清中的中和抗体滴度升高。多见于 1 岁以内婴儿。

治疗上予以抗病毒治疗及对症处理。

14.9.7 传染性水疱病（infectious vesicular disease）

传染性水疱病是发生于猪的一种病毒性传染病。与病猪直接或间接接触的人亦可发生与猪传染性水疱病相似的疾病。现已证实其病原体系一种肠道病毒，与柯萨奇病毒 B6 在血清学上有密切关系。我国杭州已有报道。

初起有发热，多为低热，亦可高热达 38~39℃，热程为 1~7 天。常伴有全身乏力、四肢酸痛，食欲减退，个别有腹泻或便秘。起病 1 天内（少数在 2 天内）于口腔、手足背等部位发生大小不等的水疱，由绿豆至鸽蛋大。一部分患者于眼、鼻、外阴、肛门及其他部位的皮肤黏膜处亦可出现水疱。疱液初起清澈，后渐浑浊，四周绕以红晕，口腔黏膜如唇、舌等部位的水疱易于破溃，形成浅表性溃疡，常有灼痛而影响进食。身体其他系统未发现异常现象。病程一般为 2 周左右，预后良好，但亦可有多次反复发作。

治疗上以抗病毒及对症处理为主。

（魏明辉　徐丽英）

14.9.8 Dukes 病（Dukes disease）

【同义名】

副猩红热（parascarlatina）、第四种病（Fourth disease）。

【定义】

本病是皮肤急性感染性发疹性疾病，表现为猩红热样皮疹，均发生于儿童；但与麻疹、猩红热、风疹又不一样，故称第四种病。

【病因】

此病病因不明，可能与柯萨奇、埃可病毒感染有关。

【临床表现】

本病好发于春、夏季。潜伏期 9~20 天。发生于 3~4 岁儿童。皮疹为玫瑰色点状斑疹，起初发生在腹股沟、腋、颈等皱褶部位，数小时内迅速扩展到全身，似猩红热皮疹，但色较淡，经 4~5 天皮疹消退呈糠状脱屑，脱屑可持续达数周。大多数患者仅有皮疹而无全身症状，少数有头痛、咽痛、恶心、轻度发热等全身症状。发病时可伴全身浅表淋巴结轻度肿大。不经治疗可痊愈。需与猩红热鉴别。

14.10 致瘤性 RNA 病毒引起的疾病

14.10.1 人嗜 T 细胞病毒感染〔human T-lymphotropic virus(HTLV)infection〕

【定义】

本组疾病是由慢病毒科含逆转录酶的致瘤性 RNA 病毒所引起。

【发病情况】

主要在日本西南部、加勒比地区、尼日利亚、美国南部及南美地区呈地方性流行,近年来散发于世界各地。我国东南福建沿海地区也有小的流行。传播途径:通过输血的感染率为50%,其次由静脉吸毒、性接触、胎传及母婴垂直传播。

【病因及发病机制】

HTLV Ⅰ型或Ⅱ型与血液及组织中的 CD4⁺T 细胞上的 CD4 分子结合,经逆转录酶作用于基因组形成前病毒 DNA 再整合到宿主染色体上相应的位点,使受感染的细胞不断增生转化,从而产生一系列的临床症状。

【临床表现】

潜伏期不定,可于感染后数年或10年后发病。HTLV Ⅰ产生的相应疾病主要有成人 T 细胞性白血病或淋巴瘤、B 细胞性白血病或淋巴瘤以及热带痉挛性截瘫、脱髓鞘综合多发性肌炎,儿童可产生慢性泛发性皮炎湿疹、免疫缺陷、脊髓发育不良综合征、葡萄膜炎、大关节病及多关节炎、干燥综合征、间质性肺炎、肺癌、侵袭性颈部癌;HTLV Ⅱ感染可引起 T 细胞性白血病或巨粒细胞性白血病以及中枢神经系统损害、脊髓病变症状及相关的蕈样肉芽肿、肾小球肾炎、肺部疾病等。

【实验室检查】

外周血及骨髓可见异常淋巴细胞,血清 HTL Ⅰ型、Ⅱ型抗体阳性,电镜或免疫荧光下可见细胞表面的病毒抗体。

【防治】

尚无有效的疗法。急性期的成人 T 细胞性白血病或淋巴瘤主要是联合化疗或骨髓或干细胞移植。干扰素加抗病毒药物齐多夫定治疗仅有小部分患者见效。预防参照防 AIDS 措施。

14.11 虫媒及出血热病毒所致的皮肤病及出血热

虫媒及出血热病毒引起的皮肤病及出血热是一组临床表现为发热、皮疹、关节和肌痛、神经系统症状伴出血或肾脏综合征,甚至休克死亡的自然疫源性传染病。

近年随着气候变暖、世界经济的迅速发展、国际交往日益增多以及旅游热、宠物热等原因,虫媒及出血热病毒引起的皮肤病及病毒性出血热的发病率较以往大有提升。

虫媒及出血热病毒主要有:囊膜病毒科、布尼亚病毒科、黄病毒科、沙拉病毒科、丝状病毒科,均为 RNA 病毒。蚊、螨、蜱、蛉等节肢动物或昆虫作为主要的虫媒,通过对寄生宿主如鼠、猴、野生动物或人、马家畜等脊椎类动物和无脊椎类动物的叮咬、吸血来传播其体内繁殖的病毒。

14.11.1 登革热及登革出血热(dengue fever)

【定义】

登革热及登革出血热是由登革病毒经蚊媒传播引起的急性发热性传染病。登革热特征为双相型高热、头疼、肌肉骨关节酸痛、淋巴结肿大、皮疹及白细胞、血小板减少。登革出血热伴出血、肝肿大,甚至循环衰竭,即称为登革休克综合征。

【病因及发病机制】

登革病毒为黄病毒属,体积17~24 nm。含单股正链 RNA,核心壳外有类脂包膜,可在许多哺乳动物或昆虫的细胞中繁殖。至今已分离出6型,传播最广的为Ⅱ型。主要流行于热带、亚热带地区如东南亚,我国主要在海南、台湾、福建等地,2004年浙江慈溪发生83例。人类易感,带病毒者为主要的传染源。伊蚊为主要的传播媒介,登革病毒经伊蚊叮咬带入人体,在多核巨噬细胞系统增殖复制后进入血循环,可重复产生病毒血症及其相应的临床表现。当登革病毒抗原与抗体结合形成免疫复合物,激活补体,抑制骨髓,导致白细胞及血小板减少,血管通透性增加,进而导致一系列出血症状。

【临床表现】

潜伏期2~15天(平均3~8天)。发病初期有高热、头痛、关节痛、肌肉痛、后眼眶疼痛等全身症状。体温可达40℃或更高,持续5~6天后下降至正常,短暂缓解。50%的患者有皮疹,多出现在起病后的4~5天,初起主要分布在前臂屈侧及躯干两侧,以后渐蔓延至面、四肢及手、腕、足背等部位。表现为麻疹样或猩红热样皮疹,有些患者可出现紫癜,伴全身淋巴结肿大。后期可发生心动过缓,需1~2周恢复。严重者及14岁以下儿童可发生出血热表现:高热、恶心、呕吐;皮疹则为瘀点,亦可有斑丘疹或紫癜;伴肝肿大,消化道及其他脏器出血甚至出现休克。

本病具有自限性,无并发症者病程约10天左右,重症死亡率约3/10万。

【实验室检查】

血白细胞减少,淋巴细胞增多,并出现异型淋巴细胞,血小板减少。出血性登革热时血象主要是血小板减少,凝血酶原时间延长,血清转氨酶升高。有时可出现蛋白尿,但肾功能衰竭少见。

血清学检查:血凝抑制试验或补体结合试验具有特异性。急性期血凝抗体效价1/640以上或2周后效价1/1 280以上,恢复期血清补体结合试验效价超过1/32,均有诊断意义。

【诊断】

根据临床症状及流行地区,特异性血清学检查可确诊。

【防治】

灭蚊、防止疾病传播。对患者应早期隔离。目前尚无特异性抗病毒疗法;一般给予对症处理及加强支持疗法。出血热给以止血及抗休克等相应处理。

14.11.2　西尼罗热(West Nile fever)

本病由黄病毒科中的西尼罗病毒经库蚊传播所致的急性发热性疾病,主要表现为发热、皮疹、淋巴结肿大、脑炎等。

【发病情况】

此病流行于夏季。鸟雀是西尼罗病毒贮存宿主及传染源,病毒存在于库蚊的涎腺中,通过叮咬在鸟雀中循环。人等哺乳动物为终末宿主。现已证实人对人的传染主要是通过输血、器官移植及哺乳可能。最先发生西尼罗热是在非洲乌干达西尼罗河地区,近年由于全球旅游热、商务活动频繁等原因西尼罗病毒不断输入新的地区引发地方性流行。美国纽约市、哥伦比亚特区等地曾经在2003年发生大规模的暴发,9 862名感染者中死亡264人;2012年8月美国又暴发同期最严重的西尼罗热疫情,1 118人被感染、41人死亡。初入流行区者比较易感。感染后可获持久免疫,60%的青壮年体内产生抗体。

【临床表现】

西尼罗病毒基因分为两型,致人感染的是1型病毒,多为轻型或隐匿感染。潜伏期1~6天,部分长达2~3周。临床表现有双波热型发热和局部淋巴结肿大、恶心、呕吐、腹痛腹泻等消化道症状,或伴有登革热样特征。发热期或发热末期,半数患者尤其儿童可出疹,皮疹为淡红色玫瑰样疹或斑丘疹,不痒,好发于面颈部、躯干和上肢,持续2~7天后消退。少数人主要是老年患者可并发脑膜脑炎,死亡率3%~15%。

潜伏期末至发病后的第5天血及脑脊液中可分离出西尼罗病毒,PCR阳性。恢复期血清特异性IgG抗体阳性高达4倍以上可确诊。

【治疗】

给予发热及脑炎对症处理和支持疗法。

14.11.3　白蛉热(sandfly fever)

白蛉热又称沙蛉热或三日热,是由布尼亚病毒科白蛉热病毒所引起的急性自限性疾病。

【发病情况】

此病主要流行在潮湿的东半球,特别是地中海、中东国家及印度等地区,我国也有发生。夏季尤其8月份是发病高峰。传染源为患者与鼠,白蛉为媒介,由雌白蛉进行传播。人群普遍易感,儿童为多,成人则有较强的免疫力。

【临床表现】

临床体征是初起在白蛉叮咬处皮肤上出现小的瘙痒性丘疹,持续5天左右,再经2~6天潜伏期后,突发高热,一般持续3天左右,伴头痛、眼痛、肌肉关节痛以及恶心、腹痛、结膜炎、视神经乳头水肿、颈项强直或脑膜炎及脑膜脑炎等全身症状;同时,在面、颈出现猩红热样皮疹或荨麻疹样皮损,后者恢复较慢,反复发作,以后渐消退。疾病恢复期数日至数周,15%的患者在首次发病后第2~12周可出现二次发病。但总体预后良好。

【实验室检查】

实验室检测有白细胞下降,淋巴细胞百分比上升,血清特异性的IgG、IgM抗体阳性。病毒分离可确诊。

【防治】

主要为对症处理,可酌情采用干扰素。

14.11.4　科罗拉多蜱热(Colorado tick fever)

由体积80 nm³、双层核壳、双链RNA的科罗拉多蜱热病毒引起的急性病毒性疾病。

【发病情况】

经蜱叮咬传播,50%发生在美国科罗拉多州和爱达荷州海拔1 219 m以上的山区、森林中,4~7月份为发病高峰季节,野营者及户外旅游活动者、有蜱叮咬史者为高危人群传染源。呈高度散发,人群普遍易感。

近年来,我国也有不少蜱虫叮咬病例,卫生部2010年9月报道:河南、湖北、山东、安徽、辽宁、江苏等省的山区和丘陵地带的农村发现几十例及上百例。已从病例发现地区的蜱中分离到新型的布尼亚病毒。部分病例发病前有明确的蜱叮咬史。

【临床表现】

科罗拉多蜱热急性期患者血液可能有传染性。血清病毒特异性抗体阳性,病后具持久性免疫力,偶然有两次发病。潜伏期1~19天,平均4天,初起症状无特异性,如发热50%为双相热,畏寒,头痛、眼后痛、肌痛,全身不适,以及腹痛、呕吐。5%~12%患者伴皮疹。国内学者报道皮疹表现为水肿性丘疹、结节、瘀斑。病程5~10天,多数预后良好,但是老人及10岁以下儿童易发展至重症,发生脑炎或严重的出血。

【实验室检查】

有白细胞、血小板下降。ALT轻度增高。RT-PCR为早期确诊的首选检测。病程的第2、3周可在血液、骨髓中分离到病毒。

【防治】

避免蜱叮咬,要彻底清除皮肤毛发上附着的蜱。予患者以对症处理。

14.11.5　流行性出血热(epidemic hemorrhagic fever)

【定义】

本病系布尼亚病毒科汉坦病毒通过革螨对野鼠或家鼠的叮咬吸血来传播的病毒性自然疫源性疾病,临床以发热、出血、肾损害伴出血性皮疹为特征,WHO又将有肾损害的出血热归称为肾综合征性出血热。

【发病情况】

全球90%的流行性出血热病例发生在中国,目前的发病者每年2万~3万例。我国黑龙江等东北地区是主要流行区。发病季节高峰为10~12月份。传染源主要是鼠类,亚洲地区是黑线姬鼠,我国家鼠型疫情呈逐年增多趋势。传染途径是革螨通过对鼠的叮咬吸血及寄生传播病毒,人接触了病毒宿主动物包括患者或其排泄物、被污染物,经呼吸道吸入、消化道摄入以及皮肤黏膜伤口的接触、胎盘的垂直传播而发病。

【病因及发病机制】

汉坦病毒直径70~210 nm,含单股负链RNA,有包膜。包膜糖蛋白含中和抗原和血凝抗原,核衣壳蛋白含补体结合抗原,前者助于病毒进入细胞的胞质,后者刺激机体产生强烈的细胞免疫和体液免疫。由于病毒的泛嗜性,全身脏器的血管内皮细胞被发现都含有病毒抗原及感染后细胞膜细胞器的损伤。感染早期出现血中IgE升高、组织胺释放,引起毛细血管扩张和通透性增加,皮肤黏膜充血水肿等Ⅰ型免疫反应,随即发生肾小球肾小管基底膜特异性免疫复合物沉积的Ⅲ型免疫反应,并有Ⅱ型和Ⅳ型免疫反应参与加剧血小板、肾小球的损伤,进而发生 DIC(弥散性血管内凝血)以及 DIC 的继发性纤溶和纤维蛋白降解产物增多引起的抗凝,最终导致全身脏器、皮肤黏膜广泛出血以及急性肾功能衰竭。

【临床表现】

潜伏期通常 2 周,前驱症状为上呼吸道卡他症状和胃肠道功能失调;随后出现典型的 5 个期临床症状,即发热期、低血压休克期、少尿期、多尿期及恢复期。

发热期:一般 3~5 天,弛张型高热,同时有头痛、腰痛、眼眶痛等"三痛",颜面眼眶区明显充血似"酒醉貌",前胸、腋下散在或成片的出血点、瘀斑。

低血压休克期:见于发病后 4~6 天,先是皮肤潮红、多汗,瞬间出现血压骤降、少尿、心衰、神志丧失等休克症状。

1~3 天后进入少尿期:此期甚者可尿闭,发生尿毒症、酸中毒、高血钾,急性肾衰竭进而形成高血容量综合征、心肺衰竭;如抢救治疗成功则进入多尿期和恢复期。

按照病情的严重程度可分成轻、中、重、危重型 4 种临床类型,皮损在前 2 型中比较突出,轻型中除皮肤黏膜有出血点外其他处无明显出血,中型则皮肤黏膜及其他部位则都有明显出血。

【组织病理】

全身小血管(动、静脉,毛细血管)的内皮细胞肿胀、变性、纤维蛋白样坏死甚至破裂。内脏的毛细血管淤血、血栓形成,尤其是肾、垂体、肾上腺皮质、心内膜及皮肤为重。

【实验室检查】

血常规可见血小板减少,因血液浓缩出现红细胞和血红蛋白量上升。尿常规中有蛋白、红细胞及管型出现。血液间接免疫荧光或 ELISA 法可测得抗 HVIgM/IgG 升高 4 倍以上,近年以 RT-PCR、PCR-ELISA 法检测出血、尿中的病毒核酸可获得病原体的确定。

【诊断及鉴别诊断】

根据对患者流行病史的分析,结合早期出现的"三痛""酒醉貌"、腋下和软腭等处皮肤黏膜出

血点及典型的 5 个期,配合实验室检查可确诊。早期应与上呼吸道感染、流感等区别;皮肤黏膜的出血需与血小板减少性紫癜、急性肾盂肾炎、急性肾小球肾炎相鉴别。

【治疗】

早诊断、早治疗。发热期主要是对症治疗及以利巴韦林、干扰素作早期抗病毒治疗,预防处理 DIC,适时择用糖皮质激素作应急解除中毒症状;低血压期抗休克、纠正酸中毒;少尿多尿期以透析疗法和水电解质平衡治疗;恢复期对症治疗或减轻由病毒引起的病理性损害。

【预防】

灭螨除螨防螨以及防鼠灭鼠。消毒处理患者及宿主动物的血、尿及排泄物。流行疫区开展流行性出血热灭活疫苗的接种。

14.11.6 克里米亚-刚果出血热(Crimean-Congo hemorrhagic fever)

【定义】

是一种布尼亚病毒科的内罗病毒引起的急性病毒性传染病,为硬蜱叮咬人和动物传播的死亡率极高的自然疫。

【发病情况】

本病最先发生在克里米亚半岛和非洲刚果;1965 年发生于我国新疆牧区的新疆出血热,经病原学证实与克里米亚-刚果出血热为同一疾病。

传染源为有蜱寄生的家畜、小动物及急性期患者;传染途径是蜱的叮咬、破损的皮肤黏膜及被污染的食物。每年 4~6 月份是发病高峰季节。人群普遍易感,男性中青年以及接触家畜、患者及其污染物的牧民医务人员尤甚。

【病因及发病机制】

病毒为单股负链 RNA,直径 70~210 nm,进入人体后复制产生病毒血症直接损伤血管内皮细胞、白细胞、肝细胞等,导致全身毛细血管扩张,充血,通透性及脆性增加甚至 DIC,以及肝、肺、肾等各脏器实质性细胞变性、坏死继而功能障碍或衰竭。

【临床表现】

经过 2~10 天的潜伏期后骤然发病,病程有 3

期：发热期、极期、恢复期。表现为：高热可达41℃,持续7~12天,同时伴有全身毒血症,表情淡漠、寒战、乏力、头痛、腰痛、全身关节肌肉痛、呕吐、腹泻。充血及出血症状：颜面及颈胸皮肤潮红,球结膜和咽喉充血水肿;2~3天后,软腭颊黏膜淤血以及鼻出血,继之上胸、腋下、背部出现瘀点瘀斑。少数患者伴发消化道、泌尿道、阴道等腔道出血。全病程10~14天,无少尿期和多尿期。毒血症及出血较轻者,2周左右后恢复,一般不留后遗症;重者出现低血压、昏迷、心肾等脏器衰竭休克死亡,死亡率可达25%~50%。

【实验室检查】

血常规中 WBC,PLT 减少,出凝血时间延长,尿蛋白及粪隐血阳性。早期病血体外接种或组织培养可分离出病毒,ILSA 法可检测到特异性 IgM 抗体。近年以 RT-PCR 法可测得血液中的病毒核酸,提高了病原体诊断的特异性和敏感性。

【治疗】

主要是对症处理高热、出血等情况,糖皮质激素可以减轻全身毒血症状,早期抗病毒治疗使用利巴韦林,可获得较好效果。恢复期血清及当地居民血液、高效价免疫球蛋白有一定治疗作用。

【预防】

要防蜱、灭蜱以及隔离防止接触传染源,大家畜以药浴法行体外灭蜱。

14.11.7 埃博拉出血热(Ebola hemorrhagic fever)

【定义】

系丝状病毒科的埃博拉病毒引起的人类严重出血的烈性传染病;表现为急性发热、肌痛、皮疹、出血及肺、肾等脏器损伤乃至死亡。

【发病情况】

本病呈地区性分布,早先的主要疫区在非洲埃博拉河流域,美国、泰国、英国瑞士等地也有散发或输入性病例。2014年西非等地区埃博拉出血热暴发流行,世界卫生组织当年7月公布数据显示已报告759例,确认或疑似染埃博拉病毒、埃博拉出血热死亡数增加467例。在大约1 500例确

诊的埃博拉案例中,死亡率高达88%。

以人与人传播的方式为主,经呼吸道、皮肤、黏膜传染患者分泌物、唾液、体液中的病毒,或通过注射所致血液感染。发病的季节性不强,全年均有发病。易感人群以中年人为主,女性略多于男性。

【病因及发病机制】

埃博拉病毒直径70~90 nm,长0.5~1 400 nm。有4个亚型：扎伊尔型、苏丹型、科特迪瓦型及雷斯顿型,其中扎伊尔型毒力、致死率最强,苏丹型次之,后两型对人类毒力较低,产生亚临床感染。

病毒进入体内首先破坏单核吞噬细胞,随后感染成纤维细胞和血管内皮细胞,导致血管通透性增加,肺、肝、肾等全身组织出血坏死。

【临床表现】

感染的潜伏期为2~21天,最初的症状是突然发热、头痛、结膜炎和肌肉痛,继之出现呕吐、腹泻和肺、心、肝、胰、肾功能障碍,最后体内外大出血,病死率高达90%。

皮疹通常出现在发病1周后,躯干、四肢可见毛囊性红丘疹,1天后即融合成鲜红色或出血性斑丘疹。颊黏膜有出血点,软腭和扁桃体水肿或出现水疱。

【实验室检查】

周围血 WBC,PLT 减少,凝血酶原时间延长,甚者出现 DIC 指标;血清 ALT 及淀粉酶升高。患者的血、尿、咽喉等处分泌物中可分离出埃博拉病毒;血清中特异性抗体一般产生在发病2周后,急性期水平相当低,可采用逆转录聚合酶联反应(RT-PCR)方法,测定急性期患者的病毒载量,以快速确诊埃博拉病毒的感染及感染程度;疾病的预后与病毒载量密切相关,死亡病例中 RNA 的复制水平明显高于生存病例。

【治疗】

已确诊的或疑似病例都必须及时收入隔离病房,进行单独的严密的隔离诊治。紧急处理高热、呕吐、腹泻和脏器功能障碍出现的相应症状以及出血或 DIC 等情况。

【预防】

加强国境检疫,对有高热、头痛、出血症状的

可疑患者以及可疑的接触者应密切隔离观察 3 周。患者和医护人员、实验人员都必须穿着使用带有空气滤过装置的隔离服和隔离设备,对其排泄物、分泌物、血液等做严格的消毒处理。恢复期患者的血清可能起到一定防治作用。人体埃博拉病毒疫苗试验最近在美国进行,疗效有待于进一步验证。

(王月华)

第 15 章　衣原体、立克次体及螺旋体所致的皮肤病

目　录

第 15 章
衣原体、立克次体及螺旋体所致的皮肤病

15.1 衣原体引起的皮肤病

衣原体(chlamydiae)是一类能通过细菌滤器、在宿主细胞中有明显发育周期、严格细胞内寄生的原核细胞型微生物。其直径 250 ~ 450 nm,呈球形,能在光学显微镜的油镜下看到。与病毒不同之处在于:① 具有 RNA 和 DNA 两种类型核酸;② 繁殖呈双向分裂;③ 具有细胞壁,内含肽聚糖,与细菌相似;④ 有核糖体;⑤ 含有各种代谢活动所需的酶;⑥ 许多抗微生物药物能抑制其生长。

至今已发现有 13 种衣原体,引起人类感染的有肺炎衣原体、沙眼衣原体及鹦鹉热衣原体。沙眼衣原体中不同的血清型分别引起非淋菌性尿道炎及性病性淋巴肉芽肿,列入本书《性传播疾病》一章,本节仅介绍鹦鹉热。猫抓病原认为因衣原体感染,现证实由汉赛巴通体引起。

(王侠生)

15.1.1 鹦鹉热(psittacosis)

又名禽类热,由鹦鹉热衣原体(Chlamydiae psittaci)所致,主要发生于鸟类。目前,除鹦鹉外已有 120 种以上的禽类,包括鸽子、家鸡、鸭、莺类可感染此病。也可从病鸟传染给人,多通过呼吸道传染。亦可从急性感染者的痰传染于人。潜伏期约 2 周。

本病多为突然发病,有头痛、咽痛、咳嗽等症,第 2 周痊愈。少数患者可因重型肺炎、发绀、心肌损害、虚脱、黄疸或脑炎而死亡。这类严重患者由于广泛性血管损伤,可出现类似伤寒样玫瑰色斑

点,或结节红斑,或多形红斑。鹦鹉热衣原体,病后 1 周能在血液中生长,并能较长期存在于痰和肺组织内。诊断依靠分离病原体。病后第 10 天测定补体结合抗体可明确诊断。

多西环素治疗有效。预后良好。

(王侠生 徐丽英)

15.1.2 猫抓病(cat scratch disease)

详见本书 13.3《其他细菌性皮肤病》一节。

15.2 立克次体引起的皮肤病

立克次体(Rickettsia)是介于细菌与病毒之间的微生物,直径约 0.5 μm,在普通光学显微镜下即可见到,有细胞壁,含有 DNA 和 RNA 两种核酸。立克次体尚具有以下特点:① 需在活细胞内生长,故不能用无生命的培养基培养、分离;② 多数立克次体分别与变形杆菌 OX_{19}、OX_Z 及 OX_K 有共同抗原,故可用变形杆菌凝集反应来协助诊断;③ 四环素族、氯霉素等抗生素治疗有效。

其自然宿主是吸血的节肢动物,如虱、蚤、蜱和螨,并以此为媒介,经皮肤侵入人体。人类立克次体感染包括许多症状,常见有发热、头痛、皮疹,严重者累及中枢神经系统。人类主要的立克次体有 4 类,即斑疹伤寒类、斑点热类、恙虫病及 Q 热,除 Q 热外,其他皆可引起皮疹。

15.2.1 流行性斑疹伤寒(epidemic typhus)

本病系由普氏立克次体(Rickettsia prowazekii)引起的急性传染病,主要流行于冬春两季。患者是本病的唯一传染源,各年龄组均具易感性。体

虱是传播本病的媒介。当受染体虱吮吸人血时，同时排泄带有立克次体的粪便于皮肤上，病原体可通过皮面因刺吸或搔抓引起的破损处侵入体内。人体一旦受染后经5~21天潜伏期后即多以急性起病，出现寒战、高热、头痛、乏力、肌痛、面和结膜充血以及呼吸、心血管和中枢神经等系统症状。皮疹多于起病后的第4~6天，平均5天发出，少数可早在第2天或迟至第9天发疹。基本损害为粟米至绿豆大小炎性红色斑丘疹、丘疹，散在而不融合，压之可褪色，重者可呈瘀点或瘀斑。皮疹多见于胸、腹、背、肩、腋下、上臂等，下肢、掌、跖较少，面部通常不累及。皮疹短至2~3天长至1~2周即可消退，可有糠状脱屑及浅褐色色素沉着。5%~20%患者可无皮疹表现。

采用Weil-Feilx反应变形杆菌OX$_{19}$凝集试验，如效价增高4倍以上有较大诊断意义。亦可用间接免疫荧光法检测其特异性抗体。

多西环素对本病有良效。

15.2.2　地方性斑疹伤寒(endemic typhus)

本病系由莫氏立克次体(*Rickettsia mooseri*)引起，国内各地多为散发，流行于夏、秋季节。家鼠是本病的主要传染源，鼠蚤是传播本病的主要媒介。人对本病有普遍易感性。人体受染后经8~14天潜伏期后发病，其症状与流行性斑疹伤寒相近，唯病情较轻，皮疹量也较稀少，且罕见出血性。约20%患者可无皮疹表现。

患者血清也可与变形杆菌OX$_{19}$凝集反应，效价增高，但常低于流行性斑疹伤寒。间接免疫荧光抗体检测可与前者鉴别。

多西环素有效。本病预后良好。

（王侠生）

15.2.3　散发性复发性斑疹伤寒(sporadic typhus)

又称Brill-Zinsser病，主要见于东欧及东欧人移居美国者，呈散发性。是复发性流行性斑疹伤寒，可在原发的斑疹伤寒痊愈数年后复发。临床症状可有严重头痛、眩晕、发热，皮疹为斑疹或斑丘疹，但较原发性轻。由于居住拥挤、卫生条件差，斑疹伤寒立克次体通过人虱为媒介在人群中传播。

15.2.4　洛基山斑点热(Rocky Mountain spotted fever)

本病系由立氏立克次体(*Rickettsia rickettsii*)所致，流行于美国洛基山山区，是通过犬、家鼠的蜱为媒介而传染于人。

多见于妇女、儿童。好发于春夏季蜱活动期，感染后经3~12天潜伏期(平均7天)，出现头痛、畏寒、发热、全身肌痛、腹痛和关节痛。发热可持续10~20天，第4天发疹，先在腕、踝、掌、趾，后蔓延到四肢、躯干、面部、阴囊及阴茎。皮疹开始为2~6mm大小的粉红色斑疹，几天后变成斑丘疹，伴有瘀点，严重者有紫癜，四肢末端可发生坏死性溃疡。皮疹可随体温升降而变得明显或消失。病程约2周。严重病例可并发肺炎、脑炎、葡萄球菌败血症、中耳炎、腮腺炎等。未经治疗者死亡率约20%，其中40岁以上占60%，儿童及青少年少见。

需与其他感染性疾病如慢性脑膜炎球菌血症、风疹、伤寒、不典型麻疹相鉴别。

皮肤活检显示血管炎，小血管内皮细胞肿胀，增殖，变性，小动脉血栓形成，小动脉平滑肌细胞偶然可被立克次体侵入，此时活检，用Giemsa染色，可能找到病原体。在斑疹早期，皮损活检冰冻切片用荧光抗体技术可发现病原体以确诊。

治疗可给予足量的氯霉素及四环素类。

15.2.5　地中海热(Mediterranean fever)

又称Bouttonneuse热或蜱斑疹伤寒(tick-borne typhus)，系由柯氏立克次体(*Rickettsia conorii*)所引起。是通过犬、啮齿动物的蜱而传染于人。见于地中海沿岸、非洲、印度等地。

经过5~7天潜伏期后，突起寒战，高热(39~40℃)、头痛、乏力、关节痛及胃痛。发热持续7~14天。80%病例于发热同时在蜱咬处发生一斑点，以后变黑，中心坏死形成直径为2~5mm的溃疡，四周有红晕，局部淋巴结肿大，有压痛。发病后3~4天有淡红色斑丘疹，严重者可呈出血性，初见于前臂，后很快发展到全身，累及面、掌、趾，热退后皮疹缓慢消退。

通过特异性补体结合试验可明确诊断，但在发病后10天内阳性率较低，第2~4周康复期达到高峰。

早期用四环素类治疗有效。

15.2.6　立克次体痘疹(rickettsial pox)

本病于 1946 年首见于美国纽约,之后在世界各地均有发生。

病原体为螨立克次体(*Rickettsia akari*),寄生于家鼠的螨内,当螨咬人时传播于人,经 7～14 天潜伏期,在螨咬处出现一坚硬的红色丘疹,形成水疱,干燥结痂。局部淋巴结肿大。数日后出现流感样症状,头痛、寒战、发热、出汗、畏光,持续 4～5 天,在发生全身症状时,全身泛发皮疹,包括口腔,但掌跖无累及。一般病情较轻,多在 2 周内痊愈。

可用急性期和恢复期患者血清做补体结合试验及分离病原体进行确诊。

治疗给予足量的四环素类。

15.2.7　战壕热(trench fever)

本病系由 Quintana 立克次体所引起,在拥挤、卫生条件不良和气候寒冷环境下通过体虱由人传人。见于中欧、巴尔干半岛。

潜伏期不定,可长达 2 个月。起病突然,有寒战、发热、头痛、结合膜充血、小腿痛、背痛。约 3/4 患者在发热时,于胸、腹、背出现斑疹、斑丘疹、玫瑰疹样疹,1～2 天消退。对患者无不良影响。

Weil - Felix 凝集试验阴性。

消灭虱子可控制疾病传播。广谱抗生素无明显疗效,对症治疗即可。

(王侠生　徐丽英)

15.2.8　恙虫病(tsutsugamushi disease)

本病又名丛林斑疹伤寒(scrub typhus),系由恙虫病东方体(*Orientia tsutsugamushi*)(以前称恙虫病立克次体)引起的急性传染病。我国见于东南沿海各省如广东、福建、浙江以及台湾等。

多发生于夏秋季节,患者以青壮年为主,男性多于女性。各种鼠类是本病的主要传染源,红纤恙螨及地里纤恙螨为传播本病的主要媒介。人对本病有普遍易感性。人体受染后经 5～20 天(一般 10～14 天)潜伏期后急剧起病,高热、头痛、肌痛、

畏光、恶心、呕吐,重者有谵妄、昏迷等。65%～98%患者在恙螨叮咬后局部出现丘疹、结节,并在其上起水疱,1～2 天后坏死、结痂(称焦痂),脱落后呈坏死性溃疡。损害无痛、痒感。此损害多见于腋窝、腹股沟、外生殖器、会阴、肛周等处。皮损邻近局部淋巴结肿大,压痛,全身浅表淋巴结亦多肿大。一过性皮疹为本病的另一主要体征。皮疹通常于第 2～8 病日出现,一半散在分布于胸、腹、背及四肢,极少累及面及掌跖部,约于 1 周内消退。轻症患者可不出现此一过性皮疹。眼结膜充血亦常为本病的体征之一,部分患者可现面部及全身皮肤潮红现象。

患者血清可与变形杆菌 OX$_K$ 株发生凝集反应,效价≥1：160 即有诊断意义。目前多采用间接免疫荧光抗体检测特异性抗体以诊断本病。用 PCR 检测恙虫病东方体特异基因片段,敏感性高和特异性强,可用于早期诊断。

目前推荐采用多西环素口服,200 mg 每次 1 次,连用 7 天,疗效良好。

15.3　螺旋体引起的皮肤病

15.3.1　雅司(yaws,frambesia tropica,pian,bonba)

本病是由雅司螺旋体(*Treponema pertenue*)接触传染而引起的一种热带性地方病,以儿童和青少年多见。在临床上,其皮肤损害酷似梅毒,但不累及心脏和中枢神经系统等重要器官和组织。

【流行病学】

我国抗战前无雅司报道;自日本侵略者于 1941 年侵占苏北将其带入后,很快即发生大流行,造成十家八有,甚至全家皆有。1949 年后,由于政府采取一系列防治措施,此病于 20 世纪 60 年代中期即被彻底消灭。这一段历史需要特别注意,因为它牵涉以下几个问题。

(1) 它为什么能在中国苏北产生大流行?

雅司流行于热带高温潮湿地区,如中、南美洲,非洲等许多国家,澳大利亚北部,东南亚的斯里兰卡、泰国、印尼、菲律宾以及印度、缅甸、老挝和越南,均有地区性流行。1956 年我国皮肤科工

作者参加卫生部指导和江苏省卫生厅协助组织的"中央雅司调查研究组",到苏北的高邮、宝应、淮安、淮阴、靖江等5个县市检查314 812人,发现雅司921人,约占6.2%。

苏北邻近地区发病情况以上海最多见,仅在华山医院就诊的就数以百计,也有全家都患病的;但除极个别者外,患者均系苏北籍。

我们推测苏北雅司流行的原因是:① 侵华日军中患雅司的不是一两人而是一批人,而这批侵略者是从南洋北返来到苏北的;② 苏北人民久经战乱,生活艰苦,营养不良,再加以精神上的创伤,可能对雅司有易感性;③ 由于疥疮也在大流行,有利于雅司之扩散;④ 侵华日军的集体生活处及人口密集的城郊患者多于乡村,这与国外有人报道本病在乡村多于城市者相反;⑤ 当一个传染性疾病传到一个新的处女地,由于当地居民缺乏免疫力,往往肆虐流行。

(2) 它的流行为什么只局限于苏北?

我国南疆与有雅司流行的邻邦接壤,为什么未发生传染,这可能由于我国边疆大多是山区,人口密度低,往来亦不多,生活较安定,且与其流行中心尚有一段距离,故较不易发生感染;而苏北本来就非理想传播地区,加以东濒黄海、南临长江、西有几个大湖和运河、北面山东,气候环境差异太大,不适合于雅司的传播,故未流传到邻近地区。

(3) 它为什么很快就被彻底消灭?

这不能不归功于社会主义制度的优越性了。中华人民共和国成立后人民生活安定,群众经济情况好转,国家除强调消灭疾病、讲究卫生外,并推行公费劳保医疗,对雅司防治经费又有特别补贴,使雅司得以彻底消灭。估计从其开始传播至彻底消灭大约花了1/4个世纪的时间。

(4) 雅司是否会卷土重来?

凡事当然不能绝对化,不过按照我国社会发展日益繁荣富强,不存在雅司传播的机会和条件,它的卷土重来,估计是不大可能的。

【病原】

本病的病因为雅司螺旋体,它与梅毒苍白螺旋体(*T. pallida*)和品他(pinta)螺旋体(*T. carateum*)在形态上难以区分,所以有人怀疑此3种病是同一种螺旋体引起的。但在临床上,它们的发生、发展规律不完全相同,不难区分。梅毒传染是世界性的,而雅司和品他是地区性的。它们的共同之处在于梅毒血清试验均阳性和在第一、二期分泌物中均可查出大量螺旋体。

【临床表现】

与梅毒相似,雅司的发展也可分3个时期。

(1) 第一期:母雅司期

感染上雅司螺旋体,经过2~3周的潜伏期后,螺旋体进入微有破皮的部位产生母雅司(mother yaws)。主要位于暴露部位,特别是上下肢外侧。在潜伏期,可有轻度的头痛、发热和全身不适,但常不引起患者的注意。母雅司初起时为潮湿的丘疹,很快发展成结节,上覆以或厚或薄的深褐色痂,常为一个。发育成熟时,显著高出皮面,去痂后酷似梅毒,触之硬如橡皮。间有扩大或增殖,在其周围产生新损害,发展成圆形或环形小片肉芽肿,或破溃形成边缘微高的浅溃疡,覆以厚痂,大的直径可达3~4 cm。自觉有痒和痛。病程慢性,可数月不愈,愈后遗下圆形的微凹萎缩瘢痕,有相当高的诊断价值。

鼻孔、唇周、肛周和外生殖器均可累及。有两幼儿在肛门前侧和包绕龟头的包皮各发两小块结节,上覆厚痂。

有的结节发生于叠瓦癣和疥疮上的。

(2) 第二期:雅司疹期

本期损害相当于第二期梅毒疹,发生于有母雅司1~3个月后。此时,有的母雅司尚未愈合,常伴以先驱症状如畏寒、发热、纳差、全身酸痛等,但有时甚轻。皮疹主要为两型,其一为较小而较密的小结节型,初起为微红小丘疹,以后发展成黄豆至玉米粒大的结节,显著高出皮面,呈圆形或稍不规则,表面粗糙不平,覆以干燥的灰色薄痂,疏散而对称地分布于自头皮以下之全身,特别在躯干和四肢;另一型也是由丘疹发展而成的结节,但数目较少,大如杨梅或更大,常为圆形、椭圆或略带不规则形,覆以干燥或微潮的黄色或深褐色厚痂,外观像母雅司,将痂除去后,其下露出鲜红色乳头状杨梅表面,常有少许渗液或出血,硬如橡皮,有压痛。结节 10 余个至数十个，主要分布于头皮和四肢外侧，躯干少些，有或多或少的成群倾向，但疏散而不融合，亦不十分对称。

二期复发雅司疹：在第二期雅司疹痊愈后，像梅毒一样，亦有二期复发，称为二期复发雅司疹。其类似上述的大结节型，但不是同时发出，而是在旧疹未愈时，又反复发出新疹，以致从新疹至瘢痕各个阶段的损害，相互混杂散在排列着。如有些病例，整个背部散发着新结节及不同时期发生的结节和瘢痕二三十个。病程更长，有两三年未愈的。

(3) 第三期：结节性溃疡雅司期

本期损害有两型：一型为在不同时期发出的大小不一的片状损害，每片有一二十个黄豆大小或更大的脓疱疮样损害，有的密集成簇，有的排列成环状；有的刚发出，有的则已愈合，留下多数密集小瘢痕组成的小片，可同时见到性质不同的三五片。由于发生在不同时期，即使两片相连，亦能辨别出来。另一型主要为较大结节，数个或 10 余个，排列为成片、成串，环形、多环形或匐行性。有的融合成片块，溃破形成溃疡，具凿缘，不甚规则，常为多数性。范围可很大，可对称分布，从上臂至前臂，或股部至小腿，大多在屈侧，覆以少许浆液和厚痂。愈后遗下范围广大的萎缩或光滑发亮的肥厚性瘢痕。其下之长骨同时被累者颇多，产生骨膜炎、骨质疏松，甚至腔隙形成等。上腭穿孔或鼻骨破坏者（像三期梅毒），亦偶有所见，破坏性甚大。病程甚慢，常多年不愈。

淋巴结常肿大，但不如梅毒之广泛。而近关节结节较多见，不仅见于肘部，也见于骶骨处关节；常为多数性，如下面 3 个上面 1 个叠集而成，大小不一致，触之稍软，有时顶部结节发炎化脓。

亦偶有隐性雅司，除梅毒血清试验阳性外，无任何其他发现。

与梅毒不同，本病中无心血管或神经系统受累者。

【实验室检查】

在一、二期中，螺旋体检查呈阳性较多（与梅毒相比），但形态上无法区分。在母雅司发生 1~2 月后，血清华氏反应和螺旋体制动试验阳性。

【组织病理】

在一、二期，棘层水肿肥厚和乳头状增殖，中性粒细胞浸润显著，导致表皮内微脓疡形成，角化不全，引起角质片块和厚痂形成。血管接近表皮，易于出血，血管内皮细胞无增生或增生甚少。真皮内浸润较弥漫，主要为浆细胞、肥大细胞和小单核细胞。晚期病变与第三期梅毒类似，有很多溃疡形成，但血管变化不突出。

【诊断及鉴别诊断】

发生于流行区，患者大多为儿童和青年，可发现接触传染者。母雅司主要发生于暴露部位，特别是易于与他人接触的四肢外侧，常只有一个，杨梅大小，将其厚痂去除后，表面布满乳头状突起，酷似杨梅，诊断不难。可疑时可做螺旋体检查、血清检查和治疗试验。

需与鉴别者主要为梅毒。梅毒为性病，有性接触传染史，其下疳主要发生于外生殖器部位，不见于儿童，很少见于青少年。

【治疗】

采用青霉素注射疗法，其剂量及用法，参见第 18 章《性传播疾病》梅毒治疗部分。

【预防】

根据我国目前情况，雅司再传入的可能性不大；但由于邻国有雅司流行区，亦应提高警惕。对边境人民特别是医务人员进行雅司防治教育，以防万一。

15.3.2　品他（pinta）

本病是由品他密螺旋体（*Treponema carateum*）感染引起的一种慢性、非性病性、接触传染性疾病，以色素异常和角化过度为特征。

【流行病学】

本病只见于中、南美洲一些国家。有色人种多发，且可造成地方性流行。主要发生于儿童。在角化过度裂缝损害处的渗出液中可找到螺旋体病原。可经伤口、苍蝇吸吮及搔抓而传播。居住环境卫生条件较差、聚集的村庄及地处树木茂盛地区、近河岸处则发病率较高。

【病原】

品他密螺旋体在形态上很像苍白螺旋体，该

病原体在黑猩猩身上接种获得成功。

【临床表现】

潜伏期6~122天。损害可分3期。

(1) 丘疹期(第一期)

在暴露部,以下肢为主(占80%)出现一个或几个小丘疹,缓慢扩大、融合和变厚。随后脱屑和红棕色色素斑。

(2) "疹"期(第二期)

又称品他疹(pintids)。隔2个月到几个月以后,皮疹播散到其他部位,主要仍为下肢,出现少许或较多边缘清晰、呈环形的扁平红斑状损害。上覆有鳞屑,间有角化过度,并有红棕色、灰蓝色或浅色等改变。此疹可持续数年,以后有些可退去,另一些则进展到第三期损害。

(3) 色素障碍期(第三期)

常在感染1~3年后出现,主要表现为异常色素改变。开始常为泛发、对称分布、不同颜色的斑片,进行性发展,最终形成瓷色白斑,伴有萎缩或角化过度。后者常见于掌跖部,并可发生裂隙而感到行走不便。可伴秃发和甲营养不良性改变。本病如同雅司,惯发于掌面,但不累及黏膜。无全身症状,很少引起残废和死亡。同时在晚期亦不累及心血管和中枢神经系统。

【实验室检查】

梅毒血清试验阳性,可达100%,但出现较晚。除后期色素减退区外,皮损内可找到螺旋体。血常规检查,嗜酸性粒细胞计数常升高。

【诊断】

对居住在中、南美洲国家黑人,手足患对称性白斑,应考虑本病。经上述实验室检查,即能确诊。需与带有鳞屑浅色皮肤病如体癣、湿疹、银屑病、白癜风等相鉴别。

【治疗】

采用青霉素120万~240万U,肌内注射,1次量,或每隔3个月注射1次,皮损很快治愈。经治疗后,白癜风样斑点在5年内亦可恢复至正常皮肤色。

【预防】

如同预防雅司一样,即避免与患者接触。彻底保护开放性的损害。在流行区内要进行群众性治疗来控制本病。

15.3.3 鼠咬热(rat-bite fever, Sodoku)

被鼠或其他啮齿类动物咬后,可产生两种在临床上很相似而致病菌不同的传染性疾病,即小螺菌(*Spirillum minus*)感染和念珠状链杆菌(*Streptobacillus moniliformis*)感染;后者可由污染的食物和牛奶,亦可被带菌的其他食肉动物咬伤后传播。由念珠状链杆菌引起的鼠咬热在我国尚未发现过。本节仅叙述由小螺菌所引起的一种。

小螺菌鼠咬热(sodoku rat poison)

本病是由小螺菌感染引起的一种急性、复发性和发热性疾病。

【流行病学】

本病分布广泛,全球都有被小螺菌感染的鼠,特别是在亚洲。啮齿类动物感染的情况不清楚,在25%鼠群的血和眼睛感染的分泌物中可找到微生物。猫或猪吃了感染的鼠或被鼠抓破和咬伤后,亦可发生类似的症状。居住在肮脏和拥挤房屋内的儿童、或在实验室里工作人员皆易受到传染。居住在鼠患严重的城市内本病多见。

【病原】

小螺菌(又名鼠咬热螺旋体)染色呈Gram阴性,短而粗,长2~5μm、宽0.2μm,有2~5个螺旋的螺旋体。两端尖,伴有鞭毛丛。暗视野检查可见到活动很快的螺旋体。本微生物目前尚不能培养,而豚鼠接种可获成功。

【临床表现】

被啮齿类动物咬后,原伤口常很快愈合,但在1~4周(平均12天)后开始出现发热、畏寒,伴有乏力等全身症状;在原伤口处皮肤又出现疼痛、肿胀和蓝灰色结节,它可破溃,周围水肿,呈下疳状损害,伴有局部淋巴管炎和淋巴结炎。发热可高达40℃,2~4天后,体温骤退。经3~7天间歇,又发热并发生大片斑疹、斑丘疹或红色风团样皮损,偶有关节炎。在未经治疗的病例中,部分患者可复发,但每次发作时,其症状显示愈发愈轻。皮疹经几次复发后,亦终止。在个别病例可累及中枢神经系统,表现为昏迷、木僵,甚至死亡,有时亦可累及心肌、肝和肾而死亡。一般经4~8周可自愈,但未经治疗者可延续达 1 年以上。

【实验室检查】

血常规检查,白细胞计数正常或稍偏高,而嗜酸性粒细胞计数偏高。梅毒血清试验约有 50% 呈假阳性。从溃疡处取得渗出液或局部淋巴结穿刺抽出物,经暗视野检查可找到螺旋体。被感染的鼠咬伤后,其外周血液、肿大的淋巴结和皮肤损害,用 Giemsa 染色或浸银染色法可见到螺旋体,进行豚鼠接种可获得阳性结果。

【组织病理】

在局部接种处,皮肤显示水肿,并有单核细胞浸润和坏死。局部淋巴结增殖。当螺旋体侵入血液后,肝和肾小管皆显示毒性出血和坏死。心肌、脾和脑膜有充血、水肿和混浊肿胀。

【诊断】

有鼠咬史,结合临床症状,本病较易诊断。需与疟疾等周期复发性疾病做鉴别。必要时,实验室检查获得阳性结果,则可确诊。

【治疗】

青霉素 60 万 U,肌内注射,每日 4 次或每隔 12 小时 1 次,共 14 天;或口服青霉素 1 g,6 小时 1 次,共 10 ~ 14 天。四环素有时亦见效,每日 1 ~ 2 g,分次服,至少 6 天。在治疗 24 小时内可退热,但需注意可能发生赫氏反应。

【预防】

首先要灭鼠。实验室工作者需戴手套,如被啮齿类动物咬伤后,需仔细地清洗伤口后用硝酸银烧灼或注射足量的青霉素进行预防。

15.3.4 钩端螺旋体病(leptospirosis)

又名 Weil 病,是因钩端螺旋体感染引起的一种急性、热性、二相性疾病。表现为突然发热、寒战、头痛、结膜充血和肌肉酸痛。常伴肾炎、肝炎、胃肠炎和不同程度的脑膜炎。

【流行病学】

本病遍布全世界,特别在热带和鼠患猖獗地区较多见。我国在广东、浙江、云南等省多见。小的啮齿类动物特别是鼠,为本病的自然宿主。在鼠的碱性尿液内,螺旋体能不断地繁殖和传播。从血清反应为阳性鼠的尿、血液、脑组织中可分离出钩端螺旋体。在温度、湿度适合的土壤或地面水里,且没有其他与之竞争的微生物或毒性化学品的影响,则亦能找到。它可穿过破损的皮肤或黏膜。稻农在螺旋体污染的水田内劳动可被感染。我国在 7 ~ 11 月间发病最高,占全年的 89.5%。以劳动力强的青壮年(16 ~ 45 岁)为主,占 84.2%。男性比女性多见,约 4:1。养猪、屠宰工人、种甘蔗农民、疏通阴沟者或在污染处游泳者都有机会被感染而得病。

【病原】

本病的病原为致病性钩体,即问号钩端螺旋体(*Leptospira interrogans*),外形细长呈丝状,圆柱形,螺旋盘绕细密,用浸银染色法可见长 4 ~ 20 μm、宽 0.1 ~ 0.2 μm,一端呈钩状的螺旋体。暗视野检查亦可见到。用含蛋白胨或血清的琼脂做培养,经 15 天就可得到阳性结果。钩体对理化因子的抵抗力较强,在水和湿土中可存活数周至数月,这对本菌的传播有重要意义。

【临床表现】

潜伏期为 2 ~ 14 天(平均 10 天)。临床表现轻重不一,有的无症状,仅血清呈阳性反应;有的可累及内脏器官如肝、脾、肾、肺、肌肉、脑膜等而出现不同的表现。起病突然,常似流感样症状,有发热、畏寒、全身乏力、肌痛、头痛、胸痛,部分患者怕光、结膜充血、喉痛、咳嗽、恶心、呕吐或腹泻。在第 4 天可出现疏散或融合、边缘不清的略隆起的红斑,2 ~ 5 cm 大小,并对称分布于胫前(故称胫前热)。病情继续加剧可出现黄疸、出血、尿闭、神志不清等症状。皮肤黄染,轻者呈柠檬色,重者呈深橙色。皮肤黏膜出现瘀点,以胸部较多。约经半月,症状好转。本病可复发,一般病情较轻,病程亦较短。

【实验室检查】

早期可从血液涂片内找到螺旋体。起病 4~7 天后,可从血液或脑脊液培养出螺旋体;在晚期只能从尿液才能得到阳性结果。显微镜凝集试验可检测患者血清中特异性 IgG 抗体,感染后 5~7 天即可出现抗体,此为血清学诊断金标准。ELISA 法检测血清 IgM 抗体,敏感性更高,用于本病的早期诊断。PCR 的 DNA 扩增技术目前已引入本病的诊断。

【组织病理】

皮损红斑处显示水肿和非特异性血管周围浸润。荧光抗体检查可找到钩端螺旋体抗原。全身各受累器官的病理改变从略。

【诊断】

居住在流行地区内，结合上述三大症状（发热、酸痛和全身乏力）和三大体征（眼红、腿痛和全身淋巴结肿大），再结合从血液、脑脊液和在晚期从尿液内找到或培养出螺旋体，或在发病6~12天后用凝集法测出抗体，本病即可确诊。

【治疗】

青霉素、多西环素、氨苄西林、头孢曲松等皆有效。一般以青霉素为主，特别在起病4天内使用，疗效较好。常用剂量40万U，肌内注射，每日2次或8小时1次；或120万U，每日1次，共7天。严重患者可采用大剂量青霉素进行静脉滴注疗法。在治疗时可出现赫氏反应。抗血清治疗对黄疸出血型有效。肾、脑和其他器官受累宜采取相应治疗。

【预防】

首先要灭鼠。保护水源，防止被鼠尿、家畜排泄物污染。在流行区，到田间劳动时需加强个人防护，扎裤腿、涂防护膏，以免螺旋体进入皮肤。若发觉已被感染，即刻注射足量的青霉素进行预防。

15.3.5 地方性梅毒（endemic syphilis）

本病在中东称为Bejel。引起本病的螺旋体与梅毒螺旋体极相似，但动物试验证明两者并非同种。

本病多见于中非、南非、中东和东南亚等国家。在第二次世界大战后，欧洲也有发生，前南斯拉夫的发病率达4%，但在与WHO等组织协作后，很快将其消灭。Rook、Fitzpatrick等所著皮肤病学书中，均称中国内蒙和西藏有此病，但我国从未有人报道过。

本病大多发生在乡村生活艰苦、卫生条件差的家庭的儿童。儿童在早期或晚期接触受染儿童或其日常用品而被染上，极少发生下疳，据云

系接种螺旋体的量太少之故。一般常见的是第二期，与梅毒中的第二期梅毒疹一样。黏膜斑常见，可查到螺旋体，血清反应亦阳性。二期损害痊愈甚慢，常在半年以后。三期则发生效晚，常破坏黏膜和骨骼。当侵及口腔和鼻黏膜时，可产生上腭穿孔、鼻中隔穿孔、鼻梁破坏（马鞍鼻）并毁损邻近的上颌骨甚至上唇，形成毁形性鼻咽炎（gangosa）。

心血管系统和神经系统罕有累及，亦不会通过胎传。

患本病者也可能染上一般梅毒，好像一种螺旋体能产生两种类似疾病。

根据地方性流行、主要累及儿童、下疳罕见、二期黏膜损害可查到螺旋体及血清反应阳性，可以诊断。

防治方法与梅毒同。

（王侠生）

15.3.6 莱姆病（Lyme disease）

又名Bannwarth综合征、Garin－Bujadoux－Bannwarth综合征、淋巴细胞脑膜神经根炎（lymphocytic meningoradiculitis）。

Lyme病是流行于美国小城市Lyme的一种疾病，皮肤表现为慢性迁移性红斑，以后可有神经系统损害（脑膜脑炎）、心脏损害（传导障碍）和一过性复发性少发性关节炎，预后良好。本病已确知由硬蜱传播，其病原菌为一种螺旋体。

【流行病学】

美国至今报道500多例，半数发生在Lyme，占该城人口的2%。欧洲自1980年以来仅报道7例。我国艾承绪等于1986年在黑龙江省海林县进行流行病学调查结果表明该地有本病流行。对部分地区抽样调查结果证实我国林区均存在本病，平均感染率为5.1%。

在美国，本病的地理分布限于几种近缘硬蜱的分布区：东部为*Ixodes dammini*和*scapularis*，西部为*Ixodes pacificus*。这3种蜱均属于*Ixodes ricinus*，寄生于家畜和某些野生哺乳动物。

任何年龄均可受累多，其中儿童占80%。无性别差异，然男性患者系统性（神经和/或心脏）并

发症较多。本病多发生于炎热季节（夏季和初秋），居住于森林地带及农村者更易发病。

【病原】

致病原为一种有鞭毛的螺旋体 *B. Burgdorferi*，长 11~37 μm，形态与密螺旋体（*Treponema*）和疏螺旋体（*Borrelia*）相近。这种螺旋体不仅在患者的血清、皮肤采样和脑脊液中分离出来，同样也在 *dammini* 硬蜱的幼虫和成虫中发现。最适宜生长温度为 34~37℃，能在 Kelly 培养基中生产。

Steere 认为，本病不是感染源之间侵及组织引起，而是由于在某些带 DRwz 的有遗传因素的人中螺旋体导致的免疫应答反应。

【临床表现】

可分 3 期。

（1）第一期

慢性迁移性红斑（erythema chronicum migrans，ECM）。在慢性迁移性红斑出现前几天到几星期（3~21 天）、甚至前几小时可有蜱叮咬史，有的甚至可找见蜱，可供鉴定。

皮损初发时可伴乏力、发热、伴或不伴寒战、头痛、肌痛，较少见的有咽炎、恶心和呕吐。这些症状数日内消退，但可复发。

ECM 一般初起于躯干或四肢近端（股、腹股沟、臀、腋），表现为红色炎症性斑疹或丘疹，摸上去发热，常感疼痛，但不痒。损害离心性扩展，直径可超过 50 cm，中央消退而呈环状，摸上去有点硬，边缘绕有红晕，不高起。此时可有局部或全身性淋巴结肿大，甚至脾肿大。50% 的病例可相继发出数批小的、不硬的斑疹，但绝不累及黏膜。皮肤损害平均在 3 周（2 天到 3 月）消失，无鳞屑、瘢痕或残留色素沉着。

每次发作约有 3 个关节受累，突然肿胀、疼痛，关节明显积液、触痛。非对称性关节炎，以膝关节最多（85%），其次为踝、腕、肩、颞颌、髋、肘等。

（2）第二期

复发性慢性迁移性红斑。70% 的病例复发，平均间隔 2 个月，可伴有脑膜炎、神经炎和心炎。

（3）第三期

表现为慢性萎缩性肢端皮炎。肢体呈进行性的红斑、萎缩和色素沉着。伴慢性神经症状（脑神经麻痹）、肌炎、关节炎和心肌病。

ECM 发生于 90% 的病例，这为本病最好的临床标志；而无皮损的病例诊断需根据关节损害、多系统受累以及来自流行地区等做出判断。

本病尚可有母婴传播的先天性感染，主要发生于孕期在 3 个月内且未经治疗的孕妇。

【实验室检查】

血沉加速，偶可达 50 mm/h 以上，高球蛋白血症、伴中性粒细胞增多的白细胞增多。

关节穿刺：发作时有以中性粒细胞为主（平均 $24.25×10^9$/L），占 80% 左右的炎性滑液。脑脊液于病初正常，几周或几个月后，脑脊液内的白细胞可增至 $(20~450)×10^9$/L，以淋巴细胞为主。

免疫学检查：此螺旋体在人体中产生特异性抗体，在 ECM 期属 IgM 型，发生于 60% 左右的病例；在后期为 IgG 型，阳性率可达 90%~100%。这种特异性抗体的检测无疑地可作为本病的血清学诊断。

血、脑脊液、皮肤活检标本培养阳性，则可确诊。但需时较长（1~2 个月），阳性率低，临床上难以广泛应用。

所有 ECM 期的患者都有循环免疫复合物（CIC），发生系统并发症者 CIC 持续增高，以后无症状或仅有关节炎者血清中 CIC 很快下降。在皮损期补体 C3 和 C4 增高或正常，以后发生迟发症状者 C3 和 C4 下降显著。

【诊断】

临床表现及流行病学资料是诊断本病的主要依据，ECM 尤具重要诊断价值。美国疾病控制与预防中心提出的诊断标准有下列 5 项：① 有慢性迁移性红斑；② 短暂或反复发作的非对称性关节炎、中枢神经系统炎、急性一过性房室传导阻滞；③ 流行病学暴露史（发病前 4 周内）；④ 曾去过流行区（指该地区有过 2 例以上确诊病例或有血清学证据的蜱咬史者）；⑤ 从受染组织或体液中分离到病原体或检测到高滴度特异性抗体。具备 5 项中 3 项或 3 项以上者即可诊断。

【治疗】

羟氨苄青霉素（amoxycillin）口服，500~

1 000 mg,日 3 次,或多西环素(doxycycline)100 mg,日 2~3 次,疗程 3 周。头孢呋辛、头孢曲松、头孢噻肟亦常选用。

青霉素和糖皮质激素不能阻止神经系统症状

的发生。泼尼松对脑膜脑炎和房室传导阻滞有效,但对其他症状无效。

对关节炎症状,予以对症治疗。

(王侠生　刘承煌)

第16章 寄生性蠕虫及原虫引起的皮肤病

目 录

寄生性蠕虫及原虫引起的皮肤病

寄生性蠕虫一般包括吸虫纲(Trematoda)、绦虫纲(Cestoida)及线虫纲(Nematoda)等;寄生性原虫一般包括根足纲(Rhizopodea)、鞭毛虫纲(Zoomastigophorea)及孢子虫纲(Telosporea)等。在这些蠕虫及原虫中有很多属、种不但可引起人或动物的某些内脏器官的寄生虫感染,而且可引起各种不同类型和表现的皮肤黏膜损害,其中有不少皮肤损害还具有相当特征性,可为及早识别某些寄生虫感染并能及时采取必要的防治措施提供重要依据或线索。

16.1 血吸虫病(schistosomiasis)

寄生于人体的血吸虫有 3 种,即曼氏血吸虫(*Schistosoma mansoni*)(非洲、中南美洲)、日本血吸虫(*S. japoniccum*)(东方)及埃及血吸虫(*S. heamatobium*)(非洲、中东、印度)。前两者寄生于直肠及结肠周围,后者则寄生于膀胱。在我国,造成血吸虫病流行的是日本血吸虫。

当卵进入静脉周围组织时,引起炎症反应,形成富有嗜酸性粒细胞及组织细胞的肉芽肿,可导致淋巴回流的阻塞。

血吸虫病可伴发各种皮肤损害,尾蚴皮炎已为大家所熟知。亦可有风团反应,日本血吸虫感染者约 6 周可出现广泛性风团,常伴发热、关节痛及腹痛,肝脾可肿大。

肛周肉芽肿一般见于中东的埃及血吸虫感染。阴道受累伴广泛湿疣,常有瘘管延伸到会阴或臀部。

寄生于皮肤里的卵或成虫可刺激形成肉芽肿,出现多发性坚实的肉色丘疹,可融合形成不规则斑块,最后可有色素沉着,甚至溃疡形成。

粪或尿检查发现虫卵可确诊;皮肤试验及补体结合试验可有助于诊断;皮肤及直肠活检可找到虫卵。

治疗直接针对内脏型表现,常采用吡喹酮(pyquiton),该药具有疗效高、毒性低、疗程短、服用方便等有点。三价锑制剂对心脏毒性大,现已弃用。

16.1.1 尾蚴皮炎(cercarial dermatitis)
【同义名】

血吸虫皮炎(schistosome dermatitis),游泳痒(swimmer itch),沼泽痒(swamp itch)及淤泥痒(silt itch)等。

【定义】

尾蚴皮炎指因为人类或动物血吸虫尾蚴侵袭人体时在局部所引起的一种以瘙痒性丘疹为特征的急性炎症反应。全世界所有温带地区均有本病报道。在我国,流行面亦相当广泛,南起广东、北迄吉林、东自沿海几省、西至四川均有报道。

【病因】

本病的病原是禽类或畜类血吸虫,其种类繁多。在我国,主要是由以下的虫种引起,包括寄生于禽类的包氏毛毕(血吸虫)(*Trichobilharzia paoi kun*, 1960)、中山毛毕(*T. zhongshani*)、眼点毛毕(*T. ocellata*)、巨大毛毕(*T. gigantica*);寄生于牛、羊等家畜的土耳其斯坦鸟毕(血吸虫)[*Orienithobilharzia turkestanica*(*S. trjabin*, 1913)]、土耳其斯坦鸟毕结节亚种(*O. T. tuberculata*)和程氏鸟毕(*O. Cheni*)等。除了已报道的禽、畜的血吸虫和流行区外,还可能有更多的血吸虫及潜在宿主与人类的尾蚴皮炎有关。所以,实际的流行区可能会更广泛些。

毛毕属各血吸虫属于血吸虫科、Bilharziellinae 亚科;鸟毕属各血吸虫属于血吸虫科、Schistosomatinae 亚科。各地的毛毕、鸟毕血吸虫的中间宿主是椎实螺属[Lymnaea(radix)萝卜螺],其分布面广,繁殖力强,多分布于各种水田、沟浜、小溪浅水区。禽、畜类宿主排出的虫卵,在水中孵化出毛蚴,感染了螺蛳后,经过1~2个月,产生大量尾蚴,并不断释放,浮游水中。此时,人们若下水劳动,可受大量尾蚴的侵袭而感染。尾蚴借其腹吸盘附着于皮肤,并通过穿刺腺分泌溶蛋白酶类溶解表皮角层而钻进皮肤,引起局部炎症反应。

【临床表现】

尾蚴钻进皮肤后5~10分钟可引起瘙痒,于局部出现暂时性水肿性红斑,几小时后可消退,但继之出现水肿性丘疹,显示一种迟发炎症反应。皮疹主要限于接触水的部位,一般以下肢为主(彩图16-01),但亦可呈泛发性分布。3天左右炎性反应达最高峰,1~2周后可逐渐消退。

反应程度因人而异,有些人对尾蚴侵袭不敏感,反应轻微。有尾蚴皮炎发作史者,反应往往较初发者严重,显示获得性敏感的发生。

【组织病理】

组织学上显示急性炎症反应,早期真皮水肿伴淋巴细胞及中性粒细胞浸润,后期有嗜酸性粒细胞浸润。在自然感染病例中,在感染后24小时可见到尾蚴,但找到虫的最适宜时间是2~3小时,因虫体会迅即遭到继发性炎症的破坏。

【诊断及鉴别诊断】

根据临床特点,再结合流行病学调查,一般不难诊断。皮疹数目少,或个别病例有时易与虫咬皮炎相混淆。

【防治】

参见23.2.12《职业性皮肤浸渍、擦烂》节。

16.2　绦虫感染(tapeworm infections)

国内寄生人体的绦虫有4大类,即带绦虫、膜壳绦虫、棘球绦虫和裂头绦虫。带绦虫又分肥胖绦虫(牛绦虫)和链状绦虫(猪绦虫)两种。前者以成虫寄生于人体,后者以成虫或幼虫寄生于人体。膜壳绦虫以成虫寄生于人体。棘球绦虫和裂头绦虫在国内均以幼虫寄生于人体。

这里重点介绍猪绦虫、棘球绦虫及裂头绦虫感染所引起的皮肤病。

16.2.1　皮肤猪囊尾蚴病(cysticercosis cellulosae cutis)

【定义】

皮肤猪囊尾蚴病是因猪肉绦虫(Taenia solium)的幼虫(囊尾蚴)寄居于皮下组织内所引起的皮肤病,又称皮肤猪囊虫病。

【流行病学】

本病为世界性分布。在我国分布较广,见于华北、东北和河南、江苏、山东、西藏、青海、云南等地。它的流行决定于当地粪便管理情况及居民是否有好食半生猪肉(食含有囊尾蚴的猪肉可使人感染上肠绦虫病)的习惯。

患者一般以青壮年为多,儿童少见,男性较女性多见。人为猪绦虫的唯一宿主,自粪便排出虫卵,故患者为本病的传染源。

但猪囊尾蚴寄生人体所致的囊虫病,其危害性远较成虫为大。据统计16%~25%的肠绦虫病患者伴有囊虫病,而囊虫病患者中则约半数(55.6%)伴肠绦虫病。

【病因】

人因吃生的或未煮熟的含有囊尾蚴寄生的猪肉即可被感染上肠绦虫病。囊尾蚴在肠内经2~3个月发育为成虫。孕节单独或数节相连地自链体脱落。随粪便排出的孕节或虫卵如被中间宿主(猪或野猪)吞食,则在24~72小时内,六钩蚴自胚膜逸出,钻入肠壁,随血循环至身体各部分,约经10周发育为成熟囊尾蚴。肠绦虫病患者在呕吐等情况下,寄居在肠内的绦虫体节或虫卵可通过幽门进入胃内,也可发育成六钩蚴,引起自体内重复感染。通过这种感染方式即可发展为囊虫病。

人们若吞食附有孕节或虫卵的蔬菜或瓜果

后,亦可被感染上本病(异体感染)。六钩蚴在十二指肠内孵化,钻入肠壁,随后进入肠系膜小静脉及淋巴循环,而被输送至全身,包括皮下组织及肌肉等。六钩蚴在宿主组织内沉着后形成囊尾蚴(此时,人亦成为中间宿主)。囊尾蚴的寿命一般为3~10年,个别可达15~17年,成虫的寿命则可达25年以上。

【临床表现】

自吞食虫卵至囊尾蚴形成包囊需3个月左右。包囊可出现在皮下组织、肌肉、脑、眼、心、肝、肺及其他器官,其影响生理功能的情况决定于包囊所在的部位及其数量。

包囊发生于皮下组织时主要表现为结节。头部、躯干较多,四肢较少,结节数目可自1~2个至数百个不等。一般直径为0.5~2 cm,呈圆或椭圆形,无自觉症状,也无炎症反应及色素改变。结节质地坚韧,可自由活动,与周围组织无粘连。损害可陆续分批出现,亦可逐渐自动消失。囊尾蚴死亡后钙化,在X线摄片上可显影,其发生率远较脑囊虫病为高。

包囊如发生于脑部,则称脑囊虫病,临床症状复杂多样,从全无症状到引起猝死不等。一般表现以癫痫、颅内压增高、失明及精神失常等为多见。脑囊虫病大多有皮下囊尾蚴结节同时存在。

包囊如发生于眼部,则称眼囊虫病,可发生于眼的任何部位,但以玻璃体及视网膜下最常见。长久寄居后可致失明。

【组织病理】

皮下组织内有纤维组织所包裹的囊肿,囊内可见猪囊尾蚴。如标本是在虫头部位,可以见到有4个吸盘及轮状排列的小钩(彩图16-02)。已经死亡的幼虫往往发生钙化。

【诊断及鉴别诊断】

本病的确诊主要依靠活组织检查,切片中可见囊肿含有囊尾蚴头节为特征。已钙化的囊尾蚴则可借X线显示出来。临床上应与多发性皮脂囊肿、血管脂肪瘤及神经纤维瘤等相鉴别。

患者如有肠绦虫病病史,或粪便中发现绦虫虫卵或孕节,亦可作为诊断本病的重要参考。

实验室检查方面,血清补体结合试验及间接血凝试验等均有助于本病的诊断。

【防治】

早期和彻底治疗肠绦虫病患者,这是消灭传染源和预防囊虫病发生的根本措施。在流行区应进行普查普治。驱虫药吡喹酮、阿苯达唑、甲氧达唑及甲苯达唑等均可酌情选用。另有用南瓜子、槟榔合并疗法,南瓜子、槟榔各60~80 g,早晨空腹时服用南瓜子,1小时后服槟榔煎剂,0.5小时后再服20~30 g硫酸镁,多数患者在5~64小时内即排出完整的虫体。

注意个人卫生及肉食加工,改变不良的饮食习惯,不吃生肉,生食瓜果、蔬菜必须洗净。饭前、便后要洗手,以防误食绦虫卵。

改进猪的饲养,加强市场肉类卫生的检查。肉类在-10℃左右经70小时冷藏,可杀死肉中的囊尾蚴。

皮肤猪囊尾蚴病患者,如囊肿数目不多,可进行手术切除。

16.2.2 棘球蚴病(echinococciasis)

本病又称包虫病(hydatid disease),是人感染细粒棘球绦虫(*Echinococcus granulosus*)及多房棘球绦虫(*E. multilocularis*)的幼虫所致的疾病。前者以狗、狼等为终宿主,以羊、猪、骆驼、牛等为中间宿主;后者以狼、狐、狗等为终宿主,而中间宿主则为啮齿动物,特别是田鼠。人亦可由于误食其虫卵而致棘球蚴感染,发生包虫病。

本病流行于世界上许多国家的畜牧区。在我国,主要见于甘肃、新疆、内蒙古及青海等地区。患者以20~40岁为多。

人感染包虫病除偶因吞食被虫卵污染的蔬菜或饮水外,主要是由于与狗的密切接触有关。

虫卵被吞食后,在胃及十二指肠内经消化作用逸出棘球蚴,钻入肠壁,进入门静脉系统,大多被阻于肝脏,少数通过循环进入肺、脑、肾、肌肉及骨骼等。有人认为,幼虫可由肠壁钻入淋巴管而进入血液,然后运行至身体各部形成囊肿。

棘球蚴感染人体造成的严重性则依寄生部位、棘球蚴的体积和数量而不同。其在人体致病的进程很慢,常可数年无明显症状。生长中的棘球蚴主要的危害是压迫所寄生的器官,破坏周围组织。如寄生在脑、肾、心等重要脏器则可导致严重后果。

发生于皮下组织内的囊肿,质地柔软波动,大小不一,无疼痛及压痛,覆盖于囊肿上的皮肤色泽正常。几年后可出现钙化或囊肿变性吸收。

血清补体结合试验、皮内试验及囊肿活检有助于诊断。

发生在皮肤上的囊肿可做手术切除。

16.2.3　裂头蚴病(sparganosis)

本病是因曼氏迭宫绦虫(Spirometra mansoni)的幼虫裂头蚴寄生引起的一种少见的寄生虫病。一般以亚洲国家多见,包括中国、日本、朝鲜、越南等,其他如南、北美洲,大洋洲及非洲一些国家亦有报道。国内李士伟于 1936 年曾报道过 5 例,其中 4 例因采用蛙肉敷贴治疗创伤所引起。在我国福建、广东较多见。1981 年福建陈永昆报道 7 例皮肤黏膜裂头蚴病。

这种绦虫的终宿主主要是猫和犬。第一中间宿主为水蚤,第二中间宿主为蛙类及蛇类。人偶然是裂头绦虫的第二中间宿主甚或终宿主。成虫寄生于人体甚为少见。裂头蚴对人的致病力远较成虫为大。

人体曼氏裂头蚴病主要由于裂头蚴直接从伤口侵入或误食裂头蚴而致,如饮用被原尾蚴感染的水蚤污染的水或进食未煮熟的含有裂头蚴的蛇、蛙、鸟肉时,幼虫通过肠壁移行至皮下组织。用含有裂头蚴的蛙肉贴敷于溃疡或眼部,幼虫从伤口进入皮下组织。日本曾报道裂头蚴亦可由完好的皮肤或黏膜侵入人体。

幼虫在皮下组织内形成结节,数目可只有 1~2 个,黄豆至樱桃大小,局部往往伴有水肿,自觉轻微瘙痒或疼痛及压痛,但亦可无任何感觉。损害一般见于躯干及下肢小腿等处。有时可消退,但隔一段时间后又可复发,有的可持续达数年之久。

眼裂头蚴者多有眼睑红肿、球结膜出血水肿,严重的有角膜溃疡,亦有侵入眼球,而致眼球突出的症状。

皮肤结节性损害一般行手术切除后可治愈。不用蛙肉敷贴伤口,不吃半生蛙、蛇肉及不饮生水是预防本病的主要措施。

16.3　钩虫皮炎(uncinarial dermatitis)

【同义名】

着土痒(ground itch)、粪毒块。

【定义】

由于十二指肠钩虫(Ancylostoma duodenale)或美洲钩虫(Necator americanus)的幼虫钻进皮肤时所引起的局部炎症反应,称为钩虫皮炎或钩蚴皮炎。

【发病情况】

本病流行极广,遍及全球,尤其在热带及亚热带国家流行更为广泛。我国各地农村均有分布,但感染程度不一,南方较北方为重。一般以夏秋湿热季节多见。在华北与华东地区以十二指肠钩虫为主,在华南及西南个别地区则以美洲钩虫为多见,但大多为两种钩虫混合感染。随着农村环境卫生的改善,农业耕作、畜牧养殖技术的改进及农民个体劳动防护意识的增强,近年来本病已非常少见。

【病因】

钩虫雌虫所产的卵,随着人的粪便排出体外。虫卵在土中遇到适宜的温、湿度,约经 24 小时孵化成杆状蚴,此时尚无感染力。5~8 天后,即成为丝状蚴,即感染期蚴。当农民赤脚下田劳动时,丝状蚴与人体皮肤接触,受到皮肤温度的刺激,立即表现出活跃的钻刺活动。它一般是通过毛囊、汗腺孔或其他皮肤较薄的部位侵入皮肤内,继而在钻入的部位引起急性炎症反应。丝状蚴在侵入皮肤后 24 小时内,大多仍可潜留在侵入处的局部皮肤组织中,然后进入小静脉或淋巴管,随血流经右心到肺,穿过肺微血管进入肺泡,再移行至支气管、气管,经咽喉部吞咽活动,下行经胃而达小肠,发育成虫。

钩蚴钻入皮肤的机制主要是靠机械作用,但对幼虫在钻入皮肤前后进行的组织化学和超微结构研究,表明其具有分泌胶原酶的可能。刚形成的感染期蚴钻入皮肤的能力最强，以后则逐渐减弱。

【临床表现】

丝状蚴钻入皮肤后约数分钟，被钻入的部位即有烧灼感、针刺感或瘙痒等感觉。1~2小时后，该处发生红色小斑点、丘疹，1~2天内丘疹变为含淡黄色液体的疱疹。皮损于手腕或足踝下方及手足边缘部位，尤以指、趾间皮肤柔软之处多见，踝部可肿胀，伴发荨麻疹。如无继发感染，约几周皮疹即可消退。

若同时钻入的钩蚴较多时，3~8天后可出现血液嗜酸性粒细胞增高或哮喘等症；在哮喘发作期可在痰内找到钩蚴。4~5周后可在粪便中查到虫卵。

【鉴别诊断】

本病应与手、足癣做鉴别。前者多发生于手足的边缘部位，发病急，且有粪土接触史；后者多发于掌、跖及指（趾）间，为小水疱及鳞屑性损害，真菌检查常阳性。

【防治】

局部治疗以消炎、止痒为原则，可外搽炉甘石洗剂等。感染后24小时内，采用局部透热疗法既可杀灭已入侵的钩蚴，又可有一定止痒作用。粪便检查出虫卵时，则需给驱虫治疗。目前最常用的驱虫药为甲苯咪唑（成人每日2次，每次0.1~0.2 g，连服3~4天）。

加强粪便管理是预防本病的重要措施。个人防护方面，下田劳动应穿胶鞋，或在下地前手、足上涂搽15%邻苯二甲酸二丁酯乳剂或涂桐油，可防止钩蚴的侵袭。

16.4 蛲虫病（enterobiasis）

本病分布遍及全世界，国内各地感染也较普遍。感染率一般城市高于农村，儿童高于成人。

蛲虫寄生于人体小肠下段和大肠内，雌虫常在夜间爬出肛门，在肛周皮肤皱襞处产卵，因之引起肛门奇痒。

手将虫卵从肛门带至口部常为自身反复感染的主要途径。

以夜间肛门口及阴部奇痒为主要特征。由于经常搔抓，可引起抓痕、血痂，甚至继发感染，病久者局部可出现湿疹样变化。有报道可引起局部荨麻疹样反应。患者往往同时伴有不安、失眠、易激动或遗尿等症状。

从肛门周围的皮肤皱襞处直接采集标本见到成虫或找到虫卵即可确诊。

采取适当预防措施，避免重复感染可自愈（蛲虫在人体内寿命一般不超过2个月）。内服阿苯达唑（儿童0.2 g，成人0.4 g，顿服）、扑蛲灵（每次5~7.5 mg/kg，睡前顿服。间隔2~3周后再服，可反复应用2~3次，以防复发）或驱蛔灵（成人每次1~1.2 g，每日2次，连服7~10天。小儿每日0.06 g/kg，分2次，连服7~10天）有良效。其他如使君子粉吞服亦有较好驱虫效果。局部可搽30%百部浸膏或10%鹤虱膏等以杀虫止痒。

16.5 蛔虫病（ascariasis）

本病是全世界最常见的一种蠕虫感染。在农村更属多见。学龄前期儿童易罹患，以往感染率可高达70%以上。

蛔虫寄生在小肠内，虫卵随粪便排出后，如温度和湿度适宜，2~3周后发育成感染性虫卵。后者为人吞食后（通过未洗净的瓜果、蔬菜），一部分为胃酸杀灭，一部分在小肠内孵化发育为幼虫。幼虫钻入肠黏膜，经门脉循环至肺部。在肺内穿过肺部微血管，经肺泡、支气管、气管而至咽喉，然后再被吞下，在小肠内发育为成虫。自吞食感染性虫卵至蛔虫在小肠内发育成熟产卵需2个月左右。蛔虫在人体内的生存期1~2年。

短期内吞食大量感染性虫卵时，8~9天后可出现发热、咳嗽、荨麻疹等症状，但常不易见到这些早期过敏性反应。成虫寄生亦可引起顽固性荨麻疹、血管性水肿、低热及嗜酸性粒细胞增多。感染程度严重或营养不良的患儿皮肤常干燥、脱屑并失去光泽，毛发亦干枯，色变淡，有些可见到Bitot斑及毛囊角化性皮疹。

成虫寄生于肠道及其移行于其他脏器常可引起相应的症状。多时可引起腹痛，甚至吐出蛔虫。

除临床症状外,需依靠涂虫和排虫史或粪检发现蛔虫卵来确定诊断。

开展卫生宣教,养成良好的卫生习惯。生吃瓜果、蔬菜要洗净,食前便后要洗手,做好水、粪无害化处理,是预防本病的主要措施。

驱虫治疗常采用阿苯达唑、驱蛔灵(用法及用量参见钩虫皮炎及蛲虫病)等药物。对荨麻疹等过敏反应,需同时予以非特异性抗过敏治疗。

16.6　弓蛔虫病(toxocariasis)

本病主要是感染上狗弓蛔虫(*Toxocara canis*)的幼虫所引起的,少数由猫弓蛔虫所致。狗、猫分别是它们的天然宿主。本病的人类感染几遍及世界各地,系一种内脏幼虫移行病。人感染本病后大多是无症状性,持久性嗜酸性粒细胞增高可能是主要表现。可有咳嗽、呼吸困难、体重减轻、肌肉疼痛;有时发热、肝脏肿大;有时可见神经系统受累。实验室检查除有血液嗜酸性粒细胞增多外,高球蛋白血症亦常见。由于是通过进食被虫卵污染的食物所感染,故多见于 1~6 岁的儿童,特别是有异食癖者。虫卵在肠道内孵化,感染性蚴从肠道移行到肝、肺、肌肉或脑部及其他器官,引起嗜酸性肉芽肿。皮肤受累以泛发性瘙痒、风团或丘疹性皮疹为主,偶见皮下结节性损害。Snyder报道过 2 例本病中发生的出血性坏死性皮损,用乙胺嗪(海群生)治疗迅速痊愈。

幼虫移行至眼内引起眼内炎、眼部肉芽肿,一般发生于首次感染后数年。偶有发生心肌炎者。

本病常根据临床症状作出诊断。皮肤试验有一定价值。肝或其他组织活检找到幼虫可确诊。

本病无特效疗法,少数用噻苯咪唑有效。部分患者不经特殊治疗有时亦可自愈。

16.7　丝虫病(filariasis)

丝虫病是指丝虫目线虫科感染引起的以淋巴系统病变为主的一种寄生虫病。可引起人类感染的丝虫有多种,但和皮肤科有关的主要有斑氏及马来丝虫病(bancrofitan and malayi filariasis);前者由斑克罗夫特氏吴策线虫(*Wuchereria bancrofti*)感染引起,后者由马来布鲁线虫(*Brugia malayi*)感染所致。

【流行病学】

本病流行于热带及亚热带地区。国内斑氏丝虫病分布广泛,以平原为主,包括沿海岛屿、河流两岸及各大湖周围,呈地方性流行,一般以农村和矿区为多。马来丝虫病分布以南方山区为主,在某些地区同时有两种感染的流行。目前,人是斑氏丝虫的唯一终宿主。马来丝虫除寄生于人外,国外发现猫、犬及猴均可作为动物传染源。无症状的病例的周围血液中含有较多的微丝蚴,故为主要传染源。丝虫病的传播媒介为蚊,斑氏丝虫主要由库蚊传播;马来丝虫主要由按蚊传播。微丝蚴在蚊体内仅发育生长,并不繁殖。

男女发病率无明显区别,在流行区儿童与成人同样易被感染。患病后机体的免疫力降低,可反复感染。

【病因】

成虫主要寄居于人体淋巴管及淋巴结,马来丝虫多寄生于人体上下肢浅部淋巴系统,以下肢为多。斑氏丝虫除浅部淋巴系统外,多寄生于深部淋巴系统中,主要见于下肢、阴囊及腹股沟等处。

成虫系乳白色细长线状圆虫,雌雄异体,雌虫可长达 10 cm,雄虫长 3~4 cm。其幼虫称微丝蚴,由雌虫子宫内虫卵发育而成。微丝蚴由母体逸出后通过淋巴管进入血液,夜间在人体周围血液中出现,白天多积聚在肺毛细血管内,不同种类蚊虫为其中间宿主。微丝蚴在蚊体内发育到感染期需 10~20 天。当蚊吮人血时感染期幼虫经伤口侵入人体,继而进入淋巴系统而发育为成虫。幼虫在人体内达到成虫阶段且具有感染力需时 1 年以上。

【临床表现】

本病的潜伏期自 4~5 个月至 1 年不等,其临床症状的发生与发展取决于患者的机体反应、感染程度、重复感染情况、丝虫寄生部位以及继发感染等。初次感染及儿童中感染者常为无症状性,除轻度淋巴结肿大外缺乏阳性体征。两种丝虫感染的临床表现大致相似,一般可分为以下两个阶段。

(1) 炎症期

急性炎症性反应多出现在感染后数个月,包括发热、寒战、咳喘、淋巴结炎、淋巴管炎及丹毒样皮炎,后者为皮内微细淋巴管炎所致,常继发于淋巴结炎。发作期间皮肤一片红肿,类似丹毒,好发于小腿内侧及内踝上方。偶见荨麻疹样表现。由于成虫寄生于精索、附睾、睾丸邻近的淋巴管内,可引起精索炎、附睾炎及睾丸炎等。急性反应大多于几天内消退,但常复发。

(2) 阻塞期

经过长期(常在10年以上)的反复发作或不断再感染,常导致一些慢性阻塞性症状的发生。这种慢性炎症以水肿、进行性肥厚、纤维化及淋巴管阻塞为特征,最后引起象皮肿;后者为晚期丝虫病最突出的表现。发生部位依次为肢体、阴囊、阴茎、阴唇、阴蒂和乳房等,其中以肢体和阴囊较为常见。马来丝虫引起的以两侧下肢为多,斑氏丝虫引起的以阴囊为多见(彩图16-03)。下肢象皮肿以膝关节以下最为明显。象皮肿肢体的皮下组织肥厚,皮肤粗糙,有时伴疣状增生。局部常因继发感染而形成慢性溃疡,不易愈合。此外,在斑氏丝虫病中常见到有鞘膜积液、乳糜尿及精索、阴囊淋巴管曲张等。此外,女性乳房的丝虫结节在一些流行区并不少见。

【病理】

在淋巴管内对病原虫的主要反应是淋巴管内膜炎(endolymphangiitis)伴或不伴淋巴管周围炎(perilymphangiitis)。虫体死亡可引起上皮样肉芽肿反应,常导致淋巴管阻塞,后者反之又引起更加严重的淋巴管扩张及象皮肿。象皮肿区皮肤及皮下组织明显增厚及纤维化,血管及淋巴管扩张,基质增多,真皮乳头增大,汗腺萎缩或完全消失。

【实验室检查】

血液嗜酸性粒细胞增多者占半数左右;血清抗链球菌溶血素"O"滴度于后期常增高;部分后期患者可发现乳糜尿。

【诊断及鉴别诊断】

根据流行地区旅居史、家庭史及典型炎症发作,包括局部淋巴结肿大、逆行性淋巴管炎、乳糜尿、精索增粗伴结节、象皮肿以及嗜酸性粒细胞增多等不难诊断。乳糜尿和象皮肿尤有重大价值。于疾病中期在夜间采血找到微丝蚴,则可明确诊断。必要时尚可做淋巴管造影、活组织检查及丝虫抗原皮肤试验等。

丝虫性淋巴管(结)炎及象皮肿有时需与细菌性淋巴管(结)炎及象皮肿相鉴别。

【防治】

采取各种方法灭蚊是预防本病的主要措施。治疗药物常选用乙胺嗪(海群生),它对微丝蚴及成虫均有杀灭作用。成人一般为每次100~200 mg,每日3次。连服7~8天,此外每周或每月一次服200~300 mg,效果亦好,且比较安全。本药毒性低,偶可引起恶心、呕吐、头痛、失眠等。呋喃嘧酮(furapyrimidone)对成虫及微丝蚴均有明显杀灭作用,剂量为每日20~25 mg/kg,连服7~10天为一疗程。WHO(1999年)推荐采用阿苯达唑及伊维菌素或乙胺嗪的治疗方案对本病进行群体防治。

象皮肿可试用绷带包扎加音频电疗,局部亦可用烘绑疗法以及消肿活血,改善淋巴循环,使象皮肿变软。弹力绷带可收暂时效果。对象皮肿、乳糜尿以及鞘膜积液等必要时可考虑手术治疗。

16.8　罗阿丝虫病(loaiasis)

本病是由 Loa loa 丝虫感染所引起的,仅见于西非及中非洲和苏丹一带的森林地区。患者为唯一的传染源。中间宿主为一些昼夜吸血的虻(*Chrysopssilaea* 及 *C. dimidiata*),幼虫在其胸肌内发育,当这种感染性虻叮人时,幼虫通过其口器进入人的皮肤,使人获得感染,大约1年发育成具感染性的成虫。

成虫可在皮下或结膜下移行,亦可移行至任何内脏;再历时6个月后血中可发现微蚴。成虫在体内可存活15年或更久。

成虫在皮下移动时可引起游走性局限性肿块,多突然发生,通常有鸡蛋大小,但境界不清,主觉明显疼痛,可持续数天后消退。损害好发于上肢、手、小腿及面部。偶见风团、瘙痒或丘疹性皮炎以及发热等。成虫常侵入眼结膜下,引起流泪、眼痛、结膜炎及眼睑水肿等。偶有累及脑和周围神经者。

根据游走性局限水肿、眼部表现及流行区生活史等一般不难诊断。丝虫抗原皮肤试验及补体结合试验亦有助于诊断。如白天血中找到微丝蚴,或从皮肤病变部位发现成虫当可确诊。

除采取防虻、灭虻等预防措施外,乙胺嗪有良好治疗效果,成人每次 100~200 mg,每日 3 次,7~14 天为一疗程,小儿酌减。本品亦可用于预防,必要时可辅以手术驱虫。

16.9　盘尾丝虫病(onchocerciasis)

本病是由旋盘尾丝虫(*Onchocerca volvulus*)感染所引起的一种丝虫病,主要见于非洲、中美洲及南美洲北部一带;此外,阿拉伯半岛及俄罗斯一些地区也有报道。通过蚋科的小驼背黑蝇传播给人。在非洲以憎蚋(*Simulium damnosun*)为主要媒介。

成虫通常寄生在皮下,偶尔于深部组织。微丝蚴多聚积在结缔组织及皮肤淋巴间隙内。当蚋叮刺感染者时,微丝蚴随组织液进入蚋体内,在其胸肌内发育,1 周后即达感染期,当蚋叮刺他人时,即将感染性幼虫传给他人。幼虫在新宿主体内,移行至皮下或深部组织,历时 1 年左右发育为成虫。雌虫可长达 50 cm,雄虫长为 3~4 cm,成虫可存活 10 余年。

【临床表现】

主要限于皮肤及眼。当憎蚋叮刺时产生剧痛。大多数患者可发现围绕成虫形成的皮下结节性损害,具特征性。结节大小不一、质坚、无痛,好发于胸、臀、膝、肘及头部,常近骨骼突起处。其他可出现非特异性皮炎、水肿性红斑或风团及瘙痒,呈持续性或间歇性,下肢多见。病久者可发生苔藓样改变,皮肤干燥、增厚及纹理增粗,伴色素沉着,最后导致皮肤萎缩,失去弹性,并出现色素减退斑。腹股沟淋巴结常肿大。

眼部受累时可出现结膜炎、畏光、流泪,进而可引起角膜炎、虹膜炎、脉络膜炎、视神经炎,直至失明。

【诊断】

通过皮肤活组织检查及裂隙灯或眼底镜发现病原虫可确诊。此外,肿块穿刺查微丝蚴亦有助于诊断。

【治疗】

采用乙胺嗪有良效。结节数少者可手术切除。眼部症状用可的松类眼药治疗。

16.10　游走性幼虫病(larva migrans)

游走性幼虫病由于某些线虫、吸虫或绦虫的幼虫在人体内移行时所致的疾病。人常常为其异常终宿主或中间宿主。幼虫移行于皮肤及深部组织引起的病变分别称为皮肤游走性幼虫病(cutaneous larva migrans)及内脏游走性幼虫病(visceral larva migrans)。

16.10.1　皮肤游走性幼虫病

【同义名】

匐行疹(creeping eruption)、管道工样症(plumbers' itch)、沙虫病(sandworm disease)、游走性线状表皮炎(epidermitis linearis migrans)。

【定义】

本病通常是因线虫的幼虫移行于皮内所引起的曲折的线形损害。

【简史】

Lee 于 1874 年首先采用匐行疹一名来表示某些寄生虫移行于人体皮肤内所引起的疾病,但当时他仅想象是寄生虫而并未能证实。1926 年,Kirby - Smith、Dove 及 White 证实本病多由动物钩虫,特别是狗、猫的巴西钩虫(*Ancylostoma braziliense*)的感染性蚴所致。

【发病情况】

本病最常见于热带及亚热带受传染的猫、犬粪污染的沙地潮湿温暖地区,粪中的虫卵孵化成感染性幼虫时,特别是儿童接触幼虫时,即被其钻入皮肤而发病。

【病因】

几乎所有匍行疹病例均由非人类钩虫或线虫的幼虫感染所引起。巴西钩虫和狗钩虫(*A. caninum*)的幼虫是本病的主要病原体。这类钩虫以猫或狗为自然宿主,长为8~10 mm,而幼虫长度只有0.5 mm,多半在夏季侵入儿童皮肤。寄生于各种野生动物体内的钩蚴与绦虫蚴仍可侵袭人类皮肤。感染人的十二指肠钩虫及美洲钩虫在已有接触史的易感者中也能引起匍行疹。四川地区发现的肺吸虫,其幼虫可同时产生内脏(胸膜)和皮肤游走性幼虫病。

非人类钩虫在宿主外环境中的发育条件和人类钩虫相似,感染蚴在土壤中发育。当人们接触被其污染的土壤或水源时,即可能被污染。

【临床表现】

大多数的匍行疹表现基本相同。钩蚴侵入皮肤后,数小时内在幼虫侵入部位出现瘙痒性红斑、丘疹或水疱,2~3天后当幼虫开始移行时即于体内爬行形成曲折的表皮内隧道,在表皮形成蜿蜒状丘疹,每天向前伸展数毫米至数厘米。皮疹呈淡红色,线状,宽2~3 mm,略高出于皮肤表面,伴奇痒。此瘙痒性皮疹可持续数个月之久。到后期,皮疹干燥、结痂,或因搔抓导致继发感染,形成弯曲的条状表浅溃疡;有的在几天或几周内停止移行。

损害的数目不定,多半发生于面部、手部及足部等处。有时损害相当广泛。少数病例即使有丘疹样皮疹出现,亦少有痕迹留下。

约1/3的患者可有短暂性肺部浸润和嗜酸性粒细胞增多。Loffler的综合征常见。偶于痰内找到钩蚴。

患者可同时伴失眠、体重减轻及工作效率降低。由某些动物绦虫蚴引起的,常表现为局部发痒、有压痛和可移动的皮下结节。

四川流行的肺吸虫蚴所致的可表现为此起彼伏的皮下包块。个别患者的包块可发生破溃,形成溃疡。包块活检均发现有蚴虫,血中嗜酸性粒细胞明显增多。

【病理】

动物幼虫对人体不能适应,在人体内一般不能发育成熟,多停留在幼虫阶段。因此,在人体内无成虫或虫卵可见;同时,幼虫也不能达到其正常寄生的部位,而在移行经过的组织和气管内产生异位性病变。

幼虫在皮肤内通常穴居于粒层或棘层。隧道附近的皮肤内特别是在血管周围有圆细胞及嗜酸性粒细胞浸润,线虫蚴在皮肤内移行位置稍深,但炎性反应基本相同。

【实验室检查】

血嗜酸性粒细胞通常增多。肺部短暂性浸润可借肺部X线检查显示出来。

【诊断及鉴别诊断】

根据匍行性皮疹的特征表现一般可考虑本病,活组织检查发现有虫则可确诊。有时需与裂头蚴病、皮肤蝇蛆病、腭口线虫病、丝虫病、血吸虫皮炎等相鉴别。

【防治】

(1) 预防

避免狗粪、猫粪污染幼儿游玩场所,教育儿童少与狗、猫接触,并戒除吸吮手指等不良习惯。在流行区污染环境下工作时,需注意加强个人防护。

(2) 治疗

噻苯达唑(thiabendazole)有良好效果,服药后1~2天痒感消失,皮疹亦停止发展,并可于1~2周内消退。每天口服剂量为25~60 mg/kg,分2~3次服用,疗程7~10天。不良反应有头晕、恶心、呕吐、食欲减退等。亦可将此药配成15%亲水性乳剂局部外用。以氯乙烷或液氮喷射皮疹的前段(幼虫所在处)可收速效。

16.10.2 内脏游走性幼虫病

本病又称腭口线虫病(gnathostomiasis),是内脏游走性幼虫病的一种,大多数病例由有棘腭口线虫(*Gnathostoma spinigerum*)感染所引起。人类感染主要见于泰国、日本、缅甸及我国。在国内,主要见于长江流域一带。成虫通常寄生在狗、猫体内。在其生活周期中相继有两种中间宿主,即剑水蚤为第一中间宿主;各种动物,包括淡水鱼、爬虫类、两栖类、鸟类及哺乳类为第二中间宿主。人们通过食用感染性生鱼或鸡肉等被感染。当感染蚴被食入,首先通过胃肠壁,继而到肝门静脉系统。幼虫在肝内移行产生广泛性损害。幼虫离开肝脏后进入皮下组织及肌肉,于此产生复发性游走性局限性水肿或肿块,色鲜红,有明显炎症,此为最主要的临床表现。风团样肿胀常见于面、躯干及上臂,可伴轻度疼痛和瘙痒。幼虫罕有移行到表皮的,如潜行在表皮内,损害可以表现为匐行疹。幼虫可存在于组织中多年。

特殊临床表现及皮下组织内幼虫的发现可确诊本病。皮肤试验阳性及血液嗜酸性粒细胞增多亦有助于诊断。

皮损广泛时,酌情选用噻苯达唑、阿苯达唑或甲苯达唑等。若皮损局限,可行手术切除。平时注意避免进食未煮熟的鱼肉或鸡肉等。

16.11 类圆线虫病(strongyloidiasis)

【定义】

本病是由粪类圆线虫(Strongyloides stercoralis)感染所引起的疾病。偶有其他种类圆线虫所致。

【简史】

Normand 于 1876 年在印度支那法军腹泻者的粪便中发现了粪类圆线虫,后来在一些死者小肠及胆管中发现成虫。Fulleborn 于 1914 年揭示了这种寄生虫的生活史和钩虫相似,并阐明了外来的自身感染。Nishigori、Faust 等阐明了内源性自身感染。

【发病情况】

粪类圆线虫感染主要见于温热带地区,感染率通常较低,但在非洲及中南美洲部分地区则相当多见。

【病因】

本病是通过感染性幼虫钻进皮肤而获得。由此循静脉、心、肺移行至气管,通过吞咽进入十二指肠或空肠上部,发育为 2~3 mm 长的雌性成虫,产卵,随粪便排出。类圆线虫的独特之处在于它具有营自由生活的成虫。卫生习惯不良者粪便中幼虫于肛周钻入皮肤引起再感染(外来的自身感染);另外,也有幼虫在离体前能发育为感染蚴引起再感染(内源性自身感染)。后者幼虫移行入大

肠壁,进心、肺循环后在小肠黏膜内发育为雌性成虫,成为严重感染源。

【临床表现】

幼虫钻进皮肤处可出现红斑、风团。有时为小的丘疹性损害,主觉剧痒。此乃对幼虫钻进皮肤时的一种反应,一般无特异性。发生外来的自身感染者,幼虫在肛周移行进入皮肤,可引起线形风团,这些线状匐行性损害进展迅速,1 小时可达 5~10 cm,幼虫在肺部移行可引起不同程度肺部症状。肠道感染轻者常无症状,重者可伴腹痛、不适、腹泻与便秘交替、消瘦、纳差等。另外尚可出现心肌炎、肝炎、胆囊炎、结肠炎及麻痹性肠绞痛等。

【实验室检查】

血白细胞及嗜酸性粒细胞可增高。

【诊断及鉴别诊断】

粪便或痰内找到粪类圆线虫可明确诊断。对可疑患者有时需用培养法或幼虫浸出技术。十二指肠引流可发现虫卵或幼虫,自身感染者可于体液、痰及粪中找到感染蚴。

本病需与钩虫病、溃疡病、阿米巴感染及非典型性肺炎等相鉴别。

【治疗】

噻苯咪唑有良效,每日 50 mg/kg,分 1~2 次口服,连服 3 天,不良反应小。2~4 周后可重复给药。亦可服用丙硫咪唑。

【预防】

注意个人卫生及做好粪便管理。

16.12 旋毛虫病(trichiniasis)

【定义】

为旋毛线虫(Trichinella spiralis)感染所引起的疾病。

【简史】

旋毛虫包囊首由 Peacock 于 1828 年在人类肌肉中发现;James Paget 于 1835 年首次从这些包囊内找到虫体;直至 1860 年 Zenker 记述了本病在人类中的临床重要性。

【发病情况】

本病多见于温带地区,欧洲、北美洲多见。爱

食生猪肉的种族特别容易感染本病。在我国,自1965年首次报道人体旋毛虫病后,陆续在西藏和云南等地区多次发生此病的流行。猪为主要传染源,而鼠等则是保虫宿生。

【病因】

一般通过进食含有旋毛虫幼虫包囊的生或未煮熟的猪肉而染上本病。食物在肠内消化后,幼虫自包囊内释放出,移行入肠黏膜,约1周发育至成虫。成虫呈线样,雌虫长3~4 mm,雄虫长1.4~1.5 mm。雌虫钻入黏膜深层,生产幼虫(胎生),后者由淋巴管或血管经肺与右心散布全身,但只有达到横纹肌的幼虫才能在肌纤维内发育,形成梭形包囊。包囊为0.04~1 mm大小,其长轴与肌纤维平行。6~7个月后包囊可逐渐钙化。幼虫在包囊内可生活数年之久。

除人为本病宿主外,任何食肉类哺乳动物均易被感染。旋毛虫的幼虫与成虫虽寄生在同一人体内,但其生活史仍需经过两个宿主才能完成。

【临床表现】

感染后可以无症状或仅有轻微症状。一般于感染后约1周可出现不同表现的皮疹,包括斑丘疹、风团、紫癜及水疱等,伴痒或蚁行感,可持续数天到数周,为机体对虫体或其产物发生变应性反应的结果。指(趾)甲下出血常见。大多数患者可出现眼睑水肿,常波及面部及四肢。感染后5~6周,出现广泛脱屑及脱发。

病情的严重性和体内寄生虫数量有关。大多数为轻度感染;重度感染可伴肌炎表现,表现为肌肉疼痛、发热、肿胀以及呼吸、吞咽、咀嚼及说话困难,亦可出现心血管、神经系统及呼吸系统功能紊乱。

肌肉包囊死后常呈钙化,可经X线发现。

【实验室检查】

血中嗜酸性粒细胞常显著增高。血清反应(沉淀试验、絮状反应和补体结合试验)和间接荧光抗体试验于感染后2~4周可呈阳性反应。皮肤试验亦具较高敏感性和特异性,此法简便易行。

【诊断及鉴别诊断】

新近进食未煮熟的猪肉史,发热、肌肉痛、水肿及血中嗜酸性粒细胞明显增高等,可提示本病。

血清反应如由阴性转为阳性,或效价渐次增高有诊断价值。重度感染早期,于患者血液与脑脊液中偶可发现幼虫。肌肉活检较为可靠,将肌肉置于两块载玻片中,镜检可发现幼虫包囊。

本病需与结节性多动脉炎及皮肌炎、多发性肌炎等相鉴别。

【防治】

一般首选阿苯达唑,0.4 g,日2次,连服5~7天为一疗程。亦可用噻苯咪唑每日50 mg/kg,分2~3次口服,5~7天为一疗程,对早期感染效果显著。有异种蛋白反应或中枢神经系统受累时,可采用糖皮质激素。

加强肉类检查与屠宰场管理,勿食未煮熟的猪肉及其制品以及灭鼠等为重要的预防措施。

16.13　麦地那龙线虫病(draculosis)

【同义名】

麦地那线虫病(Medina worm)、几内亚线虫(Guinea worm)病、龙线虫感染。

【定义】

本病是由于麦地那龙线虫(*Dracunculus medinesis*)引起的一种慢性感染。

【发病情况】

Fedtrchenko于1870年首次详细观察了这种线虫。本病主要见于非洲热带地区及西亚、南亚一些国家。感染与气候干燥及水源困难有关,在流行区感染率甚高。

【病因及发病机制】

麦地那龙线虫乃一种住组织(tissue-dwelling)的大型线虫。雌虫长70~120 cm,宽1~2 mm;雄虫较小,一般仅几厘米长。受孕雌虫移行至小腿、足或阴囊等处皮下组织,借它的前突末端(anterior end protruds)在皮面引起溃疡。当病变处与水接触,幼虫即不断地从雌虫子宫内逸出;幼虫在水中游动时若遇到剑水蚤属(*Cyclops*)之桡足虫(copepods)即被食入体内,在蚤体内历时2周左右,幼虫即发展到感染阶段。当人们饮用含有被感染的水时,龙线虫幼虫即被带入人体,幼虫穿过肠壁移行到疏松的腹膜后软组织内,经8~12个月发育为成虫。雄虫交配后死亡,雌虫受孕后即移到皮肤产生溃疡,向体外释放幼虫。

【临床表现】

当成虫移行至皮下组织后,皮损形成早期可出现强烈变态反应表现,如发热、荨麻疹或哮喘等。随着成虫移行局部症状的出现,上述变态反应迅即消失。

成虫常移行至下肢、踝等处。首先表现为一红斑、丘疹、结节性损害,继而增大起疱,于 1~2 天内发展为大疱。当与水源接触时,雌虫子宫破裂,排出含大量幼虫的乳状液。局部除形成溃疡外可摸及坚硬的扭曲的索状损害。幼虫排出过程可历时数周;待幼虫全部排出后,雌虫死亡,并被组织吸收或钙化。

局部因细菌继发感染可并发急性皮下脓肿、慢性溃疡、蜂窝织炎及败血症。炎症感染消退后可发生纤维性变化,如发生在关节附近,可引起关节炎、滑膜炎、关节强硬或肌腱挛缩等。

【组织病理】

围绕虫体前端的局部为肉芽肿结构,伴淋巴细胞、浆细胞、中性粒细胞及嗜酸性粒细胞浸润,虫体的其余部分成线条形由纤维鞘围绕。

【诊断】

在损害局部辨认出虫的前突(protruding)或在洗溃疡时镜检到幼虫可确诊。

【防治】

预防方面可以从改良水井结构、改良取水方法及禁饮生水入手。治疗以掐出虫体是唯一可靠的方法。采用外科疗法,每天牵引出几条虫常可收效,但可因拉断虫体以致一部分残留于局部组织内。氯乙烷喷雾可促进排出所有的幼虫。甲苯咪唑对成熟成虫有效,用药后虫体可自行排出。甲硝唑可减轻局部症状及刺激虫体排出,或减轻损害。乙胺嗪对控制早期感染有效,可用于预防。

16.14 棘唇虫病(acanthocheilonemiasis)

本病是棘唇虫感染所引起。成虫寄生在体腔、肠系膜及腹膜后组织。中间宿主及传播媒介是库蠓及蚋。

本病主要流行于非洲、中南美洲及新几内亚等热带地区。在人群中感染率为 30%~90%不等。

临床表现通常轻微,可有皮肤及皮下组织肿胀、风团,伴瘙痒。同时,可伴发热、头昏、头痛、恶心、关节痛、胸膜痛及肝脾肿大等。重者偶有心肌及神经系统受累。

血液中找到微丝蚴可确诊。

口服乙胺嗪有效。

16.15 皮肤阿米巴病(amebiasis cutis)

【定义】

皮肤阿米巴病是指溶组织内阿米巴侵犯皮肤所引起的病变。本病多半继发于阿米巴性痢疾。

【流行病学】

本病分布遍及全球,但以热带及亚热带地区多见。男性多于女性。所有年龄组均可受累,但以青壮年发病较多。

我国在 20 世纪 80 年代之前各地时有发生,但近年来已较少见。

【病因】

常见病原为溶组织内阿米巴(Entamoeba histolytica)。此为人体唯一的致病性阿米巴,在其生活过程中主要有滋养体和包囊两个时期,前者为溶组织内阿米巴的致病型,后者对外界环境抵抗力较强,为传播疾病的唯一形态。

病原虫不能侵入完整的皮肤,必须由擦伤、裂口、切伤或外科创口进入,才能引起皮肤损害。一旦侵入后,具有蛋白水解酶活性作用的病原虫就能使宿主组织产生广泛性溶解性坏死而成脓肿及溃疡。

皮肤阿米巴病的发生,通过以下几种途径:①肠道阿米巴病变的直接蔓延,如发生于肛门附近的病变,这种情况最多;②阿米巴肝脓疡或脓胸经引流后在引流口附近发生的感染;③皮肤表面因与被病原虫污染的物质直接接触而致病,即所谓原发性皮肤感染,此甚少见;④因原虫通过血循环而引起转移性病灶,此亦少见。

【临床表现】

本病根据病变的临床表现,可分为以下几种

不同类型:阿米巴性溃疡、阿米巴性肉芽肿、阿米巴性脓肿、阿米巴性皮炎及阿米巴疹等。

(1)阿米巴性溃疡

往往见于内脏阿米巴病,穿破胸或腹壁,或见于会阴、肛门周围皮肤继发于慢性痢疾感染形成溃疡。复旦大学附属华山医院曾见1例肛周大溃疡,直径达10余厘米。本病亦偶然侵袭外生殖器及女性的阴道、子宫颈等。溃疡边缘不整齐,稍高出皮面,向外翻出,并且高低不平,其上覆以坏死组织或带血的脓液,痂皮有臭味。有时,溃疡表面呈增殖性表现。溃疡性损害可逐渐向四周扩大,直径达数厘米至10余厘米,境界鲜明。如因误诊或治疗不及时,皮损可迅速向外周蔓延而招致严重后果,此种情况特别容易发生在年幼或体弱患者。

(2)阿米巴性肉芽肿

多继发于慢性痢疾之后,肛门周围皮肤被感染所致。皮损常表现为多发性乳头样结节,呈花菜样,质硬、易出血,其表面常覆脓血性分泌物,有恶臭。

(3)阿米巴性脓肿

多继发于肠道阿米巴病或阿米巴肝脓肿,故以肛周及胸、腹壁部位为常见,表现为一深在肿块,有波动感,若自行破溃则形成溃疡或瘘管。

(4)阿米巴性皮炎

见于内脏阿米巴穿破胸或腹壁,或由于手术引流、感染引流口周围皮肤而引起。病变皮肤呈明显炎性浸润,质硬,呈紫红色,境界清楚,且微高出皮肤表面,自觉疼痛。

(5)阿米巴疹

皮疹多发于躯干及四肢,呈湿疹、痒疹样或荨麻疹样表现。这种皮疹与内脏感染器官无直接关系,病变部位亦找不到阿米巴病原体,可能系机体对病原体的一种变态反应。经抗阿米巴药物将内脏感染病灶治愈后,其皮疹往往亦随之而愈。

【实验室检查】

由溃疡面的脓液及坏死组织汇中可找到阿米巴原虫。

近年来采用免疫学检测技术测定特异抗体、抗原或分子生物学技术检测阿米巴30 000蛋白基因片段,特别是后者具有较高的敏感性和特异性。

【组织病理】

除真皮及表皮内有明显炎症变化外,在扩张的淋巴管及血管内,尤其在坏死组织内常可见阿米巴原虫,往往聚集成群。原虫滋养体的直径为 $20\sim40\ \mu m$,胞质呈嗜酸性,常含有空泡及红细胞。

【诊断及鉴别诊断】

结合阿米巴性痢疾史一般可考虑到本病,但确诊仍需依据病原虫的发现。有时需与上皮性肿瘤、尖锐湿疣、疣状皮肤结核、结核性脓肿及梅毒性扁平湿疣等相鉴别。

【防治】

及时妥善治疗阿米巴性痢疾或肝脓肿是预防阿米巴病发生的重要前提。

针对阿米巴原虫,甲硝唑(灭滴灵)或替硝唑为高效低毒的硝基咪唑类药物,兼杀组织和肠腔内原虫,为目前对各型阿米巴病治疗的首选药物。其他如盐酸吐根碱(肌内或皮下注射,每次30 mg,每日2次,10天为一疗程)、双碘喹啉、氯喹及四环素族等均可酌情选用。中草药大蒜、鸦胆子、白头翁等都是可选用的抗阿米巴药物。

溃疡局部经常用一般消毒杀菌药液冲洗,保护清洁,防止继发性细菌感染。必要时需进行清创、引流、切除、植皮等治疗。

16.16 皮肤黑热病(cutaneous leishmaniasis)

【同义名】

皮肤利什曼病(cutaneous leishmaniasis)。

【流行病学】

(1)国际情况

国际上,皮肤黑热病有3种类型。

东方疖(oriental sore):由热带利什曼原虫(*Leishmania tropica*)引起。主要见于中东、中亚和非洲,特别是土耳其、叙利亚、伊朗和印度。

皮肤黏膜利什曼病(mucocutaneous leishmaniasis):由巴西利什曼原虫(*L. braciliensis*)引起,亦称美洲利什曼病,主要见于巴西、秘鲁,中美洲少些。

黑热病：即内脏利什曼病，由利杜体引起，流行于非洲的苏丹和肯尼亚与亚洲的印度和中国等地，它可有内脏及皮肤两种类型。一小部分内脏型的也可发生皮疹；另一罕见类型是仅发生皮疹而无内脏损害。国外对本病尚缺乏很明确的报道。

（2）国内情况

比较特殊且很复杂。

中华人民共和国成立初期，我国黑热病流行于长江以北 16 个省区，估计有患者 50 万，但皮肤黑热病患者仅发现 23 例。至 1975 年，估计全国不超过 100 例，约占黑热病的 2/10 000，大大低于印度的 5%。

黑热病在我国已于 1968 年宣布基本消灭，但皮肤黑热病仍时有出现，不但分布于江苏、安徽、山东、河南、河北、陕西及新疆，甘肃也有发现，增加到 8 个省区。

1984 年新疆克拉玛依任灏远等报道皮肤黑热病 8 例；1992 年又通过流行病学调查及病理检查，确诊 36 例，结合临床及病原学考虑认为与文献中的东方疖不同，可能是迄今未见文献报道一种新型皮肤黑热病。

从以上资料可以看出，皮肤黑热病患者数量虽不多，但已分布到 8 个省区，仅在山东 1 个省有约 30 例，而分布达 22 个县；其分布如此之分散，造成防治上很大的困难，特别是带虫者百分比如此之高，值得重视。

16.16.1　原发性皮肤黑热病（primary dermal leishmaniasis）

【同义名】

原发性皮肤利什曼病。

【定义】

通过中华白蛉的叮咬将杜氏利什曼虫（Leishmania donovani）带进皮肤，侵犯网状内皮系统产生以红斑、结节和肿块为主的皮疹，而无内脏黑热病者，称为原发性皮肤黑热病。

所以称为原发性，系因利杜体（Leishman-Donovani boby）在此只侵犯皮肤不侵犯内脏，患者既无内脏感染，又从未患过黑热病（即内脏利什曼

病），它与过去所称的"黑热病与皮肤黑热病"不同。

【病因】

病因为杜氏利什曼原虫，亦称 LD 体，属鞭毛目、锥虫科。于 1885 年在印度黑热病患者中被 Cunningham 发现，1903 年 Wright 在东方疖中发现，同年 Donovan 发现 LD 体。系经白蛉叮咬传播。

【发病情况】

患者大多数为男性，男女之比为 13:1，年龄从 3~73 岁，以 20~50 岁多见。职业主要为农民。

原发性皮肤黑热病从无黑热病史，又无任何黑热病症状，而只有皮肤损害，这种类型比较少见。

值得一提的是 1942 年钟惠澜报道的 1 例：患者于 1938 年患左耳乳突淋巴结黑热病（组织病理证明），治疗后 1939 年又患右滑车淋巴结黑热病（动物接种证明）。既无内脏亦无皮肤黑热病，可称为原发性淋巴结黑热病。

除原发性而外，还有继发性皮肤黑热病，恐较多见。这有几种情况：有的先发黑热病，因未及时治疗，经数个月或数年后发生皮肤黑热病；有的在黑热病已治愈多年后发生皮肤症状者，这在国外称为"黑热病后皮肤利什曼病"；有的由于黑热病病情严重，体内原虫太多，一部分侵入血流中，产生全身广泛性带红色的黑热病疹。笔者曾见 1 例黑热病于注射一针锑剂之次日，全身散发瓜子大小、不甚规则的斑疹，表面呈钢铁切面样的亮灰色。组织病理检查在斑疹中查出 LD 体。

【临床表现】

原发性皮肤黑热病开始大多局限于暴露部位的头面部，逐渐延及颈部。损害主要为浸润性红斑、结节和肿块。但亦有经过 20 多年后，逐渐发展至全身，在形态上很难与继发性的区分。在部位上，虽以头面部多见，但如唇、口腔、鼻腔、咽喉、肛门、阴茎、阴囊等处亦均可累及，形态也是多变的。

原发于头面部的损害，开始为小片淡红色斑，逐渐累及整个面部，带典型的黄红色，光滑发亮，无鳞屑，触之有浸润感，间存少许毛细血管扩张。

在颊部、眉间、鼻唇沟、下颊及额部的整个红斑基础上,有米粒至黄豆大小结节,密集成群,成大片或小片状,触之柔软,外观很像小片绸缎,以在颊额部的大些,有的鼻尖更红而肥厚像酒渣鼻。亦有个别病例整个面部呈光滑发亮的黄红色浸润,无任何丘疹、结节,多年不变。

有一特殊病例,3 岁时面部发黄红斑,到 25 岁时,面色深红,有绷紧和灼热感,损害逐渐扩展至颈部、躯干和臀部,颏颈部为少数散发菜籽至绿豆大小的黄红色丘疹和硬节,胸部有 5 分币大小的圆形红斑;到 27 岁时,背、胸、腹、臀、四肢、阴囊、阴茎均被累及,上背及肩胛部融合成大片,略高出皮面,下背和臀部融合成边缘不清的大片淡色斑。主觉除稍感疲乏外,无其他症状。全身检查无特殊发现。皮损组织液涂片找到 LD 体。治疗 1 年余未愈。此例皮损之广泛很像全身性,但临床和实验室均无内脏黑热病的证据。

这些原发性皮肤黑热病,均无黑热病史、无黑热病之严重病情,除有时稍感疲乏外,一般均能从事体力劳动,唯病程较长;可 20 多年不愈,亦较难医治。

【实验室检查】

主要为寻找 LD 体,如组织液涂片、组织病理检查、脾穿刺、骨髓穿刺、肝穿刺、淋巴结穿刺、三 N 基培养、补体结合试验或荧光结合试验等。原发性的主要靠皮肤涂片、皮肤组织病理检查和三 N 培养基来确定诊断。

【诊断】

诊断可根据以下特点:无黑热病史、无黑热病治疗史、无黑热病的系统性症状;初发损害主要为局限于头面部带黄红色的浸润斑片,可多年不变,也可发展成大小结节,偶或泛发全身;除间有疲乏感外,一般能从事劳动;实验室检查除皮肤可查到 LD 体外,其余均为阴性。

需与鉴别的为继发性皮肤黑热病,有黑热病史最为重要;血源传播的损害发展快,为全身性、对称性和广泛性;实验室检查,肝、脾、骨髓和淋巴结穿刺涂片和培养,可以查到病原虫。

【治疗】

比黑热病难治,一般用下列两种药物:

(1) **葡萄糖酸锑钠**(sodium stibogluconate)

每安瓿 6 ml,每毫升含 5 价锑 100 mg,可静脉或肌内注射,由于本病较顽固,建议采用 8 天疗法,见表 16-1。

表 16-1　葡萄糖酸锑钠 8 天疗法剂量

体重(kg)	每次量(ml)	总剂量(ml)
5~10	2.5~3.5	20~28
11~20	3.6~6.0	29~48
21~30	6.1~8.0	49~64
31~40	8.1~9.0	65~72
41~50	9.1~10.0	73~80
>50	10.1~11.0	81~88

用法:每日注射 1 次,8 次为 1 疗程。可于注射前先口服 10% 碘化钾,有增效作用,用法为每日 3 次,每次 10 ml(成人量),连服 7~10 天。两疗程之间,至少相隔 2 周。一般至少用 3~4 个疗程。如有发热、咳嗽、恶心、鼻出血或腿痛等反应,宜暂停药,待反应消失后再用。

(2) **戊烷脒**(pentamiding)

为白色粉剂,每次量为 4 mg/kg,总量配成 4% 溶液肌内注射,每日 1 次,使用 12~20 次即总量 60~80 mg/kg 为 1 疗程。此药配成后应立即注射,以免在水中分解产生毒性。如要进行第 2 疗程,至少需隔 1 个月。如有注射局部疼痛、发热或肾刺激现象宜暂停。有肝、肾病者慎用或忌用。此药对皮肤黑热病的疗效高而快。

【预防】

关键在于防治患者,要特别重视消灭病犬和消灭白蛉。

16.16.2　皮肤黏膜黑热病(muncocutaneous leishmaniasis)

【同义名】

美洲利什曼病(American leishmaniasis)。

【定义】

系主要发生于中、南美洲的由白蛉传播的巴西利什曼原虫(L. brasiliensis)引起的皮肤黏膜溃疡性损害。

【临床表现】

开始被白蛉叮咬的暴露部位可能为一丘疹,

很快变成红色结节,在1个月内破溃,形成东方疖样溃疡,而于半年至1年后痊愈。继发感染常见,引起局部淋巴结炎或淋巴管炎。有时不发生溃疡而仅表现为结节或赘生物。各个地区发生的损害不尽一致,在中美洲地区可见耳部发生典型的原发性损害,或形成多数性溃疡或斑片。

继发性黏膜损害常于发病数年后发生,早期为鼻中隔发红,继以溃破,发展至破坏鼻中隔以至鼻旁窦腔,导致鼻中隔穿孔,周围软组织被破坏,直至鼻梁塌陷。

在黏膜未累及以前即进行治疗,预后良好,否则经久不愈,全身症状日见恶化,并可因继发感染而死亡。

【实验室检查】

从皮肤、黏膜、淋巴结的直接涂片或培养可发现病原虫。切片做瑞氏染色可在细胞内外见到病原体。Montenegro 皮内试验:用 leptomonad(细滴虫)悬垂液 0.1~0.2 ml 做皮内注射,于48~72小时后观察,若在注射部位出现大于 5 mm 的硬结,即为阳性。阳性率达95%,有高度诊断价值。

【诊断】

根据上述检查和皮内试验,可以确定诊断。晚期黏膜损害中原虫不易查得,Montenegro 皮内试验可确定诊断。

【治疗】

参见 16.16.4《东方疖》,或用两性霉素 B。

16.16.3 弥漫性皮肤黑热病(diffuse cutaneous leishmaniasis)

本病又称播散性皮肤黑热病(disseminated cutaneous leishmaniasis)、播散性无活力的利什曼病(disseminated anergic leishmaniasis)、假瘤型麻风样皮肤利什曼病(leishmaniasis cutanea pseudolepromatosa)。

这是一种瘤型麻风样的全身性黑热病。初见于玻利维亚和委内瑞拉,近亦在墨西哥、巴西、埃塞俄比亚和日本发现。被认为系巴西和热带黑热病的变种,但具有一些特点:① 先有一局灶性初疮在局部发展,以后播散至身体其他部位,常呈大片形。② 损害为结节而不溃破。③ 不累及内脏。

④ 损害中原虫特别多。⑤ 组织学特点是巨噬细胞中充满 LD 体。⑥ 利什曼素(leishmanin)即 Montenegro 试验阴性。⑦ 病程慢性,进展缓慢。⑧ 锑剂治疗仅有轻微而暂时的效果。

鼻黏膜可有散发损害,但无破坏性。最重要的是检查出病原体,以资与瘤型麻风相鉴别。

16.16.4 东方疖(oriental sore)
【同义名】

热带利什曼病(leishmaniasis tropica)、皮肤利什曼病(cutaneous leishmaniasis)。

【定义】

通过白蛉叮咬感染上热带利什曼原虫(Leishmania tropica)而发生的溃疡或结节性皮损。

【流行病学】

本病主要见于中东、中亚、非洲、中南美洲亦有发现。在亚洲以土耳其、叙利亚、印度和伊朗多见。我国仅在1918年刁信德报道1例印度侨民患东方疖的病例;而热带病学家 Manson - Bahr 著的《热带病学》称中国亦流行东方疖;以后,其他热带病学家和皮肤病学家如 Rook 及 Demis 等的著作,亦以讹传讹,将中国列入东方疖流行区。实际上,只在1984年任灏远等才第一次报道在我国新疆克拉玛依地区发现8例类似东方疖的皮肤黑热病。

由于原发性皮肤黑热病亦称原发性皮肤利什曼病,容易混淆,建议只用"东方疖"这个名称,似更合适。

【病因】

是由 2~2 μm 宽的、圆形或卵圆形的寄生于啮齿动物的热带利什曼原虫的感染所引起。

【临床表现】

有4种类型。

(1)潮湿型或早期溃疡型

多见于农村,在感染后约2个月,在大多暴露部位如面部、上肢接种处缓慢地长出一个硬丘疹,数个月内发展成结节,并于几周内溃破形成 5 cm 大小的浅溃疡,覆以灰褐色薄痂,围以红色高起边缘。在邻近外围淋巴管区,可有若干继发性小结节,为 2~4 mm 大小。约半年后可自愈,遗下典型瘢痕。

任氏报道的有一例左颊圆形暗红色结节,发病 7 个月时如核桃大,覆以大片污灰色厚痂,痂下为粗糙溃疡面,棘层细胞和真皮浅层细胞内外有许多原虫。

(2) 干燥型或晚期溃疡型

此型多见于城市,潜伏期可长达 1~2 年,痊愈亦较慢。初起为暴露部位的棕色小结节,约在半年内可扩展到直径为 1~2 cm,在其中心出现浅溃疡,覆以黏着性痂。在 8~12 个月后,损害开始消退,最后留下瘢痕。

(3) 慢性利什曼病(chronic leishmaniasis)

亦称慢性狼疮样利什曼病(chronic lupoid leishmaniasis)或复发性利什曼病(leishmaniasis recidivans)。这是在东方疖瘢痕边缘外,甚至在瘢痕上发生的棕红或棕黄色丘疹融合成狼疮样片块,甚至像苹果酱样结节。有的溃破或形成环状,甚至像银屑病样的。此型大致由于免疫反应所引起。

(4) 非溃疡性乳头瘤样结节

广布全身,外观像流行麻风。主要见于面、耳部。此型少见,亦有报道皮肤黏膜型的。

【实验室检查】

组织液涂片检查、三 N 基培养、动物接种(大白鼠最合适)最可靠。利什曼素皮内试验、间接荧光抗体试验亦有帮助。

【组织病理】

损害为溃疡,有浓密的组织细胞、淋巴细胞和中性多形核粒细胞浸润。很多 LD 体特别是组织细胞内,无被膜而含有核和副核,用 Giemsa 染色较好,含 LD 体的组织细胞群形成结核样肉芽肿。

任氏等不但在真皮组织细胞内外查到原虫,并在表皮棘层、粒层细胞内均见原虫的繁殖;核被挤压,甚至整个细胞被破坏,可见成堆原虫繁殖,因而称之为"LD 体小脓肿",这是过去文献未报道过的。

【诊断】

本病诊断较难,特别易与原发性皮肤黑热病相混淆,因病原虫都为 LD 体,流行地区亦有相同之处。在我国,目前只在新疆发现,发病地区是诊断要点。其次,损害主要为浅溃疡型,这在皮肤黑热病中没有,亦为鉴别要点。经过密切观察,再除外其他可疑之病,可以得到正确诊断。

【治疗】

用于皮肤黑热病中的葡萄糖酸锑钠(斯锑黑克)疗法亦适用于本病,最大剂量 6 ml 或 600 mg,肌内或静脉注射,每次 1 次,10 次为 1 疗程,休息 10 天后可再给第 2 或第 3 个疗程。

5%乙睇胺(ethylstibamide),每日静脉注射 200~300 mg,共 16 次,亦有良效。

5%~10%阿的平液剂,局部注射于损害内,效果亦佳。

有主张冷冻疗法,如用固态二氧化碳(干冰)或液氮冷冻、亦可用激光或手术切除者。

本病有一定的自愈倾向,一般在 1 年左右痊愈,预后良好。

【预防】

预防方法以搞好环境卫生,彻底消灭白蛉为主。我国目前虽只在新疆发现,但值得组织力量集中研究,早期将其扑灭。

16.17　锥虫病(trypanosomiasis)

本病属热带病,由锥虫属(*Trypanosoma*)原虫引起,有非洲型及美洲型两种。在我国尚无人的锥虫病报道。

16.17.1　非洲型锥虫病(African trypanosomiasis)

本病流行于非洲,限于沿赤道的南北纬 15 度以内的带形区内。在西非,由冈比锥虫(*T. gambiense*)引起;在东非,由罗德西亚锥虫(*T. rhodesiense*)所致。吸血的采采蝇(tsetse fly)可传播本病。人是罗德西亚锥虫主要的天然宿主,而羚羊及其他动物是冈比锥虫的天然宿主。病原虫经过淋巴系统侵入;可迅速侵犯中枢神经系统。

本病通常无皮疹表现,但有时初被采采蝇叮咬后引起红斑性结节,直径可达 1 cm,有白晕。这种损害持续近数日,第 2 周开始发热,出现全身症状。此时可同时全身性发疹,可呈多形红斑样,伴瘙痒感。

眼睑、手、足可有短暂性水肿,往往有痛感。

患者血清冷凝集素试验常阳性。

早期采用苏拉明钠(suramin sodium)或戊双脒(pentamidine)常有效。后期可用硫胂密胺(melarsoprol)、密胺胂(melarsen)或锥虫胂胺等。

16.17.2　美洲型锥虫病(American trypanosomiasis)

本病流行于美洲大陆的一些热带国家,由枯氏锥虫(*Trypanosoma cruzi*)引起。通过吸虫的锥蝽属(*Triatoma*)昆虫传播本病。本病有许多保存宿主,包括家畜(猫、犬、猪)及啮齿动物(鼠)等。

常常通过眼正常黏膜或皮肤上的损伤而招致感染。偶尔咬伤成为病原虫的入口。

急性型多见于儿童。在大多数急性病例中临床损害在 5 天内发生。眼结膜常成为入侵门户,出现一侧性眼睑水肿及泪腺炎。伴淋巴结肿的单一性皮损少见,但这种皮损发生于胸、背、腹部及小腿等处可产生一大的肿痛样损害;特别在儿童,立即引起发热及严重心肌炎和脑炎。急性期可出现泛发的瘙痒性多形红斑样皮疹,亚急性及慢性阶段常出现心肌损害。

急性期可采用苏拉明钠、戊双脒及其他胂剂;对组织型则尚无有效疗法。

16.18　弓形虫病(toxoplasmosis)

本病又称弓浆虫病,是由鼠弓形体(*Toxoplasma gondii*)引起的一种动物性寄生虫病。病原在人体可引起轻重不等的感染。根据调查,本病分布于世界各地,尤以温暖、潮湿地区为多见。在我国福建地区,从猫、猪、兔体内分离出了弓形体;江西曾有人感染的病例报道。

弓形虫属原虫类有两种形态。滋养体见于急性感染病例,呈新月形,一端较细,另一端略圆,Giemsa 染色胞质呈蓝色,核为紫色,长 4~7 μm,宽 2~4 μm,滋养体离宿主后迅即死亡,故在传播疾病中无重要意义。另一为包囊型,见于慢性感染病例,呈圆形或纺锤状,内含大量病原体。包囊型的抵抗力较强,起传播疾病的作用。病原体主要寄生在网状内皮细胞及血管内皮细胞内。

人除通过胎盘感染外,进食含有包囊的生肉或直接接触病畜(如猫、羊、猪)粪便而受染。

病原体进入人体内通过血液散播于全身,在寄生部位由于滋养体的侵犯引起炎症细胞浸润和局部组织的坏死等病变。轻度感染可呈隐性,无明显病变。慢性感染主要是存在包裹,完整的包囊周围不引起病理反应。

在人类,本病主要有两种类型。

(1) 先天性弓形虫病

主要表现为脑积水、小头畸形、脑钙化及脉络膜、视网膜炎等中枢神经系统症状。常引起胎儿早产或死胎。

(2) 获得性弓形虫病

症状变异较大,大多数为慢性隐性感染,患者不表现任何症状。在急性期,由于虫体可侵犯各种组织,故临床症状较为复杂,可类似伤寒或传染性单核细胞增多症表现,或仅有淋巴结肿大而少有其他症状。本病特别是内脏及中枢神经系统受损害者,常发生于接受免疫抑制剂使机体的免疫力降低的情况下。

先天性及获得性弓形虫病在初期阶段的皮肤表现为泛发性结节或树胶肿。泛发性皮疹可呈风疹样、斑疹、斑丘疹或丘疹,也可有紫癜性损害。有时皮疹与斑疹伤寒相似,此乃属于血循播散的征象。皮损内可找到病原虫。在大多数严重病例,于起病第 1 周内出现泛发性斑丘疹,持续 1~6 天。一般是皮疹常伴发于其他全身表现。

WHO 推荐用乙胺嘧啶和磺胺对甲氧嘧啶联合疗法,疗程 1 个月,间隔 4 周进行第 2 疗程。其用法和用量为:前者 50 mg/d,2 天后减半;后者 2~4 g/d。同时加用叶酸,以减少副反应。

由于本病是一种自然疫源性疾病,其动物宿主十分广泛,而且与人关系密切的家畜都可成为传染源,因此,对本病的预防必须特别注意。

16.19　毛滴虫病(trichomoniasis)

本病是由阴道毛滴虫(*Trichomonas vaginalis*)引起的一种以阴道炎表现为主的感染性疾病,患者以青、中年女性为主。常通过共同浴盆、浴池、毛巾、游泳池及不洁器械而相互传播,也可通过性接触而感染对方。

这种有鞭毛的梨状原虫侵入阴道以后引起阴道黏膜发炎,呈鲜红色,其上覆有斑片状假膜,常伴泡沫样分泌物。自觉不同程度瘙痒,少数有灼热感。常引起尿道炎,也可致膀胱炎、前庭大腺炎等。在男性,可以引起尿道炎和前列腺炎。阴道

或尿道分泌物镜检找到滴虫即可确诊。

治疗方面可采用甲硝唑内服,0.2 g,每日 3 次,7~10 天为 1 疗程。局部用高锰酸钾液(1：500~1：1 000)或 1% 乳酸溶液冲洗,亦可用滴维净或古曲霉素栓剂(10 万 U)塞入阴道,10~20 天为 1 疗程。夫妻要同时治疗,防治相互感染。注意每日更换内裤,消毒洗涤用具。

(王侠生)

第17章 节肢动物、水生生物及其他动物源性皮肤病

目 录

第 17 章
节肢动物、水生生物及其他动物源性皮肤病

在动物界的 10 大门中,能侵犯人体引起皮肤损害的就有 7 门之多,它们是原生动物门、腔肠动物门、扇形动物门、线形动物门、环节动物门、节肢动物门、脊索动物门。它们以各种不同的方式侵袭人体,主要通过叮咬、吸血、寄生以及传播病原体等方式危害人类健康。也有的可通过它们的羽毛、毒刺、分泌物、排泄物等对人体产生毒害作用。轻的可咬伤皮肤,并对皮肤造成刺激或致敏作用;重的可引起寄生虫病、传染病;严重者可引起全身中毒或休克死亡。

因此,在生产劳动、旅游或下海作业、游泳时应加强个人防护,搞好环境卫生,消灭这些有害动物的孳生环境,则可大大减少此类皮肤病的发生。

本章将主要介绍节肢动物、水生生物及少数有代表性的其他动物引起的皮肤病。

17.1 节肢动物所致皮肤病

17.1.1 概论

节肢动物是脊椎动物中最大的一类,其特征为体躯左右对称而分节,体壁由甲壳质(chitin)的外骨骼所组成,具有成对的分节附肢。其种类多达百万种以上。能危害人类健康的主要集中在下列 4 纲:即昆虫纲(Hexapoda)、蛛形纲(Arachnida)、多足纲(Myriapoda)及甲壳纲(Crustacea)。其中昆虫纲在节肢动物门中占绝大多数(约 2/3 以上),其对人畜的危害性也远远超过除蜱螨以外的其他节肢动物。

以昆虫纲为主的节肢动物引起皮肤病变的方式大致有以下几种,有的可几种方式同时起致病作用。

(1) 机械性损伤

很多节肢动物通过口器或尾钩等伤害皮肤,其伤害的性质决定于口器的构造,如蚊的针样口器通过刺进皮肤引起伤害。

(2) 由毒液直接引起

如胡蜂、蝎子、蜈蚣等螫人时,即将毒液直接注入人体,引起局部红肿、剧痛,严重时则出现头晕、恶心、呕吐、发热等全身症状;桑毛虫毒毛刺入人体引起局部发疹、剧痒等。

(3) 虫子直接侵入人体引起

不少节肢动物的幼虫或成虫可以在人体内寄生或临时寄生,如蝇蛆病、疥螨等。

(4) 由于刺吸血液所造成

不少吸血昆虫,其危害性除传播疾病外,由于叮咬、吸血及唾液的刺激,常使人们不安,妨碍睡眠,影响工作。

(5) 传播各种疾病

不少昆虫可充当多种疾病的传播媒介,如苍蝇可传播数十种人畜疾病,蚤能传播鼠疫,蚊能传播疟疾、丝虫病等。

由于各种害虫具有不同的食性及人们对各种刺激的反应不同,导致临床症状的多样化。被害虫叮咬部位可以不出现反应或于数分钟后出现风团;亦可于 24 小时后继而发生质坚的丘疹,持续达数天之久,常留下色素沉着斑。无论风团或丘疹,可于损害顶端出现出血点。损伤数目及其分布取决于暴露情况及害虫的食性。同种害虫的反复叮咬常引起原有损害的复发或加剧,或产生免疫性(如某些蚊、蠓)。大疱性损害常出现于下肢,但亦可发生在其他部位,特别在儿童。比较严重的局部改变有时表现为广泛性蜂窝织炎及淋巴管

炎。个别叮咬处发生出血性坏死。局部的刺激症状几乎经常出现，因经常搔抓而致炎症性反应增强或伴继发感染。局部反应严重时，可有发热等全身症状。过敏性休克偶见于蜜蜂或黄蜂螫伤以后。还有一些重要的或特殊表现，将在各种害虫伤害的专门内容中予以介绍。

下面按目重点介绍由节肢动物引起的、对人类伤害比较严重的一些皮肤病。

17.1.2 昆虫纲（Hexapoda）

昆虫分布最广，约有100万种，差不多占全部动物界的3/4以上（77.4%）。在日常生活中经常能看到的各种各样的虫子，绝大部分都是属于昆虫纲的昆虫。昆虫的主要特征是虫体明显地分为头、胸、腹3部，头部有一对触角，胸部有足3对。此外，大部分昆虫的成虫在胸部还有翅1~2对。腹部的分节一般比较明显。

昆虫的口器构造与取食习性有关，一般常见的有咀嚼型、刺吸型、吸取型与舐吸型等。

昆虫的发育过程除少数（不全变态类，如虱、臭虫等）外一般都有卵、幼虫（稚虫）、蛹、成虫（全变态类，如蚊、蝇、蚤、蝶蛾等）等几个时期的变态。每个时期在形态上及生活习性上都有明显不同。

昆虫纲可分为若干目、科、属、种等。其中比较常见且与皮肤病的发生有关的有以下几目：

鳞翅目（Lepidoptera）：如蝶、蛾等。

双翅目（Diptera）：如蚊、蠓、蚋、白蛉、虻、蝇等。

虱目（Anoptura）：如人体虱等。

有吻目（Bhynchota）：如臭虫等。

蚤目（Siphonaptera）：如跳蚤等。

膜翅目（Hymenoptera）：如蜂、蚁等。

鞘翅目（Coleoptera）：如芫菁、隐翅虫等各种甲虫。

蝶、蛾类属昆虫纲鳞翅目，它们的翅上都覆盖有细小的鳞片。幼虫的体表光滑或生有刺毛。胸部有足3对，腹部有腹足5对，或少于5对。鳞翅目为农作物的主要害虫。

17.1.2.1 毛虫皮炎（caterpillar dermatitis）

幼虫体表的毒毛或刺毛刺伤皮肤时可引起皮肤炎症反应。具有毒刺的蝶类幼虫主要是蛱蝶科（Nymphalidae）的某些种类。蛾类的幼虫不少具有毒毛或毒刺，如毒蛾科（Lymantriidae）的桑毛虫、茶毛虫；枯叶蛾科（Lasiocompidae）的各种松毛虫及刺蛾科（Cochlidiidae）的各种刺毛虫等。以下将分别介绍它们引起的皮肤病变。

（1）桑毛虫皮炎（euproctis similis dermatitis）

【定义】

因桑毛虫毒毛刺伤皮肤所引起的皮炎称为桑毛虫皮炎。

【流行病学】

本病多发生于夏季，尤以农村为多见。1972年7~8月，在上海市郊县部分地区曾发生过本病的流行，患者数以万计。当时，从流行地区之广、抽样调查所得发病率之高来看，像这样的皮炎流行在医学史上是罕见的。通过实地调查和实验室研究，分析了不同人群的皮炎患病率、患者的生活环境以及当时的自然条件，终于找到了这次皮炎流行的病原体是桑毛虫的毒毛；流行的因素是桑毛虫的大量发生和适宜于桑毛虫毒毛散播的自然条件（如风大、雨少、天热），以及人们易被毒毛侵袭的生活条件（如衣着单薄、室外工作、树下纳凉等）。

【病因及发病机制】

桑毛虫（*Euproctis similis*）又称桑毒蛾、纹白毒蛾、全毛虫，在群众中也有叫狗毛虫或刺毛虫的。其侵害树种广泛，除嗜食桑叶外，也危害桃、李、苹果、梨等果树，以及城乡绿化树的叶子。

【生物学特征】

桑毛虫属鳞翅目毒蛾科的*Euproctis*属，在这一属中除桑毒蛾（*E. similis fuessly*）外，还有柿黄毒蛾（*E. flava brember*）、茶毒蛾（*E. pseudoconspersa strand*）及其生态亚种（*E. xanthocampa dyar*），它们的幼虫均有使人发生皮炎的毒毛。它们分布于欧亚各地；我国在皖、苏、浙、粤、川、黔等省都有危害，尤以广东蚕桑地区为严重。

桑毛虫一生分卵、幼虫、蛹、成蛾4个发育时期，其盛发期为6~10月份。卵期4~7天。幼虫时期经5~7龄，每龄3~7天始结茧成蛹，经9~10天化为蛾。成蛾化出后1~2天交配产卵于取食的树叶背后,结成块状。雌蛾寿命 7~17 天,雄蛾 4~14 天。各期识别形态简述如下。

卵:扁球形,直径 0.6~0.7 mm,黄褐色,有珠光,卵集成卵块,呈带状或椭圆形。一只雌蛾能产卵 150~600 粒。

幼虫:即桑毛虫,第 1 龄幼虫体为灰褐色,无毒毛。第 2 龄起出现彩色和长毛,虫体细长如家蚕。老熟幼虫指结茧前的一龄,可能在第 5 龄已老熟,亦有到第 7 龄才老熟的。第 2 龄至老熟前的各龄都在第一腹节背上的一对黑斑毛瘤上有毒毛生长,毛瘤随龄期增大,毒毛数亦增多,到老熟幼虫时全身 32 个黑斑上都出现毛瘤和毒毛,毒毛数可骤增至 200 万~300 万根,此即桑毛虫致病性最强的时期。

茧和蛹:茧为椭圆形,土黄色,茧层很薄,大多结在卷叶中,叶背、枝干裂隙内或在近主干的上面。蛹长 9~11.5 mm,圆筒形,黄褐色。因老熟幼虫的毒毛有些粘在茧丝中,或蜕在蛹内,故与蜕皮和茧壳接触亦能发病。

成蛾:全身和翅、足都呈白色,腹部末端具黄色毛丛。雄蛾略小于雌蛾,翅上有一个深褐色小斑。

各龄桑毛虫的毒毛形状基本相似,粗看像针,细看似箭,故可称作箭针形。毒毛极小,长 45~315 μm,毛根基部如"针尖",因此极易从虫体上脱落。毒毛的末端有两节箭尾状构造,其余全长都有小棘。毒毛的中心为空心管道,内含淡黄色液体,呈弱碱性,耐热,其致病成分尚不明了。

桑毛虫的致病是通过它的毒毛接触皮肤后刺进皮肤,主要是通过毛囊口,但亦可从平滑皮肤包括黏膜部位刺入。其刺入的深度不一,大多数刺到表皮棘层以上部位(彩图 17-01),少数可刺进真皮,甚至深达真皮中部。还有,毒毛引起皮疹不一定要刺进皮肤,只要其尖端与皮肤密切接触即可。毒毛经长期保存后仍具致病性,致病机制主要是通过毒毛内含有的毒液对皮肤的原发性刺激作用,而非毒毛本身的机械性作用。

【临床表现】

1)潜伏期

接触毒毛后至发病的时间,一般短至 10 分钟,长至 12 小时。人工接触毒毛试验发现最短的 1 分钟,最长的 12 小时引起皮疹。

2)发病部位

同体表的暴露情况有密切关系。皮疹常见于:① 颈圈,以颈后和颈侧为主;② 躯干上部,即上胸、上背和肩部;③ 上肢屈侧。

以上是发病的主要区域,下肢屈侧、腹部和面部发生较少。

笔者曾见一婴儿,因所用尿布在室外曝晒时粘上毒毛而在臀部发生皮疹。另一成人在树下躲雨,被含有毒毛的雨水滴到颈上后,只在颈后和颈侧出现多数密集的黄豆大小的水肿性红斑和斑丘疹。

皮疹数目一般不多,一个部位常只有几个至十几个,分布疏散,数目较多而密集或成群的少见。但是在桑毛虫较多的环境下工作、且暴露时间较长者,如修剪树枝或采摘果子的工人、农民,则皮疹可数以百计,均匀或成簇地分布全身。

3)皮疹形态

斑丘疹形:较多见,占 62.5%,绿豆至黄豆大,圆形或略带不规则形,色淡红或鲜红,带水肿性,其中心常有一黑色或深红色比针尖大的小点,好像被虫叮咬过的痕迹。

丘疱疹形:占 32.5%,为黄豆大小水肿性红色丘疹,其中心有针头大小的水疱,经搔抓或摩擦破溃后,其顶端形成糜烂面,干燥后形成薄痂或鳞屑。

斑疹形:这是很多皮疹刚发生时的表现。做人工接触毒毛试验时,绝大多数都先出现针头至黄豆大小的水肿性红色斑片,但经过几小时或十几小时后转化为丘疹或丘疱疹。

风团形:少见,一般为黄豆至指甲大小,呈圆形或不规则形,多散在分布,数目常为数个至十数个。

4 种皮疹中,以前两种多见,且常同时存在。继发感染者罕见。

自觉症状为均有不同程度的瘙痒,尤以晚间入睡前为甚。

4)其他症状

极个别情况下,因毒毛刺入眼部可引起结膜

炎、角膜炎。偶有低热或其他不适等全身性反应。

5) 病程

一般在1周左右,较久者可达2周。如反复接触毒毛,或经常搔抓,则病程往往可达2~3周以上。有的皮疹已消退,再经搔抓等刺激后,也可引起复发。

【实验室检查】

根据不同条件从皮疹上找到桑毛虫毒毛,是诊断本病的重要依据。

直接镜检:用解剖显微镜检查患者不同部位的皮疹,常可见毒毛已刺入皮肤或横卧于皮沟中。

透明胶纸粘取毒毛法:将皮疹绷紧,把透明胶纸紧贴,一般更换胶纸重复粘揭3~4次。将粘过的胶纸贴在载玻片上,镜检前将胶纸一端揭起,加二甲苯1滴,重新将胶纸贴平,易于查到毒毛。

指甲垢中查毒毛法:将双手示指、中指、无名指指甲剪下,置载玻片上,加生理盐水一滴,将甲垢洗下,加盖玻片镜检。

【组织病理】

对一位调查组成员前臂的皮疹,在发疹后2小时做活组织检查,切片显示表皮棘细胞间轻度水肿,真皮乳头和乳头下层内毛细血管扩张充血,内皮细胞肿胀,管腔内有较多嗜酸性粒细胞,未发现毒毛。以毒毛做家兔皮肤接触试验,分别于24小时、48小时、72小时作皮肤的活组织检查,均显示有毒毛经毛囊刺入皮肤,真皮炎症反应与人体皮肤中所见一致。

【诊断及鉴别诊断】

根据发病季节的流行情况、自然条件、皮疹分布、自觉症状,结合实验室检查,一般不难诊断。

本病和刺蛾或苔蛾幼虫皮炎不同,后者毒毛接触皮肤后可引起灼痛,重者可红肿、起疱;而前者则以剧痒为主。两者幼虫虫体亦不同。

【治疗】

治疗原则:以尽可能地及早粘去皮疹上的毒毛,外搽消炎止痒药和避免再刺激为主。采用橡皮膏和透明胶纸在皮疹上反复粘贴数次以粘去毒毛。局部亦可搽炉甘石洗剂等消炎止痒剂。皮损广泛且剧痒者,可内服抗组胺类药物或以清热解毒为主的中草药煎剂。

【预防】

以采取综合措施为原则。

1) 消灭桑毒蛾

① 采取各种方法消灭越冬及早春幼虫。
② 控制盛发期:每年5~10月份桑毛虫的盛发期及时采取诱杀成蛾、摘除卵块、药物喷杀幼虫(敌百虫等)及保护天敌(寄生蜂和寄生蝇)等措施。
③ 生物灭虫:喷洒多角体病毒以感染桑毛虫,使之病死。

2) 预防接触桑毛虫毒毛

① 在有桑毛虫的树下或树上进行生产劳动时,需穿戴防护衣帽,穿较厚的长袖衣、长脚裤,并扎紧袖口、裤脚,帽尾盖覆颈部。最好能戴风镜及口罩。② 避免在有桑毛虫的树荫下纳凉、晒衣被或尿布。③ 住房附近如有桑毛虫发生,每遇到刮大风时,宜将迎风的门窗关闭,以避免毒毛吹入。

(2) **茶毛虫皮炎**(euproctis pseudoconspersa dermatitis)

茶毛虫又叫茶毒蛾,亦属鳞翅目毒蛾科。分布于浙、皖、赣、川、黔、湘、闽、台、桂等地。除危害茶、桑等经济作物外,其幼虫的毒毛刺入皮肤能引起茶毛虫皮炎,其临床表现与桑毛虫皮炎大致相同。在茶毛虫盛发季节,亦可在人群中引起茶毛虫皮炎的流行。

(3) **松毛虫皮炎**(dendrolimus dermatitis)

本病因松毛虫的毒毛刺伤皮肤所引起。

【流行病学】

1972、1973和1975年,浙江、江西、广东和湖北等省,曾先后发生本病的流行。发病率高低因接触情况不同而异,在流行区可高达70%~80%。发病季节为4~5月、7~8月及10~11月份,尤以10、11月份多见。本病的发病曲线与松毛虫繁殖消长曲线一致,也与当地的群众生产、生活活动有关。本病明显地多见于种植马尾松的丘陵地带。患者不分男女老幼,但以青壮年为多。男女发病率无明显差异。患者多为山区、半山区农民和林场工人,而城镇居民和平原农民发病者罕见。

【病因及发病机制】

松毛虫(dendrolimus)属鳞翅目枯叶蛾科。在我国有8种,其中除西昌松毛虫的胸部毒毛带不明显外,其余各种都有发达的毒毛带。如马尾松毛虫(*D. punctatus*)、赤松毛虫(*D. spectabilis*)、铁杉松毛虫(*D. superans*)等均为常见的种类。松毛虫一生分卵、幼虫、蛹和成蛾 4 个时期,其盛发期为 5~11 月份。每年发生 2~3 代,以幼虫越冬。越冬幼虫均在来年 4 月下旬前后老熟。幼虫体上有大量毒毛,当毒毛刺伤皮肤后,其中含有的微量毒液即可进入皮肤而致病,蜕皮及茧因粘有大量毒毛,故亦具致病性。

发病方式多因参加农林业劳动直接接触虫体上的毒毛所引起,少数是通过接触被毒毛污染的柴草、肥料或水源而发病。

【临床表现】

发病者以参加农、林业劳动的青壮年为主。主要表现为皮炎和关节炎。

皮炎:一般在接触毒毛后几分钟到几十分钟内发生。其皮疹特点和上述桑毛虫皮炎相似。

骨关节炎:潜伏期一般较长,短的 1~2 天至 4~5 天,长的 10~20 余天。以累及四肢关节,尤以暴露部位的手、足小关节为多见,常仅一两个关节受累,不对称。症状以局部疼痛开始,继而出现关节周围软组织肿胀、发红及功能障碍。多数患者经 3~7 天后症状逐渐消退,但亦有少数出现游走性或复发性,以致长达一至数月,病重者可伴有低热等全身症状。

皮炎与关节炎常先后发生在同一患者,但亦有不少患者仅有其中一种表现。

耳郭炎:多为单侧性,初有痒感,继而耳郭肿大、跳痛,愈后耳郭变形萎缩。

【实验室检查】

血白细胞计数、血沉、抗链球菌溶血素“O”滴定度及骨关节 X 线摄片,除个别外均无异常。

【治疗】

皮炎治疗以消炎、止痒为主(参见桑毛虫皮炎的治疗)。

关节炎可试用吲哚美辛,或短期内服泼尼松。剧痛时酌情采用镇痛药。局部可敷硫黄鱼石脂软膏,亦可局部注射醋酸确炎舒松 A。

【预防】

密切观察虫情,在松毛虫大发生之前采取必要措施。

疏林补密,合理打枝,针阔(马尾松和阔叶树)混植,造成混合林,并保持一定的郁闭度。

发动群众及时摘除卵块和茧,捕捉幼虫,诱杀成蛾。事先要做好宣传教育,做好个人防护,严禁用手直接摘茧、捉虫。

采用敌百虫(1∶800~1∶1 000)或 5%马拉松乳剂(1∶800~1∶1 500)等化学药物灭虫。

利用天敌灭虫。松毛虫天敌有赤眼蜂、红头小茧蜂及燕、莺等鸟类。冬季砍柴时要留养阔叶树、灌木,增加林下植被,创造松毛虫天敌栖息繁殖的场所。

(4)刺毛虫皮炎(caterpillar dermatitis)

本病因刺蛾幼虫(俗称“洋辣子”或“八角毛”)的毒刺刺伤皮肤所引起。大多发生在 6~9 月份间刺毛虫盛发期;其他季节中的发病多因接触树木上的刺毛虫或茧上的毒刺所致。

【病因及发病机制】

刺毛虫属鳞翅目刺蛾科。我国常见的有黄刺蛾(*Cnidocampa flavescens*)和青刺蛾(*P. hilarata*)的幼虫。刺毛虫体上有大量毒刺,当刺伤皮肤后,其刺中的毒液即可进入皮肤而致病。

【临床表现】

当被刺毛刺伤后,初感瘙痒、刺痛,如火灼感,久则外痒内痛。在刺伤部位的中心,起一米粒至豌豆大或更大的荨麻疹样皮疹或较大的肿胀,周围可有边界不清的红晕。此红晕经 6~7 小时后即行消失,遗留下米粒及黄豆大的红色斑丘疹,时时作痒。又可引起搔抓和刺痛,以致反复发作;痛虽轻但颇感不适。同时其斑丘疹又可转化为风团样反应。这样反复发作,1~2 周始能完全消失。偶尔可发生水疱,但较少见。若于某一部位同时有多数刺毛刺伤皮肤,则可形成面积较大的弥漫性红肿。本病的发生局部以面、颈、手及前臂等暴露部位最多见,但亦可发生于其他部位。

【诊断】

根据发病前顷刻间有于树荫下纳凉或接触树上的毛虫及虫茧史、皮疹特点及明显自觉症状等,一般不难诊断。在患处用放大镜细察,若发现刺毛,更有助于确诊。

【治疗】

在刺毛刚进入皮肤时,可用胶布或膏药贴患处,并立即取下,如此反复数次,可将未深入皮内的部分刺毛粘出。外搽炉甘石洗剂等以消炎、止痒。

皮疹较多且密集在一处时,可用1%盐酸吐根碱水溶液3 ml,或用市售的每安瓿1 ml内含有盐酸吐根碱0.03 g或0.06 g的水溶液,不加稀释,在患处的近心端部位做皮下注射,可迅速见效。

【预防】

在6~9月份间刺毛虫盛发期,可于树上喷洒0.1%敌百虫水溶液。

个人防护方面,注意勿在有刺毛虫的树荫下纳凉,教育儿童勿在树下玩耍。

17.1.2.2 蛾茧皮炎(moth cocoon dermatitis)

本病指皮肤直接接触蛾茧后发生的皮炎,常以成片潮红肿胀、起疱伴痒痛感为特点。经实验观察主要是刺蛾幼虫在结茧成蛹时,幼虫身上的毒毛一并织入茧内,当蛹变蛾自茧中脱出后,此留下的茧若接触人体,残留在茧上的毒毛即可刺伤皮肤致病。防治方法参见毛虫皮炎。

17.1.2.3 蚊叮伤(mosquito sting)

蚊是自古以来对人危害最大的一类医学昆虫,其危害性不仅在于它能刺人吸血、妨碍睡眠,主要是因为有不少传染病都是由它传播的。据目前所知,疟疾、丝虫病、脑炎、登革热、黄热病等都是由蚊所传播。

【生物学特性】

蚊科(Culicidae)多达1 600多种,其中绝大部分属于蚊亚科(Culicinae),与传播人畜疾病有关的并不太多,主要的有按蚊、库蚊、伊蚊等。

蚊有典型的刺吸型口器,雄蚊不吸血,雌蚊吸血时以口刺器部分刺入皮肤、分泌唾液,以防血液凝固。蚊类的吸血活动,一般多在晚上进行。

【临床表现】

皮肤遭蚊子叮刺后有刺痛感,继之可出现针尖到针头大小红色斑疹或瘀点,也可发生丘疹或风团。其皮疹反应的轻重因人而异,轻者仅见一小红点,无自觉症状,重者可有显著红肿,甚至发生瘀斑,伴瘙痒或灼痛感。

【治疗】

以局部止痒为主,可外用各种止痒剂,如炉甘石洗剂、樟酚搽剂及铝涂剂等。避免搔抓等不适当刺激,以防细菌继发感染。

【预防】

应采取综合性措施。灭蚊最根本的方法是排除积水及污水,以搞好环境卫生。也可用网捕或粘捕群舞的成蚊。如临时驱逐蚊子,可点燃蚊香,或涂搽抗蚊药水或蚊子油(内含酞酸甲酯及其类似药品),或2.5%间甲苯酰二乙胺乙醇溶液(商品名"驱蚊香露"),皆是常用的防蚊措施。在农村可于室内点燃蒿子、艾叶,利用烟内含有特殊的香味将蚊子驱出室外。

灭蚊的关键问题在于由卫生部门制订措施、发动群众,开展以除"四害"为中心的爱国卫生运动,做到灭早、灭小、灭了。

自然界中有不少动物,如蜘蛛、青蛙、田鳖、柳条鱼、蝙蝠及某些鸟类能吞食成蚊或幼虫,起一部分生物灭蚊作用。

17.1.2.4 蠓叮伤(heleidae bite)

【生物学特性】

蠓科(Heleidae或Ceratopogonidae)包括很多的属与种,其中以库蠓属(Culicoides)的种最多,为林区最常见的蠓类,在国内分布甚广,它与毛蠓属(Lasiohelea)、细蠓属(Leptoconops)与全蠓属(Holoconops)等4属都是吸食人畜血液的蠓类,因此,也与传播人畜的疾病有关。

成蠓呈褐色或黑色,体长1~3 mm,与蚊一样以夏秋两季最为常见,无论白昼或黄昏,常密集成群飞舞于树林、田野、洼地及住宅附近。每年4~5月至9~10月是蠓类生长繁殖时期。

蠓叮咬引起的皮炎多发生在对它缺乏免疫力的人、农村、山区以及当地居民,一般在叮咬后不发病。

【临床表现】

皮损多见于下肢小腿、足背等暴露部位。叮咬后先起瘀点或水肿性红斑,继而可演变为水肿性丘疹或风团,间或变为水疱。皮疹疏散分布。自觉奇痒难忍。对原发性皮疹,如及时处理,可以很快消退。如因搔抓、热水洗烫或下田劳动时碰到污泥、杂草的刺激，往往引起糜烂、渗出，甚至继发感染，使病程延长。

在反复发作 2~3 年后，可产生免疫力，即使遭受叮咬可不再发病。

【防治】

参见蚊叮伤的防治。

17.1.2.5　蚋叮伤（simuliidae bite）

【生物学特性】

蚋科（Simuliidae）通称黑蝇，种类较多，为我国东北林区最常见的吸血昆虫之一。其体长 1.5~5 mm，呈黑褐色，可具有银灰色光泽或斑纹，外形看来很像蝇类。蚋类的很多生态习性与蠓类相似，也主要是骚扰性的吸血。羽化后的雌蚋，待其唾液腺发达之后即开始吸血活动。

【临床表现】

蚋的刺吸可引起皮肤瘙痒、刺痛，并可出现瘀点及红色丘疹，后期可形成硬结性损害。损害多见于下肢小腿及其他暴露处。

【防治】

参见蚊叮伤的防治。

17.1.2.6　白蛉叮伤（sandfly bite）

【生物学特性】

白蛉属毛蛉科（Psychodidae）昆虫，体长很少有超过 4 mm 的，比蚊小很多，日常虽较为常见，但不像蚊那样使人重视。其幼虫孳生于动物巢穴、墙洞以及松土里，成虫大多于夜间活动，吸食两栖类、爬行类以及哺乳动物等的血液。

白蛉的吸血活动时间自黄昏至翌晨。白蛉除了叮人吸血外，最大的危害性是能够传播黑热病、东方疖及白蛉热等。中华白蛉是我国黑热病的主要传播媒介。

【临床表现】

被白蛉刺吸后可引起皮肤瘙痒和刺痛，并可出现红色丘疹或风团。以后产生内脏黑热病，或单纯皮肤黑热病，或淋巴结黑热病。

【防治】

参见蚊叮伤的防治。

17.1.2.7　虻叮伤（tabanidae bite）

【生物学特性】

虻科（Tabanidae）小型种大小如家蝇，大型种体长可达 4 cm，呈黄褐色或灰色。成虻产卵的场所也是幼虫孳生的场所，无论是山溪河流、湖泊、池沼，还是广大的水稻田，都可能有各种虻类孳生。全年活动期为 6~9 月份。绝大部分的虻类都是嗜吸畜血的。雄虻不吸血，雌虻除侵袭畜类外也可以叮刺人类。虻的幼虫虽不吸血，但有叮刺人畜的防卫习惯。孳生于水稻田中的虻类，当人们下田劳动时，每有被它叮刺的可能。

由于虻的叮刺，可能机械式地传播人畜的土拉仑斯病及炭疽病等。

【临床表现】

虻叮刺后可引起剧痛，并可产生大片红肿。由于叮刺时分泌抗凝物质，被刺伤处常有流血不止现象。被虻的幼虫叮刺后亦可使皮肤疼痛、刺痒及红肿。

【防治】

除采用各种驱避剂外，可穿白色长袖衣服。虻类很少有透过衣服刺吸血液的。除人工拍打或胶粘外，也可用药物杀灭。

虻类的天敌是某些鸟类与寄生蜂，可以被用来进行生物灭虻。

（王侠生　杜荣昌）

附：蚊、蠓叮咬皮炎（mosquito-midge bite dermatitis）调查资料

1969 年上海下放到农村的青年中，有些发生了虫咬皮炎，其病因都是蚊、蠓叮咬所致，临床上难以区分，且都具有一定特点。因此，我们将部分调查资料总结于此，并暂称之为蚊、蠓虫咬皮炎。

【发病情况】

1969 年春上海有数以万计的知识青年被派到江西、安徽、云南、贵州等几个省参加农村劳动；大约 5 个月后，绝大多数人发生了皮肤病。我们调查了江西的乐安、宜黄和崇仁，云南的澜沧和勐海与贵州的遵义和独山，共 7 个县 33 个乡的 583 个生产队，调查结果如下。

（1）发病人数

见表 17－1。

表17-1 调查人数和发病人数

省别	调查人数			发病人数(发病率%)		
	男	女	合计	男	女	合计
江西	1 351	1 169	2 520	1 218(90.2)	1 130(96.7)	2 348(93.2)
云南	402	271	673	345(85.8)	253(93.4)	598(88.9)
贵州	242	271	513	204(84.3)	252(93.0)	456(88.9)
合计	1 995	1 711	3 706	1 767(88.6)	1 635(95.6)	3 402(91.8)

(2) 病情轻重情况

见表17-2。

表17-2 病情轻重情况

省别	统计人数	轻	中	重
江西	755	220(29.1%)	332(44.0%)	203(26.9%)
云南	577	188(32.6%)	219(37.9%)	170(29.5%)
贵州	328	187(57.0%)	98(29.9%)	43(13.1%)

表中"重"指皮疹较多、继发感染较重、病期较久的病例;"轻"的指皮疹少、感染轻或没有感染而病期短、于几天或1周左右痊愈的;"中"则是介于上述两者之间的情况。

(3) 病期长短

笔者比较任意地将病情分为小于1个月、1~2个月及大于2个月3种。根据统计,病情在2个月以上者超过50%。

总发病率达91.8%。除贵州外,病情较重的都在1/4以上,如加上中等重的,则接近70%;且病期超过2个月者在50%以上,足见这些青年所患的皮肤病是相当严重的。

【临床特点】

皮疹主要发生于暴露部位的下肢(上肢极少),特别是小腿和足背,伸侧多于屈侧。

原发皮疹主要为斑丘疹、丘疱疹和风团。

糜烂、渗液和因继发感染而化脓结痂的非常普遍,重的还发生脓肿、溃疡、局部淋巴结肿痛和小腿水肿。

愈后常复发。

如在树林或草丛中来往或再下田工作,会因再刺激而使病情恶化,主要为严重的瘙痒及化脓后的疼痛,严重的甚至影响生产。

(4) 皮炎发展倾向

皮疹有随气候转凉时的近期自愈倾向。在检查过程中,我们发现有些自行痊愈的例子与气候转凉有关(表17-3)。

表17-3 皮疹随气候转凉时近期自愈倾向

省别	县别	区(乡)	调查时间(起止月、日)	病例数	自愈数	自愈率(%)
江西	乐安	招携	7.21~8.3	264	62	23.3
		南村	8.5~8.13	114	34	28.4
		谷岗	8.17~8.23	270	103	38.0
		增田	8.25~8.28	114	52	46.0
云南	勐海	勐遮	9.2~9.25	598	314	59.2
	澜沧	向阳	9.29~10.7	598	314	59.2
贵州	遵义	鸭溪区团溪区	9.23~9.27	192	34	17.7
	独山	基长区	10.5~10.7	264	94	35.6

从表17-3可见除贵州不甚显著外,这些自愈病例从7~10月随气候转凉而日益增多,尤以云南为突出。

皮疹有随免疫力增强后的远期自愈倾向。根据当地过去发病情况,推测这些青年的皮疹于当年天气转凉时痊愈,到次年蚊、蠓孳生时又复发。复发的情况是:① 复发的人数逐年剧减;② 复发的病情逐年减轻,大致到3年后除个别外均不复发。江西省乐安县卫生局1972年11月(即3年后)答复我们的随访资料,认为该病逐年减少,到1972年秋除个别外无复发者,复发者的症状亦较轻而易愈。

皮疹的发生与免疫力关系的一些事实:

医疗队共19人均无免疫力,全部发病,包括1位70岁的老年医生;

知识青年中少数人不发病,这些人大多是原来住在上海郊县或经常在郊县活动已发生了免疫力的;

江西共产主义劳动大学的经验:第1年学生

发病多而重,第 2 年起发病者减少而较轻,3~4 年后,只有个别发病;

某部队的经验:当该部队新到某地驻扎时,重复劳动大学的经验,但当该部队转移到另一新地区时又有重复病,这似乎说明各地蚊、蠓种类不同,无交叉免疫性;

本地人不发病,专区来人偶然发病,省里来人发病多些,外省来人大都发病,这说明外地人对该地蚊、蠓完全缺乏免疫力。

本调查工作因受条件限制,未做其他任何特殊检查和研究。

【诊断及鉴别诊断】

根据虫咬史,诊断不难。但由于虫的种类甚多,病因有时很难确定。需与鉴别的主要为丘疹性荨麻疹。

笔者认为虫的种类甚多,其产生损害的部位、形态、分布、多少等,随虫的种类不同而常各异,不可能是完全相似的。本调查中的蚊、蠓叮咬皮炎,分布在几个省区,患者以万计,其形态和发展规律基本一致,其自然免疫性亦很突出,与其他种虫类叮咬所产生的损害可以完全不同。因此,认为丘疹性荨麻疹的病因是虫咬引起,证据尚嫌不足,值得进一步研究。

【建议】

最重要的是避免搔抓,避免热水、肥皂洗擦,外用含有樟脑的炉甘石洗剂。痒重时可服抗过敏药物。有继发感染的搽新霉素软膏或新霉素糠馏油(煤焦油)糊剂。

(王侠生　杨国亮)

17.1.2.8　皮肤蝇蛆病(myiasis cutis)

【定义】

蝇蛆病是指蝇的幼虫(蛆)寄生在人或动物的组织或器官中而引起的一种寄生虫病。皮肤蝇蛆病是由某些蝇类幼虫在皮肤里引起的皮肤炎症反应,本病对宿主的局部或整个机体都带来一定的危害性。

蝇蛆病视蝇类寄生的部位而有不同的名称。

肠道蝇蛆病:是由于吃入含有蝇卵或幼虫的腐烂水果或食物而发生,也可由于在野外大便或睡眠时,蝇在肛门附近下卵或产下幼虫,于是幼虫钻入肠内而引起。

眼、耳、鼻、口腔蝇蛆病:雌蝇产卵或幼虫寄生于眼、耳、鼻、口腔部位而引起。

创口蝇蛆病:蝇幼虫寄生于创口组织内。

阴道和尿道蝇蛆病:蝇幼虫钻入阴道和尿道内。

皮肤蝇蛆病:蝇幼虫寄生于皮下组织内。

【流行病学】

皮肤蝇蛆病在国内比较少见,西北、华北及东北牧区偶有散发病例发现,广西及西藏亦均有报道,发病以 3~5 月份为多见。

【病因及发病机制】

皮肤蝇蛆病主要由皮下蝇属(*Hypoderma*)引起。

【生物学特性】

皮下蝇属在我国西北、内蒙、东北、川南等地均有分布,为具有长绒毛的似蜂蝇种,包括牛皮下蝇(*H. bovis*)、纹皮下蝇(*H. lineatum*)及鹿皮下蝇(*H. diana*)等,中、南美洲独有的人皮蝇(*Dermatobia hominis*)及非洲的嗜人瘤蝇(*Cordylobia anthropophaga*)亦可引起人或牛、犬的皮下蝇蛆病。国内魏炳星等报道 1 例由 *Scenopinus* sp. 虻引起的皮肤蝇蛆病。

由于蝇的种类和习性不同,其感染方式可有以下几种:① 蝇直接产卵于皮肤上或衣物上,孵化后幼虫穿过正常皮肤而寄生于皮下组织内。② 某些带有蝇卵的蚊子当吮吸人血时将卵带到皮肤上,孵化后幼虫通过蚊子刺吸伤口进入皮内。③ 蝇直接产卵于创伤处,孵化后的蛆即寄生在局部创伤组织内。这种感染多为马蝇和肉蝇的幼虫。

皮下蝇属的发育过程分为卵、幼虫、蛹及成虫 4 个阶段:成蝇于 5~6 月份产卵于牛、羊等偶蹄动物的毛上,常整齐地排列成行,孵出幼虫以口钩钻入宿主皮下,移行到牛的背脊处即固定下来,穿出一孔,并于皮下形成一囊,幼虫即在囊内发育。一般于 12 月份左右才出现于宿主背部,幼虫于 4~5 月份发育成熟,最后钻出落地成蛹,再发育脱壳成蝇。全部发育史约需 1 年。

皮肤蝇蛆病的致病蝇类的正常宿主是动物。

人的皮肤蝇蛆病是一种偶然感染。幼虫除移行于皮下组织外，可能也进入体腔(胸腔和腹腔)和脊椎管等处。有报道本病患者因幼虫进入椎管引起下肢麻痹的。

【临床表现】

起病时常有轻微的全身症状，如低热、头痛、恶心、全身不适等，部分皮肤出现窜痛感。这些症状以夜间为重。皮损表现主要有两种类型。

(1) 疖肿型

单个或多个成群的皮下结节或红色肿块，当幼虫即将钻出皮肤时，肿块逐渐增大，局部水肿加剧，皮肤表面毛孔扩张，局部疼痛亦加重，有如锥子钻刺。几个小时后肿块中心起血性水疱，疱壁薄而紧张。此时如刺破疱壁，轻轻挤压肿块，可挤出一被红黄色黏液包裹的幼虫，其先露部为虫尾，幼虫挤出后，炎症渐渐消退，中心留有穿凿性小孔而愈。

损害可陆续发生，或数个同时发生。有的可完全消退而邻近部位再发出新的损害。一般以皮肤疏松部位为多，如眼睑、唇、腹、腰、臂部，也有自头皮、肩背部、眼结膜穿出者。

如幼虫穴居位置较深，较大的皮下结节于破溃前可存在数月之久。在战争时期，伤病员继发感染的伤口可发生大片红肿，内含大量的蝇蛆。皮蝇感染引起的损害常为多发性，剧痛，可导致严重的组织破坏，甚至造成死亡。

(2) 匐行疹型

皮损为红色水肿性隆起，呈弯曲的带状，其一端有水疱，幼虫即隐藏在水疱之前的正常皮肤内。

少数患者于蝇蛆开始钻入人体时，可发生荨麻疹样反应，亦有报道伴弛张热、全身淋巴结肿大、贫血等强烈全身变态反应者。

当幼虫自皮肤向食管移行时，可能穿过胸腔而引起一过性胸痛及少量胸腔积液，但常被忽略。

【实验室检查】

血液嗜酸性粒细胞可高达0.20~0.40以上。

【组织病理】

皮下组织中可见虫体断面，真皮及皮下组织内有大量嗜酸性粒细胞、浆细胞及组织细胞浸润。

【诊断及鉴别诊断】

根据患者常来自牧区，有牛、羊、马等接触史，皮肤出现游走性疼痛性肿块，以及血液嗜酸性粒细胞明显增高等，应考虑本病。若自损害中挤出幼虫，则可确诊。

【防治】

预防首先是灭蝇，搞好马厩、牛棚卫生，消灭落在地上的幼虫及蛹，减少成蝇的孳生。消灭附着于牲畜体表的虫卵及排出的幼虫，是消灭成蝇的步骤之一。成蝇对杀虫药的抵抗力较弱，采用各种杀虫剂都可收到良好的效果。此外，亦可用拍杀法、诱捕法、粘捕法及毒杀法等。

治疗方面尚无有效方法。可以试用氯喹0.25 g或羟氢喹0.2 g，每日2次，共服2~3周；乙胺嗪0.2 g，每日3次，共14天为1疗程。或用手挤压肿块以捏死幼虫，在幼虫将穿出皮肤时，可用镊子将幼虫取出；亦可用15%氯仿植物油灌洗局部，并以刮匙刮除蝇蛆。如含有蝇蛆、大片红肿，应切开排除。

酌情应用磺胺、抗生素，以控制继发性细菌感染。

17.1.2.9 虱咬症(pediculosis)

【定义】

虱子在人体皮肤上以刺吸人血营生，除可引起瘙痒性皮疹影响睡眠和工作外，某些虱子如体虱又可成为某些传染病如斑疹伤寒及回归热的传播媒介。这种因虱子在皮肤上的叮刺所引起的皮肤病，通称虱咬症，以往又称虱病。

【流行病学】

1949年以前，虱咬症在广大劳动人民中颇为流行；1949年后，随着劳动人民物质生活的提高、人民卫生事业的发展，本病仅在卫生条件不良情况下偶有见及。

【病因及发病机制】

本病的病原虫是虱。

【生物学特性】

一般所称的"虱子"种类很多，如人虱、牛虱、猪虱、鸡虱、鸭虱等等，这些小虫都是体外寄生昆虫。根据口器的构造与取食习性，可将它们分为两大类：一具刺吸型口器，以刺吸血液为食；另一具咀嚼型口器,以毛羽、皮屑为食。前者又称为吸虱类,如人虱、牛虱等;后者即啮虱,如鸡虱、鸭虱等,以往把这两类虱列为虱目的两个亚目,以后分开,各成一目。其中虱目(Anoptura)仅包括各种吸虱。

吸虱类都寄生于哺乳动物,只有人虱(Pediculus humanus)与阴虱(Phthirus pubis)两种是人的体外寄生昆虫。

由于人虱在人体上寄生的部位不同,以及形态与生理上的某些差异,一般又分为头虱(P. humanus capitis)与体虱(又称衣虱,P. humanus coporis)两种。阴虱寄生于人的阴部阴毛上,偶可寄生于腋窝、腹部生毛处及胡须、眉毛上。虱为无变态昆虫,一生中分卵、稚虫、成虫 3 个阶段。成虫有足 3 对,雌虱较雄虱略大,雌虱交尾后,每天产卵 3~8 粒,在一生中头虱可产卵 50~150 粒,体虱可产卵 250~300 粒,阴虱至多 50 粒。成虫能存活 1 个月左右,卵在 37℃时需 4~20 天才能孵化,稚虫蜕皮 3 次后发育成为成虫,共需 2 周,又可产卵。

虱是终身不脱离宿生的体外寄生虫,稚虫或成虫都以吸吮血液为生。成虫每天要吸血数次,多在晚上或人静息时进行。一只雌虱每次可吸血 1 μl,且有一边吸血、一边排粪的习性。此点对疾病的传播很重要。

虱对温度和湿度都很敏感,既怕冷、怕热,又怕湿度高。因此,当人体发热或出汗时,或由于死后体温冷却时,虱不能耐受,必须离开人体而另寻新宿主,这一习性在虱的散布上及传播疾病上亦有重要意义。

本病主要是由于直接接触而被感染,但也可通过间接接触(如梳篦、头巾、帽子、衣被等)而传染。阴虱则主要由性交传染。

影响本病流行的因素与疥疮大致相同。

虱刺咬皮肤时即将唾液腺分泌物(含有一种抗凝素与溶血素的物质)注入皮内,因此而引起皮肤反应。

【临床表现】

对虱叮咬的反应因人而异,有的反应强,有的反应则很轻。一般当初次被叮咬时并不产生反应,经反复被叮咬后即可引起敏感反应,出现瘙痒及皮疹。也有人经过长期被叮咬反而不出现反应,此可谓免疫现象。按病原虫的不同,可分 3 种类型。

(1) 头虱

有头发的部位,均可寄生虱子,但以枕后及耳后较多。虱子约 2 mm 长,藏于发中或附于发上,虱卵则均粘在发上。一根发可粘 1~2 粒,呈白色,较针头为小。由于虱之活动引起瘙痒感,促使患者搔抓,于是可产生一系列的继发性变化,如破皮、渗液、结痂、化脓,甚至疖子或脓肿,伴以局部淋巴结肿大。如不及时医治,有时头发可黏结成团而不易分开,其中之浆液、脓液、痂皮、头屑、皮脂分解后发出奇臭。重者愈后留下瘢痕及永久性脱发。患者儿童多于成人,女性因发长多于男性,冬季因洗头较少而多于夏季。

(2) 体虱

体虱及卵藏匿于贴身的衬衣及被褥缝里,有时可能在躯干的皮肤或短毛上发现。虱叮咬后有剧痒,可引起丘疹及风团。亦可发生多种多样的继发性改变。常因奇痒而影响睡眠,减低工作效率。本病主要见于冬季。

(3) 阴虱

此为虱病中最轻者,发生于阴毛部位,虱子紧密黏着于阴毛上,因叮咬可引起剧痒,经搔抓后可引起抓痕、血痂及毛囊炎等。此外,可出现黄豆大小之黄色斑点,可历时数天后消退。其他损害少见。因其活动范围小,故虱及其卵的数目不多,常夫妇同患,而以男性多见。广州杜念祖曾报道 1 例眼部阴虱寄生。

【诊断】

无论何种虱病,至少需找到虱或其卵才能确定诊断。

【治疗】

根据不同虱咬症,予以不同治疗。

(1) 头虱

男性可将头发剃去。外用下列药物:50%百部酊(百部 100 g 浸于高粱酒 200 ml 内配成)20~30 ml 搽遍头皮及头发,一天中分两次搽完,待第 3 天用大量热水、肥皂洗头,用密篦子将虱及其卵篦尽;用过的梳、篦、帽、头巾等做消毒处理;女性患者可用棉花球浸透上述药物塞入发丛内。

(2) 体虱

用大量热水、肥皂沐浴,换上无虱衣服,换下的衣、被、枕套等煮沸灭虱。

(3) 阴虱

剃去阴毛,用热水、肥皂洗涤,搽上述药物连续3天,第3天沐浴,换下的衣裤及被单等煮沸灭虱。如夫妇同患,需同时治疗。

各种继发性皮肤损害,做对症治疗。

【预防】

除头虱宜避免头碰头及共用头巾、帽子或梳篦外,预防疖疮的方法,亦大多适用于此。

17.1.2.10 臭虫痒症(cimicosis)

【定义】

因臭虫叮咬而引起的皮肤反应,通称臭虫痒症。

【病因及发病机制】

臭虫科(Cimicidae)属有吻目,包括8~9属,其中臭虫属与人类关系最密切,分布于世界各地,其中以温带臭虫(*C. lenticularis*)与热带臭虫(*C. hemiplerus*)两种最为重要,以吸食人血为主。

【生物学特性】

臭虫为不完全变态的昆虫,生活史中包括卵、稚虫及成虫3个阶段。稚虫与成虫均可吸血。成虫长约5 mm,为红褐色,扁平卵圆形,体前具足3对。具有耐饥以及产卵多、孵化率高等特征。成虫得不到血食时,通常可活6~7个月,其寿命约1年。臭虫对高温很敏感,甚至在37.8℃时,也能使很多臭虫死亡。

臭虫的孳生活动场所主要是在人的住房中,尤其是在床上的木板缝里、帐顶角与被褥的褶缝间。此外,在靠近床铺的家具与墙壁缝中,都可能大量躲藏。在正常情况下,臭虫很少停留在人体上,一般在夜间活动吸血,每次吸血需10~15分钟。臭虫的活动季节是在夏秋季节气温较高时,在冬季气温不低于13℃地区,臭虫可以终年吸血繁殖。

臭虫在叮咬吸血时可放出一种扩张血管的刺激性物质,能引起各种皮肤反应。用实验方法可使臭虫感染某些病原体,但在自然情况下却从未证实臭虫能传播任何疾病。

【临床表现】

皮肤反应程度因人而异,有的人可不起反应或反应轻,有的人则甚为显著。可发生针头大小淤点或风团,甚至出现紫斑或水疱。一个臭虫可以连咬数处,因此皮损常排列成行。若一处被多数臭虫同时叮咬,则可出现数片水肿性红斑。皮损多见于踝、膝、臀、肩及前臂尺侧等部位,自觉瘙痒。

【防治】

杀灭臭虫必须采取综合措施:挑(针挑)、泡(开水泡)、煮(开水煮)、熏(烟熏)、嵌(堵塞缝隙)、毒(药物灭虫)等各种措施配合使用。常用药物有3%敌百虫等,可喷射或涂缝。中草药如10%辣椒煎剂、百部煎剂(百部50 g加水500 ml煎汁)可用以灭虫。

皮疹局部可做对症处理。

17.1.2.11 蚤咬伤(fleas sting, pulicosis)

蚤目的昆虫,即一般所称的跳蚤,为一种左右侧扁的善跳昆虫,体表呈褐色,体长仅1~3 mm,均无翅,口器为刺吸型,以吸取温血动物或鸟类的血液为食。一般寄生于人或动物皮毛上或隐藏在墙壁、地板缝及衣服内。

蚤有人蚤、猫蚤、犬蚤及鼠蚤之分。其中刺人的主要为人蚤(又称致痒蚤,*Pulex irritans*)。家中饲养猫犬者,也可被猫蚤或犬蚤所叮刺。鼠蚤能够传播鼠疫、斑疹伤寒及土拉伦斯菌病,故危害性较大。

跳蚤叮刺皮肤时,其口器分泌的毒液可刺激皮肤引起炎症反应。

【临床表现】

对跳蚤敏感者被叮刺后,常先出现出血性小点,周围绕以水肿性红斑,继而呈风团样突起,偶有水疱发生。皮疹多为成群发生或呈曲折状排列,一般好发于下肢及腰部。儿童患者有时呈丘疹性荨麻疹样表现。自觉奇痒难忍,由于搔抓,常有许多抓痕、血痂,甚或伴有继发感染。

【防治】

注意环境卫生,用DDT喷射剂(内含5% DDT

和 0.5% 敌敌畏)或敌敌畏(1：800～1：1 000)水溶液喷射于藏有蚤的墙壁或床上,密闭门窗 3～4 h;或用 5% 马拉硫磷(malathion)、六六六粉或石灰撒于墙角或地板缝内。如家中饲养猫犬,则应用上列杀虫剂喷射或撒于猫犬栖息之所。在北方农村睡土炕的,应每天清扫,并喷射上述药物。

个人方面,可于睡前在皮肤上涂 20% 樟脑油溶液或 10% 樟脑醑,可以驱蚤。

被蚤叮刺后,可外涂各种止痒剂,如 5% 硫黄炉甘石洗剂、铝涂剂或玉树油等。损害广泛者,可选用抗组胺类药物或麻黄连翘赤小豆汤煎服。

17.1.2.12 蜂螫伤(bee sting)

蜂类属昆虫纲膜翅目,大多有由产卵管发育而成的刺器及酸性毒腺(acid vinom gland)与碱性毒腺(alkaline venom gland)。常见的螫人蜂类有蜜蜂科(Apidae)、胡蜂科(Vespidae)、细腰蜂科(Sphecidae)、蚁蜂科(Mutillidae)及体型粗大的丸蜂科(Bombidae)等。

蜂尾的毒刺连于毒腺。蜂类螫人后,毒液即注入皮内,毒刺亦常留于皮内,毒刺上并有倒刺。

【临床表现】

被蜂刺螫后,患处即有烧灼感或显著的痛痒感,不久即潮红肿胀,中心有瘀点,甚至水疱形成,引起组织坏死者少见;若被多数蜂同时刺螫,可产生大面积显著肿胀,偶有发生休克反应,甚而致死者。

严重者除局部反应外常伴不同程度的全身中毒现象,如发热、头痛、恶寒、恶心、呕吐、不安等,反应重笃者可出现痉挛、昏迷、肺水肿、心脏及呼吸麻痹,往往于数小时内死亡。但亦有经过数天而死亡者。

【诊断】

根据有蜂螫史、局部疼痛及潮红肿胀,诊断不难。

【治疗】

若被蜂螫后,应先将毒刺拔除,再涂以 10% 氨水或虫咬药水,患处迅速注射盐酸吐根碱,可收良效(用法见刺毛虫皮炎)。

若出现全身中毒现象,则应对症处理,及时抢救。

【预防】

养蜂人在取蜜之前,应戴面罩及手套,以防被蜂刺叮。在蜂飞时,切勿追捕,以防激怒而被刺。屋檐下及树上的黄蜂窝发现后需及时摘除、彻底消灭,但切勿在没有防护措施情况下去戏弄蜂窝。

17.1.2.13 蚁螫伤(ants sting)

蚁类属昆虫纲膜翅目。蚁科(Formicidae)的某些种也能螫人。有些蚁类其唾液具有一定刺激性,故被其咬后亦有疼痛感。蚁螫伤引起的局部反应除疼痛外,亦可发生局部红肿,但一般要比蜂螫伤为轻。

损害局部处理可参见蜂螫伤。

对蚁的防治,可采用 5% 氯苯乙烷油剂或 10% 的粉剂,也可用糖水调以 0.5%～1.0% 的敌百虫,或 1%～1.5% 酒石酸锑钾等毒杀。

(王侠生 杜荣昌)

17.1.2.14 锥猎蝽皮炎(triatoma rubrofasciate dermatitis)

锥猎蝽属半翅目、猎蝽科。蝽类昆虫俗称"椿象",种类繁多,大多数以吸吮植物汁液为食,少数可有捕食性和吸血性,如红带锥蝽、广锥猎蝽等常能侵入室内吸吮人血,因此广东地区群众称之"木虱王(即臭虫王)",亦有称"吻面虫"。该虫北方少见,在我国东南沿海各省都有发现,尤其是两广、福建、海南、台湾等省多见。该虫不仅是叮咬皮肤引起皮肤炎症反应,而且又是传播美洲锥虫病的中间宿主。

【病因及发病机制】

该虫的生活史分卵、稚虫(若虫)、成虫 3 个阶段,具有刺吸型口器,稚虫和成虫都能爬行,均吸血,成虫还能飞行,夏季活跃,白天多藏于室内洞隙中,晚上乘人睡觉时刺吮人血,在居民室内常见成群的成虫飞舞。锥蝽以锐利的喙刺入人体皮肤,不仅可传播疾病,而在吸血的同时分泌唾液,唾液中含有蛋白质、多种酶及使血管扩张的组胺、5-羟色胺、缓激肽等多种活性介质,引起机体的局部及全身变态反应。

【临床表现】

锥猎蝽咬人吸血时喜欢选择面部,尤其是眼

睑、面颊、口角、口唇,故有"吻面虫"之称,但也常见于下肢、上肢、背部等处。每次吸血时间数分钟至半小时,一般吸血时不发生疼痛,因此常不被注意。但亦有报道在吸血时部分患者感皮肤疼痛,吸血后不久局部皮肤出现绿豆大至黄豆大之丘疹或红斑,中央有针头大的刺点或瘀点,随后局部皮肤肿胀,部分患者感刺痒、疼痛或灼热感,出现大片风团或血管性水肿及发热、胸闷、头晕、恶心、腹痛、呼吸困难等全身症状,个别患者可出现过敏性休克。但亦有被叮咬的患者仅皮肤出现轻微红斑,皮肤症状可持续4~5天逐渐消退。

【诊断及鉴别诊断】

在流行区根据虫咬的病史、部位、皮疹中央有虫咬的刺点等特点及患者带来的昆虫鉴定,一般不难诊断。但要和其他昆虫叮咬引起的皮炎相鉴别,主要是依据昆虫的鉴定。

【治疗】

伤口局部可涂氨水及1:5 000高锰酸钾溶液外洗。亦可用季德胜蛇药研粉水调外涂,可止痛消肿。瘙痒明显者可搽1%酚或薄荷炉甘石洗剂,有全身症状者酌情使用抗组胺药或皮质类固醇。

【预防】

在该虫盛发季节,室内的墙壁、地面缝隙可喷洒0.5%敌敌畏以杀死藏在洞隙内的成虫、幼虫和虫卵。居室要安装纱门纱窗,睡觉时要挂蚊帐,以防稚虫成虫叮咬吸血。不可用手直接捕捉该虫或用手拍打正在叮咬的昆虫,以防虫喙刺折断在皮肤或防止虫体内容物沾染皮肤引起过敏反应。

(杜荣昌)

17.1.2.15 甲虫皮炎(beetle dermatitis)

【病因及发病机制】

甲虫(beetle)属昆虫纲鞘翅目,为昆虫纲中最大的一目,种类繁多。前翅一般为强甲壳质化,故称鞘翅,口器为咀嚼型。由于种类多、生活范围广泛,因此与人的关系也很密切,其中有不少都是农作物的害虫。

由于甲虫体内含有某些毒性很强的刺激性物质以及某些致敏物质,接触皮肤后即可引起各种炎症反应。如地胆科(Meloidae)的芫菁(*Lytta tenuicollis, Meloe angusticollis*)等,体内均含有起疱剂斑蝥素(芫菁素,cantharidin);隐翅虫科(Staphylinidae)的隐翅虫(*Paederus*)体内亦含有另一种起疱剂。当虫体外皮受到破坏时,内含的毒液即可溢出,若皮肤接触之即可引起炎症反应。另外,有些如鲣节虫科(Dermestidae)、伪步行虫科(Tenebrionidae)中的一部分甲虫,体内则含有可引起过敏性皮炎的致敏物质。

【生物学特性】

这些甲虫常栖生于田圃树林间或石下,昼伏夜出,有向光性,晚间多于灯光下飞行。这类虫没有毒刺,体内所含毒液并不排出体外,只是当虫停留于人体皮面时,因拍打致虫体损伤压碎,其体内的强酸性(pH 1~2)毒素溢出沾染皮肤,引起局部皮肤炎症反应。曾有人做过实验,以虫体压碎后涂于前臂皮肤上,经6~48小时后局部现红斑、丘疹,1~2天后转为脓疱。

【临床表现】

本病多见于夏季,在青壮年中较多见。当遭甲虫侵袭后,立即出现水肿性红斑,继之于数小时至1~2天内出现丘疹、水疱甚至脓疱,常呈条状排列,犹如皮肤被竹签刮伤后引起的继发感染表现。条状损害数目、方向与长短不一,一般2~5 cm,亦有长达10 cm者。在条状损害外围可有散在或呈小片分布的丘疹、脓疱。当疱液接触到其他正常皮肤可引起新的损害。自觉疼痛及烧灼感。皮损好发于面、颈、四肢等暴露部位。男子因赤裸上身常致皮损比较广泛。亦可侵及阴囊及阴茎。反应较重或皮损范围较广者可伴局部淋巴结肿大及发热、头昏、头痛等全身症状。

含有致敏性物质的毒液引起的皮肤损害并无特征性,与一般过敏性接触皮炎表现一样。

【防治】

如遇到甲虫落在皮肤上,不可在皮面上压死它,亦不要用手指将虫捏死,最好是把虫拨落地上将其踩死。受虫爬过的皮肤应及早用肥皂水清洗,或涂以10%~20%氨水。已有皮炎发生的应做对症处理。

清除杂草、搞好环境卫生、灭虫(人工捕捉或杀虫剂),是预防本病的根本措施。其次,必要时室内使用纱门、纱窗,防虫侵入亦重要。

(王侠生 杜荣昌)

17.1.2.16 隐翅虫皮炎(paederus dermatitis)

隐翅虫是甲虫的一种,属昆虫纲、鞘翅目、隐翅虫科。此类昆虫种类很多,目前已发现 250 种以上,其中的毒隐翅虫有致病作用。此类昆虫分布于世界各地,目前我国发现的毒隐翅虫主要是梭毒隐翅虫、青翅蚁形隐翅虫、黑足蚁形隐翅虫。

【病因及发病机制】

毒隐翅虫是一种黑色蚁形小飞虫,头黑色胸橘黄色,前腹部为黑色鞘翅所覆盖,有足 3 对,全身被覆短毛。此虫白天栖居潮湿的草地、稻田、菜园或腐木、石下等阴暗处,昼伏夜出,有趋光性,多在夜间有灯光尤其是日光灯的地方飞行,每年 4~9 月繁殖较快,7~8 月份是发病的高峰期。以成虫越冬,低于 18℃时即不活动,高于 20℃时即开始活动觅食。

该虫虫体各段均含有毒素,为一种强酸性的毒汁,pH 1~2,也有人测定为 5~6,这可能与毒虫的种类不同有关。该虫腹部的末端有肛门能分泌毒液,爬行时尾部向上翘起,末端常有一小滴透亮的液体,即为该虫分泌的毒素。当夏秋季节皮肤裸露,该虫夜晚飞进房间落在皮肤上叮咬皮肤时或虫体受压时可释放出毒液,能引起皮炎。但多数虫体在皮肤上爬行时并不放出毒液,只有当虫体被拍击或压碎时,毒液沾染皮肤而引起皮肤损害。

【临床表现】

皮疹常发生于面颈、胸、背、上肢、下肢等露出部位,男女老幼均可受侵。当毒虫开始接触皮肤时有爬行感或异物感,用手搔抓或翻身压死毒虫,2~4 小时后皮肤上出现点状、条索状红肿,发痒,逐渐有灼热疼痛感;约 12 小时后皮肤上出现水疱,多为透明的薄疱,有的发展成脓疱或灰黑色坏死,在皮损周围可出现鲜红色丘疹或水疱,呈点状或片状,常显示鲜红色糜烂面。若侵犯眼睑时致眼睑红肿、睁不开眼,若污染毒液的手抓到外阴部可出现局部片状红斑。病程 1~2 周,以后干燥脱痂而愈,留有色素沉着。皮损的严重程度取决于毒虫的种类、数目和机体的反应状态,轻者仅为点状或条索状淡红斑,重者可出现广泛大面积的糜烂面或浅层的皮肤坏死。皮肤有剧痒、灼痛或者出现发热、头痛、头晕、恶心、淋巴结肿大等全身症状,若继发感染则使病情加重。

【诊断及鉴别诊断】

在夏秋季节于身体的露出部位,在早晨起床后突然出现的条索状、点状或斑片状、水肿性红斑、丘疹或水疱、脓疱,有瘙痒和灼痛感,要考虑有本病的可能。该病常在集体单位中有多人同时发现或造成小范围的流行,一般诊断不难。要和湿疹、接触性皮炎、脓疱疮、虫咬皮炎等皮肤病鉴别。发生睑结膜、鼻黏膜的损害要和细菌或病毒感染引起的结膜炎、鼻前庭炎鉴别。

【治疗】

如已出现了皮炎,尽早用肥皂水清洗皮肤,然后涂搽 1% 薄荷炉甘石洗剂或皮质类固醇霜剂。若红肿明显或有糜烂面,可用 1%~2% 明矾液或 1:5 000 高锰酸钾溶液进行冷湿敷。若有脓疱或发生继发感染,要进行抗炎治疗。民间用鲜马齿苋捣烂敷于患处,每日 1~2 次显效较快;亦有用季德胜蛇药用水化成糊状涂于患处,可获良好效果。

【预防】

搞好环境卫生,清除住宅周围的杂草、垃圾,消灭隐翅虫的孳生环境。安装纱门纱窗或挂蚊帐防止毒虫的侵入。睡眠时要熄灭室内的灯光。如发现皮肤上落有虫体不要用手直接捏取或拍击,应将虫体拨落在地用脚踏死。

(杜荣昌)

17.1.3 蛛形纲(Arachnida)

一般常见的各种蜘蛛、蝎子、螨类以及寄生于家畜体上的各种壁虱即蜱类,都属蛛形纲。蛛形纲的成虫都有 4 对足,没有触角与翅,有眼或无眼;它们的身体没有明显的头、胸、腹之分。其取食习性,有的寄生于动植物,但多为捕食性的肉食者,常以其他昆虫为食。

蛛形纲是节肢动物门的一个大纲,其中不少是人、畜疾病的传播者,与此有关的仅 3 目,即蜱螨目（Acarina）、真蛛目（Araneae）和蝎目（Scorpionoidea）。以上3目中又以蜱螨目的蜱类及螨类与人畜关系更为密切。

17.1.3.1 蜱螫伤（ticks sting）

【病因及发病机制】

蜱类属蛛形纲蜱螨目，一般分为两大类：体壁较硬、背面或腹面具有盾板的叫硬蜱（hard-ticks）；而体躯较软、无甲壳质加厚盾板的叫软蜱（soft-ticks）。蜱类体形较大，体长可达2.5 cm，为不完全变态，可分卵、幼虫、稚虫及成虫4个发育阶段。不论是软蜱或硬蜱，在整个生活史的过程中需要更换一至数个宿主。

蜱类为人、家畜以及野生动物的体外寄生虫，幼虫、稚虫及成虫均可吸血，特别是硬蜱日夜均吸血，一般仅在蜕皮与产卵时才离开宿主，落到地上。

由于多种病原体均能在蜱体内生活，故它又成为许多疾病的传播媒介，如森林脑炎、蜱媒出血热、Q热、北亚蜱媒斑疹伤寒、野兔热、鼠疫、布氏杆菌病、蜱媒回归热及非洲蜱咬热等。

蜱类刺螫人、畜时，其口器刺入后固定于宿主皮肤内，发现后如直接拔除易使其假头断落于宿主皮内。有些蜱类还可分泌性质不明的抗凝剂及毒性物质。

【临床表现】

由于蜱刺螫吸血时往往在宿主皮肤上要停留很长时间，因此常引起受害者的注意。在刺螫局部可引起不同程度的炎症反应如瘀点或瘀斑，外周轻度发红；如皮肤比较敏感，可出现水肿性丘疹或风团样反应。时间久者，可表现为质地较硬的结节性损害。在头皮上被螫处可引起暂时性脱发。

软蜱（Argasid ticks）刺螫尚可引起局部组织坏死，伴明显疼痛。国内王文元曾于1980年报道过因鸡扁虱（波斯锐缘蜱，*Argas persicus*）螫伤引起的皮炎。

钝缘蜱（*Ornithodoras*）螫伤局部可表现为多数坚实的结节，伴出血性损害。当损害开始消退的第12天剧痒达到高峰，3周以后损害痊愈，留下色素沉着。此虫是传播回归热的媒介。此外，还

可引起蜱咬热（tick pyrexia）和蜱瘫病。国内近年有蜱叮咬致人死亡的报道。

蜱瘫病（tick paralysis）多由软蜱螫伤所致，其致病原因尚不明，有人认为系存在于蜱的唾腺（或卵巢）中的一种神经毒素所致。一般发生于犬、羊、牛等，国内尚无发生于人的病例报道。国外报道颇多，大多由于蜱刺螫头颈部吸血所致。儿童中多见，且病情严重，系上行性麻痹，如呼吸中枢受累可引起死亡。引起本病的蜱类有美洲的安氏矩头蜱（*Dermacentor andersoni*）、澳大利亚的全环蜱（*Lxodes holocyclus*）、南非的毛蜱（*Lxodes pilosus*）及欧洲的蓖子蜱（*Lxode ricinus*），后者在我国也有分布。

【诊断】

发现蜱类方可确诊。

【治疗】

当发现蜱附着在体表时，不可用力取下，以避免蜱的假头断于皮内或撕伤组织。可先用氯仿或乙醚滴在蜱的头部使其麻醉后用镊子慢慢拔出；也可涂煤油、甘油、凡士林、液体石蜡等油类使其窒息后除去之，然后于螫伤处做对症处理。

【预防】

根据蜱的活动场所，主要是在宿主体外寄生与宿主的居住活动场所自由生活两种情况，在预防工作中针对上述情况予以处理。

（1）消灭家畜体表的蜱类

数目少时可直接去除，数目多时用敌百虫等杀虫剂喷杀。

（2）消灭畜舍中的蜱类

结合冬季整理畜舍，用泥土填平及涂封地面及墙壁上的缝隙，并喷洒杀虫剂。

（3）加强个人防护

进入林区或放牧牲畜，为了防止蜱类侵袭，将上衣塞入裤内，勒紧腰带、袖口和领口，并于暴露部位涂一层邻苯二甲酸二丁酯乳剂，对幼虫有驱避作用。发现有蜱附于衣着上及时消灭。

17.1.3.2 疥疮（scabies）

疥疮俗称"癞疥疮""疳疮""闹疮"。

【定义】

疥疮是由疥虫引起的接触传染性皮肤病，其

特征为在惯发部位,如手指缝、腕屈面、腰围、下腹部及两股内侧等处发生丘疱疹或水疱,常伴奇痒。

【简史】

我国在纪元前 14 世纪的甲骨文中即有"疥"的记载。隋巢元方《诸病源候论·疥候》中对本病有详细的描述,且发现了本病的病原虫,如"疥疮多生手足,乃至遍体","并皆有虫,人往往以针头挑得,状如水内㾿虫"。而欧洲到了 1758 年 Linne 才有关于疥虫的报道,比我国晚了 1 000 余年。在治疗上用汞制剂及硫黄制剂亦是最早的。

近年来,在全国各地,特别是环境卫生较差的地区常见一些本病散发病例或小范围流行。

【病因及发病机制】

疥疮由疥虫引起,疥虫属于螨类,故称疥螨。疥螨基本上可分动物疥螨和人型疥螨两类。动物疥螨可寄生在牛、马、猪、狗、猫、兔、家禽、鸟、骆驼等身上,当人与这些动物密切接触时可使人发生类似疥疮的感染。这些动物疥螨并不喜欢寄居在人的皮肤,因此人即使被感染,病情大多较轻。寄生在人体上的是人型疥螨,其分布很广,世界各地都有。人疥虫也可侵犯狗、牛、猪、绵羊、山羊、马、兔及骆驼等多种哺乳动物。

疥虫属蜘蛛网,外形类似甲鱼,呈扁平椭圆形,黄白色,腹侧前后有足 4 对,雌虫较大,长 0.3~0.45 mm,雄虫 0.2~0.25 mm。雄虫常在交配后不久死亡,而雌虫需在排卵后才死亡,其平均寿命 1~2 个月。每个卵在 3~4 天内孵化为幼虫,2~3 天变为若虫,再经两次蜕皮变为成虫,由卵演变为成虫需 7~14 天。

主要通过直接密切接触患者而传播,如同卧一床,或相互握手等。少数可通过间接传染,如使用患者用过的床铺、衣服、毛巾等。

【临床表现】

疥虫多在手指缝及其两侧、腕屈面、肘窝、腋窝、脐周、腰围、下腹部、生殖器、腹股沟及股上部内侧等处活动,而以手指缝处最为重要,如该处有损害即应疑为疥疮。重者可累及其他部位,但头面部不累及。在婴儿中掌跖及足趾缝也常为疥虫活动之处,并可侵犯头面部。

损害为针头大小的丘疱疹和疱疹,疏散分布。

丘疱疹微红,疱疹发亮,早期近皮肤色,内含浆液,无红晕。有时还可见疥虫在表皮内穿掘的约数毫米长的线状隧道,疥虫就埋藏在隧道的盲端。隧道是疥虫所特有的症状。

奇痒,以夜间为剧,可能是由于雌虫在皮内掘隧道时刺激皮肤神经末梢所引起,因疥虫在晚间活动力较强。

皮损若经久不愈,往往发生继发性变化,如抓痕、血痂、点状色素沉着、湿疹样变和脓疱。

在婴儿或儿童中偶可发生以大疱为主的所谓大疱性疥疮;儿童或成年男性在阴囊、阴茎等处可出现淡色或红褐色、绿豆至黄豆大半球形炎性硬结节,有剧痒,称为疥疮结节或结节性疥疮。

发病季节以在冬季多见。病程慢性,可持续数周至数月。如治疗不彻底,可于翌年冬季复发。

【实验室检查】

针挑法:选择新鲜水疱,用消毒针尖将水疱挑破,轻轻地向两侧刮一下,或在隧道一端的灰白色小点处轻挑之。

矿物油刮检法:选择早期未破疱疹或隧道,在消毒过的解剖刀口上放一点矿物油,使之流至丘疹表面,然后以刀刮丘疹 6~7 次,刮下整个丘疹顶部,移至载玻片上。重复此过程,4~5 个丘疹刮至同一玻片上,用显微镜检查疥虫、卵或其碎块。

【组织病理】

表皮呈急性湿疹性组织反应型,表现为不规则的棘细胞层肥厚,并有较多的海绵状水肿及炎性细胞外渗,以至形成表皮内水疱。隧道多在角层内,并可位于棘层,有时可见虫体或虫卵(彩图 17-02)。真皮反应与多形红斑相同,特点为显著的血管周围炎症细胞浸润。

【诊断及鉴别诊断】

根据特有的隧道及丘疹和水疱、特有的发病部位尤其是指缝、奇痒且以晚间尤剧及集体传染、家中常有同样患者等,不难识别;但明确诊断,需寻获疥虫或卵。

需鉴别的疾病有瘙痒病、痒疹、丘疹性荨麻疹、虱病、特应性皮炎等。大疱性疥疮需与虫咬皮炎及大疱性脓疱疮等相鉴别。

【治疗】

如能及早治疗，可在一周内治愈。治疗药物及其用法具有同等重要性。常用药物有以下几种。

10%～20%硫黄软膏：婴儿患者皮肤柔嫩，硫黄的浓度应减半。

疥疮药水：外擦。其成分为：

苯甲酸苄酯	10.0
邻苯二甲酸二丁酯	10.0
乳化剂 OP	1.0
水加至	100.0

如有脓疱，可加入 10%硫黄。

1%R-六六六乳剂或软膏：治疗前先用热水、肥皂洗澡，将脓痂等洗净后，稍用力将上药擦于颈项以下的全身，有疮处多擦，无疮处少擦。每日早晚各 1 次，连续 3~5 天。此时如尚有未愈的，可只将药擦于未愈部位，直至痊愈。

擦药期间不洗澡、不换衣，使粘在衣服上的药也可杀灭衣服上的疥虫，将其彻底消灭。

疗程结束后洗澡更衣，将换下的衣服、被褥、被单、枕套等煮沸消毒，不能蒸煮的物品可烫熨或日晒。

家中或集体中的疥疮患者应同时治疗。

治疗后需要观察 1~2 周（因疥虫卵需 10 天左右才能变为成虫），如无新损害发生，才能认为痊愈。

【预防】

伴发阴性疥疮结节者，损害局部外用皮质激素霜剂。搞好环境和个人卫生，积极宣传本病的防治常识，有助于控制本病的传播。

（王侠生　杜荣昌）

17.1.3.3　动物疥疮（animal scabies）

动物疥螨可寄生于牛、马、羊、兔、狗、猫、鼠、骆驼等哺乳动物身上，称动物疥疮。当人接触这些患有疥疮的动物时可传播给人，但由于这些动物疥螨不适应在人体皮肤内寄生，因此引起的症状较轻，寄生的时间也较短，不会造成流行。同样人型疥螨也可传染给这些动物，引起相似的症状，也同样是暂时的，各种动物之间也可相互交叉感染；但这些不同种类的动物疥螨，它们对宿主都有一定的选择性。

【病因及发病机制】

引起动物疥疮的螨是动物疥螨，其形态、习性、生活史、临床表现和人的疥疮基本相似。所以有人认为疥螨只是单一的种，而分别寄生在人和动物体上均是变种，故根据不同的宿主而形成许多亚种。

【临床表现】

常见的动物疥疮有以下几种。

（1）犬疥疮

较为常见，初发于头部渐波及全身，皮肤上出现红色斑点、丘疹，渐形成丘疱疹或脓疱，表面有黄痂，脱毛，剧痒，狗常坐卧不安，抓腿搔腮，久之皮肤增厚皲裂，严重者可全身脱毛，尤其是小狗表现更严重。此时人若与狗接触，可传染给人。

（2）猪疥疮

开始出现于头部，后发展至眼部、耳部，渐扩展至全身，引起脱毛，皮肤增厚而发生较深的皲裂。尤其小猪症状更明显，若在喂猪时或打扫猪舍时可传染给人。

（3）牛疥疮

以面、颈、背部多见，严重时可遍及全身。表现脱毛、结痂、皮肤增厚、牛消瘦、皮革质量降低，尤其多发生于营养欠佳的小牛，严重者能引起死亡。在喂牛或给牛清洁皮肤时，若注意不够易传染给人。

（4）绵羊疥疮

在牧区较常见，多发生于头部，其次是耳、面部，由于绵羊毛厚，故躯干处不易感染，表现为脱毛、结痂、皮肤增厚。

（5）其他动物疥疮

如马、猫、山羊、骆驼等动物疥疮在牧区也颇常见。

【治疗】

用药基本上同人疥疮。还可对动物进行药浴，可收到良好的效果。

【预防】

关键是要把动物管理好，加强畜舍的清洁消

毒,经常喷洒杀虫药物。发现动物患有疥疮要及时治疗,以免扩大传染。

（杜荣昌）

17.1.3.4　挪威疥（norwegian scabies）

又称"角化性疥疮"。其特点为患部有大量银屑病样鳞屑,尤以指（趾）甲为甚,指间肿胀结痂,指甲变形（彩图17-03）,甲下及手掌角化过度。重度角化损害好发于受压部位。生殖器及臀部有严重的皲裂与鳞屑性损害,头皮及面部发生结痂的化脓性损害。患处疥螨的数量较多,易被找到。

这种不寻常的疥螨感染多见于智力不全、营养不良及不讲卫生的人。此型疥疮可能由于机体的低变应性状况免疫反应减弱而引起。

治疗与普通疥疮相同,但角化性损害尚需加用角质剥脱剂。

17.1.3.5　养猪者瘙痒（pig handler's itch）

本病是指人接触感染疥螨的猪后发生的一种流行性急性疥疮。它不同于一般疥疮,在皮肤上查不到疥虫隧道,当脱离受感染的猪2~3周之后即可自愈。

病原体为疥螨,各种家畜如马、牛、羊、猪、狗、猫等均可感染疥螨,并成为人疥疮的传染源。1990年Amalendu首次报道了由猪疥感染给人的病例。养猪者与感染疥螨的猪密切接触后,由于疥螨的叮咬,数分钟或数小时后,皮肤即感剧痒,出现充血性丘疹,似湿疹样皮炎表现。皮疹分布以双手和两下肢为主,有时泛发全身,但指间和外阴部常缺如。

防治以治疗病猪,脱离与病猪接触为主。皮疹局部对症治疗即可。

17.1.3.6　螨虫皮炎（acarodermatitis）

【同义名】

谷痒症（grain itch）、杂货痒（grocer itch）、草痒症（straw itch）等。

【定义】

凡因螨类叮刺所致的皮炎,通称为螨虫皮炎。本节主要介绍恙螨亚目的蒲螨科（虱螨科,Pediculoidae）和疥螨亚目的粉螨科（Tyroglyphidae）所引起的皮炎。

【发病情况】

由于这一类螨虫多寄生于各种农作物上,因此,本病多发生于经常接触各种农作物或其制品的农民、搬运工人及制粉工人等,往往带有集体性特点。另外,睡草垫的人亦可偶尔发生。由于其多见于农村,特别是秋收季节,故可认为是农村常见的多发病之一。

【病因及发病机制】

引起本病的螨虫甚多,但在我国常见的有以下几种。

（1）蒲螨科（虱螨科）

为寄生于昆虫体内或体外的小型螨类,有时也寄生于人、畜。虫体极小,肉眼不易见到,以放大镜观察呈纺锤形。成虫有足4对,口器短小,螯肢呈刺状。本科中以虱状蒲螨（袋形虱螨）[*Pyemotes*（*Pediculoides*）*ventricosus*]为最常见。

虱状蒲螨主要寄生于蝶蛾的幼虫体上,长仅0.2 mm,呈淡棕黄色,一般雌虫常易发现。这种螨的生活史很特别,为一种胎生螨类,而且一生出来便是已经性成熟了的雌性或雄性成虫。一个雌虫一次可产50~300个成熟的虫体。此螨除以蝶蛾幼虫或其他昆虫为主要宿主外,在堆放稻麦秆或其他农作物的草堆里也可有此种螨类孳生,在人、畜接触时也可被其叮刺,但不能在人、畜体上长期生活。

（2）粉螨科（螨科）

大多为自由生活,以各种真菌或贮存的粮食面粉或种子以及各种有机物为食。本科中以粗足粉螨（粉米蟀虫,*Acarus siro* Linn）和腐食酪螨（柯柯豆米蟀虫,*Tyrophagus putrescentiae*）为常见。虫体较大,肉眼能见到,呈椭圆形,色乳白,行动颇快,这些螨虫都在温暖、潮湿季节易于繁殖。当其侵袭人类时,以其口器叮刺皮肤而致病。

【临床表现】

被螨虫叮刺后,先觉皮肤瘙痒,继而出现皮疹,痒感剧烈,多为持续性,尤以晚间为甚。皮疹可有水肿性红斑、丘疹、丘疱疹及风团等,而以后两种多见。皮疹呈红色,边界不甚清楚,疏散分布。损害的顶端常可有虫子叮刺痕迹。

好发部位:因接触螨虫的方式而有不同,一般以颈、躯干、胸背部为主,上肢次之,下肢及面部少见。重者可遍及全身。在儿童中,头部皮肤亦可被累及。

一般经历5~7天后皮疹开始平复,痒感减轻。若因搔抓而继发细菌感染,则可迁延多日。还可伴颈、腋下等局部淋巴结肿大。少数患者可伴发热、疲乏、气喘或腹泻等。

【实验室检查】

血液白细胞计数可增高,嗜酸性粒细胞亦可增高。

【诊断及鉴别诊断】

根据有接触被病原虫污染的物品史、在同样工作与生活环境中有成批患者出现、温暖潮湿的季节、皮疹特点及其分布以及停止接触污染物后发病迅速被控制等不难识别,若发现病原虫当可确诊。

本病有时需与丘疹性荨麻疹相鉴别。

【治疗】

用药同时需洗澡,更换清洁衣服。

局部可用含硫黄的炉甘石洗剂外搽,一日多次。

皮疹广泛或剧痒者,内服抗组胺类药物或镇静剂。

【预防】

(1) 灭虫

贮藏谷类、面粉或其他作物的仓库、货柜等场所和容器应该通风干燥,宜经常在强烈日光下暴晒。如发现已有螨虫孳生,除日晒外,可用敌敌畏等杀虫剂。

被污染的床铺、睡炕、衣、被、枕、席等可分别采用杀虫剂、沸水浸泡或日晒等措施灭虫。

(2) 个人防护

若因工作需要必须直接与污染物品接触时,可在身体的暴露部位搽萘酚硫黄软膏(萘酚7.0 g、硫黄10.0 g、凡士林加至100.0 ml)或疥疮搽剂(含1%DDT)。工作完毕后洗澡、更衣,可预防本病的发生。

(王侠生　杜荣昌)

17.1.3.7　革螨皮炎(gamasidosis dermatitis)

革螨又称腐食螨,属蛛形纲、螨目、革螨科。种类较多,全世界已知800多种,我国已发现160余种,其中和人关系比较密切的主要是鸡皮刺螨,其次是囊禽刺螨、柏氏禽刺螨;以上3种革螨除分别寄生于鸡、鸽、鼠体外,也危害人类,可叮咬人的皮肤吸血,引起皮炎和瘙痒。

【病因及发病机制】

革螨的生活史分卵、幼虫、稚虫(若虫)、成虫4期。幼虫不吸血,而稚虫、成虫均吸血。革螨依据品种的不同有营自生生活和寄生生活两种类型。自生生活的革螨主要捕食小型昆虫或以腐败的有机物为食。寄生生活的革螨多数寄生于宿主的体表,少数寄生在宿主体内。根据寄生时间的长短分两类:一类巢栖型,全部生活过程都在动物巢穴内进行,仅在吸血时才叮咬宿主;另一类是毛栖型,长期生活在动物体表,而对宿主有严格的选择。也有少数革螨既营自生也营寄生。革螨的活动受温度、湿度和光线等多种因素的影响。

【临床表现】

现将危害人类和家禽的3种主要革螨引起的皮肤病变介绍如下。

(1) 鸡皮刺螨皮炎

主要寄生于鸡、鸽的体表,故又称鸡螨,鸡虱,亦称羽虱。国内广泛分布,多在春秋季节繁殖,成虫耐饥饿,可在不吸血情况下生活4~5月,白天隐藏在鸡舍铺草或墙缝和尘埃中,夜间成群爬到鸡身上吸血,吸血后呈红色。危害严重时可使鸡贫血、头下垂、精神萎靡、停止产蛋,甚至死亡;还经常爬到人身上吸血,多见于养鸡的农民和鸡场饲养员,叮咬后局部皮肤出现红色小丘疹或风团样损害,中央有针头大的"咬痕",有奇痒,夜间加剧,3~5天后消退,留下色素沉着斑,皮疹主要分布在腰部、腹部、四肢、腋下、肘窝等部位。

(2) 圳禽刺螨皮炎

为热带的鸟螨,主要寄生在鸡、鸟体表,属于巢栖型寄生革螨,可刺吸人血,多见于爱养鸟和养鸡者的手背、四肢或躯干处,被咬伤出现水肿性红斑、丘疹、风团,有奇痒,数日后消退,有人称它为"禽螨症"。

(3) 柏氏禽刺螨、格血厉螨及毒厉螨皮炎

前两者属巢栖型革螨,后者属毛栖型革螨,均

寄生于鼠的体表,故又称鼠螨。分布世界各地,国内也广泛分布。在鼠多的地区这些革螨也经常叮咬人的小腿、足背及踝部,局部出现风团、丘疹或水疱,中央有针头大的"咬痕",常呈线状分布,伴有剧痒,常因搔抓引起继发感染。除外引起皮肤损害外同时可通过刺咬传播病毒、立克次体、细菌等病原体,引起森林脑炎、Q 热、野兔热、地方性斑疹伤寒等传染病。

【诊断】

在农村有养鸡养鸟的家庭或养场工人在春秋季节皮肤上出现水肿性红斑、丘疹或水疱,在皮疹中央有咬痕,伴有剧痒、奇痒,要考虑有本病的可能,如在鸡、鸟身上或巢穴、鸡舍处发现虫体可证实本病的诊断。

【治疗】

同恙螨皮炎。

【预防】

主要是搞好环境卫生,清除杂草,保持鸡舍的清洁,清灭革螨的孳生场所及用药物杀灭革螨。常用有机磷如敌敌畏熏蒸灭螨,此外可喷洒乐果、马拉硫磷、敌百虫等消灭革螨。但要注意防止家禽中毒。

(杜荣昌　王侠生)

17.1.3.8　恙螨皮炎(scrub itch, trombiculosis)

恙螨属真螨目(Acariformes)恙螨总科(Trombidoidea)中的恙螨科(Trombiculidae)、射螨科(Leauwenhoekiidae)和几螨科(Walchiidae),是螨类中最大的一类,世界已知恙螨的种类近 3 000 种,我国已知种类有 350 种。其成虫可长达 1 cm 以上,幼虫也在 1 mm 左右,肉眼易见。幼虫均营寄生生活,常以脊椎动物尤其是啮齿类小动物为宿主。幼虫吸血一次即入土成为稚虫,再由稚虫发育为成虫。稚虫及成虫均以昆虫卵为食,而不营寄生生活。恙螨与传播人类恙虫病关系密切。在我国,作为传播恙虫病的媒介的恙螨主要是红恙螨(*Trombicula akamushi*)及地里纤恙螨(*T. deliense*)两种。

恙螨幼虫可自受染动物鼠类等获得恙虫热的立克次体(*Rickettsia tsutsugamushi*),发育为稚虫或成虫后仍带病原体,并可经卵遗传至下一代。仅当幼虫爬行于人体皮肤角质层较薄、环境比较潮湿的部位时,如股、腹股沟及腕部等处,通过叮咬能将病原体传染给人;而稚虫及成虫仅能叮咬人,但不能作为恙虫病的媒介。

本病以夏秋季多见,患者常因在林间、草地劳动、纳凉,被恙螨叮咬后发生。

【临床表现】

皮疹反应情况决定于衣着、遭受螨虫侵袭的量以及机体本身敏感性等。对虫害不敏感者,于叮咬后仅出现轻度刺激反应,表现为针头大小红色斑疹,几天内即可消退;如对其敏感,叮咬后 1~2 小时内可出现水肿性丘疹或丘疱疹。常伴局部淋巴结肿大。高度敏感且遭受侵袭严重者可伴低热及全身不适。皮损分布与衣着及暴露情况有关,这种螨虫好侵袭上肢、前臂、腕、颈、踝、股及腰部等。在儿童,皮疹分布可较广泛。

用放大镜检查有时可以在皮肤上找到这种螨。

若被带有恙虫热立克次体的恙螨幼虫叮咬,由于人类对这种病原体有普遍易感性,经 4~21 天(平均 12~13 天)潜伏期后即可被感染上恙虫病。这种病起病多突然,出现高热、寒战、头昏、恶心、四肢酸痛、思睡等全身症状。被咬部位出现不痒的红色丘疹、水疱,破裂后形成小溃疡,边缘稍隆起,1~2 天后中央坏死结成黑色痂,称为焦痂,颇有特征性。焦痂多见于腋窝、腹股沟、会阴、肛门等处。另外,可伴全身浅表淋巴结肿大、肝脾肿大及全身性发疹等。病程为 2 周左右。血清变形杆菌凝集反应多阳性。

【防治】

大力开展以除害灭病为中心的灭鼠工作,以消灭恙螨的储存宿主。

在流行区不要随便在野外杂草丛生的地方宿营,因工作需要必须与杂草接触者可穿防护服及涂驱虫剂,以免恙螨叮咬。

皮疹局部对症处理。

已感染上恙虫病者,除注意支持疗法外,需采用氯霉素或四环素族抗生素。

17.1.3.9　毛囊虫病(demodicidosis)

蠕形螨是一种永久性寄生螨,属真螨目肉食螨总科蠕形螨科(Demodicidae)蠕形螨属(*Demodex*)。

寄生人体的有毛囊蠕形螨(*Demodex folliculorum*)和脂形螨(*D. brevis*)两种。蠕形螨体细长呈蠕虫状,体长0.1~0.4 mm。躯体的前部有腭体和足,螯肢呈短针状。毛囊蠕形螨多寄生于鼻、眼睑和其他等处的毛囊内(彩图17-04),常是许多个体集中一处,被寄生的毛囊常涨大;脂形螨多寄生在皮脂腺中,常单个存在,可使皮脂腺分泌增多。雌虫交配后产卵于毛囊皮脂腺内,再经孵化、化蛹而变为成虫,可存活2周左右。蠕形螨可能以细胞碎屑及细菌为食。

这种螨在5岁以下儿童中少见,但在年龄较大儿童、青年及成人中则常见。其寄居部位限于面、颈及胸部,以前额、颊及鼻部最多见。

蠕形螨在人类是否能真正致病,尚无定论。刘素生等于1981年在上海地区检查1 524人,毛囊蠕形螨的感染率达37.28%~86.58%,其中以40~60岁的感染率最高,通过研究证实,认为与宿主皮脂腺的分泌量有关。在酒渣鼻患者中,此种现象尤为突出。在丘疹性及脓疱性酒渣鼻中感染性毛囊数及每个毛囊内这种螨的寄生数比未患酒渣鼻的对照组增多,尚不清楚究竟是酒渣鼻为这种螨提供了适宜的繁殖环境,还是它在诱发病理改变中发挥一部分作用。总之,笔者认为,由于宿主的个体差异,从而影响毛囊蠕形螨的生活环境,致使人体对螨的感染表现出不同反应,即部分人可出现临床症状,而部分人则不表现任何临床症状。

本病主要表现为毛囊性栓塞伴细小、白色鳞屑,或者是红斑及脓疱,伴干性脱屑。主要累及面部中部,但头面部及其他部位也可受累。刘佩森根据5 000例皮肤毛囊虫病分析,将其分为酒渣鼻型、痤疮型、脓疱型、色素沉着型、糠疹型、粟粒狼疮型及花斑癣型等7型。

蠕形螨在一些特殊的顽固性睑缘炎中亦可起一定的作用。

挤压扩大的毛囊口,将挤出物置显微镜下可发现蠕形螨。

【治疗】

外搽含硫黄或萘酚的制剂有效。5%硫黄5%过氧化苯甲酰(benzoyl peroxide)洗剂外搽,一般连用3天,可使蠕形螨致死。8%甲硝唑霜外搽或甲硝唑内服亦具良好效果。

17.1.3.10 蝎螫伤(scorpions sting)

蝎属蛛形纲的蝎目,约有300余种之多,分布于世界各地,我国以北方地区较为常见。其特征为体长1.5~20 cm以上的大型害虫。蝎为胎生,幼蝎约经1周后方离开母体自由生活,以各种昆虫为食。

蝎的腹后部逐渐变细而成一般所称的尾,其最后一节为毒刺,刺呈钩爪状,与毒腺相连。毒腺内含有致病性毒液,为神经性毒素和溶血性毒素。

蝎白天多藏在阴暗潮湿的砖石缝隙、柴堆以及衣物鞋子内,夜间出而觅食。人们如不慎接触到蝎,就有被其锐利的尾钩刺螫的危险。被螫后毒性反应的强弱,常因蝎种类不同而异,如山蝎的毒性就要比家蝎强,一般认为前者的毒性可与眼镜蛇相比。

【临床表现】

一旦被螫后,会立即感到局部疼痛剧烈,甚至难以忍受。有的人感到痒痛并有烧灼感。继之于刺螫处出现潮红肿胀,并可出现瘀斑,有时还可形成水疱。严重者可发生坏疽性坏死。

有的严重者除皮肤症状外,往往迅即出现一系列中毒症状,如头痛、眩晕、寒战、发热、恶心、呕吐、流涎、流泪、多汗、心悸、气急、反射性痉挛,少数可发生肺水肿、尿闭,终因呼吸中枢麻痹而死。

有的蝎种,如某些山蝎(centruroides)刺螫后因毒素直接作用于呼吸中枢,可不引起局部肿胀,迅速出现严重中毒症状而致死。

【防治】

立即以橡皮止血带紧扎被螫肢体的近心端,尽可能用吸乳器或拔火罐等方法吸出毒液,必要时进行扩创手术。

于螫伤部位的近心端皮下注射盐酸吐根碱,可迅即止痛,并可减轻中毒症状(用法参见"刺毛虫皮炎")。此外,亦可用0.5%~1%普鲁卡因局封,但效力不及前者。

全身中毒症状严重者,应及时采取对症疗法抢救:①注射抗蝎毒血清。②口服上海蛇药或南通季德胜蛇药片。亦可同时局部外敷蛇药。③ 皮质激素及阿托品等。

在山区劳动需穿山袜、戴手套等，以防蝎刺伤。

17.1.3.11　蜘蛛螫伤（spider sting, araneida）

蜘蛛属真螨目，种类繁多，在室内或田野里时常可以看到各种各样的蜘蛛。其中一部分蜘蛛也能螫人，由于其毒性不强，一般都不会引起什么严重的危险。但是，Theridiidae 科 Locrodectus 属的 L. mactans 是著名的美洲黑寡妇毒蜘，为一种腹部黑色具有红色斑点的蜘蛛，雌性蜘蛛常咬人，所分泌的毒液系一种神经毒素，除引起局部疼痛外，还能产生全身反应，如肌肉痉挛、腹肌僵硬、头痛、眩晕、恶心、呼吸困难以至死亡。分布于澳洲和新西兰的 L. hasselti 也是有毒的，其形态与前种相似。此外，狼蛛科（Lycosidae）的南美狼蛛（Lycosa raptoria），刺螫后可使伤口周围组织大片坏死，产生剧痛。

17.1.4　多足纲（Myriapoda）

17.1.4.1　蜈蚣螫伤（centipede sting）

蜈蚣多足，两前足各具有一对毒爪与其体内毒腺相通，其毒爪刺人皮肤时放出毒液可引起皮肤炎症反应。

【临床表现】

被刺螫处的皮肤有两个小出血点，周围红肿。可引起附近淋巴管炎或淋巴结炎。常伴有剧痛，或兼有痒感，反应严重者可伴发热、头痛、呕吐、眩晕、谵妄、痉挛等。

大多数患者历时数天，炎症即可消退。儿童患者偶有危及生命的。

【治疗】

以 1% 盐酸吐根碱水溶液在患处皮下或于被螫的肢体近心端处做皮下注射，可迅速见效（用法参见"刺毛虫皮炎"）。

局部可涂 1% 氨水或虫咬药水（浓氨水 10.0 ml，薄荷脑 2.0 g，香料适量，75% 酒精加至 100.0 ml），亦可用醋酸铝溶液湿敷。

全身症状明显者，可服上海蛇药或南通季德胜蛇药片。

17.1.4.2　蚰蜒皮炎（thereuonema tuberculata dermatitis）

蚰蜒属多足纲蚰蜒科，体长而微扁，呈灰白色，全身有 15 节，每节有细长足 1 对。毒颚较大，末端有毒爪，内通毒腺。平时栖息屋内外阴湿处，夏秋季节常到处爬行觅食。一旦在人体上爬行如遇上扑击，虫体头部的毒颚及毒爪内的毒腺可迅速释放出毒素引起皮肤炎症反应。

【临床表现】

接触处于数小时内出现条状水肿性红斑、水疱，继而可形成脓疱或血疱。自觉瘙痒或灼痛。大多历时 5~7 天可消退。无全身症状伴发。

【治疗】

局部可外搽 5% 硫黄炉甘石洗剂等。酌情内服抗组胺类药物。伴继发感染时酌用抗感染药物。

17.2　水生生物所致皮肤病

我国具有广阔的海域，水产资源极其丰富，其中有不少种类的生物，由于其自卫本能，常可通过不同方式对接触者产生一定伤害。因此，凡是从事水产生物的养殖、捕捞、加工等作业的人，都有可能因接触多种水生生物而引起不同的皮肤损害。另一方面，随着旅游事业的发展，到沿海各城市、港口、风景区作短期旅行、度假的人日渐增多。因此，亦有可能由于下海游泳、海水浴、划船等而遭致某些生物的袭击。本章重点介绍几种有代表性的水生生物引起的皮肤病。

17.2.1　水母皮炎（jellyfish dermatitis）

水母有数种，通称海蜇，属于腔肠动物门，每年 6~10 月份成熟的动物浮游于海面。某些品种如 Chironex fleckeri、Cyanea 及 Chrysaora，由于它们的肩板、吸口周围的触手和丝状体内的刺丝囊（nematocysts）含有刺激性毒液，人体接触后可引起皮炎，甚至全身反应，其毒性因水母种类不同而异。

刺丝囊为一微小中空球状结构，其外壁反折及延伸成一盘曲小管于球内。当受到外界侵袭时,此小管伸开发射出击,可远达囊径的1~300倍,可击穿橡皮手套。小管上有无数倒钩和棘刺,一旦接触到被害者,则可像抛锚一样地附着在其肢体上,并注入毒液。一只刺丝囊一旦排空,即不能再起作用,但未排空的丝囊,其活性可维持数月,甚至在干涸状态下仍起作用。据研究,1 g刺丝囊含有5 500万个单刺丝囊,因而人只要接触几个触手,就能被几千个刺丝囊刺螫,并受到大量毒素的作用。至于毒液所含的成分,除了类蛋白和肽类之外,还有四氨化合物、强麻醉剂、5-羟色胺、致痛和解组胺剂及组胺本身。

对人体致病方式除上述外,也可以因海蜇皮加工时接触其毒液所致。

【临床表现】

当人们下海捕捞或游泳时,若受到海蜇触手内刺丝囊刺螫,经3~5分钟,局部即感到刺痒、麻痛或烧灼感,以后局部发生红斑、丘疹或荨麻疹样皮疹,重者可有出血性损害,并可于1~2天内形成水疱或大疱。皮疹的外观多呈点状、长条形,或为地图形,这是因为触手是长条形状的缘故。一般不妨碍工作,但因剧痒可影响睡眠,一般历时1~2周可痊愈。

若全身多处被刺螫,则可有倦怠、肌肉痛及不安的感觉,还可出现呼吸促迫、胸闷、口渴、冷汗及不眠等。对毒素敏感者,可于被刺后2小时左右即口吐白色或粉红色泡沫,并出现呼吸困难、肺水肿和血压下降,甚至死亡。

在夏季进行海蜇皮加工时,接触部位如手指、前臂等处均可在几小时内发病。皮疹主要为水肿性红斑、丘疹和丘疱疹,其中以丘疱疹最多见,密集成红色大小片,抓破后糜烂。自觉瘙痒。一般停止接触后,1周左右可痊愈。

【组织病理】

皮肤组织病理检查显示一般非特异性炎症反应,但可于表皮内发现刺丝囊结构,后者具诊断价值。国外有尸检材料报告:皮肤呈青紫色,有内脏急性充血、肺水肿及急性中毒性肾炎。也有提到脑血管充血者。

【诊断】

根据有无下海与海蜇接触史及特征性条状皮炎,一般不难诊断。

【防治】

根据渔民的经验,对于皮炎,可用收敛剂,如明矾水冷敷,或外涂炉甘石洗剂等以消炎止痒,亦可用1%氨水或10%碳酸氢钠溶液冷敷。10%葡萄糖酸钙静脉注射亦有效。

对严重的呼吸困难、肺水肿,应立即抢救,并予输液,以加速毒素排泄。对平时下海工作者做好宣传工作,若遇海蜇浮游水面,切勿用手推移或以手托之。

17.2.1.1 僧帽水母皮炎(portuguese man-of-war dermatitis)

又称葡萄牙战舰水手皮炎。僧帽水母(*Physalia physalis*种)多产于大西洋至地中海一带的热带、亚热带及温带海域,相关品种也见于太平洋及印度洋。

这种水母具有由无数排列成念珠状的刺丝囊组成的触须,有的可长达30 m,人们一旦接触到它,刺丝囊即可刺入皮肤并注入含有神经毒素的液体。据分析,这种毒素由磷脂酶A、磷脂酶B、中性脂肪、具高度蛋白水解活性的酶及活性多肽等组成。

【临床表现】

一旦被刺,可即刻引起瘙痒、灼痛、发麻甚至严重感觉异常。皮损可表现为水肿性红斑、线形风团样疹、水疱、出血性坏死或溃疡等。严重者可伴眼、鼻黏膜刺激征,肌肉酸痛,胸部紧缩感及呼吸困难等,多数于几小时内恢复。虚脱及死亡者罕见。

17.2.2 海葵刺伤(sea anemones sting)

海葵亦属腔肠动物门珊瑚纲,也具有类似水母的刺丝囊或刺细胞(stinging cells)作为其防御及攻击性器官。有人从海葵触须毒液中分离出海葵素(thalassin)及海葵毒(congestin),前者可引起瘙痒及风团,后者可引起呼吸麻痹致死。有人测出γ-butyrobetaine为海葵素的活性成分;有人在某些海葵浸液中发现龙虾肌碱(homarine)及胡芦巴碱(trigonelline);也有发现一种麻醉毒素(催眠毒素),据称类似眼镜蛇毒素。

海葵通常生活在海洋里的珊瑚礁上,当人们接触时即可被刺伤。先感到刺痒,继之可出现红斑、丘疹、水疱等,有的可出现疼痛性荨麻疹样损害,往往呈长条形或网状,有人称此为 Skevas Zervos 病。四肢、颈项及胸腹部均可发生。除局部症状外可伴恶心、呕吐、头痛及发热等。

防治原则参见水母皮炎。

17.2.3　珊瑚皮炎及珊瑚割伤(coral dermatitis and coral cuts)

珊瑚亦属腔肠动物门,具带有刺丝囊的触手,其引起皮肤损害是通过以下几种因素:刺丝囊毒素的作用、外骨酪(exoskeleton)锐缘的切割作用、异物反应及继发性感染。真性珊瑚具不同形状和大小,是由纤细的石灰石外甲或珊瑚虫黏合而成。真性珊瑚的刺丝囊常无明显毒性,可引起瘙痒性红斑,经一般对症处理即可。珊瑚引起的皮肤切割伤如处理不当,可招致继发感染和溃疡,痊愈缓慢,愈后留下瘢痕及持久性瘙痒。有人报道接触珊瑚后在并无皮肤损伤情况下而引起皮炎的。

一旦接触需立即用清水及肥皂洗刷,以去除残留在皮肤上的石灰质碎屑。用双氧水洗洁伤口,以防继发感染。对皮炎外搽安抚止痒剂如炉甘石洗剂即可。

17.2.4　海胆刺伤及海胆肉芽肿(sea urchin sting and sea urchin granuloma)

海胆属棘皮动物门(Phylum echinodermatita),常呈圆或椭圆形,包藏在贴身的贝壳内,上面有许多可活动的棘刺,借此可伤害人体皮肤。海胆种类繁多,遍布世界各地,特别是以热带及寒带水域为多。

因海胆棘刺引起的损害是沿海渔民一种常见的职业性伤害。

棘刺是由表皮下结缔组织的一种柱状突起的钙化所形成的,有些种类具毒腺,有些热带种类的毒液尚含有神经毒素。

许多种类的海胆均可借其棘刺引起机械性伤害,或刺进皮肤时注入的红色毒液引起剧痛及炎性损害。这种棘刺甚脆弱、易折断,当刺入皮肤后其尖部常残留皮内,历时数月以后,于局部可引起异物肉芽肿反应。在一些敏感者,可诱发肉样瘤样肉芽肿。也可由于表皮碎片植入伤口深处引起皮样包涵体(inclusion dermoid)。

【临床表现】

刺伤后迅即引起局部剧痛、灼热感,常伴出血。疼痛可持续数小时之久。继而刺伤局部出现不同程度的炎性肿胀,历时 1~2 周始消退。除局部症状外,有的可同时出现头晕、衰弱、呼吸困难、面瘫,偶尔因全身瘫痪致死。

除上述即刻反应外。可于刺伤 2~12 个月后于局部出现迟发性反应,表现为肉芽肿性结节性损害。结节单个或多发,决定于刺伤部位的多少。一般以手部多见。结节呈疣状,圆形,2~8 mm 直径不等,质坚,初为淡红或带青色,继而可变黄褐色,有时顶端呈火山口状,表面可有一定角化。主观不痛,偶有压痛。除结节性损害外,有时可表现为弥漫性暗红色浸润块,多见于手指,可出现梭状畸形。可有局灶性骨破坏及邻近关节滑膜受累。这两种迟发性损害偶可自发吸收,但常常经久不愈。

【组织病理】

结节性损害主要表现为以组织细胞、上皮样细胞为主的异物肉芽肿反应,有较多的浆细胞、淋巴细胞及中性粒细胞浸润,也可见少数巨噬细胞。其中有新生血管形成。有时于病变区可找到双折光性碎片。

【防治】

一旦被刺,应立即仔细去除残留在皮内的棘刺,局部消毒以防继发感染。肉芽肿损害可试用醋酸去炎松做损害内局部注射。

17.2.5　海星皮炎(starfish dermatitis)

海星具有由碳酸钙与有机质混合形成的带刺棘突,其内含有特殊的腺体,能分泌一种毒素。当人们下海作业时如接触到海星,即可被其刺伤,引起瘙痒性丘疹、风团样皮疹。此外,海星 Acanthaster planci 的棘突刺人皮肤后可引起疼痛,并可产生肉芽肿损害。

对于皮炎可搽炉甘石洗剂以止痒消炎。对于肉芽肿损害有时需手术切除。

17.2.6　海贝咬伤(marine shell bite)

海贝属软体动物门(Phylum Mollusca)腹足纲(Class Gastropoda)及头足纲(Cephalopoda),其中大多数具由石灰质形成的贝壳(shell)。海贝的品种数以万计,其中有一部分具一定毒性,特别是其中的芋螺属(Conus)中的许多种,可通过咬伤人的皮肤引起皮肤损害。当人们在海滩采集活的贝类时可招致咬伤。海贝借助于从贝壳终端伸展出来的喙及来自齿板鞘(radular sheath)的单只齿咬人,毒液从毒囊通过中空的齿板排出。有报道毒素内含有四氨化合物、甲基吡啶、龙虾肌碱、吲哚及γ-丁酰甜菜碱(γ-butyrobetain)等化学物。这种毒素可影响神经肌肉传递功能。

【临床表现】

当皮肤遭到贝齿刺伤后,可致剧烈刺痛或灼痛,或引起局部缺血、青紫及麻木。有些患者可出现泛发性瘙痒。伤口局部的麻木、肿胀及感觉异常可迅速波及身体其他部位,特别是唇部及口腔。严重病例可发生肌肉麻痹、失声及吞咽困难。视力模糊及复视是常见症状,继而可出现昏迷及心力衰竭,偶尔可致死亡。

对被刺者做对症处理。

17.2.7　海蝶刺伤(sea butterflies sting)

海蝶为小的腹足类动物,很少超过3 cm长。世界各海域均有发现。雌雄同体,以捕食原生动物及微小藻类营生,计有60余种。海蝶刺伤皮肤可引起斑丘疹损害。这种皮疹究竟是由于接触后的机械性作用抑或是由于毒性物质的化学性刺激尚无定论。做一般症状治疗即可。

17.2.8　章鱼及其他头足类动物咬伤(octopuses and other cephalopods bite)

章鱼及乌贼鱼通常无害,少数认为具毒性,如蓝环章鱼(blue-ringed octopus),仅8~10 cm长,分布于澳大利亚海域,被认为是世界上最具致死性章鱼,有报道被咬后死亡率达25%。

【临床表现】

刺咬后5~10分钟内出现症状。皮损通常表现为由锐利的硬腭产生的两个小的穿刺伤口,自觉刺痛或灼痛感,可伴伤口大量及持久性出血,凝血时间延长。伤口周围发红、肿胀及发热,有些人可发生剧烈瘙痒。变应性风团样反应已有人报道。严重患者可出现口、舌麻木,视力模糊,讲话及吞咽困难,触觉减退及肌肉麻痹。可因呼吸衰竭致死。局部做清洗或扩创术,注意预防继发感染。

17.2.9　海绵皮炎及刺伤(sponges dermatitis and sting)

海绵是生活于海底的一种固定动物(stationary animals)。淡水动物海绵及海水动物海绵均可引起皮肤损害。

(1) 闪光海绵(fire sponge, Tedania ignis)

生长于海底,分叉,呈朱红色或橘红色。常有各种小的水生物躲藏在它的中央腔内。当其分支从母体上断裂下来、接触到下海作业人们的皮肤时,可引起瘙痒或刺痛感,几小时以内局部肿胀、僵直,受累指(趾)不能动弹。2~3天后症状可逐渐消退。有时,闪光海绵也可引起多形红斑样皮疹,这种反应可能是由于一种药理活性物质所致,也可能属于一种过敏反应。

(2) 毒性发髻状海绵(poison bun sponge, Fibula nolitangere)

生长于较深水域。这种海绵刺伤皮肤所引起的反应比前者严重,包括蚁走感及痛性痉挛。

(3) 红海绵(red sponge, Microciona prolifera)

可引起手部红斑、水肿及关节僵硬。可发生大疱及化脓性感染。如处理不当,皮损可经久不愈。

上述皮肤反应均通过海绵刺伤皮肤时释出的某些毒性物质所致,属化学性作用。有些海绵也可通过由二氧化硅或碳酸钙形成的骨刺引起创伤性损害,这种刺可因断裂残留在皮内,甚难拔除,可用橡皮膏反复粘贴以粘出断刺。下海作业者宜佩戴帆布手套,以防海绵刺伤。皮炎及刺伤反应做对症处理。

17.2.10　海草皮炎（dermatitis caused by seaweed）

（1）海藻（algae）

计约 30 000 种，属低等植物，多数具叶绿素。许多海藻具鞭状匍匐枝，借以在水中浮动，很像动物。海藻有不同的大小、形状及颜色。最小的如雪花样硅藻，直径仅 1 μm，最大的如大型褐藻，可长达 90 m。海藻可生长在各种水域，在皮肤病发生上有意义的是生长在流水、池塘、湖泊及海洋里的藻类，主要是蓝-绿藻（*Lyngbya majuscula*），外观有些像毛发，但并非所有种类均具毒性。Grauer 等报道 125 例因接触 Lyngbya 海藻引起的海草皮炎。下水不久自觉瘙痒或灼痛，数小时后皮肤发红，也可起疱。皮疹好发于着游泳衣的覆盖部位，男性特别常累及阴囊，女性常累及胸罩区。临床上与海水浴疹相似。

一般对症处理。重要的在于预防，下水作业后立即用清水彻底淋浴，清洗下水工作服或游泳衣。

（2）海苔藓（sea moss）

因海苔藓（sea chervil，*Alcyon dium hirsutum*）引起的皮炎又名 Dogger bank itch。这类苔藓见于苏格兰与丹麦之间的白海海域。皮炎多见于下海捕鱼人。皮疹主要发生于手、前臂、面及小腿等，呈湿疹样皮炎表现。Newhouse 记述了因接触了 *Alcyonidium* 海苔藓引起变应性接触皮炎，但另一方面，也有人认为是原发性刺激所致。穿上适当防护服下水作业可预防。

17.2.11　血吸虫尾蚴皮炎

参见第 16 章《寄生虫性皮肤病》。

17.2.12　海水浴者皮疹（seabather's eruption）

【同义名】

海虱（sea lice）、海湾痒（gulf coast itch）。

【定义】

本病是发生在海水浴或海滨游泳后出现的一种以炎性丘疹性损害为特征的皮肤病。

【病因】

从世界各地不同海域发生的本病来看，其病因似为多方面的，诸如浮游的海生动物，特别是带棘刺的如水母、海绵、海星、海葵等均可伤人。晚近，有些人认为血吸虫类尾蚴可能是引起本病的主要原因。

【临床表现】

当人们在海滨作业或沐浴时即可发病，往往以瘙痒开始，继而出现水肿性红斑、丘疹或风团样损害，2~3 天内达到高峰，伴剧痒。皮疹数目多少不等，好发于腰、臀等浴衣覆盖部位，重者皮疹亦可广泛分布。起病时尚可伴头痛、畏寒、发热等。病程自限性，1~2 周可消退。

散发病例，皮疹往往较少，除瘙痒外罕有全身症状。

【防治】

发病后暂时避免下海。局部皮疹予以消炎、止痒及防止继发感染等对症疗法。

17.2.13　水蛭咬伤（hirudiniasis, leech bite）

【定义】

本病是指因水蛭吸附人体皮肤吸血引起的伤害。

【生物学特性】

水蛭别名蚂蟥或蚂蜞，属于环节动物门（Phylum Annelida，segmented worms），为黄褐色或深褐色，大小不一，从几毫米到几十毫米长，生活于水田、池塘或小溪中，能匍行，且善游泳。

水蛭的口吸盘吸着皮肤吸血时，能分泌一种含有水蛭素（hirudin）和组胺样物质的唾液。前者能阻止血液凝固，后者能使血管扩张，但其真正性质尚不明。

【临床表现】

当人们在水中劳动时，水蛭可吸附在皮肤上，吸取血液。若将水蛭取下，受伤处常流血不止，自觉微痛。有敏感反应者，可出现风团、大疱甚至坏死，偶有过敏性休克发生者。在女子，可能进入阴道，因而引起阴道出血。饮生水或在河塘游泳时，小的幼蛭可侵入鼻腔，产生间歇性鼻出血、鼻塞、鼻痛或鼻内蠕动感等。

水蛭虽然附着于皮肤上吸血，但不会钻入皮内。

【防治】

治疗本病的方法各地不一。吸附在皮肤上的水蛭不可强力拉下，否则易招致其口器残留皮内，引起流血不止。一般常用烟油或食盐放在水蛭体上，可使其松开吸盘，自行脱落。加热或涂酒精亦可收同样效果。若水蛭进入鼻腔或阴道，可涂以青鱼胆、蜂蜜或香油等，待水蛭伸出体外时将其除去。亦可用2%盐酸普鲁卡因溶液加0.1%肾上腺素浸湿棉球，塞入鼻腔内，几分钟后即可取出失去活动力的水蛭。

应加强宣教，使群众知道水蛭的生活史，不饮生水，不在池塘内洗脸。有人试用血块与敌百虫混合放于稻田内（四角各一块，中间一块），则当水蛭附于其上后，可以致死。

17.2.14 毒鱼刺伤（venomous fishes sting）

海洋中刺人的毒鱼甚多。在我国渤海及黄海沿海一带，常刺人的毒鱼有鬼鲉及赤魟。在大西洋沿岸的有棘状狗鱼、黑浅鳕及海鳐鱼类。在温水域有海鳐鱼、鲇鱼及瞻鱼等。

（1）鬼鲉（inimicus）

俗名海蝎子、蝎子鱼、毒腾，为硬骨鱼类，好生活于石缝里或沙土上。头部有粗钝头棘，背部有尖锐鳍棘。每一棘的基部均与毒腺相连。

（2）赤魟（dasytic akajei）

俗名黄鳐、洋鱼、滑子鱼，为软骨鱼类，尾上有一锯齿状棘，棘上有沟，与毒腺相连。

当人们下海赤足捕捞或进行海水浴接触到毒鱼时，则可被其刺伤。当棘刺入皮肤时，毒液由棘沟注入人体而致病。毒液的性质尚不明了，一般认为其理化特性不稳定，易遭破坏，是由分子量不同的肽、蛋白质、多种酶和其他物质所组成。

发病以夏秋季多见，青年男子受伤机会较多。

【临床表现】

被刺伤后立即流血，并觉疼痛难忍，可持续数小时，继则于伤口周围发生广泛性红肿，甚似蜂窝织炎。如时间较久，则患部组织肿胀更著，并可变为紫黑色及出现瘀点。因为人们赤脚及用手操作，故以手、足受伤者最多。轻者约一周可消退。有的毒鱼刺伤可伴发呕吐、腹痛、大汗、虚脱及心动过速，重者可出现肌肉麻痹致死。

【治疗】

抬高患处，用盐酸吐根碱注射液1 ml（0.03～0.06 g）在伤口近心端做皮下注射，疼痛可在注射后数分钟内停止。对伤口局部做相应的消毒处理。

17.2.15 游泳池肉芽肿（swimming pool granuloma）

本病系由海鱼分枝杆菌感染所引起的一种肉芽肿损害，常见的传染源为被污染的游泳池。皮损常发生于肘、膝及手、足背先有损伤的皮肤上。潜伏期常为3~4周。初起时为小的红色丘疹，逐渐长大成坚实的紫红色结节，有时溃破，上覆渗出物或结痂，伴轻微疼痛。最后，损害可呈疣状增生。大多数病例经数月后可痊愈、结疤；也有报道损害可经久不愈，历时4~45年不等。

常可从游泳池墙缝里分离出致病杆菌。用该微生物的纯化的蛋白质衍化物（PPD）做皮肤试验常阳性。常与其他抗酸杆菌特别是结核杆菌的纯蛋白衍化物显示交叉敏感。做细菌培养可与结核杆菌区别。

多数损害可自愈。若损害呈多发性，可用化学疗法，口服盐酸乙胺丁醇（ethambutol hydrochioride）及环丝氨酸（cycloserine）可减轻症状。

17.3 其他动物所致皮肤病

17.3.1 蜥蜴咬伤（lizard bite, goanna bite）

蜥蜴又名壁虎，据Tomkins统计，全世界约有25种，分布于亚非及大洋洲各国。其生活习性为肉食或腐肉食。有的栖息于室内，有的活动在野外。在热带，最常见的是爬树类蜥蜴（*Varanus varius* 或 *Lace monitor*），有的可长达几米。我国西南各省都有生长。一般通过口咬或脚爪引起皮肤损伤。Swabs从蜥蜴口腔中分离出对多种常用抗生素耐药的菌群，因而受害者往往招致伤口的继发感染。

对受害者即刻注射破伤风抗毒素及采用适当抗生素。对局部伤口用双氧水等进行清创处理。

17.3.2　毒蛇咬伤（venomous snake bite）

毒蛇咬伤常见于我国南方农村、山区和沿海一带,夏秋季节发病较多。

【病因及发病机制】

分布在我国的毒蛇目前已知有 47 种,主要隶属于眼镜蛇科、海蛇科、蝰蛇科和蝮蛇科,其中危害较大而又较常见的毒蛇主要有眼镜蛇、眼镜王蛇、银环蛇、金环蛇、海蛇、蝰蛇、蝮蛇、五步蛇、竹叶青、烙铁头等 10 种。眼镜蛇、银环蛇、金环蛇主要分布在长江以南;眼镜王蛇分布在华南、西南;蝮蛇分布最广,除青藏高原、华南外,全国各省(区)都有;五步蛇、竹叶青、烙铁头主要分布在长江流域和东南沿海各省;蝰蛇分布在福建、台湾、广东、广西;海蛇分布在东海和南海。

毒蛇咬伤引起发病的主要原因是由于毒腺中所分泌的蛇毒,其成分较复杂,主要为蛋白质、多肽类和多种酶组成。有毒成分按蛇毒的作用和临床表现可归纳为两类,即对神经系统有损害的神经毒和对血液、循环系统有损害的血循毒。前者对中枢、周围神经、神经肌肉传导功能等有选择性损害作用,引起惊厥、瘫痪和呼吸麻痹,在局部引起瘙痒及麻木感;后者对心脏、血管或血液系统造成损害,引起心律失常、循环衰竭、溶血、出血。在局部由于蛇毒中磷脂酶 A 和机体释放组胺、5-羟色胺、缓动素等引起血管壁通透性增加、血浆外渗等,产生显著水肿。蛋白酶能分解蛋白质,破坏组织,引起局部坏死、溃烂;出血毒素引起瘀斑、血疱和出血。局部剧痛。

【临床表现】

毒蛇咬人时,毒液从毒腺排出,通过毒牙注入患者伤口。毒液吸收后可引起局部和全身中毒症状。其表现随蛇毒种类不同而异,大体上分为神经毒、血循毒、混合毒 3 类症状。

（1）神经毒症状

局部症状不明显,仅有瘙痒、麻木感。一般咬后 2~5 小时出现全身肌肉痛、眼睑下垂、嘶哑、吞咽困难,重者出现呼吸麻痹、瘫痪等。

（2）血循毒症状

局部症状显著,剧痛、明显肿胀,伴瘀斑、血疱或组织坏死、溃烂等。附近淋巴结肿痛。全身症状有发热、烦躁不安、谵妄、心律失常及各种出血症状,重者出现循环衰竭或肾功能衰竭等。

（3）混合毒症状

眼镜蛇、眼镜王蛇、蝮蛇等属于这一类。因其蛇毒兼含神经毒和血循毒,故可出现上述两方面的症状。

【诊断及鉴别诊断】

被毒蛇咬伤后,伤口有一对毒牙痕,并有局部和全身症状者可诊断为毒蛇咬伤。无毒蛇咬伤,其伤口有四行均匀而细小的牙痕,且无局部和全身症状,故不难辨别。

【防治】

首先需要识别毒蛇。在毒蛇分布地区夜间外出时应加强个人防护。

一旦被咬伤,应尽快采取结扎、冲洗伤口及扩创等措施,防止毒液扩散和吸收。同时给予内服及外敷蛇药,如南通蛇药、上海蛇药,注射抗蛇毒血清等解毒药物。如出现休克、呼吸衰竭或急性肾功能衰竭时,应及时采取相应措施,积极抢救。

（王侠生　杜荣昌）

第18章 性传播疾病

目　录

第 18 章

性 传 播 疾 病

18.1 概　　论

性传播疾病简称性病，是一组以性行为为主要传播途径的传染病。过去，性病曾被称为"花柳病"，主要指梅毒、淋病、软下疳、性病性淋巴肉芽肿及腹股沟肉芽肿，亦称之为经典性病。随着医学科学的发展和社会行为的改变，国际上对性病的概念也有了新的含义。1975 年世界卫生组织将其重新认定为：凡是由性行为或类似性行为所传播的疾病统称为性传播疾病（sexually transmitted diseases, STD）。除经典性病外，还包括生殖器疱疹、尖锐湿疣、非淋菌性尿道炎、传染性软疣、阴道滴虫病、生殖器念珠菌病、阴虱、疥疮、病毒性肝炎、艾滋病（AIDS，获得性免疫缺陷综合征）等 20 余种疾病。

引起性传播疾病的病原体种类很多，包括病毒，如导致生殖器疱疹的单纯疱疹病毒、导致尖锐湿疣的人乳头瘤病毒、导致 AIDS 的人免疫缺陷病毒；细菌，如导致淋病的淋病双球菌、导致软下疳的杜克雷嗜血杆菌、导致细菌性阴道病的加特纳菌、导致腹股沟肉芽肿的肉芽肿荚膜杆菌；引起非淋球菌性尿道炎和性病性淋巴肉芽肿的沙眼衣原体；引起龟头和外阴阴道炎的真菌；引起梅毒的梅毒螺旋体；引起 AIDS 继发感染的原虫，引起疥疮和阴虱的寄生虫如疥螨和阴虱等。

需要指出的是，我国现阶段仅将梅毒、淋病、非淋菌性尿道炎、尖锐湿疣、生殖器疱疹、软下疳、性病性淋巴肉芽肿和 AIDS 等 8 种疾病列为重点防治的性病。

性病主要是通过性行为传播，人体特别是生殖器官部位适合性病病原体生长繁殖。当性病患者与健康人进行性接触时，双方的皮肤、黏膜之间，特别是生殖器、肛门、口腔等部位密切而频繁的接触，病原体很容易传播给对方，侵入健康人体而感染。当然，有些病原体也可通过间接的途径侵入人体，例如使用被病原体污染的毛巾、内衣、便器、浴盆、注射器针头等，也可通过输血、注射血液制品、接受器官或组织移植等而导致感染。此外，某些性病病原体还可以在妊娠或分娩的过程中，通过胎盘或产道传染给胎儿或新生儿。疾病的传播方式提示，患有一种性病的患者，仍可以感染另一种性病，这意味着一个患者可能患有多种性病，临床上应予全面检查，并应对性伴侣及患者进行流行病学追踪、随访，给予正确和及时的治疗。

20 世纪 60 年代初性病曾在我国销声匿迹，但随着改革开放和国际间交往的日益频繁，性病又在我国死灰复燃。20 世纪 70 年代末出现散发性病病例，80 年代初性病病例逐渐增多，90 年代性病发病率呈快速增长态势。近年来，性病病种的构成发生了较大的变化，我国报告梅毒发病呈现持续上升的态势，2015 年报告 46.8 万例，较 2014 年增加 2.8%，较 2011 年增加 9.1%；而淋病的报告发病在多年持续下降后，近两年出现回升态势，2015 年全国报告 10.3 万例淋病病例，报告发病率较 2014 年增加 4.3%。

1985 年我国发现首例 AIDS 患者后，AIDS 的流行在经历了传入期、扩散期之后，从 1994 年起已进入了快速增长期。到 2015 年底为止，累计报告 AIDS 病毒感染者和患者（HIV/AIDS）为 57.7 万人。2015 年新报告 HIV/AIDS 11.5 万例，较

2014年增加10.6%。

性病对人类健康的危害性很大,尽管其中大多数病种并不属于致死性疾病,但它们的传染性很强,并能引起各种并发症和后遗症,病毒感染引起的性病尚可能诱发癌症。性病不仅危害个人,还给家庭、下一代及社会带来极为严重的影响。因此,控制性病不仅是医学问题,也是严重的社会问题。

性病的控制是一项艰巨而复杂的任务。只要我们认真贯彻"预防为主"的方针,加强精神文明建设,采取综合治理措施,就一定能够最大限度地控制性病的传播。

(徐金华)

18.2 淋病(gonorrhea)

【定义】

本病通常是指由淋病双球菌引起的泌尿生殖系统的化脓性感染,也包括眼、咽、皮肤、直肠、盆腔等部位的感染和播散性淋球菌感染。

【简史】

淋病是一种非常古老的传染病。《圣经》上及古希腊希波克拉底对淋病的描述与近代所见的临床症状十分相似,可见那个时代就有淋病流行。祖国医学对淋病亦早有记载,公元前2世纪的《黄帝内经·素问》、公元7世纪隋代巢元方所著的《诸病源候论》均描述过本病。"gonorrhea"(淋病)一词源出希腊人Galen(公元130年),原意为"精液流出",据说他认为淋病男子的尿道分泌物是精液。1879年Neisser从尿道、阴道和结膜渗出物涂片中发现淋病奈瑟菌(Neisseria gonorrhoeae)即淋病双球菌(淋球菌)。1882年,Leistikow首先完成淋球菌的体外培养,并在1964年由Thayer和Martin进一步改进,设计了在特定琼脂板上的选择性生长条件。对淋球菌毒性差异的认识以及分子生物学的研究引起人们对其生物病理学进一步的关注。淋球菌感染的治疗在1936年磺胺和1943年青霉素的应用以前仍是难题,而其后淋球菌对青霉素和其他抗生素如四环素和喹诺酮类药物的耐药增加,成为目前面临的主要问题。

【流行病学】

(1) 传染与流行

人是淋球菌唯一的天然宿主,淋病患者是唯一的传染源。成人淋病几乎都是通过性交传染,偶尔可因接触污染的衣裤、浴具等而间接受染。男性与患淋病的女性一次性交后可有20%的感染机会,性交次数增加,感染机会则增加;女性与患淋病的男性性交后,感染机会可高达90%以上。有极少数幼女可因性虐待而受感染。新生儿淋菌性眼炎多在通过母体产道时受染。妊娠妇女患淋病,可引起羊膜腔内感染及胎儿感染。

患者的年龄、性别、种族、社会经济地位、性行为方式,以及淋球菌的菌株型别、耐药情况都是影响淋病的发病和传播的重要流行病学因素。淋球菌耐药菌株的不断出现、大量无症状携带者的存在、人类对淋球菌缺乏免疫力、没有有效预防疫苗、口服避孕药的广泛应用、子宫帽及避孕套的使用率低等是淋病发病率高的原因所在。

淋病的报告发病在多年持续下降后,近两年出现回升态势,2015年全国报告10.3万例淋病病例,报告发病率较2014年增加4.3%。

(2) 淋菌分型与淋病流行的关系

菌株分型有助于淋球菌流行病学研究。

1) 生长分型

是一种比较烦琐的分型方法,根据淋球菌对某种氨基酸或嘌呤或嘧啶或特殊营养成分的需要情况来分类。常见营养型是指需要精氨酸(arginine, Arg)、脯氨酸(proline, Pro)、尿嘧啶(uracil, U)、蛋氨酸(甲硫氨酸)(methionine, M)或精氨酸次黄嘌呤(hypoxanthine)和尿嘧啶(AHU)才能生长的菌株。无需以上基质的淋球菌即原营养型(prototroph; Proto),有些学者称为野生型(wild type)。生长分型与淋球菌的致病性和临床表现均有密切关系。如Arg - Hyx(次黄嘌呤hypoxanthine) - Ura -(尿嘧啶uracil)或称为AHU型菌株能抵御正常血清的杀菌作用,易引起男性无症状性尿道感染和增加引起菌血症的可能性等。

2) 血清分型

主要根据淋球菌主要外膜蛋白I(P. I,或Por)

的抗原成分来分类,根据淋球菌 Por 制成的单克隆抗体可将淋球菌分成两大组:PorA 和 PorB。PorA 和 PorB 可进一步分为不同的血清型。根据生长分型和血清分型的方法,淋球菌可分成 70 多种不同的菌株,且可能继续增加。

3)基因分型

根据不同菌株 DNA 序列的差异来分型。最先应用的是限制性核酸内切酶(restriction endonuclease,RE)分型方法,其以细菌的遗传物质 DNA 作为分型的物质基础。首先采用限制性核酸内切酶 Hind-Ⅲ将淋球菌的 DNA 水解,水解物经聚丙烯酰胺凝胶电泳分析,最后根据水解 DNA 片段的电泳带的不同而分型。另一种方法是随机引物聚合酶链反应法(random-primed PCR),即采用与多个部位结合的短 DNA 引物,产生以聚合酶链反应为基础的 DNA 产物梯,大小则取决于散布于染色体上同源序列的间距。从流行病学研究来说,或许最实用的是 Opa 分型法,即以 opa 为基础的 PCR 引物从约 11 个 opa 基因分别产生 DNA,再经限制酶消化,所得限制片段长度多态性的特征即可用于比较、鉴定菌株。结合其他菌株分型方法,基因分型可使分辨能力提高。

【病原学】

(1)淋球菌生物学特征

1)形态

淋球菌形态呈肾形或蚕豆形,常成对排列,无鞭毛,无荚膜,不形成芽孢,大小为 0.6~0.8 μm。Gram 染色阴性,呈粉红色。亚甲蓝染色呈蓝色。

淋球菌在固体培养基上的菌落分为 T_1~T_4 四种类型,T_1 和 T_2 菌落小,有菌毛,有毒力,有传染性;T_3 和 T_4 菌落大,无菌毛,无毒力,可能无传染性。菌落类型是可变的,新分离的菌落一般都是有菌毛的小菌落,经传代后多转变为无菌毛的大菌落。

菌落的透明度是淋球菌另一形态特征,不透明(Op)菌落比透明(Tr)菌落颜色暗且颗粒较多。形成菌落透明与不透明的生化基础是由于一组外膜蛋白(原称为蛋白Ⅱ,现命名为 Opa)的表达变异。不透明菌落含有表达 Opa 的细菌,而大多数透明菌落所含细菌皆不表达 Opa。由生殖道感染者分离的细菌多形成不透明菌落,而自经期妇女子宫颈、无症状男性患者尿道及播散性感染患者体内则常分离可产生透明菌落的细菌。

2)生长特性

淋球菌适宜在潮湿,温度为 35~36℃,含 3%~5%CO_2 的条件下生长。其生长最适宜的 pH 是 7.2。淋球菌为需氧菌,对培养的要求很高,用普通培养基不易成功,需在含有动物蛋白的培养基中才生长良好。

淋球菌对外界理化因素抵抗力相当差,在干燥的环境中 1~2 小时就死亡。它耐热力差,在室温下存活 1~2 天,在 39℃时存活 13 小时,42℃时存活 15 分钟,50℃时存活 5 分钟。附着于衣裤能存活 18~24 h。一般消毒剂或肥皂液均能使其丧失活动力,在 1:4 000 硝酸银溶液中,淋球菌 7 分钟内死亡,在 1%石碳酸溶液内 3 分钟死亡。

3)生化反应

淋球菌能分解葡萄糖,产酸不产气,不分解乳糖、麦芽糖、蔗糖,故可与脑膜炎双球菌相鉴别。淋球菌不产生靛基质及硫化物。淋球菌能迅速氧化二甲或四甲基苯二胺,而使菌落发红转黑,这就是氧化酶试验的由来。

(2)淋球菌分子生物学结构

淋球菌由核质、细胞质、细胞膜和细胞壁等构成。其中淋球菌细胞壁的结构和成分与淋病的发病机制,淋球菌的耐药性及其抗原性密切相关。细胞壁由黏肽层和外膜组成,而外膜由脂寡糖、外膜蛋白和菌毛 3 部分组成。

1)外膜蛋白

淋球菌的外膜蛋白对保持淋球菌的结构完整和淋病的发病具有重要作用。通过 SDS-PAGE 电泳分析可分离出 10~20 种蛋白质,其中最有特征的外膜蛋白有膜孔蛋白、不透明蛋白、还原型可修饰蛋白、H.8 蛋白类、铁及氧阻抑蛋白等。

膜孔蛋白(porin protein,Por),原称为蛋白Ⅰ,占淋球菌外膜总重量的 60%以上,分子量为 34~36 kDa。膜孔蛋白与其他外膜成分如还原型可修饰蛋白和脂寡糖互相形成复杂的外膜结构,包括在富含脂质的外膜上建立一种阴离子特异性通道。孔蛋白有两种化学和免疫学特性不同的大类,即 PorA 和 PorB。一个菌株不是拥有 PorA,就是拥有 PorB,但不会二者兼有。以 Por 为基础,已开发出单克隆抗体血清分型系统,鉴定出两大类膜孔蛋白的许多抗原变异。很多种 Por 蛋白的一级结构已由 DNA 测序确定,发现它们的结构与其他 Gram 阴性细菌的膜孔蛋白是相似的。比较 PorA 和 PorB 蛋白序列,发现有些区段二者是相同的,有些则相差甚远。可变区可能就是抗原性差异的部位。

不透明蛋白,不透明相关蛋白家族(Opa),原称为蛋白 II,是一组与细胞附着有关、具有热修饰特性的蛋白,分子量在 24~28 kDa。任何一个菌株,最多可以同时表达 4~5 种不同的 Opa 成员,也可能无一表达。Opa 族有时相变异(Opa⁺⇌Opa⁻)和抗原变异(OpaA→OpaB→OpaC……),与菌毛变异相同。不透明蛋白的主要功能是使细菌彼此黏附在一起或黏附于宿主细胞表面。大多数 Opa 蛋白可使菌落不透明性增高,而所有 Opa⁻ 克隆则都是透明的。

还原型可修饰蛋白(reduction modifiable protein, Rmp),原称为蛋白 III,分子量为 30~31 kDa。Rmp 在对抗人血清杀菌作用上起主要作用。

2) 脂寡糖(lipo-oligosaccharide, LOS)

所有淋球菌细胞表面表达脂寡糖,这与其他 Gram 阴性细菌的脂多糖(lipopolysaccharide; LPS)是相似的。淋球菌 LOS 含脂质 A 部分和核心多糖。从化学和免疫学指标而言,LOS 核心糖抗原性质都存在株内和株间变异。单一菌株最多可有 6 个 LOS 变异体,表观分子量(apparent molecular mass)在 3~7 kDa 之间。由于 LOS 核心糖构成的抗原,在免疫杀菌反应中作用重要,因此这些抗原的表达变异在发病机制上可能具有重要意义。实际上,大量证据提示 LOS"短"的淋球菌,对血清敏感但能侵入真核细胞(eukaryotic cell);而 LOS"长"的淋球菌则对血清抵抗,但无侵袭性。

LOS 核心糖链长度改变,在发病机制上有几方面重要含义。由于唾液酸化部位在 LOS 糖终端附近,表达度不一,因而淋球菌进行 LOS 唾液酸化(通过细菌唾液酸转移酶把宿主神经氨酸添加到 LOS)的能力不一。"短"LOS 不能被唾液酸化,而全长 LOS 则易被唾液酸化。由于唾液酸化淋球菌对作用于 LOS 和紧邻 Por 分子的抗体,至少受到部分保护,因此对杀菌作用有较大的抵抗力。"短"LOS 淋球菌因不能被唾液酸化而对血清敏感,但却更易侵入某些上皮细胞。

3) 菌毛(pilus)

菌毛是淋球菌黏附、入侵、损伤宿主细胞和引起宿主免疫反应最重要的表面分子,电镜下,菌毛呈单一纤维排列或聚集,覆盖整个细菌表面。菌毛具有抗原(P_α^+)→(P_β^+)及相(P^+)⇌(P^-)的变异,变异机制涉及染色体上基因重排,基因重排的结果导致染色体上的沉默基因表达,从而表达出某一抗原性变异但功能完整的菌毛(抗原变异)。如果染色体重新排列波及一个有缺陷的菌毛基因,则有菌毛的淋球菌可产生无菌毛的变异体。如有有缺陷的菌毛基因被有功能的菌毛蛋白基因取代,则又能有菌毛状态(相变异)。菌毛的抗原变异可能允许淋球菌迅速适应于附着在不同类型的上皮表面,从而逃避宿主对菌毛的抗体反应。从菌毛⁺到菌毛⁻的变异,可允许附着、停留直到播散。菌毛有黏附介导作用,与致病毒性相关。接种带菌毛的细菌于男性志愿者尿道,能引起尿道炎,而接种无菌毛的细菌则不产生炎症,菌毛可黏附于各种上皮细胞,并抑制中性粒细胞的吞噬作用。

4) IgA₁ 蛋白酶

所有淋球菌和脑膜炎球菌都能产生一种蛋白酶,能识别作为其底物的血清和分泌性免疫球蛋白 A_1(IgA_1)(IgA_2 则否),但其他非致病性奈瑟菌皆无此酶。IGA₁ 蛋白酶能在铰链区分解 IgA_1,释出 Fab 和 Fc 片段。由于分泌性 IgA 是黏膜表面抗体介导性防御的主要一环,因此奈瑟菌属 IgA₁ 蛋白酶对黏膜免疫防御的灭活可能起到重要作用。

【淋球菌耐药性研究】

淋球菌和其他细菌一样,以 DNA 为其遗传物质,DNA 大部分存在于染色体中,还有一些以质粒形式存在,大多数菌株至少有一个质粒。当质粒中插入了表达 β-内酰胺酶的基因,导致产生 β-内酰胺酶的淋球菌(beta-lactamase producing

Neisseria gonorrheae 或 penicillinase-producing Neisseria gonorrhea 简称 PPNG）出现，该酶可裂解青霉素的 β-内酰胺环，使其失去抗菌作用。另一种是染色体所介导的，染色体突变逐渐产生耐药菌株，它使细菌细胞壁通透性改变，造成对抗菌药物的耐受性增加 2~4 倍。第三种则是质粒介导、染色体介导二者兼有。此外，淋球菌还存在逃避宿主防御的机制，如抗原的变异、产生封闭抗体（蛋白Ⅲ）、抗体裂解（IgA₁ 蛋白酶）等。

目前非洲和亚洲的许多地区 PPNG 已占 50% 或更多，美国 CDC 曾提出：当一个地区 PPNG 菌株百分率超过 5% 时，青霉素不应再成为治疗淋病的首选药。淋球菌除对青霉素耐药外，耐四环素、壮观霉素以及喹诺酮类药物的菌株亦不断有报道，且有越来越多的趋势。淋球菌抗药性有着明显的地区差异，如在一些亚太地区国家，大多数喹诺酮类已不再是淋病的可靠治疗药物。所幸的是，近年来，世界各地以第三代头孢菌素的头孢曲松治疗淋病，都能收到一剂而愈的可靠疗效。但人们仍担忧：这些治疗淋病有效的抗生素，长期应用会不会重蹈覆辙。因而，建立淋球菌药敏监测系统，有利于指导淋病治疗。

【发病机制】

淋球菌对未破损的皮肤不易感染，但对黏膜则可引起感染，尤其对柱状上皮细胞及移行上皮细胞的黏膜有特殊亲和力。尿道黏膜由柱状细胞组成，而且是成行排列的单层结构，一遇感染，细菌即可由细胞间隙进入黏膜下层引起严重病变。

淋球菌进入尿道后，借菌毛、Opa 及 IgA 分解酶迅速与尿道上皮结合进行繁殖，并沿泌尿生殖道上行，逐渐转至黏膜下层，通过内毒素、脂寡糖与补体、IgM 的协同作用，引起炎症反应，出现充血、水肿，并有脓液的出现。各腺窝及窝开口为细菌进出要道，若腺管及窝开口被阻塞，分泌物不能外泄，可形成脓肿。早期的炎症反应主要发生在尿道或宫颈腺体和窝开口。炎症严重时黏膜广泛累及。

由于尿道黏膜广泛水肿，排尿时被脓性分泌物粘连的尿道黏膜被扩张，刺激黏膜神经，可引起疼痛；排尿完毕，内括约肌痉挛收缩发生尿频；若黏膜小血管破裂，出现终末血尿。炎症消退后，坏死黏膜的修复均为鳞状细胞所代替，修复的黏膜增厚、增硬。黏膜下层、腺窝多为结缔组织所代替，结缔组织发生纤维化，形成瘢痕，引起尿道狭窄。若在输尿管则引起输尿管闭塞，导致不孕。淋球菌也可侵入血液而引起播散性淋病。

【临床表现】

临床上可将淋病分为 3 类。

（1）单纯性淋病

一般指单一的泌尿生殖道或其他部位的黏膜局部淋球菌感染，包括淋菌性尿道炎、淋菌性宫颈炎、淋菌性结膜炎、淋菌性咽炎、淋菌性肛门直肠炎。

1）淋菌性尿道炎（gonococcal urethritis）

急性前尿道炎是男子淋球菌感染的最常见表现。潜伏期 1~14 日甚至更长，但大多数患者都在 2~5 日内发生症状。主要症状是尿道分泌物或尿痛。最初为尿道口红肿，轻度刺痒，以后，尿道流少量黄色黏液或黏液脓性分泌物，但多数在 24 小时内尿道分泌物量明显增多，同时出现尿痛和排尿困难（彩图 18-01）。可引起包皮炎、包皮龟头炎，甚至并发嵌顿包茎。约 1/4 病例脓性分泌物量少，肉眼所见与非淋菌性尿道炎无异，还有少数患者从无明显征象。一般于感染后 2 周症状开始减轻。

2）淋菌性宫颈炎（gonococcal cervicitis）

女子泌尿生殖系淋球菌感染的主要部位是子宫颈内膜，也是感染的初发部位。子宫切除术后，则以尿道为常见感染部位。约 70% 或更多的患者几乎没有症状，故其潜伏期不明。最常见的症状是阴道分泌物增多，尿痛，非经期子宫出血，经血过多等，以上症状可以单独亦可联合出现，轻重不一。体检可能正常，但宫颈异常者亦不乏见，如子宫颈出现脓性或黏液脓性分泌物、擦拭宫颈内膜时易出血等。尿道、尿道旁腺及前庭大腺等有时可见脓性渗出物。但淋病妇女的临床表现常很难评估，因为这些症状皆非特异性，而宫颈和阴道又经常伴有沙眼衣原体、阴道毛滴虫、白念珠菌、单纯疱疹病毒和其他各种微生物的感染。

幼女淋菌性外阴阴道炎多系间接感染，因儿

童期阴道上皮较薄、pH值偏碱性,较易被淋球菌感染。症状可很轻,或可出现阴道脓性分泌物,有时分泌物呈黄绿色,会阴部红肿和排尿疼痛。该病的诊断必须做分泌物的淋球菌培养。

3) 淋菌性结膜炎

成人淋菌性眼炎很少发生,如出现则较重,常单眼受累。新生儿淋菌性眼炎通常在出生后48小时左右出现,也可延迟到1周,多双眼发病。开始为结膜炎,分泌物较多,24小时后呈脓性外观,结膜水肿充血,以后角膜混浊、溃疡,出现虹膜睫状体炎,最终失明。

4) 淋菌性咽炎

主要发生在女性和有同性恋口淫的男性。约80%咽部淋球菌感染患者无症状,即使有症状也很轻,可能是轻度的咽痛或耳部牵涉痛。检查可以无异常发现,或仅为轻度咽炎和扁桃体炎。咽部感染的治疗有时较困难。

5) 淋菌性肛门直肠炎

男性的感染均来源于同性恋行为,女性的感染可因直肠性交或阴道分泌物的接种所致。2/3以上的肛门直肠淋病没有症状,其余可有肛门瘙痒、直肠刺痛或烧灼感、黏液脓性分泌物、直肠充盈感、里急后重、便血和便秘。直肠镜检可呈正常外观,也可见直肠或肛管黏膜红斑、脓液。未治疗的感染可引起肛周皮肤脓肿和肛瘘。

6) 其他部位的无合并症感染

淋球菌的原发性皮肤感染亦有报道,一般是以生殖器、会阴、下肢近端及手指的局限性溃疡出现。还有很多报告伴有其他感染如单纯疱疹病毒、杜氏嗜血杆菌,其他化脓性细菌亦不能除外;原发性淋菌感染与原有损害的继发性淋菌接种无法区别。

(2) 有合并症淋病

在上述单纯性淋病的基础上,同时发生其他组织器官的淋球菌感染:

1) 男性淋病的并发症

淋菌性前列腺炎和精囊炎:急性者少见,常有全身不适、发热、会阴部疼痛、尿急、血尿和痛性勃起,偶有急性尿留,直肠指诊发现腺体肿大。慢性前列腺炎和慢性精囊炎发生在长期感染情况下,

前者曾被认为是淋病相当普遍的结局,症状有晨起尿道分泌物和会阴部不适,指诊可发现腺体不规则地增厚,前列腺液镜检有大量的脓细胞。

附睾炎:患者主诉单侧性睾丸肿痛,受累侧阴囊皮肤发红,附睾增大有压痛,可继发阴囊水肿。

尿道狭窄:作为晚期并发症在热带国家较多见。通常发生在感染后多年,系尿道周围蜂窝织炎和脓肿的愈合产生纤维性狭窄所致,可伴有尿道瘘管形成。尿道梗阻症状包括排尿困难、尿流无力、滴尿及排尿时间过长,由于膀胱不能排空或膀胱炎可产生尿频。少部分患者因尿潴留、尿路感染和肾衰竭而死亡。

其他:偶尔还可见到淋球菌感染形成的系带旁腺炎、龟头炎、尿道旁腺炎、尿道周围蜂窝织炎、阴茎中缝脓肿等并发症。

2) 女性淋病的并发症

淋菌性盆腔炎:包括子宫内膜炎、输卵管炎、输卵管卵巢脓肿、盆腔腹膜炎、盆腔脓肿等,是女子淋病最常见合并症,无论从其急性症状和远期后果(不孕症、异位妊娠和慢性盆腔疼痛)来说,都是最重要的合并症,见于10%~20%急性淋菌感染的患者。常见于月经后发病;突发高热,体温常高于38℃,伴有寒战、头痛、食欲不振、恶心、呕吐等;脓性白带增多;双下腹疼痛,以一侧为重,咳嗽或打喷嚏时疼痛加剧;也可出现月经失常、非经期出血,以及腹膜刺激症状等。查体肠鸣音减弱,宫颈活动时疼痛,宫颈分泌物异常,双侧附件增厚、压痛,双合诊检查可在附件处或直肠子宫陷凹扪及肿物,有波动感,欠活动。实验室检查白细胞增多、血沉加速、C反应蛋白增高等。淋菌性输卵管炎患者的病情,常比非淋菌性输卵管炎者急重,发热较多,也更易在最初3日出现症状。

淋菌性前庭大腺(Bartholin腺)炎和脓肿:累及一侧或双侧腺体。炎症时可无症状,但常规挤压腺体可有脓液自外口流出。脓肿形成后患者会主诉外阴疼痛,可见大阴唇后半部一触痛囊性隆起。

肝周炎(Fitz-Hugh Curtis综合征):淋球菌和沙眼衣原体是两种最多见的病原体。发病机制可能是感染由输卵管播散或通过盆腔的淋巴引流

到肝脏。典型表现为急性发作的右上 1/4 腹部剧痛,并放射到背部;患者常有发热、恶心和下腹痛,近期阴道分泌物突然增多。双合诊发现盆腔附件触痛和肿块,亦可无异常。腹腔镜检查发现"提琴弦"样粘连时,诊断即成立。极少数男性也可发生肝周炎,推测系血源性播散所致。

(3) 播散性淋病(disseminated gonorrhea)

未获治疗的淋病患者中,估计 0.5%~3%发生播散性淋球菌感染(disseminated gonococcal infection;DGI)。女性易发,常在月经期或妊娠时发病。与播散感染有关的淋球菌菌株多属于淋球菌 AHU/IA-1 和 AHU/IA-2 株,这些菌株的泌尿生殖系感染常无症状,对青霉素 G 敏感,而对正常人血清中的补体依赖性杀菌作用有抵抗力。DGI 最常见的表现是急性关节炎、腱鞘炎和皮炎。能从血液、关节液、皮肤损害或其他无菌部位培养到淋球菌的 DGI 病例,不到 50%。由于 DGI 的临床表现多变,又常有这样的错误观念,即认为淋球菌性菌血症患者都会有泌尿生殖系统表现以及高热、白细胞增多及其他临床中毒症状,因此 DGI 的诊断常被漏诊或误诊。

淋球菌性皮炎(gonococcal dermatitis)的"典型"皮肤损害是红斑基底上的坏死性脓疱,有压痛,但以斑疹、丘疹、脓疱、瘀点、大疱及瘀斑形式出现的皮肤损害亦属常见。皮疹常在肢体远端,一般在 30 个以下。很多淋菌性皮炎患者早期都有关节痛或腱鞘炎,稍后才有明显关节炎和渗出。30%~40%DGI 患者有明显关节炎。任何关节皆可受累,而以腕、掌指、踝、膝等处最为常见。

淋菌性心内膜炎是淋球菌性菌血症的罕见合并症,见于 1%~3%DGI 病例。

【实验室检查】

涂片直接镜检:仅对男性尿道分泌物标本有诊断意义,镜检见多形核白细胞内典型的 Gram 阴性双球菌即可诊断淋病,敏感性约为 95%。不推荐用于口咽、直肠部位感染和女性淋菌性宫颈炎的诊断。

淋球菌培养:为淋病的确诊试验,适用于取自男女泌尿生殖道及其他部位的所有标本。常用的培养基有改良的 Thayer-Martin 培养基(T-M 培养基)、ML 培养基和 NYC 培养基。根据菌落形态,Gram 染色和氧化酶试验进行初步鉴定。

药物敏感试验:在培养阳性后可进一步做药敏实验(包括用纸片法或 MIC 测定,以及 β-内酰胺酶试验),以确定淋球菌对抗生素的敏感性,合理选择用药。

非培养诊断法:利用病原体特异的核酸序列扩增和检测等生物技术,使性病的诊断试验取得了很大的进展。DNA 扩增技术,如聚合酶链反应(PCR)和连接酶链反应(LCR)比其他的诊断方法更为敏感。理论上,只要一份标本中有一个基因拷贝,DNA 扩增技术就可以检测到;然而极度的敏感又引出一个问题,无法找到合适的金标准来评价这些方法。为此,在有些情况下,通过增加其他检测方法扩大金标准范围来解释不一致的结果。核酸扩增技术还可以使用便捷和非侵入性的标本(尿液)在大规模人群中进行病原体的筛查。多重扩增检测方法可以同时扩增一份标本中多种病原体靶核酸片段,这对于诊断淋球菌和沙眼衣原体感染非常有用,因为这两种病原体经常是同时感染的。

【诊断及鉴别诊断】

应根据病史、临床表现和实验室结果进行综合分析,慎重做出诊断。

接触史:有可疑的性病接触史及其他直接或间接接触患者分泌物史。

临床表现:淋病的主要症状有尿痛、尿频、尿急、尿道流脓或宫颈口、阴道口脓性分泌物,也可无明显症状或症状轻微。

实验室检查:尿道涂片发现 Gram 染色阴性细胞内双球菌对男性淋病有初步诊断意义,对女性仅做参考,应进行培养以证实淋球菌感染。

男性淋菌性尿道炎需与生殖道沙眼衣原体感染和其他原因引起的尿道炎相鉴别;女性淋菌性宫颈炎应与生殖道沙眼衣原体感染、生殖器念珠菌病、阴道滴虫病及细菌性阴道病等相鉴别。

【治疗】

(1) 治疗原则

① 早期诊断,早期治疗;② 遵循及时、足量、

规则用药的原则,根据不同的病情采用相应的治疗方案;③ 治疗期间禁止性交,性伴如有感染应同时接受治疗;④ 注意外生殖器的清洁卫生,并应与女小孩严格隔离;⑤ 如同时有衣原体或其他 STD 病原体的感染应一并治疗;⑥ 治疗后进行随访和判愈。

(2) 治疗方案

1) 无合并症淋病治疗

A. 淋菌性尿道炎、宫颈炎、直肠炎

推荐方案
头孢曲松 250 mg,I. M,单次给药;或 大观霉素 2 g(宫颈炎 4 g),I. M,单次给药;或 头孢噻肟 1 g,I. M,单次给药

替代方案
头孢克肟 400 mg,P. O,单次给药;或 其他第三代头孢菌素类,如已证明其疗效较好,亦可选作替代药物

青霉素类和四环素类目前已不作为我国治疗淋病的推荐药物。此外,耐氟喹诺酮淋球菌已在我国较为普遍出现,耐药菌株比率逐年增高,因此不推荐使用氟喹诺酮类药物治疗淋病。

B. 淋菌性眼炎

推荐方案
新生儿:头孢曲松 25~50 mg/kg(总量不超过 125 mg),I. V. 或 I. M,单次给药;或大观霉素 40 mg/kg,I. M,单次给药 成人:头孢曲松 1 g,I. M,单次给药;或大观霉素 2 g,I. M,单次给药。

注:同时应用生理盐水冲洗眼部,1 次/h。新生儿的母亲如患有淋病,应同时治疗

C. 淋菌性咽炎

推荐方案
头孢曲松 250 mg,I. M,单次给药;或 头孢噻肟 1 g,I. M,单次给药

大观霉素对淋菌性咽炎的疗效差,因此不推荐使用。

D. 儿童淋病

应禁用喹诺酮类药物,年龄<8 岁者禁用四环素类药物,体重>45 kg 按成人方案治疗,体重<45 kg 儿童按如下方案。

推荐方案
头孢曲松 125 mg,I. M,单次给药;或大观霉素 40 mg/kg,I. M,单次给药

2) 有合并症并发症淋病

A. 淋菌性附睾炎、精囊炎、前列腺炎

推荐方案
头孢曲松 250 mg,I. M,qd×10 d;或 大观霉素 2 g,I. M,qd×10 d;或 头孢噻肟 1 g,I. M,qd×10 d

替代方案
头孢克肟 400 mg,P. O,qd×10 d

B. 淋菌性盆腔炎

门诊治疗方案参照淋菌性附睾炎、精囊炎、前列腺炎方案,任选一种药物,均需加甲硝唑 400 mg,口服,每日 2 次,连用 14 天。

3) 播散性淋病

A. 新生儿播散性淋病及淋球菌性头皮脓肿

推荐方案
头孢曲松 25~50 mg/kg · d,I. V. 或 I. M,qd×7 d,如有脑膜炎为 14 d;或 头孢噻肟 25 mg/kg,I. V. 或 I. M,qd×7 d,如有脑膜炎为 14 d

B. 儿童淋菌性菌血症或关节炎

推荐方案
体重<45 kg 儿童:头孢曲松 50 mg/kg(最大剂量 1 g),I. V. 或 I. M,qd×7 d;或大观霉素 40 mg/kg,I. M,qd×7 d 体重>45 kg 儿童:头孢曲松 50 mg/kg,I. V. 或 I. M,qd×7 d;或大观霉素 2 g,I. M,bid×7 d

C. 成人播散性淋病

推荐住院治疗。需检查有无心内膜炎或脑膜炎。

推荐方案
头孢曲松 1~2 g,I. V,bid×10 d 以上

替代方案
大观霉素 2 g,I. M,bid×10 d 以上

注:淋菌性关节炎者,除髋关节外,不宜施行开放性引流,但可以反复抽吸,禁止关节腔内注射抗生素。淋菌性脑膜炎上述治疗的疗程约 2 周,心内膜炎疗程要 4 周以上。

（3）随访

无合并症并发症淋病患者经推荐方案规则治疗后，一般不需复诊做判愈试验。治疗后仍有症状者应行淋球菌培养及药物敏感性试验。如有再发病者，通常是由再感染引起，应加强对患者的教育及性伴的诊治。持续性尿道炎、宫颈炎或直肠炎也可由沙眼衣原体或其他微生物引起，应进行针对性检查，做出明确判断并加以治疗。部分患者治疗后仍有尿道不适，但未查到淋球菌及其他微生物，则可能是尿道感染受损后未完全修复所导致。

（4）性伴的处理

成年淋病患者就诊时，应要求其性伴来进行检查和治疗。在症状发作期间或确诊前 60 天内与患者有过性接触的所有性伴，都应做淋球菌和沙眼衣原体感染的检查和治疗。如果患者最近一次性接触是在症状发作前或诊断前 60 天之前，则其最近一个性伴应予治疗。应教育患者在治疗未完成前，本人和性伴还有症状时避免性交。

（陆小年　徐金华）

18.3　非淋菌性尿道炎（nongonococcal urethritis，NGU）

【定义】

本病是指由淋球菌以外的其他病原体，主要是衣原体、支原体等所引起的尿道炎。感染方式以性接触传播为主，其次是通过手、眼或患者污染的衣物、器械等物的间接传染。

【简史】

人类因沙眼衣原体所致的疾病，古人即已发现。1959 年，Jones、Collier 和 Smith 首次从一位新生儿眼炎患者的母亲的宫颈发现沙眼衣原体。1964 年，第一次从与结膜炎有流行病学关系的男子尿道中发现衣原体。1981 年，生殖支原体首次从 NGU 患者尿道分泌物中分离。

【流行病学】

沙眼衣原体泌尿生殖道感染大都是通过性接触传播。感染非 LGV 沙眼衣原体株的男子，一般都在性接触 1~3 周后发生非淋菌性尿道炎。由于

衣原体是专性细胞内寄生物，只有通过复制周期才能存活，而受染宿主细胞则将因此而死亡，因此任何时候都应认为是病原体，而不能认为是男子或女子生殖道正常菌丛的一部分。但它们并不都会引起有明显临床表现的感染。

泌尿生殖道传染性分泌物无论是在性活动中还是通过手眼接触而接种人眼，皆可发生结膜炎。

出生时通过被感染的产道而接触衣原体的婴儿，亦可受到感染，出现多种病变，包括结膜炎和肺炎。但鹦鹉热衣原体和肺炎衣原体在人类皆非性传播疾病。

泌尿生殖道衣原体感染主要是由 D、Da、E、F、G、H、I、Ia、J 和 K 等血清型所致。世界各地的血清型分布情况都很相似，皆以 D、E、F 诸型流行率最高，其次为 G 型。有几份研究提出：血清型 F 和 G 所致感染，症状和炎症反应都比其他血清型为轻。

衣原体感染与年龄关系密切，年轻人感染率较高，性伴越多，感染的概率也越高。在妇女，口服避孕药和宫颈异物的存在也是衣原体感染的危险因素。

婴儿在通过产道时可发生生殖器的支原体移生（colonization），1/3 的女婴在生殖道可分离到脲原体，而人型支原体仅在少部分婴儿中分离到。

青春期后，移生主要是由于性接触引起。没有性接触史的性成熟者，很少发生生殖器的支原体移生。移生的增加与不同性伴侣的数目有关，女性移生的比例大于男性，这表明女性更易发生这些微生物的移生。此外，男性和女性脲原体移生的比例大于人型支原体的比例。

很明显，一些生殖器的支原体在男性和女性泌尿生殖道中可经常被检测到。针对这一情况，研究这些微生物在人类疾病中的作用就很必要。

NGU 现已成为欧美各国最常见的性传播疾病之一。我国近年来病例数也不断增加，部分地区发病率已超过淋病而跃居首位。

【病原学】

沙眼衣原体是 NGU 最常见的病原体，其次是支原体、阴道毛滴虫、白念珠菌和单纯疱疹病毒等。

据美国 CDC 报道，NGU 患者中，35%~50% 的病例由沙眼衣原体（*Chlamydia trochomatis*，Ct）引

起,20%~40% 的病例由解脲支原体(*Ureaplasma urealyticum*,Uu)引起,2%~5% 的病例由阴道毛滴虫引起,单纯疱疹病毒偶尔是 NGU 的病因。尚有少数病例病因目前尚不明了。

(1) 衣原体

衣原体广泛寄生于人类、哺乳动物及鸟类,仅少数致病,其中引起人类疾病的有沙眼衣原体(*C. trachomatis*)、肺炎衣原体(*C. pneumoniae*)和鹦鹉热衣原体(*C. psittaci*)。

沙眼衣原体含 3 个生物亚种(biovar):Ct 生物亚种(主要引起生殖道感染和沙眼)、淋巴肉芽肿 LGV 生物亚种(引起性病淋巴肉芽肿)和鼠生物亚种(尚未发现感染人类)。

沙眼生物亚种又可分为 A~K 18 个血清变型(血清型)(serovars),A、B、Ba、C 4 种血清型引起沙眼,D、Da、E、F、G、H、I、Ia、J 和 K 10 种血清型引起泌尿生殖系统感染。

LGV 可分为 L1、L2、L2a、L3 4 个血清型,引起性病性淋巴肉芽肿。

衣原体在细胞内生长繁殖,有独特的发育周期,可观察到两种不同的颗粒结构,一种为始体(initial body,繁殖型),呈圆形或卵圆形;另一种为原体(elementary body,感染型),呈球形。每个发育周期约需 40 小时。

衣原体对热敏感,56~60℃仅能存活 5~10 分钟,在 -70℃可保存数年。0.1%甲醛或 0.5%石炭酸可将衣原体在短期内杀死,75%乙醇在半分钟内即可将衣原体杀死。

(2) 支原体

支原体(Mycoplasma)广泛分布于自然界,有 150 余种。与人类有关的支原体有 16 种,其中人型支原体(*M. hominis*,Mh)、解脲支原体(*U. urealyticum*,Uu)和生殖支原体(*M. genitalium*,Mg),与泌尿生殖系统感染密切相关。

支原体是一类能通过细菌滤器,没有细胞壁及前体,形态呈多形性,属于软皮体纲的一种原核微生物,是目前所知能在无生命培养基中生长繁殖的最小微生物。支原体大小 0.2~2.3 μm,很少超过 1.0 μm。支原体由二分裂繁殖,形态多样,基本呈球形和丝形。支原体可在鸡胚绒毛尿囊膜上或细胞培养中生长。用培养基培养,营养要求比细菌高。

生殖支原体是由 Tully 等于 1981 年首先从 2 例非淋菌性尿道炎患者尿道标本分离出来的。有资料表明,生殖支原体是泌尿道和生殖道感染的病原体之一,具有性传播性,而且泌尿道和生殖道可能是生殖支原体寄居或感染的原发部位。由于生殖支原体体外分离培养显示其生长缓慢,需要的营养成分复杂,所以从临床标本中分离生殖支原体非常困难。目前,生殖支原体的检测主要通过 PCR 方法。

支原体对热抵抗力与细菌相似,但有些支原体抵抗力较差,如 45℃ 15~30 分钟或 55℃ 5~15 分钟即被杀死,用石炭酸或来苏儿易将其杀死。支原体在无糖培养基中用石蜡封盖后,在 37℃下可存活 1 个月,低温或冷冻干燥可长期保存。

【发病机制】

沙眼衣原体感染的发病机制仍不明。衣原体感染的疾病过程和临床表现,可能就是衣原体复制的组织损害和衣原体激起的炎症反应以及宿主细胞破坏的坏死物质等产生的综合影响。衣原体感染引起大量免疫反应(以循环抗体和细胞介导的反应出现),有证据表明衣原体病变部分是由过敏反应所致,或者就是免疫病理性疾病。所谓致敏抗原,已被鉴定为 HSP60 类热激蛋白(heat shock proteins)。

大多数衣原体感染都只是受累部位数量相对较少的部分细胞受到感染。由于每个包涵体每次都释出大量活原体,而附近感染的细胞却相对为少,因此肯定有限制传染性的控制机制。此中机制仍未尽悉,但 T 细胞功能似甚重要。已发现淋巴因子对衣原体有抑制作用。沙眼衣原体对 α、β、γ 干扰素都敏感,γ 干扰素似更重要。γ 干扰素似能延长发育周期,使网体存在较长时间。此举可能引起持续性隐性感染,并可在免疫病理中起到作用。

γ 干扰素的明显作用,可能是对感染的控制而非对新感染的保护,因此可能与感染的清除有关。中和抗体也有可能起到作用,但中和抗体的作用机制亦待澄清。抗体能中和细胞培养中衣原体传染性。抗体能抑制衣原体对非专性吞噬细胞表面的附着,或使之不能抑制吞噬溶酶体融合,或防止原体和网体通过交联表面蛋白而发生的形态学转变。

支原体不侵入组织和血液,只能黏附在呼吸道和泌尿生殖道的上皮细胞表面的受体上。支原体黏附后,可进一步引起细胞损伤,表现为:① 黏附于宿主细胞表面从细胞吸收养料,从细胞膜获得脂质和胆固醇,引起细胞损伤。② 支原体放出有毒代谢产物,如溶神经支原体能产生神经毒素,引起细胞膜损伤;解脲支原体有尿素酶,可以水解尿素产生大量氨,对细胞有毒害作用。

此外,支原体还可黏附于红细胞、巨噬细胞和精子表面。解脲支原体黏附于精子表面后,可阻碍精子运动,其产生的神经氨酸酶样物质可干扰精子与卵子的结合,引起不育与不孕。

(1) 衣原体在泌尿生殖道疾病中的作用

35%~50%NGU 都是沙眼衣原体引起的。沙眼衣原体性尿道感染无症状者比淋菌性尿道感染更为常见,如有症状,亦常较轻。

性活跃的青年男子中的急性附睾炎,70%以上为衣原体感染;而 35 岁以上附睾炎的患者一般皆为 Gram 阴性细菌感染,并有泌尿系疾病或器械操作史。

沙眼衣原体在非细菌性前列腺炎中的作用如何,仍有争议。总的说来,还不能对沙眼衣原体在非细菌性前列腺炎中的作用得出肯定结论。进一步研究需有严密的病例定义(包括前列腺压出液中细胞数),采用常规组织学检查、活检组织的免疫组织化学检查、血清学检查、敏感的分子检查技术(如 PCR 或原位 DNA 杂交法检查前列腺中衣原体)以及对治疗的评估等。

Reiter 综合征(尿道炎、结膜炎、关节炎和典型皮肤黏膜损害)以及反应性腱鞘炎或关节炎而无其他 Reiter 综合征表现,皆已发现与沙眼衣原体生殖器感染有关。以微量免疫荧光(micro - IF)抗体测定法检查未经治疗的典型 Reiter 综合征男子,发现 80%以上先有或同时感染沙眼衣原体。Reiter 综合征在 HLA - B27 单倍型患者中亦发现较多。Ⅰ 类 HLA - B27 单倍型似可使 Reiter 综合征的发生率增长 10 倍,此综合征患者中,60%~70%皆为 HLA - B27 阳性。

沙眼衣原体可致宫颈炎和子宫内膜炎。像淋球菌一样,沙眼衣原体亦可引起前庭大腺导管感染。

急性输卵管炎中由沙眼衣原体所致比率,因地区和研究群体而异。西雅图对经腹腔镜检查证实的输卵管炎和经组织学检查证实的子宫内膜炎妇女所做研究表明:80%~90%皆由衣原体或淋球菌感染,衣原体与淋球菌感染各自所占比率几乎相等。很多衣原体输卵管炎患者尽管病情继续进展至输卵管瘢痕化,导致妊娠或不育,但都无任何症状或症状甚轻微,因此被称为衣原体所致"静寂型输卵管炎"(silent salpingitis)。

自 Fitz - Hugh 和 Curtis 首先报告肝周炎(Fitz - Hugh - Curtis 综合征)以来,与输卵管炎同时或在其后发生的肝周炎就被认为是淋球菌感染的一项合并症。但是近年来的研究却提示:实际上衣原体感染与肝周炎的关系,可能比淋球菌更为密切。性事活跃的青年妇女,如发生有上腹痛、发热、恶心呕吐,就应想到肝周炎的可能。

(2) 支原体在泌尿生殖道疾病中的作用

支原体在 NGU 中的作用仍然有争论。根据培养分离的研究结果,并不表明人型支原体可能引起 NGU。对各种抗菌药物的临床反应也不支持这种支原体和 NGU 的关系。

至于脲原体,目前的资料支持脲原体在少数病例中可引起 NGU,虽然还不清楚究竟有多少比例的患者可检测到确实由脲原体所致。从 NGU 男性患者的尿道中检出脲原体,并不一定意味着这是他所患疾病的原因。

生殖支原体和脲原体相比,这种支原体显示与急性 NGU 有更强的关联。在持续性或急性发作后疾病复发的男性患者,12%~20%可在尿道中检测到生殖器支原体。

研究表明生殖器的支原体在真性慢性前列腺炎中的作用是极小的;与附睾炎的关系尚未确定;在 Reiter 综合征中的作用还不清楚。

已有某些证据表明人型支原体可能是女性盆腔炎性疾病的病因,但没有证据显示脲原体具有类似的作用。

据报道脲原体可减低精子的运动力和数目，并和精子的异常外观有关。清除脲原体可以改善精子的运动力、数量和外观。虽然脲原体可能和精子运动力的改变有关，但是没有令人信服的证据表明脲原体是不孕症的重要原因。

支原体和 HIV 感染及 AIDS 的关系：20 世纪80 年代后期，美国的一些研究者在 AIDS 患者的器官和组织中培养出一种支原体，称为未识支原体（*Mycoplasma incognitus*），随后被鉴定为发酵支原体。在此之前，已从泌尿生殖道少量分离到发酵支原体，但更经常是作为污染物从细胞培养中分离到，其致病性尚不明。研究发现支原体在细胞培养中能增强 HIV 的复制，可引起细胞死亡。

【临床表现】

NGU 好发于青年性旺盛时期。潜伏期可由数天至数月，但多数为 1~3 周。

（1）男性 NGU

症状与淋菌性尿道炎相似，但程度较轻，可有尿道刺痒，烧灼感和排尿疼痛，少数有尿频。尿道口轻度红肿，分泌物稀薄、量少，为浆液性或脓性，多需用手挤压尿道才见分泌物溢出。长时间不排尿或晨起首次排尿前有时能见到逸出尿道口的分泌物污染内裤，结成黏糊状可封住尿道口（称为糊口）。有些患者（30%~40%）可无任何症状，也有不少患者症状不典型，因此，约有一半的患者在初诊时易被误诊或漏诊。有 19%~45% 患者同时伴有淋球菌感染。50%~70% 的男性患者如不治疗可在 1~3 个月内自愈。未经治疗的衣原体尿道炎症状可自行减轻，病情缓解，但无症状的衣原体感染也可持续数月至数年。

（2）女性 NGU

女性 NGU 或 NSGI 的临床特点是症状不明显或无症状。当引起尿道炎时，约有 50% 的患者有尿频和排尿困难，但无尿痛症状或仅有很轻微的尿痛，可有少量的尿道分泌物。若感染主要在宫颈时，则表现为宫颈黏液脓性分泌物（37% 妇女）和肥大性异位（19%）。肥大性异位（hypertrophic ectopy）是指水肿、充血和易致出血的异位区。可有阴道及外阴瘙痒，下腹部不适等症状，常被误诊为一般的妇科病。未治疗的宫颈衣原体感染可持续一年或更长时间，且会出现各种临床表现和并发症，如尿道炎、急性尿道炎综合征、子宫内膜炎、成人沙眼衣原体眼部感染等。以宫颈为中心的沙眼衣原体播散的危险性可能小于生殖系统淋病播散的危险性。

（3）合并症

附睾炎是男性 NGU 的主要并发症，它的主要症状是附睾肿大、发硬且有触痛，如累及睾丸时可出现疼痛、触痛、阴囊水肿和输精管变粗等。从肿胀的附睾中抽取液体，有时可分离到衣原体。临床上常可见到附睾炎和尿道炎同时存在。并发前列腺炎时可有后尿道、会阴和肛门部位的重坠和钝痛感。疼痛可放射到横膈以下各个部位，在晨间较为明显。可产生性功能障碍。直肠指检可触及肿大的和有压痛的前列腺。在急性期时，由于前列腺严重充血，肿大的腺体可造成尿道的梗阻症状如尿流变细、排尿无力、尿频和尿流中断等症状。在男性，系统性并发症及生殖器外器官的感染比较少见，常见的有急性滤泡性眼结膜炎、Reiter 综合征、眼色素膜炎和强直性脊柱炎等。有报告解脲支原体可吸附在精子上，抑制受精，造成生育力低下。

在女性，主要并发症为急性输卵管炎。急性期可有寒战、高热和下腹痛，可有骶部酸痛，并向大腿部放射。妇科检查宫颈可有推举痛，子宫一侧可有明显压痛和反跳痛，约 25% 患者可扪及增粗的输卵管和附件的炎性肿块。慢性输卵管炎表现为下腹部隐痛、腰痛、月经异常及不孕症等。此外，衣原体感染还可导致异位妊娠、不育、流产、宫内死胎及新生儿死亡。但亦有许多患者除不孕外，可无任何自觉症状。

【实验室检查】

（1）标本的采集

男性患者取材时要将拭子深入尿道 2~4 cm，用力摩擦转动；在取宫颈标本时，应先用一个拭子将宫颈口揩干净，再用另一个拭子和细胞刷插入宫颈内 1~1.5 cm，用力转动以获取细胞。采集标本时应避免接触抗菌剂、镇痛药或润滑剂，因为某些药剂可能杀死病原体。

（2）衣原体检测

细胞培养仍是检查沙眼衣原体的金标准。但

细胞培养费用高、技术难度大，难以在临床广泛应用。因此非培养诊断试验是近年来的研究热点。现已推出很多沙眼衣原体非培养诊断法。最先应用的是抗原检测法，一般为衣原体脂多糖（LPS）及外膜主蛋白（MOMP），检查生殖器标本中衣原体的原体。应用较多的是直接免疫荧光分析（DIFA）和酶免疫检查（EIA）。还有几种简化快速抗原检测法，但敏感性较低。

LCR 和 PCR 是沙眼衣原体核酸扩增检查法，二者都可用于子宫颈以及男子尿道和尿标本的检查，检查敏感性保持在 99% 以上。还有一种转录扩增法（TMA），扩增的是衣原体核糖体 RNA，性能特征似与 LCR 和 PCR 相当。LCR 和 PCR 检查的是沙眼衣原体质粒的核苷酸序列，它在每个原生小体中都有多个拷贝；TMA 检测的则是核糖体 RNA 序列。这些试验的检测下限是 1~10 个原生小体（EIA 是 10 000 原体）。

Ct 培养和 DIFA、核酸杂交测试和核酸扩增检测（NAAT）均可用于在子宫颈管和男性的尿道拭子 Ct 诊断。NAAT 是美国食品药物管理局（FDA）批准用于尿液或阴道拭子最敏感的诊断 Ct 感染的方法。在一些已达到临床实验室改进修正案（CLIA）的要求实验室，NAAT 可用于检测 Ct 直肠拭子标本。FDA 已批准某些 NAAT 可检测液基细胞学标本 Ct。

血清学检查尚未广泛用于泌尿生殖系统衣原体感染的诊断。这是由于在高危人群中沙眼衣原体抗体基础检出率即甚高，常达受检者的 45%~60%。培养阴性且无症状者血清阳性，也许反映既往感染。此外肺炎衣原体所致交叉抗体，亦可干扰血清学诊断。

(3) 支原体检测

支原体可以在人工培养基中生长，由于脲原体具有能将尿素分解为氨的脲酶，当脲原体生长时可使培养基（含 0.1% 尿素，pH 为 6.0）的颜色从黄色变为粉红色。人型支原体可将精氨酸代谢为氨，使含有精氨酸的培养基的 pH 值提高（原 pH 值为 7.0），因而颜色也从黄色变为粉红色。脲原体经常在 24~48 小时或更短时间内引起变化，而人型支原体则较慢，但一般在 1 周内。

为了证实已分离到支原体，将恰能引起颜色改变的液体培养物的等分培养基（0.1 或 0.2 ml）注入琼脂培养基。生殖器的支原体菌落在 95%N_2 和 5%CO_2 环境中发育得最好。人型支原体具有"煎鸡蛋"的典型表现，直径达 200~300 μm。生殖支原体菌落一般更小，许多没有典型的表现。脲原体的菌落最小，直径 10~30 μm，由于没有周围的表面生长，一般没有"煎鸡蛋"的形态。

非培养方法在检测初步培养中难以分离到的支原体如发酵支原体，或几乎不能分离到的支原体如生殖支原体，具有特殊的地位。引物已经研制成功，使用 PCR 技术检测人脲原体、生殖支原体和发酵支原体的 DNA 具有相当的诊断价值。然而，因为 PCR 技术难以获得定量结果，而且也不能评估抗生素的敏感性和其他生物学的特征，因而采用培养方法分离微生物仍然是一个有价值的方法。

很多血清学试验已用于检测支原体抗体，其中的补体结合试验，由于缺乏敏感性和特异性，不适于检测生殖器的支原体抗体。间接血凝试验较为敏感和特异，已用于检测有输卵管炎妇女的人型支原体和生殖支原体的抗体反应。

此外，一种改良的酶免疫测定法已用于急性输卵管炎妇女的人型支原体抗体水平变化的检测。间接免疫荧光试验用于检测生殖器支原体抗体具有快速、可复制、敏感和特异的优点，它与肺炎支原体的交叉反应性较之在其他一些方法中见到的要少。这种方法已被用于 NGU 男性和输卵管炎女性生殖器支原体抗体反应的检测。

【诊断及鉴别诊断】

病史：有婚外性接触史或配偶感染史，通常潜伏期 1~3 周。

有 NGU 的症状和体征。

实验室检查：① 尿道或宫颈分泌物涂片未见细胞内（外）Gram 染色阴性双球菌，培养亦无淋球菌生长。② 男性尿道分泌物涂片可见到多形核白细胞，在油镜（1 000 倍）视野下平均每视野中多形核白细胞 >4 个为阳性。晨尿（前段尿 15 ml）沉淀在高倍镜（400 倍）视野下每视野平均有多于 15 个多形核白细胞有诊断意义。或男性患者 <60 岁，无肾脏疾病或膀胱感染、无前列

腺炎或尿路机械损伤,但尿白细胞酯酶试验阳性。③ 女性宫颈黏液脓性分泌物在油镜(1 000倍)视野下平均每视野中多形核白细胞>10 个为阳性(但应除外滴虫感染)。④ 衣原体或支原体检查阳性。

主要应与淋菌性尿道炎相鉴别(表 18-1)。

	淋 病	非 淋
潜伏期	3~5 天	1~3 周
尿痛和排尿困难	多见	轻或无
全身症状	偶见	无
尿道分泌物	量多呈脓性	量少或无,多为浆液或黏液性,较稀薄
细胞内 G^- 球菌	+	-
病原体培养	淋球菌	衣原体或支原体、白念珠菌、滴虫等

【治疗】

(1) 治疗方案

1)成人

① 阿奇霉素 1 g 单剂口服;或② 多西环素 100 mg,每日 2 次,连用 7 ~ 10 天;或③ 米诺环素 100 mg,每日 2 次,连用 10 天;或④ 红霉素 500 mg,每日 4 次,连用 7 ~ 14 天;或⑤ 四环素 500 mg,每日 4 次,连用 7 ~ 10 天;⑥ 罗红霉素 150 mg,每日 2 次,连用 7 ~ 10 天;或⑦ 克拉霉素 250 mg,每日 2 次,连用 7 ~ 10 天;或⑧ 氧氟沙星 300 mg,每日 2 次,连用 7 ~ 10 天;或⑨ 左氧氟沙星 500 mg,每日 1 次,连用 7 ~ 10 天;或⑩ 司帕沙星 200 mg,每日 1 次,连用 10 天。

2)婴幼儿和儿童

① 新生儿眼结膜炎:红霉素干糖浆 50 mg/kg·d,分 4 次口服,连服 2 周,如有效再延长 1 ~ 2 周。② 新生儿肺炎:红霉素干糖浆 50 mg/kg·d,分 4 次口服,至少 3 周,直到治愈。③ 儿童:体重<45 kg,红霉素 50 mg/kg·d,分 4 次口服,连服 2 周。体重≥45 kg,治疗方案同成年人。

(2) 治疗注意事项

对衣原体和支原体共同敏感的药物有四环素、米诺环素、多西环霉素、新型喹诺酮类。

环丙沙星治疗失利较多,故不宜用于 NGU 的治疗。

约 15%的脲原体对四环素耐药,约 40%耐四环素的菌株对红霉素呈现交叉耐药性。对抗耐四环素的菌株,应使用抗这种微生物的抗生素克林霉素或喹诺酮类药物司帕沙星(sparfloxacin)。

生殖支原体感染可引起持续性或复发性尿道炎,治疗需采用四环素或大环内酯类长期治疗(>1 月)。

患者的性伴也要接受同样的检查或治疗。治疗期间避免性生活。

孕妇、哺乳妇禁用四环素、氟喹诺酮类药,可用大环内酯类药物治疗。

14 岁以下禁用四环素类药物;18 岁以下禁用喹诺酮类药物。

(3) 判愈标准

治疗结束后一周应随访复查,治愈标准是症状消失,尿道分泌物涂片在油镜下,多形核白细胞≤4 个,病原体检查阴性。

(梁　俊　徐金华)

18.4　尖锐湿疣(condyloma acuminatum)

【定义】

本病又称生殖器疣或性病疣,是一种人乳头瘤病毒引起的、主要发生在肛门生殖器部位的性传播疾病。有文字记载的生殖器疣始于公元 1 世纪,1956 年第一次报道 HPV 宫颈感染的细胞学表现,但直到 1970s 才以分子杂交技术确认 HPV 为这种变化的病因。20 世纪 80 ~ 90 年代,流行病学和分子生物学研究提供了大量 HPV 和尖锐湿疣、生殖器和肛周癌关系之证据。

【病因】

人乳头瘤病毒(HPV)属于乳多空病毒 A 属,为一组小 DNA 病毒,直径 55 nm,无脂蛋白包膜,由 72 个病毒壳粒构成蛋白质结构的对称 20 面体(衣壳),其基因组为一环状的双链 DNA,含 7.9 kb,分子量为 $5×106$ Da。HPV 主要引起上皮细胞的增殖或乳头状瘤,100 多种 HPV 已被分子克隆和测序,通过 Genbank 可查序列。

主要由 L1 蛋白组成的衣壳厚约 2 nm,每个病毒壳粒从衣壳表面伸展出 6 nm, 呈五角星状, 每一壳粒由 5 个中央凹陷 3 nm 的 L1 亚单位构成, 根据各型 HPV 壳粒表面高变序列差异可分为 BC、DE、EF、FG 和 HI 5 种分子模式。衣壳具有保护 DNA 免受核酸酶和其他化学因素破坏; 能结合易感细胞膜, 介导病毒、受体结合; 有抗原性, 引起特异性免疫反应; 构成病毒的酶, 参与病毒释放、复制、对宿主细胞的转化; 毒素样作用。

HPV 不耐热、紫外线和化学物可灭活。HPV 尚无理想动物模型, 培养困难, 不能传代, 筛选治疗药物不易。

在 HPV 的基因结构和功能研究方面, 8 种开放阅读框 (ORFs) E6、E7、E1、E2、E4、E5、L1、L2 及相应的编码蛋白受到高度重视。开放阅读框分 3 个功能区: A 早期转录区 (E 区), E1 - E8 8 个早期蛋白; B 晚期转录区 (L 区) L1 - L2, 主要衣壳蛋白 L1 和次要衣壳蛋白 L2, L1 有高保守性, 变异小, 各型同源性在 60% 以上; C 非转录区 (上游调节区、非编码区) 位于 E8 - L1 之间, 调控转录和复制。其功能见表 18 - 2。

表 18 - 2　HPV ORFs 编码蛋白的功能

- ◆ E1 蛋白: 68 kDa, 复制, ATP 依赖的解旋酶;
  E1C 蛋白: 8 kDa, 编码数个 HPV 的 mRNA;
  E1N 蛋白: 23 kDa, 未知。
- ◆ E2 蛋白: 48 kDa, 特定位点 (ACCN6GGT) 转录因子, 与 E1 协同促进复制;
  E2C 蛋白: 28 kDa, 可能抑制 E2。
- ◆ E3 蛋白: 不明, 仅出现于 BPVs。
- ◆ E1^E4 蛋白: 17 kDa 及更小, 多样蛋白质; 含有几个 E1 密码子; 与 E4 融合, 细胞角蛋白相互作用, 可导致 G2 期停滞。
- ◆ E5 蛋白: 10 kDa, 通过生长因子促进增殖;
  E5b 蛋白: 不明, 仅见于 HPV6、HPV11。
- ◆ E6 蛋白: 150 a. a., 消除高危 p53 基因功能; 改变转录; 激活端粒酶 (hTERT); E6* 和 E6** 蛋白: 40~60 a. a., 可能抑制 E6 活性。
- ◆ E7 蛋白: 100 a. a. 至 20 kDa, 通过灭活 pRb 和 CKI 促进增殖。
- ◆ E8^E2 蛋白: 28 kDa, 仅见于 BPVs、HPV6、HPV31。
- ◆ L1 蛋白: 55 kDa, 主要衣壳蛋白, 组装衣壳, 中和抗原表位, 高保守性 (变异小、各型同源性在 60% 以上)。
- ◆ L2 蛋白: 50~60 kDa, 次要衣壳蛋白, 参与病毒进入和衣壳组装。

HPV 有多种型别和亚型, 人们最初是通过低于 50% 已知类型 HPV DNA 交叉杂交率来确定一种新的 HPV 型别, 通过高于 50% 交叉杂交率而内切酶不同来确定新的亚型。目前采用的分型标准为: 待定 HPV 基因组 ORF 的 E6、E7 和 L1 序列较已知型别同源性低于 90% 即为新类型, 有 2%~10% 的差异为新亚型, 差异小于 2% 者为同型变异。

HPV 常分为皮肤组 HPV 和黏膜组 HPV 两大类, 而 40 种黏膜组 HPV 又分为低危型 (2、3、6、7、10、11、13、32、40、42、43、44、57 等) 与高危型 (16、18、26、30、31、33、34、35、39、45、51、52、53、56、58、59、66、68、73、82 等)。尖锐湿疣 90% 由 HPV6、11 型引起, 10%~20% 可表现为混合感染。大部分宫颈、阴茎、外阴、阴道、直肠和口咽癌及癌前病变由高危 HPV (如 HPV16、18) 导致, 而低危 HPV (如 HPV6、11) 感染引起生殖器疣和复发性呼吸道乳头瘤病。持续性致癌的人乳头瘤病毒感染是 HPV 相关癌前病变和癌发生的最强危险因素。

至少 40 个型的 HPV 可以感染泌尿生殖道上皮, 大部分感染有自限性, 无症状而不被发现, 大多数性活跃人群在其一生至少有过一次 HPV 感染史。HPV 生殖道肛周感染临床表现有其型特异性, 产生从核酸技术可检测的亚临床感染、组织细胞学技术可检测的亚临床感染、尖锐湿疣、上皮内瘤变、原位癌、鲍温样丘疹病、宫颈癌, 鳞状细胞癌等广泛的病谱。这种多样性反映出 HPV 利用人类皮肤器官不同微环境的能力。

【传染及流行】

自古希腊和古罗马时代起人们就认识到生殖器疣和性接触有关。尖锐湿疣主要通过性接触直接传染, 传染源包括患者和亚临床 HPV 感染者, 而亚临床感染者又远远多于临床患者。大样本的研究表明美国 15~49 岁性活跃男女人群 HPV 生殖器感染情况为尖锐湿疣患者、组织细胞水平亚临床感染者、核酸水平亚临床感染者、曾经感染而出现抗体者、从未感染者的比例为 1∶4∶10∶60∶25 (冰山理论)。许多研究者认为尖锐湿疣相关 HPV 能以非性传播方式感染发病, 尤其在相当一部分儿童和老年患者, 须加以区别对待。

近 40 多年尖锐湿疣发病率在世界范围内持续增高, 在我国和欧美都是最常见的病毒性性传播疾病之一。其发病的危险因素包括性伴数量、过早性交、慢性免疫抑制、性活跃年龄期、妊娠及口服避孕药、HIV 感染等。HLA Ⅱ 基因多态性与病毒感染、清除、癌症进展有关,国内外报道的易感基因有:DRB1* 13、DMA* 0101、DMB* 0101、TRIM39、HCP5、APOM、TLR2597(T/C)、1350(T/C)等。

值得警惕的是,HPV 暂时仍属于无法根治的病毒,并且有潜在的致癌性,而亚临床感染者众多且具隐蔽性,常规使用安全套不能完全预防病毒经生殖器皮肤(特别是女性)接触直接传染,其感染引起的社会医疗问题正日益严重,性病中其危害性仅次于 AIDS。

宫颈癌为全球妇女仅次于乳腺癌的第二常见恶性肿瘤。现代医学已证实 HPV 是所有宫颈癌发生的一个必要条件,高危型 HPV 的持续感染可能导致潜在的癌前病变(宫颈鳞状上皮内瘤,CIN),进而发展成为浸润癌(宫颈癌,CC)。现在认为宫颈癌是一个感染性疾病,可以预防、治疗和消灭,也使得宫颈癌成为第一个病因明确的癌症,这是人类对癌症认识的重大突破。在 HPV 感染的自然临床病理过程中,从暴露感染到自然清除,或逐渐发展为 CIN Ⅰ(LSIL)、CIN Ⅱ(HSIL)、CIN Ⅲ(HSIL)、宫颈癌,通常超过 10 年或 10 年以上,期间通过病毒和细胞学筛查、分流、随访,发现早期病变及时治疗,可以挽救很多生命。

【发病机制】

HPV 易感染黏膜和皮肤的鳞状上皮细胞,性接触部位的细小伤口促进感染发生。基底细胞中的 HPV 抗原性弱,易逃避机体免疫系统的识别和清除,其基因早期表达 E1 和 E2。基底细胞层 α6 整合蛋白(integrin)可能是病毒附着的受体之一,体蛋白聚糖-1(syndecan-1)也破认为是一种主要受体。L1 蛋白在病毒结合进入细胞时起协调作用。硫酸乙酰肝素蛋白多糖对病毒与靶细胞的结合起重要作用。网格蛋白介导的内吞噬有助于病毒的进入。位于 L2 氨基端一含 23 氨基酸肽协同病毒入胞后退出吞噬结构。Hsp70 伴侣蛋白被认为介导病毒脱衣壳。L2 C 端与动力蛋白互动助病毒的基因向细胞核运动,与 tSNARE 蛋白受体 syntaxin 18 互动助调解蛋白通过内质网。细胞核进入受体 Kapα2 和 Kapβ1 与病毒壳蛋白互动,L2 通过依赖早幼粒细胞白血病蛋白(PML protein),

最终诱使病毒基因进入细胞核区(ND10)。整个病毒黏附和进入细胞的过程相当缓慢。

HPV 基因的转录和感染细胞的分化状态密切相关,不同的表皮层 RNA 转录各异。E1、E2 的表达发生在基底细胞层,E1 蛋白是核酸磷酸化磷脂蛋白,并具有腺嘌呤和鸟嘌呤三磷酸化酶活性以及 DNA 螺旋酶活性;E2 蛋白既是转录的激活剂又是限制剂,通过固定在 12-核苷复苏物(ACCN6GGT)启动转录调节。E6、E7 的转录促使棘细胞的增殖,产生病毒 DNA 复制机制。在高危 HPV,E6、E7 转录直接始于单一启动子 p97(HPV 16)和 p105(HPV 18),而低危 HPV 各有不同 E6、E7 启动子。源于 p97p105 启动子的转录可被位于 NCR 的角质形成细胞依赖强化子调节,E2 与毗邻 p97p105TATA 箱的同源可识别序列结合可抑制转录。E2 可抑制源于病毒启动子的转录,病毒 DNA 整合中 E2 缺失则使致癌 E6E7 蛋白表达上升;E2 在某种情况下也能激活转录。转录调节也可通过一些常见细胞转录因子如 YY1,SP1,AP-1,Oct1,NF1,和 Brn-3a 等进行。晚期基因表达仍然受多聚腺苷酸区的调节,因为晚期 mRNAs 并非终止于早期 mRNA 位置核苷酸 nt. 4215,而是 nt. 7321。晚期基因表达的抑制与 AAUAAA 序列组合的作用,与裂解刺激因子及其他因子有关。

乳头瘤病毒有两种复制模式:在基底细胞层的游离基因的稳定复制和在角质形成细胞的失控复制,后者产生子代病毒。感染的早期,病毒基因于基底层细胞保持稳定有限的扩增,拷贝数量低,复制源于位于 NCR 和富含 AT 的 E1 结合区及 E2 毗邻区。基因组复制或每一细胞 S 期或随机进行。p53 是重要调控开关,其与 HPV-16E2 相互作用,抑制复制。HPV 的 URR 区结合的转录因子变化似乎是病毒复制的重要调节因素,CCAAT 位移蛋白负调控复制,AP-1,Sp1 和 YY1 等转录因子亦调控复制水平。随着向棘细胞分化生长过程,携有高拷贝(>50)HPV 之 DNA 的完整病毒颗粒出现在中上层细胞中,位于感染上皮的颗粒层细胞中可观察到病毒颗粒,表明病毒装配此时已发生。E6、E7 编码蛋白发挥了重要的转化细胞功能,特别是在高危型 HPV16、18 感染中。病毒颗粒在角质形成细胞终末分化阶段装配,子代病毒随死亡角层细胞脱落而释放。

HPV E6 和 E7 在新生物形成中起重要作用。

HPV E6 影响细胞周期进程的机制,最重要一点是通过细胞泛素连结酶 E6AP 致使肿瘤抑制蛋白 p53 产生蛋白酶依赖性降解。HPV E6 缺乏时,p53 活性可因各种应力诱导,包括 DNA 损害,部分通过 ATM 和 ATR 激酶,这使得 p21 激活、细胞周期蛋白 cdc2 抑制,导致细胞周期停滞和细胞凋亡。HPV E6 还能催化端粒酶活性;能部分影响前细胞凋亡因子(如 Bak)降解,破坏正常 DNA 损伤产生的细胞凋亡。最终,感染因影响 PDZ 结构区各包含蛋白和桩蛋白导致肌动蛋白细胞架构和极性变化。

HPV E7 影响细胞周期进程的机制尚不明了。其致使肿瘤抑制蛋白 pRb 或相关口袋蛋白 p107 和 p130 产生蛋白酶依赖性降解,这使许多进入 S 周期和细胞周期进程的基因表达,包括增殖细胞核抗原(PCNA)和细胞周期蛋白。E7 还影响其他一些重要的细胞周期控制因子如细胞周期蛋白依赖性激酶抑制剂 p21 和组蛋白脱乙酰基酶。

概括而言,ORF 早期区 E1 - E8 主要负责病毒的复制且有转化特性,晚期区 L1 和 L2 则和增殖及复制有关。病毒颗粒在角质形成细胞终末分化阶段装配,子代病毒随死亡角层细胞脱落而释放。

【免疫】

T 细胞亚群 Th1 /Th2 漂移,倾向 Th2,导致 HPV 发生免疫逃逸。Th1 型细胞因子水平普遍降低(IL - 2、INF - γ、IL - 12、TNF - α、β);Th2 型细胞因子水平相对增高(IL - 4、5、6、9、10、13)。

体液免疫研究方面,B 细胞无向表皮性,自然感染时免疫作用有限。HPV 抗体有型特异性,阳性结果和疾病史强相关,抗体产生的速度很慢,滴度较低。但如果注射去掉 HPV 基因保留衣壳的病毒样颗粒(VLP)人工免疫,则产生高滴度长效抗体,此即为目前所用预防性疫苗的原理。

细胞免疫反研究方面,一直被认为在抑制病毒再活化和疣体消退中起重要作用,应答基础是 T 细胞受体 TCR 与主要组织相容性复合体 MHC 分子相关抗原的有效反应。HPV 可能直接(E5 表达有关)和间接(抑制 IFNγ、TNFα、粒巨细胞集落刺激因子 GM - CSF、IL - 1 合成)改变 MHC 表达水平,逃避免疫监视。

(1) 局部细胞免疫

角质形成细胞(HLA - DR 和细胞间黏附分子 ICAM - 1 表达)、血管内皮细胞(HLA - DR 和 ICAM - 1 高表达)、淋巴细胞(CD3$^+$ ↑、CD4$^+$/CD8$^+$↓)、Langerhans 细胞(数量↓、形态异常、ICAM - 1、白细胞功能相关抗原 1LFA - 1 表达)、IL - 6、8↓。

(2) 全身细胞免疫

非特异性免疫功能↓、T 细胞总数正常、CD4↓、CD8↑、CD4/CD8↓、HLA - DR 表达↓、IL - 2↓、IFNγ↓、IL - 1↓、IL - 6↑、IL - 10↑、IL - 12↓、IL15↓、NK 细胞↑而活性↓、TNF - α↑↑。

目前认为,尖锐湿疣患者免疫系统多数受抑,免疫功能低下,在免疫功能总体水平低下又存在免疫调节紊乱,免疫平衡失调,其中各种细胞因子起着错综复杂的作用。

【临床表现】

潜伏期 3 个月左右,短者 3 周,长者 10 个月以上,与尖锐湿疣患者性接触后是否发病,很大程度上取决于接种的病毒数量和机体特异性免疫力。

男性患者好发部位是冠状沟、包皮、龟头、系带、尿道口、阴茎体、肛周和阴囊,主诉可有瘙痒、外伤摩擦后出血,以及大的疣体继发感染后有恶臭。尿道内尖锐湿疣通常无症状,但脆性损害可引起血尿,很大的疣体则会引起尿路梗阻。临床常见的损害有丘疹、角化性斑块、乳头样或菜花样赘生物,散在或融合,同一患者常有多种表现。颜色从粉红到灰白色,取决于单个乳头毛细血管的充盈状态。大小不等,质地多数较软。乳头样或菜花样疣主要发生于潮湿部位,如包皮腔、尿道口和肛周。圆形丘疹疣主要位于干燥部位,如阴茎干及有毛的会阴部,颜色可呈肤色或有色素沉着。扁平角化斑块疣无蒂,表面粗糙,略高于皮面,有程度不一的色素沉着。有学者提出明显的棕色或灰色色素沉着提示角化不良,应做活检。已有多例膀胱尖锐湿疣的报道,多数伴发尿道损害,部分患者和使用过免疫抑制剂有关。

女性损害常累及从子宫颈到肛门所有鳞状上皮覆盖区域的多个部位，呈多中心病变，严重者可累及宫腔。子宫颈湿疣多发生在宫颈移行区内，单发或多发，可融合，有点类似于乳头状上皮增生，但可在半透明的上皮下见到规则的管襻。依靠阴道镜则可以发现约1/3患外阴湿疣的女性有阴道湿疣。阴道湿疣常多发，多见于阴道的上1/3和下1/3部，损害表现为高起，稠密的白色突起，有时呈一凸起无血管分布的角化斑块。阴道湿疣的特点之一是可自发性消退，特别是在宫颈和外阴的病变治疗之后。外阴湿疣最常见，一般为柔软，粉红或灰白色，有血管的无蒂赘生物，表面具有多发的指状突起，初发于潮湿和性交摩擦部位，如阴道口、阴唇、尿道口、处女膜，也可扩散到外阴其他部位或肛周（彩图18-02）。非黏膜区的湿疣则表现更为角化，类似于寻常疣。女性尖锐湿疣大多数无症状，有时可有瘙痒、疼痛、性交后出血和阴道分泌物。

婴儿和青春期的男女儿童可发生肛周湿疣，女性儿童可有外阴湿疣。其传染性很难判断，是否由于HPV的长期潜伏、性虐待或通过日常用具传播不能确定。

喉部尖锐湿疣，现称为复发性呼吸道乳头瘤病（recurrent respiratory papillomatosis，RRP），该病可能会干扰呼吸故受重视。大多数发生在2~4岁婴幼儿（JORRP），是小儿喉部良性损害、声音嘶哑常见原因，国外报道发病率为4.3/10万儿童，传染途径是经胎盘、围产期或生后感染还不清楚。成人喉部尖锐湿疣（AORRP）则和口交有关，年龄多在20~40岁，男女比例为3∶2，发病率为1.8/10万成人，危害性低于儿童。RRP绝大部分与HPV 6、11相关，很少由HPV16引起，如是则易恶变、转移风险高。HPV 11比HPV 6预后差。JORRP危险因素有初产、少年妈妈、阴道分娩。常见部位：喉、气管、口咽或鼻咽、下咽部、支气管、食管、肺。生长期的损害自行消退可能性小，复发性病变需要多次切除，而多次手术或病情进展产生呼吸衰竭可致死。HPV16感染成人多见于喉部，儿童于支气管，E6、E7为癌基因。RRP标准治疗采用激光、冷冻、电切割。超过10%患者需联合治

疗，可联合干扰素、光动力、吲哚-3-甲醇、维甲酸、西多福韦等药物。

巨大尖锐湿疣（buschke-Lowenstein tumor，BLT）又称癌样尖锐湿疣或疣样癌，表现为疣体过度增生，类似鳞癌，但组织学示良性病变，与HPV6、11、3、17~19感染有关。

妊娠期尖锐湿疣生长快，脆性增加，应去除。鉴于剖宫产预防新生儿感染价值不明，常规仍应采用阴道分娩，仅在疣体增大到阻塞产道或可能导致大出血时才推荐剖宫产。

【诊断及鉴别诊断】

尖锐湿疣的诊断通常是视觉诊断，依据患者的肛门生殖器临床表现即可做出临床诊断。病理活检可以明确诊断，一般在病变为非典型表现时采用，例如皮疹为色素性、硬结样、与皮下组织粘连、出血性、溃疡表现等；如果是免疫缺陷患者，当皮损性质不明，对常规治疗反应不好甚至病情加重时也需进行活检。

HPV感染的组织病理特征是棘层肥厚（早期基因表达）和颗粒层、棘层上部出现空泡化细胞（晚期基因表达），此外可有角化不全、角化过度、乳头瘤样增生、皮突增粗延长。做病理诊断时，应避免因误认空泡化细胞而误诊为尖锐湿疣，或因早期无空泡化细胞而排除尖锐湿疣，最好结合临床。3%~5%醋酸涂布于HPV感染的生殖器区域可产生黏膜变白，但这种检查无助于尖锐湿疣的诊断与治疗，因为HPV感染和尖锐湿疣不是同一个概念，故现在临床不推荐常规使用。同理，HPV病毒检测也不推荐用于肛周生殖器疣诊断，美国FDA批准的"杂交捕获"试验2代（"hybrid-capture" test）等病毒检测方法，仅是宫颈癌筛查为目的的高危HPV检测手段。

需与阴茎珍珠状丘疹、阴茎系带旁丘疹、绒毛状小阴唇、汗管瘤、皮脂腺异位症、光泽苔藓、扁平湿疣（二期梅毒疹）、鲍温样丘疹病、上皮内瘤变、生殖器鳞状细胞癌等鉴别。

【治疗】

这里的治疗是指消除可见疣体及改善症状，对HPV感染尚无有效办法，HPV引起的癌前病变等病症则需相应专科予以处理。至于所用的细胞

毒或破坏性治疗是否可以影响 HPV 感染的自然病程、降低其传染性、减少宫颈癌的发生尚无定论。HPV 亚临床感染有自行清除的特点，不推荐使用特殊的抗病毒治疗以达到彻底根除病毒的目的。治疗方案的选择应根据疣体大小、数量、解剖部位、患者接受度、费用、便利程度、治疗副作用、施治者经验及可用资源而定，没有哪种现有治疗方法绝对优于另一种疗法，也没有任何一种疗法适合所有尖锐湿疣患者。以往治疗指南推荐的 3 次医生应用治疗无效或 6 次治疗未完全消退应考虑改变疗法的原则，多数情况下依然适用，在整个治疗过程中应做治疗成本 - 效益评估，防止过度治疗。

(1) 外用药物疗法

中等以下大小的疣体（单个疣体直径<5 mm，疣体团块直径<10 mm，疣体数目<15 个），一般可由患者自己外用药物治疗。

0.5%足叶草脂素溶液或凝胶，为一种容易穿过细胞膜的强细胞毒剂，可抑制细胞核分裂和 DNA 合成，从而阻止细胞分裂和影响其他细胞活动过程，使细胞破裂和组织糜烂。孕妇、婴儿及疣周有炎症者禁用。外用疣体，每日 2 次，用 3 日，停 4 日，7 天为 1 疗程，可重复治疗 4 个疗程。副作用以局部刺激作用为主，可有瘙痒、灼痛、红肿、糜烂及坏死。

咪喹莫特（imiquimod）乳膏，为免疫调节剂。在治疗部位，能促进多种细胞因子如白介素 IL - 1、IL - 6、IL - 8 的产生，提高 α 干扰素和肿瘤免疫反应而产生抗病毒作用。5%咪喹莫特乳膏，用手指涂药于疣体上，隔天 1 次，晚间用药，1 周 3 次，用药 10 小时后，以肥皂和水清洗用药部位，最长可用至 16 周。3.75%咪喹莫特霜用法相似，只是每晚都要使用。副作用以局部刺激作用为主，可有瘙痒、灼痛、红斑、糜烂。咪喹莫特乳膏用于治疗尿道内、阴道内、宫颈内、直肠内或肛内尖锐湿疣尚未进行评价，因此不推荐。该药对妇女妊娠的影响，目前尚无多样本和严格对照的研究资料。

Sinecatechins（veregen）软膏，为从绿茶中提取的植物产品，含茶多酚。2006 年 10 月 FDA 批准用于免疫功能正常 18 岁以上生殖器及肛周尖锐湿疣患者的治疗，每日 3 次，时间不超过 16 周。这是首个被 FDA 批准上市的植物药。对孕妇安全性不明。

80%~90%三氯醋酸或二氯醋酸或水杨酸，简单的有机酸，化学凝固和角质剥脱，不经皮肤黏膜吸收。外用疣体，隔 1~2 周重复 1 次，最多 6 次。在治疗时应注意保护周围的正常皮肤和黏膜，不能用于角化过度或较大的、多发性以及面积较大的疣体。不良反应为局部刺激、红肿、糜烂等。

干扰素具有广谱抗病毒和免疫调节作用。因对其疗效尚缺乏确切的评价，且系统性治疗的费用较高，一般不推荐常规应用。有报道干扰素用于疣体基底部注射，每周 3 次，共 4~12 周有一定疗效。

(2) 物理及外科治疗

包括 CO_2 激光、高频刀、微波和手术切除等，局麻后去除疣体，具有较高的成功率。液氮冷冻适用于较多的体表部位，缺点是复发率高，疼痛明显，皮下组织疏松部位治疗后可致明显水肿。

(3) 光动力疗法（photodynamic therapy，PDT）

由光能所激发的一种组织化学反应，可用来选择性地破坏细胞，该反应需靶组织中含有光敏剂和可发射能被该光敏剂所吸收的特定波长的光源。PDT 通过单态氧直接破坏作用、损伤血管、激活免疫应答反应消灭靶组织。优势在于创伤小、毒性低微，选择性好，可消灭隐性病灶，可姑息治疗，可协同手术提高疗效，可重复治疗。局限性为只能用于浅表性病变的治疗，而专用的治疗系统及较贵的治疗成本也限制了治疗的广泛使用。

(4) 特殊部位尖锐湿疣的治疗

① 尿道口尖锐湿疣：光动力具有治疗优势，其他手段可尝试液氮冷冻、外科治疗。② 阴道疣：液氮冷冻（不用冷冻头）、外科治疗、80%~90%三氯醋酸或二氯醋酸。③ 宫颈疣：液氮冷冻、外科治疗、光动力、80%~90%三氯醋酸或二氯醋酸，治疗前须进行病理活检以排除高级别 SIL。④ 肛门内疣：液氮冷冻、外科治疗、80%~90%三氯醋酸或二氯醋酸。

(5) 特殊情况的处理

妊娠期患尖锐湿疣应忌用咪喹莫特、足叶草

脂和足叶草毒素,由于妊娠期疣体生长快、脆性增加,孕妇的尖锐湿疣在妊娠早期应尽早采用物理或手术治疗。对于尖锐湿疣合并 HIV 感染者,由于 HIV 感染或其他原因使免疫功能受抑制的患者,常规疗法的疗效不如免疫正常者,疗后也更易复发;这些患者更容易在生殖器疣的基础上发生鳞癌,因而常需做活检来确诊。

【随访】

尖锐湿疣治疗后的最初 3 个月,应嘱咐患者每月至少随诊 1 次,如有特殊情况(如发现有新发皮损或创面出血等)应随时就诊,以便及时得到恰当的后续治疗,同时应告知患者保持自我观察,复发多在起始 3 个月。3 个月后,可根据具体情况,适当延长随访间隔期,直至末次治疗后 8 个月。尖锐湿疣的预后一般良好,虽然治疗后复发率较高,但通过正确处理最终可达临床治愈。

【预防】

2006 年 6 月 8 日,美国 FDA 批准默沙东公司生产的人类第一种癌症预防性疫苗 Gardasil 上市,该疫苗可以十分安全有效地预防最常见 4 型 HPV6、11、16、18 感染。目前上市的 HPV L1 病毒样颗粒(VLP)疫苗有 3 种,分别是默沙东的四价疫苗(Gardasil,加卫苗),预防 HPV6、11、16 和 18;葛兰素史克公司的二价疫苗(Cervarix,卉妍康),预防 HPV6、11;默沙东的九价疫苗(Gardasil 9),预防 HPV 6、11、16、18、31、33、45、52、58。三者能预防大部分宫颈癌、外阴癌、阴道癌、阴茎癌和口咽癌。前两种疫苗可保护 70%女性免予罹患宫颈癌,适用于 9~26 岁女性,美国 CDC 建议 11~26 岁女童和妇女进行预防性接种;Gardasil 9 保护 90%女性免予罹患宫颈癌,9~26 岁男性和女性均是这种疫苗的适用人群。两种 Gardasil 还可以预防 90%的 HPV 感染引起的生殖器疣。接种年龄越大,接种 HPV 疫苗后抗体滴度浓度越低,与 16~26 岁的人群相比,9~15 岁接种疫苗后,抗体滴度可达到前一人群的 2 倍。HPV 疫苗通常采用 3 针接种,全程 6 个月内完成可达较好的接种效果。如果接种疫苗前已确定妊娠的女性则不适合接种。

(阎永宁　杨蜀嵋)

18.5　梅毒(syphilis)

【定义】

梅毒是由梅毒苍白螺旋体(*Treponema pallidum*)通过性行为传播的一种慢性、系统性疾病,是人类最具代表性的性传播疾病之一。梅毒螺旋体也可通过胎盘感染胎儿。故本病又可分为后天获得性梅毒和胎传梅毒(先天梅毒)。若不进行有效治疗,将可发生心血管梅毒、神经梅毒、其他内脏器官梅毒、流产、死产、胎儿宫内发育不全、胎传梅毒等严重后果。

【流行病学】

早在 15 世纪人们已认识了梅毒,大多数人认为梅毒是由哥伦布和他的船员带到欧洲的,但其真正的起源尚不明确。20 世纪初,梅毒袭击了整个欧美,约有 10%的人群被感染梅毒。20 世纪三四十年代,中国梅毒猖獗,有些地区有 5%~10%的人群感染梅毒。20 世纪 40 年代,青霉素的发现对梅毒的治疗及其预后产生了划时代的影响,此后,在世界卫生组织 WHO 的倡导下梅毒的发病率大幅下降。在所有国家倡导消灭梅毒的过程中,我国为世界消灭梅毒、降低梅毒发病率的贡献是最大的。这一举世瞩目的公共卫生史上的壮举为新中国的医疗卫生史写下了浓墨重彩的一笔。1964 年我国是唯一一个在世界上宣布基本消灭梅毒的国家。然而自 20 世纪 80 年代起梅毒在我国又死灰复燃,90 年代再次流行,且发病数逐年增长,1991 年全国报告梅毒 1 892 例,年发病率为 0.16/10 万;2014 年梅毒的报告数为 455 818 例,年发病率为 33.64/10 万。20 世纪 80 年代末至 90 年代初由于 AIDS 的出现,梅毒一度在欧美国家显著下降,但近年来在男男性行为人群中有暴发。普通人群对梅毒螺旋体普遍易感,主要通过性接触和母婴传播,性活跃人群和性乱人群是主要的靶人群。

【病原及发病机制】

梅毒螺旋体苍白亚种(*Treponema pallidum subspecies pallidum*)是引起梅毒的病原,1905 年由法国科学家 Schaudinn 与 Hoffmann 发现并报道。

梅毒螺旋体是一种小而纤细的螺旋状微生物，长 5~15 μm，直径约 0.2 μm，活体平均有 8~14 个规则的螺旋。因其透明而不易被染色，在普通显微镜下不易发现，只有在暗视野显微镜、免疫荧光或 Fontana 镀银染色等特殊染色下才能观察到。梅毒螺旋体的基本结构为原生质的圆柱体，由内膜（质膜）、外膜和肽聚糖构成的薄细胞壁所包绕。两端各有 3 条周质鞭毛（periplasmic flagella），盘绕原生质柱，而向另一端延伸。周质鞭毛使螺旋体保持运动。其运动缓慢而有规律，有 3 种运动方式：围绕其长轴旋转运动，或伸缩其螺旋间距离移动，或弯曲扭动如蛇行。人是梅毒螺旋体唯一的自然宿主。梅毒螺旋体可在家兔睾丸中生长繁殖，但不能在体外长时间培养。由于梅毒螺旋体缺乏三羧酸循环酶及电子传输链、缺乏氧化酶和过氧化氢酶、缺乏调节热休克反应的 σ32 因子、依靠糖酵解作为其唯一合成 ATP 的途径等原因，梅毒螺旋体生长缓慢，在活体内的传代时间为 30~33 小时，在体外的传代时间可长达 30~50 小时，繁殖方式主要为横断分裂。

梅毒螺旋体对外界因素均极为敏感，离开人体很快死亡，其生存最适温度为 37℃。煮沸、干燥、肥皂水以及一般的消毒剂等均很容易将其杀死。不耐热，加热至 42℃ 2 小时可将它杀死，100℃时立即死亡；但耐低温，在 0℃时可存活 48 小时，置于-78℃数年仍具有感染性。

1998 年完成的梅毒螺旋体全基因组测序显示，梅毒螺旋体的基因组小，约 1.14 Mb，共有 1 041 个开放性读码框（ORF），推测能编码 1041 蛋白，G+C 占 52.8%，占整个基因组 92.9%。其外膜有跨模蛋白、脂蛋白等，但其含量只有其他 Gram 阴性菌，如大肠杆菌的百分之一。

动物实验证实，梅毒螺旋体接种后数分钟即可入血，数小时进入深部组织，并且具有广泛的侵袭性；其确切的致病机制至今不明，目前对其致病机制的阐述都是基于梅毒的临床表现和动物实验的证据推断。

梅毒螺旋体通过肉眼可见或不可见的皮肤黏膜损害进入人体，首先附着人体细胞。研究显示，梅毒螺旋体基因 Tp0155、Tp0483 和 Tp0751 所表达的重组蛋白分别能结合基质纤维结合蛋白、可溶性和基质纤维结合蛋白以及层粘连蛋白，在受钠甲基趋化蛋白（MCPs）等的作用下，利用梅毒螺旋体周质鞭毛的高度活动性通过旋转等运动穿越细胞外基质，附着于上皮细胞、内皮细胞和成纤维样细胞的表面以及血清中的某些成分和细胞外基质；梅毒螺旋体还能诱导真皮细胞产生基质金属蛋白酶-1（MMP-1），后者可破坏胶原，促使梅毒螺旋体对组织的侵犯，造成局部组织细小血管的血管内膜炎。肿胀的小动脉及其增殖的血管内皮细胞阻断或减少了感染局部的血供，可能是形成一期梅毒下疳和溃疡的原因。与此同时，机体的固有免疫和适应性免疫被激活，在早期梅毒皮损中存在有活化的 CD4+淋巴细胞、CD8+细胞毒淋巴细胞（CTL）和 Th1 型细胞因子。研究证实在梅毒螺旋体感染局部有大量 T 细胞和巨噬细胞浸润；浸润局部的 IFN-γ、IL-12 表达增高。动物实验显示，梅毒螺旋体感染机体后 3 天在感染局部可检测到 T 细胞，6~10 天可检测到巨噬细胞，并在感染后的 10~13 天达高峰。特异性的体液免疫也在梅毒螺旋体感染不久后建立，感染 6 天时即可在外周血中监测到梅毒螺旋体特异性 IgM 和 IgG 抗体。与此同时，梅毒螺旋体在局部的聚集也达高峰，在随后的 5 天内梅毒螺旋体在调理素的作用下（抗体）被巨噬细胞吞噬并被其所激发的细胞免疫应答清除而急剧下降，部分梅毒螺旋体被清除，下疳消退。但野生型梅毒螺旋体能诱导毛细血管内皮细胞表达黏附分子 ICAM-1、VCAM-1 和内皮选择素-E，这些黏附分子吸引多核白细胞迁移到感染局部吞噬并杀灭病原体，被降解的梅毒螺旋体所释放的脂蛋白与 Toll 样受体-2（TCL-2）结合，才能激活局部 Langerhans 细胞（LC）；活化的 LC 能吞噬梅毒螺旋体，将其提呈至淋巴结等 T 细胞富含区，并产生 IL-6、IL-12、IL-1β 和 TNF-α 等炎症因子。因此，LC 的延迟成熟导致缓慢的炎症应答，使部分梅毒螺旋体逃逸机体的免疫清除，通过局部淋巴结和血流迅速进入血液和深部组织，可能使早期感染的播散，并使梅毒螺旋体有机会在宿主产生有效的炎症应答前侵犯各器官组织，引起宿主的慢性化感染。

梅毒螺旋体的免疫逃逸还可能与下列因素有关：① 梅毒螺旋体可感染中枢神经系统、眼、胎盘等"免疫豁免"区,天然免疫监视作用在这些组织相对较弱。② 梅毒螺旋体在某种情况下(潜伏期)代谢极为低下,传代也非常缓慢,极少量的梅毒螺旋体不足以激发机体的免疫应答。③ 机体的重要防御机制之一是通过转铁蛋白和乳铁蛋白俘获游离铁从而阻碍细菌生长,而梅毒螺旋体可干扰转铁蛋白和乳铁蛋白,从这些蛋白中获取游离铁;并且可产生基质金属蛋白-1,利用其他金属而非游离铁来维持其生存;此外,由于梅毒螺旋体缺乏电子传输链,因此其生存所需的铁远少于其他细菌。④ 梅毒螺旋体外膜蛋白含量少,只有大肠杆菌的1%,因此其表面的抗原表位极少,可能是其逃逸免疫监视的重要因素。⑤ 梅毒螺旋体的重复蛋白K(Tprk)与梅毒螺旋体的保护相关,其基因的细微变化可能导致梅毒螺旋体的免疫逃逸。

【分期及临床表现】

梅毒分胎传(先天)和获得性两种,前者是螺旋体从母体通过胎盘累及胎儿,后者主要经性接触传播。获得性梅毒又可分为早期和晚期。早期梅毒是指病程在感染梅毒螺旋体2年内,包括一期、二期和早期潜伏梅毒,一、二期梅毒可重叠出现。晚期梅毒的病程在2年以上,包括晚期良性梅毒、心血管梅毒、晚期潜伏梅毒等。神经梅毒在梅毒早晚期均可发生。胎传梅毒又分为早期(出生后2年内发病)和晚期(出生2年后发病)。所有潜伏梅毒是指未经治疗、无临床症状、梅毒血清学试验阳性、脑脊液检查正常的患者。

18.5.1 获得性梅毒(acquired syphilis)

18.5.1.1 一期梅毒(primary syphilis)

硬下疳(chancre):为感染后2~4周、通常3周左右局部出现的无痛性皮损。常为单发,也可多发。初为粟粒大小结节,后可发展成直径1~2 cm的圆形或椭圆形浅在性溃疡。典型的硬下疳界限清楚、边缘纽扣状隆起,疮面清洁;触诊浸润明显,呈软骨样硬度;无明显疼痛或有轻微触痛,多见于外生殖器部位。常伴单侧或双侧腹股沟或患部近卫淋巴结肿大,相互孤立而不粘连,无痛,

质中,其表面皮肤无红、肿、热等表现。

18.5.1.2 二期梅毒(secondary syphilis)

获得性二期梅毒发生于感染后3月左右,可有发热、乏力等非特异性全身症状,主要表现为全身皮肤、黏膜梅毒疹。二期梅毒皮损可模拟任何皮肤病损害,以掌跖部铜红色、脱屑性皮疹(彩图18-03)或外阴、肛周扁平湿疣(彩图18-04)为其特征性损害,以玫瑰糠疹样或银屑病样损害为常见皮损。患者一般无自觉症状,偶有瘙痒。口腔黏膜斑、虫蚀样脱发易被忽视;脓疱型梅毒疹又称恶性梅毒,少见并易被误诊。

一、二期梅毒又称早期梅毒(early syphilis)。若一、二期梅毒损害同时发生于同一患者,则归入二期梅毒范畴。二期复发梅毒皮损数目较少,皮损形态奇特,常呈环状或弓形或弧形。当梅毒患者同时合并有HIV感染时,一、二期梅毒损害将加重且常变得不典型。

一、二期梅毒可出现全身无痛性浅表淋巴结肿大、侵犯骨关节时出现夜间疼痛加剧的梅毒性骨(炎)关节炎,侵犯眼、神经及其他内脏系统时出现相应系统损害症状。一、二期梅毒若不治疗,皮损可以自行消退,进入潜伏梅毒(latent syphilis)状态。

18.5.1.3 三期梅毒(tertiary syphilis)

三期梅毒又称晚期梅毒(late syphilis),一般发生于感染螺旋体2年以后,病变可波及全身组织和器官。三期梅毒可表现为皮肤黏膜和其他脏器不可逆性损害。

皮肤黏膜损害包括结节形梅毒疹和梅毒树胶肿。结节形梅毒疹常好发于四肢大关节附近及面部,表现为如黄豆至葡萄或更大,成群结节或片块,数个至数十个不等;分布不对称,排列成环形或多环形,触之坚实,呈红铜、暗红或棕红色。极少数患者皮损可形成溃疡,愈合后形成萎缩性瘢痕和暂时性色素沉着。

梅毒树胶肿(syphilitic gumma),初起时为皮下结节,逐渐向上增大,与皮肤及周围组织黏连,质地坚硬;其后中心逐渐软化、破溃,形成有凿缘的溃疡。无自觉症状,损害常为单个,愈后形成萎缩性瘢痕,目前临床少见。

三期梅毒可有骨、眼、心血管、神经系统、呼吸道、消化道、泌尿生殖系、内分泌腺及骨骼肌等各脏器受损并出现相应临床表现，其中以眼、神经系统、心血管受损的危害最大、后果最严重，临床也较常见。

（1）眼梅毒

梅毒性眼病可以发生在梅毒的任何时期，分为胎传和后天获得性。胎传眼梅毒少见，相对以间质性角膜炎较多见。后天获得性眼梅毒因不具特征性易被临床漏诊、误诊。获得性眼梅毒在二期梅毒中的发生率为4.6%，在三期梅毒中为2.5%~5%，在抗逆转录病毒治疗的HIV感染者中为9%。梅毒螺旋体侵犯眼时可以模拟任何眼疾，视力损害可以出现在梅毒的任何阶段，可以表现在眼球的任何层次受损，包括前葡萄膜炎（出现眼痛、畏光、流泪、视力下降、睫状充血或混合充血、房水混浊、角膜后有沉着物、虹膜肿胀，纹理不清，瞳孔后黏连等）中葡萄膜、后葡萄膜（视力严重减退、眼前闪光和黑影飞舞，有玻璃体混浊，脉络膜血管扩张、渗透性增加，组织浸润水肿）、全层葡萄膜炎、脉络膜视网膜血管周围炎和视神经炎（视力进行性减退、视神经萎缩）等，以葡萄膜炎多见，视神经炎少见。

（2）神经梅毒

各期梅毒均可发生神经系统损害，分为无症状神经梅毒、脑脊膜梅毒、脑膜血管梅毒、脑实质梅毒（麻痹性痴呆和脊髓痨）和树胶样肿性神经梅毒等5种主要类型。早期指梅毒螺旋体仅累及脑脊膜及其血管，包括脑脊膜梅毒、脑膜血管梅毒；晚期则指脑和脊髓实质的累及，包括麻痹性痴呆和脊髓痨等。但早晚期神经梅毒的划分在时间上并无明确的界定，对有症状的神经梅毒而言，脑脊膜梅毒、脑膜血管梅毒、脑实质梅毒为一个病谱，常有部分重叠。

1）无症状神经梅毒

无任何临床表现，仅出现血清和脑脊液实验室检查异常，即非梅毒螺旋体抗原血清学试验及梅毒螺旋体抗原血清学试验阳性；同时脑脊液性病研究实验室（venereal disease research laboratory，VDRL）阳性或梅毒螺旋体抗原血清学试验阳性（如荧光螺旋体抗体吸收试验fluoresent treponemal antibody absorption，FTA－ABS FTA－ABS、梅毒螺旋体颗粒凝集试验 treponema pallidum particle agglutination，TPPA等）伴白细胞增高。

2）脑脊膜梅毒

梅毒性脑膜炎：无菌性脑膜炎是早期梅毒的常见表现之一，一般发生在感染后6个月内或在二期梅毒疹存在时。可出现发热、头痛、恶心、呕吐、颈项强直、精神异常等，可伴有发热，但少见。克氏征（Kernig sign）阳性和视乳头水肿等。部分患者可出现脑神经麻痹，受累频度依次为第2、6、8、7对脑神经。

梅毒性硬脊膜炎：少见，表现为臂和手放射痛、感觉异常、腱反射消失和肌肉萎缩，受累部位以下节段感觉缺失、强直性轻瘫和颈项强直。

3）脑膜血管梅毒

常在感染后4~7年发病，其病理基础是中、小动脉的梅毒性动脉内膜炎或动脉周围炎，血管内膜纤维细胞增生，外膜纤维化，淋巴细胞、浆细胞浸润，造成管腔狭窄、动脉梗死等，出现闭塞性脑血管综合征。常伴有脑膜炎前驱症状，前驱症状还可有人格改变、情绪不稳定、眩晕和失眠、癫痫发作、意识改变等。青壮年卒中应高度怀疑本病的可能。

脑膜血管梅毒表现为偏瘫、截瘫、失语、癫痫发作、阿-罗（Argyll－Robertson）瞳孔（瞳孔小而固定，散瞳药不能散大瞳孔，对光反射消失，调节反射存在）等。

脊髓脑膜血管梅毒少见，基本过程是慢性脊髓脑膜炎，引起脊髓实质退行性变。严重时可出现横断性脊髓炎表现。

4）脑实质梅毒

常在感染后4~7年发病，脑实质梅毒包括麻痹性痴呆和脊髓痨，男性多见。

麻痹性痴呆：为大脑皮质弥漫性的实质性损害而导致进行性精神衰退和神经病变。精神症状包括注意力不集中、烦躁、情绪变化无常、兴奋、躁狂或抑郁、妄想。智力减退，判断力与记忆力认知功能的进行性下降、人格改变；随着病情的发展，出现精神病样症状和痴呆。

脊髓痨：为脊神经后根及脊髓后索发生变性及萎缩所致。可发生闪电样痛（多见于下肢），感觉异常（束带感、蚁走感、感觉过敏），触、痛觉及温度觉障碍，深感觉减退及消失，位置觉和震动觉障碍导致宽基步态和 Romberg 征阳性，腱反射减弱及消失，共济失调，阿-罗瞳孔，排尿困难，尿潴留及性欲减退，内脏（胃、喉、膀胱或直肠）危象，Charcot 关节（无痛，非炎症，关节肿胀、变形，累及髋、膝和踝关节，反复损伤致骨生长过度）和肢端神经病性穿通性溃疡。典型三联征包括闪电样疼痛、感觉障碍和尿潴留，最常见和最早出现的三联征为瞳孔异常、下肢反射消失和 Romberg 征阳性。

神经病变症状包括阿-罗瞳孔、震颤、言语与书写障碍、发音不清、共济失调、腱反射障碍、肌无力、癫痫发作、四肢瘫痪及大小便失禁等。

5）树胶样肿性神经梅毒

罕见，包括脑树胶样肿和脊髓树胶样肿。脑树胶样肿的表现类似脑肿瘤、脑脓肿或脑结核病变，而脊髓树胶样肿实际上就是脊膜肉芽，出现相应部位的占位压迫症状。

（3）心血管梅毒

我国梅毒再度流行以来心血管梅毒罕见报道，可表现为单纯性主动脉炎（以升主动脉受累多见，一般无症状，体征缺乏特异性）、主动脉瓣闭锁不全（轻者无症状，重者因冠状动脉血流减少而引起心绞痛，持久的主动脉瓣反流引起左心室负荷加重，逐渐出现左心衰竭）、主动脉瘤（不同部位的动脉瘤压迫相应的周围脏器和组织产生相应的症状和体征，主动脉瘤破裂出血可导致死亡）、主动脉、冠状动脉口狭窄（可有心绞痛、持续心力衰竭）和心肌树胶样肿（一般无症状）等。

18.5.2 胎传（先天）梅毒（congenital syphilis）

分为早期、早期潜伏、晚期和晚期潜伏梅毒。多发生于妊娠4个月之后。螺旋体经胎盘进入胎儿血流，引起胎儿的全身性感染。

（1）早期胎传梅毒

胎传梅毒没有一期（下疳）损害。早期胎传梅毒一般在2岁以内发病，类似于获得性二期梅毒，

可出现发育不良，表现为消瘦、皮肤松弛貌似老人、发育迟缓等。皮损常为红斑、丘疹、扁平湿疣（皱褶部位，特别是肛周）、口腔黏膜斑以及成人非常少见的水疱、大疱。在口角、鼻孔及肛门周围可发生线状皲裂性损害，愈后成为特征性放射状瘢痕，为胎传梅毒的特征性表现。上呼吸道炎症常在最早期出现，梅毒性鼻炎可出现脓性、血性分泌物，可因流涕、鼻塞以致哺乳及呼吸困难，喉炎可造成声音嘶哑。梅毒性骨髓炎、骨软骨炎及骨膜炎因活动时疼痛可以引起患儿哭闹，也可因疼痛而出现患侧肢体不敢活动，称为梅毒性假性麻痹（Parrot 假瘫）。可有全身淋巴结肿大、肝脾肿大、贫血等。

（2）早期潜伏胎传梅毒

患儿及患儿的梅毒母亲未经治疗或不正规治疗，但出生后2年内无任何临床表现，仅出现血清非梅毒螺旋体抗原血清学试验及梅毒螺旋体抗原血清学试验阳性。

（3）晚期胎传梅毒

一般在2岁以后发病，类似于获得性三期梅毒。出现炎症性损害（间质性角膜炎、神经性耳聋、鼻或腭树胶肿、Clutton 关节、胫骨骨膜炎等）或标记性畸形损害（前额圆凸、方颅、马鞍鼻、佩刀胫、锁胸关节骨质肥厚、赫秦生齿、腔口周围皮肤放射状皲裂瘢痕及视网膜炎等）。

（4）晚期潜伏胎传梅毒

患儿及患儿的梅毒母亲未经治疗或不正规治疗，但出生后2年以上无任何临床表现，仅出现血清非梅毒螺旋体抗原血清学试验及梅毒螺旋体抗原血清学试验阳性。

【组织病理】

基本病理损害为细小血管的血管内膜炎。各期皮肤梅毒的基本病变主要为血管外周的淋巴细胞和浆细胞浸润，静脉和动脉周围炎，血管壁增厚、增生以至阻塞性动静脉内膜炎。

在下疳期，银染可见螺旋体附着于淋巴管、毛细血管、静脉壁及糜烂边缘。早期有中性粒细胞浸润，稍晚代之以淋巴细胞和浆细胞，继而血栓形成或阻塞性淋巴管炎，晚期则有轻微纤维性变。

二期斑疹时，毛细血管及浅表血管显著扩张，

内皮细胞增生及轻度水肿,外周有稠密的淋巴细胞和浆细胞浸润。较晚或丘疹期细胞浸润更为稠密,范围更大。

三期梅毒血管变化更显著,动、静脉内膜炎及巨细胞浸润更为突出。在溃疡损害的边缘有明显的表皮增生,其基底及周围可有继发性中性粒细胞浸润,恢复期有显著纤维性变。在梅毒瘤中,皮下组织常有坏死,显示结核样结构,中心有干酪样坏死,绕以上皮样细胞,外围有巨细胞、浆细胞和淋巴细胞。

胶原和弹性纤维遭受不同程度的破坏,坏死处的网状纤维也遭受相当破坏,在表皮下环绕血管及皮肤附件均为增厚的网状纤维膜。

【实验室检查】

(1) 梅毒螺旋体暗视野检查

暗视野显微镜下典型的梅毒螺旋体呈白色发光,螺旋较密而均匀。运动规律,运动性较强,运动方式包括旋转式、蛇行式、伸缩螺旋间距离。

(2) 梅毒血清学检查

人体感染梅毒螺旋体后 4~10 周左右,血清中可产生一定数量的抗类脂质抗原的非特异性反应素(主要是 IgM、IgG)和抗梅毒螺旋体抗原的特异性抗体(主要是 IgM、IgG)。血清学检查是辅助诊断梅毒的重要手段。

1) 非梅毒螺旋体抗原血清试验

非梅毒螺旋体抗原试验是使用心磷脂、卵磷脂及胆固醇作为抗原的絮状凝集试验。反应素与心磷脂形成抗原抗体反应,卵磷脂可加强心磷脂的抗原性,胆固醇可增强抗原的敏感性。当抗原与抗体(反应素)混合发生反应时,后者即黏附胶体微粒的周围,形成疏水性薄膜。由于摇动、碰撞,使颗粒与颗粒互相黏附而形成肉眼可见的颗粒凝集和沉淀,即为阳性反应,阳性者再将其血清稀释作定量试验。性病研究实验室(venereal disease research laboratory, VDRL)试验、不加热的血清反应素(unheated serum reagin, USR)试验、快速血浆反应素环状卡片(rapid plasma reagin, RPR)试验和甲苯胺红不加热血清试验(tolulized red unheated serum test, TRUST)等均为此类试验,用于观察疗效,判定复发及再感染。

前带现象(prozone phenomenon)是在二期梅毒非梅毒螺旋体抗原血清试验中的一种抗原-抗体反应现象,由于血清中抗心拟脂抗体量过多,可使所形成的免疫复合物反而减少而不出现凝集,呈现假阴性结果。

2) 梅毒螺旋体抗原血清试验

采用梅毒螺旋体作抗原,检测血清中抗梅毒螺旋体特异性 IgG 或 IgM 抗体,其敏感性和特异性均较高。荧光螺旋体抗体吸收试验(fluoresent treponemal antibody absorption, FTA – ABS)、梅毒螺旋体颗粒凝集试验(treponema pallidum particle agglutination, TPPA)及梅毒螺旋体血凝试验(treponema pallidum hemaglutination assay, TPHA)等均为此类试验,用于确诊梅毒。即使经过正规的驱梅治疗,这类血清反应仍保持阳性而不会转阴,不能用于疗效及随访结果评估。

【诊断】

主要依据病史、临床表现、实验室检查来诊断。

询问病史极为重要,包括不洁性接触史、性伴侣情况、既往性病史、现病史、婚姻史、分娩史等,如为胎传梅毒,还应询问双亲的性病史及家庭其他成员受染情况。临床检查应系统、全面,必要时需请有关专科协助检查。

诊断梅毒时明确分期十分重要,因为不同期的梅毒治疗方案不同。

(1) 诊断分类

1) 一期梅毒

临床表现有下疳,实验室检查暗视野显微镜检查梅毒螺旋体阳性或非梅毒螺旋体抗原血清学试验阳性和梅毒螺旋体抗原血清学试验阳性。

2) 二期梅毒

感染不足 2 年,临床上有全身散发皮损、实验室检查非梅毒螺旋体抗原血清学试验阳性和梅毒螺旋体抗原血清学试验阳性;部分患者可有暗视野显微镜检查阳性。

3) 三期梅毒(晚期梅毒)

感染大于 2 年,有三期梅毒临床表现,实验室检查非梅毒螺旋体抗原血清学试验阳性和梅毒螺旋体抗原血清学试验阳性;部分患者可有组织病理学异常或镜检可见皮损中螺旋体银染阳性。

4)隐性梅毒(潜伏梅毒)

无梅毒临床表现,实验室检查非梅毒螺旋体抗原血清学试验和梅毒螺旋体抗原血清学试验均阳性,在过去2年内有明确的高危性行为史,而2年前无高危性行为史,或在过去2年内,有符合一期或二期梅毒的临床表现,称为早期隐性梅毒;在过去2年内无高危性行为史,而2年前有高危性行为史,或在过去的2年前,有符合一期或二期梅毒的临床表现,为晚期隐性梅毒。

5)神经梅毒

分为有症状神经梅毒和无症状神经梅毒。

A. 有症状神经梅毒

可分为确诊病例与疑似病例两类。

确诊病例:有精神、神经系统临床表现,同时符合非梅毒螺旋体抗原血清学试验及梅毒螺旋体抗原血清学试验阳性;脑脊液梅毒螺旋体抗原血清学试验阳性(如FTA-ABS、有TPPA等)和VDRL阳性。

疑似病例:有精神、神经系统临床表现,同时符合非梅毒螺旋体抗原血清学试验阳性及梅毒螺旋体抗原血清学试验阳性;脑脊液梅毒螺旋体抗原血清学试验阳性(如FTA-ABS、有TPPA等)和脑脊液VDRL阴性,但白细胞计数≥10×10^6/L,或蛋白量>500 mg/L,且无其他引起这些异常的原因。

B. 无症状神经梅毒

确诊病例和疑似病例符合上述条件,但无精神、神经系统临床表现。

6)眼梅毒

同时符合非梅毒螺旋体抗原血清学试验及梅毒螺旋体抗原血清学试验阳性,并有眼葡萄膜炎、视神经炎且无引起这些眼疾的其他原因可寻。

7)心血管梅毒

同时符合非梅毒螺旋体抗原血清学试验及梅毒螺旋体抗原血清学试验阳性,并有单纯性主动脉炎或主动脉瓣闭锁不全或主动脉瘤或主动脉、冠状动脉口狭窄或心肌树胶样肿,且无引起这些心血管异常的其他原因可寻。

8)胎传梅毒

确诊病例:① 生母为梅毒患者,婴儿出生时有明确的梅毒临床表现;可有暗视野显微镜检查阳性或非梅毒螺旋体抗原血清学试验或梅毒螺旋体抗原血清学试验阳性。② 生母为梅毒患者,婴儿出生时无梅毒临床表现,但分泌物中暗视野显微镜检查阳性。③ 生母为梅毒患者,婴儿出生时无梅毒临床表现,非梅毒螺旋体抗原血清学试验抗体滴度高于母亲4倍或以上伴梅毒螺旋体抗原血清学试验阳性。④ 生母为梅毒患者,患儿出生时梅毒螺旋体IgM抗体检测阳性。⑤ 生母为梅毒患者,婴儿出生时无梅毒临床表现,在以后的随访中非梅毒螺旋体抗原血清学试验抗体由阴转阳或滴度升高,伴梅毒螺旋体抗原血症。

疑似病例:孕前和/或孕期未经正规驱梅治疗的梅毒孕母生产的所有新生儿。

(2)鉴别诊断

1)一期梅毒硬下疳

典型的硬下疳非常具有特征性,极易与其他皮损鉴别;硬下疳初期或合并其他病原体感染、病程迁延、免疫力极度低下等各种原因导致的不典型硬下疳需与软下疳、生殖器疱疹、性病性淋巴肉芽肿、糜烂性龟头炎、Behçet综合征、固定型药疹等发生在外阴部的红斑、糜烂和溃疡相鉴别。

梅毒性腹股沟淋巴结肿大需与软下疳、性病性淋巴肉芽肿引起的腹股沟淋巴结肿大以及转移癌肿鉴别。

2)二期梅毒

二期梅毒疹可模拟任何皮肤损害。

梅毒性斑疹:需与玫瑰糠疹、银屑病、扁平苔藓、手足癣、白癜风、花斑癣、药疹、多形红斑、环状红斑等鉴别。

梅毒性丘疹和扁平湿疣:需与银屑病、体癣、扁平苔藓、毛发红糠疹、尖锐湿疣等鉴别。

梅毒性脓疱疹:需与各种毛囊炎、脓疱病、臁疮、雅司等鉴别。

黏膜梅毒疹:需与传染性单核细胞增多症、地图舌、鹅口疮、扁平苔藓、麻疹、化脓性扁桃体炎等鉴别。

梅毒性脱发:需与斑秃鉴别。

3)三期梅毒

结节性梅毒疹:需与寻常狼疮、结节病、瘤型麻风等鉴别。

树胶肿:需与寻常狼疮、瘤型麻风、硬红斑、结节性红斑、慢性皮肤溃疡、脂膜炎、癌肿等鉴别。

4）神经梅毒

神经梅毒的临床表现没有特异性，因此需与各种神经精神系统疾病相鉴别。

梅毒性脑膜炎：需与各种病原体感染导致的脑膜炎鉴别，前者症状较轻微。

脑膜血管梅毒：需与各种原因引起的脑卒中相鉴别。

脑实质梅毒：需与癫痫发作、脑肿瘤、脑动脉硬化相鉴别；其导致的麻痹性痴呆需与 Alzheimer 病（老年性痴呆）、慢性酒精中毒、精神分裂症、忧郁症等相鉴别；脊髓痨需与 Adie 综合征、糖尿病性假脊髓痨、疱疹病毒感染等各种原因导致的下肢神经痛等鉴别。

5）眼梅毒

眼梅毒可以表现为眼球的任何层次受损，包括角膜、葡萄膜、脉络膜、视网膜、血管和视神经等，因此眼梅毒应与各种类型的眼疾相鉴别。

6）心血管梅毒

梅毒性主动脉瘤：需与主动脉硬化症相鉴别。

梅毒性冠状动脉病：需与冠状动脉粥样硬化相鉴别。

梅毒性主动脉瓣闭锁不全：需与感染性心内膜炎、先天性瓣膜畸形等引起的主动脉瓣闭锁不全相鉴别。

【治疗】

（1）早期梅毒

推荐方案
普鲁卡因青霉素 G 80 万 U/d,肌内注射,连续 15 日;或 苄星青霉素 240 万 U,分为二侧臀部 1 次肌内注射。有专家认为因我国的早期梅毒界定为感染病原体后 2 年,有些国家界定为 1 年,因此建议可增加一次治疗,即:苄星青霉素 240 万 U,分为两侧臀部肌内注射,每周 1 次,共 2 次
替代方案
头孢曲松 250~500 mg,每日 1 次,肌内注射,连续 10 日
对青霉素过敏者用以下药物
多西环素 100 mg,每日 2 次,连服 15 日;或 盐酸四环素 500 mg,每日 4 次,连服 15 日(肝、肾功能不全者禁用);或 既往用过头孢类抗菌素而无过敏者在严密观察下可选择:头孢曲松 250~500 mg,每日 1 次,肌内注射,连续 10 日

（2）晚期梅毒（三期皮肤、黏膜、骨骼梅毒，晚期潜伏梅毒或不能确定病期的潜伏梅毒）及二期复发梅毒

推荐方案
普鲁卡因青霉素 G,80 万 U/d,肌内注射,连续 20 日为 1 疗程,也可考虑给第二疗程,疗程间停药 2 周;或 苄星青霉素 240 万 U,分为两侧臀部肌内注射,每周 1 次,共 3 次
对青霉素过敏者用以下药物
多西环素 100 mg,每日 2 次,连服 30 日;或 盐酸四环素 500 mg,每日 4 次,连服 30 日(肝、肾功能不全者禁用)

（3）心血管梅毒

推荐方案
如有心力衰竭,首先治疗心力衰竭,待心功能可代偿时,可注射青霉素,但须从小剂量开始以避免发生吉-海反应、造成病情加剧或死亡。水剂青霉素 G,第 1 日 10 万 U,1 次肌内注射;第 2 日 10 万 U,日 2 次肌内注射;第 3 日 20 万 U,日 2 次肌内注射;自第 4 日起按下列方案治疗:普鲁卡因青霉素 G,80 万 U/d,肌内注射,连续 15 日为 1 疗程,总剂量 1 200 万 U,共 2 个疗程(或更多),疗程间停药 2 周。不用苄星青霉素
对青霉素过敏者用以下药物
多西环素 100 mg,每日 2 次,连服 30 日;或 盐酸四环素 500 mg,每日 4 次,连服 30 日(肝、肾功能不全者禁用)

（4）神经梅毒

推荐方案
水剂青霉素 G,1 800~2 400 万 U 静脉滴注(300 万~400 万 U,每 4 小时 1 次),连续 10~14 日。必要时,可继以苄星青霉素 G,每周 240 万 U,肌内注射,共 3 次。或 普鲁卡因青霉素 G,240 万 U/d,1 次肌注,同时口服丙磺舒,每次 0.5 g,每日 4 次,共 10~14 日。必要时,继以苄星青霉素 G,每周 240 万 U,肌内注射,共 3 次
替代方案
头孢曲松,每日 2 g,每日 2 次,肌内注射或静脉注射,连续 10~14 日
对青霉素过敏者用以下药物
多西环素 100 mg,每日 2 次,连服 30 日;或 盐酸四环素 500 mg,每日 4 次,连服 30 日(肝、肾功能不全者禁用) 既往用过头孢类抗菌素而无过敏者在严密观察下可选择:头孢曲松 2 g,每日 2 次,肌内注射或静脉注射,连续 10~14 日

(5) 胎传梅毒

1) 早期胎传梅毒(2岁以内)

推荐方案
脑脊液异常者 水剂青霉素 G,10 万 U~15 万 U/(kg·d),出生后 7 天以内的新生儿,以每次 5 万 U/kg,静脉注射每 12 小时 1 次;出生 7 天以后的婴儿每 8 小时 1 次,直至总疗程 10~14 日。或 普鲁卡因青霉素 G,5 万 U/(kg·d),肌注,每日 1 次,疗程 10~14 日 脑脊液正常者 苄星青霉素 G,5 万 U/kg,1 次注射(分两侧臀肌)。如无条件检查脑脊液者,可按脑脊液异常者治疗

替代方案
对青霉素过敏者,既往用过头孢类抗菌素而无过敏者在严密观察下可选择:头孢曲松 250 mg,每日 1 次,肌内注射,连续 10~14 日。8 岁以下的儿童禁用四环素

2) 晚期胎传梅毒(2岁以上)

推荐方案
普鲁卡因青霉素 G,每日 5 万 U/kg,肌内注射,连续 10 日为 1 疗程(对较大儿童的青霉素用量,不应超过成人同期患者的治疗量)

替代方案
对青霉素过敏者,既往用过头孢类抗菌素而无过敏者在严密观察下可选择:头孢曲松 250 mg,每日 1 次,肌内注射,连续 10~14 日。8 岁以下的儿童禁用四环素

青霉素是所有类型梅毒的首选和最有效治疗药物,只有在青霉素过敏的情况下,才考虑使用其他抗生素。四环素、多西环素作为替代治疗药物,缺乏可靠的临床资料证实其确切疗效。因需要多次用药,患者的依从性可能是治疗成功与否的关键。研究显示我国推荐剂量的头孢曲松治疗早期梅毒有效,但现有资料及临床经验有限,其远期疗效不明确。

近年来的研究显示,红霉素类药物的耐药株在世界各地有增长趋势,我国已有阿奇霉素治疗孕妇梅毒和阻断胎传梅毒失败的报道,上海地区阿奇霉素治疗早期梅毒失败和该地区大环内酯类药物耐药株高达 90% 以上的报道使我们不再推荐红霉素类药物作为梅毒的替代方法;至少在应用红霉素治疗梅毒后应加强临床和血清学随访。

梅毒治疗后可发生 Jarisch–Herxheimer 反应,常发生于首剂抗梅毒药物治疗后数小时,并在 24 小时内消退。全身反应似流感样,包括发热、怕冷、全身不适、头痛、肌肉骨骼痛、恶心、心悸等。此反应常见于早期梅毒,反应时梅毒皮损可加重。在晚期梅毒中发生率虽不高,但反应较严重,特别是在心血管梅毒和神经梅毒患者中可危及生命。为减轻此反应,可于治疗前口服泼尼松,每日 30~40 mg,分次给药,抗梅治疗后 2~4 日逐渐停用。此反应还可致孕妇早产或胎儿宫内窒息,应给予必要的医疗监护和处理,但不应就此不治疗或推迟治疗。

(6) 特殊情况的处理

妊娠期梅毒:对曾分娩过早期胎传梅毒儿的母亲,虽无临床体征、血清反应也阴性,仍需进行适当的治疗。治疗原则与非妊娠患者相同,但禁用四环素、多西环素,治疗后每月做 1 次定量非梅毒螺旋体血清学试验,观察有无复发及再感染。孕妇梅毒在其妊娠末 3 个月再次应用 1 疗程的驱梅治疗方案。

对青霉素和头孢类药物过敏者,在停止哺乳后,要用多西环素复治。早期梅毒治疗后分娩前应每月检查 1 次梅毒血清反应,如 3 个月内血清反应滴度不下降 2 个稀释度,或上升 2 个稀释度,应予复治。分娩后按一般梅毒病例进行随访。

【随访及预后】

梅毒经足量规则治疗后,应定期随访观察,包括全身体检和复查非梅毒螺旋体抗原血清学试验滴度。

(1) 早期梅毒

随访 2~3 年,第 1 次治疗后每隔 3 个月复查 1 次,1 年后每半年复查 1 次。治疗早期梅毒有效的评估标准是:皮肤损害消失,临床症状控制或消失,同时驱梅治疗结束后 3 个月,患者的非梅毒螺旋体血清学试验滴度较治疗前下降 4 倍或以上。如非梅毒螺旋体抗原血清学试验由阴性转为阳性或滴度较前次升高 4 倍以上,属血清复发;或有临床症状反复,属临床复发;遇到这两种情况,首先考虑是否有再感染可能,若确是复发,要排除神经梅毒可能,排除神经梅毒后应加倍量复治。

（2）**晚期梅毒**

需随访 3 年或更长，第 1 年每 3 个月 1 次，以后每半年 1 次。对血清固定者，如临床上无复发表现，并除外神经、心血管及其他内脏梅毒，可不必再治疗，但要定期复查血清反应滴度。

（3）**心血管梅毒及神经梅毒**

需随访 3 年或更长，除定期做血清学检查外，还应同时由专科医师合作进行终身随访，根据临床症状进行相应处理。

神经梅毒治疗后的第一年每 3 个月做第 1 次检查，包括血清学及脑脊液检查，以后每 6 个月 1 次，直到脑脊液正常。脑脊液中细胞计数是判断疗效的敏感指标。如果最初的脑脊液检查细胞数升高，则应每隔 3 个月复查 1 次脑脊液细胞计数，直到细胞计数正常。如果在治疗后 6 个月脑脊液细胞计数不下降，或者在 2 年后脑脊液仍未完全恢复正常.则应该考虑复治。

梅毒主动脉瓣闭锁不全、冠状动脉口狭窄、梅毒性主动脉瘤及部分有症状的神经梅毒等，虽经充分治疗，其症状和体征也难以完全改善。

少数患者在正规抗梅治疗后，非梅毒螺旋体抗体滴度下降至一定程度即不再下降，且长期维持（甚至终身），即为血清固定现象。血清固定的机制尚不清楚，对于血清固定者应进行全面体检，包括 HIV 检测、心血管系统、神经系统和脑脊液检查，以早期发现无症状神经梅毒、心血管梅毒，在排除了上述系统感染的可能性。

对于梅毒孕妇所生婴儿应做定期随访。

【预防】

避免高危性行为，提倡使用安全套。成人有活动性梅毒时，治疗前避免与婴幼儿密切接触。

梅毒患者的所有性伴都应进行相应的检查和治疗。

（周平玉）

18.6　生殖器疱疹（genital herpes，GH）

【定义】

本病是由单纯疱疹病毒（HSV）感染生殖器及其附近的皮肤黏膜所引起的一种性传播疾病，90%

病原体为 HSV－2，10% 病原体为 HSV－1。目前生殖器疱疹已成为欧美最常见的性病之一，近年在我国该病发病率也不断上升。

【流行病学】

（1）**流行情况**

生殖器疱疹于 1736 年被 John Astruc 首次描述，1754 年被确认为性病的一种，1967 年 Nahmias 证实 HSV－2 为主要病原体。目前生殖器疱疹的发病率较高，据世界卫生组织估计，全世界每年有 2 500 万例新发病例，且复发率高，位居性病的第四位；由于生殖器疱疹患者中有临床症状者不足 40%～50%，故实际生殖器疱疹病例数可能更多。在欧美生殖器疱疹已成为常见性病之一，仅次于非淋球菌性尿道炎和淋病而居第三位。近年在美国总人口中 HSV－2 血清流行率达 23%，在最近 10 年中增加了 1/3，而在性病诊所就诊者中，血清流行率女性高达 40%～50%，男性高达 30%～40%。我国自 20 世纪 90 年代起有生殖器疱疹报道，近年来生殖器疱疹的发病率明显增加，2000 年上半年比 1999 年同期增加 43.22%；由于许多有症状的患者未就诊，无症状 HSV－2 感染又较常见，因此目前我国生殖器疱疹的确切流行情况难以估计。

血清流行病学调查显示，世界各地 HSV－2 感染率均呈显著增高趋势，而 20～30 岁年龄组血清流行率最高。在中国 15～30 岁人群 HSV－1 抗体阳性率可高达 90%，在发达国家抗体阳性率为 50%～60%，HSV－1 原发感染后获得的免疫力可缩短 HSV－2 原发感染的病程和减轻其临床症状。HSV－1 所致的生殖器疱疹占 10%，近年来的研究显示比例逐渐增大，近期美国的研究表明有 20%～40% 的原发生殖器疱疹由 HSV－1 引起。

（2）**传染源**

生殖器疱疹患者和携带者或 HSV－2 隐性感染者均可成为传染者。

（3）**传播途径**

性接触：是主要的感染方式，肛交者可在肛门部位及直肠发生皮损。

母婴传播：胎儿可通过胎盘受感染，或羊膜早破致逆行感染及分娩过程中感染，婴儿与患病母亲的密切生活接触也可感染。

间接传播：通过密切接触日常生活用品而发生感染。由于 HSV 在干燥的室温情况下很快失活，所以很少通过空气飞沫或衣物黏附传播。

(4)易感危险因素

生殖器疱疹的广泛流行，一方面由于患者个体差异、临床表现变化多样、不典型及无症状感染而易被人们忽视，另一方面与人口因素、社会因素及 AIDS 的流行等因素有关。

女性因生理解剖结构的特点，具有更多的易感黏膜部位。19~39 岁是生殖器疱疹的高发年龄。世界范围内黑人感染率更高，发展中国家高于发达国家。HSV-1 抗体阴性者更易感染 HSV-2。既往有生殖器感染或性传播疾病史者与 HSV-2 感染具有相关性。此外有研究显示吸烟、嗜酒、免疫功能、教育状况、经济收入、包皮环切手术等也与生殖器疱疹有相关性。

【病原学】

疱疹病毒是一类具有包膜、结构复杂的 DNA 病毒。HSV 属于人疱疹病毒 α 亚科，人是它的天然宿主。HSV 直径 150~200 nm，长约 150 kb 基因组，中心为双链线性 DNA 构成的核心，外覆 162 个壳粒，呈立体对称 20 面体，其外再包以含有多种病毒特异糖蛋白的脂质被膜。

病毒内膜含有 4 种蛋白：α 转移诱导因子(α-TIF)启动病毒 α 基因转录；VHS 抑制感染细胞蛋白合成；VP1 结合病毒 DNA 末端序列；US11 蛋白参与基因转录后调节。病毒包膜蛋白与病毒吸附、入侵和刺激机体免疫反应有关。HSV 有 10 余种包膜蛋白，分别命名为 gB(由 UL27 编码，以下同)、gC(UL44)、gD(US6)、gE(US8)、gG(US4)、gH(UL22)、gI(US7)、gL(UL1)等。

HSV 分为 HSV-1 和 HSV-2 两种血清型，两者之间的核苷酸序列同源性达 47%~50%，两者的基因组结构基本相同，因而在血清反应中易出现交叉反应。两者病理生理相同但生物学、血清学和致病性差异很大。HSV-1 多由唾液感染，常见于口、咽、鼻、眼周皮肤黏膜等部位；而 HSV-2 几乎都是通过性传播感染，常见于生殖器及其附近的皮肤黏膜。HSV 对热敏感，但耐低温，在 50~

52℃水中可迅速灭活，-70℃时可存活数月。HSV 对甲醛、乙醇、乙醚、氯仿等化学消毒剂及氧化剂敏感，紫外线照射对 HSV 有灭活作用。

【发病机制】

HSV 一般感染上皮细胞和神经细胞。与感染者性接触时，生殖器部位皮肤黏膜受到摩擦后，HSV 从细小伤口进入皮肤或先接种于黏膜表面，在表真皮细胞内复制并播散到周围细胞中，引起炎症和坏死。包膜糖蛋白 gB、gD、gL、gH 和病毒穿入细胞有关，其中 gD 与细胞膜上的特异性分子位点的结合有关。

进入细胞后 HSV 通过脱衣壳，病毒 DNA 及部分内膜蛋白进入核内，病毒基因的表达首先由病毒内膜蛋白 α-TIF 的激活作用诱导单纯疱疹病毒 α 基因表达，α 基因表达产物激活 β 和 γ 基因的表达，前者产物多为 DNA 合成有关的酶类，后者产物主要是病毒结构蛋白。HSV 糖蛋白基因的表达和 gB、gD、gH、gL 嵌入细胞导致融合细胞形成。病毒 DNA 合成开始于感染细胞后 4 小时，感染后 14 小时达高峰。细胞感染 HSV 后，病毒内膜蛋白 VHS 破坏细胞多聚核糖体结构和加速细胞 mRNA 降解，ICP27 具有结合 RNA 的特性，抑制细胞原始 RNA 转录物的连接，从而抑制宿主细胞蛋白质的合成，最终造成感染细胞的溶解、死亡。

HSV 原发感染时，病毒在局部繁殖导致感觉神经末梢感染，大部分病毒可被宿主的免疫反应过程所清除，但残存的病毒经周围神经逆轴索运行至神经节，经短暂复制(2~3 天)后长期潜伏。HSV-1 感染常在三叉神经根和颈上神经节内，HSV-2 感染常在骶神经根区。

在宿主免疫功能下降、激素水平紊乱、细菌感染等条件下，病毒可被再激活，通过轴索运输回易受累部位的皮肤黏膜而产生复发，引起表皮损伤。

【临床表现】

生殖器疱疹临床表现的严重程度、病程、复发频率与原发性感染、复发及是否首次感染有关。因为与病毒的类型以及宿主对病毒的免疫力、免疫状态、年龄、性别、接种部位等相关。同时由于个体差异，同一型病毒在不同患者身上的可再现为不同的复发模型,即使在同一患者身上复发的间隔时间和每次复发持续时间也会出现变化,因此生殖器疱疹的临床表现个体差异性较大。

(1) 首次发病

首次发病是指感染 HSV 后第一次发病,可以是原发性感染或非原发性感染。生殖器疱疹的第一次发作常伴有全身症状,排毒时间和病程较长,并可涉及生殖器内外的多个部位。因第一次出现生殖器疱疹临床症状而就诊的患者中,有 50% 是初次感染 HSV-1 或 HSV-2,所以部分患者临床发作只不过是过去感染后第一次出现临床症状,并不表示新近才获得的感染。目前生殖器 HSV-1 感染的患者比率升高,有学者认为高达 20% 以上,大多数 HSV-1 感染是原发性的,因为生殖器 HSV-1 感染比 HSV-2 感染较少复发。既往生殖器 HSV-1 感染不能使患者避免 HSV-2 感染,但能减轻生殖器疱疹发作的严重程度。

1) 原发感染

感染者既往未受 HSV-1 或 HSV-2 感染,血中无抗 HSV 抗体。此型全身和局部症状最重,持续时间较长。全身症状在疾病早期即可出现,第 3~4 天达高峰,表现为发热、头痛、肌肉酸痛、全身不适,可见于 40% 男性患者和 68% 女性患者,持续 3~4 天后逐渐消失。局部症状在第 7~11 天达高峰,在生殖器部位出现多个丘疹、水疱或脓疱,继而形成糜烂或溃疡,伴有疼痛、瘙痒、排尿困难,出现尿道、阴道分泌物,2 周后逐渐消退。双侧腹股沟淋巴结肿大压痛在第 2~3 周出现,并在最后消失。75% 的患者在疾病过程可出现新的水疱和溃疡,新的皮损一般发生于病程的 4~10 天。

男性患者皮损可发生于龟头、冠状沟、尿道口、阴茎体及阴囊等部位。原发损害为针尖大小红色丘疹,迅速转变为小水疱,3~5 天后水疱破溃形成糜烂或溃疡,伴有剧烈疼痛,可持续 2 周直至结痂,愈合后一般不留瘢痕。约 1/3 的男性患者有排尿困难和尿道分泌物,尿道拭子或清晨首次尿液可分离到 HSV,尿道分泌物呈黏性,色清亮,排尿困难的严重程度与尿道分泌物的量无相关性。

女性患者的病情比男性患者重,主要表现为外阴阴道炎。70%~90% 患者发生宫颈炎,可以无症状,或局部黏膜发红易破,伴有脓性或血性阴道分泌物。阴道分泌物增多,疼痛、排尿困难比男性更常见,还可出现尿道炎、膀胱炎、尿潴留。排毒中位时间(病变开始到最后一次病毒阳性培养)女性(19.5 天)比男性(16.5 天)长。

2) 非原发感染

有既往 HSV 感染的血清学证据,症状比原发感染轻,全身症状较少,病程较短,并发症少。这可能与针对 HSV 的抗体可使细胞外病毒灭活并阻断 HSV 感染的传播有关,此外发生的细胞免疫应答也比原发感染要早,从而使原发感染与非原发感染在首次发病时的临床表现存在差异。

(2) 复发

复发性生殖器疱疹的皮损部位、症状、体征一般只局限于生殖器部位,疼痛、瘙痒的程度为轻到中度,病程短于首次发作。约有 60% 的患者发作前有前驱症状,局部有轻度瘙痒、烧灼或刺痛感,多局限于一侧生殖器部位,此后在红斑基础上发生水疱,发生溃疡时伴痛。从出现水疱到结痂出现上皮重新形成的平均时间 6~10 天。20% 的发作,患者只感到前驱症状,随后未出现病变,称为假性前驱,可能与患者的免疫功能较强有关。

女性患者的临床症状重于男性患者,如疼痛的发作次数和严重程度超过男性;25% 的女性可伴有排尿困难及出现宫颈感染,但只在发作早期有短期排毒现象。疲劳、月经、外伤、其他感染、饮酒、精神紧张等可能是诱发因素。

复发率男性高于女性,一般在原发疱疹消退后 1~4 个月内发作,多数患者第一年复发 5~8 次,以后减少,水疱也逐渐出现较少且局限。在原发 HSV-2 感染后,有 20% 的患者有 10 次以上的复发。

患者的临床表现个体差异较大,各个患者及同一患者名次发作的严重程度和持续时间存在很大的变异,有时仅出现一两个皮损持续两三天,而有时皮损较多可持续两周余。

(3) 无症状感染

即无症状亚临床感染,但大部分无症状感染是由于感染者未能识别 HSV 感染后的相关症状。

临床医生对生殖器疱疹的不典型症状认识不足,有时忽略了 HSV 感染症状,误诊为其他疾病。有研究发现有 57% 的 HSV－2 血清阳性的妇女初始否认有生殖器疱疹病史,但经进一步咨询指导后证实有 HSV 感染的相关症状。对于包皮、龟头处反复出现的疼痛性裂隙、少许糜烂面要高度警惕是否为生殖器疱疹。

由于无症状感染者、不典型或未识别症状的生殖器疱疹患者其性活动依旧,已成为该病的主要传染源。

(4) 孕妇感染

妊娠期生殖器疱疹的临床表现如发病率、病程、全身症状、疼痛等与非妊娠期相同。但妊娠期生殖器疱疹临床症状的重复程度、宫颈炎的发病率、排毒持续时间及新生儿的感染率等在首次感染和复发感染患者之间是有差异的。有研究表明,血清和临床证实是非原发感染 HSV 的孕妇其症状较轻,甚至无症状。复发的频率和严重程度可随孕期加重,有报道 1 例妊娠期播散性 HSV 感染导致发热、肺炎、呼衰、白细胞减少、弥散性血管内凝血、无黄疸型肝炎、感染性休克、急性肾衰,患者最后死亡,尸检显示肝肺广泛性坏死且免疫组化示 HSV 抗原阳性。

妊娠期 HSV 感染增加了自发流产和早产发病率。在妊娠后期感染 HSV 的孕妇母婴传播危险性较高(30%～50%),而既往有疱疹复发病史的孕妇及妊娠早期感染 HSV 母婴传播危险性较低(3%)。这可能由于既往感染产生的 HSV 抗体通过胎盘传给胎儿,产生被动性免疫保护作用。研究发现有严重神经系统 HSV－2 感染的婴儿体内只有低浓度的中和抗体,在原发感染孕妇由于 HSV 的血行播散及绒毛膜羊膜炎增加了新生儿感染率。由于在临产时和接近临产时胎儿感染 HSV 的风险最高,因此临产时行为指导及剖宫产的应用使全世界的新生儿疱疹的发病率有较大的差异。

(5) 新生儿感染

多发生于出生 3～30 天的婴儿,可侵犯皮肤黏膜、内脏和中枢神经,病死率很高。临床症状较重,常有带状分布疱疹、癫痫发作、肝脾肿大等。播散型者可累及肝、肾、肾上腺、肺、脾、胃、食管、心脏、中枢神经系统等,出现病毒血症、脑炎等,病死率非常高。HSV 感染多发生于早产儿,出生时很少有临床症状,诊断较困难。因此对于任何新生儿的临床症状如进食少、发热或低体温、出现皮损、抽搐等中枢神经系统感染症状,应认真检查排除新生儿 HSV 感染可能。

(6) 合并 HIV 感染

研究表明 HIV 和 HSV 可相互影响复制,改变病毒与宿主、细胞之间的关系。HSV－2 的感染可增加 HIV 感染的危险性,既往 HSV－2 的感染与 HIV 的初次感染有关。流行病学资料都支持生殖器疱疹和其他溃疡性传播疾病促进了 HIV 疫情的发展。HSV 感染成为 HIV 感染最常见的表现之一,绝大多数的男同性恋者有 HSV 抗体。

生殖器疱疹反复发作,导致黏膜屏障受损,并将活化的 CD4[+] 淋巴细胞募集到感染部位,使这些细胞成为 HIV 的靶细胞,从而有利于 HIV 感染;HSV 的调节蛋白质(ICP0,ICP4,VP16)可上调 HIV 复制速率,导致黏膜部位 HIV 排毒的频率增加;同时由于免疫功能低下,HIV 感染者更易于感染 HSV,并且增加了生殖器疱疹的复发频率。

合并 HIV 感染的生殖器疱疹复发次数多、病程长、症状不典型。患者易产生慢性直肠炎、巨大肛门病变,严重者肛门直肠疼痛,伴有分泌物,出现水疱或溃疡,合并便秘或里急后重,常常会侵及会阴、阴囊、阴茎等大片部位感。疼痛和病变可持续数月,常可继发念珠菌感染。合并 HIV 感染的 HSV 亚临床感染者与 HIV 阴性组相比,前者病毒释放的频率显著增加。

(7) 并发症

1) 神经系统并发症

可并发无菌性脑膜炎、横断性脊髓炎和骶神经根病。HSV 无菌性脑膜炎可出现发热、头痛、呕吐、畏光和颈项强直,常在生殖器疱疹症状出现后 3～12 日内出现,发病 2～4 日后症状达高峰,持续 2～3 日后逐渐减退。横断性脊髓炎可使下肢深腱反射和肌力降低,同时可伴有自主神经系统的症状和体征,如会阴、腰、骶部的感觉异常,尿潴留和便秘等。

2）生殖器外损害

在原发性生殖器疱疹首次发作时常伴有生殖器外损害，最常见于臀部、腹股沟和大腿的皮肤，可累及手、眼和结膜等，生殖器外皮损常在发病后第2周出现。研究显示，手部疱疹的发作，HSV-2感染明显多于HSV-1感染。

对于免疫功能低下者，病毒可血行播散至多个器官。病情严重者可出现播散性感染，在发病早期就出现皮肤播散，并发生无菌性脑膜炎、肝炎、肺炎和关节炎。

3）特殊的临床症候群

HSV不侵犯外阴，只侵犯宫颈导致HSV宫颈炎，可无症状或伴有黏性脓性分泌物，但可持续排毒而成为重要的传染源。

单纯疱疹性直肠炎可有急性直肠痛、里急后重、便秘、分泌物，伴发热、肌肉酸痛和全身不适，甚至出现尿潴留、阳痿等。

复发性无菌性脑膜炎，反复发作，每次持续3~5天，发作后无神经系统后遗症。

【实验室检查】

（1）病毒培养

从肛门、生殖器、尿道、宫颈部位的皮损取标本接种原代人胚肾细胞（人胚成纤维细胞、Hela细胞、Vero细胞），出现病变后再接种于HEP-2细胞培养48~72小时可见特征性的细胞致病作用，典型HSV感染引起的细胞病变表现为细胞质颗粒化和细胞变圆、肿胀和折射。此法所需技术条件较高，价格较贵，敏感性高，特异性强，水疱、脓疱的阳性率高，但晚期溃疡和结痂很难分离到病毒。接种标本含活病毒，收集运送和接种标本仔细并注意防止细菌和真菌污染可提高病毒组织培养成功率。

（2）细胞学检查

从肛门、生殖器皮损底部取材作Giemsa-Wright染色（Tzanck试验）或Papanicolaou染色（巴氏染色），有特征性的巨细胞包涵体示HSV或水痘-带状疱疹病毒感染。此法简单、快速，但敏感度较低，阴性结果不能完全排除HSV感染。

（3）免疫学检查

HSV-1、HSV-2特异性的抗原为HSV糖蛋白gG1、gG2，检测抗原可作为判断HSV感染的指标。检测的方法有免疫荧光法、ELISA（酶联免疫吸附试验）、IIP（间接免疫过氧化物酶法）、RIA（放射免疫测定法）。采用免疫印迹法检测HSV糖蛋白gG2和ICP-35复合物是敏感度高、特异性强方法，可用于HSV-2新近感染的检测。

免疫荧光和免疫过氧化物酶染色可以在新鲜的组织或固定包埋的组织切片中发现HSV的病毒抗原，由于疱液中的脱落细胞很少，不易检测到，因此疱液不适合做抗原检测标本。

间接免疫荧光不需要特殊仪器、简便快速、成本较低，但敏感度及特异性较低，特异性低于直接免疫荧光，观察结果要注意避免主观因素。

检测抗原，如用HSV型特异性糖蛋白以免疫或放射免疫测定，同时可进行HSV分型，用ELISA法在皮损中直接检测到HSV抗原，更能准确地反映HSV感染状态及感染部位，对诊断生殖器疱疹的活动性感染具有更直接的意义。

检测抗体，如血清学方法可用于流行病学调查，估计人群的感染率，但不能用作临床诊断。

HSV-2抑制实验能鉴别血清反应中出现的假阳性结果，可用于分析ELISA和免疫印迹结果的不一致。

（4）聚合酶链反应（PCR）

PCR可用于皮肤、生殖器和脑脊液标本的检测，有助于诊断和鉴别无症状HSV感染、非典型表现的HSV感染和HSV的分型诊断。敏感度高和特异性强，可明显提高确证存在HSV感染的依据，但技术条件要求较高。目前应用的有PCR ELISA及PCR微孔杂交法、荧光定量PCR及荧光多重PCR。

PCR ELISA及PCR微孔杂交法微孔板杂交法将PCR、核酸杂交及酶联免疫技术三者结合起来，敏感度高、特异性强，在检测HSV的同时可对其进行分型。

荧光定量PCR，简便、快速，敏感度高、特异性强，检测糜烂结痂标本中HSV敏感度最高，适合于疱疹已结痂者或无症状排毒患者，提供快速确诊的依据，并能判断患者不同时期的传染性。

荧光多重PCR可同时应用多对引物来扩增多

个不同的基因,使用荧光标记的引物可通过分子发光技术直接检测 PCR 扩增产物,增加了敏感度和特异性。但此法只能检测皮损中的 HSV DNA,不能检测无皮损或无症状的患者,不能鉴别原发与复发性 HSV 感染。

(5) 基因芯片

灵敏度高和特异性强,假阳性率和假阴性率低,操作简便、快速、自动化程度高,检测效率高,结果客观性强。基因芯片检测具有系统微型化、样品需要量非常少的特点,并能监测宿主的反应状态,有利于鉴别原发和继发的病理过程。成本昂贵限制了其在临床上的应用。

目前 HSV 病毒分离培养和核酸扩增技术是检测 HSV 感染的金标准。由于各种方法各有利弊,即使单独使用金标准方法仍有可能漏诊,因此在临床上可将两种或以上方法有机地结合起来,对早期快速确诊生殖器疱疹具有十分重要的意义。

【组织病理】

细胞内水肿,表皮内水疱,气球变性及网状变性,核染色质边移和均质化,周围可见多核巨细胞及核内嗜酸性包涵体;疱内可见棘层松解细胞;真皮乳头水肿,真皮内中性粒细胞、淋巴细胞等炎症细胞浸润。子宫颈疱疹特点是多核巨细胞及核内"毛玻璃"样病毒包涵体。

【诊断及鉴别诊断】

根据不洁性接触史或配偶感染史及其他密切接触史,结合典型的临床症状和体征,即可做出诊断,要排除其他性病,如梅毒、软下疳等,或伴发其他性病。对于症状不典型、感染状态不明的性伴、高危新生儿及亚临床感染者,可做实验室检查。对有症状者,应选择病毒培养或抗原及 PCR 检测方法来诊断;而对无症状者,可选择血清学试验。常需要鉴别的病种有以下几种。

一期梅毒(硬下疳):表现为生殖器糜烂或溃疡,常为单个损害,不痛,在暗视野显微镜下可见梅毒螺旋体,梅毒血清学试验阳性。

软下疳:可表现为与生殖器疱疹相似的溃疡,但较深,涂片可查到 Gram 阴性杆菌,培养可查到杜克雷嗜血杆菌。

外伤性生殖器溃疡:一般不是多发,不呈簇状分布,边缘较清,实验室检查无 HSV 感染依据。

其他皮肤病:如接触性皮炎、药疹、带状疱疹、Behcet 病等有时临床表现与生殖器疱疹相似,常有相应的病史,水疱不呈簇状分布,炎症超过水疱及糜烂的范围,实验室检查无 HSV 感染依据。

【治疗】

(1) 治疗目标

预防感染,缩短病程,减少并发症,减少潜伏感染的建立及复发,尽量减少疾病的传播。

(2) 一般治疗

精神安慰,告知病程及复发可能,减轻患者心理负担。防止继发感染,穿宽松衣物,保持疱壁完整、清洁和干燥,尽量避免接触皮损。并发细菌感染时,可选用敏感抗生素口服。

(3) 局部治疗

在皮损处可外用 3% 阿昔洛韦、1% 喷昔洛韦乳膏;对局部继发细菌感染者可外用新霉素、莫匹罗星、夫西地酸乳膏;对渗出明显者,可用生理盐水湿敷。

局部外用 α 干扰素和 β 干扰素凝胶治疗复发性生殖器疱疹,可明显缩短皮损愈合时间、改善临床症状,但对生殖器疱疹的复发无影响。

(4) 抗病毒治疗

1) 初发患者

阿昔洛韦 400 mg,口服,每日 3 次,用 7~10日;或阿昔洛韦 200 mg,口服,每日 5 次,用 7~10日;或泛昔洛韦 250 mg,口服,每日 3 次,用 7~10日;或伐昔洛韦 1 g,口服,每日 2 次,用 7~10 日。

2) 复发患者

在出现前驱症状或损害出现 1 天内给药。

间歇性疗法:阿昔洛韦 400 mg,口服,每日 3次,用 5 日;或阿昔洛韦 200 mg,口服,每日 5 次,用 5 日;或阿昔洛韦 800 mg,口服,每日 2 次,用 5日;或泛昔洛韦 125 mg,口服,每日 2 次,用 5 日;或伐昔洛韦 500 mg,口服,每日 2 次,用 5 日。

每日抑制性疗法:用于每年发病 6 次以上患者。

阿昔洛韦 400 mg,口服,每日 2 次,可长达 3 年以上,每年需确定是否继续给药;或泛昔洛韦 250 mg,口服,每日 2 次,不超过 1 年;或伐昔洛韦 250 mg,口服,每日 2 次,不超过 1 年;或伐昔洛韦 500 mg,口服,每日 1 次,不超过 1 年;或伐昔洛韦 1 g,口服,每日 1 次,不超过 1 年。

3)HSV 严重感染和并发症

阿昔洛韦 5~10 mg/kg,静脉滴注,每 8 小时 1 次,用 5~7 日或至临床表现消失。

4)HIV 合并 HSV 感染

阿昔洛韦 400 mg,口服,每日 3~5 次,持续给药至临床缓解;或泛昔洛韦 500 mg,口服,每日 2 次,至临床缓解;严重者予阿昔洛韦 5 mg/kg,静脉滴注,至临床缓解。

5)妊娠生殖器疱疹

治疗目标是减少在产程开始时由于皮损活动而需手术分娩以及减少新生儿传播的危险性,对于 HSV 血清阳性而无生殖器疱疹病史,由于无症状排毒可致胎儿感染,也应提供抑制性治疗。目前推荐的抑制疗法是在妊娠 36 周直到分娩口服阿昔洛韦 0.4 g,每日 2 次,可明显降低有 HSV 感染史的孕妇在分娩时的生殖器疱疹发病率和排毒。对接受阿昔洛韦治疗的孕妇及胎儿的研究显示目前尚无阿昔洛韦致畸的证据。

6)HSV 药物耐受

耐阿昔洛韦 HSV 病毒株主要见于免疫缺陷的患者,在 AIDS 患者和骨髓移植的患者中约占 5% 可出现阿昔洛韦耐受,在免疫功能正常的人群中耐阿昔洛韦 HSV 病毒株约占 0.5%。膦甲酸是唯一批准用于治疗耐阿昔洛韦 HSV 感染的药物,在一项临床研究中,HSV 感染并耐阿昔洛韦的 AIDS 患者使用膦甲酸 60~180 mg/kg 静脉滴注,每日 2 次,3 周为 1 个疗程,疗效在 80% 以上。

(朱小华 徐金华)

18.7 艾滋病(AIDS)

本病全称为获得性免疫缺陷综合征(acquired immunodeficiency syndrome, AIDS),是近 30 多年来严重威胁人类健康的疾病之一。1981 年由美国疾病控制中心首先报道,1982 年正式命名。本病是由于感染人免疫缺陷病毒(human immunodeficiency virus, HIV)后,以发生细胞免疫严重缺陷、易患致死性条件性感染(特别是卡氏肺囊虫性肺炎)和不常见的恶性肿瘤(特别是 Kaposi 肉瘤)为特征,死亡率极高。

【流行病学】

本病蔓延迅速,截至 2014 年,全世界 HIV 携带者为 3 690 万人,死亡数已高达 2 180 万。1985 年我国发现首例 AIDS 患者后,截至 2015 年 10 月底,全国报告存活 AIDS 病毒感染者及患者 57.5 万例,死亡 17.7 万人,遍布全国 31 个省、市、自治区和直辖市。近年来在全球共同关注下,大力开展对本病的预防控制及新型药物的研制和应用,AIDS 死亡人数出现了下降趋势。2013 年全球有 150 万人因为 AIDS 死亡,这是自 2005 年疫情高峰期以来的最大一次降幅。AIDS 死亡率在 2013 年这一年内下降了 11.8%,并且从 2005 年以来下降了 35%。从 2005 年以来,全世界范围内新增加的 AIDS 患者下降了 27.6%。

根据血清学反应和核酸序列 HIV 分为两型:HIV-1 和 HIV-2。HIV-1 为引起 AIDS 的最常见的病原;HIV-2 主要在西非国家多见。HIV-1 的致病性较强。这两个病毒之间的核酸序列有 40%~60% 同源性。HIV-1 又根据其基因序列的同源性被分为 3 组:M 组(major)、O 组(outlier)和 N 组(new 或 non-M、non-O)。全球范围内绝大部分感染者所感染的 HIV-1 毒株属于 M 组,只有在非洲中部的一小群感染者感染的是 N 组和 O 组。M 组 HIV-1 又包含 A、B、C、D、F、G、H、J、K 9 个亚型。此外,流行性重组型(circulating recombinant form, CRF)病毒是 HIV-1 流行过程中由于双(多)重感染导致病毒基因组重组而形成的亚型内或亚型间重组体。目前,世界各地都有 CRF 的报道,并有 21 种 CRF 的组成已经得到证实。CRF01-AE 是最早鉴定的重组亚型,最初在泰国分离出来,是东南亚地区的主要流行株。

我国 AIDS 患者所感染的 HIV-1 已发现的有

A、B(欧美B)、B′(泰国B)、C、D、E、F和G 8个亚型,还有不同流行重组型;目前流行的HIV-1主要亚型是上述的AE重组型。1999年起在部分地区发现并证实我国有少数HIV-2感染者。

在我国也出现了AIDS疫情上升减缓的趋势,AIDS的流行病学特征也发生巨大变化。

在传播途径方面,流行早期以吸毒传播为主,发展到现在的经性传播为主。地区分布方面,已经从早期的西南局部地区蔓延到全国各地,但仍然呈现局灶状集中在局部地区的特征。

在人群方面,感染者主要集中在青壮年,近年有青年学生和60岁以上老年人增加的趋势;男女性别比例从流行早期的男性占绝对多数演变到现在的男女性别比为3∶1;在重点人群感染率方面,吸毒者的HIV感染率由2005年的7.5%下降到2015年的3.0%,男性同性恋人群的感染率由2005年的1.4%增加到2015年的8.0%。

【传播途径】

主要有以下5方面。

同性恋性交:尤其是男性同性恋患者,其感染的危险性随性伴侣数目和作为肛门性交被动方频度的增加而增高。在美国,这一传播途径约占70%。

静脉药瘾者共用污染针头或注射器:黑人和拉丁美洲人群中通过此途径传播的比例较大。

接受血或血制品:包括接受输血或浓缩干冻Ⅷ因子治疗的血友病患者。

异性性交:在美国约占总病例数4%的患者由异性性交传播,男女之比为1∶3.5。

母婴传播:近年来,儿童病例有增加趋势,大部分儿童在围产期受染。

【病因及发病机制】

1982年美国国立卫生研究院Robert Gallo从AIDS患者中分离出病毒,称HTLV-Ⅲ(human T cell lymphotrophic virus typeⅢ)。1986年7月25日世界卫生组织颁布公报,将AIDS病毒统称为人免疫缺陷病毒(HIV)。

HIV属于反转录病毒科慢病毒属中的人慢病毒组,为直径100~120 nm球形颗粒,由核心和包膜两部分组成。核心包括两条单股RNA链、核心结构蛋白和病毒复制所必需的酶类,含有反转录酶(RT、P51/P66)、整合酶(INT,P32)和蛋白酶(PT、P10)。核心外面为病毒衣壳蛋白(P24、P17)。病毒的最外层为包膜,其中嵌有外膜糖蛋白gp120和跨膜糖蛋白gp41。

HIV基因组全长约9.2 kb,含有3个结构基因(gag、pol、env)、2个调节基因(tat反式激活因子、rev毒粒蛋白表达调节子)和4个辅助基因(nef负调控因子、vpr病毒r蛋白、vpu病毒u蛋白和vif病毒感染因子)。

HIV是一种变异性很强的病毒,各基因的变异程度不同,env基因变异率最高。HIV发生变异的主要原因包括反转录酶无校对功能导致的随机变异、宿主的免疫选择压力、病毒DNA与宿主DNA之间的基因重组以及药物选择压力,其中不规范的抗病毒治疗是导致耐药性的重要原因。

HIV在外界环境中的生存能力较弱,对物理因素和化学因素的抵抗力较弱。一般消毒剂如碘酊、过氧乙酸、戊二醛、次氯酸钠等对HBV有效的消毒剂,对HIV也都有良好的灭活作用。因此,对HBV有效的消毒和灭活方法均适用于HIV。除此之外,75%乙醇也可灭活HIV,但紫外线或γ射线不能灭活HIV。HIV对热很敏感,对低温耐受性强于高温。56℃处理30分钟可使HIV在体外对人的T淋巴细胞失去感染性,但不能完全灭活血清中的HIV;100℃处理20分钟可将HIV完全灭活。

HIV需借助易感细胞表面的受体进入细胞,包括第一受体(CD4,主要受体)和第二受体(CCR5和CXCR4等辅助受体)。根据HIV对辅助受体利用的特性将HIV分为X4和R5毒株。R5型病毒通常只利用CCR5受体,而X4型病毒常常同时利用CXCR4、CCR5和CCR3受体,有时还利用CCR2b受体。

HIV在人体细胞内的感染过程包括以下4步:

吸附及穿入:HIV-1感染人体后,选择性地吸附于靶细胞的CD4受体上,在辅助受体的帮助下进入宿主细胞。

环化及整合:病毒RNA在反转录酶作用下,

形成 cDNA,在 DNA 聚合酶作用下形成双股 DNA,在整合酶的作用下,新形成的非共价结合的双股 DNA 整合入宿主细胞染色体 DNA 中。这种整合的病毒双股 DNA 即前病毒。

转录及翻译:前病毒被活化而进行自身转录时,病毒 DNA 转录形成 RNA,一些 RNA 经加帽加尾成为病毒的子代基因组 RNA;另一些 RNA 经拼接而成为病毒 mRNA,在细胞核蛋白体上转译成病毒的结构蛋白和非结构蛋白,合成的病毒蛋白在内质网核糖体进行糖化和加工,在蛋白酶作用下裂解,产生子代病毒的蛋白和酶类。

装配、成熟及出芽:Gag 蛋白与病毒 RNA 结合装配成核壳体,通过芽生从胞质膜释放时获得病毒体的包膜,形成成熟的病毒颗粒。

HIV 主要侵犯人体的免疫系统,包括 CD4$^+$ T 淋巴细胞、巨噬细胞和树突状细胞等,主要表现为 CD4$^+$ T 淋巴细胞数量不断减少,最终导致人体细胞免疫功能缺陷,引起各种机会性感染和肿瘤的发生。

HIV 进入人体后,在 24~48 小时到达局部淋巴结,5 天左右在外周血中可以检测到病毒成分,继而产生病毒血症,导致急性感染,以 CD4$^+$ T 淋巴细胞数量短期内一过性迅速减少为特点。大多数感染者未经特殊治疗,CD4$^+$ T 淋巴细胞数可自行恢复至正常水平或接近正常水平。由于机体的免疫系统不能完全清除病毒,形成慢性感染,包括无症状感染期和有症状感染期。无症状感染期持续时间变化较大(数月至数十年不等),平均约 8 年,表现为 CD4$^+$ T 淋巴细胞数量持续缓慢减少(多为 800~350 个/μl);进入有症状期后 CD4$^+$ T 淋巴细胞再次快速地减少,多数感染者 CD4$^+$ T 淋巴细胞计数在 350 个/μl 以下,部分晚期患者甚至降至 200 个/μl 以下,并快速减少。HIV 引起的免疫异常除了 CD4$^+$ T 淋巴细胞数量的减少,还包括 CD4$^+$ T 淋巴细胞功能障碍和异常免疫激活。需要注意的是,我国男同性恋感染 HIV 者疾病进展快,感染后多数在 4~5 年进展到 AIDS 期。

人体通过固有免疫和适应性免疫反应对抗 HIV 的感染。HIV 经破损的黏膜进入人体后,随即局部固有免疫细胞,如树突状细胞、NK 细胞、γδT 细胞等进行识别、内吞并杀伤处理后提呈给适应性免疫系统;之后 2~12 周,人体即产生针对 HIV 蛋白的各种特异性抗体,但其中仅中和性抗体具有抗病毒作用。特异性细胞免疫主要有特异性 CD4$^+$ T 淋巴细胞免疫反应和特异性细胞毒性 T 淋巴细胞反应(CTL)。总体来说,人体抗 HIV 的感染的免疫

经抗病毒治疗后,HIV 所引起的免疫异常改变能恢复至正常或接近正常水平,即免疫功能重建,包括 CD4$^+$ T 淋巴细胞数量和功能的恢复。

【临床表现】

从初始感染 HIV 到终末期是一个较为漫长的过程,在这一过程的不同阶段,与 HIV 相关的临床表现也多种多样。根据感染后的临床表现及其严重程度,HIV 感染的全过程可分为急性期、无症状期和 AIDS 期。

(1)急性期

通常发生在初次感染 HIV 后 2~4 周。部分感染者出现 HIV 病毒血症和免疫系统急性损伤所产生的临床症状。大多数患者临床症状轻微,持续 1~3 周后缓解。临床表现以发热最为常见,可伴有咽痛、盗汗、恶心、呕吐、腹泻、皮疹、关节疼痛、淋巴结肿大及神经系统症状。约一半 HIV 感染者伴有皮疹或黏膜疹,皮疹为斑疹、丘疹,互不融合,分布对称,伴瘙痒。皮疹以躯干、面及上肢多见,有时可以呈玫瑰疹样、掌跖部梅毒疹样。

此期在血液中可检出 HIV RNA 和 P24 抗原,而 HIV 抗体则在感染后数周才出现。CD4$^+$ T 淋巴细胞计数一过性减少,CD4$^+$/CD8$^+$ T 淋巴细胞比值亦可倒置。部分患者可有轻度白细胞和血小板减少或肝功能异常。

(2)无症状期

可从急性期进入此期,或无明显的急性期症状而直接进入此期。此期持续时间一般为 6~8 年。其时间长短与感染病毒的数量和型别、感染途径、机体免疫状况的个体差异、营养条件及生活习惯等因素有关。在无症状期,由于 HIV 在感染者体内不断复制,免疫系统受损,CD4$^+$ T 淋巴细胞计数逐渐下降,同时具有传染性。

（3）AIDS 期

为感染 HIV 后的最终阶段。患者 CD4$^+$T 淋巴细胞计数多<200 个/μl，HIV 血浆病毒载量明显升高。此期主要临床表现为 HIV 相关症状、各种机会性感染及肿瘤。

1）HIV 相关症状

主要表现为持续 1 个月以上的发热、盗汗、腹泻，体重减轻 10%以上。部分患者表现为神经精神症状，如记忆力减退、精神淡漠、性格改变、头痛、癫痫及痴呆等。另外还可出现持续性全身性淋巴结肿大，其特点为：① 除腹股沟以外有 2 个或 2 个以上部位的淋巴结肿大；② 淋巴结直径≥1 cm，无压痛，无粘连；③ 持续时间 3 个月以上。

AIDS 患者常见的皮肤黏膜损害有：

口腔念珠菌感染：常见于 HIV 感染后细胞免疫功能低下患者。约 80%患者均可发生。口腔黏膜出现糜烂、凝乳状白色假膜，易剥离。假膜中含有大量假菌丝和孢子。可伴有舌炎、口角炎等。

口腔毛状黏膜白斑：约 20%患者可伴发，较有特异性，尤其在舌部较为典型。呈白毛状稍隆起白膜，检查可发现巨细胞病毒、EB 病毒、疱疹病毒等感染。

脂溢性皮炎：黄色油腻性痂皮，常见于双颊、颧部，对称分布，可似蝶形红斑狼疮样皮损。

2）条件致病性感染

特点是范围广，发生频率高及病情严重。临床上常见有：

肺孢子菌肺炎（PCP）：亚急性起病，呼吸困难逐渐加重，伴有发热、干咳、胸闷，症状逐渐加重，严重者发生呼吸窘迫。患者肺部阳性体征少，或可闻及少量散在的干湿啰音，体征与疾病症状的严重程度往往不成比例。胸部 X 线检查可见双肺从肺门开始的弥漫性网状结节样间质浸润，肺部 CT 显示双肺毛玻璃状改变，13%~18%的患者同时合并细菌或分枝杆菌感染，肺部影像学可有相应表现。实验室检查血气分析示低氧血症，严重病例动脉血氧分压（PaO$_2$）明显降低，常在 60 mmHg（1 mmHg = 0.133 kPa）以下；血乳酸脱氢酶常>500 mg/dl。本病确诊依靠病原学检查，痰液或支气管肺泡灌洗/肺组织活检等发现肺孢子菌的包囊或滋养体。

结核病：AIDS 合并结核病的诊断需要结合临床表现、辅助检查、病理学检查以及影像学检查结果来进行综合判断，尤其要注意发生于 HIV 感染者的结核在临床表现以及诊断方面有其自身特点，在进行诊断时应注意患者的免疫功能状态，CD4$^+$T 淋巴细胞计数较高患者的表现与普通结核病患者类似，而 CD4$^+$T 淋巴细胞计数低的患者常表现为肺外结核病。抗酸染色涂片和培养仍是确诊结核病的主要依据。

非结核分枝杆菌感染：AIDS 患者可并发非结核分枝杆菌感染，其中主要为鸟分枝杆菌（MAC）感染。临床症状同活动性结核病相似，但全身播散性病变更为常见，可累及多脏器，表现为贫血、肝脾肿大及全身淋巴结肿大。确诊有赖于从血液、淋巴结、骨髓以及其他无菌组织或体液中培养出非结核分枝杆菌，并通过 DNA 探针、高效液相色谱或生化反应进行菌种鉴定。胶体金法可用于临床非结核分枝杆菌的初步鉴定，采用 PCR 加基因测序的方法可对临床分离的常见分枝杆菌进行鉴定。粪便或活检组织的抗酸染色涂片与培养以及影像学检查等可协助诊断。

巨细胞病毒（CMV）感染：CMV 感染是 AIDS 患者最常见的疱疹病毒感染。CMV 可侵犯患者多个器官系统，包括眼、肺、消化系统、中枢神经系统等，其中 CMV 视网膜脉络膜炎最常见。患者常表现为快速视力下降，确诊有赖于眼底镜检查。CMV 食管炎或者肠炎表现为发热、吞咽困难或者吞咽疼痛、腹泻、水样便或者血水样便，伴有腹痛。胃镜或者肠镜可见到黏膜溃疡，组织病理学可以见到 CMV 包涵体。CMV 脑炎表现为神经精神改变，昏睡、精神错乱、意识模糊、迟钝、失语、视力障碍、无力、癫痫发作、面瘫等。诊断依赖于脑脊液或者脑组织 PCR 进行 CMV DNA 的检测，敏感性为 80%，特异性为 90%。

单纯疱疹和水痘带状疱疹病毒感染：依据临床表现常可明确诊断，但较非 AIDS 患者皮损播散，可泛发全身，病情严重。

弓形虫脑病：临床表现为局灶或弥漫性中枢神经系统损害。头颅 CT 呈单个或多个低密度病灶，增强扫描呈环状或结节样增强，周围一般有水肿带。MRI 表现为颅内多发长 T1 和长 T2 信号。正电子发射扫描（PET）检测有助于临床诊断。确诊依赖脑组织活检。

真菌感染：临床上常见的是假丝酵母菌感染和新型隐球菌感染。除此之外在南方或潮湿多雨地区马尔尼菲青霉也较常见，诊断依靠临床表现或感染部位发现病原体。血或脑脊液隐球菌乳胶凝胶实验可辅助诊断新型隐球菌感染。

3）恶性肿瘤

Kaposi 肉瘤：临床上 Kaposi 肉瘤可分 4 型，即经典型或欧洲型、非洲型、与移植有关的 Kaposi 肉瘤以及与 AIDS 有关的 Kaposi 肉瘤。AIDS 患者的 Kaposi 肉瘤与非洲型相似，进展快，治疗困难，病死率高。Kaposi 肉瘤作为 AIDS 的早期表现，其发生率高达 30%，因此被列入 AIDS 的诊断标准之一。早期表现为红色、蓝色或棕色斑疹、丘疹、斑块或表面光滑隆起的肿块。皮损可发于身体任何部位，但颈、躯干、上肢较为多见，下肢较少累及，这与经典型 Kaposi 肉瘤不同。口腔黏膜、肺、肝、脾、胰腺等亦可累及。组织病理与经典型 Kaposi 肉瘤无明显区别，电镜下，AIDS 的 Kaposi 肉瘤细胞中可见逆转录病毒颗粒。

淋巴瘤：AIDS 患者中已发现几种类型的淋巴瘤，如 Hodgkin 病、Burkitt 淋巴瘤、类 Burkitt 淋巴瘤等。皮损无特异性，可为丘疹、结节，诊断主要根据组织病理。

鳞癌和基底细胞癌：有报道 AIDS 患者在免疫功能受抑制情况下，皮肤癌的发生机会增加，口腔和肛门直肠部位发生鳞癌机会增多。

【实验室检查】

（1）HIV-1/2 抗体检测

包括筛查试验和补充试验。HIV-1/2 抗体筛查方法包括酶联免疫吸附试验（ELISA）、化学发光或免疫荧光试验、快速检测（斑点 ELISA 和斑点免疫胶体金或胶体硒快速试验、明胶颗粒凝集试验、免疫层析试验）等。补充试验常用的方法是免疫印迹法（WB）。

筛查试验呈阴性反应可出具 HIV-1/2 抗体阴性报告，见于未被 HIV 感染的个体，但处于窗口期的新近感染者筛查试验也可呈阴性反应。若呈阳性反应，应用原有试剂和另外一种不同原理或不同厂家的试剂进行重复检测，或另外两种不同原理或不同厂家的试剂进行重复检测，如两种试剂复测均呈阴性反应，则为 HIV 抗体阴性；如有一种或两种试剂呈阳性反应，需进行 HIV 抗体补充试验。补充试验无 HIV 特异性条带产生，报告 HIV-1/2 抗体阴性。补充试验出现 HIV-1/2 抗体特异带，但不足以判定阳性，报告 HIV-1/2 抗体不确定，可在 4 周后随访；如带型没有进展或呈阴性反应，则报告阴性；如随访期间发生带型进展，符合 HIV 抗体阳性判定标准则为 HIV 抗体阳性，如带型仍不满足阳性标准，继续随访到 8 周。如带型没有进展或呈阴性反应则报告阴性；满足 HIV 阳性诊断标准则报告阳性，不满足阳性标准可视情况决定是否继续随访。经补充试验 HIV-1/2 抗体阳性者，出具 HIV-1/2 抗体阳性确认报告。对于有明确 HIV 流行病学史且筛查试验阳性，补充试验不确定者可尽早行 HIV 核酸定量检测以帮助确诊。

（2）病毒载量测定

测定病毒载量的常用方法有反转录 PCR（RT-PCR）、核酸序列依赖性扩增（NASBA）技术、分枝 DNA 信号放大系统（bDNA）和实时荧光定量 PCR 扩增技术（Real-time PCR）。病毒载量测定的临床意义包括预测疾病进程、提供开始抗病毒治疗依据、评估治疗效果、指导治疗方案调整，也可作为 HIV 感染诊断的参考指标。HIV 载量检测结果低于检测下限，报告本次实验结果低于检测下限，见于没有感染 HIV 的个体、接受成功的抗病毒治疗或机体自身可有效抑制病毒复制的部分 HIV 感染者。HIV 载量检测结果高于检测下限，可结合流行病学史及 HIV 抗体初筛结果作为诊断 HIV 感染的辅助指标。

推荐病毒载量检测频率：对于已接受抗病毒治疗 6 个月以上、病毒持续抑制的患者，可每 6 个月检测 1 次。HAART 6 个月内或病毒载量抑制不理想或需调整治疗方案时，病毒载量的检测频率需根据患者的具体情况由临床医生决定。如条件允许，建议未治疗的无症状 HIV 感染者每年检测 1 次。HAART 初始治疗或调整治疗方案前、初治或调整治疗方案初期每4~8周检测1次,以便尽早发现病毒学失败。病毒载量低于检测下限后,每3~4个月检测1次,对于依从性好、病毒持续抑制达2~3年以上、临床和免疫学状态平稳的患者可每6个月检测1次,但如出现HIV相关临床症状或使用激素或抗肿瘤化疗药物则建议每3个月检测1次HIV载量。

(3) CD4$^+$T淋巴细胞检测

目前常用的CD4$^+$T淋巴细胞亚群检测方法为流式细胞术,可以直接获得CD4$^+$T淋巴细胞数绝对值,或通过白细胞分类计数后换算为CD4$^+$T淋巴细胞绝对数。CD4$^+$T淋巴细胞计数的临床意义:了解机体的免疫状态和病程进展、确定疾病分期、判断治疗效果和HIV感染者的临床并发症。

CD4$^+$T淋巴细胞计数的检测间隔时间需根据患者的具体情况由临床医生决定:一般建议对于CD4$^+$T淋巴细胞计数>350个/μl的无症状HIV感染者,每6个月应检测1次;对于已接受HAART的患者在治疗的第一年内应每3个月检测1次,治疗1年以上且病情稳定的患者可改为每6个月检测1次。对于抗病毒治疗后患者体内病毒被充分抑制,CD4$^+$T淋巴细胞计数长期处于稳定水平的患者无需频繁进行检测:CD4$^+$T淋巴细胞计数在300~500个/μl的患者建议每12个月检测1次;>500个/μl的患者可选择性进行CD4$^+$T淋巴细胞计数检测。但对于以下患者则需再次定期检测CD4$^+$T淋巴细胞计数:发生病毒学突破患者、出现AIDS相关临床症状的患者、接受可能降低CD4$^+$T淋巴细胞计数治疗的患者。

(4) HIV基因型耐药检测

HIV耐药检测结果可为AIDS治疗方案的制订和调整提供重要参考,耐药检测方法有基因型和表型检测,目前国外及国内多用基因型。推荐在以下情况进行HIV基因型耐药检测:抗病毒治疗病毒载量下降不理想或抗病毒治疗失败需要改变治疗方案时;进行抗病毒治疗前(如条件允许)。对于抗病毒治疗失败者,耐药检测在病毒载量>400拷贝/ml且未停用抗病毒药物时进行,如已停药需在停药4周内进行基因型耐药检测。

【诊断】

(1) 诊断原则

HIV/AIDS的诊断需结合流行病学史(包括不安全性生活史、静脉注射毒品史、输入未经抗HIV抗体检测的血液或血液制品、HIV抗体阳性者所生子女或职业暴露史等),临床表现和实验室检查等进行综合分析,慎重做出诊断。

成人及18个月龄以上儿童,符合下列一项者即可诊断HIV感染:① HIV抗体筛查试验阳性和HIV补充试验阳性(抗体补充试验阳性或核酸定性检测阳性或核酸定量大于5 000拷贝/ml);② 分离出HIV。

18个月龄及以下儿童,符合下列一项者即可诊断:① HIV感染母亲所生和HIV分离试验结果阳性;② 为HIV感染母亲所生和两次HIV核酸检测均为阳性(第二次检测需在出生4周后进行)。

(2) AIDS期的诊断标准

有流行病学史、实验室检查HIV抗体阳性,加下列各项中的任何一项,即可诊断为AIDS;或者HIV抗体阳性,而CD4$^+$T淋巴细胞数<200个/μl,也可诊断为AIDS:

① 不明原因的持续不规则发热38℃以上,>1个月;② 腹泻(粪便次数多于3次/日),>1个月;③ 6个月之内体重下降10%以上;④ 反复发作的口腔真菌感染;⑤ 反复发作的单纯疱疹病毒感染或带状疱疹病毒感染;⑥ 肺孢子菌肺炎(PCP);⑦ 反复发生的细菌性肺炎;⑧ 活动性结核或非结核分枝杆菌病;⑨ 深部真菌感染;⑩ 中枢神经系统占位性病变;⑪ 中青年人出现痴呆;⑫ 活动性巨细胞病毒感染;⑬ 弓形虫脑病;⑭ 马尔尼菲青霉病;⑮ 反复发生的败血症;⑯ 皮肤黏膜或内脏的Kaposi肉瘤、淋巴瘤。

【治疗】

(1) 治疗目标

① 减少HIV相关疾病的发病率和病死率、减少非AIDS相关疾病的发病率和病死率,使患者获得正常的期望寿命,改善生活质量;② 抑制病毒复制使病毒载量降低至检测下限并减少病毒变异;③ 重建或者维持免疫功能;④ 减少异常的免疫激

活;⑤ 减少 HIV 的传播、预防母婴传播。

(2) 抗反转录病毒(ARV)药物治疗

目前国际上共有 6 大类 30 多种药物(包括复合制剂):① 核苷类反转录酶抑制剂(NRTIs),包括齐多夫定(zidovudine, ZDV)、拉米夫定(Lamivudine, 3TC)、阿巴卡韦(abacavir, ABC)、替诺福韦(tenofovirdisoproxil, TDF)、恩曲他滨(Emtricitabine, FTC)等;② 非核苷类反转录酶抑制剂(NNRTIs),包括奈韦拉平(neviropine, NVP)、依非韦伦(efovireng, EFV)、利匹韦林(rilpivrine, RPV)等;③ 蛋白酶抑制剂(PIs),包括阿扎那韦(atazanavir, ATV)、洛匹那韦利托那韦(lopinavir ritonavir, LPV-R)、沙奎那韦(saquinavior)、茚地那韦(indinavir)、奈费那韦(nelfuavior)及安瑞那韦(amprenavir);④ 整合酶抑制剂如拉替拉韦(Raltegravir, RAL);⑤ 融合抑制剂(FIs)如恩夫韦肽(enfuvirtide)等;⑥ CCR5322 抑制剂马拉韦罗(maraviroc)等。

国内的抗反转录病毒治疗药物主要为 NRTIs,包括 ZDV、3TC、ABC、TDF、FTC。NNRTIs 有 NVP,共 18 种(包含复合制剂)。

1) 治疗方案的选择

高效抗逆转录病毒治疗(highly active antiretroviral therapy HAART),俗称鸡尾酒疗法。是由美籍华裔科学家何大一于 1996 年提出,是通过 3 种或 3 种以上的抗病毒药物联合使用来治疗 AIDS 的方法,现已普遍采用。

对成人及青少年在开始 ARV 治疗前,一定要取得患者的配合提高其受治的依从性;如患者存在严重的机会性感染和既往慢性疾病急性发作期,应待病情控制后开始治疗。

在急性期和有症状患者,建议 ARV 治疗;无症状患者在 CD4$^+$T 淋巴细胞数<500 个/μl 建议 ARV 治疗;无症状患者在 CD4$^+$T 淋巴细胞数>500 个/μl,但存在如下情况亦建议 ARV 治疗:① 高病毒载量(>10^5 copies/ml);② CD4$^+$T 淋巴细胞数下降快,每年>100 个/μl;③ 心血管疾病高风险;④ 合并活动性 HBV/HCV 感染;⑤ HIV 相关肾脏疾病;⑥ 妊娠。

初治患者推荐方案为 2 种 NRTIs + 1 种 NNRTIs 或 2 种 NRTIs + 1 种增强型 PIs(含利托那韦)。基于我国可获得的抗病毒药物,对于未接受过抗病毒治疗(服用单剂奈韦拉平预防母婴传播的妇女除外)的患者推荐一线方案,即 TDF(ABC) + 3TC(FTC)联合如下任一种:① EFV;② LPV-R 或 ATV;③ RAL。替代方案为 AZT + 3TC 联合如下任一种:① EFV;② NVP;③ RPV。

对于基线 CD4$^+$T 淋巴细胞>250 个/μl 的患者要尽量避免使用含 NVP 的治疗方案,合并 HCV 感染的避免使用含 NVP 的方案。RPV 仅用于病毒载量小于 10^5 copies/ml 的患者。

HIV 感染儿童应尽早开始抗病毒治疗。

所有感染 HIV 的孕妇不论其 CD4$^+$T 淋巴细胞计数多少或临床分期如何,均应终身维持治疗。

在抗病毒治疗过程中要定期进行临床评估和实验室检测,以评价治疗的效果、及时发现抗病毒药物的不良反应,以及是否产生病毒耐药性等,必要时更换药物以保证抗病毒治疗的成功。

2) 疗效评估

抗病毒治疗的有效性主要通过以下 3 方面进行评估。

病毒学指标:大多数患者抗病毒治疗后血浆病毒载量 4 周内应下降 1 个 lg 以上,在治疗后的 3~6 个月病毒载量应达到检测不到的水平。

免疫学指标:在 HAART 后 3 个月,CD4$^+$T 淋巴细胞数与治疗前相比增加了 30% 或在治疗后 1 年 CD4$^+$T 淋巴细胞数增长 100 个/μL,提示治疗有效。

临床症状:反映抗病毒治疗效果的最敏感的一个指标是体重增加,对于儿童可观察身高、营养及发育改善情况。机会性感染的发病率和 AIDS 的病死率可以大大降低。在开始抗病毒治疗后最初的 3 个月出现的机会性感染应与 IRIS 相鉴别。

病毒耐药是导致抗病毒治疗失败的主要原因之一,对抗病毒疗效不佳或失败者可行耐药检测。

3) 药物不良反应观察

抗病毒药物的不良反应及耐受性影响患者的服药依从性,进而影响抗病毒治疗的成败,所以适时监测并及时处理药物的不良反应对于提高治疗效果至关重要。

轻微的药物不良反应可通过对症处理得到缓解。对于比较严重的不良反应则需更换药物并调整方案：使用 AZT 后出现严重贫血、高乳酸血症等可更换 TDF（儿童 ABC），出现乳酸酸中毒则停用所有的 NRTI、换用 EFV+LPV-R，酸中毒纠正后半年可以使用含 TDF 的方案。AZT 出现严重骨髓抑制改为 TDF（儿童 ABC）。NVP 出现严重皮疹（3 级以上皮疹）或肝炎（3~4 级肝功能受损）更换为 LPV-R。EFV 出现严重皮疹（3 级以上皮疹）或肝炎（3~4 级肝功能受损）更换为 LPV-R。EFV 出现持续而严重的中枢神经系统毒性，如果是非合并结核患者或者非合并肝炎患者，可以更换为 NVP；否则如果合并肝炎者可以更换为 LPV-R，合并结核者要合理评估决定。

特殊人群（如儿童、妊娠妇女及肾功能不全患者）用药在条件允许情况下可进行治疗药物浓度监测。

4）换药标准和治疗失败患者的抗病毒治疗

在初始抗反转录病毒治疗过程中出现病毒学失败应进行抗反转录病毒二线治疗。

病毒学抑制：HIV RNA 水平确定低于可用检测手段的最低检测下限。

病毒学失败：不能达到或维持 HIV RNA<200 拷贝/ml 的病毒复制抑制程度。

不完全病毒学应答：抗 HIV 治疗 24 周后未能达到典型病毒抑制水平而连续两次血浆检测 HIV RNA≥200 拷贝/ml。患者基线 HIV RNA 水平可能会影响达到病毒学应答的时限，此外，一些治疗用药方案本身需要更多时间才能达到病毒学抑制的程度。

病毒学反弹：在达到病毒学抑制后出现 HIV RNA≥200 拷贝/ml 的情况。

一过性低病毒血症（virologic blip）：在达到病毒学抑制后出现单独某一次的 HIV RNA 可检测水平，之后再次呈现病毒学抑制的情况。

病毒学治疗失败的定义：在持续进行 HAART 的患者中，开始治疗（启动或调整）48 周后血浆 HIV RNA 持续>200 拷贝/ml。

出现治疗失败时应首先评估患者的治疗依从性、药物-药物或药物-食物相互作用，尤其依从性

是治疗成败的决定因素。若上述问题解决而 HIV RNA 抑制仍无明显改善，则需进行耐药检测，根据耐药性测定的结果调整治疗方案。二线治疗方案的选择原则是使用至少 2 种，最好 3 种具有抗病毒活性的药物（可以是之前使用的药物种类中具有抗病毒活性的药物）；任何二线治疗方案都应包括至少一个具有完全抗病毒活性的 PI-R 加用一种未曾使用过的药物类型或一种 NNRTI。新方案的治疗目标与初始治疗相同。

5）免疫重建炎性反应综合征（IRIS）

是指 AIDS 患者在经抗病毒治疗后免疫功能恢复过程中出现的一组临床综合征，主要表现为发热、潜伏感染的出现或原有感染的加重或恶化。多种潜伏或活动的机会性感染在抗病毒治疗后均可发生 IRIS，如结核病及非结核分枝杆菌感染、PCP、CMV 感染、水痘-带状疱疹病毒感染、弓形虫病、新型隐球菌感染等，在合并 HBV 及 HCV 感染时 IRIS 可表现为病毒性肝炎的活动或加重。IRIS 多出现在抗病毒治疗后 3 个月内，需与原发或新发的机会性感染相鉴别。除了机会性感染，其他疾病如结节病和 Kaposi 肉瘤也可出现 IRIS。

IRIS 出现后应继续进行抗病毒治疗。表现为原有感染恶化的 IRIS 通常为自限性，不用特殊处理而自愈；而表现为潜伏感染出现的 IRIS，需要进行针对性的抗病原治疗；严重者可短期应用糖皮质激素或非甾体类抗炎药控制。激素避免用于 kaposi 肉瘤患者以及不确定的 TB-IRIS 患者（即不能排除治疗无效的情况）。CMV 感染患者慎用激素。

IRIS 发生的高危因素有：首次进行抗病毒治疗、基线病毒载量高及基线 CD4$^+$T 淋巴细胞数较低者。此类患者在抗病毒治疗后应警惕 IRIS 的发生。有效控制急性期机会性感染后再进行抗病毒治疗或抗病毒治疗前积极发现潜在的机会性感染可降低 IRIS 的发生率。

（3）条件致病菌感染的治疗

1）PCP

治疗：药物首选复方磺胺甲噁唑（SMZ-TMP），轻-中度患者口服 TMP 15~20 mg/kg·d，SMZ 75~100 mg/kg·d，分 3~4 次用，疗程 21 天，

必要时可延长疗程。重症患者给予静脉用药,剂量同口服。替代治疗:克林霉素 600 ~ 900 mg,静脉滴注,每 8 小时 1 次,或 450 mg 口服,每 6 小时 1 次;联合应用伯氨喹 15 ~ 30 mg,口服,每日 1 次,疗程 21 天。氨苯砜 100 mg,口服,每日 1 次;联合应用甲氧苄胺嘧啶 200 ~ 400 mg,口服,每日 2 ~ 3 次,疗程 21 天。或用喷他脒,3 ~ 4 mg/kg,每日 1 次,缓慢静脉滴注(60 分钟以上),疗程 21 天。对出现的相关症状应同时予以治疗。

2) 结核感染

治疗:原则与非 AIDS 的结核病患者相同,但抗结核药物使用时应注意与抗病毒药物之间的相互作用及配伍禁忌。对于 AIDS 合并结核病患者均建议先给予抗结核治疗,之后启动抗病毒治疗。鉴于 IRIS 即便出现也很少导致死亡,目前主张尽早开始 HAART。对于 CD4$^+$T 淋巴细胞计数<200 个/μl 的患者,建议肺结核患者抗结核治疗 2 周内开始 HAART,而中枢神经系统结核者建议抗结核治疗 4 周后再开始 HAART。对于 CD4$^+$T 淋巴细胞计数>200 个/μl、肺结核病情较严重者,建议在抗结核 8 周内抗病毒治疗;如病情较轻,则可在抗结核 2 周后再开始 HAART。对于 CD4$^+$T 淋巴细胞>200 个/μl 而患有中枢神经系统结核感染者,应尽早启动 HAART。

3) 非结核分枝杆菌感染

MAC 感染治疗的首选方案:克拉霉素 500 mg/次,每日 2 次(或阿奇霉素 500 mg/d)+乙胺丁醇 15 mg/kg·d,同时联合应用利福布汀(300 ~ 600 mg/d)可提高生存率和降低耐药。严重感染及严重免疫抑制(CD4$^+$T 淋巴细胞计数<50 个/μl)患者可加用阿米卡星(10 mg/kg·d,肌内注射,每日 1 次)或喹诺酮类抗菌药物,如左氧氟沙星或莫西沙星,疗程 9 ~ 12 月。其他分枝杆菌感染需根据鉴定的菌种以及药敏检测结果采取相应的治疗措施。

在抗 MAC 治疗开始 2 周后尽快启动 HAART。

4) CMV 感染

更昔洛韦 5 ~ 7.5 mg/kg,静脉滴注,每 12 小时 1 次,疗程 14 ~ 21 天;然后 5 mg/kg·d 序贯维持治疗。也可使用膦甲酸钠 180 mg/kg·d,分 2 ~ 3 次用(静脉应用需水化),2 ~ 3 周后改为 90 mg/kg·d,静脉滴注,每日 1 次。病情危重或单一药物治疗无效时可二者联用。CMV 视网膜炎可球后注射更昔洛韦。

5) 疱疹病毒感染

主要治疗药物包括阿昔洛韦、泛昔洛韦、伐昔洛韦和膦甲酸钠,不同部位和类型的感染,治疗疗程不同。

口唇单纯疱疹:阿昔洛韦 400 mg,每日 3 次,口服,或泛昔洛韦 500 mg,每日 2 次,口服,疗程 5 ~ 10 天。

生殖器单纯疱疹(疗程 5 ~ 14 天):阿昔洛韦 400 mg,每日 3 次,口服,或泛昔洛韦 500 mg,每日 2 次,口服,疗程 5 ~ 14 天。

重型黏膜单纯疱疹:阿昔洛韦 5 mg/kg,每 8 小时 1 次,静脉滴注,待黏膜损伤开始愈合后改阿昔洛韦 400 mg,每日 3 次,口服,伤口完全愈合后停药。

阿昔洛韦耐药的单纯疱疹:膦甲酸钠 80 ~ 20 mg/kg 治疗(分 3 次给药),直到治愈。

局部皮肤带状疱疹:泛昔洛韦 500 mg,每日 3 次,口服或伐昔洛韦 1 g,每日 3 次,口服,疗程 7 ~ 10 天。

严重的皮肤黏膜病变:阿昔洛韦 10 mg/kg,每 8 小时 1 次,静脉滴注,病情稳定后伐昔洛韦 1 g,每日 3 次,口服,直到所有病变消失。

急性视网膜坏死:阿昔洛韦 10 mg/kg,每 8 小时 1 次,静脉滴注,病情稳定后伐昔洛韦 1 g,每日 3 次,口服。

6) 弓形虫脑病

第一次乙胺嘧啶 100 mg,每日 2 次,口服。此后剂量根据体重而变化:体重≤60 kg,乙胺嘧啶 50 mg,口服,每日 1 次+磺胺嘧啶 1 000 mg,口服,每 6 小时 1 次+甲酰四氢叶酸 10 ~ 25 mg,口服,每日 1 次;体重>60 kg,乙胺嘧啶 75 mg,口服,每日 1 次+磺胺嘧啶 1 500 mg,口服,每 6 小时 1 次+甲酰四氢叶酸 10 ~ 25 mg,口服,每日 1 次。替代治疗:SMZ-TMP 30 mg/kg,口服,每 12 小时 1 次加或不加克林霉素 600 mg/次,每 8 小时 1 次,静脉给药;或者 SMZ - TMP 30 mg/kg,口服,每12小时1次加或不加阿奇霉素 0.5 g,每日 1 次,静脉给药。疗程至少 6 周。对相关中枢神经系统症状予以对症治疗,同时尽快启动 HAART。

7) 真菌感染

假丝酵母菌感染:口腔假丝酵母菌感染,首选制霉菌素局部涂抹加碳酸氢钠漱口水漱口,疗效欠佳时选用口服氟康唑 100 mg/d,共 7~14 天。

食管假丝酵母菌感染,氟康唑 100~400 mg/d,口服,不能耐受口服者静脉注射氟康唑进行治疗,疗程为 14~21 天。或者伊曲康唑 200 mg,1 次/d,口服,共 14~21 天。可在抗真菌感染的同时进行 HAART。

新型隐球菌感染:分为诱导期、巩固期和维持期 3 个阶段进行治疗。诱导期治疗经典方案为两性霉素 B + 5-氟胞嘧啶。两性霉素 B 从 0.02~0.1 mg/kg·d 开始,逐渐增加剂量至 0.5~0.7 mg/kg·d。不能耐受者可用两性霉素 B 脂质体(3~4 mg/kg·d)。5-氟胞嘧啶 100~150 mg/kg·d,分 3~4 次口服。诱导治疗期至少 2 周,在脑脊液培养转阴后改为氟康唑(400 mg/d)进行巩固期治疗。巩固治疗期至少 8 周,而后用氟康唑(200 mg/d)进行维持治疗。维持期至少 1 年,持续至患者通过抗病毒治疗后 $CD4^+T$ 淋巴细胞计数>200 个/μl 并持续至少 6 个月时可停药。诱导期替代方案:氟康唑 800~1 200 mg,1 次/d,联合 5-氟胞嘧啶 100~150 mg/kg·d(每天分 4 次服),共治疗 6 周或者单用氟康唑 1 200~2 000 mg,每日 1 次,治疗 10~12 周。

对相关中枢神经系统症状予以对症治疗。

肺隐球菌感染:推荐使用氟康唑,400 mg/d 口服或静脉滴注,共 12 个月。如经抗病毒治疗后 $CD4^+T$ 淋巴细胞计数>100 个/μl 在治疗 1 年后停止氟康唑维持治疗。AIDS 合并隐球菌肺炎的患者应在抗隐球菌治疗 2 周内尽早进行 HAART。有研究显示对于合并隐球菌脑膜炎的患者过早进行 HAART 可能会增加病死率。对于 $CD4^+T$ 淋巴细胞计数<50 个/μl 的患者建议在抗真菌治疗 2 周后开始 HAART。

马尔尼菲青霉病:① 轻型感染:伊曲康唑 200 mg,口服,每日 2 次,共 8 周,而后伊曲康唑 200 mg,每日 1 次,至 $CD4^+T$ 淋巴细胞计数>100 个/μl 且持续 6 个月。替代方案:伏立康唑 400 mg,口服每 12 小时 1 次,共 1 天;然后改为 200 mg,每 12 小时 1 次,共 12 周;然后伊曲康唑 200 mg,每日 1 次,直至 $CD4^+T$ 淋巴细胞计数>100 个/μl,且持续 6 个月。② 重型感染:两性霉素 B 脂质体 3~4 mg/kg·d 或两性霉素 B 0.5~0.7 mg/kg·d,静脉滴注 2 周;而后改为伊曲康唑 200 mg,每日 2 次,共 10 周;然后伊曲康唑 200 mg,口服,每日 1 次,至 $CD4^+T$ 淋巴细胞计数>100 个/μl,且持续 6 个月。替代方案:伏立康唑 6 mg/kg·d,每 12 小时 1 次,静脉滴注 1 天;而后改为 4 mg/kg·d,每 12 小时 1 次,静脉滴注 3 天,改为伊曲康唑口 200 mg,口服,每日 2 次,共 12 周;而后伊曲康唑 200 mg,每日 1 次,直至 $CD4^+T$ 淋巴细胞计数>100 个/μl 且持续 6 个月。

(4) 肿瘤治疗

主要有淋巴瘤和 Kaposi 肉瘤及鳞状细胞癌等。应根据患者的免疫状态给予个体化综合性治疗,包括手术、化疗和放疗。需要注意抗病毒药物和化疗药物之间的相互作用,尽量选择骨髓抑制作用较小的抗病毒药物来进行抗病毒治疗。

【HIV 暴露】

分为职业暴露和非职业暴露。HIV 职业暴露是指医护人员在工作中与 HIV 感染者的血液、组织或其他体液等接触而具有感染 HIV 的危险。

确定具有传染性的暴露源包括血液、体液、精液和阴道分泌物。脑脊液、关节液、胸水、腹水、心包积液、羊水也具有传染性,但其引起感染的危险程度尚不明确。粪便、鼻分泌物、唾液、痰液、汗液、泪液、尿液及呕吐物通常认为不具有传染性。

(1) 暴露源危险度的分级

低传染性:病毒载量水平低、无症状或高 CD4 水平。

高传染性:病毒载量水平高、AIDS 晚期、原发 HIV 感染、低 CD4 水平。

暴露源情况不明:暴露源所处的病程阶段不明,暴露源是否为 HIV 感染,以及污染的器械或物品所带的病毒载量不明。

（2）发生职业暴露的途径

包括暴露源损伤皮肤（刺伤或割伤等）和暴露源沾染不完整皮肤或黏膜。如暴露源为 HIV 感染者的血液，那么经皮肤损伤暴露感染 HIV 的危险性为 0.3%，经黏膜暴露为 0.09%，经不完整皮肤暴露的危险度尚不明确，一般认为比黏膜暴露低。高危险度暴露因素包括：暴露量大、污染器械直接刺破血管、组织损伤深。

（3）暴露程度分级

一级暴露：暴露源为体液或者含有体液、血液的医疗器械、物品；暴露类型为暴露源沾染了不完整的皮肤或黏膜，但暴露量小且暴露时间较短。

二级暴露：暴露源为体液或者含有体液、血液的医疗器械、物品；暴露类型为暴露源沾染了不完整的皮肤或黏膜，暴露量大且暴露时间较长；或暴露类型为暴露源刺伤或割伤皮肤，但损伤程度较轻，为表皮肤擦伤或针刺伤（非大型空心针或深部穿刺针）。

三级暴露：暴露源为体液或含有体液、血液的医疗器械、物品；暴露类型为暴露源刺伤或割伤皮肤，但损伤程度较重，为深部伤口或割伤物有明显可视的血液。

（4）HIV 职业暴露后的处理原则

① 用肥皂液和流动的清水清洗被污染局部；② 污染眼部等黏膜时，应用大量等渗氯化钠溶液反复对黏膜进行冲洗；③ 存在伤口时，应轻柔挤压伤处，尽可能挤出损伤处的血液，再用肥皂液和流动的清水冲洗伤口；④ 用 75% 的酒精或 0.5% 碘伏对伤口局部进行消毒、包扎处理。

HIV 暴露后预防性抗反转录病毒治疗推荐方案为：TDF+FTC（3TC）+LPV/r 或 RAL。

在发生 HIV 暴露后尽可能在最短时间内（<2 小时）进行预防性用药，最好不超过 24 小时；但即使超过 24 小时，也建议实施预防性用药。用药方案的疗程为连续服用 28 天。

当 HIV 感染状态不明或暴露源不明时，一级暴露后通常不进行预防用药。HIV 感染状态不明时，二级或三级暴露后通常不进行预防；暴露源不明时，通常不进行预防。如暴露源来源于 HIV 高

危者则采取预防用药；对于有可能暴露于 HIV 感染者时采取预防用药。

发生 HIV 暴露后立即、4 周、8 周、12 周和 6 月后检测 HIV 抗体。一般不推荐进行 HIV P24 抗原和 HIV RNA 测定。

（5）预防职业暴露的措施

进行可能接触患者血液、体液的诊疗和护理工作时，必须佩戴手套，工作后应立即洗手。

在进行有可能发生血液、体液飞溅的操作过程中，除需佩戴手套和口罩外，还应带防护眼镜；当有可能发生大面积污染操作者身体的可能时，还应穿上具有防渗透性能的隔离服。

医务人员在诊疗和护理操作时，若手部皮肤存在破损时，必须戴双层手套。

使用后的锐器应当直接放入不能刺穿的利器盒内进行安全处置；抽血时建议使用真空采血器，并应用蝶形采血针；禁止对使用后的一次性针头复帽；禁止用手直接接触使用过的针头、刀片等。

（杨永生　徐金华）

18.8　软下疳（chancroid）

【定义】

本病是由 Ducrey 嗜血杆菌（*Haemophilus ducreyi* HD）引起的以生殖器急性疼痛性溃疡和腹股沟淋巴结病变为特征的一种性传播疾病。

【流行病学】

目前普遍认为，软下疳是通过与软下疳患者性接触引起的、包括宫颈和后 1/3 阴道等无症状部位的接触。由于缺乏临床可用的培养基、培养技术上的困难、症状诊断可信度不高，很难掌握软下疳的流行特点，WHO 推测每年有 700 万发病患者。在美国所报道的病例中只有 10% 通过培养而确诊，20 世纪 80 年代中期以来的数次流行，CDC 因缺乏培养资料而未公布。软下疳流行有明显的地理学差异，在一些热带和发展中国家很常见，在肯尼亚、卢旺达、南非、印度次大陆等地，软下疳是引起生殖器溃疡病的主要原因；在发达国家主要在军队和低收入人群中流行。软下疳在我国并不

常见。男性发病率高于女性,目前尚未发现健康带菌者。女性患者可以表现为亚临床,因而是重要传染源。

【病原学】

Ducrey 嗜血杆菌又称软下疳杆菌,是一种兼性寄生的厌氧菌,由杜克雷(Ducrey)于 1889 年从生殖器溃疡中首次分离获得。此菌是一种长 $1.0 \sim 1.5 \mu m$、宽 $0.5 \mu m$、无细胞外荚膜、短棒状的 Gram 阴性杆菌。取材染色标本中常平行排成细菌链,称"铁轨";培养染色标本则呈"鱼群状"。HD 培养很困难,需不同的、复杂的营养物作培养基,且成功率不超过 80%,使得感染的确认缺乏金标准。资料显示,HD 具有不同的表面碳水化合物和外膜蛋白,都有纤细的结构独特的菌毛,有典型的 Gram 阴性细菌的细胞壁特征,有生长所依赖的一些铁调节蛋白(如血红素调节血红蛋白受体)。菌株的细胞毒素对白细胞产生毒性,降低其血清中和作用。溶血素可能因促使细胞血红蛋白释放,造成组织损伤及溃疡形成。在遗传学方面,质粒品种不断扩大是其一个特征,接合质粒的转移和非接合质粒的移动皆存在。单个菌株含多种抗药质粒不常见,但菌株药敏性和抗药质粒是否出现相关,染色体也可能介导了抗药性的产生,特别是对青霉素的耐药。

【发病机制】

尚不清楚,包皮细胞体外模型和雄性长尾猕猴体内模型实验的有限资料表明,确实存在一种奇特的脂寡糖或细胞毒素,致使细胞死亡和溃疡形成。HD 在形成软下疳过程中,有多种毒力因子参与,已知的 HD 毒力因子包括:细胞死亡肿胀毒素、脂寡糖(Los)、外膜蛋白、超氧化物歧化酶、菌毛等。软下疳的形成是 HD 毒力因子和宿主两方面相互作用的结果。免疫机制中细胞免疫包括:对 HD 抗原迟发型超敏反应和外周血单核细胞对细菌特异性抗原的反应。免疫组化研究表明,软下疳损害中单核细胞浸润占优势,有 CD4 和 CD8T 淋巴细胞以及巨噬细胞,缺乏 B 淋巴细胞,感染主要引起 Th1 细胞介导的免疫反应。体液免疫研究显示,许多软下疳患者有特异性 IgG、IgM 和 IgA 出现;脂寡糖(Los)比外膜蛋白抗原性更强,在血清免疫吸附试验中有较好的敏感性和特异性。已确定了 HD 的几种抗原,所有菌株都有一种主要的外膜蛋白,分子量 40 kDa,是 OmpA 系列蛋白之一;还发现一种 18 kDa 蛋白,与其他种的嗜血杆菌 PAL 蛋白类似。

【临床表现】

潜伏期 3~10 天,多数 4~7 天,无前驱症状。感染部位出现红斑基础上的无痛性丘疹,24~48 h 后,皮损变为脓疱、侵蚀性溃疡,很少见到水疱。男性溃疡相当痛,而在女性则通常被忽视。典型的溃疡形状不同,边缘锐利,分界清楚,无硬节。大小不同,直径在数毫米到数厘米,一般 1~2 cm,几个溃疡可融合成一个数厘米大的溃疡或呈匐行性。溃疡面由一层灰色或黄色脓性物覆盖,其基底的肉芽肿脆性大,易出血。周围皮肤炎症很轻。偶尔皮损表现为化脓性毛囊炎样,称之毛囊炎软下疳;表现为与疱疹相似小的疼痛性溃疡,则称侏儒软下疳;如腹股沟淋巴结脓肿破溃蔓延,病灶范围大,可称巨大软下疳;还有一种一过性软下疳,初发溃疡 4~6 天消退,随后 10~20 天出现急性化脓性淋巴结炎,很难和性病性淋巴肉芽肿鉴别,以后包皮的软下疳呈红色"牛肉样"溃疡,又类似腹股沟肉芽肿。男性溃疡数目比女性少,1/3 的男性只有一个溃疡,损害常见于包皮、冠状沟、龟头,阴茎体、阴囊少见。包皮水肿常见,可造成暂时性包茎。包皮和龟头对应部位发生的皮损称"接吻损害",系自体接种所致。1%~2% 的男性患者因 HD 引起化脓性尿道炎。女性平均溃疡数是 4.5 个,常发生在阴道口、阴唇系带、阴唇、前庭和阴蒂,纵向性溃疡常见于后阴唇系带、尿道周围、肛周、股内侧。阴道壁溃疡大多不痛,主要是由阴道口感染蔓延所致。有学者报道 9% 的软下疳女性存在无痛性宫颈损害。阴部外皮损非常少,有乳房、手指、大腿、口腔感染的报道。软下疳没有全身感染,未见有活动性软下疳的孕妇分娩时感染新生儿的报道。

疼痛性腹股沟淋巴结炎(横痃)是软下疳的特征,超过 40% 的患者有此表现,发生在皮损出现 1~2 周后。2/3 患者为单侧性,1/3 为双侧性,表面皮肤可见红斑。未经治疗情况下,淋巴结肿大进行性发展至有波动感,形成腹股沟脓肿,多数直径大于 5 cm,此时淋巴结中央坏死、液化并累及其表面皮肤,形成化脓性淋巴结周围炎。如仍不治疗,会自发破裂,形成窦道,排出黏脓性液体,作HD 涂片和培养常呈阴性。腹股沟淋巴结病变的原因尚不完全清楚。软下疳不治疗也可缓慢自愈,一般需要几个月甚至几年,愈后有瘢痕。

软下疳溃疡合并厌氧菌感染(如梭杆菌或类杆菌感染)可导致坏疽性崩蚀性溃疡或生殖器组织广泛破坏。软下疳晚期并发症有慢性腹股沟窦道、女性直肠阴道瘘、男性龟头尿道瘘和永久性包茎。

生殖器溃疡与 HIV-1 关系密切,是最重要的危险因素。流行病学研究显示在男性和女性中软下疳都能促使 HIV-1 的传播。溃疡面可能增加了与 HIV-1 带毒分泌物的接触,溃疡的炎性损害(特别是中性白细胞的积聚)促进了病毒的复制,活化的炎症细胞易成为病毒的靶细胞。合并 HIV 感染的患者,疗程可能需延长,也存在治疗失败的可能。

【组织病理】

皮损由 3 个炎症层组成:① 表面是坏死组织、红细胞、纤维蛋白、中性白细胞和大量的 HD;② 中间有增生的小血管、内皮细胞和炎症组织;③ 深层是浆细胞和淋巴细胞浸润。

【实验室检查】

要求从生殖器溃疡或横痃中查到 HD,并排除其他性病(检查方法见相关疾病)。

涂片和培养:取材应用棉拭子从溃疡基底的脓性分泌物中取材,立即涂片,因为常温下 HD 仅能存活 2~4 小时。临床标本 Gram 染色直接镜检和电镜检查意义不大,敏感性在 50% 以下,特异性也不高,因为有太多杂菌干扰。对"典型"软下疳营养混合培养基(如含 IsoVitale X 的巧克力血琼脂、富养 GC 培养基、Mueller - Hinton 琼脂等)厌氧培养敏感性在 47%~75%,标本应以专用转移培养基转运;阳性结果可确诊,但培养技术条件要求很高。

聚合酶链反应(PCR):该技术的敏感性已达95%,初步解决了软下疳实验诊断的临床化问题,

使软下疳的早期诊断和治疗成为可能。

血清学检查:用于流行病学研究、干预效果评价。所使用的抗原由全细胞发展到纯化的 HD 脂寡糖抗原和外膜蛋白抗原及重组蛋白抗原。敏感性在 60%~80%,敏感性较低,不利于早期诊断,且无法区分现症感染或既往感染,因而不能用作诊断试验。

【诊断】

疼痛性生殖器溃疡合并触痛性腹股沟淋巴结炎,提示软下疳诊断;如有化脓性腹股沟淋巴结炎发生,强烈提示诊断。培养和 PCR 阳性结果可确诊。软下疳溃疡数目多在 4 个以下、疼痛、不硬、无水疱,由此可与生殖器疱疹、梅毒鉴别;还需进行溃疡渗出物暗视野检查、溃疡出现 7 天后的梅毒血清学检查和 HSV 检测,排除苍白螺旋体和HSV 感染。

【治疗】

阿奇霉素 1 g,口服,单次给药;或头孢三嗪250 mg,肌注,单次给药;或环丙沙星 500 mg,口服,每日 2 次,共 3 天;或红霉素碱 500 mg,口服,每日 4 次,共 7 天。

如治疗有效,在 3 天内溃疡症状好转,在 7 天内体征改善,大的溃疡愈合可能需 2 周以上。临床改善不明显者,应考虑诊断是否正确、是否合并HIV 感染以及菌株耐药可能。患者的性伴如在患者症状出现前 10 天内与之有过性接触,必须进行检查和治疗。

18.9 性病性淋巴肉芽肿(lymphogranuloma venereum,LGV)

【同义名】

热带横痃、奥尔索(althaun)、良性化脓性腹股沟周围淋巴结炎、Durand - Nicolas - Favre 病和第4 性病(Fourth venereal disease)。

【定义】

本病是由 L 型沙眼衣原体引起的经典性传播疾病之一,表现为多种急性至慢性的生殖器损害并伴有局部淋巴结病。

【流行病学】

1833 年 Wallace 首先描述 LGV,并在亚洲和非洲的亚热带、热带地区发现此病;1890 年 Nelaton 确定了 LGV 的全面表现;1913 年 Durand 等明确本病是通过性接触传播;1905 年 Frei 用取自淋巴结的脓液制备抗原做皮内试验;1940 年 Rake 用鸡胚培养衣原体成功。

LGV 在热带和亚热带地区相对常见,如非洲、东南亚、南美和加勒比地区,在中国仅有散发病例。近年来,在欧美国家男男同性恋中有暴发流行。在男性中更常见,男女之比为 5:1,发病高峰年龄为 20~40 岁。目前认为女性无症状病菌携带者是主要传染源。

【病原及发病机制】

沙眼衣原体血清型 L_1、L_2 和 L_3 是本病的病原体,其他 12 种沙眼衣原体血清型 D~K 偶尔也能从临床表现类似 LGV 的患者损害中分离出。衣原体大小为 0.3~1.0 μm,是 Gram 染色阴性细胞内专性寄生物,对眼、肺、神经节、泌尿生殖道等有明显的亲嗜性。衣原体通常经微小的伤口进入皮肤和黏膜,局部感染被引流至近卫淋巴结。早期 LGV 病变仅局限于 1~2 组淋巴结,感染的淋巴结又引起周围组织的炎症,表现为血栓性淋巴管炎和淋巴管周围炎。淋巴管炎主要特征是形成小而散在的、由内皮细胞紧密包裹的坏死灶,变大形成特征性三角或四角形的"卫星脓肿"。腺周炎使得相邻的淋巴结缠绕在一起,脓肿融会并破溃,形成有小腔的脓疡、瘘管、窦道。炎症过程持续数周至数月,因出现纤维化而愈合,此时淋巴结正常结构消失,淋巴管被堵塞,所形成的慢性水肿和纤维硬化使病变部位表现为肿胀和硬节。纤维化同时影响表面皮肤黏膜的血液供应,产生溃疡。发生于直肠黏膜的破坏和溃疡引起肠壁炎症、淋巴引流阻塞、纤维形成、炎性狭窄,乙状结肠下段和直肠部位有大量黏着物,影响盆腔及周围器官。随着衣原体血液全身播散,LGV 可以影响中枢神经系统,疾病的局限或播散取决于宿主的免疫力。感染后 1~2 周,产生迟发性超敏免疫反应,LGV 特异的衣原体抗体也能被检测到。感染的早期即可在组织吞噬细胞中找到衣原体包涵体。宿主免疫最终能限制衣原体的繁殖,但不能从体内清除衣原体,有报道从已发生感染 20 年的皮损中分离出活的衣原体。尽管衣原体抗体诱导的 CD4+ 细胞的转化有缺陷,但 CD4+ 和 CD8+ 淋巴细胞都参与了免疫反应。

【临床表现】

潜伏期 5~21 天,平均在 1 周之内。临床经过可分为 3 期。

第 I 期(外生殖器早期损害期):大致在性交感染后 3 天至 3 周,甚至 3 个月,在外生殖器上,如男性的冠状沟、包皮内侧、龟头或尿道口,女性的阴唇、阴道或子宫颈,出现针头大小的丘疹、脓疱,并很快破溃形成溃疡。常为单个,有时 2~3 个,直径 1~4 mm,圆形,边缘清楚,绕以红晕,触之不硬,亦无痛感,因而易被患者忽视。经过 10 天左右痊愈,不留瘢痕。

第 II 期(腹股沟横痃期):在第 I 期损害发生 1~4 周后,腹股沟处酸痛而僵硬,旋即淋巴结开始肿大,融合成一个不甚规则、沿腹股沟略带梭形、中心高而外围较平的肿块,大小如鸡蛋或更大,表面呈青紫色,由于腹股沟韧带将淋巴结上下分开,皮肤呈槽沟状。各个淋巴结炎先后化脓、穿孔,形成多发性瘘管,似"喷水壶状",排出脓性或血性浆液,主觉疼痛,唯比下疳横痃要轻些,但影响行动。可有低热、纳差或全身不适。分布常为单侧,有时对称,后发的一侧,因已有一定的免疫力,常较小、较轻,而不一定化脓穿孔。女性很少发生腹股沟淋巴结炎,因其初疮常发生在阴道下部,向髂及肛门直肠淋巴结蔓延,引起髂及直肠周围淋巴结炎和直肠炎,导致腹痛和腰背痛。

第 III 期(外生殖器象皮肿和直肠狭窄):距第 I 期 1~2 年。男性中象皮肿可累及阴茎(粗厚而坚实)、阴囊和下肢。同性恋者可发生肛门直肠狭窄,此在我国尚未见过。女性中象皮肿可非常突出。笔者曾见 1 例圆形阴唇象皮肿比鸡蛋还大,两侧阴唇向下延伸 7~8 cm,两侧对称,硬如象皮,略带褐色,末端微尖。开始时粪便带脓血,逐渐排便困难。直肠指检发现肠壁变厚,在肛门上方 5~6 cm 处有相当坚实之肿块。这种改变可以为环形、圆柱形或漏斗形,以后者多见。X 线摄片可以证实。笔者曾见 1 例肛门外肿物如婴儿头大,直肠与膀胱相通。本期损害常多年不愈。

除上述 3 期所见围绕于生殖器、腹股沟和肛门的病变外,本病尚有其他少见病变,提示本病可能为全身性多系统性疾病。少见病变有:皮肤有多形红斑、结节红斑,发生于腹股沟横痃附近的红斑、结节、脓肿或溃疡。皮肤光敏反应常见。眼部有视乳头周围水肿、眼底静脉扩张弯曲(治愈后消失,此病变不少见)和结膜炎。其他有附睾炎、腹膜炎、溃疡性结肠炎、骨膜炎、关节炎、脑膜炎等。本院曾见 1 例本病引起的脑膜炎,因发生持续性癫痫而死亡。

【组织病理】

淋巴结病理检查对 LGV 是非特异性的,但有助于排除其他疾病。LGV 淋巴结典型表现为感染性肉芽肿伴星状脓疡:中央坏死由淋巴细胞、内皮细胞和白细胞碎片组成,周围包绕有上皮样细胞带。

【实验室检查】

(1) 衣原体直接镜检和培养

针刺有波动感的淋巴结取得标本,涂片以 Giemsa、碘或荧光抗体染色,镜下找衣原体和包涵体,但诊断成功率低;接种于发育的鸡胚卵黄囊或注入含单层 McCoy 细胞(Hela - 229 细胞、L929 细胞、BHK - 21 细胞)恒温离心,培养后找包涵体,培养的特异性最高,但其敏感性受横痃穿刺液中毒素物质影响,敏感性最高 75%~85%,横痃标本仅达 35%~50%。培养阳性的标本仍需进一步用 DNA 测序等分子生物学方法鉴定是否 L 型沙眼衣原体。细胞培养和核酸扩增技术是衣原体检测的金标准。

(2) Frei 试验

用淋巴结脓液或猴体内分离培养制备的抗原,皮内注射,48 小时观察结果。该试验对 LGV 的诊断有一定价值。

(3) 血清学检查

补体结合试验(CF)敏感性高于 Frei 试验,但各种血清型的衣原体有交叉反应,活动性 LGV 感染 CF 滴度可达 1:64 或更高,血清抗体可持续多年,检测结果结合临床表现,有助于诊断。微量免疫荧光试验(MIF)的敏感性和特异性更高,被认为是血清学试验的金标准,还可用来测定感染菌株的血清型别,高滴度衣原体 L$_{1-3}$ 抗体对诊断急性 LGV 有价值。但抗体滴度低时并不能排除 LGV,高滴度在缺乏临床表现情况下也不能证实 LGV。

(4) 聚合酶链反应(PCR)

PCR 主要通过检测沙眼衣原体质粒或外膜蛋白(MOMP)DNA 序列以明确各种血清型的衣原体感染,有很高的敏感性。研究表明,对于生殖器溃疡和淋巴结病变常由多种病原(包括 HIV)造成的地区,PCR 用于诊断 LGV 有其优势。

(5) 沙眼衣原体基因分型反向杂交试验(Ct - DT RHA)

将沙眼衣原体检测和基因分型合为一体,先用针对沙眼衣原体外膜蛋白基因 ompA 和内源性质粒的双重 PCR,再用反向杂交试验可同时鉴别包括 A~K,L$_{1-3}$ 的多种型别的沙眼衣原体。可同时发现混合型感染是这个系统的优势,但不能对 L$_2$ 型菌株作亚型鉴定。

【诊断及鉴别诊断】

需要详细询问病史,进行仔细的临床检查,结合相应的实验室检查,谨慎分析诊断,并确定并发症。

鉴别诊断包括:反应性淋巴结肿大、软下疳、梅毒、瘰疬性皮肤结核、猫抓病、Hodgkin 病。梅毒、软下疳的溃疡和淋巴结病有其特征,实验室检查有帮助;腹股沟瘰疬性皮肤结核或腹股沟淋巴结结核,其腺病缓慢无痛感,结核的实验室检查阳性;猫抓病为急性疾病;Hodgkin 病则为系统性疾病。LGV 的晚期应与皮肤肿瘤、丝虫病、直肠癌、肠炎和化脓性汗腺炎相鉴别。

【治疗】

治疗的目的是消除感染,预防进一步组织损伤。推荐使用多西环素 100 mg,口服,每日 2 次,共 21 天。替代方案为红霉素 500 mg,口服,每日 4 次,共 21 天。阿奇霉素 2~3 周疗程可能对此病有效。横痃可从完整的皮肤处进针抽液,或切开引流,以防形成腹股沟溃疡。治疗后患者应临床随访,直至症状和体征消失。患者发病前 30 天内的性伴,必须进行尿道和宫颈衣原体检测和治疗。孕妇应以红霉素方案治疗。合并 HIV 的 LGV 患者,需延长疗程。

（张　臻　阎永宁）

18.10　腹股沟肉芽肿(granuloma inguinale)

【同义名】

Donovan 病(donovanosis)、性病肉芽肿、阴部热带肉芽肿、触染性肉芽肿、硬化性肉芽肿、慢性性病性溃疡、肉芽肿杜诺凡菌病。

【定义】

本病是由肉芽肿荚膜杆菌(*Calymmatobacterium granulomatis*)感染引起的腹股沟、生殖器部位慢性肉芽肿性疾病。

【流行病学】

1882 年,印度 McLeod 首先描述此病,称之为性溃疡。1905 年,Trindade Filho 提出该病由杜诺凡菌引起;1913 年 Aragao 和 Vianna 提议命名该菌为肉芽肿荚膜杆菌。1950 年,Marmell 和 Santora 提出"杜诺凡病"(donovanosis)这一名词,现被广泛使用。该病过去被世人认为是热带病,目前在世界各地都有发病报道。有研究者指出,该病流行所表现的种族和地理倾向性,可能是经济和卫生条件低下造成的,而与种族和地理本身无关。以往认为该病更多感染男性,现在的认识已趋于男女都有可能感染,男性同性恋中感染比例较高。

【病原及发病机制】

肉芽肿荚膜杆菌属 Gram 阴性杆菌,有时呈球形,宽 0.5~1.5 μm,长 1.0~2.0 μm,两端呈圆形,有一个含多糖和纤维的荚膜;用 Giemsa 染色时,呈索条状或别针状形态,两端呈深蓝或黑色,荚膜呈红色。它们孤立或成簇存在于大单核细胞的内部或细胞间隙中,称杜诺凡小体(Donovan body)。电镜能够观察到它们在胞质内寄生,病菌细胞膜由 3 层囊壁包裹,胞质内腺体被认为类似于噬菌体,是引起疾病的重要结构。有学者指出杜诺凡小体是一种被吞噬作用修饰的细菌,这种修饰可

能是细菌向致病状态转变所需的先决条件。在抗原方面,肉芽肿荚膜杆菌与 Ducrey 杆菌有交叉反应。

对肉芽肿荚膜杆菌的性传播性质尚有争议的。表明性交能导致传播的证据有：① 皮损一般发生在生殖器和肛周;② 患者多位于性活跃年龄段;③ 男性同性恋患者的损害位于肛门部位。

支持非性接触传染的理由有：① 儿童也可发病;② 夫妻共同患病的情况较少;③ 在许多地区(甚至娼妓流行区域)无此病发生;④ 身体的非生殖器部位也能出现损害。有学者认为,正常人与病原携带者接触不一定导致感染,完整或有小伤口的皮肤与感染的概率无关。一般认为,仅在病变组织或肉芽肿中的脓液植入或注射到正常人皮下,才可能获得感染。

目前认为生殖器溃疡病在 HIV 传播中起重要作用。腹股沟肉芽肿的溃疡病变,易接触出血,也具有增加传播 HIV 的危险性;同时,HIV 阳性的腹股沟肉芽肿患者组织损伤更为严重。

【临床表现】

潜伏期长短不一,报道为数天至数个月。损害初始为单发或多发的无痛性皮下结节,以后累及皮肤形成溃疡。溃疡生长缓慢,逐渐扩大,触之易出血。通过自体接种,可形成卫星灶损害。生殖器部位男性皮损好发于包皮、龟头、冠状沟、阴茎、阴囊,而女性则多发于大小阴唇、阴道、宫颈、阴阜;此外,肛门和腹股沟区的皮肤和黏膜也是好发部位。损害的基底部呈牛肉红色,边缘不规则,新近溃疡底部见浆液性分泌物,陈旧病变表面呈颗粒状,分泌物呈浆液脓性,有恶臭。损害可表现为赘生物样或纤维瘢痕样,有时能导致生殖器畸形、包皮嵌顿或象皮病。长期病变则可继发其他微生物感染,引起溃疡进一步扩大变深和周围软组织坏死,并形成瘘管、残毁。3%~6%的病例损害发生在生殖器以外,其中大部分为在原生殖器和肛周病变的基础上,通过血源播散、淋巴播散、局部蔓延或自身接种,继发骨、眼、皮肤、椎体等损害。与其他性传播疾病一样,腹股沟肉芽肿合并 HIV 阳性时,临床表现可出现反常情况,给诊断和治疗带来一定难度。

【组织病理】

表皮早期为缺失或萎缩,晚期可见上皮增生甚至假性瘤样增生;真皮可见组织细胞、巨噬细胞和浆细胞组成的浸润层,内有中性粒细胞和少量淋巴细胞形成的脓肿。0.5 μm 厚的组织切片,用甲苯胺蓝染色,可以更好地显示巨噬细胞和组织细胞内的 Donovan 小体,表现为空泡中的黑色卵圆形结构。

【实验室检查】

直接检查:取自病变部位的标本经 Giemsa 或 Wright 染色,显微镜下可见柱状细胞的空泡内外集聚的索条状或别针状物质,从深蓝到紫黑色,为 Donovan 小体的染色部分。

培养:肉芽肿荚膜杆菌培养较困难、昂贵,需要特殊的生长因子和营养物。体内培养用鸡胚卵黄囊,体外培养也需要大量卵黄,其生长 pH 值介于 7.2~7.4,温度在 35~37℃,孵育时间 48~72 小时,生长需氧化还原反应。

【诊断及鉴别诊断】

临床发生在生殖器、腹股沟和肛周的无痛性、继续性、溃疡性牛肉红色损害,病理、培养或镜检见到病原体,方可诊断。应和早期梅毒、软下疳、性病性淋巴肉芽肿、深部真菌病、皮肤结核、非典型分枝杆菌病和皮肤阿米巴病等相鉴别。

【治疗】

治疗可阻断组织的进行性破坏,应持续至所有皮损均完全愈合。首次治疗有效者,6~18 个月仍可能复发。推荐首次治疗方案:

复方新诺明 2 片,口服,每日 2 次,至少 3 周;或多西环素 100 mg,口服,每日 2 次,至少 3 周;或环丙沙星 750 mg,口服,每日 2 次,至少 3 周;或红霉素 500 mg,每日 4 次,至少 3 周。

上述治疗方案如治疗数天后无明显好转,应加用氨基糖苷类抗生素(如庆大霉素 1 mg/kg,静脉注射,每 8 小时 1 次)。有学者报道阿奇霉素治疗腹股沟肉芽肿有良效。

对于患者的性伴,如果在患者发病前 60 天内与之有过性接触,或已有该病的表现,必须予以治疗。妊娠和哺乳期妇女以红霉素方案治疗。

(杜　娟　杨蜀嵋　阎永宁)

18.11　细菌性阴道病(bacterial vaginosis, BV)

【同义名】

非特异性阴道炎(non-specific vaginitis, NSV)、嗜血杆菌性阴道炎(haemophilus vaginitis)、Gardner 菌性阴道炎(Gardnerella vaginitis)、棒状杆菌性阴道炎(cotynrbdvterium vaginitis)、厌氧菌性阴道炎(anaerobic vaginitis)。

【定义】

细菌性阴道病是由于 Gardner 菌、厌氧菌(类杆菌、Mobiluncus 菌)等的增多,而乳酸杆菌减少,阴道的生态系统失衡而引起的疾病。因其炎症不明显,分泌物中白细胞稀少故称其为阴道病而不称为阴道炎。

【简史】

随着对 BV 病原体认识的改变,本病曾用过不同的名称。20 世纪 50 年代以前,本病的致病菌被认为是化脓性链球菌、葡萄球菌、大肠杆菌、类白喉杆菌等需氧菌。Gardner 和 Dukes 称之为非特异性阴道炎。1955 年 Gardner 从本病的阴道分泌物中分离出一种小而不活动的固紫染色阴性杆菌,认为是一种嗜血杆菌,命名为阴道嗜血杆菌,本病也被称为阴道嗜血杆菌性阴道炎。以后 Greenwood 等为了搞清此菌的归属,对多种嗜血杆菌(包括本菌)进行了 104 种生长试验及 DNA 结合试验,表明此菌并非嗜血杆菌,而是一种尚未归属的菌种,遂命名为阴道加特纳菌属(Gardnerella vaginalis),改称此病为 Gardner 菌性阴道炎。其间,还有称之为棒状杆菌性阴道炎、厌氧菌性阴道炎等。

1980 年以后,学者们发现在正常健康的阴道内,40%可检出本菌,而且本菌单独存在,很少产生症状。在以后的研究中表明,有症状的本病,阴道液中加 Gardner 菌和厌氧菌的浓度特高,认为是两者的混合感染。1984 年经专家确定为现在的名称——Gardner 细菌性阴道病。

【流行病学】

国外调查 15%年轻性活跃女性罹患此病,但多数无症状。妇科门诊在不正常阴道分泌增多的患者中半数是由 BV 引起,另外阴道滴虫和白色念珠菌性阴道炎各占 1/4。BV 的发病和性行为有关,患者的性伴尿道中常有 Gardner 菌,从精液中可分离到此菌,尿液培养也常阳性。在性关系混乱的人群中 BV 流行,但 BV 的病原体不是单一的,有些 BV 患者的性伴数也不一定比正常妇女高,甚至有资料表明处女中亦发现了此病,因此,性传播在本病中的作用尚需进一步探索。

【病原及发病机制】

Gardner 菌属唯一的菌种即阴道 Gardner 菌,该菌为 Gram 阴性或变异的球菌样小杆菌,菌体小,两端呈圆形,无荚膜,无鞭毛,呈兼性厌氧生活,但也有专性厌氧菌的报道。菌体长 0.3~0.5 μm,宽 0.1~0.2 μm,形体比乳酸杆菌小,呈多形性。培养以 pH 6.0~6.5 为宜,<pH 4.5 稍有生长或不生长。不产生氧化氢酶和氧化酶,也不产生胺类。H_2O_2 抑制试验阳性。糖发酵产物注意是乳酸。电镜显示细胞壁有一种独特的薄片叠成的结构,并含有脂多糖。

正常阴道菌群绝大部分由各种兼性厌氧的乳酸杆菌属组成,如乳酸杆菌、金氏乳酸杆菌,这些菌种产生乳酸、过氧化氢及其他在调节阴道菌落时起重要作用的因素,然而在患细菌性阴道病的患者阴道内不存在或仅少量存在上述菌属。

Gardner 菌是正常阴道菌丛的组成菌,人体实验可使部分妇女出现 BV。患 BV 时,阴道分泌物中 Gardner 菌增多,这是因某些原因引起阴道微生物生态平衡失调时,致病性厌氧菌和 Gardner 菌会生长过盛。这些原因有:① 雌激素水平低,阴道上皮萎缩,细胞糖原减少,不利于乳酸杆菌生长;② 使用抗生素或肥皂等碱性液体过度冲洗阴道,抑制乳酸杆菌生长;③ 性乱、性交频繁,因精液 pH 为 7.2~7.8,亦有利于阴道 Gardner 菌和厌氧菌生长。

本病为一种混合性细菌感染,似无异议,其病理过程是厌氧菌所产生的脱羧酶,作用于 Gardner 菌所产生的某种氨基酸而产生挥发性胺类,主要是尸胺及腐胺,故有难闻的鱼腥臭味。胺类使局部 pH 上升,并抑制乳杆菌繁殖(并非消灭),黏附有细菌的阴道表层细胞脱落,使阴道分泌物增多,从而导致本病。

【临床表现】

细菌性阴道病的症状通常很轻微,阴道分泌物增多是本病的特征,伴有一种鱼腥样的气味,性交后气味特重,这是因为 pH 7.2~7.8 的精液暂时改变了阴道的 pH,使尸胺及腐胺加强挥发所致。部分患者会出现阴道和阴道周围瘙痒或灼热感。BV 患者很少发生下腹疼痛、性交困难或尿痛等症状。尽管细菌性阴道病是最常见的阴道感染,但约 50% 女性患者无症状。

体检时,用窥器可见阴道黏膜的充血不明显,主要是白带的性状与气味异常。白带呈灰白色,薄而均质,黏度很低,与正常白带呈白色、内有絮片状物者不同,有时有泡沫,这是厌氧菌代谢所产生的气体所致。白带中加入 10% 氢氧化钾,则产生一种鱼腥气。测定分泌物的 pH 值,最简单的方法是用试纸条接触阴道壁,或用棉拭子取分泌物后点在试纸上,pH 常>4.5。

【实验室检查】

(1) 阴道分泌物检测线索细胞

分泌物涂片,加入数滴生理盐水混合,置 400 倍显微镜下观察,可见到很多线索细胞(clue cell)。所谓线索细胞,乃阴道复层鳞状上皮脱落的表层细胞,细胞边缘黏附大量的颗粒状物,致细胞边缘棱角消失,据认为这种颗粒即是 Gardner 菌。线索细胞为本病的常有现象,其检出率为 44%~100%,亦有认为此乃诊断最重要的证据。

(2) 阴道液染色涂片诊断法

阴道分泌物 Gram 染色可见乳酸杆菌减少,而其他细菌增加。阴道常见细菌鉴别见表 18-2。

表 18-2　阴道常见细菌的鉴别

细菌名称	Gram 染色	形　状	排　列
乳酸杆菌	阳性	短粗或细长	单个、链状、栅栏状
Gardner 菌	阴性或变异	小球杆菌或杆菌	单个或成堆
Mobiluncus 菌	阴性或变异	弧菌,两断尖细	单个或成双,如海鸥翅状

用油镜(×1000)观察3~5个视野,计算每视野3个菌种的平均数,采取0~10记分法,可诊断BV。记分标准以涂片中细菌的几种形态型的计数结果为依据,但将Gardner菌并入Gram阴性杆菌,其他类型的细菌不计。总分分5个档次,0~3分表示阴道菌丛正常,4~6分表示已受到破坏或已发生紊乱,记为中等改变,7~10分表示BV。

表18-3　0~10记分系统

记分	乳酸杆菌形态型	Gardner菌和类杆菌形态型	弧杆菌(染色不定)
0	4+	0	0
1	3+	1+	1+~2+
2	2+	2+	3+~4+
3	1+	3+	
4		4+	

注:计数是在×1000油镜下所看到的细菌数均数。0表示每个视野1个形态型也未看到,1+、2+、3+和4+分别表示每个视野有<1个、1~4个、5~30个和>30个形态型。

本法的特异性为87%~96%,灵敏度为86%。

【诊断及鉴别诊断】

阴道分泌物检查符合下列4个条件中3个者,即可诊断为本病:① 分泌物为均质性状;② 分泌物pH>4.5;③ 胺试验:分泌物加入10%氢氧化钾有鱼腥样气味;④ 检出线索细胞。其中第4条是必备的。此标准与分泌物Gardner菌培养符合率为98%,与实验室检查包括厌氧菌和Gardner菌培养、有机酸及胺浓度的气流色谱分析等亦高度相关。其中阴道的pH值是最敏感的指标,胺试验是最具有高度特异性的指标,但该方法在实际工作中却常受到多种因素的干扰而影响临床诊断的准确性。

BV的诊断无需做Gardner菌或其他厌氧菌的培养,因为40%的健康者及40%的BV患者经成功治疗后培养Gardner菌仍阳性,厌氧菌培养也是非特异性的。因此,本病主要是临床诊断。对于只有阴道菌群失调而无症状者,即称为无症状细菌性阴道病。

鉴别诊断:本病应与生殖器念珠菌病和阴道毛滴虫病相鉴别。见表18-4。

表18-4　细菌性阴道病与其他阴道感染鉴别

鉴别项	正常阴道	细菌性阴道病(BV)	真菌性阴道病	滴虫性阴道病
病原学	非感染的乳酸杆菌	阴道Gardner菌	白念珠菌和酵母菌	阴道毛滴虫菌
典型症状	无	恶臭的分泌物,稍多	外阴瘙痒,分泌物大量	大量脓性分泌物,外阴瘙痒
分泌物量	不定,常较多	中等	少量至中等	大量
颜色	无色或白色	白色或灰色	白色	黄色
黏稠度	絮状,非均一性的	均匀的,低黏度附于阴道壁	凝结,成块	稀薄,泡沫状
外阴阴道炎	无	无	阴道上皮,阴道口外红斑,外阴皮炎常见	阴道和外阴上红斑,斑点状阴道
阴道液pH值	常为≤4.5	常≥4.7	常≤4.5	常≥5.0
"腥臭"味	无	存在	无	可能存在
显微镜检查	正常上皮细胞、乳酸杆菌占优势	线索细胞,白细胞少,大量混杂菌落,加特纳菌数量超过乳酸杆菌	白细胞、上皮细胞酵母菌丝体或假菌丝体占80%	白细胞,有症状患者见活动毛滴虫,无症状者不常见

【治疗】

(1) 抗菌药物治疗

美国疾病控制中心(CDC)2006年推荐的治疗方案为:① 甲硝唑500 mg,口服,每日2次,共7天;② 0.75%甲硝唑凝胶5 g,纳于阴道内,每日1次,共5天;③ 2%克林霉素霜,5 g,睡前涂抹于阴道内,每日1次,共7天。

对甲硝唑过敏或不能耐受其不良反应者推荐疗法为:① 克林霉素300 mg,口服,每日2次,共7天;② 克林霉素凝胶100 mg,纳于阴道内,每日1次,共3天。

不需性伴同治。对于妊娠妇女,最佳的治疗方案尚未确定,CDC推荐使用:① 甲硝唑500 mg,口服,每日2次,共7天;② 甲硝唑250 mg,口服,每日3次,共7天;③ 克林霉素300 mg,口服,每日2次,共7天。

HIV阳性患者也按照上述方案治疗,但BV久治不愈或复发在这类患者似乎更常见一些。

(2) 微生物及免疫治疗

乳杆菌是人体内的正常菌群,对维持阴道局部微生物环境稳定有重要的作用。其主要作用机制为:① 维持阴道酸性环境;② 占位性保护作用;③ 直接拮抗作用;④ 产生多种抑菌物质;⑤ 营养竞争。

国内外大量研究证实,传统抗生素的应用或多或少地影响了阴道菌群的恢复,而应用乳酸杆菌制剂治疗 BV 及预防其复发效果显著。国外使用乳酸杆菌疗法,主要用于阴道冲洗和制成栓剂置于阴道内。此外,近年来有关阴道局部细胞因子与机体免疫防御机制的报道不断增多,多数人认为这有助于 BV 的诊治进展。现阶段,一些免疫调节剂已经投入临床使用。

(3) 其他

Wilson 等认为激素水平的变化在 BV 的发生和发展中有重要作用,并通过研究证实血清雌激素水平的升高有利于恢复阴道正常菌群,而 BV 持续、加重与低雌激素水平相关。他们还发现,经阴道放置酸性凝胶可以使阴道 pH 值维持在 4.5 以下,从而抑制致病菌的过度生长,直到乳酸杆菌重新建立正常的阴道环境,并证实该法可有效降低 BV 复发。Bodnar 等研究则发现,维生素 D 缺乏与 BV 有关,并可能是造成 BV 患病人群有显著种族差异的原因。此外,国内近年来在 BV 的治疗上取得了一些颇具特色的成果,主要体现在中药、臭氧和物理治疗等方面,其优点在于不良反应小,且成本低廉,较为符合我国国情,但有效性尚待讨论。长期阴道灌洗、频繁性交、女同性恋者及吸烟等都是感染 BV 的高危因素,应予避免。

(4) 治疗注意事项

妊娠期 BV 的治疗,BV 可能是引起羊膜早期破水和早产的病因之一,产后和剖腹产后子宫内膜中也存在大量 BV 的病原菌,应密切随访。妊娠开始 3 个月的治疗可选用氯洁霉素霜阴道给药,中、晚期可口服甲硝唑;然而,阴道内使用甲硝唑凝胶或氯洁霉素可能更好。

有 HIV 感染的 BV 患者与无 HIV 感染的 BV 治疗大体相同。

对甲硝唑过敏或耐药时可用氯洁霉素,甲硝唑口服耐药可改为阴道内用甲硝唑凝胶;口服甲硝唑过敏者,不能改为阴道内用甲硝唑。

局部用磺胺、聚乙烯毗咯酮碘(povidoneiodine)无效,局部用四环素应慎重,对组织有毒性。

一些患者的男性性伴可发生龟头炎,对男性性伴的治疗不一定能防止女性的复发,对无症状的 BV 可以不治疗。

阴道中细菌过度生长能引起其他的泌尿生殖道疾病,如盆腔炎;如患者患有衣原体、淋球菌性盆腔炎,同时有 BV,可继发盆腔脓肿。

BV 能引起产后子宫内膜炎;BV 患者不应作有关外科手术(如子宫切除术)。

(杜　娟　徐金华)

18.12　性病的心理问题(psychological problems of STD)

近年来,随着性病流行的日趋广泛,随之而产生的心理问题亦日益增多,对患者的身心健康、工作、学习、家庭关系、社会交往以及性病防治工作等方面,均带来不容忽视的影响和后果。然而,患者和医生对感染性病后会出现什么样的心理问题却了解不多,且常未被人发现,处理亦嫌不足。感染性病后的心理异常反应可分为异常疾病行为和性病神经症两类。

18.12.1　异常疾病行为

当患者第一次被诊断为性病时,有小部分患者往往极力否认自己会得性病,不愿承认自己有不洁性行为,不相信诊断的结果,拒绝治疗。但更多的患者获知自己患了性病后产生了焦虑、紧张和抑郁,到处就医。也有患者不把性病看作一种病,而认为只是特定生活方式中的一起小插曲,往往在症状消失后即停止药物治疗,在症状消失但尚未完全清除前又继续进行性行为,或不再复查以表明确已治愈。因此出现极端疾病行为和毫无疾病行为都不正常,都会影响到 STD 的治疗。

对 STD 表现出最大忧虑和疑病的,是那些一再进出 STD 诊所而不是初次进入诊所的人。过去已有过多次感染的人,往往表现出对疾病的更强认定和对症状的先占表现,因此症状也会被过分夸张。

患者对 STD 的看法,不但会影响治疗的合作程度,而且会影响到心理方面的后遗症和今后接触 STD 的风险;医务专业人员的态度也有一定影响。患者和医生对 STD 的态度不同,就可能引起愤怒、紧张,甚至拒绝医生的建议和治疗;观点相差甚远时,冲突更甚。因此医生必须确定自己的立场,并对患者立场有所估计,才能对患者进行教育或改变其风险行为。

由于宗教和其他传统道德观念而对有关性行为产生的羞愧和内疚,也是 STD 治疗上重要的心理问题,如果医生能在治疗过程中,及早发现和处理这个问题,就能防止和化解很多困难;反之,不能这样做,就可能引起或加剧患者的羞愧及内疚感,从而造成一种医源性强化的精神病理状态。

不能低估某些性病的易复发性对患者心理的影响作用。患生殖器疱疹 1 年以上的患者多有高度抑郁和自尊心减低的反应。有一份临床研究指出:生殖器 HSV 患者大多反映感染使他们的激情和性能力减低、性生活乐趣减低、性要求减少。情况还不只限于性生活方面,所有患者都反映工作能力也受到影响。多数患者反映情感障碍,认为生殖器 HSV 使他们丧失了幸福,对今后病程经过感到悲观。

18.12.2　性病神经症

性病神经症主要包括性病反应过度或疑病、性病恐怖症。

疑病症在临床上最多见。患者过分关注自身健康,不切实际地解释躯体征象或感觉异常,并坚定不移地确信自己患了一种或多种严重的性病。

性病恐惧症实际上是属于一种强迫性精神障碍。性病恐惧症可分为无病自恐和病后恐怖两类。无病自恐,是指本人并无性病,由于有过不洁性生活史,或接触过性病患者及其使用过的物品后,自己发生了"尿感",或者在房事过程中感到有异常的感觉,或出现生殖器上有皮疹,便怀疑自己得了性病。病后恐怖,是指得了性病后的恐惧、紧张、焦虑的心态。性病恐怖症需同时具备:① 清楚地意识到自己惧怕性病,怀疑自己是否已染上性病;② 极力回避与性病有关的人、事物、情景、活动,若未能避开则极度恐慌,并伴明显的自主神经功能紊乱;③ 明知不必如此过度恐惧,且为自己的恐惧回避行为而苦恼,但无法自制;④ 回避行为影响了正常工作与生活。

【病因】

(1) 自身因素

对性病传播途径一知半解,片面夸大非性交接触传染的可能性。有婚外或婚前性交史、手淫史或其他性行为,虽经多次临床及化验检查排除性病,但仍疑虑重重、惴惴不安。曾患过性病,已经治疗确已痊愈,但仍放心不下,生怕死灰复燃。患者往往病前都有一定素质与人格方面的特征,如依赖、害羞、被动、胆小、敏感、多疑等。

(2) 医源因素

误诊或解释不当,如把非性病误诊为性病、轻症说成重病、过分夸大性病传染性和危害性。非法行医者,对非性病或已愈性病患者当性病患者治,施以大处方、贵重药或施以毫无必要的检查和其他疗法,加重了患者的心理和经济负担。

【临床特征】

(1) 心理异常

对性病传播途径一知半解,片面夸大非性交接触传染的可能性,高度惧怕性病,怀疑自己已染上性病,尽管无性接触史,也无性病的任何可疑症状、阳性体征及实验室依据,但恐惧心理仍不能自制,反复要求证实。或曾有过婚前或婚外性交史或患过性病者,虽经体检、化验室检查已排除性病或确已治愈,但仍疑虑未消,怀疑医生医术低或化验设备差、检查结果有误等,故不断更换医生和医院要求再做检查和治疗。对与性病有关的事物注意力增强,表现在既对外界与性病有关的言论、书刊、声像等特别留心,又对自身轻微变化和不适甚至正常的生理现象特别敏感,并认为是性病症状或早期表现。诉说病史滔滔不绝,反复强调认为与性病有关、实则为无关的细微情节,对症状常夸大其词,反复提出疑问,虽经解释仍将信将疑,或固执己见,坚决要求反复检查治疗。

(2) 行为异常

主要是对可能传染性病的途径高度警惕和回避,如不敢与配偶同房,将所有日常生活用品与他人分开使用,反复强迫洗涤,有的一日多次求医咨询,以减轻其巨大的精神压力。患者对尿道、肛门或阴道分泌物以及生殖器的外观与感觉,表现出不合情理的关切。如由此产生的强迫观念或对生殖器的强迫性检查,而这种做法本身即可造成刺激和分泌物。承认这些症状(或患者对这些症状的描述)而无感染或复发的客观证据,可能更会助长性病神经症,而使患者的神经症倾向更为加剧。手技操作阴茎以产生分泌物(常为对阴茎头和体的剧烈挤捏而不是通常那种细心的操作),是这类患者的特征。此外,患者还可能反常地关注到色素沉着不规律以及皮肤表面、皮赘、皮脂囊肿、毛囊等。在感染或病变皆未证实的情况下,强烈要求治疗,也是性病神经症的表现。

(3) 症状

多数都有恐惧不安、焦虑或抑郁,自述头晕头痛、失眠、噩梦、心悸、纳差、耳鸣、乏力等。常感排尿不尽不畅,或尿道瘙痒、疼痛不适,尿道口有“分泌物”,阴囊、下腹部坠痛不适,腰背酸痛及遗精、早泄、阳痿、月经不调、性欲下降等。严重者可产生尿道内虫咬感或阴道内虫爬感等感觉过敏症状。

(4) 体征

主要是自主神经功能紊乱的表现,如面部及掌跖潮红发热、多汗、心慌、心率快、心律失常、两手颤抖等;但外生殖器及系统检查无性病阳性体征。

上述各种临床表现在工作紧张、注意力转移、睡眠时消失或不明显。

(5) 实验室检查

有关性病的实验室检查均无异常发现。

18.12.3 性病心理问题的治疗

(1) 精神治疗

又称心理治疗(psychotherapy),乃指通过第二信号系统对高级神经活动发生作用从而使精神障碍消除的疗法。精神治疗非常重要,其主要内容如下:

医生要以同情、理解、诚恳和耐心的态度认真听取病史并进行检查,以科学而通俗的语言向患者解释性病的有关知识,将患者的临床表现和实验室检查结果与所疑性病作对比。说理要符合逻辑,结论要明确无误。如有必要,可再次做有关的临床和实验室检查,以释疑虑。取得患者对医生的信任与合作是治疗成功的关键。

暗示疗法,包括语言暗示和药物暗示,多在正面解释、心理疏导仍未奏效时采用。在语言和药物的选择上应有明确的针对性。

对认识和思想上有明显错误者应给予善意的批评。

对待心理和行为严重异常者可给予催眠疗法、系统脱敏法、音乐疗法、意念转移疗法等。

(2) 辅助治疗

针对患者存在的某些症状予以适当治疗。如失眠可给予镇静剂、精神药物辅助治疗,常用的有多塞平、阿米替林、舒必利、氯丙咪嗪、艾司唑仑等。食欲不振可给以健胃助消化的药物,如中药归脾汤、安神汤等以及针灸和某些理疗等,均有消除或减轻症状的作用。如果患者患有其他非性病性疾病,应请有关专家及时治疗。对性病已愈而遗留的后遗症,如尿道狭窄,应在向患者说明性病已愈的同时,积极予以治疗。

(沈燕芸　徐金华)

第 19 章　皮炎湿疹类皮肤病

<h1 style="text-align:center">目　录</h1>

皮炎湿疹类皮肤病

皮炎湿疹是一类十分常见的、发病机制常涉及但又并不完全能以变态反应来阐明的炎症性皮肤病。局部的炎症通常并非是感染的直接表现，临床上常由斑疹、斑丘疹、丘疹、丘疱疹、水疱等单形或多形性损害组成，照例伴有不同程度的瘙痒。典型的范例如本章提及的接触性皮炎、特应性皮炎、湿疹等。然而由于这一类皮肤病的基本损害常缺乏一些特征性表现，且在临床和发病机制上也不完全能符合或归属于已普遍认可或成立的皮炎湿疹类的皮肤病。因此长期以来国内外皮肤科医师命名并逐步增添了一些以形态、部位为主的如自身敏感性皮炎、钱币状湿疹、疱疹性掌跖湿疹、干性湿疹、痒疹等，或其他与一些诱发因素有关的，如糖皮质激素依赖性皮炎、传染性湿疹样皮炎等这类皮肤病。为了加深对皮炎湿疹类皮肤病的认识和探讨，我们将这类皮肤病从变态反应性皮肤病中单列出来加以论述。

19.1 接触性皮炎 (contact dermatitis)

【定义】

皮肤、黏膜由于接触外界物质而发生的炎性反应，称为接触性皮炎。其临床特点为接触部位发生边缘鲜明的损害，轻者为水肿性红斑，较重者有丘疹、水疱甚至大疱，更重者则可有表皮松解甚至坏死，形态比较一致。部分患者也可在接触处以外的部位发疹。根据接触史和损害形态，一般诊断较易。如能及早祛除病因并作适当处理，可以速愈，否则可能转化为湿疹样皮炎。

本病系多发病、常见病，因其发病常由接触外界刺激物所引起，故预防有重要意义。

【病因】

可分为一般和特殊两类。

(1) **一般病因**

年龄：儿童在春夏季接触花草树木或虫类时，可发生接触性皮炎，但常在脱离接触物后速愈。老年人活动较少，且常有一定的耐受性，接触性皮炎就少发生。新生儿和婴儿由于其角质层薄、皮肤屏障功能差，如不注意防护，发生接触性皮炎的机会就大些。

性别：女性略多于男性，特别在头面部，与使用化妆用品等有关。化妆品中，以各种香脂（霜）占第一位，化妆品中所含各种成分如香料、染料及各种添加剂等相当复杂。家庭主妇手部皮炎多见。月经和妊娠对发病似无特殊影响。

职业：参见第 23 章《职业性皮肤病》。

嗜好：玩弄猫、狗者，可患手部接触性皮炎。

习惯：过度用热水、肥皂沐浴擦身的，可引起急性皮炎。喜搔抓者皮肤常有抓痕，并可发生继发感染。

体质：特应性体质患者对环境中各种致病因素的易感性比正常人要高。

原有皮肤病的存在：这主要是由于外用药的经常使用及原有皮损对皮肤屏障造成破坏所致。

(2) **特殊病因**

主要有化学性、动物性和植物性 3 类，其中以前者为最多见。化学类因素主要有：

1) 化妆品

如香料、香脂、染发剂、烫发剂、发水、发油、指甲油、剃须膏、牙膏、防光剂、除臭剂、除汗剂及其他乳化剂等。其中，染发或发水引起的皮炎较多，有时很重，可导致全头皮弥漫性渗液、结痂甚至化脓,头发黏结成团,发出臭味。理发店中洗毛巾者和洗头者的手常发生慢性湿疹样皮炎。

2) 药物

局部应用药物引起接触性皮炎的较多,这里只举一些例子:

杆菌肽产生接触性皮炎,且有发生休克的;苯唑卡因类在不同国家发生的皮炎发病率不一,一般不重;氯霉素系弱致敏性;红霉素有较弱的致敏潜力;新霉素有中度致敏力,与卡那霉素、链霉素、杆菌肽等有交叉过敏;青霉素类制剂有很强的致敏潜力,局部皮试可产生休克以至死亡,大多不主张局部应用;链霉素致敏潜力很大,绝不可外用;磺胺制剂致敏潜力很大,一般亦不可外用;四环素类局部反应不著;咪康唑、制霉菌素产生弱致敏;在抗过敏药物中非那根有较强致敏力,苯海拉明、屈米通也有致敏力;抗癌药物中氮芥为强刺激剂,瘤可宁系弱刺激剂,5-氟尿嘧啶产生局部不适,偶发接触性皮炎;龙胆紫有局部刺激作用;糖皮质激素或其外用基质偶可产生接触性皮炎,大面积应用去炎松软膏除可产生接触性皮炎外,还可引起毛细血管扩张、皮肤萎缩或其他系统不良反应;维甲酸、维生素 B_1、维生素 E 和维生素 K 均可产生接触性皮炎。红汞、碘酊等多种消毒剂,一些药物中的赋形剂、防腐剂、清凉油等中药制剂均可引发本病。

3) 金属、类金属

大多用于复合制剂中而发挥作用,如制造酒石酸锑钾的工人中,可发生原发性刺激皮炎;无机砷如路易士毒气可产生发疱性皮炎;铍可产生原发性刺激、变应性皮炎、皮肤溃疡和肉芽肿;镉偶可引起皮炎;铬、镍、钴在工业中广泛应用,在接触者中常可致敏。由于这些金属常密切伴存而不易完全分开,特别是钴与镍常同时存在,因此,完全由钴引起的接触性皮炎少见,它们常在钻石和服饰的金属中见到;对铜接触敏感罕见,偶见于接触铜徽章、铜币、表带等;金为强的潜在性变应原,但发病甚少,可能由于它的惰性和不溶于皮肤分泌物中;铁接触性皮炎罕见;复合铂盐有潜在致敏力,金属铂几乎不致敏;硒化合物可产生皮肤灼伤和皮炎,如渗入甲下,产生剧痛;

银致敏少见。

4) 其他化工原料及产品

如合成树脂、橡胶单体、环氧树脂、聚乙烯、乙烯基(vinyl)、各种合成橡胶、有机溶剂、机油及染料、涂料等多种化工原料及产品,包括战场上禁用的化学武器。其中纺织品、皮革、塑料中染料过敏多见,如偶氮染料、蒽醌染料等;人造纤维如尼龙、涤纶等。如内穿棉织背心、外穿人造纤维衬衫引起的接触性皮炎,在穿棉织背心处无发疹;穿尼龙做的长裤,在大腿内侧产生对称性皮炎;尼龙表带产生的腕部皮炎(在表接触处没有)非常典型;呢帽衬里皮革在额部引起带状皮炎;拖鞋、凉鞋引起的足背皮炎等。

5) 杀虫剂类

① 杀真菌剂,如砜类、硝基酚(nitrophenols)、醌、水银制剂、有机锡;② 除锈剂(herbicide),如酰胺(amides);③ 杀虫剂,如除虫菊、氨基甲酸酯(carbamates);④ 杀啮齿类,如华发令、安妥(antu)、α-萘硫脲。

动物类因素大多由于动物的毒素引起,以虫类为多,如蚊、臭虫、跳蚤、虱、螨类、隐翅虫、水母等。也可由虫体上毒毛引起,如桑毛虫皮炎、松毛虫皮炎。

植物类因素如漆树、荨麻、番茄、豕草、除虫菊、银杏等,其有害成分为植物的花、叶、种子或浆汁等。

系统性接触性皮炎常可由下列因素引发:

① 药物:如青、链霉素等抗生素,磺胺类药,磺脲类降糖药,吩噻嗪类药,乙酰水杨酸等解热镇痛、抗惊厥药,可待因、麻黄碱、水合氯醛、奎宁、羟嗪、氟尿嘧啶、皮质激素、肝素,维生素 C、B_1、B_{12},硫柳汞等;② 金属盐:如镍、钴、铬、汞等化合物;③ 食品添加剂:如桂皮油、秘鲁香膏、茴香醚、菊科植物、山梨酸等;④ 装饰材料:如油漆和乳胶漆中的甲醛、甲苯等。

此外,某些患者接触某些物质后经光照射而发生光接触性皮炎。引发光接触性皮炎者常有沥青、煤焦油、酚类和醌类化合物、卤代柳酰苯胺、荧光增白剂、油墨、蒽、菲、吖啶、伊红等;还有光敏性药物如异丙嗪、氯丙嗪、磺胺、噻嗪类、喹诺酮类、氯喹、乙胺碘呋酮、苯海拉明、补骨脂、呋喃香豆素、非甾体类消炎药等；化妆品香料如柠檬油、檀香油；植物中的茴香、无花果、柠檬、甜橙、芸香、香菜、芹菜、胡萝卜、白芷、防风等。

这里有几个问题带有普遍性和代表性，值得重视和注意：

香脂、香霜类化妆品问题：从医学观点来看，机体在自然发展过程中，皮肤上覆盖着一层脂质，足以使皮肤滋润，只有老年或患某种干燥性皮病时，才需要补充一些脂质以滋润。如需使用，宜选无添加剂的单纯乳膏。

皮肤清洁剂问题：皮肤表面呈酸性，而肥皂等皮肤清洁剂一般系碱性，多用弊多利少。况且清洁作用主要靠水，没有水，清洁剂用得再多也是不能起洁肤作用的。因此，在每天早晚进行盥洗时，不必每次都用它。

杀菌药膏问题：如磺胺类、青霉素或其他抗菌药物配制的制剂外用时，常可引起患者过敏。一旦致敏，在以后内服或外用该药时常可产生严重反应。因此，我们不主张采用磺胺类和其他容易致敏的抗菌药物外用。

【发病机制】

主要有两大类型，即原发性刺激和变态反应。变态反应中的系统性接触性反应和速发型接触性反应近年来引起人们的重视。有光参与的接触性反应则为光毒性或光变态反应性接触性皮炎。接触性皮炎发病机制非常复杂，目前仍未完全阐明。

（1）**原发性刺激**（primary irritation）

一些强刺激物质如强酸、强碱等，对任何人，只要在一定的时间、接触一定浓度的物质、接触任何部位，都会在一定的时间，如几分钟至1~2小时，发生刺激性接触性皮炎（irritant contact dermatitis，ICD）。累积性原发性刺激性皮炎则是由于长期反复暴露于弱的原发性刺激物的结果，可称为耗损皮炎（wear and tear dermatitis），如家庭妇女的手部皮炎即属于此类。刺激性接触性皮炎的发病机制主要为：

1）刺激物对皮肤的直接破坏作用

强酸、强碱等腐蚀性物质直接破坏皮肤组织，导致损伤。角质形成细胞坏死后，释放出已合成的促炎介质，如IL-1、TNF-α，加重炎症反应；有些低浓度的弱刺激物不发生急性皮炎，如果刺激物持续存在，表皮角质形成细胞可快速增生、过度角化、皮肤增厚，产生苔藓样变；有些物质如水、有机溶剂等可破坏皮肤脂膜，使角蛋白变性而改变其蓄水能力，致皮肤干裂、脱水，损伤皮肤屏障，出现炎症反应；战场上用的起疱毒气，由于其具有细胞毒作用，可对组织立刻产生伤害。

2）刺激物通过激活炎症细胞，释放炎症介质导致炎症反应

如二甲基亚砜可致肥大细胞脱颗粒，释放组胺等炎症介质；巴豆油刺激多形核白细胞游走，释放炎症介质和酶；有些氧化剂、还原剂、角质松解剂激活角质形成细胞合成并释放IL-1α、IL-1β、TNF-α、GM-CSF等细胞因子，进一步导致细胞损伤外，还激活皮肤内的Langerhans细胞（LC）、肥大细胞、淋巴细胞释放炎症介质及细胞因子，如组胺、花生四烯酸、激肽等，加重炎症反应。

发生原发性刺激性皮炎的人群可分高反应性和低反应性，这主要与患者的先天素质、年龄、原有皮肤病及职业接触等有关。此外，从事潮湿工作的工人和经常接触化学物、溶剂、水、脏物和戴饰品者也容易发生此病。

累积性原发性刺激性皮炎的发生通常与长期接触洗涤类用品有关。低浓度的洗涤剂可以破坏角质层使皮肤变得干燥和脱屑，而高浓度的洗涤剂可以溶解细胞膜以至损坏溶酶体，释放溶酶体酶。有机溶剂可以耗损角质层，使角蛋白变性，同时使皮肤保留水分的功能减低，最终导致表皮细胞的损坏。

某些刺激物在高浓度时发生刺激性接触性皮炎，而在低浓度时则可导致变应性接触性皮炎。刺激性接触性皮炎也可加强或诱导变应性接触性皮炎。

（2）**变应性接触性皮炎**（allergic contact dermatitis，ACD）

是经典的接触性超敏反应，发病机制类似于迟发性超敏反应（DTH），但两者不尽相同。

ACD的机制为进入表皮的致敏物作为半抗原

与载体蛋白形成半抗原-载体蛋白复合物（即全抗原），在皮内被 LC 捕获，LC 将半抗原-载体蛋白复合物消化为肽片，与 LC 表面的 HLA－DR 结合，移动至邻近淋巴结副皮质区，提呈抗原给 T 细胞，活化的特异性 T 细胞增殖产生 T 效应细胞和记忆细胞。前者通过输出淋巴系统离开淋巴结至血循环及皮肤内；后者在淋巴结内或停留于其他器官而久存。致敏后的机体，在接触同类抗原后经过与上述致敏诱导期相同的过程，与 T 效应细胞发生反应，产生多种淋巴因子（lymphokines）而引起一系列皮肤炎症反应。

1）反应过程

　ACD 的发生需要经历两个阶段。

　A. 致敏或诱导期

　也称传入期（afferent phase），此过程如下：表皮细胞间的 LC 捕获抗原后促使其树突状细胞形态和功能改变，它们树突更多、Birbeck 颗粒增多、共刺激分子增加，改变其膜上趋化因子受体结构，产生大量细胞因子。这些细胞因子中有促炎细胞因子 IL－1β 和 TNF－α。IL－1β 促使角质形成细胞产生 TNF－α 和 GM－CSF，它们与 IL－1β 一起决定了树突状细胞的成熟及其向淋巴结的迁移；IL－1β 也增加了树突状细胞表达 ICAM－1 和 CD86 等共刺激分子，效应半抗原特异性 T 淋巴细胞的活化需要这些共刺激分子。

　TNF－α 在树突状细胞迁移中参与作用：① 减少了 E-钙黏素（E－cadherin）在 LC 的表达，而 E-钙黏素能促进 LC 与角质形成细胞的黏附；② 诱导了金属蛋白酶的释放，以利基底膜部分降解而使 LC 通过；③ 促进真皮 LFA－1、ICAM－1、VLA－6 等细胞黏附分子的相互作用；④ 促进了趋化因子受体 CCR7 的表达。

　上述这些改变使得捕获和加工处理抗原的树突状细胞向淋巴管内皮迁移传入。IL－1β 和 TNF－α 增加了内皮细胞的 E-选择素和 VCAM－1 的表达，使得树突状细胞上表达增加的 Sialyl Lewis X 与内皮细胞上表达增加的 E-选择素作为配体结合，此作用促进树突状细胞迁移至淋巴结。

　在接触到抗原后的 24 小时内，树突状细胞迁移到局部淋巴结的副皮质区，提呈抗原给原始 T 淋巴细胞。为了活化原始 T 淋巴细胞，树突状细胞首先和淋巴细胞的 MHC 多肽复合物的受体结合发出第一个信号，使原始 T 淋巴细胞上一些共刺激分子的构象改变，以更适合于树突状细胞上的相应配体。同时，第一信号引起了 IL－2mRNA 的转录。接着发出的第二信号是通过树突状细胞上的共刺激分子与 T 淋巴细胞上的配体分别结合发出的，如树突状细胞上的 ICAM－1 和 LFA1 的结合、CD80／CD86 与 T 淋巴细胞上的 CD28 或 CTLA 的结合，稳定了 IL－2mRNA，从而产生大量细胞因子。活化的淋巴细胞开始表达完整的 IL－2 受体使之易于接受细胞因子，这种自身分泌作用导致淋巴细胞增殖，从而形成大量半抗原特异性 T 淋巴细胞。

　B. 激发阶段或反应期

　也称输出期（efferent phase）。在局部淋巴结大量增殖的 T 细胞到达胸导管进入血流，这些半抗原特异性 T 淋巴细胞表达皮肤淋巴细胞抗原（cutaneous lymphocyte antigen, CLA）；为了发现进入皮肤的抗原，T 细胞必须通过真皮微血管，参与皮肤炎症过程。这整个过程是由 T 细胞识别组织上表达的趋化因子或黏附分子来调节的。

2）参与反应的要素

　在 ACD 反应过程中，变应原、提呈抗原的树突状细胞和淋巴细胞发挥主要作用。

　变应原的作用：不是所有化学物质都具有变应原性，亦不是任何化学物都可使所有的人致敏，产生变态反应事件是有条件的。致敏可能要依赖于化学物的性质、浓度、暴露情况及接触者的遗传、敏感性。

　某些化学物对大多数人可诱发变态反应，如二硝基氯苯（DNCB）；而另一些化学物则很少产生变态反应，如用于化妆品中的羊毛脂。

　致敏化学物大多数是低分子量（<500～1 000）的单纯化合物，但也有结构复杂的化学物，在体内代谢产生致敏成分。很多接触性致敏物为半抗原，与皮内的载体蛋白（carrier protein）共价结合后，形成半抗原-载体蛋白复合物方具有抗原性。载体蛋白常是表皮细胞的膜蛋白，但亦可以是血

清蛋白、红细胞或细胞膜组成部分。

树突状细胞的作用:LC为未成熟树突状细胞,具有很强的捕获和加工处理抗原的能力,主要分布于表皮细胞间,能表达HLA-DR抗原。大多数变应原会被表皮LC或其他树突状细胞进行某种处理。在变应性接触性皮炎中,位于表皮内的LC,在表皮内接触变应原后,通过吞噬摄入变应原,然后将其加工,将变应原部分降解,形成抗原肽并将之与HLA-DR结合后表达于LC细胞表面。

LC在诱导和激发(elicitation)阶段发挥主要作用。真皮的树突状细胞也发挥重要作用。

淋巴细胞的作用:在局部淋巴结中,LC将抗原提呈给原始T淋巴细胞,原始T淋巴细胞在抗原及共刺激分子刺激下增殖、分化,产生半抗原特异性淋巴细胞,部分作为效应淋巴细胞而移行至含有变应原的皮肤部位。另一些小淋巴细胞留于淋巴结或其他部位,作为记忆细胞。

随着携带抗原的LC将抗原提呈给T细胞同时,LC和角质形成细胞释放IL-1,激活T细胞合成和释放IL-2、IFN-γ等,这些细胞因子参与细胞介导免疫反应的传出期,即Th1细胞占优势的免疫反应。

活化的T淋巴细胞分泌的IFN-γ可使角质形成细胞Fas上调,使角质形成细胞凋亡,产生湿疹样反应,于18~48小时达到高峰。IFN-γ可诱导各种黏附因子产生,还可以多种形式使免疫反应增强,通过激活巨噬细胞及与IL-2共同作用下,使记忆和效应T细胞聚集于变应原作用部位,引起表皮海绵形成和真皮炎症细胞浸润。另外,IFN-γ可促进LC和角质形成细胞表达HLA-DR抗原及促进其他细胞因子,如IL-1、TNF等的产生,加强接触性皮炎的反应。

研究发现:接触二硝基氟苯(DNFB)可以产生两类效应T细胞,一类是CD8⁺T细胞,可以分泌IFN-γ介导炎症反应;另一类为CD4⁺T细胞,产生IL-4和IL-10抑制接触性超敏反应(contact hypersensitivity,CHS)。在三硝基氟苯(TNFB)诱导的CHS中,CD8⁺T细胞是主要效应细胞;无论敲除CD4⁺T细胞基因还是敲除CD8⁺T

细胞基因,CHS均会被明显抑制,而CD8⁺T细胞基因敲除者受抑制更明显。在异硫氰酸荧光素(FITC)诱导的CHS中,清除CD8⁺T细胞后CHS不能完全消失,残余的反应可能是CD8⁺T细胞清除不完全,也可能CD4⁺T细胞在FITC诱导的CHS中起一定作用。也有研究表明:MHC-Ⅰ缺陷鼠有CD8⁺T细胞表达缺陷,不产生CHS;而MHC-Ⅱ缺陷鼠有CD4⁺T细胞表达缺陷,表现显著的CHS反应。在抗原致敏的局部皮肤中,早在临床症状及组织学改变以前即出现了CD8⁺T细胞的聚集,而CD4⁺T细胞的浸润出现较晚。这些都提示细胞毒性T细胞(CD8⁺T淋巴细胞)可能是ACD激发期的主要效应细胞。

除了有CD4⁺和CD8⁺T淋巴细胞参与变态反应外,Th17淋巴细胞也产生重要作用。Th17淋巴细胞见于炎症浸润组织,它们产生的IL-17能诱导促炎因子、趋化因子和黏附因子,因而增加了局部炎症反应。

除了淋巴细胞外,嗜碱性粒细胞也可能是ACD的效应细胞。TNF-α也可由角质形成细胞合成,皮肤内各种细胞均具有TNF-α受体,且TNF-α可诱导血管内皮细胞ELAM-1,与IFN-γ共同诱导角质形成细胞产生ICAM-1,在ACD中也发挥很重要作用。

3)反应的潜伏期与恢复期

反应的潜伏期:也称致敏期,从第一次接触变应原至变应性皮炎发生,一般需4~25天,平均为7~8天。在机体已经被致敏情况下,如在皮肤上有抗原持续存在或有同样特异性抗原导入另一皮肤部位,则可在几小时或1~2天内引发变应性皮炎。由于血循环中这种特异的淋巴细胞数目甚少,要足够的这种淋巴细胞至有抗原部位以产生反应,需要一段时间,一般需7~24小时。故再次接触的潜伏期为数小时至48小时。但有些物质,如新霉素可超过120小时,特别是接触角质层厚的手掌部位。潜伏期长,可能是由于致敏物致敏性低或抗原量过少。

反应的恢复期:ACD是效应T淋巴细胞与抑制性T淋巴细胞综合平衡的结果,也有调节性T细胞(Tr)的作用。在变应原激活效应T淋巴细胞的同时,还激活 CD8$^+$ 抑制性 T 淋巴细胞,抑制性 T 淋巴细胞的主要功能是抑制 ACD 的反应程度。

调节性 T 细胞主要有 3 型:即 CD4$^+$CD25$^+$ T 淋巴细胞(Treg)、调节性 T 细胞 1(Tr1)和 Th3 淋巴细胞。Tr1 和 Treg 也有趋化因子受体如 CCR4 和 CCR8,也能被炎症部位的趋化因子如 CCL1 等吸引,它们主要是通过释放细胞因子如 IL-10 而抑制 CHS。炎症组织中的 Treg 具有调节 Th1 和 Th2 的作用,主要通过分泌 IL-10 和 TGF-β 抑制 ACD。

巨噬细胞亦可能参与 ACD 的消退。IFN-γ 刺激巨噬细胞产生前列腺素 PGE1 和 PGE2,然后抑制 IL-2 产生和 IL-2 的表达,阻止自然杀伤细胞的激活;在 ACD 的消退中,巨噬细胞也起着重要的作用。

ACD 常在 2 周内趋于消退。致敏原的继续接触在决定反应期限上也起一定的作用。这一抑制过程的复杂机制尚需进一步研究。

4) 反应的耐受性

同时接触两种抗原,有时可增加致敏的发生率,或通过尚不清楚的机制,一个强致敏物可部分抑制对于弱致敏物的敏感性。

当接触性皮炎反应达高峰时,患者可对过去不敏感的物质发生过敏,显示他的变应性增强;另一方面,在接触性皮炎痊愈后,若反复接触以前致病的小剂量致敏物,则炎性反应可能逐渐减弱,甚至达到无反应性(耐受性发生)。新近对反复暴露低剂量变应原产生耐受(LZT)的动物实验研究提示,在皮肤引流淋巴结内的耐受原性的树突状细胞(CD11$^+$CD8$^+$)释放的 TNF 是必要的,LZT 使 CD8$^+$ 抑制性 T 细胞活化耐受原性的树突状细胞并使接触变应原特异性的 CD8$^+$ 效应性 T 细胞上的 TNF 受体 2 增强,由此诱导变应原特异性的 CD8$^+$ 效应性 T 细胞凋亡,继而产生对该变应原的耐受。

一般认为对一种变应原的敏感性是长期存在的,但并非恒定。临床上有些患者失去对二硝基氯苯(DNCB)的过敏性并非罕见。再则,变态反应靠记忆淋巴细胞的存在,而记忆淋巴细胞的寿命并不是无限期的,当其凋亡后则患者又可回复

到非敏感的状态。由于记忆淋巴细胞凋亡或耐受性的诱发,在青年人中也可发生致敏性的丧失。另一方面,老年人并不丧失发生皮炎或细胞免疫反应能力,他们能够发生变应性接触性皮炎,只是有时表现不够明显。很多皮试资料证明:在老年人中,阳性反应常较少见,揭示敏感性或皮肤反应性的减弱以至消失。

耐受性在皮肤病中,是一种重要的现象。在出现耐受性状态后,就可能预防变应性反应的发生或使一个人对激发反应无应答性。耐受性状态的诱导研究对预防变应性接触性皮炎、虫咬皮炎等其他免疫性皮肤病都具有积极意义。

耐受性在 T 细胞较在 B 细胞中更容易产生,并且一旦发生,持续较久。耐受性的产生近年来已较明确与 LC、真皮树突状细胞和未分化的 T 细胞在半抗原致敏起动的发展过程密切相关。

(3) 速发型接触性反应(immediate contact reaction)

速发型接触性反应可由免疫或非免疫机制引起,非免疫机制可能与一些血管活性物质有关,免疫机制主要为 I 型(IgE 介导的)速发型变态反应,分为致敏、脱颗粒及炎症反应 3 个阶段。

1) 致敏

引起此反应的变应原分子多较大,主要通过呼吸道或消化道致敏机体,天然乳胶、某些食物变应原也可通过皮肤致敏机体。变应原进入机体后,经一系列反应刺激 B 淋巴细胞活化,增殖为浆细胞,产生特异性 IgE,处于致敏状态;同时,携带抗原的 LC 具有高亲和力 IgE 受体,可与特异性 IgE 结合,引起 IgE 介导的速发型变态反应。

2) 脱颗粒

当致敏机体再次接触相应变应原时,变应原与肥大细胞等细胞表面的特异性 IgE 结合,通过交联使细胞表面腺苷酸环化酶抑制,细胞内 cAMP 下降,细胞膜对钙离子通透性增加,钙离子进入细胞内,引起细胞脱颗粒,释放并产生多种炎症介质,如组胺、5-羟色胺、前列腺素、白三烯、激肽及多种淋巴因子。

3) 炎症反应

炎症介质作用于靶组织,引起平滑肌痉挛、微

血管扩张、血浆渗出、细胞水肿等炎症反应,可表现为红斑、风团及湿疹样皮损。

(4) 系统性接触性反应(systemic contact reaction)

已接触致敏的个体,再经各种途径吸收某种变应原入体内而产生的全身性反应称系统性接触性反应,也可称系统性接触性皮炎(systemic contact dermatitis, SCD)、接触性皮炎综合征(contact dermatitis syndrome)或血源性接触性皮炎(hematogenous contact dermatitis)。其发病机制可能涉及Ⅲ型和/或Ⅳ型变态反应。SCD 的皮肤内有抗原抗体复合物的沉积,临床上局部可见炎性反应,在患者血清中可测出抗原抗体复合物。在淋巴结内增殖的 T 淋巴细胞及记忆细胞可经血循传播全身,它们除了能识别 LC 提呈的抗原外,对其他类型细胞,如单核细胞、内皮细胞及 B 细胞提呈的变应原也会发生反应。所以接触性变应原全身吸收后,在非接触变应原的皮肤或其他组织遇到效应细胞后,也可使效应细胞产生淋巴因子和趋化因子,吸引多种炎症细胞聚集,产成炎症反应,可为全身性,包括内脏损害。

(5) 光接触性皮炎(photo-induced contact dermatitis)

光接触性皮炎指接触某些物质后,再经日光或人工光源照射后引起的皮肤反应;也可经接触吸收到全身,再照射后出现皮肤反应。光接触性皮炎分为两类:一般由非免疫性机制引起的反应称光毒性接触皮炎(phototoxic contact dermatitis);由免疫性机制产生的反应称为光变应性接触皮炎(photoallergic contact dermatitis)。

1) 光毒性接触皮炎

此为由非免疫性机制引发的光敏感反应,能够吸收光的分子称为发色团或色基。发色团吸收光子后,由基态变为兴奋态,称为兴奋状态的发色团。兴奋状态的发色团在由兴奋状态回到基态过程中,释放出热能,或发生其他分子的能量转换,或发生光化学反应。光敏剂往往有上述特点,皮肤接触光敏剂后,再经一定波长和一定能量光的照射即出现光毒性接触性皮炎。

兴奋状态的发色团直接作用机制有以下两种情况。① 兴奋状态的发色团与靶部位直接作用:这种情况需要发色团与靶部位联系紧密,如补骨脂吸收 UVA 后可通过共价键与 DNA 直接作用而破坏细胞。② 形成稳定的光毒性产物:如吩噻嗪类药物氯丙嗪,可通过光毒性代谢物而直接作用于细胞。

兴奋状态的发色团间接作用机制又称为光动力学机制,可分为Ⅰ型与Ⅱ型反应。① Ⅰ型反应:兴奋状态的发色团,通过电子转换,还原产生自由基,自由基通过氧化还原反应产生过氧化物而造成细胞损伤。② Ⅱ型反应:兴奋状态的发色团把能量传递给氧,产生强氧化剂单价氧。单价氧导致氨基酸及不饱和脂肪酸氧化,造成细胞损伤。由于单价氧可以通过细胞质扩散,故发生部位不一定是氧化损伤部位。

2) 光变应性接触皮炎

多数光变应原为卤化芳香碳水化合物类半抗原,经光照发生反应后,与蛋白质等大分子物质结合成全抗原致敏机体,通过细胞或体液免疫产生变态反应。由此机制发生的接触性皮炎称光变应性接触皮炎。

【临床表现】

(1) 原发性刺激性接触皮炎

是接触性皮炎中最常见的类型,一般分为急性刺激性皮炎和慢性累积性刺激性皮炎。

1) 急性刺激性皮炎

由于皮肤接触了某些刺激物而发生的局部皮炎,强的原发性刺激物,如任何强酸、强碱或战争中用的起疱剂(如芥子气),快的几分钟即可在接触部位发生皮损,慢的亦不超过几小时。病情严重程度与刺激物的刺激强度、浓度、接触部位、接触时间及应急处理方法的恰当与否有关。如接触物的浓度低、刺激性或抗原性弱、接触的面积小、接触时间又短、患者又不具高度敏感体质、接触后除去得又快,表现为淡红色斑片和轻微的水肿,没有丘疹或水疱,可很快恢复;如接触物浓度较高、刺激性较强、接触面积较大、接触时间较久而患者敏感性又较高,即使接触物能及早除去,则在红斑的基础上还可发生丘疹、水疱;病情严重者表现为局部肿胀、大疱、糜烂、发生大疱性表皮剥脱以至坏死,病程较长。对于患者个人而言,皮损比较一致,边界鲜明,症状以局部灼热、刺激、疼痛为主,也可瘙痒。

2) 慢性累积性刺激性皮炎

　　系由较弱的原发性刺激物,持久反复地接触某一部位皮肤引起。某些人对一些刺激物有易受性,说明可能与体质有关,如鱼鳞病或特应性皮炎患者的皮肤即易发生此病。洗衣工及理发师因洗涤剂引起的手部皮炎也属这种类型。

　　此型临床形态不一,开始为化学性伤害,皮肤红肿、发热,出现丘疹、疱疹、渗液、结痂和苔藓样变。

　　这些慢性累积性刺激性皮炎,有时由于多年接触石粉、水泥或者溶剂使皮肤干燥发裂;有时可于几周或几个月后出现湿疹样皮炎表现,伴局部瘙痒、裂痛。

　　这种皮炎的特点是,只要稍接触一些弱的原发性刺激,如肥皂、清洁剂,就倾向于复发,特别是表皮屏障功能未完全修复者;一般以手部多见。

(2) 变应性接触皮炎

　　ACD 可分为:① 非特异性接触。在皮炎活动期,未受累的皮肤,即使在远隔部位,对原发性刺激的易受性增加;即使在皮炎消退数月后,对变应原或原发性刺激的反应仍较显著。② 原发性特异性致敏或同时对几种无关化学物质的过敏。在接触性皮炎患者中常见,对一种化学物过敏易导致对另一种化学物过敏。也可有遗传或体质因素,使之易于获得过敏。③ 继发性特异性致敏。系交叉过敏的结果。交叉过敏的原因,是原发和继发性致敏原在化学结构上密切相关,或在皮肤上形成复合物,具有同样或密切相关的化学基团,使得致敏的细胞不能加以区分。④ 假交叉过敏。不同产物可能含有同样物质组分。所谓假交叉过敏是指对含有同样致敏原的不同化学物发生的反应。

　　ACD 临床表现为初次接触变应原后,发病需要经 4~25 天,平均为 7~8 天的潜伏期;如为再次接触变应原,则可在数小时至 1~2 天内发病。表现为接触部位从轻度的红斑到显著红肿、丘疹、水疱、大疱、糜烂以至严重的坏死,均可发生。

损害的形态在同一患者身上的某一阶段有相当的一致性,不论损害轻重和面积大小,大多只局限于接触部位,边缘比较鲜明,形态比较一致。变应性接触皮炎与原发性刺激性皮炎的鉴别见表 19-1。

表 19-1　原发性刺激性皮炎* 与变应性接触皮炎的鉴别

鉴别要点	原发性刺激性皮炎	变应性接触皮炎
发病者	任何人	少数
初期暴露后所需激发时间	0~2 天	4~25 天
与接触物剂量关系	有	不定
复发性	不定	当接触特异性致敏原易复发
淋巴细胞转移	否	是
转归	如避免刺激物,可迅速痊愈	即使不再接触致敏原,需 1~2 周以上方可消退
早期表皮病变	上部为主	下部为主
早期炎性浸润细胞	中性多形核白细胞为主	单核细胞为主

*因强刺激物引起的皮炎,在临床上此要点不尽如此。

　　皮损形态可根据病因和接触方式的不同而多样化,如儿童在草丛中由于草叶边缘划伤而出现的接触性皮炎,则常呈条形分布。

　　如接触物的浓度低、刺激性或抗原性弱、接触的面积小、接触时间又短、患者又不具高度敏感体质、接触后除去得又快,则可不发病,或者皮肤仅有轻度血管扩张、充血,表现为淡红色斑片和轻微的水肿,没有丘疹或水疱。如接触物浓度较高、抗原性较强、接触面积较大、接触时间较久而患者敏感性又较高,即使抗原及早除去,则在红斑的基础上还可发生丘疹、水疱,重者甚至发生大疱。高度敏感者,皮疹常可累及非直接接触部位,甚至泛发全身。病情严重的,还可像烫伤一样,发生大疱性表皮剥脱以至坏死。

　　此外,一些因素如表皮角层厚度、局部潮湿、皮损的浸渍程度等,都可影响损害的表现。皮厚的掌跖,虽然相当暴露也不一定发病。眼周、腋下和阴囊部位有特殊易感性。在眼周组织疏松的部位,损害边缘常不鲜明。有些皮炎与衣着、局部潮湿和摩擦的程度有关。

　　自觉症状主要为瘙痒、烧灼感,重的有痛感。

这些皮炎在病因去除后加以局部适当的清洁和保护,轻的可不治自愈,稍重的如医治得当亦常可于1~2周后痊愈。在痊愈过程中,开始是渗液减少、红肿渐退,继以脱屑,以至表皮恢复正常或留下暂时性或轻或重的色素沉着。但实际情况常较复杂,一部分皮炎患者往往久治不愈,究其原因,不外乎有以下几种情况。

病因未除:当发生轻度红斑后患者未予以注意,或已注意到而未予以重视,或已予重视而不知道原因何在,如臀部马桶皮炎、衣着染料皮炎、化妆品皮炎,甚至肥皂皮炎(肥皂,特别是药皂,都可能引起皮炎)等,一般人不一定都能察觉其原因,而仍继续接触,使皮炎不断发展;或由于间断性接触而使皮炎反复发作。

再刺激:皮炎的原因已经去除,但由于瘙痒而搔抓、摩擦。这种机械性刺激,不但不能阻止皮炎的痊愈,还可促进其发展;在敏感性较高的患者中,由于奇痒而尽情搔抓,可使局限性皮炎转为泛发。其次,有些人为了减轻痒感,常用热水烫,甚至用肥皂洗擦,这些局部温度增高的物理性刺激和肥皂碱性的化学性刺激,都会促进局部毛细血管扩张,促使皮炎的发展。皮肤表面的酸性环境对防御各种微生物的侵袭发挥重要作用,在皮炎情况下,若再用碱性的肥皂,则不但妨碍皮损的恢复,且因将其屏障功能破坏而引起继发性感染。

其他原因:在处理时,如采用刺激性较强的药物或不适当的基质如凡士林,前者由于具刺激性,而后者由于阻止局部温度的散发,均会促使病情发展。饮酒对于皮炎亦有相应的刺激作用。

上述这些刺激常使皮炎继续存在,或不断发展,或反复发展,是最后形成湿疹样变的重要原因。这种湿疹样变是在皮炎基础上继发的,我们称之为湿疹样皮炎。事实上,在临床工作中,我们日常见到的大多是这种湿疹样皮炎,也是多种皮炎发生湿疹化(湿疹样变)的泛称。

(3) 速发型接触性反应

包括接触性荨麻疹、蛋白质接触性皮炎等,是皮肤接触某物质后在数分钟至1小时内发生的皮肤炎症反应。皮损在1天内,通常于数小时内消退,呈红斑、风团或湿疹样,可局部发疹,亦可泛发全身,重者有支气管哮喘、喉头水肿、鼻炎、结膜炎、胃肠不适、头痛等过敏反应的症候群。有瘙痒或烧灼、刺痛感。

(4) 系统性接触性皮炎

暴露于变应原的皮肤外露部分可发生接触性皮炎,而经皮肤、皮下、注射、口服、吸入等多种途径到达体内的变应原可经循环达远隔的皮肤及其他组织,引起系统性接触性皮炎。以前接触致敏的个体再次摄入这种变应原,则以前皮炎部位再发皮疹或原有皮疹加重,多在再次接触变应原后数小时至1~2天发生。可出现泛发性皮疹并可引起系统反应如头痛、乏力、发热、关节痛、恶心、呕吐、腹泻等。

系统性接触性皮炎常有较广的皮损谱,往往无特征性,常出现:① 既往接触部位(包括以前做斑贴试验部位)的皮疹复发或加重。② 汗疱疹样皮损:双掌指侧深在水疱、瘙痒周期性复发或加重。③ 屈侧皮炎:多发于腋窝、肘窝、大腿内侧等屈侧部位,呈红斑、脱屑,可有点状糜烂,可剧痒。其中有一独特临床表现呈狒狒综合征(baboon syndrome),即发生在股内侧、阴囊、腹股沟鲜红至紫红斑,境界较清,局部灼热或瘙痒;如药物所致,伴有腋下红斑,称对称性药物相关性间擦屈侧疹(symmetrical drug-related intertriginous and flexural exanthema, SDRIFE)。④ 泛发性红斑、丘疹、水疱疹:类似湿疹表现。⑤ 荨麻疹样反应:可以在湿疹样皮炎中伴发风团。⑥ 多形红斑样表现。⑦ 血管炎样损害:如发生紫癜等。

(5) 光接触性皮炎

此型患者在接触光敏剂后,皮损常发生于暴露部位,光照后加重。光接触性皮炎分为两大类,即光毒性接触皮炎及光变应性接触皮炎,两者的临床表现较难区分,其鉴别见表19-2。

表19-2 光毒性接触皮炎与光变应性接触皮炎的鉴别

临床特点	光毒性接触皮炎	光变应性接触皮炎
发病率	高(占绝大多数)	低
发病时间	较快(数分钟~数小时)	较迟(24~48小时)

（续表）

临床特点	光毒性接触皮炎	光变应性接触皮炎
皮肤症状	烧灼感	瘙痒可伴灼热
皮损表现	常与日晒伤相似,但更强	皮疹多形呈湿疹样
皮损界限	明显的光照界限	边缘不清,可延及遮盖部位
全身症状	可有头痛、头晕、乏力、口渴、恶心	一般无
愈后色素	较明显	不明显
首次暴露出现反应的可能性	有	无
首次暴露后的潜伏期	无	有
光敏物浓度	高	低
抗 T 细胞血清被动转移试验	阴性	阳性
淋巴细胞刺激试验	阴性	可阳性
巨噬细胞转移抑制试验	阴性	可阳性

【组织病理】

主要表现为急性或亚急性炎症。若由变态反应引起,真皮乳头及乳头下血管扩张、充血,周围水肿,常见淋巴细胞、组织细胞和嗜酸性粒细胞浸润。基层和棘层呈海绵状态,细胞内水肿较轻。若由原发性刺激引起,表皮浅层病变常较深层严重,细胞间水肿较轻,细胞内水肿显著,出现细胞核固缩和空泡形成,甚至坏死。真皮内血管周围炎症细胞常以中性粒细胞为主,很少侵入表皮内。

【诊断及鉴别诊断】

根据发病突然,大多发生在暴露部位,皮炎边缘鲜明,常有阳性接触史,在病因去除后皮炎好转、消退,而再暴露后又可复发,一般不难诊断。必要时可做皮肤斑贴试验以寻找致敏原。光毒性及光变应性接触性皮炎可做光斑贴试验。接触性皮炎有时需要与急性湿疹相鉴别(表 19-3)。

速发型接触性反应的斑贴试验常为阴性,做皮肤点刺试验可帮助诊断。

系统性接触性皮炎的诊断要求:① 病程 2 月以上,反复发作;② 至少 2 个以上部位出现皮疹,且至少有一处位于远隔部位(非接触部位);③ 如果接触部位有多形性皮损,则高度提示;④ 采用斑贴试验验证。部分皮损较轻的患者可做食物口服激发试验。

表 19-3 接触性皮炎和急性湿疹的鉴别

鉴别要点	接触性皮炎	急性湿疹
病因	外因为主,原发性刺激或变应性	内因为主,变应性原因一时不易查出
起病	常突然急性发生	急性发作,但非突然
症状	灼热、刺痛、瘙痒	瘙痒显著
发病部位	常为暴露部位或接触部位	任何部位,常呈泛发性、对称
接触史	常明确	常不明确
皮疹表现	决定于接触物的性质、浓度、接触部位、方式、时间久暂、处理情况等,从红斑到大疱、表皮剥脱,比较一致	原发多形性皮损
发疹部位边缘	鲜明	弥漫不清
病程	自限性,常 1~2 周,偶变慢性	病程常较长,易转变为慢性湿疹
复发性	不再接触则不复发	有复发倾向
斑贴试验	常阳性	不易发现致敏原

系统性接触性皮炎应与汗疱疹、湿疹、多形红斑、荨麻疹、过敏性紫癜等鉴别。光接触性皮炎应与晒斑、多形日光疹、慢性光化性皮炎等鉴别(可参见有关章节病种)。

【治疗】

(1) 去因

这是根本的疗法。如原因不明,应千方百计了解病史,进行斑贴试验或光斑贴试验,甚至再暴露试验等以找出其原因而去除之,但暴露试验必须谨慎。光毒性及光变应性接触皮炎则要避光。

(2) 局部清洁

用温水、硼酸水(3%～4%)、双氧水(3%～6%)、适度稀释的醋酸铝液清洗;如有油脂,用橄榄油或植物油(如蓖麻油)清洗;如有厚的痂皮用水杨酸油(水杨酸 2～5 g,蓖麻油 20 g,植物油加至 100 ml)将纱布厚涂一层敷于患处,24 小时后用油洗。在肢端,可用温的高锰酸钾溶液湿敷,日换数次。第一次清洗可用少许弱碱性、酸性或中性肥皂,即很快用大量清水冲洗;如一次不能洗净,可湿敷数次以清洗之。

(3) 避免再刺激

任何接触性皮炎均应避免再刺激,如热水烫、肥皂洗、摩擦、搔抓、用药不当、日晒、饮酒或食用其他刺激性食物。特别是搔抓,应说服患者一定要避免。事实上,程度轻微的接触性皮炎,只要去除病因,再加局部清洁,且不再刺激,可不医而愈。

(4) 外用治疗

根据具体情况做相应的处理,如皮炎只有红肿或一些丘疱疹,而无破皮面或溢液、化脓,可外用含有 1%~2%樟脑和 1%薄荷的炉甘石洗剂或 5%樟脑和(或)5%薄荷脑粉剂,每日搽 5~6 次以上。当粉干燥后在皮肤上堆积起来,必须用冷水冲掉后才能再上药。粉剂有散热的作用,能使皮肤温度降低、血管收缩,一般的炎症反应就可消失而痊愈。

伴大量渗液糜烂时,必须用 3%硼酸溶液或醋酸铝溶液进行湿敷;如有继发感染,则可用雷琐辛-利凡诺溶液、0.5%新霉素溶液或高锰酸钾溶液(1∶5 000)浸泡或湿敷。

经过湿敷后,皮损可能很快干燥,即可改用糖皮质激素类乳膏或其他安抚止痒剂(参见第 49 章《外用药物疗法》一章)。

(5) 系统治疗

可酌情给予抗组胺制剂 1~2 种,可用镇静作用不明显的第二代抗组胺药,如氯雷他定、盐酸左西替利嗪、依巴斯汀等,也可用第一代的抗组胺药如扑而敏、非那根、安太乐、赛庚啶、酮替芬晚饭后和睡前各服一次;也可用其他抗变态反应药物,中药雷公藤制剂也有效。

病重者可用糖皮质激素。如损害面积大而又十分急性,可短期应用泼尼松 20~30 mg/d,等分 4 次,口服;皮损严重、累及重要器官可每天用甲泼尼龙 40 mg 静脉滴注,皮损好转后酌情迅速减量、停用。

【预防】

本病的发病与接触有关,因此,做好预防工作十分重要。但避免致敏因子有时有一定难度,特别对有过敏体质者。有些致病因子则不易避免,如家庭主妇因日常烹饪、洗涤工作,她们的手每日要接触许多生活用品。有一些对生漆敏感的人,只要闻到漆味就发病;还有一些虫类叮咬,也是不易避免的。

不过大多数接触物是明确的,可随时提高警惕,如最常用的肥皂、化妆品等。以肥皂为例,如未接触过特别污垢、龌龊的东西,就可不必使用肥皂,用水冲洗干净即可。再者肥皂有碱性、中性和酸性的,可选用中性或酸性的,且不要在热水中用力擦洗。化妆品尽可能选用单纯的水包油乳膏,不加香料、不加颜料,也不加其他物质,自然就很少会产生接触性皮炎。

如已发病,除了迅速除去病因、清洁患处、做适当处理外,不要搔抓,不要用肥皂热水洗擦,不要乱涂药物,要避免再接触致病因子,则病情不会恶化,也就有可能迅速痊愈。

(魏明辉　杜荣昌)

19.1.1　染发皮炎(dyeing hair-induced dermatitis)

【定义】

染发皮炎是由于在染发过程中接触染发剂而引起的皮炎,是接触性皮炎的一种。

【病因及发病机制】

染发剂中最常见的致病化学物质为对苯二胺(p-phenylena diamine PPDA),在漂洗和染发时偶氮染料、酸性紫 6B、水溶性对氮苯黑和碳酸铵等均可能出现致敏,并与 PPDA 发生交叉反应。接触 PPDA 在化妆品引起的接触性皮炎的原因中排名第三,仅次于香料和防腐剂。

【临床表现】

染发皮炎主要发病者为接触染发剂的染发者、理发师和美容师等。发病部位主要限于头皮及周围皮肤或手部。皮损往往出现在首次接触染发剂后的 4~25 天,重复接触即可在 1~2 天内发疹。皮损表现为急性,开始为红斑、水肿,继而出现丘疹,水疱伴渗出;可弥漫分布于整个头皮或手部,周围皮肤亦可累及,边缘较清楚。主觉明显瘙痒。如不及时治疗可出现糜烂、继发感染等。在慢性病例皮损可表现为浸润增厚和苔藓化。

【诊断及鉴别诊断】

根据染发史及典型皮损可进行诊断,必要时可做皮肤斑贴试验以明确诊断及致敏组分。

【治疗与预防】

早期治疗局部用 3%硼酸溶液湿敷,待红肿消退或渗液减少干燥后可选用糖皮质激素制剂外用。

轻者可选用 1~2 种抗组胺药内服或 10% 葡萄糖酸钙注射液 10 ml 静脉注射,每日 1 次;重者需系统使用皮质激素,如泼尼松 0.5~1 mg/kg·d。一般 1~2 周可痊愈。已证实对染发剂过敏者以后应避免染发。

(顾超颖)

19.1.2 尿布皮炎(diaper dermatitis, napkin dermatitis)

【同义名】

尿布疹、红臀。

【定义】

尿布皮炎系指由于使用尿布后局部受潮湿、摩擦、尿液和粪便等刺激而发生于婴幼儿臀部、外阴、下腹部和股部的一种接触性皮炎。

【流行病学】

尿布皮炎是婴儿时期最常见的皮肤病之一,约占儿童皮肤科门诊量的 20%。近期研究显示儿童尿布皮炎的时点患病率为 16%~70% 不等。尿布皮炎的发病高峰多在 9~12 个月大的婴儿。一项英国的研究显示 25% 的婴儿满月以前即出现了尿布皮炎。

【病因及发病机制】

婴儿皮肤有其独特的生理特点,皮肤屏障功能和水分处理能力尚未发育完善,易受外界环境影响。尿布部位的皮肤过度潮湿、摩擦、pH 值升高、酶活性增高、皮肤屏障功能受损,极易出现炎性反应。臀部皮肤表面的微生物定植也与其他部位的皮肤不同。尿布部位的细菌通常是来自肠道的细菌,与皮肤频繁接触粪便有关。

尿布皮炎发病的关键因素是角质层含水量过度增加,角质层的浸渍以及和尿布之间的摩擦,进一步使表皮屏障受损。而且粪便尿素酶催化尿素分解为氨,使皮肤表面 pH 值升高。pH 值的升高会增强粪便酶、蛋白酶、尿素酶和脂肪酶的活性,进而增加对皮肤的刺激作用,引起局部的炎症性表现。这些酶还会增加胆盐和其他潜在的刺激性物质的作用。有认为母乳喂养有助于预防尿布皮炎可能与粪便低刺激性、低 pH 值和低酶活性有关。

腹泻也是尿布皮炎的危险因素,这可能与短时间内接触高浓度的消化酶有关。婴儿粪便中的微生物更易透过受损的角质层,导致更为严重的尿布皮炎,并继发感染。受累皮肤部位分离出来的最常见微生物是白念珠菌和金黄色葡萄球菌。

【临床表现】

皮损发生于尿布接触的部位,包括臀部、肛周、外生殖器、股内侧和腰腹部,而腹股沟通常不会受累。皮损早期表现为局限性红斑,可进一步波及整个尿布部位出现水肿性红斑和丘疹,常伴随明显的不适或疼痛。严重病例可以继发脓疱、糜烂甚至溃疡。常见的并发症是念珠菌感染,表现为在大片红斑性损害邻近区域出现散在鳞屑性丘疹。

【诊断及鉴别诊断】

主要根据发生于婴幼儿、尿布接触史、尿布接触部位境界清楚的红斑等临床表现以及病因去除后皮疹迅速消退来诊断。本病需与脂溢性皮炎、反转型银屑病、念珠菌性皮炎、间擦疹、急性湿疹及肠病性肢端皮炎等相鉴别。

【治疗】

暴露:尽量不使用尿布,把臀部暴露在空气中,减少皮肤与尿布的直接接触与摩擦刺激,保持局部干燥。

清洁:每次排尿或排便后需清洁皮肤,水温 37~40℃ 为宜,并使用少量温和的弱酸性清洁产品。也可选用专为婴儿设计的湿巾来清洁皮肤。避免使用刺激性强的清洁产品。

屏障:护臀霜可以在皮肤表面形成一层脂质膜,避免皮肤直接接触尿液和粪便。多数产品中含有活性成分氧化锌和/或凡士林,其他有效成分包括鱼肝油、芦荟、二甲基硅油、泛醇。每次更换尿布时,不需要去除护臀霜以避免造成不必要的损伤,皮肤应轻轻拍干,避免摩擦。在一些欧洲国家,也使用 2% 伊红溶液治疗尿布皮炎。

药物:鞣酸软膏有一定的收敛作用,有助于皮疹消退。对于传统治疗无效的中重度病例,还需局部应用糖皮质激素和抗真菌药物。皮疹持续存在时,局部应用弱效的糖皮质激素,比如丁酸氢化可的松,可以减轻炎症。当怀疑念珠菌感染时,可外用制霉菌素、克霉唑、酮康唑等。如果继发细菌感染时,需要局部应用抗生素。

【预防】

最有效的预防措施是勤换尿布,以减少皮肤与尿液和粪便的长期接触。每次排尿或排便后需更换尿布。新生儿白天最好每2小时更换尿布,而大月龄婴儿每3~4小时更换一次即可。

选用吸水性强、质地柔软的尿布。

每次更换尿布后使用护臀霜,有效隔离尿液和粪便,平衡pH值。

(倪春雅)

19.2 特应性皮炎(atopic dermatitis, AD)

【同义名】

特应性湿疹(atopic eczema)、遗传过敏性皮炎、异位性皮炎、体质性湿疹(eczema constitutionalis)、Besnier 痒疹、体质性神经性皮炎(neurodermatitis constitutionalis)、内源性湿疹(endogenous eczema)。

【定义】

特应性皮炎系指与遗传相关,具有产生高 IgE 倾向,易伴发哮喘、过敏性鼻炎的一种慢性复发性、瘙痒性、炎症性皮肤病。

此病名来源于希腊字 atopy,含有"奇特"之意;自 Coca 和 Looke 1923 年采用以来已有大半个世纪,直至 1933 年 Wise 和 Sulzburger 提出了 AD 的病名后才较统一。我国曾对本病有多种译名,如异位性皮炎、遗传过敏性皮炎等,目前宜统一为特应性皮炎。

【病因及发病机制】

本病发病机制复杂,目前认为与遗传因素和环境因素相关,具有突出的皮肤屏障功能障碍及免疫调节异常。

(1) 遗传学方面

约70%AD 患者有家族遗传过敏史,双亲均有遗传过敏表现者,子女罹患遗传过敏性疾病的比率是双亲中仅有一方有遗传过敏表现者的2倍。孪生学研究发现同卵双生子发病的一致性比异卵双生子高3倍以上。连锁分析和相关性研究结果发现 AD 发病相关的易感区域位于染色体 1q21,

该区域包含了多种表皮分化和稳态相关基因。近年研究发现表皮终末分化的关键分子中间丝蛋白(filaggrin)编码基因的无义突变是 AD 发病的重要危险因素,其他位于染色体 1q21 表皮分化复合体区域的基因突变所致表皮屏障相关分子表达或结构异常也与 AD 的发病密切相关。其他候选基因还包括免疫调节相关分子如 IL-3、IL-4、IL-5、IL-13、GM-CSF 和 IgE 受体等分子基因。

(2) 神经免疫方面

神经肽和神经营养素参与血管扩张、水肿、瘙痒、疼痛和出汗等多种病理生理过程,并且对 T 细胞活化具有一定作用。表皮内与肥大细胞和 LC 相联系的皮肤神经纤维内存在多种神经肽类物质。研究发现 AD 患者血浆中神经生长因子和 P 物质的水平与病情严重程度呈正相关,AD 患者外周血中可检测到大脑来源的生长因子,该物质在体外能够通过趋化反应延长嗜酸性粒细胞的存活时间。

(3) 皮肤屏障功能异常

干皮症是特应性皮炎的显著特征之一,AD 患者皮损和非皮损区域经皮水分丢失均显著增加。这种皮肤屏障功能异常会造成多种大分子物质如变应原、细菌抗原和病毒抗原等更易穿透表皮,从而诱发免疫反应。AD 患者皮肤屏障功能异常的主要原因包括:表皮内保水分子神经酰胺减少、皮肤表面 pH 值改变、蛋白酶过度表达、屏障相关蛋白如中间丝蛋白表达或结构异常。

(4) 免疫学方面

AD 的免疫学异常包括天然免疫和适应性免疫异常两个方面。天然免疫主要通过编码一些进化保守性受体和抗微生物蛋白发挥作用;适应性免疫则通过抗原提呈细胞捕获并提呈抗原给 T 细胞和 B 细胞从而启动细胞和体液免疫反应。

1) 天然免疫

皮肤天然免疫系统是防御皮肤感染的第一道防线,人类皮肤中存在数种天然抗微生物肽:β-防御素(HBD-2、HBD-3)、IL-37(cathelicidin)能够针对皮肤表面多种细菌和真菌发挥抗菌作用。研究发现 AD 患者皮肤抗微生物肽的表达显著下降,因此 AD 患者临床常表现为多种微生物易感染倾向,如病毒(单纯疱疹、疣)、真菌(皮肤癣菌病)、细菌(毛囊炎、疖)等感染。

2)适应性免疫

T细胞和Th1/Th2调节失衡:既往认为AD是以Th2细胞因子为优势的炎症反应,并伴有IgE升高和嗜酸性粒细胞增多。AD患者急性期皮损和非皮损处皮肤内Th2细胞因子包括IL-4、IL-5和IL-13表达显著升高,但是在慢性期皮损中Th1/Th0细胞因子如IFN-γ、IL-12和GM-CSF表达也显著升高。因此,目前认为AD患者存在双时相的T细胞调节异常,急性期以Th2为主,慢性期则向Th1/Th0偏移。近年研究发现调节性T细胞(Treg)在AD发病中也具有一定作用,Treg细胞具有调节和抑制Th1/Th2细胞功能的作用,AD患者中CD25$^+$CD4$^+$Treg细胞功能异常可能与IgE升高、食物过敏和皮肤炎症有关,同时金黄色葡萄球菌超抗原可以逆转Tregs的功能从而增强了皮肤炎症反应。

各种细胞因子和趋化因子调控失常:AD急性期皮损和非皮损处皮肤内以Th2细胞因子为主,其中IL-4和IL-13在炎症的启动以及IgE型抗体合成与类别转换中发挥重要作用,同时还能够上调血管内皮细胞表达各种黏附分子,IL-5能趋化并促使嗜酸性粒细胞在炎症部位持续存活。AD慢性期皮损中主要为IL-12、IFN-γ、GM-CSF和IL-5,在皮损持续存在慢性化过程中,一些与组织重建相关的细胞因子如IL-11、IL-17和TGF-β1也会升高。各种趋化因子在炎症细胞的趋化游走过程中发挥作用,MIP(macrophage inflammatory protein)-4、TARC(thymus and activation-regulated chemokine)、PARC(pulmonary and activation-regulated chemokine)和MDC(macrophage derived chemokine)等趋化因子在AD急性期和慢性期皮损发展中发挥作用,MCP-4、RANTES和eotaxin等趋化因子则在巨噬细胞、嗜酸性粒细胞和T细胞趋化中发挥作用。胸腺基质淋巴生成素(TSLP)是近年来新发现的细胞因子,主要由上皮细胞和角质形成细胞产生,研究发现TSLP在DC细胞活化迁移、CD4$^+$前体T细胞向Th2细胞分化、最终诱发过敏性炎症过程

中具有重要作用。AD患者皮损中,TSLP表达明显上调,而非皮损处皮肤则几乎不表达TSLP;表皮高表达TSLP的转基因小鼠皮肤呈现AD样皮损表现,皮损中浸润细胞以炎症性Th2细胞为主并伴有外周血IgE显著升高。

树突状细胞功能异常:树突状细胞(dendritic cells, DC)属于专职的抗原提呈细胞,在AD皮损中存在2种DC:髓样DC和浆细胞样DC。LC和炎症性树突状表皮细胞(IDEC)都属于髓样DC。研究发现AD患者皮损内髓样DC表面表达高水平的高亲和力IgE受体,通过该受体可以结合外环境中抗原或过敏原并提呈给Th1/Th2细胞,从而促进T细胞的分化或活化,诱发皮肤炎症反应。浆细胞样DC细胞可以通过产生1型干扰素发挥抗病毒作用,与接触性皮炎相比,AD患者皮损中浆细胞样DC数量相对较少,其表达和功能异常可能与AD患者易感染病毒有关。

自身免疫反应:已有部分研究证实AD患者发病中存在自身免疫反应,一些重症AD患者存在IgE型抗体相关的自身免疫反应。目前已发现的自身抗原包括转录因子LEDGF/DSF70、角质形成细胞产生的Hom S1~S5以及锰超氧化物歧化酶等,但是这种IgE相关的自身免疫反应与AD患者的临床表现及病程的关系尚待进一步研究。

【临床表现】

在我国儿童皮肤病中,AD占皮肤科儿童就诊人数的30%左右。AD常随季节变化(尤其春、秋季)而波动。

(1)皮疹

本病的临床特点多种多样,但最基本的为慢性反复性发作、剧烈瘙痒、有年龄阶段性的皮疹表现和一定的好发部位。瘙痒以夜间加重,可因过热、出汗、情绪变化、化纤或毛织品激发瘙痒。根据皮疹发生、发展的特点,通常可分为3个阶段,即婴儿期、儿童期和青少年成人期,它们可以相继发展或仅有其中一两个阶段。一般发病年龄早,60%的患者在1~6个月内发病,也有早至1周发病的。90%左右在5岁内发病。年龄超过35岁发病者不超过5%左右。

1）婴儿期

此期患儿为2岁以内发病，最早可在出生数天发生于面部，特别是两颊和额部。开始为急性红斑、丘疹，达高潮时，两颊皮损明显水肿，可融合成片，显著高出皮面，上有丘疹、水疱、脓疱、浆液或脓液和黄痂。在痂的裂缝中溢出浆液或脓液，有时下滴成珠状。渗液多时可将部分黄痂冲掉，暴露出糜烂面。额部损害类似颊部损害，但常较轻。有时除鼻颊皱褶和鼻周外，整个面部均被累及。头发间有散在的附着于发根部的小黄痂，有的可表现为脂溢性皮炎样损害。皮损多发头面部，也累及躯干四肢，皮肤干燥脱屑，呈红斑、水肿、丘疹、丘疱疹、水疱、渗出、结痂，皮损可融合成片。有继发感染可伴发热和局部淋巴结肿大。除阵发性奇痒引起婴儿搔抓哭闹外，其健康一般正常。

我国晚明皮肤病学家陈实功于1617年在其所著《外科正宗》中叙述本病婴儿期时称："儿在胎中，母食五辛……遗热与儿，生后头面全身发为奶癣，流脂成片，睡卧不安，瘙痒不绝"，认为本病系遗传与其母食某些蛋白质食物有关，其临床叙述，虽仅数言，亦很恰切。

本病病程慢性，轻者在半岁以后逐渐缓解，红肿渐消，溢液减少，损害渐变干燥，不再有厚痂，而只有薄痂和鳞屑，或只有鳞屑，部分患者1~2岁时可痊愈，部分则继续发展至儿童期。

2）儿童期

此期患者年龄在2~12岁。患儿可在此期发病，或由婴儿期延续而来。此型患儿可皮肤干燥脱屑，呈红斑、丘疹、丘疱疹、水疱、渗出、结痂，病期长者常有苔藓样变。皮损可泛发全身，也可以四肢、手足为甚。患者皮损常因各种因素而在急性、亚急性、慢性期之间转换。儿童期的AD可见三个特殊类型。

四弯风型：面部损害逐渐消退，而在肘窝、腘窝（我国称四弯风）出现亚急性红色浸润性斑片，上有针头大小的丘疹、水疱、鳞屑或薄的痂皮，边缘具局限性，以后红色消退，皮损干燥。由于不断搔抓，损害逐渐变厚，出现苔藓样变，时好时坏，经久不愈，分布对称，两小腿伸侧、两手和口唇有时也可累及；在后两种部位尚可发生裂隙。在预防接种、感冒、出牙时，常显病情恶化。

胫前膝下慢性湿疹型：常见于4~6岁左右的儿童，较少见。损害为不规则椭圆形斑片，横位于两膝下方的数厘米处，边缘具局限性，无显著炎性反应，只有浸润变厚和苔藓样变，上附小片鳞屑。有不同程度的瘙痒。病程慢性，时轻时重，似不如另两型顽固而有自愈倾向。

痒疹型：本病好发于学龄期儿童。四肢伸侧、背部或全身均可散发米粒至黄豆大小，呈肤色或棕褐色，不甚规则，触之干燥而粗糙的丘疹，分布相当均匀而对称，以四肢伸侧最为突出。新起的皮疹可较大而红，陈旧的则为不规则的硬性丘疹，常伴有很多抓痕或血痂，腹股沟淋巴结常对称性显著肿大，但无炎症或化脓。损害常多年不愈，以致患儿消瘦。

3）青少年成人期

此期年龄大于12岁。患者常从前两期延续而来，也可12岁以后首次发病。与儿童期后阶段皮损相似，多见皮肤干燥脱屑，以红斑、丘疹、苔藓样变为主，也可有丘疱疹、水疱、渗出、结痂。此期患者皮损也可在急性、亚急性、慢性期之间转换。皮损主要发生于肘窝和腘窝，部分患者范围更为广泛，有时累及面颈部和手部，分布对称。有些患者可于肢体伸侧发生亚急性湿疹样斑片，基底微红，其上附有多量鳞屑和结痂，经久不愈。部分患者随年龄增长而皮损从泛发至相对局限。

（2）重症及伴发症

在一些严重的AD，皮损可泛发至全身体表，呈湿疹性肥厚和苔藓样变，前者常在急性发作时较突出，伴潮红、渗出、糜烂和结痂，平时则以苔藓样变明显，皮损干燥、粗糙、增厚。这些患者常伴有呼吸道过敏，如过敏性鼻炎、支气管哮喘。病程甚迁延，身高常矮小，但发育通常不受影响。

另一种严重的并发症为红皮症，可发生在婴儿或成人，皮损弥漫潮红、脱屑，其痒难忍，抓痕明显，此型患者较罕见。

除皮疹外，个人或家族成员中伴发支气管哮喘、过敏性鼻炎或具有这些遗传过敏性病史者是本病的基本特征。约60%患者具有个人呼吸道过敏史,过敏性鼻炎的发病常较哮喘为晚。有个人呼吸道过敏史者,以男性居多,AD 发生较早,皮损也较广泛,血清 IgE 值高。家族中有 AD、哮喘或过敏性鼻炎的患者也在 70% 左右,患者 AD 的发生也较早,且较持续发病,缓解期短,有较早个人呼吸道发病史。

有些伴发情况与本病关联,因而具有一定诊断意义。

干皮症:皮肤干燥附有糠秕样细屑,常以四肢伸侧明显,冬季突出。约 3/4 病例可伴有此症。

鱼鳞病:常为寻常型,约在半数病例中见到。

掌纹症:表现为两掌特别在鱼际、小鱼际处和指掌面皮纹加宽、增深。约半数病例中见到,常同时伴有鱼鳞病。

唇炎:较特殊,主要见于上唇,在浅红炎症基础上有干性细小脱屑,可伴有纵行裂隙。

外表正常皮肤对非特异性刺激如摩擦等易激发皮炎,久之呈慢性湿疹性皮炎表现,皮肤增厚失去弹性。由于手足活动频繁,特别在冬季易招致开裂出血。

皮损易伴发感染:特别在封闭性包扎情况下易诱发化脓性损害,病原菌主要为金黄色葡萄球菌,许多未现明显感染者多有金黄色葡萄球菌定植。也可有糠秕孢子菌及病毒感染,后者可引发疱疹性湿疹。

苍白面容:较特殊,特别在儿童期发病率较高,约占 1/3。

白色糠疹:表现为面部为主的圆形或椭圆形减色斑,边界局限,上附细小鳞屑,也以儿童期较突出。

荨麻疹、皮肤划痕症:在 AD 中的意义各家说法不一。我们未观察到在 AD 患者中发病率有明显增高,血管性水肿则有较高的发病率,占 6% 左右。

特应性角结合膜炎:其发生率可达 25%~42%。过敏性结膜炎在青少年、成人期有明显增高。

眶周黑晕:在 AD 病例中有一定特征性,表现为在眼周的境界不清的暗灰色晕,约见于半数病例中。

眶下皱褶:也称 Dennie - Morgan 线,为下眼睑内缘向外的横向线状皱褶。

颈前皱褶:为颈前中部线状横行皱褶。

毛周隆起:在 AD 有一定特征性,表现为发生在毛囊口的针帽大小正常肤色的丘疹。

毛周角化症:有报道特应性素质者近 55% 有毛周角化症。

患者常可有对羊毛敏感,出汗时易瘙痒,皮损易受环境因素或情绪波动影响。

部分患者紫外线照射后加重,尤以面部皮损重于躯肢的患者应引起重视。

(3) 病程

本病具有一定自发缓解倾向。在我们观察的病例中,经过多年随访,皮损完全消退或有明显好转者约占 1/3。其中伴有呼吸道过敏和干皮症者自发缓解率较低。

【实验室检查】

(1) 外周血

嗜酸性粒细胞常明显增高。T 淋巴细胞数减低,其中 $CD8^+T$ 细胞低下明显。B 淋巴细胞数常见增高。血清中 IgE 大多数明显增高。IgG、IgM 可有轻度增高,大多数可有 IgA 低下。

(2) 皮试

1) Ⅰ型

速发型皮试反应常阳性。现一般采用挑拨或划痕法,常用的变应原有真菌、花粉、屋尘、尘螨、毛屑等。但应注意,阳性并不一定即为 AD 的致敏原。

2) Ⅳ型

迟发型过敏试验,常低下。一般在前臂屈面做皮内试验。常用的抗原有结核菌素、结核杆菌纯蛋白衍生物(PPD)、双链酶(SD - SK)、癣菌素、念珠菌素、腮腺炎疫苗等。也有采用植物凝集素(PHA)做皮内试验的。此外,尚有 DNCB 斑贴试验。在 AD 患者常为阴性或弱阳性反应。近来特应性斑贴试验对 AD 患者呼吸道和食物过敏原的检测开展较多,并对提示过敏原的特异性有一定参考价值。

3) 病理生理性皮试

皮肤白色划痕试验:用钝头棒在正常或皮损

处加压划痕,约15秒后出现白色划线以替代红线为阳性。

乙酰胆碱迟缓发白反应:乙酰胆碱作用浓度范围为 1∶100~1∶1 000 000,常用浓度为 1∶10 000。皮内注射 0.1 ml 后,在正常人 15 秒出现局部潮红、出汗和鸡皮症,持续 3~4 分钟后消退。患者通常在皮试后 3~5 分钟出现白色反应,长者可持续 15~30 分钟。

组胺试验:常用浓度为 1∶10 000,皮内注射 0.1 ml 后 30 秒潮红不明显或缺乏为阴性。

上述各项试验在 AD 患者的皮损和正常皮肤上均易出现异常反应,特别在皮损上表现得更为突出,但以在正常皮肤上出现异常反应的意义为大。

(3) 变应原的抗体检测

通过对患者血中变应原的抗体检测去判断患者的致敏原。

【组织病理】

无特异性。急性期,在表皮可见棘层肥厚,细胞间水肿或海绵形成,在表皮海绵形成区和真皮上层有淋巴细胞和组织细胞浸润,间或有中性粒细胞和嗜酸性粒细胞,真皮水肿。随着湿疹性炎症减退,苔藓化损害出现,组织象也发生相应改变,表现为明显的表皮增生,稍有或无海绵形成。真皮乳头层增厚伴有中度密集炎症细胞浸润,淋巴细胞数量增加,有时伴有较多的嗜酸性粒细胞。用抗淋巴细胞表面抗原单克隆免疫酶标法染色,证实真皮浸润的主要为 CD4$^+$T 淋巴细胞,并有 HLA-DR 抗原,提示具有活化特性。此外,也有报道尚见大量肥大细胞和嗜色素细胞。在苔藓化损害的表皮内部淋巴细胞明显增多。

【诊断】

由于 AD 缺乏特异的实验室诊断依据,目前主要参考 Hanifin 和 Rajka 于 1980 年提出的临床特征来诊断本病,此诊断标准为国际公认。其中基本特征有 4 条:① 瘙痒;② 典型的皮疹形态和分布:成人屈侧苔藓化或条状损害,婴儿和儿童面部及伸侧受累;③ 慢性或慢性复发性皮炎;④ 个人或家族遗传过敏史(哮喘、过敏性鼻炎、AD)。

次要特征有 23 条:① 干皮症;② 鱼鳞病/掌纹征/毛周角化症;③ 即刻型皮试反应(Ⅰ型)阳性;④ 血清 IgE 升高;⑤ 早年发病;⑥ 皮肤感染倾向(特别是金葡菌和单纯疱疹)/损伤的细胞介导免疫;⑦ 非特异性手足皮炎;⑧ 乳头湿疹;⑨ 唇炎;⑩ 复发性结合膜炎;⑪ 眶下褶痕(Dennie-Morgan 线);⑫ 锥形角膜;⑬ 前囊下白内障;⑭ 眶周黑晕;⑮ 苍白脸/面部红斑;⑯ 白色糠疹;⑰ 颈前皱褶;⑱ 出汗时瘙痒;⑲ 对羊毛和脂溶剂敏感;⑳ 毛周隆起;㉑ 对食物过敏;㉒ 病程受环境(不耐受)或情绪因素影响;㉓ 白色划痕征/迟缓发白。

具有 3 条或以上基本特征,加上 3 条或以上次要特征即可诊断。

复旦大学附属华山医院皮肤科康克非等根据国内的临床观察,结合本病的发病机制,于 1986 年简化了 Hanifin 和 Rajka 的诊断标准,以方便临床应用,具体如下。

(1) 基本特征

瘙痒,慢性或慢性复发性皮炎:婴儿和儿童分布于面及肢体伸面的炎性、渗出性湿疹性损害;青少年和成人肢体屈面和伸面的苔藓化损害。

个人或家族中的遗传过敏史(哮喘、过敏性鼻炎、AD)。

(2) 次要特征

1) 与遗传相关

① 早年发病;② 干皮症/鱼鳞病/掌纹症。

2) 与免疫相关

① 与Ⅰ型变态反应有关的:立即皮试反应/嗜酸性粒细胞增多/血清 IgE 升高/血管性水肿/过敏性结膜炎/食物过敏;② 与免疫缺陷有关:皮肤感染倾向(特别是金葡菌和单纯疱疹)/损伤的细胞介导免疫。

3) 与生理和药理学相关

① 白色皮肤划痕/乙酰胆碱迟缓发白和(或)苍白面容;② 毛周隆起/非特异性皮炎倾向/眶周黑晕。

凡具有两项基本特征或第 1 项基本特征和 3 项(每项中 1 点)次要特征之一的,可确定诊断。

1994 年,Williams 根据临床调查,提出了更简明的诊断标准,更方便于临床应用,尤其适用于临床流行病学调查。Williams 的诊断标准为：具有皮肤瘙痒史，再加上以下 3 条或 3 条以上即可诊断：① 屈侧皮肤受累史，包括肘窝、腘窝、踝前或颈周（10 岁以下儿童包括颊部）；② 个人哮喘或过敏性鼻炎史（或一级亲属 4 岁以下儿童发生 AD 史）；③ 全身皮肤干燥史；④ 屈侧可见湿疹（或 4 岁以下儿童颊部/前额和四肢伸侧湿疹）；⑤ 2 岁前发病（适用>4 岁者）。

【鉴别诊断】

(1) 湿疹

湿疹的皮损与特应性皮炎并无显著差异，只是无遗传过敏史，不符合特应性皮炎标准。

(2) 脂溢性皮炎

特应性皮炎常有明显家族史，损害常波及头皮等脂溢部位以外的体表，瘙痒剧烈，常有饮食或吸入物过敏史。而脂溢性皮炎多无明显瘙痒，且无渗出性。

(3) 疥疮

患者发病后搔抓及继发改变常呈湿疹样皮炎，但其原发皮损为大头针帽大小的丘疹，皮肤薄嫩处明显，常累及指缝、外阴等处，病程长者可见疥疮结节。可有密切接触成员累及史。

(4) 与一些遗传性和先天性代谢性疾病的鉴别

如湿疹血小板减少和免疫功能低下综合征（Wiskott – Aldrich）、色氨酸代谢异常综合征（Hartnup）、肠病性肢端皮炎、苯丙酮尿症、胰腺和骨髓功能不全综合征（Shwachman – Diamond）、Netherton 综合征、高 IgE 复发感染综合征（Job）、选择性 IgA 缺乏征、丙种球蛋白缺乏症、共济失调毛细血管扩张症（Louis – Bar）、Ⅰ型黏多糖增多症（Hurler）、婴儿脱屑性红皮病（leiner）、氨酰基脯氨酸酶缺乏症等。

【临床评估】

在 AD 的临床试验中常需要进行严重程度评估，占主导的评估法为欧洲特应性皮炎评分标准（SCORAD）；近来，改良的湿疹面积与严重程度指数评分法（mEASI）也常被采用。

【防治】

(1) 一般防治

寻找并去除病因及诱发因素：对患者及家长进行宣教，特别对婴儿和儿童期父母的教育很重要。切忌由于患儿皮损的剧烈瘙痒、哭闹，影响父母夜间睡眠以致对患儿产生厌烦情绪，甚至责骂。应当告诉患儿的家属，本病非不治之症，随年龄增长常明显缓解以致痊愈，无传染性，不影响患儿健康；如与医师配合治疗，可加速本病的缓解和痊愈。

树立良好的精神状态：避免情绪紧张、过度劳累、焦虑、抑郁等。

注意控制饮食：对可能诱发本病的食物，如鱼、虾、蟹、蛋和牛奶等进食时应观察与病情的关系，如进食后能加剧病情者应忌食；哺乳的母亲同样注意饮食控制。成人不饮酒或食用其他刺激性食物。

保持皮肤清洁：清洗皮肤应避免过度擦洗，用温水，不用烫水洗。尽量少用肥皂、沐浴露。

避免局部刺激：如不乱用刺激性强的外用制剂，不用热水肥皂烫擦等；婴幼儿患者的衣服和使用的尿布要柔软，洗涤时尽量把肥皂冲净；尿布不宜用塑料制品；患者衣着多用棉织品，尽量少使用人造纤维和毛织品以免直接刺激皮肤；避免出汗过多。

保持环境清洁：每天吸尘保持清洁，以清除尘螨、花粉；避免亲密接触宠物；保持室内空气流通、新鲜；避免油漆等化学物接触；青年患者就业时，应寻找对皮肤无接触刺激的、无显著过敏原吸入的工种。

应谨慎注射青霉素及血清类制剂。

防止病毒性感染，如感冒等，特别应避免婴儿期患儿接触单纯疱疹和种痘者。

(2) 局部治疗

主要为对症疗法，制剂的使用与治疗接触性皮炎和湿疹原则相同。着重加强对干燥皮肤的处理。

滋润保湿剂：尿素或尿囊素乳膏、凡士林都能起到水合作用，保湿润肤。此为 AD 的基础治疗。

非激素类止痒抗炎药：可选用樟脑乳膏、5% 多塞平乳膏、氟芬那酸丁酯软膏或乙氧苯柳胺乳膏。

糖皮质激素：婴儿可使用低效制剂；较大的儿童和成人可使用中、强效皮质激素制剂；对苔藓样变皮损可用强效皮质激素制剂。面部需慎用皮质激素。

钙调磷酸酶抑制剂:此类钙调磷酸酶抑制剂都为大环内酯类,外用药物主要有他克莫司、吡美莫司。1%吡美莫司主要应用于轻、中度AD,他克莫司一般多用于中、重度AD。0.03%他克莫司一般用于儿童;0.1%他克莫司一般用于青少年、成人患者。应用时注意病毒及细菌感染。

中药外用制剂:如除湿止痒乳膏、冰黄肤乐软膏等。

抗菌药与糖皮质激素复合制剂:如复方酮康唑、复方益康唑乳膏等。如有明显继发细菌或真菌感染,可选用适当的复方制剂。

(3) 系统治疗

抗组胺药物:有镇静、止痒和抗炎作用,是最常用的一类制剂。第一代抗组胺药如酮替芬、赛庚啶、扑尔敏等有较明显的嗜睡作用,但对瘙痒致难以入眠者较适合。瘙痒剧烈、难眠焦躁者可予多塞平每晚口服。一般患者多用第二代抗组胺药如(地)氯雷他定、盐酸(左)西替利嗪、依巴斯汀等以减少不良反应。

白三烯受体拮抗剂:如孟鲁司特等,可治疗中至重度AD。

复方甘草酸苷:复方甘草酸苷注射液30~40 ml加入5%葡萄糖注射液250 ml静脉滴注,每日1次,或遵医嘱加量。也有口服片剂,每日3次,一次25~75 mg。

抗微生物药物:AD伴发感染时使用敏感抗生素;AD感染马拉色菌、白念珠菌用伊曲康唑;单纯疱疹、Kaposi水痘样疹需系统应用阿昔洛韦或伐昔洛韦。

组胺球蛋白:皮下注射,每次2 ml,每周2次,10次为1疗程,有一定的止痒、抗炎效果。也可用大剂量丙种球蛋白静脉滴注。

免疫调节剂:胸腺肽5~15 mg,隔日肌内注射,治疗6周后能显著改善皮损的严重性和瘙痒,一般需持续3个月;γ干扰素对部分患者有效。

糖皮质激素:皮质激素仅用于皮损急性、广泛,一般疗法无明显效果的重症者,采用中等剂量(如泼尼松20~40 mg/d)控制炎症。见效者和小儿均不宜长期应用,以免影响生长发育。为了尽量减少不良作用,可采用隔日晨顿服疗法。

免疫抑制剂:一般仅用于严重、难治的AD患者。环孢素A(CsA)可作为治疗这些患者的一线药物,口服5 mg/kg·d,短期应用;硫唑嘌呤可作为二线药物,硫化嘌呤甲基转移酶缺陷者禁用,要严密监测此酶;甲氨蝶呤可作为三线药物,用时需加叶酸;麦考酚酯为第四线用药;也可口服他克莫司、吡美莫司。以上用药均应严密观察,注意骨髓抑制及肝肾损害等不良反应,权衡利弊。

中药治疗:根据中医辨证,风热型,治以凉血、祛风为主;湿热型,利湿清热为主;脾湿型,健脾利湿为主;如阴虚挟湿型,则以滋阴除湿;风盛血燥型,治以养血润燥。中、西医可结合治疗。生地提取物作针剂静脉滴注或肌内注射,也可煎服,30 g/d,有相当明显的抗炎效果,但止痒作用不明显。雷公藤制剂可以短期应用于成人,但应注意骨髓抑制及肝肾损害等。

细胞和分子的靶向治疗:如抗-IgE抗体(omalizumab)的治疗对部分患者有效。

(4) 脱敏疗法

对变应原有显著反应的,可试用脱敏治疗。尘螨是AD的重要吸入性过敏原,目前应用螨浸液皮下注射及螨逸滴剂口含的方法取得了一定的疗效,特别对伴有呼吸道过敏患者较好。

(5) 光疗

紫外线(UV)照射可改善AD的瘙痒及皮肤炎症。适用于常规疗效较差的、有明显苔藓样变皮损的成人患者。光疗中以低剂量的UVA1(20 J/cm^2)、中剂量的UVA1(30~65 J/cm^2)、高剂量的UVA1(100~130 J/cm^2)治疗有效;311 nm的窄波UVB(NBUVB)照射疗效较好;也可用宽波UVB(BBUVB)。口服补骨脂素加UVA(PUVA)对严重的AD也可见效。

(魏明辉　窦　侠)

19.3　湿疹(eczema)

【同义名】

湿疹样皮炎(eczematous dermatitis)。

【定义】

湿疹"eczema"一词源于希腊语,寓有"沸腾"之意,基于皮损常伴有小水疱,易渗出等特点,用于描述原因复杂不明、具有相似的临床和组织病理学表现的一类十分常见的炎症性皮肤病。湿疹的急性阶段皮疹倾向于多形性,有"珠水"样渗出,由于病因不明,反复发作,转为慢性,皮损浸润肥厚或伴有苔藓样变。"皮炎"和"湿疹"在西方一些国家常被含糊地通用。从我科和国内的临床实用情况来看,"皮炎"病因一般相对明确,皮损表现也相对一致,如接触性皮炎。一些由于各种原因引起的迁延性皮炎,经不当处理加之不断搔抓刺激,皮损肥厚呈湿疹样变,则称湿疹样皮炎,也有些临床医生称此为慢性刺激性接触性皮炎。特应性皮炎或特应性湿疹由于具有特征性的临床阶段性表现以及发病机制等特殊性,已另列一节讨论(见19.2)。

【流行病学】

湿疹是皮肤科门诊最常见的皮肤病之一,但由于对湿疹的诊断标准缺乏明确界定及在认识上尚不一致,因此对湿疹的患病率尚缺乏被认可的统计资料。

【病因及发病机制】

湿疹的发病原因复杂,常常是多种内外因素相互作用的结果。过敏素质、神经精神因素、内分泌代谢异常、胃肠道功能异常、感染病灶等都可能是湿疹诱发或加重的内在原因;常见的外因包括各种过敏原(如食品、药物、花粉)、理化刺激因素、紫外线、微生物感染、气候干燥或潮湿、大气水源污染因素等。目前认为湿疹的发病机制主要是由 T 细胞介导的迟发型变态反应,归巢皮肤的 T 细胞产生多种炎症因子导致表皮的炎症反应。

【临床表现】

各种类型的湿疹常伴有显著的瘙痒症状。根据皮损分期可分为急性湿疹、亚急性湿疹和慢性湿疹。

(1) 急性湿疹

发病迅速,皮疹呈多形性。皮疹初发为红斑、水肿,表面可见密集的丘疹、丘疱疹和水疱,水疱破后出现点状糜烂、渗出、结痂,皮损可融合成片,周边仍可见散在的丘疹、水疱,境界不清。皮损如有继发感染则出现脓疱或脓性分泌物。急性湿疹多发生于相对暴露部位如头、面、耳、手、足、四肢远端和外阴部位,常对称分布。急性湿疹经过及时、适当的治疗,皮疹可在 1~2 个月内痊愈;若存在过度搔抓、肥皂洗、热水烫、刺激性饮食等因素,皮损常有反复发作倾向。

(2) 亚急性湿疹

常由急性湿疹迁延而来,炎症反应减轻。皮损以丘疹、小片炎性浸润,覆以少量痂屑为主,或间杂零星丘疱疹、水疱,或伴轻度渗出糜烂。病情时轻时重,迁延时日。处于这一阶段的皮损,又常被称为湿疹样皮炎。

(3) 慢性湿疹

可由急性或亚急性湿疹反复发作转变而来,但也可因发病初期炎症反应不重,因瘙痒致剧烈搔抓或其他刺激因素,皮疹初发即缺少急性炎性渗出表现,而以皮肤浸润肥厚或苔藓样变为主,附程度不同痂屑。

湿疹特别是慢性湿疹常常局限于身体某些部位,反复发作,经久不愈。鉴于发生于不同部位的湿疹,又各有一定的特点,临床上常需根据部位进行诊断命名。

1) 头皮湿疹

主要见于女性,常由染发剂、生发水、洗发剂等刺激引起,皮损弥漫分布于头皮,表面覆以黄色痂屑,严重时皮损继发感染、头发黏结成团甚至造成头发脱落。

2) 耳部湿疹

见于耳轮上部、外耳道或耳后皱褶。耳轮上部和耳后皱褶湿疹,在儿童中亦可见到。成人患者部分由于眼镜架摩擦引起,常有少量渗液或黄色痂屑,并常有裂隙,产生痛感。外耳道湿疹则主要由于中耳炎,或挖耳刺激引起,可有脓液分泌物和脓痂,若中耳炎不愈,外耳道湿疹亦不易愈合。

3) 乳房湿疹

常见于哺乳期女性,特应性体质患者也常见。损害多局限于乳头,也可扩展至乳晕,表现为肥厚斑块、皲裂和痂屑。本病病程慢性,不易痊愈,皮损可在慢性损害基础上反复急性发作。本病应注意与 Paget 病相鉴别。

4）手部湿疹

非常多见，特别是从事家务劳动较多的女性更多见。皮损可分布于手掌、手背、手指或整个手部，皮损形态也多样，可表现为手掌皮肤干燥、粗糙、角化过度性斑片、指尖皲裂脱屑性红斑、片状湿疹样皮损，病情活动时可见指侧及手掌多发深在性水疱和脱屑等。病久者还可伴指甲变形、增厚等。本病应注意与手癣及进行性指掌角皮症相鉴别。

5）小腿湿疹

比较常见，原因复杂，常伴发于下肢静脉曲张。皮损好发于小腿下部伸侧及内侧，呈局限性或弥漫性红斑，可由于静脉曲张出现水肿、紫癜、含铁血黄素沉积、色素沉着、溃疡等。本病病程慢性，常数年不愈，并且常在小腿局部皮损加重的情况下出现远隔部位播散性湿疹样疹。

6）阴囊湿疹

较常见，可有潮湿型和干燥型两种。潮湿型者整个阴囊潮湿肿胀，伴有轻度糜烂、渗出、结痂和显著浸润、肥厚，间有累累抓痕。干燥型患者水肿和增厚不如前者突出，多见灰色薄痂和鳞屑，可继发色素减退。后者应注意与核黄素缺乏症相鉴别。本病常奇痒难忍，严重影响睡眠和工作。病程慢性，经年不愈。

7）女阴湿疹

较常见，累及大小阴唇及其周围皮肤，多表现为不同程度的皮肤肥厚浸润，鳞屑少，抓痕明显。本病奇痒，经常搔抓，局部可继发色素减退或色素脱失斑。后者应注意与外阴白色病变相鉴别。

8）肛周湿疹

表现为肛周皮肤红肿、潮湿及轻度增厚，伴剧烈瘙痒。

【组织病理】

急性湿疹主要表现为显著的海绵水肿和表皮内微水疱形成，继发感染时可见表皮内大量中性粒细胞聚集。急性湿疹向亚急性、慢性湿疹发展时，表皮海绵水肿和水疱减少，出现角质层角化不全，棘层肥厚，表皮突向下延伸，真皮浅层血管周围可见淋巴细胞浸润，并可见嗜酸性粒细胞。

【实验室检查】

外周血嗜酸性粒细胞可轻到中度增加。皮肤斑贴过筛试验对部分病例可有助于寻找可能的接触性诱发或加重因素。

【诊断及鉴别诊断】

急性湿疹需与急性接触性皮炎相鉴别，后者有明确接触史，发生于接触部位，皮损形态较单一，边界清楚，病程自限（详见表 19-3）。

慢性湿疹需与神经性皮炎相鉴别，后者常无明显炎症和原发损害，常以顽固性瘙痒为首发症状，皮损表现为苔藓样变，较少伴有色素增加或减少的变化，边界清楚，惯发于颈侧、臀、股、腰等部位。

【治疗】

（1）一般治疗

1）去除诱因

应详细深入地询问病史，如年龄、职业、工作环境、妇女月经情况、婚姻状况、生活习惯、睡眠情况、饮食、嗜好、思想情绪、精神因素等等，了解患者可能的诱发、加重因素；还应询问个人过敏性疾病史和家族史。

2）体格检查

应进行全面的皮肤科检查，注意皮损的部位、分布特点等，系统检查应注意口腔、鼻腔、牙齿等可能存在的病灶。

3）避免各种刺激因素

避免搔抓、摩擦、肥皂洗、热水烫、用药不当等外源性刺激；避免饮用浓茶、咖啡、酒类，或食用辛辣食物，避免食用可疑过敏的蛋白类食物。

4）患者教育

告知并使患者了解本病的特点和诱发加重因素，学习外用药的使用方法等，建立医患之间的信任，能保证患者治疗的依从性，提高疗效。

（2）外用药物疗法

宜使用温和、无刺激的外用药物，并根据皮损的不同情况选择不同剂型。

1）急性湿疹

急性有渗出的皮损，宜用湿敷。湿敷的原则

如下：

选择合适的湿敷溶液。仅有浆液性渗出者，可选择 3%硼酸溶液或生理盐水湿敷；继发细菌感染者，可选择 0.1%利凡诺溶液、0.5%新霉素或 1∶8 000 高锰酸钾溶液，每日 3~4 次，每次约 0.5 小时，必要时需做连续性湿敷。

保持潮湿。凡是湿敷，敷料必须保持潮湿，不要滴水，也勿让其干燥，否则反而刺激伤口。因为潮湿的纱布可以不断吸收创面的分泌物，加以药液的消毒、收敛作用，创面就会逐渐痊愈。

保持清洁。如渗液多时，可 1~2 小时换一次，不让吸满分泌物的敷料多停留于创面上刺激创面和周围的正常皮肤，使创面扩大。

注意敷料中药物的大量吸收而中毒。正常皮肤由于有角质层的屏障，一般不易吸收表面物质，在失去了屏障的糜烂面，对几乎任何化学物质（包括外用药）均可畅通无阻地吸收，所以吸收硼酸水中毒的屡有报道。因此，在对较大面积湿敷时，应对药物的性质、浓度和湿敷面积的大小给以适当的注意。如面积大，一种药物应用的时间不宜太久，以免不断吸收产生蓄积作用而中毒；或将过大的面积划分为两个区域，每一区域采用不同的药物，可能较为安全。

具体敷法：使用比创面稍大的 4~6 层细纱布浸湿敷于患处，以不滴水为度。根据分泌物的多少，每 1~2 小时至 3~4 小时换一次，以保持纱布清洁为度。如纱布清洁，干时可滴上敷液，如纱布吸收的渗液已达半饱和程度，即将其换掉。如此红肿的损害逐渐消退，渗液减少，创面干燥，即可改用糊剂或乳膏。为了不妨碍患者的睡眠，根据创面情况，晚间可考虑换用氧化锌糊剂。如次晨换药时，损害未恶化，即改用糊剂，每日 2 次，糊剂中可加一些药物如 1%樟脑、2%雷琐辛、2%水杨酸、5%煤焦油液或 3%~5%糠馏油等。

急性无渗出的皮损，可采用干燥疗法，即每日外用含有止痒剂的炉甘石洗剂或扑粉（樟脑 5.0，薄荷脑 2.0，氧化锌 20.0，滑石加至 100.0），每日 5~6 次以上。当创面粉剂太多呈结痂（吸潮后）现象，可用冷水将痂或粉剂冲掉。切不可用肥皂洗擦。直至红肿消退时再换用糊剂或乳膏。

2）亚急性湿疹

炎症不显著或仅稍有渗出，宜用糊剂或乳膏加上扑粉。

3）局限性慢性湿疹

头皮有厚痂或分泌物的湿疹：先用水杨酸油（水杨酸 2.0~5.0，蓖麻油 20.0，再加花生油或橄榄油至 100.0）搽一厚层于患处，12~24 小时，待痂软化后，用棉球浸油将其轻轻擦去，再用棉球浸湿敷液后，撕成小块塞入发间患病部位，每日换 2~3 次。待炎症消退无渗液后，可搽 5%硫黄霜，每日 2 次。每日擦药前，应将创面轻轻用油或硼酸水洗净。

乳头湿疹：如有裂隙可每日搽 1%硝酸银 2 次，再用硼酸水或雷琐辛、利凡诺湿敷，每日换 4 次以上，晚上搽糊剂（如 2%雷琐辛煤焦油糊剂）。当损害干燥、炎症消退时，可搽 5%硫黄乳膏。

小腿湿疹：小腿湿疹伴静脉曲张和溃疡者，静脉曲张可采用手术治疗，溃疡宜先用湿敷清洁后，考虑用明胶绑带疗法（明胶绑带：氧化锌 15.0，明胶 28.0，甘油 28.0，水 29.0）。用时先在溃疡面搽一层薄的新霉素软膏，盖上纱布，用酒精棉球将患肢从膝下至足背的皮肤搽净；然后先在足背搽一层薄的明胶（先放在热水 70℃内溶化），盖一薄层棉花，又涂上一层明胶，缚上绑带，再向上照样涂一层明胶，依此次序直至膝下。一面涂明胶，一面卷绑带，像上石膏一样，可维持 1 个月左右再换。如感局部不适则可剪一个天窗，根据具体情况，给以治疗。多年的溃疡一般 3~4 次后可能愈合。

肛门湿疹、阴囊湿疹、女阴湿疹：均常有阵发性奇痒，要说服患者坚持勿抓，并在晚饭后和睡前服用抗组胺制剂或镇静剂，局部用下方乳膏（樟脑 2.0，薄荷脑 2.0，硫黄 2.0，水杨酸 2.0 乳膏基质加至 100.0）薄涂一层后可再扑粉剂（樟脑 5.0，薄荷脑 4.0，苯佐卡因 10.0，氧化锌 20.0，滑石粉加至 100.0）。治疗前停用以前所用药物，保持这些部位的清洁，不能用肥皂热水擦洗，只能用温水轻洗，洗后可先用醋酸铝溶液湿敷半小时，继以外涂药物，每日 3 次。

上述处方只是举例说明，其内容并非一成不变，要根据患者的感受情况而异。例如止痒药中还有 1%～2% 麝香草脑、5% 水合氯醛、2% 水杨酸等。除硫黄类药物外，还有雷琐辛、煤焦油等。如乳膏效果不好，可用糊剂。只要熟知药物及各种剂型的性能，灵活应用，即可收到良好效果。

在慢性湿疹中如无渗出，开始即用糊剂是安全的，有时亦可用乳膏或软膏。怎样选合适的药物、浓度和赋形剂，怎样联合应用，在必要的情况下随时做适当的调整，都是很重要的。

外用糖皮质激素，如氢化可的松、曲安奈德、艾洛松（糠酸莫米松）、倍他米松等乳（软）膏，以及地塞米松丙二醇等有肯定疗效。但应根据用药部位、损害特点、面积大小、用药久暂，合理地选用效能强弱不同的糖皮质激素。糖皮质激素不良反应，轻者局部皮肤萎缩、毛细血管扩张，重者经过量吸收后可引起全身性不良反应。我们曾见 1 例下肢皮肤瘙痒病，伴有少许湿疹，患者感到肤疾宁有效，遂贴在大部分小腿上，两个月后，小腿显著萎缩消瘦。况且用久了效果越来越差，副作用则越来越大，所以用时宜谨慎。复旦大学附属华山医院皮肤科郑沛枢等用光学显微镜和扫描电镜观察用糖皮质激素 6 周后的人的皮肤变化，发现表皮厚度减少 59%，表皮真皮交界处变平。由于基质的消失，真皮的三种纤维结构，很明显地在重新组织，胶原和弹性纤维间的空隙缩小，纤维网崩溃，产生一个更紧密的乳头和网状真皮，成纤维细胞皱缩，肥大细胞消失，停用后出现部分恢复现象。近年来，很多学者对肥厚性损害强调采用闭合性包扎治疗。

虽然糖皮质激素已被公认为对非感染性皮炎湿疹类皮肤病的首选外用药，然而对前述的传统性外用药物和赋形剂，如有足够药源，还是值得用来保持它们能较持久和稳固疗效的作用，且少有不良反应，如能与糖皮质激素合理交替或并用更可取长补短发挥独特的效应。

(3) 内用药物疗法

1）抗组胺药物

种类甚多，主要达到止痒作用。可选择有明显镇静作用的第一代抗组胺药物如扑尔敏、安太乐、赛庚啶、去氯羟嗪、酮替芬等，睡前服用；也可选用一般无明显镇静作用但具有抗过敏作用的第

二代抗组胺药物如西替利嗪、氯雷他定和咪唑斯汀等（参见第 48 章《系统药物疗法》第 1 节《抗组胺类药物》）。

2）镇静剂

对于瘙痒剧烈难耐、严重影响睡眠的患者可在晚间服用多塞平、地西泮等镇静药物，可有助于减轻瘙痒症状。

3）糖皮质激素

一般不主张系统应用糖皮质激素，但是对急性、泛发、常规治疗不能控制的严重患者，可短期使用，口服泼尼松 20～40 mg/d，或静脉滴注甲泼尼龙或地塞米松等，病情控制后逐渐减量。

4）免疫抑制剂

对于严重泛发的慢性湿疹、系统使用糖皮质激素病情控制不佳难于减量或无法耐受的患者，可选择硫唑嘌呤、甲氨蝶呤或环孢素等免疫抑制剂，使用过程中应密切监测药物不良反应。

5）继发感染患者应及时选择局部或系统抗生素治疗。

【预防】

湿疹常常反复发作，应注意寻找可能的诱发、加重因素并尽量回避，同时应保持心情愉快、精神放松，生活有规律、饮食有节制，坚持适当的有氧运动，以减少病情的反复。

（窦 侠 杜荣昌）

19.4　自身敏感性皮炎（auto-sensitization dermatitis）

【定义】

亦称自体敏感性湿疹，为患者对自身所患的皮肤病变经刺激后形成的某些物质产生过敏继而在远隔部位出现播散性皮肤急性炎症性反应。原发部位的皮损，最常见的为淤积性皮炎，也可见于接触性皮炎、其他类型的湿疹以及严重的足癣等。

【简史】

Whitfield 于 1921 年观察到在胫部发生撞伤性血肿后 10 天，出现泛发性发疹。又观察到小腿部湿疹样皮炎经毛巾搓擦后引起渗出、肿胀、出血，11 天之后全身出现粟粒大丘疹损害。1949 年

Templeton 提出了自身敏感性皮炎的名称,而 1950 年 Cormia 采用自身湿疹化(auto-eczematization)来描述本病。

【流行病学】

目前尚无本病在普通人群中发病率的数据。据估计在淤积性皮炎相关的接触性皮炎患者中,2/3 或更多的患者发生过本病。

【病因及发病机制】

患者先有原发灶,以淤积性湿疹、接触性皮炎、钱币状湿疹、脂溢性皮炎和遗传过敏性皮炎为多见。原发灶处理不当,如使用刺激性外用药、受到机械性、物理性和化学性刺激,或细菌感染等,则可使局部自身组织的蛋白与药物或细菌等结合形成抗原性物质,被吸收后引起过敏反应。自体敏感现象的发生由原发部位播散至远隔部位的先后顺序以及皮疹分布的对称性,提示可能与血源性播散有关。近年来动物实验研究以及对皮肤斑贴试验中观察到的皮肤激惹现象的研究发现,无论是接触过敏或刺激因素或感染诱发的局部皮肤炎症反应都可能降低远隔部位皮肤的刺激阈值,从而易于发生播散性皮疹。这种皮肤刺激阈值的降低可能与角质形成细胞产生的促炎因子如 IL-1、IL-6、TNF-α 等有关。另外,血液循环中活化的记忆性 T 细胞在变应性接触性皮炎皮疹播散中可能发挥重要作用。

【临床表现】

发病前常先有皮肤的原发病变,以小腿和足部为多,经各种不适当的刺激后,使原发灶急剧恶化,出现红肿、糜烂和渗液。经 1~2 周后出现继发性皮疹,其分布以四肢尤以上肢为主,其次为躯干,面颈部较少发生,往往对称,约近半数为全身性。继发灶的皮疹形态,多以成片地出现粟粒大红色丘疹和浆液性小疱,迅速融合成指甲到分币大斑片,表面往往糜烂渗液,形成薄浆痂,随后形成鳞屑、留有色素沉着而愈。其次,呈散在的粟粒大到米粒大红色浆液丘疹,往往因搔抓附有小血痂,渐而丘疹转暗红,上覆轻微鳞屑而愈合。少数丘疹可融合成小片,色素沉着可有可无。瘙痒较剧,有烧灼感。可伴浅表淋巴结肿大、全身不适及低热。

另一种类型如玫瑰糠疹样,初起往往为椭圆性红斑或斑丘疹,迅即形成鳞屑,颜色渐渐变淡,鳞屑减少,往往留有色素沉着而愈。此外,亦可于手掌和指侧出现米粒到绿豆大密集水疱,进而干涸或破裂脱皮,类似汗疱疹损害。在部分病例中可出现同形反应。

继发灶的病程随原发灶性质、治疗情况和机体敏感情况而异,一般原发灶好转后,继发灶皮损可逐渐消退,病程短的 10 天左右,长者可迁延数月。如果原发皮疹反复出现加重恶化,继发性皮疹也可能再次复发。

【组织病理】

组织病理表现与急性或亚急性湿疹相似,表现为表皮海绵水肿和水疱形成,真皮浅层血管扩张伴淋巴细胞、嗜酸性粒细胞或中性粒细胞浸润。

【实验室检查】

血液白细胞增多,血沉增快。

【诊断及鉴别诊断】

根据原发部位湿疹加重,之后出现远隔部位特别是手、四肢伸侧对称性发疹,表现为急性湿疹样皮疹伴显著瘙痒可诊断本病,必要时需行皮肤斑贴试验以查找可能的接触过敏因素。本病需要和其他易泛发或皮损范围较广泛的皮炎湿疹类疾病相鉴别,包括特应性皮炎、气源性接触性皮炎、系统性接触性皮炎和钱币状湿疹等,还需要和多形性日光疹、湿疹样型药疹等相鉴别。

【治疗】

关键是治疗原发灶。原发灶的治疗根据皮损性质选择方案,在抗变态反应的同时,如渗液较多的可外用 3% 硼酸溶液进行湿敷;如有继发感染应作细菌培养,选用敏感抗生素局部外用或内服。原发灶症状减轻后,继发灶亦能逐渐好转。如损害广泛、病情严重,可短期内服糖皮质激素。此外,可给予抗组胺药物控制瘙痒、静脉注射维生素 C 等。

【预防】

积极治疗皮肤局部原发的湿疹,特别是下肢淤积性皮炎,避免外用各种刺激性药物,积极控制局部细菌感染等诱发因素。

(魏明辉　窦　侠)

19.4.1 月经疹(exanthema menstruale)

【定义】

本病是指其发生和月经周期密切相关的皮肤病。通常在月经周期开始前数日发病,随着月经开始或结束而消退。

【病因及发病机制】

性激素调节卵巢周期及一些相关功能,皮肤中有针对雌激素和孕激素的受体,因此对这些性激素高度敏感。雌激素可能减少皮脂腺分泌,增加真皮细胞内多能聚糖和细胞外透明质酸的密度,从而导致组织水肿。在罕见的情况下,雌激素刺激表皮内黑素形成,从而导致经前期眼睑或乳晕的短暂小片状色素沉着。在卵巢周期的中期,皮脂腺分泌功能旺盛,导致皮脂溢出,可产生轻度痤疮。在卵巢周期的第二阶段,皮肤血管明显扩张。在经前期,各种症状、体征包括皮肤变化同时发生,这些变化统称为经前期综合征。经前期综合征的发生可能与内啡肽、前列腺素、催乳素和孕激素的波动有关。目前有几种与孕激素相关的假说,包括孕激素不足,孕激素和雌激素水平的失衡,以及孕酮免疫反应。

【临床表现】

(1) 经前期综合征

包括乳房胀痛、便秘、尿频、水肿、体重增加、兴奋、易激惹、头痛、偏头痛、嗜睡、抑郁、恶心、呕吐,皮肤表现主要是皮脂溢出和痤疮。

(2) 原有皮肤病加重

在一些女性中常见原有的皮肤病在月经前期加重。皮肤血流增加和真皮水肿以及月经前期代谢增高导致湿疹及外阴瘙痒的症状在经前明显加重。寻常痤疮、酒渣鼻和皮肤型红斑狼疮可在经前期恶化;银屑病、特应性皮炎、口周皮炎、扁平苔藓、疱疹样皮炎、多形红斑和荨麻疹可在经前期暴发。妊娠性类天疱疮偶尔会在产后持续存在,并在经前期加重。复发性单纯疱疹和口腔溃疡每于经前复发。

(3) 自身免疫性黄体酮皮炎(autoimmune progesterone dermatitis,AIPD)

自身免疫性黄体酮皮炎是指与血清孕酮水平波动相关的以月经前期循环反复加重为特点的一组皮肤病。其发病机制可能是由于体内产生孕酮抗体从而对给予外源性的孕激素或内源性孕激素发生免疫反应。黄体酮皮肤试验可出现即刻反应,但更常见迟发型超敏反应。有些患者产生 IgG 循环抗体,因此可能有Ⅲ型超敏反应参与。本病临床表现多样,通常表现为多形红斑,荨麻疹,汗疱疹,口腔炎和疱疹样皮炎样疹。本病多见于20~30 岁,偶可发生于正常妊娠后。病程长短不一,通常可自发缓解。皮疹于卵巢周期的下半周期加重,至经前期达到高峰,然后在月经期数日内迅速缓解。许多报道的患者在皮疹出现前曾服用人工黄体酮类药。偶有病例报道该病于妊娠期发病或加重,伴或不伴月经前期暴发或与自然流产有关,但也有报道该病在妊娠期自发缓解或痊愈。

(4) 自身免疫性雌激素皮炎(autoimmune estrogen dermatitis,AIED)

形态不一,可出现湿疹样丘疹、荨麻疹样风团,其典型症状是瘙痒,皮疹可于月经前期加重或仅在经前出现。其特征是皮疹于妊娠期间和绝经期即消失。

【实验室检查】

黄体酮皮内试验:0.01 ml 黄体酮混悬剂(50 mg/ml)皮试,阳性结果为出现即刻反应(30分钟)或迟发反应(24~96 小时)。

激发试验:肌内注射或口服黄体酮可诱发病情。

雌酮皮内试验:雌酮皮内注射可引起丘疹并持续时间超过 24 小时,或立即引起风团。

【诊断及鉴别诊断】

本病皮疹及组织病理学表现缺乏特异性,但根据其发病与月经周期的密切关系不难诊断。可行黄体酮皮内试验或激发试验诊断自身免疫性黄体酮皮炎;可行雌酮皮内试验诊断自身免疫性雌激素皮炎。

【治疗】

常规的皮肤病治疗对本病疗效欠佳,适量的糖皮质激素可部分缓解症状。

(1) 自身免疫性黄体酮皮炎

采用人工合成的雌激素通常具有治疗作用,

可能是通过抑制排卵,从而防止黄体酮排卵后上升。对雌激素治疗无效者可用抗雌激素药他莫昔芬(tamoxifen),它有较强的抑制排卵的作用。依靠促黄体激素释放激素(LHRH)拮抗剂如戈舍瑞林(goserelin)3.6 mg 皮下注射 6 个月进行化学性卵巢切除术可用于症状严重者。对药物治疗无效且症状严重者可考虑做两侧卵巢及子宫切除。

(2) 自身免疫性雌激素皮炎

他莫昔芬可有效控制皮疹,但可能有增加子宫内膜癌的风险。

(顾超颖)

19.4.2　癣菌疹(dermatophytids)

【定义】

皮肤癣菌及其代谢产物通过血液循环在病灶外引起的全身性或局限性皮肤变应性皮疹,称癣菌疹。

【病因】

癣菌疹与病原菌的种类有关。亲动物的皮肤癣菌侵入机体后局部炎症反应强烈,容易引起癣菌疹;而亲人性皮肤癣菌则较少引起。癣菌疹患者均同时伴存活动性癣病病灶,在我国多为严重的浸渍糜烂型足癣并常有剧烈瘙痒和搔抓史;有时还有外用不适当药物史。

【临床表现】

已有活动性癣病灶的患者突然在病灶以外的皮肤上出现皮疹,皮疹形态多样但无特异性。累及表皮的变态反应表现为湿疹样损害、苔藓样损害或银屑病样损害;累及真皮表现为猩红热样红斑、离心性环状红斑、红皮病样、毛囊性斑丘疹、渗出性皮疹样、丹毒样等;若累及皮下组织表现为结节红斑样;而累及血管则表现为游走性静脉炎样、荨麻疹样和紫癜。有报道头部脓癣引发急性发疹性脓疱病样癣菌疹。活动性原发病灶控制后皮疹也随之好转、消退。因为癣菌疹的临床表现与其他许多疾病相似,所以诊断有时十分困难。常见的类型如下。

(1) 汗疱疹型

最为常见。指侧和掌心突然出现粟米至绿豆大小的厚壁水疱,水疱内充满浆液,大部分分散,少数群集。水疱周围无红晕,一般不融合亦不扩大,分布对称,干后有点状脱屑。可反复发作,自觉瘙痒剧烈。多见于夏季。原发病灶多为浸渍糜烂型足癣。

(2) 丹毒样型

皮损为丹毒样红斑,一般不硬,边缘鲜明,比较规则。不痛或稍有痛感。无淋巴管炎,一般无全身症状。损害多见于小腿,可发展至下肢上部。有时有多片红斑,中间隔以正常皮肤。

(3) 湿疹型

突然发生于四肢,尤其是下肢的大片湿疹样损害,对称分布。

(4) 丘疹型

突然发生的集聚性丘疹、斑丘疹或毛囊性丘疹。多见于四肢或泛发全身。

【实验室检查】

原发病灶真菌检查阳性,新发疹部位真菌检查阴性。癣菌素(trichophytin)皮肤试验阳性。

【组织病理】

癣菌疹中可见棘层增厚,颗粒层增加,真皮上部可见水疱,皮肤小血管及毛细血管充血,有时小血管可见栓塞。

【诊断】

癣菌疹皮损无特异性,常模拟其他多种皮肤病的损害,所以诊断应该慎重。癣菌疹的诊断应符合下列条件:① 具有一个炎症明显的活动性的癣病灶;真菌检查阳性。② 病灶外的新发疹真菌检查阴性。③ 癣菌素皮肤试验阳性。④ 起病急。癣病灶经治疗控制后,身体其他部位的皮疹也随之好转、消退。

根据此四项条件可诊断癣菌疹,也可据此与其他疾病相鉴别。

【治疗】

原发病灶治疗:积极治疗原发的活动性癣病灶是关键,如明显渗出可予硼酸溶液湿敷。对继发细菌感染的足癣应先抗细菌感染,待细菌感染控制后再进行局部抗真菌治疗。必要时可口服抗真菌药如伊曲康唑、特比奈芬等。

系统治疗:可同时服用抗组胺药物。在癣菌

疹难以控制或全身症状显著,如发热、厌食、全身淋巴结肿大时,可加用糖皮质激素。

癣菌疹皮损局部外用温和的保护剂如樟硫炉洗剂,也可外涂糖皮质激素乳膏等。

(魏明辉　王家俊)

19.5　掌跖疱疹性湿疹(palmoplantar herpetic eczema)

【同义名】

汗疱疹(pompholyx)、出汗不良(dyshidrosis)或出汗不良性湿疹(dyshidrotic eczema)。

【定义】

系一种发生于掌跖、指(趾)侧、指(趾)间皮肤的复发性非炎症性水疱性疾病,常伴手足多汗,夏日多见。

【病因及发病机制】

由于本病常伴多汗症,曾认为汗疱疹的表皮内水疱系汗管闭塞、汗腺导管破裂、汗液潴留所致,后经研究发现汗疱疹并无明显小汗腺受损和汗液潴留现象。在水疱形成早期,汗腺导管并未受影响,或位于水疱的一侧,或从两个近邻水疱的表皮间隔中穿过,仅在表皮间隔发生坏死后,汗腺导管才破入水疱中。因此,在水疱中可以发生继发性汗液潴留,使汗疱疹的症状加重;反之,减少掌跖出汗,有利于症状的缓解。目前多认为汗疱疹系一种皮肤湿疹样反应。病因还不清楚,有学者认为心理因素如精神紧张和抑郁是本病的重要促发因素;过敏素质如特应性皮炎患者、病灶感染特别是癣菌感染、接触性刺激如接触硫酸镍、重铬酸盐以及香料等,以及遗传因素、日光照射、多汗症等亦可能与本病的发生有关。

【临床表现】

常在春末夏初发病,夏天加重,天气转凉后好转。可发生在任何年龄但以儿童及青少年多见。典型皮疹为突然出现的小水疱,粟粒至米粒大小,为深在性水疱,呈半球形,略高出皮面。分散或成群发生在手掌或手指侧面和指间,手背及跖部较少见,有时见于末节指背部,往往对称分布。水疱早期透明,以后则变混浊。继发感染可形成脓疱

及淋巴管炎。邻近水疱相互融合可出现豌豆大或更大的水疱。一般水疱不自行破裂,2～3周内多自行吸收消退,形成领圈状脱屑,周围皮肤正常,自觉有不同程度的灼热、瘙痒。因搔抓而表皮剥落、结痂,严重时整个手掌呈弥漫性脱屑,此时可有明显疼痛。继发感染可呈现手部肿胀、疼痛、活动受限。可继发甲营养不良,呈现不规则横嵴、凹窝、肥厚或变色。病情由于复发,可持续数周、数月不等。有些病例往往每年定期发作,经过数年后可自行痊愈。

【诊断及鉴别诊断】

根据多见于夏季、皮损好发手掌部位、为对称性深在性水疱、常伴有手足多汗等不难诊断。

本病需与手癣、汗疱型癣菌疹、剥脱性角质松解症相鉴别。手癣多单侧发生,初为局限性水疱,大小不一,逐渐增长扩大,融合成片,边缘清楚,可累及手背皮肤,病程缓慢,真菌检查阳性;汗疱型癣菌疹水疱浅,疱壁薄,常继发于活动性皮肤癣病,癣菌素试验阳性,病灶治愈后癣菌疹亦迅即自愈;剥脱性角质松解症无明显的深在性水疱,仅为浅表性表皮剥脱。

【治疗】

减少手足多汗,保持手部干燥,避免精神紧张和情绪激动,减少接触肥皂、碱、洗衣粉、洗涤灵、汽油、酒精等物。常以局部治疗为主,早期水疱性损害可外用止痒收敛性洗剂,如复方醋酸铝溶液或复方硫酸铜溶液稀释后局部湿敷。也可外用糖皮质激素或免疫抑制剂如他克莫司或吡美莫司等。严重病例可考虑系统用药,如短程使用小剂量泼尼松(20～30 mg/d)以迅速控制病情。对情绪紧张的患者可适当使用镇静剂、抗组胺制剂,必要时可应用抗胆碱能性药物如阿托品等。其他的如皮内注射肉毒杆菌毒素A(BTXA)、口服或局部应用8-MOP光化学疗法。近来有学者提出超高压放射治疗汗疱疹有效,特别是其他常规治疗均无效的重症汗疱疹患者。对难治性汗疱疹还可用生物制剂如肿瘤坏死因子抑制剂及免疫抑制剂如甲氨蝶呤、硫唑嘌呤、麦考酚酯等治疗,但要注意其副作用,权衡利弊。

19.6　钱币状湿疹(nummular eczema)

【同义名】

盘状湿疹(discoid eczema)。

【定义】

钱币状湿疹系指一个比较恒定的单个钱币形或盘状湿疹样斑片,其上或有密集的丘疱疹。

【病因】

本病病因不明,或与遗传过敏性皮炎密切关联。精神因素、饮酒及长期用肥皂、热水烫洗、药物刺激均可加重本病。有人提出冬季发病率升高与皮肤干燥有关而夏季加重的患者则与湿热有关。在钱币状湿疹患者中常发生变应性接触性皮炎,通过斑贴试验发现硫酸镍、新霉素、呋喃西林和树脂是常见过敏原,因此推测:钱币状湿疹患者中继发的接触性皮炎可能影响患者的皮肤屏障功能,从而导致本病经久不愈。本病分布与病程随年龄和性别而相差甚大。有特应性体质的多发,婴幼儿的发病率高于成年人。

【临床表现】

本病好发于手背和手指,其次为前臂伸侧,其他如肩部、臀部、乳房、乳头等处亦可累及。开始常见于手背,为直径 1~3 cm 大小的红斑,边界较清楚,急性发作时有密集的小丘疹或丘疱疹,水肿、渗液和结痂,伴有不同程度的痒感。以后损害可逐渐发展,扩大至 4~5 cm 直径或手掌大小,并可在身体其他部位同时发生数片。在不断扩大和发展过程中,损害分布范围可甚广泛,有的可互相融合形成大片,有的渗液甚多,有的逐渐浸润增厚形成肥厚性斑片,其周围可有散在的丘疱疹或痂皮,呈卫星状。病程慢性,愈后亦易复发。

【组织病理】

类同湿疹,海绵形成常较突出。

【诊断】

根据本病的典型钱币状外观、其上密布丘疱疹、早期急性发作、红肿显著、好发于手背,一般诊断不难。在临床上应和体癣、接触性皮炎、特应性皮炎、神经性皮炎等鉴别。长期反复发生于乳房的钱币状湿疹还需与 Paget 病相鉴别。

【治疗】

尽量寻找可能的原因,予以纠正。应避免刺激,如肥皂、热水洗擦,以及患者感到有刺激作用的其他物质。若皮损急性广泛者可系统应用糖皮质激素,待控制后渐停用。其他如抗组胺药亦有效。局部可根据不同皮疹表现对症治疗。

19.7　干性湿疹(xerotic eczema)

【同义名】

乏脂性湿疹(asteatotic eczema)或裂纹性湿疹(eczema craquele)。

【定义】

干性湿疹是一种多见于老年人、与冬季气候干燥有明显关系的瘙痒性皮肤病,严重时可伴有湿疹化。

【病因及发病机制】

皮肤干燥是本病最主要的原因。引起皮肤干燥的原因可能与老年患者皮脂腺、汗腺萎缩、皮脂缺乏、角质层水合能力降低有关。外界诱因如冬季空气干燥、过度洗浴、热水烫洗、服用维 A 酸类药物可能激发此病。患者机体内部的易感因素如特应性体质、甲状腺功能低下等也起重要作用。

【临床表现】

此病多见于冬季,可发生于身体多处,但最常见于四肢伸侧,特别是胫前部。主要表现为皮肤干燥脱屑,严重者表皮和角质层有细裂纹。皮损呈淡红色,裂纹处红色更明显,类似"碎瓷"状,边缘弥散不清。伴有不同程度瘙痒。

【诊断及鉴别诊断】

根据多见于冬季,皮损好发于胫前、四肢伸侧,皮肤干燥脱屑等诊断不难。本病需与冬令皮肤瘙痒症、鱼鳞病相鉴别。

【治疗】

对患者进行健康教育,详细交代防护要点,改善饮食及生活习惯,尽可能避免各种外界刺激如热水烫洗、过度洗浴等。正确使用润肤保湿剂,可迅速缓解病情、减少复发。

(顾超颖)

19.8 传染性湿疹样皮炎(infectious eczematoid dermatitis)

【同义名】

传染性皮炎、传染性湿疹、细菌性湿疹。

【定义】

通常是指在皮肤细菌性感染基础上继发的湿疹样改变,常扩散至感染病灶周围,随感染的清除而消退。对本病的命名虽仍有争议,但由于湿疹的发病与病原菌间的相互关系仍存有较大的研讨空间,为此,我们仍将保留对本病的介绍。

【病因及发病机制】

微生物引起湿疹的机制尚不十分明确。在湿疹样皮炎中提及与病原菌有关的如在特应性皮炎中,金黄色葡萄球菌蛋白 A 和肠毒素 B 可能是潜在的免疫刺激物,可加重病变;在盘状湿疹中可能有类似的作用;局部接触葡萄球菌滤过液可引发湿疹性迟发超敏反应;此外,细菌抗原可以产生对皮肤的细胞毒性反应,加重和迁延湿疹的进程。这些均提示微生物在引发皮肤湿疹样反应中可能起到重要作用。其他病原体如病毒、真菌等在本病发病中的机制也值得进一步探究。

除感染外,局部创伤、慢性病灶也可能参与本病的发生。

【临床表现】

本病常发生于伤口、溃疡、窦道或瘘管等处的周围皮肤,以及在一些渗出性皮损、皱褶部位。在下肢静脉曲张性溃疡患者中相对常见。发病前常先有慢性感染病灶,随后在病灶周围出现皮肤潮红,密集小丘疹、水疱、脓疱、结痂,边界鲜明或弥散,可伴有明显的渗出,严重者可有显著的水肿。自觉瘙痒或伴疼痛。皮疹可随搔抓的方向呈线状播散。病灶附近淋巴结常肿大、压痛。一般无全身症状,个别严重者可有发热。根据部位和表现的不同,又常见于下列的一些皮炎情况。

(1) 耳后裂隙皮炎

多见于儿童,成人中亦有发生,常由于眼镜架的摩擦引起。耳后皱褶常覆以黄色厚痂,其下有深裂隙,伴不同程度的渗出和疼痛感,持久不愈。

多对称发生,偶单侧,一般仅局限于耳后皱褶,亦可累及邻近头皮及耳郭。

(2) 肛周湿疹样皮炎

多见于患蛲虫病的儿童或患肛周湿疹或瘙痒症的成人,由于经常搔抓、不注意清洁引起。

(3) 腋下、乳房下、腹股沟皱褶皮炎

多见于肥胖而不注意清洁卫生者,局部出汗较多、瘙痒,继发感染而发生,病程慢性。

【组织病理】

组织病理与亚急性或慢性湿疹相似。表皮海绵水肿,伴棘层肥厚,角化过度和片状角化不全,真皮内有多形核白细胞和淋巴细胞浸润,并可不同程度地侵入表皮。某些阶段,可有显著的角层下脓疱形成。

【实验室检查】

病灶局部的细菌培养可检出金黄色葡萄球菌或链球菌;在个别的传染性湿疹样皮炎的疱液中尚有检出单纯疱疹病毒的报道。个别严重者血象中白细胞可升高。

【诊断及鉴别诊断】

主要根据发生部位存在原发感染病灶,环绕病灶周围有红斑、丘疹、水疱、渗出等临床表现以及细菌培养来诊断。实验室检查可证实细菌的存在,但应辨别感染和湿疹性皮损的因果关系。本病临床类型多,鉴别范围较广。除了单纯的湿疹,临床上需注意与局部用药引起的接触性皮炎鉴别。足癣皮损处细菌过度生长时也可延展为本病。

【治疗】

治疗原则为祛除病因和对症治疗。早期做细菌培养及药敏试验,合理选择抗生素。轻者局部应用抗生素为主,重者宜及早系统用抗生素。在急性渗出期可予高锰酸钾溶液湿敷,有助于炎症的迅速消退。其他可参照湿疹处理,即在积极抗感染的同时,予抗过敏、止痒等治疗。

19.9 糖皮质激素依赖性皮炎(glucosteroid-addictive dermatitis)

【同义名】

激素性皮炎、皮质类固醇依赖性皮炎、激素戒断性皮炎。

【定义】

由于长期外用糖皮质激素(简称激素),对其产生依赖性,表现为外用激素后原发病迅速改善,停药后病情反复,如持续用药数周或更长,一旦停药,不仅原发病再次发作,且在用药部位出现皮肤发红、水肿、脱屑、瘙痒、灼热等症状。这种因局部使用激素制剂导致的皮肤非化脓性炎症反应,称之为糖皮质激素依赖性皮炎(简称激素性皮炎)。

【简史】

随着 1951 年氢化可的松首次用于局部治疗某些皮肤病有效以及 1974 年超强效激素(强度大于氢化可的松 1 000 倍)的问世,外用激素在医学上得到了广泛的应用,被誉为皮肤科治疗史上一个划时代的突破。在激素普遍应用的同时,长期使用激素或使用不当可发生局部皮肤萎缩、毛细血管扩张、毳毛增多、痤疮及色素异常等不良反应;此外,激素依赖性皮炎也渐渐显现出来。由于缺乏特异性皮损和实验室检查,激素依赖性皮炎曾先后被误命名为口周皮炎、酒渣鼻样皮炎、激素性酒渣鼻、酒渣鼻样激素性皮炎等。

【流行病学】

本病可发生于任何年龄,以中青年女性为多,夏季症状严重。本病与激素的应用发展一致,从美国、西欧开始,渐渐在全球范围流行。临床上造成激素依赖性皮炎的原发疾病,常见的包括湿疹、脂溢性皮炎、玫瑰痤疮、银屑病、光敏性皮炎、接触性皮炎、单纯糠疹等。近年来,本病发病率有逐年上升的趋势。

【病因及发病机制】

本病是外用激素导致的不良反应,可能与以下几种因素有关。

用药时间和强度:本病的发生与使用激素的时间及强度呈正相关。外用激素平均 2 个月即可发生激素依赖性皮炎,多数患者在使用半年或更久后发生。连续使用强效激素 2~3 周即可出现对激素的依赖,停用后出现反跳现象。第 2、第 3 代含氟激素应用较广、效力较强,是引起激素依赖性皮炎的主要激素类制剂。

用药部位:人体不同部位的皮肤对激素的吸收率也不同。吸收能力强的部位如面部由于角质层薄、皮脂腺丰富,其他如腋窝、腹股沟、阴囊等处往往也易发生激素依赖性皮炎。

药物滥用或误用:除专科医生的处方外,很大一部分激素制剂来自于非专科医生或药店,而多数患者对激素的功效和不良反应缺乏基本的了解,滥用于非激素适应证的皮肤病包括痤疮、浅表真菌病、黄褐斑等。部分美容院或医院自制的含激素类制剂无成分说明或未标注可能出现的不良反应,客观上造成了患者在不知情的情况下误用激素。

本病的发病机制尚未完全明确,目前认为与以下几个方面有关。

血管功能改变:激素具有收缩血管的作用,并与其抗炎作用的强弱有关。长期使用激素会引起真皮小血管的功能失调,造成毛细血管扩张。

抑制细胞增殖:外用激素可抑制角质形成细胞的增殖和分化,使蛋白、脂质合成和角化颗粒减少而使表皮变薄,进一步使表皮屏障功能受损,经皮水分丢失增加;表皮完整性的破坏可致皮肤对外界刺激的敏感性增加;激素还可抑制成纤维细胞的增殖,使胶原合成减少,造成皮肤萎缩;真皮血管支撑组织及胶原纤维间黏附力减弱,使血管弹性和缩舒能力下降,血管内皮细胞间隙扩大,血管内成分渗出,导致局部水肿。

抗炎及免疫抑制作用:激素可减少中性粒细胞的趋化作用,降低 LC 的功能,从而使皮肤局部免疫功能下降,局部毛囊蠕形螨的密度增加而堵塞毛囊皮脂腺开口,导致炎症反应,临床可表现为痤疮或酒渣鼻样皮损。

对激素的依赖:由于激素有抗炎和免疫抑制作用,临床常用于治疗各类炎症性皮肤疾病,且均有良好的近期疗效。而这类疾病易反复发作,为控制病情而使患者反复、长期用药,一旦停用,局部被抑制的血管扩张、水肿,使原皮损加重,从而出现激素反跳现象。为控制症状,患者不得不继续使用激素,甚至增加激素用量或选用更强效的激素制剂,久而久之,造成患者对激素的依赖。

【临床表现】

一般在停用激素后数天发生。主要累及外用

激素的部位,也可波及周边皮肤,好发于面部。早期急性阶段表现为红斑或潮红、水肿,可伴有红色丘疹、丘脓疱;历时数天或数周后,皮疹出现干燥、脱屑等。部分患者患处尚可有不同程度的表皮萎缩、色素减退或色素沉着及毛细血管扩张等。

自觉局部灼热、瘙痒、灼痛、紧绷或干燥不适感。日晒或遇热后上述症状加重。

根据皮损部位的不同,面部激素依赖性皮炎可分为3型:① 口周型:围绕口周离唇部3~5 mm 的境界清楚的区域里内散在红斑、丘疹和丘脓疱,一般不累及唇部;② 面部中央型:多在面中部,累及鼻部、面颊、眼睑、前额等部位;③ 弥散型:整个面颊、口周、前额和颈部均受累。

【组织病理】

组织病理改变无特异性,在急性期可表现为角化不全、表皮海绵水肿、真皮乳头轻度水肿、小血管扩张、血管周围淋巴细胞浸润。毛囊周围水肿、炎症细胞浸润。有时可见毛囊脓疡,其内有多形核白细胞。偶尔可出现毛囊周围上皮样肉芽肿,而缺乏多核巨细胞。真皮内可见弥漫的结缔组织增生,伴随皮脂腺增生。有时可见到非干酪型的异物肉芽肿反应,伴多核巨细胞。弹性纤维染色可证实存在弹性纤维退行性变。

【实验室检查】

目前尚无对本病的特殊实验室检查项目。个别患者面部皮损需鉴别红斑狼疮或其他皮肤病时,可行相关的血清学或病因学检查。近年来应用无创的辅助检查技术如激光多普勒血流仪、皮肤水分流失(TEWL)测试仪、B超等有助于了解真皮小血管功能、皮肤屏障功能及表皮厚度改变等。

【诊断及鉴别诊断】

诊断主要依赖于病史和临床表现。

接触史:固定部位长期外用激素史,特别是强效制剂并形成依赖性。

激素依赖性症状及反跳现象:即停药后发病,反跳加重,皮肤发红、灼热、瘙痒,严重者出现水肿,复用药后症状减轻。

典型的皮肤损害:以红斑、丘疹、干燥及脱屑为基本损害的多样性皮损,难以用其他皮肤病解释者。

鉴别:根据激素使用史、皮损特点和形态分布,做出诊断并不困难;但需要与酒渣鼻、脂溢性皮炎、寻常型痤疮、浅表真菌病、湿疹、多形性日光疹、盘状红斑狼疮、皮肌炎、结节病、颜面播散性粟粒狼疮等疾病鉴别(表19-4)。

表19-4 需与面部激素依赖性皮炎鉴别的病种

病 名	临 床 特 点
酒渣鼻	常面中部受累;无粉刺;病久者可有鼻赘
脂溢性皮炎	耳后、鼻唇沟、眉间和头皮易受累;脱屑为主要症状
寻常型痤疮	粉刺、丘疹、脓疱、结节、囊肿;年轻人好发;除面部外上胸背部亦好发
面癣	常为一片或单侧的鳞屑性红斑;皮损中央正常,边缘清晰隆起伴鳞屑;真菌检查阳性
急性湿疹	边界不清;用药史
多形性日光疹	红色丘疹、水疱或斑块,伴瘙痒;日晒后出现;季节性发作
盘状红斑狼疮	边界鲜明的红色斑片或斑块;无丘疹或脓疱;实验室检查确诊
皮肌炎	面部水肿性红斑;其他系统症状(近端肌无力和肌痛);实验室检查确诊
结节病	多为面颊或鼻部的紫色结节、斑块

【治疗】

激素依赖性皮炎的治疗以撤停激素、恢复皮肤屏障功能、消除局部炎症为目的。临床治疗方法众多,应以综合治疗为宜。

心理治疗:向患者宣教,使其了解激素的适应证和不良反应、认识本病的性质,增加患者的依从性,戒掉激素的心理依赖。

撤停激素:对病程长、停药后反应剧烈者,采用递减法,即由强效制剂改用弱效制剂或高浓度改为低浓度制剂,逐渐减少用药次数,延长用药间隔。

抗炎药物:在减药及撤换激素过程中,适当选用其他外用非激素类抗炎药物替代治疗,如氟芬那酸丁酯软膏、他克莫司或吡美莫司乳膏等控制炎症。

对症治疗:① 出现感染性脓疱者,可短期口服抗生素,如四环素、米诺环素、红霉素、甲硝唑;② 原有酒渣鼻、严重痤疮者,可选用小剂量异维A酸口服;③ 伴瘙痒者可口服抗组胺药;④ 伴有光敏者可短期服用羟氯喹。

恢复皮肤屏障功能：医学护肤品如含有棕榈酸、胆固醇、神经酰胺的润肤保湿剂可明显改善受损的屏障功能和角质层的完整性。

物理治疗：强脉冲光子嫩肤技术根据选择性光热作用原理，血红蛋白选择性吸收能量，使扩张的血管凝结坏死、闭塞，有效消除毛细血管扩张，促进真皮胶原修复，从而改善皮肤萎缩。冷湿敷或冷喷雾治疗亦具有良好消炎止痒效果。

中医药治疗：中医学认为激素外用所致的皮炎系因外受毒邪刺激、脾湿不运、蕴湿化热、湿热毒邪发于皮肤所致，治以清热解毒为主，清营利湿、祛风止痒为辅。① 急性发展期：表现为红斑、丘疹、弥漫性潮红、毛细血管扩张、肿胀、局部瘙痒、灼热、舌红、苔黄，辨证为热毒壅盛者，治以清热解毒凉血、利湿消肿；② 迁延期：表现为皮疹色暗红、干燥脱屑、紧绷不适，伴瘙痒，舌红、少苔、脉沉细，辨证为血虚风燥者，治以滋阴清热、润肤止痒。

【预防】

避免滥用和误用激素制剂及含有激素成分的化妆用品是预防的关键。医生需要充分了解外用激素制剂的成分和功效，严格按照适应证用药，根据皮损性质和部位选择合适的药物品种和用药时间。患者应避免使用不明成分的外用药或化妆品，尤其是面部，用药前咨询专科医生意见。药品制造商应明确标注激素的含量、品种以及可能出现的不良反应，引起使用者注意。化妆用品生产厂及美容店应严禁在产品中添加激素类成分。

（倪春雅）

19.10 颜面复发性皮炎（facial recurrent dermatitis）

【同义名】

女子面部再发性皮炎、复发性颜面潮红脱屑性红皮症、面颈部糠疹皮炎。

【定义】

一种多见于女性颜面部的复发性轻度红斑鳞屑性皮炎。

【简史】

该病于 20 世纪 60 年代出现在日本皮肤病书刊上，以"女子颜面再发性皮炎""复发性颜面潮红脱屑性红皮症（栗原）""面颈部糠疹皮炎（山田）"等不同名称报道。以后我国及世界各国多有报道。

【病因及发病机制】

本病病因尚不清楚，有学者认为可能与应用的化妆品、洁肤品或花粉等过敏，或与日光照射、温热和尘埃、空气污染物等刺激有关。亦有认为女性患者发病与卵巢功能障碍或自主神经功能紊乱、消化功能障碍、精神紧张等相关。不同患者的病因可能不尽相同，或者同一患者亦可能由诸多不同因素所诱发。

【临床表现】

春秋季发病为多，以女性多见，以 20~40 岁年龄常见，发病突然，初发在眼睑周围，逐渐向颧颊部、耳前部扩展，有时整个面部累及，颈部和上胸"V"字区也可发生。皮损为局限性红斑，有的可轻度肿胀，上覆细小糠状鳞屑，但不会出现丘疹、水疱或苔藓化，伴轻度瘙痒，约 1 周左右消退，然可再发。反复发作病例消退后可暂留色素沉着。

【实验室检查】

斑贴试验和血清 IgE 有助于寻找潜在的诱因。国内学者对本病患者行斑贴试验检测，一半以上的患者对 1 种或 1 种以上的接触变应原过敏。季节性发病的患者可有花粉、真菌等血清特异性 IgE 升高。

【诊断及鉴别诊断】

根据春秋季发病、以中青年女性多见、颜面覆有细小鳞屑的局限性红斑、轻微瘙痒、1 周左右消退、反复发作等特点，诊断不难。本病需与面部接触性皮炎、脂溢性皮炎和单纯糠疹等相鉴别。

【治疗】

口服抗组胺药、维生素 C、烟酰胺等；外用不含激素的抗炎止痒药物，如氧化锌、肝素钠、氟芬那酸丁酯乳膏等。钙调神经磷酸酶抑制剂他克莫司和吡美莫司也可选用。

【预防】

不用或少用化妆品，不吃刺激性食物，春秋季外出时采取适当防晒措施。

（倪春雅 余碧娥）

19.11　痒疹(prurigo)

【定义】

表现为散发性丘疹或结节且伴剧烈瘙痒的一组炎症性皮肤病,病因多源。

【简史】

病词源于希腊文 pruire。首由奥地利皮肤病学家 von Hebra 于 19 世纪中期使用。

【病因及发病机制】

本病基于形态学命名,可由不同的病因引发。有内源和外源性之分。

内源性的可与体质有关,最常见的如见于有特应性体质者;也可发生在先有或伴发瘙痒的一些肝肾疾病、恶性肿瘤、妊娠妇女,以及神经质者。外源性的包括微生物、寄生虫感染或昆虫叮咬;其他可和日光有关,如见于光化性痒疹、夏令痒疹等;少数尚可有地方性发病的特点如色素性痒疹。

本病发病机制常与临床表现相联系。急性的较易找到原因,常由昆虫叮咬、药物或食物激发,释放相应性炎症介质发生;亚急性的可能易发生在有个体神经精神质者或具有划痕症倾向者;慢性的如见于特应性体质者。或在伴有其他内在情况的、可能与体内代谢产物或自身变应性因素有关。在慢性痒疹,学界对结节性痒疹有较为深入的研究。结节性痒疹的神经纤维含有较明显的感觉神经多肽,并与肥大细胞邻近形成单元倾向。神经多肽可和组胺构成神经源性炎症。此外,Merkel 细胞与感觉神经多肽和肥大细胞邻近,提示它们可能均与临床剧烈瘙痒有关。

【临床表现】

可分为急性、亚急性和慢性。

(1) 急性痒疹

常见于儿童,表现较单纯一致。原发损害为散在风团样丘疹,间或损害中央见丘疱疹,可称急性单纯性痒疹,又名丘疹性荨麻疹(urticaria papulosa)。皮肤损害主要分布在四肢近端,好发于大腿内侧。躯干部位主要为腰、后背、胁下或臀部等。多在数日内消退,如病程迁移、病因未除,可反复发作并多有继发性损害如表皮剥脱、抓痕、血痂,遗留小片色素沉着斑等,继而转为亚急性或慢性。如发生在特应性皮炎患儿,可转变为小结节并伴有色素沉着等,又可称为 Hebra 痒疹。

(2) 亚急性痒疹

常由急性迁延而来,可杂有风团样丘疹;由于搔抓剧烈,伴发较多继发性损害。常见于神经精神质患者。又有多形性痒疹之称。

(3) 慢性痒疹

又称慢性单纯性痒疹,主要发生在青壮年,以女性较多见。损害起始可有急性单纯性痒疹样表现,丘疹较小且数目较多。丘疹多为散在,此起彼伏,分批出现。剧痒,由此迁延可出现苔藓样变或小结节损害。发疹和季节无明显关系,有时因气候转变加重。对此类患者应多注意内在的一些因素如过敏性体质、神经精神功能紊乱、肝肾疾病、内分泌功能紊乱或亚临床感染病灶等。凡伴发在有全身情况的又可称其为症状性痒疹。

在慢性痒疹中 Hebra 痒疹最具有代表性,一般开始发生于周岁末的婴儿。初起皮损有或无明显风团样丘疹或丘疱疹;随风团样红肿的消退,留下接近肤色、质地坚实的干性丘疹或小结节。由于剧烈搔抓,皮疹表面常有剥脱、血痂。因继发感染可发生脓疱疮或淋巴管炎,并可有邻近淋巴结肿大。反复搔抓还使皮肤增厚并伴色素沉着,但无明显苔藓样变。损害好发四肢伸侧,头皮及躯干亦可受累,大都对称发病,下肢往往比上肢为重。轻的常在青春期后痊愈;重的损害广泛,瘙痒剧烈,湿疹样变显著,浅表淋巴结尤以腹股沟淋巴结肿大明显但无明显红、痛等炎症或化脓表现,可延续至青春期后。血中嗜酸性粒细胞可增高。

结节性痒疹(prurigo nodularis)为另一具有代表性的慢性痒疹,于 20 世纪初由 Hyde 命名,故又有 Hyde 结节性痒疹之称。损害为半圆形结节,表面角化粗糙无明显炎症,可达厘米大小,单个散在或成群发生。病程持久。好发于肢体伸侧或躯干等处。因剧痒,表面常有剥蚀。部分在制止搔抓后可自发消失或留有瘢痕。

色素性痒疹(prurigo pigmentosa)是一种较特殊的地方性痒疹。首由日本 Nagashima 于 1971 年报告,现也渐见于中国的报道。好发于春夏季,较多见于女性。损害主要分布于颈及上胸背部。初起为红色丘疹，部分丘疹可伴发风团样斑块；丘疹消退后留有特殊斑点状或网状色素沉着。可反复发生，伴剧痒。

【组织病理】

急性痒疹：在真皮的血管外围可见较多的淋巴细胞和嗜酸性粒细胞浸润，真皮网状层上部和乳头层明显水肿。

亚急性痒疹：见角质层棘层肥厚，局灶性海绵形成，血管外围炎症细胞浸润，神经纤维增生。

慢性痒疹：棘层肥厚，乳头状瘤，真皮上层和中层有肥大细胞、嗜酸性粒细胞等多种细胞浸润。突出的为增厚的神经纤维束和纤细的网状终末神经纤维。

【诊断及鉴别诊断】

诊断主要根据临床表现为散在炎症性丘疹或小结节，伴剧痒。一般分成急性和慢性。寻找诱因对正确、全面的诊断很重要。除诊断痒疹外尽可能进一步指出它的属性，如单纯性、症状性或已被较普遍习惯引用的如妊娠性痒疹、夏令痒疹、色素性痒疹等。

急性风团样损害应与荨麻疹鉴别，后者为一过性风团损害，严重的因水肿压迫血管，色苍白，疹顶不见丘疱疹或小疱疹。亚急性的应与疥疮、疱疹样皮炎相鉴别。结节性痒疹有时应与穿通性皮病如反应性穿通性胶原病相鉴别。后者检见角质栓，痒不突出；组织病理见角质肥厚，角化不全及穿通性的表现。

【治疗】

主要为对症治疗并去除病因。常用方法有：

（1）全身疗法

① 一般常选用抗组胺药，如氯苯那敏、酮替芬、西替利嗪、异丙嗪等；② 对病情严重、顽固的可短期试用糖皮质激素。其他的如羟氯喹，沙利度胺等；③ UVB 或 PUVA 对于一些难治的病例可能有效；④ 其他的如米诺环素对色素性痒疹有较好疗效。

（2）局部治疗

可酌情外用止痒剂如樟脑炉甘石洗剂、薄荷醑，角化促成剂如焦油类制剂；亦可选用糖皮质激素乳膏或搽剂。对部分结节损害可外用维甲酸乳膏；个别顽固损害可考虑曲安西龙皮损内注射。

【预防】

应尽可能排除各种致病和诱发因素，如预防昆虫叮咬、避免局部刺激、治疗原发疾病等。

（康克非）

19.12　化妆品引起的皮肤病（dermatoses due to cosmetics）

【定义】

化妆品皮肤病是指人们日常生活中使用化妆品引起的皮肤及其附属器的病变。这里所称的化妆品是指以涂擦、喷洒或者其他类似的方法，散布于人体表面任何部位（皮肤、毛发、指甲、口唇等），以达到清洁、消除不良气味、护肤、美容和修饰目的的日用化学产品。

【临床类型及表现】

化妆品皮肤病是一组有不同临床类型、表现的临床症候群。主要包括以下 8 种。

化妆品接触性皮炎（contact dermatitis induced by cosmetics）：化妆品引起的刺激性或变应性接触性皮炎。

化妆品光感性皮炎（photosensitive dermatitis induced by cosmetics）：由化妆品中某些成分和光线共同作用引起的光毒性或光变应性皮炎。

化妆品皮肤色素异常（skin discolouration induced by cosmetics）：接触化妆品的局部或其邻近部位发生的慢性色素异常改变，或在化妆品接触性皮炎、光感性皮炎消退后局部遗留的皮肤色素沉着或色素脱失。

化妆品痤疮（acne induced by cosmetics）：经一定时间接触化妆品后，在局部发生的痤疮样皮损。

化妆品毛发损害（hair damage induced by cosmetics）：应用发用化妆品后出现的毛发干枯、脱色、折断、分叉、变形或脱落（不包括以脱毛为目的的特殊用途化妆品）。

化妆品甲损害（nail damage induced by

cosmetics)：长期应用甲用化妆品引起的甲剥离、甲软化、甲变脆及甲周皮炎等。

化妆品接触性荨麻疹：因应用化妆品引起的荨麻疹。

化妆品唇炎：长期应用于唇部的化妆品所引起的炎症反应。

【诊断】

根据下列条件，进行综合分析判断：① 发病前必须有明确的化妆品接触史；② 皮损的原发部位是使用该化妆品的部位；③ 排除非化妆品因素引起的相似皮肤病；④ 必要时进行可疑化妆品的皮肤斑贴试验(见 GB 17149.2)或光斑贴试验(见 GB 17149.6)；如需进一步做化妆品系列变应原的皮肤斑贴试验，见附录 A 或附录 B。

【诊断标准】

不同类型的化妆品皮肤病，其已制定的诊断标准分别见《化妆品卫生监督条例》1997。

《GB 17149.2—1997 化妆品接触性皮炎诊断标准及处理原则》

《GB 17149.3—1997 化妆品痤疮诊断标准及处理原则》

《GB 17149.4—1997 化妆品毛发损害诊断标准及处理原则》

《GB 17149.5—1997 化妆品甲损害诊断标准及处理原则》

《GB 17149.6—1997 化妆品光感性皮炎诊断标准及处理原则》

《GB 17149.7—1997 化妆品皮肤色素异常诊断标准及处理原则》

化妆品接触性荨麻疹和化妆品唇炎的诊断标准在报批中。

【防治】

(1) 治疗措施

首先追查引起化妆品皮肤病的病因，停用致病化妆品，并避免以后再用。

对皮炎者，避免搔抓及肥皂洗涤，内服抗组胺药及维生素 C，静注 10%葡萄糖酸钙，局部用药可参见 19.1《接触性皮炎》一节。中药可选用祛风凉血、清热解毒方如龙胆泻肝丸(汤)、防风通圣丸等。

对色素沉着者，可内服或静滴维生素 C，内服中药六味地黄丸、逍遥丸等，外涂氢醌、壬二酸或 SOD 乳膏等，并注意避免日晒。

对痤疮者，可先用温水中性皂清洁皮肤，再外用复方硫黄洗剂，有炎症者内服抗生素(如红霉素，米诺环素等)；中药可选用具有活血化瘀、清热排毒、促进皮脂代谢、抑制细菌生长的制剂，如肤康美颗粒冲服剂与肤康美外涂剂。配合面膜则效果更佳。

其他如毛发、指甲的损害，经停用化妆品并及时对症处理，均可治愈。

(2) 预防办法及注意事项

化妆品应选择无色，无臭，稳定性好，长期使用对皮肤无害，不引起过敏反应和色素沉着。化妆品生产者应力求采用高纯度原料，严格注意其安全性，对起不良反应较多的化妆品做必要的检测和分析，搞清原因，去除致病因素，对假冒伪劣化妆品要严格加以管制。化学制品即使较纯净，也难免有微量杂质，这样就有出现不良反应的可能；再者化学制品的药理作用强，其副作用难以预料和控制，因此，当今化妆品越来越多地采用天然原料，追求天然美容制品已成为世界化妆品业的发展方向。

为减少不良反应的发生，可在用前先做皮肤斑贴试验，若出现红斑、丘疹、水疱等则应停用该化妆品，若无反应，说明该化妆品是安全的。一些发达国家已把公布化妆品的成分作为法规进行管理，而我国的化妆品配方常不公开，造成消费者盲目选用，皮肤敏感者无法避免接触过敏物。在这种情况下，化妆品应用前的斑贴试验就显得尤为重要。

正确使用化妆品。应根据自己的皮肤类型及季节选用化妆品，如干性皮肤选用保湿油润型化妆品，油性皮肤选用粉质少油型化妆品；秋冬干燥季节宜用油包水软膏型、蜜类(奶液)四季均可使用。在一般情况下，不宜浓妆艳抹，晚上入睡前应清除面部化妆品。

使用合格的化妆品。不用过期或被微生物污染的化妆品。如发现有气泡异味、颜色改变、出现霉斑或菌薄、变稀或出水，则说明化妆品可能被污染,不宜应用。染发剂致敏者较多,可先取少量做过敏试验,以确定是否能用。

一旦认定已经采用的化妆品,以后不要轻易更换。应尽量不同时应用几种化妆品。

19.12.1　化妆品接触性皮炎(cosmetic contact dermatitis)

化妆品引起的接触性皮炎是化妆品皮肤病的主要类型,占化妆品皮肤病的 70% 以上。斑贴试验是诊断化妆品接触性皮炎的重要依据之一;皮肤反复开放试验或重复使用试验也有助于确诊。对具有刺激性的化妆品如祛斑、除臭、脱毛类等不宜做封闭式斑贴试验。

【临床表现】

(1) 化妆品刺激性接触皮炎 (cosmetic irritant contact dermatitis)

皮肤接触化妆品后,通过非免疫性机制引起的接触部位皮肤炎症反应。容易发生在特殊用途类化妆品如除臭、祛斑、脱毛类等(临床表现参见 19.1《接触性皮炎》一节)。

(2) 化妆品变应性接触皮炎 (cosmetic allergic contact dermatitis)

皮肤接触化妆品后,通过免疫机制引起的接触部位或超出接触部位的皮肤炎症反应。一般来说,容易发生在使用频率较高的普通护肤品等(临床表现参见 19.1《接触性皮炎》一节)。

【诊断及鉴别诊断】

皮炎的发生与化妆品的接触时间、接触部位有关。皮炎发生的时间和部位,不能用其他疾病、化学品及药物等因素的影响来解释;停止接触化妆品后好转;得到实验室检查和其他有关信息的肯定。

化妆品接触性皮炎在排除其他原因引起的类似病变后,还应与其他炎症性皮肤病如湿疹、脂溢性皮炎、复发性面部皮炎、激素依赖性皮炎及光线性皮炎等相鉴别。

【防治】

停用引起病变或可疑引起病变的化妆品;及时彻底清除皮肤上存留的可疑化妆品;按刺激性和(或)变应性接触皮炎的治疗原则对症治疗(参见 19.1《接触性皮炎》一节)。

附录 A　皮肤封闭型斑贴试验操作程序和方法

(1) 目的

本试验是为了明确患者的皮肤病是否与化妆品引起的迟发型变态反应有关,试验物及其成分是否是引起患者皮肤病的原因。适用于疑同化妆品有关的变应性接触性皮炎、化妆品色素异常性皮肤病、化妆品甲病、变应性接触性唇炎等。

(2) 试验物浓度和赋形剂

试验物必须是患者所用的化妆品或同一批号的化妆品。

(3) 操作过程

一,受试者阅读并签署知情同意书。

二,选用合格斑试材料,如受试物为固体,直接称取 0.015～0.030 g 于斑试器内;如受试物为半固体或液体,直接滴加 0.015～0.030 ml 于斑试器或滴加在预先置于斑试器内的滤纸片上。受试物为化妆品终产品原物时,对照孔为空白对照(不置任何物质);受试物为稀释后的化妆品时,对照孔内使用该化妆品的稀释剂,用量和受试物相同。

将加有受试物的斑试器贴敷于受试者的上背部,用手掌轻压使之均匀、平整地贴敷于皮肤上。

观察与判定:观察时间:48 小时±2 小时后去除斑试物,间隔 30±5 分钟观察皮肤反应,如有疑问则有两名医生分别评判。分别于斑贴试验后 72 小时±1 小时和 96 小时±2 小时再观察两次。如有必要,可以增加随访次数(如第 5 天、第 7 天)。阳性受试者的随访应持续到反应程度小于 2 分后才能停止。

(4) 结果解释

+以及超过+的反应,且在第一、第二次或以后数次观察时反应持续存在甚至加剧者,提示为阳性变态反应,说明患者对该试验物过敏;反之则考虑试验物引起的刺激反应。还应注意同试验物浓度过高引起的刺激反应及其他原因造成的假阳性反应相鉴别。

(5) 注意事项

有明确的影响本试验的急、慢性病史,怀孕期或哺乳期的妇女等均不能接受本试验。

皮肤炎症进展期或急性期不宜做斑贴试验。

试验前 1 周及试验期间,患者应停用任何糖皮质激素、抗组胺药物及免疫抑制剂。

试验部位应是不影响结果观察的皮肤区域，如背部不适于判断反应结果可选择其他不影响结果的皮肤区域，如前臂屈侧等。

斑试物应与皮肤紧密接触，除去时可看到小室的压迹。

注意"激惹现象"与阳性反应的鉴别。

受试部位应保持干燥，避免清洗。

受试期间应避免剧烈运动，减少出汗。

在整个试验期间应避免在斑试区搔抓，包括斑试物去除后。

如试验处感到重度烧灼或剧痒，应及时去掉斑试物。

附录 B 化妆品成品封闭型斑贴试验浓度及赋形剂（表1）

表1 化妆品成品封闭型斑贴试验浓度及赋形剂

种 类	推荐浓度（%）	赋 形 剂	种 类	推荐浓度（%）	赋 形 剂
护肤类膏霜剂	50 或 100	白凡士林（油包水型化妆品）或蒸馏水（水包油型化妆品）	染发剂	2	蒸馏水
			剃须膏	1	蒸馏水
			剃须皂	1	蒸馏水
免洗类护发素	50 或 100	蒸馏水	须后水	原物，自然干	—
洗面奶	1	蒸馏水	睫毛膏	50，自然干	—
面膜	原物	—	眼线	原物，自然干	—
香波	1	蒸馏水	眼部卸妆水	原物，自然干	—
沐浴液（泡沫浴剂、浴油、浴皂）	1	蒸馏水	唇膏	原物，自然干	—
清洁剂	1	蒸馏水	甲油类	原物，自然干	—
发胶	原物，自然干	—	香水	原物，自然干	—
发蜡	原物，自然干	—	古龙水	原物，自然干	—
清洗类护发素	1	蒸馏水	除臭剂	原物，自然干	—
发用漂白剂	1	蒸馏水			

注：烫发水和脱毛剂产品不宜进行封闭型斑贴试验。

附录 C 化妆品变应原封闭型斑贴试验浓度及赋形剂（表2）

表2 化妆品变应原封闭型斑贴试验浓度及赋形剂

	中 文 名 称	英 文 名 称	浓度（%）	赋形剂
1	（季铵盐-15）	1-（3-Chloroallyl）-3,5,7-triaza-1-azoniaa damantane chloride（Quatemium15）（CAS No 51229-78-8）	1	凡士林
2	甲基二溴戊二腈	1,2-Dibromo-2,4-dicyanobutan（CAS No 35691-65-7）	0.3	凡士林
3	甲酚曲唑	2-（2'-Hydroxy-5'-methylphenyl）benzotriazole（Tinuvin P）（CAS No 2240-22-4）	1	凡士林
4	甲苯-2,5-二胺硫酸盐	Toluene-2,5-diaminsulfate（CAS No 6369-59-1）	1	凡士林
5	2,5-二偶氮利定脲（双咪唑烷基脲）（German Ⅱ）	Diazolidinyl urea（CAS No 78491-02-8）	2	凡士林
6	丁基化羟基甲苯	BTH;2,6-Di-t-butyl-p-cresol（CAS No 128-37-0）	2	凡士林
7	2-溴-2-硝基丙烷-1,3-二醇	2-Bromo-2-mitropropane-1,3-diol（CAS No 52-51-7）	0.25	凡士林
8	氯乙酰胺	Chloroacetamide（CAS No 79-07-2）	0.2	凡士林
9	二苯酮-3	Benzophenone-3（CAS No 131-57-7）	10	凡士林
10	2-羟丙基甲基丙烯酸酯	Hydroxypropyl methacrylate（CAS No 27813-02-1）	2	凡士林
11	2-硝基-p-苯二胺	2-Nitro-p-phenylenediamine（CAS No 5307-14-2）	1	凡士林
12	苯氧乙醇	Phenoxyethanol（CAS No 122-99-6）	1	凡士林
13	3-（二甲基氨基）丙胺	3-（Dimethylamino）propylamine（CAS No 109-55-7）	1	蒸馏水

（续表）

	中 文 名 称	英 文 名 称	浓度（%）	赋形剂
14	m-氨基苯酚	m-Aminophenol（CAS No 591-27-5）	1	凡士林
15	p-氨基苯酚	p-Aminophenol（CAS No 123-30-8）	1	凡士林
16	氯二甲酚	Chloroxylenol（CAS No 88-04-0）	0.5	凡士林
17	p-氯-m-甲酚	p-Chloro-m-cresol（CAS No 59-50-7）	1	凡士林
18	p-苯二胺	p-Phenylenediamine（CAS No 106-50-3）	1	凡士林
19	甲基氯异噻唑啉酮	Methylchloroisothiazolinone（CAS No 26172-55-4）	0.02	蒸馏水
20	氧化枞醇	Abitol（CAS No 26266-77-3）	10	凡士林
21	过硫酸铵	Ammonium persulfate（CAS No 7727-54-0）	2.5	凡士林
22	巯基乙酸铵	Ammonium thioglycolate（CAS No 5421-46-5）	2.5	蒸馏水
23	戊基肉桂醛	Amyl Cinnamal（CAS No 122-40-7）	2	凡士林
24	妥鲁香脂	Myroxylon Balsamum（CAS No 9000-64-0）	10	蒸馏水
25	秘鲁香脂	Myroxylon Pererae（CAS No 8007-00-9）	25	凡士林
26	苯甲醇	Benzyl alcohol（CAS No 100-51-6）	1	凡士林
27	水杨酸苄酯	Benzyl salicylate（CAS No 118-58-1）	2	凡士林
28	卡南加油	Cananga oil（CAS No 8006-81-3）	2	凡士林
29	克菌丹	Captan（CAS No 133-06-2）	0.5	凡士林
30	鲸蜡醇	Cetyl alcohol（CAS No 36653-82-4）	5	凡士林
31	肉桂醇	Cinnamyl alcohol（CAS No 104-54-1）	2	凡士林
32	肉桂醛	Cinnamal（CAS No 104-55-2）	1	凡士林
33	椰油酰胺丙基甜菜碱	Cocamidopropyl betaine（CAS No 61789-40-0）	1	蒸馏水
34	松香	Rosin（CAS No 8052-47-9）	20	凡士林
35	泛醇	Panthenol（CAS No 81-13-0）	5	凡士林
36	DMDM 乙内酰脲	DMEM Hydantoin（CAS No 6440-58-0）	2	蒸馏水
37	十二烷醇格酸酯	Dodecyl gallate（CAS No 1166-52-5）	0.25	凡士林
38	丙烯酸乙酯	Ethyl acrylate（CAS No 140-88-5）	0.1	凡士林
39	甲基丙烯酸乙酯	Ethyl methacrylate（CAS No 97-63-2）	2	凡士林
40	乙二醇 HEMA 甲基丙烯酸酯	Glycol HEMA-methacrylate（CAS No 97-90-5）	2	凡士林
41	乙烯,三聚氰胺,甲醛混合物	Ethyleneurea,melamine formaldehyde mix	5	凡士林
42	丁子香酚	Eugenol（CAS No 97-53-0）	2	凡士林
43	甲醛	Formaldehyde（CAS No 50-00-0）	1	蒸馏水
44	芳香剂混合物	Fragrance mix	8	凡士林

附录 D　化妆品封闭型斑贴试验皮肤反应评判（表3）

表3　皮肤封闭型斑贴试验皮肤反应评判

反应程度	皮 肤 反 应
-	阴性反应
±	可疑反应;仅有微弱红斑
+	弱阳性反应（红斑反应）;红斑,浸润（水肿）,可有丘疹
++	强阳性反应（疱疹反应）;红斑,浸润（水肿）,丘疹,疱疹;反应可超出受试区
+++	极强阳性反应（融合性疱疹反应）;明显红斑,严重浸润（水肿）,融合性疱疹;反应超出受试区
IR	刺激反应

19.12.2　化妆品光感性皮炎（photosensitive dermatitis induced by cosmetics）

本病系指使用化妆品后,又经过光照而引起的皮肤黏膜光毒性或光变应性炎症改变。其发病率占化妆品皮肤病的 0.5%~1.15%。

化妆品中的光感物质可见于防腐剂、染料、香料以及唇膏中的荧光物质等成分中,防晒化妆品中的遮光剂如对氨基苯甲酸及其脂类化合物也偶可引起光感性皮炎。

【临床表现】

根据发病机制和发病情况不同,化妆品光感性皮炎可分为光毒反应和光变态反应。前者和

UVB 照射有关,后者则主要由 UVA 引起(参见 19.1《接触性皮炎》一节)。

【诊断】

主要根据以下几点判定:① 有明确的化妆品接触史和光照史;② 皮损主要发生于曾使用化妆品后的光照部位;③ 皮损形态多样,可出现红斑、丘疹、小水疱,慢性皮损可呈浸润增厚、苔藓化等,伴灼热、瘙痒感;④ 病程可迁延,停用化妆品后仍可有皮疹发生,再接触致敏物质后可再发病;⑤ 化妆品光斑贴试验阳性(皮肤光斑贴试验是诊断化妆品光感性皮炎的重要依据)。

【防治】

及时清除皮肤上存留的化妆品;停止使用致敏的化妆品,避免光照;按光感性皮炎对症治疗。

19.12.3 化妆品毛发损害(hair damage induced by cosmetics)

本病多见于应用染发剂、洗发护发剂、发乳、发胶、眉笔、睫毛油等化妆品后所引起的。随着美发、染发、护发等系列产品的广泛应用,由此而引起的毛发损害有逐渐增多趋势。

化妆品损害毛发的机制多为物理及化学性损伤,可以是化妆品的直接损害,也可能是化妆品中某些成分对毛发本身和毛囊的正常结构和功能的破坏。

【临床表现】

临床上可表现为发质的改变,毛干断裂、分叉和脱色、质地变脆、失去光泽等,也可以发生程度不等的脱发。停用化妆品后可以逐渐恢复正常。

【诊断】

主要根据以下几点判定:① 必须有发用化妆品接触史,如洗发护发剂、发乳、发胶、染发剂、生发水、描眉笔、眉胶、睫毛油等;② 在使用上述化妆品后出现毛发脱色、变脆、分叉、断裂、脱落、失去光泽、变形等病变;③ 应除外其他原因引起的毛发损害,如头癣、发结节纵裂、管状发、斑秃、男型秃发等;④ 停止使用毛发化妆品后可逐渐恢复正常;⑤ 必要时对有关用品及受损毛发进行分析鉴定以协助确定病因。

【防治】

停用原来使用的毛发化妆品;清洁毛发,除去残留化妆品;给予一般的护发处理,不需特别治疗。

19.12.4 化妆品痤疮(acne induced by cosmetics)

本病系是指因使用化妆品引起的面部痤疮样皮疹。此病症在化妆品皮肤病中并不少见,其发病率占化妆品皮肤病的 3.5%～10%。粉底霜、遮盖霜、香膏剂等常含有潜在的致痤疮的化学组分,如石油类衍生物,特别是劣质产品,长期应用常可致病。

【临床表现】

化妆品痤疮通常在使用化妆品 1 周至 1 个月后发病。皮疹主要表现为毛囊性丘疹,白头粉刺,散在分布于面颧颊部,前额等,少数表现为炎性丘疹或丘脓疱等。极少出现黑头粉刺是化妆品痤疮的特点。

患者如为油性肤质或原来就患有痤疮,经常采用膏霜类化妆品则常可使原有的皮疹加重。

【诊断】

主要根据以下几点判定:① 发病前有明确的相关化妆品接触史;② 皮损仅局限于接触化妆品的部位;③ 皮疹主要一表现为白头粉刺、炎性丘疹,丘脓疱等;④ 停用可疑化妆品后,皮损可明显改善或消退;⑤ 排除非化妆品引起的其他一切痤疮;若原先已有寻常痤疮存在,则症状会明显加重。

【防治】

停用一切可疑的化妆品;清除面部所残留的化妆品,保持清洁卫生;按消炎、抗菌和角质溶解等原则对症处理。

19.12.5 化妆品皮肤色素异常(skin discolouration induced by cosmetics)

本病系因指应用化妆品引起的皮肤色素沉着或色素脱失等。

因使用化妆品引起的面部色素异常是化妆品皮肤病的常见病变之一,其发病率占化妆品皮肤病的 10%～15%。

【临床表现】

通常在使用有关化妆品 1~4 个月后,局部逐渐出现淡褐色或褐色的密集斑点,逐渐形成片状色素沉着。多发生于面、颈部,眼周和颧部也常见。少数在接触性皮炎、光感性皮炎之后出现色素异常改变。少数久用含有氢醌的化妆品、染发、生发剂出现色素减退甚至色素脱失改变。也曾有报道因使用染发剂或生发水后出现白癜风样皮损的病例。

【诊断】

主要根据以下几点判定:① 有明确的化妆品接触史;② 病变发生部位与使用化妆品的部位一致;③ 色素异常表现往往在较长时间使用某种化妆品后逐渐发生,或继发于皮肤炎症之后;④ 排除非化妆品引起的其他色素障碍性皮肤病;⑤ 必要时做斑贴试验或光斑贴试验以协助寻找病因。

【防治】

停用所有可疑的化妆品;避免日晒;按一般色素沉着或色素脱失皮肤病做相应治疗。

19.12.6　化妆品甲损害(nail damage induced by cosmetics)

本病系指因甲用化妆品所致的甲板及甲周围组织的病变。

甲用化妆品大体包括:修护用品,如表皮去除剂、磨光剂、指甲增强剂等;涂彩用品,包括各种颜色的指甲油及卸除用品,如洗甲水。它们多含有机溶剂、合成树脂、有机染料和色素,以及某些限用化合物如丙酮、氢氧化钾、硝化纤维等;其中不少成分具有一定的毒性,对指甲和皮肤有刺激性或致敏性。

【临床表现】

甲板损伤表现为脆裂、失去光泽、甲板变形、软化剥离等。有时还可伴有甲周皮肤红肿甚至化脓、破溃,自觉疼痛。

【诊断】

主要根据以下几点判定:① 甲损害发生在应用甲化妆品如甲油、染料、甲清洁剂等之后;② 甲损害表现为甲板变形、软化剥离、脆裂、失去光泽,

有时也可伴有甲周皮炎症状;排除其他原因引起的甲病;③ 停用甲用化妆品后,甲病可逐渐恢复正常;④ 必要时做斑贴试验(GB 17149.2)及甲损害的真菌检查以协助诊断。

【防治】

停用甲化妆品;清除甲及甲周残留的化妆品;按一般甲损伤及甲周皮炎对症治疗。

19.12.7　化妆品唇炎(cheilitis induced by cosmetics)

本病系指因应用唇部化妆品所致的以唇红黏膜部位为主的炎症性病变。

唇膏致病的主要原因是其中所含有的某些香料、着色剂、防腐剂及乳化剂,但在不同患者中可能不尽相同。

【临床表现】

其表现与一般接触性唇炎相同,急性期红肿,起小丘疹、丘疱疹,伴瘙痒、灼热甚至灼痛感。病久者常可表现为干燥,脱屑,严重时出现裂隙,经久难愈;有的轻型患者仅表现为干燥、单纯脱屑、伴干绷等不适感。

【诊断】

主要根据以下几点判定:① 有明确的唇部化妆品接触史;② 唇炎发生在接触化妆品后并限于相应的部位;③ 病变以唇红部位为主,并排除其他有特殊表现的唇黏膜炎;④ 停用化妆品后会症状减轻或可逐渐恢复正常;⑤ 必要时做斑贴试验或光斑贴试验以协助寻找病因。

【防治】

停用唇部化妆品;避免接触一切刺激性化学品、食品;按一般唇炎对症治疗。

19.12.8　化妆品接触性荨麻疹(contact urticaria induced by cosmetics)

本病系指因应用化妆品所诱发的以红斑、风团样疹为特征的病症。

【临床表现】

皮损分布以面、颈等化妆品接触部位为主,反应强烈的也可波及其他非接触部位。皮疹以水肿性红斑、风团样疹为主,历时 24 小时可消退,常伴

剧痒。病程中可有此起彼伏情况。

【诊断】

主要根据以下几点判定：① 有明确的化妆品接触史；② 荨麻疹发生在接触化妆品后并主要累及相应的部位；③ 皮疹以风团样疹为主，常此起彼伏；④ 停用化妆品后病症可明显减轻，并逐渐恢复痊愈；⑤ 必要时做斑贴试验以协助寻找病因及明确诊断（用可疑化妆品贴敷于局部正常皮肤，15~30 分钟后如发生风团即可确定）。

【防治】

停用可疑化妆品；按一般荨麻疹对症治疗。

（杜荣昌）

第 20 章　荨麻疹类及红斑类皮肤病

目　录

— 583 —

荨麻疹类及红斑类皮肤病

荨麻疹类皮肤病是皮肤科中一组常见病,据统计,15%～20%的人群一生中至少发生过一次这类疾病,包括各种内外因素诱发的以及一些特殊类型的荨麻疹;少数伴发呼吸或消化系统症状者,常在诊断及鉴别诊断方面带来一定难度,因此,在对其处理方面必须特别重视。

红斑类皮肤病种类繁多,本章主要介绍发病以炎症性病理反应为主的一些红斑类皮病,诸如多形红斑、环形红斑、结节红斑、毒性红斑等;其病因多不明确,临床表现既各有特点,又有些相似或重叠。有些是否能作为一独立疾病尚难定论。

20.1 荨麻疹(urticaria)

【同义名】

俗称"风疹块"。

【定义】

是由于皮肤、黏膜小血管扩张及渗透性增加而出现的一种局限性水肿反应。临床上表现为大小不等的伴有瘙痒的风团,可伴发血管性水肿。荨麻疹的发病没有明显的种族及性别差异,各种年龄段均可发生。15%～20%的人一生中至少发生过一次荨麻疹,约90%为急性荨麻疹,在短期发作以后(2～3 周)即停发,不再复发,仅有10%左右的急性荨麻疹会转化为慢性荨麻疹。

【病因及发病机制】

荨麻疹的病因非常复杂,包括内源性和外源性两个方面,外源性因素多为暂时性,内源性因素多为持续性。急性荨麻疹常可找到病因,但慢性荨麻疹中大部分患者难以找到确切的病因。

（1）病因

可能有以下几类。

1）食物和食物添加剂

食品的营养素中常含有多种蛋白成分,包括动物蛋白和植物蛋白。一般讲,动物蛋白比植物蛋白更容易引起过敏反应,产生荨麻疹。动物食品中常见的有鱼、虾、蟹、蛋、牛奶等;植物食品中的有蘑菇、草莓、番茄、核桃等。食品中的一些添加剂也可引起荨麻疹,如防腐剂,常用的有苯甲酸、水杨酸、抗坏血酸、亚硫酸盐等;人工色素,常用的有酒石酸(橙色)、胭脂红、日落黄、苋菜红、煌蓝,藻红,靛蓝等;抗氧化剂,常用的有丁基羟基茴香醚、二丁基羟基甲苯、维生素 E、没食子酸丙酯等。这些食品添加剂广泛运用于饮料、糕点、糖果、调味品、酒类、罐装食品中,也广泛应用于药品、口香糖甚至牙膏中。国外有研究证实,成人慢性荨麻疹患者中,30%对一种和多种食品添加剂产生阳性反应,其中以苯甲酸、酒石酸、落日黄、胭脂红等最为多见。此外,食品中的酵素也可引起荨麻疹。含酵母的食品有多种,如酵母片、用酵母发酵而成的面包、糕点、葡萄酒、黄酒、酱油、醋以及罐头食品等。

2）感染

寄生虫及微生物感染均可引起机体的免疫反应。在一定的条件下,也可以产生特异的 IgE 抗体并导致机体的过敏反应产生荨麻疹。常见的寄生虫感染有蛔虫、蛲虫、钩虫、血吸虫、丝虫、阿米巴和疟原虫、兰氏贾第鞭毛虫等。常见的细菌感染(尤以病灶感染为主)有扁桃体炎、齿槽脓疡、慢性阑尾炎、鼻旁窦炎、化脓性乳腺炎、败血症、胃内幽门螺旋菌感染等。真菌感染常见的有白念珠菌感染、毛癣菌及条件致病菌如青霉、蜡叶支孢霉、烟曲霉、细链孢等。病毒感染最多见的是肝炎病毒尤其是乙型肝炎病毒感染。有报道证实，15.3%病毒性肝炎患者可伴发慢性荨麻疹。柯萨奇 A9 病毒感染时，1/3 会出现荨麻疹皮损表现。其他如柯萨奇 B5 病毒、埃可病毒 11、鹦鹉病毒、EB 病毒、呼吸道合胞病毒、轮状病毒、水痘-带状疱疹病毒均可引起荨麻疹皮疹。此外，螺旋体、支原体、衣原体感染亦可引起荨麻疹。

3）药物

有些药物特别是一些生物制品，摄入人体后可诱导机体产生荨麻疹。这类药物有青霉素、链霉素、安乃近、磺胺、痢特灵、他巴唑、胰岛素、肝素、破伤风抗毒素、丙种球蛋白、狂犬疫苗及其他疫苗等。有的致敏原是药物添加剂中的赋形剂、防腐剂及抗氧化剂，如山梨醇、苯丙烯酸等。药物引起的荨麻疹通常是免疫介导的变态反应（如青霉素、磺胺类药、血清制剂、各种疫苗等），但有些药物本身就是组胺释放剂，可直接降低肥大细胞及嗜碱性粒细胞内的 AMP 含量，破坏膜的稳定性，导致这些细胞脱颗粒而释放出组胺等化学介质（如吗啡、可待因、阿司匹林等）。需说明的是如明确由药物诱发的荨麻疹则常诊断为药疹。

4）呼吸道吸入物、皮肤接触物和植入物

呼吸道可吸入许多微小的悬浮在空气中的物质，多数情况下，这些物质随呼出的气体和咳出的痰液而排出体外，并不引起机体的过敏反应；只有极少数人，特别是有过敏体质的人，在呼吸道吸入这样物质后，机体产生过敏反应，出现荨麻疹。吸入物中常引起过敏反应的物质有花粉、动物皮屑、粉尘、真菌孢子、尘螨、煤烟、汽车尾气及一些挥发性的化学品等。呼吸道吸入引起的荨麻疹常表现为慢性荨麻疹，症状时轻时重，可以自行缓解。

经过皮肤接触的物质亦可诱发荨麻疹，如接触别人的唾液甚至精液、某些植物（如荨麻）和动物毛（如羊毛）、皮肤被昆虫叮螫、毒毛虫的毒毛刺入等。常用于饮料、口香糖、冰淇淋、糕点、牙膏、漱口液的添加剂桂皮醛，接触空气后氧化，变成苯丙烯酸。而苯丙烯酸、山梨醇等不仅可产生接触性荨麻疹，还可使湿疹加重。有些简单的化合物

如胺、朕的衍生物、阿拉伯胶等的接触也可以引起荨麻疹。皮肤接触引起的荨麻疹常常发生很迅速，但一般持续时间较短，数日之后就可减退或消失。另外，植入物（人工关节、吻合器、心脏瓣膜、骨科的钢板、钢钉及妇科的节育器等）也可诱发荨麻疹。

5）物理因素

物理因素如压迫、摩擦、冷热刺激、日光照射（主要为紫外线）均可引荨麻疹，这类荨麻疹是较特殊的类型。如皮肤划痕症，就是机体在机械压力刺激下，在受刺激局部产生荨麻疹，外力去除后，荨麻疹可自行缓解、消退。

6）精神及内分泌因素

情绪波动、精神紧张、抑郁、月经、绝经、妊娠等也可诱发荨麻疹。有研究发现情绪波动、精神紧张等因素可以诱导血中的组胺和肥大细胞特异性酶的浓度升高。此外，紧张刺激可引起外周血液中 5-HT 水平增加。有不少研究发现，应激，特别是慢性的紧张刺激可导致神经中枢的 β-内啡肽水平降低，而后者能抑制植物血凝素对淋巴细胞的刺激转化作用，还能与白细胞上的阿片肽受体结合，抑制白细胞的释放作用，减少炎症介质的释放。所以 β-内啡肽减少无疑就相对减少了对炎症化学介质释放的控制。虽然确切的机制有待进一步研究，但有研究发现通过心身综合治疗而不再出现皮疹的慢性荨麻疹患者，其血浆的组胺也变为正常。有些学者认为慢性荨麻疹主要由心理因素引起者占 39%，而起辅助作用者占 29%。心理因素对 15 岁以上女性荨麻疹发病有很重要的作用，44.5% 妇女荨麻疹发病与之有关。精神紧张等多种因素也可使神经-内分泌-免疫系统的功能发生变化，内分泌环境的波动和性激素水平的改变对慢性荨麻疹的发病和疾病的持续加重也有一定的作用。性激素可调节免疫系统和炎症细胞的功能，包括肥大细胞脱颗粒等。有研究表明在慢性荨麻疹的患者中硫酸脱氢表雄酮的水平下降，而对内源性或外源性的雌激素存在超敏反应。

7）系统性疾病

多种系统性疾病可以伴发荨麻疹，尤其是慢性荨麻疹。如糖尿病、甲状腺功能亢进、月经不

调、肾病、慢性胆囊炎、白血病、淋巴瘤、骨髓瘤、震颤麻痹等。有报道7%~9%的系统性红斑狼疮可伴发荨麻疹,6%甲状腺疾病可伴发慢性荨麻疹。

8）凝血功能异常

慢性荨麻疹与凝血机制关系密切,有报道显示慢性荨麻疹患者的凝血因子Ⅶa、TAT及D-二聚体水平较正常组明显增高,而PT及APTT在两组人群间无明显差别,证明了凝血机制激活与慢性荨麻疹的相关性,而且凝血机制激活的同时伴有纤维蛋白溶解,两者保持相对平衡的状态。也有报道显示内源性凝血途径在慢性荨麻疹的发病中也起着重要的作用,内源性凝血途径直接是通过凝血因子Ⅶa引发,并产生凝血因子Ⅷa及凝血因子Ⅸa,中和组织因子途径抑制物(TFPI)所介导的外源性凝血途径的抑制作用,从而维持患者血浆的高凝状态。

9）遗传因素

部分特殊类型荨麻疹的发病与遗传有关,如遗传性家族性荨麻疹综合征、家族性冷性荨麻疹、迟发性家族性局限性热荨麻疹等。

(2) 发病机制

肥大细胞是荨麻疹发病中的核心细胞,其活化脱颗粒后释放组胺、细胞因子及炎症介质等引起血管扩张及血管通透性增加,最终导致真皮的水肿是荨麻疹发病的中心环节。

引起肥大细胞和其他炎症细胞活化和脱颗粒机制包括免疫性和非免疫性两种。免疫性的发病机制包括:IgE介导的肥大细胞的活化和脱颗粒;IgG类的抗肥大细胞FceRI的α亚单位和IgE的自身抗体介导的肥大细胞和嗜碱性粒细胞的脱颗粒和炎症介质的释放;免疫复合物介导的肥大细胞和嗜碱性粒细胞的脱颗粒和炎症介质的释放;T细胞介导的肥大细胞的活化和脱颗粒。非免疫性的发病机制主要指物理因素(冷、热、水、日光、震动、运动等)、某些分子的毒性作用、补体、神经递质等,通过肥大细胞膜表面的受体和配体的直接作用而导致细胞的活化和脱颗粒。

肥大细胞和炎症细胞所释放的化学介质包括:脱颗粒的产物,如组胺和5-羟色胺;细胞因子和趋化因子,如IL-3、IL-4、IL-5、IL-6、IL-8、IL-9、IL-13、巨噬细胞炎症蛋白-1α、RANTES等;花生四烯酸代谢的产物,如前列腺素(PG)和白三烯。组胺等进入真皮后,使毛细血管扩张,血管通透性增加,产生真皮水肿。细胞因子和趋化因子能募集白细胞回流至真皮处,维持皮肤的炎症反应,从而产生迟发相反应。前列腺素种类很多,取决于产生前列腺素的细胞及组织类型。如肥大细胞能释放PGD2、PGF2α、PGL2及TXB2(凝血烯),嗜酸性粒细胞能产生PGD2及TXA2。各种不同类型PG作用各异,如皮内注射PGE2、PGD2可引起血管扩张、风团、痒及痛感。而皮内注射PGF2α、TXB 2却引起血管收缩。PGG2、PGH2、PGF2α、PGD2及TXA2具有收缩平滑肌作用,而PGE2及PGI2,却引起平滑肌松弛。PGE2能抑制黏液分泌,而其他种类PG却增加过敏反应中黏液分泌。更为重要的是PGF2引起血管渗漏、痛或痒感,能为组胺和缓激肽所加强。白三烯注入皮内后会引起局部红斑、风团、血流量增加,并引起注射部位疼痛。

除此以外,还有激肽系统、补体、血小板活化因子、血清素、肝素等多种因素参与荨麻疹的发病。激肽系统由激肽、缓激肽、赖氨酸缓激肽及蛋氨酸缓激肽等多种化学成分组成。其作用包括扩张小血管,增加血管通透性,引起皮肤痛觉以及平滑肌收缩等。目前已证实,接触过敏性皮炎、色素性荨麻疹及划痕症中发现缓激肽样物质存在,在划痕症、冷荨麻疹中可见激肽样物质存在。血小板活性因子(PAF)是来源于嗜碱性粒细胞、肥大细胞、中性粒细胞、巨噬细胞、血小板的可溶性介质。可使血小板活性增加,而继发性地引起组胺及血清素释放。目前认为PAF与迟发性反应有关,尤其是与中性粒细胞及单核细胞趋化有关。

【临床表现】

根据病程、诱发因素和临床表现等本病分为以下几类:

(1) 自发性荨麻疹

1）急性自发性荨麻疹

急性自发性荨麻疹是指自发性风团和(或)血管性水肿发作<6周,可发生于任何年龄,常以儿童发病率最高。大部分急性自发性荨麻疹患者多

有明确诱因,如食物、药物、感染等。主要表现就是在皮肤上突然出现的风团,数十分钟到数小时后即可消退,一般不超过 24 小时。风团大小不等,小的数毫米,大的可以达 10 cm 以上甚至更大。数目不定,可成批出现,一日内多次发生。可在局部或泛发全身。风团呈鲜红色或浅黄白色,甚至苍白色。可以孤立或散在,也可以逐渐融合成片呈环形、地图形等不规则形状。风团消退后可留下片状红斑,需较长时间再消退。风团的出现伴剧烈的瘙痒,患者常常忍不住要不停地搔抓。特别是首次发生荨麻疹的患者,瘙痒更显著。严重影响工作和休息。亦有少数患者感到瘙痒很轻微,能够忍受。

部分急性自发性荨麻疹患者,尤其是儿童及食物引起的荨麻疹患者,可以首先表现痉挛性腹痛,亦可为阵发性腹痛。腹部检查压痛及反跳痛等都不确切,可伴有腹泻,每日数次,主要为稀便,实验检查可见少许白细胞,常易误诊为急性胃肠炎。也有误诊为病毒性肝炎、胃痉挛、食物中毒、盆腔炎及急性菌痢等等。另外部分急性荨麻疹患者在起皮疹泛发的同时或随后出现腹痛腹泻,但症状较轻的且随荨麻疹治疗而消失,常被患者及医生忽略。

急性自发性荨麻疹可累及呼吸道黏膜,可出现憋气、气急等呼吸困难的症状,有的还有濒死的感觉。喉头水肿可造成窒息,不及时救治可危及患者生命。

部分急性荨麻疹患者可伴发热,但一般不超过38℃,持续 2~3 天即可逐渐恢复正常。少数患者可有心慌、胸闷的感觉,常伴发呼吸困难。近来研究表明荨麻疹会累及心脏,造成暂时性胸痛,心电图显示心肌缺血性改变,但数天后恢复正常,这多见于年老及本身有心脏病基础的患者,可能是Ⅰ型变态反应化学介质影响心肌的复极过程和心传导系统所致。少数严重患者可伴有心率加快、大汗淋漓、四肢凉冷及血压下降、脉压缩小的过敏性休克表现。此外,荨麻疹会引起一过性蛋白尿,偶尔引起胰腺炎及肝脏损害等。

婴幼儿急性自发性荨麻疹临床表现较特殊,常有出血及水肿表现,占 50%~60%,易误诊为多

形红斑或过敏性紫癜。出血性损害及关节痛多见于感染性因素诱发的荨麻疹。最常见的是呼吸道和消化道的病毒感染。

2) 慢性自发性荨麻疹

慢性自发性荨麻疹是指自发性风团和(或)血管性水肿发作≥6 周。慢性自发性荨麻疹的风团数目常不多,也不是很大,睡前及晨起时风团较多,白天相对较少。瘙痒症状相对较轻,能忍受。伴发腹痛腹泻、呼吸道困难、心慌不适及休克症状的少见。部分慢性自发性荨麻疹患者也可出现急性发作,症状突然加重。慢性自发性荨麻疹患者常常与感染特别是病灶感染、皮肤真菌感染、病毒感染及系统性疾病有关。近年来,胃幽门螺旋杆菌感染与慢性自发性荨麻疹发病的关系备受关注,还有研究显示慢性自发性荨麻疹患者胃窦和胃窦体部胃电图频率和波幅在餐前后均降低,抗组胺药加用多潘立酮治疗,能明显减轻或消除症状。

(2) 诱导性荨麻疹

1) 物理性荨麻疹

人工荨麻疹(皮肤划痕症):见皮肤划痕症。

寒冷性荨麻疹:分为先天性和后天性两大类。先天性寒冷性荨麻疹为常染体显性遗传。女性多于男性。可从婴幼儿开始发病,随年龄增长而症状逐渐减轻,但可持续一生。表现为遇寒冷刺激数小时后,在暴露部位出现风团或红斑性丘疹。瘙痒不明显,可有烧灼感或伴有畏寒发热、关节痛、肌肉痛及头痛等全身症状。实验室检查发现白细胞数可增高,皮肤活检可有皮肤血管周围中性粒细胞浸润。被动转移试验阴性,冰块试验阴性。后天性寒冷性荨麻疹可见于有特发性冷性过敏患者,也可见于细菌感染、寄生虫感染、甲状腺功能低下或预防接种、精神紧张等。约有 30% 病例有遗传过敏的素质。多数从儿童开始发病。当皮肤遇冷风刺激或接触冷水,甚至接触冷的食物即在局部出现风团。进食冷饮可引起口腔及喉头水肿,有的患者游泳接触凉水可出现多量风团,少数可发生知觉丧失而溺亡。

压力性荨麻疹:常见于承重和持久压迫部位,如臀部、足底及系腰带处。压迫 4~6 小时后,出现

局部境界不清的水肿性斑块,可伴有疼痛、胀满及针刺样感觉,瘙痒不很明显,可持续数小时后消退。部分患者可伴有畏寒等全身症状。

热性荨麻疹:少见。皮肤受热刺激后就发病,但运动、情绪波动和皮内注射乙酰胆碱却并不发病,这一点与胆碱能性荨麻疹不同。热性荨麻疹分先天性和后天性两种。后天获得性热荨麻疹患者若以装有45℃温水的试管放在皮肤上,约数分钟就在接触部位出现风团,持续1小时左右而自行消退。先天性热荨麻疹又称遗传性热荨麻疹,这类患者属常染色体显性遗传。45℃温水接触刺激后并不立即出现风团,而要等1~2小时后在接触部位发病,无全身皮疹。风团可持续较长时间,一般可达12~14小时,被动转移试验阴性。

日光性荨麻疹:这型患者以女性较多,当皮肤暴露于日光数秒至数分钟后就出现红斑、风团。一般比较瘙痒。皮损主要集中在受光部位,严重患者在身体非受光部位亦可出现风团。持续1~2小时可自行消退,再暴露于日光中即刻又出现相同症状。临床上可以用光激发而诱出皮疹以明确诊断。引发日光性荨麻疹的光波波长从X线到红外线,光谱很宽,所以有的患者可被透过窗玻璃的日光致敏,但大部分患者的发病光谱在370 nm以下。其机体被动转移试验阳性,说明为一种抗原抗体反应。

振动性荨麻疹或血管性水肿:皮肤被振动刺激后出现局部红斑和水肿,也可为常染色体显性遗传。

2)非物理性荨麻疹

胆碱能性荨麻疹:多见于青年。多在运动、精神紧张、情绪波动、饮用热食品或酒类后发病。风团主要发生在躯干和肢体近心端,手足一般不出现风团。这种类型风团较小,2~3 mm大小,周围有红晕,不融合,伴有剧烈瘙痒,有针刺感,有时可仅有痒感而无明显风团。风团30~60分钟可自行消退。有近1/3的患者可伴发头痛、口周水肿、流泪、眼胀痛、流口水、恶心、呕吐、腹痛及腹泻等症状,少数伴有眩晕、低血压、哮喘发作等症状。这类患者可能对乙酰胆碱过敏或体内缺少分解乙酰胆碱的胆碱酯酶,所以当运动或精神紧张及其他

情况下造成副交感神经系统胆碱能神经冲动释放乙酰胆碱后就出现皮疹,被动试验阳性。如预先使用局部麻药、阿托品等则可抑制皮疹的发生。胆碱能性荨麻疹发病与热和精神紧张有明显关联,奔跑等运动、热水浴、桑拿浴、进食辛辣食品、饮酒、发热、注射钙剂后、学习或工作紧张均可诱发。

水源性荨麻疹:有些人接触自来水或蒸馏水及汗水后在毛发孔周围引起细小的风团,瘙痒比较剧烈,但无毛发的手掌及足底不会出现这样的反应。风团的出现与水温没关系,患者饮水却并不引发皮疹。有研究表明其乙酰胆碱检测和被动转移试验阴性。

接触性荨麻疹:皮肤接触一定物质后诱发瘙痒、红斑或风团,根据发病机制可分为免疫性和非免疫性两种。诱发的物质种类较多,有报道的包括食物防腐剂和调味剂、二甲亚砜、氯化钴等。可利用斑贴试验帮助诊断。

黄体酮性荨麻疹:发生在女性月经生理周期变化时,多见于血中黄体酮分泌时的月经前期和中期。注射黄体酮可诱发或加剧风团的产生,抑制排卵或口服避孕药可阻断发病。黄体酮皮内注射呈阳性反应,而且用免疫方法证实血中含有抗黄体酮抗体。被动转移试验阳性。因此,可认为本病系机体对黄体酮的一种自体免疫反应。

【实验室检查】

必要的实验室检查对查找病因及明确特殊类型的荨麻疹很重要。如血常规嗜酸性粒细胞绝对计数大于$1×10^9$/L(1 000/ml)或其分类比率大于5%,需排除肠道或全身寄生虫感染。若中性粒细胞增高,应考虑有无急性或慢性感染灶存在;当然亦应注意排除白血病及淋巴肿瘤等情况存在。荨麻疹患者中血沉多数正常,但在各种感染、结缔组织疾病、多发性骨髓瘤等恶性肿瘤等存在情况下,血沉可增快。慢性自发性荨麻疹患者必要时还可以借助变应原筛查、食物日记、自体血清皮肤试验和幽门螺杆菌检测,以排除和确定相关因素在发病中的作用。

常用的特殊检查有以下几种。

(1)激发试验

①冷热激发试验:用试管装45℃的热水接触

皮肤,数分钟即在接触部位出现风团称热激发试验阳性;如装冷水或冰块接触皮肤很快在接触部位出现风团为冷性激发试验阳性。② 日光激发试验:让皮肤暴露在日光下,数分钟即出现局部风团,称日光激发试验阳性。③ 黄体酮激发试验:黄体酮皮内注射,出现风团为阳性反应。④ 运动激发试验:让患者原地跑步或踏步,快速弯腰或爬阶梯,踏车至发热出汗,如躯干出现较小的风团即为阳性反应。

(2) 梅毒血清检查

梅毒可引起阵发性冷性血红蛋白尿,患者可表现出后天性冷性荨麻疹。对这类患者可做梅毒血清 RPR 试验,如为阳性应进一步做 Donath - Landsteiner 试验以鉴定有无冷性溶血素的存在。

(3) 冷球蛋白、冷纤维蛋白原及冷血凝集素检测

寒冷性荨麻疹患者血中可检测出冷球蛋白、冷纤维蛋白原及冷血凝集素,可两种或 3 种同时存在,也可 1 种单独存在,其中以冷球蛋白的检出率最高。这些冷性蛋白的产生多继发于结缔组织疾病、多发性骨髓瘤、巨球蛋白血症、慢性淋巴细胞性白血病或梅毒,亦可为家族遗传因素所致。

(4) 其他检测

对怀疑有系统疾病的慢性自发性荨麻疹则可做相应检查如糖尿病检查、甲状腺功能检查,对怀疑有结核感染的可做胸透及结核菌素试验,对怀疑有真菌及滴虫感染做阴道分泌物检查,对有些慢性自发性荨麻疹患者可做免疫功能检查及胃幽门螺旋杆菌检查等等。

【组织病理】

为非特异性,表皮正常,真皮水肿,以真皮上部明显,网状层胶原束可因水肿而分离,毛细血管扩张充血,血管周围淋巴细胞浸润。

【诊断及鉴别诊断】

荨麻疹病因复杂,种类又多,要做出正确的诊断,必须详细询问病史,了解发病的诱因及某些特定的发病条件,并做必要的临床及实验室检查。一般体格检查时,应特别注意牙齿、扁桃体、甲状腺、汗腺、肝、淋巴结、关节等情况,以排除感染、甲状腺疾病、病毒性肝炎、内脏肿瘤、结缔组织疾病等情况。根据特征性皮疹为风团,出现及消退迅速,再结合各型的特点不难做出诊断。

【预防及治疗】

荨麻疹的治疗包括病因及对症治疗。急性荨麻疹治疗比较简单和相对容易,但慢性荨麻疹常常比较棘手,尤其是慢性自发性荨麻疹。对于病因明确或可疑的要进行病因治疗而去除有害因素吸入、接触以及使用。如是药物引起要禁用该药及慎用类似结构的药物;如为细菌、真菌或寄生虫感染所致要进行相应治疗等。

1) 常用治疗药物及方法

抗组胺类药物:首选第二代非镇静或低镇静抗组胺药,慢性荨麻疹治疗有效后逐渐减少剂量,以达到有效控制风团发作为标准。常规剂量使用 1~2 周后不能有效控制症状,可选择更换品种或获得患者知情同意情况下增加 2~4 倍剂量。第一代抗组胺药治疗荨麻疹的疗效确切,但因其中枢镇静、抗胆碱能作用等不良反应而限制了临床应用,在注意禁忌证、不良反应及药物间相互作用等前提下,可酌情选择。

拟交感神经药物:主要用于严重的急性荨麻疹,特别是有喉头水肿及过敏性休克的患者。肾上腺素常用 1:1 000 的浓度 0.5~1 ml 皮下注射,30 分钟后可视病情重复使用。高血压及心脏病患者慎用。

抗乙酰胆碱药:常用阿托品、普鲁苯辛和莨菪碱。

糖皮质激素:适用于急性、重症或伴有喉头水肿的荨麻疹,肌注、静注或口服,可选用地塞米松、氢化可的松或甲泼尼龙等,但应避免长期使用。

抗激肽药:抑肽酶(aprtinin 或 trasylol)为牛腮腺提取物,对慢性荨麻疹和血管性水肿效果好,对急性荨麻疹无效。常用 10 万 U 静脉注射或滴注,隔日 1 次,10 次为 1 个疗程。

抗纤维蛋白溶酶药物:对遗传性血管性水肿效果好,对寒冷性荨麻疹亦有效。6-氨基己酸(EACA)每日 6~8 g,分次口服,孕妇禁用,有栓塞性血管炎及肾功能差者禁用。止血环酸(tranexamic acid)0.25~0.5 g,每日 3~4 次。

氨茶碱和环磷腺苷:氨茶碱与 β 肾上腺能化合物能使细胞内环磷腺苷的含量增加而使组胺释

放减少。环磷腺苷 40 mg,肌内注射,每日 1~2 次。

钙制剂:10%葡萄糖酸钙注射液 10 ml,静脉注射,每日 1~2 次。5%溴化钙注射液 10 ml 静脉注射,每日 1~2 次。乳酸钙或葡萄糖酸钙片 1 g,口服每日 3 次。

静脉封闭疗法:普鲁卡因 300 mg(或按 4~6 mg/kg·d)和维生素 C 500 mg(可增至 3 000 mg)加入生理盐水 300 ml 中,静脉缓慢滴注,每日 1 次,10 次 1 个疗程。用前需做普鲁卡因皮肤试验,必要时还需测肝肾功能。

血浆交换疗法:血液中的细胞成分和血浆比重不同,通过离心可分离血浆,并对血浆进行交换,祛除血浆中某些与发病有关的物质,从而减轻症状或缓解病情。但由于条件要求高,并有一定副作用,故使用受限。对冷球蛋白血症采用此法联合免疫抑制治疗可在较长时间内改善症状。

免疫疗法:可使用胸腺肽、转移因子、干扰素、左旋咪唑、菌苗注射等法提高机体免疫力,对一部分伴免疫力低下的慢性荨麻疹有效。

组胺球蛋白治疗:可诱导体内产生抗组胺抗体。每次皮下或肌内注射 2~4 ml,每周 1~2 次,6~8 次为 1 个疗程。不能与糖皮质激素同时使用。主要用于慢性荨麻疹。

抗生素治疗:对一般方法疗效不佳的慢性荨麻疹患者可酌情使用。特别适用于怀疑有潜在感染病灶的病例。

生物制剂:国外研究显示,奥马珠单抗(omalizumab,抗 IgE 单抗)对难治性慢性荨麻疹有肯定疗效。

其他治疗:羟基氯喹、氯化喹啉、利血平、维生素 K、硝苯地平、多塞平、脑益嗪、硫酸镁可试用于一些慢性荨麻疹。对有明显精神焦虑者可使用地西泮等药物辅助治疗。还有一些溶酶体膜稳定剂或抗溶酶体酶药物亦可使用,如色苷酸二钠,100~400 mg,每日 4 次,饮前半小时服用;亦有人用 10%硫代硫酸钠 10 ml 静脉注射,每日 1 次,10 次为 1 个疗程。

2)特殊类型荨麻疹的治疗

诱导性荨麻疹如对常规的抗组胺药治疗效果不佳的情况下,可选择一些特殊的治疗方法。

人工荨麻疹:可联合使用酮替芬 1 mg,每日 1~2 次。

寒冷性荨麻疹:多塞平部分地抑制血小板活化因子,对后天性寒冷性荨麻疹有效,亦可用赛庚啶 2~4 mg 每日 3~4 次,青光眼患者禁用。亦可试用冷脱敏法治疗:以温水(水温以不出现风团为度)做摩擦,每 2 周降低水温 2~3℃,直至使用普通冷水并长期坚持。

日光性荨麻疹:外用遮光剂如 5%对氨基甲苯酸(PABA)酊或乳膏,5%二氧化肽乳膏。因为组胺可能是日光荨麻疹的重要介质,所以抗组胺药仍是首选,对用抗组胺药未取得满意疗效的患者,光疗或光化学疗法值得一试。光疗比光化学疗法更具优越性,既避免了光毒性的副作用,又无长期治疗的副反应;可用窄谱的及宽谱的 UVB 和 UVA 反复单独照射,或联合应用 UVB 及 UVA 的反复照射,也可用可见光做光疗,对其他治疗无效的患者,PUVA 治疗可能获得较好的效果,它所产生的保护作用可持续数周。其次,还可口服羟氯喹,每次 0.2 g,每日 2 次。

胆碱能性荨麻疹:可联合使用达那唑,每日 0.6 g,以后逐渐减为每日 0.2~0.3 g;联合美喹他嗪(波丽玛朗),5 mg,每日 2 次;联合酮替芬,1 mg,每日 1~2 次;也可逐渐增加水温和运动量脱敏治疗。

压力性荨麻疹:通常抗组胺药无效,可选择小剂量糖皮质激素,难治患者可选择氨苯砜,每日 50 mg 口服;柳氮磺胺吡啶每日 2~3 g,口服。

(唐 慧 徐金华)

20.2 血管性水肿(angioedema)

【同义名】

巨大荨麻疹、血管神经性水肿、Quincke 病。

【定义】

本病是一种发生于皮下组织较疏松部位或黏膜的局限性水肿,分获得性和遗传性两种类型。后者罕见,1888 年由 Osler 首先报道一个家族中有 5 代 22 例患者,其中 2 例由于喉头水肿而窒息。

【病因及发病机制】

两种血管性水肿发病机制有明显不同。获得性血管性水肿常发生在有过敏素质的个体,药物、食物、粉尘、吸入物及日光、冷热等物理因素为最常见诱因,其发病机制与荨麻疹相似。常见的致病药物有造影剂、阿司匹林、消炎痛、可待因及血管紧张素转换酶抑制剂如卡托普利(captopril)等;常见的致病食物为时鲜水果特别是草莓及鲜鱼。由日光和寒冷引起的血管性水肿其皮损往往是迟缓发作。

遗传性血管性水肿(hereditary angioedema, HAE)又称Quincke水肿,常突发于原本完全健康的人。发病率为1∶150 000~1∶10 000,在各种族中均有报道,男女发病比率相当。其主要原因是补体系统的酯酶抑制物——C1抑制物(C1INH)先天性缺乏,导致C1的异常活化并从C2分解出激肽(C-kinin)。该激肽可使血管通透性升高,引起组织水肿。这个过程常伴有补体系统的活化,导致补体C2、C4的消耗,其血中浓度下降。遗传性血管性水肿可分为3种类型:Ⅰ型、Ⅱ型和Ⅲ型。Ⅰ型和Ⅱ型与C1INH缺陷有关,缺陷在于C1INH基因突变。85%的患者为Ⅰ型,C1INH浓度可降低至正常的5%~30%;另有15%的患者为Ⅱ型,血浆中存在正常或增高水平的C1INH免疫交叉反应蛋白,但无活性。此两种类型为常染色体显性遗传病。Ⅲ型于2000年由Bork等报道,该类型与C1INH缺陷无关,为X连锁显性遗传病,仅发生于女性。有报道提示可能与凝血因子Ⅻ(Hageman因子)突变有关。

有一部分获得性血管性水肿患者与伴发恶性肿瘤如慢性淋巴细胞性白血病、非Hodgkin B细胞淋巴瘤等或伴发自身免疫性疾病有关。前者由于体内产生抗免疫球蛋白的抗独特型抗体,引起补体系统异常活化;后者是由于患者体内有IgG1自身抗体,阻止补体系统的C1INH与C1结合,未受抑制的C1把C1INH降解,这两种结果都导致补体系统的酯酶抑制物C1INH获得性缺乏而发病。这类患者多在中年以后发病,无家族史。

【临床表现】

获得性血管性水肿最常见于皮肤比较松弛的部位如眼睑、外阴及口唇,亦可见于非舒松部位皮肤如手足肢端。表现为单个或多个突然发生的皮肤局限性肿胀,边界不清楚。皮肤颜色正常或轻度发红或稍带苍白,触之有弹性发胀的感觉,持续时间数小时到数日而自行消退。消退后亦不留任何痕迹。风团常常不出现,主觉不痒或有轻度烧灼和不适感。如累及鼻、咽、口腔、喉黏膜时,可引起流涕,呼吸困难,吞咽困难,声音嘶哑。严重的喉头水肿可造成呼吸困难甚至窒息。血管性水肿偶可引起大脑水肿,诱发头痛、偏瘫、癫痫样发作等中枢神经症状。

遗传性血管性水肿(HAE)患者大都在10岁前发病,可反复发作,甚至终身,但在中年后发作的次数往往减少,发病严重程度减轻。发病的年龄虽然各不相同,但在一个家庭中发病年龄几乎是相近的。患者主要表现为局限性皮下水肿,伴有发胀、不适的感觉,没有瘙痒。常发生在面部或一侧肢体,亦可发生在外生殖器。常常单个发生,可伴发暂时性匐行状、环状或网状红斑,水肿持续1~2天自行消退。除皮肤外,黏膜亦可受累。如消化道受累,可出现呕吐、腹胀、腹绞痛和水样腹泻。上呼吸道不常累及,偶有喉头或咽喉部、肌肉、膀胱、子宫和肺部等发生水肿。实验室检查可发现C1INH、C2、C4含量下降为其特征。

【实验室检查】

一般常规检查无异常发现。在遗传性血管性水肿患者,血清学检查可发现血清C1INH、C2和C4值均下降;部分获得性血管性水肿患者,血清学检查可发现血清C1INH、C1、C2和C4值均下降,在发作时尤为显著。当肠胃道累及时,白细胞计数增高,可达(16~20)×10⁹/L。有肠梗阻表现时腹部透视或拍片可见肠道气体充盈、液体平面,钡灌肠显示受累及节段有水泡样圆形水肿性黏膜阴影,偶尔亦可见肠套叠表现。

【组织病理】

皮肤真皮水肿显著,可将真皮胶原纤维分离且向下延伸至皮下组织,真皮毛细血管和静脉扩张。在急性发作时可见真皮毛细静脉内皮细胞出现间隙,有部分肥大细胞脱颗粒。空肠黏膜受累时可见黏膜绒毛增粗呈苇状,黏膜固有层增宽,黏膜下水肿。还可伴有浆膜下水肿。在窒息所致死亡的患者,其肺内呈弥漫性水肿,但无炎症细胞包括嗜酸性粒细胞浸润。

【诊断及鉴别诊断】

根据好发部位如眼睑、唇、舌、耳垂及外生殖器等部位突然出现的无症状性肿胀,在数小时及数日后自行消退,诊断不难。若儿童时期发病,且家族中有近半数其他成员发病,同时伴有早期出现的消化道和呼吸道症状,血清学检查发现血中 C1INH、C2 和 C4 降低则应诊断遗传性血管性水肿。

本病有时需与其他性质的皮肤水肿相鉴别,如眼睑部接触性皮炎,早期可类似血管性水肿,但不久局部即出现红斑、丘疹和水疱等多形性皮损,伴明显瘙痒。由于昆虫叮咬、刺螫引起的虫咬皮炎,除局部肿胀外尚可有发红、发热和灼痛等症状以资鉴别。

【治疗】

获得性血管性水肿的治疗与荨麻疹治疗相同。遗传性血管性水肿用一般的抗组胺治疗效果不佳,可使用 6-氨基己酸等抗纤溶酶(纤溶酶为 C1 的活化剂)药物治疗,同时有预防及减少复发的效用。雄性激素(垂体前叶阻抑剂达那唑有轻度抗雄性激素作用)可以刺激机体 C1 抑制物的合成而产生疗效,常用达那唑 0.2~0.6 g/d 或康力龙 2 mg/d,两者疗效相近,但后者价格较便宜。这类药物常见副反应有月经紊乱、发胖、痉挛性肌肉疼痛及血清转氨酶升高。为减少副反应,可采用间隔用药即用药 1 月后改为用药 5 天停用 5 天。有些病例采用舌下含服睾酮有效。

过去曾主张以新鲜冰冻血浆治疗急性发作病例,但近期研究发现新鲜冰冻血浆中含有补体成分及降解物,有加重水肿、诱发免疫应答的可能性,因此并不建议用其治疗急性发作。目前主要用于 HAE 患者进行择期外科(尤其头颈部)手术之前,预防急性水肿的发生。对急性严重发作病例,可使用 C1INH 浓缩制剂,静脉注入 C1INH 浓缩剂可使患者在短期内缓解症状。该类制剂主要有以下 3 种。

Berinert:2009 年美国食品药品管理局(FDA)批准其用于青少年和成人 HAE 患者急性腹痛发作及面部肿胀。这是美国首个获准用于急性发作的治疗药物,用法为 20 U/kg,静脉缓慢注射(<4 ml/min)。

Cinryze:2008 年 10 月获得 FDA 批准用于常规预防青少年和成人 HAE 患者水肿的发作。配制后室温下 3 小时内静脉给药。每次 1 000 U 静脉注射,每周 2~3 次,极少数有发生荨麻疹、胸闷和哮喘、低血压的可能,大约 5% 有上呼吸道感染、鼻窦炎、皮疹及头痛。严重过敏的患者禁用,为防止发生超敏反应,应备用肾上腺素用于急救。

Rhucin:这是将人 C_1INH 基因重组注入兔子体内,从这种转基因兔的乳汁中获得人重组 C1INH 蛋白(recombinant human C1 esterase inhibitor, rh),该蛋白具有与人内源氨基酸相同的序列。2010 年 10 月获欧洲药物委员会批准在 27 个欧盟国家及挪威、冰岛使用。

对于急性发作病例,激肽释放酶抑制剂(kallikrein inhibitor)也可起到治疗作用。激肽释放酶抑制剂与血浆激肽释放酶结合可阻止其结合位点,减少激肽原向激肽转化,缓解急性水肿。少数患者可能对药物产生过敏性反应,因此必须由专业医务人员进行治疗。

在喉水肿治疗无效且危及生命时可采用气管切开术急救,必要时可使用肾上腺素及糖皮质激素。

(郦 斐 唐 慧)

20.3 皮肤划痕症(dermatographia, dermatographism)

【同义名】

人工荨麻疹(factitious urticaria)

【定义】

皮肤划痕症是指用手或其他钝性物体在皮肤上轻压划过后数分钟,沿划线出现的风团性条状隆起。

【病因及发病机制】

本病的发病原因尚不十分明确。习惯上分为单纯性皮肤划痕症及症状性皮肤划痕症,后者又有即刻型和延迟型之分。单纯性皮肤划痕症大部分为皮肤对机械性刺激反应异常，人群中有1.5%~5%的人可有此种症状。此型患者的皮肤血管通透性在机械刺激下比正常人稍高，且比正常人更易产生 Lewis 三联反应，即红斑、红肿及风团反应。大部分患者与药物（如青霉素）过敏有关，症状可持续数月。使用青霉素治疗的患者有近1/4 的人可有皮肤划痕反应增强。一部分与细菌感染、虫咬有关。症状性皮肤划痕症儿童的发病率约为10%，此型是指在轻微的划、擦或搔抓皮肤后即会产生明显的 Lewis 三联反应，其发病机制主要为抗原抗体反应，此症抗原可能是引起足癣感染的真菌及其代谢产物，也可能是抗生素等。近年来，也有相关研究表明此症与肥大细胞的功能异常有一定关系。此外，皮肤划痕症与部分系统疾病如甲状腺功能亢进症、甲状腺功能减退症及糖尿病等亦有关。部分与疥虫感染、肠道寄生虫、怀孕、停经等有一定关系，少数与神经、心理功能障碍、家族遗传等因素有关。划痕症有一定自限性，发病5年以上者大约仅占总患有本病者的20%，经久不愈者达10年以上约占10%。

【临床表现】

除迟发型皮肤划痕症外，表现为机械刺激后1~3分钟在皮肤上出现与所划形状相同的条状隆起的风团损害，5~7分钟后达到高峰，半小时后自行消失。主觉轻度瘙痒或没有瘙痒。这类皮肤损害可单发，也可以伴发于普通的荨麻疹。一般不伴有全身症状，只有十分严重的少数病例可有头痛、乏力等全身症状。任何年龄均可发病，但以青壮年最常见。

迟发型皮肤划痕症临床表现为在划痕后数小时，一般是3~6小时在皮肤上出现的线条状风团和红斑，约6~8小时达到高峰，持续时间一般不超过48小时。此型线条状风团常为不连续的小段或呈念珠状，位置较深且较宽，向周围扩散。不痒，而伴有烧灼感或刺痛感。往往伴有压力性荨麻疹。

各种划痕症可单独存在，也可与其他一种或数种荨麻疹同时存在。

【诊断及鉴别诊断】

根据划痕后在皮肤上出现的线条状风团可以确立诊断。有条件者可用专门的皮肤书写仪（dermographometer）提供标准的压力刺激来测定风团的产生所需压力及时间，从而帮助确立诊断。本病需与色素性荨麻疹及系统性肥大细胞病等相鉴别。

【治疗】

第一代及第二代抗组胺药均有治疗效果，可用羟嗪类药物，也可用西替利嗪等治疗。联合使用 H_2 受体拮抗剂可增加疗效。光疗也有一定疗效。注重病因治疗可有效防止反复发作。

20.4　丘疹性荨麻疹（urticaria papulosa）

【同义名】

急性单纯性痒疹（prurigo simplex acuta）。

【定义】

本病是一种发生在婴幼儿及儿童的鲜红色风团样丘疹性皮肤病。

【病因及发病机制】

大多数病例的发病与昆虫叮咬有关，多系被跳蚤、虱、螨、蚊、臭虫、蠓等叮咬后发生的一种变态反应，其发病机制主要为抗原抗体反应。昆虫的种类可因地区不同而有差异。人群中个体素质对叮咬的反应有差异，研究表明过敏体质患者经抗原刺激后，可导致树突状细胞功能异常，Th2 反应增高，从而引起一系列免疫反应。昆虫叮咬时注入皮肤的唾液可能是致敏原。实验观察到开始被虫咬时没有反应，经过约10天致敏，再被昆虫叮咬后就产生迟发性丘疹，与本病皮损一样。此后再被昆虫叮咬可产生即刻风团反应而不出现迟发性反应，其后反应可自行消失。多次叮咬可产生免疫耐受现象，故本病可随年龄增长而减轻，一般1岁左右时最重，学龄后可停止发病。此外，也有人认为胃肠道功能紊乱，食用鱼虾、蛋、牛奶和出牙等因素与本病有关。成人发病也可能与内分泌疾病有关。

【临床表现】

本病常见于婴幼儿及儿童，尤以儿童多发。以夏、秋季最多见。好发于腰、臀部和四肢伸侧。

基本损害为纺锤形鲜红色风团样损害,纺锤的长轴多于皮纹平行,其中央常有小水疱,有的出现伪足。常成批发生,数目不定,多群集或条状分布,较少融合,红斑和水肿常于短期内消退,留有质坚丘疹。有的在水肿性红斑基础上很快出现张力性大疱,呈半球形,周围无红晕。此种皮损多见于婴幼儿,剧痒。经搔抓后表皮剥脱或水疱抓破后结痂。皮疹逐渐消退,留有短暂浅褐色色素沉着。病期7~10天,可因继发感染而病程迁延。常常新旧皮损同时发生。本病发病多逐年减轻,最终可致停发。

【诊断及鉴别诊断】

根据发生于儿童腰、臀和四肢伸侧的纺锤形风团样丘疹,伴剧烈瘙痒,且多无全身症状,诊断不难。

本病有时应与水痘相鉴别。后者皮疹为红斑、丘疹及小水疱,而以小水疱为主,周围有红晕,数目一般较多,损害较小,散发于头面部、躯干及四肢,也常累及黏膜,伴一定瘙痒感,有流行性,发疹前常有1~2天发热等前驱症状,数天至1周后干燥结痂而愈。

【治疗】

治疗以对症和抗过敏治疗为主,可给予服用抗组胺制剂、维生素C等,局部外擦止痒洗剂、七叶一枝花或无极膏,也可使用糖皮质激素乳膏,疗效较佳。若有继发感染时可外用含有抗菌药物的止痒洗剂,必要时加服抗生素。重要的是预防,要保持卫生,灭除害虫,注意防止昆虫叮咬,排除可疑致敏性食物等。

20.5 接触性荨麻疹综合征(contact urticaria syndrome)

又名即刻反应综合征(syndrome of immediate reactions)

完整皮肤接触某种物质后除引起荨麻疹外,还包括皮炎、支气管哮喘、喉头水肿、鼻结膜炎、胃肠不适、头痛等过敏反应的症候群。上述的荨麻疹与这些症状的任何一种或几种同时发生均属于接触性荨麻疹综合征。

有许多物质可通过皮肤接触引起接触性荨麻疹综合征。食物有土豆、燕麦粉、胡萝卜、鲜鱼、贝类、牛肝、火鸡皮;水果有香蕉、柠檬、栗子;化学制剂有染发液、指甲油、山梨酸、苯甲酸、甲醛、肉桂醛、雌激素霜、香料、氨、氯化钴、二甲基亚砜、乳胶手套;药物有阿司匹林、链霉素、破伤风抗毒素等。另外还有动物皮毛、唾液等。

发病机制可以是原发刺激如山梨酸、肉桂醛、氯化钴、二甲基亚砜,引起血管损伤,导致血管生成介质释放,从而肥大细胞脱颗粒释放组胺,这一型为最多见,大部分人接触后均可发病。另外一种为主要是通过IgE介导的I型变态反应,可由乳胶及土豆等引起,人群中只有少部分发病。还有部分人确切的发病机制不清楚。

实验室检测常用前臂斑贴试验,将可疑物品放在$1 cm^2$大小的皮面上,观察20~30分钟有无风团和红斑反应。对乳胶手套过敏者做试验,应先戴一个指头观察15分钟,如无反应,再全手戴上观察15~20分钟。另外,RAST试验检测乳胶过敏阳性率可达75%。上述试验不能确诊时,可考虑用针刺、划破皮肤或皮内注射试验,但应慎重并及时观察处理可能的严重反应。

治疗需尽可能发现并去除病因,对症治疗以抗过敏为主,首选第二代抗组胺药,效果不佳时可选不同制剂联合应用。局部皮损可使用糖皮质激素乳膏。严重患者有时需及早系统采用糖皮质激素及其他对症治疗。

(王朵勤 唐慧)

20.6 痒疹(prurigo)

【定义】

痒疹为一组包括急性或慢性炎症性皮肤病,其特征为具有强烈瘙痒的水肿性或风团样丘疹,以及由于搔抓导致的各种继发性变化如抓痕、血痂、局部肥厚、苔藓样变和色素沉着等。

【病因及发病机制】

痒疹病因复杂多样,多与变态反应有关。有过敏素质的人容易患此类皮肤病。昆虫叮咬、食物或药物过敏常为重要原因;此外在部分患者中,生活条件差、不注意卫生、消化道疾病、肠道寄生虫感染、慢性亚临床感染性病灶、内分泌疾病、紧张焦虑及恶性肿瘤也可能与发病有关,但在临床所见实际病例中多无明确病因可寻。

【分类】

痒疹的定义曾经比较含混,名称很多。目前对于痒疹的认识已有所提高。以前采用的部分痒疹名称,实际上是某种类型痒疹的同义名,也有部分所谓的痒疹其实是某些其他疾病。为方便叙述及掌握,痒疹一般可分为以下几类。

(1) **急性痒疹**

又名丘疹性荨麻疹。

(2) **慢性痒疹**

1) 单纯性痒疹

又有寻常性痒疹或成人痒疹之称。由于临床上短暂的风团样丘疹表现和继发性损害比较突出,因此有人将此类皮肤病称为湿疹样皮炎、泛发性神经性皮炎、慢性丘疹性荨麻疹。此外,有些由于瘙痒剧烈、长期搔抓、色素沉着明显,因之又有名为黑素痒疹。

2) 早发性痒疹

又称 Hebra 痒疹或儿童痒疹。

3) 结节性痒疹

又名疣状持久性荨麻疹或结节性苔藓。

(3) **症状性痒疹**

是指某些疾病中皮肤上出现的非特异性痒疹性发疹,如淋巴瘤性痒疹、白血病性痒疹、妇女妊娠时的妊娠性痒疹等。

有些痒疹名称是某些皮肤病某一病变阶段的同义词,如遗传过敏性痒疹,又称 Besnier 痒疹,是遗传过敏性皮炎(又称特应性皮炎)发生在儿童期类型的同义词,以往又名早发性渗出性湿疹、哮喘性痒疹、多形性痒疹等。又如夏令痒疹,又名 Hutchinson 痒疹,是夏令水疱症或轻型的痘疮样水疱病,现已明确为光感性皮肤病而不属痒疹组。

【临床表现】

(1) **急性痒疹**

参见 20.4《丘疹性荨麻疹》一节。

(2) **慢性痒疹**

1) 单纯性痒疹(prurigo simplex)

本病主要发生在青壮年,男女均可发病,以女性为多。临床发病与急性单纯性痒疹相似,但丘疹较小且数目较多。皮肤损害主要分布在四肢近端,伸屈侧同时受累,大腿内侧是好发部位。躯干主要受累部位是腰、后背、肋下等,臀部发疹亦不少,还可见于面部及头皮。原发皮损初起为粟米至绿豆大小淡红色或近乎正常皮色,质地较坚实的丘疹。奇痒,搔抓后丘疹周围起轻度水肿的红晕,成为风团样丘疹。部分丘疹顶部有针尖大小的水疱。红晕可很快在几小时内消退,残留的小丘疹因搔抓顶部可出现表皮剥脱、出血而结血痂,血痂性丘疹经一周左右消退,遗留小的色素沉着斑。少数被过度搔抓的丘疹,可遗留小的萎缩斑点。丘疹群集或散在,此起彼伏交替发生,分批出现。新发的丘疹常与陈旧的色素增加斑点相杂存在。反复搔抓后可出现苔藓样变。发疹和季节无明显关系,有的在气候转变时加重。此类患者的发病多与过敏性因素有关,有的与自主神经系统功能紊乱、内分泌功能紊乱或慢性亚临床感染病灶等也有一定关系。

2) 早发性痒疹

一般开始发生于周岁左右的婴幼儿。常发生在丘疹性荨麻疹或荨麻疹后。初起皮损为风团样或水肿性丘疹以及丘疱疹,粟粒至绿豆大小。随风团样红肿的消退,留下接近肤色、质地坚实的干性丘疹,称为痒疹小结节。由于剧痒搔抓,皮疹表面常有剥脱、血痂。继发感染可发生脓疱疮及淋巴管炎。反复搔抓可出现皮肤增厚和色素沉着等表现,但无明显苔藓样变。损害好发四肢伸侧,头皮及躯干亦可受累,大都对称发病。下肢往往比上肢为重。本症按病情又可分为轻型和重型两种。

轻型痒疹(prurigo mitis):较常见,一般损害数目较少,瘙痒较轻,肿大的浅表淋巴结常位于颈部、腋窝及腹股沟。常在青春期后痊愈。

重型痒疹(prurigo agria):症状较重,皮损数目多且广泛,瘙痒剧烈,湿疹样变显著,浅表淋巴结显著肿大,尤以腹股沟淋巴结肿大明显,可达3～

5 cm,但不红不痛不化脓,称为痒疹横痃(prurigo bubo)。病程长,反复发作,患儿失眠、烦躁不安、消瘦。青春期后亦不痊愈。血中嗜酸性粒细胞可增高。

本病的发生可能与个体素质有关,或与变态反应、自身免疫及精神因素等有关。

3) 结节性痒疹

见 19.11《痒疹》。

(3) 症状性痒疹

基本损害为风团样或多形红斑样丘疹,有时为丘疱疹,伴剧痒,搔抓后出现表皮剥脱、血痂、色素沉着等变化。皮疹表现无特征性。发生于妊娠 3~4 个月的孕妇者,称妊娠痒疹;发生于淋巴瘤或白血病患者,则称淋巴瘤性痒疹或白血病性痒疹。

本病发生原因可能与体内代谢产物或自身变应性因素有关。

【组织病理】

表皮轻度角化过度及角化不全,棘层轻度肥厚,细胞内和细胞间呈不同程度水肿。真皮网状层上部和乳头层明显水肿。血管周围有细胞浸润,主要为淋巴细胞,少数汗腺周围有同样的细胞浸润,呈亚急性和慢性炎症反应。

【诊断及鉴别诊断】

根据原发性皮疹和继发性损害的特征,好发部位及奇痒等特点一般诊断不难。慢性单纯性痒疹有时需与神经性皮炎、疱疹样皮炎及疥疮相鉴别。

【治疗】

本病病因复杂,治疗重在预防。应尽可能去除各种致病因素和诱发因素,如预防昆虫叮咬、避免局部刺激、治疗原发疾病等。对症治疗可缓解和控制病情。常用方法有:

(1) 全身治疗

抗过敏疗法:可根据病情选用抗组胺类药、维生素 C、钙剂或静脉封闭疗法等。

镇静催眠类药物:对于有神经精神因素的患者,可酌情使用,如地西泮等。

糖皮质激素:对病情严重、上述方法疗效不佳的患者可酌情短期系统使用糖皮质激素治疗。

其他:氨苯砜、雷公藤或乌蛇止痒丸等中草药均可酌情选用。

(2) 物理疗法

如有条件,也可用糠浴、硫黄浴或淀粉浴。对于一些难治的病例可采用 UVB 或 PUVA 照射治疗。

(3) 局部治疗

可酌情外用止痒剂如樟脑炉甘石洗剂、薄荷醑,角质促成剂如 5%~10% 煤焦油软膏或 10% 黑豆馏油软膏。另外,根据皮损性质,亦可选用糖皮质激素类软膏、乳膏搽剂或硬膏。对久治未效的结节损害使用糖皮质激素皮损内注射亦有一定效果。

20.7　色素性痒疹(prurigo pigmentosa)

本病是一种少见的伴有特殊性网状色素沉着的瘙痒性皮肤病,由 Nagashima 等于 1971 年首先报道。主要见于日本,男性多于女性(2:1),欧美国家白种人少见,好发于春、冬季。

【病因及发病机制】

本病病因不明,Nagashima 认为物理性损伤、衣服摩擦等可能与发病加剧有关。部分病例与代谢有关,如糖尿病、厌食症等。

【临床表现】

典型损害主要位于颈项、后背、锁骨上区和躯干,偶见于额部。黏膜不受累。常突然起病,初起为红色丘疹,偶尔融合成网状,部分丘疹可伴发风团样斑块及苔藓样改变,数日后红丘疹间留有特殊斑点状或网状色素沉着。主觉剧烈瘙痒。皮疹容易复发及加重。

【组织病理】

呈非特异性,表皮细胞间和细胞内水肿,基层液化变性,真皮上部水肿,表浅血管扩张,血管外周常见中性粒细胞浸润,偶尔血中嗜酸性粒细胞增高。

【诊断及鉴别诊断】

根据青年女性发病、特征性的临床症状与病理特点,即可诊断。本病需与 Pierini 和 Borda 描述的黑素性痒疹鉴别。该病为瘙痒性丘疹,伴以均匀深棕色色素沉着,常伴慢性肝功能异常。另需与融合性网状乳头瘤病、皮肤异色症等鉴别。

【治疗】

一般治疗较难,抗组胺药和外用糖皮质激素效果不显著。有报道氨苯砜 50~100 mg/d 治疗有效。米诺环素(美满霉素)100~200 mg/d 治疗有效且可防止复发。

（郦　斐　唐　慧）

20.8　多形红斑(erythema multiforme,EM)

【同义名】

多形渗出性红斑(erythema multiforme exudativum)

【定义】

本病是一组具有特征性皮损,累及皮肤和黏膜,表现为红斑、丘疹和水疱等多形性损害有自限性且常复发的急性炎症性皮肤病。

1860 年 von Hebra 首先描述本病;1950 年 Dernard Thomas 将本病分为轻症型多型红斑(erythema multiforme minor)和重症型多型红斑(erythema multiforme major)。von Hebra 首先描述的多形红斑称为轻型多形红斑或单纯疱疹病毒相关的多形红斑(herpes simplex-associated erythema multiforme,HAEM),伴黏膜受累及全身症状称重症多形红斑。有一段时间,轻症型多形红斑、重症型多形红斑、Stevens - Johnson 综合征(Stevens - Johnson symdrome,SJS)和中毒性表皮坏死松解症(toxic epidermal necrolysis,TEN)被认为是一个疾病谱;但是,有足够的证据支持 EM 在临床、预后及病因等多个层面均与 SJS/TEN 有不同,二者是不同疾病。

【病因及发病机制】

本病病因及诱因复杂,它的发生发展可与多种因素有关。大致可以归为以下几类。

(1) 感染

超过90%的病例由感染引起。

病毒感染:目前使用 PCR 及原位杂交技术在许多轻型多形红斑病例皮损处检测到单纯疱疹病毒 DNA 及抗原,且阿昔洛韦(acyclovir)可以防止新发皮损。两者的关系比较肯定。其他可能有关的病毒还有腺病毒、柯萨奇病毒、埃可病毒、麻疹病毒、甲型和乙型肝炎病毒、脊髓灰质炎病毒、肠道病毒等。

细菌感染:葡萄球菌、溶血性链球菌、麻风杆菌、变形杆菌属、结核杆菌、白喉杆菌、类丹毒杆菌、副溶血弧菌、肺炎球菌、淋球菌等。

支原体和衣原体感染:肺炎支原体、L1~3 型沙眼衣原体等。

真菌感染:组织胞浆菌、毛癣菌、球孢子菌等。

原虫感染:疟原虫、毛滴虫等。

(2) 药物反应

由药物引起的 EM 不超过 10%。磺胺、阿司匹林、安替匹林、巴比妥酸盐、利福平、异烟肼、青霉素、金及汞制剂、乙酰水杨酸、氨苯砜、碘化钾、洋地黄、苯妥英钠、米诺地尔、甲氨蝶呤等(如明确由药物引起,则应诊断为药疹)。

(3) 理化因素

寒冷刺激、日光照射、放射线,接触二硝基氯苯、二苯环丙烯酮、火绵胶等过敏。

(4) 肿瘤

恶性淋巴瘤、恶性内脏肿瘤、白血病、多发性骨髓瘤等。

(5) 遗传

研究发现一些人白细胞抗原(HLA)相关抗原与 EM 存在一定的相关性,包括 HLA - DQw3(特别是 DQB1 * 301 片段)、DRw53 和 Aw33。

(6) 其他

结缔组织疾病、妊娠、月经、接种疫苗(卡介苗、牛痘苗、脊髓灰质炎疫苗等)、钩虫病、Hodgkin 病、食物中毒(如食用陈腐的肉、鱼、牡蛎中毒)等之后。

在发病机制方面,目前认为大部分 EM 均与 HSV 相关。已发现在皮疹发生前,HSVDNA 片段(通常包含编码 DNA 聚合酶的序列)通过外周血 CD34$^+$ Langerhans 细胞前体转运至 EM 皮损区。不仅在感染的表皮中发现 HSV 编码蛋白,在早期皮损及 80% 的 EM 患者靶形皮损外周带区亦可检测出 HSVDNA,并可见表达病毒编码抗原的角质形成细胞,这都是感染皮肤部位存在病毒复制的证据。不过,复制是低水平的,因为从 EM 皮损很难培养 HSV。皮损内炎症被认为是 HSV 特异性宿主反应的一部分。HSV 相关 EM 患者对此病毒有正常的免疫,但很难从感染的细胞中清除病毒;在皮损区,HSVDNA 在皮损治愈后可持续 3 个月。皮损的发展由皮肤 HSVDNA 的表达而启动,活化的 T 辅助细胞产生 γ 干扰素引发炎症反应,而溶解或凋亡的包含病毒抗原的细胞可产生自身抗原。本病可认为是招募的 T 细胞对这些抗原的"自身免疫"。

【临床表现】

(1) 轻型多形红斑

损害相对较轻,有时仅发疹而无全身症状,或于发疹前有低热、轻度不适、咽痛等。皮损常突然发出,对称分布于手背、足背、前臂及小腿伸面、面及颈两侧,并由四肢末端呈向心性扩展。典型皮损为突然发生的边界清楚的红斑,圆形或类圆形,并在 24~48 小时后发展成高起的水肿性斑块,直径可达数厘米。以后中心变平,为紫色或暗红色,其边缘呈高起的淡色环,最外围为环状红斑,此为特征性的靶形损害(target lesion),又因其形似眼的虹膜,故又称虹膜样损害(iris lesion)。损害中心可形成水疱、大疱或血疱。除此典型皮损外,还可见多量的红斑、丘疹、水疱等。多数损害原为红斑,而后很快转变为其他各种损害。大约 10% 的患者皮损较广累及躯干,可见到同形反应(Koebner 现象)及光促进现象。轻型多形红斑极少发生黏膜受累,即使发生也数目少、症状轻。自觉轻度瘙痒、烧灼或胀痛。皮损一般在 1~4 周后消退,但可复发。大疱或血疱愈后可留色素沉着,偶尔留有瘢痕。

(2) 重型多形红斑

以严重的黏膜受累和系统症状区别于轻型多形红斑。发病急骤,可有较重的前驱症状如高热、头痛、咽痛、肌痛和关节痛等。损害多为红斑、水疱和大疱,也能见典型的靶形损害。皮损范围广泛,除肢端外躯干等处明显受累。常有瘀斑和血疱,表皮分离征可阳性,常融合成大片,分布广泛,腔口处尤多。黏膜损害严重,常有包括口唇、舌、颊、尿道、结膜等多处黏膜同时受累。口腔起水疱

和糜烂,上覆血痂或形成灰白色假膜,可有出血及溃疡形成,发生疼痛和吞咽困难。眼部损害有结膜炎、水疱及假膜,重者累及角膜,形成溃疡,甚至穿孔及全眼球炎,可影响视力,甚至失明。鼻黏膜可糜烂、结痂、出血等,外阴部、尿道口、龟头、包皮、阴道及肛门直肠等处受累可引起尿痛、尿潴留及排便困难等。

患者全身中毒症状显著,可有高热,发热前有寒战,热型为弛张或稽留热型。此外,还可并发支气管炎、关节炎、心肌炎、败血症、睾丸炎、膀胱炎、消化道出血、坏死性胰腺炎、肝肾功能衰竭等。严重者可发生死亡。

【实验室检查】

无特异性。可有白细胞增多(亦有少数可减少),嗜酸性粒细胞可增加,血沉增快,血培养阴性。可有蛋白尿和血尿。在大疱性多形红斑病例中,血象往往示贫血。10%~30% 病例 X 线摄片显示肺部炎症变化和痰中有支原体。冷凝集素效价可增高。病变黏膜培养常有葡萄球菌、链球菌、肺炎球菌和嗜血杆菌生长。轻型多形红斑皮损处用 PCR 及原位杂交技术可检测到单纯疱疹病毒 DNA 及抗原。

【组织病理】

EM 的诊断更多依赖临床,组织病理有其特征但无特异性,其表现随取材损害性质及其病期而异,主要在于排除红斑狼疮及血管炎。EM 中角质形成细胞是炎症靶细胞,最早的病理发现是个别角质形成细胞的凋亡,随病情发展,可见海绵形成和基底层局灶空泡变性,真皮浅层水肿,血管周围单核细胞浸润,T 淋巴细胞通过细胞外渗进入表皮。

免疫荧光无特异性。IgM 和 C3 颗粒样沉积于表浅血管周及局灶性位于表皮真皮交界处。较之 SJS,EM 真皮炎症更突出,表皮"坏死"更分散,无较大的坏死层。

【诊断及鉴别诊断】

根据多形性皮损,典型的靶形损害及好发肢端呈向心性扩展,常有皮肤及黏膜受累,一般不难做出诊断。

轻型多形红斑有时需与环形红斑、红斑狼疮、Sweet 综合征相鉴别;重型多形红斑有时需与寻常

性天疱疮、增殖性天疱疮、大疱性类天疱疮、疱疹样皮炎相鉴别。SJS 和 TEN 在临床表现上与重型多形红斑很难区别,前者更多与药物相关而被认为是一种重症药疹,以不典型靶形皮疹或伴有紫癜样皮疹为特征,表皮剥脱面积 SJS<10% 体表面积,TEN>30% 体表面积,10%~30% 之间为二者重叠。

【治疗】

首先尽可能发现诱发及促发因素,祛除病因,停用可疑药物,控制感染。

(1) 全身治疗

1) 抗病毒药

对单纯疱疹病毒引起的轻症型多形红斑,使用阿昔洛韦、万乃洛韦、泛昔洛韦可防止 90% 的复发,但需坚持服用半年。阿昔洛韦 10 mg/kg·d;伐昔洛韦 500~1 000 mg/d,剂量据发作频率决定;或泛昔洛韦(500 mg/d)亦可。在减少发病频率上,偶尔即使停药,疗效亦可持续。无效的患者可考虑剂量加倍,或改用其他抗病毒药。值得指出的是,一旦发病后使用阿昔洛韦或伐昔洛韦通常不会减轻病情或缩短病程。

2) 糖皮质激素

对轻型多形红斑,由于可能为疱疹病毒引起,另外它有自限性,故应尽量避免使用糖皮质激素治疗。对重型患者的使用存在一定争议,有学者认为会加重感染等并发症。但更多学者认为应尽量早期足量使用,控制病情后较快减量或停药。可用泼尼松 0.5~1 mg/kg·d 治疗,或使用等效的甲泼尼龙或地塞米松,严重者可剂量超过 1 mg/kg·d 至控制症状。

3) 抗生素

对感染引起的病例可用敏感抗生素进行病因治疗。此外,重型使用糖皮质激素治疗的患者可酌情联合使用抗生素治疗。

4) 大剂量静脉注射丙种球蛋白(IVIG)

在重型多形红斑,可使用 IVIG0.4 g/kg·d 治疗,连续使用 5 天。可单独或与糖皮质激素联合使用。

5) 其他

对轻型患者,可使用抗组胺药、维生素 C、钙

剂、硫代硫酸钠等治疗。对重型患者应注意维持水电质平衡、给予高蛋白质饮食及保护肝、肾功能。

(2) 局部治疗

1) 皮肤损害

未破溃的皮损可选用炉甘石洗剂或扑粉,大疱可抽取疱液,有糜烂渗出可使用 3% 硼酸或 0.5% 新霉素溶液湿敷。

2) 口腔黏膜糜烂

可用多贝尔液、2% 碳酸氢钠溶液漱口,再用锡类散、黏膜溃疡膏等,疼痛剧烈影响进食者可用局麻药含漱。

3) 眼部损害

使用生理盐水冲洗后,涂硼酸眼膏或四环素可的松眼液等,夜间用红霉素眼膏以防止粘连。

(杨永生　罗东辉)

20.9　环状红斑或图状红斑〔annular (figurative) erythema〕

环状或图状红斑广义指皮肤上出现环状红斑或其他各种形状非常奇特的图状红斑,通常是由各种不同原因引起真皮的炎症反应性血管扩张、充血和细胞浸润在皮肤上的一种表现,可包括下列的一些类型。

20.9.1　离心性环状红斑(erythema annulare centrifugum)

【定义】

本病是一种具有向周围扩大,形成多环形损害为特征的红斑性皮肤病。

1891 年 Fox 首先描述两个患者发生于同一家庭中,称为持久性回状红斑(erythema gyratum perstans);1908 年 Wende 将本病命名为持久性图状红斑(erythema figuratum perstans);1916 年 Darier 始称之为离心性环状红斑;1952 年 Gammel 认为本病系匐行性回状红斑的变型;1967 年 Leavell 等观察到由离心性环状红斑转化成匐行性回状红斑的病例。这样,因皮损分布的部位以及皮损形态及变化的快慢而出现了许多病名。

【病因】

本病病因尚不明,可能是因各种内外因素而引起的一种反应性皮肤病变。常见病因有:

(1) 感染

① 真菌感染如皮肤癣菌、白念珠菌、发霉乳酪等;② 病毒感染如EB病毒、单纯疱疹病毒、丙型肝炎病毒、痘病毒等;③ 细菌感染如结核分枝杆菌、链球菌、埃希杆菌等;④ 寄生虫感染如蛔虫、阴虱等。

(2) 药物

阿米替林、西咪替丁、螺内酯、苯磺酸氨氯地平、氢氯噻嗪、吡罗昔康等药物可能引起此种皮肤表现。

(3) 肿瘤

淋巴瘤、白血病、骨髓异常增生综合征、多发性骨髓瘤、乳腺癌、鼻咽癌、直肠癌、肝癌等可能伴发此种皮肤表现。

(4) 其他

在甲状腺功能亢进、桥本甲状腺炎、嗜酸性粒细胞增多症、自身免疫性孕酮皮炎、多发性软骨炎、自身免疫性肝炎、结节病、线状IgA皮肤病等疾病中可见此种皮肤表现。

【临床表现】

从婴儿到老年均可发病,以30~50岁为多见,无性别差异。可分为浅表型和深在型。前者初发损害为单个或多个水肿性红色丘疹,慢慢向周围扩大形成环状、弧状或融合成多环状,中央变平、颜色消退。从旧的损害部位可以再生新的损害,呈靶样。边缘每天可向外扩大1~3mm,有时2周内可大到直径6~8cm。扩张性边缘隆起如堤状可触知或平滑,其内缘有黄色鳞屑附着,罕见小水疱及结痂,可有轻度瘙痒。皮损常见于臀、股和上臂,面部很少累及。深在型则通常无鳞屑,边缘隆起而坚实,无瘙痒。

病程慢性,单个皮损可持续几天,较常见为几周,甚至持续数月或数年,有报道持续20年以上病例。很少有紫癜和色素沉着。易复发。除少数伴发肿瘤者外,一般预后良好。

【组织病理】

浅表型炎症在真皮上部,而深在型在真皮中

下部。炎症细胞围绕血管呈"袖口"状分布,为致密的淋巴细胞、组织细胞浸润,偶见嗜酸性粒细胞。在浅表型表皮可见海绵形成,有时伴轻度角化不全,而深在型表皮基本正常。但两性病变可同时存在。

【诊断及鉴别诊断】

根据皮疹呈离心性扩大,呈环形、弧形、多环形,病程慢性,一般诊断不难。本病需与非典型玫瑰糠疹、多形红斑、二期梅毒、荨麻疹、真菌特别是红色癣菌感染和环状肉芽肿等相鉴别。有时与匐行性回状红斑相似,但后者往往是癌肿特别是乳腺癌的皮肤表现,损害广泛,类似木板花纹,且瘙痒剧烈。其他如早期的蕈样肉芽肿、结节病、SLE、类天疱疮的前驱症状、麻风及锥虫病等需通过组织病理检查除外。

【治疗】

必须尽量找寻原发疾病并给予相应治疗,如控制真菌感染、治疗细菌感染灶和切除肿瘤等。对皮损的处理可给予抗组胺类和非甾体类抗炎药物,必要时可考虑应用糖皮质激素,有一定效果。其他如雷公藤制剂、氨苯砜、羟氯喹等亦可试用。

20.9.2 匐行性回状红斑(erythema gyratum repens)

本病罕见,过去曾有学者将本病归入离心性环状红斑,目前仍将其看作一种独特的皮肤病。

病因尚不明,大多数认为本病皮疹是对某些肿瘤组织的一种变应性反应。好发于中年以上妇女,多伴发乳腺癌、卵巢癌、子宫癌、肺癌以及起源于支气管和中枢神经系统的癌肿。

皮损主要累及躯干和四肢近端部位皮肤,呈瘙痒性泛发性回状红斑,类似木板上花纹,边缘宽1~2cm,稍隆起,缓慢地离心性向外扩展(彩图20-01),遗留细小鳞屑和色素沉着,附近淋巴结呈无痛性肿大,血中嗜酸性粒细胞可增多。

本病的病程及预后与原发肿瘤的性质和恶变程度有关。

本病治疗应详细检查并去除原发肿瘤。曾报道1例于乳腺癌切除后24小时,全身瘙痒显著好转,皮损在1周内完全消失。可予抗组胺类药治疗,皮疹对症处理。

20.9.3　慢性迁移性红斑(erythema chronicum migrans)

又称为游走性红斑(erythema migrans),系由一种特殊昆虫叮咬后所发生的环状红斑类疾患。

【病因】

本病系由一种属硬蜱科的蜱叮咬后所引起。这些蜱携带的伯氏包柔疏螺旋体(Borrelia burgdorferi)通过蜱叮咬侵入人体引起感染,除皮疹外还常可引起脑膜炎、心肌炎和关节等病变,称Lyme病(详见 15 章)。Lyme病分 3 期,为局限期、播散期、持续期。游走性红斑为一期表现。

【临床表现】

患者多为儿童及青年,损害通常位于小腿或暴露部位,即易被蜱叮咬处。皮疹出现在叮咬后1~36 天,平均 9 天。初起为浸润性红色斑块,迅速向周围扩大,呈现 20~30 mm 直径或更大的红色、质硬、宽 1~2 环状皮损。通常为单个,除非多处被咬,可出现多个环状皮损。有剧痒或烧灼感,于数周至数月内完全消失。患者可出现流感样症状如发热、乏力、头痛及淋巴结肿大等表现。

【组织病理】

类似于深在型离心性回状红斑,在真皮中下部炎症细胞围绕血管呈"袖口"状分布,为致密的淋巴细胞、组织细胞浸润,偶见浆细胞。表皮内可见散在凋亡细胞。

【实验室检查】

从组织和体液中培养病原体,由于条件要求高,一般临床难以开展。多采用血清抗体检测方法。美国 CDC 推荐采用两部法:即先用酶联免疫吸附试验或间接免疫荧光抗体测定法进行筛选,再用 Western 印迹法对筛选阳性者进行确诊。但需要注意因患者抗体产生滞后于皮疹导致的检测假阴性。

【治疗】

首选多西环素 100 mg,每日 2 次,服用 30 天。亦可选择阿莫西林或头孢曲松治疗。

【预防】

在流行区要避免蜱叮咬,注意防护。一旦发生可于 72 小时内服用多西环素 200 mg 预防。

20.9.4　单纯性回状红斑(erythema simplex gyratum)

本病病因不明,发病前常有呼吸道感染史或在月经来潮前数日发病。

皮损好发在躯干和四肢。呈鲜红或淡红色环形,数目多个,有时融合成多环形,红斑边缘较窄。1~2 天后可自行消退,但别处又可再起,退后不留痕迹,无主观不适,有时可迁延数月不愈。

【治疗】

可给予大剂量维生素C,或丹参注射液静脉滴注以及抗组胺药物。

20.9.5　风湿性边缘性红斑(erythema marginatum rheumaticum)

本病多见于儿童,为风湿病症状之一,约10%的急性风湿热患者可发生本病。与 A 组溶血性链球菌感染有关。A 组链球菌细胞壁上含有一层蛋白质,由 M、T 和 R 3 种蛋白组成,其中以 M 蛋白质能阻碍吞噬作用,又是细菌分型的基础,亦称为"交叉反应抗原"。机体产生交叉反应抗原时,即可出现环形红斑或边缘性红斑。

多数患者发病前 1~5 周先有咽炎或扁桃体炎等上呼吸道感染史。常伴疲乏、食欲减退、烦躁。皮疹呈环状、弧形,可扩大形成多环形或网状类型,颜色苍白或暗红色。皮损有两种形态:一种为扁平型,即所谓环形红斑;另一种为隆起型,即所谓边缘性红斑。好发于躯干尤其腹部,其次为四肢,面和手部罕见。损害扩展迅速,于数小时至数天内消失,但在别处成批反复发生,持续数周至数月之久。无主观不适。除皮疹外患者常伴有发热、关节炎、心肌炎等表现。

实验室检查可发现抗 O、ESR 升高。

治疗可给非甾体类抗炎药、水杨酸盐制剂,并同时注射青霉素等。

20.9.6　持久性红斑(erythema perstans)

本病系指一种经常复发不易痊愈的红斑性皮肤病,其皮疹常不呈环状或呈匐行性。多见于青壮年,以春夏季常见。其组织病理改变类似图状红斑。需与多形性日光疹、皮肤淋巴细胞浸润症、皮肤淋巴细胞瘤、红斑狼疮和皮肤白血病等相鉴别。

20.9.7 新生儿暂时性萎缩性回状红斑(erythma gyratum atrophicans transiens neonatorum)

本病系指发生于新生儿的一种罕见的、原因不明且伴有萎缩的红斑性皮病。Gianotti(1975)首先报道1例,国内张可力于1983年亦报道过1例。

【临床表现】

文献中报道的2例,1例为女婴,出生后不久发病;另1例为男婴,出生后2月发病。损害为大小不等红斑,呈圆形、椭圆形或扁豆状,分布于躯干、大腿和头面部;其中1例上唇的腭部黏膜亦累及,共有50~60处,经数周后红斑中央出现萎缩凹陷,呈淡紫红色或淡白色,边缘绕以红晕,或稍隆起呈环状或回状。经6~7月后损害消退,大的损害消退较慢,1例至3岁时皮疹才全部消退,皮肤恢复正常。

【组织病理】

表皮萎缩,真皮乳头层水肿,皮疹边缘处胶原纤维束间可见单核细胞浸润。直接免疫荧光检查显示真皮与表皮交界处和真皮血管周围有IgG、C3、C4沉积。

【诊断及鉴别诊断】

根据皮损发生在新生儿,红斑分布在躯干、大腿和头面部,数目可多达数十个,形状圆形、环状或回状,中央萎缩凹陷,外绕红晕,或边缘稍隆起,经数月至1~2年后消失,皮肤恢复正常,诊断不难。

本病需与新生儿毒性红斑、新生儿红斑狼疮性环形红斑相鉴别。

【治疗】

可采用抗组胺药、钙剂和维生素C治疗,氨苯砜治疗有效,损害广泛的病例可试用小剂量糖皮质激素。

(杨永生 余碧娥)

20.9.8 Colcott Fox持久性回状红斑(Colcott Fox erythema figuratum persistams)

病因尚不明,系显性遗传性疾病,可能与感染、虫咬、肿瘤等引起的机体变应反应有关。

多在婴儿及儿童期发病。全身各处均可发生、尤以肩、臀及股部为甚。皮损为钱币大小的红斑或风团样红斑,逐渐扩大成环状,边缘隆起,较硬,环内缘有少许鳞屑,进行期可有小疱伴剧痒。皮疹数日后消退,但不断有新疹发出,可持续几个月逐渐变为暗红色而消退,一年可复发几次。有时口腔黏膜亦可受累,舌呈地图舌,亦可出现溃疡性齿龈炎,伴有口腔黏膜及扁桃体潮红。有的病例伴先天性眼球震颤及智力发育迟钝等异常。本症应与多形红斑、环形红斑等鉴别。可给予抗过敏、抗感染等治疗,皮疹持久不退时可用糖皮质激素治疗。

20.9.9 Strempel持久性小回状红斑(Strempel erythema gyratum persistans)

病因尚不明。主要发生于躯干部,初起为小的丘疹,逐渐向外扩大而中央消退,形成环形红斑,先为红色,以后变紫红色,外缘平滑、略微隆起而内缘有鳞屑;红斑边缘发生水疱,消退后留有色素沉着。损害大小不一,发展进度不等,可在数小时内扩大到3cm以上,成片长期存在,多年屡次发作加重。偶有剧烈瘙痒。临床应与离心性环状红斑相鉴别。可予对症处理。

(杨永生)

20.10 毒性红斑(toxic erythema)

本病也称中毒疹(toxic eruption),通常指一些原因尚不清楚的全身性或局限性红斑损害,是一组血管反应性疾患。

【病因】

不甚清楚,可能的原因有下列一些。

食物:发生在进食贝壳类、鱼类(马鲛鱼、鲭鳟鱼等,现已证实这些鱼类的鱼肉中有含量较高的组胺类物质)、水果(草莓、酒浸杨梅)等食物后,有时因食物中毒,除发生胃肠反应外也可伴发。

药物:在血清注射后使用磺胺、颠茄、巴比妥后发生。

感染:在某些细菌、病毒或系统性疾病,如急性咽炎、扁桃体炎、伤寒、脑膜炎、布氏杆菌病、风湿热、传染性单核细胞增多症、疟疾、肺炎、风湿类的过程中发生。

【临床表现】

本病发病较急，损害泛发，以胸部、上臂、股和面部为显著，呈猩红热样或麻疹样红斑，压之退色。黏膜也可发疹。有瘙痒、刺痛或灼热感。严重者可有发热、头痛和关节痛等全身症状。损害或对称局限在四肢近关节处，呈现大小不等红斑。有些病例血嗜酸性粒细胞增多，偶有肝功能异常。

复发性毒性介导性会阴红斑（recurrent toxin mediated perineal erythema）少见，发生于扁桃体感染后的 2~3 天，表现为会阴部发生的细小斑疹及弥漫性红斑，局部水肿，可累及双手，随后红斑脱屑，可反复发作。最常见的病因为链球菌和葡萄球菌性咽峡炎，红斑由毒素介导，部分病例应用长程预防性青霉素治疗有效。

【组织病理】

真皮浅层小血管扩张充血，周围有单核细胞、中性粒细胞和嗜酸性粒细胞浸润。

【诊断】

根据发病急、皮疹形态、发病前有感染或食用有关食物史，不难诊断，需与猩红热或麻疹鉴别。

【治疗】

需找出并去除可疑病因，内服抗组胺类药物、维生素 C，必要时使用糖皮质激素，局部予以对症处理。

20.11　新生儿毒性红斑（erythema toxicum neonatorum）

【同义名】

新生儿变应性红斑（erythema neonatorum allergicum）、新生儿荨麻疹（urticaria neonatorum）或新生儿红斑（erythema of newborn）。

【定义】

是一种发生在出生后 2 周内，以红斑、丘疹和脓疱为特征的短暂性皮肤病，有 30%~70% 新生儿发生本病。以男患儿较多见。

【病因及发病机制】

原因不明。有人认为是一种即刻型变态反应，因某种变应原经消化道吸收，或因母体的内分泌经胎盘或乳汁进入新生儿体内引起，或是由出生时非特异性接触物的机械性刺激造成的；也有人认为是对皮脂中的刺激性物质的反应或对阴道分泌物的反应，然皆无定论。

【临床表现】

多数在出生后 48 小时内、一般在出生后 4 天内发病，少数出生时即有，最迟的约 2 周。有些可先有弥漫性暂时性红斑，随后出现坚实的基底有红晕的 1~3 mm 淡黄或白色丘疹和脓疱。有些呈红色斑点，红斑有时可达 3 cm，呈不规则形，偶尔可以融合成大片，压之消失，摸之稍增厚。皮损数目或多或少，除掌跖外，可发生在任何部位，但最多发生在躯干前部，也常发生在大腿、面部及上臂。有时偶见皮损如脓疱仅局限于阴囊和会阴处。皮损通常在 3 天内很快自行消退，偶有反复者经 1 周或 10 天左右自愈，据报道最长者持续到出生后第六周。无其他全身症状，复发罕见。

有脓疱的病例中约半数以上血嗜酸性粒细胞高达 20%，脓疱培养无细菌生长，为大量嗜酸性粒细胞充填。

【组织病理】

红斑损害处真皮上部轻度水肿，血管周围有少许嗜酸性粒细胞为主的炎症细胞浸润。丘疹损害示显著水肿，有较多嗜酸性粒细胞浸润在一个或多个外毛根鞘、皮脂腺管入口处。脓疱位于角层下，或在表皮的毛孔或汗孔内，其中为大量嗜酸性粒细胞。

【诊断及鉴别诊断】

根据发生于新生儿，产后数天内发病，皮疹主要为红斑，无全身症状，于数天内消失、自愈、血液嗜酸性粒细胞增高等特征，诊断一般不难。

本病需与感染性炎症性疾病如链球菌性脓皮病相鉴别，后者脓疱群集于四肢屈面，疱液细胞以中性粒细胞为主，细菌培养阳性。其他还需与新生儿期表现脓疱的疾病如脓疱性粟粒疹、新生儿暂时性脓疱性黑变病、新生儿脓疱病及单纯疱疹病毒感染、水痘等相鉴别。

【治疗】

本病病程系自限性,且无严重并发症,一般不需处理,或于皮疹区撒以扑粉、振荡洗剂外涂即可。

20.12 持久性色素异常红斑(erythema dyschromicum perstans)

【同义名】

灰色皮病(ashy dermatosis),有时也被称为色素性苔藓(lichen pigmentosus)。

【定义】

是一种以无症状的、缓慢扩大性红斑、并遗留灰色色素沉着为特征的皮肤病。

【发病情况】

1957年Ramirez首先报道,称之为灰色皮病;1961年Convit等始称之为持久性色素异常性红斑,为获得性特发性色素过度病的一种。国内李伯勋于1980年报道本病3例。本病在临床、组织病理、免疫荧光和电镜与扁平苔藓相似,因此有认为是扁平苔藓的异型。本病少见,在有色人种中多发,可发生在任何年龄,但多见于10~20岁的女性。

【病因】

病因尚不明。可能与摄入硝酸铵、氯化钴过敏、炎症后色素沉着、肠寄生虫、自身免疫性疾病以及环境污染等有关。

【临床表现】

基本皮疹为各种形态的、大小不等的灰色环状斑疹,具有稍微隆起、浸润的红色边缘,邻近的小损害可扩大融合成大片,可有色素减退和色素沉着。皮损分布广泛,主要位于躯干、四肢近端和面部,除头皮、掌跖和黏膜外,其他部位皮肤都可累及。其特征是具有向周围扩展的活动性红色边缘,其中心遗留暗蓝灰色斑。多无自觉症状。日光照射不受影响。

病程呈慢性、持续性,皮损可缓慢扩大。

【组织病理】

活动边缘显示基底细胞液化变性,海绵形成。表皮含大量色素,表现色素失禁。真皮乳头有大量嗜黑素细胞,血管周围有淋巴细胞、组织细胞浸润呈袖套状。电镜显示基底细胞的胞质内空疱形

成,基层角质形成细胞有大量黑素小体复合物。

【实验室检查】

无异常。

【诊断及鉴别诊断】

本病需与获得性色素过度性疾病进行鉴别,如黄褐斑、Riehl黑变病、银沉着症、迟发性品他等。暗视野检查和梅毒血清学检查阴性以及对青霉素治疗不敏感,可排除迟发性品他的可能。

【治疗】

本病尚无特殊疗法,有报道用氨苯砜或氯法齐明治疗有效。如疑肠寄生虫为其发病原因,可进行相应的驱虫治疗。

20.13 结节性红斑(erythema nodosum)

【定义】

本病是一种主要累及皮下脂肪组织的急性炎症性疾病,其特征是位于小腿前部的红色或紫红色炎性结节性皮肤病,经过3~6周后呈乌青色变化而消退,不残留瘢痕或萎缩。

【发病情况】

本病是由Willan1798年首次报道,经Erasmus Wilson的归纳补充、Hebra的发展而来。多见于中青年女性,发病年龄多在15~40岁,春秋季好发,年发病率1~5/10万人。

【病因及发病机制】

本病病因复杂,一般认为包括下列因素。

感染:特别是链球菌感染,一些患者皮肤表现可发生在上呼吸道感染、咽峡炎和急性扁桃体炎之后。也有认为本病与结核感染有密切关系。其他如病毒(痘病毒、肝炎病毒、类疱疹病毒)、支原体、衣原体(鹦鹉热衣原体、沙眼衣原体等)、真菌感染也可能与本病有关。

药物:如卤化物、磺胺类、避孕药等引起的反应。

其他疾病中的一种征候:见如结节病、溃疡性结肠炎、麻风、淋巴瘤、结缔组织病、Behcet病等病。

本病可能属于Ⅲ型变态反应,形成的抗原抗

体复合物较小,可在真皮深层的小静脉血管和血管周围及脂肪组织的通透性强而流速慢的、丰富的毛细血管床沉积,并弥散通过急性损伤的管壁,引起血管炎反应及浅层脂膜炎,出现特征性的乌青,局部无缺血坏死。当免疫复合物逐渐完全消失,损害修复,乌青消退。亦有人认为本病系Ⅳ型迟发型变态反应。

皮损易发生在小腿伸侧,原因仍不明。可能该处动脉血供相对较少,静脉回流受重力影响,淋巴系统不堪重负,同时又缺少基本的肌肉泵、机械刺激,导致免疫复合物的沉积。

【临床表现】

临床常见为本病急性单纯型,在发疹前往往先有发热、寒战、头痛、乏力、喉痛、肌肉或关节疼痛,恶心、呕吐或腹泻等。约半数以上患者在出现皮疹前 2~8 周有频繁的关节痛和晨僵,类似风湿热或急性风湿性关节炎(类风湿因子阴性),主要累及膝关节,或一过性多关节疼痛。关节症状可持续甚至达几个月,但能完全缓解。亦无前驱症状者。皮损为成批发出的鲜红色结节,呈葡萄到杨梅大,稍高出皮面,带水肿性,光滑发亮,中等程度,数个至数十个,散在分布,有成簇倾向,但互不融合;有显著疼痛及压痛,局部发热。好发在小腿伸侧。结节持续数天后逐渐由鲜红变暗红、紫红,最后呈黄绿色如乌青的色素变化,终至消失,遗留暂时性色素沉着。无化脓或形成溃疡倾向。病程有自限性,一般为 2~4 周,偶见复发。

另一种为慢性复发型(Bäfverstedt),结节泛发,除小腿外常可累及股、臀甚至上肢、面部,偶可侵犯眼球、结膜。结节可向外扩展形成不规则形状,损害炎症反应较轻,压痛亦不明显。结节或斑块可持续数月甚至迁延经年不愈。

【组织病理】

主要病理改变发生于皮下脂肪小叶间隔。在早期急性炎症反应阶段,主要为中性粒细胞浸润,伴有少量淋巴细胞、嗜酸性粒细胞和少量红细胞外渗。随着病情发展,中性粒细胞很快消失,而代之以淋巴细胞、浆细胞和组织细胞浸润。在脂肪小叶间隔中,可出现巨细胞和肉芽肿改变。可见

Miescher 结节,即组织细胞围绕小静脉或卫星型裂隙呈放射状排列,是本病特征性组织病理表现。血管和脂肪小叶损伤不明显。慢性复发型组织表现类似于急性单纯型的后期,脂肪间隔增厚、纤维化。毛细血管增生、血管内皮增厚和脂肪肉芽肿反应更明显。

【实验室检查】

急性单纯的病例血象常有相对淋巴细胞增多,有时抗“O”可增高,血沉增速。如在慢性复发型的病例,往往有其他疾病伴发,则可有相应疾病的实验室改变。

【诊断及鉴别诊断】

根据上述的结节形态特点,结合组织病理,一般诊断不难。再根据发作的急、慢性,发生的部位、局限或泛发以及是否复发,可区分或鉴别。如果系慢性复发型,应再找出其伴发的疾病。

本病需与硬红斑鉴别,后者起病缓慢,结节主要发生在小腿屈面,一般为 3~5 个,呈暗红色,核桃大小,质较硬,可溃破形成溃疡,病程慢性。组织病理示结核性肉芽肿。

本病的皮损与结节性血管炎相似,后者结节发生在小腿,沿血管分布,质较硬、有触痛,持续较长时间后逐渐缓解,可留下皮面凹陷。组织病理显示肉芽肿改变,血管腔内有血栓形成。

【治疗】

首先应去除慢性病灶和治疗其原发疾病,急性发作时应适当休息,减少活动,给以非甾体类抗炎药物如吲哚美辛、羟基保泰松、水杨酸类制剂。对皮损广泛、炎症较重、疼痛较剧的患者必要时可用糖皮质激素治疗。有报道予碘化钾、羟氯喹(200 mg/次,一日 2 次)治疗有效。

20.14　酒性红斑(alcoholic erythema)

本病系指由于食入含酒精的食物或饮料后引起的全身性皮肤发疹,常见的为饮用各种酒类发生的红斑。

有人认为发病可能和机体对酒中某些化学成分过敏有关;也有人认为对啤酒中的大麦或酒曲类物质的酵母菌过敏、引起皮肤和黏膜的微血管

扩张充血产生红斑所致。

临床表现上,多在食或饮后数小时,于颊、唇、颈、上胸、股内侧及龟头等多处发生红斑,有的全身皮肤出现猩红热样或麻疹样红斑,有瘙痒和灼热感,可伴眼结膜充血、咽颊黏膜潮红充血及过敏性鼻炎症状,一般于数小时或经1~2天后逐渐消退,可有轻度脱屑,无其他遗痕。

根据有否食用含酒精食物或饮料史、随后全身出现泛发性红斑,伴同黏膜充血,一般诊断不难;唯需与饮酒过量或酒精中毒区别,后者尚可有恶心、呕吐、心动过速、胡言骚动、嗜睡甚至昏迷等症状。

治疗可多饮水以促进排泄,口服抗组胺药物和大剂量维生素C等。外涂安抚止痒剂如1%樟脑(或薄荷)炉甘石洗剂等。

(杨永生　余碧娥)

20.15　鲭鱼类中毒所致潮红综合征 [flushing syndrome due to mahimahi(scombroid fish) poisoning]

本病又称组胺鱼中毒,日本称之为针鱼中毒(saurine poisoning),目前认为最好称为鲭鱼潮红(mahimahi flush),因为该名称既指明了最常见的病因,又表明了最突出的症状。

【病因及发病机制】

引起这组症状最常见的鱼是鲭鱼(mahimahi scombroid fish),特别是圆形的深色肉的鱼,如马鲛鱼、鲭鳟鱼等,以及其他鱼类或鱼制品,如日本的针鱼(saurine)。

发病与鱼中的过量组胺有关。现在已经发现这种鲭鱼毒素是一种混合性耐热物质(一般烹调尚不能去除),不仅有组胺,还包括有一种结构不明、药理作用类似于组胺的化学物,以及存在于深色肉鱼中的组胺酸,当鱼死后经过细菌脱羧作用产生的一些毒性副产物。常常是由于不适当贮存和冷藏而产生的。

临床症状的轻重主要决定于此毒素的浓度及食用含此毒素鱼的量,食用少者,症状轻微,可不

被注意,所以说并不是变态反应。

含有此类毒素的鱼,常不能被人们嗅出和辨别出,但由于含有过量的组胺,往往有刺舌、苦涩或辛辣的感觉。

【临床表现】

症状常发生在食鱼后30~60分钟(也有发生于食鱼后几分钟或者10分钟左右的),突然于面部、躯干及臂部出现大片边缘清楚的红斑,似晒斑或酒醉样红斑。同时常伴有眼结合膜充血、搏动性头痛、心悸、口干、恶心、呕吐、痉挛性腹痛、腹泻。其他还可有眩晕、齿龈和咽喉部的灼热感以及荨麻疹和血管性水肿的表现。严重者还可有支气管痉挛性呼吸困难。

上述症状均系暂时性,如不经处理,一般在8~10小时内可以自行消退。

【实验室检查】

血和尿中组胺含量均比正常为高。所食鱼标本中的组胺含量,也明显高于正常鱼。

【诊断及鉴别诊断】

根据有明确的食鱼史、突然发生上述所描述的症状及短暂的病期,一般均可诊断。但要与下列可产生潮红的其他疾病相鉴别。

(1) 化学分泌性肿瘤

1) 类癌综合征

本病是一种罕见病,又称Bjork综合征,临床上有阵发性皮肤潮红、腹痛、腹泻、哮喘样发作和心脏瓣膜病变等症状,是由于类癌瘤及其转移灶分泌活性物质所引起的一种内分泌-代谢综合征。

2) 嗜铬细胞瘤

本病是一种罕见病,临床上有阵发性或持续性高血压,可高达40 kPa;感心悸、心动过速、剧烈头痛、表情焦虑、四肢及头部有震颤、皮肤苍白(约有10%可有水肿,皮肤呈紫红色),尤以脸色苍白较明显;全身多汗,手足厥冷、发麻或有刺感,软弱无力;有时出现气促、胸闷、呼吸困难;有时伴以恶心、呕吐、中上腹痛、瞳孔扩大、视力模糊、神经紧张。一般发作历时数秒、数分钟至1~2小时,长者可达16~24小时。1日之间可复发数次甚至10~20次,或隔2~3月偶发1次。血、尿儿茶酚胺测

定常明显增高。

3）Zollinger – Ellison 综合征

本病亦可称为溃疡性胰岛细胞瘤综合征。为非 β 细胞胰岛瘤,产生过多的促胃液素分泌而引起消化性溃疡,一部分病例伴有其他内分泌腺瘤。本症男稍多于女。主要见于 30～50 岁,约有 10% 发生在 10～20 岁。90% 患者有消化性溃疡,可有呕血、黑便、呕吐、腹泻、腹痛。有时皮肤上可以出现红斑。

（2）药物

在使用抗毒蕈碱类药物时（如阿托品）常可出现口干、视力模糊、心动过速、皮肤干燥潮红、体温升高等,如因过量中毒,除上述症状外,还可出现中枢神经兴奋现象,如呼吸加快加深、烦燥不安、谵妄、产生幻觉、惊厥等。严重中毒可由兴奋转入抑制,产生昏迷和呼吸麻痹。

（3）化学物

蔬菜中的青菜、小白菜、甜菜、韭菜、菠菜,新鲜腌制的咸菜、变质的残剩菜内含有较多的硝酸盐,大量食用后,肠道细菌可将硝酸盐还原为亚硝酸盐,亚硝酸盐摄入后经一定潜伏期（最短为 10～15 分钟,一般为 1～3 小时,也可长达 20 小时）,首先出现的症状是唇、指甲及面部发绀,四肢发冷,脉搏增快,但体温正常。随即精神不振、反应迟钝、嗜睡、头晕、头痛、大量出汗,偶有腹胀、呕吐、腹泻等消化道症状,严重者可有心率变慢、心律不齐、休克、肺水肿、昏迷、惊厥、呼吸衰竭,若不及时抢救可危及生命。实验室检查可发现血中高铁血红蛋白量显著高于正常。

此外,还要与烟草酸及谷氨酸钠（味精）的中毒相鉴别。

【治疗】

主要应用抗组胺类药物（如扑尔敏、赛庚啶、氯雷他定、西替利嗪等）。但此时患者常有恶心、呕吐、腹痛、腹泻等胃肠道症状,胃肠道给药不易吸收,且作用缓慢,因而最好选择胃肠外给药（肌内或静脉给药）,常可迅速缓解。如病情严重时,

可给予糖皮质激素治疗。

（杨永生 孙 翔）

20.16 复发性半环形丘疹性红斑病（erythema papulosa semicircularis recidivans）

本病于 2012 年由宋志强等人首次报道了 9 例以躯干部位离心性扩散的半环形丘疹性红斑为主要表现的病例,命名为复发性半环形丘疹性红斑病。

病因及发病机制尚不明确。

【临床表现】

目前报道的患者均为男性。皮损呈典型丘疹表现,呈半环形分布,中心不累及,但边界可有红色丘疹分布。夏初时始发于躯干,继而离心性扩散,伴轻度瘙痒,出汗后加重,最后呈现半环形分布的红色丘疹表现。外用糖皮质激素可止痒,但无法控制皮疹进展,最后分布于前胸、侧胸部或颈部。皮损及症状多于 11～12 月份入冬后逐渐消失,但每年夏季可再次发作,并伴有瘙痒加重及新部位累及。

血尿常规、自身抗体等常规辅助检查无殊,点刺试验及斑贴试验未见异常。

【组织病理】

可见表皮轻度角化增强,真皮乳头轻度水肿及表皮血管周围散在淋巴细胞浸润,免疫组化证实为 CD4$^+$ 及 CD8$^+$ 型淋巴细胞。

【鉴别诊断】

需与离心性环状红斑及游走性红斑相鉴别。离心性环状红斑多无性别及季节倾向,且皮损范围较小,组织病理示表皮局灶角化不全和水肿,血管周围淋巴细胞条索状浸润,与本病不同。游走性红斑患者多与 Lyme 病相关。

【治疗】

对症治疗,包括口服抗组胺药、0.1% 糠酸莫米松乳膏及煤焦油软膏局部外用,治疗 2 周后症状可逐步改善。但此病每年可再次复发,仍予对症处理。

（朱奕锜）

第 21 章　皮肤药物反应

目　录

皮肤药物反应

21.1 引　言

皮肤药物反应(cutaneous drug reactions, CDR)是药物不良反应(adverse drug reactions, ADR)中最为多见的一类反应,其中又以药疹(drug eruptions)或药物性皮炎(dermatitis medicamentosa)最重要;据统计,占 ADR 的 1/4~1/3。

药物不良反应自古有之,但以医药卫生事业发达的近代,特别是自 20 世纪后叶始逐渐受到关注。这之后不仅发病率逐渐增多,且由于医药工业的飞跃发展、新药的不断问世,新型的 ADR 也在不断地出现。因此,ADR 可以被认为是一类不断发展的问题。

药物不良反应可见于临床各科,一旦发生往往影响对原有疾患的处理,重者还可以危及生命,而 CDR 又常易与多种发疹性疾病或皮肤病相混淆,故如何及时、准确地判断各种 CDR 就显得非常重要。

21.2 流 行 病 学

有关 CDR 的流行病学无论在国际上抑或在国内都曾进行过不少工作。在欧洲,Hunziker 等于 1997 年报道了瑞士 3 家医院 1974~1993 年 20 年中 CDR 患病情况,在 48 005 名住院患者中有 1 317 人(2.7%)发生过 CDR;美国波士顿药物反应检测协作组在 37 000 名住院患者中统计医院常用药物的 CDR 发生率为 2%。其中最常见的致病药物为青霉素及磺胺类,最常见的皮疹类型为斑丘疹形皮疹(91.2%)及荨麻疹形皮疹(5.9%),这

在上述两地的调查结果大致相似。

严重的 CDR 比较少见,Roujeau 等于 1990 年、Schof 等于 1991 年分别报道了在法国和德国所作的 5 年期基于人口调查的回顾性研究,表明 TEN 形药疹发生率在法国为 1.2/100 万,在德国为 0.93/100 万。Rzany 等于 1996 年通过前瞻性研究,发现严重 CDR(Stevens – Johnson 综合征、TEN、SJS/TEN 重叠)发生率在德国为 1.53/100 万。Chan 等于 1990 年报道了美国部分城市 1972~1986 年严重 CDR 发生率,在 20~64 岁组为 1.8/100 万,而 20 岁及 65 岁组则分别为 7/100 万及 9/100 万,最常见的致病药物为苯巴比妥、呋喃妥因、复方磺胺甲噁唑、氨苄西林及羟氨苄西林等。近年来,在欧共体中法、德、意、奥、荷等国再次联合对严重 CDR 进行了病例对照监测研究,以进一步摸清严重 CDR 在不同国家的发病情况及致病因素(1998)。

在我国,早在 1959 年叶世泰等对北京地区居民的变态反应疾病进行了调查,发现药物过敏在城市正常人群中的发生率为 3.2%;1980 年所做 6 563 正常人群变态反应患病率调查中药物过敏占 7.92%。1997 年北京协和医院变态反应科对门诊就诊患者调查,发现在所有患变态反应疾病者中属于药物过敏者占 32%,亦即大约在每 3 名变态反应患者中将近有 1 名患者或兼有药物过敏。药物过敏的增长趋势,在北京协和医院的统计资料中亦得到充分反映,从 1930 年的 0.5% 到 1980 年的 7.9%,在近半个世纪中其发病率增长了 16 倍。

上海市皮肤科同道于 1965 年首次对上海几所大医院皮肤科初诊患者中的药疹 2 444 例进行

了统计,其中华山医院皮肤科的药疹在初诊患者中的比例从 1949 年的 0.1% 增至 1958 年的 1.2%,10 年中增长了 12 倍。上海市几所大医院皮肤科协作先后对 1949~1954 年的 20 万、1955~1958 年的 28 万及 1982~1986 年的 38 万门诊初诊患者皮肤病情况进行统计,其中药疹在初诊患者中的比数分别占 0.5%、1.2% 及 2.37%。

笔者对复旦大学附属华山医院皮肤科病房 1983~2010 年近 30 年中住院患者 18 320 例进行统计分析,其药疹在不同的时段所占比数如表 21-1 所示。

表 21-1　1983~2010 年皮肤科住院患者的药疹统计

年　代	住院人数	药疹例数	百分数(%)
1983~1990	2 160	114	5.28
1991~1995	1 158	151	13.04
1996~2000	3 164	547	17.29
2001~2005	4 131	687	16.63
2006~2010	7 707	948	12.30

由此可以看出药疹患者在门诊初诊病员中的比数有逐年增多的趋势,但在住院病员中,药疹比数近 5 年略有降低。此外,近年来患病者不仅多见于城市,农村中亦并不少见。国内有关 CDR 的报道甚多,据手头文献粗略统计约在 800 篇以上,涉及的致病药物品种约 200 多种。

20 世纪 60 年代,复旦大学附属华山医院皮肤科统计的致病药物主要有 4 大类:以磺胺类占首位(21.6%),其余依次为阿司匹林、安乃近为首的解热镇痛剂(14.3%),青霉素为首的抗生素制剂(12.3%) 及以苯巴比妥为首的镇静安眠剂(11%)。到 20 世纪 90 年代初统计则以抗生素类占首位(25%),其中以头孢菌素占多数;抗痛风药(别嘌呤醇)与抗生素类并列(25%),其余依次为解热镇痛剂(19.2%)、镇静抗惊厥剂(13.5%) 及磺胺类(11.5%),后者均为复方新诺明(SMZ + TMP)。这与 60 年代初的统计有了较大变化。除上述几大类,报道较多的还有痢特灵、非甾体抗炎剂、噻嗪类、普鲁卡因、免疫抑制剂、抗癌药及血清生物制品等。中草药制剂诱发的药疹及其他不良反应相对较少。

由于近 20 年来新药品种每年以约 100 种以上递增,其引起的 ADR 更是千变万化,或不为人们所认识,或不为人们所怀疑,甚为复杂,发病机制大多亦不清楚。实际上,几乎任何一种药物甚至赋形剂、添加剂等都有可能在一定条件下引起 ADR。疾病在不断发展,药物的品种在不断地增加,而 ADR 的发生率和表现也在不断地增长和变化,这个矛盾将永远存在。另一方面值得注意的是:药物大多是由医生给予的,所以 ADR 实质上是一类医源性疾病,如果医生在用药时谨慎从事,则 ADR 虽不可能完全避免,却是可以大大减少的。

21.3　药物进入人体的途径

药物可通过多种途径进入人体后引起不良反应。这些途径最常见的为口服,其次为注射,如血管内、肌内、皮下、皮内、黏膜下、关节腔内、椎管内、损害下、损害内、损害周围注射等。其他如肛门或阴道内塞药、膀胱或阴道冲洗药、灌肠药、熏药、含片、预防接种、皮试(划痕、皮内),甚至皮肤黏膜外用药,如药膏、药水、滴眼药、滴鼻药、漱口药等,均可在吸收后引起反应(因外用引起的局部皮肤黏膜急性炎症反应通常称之为接触性皮炎)。比较隐蔽的如由于孕妇服药传入胎儿的身体,于出生后发生反应;或因饮用注射过青霉素的乳牛之奶,发生青霉素反应;或食入食物中的添加剂、防腐剂或着色剂等诱发的不良反应。值得注意的是做皮内试验前,必须准备好抢救措施,以免发生即刻反应时惊慌失措,延误抢救的机会,危及生命,如青霉素皮试偶然引起过敏性休克致死是众所周知的。

21.4　发病类型

尽管有许多 ADR 被认为是属于变态反应性的(allergic),但实际上通过非变态反应性机制发生的更为多见。后者的发生大多数与剂量有关、与所知的药理作用有关,并且在所有人中均可能发生,称之可预测性 ADR;前者属于真性变态反应或免疫反应,其发生为非剂量依赖性,与药理作用无关,且仅发生于少数特异性易感者,称之为不可预测性 ADR。这类变态反应性 ADR 常具以下共同特点:① 发生反应之前需有一个致敏期;② 用远低于治疗剂量的药物量(变应原)即可激发引起反应(效应期);③ 反应表现限于具有一定免疫病理基础的有限的症候群。

包括 CDR 在内的变态反应性 ADR 可表现为 Gell 及 Coombs 于 1975 年提出的 4 种变态反应类型的任何一型:即Ⅰ型,速发反应(过敏性休克、荨麻疹、血管性水肿);Ⅱ型,细胞毒反应(大疱性表皮坏死松解、天疱疮样);Ⅲ型,免疫复合物反应(血清病型反应、荨麻疹性血管炎);Ⅳ型,迟发型变态反应(药源性超敏综合征、湿疹样型)。前 3 型通过药物-特异性抗体介导,后一型由药物-特异性 T 淋巴细胞所引起。

21.5　发病机制

前一节已经述及,CDR 的发病机制总的可以分为两类:一类属于变态反应性,另一类属于非变态反应性,兹分别论述如下。

21.5.1　变态反应

为了更好地理解药物引起的变态反应,首先是应当弄清致敏药物的化学特性及其代谢。据目前所知,绝大多数药物进入人体后必须经过“生物活化”(bioactivated)或代谢成化学反应产物,才可发挥他应有的药理作用。在大多数情况下,反应性代谢物通过迅速解毒(生物灭活),致药物从非极性脂溶性化合物变为易于排出的极性水溶性化合物。然而,在药物代谢出现异常的情况下,代谢物未能得到充分的解毒,则可导致直接的毒性作用(direct toxicity)或免疫介导过敏反应(immune-mediated hypersensitivity)。当毒性作用出现时,反应性代谢物与蛋白质或核酸结合,引起细胞坏死或产生变异基因。另一方面,免疫介导过敏反应出现时,则反应性代谢物可以作为半抗原与细胞性巨分子作共价结合引发免疫反应(图 21-1)。这种免疫反应可以是直接针对半抗原、半抗原-载体复合物或药物与蛋白质结合形成的新的抗原决

定簇。这种引发的反应可以是抗体介导的、T 细胞介导的或两者兼有。

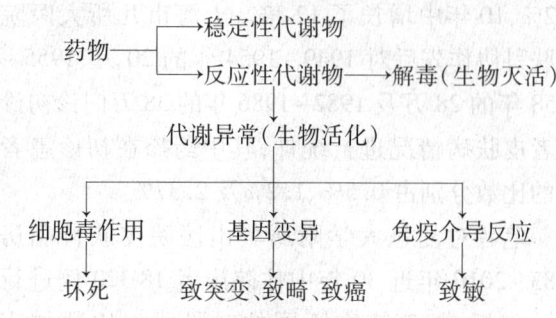

图 21-1　药物代谢异常及其致病作用

通过反应性药物代谢物介导的 CDR 的发生和发展及其临床表现决定于多种因素,包括药物的化学性质、药物代谢的个体差异以及靶细胞巨分子特性等。一种反应性代谢物究竟将会引起直接毒性还是引发免疫介导的变态反应常不能预测。

皮肤作为人体上的最大器官,在药物代谢中起着举足轻重的作用,一方面皮肤含有参与药物代谢酶的细胞,如中性粒细胞、单核细胞及角质形成细胞;另一方面皮肤也是一免性活性器官,含有 Langerhans 细胞及树突状细胞,起到药物抗原决定簇的抗原提呈作用。可以设想在皮肤内进行的药物代谢与免疫反应似可说明为何皮肤是 ADR 中最常累及的器官。

21.5.2　非变态反应

(1) 药理作用

如烟酸引起的面部潮红,阿的平引起的全身皮肤黄染,糖皮质激素引起的中枢神经性兴奋,镇静安眠药、抗组胺药引起的嗜睡等。这类反应主要是由于药物本身的一些药理特性所致。

(2) 毒性作用

如氨蝶呤(白血宁)、甲氨蝶呤引起的肝脏损害和骨髓造血功能抑制,氯霉素引起的血液白细胞减少,链霉素引起的听力障碍,氮芥引起的皮肤黏膜刺激性炎症等。这类反应主要是因为所用剂量过大所致,也有些是可能和患者的肝、肾功能不全有关。

(3) 特异质反应(idiosyncrasy)

如奎宁引起的耳鸣、磺胺引起的溶血性贫血

等。这类反应仅发生于极少数在遗传方面存在某些异常因素的人。

（4）累积性反应和沉积作用

如长期接触多环芳香烃类或三价砷的无机盐引起皮肤角化及上皮癌，芳香胺药物、食品添加剂诱发膀胱或肝脏肿瘤等。长期应用汞剂、铋剂，由于药物或其代谢产物沉积于口腔齿龈部位可引起灰蓝色色素沉着。

（5）光感作用

有些药物服用后，受光（主要是紫外线）可引起光化学反应（光毒性或光变态性），从而导致光敏性药疹的发生，如磺胺、四环素、氯丙嗪、异丙嗪、普鲁卡因、灰黄霉素、甲苯磺丁脲（D860）、氢氯噻嗪（双氢克尿噻）、长春花碱、氯氮卓和某些中草药等。

（6）生态失衡（ecologic imbalance）或菌群失调

在正常情况下，人体肠道内的细菌群，由于在多年共同进化过程中相互适应，某些菌群能抑制其他一些菌群的繁殖，另一些菌群则能合成维生素 B 因子或维生素 K 供给机体，这些微生物与微生物之间、微生物与有机体之间相生相克，得到矛盾的统一。但如长期单独或联合应用大量抗生素、糖皮质激素、免疫抑制剂等，可扰乱这些平衡而产生下列情况：① 抗生素特别是广谱抗生素的大量应用，在杀死致病菌的同时，也杀死一些非致病菌，使菌群之间失去平衡，以致平常存在的条件致病菌如白念珠菌大量繁殖无阻，产生皮肤或内脏白念珠菌病；② 当合成维生素 K 的菌群被毁灭后，则可引起紫癜；③ 有些浅部真菌被刺激后，活动性增强，即使在冬季亦可发生平常难以见到的大面积体癣。这类因生态失衡所引起的现象又称药物的继发反应或间接反应。

此外，药物的耐药反应和成瘾反应亦常归属于药物的继发反应。

（7）酶系统的紊乱

很多药物作用的强度和持久性，受肝微粒体（microsomes）中药物代谢酶活动的影响。近年来研究显示，通过改变肝微粒体中药物代谢酶的活动，使某些药物受抑制而另一些则增强其药物的药理或毒理作用，如苯巴比妥可减少二羟香豆素（bihyroxycoumarin）和华法林（warfarin）的血浆浓度和抗凝活性。某些人由于肝乙酰转移酶乙酰化缺陷，虽应用正常剂量的异烟肼，亦因乙酰化缓慢使其体内积蓄中毒而引起周围神经病变。

（8）耐受不良（intolerance）

在用药过程中出现的一种患者体质上的个体差异，如少数人饮酒少许即面红耳赤，而另一些人虽开怀畅饮，仍面不改色。少数人在使用小剂量洋地黄时即可出现洋地黄化的表现。

（9）生物向性

某些药物对组织和器官有特殊的亲和力即生物向性，因而发挥其伤害作用。如砷剂易伤肝，汞剂易伤肾，大剂量锑剂易损伤心脏，大剂量抗癌药物易损伤造血系统，奎宁、链霉素特别是双氢链霉素、卡那霉素等易损伤听觉器官等。

（10）诱发某些皮肤病

如肼屈嗪（肼苯达嗪）、普鲁卡因酰胺、异烟肼、苯妥英钠等可诱发系统性红斑狼疮样症候群，D-青霉胺、卡托普利（开博通）等可诱发天疱疮样症候群。

21.5.3　影响因素

（1）遗传及体质因素

个人有过敏性疾患史者，其药物过敏发生率较无过敏史者高 4~10 倍；亲代有过敏史者，药物过敏发生率较无亲代无过敏史高 1 倍；有特应性素质家族史者，其青霉素过敏性休克发生率比无特应性素质家族史人群高 2~3 倍。近年来研究表明，在中国汉族人中一些重症药疹发生与某些 HLA 免疫表型相关，如卡马西平诱发的 SJS 患者中 HLA-B*1502、别嘌呤醇诱发的 DIHS 患者中 HLA-B*5801 均显示高表达情况，似可认为这些等位基因是这类重症药物反应的主要遗传危险因子。

此外，营养不良或贫血对一些免疫抑制剂或抗癌药易发生 ADR；精神紧张、情绪不佳时，用药易发生不良反应。

（2）药物化学特性

药物的化学结构不同，其致敏性不同。一般而论，高分子量生物制品较低分子量化学药物容易致敏；有机性化学药物较无机性化学药物容易致敏；人工合成性药物较天然药物容易致敏；重金属盐类药物较轻金属盐类药物容易致敏；在卤素化学药物中，碘化物较溴化物容易致敏，而氯化物则极少致敏。

此外，一种药物导致过敏，并非决定于该药物的全部组成部分，而往往只决定于该药物中某一特定的化学结构，即抗原决定簇（determinant）。因此，在一些不同药物之间由于具有相同的抗原决定簇，即可发生交叉过敏（cross-sensitivity），如磺胺类与普鲁卡因均具有苯胺结构，氯丙嗪与异丙嗪（非那根）均具有酚噻嗪结构。青霉素与第一代头孢菌素发生交叉过敏率可高达50%以上，而与第二代、第三代发生交叉过敏的概率则明显减少。

（3）制剂

如油剂青霉素较水剂青霉素容易致敏；非结晶型胰岛素较结晶型胰岛素容易致敏，据分析这种情况可能与其赋形剂有关。事实上，几乎所有药物制剂都含有多种不同的赋形剂或添加剂，其中诸如某些色素、香料、高分子油脂、溶媒等都有可能成为致敏因素。如1937年美国市场上出售一种磺胺制剂，用二乙烯乙二醇（diethyleneglycol）作溶媒，结果不少服用者因此致死；在加拿大有100多种药物含有可诱发哮喘的酒石黄（tartragine）作为着色剂。药物制剂中因制作工艺问题可能混入某些杂质，亦可能成为引发ADR的潜在因素，如青霉素反应之多，有认为与其所含蛋白性杂质有关。

（4）给药途径

一般而论，药物外用比内服比较容易引起反应，如磺胺类、抗组胺类药物即有此情况；注射比口服较易引起反应，如抗生素类。皮肤试验（划痕、皮内）、眼结膜滴药偶可引起过敏性休克等严重反应。药物的局部外用引起的局部皮肤反应通称接触性皮炎，但也偶有因药物吸收而引起全身性甚至是严重的CDR。

（5）用量与疗程

用药剂量过大可能引起ADR甚至致死。20世纪五六十年代曾采用"短程锑剂疗法"治疗日本

血吸虫病，将1个月的剂量集中在3~7天内用完，在治疗中产生大量的药疹，发生率高达30%~40%，显然与用量过大有关。一些药物即使毒性较低，但若需长期用药者，如一些癌症患者接受化疗药物，因长期应用而引起各种不良反应则相当多见。此外，对于有过敏体质的人，同一种药物的反复频繁应用，或几种药物的联合应用，引发CDR的可能性势必增加，出现交叉过敏或多元性敏感。

（6）药物的错用、滥用和误用

因医生开错了处方、药房配错了药或患者服错了药而引起的ADR在临床上并非少见。滥用药物情况当前实属常见，且责任多在医生；误用药物则多与用药者缺少必要的医药常识有关。服药自杀行为当属例外。

（7）外界环境

如病毒感染可导致患者对原本不过敏的氨苄青霉素发生过敏性CDR；HIV感染者服用了SMZ+TMP发生重症大疱型药疹的风险比一般人群高出3倍多；部分药物用后经日光、紫外线照射后可诱发光毒性或光敏性药疹。从事药品研制和生产人员，由于接触（皮肤、呼吸道）某些原料、中间体或成品可产生药疹、哮喘或其他毒副反应。

21.6　变应性CDR的基本特征

（1）药物过敏绝大多数为后天获得

过敏性体质虽然与遗传有密切关系，但药物过敏不能直接由亲体遗传，临床上极少见到父母对某种药物过敏者其初生婴儿亦对同种药物过敏。

（2）药物过敏与患者的过敏性素质有一定关系

药物过敏者有比正常人更高的本人或家族过敏史发生率。可以看到用药的人虽然很多，但发生药疹的毕竟只限于极少数人，这正是由于这部分人有过敏性体质这一内因。

（3）患者与致敏药物之间存在高度特异的变应性关系

患者往往仅对一种药物产生过敏反应，而不对其他药物过敏。在对一种药物过敏基础上，有少数可进一步发展为对其他一种至几种药物发生

过敏。

（4）药物过敏一般均发生于多次药物接触后

药物过敏一般均发生于多次同种药物接触之后，而极少发生于首次接触者。由于药物过敏均属后天获得，故其发生均需经过一致敏过程，其致敏性的获得即借助同种药物的多次接触。

（5）首次或再次发生过敏反应常需一定的致敏期

这段时间亦即体内获得对该种药物的特异性免疫应答的时间。一般而论，若为首次用药，其过敏反应常发生在连续用药 4~20 天、平均 8~9 天之后；若为再次用药，且在先前已经致敏的情况下，其过敏反应常发生在用药后 1~2 天，多数在 24 小时以内。

（6）微量药物可诱发过敏症状的发生

对于曾发生过敏反应或已经致敏者，若再次应用同样药物，即使微量亦可诱发过敏症状再发，且往往较前更重。例如，由青霉素皮试而引起过敏性休克者，用量往往只有几个单位至几十个单位的青霉素。

（7）发病均具较典型的Ⅰ~Ⅳ型的过敏性症状和体征

药物过敏与其他过敏性疾患相似，所出现的症状与体征往往具有变态反应的一些特征，可以表现为Ⅰ~Ⅳ型反应的任何一型，也可以一种类型反应为主兼有其他类型表现。

（8）采用抗过敏药物治疗有效

对轻型过敏反应患者，应用抗组胺类药物即可治愈，重型患者及时采用糖皮质激素常可获得良效。

21.7　CDR 临床分型及表现

皮肤药物反应（CDR）的复杂性在于一种药物可以诱发多种不同类型的皮损表现；反之，许多不同药物可以引起相同或相似的皮肤反应。CDR 的类型甚多（表 21-2），其分型方法亦不一致，本节仅就具有代表性的反应类型做比较详细论述（表 21-2 中标 * 者），其余的做些简要介绍（表 21-2 中标 △ 者）或从略，有的亦可参阅有关章节。

表 21-2　CDR 的临床类型

固定性红斑（固定疹）*	注射局部反应△
麻疹样/猩红热样疹*	糖皮质激素反应△
荨麻疹/血管性水肿*	细胞因子反应△
多形红斑/重症多形红斑/Stevens-Johnson 综合征*	生物制剂反应△
	药物性色素异常△
大疱性表皮坏死松解（中毒性表皮坏死松解）*	药物性毛发变化△
	药源性甲变化△
剥脱性皮炎/红皮病*	药物诱发的某些皮肤病△
药源性超敏综合征*	系统性红斑狼疮样综合征
结节红斑	硬皮病样及皮肌炎样综合征
环形红斑	天疱疮及类天疱疮
紫癜	假性淋巴瘤
玫瑰糠疹样疹	假性卟啉病
银屑病样疹	HIV 感染与药物反应△
湿疹样疹△	
苔藓样疹△	
光敏性药疹△	
脓疱性药疹△	
溴疹△	
碘疹△	
痤疮样疹	
短程锑剂皮炎△	
血管炎	
红人综合征△	
嗜酸性粒细胞增高、肌痛综合征	
治疗休克型反应△	
治疗矛盾型反应△	
血清病样反应*	

21.7.1　固定性红斑（固定疹）（fixed drug eruption）

此是药疹中常见且最易诊断的一种，在复旦大学附属华山医院皮肤科诊治的药疹中占 34.98%。致病药物较多，常见者依次主要为磺胺制剂、解热镇痛剂、四环素类和安眠镇静剂。磺胺制剂中以 SMZ+TMP 为多见，安眠镇静剂中以巴比妥类为多见。

典型的皮疹常表现为圆形或椭圆形水肿性紫红色斑，微高出皮面，重的斑上有大疱，边缘鲜明，一般直径为 1~2 cm。常为一个，间或数个，分布不对称。可发生于任何部位，亦可局限于黏膜。唇黏膜和外生殖器可单独发生或同时累及，发生于这些部位时容易糜烂，产生痛感。复发时照例在原发疹处复发，常比原来皮疹稍扩大，并可增发新疹，可每发1次增多1次。除痒外,间有或高或低的发热。愈后留下紫褐色色素沉着斑,可多年不退,具有诊断价值。间有发生于外伤部位或瘢痕边缘的。

少数病例仅发水肿性红斑,不带紫色,可速愈而不留色素沉着,有称之为无色素性固定疹。有报道不累及黏膜的泛发性大疱性固定性红斑病情常重笃。另有一些比较特殊的情况:

① 有的患者在复发几次后,虽重用致病药物亦不再发作。② 有个别患者,伴发多形红斑、荨麻疹或麻疹样红斑。有1例口服磺胺噻唑,连续3次发生胸、股部固定疹和麻疹样红斑。③ 少数皮损较多的病例,复发时有个别原有损害不再复发。④ 有1例右臂部损害每次复发时均稍有扩大,但在第4次复发时皮疹中心不复发,好像中心获得免疫一样。⑤ 有1例在第3次复发时,左上背新发1个直径约40 mm大小的损害,约有1/3重叠于另一同样大小、但此次未复发的旧损害遗留的色素沉着基础上,好像变应原先后经过两个邻近的毛细血管丛以产生此重叠现象。⑥ 有1例服复方阿司匹林后发病,但单独服该药中的任何一种成分则不发病。⑦ 国外很早即开始报道酚酞为产生本病常见药物之一,但我们至今尚未见1例。

发病机制尚不十分清楚。表皮及真皮上部 Ts 细胞增多,提示其可能起到免疫记忆作用,以致复发性皮疹常出现在原先发疹部位。免疫组化显示表皮间黏附分子及内皮细胞 E-electin 表达上调。有报道家族性发病者与 HLA – B22 相关。

组织病理示急性期其表皮改变与多形红斑相似。表皮基底细胞液化变性,表皮内散在角化不良细胞;真皮内黑素细胞内黑素颗粒增加。

大多数患者可根据病史找出致病药物,有些病例在原先发疹部位作斑贴试验可获阳性结果。目前最可靠的寻因方法还是口服激发试验,通常以可疑药物单一用量的1/10~1/4即可。

21.7.2 麻疹样/猩红热样疹 (morbiliform/ scarlatiniform eruptions)

是药疹中最常见的一型,约占所有药疹的60%。几乎任何药物均可能引起,最常见的致敏药物有青霉素类、非甾体抗炎剂、磺胺类、抗惊厥药及别嘌呤醇等。

本型药疹常于用药后1~2周内发生,偶于停药后几天发疹。发病突然,常伴以畏寒、发热、头痛、全身不适等。皮疹开始为小片红斑及斑丘疹,从面、颈、上肢、躯干向下发展,快的24小时、慢的3~4天可以遍布全身,呈水肿性鲜红色红斑,广泛而对称。以后皮疹增多扩大、相互融合。达到高潮时,可以从面部到足,体无完肤,酷似猩红热或麻疹的皮疹。但患者一般情况较好,虽发高热,并无其他显著不适,且无猩红热或麻疹的其他症状和体征。此后,病情开始好转,体温逐渐下降,皮疹从鲜红变为淡红,继以大片性脱屑。在掌跖处由于皮肤较厚,脱屑可像戴破的手套、穿破的袜子一样。重者连头发亦可脱落。逐渐鳞屑变小变细,皮肤缓慢恢复正常。全病程一般不超过1个月,内脏一般不累及。少数情况下,尽管继续用药,皮疹亦可消退,但多数可因未及时停用致敏药物而发展为剥脱性皮炎等重型药疹。

本型药疹的发生机制尚不十分清楚,似乎非单一机制参与。有研究发现,CD8[+]T 细胞参与皮疹的发生与发展(Kalish 等,1995)。

到目前为止,尚无可靠的检测本型致敏药物的试验方法,划痕、挑刺试验几无价值,斑试阳性率亦极低(13.9%)。主要依据用药史与皮疹的相关性做出判断,特别需注意与发疹性感染性疾病作鉴别。

21.7.3 荨 麻 疹/血 管 性 水 肿 (urticaria/ angioedema)

本症是药疹中常见的类型之一。

皮疹表现以突发瘙痒性红斑性风团样损害为特征,常呈泛发性分布,大小、形状不一,色泽常较一般荨麻疹鲜艳,可持续几小时至几十小时不等,少数可同时伴多形红斑样皮疹,持续时间常在24小时以上,但常此起彼伏。血管性水肿可伴发或单独出现,常局限于眼睑、上唇、咽喉处,持续时间常达一至数日,局部痒感不明显。

本型药疹的发生机制有免疫性及非免疫性两种。以青霉素、β内酰胺类抗生素及痢特灵诱发的为最常见的免疫性荨麻疹,通过药物或其代谢物特异性 IgE 抗体介导。除 I 型机制,荨麻疹亦可见于药物诱发的 III 型反应(血管炎及血清病型)。阿司匹林及非甾体抗炎剂是诱发非免疫性荨麻疹最常见的原因,是通过改变前列腺素代谢、促进肥大细胞脱颗粒的结果。其他如放射显影剂、阿片制剂、筒箭毒碱及多黏菌素 B 等亦可诱发非免疫性荨麻疹。血管紧张素转换酶抑制剂可诱发血管性水肿,有时反应相当严重。

挑刺或划痕试验对某些免疫性荨麻疹诊断有一定价值。目前,已有可供皮试的青霉素及其降解产物致敏原试剂制成,可用于患者特异性 IgE 抗体检测。

21.7.4 多形红斑/重症多形红斑/史蒂文斯-约翰逊综合征 (erythema multiforme, EM/erythema multiforme major, EMm/Stevens-Johnson syndrome, SJS)

对于药疹中的多形红斑、重症多形红斑、Stevens-Johnson 综合征以及中毒性表皮坏死松解症(TEN)的诊断标准及分类仍有不同意见,以往不少人认为 EMm、SJS 及 TEN 是属于 EM 病谱内具不同严重度的类型,而 EMm 及 SJS 常被视为同一病症;但近年来,提出 EMm、SJS 及 TEN 系各自不同的病症,既有一些共性,又各有其一定的特点。鉴于 TEN 与我们描述的大疱性表皮坏死松解型药疹实系同一病症,且有其特殊之处,将另节详细论述。

致病药物中常见的为磺胺类、青霉素类、保泰松、乙内酰脲类、巴比妥类、吩噻嗪类、非甾体抗炎剂、卡马西平及别嘌呤醇等。

多形红斑型药疹以常具多形性损害为特点,可有水肿性斑疹、丘疹、疱疹及大疱,出现虹膜样损害为其典型表现。皮疹好发于四肢远端,较重者可累及面颈及躯干部,常对称分布。EM 中约 80% 为轻型患者,皮损无大疱,罕有黏膜受累;约 20% 患者属于 EMm,皮损较前者严重,常有大疱并有重度眼、口腔及外生殖器累及,常伴发热等全身症状。SJS 以紫癜性斑疹伴非典型虹膜样损害为主,累及躯干为主,表皮松解剥脱范围占体表面积常在 10% 以内,常伴腔口黏膜损害,部分累及内脏。

研究提示,本型药疹发生机制与药物代谢的解毒过程异常改变有关,部分患者发病与某些 HLA 免疫表型相关,存在一定的遗传易感性。有的属直接细胞毒作用,也有些研究资料显示免疫性机制参与发病。

本型主要依靠临床做出诊断,皮损活检及 DIF 检测可有助于排除其他免疫性大疱病。

21.7.5 大疱性表皮坏死松解症 (bullous epidermal necrolysis, BENL)

复旦大学附属华山医院皮肤科在 1958 年首次遇到这种重型药疹,于 1962 年由本科杨国亮等以"大疱性表皮松解萎缩型药疹"为题报道 4 例,1994 年王侠生等又报道了 1983~1993 年间收治的 43 例,占同期住院药疹患者的 16.4%。据笔者对这类病例观察及资料分析,国内外文献所报道的中毒性表皮坏死松解症(TEN)与笔者所报道的 BENL 实为同一类型、同一性质的病症,只是所用名称不同而已。笔者认为采用 BENL 似更能确切地反映出该型药疹的属性和特点。

常见致敏药物为青霉素类、头孢菌素类、复方磺胺甲噁唑、别嘌呤醇、苯巴比妥、卡马西平、乙内酰脲类、解热镇痛药等。

本型药疹的临床特点为:① 起病急,皮疹多于 1~4 天累及全身。② 皮疹开始为弥漫性鲜红或紫红色斑片,迅即出现松弛性大疱,Nikolsky 征阳性,表皮松解剥脱范围占体表面积的 30% 以上;皮损局部常伴灼热、触痛感,重者几乎全身表皮似腐肉外观,稍擦之即破(彩图 21-01)。③ 眼、口腔、鼻及外生殖器等黏膜常受累(90%)。有一死亡病例,死后抽出的鼻饲管上粘满食管及胃的黏膜。④ 均伴发热,常在 39~40℃,肝、肾、心、脑、胃肠等脏器常有不同程度损害。⑤ 如无并发症,病程 4 周左右[(30.6±13.7)天]。⑥ 预后较差,如未及时抢救,多于 10~14 天左右死亡。据复旦大学附属华山医院皮肤科资料,病死率为 25.6%。年老患病、表皮剥脱面积广泛、血清尿素氮增高、血 CO_2 降低及伴严重继发感染者常提示病情危重,预后不良。

组织病理常显示表皮下疱,表皮细胞全层坏死。有一典型病例,尸解发现:① 皮肤表皮棘层细胞只1~2层以至全部消失。未剥脱部分表皮角化不全和棘层增殖、细胞间和细胞内水肿。真皮充血水肿,乳头层更明显。有围管性小圆细胞(淋巴细胞、单核细胞)浸润,偶见中性粒细胞,胶原纤维破碎、变性。口腔黏膜病变与皮肤相似,间有溃疡、出血及纤维渗出。② 淋巴结多肿大,主要由于髓质增生;窦内皮细胞增生肿大,并常见红细胞被吞噬现象;皮质滤泡萎缩。③ 肝重1 005 g,切面黄红相间,可见淤血及肝细胞变性,肝实质呈轻度淤胆色。镜下肝小叶中央严重淤血,残留肝细胞脂变离解,肝实质与汇管区分界不清。除脂变外,还有细胞边界模糊不清,胞质淤胆羽状变性。有的肝细胞死亡、溶解、被吸收。Kupffer细胞肿大,内亦有胆色素,毛胆管中有胆栓形成。④ 肾两侧共重240 g,切面肿胀,包膜外翻。镜检:血管充血,血管浊肿。皮质间质内有淋巴细胞、单核细胞,偶有中性和酸性粒细胞形成的小灶性浸润,一处有类上皮细胞结节,内含Langhans巨细胞。⑤ 脑重1 290 g,灰质神经细胞呈各种变性,枕叶神经细胞呈水样变性而明显肿大,间有渗出性出血。脑膜血管充血,并有少数单核细胞和淋巴细胞浸润。⑥ 心脏475 g,有间质性水肿和弥漫性轻度小圆细胞浸润。

本型药疹的发生机制与上述SJS一样,既有细胞毒作用,又有免疫性机制参与。Paul等于1996年研究发现,在TEN患者皮损内出现较多凋亡的角质形成细胞,提出细胞凋亡作为角质形成细胞死亡机制的设想。免疫组化研究发现,在患者表皮中CD8$^+$及巨噬细胞占明显优势,以及TNF增加。已知TNF及细胞毒T细胞可诱发细胞凋亡。当然,TNF促发细胞凋亡的机制还有许多不解之处。

本型药疹主要根据皮损发生、发展特点及用药史作出判断,需与上节EMm及SJS加以区别。必要时,还需与葡萄球菌性烫伤样皮肤综合征(SSSS)作鉴别。

21.7.6 剥脱性皮炎/红皮病(exfoliative dermatitis, ED/erythrodermia)

本症是重型药疹之一。据复旦大学附属华山医院皮肤科资料统计,ED占门诊药疹就诊者

2.5%,占住院药疹病例的9.6%。

常见的致敏药物有青霉素类、链霉素、头孢菌素类、别嘌呤醇、氯丙嗪、苯巴比妥、氨苯砜、保泰松、卡马西平、对氨基水杨酸等。

本型药疹的临床特点是:① 潜伏期长,常在1个月以上,甚至有超过3~4个月的,以往在梅毒治疗中因砷剂注射引起的潜伏期常在6周左右;② 病程长,至少在1个月以上,有因并发症超过21个月的;③ 病程中常伴高热、淋巴结肿大及内脏损害(以肝炎为最多);④ 预后严重。

病程发展可分为4期:

前驱期,表现为暂时性警告症状,如见于胸、腹或股部的对称性、局限性大片红斑,或皮肤瘙痒,或畏寒、发热等,如此时即停药,警告症状于1~2天内消退,可能不再进一步发展。如1例晚期额部梅毒瘤,在注射第5针砷剂(每周1剂)后,两股出现大片红斑,知其为警告症状,停药后红斑于3天内消失。3个月后试肌内注射0.3 g(半剂量)砷剂,次日即发生本病。

发疹期,皮疹可能从面部、上肢开始,逐渐向下发展,急性水肿性红斑于1~2天遍布全身,伴以畏寒、发热等全身症状,1周左右,在皮疹达到高潮时,可以体无完肤,面部肿胀显著,常有溢液结痂。口腔黏膜间亦累及。

剥脱期(彩图21-02),此时皮炎开始逐渐消退、脱屑增多,发展成为时1个月左右的典型剥脱阶段。皮屑开始呈鱼鳞样,此起彼伏,反复发作,特别在掌跖,发展成大片形,甚至连头发、指(趾)甲亦可脱落。

恢复期,皮肤红色逐渐消退,脱屑逐渐减少,从大片形变成鱼鳞状,再变成糠秕样,最后恢复正常;唯头发、指(趾)甲恢复较慢。如即时采用糖皮质激素治疗,病期显著缩短,且不一定表现为4期。

目前认为本型药疹的发病机制是由T细胞介导的、因毒性代谢产物引起的一种迟发型超敏反应。

21.7.7 药源性超敏综合征(drug-induced hypersensitivity syndrome, DIHS)

本症又称药物反应伴嗜酸性粒细胞增多和

系统症状,是重型 CDR 之一。本病由 Schreiber 于 1996 年首次报道。引起本型 CDR 的常见致敏药物有卡马西平、苯妥英、拉莫三嗪、磺胺类、别嘌呤醇、米诺环素、氨苯砜、硫唑嘌呤及金制剂等。

本型 CDR 的临床特点为:① 起病急骤,常先有低热、咽痛、肌肉关节酸痛等前驱症状;② 发病的潜伏期较长,常在 2~6 周,平均 3 周左右;③ 皮疹常表现为大片水肿性红斑、斑丘疹、紫癜性皮疹、疱疹或小脓疱,重者发展为全身剥脱性皮炎;④ 常累及肝、肾、心、肺等内脏器官,其中以肝炎最多见;⑤ 病程中多有 38℃ 或更高热度;⑥ 浅表淋巴结肿大;⑦ 血液白细胞增高($>10\times10^9$/L),嗜酸性粒细胞增高($\geq1.0\times10^9$/L),淋巴细胞增高伴异形细胞($>5\%$),肝酶增高;⑧ 病程迁延且病情容易出现波动;⑨ 病死率较高(10%)。

DIHS 的发病机制尚不十分清楚。发病可能分为两个步骤:第一阶段,致病药物的活性代谢物与体内蛋白质组分相结合,引发 T 细胞活化;第二阶段,活化的 T 细胞激活体内潜在的人疱疹病毒 Ⅵ型(HHV-6),诱发本综合征。

近年来研究还显示本病症的发生与遗传背景有关,如别嘌呤醇引起的 DIHS 在中国汉族人中有强烈的遗传倾向,发现 HLA-B*5801 等位基因是重要的遗传危险因子(Hung, S. 2005)。

本型主要依据上述临床特点进行判断。日本制定的本症诊断标准提出,除满足以上临床条件还必须有 HHV-6 活化的实验室证据,方可诊断为完全型 DIHS,否则仅能认为是不全型。

21.7.8　湿疹样药疹(eczematoid drug eruption)

本疹少见,大多先由于外用磺胺或其他抗菌类制剂致敏引起局部接触性皮炎,而后有因内用与先前同样或化学结构近似的药物,导致泛发性湿疹样皮炎的发生;其潜伏期和病程往往较长,常在 4 周以上。

21.7.9　苔藓样药疹(lichenoid drug eruption)

多种药物可诱发苔藓样疹,但以金制剂、氢氯噻嗪(双氢克尿噻)、非甾体类抗炎剂、D-青霉胺、碘化物、PAS、四环素类、β受体阻滞剂、螺内酯、奎尼丁及抗疟药等为多见。基本损害为小丘疹,或密集成片状,或呈脱屑性红斑。光敏性苔藓样疹好发于四肢伸侧及手背,下唇亦常受累。潜伏期一般较长,可达数月之久,皮疹消退时间亦较慢。组织学上表现为沿表真皮连接区的表皮角质形成细胞坏死及真皮中以淋巴细胞为主浸润,常伴嗜酸性粒细胞。

21.7.10　光敏性药疹(photosensitive drug eruption)

可诱发光敏性药疹的药物甚多,其中较常见的有非甾体类抗炎剂、复方新诺明及其他磺胺类、氟喹诺酮类、噻嗪类、四环素类、氯丙嗪、胺碘酮、萘普生及奎尼丁等。因药物诱发的光敏机制有不少尚不明了;不过,大多数药物性光敏与紫外线 A(UVA)照射有关,因为多数光敏性药物吸收光谱在 UVA 段;另外,UVA 可穿透表皮,深达光敏性药物所在的真皮部位。光毒性反应只要达到一定的药量和光强,任何人均可发生,不需有先前接触史,亦无免疫系统参与。光变应性反应则需有一定潜伏期,且免疫系统参与作用。一般情况下,反应的发生与药量大小无关。皮损以面、颈及手背等受光部位为主。光毒性反应以边缘清楚的水肿性红斑为主,伴灼热感,即时停药后可速愈;光变应性反应以湿疹样表现为主,伴瘙痒感。少数病例在停药后仍可能迁延数月不愈。

21.7.11　脓疱性药疹(pustular drug eruption)

本症又称急性泛发性发疹性脓疱病(acute generalized exanthematous pustulosis, AGEP)。本型少见。1980 年 Beylot 等首次报道,90%病例由药物诱发。其致病药物以抗生素为主,占80%,特别是 β 内酰胺类抗生素。李大宁于 2000 年报道的 11 例中由洁霉素引起的有 4 例,氨苄西林、头孢菌素类及复方磺胺甲噁唑各 1 例。其临床上有以下特点:

① 发病突然,用药与发疹间隔时间短,平均 5 天左右,多数在 1~2 天。② 基本损害为大片红斑上的小脓疱,还可伴有小水疱、紫癜、靶样皮疹,几

天后代之以脱屑性红斑。③ 常同时伴 38℃ 以上热度。④ 血白细胞总数常增多,少数嗜酸性粒细胞增多。⑤ 多无内脏损害。⑥ 病程自限性,一般在 2 周内痊愈。⑦ 组织学上显示真皮乳头层水肿及管周嗜酸性粒细胞浸润。此有助于与脓疱型银屑病相鉴别。

本症通过 Th 细胞介导,引起 IL－8 及 GM－CSF 增高致病。识别本症主要根据临床判断。皮肤斑贴试验对部分病例(约 50%)可获得阳性反应。

21.7.12 溴疹(bromoderma)

溴化物常引起毛囊性炎性丘疹或脓疱,酷似痤疮。好发于面部蝶形区及其他有毛部位。亦可出现疱疹、大疱及绕以紫红色晕的结节性损害。小剂量或长期应用均可诱发溴疹,皮疹的严重度与血浆中药物水疱之间似无相关性。

21.7.13 碘疹(iododerma)

碘化物可引起多种皮疹,其中以痤疮样皮疹最常见,常表现为炎性毛囊性脓疱。也可发生大疱,破溃后结痂。还可有紫癜、水肿性红斑、炎性结节等表现,后者与结节红斑相似。

21.7.14 短程锑剂皮炎

这是只在我国发现的一种特殊类型药疹。1956 年,我国医务工作者为了缩短血吸虫病治疗时间,将 30 天的锑剂长程疗法缩短至 7 天、5 天以至 3 天的短程疗法后引起的一种毒性皮炎。

本症的特点为:① 发病率高,一般在 30%～40%以上。② 潜伏期短,在 2~3 天内发病。③ 在注射锑剂 0.3 g 以后发病。④ 夏季更多见。⑤ 皮疹主要发于面、颈、手背和手指,偶有见于胸、腹的,分布对称;面颈部的以针尖至针头大小红色斑丘疹为主,轻的只微有潮红,覆以糠秕样鳞屑,手背特别是手指伸侧则在弥漫性红色基底上,有疏散或密集成片的针头至粟米大小的水疱或丘疱疹。两种损害均像疿子,主觉只微痒和有烧灼感,个别有发热等全身症状。⑥ 病程具自限性,即不停药,亦大多于 3~5 天内自行消失,伴糠秕样脱

屑。⑦ 重复应用锑制剂,多不复发。⑧ 预后良好,未发现后遗症。

皮疹和正常皮肤内含锑量无甚差异。

21.7.15 红人综合征(red man syndrome)

本症是由于静脉注射万古霉素引起的一种特殊的 CDR,可出现在输液过程中任何时间。表现为斑疹性皮疹、血管性水肿,有时伴低血压,甚至致心脏停搏。该反应是由于血液中的组胺升高所引起。降低抗生素的输液速度,或预先服用组胺受体拮抗剂可预防这种不良反应。

21.7.16 治疗休克型反应(Herxheimer reaction)

这是用高效药物治疗感染性疾病时发生的局部和全身性反应,如用青霉素或砷制剂治疗二期梅毒时,在用药 24 小时、一般在 8~12 小时内发生反应。全身表现为畏寒、发热、头痛、胃痛。局部则表现为损害加重,红肿加剧。这种反应一般 1~2 天内自行消失,而不妨碍继续治疗。反应可能是由于高效药物杀死大量的病原微生物释放出的毒性物质所致。

21.7.17 治疗矛盾型反应(therapeutic paradox)

事实上这也是一种治疗休克型反应。以梅毒而论,它只发生于第三期由神经梅毒或心血管梅毒患者在未做准备治疗即行注射青霉素或砷剂后的局部反应。由于脑和心脏均是重要的生命器官,治疗后产生的局部治疗休克性肿胀反应,可产生严重后果。

21.7.18 血清病样反应(serum sickness-like reaction)

这是血液循环中抗原-抗体复合物引起的Ⅲ型反应。因使用异种血清制剂引起的称血清病(serum sickness),因一些非蛋白质药物如青霉素、痢特灵、保泰松、右旋糖酐等引起的则称血清病样反应。两者引起的临床表现相似,但后者在血液中未发现免疫复合物的存在。

它的临床特点是发热、荨麻疹、关节痛和淋巴结肿大。开始时可能在注射部位发生瘙痒、红斑

和水肿。发生皮疹的约 90%，且常为先发症状。不过本病的发生，取决于血液中抗原过多的程度，如注射异种血清 100 ml 的有 90% 发病，而注射 10 ml 的只有 10% 发病。以荨麻疹和血管性水肿最多见，偶有发生猩红热样红斑、麻疹样红斑、多形红斑和紫癜的。发热可轻可重，可伴头痛和不适。约有 50% 发生关节炎，多关节特别是大的如膝、踝、腕关节被累及。血清注射处的局部淋巴结肿大，有压痛。所有上述症状均可发生，或只发 1~2 种，可持续数日至数周，平均约 1 周，但荨麻疹可能持续较久。

这种反应的发病机制与一般药物反应不同之处，在于第 1 次给药后，经过 6~12 天的潜伏期，则形成的抗体与仍存留于血液中的抗原起反应，形成中等大小抗原-抗体复合物，沉积于全身滤过性器官（如肾）的小血管基底膜，激活补体，产生局部坏死性血管炎反应（Arthus reaction），这是本病发生的病理基础。这种免疫复合物的抗体主要是 IgG，但荨麻疹样皮疹则与 IgE 有关，后者致血管通透性增高。

21.7.19 皮质激素反应（adverse reactions to corticosteroids）

糖皮质激素的外用、口服或注射均可引起多种表现的 ADR。长期外用皮质激素引起的皮肤改变以萎缩、变脆、毛细血管扩张、紫癜及毳毛增多等最常见，特别是使用强效含氟制剂及采用封包疗法更易发生。面部持续使用激素制剂 1 个月以上即可诱发持久性毛细血管扩张性红斑，常伴发小脓疱疹，可伴瘙痒、灼热感，亦可表现为口周皮炎及酒渣鼻样皮疹。这类反应近年来在临床上时有所见，常称之为"激素依赖性皮炎"。长时期的大面积外用还可能由于药物的吸收引起下丘脑-垂体-肾上腺轴的抑制，影响儿童患者的生长发育。损害内及肌内注射可引起局部真皮或皮下脂肪组织萎缩。系统应用（口服、肌内及静脉注射）皮质激素，除可引起皮肤反应外还可影响全身各个系统、器官以及各种代谢功能，所用剂量越大、疗程越长，则不良反应表现愈多、程度愈重，严重者可导致死亡。

21.7.20 细胞因子反应（adverse reactions to cytokines）

将某些细胞因子作为一种药物已逐渐应用于恶性肿瘤等疾病的治疗。在细胞因子治疗中常引起皮肤毒反应，包括在注射部位引起炎症及（或）皮肤溃疡，在全身引起泛发性红斑、丘疹性皮疹。粒细胞集落刺激因子（G-CSF）可诱发 Sweet 综合征或大疱性坏疽性脓皮病，常发生于用药后 1 周左右。G-CSF 及 GM-CSF 可致白细胞破碎性血管炎的病情加重。IFN-α、IFN-γ 及 G-CSF 可致银屑病加剧。IL-2 常可引起弥漫性红斑性皮疹，多数为轻至中度，少数可发展成 TEN 样重度反应。还可有瘙痒、面部潮红、阿弗他口炎及舌炎等。IL-2 皮下注射还可引起注射部位的结节性或坏死性反应。

21.7.21 生物制剂反应（adverse reactions to biotherapy）

重组人 TNF 受体 P75 和 IgGFc 片段的融合蛋白依那希普（eltanercept，益赛普）主要用于关节病型银屑病及其他重型斑块形银屑病，在注射部位可引起红肿、疼痛，1~2 天后可消退。约 20% 受治者可出现泛发性皮肤瘙痒，少数可出现头痛、腹痛、皮疹。还有经 2~18 个月治疗者，约 50% 患者可诱发红斑狼疮样综合征，血 ANA 呈阳性，如停药后可逐步消退。用于风湿病及银屑病的英利昔单克隆抗体（infliximab）可引起苔藓样疹及多形红斑样皮疹以及色素沉着等；用于器官移植手术后及自身免疫性疾病的抗淋巴细胞球蛋白（ALG）可引起血清病样反应；重组干扰素制剂可引起流感样综合征。

21.7.22 药源性色素异常（drug-induced discoloration）

本病主要表现为色素沉着和色素减退或脱失，而以前者多见。其发生机制有的是由于炎症后色素沉着，但较多的是由于药物在皮肤黏膜上的沉积所致。如米诺环素（美满霉素，minocycline）可引起原先有炎性皮疹如痤疮部位蓝黑色色素沉着，相似于抗疟药诱发的胫前色素沉着以及受光部位泛发性色素沉着。前两种在组织学上显示真皮内巨噬细胞内含有色素颗粒,电镜或化学分析可证实颗粒内含美满霉素;后一种乃属低强度光敏反应。此外,米诺环素还可沉积于巩膜、结膜、口腔黏膜、牙齿及甲床等。不同于四环素牙,米诺环素色素牙可发生于成人,灰或灰绿色色素以齿中部为明显。氯喹、羟氯喹可引起面、四肢、耳软骨、口腔及甲部蓝黑色色素沉着,胫前色素沉着最常见。阿的平可引起皮肤及巩膜泛发性姜黄色色素沉着。胺碘酮久服可于暴露部位引起炎症后灰蓝色色素沉着。氯苯酚嗪久服可引起泛发性棕红色色素沉着,此又被称为"药物性脂褐质沉着症(drug-induced lipofuscinosis)"。氯丙嗪、硫利达嗪(thioridazine)、丙咪嗪(imipramine)及氯米帕明(clomipramine)久服后可于受光部位引起青灰色色素沉着,还可致角膜及晶体混浊。重金属金、银及铋制剂可引起蓝色色素沉着,主要发生于暴露部位,铋剂还可致齿龈部位线状色素沉着。砷剂可引起斑点状或弥漫性灰黑色色素沉着。

21.7.23　药源性毛发变化(drug-induced hair changes)

本病以脱发多见。如久用氨蝶呤(白血宁)、甲氨蝶呤、环磷酰胺、氟尿嘧啶及秋水仙碱等可引起脱发。长期大量糖皮质激素应用约半数人可致脱发,但又可引起背、上臂等部毳毛增多及胡须生长旺盛。米诺地尔(minoxidil)可致毛发增多。女性用雄性激素亦可致毛发及胡须增多。

21.7.24　药源性甲变化(drug-induced nail changes)

长期服用四环素类可致甲板变黄,阿的平可致甲呈浅蓝色,氯喹类抗疟药可致甲呈蓝黑色,阿霉素可致甲色灰暗,羟基脲可致甲呈褐色色素沉着。异维A酸及阿维A长期服用可引起甲板干燥、变脆、变薄。大剂量邻氯青霉素及先锋霉素Ⅱ(cephalridine)可引起暂时性甲脱落,后者是由于炎性反应累及甲基质所致。

21.7.25　药物诱发的某些皮肤病样反应

21.7.25.1　系统性红斑狼疮样综合征(SLE-like syndrome)

自20世纪60年代初期发现肼苯哒嗪可以诱发SLE后,到现在为止,已有50多种药物可以引发本病,如普鲁卡因酰胺、异烟肼、苯妥英钠、呋喃妥因、青霉素、青霉胺、链霉素、四环素、灰黄霉素、磺胺制剂、硫氧嘧啶、甲基多巴、对氨基水杨酸、保泰松、羟基保泰松、心得宁、氯丙嗪、去氧苯巴妥、三甲双酮、利血平、奎尼丁、胰岛素、methyl sergide、卡马西平等,其中以前4种(还包括肼屈嗪)、特别是普鲁卡因酰胺引起发病的最多,在服此药半年的患者中,有一半抗核抗体阳性。

药物引起的SLE临床表现,主要为多关节痛、肌痛、心包炎、胸膜和肺部症状、发热、肝脾和淋巴结肿大、腹痛、肢端发绀和皮疹。LE细胞、ANA、抗RNP抗体可阳性,但抗dsDNA抗体则很少发现。与自发的SLE不同之处在于发热、管型尿、显微血尿和氮质血症少见。病情较轻,常于停药后消失。由肼屈嗪引起的,在症状消失后,实验室检查发现如低滴度ANA可持续存在几个月至几年。

发病机制尚不十分清楚,有认为,与遗传性代谢缺陷有关,因药物如肼苯哒嗪或异烟肼的缓慢乙酰化产生SLE;有认为SLE的产生系上述药物的药理作用,另有人则认为是免疫反应的结果。

21.7.25.2　硬皮病样及皮肌炎样综合征

青霉胺、博来霉素、溴隐亭、维生素K、丙戊酸钠、5-羟色胺酸、卡比多巴可能诱发局限性硬斑病或系统性硬皮病样综合征。色氨酸、苯妥英尚可诱发嗜酸性筋膜炎。青霉胺、非甾体类抗炎药、卡马西平和卡介苗接种可能诱发皮肌炎样综合征。苯扎氯铵(洁尔灭)外用可引起皮肌炎样反应。

21.7.25.3　药源性天疱疮及类天疱疮

近年来,报道药物诱发的天疱疮和类天疱疮日渐增多。它们均具有真性天疱疮及类天疱疮的一些临床和病理(包括免疫病理)特征。引起的药物主要有巯基类药物如青霉胺、卡托普利、吡硫醇(脑复新)、甲巯咪唑(他巴唑),抗生素如青霉素、利福平、头孢氨苄、万古霉素,吡唑酮类如氨基比林、保泰松,还有其他药物如普萘洛尔(心得安)、左旋多巴、磺胺类、巴比妥类等。

21.7.25.4 假性淋巴瘤(Pseudolymphoma)

有时药物可诱发相似于蕈样肉芽肿等淋巴瘤的炎性皮肤损害。组织学上与皮肤 T 细胞淋巴瘤相似,但出现的角质形成细胞坏死及真皮水肿则有助于和真性淋巴瘤相区别。在停用可疑的致病药物后皮损即可消退。主要致病药物有抗惊厥药、磺胺类、氨苯砜及抗抑郁药等。

21.7.25.5 假性卟啉病(pseudoporphyria)

药物诱发的假性卟啉病表现为受光部位的大疱性损害,在临床和组织学上与迟发性皮肤卟啉病相似,但没有多毛、皮肤变脆、色素异常及硬皮病样改变,卟啉测定亦正常,以及停药后症状消退等。萘普生(naproxen)是最常见的致病药物,其他如四环素、呋塞米(furosemide)、萘啶酸(nalidixic acid)、氨苯砜、萘普酮(nabumetone)及维生素 B_6 等亦可诱发类似的大疱性皮疹反应。

21.7.26 HIV 感染与药物反应

HIV 感染患者,特别是 Th 淋巴细胞计数在 200 以下者,发生 ADR 的危险性增高。AIDS 患者在用复方磺胺甲噁唑治疗卡氏肺孢子虫肺炎时发生麻疹样型药疹高达 45% 以上,但多数经对症处理,皮疹将消退,可不必终止治疗。采取逐步增加用药量可减少不良反应的发生。AIDS 患者对上述药物的高反应率可能与患者的乙酰化功能缓慢有关。AIDS 患者中因药物引起重型药疹的发生率明显增高,特别是长效磺胺类。

21.8 临床诊断

皮肤药物反应的范围如此之广,发生反应的机制如此之复杂,在临床上缺少特异的反应模式。因此,要明确 CDR 的诊断,有时非常困难,需要经过一段时间的随访,反复论证、分析,方可确定。就以药疹而论,目前诊断仍然主要依靠病史和皮疹表现,而非实验室检查。其诊断的基本要点有:

① 明确的近期用药史,特别是发疹前 1~3 周内的用药情况,更不要忽略一些特殊、隐蔽的用药途径、形式;② 有一段规律性的潜伏期(致敏过程),此有助于分析可能致敏的药物;③ 起病方式一般以突然起病较多,且进展迅速;④ 皮疹多呈泛发、对称性分布(少数类型例外,如固定性药疹),其数量、色泽往往比被模拟的发疹性传染病或其他皮肤病更多、更鲜艳;⑤ 常伴不同程度瘙痒或发热等全身症状,有时虽伴高热,但自我感觉尚好;⑥ 自限性病程,一般 2~4 周即可痊愈(重型药疹例外);⑦ 血液白细胞总数常增高,但中性粒细胞分类计数无明显升高,嗜酸性粒细胞可增高。至于各主要类型药疹的鉴别已在各相关节段中述及。

21.9 实验室诊断

用于 CDR 的实验诊断方法很多,虽然这些试验可能对某一种变应性类型的 CDR 具有一定敏感性,但往往特异性不高,无助于确定许多反应的致病原因。故限制了这些试验的临床应用。本节仅介绍几种有一定代表性的诊断试验。

21.9.1 皮肤试验

(1) 划痕、挑刺(prick)或皮内试验

阳性反应提示皮肤对该药过敏,但口服或注射给药不通过皮肤,可不引起反应;另一方面,皮试阴性后给药发生反应的亦非少见。我们报道的 225 例青霉素药疹,都是在皮试阴性后给药引起的。另外,皮内试验的危险性与再暴露试验基本一样,进行前要采取预防措施。

再则对某药反应的患者,常不一定对该药本身而是对它的代谢产物过敏。例如对青霉素反应的,常是对它的衍生物青霉酸基团而不是对青霉素本身过敏。还有的药疹是对药物所含杂质而不是对药物本身的反应。

(2) 皮窗试验(skin window test)

将被试药物放在几毫米范围擦伤的正常皮肤上,覆以盖玻片,对药物敏感的患者局部发生炎性反应后,盖玻片上的嗜酸性粒细胞计数波动于 0.20~0.95,而对照组则在 0~0.07 之间。

（3）斑贴试验

对固定性药疹、湿疹型药疹的诊断可有一定参考价值，对其他类型药疹的诊断无用。

21.9.2 特异性淋巴细胞转化试验

致敏药物与患者白细胞共同培养，观察淋巴细胞母细胞样转化情况。因确定的致敏原难以肯定，且假阴性较多，故其诊断价值有限。

21.9.3 巨噬细胞移动抑制试验

体外培养的致敏淋巴细胞在致敏药物作用下，释放巨噬细胞移动抑制因子。本试验主要检测 T 细胞功能，抑动反应阳性提示迟缓变应性的存在。

21.9.4 嗜碱性粒细胞脱粒试验

致敏药物与患者的特异性 IgE 抗体起反应，使嗜碱性粒细胞脱颗粒，若脱粒细胞计数达 50% 以上即为阳性。对诊断 I 型反应有一定帮助。

21.9.5 被动转移试验（Pransnitz-Kustner test）

患者血清中的 IgE 抗体可转移到正常人局部皮肤，借此可间接测定致敏药物，主要适用于 I 型药物反应。

21.9.6 放射性变应原吸附试验（radioallergosorbent test, RAST）

用于检测血清中特异性 IgE 抗体。将致敏药物与患者血清相加，如血清内含有针对该致敏药物的 IgE 抗体，则两相结合；再加入以同位素标记的抗血清，则三者结合成带放射性的复合物；用伽玛计数仪测定其具体放射量，据此测定患者是否对该药物过敏及其敏感的程度。RAST 可能是现有的检测特异性 IgE 抗体最精确和敏感的试验技术。

21.10 治 疗

21.10.1 治疗原则
（1）停用一切可疑的致病药物

这是 CDR 发生后应当立即采取的第一个措施，这虽然不一定能够制止反应的发展，但对轻型的反应，停药后常可逐渐减轻以至消失。如同时在用几种药，则应根据药物的致敏特性、潜伏期及临床反应加以分析，区别对待。

（2）加强支持疗法

特别是对于较重的 CDR 更应重视。其目的是让患者尽可能避免各种附加的有害因素，发挥有利因素的作用，使患者顺利度过危险期以利于康复。具体措施包括卧床休息、适宜的室温和光线、富于营养的饮食、严格消毒隔离、防止继发感染、加强排泄或延缓药物的吸收。如有情绪不稳，宜善为解说，消除顾虑。

21.10.2 治疗方法

可根据 CDR 的不同类型及其严重程度采取相应措施。

21.10.2.1 轻、中型药疹

酌情选用 1~2 种抗组胺类药物、维生素 C、硫代硫酸钠、葡萄糖酸钙等非特异性抗过敏药物即可。如皮疹较多、瘙痒明显，或伴低热者，除上述药物外，可加用泼尼松，按每天 0.5~1 mg/kg，分 3~4 次口服或改用适量氢化可的松或地塞米松予以静脉滴注，直至皮疹停止发展再逐渐减量。

21.10.2.2 重型药疹

指皮疹广泛、明显，伴 38~39℃ 或更高热度，毒性症状明显及/或伴内脏损害者，包括重症多形红斑型、大疱性表皮坏死松解型、剥脱性皮炎型、药源性超敏综合征以及其他类型中症状重笃患者。鉴于重型药疹患者病情严重，易出现严重并发症，且病死率较高，必须及早治疗。对重危患者，需组织力量进行抢救。

（1）糖皮质激素

应及早、足量投用。常用氢化可的松（或琥珀氢化可的松）300~500 mg 或甲泼尼龙 60~120 mg 加入 5%~10% 葡萄糖液 1 000~2 000 ml，静脉滴注，每日 1 次或分 2 次给予。在以上给药中常同时加用氯化钾 1~2 g、维生素 C 2~3 g。

在应用激素治疗中必须注意下列几点：① 静脉滴注速度宜缓慢，必要时需保持 24 h 连续滴注；② 疗程中勿随意改换制剂品种；③ 勿突然改变给

药途径,如欲改变,应采取逐步更迭方式;④ 当病情稳定好转,激素减量宜采取逐步递减,即每次减量应为当日总量的 1/8~1/6,每减 1 次应观察 3~4 天再考虑下一次减量;⑤ 病情迁延易反复需酌用一段时间维持量。

经上述激素治疗仍未见效的危重患者可用大剂量激素冲击疗法(pulse therapy),常用甲泼尼龙,按 15~30 mg/kg·d 计量,每日 1 次,连用 3~5 天,而后恢复至原用量。治疗中做好心脏监护,防止各种严重突发事件(如过敏性休克、急性胰腺炎、高血压、猝死等)。

(2) 免疫球蛋白

免疫球蛋白静脉滴注(IVIG)疗法主要用于重症大疱性药疹、超敏综合征等,常与糖皮质激素联合应用。常用量按 200~800 mg/kg·d 计算,静滴,每日 1 次,连用 3~5 天。

(3) 抗生素

及时有效地控制伴发感染对重型药疹至关重要。原则上宜选用一些相对而言较少致敏且抗菌谱较广的抗生素,如第三代头孢菌素、红霉素、林可霉素、磷霉素等。但需要注意的是药疹患者原已处于敏感状态,即使采用与敏感药物在结构上完全不同的药物,亦可能诱发新的过敏反应。因此,如患者一般情况较好,且无任何伴发感染的迹象,可不必动用抗生素。

(4) 调整好血容量及电解质平衡

根据皮损渗液情况、尿量及进食情况及时调整补液量,成人一般为 2 000~3 000 ml/d。定期测定血钾、钠、钙、磷、氯化物,如有异常及时纠正。酌情输新鲜全血、血浆或白蛋白,既可维持一定的胶体渗透压,又可提高机体抗病能力。

为了调节机体的代谢功能,可酌情给予能量合剂(三磷酸腺苷 10~20 mg、辅酶 A 50 U、维生素 B₆ 100 mg、肌苷 200 mg、胰岛素 4~8 U、10% 葡萄糖液 200 ml)静脉滴注,每日 1 次。

(5) 血浆置换(plasma exchange)

在不影响正常血循环前提下除去患者体内含有异常物质的血浆,等量回输正常血浆,以控制病情发展。通常隔 1~2 日置换 1 次,共 3~5 次。注意进出液量平衡,防止心肺衰竭。

(6) 对内脏损害做相应处理

根据受累脏器情况及时予以治疗。

(7) 局部治疗

1) 皮肤损害

如无渗液糜烂,可外扑 5% 硼酸的扑粉,每天 3~4 次,不仅扑在皮疹上,床单上也应撒满扑粉,以利皮疹的保护、散热、干燥、消炎和止痒;如有糜烂渗液,可用生理盐水或 3% 硼酸水湿敷。根据渗液程度,采用间断性或连续性湿敷;待急性炎性反应减退,渗出减少,可改用 0.5% 新霉素氧化锌糊剂,或用 0.5% 新霉素软膏油纱布敷贴,每天更换 1 次;如皮损完全干燥、脱屑,可搽单纯乳膏,直至痊愈为止。

2) 眼损害

用 3% 硼酸水或生理盐水清洗,清除炎性渗出物,每天早晚各 1 次;用醋酸氢化可的松滴眼液,每天 4 次;晚间睡眠前搽硼酸眼膏或氢化可的松眼膏。对眼黏膜损害的治疗与护理必须重视,否则有可能引起视力减退、眼睑粘连,甚至有失明危险。

3) 口腔及外生殖器黏膜损害

用硼酸液清洗,每天 2~4 次。口腔还可用复方硼砂液或碳酸氢钠液漱口,每天数次,外搽口腔溃疡涂膜或撒青黛散、珠黄散;如有念珠菌感染,外搽制霉菌素涂剂。外生殖器黏膜损害还可外搽黏膜溃疡膏等。

21.11 预 防

21.11.1 制药公司(厂)方面

(1) 把好产品质量关

不少 ADR 的发生与其药物制剂中的杂质有关,如能加以提纯,其致敏的危险性当可大大减少。此外,某些添加剂、赋形剂亦有可能增加发生 ADR 的风险,如能采用质量较好的添加剂、赋形剂,当可提高药品制剂的安全性。

(2) 做好市场调研

有些新研制药物通过不同国家、地区或人群的广泛长期应用,有可能会出现新的问题,厂方研究人员有必要与临床医务人员紧密合作、相互沟通,以期及时发现问题、解决问题。

21.11.2　ADR 的监测方面

　　1989 年我国正式成立国家 ADR 监测中心,通过自发呈报、医院集中监测、病例对照研究、前瞻性对比调查、记录联用和记录应用等方法对 ADR 进行监测。1997 年 10 月,我国已成为 WHO 国际监测合作计划参加国的正式成员。ADR 的监测工作在我国已逐步向系统化、制度化轨道迈进。

21.11.3　医务人员方面

　　在每次处方前详细询问患者本人及家族过敏史。

　　严格掌握用药指征,切忌无的放矢、滥用药物。

　　熟悉所有药物的药理特性及其化学结构,以防交叉过敏。

　　用药期间注意各种 ADR 的预警表现,如皮肤瘙痒、发热、全身不适、皮疹等。一旦出现,应及时停药观察。

　　对已发生过 ADR,特别是过敏反应者,应在其病历卡上标明反应日期、类型及致敏药物,并嘱患者以后到任何一科就诊时主动将药敏史告诉主治医师。

21.11.4　患者方面

　　一旦患病,应及早到医院就诊,切勿轻信媒体上或马路边的一些不实宣传,乱投医、乱用药,以免延误病情。

　　有了小伤小病时,不要随便用药,无论是家庭常备药或到药房自购柜台药品,都必须对所用药品比较熟悉,正确应用。

　　用药过程中如遇突然发生的各种不适表现,应及时停用所服药物,并及早到医院有关科室就诊咨询。

(王侠生)

第22章 红斑、丘疹、鳞屑性皮肤病

目 录

第 22 章

红斑、丘疹、鳞屑性皮肤病

本章所介绍的疾病是一组病因不明,以红斑、丘疹和鳞屑为主要临床表现的皮肤病。包括银屑病、类银屑病、单纯糠疹、玫瑰糠疹、扁平苔藓、剥脱性皮炎等。除红斑、丘疹和鳞屑外,偶可有水疱、脓疱等损害。该类疾病虽然发病原因尚不清楚,诱发因素各异,属于本质不同的疾病,但临床形态学上都共同具有红斑、丘疹和鳞屑的一些表现,所以习惯上仍将这些疾病统一归类于该章中论述。

22.1 银屑病(psoriasis)

银屑病是一种常见的原因不明的最具代表性的红斑、丘疹、鳞屑性慢性炎症性皮肤病。

银屑病又名牛皮癣。19 世纪以前人们将银屑病与麻风相混淆,并将银屑病患者隔离。1809 年 Robert Willan 首次精确地描述了银屑病,但直到 1841 年 Hebra 根据银屑病的特征,才将银屑病从麻风中区分开。1879 年 Heinrich Koebner 描述了银屑病的同形反应现象。祖国医学称银屑病为"白疕",在《外科大全》中记述:"白疕,肤如疹疥,色白而痒,搔起白皮";《医宗金鉴》中称:"白疕,之形如疹疥,色白而痒多不快,固由风邪克皮肤,亦由血燥难荣处"。除白疕外,尚有干癣、松皮癣、风癣等名。

【发病情况】

(1) 患病率

银屑病发病率的报道极少;不同人群银屑病的患病率有较大差异。本病在自然人群中的发生率为 0.1%~3%。丹麦法罗群岛为 2.84%;欧洲人群的患病率较高,平均约 2%;亚洲较低,日本为 0.2%~1%之间。我国据 1984 年 23 个省市自治区 49 个调查点抽样调查,总患病率为 0.123%,北方高于南方、城市高于农村、男性高于女性。2010 年我国 6 个不同地域的城市(太原、淄博、焦作、廊坊、西昌及海拉尔)调查的银屑病总患病率为 0.47%。

(2) 发病年龄

任何年龄均可发病,以 20~30 岁和 50~60 岁为两个发病高峰期。国外文献报道有出生时即有本病的,称为先天性银屑病。女性发病较早,在儿童期和 19 岁以前发病的女性占多数(占女性总病例的 45.3%,而男性仅占男性总病例的 20.9%),但以后发病的则以男性较多。平均发病年龄男性 28 岁,女性 24.6 岁。

(3) 季节关系

大部分为冬季型,少数在其他季节发病。部分病例早期有明显季节关系,但久病后皮损则常不退,与季节关系变得不明显。

【病因及发病机制】

(1) 遗传

目前已确认银屑病系一种多基因遗传性皮肤病。文献报道有家族史的占 30%~90%,国外大多为 30%左右,国内报道为 11%~20%左右。

HLA-C 是 MHC 区域内与银屑病发病高度相关的易感位点。寻常型银屑病常见 HLA-Bw17 和 HLA-B13 增高。这两种抗原阳性患者家族中银屑病的患病率较高。关节病型银屑病中 HLA-BW17 和 HLA-B13 不高,但 HLA-B27 可增高。在非 MHC 区域,IL12B、IL23R 和 TRAF3IP2 等基因与银屑病的易感性显著相关。近年来利用全基因组关联分析方法已发现许多与银屑病相关的易感基因或位点。对全基因组关联研究进一步进行 meta 分析或全基因组扫描,已确定 20 余个新的银屑病易感基因位点,主要包括PSORS1－9、IL－12B、IL23A、IL23R、LCE3B/3C/3D、TNFAIP3、TRAF3IP2、ERAP1、ZNF313、NFKBIA、PTPN22 等。

(2) 免疫

本病是 T 细胞介导的炎症性皮肤病。在基因遗传和外界环境的共同作用下,促使机体发生炎症反应。主要表现为细胞免疫功能偏低,淋巴细胞转化率和自然玫瑰花环形成率显著低下,皮肤迟发性变态反应减弱。体液免疫的变化则各家意见不一,大多数研究者报道血清 IgA、IgE 升高,IgM 降低。目前研究认为银屑病发生的免疫机制为:患者皮肤中的树突状细胞、角质形成细胞、肥大细胞和巨噬细胞活化后产生各种细胞因子(IL－1、6、8、17、22、23;INF－γ;TNF－α等),刺激 T 细胞增殖分化为不同的细胞亚群,活化的不同 T 细胞如 Th1/Th17 等再分泌上述各种细胞因子作用于角质形成细胞、内皮细胞、炎症细胞等导致细胞与细胞因子间的相互循环作用,致使皮损的发生和持续。

(3) 感染

细菌感染可以诱发或加重银屑病。部分病例发病前有咽喉感染史;链球菌感染主要引起点滴状银屑病,特别是儿童为多。这些由细菌感染激发者用抗生素或清热解毒的中药等治疗往往有效。扁桃体摘除后皮损可明显好转或消失。HIV感染合并银屑病患者,银屑病病情比一般人群为重。

(4) 精神因素

主要由精神紧张引起,可以发生在银屑病初发时,也可以使原有的银屑病加重或转型。我们曾见 1 例 32 岁男性,皮损原局限于头皮及膝关节伸面,一日在海上捕鱼遇 10 级台风,彻夜搏斗,次晨即遍体泛发点滴状银屑病。

(5) 内分泌因素

主要与妊娠、分娩、哺乳及月经有关。大部分病例妊娠时皮损减轻或全消,但也有部分病例在妊娠时发病或使皮损加剧,少数患者在月经期前后皮损加重。有时与低钙血症有关。

(6) 外伤

3%患者在外伤后发病,主要为擦伤、跌伤,也有发生于手术伤口或瘢痕疙瘩边缘的。

(7) 饮食

本病与饮食似无特殊关系,饮食控制对本病无效。战时本病亦无增减。文献报道战时在日本集中营中有 13 例本病患者,8 例好转,释放后 5 例无恶化。有人报道德国第一次世界大战时本病几乎全部消失,认为是低脂饮食之故,但 Langer 1957年报道二次大战时饥饿使本病发病率及严重度增加。目前认为饮酒、吸烟、肥胖与银屑病有一定的相关性。

(8) 药物

目前认为有些药物可以诱发或加重银屑病。主要包括 β 肾上腺受体阻滞剂、抗疟药、锂剂、非甾体抗炎药等,但相关机制不清。

(9) 代谢障碍

目前认为银屑病患者中代谢性疾病(代谢综合征)发病率增高,表明两者有相关性。银屑病患者比普通人群更容易患代谢综合征,其风险随着银屑病严重程度而增加。主要表现为肥胖、高血压、血脂高、高血糖、心血管疾病等。有研究表明,关节病型银屑病(PSA)是一种全身性疾病,可以累及冠状动脉和心脏,比一般银屑病患者发生代谢综合征的频率高。

【临床表现:皮肤损害】

在临床上主要有 4 种类型:寻常型、脓疱型、关节病型和红皮病型。此外,尚有脂溢性、湿疹样、疣状、光敏性、反转型及尿布银屑病等,这些或为寻常型银屑病中的亚型。

(1) 寻常型银屑病(psoriasis vulgaris)

最为常见,基本损害初起为红色丘疹或斑丘疹,自粟粒至绿豆大,上覆成层银白色鳞屑。鳞屑在进行期较薄,在稳定期较厚。在损害的中央部分鳞屑附着较牢固。将鳞屑刮除后,其下为一红色发亮的薄膜,称薄膜现象。轻刮薄膜即可出现散在的小出血点,呈露珠状,称为点状出血现象(Auspitz 征)。损害边界清楚,皮损周围有一0.2~0.5 cm 宽的淡色晕(Woronoff 环),该处皮肤外观正常,但皮肤毛细血管已弯曲而不正常,对紫外线红斑反应和对药物刺激反应均减弱,无合成前列腺素 E_2 的能力。皮损处出汗减少,皮损消退后仍持续一段时期而不会立即恢复正常。

损害呈点滴状散布身体时称为点滴状银屑病(psoriasis punctata, P. guttata)。较常见于儿童,特别是扁桃体炎后发病者。如皮损较大,成圆形扁平斑片状,形如钱币,称为钱币状银屑病(P. nummularis)。若皮损继续扩大,邻近的损害相互融合,形成大片不规则地图状的损害,称地图状银屑病(P. geographica)。当损害中央消退或痊愈则呈环状,偶亦可排列呈带状。损害一般数目较多,分布广泛,呈对称性,身体各部均可发生,但好发于头皮、肘、膝及肢体伸面和臀部。少数病例皮损长期局限于某一部位,如头皮、外阴、小腿等处。少数患者皮损有糜烂和渗出,干燥后成污褐色鳞屑和结痂,并重叠堆积,状如蛎壳者称为蛎壳状银屑病(P. rupioides)(彩图22-01)。

按病情的发展,本病又可分为进行期、稳定期和退行期。进行期为急性发作阶段,此时可有同形反应。当炎症停止发展,皮损无新发,处于静止状态,称稳定期。当损害变薄,红色变淡,直至皮损消失,留有色素减退或色素沉着斑,称为退行期。有时一面有新疹发出,一面在消退,表明病情波动,这时应根据整个皮损的发展趋势来判定。

1) 不同部位的皮损可有不同表现

头皮:大片损害覆厚屑,头发成簇,无秃发。损害可扩展至前发际外,侵及前额数厘米,间或为点滴状损害上覆厚屑,散在分布于头皮。偶尔整个头皮有弥漫性干性脱屑性红斑。典型银白色鳞屑不明显,有时覆有黄色厚痂酷似脂溢性皮炎。

面部:可表现为一般点滴状,或呈脂溢性皮炎样,或呈蝶状,似红斑狼疮。因每日洗面,故鳞屑不多,屑薄或无屑。

小腿:皮损可带紫色,易浸润肥厚,伴有苔藓样变,酷似慢性湿疹,这种损害顽固难治。

掌跖:可为点滴状角化过度性损害,上覆白色或灰白色鳞屑,或为大小不一、边缘清楚的脱屑性斑块,常伴皲裂。有时表现为弥漫性掌跖红斑角化症。

屈侧型:又称反转型,占本病的2.8%~6%,累及腹股沟、腋窝、乳房下及其他皱襞部位。由于这些部位多汗、摩擦,容易造成浸渍、裂隙,改变了原有面貌,然而皮损边界清晰常是诊断的依据之一。

2) 黏膜损害

部分病例(10.38%)黏膜亦可受累,常见于龟头、口唇及颊黏膜(彩图22-02)。龟头示边缘清楚的红色斑片,附薄屑或无鳞屑;口唇唇红可有银白色鳞屑性斑片;颊黏膜及上腭有灰黄色或乳白色环形斑片。极少数可发生眼部病变,如睑缘炎、结膜炎等。文献报道膀胱镜检查发现有膀胱黏膜损害,关节腔镜检查发现有关节滑膜损害。

3) 甲病变

占30.35%,尤以非寻常型银屑病多见。病甲数目从一个到数个,甚至全部指、趾甲受累,严重度亦轻重不一,最常见的是甲板的点状凹陷。其他可有色泽改变、甲下角化过度、甲剥离、甲板变形甚至毁损等。

4) 同形反应(isomorphic reaction 或 Koebner phenomenon)

在局部外伤部位如创伤、抓伤、手术切口、日晒、接种或在原先存在的皮肤病(如脂溢性皮炎、尿布皮炎等)上发生银屑病损害,称为同形反应。有人观察255例,其中47%在病程中有此反应。一般在受损伤后3~18天(通常为10~14天)发生皮损。常在急性、活动性、进行期发生,此时治疗应小心,不宜用强烈刺激性药物,也不宜采用紫外线照射治疗。环状损害的愈合中心常不引起此反应;外伤必须同时损及表皮及真皮乳头层才可能引起此反应。

(2) 脓疱型银屑病(psoriasis pustulosa)

较少见,占银屑病患者的0.77%。临床上分两型:

1) 局限性脓疱型银屑病

可分为掌跖脓疱病和肢端脓疱病(连续性肢端皮炎)两种。这两种病不相互排斥,在同一患者中,在相同时间或不同的时间可以看到两者同时存在。

A. 掌跖脓疱病(palmoplantar pustulosis)

又称掌跖脓疱型银屑病(Barber型)。主要见于 40~60 岁成人,女性稍占优势。无种族、地理或职业上的区别。皮损惯发于掌跖部,常对称分布。手掌皮损以大、小鱼际处为主,较少累及掌中央或掌远端。跖部好发于足弓和在足弓水平上足的内侧或外侧,足跟的侧面或后面,常扩展到足跟的侧面。跖远端很少累及。指、趾亦罕见受累。指、趾蹼和指、趾甲不受累。

原发损害是局限于边界不清的红色鳞屑性斑片基底上的角层下或表皮内脓疱或水疱,后者常于几小时内迅速变为脓疱,疱的直径 2~8 mm,新鲜时呈黄色,以后变黄棕色,经 2~3 天至 2 周,脓疱即干燥结痂,变成褐色鳞屑而脱落。继之新的成簇脓疱又相继出现,往往最常发生在斑片的边缘,亦可发生在正常皮肤上,但很快被红斑和鳞屑围绕。脓疱反复发生,以致同一斑片上可见脓疱和结痂等不同期的损害。病情稳定时掌跖以潮红脱屑为主,有时干裂疼痛,但常呈周期性急性发作。如此反复不已,日久掌跖皮肤增厚、发红,表面有大量鳞屑剥落,酷似寻常型银屑病。

掌跖脓疱病常伴有前胸壁骨及关节炎,表现为肋、锁、胸关节的非特异性炎症和过度角化,称之为胸、肋、锁骨肥厚(sterno-costo-clavlicular hyperostosis)或前胸壁综合征。以日本为多见,占 9.4%。

B. 肢端脓疱病(acropustulosis)

又名连续性肢端皮炎(acrodermatitis continua),好发于指、趾部,以无菌性脓疱为特征。好发于中年人,女性较多见。常于局部创伤或感染后发病。损害初发于一个指或趾的末节背侧皮肤,尤其是甲周。可停留在初发部位,或缓慢发展,逐渐向近端蔓延,或在数日至 1~2 年后其他指、趾相继受累,并扩展到掌、跖、手足背、腕、肘部,甚至泛发全身。原发损害为水疱及无菌性小脓疱,可反复出现。常伴有甲病变,甲床和甲基质的脓疱形成导致甲变形、萎缩或分离、脱落。指、趾骨也可发生变化,远端指趾骨的骨质溶解,偶尔症状明显的滑膜炎可见于末端甚至近端指趾间关节。常伴沟状舌或地图舌。大面积皮损且病情活动时可有灼热、灼痛感,并可有寒战、发热、肝脾肿大、白细胞增高等表现。

2) 泛发性脓疱型银屑病(generaliged pustular psoriasis, GPP)

少见。Ingram 观察的 1 625 例银屑病中仅 3 例为本型,占 0.18%。我们观察的 4 276 例中有 24 例,占 0.56%。发病年龄最小的 3 岁,最大的 72 岁,但通常为中年。此型常伴有沟状舌,舌症状的轻重与皮疹及全身症状相一致。其起病方式有两种:① 先有发病较早的寻常型银屑病,数年后因妊娠、感染、糖皮质激素等因素影响发展而成;② 寻常型银屑病起病较迟,常不典型,呈肢端或屈侧型,此型可很快自行发展成全身泛发性脓疱型银屑病。

临床上可有下列 5 类情况。

A. 急性(von Zumbusch pattern)

两性均可累及,其中男性多见、发病年龄老幼均有,据上海华山医院皮肤科资料,70% 在 25 岁以内发病。起病迅速,寻常型斑片突然发红,绕有红晕,皮损上很快出现 2~3 mm 大小的黄色浅表性脓疱。原正常皮肤处亦可发红,有脓疱发出。在 24 小时内原有的寻常型损害的中央部位亦有脓疱。有的脓疱融合成 1~2 cm 直径的“脓湖”。在发脓疱前 1~2 天可有发热、乏力、关节痛和烧灼感等前驱症状。发疹期可一直有发热等全身症状。皮损可呈周期性反复发作,并进行性加剧。对一般治疗效果不佳。

B. 环形(annular pattern)

环形红斑上常有脓疱,皮损呈环形向外扩展,中央可渐趋好转。病情反复,迁延时日,常呈亚急性病程。

C. 婴幼儿泛发性脓疱型银屑病(juvenile & infantile GPP)

比较少见。50% 患儿起病于 10 岁以前,25% 起病于 1 岁以内,男孩多于女孩(3:2)。30% 患儿曾有尿布疹、脂溢性皮炎或尿布银屑病史。皮疹以弥漫性红斑基础上现泛发性粟米大小脓疱为主,常呈环状排列。皮疹可周期性发作。有时伴有低热,全身症状轻微。预后较成人为佳。

D. 局限形(localized pattern)

脓疱局限于寻常型银屑病皮损上或者边缘,一般是由于局部外用刺激性药物所致。

E. 孕妇泛发性脓疱型银屑病(GPP of pregnancy)

多发生在妊娠中、晚期,有时在产褥期,怀孕 6 个月以前很少发病。病程可持续至婴儿出生和生后几个星期。临床特征与急性或亚急性泛发性脓疱型银屑病相似。全身症状可甚严重,可因心力衰竭、体温调节障碍或肾功能衰竭而死亡。近年来多认为本型即以往所称的疱疹样脓疱病。

(3) 关节病型银屑病(psoriasis arthropathica)

银屑病患者中有 5%~30%患者伴有关节炎的症状。银屑病在多发性关节炎中比在正常人中多 2~3 倍,但在乳胶试验(Waaler-Rose test)阳性的类风湿关节炎中并不比正常人群中多见,乳胶试验阴性的关节炎在银屑病病程中较多,但有学者从总人口的调查未能证实两者之间的关系。银屑病中乳胶试验阴性关节炎的临床表现:

1) 非对称性少数关节炎(asymmertic oligoarticular arthritis)

单个关节或少数关节受累,不对称,以远端指、趾骨间关节、近端指、趾骨最易受累,可伴腱鞘炎,患指肿胀呈腊肠型;也可累及髋及膝关节。

2) 远端型关节炎

以远端指、趾间关节炎为仅有或特殊的临床表现(彩图 22-03)。远端指、趾间关节红肿、畸形,常从足趾开始,以后累及其他关节。常为非对称性,男性较多见。指、趾骨无尺侧偏斜,部分患者关节固定在屈曲位,疼痛较类风湿关节炎为轻。常伴有甲营养不良变化。

3) 毁形性关节炎

较少见,多侵犯手、足多个小关节以及脊柱和骶髂关节。关节炎症状进展较快,特征为进行性关节旁侵蚀,以致骨质溶解,伴有或不伴骨质性关节强硬,可酷似神经病变性关节病。男女均可受累,此型关节病常严重而广泛,多伴发于脓疱型和红皮病型。

4) 类风湿性关节炎样关节炎

与类风湿关节炎难以区别。呈现类风湿关节炎的常见临床征象,如晨起僵硬、近端手指关节梭形肿胀、向尺侧倾斜、类风湿小结节和血清中类风湿因子阴性;但也有表现为类风湿因子阳性者。与类风湿关节炎相比,本病较轻,损害较不对称,

脊柱损害多见,女性好发。

5) 脊椎炎和骶髂关节炎

累及脊椎和(或)骶髂关节,但也可同时伴有周围关节炎。脊椎受累的症状有:背痛、骶髂痛、腰活动受限、腰脊椎前凸丧失、胸膨胀减少和颈活动受限。患者 HLA-B27 阳性。银屑病脊椎炎与一般强直性脊椎炎不同之处:① 虽有肯定的放射学改变,但主觉症状和客观体征极轻微或缺如;② 在没有骶髂关节炎的情况下可发生韧带骨赘;③ 韧带骨赘为非边缘性和不对称性,而在一般强直性脊椎炎中为对称性和边缘性。

X 线变化与类风湿关节炎相似,常见的 X 线表现为:软骨消失、关节面侵蚀、关节间隙变窄、软组织肿胀、骨质疏松和囊状改变等。

(4) 红皮病型银屑病(psoriasis erythrodermia)

占银屑病患者的 0.98%。临床有两种:

一种可由慢性银屑病发展而成,常由局部治疗的不良反应所诱发。几乎全身皮肤受累,但其间常有边界清楚的小片正常皮肤存在,称为皮岛。可保留有银屑病皮损的特征。瘙痒和淋巴结肿大不明显。治疗后常可减轻至原来银屑病状态,预后良好。

另一种属于"不稳定"银屑病,可由急性细菌或病毒感染、变态反应、用强烈刺激的外用药物(如芥子气、焦油、水杨酸等)及服用抗疟药和糖皮质激素等诱发。关节病型和全身性脓疱型易转变为本型。原银屑病的损害特征消失,全身皮肤受损,瘙痒较严重。病程漫长或病情剧烈,常复发,预后不佳。

红皮病型银屑病常伴发热、畏寒、头痛、不适等全身症状,尤以"不稳定"银屑病的患者中多见而严重。多处淋巴结可肿大,白细胞计数可增高。

以下介绍几种比较少见的特殊表现的银屑病。

(5) 脂溢性银屑病(sebopsoriasis)

皮损形态介于银屑病和脂溢性皮炎两者之间,呈黄红色,边界较不清晰,覆有油腻性鳞屑。常位于皮脂溢出部位(鼻翼沟、眉部、头皮等处)。躯干部暗红色毛囊性丘疹,以后可相融成图案形红斑鳞屑性损害或花瓣样斑块。周边覆有鳞屑。在皱褶区域的损害呈大片红色斑片。脂溢性银屑

病损害可同时伴有典型的寻常型银屑病损害,也可不伴寻常型损害而单独存在。有时在头皮部初起似脂溢性皮炎,损害境界不甚清晰,但以后可发展为典型的银屑病损害。这些都称为脂溢性银屑病。脂溢性银屑病损害如单独存在,而不同时伴有寻常型皮疹时,有时在临床上不易与脂溢性皮炎区别。这时可用活组织检查鉴别之,银屑病表皮内一般无海绵形成,而脂溢性皮炎则有海绵形成。

（6）**湿疹样银屑病**（eczematous psoriasis）

临床上有两种类型:一种表现为钱币状湿疹或慢性手部皮炎,数年后发展为典型的银屑病;另一种是银屑病患者身上同时有湿疹样表现的损害,后者单独检查时不能诊断为银屑病。表现为钱币状湿疹者用抗湿疹治疗或无效或停药后立即复发。临床疑为接触性皮炎、常对数种斑贴试验阳性者,以后再做斑贴试验则呈阴性反应,认为原先是由于皮肤处于受激状态。这些患者做全身皮肤仔细检查时,若发现典型的头皮银屑病,或耳后或耳道内边界清晰的红斑鳞屑性银屑病损害,或指甲营养不良或点状凹陷时可诊断为湿疹样银屑病。亦有损害有部分像银屑病的,例如湿疹样损害其境界清晰,斑块不覆鳞屑而呈湿疹样;手和（或）足慢性接触性皮炎也有形态学上提示银屑病之处:手掌斑块到腕部为止,境界清晰,搔之有白色脱屑。

（7）**疣状银屑病**（verrucous psoriasis）

较为少见,一般在寻常型银屑病数年后发生。发生疣状损害的原因不明,有认为系在外界因素（脓球菌感染,外用药使用不当等）影响下机体反应性发生变化之故。疣状损害一般常见于下肢,特别是小腿,但也可见于躯干、头皮及其他部位。除疣状皮损外,尚有典型的寻常型损害,并可见有关节和指甲改变。

（8）**光敏性银屑病**（photosensitive psoriasis）

银屑病绝大多数为冬季型,秋冬季节发病或加重,夏季缓解,照日光或人工紫外线后可使皮损好转或消退。但有少数患者与此相反,为夏季型,于春夏季节发病或加重,冬季缓解,受光后可致银屑病皮疹加重。光敏性银屑病主要见于成人,患者年龄多较大,且其发病率随年龄的增加有上升趋势。可在发病时即为光敏性,但大多数病例是在数年后产生光敏性。从曝晒日光到皮损激发的间隔时间一般为 1~3 天。皮损多累及面部、小腿及手背等暴露部位。

（9）**尿布银屑病**（napkin psoriasis, diaperpsoriasis）

又称银屑病样尿布皮炎或婴儿银屑病。病因不明,有认为系尿中的尿素分解时产生的氨类刺激皮肤引起的变态反应,有认为与遗传素质有关。多在出生后数日至 9 个月内发病,尤以 2 个月左右发病为多,无性别差异。臀部及股部等接触尿布的隆起部位首先发疹,腹股沟及臀间等凹陷部位亦可受累。损害大小不等,呈圆形、卵圆形或地图形暗红或红褐色斑块,可相互融合,边界较清晰。上覆银白色层层堆积的细薄鳞屑,斑块的周围可有卫星状粟粒至绿豆大小的银屑病丘疹。这种皮疹可亦蔓延至躯干、四肢及头皮等。皮损广泛者偶可发展为红皮病。少数患者指、趾甲可呈点状凹陷或嵴状隆起。个别患者可有地图舌。一般无瘙痒或疼痛等自觉症状。

【临床表现:脏器病变】

银屑病患者除上述皮肤损害外还可伴有肝、眼、胃肠道、心血管和肾等脏器病变。

（1）**肝损害**

可由某些治疗药物引起,如甲氨蝶呤、氨基蝶呤、维 A 酸、PUVA 等;也可由银屑病本身引起。我们对无肝炎病史、检查前也未用过免疫抑制剂的银屑病住院患者做过两次肝脏情况的研究,第一次在 1963 年发现,106 例患者马尿酸试验（静脉注射法）中结果低下特别明显者占 61.3%,非寻常型尤其如此,不但发生率高,且其均值亦更低。体检肝大者占 13.8%,超声波检查有异波者占 18.75%,对照组无一例有异波。部分患者 TTT、CCFT 阳性,GOT、GPT 和 BSP 均在正常范围。第二次 1987 年对 80 例患者做肝功能检测,有 1 项或 2 项指标异常者占 27.5%,其中 6 例做 HBsAg 检测均阴性。提示肝损害由银屑病本身引起。Zachariae 对 47 例用甲氨蝶呤之前的银屑病患者和 40 例健康对照组作肝活检,以及 Nyfors 等将 123 例银屑病甲氨蝶呤治疗前的肝活检与 Hilden

等的 503 例死于车祸者的肝活检比较,发现银屑病患者肝脏病理性发现更常见,主要为肝脂肪变性、门静脉周围炎和局灶性坏死。Konulaxon 报道马尿酸试验低下在银屑病进行期较多见,皮损痊愈或好转后可恢复正常。Micanek 等也发现肝解毒功能低下与银屑病的病期长短及皮损面积大小有关。肝脏损害显然与银屑病的严重度有关。这些资料都证实本病患者确实存在着肝脏的改变。为什么银屑病患者用免疫抑制剂后易出现肝损害,也可能因该病患者早已有肝脏改变之故。

(2) 眼病变

国外报道 10%的银屑病患者有眼病变。眼病变在非寻常型中发生率较高,眼病变与银屑病病程长短无关,而与病情严重度有关。非特异性结膜炎是最常见的银屑病眼病变,可导致泪腺管开口阻塞而致眼干燥。眼睑缘可有红斑鳞屑结痂性损害,一般多发生于皮损严重、较广泛的患者,通常称为"鳞屑性睑缘炎(squamous blepharitis)";角膜可有多种病变,角膜-巩膜缘处上皮细胞可聚集成结节状赘生物,绕以小片角膜混浊。结节的表面可糜烂。角膜的下部可有局灶性上皮下浸润;角膜中央可有角膜基质混浊;深部角膜混浊为永久性,但较浅的混浊在银屑病缓解时可消退。还可表现为晶状体混浊、屈光不正、虹膜睫状体炎、青光眼、视网膜中心性视网膜炎、视网膜剥离和黄斑区陈旧性色素斑等。

(3) 消化道

银屑病可累及唇红部、舌、颊黏膜等口腔部位及胃肠道。唇红部损害可有菲薄的银白色鳞屑。颊黏膜及上覆有灰黄色或白色环形斑片,上无鳞屑覆盖。口腔损害以红皮病型和泛发性脓疱型为多见,舌可表现为地图舌,以脓疱型患者较多见。中国台北和平医院和台湾大学医院对银屑病患者行胃内镜检查,2/3 以上患者在活动期有异常发现,以糜烂性胃炎为最常见,少数为肥厚性胃炎。当皮损消退时内镜发现亦见好转。小肠功能测定 D-木糖排泄和乳糖耐量试验,两者均异常,且与病期及皮损广泛程度有关。谷胶(gluten)过敏性肠病或乳糜泻可引起银屑病样皮损。热带口炎性腹泻或胃切除后综合征引起的吸收障碍也可引起

银屑病样皮损,但吸收障碍怎么会引起银屑病样损害的,目前尚无法解释。

(4) 心血管及血黏度

心血管系统是银屑病最常受累的系统之一,患者中高血压及冠心病发生率较正常对照高 10 倍以上。银屑病患者血液流变学检测,发现高、低切变全血黏度,高、低切变全血还原黏度和血浆黏度都显著增高,纤维蛋白原含量也显著增高。上述变化与皮损面积及病程长短有关,治疗后原先异常的指标有正常化趋势。银屑病患者血小板聚集性也显著增高。

(5) 肾病变

银屑病患者可有肾损害,如肾小球肾炎、肾病综合征。银屑病好转或痊愈时肾病也随之好转或缓解,两者密切相关。文献报告本病患者可有血尿酸升高而发生痛风症状及尿酸排泄增多而发生尿酸性肾结石。

【临床表现:特定患者之特征】

儿童及老年银屑病的特征如下。

(1) 儿童银屑病

儿童期发病者较少,以女性较多。全国 1984 年银屑病流行病学调查中初发年龄在 14 岁以下的男女之比为 1:1.6。男性在 14 岁以前发病的占 11.86%,女性占 21.32%。女性发病较早可能与女性发育较早有关。家族史阳性者比成人患者多。诱发因素以感染较常见,多为感冒、扁桃体炎等上呼吸道感染,而成人患者则以精神因素为多见。临床类型以寻常型为最多见,在非寻常型中以脓疱型较多,而成人则以红皮病型较多。初发部位以四肢较多,成人以头皮最多。初发于四肢者儿童以上肢较多,成人下肢较多。儿童银屑病中黏膜损害罕见,甲病变占 10%,比成人的 19.7%减少一半左右。关节症状也明显少见,未见有关节畸形者。病程发展比成人银屑病轻。

(2) 老年银屑病

据 1984 年全国银屑病流行病学调查,老年男性患者占男性患者总数的 11.47%,老年女性患者占女性患者总数的 5.4%。Gligona 1989 年报道老年银屑病占总银屑病住院人数的 12%~25%,其比例比我国更高。据复旦大学附属华山医院皮肤科

资料,老年银屑病男女之比为 3.1：1,以男性为多。家族史阳性者较少见,占 7.3%。诱发因素以饮酒等饮食因素较常见。临床类型中非寻常型明显增多,占 7.3%。有甲及黏膜受累者常多于成人或儿童组。但老年发病者未见有黏膜和关节病变,甲损害也明显减少。老年银屑病并发症多,特别是心血管及消化系统并发症多见。肿瘤发病率亦高,占 6%,而恶性者占 3.7%。治疗效果差,且药物副反应亦较易发生。

【组织病理】

病理变化根据病期、皮损类型、部位和治疗的影响有所不同。

(1) 典型银屑病

角化不全,常伴有角化过度,在疏松的角化不全细胞间夹杂着空气间隙,以致临床上鳞屑呈银白色。

颗粒层变薄或缺如,在角化不全明显处尤为显著,为表皮增殖的结果。

表皮突呈规则性向下延伸,其下部增厚。

真皮乳头延长,并有水肿和毛细血管扩张。

乳头上方的表皮层变薄,基底细胞可有轻度海绵形成,甚至空泡形成和水肿变性。

白细胞由乳头血管顶端逸出,入侵乳头上方的表皮。早期为单核细胞,以后有中性粒细胞移行,并在表皮内、通常在角化不全的角层内形成 Munro 微脓疡。在活动性银屑病尚可见有少数海绵状脓疱(spongiform pustules of Kogoj)。

真皮中有轻度至中度的淋巴细胞浸润,并偶有组织细胞浸润。

电镜下可见角化形成和成熟不完全以及表皮生成增快的变化,张力原纤维形成减少,桥粒减少,有丝分裂增加。外面几层细胞保留细胞核、线粒体和胞质内网状结构。

用末端标记技术(TUNEL, terminal deoxynucleotidyl transferase-mediation dUTP-biotin nick end labelling)研究寻常型银屑病不同阶段皮损表皮变化,结果是早期鳞屑性丘疹表皮角质形成细胞凋亡发生率最高,进行期斑丘疹及融合性斑块依次递减,表皮过度增殖改变与其相反,提示银屑病皮损表皮组织改变始发于角质形成细胞凋

亡率增多,继而出现角质形成细胞过度增殖。

(2) 脓疱型银屑病

本型海绵状脓疱较大(Kogoj 微脓疡),其他表皮变化与寻常型相似,但角化不全和表皮突的延伸较轻。真皮炎症浸润较重,主要是淋巴细胞和组织细胞,有少量中性粒细胞。

(3) 红皮病型银屑病

除银屑病的病理特征外,其变化与湿疹相似。毛细血管扩张,真皮水肿和细胞浸润显著,可有明显片状海绵形成。

(4) 脂溢性银屑病

规则的银屑病样表皮增生,角化不全,颗粒层变薄,表皮中(包括角化不全区)有中性粒细胞入侵。真皮血管显著扭曲,血管周围有炎症细胞浸润。与脂溢性皮炎不同者银屑病表皮内无海绵形成,而脂溢性皮炎则有,且在填塞的毛囊漏斗的边缘有角化不良和含有中性粒细胞的鳞屑结痂,表皮增生不规则,表皮突长短不一。

(5) 湿疹样银屑病

示非特异性湿疹样组织象。

【诊断】

寻常型银屑病根据好发部位、层层的银白色鳞屑、薄膜现象、点状出血等容易诊断。

脓疱型银屑病主要特点是在寻常型银屑病基础上出现多数小脓疱,且反复发生。

关节病型银屑病常与寻常型或脓疱型银屑病同时发生,大小关节可以同时发病,特别是指关节易发病。关节症状的轻重随皮损的轻重而变化。银屑病缓解时,关节症状亦随之减轻,甚至消失。

红皮病型银屑病皮肤弥漫性发红、干燥,覆以薄鳞屑,有正常皮岛,有银屑病史,易诊断。

【鉴别诊断】

(1) 头皮银屑病应与脂溢性皮炎鉴别

干性脂溢性皮炎鳞屑一般较薄而碎小,边界不清楚,毛发不呈束状,常合并有脱发。头皮银屑病有时可呈石棉状糠疹样表现,但治疗较顽固,且可伴有甲点状凹陷等其他银屑病体征。

(2) 毛发红糠疹

早期损害为圆形尖顶毛囊角化性丘疹,晚期常伴有大片皮肤发红、干燥,覆有菲薄糠状鳞屑,

不易剥脱。在斑片周围仍能见到毛囊角化性丘疹。在第一指骨伸面的毛囊角化性丘疹是本病的特点。常伴掌跖角化过度。发展成红皮病时较难鉴别。毛发红糠疹引起的红皮病可有正常皮岛,有时在岛状正常皮肤区可见有特征性的毛囊角质栓。必要时可做组织病理检查。

(3) 玫瑰糠疹

损害主要位于躯干及四肢近端,为多数带椭圆形的小斑片,橙红色,其长轴沿皮纹方向排列,鳞屑细小而薄。

(4) 点滴状银屑病应与点滴状类银屑病鉴别

后者皮损呈棕红色或橙褐色,卵圆形,覆有棕灰色黏着性鳞屑,鳞屑刮除后无点状出血。损害分布以躯干及四肢近端为主。多无自觉症状。

【治疗】

银屑病的治疗只能达到近期疗效,不能防止复发;要完全清除皮损通常是不现实的。银屑病治疗的目的在于迅速控制病情,减缓向全身发展的进程;减轻红斑、鳞屑、局部斑片增厚等症状;稳定病情,避免复发;尽量减少不良反应;提高患者生活质量。目前治疗方法主要包括外用药物治疗、内用药物治疗、物理治疗、中医治疗和生物制剂治疗等。临床医生均应权衡利弊,根据银屑病的类型、严重程度以及患者的要求做合理选择,做到正规、安全、个体化的原则。中、重度银屑病患者单一疗法效果不明显时,应给予联合、交替或序贯治疗。皮损小于体表面积3%的局限型银屑病,可单独采取外用药物治疗;对于严重、受累面积大的银屑病患者,除外用药还可联合物理疗法和系统治疗。

在治疗中应注意以下几点:① 应向患者说明本病无传染性,治疗可使其缓解,但尚不能防止复发;② 除急性进行期外,应经常用热水、肥皂洗涤;③ 急性进行期禁用紫外线照射或用强烈的外用药物;④ 不同的病例有不同的激发或诱发因素,应给以相应对症治疗,可提高疗效,如由链球菌性咽炎激发者可用抗生素控制感染;由精神因素激发者可用镇静剂或静脉封闭疗法;细胞免疫功能偏低者可用提高细胞免疫的方法治疗等;⑤ 寻常型银屑病不应系统应用糖皮质激素治疗;⑥ 皮损局限

或稀少者单用外用药物治疗即可,皮损广泛者宜同时给予系统疗法,严重者应给两种以上的综合疗法。

(1) 外用药物疗法

外用药物是治疗银屑病的基本方法之一,具有直接作用皮损减轻炎症和细胞过度增生的优势。外用药中地蒽酚、他扎罗汀、维生素D_3衍生物、钙调神经磷酸酶抑制剂、中效与强效的糖皮质激素等可作为局部治疗银屑病的一线用药。其中以地蒽酚、他扎罗汀、维生素D_3衍生物、钙调神经磷酸酶抑制剂的缓解期相对较长。为提高疗效,应在正规、安全的原则下,根据病情及时调整药物,采用联合、交替或序贯疗法。

1) 角化促成剂

促进表皮角质层正常化,收缩血管、减轻炎性渗出和炎性浸润。常用药物有2%~5%煤焦油或糠馏油、5%~10%黑豆馏油、3%水杨酸、3%~5%硫黄、0.1%~0.5%蒽林、5%鱼石脂等,用于斑块型银屑病的皮损。焦油与UVB联合使用的治疗又称Goeckerman,此法既安全、疗效又好。可出现局部刺激、过敏、光毒性反应,尚可继发毛囊炎。

2) 角质松解剂

又称角质剥脱剂,使过度角化的角质层细胞松解脱落。常用的有5%~10%水杨酸、10%硫黄、20%尿素、5%~10%乳酸、0.1%维A酸等,适用于寻常型斑块状银屑病的肥厚性皮损。水杨酸与糖皮质激素合用可增加后者的穿透性,提高疗效。大面积(>20%体表面积)应用水杨酸可因吸收中毒。

3) 糖皮质激素

抗表皮增生、免疫抑制、收缩血管、降低毛细血管通透性、减少渗出、抗炎和止痒作用。超强效激素包括卤米松、卤美他松、丙酸氯倍他索、二丙酸倍他米松;强效的激素包括倍他米松、氟轻松、哈西奈德等;中强效的激素包括糠酸莫米松、去炎松龙、氯倍米松、氟氢可的松、地塞米松等;弱效的激素包括氢化可的松、氢化泼尼松等。

4) 维A酸类

调节角质形成细胞的异常分化,抑制其过度增殖,影响免疫系统和炎症过程,改变靶细胞间的

黏附等作用,疗效肯定。浓度为 0.025% ~ 0.3%,有乳膏、软膏、凝胶,如维 A 酸乳膏、维胺脂软膏、他扎罗汀凝胶等。局部治疗他扎罗汀,主要用于斑块型银屑病和银屑病的甲损害。

5) 维生素 D_3 衍生物

包括骨化三醇、卡泊三醇及他卡西醇。有软膏、搽剂。治疗慢性轻度、中度银屑病,临床疗效能与糖皮质激素媲美,起效较激素慢,但缓解期较长,且无激素的副作用。

6) 钙调神经磷酸酶抑制剂

一种新型的非激素类抗炎药物,临床疗效可与糖皮质激素相媲美但却没有激素的副反应,直接用于银屑病皮损,能够快速有效的缓解局部炎症,改善症状。临床常用的是他克莫司、吡美莫司。他克莫司软膏外用剂量一般为 1 μg/d,乳膏一般为 3 μg/d。制剂有 0.1%、0.03% 两种浓度,一般成人用 0.1%,儿童用 0.03%,主要适用于面部和间擦部位的皮损。

7) 其他

地蒽酚通常使用的浓度为 0.1% ~ 1.0%,有软膏、乳剂和蜡棒等剂型。可与焦油、激素类制剂、卡泊三醇软膏及环孢素等联合应用,适用于慢性斑块状银屑病。因有皮肤刺激症状仅用于银屑病皮损,不能用于正常的皮肤,面部或腹股沟区亦不能使用,从低浓量开始(0.05%、0.1%),与凡士林或氧化锌糊剂混合使用,每日 1 次,剂量可每周递增,应根据个体皮肤对用药的耐受性决定。吡硫翁锌(zine pyrithione)喷剂不但能抑制角化过度,还能调节皮脂分泌,抑制糠秕马拉色菌等表皮真菌与细菌生长,缓解与鳞屑性皮肤病有关的瘙痒等作用,对于头皮银屑病有较好的治疗效果。每天喷 1~2 次,不沾染衣物,尤其适合多毛发部位。若与眼睛接触,应马上用大量冷水冲洗。

外用药的使用过程中应注意以下几个方面: ① 在使用外用药物前,宜先用温热水洗去鳞屑,以利药物更好地发挥效用; ② 在银屑病进行期,皮损炎症明显时不宜使用刺激性强的外用药物,如地蒽酚、高浓度维 A 酸等,以免激发红皮病的发生; ③ 当皮损广泛时,大面积使用外用药物,会因为吸收过多引起中毒; ④ 有些外用药物容易引起刺激,

产生皮炎,如地蒽酚、卡泊三醇、维 A 酸等,这些药物不用于面部,也不用于靠近黏膜的部位,如会阴部、肛门周围及眼周的皮损; ⑤ 腋下、腹股沟等摩擦部位以及面部对糖皮质激素较敏感,容易产生皮肤萎缩、色素沉着、毛细血管扩张等,因此在这些部位可选用不良反应较少的糠酸莫米松或丁酸氢化可的松乳膏等; ⑥ 皮损有感染时应先控制感染,有渗出时应按急性或亚急性皮炎处理; ⑦ 维 A 酸禁用于孕妇、哺乳期妇女及近期有生育意愿的妇女及禁用于对维 A 酸类药物过敏者。

(2) 内用药物疗法

1) 维 A 酸制剂

维 A 酸为细胞诱导分化药,包括阿维 A 酯、阿维 A 和异维 A 酸。阿维 A 酯和阿维 A 对银屑病的疗效最好,由于阿维 A 的半衰期短且亲脂性较低,阿维 A 更常用于银屑病的内用治疗。阿维 A 是第二代维 A 酸类药物,其活性成分为依曲替酸。该药主要影响细胞的增殖和分化,抑制银屑病患者上皮细胞的过度增殖,促进表皮的终末分化过程;另外,还具有免疫调节及抗炎作用,从而在多个环节阻止银屑病的发病过程。成年人斑块形银屑病中推荐阿维 A 初始剂量为 10~25 mg/d,建议每 2 周逐渐增加剂量,直到出现唇炎和干燥(最佳剂量为: 0.3~0.5 mg/kg·d)。根据不同的临床情况,可联合外用药物或光疗。阿维 A 用于泛发性脓疱型银屑病的治疗,剂量为 0.5~1 mg/kg·d,如果没有突然恶化威胁生命,也可以作为维持治疗。不良反应主要有: 皮肤干燥、唇炎、结膜炎、脱发、光敏感、高脂血症、肌肉、关节和骨疼痛、肝功能受损、致畸、维 A 酸皮炎等。

2) 免疫抑制剂

主要包括甲氨蝶呤、环磷酰胺、环孢素等,主要用于重症银屑病的治疗,可单独应用,但应关注不良反应。

甲氨蝶呤(methotrexate, MTX):最常用于治疗中重度寻常型斑块状银屑病以及关节病型、脓疱型、红皮病型银屑病。作用机制是抑制二氢叶酸还原酶,使二氢叶酸不能变成四氢叶酸,从而使 5,10-甲烯四氢叶酸的产生不足,使脱氧尿苷酸生成脱氧胸苷酸的过程受阻,而致 DNA 合成障碍。

有肝、肾疾病,活动性消化道溃疡,严重贫血,白细胞或血小板减少,急性传染性疾病以及妊娠哺乳者禁用,儿童及老年人也不宜使用。有片剂和针剂两种。片剂,每片2.5 mg。第1周开始剂量应给予每周5~10 mg,根据风险因素的存在快速增加剂量,建议4周达到目标治疗剂量每周15~25 mg,最大剂量为每周25 mg。副作用:主要是对上皮组织和骨髓的抑制,如白细胞下降、口腔糜烂、皮损破溃、食欲不振、恶心、腹痛、腹泻、脱发、齿龈出血、便血等。此药物对肝脏的毒性反应较重,可引起肝脏广泛性纤维化和肝硬化,不宜长期应用。建议每周1次应用甲氨蝶呤24小时后服用叶酸5 mg。

环孢素:是一种环状多肽,有抑制细胞及体液免疫的作用,还可以抑制角质形成细胞的DNA合成与增殖,虽对各种类型的银屑病有效,但主要用于严重的和多种疗法治疗失败的各型银屑病患者。建议开始剂量为2.5~5 mg/kg·d,在没有其他合并症(糖尿病、老龄)的情况下,为取得快速疗效最好采取5 mg/kg·d。不良反应主要有:肾功能不全、高血压、牙龈增生、疲乏、肿瘤、头痛、手足炽热、可逆性血脂升高、多毛症。

羟基脲:是一种抗代谢物,其作用机制是抑制DNA复制,用于治疗银屑病已有30多年之久。由于疗效有限,在银屑病的治疗中应用较少,但其价格便宜,禁忌证和不良反应较少,可应用于不能耐受其他系统疗法的伴有高脂血症、轻度肾功能不全和心肺疾病的患者。起始剂量为0.5 g/d,分2次口服,与食物同服,逐渐加量,最大可增至3 g/d。也可每周3~4.5 g,维持量0.5~1.5 g/d。不良反应主要有:骨髓抑制、消化道症状、皮疹、头痛、眩晕、尿素氮、肌酐增高、肝酶升高、致畸性等,长期应用有致癌风险。

来氟米特(leflunomide):主要应用于关节病型银屑病,起始剂量为50 mg/d,3天后改至20 mg/d。不良反应主要有:消化道症状、体重减轻、头痛、眩晕、肝毒性、粒细胞减少、血小板减少,甚至全血细胞减少等。

麦考酚酯(mycophenolate mofetil):是一种新型免疫抑制剂,可以通过抑制T淋巴细胞的增殖,产生抗银屑病的作用。该药的不良反应较少。主要应用于中度以上的斑块状银屑病、红皮病型、脓疱型、关节病型银屑病。用法:1~1.5 g,每日2次,或0.5 g每日4次,口服。根据临床反应可每月增加或减少0.25 g/d,最大剂量4 g/d,可连续使用12周。维持剂量0.5 g,每日2次。不良反应主要有:胃肠道症状、白细胞减少,贫血、发热、肌痛、头痛、高血压等;妊娠期慎用。

糖皮质激素:一般不作为本病的首选或常规治疗,特别是寻常型患者常可因应用糖皮质激素导致红皮病型或泛发性脓疱型银屑病的发生。因此,本制剂应严格限用于难以控制的红皮病型银屑病、其他药物无效或禁忌的泛发性脓疱型银屑病和急性多发性关节病型银屑病;可造成严重关节损害者。

3) 抗生素

感染是银屑病发病的重要诱发因素之一,很多银屑病患者在发病前有上呼吸道感染的病史,特别是点滴型、儿童及急性发作银屑病,通过应用抗感染药物,可以达到治疗银屑病的目的。抗生素中最常应用的为青霉素类、头孢类抗生素、红霉素、甲砜霉素等(后者具有一定免疫抑制作用,主要用于本病的脓疱型)。

4) 其他

其他用于银屑病的药物主要有转移因子、维生素类、左旋咪唑、普鲁卡因静封等。静脉封闭分为小静封和大静封,治疗前应做普鲁卡因皮试,阳性者及有肝、肾病变者禁用。小静封:普鲁卡因50 mg,维生素C 100 mg,蒸馏水20 ml,配成注射液,静脉缓慢注射,每日1次,10次为一疗程;大静封:普鲁卡因按每千克体重4~6 mg计算,加维生素C 300 mg,加入生理盐水300 ml,静脉缓慢滴入,每日1次,10次为一疗程。

(3) **物理疗法**

目前治疗银屑病主要的物理治疗包括NB-UVB、PUVA、BB-UVB、308 nm准分子激光以及药浴和温泉浴等。

1) 窄谱中波紫外线照射(NB-UVB)

目前窄波UVB成为光疗中治疗银屑病的最有效和最常用的治疗方法。UVB主要作用表皮和真皮上部,作用于表皮细胞中的 KC(角质形成细胞)和黑素细胞,破坏 KC 中的 DNA,抑制 DNA 的合成,从而抑制 KC 的增殖;还作用于表皮细胞中的 T 淋巴细胞,抑制其增殖,诱导 T 淋巴细胞凋亡,从而减少银屑病皮损处 T 细胞。NB－UVB 较 BB－UVB 穿透性更强,可至真皮乳头层,可以诱导银屑病皮损中 T 细胞的凋亡,抑制表皮中 LC 的数量和活性,降低患者表皮细胞的增殖速度。对于中重度的银屑病患者,尤其是皮损面积较大的,NB－UVB 是不错的选择。NB－UVB 对儿童期的银屑病治疗效果较好,且耐受性好。每周进行 2 ~ 3 次治疗。NB－UVB 可与其他疗法的联合治疗,如联合应用维 A 酸类或维生素 D_3 类似物,不仅提高了治疗的效果,而且减轻了 UVB 对皮肤的损伤作用。

2) 补骨脂素联合长波紫外线照射(PUVA)

PUVA 是紫外线与药物联合应用治疗银屑病的常用方法之一,随着 NB－UVB 和生物制剂的出现,PUVA 的使用明显减少,但它仍然是一种可选择的有效治疗,因为它具有高效、安全且远期疗效较好的优点,可控制重度银屑病,而不需要经常维持治疗。且 UVA 穿透到真皮层的能力比 UVB 强,对于皮肤较深和皮损较厚的患者,PUVA 可能效果更好。PUVA 的最主要的副反应就是出现皮肤癌的风险,其他的副作用还包括:光老化、光毒性、口服补骨脂素引起的胃肠道症状、瘙痒以及少量大疱的形成。

3) 宽谱中波紫外线照射(BB－UVB)

目前基本上已经被 NB－UVB 所替代。经 NB－UVB 治疗的患者和 BB－UVB 相比,疗效更佳,副反应更少。

4) 308 nm 准分子激光照射

308 nm 准分子激光治疗银屑病的作用机制尚未完全清楚,只能根据实验室研究及 NB－UVB 的相关作用机制来推测。有研究显示,308 nm 准分子激光的光学效应高于 NB－UVB。数据显示,308 nm 准分子激光是诱导 T 淋巴细胞凋亡的最有效波长。另一项研究表明,308 nm 准分子对皮损处浸润的 T 细胞有直接细胞毒作用,更容易引起 T 细胞凋亡。在首次照射 48 小时,皮损处表皮和真皮浸润的 T 细胞均被清除。308 nm 准分子激光的应用是窄波 UVB 的进一步拓展。准分子激光治疗银屑病的其他优势包括清除皮损需要的治疗次数较少,治疗区域可以严格局限于有皮损的皮肤,累积剂量较低,因此远期致癌的风险也可能降低。然而,皮损泛发的不适用,因为激光的光斑范围小于 2 cm^2。因此,准分子激光最适用于对其他治疗方法无反应的顽固性斑块和(或)那些难以治疗的部位,如头皮、掌、趾、膝、肘、皱褶区及生殖器等部位,且皮损总面积小于全身面积 20%。

5) 淋浴疗法

温泉水和死海盐泥中富含多种微量元素化学物质和放射性物质,能促进机体代谢、促进炎症的吸收及消退、软化和溶解表皮层、软化过度角化细胞、祛除鳞屑,起到清洁和止痒作用;多种微量元素和放射性核素通过离子交换及电离辐射,可增强细胞免疫功能,抑制机体免疫。与紫外线联合治疗脓疱型银屑病,有更好的疗效。中药药浴多选用清热凉血、活血化瘀及养血润燥药物,通过浸泡浴洗,可清除局部渗出物、痂屑,同时药液直接作用于皮损,被全身吸收,发挥减轻炎症、改善血循环和促进皮损消退等作用。

(4) 中医中药疗法

我国的中医中药在银屑病的治疗方面有其独特的优势。

1) 内治疗法

一般根据银屑病不同的证型,使用中医辨证论治的方法。

血热型:多见于银屑病进行期。治则清热凉血解毒。方药:如凉血活血汤(白茅根、生地、紫草根、茜草根、赤芍、丹参、鸡血藤、北豆根)。

血燥型:多见于银屑病静止期。治则养血润燥。方药:如养血润肤汤(鸡血藤、当归、丹参、天冬、麦冬、生地、土茯苓、蜂房)。

血瘀型:多见于银屑病静止期。病程较长,皮损肥厚,色紫暗,治则活血化瘀。方药:如活血和银汤(丹参、熟地、赤芍、紫草、当归、川芎、红花、桃仁、鸡血藤)。

血虚型:多见于银屑病静止期。患者素体虚弱,气血不足,或由久病耗伤营血,以致血虚生风化燥,出现皮损较薄,色淡红,银白色干燥鳞屑为主要临床表现。治则养血润燥。方药:如克银方2号加减(玄参、生地黄、当归、丹参、火麻仁、何首乌、金银花、阿胶烊化、土茯苓、苦参)。

湿热蕴毒型:多见于脓疱型银屑病或脓疱型红皮症型银屑病。治则清热解毒凉血。方药:如五味消毒饮加减(野菊花、蒲公英、生地黄、栀子、玄参、板蓝根、当归、赤芍、天花粉、葛根、刺蒺藜、土茯苓、紫花地丁、贝母、甘草)。

风湿痹阻型:多见于关节型银屑病,除有寻常型银屑病的皮损外,常伴有关节肿痛,屈伸不利,常累及手足等小关节。治则祛湿清热,解毒通络。方药:如天津中医一附院的独活寄生汤化裁(独活、防风、桑枝、威灵仙、白鲜皮、土茯苓、桑寄生、当归、赤芍、鸡血藤、牛膝、秦艽)。

目前尚有多种中成药制剂用于本病的治疗,如:① 雷公藤制剂:雷公藤主要有抗炎、免疫调节、改善微循环等作用。现临床多用其提取物雷公藤多苷,雷公藤多苷为去皮根中提取并反复炮制而成的药物。制剂有雷公藤片,雷公藤多苷片等。其在关节型和红皮病型等重症银屑病的治疗中有着重要的作用。② 丹参制剂:丹参又名赤参、山参等。现代研究认为丹参制剂能够为降低血液黏度,改善微循环,故可用于治疗血瘀型银屑病。其制剂有复方丹参片、丹参注射液、复方丹参注射液。③ 青黛制剂:其有效成分为靛玉红,具有抗癌作用。其制剂复方青黛胶囊具有清热解毒、活血化瘀、祛风止痒等作用,尤其适用于进行期银屑病(血热型)。

2) 中药外用疗法

主要包括有中药外涂法、中药外洗法、中药药浴法、中药熏蒸等(参见第53章)。

(5) 生物制剂的应用

近年来,随着对银屑病免疫病理机制研究的不断深入及基因工程技术的发展,一些针对特异性靶点的新药——生物制剂相继被开发出来。这些生物制剂特异性作用于T细胞活化过程中的信号转导分子及途径,从而阻断疾病进程,在临床试验或临床治疗中取得了良好的效果。一般用于中重度银屑病患者。根据作用机制的不同,可分为拮抗关键细胞因子和针对T细胞或抗原提呈细胞两大类。目前国内已被用于银屑病临床治疗或正在进行临床试验的生物制剂主要包括依那西普、英夫利西单抗、阿达木单抗和乌司奴单抗。

1) 依那西普(Etanercept)

依那西普是融合有IgG1的Fc段的人源性TNF-α受体蛋白,由人类TNF-α受体P57的细胞外部分与IgG1的Fc段连接产生,能与可溶性的TNF-α、TNF-β结合,并使之丧失生物活性。2004年美国FDA批准依那西普用于治疗中至重度寻常型银屑病,亦可用于关节病型银屑病。用法是每次25 mg,皮下注射,每周2次。常见的不良反应主要是注射部位红肿瘙痒,少见的严重感染(例如结核)、肿瘤(非霍奇金淋巴瘤为主)、狼疮样药物反应、血细胞减少、多发性硬化及充血性心力衰竭也偶有报道。

2) 英夫利西单抗(Infliximab)

是一种抗TNF-α的鼠-人嵌合单克隆抗体,由鼠IgG Fab段与人类IgG Fc部分嵌合组成。它可以特异性地与TNF-α结合,通过细胞毒作用杀伤膜表面含TNF-α的细胞,诱导活化T细胞凋亡。临床研究表明英夫利昔单抗治疗中重度银屑病起效快、疗效好。美国FDA于2006年批准该药用于治疗银屑病。推荐用法为:5 mg/kg,静脉点滴,给药时间为第0、2、6周,以后每8周1次。一般于给药2周后即可出现疗效,通常于第10周时达到最佳疗效。常见不良反应为上呼吸道感染、头痛、肝酶升高和感染。偶可引起结核病复发,因此建议有结核病史者慎用。

3) 阿达木单抗(Adalimumab)

是一种全人源化抗TNF-α的IgG1单克隆抗体,能与可溶性的及细胞膜表面跨膜的TNF-α分子结合,阻断TNF-α其与细胞表面的TNF受体p55和p75蛋白结合,使TNF-α丧失生物学活性。与英夫利西单抗相比,阿达木单抗免疫源性低,刺激机体产生中和性抗体的能力减弱。起始剂量80 mg,皮下注射,第2周40 mg,以后每2周40 mg。治疗后2周即显效,一般于12至16周达到最佳疗效。常见的不良反应为上呼吸道感染、鼻咽炎、头痛和蜂窝织炎。

4）乌司奴单抗（Ustekinumab）

是 IL-12 和 IL-23 的共同亚单位 p40 的全人源化单克隆 IgG1 抗体，可阻止这两种炎症介质和 T 淋巴细胞、NKC 以及 APCs 表面 IL-12Rβ1 受体结合，从而阻断处女 T 淋巴细胞向 Th1 及 Th17 分化。建议该药的使用方法是：45 mg（体重 ≤ 100 kg）或 90 mg（体重 > 100 kg），第 0 和 4 周，此后每 12 周重复用药 1 次，若疗效欠佳，可增加用药剂量或者每 8 周用药 1 次。

5）阿法赛特（Alefacept, Amevive）

阿法赛特是首个获得美国 FDA 批准用于治疗银屑病的生物制剂。它是一种重组的人 LFA-3/IgG1 融合蛋白，主要作用于 CD2+ 细胞，LFA-3 膜外区部分与 T 淋巴细胞表面的 CD2+ 结合后，Fc 部分与自然杀伤（NK）细胞表面的 Fc 受体结合，刺激 NK 细胞释放颗粒酶 B，然后与穿孔素共同作用使桥联的 CD2+ 靶细胞发生胞内级联反应，最终导致靶细胞凋亡。此外，该药还可以阻断 CD2+ 分子与 LFA-3 结合，减弱促使 T 淋巴细胞活化的协同刺激作用，减少银屑病患者病灶局部和周围血循环中活化 T 淋巴细胞和记忆-效应 T 淋巴细胞，达到缓解银屑病的目的。阿法赛特是治疗中重度斑块状银屑病的有效药物。常见的不良反应有：头痛、鼻咽炎、流行性感冒、上呼吸道感染、皮肤瘙痒。在单一疗程内，严重感染的发生率小于 1%。相对于其他生物制剂，阿法赛特疗效持久，但起效缓慢，有效率较低，应用前景相对受限。

6）优特克单抗

是一种人源化的 IL-12 和 IL-23 单克隆抗体，它对 IL-12 和 IL-23 共有的 p40 亚基有很强的亲和力，可以阻断它们和 IL-12Rβ1 受体在 T 细胞、NK 细胞、抗原提呈细胞表面的结合，阻断受体的信号转导。2009 年 8、9 月英国 NICE 和美国 FDA 相继批准优特克单抗用于治疗成人中重度银屑病。

7）巴利昔单抗

是一种抗 CD25 的嵌合单克隆抗体，其作用机制类似于达克珠单抗，与活化 T 细胞的 IL-2R 特异性结合，强有力地抑制 T 细胞增殖。也能特异

性地结合 CD25，抑制 T 细胞介导的炎症反应。1998 年美国 FDA 批准巴利昔单抗用于肾移植。临床试验中发现它还可用于治疗脓疱型、泛发型等重度银屑病。在临床应用中偶可出现肌痛等不良反应。

生物制剂无论是在银屑病病情的缓解、复发间歇期的延长，还是在安全性方面都表现出强劲的疗效，展示了良好的临床应用前景。但是，生物制剂的临床使用仍不成熟，部分还处于临床研究阶段，其长期安全性是个悬而未决的问题，有待更为深入的研究。随着医药生物技术的进展，通过多分子靶标策略、多靶位联合用药以及将传统治疗和新的生物制剂结合起来使用，有望大大改善患者的生活质量。

22.2　类银屑病（parapsoriasis）

类银屑病，又称副银屑病，是一组病因不明的慢性红斑丘疹鳞屑性炎症性皮肤病。病程顽固，不易治疗。本病分以下 4 型。

22.2.1　慢性苔藓样糠疹（pityriasis lichenoides chronica, PLC）

【同义名】

点滴状类银屑病（parapsoriasis guttata）。

【发病情况】

常于青年期开始发病，男女比例为 3 : 2。

【临床表现】

皮疹为淡红色或褐色分散的丘疹，初起为针头到米粒大小，光滑，微有浸润，以后浸润较显，上覆少量不易剥掉的细薄鳞屑，用力刮除鳞屑后无点状出血。损害主要发生于躯干两侧、大腿和上臂，尤以屈侧较多，一般不累及头面、掌跖和黏膜部位，直径 1~5 mm 大小。初起损害色较鲜红，较久者色淡红。单个损害经数周（2~6 周）后消退，可留暂时性色素减退斑，无萎缩性瘢痕。但继续有新的皮疹发生，因此常同时可见到新旧不同时期的皮疹。无明显自觉症状，时有轻度瘙痒。一般经数月或 1 年左右自愈。有的数年不愈，但不影响健康。

【组织病理】

轻度角化不全,轻度到中度棘层肥厚,有棘层细胞间及细胞内水肿,基底层细胞灶性液化变性,少量淋巴细胞游入棘层中,偶尔在角层可见微脓疡。真皮乳头水肿,血管稍扩张,血管周围有淋巴细胞、单核细胞及少数组织细胞浸润,有时可见红细胞血管外渗。

【诊断及鉴别诊断】

本病应与二期梅毒、银屑病、药疹、扁平苔藓相鉴别。

二期梅毒疹:皮疹广泛对称,常累及掌跖,有黏膜损害、全身淋巴结肿大,梅毒血清反应阳性。组织病理示血管周围有许多浆细胞浸润可见。

点滴状银屑病:鳞屑厚呈云母状,剥除后有典型的点状出血,皮损有融合倾向,常有甲病变及典型的组织病理象。

扁平苔藓:根据皮疹的颜色、形状、分布、病程和组织象不难鉴别。

药疹:有服药史。皮疹发作突然,炎性反应明显。常伴发热等系统症状。病程短促,停药后易治愈。

【治疗】

尚无特效疗法。局部涂用地塞米松煤焦油涂剂、抗银屑病涂剂或其他角化促成剂,如 5% 硫黄煤焦油软膏、5% 硫黄水杨酸软膏等。PUVA 及 NB-UVB 有效。

22.2.2 急性痘疮样苔藓样糠疹(pityriasis lichenoides et varioliformis acuta, PLEVA)

【同义名】

痘疮样类银屑病(parapsoriasis varioliformis)、Mucha-Habermann 病。

【发病情况】

本型较少见。任何年龄均可发病,但以青年较多。男性较多见。

【病因】

病因不明。根据其临床及组织学表现有些像变应性血管炎,但小血管的内膜完好无缺损,小血管周围亦未见有免疫球蛋白或补体存在。也无中性粒细胞浸润,故血管炎的证据亦嫌不足。有的学者鉴于本病可见于滴状类银屑病的患者,认为本型是滴状类银屑病的一种急性类型。

【临床表现】

急性发病,初起为淡红色针头到豌豆大小、圆形、蜡样、有鳞屑的丘疹,不久丘疹中央出现水疱和出血性坏死。坏死可表浅,不久红褐色损害结痂,脱落后留有一个小的凹陷性瘢痕;若坏死严重时可形成溃疡,愈后留有痘疮样瘢痕。皮疹不断成群发出,故同时可见有不同发展阶段的皮疹,表现多形(彩图 22-04)。皮疹泛发,主要位于躯干、腹部和上臂,特别是屈侧。掌跖和面部极少受累。有时可见口腔及生殖器黏膜损害,表现为红斑或坏死性皮损。

一般不影响全身健康,有的可伴有乏力、发热、关节痛及淋巴结肿大等。

病程较短,一般 4 周到 6 月,有的可达数年之久。预后良好,无恶变倾向。

【组织病理】

表皮细胞灶性或小片状坏死,浅表溃疡形成,可见结痂,表皮细胞内或细胞间水肿。表皮细胞破坏可导致水疱形成。真皮浅层毛细血管周围有淋巴细胞、组织细胞浸润,小血管扩张、充血。浸润的细胞以 CD8+ 为主。

【诊断及鉴别诊断】

根据临床多形性损害及病理象一般不难诊断。应与下列各病相鉴别。

水痘:好发于儿童,无覆有鳞屑的丘疹、出血性坏死和瘢痕形成。早期为白细胞破碎性血管炎,而本病血管周围为淋巴细胞浸润。

淋巴瘤样丘疹病:为 T 淋巴细胞增生性疾病,皮损表现为丘疹、结节、浸润较深;皮损表面可有出血、坏死或溃疡。组织病理真皮较多淋巴细胞浸润,并见非典型核深染的淋巴细胞浸润。组化标记一般为 CD30、CD4 和 Ki-1 抗原阳性的非典型大淋巴细胞。

丘疹坏死性皮肤结核:主要发生于四肢伸侧,组织象有结核结构,间有干酪样变性。

【治疗】

外用糖皮质激素或煤焦油制剂。可选择 NB-

UVB 或 PUVA 进行光疗；另维生素 D₂、抗疟药物、氨苯砜、红霉素或四环素治疗也有效。

22.2.3 小斑块状类银屑病（small plaque parapsoriasis，SPP）

【同义名】

良性型斑片状类银屑病（parapsorlasls en plaques，benign type）、持久性黄色红皮症（xanthoerythrodermla perstans）、慢性浅表皮炎（chronic superficial dermatitis）、指状类银屑病（parapsoriasis digitiformis）。

【发病情况】

此型并不少见。多于中年发病，男多于女，男女之比为 3∶1。

【临床表现】

皮损为红色、粉红色，有时黄红色或色素减退性斑片，表面少许细薄鳞屑，无萎缩，但有时可呈卷烟纸样外观。直径 1～5 cm 大小，境界清楚，圆形或椭圆形，有时可呈长条状、新月形或马蹄形，面部和掌面不受累。有一种特殊类型的称为指状类银屑病，皮疹对称分布于胁肋部，呈指状长条形的斑片。一般无主觉症状，但也有中度瘙痒的。病程慢性，可持续存在不退。皮疹冬天较明显，夏天晒太阳后略轻，但很少有自行消退的。

【组织病理】

组织象变化为非特异性，无诊断价值。角质层正常或轻度角化过度，角化不全不常见，若发生时则仅见于乳头水肿处。棘层正常或轻度肥厚，偶见表皮突扁平或消失。真皮乳头层可见有淋巴细胞浸润。

【诊断及鉴别诊断】

此型应与湿疹、脂溢性皮炎、遗传过敏性皮炎和玫瑰糠疹等相鉴别。

脂溢性皮炎：好发于皮脂分泌旺盛处，鳞屑油腻性呈黄色。抗脂溢性治疗有效。

玫瑰糠疹：有时在皮疹形态、颜色、分布，甚至组织象方面可酷似小斑片状类银屑病，但玫瑰糠疹病程短，皮疹消退较快。

【治疗】

对症治疗。局部外用糖皮质激素、煤焦油制

剂；天然或人工日光照射可暂时缓解本病，但不久又可复发。可给予光疗，如 NB－UVB 或 PUVA 治疗。

22.2.4 大斑块状类银屑病（lager plaque parapsoriasis，LPP）

【同义名】

萎缩性类银屑病（atrophic parapsoriasis）、血管萎缩性皮肤异色病（poikiloderma atrophicans vascularis）、蕈样前期类银屑病（premycotic parapsoriasis）。

【临床表现】

本型与蕈样肉芽肿的斑块期有紧密关联，每10 年大约有 10% 的患者可转变为蕈样肉芽肿。本型又可分为以下两种。

(1) **单纯大斑片状类银屑病**（parapsoriasis en grandes plaques simples）

多于 40～60 岁之间发病，男性多见。皮疹呈紫红色、黄红色或淡黄色椭圆形或不规则形的大的斑片，直径 5～10 cm 大小或更大，境界清楚。损害表面有细小皱纹或轻度萎缩，有时覆有细微鳞屑，常见于躯干、臀部、腋窝和女子乳房下等。组织病理象显示 12% 有蕈样肉芽肿，15% 有拟诊蕈样肉芽肿的表现。

(2) **皮肤异色病样大斑片状类银屑病**（parapsoriasis en grandes plaques poikiloderma-like）

此型好发于中年，多见于男性。皮疹除上述特征外，尚伴有毛细血管扩张、色素沉着和萎缩，有时可呈网状分布。皮损常对称分布，好发于乳房、臀部及大的皱襞处，特别是腋窝。主观感觉可伴有瘙痒。病程慢性，部分病例可转变成蕈样肉芽肿或恶性网状细胞增生症（malignant reticulosis）。

【组织病理】

可见表皮灶性角化不全，棘层增厚或变薄，灶性海绵形成；基底细胞灶性液化变性。真皮上部的细胞浸润较致密，可呈小灶性或呈带状。浸润常可侵入表皮下层形成微脓疡。约半数病例可确诊或拟诊为蕈样肉芽肿。异色病样大斑块状副银屑病组织病理还可见表皮萎缩，表真皮交界处色素失禁和真皮毛细血管扩张。此型应与其他伴有皮肤异色病样表现的疾病相鉴别，如异色性皮肌炎（poikilodermatomyositis）、慢性萎缩性肢端皮炎、放射性皮炎、硬化异色病（scleropoikiloderma）和红斑狼疮等。

【治疗】

糖皮质激素或煤焦油制剂外用，天然或人工日光照射。光疗，如 NB－UVB 及 PUVA 治疗有良效。如果已证实有蕈样肉芽肿存在，可按照早期的蕈样肉芽肿治疗方法，如外用氮芥类或皮下注射 α 干扰素等。

22.3　单纯糠疹（pityriasis simplex）

又名白色糠疹（pityriasis alba）或面部干性糠疹。祖国医学认为与肠寄生虫有关，故称"虫斑"，民间称"桃花癣"。表现为儿童或青少年面部的干燥鳞屑性浅色斑。

【发病情况】

多见于儿童及十几岁的青少年，发病率可达30%～40%。易发生于皮肤较黑或有异位性素质的人。男女均可受累，任何季节均可发病，但在冬、春季较为明显。

【病因】

病因尚不明。皮肤干燥、日晒、肥皂等可能为诱发因素。有认为与马拉色菌感染有关，但并未找到细菌、病毒或真菌等病原菌。有研究表明单纯糠疹患儿同时伴有缺锌或缺钙。祖国医学认为与肠寄生虫有关，但亦未找到确切依据。

【临床表现】

初起为大小不等圆形或椭圆形、边缘不大明显的淡红斑。1～2周以后红色逐渐消退，变为浅色斑，表面干燥，上覆少量灰白色细碎的糠状鳞屑。

斑片通常为多发性，常4～5个或更多，直径为1～4 cm 大小，多发于面部，特别是双颊部和额部多见。少数患者亦发生于颈、肩及上臂，甚至躯干、臀部及股上部。

一般无自觉症状，有时感觉轻度瘙痒。

病程数月至1年余，可自行消退。有的患者鳞屑全部消失后白色斑尚可持续1年或更久。

【组织病理】

无诊断价值。棘层肥厚，轻度棘层水肿，中度角化过度及斑片状角化不全，黑素减少。

【诊断及鉴别诊断】

根据皮损特点、发病年龄、季节、发生部位，不难诊断。本病应与下列疾病相鉴别。

白癜风：白斑明显，境界清楚，周边皮肤色素往往加深，表面光滑无鳞屑，白斑处毛发可变白，无一定好发部位。

体癣：皮损周围有环状炎症性边缘，刮取鳞屑做真菌直接镜检可找到菌丝。

【治疗】

保持面部清洁和滋润，勿用碱性过强的肥皂。纠正偏食习惯，根据外周血微量元素情况适当补充锌和钙。局部搽5%硫黄霜、5%硫黄煤焦油软膏或弱效的糖皮质激素乳膏。

22.4　玫瑰糠疹（pityriasis rosea）

玫瑰糠疹是一种常见的红斑丘疹鳞屑性炎症性皮肤病，病程具自限性。1798年 Robert Willan 首次将该病称为"环状玫瑰疹"，并认为该病是一种独立的皮肤病；Gilbert 于1860年将该病正式命名为玫瑰糠疹。

【发病情况】

本病常见，占皮肤科门诊的1%～2%。男女性别无明显差异，女性稍多见。多见于10～35岁的人群，好发于春秋季。可以在家庭或小的封闭式群体中发生小的流行。

【病因及发病机制】

病因不明，与感染、免疫等多方面因素有关。部分患者有前驱症状、群聚性发病以及自限性等特点均提示与病毒感染有相关性。目前研究最多的病毒是人疱疹病毒（HHV）-6和-7型。部分学者用电镜在玫瑰糠疹皮损中找到了不同形态的HHV 颗粒，同时发现玫瑰糠疹患者各组织中（皮损、血液、唾液）病毒 DNA 阳性率均高于对照组；但也有不同的观点。玫瑰糠疹与病毒的关系尚需进一步的实验室证据。玫瑰糠疹的皮损中浸润的淋巴细胞以记忆性 T 淋巴细胞为主，显示细胞免疫起主要作用。另外，发现在皮损的表皮中 Langerhans 细胞(LC)数量增加，且真皮中亦见较多的 LC。可能的发病机制是病原体导致淋巴细胞和 LC 共同参与的迟发型变态反应。

【临床表现】

少数患者发病前会出现乏力、头痛、低热、关节痛和全身不适等前驱症状，症状轻微。80%患者发病初期有前驱斑(herald patch)，或称为母斑，在躯干或股部或上臂等处出现 1 个圆形或椭圆形淡红色斑，境界清楚，表面覆有细碎鳞屑。母斑逐渐扩大，直径可达 2~5 cm 或更大。中央有痊愈倾向，边缘覆有领圈状鳞屑。有时可有 2~3 个母斑同时出现。1~2 周后躯干部陆续出现与母斑类似的比较小的红斑，多时可延及颈部及四肢近端，有时四肢远端也可见有皮损。典型皮损呈圆形或椭圆形，长轴与皮纹(Langer 线)方向一致。

通常无主觉症状，但可有轻度到中度瘙痒。据文献报道有的母斑形状巨大，可达掌心或更大，称为巨型玫瑰糠疹。皮损仅发生于腹股沟或腋窝处者称为反向玫瑰糠疹；少数病例可有丘疹、风团，甚至水疱、紫癜、脓疱等损害。口腔黏膜较少累及。

病程一般 6~8 周。可自行消退，一般不再复发。少数病程比较迁延。近年来病程 6 个月以上未消退的也有所见，复发第二次者约占 2%。

【组织病理】

为非特异性慢性皮炎的变化。表皮灶性角化不全、海绵形成和细胞内水肿，皮损发展到顶峰时，在表皮可见有小水疱或微脓疡。真皮可有浅层血管中度扩张、水肿及淋巴细胞浸润。

【诊断及鉴别诊断】

根据其典型的临床表现不难诊断。但需与以下疾病相鉴别。

（1）**脂溢性皮炎**

好发于皮脂腺分泌旺盛处，如头皮、眉部、躯干中线部位，可表现为玫瑰糠疹样，但没有母斑，皮损发展缓慢，鳞屑较油腻，可有小的鳞屑性毛囊性丘疹。若不治疗皮损将持续存在而不自行消退。

（2）**点滴状银屑病**

基本损害为丘疹，上覆银白色鳞屑，可见典型的银屑病三联征的表现，病程持续时间长。

（3）**二期梅毒**

二期梅毒疹可表现为玫瑰糠疹样，鉴别的要点是二期梅毒患者一般有冶游史，部分有硬下疳病史或伴有扁平湿疣等其他二期梅毒疹；另梅毒血清学检查阳性及组织病理真皮中可见浆细胞浸润均有助于二期梅毒的诊断。

（4）**玫瑰糠疹样药疹**

有服药史(如金制剂、砷剂、铋剂、血管紧张素转化酶抑制剂、巴比妥酸盐等)，急性发病，无母斑，皮损泛发瘙痒明显者提示为药疹，应详细询问服药情况。但玫瑰糠疹是一常见病，不少患者服过药，这就可能难以区分。

（5）**体癣**

体癣常发生在躯干，边缘有鳞屑、丘疹及小水疱，呈环形或多环形，直接镜检可找到真菌菌丝。皮损不典型者需要与相应的皮肤病鉴别。

【治疗】

轻者无主觉症状，病程有自限性，可以不予治疗。皮损较严重者，可以内服抗组胺药及外用止痒的洗剂或弱效至中效的糖皮质激素乳膏；也可予以 NB-UVB 照射，以缩短病程。个别严重的病例可酌情口服小剂量糖皮质激素治疗。

22.5　石棉状糠疹(pityriasis amiantacea)

该病于 1832 年首次由 Alibert 命名，又名石棉状癣(tinea amiantacea)，是一种发生于头皮的类似石棉状的鳞屑性损害；是头皮对感染或外伤的一种特殊反应。可发生于任何年龄，多见于 5~40 岁。可同时伴有葡萄球菌或链球菌的感染，或见于银屑病或脂溢性皮炎的患者。

【临床表现】

可发生于部分头皮或全部头皮，表现为厚层的黏着性灰白色鳞屑，呈屋瓦样地重叠在一起，像石棉样牢固地黏附在头皮上。如继发感染，鳞屑下的头皮呈红色、潮湿，伴有臭味。毛发近头皮处有白色发鞘，可上下移动；毛囊口棘状隆起。头发可因厚积鳞屑而集拢成束状，但毛发本质不受侵犯,可出现暂时性脱发,也有报道出现瘢痕性秃发者。

【组织病理】

表皮弥漫性角化过度伴角化不全,毛囊口角化过度;棘层轻度增厚,有明显的海绵状水肿,少量淋巴细胞可游入表皮。

【诊断及鉴别诊断】

根据典型的临床表现较容易诊断。需要确定患者是否同时伴有银屑病或脂溢性皮炎。该病还需要与头癣相鉴别,后者有断发,发干下部有白色菌鞘,病发真菌检查阳性,滤过紫外线检查,显现亮绿色荧光。

【治疗】

最好将头发剪短,局部用油性的制剂,比如煤焦油或水杨酸软膏局部涂于鳞屑处,数小时后用金属的梳子轻轻地将厚层鳞屑去除。外用二硫化硒或含煤焦油的洗发液洗头,部分患者外用糖皮质激素乳膏有一定疗效。继发感染者可外用抗生素乳膏。

22.6　连圈状糠秕疹(pityriasis circinata)

【同义名】

远山连圈状糠秕疹(pityriasis circinata, Toyama)、松浦正圆形糠秕疹(pityriasis Rotunda, Matsuura)。

【发病情况】

本病首先由日本远山,1906年报道6例,其后松浦以正圆形糠秕疹为名又报道10例。本病主要见于日本和中国。日本报道约占皮肤病的0.2%,我国自1959年以来也续有报道。此外,南非班图、埃及以及意大利均有报道。发病年龄为4~76岁之间,好发于20~45岁人群,女青年略多见。

【病因】

病因不明,与遗传因素有相关性,已有家族性病例的报道;1990年意大利报道一家母亲和两个儿子均患本病,且同时患有蚕豆病,后者为遗传性葡萄糖-6-磷酸脱氢酶(G-6-PD)缺陷,是X染色体的基因异常所致。另外还可能与营养不良、

肿瘤、内分泌因素等有关;患者常伴有系统性疾病,南非患者中有一半伴有结核或营养不良;另可伴有肝硬化、心脏病、恶性肿瘤等。肿瘤患者治疗好转后皮损可迅速好转或消失。

【临床表现】

为污褐色或暗褐色圆形或椭圆形斑片,皮损无炎症反应,边界鲜明,直径2~3 cm,有时可达10 cm以上。一般两三个到数个,少数可达数十个,散在分布。可相互融合呈花瓣状或多圆形。损害表面干燥并附有菲薄细屑,搔之有糠秕样鳞屑脱落。损害不高出皮面,少数病损微高出。好发于腰部和腹部,胸、背和臀部次之,也可见于上臂和颈部,一般无自觉症状。病程经过缓慢,常存在数年或数十年,往往自然消退,可再发,但经适当治疗可痊愈。

【组织病理】

与寻常型鱼鳞病的组织病理学相似。表皮轻度角化过度,无角化不全。颗粒层变薄,部分消失。棘层也变薄,基底层黑素颗粒增多伴有色素失禁。真皮浅层小血管扩张,周围有淋巴细胞浸润。

【诊断及鉴别诊断】

根据褐色圆形边界清楚的覆有糠秕样鳞屑的斑疹、无炎症等,不难诊断。本病应与下列疾病相鉴别。

花斑癣:鳞屑直接镜检可找到菌丝和孢子。

鳞状毛囊角化病:损害为针头大小的黑点,与毛囊一致,黑点的周围有圆叶状鳞屑,污褐色。

【治疗】

角质剥脱剂有效,如10%水杨酸软膏、0.1%维A酸软膏外用;严重者可予以紫外线照射和维A酸内服。最好的治疗是治愈伴发的系统性疾病。

22.7　扁平苔藓(lichen planus,LP)

【同义名】

扁平红色苔藓(lichen ruber planus)。

【定义】

本病为一独特的皮肤和黏膜疾病,皮疹通常

为紫色多角形扁平丘疹,常伴瘙痒,偶有肥厚性斑块、糜烂或大疱,皮损消退后留有色素沉着。组织病理象有特征性。

【发病情况】

男女均可发病,口腔扁平苔藓女性稍多。发病年龄30~60岁最多见。扁平苔藓占皮肤科门诊的0.5%~1.4%,口腔扁平苔藓占0.19%~1.5%。发生率可随季节而异,以春夏季最多。家族史阳性者1.5%,认为家族性扁平苔藓发病较早,起病较急,常呈泛发性,并常累及甲和黏膜。

【病因及发病机制】

病因和发病机制尚不明确,可能与感染、自身免疫、精神、遗传、药物、代谢和内分泌等因素有关。病毒感染在扁平苔藓的发病中起到一定的作用。丙型肝炎与扁平苔藓的相关性基本已经确定。其他可能相关的病毒有乙型肝炎病毒、人疱疹病毒6和7型。细菌感染与扁平苔藓的关系仍未得到证实。

药物可以诱发扁平苔藓的发生,如金属材料(氯金化钠、汞)、抗感染类(异烟肼、乙胺丁醇、灰黄霉素、磺胺甲噁唑等)、降压药(卡托普利、依那普利、普萘洛尔等)、抗疟药(氯喹、羟氯喹等)、利尿剂(氢氯噻嗪、氯噻嗪)、青霉胺、奎尼丁、别嘌呤醇和疫苗等。

精神神经因素与扁平苔藓有一定的相关性,有的病例在长期焦虑或精神过度紧张之后发病或症状加重,有的病例在精神因素消除后皮损可好转。催眠疗法治疗急性泛发性扁平苔藓有效。

大多数认为扁平苔藓是细胞介导的自身免疫性疾病。抗原位于基底层角质形成细胞表面。病毒、药物等均可作为靶抗原,通过抗原提呈细胞的作用,诱导产生细胞毒性效应T细胞。免疫组化显示扁平苔藓真皮浸润的细胞主要是CD4和CD8细胞。细胞损伤在CD8$^+$T细胞入侵表皮的部位较显著。在扁平苔藓发病过程中,有角质形成细胞和效应T细胞分泌的细胞因子参与发病过程,如肿瘤坏死因子-γ和肿瘤坏死因子-α、淋巴细胞趋化因子、白介素-1和3、T细胞生长因子等。

【临床表现】

扁平苔藓的典型损害为红色到紫色,扁平多角形丘疹,可单独或成群发生。丘疹自针尖大小到1 cm直径或更大,丘疹上覆细微鳞屑,表面有轻度光泽,并可见有细的白色条纹称为Wickham纹,在表面搽油后Wickham纹更为清晰。丘疹可散在或密集,或融合成较大斑片。可沿搔抓处出现条状损害(同形反应)。

损害最常见于皮肤,但有相当一部分病例累及黏膜。可单独发生于皮肤或黏膜,或同时发病,或先后发病。发生于皮肤者,好发于四肢,特别是屈面,尤以腕部屈侧、踝部周围和股内侧最易受累;在躯干则常见于腰部;皮疹分布于四肢者,常由远端向心性发展,呈带状分布。面部也可受累,但较少见;发生于头皮时,可引起永久性秃发;发生于掌跖者少见。发生于黏膜者主要位于口腔黏膜和龟头,偶有报道发生于喉、眼结膜、阴道、胃、膀胱和肛门、直肠等处者。常伴明显瘙痒。

一般从损害初发到波及全身需2~4周,甚至4个月。绝大多数病例丘疹在数月后平伏,留有色素沉着,可持续数月或数年。肥厚性损害和黏膜损害持续时间较长。临床上主要有以下一些类型。

(1)急性扁平苔藓(acute LP)

发疹很快,在数日内遍及全身。损害常先起自前臂内侧,迅速扩展至全身大部分皮肤,尤多见于腰背部并可融合成片;损害呈点滴状、紫色,炎症和水肿明显,甚至有水疱发生,痒明显。病程有自限性,一般3~9个月后可消退,留有色素沉着斑。可误诊为玫瑰糠疹、点滴状银屑病或药疹。

(2)线状扁平苔藓(linear LP)

此型常见。皮损为典型的扁平苔藓,呈线状排列,常沿Blaschko线分布;可单独发生,或作为全身泛发性损害的一部分。多分布在一侧肢体,尤以下肢后侧为多,也可见于胸部,与线状疣、线状银屑病、炎性线状表皮痣及条纹状苔藓难以鉴别。

(3)肥厚性扁平苔藓(hypertrophic LP)

又称疣状扁平苔藓(LP verrucosus),见于

11%～13%的病例中,多见于胫前和前踝部,损害为紫色到红褐色疣状斑块,瘙痒明显,病程长。消退后可留有萎缩斑(彩图22-05)。

(4) 环状扁平苔藓(annular LP)

皮疹呈环状,由成群丘疹排列呈环状,也可由单个大的损害中央消退,遗留活动性边缘而成。最常见于龟头,其次是阴唇、肛门、口腔等处。四肢也可发生,躯干部少见。消退后常留表浅萎缩,中央留有色素沉着。

(5) 毛发扁平苔藓(LP pilaris)

又名毛囊性扁平苔藓(LP follicularis)或尖锐扁平苔藓,较少见,约占2%。主要发生于头皮、上肢和躯干。主要表现为头皮部位小的毛囊性角化过度性丘疹,周边有紫蓝色环。可单独发生,也可伴其他部位典型的扁平苔藓。消退后留有瘢痕和永久性脱发。亦可有严重黏膜糜烂。此型应与毛周角化病、毛囊角化病、瘰疬性苔藓和头皮红斑狼疮相鉴别。

(6) 萎缩性扁平苔藓(atrophic LP)

常见于下肢,肥厚性损害消退后可发生萎缩性损害。萎缩性斑片由边缘微高起而中央凹陷的多角形小丘疹组成,有时覆有细薄鳞屑。丘疹中央有时可有毛囊性小角栓。损害多呈紫色或黄褐色,萎缩明显的丘疹常呈淡白色。需与硬化萎缩性苔藓和点滴状硬皮病相鉴别。

(7) 糜烂和溃疡性扁平苔藓(erosive and ulcerative LP)

常见于掌跖和黏膜,尤其是足跖。女性多于男性。溃疡有明显的疼痛,顽固难治。其他部位可见典型的扁平苔藓皮损。

(8) 光化性扁平苔藓(actinic LP)

又称亚热带扁平苔藓(LP subtropicus)、光线性扁平苔藓(LP actinicus)、苔藓样黑皮炎(lichenoid melanodermatitis)。绝大多数病例见于中东,其他地方偶有报道。多见于儿童和青年,发病比一般扁平苔藓早,皮损位于受光部位,以春夏季最多见。表现为环形斑块,边缘稍高起,中央蓝褐色。每个损害可慢慢扩大或融合成更大的斑块;或可表现为黄褐色色素沉着斑,无毛细血管扩张和角质栓塞可见。头皮和指/趾甲不受累。瘙痒极轻微或不痒。

(9) 大疱性扁平苔藓(bullous LP)

少见。水疱或大疱一般发生于原有扁平苔藓的部位上,水疱是由于基底细胞受损及致密的淋巴细胞浸润导致的 Max-Joseph 空隙所致。水疱位于表皮下(彩图22-06)。发生于口腔者,影响进食。极少数在足跖发生慢性大疱和溃疡,常伴指(趾)甲丧失和瘢痕性秃发;趾甲丧失者,可明显影响行走。

(10) 类天疱疮样扁平苔藓(LP pemphigoides)

临床和免疫组织化学兼有扁平苔藓和大疱性类天疱疮的特征。紧张性大疱可发生在扁平苔藓损害上,也可发生在外观正常的皮肤上。典型的扁平苔藓损害的组织象符合扁平苔藓变化,大疱处直接免疫荧光检查在基底膜区显示有IgG、lgM和 C_3 线状沉积,血清中有抗基底膜抗体(针对180 kDa 的大疱性类天疱疮抗原)。

(11) 色素性扁平苔藓(LP pigmentosus)

皮损对称分布于面、胸部、背部以及四肢等受光部位,偶尔发生于间擦部位。表现为蓝色到灰色、边界不清的斑疹,可融合形成网状(彩图22-07)。也可见有毛囊性角化过度性丘疹,黏膜和掌跖不受累。部分患者可同时兼有典型扁平苔藓损害。约半数病例伴瘙痒。

(12) 反转型扁平苔藓(inverse LP)

皮疹发生于间擦部位,最常见于腋窝或腹股沟处,表现为紫蓝色丘疹或斑块;也可表现为色素沉着斑,而与色素性扁平苔藓重叠。

(13) 扁平苔藓-红斑狼疮重叠综合征(LP-LE overlap syndrome)

兼有扁平苔藓和盘状红斑狼疮的皮损,女性多见。组织象和免疫荧光检查具有上述两病的特征。好发于肢端和口腔黏膜。可见有显著甲变化或无甲以及瘢痕性秃发。

(14) 扁平苔藓样角化病(LP-like keratosis)

孤立损害临床像着色斑(lentigo)或稍有脱屑的斑块。活组织检查为扁平苔藓。

(15) 掌扁平苔藓(LP of the palms)

少数可广泛性增厚酷似胼胝。可以不痒。虽50%以上扁平苔藓发生在腕部屈面但邻近的手掌很少受累,若别处有典型扁平苔藓损害时,诊断不难,但若别处无其他皮损时,诊断则较难。应与银屑病、胼胝和疣等相鉴别。

(16) 足底扁平苔藓(LP of the soles)

可发生溃疡,溃疡大,疼痛,极难愈合。隐袭性起病,可无其他扁平苔藓症状,有的病例可伴瘢痕性秃发。在溃疡发生以前,足底可增厚,酷似苔藓样皮炎(lichenified dermatitis)或银屑病。以后趾甲逐渐脱落。先拇趾甲脱落,然后其他趾甲可相继脱落。

(17) 口腔扁平苔藓(oral LP)

15%~35%病例仅有黏膜损害。最常见的典型表现为白色线状条纹交织成网状的皮疹,常见于双侧颊黏膜,其次为舌、上牙龈和下唇。其他少见的可表现为萎缩性、大疱性、糜烂性;糜烂性患者进食有烧灼感和疼痛;另外还有表现为色素性。吸烟者较易有斑块性损害。无糜烂时无主觉症状。唇部损害可微有糜烂及渗液,有明显的黏着性鳞屑,与红斑狼疮引起的唇部损害极相似。约1%口腔黏膜扁平苔藓可发生癌变。

(18) 女阴扁平苔藓(LP of vulva)

皮损主要表现为糜烂型,常伴有口腔扁平苔藓,称为"外阴-阴道-牙龈综合征",愈合可形成瘢痕。需要与硬化性苔藓、外阴部位大疱性疾病相鉴别。

(19) 甲扁平苔藓(LP of nails)

6%~10%病例有甲损害。常在全身性扁平苔藓3~4周后出现。常累及多个指(趾)甲,常表现为纵嵴和表面粗糙不平。严重时甲板变薄、萎缩、分裂(彩图22-08)。可有不规则点形凹陷,褐色素沉着和匙形甲,可发生甲胬肉、甲床萎缩,甲剥离等少数病例可仅有甲损害而无皮肤黏膜病变,此时仅甲活检可确诊。

(20) 药源性扁平苔藓(drug-induced LP)

详见第21章《皮肤药物反应》21.7.9《苔藓样药诊》一节。

【组织病理】

典型的扁平苔藓组织象具有特征性的改变:① 表皮角化过度,无角化不全;② 颗粒层局灶性增厚(常呈楔形);③ 棘层不规则增殖,表皮突呈锯齿形;④ 表皮真皮交界处空泡变性;⑤ 偶有表皮下裂隙(Max Joseph 空隙);⑥ 在表皮和真皮乳头层有角化不良细胞,即胶样小体(Civatte 小体);⑦ 表皮真皮交界处及浅层毛细血管网周围有致密的淋巴细胞带状浸润,陈旧损害中浸润减轻,组织细胞和成纤维细胞相对增多;⑧ 真皮浅层可见色素失禁,在带状浸润处有较多的黑素及噬黑素细胞。

其他特殊类型的扁平苔藓组织学上有各自的特点。肥厚性扁平苔藓有角化过度,表皮突肥大、圆头,真皮乳头内有竖行的条状胶原。口腔扁平苔藓表皮可见角化不全,表皮可增生或萎缩,也可见有糜烂和溃疡。在基层有空泡变性和 Civatte 小体,真皮有带状淋巴、组织细胞浸润。毛囊扁平苔藓早期损害在毛囊周围有带状淋巴细胞、组织细胞浸润,随后外毛根鞘空泡变性以及基底膜局灶性退行性变。以后毛干也退行性变,导致纤维化。类天疱疮样扁平苔藓的水疱在表皮下,并可见嗜酸性粒细胞浸润。苔藓样药疹组织象与扁平苔藓相似,局灶性角化不全,表皮菲薄。可见嗜酸性粒细胞或浆细胞在真皮中浸润,浸润可累及浅层和深层血管周围结构。扁平苔藓样角化病可呈扁平苔藓的组织象或日光性角化症,伴有带状真皮浸润。

【诊断及鉴别诊断】

在诊断特殊类型扁平苔藓前,需要详细询问病史,寻找可能的致病因素,如药物。皮损全身泛发,累及头皮,并有甲病变时应与银屑病相鉴别,根据基本损害特征可区别之。掌跖受累时应与二期梅毒鉴别。线状损害应与线形表皮痣、线状苔藓鉴别。环形损害需与环状肉芽肿、基底细胞癌、肉样瘤、盘状红斑狼疮相鉴别。龟头损害应与银屑病、疥疮、固定红斑等鉴别。孤立性扁平苔藓或扁平苔藓样角化病,酷似光化性角化病、Bowen病、鳞状细胞癌或基底细胞癌,应与之鉴别。

糜烂性或大疱性口腔扁平苔藓可与寻常型天疱疮和多形红斑相混淆。萎缩性损害酷似硬化萎缩性苔藓。口腔损害应与念珠菌病、黏膜白斑、鳞状细胞癌等鉴别。头皮损害并有瘢痕者应与红斑狼疮鉴别。甲病变可与银屑病和甲癣相混淆;肥厚性扁平苔藓可与神经性皮炎、银屑病、结节性痒疹、Kaposi 肉瘤等相混淆。

临床诊断有困难时可做活组织检查。也可做直接免疫荧光检查以除外红斑狼疮或重叠综合征。

【治疗】

(1) 局部治疗

主要是糖皮质激素制剂局部外用或含氟的皮质激素封包,可使大多数的扁平苔藓损害消失或变薄。0.1%他克莫司或吡美莫司对口腔或外阴部的扁平苔藓有较好的疗效,亦可与皮质激素乳膏联合应用。肥厚性斑块可做皮质激素损害内注射。

(2) 系统治疗

糖皮质激素:口服仅用于急性泛发性病例或严重的病例,泼尼松或泼尼松龙每日 30~60 mg,共 4~6 周,皮损好转后逐渐减量,3 月后停用。但停药后皮疹可能复发。由于激素的副作用,不建议长期维持治疗。

维 A 酸类药物:口服可用于治疗顽固的皮肤及黏膜的扁平苔藓。如阿维 A 每日 20~30 mg,连服 8 周,停药皮疹可能反跳,需要维持用药。其他对皮质激素和维 A 酸类药物疗效不好的患者可口服环孢素,剂量为 1~6 mg/(kg. d),一般 2~4 周开始起效,长期使用注意其肾毒性。

沙利度胺:常与糖皮质激素或雷公藤联合应用于严重的扁平苔藓,每日 150 mg,分 3 次口服。

其他报道有效的药物还有羟氯喹、甲硝唑、麦考酚吗乙酯、柳氮磺胺吡啶、复发甘草酸苷、巴利昔单抗等。

(3) 物理治疗

NB-UVB 可获得较好的疗效,一般需要 30~40 次,可以和糖皮质激素联合应用。阴茎部位的扁平苔藓可应用光动力疗法;口腔部位可用准分子激光或冷冻治疗。光化学疗法(PUVA)也有效。

(4) 其他

顽固性口腔糜烂性损害可做外科切除。对一般的局部及全身治疗无效的溃疡性扁平苔藓可外

科切除和植皮。

22.8 念珠状红苔藓(lichen ruber moniliformis)

念珠状红苔藓是一种罕见的泛发性慢性炎症性丘疹性皮病,又称为苔藓样念珠状病(morbus moniliformis lichenoides)、尖锐红苔藓(lichen ruber acuminatus)。该病是由 Kaposi 于 1886 年首先描述。

【病因】

尚不明。最初认为该病是扁平苔藓的一种类型,Wise 和 Rein 认为组织象各异,是另一疾病,称为念珠状红苔藓。

【临床表现】

皮损泛发,表现为直径 1~3 mm 红色或蜡黄色圆顶坚实丘疹,排列成念珠状或线状。通常见于中年。口腔黏膜偶见类似皮疹。可伴轻度瘙痒。

【组织病理】

真皮上部有血管炎,血管壁及结缔组织有破坏性改变,呈急性渗出性炎症性反应(不一定呈带状),继以纤维变性反应。表皮变化可能为继发性,无角化过度、粒层增厚和基层液化变性等扁平苔藓的改变。

【诊断及鉴别诊断】

本病应与扁平苔藓鉴别,根据念珠状排列的圆顶小丘疹及组织病理象可以鉴别。

【治疗】

一般对症治疗。

22.9 线状苔藓(lichen striatus, LS)

本病又称为纹状苔藓。是一种少见的呈线状分布的自限性皮肤病,主要表现为粉红色、红色或肤色的平顶苔藓样丘疹,呈线状分布。本病的病因不明,诱发因素主要为过敏、病毒感染、创伤、曝晒、注射疫苗、遗传易感性及外用药等。其发病机制尚不明确,目前认为属于 T 细胞介导的炎症反应。

【临床表现】

LS好发于儿童,成年人较少见,发病高峰在5~15岁。LS好发于春夏季节。皮损表现为多个群集、平顶、红色或褐色丘疹,丘疹直径2~4 mm不等,表面常有鳞屑;这些丘疹排列成线状,单侧孤立沿着Blaschko线分布。线状皮损连续或间断,主要发生在四肢,少见于躯干、面部和臀部。皮损在脊柱多呈V形,躯干的外侧和前侧主要呈S形。LS也有双侧或多侧病变的非典型形式,少数在四肢的皮损沿着Sherrington线分布。LS患者大部分没有任何症状,少数有瘙痒感,其中有过敏史的患者瘙痒发生率更高、反应程度更剧烈。LS通常突然发生,疾病发展数天或数周后可缓慢并自行好转直至皮损消失。皮损平均自发消退时间是6个月,但个体差异很大,从2个月到10年以上不等。线状苔藓的甲损害比较少见,表现为甲营养不良,变薄,纵向皱纹状变形,分裂,磨损和甲剥离。主要在甲的外侧部,很少在内侧部。甲损害可在皮损出现之前、之后或者同时出现。部分患者只有孤立的甲损害而没有皮损,甲损害平均自发消退时间需要22.6个月。

【组织病理】

主要特征包括表皮角化过度伴灶性角化不全,轻度海绵水肿,可见一些坏死角质形成细胞和坏死卫星细胞,坏死卫星细胞和胶样小体通常很少且散在分布。真皮几乎全层都有淋巴细胞浸润,在真皮表皮交界处是局灶性或带状浸润。另外,发现约有一半患者在真皮中部的小神经树突周围也有淋巴细胞浸润。汗腺和毛囊被炎症细胞浸润,真皮血管周围均有淋巴细胞和空泡改变的组织细胞浸润,偶有嗜酸性粒细胞和浆细胞浸润。电镜检查:发现浸润在真皮和表皮的淋巴细胞几乎都是小或中等大小的淋巴细胞,中间混有巨噬细胞,还有一些黑素细胞。淋巴细胞核呈锯齿状,偶尔有不规则的深凹陷。

【诊断及鉴别诊断】

LS主要是依据临床表现来诊断,但是不易与一些临床表现相似的疾病鉴别,如炎症性线性疣状表皮痣、带状扁平苔藓、带状银屑病、线性苔藓样红斑狼疮和线性光泽苔藓。

(1)炎症性线性疣状表皮痣

常瘙痒,不会自发消退,病情常会反复加重和减轻,病理表现为表皮突过度增生而无浅表和深血管周围及附件周围的炎性浸润。

(2)带状扁平苔藓

常有瘙痒,表面可有Wickham纹,呈紫红色,70%的患者口腔黏膜会受累,组织病理见基底层液化变性,颗粒层楔形增生,并伴随有不规则"锯齿"表皮突,沿真皮-表皮交界处有淋巴细胞浸润,但没有深层炎性浸润。

(3)带状银屑病

有典型的寻常型银屑病的临床表现。组织病理有特征性表皮改变但没有苔藓样变,深层血管周围没有炎性浸润。

(4)线性苔藓样红斑狼疮

是一种免疫系统疾病,实验室检查能确诊,组织病理可见基底膜增厚,基底层空泡样改变和真皮层黏蛋白沉积。

(5)线性光泽苔藓

皮损多呈一致性针尖大小的圆形或平顶的坚实发亮的丘疹,组织病理有局部苔藓炎症的特征,但无深层浸润。

【治疗】

LS皮肤和甲损害都有自愈性,故临床上经常采用期待疗法。但自愈时间过长,所以可以采取以下方法治疗。

他克莫司和吡美莫司:他克莫司外用治疗LS和LS引起的甲损害有效。吡美莫司不仅可以治疗首发的皮损,对再发和难治的皮损效果也较好。

糖皮质激素:低剂量的激素对线状苔藓有效。用卡泊三醇和激素联合外用治疗或局部外用他扎罗汀和激素均有效。

光动力疗法:光动力作用于LS的机制不清,曾报道1例患LS的11岁女孩间断口服和外用糖皮质激素治疗无效,而用光动力治疗8个疗程痊愈,且无色素减退和色素沉着。

LS预后差异很大,部分患者可出现色素减退或色素沉着,但色素减退比色素沉着更常见。

22.10 光泽苔藓（lichen nitidus）

【定义】

光泽苔藓是一种原因不明的慢性丘疹性皮病，有其独特的临床和组织学特征。该病由Pinkus在1901年首先报道。

【发病情况】

发病年龄比扁平苔藓年轻，大多发生在儿童或青年，性别无明显差异。

【病因】

病因不明，Pinkus因发现组织中有结核样结构而认为可能是结核所致。但皮肤组织内未找到结核杆菌，抗结核治疗无明显疗效，动物接种病变的组织后没有被感染的证据。光泽苔藓与扁平苔藓的关系目前仍不是很明确，这两个疾病在临床和组织学上有相似之处，但也有明显的不同之处；虽然有报道两者在同一患者皮肤上出现，但目前大部分学者认为光泽苔藓是一种独立的疾病。

【临床表现】

表现为肤色或淡白色针尖到针头大小平顶或圆顶、坚实发亮的丘疹，皮损孤立散在，密集但不融合（彩图22-09）；可分布于身体任何部位，最常见于前臂屈侧、阴茎、下腹、胸部，皮损泛发者可有同形反应。有时皮损可表现为线状排列；掌跖受累时表面粗糙增厚。皮疹无自觉症状。

可伴有黏膜损害，但发生率明显低于扁平苔藓的黏膜损害。主要见于口腔黏膜，如颊黏膜、唇、硬腭等处，表现为孤立散在或密集成群、境界清楚的灰白色圆形小丘疹，直径1 mm，有的有出血点。

可有甲改变，表现为点状凹陷、纵嵴以及甲板增厚、甲末端变脆而裂开。

病程不一，可于数周内自行消退，也可持续很久不退。

【组织病理】

具有诊断价值。表皮变薄，伴角化不全；基底细胞液化变性伴色素失禁，可见Civatte小体。表真皮交界处有时可见裂隙。真皮乳头体内局限性组织细胞、淋巴细胞、Langhans巨细胞呈球形浸润。每个球形的浸润灶只占据1个真皮乳头体，病灶两旁的表皮突呈环抱状，形成"抱球状"的结构。浸润的淋巴细胞以CD4$^+$为主。

【诊断及鉴别诊断】

根据该病的典型临床表现和特征性的组织病理改变，较易诊断。本病应与下列疾病相鉴别。

瘰病性苔藓：丘疹与毛囊口一致，呈圆锥形，有成群倾向。在组织学上，虽也有球形浸润灶，但很少有噬黑素细胞。

扁平苔藓：丘疹呈紫红色，有Wickham纹，自觉瘙痒，组织学上表现为界面性皮炎，无肉芽肿性炎症。浸润的淋巴细胞主要为CD8$^+$细胞。

小棘苔藓：皮损表现为毛囊性角化丘疹，中央有角栓。在上肢、胸腹部、颈部等成簇分布。

【治疗】

本病无自觉症状，且病程有自限性，故大多无需治疗。可外用糖皮质激素乳膏或他克莫司软膏；皮损泛发者，可应用PUVA或NB-UVB治疗。

22.11 金黄色苔藓（lichen aureus）

该病又称为紫癜性苔藓（lichen purpuricus），1958年Martin首次描述了该病，Haber将该病命名为紫癜性苔藓；1960年Calnan根据皮损的颜色将该病命名为金黄色苔藓。目前认为该病是色素性紫癜性皮病的一种特殊的少见亚型。

【病因】

病因不明，可能与重力、下肢静脉回流不畅、静脉压升高、血管脆性增加等因素有关；也有认为与外伤、食物及添加剂、药物、感染等因素有关。

【临床表现】

成人、儿童均可发病。多见于年轻人，男性多于女性。皮损突然出现，表现为局限的金黄色或铁锈色的针尖大小的扁平丘疹，丘疹可融合形成苔藓样斑片，少数为线状节段性分布；边界清楚，直径2~30 cm不等，皮疹一般局限于一侧下肢，易被患者误认为挫伤;亦可发于其他部位;无自觉症状。病程慢性,可长期存在数年无变化,亦有自行消退者,儿童患者较成人更易自行消退。

【组织病理】

表皮无异常,真皮浅层淋巴细胞、组织细胞带状密集浸润,炎症浸润与表皮之间可见狭窄的Grenz区。真皮毛细血管内皮肿胀,周边见红细胞外溢,浸润的组织细胞可见吞噬含铁血黄素。

【诊断】

根据典型的临床表现和组织病理象即可诊断。

【治疗】

部分患者对各种治疗都可能存在抵抗而导致皮损持续存在。去除可能的诱发因素,积极治疗原发病;可外用糖皮质激素乳膏,也有报道外用吡美莫司软膏治愈者;另报道己酮可可碱内服有效;还可用补骨脂素长波紫外线(PUVA)或NB-UVB照射治疗。

22.12 硬化性苔藓(lichen sclerosus)

又称硬化萎缩性苔藓(lichen sclerosus et atrophicus)、女阴干枯症、闭塞性干燥性龟头炎、黏膜白斑、白色苔藓等。该病由Hallopeau于1887年首先描述。原认为该病与扁平苔藓或硬皮病相关,由于其具有独特的临床和病理学特征,目前认为硬化性苔藓是一种独立的疾病。

【定义】

硬化性苔藓是一种病因未明的炎症性疾病,常发生于外生殖器部位,也可见于非生殖器部位。生殖器部位的皮损往往导致干燥和严重的瘙痒。常发生进行性萎缩和功能受损。

【发病情况】

该病比较少见,目前没有准确的报道。多见于女性,女性与男性的发病率之比为1∶1~10∶1不等。女性中的发病年龄常见于50~60岁,或8~13岁的女童。由于男孩中的包茎现象并不少见,因此该病在男性中的发病率可能被低估了。有母女、母子、和兄弟姐妹同患者,也有发生在同卵双生和异卵双生姐妹间的报道。

【病因】

目前病因尚不明确。患者以女性多见,且较常见于女性绝经期,另外女童患者在青春期后可自然好转,提示本病似与内分泌有关。

该病与遗传因素有一定的关系,一项研究发现硬化性苔藓的患者中有12%具有家族史。该病可发生在同卵双生和异卵双生的姐妹,与HLA-DQ7相关。感染可能是诱发的因素,但仍缺乏确切的感染证据。局部机械性创伤或受压等因素在疾病中起到一定的促进作用。在一些病例中检测到抗细胞外基质蛋白-1抗体和抗胶原17抗体,均为IgG抗体。

【临床表现】

硬化性苔藓可累及皮肤和黏膜,尤其常见于外生殖器部位皮肤。

(1)非生殖器部位

损害常对称分布,好发于颈侧、锁骨上窝、胸、背上部、腹部,特别好发在脐周、腋窝、手腕屈侧,罕见于手掌。起病常隐匿,患者自觉症状不显著,早期损害常不被注意,偶有轻度瘙痒。初发损害为火柴头到豌豆大小,稍高起,平顶的粉红色丘疹,有明显的红色边缘;以后发展成为典型皮疹,呈瓷白色、象牙色、黄色或珍珠母状,质地变得坚实,逐渐平伏,与周围皮肤成同一水平(彩图22-10)。有时甚至低于周围正常皮肤,称为"萎缩性丘疹"。有时丘疹表面有小的角质栓塞性黑点,用力剥除后留下一幽谷状凹陷。除散在丘疹性损害外,尚有不同形状和大小的斑片,亦呈白色,境界清楚,常对称分布。在斑片中或斑片周围有时可见有典型丘疹,但也可缺如。损害发展到后期丘疹和斑片平伏,甚至下凹,皮损可呈羊皮纸样外观。通常皮肤发硬持续存在,但也可完全消失,此时,临床上仅留色素浅退斑,酷似白癜风。有时损害可有明显水肿,甚至有水疱或大疱。表皮受损伤后自行脱落,留下疼痛的糜烂面,有时有毛细血管扩张或紫癜。偶尔在腘窝和手腕的屈面呈角化过度性斑片,外观可酷似神经性皮炎。损害偶尔可发生于口腔黏膜,常见于颊、腭黏膜及舌,表现为蓝白色斑片,有时呈网状,有时可有表浅溃疡。

(2) 女性外阴及肛门周围

起病年龄通常为45~60岁,好发部位为小阴唇、大阴唇、阴蒂和会阴部,有时甚至可延伸至股内侧。损害可单发于女阴,亦可同时见于身体其他部位。损害呈椭圆形香烟纸样皱缩,上有毛细血管扩张。损害边缘,特别是肛周,为象牙色萎缩性丘疹,表面伴有毛囊性角化过度和角栓,由于摩擦和潮湿,损害可破溃呈潮红、浸渍和糜烂。有时可有水疱、大疱,甚至出血。皮损周围正常皮肤可有色素沉着,晚期出现萎缩性白斑。患者常感到剧烈瘙痒或疼痛,但有时、特别是在儿童,也可无自觉症状。萎缩为本病特点之一,女阴阴蒂、小阴唇可出现皱缩,阴道口常因萎缩而变狭窄,可影响排尿、性交和排便等功能,部分病例可继发癌变。发生于儿童者预后较佳,大部分病例可自行痊愈。

(3) 男性外阴部位

发生于男性外阴部的硬化性苔藓又称为闭塞性干燥性龟头炎(balanitis xerotica obliterans),临床上较少见。症状表现为获得性包茎和复发性龟头炎,包皮发硬,不能回缩。在包皮内层和龟头有境界清楚的角化性丘疹,由于经常浸渍而呈白色。亦可呈羊皮纸样皱纹,并有毛细血管扩张。除包皮和龟头外,典型的硬化性苔藓的丘疹尚可见于阴茎、阴囊和身体其他部位。偶见阴茎体有白色萎缩性丘疹而无龟头及包皮损害者。真皮上部水肿,有时可产生表皮下大疱,甚至血疱。由于刺激可发生皲裂和糜烂。包皮上的损害可扩展到冠状沟、包皮系带、龟头和尿道口,致使包皮系带因硬化性病变而消失,尿道口狭窄,包皮因硬化而形成包茎不能上翻、因糜烂而可与龟头粘连,导致尿流变细、断流和勃起疼痛症状。通常瘙痒不显著,癌变少见。

【组织病理】

有特征性的组织病理改变。表皮在炎症早期有不同程度增厚,后期变薄。表皮角化过度,毛囊口有角栓,粒层薄但完整存在,在角化过度明显处粒层可增厚。棘层减少,表皮突变平。基底细胞液化变性,表皮下、真皮上1/3处胶原纤维水肿和均质化,淡染。真皮浅层早期水肿明显,可产生表皮下大疱,同时有毛细血管扩张,弹性纤维减少或消失。充分发育的皮损,在真皮中层血管周围可见有带状或片状细胞浸润,浸润细胞主要为淋巴细胞,其间杂有组织细胞,偶尔可有浆细胞。早期损害浸润显著,陈旧损害中浸润可减少或消失。真皮深层及皮下组织无明显改变。

【诊断及鉴别诊断】

根据典型发病部位,临床表现为象牙色萎缩性丘疹或斑片,组织象示角化过度、棘层萎缩以及表皮真皮分界线平直、真皮浅层胶原纤维水肿和均质化的典型3层排列,诊断并不困难。本病应与下列疾病相鉴别。

滴状硬皮病:硬皮病不会出现典型的象牙色丘疹,也不会出现毛囊角栓。

萎缩性扁平苔藓:损害起初为隆起的紫色丘疹,瘙痒剧烈,随后常留下色素沉着,硬化不显著。

瘢痕性类天疱疮:女性外阴部位损害要与瘢痕性类天疱疮鉴别;可通过组织病理和免疫荧光鉴别。

【治疗】

以局部治疗为主,一般不使用系统性治疗。生殖器部位损害可外用超强效糖皮质激素制剂,有明显效果,疗程为3~6月。亦可局部注射皮质激素。有研究显示外用0.05%丙酸氯倍他索治疗组织学改变恢复正常,且安全无明显副作用。大环类酯类免疫抑制剂(1%吡美莫司霜剂或0.1%他克莫司乳膏)外用治疗有效;闭塞性干燥性龟头炎引起的包茎常需进行包皮环切术,尿道口狭窄者可用尿道口扩张术。另有报道,光化学疗法和UVA1对部分硬化性苔藓病例有较好的疗效。

22.13 剥脱性皮炎(exfoliative dermatitis)

【同义名】

红皮病(erythroderma)、剥脱性红皮病(exfoliative erythroderma)、红人综合征(red man syndrome)。

【定义】

剥脱性皮炎是一种累及全身或几乎全身皮肤的急慢性红斑鳞屑性皮肤病,常伴多系统、多器官损害。

【简史】

Hebra 于 1868 年首先描述本病,以后此病被分为 4 型:① Hebra 型红糠疹(pityriasis rubra);② Wilson - Brocq 型;③ 猩红热样皮疹(erythema scarletiniform);④ 流行性剥脱性皮炎(epidemic exfoliative dermatitis)。每型虽各有某些不同临床表现,但还不能独立为临床类型。1879 年 Baxter 将本病分为原发性和继发性两大类。目前多认为本病均属继发性的,是各种不同原因引起的一种复合症状,然而实际上有一小部分患者其原发疾病的性质还不能明确。

【发病情况】

目前没有精确的发病率方面的研究,有报道人群发病率为 0.009‰。多发生于中老年人,平均发病年龄多在 50 岁以上。男性发病多于女性,男女比例为 2:1~4:1。由于该病常累及多系统多器官,导致其病死率可高达 10%~20%。

【病因及发病机制】

本病的主要致病因素大致可归纳为 4 类:① 继发于其他皮肤病;② 药物过敏;③ 继发于恶性肿瘤;④ 特发性,即原因不明。

能导致剥脱性皮炎的药物种类较多。主要为抗感染类药物(磺胺类、青霉素类、头孢类、抗结核药、抗疟药)、解热镇痛药、抗痛风药(别嘌呤醇)、抗癫痫类药(卡马西平、巴比妥等)、中药、重金属(砷、金、汞等)等。

某些皮肤病处理不当,或治疗不及时可发展成剥脱性皮炎,如银屑病、湿疹、特应性皮炎、接触性皮炎、毛发红糠疹、皮肌炎、挪威疥、扁平苔藓等。其中以银屑病和湿疹最常见。主要是由于上述疾病在治疗过程中药物突然停用或减量过快(如糖皮质激素)、外用药物使用不当、劳累、上呼吸道感染、光疗或烫洗等物理性刺激导致疾病发展成剥脱性皮炎。亦有报道见于某些感染性疾病,如艾滋病(AIDS)、结核、弓形虫病等。另少数遗传类疾病也可表现为剥脱性皮炎样,如

Netherton 综合征等。

继发于恶性肿瘤者占 8%~20%,主要为淋巴网状内皮系统恶性肿瘤,包括 Sezary 综合征、蕈样肉芽肿、Hodgkin 病、白血病、恶性淋巴瘤等。也可继发于某些脏器的肿瘤,如前列腺癌、肺癌、胃癌、鼻咽癌、甲状腺癌、肝癌等。剥脱性皮炎往往比恶性肿瘤先发,亦有少数恶性肿瘤先发,或同时发生。高龄、原因不明、反复发作的慢性剥脱性皮炎患者,需要全身详细和定期体检以排除恶性肿瘤。

原因不明的剥脱性皮炎所占的比例各家报道不一,可能与检查是否详细全面有关,致病因素或许被忽略,或许矛盾尚未暴露出来(如隐伏在体内的恶性病变未被查出),此时常误归于特发组。因此,对本组患者通过详细询问病史、全面检查、定期随访,大多数都可能找到原因。

【临床表现】

(1) 皮肤损害

全身皮肤弥漫性潮红、浸润、肿胀、脱屑为特征。由于病因不同,皮疹的颜色和鳞屑的大小亦有不同。症状有轻有重。潮红可从鲜红到深污红色;急性期水肿渗出较为明显,可出现裂隙和大片状脱屑,常伴有明显的全身症状,如寒战、发热等。慢性期以皮肤浸润肥厚为主,脱屑较著,鳞屑可细小如糠秕状,手足部可表现为手套袜套样脱屑。可伴有色素加深或色素减退;部分患者会出现掌跖角化,特别是毛发红糠疹继发的红皮病患者;严重者可伴有眼睑外翻和结膜炎表现;大部分患者伴有严重皮肤瘙痒和浅表淋巴结肿大。

(2) 毛发、甲病变

数周后可见有毛发、指(趾)甲病变。毛发脱落程度不等,轻者仅毛发稀疏,重者可致广泛大片脱落,但随着病情恢复,毛发可以再生。脱发程度与剥脱性皮炎的病因无关。指(趾)甲可见萎缩、混浊、增厚、凹陷、纵嵴和反翘等改变,亦可引起甲脱落。银屑病引起的剥脱性皮炎,指(趾)甲改变较为明显。

(3) 淋巴结肿大

2/3 患者伴有不同程度的淋巴结肿大,是由于反应性淋巴结肿大或淋巴瘤导致的淋巴结肿大,

可以是局部性,也可以是全身性。腹股沟和腋下淋巴结受累机会最多,颈部次之。

(4) 肝脾肿大

1/3 到 2/3 患者可伴有肝肿大和(或)脾肿大。药物过敏和淋巴瘤所致的剥脱性皮炎,肝脾肿大的机会较多。显著的肝脾肿大应考虑恶性淋巴瘤。

(5) 体温异常

本病患者由于毒素被吸收和皮肤散热功能失常可引起不同程度的发热反应,多数患者为低热或中度发热,38~39℃。药物过敏引起者发热机会较多。若发高热,中毒症状明显,应考虑并发感染。除发热外,也可出现低体温,或发热与低体温交替出现。低体温产生的机制可能为皮肤血管被动性扩张,无收缩反应,皮肤血流量增加,体内热量经皮肤大量丧失,如人体不能产生更多的热能来补偿,则体温降低、抵抗力减低,并发感染的机会较多,且常常得不到及时的发现和治疗。低体温还可导致低血压、心率缓慢、心室纤颤,甚至直接造成死亡。因此,低体温是一个严重的症候。长期的热量散失会导致高代谢表现,引起贫血和低白蛋白血症。

(6) 血流动力学改变

本病患者的血流动力学常常受到干扰,临床上可出现颈静脉压升高、肝肿大、下肢凹陷性水肿、心率增快等高输出量心力衰竭表现,这些症状随着皮损恶化而加重、随皮损好转而减轻。高心输出量与皮肤血管扩张、血流量增加有关。年老患者或原有心血管疾病(高血压、冠心病等)者,心脏储备功能差,高心输出量可致心力衰竭,甚至引起死亡。

(7) 血管通透性改变

用放射性核素标记化合物测定毛细血管通透性有明显增加。为了保持内环境稳定,机体通过自身调整使滤过率和回收率大体上保持平衡;这种平衡一旦失调,就会导致水、电解质和血清蛋白分布失调,引起不同程度的并发症,如低血容量、低血压、少尿和皮肤水肿等。

(8) 蛋白质代谢紊乱

约 1/4 病例血清蛋白不正常,总蛋白和白蛋白减少,丙种球蛋白相对增加。低蛋白血症一般见于病情重、病期长的患者。形成低蛋白血症的原因有:摄入减少、分解代谢增加、蛋白质随皮肤广泛脱屑而丢失(丧失量可达每日每平方米皮肤面积 9 g 之多)、组织水肿以致血管内蛋白质被稀释以及肝功能障碍等。丙种球蛋白增高可能与机体对皮肤抗原的自身免疫反应有关。

(9) 基础代谢异常

大量热量的丧失导致代偿性代谢亢进而使基础代谢明显增加,同时亦可由炎症反应使皮肤代谢异常所致。基础代谢率的升高与甲状腺功能无关,用 ^{131}I 测定甲状腺功能是正常的。水分的丧失大致与基础代谢率成正比。

(10) 内分泌改变

少数男性患者的乳房女性化,睾丸萎缩,精子减少,尿中 17-酮皮质类固醇含量低于正常。女性可出现月经失调、乳房组织增生。患者伴有雌激素含量过多。

(11) 胃肠道改变

重型患者的小肠绒毛萎缩,血流量减少,铁和叶酸继发性代谢失常以及肠道内菌群失调,可造成脂肪泻。脂肪泻又可进一步促进水、电解质紊乱和蛋白质丧失。

【组织病理】

组织学改变一般为非特异性。表皮角化过度伴角化不全;粒层变薄或消失,棘层肥厚,细胞内或细胞间水肿和海绵状变性,有时可见细胞外渗和 Munro 微脓疡。在慢性型中,海绵状变性不显著而棘层肥厚和表皮突延伸更为突出。真皮上、中部血管扩张、水肿,血管周围炎症细胞浸润(包括中性粒细胞、嗜酸性粒细胞、淋巴细胞和组织细胞)。有时血管内皮细胞增生、血管壁坏死和血栓形成。

对不同原因的剥脱性皮炎选择性取材,病理上可能有一些特殊性改变。恶性网状内皮系统肿瘤引起的剥脱性皮炎,皮肤病理组织象对诊断很有帮助。Hodgkin 病中有 Reed-Sternberg 细胞;蕈样肉芽肿中有不典型的组织细胞;网状细胞肉瘤中有不典型的网状细胞。但在早期无这些细胞浸润时不能排除这组疾病,必须随访活组织检查。

部分病例可一直为非特异性改变。银屑病和毛发红糠疹，即使发展到剥脱性皮炎阶段，仍可能部分地保留了原有病变的特异性组织象。总之，皮肤病理改变可以是特异性的，也可以是非特异性的，特异性的对诊断提供重要依据。由于病理检查有其局限性，即使为特异性组织象，亦需结合临床其他表现进行综合判断。

【实验室检查】

血象：贫血较普遍，血红蛋白偏低，少数患者为巨细胞性贫血。半数患者白细胞增加，嗜酸性粒细胞亦常增加。血沉可增快，一般不超过20 mm/h。

骨髓检查：多数为非特异性改变，少数可呈特异性组织象，如白血病改变等。

血象和骨髓检查对急、慢性白血病诊断有重要意义，对淋巴瘤、网织细胞肉瘤、蕈样肉芽肿和Hodgkin病诊断不一定有特异价值。部分病例血沉增快，但非特异性。

【诊断及鉴别诊断】

根据病史和临床表现诊断剥脱性皮炎并不困难，重要的是病因学诊断。各种不同原因引起的剥脱性皮炎既有其普遍性，也有其特殊性，认识这些普遍性和特殊性对诊断和治疗有重要意义。药物过敏引起者有服药史，常急性发病，全身症状亦较明显。银屑病发展到剥脱性皮炎时，银屑病的临床特征往往消失，但结合过去有银屑病史、用药不当以及皮疹扩大波及全身等情况，有时还能找到个别残存的典型银屑病皮疹，对确诊银屑病性剥脱性皮炎很有帮助。毛发红糠疹所致者，早期于肘膝部或指、趾背可见到特征性的毛囊角质栓，有时在岛状正常皮肤周围亦可见到此种典型皮疹。皮炎湿疹所致者，过去有皮炎湿疹史，且多在急性阶段因治疗不当或不及时发展而成。鱼鳞病样剥脱性皮炎为遗传性疾患，一般发生于出生后不久或婴儿时期。落叶性天疱疮可由病史及鳞屑性质诊断，并由组织病理学检查确诊。网状内皮系统肿瘤引起的剥脱性皮炎与其他原因所致者症状常常相似，但具有下列比较特殊的临床表现，如浸润显著、瘙痒严重、病程长、淋巴结肿大显著、在剥脱性皮炎基础上出现小圆形或不规则形浸润性

肿块，以及血液中出现异型性细胞和皮肤、淋巴结的特异性组织象。因此对每一个剥脱性皮炎患者，应通过仔细询问病史、详细体格检查，结合实验室检查，力求明确造成剥脱性皮炎的原因，对指导治疗有着十分重要的意义。

【治疗】

（1）一般治疗

因为剥脱性皮炎患者有全身症状，急性期需要住院治疗，以便及时做到营养支持、纠正水电解质紊乱、循环状态和体温、防治感染等。给予高蛋白质高热量饮食。保持水和电解质的良好平衡，补充多种维生素，输液不宜过多，防止心脏超负荷，每日补充的液体量出而入，保持平衡。发现电解质紊乱时，应及时纠正。体温低于正常时，应采用保暖措施。发热患者应注意有无感染，合并感染时，需予抗感染治疗。感染常为致死的主要原因之一；在有继发感染时，应给足量广谱抗生素以便在短期内控制感染。除细菌感染外，真菌感染和病毒感染的机会也较多，应密切观察，一旦发现，应及时治疗。

（2）糖皮质激素

对于病因不明的特发性红皮病患者，及早给予糖皮质激素是首选方法，治疗初始计量相当于泼尼松 1~2 mg/kg·d，可选用甲泼尼龙静脉滴注。症状控制后再逐渐递减激素的剂量，减量过程中需要根据皮损的变化缓慢谨慎减量，防止皮损反弹，大多需要维持用药一段时期，维持量的大小视病情而定。治疗过程中需要观察和预防可能出现的激素副反应，特别是消化道出血、肺炎和败血症等。

（3）外用药及皮肤护理

患者需要一个温暖清洁的环境，良好的皮肤护理。以保护皮肤、止痒和防止感染为原则。糜烂渗液处进行湿敷；潮湿的皱襞部位给予单纯扑粉；病情进入慢性干燥阶段皮肤干裂时给予无刺激的保湿剂和弱效的糖皮质激素乳膏。眼结膜点滴可的松眼药水，眼睑干燥时搽金霉素眼膏。口唇黏膜干裂时搽蓖麻油或橄榄油。经常清洁口腔。大便后肛周局部清洗干净然后扑粉。

(4) 对因治疗

剥脱性皮炎的治疗去除病因很重要。原因已明者,还应注意哪些诱因可使症状加重而除去之。药物过敏者应尽量及早明确过敏药物并立即停用,同时早期足量的应用糖皮质激素,缩短病程,提高治愈率。其他皮肤病所致者在治疗剥脱性皮炎的同时或剥脱性皮炎控制之后,对原有皮肤病应进行积极有效的治疗,以防止再次引起剥脱性皮炎。肿瘤所致者,内脏实质性脏器恶性肿瘤力争早期手术切除,淋巴网状系统恶性肿瘤应以糖皮质激素、化学治疗、放射治疗和中西医结合治疗等进行综合处理。

【预后】

本病的预后取决于病因、病情轻重以及处理是否正确及时。药物过敏引起者,病程较急性,持续时间亦较短,若立即停药并给予治疗,预后一般较好,但年长者较差;由其他皮肤病引起者常持续数月或数年,并倾向于复发;淋巴网状内皮系统肿瘤引起者病程长而呈进行性。由于代谢紊乱,患者有低体温、心代偿失调、周围循环衰竭以及皮肤和呼吸道感染的危险。长期应用糖皮质激素也可引起许多严重副反应。死亡病例大致分为以下几种情况:

死于剥脱性皮炎的各种严重并发症:① 继发感染,由于本病患者抵抗力低,加上大量使用糖皮质激素,容易并发感染,且感染症状受到干扰不易早期被察觉,一旦症状明显时,已是十分严重。感染以细菌感染为主,以皮肤感染最普遍,肺炎和败血症最严重,是本病的主要死亡原因。② 心力衰竭,由于血流动力学障碍、中毒性心肌炎、低体温、低血容量、传导阻滞和心房扑动等引起,这是并发症中第2位死亡原因。③ 其他,如由于低体温可直接引起死亡,还可由于中毒性肝病而死于肝功能衰竭。

剥脱性皮炎促使原有的其他疾病恶化而致死:如结核播散、十二指肠溃疡穿孔,以及原有的肾盂肾炎、血栓形成和出血性肠炎因机体抵抗力下降而进一步恶化。

继发于恶性肿瘤的剥脱性皮炎,常常因为恶性肿瘤得不到有效治疗而死亡。

22.14 Ofuji 丘疹性红皮病(Ofuji papulo-erythroderma)

该病首次由 Ofuji 等于 1984 年在日本报道 4 例,之后在欧美和日本陆续见有报道。其特征为泛发性瘙痒性红褐色扁平丘疹,不累及皮肤皱褶处,并伴有嗜酸性粒细胞增多。

【病因】

病因尚不明,从病因学上分为 4 种类型:特发性、继发性、皮肤 T 细胞淋巴瘤样丘疹性红皮病型和假丘疹性红皮病。继发性因素主要有:异位性体质、肿瘤、感染和药物(如阿司匹林、雷尼替丁、呋塞米、依曲替酯、异烟肼等)。

【临床表现】

多发于老年男性,表现为 5~15 mm 直径的红褐色平顶丘疹,融合成大片,皮损主要累及躯干,可泛发全身的皮肤但皮肤皱褶处无损害。这种损害在背部和腹部皱纹皮肤处尤为明显,称为"躺椅征(the deck chair sign)"。有时呈剥脱性皮炎样,有的病例可见有掌跖角化表现。自觉瘙痒;可伴有淋巴结肿大。

日本报道的 35 例中有 2 例伴发淋巴瘤(T 细胞淋巴瘤和 B 细胞淋巴瘤各 1 例);约 25%伴有癌肿(胃癌 8 名,肺癌 1 名)。欧洲病例中仅 1 例有 T 细胞非嗜表皮性皮肤淋巴瘤。

外周血中嗜酸性粒细胞增多,有些病例可见淋巴细胞减少。血清 IgE 增高。

【组织病理】

表皮正常,或轻度棘层肥厚,有时伴角化不全和海绵水肿。真皮血管周围有淋巴细胞、组织细胞、浆细胞,有时有嗜酸性粒细胞组成的多形浸润。皮肤直接免疫荧光检查阴性。真皮浸润细胞免疫表型示 CD1 阳性的 Langerhans 细胞和众多 T 淋巴细胞。超微结构检查证实真皮中有含 Birbeck 颗粒细胞、淋巴细胞和巨噬细胞。

【诊断】

本病应与皮肤 T 细胞淋巴瘤相鉴别,组织病理学检查前者无典型的蕈样肉芽肿细胞,浸润细胞非向表皮性(epidermotrophism)和无 Pautrier 微脓肿可资鉴别。

【治疗】

系统应用糖皮质激素或 PUVA 有良效。有报道应用环孢素 3 mg/kg·d 治疗有效。

22.15　颗粒状角化不全症(granular parakeratosis)

本病又称为腋窝颗粒状角化不全症(axillary granular parakeratosis)、间擦性颗粒状角化不良症(intertriginous granular parakeratosis)。可发生于任何年龄段,成年女性多见,也可见于儿童。

【病因】

病因尚不明确。可能与皮损局部潮湿、多汗或外用除臭剂、止汗剂等刺激有关。目前认为本病是一种角化异常性疾病,是由于丝聚合蛋白原代谢为丝聚合蛋白的过程缺陷所致。

【临床表现】

皮肤间擦部位,最常见于腋窝处,出现棕色或红褐色鳞屑性或角化性丘疹,可融合成斑块;可继发浸渍、糜烂或脓疱等。局部有瘙痒症状;皮疹对称或不对称发生。一般不伴有全身症状。由于临床医生对该病认识不足,导致经常出现误诊或漏诊。该病易被误诊为:家族性慢性良性天疱疮、反向型银屑病、念珠菌病、红癣、增殖型天疱疮、脂溢性皮炎等。

【组织病理】

具特征性,病变主要发生在表皮层,表皮角化过度伴角化不全,并残留有嗜碱性透明角质颗粒。颗粒层正常或轻度增厚;棘层增厚,呈银屑病样增生;真皮内可见血管周围以淋巴细胞为主的炎性浸润。

【治疗】

保持局部凉爽、干燥。可外用糖皮质激素、维A酸类、卡铂三醇等制剂。大部分患者在数周至1年内消退,也有呈慢性经久不退者。

(张学军)

第23章 职业性皮肤病

目 录

第 23 章
职业性皮肤病

23.1 概　论

23.1.1 定义

　　职业性皮肤病（occupational dermatoses）是指在职业活动过程中由于接触与其职业有关的某些物质或环境因素所引起的皮肤及其附属器的疾病。其中有些皮肤改变如掌部胼胝（手工劳动者可见）或毛发指甲染色（染料操作工可见）并不影响工作及健康者则称为职业性标志（occupational mark）。

23.1.2 历史和现状

　　我国关于职业性皮肤病的记载甚早，汉·王充《论衡·雷虚》（公元 27—100）记载"当冶工之消铁也，以土为型，燥则铁下，不则跃溢而射。射中人身，则皮肤灼剥"，第一次叙述了我国冶金工人的职业性皮肤病。隋·巢元方《诸病源候论·漆疮候》（公元 620）记述漆疮："漆有毒，人有禀性畏漆，但见漆，便中其毒。喜面痒，然后胸、臂、胫、腨皆悉瘙痒，面为起肿，绕眼微赤……若火烧漆，其毒气则厉，着人急重。亦有性自耐者，终日烧煮，竟不为害也。"第一次详细论述了我国制漆工人的职业性皮肤病。明·申斗垣《外科启玄·痏裂疮口》（公元 1604）称："辛苦贫寒之人，不顾风雨。冬月间手足痏裂成疮，裂口出血，肿痛难忍。"清·陈士铎《洞天奥旨·皱裂疮》（公元 1693）记载"皱裂疮……皆营工手艺之辈，赤手空拳，犯风弄水而成者也。"均记述了广大劳动人民因长期徒手作业引起的手部皲裂。由此可见，祖国医学对职业性皮肤病早有认识。

　　自中华人民共和国成立以来，由于工农业及其他各行业建设的迅猛发展，职业劳动者队伍不断壮大，政府从各方面关心劳动人民的健康，采取了一系列措施。广大卫生工作者对危害劳动者健康的职业病、包括职业性皮肤病在内，进行了大量的调查研究和防治工作，在不少方面取得了可喜的业绩。

　　职业性皮肤病的发病情况，随着行业、工种、生产环境、接触物的性质以及防护措施的不同而异。近 20 年来，据国内刊物报道的 86 篇职业性皮肤病调查报告，患病率从 10.6% 到 96.2%。从上海市 20 世纪 60 年代调查资料看，工业职业性皮肤病约占整个职业病的 50%。复旦大学附属市疾病预防控制中心曾对 2004~2008 年本市职业病发病状况进行分析，结果显示职业性皮肤病占职业病总数的 36.95%，居各类职业病之首。上海华山医院皮肤科在近 50 多年中曾先后对近 300 家工厂的 40 多种行业职业性皮肤病发病情况进行了流行病学调查研究，发现几乎各种各样的工种都有或多或少职业性皮肤病的发生，其中焦油化工、炼油、沥青、合成树脂、橡胶、合成纤维、玻璃纤维、电镀、涂料、制药、印染等生产企业发病尤为普遍。20 世纪 80 年代兴起的市郊乡（镇）、村办小厂的职业性皮肤病亦曾相当普遍。

　　目前，我国的各种生产企业操作情况大致有 3 种类型：一种主要是手工操作，另一种是机械化、自动化或智能化，还有一种是介于上述两者之间的半机械化或半自动化。在高度机械化或自动化企业，从原料进厂至成品出厂，均不需手工操作，工人与原料、中间品和成品没有接触机会，卫生防护不成问题，因而发生原发性刺激性皮肤反应的危险也就减少。但是,如果少数操作工对这些原料、中间品或成品产生特异性敏感,即使嗅到其气味时也可诱发皮肤反应。在机械化、自动化程度不高的企业,操作工直接接触多种原料、中间品或成品的机会就多,因而除少数人可以发生变应性皮肤病外,多数人招致原发性刺激性皮肤病的风险也就较多。

23.1.3 任务

随着我国经济建设的发展,各种新兴工业日新月异,采用的新原料、新材料、新技术层出不穷,势必将会随之而出现许多新的职业性皮肤病以及其他劳动卫生学上的问题。因此,积极开展职业性皮肤病的调查和防治研究应成为当前及今后卫生工作中的一项重要任务。在这方面,建议重点放在以下4个方面:

(1) 摸清发病情况
对各种行业、工种有计划、有步骤地进行调查摸底,搞清我国职业性皮肤病的发病情况。各地区可根据自身特点制定近期及远期规划开展工作。

(2) 制订防治方案
结合初步掌握的发病情况,拟定切实可行、行之有效的防治措施。对各种皮肤防护剂、皮肤清洁剂的研究,是预防各种刺激性及过敏性接触皮炎的重要一环。对于有关环境卫生学问题,应会同相关领域专业人员共同商订。

(3) 开展基础研究
职业性皮肤病的临床类型繁多,致病因素复杂,随着各种新兴工业的发展,势必会出现各种新的职业性皮肤病问题,特别是致病机制中经常面临的所谓原发性刺激及变态反应,尚有许多悬而未决的问题有待进行深入探索。还有,皮肤以其独特的解剖结构或生理功能,在人类适应外界环境以及在阻止化学物经皮吸收过程中发挥重要的屏障作用。为此,有关皮肤毒理学的研究,应当受到关注。

(4) 培养专业人才
目前在我国,专职从事职业性皮肤病防治研究的专业人员屈指可数,在从事皮肤科临床工作人员中兼做一部分,职业性皮肤病专业工作者亦极少。为能更好地适应社会主义建设事业的发展,加速培养和训练有志于从事职业性皮肤病防治研究的专业人员已成为当务之急。此外,应通过各种形式向广大基层卫生人员普及职业性皮肤病的防治知识。结合下厂、矿、农村机会对在生产第一线从事劳动人员做好卫生宣教,让他们能真正认识到贯彻预防措施的重要性和必要性,共同搞好防病治病工作。

23.2 各　论

职业性皮肤病实际上是一组包括多种临床类型、职业性致病因素错综复杂的皮肤病。其皮损表现多无特异性,即同一种皮疹表现,可由多种不同致病因素引起;反之,同一种致病因素亦可引起不同皮疹表现。亦即同一种行业、工种可见到不同类型的皮肤损害,同一种类型的皮肤损害又可见于不同行业、工种。本章将参照我国卫生部2002年《职业性皮肤病诊断标准总则》(GBZ18-2002)规定的12类职业性皮肤病,并结合上海华山医院皮肤科资料对以下16种不同类型职业性皮肤病予以介绍。

23.2.1 职业性接触性皮炎 (occupational contact dermatitis)

本病是指在生产劳动过程中因直接或间接接触生产环境中多种刺激性或致敏性物质所引起的皮肤炎症反应。据统计,因职业因素引起的接触性皮炎约占职业性皮肤病的90%左右。

本病涉及的行业、工种甚广,特别多见于合成树脂、塑料、印染、涂料、电镀、电子元件、制药、冶炼、炼油、焦化、合成橡胶、合成纤维、农药等工业,亦常见于农牧业、食品加工以及美容美发行业等。

【病因及发病机制】
本病发生原因有化学性、物理性、机械性及生物性等,其中以化学性为主,后三者诱发的往往冠以其他名称,如日光照射引起的称日光性皮炎,电焊工因紫外线引起的称电光性皮炎,机械性摩擦引起的称擦烂皮炎,昆虫毒素引起的称虫咬皮炎等。

化学性因素是引起本病最常见、最主要的原因。根据其作用机制不同,一般可分为两类。

(1) 原发性刺激作用(primary irritation)

据统计,职业性接触性皮炎中约70%由原发性刺激作用所致。常见及重要的原发性刺激物见表23-1。

表23-1 常见及重要的原发性刺激物

分 类	化 学 物 名 称
酸类	无机性:硫酸、盐酸、硝酸、磷酸、氢氟酸、氢溴酸、铬酸、亚砷酸、氯磺酸
	有机性:醋酸、石炭酸、一氯醋酸、乳酸、水杨酸、甲酸、丙烯酸、乙二酸
碱类	无机性:氨、氢氧化氨(钙、钾、钠、钡)、碳酸铵(钙、钾、钠、钡)、氧化钙、氰氨化钙、硅酸钠、水泥、肥皂
	有机性:甲基胺类、乙醇胺类、乙二胺、丁基(丙基)胺、多乙烯多胺
金属盐	三氧化锑、三氧化砷、氯化汞、氯化锌、铬及铬酸盐
溶剂及矿物油	醇类:甲(乙、丙、丁、戊)醇
	焦油类:苯、甲苯、二甲苯
	酮类:丙酮、丁酮、环己酮
	松节油类:松节油、松香精
	氯化物:四氯化碳、氯仿、二氯乙烯、高氯乙烯、氯化乙基汞
	石油类:苯、醚、汽油、柴油、润滑油
	其他:二甲基亚砜、二硫化碳
其他	丙烯腈、己内酰胺、硫酸二甲酯、肼

这类化学物主要是通过对皮肤局部组织的直接作用致病。在一定的浓度和接触一定的量和时间后,任何人均可能引起不同程度的皮肤炎症反应。如果化学物的刺激作用强烈,接触后可于瞬间引起强烈的皮肤炎症反应(大疱、坏死);如果化学物的刺激作用较弱,则常常需经反复多次接触或需经间隔一段时间后方可引起皮肤炎症反应(从水肿性红斑、丘疹、丘疱疹到水疱)。刺激物浓度的高低和接触时间的长短与皮肤炎症反应的轻重程度成正比。

(2) 皮肤变态反应(allergic reaction)

指机体接触某些化学物后间隔一定的时间、再次接触同样物质所引起的特异性皮肤炎症反应。常见及重要的皮肤致敏物见表23-2。

表23-2 常见及重要的皮肤致敏物

分 类	化 学 物 名 称
金属盐类	重铬酸盐、镍盐、铍盐、汞盐、银盐
合成树脂类	环氧树脂、酚醛树脂、脲醛树脂、聚酯树脂、丙烯酸树脂、三聚氰胺甲醛树脂、环氧氯丙烷、双酚A
合成橡胶类	促进剂:二苯胍、六亚甲基四胺、巯基苯并噻唑、二硫化四甲基秋兰姆、二硫双吗啉
	抗氧化剂:N-异丙基-N-苯基对苯二胺、苯基-β-萘胺、氢醌单苯醚
合成纤维类	丙烯腈、己内酰胺
染料	偶氮类染料及其中间体、苯绕蒽酮、蒽醌类
药物及农药	氯丙嗪、青霉素、氯霉素、普鲁卡因、磺胺、碘、敌敌畏、敌百虫、马拉硫磷、六氯化苯、氯化乙基汞
植物	豚草、漆树、无花果、雏菊、山慈姑、柠檬、蓖麻籽

这类化学物接触皮肤经吸收后通过机体的免疫系统特异性地诱发皮肤炎症反应,是一种由T淋巴细胞介导的迟发型接触性变态反应。致敏化学物在通常情况下接触后并无不良反应,仅在少数接触者可诱发变态反应。皮炎反应的程度取决于接触物的致敏潜力与接触者的机体敏感性,与接触物的浓度和数量的关系并非呈正相关。

致敏化学物多为低分子量(<500)化合物,亦即半抗原类物质,经透皮吸收后需与表皮内某些蛋白质组分相结合后方始形成具致敏力的抗原。此时接触者机体即处于致敏状态;而后,该接触者若再接触同样或近似化学物即可引起变应性皮炎症反应。

关于原发性刺激作用与致敏(变态反应)作用之间的关系是一个相当复杂的问题,其中有不少问题还不十分清楚。从化学物本身来看,有些仅引起原发性刺激,如无机性酸、碱类化学物;有些则主要引起变态反应,如合成染料、合成树脂、合成橡胶类;有些化学物则兼具两种特性,如重铬酸钾、甲醛、酚类、氯丙嗪、磺胺等在不同浓度时其作用机制不同,高浓度时引起原发性刺激,而在低浓度时则可诱发变态反应。另一方面,从接触者本身来看,同一种化学物,在同一浓度时在不同人身上的反应可有所不同,甚至在同一人身上可出现两种机制同时发生作用的现象,即在发生原发性刺激反应基础上再诱发变态反应。综上,人们认为化学物对皮肤的原发性刺激作用与用机制既有区别,又有联系,在引起皮肤炎症反应中往往是相互影响的。

【临床表现】

皮肤炎症反应的程度依接触物作用强度及接触者机体反应性而定。轻度反应可仅表现为水肿性红斑;稍重者可同时出现红色丘疹及水疱;更重的可出现大疱,甚至引起局部组织坏死。损害的边缘通常比较清楚,特别是因原发性刺激物引起的皮疹往往限于直接接触的部位,境界鲜明。在病情发展过程中常因搔抓、摩擦、洗烫而致皮损区出现糜烂、渗出、结痂等继发性改变。若病变累及眼睑、阴茎、阴囊等皮肤组织疏松部位,常引起明显水肿。

局部症状以不同程度瘙痒为主,如为强烈的原发性刺激所致,常可伴灼热、灼痛感。全身症状通常缺如,皮疹广泛或炎性反应较重时偶有低热、倦怠、头昏、不适等。

皮炎一般发生于直接接触致病物的部位,通常以两手、腕、前臂及面、颈部等暴露部位为主,高度敏感者皮疹可波及非暴露部位甚至泛发全身。在一般情况下,致病物若为固体或液态,常主要累及手和前臂;若为气体或气雾状挥发物,则常累及面、颈部,尤以眼周为甚;若为粉尘,则可累及鼻唇沟、耳后、颈项及腰腹等皱褶部位;若工作服被油脂或其他化学物玷污,皮疹可累及躯干、股部等非暴露部位。某些特殊操作工的皮损仅累及某些特定部位,如玻璃纤维拉丝工的皮疹仅限于左手示指直接接触润滑剂部位,而纵向牵拉工的皮疹则以接触润滑剂的右手为主,徒手贴标签的则以抹化学糨糊的右手示指为主等。

皮炎病程的转归不一,一般当停止接触致病物并予以适当处理后,经1~2周当可痊愈,若再度接触可引起复发。复发情况各人也不一致,多数人经长期反复接触后皮炎可越发越轻以致停止发病,虽继续接触亦不发病,这种耐受性增加的现象称之为硬化(hardening),多见于工龄长的工人中;部分患者因反复发作,皮损浸润肥厚呈湿疹样改变;少数患者皮损可越发越重,以致不得不调离原生产岗位。这些高度敏感患者在调离原岗位后虽然大多数可不再发病,但也有极少数人即使调岗,皮损仍经久不愈。

原发性刺激性皮炎与变应性接触皮炎的临床表现大致相似,虽然各有一些特点,但有时很难判断究竟是属于哪一种;现将两者的临床特点列表如下,以资鉴别(表23-3)。

表23-3 刺激性接触皮炎与变应性接触皮炎的鉴别

鉴别要点	刺激性接触皮炎	变应性接触皮炎
发生率	高,在同一环境条件下,所有接触者都可能受累	一般不超过30%,限于已经致敏的接触者
致敏期	无一定规律,首次接触即可发生	首次接触不发病,经4~14天或更长时间后,当再次接触时发病;已经致敏者,接触后多于1~2天内发病
发病部位	限于直接接触部位	除接触部位外,皮疹可呈泛发性、对称性
皮疹	皮疹形态一致,边缘清楚;可出现大疱,甚至坏死	皮疹可呈多形性,边缘可弥散不清;罕见大疱或坏死
自觉症状	瘙痒、灼热或灼痛	瘙痒
病程	自限性,脱离接触后1~2周可痊愈	皮疹消退较慢,少数病例脱离接触后仍经久不愈
转归	避免直接接触常可防止复发	防护难免复发,高度敏感者闻及气味即可诱发
斑贴试验	阴性(低浓度时)	常阳性

【诊断】

鉴于职业性接触性皮炎的临床表现与日常生活中发生的接触性皮炎的临床表现并无明显不同,因此,要对本病作出明确诊断,特别是查明致病原因并非是一件易事。除详细询问患者的职业史、皮疹发生、发展情况外,必要时还必须到患者所在单位进行现场生产环境及群体发病情况调查。通常情况下,本病的诊断主要依据以下几点:

一,有明确的职业性刺激物或致敏物接触史。

二,从接触到发病所需时间因发生机制而异,如为原发性刺激作用所致,无一定规律,接触弱刺激物可历时数周方可能致病,接触强刺激物则可立即引起皮炎反应;如为变态反应所致,则有一定规律性,初次接触后需4~14天或更长时间的致敏过程方能引起发病,而后如再次接触则常在24小时内发病。

三,在同样生产环境中如患者人数<30%,可能系变态反应所致;如患者人数众多,则可归咎于原发性刺激作用所致。

四,皮疹常限于直接接触部位,界限清楚。高度敏感者其皮疹可波及非暴露部位,呈泛发性分布。

五,病程具自限性,脱离原生产岗位后可逐渐痊愈,复工后可再复发。

六,改善生产环境和加强个人防护可有效地减轻病情或避免再发。

七,皮肤斑贴试验常有助于判断患者接触皮炎的性质及可能的致病物质。

附1:皮肤斑贴试验(skin patch test)

(1) 意义

斑贴试验是根据迟发型接触性变态反应原理设计的一种用来检测机体对某些化学物是否具有敏感性的诊断性试验技术。

(2) 应用

主要用于寻找变应性接触皮炎的致敏原。如已明确由刺激物引起的接触皮炎,则不适合采用本试验。

(3) 试验材料

变应原:应采用对皮肤既无刺激又可诱发皮肤变态反应的浓度。一些常见的工业化学物斑试参考浓度见表23-4。未列入表中的受试物,可参阅相关资料配制。所用赋形剂(稀释剂)本身应无刺激。纺织品、毛皮、皮革、橡胶、塑料、金属制品等受试物,可将其剪成小片(<1 cm²)备用。

表 23-4 皮肤斑贴试验常用变应原浓度及赋形剂

编号	化学物名称	浓度%	赋形剂	编号	化学物名称	浓度%	赋形剂
1	重铬酸钾(potassium dichromate)	0.5	凡士林	18	卡松CG、5-氯-2-甲基-4-异噻唑啉-3-酮+2-甲基-4-异噻唑啉-3-酮(kathon CG、5-chloro-2-methyl-4-isothiazolin-3-one+2-methyl-4-isothiazolin-3-one)	0.01	蒸馏水
2	氯化钴(cobalt chloride)	1	凡士林				
3	硫酸镍(nickel sulfate)	2.5~5	凡士林				
4	硫酸新霉素(neomycin sulfate)	20	凡士林				
5	青霉素(penicillin)	50	蒸馏水	19	甲醛(formaldehyde)	1~2	蒸馏水
6	链霉素(streptomycin)	50	蒸馏水	20	山梨酸(sorbic acid)	2	凡士林
7	樟脑(camphor)	5	凡士林	21	秋兰姆混合物(thiuram mix)	1.0	凡士林
8	盐酸氯丙嗪(chlorpromazine hydrochloride)	2.5	蒸馏水		二硫化双亚戊基秋兰姆、促进剂PTD(dipentamethy lenethiuram disulfide)	0.25	凡士林
9	苯唑卡因(benzocaine)	5	凡士林		二硫化四甲基秋兰姆、促进剂TMTD(tetramethylthiuram disulfide)	0.25	凡士林
10	硫柳汞(thimerosal)	0.1	凡士林		一硫化四甲基秋兰姆、促进剂TMTM(tetramethylthiuram monosulfide)	0.25	凡士林
11	秘鲁香脂(balsam of peru)	25	凡士林		二硫化四乙基秋兰姆、促进剂TETD(teteaethlthiuram disulfide)	0.25	凡士林
12	羊毛脂醇(wool alcohols)	30	凡士林	22	黑橡胶混合物(black rubber mix、PPD mix)	0.6	凡士林
13	亚乙基二胺(ethylenediamine dihydrochloride)	1	凡士林		N-环己基-N'-苯基-对苯二胺、防老剂4010(N-cyclohexyl-N'-phenyl-p-phenylenediamine、CPPD)	0.25	凡士林
14	对羟基苯甲酸酯混合物(parabens mix)	15	凡士林		N-异丙基-N'-苯基-对苯二胺、防老剂4010NA(N-Isopropyl-N'-phenyl-p-phenylenediamine、IPPD)	0.10	凡士林
	对羟基苯甲酸甲酯(methyl-p-hydroxbenzoate)	3	凡士林		N,N'-二苯基-对苯二胺、防老剂PPD(N,N'-diphenyl-p-phenylenediamine、DPPD)	0.25	凡士林
	对羟基苯甲酸乙酯(ethyl-p-hydroxbenzoate)	3	凡士林	23	卡巴混合物(carba mix)	3	凡士林
	对羟基苯甲酸丙酯(propyl-p-hydroxbenzoate)	3	凡士林		1,3-二苯胍、促进剂D(1,3-diphenylguanideine、DPG)	1	凡士林
	对羟基苯甲酸丁酯(butyl-p-hydroxbenzoate)	3	凡士林		二乙基二硫代氨基甲酸锌、促进剂ZDC(zinc diethyldithiocarbamate)	1	凡士林
	对羟基苯甲酸苄酯(benzyl-p-hydroxbenzoate)	3	凡士林		二丁基二硫代氨基甲酸锌、促进剂BZ(zinc dibuthldithiocarbamate)	1	凡士林
15	咪唑烷基脲、洁美115(imidazolidinyl urea、germall 115)	2	凡士林				
16	夸特15、氯化氯烯丙基六亚甲基四胺(quaternium 15、chlorallyl methenamine chloride)	1	凡士林				
17	溴硝丙醇(bronopol)	0.5	凡士林				

（续表）

编号	化学物名称	浓度%	赋形剂	编号	化学物名称	浓度%	赋形剂
24	巯基混合物(mercapto mix)	2	凡士林	34	香叶醇(geraniol)	1	凡士林
	N-环己基苯并噻唑次磺酸胺、促进剂CZ(N-cyclohexylbenzothiazyl sulfenamide、CBS)	0.5	凡士林	35	丁子香酚(eugenol)	1	凡士林
	二硫化二苯并噻唑、促进剂 DM(dibenzothiazyl disulfide、MBTS)	0.5	凡士林	36	异丁子香酚(Isoeugenol)	1	凡士林
				37	绝对橡苔(oak moss absolute)	1	凡士林
	2-巯基苯并噻唑、促进剂 M(2-mercaptobenzothiazole、MBT)	0.5	凡士林	38	机油(machine oil)	10	植物油
	吗啉巯基苯并噻唑(morpholinyl mercaptobenzothiazole、MOR)	0.5	凡士林	39	汽油(gasoline)	50	植物油
				40	环氧树脂(epoxy resin)	1	凡士林
25	萘基混合物(naphthyl mix)	1	凡士林	41	对叔丁基酚醛树脂(p-tert-butylphenol formaldehyde resin)	1	凡士林
	N-苯基-2-萘胺(N-phenyl-2-naphthylamine)	0.5	凡士林	42	松香(colophony)	20	凡士林
	N,N'-二-β-萘基-对苯二胺、防老剂DNP(N,N'-di-β-naphthyl-p-phenylenedamine)	0.5	凡士林	43	甲苯(toluene)	50	植物油
				44	二甲苯(xylene)	50	植物油
26	六亚甲基四胺、促进剂 H(hexamethylenetetraminr)	2	凡士林	45	香波(shampoo)	2~5	蒸馏水
				46	护肤类膏剂(skin protection cream)	原物	
27	苯基-β-萘基胺、防老剂D(phenyl-β-naphthylamine)	0.5	凡士林	47	染发剂(hair dye)	2~5	蒸馏水
28	香兰素(vanillin)	10	凡士林	48	香皂(toilet soap)	2~5	蒸馏水
29	葵子麝香(musk ambrette)	5	凡士林	49	洗衣粉(detergent powder)	1	蒸馏水
30	肉桂醇(cinnamic alcohol)	1	凡士林	50	香水(perfume)	5~10	70%乙醇
31	肉桂醛(cinnamic aldehyde)	1	凡士林	51	唇膏(lip stick)	原物	
32	羟基香茅醇(hydroxycitronellal)	1	凡士林	52	对苯二胺(p-phenylenediamine)	1	凡士林
33	戊基香茅醇(amylcinnamaldehyde)	1	凡士林	53	对苯二胺,氢醌(hydroquinone)	3	凡士林
				54	松节油(turpentine oil)	25	植物油
				55	煤酚皂(lysol)	1	蒸馏水

注：本表引自国家职业性皮肤病诊断标准(总则)附录C[GBZ18-2002]

材料：通常采用市售的铝制斑试器及低敏胶带。如无现成材料，则可自制 1 cm² 双层滤纸、2 cm² 不透气的玻璃纸及 4 cm² 胶布若干备用。

(4) 操作步骤

将受试物置于斑试器内，如为膏体，直接加入约 0.02 g；如为液体，先滴湿滤纸再置入，约 0.02 ml；如为上述制品则先用水浸湿后再置入斑试器。

将置有受试物的斑试器及胶带贴于背部脊柱两侧的正常皮肤上，并逐个轻压斑试器以驱除残留气体，并使受试物与皮肤紧密接触。

如用自制材料，则先将受试物置于双层滤纸上敷贴皮面，再用玻璃纸覆盖，然后用胶布固定。如同时测定多种受试物，每两个受试物之间至少应间隔 3~4 cm。

每个受试物做好标记，以便观察。

每次试验需同时以赋形剂敷贴作为对照。

(5) 观察与判断

1) 观察时间

一般在敷贴 48 小时后移去斑试器胶带，先用湿的软纸(或棉签)清除残留的斑试物，间隔 30 分钟后作首次观察，并于 72 小时、96 小时分别作第二次、第三次观察。必要时尚需于第 7 天再观察 1 次。

2) 结果判定

阴性(-)受试区皮肤无肉眼可见的改变；

可疑阳性(±)受试区皮肤显示轻度红斑；

弱阳性(+)受试区皮肤显示红斑、浸润，或有少量丘疹；

强阳性(++)受试区皮肤显示明显红斑、浸润、丘疹、疱疹；

极强阳性(+++)受试区皮肤显示超出受试物

敷贴范围的红斑、浸润,并有大疱;

"+"及"+"以上的各级反应,在 72 小时或以后的观察中持续存在,甚至反应增强者,可判定为阳性变态反应。

(6) 注意事项

在皮炎急性期不宜做本试验。

受试者在受试前 2 周内及试验期间不得应用糖皮质激素,受试前 3 天内及受试期间应停用抗组胺类药物。

嘱咐受试者,在敷贴观察期间如感到受试区剧痒或灼痛,不论是否已到 48 h 都应及时移去受试物,并用清水洗净。

判定结果时注意识别假阳性及假阴性反应。假阳性反应可能由于受试物浓度过高、交叉反应、激惹反应(angry back)、赋形剂反应或胶带反应等所致;假阴性反应可能由于受试物浓度过低、试验条件与现场环境不符、操作技术有误或应用抗过敏药物等所致。

【治疗】

(1) 病因治疗

目的在于去除一切可能的致病因素。如病因已经明确,则应当尽可能地避免再接触。有的可针对致病化学物的理化特性采取相应措施,如因强碱性化学物引起的急性皮炎,应采用弱酸性溶液(如 3% 硼酸液)冲洗或湿敷,如因强酸性化学物引起的,应采用弱碱性溶液(如 2%~5% 碳酸氢钠液)冲洗或湿敷。如因重铬酸盐类引起的,可采用铬合剂 BAL 或 EDTA,或选用还原剂硫代硫酸钠等。

(2) 对症治疗

目的在于尽快地控制皮疹的发展,减轻瘙痒等不适症状,以促进病情的康复。根据皮疹的炎症反应表现、程度选用适当的外用药物,其治疗原则和方法与一般接触性皮炎大致相同(参见 19.1《接触性皮炎》之治疗)。如皮疹比较泛发或较重者,可酌情采用抗组胺类药物或其他抗过敏疗法。

【预防】

预防职业性接触性皮炎以采取综合性措施为原则。

(1) 改进生产设备,加强卫生防护

首先,生产设备的密闭化和管道化以及操作过程的机械化、自动化和连续化,不断进行这方面的工艺改革是防止和消灭本病的根本措施;其次,安装良好有效的通风、排气及吸尘设备,尽量减少车间内有害气体及粉尘对人体的侵害;还有,通过技术革新,采用无毒或低毒原料(工艺)以代替有毒原料。如采用石油沥青代替焦油沥青,电镀厂采用无毒电镀,玻璃纤维拉丝及金属架构中使用改进的润滑剂等均曾致接触性皮炎发病明显减少。

(2) 改善劳动场所的卫生条件和安装必要的卫生设备

如车间要光线充足,保持环境整洁。某些工种应设置冲淋设备和更衣室,工人应在上岗时换上防护服,下班后淋浴、更衣。

(3) 加强卫生保健工作

健全卫生保健组织、制度,加强卫生宣教。经常深入现场,及时发现问题,解决问题。某些特殊工种,在招收新工人时,需进行必要的体格检查,如患有皮炎湿疹类的人则不宜从事化工业劳动。对接触有害化学物工种的工人,要进行定期体格检查。

(4) 重视个人卫生防护

根据不同工种的需要,除工作服外,尚需佩戴手套、口罩、帽、面罩、防护眼镜或长筒靴等。有的还需在暴露部位涂搽适当的皮肤防护剂。

良好的个人卫生习惯、及时清洗沾污皮肤上的各种化学物,亦可有效地防止及减少各种有害因子对皮肤的伤害。

附2:皮肤防护剂

一种理想的皮肤防护剂,应当具备下列条件:① 良好的防护效果;② 对皮肤没有刺激性;③ 易于使用,涂搽后无不适感;④ 无特殊气味和色泽;⑤ 维持有效时间长,工作后易于除去;⑥ 配制简便,价格低廉。目前应用的皮肤防护剂,尚难完全符合上述要求。因此,在现场应用方面,有它一定的局限性。皮肤防护剂往往仅能作为采取综合性防护措施的方法之一。常用的皮肤防护剂有以下几种类型。

（1）软膏

主要用于预防水溶性化学物质,如酸、碱类及其他盐类溶液的刺激。

配方一:(组分为%,下同)硬脂酸 12.0　氧化锌 3.0　植物油(或动物油)85.0

配方二:白蜂蜡 26.0　液状石蜡 57.5　硼砂 1.5　水 15.0

于上述配方内如再加入硼酸(4%)或安息香酸(5%),可中和碱性刺激;如若加入碳酸氢钠(4%)或氧化镁(3%),可中和酸性刺激。

软膏的缺点是太油腻,不易洗去。热天涂后妨碍出汗,有不适感。

（2）乳膏

主要用于防止脂溶性化学物质的刺激。

配方一:三乙醇胺 2.0　甘油 6.0　硬脂酸 16.0　羊毛脂 2.0　尼泊金乙酯 0.1　白凡士林 25.0　水加至 100.0

根据需要,再加入适当药物,如加入二氧化钛(5%)、柳酸苯甲酯(3%)、喹啉(3%)、对氨基苯甲酸及其酯类化合物(3%～5%)以及二苯甲酮(5%～10%)等可起一定避光作用;如加入氢醌(3%)可起褪色素作用。

配方二:有机硅油 10.0～20.0　乳膏基质(油包水型)加至 100.0

用于预防碱、铬、镍、环氧树脂以及某些有机溶剂的刺激。有机硅无色无味,涂于皮肤上起屏障作用而不妨碍正常生理功能。

（3）糊剂

主要用于防止脂溶性化学物质的刺激。

配方:滑石粉 20.0　白陶土 15.0　淀粉 15.0　甘油 20.0　水 30.0

根据需要,可再加入避光剂或其他药物。

（4）涂膜剂

主要用于防止脂溶性或水溶性化学物质的刺激。

配方一:甲基纤维素 4.0　甘油 10.0　白陶土 10.0　滑石粉 10.0　水 66.0

配方二:氢氧化钾 0.6　硬脂酸 8.0　单硬脂酸甘油酯 1.0　明胶 4.0　淀粉 4.0　羧甲基纤维素钠 1.5　甘油 5.0　尼泊金乙酯 0.1　水加至 100.0

配方三:聚乙烯醇 10～15.0　甘油 5.0　水加至 100.0

聚乙烯醇涂膜在防止非水溶性化学物质如合成树脂、机油及某些涂料等对皮肤的刺激方面有良好效果。这种涂膜配制方法简单,涂在皮肤上无任何不适感,下工后易于用水洗去,值得推荐采用。

附 3:皮肤清洁剂

一种理想的皮肤清洁剂,应当具备下列条件:① 容易溶解于水;② 能除去各种油污、油漆或其他污秽而不损伤皮肤;③ 不应含有粗糙的或刺激性擦除物;④ 不易变质。虽然各地应用的或在文献上介绍的清洁剂为数不少,但合乎理想的还不多。除常用的一些带酸性肥皂外,可配以下几种清洁剂:

配方一:磺化蓖麻油 20.0　羊毛脂 4.0　白陶土(或其他酸性黏土)76.0

用于去除油污。

配方二:白陶土 55.0　中性皂 25.0　麦麸皮 20.0

用于去除机油、煤烟及颜料。

配方三:磺哈蓖麻油 93.0　纯蓖麻油 5.0　合成清洁剂 2.0

用于对普通肥皂过敏者或皮肤干燥者。

23.2.2　职业性光接触性皮炎（occupational contact photo-dermatitis）

本病是指在生产劳动中接触致病的光敏感物(photosensitizer)后并遭受日光或人工光源照射所引起的一种皮肤炎症反应。在生产或使用具有光敏感特性物质的工矿业如某些染料、药品、农药、香精、焦化、建筑等行业均可见到这类皮肤病,尤其多见于夏季及从事露天操作工人。

【病因及发病机制】

引起职业性光接触性皮炎的光敏感物甚多。按其作用机制不同可分为:光毒性化学物及光变应性化学物两类。前一类光敏感物通过光的激活后对皮肤产生光毒作用(phototoxic action)致病,是一种直接的细胞毒作用,任何人只要接触过这类物质,再经过适量的中波紫外线(280~320 nm)照射,经30分钟到1~2小时后即可在受光部位发生晒斑样反应。后一类光敏感物通过光的激活,然后与皮肤内某些蛋白质的组分结合形成具有致敏活性的变应原,而后通过免疫活性淋巴细胞介导诱发变态反应;这一类光敏感物对皮肤的致病则属光变应性作用(photoallergic action)。这种光变态反应仅发生于少数人,发病需有一定的致敏期,即初次接触光敏感物和照光后需经过4~14天或更长时间,若再次接触和照光后,一般在24小时内发病。致病光谱多为长波紫外线(320~400 nm)。皮疹常表现为湿疹样反应。

常见及重要的光毒性化学物有:煤焦油、焦油沥青、蒽、吖啶、吡啶、补骨脂素类、蒽醌染料、氯酚噻嗪、氨苯磺胺△ 等;常见及重要的光变应性化学物有:卤代水杨酰胺、氯丙嗪△、酚类化合物、磺胺类△、异丙嗪、甲基香豆素、对氨基苯甲酸、二苯乙烯、荧光增白剂、柠檬油、檀香油、美兰、伊红、无花果、芸香、酸橙等。值得注意的是以上有△的光敏感物常兼具上述两种致病作用。

【临床表现】

本病通常好发于夏季,尤其多见于从事室外劳动者。皮疹常起病于面颈、手背、前臂及上胸部 V 形区等暴露部位。如果在夏季衣着少时皮疹范围则往往可累及胸背等处。皮疹表现依其光敏感物作用机制可有些不同,如为光毒性作用所致,常表现为水肿性红斑,边缘清楚,重者在红斑基础上可出现大疱;如为光变应性作用所致,常表现为水肿性红斑、丘疹、丘疱疹及疱疹等多形性皮疹,边缘清楚或弥漫不清。自觉常伴不同程度瘙痒;光毒性皮炎除痒感外尚可伴灼热、灼痛等。少数重度患者可伴头昏、乏力、眼结膜炎等症状。

本病病程多为自限性,脱离原岗位并避开光照多于1~2周左右皮疹消退,可留有弥漫性色素沉着,尤以光毒性皮炎为明显。病愈后若再回到原岗位,皮炎可复发。经反复发作后,皮疹可呈浸润增厚或苔藓样改变,色素沉着加深,经久不愈。

如前所述,光毒性接触性皮炎与光变应性接触性皮炎的发病情况、病因机制、临床表现等既有一些共性,也存在不同之处,兹列表予以鉴别(表23-5)。

表23-5 两种职业性光接触性皮炎的鉴别

鉴别要点	职业性光毒性接触性皮炎	职业性光变应性接触性皮炎
发生率	在相同环境下,所有接触者经受一定量光能照射后均可能发病	仅少数已致敏者方能发病
致敏期	首次接触后1~2小时内即可发生	首次接触后需经4~14天或更久,再次接触可在24小时内发病
发疹部位	限于光照部位	除光照部位外可波及非受光部位
皮疹	晒斑样,边缘鲜明;愈后色素沉着明显	湿疹样,边缘可弥散不清;愈后无色素沉着或轻微
自觉症状	瘙痒,灼热、灼痛显著	瘙痒明显
病程转归	脱离接触后皮疹消退迅速(1~2周)	脱离接触后皮疹消退较慢(2~4周),或经久不愈
光斑贴试验	晒斑样反应	湿疹样反应

【诊断】

职业性光接触性皮炎与日常生活中发生的光接触性皮炎,其临床表现并无不同,唯一差异在于本病的发生基于明确的职业活动因素。本病主要根据以下几点判断:

发病前在职业活动中有明确的光敏感物接触史及光照史;

皮疹始发部位与光敏感物接触及遭受光照部位一致;

光照后至发疹有一定间隔期,可于首次光照后1~2小时内发病(光毒性),或光照后经4~14天再次光照后24小时内发病(光变应性);

皮疹呈晒斑样(光毒性)或湿疹样(光变应性);皮疹边缘前者鲜明,后者多数比较清楚,亦可弥散不清;

同一生产岗位上可有同样发病者;

脱离原生产岗位并避免光照皮疹即趋于好转、痊愈,回到原岗位后又可复发;

光斑贴试验常有助于发现致病的光敏感物。

附:光斑贴试验(photo-patch test)

(1)意义

光斑贴试验是根据迟发型光接触性变态反应原理设计的一种检测机体对某些光敏感物是否具

有敏感性的诊断性试验技术。

（2）应用

主要用于寻找光变应性接触皮炎的致敏原。如已明确由光毒性物引起的,则不适合采用本试验。

（3）试验材料

光源:具有能输出 UVA(320～400 nm)的人工光源,如氙弧灯或 UVA 荧光灯管。

光变应原:常用职业性光变应原参见表 23－6。

表 23－6　皮肤光斑贴试验用职业性光变应原及其浓度

编号	名　称	浓度	赋形剂
1	对氨基苯甲酸(p－aminobenzoic acid, PABA)	5%	凡士林
2	秘鲁香脂(balsam Peru)	25%	凡士林
3	硫双二氯酚(bithionol)	1%	凡士林
4	葡萄糖酸洗必泰(chlorhexidine digluconate)	0.5%	凡士林
5	盐酸氯丙嗪(chlorpromazine hydrochloride)	0.1%	凡士林
6	肉桂醇(cinnamic alcohol)	1%	凡士林
7	肉桂醛(cinnamic aldehyde)	1%	凡士林
8	盐酸苯海拉明(diphenhydramine hydrochloride)	1%	凡士林
9	丁子香酚(eugenol)	1%	凡士林
10	硫双对氯酚(fentichlor)	1%	凡士林
11	甲醛(formaldehyde)	1%	凡士林
12	香叶醇(geraniol)	1%	凡士林
13	六氯[双]酚(hexachlorophene)	1%	凡士林
14	2-羟基-4-甲氧基苯酮(2－hydroxy－4－methoxybenzophenone)	10%	凡士林
15	羟基香茅醛(hydroxycitronellal)	1%	凡士林
16	异丁子香酚(isoeugenol)	1%	凡士林
17	6-甲基香豆素(6－methylcoumarine、6－MC)	1%	凡士林
18	葵子麝香(musk ambrette)	1%	凡士林
19	香料混合物(perfume mix)	6%	凡士林
20	盐酸异丙嗪(promethazine hydrochloride)	1%	凡士林
21	四氯水杨酰苯胺(tetrachlorsalicylanilide, TCS)	0.1%	凡士林
22	三溴水杨酰苯胺(tribromsalicylanilide, TBS)	1%	凡士林
23	三氯二苯脲(trichlorocarbanilide, TCC)	1%	凡士林
24	三氯苯氧氯酚(triclosan)	2%	凡士林
25	地衣酸(usnic acid)	0.1%	凡士林

材料:参见皮肤斑贴试验(本章23.2.1)。

（4）操作步骤

一,测定患者对长波紫外线的最小红斑量(MED－UVA)。

二,将2份待测光变应原分别置入斑试器内,分别贴于背部脊柱两侧正常皮肤区,用不透光的深色织物覆盖。

三,24 小时后除去两处斑试物,其中一处立即用遮光织物覆盖,避免受光,作为对照。另一处用已测得的 MED－UVA 的半量照射。

（5）观察与判定

照射后分别于24 小时、48 小时、72 小时观察结果。必要时与第5 天、第7 天再观察其延迟反应。

反应程度判定:

阴性(－)	无反应
可疑(±)	轻微红斑
弱阳性(+)	红斑、浸润,或少量丘疹
强阳性(++)	红斑、疱疹
极强阳性(+++)	红斑、大疱

结果解释:若照射区有反应,而对照区无反应,说明光斑试阳性(+～+++);若两处均有反应且程度相同,提示为一般接触性变态反应;若两处均有反应,但照射区反应程度更高,则考虑为一般变态反应与光变态反应并存。

（6）注意事项

参见皮肤斑贴试验(本章23.2.1附1)。

【防治】

发病后及时清除皮肤上残留的致病物,并避免日光照射。根据病情按职业性接触性皮炎治疗原则对症处理。

急性发作期应予短期脱离原生产岗位,并适当休息。皮疹消退后在加强个人防护、改善劳动条件情况下可从事原岗位劳动。

对病情严重且反复发作患者可酌情调换原工种。

23.2.3　职业性接触性荨麻疹(occupational contact urticaria)

职业性接触性荨麻疹是指在职业活动中因直接或间接接触生产性致病物质引起的荨麻疹。

"接触性荨麻疹"系由 Fisher 于 1973 年首次提出。在临床上并不少见,发病遍及化工、制药、农牧、园艺、食品制造加工、美容理发、护理、保洁等多种行业。

【病因及发病机制】

本病发生的行业广泛,可能的致病因素极多,据文献报道,主要有以下几种:① 天然橡胶:据统计,在医疗服务业中患病率可高达 17%,其他如从事美发、家政、乳胶手套制造、建筑装饰等行业人员中亦较多见。天然橡胶中的主要致敏原为乳胶蛋白(latex-specific protein)。② 食品:蕈菇类、芦笋、芋头、胡萝卜、海产品、奶酪、蛋类、鱼类、牛猪血液等食品加工中可诱发本病,少数尚可伴发呼吸道过敏反应。③ 药物:如在生产或使用青霉素、头孢类抗生素的人员中诱发本病。④ 动植物:诸如牛羊狗的皮屑、皮毛、乳汁、尿液、唾液等;常青藤、生漆、仙人掌等均偶可致病。⑤ 其他,如铬、镍、钴、铜、铂等金属盐,环氧树脂固化剂甲基六氢苯酐,农药、杀虫剂等均有诱发本病报道。

本病的发生机制类同一般性荨麻疹,即一部分患者发病是通过特异性 IgE 介导的速发型变态反应,原已具有过敏性体质者更易发生;另外一些患者则是通过非变应性机制发病,即致病物经接触吸收后直接作用于肥大细胞引起脱颗粒,导致组胺等多种炎症因子的释放,从而引起血管扩张、渗出、水肿等一系列反应。一般以后一种为多见。也有个别致病物可能是通过上述两种作用机制致病,如漂白剂过硫酸铵即有此特点。

【临床表现】

本病多于受光后 15~60 分钟内发生,然亦有经数月甚至数年接触及受光始发病者。皮疹多局限于直接接触部位,一般以手、前臂为主,其次为面颈部,病情较重或敏感性增强时皮疹亦可呈泛发性甚至波及全身。常以剧烈瘙痒起病,继而出现皮疹。基本损害以大小不一、水肿性红斑、风团为主,发作突然,消退迅速。单个皮疹一般在发生后几小时内消失,或可持续 24 小时左右。自觉剧痒,有时伴灼热、刺痛感。个别高度敏感患者尚可伴发哮喘、鼻炎、腹痛、腹泻或变应性皮炎等表现。及时脱离原岗位并避光可速愈。如再接触可再发,但往往越发越轻以至终止发病。

【诊断】

根据典型的临床表现,再结合职业性接触史、受光史,一般不难诊断。本病主要应与日常生活中发生的荨麻疹做鉴别。皮肤试验可有助于致病原因的发现或证实。

常采用开放性皮肤斑贴试验:选择背部或上臂伸侧正常皮肤,将受试物 0.01~0.1 ml(浓度及赋形剂参见表 23-4)涂成 1 cm×1 cm~5 cm×5 cm 的区域。若受试物为固态,将其用水浸湿后置于受试区皮肤上。15~30 分钟后用棉签或试纸轻轻擦去,30~60 分钟观察结果。如出现水肿性红斑、风团样疹则提示阳性反应。反应常于 2 小时内增强,4~5 小时后消退。如选择原来患病部位作此试验则阳性率更高。

【防治】

做好就业前的健康检查,患有哮喘、慢性荨麻疹或其他过敏性疾病者,如从事相关行业工作,必须对其进行上岗前的健康教育,加强个人防护。一旦发病,及时离开原岗位,避免接触可疑致病物并及早治疗。有关治疗原则、方法与荨麻疹相同(参见第 20 章 20.1《荨麻疹》一节)。

23.2.4 职业性药疹样皮炎(occupational drug eruption-like dermatitis)

本病是指在职业活动中因接触三氯乙烯(trichoroethylene)等化学物引起的一种急性皮肤黏膜炎症反应。鉴于其皮肤黏膜反应累及范围广泛,且常伴发热、内脏病变,特称之为"药疹样皮炎"。我国自 1988 年以来已先后在广东东莞、深圳、佛山等地发现因三氯乙烯引起的患者 200 多例,成为一种新的职业性危害。

三氯乙烯系一种易挥发的卤代烃类有机溶剂,作为一种金属去脂剂、干洗剂、溶剂、萃取剂,广泛用于微电子、电器、电镀、汽车、机械、五金、印刷、玩具等工业企业。

皮损主要表现为麻疹样/猩红热样红斑,严重的发展为剥脱性皮炎,亦可表现为多形红斑、重症多形红斑,个别的可呈大疱性表皮坏死松解症[即中毒性表皮坏死松解症(TEN)]。病情重笃者常伴发热、浅淋巴结肿大及肝、肾等内脏损害。因本病致死的已有数例。

根据接触人群众多,发生本病的毕竟很少。发病与接触物浓度、接触量无计量-反应关系。接触后至发病之间有一定潜伏期。血液嗜酸性粒细胞增高及动物实验显示三氯乙烯具致敏性等情况分析,可初步认为三氯乙烯皮炎系通过变态反应机制引起而非原发刺激作用所致。

复旦大学附属华山医院皮肤科杨永生等于2015年报道了本科2003~2012年间收治的8例因职业性接触酸枝木(dalbergia cochinchinensis)引起的TEN,并与15例药源性TEN作对照研究(SCORTEN)。结果虽均治愈,但显示前者病情恢复需时较长,糖皮质激素用量亦需更大些。

除上述重点介绍的三氯乙烯及酸枝木皮炎外,我们在20世纪50~70年代现场调查中曾见过因接触生漆、木屑、甲醛、二硝基氯苯、氯丙嗪、磺胺噻唑、高锰酸钾及一些有机溶剂引起的药疹样皮炎(麻疹样/猩红热样形、多形红斑形、荨麻疹及血管性水肿形),但病情均较轻,多不伴发热及内脏损害,脱离接触后1~2周可痊愈。

对本病处理可参见第21章《皮肤药物反应》。

23.2.5 职业性痤疮(occupational acne)

本病是指在职业活动中因长期接触煤焦油、石油及其衍生物以及卤代芳烃类化学物所引起的皮肤毛囊皮脂腺单位的慢性炎症性损害。其中因煤焦油、石油类产物引起的又称油痤疮或油疹(oil acne),因卤代芳烃类引起的又称氯痤疮(chloracne)。

职业性痤疮是常见的职业性皮肤病之一,尤以石油化工、炼焦、机器制造与维修、冶金、市政建设、制药及其化工业等行业中发病较多。据国家职业性皮肤病诊断标准研制组1987~1988年调查,本病在部分相关企业的平均患病率高达44.9%,对工人的身心健康产生一定影响。

【病因及发病机制】

引起本病的化学物主要有4类:① 石油及其分馏产物,包括原油、柴油、润滑油(机械油、锭子油)、切削油、乳化油、变压器油等;② 煤焦油、焦油沥青、杂酚油等;③ 卤代芳烃类化合物,包括三氯苯、多氯化萘、多氯联苯(PCBs)、多溴联苯(PBBs)、多氯酚化合物二噁英(TCDD)、多氯氧芴(PCDFs)、聚氯乙烯解热物等;④ 激素类如雄性激素、皮质激素等。

油痤疮的发生主要是由于石油、焦油类产物对皮脂毛囊单元的直接刺激作用,引起毛囊上部上皮细胞增殖、角化过度、毛孔闭塞,使皮脂排出受阻。油类的刺激性与其化学结构中碳链长短有关,碳链越长,沸点越高,对毛囊的刺激性越强。石油类产物结构中的环烷烃又特别具有对毛囊组织的亲和力。此外,在生产过程中混杂进油类产物的尘埃、金属碎屑对毛孔的机械性阻塞在皮损形成中亦可能起到一定的助推作用。

氯痤疮的发生主要是由于卤代芳烃类化学物直接作用于未分化的皮脂腺细胞,使其转化为角质形成细胞,导致细胞增殖、角化,形成黑头粉刺(comedo)及角囊肿。据研究,除皮肤接触外,吸入或摄入卤代芳烃类化学物均可能诱发氯痤疮。

激素类的致痤疮作用除通过局部的直接接触作用外,经皮吸收及呼吸道吸入所致的全身性影响亦可能有关。

本病的发生除上述致病因素外,与接触者的年龄、皮肤性状、个人防护及卫生习惯等亦有一定关系。一般而论,青年男性、油性皮肤、忽视个人防护及不注意个人清洁卫生者易于发病。

【临床表现】

通常于接触后1~2个月起病。皮疹好发于手背、指节背、前臂伸侧、面颊颊、额颞、耳部及颈项部,重者亦可波及肩、前胸、后背等。如长期穿戴被油污浸渍的工作服、手套、靴鞋等且又不及时更换,则皮疹可累及臀、腰腹、阴囊及下肢、足背等。皮疹依其发展阶段的不同可有不同表现:早期可仅表现为毛囊口显露,呈黑点状,分布密集,毳毛折断,继而可出现高出皮面的黑头丘疹,顶尖,质硬,摸之糙手有棘状感。其间可同时出现散在的暗红色粟米到绿豆大小毛囊性丘疹,显示不同程度的炎性浸润。患区尚可伴不同程度灰黑色或黑褐色色素沉着。少数可表现为丘脓疱、角质囊肿、脓肿。一般而论,因卤代芳烃类引起的皮疹以毛囊性角化性黑头丘疹为主,而炎性丘疹、脓疱则少见。另外,耳部附近及阴囊处常可见草黄色囊肿,具一定特征性。

皮疹局部一般无明显不适,有炎症性反应时可伴不同程度瘙痒,个别炎症反应严重时可伴疼痛或压痛。因卤代芳烃类引起的少数患者尚可伴全身毒性症状。

病程慢性,若停止接触,油痤疮病情可逐步减轻甚至痊愈,但氯痤疮仍可持续存在,经久不愈。

【诊断】

根据:① 发病前有长期接触石油、焦油类产物或卤代芳烃类化学物职业史;② 手、前臂、面等部位密集分布的毛囊性角化性黑头粉刺、丘疹;③ 从青年到老年均可罹患;④ 同工种接触者中常有多人患病;⑤ 脱离接触后病情即趋于减轻,复工后皮疹又见增多等,即可做出诊断。

本病主要应与寻常痤疮作鉴别,特别对年轻患者需注意鉴别。若在手指、指节伸侧、前臂有均匀一致的毛囊性角质黑头丘疹则可判定系职业因素所致;若皮疹主要发生在面部,皮疹散发,形态不一致,无群集角化性黑头及黑头丘疹,较多炎性丘疹或丘脓疱,则以寻常痤疮为可能。当然,有些青年在就业前已患有痤疮,在从事上述行业劳动后不但可能使原有皮疹加重,还可引起新的职业性痤疮皮疹。

【防治】

除改进生产设备,尽可能减少与致病化学物的接触外,加强个人防护是重要一环,包括穿戴防油脂的工作服、手套、围裙、披肩、帽等,并定时换洗;上岗前于手、前臂等暴露部位涂搽适当皮肤防护剂;下班后及时洗净皮肤上的残留化学物。对皮损以局部治疗为主,原则是清洁皮肤、化解黑头丘疹、改善毛囊角化。常选用 0.025% ~ 0.1% 维 A 酸、5% ~ 10% 过氧化苯甲酰、5% ~ 10% 硫黄或 5% ~ 15% 尿素乳膏(w/o 或 o/w)外用。有报道 4% 三乙醇胺溶液也具软化黑头粉刺作用。为改善毛囊角化,可酌情口服维生素 A。

23.2.6　职业性电光性皮炎(occupational electroflash dermatitis)

本病是指在生产劳动中由于接触人工紫外线光源的光线引起的皮肤急性炎症反应。本病常发生于电焊工及其辅助工、操作炭精灯、水银石英灯的工人,亦偶见于实验室或医院技术人员。

【病因】

紫外线辐射是本病的主要致病因素,致病光谱主要为 UVB(280 ~ 320 nm)。当人体受到过量的人工紫外线辐射后,2 ~ 6 小时内即可引起皮肤炎症反应。如果操作人员在无适当的防护措施情况下工作,则更易发生。

【临床表现】

皮损通常发生在面颈部、手背、小腿和前臂等易遭紫外线辐射部位。表现为急性皮炎,其反应程度依光线强弱、照射时间长短及个体差异(主要为皮肤含黑素量的多少)而定。轻者表现为界限清楚地水肿性红斑,伴灼热及刺痛感;重者在水肿性红斑基础上出现水疱或大疱,甚至表皮坏死,灼痛剧烈。反应程度严重时可同时伴有头痛、恶心、心悸、低热等全身症状。眼部若同时受到辐射,可伴发电光性眼炎。皮炎反应常在起病后 24 小时内达到高峰,以后红斑及水肿逐渐消退,继而可出现大片或糠秕样脱屑,可有轻度色素沉着。病程自限性,轻者 2 ~ 3 天,重者 1 周左右即可痊愈。

【诊断】

根据职业性紫外线光源接触史及特征性皮炎反应表现,一般不难诊断。本病有时需注意与晒斑或光毒性接触性皮炎相鉴别,详细询问发病前受光史及致病物接触史当可判定。

【防治】

预防本病发生的关键是做好个人防护,操作时必须穿戴防护面罩、手套、工作服,避免紫外线辐射。一旦发病,立即停止接触并安排其短暂休息或改做其他工作。

对皮炎以局部治疗为主,可选用振荡洗剂或炉甘石洗剂,外搽,每日多次,或含糖皮质激素乳膏,每日 2 次。皮炎广泛而严重者,酌情短期内服泼尼松,每日 20 ~ 30 mg。

伴发电光性眼炎者,需请眼科医生协同处理。

23.2.7　职业性放射性皮肤损伤(occupational radiation skin damage)

本病是指在职业活动中因接触各种类型的放

射线引起的急性及慢性皮肤损伤。由于放射性核素及其他放射线装置在工农业及医疗卫生等行业的广泛应用，放射性皮肤损伤并不少见，特别是从事核设备、放射线装置维修人员，使用放射源进行生产及研发人员，应用放射线进行诊疗的医技人员，如操作不当或防护不严均可罹患本病。

【病因及发病机制】

可引起皮肤放射性损伤的放射线众多，包括 X 和 γ 射线、α 和 β 射线，以及中子和质子放射线等。

工作人员因未按操作规程或防护不严，于短时期内接受放射量过大，或反复接触使累积量过大而致皮肤损伤。皮肤损伤反应发生的迟早、程度的轻度与放射线的性质、照射面积、照射时间以及接触者的个体差异等有关。如 X 射线照射局部在短时间内超过 2 Gy 可出现脱毛现象，5 Gy 以上出现红斑，7.5 Gy 以上出现水疱，10 Gy 则出现组织坏死。α 和 β 射线则需更高剂量才会出现上述反应。长期小剂量照射，其积累量达到一定剂量后方始出现病变反应。在相同条件相同剂量下，小面积效应比大面积轻。总剂量相同时，一次照射比分次照射反应重。此外，不同肤色、年龄、性别、部位，其生物效应亦有一定差异，白皮肤比黑皮肤敏感，老人比青壮年敏感，女性比男性敏感，肢体屈侧比伸侧敏感。

【临床表现】

临床上通常分急性和慢性两种，前者常因一次或多次接受大剂量射线所致，潜伏期短；后者常因长期反复小剂量照射所致，潜伏期长。

(1) 急性放射性皮肤损伤

一般分为 3 度。

Ⅰ度：约在照射后 6 天出现，表现为轻度水肿性红斑，伴瘙痒或灼热感。历时 2 周左右，红斑逐渐消退，脱屑，常留下暂时色素沉着。

Ⅱ度：表现为水肿性红斑、水疱，伴剧痒或灼痛感。历时 1 个月以上方逐渐消退，常留下永久性脱毛、少汗、皮肤干燥、皮肤萎缩、毛细血管扩张及色素异常等。

Ⅲ度：常发生于遭辐射后 1~2 个月。皮损表现为紫褐色或黑褐色组织坏死，继而形成溃疡，可深达皮下组织。常伴剧痛。溃疡常经久难愈，少数可继发上皮癌。

(2) 慢性放射性皮肤损伤

常发生于遭辐射后 10 余年至 20~30 年。患区表现为皮肤干燥，少汗，体毛稀疏、脱落，皮肤变薄萎缩，色素减退及色素沉着间杂出现，毛细血管扩张，病久者可出现角化增生和溃疡。溃疡愈合缓慢，并常发生癌变。溃疡常伴持续性疼痛和触痛。指甲甲板变脆，出现沟纹，生长缓慢。

【诊断】

(1) 急性放射性皮肤损伤

有明确的职业性放射源接触史；一次大剂量照射或短时间内多次大剂量照射，多为意外事故或忽视防护所致；病变发生在遭辐射部位，具有特殊表现和发展过程。应注意与化学性皮肤灼伤、电光性皮炎及光接触性皮炎等相鉴别。

(2) 慢性放射性皮肤损伤

有长期职业性放射源接触史。经常遭受辐射的部位出现以下 8 种皮肤异常表现中任何 5 种即可诊断：① 皮肤少汗、干燥、皲裂；② 皮肤慢性充血、水肿、毛细血管扩张；③ 皮肤斑点状或弥漫性色素沉着、色素减退；④ 指纹模糊或消失；⑤ 指甲灰暗无光泽、甲板变形、变脆、沟嵴、色沉；⑥ 脱毛；⑦ 皮肤疣状角化；⑧ 皮肤萎缩。

【防治】

严格遵守放射线工作操作规程，做好个人防护，避免超剂量照射。

治疗原则是保护皮肤，减少摩擦，禁用肥皂洗涤，避免日光及冷热刺激，防止感染。

Ⅰ度皮损可外涂温和、安抚的乳剂或乳膏；Ⅱ~Ⅲ度皮损可外搽糖皮质激素类乳膏；有溃疡时涂鱼肝油软膏；角化性皮损涂维 A 酸软膏；如疑有癌变应及早做病理组织检查，激光或手术治疗。如伴发血象或其他系统异常表现应做相应处理。

23.2.8 职业性黑变病(occupational melanosis)

本病是指在职业活动中因接触某些化学性物质引起的一种慢性色素沉着性皮肤病。本病可见于多种行业和工种，诸如焦化、石化、冶金、机械制造与维修、合成及天然橡胶、染料、印染、制药、建筑、交通、煤矿业以及文艺界等。

【病因及发病机制】

可引起职业性黑变病的化学物种类较多,大致可归纳为3大类:

石油分馏物与煤焦油类产物,包括柴油、润滑油、煤油、锭子油、乳化油、凡士林、煤焦油、焦油沥青等。

橡胶原料、中间体、添加剂及橡胶制品,包括多种促进剂、防老剂、胶浆、汽油、硫化过程中逸出的挥发物等。

染料、颜料的原料、中间体及产品,包括戏剧化妆彩油中的立索尔(1-磺酸-2-萘偶氮-2-萘酚)、银朱R(2-氯-4-硝基苯偶氮-2-萘酚)、苯绕蒽酮、溴代苯绕蒽酮、蒽醌-1-磺酸等。

本病的发病机制尚未十分清楚,从其发生的职业环境看,无疑是多因素的,不同的患者其致病因素可能不同。但从接触的人群众多而发病者毕竟是少数这一事实分析,除外在化学性接触因素外,接触者个体的内在因素也是不可忽视的。

大多数黑变病患者在发生色素沉着前局部常有不同程度皮肤炎性反应史,提示色沉与皮炎有一定关联。研究证实,皮肤炎性反应可以促进巯基氧化,减弱巯基对酪氨酸酶的抑制作用,从而使酪氨酸酶活性增强,黑素体合成增加,导致色素沉着。但亦有10%~20%患者在色素沉着前并无皮炎发作史,似可认为上述一些化学物,特别是碳氢化合物也可能具有直接促进黑素合成代谢的作用。此外,据研究,职业性黑变病患者血清铜(铜蓝蛋白)浓度增高,而铜离子可激活酪氨酸酶的活性,从而加速酪氨酸-酪氨酸酶反应过程,最终亦导致黑素增加。

【临床表现】

色素沉着通常出现在反复接触致病物质6个月以上,有时亦可发生在数年以后。本病初起时,于面、颈、手、前臂等暴露部位常有不同程度的瘙痒性皮炎发作史,经数周至数月,炎症反应逐渐减轻、消失,代之以色素沉着逐渐显现。少数病例在色素沉着前可无明确的皮炎发作史。

色素沉着常表现为弥漫性黑褐色,或略带暗红色,境界多模糊不清,片状或网状,有的呈以毛孔为中心的点状。皮损常对称分布于面部颧颊、额颞、下颌、眶周、耳前后等处,上肢前臂伸侧、手背、指节背等处,少数可波及躯干腰腹部、下肢等非暴露部位。色素沉着区有的同时伴不同程度毛细血管扩张性红斑及/或毛囊性角化性丘疹、黑头粉刺以及轻微萎缩。

全身症状仅见于少数患者,可有轻度头昏、乏力、食欲减退、睡眠不佳等。

本病病程慢性,如作业环境未得到及时改善,继续从事原生产岗位,病情可持续发展;如及时脱离接触,经数月或数年常可逐渐好转甚至痊愈。

【诊断】

目前尚缺乏特殊的检测手段和客观指标诊断本病。主要根据职业性接触史、皮损发生、发展及特殊表现进行综合分析判断。必要时尚需进行现场作业环境调查。临床上需要和非职业因素引起的黑变病、Addison病、色素性扁平苔藓及黄褐斑等相鉴别。

【防治】

(1) 避免致病因素

本病经确诊后,应及早调换工种,避免继续接触致病因素,必要时应调离发病环境。

(2) 内用疗法

目前尚缺少特效疗法,常采用大剂量维生素C,也可酌情选用羟基类药物及中药。

维生素C能阻止黑素代谢过程中的多巴醌进一步氧化成多巴色素,并被还原为多巴,从而抑制了黑素的形成。维生素C还能将深色氧化型色素还原成浅色还原型色素。方法为维生素C 2~5 g加入5%葡萄糖溶液或0.9%生理盐水250~500 ml,静脉滴注,或维生素C 1 g静脉注射,每日1次,20次为1疗程,一般可连用3个疗程,每两个疗程之间可间隔1周。亦可选用维生素C离子透入疗法。

β-巯乙胺,旨在通过巯基抑制酪氨酸酶活性。以0.2~0.4 g加入25%葡萄糖溶液20~40 ml缓慢静脉注射,每日1次,20次为1个疗程,连用3个疗程。每两个疗程之间间隔1周。

中医治则以活血化瘀、益气养血、健脾补肾为主,常选用六味地黄丸、知柏地黄丸、逍遥丸、归脾丸等。

（3）外用疗法

常选用 0.025% ~ 0.1% 维 A 酸乳膏或 2% ~ 3% 氢醌乳膏,后者易致接触性过敏反应。为了减少不良反应,提高疗效,可在上述氢醌乳膏内加入 0.025% ~ 0.1% 地塞米松及 0.05% 维 A 酸配成复方制剂。

23.2.9 职业性白斑(occupational leukodermia)

本病是指在职业活动中因长期接触烷基酚类或巯基胺类化学物引起的局限性色素脱失性皮肤病。本病比较少见,主要发生于从事对-叔丁基酚与对-叔丁基酚醛树脂生产的操作工,使用含有该物的黏结剂的汽车、皮革与制鞋工,含有该物的消毒剂的清洁工,乳胶制品生产中使用 4,4'-二羟基联苯作为防老剂的操作工等。

【病因及发病机制】

可诱发本病的化学物主要是对位酚类化合物,如对-叔丁基酚、氢醌-苄基醚、对戊基酚、对辛基酚、4,4'-二羟基联苯(DOD)等,尤以对-叔丁基酚为最重要的致病物。另一类致病物为巯基胺类化合物,如 β-盐酸巯乙胺(MEA)、N,N',N"-三乙烯硫代磷酸酰胺、N-(2-巯乙基)-二甲胺盐酸盐(MEDA)等。

据对-叔丁基酚动物实验结果,通过喂饲、吸入、注射及局部涂搽等不同途径均可诱发受试动物皮毛脱色,表明这类化学物引起皮肤白斑不仅仅是由于局部的直接接触,而通过其他途径侵袭人体亦可致病。

据研究诱发白斑的化学物作为一种抗代谢物,选择性地作用于黑素细胞,干扰前黑素体与黑素体的生物合成;干扰细胞蛋白质和酪氨酸酶的生物合成;改变其呼吸与产能反应,使其变性、死亡。上述化学物还可影响酪氨酸酶的活性,抑制黑素生成。酚类化合物还可能是黑素代谢过程中形成半醌游离基,进入黑素细胞胞质,通过脂质过氧化作用破坏胞质内细胞器的脂蛋白,造成细胞损伤。

【临床表现】

本病通常于接触致病物 1 ~ 2 年后发生,其中对-叔丁基酚以接触 2 年内致病居多。白斑常首发于直接接触部位以及皱褶等易遭摩擦部位,如手、前臂、前额发际、腋下、外生殖器等处,少数可呈泛发性。色素减退或脱失斑呈点状、片状、条状或不规则形,大小不一,数量不等,白斑境界多较清楚,有时在其边缘可见色素加深带。不伴任何局部及全身症状。病程慢性,如及早脱离接触,病情可停止发展,并可逐渐趋于好转甚至痊愈。

【诊断】

本病主要根据发病前的职业接触史、可疑致病物与白斑发生之间的因果关系分析及作业环境调查做出判断。注意与非职业因素白癜风做鉴别。

【防治】

职业性白斑一经明确诊断,应及早调换工作,避免继续接触致病物。

治疗方面可参照第 31.2.1《白癜风》一节。

23.2.10 职业性皮肤溃疡(occupational skin ulcer)

职业性皮肤溃疡是指在职业活动中因直接接触铬、铍、砷等化合物所引起的一种慢性皮肤溃疡。本病是职业性皮肤病中一种特殊类型。铬溃疡主要见于生产或使用铬盐、金属镀铬、鞣革、胶版印刷、铬矿冶炼等;铍溃疡主要见于机器制造、冶炼、制造耐高温陶瓷、电子元件及航空工业等;砷溃疡主要见于砷矿石熔炼和焙烧、玻璃生产、杀虫防腐、无线电子、颜料、上光剂、制药业等。

【病因及发病机制】

铬对人体的危害主要是六价铬化物[如重铬酸钾($K_2Cr_2O_7$)、重铬酸钠($Na_2Cr_2O_7$)],在高浓度时是一种剧烈的氧化剂,具有强烈的局部刺激和腐蚀作用。重铬酸盐类的刺激强度高于铬酸盐类,而前者中又以钠盐的毒性最大;铍的致病作用主要是通过质轻易于飞扬的氧化铍(BeO)粉尘。金属铍蒸气在空气中亦易被氧化为氧化铍粉。氧化铍或其他铍化物沉积于皮肤上发挥直接侵蚀作用;砷元素本身毒性很低,但其化合物如三氧化二砷(As_2O_3)、五氧化二砷(As_3O_5)则具有毒性,尤以三价砷的毒性为强。砷化物粉尘对皮肤的直接侵蚀,终至溃疡形成。

除铬、铍、砷三类化合物可致皮肤溃疡外,锌及钴的某些化合物如氯化锌($ZnCl_2$),八羰基二钴$[Co_2(Co)_3]$亦可诱发皮肤溃疡。

【临床表现】

溃疡性皮损一般好发于手背、指节伸侧、腕、前臂及足背等暴露部位,单一或多发。溃疡为米粒至黄豆大小,呈圆形、椭圆形或不规则形,深浅不一。边缘鲜明,呈堤状隆起。溃疡表面干燥,常覆焦黑色痂皮。溃疡早期外周有红晕,病久后外周常无明显炎性反应。鉴于其溃疡外观酷似鸟类眼睛,故常称之为"鸟眼型"溃疡。溃疡形成早期可伴局部灼痛或刺痛感,病久者痛感减轻或消失。

据笔者现场调查发现,在形成溃疡的部位往往先有遭受过轻微的皮肤擦伤或破损史,而后在此受损基础上发生溃疡。在原先未受过伤害的正常皮肤上往往不会发生溃疡。

一旦形成溃疡,如继续接触致病物,病程可长达数月至年余,常经久难愈。如避免继续接触,并积极治疗,可望于数周内结疤痊愈。

铬溃疡患者尚可伴发接触性皮炎、鼻黏膜炎、鼻中隔穿孔、眼结膜炎、慢性咽炎等;铍溃疡患者尚可伴发接触性皮炎、铍肉芽肿、急性或慢性铍肺等;砷溃疡患者尚可伴发皮肤色素异常、掌跖角化,少数可发生癌变。

【诊断】

根据患者的职业性接触史及特征性皮损表现,一般不难诊断。接触铍、砷患者尚可通过尿铍、尿砷含量测定以反映机体内铍、砷水平。砷接触者血液、毛发、指甲砷含量往往均增高,亦可进行定量测定。但这些检测结果只能提示其机体接触这类化学物的程度,不能作为皮肤溃疡的诊断依据。

【防治】

加强生产设备的改进和管理,杜绝跑、冒、滴、漏现象,尽量减少对作业环境的污染。

重视个人防护,上岗时必须穿戴好防护服、帽、手套、围裙、靴鞋等。有的可涂搽适当的皮肤防护剂。

及时处理各类轻微皮肤伤害。若破损皮肤一旦接触致病物,应立即冲洗干净,防止溃疡形成。铬化物接触者用肥皂水清洗,下班后用10%亚硫酸钠溶液洗涤(使 Cr^{+6} 还原成 Cr^{+3},失去刺激作用),然后再用清水洗净。

皮肤溃疡以局部治疗为主。铬溃疡可用5%硫代硫酸钠溶液洗涤,3%~5%BAL 或 5%~10% EDTA 软膏外涂;砷溃疡亦可用二巯基丙醇软膏。10%硫代硫酸钠 10 ml,静脉注射疗法可用于铬、砷溃疡。铍溃疡有报道采用乙烯氨基丙烯亚磷酸二钠盐以促进体内铍的排出。

23.2.11 职业性化学性皮肤灼伤(occupational chemical skin burn)

本病系指在职业活动中因化学物(足够浓度、足够量)直接作用于接触部位引起的急性皮肤损害。化学性皮肤灼伤一般多见于化工、运输、冶炼、电子、制药、电镀、洗染等行业。这是劳动者在生产操作和科学实验中一种常见的意外伤害。

【病因及发病机制】

引起化学性皮肤灼伤的化学物种类繁多,大多数属腐蚀性物质,一般以酚类(如硫酸、硝酸、盐酸、氢氟酸等)、碱类(如氢氧化钠、氢氧化钾、氧化钙、氨水等)和酚类(如苯酚、甲酚等)化合物为多见,黄磷、硫酸二甲酯、热沥青焦油、溴素、溴甲烷、电石糊、环氧氯丙烷、环氧乙烷等也有时可见。

酸类及碱类化合物分别以氢及羟基浓度为其主要特征。对 pH>11.5 或 pH<2.5 的化学物,机体都难以耐受。接触到这类化学物将导致组织发生不可逆性损伤。碱类化学物通过吸收组织水分,使组织蛋白质变性,组织脂肪皂化,破坏细胞膜结构,最终导致溶解性坏死;酚类化学物通过从组织中抽出水分,使蛋白质凝固,最终导致组织凝固性坏死。

化学灼伤的严重程度主要取决于下列因素:① 化学物性质,如碱性化学物由于其所致病变常向纵深发展对组织的伤害比酸性化学物的伤害严重;② 化学物的浓度和温度,浓度越大或温度越高,其引起的伤害越重;③ 接触时间的长短,接触愈久,其伤害必将愈重;④ 是否伴发眼、口腔、上呼吸道或其他系统中毒症状;⑤ 灼伤的范围和深度。

【临床表现】

皮肤接触强酸碱化学物后,常首先引起局部刺痛、灼痛,迅即出现红斑,由鲜红到暗褐色,继而起水疱或大疱,疱破溃后形成糜烂面或深浅不一溃疡,上覆痂皮及坏死组织。酸性化学物引起的境界比较清楚,碱性化学物引起的境界常不整齐。

灼伤易于发生在手、前臂、面颈等暴露部位,但亦可累及躯干等非暴露部位,特别是遭遇重大事故时。

某些化学物在引起皮肤灼伤的同时尚可引起全身中毒症状,如苯酚、氰化物、黄磷、硫酸二甲酯、硝基苯等。

根据国家职业病防治法于2009年制定的《职业性化学性皮肤灼伤诊断标准》,按照组织损伤程度,化学性灼伤可按以下标准划分为4级。

(1) 轻度

具备以下任何一项者:① 占体表面积(BSA)1%以上的Ⅰ度灼伤;② 占BSA10%以下的Ⅱ度灼伤。

(2) 中度

具备以下任何一项者:① 占BSA10%~30%的Ⅱ度灼伤;② 占BSA10%以下的Ⅲ度及Ⅲ度以上灼伤。

(3) 重度

具备以下任何一项者:① >30% BSA 且 ≤ 50% BSA 的Ⅱ度及Ⅱ度以上灼伤;② 占BSA10%~20%的Ⅲ度及Ⅲ度以上灼伤。

(4) 特重度

具备以下任何一项者:① 占BSA50%以上Ⅱ度及Ⅱ度以上灼伤;② 占BSA20%以上Ⅲ度及Ⅲ度以上灼伤。

灼伤面积的计算及灼伤程度的估算参见附录。

附录1:化学灼伤面积的计算

手掌计算法:用伤者自己的手掌,五指并拢,一侧手掌面积为体表总面积的1%。

中国九分法:

头、面、颈	9%	(其中头、面、颈各占3%)
双上肢	18%	(其中双手、双前臂、双上臂分别占5%、6%、7%)
躯干	27%	(其中前侧、后侧、会阴分别占13%、13%、1%)
双下肢、臀	46%	(臀、双股、双小腿、双足分别占5%、21%、13%、7%)

附录2:化学灼伤程度的估算(四度五分法)

Ⅰ度伤及表皮层:红斑,无疱;感觉过敏、烧灼感;愈后无瘢痕;

浅Ⅱ度伤及真皮浅层:红斑,水疱,疱壁薄;剧痛;愈后无瘢痕;

深Ⅱ度伤及真皮深层:水疱有或无,疱壁厚,基底苍白或红肿,点状出血,质地较韧;痛觉迟钝;可见栓塞血管网;愈后有瘢痕;

Ⅲ度伤及全层皮肤,包括皮下组织:无疱,苍白,覆棕黑色焦痂;质韧似皮革;痛觉消失,感觉迟钝;可见树枝状静脉栓塞;愈后有瘢痕及畸形;

Ⅳ度伤及肌肉、骨骼、脏器:创面坏死、炭化;感觉丧失;最终致残。

【诊断】

根据职业活动中某种化学物的意外接触史及随后发生的皮肤伤害情况不难诊断。为了能及时、准确地采取适当的救治措施,尽快搞清致病化学物的理化特性及皮肤灼伤的严重度非常重要。

【防治】

化学灼伤的处理必须遵循急救原则进行。

迅速脱去被污染的衣帽、手套、鞋袜等。

立即以大量流动的清水彻底冲洗创面,以便稀释或去除致病物,阻止其继续损伤皮肤或经皮吸收。冲洗液一般采用自来水,冲洗时间至少持续20分钟以上。清水冲洗后,必要时尚需用中和剂冲洗,然后再用清水或生理盐水冲洗。常用碱性中和剂为5%碳酸氢钠、3‰氢氧化钙、5%硫代硫酸钠溶液等;常用酸性中和剂有3%硼酸、2%~5%醋酸、10%枸橼酸溶液等。冲洗完毕后,可再以冰水或冰块敷10分钟,旨在减轻创面水肿。

保持创面干燥,防止继发感染。Ⅰ~Ⅱ度灼伤可外涂适当抗生素类软膏;Ⅲ度灼伤可选用具有脱痂和促进创面愈合的外用药物。必要时酌情采用植皮手术。

重视支持疗法,维持水和电解质平衡。

警惕一些化学物经皮或呼吸道吸收引起全身

中毒的危险,并采取相应的对策。

23.2.12 职业性皮肤浸渍、擦烂(occupational skin maceration & erosion)

本病系指由于长时间地从事水中作业或在潮湿环境中劳动所引起的手、足、指/趾间以浸渍擦烂表现为主的皮肤病。从事缫丝、洗衣、清洗、水磨、屠宰及禽畜及水生生物产品加工等作业操作工中比较常见。在我国农村,水稻种植及其他水生生物养殖区,特别是气候比较温暖、潮湿的长江以南省区,本病亦比较多见。20世纪六七十年代遍及我国南方广大水稻种植区的"浸渍擦烂型稻农皮炎",在当时是影响农业生产和农民身心健康主要的常见的农业职业性皮肤病之一。

【病因及发病机制】

本病的发生主要由以下几种因素综合作用所致。

(1) 长时间浸水

这是致病的主要因素,手足长时间浸水或在潮湿环境中劳动,如戴橡皮手套、穿橡胶靴鞋,通气性更差,致水分不断渗入表皮,导致表皮组织松软肿胀,细胞与细胞之间的连接力减弱。连续劳动日数愈多,操作时间愈长,则愈易发病。

(2) 机械性摩擦

这是引起本病的决定性因素。在作业过程中,已经被浸泡得松软肿胀的表皮,不断地遭到机械性摩擦作用,导致表皮擦破、脱落,形成糜烂面。

除以上两种主要的致病因素外,以下3种亦起一定作用:① 水温:水温越高,越容易促使发病;② 湿度:大气中湿度愈大,皮面水分不易蒸发、干燥,更有利于皮损形成;③ 水的酸碱度:碱性水易于去除皮面脂质膜,有利于水分对表皮的渗透。

【临床表现】

一般在连续劳动两三天至六七天后发病。开始表现为指/趾蹼及其相邻的指/趾侧皮肤肿胀、起皱,呈乳白色,显示浸渍现象。这种情况下,如继续在同样环境下劳动,浸渍程度势必加重;由于徒手作业,致使浸渍表皮不断受到机械性摩擦,势必引起表皮搓破、脱落,露出湿润的红色糜烂面,

或伴少量渗液。病情轻重随个人皮肤状况及劳动环境的不同而异,轻者仅表现为浸渍现象,且多限于第三、四指(趾)间,重者则可出现大片糜烂,累及各个指/趾间、掌/跖及其邻近部位。

发病部位随工种和操作方式的不同可略有差异,如缫丝、清洗工长两手同时受累;水磨工的右手第一、二、三指末节常受累较重;屠宰及畜产品加工,特别是剥离脏器工常可见甲前缘分离及甲沟炎。种植水稻农民及水生生物养殖业者不但手部发病,足部亦往往累及,除浸渍擦烂皮损外,掌跖部尚可出现许多绿豆至黄豆大小蜂窝状表皮角层剥脱,以及甲沟炎、甲床炎或甲板损伤等。

病情轻者多无明显不适,如有糜烂或有继发感染,则可伴瘙痒或疼痛感。

病程具自限性,如暂停从事潮湿或水下作业,轻者一两天,重者四五天即可痊愈;如伴继发性感染(细菌性或真菌性)则需经及时对症治疗方可痊愈。

【诊断】

根据其从事的特殊作业环境及特殊的皮损表现,一般不难诊断。指/趾间的浸渍或糜烂性损害必须与浸渍糜烂型手、足癣特别是念珠菌感染相鉴别。需要指出的是长期在潮湿环境中劳作的人也极易发生真菌感染。所以对皮损做真菌检查是不可或缺的。

【防治】

除改善劳动条件,尽可能减少、缩短浸水作业时间外,加强个人防护在当前仍然是一项切实可行的措施。

开始劳动前,在浸水部位涂一层黏性较大的油脂性皮肤防护剂,每日2~3次。

劳动结束后,用12.5%明矾(饱和浓度)、3%食盐溶液浸泡手、足部位片刻(约1分钟左右),让其自行干燥。每次工间休息时浸1次,特别是晚上临睡前必须浸1次。通过多年防治浸渍擦烂型稻农皮炎的实践经验,证明这是一种比较有效且简便易行、费用低廉的预防措施。此外,将皮肤洗净、拭干,再扑上干燥性粉剂(枯矾10.0 g、氧化锌20.0 g、滑石粉70.0 g),或搽3%~5%甲紫溶液亦

有良好效果。

对发病者以局部治疗为主,用药原则是收敛、干燥及防止继发感染。浸渍表现,用上述干燥性扑粉即可;糜烂表现,可搽甲紫液或鞣酸软膏(鞣酸10.0 g、甘油 10.0 g、樟脑 1.0 g、苯酚 1.0 g、亚硫酸钠 0.2 g、滑石粉 5.0 g、石蜡 25.0 g,凡士林加至 100.0 g)。如伴发真菌或细菌感染,则需做病原治疗。

23.2.13　职业性手部角化、皲裂(occupational hand hyperkeratosis & fissure)

本病是指在职业活动中因化学性或机械性因素诱发的手部角化性皮肤病。一般多见于以徒手作业为主的劳动者,如泥水工、木工、铁工、包装工、运输工、采石工、矿工、建筑工及农民等。本病是工矿业、农牧业劳动者一种常见皮肤病,特别是在冬季,发病较为普遍。

【病因及发病机制】

经常接触脂溶性溶剂(如苯、汽油、煤油等)、碱性化学物(如肥皂、去污清洗剂、漂白粉等)或吸湿性物质(如水泥、石灰、电石糊、矿石等),再加上劳动中的机械性摩擦刺激,致皮肤变得干燥、粗糙、增厚、失水及脱脂,失去其原有的弹性和坚韧性,分泌出的少量汗液和脂质并不足以发挥其应有的皮肤滋润作用,导致当手部活动时因机械性牵动,皮肤就容易开裂。

【临床表现】

一般好发于手掌、掌侧及指关节、甲沟附近,少数可累及手背。初起时,表现为皮肤干燥、粗糙,触之弹性减弱,失去正常的柔润感,并出现许多浅表裂纹。若进一步发展,则出现深浅、长短不一的线形裂隙。裂隙一般在 2~10 mm 长,与皮肤纹理一致,深的可累及真皮甚至皮下,常因活动牵拉而渗血。手部活动时可有疼痛感,偶有继发感染。随着气候转暖,病情可逐渐减轻或痊愈。

【诊断】

根据皮损特点及患者的职业背景,一般不能诊断。需注意与手癣及掌跖角化病相鉴别,前者在病久者亦可伴发皲裂,但夏季往往出现水疱,且常伴发足癣、甲癣,真菌检查常有助于鉴别;后者

常显示弥漫性角化过度,境界清楚,常幼年起病,终身难愈。

【防治】

从事徒手作业时尽可能戴好防护手套,尽量减少与生产性有害因素的直接接触。下班后做好皮肤清洁,清洗时少用碱性洗涤用品。

每天下班双手洗净后再用温热水浸泡 20 min,并涂搽油脂类润肤膏,如由尿素、尿囊素或乳酸等配制的乳膏。

已有角化、皲裂者,除采用上述措施外,尚可外涂由水杨酸、维生素 A 酸等配制的乳膏(w/o)或软膏。伴发真菌感染者需同时作病原治疗。

23.2.14　职业性皮肤赘生物（肿瘤）(occupational skin neoplasm)

本病是指在职业活动中因长期接触某些物理性或化学性致癌因素所诱发的良性或恶性皮肤肿瘤。职业性皮肤癌约占职业性肿瘤的 35%。职业性皮肤肿瘤可见于多种行业人员,其中尤以长期从事焦油、石油类化工类,砷矿开采、冶炼业,放射线、放射性核素研发、应用,室外露天作业以及经常暴露于人工紫外线光源人员中比较多见。

【病因及发病机制】

到目前为止,已经公认的可诱发职业性皮肤肿瘤的理化因素有以下 4 类。

（1）多环芳烃（多环碳氢化合物）

主要来源于煤、焦油、沥青、石油、木材、烟草、有机高分子化合物等,在不完全燃烧(热解)时产生的烟气(挥发性碳氢化合物)。其中所含的苯并芘(3,4 - benzpyrene)的致癌性最强,其他如二苯并蒽、3 -甲基胆蒽、7,12 -二甲基苯蒽等亦具一定致癌性。实验表明,碳氢化合物和表皮内 DNA 结合量两倍于真皮内的 DNA。苯并芘涂后仅与表皮蛋白质结合而不与真皮蛋白质结合,此提示,苯并芘等碳氢化合物活性主要作用于浅层皮肤及其附属器。毛囊皮脂腺单元对多环芳烃具有较高的亲和性,是脂溶性致癌物作用的主要靶器官。此类化学物在体内通过环氧化酶、微粒体羟化酶等一系列作用,转变为环氧化物即烃化剂,与核酸结合,干扰遗传信息,导致转录时生成异常的碱基对

或妨碍完全解离而发生癌变。长期接触焦油类如同时受光照或热源影响，发生癌变的危险性则增高，这可能是多环芳烃光毒性与致癌性协同作用的结果。

（2）无机砷

无机砷中具致癌性的主要是三氧化二砷。动物实验表明，砷化物极易通过皮肤、消化道和呼吸道被吸收。其致癌机制主要是通过封闭 DNA 聚合酶作用而诱发肿瘤。研究发现当体内砷的积蓄量达到 7.6 g 时，皮肤多发性基底细胞癌的发生率可高达 20%。

（3）紫外线

紫外线（UVL）的致癌光谱与引起人类晒斑的作用光谱相似，在 256～320 nm 之间。动物实验发现 UVL 的致癌性以 290～300 nm 为最强，但短至 230 nm 仍具致癌性。人工紫外线光源如焊接弧、电炉弧、汞石英灯、消毒灯等发射的光线则多包括小于 290 nm 的波段。皮肤上皮细胞受 UVL 照射后，核内 DNA 分子中两个相邻的胸腺嘧啶聚合成胸腺嘧啶二聚体。当这种二聚体形成过多或机体免疫监视功能低下时，DNA 的自我修复机制受到抑制则导致细胞突变，癌变。实验动物发现焦油类及其他一些非特异性化学物如二甲苯、醋酸等均能促发 UVL 的致癌作用。

（4）电离辐射

可诱发皮肤肿瘤的电离辐射包括 X－射线、γ－射线、β－射线、γ－粒子、质子和中子等。主要见于长期从事 X－射线、放射性核素（如 ^{32}P、^{90}Sr、^{60}Co）研发与应用的工程、医务、科技人员。其辐射作用的致癌机制可能是通过诱导细胞突变或基因调控失常，导致细胞持续分裂并失去分化成熟的能力，从而不能控制细胞分裂与分化平衡，形成异常的癌细胞。

【临床表现】

长期接触多环芳烃类碳氢化合物除可发生光毒性皮炎、痤疮、毛囊炎、皮肤黑变病等表现外，尚可出现角化性疣状赘生物，酷似扁平疣或寻常疣，数目多少不等。一般不伴任何自觉症状。少数疣状损害可发展为鳞状细胞癌或基底细胞癌。增生性赘生物一般好发于面颈部、手背、前臂、足背、踝

及阴囊等部位。工龄长的中老年工人中比较多见。

砷化物接触者在早期阶段常表现为掌跖部位的点状角化性疣状损害，从粟米至黄豆大小，质地坚实，肤色或稍黄，常呈多发性对称分布。除掌跖外亦可累及手足背、踝、胫前等部位。这种角化性损害均属良性，少数可演变为鳞状细胞癌或基底细胞癌。偶有发生 Bowen 病表现，据认为此属一种特殊的癌前期损害。

经常暴露于紫外线者早期常发生日光性角化症、角棘皮瘤等角化异常性病征，好发于面颈部、手背、前臂、肩背部等易受光照部位。前者常呈多发性，后者多单发。这类损害常被认为是 UVL 所致的癌前期病征。

电离辐射致癌常发生在急性或慢性皮炎基础上。据统计，有 10%～28% 的慢性射线皮炎可发生癌变。肿瘤通常发生在原有的射线皮炎损害处，以鳞状细胞癌或基底细胞癌为多见。据称致癌的射线量在 3 Sv 以上。

自接触致癌因素至发生癌变的时间长短不一，但多数在五六年至二三十年不等，甚至可长达50 年之久，与接触因素的种类、性质、剂量、范围及机体状况等均有关。

【诊断】

鉴于本病的皮损表现并无特异性，因此，需根据患者的职业性接触史、皮损表现及现场调查情况进行综合分析、判断。对于一些可疑癌变的皮损必须及早做组织病理检查，以便采取妥善处理。

【防治】

职业性皮肤肿瘤危害性较大，应特别重视预防为主，防治结合。

落实有关安全生产各项措施，包括密闭化操作，减少环境污染，减少操作人员直接接触；尽可能避免或减少使用已确认的致癌物用于生产。

加强个人卫生防护，操作时佩戴必要的防护服、防护镜；下班后彻底清洗并淋浴更衣。

接触 UVL 及各种射线者，做好必要的防护措施。

定期进行预防性体格检查。

对早期角化性损害，可外涂 0.025%～0.1% 维

生素 A 酸乳膏,并定期随访;对日光性角化病等癌前期损害,可采用激光或手术治疗;对疑似或确诊癌变损害应尽早手术,或联合放射治疗。

23.2.15　职业性肢端硬化症(occupational acrosclerosis)

本病系指在职业活动中因长期反复接触氯乙烯及其聚合物等所诱发的肢端硬皮病样改变。部分患者可同时伴有肢端骨质吸收,故又称肢端骨溶症(acrosteoolysis)。本病主要发生于徒手清洗反应锅内固化的氯乙烯工人,故又称氯乙烯病(vinyl chloride disease)。患病率为 1%~6%。此外,本病亦有发生于长期接触某些有机溶剂、杀虫剂、环氧树脂等操作工的报道。

【病因及发病机制】

氯乙烯及其聚合物是本病的主要致病因素,致病机制尚不明了。据报道,用于干洗衣服的有机溶剂过氯乙烯,用于清洗金属部件的三氯乙烯,一些杀虫剂如氯丹(chlor dane)、马拉硫磷(malathion)、二硝基邻甲酚钠(sodium dinitroorthocresolate)、6-氯环己烷(6-chlorocyclohexane)及 DDT 等,以及用于环氧树脂的某些固化剂等均可诱发本症。

【临床表现】

早期主要表现为手部 Raynaud 现象,进一步发展可出现手、前臂和面部皮肤紧绷变硬,弹性减弱等硬皮病样改变,伴不同程度色素沉着。

骨关节受累时可出现指、腕等关节活动受限,指关节缩短,X 线显示骨溶性改变。少数患者可伴肺、肝损害及一些免疫学异常改变。有报道长期接触氯乙烯可诱发肝血管肉瘤。

【诊断】

根据患者有明确的氯乙烯接触史及特有的肢端硬化表现,不难诊断,并易与肢端型硬皮病相鉴别。

【防治】

改进生产操作方法,尽量避免徒手直接接触氯乙烯或其他可疑致病物,这是预防本病发生的根本措施。

一旦患病,宜调离原操作岗位,停止接触可疑致病物。

戒烟,冬季注意保暖,防止皮肤外伤。

患者的治疗可参照 25.3《硬皮病》一节。

23.2.16　其他与职业因素相关的皮肤病

本节仅简略介绍几种与职业因素相关的皮肤病症发生的职业环境背景。有关这些病症的临床及防治可参阅各有关章节。

23.2.16.1　瘙痒症(pruritus)

职业性瘙痒症特指在职业活动中因接触工作环境中一些生产性物质所引起的仅有主观瘙痒症状而无可见的原发性皮疹的病症。其发病主要因直接接触金属或矿物性粉末(如铜屑、搪瓷粉、矿渣棉、玻璃纤维等)、化学物粉尘、烟雾(如酚醛树脂、脲醛树脂、塑料、橡胶等)及酸类(如盐酸、硝酸)挥发物等所致。此外,接触羊毛、兔毛、木屑、麦芒、芋艿、洋葱等亦可引起本症。

本症多以暴露部位为好发。如接触气体挥发物、烟雾等则可累及非暴露部位。瘙痒症状多在上岗期间出现或加剧,下班后经沐浴、更衣后则往往减轻或消失。夏季一般较多见,可能与衣着单薄,出汗较多,各种刺激物较易黏着皮面有关。

23.2.16.2　痒疹(prurigo)

职业性痒疹特指在某些职业活动中因被寄生于谷类或其他农作物上的螨类昆虫叮咬引起的以水肿性红斑、丘疹为特征的急性炎症性皮肤病。通常多见于经常接触谷类农作物或其制品的农民、仓库保管员、包装工、搬运工及谷类加工厂工人。本病常为群体发病,尤以湿热季节好发。其临床表现与一般丘疹性荨麻疹或虫咬皮炎无异。

23.2.16.3　感染性皮肤病(infectious dermatoses)

职业性感染性皮肤病系指在职业活动中被某些细菌、真菌、病毒等微生物感染所引起的皮肤病。本组病种繁多,诸如由猪丹毒杆菌感染引起的类丹毒,主要见于屠宰业、皮毛加工业、畜牧业、渔业及其加工业等;由炭疽杆菌感染引起的炭疽,主要见于牧区、屠宰场、畜产品加工业等;由葡萄球菌或链球菌感染引起的毛囊炎、疖、脓疱疮,主要好发于卫生环境较差的煤矿、畜牧场、林场等;由皮肤癣菌感染引起的皮肤癣菌病,主要好发于从事在高温、高湿环境如矿井、浴室、泳池、清洗业工作人员；由念珠菌感染引起的指间糜烂、甲沟炎主要见于屠宰工、清洗工、缫丝工、水果罐装生产工等；由副牛痘病毒感染引起的挤奶员结节主要见于饲养奶牛牧场的挤奶工等。

23.2.16.4 毛发异常（hair abnormality）

长期接触合成橡胶单体氯丁二烯可引起毛发脱落；生产硼砂、砷、汞、锂及其化合物、醋酸铊及抗癌药物工人，通过吸收可引起暂时性毛发脱落；开采、提炼、使用矿物油类的操作工，可致手背、指节背、前臂毳毛折断，并伴毛囊口角化表现。生产皮质激素及男性激素药物的女工通过药物吸收可致体毛增多及出现胡须；搬运工的肩胛部、撑船工的锁骨下区由于长期机械性刺激，可出现局部体毛增生。长期接触二硝基氯苯和酸雾，可使头发变黄；接触烷基酚、苯基酚类可使毛发变白。接触巯乙醇酸盐可引起结节性脆发病。

23.2.16.5 指甲异常（nail abnormality）

长期接触汽油等有机溶剂、碱性溶液或长时间使用气动钻可引起甲板变薄、脆裂；陶器制作、屠宰、农作物收割、清洗等可致甲分离；长期接触水泥、碱性化学物等可致匙状甲，慢性放射性损伤可致甲纵裂等。

23.2.16.6 出汗异常（hidrosis abnormality）

长期接触砷、汞及漂白粉等可引起多汗症。

23.2.16.7 口腔黏膜损害（oral mucosal lesions）

长期接触汞及其化合物可引起口腔炎；铅及其化合物可引起齿龈蓝灰色铅线；铋及其化合物可引起齿龈灰黑色铋线；砷及其化合物可引起急性或慢性口腔炎等。

（王侠生）

第 24 章 物理性皮肤病

目　录

第 24 章
物理性皮肤病

物理性皮肤病系指因各种诸如机械性摩擦、压力、温度、湿度、日光和各种电磁辐射波等物理因素所引起的皮肤病。它们对于人体皮肤的刺激强度超过某种程度，或是各种原因使皮肤对其敏感增高和耐受性降低时，对皮肤及皮下各组织或器官均可造成损害。这种疾病的发生与全身情况、性别、年龄和部位均有一定关系，特别是一些光线引起的皮肤病常与个体的敏感性、光敏物质的存在及可能的生化代谢异常或遗传等因素有关，目前已形成一独立的分支——光皮肤病学（photodermatology）。

24.1 光线性皮肤病总论

因日光或其他光线照射而在皮肤上引起的各种病变或使之加剧的统称为光线性皮肤病（photodermatoses）。包括通常所指的光敏性皮肤病和某些仅是在其发生、发展过程中因光线促发或加重的皮肤病。此外，日光也可使皮肤过早老化甚至产生癌前期病变。光敏性皮肤病则是临床研究的重点。随着旅游事业的发展、高山野外工作需要的增长和化妆美容品的增多以及大气层中对紫外线具屏障功能的臭氧层的破坏日益加重（如太阳黑子的活动、制冷剂的广泛应用、碳氟化合物火箭燃料和航空工具的出现），其发病率正在不断增加，笔者曾统计在西藏拉萨地区（1975～1977）占皮肤病总发病率的第四位。

对本组疾病的研究直到 20 世纪 60 年代初物理光学的进展如氙弧灯及单色仪（monochromator）的出现，允许皮肤照射定量的不同波长的紫外线，才使"光敏性"的诊断得以肯定并明确了致病光谱，使用了一些有效的遮光剂，从而使本病的临床研究水平有了很大的提高。随后，对各种光敏物与某些慢性光化性皮肤病的关系有了较深入的研究，从而对本病的发病机制有了进一步的了解。

24.1.1 光的物理性质和生物学效应

光线为一连续的电磁辐射波，波长以 nm（$1\ nm = 10\ Å = 10^{-9}\ m$）为单位。波长越短，能量越大，由短到长依次为 γ 射线、X 射线、紫外线、可见光、红外线、微波及无线电波等。可见光波长为 400～760 nm；紫外线（UV）为 200～400 nm，又分为短波紫外线（UVC，200～290 nm）、中波紫外线（UVB，290～320 nm）和长波紫外线（UVA，320～400 nm）。其中 UVC 对生命细胞的杀伤能力最强，但一般均被地球大气层所吸收，因此，日光到达地面的光谱波长均在 290 nm 以上；UVB 为日光对正常人皮肤产生红斑的光谱，也称晒斑光谱，大部分也可被大气层阻断，不能透过窗玻璃。UVA 曾称为黑光，仅在某些光敏物存在的条件下产生皮肤反应。UVB 和 UVA 是多种光敏性皮肤病的主要作用光谱，人工光源若能释放出特定波长的 UV 达到一定强度时，如白色荧光灯，也能引起反应。光线的能量单位为焦耳（J），剂量单位为 J/m^2。

皮肤的光效应必须通过光线的吸收（光子）才能产生，吸收光辐射的分子称为色基（chromophore）。色基吸收特定波长光辐射的能力主要取决于其分子结构，这种特定的辐射光谱即称为吸收光谱。光化学反应与每个光子的能量和被吸收的光子数有关，静息态或基态色基吸收光子后，其能量水平跃迁到激发态(较高能量的电子态),激发态为了重新获得稳定性,可释放吸收的能量产生热和荧光或将能量转化给邻近分子形成光产物(photoproduct),从而启动一系列有害的生物学反应(自由基-生物氧化理论),最终导致细胞效应产生可见的皮肤光生物效应。这种促发皮肤光反应的光谱称为作用光谱。

24.1.2　皮肤对光线的防御功能

　　正常情况下,皮肤表面膜、角质层、黑素对光线有一定的防御作用,使皮肤能接受一定的 UV 照射而不致有任何反应。黑素是正常皮肤对 UV 照射的最好防御物,它通过对光线的吸收、散射及稳定游离基等起着主要的光保护作用。它对 UV 的吸收大于可见光,被吸收的能量以热量逸散或用于黑素的氧化,使黑素增加。黑素小体对 UV 尚有着强烈的散射作用。表皮中的正常成分,如尿刊酸(urocanic acid)等是主要的 UV 吸收剂,其他如一些芳香性氨基酸、核酸以及胡萝卜素和皮面脂质也具光保护性。角质层也是吸收天然 UV 的滤器,其中存在的角蛋白、黑素颗粒和在角质形成细胞中留下的细胞碎屑均是 UV 的良好吸收剂。故去除角质层,皮肤的晒斑阈会降低,相反,掌跖部角层较厚,对 UV 的敏感性也最小。

24.1.3　皮肤对光线的反应

　　UV 照射后可引起一系列表现,最重要的是产生红斑及色素沉着。产生红斑的可能的介质有组胺、前列腺素、激肽和一氧化氮等。UV 的晒黑反应(suntan)有两种表现:① 即刻反应:称即刻晒黑(immediate tanning, IT)或称即刻色素加深(immediate pigment darkening, IPD)。皮肤(尤在深肤色人种中)经 UVA 或短波长的可见光照射后即刻出现淡灰到灰棕色素。发生在 UVA 照射的数秒到数分钟之内,常在照后 1~2 小时达高峰,3~24 小时消退。若照射量大,可不完全或几乎不消退,并持续到产生延迟性晒黑。其机制是 UV 诱发氧自由基形成的光氧化作用,使黑素细胞中的黑素在表皮内重新分布。这种色素反应虽不能降低对晒斑的敏感性,但可使表皮基底层

细胞的胞核上方出现黑素颗粒(黑素帽),对保护脆弱的核基因起着至关重要的作用,是一种对 UV 照射的暂时性应急反应。② 延迟反应:称延迟性晒黑(delayed tanning, DT)或称延迟性色素形成(delayed pigmentation, DP)。皮肤经 UVB,UVC 或较高剂量的 UVA 照射后逐渐出现灰黑到棕黑色素,照后数小时到数天后出现,可持续数周到数月。其机制是酪氨酸酶的激活,黑素形成增多,黑素细胞增大,分枝增多,黑素转运加快。同时,新形成的黑素细胞和活化的黑素细胞增多。与 IPD 相比,色素形成的持续时间长得多,形成的色素深得多。

　　UV 照射后皮肤可产生一系列的生物学变化,如表皮细胞分裂和基底细胞增殖加速,棘层肥厚,真皮弹性组织变性等退行性变化。皮肤长期严重的受日光照射引起的改变称光老化(photoaging)。其临床特征是皮肤肥厚多皱,出现黄色结节和毛细血管扩张,而不同于皮肤的自然老化——皮肤萎缩、变薄松弛、皮纹加深。光老化最显著的组织学特征是真皮内有大量粗大、蓬乱增生的弹性纤维,最终成为无定形团块,而成熟胶原纤维数量减少,如见于光化性弹性纤维病中。产生光老化的作用光谱主要是 UVB,然而由于日光中 UVA 的量是 UVB 的 500~1 000 倍,且 UVA 达到真皮的量也多于 UVB,因而 320~340 nm 的 UVA 在诱发光老化和皮肤退行性变中具有重要的作用。

24.1.4　日光反应性皮肤型

　　皮肤对日光的反应性是指对自然日光的急性皮肤反应,红斑的发生及产生晒黑的能力。日光反应性皮肤型(sun-reactive skin type)是根据皮肤对日光的反应程度将人类皮肤分为 6 型(Ⅰ~Ⅵ型)。这种分型法首先由 Fitzpatrick(1975)提出,后由 pathak 等(1986)进一步完善。之后,在光皮肤病学的研究和临床实践中已被普遍接受和应用。分型的依据是从病史询问中了解平时不常暴露的皮肤在冬春之后初夏中午日光下暴露 45 分钟后的反应,观察发生晒斑的敏感程度和产生晒黑的能力。也可同时观察暴露皮肤和非暴露部位皮肤的色泽结合分析加以评定,见表 24-1。

表 24-1　日光反应性皮肤型的分型

型别	敏感性	晒斑反应	晒黑反应	非暴露区皮肤色泽
Ⅰ	极敏感	极易发生(重度)	从不发生	白
Ⅱ	很敏感	很易发生(中度)	很少发生(很淡)	白
Ⅲ	较敏感	有时发生(轻度)	有时发生(浅棕)	白
Ⅳ	轻度敏感	较少发生(很轻)	经常发生(棕色)	浅棕
Ⅴ	较不敏感	罕有发生	极易发生(深棕)	棕
Ⅵ	不敏感	从不发生	黑色	黑

日光反应性皮肤分型在很大程度上与种族遗传、地理环境等有关。一般来说,Ⅰ型是碧眼金发皮肤白皙和雀斑较多的白种人,欧美人以Ⅱ、Ⅲ型为主,亚洲黄种人主要为Ⅳ型,印度、中东地区多为Ⅴ型,Ⅵ型为非洲黑人。我们于1994年对我国90例汉族正常人进行皮肤分型,结果是Ⅳ型最多(81.1%),其次是Ⅴ型(13.3%)和Ⅲ型(5.6%),未见其他型。并分别进行了对 UVA 和 UVB 的最小红斑量(MED)测试以及对 UVA 的即刻色素反应(IPD)测定,与欧美白种人(Ⅱ、Ⅲ型为主)相比较显示有明显差异,即我国Ⅳ型皮肤人种的 IPD - UVA 明显低于 MED - UVA,即易晒黑而不易诱发红斑,此种反应不同于白种人皮肤型的特征,即易晒伤而难晒黑。

评定日光反应性皮肤型的意义为:① 光生物学研究评价皮肤对日光照射的敏感性和耐受性,皮肤型从Ⅰ型到Ⅵ型,从易晒斑到易晒黑,对日光的耐受性从低到高,敏感性从高到低。表明Ⅰ型皮肤在 UV 作用下易产生损伤性反应,晒斑、光老化甚或癌变,而Ⅵ型皮肤对 UV 的防御能力最强,最不敏感。② 确定紫外线光疗时个体化的初剂量:UVB 光疗需测定最小红斑量(MED)。UVA 光疗需测定最小色素形成量(MMD)、PUVA 光疗需测定最小光毒量(MPD)。皮肤型从Ⅰ型到Ⅵ型,所需的光照量一般是逐渐增高。如 PUVA 治疗银屑病的初剂量在白种人中一般是 0.5～1 J/cm^2,而在我国Ⅵ型皮肤人则需 2 J/cm^2。③ 防晒遮光剂的日光防护指数(SPF)的检测和应用:日光反应性皮肤型已被美国 FDA 批准用于遮光剂的检测。欧美白种人所需遮光剂的 SPF 值应该高于东方人,才能起到有效的防晒作用。我国人种皮肤一般具有较好的防晒能力,没有必要追求很高 SPF 值的遮光剂,而应选用具有较好防晒黑效果(防 UVA)的遮光剂,需要加快研制和开发适于我国人种的遮光剂。

24.1.5　UV 与免疫

UV 照射可产生皮肤病变同时也可治疗某些皮肤病。这种治疗作用与 UV 产生的免疫抑制作用密切相关。光免疫学(photoimmunology)已成为备受关注的一门学科。UVB 是到达地球表面的 UV 中引起人体生物学效应的主要光谱。早先关于 UV 免疫学研究较多的是 UVB 对接触过敏性的影响。已证实:UVB 对接触过敏反应和迟发型超敏(DTH)反应有抑制作用,并呈剂量依赖关系。其机制是通过:① 影响表皮 Langerhans 细胞(LC)的功能和形态,如改变胞膜能动性,降低抗原提呈或抗原内化和加工效率,使 LC 数目减少,抗原提呈功能丧失,从而产生免疫抑制反应。深入的研究进一步提示 UVB 的作用主要是使 LC 丧失激活 Th1 的能力,却完全保留住激活 Th2 的能力,使 Th2 型细胞因子的生成居优势。② 影响表皮角质形成细胞分泌细胞因子如产生较多的 TNF - α、IL - 1、IL - 10 和粒细胞单核细胞集落刺激因子(GM - CSF)等间接发挥作用。③ 自然杀伤(NK)细胞是先天性免疫系统的一部分,UV 照射可致剂量依赖性的 NK 细胞活性抑制。④ 皮肤靶细胞 DNA 的直接损伤亦与 UVB 诱发的免疫抑制作用有关。⑤ 影响皮肤角层中作为光受体的尿刊酸(UCA),UCA 是表皮角质层中的色基,是机体受到 UV 辐射最早与之发生反应的光受体。表皮中的 UCA 受到 UV 辐射后以剂量依赖的方式由反式(t - UCA)异构为顺式(c - UCA),后者是光免疫抑制作用中的重要介质,由此启动 UV 诱导的免疫抑制反应,从而对机体的免疫系统产生一系列影响。

24.1.6　UV 与致癌

大量流行病学资料表明,随着臭氧层的减少和人类日光浴的增加,皮肤癌的发生率明显上升。据统计,约65%以上的黑素瘤和96%的非黑素瘤性皮肤癌(主要是基底细胞癌和鳞癌)起源于 UV 照射。皮肤对 UV 致癌的敏感性存在着种族和个体的差异,基于 Fitzpatrick 皮肤分型,较白皙、对日光敏感、容易晒伤的 I 型和 II 型皮肤相对于 III 型和 IV 型皮肤对皮肤肿瘤比较易感,而深棕色的 V 型和黑色的 VI 型皮肤,因其构成性黑素比较多,对日光致癌性辐射具有较强的阻抑能力,故其皮肤肿瘤的发生率就比较低。在自然日光中,诱发皮肤癌的作用光谱为 240～320 nm,主要为 UVB 波谱。光致癌代表了一系列同时或先后的生物学事件,UV 引起的 DNA 损伤涉及原癌基因的激活和抑癌基因的失活。虽然光致癌中精确的基因改变尚未完全阐明,但有证据表明原癌基因 ras 和抑癌基因 p53 参与光致癌作用,并以基因突变最为常见。其次,机体若对 DNA 损伤的修复机制存在着遗传性缺陷(如着色性干皮病)或是个体对 UV 照晒敏感,加上长年曝晒使修复能力不敷,则可使损伤的 DNA 在复制过程中突变而致癌。此外,UV 对抗原提呈细胞的抑制,皮肤的细胞免疫功能减弱以及局部产生致癌物,使皮肤内的固醇经光化学转变成高过氧化物,均可起到诱发癌变的作用。

24.1.7　光敏反应的作用机制

皮肤的光敏反应即光敏感性(photosensitivity)或光过敏反应是光线作用于皮肤所引起的异常反应。光敏反应按其作用机制可分为光毒性反应和光变应性反应两类。

24.1.7.1　光毒性反应(phototoxicity)

是一种非免疫性的反应,它是由光能直接作用于皮肤所引起的。任何个体只要在皮肤内存在着某种光敏物或色基,再经过适当波长(UVB)和时间的光照后即可发生反应。暴露部位呈晒斑反应:红斑、水肿甚或水疱、大疱,继之脱屑,色素沉着。一般发病急,病程短,消退快。病变主要在表皮。此是光敏物到皮肤后由于光动力作用而发生能量传递,产生了光化学反应所致。长期反复的光动力学进展过程也可表现为慢性光毒性反应,可影响到真皮的弹性纤维和血管壁。

24.1.7.2　光变应性反应(photoallergy)

是一种淋巴细胞介导的迟发性超敏反应,属于免疫反应的范围,但必须有光能参加。发生于少数具过敏素质的人。当光敏物或色基存在于皮肤时,首次光照需经一定潜伏期才发病,再次光照在暴露部位产生丘疹、水疱等湿疹性反应,或表现为速发的风团反应。往往在远隔部位可有同样反应,有反复发作倾向,病程常迁延。诱导和激发的光照波长主要是 UVA。病变主要在真皮。此是由于光敏物吸收光能后发生化学变化成为半抗原,后者与组织中蛋白质结合形成全抗原,刺激机体产生抗体或细胞免疫反应所致。

上述两类反应有时不易区分,两者可转变甚或同时存在。光毒性反应中急性者如晒斑、光毒性接触性皮炎,慢性者如卟啉病、光化性弹性纤维病;光变应性反应中速发型如日光性荨麻疹,迟发型如多形性日光疹、光敏性接触性皮炎等。

已知的光敏物主要是外源性的。皮肤日常接触的如美容化妆品、清洁剂中的香料、防腐剂、苯胺及苯胺类衍化物、染料等;职业环境接触或外用于皮肤的如焦油、沥青及某些苔藓类植物、补骨脂、白芷、香豆素类等。内服药品如四环素族、灰黄霉素、磺胺类、萘啶酸、非那根、噻嗪类、氯丙嗪等吩噻嗪类、雌激素等。食物中摄入的如某些植物(灰莱、紫云英)、黄泥螺等。内源性的如卟啉。

24.1.8　光敏性皮肤病的分类

皮肤是人体防御日光中 UV 的第一道防线,几乎所有的各类皮肤病都有光线的参与,其中由日光直接诱发和促使加重的皮肤病也有数十种。据复旦大学附属华山医院皮肤科 1980～2000 年光敏专病门诊近 2 000 例资料记载,常见的有:多形性日光疹、慢性光化性皮炎、化学物诱发的光敏性皮肤病、痘疮样水疱病及各型皮肤卟啉病等。

按可能的发病机制归纳为下述几类:① 日光所致的急性和慢性皮肤损伤反应:晒斑、晒黑、光老化、光化性弹性纤维病等;② 免疫介导的光敏性皮肤病(immunologically mediated photodermatoses, IMP)以往被称为特发性光敏性皮肤病,是指一组发病机制尚不明确、由 UV 辐射导致的慢性复发性皮肤病:多形性日光疹,痘疮样水疱病、光化性痒疹、日光性荨麻疹、慢性光化性皮炎等;③ 有外源性光敏物参与的化学物诱发的光敏性：光敏性接触性皮炎，光敏性药物反应、植物日光性皮炎等；④ 遗传性或获得性代谢障碍致内源性光敏物产生增多者：各型皮肤卟啉病、烟酸缺乏病、Hartnup 病等；⑤ 与 UV 致癌机制相关者：日光角化病、基底细胞痣综合征、发育不良性痣综合征、家族性黑素瘤、鳞状上皮细胞癌等；⑥ 与 DNA 核苷酸切除修复缺陷相关的光皮肤病：着色性干皮病、Bloom 综合征、Cockayne 综合征等；⑦ UV 照射改变了细胞胞质抗原或核抗原的表达导致光敏：红斑狼疮、皮肌炎等；⑧ 日光照射作为一种 Koebner 现象：毛囊角化病、落叶性天疱疮等；⑨ 黑素缺乏或日光促使黑素增多者：白化病、白癜风、雀斑、黄褐病、黑变病等；⑩ 与 UV 诱发的皮肤免疫抑制作用相关及其他未明者：AIDS、皮肤 T 细胞淋巴瘤、皮肤淋巴细胞浸润症、单纯疱疹、酒渣鼻、痤疮、多形红斑、播散性表浅性光化性汗管角化症、网状红斑性黏蛋白沉积症、特应性皮炎、银屑病、毛发红糠疹等。

24.1.9　诊断

24.1.9.1　病史询问

发病年龄；受光史（季节、光源、日晒和发疹时间间隔，发病间期和病程）；可能的接触或服用光敏物史（使用的清洁剂、化妆品、染料、香料和药物等职业接触、户外活动习惯和嗜好史等）；窗玻璃效应；以往的光敏史、接触过敏史，系统性疾病史和家族史。

24.1.9.2　皮损检查

首先注意其分布的部位，要注意鉴别是光照部位还是以空气媒介的接触性部位，相对性光保护部位的检查为光敏性诊断提供重要提示，这些部位包括鼻唇沟、耳后部、上眼睑、戴眼镜患者的眼眶周围、被头发遮住的耳郭上部以及下巴下面的皮肤；其次是皮损性质形态，要注意区别是光毒性反应还是光变应性，是即刻反应还是迟发型反应。

24.1.9.3　光生物学试验

大多数疑有特发性和外源性化学物诱发的光敏性皮肤病均要做光生物学试验，以明确诊断并制订针对性的有效防治措施。进行光生物学试验必须具备稳定可靠的光源和精确的光辐照强度测试仪以保证测试结果的可靠性和精确度。光源应采用氙弧灯或金属卤素灯，功率 500~1 000 W，配用单色仪（monochromator）或滤光片装置以发射特定波长（UVB 或 UVA）的光线，也可采用特制的 UVB 或 UVA 荧光灯管。

（1）光试验

目的是明确光敏性的存在及其强度。采用最小红斑量（MED）测定，即 UVB 或 UVA 照射后 24 小时观察能产生肉眼可察觉红斑所需要的最低 UV 照射剂量。MED 低于正常值，若越小，则表明对 UV 的敏感性越强。分别用 UVB 或 UVA 光源照射，则表明患者对 UVB 或 UVA 的敏感程度。皮肤对 UV 敏感性增高可见于多种疾病，如慢性光化性皮炎、化学物诱发的某些光敏性皮肤病、皮肤卟啉病、日光性荨麻疹等。若两者主要是对可见光敏感，应采用可见光源（幻灯机光源或单色仪）照射并排除红外线所致的热性红斑。皮肤卟啉病患者呈光毒性反应，表现为红斑、肿胀和灼热感；日光性荨麻疹患者呈速发性红斑、风团反应伴瘙痒。

（2）光斑贴试验

目的是明确致病光敏物的存在及其强度以帮助确诊并区分接触性和光接触性变态反应。在光试验基础上（明确患者 MED）于背部两侧用光斑贴试验标准抗原和可疑光敏物做相同两份皮肤斑贴试验，24 或 48 小时后去除一侧斑试观察反应，即用亚红斑量 UVA（一般为 5~15 J/cm²）照射，再 48 小时后观察反应并与未照光一侧相应斑试部位比较。结果的读取应该在照射前、照射后即刻和照射后 48 小时分别记录。亦推荐在 72 和 96 小时进行额外的结果读取，用于揭示反应的模式如渐强的、渐弱的、混合型的或平台型的，可分别提示为变应性、非变应性或混合性的作用机制。如果在照射和未照射部位均无反应，应解释为无接触性或光接触性变态反应。如果仅在照射部位出现阳性反应，则应解释为光接触性变态反应。如果在照射和未照射部位出现相同程度的阳性反应，则应判为接触性变态反应。最后，如果同时出现阳性反应,但是在照射的一侧反应更为强烈,那么应该诊断为同时存在接触性和光接触性变态反应。

(3) 光激发试验

目的是复制出皮损以明确诊断。某些光敏性疾病如多形性日光疹、痘疮样水疱病等进行上述两试验均可能阴性,可进行光激发试验。即在两处皮肤部位(10 cm×10 cm)多次以大剂量光线照射(UVB 为 2~3 MED,UVA 为 60~100 J/cm^2)每周照 2~3 次,持续 1~2 周,若能复制出皮损则为阳性反应,具有诊断意义。

24.1.10　防治

(1) 避光措施

针对不同病种按光试验结果采取程度不一的相应避光措施。通过窗玻璃的室内只滤过了 UVB,对 UVA 和可见光敏感者只能使用白炽灯,甚至待在暗室中。光敏患者应避免中午外出,尤其在春夏天。外出时用阳伞或戴宽檐帽,穿好长袖衣裤。织物的厚度和纤维类型决定了衣物的光保护性。双层织物保护作用更佳;聚酯纤维是 UV 的最佳吸收剂,其次是羊毛、丝绸及尼龙,棉布及人造丝吸收 UV 的性能最差。

(2) 去除光敏物

尽可能明确发病诱因,找出光敏物,按光斑贴试验结果,在日常生活和工作环境中避免再次接触、暴露或服用可疑光敏物及其类似物。

(3) 使用遮光剂(sunscreen)

要求光保护指数(SPF)高、广谱、作用稳定持久,无毒性和变应性以及使用方便。常用的有:

1) 化学性遮光剂

可吸收 UVB 和/或 UVA,UVB 吸收剂如对氨基苯甲酸(PABA)、PABA 酯及其衍生物,肉桂酸酯类,水杨酸酯类以及鞣酸类化合物;UVA 吸收剂如二苯甲酮及其衍生物、阿伏苯宗、美拉地酯等。

2) 物理性遮光剂

可反射或散射所有 UV 波段和可见光,如二氧化钛、氧化锌、高岭土等。后者含有氧化铁红和氧化铁棕等色素更使患者乐意使用。

数种遮光剂的混合制剂的效果常更好,如 PABA、二甲基辛脂和二苯甲酮、二羟基丙酮和萘醌等,其遮光范围提高且有较好的抗水洗作用。遮光剂宜在外出前 10~15 分钟均匀涂于暴露部位皮肤。对皮肤较白易引起日晒伤的人,应使用 SPF>30 的高效遮光剂,而对皮肤色素较深的人使用中效遮光剂(SPF=15)即可。

(4) 药物治疗

维生素 B 族,特别是烟酰胺(NAA)口服有降低皮肤光敏作用;抗疟药氯喹和羟氯喹对某些多形性日光疹和卟啉病等常有效;发作期间尚需服用抗组胺药,严重者可用酞咪哌啶酮(反应停)口服,有时需用糖皮质激素或免疫抑制剂如硫唑嘌呤等控制。β 胡萝卜素口服作为光氧化反应中氧自由基的清除剂,对某些卟啉病和多形性日光疹有效。

(5) 光疗

PUVA 疗法、UVB 和(或)UVA 光疗等对某些多形性日光疹、慢性光化性皮炎等有效。

(廖康煌　马　莉)

24.2　日光损伤性反应

24.2.1　晒斑(sunburn)

【同义名】

日光红斑(solar erythema)、日光水肿(solar edema)、日晒伤(sunburn)、日光皮炎(solar dermatitis)。

【定义】

晒斑系由强烈日光照射引起的一种皮肤急性损伤性反应。于暴晒处发生红斑、水肿,甚至水疱,常发生于初夏期间皮肤被晒黑之前。

【病因及发病机制】

本病易发生在浅肤色人中。长期室内工作缺乏暴露于日光下机会的人,突然参加短期室外劳动或在野外长途行军或进行较久的日光浴后容易发生。属光毒性反应。引起本病的作用光谱仅是紫外线中的一小部分,即 UVB,波长为 290~320 nm,此范围一般也称为晒斑光谱。晒斑光谱作用于皮肤,除日光直射于皮肤外,约一半是通过大气层散射而来的,因此,即使在雾天也可发生。直射接受量取决于季节、纬度和光照时间,一般以上午10时到下午2时最强;散射量与周围环境很有关系,新鲜雪反射约85%,沙约20%,当日光于90°入射角时水面反射几乎达100%。对本病发病机制的研究主要在于发现致红斑炎症的化学介质,已证实的有前列腺素、组胺、血清素、激肽和一氧化氮等。前列腺素物质在晒斑的发生中起着重要作用,它可能是由于紫外线照射促使花生四烯酸到前列腺素的生物合成,当皮内注入前列腺素,特别是前列腺素 E_1 后,可激发炎症表现,抗前列腺素剂如吲哚美辛可有助于减轻。

【临床表现】

红斑于暴露强烈日光后迅速发生,一般在30分钟之内,但个体反应差异较大。某些浅肤色人于数小时内即呈现为一猩红色斑,水肿明显,并可形成水疱;而某些深肤色人中,反应有时需到下一次暴露时才出现。一般先有局部热或灼热感,继之皮肤牵引灼痛,严重者往往不能安睡,甚至连衣服或床单与之接触也难以忍受。红斑反应一般在12~24小时达到高峰,持续至48小时之后缓解。弥漫性水肿伴皮肤绷紧样肿胀(特别是腕、踝和面部)常持续数天,继之糠秕样脱屑,严重者并有眼睑红肿、结膜充血以及寒战、发热、恶心和心动过速,甚至中暑、休克等全身症状。一般于7~10天也可恢复。于上述急性期后,皮肤逐渐出现色素沉着。

急性晒伤也可作为一激发因素,促使单纯疱疹、红斑狼疮、迟发性皮肤卟啉病、日光性荨麻疹、多形性日光疹、多形红斑、白癜风、毛细血管扩张症和日射病的发生、复发和加剧。

【组织病理】

组织象主要特征为出现晒斑细胞(sunburn cell),即角化不良的角质形成细胞,胞质着伊红色,均质性,核固缩或不易看清,于照射之后24~48小时即可见于整个生发层中,72小时后明显增多可达到生发层上部。其他表皮改变有海绵形成,角质形成细胞空泡化。真皮变化主要为中性粒细胞浸润,上皮肿胀,核尘和红细胞外渗,乳头层和血管周围间隙水肿。

【鉴别诊断】

若晒伤反应在短时间内(日晒后5~30分钟)发生应首先考虑是否存在光敏物。日晒后5分钟即产生皮肤的烧灼样疼痛提示 EPP。相对而言,单纯的晒伤在日晒后至少需要30分钟才会产生临床症状。迅速发生的晒伤和持续性的晒伤反应往往是着色性干皮病(XP)的早期表现。LE的典型表现是在日晒后1~7天出现特征性的鳞屑和红斑损害并持续数周。许多病毒性红斑的皮疹大多于光暴露部位首先出现或不断加剧。尚可进行一些实验室检查如红细胞荧光检查、红细胞原卟啉水平、抗核抗体及皮肤活检等以帮助鉴别诊断。

【防治】

晒伤是可预防的,预防措施远比治疗更为重要。经常参加室外活动,以不断增强皮肤对光线的耐受性,是预防本病发生的关键,对日光耐受性较差的人(如浅肤色人和未晒黑的人),可采取逐渐暴露于日光下或日光浴的方法,一般不宜在上午10时到下午2时光照强烈时刻外出。需长期暴露于日光的人,可采用光化学疗法(见总论)以提高耐受力。遮光剂能防止晒斑,一般选择吸收UVB作用强的 PABA 制剂效果较好。维生素C和E作为自由基清除剂在紫外线照射前至少一周起开始口服可减轻晒伤。

已经发病的,主要采取局部外用药物疗法,以消炎、安抚、止痛为原则。一般外搽炉甘石洗剂或振荡洗剂即可。严重者,局部用冰牛奶湿敷,可起到明显的缓解作用,一般每隔二三小时湿敷20分钟直到急性症状消退。以后可外用糖皮质激素霜或2.5%吲哚美辛溶液,有明显减轻局部红肿热痛的作用,但不宜大面积使用。在日晒后6小时内应用抑制前列腺素合成的药物如阿司匹林或吲哚美辛可减轻晒伤反应。严重的广泛性晒斑或有全身症状者口服抗组胺剂和少量镇静剂,并给予补液及其他对症处理。

24.2.2　光化性肉芽肿(actinic granuloma)

【同义名】

环状弹性纤维溶解性肉芽肿(annular

elastolytic granuloma)。

【简史】

本病是一种慢性日光性损伤疾患。1975 年 O'Brien 首先报道了 19 例典型患者,并提出本病是一种由于经常遭受日光暴晒而引起的慢性肉芽肿。按组织病理发现又称为环状弹性纤维溶解性肉芽肿。McGrae(1986)对 2 例本病患者进行了多项深入研究,认为根据其特殊的临床表现、组织病理和免疫细胞化学特征,进一步支持了本病为一独立疾病。并提出其发病可能与对由光化学改变的变性弹性纤维上的一种弱抗原决定簇的细胞免疫应答有关。

【临床表现】

好发于饱经日晒的暴露部位如面、颈、上胸及上肢等。初为单个或群集小丘疹,针头到粟米大,呈半透明样淡琥珀色、正常肤色或淡红到暗红色。逐渐扩大增多,以后发展为斑块,中央凹陷呈环状或不整齐形,环的直径为 0.3~4 cm 或更大。边缘光滑呈堤状稍隆起,宽度为 0.2~0.5 cm,质坚韧略有浸润,很少看到鳞屑。环中央皮肤可恢复到略呈灰白色或正常肤色外观。可有轻度萎缩。丘疹也可融合排列成线状、弧状或匐行性、连环状。环数可为单个或 10 个左右,如果单个小丘疹(或结节)也计算在内,则皮疹可达上百个。单个环状损害常持续数月到数年,以后可自然消退或留色素减退斑。无毛细血管扩张,也不累及毛发。原有皮疹消退同时,别处又见新的损害,常迁延不愈。一般无瘙痒及烧灼感等自觉症状。

患者发病年龄通常在 40 岁以上,男女发病率相近。有时可同时伴有色素沉着、雀斑、光化性弹性纤维病等其他改变。

【组织病理】

初起皮疹表皮无明显异常,陈旧者可萎缩。环状损害示真皮上部有大量淡紫色的变性弹性纤维,纤维多变粗、卷曲。边缘隆起处可见异物巨细胞和组织细胞等沿纤维边缘的浸润。巨噬细胞内见有吞噬的变性弹性纤维。肉芽肿内和血管周围有中等量的单个核细胞浸润。单克隆抗体测定显示大多数为 Leul 阳性的 T 淋巴细胞,其中主要是 OKT4 阳性的辅助性 T 细胞。

【诊断及鉴别诊断】

根据特征性的环状损害以及长期日光暴晒的病史及好发部位可以诊断。病理组织象有诊断意义。常需与下述疾病相鉴别:

环状肉芽肿:主要根据病理鉴别,真皮中部见胶原渐进性坏死和周围栅状排列的组织细胞。不见弹性纤维变性和清除变性弹性纤维的巨细胞。

结节病:皮损压诊检查或消退后见淡黄褐色毛细血管扩张性斑,多伴眼、骨骼或其他内脏病变。

类脂质渐进性坏死:好发于小腿伸侧,呈环状者多为大片,有毛细血管扩张,多为淡黄或黄褐色。常伴糖尿病。

【防治】

避免皮肤长期暴晒于日光,必要时采取相应防光措施。皮损局部外用糖皮质激素,经久不愈者可在损害内注射。口服小剂量羟氯喹及大剂量烟酰胺往往有效。

24.2.3 光化性扁平苔藓(actinic lichen planus)

【同义名】

热带或亚热带扁平苔藓、夏令光化性苔藓样疹。

【定义】

光化性扁平苔藓是长期日光照晒诱发的苔藓样皮疹。

【简史】

本病多见于居住在热带地区的深肤色人群,几乎所有病例都来自于中东阿拉伯地区、东非或印度,近年来也见有国内的病例报道。在上海华山医院皮肤科光敏性和扁平苔藓专病门诊中均曾随访和观察了不少病例。有认为本病系环状扁平苔藓的一型,但从本病的季节性发作,与光照的密切相关及损害的特征来看,目前多认为是一不同于一般的扁平苔藓的独立疾病,而称为光化性扁平苔藓,其中以环状斑块为主的可能与光化性肉芽肿有关。

【病因与发病机制】

暴露于日光似乎是导致本病的主要机制,但

是目前尚无光诱导光化性扁平苔藓皮疹发生的确切证据。

【临床表现】

光化性扁平苔藓好发于亚洲人,发病年龄多为21~30岁。损害好发于光暴露部位,如前额、颊部、颈部、手背、前臂伸侧和胸前V形区等,也可见于下唇唇红缘,但不累及指甲和头发覆盖区。损害通常呈环状,但也可呈网状或弥漫性分布。基本损害为浅褐或紫蓝色圆形或卵圆形斑疹,境界明显,表面无鳞屑,不久边缘隆起,中心凹陷,可形成环状斑块,周边有紫色丘疹。环状隆起色素斑的直径0.25~5.0 cm不等,可融合成连环状。损害的特征是色素沉着过度且持久不退,有时可见皮肤蓝灰色色素沉着。一般将本病皮损形态分为以下3种类型:① 环状色素沉着性斑块:最常见,好发于面部和手背;② 色素沉着斑:好发于面颈部,为黄褐斑样;③ 典型的苔藓样丘疹和斑块:群集于四肢远端。上述几种皮损类型可分别结合出现。本病在春夏发作、秋冬季常减轻或完全消退。自觉症状无或轻微。

【组织病理】

本病在组织学上可具有典型的特发性扁平苔藓的特征,或表现为具有灶性棘层水肿和角化不全的苔藓样组织反应的中间类型,或者更多地表现为非特异性皮炎的改变,但所有病例均有明显的色素失禁,相对应地在临床上可见明显的色素沉着异常。

【诊断及鉴别诊断】

根据皮损好发于光暴露部位、春夏季反复发作及典型的环状斑块、紫红色小丘疹和灰蓝色色素斑,结合病理可以诊断。本病应与下列疾病进行鉴别。

(1)扁平苔藓

典型的扁平苔藓好发于四肢屈侧、躯干和黏膜,于非受光区亦有受累,常伴不同程度的瘙痒,同形反应常见,且四季皆可发病。光化性扁平苔藓则好发于受光部位且不累及指甲,痒不显著或不痒,同形反应较少见,并于春夏季呈季节性发作。若覆盖区或除下唇以外的黏膜区有扁平苔藓损害,即使在光照区皮损有光敏现象,也应诊断为

扁平苔藓(环状型)伴日光诱发的同形反应。

(2)黄褐斑

多见于妇女,对称分布于颧部、前额与两颊,损害为淡褐到淡黑色的色素斑,多融合成斑片,无斑块、丘疹和鳞屑。

此外,也应注意除外由药物引起的扁平苔藓样发疹和苔藓样组织反应,以及光敏性皮炎(如化妆品引起的)中的苔藓样皮疹。

【治疗】

避免日晒,尤其是在春夏季,可使皮损自行缓解或消退。外用糖皮质激素类制剂并口服阿维A、羟氯喹、烟酰胺等常有效。

(马 莉 廖康煌)

24.2.4 光化性弹性纤维病(actinic elastosis)

【同义名】

日光性弹性纤维综合征(solar elastotic syndrome)。

【定义】

光化性弹性纤维病是一组由于长期、慢性日光暴晒导致真皮上部弹性组织和胶原发生退行性改变而的引起的皮肤疾病。其中包括以下6种主要疾病:① 项部菱形皮肤(cutis rhomboidalis nuchae of Jadassohn);② 播散性弹性瘤(diffuse elastoma of Dubreuilh);③ 结节性弹性纤维病(nodular elastoidosis),又称Favre-Racollchot综合征或伴囊肿及黑头粉刺的结节性弹性纤维变性;④ 柠檬样皮肤(citrine skin of Milian);⑤ 手足胶原斑(collagenous plaques of the hands and feet);⑥ 耳部弹性纤维性结节(elastotic nodules of ear)。

【简史】

1745年Franklin B首先报道本病;1896年Unna又进一步研究了本病的组织学变化,提出在病变的皮肤中部有一种变性物质,它具有胶原纤维的形态,但有弹性蛋白染色的特征。

【病因及发病机制】

本病多发生在光照时间较长的地区如热带地区,多见于农民、水手等长期暴露于日晒的户外工作者及老年人,浅肤色人种尤其是白种人易患本病;皮损仅发生在暴露部位,说明长时间暴露日光

和皮肤黑素减少是发病的主要原因。

用荧光紫外线灯或单色仪(光谱 290~320 nm)实验照射小鼠可诱发本病,而单独用红外线却不成功,说明其致病光谱为波长在 290 nm 以上的紫外线。

传统认为本病的发生是由于胶原或弹性组织或两者共同变性而引起的。近代基于物理、化学、酶反应的进展,提出变性物质是弹性组织而不是胶原组织。如氨基酸分析表明有像弹性组织一样较胶原低的羟脯氨酸含量;荧光显微镜观察显示与正常弹性纤维一样的荧光;与弹性组织一样易被弹性组织酶消化。

亦有学者强调在弹性组织变性物质中有充分发育的扩张的粗面内质网及具有分泌活性的成纤维细胞,而认为由于慢性日光损伤,使成纤维细胞分泌不正常的微原纤维和无定形物质而发病。

Olson 等用电子显微镜观察,皮损处色素异常表现主要是由于黑素细胞功能受损,不能正常地将黑素转移到角质形成细胞中去,造成有些角质形成细胞含有较多黑素体,而有些则含有很少或根本没有黑素。

【临床表现】

本病多见于老年人,尤其是户外工作者,因此有"农民皮肤""水手皮肤"之称。主要累及光暴露部位,如颈胸 V 形区、颈后与颈侧、面部以及手背和手臂伸侧,表现为皮肤变厚、呈黄色、多皱褶、失去弹性,伴色素沉着与色素减退变化。此外尚有下列一些特殊的表现。

(1) 项部菱形皮肤

又称水手颈或农夫颈,是长期、慢性日光暴晒的特征。主要累及颈项部,也可累及额、颊、肩胛及上胸部。表现为皮肤增厚、粗糙,呈黄褐色或红褐色。皮沟深凹,皮嵴隆起,使皮肤呈现不规则菱形小块。以老年男性多见,病程慢性。

(2) 播散性弹性瘤

即 Dubreuilh 弹性纤维瘤、日光性弹性纤维斑块。基本损害为珍珠色半透明丘疹或边界清楚的黄色斑块,常对称分布于面颈部,可为多发,亦可为单一的鼻背部损害。

(3) 结节性弹性纤维病

主要累及眶周下方、颊部、鼻部,也可扩展至颈、耳部及其他日光暴晒部位。表现为皮肤增厚,呈黄色,失去弹性,多皱,如橘皮样外观,伴散在的、多发的、黑头粉刺及小的皮内囊肿,又称 Favre-Racouchot 综合征。以 50 岁男性为多见。

(4) 柠檬样皮肤

是本组疾病中最无特征性的,但却是对慢性日光照晒最普通的反应,表现为颈胸 V 形区、颈后与颈侧、面部、手背及手臂伸侧等受光部位皮肤增厚,多皱褶,呈黄色皮革样变。

(5) 手足胶原斑

表现为黄色或肉色疣状小丘疹,有时可伴毛细血管扩张,损害常排列成带状,好发在手足部的掌跖和背面接合部位,从大拇指尖,绕指根到第 2 指的桡侧为最常见。在妇女足背部,多见沿肌腱排列呈线状的角化性结节,又可称为肢端角化类弹性纤维病(acrokerato-elastoidosis),其发病与损伤因素有较密切关系。

(6) 耳部弹性纤维性结节

损害为白色或淡红色半透明状小结节,互相聚集,好发于对耳轮,单侧或双侧发病,有时皮肤呈橘皮样外观,无自觉症状。

(7) 颈部弹性纤维溶解性丘疹病(fibroelastolytic papulosis of the neck)

表现为沿颈侧的淡黄色小丘疹和斑块,亦称线状串珠样纹,为皮脂腺增生所致。

上述几种光化性弹性纤维病的主要临床表现可互相在不同程度上同时发生。

少数病例伴发光化性角化病、基底细胞癌或鳞状细胞癌,发生皮肤癌的风险与皮肤型有关,偶伴胶样变性。

【组织病理】

苏木素-伊红染色示表皮下有一正常的胶原纤维狭窄带。真皮上 1/3 处有破碎的嗜碱性粗纤维,伴均质化无定形嗜碱性物质,用弹性组织染色呈阳性反应,对 PAS、甲基紫、刚果红染色呈阳性反应,如用胶原纤维特殊染色可见少数破碎的胶原纤维,有的与表皮平行或斜行,大部分与皮面垂直。硝酸银染色示基底层黑素分布不规则,色素增多区与色素减少区相交替。

【诊断及鉴别诊断】

有长期受光史，在暴露部位皮肤呈黄棕色，皱褶成沟纹，或伴丘疹、斑块即可诊断。

本病应与下列疾病相鉴别。

（1）弹性纤维性假黄瘤

本病早期或轻型病例应与弹性纤维性假黄瘤鉴别。后者发病年龄早；皮损好发于颈项、腋、腹股沟和其他皱襞部位；常伴眼部及心血管病变；组织病理在真皮中下部可见破碎的、弯曲的成堆似丝绒团状的弹性纤维，伴钙盐沉着。

（2）胶样粟丘疹

皮损亦好发于眶周和面颊部等受光部位，但基本损害为透明的黄色小丘疹、结节或斑块，用针挑破可挤出胶样物质而不是粉刺损害。

【治疗】

采取防光措施：局部涂用遮光剂，如物理性遮光剂（二氧化钛）和UVA化学遮光剂联合使用，戴帽、穿长袖衣服，可减缓病情发展，减少恶变的发生率。每晚使用0.05%的维A酸乳膏可有效清除粉刺。如皮损广泛而严重，可采用皮肤磨削术（dermabrasion）、化学剥脱术或超脉冲激光消融术去除真皮上部的弹性纤维以改善面容。

（马　莉　方　丽　廖康煌）

24.3　免疫介导的光敏性皮肤病（特发性光敏性皮肤病）

免疫介导的光敏性皮肤病（immunologically mediated photodermatoses，IMP）以往被称为特发性光敏性皮肤病，是指由光学辐射特别是UVA波段导致的皮肤病理性改变为特征的一系列疾病。其确切的发病机制尚不明确。多形性日光疹、光化性痒疹、痘疮样水疱病、慢性光化性皮炎和日光性荨麻疹均可归类于IMP。IMP经常导致患者生活质量的显著下降，这主要是由于疾病的恼人症状如难以缓解的瘙痒和疼痛所致。明确致病光谱和光敏感程度必须进行光诊断试验。宽光谱的光保护是预防IMP的重要措施。防治上优先考虑预防性光（化学）疗法以提高皮肤对足量UV辐射的

免疫耐受。严重的IMP，可考虑免疫调节或免疫抑制疗法。

24.3.1　多形性日光疹（polymorphous light eruption，PLE）

【定义】

本病是一种常见的、特发性、获得性、急性间歇性发病的皮肤对光线照射的迟发性敏感反应。皮损呈多形性，反复发作于光暴露部位。

【简史】

早在18世纪即有本病记载，自1900年Rasch命名后即被广泛用于描述一组由日光引起的炎症性皮肤病，但其所包含的内容随各临床学家和世界各地区的差异而有不同。因而本病的概念较为混杂，有人认为它是一些原因尚不明确的光敏性皮肤病综合征，甚至称之是光敏性皮肤病诊断中的"垃圾袋"，故在早期文献中常包括一些目前已明确的独立疾病。随着对光敏作用机制的研究深入，已逐步将痘疮样水疱病、红细胞生成性原卟啉病、日光性荨麻疹、光敏性接触性皮炎、持久性光反应、光化性网状细胞增生症以及亚急性皮肤型红斑狼疮等逐一从中区分出来。因此，凡原先曾诊断为本病而后来发现可诊断为其他已明确的独立疾病，或是有生化、遗传、代谢异常以及有光敏物参与的均不应包括在本病的范围内，称"本病可转变为上述种种光敏性皮肤病"的说法也已被废弃。

【流行病学】

见于所有种族，以白种人居多。本病在我国各地均有发病记载，是临床上较常见的一种光敏性皮肤病。发病有明显季节性，常随地区（光照的时间及季节不同）而有差异，一般于春夏季加重，秋冬季缓解或消退。在全年日照时间较长的拉萨地区，发病率尤高，占常见皮肤病中的第4位（4.90%）。在复旦大学附属华山医院皮肤科1980~1992年所登记随访的1000余例各种光敏性皮肤病中占60%左右，其中女性约占2/3。就诊年龄大多为16~40岁。与国外大多数报道的"女性数显著超过男性，发生于青春期后的任何年龄"大致相符。在1992年以来的近10年中，随着光敏

物的增多,其他光敏性皮肤病的发生率显著上升。以及人们防晒意识的普遍加强,其发病率已有较明显的下降趋势。

【病因及发病机制】

日光乃绝大多数患者发病的最直接因素,但对日光的敏感性个体差别很大。产生本病的作用光谱常为 UVB,即 290~320 nm,但近来报道认为 UVA 也是一主要的作用光谱。因此,一般认为本病有较宽的作用光谱,即 290~480 nm;已经证实可见光、红外线、α 粒子、X 射线和 UVC 等均可引起某些患者出现异常反应。据研究,在作用光谱下,患者常表现有异常的反应如红斑阈的降低,暴露于最小红斑量,即可产生红斑、丘疹或水疱,这些反应可能与表皮的色素和厚度以及年龄、内分泌因素(部分妇女发病与口服避孕药和妊娠有关)等均有关。国外学者常强调遗传因素。我们在复习和比较了大量文献的基础上,根据我国患者的统计材料,认为遗传因素在本病中的作用与种族有关。在我国,本病多属散发,遗传因素在其中的作用很小。此外,对本病活动期患者的检查发现血中锌、铜降低,锰增高,已知这些微量元素参与 DNA 损伤的切除、修复过程,是否本病中存在着日光对 DNA 损伤的修复障碍,尚有待研究。

在对 UVB 激发试验敏感的 PLE 患者中,用 UVB 激发后产生不完全的免疫抑制,表现为表皮内 LC 移出的减少和中性粒细胞的浸润,IL-1a、IL-b 显著升高提示为早期促炎症细胞因子放大效应。这完全不同于 UVB 照射正常人皮肤后产生的免疫抑制作用,后者没有 T 淋巴细胞和 LC 亲表皮现象,表现为 LC 迁移出表皮。故认为 PLE 患者可能对日光诱导的免疫抑制反应存在抵抗现象,这可能最终导致对 UVB 的过敏反应。Palmer 等研究 UV 照射对 PLE 患者和健康对照者中二硝基氯苯(DNCB)所致的接触超敏反应的不同影响,结果发现,在 DNCB 诱导致敏前进行 UV 照射所导致的接触超敏反应在 PLE 患者中被削弱,但已用 DNCB 诱导致敏后在再次激发前进行 UV 照射所致的接触超敏反应在 PLE 患者和健康对照者中无差别,提示 LC 在诱导致敏阶段的重要作用,推断 PLE 发病可能是由于存在对 LC 活化和迁移

抑制作用的缺陷。此外,PLE 患者血清中水溶性抗氧化物的含量较正常人显著降低,女性患者和正常女性血清中水溶性抗氧化物的含量较男性显著降低,女性 PLE 患者血清中水溶性抗氧化物的含量随年龄的增大显著升高,可解释 PLE 好发于年轻女性。

【临床表现】

皮损好发于春季和夏初,继日晒后发出成群瘙痒性损害,潜伏期为 2 小时到 5 天,最常见为数小时到 1 天。若不再暴露则在数天之内可渐消退。损害见于暴露皮肤的任何部位,但最常发于面部,特别是颊、鼻梁、前额部、颈侧、颈后和颈前的 V 形区、手背及上肢的伸侧。颇有特征的是,在皮损处邻近同样暴露的皮肤区域常完全正常而不受累,故多呈小片状而不融合。皮疹表现有多种类型,常见为小丘疹型和丘疱疹型(各约占 1/3),以后可发生湿疹样、苔藓样变;其次为大丘疹型;也可见红斑水肿型。对每一患者而言,一般以单一形态为主,且在每次发作中于同样部位保持同样损害类型。可见有损害类型的混合但罕见有转型者。

病程长短不一,有明显的季节性,症状与日晒有明确的关系而呈波动性,除非雪地反射日光,冬天罕见发病。一般反复发作数月乃至数十年,季节性可变得不显著,皮损范围扩大,且可波及非暴露区,表现为一急性间歇性疾病。但多数患者随着时间的延长,对光线敏感性会逐渐降低,症状也见减轻,此种耐受力与表皮角质层的增厚、晒黑和"老化"有关。皮损瘙痒明显,日晒后反复发作加剧,影响面容和正常的生活工作,但愈后无明显色素沉着和瘢痕。

【组织病理】

本病各型损害的组织象有其特征性,但缺乏诊断意义,即真皮上、中部有密集的血管周围浸润,主要是淋巴细胞,也可见中性粒细胞和嗜酸性粒细胞,常伴真皮上部及血管壁的水肿,细胞的浸润在附件周围缺如,即或有轻度也与附件周围的血管有关。表皮的改变一般反映其皮损形态,可有表皮水肿、海绵形成、角化不全、棘层肥厚等。

【诊断】

单依靠临床表现不易诊断，必须询问病史，从本病之发生与日光的明确关系，明显的季节性，再结合发生于暴露部位呈小片状分布的典型损害，必要时活检组织象示真皮血管周围浸润则常可诊断。最小红斑量测定特别是光激发试验阳性有助于诊断。

【鉴别诊断】

小丘疹型和丘疱疹型需与空气媒介的接触性皮炎相鉴别，后者常累及上眼睑、鼻下和颏下区；腕屈侧和肘窝处，此在本病中不易累及；也需与其他接触性皮炎、光毒性皮炎、光接触性皮炎等鉴别，这些疾病的皮损往往在受光区呈弥漫性而非小片状分布，病史也各有其特征。遗传过敏性皮炎和脂溢性皮炎可有光感性，但仔细检查皮疹的分布可加鉴别。大丘疹型需与亚急性皮肤型红斑狼疮鉴别，后者的皮损波动与日晒关系常不显著，即使不再日晒，损害常持续数周或数月，且可累及头皮及覆盖区，可见萎缩、毛细血管扩张和毛囊性角化损害，组织象示液化变性及真正的附件周围浸润，一般可以区分。但某些病例常需多次随访，包括抗核抗体、抗 ENA 抗体和直接免疫荧光检查。此外，尚需与皮肤淋巴细胞浸润症、皮肤淋巴细胞瘤、面部肉芽肿、结节病等相鉴别。红细胞生成性原卟啉病和迟发性皮肤卟啉病的皮肤损害可类似本病，但其光敏主要对 UVA 和可见光，病史特征及卟啉测定也有助鉴别。

根据笔者对 1 000 余例光敏性皮肤病的临床研究，确有一些原先诊断为本病的"典型"患者，在以后的随访过程中发现有免疫学的异常、光敏物的存在，卟啉的阳性以及特征性的病理象等，因而分别改诊为亚急性皮肤型红斑狼疮、外源性光敏性皮炎、慢性光化性皮炎和卟啉病等。根据我们对 311 例患者的长期随访和临床类型分析、光生物学研究等，表明本病患者中还可能包含着几组发病机制不同的光敏性皮肤病。因此，在鉴别诊断中应考虑全面，加强随访，对本病的诊断应十分强调"排除诊断法"。

【防治】

必须告诫患者本病病程的性质，基本原则是在发病季节限制和尽可能避免日晒。在发病季节前需让皮肤适当的逐步增加日晒量以提高耐受力。局部广谱遮光剂是控制症状、预防复发的主要措施，一般病例常同时服用维生素 B_6 和烟酰胺片，后者大剂量（0.9~1.2 g/d）口服对较重病例也可见效。症状明显、反复发作者多使用羟氯喹，初剂量口服 0.2 g 一次，每日 2 次，2~4 周后即减量维持，对小丘疹型早期和大丘疹型效果较明显，病期较长、苔藓样皮损明显者则较差。我们曾使用对氨基苯甲酸（PABA）口服，每日 3 次，每次 0.3 g，连续 6 周以上，在 61 例患者中总有效率达 85.2%，而无明显副作用。β-胡萝卜素口服仅对小部分患者有效。严重顽固病例可应用宽谱 UVB（290~320 nm）、窄谱 UVB（311 nm）或 PUVA 疗法进行光硬化治疗。

皮损按类型对症处理。需注意避免使用焦油类等潜在光敏物质。一般以单纯糖皮质激素制剂较好。

24.3.2 青少年春季疹（Juvenille spring eruption）

又名耳部春季疹（spring eruption of the ears）。本病是在早春季节主要见于青少年男性耳郭受光区的成群丘疹和水疱性损害。

病因不明，但暴露于紫外线似乎是必需因素，如在学生野外活动期间曾发生小流行，有 96% 男孩及 70% 女孩得病。因此，可能是受光和受寒两者的联合因素所促发。曾有认为可能是多形红斑的一型，但病毒学研究阴性。本病较常见于浅肤色儿童，成人罕有发生，主要为 5~12 岁男孩，女孩由于耳朵常被头发所遮盖而较少见。已发现本病与多形性日光疹同时发生于同一患者，且有相同的组织病理学表现和光试验的结果。因而目前已趋向认为是多形性日光疹的一个亚型。

本病常发生于早春季节，暴露日光后，耳朵感痒，耳郭起红斑，继之形成 2~3 mm 大小的暗红水肿性丘疹和水疱，以后结痂，往往呈单纯疱疹样表现。也可累及耳垂、耳屏和对耳轮。某些儿童中，在手背可见少数多形红斑样损害。严重者可伴颈淋巴结炎。若无继发感染，发作持续一周皮损即痊愈并于第二年春季复发。

根据发病季节、主要见于青少年男孩、皮疹分布及特点,易于诊断。

症状轻微,一般无需处理,或可外用糖皮质激素类乳膏或炉甘石洗剂。

24.3.3 光化性痒疹(actinic prurigo,AP)

【同义名】

夏令痒疹(summer prurigo)、Hutchinson 夏令痒疹。

【定义】

本病是一种好发于特殊种族,原因不明,于青春期前儿童起病,损害以丘疹、结节为主的特发性光敏性皮肤病。

【病因及发病机制】

病因未明。光化性痒疹大多见于美国和加拿大中部平原的美洲原住民以及中美洲和南美洲地区。在拉丁美洲国家及北美印第安人群的儿童中,有报道家族史阳性者高达 75%,因而曾被认为是遗传型多形性日光疹。Epstein 等则称为是多形性日光疹的异型。也有人称为属于痘疮样水疱病的病谱范围,而称本病是该病谱中的轻型,即夏令水疱病或是夏令水疱病的一种异型。根据近年来对本病的研究及大多数学者的看法,我们认为应该将本病视为一独立的光敏性皮肤病,对本病的研究包括抗核抗体、抗 SSA 和抗 SSB 抗体的检测、皮损的直接免疫荧光检查及其他的血液学和生物化学的检查均未发现任何异常。约 10% 的患者本人及家族中有遗传过敏素质(atopy),因而本病与遗传过敏素质以及伴有光敏性的遗传过敏性皮炎之间的关系尚未明了。Farr 和 Diffey 在研究中局部使用吲哚美辛以阻断环氧合酶从而抑制了 UVA 红斑的扩展,提示花生四烯酸的脂氧合酶代谢可能参与了本病光敏性的机制。对本病作用光谱的研究示 55%~66% 的患者对紫外线有异常的敏感反应。有报道对 UVB 敏感较多或同时对 UVB 和 UVA 均敏感,也有报道称主要对 UVA 敏感。表现为延迟性丘疹反应。

【临床表现】

本病女性多见,男女患病比例为 1∶2。发病多为学龄期儿童,通常在 5~10 岁左右,到青春期年龄可渐消退或是持续到青春期后多年。发病与日光的关系可能不明显。皮疹特征性地于早春出现,早期损害表现为发生于面部和前臂伸侧特别是鼻和颊部及手背等暴露区,以水肿性丘疹和水疱为主的瘙痒的急性皮炎。随着春季的推移,逐渐转为亚急性皮炎,皮疹表面出现结痂以及表皮的增厚和苔藓化。皮损在夏季可自行消失,并于第二年春季再发。数片受累皮肤之间被未受累的正常皮肤所分隔是本病的特征性改变。皮损可较广泛,约 40% 患者累及四肢覆盖区及臀部。面部损害愈后可留微小凹陷或线形瘢痕;部分对日光极度敏感的患儿皮疹可常年不退。美洲原住民患儿还经常伴发下唇的光化性唇炎和结膜炎,并常有患病的家族史。

【诊断及鉴别诊断】

根据本病多起始于青春期前儿童,主要损害是丘疹和结节,多分布于光暴露区及臀部,夏季加剧且皮损较持久等可以诊断。需与多形性日光疹和痘疮样水疱病相鉴别。多形性日光疹的发病与日晒关系明确,呈急性间歇性发作,不同于本病的持续发病过程以及冬天也常不见好转。多形性日光疹发病多为中青年,罕见于青春期前,无明显家族史。痘疮样水疱病的皮损主要是水疱和痘疮,有灼痛感,继日晒后分批陆续出现,损害局限于受光部位,男孩多见。

【防治】

避免日晒及局部遮光剂的应用常不能控制本病。皮损处外用含有遮光剂的糖皮质激素制剂可能有效;部分患者口服羟氯喹似乎有效;某些病例可采用 PUVA 或 UVB 疗法。间歇口服沙利度胺,成人 100~200 mg/d(儿童 50 mg/d)的起始剂量可有效治疗光化性痒疹,一旦病情得到控制即可开始药物减量,最低可减至 25 mg/周的维持剂量;但需谨慎使用,以避免其致畸及周围神经病变的副作用。

24.3.4 痘疮样水疱病(hydroa vacciniforme)

【定义】

本病是一种自幼年发病,以水疱为主的特发

性光敏性皮肤病,愈后常遗留瘢痕。夏令水疱病为本病的异型,症状较轻,愈后无瘢痕。

【简史】

1862年Bazin首先描述。但长期以来,其临床概念较模糊,曾认为本病为多形性日光疹的一异型,也有称本病包括夏令水疱病和Hutchinson夏令痒疹。现已明确将夏令水疱病作为本病之异型,其他的均为独立的疾病。在文献和教材中曾提到本病患者卟啉检查可以阳性,实际上是把红细胞生成性原卟啉病误称为本病。现已公认,本病是与卟啉代谢等无关的一种特发性光敏性皮肤病。

【病因】

病因不明,Pick及Epstein等先后对本病进行研究,肯定本病好发于男性,且已明确在某些家族中有强烈的遗传因素。发病与日光暴露有关,其作用光谱主要为UVB。国内有报道对3例本病患者进行直接免疫荧光检查,发现基底膜带和真皮血管壁有IgM沉积,推测可能是一种由光线引起的变态反应性疾病。

【临床表现】

发病自幼年开始,一般2~3岁,男孩多见,在成长期中症状减轻,到青春期多可缓解或停止发作。

皮损主要发生于面,手背等暴露部位,尤其是好发于易遭日光直接照射的部位,如颧突、鼻梁、额、耳郭上缘、下唇以及手背桡侧等。损害初起为红斑、丘疹,迅即发展成水疱,小如针头,大到黄豆,往往成群,也可散发。有的水疱中央可有脐形凹陷,周围有轻度炎性红晕,类似牛痘,3~4天后干燥或破溃结痂,严重者可有坏死、结黑痂,脱落后形成凹陷性瘢痕,甚或致残毁畸形(彩图24-01)。

一般夏季症状加剧,冬季缓解,日光照射可诱发或加剧,多在日晒之后1~2天发出,分批陆续出现,每次发作2~3周。皮损出现前往往先有灼痛或灼热感,有时伴痒感,可同时伴发角、结膜炎而影响视力,也有指甲畸形,脱发者。全身症状即使有也较轻。

【组织病理】

在表皮内水疱形成,疱液含多形核白细胞、淋巴细胞、细胞碎屑和纤维蛋白,伴表皮细胞网状变性和表皮及其下方邻近真皮的坏死。

【诊断及鉴别诊断】

诊断时应排除下列疾病:多形性日光疹、盘状红斑狼疮、红细胞生成性原卟啉病和红细胞生成性卟啉病。往往必须细问病史及进行卟啉等有关测定。本病好发于儿童和愈后遗有瘢痕,不同于多形性日光疹之丘疱疹型。与夏令痒疹及伴夏令痒疹的遗传过敏性皮炎也需鉴别,夏令痒疹可发于青春期前儿童或成人,女性多见,皮疹较广泛,可见于面、颈、四肢和臀部等处,皮损为丘疹及小结节,日久可呈苔藓样变,愈后无瘢痕,常迁延多年。

【治疗】

在春夏发病季节,注意尽可能避免日光暴露以减轻症状和瘢痕形成,皮疹局部对症处理,并积极防止继发性细菌感染。多数病例口服羟氯喹或氨苯砜并配合维生素B、烟酰胺等有效。严重者可试用反应停和β胡萝卜素。

24.3.5 日光性荨麻疹(solar urticaria)

【同义名】

光源性荨麻疹(urticaria photogenica)。

【定义】

是由日光诱发的一种速发型皮肤超敏反应,常表现为风团。

【简史】

1887年Veiel首先提出日光诱发的皮疹中可有风团损害,1904年Merlen称之为日光性荨麻疹。以后,Epstein于1949年证实了能激发本病的血清因子。Harber等于1963年根据被动转移试验与生化分析研究将本病分为6型,至今仍为多数人习用。但其中的第Ⅵ型,作用光谱为400 nm,由原卟啉为光敏物,现认为实际上就是表现为本病的红细胞生成性原卟啉病。近来Ramsey(1980)建议按主要作用光谱的不同,将本病分为UVB型、UVA型和广谱型(290~700 nm)等3型。

【发病情况】

男女大致相等,年龄为3~52岁。Harber报道本病多发生于儿童或青年,女性 3 倍于男性,据认为好发于有遗传过敏史的儿童中。

【病因及发病机制】

本病的发病机制尚未完全清楚,其作用光谱的范围很宽。Harber 分类的 6 型均有不同的作用光谱:Ⅰ 型 280~320 nm;Ⅱ 型 320~400 nm;Ⅲ、Ⅳ 型 400~500 nm;Ⅴ 型 280~500 nm;Ⅵ 型 400 nm。其中 Ⅰ、Ⅳ 型可能与免疫机制有关,根据是被动转移试验和逆被动转移试验阳性及存在有血清因子(光变应原);Ⅱ、Ⅲ、Ⅴ 型属非变态反应性,与免疫机制无关,但有其各自的作用光谱。

与本病有关的免疫反应通常属于内因性速发型变态反应。患者的血清因子经光照后成为抗原,与肥大细胞表面的抗体结合使其脱颗粒,释放出组胺、激肽等化学介质,作用于真皮血管,导致风团形成。患者的血清抗体可能是 IgE,是血清中可转移的致病物质。

【临床表现】

皮肤暴露于日光数分钟之内即有瘙痒或灼热感,继之出现红斑,迅即融合成片,水肿呈现为典型的风团,无伪足,但常不规则,周围有红晕。部分病例只是在光照停止后 10~20 分钟才发出风团。多数病例损害于 1~4 小时内消失。瘙痒与风团的大小、程度或持续的时间不一定平行。风团也可波及未暴露区,特别是衣着单薄、遮盖较差的部位。与其他物理性荨麻疹相比,全身症状常较少,个别严重者可伴全身不适、头痛和晕厥等症状。

症状的发作年龄最常见于 20~40 岁。发病突然,但病程往往慢性,缓解与加剧交替。曾观察到许多患者皮损只是见于被衣服常遮盖的皮肤暴露区,如在海滨脱掉衣服日晒后发病,而在经常暴露的皮肤如面和手背部则不出现风团。此种现象可解释为耐受性的增加。反复的日光暴露,可能是由于介质的耗竭,可使其反应性渐减弱,这种快速减敏(tachyphylaxis)现象可作为本病疗法依据之一。

【组织病理】

类似于一般荨麻疹的血管性反应。

【诊断及鉴别诊断】

病史及风团损害是本病的特征。光试验在人工光源控制下于暴露处可诱发风团反应,按出现时间的快慢可明确光敏性的程度,通过相应的不同滤片可明确其作用光谱,此在诊断和治疗中均是极为重要的。通过卟啉生化测定及免疫学检查等可进一步明确风团是否为红细胞生成性原卟啉病或是红斑狼疮、多形性日光疹的皮损表现之一。必要时可进行血和尿中的卟啉检查和免疫学测定。

鉴别应包括各种能引起风团的因素。局部热性荨麻疹和胆碱能性荨麻疹的早期病例,也可累及受光部位,需仔细采集病史以澄清病因。

【防治】

避免日光照晒措施同其他光敏性皮肤病。

轻型患者于缓解期或接受治疗控制期,逐渐增加日光的暴露以产生对光线的耐受常有一定的预防价值。此种维持暴露需每 2~3 天 1 次,特别是对面部、手背部等暴露皮肤区。严重病例可用 PUVA 或 PUVB 疗法。血浆置换疗法也有明显效果。

口服抗组胺药物对部分病例有效。可选用西替利嗪类 H_1 受体拮抗剂。H_2 受体拮抗剂如甲氰咪胍对部分病例也有明显延长风团的照射时间。此外,尚可试服 homochlorcycline(每日 30 mg)、羟氯喹和利血平等。

24.3.6　慢性光化性皮炎(chronic actinic dermatitis, CAD)

【同义名】

持久性光反应(persistent light reaction, PLR)、光化性类网织细胞增生症(actinic reticuloid, AR)、光敏性皮炎/光化性类网织细胞增生症综合征(PD/AR syndrome)、光敏性湿疹(photosensitive eczema, PE)。

【定义】

本病包括一组对 UV 照射极度敏感的慢性复发性皮肤病。目前认为可能是对一种内源性光变应原所致的皮肤迟发性超敏反应。患者常伴多种接触过敏,表现为一般的光敏性皮炎或湿疹直到严重的光化性网状细胞增生病。

【简史】

"慢性光化性皮炎(CAD)"此名由 Hawk 和

Magnus 于 1979 年提出,并作为早先由 Frain‐Bell 于 1974 年提出的 PD/AR 综合征的同义词。CAD 实际上包括下述几种疾病,它们均是 CAD 的异型,但临床上已逐渐不再使用,应该澄清如下。

(1) 持久性光反应

1962 年由 Wilkinson 提出,指的是在外用某一杀菌肥皂(含光变应原四氯水杨酰胺)后导致光变应性接触性皮炎(PCD),以后即使避免了原先的光接触变应原,但在日晒以后于受光部位均发生湿疹性皮损。作用光谱证实为 UVA 并扩展到 UVB,其他的光变应原报道的还有肥皂,防腐剂、化妆品中的其他卤代酚类,剃须液中的香料,遮光剂成分等。随着停止使用后,发病明显减少。

(2) 光化性类网织细胞增生症

1969 年 Ive 等提出,其临床特征是浸润性红斑块发生在老年男性的湿疹性或正常皮肤上,组织病理特征呈皮肤 T 细胞淋巴瘤象。对 UVB 敏感并扩展到 UVA 和可见光。皮损加剧的原因可能是持久暴露于变应原所致。类似一严重的 PCD,但光斑贴试验阴性。这种严重的光敏性疾病由于目前的较早期诊断和治疗已在逐步减少。

(3) 光敏性湿疹

1973 年由 Ramsey 和 Kobza‐Black 报道,表现为暴露区的湿疹性损害而无居先的光变应性病史。某些病例可类似 AR,但其作用光谱只是 UVB。

(4) 光敏性皮炎

最初由 Frain‐Bell (1974) 报道,表现为暴露区的湿疹性损害,但有光敏性,作用光谱从 UVB 常扩展到 UVA。由于同时具有湿疹的组织学特征和 AR 的光生物学异常,而且也发现在这些疾病状态之间观察到有相互转变的实例,故称之为 PD/AR 综合征。

自从 1979 年提出 CAD 此病后,已观察到 PLR 和 CAD 病谱之间有重叠,两者可发生变迁。因此从 1990 年起已基本趋向明确,将 PLR、AR、PE 和 PD 统一称为 CAD 以便于诊断和进一步理解本病。现将这些疾病之间可能的关系归纳如下,实际上它们之间仅是存在某些组织改变差异

以及在发病初期是否明确有外来变应原的参与 (图 24-1)。

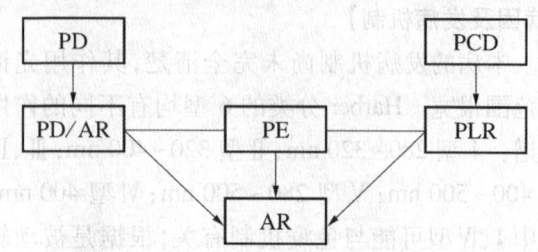

图 24-1　几种光敏性皮炎之间的关系

【发病情况】

CAD 是一种不常见但很易漏诊的疾病。在人群中的患病率,据苏格兰(1990)统计为 1∶6 000。患者可见于各种人种。初期报道多见于欧美白种人。但在伦敦则常见于亚洲人。美国报道一组患者 12 例中有 8 例是黑人,可见在深肤色人种并不少见。世界范围分析提示本病有一地理性差异。高发生率大多见于居住在较温暖气候地区者。

本病多见于中老年男性。英国报道诊断时的平均年龄为 65 岁。据复旦大学附属华山医院统计,311 例患者的发病年龄 84% 在 45~70 岁范围,40 岁以内发病者罕见。早发者一般均为原有过敏素质如慢性湿疹或特应性皮炎患者中。男性发病者占 90% 左右,家庭发病者未见有报道。

【病因及发病机制】

CAD 患者对光线敏感的确切机制尚未明确。但是有证据表明其病变为迟发性超敏反应 (DTH)。依据是:① 临床上损害类似于变应性接触性皮炎,属于细胞介导的超敏反应表现。② 组织象也符合变应性接触性皮炎:从皮炎期直至 AR 期,组织象的演变也从慢性接触性皮炎的病理进展到淋巴瘤样接触性皮炎(假性淋巴瘤),并提示是在持续性抗原刺激下的重度病变。③ 免疫表型研究:CAD 损害中真皮浸润的特征主要由 T 细胞组成,并可见白细胞的向表皮性。病程早期以 CD4$^+$ 为主,晚期则以 CD8$^+$ 为主,炎症细胞浸润的动力学也与 DTH 反应相一致,表现为诱导部位有表皮 LC、活化的 T 淋巴细胞和单核/巨噬细胞浸润,并在 24~48 小时达到高峰。④ 其他如黏附分子(ICAM‐1)、细胞因子(IL‐1)的研究也支持为

CAD 病变中致 DTH 反应的变应原尚未阐明，但可肯定的是一种光线诱发的内源性抗原。这种在 UV 作用下改变了的自身蛋白质具有抗原作用，其产生有以下几种假设：① 引起 CAD 反应的作用光谱与正常人产生晒斑的作用光谱 UVB 相似，其色基均为皮肤细胞的 DNA。UV 作用下 DNA 的损伤，导致其结构改变，产生了光敏性。② 继接触性皮炎和光接触性皮炎之后，少量外源性变应原或光变应原的持久存在于皮肤，它们与人体白蛋白结合促使其组氨酸的氧化，可使具有弱抗原性。③ 体内代谢异常等原因致色氨酸代谢产物犬尿喹啉酸的生成增多，这是一种内源性光变应原，可导致组氨酸的光毒性氧化反应。

CAD 病程中这种内源性抗原诱发的 DTH 反应得以长期持续存在的原因为：① 长期日积月累的 UV 照射，尤其是户外职业工作者或是有户外活动嗜好者。中老年男性发病居多可能与此有关。② 变应性接触性皮炎和光变应性接触性皮炎：这些外来变应原对 CAD 的发病有时可为一直接作用，也有可能它们可使内源性蛋白质转变成内源性变应原，而产生一持久的 DTH 反应。③ 过敏素质患者如内源性湿疹和遗传过敏性皮炎患者，由于长期反复发作的内源性湿疹伴随的持续性 T 细胞刺激可促使 CAD 呈慢性进行性发展。

CAD 的发病机制可归纳为图 24 - 2 所示（参照 Menage H. 和 Hawk JLM. 1998 年）。

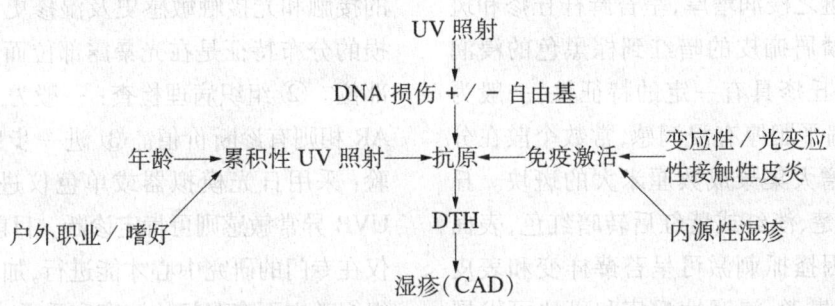

图 24 - 2 CAD 的发病机制

【促发因素】

室外工作和活动者，特别是园艺爱好者较常累及，可能是由于较高的日光暴露累积量和较多的接触变应原有关。近来报道 CAD 与人类免疫缺陷病毒（HIV）感染者相伴，且多居先于 AIDS 相关疾病发生。CAD 也见于发生在服用有潜在光敏感性药物的中老年患者中。我们曾报道 20 余例于服用含有氢氯噻嗪的降压药物后数周发病者。某些 CAD 患者有一先前的内源性湿疹病史；大多数 CAD 患者（约 75%）伴有接触性皮炎，只有 12% 患者既不伴接触性或光接触性变应也不伴有湿疹素质。

接触变应性已明确居先于 CAD 的发生并成为 CAD 的一个重要促发因素。但大多数病例在进行光试验证实 CAD 的诊断后，于同时进行的斑贴试验才发现有多种接触变应性。常见的变应原是：菊科植物浸出液、香料复合物、氯仿、金属和橡胶，偶见有环氧树脂、磷酸倍半萜硫、药物、防腐剂和赋形基质。对这些变应原的接触变应性已证实是持续性并可重复出现，所引起的接触性皮炎常使 CAD 的处理更趋复杂。如患者对需使用的防护性遮光剂已发现常产生敏感。由光变应性接触性皮炎促发的慢性光敏性曾称之为 PLR，也是 CAD 病情发生发展的一个重要促发因素。

【临床表现】

患者在明确诊断前往往已有数月到数年的"过敏性皮炎或湿疹"的病史，如常见的接触性皮炎，光敏性接触性皮炎，光敏性药物性皮炎或是类似于晒斑、多形性日光疹等的急性光敏反应表现。虽然病情常是由日光暴露后诱发或加剧，但与 UV 的相关性常不能被患者或是医生所证实，特别是在发病早期。皮疹可在日晒之后数小时甚至数天才出现，表现为迟发性。虽然一般在春夏季加剧，但也可持续到冬季。皮损虽然以暴露部位为主，但也可泛发全身,且常因伴有多次接触性皮炎而使病情复杂化。

典型病例皮损好发于面、颈和手背等处的受光区域,面部损害以前额和两侧的颧颞部为主,颈前 V 形区、颈侧和颈后皮损的下限在衣领边缘显示一清楚的界限,手背部以桡侧虎口处尤甚。男性患者头顶部稀发区累及也为其特征。而在头发密集的遮盖区、眉弓下、耳垂后、颏下区以及皮肤皱褶和指蹼处则多不累及而可见正常皮肤。这些分布特征是早期识别 CAD 的重要线索。严重光敏性患者,皮疹可波及覆盖区,累及全身,甚至可发展成红皮病。

损害表现于发作加剧期,呈散在小片红色丘疱疹的湿疹性损害或是弥漫性红斑水肿,可略伴渗出（PD 相）。继之浸润增厚,呈苔藓样丘疹和斑块,或是附少许鳞屑痂皮的暗红到棕黑色的浸润斑。这种浸润性丘疹具有一定的特征性,一般为绿豆到黄豆大,扁平肥厚有浸润感,常数个散在分布于一处,也可增大集聚成数厘米大的斑块。丘疹和斑块边缘清楚、淡红或紫红后转暗红色,表面无渗出和鳞屑,因搔抓刺激可呈苔藓样变和表皮剥蚀。较严重的患者,浸润性丘疹和斑块可发展成类似于皮肤淋巴瘤（AR 相）（彩图 24 – 02）。病程中皮损区有时可发生色素沉着或色素减退。眉毛和头发出现稀疏脱落。

【组织病理】

发病过程中应先后出现或同时存在有 PD 相和 AR 相的病理表现。PD 相呈现一般亚急性或慢性炎症的组织象,示表皮角化不全、棘层肥厚、海绵形成,真皮浅层血管周围的细胞浸润,主要是淋巴和组织细胞,有少量浆细胞和嗜酸性粒细胞。AR 相呈现假性淋巴瘤的组织象,示真皮血管周围细胞浸润范围扩展到上、中部,数量较多,呈灶性分布或密集成片,浸润的淋巴细胞较小,有的胞核不规则,呈扭曲状,染色较深,并或多或少地渗入到表皮棘细胞间。

【诊断】

目前公认的诊断标准有 3 条。

（1）临床方面

皮损为持久性,在避免光敏物后仍持续 3 个月以上。表现为皮炎或湿疹性皮疹（PD 相）,可伴有浸润性丘疹和斑块（AR 相）。主要见于受光区皮肤,或可扩展到覆盖区,偶呈红皮病。

（2）光生物学测定

覆盖区皮肤进行最小红斑值测定,患者对 UVB（290 ~ 320 nm）异常敏感,也常对 UVA（320 ~ 400 nm）甚或可见光均敏感。光激发试验和光斑贴试验可阳性。

（3）组织学检查

呈亚急性或慢性炎症改变,常类似于慢性湿疹象（PD 相）,或呈假性淋巴瘤的组织象（AR 相）。

在临床实践中,大部分 CAD 的诊断是由临床发现所提示,包括：① 详细的病史询问：皮损的发生发展与日光和其他光线暴露的关系,同时存在的接触和光接触敏感史及湿疹史。仔细地察看皮损的分布特征是在光暴露部位而不是一般的暴露部位。② 组织病理检查：一般为 PD 相表现,若呈 AR 相则有诊断价值。③ 进一步应做光生物学试验：采用日光模拟器或单色仪进行光试验,若对 UVB 异常敏感则可肯定诊断。目前,可靠的光试验仅在专门的研究中心才能进行,加上在皮损形态和组织学方面有双相的演变和重叠交叉现象,常导致诊断的困难。

根据笔者对 CAD 患者的长期随访经验,1992 年提出了在国内较实用的临床诊断标准如下：① 光暴露部位皮损呈皮炎湿疹样和/或浸润性丘疹和斑块,偶为红皮病；② 皮损持久 3 个月以上,反复加剧；③ 患者为中老年男性。具备上述 3 项条件者,经过对上千名符合该标准患者的长期随访和之后的光试验及组织学等检查的验证,符合率在 95% 以上。

【鉴别诊断】

光试验对 CAD 的肯定诊断及鉴别诊断是十分重要的,因为若对 UVB 的 MED 值正常则可除外许多易误诊的疾病。

（1）一般的皮炎湿疹类疾病

特别是对日常生活和职业环境相关的接触变应原或是空气媒介的变应原为主要诱发因素的皮炎或湿疹,以及光线加剧的特应性皮炎或脂溢性湿疹等。往往经常发作、日久不愈,易与 CAD 混涓。病史中有否光敏史以及皮损的分布是在暴露部位或是在接触暴露部位有助于鉴别,进一步可作光生物学测定。

(2) 暂时性光反应

指外源性光敏性接触性皮炎和光敏性药疹(系统性药物诱发的光敏性)等,在避免和停服相关光敏物后的数周内仍有光敏反应,之后大多可逐渐好转痊愈,不存在持久性光反应。患者在这段时间内对 UVA 可有异常敏感,光斑贴试验阳性,但对 UVB 的敏感性是正常的,可与 CAD 相鉴别。

(3) 多形性日光疹

特别是大丘疹型,在发作频繁时可类似本病表现。光生物学测定一般均阴性,但部分对 UVB 和/或 UVA 也有敏感,造成诊断困难。根据多形性日光疹常有较明确的光敏史,发病有较明显的季节性和波动性,病程呈急性间歇性发作而非慢性持久性表现,多见于中青年女性,斑贴试验和光斑贴试验均阴性。可与 CAD 鉴别。

(4) 皮肤 T 细胞淋巴瘤

在临床和组织学上偶可与严重的 CAD 相混,红皮病型 CAD 患者的周围血有时可查见 Sezary 细胞。但通过电镜和图像分析可鉴别 CAD 的反应性细胞与 Sézary 综合征中的恶性淋巴细胞。光试验在后者一般为阴性,若有异常也属轻度而与疾病的严重程度不相符。进一步可测循环淋巴细胞 CD4+ 和 CD8+ 比例。CAD 中特别是严重型者以 CD8+ 为主,而在 CTCL 中则以 CD4+ 为主。

【防治】

CAD 防治的前提是建立准确、全面的诊断,明确作用光谱,尽可能寻找致病相关的光敏物和接触性变应原。

(1) 患者宣教

告知患者存在光敏感,告诫患者避免接触和服用各种含有光敏物的用品和药物,助其树立信心,部分患者在发病数年后可痊愈。

(2) 采取多种防光措施是防治的关键

避免日光照晒,尽可能减少户外活动,特别是在光照强度大的中午,室外尽量待在背阳面。外出应使用宽檐帽,遮阳伞、长袖衣裤和手套,可见

光过敏者穿深色衣服。在环境光保护方面,UVA、可见光敏感者室内需拉窗帘,房屋和汽车的窗户使用滤光膜,照明用日光灯敏感者只使用普通白炽灯。外用遮光剂应选用日光保护指数高(SPF>30,PA++~+++)、广谱的遮光剂,反射光线的物理性遮光剂无刺激和敏感性,要优于吸收光线的化学性遮光剂,特别是在有接触过敏的患者中,目前无阻挡可见光的遮光剂,大分子颗粒和重复涂抹二氧化钛可有帮助。

(3) 尽可能明确和设法避免各种可能存在的致敏原

应用多种接触变应原和光敏物进行斑贴试验和光斑贴试验以明确致敏原。告诫患者避免接触和服用各种含有光敏物的用品和药物。严重患者有时需在调动工作和生活环境后才能得到控制。

(4) 外用治疗

经常使用润肤剂,外用药应尽量单纯,限于使用只含糖皮质激素的制剂,进行期使用超强效、强效激素制剂,稳定期换中效、弱效激素制剂。0.03%~0.1%他克莫司软膏外用,疗效优于弱效至中效的皮质激素,且副反应小更安全,较适合面部皮损,作用机制可能与其抑制皮损处 LC 和表皮炎症性树突状细胞的功能及相关的细胞因子和炎症介质的释放有关。

(5) 系统治疗

口服烟酰胺、维生素 B 族等有一定效果。单用大剂量烟酰胺 1.2~1.5 g/d 或羟氯喹口服(0.2 bid 连服 6~8 周控制后减半量 0.1 bid 维持6~8 周)对部分患者有良效。配合口服抗组胺制剂。急性加剧期可短期使用糖皮质激素,泼尼松30~50 mg/d,控制病情后逐渐减量并加用免疫抑制剂。硫唑嘌呤为最常用药物,可用于反复发作者,常用剂量 100~150 mg/d,起效慢,通常需要6~8 周,但后续作用维持时间也较长。复旦大学附属华山医院皮肤科使用雷公藤制剂治疗 CAD 有效率达 60% 以上,起效相对较快,3~4 周左右。严重病例或痒疹型皮损患者对沙利度胺(反应停)常有良好反应,口服 200~300 mg/d 数周,待控制后减量维持 2~3 个月。对其他免疫抑制剂无效的 CAD 患者,可考虑环孢素 A,2.5~5.0 mg/kg·d,

具有起效快,耐受性好的优点,但后续作用不长,需长期服用,费用大,除肾损害外,有继发淋巴瘤的报道。

(6) 预防性光疗

难治病例在病情缓解期应用 PUVA 疗法、宽谱 UVB 和窄谱 UVB 光疗法可通过提高患者对日光的耐受性阻止疾病的发作。实施方法为在疾病好发季节(春季)开始治疗,使用人工光源从小剂量开始照射,并逐渐增加照射剂量,亦称为硬化疗法或光脱敏疗法。

【预后】

CAD 常为一种慢性持久性疾病,虽经正确处理可发生临床改善,但光试验异常可以依然存在。临床光敏性和光试验异常两者一般随着病程的延长可以逐渐消退,但需要数年乃至数十年时间;有统计 16 年后的随访中消退机会仅为 50%。患者的生存寿命除红皮病型外一般不受影响。在仔细的防护和处理下,一般能使患者处在一良好的生活环境中。部分严重患者和反复发作加剧的患者,由于疾病的折磨和长期不能外出,可出现程度不一的心理异常,需要同时的心理治疗。

(马 莉 廖康煌)

24.4 化学物诱发的光敏性皮肤病 (chemically-induced photosensitive dermatoses)

化学物诱发的皮肤光敏性必须具备 3 个条件:一是这些化学物具有光敏性;二是它们通过不同途径(空气媒介、皮肤直接接触、口服等系统进入)到达皮肤;三是接受一定量的特定波长的光线照射。

某些化学物包括一些药物具有光敏性,因为它们含有一特殊的吸收光辐射的分子或色基(chromophore),从而对正常人体不会有影响的光线照射量产生一异常的生物学效应,即光敏感性(photosensitivity),其作用机制可以是光毒性或/和光变应性反应。早在古印度和埃及已有记载,人们利用一种含补骨脂素的植物汁涂于皮肤后再晒太阳来治疗白癜风。1916 年 Freund 报道

了人们在日光浴期间,使用一种古龙香水,或是接触了含有这种香料成分的饰物,而在接触部位引起皮肤的光毒性反应。近 1 个世纪以来,随着新的化学物特别是不断开发的新药源源不断地上市。它们通过外用于皮肤或是经口服等途径进入人体达到皮肤,这些外源性化合物若具有光敏性,于日晒后便会诱发光敏性皮肤疾病,故又称为外源性光敏性皮炎(exogenous photosensitive dermatitis)。目前已经估计约有 115 余种药物具有光敏性,其化学结构常是有环状和三环类的共振化合物,大多具有双键结构,分子量在 300~500 之间,其吸收光谱主要是 UVA 也可扩展到可见光和 UVB 波段。

已报道的常见的外源性光敏物有:① 药物:抗生素、镇静剂、抗忧郁药、非类固醇抗炎药、利尿剂、抗心律失常药和降压药;② 植物成分:呋喃香豆素;③ 染料:噻嗪类、美兰、甲苯胺蓝、氧杂蒽、荧光素;④ 多环烃:沥青、煤焦油、蒽、吖啶;⑤ 杀菌剂:卤代水杨酰苯胺、吩噻嗪类;⑥ 香料和化妆品:含 5-甲氧基补骨脂素的佛手柑油、葵子麝香、6-甲基香豆素;⑦ 遮光剂:对氨基苯甲酸、二苯甲酮、苯酰基甲烷、肉桂酸盐;⑧ 其他:文身染料硫化镉,某些增甜剂和纤维漂白剂等。

内源性化合物产生的光敏性是由于种种代谢障碍所致:为原先的正常代谢物变得异常高的浓度或是出现了异常的代谢产物而导致的光敏性,前者如原卟啉、犬尿喹啉酸、色氨酸等,后者如尿卟啉、粪卟啉等,临床表现为各种皮肤卟啉病,将在代谢障碍性皮肤病章节中叙述。

本节将按光敏物到达皮肤的途径(接触性或系统性)及光敏性产生的机制(光毒性或光变应性)分别叙述下列疾病:光毒性接触性皮炎、光变应性接触性皮炎、植物日光性皮炎、光毒性药物反应和光变应性药物反应。

(廖康煌 马 莉)

24.4.1 光毒性接触性皮炎 (phototoxic contact dermatitis)

【定义】

光毒性接触性皮炎是皮肤在接触光毒性致敏

物并暴露于日光中后引起的一种皮肤炎症反应。其作用光谱主要是 UVA,偶为可见光。按光毒性致敏物的不同,常见有光毒性焦油皮炎(phototoxic tar dermatitis)和香料皮炎(perfume dermatitis,Berloque dermatitis)。

【病因及发病机制】

在接触一定量的上述光毒性致敏物和一定强度的日光照射后,这种光毒反应在人群中的发生率较高。尤其在白种人中可高达 70%,而 V 和 VI 型皮肤的人则由于体质皮肤的色素保护而罕有发生。一般而言,为诱发一光毒性反应所需光敏物质的量要比诱发一光变态反应大得多。

(1) 光毒性焦油皮炎

焦油及其衍化物(多环烃类)是光毒性接触性皮炎的常见原因,发病者见于 3 种情况:① 接触焦油类化合物,如煤焦油、木馏油、沥青、吖啶、蒽等的职业操作工和相关人员;② 外用煤焦油制剂长期治疗银屑病和湿疹时,特别是外用后曝晒阳光或进行银屑病的 Goeckerman 疗法者;③ 某些精制焦油类化合物已发现用于一些日常化妆品、药物、染料、杀虫剂和消毒剂中。它们经常是通过皮肤直接接触和日晒后致病。该类化合物因具有挥发性碳氢化物,故也可通过空气媒介散布致病。

(2) 香料皮炎

香料和含 5-甲氧基补骨脂素的佛手柑油、葵子麝香和 6-甲氧基补骨脂素等常是各种香水、古龙水、润发油、剃须液、化妆品、肥皂、清洁剂中的一个必要成分。在日光浴期间,外用接触皮肤后再经强烈日晒即可发病。

【临床表现】

光毒性接触性皮炎最常见的表现为加剧的晒斑反应,即:接触部位皮肤在 2~6 小时之内出现红斑,肿胀,灼痛感,甚至水疱,在 48~96 小时期间进一步加剧,然后开始消退。即使在先前无明显红斑的情况下,之后也可有显著的色素沉着。

(1) 光毒性焦油皮炎

有时在接触后会迅速产生局部灼热和刺痛感,即所谓 Tar smarts,进一步发展产生红斑、水疱和大疱。高剂量光照下致肿胀和风团。

(2) 香料皮炎

在日光浴期间,与外用含有香料的香水和古龙水后可引起接触部位奇特形状的网状或线条状红斑,甚至水疱及之后的色素沉着,若光照剂量低时可仅出现色素沉着。常发生在颈部两侧和妇女的耳后以及男子的剃须部位或是于胸前呈挂件饰物形状,又称饰物皮炎(pendant dermatitis)。妇女面部长期使用化妆品,由于香料的光毒性反应及可能的其他接触敏感性,可致面部色素性化妆品皮炎。

【组织病理】

表皮海绵形成,严重者基底细胞液化变性,真皮轻度水肿,血管扩张,散在单一核细胞浸润。

【诊断】

主要依赖于详细询问病史,了解接触史和可能的接触途径以及典型的临床表现。

【防治】

避免接触各种可能的光敏物,尽可能避免进一步日晒及各种光暴露,包括日光灯光线和通过窗玻璃的室内光线。处理参照一般的接触性皮炎处理原则。

24.4.2　光变应性接触性皮炎(photoallergic contact dermatitis)

【定义】

皮肤经外用或局部接触某一含有光敏物成分的化学品和药物后,再经光线照射后所引起的湿疹样皮肤反应,称为光变应性接触性皮炎。

【简史】

接触化学物所致的光变应性与一般的接触性皮炎相比并非常见。但是随着有潜在光敏性的化学物数量的不断增加,光变应性接触性皮炎在人群中的患病率正在不断增加。在一些特定的环境中,曾发生过几次较大的流行,如第二次世界大战时的外用磺胺药、20 世纪 60 年代使用含有卤代水杨酰胺的肥皂、70 年代中外用含有香料的化妆品以及 80 年代外用的遮光剂。目前本病已成为最常见的光敏性疾病之一,因而,外用的新化学物推向市场前除了进行接触敏感性反应(毒性刺激性反应和接触变应性反应)测试外还应进行光毒性以及光变应性的测试。

【病因及发病机制】

与一般的变应性接触性皮炎不同的是：① 该接触物（或接触物与皮肤作用后）中需含有一可吸收光能的色基；② 该色基吸收了特定波长的光线（一般是UVA）。与一般的变应性接触性皮炎一样，本病是一种由淋巴细胞介导的迟发型超敏反应，其反应需要诱导相和激发相，而不决定于接触物的浓度或暴露的时间。

目前，常见引起本病的光敏物有以下几类：① 遮光剂：对氨基苯甲酸、二苯甲酮，肉桂酸盐；② 药物：氯丙嗪、吡罗昔康、喹诺酮类、磺胺、米诺环素、噻嗪类利尿剂；③ 杀菌剂：卤代水杨酰苯胺、三氯生；④ 香料：葵子麝香、6-甲基香豆素、柠檬油；⑤ 其他：某些染料、荧光漂白剂。上述这些成分大量地存在于一些日常使用的清洁剂、洗涤剂、消毒杀菌剂以及护肤护发品和化妆品中，它们的作用光谱主要是UVA。

【临床表现】

皮损表现为延迟性湿疹性反应，即红斑，密集的小丘疹和丘疱疹。继之糜烂结痂或苔藓样增厚。分布于面、颈侧和手背等受光部位，有明显瘙痒。由某些外用化学物或药物引起的往往因同时伴有光毒性机制参与，可有即刻的红斑、水肿灼热感，继之留下灰黑色素沉着。若早期能及早去除外源性光敏物及避光后，皮疹即可消退。若未能发现病因，反复发作，因长期继续暴露光变应原，病情可进一步加重。即使在停止接触光变应原后，皮损不愈甚至继续加剧，并可扩展到非受光部位，称之为持久性光反应。

【组织病理】

表皮海绵形成，真皮血管周围密集单一核细胞浸润以淋巴细胞为主。

【诊断】

主要依据：① 皮损的性质和分布部位，应仔细看清主要在光暴露部位；② 病史询问接触史及发现可能的光变应原，往往需仔细、耐心及有启发性的提示；③ 光试验和光斑贴试验：阳性的光斑试可肯定诊断及明确光敏物。若光试验阳性（MED低于正常值），则应诊断为持久性光反应。

【防治】

避免接触各种可能的光变应原，尽可能避免进一步日晒及各种光暴露，包括日光灯光线和通过窗玻璃的室内光线。治疗可参见一般的接触性皮炎处理原则。

24.4.3 植物日光性皮炎(phytophotodermatitis)

【定义】

植物日光性皮炎是指植物中所含的光敏物通过空气媒介或直接接触及口服吸收后到达皮肤，经日光照射后引起的以光毒性反应为主要表现的皮肤病变。

【病因及发病机制】

许多植物中含有光毒性的化学成分，常见有：① 伞形科：香菜、芹菜、莳萝、茴香、欧防风；② 芸香科：柑橘、柠檬、佛手、酸橙；③ 菊科：野菊、黄花蒿、欧蓍草；④ 桑科：无花果；⑤ 豆科：紫云英；⑥ 十字花科：油菜、芥菜；⑦ 藜科：灰菜、甜菜；⑧ 牧草；⑨ 真菌类：木耳、香菇。植物中所含的最常见和最重要的光敏物为呋喃香豆素(furocoumarin)。其中可致光敏反应的线性香豆素主要存在于伞形科，芸香科，桑科和豆科植物中，通常在经历多雨的天气后，此类植物可暂时性地产生补骨脂素；菊科植物中的光敏物已知为倍半萜烯内酯。其作用光谱为UVA和可见光。

此外，植物中富含叶绿素等光合色素，其结构式中含有卟啉环，大量进食蔬菜所致的蔬菜日光性皮肤，其作用光谱为可见光。香菇中存在的一种多糖可能是光敏物。

除了上述两个必要条件（植物中的光敏物及光线照射）外，发病情况尚与机体情况密切相关。一般而言，白种人肤色浅者更易发生。湿热天气以及潮湿的皮肤可促使植物中的光敏物和光线透皮吸收而成为易发因素。发病季节与植物生长季节（春夏季）相一致。

【临床表现】

典型表现为受光部位出现类似于线条状等奇特形状的晒伤样红斑、水肿、水疱、大疱、血疱、瘀斑，伴灼痛感，消退后留色素沉着可达数月之久。患者常有在春夏季节户外活动时接触植物的生活史。大面积发生者可伴头晕、乏力、发热等全身症状。补骨脂素引起的光毒性接触性皮炎通常发生于受光后 24~48 小时，呈延迟性发病。

【诊断】

主要依据病史和皮损检查。有进食或接触含光毒性成分的植物史；皮损符合光毒性皮炎的特征。

【鉴别诊断】

线条状的水疱有时较难与植物如毒性的常春藤引起的急性变应性接触性皮炎相鉴别，而色素沉着性的斑疹又容易与色素失禁症之线条状的色素沉着或不规则的咖啡斑相混淆。皮疹的奇特形状以及突然发生的特点有助于本病与接触性皮炎的鉴别。

【防治】

避免接触和大量食用含有光敏成分的植物，接触和食用之后应尽量避免日晒。口服维生素如烟酰胺，抗组胺药及必要时口服泼尼松。局部治疗在急性皮炎的阶段可按照接触性皮炎的原则治疗。

（马　莉　廖康煌）

24.4.4　蔬菜日光性皮炎（vegetable-solar dermatitis）

【同义名】

植物日光皮炎。

【定义】

本病是因进食大量某些蔬菜再经日光照射后发生于面、手背等暴露部位的一种光感性皮炎。主要表现为实质性水肿，部分患者可伴以瘀斑和水疱。

【简史】

1898 年法国人 Matignon 最初报道此类疾病时，认为由于滨藜中毒所致，故名为藜中毒（atriplicism）。国内于光元于 1935 年首次报道因食灰菜或苋菜而发病者。我们于 1962 年在上海地区对本病做了比较全面的调查及实验性研究，提出了采用蔬菜日光性皮炎这一名称的建议。

【发病情况】

本病虽不多见，但分布很广，主要见于农村。各地区由于种植蔬菜品种不一，食菜习惯不同，故发病情况不尽一致。

本病发生季节随各种植蔬菜品种不同而异，以上海市郊为例，比较集中在 3 月中旬到 5 月上旬，往往在天气久阴后突然放晴时多见。

患者以 20~40 岁女性多见，儿童发病的亦较常见。

【病因及发病机制】

根据观察，本病的发生和以下 3 方面的因素有关。

(1) 蔬菜

所有患者在发病前都有进食大量某种蔬菜史。可能致病的菜类计有 10 余种。在上海地区主要是紫云英（*Astragalus sinicus* L.）、胜利油菜（*Brassica campestris* L.）和本地油菜（*Brassica chinensis* L.）等，北方地区则以灰菜（学名藜，Chenopodium album sium）为主。因进食其他菜类如普通青菜、芥菜、雪菜、菠菜、马兰头、马齿苋等而引起发病者则少见。发病率及病情轻重和进食量常有一定关系，食菜量多者不但发病率高，且病情亦往往较重。

(2) 日光

所有患者在发病前都有日光暴晒史。根据：① 天晴发病的人多；② 病变均发生于受光部位，说明引起本病的主要是晴天直射患处的日光。

(3) 机体状况

根据：① 发病者仅占同食某种菜的少数；② 同一家庭，其他条件相同，而发病者常固定于 1~2 人；③ 有些患者逐年发病情况也不一致，有时反复发病，有时又多年不发。说明除了蔬菜和日光两种因素外，机体本身状况与本病的发生也有一定关系。

综上所述，本病的发生很可能是蔬菜、日光和机体状况三者共同作用的结果，至于发病机制则尚未明了。根据光的作用取决于多方面的因素，特别是在光毒性或光变应性物质的影响下，其作用显著增强。而这类物质可以通过食物进入体内，也可在体内形成。当这类物质在体内达到一定浓度时，再受到光的作用，就能产生剧烈反应。据临床及实验室观察，紫云英和油菜均含有光毒性或光变应性物质。而这类物质可能属于卟啉类

(如叶绿素、荧光素、黄素等,结构式与卟啉非常相近),通过蔬菜进入人体内,相当一部分患者尿中的总卟啉定量亦高于正常范围。因此,可以初步认为本病的发生,主要是由于蔬菜里含有的光感性物质在光线作用下引起光化学反应的结果。

【临床表现】

一般均在晴天阳光照射之后,经过一定的潜伏期(4~5 小时到 1~2 天)突然发病。

(1) 局部症状

皮损主要表现为弥漫性水肿,质地坚实而发亮,一般不发红或微红,早期为实质性,到消退阶段则呈凹陷性。以面部和手背为好发部位,重者可波及颈及前臂等处,常对称分布。在面部以两眼睑为主,常见眼睑不能睁开(彩图 24 - 03)。约有 1/3 病例于水肿发生后 2~5 天在水肿处发生瘀点或瘀斑,早期鲜红,以后呈紫红色,压之不褪色,边缘清楚。主要见于颧、鼻尖、眉弓及手背桡侧等凸出部位,亦可发生在颈后(弯腰操作时)、前臂、足背等处。分布不一定对称,随着劳动时直接遭受到日晒情形而定。主觉剧烈灼痛、刺痛、发麻、绷紧感和瘙痒等。较严重病例,在水肿、瘀斑基础上可出现水疱或血疱,并可因继发感染而产生溃疡,覆以棕黑色厚痂,愈后形成瘢痕。

少数患者可出现眼球结膜水肿、充血等。

(2) 全身症状

少数患者可伴有发热、头昏、头痛、乏力、食欲差、恶心、腹痛、腹泻等表现。

病程具自限性,水肿大多于 1 周左右消退,水疱或血疱常于 2 周左右吸收,而瘀斑往往要 3 周左右才能完全消退。少数病例常有复发,有的每年发病,有的在同一个发病季节内可多次复发。

【实验室检查】

白细胞计数一般在 $(10 \sim 15) \times 10^9/L$,但分类计数正常;血小板计数及出血、凝血时间均无异常。尿中总卟啉含量常增高,其中以尿卟啉(uroporphyrin)为主。

【组织病理】

主要病变为表皮角化过度,部分粒层及棘层细胞呈凝固性坏死,棘层下部细胞间水肿,基层细胞内色素增加,严重的所有表皮细胞均坏死,有大疱。疱位于表皮与真皮之间,疱内充满大量红细胞、纤维蛋白、中性粒细胞及坏死的细胞碎屑。真皮上部尤以乳头层血管明显扩张充血,周围有少数弥漫性淋巴细胞浸润和充血。胶原纤维肿胀,部分呈嗜碱性变性。弹性纤维断裂或消失。偶见汗管细胞坏死及真皮深部水肿。

【诊断及鉴别诊断】

根据发病季节、发病前过量食菜史、日光暴晒史及临床特征等,一般不难诊断。有时需与烟草酸缺乏病及血管性水肿等相鉴别:前者主要发生于手足背,面部罕见,表现为边缘鲜明的红斑,继以角化过度及色素沉着,常伴胃肠及神经精神症状,如不治疗,可持续数月至数年;后者主要发生于口唇、眼睑及外生殖器等处,为局限性风团样隆起,无特殊自觉症状,3~5 天内可消退。

【治疗】

中药,以清热解毒、疏风散邪为治则,方以普济消毒饮加减,对迅速改善症状有较好效果。

利尿剂(如氢氯噻嗪等)及泻剂(如硫酸镁等)对消肿有显著作用。

B 族维生素和烟酰胺内服或注射。严重病例酌情采糖皮质激素。

局部一般不需特别处理,有水疱或溃烂时可用野菊花或蒲公英煎剂或 3% 硼酸溶液湿敷,以促进炎症消退和防止继发感染。

病情严重者宜适当休息。

【预防】

可采用下列一些措施:① 每一种菜的一次进食量不宜过多,并宜经常变换品种。正在发病的患者或以发过本病者,应尽量避免或减少进食与发病有关的蔬菜。② 劳动或外出时戴宽边帽或头巾,穿长袖衫和长裤,以免日光的直接照射。

24.4.5 泥螺、日光性皮炎 (bullacta-solar dermatitis)

泥螺(bullacta exarata)是一种海产贝类,属软体动物门腹足纲侧腔目。泥螺栖息于海滩潮间带泥土上,营自由生活,以齿舌刮取植物为食,盛产于我国沿海一带,每年 5~7 月繁殖最盛。由于其肉质鲜嫩,营养价值和鱼类相似,故常被人们食用。因其体内含有卟啉类光感性物质,如食量过多,可引起面、手等暴露部位弥漫性水肿,严重的可出现瘀斑,甚至水疱、血疱,我们在上海奉贤海边所见一批病例包括老年妇女,其临床表现和蔬菜日光性皮炎完全一样。所不同的只是致病原因一为植物性,一为动物性。防治原则为尽量不食螺肉。

(王侠生　马　莉)

24.4.6　光毒性药物反应(drug-induced phototoxic reaction)

药物是诱发光敏性的最常见化学物,许多药物可同时产生光毒性和光变应性反应,但最常见的还是光毒性药物反应。

【病因及发病机制】

诱发光毒性的常见药物为四环素类,吩噻嗪类、非类固醇抗炎止痛剂、氟喹诺酮类抗生素、噻嗪类利尿剂及胺碘酮等。作用光谱主要是UVA,偶为可见光。其病理改变为组织的直接损伤。

【临床表现】

光毒性反应由于其光敏物的不同,以及进入途径,光照强度和个体反应的差异,而有下述不同的临床表现:

(1) 急性光毒性

常见于暴露光毒性药物和光线后的数小时内,表现为前额,鼻部,颈部的 V 形区和手背的受光区出现灼热和刺痛感,继之红斑,水肿,严重者出现小疱和大疱。消退后可有不等程度的色素沉着。此种反应又称为加剧晒斑(exaggerated sunburn)反应。是大多数光毒性药物的最常见反应,程度可轻重不一。

(2) 蓝灰色色素沉着

受光区皮肤的蓝灰色素沉着常由胺碘酮、米诺环素、氯丙嗪、三环类抗抑郁药丙咪嗪等所致。

(3) 甲剥离

是药物所致急性光毒性的指甲异常,表现为指甲远端与甲床分离,称为光甲剥离症(photoonycholysis)。已报道可由四环素,氟喹诺酮,补骨脂素,贝诺布洛芬类等药物引起。

(4) 苔藓样疹

受光区出现扁平苔藓样皮损,组织病理也同扁平苔藓,但表皮海绵形成较显著,真皮嗜酸性粒细胞和浆细胞浸润较多,且有大量的坏死角质形成细胞和细胞样体。可由下列药物引起:非诺贝特、奎宁、奎尼丁、氢氯噻嗪、地美环素、依那普利、氯喹和羟氯喹。

(5) 假性卟啉病

光毒性反应可出现迟发性皮肤卟啉病样的表现,即:皮肤脆性增加,水疱和表皮下疱;组织学和免疫荧光检查也类似于皮肤卟啉病。但卟啉检查为阴性,称之为假性卟啉病。往往由某些光毒性药物所引起,最常见为萘普生,其他如:四环素、萘啶酸、胺碘酮、呋塞米(速尿)、酮洛芬、噻洛芬酸、二氟尼柳、依曲替酸等。

【组织病理】

急性光毒性的特征是:角质形成细胞的坏死,严重者为表皮坏死。可见表皮海绵形成,真皮水肿和中性粒细胞、淋巴细胞的浸润。色素沉着皮损处可有真皮黑素增加。药物或其代谢产物在真皮的沉积。

【诊断】

局限于受光部位的皮损首先应鉴别是光毒性反应或是光变应性反应,其次是详细询问病史有否接触或摄入光敏物。根据常见诱发光毒性反应的药物一一考虑,常能做出正确诊断。

【治疗】

立即停用可能致病的药物。若无替代药物或症状轻微,则应合理安排用药时间以使药物组织浓度高峰时间在夜晚,并尽一切可能避免日晒和光照,外用广谱遮光剂。急性光毒性反应可用冷湿敷及其他对症处理。

24.4.7　光变应性药物反应(drug-induced photoallergic reaction)

药物引起的光变应性反应,大多为局部外用或接触所致,已在光变应性接触性皮炎中讨论。本节仅叙述由口服或其他系统途径所致的光变应性反应,又称为光变应性药疹。其作用光谱通常为UVA。发病机制为迟发性超敏反应。在敏感机体中,当服用光敏性药物后,通常在24~48小时内出现湿疹性皮疹,伴明显瘙痒,主要见于受光区。皮损区出现红斑,消退后不出现在光毒性药物反应中常见的色素沉着。

系统性药物所致的光变应性大多同时伴有光毒性机制,且往往以光毒性反应的表现为更突出,如光毒性药物反应中所提及的吩噻嗪及其相关药物氯丙嗪,以及某些磺胺药均可同时引起光变应性药物反应,磺胺药类的降血糖制剂是光变应性药物反应的常见光敏物。非类固醇抗炎药中如吡罗昔康和萘普生的光毒性反应可类似于光变应性反应,常伴显著瘙痒。其组织学改变也类似于急性或慢性变应性接触性皮炎。奎尼丁的光反应也可产生光变应性皮炎。本病的诊断和治疗同光变应性接触性皮炎。

24.5 其他光线性皮肤病

24.5.1 放射性皮炎(radiodermatitis)

【同义名】

皮肤放射性损伤(cutaneous radiation injury)、放射性灼伤(radiation burn)。

【定义】

各种类型的电力辐射包括微粒子波和电磁波,引起皮肤及其附件的任何肉眼可见的早期及晚期病变,均称为放射性皮炎。

【简史】

在 X 射线发现的 1896 年,Macruse 报道其对皮肤损伤的临床观察;Walknoff 于 1900 年报道第一例镭引起的放射性皮肤损伤。随着我国原子能事业的飞跃发展、放射性核素的应用、工业上和技术的推广以及较普遍地使用放射线于临床诊断和治疗,本病的发生正在迅速增多,值得我们注意。

【病因及发病机制】

各种类型的电力辐射均可使皮肤产生不同程度的反应,其中特别是 α 射线、β 射线、γ 射线和 X 射线,以及电子、核子、和质子的放射。它们对生物组织损伤的基本病变是一致的,即细胞核的 DNA 吸收了辐射能,导致可逆或不可逆的 DNA

合成和细胞分化两方面的影响,由此引起细胞基因信息的变更及发生突变。由于这些基本病变而引起了一系列皮肤反应和损伤,表现为可逆性的毛发脱落、皮肤炎症、色素沉着以及不可逆的皮肤萎缩,皮脂腺、汗腺的毁损和永久性的毛发缺失,以致放射性坏死,继之溃疡。

小剂量辐射对皮肤的影响一般是隐匿和蓄积性的。放射性皮炎的程度和过程决定于以下三因素:① 辐射的类型不同,其相对生物学效应(RBE)也有差异;② 照射剂量以及其体积量和时间量的分布,即照射体积越小,剂量分次的时间越短,组织对照射的耐受量也越小;③ 受照射部位皮肤细胞的敏感性,一般老年人皮肤、苍白皮肤、皱褶皮肤的敏感性较强,当受刺激如摩擦或压力、细菌或真菌感染、各种局部治疗、紫外线照射等可增强皮肤对射线的敏感性(内源性因素也可增加敏感性,如糖尿病、肥胖和周围血管病变),躯干皮肤比面部皮肤较易发生毛细血管扩张形成的反应。

【临床表现】

人体各组织中,皮肤对电离辐射的敏感性明显大于肌肉和骨骼,但远低于造血和生殖系组织。对皮肤的损伤可分为急性放射性皮炎、慢性放射性皮炎及晚期皮肤放射性损伤所致的并发症三组,兹分述如下。

(1) 急性放射性皮炎

皮肤暴露于一次或短时间(数日)内多次大量电离辐射后会引起强烈的反应,此种反应多见于恶性肿瘤放射治疗及发生放射意外事故后。

一般对表皮细胞的损伤最初仅表现为细胞增殖的减少,若超过阈剂量(30~200 kV 的 X 射线为 8 Gy),局部可出现暂时性炎症反应,表现为红斑和水肿,随放射剂量的增加,由红斑(干性皮炎)进展到渗出性反应(起疱和糜烂),甚或溃疡,色素沉着发生于数天到数周之后,可持续数月到数年。此种早期反应与热灼伤相似,常称之为放射性烧伤(radiation burn),可分为3度:

第Ⅰ度:仅见红斑,于毛囊口更为显著,水肿常轻微,于暴露后 6 天左右出现,12 天左右达高峰,以后 1~2 周消退。毛发脱落见于暴露后约 3

周,可或不可再生。

第Ⅱ度:红斑、水肿和水疱均显著,继之形成表浅糜烂面。脱发均为永久性,病期长短不一。

第Ⅲ度:累及真皮深部或皮下组织,进展形成腐肉及坏死性溃疡,需数周或数月始愈,甚或为永久性。复旦大学附属华山医院皮肤科见1例因X线机器损坏致使枕骨部受到大剂量照射的患者,发生炎症反应,引起溃破,直至颅骨坏死,累及脑部而死亡。

急性放射性皮炎的主要症状因疾病的严重程度而异。第Ⅰ度仅轻度瘙痒或灼热感,第Ⅱ度常伴明显灼痛,若有坏死,则引起疼痛性溃疡。

(2) 慢性放射性皮炎

可以是急性反应的后遗症或可由多次小剂量射线长期照射(长期反复暴露于亚红斑量)的蓄积量所致,其间潜伏期从数月到数十年不等。多为职业性或医源性,最常见于长期接触电离辐射的放射工作人员,也可因某种皮肤病反复进行放射治疗以及因诊断需要反复多次进行放射学检查所引起。

慢性放射性皮炎的临床表现具特征性,通常在潜伏期之后缓慢隐匿地进展,初仅表现为皮肤变薄、干燥、无毛、平滑而有闪光,继以毛细血管扩张以及不同程度的色素沉着和色素减退性斑点,此即为萎缩之表现,因此本病实际上不是一个炎症过程,严格地讲应称之为放射萎缩(roentgen atrophy)或放射性皮肤异色病(roentgen poikiloderma)。以后可伴溃疡形成,疣状角化过度及皮下纤维化,甲脆裂伴典型的纵嵴和裂开出血,指尖缘变扁平,生长迟钝,毛发脆、干且稀疏。

上述皮损严重程度不一,可长期十分稳定甚或终身保持不变;也可反复加剧,产生一种或多种并发症。

(3) 晚期皮肤放射性损伤所致的并发症

1) 恶变

晚期放射性皮炎严重的后果为发生肿瘤。据统计,其发生率为10%~29%不等,估计可能更高。这是由于体细胞的非致死性突变所引起的。通常是在反复小剂量X线照射之后发生的,如发生于放射科医生局限于手指的皮肤癌及患者用X线治疗痤疮和寻常狼疮而发生的面部皮肤癌,同时也可在慢性增厚的角化过度性皮损及长期的放射性溃疡之上发生。照射与癌发生之间的潜伏期从4~40年不一,平均为7~12年,其发生率随时间延长而有所增加。恶变最常见者为基底细胞癌,其次为鳞癌,其他尚有Bowen病、肉瘤、假肉瘤、骨肉瘤、恶性黑素瘤等。

2) 坏死性溃疡

可在严重急性反应(如发生红斑,继之大疱形成)之后或在照射之后数年发生;也可在晚期放射性皮炎暴露于剧冷环境、过度日晒,单纯疱疹感染和其他直接创伤(如眼镜架的长期摩擦和压迫)后所促发。溃疡的特点是:边缘鲜明,当痂皮脱落后基底清洁,极度疼痛,有时呈持续性痛,随溃疡大小、深度及其周围组织纤维化的程度不同,自发性痊愈常需数周到数月或更久,且所产生的瘢痕组织常易再次崩溃,严重者溃疡顽固而持久,难以愈合。

3) 其他

如在皮肤癌放射治疗后出现的良性自愈性假上皮瘤性肉芽肿性损害,又如在眼睑癌放射治疗后引起的眼睑结膜白斑等。

【组织病理】

(1) 急性放射性皮炎

棘细胞水肿和空泡变性,无丝分裂的细胞分化及核固缩,基层液化坏死,真皮噬色素细胞中黑素增加,网突变平,真皮上部水肿,毛细血管扩张,真皮血管内膜水肿和增殖,皮脂腺变性。

(2) 慢性放射性皮炎

真皮较深处血管壁纤维性增厚伴不同程度的血管性阻塞,角化过度和粒层增厚,棘层肥厚或表皮萎缩,基底细胞的核固缩伴黑素沉着,真皮上部表浅血管和淋巴管扩张,胶原纤维均质化。皮脂腺、毛囊、汗腺导管和汗腺不同程度破坏。

【诊断】

本病之病史、临床表现和组织学特征,即使在轻型病例也相当特殊,故诊断一般不困难。一般根据患者的职业史、皮肤超剂量限值的受照史、法定局部剂量监测提供的受照剂量及现场受照个人剂量调查和临床表现,并应除外真菌感染、扁平疣、慢性湿疹及其他非放射性接触性皮炎等疾病进行综合分析做出诊断和分度。

【防治】

(1)预防措施

加强操作环境及个人安全防护措施,切实执行放射操作的规章制度,严防任何事故发生。严格掌握放射治疗的适应证和总剂量,必须注意接受照射组织的体积、种类、部位以及敏感性等问题,正确计算分剂量、间隔时间以及滤片的标准化使用。照射前局部皮肤宜清洗并拭干,保持干燥,若有细菌和真菌感染应事先治疗。

(2)急性放射性皮炎的治疗

立即脱离辐射源或防止被照区皮肤再次受到照射或刺激;疑有放射性核素沾染皮肤时应及时予以洗消去污处理。对危及生命的损害(如休克、外伤和大出血),应首先给以抢救处理。治疗原则是保护皮肤,不要受外界刺激,避免日晒或原发性刺激,如肥皂、浓度较高的外用药及外伤等。对于干性皮炎,可用扑粉和振荡洗剂;渗出性反应可用含收敛剂和抗菌剂的溶液微温湿敷,如醋酸铝或硼酸溶液,当渗出反应高峰过去,则可涂用含抗生素和糖皮质激素的乳膏及止痛剂,亦可用獾油、冰片蛋清或冰片蛋白油外涂。若有溃疡,需广泛切除,继之用皮瓣全层植皮。

(3)慢性放射性皮炎的治疗

干性萎缩性皮炎的治疗最好是用油性乳剂,如20%鱼肝油软膏或88%鱼肝油和12%白蜡配成的软膏,此种软膏也可用于一般的小溃疡。有时可用局部温和的理疗及按摩等以减轻疼痛和不适,严重者必须密切观察严密随访,局部避免任何外加刺激,必要时手术切除。

【并发症的处理】

坏死区引起的溃疡,需用湿敷清洗,及时处理继发的细菌、真菌感染,一旦感染控制,宜将溃疡连同放射性损伤的周围区域一并切除,并用皮瓣或分层皮片移植。恶变前期的角化过度性损害可用5-氟尿嘧啶软膏外涂,并密切随访,或用冷冻外科、电干燥法破坏,或手术切除。手术治疗的指征如下:局部皮肤病损疑有恶性变时;皮肤有严重角化、增生、萎缩、皲裂、疣状突起或破溃者;皮肤

瘢痕畸形有碍肢体功能者;经久不愈的溃疡,其面积较大较深,周围组织纤维化,血供较差者。已癌变者,尽早外科根治。

24.5.2 激光损伤(laser injury)

详见第50章《激光疗法》。

24.6 冷诱发的皮肤病

24.6.1 冻疮(pernio)

【定义】

冻疮是一种于寒冷季节发生在肢端部位皮肤局限性淤血性红斑性疾病。

【病因及发病机制】

长期暴露于寒冷、潮湿的空气中,加上患者末梢血液循环较差为发病主要因素;缺乏运动、手足多汗、营养不良、贫血、鞋袜过紧、户外工作及慢性消耗性疾病,也可为本病的诱因。

其发病机制为:受冻部位的皮下动脉,由于寒冷的刺激而收缩,造成血流淤滞、组织缺氧,以致细胞损伤。如果受冻时间较长,动脉持续痉挛,导致血管收缩力丧失而出现静脉淤血、毛细血管扩张、渗透性增加、血浆渗入组织间隙而引起本病。

祖国医学称本病为"冻瘃",如隋巢元方《诸病源候论》云:"严冬之月,触冒风雪,寒毒之气,伤于肌肤,血气壅涩,因即瘃冻,掀赤疼肿,便成冻疮,乃至皮肉烂溃,重者支节堕落。"

【临床表现】

本病常发生于初冬、早春季节。多见于儿童、妇女和缺少活动或肢体末梢血液循环不良的人。好发生于耳轮、耳垂、鼻尖、手指、手背、足跟、趾背等部位。初起表现为红或紫红色的淤血性红斑,损害大小不一,界限不明显,压之红色可以消退,但去除压力后,红色复原缓慢。患处皮肤温度降低,遇热则可见显著充血,并出现瘙痒、灼热或疼痛感。严重病例,患处可出现水疱或大疱及不易愈合的溃疡,愈合后可遗留萎缩性瘢痕。慢性病例至春暖后常可自愈,但往往于次年冬季复发。

【鉴别诊断】

本病需与多形红斑相鉴别。

多形红斑好发于春秋两季。寒冷型多形红斑也发于寒冷季节,尤在季节转换时。损害对称分布于四肢远端,除手背外,也常见于掌面。且皮疹为多形性,以水肿性丘疹为主,典型损害呈虹膜样红斑。起病较急,病程 2～4 周自愈,再发有间歇期,不会整个冬季患病,故不难鉴别。

【治疗】

(1) 早期未溃者

① 厚搽蜂蜜猪油软膏(含 70% 蜂蜜和 30% 猪油),每日 1 次,有良效;② 使用 2%～5% 樟脑乳膏或软膏。

(2) 已溃破者

① 0.5% 新霉素软膏或硫黄鱼石脂软膏外用,每日 2 次;② 用马勃一块或马勃膏(马勃 20 g,凡士林 80 g),外敷,每日 1 次。

近来研制的复方貂油防冻膏对各种类型的冻疮均有较好的防治作用,该制剂以扩布性强、吸收性能好、无油腻而保温性高的貂油为基质,加上有改善皮肤微循环的山莨菪碱和尿囊素等。

(3) 红外线光疗和音频电疗

每日 1 次,10 次为一疗程。每年复发者,在复发前治疗有一定的预防作用。

(4) 口服扩血管药物

如硝苯吡啶,10～20 mg,每日 3 次,有增强皮肤血流功效,对本病有防治作用。

【预防】

加强体育锻炼,以增强体质和御寒能力。特别是加强手足运动,每日 3 次,每次 20 分钟。

加强对冷环境的适应性锻炼。从夏季开始,每日将手足泡于冷水中,早晚各一次,泡的时间逐渐延长,从几分钟到半小时以上,并可加冰逐渐降低水的温度,宜持之以恒,使手足对寒冷的适应能力逐渐增强。

加强肢端和暴露部位的保暖,并注意保持干燥。

多食高热量和维生素丰富的食物。

经常加强手足运动锻炼,每日早晚各一次。

受冻后不宜立即加热或用火烘烤。

(廖康煌　马　莉)

24.6.2　冻伤(frostbite)

冻伤是机体受到寒冷的侵袭所引起的损伤,多见于寒冷地带。

【病因】

① 御寒服装不良,如不暖或太紧易使局部血循环不畅;② 风速大和暴露时间过久;③ 局部潮湿;④ 全身抵抗力差,如营养不良、睡眠不足、过度疲劳、饥饿及疾病(黏液性水肿、垂体功能减退、尿毒症、低血糖、红皮病、脑血管意外等)皆可使产生热量的潜在力降低;⑤ 创伤或失血;⑥ 受冻者长时间静止不动;⑦ 酗酒后由于外周血管扩张,散热加速;⑧ 老年和幼年对热调节反应不好,易发病;⑨ 药物中毒,如吩噻嗪和巴比妥酸盐。

【发病机制】

寒冷使血管收缩,组织缺血。如温度甚低,组织发生冻结,快速冻伤形成细胞内冰晶(ice crystal),可破坏细胞结构而不可逆;慢慢受冻的在细胞外有冰晶,仅导致中度结构损伤。冰冻进一步发展时水分由细胞内移至细胞外,细胞内脱水,且细胞内电解质、蛋白质、糖和酶的浓度增高。各种组织对寒冷的耐受性不同。神经、血管和肌肉最敏感,皮肤、肌膜和结缔组织次之,而骨骼和肌腱则最能耐受寒冷。

脱离冷冻后,在复温过程中,血管扩张,血液进入扩张的微血管后,很快淤积,渗出增加,形成水肿。由于血浆外渗,血液浓缩,产生凝集性血栓,加重组织缺血。同时由于组织代谢增高,需氧量增加,就会引起细胞的变性和坏死。

【临床表现】

伤部皮肤苍白、冰冷、疼痛和麻木。复温后局部表现与烧伤相似。冻伤分为 4 度。

Ⅰ度:为皮肤浅层冻伤。局部皮肤开始苍白色,转为蓝紫色,以后红肿、发痒、刺痛和感觉异常。约 1 周后,症状消失,表皮逐渐脱落,不留瘢痕。

Ⅱ度:为皮肤全层冻伤。局部红肿、发痒、灼痛,早期有水疱出现,如无继发感染,经 2~3 周,水疱逐渐干涸,形成黑色干痂,脱落后的创面有角化不全的新生上皮覆盖。局部可能有持久的僵硬和痛感,但不发生瘢痕和挛缩。

Ⅲ度：皮肤全层和皮下组织都被冻伤。皮肤由苍白逐渐变为蓝色，再变为黑色。感觉消失，冻伤周围的组织可出现水肿和水疱，并有较剧的痒痛。坏死组织脱落后留有创面，易发生感染。愈合缓慢，留下瘢痕，可能影响功能。

Ⅳ度：皮肤、皮下组织、肌肉，甚至骨骼都被冻伤。伤部的感觉和运动功能完全消失，呈暗灰色。与健康组织交界处可出现水肿和水疱。2~3周内有明显的坏死分界线出现，一般为干性坏疽。但有时由于静脉血栓形成，周围组织水肿，以及继发感染，成为湿性坏疽。往往留下伤残和功能障碍。

并发症：3%~5%冻伤病例发生并发症。最常见的是局部创面坏死组织的感染，如急性淋巴管和淋巴结炎、急性蜂窝织炎、丹毒等。较严重的则有破伤风、气性坏疽和败血症。此外，尚有少数并发肺炎、心包炎、肾盂炎和关节炎等。

【组织病理】

表皮真皮间为液体充满，皮肤附件萎缩或变形。早期血管充血，内含红细胞凝聚性血栓；过后内膜增生，肌层变性，管腔变窄。脂肪组织呈现结晶及坏死，血管内有时有游离的和含在细胞内的脂肪滴（为冻伤独有的特征）。

【预防】

冻伤一旦发生，治疗相当困难，故预防工作甚为重要。对冬季在严寒地区暴露在寒冷气候下工作的人员应进行防冻教育，使其了解如何增强身体内外御寒力量；注意避免可使体温散失的诱因，如服装必须温暖而宽松且不透风；注意保护皮肤的暴露部位，如手、足、耳、鼻等处；在静止时肢体需不时做一些可能限度的活动；鞋袜宜保持干燥，潮湿者勤换，在更换时应尽量摩擦足部；手足经常擦干，在无法避免潮湿时，可涂凡士林以资预防；皮靴应较大而不紧迫，且不透水，在潮湿地区，鞋外可涂油或凡士林；保证充分睡眠，避免过度疲劳；吃热食，食品应富于蛋白质、脂肪和维生素，尤宜食高脂食物，因其产生的热量较多；如受冻后，应及早争取治疗，以免贻误时间，影响疗效。

【治疗】

（1）复温

实验证明冻伤组织在恢复过程中于10~20℃间所招致的损害最大，故应迅速升温。可将受冻肢体放入42℃温水浴中，当患肢皮肤颜色转红后取出。不宜烤火，也不能用雪擦患处。如冻肢肿胀较剧，或已有炎症者，若为单侧则将对侧健康肢体浸入温水浴中，若为双足可将两手浸入温水中，由于反射作用，能使受冻部分血循环改善。

（2）局部创伤的处理

早期正确的创面处理可预防感染，减少并发症。基本原则为无菌操作保持干燥，患肢抬高，并加制动。

（3）对冻伤部位的处理

经清洁后局部涂有充血作用的软膏，用消毒敷料包扎和保温。桑寄生（冬青）软膏在抗美援朝期间曾大量使用于冻伤患者，效果良好。水疱一般不宜挑破或剪开。有感染的创面应按一般外科原理处理。Ⅲ度和Ⅳ度的深部冻伤待坏死组织分界明显后再切除，切后创面可植皮以加速愈合。感觉过敏、剧痛、关节僵硬、水肿等冻伤后遗症可用针灸疗法、物理疗法和交感神经节封闭法等治疗。

（马　莉　刘承煌）

24.6.3　浸渍足（immersion foot）

【同义名】

战壕足（trench foot）、海船足（seaboat foot）。

【定义】

下肢长期静止地暴露于风寒潮湿低温（高于零度）的环境，局部血循环障碍引起的一种非冻伤性损伤。

【病因】

除主要是寒冷引起者外，尚有多种其他因素。多发生在不足以冻伤组织的潮湿环境中，气温一般在冰点以上，尚有风，若浸泡在水中，即使在15℃甚或更高温度时也可发生。此外，暴露时间较久、被累肢体长期不动的僵硬状态、紧的鞋袜或手套等，均为诱发因素。大多见于战争时战壕中，最早记载为拿破仑侵俄战争期间，以后在第一、第二次世界大战期间，均有成千上万的"战壕足"的病例。我国抗美援朝时期，亦有不少病例发生。此外，士兵中的营养不良、疲劳和士气在本病的发生中也有一定关系。其次,也易发生在长期漂浮于小船或木排上的人中(如在海洋中遇难的远洋轮船船员),除了足外,手部也可累及。其他如吸烟及原已存在之血管性疾病或肢体矫形也可能与本病有关。

本病产生的病理过程尚不十分明了,但可以推测是冷及其他多种因素的直接作用以及较长期的血管收缩所致的继发性缺氧状态而导致局部肢体毛细血管、静脉、肌肉、皮肤、皮下脂肪组织及神经(感觉支、运动支、交感神经支)的功能障碍和损伤。

【临床表现】

发病缓慢,大致可分 3 期。

(1) 充血前期

暴露冷湿环境后即可产生,可持续数小时到数天。最初仅感一般的寒冷不适,随着暴露的持续,继之感觉迟钝,肢体变冷、苍白、麻木,轻度肿胀,周围脉搏减弱或消失。

(2) 充血期

于患者脱离冷湿环境之后数小时开始,可持续 6~10 周。被累肢体变红、热、无汗和明显肿胀,周围脉搏跳动,出现弥漫性灼痛,不断加剧,于第 10 天起代之以发作性刺痛,往往受热加剧,遇冷缓解,并可由多种刺激所促发。可有轻度心动过速、低热、暂时性蛋白尿,严重病例出现僵硬、肌肉无力和表浅性坏疽,于负重及坏疽区可出现大疱,可发生表皮剥脱和毛发甲板的脱落,常有继发细菌感染。

(3) 充血后期

可持续数月或数年,被累肢体局部温度降低有冰凉感,常见 Raynaud 现象、感觉过敏、多汗、关节僵硬、复发性水肿、创伤性大疱、皮肤及附件萎缩。

【组织病理】

早期不明显。当出现功能障碍、营养性损害时病理可像见小动脉狭长,大、小静脉纤维性收缩伴出血和血栓形成。真皮、皮下脂肪和肌肉斑状纤维化。

【治疗】

迅速脱离湿冷环境,卧床休息,恢复局部循环是首要的措施,患肢宜轻度屈曲和抬高,适当保暖。但应避免摩擦及直接过热,以免进一步增加代谢损伤和组织损伤。于患肢近端非麻木区,轻轻按摩可能有益。患者常需止痛剂,剧痛时可作封闭疗法。大疱及感染性损害对症处理。口服烟草酸有助于减少血管痉挛,有主张尽早口服抗凝剂,如苯茚二酮(phenindione)25 mg,每日 2 次,持续 7~10 天,以避免血栓形成和坏疽,充血后期直接采用相应物理疗法。

(廖康煌 马 莉)

24.6.4 冷球蛋白血症(cryoglobulinaemia)

【定义】

冷球蛋白是一组在低温情况下出现可逆性沉淀的球蛋白,可见于某些淋巴造血系统增生性疾病、自身免疫性疾病和系统感染等疾病中;由于这类球蛋白水平异常升高,通过在管腔内聚集沉积引起血流障碍和形成免疫复合物产生临床症状。该病最早由 Wintrobe 和 Buell 于 1933 年首先报道,1947 年 Lerner 和 Watson 首次明确致病蛋白复合物的性质为免疫球蛋白。

【分类】

根据组成的免疫球蛋白成分,将冷球蛋白分为 3 种类型。

I 型冷球蛋白由单克隆免疫球蛋白构成,较常见的是 IgG 和 IgM,较少见的类型是 IgA 或 Bence - Jones 蛋白,这一类型常与多发性骨髓瘤或 Waldenstrom 巨球蛋白血症有关,占冷球蛋白血症的 25%~40%。

II 型冷球蛋白为混合型,由 2 种或 2 种以上免疫球蛋白成分构成,其中一种为单克隆免疫球蛋白,通常为 IgM 并具有类风湿因子活性,少数为 IgA 或 IgG;另一种成分为多克隆免疫球蛋白。这一类型占冷球蛋白血症的 15%~25%。

III 型冷球蛋白也是混合型,由 2 种或 2 种以上免疫球蛋白构成,每种免疫球蛋白都为多克隆,其中的 IgM 成分具有类风湿因子的活性。这一类型大约占冷球蛋白血症的 50%。

【病因及发病机制】

与冷球蛋白血症有关的疾病有:① 淋巴造血

系统增生性疾病：多发性骨髓瘤、Waldenstrom 巨球蛋白血症、慢性淋巴细胞型白血病等；② 感染性疾病：病毒感染如甲型、乙型、丙型病毒性肝炎等、以及细菌、真菌、寄生虫感染等；③ 自身免疫性疾病：系统性红斑狼疮、类风湿关节炎、结节性多动脉炎、多发性肌炎、干燥综合征、硬皮病、天疱疮、结节病、肺纤维化、肾小球肾炎等；④ 特发性冷球蛋白血症。

与各型冷球蛋白相关的常见疾病分别是：① Ⅰ型：多发型骨髓瘤、Waldenstrom 巨球蛋白血症、慢性淋巴细胞性白血病等；② Ⅱ型：多发性骨髓瘤、Waldenstrom 巨球蛋白血症、慢性淋巴细胞性白血病、类风湿关节炎、干燥综合征、丙型病毒性肝炎；③ Ⅲ型：系统性红斑狼疮、类风湿关节炎、干燥综合征、传染性单核细胞增多症、巨细胞病毒感染、胆汁性肝硬化、乙型病毒性肝炎、丙型病毒性肝炎。

冷球蛋白血症中蛋白发生沉积的机制尚未完全明确。Ⅰ型冷球蛋白(单克隆冷球蛋白)可在低温下迅速形成胶样或结晶状沉积，这可能与球蛋白碳链结构异常导致分子构型变化有关，冷球蛋白在血清中的含量可达到每分升数毫克。混合性冷球蛋白可见于多种疾病，也可见于正常人，可被认为是在清除抗原-抗体复合物过程中的正常反应，只是在滴度过高和持续时间太长的情况下才引起系统损害，这种情况下患者的单核-巨噬细胞功能、淋巴细胞功能和吞噬免疫物质的过程可能存在缺陷，冷球蛋白的浓度常比较低，低温下沉淀的速度也较慢。冷球蛋白血症中临床症状发生的主要机制是形成免疫复合物和免疫球蛋白在血管内聚集沉淀堵塞管腔。

【临床表现】

冷球蛋白血症常表现为紫癜、关节痛和乏力，主要累及的器官包括肾脏、皮肤、肝脏、脑等。

（1）皮肤

紫癜是各种类型冷球蛋白血症中最常见的损害。在混合型中紫癜主要发生于下肢，也可累及身体较高部位，紫癜可以自发产生，并可因寒冷和长期坐立而诱发，损害可以是出血性斑疹或丘疹，少数患者可出现梗死、溃疡、血痂。Ⅰ型冷球蛋白

血症中的紫癜也主要发生于下肢，但累及头部、躯干和黏膜的机会更大，主要的损害为非炎症性紫癜，并且更容易发生梗死和溃疡。

患者还可出现一些其他皮肤表现，包括 Raynaud 现象、荨麻疹、荨麻疹性血管炎以及肢端溃疡和坏疽等。

（2）肾脏

文献中报道有 8%~58% 的患者可出现肾脏累及，主要是膜增生性肾小球肾炎表现，包括舒张期高血压、水肿、血尿和蛋白尿等，另外也可表现为单纯性的蛋白尿、血尿或肾病综合征，严重的可出现急性肾功能不全。出现肾脏累及的患者死亡率比不伴有肾脏累及的要高。

（3）关节

70% 以上患者可出现关节痛，可累及大关节和小关节，少数情况下关节病变可导致畸形。

（4）其他

有 7%~31% 的患者可出现神经系统累及，在混合型中更为常见，主要表现为感觉异常和麻木，也可出现运动障碍。患者还出现肝脾肿大和肝功能异常，有些患者伴有慢性迁延性肝炎、慢性活动性肝炎或肝硬化。患者肠系膜血管受累可表现为急腹症，累及肺部可出现呼吸困难和咳嗽。另外，患者还会出现基础疾病如多发性骨髓瘤、病毒性肝炎、系统性红斑狼疮等临床表现。

【实验室检查】

冷球蛋白的分离方法是在体温状态下用温暖的注射器抽血，然后在 37℃ 下进行凝血 1~2 小时，取血清在 0~4℃ 下放置 5~7 天，离心后的沉淀物质就是冷球蛋白。

蛋白电泳检查显示免疫球蛋白水平异常升高，患者可出现一些非特异性改变，包括血沉加快、血黏度增加等，在患者体内可检测到类风湿因子、抗核抗体等，补体检测可见 C2、C4 水平降低，C3 水平正常或略降低，而 C5、C9 水平升高。发生肾脏损害是可出现蛋白尿、血尿、管型尿，严重的可出现氮质血症和肾功能不全。肺受累患者进行肺功能检查是可表现为换气功能障碍。

【组织病理】

皮肤紫癜处活检可表现为血管炎损害，这主

要见于混合型冷球蛋白血症中的隆起性紫癜,另外也可表现为单纯性紫癜、以及非炎症性透明血栓形成,后者主要见于 I 型冷球蛋白血症。

【诊断及鉴别诊断】

血清中检测到冷球蛋白水平异常升高可明确诊断。在临床上遇到表现为紫癜、关节痛的患者,尤其是寒冷诱发疾病发作者应考虑到本病的可能,应该对这些患者进行冷球蛋白、血沉、丙种球蛋白、类风湿因子、补体 C2 和 C4 检测,并进一步检查以明确基础疾病。

临床上需要与寒冷诱发的其他几种疾病相鉴别:① 冷凝集素血症:血清中含有高滴度的冷凝集素,在低温时引起肢端血管内红细胞凝集,常见于老年人,临床上已出现 Raynaud 现象、手足发绀和坏疽为特点,并可出现溶血性贫血和阵发性血红蛋白尿。② 冷纤维蛋白血症:患者的血浆而非血清中存在具有冷凝特性的纤维蛋白原等物质,可继发于多种恶性肿瘤和系统感染等疾病中。

患者的预后常与原发疾病有关,尤其是多发性骨髓瘤、巨球蛋白血症等淋巴造血系统增生性疾病。混合型患者的预后与肾脏累及程度有关,肾功能不全、多系统累及、高血压和继发感染常提示预后较差。

【治疗】

寻找并治疗原发疾病:对冷球蛋白血症患者应寻找原发基础疾病,如淋巴造血系统增生、炎症和感染性疾病等,并进行积极治疗。

轻症患者:如果患者没有出现内脏血管炎损害,而仅表现为关节痛、轻度紫癜和乏力,治疗措施包括卧床休息、注意保暖、口服非甾体抗炎药,另有报道可使用抗疟药如氯喹进行治疗。

严重患者:对出现内脏损害如肾炎表现的患者应积极治疗,措施包括:① 糖皮质激素,可使用相当于泼尼松 15~80 mg/d 的剂量,疗程应短,临床症状缓解后即可减量,对急性肾功能衰竭的患者可进行大剂量糖皮质激素冲击治疗。② 免疫抑制剂,可选用苯丁酸氮芥、环磷酰胺、硫唑嘌呤。③ 血浆置换,对严重患者可采用血浆置换方法去除体内的免疫球蛋白和免疫复合物,从而暂时缓解病情。④ 其他治疗,对出现高血压的患者可选用巯甲丙脯酸

治疗,对出现肾功能不全的患者进行透析治疗,由丙型病毒性肝炎引起的混合型冷球蛋白血症患者可采用干扰素进行治疗。

(马 莉 阎春林)

24.6.5 冷凝集素血症(cold agglutininemia)

【定义】

本病是冷凝集素在低温时引起肢体末端血管内红细胞凝集,发生皮肤微循环障碍,或伴有轻度溶血性贫血为特征的一种自身免疫性疾病。

【病因及发病机制】

根据发病原因不明,分为原发性和继发性两种。前者的真正原因不明,后者见于:① 急性型,常见的疾病是肺炎支原体感染(原发性非典型性肺炎)和传染性单核细胞增多症等。可能是由于感染因素刺激淋巴细胞克隆生长,产生特殊性的冷凝集素。抗体效价一般是在发病 2~3 周后达高峰,但常较低,且不产生临床症状,并于疾病恢复后的 2~3 周内消失。② 慢性型,主要见于淋巴网状系统恶性肿瘤或 Waldenstrom 巨球蛋白血症及 SLE 等。有时这种患者骨髓及外周血中 B 淋巴细胞增多,并分泌大量冷抗体。由于大多数冷凝集素是巨球蛋白,与 Waldenstrom 巨球蛋白相似,而可能说明其发病原因。③ 特发性,其发生原因不明,亦属于慢性型病例。

冷凝集素是分子量为 10 000 的 19S 巨球蛋白,在低温下与红细胞有亲合力的抗体,通常是 IgM,而继发于病毒感染者也能有 IgG。与这种抗体反应的抗原有 3 种:① "I"抗原,在成人红细胞上较多;② "i"抗原,在婴儿及新生儿红细胞上较多;③ "pr"抗原,在婴儿及成人红细胞上表现同样显著,能被神经氨酶破坏。这些抗原均属于多糖类。冷凝集素 IgM 属于单克隆抗体,几乎都是 kappa(κ)轻链,常与 I 抗原反应;肺炎支原体和传染性单核细胞增多症为多克隆抗体,前者与"I"抗原反应,后者与"i"抗原反应,是 kappa(κ)和 lambda(λ)轻链。

在正常人中,冷凝集素滴度在 1∶4~1∶28(0℃)。抗原-抗体在体内和体外相互作用的适宜温度低于 37℃,在 0~40℃作用显著增强。若是抗

体滴度超过正常及人体末梢温度低于37℃,即在血管内引起红细胞直接凝集,而与补体无关,溶血现象亦不显著。当温度在37℃或30℃以上时,抗体与红细胞抗原发生完全性的分离,临床症状亦随之恢复。罕见情况下,冷凝集素滴度增高,暴露于冷环境的时间够长,就有较多补体使抗体结合于红细胞表面,从而补体激活,造成红细胞膜破坏,引起血管内直接溶血。故冷凝集素溶血是IgM抗体与补体结合的后果。

【临床表现】

慢性特发性冷凝集素血症主要发生于50岁以上老年人,并以女性为多见。发病缓慢,症状常较轻微。主要表现是指端、手、耳轮、鼻尖或趾端于受寒冷后,由于凝集的红细胞堵于微循环内,而使皮肤呈青紫色,或有Raynaud征样表现,局部有冷感,或有肢端感觉异常,一般无疼痛。其他部位皮肤有时呈花纹状表现,温暖后即消失,罕见坏疽。与Raynaud现象不同的是无苍白及发红现象。若是症状严重,在进冷食、吸入冷空气及握冷物体亦能引起发作。重者可发生血红蛋白尿和溶血性贫血,但一般不严重。脾可有轻度肿大。症状可持续多年,每于冬季发作,温暖季节不发作。

【实验室检查】

血常规检查中,可有轻度贫血,白细胞及血小板无异常。冷凝集试验:以患者的血清或血浆加入血型相同或O型的正常人红细胞,在体外20℃温度下即可看到红细胞凝集,这种现象在0~4℃间最明显,将温度回升至37℃(或30℃以上)时,凝集现象即消失。这种可逆的低温血凝现象可以反复地观察到。正常血清的冷凝效价一般最高不超过40。

【诊断及鉴别诊断】

根据临床表现及冷凝集试验阳性而确诊。应鉴别的主要是Raynaud现象,由于不一定在寒冷季节出现以及无苍白及发红,冷凝集试验阴性而可以鉴别。

【防治】

有效的预防方法是保暖,如在寒冷季节不到室外活动,多穿衣、戴帽、戴口罩及手套等。药物中以苯丁酸氮芥对某些病例有一定效果,而糖皮质激素和脾切除效果不理想。如需输血,应先以生理盐水洗掉供血红细胞表面的补体。

24.6.6 冷纤维蛋白原血症(cryofibrinogenemia)

【定义】

本病是血浆(不是血清)中存在冷沉淀的纤维蛋白原为特征的一种少见疾病。同时沉淀的尚有纤维蛋白和纤维蛋白原及其降解产物、某些凝血因子(如V、Ⅷ因子)和其他蛋白质。

【病因及发病机制】

血浆中通常存在几种冷不溶性蛋白质或蛋白复合物,形成冷纤维蛋白原血症的可以是其中某些物质量的增加,也可能是由于性质异常的血浆成分所致。含有纤维蛋白和纤维蛋白原及其降解产物的复合物的形成,可能是在组织损伤过程中释放的组织凝血激酶因子使外源性凝血系统活化后提高血管内凝血的结果;代偿性纤溶作用可能产生与冷不溶性复合物有关的降解产物。血管内由于冷沉淀物堵塞,形成组织缺氧而发生损害表现和出血。以1 mg肝素加入10 ml正常人血中,于冰箱内放置一夜,3 000 r/min离心3分钟,可见0.05%~0.15%冷沉淀物,将这种血浆置于37℃,又见沉淀物再溶解。以纤维蛋白酶(thrombin)处理这种沉淀物,出现纤维蛋白凝块,证明其中存在纤维蛋白原。当纤维蛋白原量超过1.5%时即为冷纤维蛋白原血症。

冷纤维蛋白原血症有原发和继发性两种,前者原因不明,临床上少见,后者都有伴发病,主要有:① 癌瘤,如前列腺、肺、卵巢、膀胱、胆道、胰、胃、肝及结肠癌等;② 造血系统及淋巴组织增生性疾病,如多发性骨髓瘤、慢性淋巴细胞白血病、Hodgkin病和骨髓再生不良等;③ 急性病毒和细菌感染性疾病,如细菌性肺炎和脑膜炎及婴儿急性细支气管炎;④ 妊娠及有关疾病,如某些正常妊娠及伴发血栓性静脉炎和前置胎盘患者、口服避孕药物及宫腔内放置避孕器等;⑤ 结缔组织疾病,如系统性红斑狼疮、进行性系统性硬化症、类风湿关节炎等;⑥ 其他,如心肌梗死、肝硬化等。

【临床表现】

原发性冷纤维蛋白原血症不能耐受寒冷,临床表现是出现荨麻疹、肢端麻木感、Raynaud 现象、网状青斑,甚至指端坏死和坏疽,出血现象包括紫癜、鼻出血、眼底出血及胃肠道出血等,有时发生游走性血栓性静脉炎与大血管内血栓形成。继发性冷纤维蛋白原血症都伴发某些系统性疾病,其中常见的是前列腺癌。血浆中冷纤维蛋白原含量常较高,但不发生冷不耐受现象,严重时以静脉血栓形成和出血性损害为主要表现。冷纤维蛋白原血症可呈波动性,偶尔也可以是一种暂时性表现。

【诊断】

在临床上出现冷不耐受现象和在不能解释的出血与血栓形成倾向的患者,不管有无冷不耐受现象,均应考虑到本病的可能,并进行详细检查,特别是内脏恶性肿瘤方面。

血液化验:在 37℃ 取血,以肝素或 EDTA、枸橼酸盐、草酸盐作抗凝剂,在 4℃ 冰箱内放置 24 小时,可见血浆上层出现冷沉淀的絮状物;置于 37℃,又复溶解。同时作一血清标本,以除外冷球蛋白,因冷球蛋白在血清及血浆中均能发生沉淀。

其他如出血、凝血机制方面的检查等。

【治疗】

除针对原发疾病治疗外,主要根据其发病机制,可使用抗凝剂、纤溶药物或血浆去除法等治疗。如在有出血和血栓形成病例可应用大剂量肝素治疗,有可能抑制冷纤维蛋白原的形成及控制血管内凝血倾向。也可应用链激酶治疗。近有应用康力龙(一种纤维蛋白溶解增强剂),每日口服 4~8 mg,数周后获得了显著疗效。

24.7　其他物理性皮肤病

24.7.1　热激红斑(erythema ab igne)

【同义名】

ephelis ab igne、erythema a calore。

【定义】

皮肤长期反复暴露于红外线后引起的网状毛细血管扩张和色素沉着性改变。

【病因】

本病是由热,特别是长波红外线的热长期反复刺激皮肤引起的病变。如见于我国北方的农村牧区及川藏高原地带,居民常需烤火取暖,如炭炉、火坑、牛粪炉、灶前及篝火等;其次是因病需长期理疗、蜡疗、红外线透热疗法等或不适当地使用热水袋和电热衬垫,直接接触于皮肤所致;同样,因职业长期暴露于热源的人,如高炉炉前操作工、铁匠、厨师等,身体任何长期反复暴露于热的部位均可发病。

【临床表现】

暴露区在数小时内呈现一轻度的暂时性网状红斑,若长期或反复暴露,红斑渐变显著,表浅小静脉及毛细血管扩张明显,转蓝紫色,并有色素沉着,有时可见表浅的表皮萎缩、角化过度,偶见损害呈水疱或大疱性。此种改变于夏季可减轻或消失,但反复暴露发病后往往不完全消退。皮损的部位和形态决定于暴露的方式及热源的直接作用,如习惯于坐在炉前烤火的,多见于小腿胫前区,常对称;肥胖患者,好发于两股内侧;于炉前、灶前引起者多见于两臂伸外侧;热水袋引起者,多见于两大腿和腹部等。

皮肤长期反复暴露于热较久可发生网状毛细血管扩张性萎缩性皮肤异色病、黑皮病和弥漫性角化过度。暴露皮肤处可呈斑驳状色素减退和色素沉着区,其上可见大小不一的角化过度性丘疹以及结节或斑块,从数毫米到数厘米,可并发鳞状细胞原位癌和鳞状细胞癌,类似于反复暴露日光引起的光化性角化病及光化性癌、恶性雀斑样痣、光化性弹性纤维病等。

【组织病理】

早期示生发层萎缩,表皮及真皮上部黑素增加,乳头层毛细血管伴血管周围细胞浸润。晚期示表皮局灶性角化过度伴角化不良,棘层细胞空泡变性,真皮中下部或上部弹性组织增生,真皮色素颗粒由含铁血黄素和黑素组成。表皮中潜匿的角化不良的角朊细胞若呈不典型增生及异常核分裂,则提示有并发原位癌或鳞状细胞癌的可能。

【诊断】

根据病史、皮损部位及皮损特点,易于诊断。有时需与下列疾病相鉴别:① 网状青斑:损害为毛细血管扩张性而无色素沉着和鳞屑的网状损害,呈对称性、弥漫性;② 血管萎缩性皮肤异色病:毛细血管扩张及萎缩较突出;③ Majochi 病:损害倾向于环状分布,且更为表浅。

【防治】

保护皮肤勿长期反复直接暴露于热源的刺激,改善局部循环。轻度损害,若不再接触,可渐消退。皮损局部可外用积雪苷霜和一般润肤霜。若反复暴露,色素沉着常持久。萎缩性损害多为永久性。角化过度性损害宜密切随访,可外用 5 - 氟尿嘧啶软膏或手术切除。

24.7.2 粟粒疹(miliaria)

【同义名】

痱。

【定义】

粟粒疹是当外界气温增高而湿度大、出汗不畅时发生的小水疱和丘疹。

【病因】

由于在高温闷热潮湿环境下出汗过多和蒸发不畅,使表皮角质层浸渍肿胀,致汗孔堵塞,汗管破裂,汗液外溢渗入周围组织发生刺激而引起发病。紫外线照射、汗管远端的电荷变化、汗液的浸渍、角质层过度脱脂及表皮较多的细菌繁殖,均能导致汗孔闭塞,汗液排泄受阻,汗管破裂。任何妨碍汗液蒸发的因素,如通风差、湿度高、着衣过多等,皆可促发或加剧病情。

【临床表现】

表现有 3 种:① 红色粟粒疹,又称红痱(miliaria rubra)或称痱子(prickly heat),临床上最多见;② 晶形粟粒疹,又称白痱(miliaria crystallina, sudamina),多见于卧床不起、高热或慢性消耗性疾病和手术后体虚者;③ 深痱(miliaria profunda),常见于复发性红色粟粒疹,多见于热带地区。

(1) 红痱

肥胖婴儿、久病衰弱及青年患者最多,男女均

可发生。除掌跖外,可发生在体表任何部位,但惯发于出汗多且不易蒸发的部位,如额、颈、胸背、肘窝、腋窝、腘窝及儿童的头面部,损害为一致性针头大小的红色丘疹,周围绕以红晕,彼此密集成片。丘疹顶端有细小水疱,炎症反应明显时可表现为小脓疱(称脓痱),破后结痂细小而薄,不数日即行消失。伴以轻重不等的痒或烧灼感,特别在劳动时受太阳照晒后及吃热饭时加剧,损害常一批消退一批再发。如气候转凉皮疹可于数日内干涸,轻度脱屑而愈。患处皮肤感觉干燥微热,出汗停止。重则发生轻微脱屑现象。轻微病例数日即愈,严重病例往往因继发感染如毛囊炎、疖或脓肿,而延长至数周。

(2) 白痱

损害主要为针尖到针头大小、色白而透明水疱,如同露珠,无炎症,壁薄易破,成批出现,常集中于身体某个部位,如颈、胸、腹或腰部两侧,无自觉症状。多于 1~2 天内吸收,有轻微脱屑。

(3) 深痱

损害为淡白坚实的无炎性反应的丘疹和水疱,多见于躯干,也可波及肢体,无痒或其他不适。除面、腋窝和掌跖外,汗腺在真皮上部阻塞,不出汗,主要见于热带地区。

【诊断】

根据临床症状、损害特征及发病季节,便可诊断。与夏季皮炎不同,后者病史、发炎的程度及损害的分布,皆不同于本病。

【组织病理】

红痱:表皮内汗管阻塞,破裂位置在棘层。

白痱:病变主要在小汗腺汗管的极浅部分,水疱发生在角质层下。

深痱:汗管阻塞的水平在真皮上部。

【治疗】

以局部治疗为主,以清凉、止痒、消炎、保护为治则。局部可用温水洗净,揩干后宜采用水粉剂或粉剂,如炉甘石洗剂、含有樟脑和薄荷的扑粉或痱子粉等外搽,1 日多次,如皮肤能耐受,也可酌情应用痱子水等低浓度酊剂,忌用软膏、糊剂及油类制剂。避免热水和肥皂洗烫。若有继发感染可按具体情况,予以相应处理(详见第 13 章《细菌性皮

肤病》)。较严重病例可应用清热、解暑、化湿的中药,如口服金银花露或香薷饮加减等。小儿可常以绿豆汤或地骨皮煎水代茶。

【预防】

注意防暑降温,居住或工作场所应当通风,避免过热,特别是孕妇,尤应如此。在夏季婴儿睡时,应多予以翻身。注意个人卫生,穿衣不可过多,衣服宜宽大吸汗,常洗澡,勤换内衣,经常清洗皮肤并保持清洁干燥,婴儿浴后可扑以痱子粉。出大汗时,不要跳在冷水池中,以免汗闭生病。

24.7.3　夏季皮炎(dermatitis aestivale)

本病是夏季常见皮肤病,系由于持续高温和闷热而引起的一种季节性炎症性皮肤病。其发病可能和汗液的刺激、局部的摩擦以及各种物理、化学因素的激惹有关。多见于 30 岁以上的成年人,尤其是在高温环境(30℃以上)中工作者,女性较多见。

皮损通常发生在四肢伸侧,但也可发生于股部、手臂及躯干等处,尤以两小腿胫前区皮肤更为多见,常对称发生。初起为针头到粟米大小密集红斑,继之可出现小丘疹和丘疱疹。自觉瘙痒和轻度灼热感。由于奇痒难忍而搔抓,引起较多线条状抓痕和血痂及淡褐色素沉着。病情与气温和湿度密切相关:气温高、湿度大、持续天数长,则发病增多,皮损加剧,瘙痒明显。天气凉爽后皮损很快消退而愈。

防治以保持室内通风散热和皮肤清洁干燥为主。患者不宜穿闷气、不通风的衣裤。患处常用清水冲洗,干毛巾轻揩干后涂清凉止痒剂和薄荷酒精溶液、铝涂剂或含有地塞米松的止痒搽剂。口服清暑解毒冲剂,剧痒时酌情口服抗组胺药。

(廖康煌　马　莉)

24.7.4　皲裂(rhagades, fissures)

【定义】

皲裂是主要发生在手足的常见皮肤病,冬季多见,皮肤干裂有痛感,影响劳动和工作。

【简史】

相传春秋时期的宋国,已有关于本病的记载并能制防治手部皲裂的良药。公元 620 年巢元方著《诸病源候论》中对皲裂做了较详的说明:"皲裂者,肌肉破也。言冬时触冒风寒,手足破,故谓之皲裂。"可是直到现在,国外医学文献中,还只有皲裂这个症状,而无皲裂这个病名。我们在 1962 年将其作为一独立疾病列入皮肤病学大学教材。杨国亮等曾对本病做了详细的调查和研究(皮肤病防治研究通讯,1977(3):140—156),之后国内有较多关于本病的报道。

【病因及发病机制】

病因随不同发病部位而异,主要因表皮增厚、干燥和局部动作而引起。正常皮肤柔软而薄,富于弹性,不会发生皲裂;掌跖皮肤较厚,在日常工作劳动不断摩擦的过程中,可变得更厚且失去弹性,为皲裂的发生创造了条件;加上寒冬干燥、皮脂和汗腺分泌减少,使皮肤缺少滋润而变干、变脆。在这种情况下,由于局部动作对皮肤的牵拉,产生了皲裂。因而局部活动是产生本病的决定性因素。在劳动人民中特别是在寒冷季节从事露天作业及接触溶脂性、吸水性或碱性物质的工作人员中多见。

此外,某些皮肤病如掌跖慢性湿疹、手足癣、掌跖角化症、鱼鳞病、手背和手指伸侧的冻疮等,在某些情况下均可发生皲裂。

黏膜皲裂发生于舌面、口角、下唇、肛周等部位。舌裂可能由于维生素 B_2 缺乏等引起。口角或唇裂,可能与维生素缺乏、念珠菌或链球菌感染有关。肛裂则常由于慢性炎症引起。

【临床表现】

皲裂发展的过程,可以分为 3 个阶段,即皱裂、龟裂和皲裂。损害为深浅、长短不一的裂口,在皮肤角质层厚处更深,甚至出血,常有疼痛。惯发于手指和手掌屈侧、足跟、趾底、趾缝和足侧等处。

【防治】

根据病因处理。将皲裂处厚硬的表皮稍削薄一点,可以减轻疼痛。削薄后浸泡于热水中 10 多分钟或更久些,以使皮肤滋润,拭干后外搽 15%尿素脂、复方尿囊素霜或10%硫黄水杨酸软膏等,每日1~2次。防重于治,在冬季未发生皲裂前,照上法处理,或经常外搽油脂和防裂膏,并注意保温防冻。

(马　莉　杨国亮)

24.7.5　摩擦红斑(erythema intertrigo)

【同义名】

擦烂红斑、间擦疹。

【定义】

摩擦红斑系指皮肤的皱襞部位由于温暖、潮湿、互相摩擦等刺激引起的皮炎。

【病因】

主要为皮肤天然皱襞的相对皮面,因上述诸原因的刺激,使局部皮肤血管扩张充血所致。

【临床表现】

本病好发于容易摩擦或污秽排出物(如尿液、白带等)容易滞积的皮肤天然皱襞部位,如颈部、腋窝、乳房下、脐周、腹股沟、关节屈面、肛门周围、指和趾缝等处,特别以肥胖者为然。婴儿则多发生于颈部和肛周。

初起,损害为局限性鲜红或暗红色、边界清楚、呈一定水肿性的斑片。若处理及时,损害可很快消退,若炎症继续进展,可出现丘疹、水疱,以致糜烂渗出,严重者还可发展成溃疡。主觉瘙痒、灼热,重者有疼痛感。

【鉴别诊断】

需与下列各病做鉴别。

湿疹:损害不局限于皱襞部位,患处可见红斑、丘疹、水疱等多形性皮疹,边缘常不明显。

念珠菌性皮炎:一般不难鉴别,但发生于小儿颈部、阴部、股部皱襞等处的念珠菌病,有时颇似摩擦红斑;但皮损周围常有散在的、顶平而圆形的针头大小丘疹,常有环状白色鳞屑。做真菌直接检查,可见到菌丝或成群的芽孢。

【治疗】

早期红斑阶段治疗多用扑粉(如由氧化锌、滑石粉、淀粉配成的扑粉)。如痒重可加1%薄荷和2%~5%樟脑,每日多次,以保持局部干燥。避用肥皂热水洗擦,避用软膏。

如已发生糜烂或渗液较多时,可用3%酸溶液湿敷,日换3~4次,俟干燥或渗液减少时,改用0.5%新霉素3%松馏油糊剂外用。若继发细菌性或念珠菌感染应及时选用有效抗生素或制霉菌素制剂。

【预防】

经常保持皮肤皱襞部位的清洁与干燥,最简便的方法是清洗后扑粉。

24.7.6　鸡眼(corns, clavus)

【定义】

鸡眼系指足跖或足趾因长期被挤压或摩擦而发生的一种圆锥形鸡眼状角质增生物。

【病因】

好发于经常行走或长久站立的人中,往往与职业有关。其重要诱因是局部摩擦和外压,如穿不合适的靴鞋,脚被长期刺激和摩擦,故往往两足同时发病,且多见于较消瘦的青壮年中。

【临床表现】

鸡眼为嵌入皮内的圆锥形角质栓,一般自针头到黄豆或更大,黄色或灰黄色,圆锥的尖端伸入皮内,呈楔状,底面扁平露于皮外,若用刀将其表面的角质物削去,在中央可见一坚硬的针状角质栓塞,外周有一圈透明的淡黄色环,呈鸡眼状。大多为1~2个,偶有多发者,一般不易自愈,若去除致病因素,也能自然消失。

鸡眼有硬软之分,硬鸡眼好发于足底以及小趾外侧、趾背等骨突出或易受压摩擦处,圆或卵圆形,表面扁平,质硬,呈淡黄色,其尖端可深达真皮的乳头层,在站立或行走时,往往因其压迫乳头层的感觉神经而有剧痛,致走路艰难。软鸡眼多发生于相邻两趾之间的一趾,由于潮湿而被浸软,因而变为灰白色,且有臭味。

【组织病理】

组织象示鸡眼由排列在圆锥形核心周围的致密的角质性板层组成,真皮因受压乳头变平,有少量细胞浸润。

【诊断】

根据好发部位、圆锥形角质栓并伴压痛,易于诊断。需鉴别的有胼胝和跖疣,见表24-2。

表 24－2 鸡眼、胼胝、跖疣的鉴别

病名	颜色	外　形	境　界	表　面	压　痛
鸡眼	黄	与皮面平或稍隆起	局限	皮纹清楚	顶压痛
胼胝	黄	中厚边薄的角质板	不清楚	皮纹清楚	不明显
跖疣	灰	中央稍凹	局限	无正常皮纹、挖剥角质后见刺状物,并易出血	捏两侧则痛

【治疗】

应穿合适而柔软的靴鞋,或以有孔的小片海绵垫保护局部避免受压。治疗时宜先用热水将患处泡软,削去表面角质层后,保护周围,露出鸡眼,然后外敷各种强角质剥脱剂,如市售鸡眼膏、15%柳酸乳酸雷琐辛软膏、40%氢氧化钾淀粉糊、含80%柳酸的鸡眼散、10%硝酸银液等,每隔数天重复 1 次,直到将尖端挖出为止。鸡眼若无感染,可用挖出法去除,方法是用尖头手术刀划开一侧皮损角质增厚处,以有钩镊子夹住并沿青线进刀(青线即角质增厚部和正常皮肤的分界线,呈淡青灰色),逐渐深入,将圆锥形角质物连同基底部白膜挖出。挖出后立即行走不痛,至少可 2 个月不痛和不发。若再发可再挖,一般 1~2 次,个别 5~6次均可痊愈。上述挖出法可结合外敷法合并治疗。

24.7.7 胼胝(callus, callosity)

俗名老茧。

【定义】

皮肤长期受压迫和摩擦的部位发生硬而平滑的角质增厚,一般不影响健康和劳动,且可起一定的保护作用。

【病因】

胼胝系长期的机械刺激所引起,好发于足底部。主要系畸形足的异常步态、不合适的靴鞋使局部长期受摩擦和挤压所致。体力劳动者多发于手掌掌面指和指间关节的近侧,因某一职业而有某一特定的好发部位而被作为职业性“标志”。也可见于神经质儿童,因咬指癖而使指端或手背处发生胼胝。

【临床表现】

胼胝为一局限性的角质板,呈蜡黄、黄白或黄褐色,扁平或微隆起,质硬,光滑,半透明,中厚边薄,境界不明显,表面皮纹清晰可见,局部汗液分泌减少,感觉迟钝,发病徐缓,无自觉症状。严重者有压痛。起病较急者,常继摩擦起疱而形成,疼痛较明显。

【组织病理】

示角化过度,粒层增厚,乳头变平,真皮轻度炎症变化。

【诊断】

诊断容易。与鸡眼、跖疣的鉴别见 24.7.6《鸡眼》一节。偶需与掌跖角化症鉴别,此为一先天性角化过度性疾患,常对称发生,掌跖普遍性角质增厚,表面粗糙,无长期受压摩擦史,可加鉴别。

【治疗】

由于胼胝具有一定的保护作用,一般不需治疗。如能去除病因,多能渐愈。较大有症状者,可用热水浸软,用刀削薄,外涂角质剥脱剂,如硫黄水杨酸软膏、30%水杨酸火棉胶,维 A 酸乳膏等。

24.7.8 褥疮(decubitus)

【同义名】

压疮(pressure sores)、bedsore。

【定义】

褥疮系身体局部长期受压,使血液循环受到障碍,引起皮肤及皮下组织缺血而发生水疱、溃疡或坏疽。

【病因】

一般来说,长期卧床、体质衰弱、翻身活动不方便及肢体感觉迟钝的患者易发生褥疮。临床上常见于以下 3 类患者:① 昏迷及瘫痪患者,因常处于被动体位,身体经常受压,皮肤感觉迟钝或丧失,易受擦伤,不被察觉,加上大小便失禁,皮肤浸渍糜烂;② 卧床不起体质衰弱的患者,皮肤的血液循环及营养状态均较差;③ 骨折后长期固定或卧床的患者,因石膏、夹板、牵引装置的衬垫不当,或床铺硬而不平,使局部长期受压和被汗水浸渍。在上述这些患者中,若过度消瘦、皮肤变薄、受压相对较强,或过度肥胖自身负重大、较厚的皮下脂肪层血供少,以及一些水肿患者因皮肤弹性减弱、血流减少及动脉硬化使皮肤相对缺氧,均易促使褥疮形成。

【发病机制】

长期压迫且集中于身体某一较小范围内,足以使局部血液循环受压而致组织缺氧引起损伤或血管性坏死。若继续受压,病变进展可使全层皮肤坏死缺失。产生的溃疡常招致细菌感染。由于溃疡基部及边缘的毛细血管和静脉淤血,加之逐渐形成大量肉芽组织,往往使抗生素系统应用的效果大大减弱,因而使溃疡或坏疽区在皮下迅速穿掘扩大,数天内即可使其直径达 3~6 cm。穿掘范围可距溃疡外观边缘达 8~10 cm,向深部发展可累及骨膜甚或骨质,引起局灶性骨膜炎或广泛性骨髓炎。

【临床表现】

褥疮一般发生于无肌肉覆盖或肌肉菲薄而又常常受压的骨骼突起部位,常见在尾骶部、足外踝及足跟等处。尾骶部褥疮也和患者长期卧床的体位有关。侧卧时,髂前上棘及耳郭部位也可发生。

根据发展过程的不同阶段,可分为 3 度。

第Ⅰ度:是褥疮发生的最早表现,局部红斑、水肿、感觉麻木或有触痛,解除压力后迟迟不能复原,但经处理后数天内可好转。

第Ⅱ度:表皮呈紫黑色,去除压力后不见好转,或出现水疱,或皮肤松解剥脱,形成糜烂面。

第Ⅲ度:溃疡形成,浅者达皮下脂肪层,深者可达骨组织,继发感染后脓液多,且有臭味。

1990 年 Yarkony 介绍一种新的褥疮分级法,即 Y - K 分级法:

Ⅰ级 A:红斑持续 30 分钟至 24 小时;

Ⅰ级 B:红斑持续存在超过 24 小时;

Ⅱ级:表皮和(或)真皮溃疡未及皮下脂肪;

Ⅲ级:溃疡深及皮下脂肪未及肌肉;

Ⅳ级:深及肌肉和筋膜,未达骨面;

Ⅴ级:深及骨面但未累及关节腔;

Ⅵ级:累及关节腔。

上述过程一般由轻到重,逐渐发展。但在个别情况下,由于受压部深浅层组织同时缺血,缺氧

而产生坏死,致使褥疮急剧发生。通常称"坏疽性褥疮",局部皮肤初呈暗红色或紫色斑,指压不褪色,伴有剧痛或可能局部麻木,以后斑片迅速扩大,呈暗紫色继而坏死(此时多已无痛觉),坏死组织覆以痂皮,脱落后形成溃疡,常深达肌层或骨骼,极易招致严重感染,迅速恶化。

褥疮常伴继发细菌感染,特别是铜绿假单胞菌感染,可致局部蜂窝织炎、脓肿、骨膜炎、骨髓炎以及败血症。由于大量组织坏死,可迅速加重患者的恶病质状态,常伴贫血及不同程度的氮质滞留,或钙质沉着。

【预防】

褥疮是对卧床患者威胁性较大的主要合并症之一,一旦发生褥疮,治疗较为困难,但只要认真细致地做好护理工作,褥疮是完全可以预防的。预防褥疮发生的主要措施有以下几点:

一,加强责任心,坚持经常性的护理制度。对昏迷、瘫痪、卧床不起和体质衰弱患者,必须加强基础护理,发现症状及时处理。

二,避免局部受压。对上述患者必须每隔 2~4 小时翻身一次或转换体位,并及时按摩受压部位,动作要轻柔,不能随便拉拽,以免受压部位擦伤。石膏、夹板、牵引架固定者,衬垫应松软适度,尤其需注意骨突部位。对一些消瘦易受压处,必要时可使之悬空,如使用气圈、棉圈或四周衬以棉垫等。

三,保护皮肤清洁干燥,及时处理失禁的大小便及过多的汗液,勿使受压部位潮湿浸渍。

四,保持床面干坦、整洁、柔软,勿使床单、衣裤皱缩在受压部位。

五,改善局部血液循环,经常用 50% 酒精按摩局部,按摩后外涂滑石粉,每日 2~4 次。

【治疗】

治疗褥疮应尽可能早期开始,原则是立即使患处不再受压,促进局部血液循环,加强创面处理。

Ⅰ度褥疮:定时按摩,变换体位,局部酒精涂搽和烘烤,若炎症显著,可用 0.5% 新霉素溶液等湿敷。

Ⅱ度褥疮:外涂抗生素软膏后覆以无菌纱布,

根据创面情况可外用甲紫液、中药生肌散等。

Ⅲ度褥疮：必须清除所有腐肉，反复清创。溃疡小者可外用0.5%硝酸银湿敷以根除感染，或搽用酒花素油剂、康复新滴剂等以促使肉芽组织形成。溃疡大而清洁者必要时采用分层皮片移植，或覆以全层皮瓣。对坏疽性溃疡，应去除坏死组织，充分引流后再按上述处理。

褥疮患者宜给高蛋白质饮食。经常化验血红蛋白和血尿素氮，必要时输全血并纠正氮质滞留倾向。严重患者需加强支持疗法，每天保证16 747 kJ热量和150 g蛋白质，创面脓液宜经常培养并做药敏，选择适当抗生素制剂外用，若无全身广泛感染迹象，一般不需系统使用抗生素。

24.7.9　足跟瘀斑（black heel）

【同义名】

calcaneal petechiae、talon noir、chromidrose plantaire。

【发病情况】

本病是发生于一侧或两侧足跟的无症状性蓝黑色素性斑。1962年首先在法国报道，均见于健壮的青年人中，女性明显多于男性，真正的病因不明。从损害色素的来源推测是由于真皮表浅毛细血管破裂所致，由此引起血红蛋白通过表皮和角层的代谢排出而引起蓝黑色。往往起源于外伤，例如在篮球、排球、网球或足球等运动中，由于足与鞋相碰击引起，此可解释有时在学校中"流行"的原因。也有提出本病可能是青春期血小板减少性紫癜的出血性综合征的一部分。

【临床表现】

损害为密集成群的蓝黑色色素沉着斑点，境界不清，常突然见于一侧或两侧足跟的后背或侧部，直接在足的角化过度边缘之上方，跖部罕见受累及，无主觉症状。

【组织病理】

真皮乳头层内见红细胞外渗，角层内示无定形的黄褐色物质圆形集聚，此是溶解的红细胞，此种无定形物质不被Peri染色染成蓝色（含铁血黄素可染成蓝色），但对过氧化酶和联苯胺呈阳性反应，证明此种物质来源于血红蛋白。

【诊断】

损害与文身或黑素瘤颇相似，在临床上有误认为是恶性黑素瘤，但从皮损的发生发展，一般不难区别。病理检查有诊断意义。

【治疗】

患处适当保护，让其慢慢自然吸收，一般无需处理。

24.7.10　足跟压力性疼痛性丘疹（painful piezogenic pedal papules）

又称疼痛性脂肪疝形成（painful fat herniation）。

本病是引起足部疼痛的一个不寻常原因，首先由Shelley等于1968年报道。损害为在足跟非负重部位出现柔软的皮色丘疹，圆形，一般数毫米大小，数目10~40个不等，使足跟呈鹅卵石路面外观。其特征是当站立时明显，且有疼痛，久站、负重和行路多时疼痛加剧，一旦去除负重压力，丘疹及疼痛也随之消失；因此，实际上是一种"假性丘疹"。病因不明，但很可能是由于站立时足跟非负重处的皮下脂肪及其血管神经在负重压力下，通过筋膜层"疝孔"而形成的。也可能与真皮胶原组织和弹性纤维的损伤和变性有关。避免长期站立是减轻症状的有效方法；此外，将足跟负重向前移的方法，如穿高跟鞋也可使疼痛部分缓解。

24.7.11　摩擦性苔藓样疹（frictional lichnoid eruptions）

【同义名】

儿童丘疹性皮炎（juvenile papular dermatitis）、肘膝复发性夏季糠疹（recurrent "summertime" pityriasis of the elbows and knees）。

【定义】

本病是在儿童期发生于手背、前臂、肘和膝部的丘疹性皮炎。

【病因】

本病是儿童对外界刺激的一种非特异性皮肤反应，确切原因不明。均见于3~12岁儿童，特别是男孩。多数于夏季发生。往往有新近某刺激物接触史，如在室外地上、沙土上或在地毯和粗制羊毛毯上爬行游戏,挖沙子玩等。

【临床表现】

皮损局限于手背、前臂,有时见于指节、肘、膝等易受刺激摩擦的暴露部位,偶见广泛累及腕、足和躯干处。损害为 1~3 mm 直径、多角形或圆形小丘疹,细密成群,但不融合,平顶或圆顶,覆有微细糠秕样鳞屑,呈苔藓样。一般淡色,较重者可淡红,瘙痒或轻或无。本病具自限性,但若再暴露于原刺激因素易复发。

【组织病理】

示非特异性改变,包括角化过度、棘层肥厚和真皮轻度淋巴细胞浸润。

【诊断及鉴别诊断】

需与儿童期常见的虫咬皮炎和毛虫皮炎相鉴别。此两者分布无一定规律,丘疹可较大,水肿及炎症往往明显,主觉瘙痒剧烈可以鉴别。有时与 Gianotti-Crosti 综合征(儿童丘疹性肢端皮炎)不易区分,但后者皮疹较泛发,丘疹可达绿豆大,较扁平且较红,可有肝肿大,为乙肝病毒自然感染所致。

【治疗】

对症处理。一般可外用糖皮质激素或焦油类制剂。

(廖康煌　马　莉)

24.7.12　鼻毛假性毛囊炎(pseudofolliculitis vibrissa)

鼻毛假性毛囊炎是假性毛囊炎的一种,好发于爱剪修鼻毛及鼻毛有卷曲倾向的人。剪修后的鼻毛,因其锐利的断端有卷曲倾向,反向生长入毛囊或与毛囊相邻接的组织,导致炎症性的异物反应。临床上于鼻前庭处有疼痛性的红色丘疹、脓性丘疹或小结节。需切开损害,除去倒长的鼻毛,方可痊愈。抗生素治疗无效。

(马　莉　冯树芳)

24.7.13　裂缝性肉芽肿(granuloma fissuratum)

由于慢性机械或化学性刺激引起的中央有一深陷裂缝的局限性肉芽肿。常因配戴不合适的眼镜架引起,发生在口腔齿槽缘部位的往往系不合适的假牙所致,又称为裂缝龈瘤(epulis fissuratum)。

皮损多位于耳后皱襞上侧,或鼻根和眼内眦间承受和紧密接触眼镜架的部位。其发展程度及坚实度决定于局部接受刺激的强度和病期,初仅为稍隆起之小结节,淡红到暗红色,在数月过程中可发展到直径 1~2 cm 或更大之结节,淡白或肉色,质坚硬,表面光滑稍隆起,中央往往有一深陷的裂缝。无触痛,有时边缘卷起呈圆盘状,颇似基底细胞癌。局部因刺激有不适和疼痛感。一般症状轻微,无触痛,病程缓慢。

组织象示慢性炎症,而无肉芽肿结构。表皮增生,角化过度,棘层肥厚,真皮肥厚,真皮轻度局灶性纤维化,浅层毛细血管扩张及慢性炎症细胞浸润。

根据发生之典型部位及慢性刺激的病史,结合肉芽肿样的损害中央有裂缝,不难诊断。有时需与基底细胞癌鉴别,后者边缘呈透明的珍珠母样表现,组织病理检查可加区别。找出原因,去除刺激,早期损害往往可自行消退,不必处理;但若纤维化较明显时,可用刮匙刮除,或用电干燥法、激光、手术去除之。

(廖康煌　马　莉)

第 25 章　免疫性结缔组织病

目　录

第 25 章

免疫性结缔组织病

25.1 概　论

传统的免疫性结缔组织病包括红斑狼疮、皮肌炎、硬皮病、结节性多动脉炎、类风湿关节炎和风湿热,根据它们具有共同的或重叠的临床表现、组织病理和免疫学特点,被归在一起。以往称胶原病,系 Klemperer 于 1942 年首先提出来的,他当时将纤维蛋白样变性认作为胶原纤维变性的产物。随着组织生化等方面的进展,发现这组疾病中有些胶原本身在代谢和结构上并无原发性异常,如纤维样蛋白中不含有羟脯氨酸,而羟脯氨酸则是胶原纤维的组成成分;有些甚至并不出现胶原结构和代谢的异常,同时病理变化不仅局限在胶原纤维,因此,胶原病的称呼不够确切。其后有人认为这类病的结缔组织(指疏松结缔组织)均具有黏液样水肿和纤维蛋白样变性以及坏死性血管炎的基本病变,故又改称为结缔组织病。

结缔组织主要包括疏松结缔组织、致密结缔组织、脂肪组织和网状组织等。疏松结缔组织是由基质(系一胶样无定形均匀的黏多糖和蛋白质复合物,充满纤维和细胞间隙)、纤维(胶原纤维、弹性纤维、网状纤维)和细胞(成纤维细胞、组织细胞、肥大细胞以及外来细胞——血液白细胞)组成。结缔组织广泛地分布于全身各处,特别是血管壁、心内膜、肾、滑膜等部位,因此一旦发病,可出现皮肤或内脏器官的症状。

结缔组织病有广义和狭义之分,广义者指不论何因,只要主要病变在结缔组织者即是,其中因免疫机制紊乱致病者称"免疫性结缔组织病",因代谢障碍致病者称"代谢性结缔组织病",此外,有

先天性、老化、脏器纤维化、肿瘤等。狭义者仅指全身炎症性结缔组织病(也称自身结缔组织病),病变累及全身结缔组织,即使临床上表现仅局限于某一脏器,但病理解剖所见病变广泛存在于其他脏器。

此后随着免疫学的迅猛进展,对本组疾病有了进一步的认识。有人根据这类疾病的自然发病,确切病因不明,有遗传史,好发于生育年龄的妇女,临床上多种器官累及,临床表现的多种多样,血中可测出多种自身抗体,并且滴度高,且靶器官受累后出现一系列症状,病变中有大量淋巴细胞和浆细胞浸润以及应用皮质激素和免疫调节剂有效,提出采用自身免疫性疾病(属原发性非器官特异性自身免疫性疾病)的名称。然而本组疾病中仅系统性红斑狼疮才较符合上述自身免疫性疾病诊断的要求,本组内其他疾病则尚未完全符合上述标准,且该病名涉及的范围太广,故目前尚未被广泛采用。

近年来,已将本组疾病归入风湿病范畴中,并成立风湿病科对其进行诊治和研究。所谓风湿病是泛指影响骨、关节及其周围软组织,如肌肉、滑囊、肌腱、筋膜、神经等的一组疾病,不论其发病原因是感染性的(如 Lame 病、淋球菌性关节炎等)、免疫性的(如类风湿关节炎、系统性红斑狼疮等)、代谢性的(如痛风等结晶性关节炎)、内分泌性的(如肢端肥大症、甲状旁腺功能亢进症等)、地理环境性的(如大骨节病、氟中毒等)、肿瘤性的(如骨瘤、多发性骨髓瘤等)等,因此范围十分广泛,与皮肤科相关的疾病只是其中一部分,如改称风湿病,范围未免过大。且按照美国风湿病学会对关节炎和风湿性疾病的命名和分类(1983),传统概念的

结缔组织病被列于弥漫性结缔组织病项下,因此本书仍沿用结缔组织病的名称。

本组疾病虽然在某些方面有共同的临床特征,如长期不规则发热、关节痛、肌肉痛、不同程度的皮肤内脏损害、病程缓解和加剧交替、共同的结缔组织病理变化和免疫学异常(如免疫球蛋白增高、LE 细胞和抗核抗体检测阳性),但亦各有其特异处。如系统性红斑狼疮中颜面蝶形红斑,疣状心内膜炎、肾铁丝圈样损害、脾小动脉周围同心性纤维化;皮肌炎中横纹肌的非化脓性炎症和变性;硬皮病中以皮肤及其小血管结缔组织纤维硬化为主,以后食管、肠壁、心肺等出现纤维硬化和病程末期常发生肾血管球性硬化;结节性多动脉炎的特点为中小型动脉损害,在皮肤上表现为沿血管排列的结节和网状青斑,肾、肠道和皮肤常为受累组织;类风湿关节炎主要累及关节滑膜等组织并伴有关节强硬和畸形;风湿热主要侵犯心脏和关节,多次复发者遗留永久性瓣膜损害。

免疫性结缔组织病大都发生于有一定的遗传背景人群中,特别与 HLA 有相关性(表 25 - 1)。遗传学方面的研究,目前已成为结缔组织病研究领域中的热点之一。

表 25 - 1　免疫性结缔组织病与 HLA 的相关性

病　　种	与 HLA 的相关性
类风湿关节炎	DR4,DR1 等
系统性红斑狼疮	B8,DR2,DR3,DQB1,DQA1 等
原发性干燥综合征	DR2,DR3,DR52 等
多发性肌炎	B8,DR3,DRW52 等
硬皮病	DR1,DR3,DR5,C4A * QO 等

对本组疾病,国际上已制订有不同疾病的分类标准,以便研究结果可相比较。任何标准皆有其敏感性和特异性,如敏感性和特异性均为100%,则分类标准即为诊断标准,而事实上目前尚无这样的标准,因此分类标准不等同于诊断标准,尽管分类标准在诊断上有一定的价值,临床医生决然不能将其绝对化,不能认为凡符合标准者准是该病,凡不符合标准者即不是该病。临床诊断应基于一个综合性判断。

本组疾病的治疗有经典的金字塔方案,即从非类固醇消炎药等一线药物开始,逐步升级用二线药物如抗疟药、金制剂和雷公藤等,如无效再加用三线,四线药物如糖皮质激素、细胞毒药物、免疫疗法或其他实验治疗。近年来有人倡导用下台阶方案,即主张一开始即用多种药物联合治疗,早期使用二线、三线等药物,一旦控制病情后逐步撤药,最终以一种简单的,副作用少的药物维持,这样可减轻致残和内脏损害。医生可根据自己的经验,结合患者的具体情况,及其对药物的耐受性,选择何种方案进行治疗。

25.2　红斑狼疮(lupus erythematosus,LE)

红斑狼疮是一种光谱类似性疾病,从单纯皮肤累及到系统性损害,临床上分盘状狼疮、亚急性红斑狼疮和系统性红斑狼疮(SLE)。SLE 多见于女性,可累及全身多脏器、病程呈慢性反复的自身免疫性疾病。

本病在大多数病例中起病缓慢,呈亚急性和慢性经过,缓解与复发交替出现。近 10 余年来,随着对此病认识的不断提高,更由于免疫实验技术、皮肤病理的不断改进,早期、轻型和不典型病例被诊断的日见增多,有些患者呈一过性发作,经过数月的短暂病程后,症状可完全消失。少数重症患者除弥漫性肾小球增生性肾炎外,多数经过及时有效的治疗,病情可以缓解。近年来,由于糖皮质激素的合理使用,多种新的免疫抑制剂、生物制剂、血浆交换疗法、中西医结合治疗等应用,使本病的预后有一定程度的改善。

本病以累及女性为多,男女之比为 1∶7~1∶9。发病年龄以 20~40 岁为最多,但幼儿和老年人亦可发病。近 20 年的发病数为妇女中的 1/2 000,有些地区可高达 1/250。

【分类】

20 世纪 50 年代采用 Bundick 和 Ellis 分类法,分为局限性盘状红斑狼疮和播散性红斑狼疮两类,后者又可分为急性、亚急性和慢性播散型红斑狼疮(又称播散性盘状红斑狼疮)。

随着对本病的日趋广泛和深入的研究,近年

来出现了不少新分类方法,北村根据不同皮损性质,将本病分成:① 不全型(顿挫型);② 慢性盘状干燥型;③ 慢性盘状渗出型;④ 色素增生型;⑤ 慢性播散型;⑥ 急性播散型。

Martin(1973)将本病分为:① 隐性红斑狼疮;② 有特异性皮损而无系统性症状者;③ 有特异性皮损也有系统性症状者;④ 有系统性症状而无特异性皮损者。

经典的分类,根据患者皮损,不论其有否皮损外病变,分为:慢性皮肤型红斑狼疮(CCLE)、亚急性皮肤型红斑狼疮(SCLE)和急性红斑狼疮。CCLE 又分:① 局限性盘状红斑狼疮;② 泛发性盘状红斑狼疮;③ 肥厚性(疣状)盘状红斑狼疮(VLE);④ 深部红斑狼疮(LEP);⑤ 肿胀性红斑狼疮(TLE);⑥ 冻疮样红斑狼疮(CHLE)。急性红斑狼疮(ACLE)又分:① 面(颧)部红斑;② 面、头皮、颈、上胸、肩、臂伸面和手背红斑;③ 大疱性或中毒性表皮松解样损害。

有人倾向只分盘状和系统型两型,前者又再分为:① 局限性盘状型;② 泛发性盘状型。又有人主张盘状型改为皮肤型红斑狼疮。

近来一般认为红斑狼疮为一病谱性疾病,局限性盘状红斑狼疮(DLE)和系统性红斑狼疮(SLE)为其两极端类型,中间有亚急性皮肤型红斑狼疮和深部红斑狼疮等。

【病因及发病机制】

本病病因至今尚未肯定,大量研究显示遗传、免疫异常、内分泌、感染和环境因素与本病的发病有关。

(1) 遗传

自1959年以来已建立了多种狼疮鼠的模型,目前研究较为广泛的自发型的狼疮鼠模型有3种,即 NZB/W F1,MRL/lpr 及 BXSB;人工诱导型狼疮小鼠,如 ALD - DNA 诱导的狼疮小鼠;基因调控型狼疮小鼠(转基因和基因敲除),用于特定基因研究。遗传因素在狼疮鼠发病中起决定性作用,并涉及多种基因。遗传背景上的差异,导致它们各自在免疫学异常和临床表现上均有一定区别。HLA 相关性研究最多的疾病是结缔组织疾病,如 HLA - DR4 与 RA 相关,HLA - B27 与 AS

相关,HLA - B5(51)与 Behçet 病相关。不同的地域、不同的人群以及不同的研究小组报道的研究结果不一样。人类家系调查的结论认为 SLE 是一种多基因遗传背景的疾病,对位于第6对染色体上的 HLA Ⅰ类、Ⅱ类和Ⅲ类基因以及非 HLA 基因已进行了深入的研究。目前认为 HLA Ⅱ类基因较Ⅰ类基因与 SLE 的相关性更为明显。已有多种采用不同参数探查法的研究设计运用于全基因组扫描以确认新的 SLE 易感位点。在已确认的连锁中,有8个 SLE 易感区域只能用狼疮表型进行独立重复。这些区域是 1q23、2q34、2q37、4p16、6p21、11p13、12q24 和 16q13,其中 4p16 的 SLE 连锁效应已在欧洲裔美国人中得到确立和证实。现已证实有3种来自不同连锁区域的基因可以解释这种连锁:6p21 的 MHC - DR、1q23 的 FcγRIIA 和 FcγRIIIA 以及 2q37 的 PDCD - 1。

HLA 与 SLE 相关的分子研究结果显示一些 HLA Ⅱ类基因位点所共有的特定序列(指基因所编码的氨基酸序列)与 SLE 患者中许多自身抗体的产生有关,即不同的 HLA 等位基因位点中的"共有表位"决定某种自身抗体的产生,因此带有"共有表位"的不同等位基因可产生相同的自身抗体。如核苷酸序列分析表明抗 dsDNA 抗体与 DQB1 * 0201, * 0602 和 * 0302 相关,其共有表位为 DQβ 链上第14位的甲硫氨酸和26位的亮氨酸;抗 Ro/SSA 与 DQA1 * 0501, * 0101, * 0104, * 0402 相关,其共有表位为 DQα1 链第34位的谷氨酰胺;抗 La/SSB 抗体与 DQB1 * 0201, * 0601, * 0604 和 * 0302 相关,其 DQβ 第26位上为亮氨酸;抗磷脂抗体与 DQB1 * 0301, * 0302 和 * 0602 相关,其分子的第三个超变区中第71~77位氨基酸序列为苏-精-丙-谷-亮-天冬-苏氨酸,第30位为酪氨酸,第38位为丙氨酸。由于特定的自身抗体常与相应的临床表现即临床亚型相关,因此 HLA 基因在"塑造"自身抗体谱的同时也"塑造"了 SLE 的临床亚型。

狼疮特异性皮疹与遗传因子相关性:近年来研究发现 HLA - A1、B8、DR3、DQ2、DRw52 和 C4null 与红斑狼疮皮疹的发生相关。单倍型 DRB1 * 0301 - B * 08.6 连锁 308A TNFα 多态促进因子及 HLA－DRB1＊1501 连锁补体 C1q、C2 及 C4 发生变异及多样化能促进皮肤光敏反应,被认为与紫外光刺激角质形成细胞产生 TNF－α 相关,致使 ACLE、SCLE 发生,还产生 Ro/SSA 抗体。HLA－B8 及 HLA－DR3 与 SCLE 患者的环形红斑皮损相关。HLA－A1、B8、DR3、B7 及 DR2 与 DLE 皮损密切相关。非 MHC 的许多基因片段,PD-1、PTPN22、pDC 表面的 FCGR、STAT4 基因、IRF5 基因的变异等也参与了 LE 皮疹的形成。遗传性补体缺陷也与 CLE 密切关联,C1q 缺陷的患者发生皮肤光敏反应的频率也较高,且能致使机体清除凋亡角质形成细胞的能力降低。C2、C4 缺陷也与 SCLE 发病相关。另外,C1 抑制剂、C1q、C2 及部分 C4b 缺陷也被报道与 DLE 发病有关。而 TREX1 基因错义突变(使核酸外切酶功能异常)能损害颗粒酶 A 介导的细胞死亡,与家族性冻疮性 LE 发生有关。此外,FCGR2A 也与 ACLE 相关,TYK2、IRF5、TNF－α 与 SCLE 有关,ITGAM 与 DLE 有关。Ro52/TRIM21 多态性也与 SLE 发生有关,而抗 Ro52 自身免疫抗体也与干燥综合征的发生密切相关。

HLA 的补体基因、TNFα 基因、热休克蛋白基因、TCRβ 链基因、免疫球蛋白重链(Gm)和轻链(Km)的同种异型和近年来报道的影响细胞凋亡的基因等也与 SLE 的发病有关。

总之,SLE 是一种多基因遗传性疾病。SLE 的遗传至少需要 4 个基因的参与,每一个基因可能影响免疫调节、蛋白降解、多肽的转运、免疫反应、补体、网状内皮系统、免疫球蛋白、细胞凋亡和性激素等一方面或若干方面,这些不同的基因缺陷的共同作用,导致明显的特异反应,产生各种病理过程和不同的临床表现。

(2) 免疫异常

一个具有 LE 遗传素质的人,在上述各种因素的作用下,使机体正常的自身免疫耐受机制破坏,发生多种免疫异常。

1) B 细胞功能异常

B 细胞分为 B1(T 细胞非依赖,CD5+,产生 IL-10,处理自身抗原),B2(T 细胞依赖,CD5-,处理 TD 抗原)。传统认为,B 细胞在 SLE 发病机

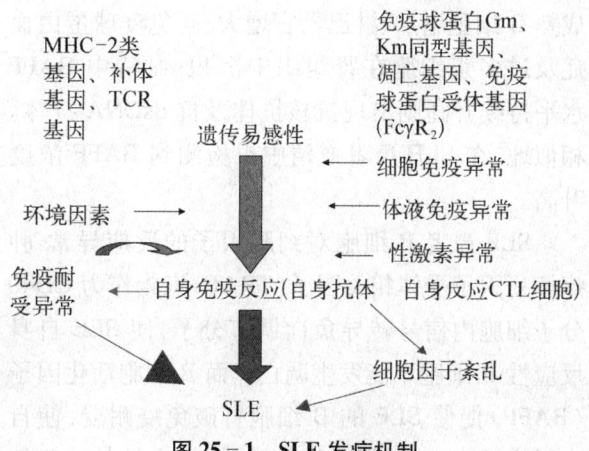

图 25－1　SLE 发病机制

制中的作用主要是抗体依赖性的,如免疫复合物介导的Ⅲ型免疫反应、依赖抗体的Ⅱ型细胞毒作用、刺激自身免疫细胞产生致病性细胞因子干扰素(IFN)－γ、肿瘤坏死因子(TNF)－α、白细胞介素(IL)－1 等。B 细胞过度增殖、自发产生多克隆免疫球蛋白和多种自身抗体是 SLE 的特点。新近研究发现非抗体依赖性 B 细胞功能异常,如 B 细胞的抗原提呈、激活 T 细胞并促进其分化、调节树突状细胞(DC)等功能异常,可能在 SLE 发病机制中作用更为重要。有学者在 SLE 模型鼠 MRL/lpr 研究发现 B 细胞不能分泌免疫球蛋白,但致 T 细胞活化,小鼠患肾炎。

B 细胞类型异常:SLE 患者外周血 CD19+ IgD+CD27- 初始 B 细胞减少比 CD19+IgD- CD27+ Bm 细胞减少明显,外周血 CD27+Bm 细胞比例升高。CD27- lgD- CD95+亚群 B 细胞与 SLE 活动度及血清学指标异常相关。CD5+B 细胞具有产生多种特异性自身反应抗体的功能。调节性 B 细胞(Breg)通过分泌抑制性细胞因子如 IL-10 及 TGF-β 介导免疫耐受、抑制过度炎性反应。有研究发现 SLE 患者中 Breg 介导的调节功能可能存在缺陷。

SLE 患者外周血 B 细胞 BAFF 表达异常:BAFF,一个促进 B 细胞发育、成熟、分化和增殖的 TNF 家族成员。具有生物活性的 BAFF 可与 B 细胞膜 BAFF 受体(TACI、BCMA、BR3)结合,刺激 B 细胞及浆细胞增殖、分化,并诱导 IgG 类型转化。在小鼠中通过转基因过度表达 BAFF,可出现 B 细胞异常分化并导致狼疮样综合征发生,出现

成熟 B 细胞增加、淋巴器官增大、高免疫球蛋白血症及过多浆细胞在肾组织中沉积;血清中 BAFF 水平持续升高则出现抗核抗体及抗 dsDNA 抗体。相似地,在 SLE 患者血清中也检测到 BAFF 浓度升高。

SLE 患者 B 细胞对细胞因子的反应异常 肿瘤坏死因子受体相关因子(TRAF)家族作为 CD40 分子细胞内信号转导负向调节分子,使 SLE 自身反应性 B 细胞不能发生凋亡。而 B 细胞活化因子(BAFF)促使 SLE 的 B 细胞打破免疫耐受,使自身反应性 B 细胞存活延长,持续产生抗体。T 细胞产生 IFN - γ 和 BAFF 共同作用促使 B 细胞的活化和成熟。SLE 患者 B 细胞对细胞因子存在着异常反应;同时,SLE 患者体内各种细胞因子的量和比例发生改变,特别是 IL - 6、IL - 10、IL - 17、IFN - γ 及 TNF - α。IL - 6 可以促进 B 细胞成熟、分化为浆细胞并促进抗体的分泌。健康人的 B 细胞并不表达 IL - 6 受体,而 SLE 患者大部分 B 细胞有 IL - 6 受体(IL - 6 R 及 gp130)。在 MRL/lpr 小鼠中,血清 IL - 6 浓度升高并直接诱导抗 DNA 抗体形成。在狼疮患者中,血清 IL - 6 可以直接诱导 B 细胞自发分泌抗 dsDNA 抗体。与此类似,IL - 10 在 SLE 发病机制中也起着作用。IL - 10 通过抑制 TNF - α、IL - 1、II - 6、IL - 8 及 IL - 12 分泌而抑制 T 细胞的功能,通过下调 MHC - II 及 B7 的表达而抑制抗原提呈细胞(APCs)的功能。然而,IL - 10 可以促进 B 细胞生存、增殖、分化,增强抗体分泌和 Ig 类型转变。因此,IL - 10 单克隆抗体可用于治疗 SLE 患者。

2) T 细胞亚群异常及功能失调

在 SLE,存在 T 细胞亚群数量和功能的异常:① 循环性 T 淋巴细胞减少。T 抑制细胞(CD8[+])和辅助细胞(CD4[+])均减少。② 抗淋巴细胞抗体存在。抗 T 淋巴细胞抗体与淋巴细胞结合后通过补体依赖性细胞毒作用或抗体依赖性细胞毒作用破坏淋巴细胞。③ T 抑制细胞功能下降。这可能是 T 辅助细胞活性增高及 B 细胞功能增高的原因之一。④ 辅助性 T 细胞亚群失衡:Th0 细胞在不同细胞因子诱导下可分化为 Th1、Th2、Th17、Treg 及滤泡辅助性 T 细胞(Tfh)。其中 Th1 细胞分泌 IL - 2、IFN - γ 和 TNF - α;Th2 细胞分泌 IL - 4、IL - 5、IL - 6、IL - 10 和 IL - 13。综合目前各方面研究资料,Th1/Th2 模式有 3 种不同的假说:Th2 优势、Th1 优势、Th1 向 Th2 转化发展的趋势。鉴于 SLE 为一异质性疾病,上述 3 种模式有可能存在于 SLE 不同阶段或 SLE 的不同亚型中。Th 细胞亚群和它们的细胞因子的失衡在 SLE 诱导和发展中起着关键性作用。⑤ T 细胞对抗原有丝分裂原刺激的增生反应受损。

CD4[+]CD25[+]调节 T 细胞(Treg):Treg 是一类具有免疫抑制作用 CD[+]T 细胞,可抑制 CD4[+]CD25[-]细胞功能,调节免疫反应,抑制自身免疫反应。还可以抑制 DC 细胞,产生免疫耐受,因此,它对维持自身免疫耐受,防止自身免疫疾病有重要意义。其数量减少受多种因素共同作用,其中细胞因子占重要地位,如 IFN - α、IL - 2 使其减少,IL - 10、TGF - β 促其分化、产生。此外,SLE 患者中 Treg 细胞不仅在数量上少,而且其免疫抑制功能也降低。Sealapino 等给狼疮鼠模型补充 Treg 细胞后发现其可以延缓疾的发生、发展,降低病死率。因此,Treg 也可能作一种治疗靶点。

Th17 细胞:分泌 IL - 17 的一类 T 细胞,目前认为其异常增多与 SLE 发病有关。

IL - 17 除了由激活的人 CD4[+]T 记忆细胞(Th17 细胞)产生外,CD8[+]T 细胞、NK 细胞、CD3[+]CD4[-]CD8[-]T 细胞、中性粒细胞等亦能表达。大量研究证明,IL - 6 和 TGF - β 是启动初始 CD4[+]T 细胞分化成 Th17 的主要细胞因子。另外,其他细胞因子如 TNF - α、IL - 1β 等也参与了 Th17 的分化起始阶段。近年发现 Th17 能自分泌产生 IL - 21 来促进自身分化。IL - 23 虽不是 Th17 分化的必需因子,但却是分化过程中的重要因子之一,IL - 23 生理学功能主要通过激活转录因子 STAT3,在体内对维持 Th17 细胞分化发挥作用。Wong 等通过 36 例 SLE 和 18 例对照的血浆 IL - 17、IL - 18、IL - 12、IL - 4 进行检测后发现 SLE 患者上述细胞因子表达明显增高。其后研究者又证实血浆 IL - 17 水平与 SLE 疾病活动性指数(SLEDAI)之间呈正相关。国内有文献认为 SLE 活动期患者外周血单个核细胞(PBMC)经完全刺激培养后,IL-17 蛋白水平明显升高,与 SLEDAI 亦呈正相关。IL-17 还可通过调节其他类型细胞的活性参与狼疮的发病,有文献报道在体外 IL-17 刺激下。狼疮肾炎(lupus nephritis, LN)患者 PBMC 分泌总 IgG、抗 dsDNA 抗体及 IL-6 均增多,表明 IL-17 可能通过直接或间接促进自身反应性 B 细胞活化来参与狼疮的发病。

滤泡辅助性 T 细胞:滤泡辅助性 T 细(T follicular helper cells, Tfh)属于 CD4⁺T 细胞亚群存在于淋巴结的 B 细胞区域,产生 IL-21 及表达 CD 40L,主要功能是刺激 B 细胞生产抗体、同型转换和体细胞高频突变。这类细胞的分化由 IL-6 和 IL-21 诱导,也依赖可诱导的辅助刺激因子,且要求环境中不存在转化生长因子(TGF-β)。对狼疮鼠模型使用 IL-21R 抗体治疗可延缓疾病进展,去除可诱导的辅助刺激因子也能对狼疮鼠模型起保护作用。此外,在狼疮鼠模型中发现病理性生发中心增多是由于 Tfh 数量增加,进而导致器官损伤,如肾小球肾炎等。Simpson 等通过测定 46 例 SLE 患者和 48 名健康对照者循环 Tfh 数量,发现 14 例患者循环 Tfh 增多,而对照组却无一例增加。这种细胞表型不随时间、疾病严重程度或治疗而变化,但与自身抗体的多样性、滴度及器官损伤程度相关,这与动物模型的研究结果一致,因此 Tfh 相关效应分子可以作为一部分 SLE 患者潜在的治疗靶点。

3)树突状细胞(DC)

分为骨髓来源的树突状细胞(mDC)与浆细胞样树突状细胞(PDC)。SLE 患者细胞凋亡产生自身抗原,经 CD1⁺树突状细胞处理后提呈与 Th 细胞,Th 细胞辅助 B 细胞使其产生自身抗体。mDC 及其分泌 IFN-α、IL-18 有助于 Th 细胞向 Th2 型细胞分化。研究表明 DC 数目与 SLE 病情活动性 SLEDAI 指标相关,与狼疮肾相关。SLE 的 PDC 可分泌 IFN-α。血清 IFN-α 水平与 SLE 病情严重性相关,与重要脏器损伤相关。SLE 患者外周血总 DC 和 PDC 数量显著减少,处于活动期的患者外周血 PDC 数量低于非活动期患者,但血清中 IFN-α 水平却高于正常。这可能因为虽然 PDC 在外周血中数量减少,但在 SLE 患者皮损组织、淋巴结、靶器官中聚集的 PDC 产生大量 IFN-α。DC 及其产生的 IFN-α 促进自身反应的 Th 细胞和 B 细胞功能,抑制 Treg 功能,从而加速产生自身抗体,使狼疮病情活动和重要脏器损害。

4)细胞因子表达异常

目前比较明确的与 SLE 发病有关的细胞因子主要是 Th2 型细胞因子 IL-4、IL-6、IL-10、IL-17、IL-21、IL-23。

IL-1:是一个有力的炎症反应递质,可使 SLE 的 B 细胞增殖,介导 B 细胞自发地产生 IgG,IgG 可形成免疫复合物引起组织损伤。MRL/lpr 小鼠肾巨噬细胞中含有很多 IL-1 mRNA,体外培养可产生大量 IL-1。IL-1 还可诱导黏附分子增多,使巨噬细胞浸润更加明显。另外 IL-1 还可诱导 IL-6、IL-8、TNFα 等炎性因子产生,这些因素与狼疮性肾炎有关。IL-1 活性还与光敏感有关,皮肤暴露紫外线后,角质形成细胞可释放 IL-1、IL-1 又可刺激 GM-CSF、IL-6 和 IL-8 的产生,它们一起可促发局部炎症反应。

IL-2:它主要由 CD4⁺T 细胞产生,是 T 细胞的生长因子,大约 50% 活动性 SLE 患者血清中 IL-2 含量增高。几乎所有 SLE 患者血清中有高水平的 sIL-2R,且活动期比缓解期高,肾炎组比无肾炎组高。

IL-4:由 Th2 细胞分泌的典型的 Th2 型细胞因子,在生物学作用上具有促进 B 细胞增生,诱导 IgG1 和 IgE 类抗体产生的特点。动物实验中,IL-4 转基因鼠(NZW×B6·Yaa)F1 代自身抗体 IgG2a、IgG3 的产生减少,狼疮肾炎所致的死亡率(1/38)明显低于对照组(30/35)。体现了 IL-4 对此类小鼠的狼疮发病具有保护作用。

IL-6:SLE 患者血清中 IL-6 增高,活动性 SLE 患者 PBMC 中 IL-6 mRNA 表达亦增高。SLE 患者中枢神经系统受累的脑脊液及受累肾脏中也可检测到 IL-6。体外培养 SLE 的 PBMC 加入外源性 IL-6 可促进其产生 IgG,而加入中和性 IL-6 抗体则可部分抑制之。

IL-10:SLE 患者 PBMC 培养后的上清液中 IL-10 含量明显升高。血浆 IL-10 水平与抗

dsDNA 抗体滴度和狼疮活动指数成正相关而与补体水平呈负相关。生物学上 IL-10 为炎症抑制性细胞因子,可抑制 IL-6、IL-1 等的分泌,而 SLE 患者的 IL-6 和 IL-1 是增高的,这可能是 SLE 存在对 IL-10 应答能力的障碍,导致 IL-10 增高。

IL-12:主要由单核-巨噬细胞、B 细胞和肥大细胞所产生。促进 T 细胞增殖和 NK 细胞生长。最近一项研究表明人类 SLE 患者的血清 IL-12 水平升高。

5) 细胞凋亡、表观遗传学以及非编码 RNA 的异常

从 SLE 患者外周血分离的淋巴细胞其凋亡细胞数增加,且凋亡细胞与正常细胞的比例与 SLE 活动性呈正比。凋亡的淋巴细胞导致大量核小体释放。核小体在抗核抗体的产生中具有重要意义,它的 DNA 一组蛋白复合物在细胞凋亡过程中发生 DNA 片段化、磷酸化、乙酰化和甲基化等修饰,这些微小的蛋白修饰已被证实为暴露的隐蔽抗原决定簇,可使自身反应性辅助性 T 细胞的免疫耐受解除而增生,分泌细胞因子,引起 B 细胞活化增生,产生抗 DNA、抗组蛋白抗体等众多自身抗体。

表观遗传学是一种通过 DNA 甲基化、组蛋白修饰、非编码 RNA 等多种机制实现对基因的转录和转录后调控方式。研究发现 SLE 患者除 T 细胞基因组 DNA 甲基化的水平较正常人明显降低外,与 T 细胞活化相关基因的调控序列也出现低甲基化,这些基因包括 CD40L、LFA-1(CD11a)、CD70、穿孔素(perforin)、杀伤细胞免疫球蛋白受体(KIRs)等。DNA 低甲基化通过促进上述分子的表达,导致 T 细胞过度活化从而参与狼疮发病。DNA 甲基化水平又受 DNA 甲基转移酶 1(DNMT1)和甲基结合蛋白 2(MBD2)的调控。SLE 患者 T 细胞中存在 DNMT1 的异常低表达和 MBD2 的异常高表达。

功能性非编码 RNA 在基因表达中发挥重要的作用,按照它们的大小可分为长链非编码 RNA 和短链非编码 RNA。常见的短链 RNA 为小干涉 RNA(short interfering RNA,siRNA)和微小 RNA(microRNA,miRNA)。miRNA 是近几年来新发现的一大类 19~25 个核酸组成的内源性非编码小 RNA 分子,能够通过与靶 mRNA 的 3′非编码区(3-UTR)特异性结合,引起靶 mRNA 降解或抑制其翻译,从而沉默靶基因的表达,该调控是一种转录后的调控机制。microRNA 作用广泛,在细胞增殖、发育、分化、凋亡以及肿瘤发生中发挥着重要的作用。miRNA 结构和功能稳定,特异性表达异常,可作为疾病诊断和预后的指标,同时还可以作为疾病治疗的新的靶点。如狼疮患者 miR-125a、miR-125b 表达差异,狼疮患者 T 细胞中 miR-21 和 miR-148a 异常高表达促进了 CD4+T 细胞的低甲基化,参与狼疮的发病过程。miR-21 和 miR-148a 诱导 CD70 和 LFA-1 的表达上调,而 miR-21 和 miR-148a 抑制剂能够逆转狼疮患者 CD4+T 细胞的低甲基化水平,而 miR-146 表达下降与 SLE 相关。

(3) 内分泌因素

1) 性激素及其代谢异常

在 SLE 患者中,育龄期女性的患病率比同龄男性高 9~15 倍,而青春期前和绝经期后的女性患病率仅略高于男性,这与育龄期女性雌激素/雄激素比值显著增高有关。实验表明雌激素能增加抗 dsDNA 抗体并使 IgM 型转化为 IgG 型。它还能降低巨噬细胞的吞噬功能,影响免疫复合物的清除,并可诱导 Ro/SSA 和 La/SSB 在角质形成细胞膜上的表达增强。Lahita 的研究显示,雌二醇的代谢产物 16α-羟雌酮在 SLE 患者中显著增高,在 SLE 的发病中,它较雌二醇有更为重要的作用。

在雄激素方面狼疮鼠如给以睾酮可减轻狼疮症状,在人类狼疮如给以十一酸睾酮病情可较长期处于稳定阶段。有报道女性 SLE 睾酮 C17 位氧化转化为雄烯二酮这一反应加速。雄烯二酮为一种较弱的雄性激素。SLE 在性激素代谢方面的异常与体内微粒体同工酶的遗传缺陷有关,因此性激素的异常也是与遗传有关的。

2) 雌激素受体(estrogen receptor, ER)

在胸腺组织和非胸腺淋巴样组织、骨髓组织、巨噬-巨红细胞系统、内分泌系统和中枢神经系统以及具有免疫调节功能的下丘脑腹侧核上均具有丰富的 ER。ER 携有独特型组织分化型抗原,并

拥有两个重要的结合部,即配基结合部和核受体结合部。当前者与雌激素结合后,可使后者与核受体的结合力增强。健康人血清中存在 ER 的自身抗体,但由于独特型组织分化型抗原性不强,所产生的 ER 抗体水平不高。若配基结合部结合了异常的雌激素代谢产物如 16α-羟雌酮或结合了在病毒等感染因子诱导下所产生的模拟雌激素抗原构型的抗独特型抗体,引起 ER,也包括 ER 独特型组织分化型抗原构型的改变。笔者曾对 SLE 患者外周血淋巴细胞上的 ER 容量做了定量测定,发现其 ER 容量于活动期患者高于静止期患者。

3) 催乳素(PRL)和生长激素(GH)

由 198 个氨基酸组成的 PRL 在很大程度上属生殖类激素。基础免疫学研究显示胸腺、骨髓、脾、淋巴结及外周血单个核细胞表达 PRL 及 PRL 受体。由 191 个氨基酸组成的 GH 虽不是生殖类激素,但与 PRL 的一级结构有很大的相似性,免疫调节功能也十分相似。我们的研究已显示:① 血清高 PRL 和 GH 水平以及外周血高 PRL 受体和高 GH 受体容量与病情活动性相关。② PRL 和 GH 可刺激 SLE 患者的 B 淋巴细胞分泌 dsDNA 抗体和较正常人为高的 IgG。③ 体外试验显示 PRL 和 GH 干预更增强了 SLE 活动期患者 Th2 型细胞因子分泌。④ 以具有抑制 GH 功能的奥曲肽(octreotide)治疗初发的,未经其他药物治疗的 SLE 有效。

4) CD40LG 过度表达

女性拥有 2 条 X 染色体,其中 1 条处于失活状态,DNA 甲基化是 X 染色体失活的重要机制之一。CD40LG 是 X 染色体编码基因,有研究显示 CD40LG 仅在女性活动性 SLECD4$^+$T 细胞过度表达。CD40LG 过度表达辅助自身 B 细胞产生大量自身抗体。因此,可以推测失活的 X 染色体上 CD40LG 因其启动子和下游增强子低甲基化而被重新激活,使女性过度表达 CD40LG,从而产生自身抗体,使女性狼疮易感性增加。

(4) 感染

SLE 患者常伴细小病毒 B19 和巨细胞病毒感染。近年来引起关注的逆转录病毒被认为是 SLE 的可能病因。已发现 SLE 小鼠和患者体内存在多种抗逆转录病毒抗体。SLE 易感鼠能够自发产生抗逆转录病毒 gP70 糖蛋白抗体,形成 gP70 -抗 gP70 免疫复合物,参与 SLE 肾炎的发生。新近报道 SLE 患者抗 HIV P24gag(HIV,人免疫缺陷病毒)蛋白抗体阳性率为 36%,且抗 Sm 抗体能够与 HIV P24gag 抗原起反应。此外,在多种品系的狼疮鼠中发现有内源性逆转录病毒的序列和高度表达,而正常小鼠不表达。乙脑病毒蛋白 ENBA1 可与自身抗体 Ro 产生交叉反应,常成为本病患者自身抗体的作用目标。另外有文献证明,SLE 患者的内源性逆转录病毒序列 HRES - 1 和 ERV - 3 具有直接自身抗原性。而 ERSs(endogenous retrovirus sequences)也可能有直接调节免疫应答作用,ERSs 和其他的转座因子具有较高的活性,并且可能通过插入突变或者顺式、反式调节细胞基因达到免疫失调的作用,被认为与红斑狼疮发病相关。

亦有人认为 SLE 的发病与结核或链球菌感染有关。

有几种机制可以解释感染因子和自身免疫之间的关系:① 感染因诱导或改变了宿主抗原如抗独特型抗原的形成。② 分子模拟学说。这是指外源性抗原表位与自身抗原表位可有交叉反应。③ 多克隆激活和旁路免疫刺激。多种感染因子可以导致大量淋巴细胞活化,细菌性超抗原可激活表达特定 TcRVβ 的 T 细胞而产生大量的细胞因子,从而引发 SLE 的活动。④ 内源性逆转录病毒序列插入 Fas 基因,导致淋巴细胞凋亡异常而介导自身免疫反应。

(5) 环境因素

紫外线照射可诱发皮损或使原有皮损加剧,并能使某些局限性盘状红斑狼疮发展为系统型。SLE 患者于紫外线照射后系统性症状也可加重。光敏主要是由波长为 290~320 nm 的 UVB 所致。紫外线于红斑狼疮发病机制中的作用有以下两方面。

自身抗原调变:已报道紫外线可使 DNA 形成抗原性强的胸腺嘧啶二聚体,刺激产生相应抗体或使 DNA 性态不稳定发生基因突变,导致 SLE 发病;UVB 可将自身抗原如 Ro/SS - A 和 La/SS - B 从表皮角质形成细胞内正常位置,位移至细胞表面,暴露自身抗原。UVB 还可诱导角质形成细胞凋亡,产生含有自身抗原成分的凋亡小体。凋亡小体表面结合了许多抗核抗体,包括抗 SSA/Ro 和抗 SSB/La 等,且能增加 TNF－α 分泌,这与红斑狼疮的皮损发生密切相关。此外,紫外线能刺激角质形成细胞表达 snRNP 并刺激 B 细胞分泌炎症介质及自身抗体。在紫外线作用下,Ro52 和 Ro60 会转位到凋亡的水疱上,经表皮角质形成细胞及真皮巨噬细胞分泌的高迁移率族蛋白 HMGB1(一种促炎症细胞因子)作用使其转位到表皮及真皮内,诱导细胞凋亡。当细胞发生凋亡后,HMGB1 将会被绑定于核小体,形成具有高免疫性的自身抗原。

影响免疫调节细胞功能和免疫介质释放:已证实紫外线有影响巨噬细胞处理抗原的能力和影响 T 抑制细胞的活化,在有遗传素质的 SLE 患者中可引起 IL－1,TNF－α、前列腺素 E、IL－6、HSP70、HSP90、ICAM、iNOS、蛋白质水解酶、氧自由基和组胺等促炎因子释放。

(6) 药物

药物性狼疮是指因服用了某种药物后所致的狼疮。引起药物性狼疮的药物按化学结构分可分成 4 类:① 芳香胺类;普鲁卡因胺,磺胺嘧啶和 β 受体阻断剂等。② 肼类:肼苯哒嗪和异烟肼等。③ 巯基化合物:甲巯丙脯酸、青霉胺和甲状腺药物等。④ 苯类:抗惊厥药物等。

药源性狼疮的发病机制仍不清楚。在药源性狼疮中 DR4 频率增高,女与男之比为 4∶1,表明本病与遗传素质有关。有些研究显示核蛋白与某些药物结合后,其抗原性大大增强,如普鲁卡因胺和肼苯哒嗪可使组蛋白核小体上的 DNA 构型从 B－DNA 转化成 Z－DNA,从而具有更强的免疫原性。它们能抑制 DNA 甲基化酶,使 T 细胞 DNA 甲基化水平下降,促使 CD$^+$T 细胞激活,促发狼疮。亦有些报道认为某些药物具有阻断 C3 活化特殊通道的作用,从而阻断网状内皮系统吞噬免疫复合物,并相应增加免疫复合物在组织上的沉积和器官损伤。此外,药物性狼疮还与药物乙酰化水平和剂量有关,实验观察发现,在慢乙酰化基因控制下的"慢乙酰化"患者,由于药物的乙酰化作用慢,则易产生狼疮样症状和抗核抗体,而在快乙酰化基因控制下的"快乙酰化"患者,药物被迅速乙酰化,所以可无狼疮样症状和不产生抗核抗体,但若大剂量用药,也有可能发生狼疮样症状和出现抗核抗体。

药物等化学刺激因素也与本病发病密切相关。尤以抗高血压及抗真菌药物最为显著,药物毒性能激活多克隆 B 细胞,而干扰 T 细胞成熟、DNA 甲基化及细胞因子的产生等。有光敏性的药物(如奎若酮类)能增加皮肤光敏性及提高表皮抗 Ro/SS－A 抗体产生也与本病发生密切关联。许多农药化学刺激也与红斑狼疮皮疹发病具有一定相关性。

吸烟也是本病的重要危险因素,吸烟人群发病率较非吸烟人群有显著的差异。可能与烟草的光毒性密切相关。

【临床表现】

症状多种多样,变化多端。但在疾病早期,症状不多,且不典型,常仅表现一个或两个器官的症状,颇易误诊。一般起病缓慢,DLE 和 SLE 为病谱的两端极型。

(1) 盘状红斑狼疮(discoid lupus erythematosus,DLE)

损害初起时为一片或数片鲜红色斑,发生在面部、耳轮或其他部位,绿豆或黄豆大,上覆黏着性鳞屑,以后逐渐向外围扩大,呈圆形或不规则形,边缘明显色素增深,略高于中心,中央色淡,有毛细血管扩张,鳞屑下有角质栓和扩大毛孔。患者可无感觉或伴不等程度瘙痒和烧灼感。新的损害可逐渐增多或经多年而不增加。损害疏散分布或可融合成片,两侧颧颊和鼻梁间的损害可连续成蝶翼形。黏膜损害主要在唇,其次为颊、舌、腭部,一般为灰白色小片糜烂,或覆痂皮,绕以紫色红晕。病程慢性,陈旧损害中央萎缩明显,有时伴着色斑点或色素脱失,较四周低洼。头皮上损害的萎缩常更显著,失去头发,称假性斑秃。盘状损害有时经日光暴晒或劳累后加剧,少数(约5%)病例可转变成系统性,偶见发展成鳞状细胞癌(彩图 25－01)。

倘若损害局限在颈部以上皮肤,称局限性 DLE,此外,尚可累及上胸、臂、手足背和足跟等部位,称播散性 DLE,其中约 1/5 病例为系统性,具有系统的累及(彩图 25 - 02)。损害肥厚或疣状的称肥厚性或疣状 DLE。

(2) 冻疮样红斑狼疮(chilblain lupus erythematosus，CHLE)

指趾、足跟、面、耳紫红色斑块，患者多有光敏和 Raynaud 现象。部分有家族史，与特定遗传有关，与 TRX1 基因有关。

(3) 深部红斑狼疮(lupus erythematosus profundus，LEP)或狼疮性脂膜炎(lupoid panniculitis)

损害为结节或斑块，位于真皮深层和皮下脂肪组织，可发生在任何部位，以颊、臀、臂部常见，小腿和胸部其次，结节数目不定，大小不等，小者如蚕豆，大者可达 10 cm 直径，质地坚实，无移动性，本症既见于 SLE，又可见于 DLE，亦可无典型 LE 皮损，可先或后于 LE 损害发出，或与之同时出现。结节损害可发生于 LE 皮损的深层或单独发生，其表面皮肤可正常、微红或暗红，经治疗后遗留片状或沟状皮肤塌陷萎缩。

(4) 肿胀性红斑狼疮(tumid lupus erythematosus，TLE)

多发面部，皮损为水肿性斑块，表面光滑，无鳞屑和毛囊角质栓。

(5) 亚急性皮肤型红斑狼疮(subacute cutaneous lupus erythematosus，SCLE)

是一种特殊的中间类型，表现成两种损害，一种呈鳞屑性红斑，如银屑病样或糠疹样，分布在颧颊、鼻、耳轮、上胸、肩、背、上臂伸侧、手和指背，腰以下罕见，损害表浅，消失后无皮肤萎缩和瘢痕，毛孔扩大，角质栓和角化过度不显著。另一种损害呈环状，扩大后呈多环状或脑回状，边缘水肿隆起，外侧缘绕红晕，内侧缘缀以细小鳞屑，中央消退后留色素沉着和毛细血管扩张(彩图 25 - 03)。多数病例呈现一型损害，少数可两型损害伴同存在。有肌肉和关节疼痛，少数病例肾脏轻度累及，心脏和神经系统累及罕见。部分对光敏感。可与 DLE 合并存在或约 1/3 病例可符合美国风湿病学会的 SLE 的诊断标准。

(6) 系统型红斑狼疮(systemic lupus erythematosus，SLE)

临床表现多样，错综复杂。

1) 皮疹

80%~85%SLE 患者有皮疹，其中具有典型皮疹者占 43%，亦有报道 60%~72%病例有皮疹。损害为多形性，以水肿性红斑最常见，呈绿豆至黄豆大，发生在颧颊、鼻梁，融合成蝶翼状，前额、耳垂亦可累及(彩图 25 - 04)。此外，肩胛、上臂、四肢大关节伸侧、手背、指/趾节伸侧、甲周、指/趾端和屈侧、掌跖部也可发生。颜面蝶翼形红斑、甲周红斑和指/趾甲远端弧形斑具有特征性，常出现较早，是诊断本病早期的主要症状。另一种损害为斑丘疹，患者诉疼痛与瘙痒感，可局限性或泛发性，有时呈丘疹或毛囊性丘疹；有时于颜面和其他暴露部位出现水疱、大疱和血疱，大多发生在原有红斑或正常皮肤上，疱液起初清澈，以后变混浊，亦可呈出血性，疱壁紧张，日光暴晒常是促发因素，疱溃破后形成糜烂、溃疡、结痂以及瘢痕。

上述红斑等损害消退后，由于基底膜的变化，发生表皮营养障碍，可出现表皮萎缩、色素沉着和角化。有时可见瘀点和瘀斑，是由于长时间应用大量糖皮质激素-类固醇性紫癜或血小板减少或皮肤细小的坏死性血管炎引起，在急性和严重或临终病例出现瘀点和出血等，应考虑弥散性血管内凝血所致。有时可有结节(约 10%)，是由于血栓性血管炎造成。亦可发生指/趾坏疽，重者足背亦累及，但少见，可由于末梢小动脉坏死性血管炎或冷球蛋白血症形成而引起，常与网状青斑并发。有时呈多形红斑，特别在寒冷季节容易发生。有时出现荨麻疹样损害，带水肿性，红斑上有点状出血或血性水疱混合存在，损害持续数天不消退，无瘙痒，是真皮小血管坏死性血管炎产生。尚可见红斑肢痛症、弥散性血管内凝血，后者系由于大量血小板和红细胞受免疫作用损伤释放出凝血物质所致，在终末期多见。其他可有杵状指、Raynaud 现象和脱发，脱发呈弥漫性或以前额部为著，头发失去光泽和油腻，呈枯黄状，易折断脱落，长短参差，于缓解期毛发可再生。约 1/3 患者有光敏现象，亦可有皮下钙质沉积。

约 20%病例黏膜可累及。如唇、颊、硬腭、齿龈、舌和鼻腔，呈毛细血管扩张红斑或弥漫性潮红等，其上可见点状出血、糜烂，少数尚见水疱和溃疡等。

2) 发热

约占92%以上病例。各种热型都可见及,长期低热较多见。可为首发症状或在病程中发生。

3) 骨、关节

占90%以上病例有关节疼痛,有时周围软组织肿胀,有时像风湿性关节炎,呈游走性、多发性,且可呈现红肿热痛,或表现为慢性进行性多发性关节炎,常累及手指、足趾关节,似类风湿关节炎,5%~40%病例的髋、肩和膝等关节可发生无菌性缺血性骨坏死,股骨头最常累及,其次肱骨头、胫骨头和胫骨嵴等亦可累及,单侧或双侧。

4) 肾

约75%病例临床上有肾累及,经肾穿刺活检有肾损害者占80%~90%,尸检发现率几乎达100%。肾炎时尿内出现红细胞、白细胞、蛋白和管型,肾功能测定早期往往正常,逐渐改变,后期可出现尿毒症。肾穿刺活检病理变化按WHO分类可分为:① 正常肾组织或仅电镜或仅免疫荧光检查有沉积;② 系膜增生性狼疮性肾炎;③ 局灶性增生性狼疮性肾炎;④ 弥漫增生性狼疮性肾炎;⑤ 膜性狼疮性肾炎;⑥ 硬化性狼疮性肾炎。上述分类已为很多学者所采纳,但这一分类尚不全面,现人们认为狼疮肾炎的活动性和慢性指数(表25-2)更具预后意义。

表 25-2　狼疮肾炎的活动性及慢性指数

活动性指数(计分0~24)	慢性指数(计分0~12)
肾小球细胞高度增多	肾小球病变
白细胞渗出	肾小球硬化
核碎裂/纤维素样坏死	纤维性新月体
细胞性新月体	小管间质病变
透明性栓塞	小管萎缩
小管间质炎症	间质纤维化

表25-2中每项按0、1、2、3(无、轻、中、重)计分,核碎裂/纤维素样坏死及细胞新月体计分再乘以2,活动性≥12是进展为肾功能衰竭的危险因素。轻度或中度增加代表治疗后疾病可逆转。慢性指数≥4多数患者将进入末期尿毒症。

对SLE而言,肾炎存在本身即是一不良的预后因素。美国国家卫生研究院对美国100例狼疮肾炎的追踪,10年病死率为25%,发生末期肾功能衰竭及血肌酐双倍升高的危险性分别为28%及38%。对复旦大学附属华山医院469例SLE的追踪观察显示血肌酐增高的程度与生存率密切相关,如轻度增高,其5年和10年生存率为65.74%和48.17%,而重度增高者,其5年和10年生存率为46.15%和17.95%。

5) 心血管

约70%患者有心脏病变。

心包炎最多见,以干性为多,为纤维素性心包炎,也可有少量积液,积液多时可出现心包压塞症状,如两层心包粘连,可使心包腔闭塞,造成缩窄性心包炎。患者除心前区不适及气急外,最主要的症状是心前区疼痛和心包摩擦音,或心影增大,心音减弱。超声心动图检查诊断率高,心包积液中可查见LE细胞。

心肌炎亦常见,一般可有气短、心前区疼痛、心动过速、心音减弱、奔马律、脉压小,继之出现心脏扩大,可导致心力衰竭。心电图可出现相应改变如低电压,ST段抬高,T波平坦或倒置,PR间隔延长。临床上也可能无任何症状,而在某种诱因下突然发生;有些病变轻微,生前难于诊断。

心内膜炎常与心包炎并存,典型疣状心内膜炎(Libman-Sach心内膜炎)在出生前较难做出诊断,主要是壁层心内膜受损,症状不明显。当病变累及瓣膜时,常见的为二尖瓣,偶尔主动脉瓣和三尖瓣同时亦可累及,引起瓣尖乳头肌粘连变形,造成瓣膜狭窄或闭锁不全;心内膜血栓可脱落引起栓塞。心内膜炎还可成为感染性心内膜炎的基础。

患者可出现心律失常,呈房性、室性早搏和快速心律,以及各级房室传导阻滞。主要由于心肌炎或全心炎症扩展侵犯房室束或左右束支,加以冠状动脉炎使窦房结、房室结和房室束附近动脉管腔变窄,促使传导系统产生局限性退行性变所致。

约50%病例可有动脉炎和静脉炎,比较常见的为锁骨下静脉的血栓性静脉炎,少数可出现冠状动脉炎。临床上可因冠状动脉供血不足而发生心绞痛,甚至由于血栓形成而引起心肌梗死。

部分病例可有周围血管病变,如血栓闭塞性脉管炎和游走性静脉炎等。

6) 呼吸系统

可发生胸膜炎,多为干性,也可为湿性,积液少量或中等量,也可发生间质性肺炎,X 线特征为肺部片状浸润斑,多见于肺基底段,往往持续存在多日,可引起肺不张,甚至呼吸衰竭,亦可见条索状、网状或斑点状阴影。肺动脉受侵犯(肺动脉炎)可发生咯血,空洞,常合并小叶性肺炎。

7) 精神、神经系统

往往在急性期或终末期出现症状,可表现为各种精神障碍,如躁动、幻觉、猜疑、妄想、强迫观念等。也可以出现多种神经系统症状,如中枢神经系统受累,常见的有颅压增高、脑膜炎、脑炎、脑血管意外、脊髓炎及蛛网膜下腔出血等,并出现相应症状如头痛、恶心、呕吐、颈项强直、惊厥、昏迷、偏瘫、大小便失禁或潴留。病情严重时可导致死亡。脑神经亦可受累,常见的为 Ⅲ、Ⅴ、Ⅵ、Ⅶ 神经,周围神经病变少见。

8) 消化系统

约 40% 病例有消化道症状,常见有食欲减退、吞咽困难、恶心、呕吐、腹痛、腹泻、腹水、便血等。腹痛可能与腹膜炎、肠炎、肠系膜炎或腹膜后结缔组织病变有关。多为脐周隐痛,严重时类似外科急腹症。10%~30% 的病例有肝脏病变。SLE 肝脏病变的临床表现可有肝脏肿大、黄疸和肝功能试验异常。Runyon 认为患 SLE 时伴 ALT、AST、r-GT、AKP 和胆红素的测定值高于正常值的 2 倍时提示有肝病。

9) 淋巴系统

约半数患者有局部或全身淋巴结肿大,以颈、腋部肿大为多见,肿大的淋巴结一般质地软,无压痛,有时肿大很明显,以致被误诊为淋巴结核或淋巴瘤。病理检查示慢性非特异性炎症。1/5 病例有脾肿大。

10) 造血系统

贫血常见,大多数为正常细胞性正常血红蛋白性贫血,骨髓象与铁贮量正常,血浆铁可下降,总铁结合力下降;红细胞表面可有 IgG 抗体和(或)补体,抗人球蛋白试验 1/3~1/5 病例阳性,可表现为自身免疫性溶血性贫血,主要为 IgG,偶或 IgM,罕见 IgA。

白细胞减少,一般为粒细胞和(或)淋巴细胞减少,活动期 T、B 淋巴细胞绝对数和相对数均下降,而非活动期下降则不显著。为此,T 淋巴细胞下降程度与疾病活动度相平行,T 淋巴细胞的减少与细胞免疫功能减退或存在抗淋巴细胞抗体有关。B 淋巴细胞数虽亦下降,但其功能检测反而显示增强。

血小板减少,存活时间缩短,表面存有抗血小板因子(是一种 IgG 抗体),在结合补体时,损伤血小板。

11) 眼

20%~25% 病例有眼底变化。包括视神经乳头水肿。视网膜渗出物有细胞样体出现在眼底中心血管附近,呈圆形或卵圆形的白色混浊物,是继发于小血管闭塞引起的视网膜神经变性灶,一般是可逆转的。其他有眼底出血、玻璃体内出血和巩膜炎等。

12) 外分泌腺

有学者发现约有 90% 病例有外分泌腺损害(泪腺、唾液腺损害),表现为口、眼干燥症状。部分患者腮腺可肿胀,且与 SLE 病情的活动和缓解相一致。

此外,尚可有肌肉疼痛和显著乏力等。

SLE 可以和其他典型结缔组织病如皮肌炎、硬皮病、类风湿关节炎等重叠,或先后发病。在各型 SLE 中,亦发现有"过渡型"存在,还可以合并其他自身免疫性疾病如重症肌无力症、桥本甲状腺炎、天疱疮和类天疱疮等。也有报道与干燥综合征、Beçhet 病等重叠,LE 也可伴发卟啉综合征。

(7) **药源性狼疮**(drug-induced lupus erythematosus)

药源性狼疮与特发性 SLE 的区别为:① 发病年龄较大;② 临床表现较轻,累及肾、皮肤和神经系统少,但胸膜、肺和心包受累者较多;③ 抗组蛋白抗体阳性率可达 95%,但抗 dsDNA 抗体和 Sm 抗体阳性率<5%,ssDNA 抗体阳性率高;④ 血清中补体不低;⑤ 相关药物停用后病情可自行缓解。

(8) 新生儿红斑狼疮(neonatal LE)

以女孩多见，常见于出生后 3 个月以内的新生儿。皮肤损害主要表现为环状红斑，发生于头、颈和眼眶周围受光部位(彩图 25 - 05)，非受光部位也可受累，伴同或不伴同完全性和不完全性先天性心脏房室传导阻滞，此外可伴有血小板减少，轻度贫血和肝脏肿大。患儿母亲患 SLE 或干燥综合征，患儿和其母亲血清抗 Ro/SS - A 抗体阳性。

本病通常为一过性疾病，多数病例皮损在 6~12 个月内自然消退，少数病例以后发展成活动性 SLE。

仅有皮损的患儿预后良好，伴有心脏房室传导阻滞患儿，预后轻差。凡有抗 Ro/SS - A 抗体阳性的妊娠妇女，应严密随访其产儿有否新生儿红斑狼疮的可能，特别观察胎儿的心脏变化。

妊娠和 SLE：有活动性 SLE 患者特别是有严重心、肾和中枢神经系统症状的妇女，切勿受孕，平时应采取有效的避孕措施。避免多次流产而对疾病或下次妊娠增加不良影响；在疾病缓解期 1 年以上，或处在控制期，亦即虽然每天服用泼尼松 5~15 mg，但没有 SLE 活动迹象半年以上，可以怀孕。妊娠期应经常进行临床和实验室指标检查，一般在妊娠后期以及分娩后一个半月内，可使病情加重。泼尼松能控制疾病的活动，妊娠时继续用药，分娩时适当增加其用量。SLE 孕妇血清抗 Ro/SS - A 阳性者，在妊娠早期即应连续追踪观测胎儿，直至分娩后 6 个月内，以期及时发现新生儿狼疮综合征，做相应的处理。

【实验室检查】

(1) 血常规

红细胞减少，可发生溶血性贫血，白细胞和血小板往往亦降低。

(2) 血沉

血沉增快。

(3) 血清蛋白

血清白蛋白降低，α2 和丙种球蛋白增高，纤维蛋白原增高，冷球蛋白和冷凝集素均可增高。

(4) 免疫球蛋白

活动期血 IgG、IgA、IgM 俱增高，尤以 IgG 为著；非活动期病例增高不明显或不增高。如有大量蛋白尿以及病期长的患者，血中 IgG 值可降低。

(5) 类风湿因子

20%~40%病例阳性。

(6) 梅毒生物学假阳性反应(RPR)

2%~15%阳性。

(7) 抗心磷脂抗体(ACA)

目前的研究认为，传统概念的抗磷脂抗体(antiphospholipid antibody，aPL)不是一种抗体，而是一组针对不同靶抗原的抗体，所针对的磷脂结合蛋白有 β2 - glycoprotein I (β2GP1)、凝血酶原、蛋白 C、蛋白 S 等，其中以 aPL 与磷脂结合后暴露出的新的抗原表位 β2GP1 为主要抗原。

aPL 可与多种带负电荷的磷脂结合，心磷脂是其中最常用的一种抗原。方法有放射免疫测定法、ELISA 法两种。SLE 中 30%~40%阳性。有 aPL 的红斑狼疮患者常有不典型的狼疮，抗核抗体常阴性，多有大小动脉栓塞、网状青斑、狼疮脑病、肝动脉高压、血小板减少、反复自发性流产、胎儿宫内窘迫或死胎等。有学者将这些 aPL 相关的症候群称为 aPL 综合征。

(8) 狼疮抗凝物质(LA)

10%~24%阳性，与皮肤血管病变和血小板减少密切相关。

(9) LE 细胞

Hargraves(1948)首先在骨髓中发现，Haserick(1949)发现可以从外周血中找到 LE 细胞，Miecher(1954)证明 LE 细胞因子为一种抗核因子，是属丙种球蛋白。现已明确形成 LE 细胞需要 4 个因素：① LE 细胞因子，是一种抗核蛋白抗体，存在于外周血、骨髓、心包、胸腔和腹腔积液、疱液和脑脊液中，其相应抗原为脱氧核糖核酸-组蛋白复合物，此抗原存在于细胞核内；② 受损伤或死亡细胞的细胞核，无种类及器官特异性，即人或动物的各种器官的细胞核均可与 LE 因子起作用；③ 活跃的吞噬细胞，一般为中性粒细胞；④ 补体，在吞噬时需要补体的参与。LE 细胞形成的过程首先为 LE 细胞因子与受损伤或死亡细胞的细胞核起作用，使细胞核胀大，失去其染色质结构，核膜溶解，变成均匀无结构物质，所谓匀圆体。继之许多吞噬细胞聚合来吞噬此变性的核，形成花瓣形细胞簇,随后此变性核由一个吞噬细胞所吞噬,就形成所谓 LE 细胞,补体参与起促进吞噬作用。

40%~70% 活动性 SLE 患者,LE 细胞检查阳性;其他疾病如硬皮病、类风湿关节炎约 10% 病例可查见 LE 细胞。此外,慢性活动性肝炎、药疹(如普鲁卡因胺及肼苯哒嗪等引起)时也可阳性。

(10) 抗核抗体(ANA)

ANA 是指一组对细胞核或细胞质内核酸和核蛋白的自身抗体。一般采用间接免疫荧光法检测血清 ANA,以动物组织(鼠肝)或体外培养细胞株(HEP-2 细胞等)为底物。ANA 试验在临床上是一个极有用的筛选试验。SLE 中 80%~95% 的病例 ANA 呈阳性反应,如反复测定,累积阳性率接近 100%。因不同底物所含的抗原不同,所测得的 ANA 的结果也不尽相同,如鼠肝含 Ro/SSA 抗原量低于 HEP-2 细胞,故含 Ro/SSA 抗体的血清在鼠肝为底物作 ANA 测定时常呈阴性结果,若改用 HEP-2 细胞为底物,则可呈阳性。鉴于正常人和某些疾病中也可能出现低滴度的 ANA,因此,血清 ANA 效价 ≥ 1∶320,意义较大。ANA 更确切的名称应为抗核抗体谱,如若其中以抗 dsDNA 为主,则 ANA 滴度随疾病缓解后可下降或转阴;若以抗 ENA 抗体为主,则 ANA 滴度与疾病活动性无明显相关,因此 ANA 的滴度与病情并非总是呈平行关系。

荧光核型可见周边型、均质型和斑点型,偶见核仁型,核型与 ANA 中抗体的种类有关。在 SLE 中常见的 ANA 有:

1) 抗脱氧核糖核酸(DNA)抗体

抗 DNA 抗体有抗双链 DNA(dsDNA)和抗单链 DNA(ssDNA)之分。抗 dsDNA 抗体荧光核型示周边型,为 SLE 所特有,提示患者常有肾损害、预后差。常用的检测方法有 ^{125} 核素 I 标记 dsDNA 抗原的放免法、用短膜虫或马疫锥虫为底物的间接免疫荧光法(IFA)和胶体金快速斑点渗滤技术。放免法敏感性高,阳性率于 SLE 患者中 >60%,活动期患者中阳性率可达 95%。以短膜虫为底物的 IFA 法因其动基体含有纯的 dsDNA,而无变性 DNA,故特异性高。SLE 患者中阳性率 >45%,活动期患者中亦可高达 93%。胶体金快速斑点渗滤技术通常用纯化的不含单链 DNA 的均一大肠杆菌质粒 dsDNA 作为抗原,其敏感性和特异性与上述 IFA 法相似,但更简捷和方便,数分钟即能出报告。

2) 抗组蛋白抗体

组蛋白是由含有 5 个亚单位(H1、H2A、H2B、H3、H4)的碱性蛋白质组成。抗组蛋白抗体的荧光核型为均质型,目前多采用 ELISA 法检测。该抗体可在多种结缔组织病中出现,无特异性。药源性狼疮抗组蛋白抗体的阳性率可达 95% 以上。不同药物所致的抗组蛋白的亚单位抗体不同,如肼苯哒嗪所致的抗组蛋白抗体主要为抗 H3 和抗 H4 抗体;由普鲁卡因胺所致的抗组蛋白抗体主要为抗 H2A-H2B 复合物抗体。

3) 抗生理盐水可提取性核抗原(ENA)抗体

该抗体是一组针对细胞内可提取核抗原的自身抗体,因其抗原可溶于生理盐水中,故称为生理盐水可提取核抗原。实际上 ENA 也包括了一部分胞质抗原和既在核内又在胞质内的抗原。目前通常用免疫印迹法(IBT)和免疫双扩散法(ID)检测,两者可互相验证和补充。临床常用者有以下几种

抗 Sm 抗体:作用的抗原是 U 族小分子细胞核核糖核蛋白粒子(UsnRNP),由富含尿嘧啶核苷的 U 族 RNA(U_1、U_2、U_4、U_5 和 U_6RNA)与另一组核蛋白组成。Sm 的抗原性存在于 29 KD、28 KD 和 13.5 KD 上。一般认为抗 Sm 抗体是 SLE 标记抗体,阳性率为 21%~30%。此抗体与病情活动及狼疮性肾炎等未发现有明确的关联。

抗 U_1RNP 抗体:作用的抗原为 U_1snRNP,在 U_1snRNP 中,70 KD、A 和 C 蛋白上存在其抗原决定簇。免疫印迹检测于 73、32、29、28、17.5 KD 处有显色区带。该抗体可在多种炎症性风湿病中出现,SLE 中阳性率 40% 左右,高滴度的 U_1RNP 是诊断混合结缔组织病的重要血清学依据。

抗 Ro/SSA 和 La/SSB 抗体:抗 Ro/SSA 抗体的作用抗原为小分子细胞质核糖核蛋白粒子,由胞质 Y 族(Y_1~Y_5)RNA 与分子量分别为 60 KD 和 52 KD 的蛋白多肽构成,抗原性在多肽上。抗

La/SSB 抗体的作用抗原亦为小分子核糖核蛋白粒子,存在于胞核和胞质内,由 RNA 聚合酶Ⅲ转录而来的 RNAs 与 48 KD 的蛋白多肽构成。抗 Ro/SSA 抗体在 SLE 中的阳性率为 30%~40%,在 SCLE 中阳性率为 63%;抗 La/SSB 抗体在 SLE 中的阳性率为 10%~20%。对临床上所谓 ANA 阴性的 SLE 患者,大部分有抗 Ro/SSA 抗体。研究表明,抗 Ro/SSA 和抗 La/SSB 抗体可造成新生儿狼疮及婴儿心脏传导阻滞等先天性心脏病。抗 Ro/SSA 和抗 La/SSB 阳性的患者常有干燥综合征、血管炎、淋巴结肿大、白细胞减少、光敏和紫癜等临床表现。

抗核糖体 RNP(rRNP)抗体:作用的抗原是核糖体大亚基上的三条分子量分别为 38 kDa、16.5 kDa 和 15 kDa 的磷酸化蛋白。该抗体于 SLE 中阳性率为 10%,是诊断 SLE 的又一个标记性抗体。

(11)狼疮带试验(LBT)

应用直接免疫荧光抗体技术检测皮肤免疫荧光带,即在表皮与真皮连接处可见一局限性的免疫球蛋白沉积带,在慢性萎缩性或过度角化的皮损荧光带呈团块状,新起的 SLE 皮损呈颗粒状或细线状,而在 SLE 正常皮肤呈点彩状。此免疫荧光带为免疫球蛋白(主要为 IgG,其次为 IgM)与补体(C3 和 C4)在表皮与真皮连接处沉积所造成,它存在于 76%~92% SLE 和 90% DLE 皮损中,也存在于 60% SLE 正常皮肤中,但不见于 DLE 正常皮肤中。

(12)细胞免疫功能测定

SLE 患者淋巴细胞转化试验(PHA-LTT),总花瓣形成试验(EtRFC)和活性花瓣形成试验(EaRFC)等,在活动期都有不等程度低下。植物凝集素(PHA)、二硝基氯苯(DNCB)、结核菌素(OT)和链球菌脱氧核糖核酸酶和链激酶(SD-SK)皮试往往阴性。

(13)血清补体测定

75%~90%的 SLE 血清中补体减少,尤其在活动期,以 C3,C4 为著,但在风湿性关节炎、类风湿关节炎、皮肌炎和硬皮病中补体不减少,故借此可与 SLE 区别。

(14)皮肤试验

用自身的或同种的白细胞做皮内试验,75% SLE 病例阳性。

用小牛胸腺中核蛋白做皮试,25 例 SLE 中 21 例阳性。

用小牛胸腺中组蛋白做皮试,25 例 SLE 中 23 例阳性。

用小牛胸腺中脱氧核糖核酸做皮试,25 例 SLE 12 例阳性。

(15)毛细血管镜检查

SLE 患者手指甲皱和舌尖微循环可见多样形式的障碍,表现为:① 微血管襻增多,微血管张力较差,微血管扩张尤以静脉臂扩张较突出,甚至有巨血管出现;② 微血流障碍,如血色暗红、微血管襻顶淤血、襻内血细胞聚集、流速减慢或淤滞;③ 微血管周围有渗出和出血。

这些微循环障碍导致血液淤滞和血细胞聚集于异型微血管,巨型微血管和扩张膨大微血管,皆可形成微血小池,更加重微血流淤滞和血细胞聚集,从而发生微血管周围的渗出和出血,同时又可进一步发展形成血流的淤滞,甚至有微血栓产生,造成恶性循环。

(16)血液流变学测定

呈显著异常,如全血比黏度、全血还原黏度、血浆黏度均增加。这些提示血黏度的增加、血液流动性的下降、红细胞电泳时间延长、血沉块、K 值增大,一致表明红细胞聚集性的增加。但红细胞压积普遍稍低(贫血),血中纤维蛋白原增高,血液黏聚性增加,导致血流缓慢,为中医活血化瘀治疗提供理论基础。

【组织病理】

LE 的基本病理变化为结缔组织的黏液样水肿和纤维蛋白样变性以及坏死性血管炎,黏液样水肿发生在基质,见于疾病的早期,基质内可见灶性分布的酸性黏多糖解聚,结果使毛细血管通透性增高。纤维蛋白样变性是自身免疫球蛋白(IgG)、补体与抗原(DNA)和纤维蛋白混合组成的嗜酸性无结构的物质积聚于纤维组织中所形成的。在 SLE 中,小动脉和毛细血管壁的结缔组织发生纤维蛋白样变性甚至坏死,血栓形成、出血和局部缺血等病变,构成坏死性血管炎。

(1) 皮肤

　　DLE 和 SLE 的病理变化基本相同,表皮示角化过度,毛囊口扩大,角质栓塞、棘层萎缩,基层细胞液化变性。真皮上部见嗜色素细胞增加,胶原纤维水肿并有纤维蛋白样变性。真皮深层血管和皮肤附属器周围有成片淋巴细胞,少数浆细胞和组织细胞浸润。在急性型病例的真皮上部可见苏木素小体。

(2) 肌肉

　　横纹肌常被侵犯,病变主要在肌束内和肌束间的结缔组织中,为小病灶性纤维蛋白样变性,有些肌纤维亦可有不等程度的变性。

(3) 心血管系统

　　心脏病变主要为心包炎,心肌炎和心内膜炎。心包炎多为弥漫性纤维素性,可见心包结缔组织发生纤维蛋白样变性,伴淋巴细胞,浆细胞,组织细胞和成纤维细胞的浸润。心肌变化与横纹肌相似,心肌间质发生纤维蛋白样变性、水肿和炎症细胞浸润,并有灶性心肌炎。心内膜炎首先在内膜下结缔组织中发生局灶性纤维蛋白样变性、继之出现淋巴细胞等炎症细胞浸润和成纤维细胞增生及纤维变性。新形成的结缔组织又再发生纤维蛋白样变性。如此反复发作,形成疣状心内膜炎,累及瓣膜的结缔组织,使瓣尖瘢痕化、钙化,形成瓣膜病。在病程较长病例,可引起瓣尖乳头肌粘连变形,造成瓣膜狭窄或血液反流。以二尖瓣的损害率最高,主动脉瓣和三尖瓣其次。疣赘物又常是感染性心内膜炎的基础,脱落后常可造成脑动脉栓塞。

(4) 泌尿系统

　　肾脏中肾小球先受累,后期出现肾小管病变。主要为肾小球毛细血管壁发生纤维蛋白样变性或局灶性坏死,内有透明血栓以及苏木素小体,或毛细血管襻基底膜呈分节状增厚,形成所谓"铁丝圈"损害,沿肾小球基底膜有抗核抗体的免疫复合物沉着,主要为 DNA 和抗 DNA 复合物。

(5) 呼吸系统

　　肺病变起始为血管炎,继之血管周围炎,以后波及肺间质和实质,为间质组织、肺泡壁和毛细血管的纤维蛋白样变性、坏死和透明性变,伴有淋巴细胞和浆细胞浸润。50%以上患者发生胸膜炎、与心包炎变化相似。

(6) 神经系统

　　可见小血管、毛细血管的内皮细胞增殖和淋巴细胞等浸润,有广泛的微血栓和局限性软化灶等。近发现脉络膜上可见免疫球蛋白、补体、免疫复合物沉着,脑脊液中可发现 DNA-抗 DNA 免疫复合物。

(7) 脾

　　常有包膜纤维增厚,滤泡增生,红髓内浆细胞增多,中心动脉出现特殊纤维化,周围出现又厚又密的同心状胶原纤维硬化环,称洋葱脾,是 SLE 组织病理学特征之一。

【诊断及鉴别诊断】

　　DLE 的诊断主要依据皮疹特点及皮肤病理检查,诊断困难的病例可做免疫荧光带试验。本病需与多形性日光疹和寻常狼疮等相鉴别,口唇、颊黏膜和舌部病损还应与扁平苔藓、唇炎鉴别,眼睑和眼眶周 DLE 要与皮肌炎、黏液水肿、血管神经性水肿。

　　冻疮样红斑狼疮(CHLE)多为 SLE 的皮肤表现,要与多形红斑、寒冷性多形红斑、冻疮鉴别。部分有家族史,与特定遗传有关,与 TRX1 基因有关。

　　肿胀性红斑狼疮要与淋巴瘤、淋巴细胞浸润症鉴别,诊断要慎重,即便诊断也要长期随访,部分仍有可能转变为淋巴瘤。

　　LEP 为皮肤结节或斑块,为条状或单个结节。可发生在任何部位,以颊、臀、臂部常见。有皮肤病理或血清学异常,与条状硬皮病、皮肌炎、皮下脂膜炎性 T 淋巴瘤、结节性脂膜炎等鉴别。

　　SCLE 的诊断除依据皮疹外,尚可应借抗Ro/SSA 和 La/SSB 抗体阳性与多形性日光疹、银屑病、类银屑病、播散性 DLE、匐形性回状红斑、二期梅毒疹、MF 和类脂质渐进性坏死等相鉴别。

　　SLE 由于可能累及的组织和器官较多,病情颇为复杂,且经常自然反复,有时诊断是比较困难的,特别是无皮疹,甚至无临床表现的尤其困难。

一般根据病史、体格检查和实验室检查结果三者综合来确定。美国风湿病学会(ACR)1997 年修正的分类标准(表 25-3)可作为诊断 SLE 的依据,满足分类标准四项或更多项者可诊断为 SLE。但临床上可遇见一些早期病例,轻型病例或不典型病例,其临床和实验室检查的阳性项目不足分类标准 4 项。对这些病例的诊断应提高警惕,一方面要仔细查看面部及肩背部有无 DLE 损害、指趾尖有无红斑和瘀点或瘀斑;另一方面可进一步检查血清补体 C3 和 C4、抗磷脂抗体、β2-GP1 抗体;皮疹皮肤病理检查以及做狼疮带试验都有助于 SLE 的诊断。鉴别诊断特别要与干燥综合征、MCTD、皮肌炎相鉴别。

【诊断标准】

本病病因不明、临床表现变化多端,累及的组织和器官较多,病情复杂,特别是早期不典型患者或仅有一二个脏器受累者,甚至无临床表现,诊断困难。现采用的为美国风湿病协会(ACR)在 1997 年再次修正的分类标准,共 11 项(表 25-3)。

表 25-3　美国风湿病学会 1997 年修订的 SLE 分类标准

1. 颊部红斑	固定红斑,扁平或高起,在两颧突出部位
2. 盘状红斑	片状高起于皮肤的红斑,黏附有角质脱屑和毛囊栓;陈旧病变可发生萎缩性瘢痕
3. 光过敏	对日光有明显的反应,引起皮疹,从病史中得知或医生观察到
4. 口腔溃疡	经医生观察到的口腔或鼻咽部溃疡,一般为无痛性
5. 关节炎	非侵蚀性关节炎,累及 2 个或更多的外周关节,有压痛,肿胀或积液
6. 浆膜炎	胸膜炎或心包炎
7. 肾脏病变	尿蛋白>0.5 g/24 h 或+++,或管型(红细胞、血红蛋白、颗粒或混合管型)
8. 神经病变	癫痫发作或精神病,除外药物或已知的代谢紊乱
9. 血液学疾病	溶血性贫血,或白细胞减少,或淋巴细胞减少,或血小板减少
10. 免疫学异常	抗 ds-DNA 抗体阳性,或抗 Sm 抗体阳性,或抗磷脂抗体阳性(后者包括抗心磷脂抗体、或狼疮抗凝物阳性、或至少持续 6 个月的梅毒血清试验假阳性三者之一)
11. 抗核抗体	在任何时候和未用药物诱发"药物性狼疮"的情况下,抗核抗体滴度异常

1997 年 ACR 修订的分类标准的 11 项中,符合 4 项和 4 项以上者,在除外感染、肿瘤和其他结缔组织病后,必须有免疫异常或 ANA 阳性,可诊断 SLE。其敏感性和特异性分别为 95% 和 85%。11 条分类标准中,免疫学异常和高滴度抗核抗体更具有诊断意义。一旦患者免疫学异常,即便临床诊断不够条件,也应密切随访,以便尽早作出诊断和及早治疗。

2009 年 SLICC 修改的 ACR 系统性红斑狼疮分类标准分为临床标准 11 条和免疫学标准 6 条(表 25-4)。

表 25-4　2009 年 SLICC 修改的 ACR 系统性红斑狼疮分类标准

临床标准
1. 急性或亚急性皮肤狼疮
2. 慢性皮肤狼疮
3. 口腔/鼻溃疡
4. 不留瘢痕的脱发
5. 炎症性滑膜炎,内科医生观察到的两个或两个以上关节肿胀或伴晨僵的关节触痛
6. 浆膜炎
7. 肾脏:用尿蛋白/肌酐比值(或 24 h 尿蛋白)算,至少 500 mg 蛋白/24 h,或有红细胞管型
8. 神经系统:癫痫发作,精神病,多发性单神经炎,脊髓炎,外周或颅神经病变,脑炎(急性精神混乱状态
9. 溶血性贫血
10. 白细胞减少(至少一次< 4 000/mm^3)或淋巴细胞减少(至少一次< 1 000/mm^3)
11. 至少一次血小板减少(<100 000/mm^3)
免疫学标准
1. ANA 高于实验室参考值范围
2. 抗 ds-DNA 高于实验室参考值范围(ELISA 法另外,用此法检测,需两次高于实验室参考值范围)
3. 抗 sm 阳性
4. 抗磷脂抗体 ① 狼疮抗凝物阳性,② 梅毒血清学试验假阳性,③ 抗心磷脂抗体-至少两倍正常值或中高滴度,④ 抗 β$_2$ 糖蛋白 1 阳性(β$_2$-GP1)
5. 低补体　① 低 C3,② 低 C4,③ 低 CH50
6. 在无溶血性贫血者,直接 Coombs 试验阳性

患者如果满足下列条件至少 1 条,则归类于系统性红斑狼疮:① 有活检证实的狼疮肾炎,伴有 ANA 阳性或抗 ds-DNA 阳性;② 患者满足分类标准中的 4 条,其中包括至少 1 条临床标准和 1 条免疫学标准。

在入选的患者中应用此标准,较 ACR 标准有更好的敏感性(94% vs. 86%),并与 ACR 标准有大致相同的特异性(92% vs. 93%),同时明显减少误分类。

新的标准有以下特点:① 诊断指标的细化增加实用性:比如对于炎症性滑膜炎的定义,蛋白尿

的定义,血细胞变化的定义,抗体检查的限定,等等。②免疫学指标增加了抗 β₂-GP1、补体及无溶血性贫血者,直接 Coombs 试验阳性,这无疑扩大了临床的诊断范围。③对于这一条"有活检证实的狼疮肾炎,伴有 ANA 阳性或抗 ds-DNA 阳性即可诊断"。④有些地方还有些模糊,比如狼疮的皮疹、脱发等。

与 1997 年美国风湿病学学会(ACR)修订的 SLE 分类诊断标准相比,SLICC 的特点如下:①在临床标准中去除了光过敏,血液系统病变把溶贫、白细胞减少和血小板减少分列为 3 条。②免疫学标准把抗 ds-DNA,抗 sm 阳性和抗磷脂抗体分列为 3 条,而且抗磷脂抗体中增加了抗 β₂ 糖蛋白 1 阳性;增加了低补体(以前主要适用于判断狼疮活动)以及无溶血性贫血者,直接 Coombs 试验阳性。③患者如果满足下列条件至少 1 条,则归类于系统性红斑狼疮:a. 有活检证实的狼疮肾炎,伴有 ANA 阳性或抗 ds-DNA 阳性;b. 患者满足分类标准中的 4 条,其中包括至少 1 条临床标准和 1 条免疫学标准。

从新的分类标准来看,好处是可能早期发现狼疮。虽然敏感性增加了,但是特异性下降,如果仅仅是 92%vs93% 还好,但真的是特异性仅下降 1% 了吗?值得商榷。我国是肝炎、结核高发国,还有肿瘤,如浆膜炎,白细胞降低,ANA 阳性,蛋白尿,低补体还是相对容易的,所以诊断时要结合我国疾病谱的特点,诊断要慎重。对一些特殊类型的 SLE 如以溶血性贫血、血小板减少性紫癜、淋巴结肿大、肾病综合征、关节炎和荨麻疹性血管炎为首发症状或突出表现的 SLE 要提高诊断警惕。有皮疹的,皮肤病理检查对诊断 LE 也尤为重要,尤其对未出现临床及实验室指标异常的患者。

(1) 病情活动性评估

标准有 SLEDAI(Systemic Lupus Erythematosus Disease Activity Index)、SLAM(Systemic Lupus Activity Measure)、OUT(Henk Jan Out score)等。其中以 SLEDAI 最为常用,其理论总积分为 105 分,但实际绝大多数患者积分小于 45,活动积分在 20 以上者提示很明显的活动。

(2) SLE 病情轻重程度的评估

轻型 SLE 为:SLE 诊断明确或高度怀疑,临床病情稳定,SLE 可累及的靶器官(包括肾脏、血液系统、肺脏、心脏、消化系统、中枢神经系统、皮肤、关节)功能正常或稳定,呈非致命性,无明显 SLE 治疗药物的毒副反应。

重型 SLE 包括:①心脏:冠状动脉血管受累,Libman-Sacks 心内膜炎,心肌炎,心包压塞,恶性高血压;②肺脏:肺动脉高压,肺出血,肺炎,肺梗死,肺萎缩,肺间质纤维化;③消化系统:肠系膜血管炎,急性胰腺炎;④血液系统:溶血性贫血,粒细胞减少(WBC<1 000/mm³),血小板减少(<50 000/mm³),血栓性血小板减少性紫癜,动静脉血栓形成;⑤肾脏:肾小球肾炎持续不缓解,急进性肾小球肾炎,肾病综合征;⑥神经系统:抽搐,急性意识障碍,昏迷,脑卒中,横贯性脊髓炎,单神经炎/多神经炎,精神性发作,脱髓鞘综合征;⑦其他:包括皮肤血管炎,弥漫性严重的皮损、溃疡、大疱,肌炎,非感染性高热有衰竭表现等。

(3) 狼疮危象

狼疮危象是指急性的危及生命的重症 SLE。包括急进性狼疮性肾炎、严重的中枢神经系统损害、严重的溶血性贫血、血小板减少性紫癜、粒细胞缺乏症、严重心脏损害、严重的狼疮性肺炎、严重的狼疮性肝炎、严重的血管炎等。

【病程】

DLE 起病隐袭,病变主要局限于皮肤,约 5% 的病例可发展为 SLE。

SCLE 中有内脏轻度损害的病例如有强烈日晒或手术等刺激,或因治疗不当偶可演变为重型 SLE。

SLE 的临床经过可分成下列几种情况:①急性型:患者起病急骤,出现高热、乏力、肌痛等全身症状,颜面红斑显著,有的可无皮疹,伴有严重中毒症状,同时多种脏器受累,发展迅速,出现功能衰竭,预后差,目前临床已较少见;②亚急性型:起病缓慢,早期表现多为非特异性症状,可有发热,中等度全身症状,多种脏器受损,实验室检查异常,病程反复迁延,时轻时重;③慢性型:指损害为盘状,起病隐袭,病变主要局限于皮肤而累及内脏少,病程进展缓慢,预后良好。

虽然 SLE 目前尚无法根治,但随着诊治水平的提高,患者的预后已有了很大改善。陈顺乐等对 50 例 SLE 进行了为期 10 年的随访,从确诊时间计算,其 1 年、5 年和 10 年生存率分别为 98%、86%、76%。笔者等将在复旦大学附属华山医院住院且有本市户口的 469 名患者进行了生存率的追踪分析,得出从发病时间为计算起点的 1 年、5 年和 10 年的生存率分别为 91.3%、67.6% 和 54%;进而又分析从 20 世纪 50 年代、60 年代、70 年代和 80 年代以后发病的患者 5 年生存率分别为 52.9%、41.7%、58.1% 和 60.8%,80 年代以后发病的患者生存率显著比 50 和 60 年代的为高。此外,又据复旦大学附属华山医院施守义统计,SLE 中死于本身病变者占 48.18%,尿毒症占第一位,心力衰竭其次,中枢神经系统再其次;而由各种并发症死亡者占 51.82%,较直接病变致死的为高,其中尤以死于各种继发感染如细菌性肺炎和败血症的为多。SLE 患者易于感染且抗生素不易控制的原因一方面与其免疫缺陷有关,另一方面为糖皮质激素的长期应用有关。这种感染在泼尼松剂量每日 30 mg 以上成急遽上升。此外尿素氮值如超过 21.4 mmol/L,能使患者体液和延迟过敏反应阻抑而易于感染。糖皮质激素本身尚能引起上消化道出血和胃肠道穿孔引起死亡。

【治疗】

治疗原则一是个体化,二是权衡风险/效果比。

(1) DLE 治疗

需及时以免毁容及继发性癌变,一般先用局部治疗,效果不显著时再加用全身疗法。

1) 局部疗法

① 糖皮质激素的外用。② 糖皮质激素皮内注射,如氟羟氢化泼尼松(去炎松)混悬液,1~2 周注射 1 次,注射次数根据具体情况而定。③ 他克莫司、吡美莫司。④ 液氮。

2) 内服疗法

① 抗疟药如氯喹,开始剂量前者为每日 0.25~0.5 g,或羟基氯喹(HCQ)为每日 0.4 g,病情好转后减量。② 沙利度胺,每日 50~100 mg。③ 雷公藤多苷,2 片,每日 3 次。

(2) TLE、LEP 和 SCLE 治疗

沙利度胺有一定疗效,氯喹或羟氯喹、氯苯酚嗪和雷公藤制剂亦有效;复方甘草酸苷、白芍总苷也有较好的疗效;无效病例可予糖皮质激素或免疫抑制剂治疗。

(3) SLE 治疗

1) 无重要脏器损害的 SLE

如仅有皮疹、低热或关节症状者,只需用非甾体类抗炎药,如皮疹明显可用抗疟药治疗如氯喹或羟氯喹,也可用小剂量的糖皮质激素如泼尼松每日 15~20 mg,以及中药六味地黄丸加减或雷公藤制剂等。

2) 伴重要脏器损害的 SLE

A. 糖皮质激素

是目前治疗严重自身免疫病中的首选药物,可显著抑制炎症反应,对淋巴细胞有直接细胞毒作用,抑制抗原抗体反应。

剂量大致为每日泼尼松 0.5~1.5 mg/kg,轻型病例可用每日 20~30 mg,重型病例可用每日 40~60 mg,病情危重的可用每日 60~80 mg,甚至 120 mg。一般认为开始用量宜大,因从小剂量开始,既不能迅速控制病情,使重要器官免受侵犯,或使重要器官不致造成不可逆的损害,又反而使激素总量增加,产生更多的副作用;如初量已够,则在 12~36 小时内就可退热,1~2 天内关节痛消失,发热引起的毒性症状明显好转。若 2 天内无好转,应将原剂量再增加 25%~100%,直至症状有明显改善为止。

一旦病情好转,用药量即可开始逐步减少。当用量较大时,每次递减剂量可大些,递减速度可快些,递减间隔可短些。当减至初量的一半时,则每次递减的剂量宜小些,速度宜慢些,并确定合适的维持量,一般为每日 5~15 mg。

激素脉冲疗法以甲泼尼龙 1 g,每日静脉内滴注,连续 3 天,然后每日 100 mg,3~4 周内递减至维持量,适用于弥漫性增殖性肾小球肾炎、明显神经精神症状、重症溶血性贫血及血小板显著低下等迅速恶化病例。

B. 免疫抑制剂

治疗过程主要分两个阶段,即诱导缓解和巩

固治疗。诱导缓解目的在于迅速控制病情,阻止或逆转内脏损害,力求疾病完全缓解(包括血清学、症状和受损器官的功能恢复);应注意过分免疫抑制诱发的并发症,尤其是感染、性腺抑制等;目前,多数患者的诱导缓解期需要超过半年至1年才能达到缓解,不可急于求成。

常用的有环磷酰胺(CTX)、甲氨蝶呤(MTX)及硫唑嘌呤,前者对整个免疫过程均有作用,主要利用烃基与 DNA 结合,最明显的是减少抗 DNA 抗体,血中 IgG 和 IgM 都下降,血清中 DNA-抗 DNA 复合物及它们在肾脏中的沉积减少。通过治疗,对体液免疫和细胞免疫都有抑制。剂量为每日 1~4 mg/kg。

MTX 主要竞争叶酸的代谢物,近年来多采用 PMH 治疗方案,即泼尼松 10 mg/d,MTX 7.5 mg/w,羟基氯喹 0.4/d。

硫唑嘌呤能抑制嘌呤核苷酸的合成,代替了 DNA 的嘌呤基质,从而抑制 DNA 和 RNA 的合成。这种作用对增殖活跃的细胞(淋巴母细胞)最强,阻止了细胞和体液免疫反应。近年来,有些风湿病专家提倡在病程早期即使用免疫抑制剂,通常认为环磷酰胺较硫唑嘌呤为好,其用量为每日 2 mg/kg 或 200 mg 静注,每周 2~3 次。总量 6~8 g 时生效。重型病例可用冲击疗法,给药方法目前认为以美国 NIH 所推荐的为最好,其用法为每日 8~12 mg/kg 静注,连用 2 天,每 3 周冲击 1 次,累积剂量不大于 150 mg/kg。疗程结束后,如病情仍有活动,可每隔 1 月冲击 1 次,如病情稳定则每隔 3 月同法冲击 1 次。

这类药物的副作用和毒性较大,常见的有白细胞减少,甚至全骨髓的抑制,胃肠道障碍和肝脏损害,易产生继发感染,长期应用还可引起不育,诱发基因改变而影响后代,削弱免疫监护作用而发生癌肿。环磷酰胺尚可引起脱发和出血性膀胱炎。

这类药物主要在下列情况采用:① 单独使用糖皮质激素无效;② 对长期大量糖皮质激素治疗不能耐受;③ 为了更有效地控制 SLE 中的某些病损;④ 在急性症状得到控制后,为了进一步减少激素维持量或更顺利地逐渐递减激素,常与糖皮质激素合用,例如治疗有肾损害的 SLE,特别是不能耐受大量激素的病例或耐激素性肾炎,根据临床应用和动物实验已证明环磷酰胺对狼疮性肾炎在改善肾功能、肾病理改变和降低死亡率等方面有肯定作用,临床有效率可达 60% 左右。对用大剂量糖皮质激素无法控制的中枢神经病变和急性狼疮性肺炎,亦可考虑并此类药物。在疗效方面,总的有效率为 30%~50%。

近年来有报道环孢素 A(CsA)治疗 SLE 有效,初始剂量以每日 3~3.5 mg/kg 为宜,如经 4~8 周无效,可间隔 1~2 月每日增加 0.5~1 mg/kg,最大剂量每日 5 mg/kg,适用于经其他药物治疗无效的患者。但国人对此药的耐受性较白种人为差,常因肝肾毒性、高血压和神经系统毒性而中止治疗或治疗量仅能每日在 3 mg/kg 以下。

霉酚酸酯(MMF)是最近投入使用的免疫抑制剂,治疗 SLE 的初始剂量成人为每日 1.5 g,分 3 次口服,3 个月后改维持量,每日 1.0 g,分 2~3 次口服,维持 6~9 个月。肝肾毒性小,不增加恶性肿瘤发生率。

来氟米特(leflunomide,LEF)为一新型免疫抑制剂,对 SLE 有一定治疗作用,先予以每日 100 mg 的负荷量,共 3 天,接着给予每日 20 mg 的维持量。常见副作用为胃肠道功能紊乱,高血压,白细胞减少和一过性转氨酶升高。严重不良反应少,一般不出现肺纤维化。

他克莫司(FK506)为钙调磷酸酶抑制剂,在分子水平,他克莫司的作用是利用其与 FKBP12 相结合,抑制 calcinurin,从而抑制 T 细胞中所产生钙离子依赖型信号传导路径,阻止细胞因子基因的转录。抑制 T 细胞的活化以及 T 辅助细胞依赖型 B 细胞的增生作用,也会抑制如 IL-2,IL-3 及 IFN-γ 等以及 IL-2 受体的表达。用量每日 0.10~0.20 mg/kg,维持血药浓度为 15~25 μg/L。

C. 大剂量静脉输注免疫球蛋白

本法是一项强有力的辅助治疗措施,适用于狼疮危象、糖皮质激素或免疫抑制剂治疗无效、合并全身严重感染和 SLE 患者妊娠伴有抗磷脂抗体综合征等情况。笔者的体会是本法有救急作用,可赢得抢救时机。方法为按每日 400 mg/kg,连续

3~5 天,静脉滴注。作用机制迄今尚未完全明了,一般认为系封闭单核-巨噬细胞系统及 B 淋巴细胞;清除肾组织免疫复合物;与 CIC 或感染性抗原形成不溶性免疫复合物等。

D. 血浆置换疗法

从患者抽取血液,分离,除去血浆,输还红细胞。被除去的血浆部分选用相等体积的等张液如血浆蛋白组分或新鲜冰冻血浆等置换液加以补充。其原理为除去特异性自身抗体、免疫复合物以及参与组织损伤的非特异性炎症介质(如补体、C 反应性蛋白、纤维蛋白原),并能改善单核-巨噬细胞系统清除免疫复合物的能力。一般在多脏器损害、器质性脑病综合征、活动性肾炎、全血细胞减少和糖皮质激素治疗效果不显著等重症病例进行。通常每次置换 1~1.5 L,每周 2~6 L,分 2~3 次进行,持续 2~3 周。由于血浆置换后可有"抗体反跳"现象,故于血浆置换后的代偿期内要给予环磷酰胺,以便得到较长期的缓解。

E. 透析疗法与肾移植

晚期肾损害病例,肾功能衰竭,病变不可逆转,如一般情况尚好,还可进行血液透析或腹膜透析,除去血中尿素氮及其他有害物质,改善心力衰竭和氮质血症等情况,延长生命。此外,肾移植亦可改善上述情况,但需在肾外损害静止,方宜进行。据统计用亲属肾作移植,2 年存活率为 60%~65%,用尸体肾移植为 40%~45%。

F. 造血干细胞移植(HSCT)

由于 allo-HSCT,移植后死亡率、GVHD 发生率较高,目前采用是自体 HSCT(auto-HSCT),选择对象为难治性患者,入选有严格标准:① 危及生命的 SLE 患者,抗环磷酰胺的 Ⅲ 型或 Ⅸ 型肾小球肾炎,不能控制的血管炎(肺、心、脑),依赖输血的血细胞减少症。② 常规治疗 3 个月无效,包括用大剂量糖皮质激素和细胞毒药物。③ 所有器官有足够功能,可耐受整个移植过程所引起的不良反应。本法费用昂贵,缓解期能持续多久,能否使部分 SLE 得到根治,尚待进一步的研究。

G. 生物制剂的靶向治疗

主要有以下 6 种。

T 细胞靶向治疗:抗 CD40L 单抗(Ruplizumab):CD40 分布于 B 细胞、APC(抗原提呈细胞)和内皮上皮细胞表面,与活化 T 细胞表面的 CD40L(CD40 配体)结合后引起 B 细胞增殖、分化。出现血栓,则终止临床试验。

CTLA-4Ig(Abatacept):CTLA-4 即细胞毒 T 细胞抗原 4,是一种在活化 T 细胞表面表达的抗原,在 T 细胞活化中起第二信号的作用,它与 T 细胞表面的 B7 分子结合后可以抑制 T 细胞的进一步活化。CTLA4-Ig 是 CTLA-4 的细胞外功能基团和 IgG1 Fc 段的融合蛋白,可以阻断 T 细胞活化和依赖 T 细胞的 B 细胞功能。在动物试验中发现,CTLA4-Ig 可以使 IL-2、IL-4 和 IL-10 的分泌和合成减少,同时它对免疫反应的早期和晚期反应都有抑制。已进行 RA Ⅱ、Ⅲ 临床试验,副作用少。

B 细胞靶向治疗:抗 CD20 单抗(Rituximab,利妥昔单抗,美罗华):作用 B 细胞消耗 B 细胞,无严重副作用,易产生抗体降低其疗效。抗 CD20 单抗:阿达木单抗(Adalimumab)40 mg 皮下注射,每隔周 1 次。抗 CD22 单抗(Epratuzumab):抑制 B 细胞活化,开展 Ⅲ 期临床。贝利木单抗(Beliumab)抗 Blys(B 细胞刺激剂)-TACI 的融合蛋白:抑制 B 细胞存活,动物实验清除 Blys 可以减轻病情,在 SLE 患者中进行抗 BlyS 单抗的 3 期临床试验。它是第 1 个(FDA, 2011)批准用于 SLE 治疗的生物制剂,未来前景无限。推荐给药方案是前 3 剂每间隔 2 周 10 mg/kg,而其后间隔 4 周。配制、稀释后只作为在 1 小时期间静脉输注给药。如患者发生输注反应,输注速率可减慢或中断。如患者发生严重超敏反应,必须立即终止输注。

B 细胞耐受原(LJP-934):由 4 个 dsDNA 寡肽与一个惰性三乙烯乙二醇骨架组成,是一种选择性 B 细胞免疫调节剂,不活化 B 细胞,而是造成 B 细胞处于无反应状态,旨在特异性地下调抗 dsDNA 抗体的合成。它既可与循环抗体结合,也能与 B 细胞表面的抗 dsDNA 抗体结合,可以降低 SLE 动物模型的 dsDNA 抗体水平、减少产生抗 dsDNA 抗体的 B 细胞数量、减少蛋白尿并能延长存活时间。引起免疫耐受,延缓肾炎发生,无明显副作用。

免疫耐受疗法：它采用生物多肽诱导 DC 免疫耐受，选取 dsDNA 中 Vh－CpG 核苷酸免疫狼疮小鼠使其产生免疫耐受，SmD1 中的 83—119 多肽、低浓度组蛋白免疫狼疮小鼠也可产生免疫耐受。目前尚处于动物实验阶段。

免疫调节细胞回输：调节性 T 细胞回输，Treg 可以诱导 DC 对自身抗原的免疫耐受，抑制自身反应型 Th 细胞的免疫应答。M2 回输治疗狼疮小鼠模型。Breg 回输治疗活动性 SLE。

H. 性激素治疗

达那唑（danazol）女性患者 100 mg，每日 2 次。脱氢异雄酮（DHEA）prasterone 每日口服 200 mg，减少女性泼尼松的用量。三苯氧胺（tamoxifen）20 mg，每日 2 次。溴隐停 2.5 mg，每日 1 次，它是一种多巴胺激动剂，中枢作用机制通过促进多巴胺释放与垂体泌乳素细胞结合而产生抑制泌乳素分泌的作用。

选择性雌激素受体调节剂 LY139478（raloxifene 类似物）、炔雌二醇在雌性 MRL/L 小鼠中有疗效，发现口服 LY139478（4 mg/kg）7 个月后可使胸腺淋巴细胞表型恢复正常，肾脏病变的进程减缓，提高生存率，但对 dsDNA 抗体产生无影响。

奥曲肽可抑制 GH 释放，降低血清 GH 浓度，调节细胞因子的分泌。

I. 其他治疗方法

DNA 抗体吸附：血清通过 DNA280 吸附柱，把体内 DNA 抗体过滤清除。

全身淋巴结 X 线照射治疗（TLI）：费氏（1984）报道 8 例狼疮性膜性增殖性肾炎，照射量 2 000 R，收到一定效果。

免疫增强剂：使低下的细胞免疫恢复正常，如左旋咪唑、胸腺素、转移因子等。

针刺疗法：笔者等实践证实针刺对乏力、关节痛、蝶形红斑以及消肿等症状有一定疗效，亦能改善 Raynaud 现象。针刺对 SLE 患者免疫功能有明显调整作用，针刺后细胞免疫功能和体液免疫异常明显改善。

维生素 K：除参与凝血机制外，具有增强皮质激素的效力，抑制肉芽组织增生，抗过敏反应和降低毛细血管通透性作用。复方甘草酸苷亦有类似

作用，可与激素并用。

J. 中医中药治疗

根据辨病与辨证相结合，本病可分成热毒炽盛、阴虚血虚、阴阳两虚、毒邪攻心、肝郁血瘀等证施治。热毒炽盛型相当于急性和亚急性病例，治以清热解毒，滋阴凉血，方用犀角地黄汤加减；阴虚血虚型相当于轻度活动病例，治以养阴补血，凉血解毒，方用知柏地黄汤加减或大补阴丸；阴阳两虚型多见于肾病病例，治以滋阴壮阳，方用二仙汤和右归饮加减；毒邪攻心型见于心脏累及为主病例，治以养心安神、气血两补，方用养心汤加减；肝郁血瘀型见于肝脏肿大病例，治以疏肝理气，活血化瘀通络，方用逍遥散加减。或有采用雷公藤糖浆，每日 3 次，每次 10～15 ml（每毫升含生药 1 克），或昆明山海棠，每次 3~5 片，每日 3 次。此外，红藤注射液加入 5% 葡萄糖液作静脉滴注或复方金养片口服，每次 6~8 片，每日 3 次，均显示一定疗效。

3）特殊 SLE 的治疗

神经精神狼疮：必须除外化脓性脑膜炎、结核性脑膜炎、隐球菌性脑膜炎、病毒性脑膜脑炎等中枢神经系统感染。弥漫性神经精神狼疮在控制 SLE 的基础药物上强调对症治疗，包括抗精神病药物（与精神科医生配合），癫痫大发作或癫痫持续状态时需积极抗癫痫治疗，注意加强护理。aCL 相关神经精神狼疮，应加用抗凝、抗血小板聚集药物。有全身血管炎表现的明显活动证据，应用大剂量甲基泼尼松龙冲击治疗。中枢狼疮包括横贯性脊髓炎在内，可试用地塞米松 10 mg 加甲氨蝶呤鞘内注射/周治疗，共 2~3 次。

重症血小板减少性紫癜：血小板<2 万/mm³，有自发出血倾向，静脉输注大剂量人体免疫球蛋白（IVIG）；激素用量用至 2 mg/kg·d 以上；MP 冲击治疗；静脉滴注长春新碱（VcR）1 mg，每周 3~6 次；无骨髓增生低下的重症血小板减少性紫癜还可试用其他免疫抑制剂，如 CTX，环孢素等；其他药物包括达那唑、三苯氧胺；考虑脾切除。

弥漫性出血性肺泡炎和急性重症肺间质病变：部分弥漫性出血性肺泡炎的患者起病可无咯血，支气管镜有助于明确诊断。本病极易合并感

染,常同时有大量蛋白尿,预后很差。治疗讫无良策。对 SLE 肺脏累及应提高警惕,结合 SLE 病情系统评估、影像学、血气分析、纤支镜等手段,以早期发现、及时诊断。治疗方面包括氧疗、必要时机械通气,控制感染和支持治疗。可试用大剂量 MP 冲击治疗、IVIG、血浆置换等。

严重的肠系膜血管炎:常须 2 mg/kg·d 以上的每日激素剂量方能控制病情。应注意水电解质酸碱平衡,加强肠外营养支持,防治合并感染,避免不必要的手术、探查。一旦并发肠坏死、穿孔、中毒性肠麻痹,应及时手术治疗。

【预防】

保持乐观情绪,正确地对待疾病,建立战胜疾病的信心,生活规律化,注意劳逸结合,适当休息,预防感染。

去除各种诱因,包括各种可能的内用药物,慢性感染病灶等;避免刺激性的外用药物以及一切外来的刺激因素。

避免暴晒日光和紫外线等照射(特别在活动期),需要时可加涂防日光药物如 3%奎宁软膏、复方二氧化钛软膏、10%对氨安息香酸软膏等,其他如寒冷、X 线等过多暴露也能引起本病的加剧,不可忽视。

对肼苯哒嗪、普鲁卡因胺、青霉胺、抗生素和磺胺类药物要合理使用。

女性患者应节育,活动期需避免妊娠。若有肾功能损害或多系统损害时,怀孕者宜争取早作治疗性流产。

(李　铎　冯树芳)

25.3　硬皮病(scleroderma)

本病局限于皮肤者又称局限性硬皮病(localized scleroderma),系统累及者又称系统性硬皮病(systemic scleroderma, SSc)、系统性硬化症(systemic sclerosis)或进行性系统性硬化症(progressive systemic sclerosis),过去也称泛发性硬皮病(generalized scleroderma)。硬皮病是一种结缔组织病,表现为局限性或弥漫性皮肤增厚和硬化,并可伴有心、肺、肾、胃肠等内脏器官的损

害。该病主要分为系统性和局限性两大类。鉴于系统性者不仅有皮肤的硬化,也有多个系统的硬化,故称为系统性硬化症更为恰当。硬皮病的命名源自希腊文"skleros"——硬化和"derma"——皮肤。1752 年,硬皮病被认为是一种皮肤病。但以后人们逐渐认识到,该病不仅累及皮肤,也可引起多个内脏器官的损害。1945 年,Goetz 将同时具有多脏器损害的类型命名为进行性系统性硬化症。

【发病情况】

硬皮病确切的发病情况尚不清楚。多数研究显示,每百万人口每年的发病率为 4~12 人。美国现有 75 000~100 000 名系 SSc 患者。许多患者起初被误诊为 Raynaud 现象或其他结缔组织病。SSc 可见于世界各地各个种族的人群。虽然各年龄段人群都可发病,但 30~50 岁发病率最高。女性发病为男性的 3~4 倍。育龄期妇女发病率最高。多数患者发病与季节、地域、职业、和社会经济状况无关。

【病因及发病机制】

本病的病因及发病机制,归纳起来大致有以下 5 方面。

(1) 自身免疫紊乱

SSc 有许多自身免疫紊乱表现,例如,可以与系统性红斑狼疮、皮肌炎和多肌炎、类风湿关节炎等结缔组织病合并出现,还可与桥本甲状腺炎、原发性胆汁性肝硬化等器官特异性自身免疫病重叠发生,并可检测到许多体液或细胞免疫异常。

1) 体液免疫紊乱

SSc 患者所具有的体液免疫紊乱有许多是非特异性的。该病患者 90%以上血清抗核抗体阳性,核型包括均质型、斑点型和核仁型。抗 nRNP 抗体阳性率约 20%,类风湿因子阳性率约 30%,血清冷球蛋白弱阳性者约占 50%。有的患者有低滴度的 IgM 型抗心磷脂抗体。多克隆高 γ 球蛋白血症也可见于该病患者。

2) 具有特异性自身抗体

除非特异性体液免疫紊乱外,SSc 患者具有一些特异性自身抗体。其中抗着丝点抗体在 CREST 综合征患者的阳性率为 50%~90%,是该病的标志

抗体。弥漫型 SSc 患者该抗体阳性率低于 10%，而其他结缔组织病则罕见。该抗体阳性的患者毛细血管扩张和钙化发生率高，限制性肺疾患发生率低，预后较好。回顾性调查显示，该抗体血清滴度不随时间和病期而改变。对于仅有 Raynaud 现象的患者，则提示今后发展为 CREST 综合征的可能性较大。因而，该抗体是早期硬皮病分类与评价的重要指标。SSc 患者抗 Scl - 70 抗体阳性率 40%~50%，其抗原是 DNA 拓扑异构酶 I。该酶位于细胞内，对转录前超螺旋状态 DNA 松解的启动过程有催化作用。该抗体对该酶具有抑制作用，并能调节 SSc 患者的胶原合成量。Scl - 70 是 96 kDa 拓扑异构酶的降解片段，其抗原性包含于 11 个氨基酸的多肽之中。其中 6 个氨基酸的序列与生长于哺乳动物体内的逆转录病毒中的组群特异的某些氨基酸序列具有同一性。

3）细胞免疫紊乱

例如，该病早期阶段，真皮下部有淋巴细胞浸润。单个核细胞的浸润与局部皮肤增厚的程度成正比，在疾病早期阶段尤为常见。由于淋巴细胞因子和单核细胞因子能刺激成纤维细胞合成胶原增加，因此，这些迁徙来的炎症细胞在疾病的发生中起着重要的作用。从整体上看，外周血淋巴细胞计数正常，在未经治疗的患者轻度降低。但 T 细胞亚群分析显示，T 辅助细胞绝对数增高而 T 抑制细胞绝对数减少。

SSc 患者血清或血浆中可溶性 IL - 2 受体水平增高，而且与病情程度、进展以及死亡率相关。血清 IL - 2 水平也增高，且与皮肤受累及范围及病情活动度相关。有的报道显示，IL - 4，IL - 6 和 TNF 也可一过性增多。因此，在 SSc 早期，有 T 细胞活化的足够证据。这个过程是由抗原驱动抑或是特异的细胞因子的作用尚不清楚。

（2）细胞外间质代谢异常

硬皮病患者的皮肤硬化和内脏器官纤维化主要是由胶原纤维等细胞外间质合成增加引起的。LeRoy 等对患者皮肤的成纤维细胞进行培养，结果其胶原（以羟脯氨酸表示）和糖蛋白（以己糖胺和唾液酸表示）的合成皆增加。合成速度较同年龄对照组平均增加 2~3 倍，临床活动期患者胶原合成更为增加。患者的成纤维细胞培养至 15 代，其胶原合成量仍高于正常人。I 型和 III 型这两种皮肤主要的前胶原的合成均增加，而且其前胶原 mRNA 的合成也增加，但两种前胶原的相对比例与正常人相同。SSc 患者胶原的降解正常。与胶原翻译后修饰有关的细胞内酶如脯氨酸羟化酶（prolylhydroxylase）和赖氨酸羟化酶（lysylhydroxylase）的活性增加。患者的皮肤成纤维细胞对胶原氨基前肽的反馈调节正常。所有的资料均支持这样一个假设，即 SSc 患者细胞外间质的沉积是继发的，是由迄今尚不能确定的作用于转录水平的信号引起的。

（3）血管病变

许多临床和实验室的研究都支持硬皮病的发病机制与血管病变有密切的关系。该病患者在患病的最早期阶段就有小动脉和微血管特征性的结构变化。反映血管异常的临床表现可见于疾病的整个过程。

1）皮肤 Raynaud 现象

是 SSc 最典型的临床表现。其指动脉内膜显著增厚，主要含有胶原，其次是其他细胞外基质。中膜的改变不明显，但外膜纤维化可见于 40% 的患者。动脉管腔严重变细本身就与 Raynaud 现象密切相关。寒冷或情感刺激所引起的正常的缩血管效应作用于有病变的血管上，就可引起动脉管腔完全或接近完全的闭塞。受累内脏器官的小动脉和微动脉也有相似的组织病理学改变。该病患者某些重要的临床表现如肾衰和肺动脉高压的发生主要就与这种纤维化性的动脉硬化有关。

2）内脏器官现象

近年来，有人提出内脏器官也可能发生 Raynaud 现象。对 SSc 患者的尸解资料显示，许多人的左右心室壁有灶状收缩带性坏死（contraction band necrosis）和继发性心肌纤维化。这种特征性的病理改变是由心肌缺血继而重新灌注（reperfusion）引起的。因而推测这种坏死是由反复发生的冠状动脉某些分支的痉挛和舒张，即心脏 Raynaud 现象引起的。随之进行的一些研究也支持这种看法。用同位素铊（Tl）心肌平面显像显示，SSc 患者在冷刺激诱发出手部 Raynaud 现象时,其心肌也可出现血流灌注减低,在没有Raynaud现象时,这些血流灌注减低区可以恢复。与此同时,超声心动图检查显示,诱发出手部Raynaud现象时,上述缺血区出现了室壁运动障碍。由于室壁运动障碍是心肌缺血的特征表现之一,从而进一步证实在冷刺激诱发Raynaud现象时,心肌也有一过性缺血。对SSc患者肺脏的研究显示,在冷刺激诱发出手部Raynaud现象时,同位素氪(Kr)扫描和一氧化碳弥散功能(膜弥散)检测均提示肺部也有一过性缺血。采用同位素氙(Xe)肾血流灌注测定对SSc患者的肾脏进行了研究,结果显示,在冷刺激诱发出手部Raynaud现象时,其肾皮质血流量也有一过性减低。笔者用同位素锝(Tc-HM-PAO)脑血流灌注断层显像研究,观察到SSc患者在冷刺激诱发出手部Raynaud现象时,其脑血流灌注也有一过性减低。上述研究均提示,SSc患者的内脏器官亦可发生Raynaud现象样反应。

3) Raynaud现象发病机制

引起Raynaud现象的因素很多,但其发病机制迄今尚不清楚。寒冷能诱导各种Raynaud现象的发生,但目前尚没有一种病理生理学原理可圆满地解释这种血管痉挛的发生机制。也没有一种Raynaud现象的发病机制已得到圆满的解释。目前认为Raynaud现象的发病机制与血管病变、血管活性物质、免疫学改变以及神经源性异常等因素有关。

4) 微血管异常

与细动脉异常同时或先于其发生的是具有特殊表现的微血管异常。广视野甲皱毛细血管镜可观察到甲皱毛细血管床的变化。SSc患者甲皱毛细血管襻扩张、扭曲或散在缺失,其形成机制尚不清楚。毛细血管襻近端组织压力的增高引起的流体动力学的变化与其毛细血管的扩张有关。超微结构研究可观察到微血管内皮的脱失和基底膜增厚。许多患者血液中有免疫复合物,但缺乏组织中免疫复合物沉积的证据。有的患者的甲皱毛细血管床有散在抗体的沉积。

(4) 细胞因子异常

有关细胞外基质代谢的研究显示,在结缔组织活化之前,已有许多细胞因子和生长因子参与作用。已知患者的血清能刺激患者和正常人的成纤维细胞合成胶原增加,抗原或丝裂原刺激T淋巴细胞释放的因子可使成纤维细胞趋化,并增加其胶原的合成量。有许多细胞因子对胶原合成有调节作用,这些因子与因子之间的作用,形成严格的调节网络,决定一般情况下胶原的沉积量,细胞因子对胶原合成的上调作用揭示了硬皮病的部分发病机制。

转化生长因子-β(TGF-β)能刺激成纤维细胞增殖和细胞间质的合成。将该因子注射到皮下组织,可引起局部单个核细胞的浸润、血管增生和组织纤维化。组胺在硬皮病的发生中也具有一定作用。组织中肥大细胞浸润和脱颗粒往往在硬皮病皮肤发生显著硬化之前就已存在。在硬皮病鼠(Tsk)、慢性移植物抗宿主病以及其他纤维化疾病的患者也可观察到这一现象。肥大细胞释放组胺,确实可刺激成纤维细胞增生,在SSc患者可测得组胺水平的增高。血小板衍生生长因子(PDGFs)的受体在硬皮病患者的皮肤切片中表达增强,虽然它不能直接刺激胶原合成,但它是成纤维细胞的一个强有丝分裂原,可使细胞分裂生长加快,从而使胶原合成增加。γ干扰素(IFN-γ)能抑制SSc患者的成纤维细胞合成胶原,并能使I型和III型前胶原mRNA产量降低。这一现象是在IFN-γ很低浓度时观察到的。其他促进胶原表达的因子还有TNF-α、白细胞介素-1β(IL-1β)、白细胞介素-2(IL-2)、白细胞介素-4(IL-4)以及基本成纤维细胞生长因子(basic fibroblast growth factor)等。抑制成纤维细胞合成胶原的因子还有表皮细胞生长因子(EGF)等。

(5) 遗传

SSc患者具有家族史者罕见。但HLA II类抗原DR52、DR5、DR3和DR1在美洲、加拿大及欧洲硬皮病患者出现率高,而DR2、DRw6、DRw8和DQw1在日本硬皮病患者中出现率有所增高。70%的抗Scl-70抗体阳性的硬皮病患者及30%的正常对照组可检测到HLA-DR5,提示DR5与抗Scl-70抗体有相关性。ACAs与HLA-DR1、DR4或DR8有密切的相关性。

总之,上述有关硬皮病的病因和发病机制的学说究竟以何种为主,相互间的关系如何,尚有待于进一步研究。

【临床表现】

硬皮病可以认为是一个病谱性疾病,局限性硬皮病主要表现为皮肤损害,内脏器官不受累及,位于病谱的一端;SSc 中的弥漫皮肤型,位于病谱的另一端;在二者之间,有一些中间类型,如局限性硬皮病中的泛发性硬斑病,SSc 中的局限皮肤型(CREST 综合征)以及嗜酸性筋膜炎等。在临床上有时可见到进行性特发性皮肤萎缩症(Pasini Pierini 皮肤萎缩)与局限性硬皮病在同一患者身上出现,是否该萎缩也是硬皮病的一种特殊亚型尚有待进一步研究,《Andrews 临床皮肤病学》(第 8 版)已将其归在局限性硬皮病中的硬斑病项下。

(1) 局限性硬皮病(localized sclerosis 或 localized scleroderma)

局限性硬皮病在临床上可分为硬斑病和带状硬皮病两大类。

1) 硬斑病(morphea)

包括片状硬斑病(morphea en plaque)、点滴状硬斑病(guttate morphea)、泛发性硬斑病(generalized morphea)、深部硬斑病(morphea profounds)、进行性特发性皮肤萎缩症(Pasini Pierini 皮肤萎缩)及致残型全硬化性硬斑病(disabling pansclerotic morphea)。

可见于任何部位和任何年龄,是局限性硬皮病中最多见的一种类型。皮损初期为淡红或紫红色斑片,轻度水肿,以后颜色变淡呈淡黄或牙白色,硬化,表面有蜡样光泽,边界清楚,中央可微凹,周围绕以紫红色晕,局部无汗,上无毛发。以后变成白色或淡褐色萎缩性斑片。片状硬斑病为圆形、椭圆形和不规则形,以腹部、背部多见,其次为四肢和面颈部,直径 1~10 cm 或更大,此型最为多见。点滴状硬斑病为豆粒大甚至 5 分硬币大,成簇状和线状排列的斑片,多发于颈、胸、肩、背等处。泛发性硬斑病比较少见,该型皮损数目多,分布广,可见于全身各部位。有的患者可有乏力、关节痛等全身症状,少数患者可转变为系统性硬皮病。深部硬斑病也称泛发性皮下硬斑病

(generalized subcutaneous morphea),是一种少见的类型,该型的炎症和纤维化主要见于皮下组织,并可累及真皮下部和深筋膜。有人报道了 16 例患者,其中许多患者有系统性硬皮病的临床特点,如伴有间质性肺病变、食管蠕动障碍、关节病变等。少见的还有发生于儿童的致残型全硬化性硬斑病,女孩多见,损害见于四肢伸侧,病变可累及真皮、皮下组织、深筋膜、肌肉和骨骼,引起肘、膝、手、足屈曲挛缩,内脏损害少见,身体其他部位可见硬斑和硬化性苔藓样皮损。

2) 带状硬皮病(linear scleroderma 或 linear sclerosis)

包括各种呈带状分布的局限性硬皮病,以及伴有颜面偏侧萎缩(with facial hemistrophy)者。

多见于儿童,皮损常沿肋间或肢体成带状分布,可发生一条或多条,皮损经过与硬斑病相似,可累及皮下组织、肌肉甚至骨骼,并可引起关节挛缩、肢体萎缩和两侧肢体长度不等。发生于额颞部的皮损可向头皮延伸呈刀劈状,皮肤萎缩而不硬,有的可合并颜面偏侧萎缩。

(2) 系统性硬皮病(systemic scleroderma, SSc)

目前 SSc(彩图 25－6)的临床分类主要是以皮肤受累的范围作为主要标准,比较公认的 SSc 分类是由 LeRoy EC 于 1988 年提出并沿用至今,详见表 25－5。

表 25－5　系统性硬皮病的分类

分　　类	表　　现
弥漫皮肤型(with diffuse cutaneous scleroderma)	除面部、肢体近端和远端受累外,皮肤硬化还见于躯干
局限皮肤型(with limited cutaneous scleroderma)	皮肤硬化局限于肘、膝远端部位,也可累及面、颈部。该型也即 CREST 综合征(C: 皮下钙化;R: Raynaud 现象;E: 食管功能异常;S: 指趾皮肤硬化;T: 毛细血管扩张)
sine 硬皮病	有典型的 SSc 内脏、血管和血清学异常,但无临床可查见的皮肤变化
重叠发生(in overlap)	前 3 种分型的任一型与系统性红斑狼疮、炎性肌病或类风湿关节炎同时出现
未分化结缔组织病(undifferentiated connective tissue disease, UCTD)	有 Raynaud 现象、SSc 的临床特征(指端溃疡、甲皱襞毛细血管襻异常、手指肿胀)和血清学表现(抗着丝点抗体阳性),但无 SSc 皮肤硬化和内脏器官受累表现

上述 SSc 分型中前两型除皮肤硬化的特点外,其中弥漫皮肤型 SSc 患者还有 Raynaud 现象多发生于皮肤硬化 1 年以内,肺间质病变、肾功能衰竭、胃肠道病变出现早、发生率高,常有抗 Scl－70 抗体阳性,少有抗着丝点抗体阳性的特点。局限皮肤型 SSc 患者还有 Raynaud 现象多见于皮肤硬化出现前多年,疾病后期常发生严重的肺动脉高压和肺间质病变,也可有三叉神经痛,常有抗着丝点抗体阳性,可达 50%～96%,但抗 Scl－70 抗体阳性很少见。此处所指的 UCTD 意义不同于一般的 UCTD,其临床特征和血清学异常都与 SSc 密切相关,可以认为其所指的是尚不能确诊的早期 SSc。

LeRoy EC 的分类比目前国内皮肤科学界经常使用的 SSc 分类标准(分为弥漫型、肢端型两个主要大类,CREST 综合征是其亚型)更前进了一步。因为前瞻性研究显示,CREST 综合征就是发展缓慢的 SSc,在起病的前 10 年,可仅有 Raynaud 现象、指硬化等表现而没有内脏器官累及;但第二及第三个 10 年,则可有内脏器官受累,如间质性肺病变和进行性肺动脉高压,部分患者可并发原发性胆汁性肝硬化以及三叉神经受累等。以前认为 CREST 综合征的皮肤硬化只累及指、趾,皮肤硬化超过掌指或跖趾关节则要诊断肢端型 SSc 的看法尚欠妥当,因其脱离了从该病皮损发展规律进行分型。CREST 综合征的指、趾硬化仅是疾病早期表现,很多患者以后的皮肤硬化都超越掌指或跖趾关节向肢体近端发展。

LeRoy EC 分类的不足之处在于不是基于长期、前瞻性的临床调查资料而进行的分类。我们在临床实践中,观察到很多 LeRoy EC 分类中局限皮肤型的患者在多年后或疾病晚期,除肢体外也有躯干等处的皮肤硬化以及多脏器的受累,所以 LeRoy EC 的分类仅仅反映了该病早期或其后一段时间内患者临床表现的一种趋势。我们的观察认为,就同一个患者而言,在疾病早期,按 LeRoy EC 的分类,可归类在局限皮肤型;但随着病程延长,其皮肤硬化累及四肢近端或躯干等处,则可将其归类在弥漫皮肤型。但 SSc 发病初期病情的一些特点往往可反映该患者今后相当一段时间病情

进展的规律。如弥漫皮肤型 SSc 早期,皮肤硬化的程度和范围常进行性加重,容易发生内脏器官受累,但也有些患者皮肤损害进程多变;该型晚期,典型皮肤病变发展缓慢,如不加干预,皮损累及的范围和严重程度通常在起病 3 年内达高峰。而局限皮肤型 SSc 患者皮肤硬化呈隐匿性进展,可数年难以察觉变化,内脏器官累及较轻,病变进展较慢。除弥漫皮肤型 SSc 与肾脏疾病、局限皮肤型 SSc 与肺动脉高压密切相关外,这两个亚型在疾病终末期的表现几乎没有差别。总之,各型 SSc 在疾病早期差别较大,在晚期临床表现趋于一致。

2001 年,LeRoy 和 Medsger 对其 1988 年的 SSc 分类标准进行了补充,加入局限型 SSc (limited SSc,lSSc)这一亚型。该型主要有 Raynaud 现象、甲皱毛细血管襻异常或 SSc 特有的自身抗体[抗着丝点抗体、抗 Scl－70 抗体、抗原纤维蛋白(fibrillin)抗体、抗 PM－Scl 抗体、抗 RNA 多聚酶Ⅰ或Ⅲ抗体]阳性,后二者即甲皱毛细血管襻异常和 SSc 特有的自身抗体也可兼有。该型可没有皮肤硬化,是早期 SSc,但也可能以后不发展成局限皮肤型 SSc。新提出的 SSc 分类标准强调 Raynaud 现象、甲皱毛细血管襻异常以及 SSc 特有的自身抗体在分类中的重要性,但由于新提出的局限型 SSc 亚型容易与局限皮肤型 SSc 混淆,所以这一新的 SSc 分类标准在学界并未被广泛采用。

Barnett AF 于 1978 年曾提出过 SSc 的 4 型分类,系根据患者发病一年内皮肤受累的范围进行分型:Ⅰ型:仅有指趾皮肤受累;Ⅱ型:皮肤受累在掌指或跖趾关节近端,主要在四肢,躯干很少累及;Ⅲ型:躯干的胸、背、腹呈弥漫性皮肤受累;Ⅳ型:无皮肤硬化,仅有 SSc 典型内脏器官受累表现。但这一分类显然也没有从皮损发展规律进行分型,只是发病一年内的皮肤变化,是一个时间横断面的分型,现已少用。

1) 皮肤表现

A. 弥漫皮肤型与局限皮肤型的累及范围和演变

从皮肤硬化累及的范围和进展规律来看,弥

漫皮肤型 SSc 除面部、肢体近端和远端受累外，皮肤硬化还见于躯干。早期弥漫皮肤型 SSc 皮肤硬化的程度和范围常进行性加重，该型晚期，典型皮肤病变发展缓慢，皮损累及的范围和严重程度通常在起病 3 年内达高峰。而局限皮肤型 SSc 皮肤硬化局限于肘、膝远端部位，也可累及面、颈部。皮肤硬化多呈隐匿性进展，可数年难以察觉变化。但两个亚型在疾病终末期的表现几乎没有差别。局限皮肤型 SSc 患者在多年后或疾病晚期，除肢体外也可有躯干等处的皮肤硬化以及多脏器的受累。局限皮肤型 SSc 也即 CREST 综合征。1964 年，Winterbauter 将同时具有钙质沉积（calcinosis）、雷诺现象（Raynaud phenomenon）、指硬化（sclerodactyly）和毛细血管扩张（telangiectasia）4 个特征的疾病称为 CRST 综合征；以后，Frayha 等又观察到该综合征患者常有食管蠕动功能障碍（esophageal dysfunction），故称该病为 CREST 综合征。

B. 首发症状

约 70% 的 SSc 患者以 Raynaud 现象为首发症状，可于皮损发生前数年或与皮损同时出现。有的患者首发症状表现为手指、手背、上臂、面部甚至躯干部的凹陷性水肿，水肿的部分原因是亲水性的氨基葡聚糖（glycosaminoglycan）在真皮中的沉积，此外，也与局部组织的炎症、流体静力学的效应以及微血管的破裂有关。少数不发生 Raynaud 现象的患者则以男性为多见，他们发生肾脏和心肌损害的危险度较高，预后较差。

C. Raynaud 现象表现

SSc 患者 Raynaud 现象最为多见。局限皮肤型 SSc Raynaud 现象发生率为 100%。弥漫皮肤型 SSc 患者也多有 Raynaud 现象。Raynaud 现象是由肢端小动脉阵发性痉挛引起的一种临床表现。患者遇冷或精神紧张时，手指、足趾等处阵发性变白、变紫、变红，可伴有麻木和疼痛感。每次发作持续十余分钟至半小时不等，少数患者也可持续近 1 小时。部分患者只有变白、变紫，或变白、变红两相表现，另一相不明显。在同一只手上，发作的时相可不一致。有的手指为变白相，有的手指则呈变紫相或变红相，也可三相同时见于同一只手。系因手部不同部位的小动脉发生痉挛的先后不同所致。有的患者 Raynaud 现象不仅见于手指、足趾，还可累及手、足背，甚至前臂。还有的患者累及口唇、舌、耳等其他肢端部位。Raynaud 现象主要见于冬季，天暖后减轻。少数患者夏季也发作。个别患者 Raynaud 现象严重，可出现一个或多个手指的末节或整个手指的缺血性干性坏疽，脱落。虽然 SLE 患者的 Raynaud 现象的轻重程度可随患者病情的轻重而变化，甚至短期消失，但 SSc 患者的 Raynaud 现象即使病情缓解仍不会消失。已有的文献显示，在冷刺激诱发肢端 Raynaud 现象的同时，同位素灌注显像等检查显示，SSc 患者的心、肺、脑、肾也出现暂时性或一过性缺血。有的脏器如心脏，在手部诱发出 Raynaud 现象时，超声心动图检查显示上述心脏缺血区出现了室壁运动障碍。由于室壁运动障碍是心肌缺血的特征表现之一，从而进一步证实在冷刺激诱发 Raynaud 现象时，心肌也有一过性缺血。这些实验提示 SSc 患者的内脏器官也可发生 Raynaud 现象样的改变。

D. 皮肤水肿、硬化和萎缩 3 期改变

SSc 患者的皮损一般也都经过水肿、硬化、萎缩 3 个时期。早期皮肤肿胀，皮肤横纹模糊，并可有红斑。随后皮肤逐渐硬化、绷紧、有蜡样光泽，难以用手指捏起。胸部皮肤受累时有紧束感，甚至影响呼吸。皮肤萎缩可延及皮下组织和肌肉，有时皮肤可紧贴于骨面，随之皮肤萎缩，面部和五官都有特殊表现。

手指变化：手指受累时，早期皮肤肿胀，横纹模糊，可有红斑。随之皮肤硬化、绷紧、有蜡样光泽。手指活动可受限，挛缩呈爪形手。手指可变细，指腹可瘪缩。指尖凹陷或有溃疡，难以愈合。指间及指关节伸面也可发生溃疡，不易愈合或愈后留有凹陷性瘢痕。由于指、趾长期慢性缺血，可引起肢端骨溶解，指骨变短变细。日久末节手指指骨可吸收，末节手指可短缩。

面部表现：① 面具貌：面部皮肤硬化使面部缺乏表情而呈假面具样。② 眼部：皮肤萎缩可引起眼下睑外翻。③ 鼻部：皮肤萎缩可引起鼻背如削，鼻尖如鹰嘴，鼻翼萎缩和鼻孔狭窄。④ 口部：

皮肤硬化或萎缩可引起口唇和口腔黏膜部位的多种改变。如口唇变薄、收缩及唇周放射状条纹,张口困难,口腔黏膜硬化、萎缩,牙周间隙增宽,牙周膜增厚,齿龈退缩,牙齿脱落,牙槽突骨萎缩,舌系带硬化、挛缩,伸舌受限,舌乳头萎缩消失,舌肌萎缩变薄,口干加之张口困难以及手功能障碍使口腔卫生操作发生困难。

E. 皮肤异色症样皮疹

很多患者皮肤有色素沉着、色素减退、毛细血管扩张以及皮肤萎缩的表现,即皮肤异色病样皮疹。有些患者的皮肤异色症样表现以色素减退为主,有的则以色素沉着为主。一般在毛囊周围表现为色素减退,毛囊部位表现为色素沉着,即盐(色素减退)和胡椒(色素沉着)征。

F. 皮肤毛细血管扩张

毛细血管扩张在局限皮肤型 SSc 患者尤为多见,是其基本的皮肤表现之一。面部等处,毛细血管扩张呈点状或片状,密集或疏散分布,是诊断 SSc 的重要线索。

G. 皮肤色素沉着斑

SSc 患者全身都可发生色素沉着斑,多弥漫发生,也可局限在面部、肢端等处。肤色呈黝黑状,是该病皮肤特征之一。

H. 皮肤色素减退斑

SSc 患者常有色素减退斑,淡白色,斑点状,常融合成大小不一的色素减退斑片,其间毛囊处肤色仍可正常。

I. 皮肤钙质沉着

国外资料报道,约 40% 的患者有皮下钙质沉积,主要发生在手指、鹰嘴前区、鹰嘴区、髌骨前滑囊及下肢前侧等处。国人钙质沉积者少见。

J. 皮肤毳毛脱失

皮肤硬化后真皮胶原等细胞外基质增生,毛囊萎缩或消失,致皮损处毳毛脱失。

K. 甲小皮增生

很多结缔组织病都有甲小皮增生的表现,可能与手指缺氧有关,SSc 患者表现得尤为突出,可能与该病手指缺氧严重有关。在增生的甲小皮表面,可看到甲皱毛细血管襻出血点,成为 SSc 皮肤表现的特点之一。

L. 皮肤出汗减少、干燥

皮肤硬化后皮肤中汗腺、毛囊、皮脂腺萎缩或消失,故出汗减少、皮肤干燥。此外,SSc 患者20%~30%伴有干燥综合征。小腺体活检示纤维化,但缺乏单核细胞浸润。约半数患者抗 SS-A 抗体和抗 SS-B 抗体阳性。临床表现为口干和眼干,但唾液腺肿大并不多见。

M. 血管炎

有些患者指尖等处有暗红色斑疹,触痛明显,系小血管炎症所致。有些患者的小腿下段可见白色萎缩样皮疹。

N. 甲改变

由于患者肢端缺血、缺氧,导致皮肤营养不良,患者指、趾甲易碎、变薄或脱落。

O. 甲皱毛细血管变化

SSc 患者甲皱部位的皮肤用肉眼仔细观察即可见到出血点和扩张的毛细血管。如用甲皱毛细血管镜检查,可见毛细血管襻数目显著减少,异常管襻数目增多,管襻明显扩张,纡曲畸形,襻顶增宽,血流减慢或淤滞,并可见出血点。笔者观察过 SSc 患者 Raynaud 现象发生前后甲皱毛细血管的变化。Raynaud 现象发生前,管襻尚清晰,但粗大、盘曲、扩张及排列不整。动脉支较静脉支细,二者之比为 1:3。血色暗红,有出血和渗出,血流为线流、粒线流或粒流。Raynaud 现象发生后的变白相,动静脉支明显变细,严重者动脉支或整个管襻消失、管襻缩短或只见襻顶。管襻密度降低,视野较模糊,血流停滞或呈粒缓流和粒摆流。紫绀相静脉支扩张、充盈差,余与变白相近似。转红相动静脉支扩张,充盈好,大致等粗。血流快,为线流或粒线流。管襻密度明显增加而且清晰。

P. 关节炎

多关节炎和晨僵是 SSc 典型的症状,可与早期的类风湿关节炎混淆。虽然 29% 的患者有侵蚀性关节病,但临床上较严重的关节炎并不常见。由于皮肤增厚并与其下的关节紧贴,限制了关节的运动,因而手功能的丧失是不可避免的。指、趾、腕、肘关节最常受累。近端指间关节挛缩屈曲畸形在临床上多见。

Q. 胆汁性肝硬化皮肤改变

少数局限皮肤型 SSc 患者合并胆汁性肝硬化，其皮肤和巩膜黄染，肝脾肿大。该种患者有的头皮可见多发黄色结节，局部毛发脱落。可能系胆汁和钙质沉积所致。

R. 皮肤硬化程度和范围检测

识别皮肤硬化的程度和范围，并进行随访，对监控疾病的分期和活动，评估治疗反应和疗效非常必要。最常用的检测皮肤硬化改变的方法是对皮肤进行简单的触诊。Rodnan 创立了 SSc 皮肤总积分(total skin score)用以对皮肤硬化程度进行半定量测定，目前所采用的是修订后的 Rodnan 皮肤评分：先将某一部位皮肤的硬化程度以 4 个级别的分数来区分(0，正常；1，轻度硬化；2，中度硬化；3，重度硬化；4，极度硬化)，然后将全身各部位的分数相加得出皮肤总积分。详如下列图式。

```
0 1 2 3 4  手指  0 1 2 3 4
0 1 2 3 4  手背  0 1 2 3 4
0 1 2 3 4  前臂  0 1 2 3 4
0 1 2 3 4  上臂  0 1 2 3 4
0 1 2 3 4  肩部  0 1 2 3 4
0 1 2 3 4  颈部
0 1 2 3 4  面部
0 1 2 3 4  胸部
0 1 2 3 4  乳房  0 1 2 3 4
0 1 2 3 4  腹部
0 1 2 3 4  上背
0 1 2 3 4  下背
0 1 2 3 4  股部  0 1 2 3 4
0 1 2 3 4  小腿  0 1 2 3 4
0 1 2 3 4  足部  0 1 2 3 4
0 1 2 3 4  足趾  0 1 2 3 4
```

图 25-2　Rodnan 皮肤硬度积分

2) 骨和关节病变

多关节炎和晨僵是 SSc 典型的症状，可与早期的类风湿关节炎混淆。虽然 29% 的患者有侵蚀性关节病，但临床上较严重的关节炎并不常见。由于皮肤增厚并与其下的关节紧贴，限制了关节的运动，因而，手功能的丧失是不可避免的。指、趾、腕、肘关节最常受累。由于指、趾长期慢性缺血，可引起指端骨溶解，指骨变短变细。腱鞘的炎症性和纤维蛋白样病变可与关节炎十分相像。病变部位运动时，如果进行触摸，可有皮革样摩擦感，偶尔可以听到声音，尤其是在腕、踝和膝部。在肩胛骨下滑囊处，有时可有类似听诊中的胸膜摩擦音。围绕髋带的深部组织受累时，患者在负重时可发生股前侧疼痛，提示可能右髋关节无菌性坏死。

3) 肌肉病变

许多患者由于废用性萎缩可引起肢体近端和远端肌肉隐伏的肌无力。有的患者可有原发性肌病，表现为肢体近端轻度肌无力以及血清肌浆酶的轻度增高。肌电图示多项电位增加，波幅和时相正常或降低，但没有皮肌炎和多肌炎特有的插入性应激性和纤颤。肌活检示肌间质纤维化和肌纤维萎缩，但炎症细胞浸润和肌纤维变性不明显。如患者肌痛不明显，总体上对糖皮质激素反应差，又具有上述实验特征，则提示为 SSc 伴有的单纯性肌病，并可与重叠综合征的炎症性肌病相鉴别。

4) 消化系统病变

胃肠道受累是继皮肤病变和 Raynaud 现象之后的第三常见的表现。病变可累及口腔、食管、胃、小肠和大肠。

口腔：黏膜可硬化、萎缩。牙周间隙可增宽，牙周膜可增厚，齿龈可退缩。牙齿脱落和牙槽突骨萎缩也很常见。舌系带可硬化、挛缩，伸舌受限。舌乳头可萎缩消失，舌肌可萎缩变薄。

食管：受累多见。有时吞咽困难发生在皮肤硬化之前。在没有皮肤损害的系统性硬化症(sine scleroderma)患者，食管累及则是最突出的表现。吞钡检查可见食管蠕动减弱甚至消失，食管下 1/3 狭窄和食管扩张。食管下端括约肌受累导致的贲门关闭不全可引起反流性食管炎。可有酸苦液体反流，并可有胸骨后间歇性烧灼痛，常向头部放射。食管下 2/3 蠕动异常，可使固体食物咽下困难，并有吞咽痛。患者常诉说在食管的某一部位有程度不等、且反复发生的黏住感。虽然患者可通过小量进食、反复咀嚼并辅以液体使吞咽困难得以改善，但仍有许多患者为了最大限度地减轻症状而减少进食量。食管下段蠕动异常可使胃酸反流至食管而加重反流症状。慢性食管反流的并发症包括伴有出血的糜烂性食管炎、Barrett 综合征以及食管下段狭窄。后者则可加重固体食物的吞咽困难。食管下段蠕动异常是导致糜烂性食管炎的主要因素。这种食管炎有时很严重，有时症状不明显。食管上段的蠕动异常及由此引起的吞咽困难很少发生。SSc患者很少发生吸入性肺炎，但如果患者反复咳嗽并有肺部浸润，则应怀疑此病发生。组织病理示疾病后期食管平滑肌萎缩，被纤维组织替代，黏膜下层和黏膜固有层呈现萎缩，黏膜呈不同程度的变薄和糜烂。约半数患者合并食管裂孔疝。

胃：临床上表现为饱胀感，偶尔表现为功能性胃出口阻塞或胃扩张。胃肠道毛细血管扩张偶尔可引起上或下消化道出血。

小肠：小肠受累的症状是系统性硬皮病患者最恼人的表现之一，通常见于慢性肢端型患者。可有间歇性腹痛，慢性或间歇性腹泻以及肠梗阻的症状。少数患者有吸收不良，可表现为D-木糖吸收试验受损或粪便脂肪排泄量增加。小肠功能异常的发病机制与食管受累时的相似。小肠壁可查见散在或弥漫性分布的纤维化和平滑肌萎缩。肠内容淤积的部位可有细菌的过度增生，口服广谱抗生素如四环素、万古霉素或甲硝唑常能奏效。也可并发肠扭转或肠穿孔。

大肠：大多数患者可有大肠受累但症状通常不突出。可有便秘、顽固性便秘、假性肠梗阻和广口憩室。肛门括约肌受累可引起直肠脱垂和大便失禁。

胆管：SSc患者可与原发性胆汁性肝硬化重叠发生，主要见于慢性肢端型患者。肝胆管纤维化不常见。

5）肺病变

肺病变在SSc死亡原因中占第一位。病变通常呈渐进性，典型的表现为进行性活动后气短，活动耐受量受限以及间断性咳嗽。胸痛、胸膜症状和多痰少见。有间质性肺纤维化的患者，肺部可听到吸气早期的细小捻发音，或者是反映肺动脉高压的体征，如肺动脉瓣第二心音、右心室奔马律、肺动脉瓣和三尖瓣关闭不全的杂音、颈静脉扩张、肝颈静脉回流征阳性和下肢水肿。胸廓皮肤广泛硬化能限制胸部扩张而加重肺病变。组织病理检查显示肺泡、肺间质及支气管周围组织呈弥漫性纤维化和不同程度的炎性浸润。尸检资料显示，29%~47%的患者有小到中等大小肺动脉的内膜增生和中膜黏液瘤样改变。胸部X线检查显示肺间质纹理增加，主要见于肺底部，重者可见于全肺野，呈网状、小结节状或小囊状改变等。高分辨CT是检查肺纤维化的比较敏感的方法，但尚不能标准化，用于鉴别肺纤维化和肺间质性感染的可靠性较差。肺功能检查显示限制性通气功能障碍和弥散功能降低；前者表现为肺活量和肺顺应性减低，最大呼气量和肺活量之比增加；后者如单独发生或不成比例的降低，提示肺血管受累。多数研究显示，肺病变一旦发生，将进行性发展，且发生率与病程长短成正比。偶有肺容量和肺弥散功能改善者。仅有肺弥散功能降低者预后不良。

6）心脏病变

体检可查见心室奔马律、窦性心动过速和充血性心力衰竭的体征，偶尔可有心包摩擦音。约半数患者在做超声心动图检查时显示有心包增厚或积液，但临床上心包炎和心包压塞并不多见。静息状态时，50%的患者可有心电图异常，表现为房性和室性心律失常或传导阻滞。运动时，较大比例的患者心电图异常表现为室上性和室性快速心律失常。后者与该病总的死亡率和猝死综合征有很强的相关性。病理资料显示，81%的患者有斑点状心肌纤维化，这种纤维化与反复发作的心肌微血管的缺血密切相关。大样本回顾性临床分析提示，心脏病变是决定该病存活的主要因素之一。但在临床上，心肌病变单独发生的少见。多数情况下，是与肺、心包或肾脏病变合并发生。

7）肾脏病变

临床上可分为急性和慢性两种表现。急性者主要见于早期弥漫性SSc患者，且处于皮肤硬化的进展期，寒冷的季节尤易发生。患者往往突然起病，迅速出现恶性高血压和进行性肾功能不全，并有高肾素血症和微血管病性溶血，这些表现都提示肾危象综合征的发生。临床检查可见血红素和血小板显著降低。周围血涂片可见到破碎的红细胞，这往往是早期诊断的重要线索。可发现纤维素降解产物。尿常规可查见少量蛋白和红细胞,但管型少见。组织病理表现为 SSc 典型的血管内膜增生病伴有中膜纤维蛋白样坏死。在小叶间和弓状动脉处最明显,此处是肾皮质坏死的好发部位。血管壁可见到补体和免疫球蛋白的沉积,但血管炎并不多见。如不能马上做出诊断并控制高血压,将发展为无尿性肾衰。慢性者常在多年后出现轻度蛋白尿和镜下血尿,并可有高血压和氮质血症,但发展缓慢。国人以慢性型多见。

8) 内分泌系统病变

SSc 尸解资料显示,14%的患者有甲状腺纤维化,约有 25%的患者有甲状腺功能低下,常呈隐匿性。血清抗甲状腺抗体,腺体淋巴细胞浸润以及自身免疫性甲状腺炎的临床表现并不多见。由于阴茎血管功能异常,SSc 早期可有阳痿。

9) 外分泌腺表现

SSc 患者 20%～30%伴有干燥综合征。小腺体活检示纤维化,但缺乏单核细胞浸润。约半数患者抗 SS－A 抗体和抗 SS－B 抗体阳性。临床表现为口干和眼干,但唾液腺肿大并不多见。口干加之张口困难和手功能障碍使口腔卫生操作发生困难。有 SSc 患者发生胰腺功能不全的报道,但缺乏胰腺纤维化的病理依据。

10) 神经系统病变

尚无 SSc 中枢神经系统病变的报道。但由组织压迫引起的神经病变如腕管综合征,感觉异常性股痛,三叉神经病和面神经麻痹的发生已为人们所熟知。可发生亚临床自主神经功能失调。生理学研究显示,胃肠道胆碱能和周围肾上腺素能神经功能可以受损。也可有周围感觉缺失。

11) 妊娠

SSc 患者受孕较难。可出现胎儿宫内发育迟缓和低体重儿。通常,妊娠不会加重硬皮病病情,但可使反流性食管炎和心肺症状加重。重症 SSc 患者可发生月经不调和闭经。

12) 硬皮病和恶性肿瘤

并发肺癌的危险度增高,可能与慢性肺间质病变有关。乳腺癌发生率不增高。食管癌罕见,与该病似无相关性。

【组织病理及免疫病理】

组织病理主要表现为胶原纤维和小动脉的改变。可分为早期(炎症期)和晚期(硬化、萎缩)。早期损害见真皮胶原纤维肿胀和均一化。胶原纤维间和血管周围有以淋巴细胞为主的浸润。血管壁水肿,弹性纤维断裂。晚期损害见真皮胶原纤维硬化增厚,真皮血管壁也增厚,其中尤以血管内膜增厚显著,管腔狭窄甚至闭塞。汗腺及皮脂腺萎缩,脂肪层变薄,可有钙质沉积。上述变化,尤其是间质及血管壁的胶原纤维增生和硬化也可发生在肺、肾、心、消化道及骨骼肌等处。局限型硬皮病的改变与系统性的相似,但表皮萎缩通常不显著。电子显微镜检查可见皮肤合成胶原增多,细胶原纤维的比例明显增加。

直接免疫荧光显示,少数患者皮损处表皮与真皮结合部有免疫球蛋白沉积;正常皮肤表皮细胞核有 IgG 沉积,呈斑点或颗粒型,但均无诊断意义。

【实验室检查】

SSc 患者,血常规检查,可见嗜酸性粒细胞增多,有的患者有缺铁性贫血。尿常规检查,可有蛋白阳性,镜下血尿和管型尿。血沉可增快。血清白蛋白可降低,球蛋白可增高。尿 17－羟、17－酮皮质醇含量可降低。

(1) 免疫学检查

采用 Hep－2 细胞为底物,SSc 患者抗核抗体的阳性率90%以上,核型为均质型、颗粒型和核仁型。抗核抗体检查虽是初步的筛查,但根据核型的表现,可初步了解所拥有的特异性抗体的种类。除少数特例,这些抗核抗体不是补体结合抗体,在核糖核酸酶和脱氧核糖核酸酶使抗原变性后仍能持续存在。25%～33%的患者类风湿因子(RF)阳性,10%患者狼疮细胞阳性,50%患者循环免疫复合物(CIC)增高,C3、C4 降低,蛋白电泳常见 γ 球蛋白增高,约 50%患者有低滴度的冷球蛋白血症,抗 dsDNA 抗体阴性或滴度很低,抗 Sm 抗体阴性,约 20%患者抗 nRNP 抗体阳性。有些患者 IgM 型抗心磷脂抗体阳性,但呈低滴度。

硬皮病具有诊断意义的自身抗体:

1) 抗 Scl－70 抗体

是 SSc 的标记抗体,阳性率 20%～40%,在弥漫皮肤型 SSc 患者尤为常见,局限皮肤型 SSc 患者很少见。其抗原是 DNA 拓扑异构酶 I。该酶位于细胞内,对转录前超螺旋状态 DNA 松解的启动过程有催化作用。该抗体对该酶具有抑制作用,并能调节 SSc 患者的胶原合成量。Scl-70 是96 kDa 拓扑异构酶的降解片段,其抗原性包含于11 个氨基酸的多肽之中。其中 6 个氨基酸的序列与生长于哺乳动物体内的逆转录病毒中的组群特异的某些氨基酸序列具有同一性。但已证明 DNA 拓扑异构酶 I 至少有两个独立的表位与逆转录病毒同源性区域无关。美国风湿病学学会(ACR)建议采用免疫扩散法或免疫印迹法检测抗 Scl-70 抗体,因其检测的特异性高。

2)抗着丝点抗体(ACAs)

是局限皮肤型 SSc 的标记抗体,阳性率为60%~96%,弥漫皮肤型 SSc 该抗体阳性率低于10%,而其他结缔组织病则罕见。该抗体阳性的患者毛细血管扩张和钙化发生率高,限制性肺疾患发生率低,预后较好。回顾性调查显示,该抗体血清滴度不随时间和病期而改变。对于仅有 Raynaud 现象的患者,则提示今后发展为局限皮肤型 SSc 的可能性较大。因而,该抗体是早期硬皮病分类与评价的重要指标。上述两种抗体的滴度与疾病的活动度无关。抗 Scl-70 抗体与 ACAs 抗体是相互排斥的,即在一个患者身上只能检测到其中一种抗体。

3)抗 RNA 多聚酶 I 或 III 抗体

抗 RNA 多聚酶 I 或 III(RNAP I 或 RNAP III)抗体在 SSc 的阳性率为 20%,其阳性率接近抗 Scl-70 抗体,也是 SSc 的特异性抗体。缺乏抗 Scl-70 抗体的弥漫皮肤型 SSc 患者常有抗 RNA 多聚酶 I 或 III 抗体。该抗体与 SSc 患者肾危象相关。

4)抗核仁纤维蛋白(fibrillarin/U3 RNP)抗体

抗原为核仁纤维蛋白,也即 U3 RNP。该抗体在 SSc 患者阳性率约 10%,是 SSc 的特异性抗体,主要见于弥漫皮肤型 SSc。

5)抗 Ku 抗体

抗原为 DNA 结合蛋白,分子量 86 kDa 和 66 kDa,与 PM/SSc 重叠综合征相关。在 SSc 患者阳性率 1%~14%,也见于 SLE 和硬皮病。

6)抗 PM/Scl 抗体

抗原为分子量 110~20 kDa 的 11 种蛋白的复合体,性质未知。PM/SSc 重叠综合征阳性率24%,多发性肌炎阳性率约 8%。SSc 阳性率 3%。与关节炎、皮肌炎皮肤病变、皮下钙质沉着、技工手及湿疹相关。

7)抗 Th/To 抗体

SSc 患者阳性率 2%~5%,该抗体阳性者皮损较轻,但肺纤维化较严重。该抗体与 SSc 分类中的 sine 硬皮病关系密切,肺纤维化患者该抗体阳性者确定为 sine 硬皮病的比例很高。

8)抗原纤维蛋白 1(fibrillin 1)抗体

抗原为细胞外间质原纤维 1。主要见于弥漫皮肤型 SSc,也见于局限皮肤型 SSc 以及其他结缔组织病。其临床意义尚不能确定。

9)抗线粒体(mitochondria)抗体

是原发性胆汁性肝硬化(PBC)的特异性抗体,SSc 该抗体阳性率 8%,主要见于局限皮肤型 SSc。而 PBC 抗着丝点抗体阳性率 9%~29%,据此认为 PBC 与局限皮肤型 SSc 易于重叠发生。Rigamonti 等分析了 580 例 PBC,其中 43 例重叠有 SSc。43 例中局限皮肤型 SSc 患者占 93%,该抗体均阳性。PBC 重叠 SSc 的患者肝损害进展比单纯 PBC 缓慢。

10)其他抗体

SSc 类风湿因子(RF)阳性率 25%~33%,狼疮细胞阳性率 10%,低滴度冷球蛋白血症阳性率约 50%,抗 dsDNA 抗体阴性或滴度很低,抗 Sm 抗体阴性,抗 nRNP 抗体阳性率约 20%。抗心磷脂抗体缺乏(IgG 型)或以低滴度存在(IgM 型)。SSc 患者血清中有免疫复合物,其可能与患者心肺受累有关。

(2)甲皱毛细血管镜检查

可见毛细血管襻数目显著减少,异常管襻数目增多,管襻明显扩张,纡曲畸形,襻顶增宽,血流减慢或淤滞,并可见出血点。笔者观察过 SSc 患者 Raynaud 现象发生前后甲皱毛细血管的变化。Raynaud 现象发生前,管襻尚清晰,但粗大、盘曲、扩张及排列不整。动脉支较静脉支细,二者之比为 1:3。血色暗红,有出血和渗出,血流为线流、粒线流或粒流。Raynaud 现象发生后的变白相,动静脉支明显变细,严重者动脉支或整个管襻消失、管襻缩短或只见襻顶。管襻密度降低,视野较模糊,血流停滞或呈粒缓流和粒摆流。紫绀相静脉支扩张、充盈差,余与变白相近似。转红相动静脉支扩张,充盈好,大致等粗。血流快,为线流或粒线流。管襻密度明显增加,管襻清晰。

(3) 血流图检查

显示肢端血流速度减慢,血流量减少,血管弹性较差。血液流变学检测,显示全血比黏度(高、低切),全血还原黏度,血浆比黏度增高,血沉增快,血沉方程 K 值增大,红细胞电泳时间延长,血浆比黏度的增高与免疫球蛋白的水平相关。

【诊断及鉴别诊断】

(1) SSc 的诊断

Masi 等 1980 年对系统性硬皮病提出了诊断标准,现被广泛采用。如符合下述一个主要标准或两个次要标准即可成立诊断。该标准对 SSc 的特异性为 97%,在对照研究的系统性红斑狼疮、皮肌炎/多肌炎或 Raynaud 现象患者中阳性率仅 2%。

主要标准:对称性手指及掌指关节或跖趾关节近端的皮肤增厚、绷紧及硬化。这种皮肤改变可波及整个肢体、面部、颈部和躯干(敏感性 91%,特异性大于 99%)。

次要标准:① 手指硬化:指上述皮损仅限于手指;② 指端凹陷性瘢痕或指垫实质丧失;③ 双侧肺底纤维化。

(2) SSc 的鉴别诊断

需与下列各类疾病进行鉴别:

1)**皮肤硬化累及手指和手部的疾病**

① 博来霉素引起的皮肤硬化;② 糖尿病引起的肢端硬化;③ 交感神经营养不良所致的慢性反射;④ 蕈样肉芽肿;⑤ 肢端骨质溶解症;⑥ 淀粉样变性;⑦ 慢性萎缩性肢端皮炎;⑧ 成人腹腔病(aldult celiac disease);⑨ 震动病。

2)**泛发性皮肤硬化但不累及手指和手部的疾病**

① 硬肿病;② 硬化性黏液性苔藓;③ 嗜酸性筋膜炎;④ 嗜酸性肌痛综合征;⑤ 泛发性皮下硬斑病;⑥ 镇痛新(pentazocine)引起的硬皮病;⑦ 人移植物抗宿主病;⑧ 迟发性皮肤卟啉病;

⑨ 淀粉样变性。

3)**相似的内脏器官受累的疾病**

① 原发性肺动脉高压;② 原发性胆汁性肝硬化;③ 肠道假性梗阻;④ 胶原性肠炎;⑤ 浸润性心肌病;⑥ 特发性肺纤维化。

4)**具有 Raynaud 现象的疾病**

血管痉挛性疾病:① 原发性 Raynaud 现象或称 Raynaud 病;② 药物(麦角、美西麦角、β 受体阻滞剂)引起的 Raynaud 现象;③ 嗜铬细胞瘤;④ 类癌综合征;⑤ 其他血管痉挛综合征,如偏头痛或变异性心绞痛。

血管结构性病变:① 大动脉或中动脉受累:胸廓出口综合征;拐杖压迫;头臂干疾患如 Takayasu 动脉炎、动脉粥样硬化。② 小动脉或微动脉受累:震动病;小动脉硬化或闭塞性血栓性脉管炎;寒冷损伤(冻疮,冻伤);氯乙烯病;化疗(争光霉素,长春新碱)引起的疾病;其他结缔组织病如系统性红斑狼疮、皮肌炎/多肌炎、类风湿关节炎、混合性结缔组织病、重叠综合征等。

血液流变学改变引起的疾病:① 冷球蛋白血症;② 冷纤维蛋白原血症;③ 冷凝集素血症;④ 副蛋白血症(paraproteinemia)和高黏滞性综合征(hyperviscosity syndromes);⑤ 红细胞增多症,血小板增多症。

(3) 局限性硬皮病的诊断

主要根据临床皮损特点并参考组织病理进行诊断。

(4) 局限性硬皮病的鉴别诊断

需与以下疾病进行鉴别:

1)**进行性特发性皮肤萎缩(atrophoderma of pasini and pierini)**

开始为水肿性红斑,钱币到手掌大小或更大,背部多见,也可见于肢体等部位,以后转为棕褐色或灰色,皮肤逐渐萎缩,轻度凹陷,如浅盘状,部分病例在皮肤萎缩斑的中央有小的硬化斑片,与硬斑病皮肤先硬化后萎缩不同,组织病理无真皮基质硬化。

2)**硬化萎缩性苔藓**

起初为淡红色扁平丘疹,后变为象牙色或珍珠母色,质地坚实,逐渐平伏或低于正常皮面,丘疹表面可见角质栓塞性黑点,此外还可见不同形状的轻度硬化的斑片;疾病后期,丘疹和斑片变平,甚至下陷,皮损可呈羊皮纸样外观。

【治疗】

(1) 系统性硬皮病的治疗

本病目前尚无特效的药物。但处置得当,能使病情缓解。应早期诊断,早期治疗,以延长患者的生命。LeRoy 强调,应早期发现小动脉病变,在组织纤维化发生前,是治疗本病的最好时机。

1) 一般疗法

注意保暖,防止或减少 Raynaud 现象的发生。尽量避免各种精神刺激,使患者心情愉快。可进行适当的主动和被动锻炼,防止关节和皮肤挛缩。给予高蛋白饮食,足量维生素,避免外伤,防止感染。

2) 糖皮质激素

通常认为,糖皮质激素不能阻止系统性硬皮病的进展。现主要用于炎症性肌病、间质性肺病变的炎症期、心包积液及心肌病变发生时。可用泼尼松 30~40 mg/d,连用数周,渐减至维持量10~15 mg/d。短程小剂量激素对病变早期患者的关节痛和肌痛以及痛性腱鞘炎有效。有人认为,使用较大剂量的泼尼松(30 mg/d)与肾功能衰竭综合征以及该病其他血管闭塞性并发症的发生有关。但 steigerwald 1979 年对历年文献进行复习后,将激素对 SSc 的疗效归纳为 4 点:① 对骨骼肌症状的减轻有效;② 对水肿期皮损有效;③ 对内脏病变无效;④ 没有足够证据表明激素能促发肾脏或其他内脏病变。陈顺乐 1985 年报道用大量激素治疗 6 例伴有大量心包积液的 SSc 患者,其中 4 例经远期随访,皆获显效。笔者观察到,激素对体外培养的 SSc 患者的皮肤成纤维细胞 I 型和 III 型原胶原 mRNA 的产生具有显著抑制作用。有的学者认为,应对激素治疗 SSc 内脏病变的疗效做重新估价。特别在治疗剂量上应做认真探索。

3) 其他免疫抑制剂

A. 环磷酰胺(CTX)

近年来,国外用环磷酰胺治疗 SSc 取得初步疗效。Nadashkevich 等采用口服 CTX 和硫唑嘌呤(AZA)治疗早期 SSc。CTX 组 30 名,剂量为2 mg/kg·d 服 12 个月,然后减量至 1 mg/kg·d再服 6 个月;AZA 组 30 名,剂量为 2.5 mg/kg·d服 12 个月,然后减量至 2 mg/kg·d 再服 6 个月。前 6 个月,各组都服用泼尼松,起初 15 mg/d,以后逐渐减量,至 6 个月停用。试验结果:CTX 组皮肤硬度积分、Raynaud 现象和血沉都有改善,但AZA 组无改善。CTX 组肺活量和肺弥散功能无改善,但 AZA 组恶化。两组均未见到危及生命的或不可逆的副反应。

D'Angelo 等进行了低剂量 CTX 静脉冲击治疗 SSc 的安全性观察。共入组 8 名 SSc 患者,用CTX 静脉冲击治疗,每次 500 mg,分别于 0、1、2、6、10、14、18 和 22 周进行冲击,6 个月后对治疗的安全性进行评价。结果总体上患者耐受性好,没有患者因药物副反应终止治疗。未观察到患者有白细胞减低、性腺早衰、出血性膀胱炎、镜下血尿或肝损害。主要副反应为轻度和自限性恶心和乏力。

Tashkin 和 Hoyles 两个研究组分别对 CTX 口服或静脉冲击为主治疗 SSc 间质性肺炎、肺动脉高压、通气功能和弥散功能障碍等 SSc 活动性肺部合并症的疗效进行了临床研究,结果 CTX 可改善或延缓病变发展速度,皮肤硬度和最大口距等指标也可改善。以上几个临床试验,显示用 CTX治疗 SSc 有比较好的前景,有待于做进一步研究。

B. 其他

一项对照研究显示,瘤可宁的疗效与安慰剂相似。一项长达 23 个月的对硫唑嘌呤的研究,也未得出该药有效的结论。一项 6 个月的对 5-氟尿嘧啶的研究,也未证实该药有效。环孢素的队列研究提示,该药对减轻皮损有效,但该药如用量过大,引起肾脏中毒等副作用的概率较大。

4) 抗纤维化药物

A. 青霉胺(D-penicillamine)

是治疗该病最常用的药物。在原胶原转变为胶原的过程中,需要单胺氧化酶的作用使原胶原聚合和交叉联结,青霉胺能络合该酶中的铜离子,从而抑制新胶原的成熟,并能激活胶原酶,使已成熟的胶原降解,减少可溶性胶原向不溶性胶原转化。一项大型的回顾性研究显示,如用量大,维持时间久,可改善皮损,并可减少内脏器官,尤其是肾脏受累的概率。与接受其他治疗的对照组相比,可改善患者的生存率。另外两项回顾性研究显示,青霉胺对间质性肺病变有轻度疗效。由于早年使用该药的剂量较大,发生副反应大,有些患者难以耐受。常见的副反应为发热、厌食、恶心、呕吐、口腔溃疡、味觉异常、皮疹、白细胞和血小板减少、蛋白尿和血尿等,副反应发生率约30%。且能加重氯喹、金制剂、保泰松等对造血系统和肾脏的毒副作用。

有关青霉胺的报道,在1999年以前,多数研究都是回顾性的;1999年,Clements等对134名病期短于18个月的SSc患者进行了一项长达两年的多中心、随机、双盲、临床对照试验,共有68例患者完成了试验。结果隔日口服0.125 g青霉胺的低剂量组患者其皮肤硬度积分、硬皮病肾危象(scleroderma renal crisis, SRC)和死亡率与每日口服0.75~1 g青霉胺的高剂量组者无显著差异,而因副反应退出试验的20名患者中,80%属于高剂量组。由于伦理方面的限制,该研究未设安慰剂对照组,只设了一个比高剂量组所用剂量的1/12还小的低剂量组,因而不能回答该研究中低剂量组是否真的有效。但却可以说明,隔日口服剂量超过0.125 g,并不能带来更多的益处。但此后,该项研究的主持人Seibold JR提出,青霉胺治疗SSc无效,应放弃使用。但其结论除以上研究外,并没有其他令人信服的研究予以支持。

国内也有一些青霉胺治疗该病的报道,虽然多有较好的疗效,但也都不是多中心、随机、双盲、对照的研究。国内苏立德在1980年采用小剂量D-青霉胺缓慢递增给药法治疗52例SSc患者,从每日0.125 g开始,每隔2~4周增加0.125 g/d,至0.75 g/d则不再增加,持续用药1~3年,取得明显效果,严重副反应明显减少。国内有些皮肤科医生用青霉素静滴治疗SSc,据称也有很好的疗效,可使患者皮肤显著变软,但没有进行总结。青霉素在人体内可代谢成青霉胺,是否是青霉胺在起作用尚有待进一步研究。总之,青霉胺的疗效仍有待严格的临床试验加以确定。

B. 秋水仙碱(colchicines)

该药能与细胞核中的微管结合,破坏微管的转运,使成纤维细胞内原胶原蓄积,阻止原胶原转变为胶原。该药还能使胶原酶活力增加,阻止胶原的堆积。口服剂量为每日0.5~1.5 mg,连服数月至数年,疗效与给药总剂量有关。副反应有恶心、呕吐、腹痛、腹泻、周围神经炎、停经或精子减少等。血液系统副反应少见。该药对皮肤硬化、食管病变有一定疗效,但对晚期病例,不能阻止其皮肤、肌肉病变的进展以及肺功能的恶化。

C. 血管活性药物

扩张血管、降低血黏度、改善微循环对该病有效。可用低分子右旋糖酐500 ml静脉滴注,每日一次,10次为一个疗程。如将丹参注射液(每毫升相当于2 g生药)8~16 ml加入低分子右旋糖酐500 ml内静脉滴注,每日一次,10次为一个疗程,可使皮肤硬化、张口和吞咽困难、关节僵硬以及Raynaud现象得到改善。也可用尿激酶2万单位,每日静脉滴注,可使纤溶酶原活化,促进纤维蛋白溶解,改善血流动力学。一项对照研究显示,血管扩张剂疏甲丙脯酸、酮色林(ketanserin)以及阿司匹林与潘生丁合用,对皮肤硬化及内脏器官损害均无明显的临床疗效。

D. 非甾体抗炎药(NSAIDs)

该类药物通常对患者的关节痛和肌痛有一定疗效,但不能改变患者关节损害的病理进程。常用的有阿司匹林、吲哚美辛、布洛芬、扶他林、萘普生、吡罗昔康等。有时需加小量糖皮质激素以控制症状。

E. γ干扰素

研究显示,采用重组γ干扰素治疗早期SSc有效。但随后又观察到,该制剂可加重患者的肾脏危象、Raynaud现象等血管病变,从而限制了它的使用。

F. 血浆透析疗法

有的报道显示,血浆透析疗法可使早期SSc患者的皮损和全身状况得到改善。也有的报道显示,单用血浆置换疗法并无效果。由于该疗法应用的同时,往往还须合用免疫抑制剂,使其最终疗效难以判定,故还需做进一步研究。

G. 增加组织氧分压的疗法

笔者观察到,在低氧状态下,系统性硬皮病患者的皮肤成纤维细胞增殖加快。笔者还观察到,许多 SSc 患者,尤其是病情较重者,有血氧分压低的现象。上述现象提示,低氧可能会加重患者的皮肤硬化。国内文献报道,采用高压氧舱等疗法治疗 SSc 有效。国外用普特巴(POTABA)治疗 SSc 有较好的疗效。成人剂量为 4 g,每日 3 次。由于单胺氧化酶(MAO)活性低可使组织纤维化加重,该酶要维持其正常功能需要足够的氧。而普特巴能增加组织对氧的摄取,故能增加单胺氧化酶的活性,从而对组织纤维化有治疗作用。

H. 中医中药

按照中医理论,该病属于"痹症"范畴,尤与"皮痹"接近。SSc 主要表现为肾阳虚证和血瘀症。近 20 年来,国内采用中医辨证治疗该病,主要有温阳补肾和活血化瘀两大治则。在临床组方时多用温阳补肾和活血化瘀中药。笔者对活血化瘀中药丹参治疗 SSc 的药理机制进行过实验研究。观察到丹参水溶性提取物丹参注射液及其活性单体丹参素和原儿茶醛,以及丹参脂溶性总提取物及其活性单体丹参酮ⅡA,不仅对体外培养的 SSc 患者的皮肤成纤维细胞增殖具有显著的抑制作用,还能显著降低该细胞培养基中可溶性胶原的含量。丹参水溶性提取物丹参注射液及其活性单体丹参素和原儿茶醛,还对该细胞Ⅰ、Ⅲ型前胶原 mRNA 的表达具有显著抑制作用,对胶原酶 mRNA 的表达则具有显著促进作用。阳性对照糖皮质激素则对该细胞Ⅰ、Ⅲ型前胶原和胶原酶 mRNA 的表达均具有显著抑制作用。丹参制剂能使胶原酶基因表达增加,可能具有促进体内沉积胶原分解的作用。糖皮质激素对上述前胶原基因的抑制作用比丹参制剂显著增强,但其对胶原酶基因也有抑制作用则是与丹参制剂的不同之处。故临床上用丹参制剂治疗水肿期和硬化期 SSc 有效,小剂量糖皮质激素合并丹参注射液滴注治疗早期 SSc 患者,疗效显著。

I. 其他治疗

主要有以下 5 类。

Raynaud 现象的治疗:目的是减少发作频率和严重程度,预防肢端缺血性溃疡的发生。戒烟十分必要。戴厚手套,着厚袜,戴帽子对预防或减轻肢端 Raynaud 现象的发作有利;多穿衣服可减轻躯干部对寒冷刺激引起的反射效应。钙通道阻断剂如硝苯吡啶(心痛定)、硫氮䓬酮(恬尔心)、地尔硫䓬(diltiazem)等对多数患者有效。可使血管平滑肌松弛,有抗血管收缩作用。但该类药物有干扰食管蠕动的潜在危险,有些患者可因肢端血管床的灌注增加使周围血管的张力减弱。哌唑嗪(prazosin)是一种 α1-肾上腺素能受体拮抗剂,对该病也有疗效。交感神经阻滞、生物反馈以及条件反射疗法也有疗效,对原发性 Raynaud 现象疗效更好。颈交感神经链手术偶有疗效,且维持时间短,现已不用。如患者发生了指端缺血性溃疡,应注意治疗其表面的感染,并要考虑到其下是否有钙质沉积,可外科清除。除血管扩张药物外,阿司匹林和双嘧达莫(潘生丁)仅在理论上有效。必要时可给予己酮可可碱(pentoxifylline)以加强微血管灌注。

反流性食管炎的治疗:应告知患者不要一次大量进食,要穿宽松的衣服,以减少胃部的压力。避免饭后卧床,将床头部抬高,也可减少反流。服用 H_2 受体拮抗剂西咪替丁、雷尼替丁、法莫替丁和尼扎替丁(nizatidine)并配合抗酸剂治疗也有效果。饭后服用硫糖铝可保护胃黏膜。奥美拉唑(omeprazole)由于抑制了壁细胞 $H^+/K^+/ATP$ 酶质子泵,可使胃酸分泌减少,对减轻胃灼热有明显的效果,但价格较高。该药长期服用安全有效。吞咽困难者可一次进食少量食物并充分嚼碎,必要时可服用促进食管蠕动的药物甲氧氯普胺(metoclopramide)或西沙必利(cisapride)。顽固性吞咽困难提示食道下端狭窄,需要进行机械性扩张。小肠受累时服用广谱抗生素有效,偶尔需对含乳糖的食物加以限制。便秘患者最好使用能软化粪便或增加粪便容积的制剂。

心脏病变的治疗:非甾体抗炎药和糖皮质激素对症状性心包炎有效。心律不齐有重要的预后价值,但缺乏有效的治疗药物。虽然硝苯吡啶和双嘧达莫(dipyridamole)从理论上讲有改善心肌灌注的作用,但临床上缺乏有效的证据。

肺部病变的治疗：从理论上讲，有间质性肺炎的患者，可用糖皮质激素和免疫抑制剂治疗以阻止肺间质纤维化的发生。但实际上，目前的一些治疗方法治疗 SSc 的肺部病变并不总是有效。有两项研究显示，口服环磷酰胺，对早期轻度病变以及中度活动性病变均有疗效。可阻止病变的进展，使肺功能异常得到改善。环孢素治疗可使患者的肺功能稳定达 48 周之久。一项开放性队列研究显示，甲氨蝶呤也有相似的效果。肺间质纤维化可试用青霉胺治疗。肺动脉高压是晚期 SSc 患者死亡的主要原因。血管扩张剂、钙通道阻滞剂和前列腺素类药物的临床疗效尚不确定。或许还会引起肺动脉压增高以及肺血管阻力增加的相反作用。给患者吸氧，注意水电解质平衡是重要的症状治疗措施。

肾脏病变的治疗：对 SSc 肾脏损害治疗成败的关键是能否早期诊断并控制进行性加重的高血压。血管紧张素酶抑制剂巯甲丙脯酸和依那普利（enalapril）等对硬皮病肾危象的高肾素性高血压有效。敏乐啶、α 甲基多巴等也能有效地控制高血压和肾功能不全的进展。如果血压在血浆肌酐水平上升到 4.0 mg/dl 之前得到控制，肾功能不全可得到控制，肾功能可能会有改善。如发生了尿毒症，可进行腹膜透析，为以后肾移植做好准备。

（2）局限性硬皮病的治疗

对硬斑病皮损，可外用氟化糖皮质激素制剂，也可用糖皮质激素混悬液局部皮损内注射。对带状硬皮病的治疗，除采用上述疗法外，可试用秋水仙碱。对肢体关节挛缩的患者，可采用音频电疗、蜡疗和功能锻炼。必要时可用外科手术矫正畸形。对泛发性硬斑病患者，可口服糖皮质激素治疗。活血化瘀中药对各型局限性硬皮病均有疗效。近年来，有报道用长波紫外线照射治疗亦有效。

（李　明）

25.4　嗜酸性筋膜炎（eosinsinophilia fasciitis）

本病又称高丙种球蛋白血症、嗜酸性细胞增多性弥漫性筋膜炎（diffuse fasciitis with hypergrammaglobulinamia and eosinophilia）、嗜酸性细胞增多性弥漫性筋膜炎（diffuse fasciitis with eosinophilia）、Shulman 综合征、弥漫性筋膜炎（diffuse fasciitis）。嗜酸性筋膜炎是一种少见的主要以筋膜发生弥漫性肿胀的硬化为特征的皮肤疾患，临床上以四肢硬肿为主要表现，很少累及内脏，部分患者外周血嗜酸性粒细胞增多。本病由 Schulman 于 1974 年首先报道，Rodnan 等于 1975 年命名为嗜酸性筋膜炎。其后文献中陆续有报道，邵氏于 1981 年在国内首先报道 2 例；朱氏于 1987 年报道 11 例甚详，笔者于 1992 年曾将从 1984 年在复旦大学附属华山医院所见的 21 例进行分析报道。

【病因及发病机制】

本病病因尚不清楚。鉴于本病有免疫异常，如高丙种球蛋白血症，血清 IgG、IgM 增高，循环免疫复合物增高，补体低下，部分患者可有低滴度抗核抗体阳性、类风湿因子阳性，周围血和筋膜组织中有嗜酸性粒细胞增高，对糖皮质激素有良好效应；常可同时伴发一些自身免疫性疾病和现象如干燥综合征、桥本甲状腺炎、类风湿关节炎、白癜风、进行性特发性皮肤萎缩症，甚至 Hodgkin 病；Buchanan 等于 1980 年报道 1 例服苯妥英钠后发病，停药后消失，文献中尚有报道本病转成硬皮病（Urbano - Marqudz，1983）和 SLE（Sills，1988），这些都支持本病为一免疫性疾病或与免疫因素有关。

Thomson 于 1989 年报道发生在孪生兄弟中的本病，提出是否与 HLA - DR2、DR3 或 HLA - DQwl、DQw2 相关，尚待研究。

对于本病的归属，有较多的学者认为本病为一种不属于硬皮病的独立疾病，认为从发病年龄，性别，皮损部位（硬皮病病变在真皮和皮下组织交界处，而本病则在肌肉上之筋膜），皮损特点，没有 Raynaud 现象，甚少伴内脏损害，周围血和筋膜组织中嗜酸性粒细胞增多的程度较硬皮病为高，因而主张本病为一独立的疾病，但亦有许多学者认为本病属硬皮病病谱中的一个类型。从组织病理来看，除筋膜显示显著的胶原纤维增生和纤维外，约86%病例的皮下组织的小叶间隔和30%的真皮亦有程度不等的类似变化,17%病例的表皮有轻度萎缩性改变,有些患者在随访过程中可转化为系统型硬皮病,笔者资料亦支持此论点,或许在硬皮病病谱中间的位置应介于局限性和系统性之间。

【临床表现】

本病以男性发病为多,男女之比约为2∶1,所有年龄多可罹及,但以30~69岁为多,发病季节以秋冬季占多,发作突然,诱因中常有过度劳累或劳动史,外伤、受寒冷或感冒后起病。首发症状以肢体皮肤肿胀、硬紧或兼有红斑,或肢体关节活动受阻占首位,其次有躯干部起硬块,关节或肌肉酸痛或乏力、发热等;病变首发部位以下肢尤以小腿下端为多,其次从前臂,亦有少数从大腿、足背、脐部和腰部起病;病程中累及四肢占95%,躯干部占43%,手足累及占48%;面部通常不受累及。但近有报道罹及儿童头面部的病例。损害特征为皮下深部组织硬肿,边缘局限或弥漫不清,呈弥漫性对称累及,肢体上举时,病损表面凹凸不平,内侧面常呈橘皮样外观,可见沿浅静脉走向呈坑道状凹陷(彩图25-07),部分病损表面皮肤有程度不一的色素沉着,约2/3病例皮损表面皮纹正常,可捏起;偶见腕和手指伸屈困难,握拳受阻,指、趾通常不发生病变,无Raynaud现象,指尖溃疡和甲周毛细血管扩张等。

以往文献中提出本病不侵犯内脏,近年来不少报道本病病程中约1/4病例可有不规则低热,约1/3病例有关节酸痛,四肢病损处发生关节挛缩和功能障碍。约1/3病例诉肌肉酸痛和压痛,特别以腓肠肌处常见。Doyle于1982年强调肺、食管、甲状腺和骨髓也可受累,Haralampos报道经超声心动图检出心包积液病例,Capsi等于1982年报道有蛋白尿、脾肿大和肺病变的病例,Rosenthal和Benson于1980年报道有多关节的滑膜炎。笔者的病例中见到有伴发Grave病,肺炎伴发胸腔积液,肺功能有示阻塞为主的混合性通气障碍,肝肿大,腱鞘炎和肌炎,以及钡剂消化道检查见肠道蠕动增快等。

【实验室检查】

红细胞计数轻度减少,白细胞数正常,嗜酸性粒细胞显著增高,少数人血小板可降低,偶见蛋白尿,血沉增快,高丙种球蛋白血症,IgG和(或)IgM增高,循环免疫复合物增高,补体正常或低下,类风湿因子、抗核抗体少数阳性,血清肌浆酶CPK和GOT少数升高,24小时尿肌酸排出测定少数可轻度升高。甲皱微循环检查显示异常,表现为管襻变短,畸形支增多,部分襻顶淤血,血流呈粒状,流速变慢或正常,血黏度增高。

【组织病理】

本病主要病变在筋膜,呈现显著的胶原纤维增生、变厚、硬化的纤维化,血管周围有灶性或小片状淋巴细胞、浆细胞和组织细胞,部分有不等数量的嗜酸性粒细胞浸润,可见小血管扩张和增生。筋膜中增生胶原组织可伸向皮下脂膜小叶间隔内,部分脂肪小叶可包裹在硬化损害内,使两者接壤面变得不规则,触摸时有凹凸不平感,在肢体上举时呈橘皮样外观,同时因静脉壁和周围胶原组织粘连,当肢体上举或握拳时可见静脉走向呈坑道状凹陷。约86%病例的皮下小叶间隔和30%病例的真皮有程度不等的类似变化,17%病例表皮有轻度萎缩性改变。其下肌肉有时也有轻度炎症,肌束间血管周围有不同程度炎症细胞浸润,包括淋巴细胞、浆细胞、组织细胞和嗜酸性粒细胞,并有肌膜核增加、肌纤维变性等。直接免疫荧光检查显示筋膜和肌间隔中有IgG、C3的沉积,深部真皮与皮下脂肪中的脉管周围有IgM、C3沉积,真皮表皮交界可见IgM的沉积。

【诊断及鉴别诊断】

根据发病前过度劳累、外伤、受寒冷病史,起病突然,肢体和躯干硬皮病样皮损,而表皮真皮轻度累及或正常,可以捏起,肢体上举时病损表面凹凸不平,并可见沿浅静脉走向坑道状凹陷,无Raynaud现象,内脏不受累或较轻累及,血象嗜酸性粒细胞增多,组织病理示筋膜增厚伴数量不等嗜酸性粒细胞浸润。

本病需与硬肿病鉴别,后者常起病于颈部,随后扩展至面、躯干,最后累及肢体,皮损广泛,发硬,呈非凹陷性肿胀,皮肤不能捏起,发病前常有感染史,组织病理变化为真皮增厚,胶原纤维肿胀,均质化,间隙增宽,充满酸性黏多糖基质。

此外本病尚需与皮肌炎/多发性肌炎鉴别,后者上眼睑有水肿性紫红色斑和 Gottron 征、甲根皱襞僵直扩张性斑等,皮疹有特征性,受累肌肉往往以肩胛带、骨盆带和四肢近端肌肉累及为著,血清肌浆酶如 CPK、LDH 和 GOT 以及 24 小时尿肌酸排泄在活动期显著增高可予鉴别。

【治疗】

糖皮质激素对早期病例有一定疗效,成人剂量相当于泼尼松每日 30~60 mg,疗程 1~3 个月。雷公藤制剂也有较好的疗效。低分子右旋糖前 500 ml 加丹参注射液 16~20 ml(每支丹参 2 ml 相当于生药 4 g)静脉滴注,每日 1 次,10 次为一疗程,共 3~6 个疗程。用该疗法如患者有皮肤瘙痒,难以忍受,可将低分子右旋糖酐改为 5% 葡萄糖溶液,瘙痒即可消失。秋水仙碱 1~1.5 mg,每日分 2 次服用,共 3~6 个月。亦可采用西咪替丁,每日口服 0.8 g 或静脉滴注,每日 1.2 g,共 1~3 个月;或使用雷尼替丁,每日口服 0.45 g,或静脉滴注,每日 100 mg,共 1 个月,其他如阿司匹林或非甾体类抗炎药可缓解关节或肌肉疼痛,氯喹亦可服用根据病情有时青霉胺亦可选用,可用以溶解组织纤维化。也可用活血化瘀中药配合上述药物联合应用。

【预防】

避免过度劳累、外伤、受寒冷等。对肢体关节挛缩病应加强锻炼和进行物理治疗等。

(李　明　施守义)

25.5　皮肌炎(dermatomyositis, DM)

皮肌炎又称皮肤异色性皮肌炎(poikilodermatomyositis),属自身免疫性结缔组织疾病之一,系一种横纹肌呈以淋巴细胞浸润为主的非化脓性炎症病变,可伴有多种皮肤损害,也可伴发各种内脏损害。多发性肌炎(polymyositis, PM)系指本病而无皮肤损害伴发。

我国 PM/DM 在人群中的患病率尚不十分清楚,据国外报道约为 0.6~1/10 000,其患病率与 PSS 大致相近,约为 SLE 的一半。本病可发生于任何年龄,一般常见于 40 岁以上。女性多于男性(2:1),DM 比 PM 更多见。伴发恶性肿瘤者多见于 50~60 岁男性。儿童皮肌炎发病年龄以 5~14 岁为主,平均 6.8 岁。

【病因及发病机制】

本病的确切病因尚不清楚,可能与机体免疫对自我的异常识别、感染、药物、遗传以及血管病变等有关。

(1) 自身免疫功能异常

本病与 SLE 和硬皮病等有许多共同的临床和免疫学异常。如部分病例可找到 LE 细胞,抗核抗体和类风湿因子检测阳性,在 PM 患者血清中发现有抗多发性肌炎抗原-1(简称抗 PM-1)和抗肌凝蛋白抗体,如肌炎特异性自身抗体(MSAs),包括抗合成酶抗体、抗 SRP 抗体等。患者血清免疫球蛋白增高,横纹肌血管壁上有 IgG、IgM 和 C3 以及补体膜攻击复合物沉积,沉着的程度似与疾病活动性相关。因此,认为体液免疫异常与 DM 的发病相关。在伴发恶性肿瘤患者,肿瘤的切除可导致本病的缓解,而用患者恶性肿瘤提取液做皮内试验可呈现阳性反应,且被动转移试验亦为阳性。同时患者血清中发现针对肿瘤的抗体,这些恶性肿瘤作为抗原而产生相应的抗体,由于肿瘤组织可与体内正常的肌纤维、腱鞘、血管、结缔组织间具有交叉抗原性,因而产生的抗体能发生交叉反应,导致这些组织的病变,从而也证明本病为自身免疫性疾病。

(2) 感染

早先的研究发现,在小儿 DM 患者,发病前常有上呼吸道感染史,抗链球菌"O"值增高,以抗生素联合糖皮质激素治疗可获良效。近年来对患者肌肉和皮损做电镜观察的研究发现,肌细胞核内、血管内皮细胞、血管周围的组织细胞和成纤维细胞质和核膜内有类似黏病毒或副黏病毒的颗粒并找到病毒基因表达的蛋白。有文献报道从 11 岁女孩病变肌肉中分离出 Coxsacki A9 病毒,但患者血液中未能测出抗病毒的抗体,在动物实验中注射患者的肌肉、血浆也未能诱导出肌肉炎症,因此具体机制有待进一步研究。

(3) 药物

既往文献报道青霉胺可引起肌炎,其他如氯喹、西咪替丁、磺胺砒啶、苯妥英钠等也有报道。最近几年他汀类药物的肌肉副作用引起了大家的重视,2015年欧洲动脉粥样硬化学会发布了"他汀相关的肌肉症状(SAMS):他汀治疗影响评估、病因及管理的共识声明"。其症状通常发生在他汀类药物治疗早期(开始服用药物后的4~6周)。肌肉疼痛和无力症状通常呈对称性且多发于肢体近端,一般影响大的肌群,例如股、臀部、小腿和背部肌肉。

(4) 遗传

研究表明HLA-DR与PM高度相关;HA-DRB1*0301及DQA1*0501已确认是白种人DM的危险因素。不同的HLA基因是产生不同自身抗体的易感因素,并存在种族间差异,如白种人抗合成酶抗体即与上述两种易感基因相关。目前认为在具有免疫遗传素质个体中由于各种环境因素的作用最终导致疾病的发生。

(5) 血管病变

在儿童DM中研究发现有毛细血管的内皮细胞损伤和血栓形成,且80%的患者有免疫复合物沉积在肌肉内血管中,伴毛细血管基底膜增厚,毛细血管减少特别在肌束周区。而弥漫性血管病变可以产生横纹肌的缺血,从而引起单个纤维的坏死和肌肉的梗死区,导致肌炎。

【分型】

本病有多种分类方法,目前临床上仍在使用1975年Bohan/Peter制定的分类:① 多发性肌炎;② 皮肌炎;③ 皮肌炎或多发性肌炎伴发恶性肿瘤;④ 儿童皮肌炎(通常是DM);⑤ 肌炎重叠其他结缔组织病。

近年来鉴于对无肌病性皮肌炎等疾病的认识,有学者提出了新的分类:① 多发性肌炎(单发、重叠综合征中的多发性肌炎);② 皮肌炎(成人皮肌炎、儿童皮肌炎、皮肌炎伴发恶性肿瘤、重叠综合征中的皮肌炎、无肌病性皮肌炎);③ 包涵体肌炎(IBM)。

【临床表现】

(1) 皮肤症状

皮肤病变可出现在肌肉受累之前,也可与肌炎同时或在肌炎之后出现。皮肤损害可多种多样,常见的皮肤病变包括:

1) 眶周皮疹(heliotrope rash)

这是DM特征性的皮肤损害,发生率为60%~80%。典型皮疹位于双上睑,为淡紫红色斑,有时伴眼睑及眶周组织肿胀,一般肿胀越明显者皮疹颜色越深,光照加重(彩图25-08)。皮损的颜色是由于横纹肌炎症使扩张的静脉易透过眼睑菲薄的皮肤而被观察到。急性发病者两上眼睑肿胀明显,水肿程度与肌肉损害进展速度平行,且多伴有咽喉、食管肌和呼吸肌受累。此种损害可早于肌炎症状半年出现,与疾病活动相平行。DM缓解期紫红色斑疹消退较慢,在疾病复发时,也首先重现两上眼睑和颜面部的暗紫红色水肿性斑。亚急性或慢性发病患者两上眼睑肿胀不明显,两上眼睑皮疹,可逐渐扩展至面颊、颧颞部、头皮、耳后和颈部。

2) Gottron丘疹/Gottron征

常见于手指关节背侧及肘、膝、足踝关节伸侧,也可见于足趾背侧,这是DM另一特征性的皮肤损害,发生率约70%。Gottron丘疹为掌指/指(趾)关节伸侧的形状不规则扁平红色或紫红色丘疹或斑丘疹,边缘不整或融合成片,偶伴有少许鳞屑,常伴有皮肤萎缩、毛细血管扩张和色素沉着或减退。Gottron征为掌指/指(趾)关节伸侧、膝、肘关节伸侧及内踝处红色、暗紫红色斑片或萎缩性斑疹,伴或不伴水肿。发生机制可能由于关节处皮肤伸展时暂时性缺血,血流经过异常皮肤微血管床的缺氧作用所致。Gottron丘疹/Gottron征与病情活动性和肌炎严重度无平行关系,但此类皮疹不见于其他结缔组织病,因此对DM具有重要的诊断价值。

3) 皮肤异色病样疹

DM较常见,散在或片状分布于面部、躯干和四肢。典型皮疹表现为萎缩、色素沉着或减退、毛细血管扩张性斑片。早期为淡红色、鲜红色或暗紫红色,大小不一,基底毛细血管扩张,红斑基础上可见淡褐色或深褐色色素沉着斑,密集分布呈网状,有时见高出皮面的小丘疹呈串珠状排列,似皮肤淀粉样变,随着病程演变,红斑和色素沉着处出现淡白色、瓷白色色素减退斑,可扩大似白癜风样,部分患者伴有明显的皮肤点状萎缩。皮疹累及前臂伸侧、颈项部及肩胛区有称之为披肩征(shawl sign),若发生于大腿上部侧缘则称 holster 征。出现异色症样变多提示病程长且相对慢性,肌肉症状轻微,肌酶水平大多正常,预后较好。

4) 甲周病变

甲根皱襞处可见毛细血管扩张性红斑或瘀点,甲周红肿、触痛,甲皱褶及甲小皮粗糙有不规则增厚,局部出现色素沉着或色素脱失。DM 患者甲周毛细血管扩张常提示疾病活动,虽无肌肉等症状亦需系统性治疗。甲皱襞红肿光亮是因为局部毛细血管丛不规则扩张、扭曲后导致。有研究发现伴有 Raynaud 现象、关节炎和肺部受累的患者中,甲周毛细血管的改变比较显著。

5) 其他皮肤黏膜改变

皮肤血管炎和脂膜炎也是 DM 较常见的皮肤损害;另外还可有手指的 Raynaud 现象、手指溃疡、口腔黏膜红斑及眼结膜的黏膜损害等。在手指的掌面和侧面皮肤过多角化、裂纹及粗糙,类似于长期从事手工作业的技术工人手,称为"技工手",还可出现足跟部的皮肤表皮增厚,粗糙和过度角化。部分患者在皮肤异色症基础上的出现鲜红色、火红色或棕红色弥漫性斑,玻片压诊可部分消退,皮损广泛,尤以头面部为甚,持久不退,甚至糜烂坏死,这种表现有称之为"恶性红斑"。有研究认为,DM 患者出现恶性红斑与伴发恶性肿瘤高度相关。DM 患者偶尔出现水疱和大疱皮肤改变,在女性患者可能与卵巢癌有相关。DM 患者出现肢端溃疡、甲周坏死等,与恶性肿瘤有一定的相关性。因血管炎诱发的皮肤坏死而形成的深部穿通性溃疡,常提示肺间质受累,可能是 DM 病情急性进展、预后不良的表现。此外,部分患者还可出现肌肉硬结、皮下小结或皮下钙化等改变。

(2) 骨骼肌及其他肌肉症状

对称性四肢近端肌无力是 DM 特征性表现,约 2/3 的患者皮疹与肌肉症状同时发生或先出现皮疹,而后 6 个月内出现肌肉症状,约 50% 的患者可同时伴有肌痛或肌压痛。肌无力可突然发生,并持续进展数周到数月以上。临床表现与受累肌肉的部位有关。上肢近端肌肉受累时,可出现上肢不能平举、上举、不能梳头和穿衣。颈屈肌严重受累时,可出现平卧抬头困难,头常后仰。下肢近端肌受累时,表现为上楼梯和上台阶、上车困难,坐下或下蹲后起立困难。

咽喉部肌肉受累时,可造成发音困难,声哑等。咽、食管上端横纹肌受累时,可引起吞咽困难,饮水易发生呛咳、液体从鼻孔流出。食管下段和小肠受累时,消化道蠕动减弱与扩张导致反酸、食管炎、上腹饱胀和吸收功能障碍等。胸腔肌和膈肌受累时,可出现呼吸表浅、呼吸困难,严重时引起急性呼吸功能不全。患者远端肌无力不常见,但在整个病程中部分患者可伴有不同程度的远端肌无力表现。病程慢性者可出现肌萎缩、挛缩,进而出现功能障碍。

肌力等级(0~5级)评定:

0级:完全瘫痪;

1级:肌肉能轻微收缩不能产生动作;

2级:肢体能做平面移动,但不能抬起;

3级:肢体能抬离床面(抗地心吸引力);

4级:能抗阻力;

5级:正常肌力。

(3) 皮肤和肌肉外受累的表现

1) 肺部

可在病程中的任何时候出现,最常见的肺部受累为间质性肺炎、肺纤维化、胸膜炎。表现为胸闷、气短、呼吸困难、咳嗽、咯痰和紫绀等。少数患者出现胸腔积液,常为少量,大量胸腔积液少见。胸片检查以肺纹理增多最常见,其次为肺炎、胸膜炎、胸膜增厚等。急性重症患者往往同时有咽肌和呼吸肌的累及,易并发感染及肺纤维化。间质性肺炎主要表现为进行性呼吸困难和干咳,与皮疹及肌炎的程度无明显相关性。肺部受累是影响皮肌炎预后的重要因素之一。据报道皮肌炎合并急性、亚急性间质性肺炎预后则极度不佳,6 个月内生存率不足 50%,而合并慢性间质性肺炎 10 年生存率达到 70% 以上。

2）心脏

心脏受累的发生率为6%~75%,常无明显临床症状,心律不齐和传导阻滞较为常见。20%的患者合并动脉粥样硬化性心血管疾病,患者发生心肌梗死的病死率明显高于普通人群。充血性心力衰竭和心包压塞较少见,但常是患者死亡的重要原因之一。

3）肾脏

少数患者可有肾脏受累,表现为蛋白尿、血尿、管型尿、红细胞。罕见的暴发型可出现急性横纹肌溶解,出现肌红蛋白尿,甚至急性肾功能衰竭。

4）关节

部分患者可出现关节痛或关节炎表现,常见于病程的早期,可表现为RA样,一般症状较轻。以掌指关节,近端指间关节、腕关节和膝关节肿痛为主,X线表现为非侵蚀性关节炎和软组织肿胀,关节周围钙化,骨质疏松,严重者出现关节畸形。

5）神经系统

少数患者可有神经受累的表现,如周围神经损害,感觉异常和腱反射消失等。

6）视网膜

部分患者可出现视网膜绒毛状渗出、水肿出血和视网膜脉络膜炎。有报道过儿童DM伴发视网膜母细胞瘤。

7）内分泌

部分患者可出现基础代谢增加,^{131}I吸收率正常。可伴有肾上腺、甲状旁腺、垂体及卵巢等相关功能异常的表现。

（4）伴发恶性肿瘤

本病常并发恶性肿瘤,这两种疾病通常在一年内先后出现,但恶性肿瘤大多数先发或与DM同时发生,DM与其他结缔组织疾病重叠时恶性肿瘤的发生率低。欧美报道其发生率为13%~42.8%,肿瘤组织学证实腺癌多见,单个的病例任何部位或任何类型的肿瘤均有发生,常见者如肺癌、鼻咽癌、胃肠道肿瘤、乳腺癌、卵巢癌、胸腺瘤及白血病等。目前认为男性患者以肺癌、鼻咽癌发生率较高,女性患者乳腺癌、卵巢癌较常见。总体而言,并发肿瘤的患者预后较差,恶性肿瘤和并发感染导致全身衰竭、肿瘤转移、消化道出血等。文献报道PM和DM患者明确诊断诊断后的第1年中,肿瘤标志物CA125和CA199检测呈高水平时,并发恶性肿瘤的风险非常高。女性患者出现水疱或大疱应高度警惕并发卵巢癌的可能。患者急性起病或复发,并且出现恶性红斑,需高度怀疑并发恶性肿瘤的可能。

【实验室检查】

（1）一般检查

血像通常无明显变化,有时可有轻度贫血、白细胞增多。约1/3的患者有嗜酸性粒细胞增多。ESR和C反应蛋白的水平可中度增高,但与疾病的活动程度并不平行。免疫血清学检查患者的免疫球蛋白、免疫复合物以及α2和γ球蛋白可增高,补体C3、C4可降低。急性肌炎患者血中肌红蛋白含量增加,并与疾病的活动程度相关。当出现急性广泛的肌肉损害时,患者可出现肌红蛋白尿,伴发肾脏损害时可出现血尿、蛋白尿、管型尿等。

（2）肌酶谱测定

急性期患者血清肌酶明显升高,如肌酸磷激酶（CK）、醛缩酶、天冬氨酸转氨酶（AST）、丙氨酸转氨酶（ALT）及乳酸脱氢酶（LDH）等,肌酶活性的增高表明肌肉有新近损伤,肌细胞膜通透性增加,因此肌酶升高的程度与肌肉症状的程度平行,其中CK的改变对肌炎最为敏感。血清CK值对肌病的特异性较好,CK有3种同工酶:CK-MM（大部分来源于骨骼肌、小部分来源于心肌）;CK-MB（主要来源于心肌,极少来源于骨骼肌）;CK-BB（主要来源于脑和平滑肌）,其中CK-MM活性占CK总活性的95%~98%。CK的升高和下降可以作为疗效评估和复发的指标,CK高值可达正常上限的50倍或更高。肌酶改变先于肌力和肌电图的改变,肌力常滞后于肌酶改变3~4周,经过治疗的患者50%在1个月左右下降,3~4周恢复正常,而复发时肌酶先于肌力的改变。用糖皮质激素治疗的患者,在肌力未恢复、疾病未缓解时,CK水平也能下降,可见少数患者活动期CK水平可以正常,而少数患者在肌力完全恢复正常时CK仍然升高,这可能与肌病导致的肌细胞膜

"漏"有关,也有一部分患者 CK 正常但 LDH 持续升高,对糖皮质激素治疗也不敏感,晚期肌萎缩后肌酶不再释放,CK 可正常,因此在慢性肌炎和广泛肌肉萎缩患者,即使在活动期,CK 的水平也可正常。

(3) 自身抗体检测

1) 肌炎特异性抗体

PM/DM 的抗体可分为肌炎特异性自身抗体(myositis-specific autoantibodies, MSAs)和肌炎相关性抗体两大类。MSAs 主要包括氨基酰 tRNA 合成酶(aminoacyl-tRNA synthetase, ARS)抗体、抗信号识别颗粒(signal recognition particle, SRP)抗体和抗 Mi - 2 抗体 3 大类。氨基酰 tRNA 合成酶抗体包含针对组氨酸(Jo - 1)、丙氨酸、苏氨酸、氨基乙酰等氨酰基合成酶的抗体等,其中抗 Jo - 1 抗体最常见,占抗 ARS 抗体的 80%,临床意义也最大。抗 Jo - 1 在 PM/DM 中阳性率为 10% ~ 30%,正常人肺组织上抗 ARS 含量远高于其他器官,抗 Jo - 1 抗体阳性患者的肺组织成为免疫细胞攻击的主要靶器官,因此 PM 伴有间质性肺病的患者中阳性率高达 50% ~ 75%。抗 SRP 抗体主要见于 PM,阳性率为 4% ~ 5%,抗 SRP 阳性的患者常有发热、肺间质病变、关节炎、Raynaud 现象和"技工手"等临床表现而被称为"抗合成酶综合征(antisynthetase syndrome, ASS)"。抗 Mi - 2 抗体在 PM/DM 患者中的阳性率为 4% ~ 20%,与 DM 患者的皮疹相关,因此多见于 DM,而 PM 中较少见,有学者认为是 DM 的特异性抗体。

2) 肌炎相关性抗体

PM/DM 还存在一些非特异性的肌炎相关抗体。60% ~ 80% 的患者抗核抗体(ANA)阳性,约 20% 的患者类风湿因子(RF)可阳性,但滴度较低,系统性硬化症(SSc)的 DM 患者抗 Scl - 70 抗体可阳性,重叠干燥综合征(SS)或系统性红斑狼疮(SLE)的患者抗 SSA 抗体和抗 SSB 抗体可阳性,重叠硬皮病的患者抗 PM - Scl 抗体可阳性,抗 PM - Scl 抗体阳性也可见于 10% 的无重叠的肌炎患者,另外,约 1/3 的患者可出现抗 Ku 抗体。此外部分患者血清中还可检测出针对肌红蛋白、肌球蛋白、肌钙蛋白或原肌球蛋白等抗原的非特异性抗体。

(4) 肌电图检查

肌电图是肌炎患者一项敏感但非特异性的检查指标。几乎所有 PM/DM 患者都可以出现肌电图异常,表现为肌源性损害,约 50% 的患者可表现为典型三联征改变: ① 轻微收缩时出现时限短的小型多相运动电位,最大收缩时出现干扰相,这是由于罹患肌肉不是全部肌纤维同样受累,其中有多半正常的肌纤维散在导致;② 纤颤电位,正弦波,多见于急性进展期或活动期,经过激素治疗后这种自发电位常消失;③ 插入性激惹和异常的高频放电,这可能为肌纤维膜的弥漫性损害所致。10% ~ 15% 的患者肌电图检查四肢近端肌肉无明显异常,只有脊柱旁肌肉的异常。晚期患者可出现神经源性损害的表现,呈神经源性和肌源性损害混合相表现。

【组织病理】

皮肤病理改变无特异性。在病程初期可见表皮角化,棘层萎缩,钉突消失,基底细胞液化变性,真皮全层黏液水肿,血管扩张,周围以淋巴细胞浸润为主,间有少量组织细胞,伴色素失禁。疾病活动及进行性发展后,可见胶原纤维肿胀,均质化或硬化,血管壁增厚,皮下脂肪组织黏液变性,钙质沉着,表皮进一步萎缩,伴皮肤附属器萎缩。

肌肉病理改变具较高特异性。取受损肢体近端肌肉如三角肌、股四头肌,有压痛、中等无力的肌肉活检为好,应避免肌电图电极插入处。肌炎常呈灶性分布,必要时需多部位取材,提高阳性结果。病理可见肌肉广泛或部分地受侵犯,肌纤维间质、血管周围有淋巴细胞、巨噬细胞、浆细胞为主的炎症细胞浸润,肌纤维出现肌束大小不等、纤维坏死变性,再生肌纤维嗜碱性,核大呈空泡,核仁明显,肌纤维萎缩以肌束周边最明显为特征,浸润的炎症细胞以 B 细胞和 $CD4^+T$ 细胞为主,与 PM 有明显的不同,肌纤维表达 MHC I 分子明显上调。因此 DM 的肌肉病理特点是炎症分布位于血管周围或在束间隔及其周围,而不在肌束。有学者认为如果肌活检显示束周萎缩,即使未见明显的炎症表现也可诊断 DM。

【诊断及鉴别诊断】

(1) 诊断标准

目前临床上大多数医生对 PM/DM 的诊断仍然采用 1975 年 Bohan/Peter 建议的诊断标准(简称 B/P 标准),见表 25-6。

表 25-6　Bohan/Peter 建议的诊断标准

1. 对称性近端肌无力:肩胛带肌和颈前伸肌对称性无力,持续数周至数月,伴或不伴食管或呼吸道肌肉受累
2. 肌肉活检异常:肌纤维变性、坏死、细胞吞噬、再生、嗜碱变性,核膜变大,核仁明显,筋膜周围结构萎缩,纤维大小不一,伴炎性渗出
3. 血清肌酶升高:血清肌酶升高,如 CK、醛缩酶、ALT、AST 和 LDH
4. 肌电图示肌源性损害:肌电图有三联征改变:即时限短、小型的多相运动电位;纤颤电位,正弦波;插入性激惹和异常的高频放电
5. 典型的皮肤损害:① 眶周皮疹:眼睑呈淡紫色,眶周水肿;② Gottron 征:掌指及近端指间关节背面的红斑性鳞屑疹;③ 膝、肘、踝关节、面部、颈部和上半身出现的红斑性皮疹

判定标准:

PM 确诊:符合 1~4 条中的任何 3 条;

PM 可疑:符合 1~4 条中的任何 2 条;

DM 确诊:符合第 5 条加 1~4 条中的任何 3 条;

DM 拟诊:符合第 5 条及 1~4 条中的任何 2 条;

DM 可疑:符合第 5 条及 1~4 条中的任何 1 条。

上述标准可能会导致对 PM 的过度诊断,它不能将 PM 与包涵体肌炎(IBM)等其他炎性肌病相鉴别。因此,欧洲神经肌肉疾病中心和美国肌肉研究协作组(ENMC)在 2004 年提出了另一种特发性炎性肌病(IIM)分类诊断标准,见表 25-7。该标准将特发性炎性肌病分为五类:PM、DM、IBM、非特异性肌炎(nonspecific myositis, NSM)和免疫介导的坏死性肌炎(immune-mediated necrotizing myopathy, IMNM)。该标准对无肌病性皮肌炎(amyopathic dermatomyositis, ADM)提出了较明确的诊断标准。临床应用中需注意的是 ADM 并不是固定不变的,部分患者经过一段时间可发展成典型的 DM,此外,需要警惕的是 AMD 可出现严重的肺间质病变及食管病变,也可伴发肿瘤性疾病,部分 AMD 患者病情进展比 DM 更快更严重。

表 25-7　国际肌病协作组建议的特发性炎性肌病分类诊断标准

1. 临床标准

包含标准:

① 常>18 岁发作,NSM 及 DM 可在儿童期发作;② 亚急性或隐匿性发作;③ 肌无力:对称性近端>远端,颈屈肌>颈伸肌;④ DM 典型的皮疹:眶周水肿性紫色皮疹;Gottron 征,颈部 V 型征,披肩征

排除标准:

① IBM 的临床表现:非对称性肌无力,腕/手屈肌与三角肌同样无力或更差,伸膝和(或)踝背屈与屈髋同样无力或更差;② 眼肌无力,特发性发音困难,颈伸>颈屈无力;③ 药物中毒性肌病,内分泌疾病(甲状腺功能亢进症、甲状旁腺功能亢进症、甲状腺功能低下),淀粉样变,家族性肌营养不良病近端运动神经病

2. 血清肌酶

CK 水平升高

3. 其他实验室标准

1) 肌电图(EMG)检查

包含标准:

① 纤颤电位的插入性和自发性活动增加,正相波或复合的重复放电;② 形态测定分析显示存在短时限,大幅多相性运动单位动作电位(MUAPs)

排除标准:

① 肌强直性放电提示近端肌强直性营养不良或其他传导通道性病变;② 形态分析显示为长时限,大幅多相性 MUAPs;用力收缩所募集的 MUAP 类型减少

2) 磁共振成像(MRI)

STIR 显示肌组织内弥漫或片状信号增强(水肿)

3) 肌炎特异性抗体

4. 肌肉组织病理标准

① 炎症细胞(T 细胞)包绕和浸润至非坏死肌内膜;② CD8+T 细胞包绕非坏死肌内膜但浸润至非坏死肌内膜不确定,或明显的 MHC-I 分子表达;③ 束周萎缩;④ 小血管攻击复合物(MAC)沉积,或毛细血管密度降低,或光镜见内皮细胞中有管状包涵体,或束周纤维 MHC-I 表达;⑤ 血管周围,肌束膜有炎症细胞浸润;⑥ 肌内膜散在的 CD8+T 细胞浸润,但是否包绕或浸润至肌纤维不肯定;⑦ 大量的肌纤维坏死为突出表现,炎症细胞不明显或只有少量散在血管周,肌束膜浸润不明显;⑧ MAC 沉积于小血管或 EM 见烟斗柄状毛细管,但内皮细胞中是否有管状包涵体不确定;⑨ 可能是 IBM 表现:镶边空泡,碎片状红纤维,细胞色素过氧化物酶染色阴性;⑩ MAC 沉积于非坏死肌纤维内膜,及其他提示免疫病理有关的肌营养不良

判定标准:

确诊 PM:(A) 符合所有临床标准,除外皮疹;(B) 血清 CK 升高;(C) 肌肉病理包括①,除外③、④、⑧、⑨。

拟诊 PM:(A) 符合所有临床标准,除外皮疹;(B) 血清 CK 升高;(C) 其他实验室标准中的①、③条;(D) 肌肉病理标准包括②,除外③、④、⑧、⑨。

确诊 DM:(A) 符合所有临床标准;(B) 肌活检包括③。

拟诊 DM:(A) 符合所有临床标准;(B) 肌肉病理标准包括④或⑤,或 CK 升高,或其他实验室指标的 1/3 条。

ADM:(A) 典型的 DM 皮疹:眶周皮疹或水肿,Gottron 征,V 型征,披肩征;(B) 皮肤病理示毛细血管密度降低,沿真皮-表皮交界处 MAC 沉积,MAC 周伴大量角化细胞;(C) 没有客观的肌无力;(D) CK 正常;(E) EMG 正常;(F) 肌肉病理无典型的 DM

表现。

可疑 ADM：(A)符合所有临床标准，除外皮疹；(B)血清 CK 升高；(C)其他实验室指标的 1/3 条；(D)肌肉病理检标准中符合③或④。

此外，还有 1995 年 Tamimoto 等提出的诊断标准(表 25-8)，临床上应用较少。

表 25-8 Tamimoto 提出的诊断标准

1. 肌炎标准
   ①近端肌无力；②血清肌酸磷酸激酶或醛缩酶升高；③肌肉压痛或自发痛；④肌电图有肌源性损害：短时相、多相运动单位电位，伴有自发性纤颤电位；⑤抗 Jo-1 抗体阳性；⑥非破坏性关节炎或关节痛；⑦全身炎性征象：腋温超过 37℃，CRP 升高或 ESR 升高；⑧病理符合炎性肌病：骨骼肌有炎症细胞浸润，肌纤维变性或坏死

2. 皮疹标准
   ①向阳性皮疹：上眼睑紫红色水肿样红斑；②Gottron 征：手指关节伸面有紫红色角化性萎缩性红斑或斑疹；③四肢关节伸侧有红斑：在肘关节和膝关节有稍高出皮面的紫红色斑

判定标准：
确诊 PM：肌炎标准≥4 项，敏感度 98.9%，特异度 95.2%。
确诊 DM：满足 PM 标准+≥1 项皮肤标准，敏感度 94.1%，特异度 90.3%。

(2) 鉴别诊断

多种疾病可引起皮肤及肌肉病变。如果有典型的皮疹和肌无力的表现，DM 一般不难诊断，临床上尚需要与系统性红斑狼疮、系统性硬皮病相鉴别，并注意有无重叠综合征；对于皮疹不典型的患者需要与感染相关性肌病、运动神经元病、重症肌无力、风湿性多肌痛症、代谢性肌病、药物性肌病、激素性肌病、肌营养不良症、甲状腺相关性肌病、嗜酸性粒细胞增多性肌炎以及肿瘤相关性肌病等相鉴别。

【治疗】

(1) 糖皮质激素

首选糖皮质激素，但激素的用法尚无统一标准，一般依据病情开始剂量为泼尼松 1 mg/kg·d 或等效剂量的其他糖皮质激素。有下列情况者，起始量要相应增加：①肌力很差，甚至不能起床、站立；②急性肿胀型的皮肌炎患者。短期内出现面部弥漫性肿胀，以两前臂肌肉即两上肢远端肌肉肿胀为主；③发病初期即有咽喉肿痛、吞咽困难或梗阻感，甚至有呛咳、食管反流症状者。

CK 对肌肉炎症的特异性和敏感度较高，一般给予足量激素治疗 1 个月左右 CK 开始下降，3 到 4 个月恢复正常，部分患者 LDH 值恢复很慢。肌力症状常在用药 1~2 个月后开始改善，然后开始激素逐渐减量，每 3~4 周减量 1 次，每次减量前需检测血清肌酶，直到维持量泼尼松 15~20 mg，一般建议维持量至少 1~2 年，减量过快易出现病情复发，则需重新加大剂量控制病情。对于严重的肌病患者或伴严重吞咽困难、心肌受累或进展性肺间质病变的重症患者，可予甲泼尼龙冲击治疗，甲泼尼龙 500~1 000 mg/d，静脉滴注，连用 3 天。

约 1/3 的患者对激素治疗效果不好，对激素治疗无效的患者首先应考虑诊断是否正确，注意排除初始治疗时间过短或减量过快以及是否出现了激素性肌病，对于诊断正确或有消化道活动性溃疡出血等激素禁忌证者应加用免疫抑制剂治疗。

(2) 免疫抑制剂

在诊断明确的患者治疗过程中，部分患者起始激素剂量已足量且大，或者治疗 1~2 个月后肌酶下降不明显，或出现使用激素的禁忌证，此时需加用免疫抑制剂。首选甲氨蝶呤(MTX)静脉滴注，MTX 不仅对控制肌肉的炎症有帮助，而且对改善皮肤症状也有益处，且起效比硫唑嘌呤(AZA)快，一般每周 MTX 5 mg 静脉滴注，每周增加 5 mg，直至每周 MTX 15~20 mg。一般使用 3~4 次后肌酶(尤其是 LDH)开始下降。此时可先减量激素，MTX 继续使用，当激素渐减至半量或更小剂量时，可将 MTX 减至 10~15 天静脉滴注 1 次。鉴于 MTX 的副作用，使用过程中定期复查血常规和肝肾功能。此外，尚可应用其他免疫抑制剂。AZA 常用剂量为口服 1~2 mg/kg·d。AZA 起效时间较慢，通常应在用药 6 个月后才能判断是否有明显的治疗效果。对于用 MTX 或 AZA 治疗无效的难治疗性病例，可考虑环孢素 A(CsA)，CsA 起效时间比 AZA 快，常用的剂量为 3~5 mg/kg·d，用药期间需要监测血压及肾功能，当血清肌酐增加>30%时应停药。对于伴有肺间质病变的病例可加用环磷酰胺(CTX)，每月静脉滴注 0.5~1.0 g/m²，单独使用对控制肌肉炎症无效。

抗疟药羟氯喹,常用剂量 300～400 mg/d,对 DM 的皮肤病变有效,但对肌肉病变无明显作用,需要注意的是抗疟药可诱导肌病的发生。

(3) 静脉注射免疫球蛋白(IVIG)

对那些常规激素和(或)MTX 治疗失败或不能耐受其不良反应及复发的患者可考虑加用 IVIG。常规治疗剂量是 0.4 g/kg·d,每月用 5 天,连续用 3~6 个月以维持疗效。IVIG 对上呼吸道感染后急性发病、肌肉肿胀明显的皮肌炎患者效果较明显,应用1 或 2 次后肌酶下降。文献报道对于皮肌炎难治性的皮疹加用小剂量 IVIG (0.1 g/kg·d,每月连用 5 日,共 3 个月)可取得明显效果。总的来说 IVIG 不良反应较少,仅少数患者有头晕、寒战、心悸等不适感,对于有免疫球蛋白缺陷的患者禁用 IVIG。

(4) 其他

已伴发肿瘤患者往往需要进行多学科参与治疗,临床症状与恶性肿瘤的治疗关系密切,肿瘤有效治疗可改善肌炎的进展而肿瘤恶化时肌炎症状也随之加重,因此尽可能地早期发现恶性肿瘤并尽快予手术切除等处理。

近年来有文献报道用生物制剂如抗肿瘤坏死因子单克隆抗体、抗 B 细胞抗体或抗补体 C5 治疗难治性 PM 或 DM 有效的小样本或个案病例报告。有报道应用血浆置换治疗 PM/DM 只显示短暂的肌酶下降而对整体病程无明显的作用。此外有学者将 2 种或 2 种以上免疫抑制剂联合疗法用于复发性或难治性 PM/DM 病例的治疗:如 MTX+CsA 联合治疗激素抵抗型肌病、激素+CsA+IVIG 联合治疗以维持肌病的缓解状态。上述的治疗方案目前仍缺乏系统性临床研究,尚需要大样本研究进一步评价。

【预后】

早期诊断,合理、个体化的治疗,可获得较长时间的缓解,尤其是儿童患者,患者的生活质量可不受影响,能从事正常的工作、学习。成人重症患者,尤其合并心、肺病变者预后不佳,治疗效果不好,可死于严重的进行性肌无力、吞咽困难、营养不良以及吸入性肺炎或反复肺部感染所致的呼吸衰竭。重症儿童患者通常死于肠道的血管炎。合

并恶性肿瘤的肌炎患者,其预后一般取决于恶性肿瘤的进展程度和治疗效果。

(朱小华)

25.6 类风湿关节炎(rheumatoid arthritis,RA)

本病系指类风湿关节炎是一种以慢性对称性非化脓性多关节炎为典型特征的系统性自身免疫性疾病。RA 主要侵犯外周关节,滑膜病理为滑膜增生、炎症细胞浸润、血管翳形成、软骨及骨组织侵蚀性损伤,导致关节结构破坏、畸形和功能丧失。RA 与 SLE、系统性硬化症同属系统性风湿性疾病,因常伴有关节以外的临床表现,又称为类风湿病(rheumatoid disease)。肺、肾、眼等器官及血液、神经、心血管等系统常受累及,统称 RA 的关节外表现。皮肤受累在 RA 中较为普遍,有时成为最初或最严重的症状。

【发病情况】

RA 几乎见于世界所有的地区和种族。发病情况文献报道不一。不同地区、种族发病似有较大差异,患病率 0.2%～6.8%。各年龄皆可发病,但以中年女性好发,女性较男性高 2~3 倍,80%病例见于 20~45 岁。

【病因及发病机制】

病因未明。从病因看,可分为机体因素亦即遗传因素,和非机体因素亦即环境因素。一般认为系有遗传因素的敏感个体,在寒冷、潮湿、疲劳及感染—呼吸道或其他部位的细菌(常为 α 溶血性链球菌)或病毒(如 EB 病毒)感染等诱因作用下,激发免疫反应并使此免疫反应持续存在,引起发病。

对于 RA 患者发病的家族聚集性以及 HLA 基因相关性的研究表明,RA 发病具有一定的遗传易感因素,即 RA 发病可能存在着一定的"易感基因"。

对自身免疫病而言,认为环境中刺激抗原在发病起始时起作用,而不一定持续存在,以后的持续发展乃分子模拟的作用。分子模拟可理解为环境中抗原与自身抗原相似发生交叉反应,环境中

抗原消失后自身抗体使免疫反应得以延续。另一概念为环境抗原在局部(关节)引起反应后释放足量细胞因子,使局部的抗原提呈细胞大大增强,从而使原属隐匿的自身抗原得以提呈给逃脱被消灭或逃脱免疫耐受的免疫活性 T 细胞。除 T 细胞外,巨噬细胞(含甲型滑膜细胞)、成纤维细胞(含乙型滑膜细胞)在免疫进程中均起着重要作用。

60%~90% 的 RA 患者血清中有"类风湿因子",其与自身变性的 lgG 的 Fc 段结合,形成抗原抗体复合物。后者在关节腔内与类风湿因子结合,激活补体,引起吞噬细胞积聚,迅速吞噬此种免疫复合物,继之溶酶体破裂、释放活性物质. 损伤关节的滑膜、软骨、骨及周围组织而致病。

【临床表现】

大部分 RA 患者为缓慢起病,在数周或数月内逐渐出现关节症状;少部分患者可以在寒冷、感染、劳累、手术等因素刺激下,在几天内急性起病。患者以关节表现为主,亦可出现全身症状。

(1) 关节表现

1) 早期症状

多数以隐匿发病。往往以小关节为主,尤其两手近端指间关节,随之腕、踝、趾间、跖趾、下颌关节对称发生,亦可侵及肘、膝、髋等大关节。表现为晨僵、关节痛及关节炎(软组织肿或积液)。

2) 后期症状

因骨、软骨破坏,致关节面粗糙和脱臼,加之韧带和关节囊等关节周围组织破坏与瘢痕形成,导致关节不可逆性畸形。由于增殖性关节炎致残毁变形与关节强直,临床常见近端指间关节尺侧偏位畸形及关节屈面钮孔状畸形(boutonniere deformity)等。

3) 其他症状

① 腱鞘炎:见于病变关节处。② 黏液囊炎:由于膝关节腔内渗出液潴留,常形成腘窝囊肿(Baker 囊肿)。

(2) 关节外表现

1) 皮肤损害

A. 类风湿结节

为 RA 最具特征性的皮肤损害,组织学上特征性地表现为栅状肉芽肿。其发生率为 20%~40%,尤多见于病情严重者,并常与高滴度类风湿因子相关,仅极少数患者血清学阴性。临床表现为圆或椭圆形、坚实、肤色、无触痛、隆起而有弹性的皮下结节,多无自觉症状,通常见于反复摩擦、易受压及损伤的部位,特别是骨的隆起处,如鹰嘴和尺骨近端的伸面,其他部位有掌跖关节、近端指间关节、坐骨粗隆、胫骨前面、脊柱的突出部位或骶部。结节最初附着于骨,增大后到达皮下则能自由移动,然也可与其深层结构如骨膜、筋膜和腱等黏着不能推动。其直径数毫米至数厘米,触之有橡皮感。一般无压痛,如损伤或溃破后则引起疼痛。此外,皮下结节偶发生于不易受损伤的部位,如巩膜、声带、肺,心(心包、心肌、心瓣膜)与脑膜等处。神经系统和肌肉也可发生。

现认为类风湿结节的形成机制与类风湿滑膜炎相似。其过程为:局部损伤激发了循环性类风湿因子和免疫复合物自结缔组织小血管向周围组织渗出,激活单核-巨噬细胞释放细胞因子和血管源性物质;此后,病灶中央坏死,外周血管增生,栅状肉芽肿形成,呈一慢性炎症过程。免疫荧光证实,栅状肉芽肿的栅状细胞系巨噬细胞衍生而来,结节各层及最外层血管壁中有免疫球蛋白、补体、纤维蛋白等沉积。因此,类风湿结节形成过程主要为一免疫反应。

类风湿结节病(rheumatoid nodulosis)是一种少见的良性类风湿的异型。该病见于类风湿因子呈高滴度的男性患者,结节多发,但无或仅有轻微的关节症状,预后良好。临床和组织病理与类风湿结节相同,发生机制未明,药物治疗无显效。部分学者认为这种良性类风湿结节即为皮下环状肉芽肿,组织化学 Alcian 蓝染色阳性可与类风湿结节鉴别。

B. 类风湿血管炎

血管损害是类风关的典型特征。发生率低于 1%,常见于病情严重、血清学阳性及有类风湿结节损害的患者。多数学者认为类风湿血管炎系类风湿疾病的一个组成部分,系免疫复合物沉积的结果。类风湿因子呈高滴度阳性,血清冷球蛋白增高,伴循环补体降低,血管壁 IgM、IgG 和补体沉积,以及 HLA－DR₄ 高频率等,这些发现均显示类风湿血管炎为一自身免疫性疾病。临床上各种不同大小的皮肤血管均可受累,从而引起不同的临床表现(表25－9)。

表25－9　类风湿血管炎

	受累血管	表现
类风湿动脉炎	小动脉	指(趾)梗死
		末端坏疽
	中、小动脉	溃疡
		网状青斑
		坏死性血管炎
		皮下结节
		坏疽
白细胞破碎性血管炎	毛细血管后微静脉	可触性紫癜
		荨麻疹
		出血性大疱
混合性血管炎	小动脉和小静脉	网状青斑性血管炎
		皮肤溃疡
		坏疽性脓皮病

类风湿动脉炎:局限性动脉炎主要引起相应解剖部位的局限性损害,病损呈节段性分布于手足和小腿,最常见为指(趾)坏死,严重时发展为末端坏疽。系统性动脉炎起病急、病情重,有时以全身症状为主要表现,与类风湿因子、类风湿结节的出现密切相关。除典型的严重关节损害外,可有外周神经病变、心包炎、冠状动脉炎及肠系膜动脉炎,皮损主要为皮肤溃疡。偶尔病变酷似结节性多动脉炎,患者可迅速死亡。此外,中小动脉炎可引起网状青斑、皮下结节及皮肤溃疡,通常位于下肢。

白细胞破碎性血管炎:又称皮肤坏死性血管炎或变应性脉管炎。主要为皮肤上的可触性紫癜,少数为荨麻疹及出血性大疱,有时可累及肾脏引起蛋白尿、血尿,预后良好。

小动脉、小静脉同时受累的混合性血管炎:表现为网状青斑、皮肤溃疡及坏疽性脓皮病等。尽管临床表现各异,它们可能有共同的发生机制。

C. 类风湿丘疹

Smith 等于1989年最早报告1例患者于肘、前臂、手指发生丘疹样损害,组织学上兼具类风湿结节和类风湿白细胞破碎性血管炎的特征,建议称之为"类风湿丘疹",提出类风湿丘疹可能为血管炎与类风湿栅状肉芽肿的一种中间型。免疫荧光检查发现在血管壁和胶原变性区域均有免疫球蛋白与补体沉积;电镜发现变性胶原纤维间有类上皮细胞样的组织细胞存在,提示血管炎在其形成中起着重要作用。

D. 类风湿嗜中性皮病

由 Ackerman 于1978年首次提出,是一种出现于严重 RA 患者的极少见损害。临床上表现为慢性风团样丘疹、斑块和结节,对称性分布于四肢近端及躯干。有时可出现溃疡性损害(详见第26章)。

E. 溃疡和坏疽性脓皮病

损伤、压力、血管炎和静脉瘀滞等均可引起 RA 患者发生溃疡。皮肤萎缩及外周神经病变是皮肤溃疡易于发生的重要因素,并给治疗带来困难。类风湿结节也可破溃形成深的溃疡乃至窦道。臂、小腿和骶部等受压处为溃疡最好发的部位。血管炎性溃疡在男性、有类风湿结节损害及类风湿因子高滴度的患者中多见。RA 中少数患者发生坏疽性脓皮病样损害,表现为潜行性坏死性渗出性溃疡,外周绕以独特的紫红色晕,愈后留下特征性筛状瘢痕(详见第26章)。

F. 其他

可有冷球蛋白血症、手部肿胀、皮肤萎缩、类脂质结节、疱疹性疾病、环状肉芽肿、皮肤黄染、黄甲综合征、"肝掌"或 Dawson 掌、色素沉着、Raynaud 现象和淋巴水肿等非特异性表现。此外,与 RA 相关的皮肤疾病可有自身免疫性大疱病、Sweet 综合征及 Sjögren 综合征。RA 是引起继发性淀粉样变的常见原因,尤多见于残毁性的类风湿因子阳性患者,提示病情活动是继发淀粉样变的高危因素,皮肤常表现为蜡样结节和斑块、紫癜、秃发和皮肤脆性增加。患者常感口干,尚累及肝、脾、肾与肠道。其他风湿病如 SLE、系统性硬化症均可与 RA 重叠。文献报道角层下脓疱病在 RA 患者中发生似与病情活动有关。

2）心脏病变

类风湿心包炎是 RA 最常见的心脏表现。有报道尸检发现率为 29%~45%，而临床上检出率仅为 1%~7%。此外，尚见心内膜炎、心肌炎等。

3）肾脏病变

RA 较少影响肾。但肾血管炎、轻度膜型肾病皆有报道。有肾病者应首先除外继发性淀粉样变及药物所致可能。

4）呼吸系统病变

有肺和胸膜病变，如胸膜炎、结节性肺病变，以及弥漫性间质性肺病变等。

5）神经系统病变

神经受压迫是引起神经症状的最常见原因。可有：① 末梢神经病，常发生在指趾末端，表现为手套、袜子状分布。常见于病程长的高龄患者。② 多发性单神经炎，急性发病，一侧上肢或下肢感觉与运动神经麻痹。

6）眼病变

10%~15%有干性角膜炎、结膜炎、巩膜炎、穿通性巩膜软化症与虹膜炎等。

7）肌病

常见有肌痛与压痛及无力表现。

8）骨质疏松

全身性骨质疏松是晚期 RA 的必发症状。

【组织病理】

成熟的类风湿结节组织学上特征性地表现为栅状肉芽肿，由内向外可有三层：中心为密集的纤维蛋白样坏死；中间带为放射状或栅状排列的细胞层，主要为成纤维细胞、组织细胞和巨噬细胞；外周为血管丰富的肉芽组织并有慢性炎症细胞、淋巴细胞与浆细胞浸润。早期的结节几乎全部为肉芽组织，无中心坏死区。较晚期的结节则因纤维蛋白样中心液化而变成囊性。

类风湿性动脉炎组织学上可累及各种大小的动脉，管壁全层淋巴细胞、中性粒细胞及浆细胞浸润，外膜更为明显。指（趾）动脉可有内膜增生、血栓形成，血管造影示动脉狭窄、闭锁。在迅速恶化的病例中见广泛的坏死性中、小动脉炎及组织缺血坏死，与典型的结节性多动脉炎无法鉴别。中小动脉炎引起的网状青斑、皮下结节及皮肤溃疡，

病理可见真皮、皮下组织层的中、小动脉呈节段性血管炎病变，管壁有中性粒细胞、嗜酸性粒细胞浸润及纤维蛋白样坏死。

白细胞破碎性血管炎组织学上主要累及毛细血管后微静脉，于管壁见内皮细胞肿胀、中性粒细胞和单核细胞浸润、纤维蛋白样坏死和红细胞外渗。由于炎症阶段的不同，浸润细胞早期以中性粒细胞为主，晚期以淋巴、单核细胞为主。

类风湿丘疹组织学上兼具类风湿结节和类风湿白细胞破碎性血管炎的特征。类风湿嗜中性皮病组织学特征为密集的中性粒细胞为主的浸润，累及整个真皮并延至皮下组织，无白细胞破碎和纤维蛋白沉积。

RA 引起的坏疽性脓皮病病理组织学上可见严重的急、慢性炎症细胞浸润，中等大小血管周围细胞浸润，提示合并血管炎，借此可与其他疾病中的坏疽性脓皮病损害相鉴别。

【实验室检查】

贫血、白细胞数正常或稍增多。部分患者可出现血沉增快，类风湿因子阳性，抗核因子阳性，梅毒生物学假阳性反应，血免疫球蛋白、α2 及丙种球蛋白增高，血清及关节腔内 C3 及 CH50 降低。

RA 特征性自身抗体：包括类风湿因子（RF）、抗环瓜氨酸肽相关蛋白抗体（抗 CCP 抗体）、抗 Sa 抗体、抗 RA33 抗体等。

其他检查：关节 X 线摄片示早期受累关节肿胀、关节旁局灶性骨萎缩，继而关节软骨消失，关节裂隙变小，从而形成纤维性关节强直。RA 的骨变化以不伴骨的新生及骨膜反应为特点。必要时进行关节 CT 与 MRI 检查。

【诊断及鉴别诊断】

早期不典型病例可参照美国风湿病协会（ARA）的诊断标准确定。但应排除系统性红斑狼疮、进行性系统性硬皮病、结节性多动脉炎、皮肌炎、风湿热等结缔组织病以及脂膜炎、系统性血管炎、痛风、淀粉样变、Reiter 病与肉样瘤病等。

类风湿结节应与风湿热结节鉴别。风湿热也可出现皮下结节，但结节成群发生，且发展迅速，而 RA 的结节较大，病程慢性，见表 25-10。

表 25 – 10 风湿热结节和类风湿性结节的鉴别

鉴别要点	风湿热结节	类风湿结节
时间	易消失,发生于病的晚期或恢复期	起病缓慢,发生于疾病过程中,少数可作为首发症状
结节	平均 3~4 个	1~100 个
部位	在关节和受压处	在骨隆突处
发生率	7%	20%
形状	圆或卵圆形	圆或卵圆形
大小	1 cm 左右	数毫米到 5 cm
肘部位置	鹰嘴尖	鹰嘴尖远侧数厘米处
持续时间	3~6 天到 2~8 周	数月到数年

类风湿血管炎许多表现均非特异性,应与多种风湿性疾病和其他皮肤病的类似损害鉴别。

【治疗】

对于 RA 的治疗已从以往的金字塔模式转变为下台阶模式,主张早期诊断、早期发现侵袭性患者、及早给予全面综合治疗,并且重视 RA 治疗的远期疗效,已达成首先应用非甾体类抗炎药以对症治疗(少数患者也可首先应用糖皮质激素),同时尽早开始应用二线药(慢作用药)的共识。

治疗目的在于抑制炎症,阻抑病情的发展,减少残疾发生,尽可能维护关节功能,改善生活质量。关节外表现的治疗宜针对 RA 原发病本身,如损害严重持久则可使用糖皮质激素。

常用疗法有以下几种:

非甾体类抗炎药(NSAIDs):是治疗类风湿关节炎的首选药物。阿司匹林,常用量≥3.6 mg/d,分 4 次口服,使其血浓度保持在 10 mg%。副反应有胃肠道刺激、耳鸣、出血时间延长、肝脏损伤等。吲哚美辛(消炎痛),常用量 25~50 mg,每日服 3 次。每日最大量<150~200 mg。副反应有头痛、眩晕、恶心、嗜睡、神志模糊、腹泻等。其他如保泰松、布洛芬、吡罗昔康、塞来昔布等均可酌情应用。

糖皮质激素:适用于其他药物治疗无效,或 RA 活动期有严重的关节外表现者。

改变病情药(DMARDs):包括抗疟药(磷酸氯喹、磷酸羟基氯喹)柳氮磺胺吡啶、青霉胺、金制剂、甲氨蝶呤、硫唑嘌呤、环磷酰胺、来氟米特、环孢素 A、雷公藤、青藤碱、白芍总苷等。

生物制剂:包括抗 TNF 抗体、IL – 1 受体拮抗剂、抗 IL – 6 抗体、CTLA4 – Ig、抗 CD20 抗体等生物制剂已在临床应用或试用阶段,其长期疗效、安全性和治疗策略尚有待进一步观察与总结。

外科疗法:对变形、挛缩、强直等不可逆性病变所致功能损失病例,可考虑关节成形术、全髋关节和全肘关节置换术。大的类风湿结节可切除,但常易复发。

理疗:用热疗以增加局部血液循环,达到消炎、去肿和镇痛作用。同时配合锻炼以保持和促进关节功能。

【病程及预后】

病程慢性,有统计在病后 10 年时,50%～70%患者经过治疗能恢复自理日常事务,约 20%自然缓解,临床上视为"良性",约 10%治疗无效而致残,视为"侵袭性"。伴发皮下结节、血管炎及类风湿因子高滴度阳性者,预后较差。

(黄 岚)

25.7 幼年型类风湿关节炎(juvenile rheumatoid arthritis, JRA)

本病在英国和欧洲称儿童关节炎(juvenile arthritis, JA),美国称幼年型类风湿关节炎(juvenile rheumatoid arthritis),也有称儿童慢性关节炎(juvenile chronic arthritis, JCA)。本病主要指 16 岁以下儿童,发生 1 个和一个以上的关节炎,持续 6 周以上,能除外其他原因如感染,外伤引起者,则称为 JRA。JRA 是少年、儿童最常见的结缔组织病之一。Cornil 于 1864 年报道了首例儿童类风湿关节炎。Still 于 1897 年观察到 JRA 有急性和慢性两种形式。以急性全身型起病的 JRA 因亦可见于成年人,后来则被称为成人 Still 病(详见本章成人 Still 病)。本病在整个儿童期都可发病,但以 1~3 岁比较多见,6 个月以下少见。总的来说,女孩发病比男孩多两倍。据报道,JRA 的发病率为(10~20)/10 万人。各国 JRA 在性别、亚型分布方面有差异。在美国,全身型占 20%,少关节型占 50%,多关节型占 30%。北京儿童医院对 1986~

1991 年 5 年间住院的 382 例 JRA 的分析显示,全身型占 39%,少关节型占 41%,多关节型占 20%,男孩发病比女孩多,与国外不同。

【病因及发病机制】

本病的病因和发病机制迄今尚不清楚。总的来说,可能与感染、免疫紊乱和遗传因素有关。许多病毒感染如风疹和细小病毒感染与关节炎的发生有关。患有 JRA 的儿童的风疹感染与其发病有密切关系。流感病毒 A 流行后,JRA 发病有增高趋势。免疫紊乱在 JRA 发病中可能起重要作用。例如许多患者血清中可检测到 ANA、RF 或隐蔽性 RF,而且后者的滴度与病情活动呈正相关。患者血清中还可检测到能与 T 抑制细胞起反应的抗体,并能使其数目减少。JRA 3 个亚型的循环 $CD8^+$ 数目减少,而 $CD4^+/CD8^+$ 比例增高。关于 HLA 与该病相关性的研究已有许多报道。HLA - A2 以及 HLA - DR、DQ 和 DP 基因型与该病的发病及其亚型有关。HLA - DR4、DR5、DP6、DR8 出现的频率也较高。

【临床表现】

男女均可发病,国外资料以 4 岁以下儿童多见,女孩在 1~2 岁为发病高峰,男孩在 2 岁与 9 岁两个年龄为发病高峰。晨僵和夜间关节痛在 JRA 的发生率与成人相似。但儿童表述症状的能力差,需经过细心观察或询问家长才能了解。儿童最多表现为易激惹,有的维持某一姿势以减少关节疼痛和拒绝行走。疲劳和低热也很多见。厌食、体重降低、生长减慢、以及心理压力大也是常见的表现。根据该病起病形式及最初 6 个月的临床表现,可分为 3 大类型。

(1) 全身型(systemic onset, JRA)

又称 Still 病。儿童 5 岁以前多见,性别差异不明显。该型表现也见于成人,称成人 Still 病(adult Still's disease)。本型有以下特点。

1) 发热

呈弛张热型,发热一般在 39~40℃ 以上,体温波动幅度每日可达 2~3℃。患者热度可很高而中毒症状轻,一般情况好。发热持续 1~2 周后自行消退,间歇一周至数周后又重复发热,有时间以数周的稽留热,热程绵延可数月,甚至数年。

2) 皮疹

皮疹形态多形和多变,可呈斑疹、丘疹、荨麻疹样、猩红热样红斑、麻疹样红斑、多形红斑、环状红斑、结节红斑等多种形式。皮疹在短时间内甚至数小时内自行消退,少数可持续较长时间。

3) 关节肌肉症状

以累及大关节为主,如肘、股、膝、踝关节,其次为指、趾、颈等关节。表现为疼痛,而肿胀较轻且少,少数可呈游走性疼痛。一般无明显骨质损害。这些症状在发热时发作或加剧,持续 1 日到数日后自行缓解,多数可恢复正常,个别病例可遗留关节畸形。半数以上有不同程度的肌肉酸痛。

4) 肝脾、淋巴结肿大

患者可有全身淋巴结肿大,以颈、腋及腹股沟区多见。半数患者有肝脾肿大,可有轻度肝功能异常。

(2) 多关节型(polyarthritis 或 polyarticular onset)

为慢性对称性多关节炎。5 个和 5 个以上关节受累。女孩比男孩多见。通常隐匿起病,也可急性发病。关节炎通常累及肘、腕、膝、踝等大关节。但也可累及手、足等小关节。受累关节大都对称,但也可不对称或累及躯体的一侧。可见关节肿热,但皮肤通常无红斑。疼痛的主诉少见,但关节可有压痛和活动时痛。手小关节受累的患者与成人表现明显不同。10%~45% 的患者末端指间关节受累。掌指关节桡偏较尺偏更为多见。手腕是上肢最易受累的关节,可伴有尺偏和腕关节半脱位。大关节处可扪及因滑囊突出形成的囊肿,但并不多见,超声波检查有助于该方面诊断。棘突关节炎多见。多关节型患者约半数有颈椎的累及,表现为颈部疼痛和僵硬。可有低热、中度肝脾和淋巴结肿大。

(3) 少关节型(oligoarthritis 或 pauciarticular onset)

常为非对称性,累及关节数为 4 个和 4 个以下。主要累及膝踝关节。1/3 至 1/2 的患者起初仅一个关节受累。单关节炎可见于任何一个关节,但 75% 的患者累及膝关节。关节外表现,除眼色素膜炎外,通常少见。Schaller 将该型分为少关节 I 型和 II 型。前者中的 20%~30% 的患者在发病 10 年内出现慢性虹膜睫状体炎。单侧或双侧,可因虹膜后位粘连,继发白内障以及青光眼而发生永久性视力障碍以至失明;后者可有强直性脊柱炎及 Reiter 综合征的家族史。部分患儿有自限性急性虹膜睫状体炎，但少有视力障碍。部分患儿 16 岁以后逐渐出现强直性脊柱炎。据报道，少关节Ⅱ型在我国多见。国外此型约占 JRA 的15%，而北京儿童医院的资料为 30%~40%。

【实验室检查】

活动期，血白细胞数可增高，特别是全身型，可高达(30~35)×10⁹/L，有中度低色素正常细胞性贫血。血小板可增高。少关节型患者白细胞增多及贫血少见。活动期患者血沉增快，C 反应蛋白大多增高，血培养阴性。有的患者肝功能受损。血清 IgG、IgA、IgM 在活动期可增高。严重患者可有高 γ 球蛋白血症。类风湿因子阳性率低。抗核抗体阳性率约 40%，均质型或颗粒型，滴度一般≤1∶256，少关节型伴慢性虹膜睫状体炎患者阳性率高，部分患者可检测到抗心磷脂抗体以及抗 T 细胞抗体。关节液检查，白细胞可达(5~80)×10⁹/L，以中性粒细胞为主，蛋白含量高，糖含量低。关节 X 线检查，早期可有关节附近软组织肿胀，骨质疏松和骨膜炎。寰椎关节半脱位是颈椎受累的特征表现，并可出现椎体间隙变窄和融合。少关节Ⅱ型患者可查见与强直性脊柱炎相似的骶髂关节炎改变。骨同位素扫描、CT 和磁共振检查有助于确定软组织和骨骼受累的程度。

【诊断及鉴别诊断】

(1) 诊断

国际上目前尚无统一的诊断标准，美国风湿病协会 1989 年修订的诊断标准如下(Cassidy 等)：

① 发病年龄在 16 岁以下。② 1 个或几个关节炎症，表现为关节肿胀或积液，以及具备以下 2 种以上体征如关节活动受限，关节活动时疼痛及关节局部发热。③ 病程在 6 周以上。④ 根据起病最初 6 个月的临床表现确定临床类型。多关节型：受累关节 5 个或 5 个以上；少关节型：受累关节 4 个或 4 个以下；全身型：间歇发热、类风湿皮疹、关节炎、肝脾肿大及淋巴结肿大。⑤ 除外其他类型幼年关节炎。

如果只有典型发热和皮疹而无关节炎，应考虑可能为全身型 JRA，如合并关节炎，可确定为全身型 JRA。

(2) 鉴别诊断

本病需与以下疾病相鉴别。

化脓性关节炎：单个关节发病多见，中毒症状重，起病急，关节红肿热痛著，关节液培养可找到致病菌。

关节结核：单关节炎多见，肺部等处可有结核灶，X 线检查可较早发现骨质破坏征象。

强直性脊柱炎：X 线检查如发现典型的骶髂关节炎改变可确定诊断。如该关节病变尚未发生，较难与少关节Ⅱ性鉴别。HLA－B27 阳性。

全身型应和败血症、风湿热、系统性红斑狼疮及恶性组织细胞增生症等相鉴别。

【治疗】

该病的治疗原则为控制临床症状，治疗关节炎，维持关节功能，预防关节畸形。一般情况下，先用简单、安全和较保守的疗法，如无效再选用其他疗法。通常首选非甾体抗炎药(NSAIDs)治疗。其中阿司匹林应用较多。其他如萘普生、布洛芬、扶他林、吲哚美辛等也可应用。抗风湿药起效较慢，往往数周或数月才见效，而且毒性较大，适于病情长期未得到控制，已有关节骨质破坏的患者。此类药有金制剂、青霉胺及抗疟药等。严重的全身型患者，可用糖皮质激素治疗。单个关节大量积液者可于抽液后将地塞米松和醋酸氢化可的松等注入关节腔内，有利于解除疼痛和减少渗出。甲氨蝶呤(MTX)，每周 5~10 mg/m² 口服，治疗多关节型 JRA 有效。中药雷公藤制剂治疗该病有效，但对患儿生殖系统的副作用较大，应慎用。

【预后】

多数患者预后较好，部分患者遗留关节畸形。部分少关节Ⅰ型患者可有视力障碍甚至失明；部分少关节Ⅱ型患者可出现强直性脊柱炎。

(李　明　施守义)

25.8　成人 Still 病(adult Still disease)

【同义名】

过敏性周期热(febris periodica hyperallergica)、

Wissler 综合征、Wissler – Fanconi 综合征、变应性亚败血症(subsepsis allergica)。

本病是一种临床综合征,具有反复间歇性发热、一过性变应性皮疹、关节痛、淋巴结肿大、肝脾肿大等特征;血象示白细胞计数增高;血培养阴性;抗生素治疗无效、糖皮质激素可使症状缓解。本病好发于 30~40 岁人群,女性多见。

【简史】

1897 年 Still 首先描述以系统型起病的幼年类风湿关节炎,患者除关节症状外,尚有发热、肝脾肿大、全身淋巴结肿大等全身症状,其临床表现及病理均不同于成人类风湿关节炎。1924 年以急性全身型起病的幼年类风湿关节炎被命名为 Still 病。以后发现相似疾病也可发生于成年人。1943年 Wissler 首次报道发生于成人的 Still 病,表现为以间歇高热、皮疹及关节症状为主的综合征,称Wissler 综合征。由于该病临床症状类似败血症,而血培养结果阴性,故 1946 年 Fanconi 以变应性亚败血症命名本病,又称 Wissler – Fanconi 综合征。1967 年 Bywater 等首先提出成人 Still 病,并在 1971 年报道 14 例成人 Still 病的临床特征。1973 年正式命名为成人 Still 病。国内长时间用"变应性亚败血症"一名,其医学含义并不确切,已不宜继续使用。

【病因及发病机制】

本病病因尚不明确。

发病机制多数认为与细菌感染有关。多数患者发病前有感染史。根据从许多患者的齿槽中培养出溶血性链球菌,临床上多侵犯关节和浆膜组织,呈急性炎症过程,具有全身受累的表现,皮质激素有效,故认为是一种感染性变态反应性疾病。感染在急性期起一定作用,变态反应则在整个病程中起作用。其他感染因素包括慢性活动性肝炎、结核等。

Albetini 认为本病是一种介于风湿热与少年类风湿关节炎之间的变应性疾病。也有研究者认为本病是类风湿关节炎在一定时期的表现。目前国内多数学者认为本病是类风湿关节炎的一种临床类型或其急性阶段或全身型。有的患者经长期随访发展为恶性网织细胞增多症。

【临床表现】

本病具以下特点:

(1) 发热

弛张型高热是本病的特点。体温每日波动于 36~41℃之间,骤升骤降,一日内可出现 1~2 次高峰。高热时可伴寒战和全身中毒症状,如乏力、食欲减退、肌肉关节疼痛等,也可高热而中毒症状轻、一般情况好。发热持续数周后自行缓解,间歇一周至数周后又重复发热,有时可间以数周的稽留热,热程绵延可数月,有的可长达 1~2 年,甚至10 余年。

(2) 皮疹

发热时常伴发皮疹。皮疹形态多形和多变,可呈斑疹、丘疹、荨麻疹样、猩红热样红斑、麻疹样红斑、多形红斑、环状红斑、结节红斑等多种形式,瘀点少见。大小不一,分布不定,散在或融合成片,可见于身体任何部位,但以胸部和四肢近端多见。皮疹出现时间短暂,甚至可于数小时内自行消退,少数持续较长时间,消退后可留有色素沉着。在无热期也可发疹,常反复出现。

(3) 关节症状

关节痛或关节炎亦为本病主要表现之一,发生率 80% 以上,可呈多关节炎或寡关节炎。以累及大关节为主,如肘、股、膝、踝关节,其次为指、趾、颈等关节。表现为疼痛,而肿胀较轻且少,少数可呈游走性疼痛,一般无明显骨质损害。这些症状在发热时发作或加剧,持续一日或数日后自行缓解,多数可恢复正常,个别病例可遗留关节畸形。关节症状既可首发,又可在发热数周乃至数年之后出现。发作时可伴有肌肉酸痛。

(4) 淋巴结肿大

全身淋巴结肿大,以颈部、腋下及腹股沟多见,境界清楚、压痛不著。

(5) 其他

肝脾肿大,可伴有轻度肝功能异常,少数可有黄疸;心包炎据文献报道可高达 1/3,一般症状轻微,不影响心脏功能,少数患者发生严重心肌炎、胸膜炎,罕见心内膜炎;病程 10 年以上者,由于慢性炎症而导致淀粉样变者可高达 30%。

【实验室检查】

血液白细胞计数可增高至$(10\sim45)\times10^9/L$，分类中性粒细胞增多，核左移；有中度正常细胞性或低血色素性贫血，血沉增快。血培养阴性。有些病例有肝功能受损。

【诊断及鉴别诊断】

根据不规则高热持续2周以上，以弛张热为主，反复发作一过性皮疹，关节疼痛伴有或无肿胀，血白细胞计数增高伴核左移，血沉增速，血培养阴性，抗生素治疗无效，糖皮质激素可使症状缓解，在排除其他可能的疾病后可作诊断。

本病需与下列疾病相鉴别：

(1) 败血症

本病中毒症状重，皮疹多为出血性，病情无一过性、间歇性发作的特点，血培养阳性，后期可发生中毒性休克和迁徙性病灶、抗生素治疗有效等可资区别。

(2) 风湿热

本病好发于学龄儿童，皮疹主要为环状红斑或皮下结节，关节炎呈游走性，不遗留关节畸形，常伴心内膜炎，遗留心脏瓣膜病变。发热呈稽留热，水杨酸类药物有显效。

(3) 类风湿关节炎

本病关节症状突出，以侵犯小关节、顽固性关节肿痛与遗留畸形为特点，类风湿因子阳性可作鉴别。

(4) 系统性红斑狼疮

本病以侵犯20~40岁妇女为多见，除发热、关节痛外，有颧颊部水肿性蝶形红斑、盘状红斑、对光敏感、口腔溃疡等，多脏器累及，抗核抗体阳性，抗dsDNA抗体滴度增高，抗Sm抗体阳性，狼疮细胞阳性，补体降低。皮疹直接免疫荧光检查狼疮带试验阳性，病情转归较差。

【治疗】

阿司匹林及其他非甾体类抗炎药为首选，对退热和减轻关节症状有效。但患者发病初期常需全身应用糖皮质激素，有显著疗效。文献报道环磷酰胺、甲氨蝶呤、雷公藤等治疗有效。MTX尤对复发病例有效。口服或静脉注射金制剂适用于慢性病例，因其作用缓慢，常需数周至数月方能见

效。单独应用抗生素治疗无效。

【预后】

本病愈后良好。少数持续活动或者反复发作者发展成慢性关节炎，则预后较差，病死率为1%~4%，死亡原因主要为淀粉样变引起的肾功能衰竭，其次是感染以及心脏和肝脏病变。

（黄 岚）

25.9 混合性结缔组织病(mixed connective tissue disease, MCTD)

混合结缔组织病是一种同时或不同时具有红斑狼疮，皮肌炎或多发性肌炎和硬皮病等混合表现，血中有高效价的斑点型抗核抗体和抗核糖核蛋白(nRNP)抗体的结缔组织病，肾脏累及少见，对糖皮质激素反应好，故认为预后好，但近年来的资料显示MCTD并不总是一种良性疾病，死亡率已超过SLE。本病由Sharp等于1972年首先报道。

【病因及发病机制】

本病病因不明，有明显的免疫学上的紊乱，且这种紊乱有别于RA和SLE等其他结缔组织病。

(1) 经典的特征性的抗U_1RNP血清学反应

MCTD患者中有高滴度的U_1RNP抗体，而SLE中的标记抗体Sm常不能检出或仅表现为很低的滴度。根据对抗U_1snRNP抗体亚类的分析可将SLE和MCTD更明确地区分开来。在SLE患者中，抗U_1snRNP抗体既有IgG也有IgM，而MCTD患者中仅有IgG而无IgM。表位定位研究发现MCTD血清所识别的主要表位位于30 kD(A)的RNA结合区的一段短肽。因此，与其他结缔组织病相比，MCTD患者的抗U_1snRNP反应的特征就是高滴度，以IgG型抗体为主并且有典型的表位识别模式。

(2) MCTD血清识别的其他核蛋白

UsnRNP是剪接体颗粒的组成部分，剪接体的其他成分还有不均-核RNP(hnRNP)，其可与前mRNA结合。MCTD、RA、及SLE患者血清中发生针对hnRNP蛋白的自身抗体，研究表明MCTD患者血清与RA及SLE患者血清所识别的hnRNP-

A_2 分子的表位有所不同。

（3）针对 U_1snRNP 的 T 细胞应答

已成功地鉴定出针对 snRNP 多肽的 T 细胞克隆,这些克隆主要是 CD^+ 细胞,属 Th1 型;此外还证实了针对单一 snRNP 多肽的自身抗体与针对同一多肽的 T 细胞应答之间存在有一定的相关性。

遗传学上,在 MCTD 发现抗 U_1snRNP 抗体及抗 U_1RNA 抗体与 HLA－DR4 之间密切相关。另一个参与免疫应答的重要的基因系统是 T 细胞受体 β（TCRβ）基因,此基因在 SLE 和 MCTD 患者中出现的频率也不同,但尚需进一步证实。

【临床表现】

女性发病较多,女与男之比为 4∶1,年龄以 30 岁左右多见,但儿童和老年均可罹患。

症状不一,或如红斑狼疮表现(如慢性持久性瘢痕性盘状红斑狼疮、非瘢痕性亚急性红斑狼疮、弥漫性或局灶性脱发、光敏感),或为硬皮病样(如 Raynaud 现象、手肿胀、食管蠕动减慢),或以皮肌炎表现为主(如上眼睑紫红色斑、掌指和指间关节伸面紫红色丘疹、肌无力和疼痛)。

Raynaud 现象达 90% 阳性,可在其他症状前数月或数年出现,或早期发生,约 2/3Raynaud 现象患者有食管蠕动低下。手弥漫性肿胀占 66%～88%,为本病特征之一。局部皮肤绷紧、肥厚、失去弹性,不易捏起,组织活检示胶原组织增生和水肿。手指尖细硬化或腊肠样,指端可糜烂或溃疡。面部贫血或萎黄,亦可肿胀发亮,弹性差,但不硬化。

多发性关节炎或关节痛,占 87%～100%。关节畸形少见,有时亦可有如类风湿关节炎的畸形。

近端肌肉疼痛,有压痛和无力,占 60%,血清肌浆酶如肌酸磷酸激酶、醛缩酶、乳酸脱氢酶和谷草转氨酶可升高,尿肌酸排出可正常或轻度增高,肌电图异常,肌肉活检呈局灶性炎症性肌炎,间质和血管周围淋巴细胞和浆细胞浸润,肌纤维退行性变。

约 1/3 病例浅表淋巴结呈全身性肿大。

肺病变约占 70%,有胸膜炎、间质性肺炎和纤维化,肺功能测定临床上可无呼吸道症状,而 2/3 病例有弥散功能障碍,1/2 病例呼吸受限,某些患者有运动性呼吸困难和肺动脉高压。

约 30% 有心包炎,尚可有心肌炎、心力衰竭和节律紊乱,亦可有瓣膜病变如二尖瓣狭窄和闭锁不全。

约 20% 病例肝脾可有轻度至中等度肿大。

肾脏累及为 5%～10%,肾小球肾炎的发生率在成人为 5%～40% 不等,肾穿刺示 20% 有病变,可见有弥漫性膜性增生性改变、弥漫性膜性肾炎、局灶性肾小球肾炎、肾小球血管膜细胞增生、细胞浸润、内膜增殖和血管闭塞。

神经系统病变约占 10%,有无菌性脑膜炎、癫痫、精神病、三叉神经和多发性周围神经病变。

有 70% 患者累及消化道。钡餐示食管扩张,蠕动减弱或消失,十二指肠扩大和大肠憩室,曾报道有肠壁囊样积气症。

此外,尚报道有网状青斑(15%)、口腔黏膜溃疡(22%)、皮下结节(11%),还可有结节红斑、小腿溃疡、指坏疽和面部毛细血管扩张。

本病中红斑狼疮、皮肌炎或多发性肌炎和硬皮病的临床表现可同时出现,或经过数月甚至数年症状逐步发展。

【实验室检查】

血液检查可有贫血、白细胞降低、血小板减少。抗人球蛋白试验阳性,血沉增快,血清肌浆酶增高,电泳分析示丙种球蛋白显著增高,约半数病例类风湿因子阳性,红斑狼疮细胞少数阳性,可测出高滴度斑点型抗核抗体和高效价的抗 nRNP 抗体,后者具有一定特征性,偶尔可见核仁型。抗 dsDNA 抗体和 Sm 抗体俱阴性,不到 20% 病例补体减少。90% 病例循环免疫复合物阳性,其浓度与疾病活动度相平行。血 T 淋细胞计数减少,抑制性 T 淋巴细胞功能降低。从非受光部位正常皮肤活检的直接免疫荧光检查显示表皮细胞核呈斑点型荧光模式,系 IgG 沉积。约 1/3 病例在表皮真皮交界处有免疫球蛋白沉积,血管壁、肌纤维内、肾小球基底膜亦可见 IgG、IgM 和补体沉积。

X 线摄片有时可见小片凿出骨侵蚀,指丛侵蚀、关节周围钙化和股骨头无菌性骨坏死。

【诊断及鉴别诊断】

对有 Rayraud 现象,关节痛或关节炎、肌痛,手肿胀的患者,如果 ANA 呈高滴度斑点型,抗 U_1-snRNP 阳性,抗 Sm 阴性者,要考虑 MCTD 的可能,如果抗 Sm 阳性,应首先考虑 SLE。高滴度抗 U_1-snRNP 应高度怀疑 MCTD,因为它是诊断 MCTD 必不可少的条件。

至今国际上无统一诊断标准,Sharp 诊断标准如下:

(1) 主要标准

① 严重肌炎;② 肺部受累;CO_2 弥散功能小于 70%,肺动脉高压、增殖性血管损伤;③ Rayraud 现象或食管蠕动功能降低;④ 手肿胀或手指硬化;⑤ 抗 ENA 1∶1 000(血凝法检测,主要指抗 nRNP 抗体),抗 U_1RNP 抗体阳性(免疫印迹法检测)及抗 Sm 抗体阴性。

(2) 次要标准

① 脱发;② 白细胞减少;③ 贫血;④ 心包炎;⑤ 胸膜炎;⑥ 关节炎;⑦ 三叉神经病变;⑧ 颊部红斑;⑨ 血小板减少;⑩ 轻度肌炎;⑪ 手肿胀。

符合 4 条主要标准,同时抗 nRNP (即 U_1RNP) 抗体 1∶4 000,抗 Sm 抗体阴性,即可确诊。

可能的诊断标准是:符合 3 条主要标准;或①、②、③主要标准中的任何 2 条;或具有 2 条次要标准,并伴抗 U_1RNP 抗体 1∶1 000。

可疑的诊断标准是:符合 3 条主要标准,但抗 U_1RNP 阴性;或 2 条主要标准,或 1 条主要标准和 3 条次要标准,伴有抗 U_1RNP>1∶100。

MCTD 能否作为一个独立的疾病存在? 在国内外都存在很大的分歧。近来的报道从基因、血清学和临床方面提供了足够的证据,支持 MCTD 与其他"已确定"的 CTDs 一样以同样方式定义为独立的疾病。MCTD 临床和血清学异质性与其他 CTDs 所见相平行。国内学者认为:把临床上具有 SLE、SSc、PM/DM 等重叠症状,无肾损害,血清学检查有高滴度斑点型 ANA 及高滴度抗 U1RNP 抗体的患者,且又不能诊断为某一明确的结缔组织病(CTDs)患者,归属于 MCTD,即把 MCTD 从那些尚未分化为典型的、表现得十分混杂的 CTDs 中区分出来,有着一定的临床意义。对这些患者以小量激素治疗,或可改变疾病的转归,从而获得良好的预后。

MCTD 可能在某一时期以 SLE 样症状为主要表现,在另一时期又以 SSc 或 PM/DM 或 RA 样症状为主要表现,或最终转为某一特定的 CTD。因此,本病需与 SLE、SSc、PM/DM、RA 和原发性干燥综合征相鉴别。

(3) 需鉴别的疾病

1) SLE

20~40 岁女性多见,有面部蝶形红斑、盘状红斑、指尖红斑等特异性皮疹,一般有多系统受累,结合免疫学指标 ANA 滴度及核型、SM 阳性、dsDNA 抗体滴度升高、补体水平下降等易与本病鉴别。

2) SSc

对称性手指及掌指关节或跖趾关节近端的皮肤增厚、绷紧及硬化。这种皮肤改变可波及整个肢体、面部、颈部和躯干。

3) PM/DM

有特征性皮疹,如以眶周为中心的紫色水肿性红斑、Gottron 征和甲根皱襞僵直毛细血管性红斑和瘀斑,近端肢带肌无力、疼痛或压痛,肌酶升高,必要时结合肌电图为肌源性肌电图改变,或病变的肌活检等可以与本病鉴别。

4) UCTD

临床上将不符合某一明确的弥漫性 CTDs 诊断标准的疾患称为未分化结缔组织病(UCTD)。UCTD 与 MCTD 概念不同,MCTD 为一独立存在的弥漫性结缔组织病,而 UCTD 目前尚无统一的诊断标准。当患者具有高滴度抗 U_1RNP 但目前并不满足 MCTD 或其他疾病的诊断标准时,有人认为可初步称之为 UCTD,并应随诊下去。从长期随访结果看,诊为 UCTD 的患者确有一部分在随诊中进展成为某一种弥漫性 CTDs,如大多数有高滴度抗 U_1RNP 抗体的 UCTD 患者 2 年内转变为 MCTD,低滴度抗 U_1RNP 的 UCTD 患者常发展为其他 CTDs,另外部分患者"长期"保持一种未分化状态(UCTD)。也许随着对疾病认识的不断深入,以及免疫学研究的深入,对这些"长期"未分化状态的 UCTD 患者能提出明确的诊断。因此,UCTD 应保留用来描述那些临床状态:患者有某种 CTDs 的表现,但又不符合某种特定的弥漫性结缔组织病(包括 MCTD 在内)的诊断。

【治疗】

治疗原则:恰当的治疗可以使大多数患者的病情得以缓解。强调早期诊断和早期治疗,以避免或延缓不可逆的组织脏器的病理损害。早期治疗的目的在于阻止新的皮肤和脏器受累,而晚期的目的在于改善已有的症状。

治疗本病以 SLE、PM/DM、RA 和 SSc 的治疗原则为基础。

(1) Raynaud 现象

首先注意保暖,避免手指外伤,避免使用振动性工具工作和戒烟等。① 抗血小板聚集药物如阿司匹林 0.1/d,双嘧达莫(潘生丁)25~50 mg,每日 3 次。凯时(Alprostadil)扩张血管,抑制血小板聚集,1~2 ml(5~10 mg)加入 10 ml 生理盐水或 5% 的葡萄糖静注,成人每日 1 次。② 扩血管药物如钙通道拮抗剂硝苯地平,每日 30 mg;血管紧张素转化酶抑制剂如卡托普利,每日 6.25~25 mg;内皮素拮抗剂(波生坦,Bosentan)与 ET_A 和 ET_B 受体结合而拮抗内皮素起缩血管作用;磷脂酶抑制剂(PDE-5)西地那非(silddenafil),可以抑制 PDE-5 使 cGMP 水平升高,而使动脉血管扩张;前列环素(依前列醇,epoprostenol)是花生四烯酸代谢产物,pH 值在 10.5 以下很不稳定,半衰期只有 3 min,必须缓慢静注。另一个前列环素类似物曲罗尼尔(treprostinil)与依前列醇血流动力学作用类似,但 pH 值在中性时稳定,半衰期有 3~4 小时,可以用微量泵下注射,目前口服制剂也在临床应用;选择性色胺酸重摄取抑制剂(SSRIs),如氟西汀(百优解,fluoxitine)40 mg/d,盐酸帕罗西汀(赛乐特)20 mg/d;血管紧张素 2 受体抑制剂,如氯沙坦钾(科素亚)50 mg/d,缬沙坦(代文)80 mg/d,口服。③ 己酮可可碱(潘通)0.4/d 口服或 0.4 静脉滴注。④ 西洛他唑(cilostazol):抑制血小板平滑肌 PDE、血管扩张作用、抑制血小板聚集,50 mg 每日 2 次。

(2) 以关节炎为主要表现者

轻者可应用非甾体类抗炎药,重者加用甲氨蝶呤(MTX)或抗疟药。

(3) 以肌炎为主要表现者

选用糖皮质激素和免疫抑制剂治疗。轻症和慢性病程应用中小剂量激素如泼尼松每日 10~30 mg,急性起病和重症患者应用泼尼松每日 60~100 mg,同时加用 MTX,必要时可采用静脉用免疫球蛋白。

(4) 肺动脉高压(PAH)

肺动脉高压是 MCTD 患者致死的主要原因,所以应该早期、积极治疗。除了阿司匹林、钙通道拮抗剂如硝苯地平 10 mg,每日 3~4 次,血管紧张素转化酶抑制剂如卡托普利 12.5~25 mg,每日 2~3 次外,还可应用中-大剂量糖皮质激素和免疫抑制剂,首选环磷酰胺或 MTX。可以结合抗凝治疗(使 INR1.5~2.0)、氧疗,如有右心功能不全、周围水肿可以用利尿剂及限制水钠摄入。临床可选用内皮素拮抗剂波生坦、磷脂酶抑制剂(PDE-5)西地那非、依前列醇以及曲罗尼尔,口服制剂也已用于临床。伊洛前列腺素(iloprost)每次 2.5 μg 增加到 5 μg,每天 6~9 次,口含器与雾化器吸入 5~10 分钟。

(5) 间质性肺炎

大剂量皮质激素,如泼尼松 1~2 mg/kg·d,和环磷酰胺(CTX)或硫唑嘌呤(AZP)或霉酚酸酯(MMF)。

(6) 肾脏病变

膜性肾小球肾炎可选用糖皮质激素如泼尼松每日 15~60 mg。肾病综合征对激素反应差,可加用环磷酰胺或苯丁酸氮芥等免疫抑制剂。有肾功能衰竭患者应进行透析治疗。

(7) 食管功能障碍

轻度吞咽困难应用泼尼松每日 15~30 mg。在治疗过程中,无菌性脑膜炎、肌炎、浆膜炎、心包炎和心肌炎对糖皮质激素反应好,而肾病综合征、Rayraud 现象、毁损型关节病变、指端硬化和外周神经病变对激素反应差。胃、食管病变治疗方案,可选择抗酸药、H_2 受体阻断剂、氢泵阻断剂。为减少激素副作用,应加用免疫抑制剂如抗疟药、甲氨蝶呤和环磷酰胺等。

(8) 中枢和周围神经病变

非化脓性脑膜炎,可选择 NSAIDs,短期的皮质激素 1 mg/kg。三叉神经病变可选择抗癫痫、抗惊厥药、三环类抗抑郁药(TCAs)或 SSRIs。MCTD 神经系统疾病变发生率较低,主要影响青少年人群,其发病有静脉窦血栓形成、脑出血、中枢神经系统狼疮样病理改变或表现为痉挛性偏瘫等,预后一般较好,但若出现静脉窦血栓形成,往往是致命性的;脑出血则与病情是否恶化密切相关。有研究发现,给予 MCTD 患者寒冷刺激,可导致可逆性的脑缺血。就诊于神经科的首发症状均为神经系统病变,临床症状、体征及影像学检查均支持脑梗死的诊断,但均无高血压病、动脉硬化、糖尿病、血液系统疾病等脑血管病危险因子存在,而且几乎没有 MCTD 的症状,可以获得的有用资料是来自于免疫学的检查结果以及详细病史的追问。采用免疫抑制剂和脑梗死的常规治疗方案,其临床疗效均比较满意。并发脑梗死,给予甲泼尼龙或丙种球蛋白冲击治疗。

(9) 其他

有重要脏器受累的、病情严重的患者如血小板减少、贫血可以丙种球蛋白冲击治疗,0.4/kg,连续 3~5 天,或达那唑 0.1 每日 2~3 次。还有报道血浆置换疗法治疗血小板减少性紫癜。在有重要脏器累及的,乃至出现疾病危象的情况下,可以使用较大剂量(≥2 mg/kg·d)甚至使用甲基泼尼松龙冲击治疗。MP 冲击疗法只能解决急性期的症状,必须与环磷酰胺冲击疗法配合使用。

【预后】

以往认为 MCTD 累及肾脏和中枢神经系统少,预后佳。但近发现有些病例并不如此,成人死亡率为 4%~7%,死亡原因为肺动脉高压、肾功能不全、心肌炎、心肌梗死、心力衰竭、结肠穿孔、脑栓塞和泛发性血管炎。

与妊娠的关系:妊娠成功率下降,胎儿死亡率高,可有自发性流产和死产;妊娠时患者病情活动可加剧。

发生在儿童的 MCTD 病情较严重,心、肾累及较成人为多,关节炎亦常见,可有严重血小板低下。

(李 锋 冯树芳)

25.10 重叠结缔组织病(overlaped connective tissue disease,OCTD)

【同义名】

重叠综合征(overlaped syndrome)。

【定义】

本病系指两种或两种以上结缔组织病同时或先后存在的复合性结缔组织病。可以有两种情况:同一患者在同一时间内患有两种或两种以上结缔组织病;两种或两种以上结缔组织病具有时间上的差异先后发生。OCTD 并非各个结缔组织病诊断困难的不典型病例,而是同一患者既有明确诊断某一结缔组织病的足够证据,同时或先后又有明确诊断另一结缔组织病的足够证据。近年来随着对自身免疫性疾病基础和临床研究的进展,对本病的认识也不断深入,已将 OCTD 范畴由 6 种传统结缔组织病的重叠推广至结缔组织病及其近缘病与其他自身免疫性疾病的重叠,成为广义的 OCTD,如临床所见干燥综合征与 Beçhet 病的重叠、系统性红斑狼疮与血栓性血小板减少性紫癜的重叠等等。也有学者提出所谓重叠综合征本来是同一种疾病,因患者自身免疫的异常而造成临床表现的差异。甚至有学者提出,重叠综合征是一种新的独立疾病。

本病发生率约占各种结缔组织病的 5%。

【病因及发病机制】

病因未明。一般认为本病的发生发展与细胞免疫、体液免疫功能紊乱有密切的关系。在 OCTD 患者血清检测中,都能找到相关结缔组织病免疫学异常的证据,如 ANA 阳性、抗 ds - DNA 阳性、ENA 多肽抗体谱中的多项抗体阳性以及 T 细胞的异常等。OCTD 在一种疾病的过程中发生重叠的病例较之一开始就重叠者为多,说明因免疫机制紊乱而发生恶性循环使病情复杂化。SLE 和干燥综合征较其他结缔组织病的自身稳定能力更差,因而产生重叠的倾向也更为明显。

【临床表现及实验室检查】

由于本病是各种结缔组织病及其近缘病与其

他自身免疫性疾病的重叠,其临床表现和实验室异常取决于所重叠的结缔组织病病种。临床上所见病例以系统性红斑狼疮、进行性系统性硬化症及多发性肌炎之间的重叠为主。

(1) SLE 与 PSS 重叠

患者开始常为典型的 SLE,在其病程中逐渐出现皮肤硬化、吞咽困难、张口困难等表现,向 PSS 转变。在 SLE 与 PSS 重叠病例中,患者面部红斑发生少,Raynaud 现象多见。ANA 阳性多且效价高,抗 ds - DNA 抗体少且效价低,血清免疫球蛋白增高。

(2) SLE 与 PM 重叠

除 SLE 症状外,以近端肌力降低、肌肉萎缩及肌硬结常见。血清 ANA 阳性,高免疫球蛋白血症,血清肌浆酶增高,24 小时尿肌酸排出量增加。

(3) SLE 与类风湿关节炎重叠

除 SLE 症状外,以类风湿结节、关节炎和关节畸形多见。血清 RF 呈高阳性率和高滴度。

(4) SLE 与结节性多动脉炎重叠

多见周围和中枢神经系统症状、肺部症状、腹痛和皮肤结节等。血细胞计数大多正常,但常伴有嗜酸性粒细胞增高,亦常见乙肝表面抗原阳性。

(5) PSS 与 PM/DM 重叠

常有 Raynaud 现象,四肢近端肌痛肌无力,关节炎或关节痛,食管运动减慢,肺纤维化,硬皮病性皮肤改变局限于四肢,很少见到广泛累及。血清抗 Ku、PM - Scl - 70 和 U1RNP 抗体阳性,具有特征性。

【诊断】

患者同时或先后具有两种或两种以上结缔组织病及其近缘病或其他自身免疫性疾病的表现,并符合各自诊断标准,即可诊断为 OCTD。

【治疗】

依据临床重叠病种类型决定,采用糖皮质激素、免疫抑制剂、中药等治疗。

【预后】

OCTD 较单一的结缔组织病更难治,用药疗程更长。本病预后也与其重叠类型有关,六种传统结缔组织病之间重叠的病例预后差。

25.11　风湿热(rheumatic fever)

【定义】

本病系由 A 组乙型溶血性链球菌感染后发生的一种自身免疫性疾病。主要侵犯关节、心脏和皮肤,其他脏器如浆膜、血管、神经、肺、肾、脑等均可受累。临床上多表现为关节炎、心脏炎、皮下结节、环形红斑、舞蹈病,有反复发作倾向。皮下结节和环形红斑是风湿热的特征性皮损。

【简史】

风湿热作为一种独立疾病提出始于 16 世纪。法国内科医师 Baillou(1538～1618)首先提出“急性关节风湿病”(acute articular rheumatism)一词,使风湿热与一般的风湿病相区别。以后,Sydenham(1685)、Dundas(1808)、Wells(1810)分别描述了本病的舞蹈病、心脏病变及皮下结节。1931 年 Coburn 和 Collis 确定 A 组乙型溶血性链球菌咽喉感染与本病的发生有关。

【发病情况】

发病年龄以 5～15 岁青少年多见,两性发病无显著性差异。近年来,由于社会经济进步、医疗技术水平提高,以及抗菌药物的发展及广泛应用,风湿热发病率大幅度下降。

【病因及发病机制】

病因尚未完全明确。目前普遍认为本病是由于 A 组乙型溶血性链球菌感染而引起的一种变态反应,链球菌咽部感染是风湿热发病的必要条件。其根据为:① A 组溶血性链球菌感染与本病的流行季节和分布地域相一致;② 只有鼻咽部的上呼吸道链球菌感染才会诱发风湿热;③ 患者发病前常有急性扁桃体炎、咽峡炎、猩红热等感染,发病初期患者鼻咽部拭子培养常可获得 A 组乙型溶血性链球菌,血清中常出现高滴度抗溶血性链球菌各种抗原的抗体;④ 在链球菌感染初期应用抗生素治疗可避免风湿热的发作,应用青霉素预防可降低风湿热的发病率和复发率。有些学者提出病毒也可能是风湿热的病因,可能病毒与细菌协同作用诱发风湿热。

A 组乙型溶血性链球菌诱发风湿热的机制至

今尚未解决,一般认为与该菌的特殊结构成分及细胞外产物的高度抗原性有关,涉及免疫反应、A组乙型溶血性链球菌及其产物本身的直接毒力作用和机体的遗传易感性三方面。

【临床表现】

1/3~1/2患者在典型症状出现前1~6周有咽喉炎或扁桃体炎等上呼吸道链球菌感染的前驱症状,如发热、咽喉痛、颌下淋巴结肿大、咳嗽等表现。轻症患者症状轻微或无任何不适。典型临床表现以持续发热、游走性多关节炎、心脏炎最常见,舞蹈病、皮下结节及环状红斑偶见。

(1) 发热

50%~70%患者有发热,热型不规则,可为高热或低热。高热多见于儿童患者。

(2) 关节炎

一半以上患者有关节炎。典型关节炎具以下特点:① 游走性;② 多发性;③ 侵犯大关节,急性期表现为红、肿、灼热、疼痛和压痛,活动受限,急性期过后不遗留关节变形;④ 关节疼痛与天气变化关系密切,阴冷季节加重,晴暖天气减轻;⑤ 水杨酸制剂疗效佳。

(3) 心脏炎

近年来文献报道心脏炎发生率约占45%,包括心瓣膜炎、心肌炎和心包炎。以心肌炎常见,心瓣膜炎次之,单纯心包炎少见。最易累及的心瓣膜为二尖瓣,其次是主动脉瓣,引起关闭不全和狭窄。常见主诉为心悸、气急、心前区不适。严重时可引起心力衰竭和心律失常。

(4) 舞蹈病

偶见,发生率约3%。一般发生在4~7岁儿童,多见于风湿热后期,由于脑基底节风湿热病变所致,为一种无目的、不自主的躯干或肢体的动作:面部表现为挤眉、眨眼、伸舌、努嘴、摇头、转颈;肢体伸直和屈曲、内收和外展、旋前和旋后等无节律的交替动作。激动兴奋时加重,睡眠时消失,情绪不稳定是其特征之一。需与其他神经系统的舞蹈症鉴别。近年舞蹈病发生率似有增加。

(5) 皮肤表现

1) 皮下结节

多见于风湿热的重症、活动期病例,偶可出现在病程后期,常伴有严重心脏炎,是风湿活动的特异性皮损。临床少见,近年来发生率<2%。表现为肤色、质硬、活动、无痛的细小结节,直径2~5 mm,个别可达1~2 cm,成批出现于骨突起和肌腱处,尤好发于肘、腕、膝、踝等关节伸侧腱鞘附着处,亦可见于枕部、胸腰椎棘突处,多呈对称分布,一般经2~4周逐渐消退,亦可时隐时现不为患者所察觉。患者血沉可正常。

2) 环形红斑

常出现在风湿活动期,亦是风湿热的特异性皮损。临床亦属少见,据统计近年来其发生率<3%,表现为淡红色、无痛痒等自觉症状的环形损害,中央苍白,好发于躯干及四肢近端的屈面,时隐时现。如数个红斑融合可形成不规则多环形,大小变化不一,压之褪色。常持续2 h至数天。组织学上发现真皮乳头毛细血管周围中性粒细胞浸润。

3) 丘疹性红斑

临床罕见,表现为四肢屈面和臀部成批的无症状性斑疹和丘疹,持续数小时至数天。病理改变为角化不全和基层水肿,弥漫性炎症细胞浸润及局灶性圆形细胞围管浸润。

【组织病理】

风湿热是全身性结缔组织的炎症,其病理表现依据病变的发生发展分为以下3期:

(1) 变性渗出期

结缔组织中胶原纤维分裂、肿胀,形成纤维素样变性。变性病灶周围淋巴细胞、浆细胞、嗜酸性粒细胞、中性粒细胞等炎症细胞浸润。本期持续1~2个月进入第二期。环形红斑组织病理即为渗出型。

(2) 增殖期

本期特点是在第一期变性渗出的基础上出现风湿性肉芽肿或风湿小体。小体中央为纤维素样坏死,周围淋巴细胞、浆细胞、风湿细胞浸润。本期持续3~4个月进入第三期。皮下结节组织病理即为增殖型。

(3) 硬化期

本期特点是在第二期增殖的基础上出现硬化,风湿小体中央的变性坏死物质逐渐被吸收,渗出的炎症细胞减少,纤维组织增生,肉芽肿部位形成瘢痕组织。

【实验室检查】

急性期血象白细胞计数轻度至中度增高,中性粒细胞稍增多。ESR 增速,C 反应蛋白阳性。发病初期咽喉拭子培养链球菌感染阳性率为 20%~25%,抗链球菌溶血素 O(ASO)试验阳性率 36%~50%。风湿活动时血清补体水平下降,免疫球蛋白 IgG、IgM、IgA 增高。有心肌损害的患者抗心肌抗体阳性。

风湿性心脏病患者大多有心电图、超声心动图异常,X 线胸片检查大多数心影增大。

【诊断及鉴别诊断】

国际通用 1992 年修订的 Jones 风湿热诊断标准。其要点为:

(1) 主要表现

① 心脏炎;② 多发性关节炎;③ 舞蹈病;④ 环形红斑;⑤ 皮下结节。

(2) 次要表现

① 发热;② 关节痛;③ 既往风湿热病史;④ ESR 增快或 C 反应蛋白阳性或白细胞数增多或贫血;⑤ P-R 间期延长,Q-T 间期延长。

凡临床上有以上 2 项主要表现或 1 项主要表现加 2 项次要表现,并有近期链球菌感染证据,如 ASO 增高或咽拭子培养阳性即可确立风湿热诊断。

对以多发性关节炎为主要表现的风湿热患者应与类风湿关节炎、系统性红斑狼疮、反应性关节炎及化脓性关节炎鉴别。对有心脏表现者应与亚急性感染性心内膜炎、病毒性心肌炎等鉴别。风湿热皮下结节与类风湿结节鉴别:风湿热皮下结节较小,持续时间较短,能够在数天时间内消散,两者在组织学上也可鉴别。

【治疗】

注意保暖,避免寒冷和潮湿。急性活动期患者应卧床休息至血沉、体温正常。伴有心脏病变时更需严格卧床休息 2 周,待血沉、体温正常、心动过速控制、心电图基本正常后继续卧床休息 3~4 周。

应用抗生素治疗,消除链球菌感染,治疗咽部炎症及扁桃体炎。首选青霉素,慢性迁延性患者

可加用其他口服抗生素。

抗风湿治疗首选阿司匹林及其他非甾体类抗炎药。严重关节炎及伴有心脏炎时常需全身应用糖皮质激素,有显著疗效。

【预后】

本病预后取决于心瓣膜是否累及及受累的严重程度。一般而言,复发次数多,心瓣膜受累机会大,受累程度重。单纯关节炎预后较心脏炎好。

25.12 复发性风湿病(palindromic rheumatism)

最早由 Hench 和 Rosenberg 于 1942 年报道,又名 Hench-Rosenberg 综合征、发作性风湿症,是一种少见的单个或多个关节长期反复急性发作性的关节炎和关节周围炎,消退后关节无变形或障碍。常累及皮肤,部分患者类风湿因子阳性。

发病年龄 9~54 岁,以 30 多岁居多。常突然发病,无前驱症状。无发热等全身症状。一般每次发作不超过 2 周。

关节表现:以肩、肘、腕、膝、踝及掌跖等四肢关节较常见,可单发或多关节受累,一般不对称。局部关节自僵硬到疼痛,大部分(85%)关节的背侧皮肤呈暗红到鲜红不等,肿胀伴阵发性疼痛。关节症状通常在一周内消失,不留痕迹,也有报道经反复多次发作后局部出现钙质沉积。病理检查滑膜处可见有多形核白细胞浸润。X 线未见骨质变化。

皮肤表现:皮疹常发于关节附近,和关节炎同时可见,然也有发于远离关节炎部位者,以有自发痛、压痛的渗出性红斑为特征。红斑为风团样,约 4 cm 大小,位于掌跖、指腹、前腕、足、大腿、跟腱等处,数小时到 24 小时消失。组织学可见真皮水肿和血管周围淋巴细胞、多形核白细胞浸润的血管炎表现。少数病例可有皮内和皮下结节,急速出现于肘、膝、手腕、指腹、指背等处。数日至数周消失。组织象示成纤维细胞增殖的非特异性炎症。

反复多次发作后,部分复发性患者可进展为类风湿关节炎或系统性红斑狼疮等其他结缔组织病。Gonzalez-Lopez L 等报道的 127 例患者中

36例(28%)发展为RA,3例进展为SLE,4例进展为其他结缔组织病;女性、RF阳性、腕部和近端指趾间关节早期受累为复发性风湿病进展为类风湿关节炎等慢性风湿性疾病的危险因素。

对本病治疗,可予非甾体类抗炎药如吲哚美辛(消炎痛)等,以及氯喹、羟基氯喹、秋水仙碱、小剂量糖皮质激素等。抗疟药物的应用可减少其进展的风险。

(黄 岚)

25.13 成纤维细胞性风湿病 (fibroblastic rheumatism)

本病是一种临床上很少见的疾病,由Chaouat等于1988年首先报道。常突然起病,部分患者起病前可有上呼吸道感染史。初起时有对称性多关节炎、晨僵和关节肿胀、疼痛,进展迅速。多关节炎通常累及手指和足趾等远端小关节,但少数情况下也可累及膝、髋、肩、肘关节。皮肤结节多位于手掌或手背的关节周围,手指两侧的结节可呈线状排列,但也可累及肘关节和膝关节的伸侧、鼻部、耳部、颈部和背部。结节表面光滑、质地坚实,呈肤色或红色,部分可自行消退,而手指常有屈曲挛缩,并有指关节硬化,使双手呈特征性外观。多数患者有Raynand现象,但通常不累及内脏。少数患者可并发恶性肿瘤。

实验室检查大多正常。双手X线检查在病程初期关节正常,可有其周围软组织肿胀,但随病情进展可逐渐出现侵蚀性手指关节病变和关节腔变窄。磁共振成像检查有助于侵蚀性关节病变的早期诊断。

组织病理改变是诊断本病最重要的依据,可分为两期:炎症期示有较多单一核细胞、淋巴细胞和组织细胞浸润,并有成纤维细胞和成肌纤维细胞增生,胶原纤维增多但排列紊乱,弹性纤维减少;慢性期示有少量单一核细胞浸润和成纤维细胞、成肌纤维细胞增生,胶原纤维增多有时呈旋涡状排列,并有真皮的纤维化。血管和皮肤附属器通常被增生的纤维组织包绕,但没有破坏。免疫组化显示增生的成肌纤维细胞平滑肌肌动蛋白

(SMA)阳性和β连环蛋白阳性。

本病需与类风湿关节炎、结节性硬皮病、多中心网状组织细胞增生症、皮肤进行性结节性纤维增生、幼年性透明蛋白纤维瘤病和婴儿指部纤维瘤病等相鉴别。

本病目前尚无满意的治疗方法,有报道用泼尼松、秋水仙碱、干扰素、青霉胺、甲氨蝶呤和非甾体类抗炎药等治疗,但大多疗效不佳。虽然多数患者在数年后皮肤结节和关节炎可完全消退,但患者常遗留永久性的关节变形。有报道在病程早期炎症期用中等量或大剂量的糖皮质激素治疗可改善关节炎的症状。

(杨永生)

25.14 干燥综合征(Sjögren syndrome, SS)

本病是一种累及全身外分泌腺的系统性自身免疫性结缔组织病,主要侵犯泪腺和唾液腺,以眼和口腔干燥为主征,腺体内有大量淋巴细胞浸润。本病由Hadden于1888年首先报道,其后Mikulicz于1892年报道1例称Mikulicz综合征的男性患者,患双侧腮腺和泪腺肿大并伴有大量圆细胞浸润。Henrict Sjögren于1933年报道了19例干燥性角膜结膜炎和口腔干燥的女性患者,其中13例伴有慢性关节炎,其后本病即以Sjögren综合征命名,又称干燥综合征。Morgan和Castleman于1957年认为Mikulicz综合征和Sjögren综合征为同一疾病。1980年,Talal提出使用"自身免疫性外分泌疾病(autoimmune exocrinopathy)"的定义后,Skopouli和Moutsopoulos提出"自身免疫性上皮炎(aotoimmune epithelitis)",两者均强调了该病的病因和系统性特征。

SS可分为原发性和继发性两类。原发性SS的定义是指由于外分泌腺的自身免疫紊乱引起的口眼干燥。继发性SS的定义是指除了口眼干燥综合征外,还伴有其他自身免疫病。本病的发病率在国外文献中为1/200~1/500,是仅次于类风湿关节炎的常见结缔组织病。我国张乃铮等1995年对2 166名中国成年人进行了调查,原发性SS

的患病率为 0.77%。本病任何年龄都可发病，以中年女性多见。自 1980 年，sicca syndrome 和 sicca complex 在文献上都是指干燥综合征，在拉丁语中，sicca 就是干燥的意思。有的医生用"sicca"一词描述口干燥症和（或）眼干燥症的患者，但其中有些患者并未达到 SS 的标准。所以，用 SS 描述符合分类标准的患者更为合适。

【病因及发病机制】

本病病因迄今还不清楚。该病有家族发病的文献报道，有人报道所有 SS 患者的腺体上皮细胞均有不同程度的 HLA-DR 抗原表达，表达的程度与浸润淋巴细胞灶积分值成正比。具有 HLA-DR3 和 HLA-DQ 的患者易患 SS。多数学者认为 SS 是一种自身免疫病，患者血液中含有高阳性率和高滴度的抗 SS-A(Ro) 和抗 SS-B(La) 抗体。迄今已知 SS-A(Ro) 抗原包括 52 kDa 和 60 kDa 两种蛋白。针对该两种抗原的抗体常同时见于患者的血清中，尽管这两种抗体之间并无交叉反应。分子克隆和结构分析显示这两种抗原来自不同的特殊基因。52 kDa SS-A(Ro) 蛋白有 475 个氨基酸，该蛋白与转录调节相关联，因为它具有 N 末端锌指区（环指）和一个亮氨酸拉链，二者均为转录因子中的结构基元。从整体结构来看，52 kDa 蛋白与 rpt-1 蛋白有高度同源性，后者是白介素-2 受体和人免疫缺陷病毒（HIV）长末端重复（LTR）启动子的转录调节因子。已知的研究结果显示，SS-A(Ro) 和 SS-B(La) 抗原的功能主要与转录和转录后 mRNA 的修饰密切相关。在 SS 患者，抗 SS-A(Ro) 和抗 SS-B(La) 抗体的产生与主要组织相容性复合体（MHC）Ⅱ类等位基因有关。这些抗体的产生大致取决于 DR 肽与 T 细胞的交互作用。抗 SS-A(Ro) 抗体伴有或不伴有抗 SS-B(La) 抗体在很大程度上取决于是否具有 DQ1 和 DQ2 单倍型基因。SS 患者唾液腺和腮腺中有大量 CD4+ 的 T 细胞浸润，腺体导管上皮细胞则表达 HLA-DR+ 和 HLA-DQ 抗原，因而使得这些细胞易于与 CD4+ T 细胞接触。浸润的 T 细胞释放细胞因子，可启动免疫过程，并可刺激 B 细胞产生自身抗体。

就继发性 SS 而言，不同的结缔组织病出现的 SS 症状可能不同。此外，SS 所伴发的不一定都是结缔组织病，还常伴发于甲状腺炎、原发性胆汁性肝硬化等其他自身免疫病。系统性红斑狼疮伴有 SS 的占 8%~13%，类风湿关节炎伴有 SS 的占 20%，而硬皮病则有 17%~20%。

SS 除有皮肤黏膜表现外，还可有咽炎、关节炎、肌炎、间质性肺炎、肾脏病变（肾小管功能障碍，低钾性麻痹）、消化道症状、肝脏症状、胰腺受累、血管受累、神经系统紊乱等等。还可伴发类似于桥本甲状腺炎的甲状腺肿大、恶性淋巴瘤、血栓性血小板减少性紫癜、脾肿大等。

【临床表现】

多数呈隐匿起病和缓慢进展，少数急性起病并快速进展。

（1）眼

主要呈干燥性角膜结膜炎，眼干燥发痒或疼痛，有异物感或烧灼感，视力模糊似有幕状物，畏光，角膜可混浊，可见散在浸润点和小血管增生，有糜烂或溃疡，严重时角膜可穿孔，合并虹膜脉络膜炎，结膜炎时可见球结膜血管扩张，分泌物多，泪液少，少数泪腺肿大，常易并发细菌、病毒和真菌感染。

（2）口腔

初起或轻度病变时，常不易为患者察觉或重视，较重时唾液少，常影响食物咀嚼和吞咽。舌红、干燥或有裂隙，表现如中医舌诊中的"阴虚舌"。表现为舌质红绛，干燥，表面光滑无苔，或有沟纹。舌体活动不便，可发生溃疡。由于患者唾液分泌量减少和唾液中抗菌成分相应减少，龋齿发生明显增多，通常可出现"猖獗齿"，即在短时间内有许多龋齿发生。病情晚期患者牙齿可全脱落。龋洞通常发生在齿龈线或咀嚼面等少见部位，在填充物连接处和牙冠面的釉质更容易被腐蚀掉，牙齿可呈粉末状或小块状破碎掉落。口腔、唇和口角黏膜干燥皲裂，有口臭。约半数患者腮腺可反复发生肿大，严重肿大时状如松鼠样脸，质地中等度硬。倘腮腺质地坚硬或呈结节状，提示有肿瘤可能，颌下腺亦可肿大。齿龈炎多见，口腔白念珠菌感染多见，有的报道可超过 80%。患者常有口舌烧灼感。口唇组织病理：下唇内侧唇腺活检是确诊 SS 最重要的检验之一。典型的组织病理表现可见小唾液腺内有致密的淋巴细胞浸润,其中很多是浆细胞,少许组织细胞。典型的病例,在每 4 mm² 活检组织中至少应有 1 个以上含有 50 个以上淋巴细胞的浸润灶。

(3) 皮肤干燥

约有半数病例表现皮肤干燥,有的皮肤表面有鳞屑如鱼鳞病样。汗液分泌减少,有的患者诉全身性瘙痒,外生殖器、肛门、阴道等皮肤黏膜可干燥或萎缩。毛发干枯、稀疏、易脆断。

(4) 皮肤血管炎

比较多见的是反复发作的见于小腿的紫癜,表现为瘀点或瘀斑,可触及或不可触及。高球蛋白血症性紫癜在 SS 血管炎中占相当大的比例。约30%良性高球蛋白血症性紫癜患者最终发生 SS。这些患者中相当比例可检测到抗 SS - A(Ro)和抗 SS - B(La)抗体。免疫病理提示,该紫癜中的许多是血液高黏滞性和免疫复合物介导的皮肤血管炎共同作用产生的。随后,紫癜逐渐消退,局部留有色素沉着斑。荨麻疹性血管炎和肢端溃疡也可发生。原发性 SS 患者 Raynaud 现象发生率在 13%~66%。有些患者有环形红斑,患者血液中可检测到抗 SS - A(Ro)抗体。

(5) 淋巴结肿大和假性淋巴瘤

5%~10%的患者有淋巴结肿大,以良性反应性病变为主。有时,患者出现腺体肿大和淋巴结肿大明显进展,往往是淋巴瘤的征兆。但组织病理多仅显示淋巴样组织增生,这种非典型增生的表现不能诊断恶性肿瘤。这种情况被称为"假性淋巴瘤",可能是淋巴瘤生成的一个中间阶段。在同龄人中,原发性 SS 合并非 Hodgkin 淋巴瘤的风险约是对照组的 40 倍。

(6) 呼吸道

鼻黏膜腺体受侵犯引起分泌减少,发生鼻腔干燥,鼻痂形成,常有鼻出血和鼻中隔炎。欧氏管被痂皮堵塞可发生浆液性中耳炎,导致传导性耳聋。咽喉干燥,有声音嘶哑,痰液稠黏。可并发气管炎、支气管炎、间质性肺炎、肺纤维化、肺不张和胸膜炎,有的无明显临床肺部病变的患者肺功能检测可有限制性换气障碍和气体弥散能力下降。

(7) 消化道

食管干燥可使吞咽困难,偶见环状软骨后食管狭窄,胃黏膜可因腺体淋巴细胞浸润增大,胃酸分泌减少形成鹅卵石样假癌。急性和慢性复发性胰腺炎少见,对胃泌素和促胰酶素的反应有障碍,提示亚临床型胰腺炎较常见。约 20%病例肝脾肿大。

(8) 泌尿道

约30%病例发生肾病变,常见的为间质性肾炎,有肾小管功能缺陷,呈肾小管性酸中毒、低钾软瘫有时为 SS 病的早期表现。尚可有肾性糖尿、氨基酸尿、磷酸盐尿和尿酸排出增多,亦有并发肾小球肾炎。

(9) 神经系统

有单发或多发性脑神经累及,以三叉神经受累多见,亦有周围神经炎报道。

(10) 其他

可有局灶性肌炎和轻型复发性侵蚀性关节炎,亦可有动脉炎,累及小动脉至中等大小动脉。并引起皮肤溃疡和周围神经病变。10%~14%SS 患者有甲状腺病,曾报道有以突眼为首发症状的。亦可见心肌炎和心包炎等。继发性干燥综合征伴同的已分类的结缔组织病,最多见的为类风湿关节炎(35%~55%),其他有系统性红斑狼疮、硬皮病、结节性多动脉炎、混合性结缔组织病、桥本甲状腺炎、原发性胆汁性肝硬化、慢性活动性肝炎等。

【实验室检查】

(1) 血液检查

轻度贫血者为 25%,为正常细胞正常血红蛋白性,偶有低血红蛋白性贫血。白细胞减少者为 6%~33%,嗜酸性粒细胞增多者为 5%。血沉增快者为80%~94%。电泳示多株峰免疫球蛋白增多,以 IgG 最显著。类风湿因子阳性率高,常为 IgM 型。抗核抗体 17%~68%为阳性,荧光核型呈斑点、均质、核仁型,罕见周边型,抗 dsDNA 抗体少见。抗 SS - A(Ro)抗体在原发性 SS 中阳性率达70%~75%,该抗原为分子量 52 kDa 和 60 kDa 的蛋白多肽,该抗体敏感性高,又有一定特异性;抗 SS - B(La)抗体阳性率在原发性 SS 中达 48%~

60%,该抗原分子量为 48 kDa。抗 SS – B(La)抗体诊断 SS 虽特异性强,但敏感性差,在合并类风湿关节炎中的继发性 SS,两者抗体的阳性率仅分别为 9% 和 3%。抗唾液腺导管上皮细胞抗体(antisalivary duct epithelial antibody, ASDA)在原发性 SS 中 25% 为阳性,而在 SS 合并类风湿关节炎阳性率达 70%~80%。血清和唾液中 β2 微球蛋白(β2 – m)增高,血清浓度可用作观测疾病活动指标。血清中巨球蛋白和冷球蛋白可阳性,有高黏综合征,可能由于冷球蛋白或由于循环 IgG – 抗 IgG 复合物引起。抗甲状腺球蛋白 30%~40% 阳性。抗胃壁细胞抗体 30% 阳性。抗人球蛋白试验 10% 阳性。抗线粒体抗体 10% 阳性。唾液中 IgG 含量增加,有高水平 IgA 和 IgM 类风湿因子。

血清循环免疫复合物增高,CH50 和 C3 增高,有血管炎时降低,外周血 T 淋巴细胞减少,TS 细胞降低明显,Ia 阳性 T 淋巴细胞增加,淋巴细胞转化试验和活性花瓣形成试验低下。

当 SS 的良性淋巴细胞增生转变为恶性淋巴瘤时,高丙种球蛋白血症可转变为低丙种球蛋白血症,自身抗体的滴度下降或阴转。

(2) 唾液腺功能检查

含糖试验可测唾液分泌量。以蔗糖压成糖片,每片 800 mg,放在舌背中央,记录完全溶解所需时间,正常人通常 < 30 秒。近有人采用口含一颗柠檬糖测试,SS 患者的唾液分泌量为 6.6 ± 3.7 ml/10 min(对照为 21.9 ± 3.1 ml/10 min);或用中空导管相连的小吸盘,以负压吸附于单侧腮腺导管开口处,收集唾液分泌量,正常人>0.5 ml/min。以 40% 碘油做腮腺造影,观察腺体形态有否破坏与萎缩、造影剂在腮腺内停留时间、腮腺导管有否狭窄或扩张。亦可以 ^{131}I 或 ^{99}Tc 做腮腺扫描,根据放射活性分布情况以判断唾液腺受损程度,并在注射 ^{99}Tc 后测定唾液单位容量中放射活性了解唾液腺分泌功能。

(3) 泪腺功能检测

有 Schirmer 试验,方法是用滤纸测定泪流量,以 5 mm×35 mm 滤纸,折弯 5 mm 处,放入结膜囊内,5 分钟观察泪液湿润滤纸长度,<10 mm 为低于正常。泪膜破裂时间(BUT 试验)<10 秒为不正常。以 2% 荧光素或 1% 刚果红或 1% 孟加拉玫瑰红滴角膜做活体染色,以角膜浅层染色点(点状或丝状着色点)少于 10 个者为正常。

【组织病理】

以皮肤作直接免疫荧光检测示表皮基底层和基底层旁有 IgG 沉着。从唇、腭或鼻黏膜做活组织检查,其特征性病理改变为泪腺、腮腺和颌下腺内呈大量淋巴细胞浸润,以 B 淋巴细胞为主,重度病例 B 细胞可以淋巴结生发中心,腺体萎缩,导管的上皮细胞增殖形成"上皮-肌上皮细胞岛",腺管狭窄或扩张,后期被纤维组织替代。其他部位的小唾液腺和呼吸道、消化道等黏膜腺体中具同样变化,腺外的淋巴细胞浸润可累及肺、肾或骨骼肌等,引起相应组织的功能障碍。

【诊断】

根据 Robert I. Fox 等制订的原发性和继发性干燥综合征诊断标准进行诊断:

(1) 原发性干燥综合征

a. 眼干症状及以下指征:① 滤纸试验阳性;② 角膜染色试验或荧光素试验阳性。

b. 口干症状及以下客观指征:① 唾液流量减低;② 小唾液腺活检异常(每个淋巴细胞浸润灶应不少于 50 个淋巴细胞)。

c. 系统性自身免疫紊乱指征:① 类风湿因子阳性;② 抗核抗体阳性;③ 抗 SS – A(Ro)或抗 SS – B(La)抗体阳性。

(2) 继发性干燥综合征

a. 具有上述原发性干燥综合征的症状和体征,临床上有足够证据能够诊断类风湿关节炎、系统性红斑狼疮、皮肌炎/多肌炎或硬皮病其中的一种。

b. 需排除结节病、早期淋巴瘤、AIDS、肝炎及其他能引起干燥性角膜炎、唾液腺肿大或自身性神经病的其他疾病。

诊断原发性 SS 需具备(1)项中的 a①、a②,b①、b②以及 c 中的一条,并除外(2)项。可能是原发性 SS 需满足除小唾液腺活检(1)中的 b②以外的其他条目。

以上标准引自 Robert I. Fox. Sjögren Syndrome. From William N. Kelly et al. Textbook of Rheumatology: Fifth ed. Philadelphia: W. B.

Saunders Company, 1997: 955 - 968.

【鉴别诊断】

需要与 SS 鉴别的疾病主要有艾滋病（AIDS）、移植物抗宿主病、结节病、淀粉样变性、淋巴瘤等，兹分述如下。

(1) AIDS

该病中 3%～8% 的患者可发生弥漫性浸润性淋巴细胞增多综合征（diffuse infiltrative lymphocytosis syndrome, DILS），患者可出现类似 SS 的表现，包括干眼症、口干燥症、唾液腺肿大以及发生淋巴瘤的倾向。但患者多为男性，血中不能检测到抗 SS - A(Ro) 和抗 SS - B(La) 抗体。约 10% 的 DILS 患者可查到 ANA 和 RF，当二者实在难以鉴别时，小唾液腺免疫组化可提供有价值的资料：DILS 的 $CD4^+$ 与 $CD8^+$ 细胞之比为 0.66，而 SS 患者比值超过 3.0。

(2) 移植物抗宿主病

该病唾液腺淋巴细胞浸润可引起 SS 样症状。多在骨髓移植术后 12 周以内出现，在术后 26～52 周内浸润达到高峰。术后 1～2 年内可出现干眼症、口干燥症表现，2 年后症状逐渐减轻。抗 SS - A(Ro) 和抗 SS - B(La) 抗体阴性，ANA 和抗平滑肌抗体通常阳性。该病患者皮肤还可有硬皮病样变化。

(3) 结节病

该病可有泪腺和唾液腺肿大、高球蛋白血症、关节痛和肌痛以及肺部结节。但结节病皮肤或肺活检组织病理检查可资鉴别。

(4) 淀粉样变性

系统性淀粉样变性可引起唾液腺肿大、舌肿胀、口干、关节痛以及肾功能不全。组织病理检查可查见淀粉样物质典型的双折射和免疫化学染色。

(5) 淋巴瘤

可发生于唾液腺内，尤其多发于腮腺。表现为无痛性肿块，少部分病例（约 15%）可有干燥症状。组织病理检查可资鉴别。

【治疗】

本病目前尚没有特殊治疗。注意口腔和眼的卫生，龋齿是常见的并发症，每次餐后漱口或刷牙。口、眼干燥症目前以对症处理为主，眼干燥者

用 0.5% 羧甲基纤维素滴眼，口干燥者可给柠檬酸溶液或柠檬汁漱口以刺激唾液腺分泌功能及代替部分唾液。气道干燥可用湿化、促分泌剂。避免采用减少唾液腺分泌的药物如抗组胺药和阿托品等。溴己新（必嗽平）能改善口、眼、皮肤和阴道的干燥，增加气管和支气管的分泌，减少其稠黏度。

该病是自身免疫病，可酌情采用雷公藤制剂、羟氯喹等免疫调节剂治疗。糖皮质激素和其他免疫抑制剂可在有明显系统性累及，以及有血管炎、肾损害、肺间质性浸润、神经疾病、冷球蛋白血症、高黏综合征等广泛淋巴细胞浸润和伴有其他结缔组织病时应用。小剂量糖皮质激素可缓解严重的关节痛。轻中度肾小管酸中毒的治疗包括补充氯化钾和使用枸橼酸钾进行碱化尿液。临床上继发性 SS 多见，对原发病治疗措施得当，SS 症状也可减轻和缓解。

【预后】

本病病程慢性，预后取决于病变的累及范围以及严重度，继发性 SS 者取决于伴发的结缔组织病，发生恶性淋巴瘤者预后差。对于干燥的皮肤可用保湿剂，下肢不可穿紧身弹力衣，以免加重高丙种球蛋白血症紫癜。

（李　明　施守义）

25.15　抗磷脂抗体综合征(antiphospholipid antibody syndrome, APLAS)

【同义名】

抗磷脂综合征（antiphospholipid syndrome, APS）、抗心磷脂综合征（anti-cardiolipin syndrome, ACS）。

【定义】

本病系指由抗磷脂抗体（antiphospholipid antibody, APLA）引起的一种临床征象的总称，其基本病变在于血管损害。患者体内存在 APLA，临床主要表现为复发性血栓形成、习惯性流产、血小板减少及神经精神系统损伤，部分患者尚出现网状青斑、心瓣膜赘生物及溶血性贫血等。

APLAS 可分为原发性和继发性。原发性不伴

有结缔组织病；继发性常伴发于结缔组织病，包括系统性红斑狼疮、混合性结缔组织病、血管炎、Crohn 病、特发性血小板减少性紫癜以及肿瘤等疾病。较之原发性患者，继发性患者病情更为复杂且严重。

抗磷脂抗体是一组能与多种含有磷脂结构的抗原物质发生反应的抗体，其中包括狼疮抗凝物（lupus anti-coagulant，LA）、抗心磷脂抗体（anti-cardiolipin antibody，ACLA）、抗磷脂酸抗体（anti-phosphatidic acid antibody）和抗磷脂酰丝氨酸抗体（anti-phosphatidyl serine antibody）等。以 LA 和 ACLA 较具临床意义。由于 ACLA 的特异性更强，与 APLAS 关系更为密切，因而 APLAS 也称之为 ACS。

【简史】

1907 年 Wassermann 建立梅毒的血清学诊断方法，将患有先天性梅毒胎儿的肝脏提取物作为抗原检测梅毒患者血清中的抗体。1941 年 Pangborn 分离出对此种抗体起反应的主要抗原，证实是一种磷脂，并将其命名为心磷脂。随着该检测技术的广泛应用，人们发现许多非梅毒患者其梅毒血清反应亦呈阳性，称为"梅毒血清反应假阳性"，尤多见于自身免疫性疾病（特别是 SLE）患者中。1952 年 Conely 等在 2 例 SLE 患者血浆中发现一种能抑制凝血酶原转变为凝血酶从而延长凝血时间的血浆因子，后来发现为抗体，被命名为 LA。1983 年 Harus 等人用固相免疫分析法检测发现 SLE 患者中 ACLA 阳性率高达 61%。以后通过多年的研究证实 APLA 的存在与临床上复发性血栓形成、习惯性流产、血小板减少及神经精神系统损伤等症状有关，1985 年 Harris 正式提出APLAS。目前研究表明，APLAS 不仅见于自身免疫性疾病和肿瘤患者，亦见于非自身免疫性疾病和非恶性疾病患者。

【发病情况】

目前尚不清楚。似以女性多见，有报道男女之比为 1∶2。APLA 阳性不仅见于 SLE，还可见于其他风湿病患者及非自身免疫性疾病（如脑血管意外、血液病）和肿瘤性疾病患者。

【病因及发病机制】

本病的发病机制尚不十分明确，可能与 APLA 影响血小板、血管内皮细胞及内皮细胞蛋白功能，影响补体及凝血系统，APLA 与胎盘抗凝蛋白结合，以及免疫反应等机制有关，造成患者血管损害、血栓形成和血小板减少的倾向。

【临床表现】

（1）**复发性血栓形成**

本病最突出的临床特征是血栓，患者常反复发生血栓。血栓形成的临床表现取决于受累血管的种类、部位和大小，可以表现为单一血管或多个血管受累。动脉血栓致脑栓塞或脑梗死，冠脉、网膜动脉和周围动脉栓塞；深部静脉血栓常见于腋窝静脉、下肢大静脉、网膜静脉；肺栓塞导致肺动脉高压。临床常见为深静脉栓塞。APLAS 的血栓性病变常呈间歇发作，难以预测。少数患者可在短期（数天至数周）内出现进行性多个器官的血栓形成，累及脑、肾、肝、心等重要器官造成功能衰竭而死亡，称为恶性血管阻塞综合征或恶性 APLAS。

（2）**习惯性流产**

高滴度 IgG 型 APLA 对妊娠的危险性极大，易发生自发性流产和死胎。自发性流产可以发生在妊娠的任何阶段，而以中后期更多见。IgM 型抗体对妊娠的影响不明显。

（3）**血小板减少**

APLA 阳性与血小板减少有明显相关性。APLA 阳性者，血小板减少率 3 倍于 APLA 阴性者。血小板减少可以是轻度的，也可以非常严重，多急性和周期性发作，也可以先于其他临床症状多年出现。

（4）**神经精神系统症状**

主要表现为脑血栓、脑出血、精神行为异常、癫痫、偏头痛、舞蹈病和脊髓病变等。一般 APLA 与血管源性神经疾患的相关性较精神表现异常者更为明显。

（5）**心脏损伤**

心脏病变包括心瓣膜损伤和心内膜炎。二尖瓣受累最常见，常为瓣膜增厚、反流或狭窄。

（6）**皮肤病变**

皮损常常是患者最早出现的临床表现。主要为网状青斑、小腿溃疡、末梢缺血和皮肤广泛坏死等表现。

【实验室检查】

血象可呈 Coomb 试验阳性的溶血性贫血,血小板减少。梅毒血清试验假阳性。APLA 阳性:主要为 LA 阳性,以及 ACLA 水平升高。

【诊断】

抗磷脂抗体综合征常用的诊断标准有 1988 年 Asherson 及 1989 年 Alarcon‐Segovia 分别提出的标准,见表 25‐11、表 25‐12。

表 25‐11 诊断标准 I (Asherson,1988)

临床表现:① 静脉血栓;② 动脉血栓;③ 习惯性流产;④ 血小板减少
实验室指标:① IgG 型 APLA(中/高水平);② IgM 型 APLA(中/高水平);③ LA 阳性
诊断条件:① 满足 1 条临床表现加 1 条实验室指标;② APLA 阳性 2 次,其间隔>3 个月;③ 随访 5 年以排除 SLE 或其他自身免疫性疾病

表 25‐12 诊断标准 II (Alarcon‐Segovia,1989)

明确诊断需满足:
(1) 2 种或 2 种以上下述临床表现
① 习惯性流产;② 静脉血栓;③ 动脉阻塞;④ 腿部溃疡;⑤ 网状青斑;⑥ 溶血性贫血;⑦ 血小板减少
(2) 高滴度 APLA(IgG 或 IgM>5SD)。
可疑:
1 条临床表现加上高滴度 APLA 或 2 条及 2 条以上临床表现加上 APLA 阳性(IgG 或 IgM: 2~5 SD)

【治疗】

因本病的基本病变不是血管炎,因此原发性 APLAS 的治疗一般不使用糖皮质激素及其他免疫抑制剂,而继发性 APLAS 以治疗原发病为主,根据具体情况予以采用。

对于未形成血栓的患者,治疗主要目标在于抑制血栓形成,包括抗血小板、抗凝、促纤溶等药物的应用。抗血小板聚集主要用阿司匹林,文献报道剂量为 150~350 mg/d。抗凝药物有华法林及肝素,其疗效在许多研究报告中得到肯定,但因华法林对胎儿有致畸作用,不能应用于治疗怀孕患者。低分子肝素因其极少引起出血,治疗中一般不需凝血指标的监测且不通过胎盘,拥有广阔的使用前景。对持续高凝患者可考虑使用链激酶或其他纤溶剂。对已发生血栓的患者治疗应根据疾病的性质、病程及累及的具体部位而定。急性期一般采用抗栓治疗,急性期之后可视具体情况采用介入治疗及外科取栓等。对于血小板减少的患者可应用糖皮质激素、达那唑,甚至大剂量静脉注射丙种球蛋白。

(黄 岚)

第26章 中性及嗜酸性粒细胞增多性皮肤病

目 录

中性及嗜酸性粒细胞增多性皮肤病

26.1 概 论

嗜中性皮病是由一组在组织病理学上具有显著中性粒细胞浸润为特点的皮肤病组成。它们常与潜在内脏疾病相关。临床上皮肤表现多形性，可有水疱、脓疱、斑块、结节或溃疡等。皮损可局限或泛发，眼、关节、骨、肺、肝和淋巴结都可受累。中性粒细胞浸润可主要发生在表皮、真皮甚至皮下脂肪组织内。临床上很多疾病可有继发性中性粒细胞增高，如细菌性感染性皮肤病、脓疱型银屑病、急性泛发性发疹性脓疱病、部分自身免疫性疱病、红斑狼疮以及白细胞破碎性血管炎等等。本章节主要介绍几种反应性中性粒细胞皮病。

嗜酸性皮病包含多种组织学以炎症部位嗜酸性粒细胞浸润和（或）嗜酸性粒细胞脱颗粒为特征的疾病。嗜酸性粒细胞浸润的常见病因有节肢动物叮咬、寄生虫感染、药物超敏反应、荨麻疹、接触性皮炎、特应性皮炎和变应性肉芽肿病等等。另外，部分自身免疫性大疱性皮病常常伴有显著的嗜酸性粒细胞浸润，特别是大疱性类天疱疮。还有部分肿瘤性病变皮肤浸润早期也会伴有嗜酸性粒细胞增高，比如蕈样肉芽肿、Sezary 综合征等。以上这些都是继发性嗜酸性粒细胞增高，本章节介绍的嗜酸性皮病是以反应性皮肤嗜酸性粒细胞增高表现为特点的皮肤病。

26.2 急性发热性中性粒细胞皮肤病(acute febrile neutrophilic dermatosis)

【同义名】

Sweet 综合征（Sweet syndrome）、中性粒细胞

性隆起性红斑（neutrophilic elevated erythema）。

【定义】

本病的主要表现为发热，四肢、面、颈部具有疼痛的隆起性红斑，其边缘有呈"假水疱"特点。外周血中性粒细胞增多，组织学上真皮有密集的中性粒细胞浸润。自 1964 年 Sweet 报道后，国内外均有报道，并不少见。

【病因及发病机制】

病因尚不明，其发病诱因可有：① 感染：发病前 5~7 天常有上呼吸道感染、咽痛或咽炎、气喘、咳嗽或流感样症状；② 种痘后往往皮损加重；③ 药物：如全反式维 A 酸、卡马西平、左甲炔诺酮/炔雌醇、米诺环素、三甲氧苄氨嘧啶（TMP）/磺胺甲异噁唑（SMZ）、粒细胞集落刺激因子（G-CSF）、氨苯砜、硼替佐米等；④ 潜在恶性肿瘤；⑤ 发生在外伤后；⑥ 与日晒有关；⑦ 有报道认为与寒冷气温及干燥有关；⑧ 与其他炎症性和自身免疫性疾病伴发：如 Behçet 病、类风湿关节炎、炎症性肠病等。据此，发病机制可能有以下 3 种。

(1) 与免疫反应有关

① 多数人认为本病是感染后的一种变态反应性疾患。有人给本病患者皮内注射细菌抗原（草绿色链球菌）或真菌抗原（白念珠菌）后可使皮损再现，其临床和组织病理变化皆与原皮肤损害相同。因此推测细菌或真菌是抗原，当与相应的抗体结合形成可溶性免疫复合物激活补体吸引中性粒细胞积聚，引起血管及其周围组织炎症反应，提示本病是一种局部的 Arthus 反应，为典型的 III 型变态反应。又本病皮损好发于暴露部位或曾受损伤以及瘢痕处，表明结缔组织损伤与皮疹分布有关。在发病年龄上，女性较男性平均早 10 岁，这

可能是女性真皮胶原较早发生变性的结果,加上眼、关节、肾受累的情况及激素治疗有效等,都推测本病可能属于Ⅲ型变态反应。②中性粒细胞功能的改变。③细胞因子分泌失调有关,这些细胞因子包括白介素-1(IL-1)、粒细胞集落刺激因子(G-CSF)、粒细胞-巨噬细胞集落刺激因子(GM-CSF)和γ干扰素,导致中性粒细胞的激活,并释放毒性代谢产物。

(2) 与恶性肿瘤的关系

20%~25%患者伴有恶性肿瘤。大部分为血液系统恶性肿瘤,如急性髓源性白血病、淋巴瘤、骨髓增生异常综合征(MDS)等。15%左右恶性肿瘤为实体瘤,如生殖泌尿道、乳腺(女性)和胃肠道(男性)恶性肿瘤。本病可先发、同时或后发于恶性肿瘤的诊断,认为皮肤表现是由恶性细胞作为抗原引起的一种非特异性反应。如果该病反复发作可提示潜在肿瘤的复发。

(3) 与日晒的关系

根据本病的好发季节和部位认为其病因可能与天热、日晒诱发的光敏感有关。

【临床表现】

多急性起病,好发于夏秋季,30~50岁女性较多,男女之比为1∶3,但50岁以上男女之比相等。在皮肤发疹前1~2周常有上呼吸道感染、支气管炎、扁桃体炎等先驱症状。

(1) 全身表现

1) 发热

85%~90%患者有程度不同的发热,多为弛张热,或持续性高热,疑似败血症,发热时可同时伴有肌痛和皮疹,或发热于肌痛、皮疹出现前5~7天。

2) 关节表现

25%~50%患者可伴有关节疼痛或关节炎。近端或远端关节均可受累,分布不对称,大关节最易受累,常呈游走性疼痛,关节的X线表现及组织象与系统性红斑狼疮及Behçet病相似,可自行消退。

3) 肾脏表现

肾脏受累者占11%~72%,多呈轻度损害,可见蛋白尿、血尿及颗粒管型。肾活检提示局灶性肾小球膜细胞增生,部分基底膜增厚及肾间质中细胞浸润。

4) 眼部表现

在发作阶段,多数患者可并发结膜炎、巩膜外层炎。眼部改变可于本病的前驱期或皮损出现后发生,常为对称性。一般无后遗症。

5) 其他表现

有口腔黏膜溃疡、外阴溃疡、血栓性静脉炎及肾盂肾炎等症状。

(2) 皮肤表现

皮损分为特发型或经典型、副肿瘤型、药物诱发型。另有一特殊亚型为组织细胞样型。好发于面、颈项、肩、四肢及前胸后背,一般躯干部很少见,仅限于上半身。虽然呈双侧分布,但不对称。皮疹开始为渗出性红斑或丘疹,随皮损数目之增加,原有皮损向周围扩大,整个为扁平隆起,多呈环形、圆形或卵圆形,有时可融合成不规则形或立体地图形隆起,境界清楚,边缘陡峭。表面尤其边缘有假性水疱状突起,少数可呈结节状。周边高起系由小丘疹群聚而成,呈乳头状突起,有白色光泽,给人以多腔水疱感觉,触之坚硬,即上述所谓之"假水疱"形成,具有一定特征(彩图26-01)。中间可有脱屑,皮损直径从0.5~4 cm,甚至可达8~12 cm,一般为10余个,有中心痊愈、外围扩张趋向。小腿多为结节红斑样皮疹,面部有时见到痤疮样皮疹。皮损通常不破溃,愈后亦不留瘢痕。损害存在时间,如不治疗一般持续1~2个月,再发倾向较强。消退后可留有暂时性褐色色素沉着。重症皮损炎症明显,表面可出现水疱或脓疱,个别可出现大疱、溃疡,类似于浅表型坏疽性脓皮病,伴有触痛,局部温度稍高,此为大疱型Sweet综合征,常为副肿瘤性,最常与髓性白血病相关。肥胖患者可表现为蜂窝织炎样Sweet综合征,皮损为大片浸润性红斑、斑块,境界清楚,表面皮温增高,可见紫癜、水疱或大疱。组织细胞样Sweet综合征皮损表现多为水肿性红斑、斑块、结节。

【实验室检查】

从第二周起大多数患者白细胞增多,多在10×10^9/L以上,最高可达20×10^9/L,其中中性粒细胞常明显增高。血沉常增快,全身症状与血沉有平行关系。少数不发热者,白细胞也不增高。部分组织细胞样Sweet综合征病例白细胞总数正常或降低，中性粒细胞比例也可正常。少数病例有暂时性蛋白尿与镜下血尿。血清球蛋白可增高（特别是α球蛋白和γ球蛋白），C反应蛋白70%为阳性。结核菌素皮内反应可呈强阳性。血液及皮损部位细菌培养阴性。抗核抗体、狼疮细胞、类风湿因子一般为阴性。生化代谢及酶代谢均在正常范围内。针刺反应阳性率可达80%。

【组织病理】

表皮无明显变化，少数有角化不全；真皮水肿明显，毛细血管扩张，血管内皮细胞肿胀及增生，胶原束间隙增宽，有些区域发生退行性变。典型损害是真皮上、中层弥漫性和（或）血管及附件周围呈局灶性致密的，以多形核白细胞为主的浸润，并有核固缩与核碎裂，在致密的浸润中心有时像一个早期的脓疡，其中可见红细胞外溢，并可见吞噬含铁血黄素的巨噬细胞（说明损害消失后，棕红色要持续一段时间）。部分病例中性粒细胞还可累及表皮及皮下组织。一般早期损害主要成分为上述中性粒细胞浸润，有核碎裂、核固缩；晚期则常伴有单核细胞、淋巴细胞及组织细胞浸润。血管可扩张，并有轻度的内皮细胞肿胀。国外早期报道均提及无血管壁纤维蛋白样变、组织坏死及胶原透明样变性。国内及日本部分病例见到血管壁有纤维蛋白样物质的沉积，但比较轻微。

免疫荧光病理显示在基底膜处可有 IgG、IgA、IgM、C3 及 C4 的沉积。Requena 等报道在某些 Sweet 综合征皮损组织病理中存在类似组织细胞的未成熟骨髓细胞浸润，称为组织细胞样 Sweet 综合征。组织病理显示真皮乳头中重度水肿，真皮浅中层组织细胞样炎症细胞带状浸润，其间有胶原纤维增生。高倍镜下，浸润细胞具有扭曲囊状的细胞核，核仁不明显，胞质稀少。免疫组化具有特征性，CD68、溶酶体酶、髓过氧化物酶阳性。也有学者观察到组织细胞样 Sweet 综合征患者皮损中浸润细胞多为 M2（急性原始粒细胞白血病部分分化型）样巨阳性噬细胞，免疫组化示 CD68、CD163、髓细胞核分化抗原均为阳性，CD117、CD15、CD34 均为阴性。

【诊断及鉴别诊断】

本病诊断可根据以下表现来确立：特有的皮疹，如好发于颜面、颈部等部位的暗红色隆起性水肿性红斑、境界清楚、表面尤其边缘有假水疱状粗大颗粒，触之坚硬，皮损有触痛及自发性疼痛；有发热等全身症状；白细胞增高，特别是中性粒细胞增多；血沉增快；组织学上主要在真皮上、中部呈弥漫性或围管状中性粒细胞为主的浸润，并有核碎裂；糖皮质激素有显著疗效。

本病应与以下疾病相鉴别：

多形红斑：皮损呈多形性，常为红斑、斑丘疹、水疱或大疱，常见到典型的虹膜状皮损，黏膜可同时受累，青少年多见。病理改变为表皮下水疱，真皮以淋巴细胞为主的围管性浸润，但很少有核碎裂。

持久性隆起性红斑：发病缓慢，无全身症状，皮疹为象牙色结节或斑块，没有触痛和压痛，多发生在关节附近，对称分布、病理组织象呈血管炎改变、胶原透明变性、进行性纤维变性、病程长达5~10年，愈后有瘢痕，对糖皮质激素不敏感。

虫咬皮炎：有虫咬史，皮疹为小瘀点、丘疹、风团，在皮疹中心常有虫咬痕迹，有不同程度的痒感。组织学上嗜酸性粒细胞出现较早，以淋巴细胞浸润为主。

面部肉芽肿：是一种无症状的疾病，其组织象与 Sweet 综合征不同，表皮下有浸润带，真皮细胞浸润以嗜酸性粒细胞为主。

其他需要鉴别诊断的疾病有：环形红斑、Behçet病、结节红斑、丹毒、药疹、系统性红斑狼疮、脂膜炎等，通常不难鉴别。

【防治】

糖皮质激素对本病有较好疗效，一般采用中小剂量，口服泼尼松 0.5~1 mg/kg·d 4~6 周。皮损消退一般在 5~7 天左右，对皮肤外症状也有效。对副肿瘤型 Sweet 综合征或药物诱发型经有效抗肿瘤治疗或停用诱发药物后，皮损可缓解或消退。但部分病例易复发，有学者发现慢性复发性 Sweet 综合征发病后的数月至数年内易并发低危型 MDS，且组织细胞样 Sweet 综合征比经典型 Sweet 综合征更易发生 MDS。其他有效的治疗药物有碘化钾（900 mg/d）、秋水仙碱（1.5 mg/d）、雷公藤多苷片、氨苯砜（100~200 mg/d）及沙利度胺等口服,均可酌情选用,可与糖皮质激素合用以减少激素剂量。预防方面,应设法去除各种诱因,如预防上呼吸道感染;查明可能引起的潜在原发性疾病,对于慢性复发者排查恶性肿瘤尤其是血液系统疾病甚为重要,需长期密切随访;其他如避免日光强烈照射及防止受寒等亦很重要。

（林尽染　刘承煌）

26.3　坏疽性脓皮病(pyoderma gangrenosum, PG)

【定义】

本病表现为以疖样结节、脓疱或出血性大疱等破坏性、坏死性、非感染性的皮肤溃疡为特征。就本病的临床病理表现认为可归属于血管炎类皮肤病。

【病因及发病机制】

本病病因尚不明,发病机制复杂,可能属Shwartzman 反应。炎症性肠病、PAPA 综合征(化脓性关节炎、坏疽性脓皮病和痤疮)以及 PAPA 相关综合征发病过程中都可出现坏疽性脓皮病。其他中性粒细胞皮病(例如 Sweet 综合征和 Behçet 病)与 PG 有部分相似的临床和病理表现。目前普遍认为本病发病是由于遗传背景下免疫和炎症反应发生异常而导致。许多本病患者免疫反应低下或不正常,说明本病与免疫系统缺陷有关。有学者报道了 4 例患者,显示皮肤无反应。有人证实本病患者对 DNCB、念珠菌素和链激酶延迟反应有缺陷。这可以解释当网状内皮系统功能极度低下,当有微小的损伤或伤害时,即可出现皮损。新皮损亦可因针刺产生,这一超敏反应尤其在疾病的急性期和接近皮损处最强烈。已证实在豚鼠皮肤中有一种能引起皮肤坏死的血清皮肤坏死因子,但其特异性不明。在 PG 患者皮损及血液中促炎症细胞因子(IL-1β、IL-6、TNF-α、IFN-γ、G-CSF)水平显著升高,中性粒细胞释放大量趋化因子(IL8/CXCL8 与 CXCL1,2,3)促使 T 细胞浸润皮肤,尤其在溃疡边缘处。PAPA 综合征、PAPASH(化脓性关节炎、坏疽性脓皮病、痤疮以及化脓性汗腺炎)综合征以及 PASH(坏疽性脓皮

病、痤疮以及化脓性汗腺炎)的患者中发现具有类似的基因异常,PSTPIP1 基因(编码表达 IL1)启动子区有突变。伴有炎症性肠病的 PG 者基因异常通常位于 IL8RA、TIMP3 以及 TRAF31P2 基因,分别编码 MMP 抑制蛋白、TNF 受体相关因子蛋白,其参与 IL17 免疫反应通路。

【临床表现】

原发皮损因累及深度不同,可表现为:① 触痛性结节红斑样损害,初为红色,以后中央变蓝色,最终形成溃疡;② 一个或多个水疱、脓疱,类似痤疮、毛囊炎、一过性棘层松解性皮病或疱疹样皮炎等。两种皮损可同时出现,也可互相转变。皮损可发生于正常皮肤或原有皮肤病的部位。

临床上可分为 4 个亚型:经典溃疡型、脓疱型、水疱大疱型以及增殖肉芽肿型。部分患者仅有 1 种亚型表现,还有部分患者可同时有多种亚型表现。脓疱型患者常伴有潜在炎症性肠病可能。

(1) 经典溃疡型

表现为原发皮损逐渐水肿,并迅速形成溃疡,境界清楚,边缘淡蓝色,常增厚隆起,有时呈高低不平和潜行破坏,中央溃疡基底呈红色,深浅不一,像火山口,表面附有恶臭的黄绿色脓液,溃疡周围早期绕有红晕(彩图 26-02)。因皮肤和皮下组织毛细血管-静脉血栓形成,皮损不断向四周呈离心性扩大。溃疡大小不等,小如黄豆,大者直径可至 10 cm 或更大。数目较多,最多可达百余个。皮损多疼痛,也有长期不痛。部分病例可自愈,愈后留下萎缩性筛状瘢痕。常不累及邻近淋巴结或淋巴管。溃疡可反复出现,可持续多年。

(2) 脓疱型

特点为多发无菌性脓疱绕有红晕,泛发于躯干和四肢伸侧,此型常伴有炎症性肠病,皮损可随炎症性肠病的控制而缓解。

(3) 水疱大疱型

不少见,此型皮损初为簇集水疱快速扩展,融合呈大疱,进而破溃,中央坏死绕有红晕,并伴有其他症状。此型常见于不典型部位,如手背、上臂伸侧以及头部。出血性大疱通常较表浅,有疼痛。此型常见于淋巴增殖性疾病,为副肿瘤性表现。

伴有血液系统疾病,并发生恶性转化的坏疽性脓皮病患者预后不良。

(4) 增殖肉芽肿型

表现为孤立的溃疡性红色斑块,没有紫色边缘。此型为良性亚型,不常见,通常预后良好,很少伴有潜在系统性疾病。

非典型病例有时与暴发性紫癜、结节性红斑或结节性血管炎相似。个别病例有 Behçet 病的表现如口腔、生殖器溃疡或浅表性血栓性静脉炎。

皮损可累及全身,最常累及胫前,其他如胸部、手部、腹部、头颈、阴囊以及造瘘口周围皮肤都可受累。唇和口腔黏膜,甚至眼睑和结膜可出现脓疱和腐蚀性水疱。大部分病例具有同形反应,轻微外伤、手术清创或外科手术(如乳腺手术、剖宫产或结肠造口等)都可以诱发本病。15%病例可有造口旁 PG。

疾病活动期可出现毒血症状和长期发热,这些全身症状的迅速消退常依赖于糖皮质激素的应用,体温可在 24 小时内降至正常。

本病中有半数病例伴发溃疡性结肠炎,结肠炎或与皮损同时出现或在其后出现。另外,本病还与许多有关节炎表现的疾病有关,如 Behçet 病等。最重要和令人感兴趣的是本病与免疫系统疾病有关,其中以先天性和获得性低丙球蛋白血症,单克隆丙球病比较常见,包括 IgA、IgG 或 IgM 病。已有报道与骨髓瘤有关。出血性大疱型 PG 与髓性增生性疾病有关,如白血病、红细胞增多症和髓性纤维化等。本病与中性白细胞相关疾病有重叠,如角层下脓疱性皮病等。

【组织病理】

无特异性改变。表现为无菌性脓肿,其中静脉和毛细血管血栓形成、出血、坏死和肥大细胞浸润。凝结是一个重要的表现。在活动边缘表现淋巴细胞性血管炎,提示血管内皮是一个早期的靶器官。早期皮损与 Behçet 病中性细胞性皮炎相仿。与白细胞破碎性血管炎也有部分相似。浸润细胞中有较多的多形核白细胞,也有上皮细胞和巨细胞,特别是在慢性病例,单一核细胞显著,甚至有上皮瘤样增生。

【诊断及鉴别诊断】

诊断依靠临床形态。潜行性边缘的痛性溃疡具有诊断价值。组织病理有助于排除血管炎及恶性肿瘤,特殊染色及组织培养也可用于除外感染。全面检查应包括全血检查(血尿常规、生化、血沉、CRP、血尿免疫固定电泳、ANA 及 ANCA 等)还有肠镜为了排查是否伴发炎症性肠病及骨髓检查排查血液系统疾病等。由于本病没有特异性或确诊性的实验室检查或组织病理学特征,在做出诊断时需首先除外引起皮肤溃疡的其他病因,并寻找可能相关的疾病。

本病常需和以下疾病相鉴别:

Behçet 病:起病突然,常以口腔黏膜损害为首发皮疹,脓疱成分为淋巴细胞,无特征性溃疡,皮损愈后无瘢痕。

术后进行性坏疽:多见于胸部或腹部,常是单个损害。可从皮损中分离出微需氧的链球菌,对抗生素敏感。

Meleney 坏疽:潜行性溃疡与本病相似,但现今由梭状芽孢杆菌的引起感染已少见。

Wegener 肉芽肿:脏器受累以上下呼吸道及肾脏为多见损害,皮损多形性,c-ANCA 阳性。

暴发性紫癜:皮损分布较广泛,病情进展较快。

阿米巴病、隐球菌病和芽生菌病:可通过微生物学和病理学检查来确诊。

【治疗】

治疗前首先要明确是特发性病例还是合并有潜在系统疾病病例。对于后者的治疗首要是控制相关疾病。针对不同系统性疾病采取相应的治疗。

抗炎药物以及免疫抑制剂对于坏疽性脓皮病及其潜在疾病都有效。IL-1 拮抗剂(阿那白滞素)治疗 PAPA 综合征患者的坏疽性脓皮病有效。英夫利西单抗及其他抗 TNF 药物治疗炎症性肠病有效。

对于轻症者,特别是增殖肉芽肿型可局部外用药物治疗辅以伤口换药。外用治疗首选糖皮质激素或他克莫司。由于针刺反应,手术切除会加重本病病情,故禁忌手术清创或外用清创药物。

对于皮疹广泛、进展迅速者，必须系统治疗，首选糖皮质激素治疗（泼尼松 0.5~2 mg/kg·d）。其他口服或静脉用免疫抑制剂也有效，即硫唑嘌呤、氨苯砜、沙利度胺、米诺环素、甲氨蝶呤、霉酚酸酯、他克莫司、静注人免疫球蛋白及环磷酰胺等。系统应用抗生素，包括四环素、万古霉素、利福平等，不仅可以抑制继发细菌感染，同时也具有抗炎效果。不过越顽固的皮损需要越长时间治疗（大于3月），并且用量超过常规剂量，并发症也较多。近年来越来越多的生物制剂用于治疗本病取得较好疗效，例如依那西普、阿达木单抗、英夫利昔单抗及优特克单抗（抗 IL-12/IL-23）等，其中英夫利昔单抗（5 mg/kg）被使用最广泛。然而生物制剂问世较短，其未知的远期副作用仍需进一步观察。

【预后】

预后与疾病严重度、年龄、溃疡与大疱亚型、伴随疾病、继发感染以及对治疗反应等有关。因为病情显示为慢性复发性，因此对可能潜在疾病的防治非常重要。尽管目前治疗手段有了很大进步，但一些重症患者的预后依然较差。

（林尽染　张超英）

26.3.1　PASH 综合征（PASH syndrome）
【同义名】

坏疽性脓皮病、痤疮、化脓性汗腺炎综合征（pyoderma gangrenosum-acne-suppurative hidradenitis syndrome）。

【简史】

2012 年 Markus Braun-Falco 等人首次报道了 2 例以坏疽性脓皮病、聚合性痤疮合并化脓性汗腺炎为主要表现的病例，并将其命名为 PASH 综合征。

【病因】

发病机制不明，可能是一种与 NALP3 炎症通路有关、IL-1β 参与的一种慢性自身炎症反应。

【临床表现】

皮损表现为腋下、腹股沟及臀部等部位出现化脓性汗腺炎，即初起为一个或多个硬性皮下结节，此后新发皮疹陆续成批出现，排列成条索状或

群集融合成大片斑块，约经几周或数月后结节深部化脓，向表面破溃，形成广泛的瘘管。另可伴有痤疮及坏疽性脓皮病样表现，即皮损初发为结节或脓疱，病变范围可迅速扩散并形成痛性溃疡。

可伴发炎症性肠病、炎症性关节炎及恶性血液肿瘤等。

【组织病理】

表皮下及真皮处可见中性粒细胞浸润、坏死灶或纤维化的结缔组织。

【鉴别诊断】

需与 PAPA 综合征（化脓性关节炎-坏疽性脓皮病-痤疮综合征）鉴别，两者可共同表现出坏疽性脓皮病及痤疮表现，但 PAPA 综合征多有化脓性关节炎表现，而无化脓性汗腺炎症状，且 PAPA 综合征多有 PSTPIP1 基因突变。

【治疗】

伤口护理及对症处理，轻度皮损可局部使用糖皮质激素或他克莫司，中度皮损可口服糖皮质激素，对于严重或复发病例可应用系统性免疫抑制治疗。目前认为 IL-1 拮抗剂、环孢素及英夫利昔单抗对治疗此病有效。

26.3.2　PAPASH 综合征（PAPASH syndrome）
【同义名】

化脓性关节炎、坏疽性脓皮病、痤疮、化脓性汗腺炎综合征（pyogenic arthritis-pyoderma gangrenosum-acne-hidradenitis suppurativa syndrome）。

【简史】

首报病例为一名 16 岁的摩尔多瓦女孩，由 2013 年 Marzano 等人首次报道。

【病因】

患者有 PSTPIP1 基因突变，由此阻断 IL-1 信号通路可能是致病原因。

【临床表现】

患者皮肤褶皱处出现慢性复发性脓肿和痤疮，具体表现为腋窝、腹股沟及外阴部位出现炎性溃疡斑块，伴有瘘管、脓肿及瘢痕疙瘩形成。另可伴有坏疽性脓皮病样及化脓性关节炎表现，前者皮损初发为结节或脓疱，病变范围可迅速扩散并形成痛性溃疡，后者表现为膝、肘、肩、手指等关节

疼痛、关节液检查提示存在中性粒细胞炎症,影像学检查示非对称性破坏性多关节炎。

【组织病理】

真皮至皮下组织可见大量中性粒细胞浸润。

【鉴别诊断】

需与 PAPA 综合征(化脓性关节炎-坏疽性脓皮病-痤疮综合征)及 PASH 综合征(坏疽性脓皮病-痤疮-化脓性汗腺炎综合征)鉴别,前者也有 PSTPIP1 基因突变,但无化脓性汗腺炎表现;后者无化脓性关节炎表现,且不存在 PSTPIP1 基因突变。

【治疗】

阿那白滞素(IL-1受体拮抗剂)对此病疗效较好。此外可口服阿奇霉素治疗痤疮,氨苯砜治疗化脓性汗腺炎,泼尼松50 mg,每日1次口服,及0.1%他克莫司软膏局部外用处理坏疽性脓皮病。

26.3.3 PAC 综合征(PAC syndrome)

【同义名】

坏疽性脓皮病、痤疮、溃疡性结肠炎综合征(pyoderma gangrenosum-acne-ulcerative colitis syndrome)。

【简史】

2015年 Zeeli 等人首次报道了1名33岁的男性患者,病例以溃疡性结肠炎合并痤疮及复发性皮肤溃疡为主要表现,命名为坏疽性脓皮病-痤疮-溃疡性结肠炎综合征。

【病因】

患者有 PSTPIP1 基因突变,可因此上调淋巴细胞活化程度、减弱 pyrin 的抗炎作用,并产生过量的 IL-1β。

【临床表现】

患者患溃疡性结肠炎两年后开始出现皮损,头皮可见红斑、水肿性丘疹及脓疱融合,脸部及胸部可有多种形态疹,包括粉刺、丘疹与脓疱以及少量深部囊肿,并伴色素沉着。此外。患者左侧外阴部位及右侧大腿还可见境界清晰的表浅溃疡,表面覆有黄色分泌物,周围有环形紫斑。

【组织病理】

示中性粒细胞性毛囊炎及真皮弥漫性中性粒

细胞浸润,溃疡及脓疱部位细菌培养为阴性。

【鉴别诊断】

需与 PASH 综合征(化脓性关节炎-坏疽性脓皮病-痤疮综合征)及 PAPASH 综合征(化脓性关节炎-坏疽性脓皮病-痤疮-化脓性汗腺炎综合征)鉴别,这类疾病均可有 PSTPIP1 基因突变,主要依据临床表现予以鉴别。

【治疗】

阿那白滞素(IL-1受体拮抗剂)治疗,并予泼尼松及异维 A 酸等辅助治疗。

(朱奕锜)

26.4 类风湿中性粒细胞皮炎(rheumatoid neutrophilic dermatitis)

【定义】

本病系指发生在严重的类风湿关节炎患者、以真皮中性粒细胞浸润为特征的一种皮肤表现。

【简史】

本病由 Ackerman 在1978年首次报道。常伴有类风湿因子阳性。

【病因及发病机制】

病因尚不明。认为本病特征性的真皮中性粒细胞弥漫性浸润,可能是与免疫复合物的活性、细胞的黏附和移行,以及细胞因子的释放等有关。特别是 IL-8、IL-6 在皮肤内中性粒细胞的聚集中起重要作用。故这些细胞因子的释放可能是类风湿中性粒细胞皮炎的发生机制。

【临床表现】

本病少见,见于重症类风湿关节炎女性患者。损害多位于四肢伸侧、颈后部、背和臀部,以及关节面上。常对称分布。基本损害为红色丘疹、斑块和荨麻疹样,质地坚硬,可有触痛。偶见水疱和溃疡或环状损害及可触及性紫癜。有时自觉瘙痒,可伴有抓痕和结痂。

【组织病理】

真皮全层有密集的中性粒细胞浸润、核破碎成核尘,真皮乳头有中性粒细胞微脓疡。无血管炎表现。皮损直接免疫荧光检查示真皮乳头层 IgG 和 C3 沉积。

【鉴别诊断】

本病应与类风湿关节炎有关的疾病,以及其他以中性粒细胞浸润为主的皮肤病进行鉴别诊断。

【治疗】

对类风湿关节炎患者的治疗,可参见第 25 章《结缔组织病》,可用其他免疫抑制剂如甲氨蝶呤、硫唑嘌呤、氨苯砜等辅助治疗以减少糖皮质激素的副作用。单用或合用秋水仙碱,有助于类风湿关节炎和中性粒细胞性皮炎的治疗。抗 TNFα 受体单抗治疗大疱性类风湿中性粒细胞皮炎可获良效。

（林尽染　余碧娥）

26.5　木村病（Kimura disease）

【同义名】

嗜酸性粒细胞淋巴肉芽肿（eosinophilic lymphoid granuloma）、软组织嗜酸性粒细胞肉芽肿（eosinophilic granuloma of the soft tissue）、皮肤嗜酸性粒细胞淋巴滤泡增生症（eosinophilic lymphofolliculosis of skin）,伴嗜酸性粒细胞增多的血管淋巴样增生症（angiolymphoid hyperplasia with eosinophilia）。

【定义】

本病是一种好发于青年男子面颊部到腮腺部等处,单发或多发性皮肤结节肿块,组织病理示皮下组织有淋巴滤泡样结构,以血管病变和嗜酸性粒细胞浸润为主,外周血嗜酸性粒细胞增加的、原因不明的慢性进行性炎性疾病。

【简史】

本病最初由日本片山于 1909 年以“泪腺和唾液腺的对称性肿胀,即 Mikulicz 病 1 例”为题报道。1948 年木村等对 Mikulicz 病（淋巴细胞性泪腺及唾液腺慢性肿大）的判断提出疑问。1959 年饭塚认为本病系一独立疾病,建议称为木村病。到 1983 年 9 月日本共报道 350 例。我国自 1937～1986 共报道 195 例。

【流行病学】

本病主要发生于日本,中国和印度尼西亚也有报道,近年来欧美也有报道。

本病多初发于 20～50 岁的男子。男：女为 13.6：1,有一家两姐妹同患（兄弟姐妹共 8 人）。病期在 5 年以上的占 54%,10 年以上的占 23%。

【病因】

本病病因尚不明,考虑为一种增殖性组织反应。包括遗传过敏性皮炎及与白念珠菌的菌体成分有关的遗传过敏性变态反应。但临床和组织病理不能肯定为遗传过敏性变态反应。

虽对念珠菌皮内试验即刻反应呈强阳性,但因念珠菌是皮肤黏膜的常见菌,皮内试验阳性并不少见,把它作为发病机制来看则需慎重。有报道在木村病患者体内检测到 EB 病毒,故考虑可能与 EB 病毒感染有关。

有人报道肿块的缩小与 IgE 值及外周血嗜酸性粒细胞减少平行,考虑与 I 型变态反应有关。

【临床表现】

发病部位以颜面、颈部到锁骨上窝、腋窝、肘窝、腹股沟等处为多,特别是从颊部到腮腺部占 46%。外观似血管性水肿,呈弥漫性肿胀、半球状隆起的结节、肿块,其表面多为正常肤色,呈橘皮样外观,也有呈褐色色素沉着的（彩图 26-03）。触诊为皮下肿块,多为拇指头到鸡蛋大小,多呈卵形,境界较鲜明或不太清晰。质地自弹性软到弹性硬,也可有在柔软肥胖样肿块内触及硬的肿块。肿块和皮肤粘连,但和基底组织大多不粘连,自一个（单发型）到十几个,多发性的又有局部多发（局限性多发型）和全身各处多发（播散型）两种。多发损害不一定对称。一般无压痛及疼痛,可有局部和全身瘙痒,完全无主观症状的也不少。瘙痒为一过性、再发性,大多轻微。皮肤发干和色素沉着区,有时可现脱色区及萎缩的瘢痕,以及丘疹状角化增生,在肿瘤区和四肢伸侧尤为显著。

大多数病例可见有局部淋巴结肿大,约豌豆大小。全身浅表淋巴结肿大也不少见（27%）,可达核桃大小,中度硬,无压痛,亦不化脓。一般状态良好。肾病综合征为木村病目前已知的系统并发症,合并率为 7%～12.5%,其肾脏病理特点为肾小球系膜增生、上皮细胞足突融合、肾间质嗜酸性粒细胞浸润。

少数患者可伴发皮肤淀粉样变,但两者的关系尚未明了。

【实验室检查】

外周血白细胞计数:多数略高于正常范围,为 $10\times10^9/L$ 左右。约12%病例在 $15\times10^9/L$ 以上。

外周血嗜酸性粒细胞计数:大多占白细胞分类的 0.30~0.40(最高有>0.80)。

骨髓嗜酸性粒细胞:骨髓象示正常形成状态的各阶段的嗜酸性粒细胞,无成熟障碍,也无肿瘤性变化。

免疫学检查:① 血清IgE几乎在所有患者中均增高。肿块好转缩小时外周血嗜酸性粒细胞和血清IgE下降。② 生发中心样细胞用荧光抗体法可见IgM、IgG、IgE依次增高。③ 变应原试验、念珠菌皮内反应多呈即刻型强阳性反应(迟发型阳性反应也不少见),但因对照组阳性率也高,说明它的特异性不高。④ 念珠菌甘露聚糖(mannan)血清吸收试验,患者血清80%IgE被吸收,而念珠菌粗抗原仅11%被吸收。⑤ 外周血淋巴细胞亚群、E花环形成细胞(T细胞)略低下。⑥ 外周血淋巴细胞培养结果无异常。⑦ 血中纤溶系统也无异常。

【组织病理】

表皮无特别变化。真皮上、中层血管周围可见有淋巴细胞、嗜酸性粒细胞等浸润。特异性变化发生在真皮下层到皮下组织,有许多淋巴滤泡样结构的新生、增殖和显著的嗜酸性粒细胞浸润,以及各滤泡样结构之间的结缔组织、血管的增生。淋巴滤泡样结构大小不一,形成生发中心样结构的细胞是组织细胞和淋巴细胞。这些细胞无吞噬能力,无细网纤维形成能力。此生发中心样结构有成熟的淋巴细胞轮状围绕,且围有细网状纤维网,同淋巴滤泡极相似。但这些淋巴细胞层的周围有显著的嗜酸性粒细胞浸润,还有许多肥大细胞散在,间或集簇存在。淋巴滤泡样结构的间隙有增殖的结缔组织和新生、增生的毛细血管和小血管。这些血管常常迂曲,内皮细胞肥大使内腔闭塞。血管的周围有淋巴细胞、组织细胞、嗜酸性粒细胞、浆细胞、肥大细胞等呈弥漫性到结节性浸

润,小血管的内皮细胞也肥大、变性,管壁结缔组织增殖、肥厚、水肿,并呈玻璃样变性。这种病变常波及肌层和唾液腺的间质,病灶的境界不鲜明,无包膜形成。

淋巴结:淋巴滤泡肥大、增殖,有显著的嗜酸性粒细胞浸润,更有肥大细胞增多,与皮肤病变相同,但无结缔组织增殖。

部分病例免疫组化可见 $IgG4^+$ 与 IgG^+ 浆细胞比例超过40%,可能为IgG4相关性疾病的表现。

【诊断及鉴别诊断】

根据临床特有的症状容易拟诊,结合病理组织学所见和外周血嗜酸性粒细胞增多可确诊。最容易混淆的疾病是伴嗜酸性粒细胞增高的血管淋巴样增生症(angiolymphoid hyperphoid hyperplasia with eosinophilia,ALHE)。过去曾认为木村病与ALHE是同一疾病的两个不同阶段,认为木村病是ALHE的晚期表现。现在观点认为两者分别是单独的疾病。ALHE可见大量厚壁血管结节状增生,"上皮细胞样"或"组织细胞样"及泡沫样血管内皮细胞出现,但无淋巴滤泡增生、生发中心坏死及嗜酸性微脓疡等病理特征。另外,木村病还需要与腮腺肿瘤、颌下腺肿瘤相鉴别。还需与IgG4相关性疾病鉴别,血清IgG4水平升高,病理中 $IgG4^+$ 与 IgG^+ 浆细胞比例超过40%需要考虑IgG4相关性疾病的诊断,IgG4相关性疾病的皮肤表现有一型就是木村病样皮损特征。

【治疗】

尚无满意疗法。

(1) **外科切除**

肿块大,境界不一定鲜明,且可侵及唾液腺、肌层等,有多发倾向,故切除后常易复发。

(2) **放射治疗**

肿块位置较深,多用深部X线、钴-60、电子束疗法等治疗。从临床效果、全身影响以及局部皮肤损害等考虑,以电子束疗法最好。只是本病为良性疾病,射线照射可能诱发恶变,且小儿病例也不少,大剂量照射有一定风险。

(3) **糖皮质激素疗法**

见效最快,但大多数病例并不能完全消失,减

量或停药后易复发.完全消失的也有,但大多复发。一般泼尼松剂量每日 0.5 mg/kg 以下已足够,但考虑到长期使用的副作用,单独使用该药治疗并非最佳选择。

(4) 化疗

可单用或与糖皮质激素联合使用,如来氟米特、环孢素等。

(5) 联合疗法

试用上述疗法的综合治疗。糖皮质激素治疗使肿块缩小,再用外科切除和放射治疗,或用放射治疗使缩小后再手术切除。

(6) 生物制剂

抗 IgE 抗体-奥马珠单抗(omalizumab)治疗后肿物明显缩小,外周血嗜酸性粒细胞减少。

【预后】

本病病程极为慢性,多数病例可持续达 10 年以上。治疗后复发的病例不少,但也有自然痊愈的。患者一般状态良好,无恶变,预后较佳。

26.6 嗜酸性粒细胞增多性蜂窝织炎 (eosinophilic cellulitis)

【同义名】

嗜酸性粒细胞增多性复发性肉芽肿性皮炎(recurrent granulomatous dermatitis with eosinophilia)、Wells 综合征。

【定义】

本病系病因不明、反复发作,初起呈蜂窝织炎样,以后呈肉芽肿性皮炎样的损害,常伴嗜酸性粒细胞增多。

【简史】

本病首先由 Wells 于 1971 年以嗜酸性粒细胞增多性复发性肉芽肿性皮炎为名报道 4 例,至1997 年 7 月共报道 73 例。现在又有以嗜酸性粒细胞增多性蜂窝织炎或 Wells 综合征的名称报道的。

【病因】

病因尚不明,可能与局部超敏状态有关。常伴遗传过敏性疾病,有的发病有诱发因素,包括虫咬、寄生虫感染、药物、骨髓增生性疾病等。外周血嗜酸性粒细胞增多,考虑为变应性超敏反应(allergic hypersensitivity)。局部嗜酸性粒细胞也增多。也有考虑与免疫复合物有关。Wells 的病例直接免疫荧光法可见真皮血管壁有 C3 沉积,Harks 报道的病例真皮血管有 IgM、IgA、IgD 和C3 沉积。嗜酸性粒细胞增多症患者(包括Wells 综合征)中,IL-2 促使嗜酸性粒细胞脱颗粒。

【临床表现】

无明显好发年龄和性别差异。73 例中年龄为7 周~72 岁。病程有较短的,也有长期再发的。皮疹分布自局限性到全身性均有。损害可为浸润性红斑、风团、水疱、丘疹、痒疹样结节等多种形态。Wells 描述皮疹可分两期:第一期为嗜酸性粒细胞蜂窝织炎。呈迅速扩展的、境界不清的红斑、斑片或斑块,偶有大疱,炎症可局限于躯干或肢体的一小部位,偶或扩展至整个肢体。皮损扩大时,损害中央红色淡退。第二期,1~3 周后急性的蜂窝织炎逐渐变成一个发硬的灰色(slate colored)皮肤的斑块,最后(约 6 周)皮损消失不留痕迹。约半数病例外周血白细胞增多,常伴外周血和骨髓嗜酸性粒细胞增多。血沉增快。部分病例伴其他脏器并发症:哮喘、关节炎、肝脾肿大、心电图异常、血小板功能异常等。主觉症状常有发热、不适、关节疼痛;也报道有面瘫的。病程呈慢性复发性,自行缓解罕见。

【组织病理】

分 3 个阶段:急性期(嗜酸性粒细胞蜂窝织炎)、亚急性期(肉芽肿性皮炎)、消退期。

(1) 急性期

轻度角化过度、棘层肥厚及弥漫性海绵样肿,表皮内偶有淋巴细胞和嗜酸性粒细胞。真皮乳头层水肿,也有少量淋巴细胞和嗜酸性粒细胞。真皮网状层和皮下有明显炎症。网状层下部水肿,胶原明显分离,间有嗜酸性粒细胞和淋巴细胞浸润。树枝状真皮组织细胞肥大并嗜碱性。血管的外膜中有嗜酸性粒细胞和淋巴细胞浸润。在脂肪小叶间隙有显著炎症,但脂肪细胞无坏死。外毛根鞘有轻度黏蛋白转变,有点像早期黏蛋白性秃发。特征的火焰征由嗜酸性粒细胞颗粒蛋白包裹非渐进性坏死的胶原纤维组成。

（2）亚急性期

表皮变化较显著，有角化不全。小的乳头血管充血。仍有向血管性浸润存在，但间质炎症比急性期轻。主要有嗜酸性粒细胞聚集，细胞外有嗜酸性颗粒和嗜酸性网状胶原。

（3）消退期

浸润的嗜酸性粒细胞减少，但组织细胞和巨细胞仍弥漫性存在于胶原束之间。

【实验室检查】

免疫病理示在真皮和皮下组织有明显的纤维蛋白原沉积，偶见基底膜 IgM，真皮和皮下组织有 IgG、IgA 和 IgE 沉积。直接免疫荧光法在纤维蛋白样物质中示有嗜酸性主要碱基蛋白（eosinophilic major basic protein）。

【诊断及鉴别诊断】

高嗜酸性粒细胞综合征的皮疹也可呈多形性，但组织象示真皮嗜酸性粒细胞浸润以血管周围为特征，未见有像本病中那样真皮全层的嗜酸性粒细胞浸润。日本常报道的播散性嗜酸性粒细胞胶原病，其概念包括在广义的高嗜酸性粒细胞综合征中，除少数病例外与后者的组织象几乎相同。细菌性蜂窝织炎和丹毒是临床最常见的类似 Wells 综合征的疾病。但这两种疾病通常以中性粒细胞浸润为主。过敏性接触性皮炎也可类似 Wells 综合征，接触史和斑贴试验有助于诊断。

【治疗】

首选糖皮质激素，泼尼松 0.5~1 mg/kg·d 常能控制缓解病情。对于不能完全缓解，或反复发作的患者，可加用米诺环素、氨苯砜、环孢素等免疫抑制剂。

（林尽染　刘承煌）

26.7 嗜酸性脓疱性毛囊炎（eosinophilic pustular folliculitis）

1965 年伊势、太藤二氏首先报道本病，怀疑它是角层下脓疱病的毛囊型；1970 年太藤提出新的命名，称之为嗜酸性脓疱性毛囊炎。到 1981 年，日本已报道 50 例。

【病因】

病因尚不明。有人认为本病与皮脂溢出可能有关，也有人认为是一种细菌疹，但均未能证实。Andrews 认为本病可能是不典型的银屑病。本病多见于 AIDS 或接受骨髓移植的免疫力低下患者。

【临床表现】

以男性为主。男女之比约为 5：1，发病年龄为 16~61 岁，20~30 岁多见。皮疹好发于面部、胸背、上肢伸侧，为毛囊性红色丘疹，顶端常有脓疱，周围有 1~2 mm 红晕。初起散在，以后逐渐群集，可形成红色斑片，中心部丘疹消退后有少量鳞屑及色素沉着，边缘又起新丘疹，并向周围扩大呈旋涡状或匐行性斑块，瘙痒显著。皮损扩至一定程度即不再增大，边界清楚，可反复发作。皮疹持续时间及复发间隔时间不定。掌跖发疹类似掌跖脓疱病。皮疹加剧时还可有全身不适。

临床可分为经典型、免疫抑制相关型和婴儿型。经典型患者多数有痤疮或脂溢性皮炎史，或同时存在本病。家族中常有哮喘及湿疹患者。

【实验室检查】

白细胞中度增高，嗜酸性粒细胞显著增高，比例可达 0.46，一般波动于 0.02~0.26 之间。细菌培养无致病菌发现。

【组织病理】

早期见毛根外鞘细胞内、细胞间水肿，嗜酸性粒细胞、中性粒细胞和单核细胞浸润。毛囊内形成脓肿，脓肿内含有多量上述细胞。毛囊及血管周围也有嗜酸性粒细胞、中性粒细胞及单核细胞浸润。毛发干完好。

【诊断及鉴别诊断】

根据临床表现、实验室检查及病理切片，本病诊断不难，但应与球菌性脓疱病、脓疱型银屑病及疱疹样脓疱病等相鉴别。

【治疗】

内服氨苯砜或糖皮质激素有良效。也可试用磺胺吡啶、米诺环素，个别患者摘除扁桃体或应用抗生素治疗龋齿后好转。用 UVB 照射治疗对部分病例有效。

（林尽染　杨蜀嵋）

26.8　嗜酸性粒细胞增多、肌痛综合征（eosinophilia-myalgia syndrome）

【定义】

本病系指包括严重肌痛，血液嗜酸性粒细胞计数超过 $1.0×10^9$/L，并排除其他可引起嗜酸性粒粒细胞增高（如感染和肿瘤）的症候群。本病自 1989 年 11 月首次报道以来至 1992 年 3 月已超过了 1 543 例，其中 38 例死亡。

【病因及发病机制】

其发病可能与进食 L-色氨酸有关。因失眠、抑郁、耳鸣、月经前症状和保健等长期服用 L-色氨酸后发生。有认为系 L-色氨酸中的污染物 DTAA（ditryptophan aminal of acetldehyde）所致。亦有认为与 L-色氨酸的代谢途径有关。色氨酸代谢有两个途径：一个产生 5-羟色胺，另一个经犬尿氨酸途径产生烟酸。有的报道 L-色氨酸诱发的纤维性变可能有遗传机制。原位杂交显示 L-色氨酸可促进胶原基因的表达而导致真皮和筋膜的纤维性变，最后产生血管改变。内皮细胞的变化也可引起硬化。按规定 L-色氨酸现已被禁用。

【临床表现】

发病年龄为 4~85 岁，平均为 48 岁。女性占 83%。起病急骤或隐匿。早期症状有低热、乏力、呼吸困难、咳嗽、关节痛/关节炎、易消失的红色斑疹、肌肉痉挛和严重肌痛。可有肺部浸润。2~3 个月后出现硬皮病样皮肤改变。

皮损表现可分为 3 大类：① 硬斑病样硬化；② 荨麻疹样和丘疹性皮疹；③ 全身硬化症。这 3 大类表现有一定的特异性。在同一患者身上皮疹不会从一型转入其他类型。例如全身性硬化症者不会从硬斑病样硬化开始再扩大，而一开始即为全身性。绝大多数皮损位于肢端。全身性硬化症者面部及躯干也可累及。此外，曾报道有红皮病、麻疹样皮疹、口腔溃疡、皮肤划痕症、网状红斑、丘疹性黏蛋白病以及一过性无瘢痕性秃发等。

有的患者可有外周性神经病变，可持续存在。上行性多神经病（ascending polyneuropathy），可导致麻痹和呼吸衰竭。可有认知障碍，记忆受损和注意力不能集中等。有些患者有心肌炎和心律失常，少数患者发生肺动脉高血压。约 1/3 患者有嗜酸性筋膜炎表现。

【实验室检查】

外周血嗜酸性粒细胞计数显著增高，超过 $1.0×10^9$/L。此外，血液乳酸脱氢酶及醛缩酶增高。

【组织病理】

特征性表现是血管周围淋巴细胞浸润，纤维性变，筋膜炎、真皮胶原束均质化、黏蛋白沉积而无硬化。与之相比，硬斑病，硬皮病和嗜酸性筋膜炎则无黏蛋白可见，但硬化则常为其显著表现。免疫过氧化酶研究显示炎性浸润中ⅩⅢa 因子和 MAC387 阳性细胞增多，而在硬斑病、硬皮病和嗜酸性筋膜炎中仅见少量散在。此外，尚有两个特点：本征虽有外周血嗜酸性粒细胞增多，但组织中嗜酸性粒细胞很少；虽有明显的肌痛而极少肌萎缩、退行性变或坏死。

【诊断及鉴别诊断】

本病应与系统性硬皮病及嗜酸性筋膜炎相鉴别。与系统性硬皮病不同之处是，本病无肢端硬化、毛细血管扩张及 Raynaud 现象。本病全身性硬化症的患者在临床上较难与嗜酸性筋膜炎鉴别，后者同样有四肢皮下组织和筋膜发硬，也可于进服 L-色氨酸后诱发。Stachow 和 Jablonska 强调其甚至有色氨酸代谢的变化：色胺（tryptamine）：羟二吲哚乳酸（hydroxydiindolacetic acid）比值较硬皮病低，犬尿氨酸排泄比正常人或硬皮病患者高。本病真皮和筋膜的胶原变化较显著，而嗜酸性筋膜炎则无这些变化，或较轻微。真皮水肿和淋巴管扩张在本病中为引人注目的表现，在后者中仅少数病例可见。硬皮病可有不同程度的水肿，常与炎症有关。但未见有淋巴管扩张。神经炎症是本病所特有的变化，外周神经病是本病中典型的发现，嗜酸性筋膜炎或其他硬皮病则无神经炎症。此外，本病极像毒性油综合征，然无 Raynaud 现象发生，肺动脉高血压和血栓栓塞性疾病的发生率也较低。

【治疗】

服用L-色氨酸的患者首先需停止服用。可用泼尼松治疗,严重者可同时加服硫酸羟氯喹、苯丁酸氮芥、环孢素或硫唑嘌呤,效果不一。亦可静脉注射丙种球蛋白或进行血浆透析。

【预后】

可引起死亡。死因主要为多神经病变致呼吸停止,其他亦可因心肌梗死、心律不齐、肺动脉高血压、肺炎、血栓形成、脑血管炎等致死。

26.9 嗜酸性粒细胞增多综合征 (hypereosinophilic syndrome, HES)

【定义】

本病系一组病因不明、外周血和骨髓中嗜酸性粒细胞长期持续增多,伴组织和脏器中嗜酸性粒细胞浸润和功能障碍为特征且具有病谱性质的疾病。虽然许多脏器和组织可受累,但其主要变化在心脏和中枢神经系统,皮肤原发者罕见,一般发生于心脏受累之后。

本病是由 Hardy 和 Anderson 于 1965 年首次报道。

正常人外周血中嗜酸性粒细胞只占白细胞的 0.02~0.04,凡超过正常,增加在 0.10 以下称轻度增高,增高至 0.10~0.50[绝对计数(1~5)×10^9/L]称中度增高,增高至 0.50~0.90($10×10^9$/L 以上)称重度增高。

目前 HES 可分为淋巴细胞性、骨髓增生性和其他。一部分 HES 患者具有 T 细胞克隆性增殖和 Th2 细胞因子产物(特别是 IL-5)增加,被称为淋巴细胞性 HES。另一组 HES 存在 FIP1L1-PDGFRA 融合基因,其蛋白产物为活化的酪氨酸激酶,对伊马替尼敏感,被称为骨髓增生性 HES。另有一组是既不属于淋巴细胞性又不属于骨髓增生性。

【病因及发病机制】

尚不清楚,可能系一种过敏或自身免疫反应。本病嗜酸性粒细胞增多,已知在免疫反应过程中肥大细胞、嗜碱性粒细胞和(或)中性粒细胞能释放嗜酸性粒细胞趋化因子、补体碎片,甚至迟发型变态反应中淋巴细胞所产生的某些因子、嗜酸性粒细胞膜上 IgGFc 受体,都能促使嗜酸性粒细胞向组织中游走聚集,对抗原-抗体复合物等起活跃的吞噬作用,其发病机制与 I、III、IV 型变态反应均有关。

淋巴细胞性 HES 具有异常的克隆性淋巴细胞增殖,这些 T 细胞分泌 Th2 细胞因子(IL-5、IL-4、IL-13)。血清中 IgE 升高。部分 CD3⁻CD4⁺T 细胞和其他克隆性 T 细胞可以发生转化,并发展为淋巴瘤,需要密切观察。

骨髓增生性 HES 具有 FIP1L1-PDGFRA 融合基因,此融合基因是由于染色体 4q12 上 800 kb 碱基缺失所致。其合成蛋白质产物是一种活化的酪氨酸激酶,作用与 BCR-ABL 激酶类似,因此对伊马替尼治疗有效。

【临床表现】

本病以累及青壮年多见。男多于女,约为 7:1。一般症状可有发热、乏力、体重减轻、水肿、胃纳减退、关节疼痛肿胀、肌痛、触痛和肌无力,约 27%~53%病例有皮疹,表现为水肿性红斑、小片或大片弥漫浸润性红斑、丘疹、水疱、大疱、结节、瘀点、色素沉着、溃疡,或呈环状红斑、多形红斑、麻疹样红斑、荨麻疹、血管性水肿、痒疹、脓皮病样或黄瘤样、红皮病、手足肘膝部过度角化,伴有剧痒(彩图26-04)。皮疹消退后不留痕迹,亦可有色素沉着和瘢痕。皮疹可呈一种疹型或多种疹型并存,分布于头面、躯干和四肢或仅在肢体,持久存在或自行缓解后反复再发。全身浅表淋巴结肿大。心脏累及占84%,可有心包炎,心内膜纤维化,心肌嗜酸性粒细胞浸润、坏死,心脏扩大,心力衰竭,瓣膜损害,冠状动脉栓塞。患者有咳嗽、哮喘、呼吸困难,可有胸腔积液,肺浸润阴影、纤维化,肺不张,肺功能不全。消化道症状如呕吐、腹痛、腹泻、肝脾肿大。神经系统受累可有脑功能不全、昏迷、精神错乱等,也可有视力模糊、言语不清、动作失调和周围神经炎等。

淋巴细胞性 HES 除淋巴结肿大外,常表现剧烈瘙痒、红皮病和或荨麻疹和血管性水肿。骨髓增生性 HES 全身症状重,心脏受累明显,血栓形成多见。

临床上有相当一部分中、青年患者仅有皮疹并无任何内脏系统累及表现。皮疹以绿豆大小扁圆形丘疹为主,色淡红或暗褐色,好发于四肢及躯干,散在分布而不融合。常伴剧痒。血液白细胞计数正常,但嗜酸性粒细胞分类及绝对计数均明显增高($>1.5×10^9/L$)。病程慢性,易反复,可历时数月而渐愈。我们称之为嗜酸性粒细胞增多性皮炎(eosinophilic dermatitis)。

【实验室检查】

示轻度正常红细胞性贫血,白细胞计数增高[$(15~20)×10^9/L$],分类嗜酸性粒细胞显著增多至 0.20~0.90,主要为成熟型,偶尔出现未成熟型。骨髓象示颗粒细胞增生,主要为成熟型嗜酸性粒细胞比例显著增高,粒:红之比可在 5:1~15:1,血清 IgE 增高。IgG、IgA、IgM 亦可增高,电泳白蛋白降低,γ 球蛋白增高,CIC 增高,CH50 和 C3、C4 增高,RF 和 C 反应蛋白可阳性。骨髓增生性 HES 血清 VitB$_{12}$ 水平和胰蛋白酶水平增高。FIP1L1 - PDGFA 融合基因阳性。淋巴细胞性 HES 血清中 Th2 细胞因子水平显著增高。

【组织病理】

皮损活组织检查示真皮血管周围有嗜酸性粒细胞、中性粒细胞和单核细胞浸润,血管壁可有内皮细胞增生、管腔闭塞。组织病理非特异性,且随取材皮损的不同而有差异。

【诊断及鉴别诊断】

本病诊断需符合下列几点:① 外周血嗜酸性粒细胞增多,在 $1.5×10^9/L$ 以上,且需持续在 6 个月以上,或虽不足 6 个月,但有脏器损伤的证据;② 具有多系统受嗜酸性粒细胞浸润之症状和体征(皮肤、心脏、肺、神经系统、肝、脾、肾、胃)等;③ 排除嗜酸性粒细胞增多病因明确的有关疾病如寄生虫病(蛔虫、血吸虫病等)、过敏性疾患(哮喘、荨麻疹、药疹)、皮肤病(类天疱疮、其他红皮病)、血液病(皮肤 T 细胞淋巴瘤)、结缔组织病(Churg - Strauss 综合征、结节性多动脉炎)等。由于本病是一病谱性质疾患,对于每一病例除明确诊断外,尚需查清在病谱中的位置。

本病尚需与皮损组织切片中有大量嗜酸性粒细胞的肉芽肿相区别,如 Langerhans 组织细胞增多症、面部嗜酸性粒细胞肉芽肿、木村病和伴嗜酸性粒细胞增多的血管淋巴样增生症等,这类肉芽肿病血中嗜酸性粒细胞一般并不增高。

【治疗】

对于缺乏 FIP1L1 - PDGFA 融合基因的 HES 一线治疗是糖皮质激素,1 mg/kg·d 治疗有效,症状好转后逐渐递减。FIP1L1 - PDGFA 融合基因阳性的骨髓增生性 HES 可使用伊马替尼治疗,剂量从 400 mg/d 到每周 100 mg 或更低不等。α 干扰素对骨髓增生性 HES 和淋巴细胞性 HES 均有效,其可抑制 Th2 细胞活化。环磷酰胺、硫唑嘌呤及羟氯喹等亦可酌情选用。

【预后】

5 年存活率为 80%,造成死亡的主要原因为充血性心力衰竭及继发的血流感染。小部分淋巴细胞性 HES 可能会转化为皮肤 T 细胞淋巴瘤,则预后较差。

26.10　播散性嗜酸性粒细胞胶原病 (disseminated eosinophilic collagen disease)

本病由 Engfeldt 和 Zetterstrom 于 1956 年首先报道,以嗜酸性粒细胞多脏器浸润及广泛的结缔组织病变为特征。

发病机制尚不清楚,因有嗜酸性粒细胞增多,遗传过敏性皮炎、哮喘、IgE 增高,故可能为 I 型变态反应。此外,因有关节痛、肌痛、结节性多动脉炎样血管炎,与结缔组织病相似,也可能与 III 型变态反应有关。

本病好发于女性。皮肤损害有红斑、风团、特应性皮炎、痒疹、多形红斑样疹、红皮病等,瘙痒剧烈。全身症状有发热、关节痛、肌痛、肌无力、水肿、腹痛、腹泻、哮喘样呼吸困难、一过性肺炎、高血压、心脏杂音、心动过速、心脏扩大、心包炎、心功能不全、肝脾肿大、淋巴结肿大等。病程慢性易反复。

外周血白细胞增多,血和骨髓中嗜酸性粒细胞明显增多,血沉快,C反应蛋白阳性。丙种球蛋白增高,IgE增高,抗核抗体和类风湿因子可为阳性。

组织病理示纤维结缔组织有纤维蛋白样变性

及坏死。血管炎主要侵及小血管,各器官有弥漫性的比较成熟的嗜酸性粒细胞浸润。

治疗同嗜酸性粒细胞增多综合征,糖皮质激素、雷公藤均有效。

(林尽染 刘承煌)

第27章 血管性及淋巴管性皮肤病

目　录

— 815 —

第 27 章

血管性及淋巴管性皮肤病

27.1 概　　论

血管性皮肤病包括一大组具有血管损伤和血管异常从而表现有各种皮肤损害的疾病。血管分动脉、静脉和毛细血管，动脉和静脉又按其口径大小分为大、中、小和微小的区别，微小血管又称为细血管。任何血管结构的畸形、血液成分的异常、血液流动的改变等均可导致血管的损伤（vasular injury）和异常，血管损伤可伴或不伴有炎症。各种炎症性和非炎症性因素如病原体感染、其他各种外来变应原、自身免疫、物理因素等均可导致血管病变。这些病变可局限于皮肤血管，也可同时影响到全身各脏器组织，产生相应的系统性症状。

原发性血管损伤包括：① 血管炎（vasculitis）：特征是由炎症细胞浸润，有明确的血管损伤，如血管壁的纤维蛋白样坏死；② 炎症性血管反应（inflammatory vascular reaction）：特征是也有炎症细胞浸润，但血管损伤轻微且局限，又称之为"中性粒细胞性血管反应"，实际上并非是真正的血管炎；③ 血管病变（vasculopathy）：特征是无炎症，但有不同程度的血管损害，如血液凝固性和血管阻塞性病变，组织学发现管腔内有纤维蛋白、即血栓形成。

继发性血管损伤是指主要的疾病过程不是血管，它包括：① 可表现为上述原发性血管损伤的三种情况；② 继发于外伤、溃疡等其他损伤；③ 各种血管性改变但不累及某些血管；④ 纤维蛋白样物沉淀于血管壁周围。血管损伤的皮肤表现可有红斑、丘疹、水疱、脓疱、血疱、瘀点、瘀斑、结节、风团、水肿、网状青斑等。严重的血管损伤由于血管

阻塞而缺血则产生坏死和/或溃疡。

本章分别介绍炎症性皮肤血管病变及非炎症性皮肤血管病。

27.2　皮肤血管炎病

血管炎病（vasculitides）是一组具有炎症性血管损伤的皮肤病，其程度因炎症细胞浸润的种类和轻重而不一。血管的损伤可仅局限于皮肤，但在许多情况下是作为其他器官累及的系统性疾病的一个标记，因此见于很多临床疾病中。

血管炎（vasculitis）是一种具有血管炎症和坏死的病理过程，即必须是既有血管性损伤，又有炎症细胞浸润。有时要识别微细血管的损伤比较困难，但若即使有血管病变而无炎症，只能称之为血管病变。换言之，血管炎必须有血管壁的炎症细胞浸润，这些炎症细胞不是来自于血管周围组织的炎症，而是原发于血管本身的炎症。在血管炎中，浸润细胞的类型（如中性粒细胞、淋巴细胞和巨噬细胞）在一定程度上与病期相关，但也并非绝对。在血管炎的痊愈期，浸润性炎症细胞可很轻微。血管损伤的组织病理学特征主要是管壁坏死伴纤维蛋白样物质沉积。

27.2.1　分类

按侵犯血管的种类可分为毛细血管炎、静脉炎和动脉炎；按发病机制有免疫性和非免疫性；按损害部位有皮肤型和系统型；按病理特点有急性炎症期的渗出变性型、坏死型和以增殖为主的肉芽肿型；按主要浸润细胞有中性粒细胞性、淋巴细胞性和组织细胞性等。

— 817 —

皮肤科临床所见血管炎的分类十分繁杂。因为同一血管炎可能由不同病因引起,不同疾病又可有相似的某一种血管炎病表现。组织病理学表现也往往缺乏特征性,同一疾病过程与病程的不同时期,随着病情的活动和/或稳定、药物治疗的不同阶段,其组织学特征也随之不同。随着研究的不断进展,有不少血管炎病的定义也有新的进展和变化。

Zeek 于 1952 年提出"坏死性血管炎"的命名,其特征是:① 血管壁及其周围有中性粒细胞浸润及其碎裂形成的核尘;② 血管壁及其周围组织的坏死,可见纤维蛋白样变性和红细胞漏出;③ 血管壁内皮细胞增生、肿胀和管腔闭塞。这种命名的主要依据是组织病理学特征,实际上包括了一大组血管炎病,而且不少是系统性疾病的皮肤症状。皮肤坏死性血管炎(cutaneous necrotizing vasculitis)的临床特点主要是有可触及的紫癜,其他有红斑、风团、丘疹、水疱、结节、瘀斑、脓疱、血疱、溃疡和网状青斑。可对称发生于任何部位,但以两小腿为主,损害持续 1~4 周,留瘢痕和色素沉着,可有肾脏、胃肠道、肺、心、神经系统和关节累及等症状。

Lotti 于 1996 年提出的皮肤坏死性血管炎分类见表 27-1。

表 27-1　皮肤坏死性血管炎分类(Lotti 1996)

特发性:	过敏性紫癜	持久性隆起性红斑
	结节性血管炎	网状青斑血管炎
	白色萎缩	皮肤结节性多动脉炎
伴慢性病:	系统性红斑狼疮	干燥综合征
	类风湿关节炎	Behçet 病
	高球蛋白血症	冷球蛋白血症
	肠道旁路综合征	溃疡性结肠炎
	原发性胆汁性肝硬化	囊肿性纤维化
	HIV 血清阳性和 AIDS	
伴恶性病:	淋巴增殖性疾病	何杰金病
	淋巴肉瘤	成人 T 细胞淋巴瘤白血病
	多发性骨髓瘤	蕈样肉芽肿

Ackerman(1978)的分类是按照血管壁中炎症细胞以哪种类型为主以及受侵皮肤血管的大小为依据,大致分为 5 大类:① 中性粒细胞性血管炎;② 淋巴细胞性血管炎;③ 组织细胞性血管炎(肉芽肿性血管炎);④ 其他血管炎;⑤ 静脉血栓性疾病;在中性粒细胞性血管炎内又分为 2 类:白细胞碎裂性血管炎和非白细胞碎裂性血管炎。白细胞碎裂性血管炎(leukocytoclastic vasculitis)的含义类似于坏死性血管炎,包含了大部分皮肤科所见的血管炎。

Ryan(1992)的血管炎分类比较全面,也比较适合于临床皮肤科工作者(表 27-2)。

表 27-2　血管炎分类(Ryan 1992)

小血管型:	① 中性粒细胞性:过敏性紫癜、超敏性血管炎、持久隆起性红斑、急性发热性中性粒细胞皮病、荨麻疹性血管炎、Behçet 病
	② 淋巴细胞性:急性痘疮样苔藓样糠疹、某些药疹、川崎病
肉芽肿型:	① 系统性:Wegener 肉芽肿病、变应性肉芽肿病、某些感染(麻风、梅毒)
	② 局灶性:致死性中线肉芽肿、面部肉芽肿、结节性血管炎
大血管型:	① 中性粒细胞性:结节性多动脉炎、浅表性游走性血栓性静脉炎
	② 淋巴细胞性:巨细胞动脉炎、大动脉炎、硬红斑(Bazin)

为了使血管炎的分类标准化和合理化,来自 6 个国家,包括各相关专业和研究中心的一些专家于 1993 年在美国进行了总结和讨论(Chape Hill 会议),达成了如下共识(表 27-3)。

表 27-3　Chape Hill 会议(1993)关于血管炎的定义和分类

Ⅰ. 小血管的血管炎

(1) 皮肤白细胞碎裂性血管炎
　　局限性皮肤白细胞碎裂性血管炎,无系统性血管炎或肾小球肾炎

(2) Henoch-Schönlein 紫癜
　　累及小血管(毛细血管、微小静脉、微小动脉)的、伴有 IgA 免疫物沉积为主的血管炎,典型累及皮肤、肠道及肾小球,伴有关节痛或关节炎

(3) 原发性冷球蛋白血症性血管炎
　　累及小血管(毛细血管、微小静脉、微小动脉)的、伴有冷球蛋白免疫物沉积和冷球蛋白血症的血管炎。皮肤及肾小球常被累及

(4) 显微镜下多血管炎(microscopic polyangitis)(显微镜下多动脉炎)
　　累及小血管(毛细血管、微小静脉或微小动脉)的坏死性血管炎,很少或无免疫物沉积,也可能涉及小及中等的动脉。坏死性肾小球肾炎很多见,肺毛细血管炎也常发生

(5) Wegener 肉芽肿病
　　累及呼吸道的肉芽肿炎症及涉及小到中血管的坏死性血管炎(如毛细血管、微小静脉、微小动脉、小到中动脉)。坏死性肾小球肾炎多见

（续表）

（6）Churg – Strauss 综合征
　　累及呼吸道的嗜酸性粒细胞增多性肉芽肿性炎症及涉及小
　　到中等血管的坏死性血管炎,伴有哮喘和嗜酸性粒细胞增
　　多血症
Ⅱ. 中等血管的血管炎
（1）结节性多动脉炎(经典的结节性多动脉炎)
　　中动脉及小动脉的坏死性炎症,不伴有肾小球肾炎或微小
　　动脉、毛细血管或微小静脉炎症
（2）Kawasaki 病
　　累及大、中、小动脉的血管炎,并伴有皮肤黏膜淋巴结综合
　　征。累及冠状动脉并可累及主动脉和静脉。多发生于儿童
Ⅲ. 大血管的血管炎
（1）巨细胞(颞)动脉炎
　　主动脉及其主要分支的肉芽肿性动脉炎,特别易于颈动
　　脉的颅外分支。常累及颞动脉,多发于 50 岁以上人,多并
　　有风湿性多肌痛
（2）Takayasu 动脉炎
　　主动脉及其主要分支的肉芽肿性炎症。多发于 50 岁以下

Chape Hill 会议分类的依据是按血管口径的大小,主要是它与临床表现有一定相关性,如紫癜损害表明是典型的小血管损伤,皮肤结节则提示中等大动脉的累及。但从皮肤科角度来看,大多数皮肤血管炎病主要影响真皮小血管,且中等血管的血管炎也常伴有一定程度的小血管累及。

按病因和发病机制的分类应该是主要的,但目前还存在困难。因为大多数血管炎病的病因至今尚未阐明,有待深入研究。近来关于抗中性粒细胞胞质抗体(ANCA)的发现,阐明了部分发病机制,因此提出了"ANCA 相关血管炎"的分类(表 27 – 4)。

表 27 – 4　抗中性粒细胞胞质抗体(ANCA)相关的血管炎

（1）Wegener 肉芽肿病
（2）显微镜下多血管炎
（3）变应性肉芽肿病
（4）某些药物诱发的血管炎

在表 27 – 4 中特别提出的"显微镜下多血管炎"是指一组非肉芽肿性小血管炎。除了皮肤症状外,常累及肺、肾血管,与其他发病机制引起以皮肤、肺、肾表现为主的血管炎一起,又有"肺肾血管炎综合征"之命名(表 27 – 5)。

表 27 – 5　肺肾血管炎综合征

Ⅰ. 少或无免疫物沉积(多与抗中性粒细胞胞质自身抗体关联)
　　Wegener 肉芽肿病
　　显微镜下多血管炎(显微镜下多动脉炎)
　　变应性肉芽肿病

（续表）

Ⅱ. 免疫复合物沉积
　　冷球蛋白血症血管炎
　　过敏性紫癜(Henoch – Schönlein 紫癜)
　　其他免疫复合物小血管炎(如血清病,红斑狼疮等)
Ⅲ. 抗基底膜抗体沉积
　　Goodpasture 综合征

1995 年 Ghersetich 按皮肤科临床实践需要将上述分类法精简并修改,提出了血管炎的工作分类法(表 27 – 6)。

表 27 – 6　Ghersetich(1995)血管炎工作分类

Ⅰ. 皮肤小血管性疾病
（1）特发性皮肤小血管性血管炎
（2）过敏性紫癜
（3）幼儿急性出血性水肿
（4）荨麻疹性血管炎
（5）混合性冷球蛋白血症
（6）Waldenström 高 γ 球蛋白血症性紫癜
（7）伴结缔组织病的血管炎
（8）伴类风湿结节的血管炎
（9）高免疫球蛋白症 D 综合征
（10）家族性地中海热
（11）持久性隆起性红斑
（12）面部肉芽肿
（13）麻风反应
（14）败血症性血管炎
Ⅱ. 中血管性坏死性血管炎
（1）结节性多动脉炎
　　① 良性皮肤型
　　② 系统型(包括显微镜下亚型)
（2）肉芽肿性血管炎
　　③ 局限性 Wegener 肉芽肿病
　　④ Wegener 肉芽肿病
　　⑤ 变应性肉芽肿病
Ⅲ. 大血管性血管炎
（1）巨细胞动脉炎
（2）Takayasu 动脉炎

关于血管炎分类的分歧,反映了对血管炎认识的现状。按 Chape Hill 会议的定义,以往皮肤科书籍中所称的变应性皮肤血管炎、超敏性血管炎、特发性皮肤小血管性血管炎等应属于"皮肤白细胞碎裂性血管炎",变应性系统性血管炎应为"显微镜下多血管炎",变应性肉芽肿性血管炎即为"Churg – Strauss 综合征"。

27.2.2　病因及发病机制

大多数病因未明,已明确的病因有:① 细菌感染:如链球菌、葡萄球菌、麻风杆菌、结核菌等。② 病毒:肝炎病毒、流感病毒、单纯疱疹病毒、人

免疫缺陷病毒等。③ 药物、化学物、血清、异性蛋白、疫苗。④ 伴有系统疾病：结缔组织病如系统性红斑狼疮、类风湿关节炎、皮肌炎、干燥综合征；恶性病变如淋巴瘤、白血病、骨髓瘤；异常蛋白血症、冷球蛋白血症、低补体血症、宿主抗移植物反应。

发病机制不清，往往在一个疾病中由多方面机制参与，即使在一个病中的不同阶段也可能有不同的发病机制，造成血管炎损伤的机制大致如下。

病原体直接侵犯血管：脑膜炎双球菌败血症的瘀点中查菌阳性，斑疹伤寒皮疹血管内皮中可找见立克次体、结核、梅毒、某些真菌感染、疱疹病毒感染等。

免疫损伤：大多数血管炎与免疫机制发病有关。① 免疫复合物介导如过敏性紫癜、冷球蛋白血症性血管炎、红斑狼疮、血清病、某些病原体诱发的血管炎、Behçet 病、持久隆起性红斑、磺胺药诱发的血管炎等；② 抗内皮细胞抗体直接攻击如 Kawasaki 综合征；③ 抗中性粒细胞胞质抗体（ANCA）介导：Wegener 肉芽肿病、变应性肉芽肿病、显微镜下多血管炎、硫氧嘧啶诱发的血管炎；④ 致敏 T 淋巴细胞介导：某些淋巴细胞性血管炎及可能的大血管性血管炎。

血管壁成分发生改变直接引起炎症如血管损伤、动脉粥样硬化。

参与血管炎发展的其他重要因素有：血管通透性、血液纤溶活性、血液黏滞度、血液静压、局部血管构造和分叉、发病的季节、温度等。

27.2.3 诊断

血管炎的诊断依据是病史、检查、化验、活检和血管造影等五个方面，据此进行综合判断。常见皮肤血管炎的诊断主要在于前两者，即病史和检查，活检有助于明确诊断。

病史询问和化验检查则有助于明确血管炎的病因、发病机制和性质。病因方面，首先应排除感染性因素，感染性血管炎和淋球菌性血管炎的病程一般有自限性，且不伴有系统性血管炎。绝大多数血管炎系非感染性，常需依靠各项化验检查找寻伴随的系统性疾病，如血尿常规检查、冷球蛋白、抗 HBV、HCV 抗体、ANA、ENA、dsDNA、免疫复合物和补体、ANCA、肌浆酶、肝肾功能等。而由药物诱导的血管炎基本上是淋巴细胞性血管炎。

皮损检查是皮肤科医生对皮肤血管炎诊断的最重要依据，尤其是紫癜和结节是最有特征性的两个基本损害，一般来说，紫癜表示血管炎的损害较表浅，受累的血管最小即毛细血管、微小静脉和微小动脉，而结节损害则表明累及较深部位且为较大血管，如小动脉或小静脉。常见血管炎累及的血管段分布见图 27-1。若是结节性损害做皮损活检有一定的诊断意义，但取材必须达足够深度，若是其他皮损则对血管炎的诊断一般不能提供很大帮助。

（按1994年Jennette JC等改编）

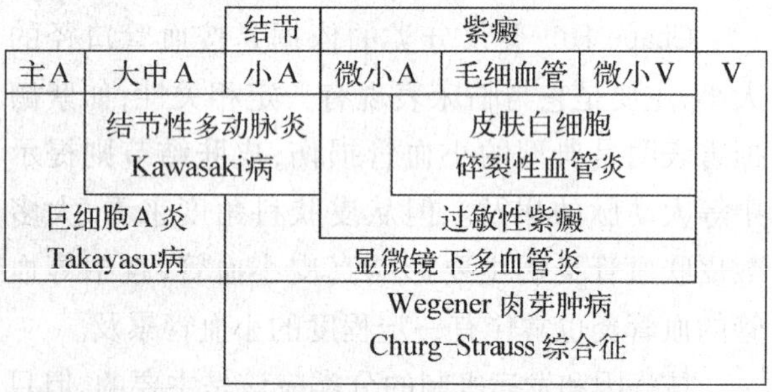

主A	大中A	结节		紫癜		V
		小A	微小A	毛细血管	微小V	
		结节性多动脉炎 Kawasaki病		皮肤白细胞碎裂性血管炎		
巨细胞A炎 Takayasu病			过敏性紫癜			
			显微镜下多血管炎			
			Wegener 肉芽肿病 Churg-Strauss 综合征			

图 27-1 常见血管炎累及的血管分布示意图
注：A：动脉，V：静脉

血管壁如有纤维蛋白样变性和坏死、炎症细胞浸润可明确诊断为血管炎，根据血管壁浸润的炎细胞类型和部位，可大致分类（见表 27-2）。如中性粒细胞碎裂性血管炎，急性者多为过敏性紫癜（真皮浅层为主）或变应性血管炎（真皮浅层和深层）；若是慢性者，则为持久隆起性红斑；若见补体下降，且有风团、肿胀者，则为荨麻疹性血管炎或系统性红斑狼疮；若以皮肤结节为主者，除结节性多动脉炎、Wegener 肉芽肿病、Takayasu 病和巨细胞动脉炎外，尚可有类风湿关节炎和坏疽性脓皮病等。若为 ANCA 阳性血管炎，且主要是胞质型（cANCA）者，则多为 Wegener 肉芽肿病；若为周边型（PANCA）者，则可能为显微镜下多血管炎及 Churg-Strauss 综合征。

27.2.4 防治

应尽可能明确和消除各种致病因素，如药物、化学物、感染性病原体、食物等;检查和治疗体内存在的慢性病灶如龋齿、扁桃体炎、副鼻窦炎等和潜在的系统性疾病如结缔组织病、血液病、肿瘤等。

常用药物有:氨苯砜、碘化钾、己酮可可碱、非类固醇性抗炎药和布洛芬等。糖皮质激素和免疫抑制剂如环磷酰胺、硫唑嘌呤、甲氨蝶呤、苯丁酸氮芥(瘤可宁)、秋水仙碱等单用或联用,选用纤溶药物如肠溶阿司匹林、双嘧达莫(潘生丁)。严重者可采用:环孢素口服、糖皮质激素冲击疗法、皮质激素联合免疫抑制剂冲击疗法、大剂量丙种球蛋白静滴、血浆置换疗法等。

中药以清热解毒、活血通络、软坚化瘀为治则,多用雷公藤、丹参、红藤、毛冬青、桂枝茯苓汤等。

27.2.5　变应性皮肤血管炎(allergic cutaneous vasculitis)

【定义】

本病是由多种因素(感染、药物、伴随的免疫损伤和疾病等)引起的一组以中性粒细胞浸润为主的、以白细胞碎裂为特征的小血管性血管炎病,主要侵犯皮肤小静脉。

【发病情况】

本病是变应性白细胞破碎性血管炎中仅累及皮肤的一个临床亚型,男女发病相同,任何年龄均可发病。损害可仅限于皮肤,20%~50%的患者可伴有关节、肾脏和胃肠道系统受累表现。

【病因及发病机制】

诱发本病的变应原有多种,诸如:① 感染因素:细菌(溶血性链球菌、金黄色葡萄球菌、麻风杆菌、结核杆菌等);病毒(甲、乙、丙型肝炎病毒,肠道病毒、单纯疱疹病毒和流感病毒、HIV);白念珠菌、疟原虫、血吸虫和其他肠蠕虫、螺旋体和立克次体等。② 药物:非甾体类抗炎药、胰岛素、青霉素、链霉素、磺胺等。③ 伴随的结缔组织病、自体免疫病、肿瘤等。由这些变应原诱发的种种循环免疫复合物沉积于小血管的管壁并激活补体,产生各种炎症介质,如白三烯、组胺、血栓素、白介素、肿瘤坏死因子等,进一步导致血管内皮损伤。

随之而来的是以中性粒细胞为主的血管壁浸润,释放溶酶体酶和氧自由基致血管壁纤维蛋白沉积,红细胞漏出,进一步破坏血管。

【临床表现】

取决于累及血管的深度和血管损伤的程度,血管炎限于真皮浅层者表现为风团、红斑、紫癜、丘疹和血疱;累及真皮深层网状血管层和皮下脂肪者表现为出血性大疱、网状青斑、结节、皮肤坏死等。

可触及性紫癜是本病的典型特征。早期损害可不被触及,可发展成瘀斑、丘疹、结节、水疱、脓疱或溃疡。多见于足踝和小腿处,主要累及下垂区或局部受压力的皮肤上。踝部常见肿胀,可伴关节、肌肉疼痛,轻度发热、乏力,损害处轻度瘙痒或疼痛。

急性发作时,损害成批出现,分布广泛,通常在3~4周内缓缓消退,留炎症后色素沉着斑或瘢痕。病程呈慢性经过,反复不定期发作,持续多年。

复发性环状红斑伴紫癜是白细胞破碎性血管炎的一种少见变异,有以下特点:皮损突然发生,7~10天后可自行消退,反复发生多年。远心性发展的环状紫癜。皮损向外扩展形成多环状损害,消退后有含铁血黄素沉积。一般情况好,没有其他系统症状。

【组织病理】

真皮浅层和深层可见白细胞破碎性血管炎改变,即血管壁有纤维蛋白渗出、变性及坏死,管壁及其周围有以中性粒细胞为主的浸润伴核碎裂及核尘,可见不等量的单核细胞及嗜酸性粒细胞。大量红细胞漏出。在早期皮损中,需多个组织切片确定纤维蛋白样血管损害。如只有核尘与血管周围中性粒细胞浸润但不伴明确的纤维蛋白样改变,提示为演变中的白细胞破碎性血管炎。病变严重时,累及皮下组织,脂肪细胞可变性坏死。

【诊断及鉴别诊断】

根据本病多发生于青壮年,好发于足踝和小腿,皮损为以可触及性紫癜为主的多型性损害,反复发作的倾向等特征应考虑本病。组织学检查表现为白细胞破碎性血管炎可明确诊断。

组织学上表现为白细胞破碎性血管炎的除本病外,还可见于持久性隆起性红斑、荨麻疹性血管炎、过敏性紫癜等。另外,白细胞破碎性血管炎也常伴其他类型血管炎,例如,白细胞破碎性血管炎比肉芽肿性血管炎更常见于 Wegener 肉芽肿病患者中。因此,活检示白细胞破碎性血管炎并不排除还可伴有其他类型血管炎的疾病。

【治疗】

需详细询问病史,寻找可能的致病诱因,尽可能地明确发病与可能存在的种种变应原和疾病之间的联系,避免可疑药物。发作期宜卧床休息,抬高患肢以降低静脉压。糖皮质激素是治疗本病的首选药物,主要作用是减少炎症病灶周围的免疫活性细胞,抑制抗体产生,从而减少免疫复合物形成和减轻炎症反应。如泼尼松,1~2 mg/kg·d,分次口服,待病情缓解后逐量递减初始剂量,直至能维持已有临床效果的最低剂量。长期应用糖皮质激素可导致的不良反应有高血压、激素性肌病、骨质疏松、可能导致穿孔和出血的消化道溃疡、增加糖尿病患者对胰岛素和口服降糖药的需求,及增加合并感染的危险,应注意密切观察,及时处理,如限钠、补钾。

如糖皮质激素不能控制症状、激素减量时病情复发,或激素剂量过大、副作用明显或伴脏器功能受损时可单独应用免疫抑制剂,或与糖皮质激素联合应用。常用的免疫抑制剂有环磷酰胺、甲氨蝶呤、秋水仙碱,其作用机制可能是抑制白细胞趋化因子,稳定溶酶体膜和减轻炎症。

疼痛明显者,选非甾体类抗炎药物:吲哚美辛(消炎痛)25 mg,每日 3 次口服,主要是抑制前列腺素合成;如出现血管闭塞性病变,可选用阿司匹林 25 mg,双嘧达莫(潘生丁)25 mg,每日 3 次口服,可抑制血小板聚集。应注意药物副作用,定期检查血、尿常规和肝、肾功能。

对复发性环状红斑伴紫癜者,氨苯砜 50 mg,每日 2 次,有较好疗效。

中药雷公藤、昆明山海棠对本病皮肤型疗效较好,如雷公藤多苷片,20 mg/d。祖国医学采用扶正、止痛、抗敏、散结等药物,如人参、当归、全

蝎、鹿角片、蜈蚣、地龙、甘草等,如有发热加生石膏、地丁、蒲公英、黄柏,有疼痛肿胀加怀牛膝、元胡、丝瓜络等。

(陈明华　廖康煌)

27.2.6 过敏性紫癜(allergic purpura, anaphylactoid purpura)

【同义名】

急性血管性紫癜(acute vascular purpura)、出血性毛细血管中毒病(hemorrhagic capillary toxicosis)、过敏性血管性紫癜(anaphylactoid vascular purpura)、Henoch - Schönlein 综合征。

【定义】

过敏性紫癜为系统性变应性毛细血管及细小动脉炎引起血液和血浆外渗至皮下、黏膜下和浆膜下的一种临床上表现为皮肤瘀点、瘀斑、关节酸痛、腹部症状及肾脏损害。多数病例呈急性经过,少数病例尤其是肾脏受损者病程迁延且易反复再发。

【简史】

祖国医学文献中很早就有关于紫癜病的记述,属于中医“发斑”与“血症”范畴。有“衄”“葡萄疫”及“温病发斑”之称。早在《内经》已有记载。公元 610 年巢元方的《诸病源候论》中对本病的病因及症状已有比较详细的描述。

国外,本病于 1808 年由 Rober Willan 以“出血性毛细血管中毒病”命名介绍。1837 年 Schönlein 注意到本病可能有关节症状。1874 年 Henoch 提到本病的内脏损害,特别是胃肠道和肾脏受累。1947 年 Gairdner 认为本病属于坏死性血管炎范畴。

【发病情况】

本病比较常见。任何年龄皆可发病,但以学龄儿童和青年的发病率为多,有统计75%的患者见于 7 岁以下儿童,男孩较多。春季发病率最高。

【病因及发病机制】

不少患者(儿童50%~90%,成人约30%)发病前常有发热、咽喉疼痛等上呼吸道感染史,提示与风湿热、肾小球肾炎有共同之处,多认为是一种

感染变态反应,溶血性链球菌为重要致敏原。由于抗原和抗体反应,在血管内形成免疫复合物并沉积与血管壁损伤血管,导致毛细血管和小血管壁及其周围产生炎症,血管壁通透性增高从而产生紫癜和各种局部或全身症状。常见的诱发因素有细菌、病毒、寄生虫及其代谢产物、食物(牛、奶、蛋、鱼、蛤、虾等异性蛋白)、药物(如水杨酸、青霉素、链霉素、氯霉素、阿托品和抗癫痫药等)、化学中毒(包括除草剂和杀虫剂),以及吸入花粉、注射疫苗等。

【临床表现】

皮肤、关节、胃肠道和肾脏是最常受累的器官,根据其症状的主要表现可以分为单纯型(皮肤型)、关节型(风湿性紫癜或 Schönlein's purpura)、胃肠型(腹型紫癜或 Henoch's purpura)和肾型 4 类,均由同一病理变化所致。

(1) 单纯型紫癜(purpura simplex)

损害局限于皮肤,故又称皮肤型紫癜,是临床上最轻的一种。起病突然,为针尖至黄豆大的瘀点或瘀斑,可高出皮面,多发于两下肢,尤以小腿伸侧较多,有时发生于臀部及前臂,在儿童中也往往发生于颈部及躯干上,呈对称分布。往往分批、陆续出现,经 2~3 周后消退。以后容易复发,往往在数月或数年后才能停止。

患者以儿童为多,通常无全身症状,只有少数患者感觉疲乏不适、轻度发热及头痛。

(2) 关节型紫癜(purpura arthrotica)

发病前常有发热、咽喉疼痛、乏力等全身不适,偶有恶心和呕吐。皮疹除紫癜外还可有风团、水肿性红斑、水疱、血疱以至坏死和溃疡亦不少见。有时在出血处先有荨麻疹样皮损。患处可有痛感。损害为对称性,可发生于黏膜或可局限于关节附近。关节疼痛是个显著的症状,呈固定性或游走性,肿痛在皮疹发展时更为剧烈,以致关节变形,功能受到严重影响。以大关节为主,膝关节最易受累,其次为肘、踝及腕关节等,常伴小腿下 1/3 肿胀。可伴有四肢肌肉尤其腓肠肌疼痛、肿胀与触痛。

患者多为 20~30 岁青年人,男性为多,损害多半在数周内消失,关节不会变形。也有持续性 2~3 年或更长者。易复发。

(3) 胃肠型紫癜(purpura gastrointestinalis)

腹部症状是此型紫癜的突出表现。老幼皆可发生,但以儿童及老年人为多,有统计 2 岁以上患儿往往位于脐周或下腹部,为隐痛或绞痛。伴有食欲减退、恶心、呕吐、呕血、便秘、腹泻、便血。严重的由于肠壁出血以致局部蠕动亢进或麻痹而发生肠套叠,或因肠出血导致肠穿孔。好发于回肠的末端。约 1/10 病例可无皮疹表现,故临床上有时误诊为阑尾炎、肠套叠而施行手术。

皮疹与关节型紫癜相同,包括瘀点、瘀斑、水肿性红斑、风团以及偶发的水疱。病程中亦可伴发关节症状及不规则发热。一般在数周内痊愈,但可屡次发作。

(4) 肾型紫癜(renal purpura)

除上述皮损表现外,尚有明显的和持续的肾脏病变,肾脏损害可与紫癜同时发生或在紫癜前后。过敏性紫癜伴有肾脏损害的发病率占 12%~49%(Heptinstall,1974)。一般小儿发病率较高,成年较低。血尿是最常见的症状,有时肉眼可见,而蛋白尿、管型尿以至肾功能不全者皆可发生。病程长短不一,通常为数周至数月,易复发或转为慢性。肾病变的有无直接影响本病的预后,一般说来紫癜性肾病预后多数是好的。有统计包括尿蛋白及镜下血尿的尿异常在 3 个月内有 50%、1 年内有 84%、2 年内有 88.6% 消失,超过 2 年者治愈可能性小。约 10% 的病例发生无尿、水肿、高血压等进行性肾功能衰竭。这种倾向随年龄增大而增加,故成年人有肾脏损害者预后较差。

紫癜性肾病的预后取决于肾组织的病变,肾组织的病变可以分为 3 类:① 局灶性肾炎型:最常见,其预后较好。② 急性弥漫性肾小球肾炎型:少见,其病情险恶。③ 慢性肾小球肾炎型:慢性反复发作为其特征。

总而言之,紫癜的范围与内脏器官症状的程度不相一致。过敏性紫癜除肠穿孔、急性肾功能不全、脑出血外,一般预后良好。常为数周至数月治愈,但也有持续 1 年以上者。

【实验室检查】

出血、凝血时间皆正常。血小板计数多正常,但也有正常值偏低的,其形态及功能也正常。白细胞数正常或中等度增加,并可伴有中性及嗜酸性粒细胞增加倾向。出血多不严重,无明显贫血。束臂试验可呈阳性,血沉多加快,全血黏度增加。可有蛋白尿、血尿、管型尿。血中 IgA 型免疫复合物增高。少数于急性期有暂时性 CH50、C3 或 C4 水平下降。

皮肤毛细血管镜检查可见视野模糊或较为模糊,血管多弯曲、扭曲或呈鹿角样多棘形、"8"字形等不规则形态,或可见到血流缓慢、间断,没有血流并伴有出血点、多数不见至乳头下丛。

X 线检查或可发现弥漫性无症状肺浸润或肺栓塞而至反复的肺出血表现。小肠钡剂或可见充盈缺损、黏膜纹理粗糙、溃疡和痉挛等。

【组织病理】

其特征是细动脉的白细胞破碎性血管炎。真皮乳头水肿,毛细血管扩张、充血、内皮细胞肿胀、管壁纤维蛋白样变性、红细胞漏出、含铁血黄素沉着,浅层血管丛周围密集的中性粒细胞浸润及核尘,尚可见嗜酸性粒细胞与淋巴细胞。表皮缺血性改变。肾脏病变轻重不一。早期大多呈灶性或节段性,轻者仅有肾小球囊膜上皮与肾小球粘连形成新月样病变;重者病变进一步发展,肾小球毛细血管基底膜慢性、广泛性增殖,新月样病变显著。肾小管萎缩或肥大,间质细胞浸润、纤维化而类似结节性多动脉炎的血管病变。肾脏和皮肤组织的直接免疫荧光抗体法检查有 IgA、IgG 及补体沉着。肠道、心脏、支气管、肾上腺皮质和滑膜亦可有血管炎和局灶性坏死。

【诊断及鉴别诊断】

根据本病分批反复发作的、可触及的出血性丘疹或瘀斑,伴发胃肠道或关节等症状,血小板计数正常等,诊断不难。需要鉴别的疾病有:血小板减少性紫癜(表 27－7)、血友病、坏血病、自身红细胞敏感症、色素性紫癜性皮病、儿童丘疹性肢端皮炎(Gianotti－Crosti 综合征)。血管壁 IgA 沉积是本病特征,借此可与其他血管疾病相区别。胃肠型与肾型应注意与内、外科疾患相鉴别。

表 27－7　过敏性紫癜与特发性血小板减少性紫癜鉴别

鉴别要点	过敏性紫癜	特发性血小板减少性紫癜
症状		
全身症状	可有乏力、头痛、咽痛、纳呆	不一定有,表现亦不一
皮肤症状	四肢伸面、臀、腰部为主,对称性、隆起性、紫癜性损害	点状或斑状出血斑(不隆起)
消化道症状	呕吐、腹痛及腹痛样便血	不伴腹痛性便血
关节症状	常有关节痒痛及关节周围肿胀	无
肾病变	常有血尿及肾病表现	血尿时可出现肾炎综合征
实验室检查		
血小板计数	正常	减少
出血时间	正常或轻度延长	延长
血块退缩	正常	减退
毛细血管脆性试验	各种不同结果	通常减退
凝血酶原消耗试验	正常	减低

【防治】

寻找及去除可能的致病因素:如避免可疑药物,治疗感染,警惕肠道梗阻或胃肠道出血的发生,尤其是儿童,一旦发生肠套叠,大多需外科做紧急处理。

非特异性抗过敏治疗:如抗组胺药物(扑尔敏、赛庚啶、氯雷他定、西替利嗪等)。

降低毛细血管壁的通透性和脆性:如维生素 C,每日 1 g,分 3 次口服。10% 葡萄糖酸钙 10 ml,每日 1~2 次静脉注射。或维生素 E,每日 100 mg。

糖皮质激素:有抗过敏及减轻血管通透性的作用,可迅速减轻关节疼痛及胃肠道症状,适用于软组织水肿、关节肿胀及有胃肠症状者(如肠梗阻、肠套叠、穿孔的大量胃肠道出血和腹痛)。以泼尼松为例,小儿剂量每日 1~2 mg/kg,成人剂量不超过 60 mg/d,症状控制后即逐渐减量。如持续用药 2~3 周后不见缓解,提示患者对糖皮质激素疗效差,或再试用其他类型皮质激素,其剂量参照泼尼松用量进行换算。

激素不能预防新紫癜,亦不能治疗与预防肾脏损害以及改善其预后,故激素不是肾脏损害及瘀点的首选。

免疫抑制剂：可改变进行性病例的病程，适用于肾型，疗效以环磷酰胺、硫唑嘌呤和甲砜霉素较明显，也有报道由巯嘌呤见效者。对肾病严重，病程迁徙，治疗效果差者，可试行激素（如甲泼尼龙或氟美松）冲击疗法并联合环磷酰胺给药。

外科手术：仅适用于并发肠套叠和肠穿孔的病例，作为应急处理。

中医中药：中医辨证治疗紫癜疗效较好。过敏性紫癜属瘀血内阻，风、湿、热交蒸所致。治以凉血活血为主，辅以清热、利湿、祛风之品。笔者常用扦扦活 15～30 g、茜草 15～30 g、赤芍 15 g、益母草 15～30 g、丹皮 6～9 g、大黄 9 g、鲜生地 15～30 g、生甘草 4.5～9 g 加减治疗。

（朱光斗）

27.2.7　婴幼儿急性出血性水肿（acute hemorrhagic edema of infancy）

本病首由 Snow 于 1913 年描述，1938 年 Finkelstein 命名为婴幼儿急性出血性水肿（infantile acute hemorrhagic edema）。至今文献报告尚不足 100 例。欧洲学者认为此病系过敏性紫癜良性型或属过敏性紫癜病谱，但美国学者认为本病为一独立疾病。

【病因】

本病为免疫复合物所致白细胞碎裂性血管炎疾病，所致原因常见的有：① 上呼吸道感染，曾报告由链球菌、葡萄球菌、腺病毒等所致；② 药物；③ 疫苗接种。3/4 病例由上述原因所引起。

【临床表现】

发病多见于 12 月、1 月。年龄多数为 4 个月～2 岁，最大为 40 个月。病程急性发作，皮肤表现主要为面部及四肢红斑、紫癜、瘀斑、虹膜样或帽章样（cockade）红斑。四肢有炎症性水肿。其他尚可有低热，个别病例可出现血清血液性腹泻、黑粪及致死性肠套叠。肾累及可表现为显微镜下血尿、轻度蛋白尿、血中尿素氮水平升高等。本病常在 3 周（平均 12 天）经 1～3 次发作而痊愈。有愈后再次发作者，但病的过程皆呈良性经过。有

本病与过敏性紫癜重叠的病例报告。

【组织病理】

为典型的白细胞碎裂性血管炎表现，见于真皮乳头层及网状层。可有或无纤维蛋白样坏死。免疫荧光检查可显示血管周围有免疫球蛋白、C3、纤维蛋白原沉积。仅有 1 例报道为 IgA 的沉积。实验室检查：循环中可检出免疫复合物 IgG、IgM、IgA 升高，血沉加快，白细胞增多等。

【诊断及鉴别诊断】

据临床及实验室异常可以确诊。需区别者有：① 过敏性紫癜：本病多见于 3～7 岁的儿童，出血性丘疹、风团等损害主要见于下肢，水肿少见，内脏累及多见，平均病呈 30 天，常易复发。组织病理上血管纤维蛋白样坏死少见。免疫荧光为 IgA 沉积。以上情况可与之区分。② Sweet 病：本病儿童甚少见。皮疹、全身症状、组织病理皆与之不同。③ 多形红斑：本病 3 岁以下儿童极为罕见，从临床及病理等方面可予以区分。

【治疗】

全身糖皮质激素及抗组胺药物并不能改变其病程，有感染者可给予抗生素治疗。预后良好，仅有 1 例因累及肠道而死亡。

（黄　雯　陈明华）

27.2.8　荨麻疹性血管炎（urticarial vasculitis）

【定义】

荨麻疹性血管炎是一种皮损类似于荨麻疹而病理显示有血管炎的疾病综合征，其中约 1/3 患者的血中补体水平降低，又称为"低补体血症性血管炎"。

【病因】

病因不明，但从本病的谱系分布来看，轻型者在临床上难与特发性慢性荨麻疹区别。中间型者多伴发热、关节痛、肾小球肾炎和低补体血症。重型者则在临床上很难与系统性红斑狼疮相区别。在干燥综合征中发生本病者计 32%，此外，本病可与甲、乙、丙型肝炎、Lame 病、传染性单核细胞增多症、IgA 骨髓瘤、IgG 丙种球蛋白病、冷球蛋白血症、血清病、炎症性肠病、白血病、肿瘤、药物使用等伴发。

【临床表现】

基本损害为风团和红斑，其他可有丘疹、紫癜、血管性水肿、环形红斑、多性红斑样皮损、网状青斑、大疱和坏死。与一般荨麻疹相比较，本病损害的特征是：① 皮损常感疼痛而不是瘙痒；② 风团常存在24小时不退，可达3~5天；③ 消退后常留炎症后色素沉着，呈青紫色。

病程慢性，反复发作，皮损可全身泛发，常伴发游走性关节疼痛或关节炎，以及肾小球肾炎，但罕见严重肾功能受损。可有发热、不适、肌痛、淋巴结肿大、肝脾肿大、慢性阻塞性呼吸道疾病和哮喘、胃肠道症状等。

【实验室检查】

异常发现常见的有：血沉加快、低补体血症、抗体滴度阳性（ANA、ENA、ds-DNA、SSA、Sm）、类风湿因子阳性、循环免疫复合物增高。直接免疫荧光示基底膜带和血管壁上有免疫球蛋白（主要是IgM，其次是IgG及IgA）和补体C3沉积。尿常规检查有血尿、脓尿和蛋白尿。本病患者按低补体血症的有无可分为低补体血症性和正常补体血症性荨麻疹性血管炎两组。一般来说，低补体血症性者在本病的谱系中多属重型，有统计其中54%伴SLE，而正常补体血症性者均属轻型，仅2%伴SLE。

【诊断】

诊断依据：① 反复发作的荨麻疹样皮损，持续超过24小时，伴灼热或疼痛，消退后留色素沉着；② 组织病理学示血管炎证据：纤维蛋白样变性和坏死、白细胞碎裂和红细胞外渗。本病需与慢性荨麻疹鉴别。可由玻片压诊法，即用玻片压于皮损上，本病皮损见原有大片红斑消退，但中央的紫癜不褪。

【治疗】

按病情轻重可依次使用1~2种抗组胺药，对于临床上疼痛明显的患者可选用非类固醇性消炎止痛药，其他包括秋水仙碱、氨苯砜、羟基氯喹、糖皮质激素和免疫抑制剂等。严重者可使用皮质激素和环磷酰胺冲击治疗、血浆交换治疗等。

【预后】

预后通常良好。

27.2.9 持久性隆起性红斑（erythema elevatum diutinum）

本病由Hatchinson于1877年首先报道，现被认为是白细胞碎裂性血管炎的顿挫型。病程为慢性。个别病例可无血管炎的组织学证据，曾有称为细胞外胆固醇沉着症（extracellular cholesterolosis）。目前认为是本病皮疹中发生脂质沉着的一种继发性变化，是本病的一个亚型。

【病因】

尚不清楚，可能由于细菌感染或其毒素对皮肤血管的一种免疫反应。

【临床表现】

皮损为持久性的棕红色斑丘疹、结节和斑块。初起常为蚕豆大、较软而高起的结节，逐渐由淡红色发展至淡紫色或棕红色（彩图27-01）。有的可类似黄瘤。皮损表面光滑，边界清楚。可逐渐融合成不规则形、回形或环形的坚硬斑块，或形成大片状。皮损上常出现紫癜，少数损害出现水疱或大疱，偶见溃疡。损害有轻度瘙痒或痛痒、压痛、烧灼感。皮损主要分布于四肢关节伸面，尤以手足背和肘膝伸侧为多，少数累及掌、跖、臀和耳部，多呈对称性分布，极少侵犯黏膜。病程缓慢，皮损可持续数月至数年。有时可自行消退，遗留色素沉着或萎缩，发生溃疡者愈后留有瘢痕。有的可新疹不断，迁延不愈。

患者多为成年人，也常累及儿童和青年，男女均有。一般无明显的全身症状，也可伴复发性多关节炎。

【组织病理】

为典型的白细胞碎裂性血管炎。早期为真皮浅层及深层血管丛的血管壁及管周致密的以中性粒细胞为主的浸润，管壁肿胀、红染，有多量纤维素样物质沉积，管周有中性粒细胞、核尘及少许管外红细胞。后期浸润细胞数量减少，淋巴细胞和组织细胞逐渐增多，但一般仍以中性粒细胞居多，偶见嗜酸性粒细胞和浆细胞。在长期的慢性损害中，则以成纤维细胞及纤维化为主，并可有脂质沉积。电镜发现注射链球菌抗原后，首先是免疫复合物沉积于血管壁，以后中性粒细胞浸润管壁，并吞噬免疫复合物，发生崩解。直接免疫荧光可见血管壁周围有 IgG、IgA、IgM、补体、纤维蛋白原、转铁蛋白和 α2 巨球蛋白沉积。部分患者血中循环免疫复合物呈阳性,其增高幅度与疾病的活动性相关。

【诊断及鉴别诊断】

没有症状的持久性结节或斑块,特别是在四肢伸侧者应考虑本病的可能。组织病理变化有一定特异性,可以确诊。临床上需与环状肉芽肿、黄瘤、肉样瘤病等相鉴别,组织学上需与面部肉芽肿和 Sweet 病等鉴别。

【治疗】

以氨苯砜口服治疗为主,疗效较好。顽固者可使用或合用雷公藤制剂、沙利度胺或其他免疫抑制剂,方法同其他白细胞碎裂性血管炎。

(陈明华　廖康煌)

27.2.10　面部肉芽肿(granuloma faciale)

面部肉芽肿是一种发病机制不明、面部呈现无症状性结节或斑块为特征的局部白细胞破碎性血管炎性疾病。

【临床表现】

多见于中老年,男性居多,儿童也可受累。皮疹最常见于面部,常见部位包括鼻,颧突出处,前额和耳部。可单发或多发,为棕红色质软丘疹、结节或斑块,后者直径可达几厘米。表面通常可见毛孔扩大及轻微毛细血管扩张。类似鼻赘形成的病例也有报道。面部以外的皮损可发生于四肢,颈,胸和头皮。尽管皮损通常无症状,但患者有时诉轻微瘙痒和刺痛感,无系统性受累表现。面部肉芽肿倾向于慢性,典型者有周期性复发和部分缓解的特征。

【组织病理】

浸润多位于真皮中部,也可位于真皮深层和皮下脂肪。示肉芽肿性浸润和白细胞破碎性血管炎,早期主要为中性白细胞浸润伴核尘,真皮上部纤维蛋白样变性,少量红细胞漏出,表皮下和附属器周围有无细胞浸润带(Grenz 带)。稍晚则为嗜酸粒细胞、淋巴细胞、浆细胞、组织细胞等混合细胞浸润,最后纤维化。

血管常增生扩张,其管壁有嗜酸性粒细胞浸润伴纤维蛋白沉积。有些病例纤维蛋白广泛分布于真皮中而血管壁的纤维蛋白样改变难以见到。较晚期皮损可见纤维化和含铁血黄素沉积。更晚期的镜下所见与持续性隆起性红斑有重叠。

【实验室检查】

无特殊异常,外周血偶见嗜酸性粒细胞增多。

【诊断】

根据损害位于面部、隆起、境界清楚的斑块或结节提示本病存在的可能性,结合组织病理检查可确诊。组织学上因与持续性隆起性红斑有重叠,故认为其镜下图像是非特异性炎症反应类型。因此,面部肉芽肿的确诊需要临床与病理密切结合。

【鉴别诊断】

面部肉芽肿的形态学特征特殊,混合细胞浸润并伴 Grenz 带可区别于中性粒细胞性皮病和白细胞破碎性血管炎。持续性隆起性红斑,倾向分布于四肢伸侧,浸润细胞以中性粒细胞为主,而嗜酸性粒细胞较少见。若有大量嗜酸性粒细胞则可能有 Langerhans 细胞增生性疾病;不过,只有散在的 Langerhans 细胞和 Grenz 带(Langerhans 细胞增生性疾病倾向于向表皮性)及多量的嗜酸性粒细胞仍倾向于面部肉芽肿。Grenz 带还有助于对本病与超敏性反应如节肢动物咬伤的区别。血管淋巴样增生伴嗜酸性粒细胞增多(上皮样血管瘤)与本病的区别是前者血管壁高度增厚伴内皮细胞突出。

【治疗】

治疗极困难,经手术切除甚至是全皮层移植部位仍可复发。皮损内可注射曲安奈德(去炎松)或冷冻治疗。

(陈明华)

27.2.11　结节性多动脉炎(polyarteritis nodosa)

【同义名】

1885 年首次报道称为结节性动脉周围炎(periarteritis nodosa),以后的进一步研究发现炎症不单在动脉周围,而是在动脉的全层,故又改称为结节性全动脉炎(panarteritis nodosa)。

【定义】

结节性多动脉炎是主要影响小和中等动脉的

一种坏死性血管炎。有系统型和皮肤型之分。系统损害以心血管、肝、肾为主，皮损则以结节为主。

【病因】

病因尚不明了。皮肤的直接免疫荧光检查示真皮血管有免疫复合物沉积，可能是对某些致病因素所致血管损害的一种免疫反应。已报道本病可伴随于系统性红斑狼疮、干燥综合征、混合性冷球蛋白血症、炎症性肠病、毛细血管性白血病、家族性地中海热、Cogan 病、类风湿关节炎等；也有可能与多种抗原血症相关，不少患者伴随有乙肝、丙肝以及先前的链球菌感染，也有见于静脉内滥用药物（吸毒）及反复进行抗原脱敏治疗者的报道。近期发现 AIDS 及 HIV 携带者也出现本病。

【临床表现】

(1) 系统型结节性多动脉炎

患者以男性多见，有统计男性患者 4 倍多于女性。常见于 20～60 岁，平均发病年龄为 45 岁。所累及的血管以中、小口径的肌性动脉为主，类似于肝动脉、冠状动脉和皮下组织的动脉口径，因而涉及全身所有系统，由于血管病变所产生的局部循环障碍、缺血、血栓形成、栓塞、管壁破裂等导致多种临床表现。起病缓急不一。患者常以发热、乏力、体重减轻、肌痛、关节痛和恶心等起病，继以某些器官受累表现。出现高血压、心动过速。肾脏累及常由于肾动脉病变梗死的缺血性肾小球损害，少见为局灶性节段性坏死性肾小球损害，表现为血尿和蛋白尿、氮质血症。肾脏病变是本病最常见的死因。也常见有肝肿大、黄疸、淋巴结病变、白细胞数增高；其次是心肌梗死、肠梗阻、周围性神经炎、多发性单神经炎，后者最常表现为足下垂（foot drop），可作为诊断本病的标记。脑膜、脊椎和颈动脉累及可导致偏瘫和惊厥；发生动脉瘤者可导致多器官梗死。罕见累及肺和脾。

系统型结节性多动脉炎患者中 40% 以上有种种皮肤表现。最突出和有诊断意义的皮损是皮下结节，结节可单发或成群，多沿血管行径分布，直径为 5～10 mm 者居多，其上皮肤正常或微红，按之有触痛或有搏动感。坏死后纤维化愈合的血管局部可致皮内血肿或瘀斑，结节有时可破溃。常

见于下肢，尤多见于膝下、小腿伸侧和足背。严重者，于指趾末端可发生周围性坏疽。此外，也可见有网状青斑、大疱、丘疹、瘢痕性损害和风团等多形损害。

(2) 皮肤型结节性多动脉炎

患者通常有复发性皮肤、关节和肌肉累及，而无内脏器官累及。皮肤表现类似于系统型。良性皮肤型结节性多动脉炎由 Lindberg 于 1931 年提出，患者以女性多见，基本损害为皮下结节和网状青斑。结节一般较小，不易见到，往往由于疼痛而触及，直径约 0.5～2.0 cm，多见于下肢，可伴肿胀和水肿。约半数皮损在病程的不同时期由于血管损害加重而出现破溃形成溃疡。其次为网状青斑，见于 50%～80% 患者。其他症状有关节痛，表现为似类风湿性关节炎；周围神经病变表现为局部麻木和灼痛感，在严重病例者尤为多见。少数患者伴发热，偶见肢端发绀和 Raynaud 现象。大多数患者呈慢性和复发性病程，无系统症状而呈良性病程。皮肤型结节性多动脉炎患者偶伴炎症性肠病（Crohn 病和溃疡性结肠炎），提示炎症严重，皮损多进展成溃疡。

目前认为，导致系统型结节性多动脉炎的最重要抗原是乙肝病毒表面抗原（HbsAg），其次是丙肝。若肝炎血清学试验阴性者，往往提示预后良好。导致皮肤型结节性多动脉炎的感染因素大多为链球菌感染，多数患者发作前有上呼吸道复发性链球菌感染的病史，其他如尿路感染、复发性生殖器疱疹病毒感染等。

【实验室检查】

白细胞计数常显著增高，可达 $40 \times 10^9/L$，中性粒细胞达 80%，有时可见嗜酸性粒细胞轻度增高。血小板计数多增高，进行性正常细胞性贫血，血沉增快。肾脏累及者可见镜下血尿、蛋白尿和肾功能异常。类风湿因子可阳性，但滴度较低。部分患者循环免疫复合物阳性，补体降低。可出现高 γ 球蛋白血症，伴巨球蛋白和冷球蛋白。约 1/3 患者乙肝表面抗原阳性，尤其是在系统型患者中。Ⅷ因子相关抗原与本病的活动度有一定相关性，在有器官梗死时常呈持续增高状态。血清 C 反应蛋白浓度也常与疾病活动性呈正相关。两者的测

定可用于判断病变的活动性和监测治疗效果。有报道本病患者 ANCA 阳性,在系统型患者中大多为胞质型(cANCA),但其阳性率一般均较低(<20%),因此,不属于 ANCA 相关的血管炎病。

【组织病理】

基本病变为中、小肌性动脉的炎症性坏死性血管炎,常波及动脉的一段或一部分,呈局灶性结节性肿胀到坏死,产生动脉瘤和血管破裂。随着病程的进展,早期为动脉管壁的纤维蛋白样变性,弹性膜破坏,管壁及周围中性粒细胞浸润、碎裂形成核尘,晚期则见管壁增生,血栓形成,淋巴细胞、组织细胞和浆细胞浸润,呈肉芽肿性动脉炎改变,管腔阻塞致周围组织缺血性坏死。

【诊断及鉴别诊断】

本病的临床表现变化多样,诊断的主要依据是:① 特征性的皮肤损害:皮下结节和网状青斑,尤其是多见于下肢的皮下触痛性结节;② 多系统累及和多器官病变:肾、心、肝、消化系统、神经系统受损出现的相应症状,以及体重减轻,肌肉、关节疼痛等症状;③ 皮肤、肌肉、神经、肾组织、睾丸等组织的病理检查:中小动脉的炎症性、坏死性和阻塞性全动脉炎;④ 多项的实验室检查异常:包括白细胞增多,血沉增快,蛋白尿和血尿,血尿素氮和肌酐升高,HbsAg 或 HbsAb 阳性等。本病需与结节性血管炎、显微镜下多血管炎及变应性肉芽肿血管炎等鉴别。

(1) 结节性血管炎

主要发生于中青年女性,皮损好发于两下肢,尤其是小腿下 2/3 处,不限伸屈侧,散在分布,表现为疼痛性皮下结节,数目常在 10 个以内,3~4周内逐渐消退。全身症状一般是困倦不适、食欲不振,少数病例午后低热、夜间盗汗,无持续高热病例,无明显脏器受累。50%病例结核杆菌试验强阳性,胸部 X 片示部分病例有陈旧性肺结核,偶有活动性肺结核。根据临床、实验室检查及病理活检可与本病鉴别。

(2) 显微镜下多血管炎

以小血管受累为主,不仅累及小动脉,毛细血管和小静脉也可受累。病程中可出现急剧进行性肾炎和肺毛细血管炎、肺出血,而周围神经受累较少,治疗后复发率较高。抗中性粒细胞胞质抗体(ANCA)阳性率较高,占 50%~80%,依靠病理可与本病鉴别。

(3) 变应性肉芽肿性血管炎(Churg - Strauss 综合征)

病变可累及小、中口径的肌性动脉,也可累及小动脉、小静脉。肺血管受累多见,既往有支气管哮喘和(或)慢性呼吸道疾病的病史,外周血嗜酸性粒细胞增多,病变组织见有嗜酸性粒细胞浸润,血管内和血管外有肉芽肿形成。如有肾受累则以坏死性肾小球肾炎为特征,抗中性粒细胞胞质抗体(ANCA)阳性率较高,约占 2/3。

【治疗】

典型患者未给处理的 5 年生存率是 13%,死因多为肾衰竭、心血管与胃肠道并发症,应用糖皮质激素治疗后可提高至 55%,联合皮质激素和细胞毒制剂可使生存率高于 90%,有的病例可获长期缓解。有以下几项者提示预后较差:① 蛋白尿>10. g/d;② 肾功能不全,肌酐>140μmol/L;③ 心肌病;④ 累及胃肠道;⑤ 累及中枢神经系统;⑥ 年龄>50 岁患者。

糖皮质激素是治疗本病的首选药物,泼尼松初剂量一般为 1 mg/kg·d,待缓解后渐减量,平均 3~6 月后,随缓解程度可渐减至 10 mg/d,以后可长期维持或隔日服用,至少一年。环磷酰胺可联用皮质激素或有时单用,单用剂量为 2 mg/kg·d,重者需 2 倍剂量,随后调整剂量使白细胞计数 3 000~3 500/mm³,中性粒细胞>1 500/mm³,控制至少一年,再减量到停用,平均疗程需要 18~24 个月,严重及危急病例,需用皮质激素冲击治疗、皮质激素和环磷酰胺联合治疗、环磷酰胺冲击治疗等。若与病毒感染有关联者,可同时应用 α 干扰素等抗病毒药物。

27.2.12　显微镜下多血管炎(microscopic polyangiitis, MPA)

【同义名】

显微镜下结节性多动脉炎,ANCA 阳性的白细胞碎裂性血管炎,以往所称的"变应性系统性血管炎"现应称为 MPA。

【定义】

MPA 是一种系统性小血管性血管炎,其特征为常伴有新月体的局限性坏死性肾小球肾炎。相反,在结节性多动脉炎中常见为缺血性肾小球损害而罕见肾小球肾炎。本病血管炎的基本病变为白细胞碎裂性血管炎,且常呈节段性而与肉芽肿形成无关。偶可影响中等口径血管而与结节性多动脉炎难以鉴别。由于本病也同时影响小静脉及毛细血管,故称为多血管炎似较多动脉炎更为确切。

【临床表现】

本病多见于男性,男女之比为 1.8 : 1,发病年龄平均为 50 岁,主要症状包括发热、肌痛、关节痛、咽喉疼痛等周身症状。最常见的临床特征是肾病,特点为急进性肾小球肾炎,表现为血尿、蛋白尿和肾功能不全。不经治疗者急剧恶化致急性少尿性肾衰竭,可伴轻度高血压,约 1/3 患者肺受累,表现为咳嗽、咯血、胸膜炎和哮喘,肺 X 线片变化多端,示胸腔积液,间质性肺纤维化而无肉芽肿性组织反应。其他器官系统如胃肠道、中枢神经系统、浆膜和关节腔表面也可累及,但不常见。严重的临床并发症主要是肾脏和肺部病变。

约半数患者有皮肤损害,表现为可触及紫癜和裂片状出血,并可形成溃疡,而无网状青斑和结节。与结节性多动脉炎不同,本病易复发,文献报告复发率在 1/3 左右,平均缓解期为 2 年,复发时临床表现类似于初发症状,一般较轻,但可累及新的器官。

【组织病理】

白细胞碎裂性血管炎主要累及小动脉、小静脉和毛细血管,偶也可见在结节性多动脉炎中所见的中等口径小动脉的坏死性血管炎。肾脏活检示节段性、血栓性、坏死性肾小球肾炎,肾小球基底膜常破裂伴毛细血管增生,呈新月体肾炎几乎见于全部肾活检标本,肾小球无免疫复合物沉积或稀少。

【实验室检查】

白细胞计数、血沉、C 反应蛋白均增高,可见嗜酸性粒细胞增多,部分患者类风湿因子和抗核抗体阳性。HbsAg 正常,补体正常。几乎均有显微镜下血尿,90% 有蛋白尿,多数血肌酐增高。抗中性粒细胞胞质抗体(ANCA)75% 患者阳性,其中 50%~80% 为 pANCA(核周型)、<20% 属 cANCA(胞质型)。

【诊断】

本病尚无统一诊断标准,根据中老年、男性多见,有发热、肌痛、关节痛等前驱症状,肾、肺部或肺肾综合征的临床表现,伴有全身各器官受累表现,pANCA 阳性等要考虑本病,肾肺活检有助于诊断。

【鉴别诊断】

应与结节性多动脉炎相鉴别(表 27-8)。但在临床上已越来越多的见到具有重叠特征的病例,也即同时累及小血管和中、小口径肌性动脉的血管炎。此外,也需与抗中性粒细胞胞质抗体(ANCA)相关的其他血管炎如 Wegener 肉芽肿病、变应性肉芽肿性血管炎(Churg-Strauss 综合征)及某些药物诱发的血管炎相鉴别。有时也需与其他肺肾血管炎综合征如冷球蛋白血症性血管炎、过敏性紫癜等鉴别。

表 27-8　显微镜下多血管炎与结节性多动脉炎的鉴别

	显微镜下多血管炎	结节性多动脉炎
累及血管	小血管为主	中、小口径肌动脉
皮损	半数患者有皮损	皮肤型
	可触及紫癜、裂片状出血	皮下结节、网状青斑
肾	急进性肾小球肾炎	缺血性肾小球损害
肺	1/3 累及	罕见累及
神经系统	罕见累及	周围性神经炎
		多发性神经炎
免疫复合物	—	+
HbsAg	—	+
ANCA 阳性	50%~80% pANCA 为主	<20%,cANCA 为主
病程	慢性易复发,预后差	积极治疗可长期缓解

【治疗】

基本与结节性多动脉炎相同。鉴于本病进展快,病情严重,预后差,治疗多为联合应用糖皮质激素和环磷酰胺。本病复发率高,药物治疗更需长时间使用,缓慢减量。对常规治疗无效及急进严重病例,宜进行大剂量皮质激素或/和环磷酰胺联合冲击疗法、大剂量静脉滴注免疫球蛋白疗法、单克隆抗体疗法等。

本病的 5 年生存率据报告为 38%~80% 不等，短期内死亡者也不少见。故一旦诊断本病，要尽快进行各项检查，综合做出正确判断，及时进行积极治疗。

（陈明华　廖康煌）

27.2.13　Wegener 肉芽肿病（Wegener granulomatosis）

【定义】

本病是以上和（或）下呼吸道坏死性肉芽肿性血管炎、局灶性或弥漫性肾小球肾炎以及系统性细、小血管炎为特征的疾病。缺乏肾损害者则为局限型。

【病因及发病机制】

病因不明。发病可能与体液和细胞免疫异常反应有关，即由呼吸道吸入某些抗原后，与分泌型 IgA 形成免疫复合物，激发了 T 细胞与巨噬细胞，从而在血管壁内外形成肉芽肿性结构。野村（1977）发现患者血清中 IgA 升高，尿中分泌型 IgA 和分泌片（Sc）排泄增加，肾小球和肾小管内 IgA 沉积，于是认为发病与其有关。约 50% 患者血中 CIC 和类风湿因子以及 IgG 与 IgA 增高。肾活体组织检查，其血管壁内外 CIC、C3、IgG 和纤维蛋白为阳性。肺肉芽肿内亦以 T 细胞和巨噬细胞为主，同时炎性血管壁内外有较多中性粒细胞。大多数患者早期损害内即有白细胞碎裂性血管炎表现。有研究发现本病中性粒细胞异常，如趋化性缺乏和血管内溶解，特别是产生抗中性粒细胞胞质抗体（anti-neutrophil cytoplasmic antibodies，ANCA），其中 cANCA 与肺、肾等损害关系更为密切。有学者以 PPD 和念珠菌素做皮肤试验、淋巴细胞转化试验和巨噬细胞游走抑制试验，结果均表明迟发型变态反习低下。研究表明本病中 CD4$^+$CD28$^-$ T 细胞明显增多，它们可能是一类已被活化的自身反应性 T 细胞，主要分泌 Th1 型细胞因子且具有 APC 样功能。

【临床表现】

多发生于 30~40 岁的男性。起病缓慢，约 2/3 病例自上呼吸道（鼻、鼻窦旁、鼻咽部及食管周围组织）和 1/3 病例自下呼吸道（气管、支气管及肺）开始发病，也有少数自口腔、耳和眼部开始发病。上呼吸道中常见的是鼻部症状，如鼻塞、流涕、鼻出血或伴上颌窦炎。这些症状用一般的疗法难以奏效。随着病情发展，黏膜发生溃疡，以致软骨和骨质破坏，严重者成鞍鼻。下呼吸道损害表现为慢性咳嗽、咳痰、咯血或原因不明的肺炎，若为结节状阴影则多在肺下部。

眼损害可以是原发性的也可以是继发性的，角膜、结膜、葡萄膜以及视网膜等均可受累而以假瘤性眼球突出为特征；耳部损害有耳痛、流脓和听力低下等口内损害为齿龈红肿，或增生呈草莓状表现，或组织坏死成为瘘管而与鼻部损害相通。

肾脏受累较晚，主要是局限性肾小球肾炎，表现为蛋白尿或血尿，进行性发展后形成肉芽肿性肾小球肾炎，晚期发生肾功能衰竭。

泌尿生殖器的表现有突发的阻塞性无尿或肾绞痛伴肉眼血尿，经检查为输尿管狭窄；其他有前列腺炎，均表现为急性尿潴留，此前常有排尿困难、尿频和偶发血尿，前列腺增大有触痛，睾丸炎引起单侧睾丸疼痛和肿大，还有膀胱假瘤和发生阴茎溃疡者。

70% 病例发生关节症状，1/3 病例为大关节非畸形性关节炎，2/3 为多发性关节痛。

神经系统也常受累及，22%~54% 的病例累及神经系统，最常见的是周围神经病型，尤其以多发性单神经炎多见，也有中枢神经受累者，表现为脑神经病损、眼外肌麻痹和听力丧失。

其他受累的有心包、冠状动脉、甲状腺、乳突、腮腺、前列腺和胃肠道等。

皮肤损害发生一般较早，常对称性地分布于四肢，特别是肘、膝和臀部。损害类型有瘀斑、水疱、血疱、大片皮下出血、结节和坏死、溃疡等。

病程中往往有疲乏、食欲欠佳、体重减轻等表现，重要的是高热，并对抗生素及一般退热药物治疗无效。

患者年龄大于 60 岁的老年组 Wegener 肉芽肿，其鼻窦炎、中耳炎及鼻出血发生率较少，但肺部浸润多见,肾功能不全和中枢神经系统受累更常见,预后差,多死于并发感染。

【实验室检查】

中度贫血,白细胞数中度升高或降低,血沉增快和 IgA 增高,有蛋白尿、血尿或管型。常可检出抗中性粒细胞胞质抗体,其中 82% 为胞质型,18%为核周型。

X 线摄片常可见上颌窦和鼻腔黏膜或黏膜下不规则增厚,气液平面,甚至整个上颌窦腔阻塞,伴有或无骨侵蚀。肺部主要表现为：① 结节,结节大小不一,小结节通常是实性,大结节常显示为不规则厚壁空洞,3/4 空洞直径大于 5 cm,偶见壁内结节及气液平面;② 肺炎样病变,包括两侧性斑片浸润影,肺叶实变,蜂窝肺;③ 次要表现包括间质性改变,血管炎症,胸膜病变,支气管受累和肺门淋巴结肿大。

CT 检查能清晰显示副鼻窦云雾状改变,黏膜不规则增厚和上呼吸道骨质侵蚀。肺部最常见且最具有特征性改变是单发或多发结节,伴有或无空洞,与坏死性血管炎相关联;肺炎样病变中肺叶实质是由结节性病变扩展和融合所致,或由于随后脱屑的间质性肺炎伴支气管阻塞;蜂窝肺可能是多种病因所致的晚期肺部病变,斑片浸润影是出血性毛细血管所致。

MRI 是相当实用的检查方法,病灶呈明显的低信号是本病较为特征性表现,而肿瘤性和炎性病灶则主要表现为高信号。

【组织病理】

基本病变是坏死性血管炎和肉芽肿。前者累及细、小动脉或静脉,管壁纤维蛋白样坏死,肌层和弹性纤维破坏,早期为中性粒细胞浸润和核碎裂,常有血栓形成;后者是在血管壁及其周围组织内有以巨噬细胞和 T 淋巴细胞为主并有较多多核巨细胞及浆细胞形成的肉芽肿,其中无嗜酸性粒细胞和上皮样细胞。齿龈损害活体组织检查呈假上皮瘤样增生,微脓疡形成和多核巨细胞肉芽肿者有诊断价值。

【诊断】

对有不规则发热和顽固性鼻炎或副鼻窦炎症状,又有肺部体征及尿检查异常者,使用抗生素及

一般退热药物治疗无效,应高度怀疑本病的可能。多形态皮肤损害及其他部位,特别是齿龈损害的活体组织检查对诊断有帮助。

【治疗】

糖皮质激素合并环磷酰胺是治疗本病的主要药物。对上呼吸道损害除注意局部清洁外,可加用放射治疗;当只有肾脏病变而又有必要时,可作肾移植。

27.2.14 变应性肉芽肿病 (allergic granulomatosis)

【同义名】

Churg－Strauss 综合征,变应性肉芽肿性血管炎。

【定义】

本病是在哮喘反复发作后出现肉芽肿性血管炎以及组织和血液内嗜酸性粒细胞增多为特征的一种罕见的多系统损害疾病。

【病因】

不明,由于多发生在有过敏体质的个体,药物、吸入物或感染等均可引起发作,特别是常有反复发作的哮喘病史,故认为其发病与免疫异常有关。

【临床表现】

患者以女性为多,大多数病例于发病前均有长期反复发作的哮喘病史,发病较急,几乎均有发热、乏力、食欲不振、体重减轻等症状。体内各器官均可受累。

皮肤损害多见于四肢伸面,躯干较少。损害以可触及的瘀斑和皮下结节为常见,或有多形红斑样损害。肺为主要受累器官,并常在其他脏器之前发病,表现为游走性肺炎,伴严重的哮喘发作。此外,心、肾、胃肠道、周围和中枢神经、肝与脾等均可发生弥漫性炎症和肉芽肿,表现为心肌炎、肾小球肾炎、多发性单神经炎、对称性多神经病、脑出血或脑梗死。往往因动脉病变影响心肌导致心力衰竭而死亡。

【实验室检查】

白细胞总数增高,白细胞分类中,嗜酸性粒细胞可高达 0.80。IgE 也可能升高。

【组织病理】

主要在中小动脉,而静脉和毛细血管亦可累及。动脉壁内有纤维蛋白沉积或坏死以及由巨噬细胞、上皮样细胞和多核巨细胞形成的肉芽肿,其中有密集的嗜酸性粒细胞。另外,许多脏器组织内尚有血管外肉芽肿,其中央为纤维蛋白和变性胶原纤维,周围为成栅状排列的上皮样细胞和多核巨细胞,同时有嗜酸性粒细胞。

【诊断】

根据病史中有哮喘史,肺部浸润,系统受累表现,组织病理检查为肉芽肿性血管炎,除嗜酸粒细胞增多,有较多中性粒细胞浸润。外周血中嗜酸性粒细胞数升高可确诊。

【治疗】

应用较大剂量糖皮质激素,亦可试用硫唑嘌呤等免疫抑制药物治疗。

（陈明华　黄正吉）

27.2.15　巨细胞动脉炎（giant cell arteritis, GCA）

【同义名】

颞动脉炎(temporal arteritis)、颅动脉炎、肉芽肿性动脉炎。

【定义】

本病系发生在中等动脉或大动脉的泛发性、坏死性血管炎,以 T 细胞和巨噬细胞浸润为主,形成肉芽肿样炎症和全层动脉炎。本病由 Horton 于 1932 年首次报道。典型者主要侵犯颞动脉,但巨细胞动脉炎也可累及任何颅外动脉如椎动脉、颈动脉、主动脉及其分支、肾动脉、髂动脉、冠状动脉等,事实上几乎可侵犯任何中等或大血管。颞动脉炎(temporal arteritis, TA)可能只是巨细胞动脉炎的一个亚型。

GCA 常伴发风湿性多肌痛(polymyalgia rheumatica, PMR),后者是一种以全身疼痛和僵硬伴血沉明显增快为特征的一组临床综合征,主要症状为四肢及躯干疼痛和晨僵,尤以颈部、肩部、臀部和骨盆带的近端肌群明显。

【病因及发病机制】

到目前为止病因尚不明确,有认为是多基因遗传和环境因素相互作用的结果。本病与风湿性多肌痛密切相关,40%～60% PMR 患者可发生 GCA 或 TA,或 PMR 先于 GCA/TA 发病数月至数年,故有人提出 PMR 是 GCA/TA 发病的过渡。但 PMR 患者颞动脉活检只有 15% 有 GCA 的病变,因此,也有学者认为两者是不同的病变。它们是否由同一病因诱发或是否存在相同的疾病易感基因有待进一步研究。

患者在发病前可有精神因素、偏头痛、血管性头痛、高血压和日光性过敏等,但这些仅可能是促进因素;也有认为由于年龄增加,动脉壁内弹性膜破坏成为异物,从而激起血管壁内肉芽肿性反应;尽管提出过免疫学机制,但尚未被证实。有人提出 GCA 是一种可能直接或至少部分针对血管弹力层的自身免疫性疾病。血管壁损伤是通过浸润的炎症细胞介导的,浸润中的细胞主要是 T 辅助细胞,且据报道表达 HLA - DR,提示为激活的 T 细胞。血管壁内的大量树突状细胞参与了 T 细胞的活化,活化的 T 细胞介导 PMR/GCA 中的炎症反应。

【临床表现】

老年且女性好发(3∶1),平均发病年龄 70 岁。GCA/TA 发病是逐渐起病,也可表现为突然起病,50%患者有系统累及。

(1) 前驱症状

有乏力、纳差、体重减轻等,大部分患者可有发热,少数患者可以高热。

(2) 颞动脉损害

头痛是 GCA 最常见的症状,患者有搏动性头痛,为一侧或双侧或枕后部剧烈疼痛,这种疼痛往往是沿颞动脉走向,持续而带锥刺样。临床检查可发现颞动脉怒张,病变动脉呈硬索状,有触痛,搏动减弱或消失,相邻皮肤红肿,感觉异常。颞动脉栓塞可以导致头皮坏死。

(3) 眼动脉损害

因眼或视网膜血管受累而出现的视觉障碍是一种重要的并发症,眼部表现包括黑矇、视物不清、复视、部分失明或全盲等,可为单侧或双侧。逐渐发生者可以是缺血性神经炎或球后视神经炎的结果;突然发生者,多由视网膜中央动脉闭塞所致。

（4）神经症状

少见，累及椎基底动脉或颈动脉表现为一过性脑缺血、脑卒中、蛛网膜下腔出血或精神障碍。

（5）其他颅内或颅外动脉损害

舌动脉受累可导致舌肿胀、疼痛、舌炎或舌坏疽，可有咀嚼障碍或疼痛。颈外动脉分支有动脉炎时，发生吞咽困难、声音嘶哑和牙关紧闭等。主动脉弓分支受累，锁骨下动脉或腋窝动脉受累可以表现为手臂功能障碍，并可在相应部位听到杂音，搏动减弱或消失。在晚期，胸主动脉瘤的发生率较非 GCA 患者高 10 倍，主动脉瘤破裂导致死亡。也有呼吸道症状包括干咳、咽痛和声嘶，或骨骼肌肉症状。耳部受累可致聋。下肢大动脉受累时，出现间歇性跛行、肢端坏疽以及肾性高血压等。

（6）PMR

75% 患者可出现 PMR，作为本病的一种表现是动脉炎后慢性缺血的结果并非肌肉病变。可突然起病，晨起出现肩背或全身酸痛、乏力、不适、低热及体重下降等症；亦可隐袭起病，历时数周或数月。肌痛为 PMR 最突出的症状，典型症状为肩胛带、颈部及骨盆带肌肉对称性僵痛，亦可局限于某一肌群，如腰肌。有晨僵，严重者不能起床，肢体活动受限。另外，部分患者可出现胸锁、肩、膝或髋关节的一过性滑膜炎，约有一半病例出现远端肢体表现，如手、足肿胀或凹陷性水肿，以及非侵蚀、自限性、不对称性关节炎，影响腕关节可表现为腕管综合征。有些病变可累及肢带肌肌腱附着部，有些也可出现腕和指间关节疼痛和水肿。无肌力低下和肌肉萎缩是其特征。

（7）皮肤损害

由于血管闭塞所致的缺血，以致病变血管所支配区域皮肤发生红斑、瘀斑，皮肤萎缩和脱发，或者发生水疱、坏死和溃疡。损害一般多见于头皮，有时伴发枕部和颈部淋巴结肿大。

【实验室检查】

（1）一般检查

血沉明显增快。C 反应蛋白（CRP）增高，且与病情活动性相一致，有效治疗后 CRP 一般在一周内恢复正常，而血沉下降缓慢。血沉和 CRP 增高提示病情反复。血清淀粉样蛋白 A 水平升高是 PMR 病情活动的指标，对指导临床用药有一定的价值。部分患者有轻至中度贫血，中性粒细胞增多，肝酶可轻度升高，血清白蛋白减少，$\alpha 2$ 球蛋白和 γ 球蛋白增高。常见抗心磷脂抗体水平增高，有研究认为抗心磷脂抗体的存在和较严重的血管损害有关。大部分患者经皮质激素治疗后其抗心磷脂抗体滴度正常。血清肌酸激酶正常，抗核抗体和其他自身抗体及类风湿因子通常均为阴性。

（2）颞动脉活检

是诊断 GCA 的可靠手段，特异性高。典型者表现为肉芽肿，浸润细胞多侵犯内层和中层，包括淋巴细胞、浆细胞、组织细胞和数量不等的异物巨细胞和 Langhans 巨细胞，内弹性膜变性、断裂和纤维蛋白样坏死。少数表现为全动脉炎，浸润细胞包括淋巴细胞、巨噬细胞、中性粒细胞和嗜酸性粒细胞但无多核巨细胞。血管壁可有不同程度的坏死且通常血管腔中有血栓形成。晚期，内层有纤维性瘢痕形成。重要的是，应注意有典型颞动脉炎症状的患者活检也可呈阴性，很可能是由于动脉炎的多灶性特征和样本误差所致。因此，活检阴性时也不能完全排除有本病的可能性。为避免假阴性，颞动脉活检要在治疗前或治疗两周内进行，选择有触痛或有结节感的部位，标本长度 2～3 cm，作连续切片可提高诊断率。但是仍有 10% 假阴性。

（3）影像学检查

肩关节 MRI 和超声检查均可提示三角肌和肩峰下的双侧滑囊炎，关节周围结构为非特异性炎症。在有手足肿胀和凹陷性水肿的患者，腱鞘滑膜炎是主要的损害。

（4）超声检查

超声可对血管壁水肿、狭窄、阻塞和炎细胞浸润等方面进行评估。彩色双向超声对 TA 的检出敏感性较高，颞动脉的彩色双向超声检查可见管腔周围的声晕、狭窄和阻塞，其中"晕"示特征性改变，但其敏感性低（40%）。

（5）诊断颅外 GCA

可用 CT、血管造影、MRI 和正电子激发断层扫描（PET）检查。多数 PMR 和 TA 患者的胸部动脉 PET 检查可见荧光脱氧葡萄糖的摄入增加，提示存在血管炎。

【诊断】

GCA 诊断标准（美国风湿病学会，1990）：① 发病年龄 ≥ 50 岁；② 新出现或固定的头痛；③ 颞动脉异常：颞动脉触痛；搏动减弱，与颈动脉粥样硬化无关；④ 血沉 ≥ 50 mm/h（Westergren 方法）；⑤ 颞动脉活检异常：以单核细胞或巨噬细胞浸润为主的血管炎，通常伴有多核巨细胞。

符合 3 条以上可诊断 GCA，以此诊断的敏感性为 93.5%，特异性为 91.2%。

【鉴别诊断】

由于起病时缺乏特异性的临床表现，易与其他疾病相混淆。临床与实验室结合有助于鉴别诊断。

（1）类风湿关节炎（RA）

当 PMR 伴外周关节滑膜炎时难与老年人血清 RF 阴性的 RA 鉴别。一般 PMR 以颈、肩胛带和骨盆带疼痛为主，而 RA 大多为指、趾、腕关节等对称性肿痛，常有骨质疏松、关节间隙狭窄和骨破坏，病程长者有关节畸形。

（2）多发性肌炎

以进行性近端肌无力和肌肉疼痛为主要表现，血清肌酶升高，肌电图异常，肌肉活检有肌源性病变等。

（3）纤维肌痛综合征

以关节外肌肉骨骼僵硬与疲乏为典型表现，有固定对称的压痛点，睡眠障碍、紧张性头痛、激惹性肠炎等。肌力正常，关节正常，实验室检查无异常，激素治疗无效。

（4）结节性多动脉炎

此病主要侵犯中小动脉，如肾动脉（10% ~ 80%）、腹腔动脉或肠系膜动脉（30% ~ 50%），很少累及颞动脉；病程呈进行性发展。

（5）Wegener 肉芽肿病

以上、下呼吸道坏死性肉芽肿、泛发性中小动脉炎及局灶坏死性肾小球肾炎（80%）为主要特征。

（6）主动脉弓动脉炎

主动脉弓动脉炎病变广泛，常引起动脉节段性狭窄、闭塞或缩窄前后的动脉扩张等，侵犯主动脉的 GCA 少见。

（7）Takayasu 病

组织学上表现相同，且因两者有重叠，在许多情况下并不易细分。要密切结合临床来区分，患者的年龄为主要鉴别点：40 岁以下的患者多是 Takayasu 动脉炎；50 岁以上者则更可能是颞动脉炎。有些学者认为两者构成巨细胞动脉炎的连续体。

【治疗】

（1）治疗原则

合理用药，防止病情复发。帮助和指导患者进行适当的肢体运动，防止肌肉萎缩。

（2）一般治疗

可以通过健康评估咨询对患者的状态进行评估，并做好心理护理，缓解老年人的精神压力。

（3）药物治疗

1）糖皮质激素

是首选的治疗药物，对 GCA/TA 的治疗起始激素剂量要求较大，通常为 40 ~ 60 mg/d；对有严重并发症的患者，如失明，可使用甲泼尼龙冲击治疗，剂量可达 500 ~ 1 000 mg/d，早期用糖皮质激素对失明有预防作用，病程长则不能逆转失明，可逐步减量。由于 GCA 有自限性，多数患者可以在 1 ~ 2 年内减到维持剂量或终止激素，极少数患者仍需用药多年。通常泼尼松 60 mg 需维持 2 ~ 4 周，以后每周减少 5 ~ 10 mg，到 40 mg/d 时，每周减 2 ~ 5 mg，一直减到 20 mg/d，然后每周减 1 mg；如减药过程中症状复发，应加泼尼松量。对长期使用糖皮质激素的老年患者应注意防止其毒副反应及并发症，如高血压、糖尿病、白内障、骨质疏松、股骨头无菌性坏死和感染等。

对 PMR 通常用泼尼松 10 ~ 20 mg/d，一周内症状会明显改善，C 反应蛋白恢复正常，血沉也逐步下降。对病情较重，发热，肌痛，活动明显受限者，可以泼尼松 15 ~ 30 mg/d，随着症状好转，血沉接近正常，即可开始逐渐减量。维持量 5 ~ 10 mg/d，维持时间应持续 6 ~ 12 月。多数无 GCA/TA 的患者在2年内可停用激素,少数患者则需用小剂量维持多年。

2)非甾体抗炎药

症状较轻的患者可选用非甾体抗炎药,常用的有舒林酸(奇诺力)0.2,每日2次;罗非昔布(万络)25 mg,每日1次;西乐葆100 mg,每日2次,如2~4周无效,应及时改用糖皮质激素。对有胃十二指肠病变的患者应警惕消化道溃疡、出血、穿孔等严重副反应,故非甾体抗炎药不宜常规使用。

3)免疫抑制剂

对糖皮质激素治疗效果不佳不能维持疗效或减量困难或有激素禁忌证的PMR,可使用甲氨蝶呤7.5~15 mg/周,但不能改善GCA症状或减少激素的用量。对GCA可首选环磷酰胺50~100 mg/d,或0.8~1 g静脉滴注/月,或者联合用硫唑嘌呤、甲氨蝶呤和环孢素化疗。其他可选用羟氯喹和青霉胺等药物。

(4)治疗进展

临床研究证实乙酰水杨酸和激素联合治疗GCA疗效佳,不推荐激素隔天疗法。小剂量阿司匹林可能也有益于GCA,已引起关注。肿瘤坏死因子-α(TNF-α)受体阻滞剂英利昔(infliximab)和依那昔普(etanercept),作为一种新药也将进入临床治疗GCA。

【预后】

GCA预后随受累血管不同而异。影响大血管者、发生主动脉瘤者和有脑部症状者预后不良,失明者常难以恢复。早期诊断与治疗,病死率与正常人群相近。PMR的预后良好,经过恰当的治疗,可迅速控制并痊愈;少数轻型病例的病情有一定自限性;少数迁延不愈,在疾病后期可并发肌肉废用性萎缩等严重情况。长期随访发现激素相关的不良事件发生率高,尤其是女性患者。

27.2.16 Takayasu 动脉炎(Takayasu arteritis)

是一罕见的肉芽肿性疾病,主要侵犯主动脉及其主要分支,也可累及皮肤血管,典型患者临床有两期:无脉期和无脉前期,两期可重叠。本病较

多见于日本、中国、朝鲜、东南亚国家、印度和墨西哥,罕见于欧洲国家和美国。

Takayasu动脉炎的病因和发病机制了解很少。有时Takayasu动脉炎也可伴其他疾病而出现,包括结核、炎症性肠病、多肌炎、结节病和类风湿关节炎。和结节性多动脉炎共同出现增加了自身免疫现象的可能性。

【临床表现】

常见于50岁以下,一般在20~40岁发病。尽管大多数患者为青年人,但也见于儿童。主要好发于女性(7:1),有报道皮损见于高达50%的患者,最常累及上肢,特异性皮损最常见类似于结节性红斑、硬红斑、紫癜及坏疽性脓皮病样皮损。其他包括Raynaud综合征(因大血管受累所致)、浅表性静脉炎、坏死性血管炎,Takayasu动脉炎可导致血管狭窄伴杂音和脉搏减弱或消失("无脉症"即此得名)。另一特征为动脉瘤形成。

全身症状可有发热,乏力,关节痛,肌痛和眼部损害包括葡萄膜炎和巩膜外层炎。有报道Takayasu动脉炎和结节性多动脉炎表现有重叠。还有记载极少的患者可有狼疮样颧部潮红斑和荨麻疹反应伴网状青斑。肾动脉受累伴狭窄者可致严重的继发于肾素分泌的高血压。有些患者由于严重的高血压所致中风是一严重的并发症。

【组织病理】

同巨细胞动脉炎。因两者有重叠,在许多情况下并不易细分。要密切结合临床,患者的年龄为主要鉴别点:40岁以下的患者多是Takayasu动脉炎;50岁以上者则更可能是颞动脉炎。也可有白细胞破碎性血管炎、淋巴细胞性血管炎、结节性多动脉炎及Churg-Strauss肉芽肿病样改变。

【诊断】

诊断常要结合临床和放射学检查;但对部分病例还需要病理组织检查。目前的诊断标准见表27-9。除了必需的诊断标准,有两条主要标准、一条主要标准加上两个或两个以上的次要标准、或者4条或4条以上的次要标准,均很可能为Takayasu动脉炎。

表 27 - 9　Takayasu 动脉炎：诊断标准

- **必要条件：** 年龄<40 岁
- **主要标准：** 左中部锁骨下动脉损害
　　　　　右中部锁骨下动脉损害
- **次要标准：** ESR 增高
　　　　　颈动脉触痛
　　　　　高血压
　　　　　主动脉回流或环状主动脉扩张
　　　　　肺动脉损害
　　　　　左中部颈总动脉损害
　　　　　末梢头臂动脉躯干损害
　　　　　胸主动脉下降损害
　　　　　腹主动脉损害

引自(1990)当代风湿病理论,3,15-22

【鉴别诊断】

由于 Takayasu 动脉炎的组织学发现可与其他形式的血管炎相同,因此,做出正确的诊断须密切结合临床和放射学检查。

（陈明华）

27.2.17　恶性萎缩性丘疹病 (malignant atrophic papulosis)

【同义名】

Dego 病、Kohlmeier - Degos 综合征、致死性皮肤和胃肠道细动脉血栓形成(1ethal cutaneous and gastrointestinal arteriolar thrombosis)。

【定义】

本病是皮肤-肠道或其他器官的细小动脉内膜炎而后血栓形成的一种致死性动脉闭塞性疾病。

【病因】

病因不明,有认为与常染色体显性遗传、自身免疫异常和纤溶活性降低及慢病毒感染等有关。

【临床表现】

以青壮年男性发病率最高,通常累及皮肤和肠道,约1/3病例只有皮肤损害。约20%病例累及中枢神经系统,少见的尚可累及眼、心、肾和膀胱等。

皮肤损害主要分布于躯干和四肢,特别是在背部和肢体近端,而面和手足较少。原发损害为直径 2~15 mm 的半球状水肿性红色丘疹,病程中部分损害持续存在或吸收消失,遗留小的白色皮肤萎缩,而大多数中央迅速坏死,发生溃疡,遗留瓷白色皮肤萎缩斑,上附有灰白色鳞屑,有狭窄的

高起边缘,其上或有扩张的毛细血管。损害成批出现,少则几个,多则百余个,散在分布,较少相互融合。一般无自觉症状。可持续数月或数年。

在皮肤损害出现后3周至10余年间发生肠损害,多数是小肠、大肠、肠系膜,而胃亦有累及。呈隐袭发病,由于小肠发生缺血性坏死,引起患者腹痛、呕吐、腹泻,进而发生腹绞痛和便血,最后发展为多发性肠穿孔和腹膜炎,故预后不良。剖腹探查,可在肠壁上发现多发性卵圆形针尖至 2 cm 直径的浆膜下白色萎缩性瘢痕。无肠损害的患者中,有33%~50%并不产生严重后果。

眼部损害为在眼睑、球结膜可有白色无血管斑,脉络膜和视网膜缺血变性、复视、视神经乳头水肿和视神经萎缩等。

【实验室检查】

免疫球蛋白尤以 IgA 显著升高,纤维蛋白原含量升高和血小板凝集试验为阳性。一般无其他阳性发现。

【组织病理】

主要病变为真皮下部和皮下脂肪组织内的细小动脉内膜炎。内皮细胞肿胀和增生,由于 PAS 阳性物质沉积而管壁增厚,血栓形成,以致产生缺血性梗死,发生楔形溃疡。中膜和外膜一般不受累,内弹性膜正常。缺血区内胶原纤维肿胀、变性或渐进性坏死,最后完全纤维化而萎缩。早期病灶内可有黏蛋白沉积,至晚期则只见于周围组织内。可见小肠浆膜下散在分布的梗死性溃疡、白色瘢痕或穿孔。其组织病理变化与皮肤损害相同。

【诊断及鉴别诊断】

根据临床表现和组织病理检查可以确诊,但有时需与淋巴瘤样丘疹病、急性痘疮样苔藓样糠疹和变应性皮肤血管炎相鉴别。

【治疗】

主要是对症治疗,查找和去除病因,如感染、药物、食物,避免过度劳累等。可试用抗生素、抗凝药、非甾体类消炎药(吲哚美辛、阿司匹林0.5 g,每日 2 次、潘生丁)治疗。虽可用糖皮质激素,但在晚期应注意发生肠穿孔的可能。亦可试用肝素治疗。

27.2.18 Cogan 病(Cogan disease)

【定义】

本病是以急性发作性非梅毒性角膜基质炎和前庭功能障碍为特征的一种血管炎性疾病。

【病因】

不明。由于发病前常有上呼吸道症状,故认为感染特别是沙眼衣原体感染可能与发病有一定关系。同时在角膜及耳蜗组织内有单核细胞浸润,提示发病可能与免疫异常有关。

【临床表现】

男女老幼均可发病,平均发病年龄为 30 岁,女性略多于男性。发病前常有上呼吸道感染症状,间质性角膜炎和前庭功能障碍往往同时发生。间质性角膜炎的症状包括强烈畏光、流泪和眼疼痛,而后逐渐趋向恢复,失明者罕见。前庭功能障碍包括恶心、呕吐、耳鸣、眩晕,并常发展至听觉功能障碍。可伴发大和小的动脉坏死性血管炎,约 10% 病例是主动脉炎及其瓣膜损害,以致发展成功能不全者,也有冠状动脉损害的病例。

【实验室检查】

发作期白细胞数升高,血沉增快,连续听力检查能发现听力障碍,血清学检查可能证明有沙眼衣原体感染。

【诊断及鉴别诊断】

主要依据临床表现确诊,但要除外由梅毒、结核和病毒感染引起的角膜基质炎和有前庭损害的 Wegener 肉芽肿及结节性多动脉炎与类风湿关节炎等系统性血管炎疾病。

【治疗】

以糖皮质激素治疗为主,对角膜及前庭损害均有较好效果。

27.2.19 网状青斑和青斑性血管炎 (livedo reticularis et livedo vasculitis)

【定义】

本病是由多种因素引起皮肤呈青紫色的网状变化的血管性疾病,受冷后可加重。持久的功能性血管改变发展成器质性病变时则成为青斑性血管炎。

【病因及发病机制】

正常皮肤的微循环结构是由与皮肤表面呈平行的浅层(乳头下毛细血管襻)和深层(网状层下的细动脉和细静脉)及垂直于其间的交通支联络而成的。当某种原因引起垂直的细动脉发生痉挛时,浅层毛细血管和细静脉扩张、淤血,其血流较交错于其间的血管缓慢,于是在皮肤上出现青紫色网状皮肤变化。引起这种变化的原因很多,由于其原因不同,形状表现也不一样,如有的呈完全的网状,有的呈葡萄状。弥漫性动脉病变和血液黏滞性增高产生弥漫性皮肤变化,局限性动脉病变则产生局限性皮肤变化。

【临床表现】

(1) 功能性血管改变

1) 大理石样皮肤(cutis marmorata)

通常发生于正常婴儿和青年女性下肢及躯干,系皮肤血管对寒冷刺激的一种生理性反应。由于寒冷使皮肤血管收缩,静脉短路开放,静脉压增高或血液黏滞性增高,血流缓慢,于是皮肤出现青紫色的网状变化。病变多较弥漫,但程度较轻,常无自觉症状,温暖后即自行消失,一般不伴发其他疾病,但有时可伴有冻疮、肢端青紫症和红绀症,严重时与皮肤网状青斑不易区分。

2) 葡萄状青斑(livedo racemosa)

系扩张淤血的静脉分支呈不规则的树枝状或葡萄状暗红色斑片,其边缘逐渐消失于正常皮肤中,是局部动脉病变比较严重时引起皮肤浅层静脉淤血的结果,其颜色不易受外界温度影响而改变。

3) 网状青斑(livedo reticularis)

A. 先天性网状青斑

出生后即起病,是皮肤少见的发育缺陷,病情较为严重,常为非对称性,可伴有皮肤萎缩。一般不伴有其他疾病,极少数可有家族史。目前尚无有效的治疗手段,但大多数患者可随年龄的增长,而病情减轻。

B. 原发性网状青斑

多发生于中青年女性,皮肤呈青紫色的网状变化,对称地分布于两下肢近端,有时在上肢和躯干。往往是在冬天或受冷时出现,夏天或温暖时消失。一般无自觉症状，或于受寒冷时感刺痛、麻木或感觉异常。其发生原因不明，寒冷仅是诱发或加重因素。可能与发病有关的黏因素是：① 局部血管内皮细胞损伤，使血液凝固性升高或纤溶活性降低；② 直接免疫荧光检查发现真皮小血管壁内免疫球蛋白或补体沉积；③ 部分患者伴发高血压，少数患者同时发生脑、心和周围血管病变。由于在通常情况下，青斑部位温度较正常为低，故除前述因素外，还可能有某种固有因素存在。若持续发作，皮肤颜色不随温度而改变，或为免疫复合物沉积，就由功能性血管改变发展成为器质性血管病变，即成为网状青斑性血管炎，出现瘀斑、出血性丘疹、血疱及皮下结节等损害。病变进一步发展则成溃疡，其直径为 1~5 mm，形状不规则，深浅不一，有毛细血管扩张和含铁血红素沉着的近缘，并可由动脉闭塞而引起疼痛。溃疡愈合缓慢，愈合后遗留白色萎缩性瘢痕。病期长短不一，损害反复发作，以致新旧损害同时存在。一般只是皮肤损害，但少数患者呈进行性发展，除伴发 Raynaud 现象和肢端青紫症外，还可伴发系统性血管疾病。

溃疡发生有时与季节有关，其特征如下。

冬季溃疡：是在已有血管病变的基础上，可能因寒冷使病情加重，发生溃疡。至温暖季节病情可随之减轻。有时伴发其他部位的血管病变。

夏季溃疡：在夏天，患者下肢水肿，而后在踝部和足背发生青紫色结节，进一步发展成溃疡。这可能是由于血管病变，产生长期淤血、水肿的结果。至冬天而有愈合倾向。一般不伴发系统性血管疾病。

C. 继发性网状青斑

多发生于中年女性，由各种原因引起，常伴发于某些系统性疾病，而青斑损害多出现于系统性疾病之前。其皮肤损害表现与原发性者相似，损害分布与伴发病有关，常为树枝状，非对称性，反映局部损害情况。

可伴发网状青斑的疾病：① 结缔组织疾病，如系统性红斑狼疮、皮肌炎、类风湿关节炎以及结节性多动脉炎等；② 血管疾病，如节段性透明性血管炎、动脉栓塞、动脉硬化和静脉曲张等；③ 血液

疾病，如冷球蛋白血症、冷凝集素血症、巨球蛋白血症、血小板增多症和血高凝状态等；④ 慢性感染性疾病，如结核病、梅毒等；⑤ 其他，胰腺炎、甲状旁腺功能亢进症、淋巴瘤和皮质醇增多症。

(2) 器质性血管改变

关于网状青斑性血管炎、网状青斑样血管炎、节段性透明性血管炎和白色萎缩等这些疾病的异同尚有不同意见。在我们所见的这些疾病的皮肤血管炎损害和网状青斑损害的病例中，只约半数病例于两侧大腿发生网状青斑，并都出现在小腿血管病变之后 1~3 年，冬天发生，夏天消失，未见在此基础上发展成器质性血管炎损害病例；而血管炎皮肤损害均发生在小腿，其原发损害为针头大的瘀点，而后发展成色素沉着的萎缩性瘢痕，周围可有毛细血管扩张和新的瘀点，并多在夏天加重，冬天减轻，以同一药物治疗，小腿血管炎损害痊愈，而对大腿的网状青斑损害无效。日本文献中对类似疾病，不管有无网状青斑，多称为网状青斑样血管炎。白色萎缩除见于网状青斑性血管炎外，亦可见于静脉曲张性溃疡愈合之后，还可能是其他种原因引起皮肤细小血管闭塞后的结果。因此，它是由于不同原因引起皮肤小血管闭塞病变的结果，是一种症状而不是独立的疾病。文献中认为节段性透明性血管炎和网状青斑性血管炎是各有特点的两种不同的独立疾病。网状青斑主要是功能性血管障碍，是多种疾病的一种伴发病变。

【组织病理】

组织病变随病期而不同，累及细动脉、毛细血管和细静脉，而以细动脉病变为显著；内皮细胞肿胀、增生成为动脉内膜炎。管壁内纤维蛋白沉积，管腔内透明血栓形成，管壁及其周围组织内有少许中性粒细胞和核尘以及淋巴细胞和组织细胞浸润。真皮乳头水肿，红细胞外溢。表皮细胞间和细胞内水肿，水疱形成和坏死。管腔梗死时发生溃疡。

【诊断】

根据临床表现可确诊，组织病理检查有辅助诊断价值。

【治疗】

一般需防寒保暖。轻型病例可不必治疗；继

发性病例主要治疗原发性疾病;重症病例需酌情采用以下药物治疗:

① 伴有溃疡者,可长期使用抗凝及抗纤溶治疗,抗凝治疗如肝素 5 000 U,皮下注射,每周 2 次,抗纤溶治疗如口服降糖灵 50 mg 和乙炔雌二醇 4 mg,每日 2 次。此外,亦可应用链激酶、尿激酶和低分子右旋糖酐静脉滴注。也曾有报道用硫唑嘌呤和前列环素治疗溃疡。② 伴发高血压患者,可口服胍乙啶 10~20 mg,每日 2~3 次。③ 血管扩张药物如烟酸 50~200 mg,每日 3~4 次;硝苯地平 10 mg,每日 2~3 次。④ 中药丹参片口服或丹参液静脉滴注。⑤ 如果上述药物不能控制,可用中等剂量的糖皮质激素治疗。

27.2.20 节段性透明性血管炎 (segmental hyalinizing vasculitis)

【定义】

本病是在两下肢细小血管病变基础上发生多形性皮肤损害,愈后遗留萎缩性瘢痕的血管炎疾病。

【病因及发病机制】

病因不明。发病机制可能与免疫异常有关。由于在组织病变中很少有中性粒细胞浸润和核尘,故与白细胞碎裂性血管炎不同。

【临床表现】

本病多发生于中青年女性。损害首先见于两侧小腿下部,特别是内外踝及其周围,而后缓慢地向上至膝关节上部,下至足背、趾端及足底。原发损害为针头大的鲜红色瘀点,呈环状分布或密集如指头大的斑片,其中央部分瘀点逐渐成暗紫红色瘀斑,进一步发展成黑痂,有时较厚,其周围为灰白色疱壁松弛的水疱,痂下为绿豆至黄豆大小不等、形状不规则、边缘不整齐的溃疡(彩图 27-02)。在瘀紫时疼痛明显,并可呈抽搐状。有时仅为淡红色局限性隆起,疼痛及压痛亦较显著。溃疡愈合缓慢,遗留淡黄色萎缩性瘢痕,或仅为淡黄色色素沉着斑,同时在其间散在少许白色萎缩性瘢痕。有时瘀斑并不成为溃疡,而后病变吸收,其下组织萎缩成为白色萎缩性瘢痕。溃疡以小腿下部和内外踝部为主。病程慢性,反复发作,病期长者有 5 年以上。多数病例是夏天加重,冬天减轻,相反者极少。约半数患者在小腿发病 1~3 年后于两大腿下部发生网状青斑,并于冬天或寒冷时出现,温暖时及夏天消失,但不发展为器质性病变。在小腿损害治愈后,网状青斑并不随之消失。

【实验室检查】

一般无阳性发现。

【组织病理】

真皮毛细血管内皮细胞增生,皮下脂肪组织浅层间隔内部分细静脉内皮细胞增生,管壁因嗜酸性物质沉积而增厚,管腔内透明血栓形成,血管周围红细胞漏出,以淋巴细胞浸润为主,偶见中性粒细胞及核尘。表皮棘层细胞轻度肥厚,或空泡变性及坏死。

【诊断】

主要依据临床表现及组织病理检查确诊。

【治疗】

口服雷公藤制剂,如雷公藤多苷片 20 mg,每日 2~3 次。

严重时可口服泼尼松 0.6~1.2 mg/kg·d。

中药生地 40 g 加山药 10 g 煎服,每日 1 帖。

若疼痛不止,可口服双嘧达莫 25 mg 和肠溶阿司匹林 0.3 g,每日 2 次;或合并口服维生素 E 50~100 mg,每日 3 次。

27.2.21 结节性血管炎(nodular vasculitis)

【定义】

本病主要是以下肢皮下组织内细小血管炎为病理基础而形成结节损害的皮肤病。本病是否为一独立性疾病尚有不同看法。

【病因及发病机制】

该病确切病因不明,部分患者有明确的结核病史或静止的结核病灶,结核菌素皮肤试验可呈强阳性,抗结核药物治疗有较好效果,提示结核过敏可能是本病的发病因素之一;少部分患者发病前后几天有发热、咽痛或扁桃体炎,抗"O"升高,所以其发病又可能与链球菌感染过敏有关;但大部分病例未能发现与发病有关的因素。

【临床表现】

本病主要发生于中青年女性,男女之比约为

1∶5,平均发病年龄为 30 岁。损害均先见于两小腿,尤其是小腿的下 2/3,呈散在分布,不限于伸面或屈面。可仅一侧小腿发生,或一侧小腿发生的结节多于另一侧,常不对称,逐渐累及大腿和臀部,偶有累及前臂者。有的结节排列呈线状,沿皮肤浅静脉走行方向发生。结节有自发痛或压痛,患者常先感局部疼痛,而后触及皮下结节,数目常在 10 个以内,当其他部位受累时,不仅损害数目增多,并因部位不同,损害形态亦稍有变异。一般约为蚕豆至杨梅大小,边缘可触及,中等硬度。初发损害较小而位置较深,故多呈肤色,或为淡红色至鲜红色,随着持续时间延长,红色可加深。在 3~4 周内,红色先褪,残留轻度色素沉着斑,而结节损害完全消退则较晚些。有一种比较特殊的损害,其持续时间较长,较前述损害稍大些,呈紫红或暗红色,中央皮肤光滑发亮,甚至脱屑,或有柔软感,多不发生破溃,吸收后亦无皮肤萎缩凹陷现象,主要见于女性,抗结核药物治疗效果较好。臀部和大腿损害位置均较深,一般较硬,皮肤不红或呈淡红色,多数只可触及。外踝后损害为扁平状的圆形硬结,皮肤颜色为淡红,周围组织水肿明显。所有损害均散在分布,少见扩大融合倾向者。结节常经一定时间反复发作。

全身性症状依发病缓急而不同,一般是困倦不适,或食欲不振。多数病例不发热,少数病例下午低热,劳累后升高;或有在结节发作之前后几天内高热的。较特别的是少数患者午后畏寒甚至寒战,继以发热,午夜出汗退热,次晨如常。无持续高热病例。在损害发作期下肢酸软无力,肌肉胀痛。若损害数目较多,小腿下部可出现轻度水肿。四肢大关节游走性疼痛,以膝关节为多,无红肿及功能障碍。虽多年反复发作,健康状况并不受影响,无明显脏器受累症状和体征。

【实验室检查】

血、尿常规及肝肾功能检查无异常;除急性期外,血沉很少增快;部分病例抗"O"和黏蛋白值升高;IgG、IgA 值一般正常;C3 或 CIC 值偏低或略高于正常;淋巴细胞转化试验值一般偏低;IL-2 值偏低;NK 细胞值正常;OT 试验(1∶10 000),50%病例为+++~++++。胸部 X 线摄片,部分病例有陈旧性肺结核,偶有活动性肺结核。

【组织病理】

病变主要在真皮网状层至皮下脂肪小叶内及其间隔间,以血管病变为主,伴以肉芽肿样或肉芽肿性结节和组织坏死。

(1) **血管炎**

主要受累的是毛细血管和细血管,少数为小动脉和静脉及其滋养血管,皮肤附件周围血管丛常受累,皮下组织的小动静脉呈闭塞性、肉芽肿性血管炎表现,血管壁增厚,管腔内有纤维素沉积和(或)形成血栓,发生不同程度的闭塞变化,早期病变虽可有中性粒细胞浸润及核碎裂,但常见的是淋巴细胞及肉芽肿性浸润,管壁可有轻度坏死,血管周围有肉芽肿性炎症细胞浸润,导致相应脂肪小叶区域的缺血性凝固性坏死,不同程度的脂膜炎,后期成纤维细胞增生,脂肪小叶发生纤维化。以明显血管炎为特点,结节性肉芽肿的改变很轻,很少有干酪样坏死。偶见小动脉和小静脉腔内血栓形成和再通。管壁内以淋巴细胞浸润为主。

(2) **肉芽肿和肉芽肿样结节**

在脂肪小叶内,少数为由组织细胞形成的大小不一的肉芽肿性结节,伴数量不等的多核巨细胞;多数是结节中央隐约可见的毛细血管或细血管轮廓,由于增生内皮细胞聚集成团,管腔消失,难以看到红细胞。网状纤维染色能显示结节内血管轮廓,UEA 和 F8 染色显示结节中央为内皮细胞,LyS 和 α1-AT 染色显示结节外围为组织细胞。前者为真正肉芽肿,而后者为肉芽肿样结节。两种结节中均混有淋巴细胞,无上皮样细胞和Langhans 巨细胞。

(3) **组织坏死**

脂肪小叶内呈轻度炎性反应,少数脂肪细胞变性,进而溶解、破坏为大小不一的腔隙;多数是大小不一的坏死灶,组织结构模糊,进而坏死成为嗜伊红的细颗粒状物质,其中细血管轮廓仍隐约可见。大片坏死灶边缘细动、静脉管壁部分或完全坏死而破裂出血,致坏死灶内有较多红细胞、淋巴细胞及尚有数量不等的中性粒细胞及其碎裂的核尘,偶见少许嗜酸性粒细胞。小叶间隔结缔组织为一般性炎症,真皮乳头及表皮正常。

【诊断及鉴别诊断】

主要根据以下几点做出诊断：① 多发生于中青年女性；② 损害在臀部以下，主要是小腿；③ 基本损害为皮下结节，两侧分布，不限于小腿伸或屈面；④ 季节性的反复发作；⑤ 全身性症状少，无其他系统受累症状和体征；⑥ 除结核病灶外，无其他明确的原因和诱因；⑦ 无网状青斑和静脉曲张等并发症。

下肢炎性皮下结节是致病因素引起组织病变后的一种损害表现形式，可见于多种疾病，其性质可不同，而形态则多无显著差异，故不易鉴别。发生皮下结节损害的疾病中，常见的是 Behçet 综合征，少见的尚有血栓性静脉炎、风湿病、麻风、肉样瘤、结节性脂膜炎、深部红斑狼疮、某些肿瘤和结节性多动脉炎等疾病。在这些疾病中皮下结节仅是其系统性损害表现之一，其性质当不同于结节性红斑，故诊断应以系统性疾病为主，按其形态可称为各病的结节性红斑样损害。

另一类是以炎性皮下结节为主要临床表现的皮肤病，主要有结节性红斑和硬红斑。结节性红斑系脂肪间隔内炎症，无坏死，临床发病急，病程有自限性，结节从不破溃。关于结节性血管炎与硬红斑的关系在学术界已争论了许多年，有学者认为结节性血管炎是硬红斑的早期或轻型，也有认为是两种不同的疾病。如果在组织切片中有明显血管炎，但肉芽肿改变很轻，且无或很少有干酪样坏死者称为结节性血管炎。而硬红斑有明显的干酪样坏死，血管破坏是继发的。目前的文献倾向于支持硬红斑患者多合并存在结核菌潜伏感染这一观点。当结核病累及脂肪时，既可引起非液化性脂膜炎，也可引起液化性脂膜炎。硬红斑可能更加倾向于与活动性结核有关。

还有少数病例发生下肢炎性皮下结节损害，往往需经多年随访和仔细观察才能明确诊断。

【治疗】

由于病变主要在下肢，除药物治疗外，对病情较重者，应适当休息，减少站立和行走。

有结核因素的病例，应用抗结核药物治疗，如口服异烟肼 0.1 g，每日 3 次，或并用乙胺丁醇，0.25 g，每日 3 次。持续半年至 1 年。

对无明确结核因素的病例，可用中药桂枝茯苓丸加清热解毒药物治疗。

27.2.22 Behçet 病 (Behçet disease)

【定义】

本病又称 Behçet 综合征，是一种原因不明、以细小血管炎为病理基础、损害呈慢性进行性发展和反复发作的多系统损害疾病。常表现为一种血管炎，损害除累及口腔黏膜和皮肤外，还累及关节、中枢神经系统、血管、呼吸道、胃肠道和泌尿生殖系统。其预后与受累脏器有关。

【简史】

1937 年在土耳其首先报道有本病，此后报道的病例以中东及地中海沿岸国家最多，其次是欧洲。自 1948 年以后日本发病为世界之冠。我国自 1957 年开始报道本病，我国文献中尚有称为狐惑病者，其累及部位虽有口腔、生殖器和眼，但在现代医学中有口腔、生殖器和眼损害的疾病除 Behçet 病外，尚有其他一些疾病。因此，狐惑病可能是一含义比较广泛的疾病，似可包括 Behçet 病而不能等于 Behçet 病。

【发病情况】

较少见，尽管发病见于世界各地，但在日本、东南亚、中东、土耳其及一些地中海沿岸国家发病率高。好发于男性，最常见于中青年，发病高峰期为 31~40 岁。儿童也可累及，但两性发病率大致相同。儿童病情较轻。男性死亡率似乎较高。

【病因及发病机制】

(1) 感染

早期认为病毒为其发病原因，后经流行病学调查、组织培养、血清学检查、动物接种、免疫荧光及电镜检查，均未能得到证实。少数报道认为发病可能与慢病毒、单纯疱疹病毒及丙肝病毒感染引起的自身免疫有关。以链球菌抗原做皮肤试验及巨噬细胞游走抑制试验，结果均为阳性，故认为发病尚与链球菌感染的慢性病灶有关。在我们的病例中结核过敏是发病因素之一。新近的研究证明，病毒、链球菌与结核菌能产生共同的抗原——热休克蛋白或应激蛋白，它能引起产生循环抗体并能与 T 细胞反应而致病。但是关于这三种微生物之间及与本病的发生和机制的关系尚未完全阐明,有待更深入的研究。

(2) 微量元素

有报道发现患者病变组织如血管内皮细胞、巨噬细胞、腓肠神经及眼房水、血清和中性粒细胞内多种微量化学物含量增高,研究较多的是有机氯、有机磷和铜离子。这可能是由环境或职业所致的发病因素。

(3) 遗传因素

本病有地区性发生倾向,如多见于地中海沿岸国家,有血缘性家族性发病,可见于 2、3 或 4 代,并以男性发病为高。另外,本病与 HLA - B51 密切相关,在亚洲其阳性率可高达 61% ~ 88%,而且此序列阳性患者病情较重,常伴有后葡萄膜炎或神经系统累及,于是认为发病尚有免疫遗传因素参与,特别是与常染色体显性遗传有关。

(4) 免疫异常

患者血清中存在抗口腔黏膜抗体、抗动脉壁抗体,特别是在病情活动期,抗口腔黏膜抗体滴度往往升高。另外,患者血清中存在免疫复合物,其阳性率可达 60%,并与病情活动有关。除 IgA、IgG 和 IgM 轻度升高外,部分病例血清中尚可见 IgE。DIF 检查发现血管壁特别是细静脉壁内存在 IgM 和 IgG、免疫复合物和 C3。在体外培养中发现患者的淋巴细胞对口腔黏膜上皮细胞显示细胞毒作用。淋巴细胞转化试验值一般偏低;DNCB 皮肤试验多为阴性;T 淋巴细胞和 T 辅助细胞值均降低;另外,测定 IL - 2 和 NK 细胞活性均明显低于正常人;患者结节性红斑样损害中的浸润细胞主要是由 T 细胞(特别是 Th)和 NK 细胞组成,并且组织内 NK 细胞和 T 细胞活化与患者血清中 γ 干扰素水平高低有关;在病情活动期患者 NK 细胞活性降低可能是由血清中 γ 干扰素水平降低所致。Behçet 病的发生与 T 细胞以及 γ 干扰素等因子之间的关系似乎为更值得重视的一个问题。

(5) 血清中的纤维蛋白溶酶抑制物 (plasmin inhibitors)

它可使纤维蛋白溶解活性降低和纤维蛋白原增高,中性粒细胞的化学趋化活性增强,在病情的发展中可能起一定作用。

(6) 其他

我们测定 21 例男性和排卵前期女性性激素,包括睾酮、孕酮、雌二醇、促黄体生成素、促卵泡生成素和催乳素,经统计学处理后,男性睾酮值和女性孕酮值比对照组低,其 P 值分别 < 0.01 和 < 0.05,其余值均在正常范围内。同时测定 14 例排卵前期女性患者 $PGF_{2\alpha}$,其平均值较对照组低约 2 倍以上($P < 0.001$)。这两种测定结果是否在疾病的发生与发展中有一定作用,有待更多的研究证明。

尽管 Behçet 病的免疫学和遗传学研究资料越来越多,但是诱发这些改变并最终导致本病发生的潜在抗原或刺激物仍然未知。

【临床表现】

以男性多见,男女两性之比约为 4:3。初发病年龄为 4~70 岁,大多数为 16~40 岁的青壮年。各系统均可受累,而多发部位是口腔、皮肤、生殖器、眼和关节,少发部位为心和大血管、消化道及神经系统等,初发部位口腔为 55.2%,皮肤为 23.8%,眼为 10%,生殖器为 0.75%,关节发病亦较高,以疼痛为主,而少特征性。偶有以中枢神经系统为初发病者。发病有急性和慢性两型:前者较少,是在 5 天至 3 月内多发部位中的 2~4 个部位同时或先后发病,局部损害及全身性症状均较显著;大多数病例是慢性发病,即在半年至 21 年间,先于一个部位发病,经不等时间的反复发作与缓解后,再分别于其他部位发病。一般是口腔在先,皮肤其次,眼常在后,以局部损害为主,全身性症状较轻,但在病程中可急性加重。

无论是急性发作或慢性病程中的急性表现,主要的全身性症状是发热、头痛、乏力、食欲不振和关节疼痛等。热型不定,57.6% 的病例夏天发生低热,持续高热病例较少。过度劳累、睡眠不佳、月经前后、气候突变或季节改变都能引起口腔等损害加重。少数患者有家族史,但无接触传染病例。

(1) 口腔损害

复发性口腔溃疡是本病不变的特点,散在分布于舌尖及边缘、齿龈、下或上唇内侧缘和颊黏膜等处。单发或多发,一般为 3~5 个。开始为可以感觉到的小"结节",很快发展成溃疡。米粒至黄豆大,呈圆形或不规则形,边缘清楚,但不整齐,深浅不一,底部或有淡黄色覆盖物,周围可见红晕。多于2周左右愈合,但反复发作,无长期缓解病例。早期多为每月发作一次,病期久者发作间隔缩短,或连续不断地发作。重时累及咽、喉部,损害数目少而面积大,症状重,愈合慢。

(2)皮肤损害

皮肤损害是多形态的,总的发生率占97.4%,23.8%病例是作为初发症状出现的。

1)常见而有一定特征性的损害

结节性红斑样损害:是皮肤损害中最多见的一型,占68.6%,在各型损害中是64.5%病例的最早表现,并且是在本病的整个病程中始终都能见到的一种损害。在初发和复发中,主要见于下肢,特别是小腿伸侧,极少在前臂,偶尔在躯干和头面部。一般约为蚕豆大小,中等硬度,呈肤色、淡红色、鲜红色或紫红色。通常为几个至十余个不等,无规律地散在分布。大多单个损害约1月消退,留轻度色素沉着斑,无皮肤凹陷现象,少数可形成溃疡。新的损害又在其他部位发生,于是在同一患者常见不同大小、深浅、颜色和病期等的损害。32.4%病例的新发皮下结节周围有1~1.5 cm宽的鲜红色晕围绕,称为红晕现象,具有较高的辅助诊断价值。发病无明显季节性,夏天一般较重。

毛囊炎样损害:占41.2%,有两种表现形式:一种为米粒至绿豆大的暗红色丘疹,顶端或见小脓头,一般不破溃,多于1周后吸收消失,留轻度色素斑。数目较少,主要分布于头面和胸背上部。另一为脓疱性结节损害,其数目较多,分布于小腿、大腿、背、面、头皮、胸、前臂、臀、外阴和肛周等处。初为红色丘疹,后其顶端出现米粒大脓疱,但无毛发穿过,其基底部则为浸润性硬结,周围有较宽的红晕,轻度疼痛感,多不破溃,约1周后红晕消失,脓疱吸收,而浸润硬结消退则较缓慢,比较具特征性,亦有较高的辅助诊断价值。这些损害亦呈反复发作与缓解的慢性病程,夏天一般较重,细菌培养阴性。

针刺反应:占64.4%,这是由外因引起的一种特殊反应,通常是在口腔损害之后才出现的,即在

皮肤微创处,如注射部位发生粟粒大红丘疹或脓疱,反应重时其周围尚可见红晕及底部小结节,同时做OT皮肤试验则不一定产生这种反应,但偶尔球结膜注射也可产生这种现象。静脉壁损伤尚可产生局限性静脉炎。反应于3~7天内消失。病情活动时反应阳性率高,程度重,缓解时反应程度弱而阳性率低,病情稳定后可以转为阴性。在Behçet病的长期反复过程中都可以产生这种现象,这是本病的特殊表现,有很高的辅助诊断价值。

2)少见而典型的损害

Sweet病样损害:占2.4%,分布于头面、颈项、前臂和手背、小腿和足背等部位。表现为水肿性红斑、红色水肿性丘疹和斑块、高出皮面的结节、孤立性水疱和脓疱等。红色斑块和结节表面光滑发亮而似假水疱,个别表面呈橘皮样外观。均有不同程度的疼痛感,少数为痒感。大多发生在已有口腔溃疡的1~20年之后,损害多于夏天发作或加重,冬天一般不发作。除个别反复发作的病例外,均是在口腔和其他皮肤损害发作过程中而停止发作的。

浅表性游走性血栓性静脉炎:这种静脉炎可以单独发生,也可以与深静脉损害同时发病,若深浅静脉同时发病,则浅静脉可占70%,但在所有皮肤损害中则只占3.38%。主要累及一或两侧大隐静脉,少数累及肘部静脉、腋部静脉和足背静脉。表现为红色长短不一的疼痛性皮下硬索,少数为枣核状结节。有由远端向近端发展及此起彼伏的倾向。均发生在Behçet病的常发损害反复发作并较严重的过程中。61.9%病例可并发不同类型眼底病变。一般经3~5年的反复发作后可逐渐缓解,以至停止发作。

3)其他少见的损害

多形红斑样损害,多发生于指/趾,常见于冬天。

环状红斑样损害,多发生于躯干,常见于夏天。

类似色素性紫癜性苔藓样皮炎损害,主要发生于小腿,特征是伴有皮下小结节。

丘疹环死性结核菌疹样损害,在形态上类似

于各有关独立疾病,但表现较不典型,持续时间不过 3~5 年。

(3) 生殖器损害

主要是溃疡,占 73.6%,除见于龟头、阴道、阴唇和尿道口等黏膜外,阴囊、阴茎、肛周和会阴等处皮肤亦可发生。一般比口腔溃疡数目少,深而大,边缘不规则,疼痛剧,愈合慢,愈后常有瘢痕,其反复发作次数少,两次发作间隔时间长,有时间隔几年发作一次。少数病例阴囊壁静脉坏死破裂出血和阴道内溃疡大出血。

(4) 眼损害

占 43.0%。眼球各组织均可受累,早期病变一般比较单一,如角膜炎、角膜溃疡、疱疹性结膜炎、巩膜炎、葡萄膜炎、脉络膜炎、球后视神经炎或眼底出血以及动、静脉炎等,反复发作后则可成复合组织病变,终因眼底出血、玻璃体混浊及视神经和视网膜等病变影响视力,以至失明。完全失明和典型虹膜睫状体炎伴前房积脓者并不多见。在常发损害中眼损害发生一般较晚,而危害性较大。

(5) 关节损害

关节症状占 60.4%。四肢大小关节及腰骶关节均可累及,单发或多发,对称或不对称,通常以膝、肩、踝、肘关节为多,占 83%。主要表现为疼痛或酸痛,红肿者极少。寒冷引起疼痛加重,而一般可以耐受。尽管长期反复发作,但能自行缓解,无日渐加重及功能障碍。骨及关节 X 线摄片一般无明显改变。滑膜活检,仅见浅层有轻度炎性改变。少数病例一或两侧膝关节显著肿胀,但不发红。因肿痛而活动受限。关节腔抽出液培养阴性,白细胞数增高,可持续较久,亦可迅速缓解。个别病例发生强直性脊柱炎。

(6) 心和大血管损害

心脏损害较少,表现有心肌损害、瓣膜病变、传导系统受累和心包炎等。大血管病变占 8.7%~26.0%。全身各部位中等以至大的动、静脉均可发病,而静脉尤多。深和浅静脉可以分别或同时发病,而浅静脉约占 70%,基本病变是血栓性静脉炎和静脉血栓形成两种,如下或上肢浅表性游走性血栓性静脉炎。上和下腔静脉闭塞多于小腿深静

脉血栓形成,而下腔静脉损害又为上腔静脉的 3 倍,且病情较重,伴发心包积液、小腿溃疡和 Budd - Chiari 综合征等。在发生深静脉损害的病例中伴发眼底病变者较少。无论是深或浅静脉病变,都是发生在口腔溃疡之后 1~13 年。无以大静脉病变作为 Behçet 病初发损害表现者,经 3~5 年反复发作与缓解后有自行缓解以至停止发作的倾向。与静脉损害一样,动脉损害亦以男性为主。全身各处中等以至大的动脉均可发病,常见的是胸及腹部大动脉,颈总动脉及髂总动脉,股、腘与尺和桡动脉以及肺、心、脾和脑等处动脉。病变可限于一处,也可同时或先后在几条动脉上发生。基本病变为动脉内膜炎和动脉血栓形成,于是产生闭塞性缺血性症状以及发展成动脉扩张、动脉瘤和假性动脉瘤,以致在不同部位产生不同的临床表现,假性动脉瘤的形成是由于滋养血管病变后中膜坏死的结果,以单发性多见,偶见几个瘤聚集在一起。动脉瘤破裂可致大出血而死亡,应引起足够重视。

(7) 消化道损害

发病率为 8.4%~27.5%。其功能障碍表现为上腹部饱胀不适,嗳气,中下腹胀满、隐痛以至阵发性绞痛和大量便血,便秘多于腹泻。器质性病变主要是溃疡,偶有穿孔,可见于食管下段至直肠,常见于回盲部横结肠和升结肠,其临床表现甚似慢性阑尾炎。在纤维胃镜观察下,胃部溃疡是多发性的,较表浅,其临床表现不如消化性溃疡典型,在 1~2 年内重复纤维胃镜检查,溃疡能完全消失。肠损害的病理组织改变有组织坏死和肉芽肿两型以及两者的混合型,其中静脉病变多于动脉。

(8) 神经系统损害

占 8.2%~26.6%。常见于早年发病的男性患者。病变呈进行性发展,累及大脑、中脑、脑干、小脑、脑膜、脊髓、脑神经及脊神经。其中以中枢神经系统为最多;脑多于脊髓,脑神经多于脊神经,白质病变多于灰质病变,运动障碍多于感觉障碍。病变可限于一处,亦可几个部位同时受累,或在不同时期累及不同部位,以脑干损害者最为严重。因其损害部位不同,临床表现极其多样,如呈脑炎、脑膜脑炎、脑脊髓炎、脑神经炎及多发或单发

性神经炎等表现,后期可表现为痴呆,而脑神经中又以外展神经和面神经受累为多见。少数病例呈颅内压增高和精神障碍表现。极少数病例脑 CT 检查发现脑室扩大和脑萎缩。这些中枢及周围神经损害都是在常发性损害反复发作过程中出现的。有报道极少数病例是以中枢神经损害作为 Behçet 病初发表现的。中枢神经损害与黏各部位损害一样也呈反复发作与缓解的慢性病程。由于神经系统损害广泛,表现多样而又缺乏典型性,确定 Behçet 病是否伴发神经系统损害应以体征为主要依据。其预后与发病部位和处理及时有关,我国病例的死亡率为 11.1%,较国外的 26%~47% 为低,这可能是与脑干受累病例较少有关。

(9) 肺损害

肺部病变约占 5%。以肺内血管病变为主,可同时存在其他部位静脉或动脉病变,也可在其他部位静脉血栓形成后成为栓子而累及肺部。其基本病变是毛细血管、细血管和不同管径静脉与动脉受累的节段性血管炎以及血栓形成、血栓栓塞或梗死、结节形成和动脉瘤与肺组织弥漫性纤维化等。临床表现因病变血管种类、大小和病变类型以及病期与发病部位等的不同而呈多种多样。一般的表现是一或两侧弥漫性炎症或片状阴影,或为支气管肺炎、间质性肺炎、支气管周围纤维化或胸腔积液等。肌型动脉病变常表现为肺动脉炎、肺动脉血栓形成以及肺动脉高压伴右心室肥大。肺部单发或多发性动脉瘤表现为大小不一的圆形或不规则形结节状阴影,破裂时引起肺内、外大出血而迅速死亡。肺静脉血栓性静脉炎或静脉血栓形成病例,多同时伴发上腔静脉闭塞或是脑和肾血栓性静脉炎;因心室内膜炎或其他部位静脉血栓形成的栓子可致肺梗死引起咯血;支气管黏膜溃疡和支气管血管吻合处破裂亦可引起咯血,所以咯血是肺部最常见而又最严重的症状。肺部病变多发生在 30~40 岁的男性,男女之比为 9∶1。年轻男性肺部多发性动脉病变伴其他部位静脉血栓形成,或有口腔、皮肤及眼等损害,在临床方面以及血管病理方面均与 Huges - Stovin 综合征相似,因此,认为后者是 Behçet 病的重症病例。

(10) 肾损害

极少见。主要病变是肾小球肾炎,可表现为间歇性蛋白尿或显微镜下血尿,或可引起继发性淀粉样物质沉积,或发展成肾病综合征。

(11) 附睾损害

一或两侧附睾累及者占 4.5%~6.0%。一般是急性发病,有疼痛和肿胀,1~2 周后缓解,但易再发。

(12) 扁桃体炎和慢性咽炎

在病程中这两种病变经常发生,扁桃体切除后伤口可以完全愈合,但不能防止其他部位的损害再发。

【实验室检查】

无诊断性实验室检查指标异常。在病情活动中,血沉增快、黏蛋白、唾液酸、α2 -球蛋白值多增高,部分病例血浆铜蓝蛋白和冷球蛋白为阳性,白细胞趋化性增强。外周血 CD4$^+$/CD8$^+$ 比例下降。

根据对舌尖微循环观察,可见蕈状乳头萎缩,此点有辅助诊断价值。HLA - B51 阳性,若针刺反应同时阳性则更有诊断价值。对各脏器损害宜作相应的检查,如心电图、脑电图、MRI、脑 CT 检查、纤维胃镜和肠镜、多普勒超声波检查、血管造影和脑脊髓液检查等。

【组织病理】

其本身的组织学特点大多为非特异性,最常见血管炎,有学者统计 48% 患者表现为小血管炎和细静脉炎,而白细胞破碎性血管炎和淋巴细胞性血管炎仅分别占 17% 和 31%。其他组织学特点包括真皮内弥漫性中性粒细胞浸润,伴或不伴脓肿形成,与临床上所见的脓疱、急性毛囊炎和痤疮样脓疱改变一致。下肢结节性红斑样皮损与皮下组织血管的坏死性血管炎一致,常伴有血栓形成。也有报道为间隔性和小叶性脂膜炎。30% 的患者可见有浅表性血栓性静脉炎。针刺反应引起的皮损表现为中性粒细胞浸润伴表皮内脓疱,或白细胞破碎性血管炎或 Sweet 综合征样特点。口腔损害和生殖器损害表现为非特异性溃疡。肺部受累的特征是肺动脉炎,有时也侵犯静脉和毛细血管,其重要的后遗症是血栓形成、梗死、出血和动脉瘤的形成。陈旧性血管损害以纤维性瘢痕形成为特征。

脑部损害的早期以静脉周围淋巴细胞浸润为特点。进一步演变的损害中有类似多发性硬化症的广泛性脱髓鞘改变。

【伴发疾病】

有报道极少数病例是以中枢神经损害作为 Behçet 病的初发表现。确定 Behçet 病是否伴发神经系统损害应以体征为主要依据,常见的并发症是硬脑膜窦栓塞。肾脏病变主要是肾小球肾炎或肾病综合征。男性患者常见血栓性静脉炎,四肢的深浅静脉均可受累。上下腔静脉栓塞也不少见。

【诊断】

Behçet 病的诊断主要依靠临床。

(1) 诊断标准

1) 1990 年国际 Behçet 病研究组织诊断标准

医生或患者观察到的轻微或较重的复发性口腔溃疡或疱疹性溃疡,复发性口腔溃疡一年内至少反复发作 3 次。加上以下任意 2 条:① 医生或患者观察到复发性生殖器阿弗他溃疡或瘢痕形成;② 眼前葡萄膜炎、后葡萄膜炎、裂隙灯检查玻璃体内的细胞,或眼科医生观察到视网膜血管炎;③ 医生或患者观察到皮肤结节性红斑,假性毛囊炎或丘疹脓疱性损害;或未经类固醇激素治疗,患者观察到痤疮样结节;④ 阳性针刺试验:医生在 24~48 小时观察结果。

2) 日本 Behçet 病调查研究小组 2005 年诊断标准

主要症状:① 口腔黏膜的复发性阿弗他溃疡;② 皮肤结节性红斑样皮疹或皮下血栓性静脉炎或毛囊炎样皮疹;③ 眼部虹膜睫状体炎或视网膜葡萄膜炎(脉络膜炎);④ 外阴部溃疡。次要症状:① 不伴有变性和强直的关节炎;② 附睾炎;③ 以回盲部溃疡为代表的消化道溃疡;④ 血管病变;⑤ 中等程度以上的中枢神经系统病变。

(2) 分型

1) 完全型

指患者同时或先后出现 4 个主要症状(复发性口腔溃疡、复发性生殖器溃疡、葡萄膜炎及皮肤损害)。

2) 不完全型

仅有 2~3 个主要症状,或还伴有其他损害,如:关节炎、消化道及中枢神经系统症状;或病程

中出现典型的眼部症状和 1 个主要症状或 2 个次要症状。

3) 疑似患者

指虽有部分主要症状出现与消失,但不能满足不完全型的诊断条件,或典型的次要症状反复发作或加重。

4) 特殊型 Behçet 病

① 肠道型;② 血管型;③ 神经型。

【鉴别诊断】

在急性期,临床上各种损害往往同时存在,容易与这些部位发生的其他疾病相混淆;而在慢性期,各常见损害往往分别发生,易漏诊,也有累及中枢神经系统、消化道及心血管等,需进一步随访观察。鉴别诊断包括其他原因所致的毛囊炎、感染、结节性红斑、结缔组织病、中性粒细胞性血管炎、淋巴细胞性血管炎以及如 Sweet 综合征和坏疽性脓皮病的中性粒细胞皮病。它们在组织学上没有特异性改变,需结合临床和病理学资料来做出最终诊断,特别是临床资料在其确诊中最重要,而组织活检在评估以血管为基础病变方面是关键,特别是在临床上用来区分脓疱性(非血管的)皮疹。如同时有黏膜、眼、皮肤受累需与以下疾病相鉴别。

(1) 多形性红斑

表现为红斑、丘疹和水疱等多形性损害而以一型为突出,伴有渗出,轻者皮损好发于四肢远端和面部,严重者可泛发于全身并可出现大疱或血疱,后者除皮肤损害外,常有眼、口、生殖器黏膜损害,伴有畏寒、高热、脓毒血症等全身反应。病程有自限性,但可复发,激素治疗有效,一般 3~4 周可完全消退,大疱或血疱愈后可留有色素沉着。

(2) 重症药疹

有用药史,一定的潜伏期,常表现为泛发性、对称性发疹伴口腔黏膜和外阴损害,全身症状明显。停用致敏药物及早期、足量皮质激素应用及症状性疗法可使大部分药疹痊愈。

(3) Reiter 综合征

有典型的急性关节炎、非淋球菌性尿道炎和眼结膜炎,后者多为单侧非感染性结膜炎,严重时

为眼色素膜炎,主要累及前色素膜,而脉络膜和视网膜不受累,皮肤黏膜表现为蛎壳样银屑病样损害,溢脓性皮肤角化性损害有诊断价值,阴茎龟头和尿道口的小而浅的无痛性溃疡常因中央消退呈环状而被称为干性环状龟头炎具有特征性,有诊断意义。

(4) Sweet 综合征

本病可根据以下表现来确立。特有的皮疹表现为水肿性红色斑块或结节,境界清楚,表面有假水疱样粗大颗粒;皮损有触痛及自发痛;有发热等全身症状;白细胞增高,尤其是中性粒细胞增多;血沉增快;组织病理示真皮上中部弥漫性或围管性中性粒细胞浸润,并有核碎裂;糖皮质激素或碘化钾治疗有效。

此外,口腔损害与慢性口腔阿弗他溃疡;关节损害与强直性脊柱炎;肠道损害与 Crohn 病及溃疡性结肠炎;神经系统损害与多发性硬化症均需鉴别。

【治疗】

由于本病病因尚未完全明了,目前尚无公认的有效根治方法。治疗的目的在于控制现有症状,防止重要脏器损害,减缓疾病进展。

(1) 一般治疗

由于 Behçet 病的临床表现各种各样,治疗也可能因不同部位损害而不同。一般来说,生活应有规律,症状显著时应适当休息。轻型以活血化瘀、清热解毒为主,严重病例有重要脏器累及时,应及早和足量应用糖皮质激素治疗。

(2) 药物治疗

1) 局部治疗

皮肤黏膜病变(特别是生殖器溃疡),应保持局部清洁,避免继发感染。可外用糖皮质激素或联合抗生素。口腔阿弗他病变可用四环素溶液(四环素胶囊 250 mg 溶于 5 ml 蒸馏水)外涂。轻度的前葡萄膜炎选用扩瞳眼药水和激素眼药水。

2) 系统治疗

糖皮质激素:有重要脏器病变,如急性发作的眼部病变、中枢神经系统症状、严重的血管炎和关节病变、肺部病变及消化道有受累,或有严重的口腔及生殖器溃疡,应及早、足量应用皮质激素。一般泼尼松 30~40 mg/d,分 3~4 次口服,待症状缓解后逐渐减量。若病情危重,可行冲击治疗,甲泼尼龙 1 g/d,连续 3 天静脉滴注。

非甾体类抗炎药:如吲哚美辛 25 mg 口服,每日 4 次,连服 3 个月,可有效缓解 Behçet 病的关节症状及脓疱性皮肤损害。其他有布洛芬 0.4~0.6 每日 3 次、萘普生 0.2~0.4 每日 2 次、双氯芬酸钠 25 mg 每日 3 次等。对血栓性静脉炎可用抗凝剂(阿司匹林、双嘧达莫)及纤维蛋白疗法(尿激酶、链激酶)治疗,可用肠溶阿司匹林 25 mg 每日 1~2 次、双嘧达莫 25 mg 每日 2~3 次或吲哚美辛 25 mg 每日 3 次。柳氮磺胺吡啶 2~4 g/d 可有效地治疗胃肠道 Behçet 病或关节炎者溃疡;米诺环素 100 mg/d,持续用药 3 个月,能有效缓解生殖器溃疡,但对口腔溃疡无效。

硫唑嘌呤:每日 100 mg 口服,对于治疗口腔溃疡和预防生殖器溃疡的复发均有效果,但很少单独用于治疗皮肤黏膜的症状,且对丘疹脓疱样皮疹无效。一项双盲、安慰剂对照的试验中证实了硫唑嘌呤对男性患者保存视觉的敏感性有效,但不能恢复丧失的视力。

环孢素:严重损害病例可用环孢素。环孢素(10 mg/kg·d)在减少眼部疾病的发病频率和严重程度方面优于秋水仙碱(1 mg/d),其维持剂量为 3~5 mg/kg·d。小剂量环孢素联合糖皮质激素治疗 Behçet 病较单用环孢素效果更好,而且肾脏毒性小。单用环孢素或联合糖皮质激素治疗的患者视力可以保持原状或进一步改善达 4 年以上。但环孢素可发生耐药而使疗效降低,停药后症状易反跳。有人认为核磁共振检查发现有神经系统症状和病变的患者是使用环孢素治疗的禁忌证。当眼睛病变严重时可以联合使用环孢素和硫唑嘌呤。

其他:Sweet 样损害可口服羚羊角粉或浓缩水牛角粉。有结核证据的病例,口服异烟肼 0.3 g/d 和乙胺丁醇 0.75 g/d,持续 1 年。眼底出血时宜口服维生素 E 100 mg,每日 3 次。

α 干扰素(IFN-α):在开放性研究中发现 IFN-α 治疗皮肤黏膜损害、脓疱性病变和关节炎有效,但无统计学证据。也可用于眼部病变的急性期。剂量为每次 300 万~1 800 万 U,每周 3 次。在一项开放性实验中证实 IFN－α 可减少关节炎症状发生的频率。Kotter 等评价了 IFN－α 治疗 Behçet 病的疗效和安全性。338 例 Behçet 病患者,其中 182 例患有急性眼睛病变接受 IFN－α 治疗,264 例接受 IFN－α2a 治疗,74 例接受 IFN－α2b 治疗。其中 86% 有皮肤黏膜症状、96% 有关节炎症状、94% 有葡萄膜炎症状的患者治疗后均有部分或完全缓解。IFN 大剂量的疗效优于小剂量,而且停药后有 56% 患者病情可长期缓解。IFN－α2a 的疗效明显优于 IFN－α2b,但可能是因为接受 IFN－α2a 治疗的患者较多造成偏差。不良反应具有剂量依赖性,与治疗丙型肝炎时出现的症状类似。IFN－α 对难治的后葡萄膜炎可以长期保存视力,但对皮肤黏膜症状多数只能部分缓解。

抗 TNF－α 药物:① 英夫利昔(infliximab)为抗 TNF－α 单克隆抗体。近期的临床研究表明英夫利昔单抗治疗所有的 Behçet 病有效,包括 11 例对常规治疗抵抗的 Behçet 病患者分别接受英夫利昔单抗 3 mg/kg(1 例),5 mg/kg (9 例)和 10 mg/kg(1 例),分 1~4 次静脉给药,疗程 6 个月。其中 2 例患者有严重的皮肤黏膜症状,3 例有严重的胃肠道症状,6 例视力受损。经治疗后均取得了明显的好转或完全治愈,且患者未出现明显的不良反应。在另一项 11 例对免疫抑制剂治疗效果不佳的难治性 Behçet 病患者中,对短期的英夫利昔治疗均有良好的效果,而且无不良反应。② 依那昔普(etanercept)为抗 TNF－α 单克隆抗体。一项双盲、安慰剂对照的试验显示依那昔普治疗 Behçet 病的皮肤症状有效。40 例男性患者,依那昔普治疗后,患者的口腔溃疡、结节和脓疱样皮肤损害及关节炎均有明显改善。多在 1 周后起效。治疗组中有 40% 患者口腔溃疡不再复发,而对照组仅为 5%。依那昔普治疗可以导致血沉和血清 C 反应蛋白降低。但是,有些患者在停药后 3 个月症状出现反复。

3)其他

中药雷公藤或秋水仙碱、沙利度胺等对改善

皮肤损害、缓解关节疼痛等有效,对口腔损害尤好。

沙利度胺(反应停):可以明显减轻严重的口腔和生殖器溃疡,并且可以抑制毛囊炎样皮疹,但可引起短暂的红斑、结节发作频率增加。用量 100 mg/d 和 300 mg/d 疗效相同,但在停药后其效果只能维持较短的时间。Saylan 等报道 22 例患者使用反应停 400 mg/d 共 5 天,随后 200 mg/d 共 15~60 天,口腔和生殖器溃疡消失。另外,反应停延长了复发的时间并且减轻了复发的严重性。Hamza 报道用反应停治疗 1 例 Behçet 病合并掌跖脓疱病的患者,每日 200 mg 共 2 个月,随后每日 100 mg 共 12 个月,发现黏膜皮损完全消退。停止治疗后病情复发,但当再次用药后,病情又获控制。Jorizzo 等报道用沙利度胺(反应停)治疗 4 周停 4 周的循环疗法成功改善了 Behçet 病的症状。在活动期,每日 200 mg,3 例患者黏膜皮损和关节症状完全消失。1 例患者在开始治疗 3 周后,恶化成泛发性斑疹而中止治疗。Hamuryudan 等报道了一项随机、双盲、安慰剂对照的反应停治疗 Behçet 病黏膜皮损的研究结果。96 例男性患者随机接受反应停 100 mg/d、300 mg/d 或安慰剂共 24 周。反应停 100 mg/d 组中,6% 的患者皮疹完全消退,反应停 300 mg/d 组,16% 的患者皮疹完全消退,而 32 例安慰剂组中,无 1 例消退。其使用受到致畸和神经系统不良反应的限制。

秋水仙碱:治疗皮肤黏膜症状有效,可能的作用机制是抑制中性粒细胞的趋化。在一项 2 年的双盲、安慰剂对照的研究中证实秋水仙碱(1~2 mg/d)可以减少女性患者的口腔和生殖器溃疡的复发,对于预防红斑和结节男女患者均有效。另一项双盲、安慰剂对照的研究发现该药对关节炎症状也有效。

雷公藤制剂:雷公藤多苷片 2 片,每天 3 次,或雷公藤合剂,每天 3 次,每次 10~15 ml(含生药 1 g/ml),可有效缓解皮肤结节性红斑样损害,且对口腔溃疡、关节病、眼炎有效。应定期检查肝功能及血象。

4)中西医结合治疗

闭塞性动脉病变可口服丹参片,每天 3 次,每次 3 片, 下肢结节可用活血化瘀、清热解毒中药治疗, 如桂枝茯苓汤加减。有报道用白花蛇舌草60 g、龙胆草 20 g、白术 15 g、茯苓 30 g、黄芪 30 g、党参 30 g、乌梅 15 g、黄柏 20 g、猪苓 30 g、连翘30 g、蒲公英 30 g、土茯苓 30 g、枸杞子 30 g、甘草10 g、杜仲 10 g、淫羊藿 30 g 治疗本病。

如有结核感染证据用, 三联抗结核治疗 6个月。

【预后】

Behçet 病的死亡率低, 仅占 2% ~ 4% 左右。血管受累是本病发病及死亡的重要因素。实际上血管炎可以侵犯任何动脉, 动脉瘤形成及随后破裂是主要的死因。特别危险的血管病变是肝静脉栓塞(Budd - Chiari 综合征), 死亡率高。约 1% 患者可发生肺动脉瘤, 死亡率高达 50%。

27.2.23 血栓性静脉炎(thrombophlebitis)

【定义】

本病是以静脉壁的急性非化脓性炎症和管腔内血栓形成为特征的静脉疾病。

【病因及发病机制】

血栓形成的三个基本因素为血流缓慢和涡流形成、血液凝固性增高及血管内膜损伤。静脉和动脉管腔内均能发生血栓形成, 而前者以血液凝固性增高为主要因素, 后者以内膜损伤为必要条件。

(1) 血流缓慢和涡流形成

是血栓形成的重要条件。如长期卧床、心力衰竭、肿瘤压迫、静脉曲张和静脉瘤、妊娠时腹腔及盆腔内压力升高、下肢肌肉收缩无力等, 都可以引起血流缓慢, 促进血栓形成。其原因是缓慢的血流, 使轴流变宽, 有利于血小板的靠边和凝集, 增加了与内膜接触和黏集机会; 同时黏集的血小板以及在局部已经存在的少量凝血活性物质, 因血流缓慢而不能被稀释和清除, 聚集于局部, 达到凝血的必要浓度; 再加血流缓慢时, 血管内皮细胞易受损伤, 发生胶原暴露, 也易形成血栓。另外, 静脉曲张和静脉瘤形成后, 局部血流状态发生改变, 产生涡流, 使血小板自血流中析出、沉淀和黏集, 也容易引起血栓形成。

(2) 血液凝固性增高

血小板或凝血因子增多, 纤溶活性降低, 使血液凝固性增高而引起血栓形成。各种原因引起的失水和失血, 以致血液浓缩; 血小板数量和黏性增加; 纤维蛋白原、凝血酶原和黏凝血因子含量增加; 晚期癌肿如胰腺癌和肺部恶性肿瘤, 由于肿瘤坏死释放出凝血致活酶样物质, 可激活外源性凝血系统; 某些变态反应性疾病, 可能引起血小板和红细胞破坏, 释放血小板第Ⅲ因子和红细胞毒素, 使凝血酶原激活等, 均有利于血栓形成。

(3) 血管内膜损伤

各种原因如创伤(静脉注入硬化剂、高渗溶液、抗癌药物、造影剂、静脉插管)、缺氧、化学物质(吸烟、高胆固醇血症)、感染(细菌毒素)肿瘤细胞侵犯等可引起血管内皮细胞损伤, 导致粗糙不平的内皮下胶原纤维暴露, 促使血小板黏集。已黏集的血小板和内皮细胞释放出 ADP 和血栓素 A_2, 又进一步促使血小板黏集; 同时暴露的胶原纤维激活血中第Ⅻ因子, 进而启动内源性凝血系统, 损伤内膜释放的组织凝血因子又启动外源性凝血系统, 因而引起血液凝固, 促使血栓形成。

身体各部位静脉均可发生静脉血栓形成, 最常见的是大隐静脉及其分支, 少见的有腘静脉、锁骨下静脉、头静脉, 贵要静脉以及胸, 腹壁静脉。下肢或上肢的浅静脉血栓形成后, 因有广泛吻合支, 不易发生循环障碍而产生组织水肿; 相反, 较大的深静脉, 如髂股静脉、腋静脉和上、下腔静脉等血栓形成后, 因管腔狭窄或闭塞, 妨碍血液回流, 并因血栓向外端发展, 引起静脉压升高, 以致毛细血管和细静脉充血, 组织缺氧, 进而毛细血管渗透压升高, 产生组织水肿。当淋巴管受压时, 水肿更加显著。以后若新血管形成或再通以及侧支循环建立, 则患处血液循环得以维持, 若是这些新形成结构健全, 静脉回流亦得以改善(而静脉瓣受损时则较难恢复); 反之, 则导致慢性静脉功能不全, 出现静脉炎后综合征或者是一部分血栓脱落成为栓子。

【临床表现】

可分为以下病型。

（1）浅表性血栓性静脉炎

临床上常将其分为浅表性良性血栓性静脉炎和游走性血栓性静脉炎两种。其区别主要是除病因外，前者多累及一条静脉并继续向上发展；而后者无一定形式，往往是一条或几条静脉同时或先后受累，此起彼伏地反复发作。

1）浅表性良性血栓性静脉炎

按其发病原因分为：①化学性静脉炎：如静脉注射硬化剂、高渗溶液、抗癌药物等，在内膜上引起化学性刺激，造成广泛性损伤，产生静脉炎并导致血栓形成。往往累及受输液的整条静脉，终止于近侧浅静脉与深静脉汇合处，所以通常是局限性的。②外伤性静脉炎：如静脉注射、长期插塑料管、打击、扭伤等机械性损伤引起的局限性静脉炎。③化脓性静脉炎：系静脉周围化脓性病灶或脓毒血症引起静脉感染而发生炎症。血管外膜为炎症细胞浸润，通过滋养血管扩展至中膜或内膜以致发生感染性血栓性静脉炎。常见的是输液导管留置时间超过3天以上所致败血症而引起的静脉炎，局部可无典型临床表现，但病情比较严重，需仔细地询问病史，进行体格检查以及血液培养等以明确诊断。④淤滞性静脉炎：如静脉曲张、血流缓慢和血液黏滞性增高以及静脉壁严重变性等使曲张静脉遭受缺氧和炎症损害而成为血栓性静脉炎。

浅表性良性血栓性静脉炎多见于下肢的大隐静脉及其分支和上肢的静脉，常限于一条静脉，严重时向近端及其大的分支发展。急性发作时可以沿病变静脉触及疼痛和压痛的皮下硬索，或呈节段性分布的卵圆形结节。累及周围组织时发生静脉周围炎，以致相邻皮肤红肿和温度升高，可随皮肤移动。发病后可能有轻度全身性症状，但白细胞一般不升高。痊愈时疼痛减轻，红肿消退，留下色素沉着斑或皮下硬索。当侧支循环建立和再通时，硬索亦可能逐渐消失。因系浅静脉病变，血液回流一般不受影响，故不引起肢端水肿，若并发深静脉病变或累及静脉瓣时，则可能发生严重组织水肿和慢性静脉功能不全表现。

2）游走性血栓性静脉炎（复发性特发性静脉炎）

主要累及浅静脉，而脑、肝、肾、肠系膜和肺等

的深静脉亦可发生，但一般以下肢、臀和腹壁为常见。表现为节段性皮下硬索或硬结，有疼痛和压痛。相邻皮肤红肿，2~4周后消退，遗留色素沉着斑，而在另一条或另一段静脉又发生新的损害。于是一部分消退，一部分新发，以致几个部位存在不同期的损害。本病多发生于男性，其原因不明，但与两种疾病有密切关系：①它往往是潜在性内脏癌的早期表现，原发性内脏癌涉及胃、肺、胰和胆囊等部位，而与胰腺体和胰尾部癌的关系最为密切。②与血栓闭塞性脉管炎有密切关系，是其早期表现或整个病程中的一个阶段的临床表现，Behçet病的血栓性静脉炎也可能属于这一类疾病，不同的是后者深和浅的不同管径静脉均可发病，而前者主要是侵袭浅层中小静脉。

（2）深静脉血栓形成

按其发生部位和病情不同可分为以下两种。

1）小腿深静脉血栓形成

常发生于小腿深部静脉，如胫后静脉和腓静脉等。机化的血栓可能引起局部静脉阻塞和炎症反应，由于血栓范围一般较小，炎症较轻，对血液回流妨碍也不大，其症状一般不甚明显。通常是在活动后感小腿后侧肌肉沉重和疼痛，严重时有抽痛。少数患者在血栓向近侧扩展影响到主干静脉时才会有明显症状，如产生明显的组织水肿、局部症状和发热。特征性的表现是腓肠肌处疼痛和压痛。检查时将小腿伸直，足向背屈，腓肠肌内病变静脉受牵引而引起疼痛，称为Homan征。Homan征阳性、腓肠肌深部组织压痛（Neuhof征）和被动伸足或趾背屈引起小腿下部疼痛，均有助于小腿深部静脉血栓形成的诊断。另外，腓肠肌周径较健侧增大5 cm以上，踝部轻度水肿伴浅静脉怒张，也可能是深静脉血栓形成的表现。小腿深静脉血栓形成虽可两侧均发生，但不一定对称，可与由心、肝和肾等疾病引起的组织水肿相区别。

2）髂、股血栓性静脉炎

典型表现是：①整个下肢弥漫性水肿；②皮下静脉怒张和皮肤青紫；③股三角区压痛。常有发热、心动过速和白细胞数增高等。由于弥漫性水肿引起皮肤紧张、苍白，压下有凹陷；皮下静脉呈网状怒张；有难以耐受的疼痛和沿静脉特别是

股三角区的压痛。出现这种现象者称为疼痛性股白肿(phlegmasia alba dolens)。若是静脉血栓形成不只是在主干静脉而发展至广泛的分支或深达肌组织,而毛细血管压和组织压又超过动脉压时,则可发生严重的组织水肿,局部温度降低,小腿以至足背出现弥漫性青紫,并可能引起股动脉痉挛和动脉搏动消失,最后发生组织营养障碍以至静脉坏疽。此种情况称为疼痛性股青肿(phlegmasia cerulea dolens)或青紫性血栓性静脉炎(blue thrombophlebitis)。由于以上病变主要是在主干静脉有血栓形成,管腔闭塞,对血液循环影响较大,同时能产生静脉周围炎,影响邻近淋巴管或引起动脉痉挛,所以症状和体征均较严重。

另外,尚可发生3种严重的并发症:① 扩展性静脉血栓形成:如小腿静脉血栓形成有向上发展至股、髂以至下腔静脉的可能;② 血栓栓塞:如肺栓塞,可发生在血栓形成后的几小时或几天内;③ 静脉炎后慢性静脉功能不全:如在小腿,当静脉瓣严重损害时,侧支循环又未充分建立,即容易发生严重情况,首先是小腿下部水肿,逐渐发生静脉曲张,皮肤色素沉着,最后发生淤积性皮炎,淤积性皮下硬化症和淤滞性溃疡。

【实验室检查】

多普勒(Doppler)超声检查和电阻抗体积描记法检查:能可靠判断主干静脉的血栓形成。该检查无创伤性。

静脉造影:使静脉直接显影,可以有效地判断闭塞静脉部位、程度和侧支循环建立情况。

静脉压测定:穿刺足背静脉测定脉压,正常为1.18~1.47 kPa。

碘-131纤维蛋白原试验:静脉注射后吸附在血栓形成部位。主要适用于尚在形成的血栓,因而可早期检出隐匿型血栓形成。

血浆纤维蛋白原测定。

部分凝血活酶试验。

【组织病理】

静脉血栓形成和血栓性静脉炎的区别是前者血流缓慢和血液凝固性增高起主要作用,静脉壁的变化可不明显;后者是在静脉壁已有炎症的基础上发生血栓。在病理解剖时发现静脉腔内存在血栓,而生前并无明显血栓性静脉炎的临床表现;相反,在血栓形成后的几小时内即可见血管壁有不同程度的炎症反应。因此,临床上很难明确地将两者加以区分,于是可统称为血栓性静脉炎。

大静脉的新鲜血栓通常是混合性的。一个典型的血栓分为3部分:头部、体部和尾部。在病变静脉内膜上由黏集的血小板和混入的白细胞形成灰白色的白血栓作为头部;再于白血栓的基础上附以更多的白细胞和纤维蛋白以及大量的红细胞,形成混合性血栓作为体部;当已形成的血栓进一步发展充塞管腔时,局部血流停止,血液迅速凝固,形成暗红色的红血栓作为尾部。血栓的长度一般是到一个有效的血管分支处就中止。血栓形成后由于纤维蛋白溶酶和中性粒细胞的蛋白分解酶的作用而溶解。在血栓形成后的5天内即有成纤维细胞侵入,形成新的肉芽组织,进而机化以及新的血管形成和再通。若是结缔组织增生和瘢痕形成,则病变静脉就成为硬化性的索状损害。

不同原因所致的血栓性静脉炎的组织病理并不完全相同,如化脓性静脉炎,其管壁炎症显著,并以中性粒细胞浸润为主;化学性静脉炎则内膜增生比较显著;肿瘤和心力衰竭所引起的静脉炎,其管壁炎症反应比较轻微;游走性血栓性静脉炎,其管壁及周围组织内成纤维细胞反应较严重。

【诊断及鉴别诊断】

浅表性血栓性静脉炎:诊断依据为沿浅静脉触及皮下硬索,若为小的静脉也可能是结节,但不成球状,相邻皮肤红肿、疼痛和压痛。

小腿深静脉血栓形成:诊断依据是腓肠肌部疼痛和压痛,以及小腿周径增大和Homan征阳性等。

髂、股静脉血栓形成:下肢肿胀、疼痛和沿股静脉特别是股三角区的压痛,皮肤温度降低、颜色改变和浅静脉怒张。

慢性深静脉炎所致的静脉水肿需与淋巴水肿相鉴别(表27-10)。

表 27-10　静脉水肿和淋巴水肿的鉴别

鉴别要点	静脉水肿	淋巴水肿
病史	发展快、有损伤、妊娠等	发展慢、病期长
疼痛	急性期持续性疼痛	无或轻度钝痛及沉重感
皮肤	不增厚	晚期增厚
水肿	皮肤柔软有凹陷	皮肤硬肿无凹陷
颜色	可能青紫	无变化
湿疹及溃疡	发生	不发生
抬高患肢	消退慢	不消退
浅静脉	扩张	不扩张

【治疗】

治疗方法的选择与病期有密切关系。其目的是:① 使血栓和炎症局限化;② 消除肿胀,尽可能恢复静脉功能;③ 预防发展成致死性肺栓塞。

(1) 一般治疗

卧床休息以减轻疼痛,并可使血栓与血管内膜黏紧以免脱落,但要注意足及趾部活动;抬高患肢以利下肢静脉回流,其位置宜高于心脏水平,并使膝关节处于放松之屈曲位;局部热敷,应用抗生素以控制感染;使用弹力绷带压迫静脉,增加血液回流以减轻水肿。

(2) 溶栓疗法

适用于病程不超过 3 天的深静脉血栓形成患者,常用尿激酶和链激酶两种,前者副作用较少,静脉滴注 1.5 万~4 万 U,每 12 小时一次,共 7~10 天,然后应用抗凝疗法。

(3) 抗凝疗法

适用于病期超过 3 天的深静脉血栓形成患者或是作为手术后及溶栓疗法后的应用,以预防血栓形成和复发。常用肝素和香豆素衍化物。前者每日 2 万~2.5 万 U;后者可选用华法林,首日量 20 mg,次日减半,第 3 天再减半作维持量,约 2 个月左右,以使凝血酶原值能维持 25% 为标准。

(4) 祛聚疗法

作用是防止血小板聚合和减低血液黏稠度。适用于浅表性血栓性静脉炎,也可作为黏疗法的辅助治疗和预防性应用。常用静脉滴注低分子右旋糖酐,口服双嘧达莫 25 mg 和阿司匹林 0.3 g,每日 3 次。

(5) 手术疗法

适用于原发于髂股静脉的血栓形成而病期不超过 48 小时的患者,进行 Fogarty 导管的取栓术,术后再用抗凝疗法 2 个月,以防再发。

【预防】

根据患者病情不同采用不同的方法,一般是:① 长期卧床者,应作深呼吸及咳嗽等运动,以促进血液循环;若为输液患者应尽可能避免用刺激性液体。② 手术后鼓励患者经常作深呼吸运动,下肢尤其是足伸展运动,早日下床活动。③ 积极治疗下肢静脉曲张。④ 小腿已有静脉血栓形成者应及早处理,以防止血栓向近端发展。

27.2.24 胸腹壁浅表血栓性静脉炎(thoracoepigastric superficial thrombophilebitis)

本病又称 Mondor 病,系主要发生于女性胸腹壁的浅表性血栓性静脉炎。

病因不明,容易发生在肥胖而平时又缺少劳动锻炼的妇女,常在上肢骤然用力牵拉后起病,亦有与胸部外伤、手术等损伤有关。亦见于乳癌患者。

发病年龄在 20~40 岁,女性约为男性的 3 倍。常为单侧发病,左右侧的差别不大。好发于下列部位:① 胸、上腹壁静脉:由乳头向下方,经过乳房下皱襞以达肋缘;② 侧胸静脉:循乳头向外上方,伸展至腋窝;③ 腹壁上静脉:由乳头向内下方,延达剑突下,至上腹壁。

通常见于前胸壁和上腹部,约为 5 cm 长的皮下硬索,1 或 2 条,略显红肿,与皮肤黏着较紧,但与深部组织无粘连,而易于移动。开始较柔软,而后可增硬,有压痛感。当牵紧皮肤时,索状物可略高于皮肤表面;而上肢抬高、外展时,又可见该处皮肤呈凹陷现象,形如浅沟,索状物更加明显。深呼吸或躯干前屈与后伸均可引起牵引性疼痛。也有完全不痛者,只于检查时发现。可于 2~3 月内自行消失,复发者少。无腋下淋巴结肿大。

组织病理示静脉内膜受损害而引起血栓形成。静脉壁及其周围结缔组织可有纤维蛋白样变性,甚至坏死,继而为胶原纤维所代替。待病程终止,炎症消退,血栓机化而再通。

因病程有自限性,一般可不必处理。局部保温、手臂休息及用乳房托可改善症状,或口服肠溶阿司匹林 25 mg,每日 2 次并合用潘生丁 25 mg,每日 3 次等纤溶药物。

27.2.25 闭塞性动脉硬化症(arteriosclerosis)

【定义】

闭塞性动脉硬化症主要是指周围动脉因动脉粥样硬化病变引起管腔狭窄或闭塞,而后在其血供不足基础上产生各种症状和体征的一种非炎症性血管疾病。

【病因及发病机制】

本病发生原因和机制尚未完全明了,而流行病学调查和病理学与生物化学研究指出,其发病与高脂蛋白血症、高血压、糖尿病、肥胖、吸烟、高密度脂蛋白低下、精神紧张以及性别、年龄差异等因素有关。其发生机制现在尚难以一种学说阐明,但可以各种因素引起血管内皮损伤学说、脂质渗入学说、血栓形成学说等结合解释。分子生物学研究证明,血管壁的细胞与血液中有形成分相互影响在发病中起主动作用。如内皮损伤、血浆中含胆固醇的低密度脂蛋白量增高并渗入内膜中,而后刺激平滑肌从动脉中层向内膜迁移、增生,是最重要的发病因素。

【临床表现】

男性多于女性,平均发病年龄在 60 岁,并发糖尿病者发病较早。病变主要发生在弹性和肌性动脉,如主动脉、髂动脉、股动脉、冠状动脉、肾动脉及主动脉的黏分支,并常是在其血管分支开口的内侧,或血管固定于周围组织的部位发病。由动脉病变引起管腔狭窄或闭塞,致使病变远端血供不足,其严重性随闭塞部位、程度、范围以及侧支循环建立后的代偿程度和肢体缺血的发展速度等而不同。动脉粥样硬化系一种全身性动脉疾病,若四肢动脉受累,往往以下肢症状为严重。当病变进展较快,侧支循环难以及时建立而代偿功能又有限时,患者即开始出现典型间歇性跛行和肢体休息时的疼痛症状。间歇性跛行是在运动时肌肉痉挛性疼痛、紧张或乏力,休息后迅速缓解,再次行走又复发生。另一重要症状是休息痛,系末梢神经滋养血管病变,引起血供不足而致的缺血性神经炎的结果。这种疼痛的特点是晚上加重,下垂或受冷时减轻。腹主动脉下端或髂动脉病变,间歇性跛行症状出现在臀部和下肢;股动脉或腘动脉病变,症状出现在小腿腓肠肌部;由于在运动时,腓肠肌活动较多,即使是腹主动脉—髂动脉病变,也可引起间歇性跛行症状。缺血的其他症状是患肢特别是趾部冷感。感觉异常、苍白或青紫。缺血程度虽轻而持续存在,则引起皮肤和皮下脂肪组织萎缩、汗毛脱落、趾甲变形和骨质稀疏等;如缺血显著,则趾、足或小腿发生干性坏疽或溃疡。另外,病变远端动脉搏动减弱或消失,血压降低或消失,在狭窄区听到血管收缩期吹风样杂音。

患者可伴发高血压、糖尿病或眼、脑、心、肾和肠系膜等的动脉粥样硬化症状,浅动脉如颞动脉硬化则呈索状或不规则的扭曲。

【实验室检查】

① 血脂测定,血中甘油三酯和胆固醇常增高。脂蛋白分型显示 90% 以上患者为 Ⅱ 或 Ⅳ 型高脂蛋白血症。② 血糖、尿糖和糖耐量试验检查常有阳性发现。③ 心电图检查以了解有无冠状动脉粥样硬化病变。④ 多普勒超声血管检查可测出动脉搏动强度,血流状况和管腔内径大小。⑤ X 线检查可了解肢体动脉有无钙化存在,若动脉壁存在钙化斑块则有助于本病的诊断。踝和足部摄片若显示骨质稀疏、骨萎缩可提示患肢缺血程度。⑥ 动脉造影可以了解动脉病变部位,范围和程度以及侧支循环建立情况。⑦ 眼底检查,直接观察有无动脉硬化,并确定硬化程度和进展速度。

【组织病理】

病变呈节段性,累及大的和中等动脉。动脉内膜下层粥样硬化斑块形成,内膜中结缔组织基质增加和类脂质沉积,引起内膜细胞增生,管腔狭窄。当内膜破坏,斑块坏死和溃疡,引起血栓形成,导致管腔闭塞,造成肢端缺血。血栓机化后再通,并在闭塞的两端产生侧支循环。此外,管壁钙质沉积,少数病例因动脉扩张成为动脉瘤。

【诊断】

由于动脉硬化系一全身性疾病,疾病可能不限于下肢。对任何这种患者都必须详细地询问病史和进行体格检查,有时能做出诊断,但为了判断建立的侧支循环是否足够,了解病变的确切部位和程度以及并发症情况,还需做进一步的检查。

行走试验:在规定时间内嘱患者做一定速度的原地踏步,直至出现跛行为止。根据肌肉酸痛、疲劳等出现的部位和时间可以初步提示病变部位和程度。

患肢抬高及下垂试验:将患肢抬高 1~2 分钟,观察足底皮肤颜色改变。在无血管病变患者,足底保持粉红色;若为动脉硬化性闭塞并有侧支循环不足者,足底为苍白色,如运动后才转为苍白说明病变不太严重。再嘱患者坐起后肢体下垂,观察足背静脉充盈时间及足部发红时间。正常人的静脉充盈时间在 20 秒以内,发红时间在 10 秒以内。若侧支循环不足时,静脉充盈时间及发红时间均将延长。如肢体发红时间在 15 秒内不恢复者为中度缺血,30 秒内不恢复者为明显缺血,60 秒内不恢复者为重度缺血。此试验应在暖室中进行,有静脉曲张者则无价值。

【诊断要点】

① 男性患者,年龄在中年以上。② 根据动脉搏动减弱或消失,收缩期吹风样杂音出现部位,通常可做出病灶定位的诊断。③ 由静息痛、趾端感觉异常或麻木等可做出休息时缺血的诊断。④ 根据毛发脱落、趾甲变形、皮下或肌肉组织萎缩以及肢体远端的坏死、溃疡等可判断动脉病变部位、范围和闭塞程度。

【治疗】

一般治疗:低胆固醇、低动物性脂肪饮食,控制脂肪代谢紊乱疾病。戒烟、适当运动、控制高血压、避免应用缩血管药物等。根据病情选用降血脂、降血压和血管扩张药物。

手术治疗:这种患者是否需要手术治疗,需按其病情发展、缺血程度、年龄及是否并发其他重要脏器损害等进行全面分析后才能确定。若间歇性跛行进行性发展,缺血性疼痛不止,并严重地影响生活以及有缺血性溃疡和趾端坏疽等,可分别进行人造血管或大隐静脉旁路移植或动脉内膜剥脱术以及扩创和截肢等。

27.2.26 闭塞性血栓性脉管炎(thromboangiitis obliterans)

【定义】

本病主要是以下肢中、小动脉的节段性非感染性炎症和管腔内血栓形成以致进行性狭窄或闭塞而产生严重症状和体征的慢性疾病。本病又称 Buerger 病。

【病因及发病机制】

病因不明。一般认为吸烟是一个重要的发病因素,而寒冷可能是一个诱因。由于血小板聚集性增高和血浆因子相关抗原(Ⅷ R∶Ag)增高以及抗凝血酶(AT-Ⅲ)、纤维蛋白溶解原(plasminogen)、纤维蛋白原(fibrinogen)等的异常,而患者血液中尚存在某些血液凝固性增高状态但这与发病的因果关系尚有待进一步研究。另外,在患者血清中发现抗动脉壁抗体以及构成人体血管的 Ⅰ 型和Ⅲ型胶原的细胞和体液免疫反应,并且患者的淋巴细胞对 Ⅰ 型或Ⅲ型胶原有敏感性,还有 HLA-A₉ 和 HLA-B 频率常较高,故发病可能尚与免疫及遗传基因等异常有关。

【临床表现】

发病年龄在 20~40 岁之间,男女之比为 29∶1。主要累及下肢的胫前、胫后、足背和跖动脉,也有累及桡、尺和手掌动脉等,严重时尚可累及腘和股动脉等,同时伴发浅表性游走性血栓性静脉炎。主要由于管壁炎症及腔内血栓形成而后管腔狭窄以致闭塞,终因血供不足而引起临床症状。30%~60%病例可伴有 Raynaud 现象。临床表现的轻重依血管闭塞部位、范围和侧支循环建立程度以及局部有无继发性感染等而各有不同。

(1) 浅表性游走性血栓性静脉炎

约40%患者在隐静脉及其分支发生浅表性游走性血栓性静脉炎,并多是发生在动脉损害之前数年,偶有数月,也有在动脉发病过程中以及动、静脉同时发病者。损害呈红色索状或结节状,轻度疼痛感,经 1~3 周后消退,而另一部位又出现新的损害。由于无全身性症状和不伴发深静脉病变所引起的水肿等表现,故常不被患者所注意。

(2) 早期动脉损害

最常受累的是足背动脉,其次为腘动脉或股动脉。由于血栓形成,管腔闭塞,使患肢肌肉血供不足,行走一定距离后即感足弓部或腓肠肌疲乏无力、轻度疼痛、趾端麻木,停止行走即缓解或消失,呈不典型间歇性跛行症状。同时患肢对寒冷较敏感,局部温度较低,易出汗或有趾甲生长缓慢等。足背动脉搏动可能较对侧为弱。

(3) 间歇性跛行

由于动脉闭塞进一步发展,组织缺血程度加重,上述症状更加显著,并因缺氧引起动脉痉挛,出现典型间歇性跛行症状,行走短距离即感足或腓部肌肉疲劳和紧张、麻木抽痛和疼痛,继续行走时,症状加重,迫使跛行,静止或休息后症状即减轻或消失,再行走又复发作。随着病情的发展,行走距离越来越短,需要休息的时间越来越长。疼痛发生部位出现在闭塞动脉远端,如主要累及股、腘动脉,疼痛多发生在小腿和足部。病变动脉搏动明显减弱或消失。局部温度降低。肢体位置试验:抬高患肢,疼痛加重,足及小腿皮肤苍白;放低患肢,疼痛减轻,皮肤颜色恢复缓慢,或呈青紫色。

(4) 静息痛

病情继续发展,动脉缺血更加严重,患肢处于休息状态时,疼痛仍不止,称为静息痛。这种疼痛非常剧烈,并经久不止,而晚间尤甚,患肢抬高时加重,下垂后可减轻。于是患者在晚间弯腰屈膝抱足而坐,彻夜不眠。有时将患肢垂于床旁,使静脉血液充盈,改善循环,缓解疼痛。

(5) 组织营养障碍

病变进一步发展,在休息时血液供应也不能满足组织代谢需要,除上述疼痛外,若并发缺血性神经炎,其疼痛更加广泛,并呈电击样,也以晚间为甚,更增加患者痛苦。由于长期慢性缺血,组织发生营养障碍,引起趾甲生长缓慢,或变形如增厚与脆裂等;皮肤干冷,色泽苍白或呈暗红色与紫红色;汗毛脱落,肌肉萎缩。

(6) 组织坏死

若动脉管腔完全闭塞,则局部组织血液供应完全丧失,可发生溃疡和坏疽。常先发生在一或两个趾端或出现于甲旁,逐渐向上发展,累及整个趾或黏趾。皮肤干枯发黑,坏死组织脱落后,残留难以愈合的溃疡。大多为干性坏疽。此时不仅疼痛加剧,若并发细菌感染,其痛苦更加难忍,日久出现体力衰弱,胃纳减退,消瘦乏力,面色苍黄,并伴发热以及贫血等表现。

(7) 骨质疏松后疼痛

在慢性缺血基础上,可能引起局部骨质疏松而加重痛苦。

(8) 其他

部分病例可能由于血栓机化后再通以及侧支循环建立,血液循环能得到一定程度恢复或改善,动脉搏动或能再现。

【实验室检查】

电阻抗血流测定检查:可了解血流通畅程度、搏动性血流量多寡。

多普勒超声血管测定:显示患肢动脉搏动波形幅度减低,血流减弱或消失。

皮肤温度测定:在 $20 \sim 25\ ℃$ 室温下,患肢的温度较健侧低 $2\ ℃$ 时,即显示血供不足,脉管炎患者患肢的皮温均有降低。

血液凝固和纤维蛋白因子测定:测定抗凝血酶Ⅲ(AT-Ⅲ)、纤维蛋白溶酶原、纤维蛋白原等以了解血液是否存在高凝状态。

甲周微循环检查:可见甲皱微血管襻轮廓不清、排列紊乱或襻数目减少、形态异常及血液流速改变等。

动脉造影:可确定动脉阻塞部位、范围,侧支循环建立情况以及流出道等。

此为损伤性检查,不宜作为常规诊断方法,但在进行手术时,需做此项检查,以协助选择治疗方案。

放射免疫分析:测定血浆血栓素 B_2(TXB$_2$)和前列腺素 F(PGF1α)。

血浆 PGF1α 含量的增加及值的增高是本病重要的表现,血浆含量的增加可能在对抗四肢末梢血管缺血中起到有益的保护作用。

【组织病理】

由于病变呈节段性分布和进行性发展,故一

条血管的不同节段内病变可以不同,而病变段间血管可以完全正常。早期病变为血管内皮细胞增生、淋巴细胞和中性粒细胞浸润、管腔内血栓形成,而内弹性膜和中层平滑肌尚完好;外膜中滋养血管周围炎症细胞浸润,进一步发展则血栓机化,出现大量成纤维细胞,并与增厚的血管内膜融合;中层中出现较多的滋养血管和成纤维细胞;外层中亦有大量的成纤维细胞和增生的结缔组织。在晚期,由于血栓机化,中层收缩,动脉周围组织纤维化,严重时与邻近动脉和伴行静脉以及神经均为结缔组织所包绕而成为硬索。静脉的炎症细胞浸润较动脉更为明显。电镜检查发现腰交感神经节和小动脉中胶原纤维弥漫性变性。

【诊断及鉴别诊断】

诊断依据主要是 20~40 岁的男性发病,初发常为一侧下肢,而后累及对侧,产生间歇性跛行以及其他缺血性临床表现,伴浅表性游走性血栓性静脉炎等,而又无高血压、高血脂、糖尿病和动脉硬化者即可考虑为本病。再做肢体位置试验则更能提供有无肢体血供不足的客观证据。

试验方法:患者平卧,抬高下肢45°,3 分钟后观察足部皮肤颜色改变。在患肢足部特别是足趾皮肤呈现苍白或蜡黄色,以指压之缺血现象更加明显,并感麻木或疼痛;然后嘱患者坐起,将下肢自然下垂于床旁(注意不能压迫腿部),皮肤颜色恢复缓慢或呈青紫色(正常恢复时间在 15 秒以下,大于 60 秒提示严重供血不足),即示患肢供血不足;同时观察浅静脉开始充盈和完全充盈所需时间,充盈时间长短间接地反映供血不足的程度。

需要鉴别的其他动脉性疾病如下。

闭塞性动脉硬化症:见表 27-11。

表 27-11 闭塞性血栓性脉管炎与闭塞性动脉硬化症的鉴别

鉴别要点	闭塞性血栓性脉管炎	闭塞性动脉硬化症
性别	几乎都是男性	以男性为多
年龄	40 岁以下	40 岁以上
受累血管	多在下肢中、小动脉,40%累及上肢	多在下肢大及中等动脉,罕有上肢
浅静脉炎	有	无
病程进展	慢,开始有痉挛因素	快,无痉挛因素

(续表)

鉴别要点	闭塞性血栓性脉管炎	闭塞性动脉硬化症
组织病理	动脉壁慢性炎症血栓形成,内弹性膜完好。	动脉壁粥样硬化管腔闭塞
动脉壁钙化	无	有
高脂血症	无	有
血糖	正常	可增高
高血压	无	有
Raynaud 现象	30%	小于 10%

多发性大动脉炎:多见于青年女性,主要累及多处大的和中等动脉,特别是主动脉及其分支动脉和(或)主动脉及其内脏分支动脉,引起狭窄和阻塞,产生血供不足的临床表现,由于累及血管部位不同,而产生各种不同的症状,以及动脉搏动减弱或消失,血压测不出或显著降低,而正常肢体血压正常或增高;同时产生因缺血而发生的连续性杂音或收缩期杂音,不发生坏死和溃疡。无游走性血栓性静脉炎病史。X 线造影显示主动脉主要分支开口处狭窄或阻塞。

【治疗】

治疗原则是解除血管痉挛,改进肢体血供,促进侧支循环建立,减轻或解除疼痛,防止感染,促使溃疡愈合,尽可能保存组织完整以减少病残程度。

(1) 药物治疗

血管扩张剂:① 盐酸妥拉苏林 25 mg,每日口服 4~6 次;② 盐酸罂粟碱 0.03 mg,口服每日 3 次;③ 苯苄胺 10 mg,口服每日 3 次;④ 环扁桃酸(抗挛丸)100~200 mg,口服每日 3 次。

低分子右旋糖酐 500 ml,静脉滴注,每日 1 次。

止痛药物,普鲁卡因穴位封闭、静脉封闭及交感神经节阻滞等。

糖皮质激素,在病情急性发展时可短期使用。

高压氧治疗,主要作用是提高动脉血氧分压、增加血氧张力,增加血氧弥散、提高组织氧储备,从而改善组织缺氧。

中药治疗:轻症以阳和汤、当归活血汤为主,重症以四妙勇安汤为主。再随证加减进行治疗。另外以单味中药如丹参和毛冬青的不同制剂口服或注射治疗。

(2) 手术治疗

对以上治疗效果不理想者，再根据不同病情选用腰交感神经节切除术、动脉血栓内剥脱术以及病变血管切除后血管移植等。还可行坏死组织切除或截肢术。

(3) 基因治疗

有学者运用血管内皮生长因子（VEGF）"分子搭桥术"基因治疗实验性闭塞性脉管炎，结果转基因7天后，肌肉组织内VEGF、mRNA及其表达产物明显增高，血管造影可见大量新生血管和侧支循环的形成，表明VEGF转基因治疗可以明显促进闭塞性下肢血流的恢复和改善组织坏死的程度，为本病的治疗提供了一种新的方法。

【预防】

本病病因未明，但某些因素能诱发本病，并能引起病情的发展，故积极地采取预防措施，能稳定病情、减轻症状。

绝对禁烟，是预防和治疗本病的一项重要措施。

保持足部清洁、防止感染；因湿冷比干冷对病情更为有害，故宜保持足部干燥；因患部已有血液循环不良，即使轻微外伤亦易引起组织坏死和溃疡形成，故切忌任何形式的外伤。

防寒保暖，无论是在工作或休息时均宜保持足部温暖，以改善足部血液循环，但不能过热，以免增加氧消耗量。

劳动时应随时变换体位，以利于血液循环。平时可进行足部运动（Buerger运动），以促进患肢侧支循环。方法为：患者平卧，抬高患肢45°，维持1~2分钟，然后两足下垂床旁2~5分钟，同时两足及其趾向四周活动10次，再将患肢放平休息2分钟，如此反复练习5次，每日数回。

避免应用缩血管药物。

（陈明华　黄正吉）

27.2.27 复发性皮肤坏死性嗜酸性粒细胞血管炎（recurrent cutaneous necrotizing eosinophilic vasculitis）

【定义】

本病由Chen KR（1994年）等报道，系一种反复发作的皮肤坏死性血管炎伴大量嗜酸性粒细胞增多。大部分无系统症状，也可伴发于结缔组织疾病，包括系统性红斑狼疮、类风湿关节炎、系统性硬皮病等。不包括在当前血管炎的分类中。

【病因与发病机制】

本病罕见，病因不明。其发病机制为嗜酸性粒细胞黏附于血管内皮细胞，在多种趋化因子作用后，释放IL-2、IL-5、GM-CSF、血小板激活因子等使血管通透性增加而产生病理变化。

【临床表现】

皮疹表现有瘙痒性红斑、紫红色出血性丘疹、斑块，偶有环状红斑、血管性水肿及水疱。有口腔黏膜炎、牙龈炎、全秃等。其他表现有浅表淋巴结肿大及肝脾肿大。但一般无系统受累。病程长，呈慢性复发过程。

【实验室检查】

外周血嗜酸性粒细胞增多、血沉增快，血清中主要基本蛋白（MBP）增高（>600 μg/L），血清蛋白电泳中α及γ球蛋白增高。免疫球蛋白IgE、IgA、IgG增高。

【组织病理】

主要是真皮小血管坏死性血管炎伴显著的嗜酸性粒细胞浸润，管壁有纤维蛋白样坏死，整个真皮有嗜酸性粒细胞浸润。

电镜检查可见小血管壁及内皮细胞有异常，有嗜酸性粒细胞及游离的嗜酸性颗粒黏附，并可见损伤的内皮细胞。嗜酸性粒细胞可见胞质颗粒及细胞器丧失，核染色质溶解，内皮细胞有核固缩、细胞肿胀，线粒体破坏、细胞膜破裂等。在胶原束之间有变性大嗜酸性粒细胞及游离的颗粒。用免疫过氧化酶染色可见小血管内皮细胞有VCAM-1沉积，并有VLA-4阳性大嗜酸性粒细胞黏附。真皮浅表累及血管VCAM-1呈强阳性。IIF检查显示，在血管壁及血管周围的细胞内外均有主要基本蛋白与来源于嗜酸性粒细胞的神经毒素沉积，并可见真皮中特别在血管周围有肥大细胞（用肥大细胞胰蛋白酶染色）增多。

【诊断及鉴别诊断】

据上述实验室检查特点可以确诊，需与有嗜酸性粒细胞增多的其他疾病如嗜酸性粒细胞增多综合征、Wells 综合征、发作性血管性水肿伴嗜酸性粒细胞增多等鉴别。上述疾病临床上皆无出血性丘疹,无血管炎改变。与 Churg - Strauss 综合征的鉴别在于后者临床上有哮喘,组织病理为小到中等大小血管的肉芽肿性血管炎伴大量嗜酸性粒细胞。

【治疗】

病程长,对糖皮质激素治疗敏感,但停药后易复发。也可合并免疫抑制剂治疗,局部外用皮质激素,并用抗组胺药物治疗可获一定程度改善。

(陈明华 黄 雯)

27.3 皮肤血管病

血管病(vasculopathy)的特征是血管有不同程度损害,如血液凝固性或血管阻塞性病变,但无炎症细胞浸润,组织学发现管腔内有纤维蛋白、即血栓形成。

27.3.1 毛细血管扩张症(telangiectasis)

毛细血管扩张是指皮肤或黏膜表面的细静脉、毛细血管和细动脉呈持久性的扩张,形成红色或紫红色斑状、点状、细丝状或星网状损害,压之褪色,可长期不变或缓慢发展,多无自觉症状。任何年龄均可发生,其分布可为局限性或广泛性,或与血管神经分布一致。它的发病可能与血管内皮细胞及其结构变化有关。临床上主要依据典型的皮损特点诊断,病理组织检查对诊断帮助不大,但电镜检查和碱性磷酸酶染色可能有帮助。可分为原发性和继发性两类。

(1)**原发性毛细血管扩张症**

有血管痣、血管瘤、血管角皮瘤、匐行性血管瘤、遗传性出血性毛细血管扩张症、共济失调性毛细血管扩张症、弥漫性原发性毛细血管扩张、遗传性良性毛细血管扩张、蜘蛛状毛细血管扩张等。

(2)**继发性毛细血管扩张症**

有持久性毛细血管扩张(酒渣鼻等)、持久性日光暴晒或接触焦油等、损伤后、放射性皮炎、着色性干皮病、局部长期应用皮质激素、皮肌炎、红斑狼疮、Raynaud 病、硬皮病(系统性和局限性)、

肥大细胞增生病(持久性发疹性斑状毛细血管扩张)以及某些遗传性疾病等。

(陈明华 黄正吉)

27.3.2 先天性毛细血管扩张性大理石样皮肤(cutis marmorata telangiectatica congenita)

【同义名】

先天性泛发性静脉扩张、先天性网状青斑(livedo reticularis congenital)、van Lohuizen 综合征。

【发病情况】

本病并不少见,在新生儿中的发病率约为1/3 000,大多数为散在发病,偶尔也有家族发病的报道。

【病因】

本病主要由于毛细血管和静脉血管的畸形导致,一小部分与常染色体显性遗传有关,但变异较大。最近还报道该病与母亲怀孕时体内绒毛膜促性腺激素水平的升高和短暂的胎儿腹水有关。

【临床表现】

本病女性好发,出生时表现为节段性或广泛性的网状血管扩张,呈大理石样外观,肢体受累最多,常继发溃疡、坏死、局部萎缩和瘢痕。除皮肤表现外,还可伴发多种先天性畸形,如动脉导管未闭、先天性青光眼和智力迟钝等。

【组织病理】

病理显示皮下毛细血管和静脉扩张,但也有病理变化不明显或正常者。

【诊断及鉴别诊断】

根据出生时即有的网状血管损害及先天性畸形可以诊断此病。需与下列疾病鉴别。

新生儿红斑狼疮:出生后 3 个月内发病,头面部受光部位受累较多,皮损常对称分布,可伴有血小板减少、轻度贫血、血清免疫学改变和肝脏肿大。

Bockenheimer 综合征:儿童期发病,一般侵犯单个肢体,表现为进行性大静脉扩张增粗,皮下组织肿胀,可形成静脉石和血栓,患肢有增长或缩短现象。

【治疗】

一部分皮损会自然消退,因此早期不需要治

疗,对持续性的损害,可试用脉冲染料激光治疗。

27.3.3 共济失调毛细血管扩张症(ataxia-telangiectasis)

【同义名】

Louis – Bar 综合征。

【定义】

本病是以进行性小脑共济失调、眼与皮肤的毛细血管扩张和反复呼吸道感染为特征的少见病。

【病因及发病机制】

本病属常染色体隐性遗传,基因突变位于染色体的 11q22~23,即负责编码蛋白激酶的 ATM 基因突变导致发病,同时胸腺和淋巴结发育不良,致使辅助 T 细胞缺乏而影响免疫功能,患者血清内缺少 IgA、IgE,而甲胎蛋白和癌胚抗原水平却持续升高,最后由于反复呼吸道感染和 30%~40% 患者发生淋巴网状系统或其他恶性肿瘤而死亡。

【临床表现】

两性均可发病,患儿出生时正常,多在 2~3 年以后发病,病程呈渐进性。主要表现为:

(1)进行性小脑共济失调

当患儿开始走路时表现得特别明显,出现站立不稳或行走时出现小脑共济失调现象,病情进行性加重,至 10 岁左右,患儿还不能站立或独行,此外还有凝视性眼球震颤、斜视、眼球运动困难、假面具貌、言语不清、智力低下等,并随年龄增长而发生神经系统症状,如周围神经病变及因脊髓前角细胞和后索病变引起的肌萎缩、深反射减弱或消失。

(2)毛细血管扩张

一般出现于 3 岁左右,首先见于眼结膜的鼻和颞侧,而眼球上下方较少,睑结膜亦可累及,继而是耳垂、耳后、面、颈周,甚至肘及腘窝和手足背也可累及,皮肤损害尚有牛奶咖啡斑、皮肤干燥、皮肤萎缩和毛发早衰等。

(3)反复呼吸道感染

对细菌和病毒有明显的易感性,经常引起副鼻窦的反复感染。由于免疫功能低下,患者易患

B 细胞型淋巴瘤、白血病、乳腺癌及一些内分泌疾病,至 20~30 岁时常因慢性感染和肿瘤而死亡。

【组织病理】

真皮上部毛细血管扩张。尸体解剖中最明显的发现是小脑皮质及其深部 Purkinje 细胞、颗粒细胞(granular cell)和篮状(basket)细胞萎缩或消失。部分病例小脑软脑膜静脉扩张。脊髓后索及脊髓神经节细胞脱髓鞘。肺部有慢性感染、纤维化和细静脉扩张。常见胸腺发育不全或缺乏。

【实验室检查】

无一致性实验室发现。一般血沉增快,白细胞及淋巴细胞计数减少,淋巴细胞对 PHA 无反应,皮肤对 DNCB 无反应。约 80% 的患者血清 IgA 缺乏,75% 患者缺少 IgE,50% IgG 水平降低,甲胎蛋白水平几乎都升高,一部分患者癌胚抗原水平升高,CT 检查也有助于脑部病变的诊断。

【诊断】

主要依据临床特点进行诊断,即小脑共济失调表现、毛细血管扩张和反复呼吸道感染等。

【治疗】

主要对症治疗,如应用抗生素以控制感染,注射转移因子、胸腺肽以及口服左旋咪唑等,还可试用骨髓移植治疗。

(陈明华　黄正吉)

27.3.4 全身性特发性毛细血管扩张症(generalized essential telangiectasia)

本病为一种原因尚不明的泛发于四肢和躯干毛细血管扩张症。

【临床表现】

本病多见于 40~50 岁妇女。皮损初发于小腿,以后扩展至股部、腹部和臀部。其分布可呈全身性或单侧性,或局限于某一部位,或沿神经分布。一般呈线状排列,亦可表现为细小血管瘤。有些患者皮损可侵及眼结膜和口腔黏膜。

【组织病理】

真皮上部毛细血管扩张,充血,管壁仅由内细胞组成,碱性磷酸酶活性缺如。说明扩张的毛细血管系毛细血管襻的静脉部分。

【诊断及鉴别诊断】

需与不典型的遗传性出血性毛细血管扩张症和伴发系统疾病的毛细血管扩张症相鉴别。遗传性出血性毛细血管扩张症皮损分布广泛,好发于身体上部,对称性,有出血特点。伴发系统疾病的毛细血管扩张症在末梢小动脉和毛细血管襻动脉段的内皮细胞中含有活性碱性磷酸酶。

【治疗】

尚无特效治疗。治疗感染病灶和口服抗生素对部分患者可能有效。

27.3.5　蜘蛛状毛细血管扩张症(spider telangiectasia)

本病因痣体旁有放射状扩张的毛细血管,故又名蜘蛛痣(spider nevus)。

【病因及发病机制】

本症多见于妊娠期妇女,在妊娠数月即可出现,至分娩期有增多倾向,一般于分娩后 6 周内消失。亦可见于肝硬化患者,可能与雌激素有关。正常人发病者亦不少见,约占 15%。

【临床表现】

皮损中央为一针头大小鲜红色丘疹,周围有辐射状毛细血管扩张,玻片压之可见搏动。损害好发于面、颈、胸部及上腹部,偶见于手掌。常单发,亦可多发。

【诊断及鉴别诊断】

损害中央有搏动性血管的典型形态,不难诊断。需与遗传性出血性毛细血管扩张症鉴别,后者的毛细血管扩张呈斑状、点状或线状,无搏动现象。

【治疗】

一般不需处理,必要时可电灼、激光去除中央的隆起的血管。如因肝硬化引起者,则应治疗相应疾病。

(陈明华　刘承煌)

27.3.6　匐行性血管瘤(angioma serpiginosum)

本病少见,主要累及真皮上部小血管。病因不明。患者 90% 为女性,多数在 16 岁以前发病。典型损害为直径 1 mm 左右的鲜红到紫色的血管瘤样小斑点,有的可微隆起呈丘疹状,压之褪色,无紫癜,亦无炎症。损害成群聚合为几厘米直径或更大的斑片,表面可有少量细小鳞屑。因中央消退,外围新损害不断发生,使皮疹呈匐行状、环状或网状外观。除掌、跖、黏膜外,身体任何部位均可发病,但以下肢最为多见。损害一般不完全消失,亦无任何自觉症状。病程缓慢,经数月或数年扩展后可渐趋静止,但亦可在成人期再活动。组织病理改变主要在真皮,真皮上部毛细血管扩张,一般无炎症细胞浸润,伴多数内皮细胞增生,电镜超微结构显示扩张的毛细血管管壁增厚,在基膜样物质和细胶原纤维内有很多呈同心圆形排列的外膜细胞。本病需与下列疾病做鉴别:色素性紫癜性苔藓样皮炎、毛细血管扩张性环状紫癜、进行性色素沉着症。

可试用脉冲染料激光治疗。

27.3.7　贫血痣(nevus anaemicus)

本病是以局限性色素减退斑为特征,系一种局部血管发育缺陷的先天性疾病,神经纤维瘤患者伴有此病的较常人为多。

血管发育缺陷在于局部血管的功能而非结构异常。根据在皮损内注射乙酰胆碱、毛果芸香碱、组胺、5-羟色胺或前列腺素 E,均不使患区产生血管扩张反应. 有人认为本病的缺陷可能在血管的运动终板或血管平滑肌的效应细胞,并伴有小动脉的血管收缩纤维或抑制舒张纤维的刺激增加,也有人做移植研究发现供体部位呈明显优势。实验证明部分淡白色斑与血管对儿茶酚胺的敏感性增强有关,在局部注射交感神经阻滞剂后皮肤可恢复正常。

临床上女性较男性多见,损害为单个或多发,圆形、卵圆形或线形,边界清楚的淡白色斑,以多数不规则聚合的花瓣状外观最为常见,也可围绕如卫星状。好发于躯干,尤其是胸背部,但面部及四肢亦可受累。多在出生后或儿童时期发生。亦可晚发,常终身不退。

组织学检查示血管结构正常。但患区的药物性反应有异常。

下列方法可使贫血痣与白癜风、无色素痣以

及其他色素减退性皮肤病相区别：① 用玻片压于本病皮损处周围皮肤可使损害消失。② 本病患区用摩擦或冷、热等物理刺激均不能使之发生红斑反应。

一般不需治疗。

（陈明华　韩堃元）

27.3.8　弥漫性静脉扩张症（diffuse genuine phlebectasia）

本病特点是新生儿皮肤弥漫性静脉扩张，其中某一部位静脉及其分支更明显可见，有时还出现静脉湖或紫癜等损害。组织病理检查表现为真皮及皮下脂肪组织萎缩。可伴发动、静脉瘤。因有可能自愈而不需治疗。

27.3.9　静脉曲张（varicose veins）

本病是较大的浅静脉及其分支因静脉压增高而产生扭曲性的扩张和延长，是发生于中年人的一种常见疾病。好发于下肢。下肢静脉分为深静脉和浅静脉两组。

（1）深静脉

在足背称为足背静脉，在小腿部有胫前、胫后和腓静脉，在腘窝下缘合为一条，称腘静脉，到大腿称为股静脉，穿过腹股沟韧带后称髂外静脉，经髂总静脉进入下腔静脉。深静脉走行于腓部和大腿肌群之间，并与下肢同名动脉并行。深静脉有许多瓣膜，由远向近，逐渐减少，以保下肢任何部位血液都能向心回流，若其功能不全，则下肢深静脉的高压血逆流通过交通支进入浅静脉，形成继发性浅静脉曲张。

（2）浅静脉

下肢浅静脉位于皮下，即深肌膜的浅面，主要有两条：① 大隐静脉：起于足背静脉网的内侧缘，在内踝前缘经小腿和大腿内侧向上，到腹股沟韧带下的卵圆窝进入股静脉。② 小隐静脉：起于足背静脉网的外侧缘，经外踝后方和小腿后面上行至腘窝进入腘静脉。

在深浅两组静脉之间存在着许多交通支，大腿的交通支较少，并分布于膝关节的内上方；而在小腿的交通支较多且复杂，临床上也更重要，主要分布于其下 1/3 处。大小隐静脉之间也有交通支互相贯通，最主要的一支位于膝关节附近。在下肢静脉曲张患者，常可见其交通支功能不全。

在大、小隐静脉内及其与股、腘静脉汇合处，每一分支及其交通支内均有双瓣型瓣膜存在。大、小隐静脉和深静脉的瓣膜向上开放，而在各交通支内，瓣膜则向深静脉开放。深静脉的静脉瓣比浅静脉更多。瓣膜的功能在于维持下肢静脉系统血液向心回流，并防止其反流。深静脉瓣功能不全，往往导致浅静脉曲张；浅静脉瓣膜的功能对防止静脉血反流起主要作用；交通支瓣膜的功能是控制血液只能由浅向深部回流，其功能不全与静脉淤滞性溃疡形成有密切关系。

在正常情况下，下肢静脉血液是经下腔静脉回流入右心房，这需要依赖心脏在舒缩时所产生的唧筒作用、在深肌膜内围绕深静脉的肌肉收缩时所产生的挤压作用以及呼吸运动时胸腔内的负压吸力等三者的相互作用。在站立时，心脏与下肢静脉之间形成流体静压，静脉离心愈远，压力也愈高，只有依靠下肢肌肉发挥有效泵的作用，即肌肉收缩时挤压肌肉内深静脉血向心回流；肌肉松弛时，深静脉压力骤降，能将浅静脉血吸入深静脉内，才能促使深静脉血液向心回流。人体若站立不动，则踝部静脉所承受压力最高，而静脉瘀血程度也最严重。

【病因】

静脉本身因素如静脉壁软弱、静脉瓣缺陷以及浅静脉内压力持久升高，是引起浅静脉曲张的主要原因。

（1）静脉壁软弱和静脉瓣缺陷

这是全身支持组织软弱表现的一部分，并与遗传因素有关。由于浅静脉位于皮下组织内，又缺乏有力的支持，当静脉内压力增大时（如负重、咳嗽以及长期站立等），此种情况易引起静脉扩张，近端静脉瓣产生闭锁不全，血液向下倒流，使静脉压力增高，又逐渐破坏远端瓣膜，终致产生静脉曲张。由这种情况发病者称为"原发性静脉曲张"。当浅静脉壁和瓣膜受外伤后，若愈合不良，可能影响管壁弹性和瓣膜功能，而于受伤处发生静脉曲张。在老年人,静脉壁开始退化,亦容易发生静脉曲张。

（2）静脉压升高

静脉本身虽无病变,但由于血液回流受阻,静脉压升高,而容易发生静脉曲张。

职业因素如长期站立工作者,作用于下肢静脉壁的血柱变直,以致下肢静脉内压力显著增大;又由于经常采取直立体位,下肢肌肉收缩较少,影响静脉血液回流,当其血量超过静脉回流的负荷时,即引起静脉内压力升高而发病。

妊娠时子宫增大、盆腔内肿瘤和肿大淋巴结压迫髂静脉亦可引起浅静脉曲张。

深静脉受阻（如股静脉血栓形成）,浅静脉代偿性扩张。

由除了静脉壁软弱和静脉瓣缺陷者以外的原因所引起的静脉曲张为继发性静脉曲张。下肢静脉曲张大多发生在大隐静脉,亦有大、小隐静脉同时发病者,而单独小隐静脉发生者则较少。深静脉因位于肌群之间而受到保护,同时下肢运动时,肌肉收缩,有助于血液循环,故不发生静脉曲张;相反,浅静脉因无上述保护条件,所以容易引起静脉曲张。

【临床表现】

原发性静脉曲张的位置和程度与局部静脉内压力高低及管壁厚薄不同有关。由于病变的逐渐发展,其早期临床表现是以症状为主,后期则以曲张的静脉所产生的并发症为主。

病变下肢常感酸胀不适、沉重或疼痛,易疲劳和乏力。一般在站立时容易发生,并逐渐加重,而行走或平卧后迅速消失。站立时,静脉内压力升高使静脉扩张,外膜内感觉神经末梢感受器受刺激而产生症状;行走或平卧时,由于腓肠肌收缩的挤压作用,血液易于回流,静脉内压力降低,症状缓解。

曲张静脉先行扩张隆起,进而弯曲,从而引起瓣膜闭锁不合,而更增加其严重性。长久之后,中层肌肉为结缔组织所代替,管壁变薄,扩张静脉可成为结节状。大隐静脉曲张主要分布于下肢内侧,并延伸至前肌和后面。由于小腿大隐静脉管径较小,管壁较薄,所承受的压力比大腿压力为

高,故其程度与范围都较大腿为重,其分支比主干更为严重。大腿静脉明显曲张时,往往提示其主要瓣膜功能不全。如发生在大腿外侧面,则提示股外侧浅静脉瓣膜功能不全;若发生在大腿后内侧,则显示股内侧浅静脉瓣膜功能不全。小隐静脉曲张主要分布在小腿后面和下部,并延伸至外侧和足背。

单纯原发静脉曲张,又无踝部交通支瓣膜功能不全,多不发生肿胀;如果有交通支瓣膜功能不全,也可出现轻度肿胀,其特点是经一天活动后出现,休息一夜后即减轻或消失。

后期并发症:① 静脉曲张性静脉炎:这主要是由血流缓慢所致,亦可因外伤引起。② 溃疡形成:由于静脉长期淤血,血液含氧量降低,毛细血管渗透性增加,液体外渗,组织水肿,局部抵抗力降低,因轻度外伤而发生溃疡。这种溃疡常发生在内踝上部和小腿内下 1/3 处,其周围组织变薄,色素沉着,或有湿疹样改变,较难愈合。③ 淤滞性皮下硬化症:由于踝上交通支瓣膜功能不全,血液倒流加重,下肢淤血,结缔组织增生,在皮下组织内形成淤滞性硬化表现;或皮肤因血液循环障碍而发生退行性改变,表现为脱毛、皮肤光薄发亮、脱屑、色素加深等,也可因毛细血管破裂、出血而有色素沉着。④ 出血:由于皮肤退行性病变而变薄,难以支持其下静脉承受腔内高压,或者是因外伤而引起大出血。亦有因细静脉损伤而引起皮下出血者。

【组织病理】

主要病理变化发生在静脉壁中层,由于血流缓慢或停滞,静脉内压力升高,在早期为肌纤维和弹性纤维代偿性增厚,后期肌纤维和弹性纤维则萎缩,甚至消失,由结缔组织所代替,于是部分静脉壁因变薄而扩张,也有部分静脉壁因结缔组织增生而变厚,以致成为不均匀的结节状表现。同时静脉瓣膜萎缩、硬化,而影响其功能。

【诊断】

下肢静脉曲张的形态具有鲜明特征,诊断并不困难,但有时患者是以并发症为主,此时应进一步检查,以做出静脉曲张和并发症的诊断。由于下肢静脉曲张可以继发于其他疾病,因此在静脉

曲张的诊断确立后,还应进一步追查病因以区别静脉曲张是原发性的抑或是继发性的。在确定为原发性浅静脉曲张后,尚需通过检查,如浅静脉功能试验、交通支瓣膜功能试验和深静脉功能试验等以明确病变类型,进行正确的治疗。

【治疗】

(1) 轻度静脉曲张、症状不明显

可以长期应用弹性绷带或绑腿裹缠小腿,以预防其继续发展。

(2) 重度静脉曲张、症状较明显

应采用手术治疗。但在术前一定要确定静脉曲张不是继发性的,而且深静脉通畅。根据不同病情可采用:

① 高位结扎:适用于只有上端静脉瓣闭锁不全病例。结扎大、小隐静脉上端可杜绝血液回流,使扩张的静脉不致再度充盈。② 静脉剥脱及切除术:做高位结扎的同时,应将曲张的静脉整段或分段剥脱或切除。③ 筋膜下交通支结扎术:适用于下肢静脉曲张伴发交通支瓣膜功能不全者。

(3) 对不同并发症的处理

1) 慢性溃疡

由于局部血液循环障碍、组织水肿以及细菌感染等因素的相互影响,使溃疡较难愈合。治疗时应:① 积极治疗下肢静脉曲张;② 改善局部血液循环,如嘱患者平卧,抬高患肢,劳动时用弹力绷带等;③ 控制感染,如全身应用抗生素及局部以0.5%新霉素溶液或3%硼酸溶液湿敷,达到清洁创面和减少分泌物的目的,有利于上皮生长,加速伤口愈合;无分泌物可用0.5%新霉素软膏、鱼肝油软膏,亦可用氦氖激光照射。

2) 静脉曲张性湿疹

应保持创面清洁,外用0.5%新霉素糠馏油糊剂等。

3) 静脉曲张性血栓性静脉炎

急性期可用抗生素预防感染,局部热敷,或并用蛋白酶等。抬高患肢,减少活动,同时严密观察,如果发生血栓扩展,应施手术治疗。若已成为慢性而又影响不大者可不必治疗。

4) 淤滞性皮下硬化症

可常服复方丹参片,每次3~4片,每日3次,

待肿块缩小后,可用手术剥离和静脉结扎。

5) 出血

抬高患肢,加压止血或缝扎止血。

27.3.10 淤滞性皮下硬化症(stasis hypodermosclerosis)

【定义】

本病是由下肢静脉曲张、血液循环淤滞引起的小腿下部局限性皮下纤维性结缔组织增生疾病,是下肢静脉曲张引起的淤滞性湿疹和淤滞性溃疡病谱中的一个少见类型。

【病因及发病机制】

由于患者发病之前均存在小腿大隐静脉曲张,并都有小腿深浅静脉交通支瓣膜功能不全,以及无明显静脉曲张患者,亦有存在深浅静脉交通支不全状况,故交通支瓣膜功能不全可能是发病的启动因素。由于深浅静脉交通支瓣膜功能不全,妨碍血流由浅静脉向深静脉回流,久之引起浅静脉曲张;长期静脉淤血可能引起静脉炎,进而发生静脉周围炎;累及邻近组织和小血管产生微循环障碍及脂肪组织时,可能引起脂肪细胞变性、坏死、释放脂肪酸以加重局部炎症反应;脂肪小叶间隔结缔组织增生,进而引起淤滞性硬化。综合以上组织病变,于是形成不规则的皮下硬性斑块。当淋巴管受压时能引起淋巴液外漏;真皮乳头毛细血管受累时引起进行性色素沉着症样表现。由于无深静脉受累故不引起严重的小腿水肿。由于侧支循环逐渐建立和小血管新生以维持局部血液循环,故不致引起局部组织营养障碍,发生皮肤湿疹和坏死溃疡。

【临床表现】

主要发生于中年女性,男女之比为1:16。均为站立工作者发病。损害初发于小腿内下1/3胫骨缘,左侧多于右侧。病变呈隐袭性地发生于皮下脂肪组织内,为1~3个黄豆至蚕豆大的硬结,逐渐相互聚集成硬性斑块,边缘清楚,其上皮肤为淡红或肤色,轻度疼痛和压痛。然后缓慢地向上发展,即在原来大的斑块边缘出现新的小结节,使其面积逐渐增大,固定于皮下组织内。其上为扩张或呈囊状的静脉,触之凹凸不平,硬软不均。最大

斑块可达 15 cm×10 cm,其下缘可达内踝上,上缘可达小腿内下 2/3,不累及小腿外侧。经久站立或行走使损害局部水肿加重、斑块硬紧,其边缘红肿更加显著,局部疼痛和压痛较亦明显,但无发热及股淋巴结肿大等症状。休息后水肿减轻,而斑块无明显消退。治疗后斑块大部或几乎全部消退,皮下脂肪组织不同程度地萎缩,表皮变薄,光滑发亮,色素加深或少许脱屑。长久不退的损害上有不同程度色素沉着;少数有进行性色素沉着病样表现及刺伤斑块后发生淋巴液外漏;还有的发生 1~2 个与硬性斑块无关联的结节性红斑样损害。所有这类患者均有轻度至中度大隐静脉及其分支静脉曲张,即使两侧均有静脉曲张,但亦只有一侧小腿发生硬性皮下斑块。静脉曲张都发生在皮下组织病变之前 1~30 年。

【实验室检查】

血、尿常规和抗“O”、血沉与黏蛋白检查均正常,下肢静脉造影发现深、浅静脉交通支瓣膜功能不全。

【组织病理】

主要是真皮下部及皮下脂肪小叶间隔内纤维结缔组织显著增生,致小叶间隔增宽;细血管数目增多,管壁明显增厚,管腔扩张,内含不等量红细胞,无血栓形成。散在分布少许淋巴细胞。表皮及脂肪细胞正常。改良 van Gieson 染色及 MAB 染色显示增生的为胶原纤维。弹性纤维染色显示病变的血管为静脉。

【治疗】

复方丹参片或丹参片 3~4 片,每日口服 3~4 次,或丹参注射液静脉滴注,水肿显著时可口服 6-氨基己酸,每次 100 g,每日 3~4 次;亦可用烟酰胺 0.1 g,每日 3 次。

(陈明华　黄正吉)

27.3.11　急性脂肪皮肤硬化症(acute lipodermatosclerosis)

脂肪皮肤硬化症这一名词原用来描述小腿下段因静脉高压或重力性综合征而引起的皮肤和皮下组织增厚或硬化改变的。其发病机制是脂肪小叶内包括毛细细胞在内的静脉淤积,导致皮下脂肪供血不足,最终脂肪细胞坏死。临床表现为皮肤和皮下组织局部红、热、有触痛的浸润硬结,但全身体温正常。

【病因】

由于皮肤静脉高压引起毛细血管渗透性增加,导致局部水肿,血液中大分子物质自毛细血管漏出,导致间质纤维蛋白原增多,纤维素沉着在毛细血管周围导致局部组织缺氧以及营养缺乏,使组织硬化增厚。

【临床表现】

病变局部呈红棕色肿胀,表面呈橘皮状,伴灼热、疼痛及压痛,形似蜂窝织炎,但无发热。肥胖、局部静脉压高、水肿等常为发病基础。曾见报道一例 54 岁女性,体重 125 kg,悬垂腹,因呼吸道疾病而引起充血性心力衰竭,其双小腿及悬垂腹下垂尖端皮肤红、热、硬肿,小腿亮红色,很像蜂窝织炎。

【组织病理】

组织学表现依活检时皮损的病期不同而有所不同。早期皮下脂肪细胞坏死,血管充血或血栓,间隔内淋巴细胞浸润,含铁血黄素沉积;以后脂肪小叶出现微囊肿改变,可见脂肪吞噬现象,间隔瘢痕形成。晚期皮下脂肪萎缩。真皮毛细血管明显增多,有些血管周围呈袖口状纤维蛋白沉着,真皮内也可见扩张的淋巴管。

【诊断及鉴别诊断】

静脉功能不全基础上出现急性的红、肿、痛炎症,但无全身发热,使用抗生素无效者即可诊断。需与蜂窝织炎相鉴别。

【治疗】

卧床休息,服利尿药,治疗原发病。

(陈明华　黄雯)

27.3.12　色素性紫癜性皮肤病(pigmentary purpura dermatosis)

色素性紫癜性皮病属原因不明的毛细血管炎,包括进行性色素性紫癜性皮病、色素性苔藓样皮炎和毛细血管扩张性环状紫癜。在组织病理和发病机制上有很多相似之处。重力和静脉压力的升高是重要的诱发因素。现对上述各病分

述如下:

27.3.12.1 进行性色素性紫癜性皮肤病(progressive pigmented purpuric dermatosis)

本病又称 Schamberg 病、特异性进行性色素性皮肤病(peculiar progressive pigmentary disease of the skin)。

【定义】

本病常不对称地发于小腿伸面,为针尖至针头大瘀点组成的大小、形状不一的斑片。

【发病情况】

男性多于女性,好发于中年,但是儿童及老年也可发病。也有家族中发病者。本病并不少见。

【病因及发病机制】

病因不明。有家族性发病的报告。患者多伴有局部静脉压增高的因素,即下肢静脉曲张或长期站立而致下肢静脉回流不畅。由此推测是末梢血管,特别是毛细血管壁的病变。由于血管通透性增高,红细胞外溢和崩溃以致含铁血黄素沉着而发病。有关血管通透性增高机制的说法不一。Schamberg 最初认为与高胆固醇血症有关。但是很多病例血胆固醇值并不高,故也难以解释。亦有认为本病与毛细血管扩张性环状紫癜皆可能是血管舒缩神经发生障碍的结果。

【临床表现】

初为群集、粟粒至针帽大的淡红色瘀点或瘀斑,逐渐增多后密集成片而成为形状不规则的橘红或棕红色斑片,边缘多呈锯齿状,斑点疏密不一,界线鲜明,可不规则地相互连成网状、岛屿状,玻片压迫不褪色。损害逐渐向外扩大。在各片皮疹的边缘,新的损害陆续出现,散布在陈旧的皮损内或边缘,呈胡椒粉样的小点,数月后损害的颜色开始消退而变成淡褐色或淡黄色斑片。原发损害不一定是毛囊性,几与健康皮肤同高,表面覆以极细微的脱屑,而中央陈旧性损害变菲薄如羊皮纸样小皱纹,该处毳毛存在,未见毛细血管扩张及静脉曲张。

本病好发于小腿伸面,尤其是胫下部、踝与足背。有时也出现在膝部及大腿,偶尔累及前臂。常不对称地发生。无或仅有轻微瘙痒感,虽

有自愈倾向,但大多数倾向缓慢扩大,持续 3~4 个月,长者达数年、数十年之外。许多患者可合并色素性紫癜性皮病表现,如环形损害和苔藓样丘疹。

【组织病理】

角层轻度增厚或角化不全,棘层变薄,排列紊乱。基本病变是真皮上部的血管病变,早期见毛细血管,包括乳头层血管内皮细胞肿胀、血管增生、红细胞外溢以及毛细血管周围致密淋巴细胞及少量组织细胞、嗜酸性粒细胞浸润。在较老损害处毛细血管扩张,伴血管内皮细胞增生,常可发现不等量的含铁血黄素沉着及噬铁血黄素细胞。

【诊断及鉴别诊断】

根据小腿伸面为主、境界鲜明的褐黄色斑,外缘为胡椒粉样斑点,压之不褪色,缓慢扩大,诊断不难。需要鉴别的有色素性紫癜性苔藓样皮病、毛细血管扩张性环状紫癜、出血性扁平苔藓、匐行性血管瘤、淤积性皮炎、单纯性紫癜及高球蛋白血症性紫癜等。

【治疗】

可口服维生素 C、芦丁、钙剂。近年来,用活血化瘀中草药,如丹参片或针剂、当归丸、复方当归针剂以及凉血祛瘀辅以清热除湿中药,亦可收到较好的疗效。

27.3.12.2 色素性紫癜性苔藓样皮肤病(pigmented purpuric lichenoid dermatosis)

本病又称 Gougerot - Blum 病/综合征(Gougerot-Blum disease/syndrome)、伴苔藓样损害的瘙痒性血管硬化性紫癜(purpura angioscléreux prurineux avec éléments lichénoides)。是一种原因不明的慢性疾病。常发于小腿,为红棕色小丘疹性紫癜,相互融合成为边界清楚的苔藓样斑片。

【发病情况】

本病不太少见。男性多于女性。常见于中年。

【病因及发病机制】

与 Schamberg 病相似,有认为是局灶性感染而致的变态反应性疾病。

【临床表现】

初为 0.25~2 mm 的散在性、表面光滑、圆或

多角形丘疹。往往为紫癜性,鲜红至棕红色,最后演变为黄褐色,压之不褪色。其表面可见红点或毛细血管扩张,有或无鳞屑,往往排列成簇,有时融合形成边缘不规则的斑片,此时边缘较模糊。常伴有明显瘙痒。一般对称地发生于小腿、股部及躯干下部,也可发生于臀部,但不侵犯颜面、胸部及黏膜。病程为慢性,常持续存在,亦可遗留色素沉着而自愈。有报道本病可合并有卟啉症,类似的损害亦可发生于口腔黏膜。

【组织病理】

大致同进行性色素性紫癜性皮病,真皮上部中等度淋巴细胞浸润及含铁血黄素沉着,小血管扩张,内皮细胞增生。

【诊断及鉴别诊断】

根据临床特征为铁锈色苔藓样紫癜性丘疹,不难诊断。需鉴别的有进行性色素性紫癜性皮病及毛细血管扩张性环状紫癜等。

【治疗】

治疗同进行性色素性紫癜性皮病。此外,我们曾用赤芍针剂治疗本病取得较好疗效。局部可搽糖皮质激素乳膏以止痒消炎。

27.3.12.3　毛细血管扩张性环状紫癜(purpura annularis telangiectodes)

本病又称 Majocchi 病(Majocchi disease)、环状毛囊性毛细管扩张(telangiectasia follicularis annularis)。

本病好发于下肢,初为毛囊周围毛细血管扩张及出血,渐扩展成环状,中央遗留色素沉着及萎缩。

【病因及发病机制】

本病病因不明。可能是由于某种感染性或中毒性因素所致的局部血管炎改变。患者一般情况良好。

【临床表现】

本病少见。男性少于女性,青年人较多。初为对称发生的各种形状的毛细血管扩张,往往排列成环状、半环状,亦可呈线状、纹状、蔚行状甚至片状的直径 1~3 cm 的斑。毛细血管扩张在斑的边缘显著,随后在其内部(中央)出现点状出血和淡褐色色素沉着,出血点的数目较毛细血管扩张

的数目为少。斑状损害可继续离心性扩大,在其边缘可出现新的毛细血管扩张与出血点,经过一定时期后,斑的色调变淡而呈黄褐色,此后色素沉着消失。往往遗留轻微的皮肤萎缩。患部毳毛亦可脱落。偶见溃疡性损害。

本病往往对称发生于小腿伸侧面,数目可多可少,然后向上发展至大腿、臀、躯干和上肢。几无黏膜病变。无有静脉淤积现象。病程为慢性。斑状损害可以自然消退,但在其边缘可再发新斑。如此反复,迁徙不愈,往往需经 1 年以上才治愈。有复发倾向。

通常没有自觉症状,有的感觉轻度瘙痒,少数患者在皮疹发生以前有神经痛或风湿性疼痛。个别病例可突发急性起病。

如果出现斑片较少而其面积又较大的弓形损害,则称为 Touranine 弓形毛细管扩张性紫癜(purpura telangiectatica arciformis of Touranine),是本病的一个亚型。

【组织病理】

病理改变似 Schamberg 病。早期真皮乳头下血管扩张和内皮细胞肿胀,红细胞外溢及不同程度的组织水肿,周围淋巴细胞、组织细胞、中性粒细胞及嗜酸性粒细胞浸润。真皮内因红细胞外渗而有含铁血黄素沉着。萎缩期见表皮萎缩,毛囊可萎缩或变性,皮脂腺、汗腺也可萎缩不见,血管壁肥厚。

【诊断及鉴别诊断】

根据本病的特征性表现,即毛细血管扩张性小点、出血、色素沉着所组成的环状损害,可与其他紫癜性皮肤病相鉴别(表 27-12)。

表 27-12　色素性紫癜性皮病的鉴别诊断

鉴别要点	进行性色素性紫癜性皮病	毛细血管扩张性环状紫癜	色素性紫癜性苔藓样皮病	匐行性血管瘤
性别	男>女(5:1)	女>男	男>女	
分布	常单侧性	双侧性	双侧性	单侧性
发病	缓慢	缓慢	急性	极缓慢
原发损害	红色瘀点	毛细血管扩张	红至棕色丘疹	毛细血管扩张
紫癜	++	+	+	±

（续表）

鉴别要点	进行性色素性紫癜性皮病	毛细血管扩张性环状紫癜	色素性紫癜性苔藓样皮病	匐行性血管瘤
色素沉着	+++	+	+	±
毛细血管扩张	−	++	±	±
静脉扩张	+	±	−	±
瘙痒	±	±	++	−
病程	慢性	慢性	亚急性	极慢性

【治疗】

治疗困难。尚无满意疗法。可内服维生素C、维生素E。亦可局部外涂糖皮质激素制剂。

（朱光斗）

27.3.13 金黄色苔藓（lichen aureus）

本病又称紫癜性苔藓（lichen purpuricus），是一种罕见的、以突然发生的密集的金黄色或铁锈色苔藓样丘疹、斑丘疹组成的斑片，酷似新近挫伤为特征。

【病因及发病机制】

本病是色素性紫癜性皮病的一型。病因不明，通常无外伤史，亦无服药史。因损害好发下肢特别是足背和踝部，活动后加重，提示下肢静脉回流不畅，故其发病可能与重力和静脉压升高有关。

【临床表现】

本病少见，主要见于成人，儿童也可发病。损害好发于下肢，也可发生于身体任何部位。为突然发生的密集的针尖大小的金黄色或铁锈色丘疹，集中于一处形成苔藓样斑片，多为圆形，偶呈线状节段性。为边缘清楚，大小不一，直径2～3cm大小，单个或多个损害。酷似新近挫伤为特征，无自觉症状。病程缓慢，亦可自行消退。

【组织病理】

表皮无变化。真皮上部靠近表皮处有一密集的淋巴细胞和少量组织细胞浸润带，浸润带与表皮间由正常结缔组织带隔开。组织细胞内含有相当量的含铁血黄素。在浸润区内毛细血管内皮细胞可肿胀，甚至管腔闭塞，血管周围可见红细胞外渗。

【诊断及鉴别诊断】

本病应与药疹以及其他紫癜性皮病相鉴别。其他紫癜性皮病的病理组织显示表皮有海绵形成，有单一核细胞移入，并有含铁血黄素颗粒存在，而本病则无表皮变化。

【治疗】

本病可不必治疗。需要时可同时内服维生素C和复方芦丁片。局部外涂糖皮质激素制剂等。

（朱光斗　刘承煌）

27.3.14 紫癜（purpura）

紫癜系指血液渗出血管外，在皮下、黏膜下出血的总称。一般可归纳为血管系统病变和凝血机制障碍两大类。前者主要系血管壁受损或其渗透性、脆性增高所致，如过敏性紫癜、淤滞性紫癜，以及由细菌毒素、化学毒品与体内代谢产物潴留所致的中毒性紫癜等，此外，还有动脉硬化等血管性疾病，以及毛细血管外支持组织缺损或萎缩所致的老年性紫癜、皮质激素性紫癜等；后者由各种原因引起的血小板质或量的异常，凝血活酶、凝血机制障碍与采用过多抗凝药物如肝素、双香豆素所致。但是，紫癜的发生往往是多种因素共同作用的结果。如中毒性紫癜可为血小板减少性，也可由于变应性血管炎引起；感染性疾病的紫癜可为血管性，也可为血小板性或凝血缺陷性。

皮肤、黏膜发生出血时，呈紫色，压之不退。与皮面平或稍隆起。其颜色随发病的迟早和部位的深浅而变化。如真皮深部出血为青色，在皮肤上由于受外渗红细胞的血红蛋白变化的影响，可依次产生红、褐、绿、黄或棕色，最后消退。皮损形态依其大小有瘀点、瘀斑和血肿之分。损害易发生于身体的下垂部分、受压处或易受损伤之处，如下肢、背和臀部等。

皮肤科以血管性紫癜为常见，最多见的为过敏性紫癜（见27.2.6），其他各种紫癜现分述如下。

27.3.14.1 暴发性紫癜（purpura fulminans）

本病又称出血性紫癜（purpura hemorrhagica）、坏死性紫癜（purpura necrotica）、坏疽性紫癜（purpura gangrenosa）。本病罕见。是一种非血小板减少性紫癜，以突然发生的对称性大面积触痛性瘀斑为特征。病情险恶,常易致死。

【病因及发病机制】

病因未明。最常发生于儿童感染的恢复期,如猩红热、链球菌性咽炎与扁桃体炎、脑膜炎球菌性脑膜炎、水痘、麻疹、传染性肝炎、亚急性细菌性心内膜炎、败血症、粟粒性结核与斑疹伤寒等。但是,也可没有前驱疾患,甚至可发生于成人。其原因是高热、微小梗死性血栓、毒素、脓毒性栓塞,导致血管内皮细胞损伤和弥散性血管内凝血(DIC),后者又可导致血小板、纤维蛋白原、凝血酶原与其他凝血因子的耗竭以致发生弥漫性瘀斑。在传染病后发病的患者亦可能是由于细菌内毒素本身的抗原致敏了血管内皮而致病。本病中有广泛血栓形成和血管周围炎症性浸润而认为是一种 Shwartzman 现象。

【临床表现】

小儿为主。在各种细菌、病毒感染后 2～4 周发生,发病迅速,病情险恶,多数致死。常发生于下肢,而臀、躯干和面部偶也可累及。呈对称分布。为大片触痛性瘀斑,倾向融合,在瘀斑上可有出血性大疱和凝固性坏死,边缘与正常皮肤分离,基底与皮下纤维组织粘连,表面覆以厚黑痂,后者不易剥离。有时可造成肢端缺血性坏疽而需截肢。常伴高热、寒战、虚脱等严重全身中毒症状,以至 2～3 天内迅速进入休克状态、昏迷、衰竭或脑出血而终至死亡。肾、肠、肺等也可同时受累,有尸解发现肾上腺出血坏死而作为 Waterhouse - Friderichsen 综合征的一个症状。

产后意外并发的去纤维蛋白综合征(defibrination syndrome)和某些蛇毒能引起相似的临床表现。

【实验室检查】

血小板正常或减少,贫血,白细胞增多,出凝血时间延长,凝血酶、凝血酶原、凝血激酶等各种凝血因子消耗,鱼精蛋白副凝固试验阳性。

【组织病理】

表皮和部分真皮往往广泛坏死,大疱部位的表皮与真皮分离,坏死区附近真皮中血管栓塞,栓子由血小板、纤维蛋白等组成。血管内无炎症反应,真皮内有大量出血。

【诊断及鉴别诊断】

患者多为儿童,为暴发性、泛发性、触痛性大面积瘀斑,进展迅速,病情险恶,若是在感染后发生则更有助于诊断。需除外的有过敏性紫癜,后者是散在隆起性、出血性丘疹或瘀斑,常伴关节与腹部症状,故可资鉴别。此外,还应与弥散性血管内凝血和香豆素治疗的并发症相鉴别。

本病是弥散性血管内凝血的结果。如有可能反复(连续)测定凝血因子Ⅰ(纤维蛋白原)、Ⅱ(凝血酶原)、Ⅴ、Ⅷ和Ⅶ-Ⅹ复合物,对估计病情、评价疗效等极为重要。偶尔血液学检查结果可正常。

【防治】

针对各种病因,积极治疗原发病。

注意支持疗法,多次少量输新鲜血或新鲜冷冻血。

亦可用低分子右旋糖酐,成人每次 250～500 m,儿童每日不超过 20 ml/kg·d,或隔日 1 次,共 7～14 次。

大剂量糖皮质激素:成人为泼尼松 60～120 mg/d,或甲泼尼龙 500～1 000 mg 冲击治疗;儿童则泼尼松 2 mg/kg·d,分 4 次口服,或甲泼尼龙 4～30 mg/kg 静脉滴注。

出现 DIC 时用肝素静脉滴注、血小板和凝血因子置换。

抗感染用于感染后暴发性紫癜,最好选择敏感的抗生素。

有报道高压氧对促进皮损消退有一定效果。

局部涂紫草油或酒花素液或烫疮油可促进伤口愈合。

必要时应及时切除坏死灶。

27.3.14.2　中毒性紫癜(toxic purpura)

本病大多由于药物引起,故亦可称为药物性紫癜(drug purpura)。

中毒性紫癜系指因某种物质经各种途径进入体内产生以紫癜性损害为主的中毒性表现。

【病因及发病机制】

许多化学品及药物进入体内,由于其毒性作用而引起血小板减少,或对骨髓的直接抑制、或由于毛细血管的损伤、或由于凝血缺陷而引起。亦可由于变应性机制引起上述的病变。

(1) 毛细血管损伤

引起毛细血管损伤而产生紫癜,伴或不伴有血小板减少。这些物质有:卡溴脲(carbromal)、氯霉素、氯噻嗪(克尿塞)、氯丙嗪、己烯雌酚、金盐、异烟肼、对氨基水杨酸、苯巴比妥、哌嗪(驱蛔灵)、奎尼丁、奎宁、利血平、蛇毒、水杨酸钠、硫脲、甲苯磺丁脲(甲糖宁)、硝酸甘油、非那西丁等。

(2) 血小板减少

是中毒性紫癜的常见原因,其作用方式有:

1) 产生骨髓广泛抑制的物质

有苯、无机砷、金制剂、细胞毒性药物(烷化剂、代谢拮抗剂、长春碱类等)、氯霉素、链霉素、磺胺异噁唑、磺胺甲氧嗪、异烟肼、氯丙嗪、地西泮(安定)、氯氮䓬(利眠宁)、苯妥英钠、美沙酮、三甲二酮、阿的平、保泰松等。可伴贫血或白细胞减少。

2) 选择性抑制骨髓巨核细胞作用的药物

有红霉素、青霉素、四环素、磺胺嘧啶、氯磺丙脲、甲苯磺丁脲、吲哚美辛(消炎痛)、匹拉米洞、乙酰水杨酸(阿司匹林)、可待因、秋水仙素、苯巴比妥、异戊巴比妥、洋地黄、氢氯噻嗪类利尿药、利血平、肼屈嗪(肼苯哒嗪)、苯丙胺、乙酰唑胺、雌激素以及乙醇等。

3) 通过免疫机制使血小板减少的药物

有青霉素、链霉素、新霉素、头孢菌素类、磺胺类、硫氧嘧啶、奎尼丁、奎宁、安替比林、乙酰水杨酸(阿司匹林)、保泰松、水杨酸钠、砷剂、金盐、铋剂、异烟肼、锑波芬、氯喹、戊巴比妥、苯巴比妥、洋地黄、氯磺丙脲、乙酰唑胺、氯噻嗪类等。

(3) 血小板功能紊乱

引起血小板功能紊乱但其数目正常的药物有:右旋糖酐和阿司匹林,能减少血小板黏附性和凝聚性,从而造成血小板病。其他抗血小板凝聚药物有利血平、苯乙双胍(降糖灵)、保泰松、抗组胺类、马西林宝(ethyloestranol)和苯磺唑酮(sulphinpyrazone)等。

(4) 药物干扰凝血因子的合成

双香豆素和有关化合物能干扰凝血因子的合成。

【临床表现】

由于工业生产偶然接触或因治疗上需要而接触、吸入毒物或用药过程中出现出血症状。紫癜之大小与轻重不一,可以从少数瘀点以至广泛瘀斑,也可累及重要脏器。

药物引起免疫性血小板减少性紫癜,其发病常迅速而严重。可伴发溶血性贫血和多种神经及精神症状。损害初为瘀点、瘀斑,或大片大疱性、出血性坏死和口腔黏膜出血性大疱,6~12小时后可有胃肠道和泌尿道出血。一般停药后症状可逐渐消失。

二乙基溴化乙酰脲(即卡溴脲),是引起特殊类型紫癜的少数药物之一。损害为伴有红斑的广泛性毛细血管漏出的紫癜。临床上类似瘙痒性紫癜和进行性色素性紫癜性皮病(Schamberg病)。

【实验室检查】

包括各种血小板减少性紫癜的实验室检查,还可测定药物引起的抗体,后者包括凝聚、补体结合、血小板第三因子释放和血块退缩抑制试验。

【诊断及鉴别诊断】

仔细询问病史,排除其他紫癜,一般可确立诊断。但是临床上要与其他紫癜性损害相鉴别,可参见各有关章节。

【防治】

去除致病因素,避免再用致病药物,不再接触有害物质。病情危重者应用糖皮质激素,可防止血小板减少时严重的内脏出血。伴有骨髓抑制时,可用丙酸睾酮和司坦唑醇(康力龙)治疗,或定期输给血小板或新鲜血液。

27.3.14.3 老年性紫癜(purpura senilis)

本病又称老年性坏血病(scurvy of old age)、老年性人工紫癜(purpura factitia senilis)。系指由于老年人皮肤和皮下组织内血管脆性增加的一种紫癜性损害。

【病因及发病机制】

是由于老年性退行性变化的一种皮肤病。发病机制有:① 由于衰老以致皮肤松弛和皮肤、皮下组织萎缩,致皮肤胶原弹性蛋白及皮下脂肪损失和退化,血管失去支持架和弹性,轻微外伤就可造成血管破裂,红细胞外渗;② 组织中吞噬细胞的吞噬能力减弱,故血液吸收迟缓,在细胞外渗处常遗留含铁血黄素沉着。如此反复而成慢性复发性疾病。

【临床表现】

紫癜主要发生于易受外伤的暴露部位,如背、前额、小腿、上胸V形区以及前臂伸面,偶尔也发生于面部,特别是鼻梁与眼镜架接触压迫处。通常对称。压脉带试验常可呈阳性。

早期患处可有血管扩张,继而发生紫癜或开始即有局限性紫癜,其形状不规则,大小不一,从针帽至掌大。由于缺乏炎症反应,紫癜的色泽常很少变化,境界鲜明而呈暗紫色,可持续数周或更长。紫癜退后遗留长条形色素沉着。病变处皮肤变薄,缺乏弹性,毛发稀疏甚或缺乏。

患者为中老年,尤以65岁以上高龄组为多。这种老年人即使在日常生活中,只要轻微外伤,例如指压1~2分钟就可发生紫癜。女性患者似较男性为多。

【组织病理】

病变处皮肤萎缩,真皮上部弹性纤维变性而下部萎缩。胶原纤维疏松、分离而成束。红细胞外渗处静脉破裂而毛细血管外观正常。几无炎症反应。

【诊断及鉴别诊断】

根据老年患者、暴露部位、轻微外伤而发生紫癜,故诊断不难。但是损害亦可发生在不同年龄与各种原因的恶病质患者,以及糖皮质激素治疗和Cushing综合征中,虽然这些疾病的皮肤萎缩没有老年性紫癜显著。亦需与血友病及坏血病相鉴别。

【防治】

注意保护皮肤,避免外伤及防止新损害。慎用糖皮质激素外用制剂,以免加重或诱发新的紫癜。纠正营养不良及治疗肝病。部分患者服用蛋白同化激素有效。维生素C、E,芦丁及烟酸亦可酌情使用。有报道复方丹参滴丸有一定效果。

27.3.14.4 淤滞性紫癜 (stasis purpura)

本病又称直立性紫癜(orthostatic purpura)、肢端血管性皮炎(acroangiodermatitis)。病因尚未完全明了。常伴有静脉回流阻滞的因素,如静脉曲张和心力衰竭等,以致静脉压力增大、红细胞外渗所致。

本病系由于静脉淤滞而出现的下肢紫癜性损害。

【临床表现】

损害为小的紫癜性斑点,可融合成一至数厘米大小不规则的斑片,成集簇性播种状分布。也见有毛囊性损害。呈黄色至褐色,因含铁血黄素及其破裂产物沉着所致。可轻度湿疹样改变。伴或不伴有局部水肿、溃疡、硬化和其他静脉功能不全(淤滞)体征。本病好发于下肢,尤其是小腿下1/3处,可蔓延到足背、脚趾。多见于男性。常在长期站立或行走后发生,故多发生在静脉曲张或浅静脉瘤处。病程慢性,可持续数月至数年。

【实验室检查】

除束臂试验常为阳性外,一般无异常。

【组织病理】

主要改变为真皮浅层小血管尤其是小静脉与毛细血管,表现为充血、成团或扭曲,血管内皮细胞肿胀、管壁增厚,血管断面增多,可见红细胞外渗及嗜含铁血黄素细胞,而表皮无明显变化。

【诊断及鉴别诊断】

临床上根据老年患者,以小腿为主,大小及形态不一,常沿浅静脉扩张处分布的紫癜性斑片,诊断不难。需与下列疾病鉴别:淤积性皮炎、进行性色素性紫癜性皮炎。

【防治】

本病的防治应针对静脉淤滞的原因,如抬高下肢,使用弹力绷带及穿着高筒弹力袜等有助减轻病情。对紫癜本身常无需治疗,必要时服维生素C、芦丁、丹参片等或可有效。

27.3.14.5 皮质激素性紫癜 (corticosteroid purpura)

本病是因使用肾上腺皮质激素所引起的。见于长期、大量应用(内服、外用与吸入)糖皮质激素类药物的患者。在糖皮质激素的作用下,蛋白质分解代谢增强,皮肤及结缔组织萎缩,血管壁脆性增高,在外力作用下易引起紫癜。

【临床表现】

皮肤损害以瘀斑为主,常见于暴露部位,如前臂、手背等处。亦可发生于小腿或被覆部位。轻微外伤后，在萎缩的皮肤上出现大小不等、形态不规则、边界清楚的淤点或淤斑。无自觉症状。皮疹在数周内可渐消退，但易复发。此外，尚可有向心性肥胖、满月脸、多毛等糖皮质激素增多的表现。

皮质激素性紫癜与内脏出血无关，但其出现应想到骨质疏松的可能。

内源性皮质醇增多症，又称库欣综合征（Cushing's syndrome）有相同的皮肤损害。

【实验室检查】

除毛细管脆性（束臂）试验可为阳性外，其他均正常。

【治疗】

在于寻找和去除病因，如长期应用糖皮质激素的患者在停药后紫癜即可逐渐消失。

27.3.14.6 新生儿紫癜（purpura of the newborn）

本病是指新生儿期的出血性疾患，不能视为一种独立性疾病；其病因复杂，主要有：① 维生素 K 缺乏；② 血小板减少；③ 其他原因所致的新生儿继发性出血性疾患。本节介绍新生儿期的一种非血小板减少性出血症——新生儿低凝血酶原血症。

此病多见于出生后 2~7 天的婴儿，是由于新生儿维生素 K 缺乏，是肝脏合成凝血因子不足而发生血液凝固障碍。

【病因】

已知凝血因子 Ⅱ、Ⅶ、Ⅸ、Ⅹ 都在肝内合成，必须有维生素 K 的参与，故这些因子又称维生素 K 依赖因子。新生儿期肠内是无菌的，不能产生维生素 K，仅能从食物中摄取少量，加之肝功能尚未成熟，在出生后数日内，维生素 K 依赖的凝血因子 Ⅱ、Ⅶ、Ⅸ、Ⅹ 显著低下，而呈现一过性的"生理性"下降，引起暂时性低凝血酶原血症。如果在出生后 2~7 天，凝血酶原活性下降到正常值的 15%~20% 以下时，就会发生出血，其中大部分表现为胃肠道出血。

【临床表现】

发病多在出生后 2~7 天内，出血以缓慢、持续渗出为特征。常为呕血或柏油样便，其次为脐带、皮肤及皮下组织出血。后者常发生在易受压迫之处如足跟、骶部与项部等部位，以瘀斑为主。偶有颅内出血，其他脏器组织也可受累。出血量因人而异。

在维生素 K 摄取不足、慢性腹泻引起肠道维生素 K 合成障碍时也可出现维生素 K 缺乏性出血。

在出生后 2~7 天的婴儿期出血尚应排除其他疾病如：① 脐出血时应排除脐带结扎不紧所致。② 先天性出血性疾病：凝血因子Ⅷ缺乏的血友病、先天性血小板减少性紫癜、先天性纤维蛋白缺乏症。

【实验室检查】

有凝血时间、凝血酶原时间延长，但血小板及出血时间正常。

【防治】

使用抗凝剂、水杨酸类药物、口服大量抗生素的孕妇疑有维生素 K 缺乏时，产前应给孕妇注射维生素 K_3，4 mg/d，3~5 天以预防之。并争取对婴儿进行早期喂养，以促进肠道内菌群的形成，以利维生素 K 的合成。

出血时应即刻给维生素 K_1，1~5 mg/d，3~5 天。必要时输以新鲜血，每千克体重 10~20 ml/d，以抢救休克，纠正贫血，提高凝血酶原浓度，制止出血。

27.3.14.7 蛋白异常血症性紫癜（purpura dysproteinemia 或 purpura paraproteinemia）

血浆蛋白质异常时的出血称蛋白质异常性出血（dysproteinemia），见于多种疾病，其中包括高球蛋白血症、巨球蛋白血症、冷球蛋白血症、淀粉样变及多发性骨髓瘤等疾病。易发生出血倾向。这些疾病各有其独立的临床表现，现简要分述如下。

（1）高球蛋白血症性紫癜（purpura hyperglobulinaemia）

本病又称 Waldenström 高 γ 球蛋白血症性紫癜（Waldenström's hypergamaglobulinaemica purpura）、良性高球蛋白血症（benign hyperglobulinemia），以血浆中多克隆球蛋白的异常高值及紫癜性损害为特点。

【病因及发病机制】

病因未明。紫癜的发生是由于异常高值的球蛋白使血黏度增高引起血流的障碍,加上球蛋白沉积、浸润血管壁及自身 IgG 抗体和免疫复合物的形成并沉着于血管壁,使血管损伤,发生血管炎而导致出血。近来研究表明,本病与结节病、红斑狼疮、干燥综合征及其他自身免疫性疾病有关。

【临床表现】

本病主要见于中老年妇女。好发于下肢,特别是胫前、足背,以及受压迫之处。发病之前患处先有轻度肿胀感,继而出现不规则分布的瘀点。瘀点退后色素沉着。病程慢性,由于反复发作,遗留显著色素斑。疲劳、长期站立、着紧身衣、收缩性袜子与鞋类可诱发或加重本病。一般情况良好。偶可侵犯唾液腺、泪腺等,而出现眼、口腔异常干燥。部分病例伴淋巴结和肝脾肿大。有时伴发癌肿,淋巴瘤、骨髓增殖综合征、Gaucher 病及慢性感染等。

【实验室检查】

以血清 γ 球蛋白(属 7S 免疫球蛋白)的异常高值而白蛋白不减少为特征。血 IgG 增高,IgA 偶然增加,IgM 大多正常或下降,类风湿因子大多阳性,红细胞沉降率增加,贫血。骨髓中浆细胞可轻度增多,一般不超过 5%。束臂试验常阳性。

【诊断】

中老年女性下肢发生紫癜时应考虑到发生本病的可能,进一步进行实验室检查以明确诊断。

【组织病理】

真皮浅层血管炎,以中性粒细胞与嗜酸性粒细胞的围管性浸润为主,有出血。直接荧光抗体法示血管壁 IgG 和 IgA 沉着。

【治疗】

尚无较好的疗法。可试服雷公藤以降低球蛋白、减少瘀点等症状。亦可服用维生素 E、C 与芦丁片等。应经常观察病情,以便及时发现其他变化。

(2) 巨球蛋白血症性紫癜(purpura macroglobulinaemia)

本病是以血浆内巨球蛋白的增多及紫癜性损害为特点。

【病因及发病机制】

病因未明。其出血机制与巨球蛋白(分子量大于 1×10^6 的病理性蛋白)的增多有关:① 骨髓内增殖及因骨髓内巨核细胞成熟障碍引起血小板生成减少;② 在血管壁浸润使毛细血管抵抗力减弱和通透性增加;③ 使血黏度增高,引起毛细血管淤滞,血管内膜供氧不足,营养障碍,管壁损伤而出血;④ 巨球蛋白吸附在血小板表面,并包围着血小板,影响血小板第 3 因子的释放,同时血小板凝集功能降低;⑤ 吸附凝血因子,特别是因子 Ⅱ、Ⅴ、Ⅶ 而形成的复合物,引起凝血障碍,同时形成以此复合物为中心的血栓;⑥ 凝血激酶生成障碍和纤维蛋白原转化成纤维蛋白障碍;⑦ 有时肝素样物质增加。上述各种因素交织在一起而发生出血。

【临床表现】

本病与多发性骨髓瘤相似,出血症状则以黏膜出血为特征,尤以鼻、眼底、齿龈等口腔黏膜的毛细血管性出血为多见。皮肤、消化道及脑部等亦可出血。除紫癜外有两种特异性损害:① 紫红至红色浸润性硬结性斑块或结节;② 多发性透明丘疹。此外,尚可伴皮肤瘙痒、荨麻疹、淀粉样变、黄色瘤。有时有发热、乏力、体重减轻、全身淋巴结肿大、肝脾肿大、视力障碍[异常蛋白血症性眼底(fundus paraproteinaenmicus)]、神经系统症状,可合并冷球蛋白的寒冷病(cryopathy)及 Raynaud 现象。

【实验室检查】

见中度贫血。约 50% 患者血小板减少,红细胞形成钱串样,出血时间延长,血小板第 3 因子减少,凝血酶原时间及凝血酶原消耗时间延长,血块退缩不良,凝血因子 Ⅱ、Ⅴ、Ⅶ 减少,肝素定量增加。血沉增快。

血清蛋白增加(>90 g/L),电泳可见大量单克隆 IgM,且多为 IgM 的 L 链型。超速离心检查显示 15 S~19 S 的巨球蛋白及少量大于 22 S 的聚合体显著增加。也可有冷球蛋白血症及 Bence-Jones 蛋白尿。

【诊断及鉴别诊断】

临床上应排除弥散性血管内凝血,后者有皮

肤、内脏出血及血栓形成与坏疽,有病情呈进行性加剧、各凝血因子减少与继发性纤溶亢进的特点。

【治疗】

以糖皮质激素为主,有报道环磷酰胺和糖皮质激素联合治疗有效。亦可试用青霉胺(可分解高分子蛋白),必要时输血及进行血浆置换疗法。对继发性巨球蛋白血症性紫癜应着重基础疾病的治疗。

(3) 冷球蛋白血症性紫癜(purpura cryoglobulinaemia)

冷球蛋白具有低温时沉淀,加温后又溶解的特征,是一种免疫球蛋白。可为单株型免疫球蛋白(IgG 型,IgM 型-Cryo BJP,少数为 IgA 型)和混合型(IgG+IgM 型、IgG+补体、IgG+IgM+补体,少数为 IgG+IgA 型)。

【病因】

本病病因未明。紫癜的发生与冷球蛋白特性有关。当人体体温降低时浊化,冷球蛋白在寒冷的作用下沉淀在血管内,使血黏度增高、内压亢进,血管扩张及红细胞外渗;冷球蛋白使红细胞易于凝集,闭塞血管而造成局部坏死。冷球蛋白还可与凝血因子共同沉淀或与免疫球蛋白的复合物沉着于血管壁产生血管炎而致出血。

【临床表现】

本病所发生的出血一般均表现为紫癜,常在遇冷时发生,其严重度与体内冷球蛋白的量无关。损害好发于易受寒的部位,如耳、鼻、四肢、手指等处,紫癜为点状或斑状,直径为 1～20 mm,周围有水肿性晕,有时类似荨麻疹样皮疹,但中间为瘀点,常伴瘙痒,也可表现为单纯性紫癜。紫癜退后残留褐色素沉着。此外,尚可伴发寒冷性荨麻疹、网状青斑、Raynaud 现象、浅表溃疡、血栓性静脉炎、坏疽、网膜出血、消化道出血等。可有发热、乏力、体重减轻、头痛与关节痛等。可合并肾炎。

【实验室检查】

见室温下血沉明显增快。血液≤4℃时浊化,冷球蛋白测定阳性。

【组织病理】

真皮浅层细血管壁纤维素样坏死,有围管性浸润,以伴核碎裂的中性粒细胞为主,即表现为白细胞破碎性血管炎。血管内有透明血栓和血管壁肿胀、出血等。免疫荧光抗体法证实,此透明血栓是免疫球蛋白复合物沉积于血管壁而形成的,在肾小球体也有。

【鉴别诊断】

本病应与冷纤维蛋白原血症(cryofibrinogenemia)及冷凝集素综合征(cold agglutinin syndrome)鉴别。

【治疗】

本病的预防与治疗在于保暖和避免寒冷的刺激,其预后与原发病有关。必要时可选用糖皮质激素治疗。原发性冷球蛋白血症目前尚缺乏满意的治疗方法。

(4) 原发性淀粉样变紫癜与多发性骨髓瘤性紫癜(purpura of primary amyloidosis and purpura of multiple myeloma)

淀粉样变出血是因为淀粉样蛋白和多糖类复合物在组织内沉积并浸润到血管内所引起。在骨髓瘤时不仅有淀粉样物质,而且有骨髓瘤细胞的骨髓内浸润、丙种球蛋白增多及异常蛋白(M 蛋白)所致的凝血功能障碍而出血。淀粉样变的紫癜在皮下,多于轻伤后发生,而骨髓瘤的出血现象是各种各样的。根据它们各自特有的临床表现与体征可与其他疾病鉴别。

27.3.14.8　湿疹样紫癜(eczematide-like purpura)

本病又称瘙痒性紫癜(itching purpura)或播散性痒疹性血管性皮炎(disseminated pruriginous angiodermatitis)。是以发病迅速、分布广泛的进行性色素性紫癜性皮病样皮疹,伴剧痒为特征。

【病因】

病因不明。有疑为微生物感染,有认为是一种内源或外源性皮炎,斑贴试验可证实。药物阿达林(二乙溴乙酰脲)、卡溴脲、地西泮(安定)、酰胺咪嗪(acrbamazine)或某些食物过敏以及衣服或橡皮引起的外源性皮炎可产生类似损害,故有认为本病是一种接触过敏反应。

【临床表现】

好发于成年男性。常在春秋季节发病。损害为带橘红色的边界清楚的紫癜性斑疹而类似进行性色素性紫癜性皮病,伴剧痒为特征。本病常先发于外踝附近及足背处,数日后迅速向上波及小腿、约 2 周后向上蔓延至下肢、下腹部、臀部、前胸部和腋窝。一般面、掌无疹。衣服摩擦部位皮损最严重。皮疹可相互融合呈连圈状,上附糠状鳞屑,有时呈萎缩性斑而类似斑片状副银屑病。部分丘疹性损害发展成苔藓样变。病程慢性,常在 3~6 个月后自行消退,但可反复发作。

【组织病理】

见真皮上部小血管周围的炎症反应,血管内皮细胞肿胀,以淋巴细胞、组织细胞浸润为主,有少数红细胞外渗。表皮有不同程度的海绵状态改变。

【诊断及鉴别诊断】

根据季节性发病,成年男性多见,典型皮疹,剧烈瘙痒,诊断不难。需鉴别的疾病有色素性紫癜性皮病及匐行性血管瘤等。

【治疗】

去除各种可疑病因,停用致病药物和避免接触致病物质。局部应用糖皮质激素制剂常有止痒消炎效果。此外,可内服维生素 C、维生素 K 等,必要时等可酌情服用小剂量泼尼松。

27.3.14.9 血管内压增高性紫癜(purpura due to raised intravascular pressure)

血管内压增高性紫癜包括两种紫癜性疾病:

(1)淤滞性紫癜(static purpura)

详见本章 27.3.14.4。

(2)机械性紫癜(mechanical purpura)

常发生在剧烈和突然的以及持续较久的肌肉收缩时,如阵咳、呕吐、哭闹、惊厥与分娩时,由于局部小血管和毛细血管内压力骤然增高,静脉回流受阻、缺氧而致血管壁破裂、出血。这种紫癜常发生在面、颈、上胸部、上肢及结膜下。如肌肉运动时见于颈、躯干与上肢;百日咳与剧吐时见于眼睑、结膜;癫痫时见于面、颈、上胸部等。临床上将创伤所引起的紫癜也归入此类。发生紫癜时患者的情况与血液学检查阴性等有助于机械性紫癜的诊断。有人将吸吮空腔物体(如瓶)发生的口周皮炎伴发的紫癜亦归入此类紫癜。

上述病因去除后,紫癜常在几天内迅速消退。

27.3.14.10 特发性血小板减少性紫癜(idiopathic thrombocytopenic purpura, ITP)

本病又称出血性紫癜(purpura haemorrhagica)、免疫性血小板减少性紫癜(immune thrombocytopenic purpura)、Werlhof 病。因血小板大量减少引起皮肤和黏膜内出血。

【病因及发病机制】

本病为自身免疫性疾病。血小板减少可由自身抗体引起,亦可由同种异型抗体介导所致。

【临床表现】

临床上分急性和慢性两型。

(1)急性型

比较少见,多发生于儿童,特别是 2~6 岁的儿童,男女发病率大致相等。约 80% 病例发病前有上呼吸道感染或病毒感染(风疹、水痘)史。起病急,可有畏寒、发热。常突然发生广泛严重的皮肤和黏膜出血,出现瘀点、瘀斑甚至血肿。可见内脏累及,如胃肠道和泌尿生殖道出血。颅内出血少见。少数病例有轻度肝脾肿大。血小板计数常低于 $20×10^9/L$。血小板表面相关抗体测定主要是 IgG 含量明显增高,使血小板易被破坏而缩短寿命。病程多有自限性。约 80% 病例在数周或数月内可自愈。愈后很少复发,病死率约为 1%,多因颅内出血所致。糖皮质激素为本病的治疗药物,其剂量以泼尼松为例每日 $1~3\ mg/kg$。

(2)慢性型

比较常见,多发生于成人,且以青年女性较多。起病缓慢,一般症状较轻,由于皮肤和黏膜出血,而出现紫癜。很少有血肿或血疱。有些女性患者仅以月经过多为主要表现。有时伴有鼻出血、牙龈出血、胃肠道出血,或者在小手术或外伤后出血时间延长。偶有颅内出血而引起脑膜刺激或肢体麻木症状。常迁徙半年以上而不愈或反复发作。约 20% 患者脾脏轻度肿大。血小板计数常在 $(30~80)×10^9/L$ 之间。根据血小板表面 IgG 含量,将 IPT 分为两型:① 血小板表面 IgG 增高者,称免疫性血小板减少性紫癜;② 血小板表面 IgG 阴性者,称特发性血小板减少性紫癜。慢性型 ITP 需与继发性血小板减少性紫癜相鉴别。

【实验室检查】

外周血血小板数目减少、出血时间延长、血块退缩不良。血小板相关抗体(PAIgG、PAIgM、PAIgA)、血小板相关补体(PAC3)免疫复合物常增高。

【诊断及鉴别诊断】

紫癜患者多次检查外周血有血小板减少,并排除其他致病原因,结合实验室检查可明确诊断。需鉴别的疾病有:① 急性型需与血栓性血小板减少性紫癜、药物性血小板减少性紫癜相鉴别;② 慢性型需与周期性血小板减少症、Evans 综合征,以及继发于药物、淋巴瘤、输血后、SLE 等的血小板减少所致的紫癜相鉴别。

【治疗】

糖皮质激素对免疫性血小板减少性紫癜有效,常用剂量以泼尼松为例,每日 1~2 mg/kg,约80%患者在治疗后 2 周内血小板数上升,不过,治疗后能长期缓解者仅占 10%~15%。对糖皮质激素治疗 3~6 月无效的,或虽然有效但不能抽减激素者,可进行脾切除疗法。对糖皮质激素和(或)脾切除治疗无效者,免疫抑制疗法有效。如硫唑嘌呤每日 1~3 mg/kg,分 3 次口服;环磷酰胺每日 1.5~3 mg/kg,分 3 次口服;环孢素每日 10 mg/kg,分 2 次口服。达那唑(danazol)每次 0.1~1.2 g,每日 2~4 次。一般用药后 2~6 周血小板有所回升。

27.3.14.11 继发性或症状性血小板减少性紫癜(secondary or symptomatic thrombocytopenic purpura)

本病系指由外源性物质如药物、某些化学物质、疾病或感染等引起血小板减少而发生的紫癜。

【病因及发病机制】

药物性血小板减少有两种主要发病机制:① 免疫机制异常,引起发病的药物如奎尼丁、奎宁、氯喹、安替比林;阿司匹林、吲哚美辛(消炎痛)、水杨酸钠、保泰松;苯妥英钠、苯巴比妥、地西泮(安定);头孢菌素类、新生霉素、青霉素、链霉素、四环素;乙酰唑胺、氯磺丙脲、甲磺丁脲、异烟肼、利福平;氢氯噻嗪、螺内酯(安体舒通)、汞利尿剂等。② 骨髓生成血小板减少,常由药物对巨核细胞毒性作用所致,如氮芥;某些毒性化学物质如

苯、蛇毒等;放射线如 X 线;疾病如系统性红斑狼疮、类风湿关节炎、甲状腺功能亢进、白血病、骨髓肿瘤等;感染如败血症、伤寒、斑疹伤寒、传染性肝炎、传染性单核细胞增多症等;输血后,如输入大量保存的血液或大量血浆使血液稀释,并因免疫机制导致血小板减少而引发紫癜。可见此类血小板减少性紫癜病因的多源性。

【临床表现】

任何年龄均可发病,以 50 岁以上中老年人比较多见,可能与药物广泛应用有关。临床上除紫癜、小出血外,还伴发各原有基础疾病的相应症状。本病的预后与基础疾病有关。

【诊断及鉴别诊断】

诊断及鉴别诊断时参考:① 有应用可疑药物的病史。② 用药后迅速发生血小板减少和出血症状而停用此药后短期内很快恢复。③ 在诊断时应与特发性血小板减少性紫癜相鉴别。

【治疗】

治疗在于积极寻找和去除各种可能的原因,有效治疗基础疾病。可酌情使用糖皮质激素。有脾机能亢进者可施行脾切除术。

27.3.14.12 血小板增多症性紫癜(thrombocythemic purpura)

本病又称出血性血小板增多症性紫癜(hemorrhagic thrombocythemic purpura),是以血小板明显增多,伴有反复自发性皮肤黏膜出血为特征的一种病征。

【病因及发病机制】

本病出血机制较为复杂。可能与下列因素有关:① 凝血机制异常,部分由于凝血因子消耗过多;② 血小板黏附功能减退;③ 微血栓部位组织坏死,血管壁破坏引起出血;③ 纤溶亢进。

【临床表现】

本病分为原发性与继发性两类。

(1) 原发性血小板增多症性紫癜

见于骨髓增生性疾病,由于干细胞在骨髓内分化过程中受到某种因素刺激,导致巨核细胞持续增殖,血小板过多生成并释放入血。好发于50~70 岁的老年人,男女发病大致相等。起病多缓慢,当血小板计数多于 $1\,000\times10^9$/L,即有出血,

出血多见于胃肠道,其次为牙龈、鼻、皮肤,皮肤上可出现血肿、瘀斑、瘀点和坏死。少数可发生泌尿生殖系统出血。动脉和静脉血栓形成多位于四肢,临床上出现 Raynaud 现象、指或趾部疼痛甚至坏死、网状青斑、手足发绀、紫趾综合征和红斑肢痛症等。常伴有脾脏肿大。血小板数常持续高于 $1\,000 \times 10^9/L$,偶尔波动于 $(800 \sim 1\,000) \times 10^9/L$ 之间。

(2) 继发性血小板增多症性紫癜

见于切脾后、感染、出血及慢性粒细胞白血病等恶性肿瘤等。一般血小板增多为暂时性的,通常其计数不超过 $600 \times 10^9/L$。

【鉴别诊断】

应排除其他骨髓增生性疾病。

【治疗】

原发性血小板增多症性紫癜治疗原则在于控制血小板数量、止血和防治血栓。阿司匹林与双嘧达莫(潘生丁)联合应用可以对抗血小板聚集,改善指(趾)疼痛。必要时可选用骨髓抑制药如氮芥、苯丁酸氮芥、环磷酰胺、羟基脲、三尖杉酯碱和放射性磷等治疗。继发性血小板增多症性紫癜应注重病因治疗。

27.3.14.13　血栓性血小板减少性紫癜(thrombotic thrombocytopenic purpura, TTP)

本病又称莫斯考伊茨综合征(Moschcowitz syndrome),是发生于成年人的一种少见疾病,女性多见。以血小板减少性紫癜、溶血性贫血、神经系统症状、肾损害和发热为主要特征,称为 TTP 五联征。

【病因及发病机制】

本病分两类:① 原发性者,占 90%,其病因未明。② 继发性者常与感染(病毒、支原体、立克次体等)、药物(青霉素、磺胺类、氯喹、苯妥英钠、阿司匹林、普鲁卡因胺、碘剂、雌激素、孕酮、口服避孕药、环孢素、丝裂霉素、疫苗注射等)、妊娠、疾病(自体免疫性疾病如系统性红斑狼疮、类风关、多动脉炎、干燥综合征等)和中毒(一氧化碳、蜂毒、漆树、染料等)等有关。经多种因素作用下在微血管内形成透明血栓,导致微血管内皮细胞损害而引发相关的临床症状。

【临床表现】

临床上可见全身性紫癜及多发性瘀斑,甚至出血性大疱。由于黏膜受累可出现咯血、血尿及黑粪;由于溶血性贫血可出现黄疸;脑部受累时可出现一过性和多变性神经精神症状,如抽搐、瘫痪、意识模糊或失语等。病情呈急性或暴发性,亦有反复发作达数月。预后较差,死亡率高达 80%~90%。有关 DIC 试验常为阴性。

【组织病理】

表现为皮肤、皮下组织、骨髓及全身各器官的毛细血管和小动脉管腔内有广泛的透明血栓、内皮细胞肿胀和管腔闭塞,引起局灶性坏死和出血。

【诊断及鉴别诊断】

临床上典型的五联征即出血症状、溶血性贫血、神经系统症状、肾损害和发热,结合实验室检查,组织病理有小血管内血栓形成可明确诊断。本病需与弥散性血管内凝血、转移性癌栓等相鉴别。

【治疗】

血浆置换为首选的治疗方法,也可以行血浆输注、静注长春新碱、大量丙种球蛋白静脉滴注或脾切除等可缓解病情。部分轻型病例对大剂量糖皮质激素有效。

27.3.14.14　精神性紫癜(psychogenic purpura)

本病又称人为性紫癜(factitious purpura),系指由人为因素造成皮肤损害而引起的紫癜。临床诊断往往不易。

【临床表现】

本病女性多见,往往伴有情绪障碍。在临床上因搔抓而造成的紫癜,常分布在以自己的双手指所能接触的部位,如大腿、乳房、前臂内侧、肩或胸、腹部,而背部少见。如因痒搔抓而引起发的紫癜则称瘙痒性紫癜(另述);有因吮吸自身皮肤所致的瘀斑,损害常发生在上肢和乳房;也有因精神异常或误服抗凝剂而发生内脏出血和紫癜。此外,在临床上还可见到与自身红细胞致敏性紫癜相似的紫癜,只是患者对自身细胞皮试没有反应。

【治疗】

可做对症治疗。

(朱光斗)

27.3.14.15 Onylai 紫癜(Onylai purpura)

本病系发生于南非的一种急性特发性血小板减少性紫癜,以黑人为主。其特点是唇和口腔黏膜出现巨大的出血性水疱,出血较轻时即迅速消逝。除此之外,与急性特发性血小板减少性紫癜无法区别。与药物引起的急性血小板减少性紫癜也甚相似。

(陈明华　刘承煌)

27.3.15 弥散性血管内凝血(disseminated intravascular coagulation, DIC)

本病是许多疾病发展过程中的一种病理状态,是以皮肤和黏膜广泛性出血、微循环障碍以及器官和内脏的栓塞症状为特征的一组继发性出血综合征。

【病因及发病机制】

本病发病机制复杂,其特点是:① 先有短暂的高凝状态;② 因小血管内纤维蛋白沉着,同时出现栓塞和微循环障碍;③ 继之引起消耗性低凝状态和出血;④ 然后体内发生继发性纤溶。因而本病又有去纤维蛋白综合征(defibrination syndrome)、消耗性凝血障碍(consumptive coagulopathy)、血管内凝血伴纤维蛋白溶解综合征(intravascular coagulation with fibrinolysis syndrome)等名称。

【临床表现】

DIC 临床表现的严重程度不一,因各种原发病的病情、起病的急缓、诱发因素等不同而不同。可分为 3 型:① 急性型:数小时到 2 天内发病,病情凶险,有严重出血症状,常伴血压下降、休克;② 亚急性型:数天到数周内发病,以栓塞症状较为突出;③ 慢性型:起病缓慢,病程可拖延数月甚至数年,高凝血期较明显,或仅见瘀点及瘀斑。

诱发 DIC 的病因甚多,常见的为感染性疾病、恶性肿瘤、组织损伤、病理产科和自身免疫性疾病等。其临床表现基本相似,有以下 4 方面:① 出血:常见部位为皮肤及黏膜,表现为瘀点、瘀斑、暴发性紫癜以及咯血、呕血、便血、阴道出血和尿血等。② 微循环障碍:低血压或休克,后者又可加重 DIC 的发展。③ 栓塞症状:皮肤微血管栓塞,表现为耳郭、鼻尖和面部等处的干性坏死;内脏栓塞以肾、肺、胃肠道和脑等多见,产生急性肾功能衰竭等严重症状。④ 溶血现象和贫血。

【实验室检查】

可发现:① 消耗性凝血障碍:血小板减少,凝血酶原时间延长和纤维蛋白原含量减低。② 纤溶亢进:凝血酶时间延长、血中纤维蛋白降解产物(FDP)含量增高和血浆鱼精蛋白副凝试验阳性(即 3P 试验)。③ 外周血红细胞破碎率超过 2%。

【诊断】

第五届全国血栓与止血学术会议制定的 DIC 诊断标准:存在易引起 DIC 的基础疾病并有下列 2 项以上临床表现:① 多发性出血倾向;② 不易用原发疾病解释的微循环衰竭或休克;③ 多发性微血管栓塞的症状和体征,如皮肤、皮下、黏膜栓塞坏死及早期出现的肾、肺、脑等脏器功能不全。若实验室检查阳性可确诊。本病需与原发性纤溶相鉴别。

【防治】

早期明确诊断。及时采取有效治疗措施,中止病情发展。急性型在高凝血期用肝素联合双嘧达莫(潘生丁)治疗;消耗性凝血期用肝素联合凝血因子治疗;继发性纤溶期用肝素加抗纤溶药物,之后再输血或补充凝血因子;亚急性和慢性型可选用丹参、右旋糖酐、双嘧达莫等药物。总之,应及时根据临床表现和实验室检查,选用合适药物和措施,采取综合治疗,才能成功地挽救患者生命。

(朱光斗　廖康煌)

27.3.16 化脓性肉芽肿(pyogenic granuloma)

【定义】

本病是在皮肤穿通性损伤后,于该处的水肿性间质内新生毛细血管所形成的息肉状损害。与感染无关,也不是真正的肉芽肿。

【临床表现】

虽可发生于任何年龄,但以青少年多见。通常发生于手指、足、唇、头皮、颈和躯干上部以及口腔黏膜等处,轻度穿通性皮肤损伤是常见的发病因素。初发损害为鲜红或棕红色丘疹,缓慢或迅速增大,形成有蒂或无蒂赘肉(彩图 27-03)。一一般直径为 5~10 mm,也有更大的,质地柔软,在压迫下不变白,表面光滑或呈疣状外观,也可坏死、溃疡,结棕黄或黑色痂。轻度外伤即引起出血,无自觉痛,压痛亦不明显。早期发展较快,数周后停止发展,但难以自行消失。

【组织病理】

为相当数量的新生毛细血管所形成的球状肿块,并嵌于表皮下的间质内。内皮细胞组成单层管壁,外围有成纤维细胞和少许中性粒细胞。周围的表皮细胞伸入损害基底部形成角化环,使损害呈蒂状。当水肿和炎症减退时,内皮细胞变小或延长,则形成血管瘤样表现,最后成纤维细胞增生,又可成为纤维血管瘤样表现。

【诊断及鉴别诊断】

根据病史、临床表现和组织病理检查确诊,有时需与 Kaposi 肉瘤、息肉状突起的肉芽组织及毛细血管瘤相鉴别。

【治疗】

可用激光、电烙、冷冻等治疗。

27.3.17 Raynaud 现象和 Raynaud 病(Raynaud phenomenon and Raynaud disease)

【定义】

Raynaud 现象是由寒冷或情绪波动以及其他因素影响引起肢端细小动脉痉挛,继以皮肤苍白、青紫而后潮红,伴以疼痛和感觉异常,并因温暖而恢复正常的血管功能障碍性疾病。原发性者为 Raynaud 病,也有称为肢端动脉痉挛病。继发于其他疾病或因素者为 Raynaud 现象或 Raynaud 综合征。

【病因及发病机制】

引起动脉痉挛的原因尚未完全明了,有认为是支配这些血管的交感神经活动过度所致;另有认为是由于血管本身缺陷,即末梢动脉平滑肌对寒冷刺激的敏感性增高所致。但由于在阻断交感神经使血管失去其控制后,以寒冷直接刺激指端,仍能引起这种现象发生,于是也有认为是在血管本身已有病变的基础上,易受其他因素影响而发病。近来通过免疫组化方法发现患者体内调节血管扩张神经元的降钙素基因相关多肽(CGRP)减少,从而对由内皮素-1(ET-1)引起的血管收缩的调节能力下降。除上述交感神经的影响外,寒冷以及中枢神经系统功能的紊乱、感情冲动、害羞、多虑和恐惧等均可引起发作;另外血液中存在免疫复合物、发作时血中肾上腺素和去甲肾上腺素含量增高、血小板破坏后所释放的 5-羟色胺、血浆中纤维蛋白原含量增高所致的血浆黏滞性增高以及甲状腺功能低下等都可能与这种现象的发生有关。

伴发 Raynaud 现象的疾病和因素有下列几种。

(1) 免疫性疾病和结缔组织疾病

进行性系统性硬化症(硬皮病)、混合结缔组织病、系统性红斑狼疮、类风湿关节炎、皮肌炎、颞动脉炎、乙型肝炎抗原引起的血管炎、药物引起的血管炎和 Sjögren 综合征。

(2) 闭塞性动脉疾病

闭塞性动脉硬化、血栓闭塞性脉管炎、胸出口综合征(因神经受颈肋和肥大的前斜角肌及外展肌压迫所致)。

(3) 职业性因素

反复的振动性损害如小鱼际铁锤综合征(溃疡性动脉血栓),常见于木工、铸铁工、机械工、石工、打字员或钢琴家等,在操作时振动每分钟在 2 000 次以上者容易发生。也有因动脉直接损害、冷损伤和工作中接触氯乙烯等而发生者。

(4) 药物性因素

如麦角及其他抗痉挛剂、β 受体阻滞剂、避孕药、环孢素,重金属盐及停用硝酸甘油等。

(5) 血液疾病(血管内凝集或聚集)

如冷凝集素血症和冷球蛋白血症等。

(6) 神经系统疾病

中枢及周围神经系统疾病如视丘下肿瘤、脊髓肿瘤、脊髓炎和神经损伤等。

(7) 内分泌疾病

甲状腺功能低下。

(8) 其他

如慢性肾功能衰竭、恶性肿瘤和肺源性高血压等。

几乎所有的结缔组织疾病都可伴发 Raynaud 现象,并能出现在结缔组织疾病的其他表现之前多年。各疾病中的发生率颇不一致,依次为硬皮病(70%~90%)、混合结缔组织病(85%)、类风湿关节炎(25%)、系统性红斑狼疮(20%)、皮肌炎和 Sjögren 综合征。这些疾病中的血管病变在早期是以痉挛为主,反复发作之后则引起动脉壁炎症,进而血栓形成和管腔闭塞,终致组织坏死和溃疡。

【临床表现】

Raynaud 病是一种少见的血管功能性疾病,多发生于妇女,男女比例约为 1∶5,年龄常在 20~40 岁之间,并多发于冬天。原发性 Raynaud 病常为对称性,并影响多个指趾,而继发性 Raynaud 现象常常仅累及 1 个或数个指趾,且一般为非对称性。皮肤颜色的变化与细小动脉、毛细血管以及乳头下血管丛血液量多少和氧饱和度有关。同时引起发作温度随病情的不同阶段而有所不同,如早期病例,手指温度须在 18℃以下时才能引起发作,而在晚期,即使在 25℃时也能发生。此外,周身温暖与否也是诱发的重要因素,如在早期病例,周身较温暖时就较难发作,但在全身寒颤时,若手指接触冰冷物体,或受到寒风吹袭,则即易发作。因此本病的发作有明显的季节性,即在寒冷季节发作频繁,且动脉痉挛持续时间较长,而在温暖季节发作次数减少,动脉痉挛持续时间较短。病情较重的病例,对寒冷更为敏感,故在冬天不能进行长时间的户外活动,并更应注意防寒保暖工作。

典型发作可分为 3 期。

(1) 苍白

这是早期表现,发生突然,系肢端细小动脉痉挛,导致组织毛细血管血流灌注缓慢、皮肤血管内血流量减少所致。当血流量严重减少或毛细血管内血流停滞时,就会出现"死指"现象。其特征是常对称地发生在两手指动脉,严重时可累及掌动脉,若手足同时发病,而手部病情总是较足部为重。偶有鼻尖、颊部及耳郭发病者。罕见的是舌动脉也发生痉挛现象。发病一般是自指端开始,而后向指根部或手掌发展,但很少超过腕骨区。皮肤苍白先从一个手指开始,其顺序多是第4、

第5、第3、第2手指,因拇指血液循环较丰富,所以只在病情较重时才能引起皮肤颜色改变。发作时手部有冷感,局部温度降低,或有麻木、针刺、笨重以及僵硬等,若发作持久,感觉功能可能减退;若运动神经功能受到影响,还可引起运动障碍或有多汗现象等。

(2) 青紫

几分钟后,细小动脉痉挛即行解除,而细小静脉仍处于痉挛状态,阻碍血液流动,此时乳头下静脉丛和毛细血管出现缺氧性麻痹,血流缓慢或淤滞,致使血中氧含量减少,还原血红蛋白量增加,于是出现皮肤苍白后的青紫现象。此时自觉症状一般较轻。

(3) 潮红

当患者处于温暖环境中,寒冷刺激解除和血管痉挛消失后,细动脉、毛细血管和细静脉反应性扩张,大量血液随之流入,于是皮肤变成潮红。此时局部温度增高,或有轻度烧灼样胀痛及搏击性疼痛。当血液灌流正常后,发作即行停止,皮肤颜色恢复正常。

上述典型发作表现多见于 Raynaud 病。Raynaud 现象与 Raynaud 病的早期临床表现相似,但常较不典型。有的可不呈上述规律性的连续变化,如先青紫而无苍白或有苍白而无青紫,或不出现潮红而由苍白和(或)青紫而恢复正常,这种情况较少或是见于晚期病例。

轻型病例每次发作持续仅数分钟,经局部温暖后恢复正常。两次发作间期皮肤无异常表现。严重病例发作持续时间较长或频繁发作,即使在夏天或阴雨气候中亦能引起发作,必须经全身温暖和消除寒战感后方能恢复正常。这种患者普遍都怕冷,并常有中枢神经失调现象,如易于兴奋或情绪激动、多疑。

【诊断及鉴别诊断】

根据病史和临床表现可以明确为 Raynaud 现象,不典型者可做激发试验。但要确定为 Raynaud 病或者是伴发于其他疾病的 Raynaud 现象,尚需经过有关实验室检查和随访。

(1) 激发试验

① 冷水试验将手指置于 4℃水中 1 分钟,75%

患者可诱发典型发作。② 握拳试验两手紧握拳 1 分钟,然后在屈肘、平腰状态下松开手指,也可激发 Raynaud 现象。

(2) 甲皱微循环检查

可见毛细血管襻明显减少,管径变细,管襻短小,多数管襻呈断裂或点状,可见帽状或点状出血。若给予刺激,血流明显减慢,甚至停滞。

(3) 血清学检查

其目的在于发现是否并发结缔组织疾病,内容包括抗核抗体、抗 DNA 抗体、ENA、RNP、免疫球蛋白、补体、类风湿因子、冷球蛋白及冷纤维蛋白原等的测定。

(4) 手指动脉造影

显示管腔变细,动脉呈蛇形弯曲,至晚期则为内膜增厚,管腔狭窄或闭塞。

(5) 食管钡剂检查

若发现其蠕动减低,则可能属于硬皮病。

下列几条可作为 Raynaud 病的诊断依据:① 主要是女性发病;年龄一般为 20~40 岁。② 寒冷或情绪激动容易引起发作。③ 两侧对称性发病。④ 无任何系统性疾病、周围血管疾病、解剖异常等或观察 2 年以上未发现其他相关疾病者。⑤ 无振动性损伤病史,无麦角及拮抗痉挛剂、重金属等药物服用史。

下列几点有助于 Raynaud 现象的诊断:① 发病年龄在 50 岁以上者。② 单侧发病,特别是限于 1~2 指者。③ 发病后迅速发展成组织坏死、溃疡。④ 动脉搏动减弱或消失。⑤ 有发热、系统性症状、贫血、血沉增快和抗核抗体阳性等实验室检查异常。

Raynaud 病与肢端青紫症的鉴别见表 27-13:

表 27-13　Raynaud 病与肢端青紫症的鉴别

鉴别要点	Raynaud 病	肢端青紫症
部位	手指,偶尔鼻、唇和耳郭	手、足
发作	阵发性	持续性
颜色	苍白→青紫→潮红	青紫
温度	温暖后消失	温暖后减轻
诱发因素	寒冷或情绪	寒冷或室温
性别	女性为主	无大差别

【预防】

防寒保暖是避免或减少发作的重要措施。如尽量避免暴露于寒冷空气中或接触冷水及冷的物体,穿足够的御寒衣裤和戴棉手套、穿羊毛袜及棉鞋等,饮少量酒以增加血液循环,不吸烟以免尼古丁刺激血管收缩等。在工作中避免各种损伤,以免引起坏死等组织病变。容易激动或感情易冲动的患者,应多加劝慰以解除思想顾虑或适当应用安定镇静药物。

【治疗】

(1) 药物治疗

1) **血管平滑肌松弛剂**

能直接作用于血管平滑肌以松弛周围血管。

烟酸(nicotinic acid)有较好的血管扩张作用,口服,50~100 mg,每日 3~4 次。

硝苯地平(nifedipine)为钙离子通道阻滞剂,主要作用是直接松弛血管平滑肌。首次 5 mg,每日 3 次,可逐渐增至 10~20 mg。

地尔硫䓬(diltiazem)作用机制同硝苯地平,常用剂量为口服 30 mg,每日 3 次。

2) **α 受体阻滞剂**

这类药物能阻断去甲肾上腺素和肾上腺素与血管壁的 α 受体结合,从而产生 α 受体的阻滞效应,使血管扩张。主要有:

盐酸妥拉苏林(tolazoline, priscoline)除具有罂粟碱样直接松弛血管平滑肌的作用外,能阻断交感神经和 α 受体,从而缓解肾上腺素和去甲肾上腺素的血管收缩作用。用法为每次口服 25 mg,每日 3 次。

氢化麦角碱(dihydroergotoxine)舌下含片,每次 0.5 mg,每日数次;口服每次 1 mg,每日 3 次。

苯氧苄胺(phenoxybenzamine),作用较持久。开始 10 mg,每日 2~3 次,维持量为 20~60 mg,每日 1~2 次。

酚妥拉明(phentolamine)有较强的抗去甲肾上腺素和肾上腺素作用,能较好地降低末梢血管阻力和增加局部血液循环作用,尤其对小动脉作用更为明显。每次口服 25~100 mg,每日 4 次。

3) **影响交感神经节后纤维末梢"传递介质"药物**

主要是利血平,每次口服 0.25 mg,每日 2~

3次。

近期有报道使用前列腺素 E_1、前列环素、降钙素基因相关多肽（CGRP）及血浆置换术治疗本病。

4）外用药物

手指局部涂搽 2% 硝酸甘油软膏或 1%~2% 己基烟酸软膏，每日 2~3 次。

以 0.5% 新霉素溶液或软膏治疗局部坏死溃疡损害。

（2）手术治疗

病情严重，上述药物治疗无效，且有皮肤组织营养障碍者，上肢病变可施上胸交感神经切除术，下肢病变可施行腰交感神经切除术。

（陈明华 黄正吉）

27.3.18 红斑性肢痛病（erythromelalgia）

【定义】

本病为主要发生于两足，以阵发性潮红、灼热、疼痛、皮温增高为特征的少见病。

【病因及发病机制】

病因不明，发病机制现认为与周围神经传导和血小板功能障碍相关。激活的血小板所释放的前列腺素及其他致疼痛的介质和血管活性物质如 5-羟色胺等是主要的致病因素。有报道本病有显性遗传现象，在一个 5 代 51 人的家族中有 19 人患此病。一般分原分性和继发性两种，儿童患者常为原发性，可有家族史。继发性者可伴发于下列疾病：真性红细胞增多症、血栓性血小板减少性紫癜、血小板增多症、周围神经炎、多发性硬化症以及高血压、痛风、多发性硬化症、红斑狼疮、梅毒以及重金属中毒症等。钙通道阻滞剂可使本病症状加重或诱发。

【临床表现】

男女均可发生，以中、老年多见，常对称地累及手或足，尤以双足最多，偶亦有发生于一或四肢者。发作时患足或手部潮红、肿胀、灼热、疼痛（包括灼痛和跳痛），疼痛严重者甚至因不能忍受而哭叫。触之局部皮温增高，动脉搏动有力，发汗亢进。发作可延续数分钟至数小时，罕有数天者。如将患处冷却（包括踩于冷砖地上或浸入冷水中

或抬高患足及吹电扇）可使发作减轻或缓解。而局部加热、环境温暖（32~36℃之间）、运动、肢端下垂或站立等则对本病有促发作用。营养性改变、溃疡及坏疽等在原发型中少见，但可发生于继发型中。本病可持续数年，严重者可完全丧失劳动力。

【诊断及鉴别诊断】

根据阵发性肢端潮红、疼痛、皮温增高、脉跳有力、遇冷则减等特点，诊断一般不难。需和本病鉴别的疾病有 Raynaud 病、Raynaud 现象、肢端发绀症、冷球蛋白血症、冷凝集素血症等。但发作时局部皮温增高，以及用阿司匹林有良效，对本病的诊断和鉴别具重要意义。

【治疗】

诊断明确后进行系统检查有否伴发的基础疾病，并进行相应的治疗。

急性发作期应抬高患肢，用凉水甚或冰水冷却患肢，以缓解症状。并避免各种可能的诱发因素。

一般病例首先使用阿司匹林小剂量口服，一般为 0.3 g/d，口服阿司匹林具有抑制前列腺素的合成和血小板的凝聚作用。尤其对伴有血小板增高者有良好疗效。

严重病例可使用 5-羟色胺拮抗剂，如美西麦角（methysergide）1~2 mg，每日 3 次；苯赛啶 0.5~100 mg，每日 3 日；舍曲林（sertraline）50~100 mg，每日 1 次。

其他治疗药物建议：肾上腺素、麻黄碱、舌下异丙基肾上腺素、硝基甘油软膏外用、硝普钠静滴、泼尼松等。

顽固病例可试用放血术，腰神经节切除术、周围神经阻滞或切断术。

中药方剂以清热解毒、活血止痛为治则，针刺治疗和耳针疗法对缓解症状具有疗效。

（陈明华 廖康煌）

27.3.19 肢端发绀症（acrocyanosis）

【定义】

本病是因寒冷引起手足对称性持久性发绀，也可因温暖而缓解为其特征的疾病。

【病因及发病机制】

病因不明,但有下列发现:① 往往有家族史;② 智力缺损和紧张型精神分裂症患者中发病率较高;③ 外周细动脉对冷反应过度而发生痉挛,而毛细血管,特别是乳头下静脉丛扩张;④ 可有血黏度增高;⑤ 寒冷和情绪激动可使之加剧,并因温暖而缓解。故推测本病的发生可能与遗传素质、神经功能紊乱、血管舒缩功能和血黏度异常以及内分泌、寒冷等因素有关。

【临床表现】

本病多见于成年女性,好发于四肢末端,特别是两手,个别病例甚至唇、颏、颊或鼻部亦可发生。受寒冷刺激后患处皮肤呈紫红至青紫色,压之可以褪色。由于局部皮温偏低,又常伴掌跖多汗,触之有湿冷感,温暖后局部渐转为红色。可持续整个冬季,严重者夏季亦可发生。有的患者可有短暂麻木或感觉异常。严重者手指可轻度肿胀,易伴发网状青斑、小腿红绀症或冻疮。

【组织病理】

真皮上部毛细血管增生,组织水肿,真皮纤维化和小动脉壁增厚。

【诊断及鉴别诊断】

根据肢端皮肤持续呈紫红或青紫色,局部温度低,触之有湿冷感而无黏血管性疾病,诊断不难。

鉴别诊断包括 Raynaud 病、闭塞性动脉硬化症、红细胞增多症、正铁血红蛋白血症、嗜铬细胞瘤及类癌综合征。当肢端发绀症仅累及一侧肢体时需考虑动脉或深静脉器质性病变的可能性。

【防治】

① 注意局部保温,防止受冷。② 适当选用 α 受体阻滞剂,如苯苄胺(dibenzyline)和妥拉苏林等。③ 严重病例如药物治疗无效,需考虑行交感神经切除术。

（陈明华 韩堃元）

27.3.20 红绀症(erythrocyanosis)

【定义】

本病是真皮乳头层内静脉丛血管扩张淤血引起的一种循环障碍表现。

【病因及发病机制】

原因不明,寒冷是其诱发和加重因素。

【临床表现】

多发生于青年女性下肢,故有人称为女子下肢红绀症,但其他年龄和男性亦有发生。几乎都发生在皮下脂肪组织层较厚部位,如小腿、大腿或臀部。局部皮肤呈青紫色,并随寒冷程度和持续时间长短而改变。局部温度较低。有与毛囊口一致的红斑和角质增生,或所在的皮下脂肪组织内能触及柔韧感;持续不愈时小腿下部可出现肿胀以致继发性的组织纤维化,部分病例可伴发冻疮和结节性红斑样损害。患者一般健康状况较好,显著的局部症状少见。

【诊断】

根据青年女子下肢对称性的暗红色斑,因寒冷而诱发或加重,无明显自觉症状而确诊。

【防治】

保暖和体育锻炼以增强体质,对改善病情或有所帮助。

口服丹参片等药物以改善血液循环。

（陈明华 黄正吉）

27.3.21 小腿红绀症(erythrocyanosis crurum puellarum)

【定义】

本病是肢端发绀症的一个异型,由于长期暴露于寒冷的小腿发绀、肿胀。常见于女孩和青年妇女,穿短裙是易发因素。肥胖的女孩也易发。

本病于 1925 年由 Klingmuller 首先报道。

【病因及发病机制】

肥胖,脂肪层厚可防止内脏散热,然亦同样将皮肤隔离在外,使其更易受寒冷的影响。若有肢端发绀倾向,则皮肤变化发生于皮下脂肪层厚的地方和追求时髦而暴露于寒冷的部位。内分泌功能障碍也起一定作用。

【临床表现】

患者有不同严重度的肢端发绀症和毛囊性冻疮病(periniosis follicularis),有时伴毛周角化症。

红绀症可从股膝内侧扩展到外踝。皮疹带青紫色，界限不清，其上有散在的淡红色斑点，有虹膜现象。青斑处压迫或摩擦后出现动脉充血性朱砂斑点（vermilion spots），局部水肿，冬季时可发生冻疮样硬结。皮肤冷和肢端发绀随年龄增长有退化倾向。

【鉴别诊断】

应与冻疮、结节红斑、脂膜炎等相鉴别。

【防治】

同肢端发绀症。若有内分泌障碍应予纠正。

27.3.22　Lowis 病（Lowis disease）

又名潮红疼痛病。本病为真性红细胞增多症及动脉硬化所引起的局限性皮肤灼伤感。由于受到寒冷等刺激，使血管收缩，若收缩时间过长，则皮肤发生暂时性反应性血管扩张，皮肤发红。多为单侧性，但皮温无变化。多呈慢性炎症状态，可使皮肤有易感性，同时微血管及动脉的聚张力减低，受轻热、冷、摩擦等刺激而引起充血性烧灼感。若长期受冷则亦为冻疮。

27.3.23　Masson 假性血管瘤（Masson pseudoangioma）

又名血管内增生的内皮瘤。好发于各年龄，多见于头皮与四肢，直径 0.2~2 cm，表现为无症状的小结节，呈肤色或血管瘤色。本病分为两型：① 单纯型，无其他病变；② 局灶型，伴有化脓性肉芽肿和血管瘤。组织病理示内皮细胞呈乳头状增生，以蒂附着于血管壁，或漂浮于扩张的血管腔内。乳头间质纤细，间或有毛细血管。在病变区或附近血管内常有血栓。本病需与血管瘤，Kaposi肉瘤、血管淋巴样组织增生伴嗜酸性粒细胞增多等鉴别。无症状者无需治疗。

27.3.24　血管痉挛性假性白斑（pseudoleu- koderma angiospasticun）

本病系外周血管功能性异常，小动脉痉挛，小静脉舒张可致。发生于血管舒缩功能不稳定的患者，特别是吸烟者，但也可发生于正常人。

白色斑纹见于手掌、前臂和（或）臀部，酷似白斑，但玻片压诊法无色素脱失。臀部白色斑纹是肝代谢障碍的一个体征，但无特异性。无特殊治疗方法。

（陈明华　刘承煌）

27.3.25　紫趾综合征（purpuric toe syndrome）

本病是以两足趾皮肤呈紫色和发凉感而又有烧灼性疼痛为特征的一种少见疾病。Verhagen 于1954 年首次报道，统计至 1981 年仍只有 8 例。病变部位无出血现象，也无压痛。末梢动脉搏动良好。发病原因不明，但在应用抗凝药物特别是双香豆素治疗类风湿关节炎和血栓性疾病时能诱发本病。

（陈明华　黄正吉）

27.3.26　掌红斑（palmar erythema）

本病可单独发生于手掌，也可在掌跖同时发生。湿疹、银屑病、毛发红糠疹和许多遗传性皮肤病均能发生掌红斑，也可在妊娠、肝病、类风湿关节炎中见到。当血液循环中雌激素量增加时尚可伴蜘蛛痣。掌红斑也可不伴蜘蛛痣或其他系统疾病而单独存在，而具有显性遗传特征。单独发生于掌部者并无临床意义，无需治疗。

（陈明华　徐丽英）

27.4　淋巴管疾病

27.4.1　淋巴水肿（lymphedema）

【定义】

本病是由于淋巴管循环障碍、过量淋巴液聚集所引起的局限性组织非凹陷性水肿，并以质地坚硬与表皮增生为特征。

【病因及发病机制】

原发性淋巴水肿为显性遗传性疾病，其发生可能与胚胎发育异常有关。继发性淋巴水肿是由恶性肿瘤压迫、手术破坏、放射线照射、丝虫病、淋巴结切除以及各种感染等因素引起淋巴管阻塞，经过数月甚至数年后始局部出现淋巴水肿。在热带地区淋巴水肿比较常见，但有时找不出原因。在某些国家丝虫病是引起淋巴水肿的原因之一。

细菌感染引起淋巴阻塞的作用虽不肯定,但复发性丹毒和慢性蜂窝织炎等可损伤淋巴管而进一步加速本病的发展。在慢性溃疡周围的组织内也可有类似病变。

由于淋巴液中蛋白质含量较高,侵入组织后,促使组织纤维化,而产生坚实的组织非凹陷性肿胀,纤维化又损伤淋巴管,进一步加剧局部水肿。

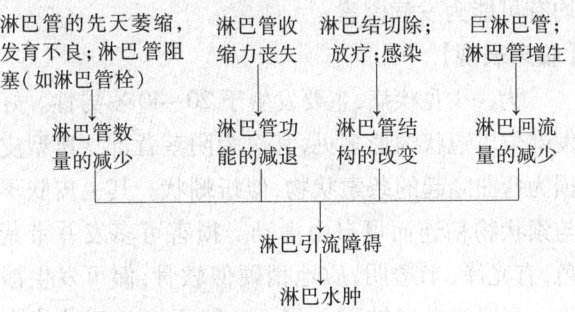

表 27 - 14　淋巴水肿的病因及发病机制

淋巴管的先天萎缩,发育不良;淋巴管阻塞(如淋巴管栓)	淋巴管收缩力丧失	淋巴结切除;放疗;感染	巨淋巴管;淋巴管增生
↓	↓	↓	↓
淋巴管数量的减少	淋巴管功能的减退	淋巴管结构的改变	淋巴回流量的减少

淋巴引流障碍

淋巴水肿

【临床表现】

本病分原发性和继发性两种类型。

(1) 原发性淋巴水肿

根据发病时间可分为三型:出生后即有者称为先天性淋巴水肿(约占10%);出生后至35岁以前发病者称为早发性淋巴水肿(80%);35岁以后发病者称为迟发性淋巴水肿(10%)。现推荐的分类方法结合临床及淋巴管造影将淋巴水肿分为以下3型。

1) 远端阻塞型

最常见,约占80%,多见于青春期女性,约20%病例有家族史。Milroy报道一家族6代97人中有22人发病。Hope报道在5代42人中有13人发病,这些病例的临床症状大多数相似。病变常累及踝部及下肢,水肿为非对称性,且进展缓慢,膝关节以上水肿少见且程度较轻。淋巴管造影显示远端淋巴管先天萎缩或发育不良,而近端淋巴管正常。

2) 近端闭塞型

可见于任何年龄、任何性别,85%为单侧,常累及整个肢体且发展迅速,一般无家族史。本型尤其需除外各种原因引起的骨盆的静脉或淋巴管阻塞,如肿瘤或静脉血栓。淋巴管造影显示远端淋

巴管正常或膨胀,但近端淋巴管和淋巴结数量减少。

3) 先天性淋巴水肿(Milroy病)

真正的先天性淋巴水肿应出生时或出生后1年内出现。不但可影响肢端,而且可影响中线部位(面部、生殖器)。这些患者常有内在的淋巴管异常,如淋巴管瘤、蛋白丢失性肠病等。常伴有遗传性综合征如Turner综合征,Noonan综合征,淋巴水肿-双行睫综合征(lymphedema-distichiasis syndrome)等。淋巴管造影显示扩张的、纤维增生的、无效淋巴管。

(2) 继发性淋巴水肿

包括恶性肿瘤及其治疗、感染和物理因素。常发生于小腿、上臂、生殖器和面部等处,有时可并发残肢。早期呈凹陷性水肿,随后因纤维化而坚硬、高起,表面角化过度和疣状增生,而呈高低不平状。局部色素增加或呈灰褐色,有的肢体很大称为象皮腿,造成行动不便。表面皮肤常发生破裂以致容易感染。约20%的病例发生继发感染,溶血性链球菌是常见的继发性感染的病原菌,引起局部红、肿、痛,有时伴全身症状如寒战、高热等,经1~2周而逐渐痊愈。抗生素只对控制继发感染而应用。在某些地区,丝虫感染是重要原因,经蚊子传播,微丝蚴入体内在淋巴管内寄生发育成成虫,造成淋巴管进行性和永久性损害而引起淋巴水肿。

慢性淋巴水肿为恶性肿瘤或淋巴管肉瘤等病的继发性病变。此外,外科手术或外伤后导致淋巴管结构的变化而引起淋巴水肿。

在Melkersson-Rosenthal综合征中有唇部淋巴水肿,在黄甲综合征中常伴轻度淋巴水肿。其原因均尚未完全了解。

【组织病理】

原发性淋巴水肿的主要病变在真皮网状层和皮下组织,其组织间隙中有较多的淋巴液。真皮乳头部分胶原纤维呈透明变性。血管周围有不同程度的淋巴细胞浸润。继发性淋巴水肿的早期即有炎症细胞浸润,晚期组织纤维化。其表皮呈疣状增生。

【诊断及鉴别诊断】

根据病史和临床表现,一般诊断不难。有时需与硬皮病、某些循环障碍性疾病、心源性、肾源性疾病、低蛋白血症和由于感染或使用有水钠潴留作用的药物引起的水肿进行鉴别。

【治疗】

最重要者为早期治疗,以预防病变的发展。对晚期病例的治疗尚不能获得满意结果,原发性淋巴水肿以对症处理为主,局部可用弹力绷带包扎。继发性淋巴水肿应尽早查出原因而去除之。预防继发感染对防止病变进一步发展是很重要的。对合并有复发性丹毒和蜂窝织炎的患者,应尽早使用抗生素。象皮腿者可用微波热疗、音频电疗,必要时采用外科手术行分流术。

(陈明华 吴文育)

27.4.2 乳糜反流(chylous reflux)

乳糜液(肠道的淋巴液外观呈乳糜状)由肠淋巴管吸收后经一系列途径汇入左侧颈静脉角,乳糜回流时如受到淋巴管阻塞或闭锁不全而发生乳糜液倒流或外漏,乳糜液会出现在胸腔(称为乳糜胸)、腹腔(称为乳糜性腹水)、肾脏、阴囊(称为阴囊乳糜囊肿)、下肢等部位,称为乳糜反流。

临床上一般分为两型:

Ⅰ型乳糜反流综合征通常是在儿童期即发生单侧下肢淋巴水肿,大多数患者在股部,有时在小腿或生殖器发生含乳糜的疱,周期性地排出乳糜液。许多患者并伴发毛细血管瘤。淋巴造影可发现增生而功能不全的淋巴管。切除增生的淋巴管是有效的治疗方法。

Ⅱ型乳糜反流综合征淋巴管发育不全,下肢水肿发生较早,乳糜渗漏到胸腹部,无皮肤损害表现。

(陈明华 黄正吉)

27.4.3 阴茎硬化性淋巴管炎(sclerosing lymphangitis of the penis)

【病因】

病因未明,创伤、局部机械刺激、病毒感染等均有可能为发病因素。

【临床表现】

为一少见疾病,主要发生于20~40岁男性。好发部位以冠状沟最多见,其次为阴茎背部。典型皮损为弯曲隆起的条索状物,似蚯蚓状。其上皮肤不与索状物粘连而可自由滑动。损害可多发并带紫色,有光泽,半透明,质地稍硬似软骨,偶可发生溃疡。腹股沟淋巴结不受累。一般无自觉症状或有轻度疼痛。病程有自限性,一周或数周自愈。

【组织病理】

病理改变示淋巴管管壁因纤维组织增生而增厚,有轻度炎症改变。

【鉴别诊断】

本病需与Peyronie病相鉴别。后者为阴茎海绵体间隔的纤维化,表现为阴茎结节或斑块,导致痛性勃起,有时疼痛严重。可与Dupuytran挛缩(掌跖筋膜纤维化)并存。

【治疗】

经过良性,大多有自限性,不需特殊处理。对有治疗要求的患者局部可用理疗,极少数顽固的皮损可用手术切除。

(陈明华 吴文育)

第28章 皮下脂肪组织疾病

目 录

皮下脂肪组织疾病

28.1 概 论

皮下脂肪组织是介于皮肤与肌肉之间的纤维脂肪层。它不仅具有保温及机械性缓冲作用,而且也是积极参与代谢的器官。具特征性的"印戒"脂肪细胞由纤维分隔构成脂肪小叶,与真皮密切相连,并包含丰富的血管、淋巴管和网状内皮细胞。

外伤、冷热刺激、药物不良反应、药物或化学物的局部注射、局部组织缺血等多种因素均可导致皮下脂肪层的脂肪小叶变性、坏死和炎症细胞浸润。发生在皮下脂肪层的这些病理变化通称为脂膜炎(panniculitis)。此外,许多疾病如深部红斑狼疮、硬皮病、皮肌炎、麻风病、结核病等亦常伴有脂膜炎病变。

脂膜炎的组织病理特征根据其炎症反应的部位分为两类:炎症主要发生于脂肪小叶间隔的称之为间隔性脂膜炎(septal panniculitis);若炎症主要发生于脂肪小叶,则称之为小叶性脂膜炎(lobular panniculitis)。再根据有无血管伴存进而分为4组:① 不伴发血管炎的小叶性脂膜炎如结节性脂膜炎、α1-抗胰蛋白酶缺乏性脂膜炎、结节性脂肪坏死、组织细胞吞噬性脂膜炎等;② 伴发血管炎的小叶性脂膜炎如结节性血管炎、硬红斑等;③ 不伴发血管炎的间隔性脂膜炎如亚急性结节性游走性脂膜炎、嗜酸性脂膜炎等;④ 伴发血管炎的间隔性脂膜炎如结节性多动脉炎、血栓性静脉炎等。无论是小叶性脂膜炎抑或是间隔性脂膜炎,其病理改变常具有一些共同的特点:早期常表现为非特异性炎症变化,如脂肪细胞变性、坏死和中性粒细胞、淋巴细胞、组织细胞浸润;继之出现吞

噬脂肪的巨噬细胞,显示脂质肉芽肿反应;最后以脂肪萎缩,小叶纤维化而告终。

发生于皮下脂肪层的另一类病变是脂肪营养不良和萎缩。这类疾病的发病原因大多不明,有的可能与遗传有关,如全身性脂肪萎缩;有的由于药物的局部注射所致,如注射胰岛素或糖皮质激素引起的局限性脂肪萎缩。组织病理上均以脂肪细胞萎缩或液化变性,最终为纤维组织所取代为特征。

本章主要介绍在临床上和组织病理方面具有一定特征的脂膜炎性疾病和皮下脂肪发育不良类的疾病,而以血管炎为主兼有脂膜炎的一些疾病以及伴存于其他一些疾病的皮下组织病变则分别在其他有关章节论述。

(王侠生)

28.2 结节性脂膜炎(nodular panniculitis)

【同义名】

Weber-Christian 病、回归发热性结节性非化脓性脂膜炎(relapsing nodular nonsuppurative febrile panniculitis)、噬脂肉芽肿(1ipophagic granuloma)。

【定义】

以皮下脂肪层疼痛性炎性结节或斑块,伴反复发热等全身症状为特点,愈后皮肤呈萎缩性凹陷。如损害累及内脏,则全身症状较严重。

本病少见,可发生于婴儿到老年的任何年龄,但以 30~60 岁女性为多见,女:男约为 2.5∶1。

【简史】

1892 年 Pfeifer 报道第 1 例,1916 年 Gilchrist

和 Ketron 以噬脂细胞增多症(lipophagocytosis)为题报道第 2 例,1925 年 Weber 以复发性非化脓性结节性脂膜炎为题报道 1 例,1928 年 Christian 在 Weber 的病名前加上发热性而报道了相似病例。以后发现有一部分病例并无发热。国内江绍基于 1952 年首报 1 例,以后陆续有少数报道。

【病因及发病机制】

病因尚未完全明了,可能与下列因素有一定关系:

(1) 与脂肪代谢障碍有关

本病的发生可能与脂肪代谢过程中某些酶的异常有关,例如血清脂酶有轻度增加,有 1 例报道尿中淀粉酶较正常高 5 倍;在皮损中尚可测出活性的胰酶和脂酶。

(2) 伴发于自身免疫性疾病

本病可能与风湿热、红斑狼疮、硬皮病、皮肌炎或结节性多动脉炎等同时存在。故有认为本病可能系一种自身免疫性疾病。

(3) 与变态反应等有关

曾有报道由鱼引起变态反应而诱发本病。有些病例可伴有细菌感染病灶。此外,卤素化合物如碘、溴等,药物如磺胺、奎宁和锑剂等可能诱发本病。在病理上,可见伴有纤维蛋白样变性的血管炎变化,这些都说明本病的发生与变态反应有一定的联系。

根据发病诱因明显与否,本病可分为特发性与继发性两种。前者无明显诱因可查,后者可继发于感染、外伤、药物过敏、饮酒、化学或物理因素、牛奶注射以及胰腺疾病等。总之,本病的属性尚无定论,可能是多种内外因素引起的一种反应性表现,而非是一种独立的疾病。

【临床表现】

皮下结节为主要特征,常发生于股部和小腿,然亦可累及上臂,偶见于躯干和面部,损害或多或少,呈对称分布,常成批发作。我们见 1 例结节位于右上臂外侧,约 4 cm 宽、7 cm 长,略高出皮面,另数例位于骶骨上及下背部,呈圆盘状,比手心大,显著凹陷,似与其下组织粘连,质均相当坚实。损害初发时为皮下结节,向上发展使皮肤轻度隆起,表面常呈暗红色带有水肿,亦可呈正常皮肤

色,以后结节逐渐增大,边界清楚,大小不等,其直径一般为 1~2 cm,最大者可达 10 cm。结节位于皮下深部时可有轻度移动;位于表浅时,可与表面皮肤粘连,可有触痛和自发疼痛。损害经过数周后水肿和红斑逐渐消退,留有色素沉着。当结节吸收好转时,由于脂肪萎缩和纤维化,表面皮肤向下凹陷。

有一种称为液化性脂膜炎(liquefying panniculitis)者,其损害主要发生于股部和下腹部。结节液化变性,其上皮肤坏死溃疡,有黄色或棕色油状液体排出,愈后形成不规则瘢痕。

本病亦可累及内脏。一般先有皮损,后出现内脏病变;个别病例先有内脏病变,然后出现典型的皮肤损害。内脏受累时,可有发冷发热。本病的发热一般较为特殊,发热常与皮疹出现相平行,多为弛张热型。皮疹出现后,热度逐渐上升,可高达 40℃,持续 1~2 周后逐渐下降。也有少数病例出现低热或不规则热型。发热时伴有乏力、纳差、全身不适和关节酸痛等症状。骨髓受累可发生骨髓抑制引起的各种类型的贫血。肠系膜、大网膜和腹膜后脂肪组织受累可出现上腹部疼痛、腹胀和包块等。少数病例出现肠穿孔,脂痢。肝脏受累可出现肝肿大、黄疸和肝功能异常等。此外,尚可出现胸痛、胸膜炎和肺部阴影,脾和淋巴结肿大。病程缓慢,病情加重或减轻常相互交替发生。仅有皮肤损害者预后良好,少数病例经数月后自愈或治愈。多数在 3~5 年内可缓解,对健康无严重损害。内脏广泛受累者,可因出血、循环衰竭、肾功能障碍或继发感染而死亡。

有的根据有无内脏器官受累情况,将本病分为皮肤型和系统型,但实际上很难将两型截然分开,如所谓皮肤型中亦有约 20% 病例可伴发热、关节痛等全身症状。

【实验室检查】

多无特异性。白细胞总数增加或减少,中性粒细胞数增多,晚期常贫血。血沉增快,Weltman 试验可阳性。如肝、肾受损,可有肝、肾功能异常,出现血尿、蛋白尿。免疫球蛋白可增高,淋巴细胞转化率降低。如有骨和关节病变,X 线检查可发现骨质变薄等异常。抗核抗体、类风湿因子通常

阴性。

【组织病理】

本病的组织病变主要发生在脂肪小叶,其发展可分三期:第一期历时短暂,主要为急性炎症期,可见脂肪细胞退化变性,完全或不完全坏死,伴有中性粒细胞、淋巴细胞和组织细胞的浸润,但以中性粒细胞为主,无脓肿发生。少数伴有血管炎改变。第二期为巨噬细胞期,以组织细胞为主,伴有少数淋巴细胞和浆细胞。在脂肪细胞附近的许多组织细胞因吞噬退化变性的脂肪细胞,其胞质呈泡沫状而称泡沫细胞,后者体积很大,其中有的是多核的。有些脂肪细胞的区域完全被巨噬细胞所代替。有时可见少数无泡沫状胞质的异物巨细胞,此时中性粒细胞减少至消失。本期有诊断价值。第三期为纤维组织生成期,成纤维细胞混有淋巴细胞和一些浆细胞,逐渐代替巨噬细胞,胶原纤维大量增生,代替变性和萎缩的脂肪组织,最后形成纤维化。

表皮和真皮一般不受侵犯。有些病例皮下较大血管有轻度改变,如内皮细胞增生、管壁水肿增厚等。

在液化型脂膜炎病例,第三期不是纤维组织增生,而是液化变性。在无定形物质中混有巨噬细胞、淋巴细胞和中性粒细胞,表皮和真皮可破溃缺失。

内脏病变主要有:① 肠系膜、网膜和腹膜后脂肪组织受侵犯;② 骨髓受侵犯,引起再生不良性贫血;③ 肝、脾内脏间脂肪组织受侵犯,引起局灶性坏死,继之吞噬脂肪的巨噬细胞大量侵入,导致肝、脾肿大。在痛性溶骨性损害中,可见骨组织脂肪坏死,慢性炎症,并有大量巨噬细胞和多核巨细胞。

【诊断及鉴别诊断】

由于本病比较少见,症状又常无特异性,早期常易被误诊。一般可根据皮下有压痛、硬性的成群结节或斑块,伴有发热等全身症状,白细胞计数大多数减少,结合第二期病理组织象,可以诊断。本病应与下列疾病相鉴别:① 结节红斑和硬红斑,此两病均有较特殊的皮肤症状和病理改变,易与本病区别;② 播散性脂质肉芽肿(Farber

disease),虽有皮下结节,但以失声和关节症状为特征;③ 放线菌病与液化型脂膜炎相似,但前者可找到硫黄颗粒等病原菌;④ 胰腺炎或胰腺癌发生的皮下结节性脂肪坏死症,其临床症状与本病相似,但其组织象显示脂肪细胞坏死更显著,并伴有厚而模糊的细胞壁和无核的影细胞存在;⑤ 需与皮肤恶性淋巴瘤、皮下脂肪萎缩、外伤或异物引起的皮下脂肪坏死等相鉴别,但根据详细询问病史和临床检查以及病理特征等可以鉴别。

【治疗】

本病尚无特效疗法,如发现有感染病灶或过敏原存在,应及时去除之。糖皮质激素对本病有明显疗效,开始先用较大剂量(如泼尼松 30～60 mg/d),待症状控制后缓慢减量。静脉封闭疗法和黄体酮治疗可能有帮助。其他如非甾体类抗炎剂、氯喹、环孢素、磺胺嘧啶、氨苯砜以及输血等均可酌情采用。对局部损害音频电疗有一定疗效,伴有感染者可选用适当的抗生素。

【预防】

溴剂与碘剂可加剧症状,应避免应用。

28.3 α1-抗胰蛋白酶缺乏性脂膜炎(α1-anti-trypsin deficiency panniculitis)

1972 年开始报道,被认为是仍属于 Weber - Christian 病范畴内的一种新的综合征。

【病因及发病机制】

α1-抗胰蛋白酶是由肝细胞合成的一种多肽糖蛋白,是主要的血清蛋白酶的抑制物,此酶缺乏将引起炎症和免疫反应的异常。α1-抗胰蛋白酶缺乏可伴存于许多疾病如风湿病、银屑病、多发性硬化、异位性皮炎、慢性荨麻疹、急性前葡萄膜炎和免疫缺陷等,此外,还与早期发生的肺气肿和肝硬化有关。由于 α1-抗胰蛋白酶的作用也能影响胰蛋白酶、糜蛋白酶、胰弹性蛋白酶、皮肤胶原酶、血管紧张肽原酶、尿激酶、凝血辅助因子、多形核白细胞的中性蛋白酶,而这些蛋白酶的主要功能是调节组织分解代谢和控制炎症反应。α1-抗胰蛋白酶缺乏可能引起脂肪组织内炎症发生和大量脂肪酸的形成。轻微损伤可诱发皮损的发生。

【临床表现】

本病常发生于 20~40 岁,亦可见于儿童。两性均可罹患。皮损好发于四肢和躯干,表现为大小不一痛性皮下结节,散在或融合成大的斑块。结节或斑块可自发性液化、破溃,或形成瘘管,流出油状液体。愈合形成瘢痕。系统损害常见的有胸腔积液、血栓性静脉炎和肺栓塞等。20% 的患者可致死。

【组织病理】

皮下组织内单核细胞与中性粒细胞混合浸润并伴有噬脂细胞。此期改变与 Weber–Christian 早期病变类似,后期可见纤维化、脂肪组织坏死和溃疡形成。

【诊断】

严重的脂膜炎和自发性溃疡,清的或血性液体排出,组织学上表现脂膜炎早期改变,血清 α1-抗胰蛋白酶水平降低及表型测定为 ZZ 表型纯合子缺陷可证实诊断。

【治疗】

本病有自发性缓解可能,用抗生素治疗常无效。糖皮质激素效果不佳,并可致病情恶化。目前比较有效的可选用氨苯砜、秋水仙素、环磷酰胺以及补充新鲜血浆或血浆置换疗法。近有报道肝移植可使病情缓解。

28.4 亚急性结节性游走性脂膜炎（sabacute nodular migratory panniculitis）

又名慢性结节红斑、迁移性结节红斑（erythema nodosum migrans）。

【病因及发病机制】

不明,可能与外伤、感染病灶、慢性扁桃体炎或呼吸道感染有关。

【临床表现】

多见于年老女性。病程慢性。损害好发于小腿伸侧。表现为 1~3 cm 大小散在性结节,多为淡红色,边缘色稍深,可逐渐向外围呈离心性扩展,而后结节演变为 10~20 cm 大小斑块。无明显疼痛和压痛。损害消退后遗留色素沉着。皮疹一般不破溃,反复发作可达数月至数年。偶尔病变部位质地坚实,故又称硬皮病样脂膜炎。多无其他系统表现,除部分病例可伴发关节痛,出现血沉增快、抗"O"滴度升高和类风湿因子阳性。

【组织病理】

基本特点是亚急性或慢性间隔性脂膜炎改变,与结节性红斑相似,故有认为本病为结节性红斑的一个异型。皮下脂肪小叶间隔中有组织细胞、淋巴细胞和多核巨细胞浸润。脂肪间隔结缔组织增宽、纤维化和毛细血管增生。

【诊断及鉴别诊断】

诊断可根据老年女性多见,结节散在、坚实,发生于小腿伸面后可扩展成斑块,组织病理为间隔型脂膜炎。需与回归性发热性结节性非化脓性脂膜炎相鉴别。

【治疗】

首选糖皮质激素。碘化钾治疗效果亦较好。需同时治疗原发病和处理感染病灶。

28.5 胰腺性脂膜炎（pancreatic panniculitis）

又名结节性脂肪坏死（nodular fat necrosis）、酶脂膜炎（enzymic panniculitis）。

【病因及发病机制】

发病与胰腺疾患有关,各种因素诱发的胰腺炎,其中酒精中毒是最常见的原因。胆石症或胆管狭窄亦可成为诱因。胰腺炎或胰腺癌能引起胰腺周围肠系膜、大网膜周围的脂肪坏死,偶尔也可累及皮下组织的脂肪细胞。是胰蛋白酶和胰酶由于胰腺疾病释放入血中,引起弥漫性的血管病变,分解中性脂肪,从而导致脂肪坏死。

【临床表现】

本病多见于男性。皮损表现为多发性隆起的红色结节,1~5 cm 大小。好发于四肢或躯干,小腿是最常受累的部位。可逐渐消退或液化形成溃疡。约 40% 患者皮肤损害可成为潜在胰腺疾患的首发表现。54%~85% 可伴发单一或多发性关节炎。关节液中可检出游离脂肪酸。其他尚无骨髓脂肪坏死、多浆膜炎、肺部浸润或栓塞。伴有胰腺肿瘤者,皮肤损害与全身不适、关节疼痛有正相关联系。

血清淀粉酶或脂酶增高。常伴血嗜酸性粒细胞增高。

【组织病理】

类似于急性出血性胰腺炎、灶性脂肪坏死,伴有"影子细胞",周围组织单核细胞、嗜酸性粒细胞、淋巴细胞、组织细胞、泡沫细胞与异物巨细胞浸润。

【诊断及鉴别诊断】

根据胰腺炎病史与皮下结节,组织病理改变为脂肪坏死及多形性炎症细胞浸润可确诊。皮肤表现有时需与结节性红斑、变应性血管炎相鉴别。

【治疗】

针对原发和潜在的胰腺疾病进行积极的治疗,抬高患肢及对症处理。

28.6　组织细胞吞噬性脂膜炎（cytophagic histiocytic panniculitis）

本症于 1980 年由 Winkelmann 首先提出,Crotty 和 Winkelmann 于 1981 年开始报道,系由吞噬性组织细胞浸润引起的脂膜炎。其特征是全身触痛性多发性皮下结节,伴高热、肝脾肿大、全血细胞减少、出血、血凝异常,组织病理显示组织细胞吞噬血液成分形成"豆袋"（bean bag）细胞。

【病因及发病机制】

尚不明,有报道在本病后发生恶性淋巴瘤。免疫组化研究显示皮损中组织细胞分化良好,可能是一种对肿瘤的反应过程或是与肿瘤有关而导致组织细胞增生和肉芽肿形成。

【临床表现】

皮损系 2~4 cm 大小棕红色、黄色、暗红色触痛性皮下结节或更大的斑块,可发生坏死和溃疡,多见于下肢和臀部,偶可累及上肢或躯干,伴有口腔黏膜、肛周和外阴部的糜烂或溃疡。疾病后期可见紫癜或瘀斑,皮疹反复发作可伴有全身乏力、高热、关节疼痛等症状。此外,通常可继发肝脾肿大、贫血、白细胞减少、血小板减少、低蛋白血症、进行性肝功能异常、肾功能衰竭、血纤维蛋白-纤维蛋白原降解产物增多以致出现不能治愈的出血性素质,发生血管内凝血和继发败血症。

【组织病理】

有特征性的诊断意义：为小叶性脂膜炎和脂肪坏死,与坏死和出血混杂在一起的组织细胞增生和炎症细胞的集聚。组织细胞为良性的形态但有明显的吞噬活力,一些组织细胞吞噬红细胞、白细胞、血小板的核碎片,使细胞外观像装满豆子的口袋,因而称之为"豆袋"细胞。病变外围可有毛细血管增生、成纤维细胞、淋巴细胞和浆细胞浸润。

尸检在肝、脾、淋巴结、骨髓、心肌、肺和消化道可见类似吞噬细胞的组织细胞增生。

【诊断及鉴别诊断】

根据皮损表现为多发性触痛性皮下结节、溃疡、瘀斑,常累及网状内皮系统,有肝脾肿大、全血细胞减少、凝血机制异常和出血倾向,组织病理见有组织细胞吞噬血液成分形成特征性的"豆袋"细胞可以确诊。需与以下疾病相鉴别：① 恶性组织细胞增生症：又名组织细胞性髓性网状细胞增生症,本病组织细胞异型性较明显,细胞大小不等,形态不一,核质比例失调而无"豆袋"细胞；② 组织细胞增生症 X：儿童发病多,主要特征性皮肤表现和伴有骨损害,组织病理为肉芽肿性炎症性损害,组织细胞增生并有 Langerhans 颗粒；③ 先天性噬红细胞性网状细胞增生症：组织细胞不侵入组织即不造成器官的实质性破坏；④ 与病毒感染有关的反应性组织细胞增生症。

【治疗】

糖皮质激素治疗效果不显著,与硫唑嘌呤联合治疗有效,也可选用免疫抑制剂如环磷酰胺、长春新碱、博来霉素等。亦可考虑脾切除。

28.7　人工性脂膜炎（factitial panniculitis）

本病系人为因素引起的脂膜炎。主要是由于在皮下脂肪组织内注射某种有机物质如药物、油剂后出现的皮下结节。药物如镇痛药中的吗啡、度冷丁、镇痛新、哌替啶;油剂包括矿物油或石蜡、硅酮等。其他如外伤、敲打、寒冷、过热等机械性、物理性因素亦可诱发本病。

【临床表现】

主要是皮下结节,可发生液化、破溃,排出血清样液体。疾病迁延不愈,形成溃疡和遗留瘢痕。

【组织病理】

根据不同的物质产生不同的非特异性组织学改变。在急性炎症期可见中性粒细胞的集聚和局限性的出血或脂肪坏死,后期可见异物巨细胞和纤维化。

采用旋光镜检查活检标本可发现异物的存在。亦可通过炭化及分光镜鉴定注入的物质。

28.8　嗜酸性脂膜炎(eosinophilic panniculitis)

本病由 Burket 于 1985 年首次报道,属于嗜酸性粒细胞增多性疾病范畴,以皮下脂肪组织内大量嗜酸性粒细胞浸润为特征。本病是否为一独立疾病尚无定论。患者常同时伴于其他疾病。包括昆虫叮咬、寄生虫或细菌性感染、遗传过敏性皮炎、接触性皮炎、局部注射反应等。

临床表现为结节,如同其他型脂膜炎,可伴有紫癜、风团样皮疹、瘀斑等。组织病理见脂肪组织内有大量嗜酸性粒细胞浸润。糖皮质激素治疗效果良好。

(罗　燕)

28.9　类固醇激素后脂膜炎(poststeroid panniculitis)

类固醇激素后脂膜炎是停用大剂量口服糖皮质激素后的一种并发症。1956 年由 Smith 和 Good 首次报道。

病因尚未明确,皮损表现系皮下脂肪大量聚集而形成。有认为是由于脂肪组织细胞内脂酶一过性障碍所引起的脂肪细胞变性所致。

本病常见于短时间内接受大剂量糖皮质激素治疗的风湿热患儿,停止应用后 1~13 天。患者颊部、臂部和躯干等处出现坚实的皮下结节,结节直径 0.5~4.0 cm,表面皮肤正常或有红斑,可伴有瘙痒和压痛感,经过数周至数月后逐渐消退。一般不并发其他内脏损害。

病变主要在皮下脂肪组织,脂肪小叶内见泡沫细胞浸润,伴有组织细胞、淋巴细胞和异物巨细胞。个别脂肪细胞内出现针形的裂隙,脂肪小叶间隔和血管往往无改变。

一般可自行缓解而不留瘢痕,故不必治疗。长期应用皮质激素的风湿热、白血病或肾病综合征患者如需减量应逐步递减。

28.10　冷性脂膜炎(cold panniculitis)

【定义】

本病是一种由寒冷损伤局部脂肪组织而引起的脂膜炎。

【病因及发病机制】

Rotman 等于认为本病系对寒冷的一种迟发型变态反应。可能与血小板质的异常、过多的冷凝纤维蛋白原和纤溶活性有关。新生儿皮下组织中含较多熔点高的饱和脂肪酸,低温时容易凝固,也是发病的一个因素。血液循环不良、易患冻疮的人或有脊髓灰质炎患者的四肢也易发病。

【临床表现】

本病好发于婴幼儿和低龄儿童。暴露于寒冷中数小时至 3 天后,在面部、四肢等暴露部位出现青红色或紫绀,局部温度明显降低,并出现皮下结节,直径达 2~3 cm,结节可扩大,形成痛性坚硬的斑块。如避免再受冻,经过 2~3 周后斑块逐渐变软吸收,可有色素沉着但不留瘢痕。如斑块发生于踝部,可引起局部溃疡。冬令滑雪或骑摩托车者,如果着衣不保暖,其股部、臀部和下腹部易发病。爱吃冰糖果等冷冻食物的小孩,可诱发面部冷性脂膜炎。

【组织病理】

初期表现为深部血管丛周围淋巴细胞和组织细胞浸润;当反应达到高峰时,皮下组织中可见部分脂肪细胞破裂,形成囊性结构,伴有淋巴细胞、组织细胞和中性粒细胞浸润,偶见嗜酸性粒细胞。

表皮和真皮一般正常。

【诊断及鉴别诊断】

根据寒冷暴露史和临床症状可确诊。应与冻疮相鉴别,后者通常局限于肢端,炎症主要影响真皮组织。根据病变的部位以及有无寒冷暴露史,可以和其他脂膜炎(尤其是硬红斑)相鉴别。

【治疗】

最好的治疗是保持受冻部位温暖和避免进一步暴露于寒冷。骑马者应换上宽松和保暖的衣物,给予足够的热量和丰富的维生素。用血管扩张药物通常无效。肢体受冷,不可以立即加温,以防组织坏死。

28.11 外伤性脂肪坏死(traumatic fat necrosis)

【定义】

本病系轻微外伤后引起的皮下脂肪组织局限性坏死反应。又名损伤性脂膜炎。

【病因】

可能与外伤后出血和脂肪小叶破碎有关。损伤的脂肪组织产生炎症反应,最后形成纤维化。

【临床表现】

最常见于肥胖女性。损害为坚硬、迁延性的炎性结节,可形成坏死。有时损害与其下方组织粘连,表面凹凸不平,外观可类似癌肿,尤其是发生于乳房时。

【组织病理】

脂肪组织坏死,伴有明显的炎症细胞、异物巨细胞浸润,可形成脂质肉芽肿的纤维化。

【治疗】

外科手术切除。儿童期发病者可因有自愈倾向而暂不需治疗。

28.12 皮下脂质肉芽肿病(lipogranulomatosis subcutanea)

【同义名】

Rothmann - Makai 综合征。

【定义】

1894 年 Rothmann 首次报道,1928 年 Makai 命名为皮下脂质肉芽肿病。本病概念相当模糊,用于一些未能明确归类的脂膜炎,但部分报道可能是结节性脂膜炎(Weber - Christian 病)、结节性红斑或硬红斑的变型。国内于淞在 1965 年曾报道 6 例,经过慢性,预后良好。

【病因及发病机制】

未明。外伤或血管损伤可能是其诱因。

【临床表现】

本病少见,主要发生于男女儿童,中年人亦可见,尤其是肥胖女性。基本损害为结节或斑块,质地坚实或有弹性,表面皮肤正常或发红,扁豆至核桃大小,很少超过 10~15 cm。可有轻度压痛。无全身症状。皮损可广泛分布于躯干和四肢,但常局限于下肢,股伸侧较胫前为多,偶可累及面部,对称分布。个别损害可在数天或数周内消失,不留痕迹。大多数病例经 6~12 个月后自愈,罕见达数年之久。无全身症状和内脏病变。

【组织病理】

早期表现为急性炎症,有血管扩张、灶性脂肪细胞变性坏死,以中性粒细胞浸润为主。脂肪吞噬期可见许多泡沫细胞,形成脂质肉芽肿和大小不等的囊腔,伴钙盐沉着。最后为纤维化期,脂肪小叶萎缩伴有广泛纤维化。

【诊断及鉴别诊断】

发生于年轻人,有不成群的皮下结节,伴轻度触痛,发展慢,无全身症状者应考虑本病。而结节性脂膜炎则有明显的全身症状,皮下结节常成群,愈后皮肤萎缩凹陷,预后较差。

【治疗】

本病有自愈倾向,无需特殊疗法,必要时可参照结节性脂膜炎处理。

28.13 播散性脂质肉芽肿病(disseminated lipogranulomatosis)

【同义名】

Farber 病。

【定义】

较罕见,本病为一种婴儿致死性脂质滞留性疾病。

【简史】

1952 年由 Farber 首先报道,1957 年 Farber 等又做了详细描述。本病系先天性代谢紊乱所致,大多死于婴儿时期。曾有 2 例为同胞关系,可能为常染色体隐性遗传。

【临床表现】

由于喉、关节及其邻近组织受累,患儿易激惹,声音嘶哑,呼吸音粗和/或喘鸣。皮肤出现红斑和黄红色的结节性肿胀,主要分布于腕部、指趾关节、肘、膝、腰骶部、枕部、眶下缘和跟部。常有关节病变,晚期可有严重的关节畸形。婴儿智力较好,但身体发育障碍。由于营养不良和感染,往往在出生 7~22 个月内死亡,少数可活到 10 多岁。

【组织病理】

主要表现为组织细胞组成的肉芽肿反应。其中混有泡沫细胞、淋巴细胞、中性粒细胞、浆细胞和成纤维细胞。在肉芽肿中,早期有酸性黏多糖沉积,PAS 染色阳性,脂质染色弱阳性。晚期脂质含量增加,PAS 染色弱阳性,苏丹 III 染色加深。此外,在膨胀的脑脊髓中,如灰质以及视网膜也有糖脂类的沉积。

【治疗】

皮肤结节可用抗肿瘤化疗药物。糖皮质激素和放射治疗无效。

28.14 淋巴瘤样肉芽肿病(lymphomatoid granulomatosis)

【定义】

1972 年由 Liebouw 首先报道,是一种原因不明的系统性疾病,其特征是血管炎和肉芽肿形成。

【病因及发病机制】

起初认为本病是一种血管炎,可发展至淋巴瘤。但近年的研究表明,病变组织中的异型淋巴细胞表达和(或)丢失 T 细胞分化抗原,并有 T 细胞受体 β 链基因重排。针对这种 T 细胞克隆性增生的存在,有学者提出本病可能是淋巴瘤的异型。

【临床表现】

中青年男性多见,发病年龄7~85 岁,平均48 岁。50%有肺部损害,表现为咳嗽、呼吸困难、咯血及胸痛等,常伴有发热、关节疼痛、肌肉疼痛和体重减轻。40%~50%患者有皮肤损害,为非特异性的丘疹、结节、斑块、瘀斑或溃疡,可泛发全身,常呈对称性,复发和缓解交替。

20%~30%的患者累及外周和中枢神经系统,出现精神错乱、共济失调、癫痫、感觉异常等;此外,还可侵犯肝、脾、淋巴结和肾脏等器官。尸检发现肾上腺、心脏、消化系统和淋巴结等亦受累。

约有 12%的患者最终发展为恶性淋巴瘤。通常在症状出现后 14 个月内死于泛发性肺部病变和继发感染。病死率可达 60%。

实验室检查一般无特殊。X 线可见双肺中、下叶及周边可见多发性结节状阴影。

【组织病理】

真皮深层和附属器周围见多形性细胞浸润,包括淋巴细胞、组织细胞和浆细胞。其中淋巴细胞可见异型改变,核大而深染,形态不规则,有核分裂相。浸润细胞可破坏血管,甚至深入皮下引起脂膜炎和灶性脂肪坏死。血管炎在炎症少的部位更明显,主要侵犯细动脉,血管内皮细胞肿胀,管壁纤维蛋白沉着和管腔内血栓形成,并可见上述异型细胞。偶见真皮内上皮样细胞和多核巨细胞。

【诊断及鉴别诊断】

根据临床肺部、皮损等多方面表现可考虑本病,但主要确诊的依据是肉芽肿性血管炎改变,主要由异型淋巴细胞、浆细胞和组织细胞组成,而不是白细胞破碎性改变。应与以下疾病加以鉴别。

Wegener 肉芽肿:侵犯肺部和上呼吸道,并有肾小球肾炎改变,浸润细胞多为巨细胞而无异型细胞。

面中线肉芽肿:主要侵犯鼻、鼻窦上呼吸道,虽有异型淋巴样细胞浸润,但无典型的血管炎改变。

变应性肉芽肿病:先有哮喘,真皮内可见栅栏状肉芽肿改变,无细胞异型性。

【治疗】

中等至大剂量糖皮质激素以及免疫抑制剂有效。

28.15　痛性肥胖病(adiposis dolorosa)

【同义名】

Dercum病。

【定义】

痛性肥胖病以疼痛性皮下脂肪瘤样硬块,性腺功能减退和情绪不稳为特征,常累及绝经期妇女。1892年由Dercum首先报道本病。

【病因及发病机制】

其真正机制不明。绝大多数患者为绝经期妇女,发生于肥胖和严重的精神错乱者。有研究显示为常染色体显性遗传,Eisman和Swezey等认为疼痛是由脂肪垫内张力所致。亦可能与甲状腺功能障碍伴有神经炎症或与多腺性内分泌功能障碍有关。

【临床表现】

本病罕见,表现为皮下大小不等、形状不规则的结节,触诊时似有囊状感觉。除面部外,损害可发生于身体的任何部位,一般对称性地分布于四肢和躯干或呈弥漫性分布。伴有自发性疼痛和压痛,如继续肥胖和脂肪堆积,则触痛更加明显。如损害中血管数目较多,其表面可呈浅红色或浅蓝色。病程慢性,可进行性发展。

其他表现有虚弱、营养不良、疲劳、抑郁、痴呆、闭经、潮红、阴毛和腋毛稀少以及性腺功能减退等。个别病例可因病情恶化而死亡。

【组织病理】

皮下见大小不等脂肪团,多为非特异性脂肪细胞坏死和间质组织增生,有时血管数目增多,有的形成异物肉芽肿型反应和纤维化改变。在脂肪中的周围神经可有间质性神经炎变化。内分泌腺如垂体、甲状腺、卵巢、肾上腺和胰腺都可有异常发现。

【诊断及鉴别诊断】

根据停经后肥胖的女性,发生疼痛性斑块、潮红和精神症状者则诊断不难。应与Cushing病相鉴别,后者临床表现为弥漫性脂肪沉积、多血症和多毛、粗毛。

【治疗】

无特殊手段,有静脉滴注利多卡因症状得以缓解。如发现有内分泌腺异常者应给予相应治疗。可考虑脑垂体X线照射,或试用普鲁卡因损害内注射。

28.16　噬脂性肠性肉芽肿病(lipophagic intestinal granulomatosis)

【同义名】

Whipple综合征、肠系膜乳糜管扩张(mesenteric chyladenectasis)。

【定义】

本病系主要发生于中年男性,有关节痛、发热、体重减轻、脂肪泻、类脂型肠膜腺炎、紫癜、皮肤结节等症状,病情进行性恶化。

【病因】

不清楚,先前认为是脂肪代谢紊乱而引起的,有营养吸收障碍、小肠黏膜和肠系膜淋巴结有大量脂肪、血清糖蛋白增加等改变。近年来在患者小肠黏膜找到和细菌相似的结构,大小为$0.2\ \mu m \times (1.0 \sim 1.5)\ \mu m$,囊壁约20 nm厚,但未能培养成功。

【临床表现】

先有关节痛和关节炎,数月至数年后出现其他症状,如腹痛、脂痢、间歇性腹泻、腹部痉挛、水肿、腹胀、腹水、贫血、胃酸缺乏、低血蛋白等症状。口腔黏膜有棕色斑,皮肤色素弥漫性增加,尤以瘢痕周围更明显。约1/3患者有紫癜,50%有广泛性腺病,伴有小腿结节。病程呈进行性和间歇性发作,伴发热、消瘦、虚弱、恶病质和呼吸短促,可在1~5年内死亡。

【实验室检查】

血沉明显升高,血红蛋白减少,肠黏膜X线示明显重叠,故促进脂肪排泄,有小细胞性贫血和便血。低血清铁、铁结合容量增高。

【组织病理】

在小肠黏膜、局部淋巴结和基底细胞间有脂肪和中性或酸性黏多糖沉积,可见 PAS 染色阳性颗粒,组织细胞内可见镰刀状颗粒,有诊断价值。肠系膜淋巴结有炎症改变,其中充满脂肪,并出现泡沫细胞和巨噬细胞。电镜下,在肠系膜和肠胃道淋巴结,特别在黏膜下和固有层以及肝、脾、胰甚至心肌可见到杆菌状小体。小肠或直肠活检常可帮助诊断。

【诊断】

根据临床症状、小肠或直肠活检、固有膜细胞或肿大淋巴结中有 PAS 染色阳性颗粒以及找到杆菌状结构等可以确诊。

【治疗】

食物控制可有帮助,特别在控制摄入高奶油脂肪饮食后。糖皮质激素可以试用,但罕见有效者。近年来,抗生素如四环素的应用可获得明显效果,改变了疾病的过程。

28.17 新生儿皮下脂肪坏死 (subcutaneous fat necrosis of the newborn)

【定义】

本病系指出生后 1~6 周幼婴皮下出现的可自然消退的结节或硬块,一般健康不受影响。本病罕见,1907 年由 Fabyan 首先报道。

【病因及发病机制】

病因未明,本病系脂肪细胞破裂所致的一种皮下结节,寒冷的刺激如低温心脏手术、新生儿窒息的治疗、接触冰块等可能是其病因。新生儿脂肪含有较多饱和脂肪酸,其熔点高于成人脂肪酸,当皮温低于熔点时,真皮脂肪细胞内形成结晶,随后发生肉芽肿性反应。难产(用产钳)、产时外伤以及窒息缺氧亦可能是诱因。有人认为本病具有潜在的脂肪成分和代谢异常。

【临床表现】

正常体重的健康婴儿在出生后 1~6 周特别在 2~3 周时皮下组织出现结节,主要分布于臀、股、肩、背、颊和上臂等处。结节为单个或多个,圆或卵圆形,豆大或数厘米直径大,无压痛。初起时结节多疏散分布,随后可融合成大片块,边界不整齐或呈叶状。表面皮肤多为红色而略隆起,继之呈紫色,硬度如橡皮,与深部组织不粘连。每一个结节可持续 1 周或更长的时间,经 2~12 周后结节逐渐变软、溶解或触之有波动感,数月后损害消失。较大的片块可有钙化,当钙质逐渐溶解时可伴有血钙过多症状。结节消退后不留痕迹,仅少数有轻度的皮肤萎缩。偶见结节溃破者,可排出脂肪内容物,愈后留有瘢痕。一般无全身症状,婴儿健康多不受影响。如有广泛的内脏病变者,病情则严重,可致死亡。

【组织病理】

皮下组织中有不同程度的脂肪坏死,其中有炎症细胞和异物巨细胞浸润,残余的脂肪细胞和巨细胞内含有针状裂隙,在脂肪细胞中裂隙常呈放射状排列。有些表现为肉芽肿反应,其中有淋巴细胞、上皮样细胞、组织细胞、成纤维细胞和异物巨细胞。

【诊断及鉴别诊断】

本病发生于正常体重的健康婴儿,多在出生后 1~6 周时发病,损害为皮下结节,坚硬,表面红色或紫色,常发生于臀部、股、上臂和面部,如结合病理改变则诊断不难。本病与新生儿硬化症的鉴别是:后者约有半数为早产儿,一般情况较差,除掌跖和生殖器外,皮损累及全身,皮肤坚硬、苍白、光滑;病理变化是脂肪坏死、炎症细胞和巨细胞浸润很少或没有,无钙质沉着,皮下组织中有较宽的纤维带。

【治疗】

本病无特效疗法。为了避免钙盐沉积或血钙过多,可限制维生素 D 和钙盐的摄入。如有皮肤溃破可对症处理。糖皮质激素的疗效未定。

28.18 异物反应(foreign body reactions)

异物反应系指机体对内在或外来的异物产生的一种特殊的炎症反应。外来的异物,包括矿物、植物、动物以及各种化学物质等的碎粒,有意(如注射药物)或无意(如爆炸、虫咬)间进入皮肤;内在的异物(往往由体内形成),如痛风的尿酸盐、钙化上皮瘤的角化物、各种囊肿破裂后溢出的内容物等进入正常皮肤组织而产生变应性或非变应性反应。

机体对异物的反应一般有两种类型:非变应性异物反应和变应性异物反应,后者多见于过敏性患者。

(1) 非变应性异物反应

病理组织特征是异物周围有组织细胞和巨细胞环绕,巨细胞常为异物型,核排列杂乱,伴有淋巴细胞和浆细胞浸润。如找到异物如丝线、石蜡、硅、淀粉、毛发和竹刺等,对诊断很有帮助。这些异物在偏振光下呈双折射。

(2) 变应性异物反应

组织象常表现为结核样结构,主要由上皮样细胞组成,巨细胞不一定存在,没有或很少出现吞噬现象。机体对铍、锆、铝、锌、牛胶原和朱砂等的反应就属于这一类。

变应性和非变应性异物反应在组织学上有时难以区别,前者一般略呈圆形,边界清楚,由上皮样组织细胞组成,多核组织细胞罕见。

【异物反应类型】

由各种异物所引起的异物反应类型各不相同,现将有代表性的几种分别叙述如下。

(1) 淀粉肉芽肿(starch granuloma)

皮肤外伤后,淀粉粉末沉积于创面而引起的皮下肉芽肿。表现为小结节或小斑块,浸润较明显,触之有痛感。组织病理可见多核巨细胞和散在分布颗粒状嗜伊红性均质性物质,结晶紫或刚果红染色阳性,偏振光下呈双折射(马耳他十字形)。大多数淀粉颗粒位于异物巨细胞内。

(2) 植物性肉芽肿

各种植物的碎片进入皮肤后逐渐形成结节,表面皮肤增厚,病变呈巨细胞肉芽肿反应。某些棕榈刺可穿入深部,引起骨和关节的损伤。由于异物损伤皮肤,可引起葡萄球菌、链球菌甚至孢子丝菌等的继发感染。如刺激性较强,可立即引起烧灼感、水肿甚至坏死等反应。

(3) 毛发肉芽肿

毛发碎屑穿入皮肤可引起各种不同程度的反应,它决定于穿入的部位和深度。毛发引起的瘘管由上皮细胞排列而成,其中有一到数根毛发,在偏振光镜下可呈双折光性,如毛发进入深部,可引起异物巨细胞和其他炎症细胞的浸润。在慢性反应时,皮下形成浅表的小结节,主要为异物肉芽肿反应,皮肤往往增厚。

理发师常在右手示指和中指间发生结节,有压痛,中心出现凹痕或瘘管,可排出血浆或脓液,损害很小,常被忽视。挤奶者偶有牛毛进入右手第2和第3指蹼,局部出现痛性结节和瘘管,偶尔继发蜂窝织炎而引起不适,如牛毛进入腱鞘可引起持久性挛缩。毛发进入足跟深部,可引起表面角化过度的结节。累及趾部引起痛性结节或小脓肿,累及趾蹼有疼痛和压痛,表面水肿,抹去表面的角质物后,常可见到瘘管小孔。这种损害有时在肛周及生殖器附近亦可发生。

(4) 硅肉芽肿(silica granuloma)

含有二氧化硅颗粒的石粉、土壤或玻璃等污染伤口,经过数月或数年或更久,大颗粒的硅转变成1~100 nm大小的胶体颗粒,逐渐在皮肤或皮下形成硬结。其病理变化有两种,一种为非变应性反应,有很多吞噬胶体硅的巨噬细胞和多核巨细胞组成的肉芽肿;另一种变应性反应,炎性反应轻微,有上皮样细胞和多核巨细胞组成的结节。诊断依据是找到无色结晶颗粒,其大小由针尖至100 μm,在偏振光镜下颗粒呈双折光性,用光谱分析、X线衍射检查、火焚法、结晶法、电镜、电探子和化学测定等可证明硅的存在。

(5) 锆肉芽肿(zircomium granuloma)

乳酸锆或氧化锆的各种制剂可引起局部皮肤产生软的红褐色丘疹,常持久不退,这种反应多发生在对锆过敏的患者,组织变化主要由上皮样细胞组成的肉芽肿,无干酪样坏死,可伴少数巨细胞和较多的淋巴样细胞浸润。用光谱分析法或PAS染色法可证明吞噬细胞内有锆的存在,因此可与结节病相鉴别。

(6) 铍肉芽肿(beryllium granuloma)

铍进入身体有两种方式:一种由呼吸道吸入

而沉积于肺部,病变继续发展,约有 36% 患者终因呼吸衰竭而死亡。肺部变化主要为播散性细胞浸润,少见有肉芽肿反应或与结节病相似的变化。沉积在肺部的铍颗粒偶尔经血循环进入皮肤,形成小丘疹,其表面皮肤正常,不久可自行消退。另一种是铍颗粒由破损的皮肤进入,多见于涂有锌-铍硅盐的荧光管切破皮肤时发生。伤口不易愈合,常发生肿胀、硬结和触痛,最后可形成溃疡。组织改变示明显干酪样坏死,淋巴样细胞往往围绕在一些上皮样细胞岛的周围,偶尔见到 Schaumann 小体,棘层肥厚,有时出现溃疡。光谱分析可证明铍的存在。手术切除可治愈,糖皮质激素应用亦有一定疗效。

28.19 油性肉芽肿(oil granuloma)

【同义名】

油瘤(loeogranuloma, loeoma),石蜡瘤(paraffinoma),硬化性脂质肉芽肿(sclerosing lipogranuloma)。

【定义】

大量油类物质注入体内后,难以溶解吸收而产生的肉芽肿反应,实际上是异物反应的一种特殊类型。

【病因及发病机制】

以往为了美容或改善体形,在面部(如鼻部)、胸部(如乳房)和生殖器等其他身体凹陷处注入矿物油(尤其是液体石蜡、软石蜡等)或动植物油。这些油类不能完全溶解和吸收而导致组织的异物反应。随着硅胶、小牛胶原等材料的应用以及吸脂技术的开展,本病现已少见。

【临床表现】

注射油类物质后数月至 5 年,有时甚至达 42 年,在注射处出现坚硬的圆形、卵圆形或不规则形的结节或斑块,可自由移动或固定于皮肤和深筋膜,无压痛,表面皮肤正常或淡黄、淡红或紫色,损害常持久不变,偶尔发生溃疡。多发生于美容部位如妇女的面部、眼眶和胸部;或因药物注射发生于臀部、股部和腹部;或治疗痔疮后在肛周出现的肉芽肿改变。但有些患者往往否认有早期注射

史。分析 23 例男性生殖器的硬化性脂质肉芽肿组成,油性物质为石蜡类化合物。

油枪损伤常特征性地发生于左手背,表现为结节、斑块或窦道,开始无异常感觉,随后局部肿胀、麻木、疼痛甚至缺血坏死,系油脂小滴意外压入皮肤所致。

病程一般慢性,大多数损害可持续多年不变,也有报道可发生癌变或同时存在肉瘤。油枪损伤,若出现缺血改变,则可发展迅速。

【组织病理】

大量注射油类物质后,首先引起局部急性炎症反应,损害处可见较大的油滴,周围绕以多层胶原纤维,形成所谓"洋葱皮"状的囊肿。典型的石蜡瘤则由许多圆形或椭圆形小空腔和少量炎症细胞所组成,即"瑞士干酪状"的特征。在空腔间隙,部分由纤维结缔组织所代替,部分浸润巨噬细胞、组织细胞和淋巴样细胞,有的巨噬细胞胞质呈泡沫状,尚可见少数异物巨细胞。某些动物脂肪可引起结核样肉芽肿反应,而植物油则因水解释放出刺激性物质引起炎症反应和噬脂肉芽肿反应。

【诊断及鉴别诊断】

有明确注射史和典型临床改变者诊断较易。依靠病史以及损害的形状、位置,可以与纤维瘤、硬红斑、瘢痕疙瘩等相鉴别。至于与一些皮下结节或斑块性疾病的鉴别,除了根据病史外,主要依靠活组织检查。病理上矿物油引起的主要为油性肉芽肿,呈油囊肿和变应性异物反应;动物油主要引起油性肉芽肿反应,并有脂肪细胞坏死;植物油与动物油所致的组织病理反应相仿。

【治疗】

本病如无症状,可不予治疗,必要时外科手术完整地切除受累组织。X 线治疗、音频电疗对部分患者有效。油枪损伤患者,需到整形科或手外科就诊,减压并清除病变组织。

28.20 皮下脂肪发育不良(dysplasia of the subcutaneous fat)

皮下脂肪发育不良可分为完全性和不全性两

种,其发病机制各不相同,目前尚未完全了解。有的与先天性或遗传性因素有关,有的系获得性如注射胰岛素或类固醇激素等引起。现将各种类型分别叙述如下。

28.20.1　完全性脂肪萎缩(total lipoatrophy)

【同义名】

脂肪萎缩性糖尿病(lipoatrophic diabetes)、Berardinelli 综合征、Lawrence - Seip 综合征。

【定义】

本病为罕见的先天遗传性或获得性脂肪萎缩,全身脂肪消失,肝大、高血脂和骨生长过速,以后发生糖尿病。本病于 1946 年由 Lawrence 首先报道,以后命名为 Lawrance - Seip 综合征。本综合征系指获得性,而 Berardinelli 综合征系指先天性一型,两者有很多共同特点。

【病因及发病机制】

本病可能属于常染色体隐性遗传,纯合子基因所产生的症状较齐全,杂合子基因产生的则仅表现高脂血症。皮下脂肪萎缩可能系脂肪储存机制障碍或在缺失部位动员过度所致,目前尚无定论。先天性全身脂肪萎缩患者中,可见胰岛素和细胞表面受体的结合能力下降,生长激素水平增高,并伴有奇特的胰岛素诱导性低血糖反应。血浆游离脂肪酸的快速更新,可能源于甘油三酯的周围性脂肪溶解和极低密度脂蛋白的过度产生,从而导致高脂蛋白血症。

【临床表现】

可分为先天性和获得型两种。

(1) 先天性脂肪萎缩

症状发生于出生时或在 2 岁以内。虽皮下脂肪消失,皮肤弹性仍正常,全身毛发浓密,头发密而带卷。大多为长颅,头围增大,因缺乏脂肪而面部消瘦,静脉显露,呈特征性的憔悴面容。全身关节特别是手、足关节变大,且有广泛的色素沉着,尤其是在腋部和腹股沟,可伴线状皮肤增厚,类似黑棘皮病。有性早熟现象,男性阴茎肥大,女性阴蒂肥大,患儿身材及肌肉发达常超过本身年龄,腹部明显隆凸。可见皮肤黄色瘤,并具有肝肿大、高脂血症、骨生长过速和基础代

谢率加快等特征。如进大量食糖时可出现糖尿,在 10 岁以后可出现高血糖、口渴和多尿症状,但胰岛素治疗无效,酮尿罕见。部分病例有心脏肥大、肾脏异常及神经疾病如智力低下、偏瘫等。家族中可有血管瘤性骨囊肿、多囊性卵巢和智力发育迟钝等。

(2) 获得性脂肪萎缩

发生于出生后,多于 15 岁前起病。除皮下脂肪消失外,身高和肌肉等异常不明显,也没有腹部凸出的症状,但伴有类似肢端肥大的特征,头颅、手和足增大可出现于糖尿病前,常死于肝功能衰竭或呕血。

【组织病理】

皮下和内脏脂肪消失。电镜显示脂肪细胞含有许多脂肪小滴。

【诊断及鉴别诊断】

根据完全性脂肪萎缩及耐胰岛素无酮症性糖尿病等特点,可以明确诊断。先天性脂肪萎缩应与 Delange 病相鉴别。Delange 病为发生于小儿的弥漫性肌肉肥大症,在伴有神经性疾病时,鉴别十分困难。获得性应与肢端肥大症及甲亢相鉴别。

【治疗】

本病尚无特殊疗法,有报道摘除垂体可使病情改善。

28.20.2　不全性脂肪萎缩(partial lipoatrophy)

不全性或部分脂肪萎缩可有多种类型,其中包括上半身脂肪萎缩、继发性局限性脂肪萎缩、环状脂肪萎缩、高氏(Gower)脂肪萎缩和偏面萎缩等,现分述如下。

28.20.2.1　上半身脂肪萎缩

【同义名】

不全性脂肪营养不良(partial lipodystrophy)、进行性脂肪营养不良(progressive lipodystrophy)和 Barrapuer - Simon 病。

【病因及发病机制】

本病可继发于急性发热性疾病或精神休克后,部分患者为常染色体显性遗传,脂肪代谢障碍可能由于中脑或间脑的损伤、脑垂体内分泌异常

所致。

【临床表现】

本病大多数发生于儿童或青年,但 1 岁以内或中年亦可累及,男女比例约为 1 : 4。发病之前可先出现神经官能症状,如抑郁等,随后面部脂肪对称性地消失,逐步扩展至颈、胸、背和上肢。身体下半部分呈相对肥大,部分病例确有皮下脂肪增厚或成团块。病变可停止在任何水平,常见于大腿中部或其上方。患者眼球内陷明显,颊和颧骨突出,可呈恶病质外观。

少数病例葡萄糖耐量试验低下,伴有糖尿病者比完全性脂肪萎缩少见。约有 20% 的病例伴发肾病,常见的如肾盂肾炎、血管球性肾炎等,最后可引起肾功能衰竭而致死亡。Rhfkind 和 Boyle 报道了 8 例患者,血中甘油三酯、前 β 脂蛋白及乳糜小滴含量增高,血中尿素氮正常。

【组织病理】

患处皮下脂肪完全消失。皮肤、神经、肌肉及其附属器正常。

【治疗】

本病无特殊治疗。注射液态硅酮能改善面容。

28.20.2.2 继发性局限性脂肪萎缩

【病因及发病机制】

常见的原因是糖尿病患者局部注射胰岛素,注射纯化胰岛素者发病较低。胰岛素对脂肪细胞作用,开始时可促进脂肪细胞迅速增大,随后萎缩,并有促进胶原纤维综合的作用。准确的机制未明,可能涉及一种免疫机制。其他药物,尤其是注射糖皮质激素,也能导致皮肤深部萎缩。

【临床表现】

(1) 反复注射胰岛素引起

妇女和儿童多见,常在治疗后 6 个月到 2 年发生。多好发于三角肌部位,表现为皮下脂肪消失,形成边界清楚的皮肤凹陷。部分病例出现肥大,并发展成较大坚硬高起的结节,损害常分布于股部侧面和前面。由于局部结缔组织增生,痛觉则减退。如在此处继续注射胰岛素,则吸引迟缓而不完全。

病理变化示皮下脂肪明显减少或消失,无炎

性反应和纤维化。在肥厚区主要为纤维化,但无脂肪细胞增生。

(2) 注射糖皮质激素引起

尤其是含卤族类固醇激素容易发生。常在注射后 14 天到 10 个月产生,局部萎缩、皮肤色素改变和毛细血管增生。损害发生与药物的浓度、注射次数成正比,与注射的部位和深浅也有一定关系。其主要变化是脂肪组织的萎缩。

【治疗】

病变主要影响美观,有的在 2~8 年内会逐渐恢复。重组人型胰岛素注射有良效,更换注射部位或肌注可预防此并发症。肥大性胰岛素性脂肪营养不良可用吸脂术(Field,1988)。

28.20.2.3 环状脂肪萎缩(lipoatrophia annularis)

本病罕见,病因未明,局部慢性压力可能是一种因素。常见于上臂、股或踝,表现为围绕肢体呈带状凹陷,似绳索勒束形成,其远端可出现水肿。病程慢性。病理变化主要为脂肪组织的萎缩和硬化。由于损害良性,仅限于局部,目前无特殊疗法,必要时可试用音频电疗。

28.20.2.4 高氏脂肪萎缩(paratrophy of Gowers)

1930 年由 Gowers 首先报道,病因未明。在皮肤和皮下不同部位萎缩,先前无任何炎症反应,深部肌肉亦可受累和发生萎缩。好发于四肢、臀部和背部。病理变化主要为真皮、皮下组织萎缩,受累肌肉活检显示血管周围有轻度炎性细胞浸润,包括中性粒细胞、淋巴细胞、组织细胞和嗜酸性粒细胞。无有效疗法,可试用糖皮质激素和抗疟药。

28.20.2.5 偏面萎缩

参见第 33 章《萎缩性皮肤病》。

28.21 幼儿腹部离心性脂肪营养不良(lipodystrophia centrifugaris abdominalis infantilis)

本病属病因不明的一种特殊类型的皮肤与皮下脂肪炎症。由 Imamura 等于 1917 年首次报道,均为日本儿童。国内张红于 1989 年报道过患儿 3 例。

【临床表现】

主要累及日本儿童,中国及其他种族亦有发病。表现为腹部和腹股沟上部出现凹陷性萎缩斑,皮下血管有时清晰可见,损害边缘呈暗红色、浸润感,萎缩斑逐渐向四周扩展,离心性增大。进一步研究表明,本病可以累及其他部位,亦可见于成人,有时单侧分布或腹部并无皮损。因而本病目前的命名并不准确。

【组织病理】

凹陷区内皮下脂肪组织消失,脂肪小叶内淋巴细胞、组织细胞浸润,表皮轻度变薄,真皮内可有炎症反应。

【治疗】

无特殊有效治疗。

（陈连军）

28.22 新生儿硬化症（sclerema neonatorum）

新生儿硬化症系一种以皮下脂肪硬化为主要特征的少见病。既硬化又伴水肿者称新生儿硬肿症（scleredema neonatorum）。常见于早产儿,但患重病的较大幼儿亦可发生。寒冷季节多见。预后差,死亡率较高。名词中易发生混淆的硬皮病（scleroderma）属于结缔组织病,与本病无关。

【病因及发病机制】

发病机制尚不完全清楚,但可能与下列因素有关:① 新生儿缺少使饱和脂肪酸成为不饱和脂肪酸的酶,故皮下脂肪组织中饱和脂肪酸含量较大,其熔点高,在热量不足或受寒时易发生凝固。② 早产儿体内棕色脂肪量少,产热贮备能力不足,受寒、感染、窒息和缺氧可使棕色脂肪产热过程受抑,易出现体温不升,若摄入不足,机体热量更少,则皮下脂肪易凝固而发硬。③ 新生儿(尤为早产儿)体温调节中枢发育未完善,调节功能差,易散热而致体温偏低。④ 寒冷引起末梢血管收缩,皮下脂肪凝固,使微循环发生障碍,严重时可致弥散性血管内凝血和休克。

【临床表现】

大多发病于出生后数周内,体温常在31～35℃之间,甚或更低。反应迟钝,哭声微弱,不能吮乳。四肢或全身厥冷,脉搏微弱。肤色暗红或蜡黄(伴黄疸),重者苍白或青紫。患区皮肤和皮下组织变硬,光滑如蜡状,触之如橡皮。一般常先在小腿及大腿外侧发生,渐扩至臀部、面颊和上肢,甚至波及全身(但外生殖器和掌、跖不受累)。颊部硬肿则影响吮吸。胸腹硬肿则妨碍呼吸,四肢硬肿则活动受限,患儿易伴肺炎、腹泻、黄疸、出血及败血症等严重并发症而致死。

【组织病理】

表皮、真皮正常,皮下纤维小梁增厚,脂肪小叶组织有非特异性炎性浸润。多数脂肪细胞中可见呈双重折光的针状结晶(脂肪染色不着色)。组织化学染色可见饱和脂肪酸增加。

【诊断及鉴别诊断】

根据寒冷季节,新生儿(特别是早产儿),肢体发凉、体温不升(<35℃),皮肤及皮下脂肪硬肿,即可诊断。但需衡量程度轻重,进一步明确病因,以利治疗。本病需要和新生儿水肿及新生儿皮下脂肪坏死相鉴别,见表28-1。

表28-1 新生儿硬化症的鉴别诊断

鉴别要点	新生儿硬化症	新生儿水肿	新生儿皮下脂肪坏死
妊娠	常为早产儿,未成熟儿	常为早产儿,为成熟儿	足月产或过期产
分娩	正常	正常	异常分娩
发病年龄	数周内	数日至1周	数日至1周
全身情况	差,常有并发症	差,常有并发症	良好
部位	小腿外侧至全身,唯外阴、掌跖不受累	小腿外侧至全身,以下半身明显,外阴部、掌跖亦可受累	臀部、大腿、臂、面部为主
皮损	硬肿压之无凹陷,黄白色,光滑,呈蜡样,触之如硬橡皮	可凹性水肿,呈苍白或青紫色	深在性结节,质坚硬,色红或紫红
病理	皮下纤维小梁增厚,多数脂肪细胞中有针状结晶	皮下组织水肿,血管、淋巴管扩张	脂肪坏死性肉芽肿改变
预后	差,常有并发症	差	良好

【治疗】

本病需尽力找出和治疗任何潜在的疾病。一般采取综合性措施,包括以下几种。

(1) 复温

慢复温：轻症者先用温暖棉被包裹置 24~24℃室温中,待体温升到 35℃左右,置暖箱内,或加用热水袋保温,箱温从 26℃开始,4~6 小时内逐渐调节到 30~32℃。

快复温：重症者可直接送进预先加温到 27℃ 的温箱,逐步调节至 30~32℃,力争 24 小时内体温恢复正常。

输热：常用者有:① 恒温水浴复温;② 微波复温;③ 远红外线复温等。

(2) 能量供应

提供足够的热量对复温和疾病恢复甚为重要。有吸吮及吞咽功能者可直接哺喂,不能吸吮者可静脉滴注 10% 葡萄糖盐水,保持水电解质平衡。热量供给可随病情好转逐渐增加。

(3) 抗感染

严重时缺氧,酸中毒,休克,DIC 等直接影响预后,故应及时应用有效抗生素。

(4) 糖皮质激素

重症患儿,在有效抗生素控制感染下,可短期内小量应用。

(5) 其他

尚可应用复方丹参注射液、甲状腺片、维生素E、肝素等。

【预防】

做好孕妇保健工作,尽量避免早产儿,寒冷季节出生婴儿要注意保暖并加强护理。

(陈连军 刘承煌)

第 29 章 免疫性大疱性皮肤病

目 录

免疫性大疱性皮肤病

29.1 概　论

本组疾病是以皮肤或黏膜上出现疱疹和大疱为特征,其病因不十分明确,主要是由自身免疫性反应所引起,临床上有不同表现;病理上水疱的位置、是否有棘突松解细胞及免疫球蛋白和补体沉积位置与类型,在诊断与鉴别诊断中是很关键的3个方面。

用 IM Nacl 盐裂皮肤,在表皮与真皮连接的基底膜透明层处裂开,然后做免疫荧光检查具有鉴别诊断价值:免疫反应物沉积在表皮侧,支持类天疱疮诊断;沉积在真皮侧则以获得性大疱表皮松解症可能大。

用免疫沉淀和免疫印迹方法,有助于区别自身抗体所结合的靶抗原分子量,如寻常型天疱疮结合 130 kDa 的桥粒芯糖蛋白-3(Dsg-3)、落叶型天疱疮结合 160 kDa 的桥粒芯糖蛋白-1(Dsg-1)、类天疱疮具有 230 kDa 的 BP1 抗原和 180 kDa 的 BP2 抗原等,有利于疾病的诊断和分型。

随着免疫学的发展和新技术的应用,不但加深了对天疱疮、类天疱疮等疾病的认识,还发现了许多新的亚型,如副肿瘤性天疱疮、药物诱导的天疱疮,并且发现与结缔组织病如 SLE 的重叠,也发现免疫性大疱病本身之间的重叠,这就增加了临床上的复杂性。必须借助于现代免疫学技术加以进一步认识。

笔者对复旦大学附属华山医院皮肤科 1986 年至 1995 年间,从临床、病理和免疫荧光证实的 348 例自身免疫性大疱病中,天疱疮 193 例(占 55.5%)、类天疱疮 123 例(35.3%)、线形 IgA 大疱病 20 例(5.7%)、疱疹样皮炎 2 例(0.6%)、获得性大疱表皮松解症 5 例(1.4%)和大疱性 SLE 6 例(1.7%),大致反映了上海及其周边地区的自身免疫性大疱病发病情况。与国外文献比较,相似处是自身免疫性大疱病中天疱疮发病率最高,其次是类天疱疮;不同的是国内疱疹样皮炎发病率较西方国家低。

这组疾病的病情较重,临床类型各异,病程慢性,有可能复发,在没有应用糖皮质激素治疗以前,死亡率很高。自从系统应用糖皮质激素治疗以来,死亡率大大降低。引起死亡的主要原因不是疾病本身,而主要是由于激素应用的副作用。因此,如何合理地应用糖皮质激素,辅以免疫抑制剂等相关治疗,显得非常重要。

29.2 天疱疮(pemphigus)

天疱疮是以表皮棘层细胞间抗体沉积引起棘层细胞松解,表皮内水疱形成为特征的自身免疫性皮肤黏膜大疱病。

1943 年,Civatte 发现的表皮棘层细胞松解,仍是本病的重要组织病理改变,1953 年 Lever 发现,皮肤水疱有发于表皮下,不伴棘层细胞松解;和水疱原发于表皮内,有棘层细胞松解两种不同表现,认为前者为类天疱疮,后者为真正天疱疮。1955 年 Beutner 以免疫荧光法检查,发现天疱疮患者损害处表皮细胞间和血清中均存在天疱疮抗体,于是认为本病是自身免疫性疾病。自糖皮质激素应用于本病以来,其预后已有很大改善。

根据临床表现和组织病理改变,天疱疮分为 4 型两类:① 寻常型天疱疮;② 增殖型天疱疮;

③ 红斑型天疱疮；④ 落叶型天疱疮。增殖型天疱疮水疱的原发部位与寻常型天疱疮一样在棘层细胞下部，前者抵抗力较强，损害比较局限，可能是寻常型天疱疮的变型。红斑型天疱疮与落叶型天疱疮的水疱均原发于表皮浅层，前者损害比较局限，患者抵抗力较强，Brazilian 天疱疮是落叶型天疱疮的特殊类型。所以，天疱疮实际上是寻常型和落叶型两大类。此外，根据临床特点又有新的亚型提出，包括疱疹样天疱疮、副肿瘤性天疱疮、IgA 型天疱疮等。

天疱疮抗原主要集中分布在桥粒(desmosome)。桥粒是棘细胞表面电子密度较高的一个结构，在两个棘细胞之间连接中发挥重要作用。桥粒的主要黏合成分是桥粒芯糖蛋白(desmogleins)和桥黏素(desmocollins)。桥粒芯糖蛋白至少可分成 3 个亚型，desmoglein - 1 (Dsg - 1)，desmoglein - 2 (Dsg - 2)和 desmoglein - 3 (Dsg - 3)。

Dsg - 1 抗原主要被落叶型天疱疮患者的血清所识别，少数由寻常型天疱疮患者血清所识别。Dsg - 1 也能被金黄色葡萄球菌外毒素的蛋白酶所破坏。Dsg - 3 是寻常型天疱疮患者血清的靶抗原。desmocollins 能被一些 IgA 型天疱疮患者的血清所识别。

desmogleins 在角质形成细胞不同分化阶段，在人的皮肤和黏膜上皮上的表达是不同的。如 Dsg - 3 仅表达在皮肤基底细胞或基底上的棘细胞，而 Dsg - 1 表达于皮肤整个表皮层，特别在表皮上层。在黏膜，Dsg - 3 强烈表达于整个黏膜层上皮。而 Dsg - 1 仅显极微表达。在新生儿皮肤，Dsgs 的表达相似于成人的黏膜。

Dsg - 1 或 Dsg - 3 在人体的不同部位，其表达的强度也不同，此可能与不同天疱疮类型皮损的分布部位不一致有关。

综上所述，Dsg - 1 与 Dsg - 3 在皮肤及黏膜上皮上表达不同，在人体的不同部位表达差异，决定了患者的临床表现，如仅有 Dsg - 1 自身抗体的落叶型天疱疮患者，黏膜损害无或少见，皮损主要分布于头、面及躯干上部；而仅具有 Dsg - 3 自身抗体的寻常型天疱疮患者，可能只有黏膜损害，具有 Dsg - 1 和 Dsg - 3 两种抗体的寻常型天疱疮患者

可有明显的黏膜损害和广泛的皮肤损害，因此，前者称为黏膜型寻常型天疱疮，后者称为皮肤黏膜型寻常型天疱疮。

29.2.1 寻常型天疱疮(pemphigus vulgaris)

寻常型天疱疮主要是由于具有抗 desmoglein - 3(Dsg - 3)自身抗体沉积于基底细胞层上棘细胞间，引起棘细胞松解，形成表皮深层水疱为特征的自身免疫性皮肤黏膜大疱病。

【病因及发病机制】

病因不明，其发病机制也不完全清楚，但目前较多的证据说明它是一种自身免疫性疾病，其依据有：① 皮损棘细胞间有免疫球蛋白沉积，即天疱疮抗体存在；② 血清中存在天疱疮抗体，滴度与病情活动性平行；③ 血液透析除去天疱疮抗体可获短期临床缓解；④ 寻常型天疱疮母亲所生的婴儿有天疱疮皮损，几周后可缓解，说明天疱疮抗体可通过胎盘转移；⑤ 高滴度天疱疮抗体多次反复注射兔的皮内，可产生棘细胞松解；⑥ 天疱疮抗体加入组织培养表皮皮片中，可产生棘细胞松解，其程度与抗体滴度相一致；⑦ 使用免疫抑制剂治疗有明显疗效。

此外，实验证明，蛋白酶在引起棘细胞松解方面起重要作用。天疱疮抗体加入组织培养表皮皮片中，同时加入蛋白酶抑制剂，就不发生棘突松解现象。这一结果说明天疱疮抗体结合于棘细胞，使后者分泌蛋白酶，改变细胞间质间的黏合作用，形成棘突细胞松解，但未见细胞毒性作用于棘细胞。Hashimoto 发现，天疱疮抗体结合到棘细胞上可促使后者产生大量的纤维蛋白溶酶原激活因子(plasminogen activator, PA)，将纤维蛋白溶酶原变为纤维蛋白溶解酶，导致棘细胞松解。用热处理的天疱疮患者血清，补体已灭活，进行上述实验，仍能引起棘细胞松解，说明疱的形成不一定需要补体的活化。但补体在发病过程中的作用也不能完全被否定：① 皮损处有补体成分存在于棘细胞间；② 疱液中补体成分活性下降；③ 应用体外白细胞黏附技术发现，天疱疮患者血清与正常人表皮共同培养可见白细胞移动和黏附现象，这一过程需补体参与。至少在某些情况下，补体可以

加重由天疱疮抗体所引起的病理改变。

天疱疮发病中所涉及的 T 细胞主要为 CD4+ T 细胞,虽然 Th1 细胞也涉及抗体的产生,但 Th2 细胞是主要的作用细胞,与自身抗体的产生关系密切。

目前,细胞因子在天疱疮发病机制中的重要性也受到广泛的重视,在没有皮损的正常皮肤,可以见到棘细胞间有天疱疮抗体的存在,但不形成红斑、水疱。研究发现,在皮损局部 IL-1、TNF-α mRNA 表达增高,且出现 IL-2、IL-4、IFN-γ 等细胞因子,外周血发现 IL-2 和 SIL-2R 水平升高,并于皮损面积呈正比,说明除自身抗体外,细胞因子也参与本病的发病。

寻常型与落叶型天疱疮抗原不同,寻常型天疱疮抗原分子量为 210 000,由分子量分别为 130 000(抗原结合位点)和 85 000 的 plakoglobin 两个亚单位构成,是膜上的糖蛋白,前者又称 desmoglein-3 (Dsg-3),属于钙依赖性的细胞黏附分子超家族成员之一,位于桥粒的跨膜蛋白;落叶型天疱疮抗原分子量为 260 000,是 160 000(抗原结合位点)和 85 000 的 plakoglobin 多肽复合物,分子量 160 000 是桥粒上的桥粒芯糖蛋白 desmoglein-1(Dsg-1)。

许多研究认为天疱疮的发病与机体的易感基因亦有关,大部分病例 HLA 亚型为 DR4 或 DR6。另外,天疱疮患者亲属中,倾向于发生其他自身免疫性疾病,与遗传有一定关系。

【临床表现】

本病少见,年发病率为 0.5~3.2/10 万。

寻常型天疱疮是天疱疮中最常见且又较严重的一个类型。两性发病相似,常见于 50~60 岁,儿童罕见。

一般是在无前驱症状情况下发病。约 60% 患者,于皮肤损害之前数个月出现口腔黏膜水疱、糜烂,这种糜烂面不但较难愈合,并能向周围扩展,在病程中尚可累及咽、喉、食管、外阴和肛门等处,可引起声音嘶哑,吞咽困难,发生腹泻者可能是肠黏膜受损表现。所以,对有口腔黏膜糜烂而又长期不愈病例,应警惕有否发生天疱疮的可能。另外,少数患者早期损害只限于某一部位,呈感染性

湿疹样表现,但有疼痛而不一定瘙痒,易出血和较难愈合,损害边缘表皮不仅容易剥离,并向外扩展形成大片糜烂面,可与其他疾病鉴别。

本病典型表现是在正常皮肤上出现浆液性水疱和大疱。由于水疱原发于棘层细胞内,并伴棘层细胞松解,故疱壁菲薄,松弛易破是其特征,若初发为紧张性水疱,也因表皮细胞不断向上生长推移而使疱壁松弛。由于存在棘层细胞松解,若在疱顶施加压力,即可见疱液向周围表皮内渗透,或牵拉破疱之残壁,引起周围表皮进一步剥脱,更为重要的是皮损周围外观正常皮肤一擦即破,此即所谓 Nikolsky 征阳性,是有诊断价值的体征。病情活动时这种现象更加明显。大疱破裂后遗留大片剥脱面,渗液较多,这种剥脱面愈合缓慢,表面有污秽色或油腻状黏着性痂,在愈合过程中或有部分损害表面呈疣状增殖现象。损害消退后多留有色素沉着。

全身各处均可发病,而头、胸、背、腋、股及骨突出处,受压与摩擦部位更为常见而严重。损害多持续发展,但偶有自行缓解倾向。由于大片表皮剥脱,导致组织液丧失,若是口腔黏膜损害严重,可妨碍进食,久之,则营养不良,抵抗力降低,发生细菌感染,加重病情。

有不同程度瘙痒和表皮剥脱处疼痛感。一般不发热,血液白细胞计数不升高。

【组织病理】

寻常型天疱疮,早期病变是表皮基底细胞上部的棘层细胞间水肿和细胞间物质溶解,以至消失,棘层细胞相互失去粘连,形成裂隙,再发展成表皮内水疱。由于基底细胞未受累,以及棘层细胞间病变的发展,致相邻细胞分离,使基底细胞像墓碑一样地排列于真皮乳头上,突出于水疱腔内,呈所谓绒毛状表现(彩图 29-01)。

变性的表皮细胞,单个或成束地脱落于水疱腔内,其胞体较大,胞膜较厚,有均匀嗜碱性胞质,大而染色较深的圆形胞核,周围绕以淡色晕,此即所谓棘层松解细胞(Tzanck 细胞),对本病有辅助诊断价值。

早期病变中很少炎症细胞浸润,偶尔在水肿的棘层细胞间侵入嗜酸性粒细胞,称为嗜酸性海

绵形成,陈旧损害内可见较多嗜酸性粒细胞,甚至浆细胞。

在治愈期损害内,绒毛不规则向上生长和表皮突向下伸展更加显著。外毛根鞘的基底细胞也有裂隙形成,汗腺管亦可能受累。

口腔黏膜病变不如皮肤典型,但表皮下炎症反应比皮肤重,若是病变波及黏膜腺管或唾液腺管亦可能提示本病。

【电镜及免疫电镜检查】

电镜检查:主要发现上棘层细胞间黏合质或糖被膜(glycocalyx)溶解,桥粒破坏,细胞间结合丧失,棘层细胞松解。各型天疱疮病变一致,但其程度各有不同。

免疫电镜检查:发现IgG沉积在表皮细胞间隙内,与棘层细胞松解部位一致。

【免疫学检查】

(1) 直接免疫荧光检查(DIF)

各型天疱疮患者之水疱周围和病变部位的棘层细胞间总是有IgG沉积,而IgM和IgA阳性者只为25%(彩图29-02)。补体成分中C3总是阳性,其他成分有C1q和C4,显示补体活化主要是通过经典途径。

免疫球蛋白和补体沉积位置与病变原发部位相一致。在只有口腔黏膜损害,血清抗体尚为阴性,而又不能做活体组织检查的病例,取损害黏膜涂片进行直接免疫荧光检查,若为阳性,有助于本病诊断。

红斑型天疱疮,直接免疫荧光检查除棘细胞间IgG和C3沉积外,大部分受光皮损处,同时可见基底膜处IgG或C3颗粒状沉积。

(2) 血清学检查

1) 间接免疫荧光检测 (IIF)

80%~90%患者血清中存在抗表皮细胞间物质抗体,主要是IgG,有时是IgM和IgA。抗体滴度与疾病程度和病情有关,即损害广泛而病情活动的患者,抗体滴度均较高,临床症状缓解或已治愈病例,抗体滴度降低或阴性。当抗体滴度再度升高或再出现时预示损害复发。所以抗体滴度检测不仅可以指导治疗,并可判断预后。另外,尚不能从临床和组织病理证明为天疱疮患者,若在血清中发现这种抗体,就可能是一种潜在性天疱疮患者。由于抗体的这些特性,故称为天疱疮抗体。有时,在早期患者中,血清抗体检查阴性时,需经多次检查才可能有阳性结果。另外,应用间接免疫荧光测定天疱疮抗体阳性率与所用的底物有关,猴食管黏膜对寻常型天疱疮测定较敏感,而豚鼠食管黏膜对落叶型天疱疮测定抗体较好。

2) 免疫印迹测定自身抗体的相应靶抗原

应用含有Dsg-1和Dsg-3抗原的免疫印迹试验盒,可测定天疱疮患者血清中自身抗体的靶抗原。一般而言,寻常型天疱疮的天疱疮抗体主要针对Dsg-3(分子量130 kDa),而落叶型天疱疮的自身抗体主要针对Dsg-1(分子量160 kDa)。而仅具有Dsg-3自身抗体的寻常型天疱疮患者,可能只有黏膜损害,具有Dsg-1和Dsg-3两种抗体的寻常型天疱疮患者可有明显的黏膜损害和广泛的皮肤损害。因此,前者称为黏膜型寻常型天疱疮,后者称为皮肤黏膜型寻常型天疱疮。

对Dsg-3自身抗体,主要成分为IgG1和IgG4抗体,某些研究者认为对Dsg-3的IgG4自身抗体具有病理作用。

中毒性表皮坏死,青霉素反应引起的麻疹样药疹,发癣菌感染,甚至类天疱疮患者血清中,也能发现一种能与表皮细胞间物质结合的抗体,但不能引起天疱疮皮肤损害。烧伤患者通常也能于2周左右,在血清中发现这种抗体,其滴度较低,消失也较快。这种情况的产生,可能与表皮细胞间不同抗原决定簇有关,即与另一种细胞间物质抗原决定簇(可能为A、B、C血型抗原)反应,产生抗体,这种与其他细胞间物质抗原决定簇反应,虽有抗体产生,但不引起皮肤损害,这种称之为天疱疮样抗体。

患者血清中IgM降低和IgA一般正常,C3水平与疾病严重程度无关。与血清中补体水平相比,疱液中总补体水平是降低,表示损害内有补体消耗或补体结合现象。

【诊断】

主要根据以下5条:① 多有早期口腔黏膜损害。② 寻常型天疱疮损害部位广泛,头、胸、背、腋、股及骨突出处,受压与摩擦部位更为常见。③ 皮肤损害在正常皮肤或红斑上,有松弛性水疱和大疱,Nikolsky 征阳性。④ 组织病理改变为伴有棘层细胞松解的表皮内水疱。寻常型病例之基层细胞呈"墓碑"状附着于真皮上部,并可成绒毛状表现,炎症细胞浸润显著。⑤ 直接免疫荧光检查发现 IgG 和/或 C3 沉积于表皮细胞间,血清学检查天疱疮抗体阳性,其滴度与疾病活动程度平行。

【治疗】

(1) 一般治疗

由于体液、蛋白质消耗大,所以支持疗法很必要,如补充蛋白质食物及多种维生素等。

注意血容量,平衡每日出入液量及电解质等,必要时输血浆或鲜血。

良好护理,减少擦伤,注意口腔及外阴卫生,防止细菌或真菌感染。

注意并发症及预防某些加重因素。

(2) 糖皮质激素

是目前治疗本病的首选药物,一经确诊,应及时和足量地用药。如以泼尼松计算,每日 60 ~ 80 mg,分次服用。若病情较重或口服有困难时,可静脉滴注相应的氢化可的松、甲泼尼龙或地塞米松。治疗剂量视患者的临床类型及病情而定,用量是否达到控制皮损所需的剂量,根据:① 有无新皮损出现及出现的速度;② 糜烂面渗出是否减少,糜烂面是否缩小;③ Nikolsky 征现象是否减轻;④ 血中天疱疮抗体滴度也有一定参考价值。若治疗 1 ~ 2 周后皮损未得到控制,可增加皮质激素用量,增加量为原用量的 1/3 ~ 1/2,直到皮损被控制。待病情缓解并稳定后,非常缓慢地减少日用药量,需精确地确定维持剂量,一般为泼尼松每日 3 ~ 4 片,然后持续较长时间。绝不能过快而大剂量减药,更不能视"病情已经好转"而停药。

(3) 免疫抑制药物

作为辅助治疗药物,加用免疫抑制剂,有利于糖皮质激素减量。一般是用硫唑嘌呤和环磷酰胺,前者不良反应较少,在轻型病例可与皮质激素同时应用;重症病例宜先用皮质激素控制活动性病变后,再加用免疫抑制药物,待病情进一步好转,再减少皮质激素用量。硫唑嘌呤,每次口服 50 mg,每日 2 次;环磷酰胺,以每日 2 mg/kg 计算,分次服用。在治疗过程中应注意免疫抑制药物的不良反应,应每 1 ~ 2 周检查白细胞总数,在 4×10^9/L 以上方可用药,并应定期随访肝功能。

霉酚酸酯(mycophenolate mofotil),商品名骁悉;有文献报道,对难治性天疱疮,皮质激素及免疫抑制剂治疗无效的病例应用此药,收到很好效果。剂量为 0.5 ~ 1 g,每日 2 次,与皮质激素联合应用,症状控制后,皮质激素逐渐减量。不良反应主要有恶心,呕吐,腹泻,白细胞减少,亦可见条件性感染。笔者曾对难治性天疱疮,皮质激素用量不能减少的 4 例患者,应用霉酚酸酯 0.5 ~ 0.75 g,每日 2 次,3 周后皮损得到控制,皮质激素用量逐渐减少,取得很好效果,不良反应较少。

(4) 金制剂

常用的是硫代果酸金钠(gold-sodium thiomalate)。肌内注射,每周 1 次,第一次 10 mg,第二次 25 mg,以后每周 50 mg,直至皮损控制,天疱疮抗体滴度下降。如合并应用皮质激素患者,宜先减少皮质激素用量,然后以金剂维持治疗,每 3 ~ 4 周肌内注射 50 mg。一般是在其总剂量达到 300 mg 以上时出现疗效。

(5) 氨苯砜(DDS)

轻型或小疱型天疱疮患者可能有效,剂量为 50 mg,每日 2 次。或与皮质激素合用,减少后者用量。

(6) 四环素和烟酰胺合用

对某些天疱疮患者可能有效,四环素剂量 2 g/d,或米诺环素 100 mg/d,加烟酰胺 1.6 g/d,分次服用。

(7) 中药雷公藤制剂

对轻型及减少急性渗出有一定疗效,与皮质激素合用效果更佳。

(8) 血浆交换疗法(plasmapheresis)

本法仅用于皮质激素疗效不好的严重患者,但需与皮质激素同时应用,以免病情反跳。

(9) 大剂量丙种球蛋白冲击疗法

对大剂量糖皮质激素、免疫抑制剂等治疗不能控制的病例可能有效。剂量为每日 0.4 g/kg,

静脉滴注,连用 3~5 天,皮质激素用原剂量。控制后,皮质激素减量,必要时 1 个月后重复 1 次。

(10) 其他

对皮肤损害还应注意局部清洁,防止继发性细菌感染,如用 0.5%新霉素溶液清洗或湿敷,以及应用 0.5%新霉素软膏等,视皮肤损害表现应用大量扑粉及抗菌软膏或糊剂。对有口腔黏膜损害病例,宜进软食,外搽含皮质激素软膏或溶液制剂。近来报道他克莫司制剂外用溃疡处,疗效较好。

【预后】

本病在未应用糖皮质激素以前,死亡率高达 60%~90%,目前已下降至 5%~15%。和预后有关的几个因素为:① 年龄越老,预后越差;② 治疗前疾病进展程度,长期轻度活动性患者较短期内疾病很快播散的患者预后好;③ 疾病活动度越大,病损越广泛,病死率越高;④ 控制病情所需皮质激素剂量越高,其并发症发生率及死亡率增高;⑤ 寻常型有较高的死亡率,预后较差。落叶型、增殖型和红斑型,往往有良好病程,死亡率较低;⑥ 患者有糖尿病、高血压等合并症,预后较差。

29.2.2 增殖型天疱疮(pemphigus vegetans)
【临床表现】

本病少见。

临床上分为轻型(Hallopeau)和重型(Neumann)。早期损害类似寻常型天疱疮,也有口腔黏膜损害,可能是寻常型天疱疮发展阶段的一个表现,也有开始为增殖型天疱疮而后发展成寻常型天疱疮的患者。该型患者抵抗力较强,病程更为缓慢,预后较好。损害主要限于腋、股、臀沟、乳房下、脐、生殖器和肛周等处。

(1) 轻型

原发损害为小脓疱,而不是水疱。其表皮剥脱面不是愈合而是增生。由于增生及其边缘新发生的损害相互融合,以至于形成更大的不规则乳头瘤样新生物。这种类型并不多见,病情较轻,经过缓慢,预后较好。由于其原发损害为脓疱或继发葡萄球菌感染,于是有认为系增殖性脓皮病,但由于存在棘层细胞松解和直接免疫荧光检查发现

IgG 及 C3 沉积于棘层细胞间,所以这种病例实际上是增殖型天疱疮,而不是原发性脓皮病。

(2) 重型

与寻常型天疱疮一样,原发损害为水疱或红斑基底上发生水疱。水疱破裂后有较多浆液,脓性分泌物。水疱破裂后留下表皮剥脱面,在愈合过程中不是形成正常皮肤,而是表皮细胞呈疣状增生,在其边缘又发生新的损害,亦呈类似乳头瘤样新生物,其表面常散在少许小脓疱或较多的脓性分泌物及结痂(彩图 29 - 03)。病情较重,预后较差。

【组织病理】

增殖型天疱疮重型病例的早期组织病理改变与寻常型天疱疮一样,棘层细胞松解和水疱形成均在基底细胞上部的棘层细胞内,不同的是绒毛形成和表皮突向上伸展更加显著。这种延长和分支的表皮突可伸展至水肿的乳头顶部。棘层增厚,以至形成乳头状瘤样表现。常有以嗜酸性粒细胞为主形成的微脓疡。当乳头瘤形成并伴有角化过度时,嗜酸性粒细胞数减少或消失,这种组织病理改变的诊断价值就不大。

轻型病例的组织病理改变与重型基本相同,不同的是整个表皮和真皮上部嗜酸性粒细胞浸润更为广泛,出现嗜酸性海绵形成和嗜酸性微脓疡。

【治疗】

增殖型天疱疮的治疗参见寻常型天疱疮。需重视对皮损的局部处理。

29.2.3 落叶型天疱疮(pemphigus foliaceus)
【临床表现】

落叶型天疱疮多发生于中老年男性。

早期损害常限于头皮、面和躯干上部,而后迅速或缓慢地发展至身体的大部分或全身。因为病变原发于表皮棘层细胞上部,所以疱壁非常薄而脆弱,甚至有时难以形成水疱,即使形成水疱,亦较小,并松弛易破,Nikolsky 征阳性。表皮剥脱面渗液不多,其层层脱屑,粘连成疏松厚痂(彩图 29 - 04)。在进行期可以完全无水疱,脱屑更多以至类似剥脱性皮炎,但以有无棘层细胞松解可资

区别。若痂下聚集较多渗出物,则产生令人难忍的恶臭,此与剥脱性皮炎不同。通常无口腔黏膜损害,预后较寻常型天疱疮为佳。有时能自行缓解,日光照射常可使损害加重。

巴西(Brazilian)天疱疮是一种特殊类型落叶型天疱疮。流行于南美的某些地区(如 Sao Paulo)。各年龄段均可发病,儿童和青年尤多。未开发的农村发病多,呈流行性。其临床表现,组织病理和免疫学检查都与落叶型天疱疮相似,血清中抗体阳性率和滴度比非流行区天疱疮更高,对抗疟药治疗有一定效果。因此,某些地区呈小流行性发病,其发病可能与某些节肢动物叮咬有关。

【组织病理】

落叶型天疱疮早期病变是在表皮粒层内或棘细胞上部形成裂隙,再发展成水疱,伴棘层细胞松解(彩图 29 - 05)。陈旧损害中棘层肥厚及角化过度。真皮上部和棘层细胞内有少许炎症细胞浸润。

【免疫学检查】

直接免疫荧光检查:皮损周围和病变部位皮肤的棘细胞浅层细胞间 IgG 沉积(彩图 29 - 06),少数有 IgM IgA 沉积,C3 阳性率较高。

血清学检查:间接免疫荧光检测,大部分患者血清中,存在表皮细胞间物质抗体,主要 IgG 成分,抗体滴度与疾病活动度有关。豚鼠食管黏膜对落叶型天疱疮测定抗体较特异。

免疫印迹方法测定自身抗体的相应靶抗原为针对 Dsg - 1 分子量为 160 kD。

【治疗】

落叶型天疱疮的治疗参见寻常型天疱疮。

落叶型天疱疮的病情相对比寻常型天疱疮轻,因此皮质激素的用量相对较低,预后较好。

部分轻型的落叶型天疱疮,仅用氨苯砜或氯喹可控制病情,或加用小剂量皮质激素控制皮损。四环素加烟酰胺治疗的效果比寻常型更好。

29.2.4 红斑型天疱疮(pemphigus erythematosus)

【临床表现】

红斑型天疱疮损害主要发生于头皮、面颊和躯干上部或上肢,一般不累及口腔黏膜和下肢。

有时可发展成落叶型天疱疮。

典型表现是:面部损害呈蝶形分布的鳞屑性红斑,类似红斑狼疮,但损害消退后无皮肤萎缩现象。头皮、胸背上部发生散在红斑,其上发生疱壁松弛的水疱,若为鳞屑或结痂,则似脂溢性皮炎。其他部位亦为散在的局限性红斑,在红斑或其边缘上发生松弛性水疱,壁薄而易破,Nikolsky 征阳性。愈合后遗留色素沉着,或表皮呈轻度疣状增生现象。自觉症状较轻。

关于本病属性问题主要有两种意见:一种是认为属于天疱疮,因在病变中发现棘层细胞松解性水疱,直接免疫荧光检查发现棘层细胞间 IgG 沉积。临床上一般无口腔黏膜损害,有些患者可发展成落叶型天疱疮,因此,认为属于天疱疮,并且是落叶型天疱疮的早期表现,或是其轻型。另一种认为属于红斑狼疮,由于面颊部损害类似红斑狼疮,直接免疫荧光检查可在表皮、真皮交界处发现 IgG 和补体沉积,或者抗核抗体及红斑狼疮细胞阳性,更有并发甲状腺炎或类风湿关节炎等免疫性疾病,于是认为与红斑狼疮有关,但在皮肤损害的组织病变和尸体解剖材料中均未能发现红斑狼疮证据。值得注意的是,在直接免疫荧光检查中发现有红斑狼疮特征的表皮、真皮交界处 IgG 和补体沉积,又有天疱疮特征的棘层细胞间抗体沉积,似有两病同时存在的可能。有报道,在 48 例红斑型天疱疮患者的暴露部位,取损害皮肤检查,其狼疮带阳性率为 81.0%,而非暴露部位皮肤标本中,狼疮带阳性率为 23.0%。以上事实只能说明红斑性天疱疮患者存在红斑狼疮的免疫学特征,而不是同时存在红斑狼疮疾病。

天疱疮患者可伴发甲状腺炎、重症肌无力及红斑狼疮等免疫性疾病。这可能不仅是临床上的合并症,更是有免疫紊乱的重叠。

【组织病理】

红斑型天疱疮与落叶型天疱疮基本相同。在陈旧损害内可见毛囊角化过度,伴棘层细胞松解和粒层细胞角化不良现象。

【治疗】

红斑型天疱疮的患者对小剂量糖皮质激素的反应较好,轻型病例仅局部外用皮质激素或避光剂,即有较好效果。对重型病例,则需皮质激素加用免疫抑制剂治疗。

29.2.5 疱疹样天疱疮(pemphigus herpetiformis)

本病于 1975 年由 Jablonska 命名,有学者认为它是另一种天疱疮的亚型,亦有学者认为它是天疱疮的早期表现,临床上并不少见。本病特点是皮肤损害似疱疹样皮炎,组织病理为嗜酸性粒细胞海绵形成和免疫病理检查符合天疱疮的改变。也有称作嗜酸性细胞海绵形成。

【临床表现】

青年、老年人均有发生,女性多于男性。

早期为单发或多发的环状、多环状红斑样损害,边缘稍高起,并在其上发生疱壁较紧张的小水疱,丘疹或丘疱疹(彩图 29－07)。发病部位以躯干为主,逐渐发展至全身。很少有口腔黏膜损害。棘层细胞松解现象为阴性。瘙痒剧烈。病程慢性,反复发作。

【组织病理】

可见表皮内棘细胞间水肿,有较多嗜酸性粒细胞和(或)中性粒细胞浸润,即为嗜酸性粒细胞海绵形成,一部分病例可见棘细胞内裂隙和水疱,偶见棘突松解细胞。

【免疫学检查】

直接免疫荧光检查显示表皮棘层细胞间 IgG 为主的沉积或 C3 沉积。

血清中抗表皮细胞间物质抗体阳性,抗表皮基底膜带抗体阴性。

【诊断】

对临床表现不典型的疱疹样皮炎、类天疱疮或红斑型天疱疮病例,应结合组织病理和直接免疫荧光检查进行诊断。

【治疗】

患者对氨苯砜或中药雷公藤制剂有较好的疗效。

若不能控制者可合并应用糖皮质激素,一般来说所需皮质激素的用量较小,泼尼松<30 mg/d即可。

本病预后一般较好。

29.2.6 IgA 型天疱疮(IgA pemphigus)

IgA 型天疱疮是一种少见的瘙痒性水疱、脓疱性皮肤病,以棘细胞间 IgA 沉积和中性粒细胞在表皮内浸润为特征。亦称 IgA 落叶型天疱疮或细胞间 IgA 水疱脓疱性皮病。

【病因及发病机制】

病因不明。50%左右病例可测到外周血存在IgA 型棘细胞间抗体,但滴度较低。IgA 型自身抗体可结合 Dsg－1 或 Dsg－3,有些患者有 IgG 型抗体结合 Dsg－1。某些角层下脓疱性皮肤病样IgA 型天疱疮患者,抗体结合 desmocollins。详细发病机制尚不清。

【临床表现】

多见于中老年。临床上表现类似于角层下脓疱病表现,在环形或多环形红斑上发生松弛性水疱、脓疱或脓湖,Nikolsky 征阴性。瘙痒明显。好发于四肢伸侧、面、颈部。临床上分为两种亚型,一为表皮内脓疱疹型(intraepidermal pustular eruption type),另一为角层下脓疱性皮病样型(subcorneal pustular dermatosis-like type)。

愈合后无瘢痕,无黏膜损害。病程相对良性,部分患者皮损可自行消退。

【组织病理】

主要有两种表现,一为角层下脓疱,可见少量棘细胞松解和较多中性粒细胞浸润;另一为表皮内脓疱,棘细胞松解罕见,其中充满中性粒细胞,偶见嗜酸性粒细胞。

【免疫学检查】

直接免疫荧光检查:可见表浅棘细胞间 IgA 沉积。少数病例可伴有 IgG 沉积。

间接免疫荧光检查:仅 50%左右病例可测到IgA 型抗棘细胞间抗体,滴度较低。

【治疗】

氨苯砜 50~150 mg/d,分次口服,部分病例有效。或泼尼松 30~40 mg/d,分次服用,皮损控制后逐渐减量,并改为晨间顿服。

轻型病例,仅外用糖皮质激素制剂即有效。顽固性病例,除系统使用糖皮质激素外,可加用免疫抑制剂和血浆透析。

(翁孟武)

29.2.7　副肿瘤性天疱疮（paraneoplastic pemphigus, PNP）

副肿瘤性天疱疮是一类与潜在的良性或恶性肿瘤相关的天疱疮。其中以非何杰金淋巴瘤（42%），慢性淋巴细胞性白血病（29%）和 Castleman 肿瘤（10%）的发生率最高。Castleman 肿瘤是一类非常罕见的淋巴增殖性疾病，它与 PNP 的相关性和它的自然病程完全不同。值得注意的是，乳腺或结肠的腺癌、鳞状细胞癌等常见肿瘤在 PNP 患者中发生率很低。

本病由 Anhalt 等于 1990 年首次报道。

【病因及发病机制】

体液免疫和细胞免疫介导的细胞毒性反应在 PNP 的发病中都起重要作用，因此，与其他类型的天疱疮相比，PNP 患者的口腔黏膜损害更为严重和顽固，皮损呈多形性。患者体内具有抗多种抗原的 IgG 抗体，包括分子量为 250、230、210、190 和 170 kDa 的抗原。这些 IgG 抗体针对斑蛋白家族成员和桥粒芯糖蛋白。已知抗桥粒芯糖蛋白抗体在角质形成细胞间黏附的丧失和水疱的形成中起一定的作用，但抗斑蛋白抗体的病理生理学作用尚不清楚。

【临床表现】

患者平均年龄在 60 岁以上，无性别差异。最常见的临床症状是顽固性口腔黏膜损害，表现为广泛糜烂、疼痛的溃疡，往往最早出现，最难以治疗。这种糜烂和溃疡性损害可累及整个喉道、口腔和唇红表面。大部分患者还出现严重的伪膜性结膜炎。食管、鼻咽、阴道和阴茎黏膜累及也十分常见。

皮损呈多形性。可出现类似寻常型天疱疮的红斑、松弛性水疱和糜烂面，以及类似类天疱疮的紧张性水疱，多形红斑样的损害和扁平苔藓样的损害。掌、跖部位常出现有别于寻常性天疱疮的水疱和多形红斑样的损害。有些患者可出现原因不明的细支气管阻塞，并发展成致命的呼吸衰竭。皮损疼痛明显。

【组织病理】

组织切片中可同时出现寻常型天疱疮、多形红斑和扁平苔藓样的组织学表现，具有独特性。表皮基底层上表皮细胞松解，形成水疱，角质形成细胞坏死，伴淋巴细胞浸润。有时可见基底细胞液化变性或真皮上部致密带状的淋巴细胞浸润。

【免疫学检查】

直接免疫荧光（DIF）示细胞间和基底膜带的 IgG 和补体沉积。PNP 的自身抗体可与多种上皮组织中的桥粒相结合。间接免疫荧光（IIF）示 PNP 患者血清中存在特异性的混合性抗斑蛋白以及抗桥粒芯糖蛋白的 IgG 自身抗体，而以大白鼠膀胱上皮荧光最强（抗斑蛋白抗体）。免疫印迹和免疫沉淀试验示抗原分子量为 250，230，210，190 和 170 kDa 的多种抗原。

【诊断及鉴别诊断】

诊断标准有以下 5 条：① 顽固的黏膜损害、皮损呈多形性；② 合并潜在的肿瘤；③ DIF 示细胞间和基底膜带的 IgG 和补体沉积；④ IIF 示鼠膀胱上皮常发生阳性反应；⑤ 免疫印迹和免疫沉淀试验示抗原分子量为 250，230，210，190 和 170 kDa。

本病应与下列疾病进行鉴别：① 寻常型天疱疮：见本章。② 瘢痕性类天疱疮：累及的黏膜部位出现明显的瘢痕，当结膜发生瘢痕和纤维化时可导致失明。25%~30%患者出现有限的皮肤损害，主要分布于头部和上胸部。组织病理示表皮下大疱；直接免疫荧光示表皮基底膜带连续性 IgG 和/或 C3 沉积。60%~80%患者出现循环抗基底膜带（BP180，Ⅶ型胶原或板层素 5）的自身抗体。③ 多形红斑：见相关章节。④ 扁平苔藓：见相关章节。

【治疗】

及早系统应用大剂量糖皮质激素、环磷酰胺以及丙种球蛋白静脉滴注，可使临床症状缓解。

主要应针对肿瘤治疗。发现良性肿瘤，如甲状腺腺瘤或 Castleman 肿瘤的患者，需及时切除肿瘤，皮损一般在肿瘤切除后 6~18 月缓解。恶性肿瘤患者治疗较困难，化疗有时能使肿瘤得到控制，但皮损（尤其是黏膜部位）好转慢；预后欠佳。

29.2.8　药源性天疱疮（drug-induced pemphigus）

药源性天疱疮是指长期应用某些药物使表皮

细胞棘层松解，出现水疱，从而出现天疱疮样损害。

【病因及发病机制】

报道较多的药物是青霉胺和卡托普利，其他还有青霉素、利福平、氯喹、左旋多巴、巴比妥类、甲硫咪唑、吡硫醇、干扰素、重组白介素-2等。

大多数药物诱导的天疱疮患者具有与一般天疱疮患者相同的自身抗体。部分药物不通过诱导产生自身抗体，直接导致棘层松解。青霉胺和卡托普利含有巯基，可能与桥粒芯糖蛋白-1和3的巯基相互作用，从而改变桥粒芯糖蛋白的抗原性，进一步导致自身抗体的产生或直接改变桥粒芯糖蛋白的黏附功能。

天疱疮的 HLA-DR4 易感等位基因携带者，在长期服用某些药物诱导下，改变自身抗原性，进一步导致自身抗体的产生。

【临床表现】

类同于寻常型天疱疮和落叶型天疱疮患者的临床表现。若停用可疑致病药物，病情可缓解，甚至痊愈。

【组织病理及免疫学检查】

组织病理和 DIF 类同于一般天疱疮患者。IIF 70%患者外周血可检测到天疱疮抗体，但滴度较低。

【诊断及鉴别诊断】

与其他类型的天疱疮相比，发病前通常有明确的长期服用某些药物史。

【治疗】

停服可疑药物，给予中小剂量的糖皮质激素治疗，皮损消退后逐步减量，在数月中可逐步停服。

29.3 暂时性棘层松解病(transient acantholytic dermatosis, Grover 病)

暂时性棘层松解病系一种好发于中青年男性，颈、胸、背的红棕色、水肿性丘疹或丘疱疹，日晒后加重，病理示局灶性棘突细胞松解为特征的皮肤病。

本病由 Grover 于 1970 年首先报道，故又称 Grover 病。

【病因及发病机制】

病因不明。多数患者日晒后加重，故可能与日光有关。也有认为与遗传和非特异性刺激有关。

【临床表现】

皮损多形性，常见于颈部、胸背上部。主要表现为棕红色或肤色粟米大小的水肿性丘疹或丘疱疹，有时中心有角栓。皮疹聚集成群或散在分布，日晒、摩擦、高热和出汗常使皮损加重。主觉剧烈瘙痒。

【组织病理】

表皮内可见局灶性棘突松解，形成裂隙或水疱，内有棘突松解细胞和角化不良细胞。伴浅表性、血管周围淋巴、组织细胞浸润。

【诊断及鉴别诊断】

根据局灶性棘突松解现象，临床上见颈部、胸背上部棕红色或肤色粟米大小的水肿性丘疹或丘疱疹，日照后皮损加重等特点可诊断本病。

本病应与痤疮、毛囊炎、脂溢性皮炎、疱疹样皮炎等相鉴别。

【治疗】

治疗较为困难。患者应避免加重因素，如紫外线照射、剧烈运动、紧身衣服和高温。外用糖皮质激素制剂有助于控制瘙痒；局部每天 2 次使用卡泊三醇也能使病情缓解。口服抗组胺药能减轻瘙痒症状，但不能抑制新的皮损产生。口服皮质激素、异维 A 酸以及 PUVA 等都有助于临床症状的缓解。

29.4 复发性线性棘层松解病(relapsing linear acantholytic dermatosis)

复发性线性棘层松解病可能与 Hailey-Hailey 病系同一类疾病，与遗传相关。

本病由 Vakilzadeh 于 1985 年首先报道一例患儿，其母亲及祖母均有类似皮损。研究发现本病皮损处检测到 Hailey-Hailey 病基因 ATP2C1 突变，提示本病是 Hailey-Hailey 病的变异。

【临床表现】

早年发病，可有家族史。皮损局限于躯体一侧，呈线性排列，表现为境界清楚的红斑上成群的水疱、结痂和糜烂，躯干部皮损常融合成斑块，掌跖亦可受累。损害有时可自然消退，留有轻度疣状改变和色素变化。以后又可在原处反复发作。夏季、紫外线照射、机械性外伤、感染可诱发皮损加重。自觉中度瘙痒和灼热感。

【组织病理】

基底层上棘层松解形成裂隙和水疱，其中含有棘突松解细胞。

【诊断及鉴别诊断】

本病主要与线性 Hailey－Hailey 病相鉴别。两者均可表现为复发性水疱，组织切片见棘突松解现象。但本病呈单侧线形排列、早年发病，可有掌跖受累。

【治疗】

同 Hailey－Hailey 病。

（骆肖群）

29.5　类天疱疮（pemphigoid）

本病又称老年性天疱疮、老年性疱疹样皮炎。

类天疱疮是老年人发生的以表皮下水疱形成为特征的一种自身免疫性疾病。1953 年 Lever 观察大疱性皮肤病的组织病理改变时，发现水疱有原发于表皮内伴棘层细胞松解，和原发于表皮下不伴棘层细胞松解两种不同表现，前者临床表现松弛易破的水疱，认为是真正的天疱疮；后者临床表现为紧张的浆液性水疱、大疱，故称为大疱性类天疱疮。1972 年 Beutner 以直接免疫荧光法检查这种大疱性类天疱疮患者的皮肤损害，发现其表皮基底膜带上有 C3 和（或）IgG 沉积，并与病变原发部位相一致，于是从免疫学上也证明本病是与天疱疮不同的独立疾病。尽管大疱是本病的特征性损害，但有时在组织病理学上发现表皮下水疱形成，而临床上并不都出现大疱性皮肤损害，因此，有不加大疱一词，而仅称之为类天疱疮。

用免疫印迹方法，在大疱性类天疱疮患者的血清中可测到类天疱疮抗体，此相应类天疱疮抗原由表皮基底细胞产生，分布于基底膜的透明层、半桥粒处。其主要抗原为分子量 230 kDa 的多肽，又称 BPAg230，是胞质内半桥粒斑蛋白；次要抗原为分子量 180 kDa 的多肽，又称 BPAg180，是跨膜蛋白，它的 C 端胶原区连接半桥粒胞外部分。有学者认为，BPAg180 抗体是主要致病因子，BPAg180 的非胶原 16A 区含有类天疱疮抗体的主要抗原表位。类天疱疮抗原位于基底膜透明层的表皮侧，因此，用 1M NaCl 盐裂皮肤，在表皮与真皮连接的基底膜透明层处裂开，然后作免疫荧光检查，免疫反应物沉积在表皮侧，支持类天疱疮诊断。

【分类】

主要依据临床表现不同而将类天疱疮分为 6 种基本类型：① 泛发性类天疱疮（大疱性类天疱疮）。② 局限性类天疱疮：又分局限性自限性类天疱疮；Brusting－Berrg 型类天疱疮；增殖性类天疱疮。③ 小疱性类天疱疮。④ 多形性类天疱疮。⑤ 结节痒疹样类天疱疮。⑥ 瘢痕性类天疱疮（黏膜或良性黏膜类天疱疮）。

各型类天疱疮的共同点：① 大多数病例都发生疱壁紧张的水疱或大疱。② 组织病理改变为表皮下水疱，不伴棘层细胞松解。③ 直接免疫荧光检查发现表皮基底膜带 C3 和（或）IgG 呈线状沉积。④ 患者的血清中可测到类天疱疮抗体，BPAg230 和（或）BPAg180 抗体。⑤ 对糖皮质激素和免疫抑制剂药物治疗有较好反应。

【诊断要点】

多是老年人（70 岁左右或以上）发病。

主要临床表现是在水肿性红色斑块或正常皮肤上发生散在分布的，疱壁紧张的水疱、大疱，Nikolsky 征阴性。

泛发性病例损害分布以肢体屈面为主，无聚集成簇倾向；局限性损害病例发病各有一定特定部位和临床表现。

初发口腔黏膜损害较少，病程中若有发生其程度亦较轻，愈合快。

典型组织病理改变是表皮下水疱形成，真皮乳头层内有以嗜酸性粒细胞为主的炎症细胞浸润，有时微脓疡形成，无棘层细胞松解。

特征性免疫荧光表现是 C3 或 IgG 呈线状沉积于表皮基底膜带,血清中抗表皮基底膜带抗体滴度与临床表现无平行关系。

呈发作与缓解交替的慢性病程,发病与谷胶饮食无关,无小肠黏膜损害。

对于不典型病例,应仔细观察与随访,并做组织病理及免疫病理检查,以除外天疱疮、疱疹样皮炎和妊娠疱疹。

【类天疱疮与有关疾病】

(1) 恶性肿瘤

类天疱疮与内脏恶性肿瘤关系尚有争议,大部分报道认为两者无关联。相反,Chorzelski 等发现 110 例类天疱疮患者中有 12 例患恶性肿瘤,明显高于对照组。有学者认为类天疱疮抗体阴性的患者比阳性患者有较高恶性肿瘤的发生率。

(2) 银屑病

银屑病接受长波紫外线、煤焦油、蒽林和补骨脂素等治疗,易发生类天疱疮。有学者报道 11% 类天疱疮患者发生银屑病,而这些患者从未应用过上述药物。

(3) 扁平苔藓

扁平苔藓类天疱疮常见报道,常于扁平苔藓或正常皮肤上发生水疱。这些病例是扁平苔藓与类天疱疮共存,还是另一独立疾病尚有争议。大部分病例丘疹损害为扁平苔藓的病理改变,而直接免疫荧光发现与类天疱疮一致,IgG 和(或)C3 沉积于透明层。推测扁平苔藓患者基底膜因炎症受损,易导致类天疱疮抗原暴露,机体产生自身抗体有关。

【治疗】

一般疗法:① 应用高蛋白饮食及多种维生素等。② 按皮肤病外用药治疗原则处理皮肤损害,减轻症状,促进愈合,防止继发性细菌感染。③ 避免有关可能的致敏药物和及时发现有关并发病和内脏恶性肿瘤。

糖皮质激素:是目前治疗本病的首选药物,一般首次每日口服泼尼松 30～40 mg,若病情严重时可适当加量或皮质激素冲击疗法,待病情稳定或缓解后,再逐渐缓慢地减量,达到一定维持剂量后,应持续长期服药。不能大剂量地快速减药和

停药,以免反跳和复发。

免疫抑制药物:常用的有环磷酰胺、硫唑嘌呤和霉酚酸酯,后者疗效较好,但价格较高。轻型病例可与皮质激素同时应用,重型病例应待病情由皮质激素控制后,再用免疫抑制药物。在治疗过程中,应密切观察副反应的发生,如每 1～2 周检查白细胞数 1 次,若其总数在 $4×10^9$/L 以下,则应停药。也需随访肝功能。

氨苯砜:部分病例有效,用量为 100～150 mg/d。也有对磺胺吡啶有效。

中药雷公藤制剂:对部分病例有效。

四环素和烟酰胺:四环素 1～2 g/日或米诺环霉素 100～150 mg/d,合用烟酰胺 1.5～2 g/d,分次服用。对老年人、不能耐受皮质激素的患者可能有良好疗效。

血浆置换法:仅用于其他治疗无效、严重病例。

大剂量人丙种球蛋白静脉冲击疗法:同天疱疮治疗。

皮损局部治疗:无继发感染损害,一般扑上干燥性粉剂;损害局限者,酌情涂搽皮质激素软膏等。

29.5.1 大疱性类天疱疮(bullous pemphigoid)

本病又称泛发性类天疱疮(generalized pemphigoid)。

【病因及发病机制】

发病原因尚不完全明了。其发病机制有如下可能:① 呋塞米、氟尿嘧啶、苯甲酸苄酯和磺胺类等药物引起表皮基底膜发生抗原性改变,或者是药物本身与之结合引起皮肤损害。② 紫外线穿透表皮并引起基底膜抗原性改变,机体产生抗表皮基底膜带抗体,形成免疫复合物,活化补体经典途径,吸引中性粒细胞,释放溶酶体酶,包括胶原酶,破坏连接表皮与真皮之半桥粒和锚状纤维而发病。③ 在表皮基底膜带存在足量抗体和补体情况下,IgE 与抗原结合,产生过敏毒素 C3a 和 C5a,引起肥大细胞脱颗粒,释放组胺,引起水肿,使表皮与真皮分离;同时肥大细胞中的过敏性嗜酸性趋化因子和中性趋化因子,吸引嗜酸性粒细胞和中

性粒细胞至表皮和疱液内,由它们释放的溶酶体酶(如芳香基硫酸酯酶、过氧化酶等),损伤表皮基底膜带透明层,以致水疱形成。支持这种意见的是患者血清中 IgE 升高,以及表皮基底膜带上 IgE 呈线状沉积和疱液中含有过敏性嗜酸性趋化因子(ECF－A)。④ 还有学者认为水疱的发生属于 II 型变态反应。即抗表皮基底膜抗体 IgG 结合到表皮基底膜带透明层与表皮基底细胞的附着区,在补体结合并活化后,引起透明层损伤,以致表皮与真皮分离,产生表皮下水疱。

【临床表现】

两性均发生于 70 岁左右或以上老年人,儿童罕见。

口腔初发损害较少,虽 10%～20%患者于病程中可以发生,但病情较轻。主要是皮肤发生疱壁紧张的浆液性水疱、大疱。散在分布于四肢屈面、下肢、股部以及腋窝(彩图 29－08)和腰部等处,这可能与这些部位皮肤抗原表达率较高有关。与疱疹样皮炎损害的成簇状分布于四肢伸面不同。水疱起于正常皮肤或水肿性红色斑片基底上,有时红斑中央消退,向外缘发展,并在其上发生水疱,或有多形红斑样及风团样损害。因水疱原发于表皮下,故疱壁较厚,疱呈紧张感,但随着表皮细胞的再生,水疱位置向上推移,可出现疱壁松弛现象。因无棘层细胞松解,故水疱不易破裂。虽有时推压水疱,可见疱壁移位,而这可能是表皮与真皮分离的结果,并不是真正的棘层细胞松解。偶见血疱。若疱液内纤维蛋白含量较高,于几天后即凝结成胶状的混浊状态。疱破裂后渗液不多,疱内容物可自行吸收干涸。由于表皮细胞再生迅速,其剥离面不是扩大或相互融合,而是倾向于愈合。愈后多遗留色素沉着斑,无瘢痕形成,亦少见表皮疣状增生现象。

病程慢性,反复发作。有不同程度的瘙痒和烧灼感。通常无全身症状。小肠黏膜活体组织检查一般不能发现病变。

【组织病理】

以取水肿性红斑损害检查最有价值。特征性改变是由于聚集的液体压力使表皮与真皮分离,形成表皮下水疱。早期疱壁的表皮细胞一般无明显改变,后来因受压力而变薄,更久则坏死。真皮乳头早期即有水肿,小血管周围炎症细胞浸润,可随发展时期的不同而有轻重之别:轻型病变中,血管周围主要是单核细胞和嗜酸性粒细胞浸润,疱液内有较多的嗜酸性粒细胞和纤维蛋白;重型病变中,血管壁及其周围组织内有较多嗜酸性粒细胞和单核细胞及少许中性粒细胞浸润,有时可见核尘,以至类似变应性白细胞破碎性血管炎。浸润细胞扩展至整个乳头时,可在水疱周围的乳头顶部出现嗜酸性粒细胞微脓疡。

【免疫学检查】

(1) 直接免疫荧光检查

在早期水疱、水肿性丘疹和水疱周围皮肤免疫学检查发现,表皮基底膜带透明层免疫球蛋白呈线状沉积,最常见的是 IgG(彩图 29－09),约 25%为 IgM 和 IgA,有时为 IgE 和 IgD。在补体成分中几乎 100%是 C3(彩图 29－10),有时只有 C3 而无 IgG。其他补体成分有 C1q、C4、C5、C8、C9 和备解素及 B 因子。此外,60%～70%患者有纤维蛋白和(或)纤维蛋白原沉积。显示补体经典及旁路两种途径均被活化。

(2) 血清抗体检查

70%～80%患者血清中有抗表皮基底膜带抗体,最常见的是 IgG,较少是 IgM 和 IgA,而有补体活性的通常是 IgG3。特别的是 50%～70%有活动性损害患者血清中 IgE 升高,并在治疗过程中成十倍地下降,而 IgG 下降只占 10%～20%。血清抗体滴度与病情活动、损害程度和黏膜损害之间并无平行关系。即大部分损害广泛病例,抗体滴度升高,而无活动性损害患者,也有抗体滴度升高的,还有约 15%患者,虽有活动性损害,而血清抗体阴性。在治疗过程中,连续测定血清抗体滴度,其波动幅度不如天疱疮显著。有报道测定 500 余例各种非大疱性皮肤病中,只在本病及其他几种非典型表皮下水疱性皮肤病中发现这种抗体,且无假阳性,故这种抗体有一定特异性。

Bird 等应用单克隆抗体研究发现类天疱疮患者血清和组织中主要为 IgG4 亚型,而 IgG4 仅占血清 IgG 的 5%,不能结合补体,这一现象的确切机制不清。但 IgG4 亚型对肥大细胞有亲细胞的特性,对肥大细胞脱颗粒起很大作用。组织病理发现皮损及附近皮肤肥大细胞增多,明显脱颗粒,促使嗜酸性粒细胞聚集。这为本病的炎症发病机制又提供了一个证据。

用免疫印迹方法已测到类天疱疮抗体,相应抗原由表皮基底细胞产生,分布于基底膜的透明层、半桥粒处。其主要抗原为分子量 230 kDa 的多肽,又称 BPAg230,是胞质内半桥粒斑蛋白;次要抗原为分子量 180 kDa 的多肽,又称 BPAg180,是跨膜蛋白,它的 C 端胶原区连接半桥粒胞外部分。有学者认为,BPAg180 抗体是主要致病因子,BPAg180 的非胶原 16A 区含有类天疱疮抗体的主要抗原表位。类天疱疮抗原位于基底膜透明层的表皮侧,因此,用 1M NaCl 盐裂皮肤,在表皮与真皮连接的基底膜透明层处裂开,然后作免疫荧光检查,免疫反应物沉积在表皮侧,是类天疱疮诊断依据之一。

疱液是血清的漏出液。在疾病活动时,血清补体水平不降低,而疱液内补体水平与血清相比则明显降低,提示在损害内有补体消耗现象。

【电镜及免疫电镜检查】

电镜检查发现表皮基底膜模糊、增厚和断裂。水疱形成部位在表皮基底膜带透明层。免疫电镜检查发现透明层和半桥粒上 C3 和 IgG 呈线状沉积,与水疱形成原发部位相一致。

应用 1 mol/L NaCl 处理皮损标本或正常皮肤,使其在透明层处裂开,然后再分别做直接或间接免疫荧光检查,发现类天疱疮患者的免疫反应物[即 C3 和(或)IgG]沉积在裂开的表皮侧,而获得性大疱表皮松解症的免疫反应物沉积在真皮侧,可用于鉴别诊断。本法较免疫电镜简单、方便。

29.5.2 局限性类天疱疮(localized pemphigoid)

局限性类天疱疮主要有以下 3 种。

(1) 局限性自限性类天疱疮(localized self- healing pemphigoid)

多发生于老年女性。主要临床表现是在小腿伸面发生大疱。不经治疗水疱能自行消退,并不留痕迹。组织病理学改变亦为表皮下水疱形成。直接免疫荧光检查可见表皮基 底膜带 C3 和 IgG 沉积。

(2) Brusting - Berrg 型类天疱疮

多发生于老年男性。主要累及头顶部皮肤。在炎性红斑基底上发生成群或散在水疱和大疱。愈后遗留萎缩性瘢痕。有瘙痒感。慢性反复发作。组织病理为表皮下水疱形成,并有较明显的炎症细胞浸润。直接免疫荧光检查可见表皮基底膜带 C3 和 IgG 呈线状沉积。偶尔发现血清中有抗表皮基底膜带抗体。

(3) 增殖性类天疱疮(vegetans pemphigoid)

系罕见疾病。青、老年均有发生,以女性多见。损害主要发生于腹股沟、腋和脐部,而头面和手背亦有发生。原发损害为水疱,逐渐发展成疣状增生,表面有脓性分泌物、结痂或脱屑,而与增殖性天疱疮相似。组织病理检查为表皮下水疱,并有表皮呈假上皮瘤样增生而无棘层细胞松解。直接免疫荧光检查现表皮基底膜带 IgG 和 C3 呈线状沉积,无表皮细胞间抗体沉积。

29.5.3 多形性类天疱疮(pleomorphous pemphigoid)

本病特点是皮肤损害类似疱疹样皮炎而直接免疫荧光检查发现又与类天疱疮相似的一种少见皮肤病。

青、老年均有发生,女性略多于男性。发病多较突然,或者先为局限性损害而后泛发全身。损害对称地分布于肩胛、背和肢体伸面,而屈面亦有发生。通常是在正常皮肤上发生风团样损害或者是在水肿性红斑基底上发生水疱,且可成群分布,亦有发生丘疹或大疱。瘙痒多较严重或有烧灼感。无全身性症状。呈反复发作与缓解的慢性病程。当血清中抗表皮基底膜带抗体滴度升高时可引起损害发作。

免疫学检查示:① 直接免疫荧光检查发现表皮基底膜带 IgG 呈线状沉积,或有 IgA、IgM 及 C3,无 IgA 呈颗粒状沉积;② 血清学检查发现抗表皮基底膜带抗体阳性,主要是 IgG。

对临床上不典型的疱疹样皮炎或类天疱疮病

例,应结合组织病理及免疫病理检查进行诊断。

29.5.4 瘢痕性类天疱疮(cicatricial pemphigoid)

本病又称良性黏膜类天疱疮。这是一组以瘢痕形成为特征免疫性大疱病。

【临床表现】

多见于60岁以上老年人。女性多见,男女之比为1:2。

通常是口腔黏膜损害,而鼻、咽、喉、食管、阴茎、尿道口和肛门等处亦均可累及,眼结膜发病可达75%,以致有称为黏膜类天疱疮和眼类天疱疮。1/3~1/4患者于口腔邻近皮肤发病。本病主要特点是水疱愈合后瘢痕形成,而与泛发性类天疱疮不同,但在组织病理和免疫检查方面又相类似。

初发口腔黏膜损害,约占90%病例,常见于颊黏膜和腭部,或者是在齿龈、悬雍垂和扁桃体隐凹等处。原发损害为短暂水疱或大疱,很快破裂后,留下糜烂面或溃疡,引起的症状较天疱疮为重,黏膜脱落和疼痛明显,愈合缓慢,形成瘢痕。若发生于管腔部位,如喉和食管,因瘢痕形成或与邻近组织发生粘连,引起管腔狭窄等功能障碍。

眼结膜发病约占66%病例,通常先是一侧,而在2年内累及对侧。常以卡他性结膜炎开始,逐渐发展成慢性病变,瘢痕形成,结膜萎缩,眼睑与球结膜粘连,妨碍眼球运动,引起眼睑外翻和倒睫等。泪腺分泌减少,角膜及结膜干燥,以至角膜混浊及溃疡形成,终至穿孔、致盲和眼球萎缩。

皮肤损害有两种类型:一为与类天疱疮相似的泛发性大疱,持续时间短;另一为局限于黏膜附近皮肤及头皮部,在红斑基底上的水疱,而后成为瘢痕。

【组织病理】

表皮下水疱形成,无棘层细胞松解。真皮乳头血管周围轻度以至中度嗜酸性粒细胞、淋巴细胞或浆细胞浸润,晚期由于成纤维细胞增生而形成的纤维组织病变。

【电镜检查】

表皮基底膜带的基底板有局限性裂隙形成。

免疫电镜显示免疫反应物位于透明层的下部,近致密板处,与类天疱疮的沉积部位不同。

【免疫学检查】

(1) 直接免疫荧光检查

大多数病例(80%~95%)的口腔黏膜损害基底膜带透明层发现有免疫球蛋白和补体呈线状沉积,最常见的是C3和IgG,有些病例只见C3。约25%~57%病例可见IgA沉积,少数病例见IgM以及C1q、C4、备解素和B因子,显示补体的两种途径均被活化。与泛发性类天疱疮不同的是正常皮肤组织内不能发现抗体和补体。

(2) 血清学检查

对正常人表皮基底膜反应的循环抗体仅在很少患者(约20%)中发现,且这些抗体有器官和患者特异性,需用人的黏膜或患者的皮肤作底物,才能测到此抗体。患者循环自身抗体的靶抗原是BP180的半桥粒蛋白,但它的靶抗原表位与类天疱疮不同,大部分类天疱疮患者的自身抗体针对BP180 N端非胶原16A区,而大部分瘢痕性类天疱疮患者的自身抗体针对BP180 C端区。瘢痕性类天疱疮是一组不纯的表皮下自身免疫性大疱病,大部分患者的自身抗体针对BP180,但少数患者的自身抗体针对层粘连蛋白5(laminin 5)或整联蛋白α6β4(α6β4 integrin)的β4亚单位。有些患者的自身抗体针对多个靶抗原表位,包括整联蛋白α6β4的β4亚单位、BP180和BP230。自身抗体结合层粘连蛋白6和层粘连蛋白5二种靶抗原表位的患者(又称抗层粘连蛋白瘢痕性类天疱疮),其IgG抗基底膜自身抗体结合于1M NaCl盐裂皮肤的真皮侧,这些患者患肿瘤(多见腺癌)的危险性增加。

【治疗】

严重患者可用环磷酰胺加糖皮质激素治疗,疗效较好。轻、中度患者可用氨苯砜治疗。

轻度患者亦可应用糖皮质激素制剂局部外用或皮损内注射。

29.5.5 幼年类天疱疮(juvenile pemphigoid)

幼年类天疱疮仅发生于儿童,50%病例的发病年龄小于5岁,偶见于出生数周的婴儿,男孩发病较多,皮损好发于颜面及外阴部。

【临床表现】

起病较急,初次发作的皮损较复发皮损为重,皮损与成人型类天疱疮相似。在正常皮肤或红斑基础上突然发生成批的水疱,直径 1~2 cm,疱壁紧张,疱液清或为出血性,不易破溃,Nikolsky 征阴性,疱破后不易向外扩展,较易愈合,遗留色素沉着斑。常反复发作新的水疱和红斑,形成环状或多环状外观。

皮损好发于颈部、胸腹部和四肢屈侧,对称分布,部分病例可仅发于身体某一部位,也可累及掌跖、口周以及口腔、肛周、阴道、食管黏膜等。本病黏膜损害较成人患者更常见,症状也较重,表现为水疱、糜烂和浅溃疡。

患者有不同程度的瘙痒,糜烂面可有烧灼感或疼痛。

病程慢性,常复发与缓解交替,持续 3~4 年可自行缓解。

【组织病理】

表皮下大疱,疱顶表皮完整,疱腔内含有淋巴细胞、嗜酸性粒细胞和中性粒细胞。真皮内轻度炎症细胞浸润,以嗜酸性粒细胞为主,也可形成以嗜酸性粒细胞为主的微脓疡。

红斑性皮损血管周围有明显炎症细胞浸润,主要为嗜酸性粒细胞,其次为中性粒细胞和淋巴细胞。

【免疫学检查】

直接免疫荧光检查示基底膜处 IgG 及补体 C3 呈线状沉积,也可有 C1q、C4、B 因子和备解素沉积。间接免疫荧光检查,在活动性患者血清中可检出抗正常人基底膜 IgG 抗体。

少数患者基底膜处可见 IgE 沉积,也有报道血清及疱液中 IgE 水平增高。

【诊断】

根据幼年发病、紧张性大疱、Nikolsky 征阴性、疱破易愈合、病理为表皮下疱、免疫病理可见基底膜带 IgG 或 C3 沉积等特点,一般诊断不难。

【治疗】

糖皮质激素为首选药物,剂量如泼尼松为每日 20~40 mg 即可,皮损控制后逐渐减量,需用维持剂量,一般泼尼松 10 mg 左右,连续数月至年余。

加用免疫抑制剂,如硫唑嘌呤,剂量为每日 1~2 mg/kg,可减少激素用量及副作用。氨苯砜及磺胺吡啶的疗效不肯定。

29.5.6 透明板深层类天疱疮(deep lamina lucida pemphigoid)

透明板深层类天疱疮又称抗 p105 类天疱疮,由 IgG 介导的表皮下大疱性皮肤病,循环自身抗体仅与透明板深层的 105 kDa 抗原反应,有别于大疱性类天疱疮。

【临床表现】

黏膜和皮肤上发生泛发性大疱,并出现糜烂,水疱直径由几毫米至数厘米,分布于四肢、躯干、腹股沟和掌跖部。皮肤上水疱有疼痛感,愈合不留有瘢痕。患者可有低热等全身症状。

【组织病理】

表皮下疱,真皮乳头层中有大量中性粒细胞浸润。

【免疫学检查】

皮肤和皮损周围正常皮肤直接免疫荧光检查显示 IgG 和 C3 沿基底膜带沉积,用 1M NaCl 分离表、真皮显示免疫反应物主要局限于真皮一侧。间接免疫荧光检查示循环中抗基底膜抗体为 IgG,与大鼠舌黏膜上皮和小鼠皮肤均不发生反应。用 1M NaCl 分离表真皮皮肤作底物,患者循环抗体沉积于真皮一侧,与获得性大疱表皮松解症所见相似。直接和间接免疫电镜检查显示 IgG 沉积于透明板下层。免疫印迹显示患者自身抗体仅结合 p105kd,而不与 BPAg$_1$、BPAg$_2$ 或 EBA 抗原结合。这一抗原可见于正常培养的角质形成细胞和纤维母细胞以及皮肤透明板的深层结构中。

【鉴别诊断】

类天疱疮:IgG 或 C$_3$ 沉积于 1M NaCl 分离表真皮的表皮侧,免疫印迹示与 230 或 180 kDa 类天疱疮抗原发生反应。

瘢痕性类天疱疮:黏膜部水疱和糜烂、瘢痕形成,循环中很少能发现抗基底膜 IgG 抗体,也不与 105 kDa 抗原反应。

获得性大疱性表皮松解症：循环自身抗体结合于表真皮分离的真皮侧，自身抗体与 290 kDa、145 kDa 获得性大疱性表皮松解症抗原发生反应，免疫反应物沉积于致密板和致密板下。

【治疗】

成人用泼尼松（80 ~ 120 mg/d）和硫唑嘌呤（150 mg/d）治疗，控制后，需逐渐减量至维持治疗。

29.5.7 红皮病性大疱性类天疱疮（erythrodermic bullous pemphigoid）

红皮病性大疱性类天疱疮这一疾病首先由 Tappenier 于 1982 年报道 1 例，后见文献少量报道。本病为大疱性类天疱疮的一个异型。

本病病因不清，老年女性多见。初起时，红斑基底上发生水疱、大疱，红斑逐渐融合成红皮病样，在弥漫红皮病样皮损上散在分布大疱或糜烂面。痒感，伴高热等全身症状。部分红斑处尼氏征可阳性，黏膜很少累及。

组织病理与大疱性类天疱疮所见相同。外周血 IgG 升高，嗜酸性粒细胞增多。直接免疫荧光检查可见皮损及周围正常皮肤基底膜带有 C3 和 IgG 呈线状沉积，间接免疫荧光于循环中可测得 IgG 抗基底膜抗体。

治疗与大疱性类天疱疮相同，预后良好。

29.6 妊娠疱疹（herpes gestationis）

妊娠疱疹是指妇女在妊娠和产褥期发生的多形性瘙痒性皮疹和水疱，产后缓解，再次妊娠又会复发的一种自身免疫性疾病。

【病因及发病机制】

病因不明，有认为与其丈夫的 HLA 有关；或者抗原来源于患者表皮基底膜带透明层；还有认为是胎儿的组织相容性抗原不同，引起抗体产生，再与母体皮肤发生反应所致。一般于妊娠期产生称之为妊娠疱疹因子（H G factor）的 IgG，在表皮基底膜带透明层处与抗原结合，活化补体经典途径，然后，激活嗜酸性粒细胞、中性粒细胞和 T 细胞，引起组织损害，形成表皮下水疱。其抗原表位一般局限于 BP180 细胞外区 N 端非胶原部位，通常为 IgG1 和 IgG3 亚型。雌激素和黄体酮以及避孕药物可以引起损害发作。

妊娠疱疹因子可以经过胎盘传至胎儿血液循环，并能与皮肤表皮基底膜带结合，若其量较大，则产生皮肤损害；反之，虽有沉积，亦不致病。由于代谢的作用，当婴儿皮肤损害消失后，这种因子于 1~2 月内自婴儿体内消失。

企图证明胎儿的透明层或滋养层的组织相容性抗原差异诱发母体免疫系统产生抗体，与母亲皮肤有交叉反应，至今在母体胎盘上测定妊娠疱疹因子的努力尚未成功。

雌激素和黄体酮引起妊娠疱疹发作，支持激素样物质能诱导妊娠疱疹因子产生或通过某些途径活化 IgG 结合补体，产生病变。

【临床表现】

发病率低，1/10 000 ~ 1/60 000 妊娠妇女可发生本病。自妊娠 2 周至产褥期均可发病，而最常见的是在妊娠 5~6 个月发病。发病与年龄及胎儿性别无关。有报道，调查 93 例患者的结果是：14 例（15%）在妊娠前 3 个月内发病；45 例（48%）在第二个 3 个月内发病；25 例（27%）在后 3 个月内发病；9 例（10%）在产后发病。前驱症状有乏力、恶心、头痛甚至高热，而最常见的是在剧烈瘙痒后发生皮肤损害。损害开始比较局限，而后发展至全身，一般又以腕部、下腹、股、脐周和臀部为重。在水肿性丘疹、水肿性红斑基底上发生散在或成群的水疱和大疱；亦可在正常皮肤上发生水疱，有时出现多形性红斑及风团样损害。约 20% 病例发生口腔黏膜损害。一般是在产后 1~2 月内自行缓解，也有产后加重的病例。也有在分娩后第一、第二次来月经时出现少许皮疹，有的患者服用避孕药后会使皮疹复发。发病对母体健康无多大影响，而于下次妊娠照例复发，并进行性加重。大多数患者所产生的胎儿都是正常的，但也有早产、流产和死产。10% 胎儿出生后有类似成人的皮肤损害，但于数周后能自行消失，并不复发，故不需要治疗。

【组织病理】

组织病理改变随所取损害标本不同而异。如取大疱损害检查，可见乳头顶部由于基底细胞坏死所形成的表皮下水疱,疱液及其周围组织内均有较多的嗜酸性粒细胞;取水肿性丘疹和红斑检查,可见表皮细胞内水肿、海绵形成和基底细胞坏死。真皮乳头显著水肿,血管周围有较多嗜酸性粒细胞和少许淋巴细胞浸润。

【电镜及免疫电镜检查】

电镜检查发现水疱周围表皮细胞损伤,最显著的是表皮基底细胞坏死,其细胞器消失并散在于基底细胞浆膜和基底板间的间隙内。在无明显损害的皮肤标本内,也可见到基底细胞浆膜真皮面破坏。

免疫电镜检查发现 C3 或 IgG 沉积于表皮基底膜带透明层内。以上表现均显示本病与类天疱疮有较密切关系。

【免疫学检查】

(1) 直接免疫荧光检查

取母体病变及其周围皮肤检查,可在表皮基底膜带透明层发现 C3 和 IgG 呈线状沉积,并几乎都有 C3,而 IgG 只见于 25%~40%病例,偶有 IgA 和 IgM。另外可见备解素和 B 因子以及 C1q、C4 和 C5。取婴儿病变和正常皮肤检查,亦可见表皮基底膜带 C3 沉积,或有 C4 和 C5,而无 IgG。

(2) 间接免疫荧光检查

约 25%患者血清中发现循环 IgG 抗基底膜抗体,75%患者血清中发现一种补体结合抗体 IgG,称为妊娠疱疹因子,主要为 IgG1 亚型,其滴度较低,与病情经过及程度无平行关系,一般较难检出。损害消退后,妊娠疱疹因子自血中消失,服避孕药后不但皮肤损害发作,妊娠疱疹因子亦可自血清中再出现。体外试验证明妊娠疱疹因子在表皮基底膜带上结合 C3 并活化补体经典途径。病情活动时血清补体水平降低。由于在病儿血清中也能检出妊娠疱疹因子,说明它可能有致病作用。

用补体间接免疫荧光法测得的妊娠疱疹因子,研究发现它是一种耐热的 IgG 抗基底膜抗体,由于血液中含量太少,不易用间接免疫荧光法直接测得其存在。

IgG 抗体主要结合 BPAg180,少数患者结合BPAg230。

【诊断及鉴别诊断】

在孕妇发生多形性皮肤损害时,特别是出现大疱性损害者应首先考虑是本病,结合组织病理和免疫荧光检查往往能确诊。若于产后损害消失,再次妊娠又复发,则无疑是本病。诊断困难的是在仅有瘙痒而皮肤损害不明显的病例,则应慎重处理,并应与下列疾病鉴别。

妊娠痒疹:是孕妇常见皮肤病之一,除剧烈瘙痒外,尚有小丘疹而无水疱,主要分布于四肢,躯干较少。

疱疹样皮炎:其临床表现和治疗反应与本病有时相似,但发病经过、组织病理、免疫学检查及与雌激素的关系,则不相同。

类天疱疮:在组织病理学上,与炎症细胞丰富,特别是在嗜酸性粒细胞较多时,两病较难区别,而与妊娠关系则两病显然不同。

【治疗】

轻型病例可用抗组胺类药物或小剂量镇静药物治疗;病情较重者应用中小剂量糖皮质激素(泼尼松 30~40 mg/d)治疗。

有报道维生素 B_6 在某些病例中治疗有效。此外,注意营养,补充钙剂及维生素 C 等。

对皮肤损害宜根据不同类型损害应用不同剂型药物。

避免再次妊娠或服用含雌激素及黄体酮的避孕药以防复发。

29.7 疱疹样皮炎(dermatitis herpetiformis)

本病可能是在遗传素质个体,由于谷胶致敏,主要引起以皮肤和小肠黏膜损害为主的一种自身免疫性疾病。

【病因及发病机制】

发病可能是在遗传素质个体,由于谷胶致敏性肠病,产生抗谷胶抗体 IgA。人类 90% IgA 抗体由肠道产生,因此有理由说疱疹样皮炎患者有关的 IgA 也于肠道内合成。合成的 IgA 从肠道固有膜逆行分泌至血流而不进入肠腔,产生不带分泌片的 IgA。有学者在疱疹样皮炎患者皮损处发现 J

链,说明 IgA 为二聚体,由黏膜浆细胞所产生。用免疫印迹技术测定 J 链抗血清的抗原特异性是针对 IgA 重链和 J 链反应的。

在皮肤与 IgA 结合的抗原性质尚不清楚,也许是谷胶或饮食中的其他成分,如在患者中已发现抗牛奶抗体。此可能为本病具有谷胶性肠病,损伤的肠壁而使其他摄入蛋白质进入血液,产生 IgA 抗体。

一旦 IgA 与皮肤结合即可活化补体系统,聚集的 IgA 通过旁路途径固定补体,但 C3 常见于患者的正常皮肤,说明补体活化不一定引起水疱,也许其他因素参与疱的形成。

在真皮乳头也发现 C5,当补体被活化,固定 C5 后产生 C5a,它具有很强的趋化中性粒细胞作用。在疱疹样皮炎患者疱形成前,真皮乳头顶部见许多中性粒细胞,推测真皮与表皮分离是由中性粒细胞分泌的蛋白酶或其他酶所引起。IgA 结合补体的复合物为中性粒细胞集聚所必需的。

【临床表现】

多发生于中青年男性,偶亦见于 5 岁以下儿童。盎格鲁-撒克逊人及斯堪的纳维亚人群发病率较高,黑人及亚洲人系较少发病,我国发病率也不高。

发病突然,或有全身不适、倦怠、低热等前驱症状,而瘙痒通常是最早的自觉症状。典型病例的损害主要是对称地分布于肩胛、项、臀、骶和肘、膝关节伸面,躯干和头面部亦可累及,手足则较少。罕有口腔黏膜损害,其发生者多见于上腭、唇或齿龈部,表现为红斑、水疱、糜烂或溃疡,并有明显的自愈倾向。初发皮肤损害多为小的红斑,进一步发展成 2~3 mm 直径的荨麻疹样丘疹,若与邻近损害融合则可达 10 cm 直径以上。水疱是散在分布的,若聚集成群则呈疱疹状,或有成环状者,有时发展成大疱,但不常见。水疱位于表皮下,疱壁较厚,腔内充满浆液,故呈紧张饱满而有光泽感,由于无棘层细胞松解,故不易破裂。持续较久的水疱,疱液呈混浊状,偶有血疱。一般是先有局部瘙痒,再于该处发生丘疹、水疱,故有时仅见局部抓伤和结痂而原发损害并不明显。皮肤损害消退后常有色素沉着斑或色素减退斑,或有轻度皮肤苔藓样变化,偶尔有点状瘢痕。

瘙痒一般是剧烈的,也可能有烧灼或疼痛感。呈反复发作与缓解的慢性病程。无发热等全身性症状。有些患者血中嗜酸性粒细胞数增高,但不伴有 IgE 增高。

几乎所有疱疹样皮炎患者均有不同程度的小肠黏膜损害,系谷胶致敏引起的局部免疫性损伤,而非直接毒性的结果。由于这种致敏反应不影响 IgE,故与一般变态反应不同。在一般情况下,肠黏膜损害都是轻微的,也不产生明显的临床症状。出现吸收不良综合征者只占 4%,所以需进行小肠黏膜活体组织检查时才能得到证实。肠组织的主要病理改变是局限性肠绒毛萎缩和固有膜中以淋巴细胞和浆细胞为主的浸润。肠黏膜器质性病变与临床症状之间并无平行关系。大便检查发现含有脂肪、D-木糖、铁或叶酸盐等者只占 14%~20%。黏膜病变可因谷胶饮食而加重,无谷胶饮食而恢复。在无明显黏膜损害的潜伏性病例,可因大量谷胶饮食而引起肠损害发作。本病肠黏膜损害与通常谷胶致敏性肠病相同,仅其程度较轻而已。由于肠固有膜无 IgA 沉积,无中性粒细胞浸润,故与皮肤病变亦不相同。

谷胶尚可引起胃部损害。活体组织检查发现胃黏膜萎缩伴慢性炎症细胞浸润。11%~20% 患者血清中有较高的抗胃壁细胞抗体。20%~40% 患者胃酸缺乏,10%~40% 患者胃酸降低。口服碘剂会引起疾病发作或加重。

在临床上无肾脏损害症状和体征患者,进行肾穿刺,用电镜及直接免疫荧光检查时,可见肾小球内有 IgA 和补体沉积。

【组织病理】

典型组织病理改变常见于水疱尚未形成的水肿性红斑和丘疹性损害。首先是真皮乳头浅层胶原束间水肿,血管扩张及其周围组织内炎症细胞浸润,早期以中性粒细胞为主,晚期则嗜酸性粒细胞增多,有时可见中性粒细胞核破碎现象。当中性粒细胞移至真皮乳头顶端,不仅引起表皮与真皮分离、出现裂隙,并可形成脓疡。在脓疡形成时胶原变性,表皮分离发生表皮下水疱。若表皮突仍附着于真皮上,则水疱小而为多房性,2~3 天后表皮突亦与真皮分离,则成为单房性水疱。由于溶酶体酶的作用，表皮下部角质形成细胞可发生棘层松解。疱液中含有中性粒细胞、嗜酸性粒细胞和纤维蛋白。乳头下层及其血管周围通常有轻度以至中度中性粒细胞及嗜酸性粒细胞浸润。乳头层胶原纤维轻度嗜碱性变性，时间较久的水疱有时难与类天疱疮和妊娠疱疹鉴别。

【电镜及免疫电镜检查】

电镜检查：表皮基底膜模糊、断裂或完全消失，基底细胞质膜破坏。

免疫电镜检查：发现 IgA 呈颗粒状沉积于正常皮肤真皮乳头顶端。

【其他检查】

卤族元素试验：疱疹样皮炎患者，每日口服碘化钾 900 mg，病情加重。以 20%碘化钾软膏进行皮肤斑贴试验，于 24~48 小时后，在试验部位引起损害发作。氟、氯、溴元素亦有同样作用。其机制不明，可能与局部免疫异常有关。

雌激素试验：在应用雌激素和黄体酮后引起损害发作。这可能是由于雌激素能增加真皮内透明质酸酶浓度和水分，降低了局部组织黏合性，促进表皮下水疱形成。

【免疫学检查】

（1）直接免疫荧光检查

几乎所有患者损害周围和无损害部位皮肤真皮乳头顶部都有 IgA 呈颗粒状沉积，而病变部位则为阴性，这可能是因炎症反应破坏的结果。10%~15%病例 IgA 在表皮基底膜带下呈线状沉积。较少的发现 IgG 和 IgM。C3 和 C5 也呈颗粒状沉积。极少 C1q 和 C4，尚有备解素和 B 因子。提示补体活化有旁路和经典两种途径。IgA 免疫球蛋白呈颗粒状沉积的形式比较固定，不受氨苯砜治疗的影响，故可成为本病诊断的可靠指标。但长期无谷胶饮食可使强度降低或消失。

（2）间接免疫荧光检查

在真皮乳头内 IgA 呈颗粒状沉积的患者血清中，无抗表皮基底膜带抗体。而在表皮基底膜带下 IgA 呈线状沉积的患者血清中，可发现抗表皮基底膜带 IgA 抗体，仅约 2%。约 1/3 患者血清中 IgM 降低，这可能是由于肠病变，淋巴网状组织系统功能不全，合成缺乏所致。20%~30%患者血清

中有抗网状纤维 IgG 抗体，偶尔是 IgA。抗网状纤维抗体与谷胶饮食和肠黏膜损害程度有关。即用谷胶饮食越多，肠黏膜损害程度越重，其抗体滴度愈高。结合到皮肤内的抗网状纤维抗体能与谷胶发生交叉反应，但只能在 33%谷胶致敏者血清中发现这种抗体。70%患者出现抗平滑肌细胞肌内膜抗体，大部分患者出现抗表皮型谷酰转氨酶抗体。谷胶蛋白与谷酰转氨酶的底物有高度亲和力，并紧密结合在一起，因此，可以解释患者的抗体一般总是针对谷胶蛋白与谷酰转氨酶底物二个物质。20%~30%患者出现抗甲状腺抗体。这些血清学异常提示本病存在比较广泛的免疫功能紊乱。

由于测试方法不同，发现循环免疫复合物的阳性率在 20%~100%。26%免疫复合物中含 IgA，17%含 IgG 和 IgM，在一般饮食情况下，免疫复合物阳性率为 80%，在无谷胶饮食情况时只为 36%，但也有应用不同饮食其免疫复合物阳性率并不出现显著差异。免疫复合物水平与疾病活动无关。

20%患者血清中 C4 降低，49%患者血清中 C3 降低，提示补体经典和旁路两种途径均被活化。

（3）HLA 研究

绝大多数疱疹样皮炎患者，IgA 在其真皮乳头内呈颗粒状沉积，其 HLA－B8 阳性率为 85%~88%，并均有小肠黏膜损害，表现为肠绒毛萎缩和固有膜炎症；HLA 抗原在本病发生中的作用尚不清楚，可能表示这种患者具有遗传素质或者对本病的许多异常免疫反应起某种调节作用。

亚系人群中 HLA－B8 阳性率极低，此可能为本病发生率，亚系人群较西方国家低的一个原因。

【诊断及鉴别诊断】

按照以下要点可诊断本病：① 在多形性皮肤损害中以水疱呈疱疹样排列为特征；② 损害主要对称地分布于肩胛、臀、骶及肘和膝关节伸面；③ 一般瘙痒剧烈；④ 呈反复发作与缓解的慢性病程；⑤ 有时伴吸收不良综合征表现；⑥ 组织病理改变为表皮下水疱形成，无棘层细胞松解，乳头顶部有以中性粒细胞为主的脓疡；⑦ 正常皮肤真皮乳头顶部 IgA 呈颗粒状沉积；⑧ 部分病例对碘剂

呈变态反应。

对不典型病例应仔细观察与随访,并做组织病理及免疫病理检查,以除外类天疱疮、妊娠疱疹及线形 IgA 大疱性皮病。

【治疗】

(1) 一般治疗

① 忌用含有谷胶如麦类制成的食物和含碘食物如海带、紫菜等。② 忌用含碘药物。

(2) 药物治疗

氨苯砜(DDS):是治疗本病首选药物,一般每日口服 100~150 mg,病情缓解后可逐渐减至最低维持量。在治疗过程中应注意红细胞减少等副作用。

糖皮质激素:如泼尼松每日口服 20~40 mg,对部分患者有效。

抗组胺类药物:如扑尔敏、西替利嗪等。

其他:对皮肤损害可用糖皮质激素乳膏、5%硫黄炉甘石洗剂等。

29.7.1 局限型疱疹样皮炎(localized dermatitis herpetiformis)

Helander 于 1987 年报道 1 例局限型疱疹样皮炎,女性,42 岁,面部反复发作水疱 3 年,平均每 2 周发作一次,主要在眼睑、眼缘及左颊处,反复发作丘疱疹及水疱,疱直径为 2 mm,张力性水疱,Nikolsky 征阴性,局部瘙痒明显。开始诊断为单纯疱疹、局限性类天疱疮,但病理及免疫病理发现为表皮下水疱,真皮乳头部中性粒细胞形成的微脓疡和颗粒状 IgA 沉积,用氨苯砜治疗后缓解。笔者也发现一例局限型疱疹样皮炎,男性,30 岁,10余年来左腕及左踝部反复发作水肿性红斑及群集性水疱,壁厚,不易破,瘙痒剧烈,一直诊断为湿疹,后病理和免疫病理证实为疱疹样皮炎,经氨苯砜治疗后临床缓解。

29.8 线状 IgA 大疱性皮肤病(linear IgA bullous dermatosis)

线状 IgA 大疱性皮病,在临床上类似疱疹样皮炎或类天疱疮表现,是表皮下水疱、大疱,尼氏征阴性,直接免疫荧光检查发现 IgA 呈线状沉积于表皮基底膜带,部分患者血中存在 IgA 型抗基底膜自身抗体,对氨苯砜治疗反应好。本病可分为成人型和儿童型两种临床亚型。

本病在西欧较少见,发病率小于 1/200 万,且主要于成人发病。在我国较西欧多见,有报道其发病率为类天疱疮的 1/8,其中儿童病例较多,约占 1/3。在东南亚如马来西亚、泰国等报道中儿童线状 IgA 大疱性皮病也较多见。性别上无差异,女性发病率略高些。

一些诱发因素已受到重视,如感染、抗生素(常见青霉素)等。药物诱导线状 IgA 大疱性皮病报道日渐增多,如万古霉素、双氯芬酸钠等,但具体机制尚不清楚。

目前认为,本病与疱疹样皮炎是不同的两种疾病,本病无谷胶性肠病,真皮乳头部亦无颗粒状 IgA 沉积。但确切的发病机制尚不清楚。

29.8.1 成人线状 IgA 大疱性皮肤病(adult form of IgA bullous dermatosis)

本病首先由 Chorzeski 等于 1979 年命名,是近 30 年来所认识的新病种。国内本病发病率较疱疹样皮炎高。本病为发生于成人,以多形性皮肤损害和表皮基底膜带 IgA 呈线状沉积为特征的一种皮肤病。其他名称尚有 IgA 大疱性类天疱疮,线形 IgA 大疱性皮病,非典型疱疹样皮炎等。

【临床表现】

皮肤损害表现为水肿性红斑、水疱、或大疱,疱可以发生于红斑基底或正常皮肤上,很似类天疱疮。有时水疱成群分布于炎症红斑上,与疱疹样皮炎相似,但其没有疱疹样皮炎的典型发疹部位。水疱为表皮下水疱,尼氏征阴性(彩图 29-11)。

皮肤损害常见于躯干部、四肢、面、头皮,手、足部亦可累及。约 50% 患者有口腔黏膜损害,形成糜烂、溃疡。少数病例累及口腔和结膜形成瘢痕,很似瘢痕性类天疱疮。罕见小肠黏膜损害,若有发生,其程度亦较轻。因此无谷胶饮食治疗无效。本病与 HLA-B8 无关。

患者有轻度瘙痒或剧痒;60% 病例倾向于几年后病情缓解。

线状 IgA 大疱性皮病亦可由药物诱导所致的一组疾病。在这些病例中皮损有自限性，很少黏膜受累，一般较难测到循环 IgA 型抗基底膜带的自身抗体。有关的药物为万古霉素、锂、卡马西平、硝酸异山梨酯、青霉素、PUVA、IL-2、γ干扰素、苯妥英钠等

【组织病理】

表皮下水疱，部分皮肤损害见真皮乳头内出现类似疱疹样皮炎的中性粒细胞性微脓疡；而另一部分皮肤损害表现相似于类天疱疮，表皮下水疱和嗜酸性粒细胞浸润，而无微脓疡形成。

【免疫学检查】

直接免疫荧光检查：在正常皮肤或红斑皮损内发现 IgA 呈线状沉积于表皮基底膜带的透明层或致密板下，IgG、C3 为阴性。

间接免疫荧光检测：约 30% 患者，血清中有 IgA 型抗表皮基底膜带自身抗体，一般抗体滴度较低。

抗基底膜带 IgA 自身抗体可结合基底膜透明层的分子量为 97 kDa 蛋白。有些病例具有 IgA 型、IgG 型自身抗体，可结合 BP 180 和 230 kDa，IgA 型抗体结合基底膜带抗原分子量为 285 kDa 蛋白。

【电镜及免疫电镜检查】

电镜检查发现水疱位于基底膜透明层或基底板下，免疫电镜检查显示 IgA 呈线状或管状沉积于基底膜透明层或致密板下，与锚状纤维有关。

【鉴别诊断】

对成人不典型的类天疱疮或疱疹样皮炎等大疱性疾病患者，应该结合组织病理或免疫荧光检测进行正确的诊断。

【治疗】

成人线状 IgA 大疱性皮病首选药物为氨苯砜，剂量为每日 100~150 mg，大部分病例能有效控制，且以小剂量维持治疗。

若氨苯砜治疗效果不明显，则可加用糖皮质激素，一般为泼尼松每日 30 mg 左右，即能控制病情，待皮损控制后逐渐减量，需服用维持量。

中药雷公藤制剂，对某些病例有效。

如药物诱导所致的病例，需停用可疑药物，停药后病情很快好转。部分病例需加上述药物治疗，才能有效控制病情。

四环素 2 g/d，加烟酰胺 1.5 g/d 联合治疗可能有效。

部分严重而不能控制的病例亦可使用霉酚酸酯、秋水仙碱或大剂量静脉滴注丙种球蛋白。

局部皮损可对症处理。

29.8.2　儿童线状 IgA 大疱性皮病（childhood form of IgA bullous dermatosis）

本病是一种皮肤损害类似疱疹样皮炎或类天疱疮表现，表皮下水疱，IgA 呈线状沉积于表皮基底膜带为特征的儿童获得性大疱性皮肤病。其他名称有儿童良性慢性大疱性皮病、儿童慢性大疱性皮病、儿童线状 IgA 非典型疱疹样皮炎等。

【临床表现】

通常发生于学龄前 2~3 岁儿童，平均发病年龄为 5 岁，发病较急。

皮肤损害以紧张性水疱、大疱为主，水疱可发于红斑或正常皮肤上，尼氏征阴性。疱排列呈玫瑰花瓣形或环形，很似类天疱疮的皮损。水疱持续时间较长，但破裂后愈合迅速，遗留色素沉着，一般无瘢痕形成。

皮肤损害分布广泛，而以躯干下部，特别是股内侧和臀部最常见，面部多集中于口周围。四肢损害以关节伸面为主（彩图 29-12），故与典型疱疹样皮炎损害分布不同。

约 75% 患儿有口腔黏膜损害，常为黏膜糜烂、溃疡，声音嘶哑常提示有喉部黏膜累及。小肠黏膜活体检查无异常发现，HLA-B8 的阳性率较成人为高。

患儿有较重的瘙痒。

病程慢性，周期性地发作与缓解交替。一般须 2~3 年后，有逐渐减轻倾向，至少年或成年时，甚至可以完全缓解。

【实验室检查】

组织病理检查显表皮下水疱，有时在真皮乳头内发现以中性粒细胞为主的微脓疡，有些皮损见以嗜酸性粒细胞浸润为主。

直接免疫荧光检查显示病变皮肤表皮基底膜

带有 IgA(彩图 29 - 13)或 C3 呈线状沉积。

间接免疫荧光检测显示 50%～60%患儿可测到 IgA 型抗基底膜抗体,一般抗体滴度较低。

免疫电镜检查显示 IgA 呈线状或管状沉积于表皮基底膜的透明层或致密板下,或双侧。

【鉴别诊断】

发生于儿童的不典型疱疹样皮炎的患者,应结合组织病理和直接免疫荧光检查进行诊断。

【治疗】

治疗同成人线状 IgA 大疱病,氨苯砜或磺胺吡啶有效,局部或系统应用糖皮质激素亦可控制皮损。

(翁孟武)

29.9　获得性大疱表皮松解症 (epidermolysis bullosa acquisita,EBA)

获得性大疱表皮松解症是一类罕见的、获得性的表皮下水疱病,与Ⅶ型胶原的自身免疫反应有关,Ⅶ胶原是表-真皮结合处锚纤维的主要成分。本病在西欧国家每年的新发病率约为 0.25/100 万,在亚洲人和美国黑人中的发病率更高。本病可发生于任何年龄,但 40～60 岁的成人多于儿童。

【病因及发病机制】

是与遗传相关的自身免疫性大疱性疾病。

HLA 等位基因与 EBA 的易感性有关:据报道 DRB1＊1501 和 DR5 与亚洲人和美国黑人的发病有关,而 DRB1＊13 与朝鲜人的发病有关。

50%患者体内存在能与组织结合的循环自身抗体。这种 IgG 自身抗体能与分布于致密板和致密板下的锚纤维的主要成分——Ⅶ胶原相互作用。

【临床表现】

经典表现是非炎症性的机械性大疱,以肢端为主,水疱愈合后有萎缩性瘢痕、伴粟丘疹、色素沉着或减退为特征。皮肤水疱、血疱和随后的糜烂面出现在非炎症性皮肤或瘢痕上,皮损好发于易受伤的部位,尤其是肘部、膝部、手背、腿和脚趾

(彩图 29 - 14)。肢端累及可导致连指手套样的毁损性畸形,而 20%患者出现头皮累及,进展成难愈合的溃疡和瘢痕性脱发。

其他临床表现包括"炎症性"的类天疱疮(BP)样的损害:间擦部位和屈侧出现广泛的水疱和大疱,愈合后不出现萎缩性瘢痕和粟丘疹。其次也可出现瘢痕性类天疱疮(CP)样的损害。

黏膜可有累及,口腔、喉、食管可出现糜烂和水疱,并导致吞咽困难和喉头堵塞。眼部累及可导致失明。

【组织病理及免疫学检查】

表皮下分离但没有棘层松解形成。类似 BP 或 CP 的患者,真皮中可有中性粒细胞、嗜酸性粒细胞和淋巴细胞浸润。

病灶周围皮肤 DIF 检查示表皮 BMZ 连续性、线状 IgG 沉积。盐裂皮肤示 IgG 抗体沉积位于真皮侧。IIF 检查示半数患者存在 IgG 型循环抗BMZ 抗体。免疫电镜检查发现基底膜致密板及其下的锚状纤维处有电子致密的沉积带。免疫沉淀法示 EBA 患者血清中的循环自身抗体主要结合 290 kDa 蛋白。

【诊断及鉴别诊断】

Yaoita 等推荐的诊断标准包括:① 损伤发生在无明显炎症皮肤处机械性大疱,愈后有瘢痕和粟丘疹;② 无家族史;③ 病理表现为表皮下大疱;④ DIF 检查示表皮 BMZ 连续性、线状 IgG 沉积;⑤ 免疫电镜证明 IgG 沉积于真皮上部(基底膜致密板及其下的锚状纤维处)。

本病应与下列疾病进行鉴别:

显性遗传营养不良性大疱表皮松解症:EBA 无家族史,发病较晚,DIF 有阳性发现。

大疱性类天疱疮:取皮损周围皮肤,进行以盐裂皮肤的 DIF 检查;表真皮提取物的免疫印迹和免疫电镜可资鉴别。

迟发性皮肤卟啉病:查尿卟啉即可鉴别。

大疱性系统性红斑狼疮:本病可出现短暂性、广泛性、炎症性表皮下水疱,较少出现机械性水疱伴瘢痕和粟丘疹,ANA 等抗体阳性,部分病例也存在能和Ⅶ胶原相互作用的循环自身抗体。但 EBA 通常对治疗反应较差,而氨苯砜常能显著改

善大疱性系统性红斑狼疮的症状。

【治疗】

EBA 通常不危及生命,但总体治疗效果不佳。

支持疗法,防止继发感染,避免创伤。

糖皮质激素、免疫抑制剂硫唑嘌呤等,氨苯砜、秋水仙碱、血浆置换、大剂量免疫球蛋白静脉冲击疗法仅对个别患者有效。

有报道环孢素对多数患者有效。

(骆肖群)

29.10 中毒性表皮坏死松解症(toxic epidermal necrolysis,TEN)

中毒性表皮坏死松解症是主要表现为大片皮肤红斑、水疱,继之表皮松解坏死和剥脱的一组症候群。

由 Lyell 于 1956 年首先报道这一疾病,故又称 Lyell 病。1967 年 Lyell 根据病因、病理不同将这一疾病分为金葡菌型和非金葡菌型。以后 Lyell 及 Melish(1970)等人又将金葡菌型 TEN 正式命名为葡萄球菌性烫伤样皮肤综合征(staphylococcal scalded skin syndrome,SSSS),而非金葡菌型就专指 TEN 并作为一独立疾病。本节着重讨论非金葡菌型 TEN,即现在所称的中毒性表皮坏死松解症。

【病因及发病机制】

(1) 药物

为主要病因,如磺胺类、巴比妥类、苯妥英钠、卡马西平、别嘌呤醇、抗生素(青霉素、头孢菌素、四环素、抗结核药等)、非类固醇性抗炎药(保泰松、水杨酸类等)。个别报道由中药苜蓿、三七、鱼腥草等引起。药物所致的机制目前尚未清楚,可能与机体对药物代谢产物的解毒功能障碍或缺陷有关。有人认为是药物作为半抗原修饰表皮细胞,引起细胞介导的细胞毒性免疫反应所致。

(2) 感染

病毒、细菌、真菌感染,导致机体免疫力低下,如 HIV 感染及获得性免疫缺陷患者较正常人发病率高。可能存在获得性的系统性的谷胱甘肽缺乏,导致磺胺过敏反应中的代谢产物羟氨衍生物增多,产生细胞毒性反应。

(3) 遗传

TEN 的发生具有较大的个体差异和遗传易感性,同一家庭中,可多人对同一类药物产生过敏,发生 TEN。遗传方面研究,发现携带 HLA－B12 基因的患者,TEN 发生率显著增高。与磺胺类药物有关的 TEN,多发生于 HLA－A29、B12、DR7 基因携带的患者;另外,药物代谢中的某些系列化酶的功能缺陷或数量异常,也可导致 TEN。与磺胺乙酰化有关的 N-乙酰转移酶,是一种由常染色体显性遗传决定的遗传多态酶,如此酶活性下降,可导致慢乙酰化,易发生 TEN。

【临床表现】

常见发生于成人,儿童亦有发病的。

本病起病急,进展快,病情危重。皮损初,为弥漫性鲜红色斑,近半数呈多形红斑样,触痛明显,24 小时内即变为暗紫色、青铜色斑,继而出现大小不一的水疱,疱壁易破,Nikolsky 征阳性。表皮细柔似腐肉样,稍搓之即大片剥离,皮损面积可达 50%以上。眼、口腔、外阴、呼吸道、消化道黏膜可同时受累,出现糜烂、溃疡,导致吞咽困难、排尿疼痛,甚至失明等。全身中毒症状较重,可有疲乏、咽痛、呕吐、腹泻,甚至高热、谵妄、抽搐、昏迷等。严重病例,可伴有单脏器或多脏器的损害,最多见的是肝、肾累及,可出现肝功能异常、氮质血症、蛋白尿、血尿等症状。一般病例可在 2~3 周内愈合,而无瘢痕,或有脱发、甲破坏等并发症。

【实验室检查】

外周血白细胞增高,嗜酸性粒细胞增多,但病情严重时反可减少。可有中毒性骨髓浸润、类白血病血象。

免疫荧光检查多数阴性,少数病例间接免疫荧光,检出血循环中有抗表皮细胞间抗体,但滴度很低,为非特异性的。补体正常。

【组织病理】

表皮全层角质形成细胞融合、坏死、嗜伊红变性。真皮正常或轻微炎症细胞浸润,后者仅局限于扩张的表浅血管周围,主要为 T 辅助细胞。

【诊断及鉴别诊断】

TEN 的诊断可根据:① 发病突然,皮损在

24~48 小时内泛发至全身;② 皮损为弥漫性鲜红色斑上,大小不一的水疱,Nikolsky 征阳性,皮损触痛;③ 无靶形皮损;④ 病理上表皮全层角质形成细胞融合、坏死、胞质嗜伊红,真皮炎症细胞浸润轻微或缺如。

TEN 需与 SSSS 的鉴别,但与重症多形红斑〔Stevens-Johson syndrome,SJS〕的鉴别较难,因为两者在致敏药物、临床表现等方面具不少相似处。但有报道初期为 SJS,以后发展成 TEN。因此,有人认为 TEN 是重型的 SJS 或是同一疾病的不同类型。

【治疗】

(1) 去除病因

停用一切可疑的致病药物,注意避免交叉或多元性致敏药物。去除一切可能的原发病灶等。

(2) 糖皮质激素

泼尼松,剂量一般是每日 60 ~ 100 mg 或甲泼尼龙,每日 60~80 mg,静脉滴注(成人量),静脉给药尽可能维持 24 小时,症状缓解后即减量,每次减量不大于当时用量的 10% ~ 20% 为宜。早期应用糖皮质激素是关键,可降低死亡率。

(3) 大剂量丙种球蛋白静脉疗法

丙种球蛋白,剂量一般为每日 400 mg/kg,静脉滴注,3~5 天,疗效较好。

(4) 免疫抑制剂

有报道环孢素在抑制病情发展、缩短病程、降低死亡率方面具显著作用。使用剂量为 3 mg/kg,12 小时一次。

(5) 保持水、电解质平衡和支持疗法

由于高热、广泛的皮肤渗液、蛋白质丧失,极易导致脱水和电解质紊乱,甚至酸中毒,故应按具体情况及时补充液体和电解质。酌情输新鲜血或血浆等。

(6) 血浆置换术

血浆置换疗法有助于清除诱发 TEN 的药物及其代谢产物或所谓的"坏死松解因子",但也有不少副作用,故应慎重使用。

(7) 局部处理

将患者暴露于热而干燥的流通空气中。由于经皮吸收的屏障被破坏,故必须使用无刺激的保护性的外用药,如消毒凡士林纱布敷贴;含地塞米松和新霉素的气溶胶以及生物学细胞再生药物等喷洒于皮损。

注意保护眼,经常用无菌生理盐水清洗,并涂以硼酸或可的松眼膏。口腔经常用 4%碳酸氢钠溶液漱洗,并注意预防真菌感染。鼻腔结痂堵塞者,可先用消毒石蜡油去除痂皮,再用双氧水清洗。

【预后】

影响预后的因素是患者年龄、裸露皮损的面积、血浆尿素氮以及感染、出血等并发症。上海华山医院皮肤科收治 TEN 中死亡组的平均年龄明显高于治愈组($P<0.05$)。死亡病例多为 TEN 累及肾脏者。

本病的死亡率为 5%~30%。

(王月华　翁孟武)

第30章 无菌性脓疱性皮肤病

目 录

无菌性脓疱性皮肤病

30.1 概 论

无菌性脓疱性皮病这一组疾病的共同点是病因不明,临床上以慢性、复发性为特点的无菌性脓疱。部分疾病以肢端或掌跖局部分布,对治疗反应较差,暂时缓解与发作交替;另一部分疾病好发于新生儿、婴儿,无菌性脓疱为暂时性或自限性的,不需要特殊治疗,自行缓解;另有小部分疾病虽然少见,但表现急性的脓疱性皮病,皮损较广泛,病情危重,需加用糖皮质激素、免疫抑制剂等治疗。

这组无菌性脓疱性疾病中,脓疱形成与细胞因子、趋化因子的关系,以及这些因子的来源、性质,产生不同临床表现的机制等亦有待进一步研究。

30.2 急性泛发性发疹性脓疱病(acute generalized exanthematous pustulosis, AGEP)

急性泛发性发疹性脓疱病是一种急性、发热性药物反应,以大面积红斑基础上出现无数粟米大小非毛囊性的无菌性脓疱为特征。少数 AGEP 发病可能与水银过敏以及肠道病毒感染有关。

【病因及发病机制】

确切的发病机制尚不明确。可能与以下因素有关。

(1)遗传因素

HLA - B5, - DR11, - DQ3 在 AGEP 患者中出现频率增高。

(2)药物过敏

使用药物后较短时间内即出现皮疹。可疑药物斑贴试验阳性率可达 80%。患者外周血中性粒细胞增多以及皮损处中性粒细胞的浸润可能与药物特异性 T 细胞释放的中性粒细胞趋化性细胞因子有关。

【临床表现】

高热可与脓疱同时或前后出现。皮疹常初发于面部或皮肤皱褶部位(如腋窝、腹股沟),数小时内遍布全身。皮疹数量多,皱褶部位、躯干和上肢皮损更为密集,表现为大面积红斑基础上粟米大小(<5 mm)、非毛囊性的无菌性脓疱,瘙痒或灼热感。患者可出现面部和手部水肿、紫癜、水疱或大疱以及多形红斑,50%患者有黏膜累及。皮损好转后出现脱屑。临床症状一般在服药 2 天内出现,持续 1~2 周。患者外周血中性粒细胞计数明显升高,嗜酸性粒细胞也可升高,可出现一过性肾功能不全和低钙血症。

【组织病理】

表皮最浅层(角层下)出现海绵状脓疱。真皮乳头水肿,血管周围中性粒细胞和嗜酸性粒细胞浸润。

【诊断及鉴别诊断】

本病应与下列疾病进行鉴别:

急性泛发性脓疱型银屑病:较少出现紫癜、水疱或大疱以及非典型的靶形损害。组织学表现中乳头部棘层肥厚更为常见。患者发病通常和药物的使用没有明显关联。

发疹性药疹:也可出现脓疱,但常为毛囊性的。脓疱融合可发展为 TEN。组织病理学检查可鉴别两种疾病。

【治疗】

停用与 AGEP 有关的药物,主要是抗生素,其中以 β-内酰胺类(如青霉素、阿莫西林、头孢菌素)和大环内酯类抗生素最为常见;其他药物包括钙通道阻滞剂(地尔硫䓬)和抗疟药物、卡马西平、特比萘芬等。

及早采用适量糖皮质激素,口服或静滴,可有效控制病情。皮疹局部行对症治疗。

本病病程具自限性,预后良好。

30.3 疱疹样脓疱病(impetigo herpetiformis)

疱疹样脓疱病是一种好发于妊娠妇女的较为罕见的皮肤病。以红斑基础上群集的浅表性、无菌性脓疱为特征。可伴发系统性病变。本病多发生于妊娠期的末 3 个月,可持续到婴儿出生,一般很少在产后发生。

【病因及发病机制】

病因不明。有些学者认为疱疹样脓疱病是一种独立的疾病,也有学者认为它和脓疱性银屑病是同类疾病,因为两者原发性损害均为无菌性脓疱,组织病理有共同的特征性的 Kogoj 海绵状脓疱,在同一患者身上可观察到这类疾病之间互相转化的现象,沟纹舌在两种疾病中都可出现,脓疱型银屑病也可因妊娠诱发和加重。

部分患者伴发甲状旁腺功能紊乱以及妊娠过程引起的低钙血症,因此,认为低钙血症的发生和疾病有一定的相关性。

【临床表现】

起病急,皮损好发于腹股沟、腋下等皱褶部位,严重者可侵犯全身。原发损害为红色基底上群集的针尖大小的无菌性脓疱,呈周期性成批发出,向周围扩展,排列成环状、多环状,有时互相融合成"脓湖"。脓疱很快干燥,结成薄黄痂,愈后留下特征性淡红色色素沉着(彩图 30-01)。皮损发展至高峰时,可出现大疱性表皮松解样剥脱及剥脱性皮炎的表现。口腔黏膜、舌,甚至食管也可受累,舌常呈沟纹舌表现;指(趾)甲可灰黄、变软、无光泽或脱落。发作时患者可出现寒战、高热等全身症状。可引起流产、死胎或婴儿死亡。

本病有的经数周至数月后自行缓解而愈。亦可因高热、心力衰竭、尿毒症、继发感染或恶病质而死亡。

【组织病理】

表皮角化不全,棘层不规则肥厚,表皮内海绵状脓疱形成,内有大量中性粒细胞。真皮乳头水肿,小血管扩张充血,周围淋巴细胞、中性粒细胞浸润,偶见嗜酸性粒细胞。

【诊断及鉴别诊断】

根据皱褶部位为主的群集小脓疱,排列成环状或多环状,全身症状显著,发生在妊娠妇女,以及组织病理特点等,诊断可确立。本病应与下列疾病进行鉴别。

妊娠疱疹:多发于妊娠中期,皮损呈多形性,以水疱为主,剧痒。患者一般情况良好,发热少,一般不影响妊娠。

角层下脓疱病:皮损除脓疱外还伴发水疱,全身症状轻,组织病理检查为角层下脓疱。

泛发性脓疱型银屑病:有学者认为本病与疱疹样脓疱病是同一类疾病的不同阶段。患者常有寻常型银屑病病史和损害,病理除海绵状脓疱外,尚有银屑病改变。

【治疗】

主要是对症处理,注意支持疗法和电解质平衡。

糖皮质激素有时有效,环孢素、甲氨蝶呤等免疫抑制剂,甲砜霉素等抗生素,以及中药雷公藤等均有一定疗效。脓疱处可使用扑粉。

30.4 角层下脓疱病(subcorneal pustular dermatosis)

角层下脓疱病也称 Sneddon - Wilkinson 病,是一种少见的慢性、良性复发性中性粒细胞性皮肤病。本病多见于 40 岁以上的妇女。

【病因及发病机制】

病因不明。脓疱培养无阳性结果。有学者发现角层下脓疱病和 IgA 型骨髓瘤、风湿性关节炎等疾病有关。1 例患者经检测发现缺乏桥粒芯糖蛋白-1 和 3 抗原。

【临床表现】

皮损对称分布,主要累及躯干、腋窝和腹股沟等皱褶部位,面部、头皮和黏膜不受累。

原发性损害为绿豆至黄豆大小的脓疱和水疱,疱壁松弛,常在数小时内成批发生于正常或轻度红斑皮肤上,脓液聚集在脓疱或水疱的下垂部分。皮损常融合成环状或多环状,数天后干涸,结痂脱屑,留色素沉着。皮损愈合处又可发生新的皮损。

部分患者有阵发性瘙痒及灼热感,全身状况良好。

【组织病理】

血管周围以中性粒细胞为主的炎性浸润。中性粒细胞渗入表皮,不形成海绵状脓疱但聚集在角质层下形成角层下脓疱。

【诊断及鉴别诊断】

根据患者的皮损表现,不难诊断本病。应与下列疾病进行鉴别:① 脓疱性银屑病:组织切片见海绵状脓疱,氨苯砜治疗反应差。② AGEP:本病一般具有自限性,常与药物反应相关,患者有高热等全身症状,组织切片见海绵状脓疱。③ IgA 型天疱疮:亦可表现出相似的皮损,但直接免疫荧光检查可见细胞间 IgA 抗体沉积。④ 脓疱疮:也可表现为薄壁脓疱,但脓液细菌培养阳性,抗生素治疗有效。

【治疗】

首选氨苯砜治疗。糖皮质激素、阿维 A、阿维 A 酯、英夫利昔单抗和窄波 UVB 对本病都有治疗作用。

局部可使用扑粉、糖皮质激素制剂等对症处理。

(骆肖群)

30.5　连续性肢端皮炎(acrodermatitis continua of Hallopeau)

本病又称持久性肢端皮炎(acrodermatitis perstans)、肢端脓疱病(acropustulosis)、匐行性皮炎(dermatitis repens)。本病病因不明,是一种慢性、复发性、好发于指、趾部,以无菌性脓疱为特征的皮肤病。

【病因】

创伤或局部感染:由于局部创伤、感染葡萄球菌或病毒后变态反应所致。

内分泌失调:月经期可使本病加重,而妊娠期症状减轻。

自主神经功能紊乱:有部分病例可明显皮肤温度降低,有电灼样抽痛,放射样剧痛,经冬眠治疗后好转,故本病与自主神经功能紊乱可能有一定关系。

自身免疫反应:有学者认为本病是自身免疫性疾病,可能是疱疹样脓疱病的一个异型。

【临床表现】

本病好发于中年人及儿童、女性较常见。

损害初发于一个手指或足趾的末节背侧皮肤,尤其是甲的周围,多有局部外伤或感染史。局部皮损经数个月至 1~2 年后缓慢发展,逐渐向近端呈匐行性蔓延,其他手指或足趾相继累及,并可扩展到掌、手背、腕、肘、跖、足背,甚至泛发全身,皮损可不完全对称分布。原发损害为小水疱、无菌性小脓疱,破裂后局部留下鲜红的、有渗出的糜烂面或浅溃疡,干涸后结痂,但其下又有新发水疱或脓疱,如此反复不已、绵延不断,呈慢性经过,并不断扩大。由于长期慢性炎症,结缔组织增生,可导皮肤干燥、变硬,反复脱屑酷似银屑病样或湿疹样变化。严重病例可使指(趾)变尖细,甚至末节缺失,骨骼有脱钙,骨纤维化。可致手足及指趾挛缩、畸形。甲板失去光泽,甲变形,有纵横沟,甲萎缩或分离,脱落。本病亦可累及黏膜。侵犯口腔、鼻腔、尿道、女阴等处黏膜,出现红斑、脓疱、白色假膜。皲裂、伴有沟状舌或地图舌表现。皮损局限于手足者,除有瘙痒、灼热感外,萎缩性皮损可有紧缩感,一般无全身症状。

本病如伴大面积皮损,且病情活动时,则往往有寒战、发热、肝脾肿大、关节疼痛及白细胞升高。一般为急性过程,经治疗后皮疹消退,留有指(趾)部原有病灶,且长期存在。少数病例可发展为红皮病,导致严重并发症,预后较差。

【组织病理】

表皮角化不全,中等度棘层增厚,上部有海绵状脓疱形成,疱内容主要为中性粒细胞和变性的表皮细胞,表皮嵴延长。脓疱下方的真皮浅层毛细血管扩张,有慢性炎症细胞浸润。

【诊断及鉴别诊断】

依据:① 指(趾)端皮肤外伤史;② 皮损好发于指(趾)末节皮肤;③ 损害为无菌性小脓疱,呈匐行性蔓延,反复发作,进展缓慢;④ 组织病理为表皮上部海绵状脓疱,疱内主要为中性粒细胞浸润等即可诊断。

但局限于肢端的有时需与感染性湿疹及念珠菌皮炎做鉴别。泛发性者需与脓疱型银屑病及疱疹样脓疱病相鉴别。

【治疗】

寻找和清除感染灶:小剂量四环素长期口服,如每日 0.5~1 g,4 周为一疗程,最长可用 3 个疗程,有些患者有效。

雷公藤或昆明山海棠制剂口服。

免疫抑制剂:如甲砜霉素、甲氨蝶呤,应用时注意其毒副反应。

氯法齐明(氯苯酚嗪):第一个月每日 400 mg 分 2~3 次口服,以后减至每日 200~300 mg,共 6 个月。其作用主要是增强中性粒细胞吞噬作用。

低剂量糖皮质激素:如急性发作或经上述治疗未能控制病情者,可应用低剂量糖皮质激素。每日口服泼尼松 40 mg,症状控制后渐减量,但停用后往往易复发。

菌苗接种也可试用。

局部外用煤焦油,糖皮质激素,或抗生素软膏合用可能有效。

浅层 X 线、境界线、核素局部照射有一定效果。

30.6 掌跖脓疱病(pustulosis palmaris et plantaris)

又称慢性掌跖脓疱型银屑病(chronic palmoplantar pustular psoriasis)、持久性脓疱性汗疱疹(persistent pustular pompholyx)。本病病因不明,仅发生于掌跖部红斑基底上,周期性发作、成簇无菌性表皮内脓疱为特征的慢性复发性疾病。Dore 于 1982 年首先将本病作为一种独立性疾病进行描述,从连续性肢端皮炎中分出来。

【病因及发病机制】

Barber 认为本病是一种局限性的脓疱性银屑病,部分患者中,其他部位有银屑病皮疹,个人或家族有银屑病史,或将来发展为银屑病,显示两病之间有一定的联系。但也有不少学者认为本病与银屑病无关。

1934 年 Andrews 等认为是化脓菌引起的变态反应,因为患者有明确的感染灶,当病灶去除时,皮疹即愈,故又称为脓疱性细菌疹。但多数患者去除感染病灶后并不能得到预期效果,故感染学说证据不足。

近年来,有人提出金属致敏学说,认为银汞合金的牙料、铜质牙料,罐头听中的锡,鱼和甲壳动物体中的汞,以及锂治疗几个月后发病,认为本病可能是对金属元素过敏。这些金属元素吸收进入血液,然后通过汗液排泄至角质层,导致变态反应。这从对汞、铜、锡斑试阳性的患者中,去除相应的金属离子能收到良好的结果,似支持了这一学说。

此外,妊娠、内分泌疾病、创伤等均可作为各种局部刺激因子而激发本病。

【临床表现】

本病好发于中年人,女性多于男性。无种族、地区或职业上的差别。

皮损好发于掌跖部位,而跖部比掌部多见,足底好发于足弓的内外侧缘、足跟底和侧缘,其次为跖远端或整个跖部,掌部好发于大鱼际,其次是小鱼际,掌中央和掌远端,手指皮损少见。掌跖部位的皮损大多是对称分布、但偶有单侧皮损持续较久。原发损害是掌跖局部边界不清的红斑基底上、角层下或表皮内的脓疱或水疱,后者在数小时内迅速发展成脓疱、脓疱直径 2~5 mm、经 2~3 天至 2 周,脓疱干涸、形成脓痂或棕色鳞屑而脱落。继之,新的成簇脓疱又反复出现,往往最常发生于红斑的边缘。脓疱亦可发生在正常皮肤上,迅即被红斑围绕,红斑弥漫性扩大,亦可被正常皮肤分隔而呈孤岛样。病情稳定时,以红斑、脱屑为主,皮肤干燥、皲裂,伴疼痛。但常易呈周期性急性发作、反复不愈,可持续多年。掌跖皮肤增厚,发红,表面有大量鳞屑、剥脱,酷似寻常型银屑病。未见萎缩和畸形。半数患者在皮损发作时有严重的掌跖瘙痒,少数患者有疼痛和肿胀感,一般无全身症状。

【实验室检查】

脓液常规检查或培养,细菌和真菌均为阴性。

【组织病理】

在表皮棘细胞层内发现中性粒细胞浸润的脓疱。接近表皮处显示少或无海绵形成。脓疱下方真皮内血管周围淋巴细胞和中性粒细胞中度浸润。

【诊断及鉴别诊断】

根据中年女性、掌跖部位红斑基底上无菌性脓疱,对称分布,反复发作,伴不同程度瘙痒,病理为表皮内脓疱,一般不难诊断。需与下列疾病相鉴别:① 局限型连续性肢端皮炎:与局部创伤或感染有关,起病自一侧的指(趾)末节开始,表现为甲沟炎及甲下脓疱,逐渐向近端呈匐行性蔓延,组织病理为表皮棘细胞层内中性粒细胞浸润为主的海绵状脓疱。② 汗疱疹继发感染:汗疱疹好发于掌跖和手指侧面、皮损为成群菜籽大小圆形疱疹,继发感染时可发生脓疱,疱液中可查见细菌。

【治疗】

参见30.5《连续性肢端皮炎》一节。

30.7　新生儿暂时性脓疱病(transient neonatal pustulosis)

也称新生儿一过性脓疱性黑变病(transient pustular melanosis),但白人婴儿中难以观察到色素沉着斑。最早本病发现于美国黑人,在黑人婴儿中发病率较高,约为1%,而其他人种婴儿的发病率为0.1%。

病因不明,皮损内未找到细菌或病毒,与药物关系也不清楚,可能与新生儿中毒性红斑有关,有认为可能是后者的异型。

【临床表现】

皮损于生后即可发现,典型皮损为1~3 mm松弛、浅表、易破的脓疱,或水疱脓疱疹,脓疱破裂后出现棕褐色痂,随后出现领圈样脱屑,遗留色素沉着斑。色素沉着斑在黑人婴儿中较为明显,并不一定出现在其他人种婴儿中。有些患儿出生时已表现为色素沉着斑,说明脓疱阶段可能发生在宫内。皮损好发于颏、颈、前额、背部和臀部。色素沉着斑可持续3个月之久。患儿一般情况较好。

【组织病理】

组织病理示脓疱位于角层内或角层下,含较多中性粒细胞和少量嗜酸性粒细胞聚集,其下真皮无异常,或可见血管周围和毛囊周围炎性浸润,以中性粒细胞为主,亦可见嗜酸性粒细胞。色素斑为基层内和基层上部黑素增多,但无明显色素失禁。

脓疱内容物涂片见中性粒细胞,病原菌培养阴性。

【鉴别诊断】

包括新生儿毒性红斑、先天性皮肤念珠菌病、单纯疱疹感染和葡萄球菌性脓皮病。

【治疗】

本病无需特别治疗,水疱和脓疱常在5日内消失,色素沉着斑在3月内消退。

30.8　婴儿肢端脓疱病(infantile acropustulosis)

本病为发生于婴儿手足部、皮损为瘙痒性丘疱疹及脓疱的炎症性皮肤病,有自愈性。

【病因】

病因不明。本病患者的脓疱或水疱的内容物进行细菌、真菌培养,均为阴性。

自1976年以来国内外均有报道,本病多发在2~10个月的婴儿,偶有5岁的患儿。在国外以黑人儿童多见。男多于女。

【临床表现】

大多数患者在出生后一年内出现皮疹,有的出生时即有。皮损初起为针头大小的红色丘疹,孤立或成群分布。24小时后变为直径1~4 mm的水疱或脓疱。每批皮损持续约7~14天,但2~3周后可再发。夏季皮损加剧。皮损好发部位是手掌及足底,其次为手背、腕部、足背、踝部,偶见于头皮,黏膜不受累。皮疹反复发作时,瘙痒剧烈,影响睡眠,小儿因此烦躁不安。皮损一般于发病后7~10天自然缓解、消退,留有色素沉着斑。2岁后可自愈。

【组织病理】

局限性角层下脓疱,疱液中充满中性多形核白细胞和凝浆,疱顶由致密的角质层组成,疱底是由压缩的生发层组成。真皮乳头轻度水肿,浅部血管周围有淋巴细胞浸润以及少许中性粒细胞和嗜酸性粒细胞。

皮损直接或间接免疫荧光检查未见特殊。

【诊断及鉴别诊断】

根据典型的临床症状和体征,诊断不难。但需与脓疱疮、新生儿一过性脓疱性黑变病、出汗不良性湿疹、掌跖脓疱性银屑病、汗疱疹、疥疮等相鉴别。

【治疗】

氨苯砜(DDS)对本病有良效。每日1~2 mg/kg,分2次口服,24小时后即可明显好转,但停药2~3天后可复发。个别患者在长期应用DDS后可产生耐药,则将剂量增至每日3 mg/kg,待症状控制后每日用0.5~0.7 mg/kg可控制复发。

抗组胺药对止痒有效。

早期局部外用糖皮质激素可抑制皮损发作。

30.9 嗜酸性脓疱性毛囊炎(eosinophilic pustular folliculitis)

本病是以嗜酸性粒细胞浸润为主的毛囊和毛囊周围炎症为特征的一组疾病。病因不明,多数患者有痤疮或脂溢性皮炎病史,皮疹好发于皮脂溢出区,因此,有人认为本病与皮脂溢出和性激素有关,也有人认为是一种对细菌等微生物的异常反应,但未能证实。皮疹处有轻度瘙痒,皮损加剧时可有全身不适。

组织病理示早期毛根外鞘细胞内、细胞间水肿,以嗜酸性粒细胞浸润为主,少数中性粒细胞和单核细胞浸润。

需与脓疱病、脓疱性银屑病、疱疹样脓疱病、疱疹样皮炎及体癣相鉴别。

治疗可内服氨苯砜、吲哚美辛或糖皮质激素,有良效;也可试用羟基保泰松或磺胺吡啶、米诺环素。UVB治疗可能有帮助,难治的病例可使用阿维A、PUVA等治疗。

详参第26章26.7一节。

30.10 脓疱性细菌疹(pustular bacterid)

Andrews和Machacek于1935年描述了这一疾病,这些患者以手足复发性脓性小疱为特征、临床和病理类似Barber描述的手足脓疱型银屑病。这些患者具有局灶性细菌感染,主要是扁桃体和牙齿的炎症,且缺乏明显银屑病特征,因而命名为脓疱性细菌疹,它究竟是一种独立的疾病,还是掌跖脓疱型银屑病的急性型尚不清楚。

细菌感染可能诱发皮疹出现;发现感染病灶及清除病灶后掌跖部皮疹即消退有助于本病的诊断。

【治疗】

① 注意锻炼身体、增强体质,预防扁桃体和牙齿感染。② 局部以治疗感染病灶为主。③ 全身症状明显,可加用系统性抗生素治疗。

(翁孟武)

第31章 色素障碍性皮肤病

目　录

色素障碍性皮肤病

31.1 概　　论

正常人体皮肤的颜色可呈红、白、黄、棕及黑色,皮肤颜色的改变主要受以下四方面因素的影响:① 皮肤内各种色素的含量,即皮肤内黑素、类黑素、胡萝卜素及皮肤血液内氧合血红蛋白与还原血红蛋白的含量多少,如上述色素含量增多,皮肤颜色就会加深;② 皮肤解剖学上的差异,主要是皮肤的厚薄,特别是角质层和颗粒层的厚薄,薄的表皮容易显出真皮乳头血管内血液的颜色,厚的表皮透光性差,皮肤颜色发黄,如掌跖部皮肤;③ 皮肤本身病理改变所致,如皮肤异常增厚、变薄、水肿、炎症、浸渍、坏死等变化也会造成皮肤颜色的相应变化;④ 外源性因素的影响,例如由于药物(如阿的平、氯苯吩嗪、磺胺)、金属(如金、银、铋、铊)、异物(如文身、粉物染色)及其他代谢产物(如胆色素)的沉着而引起皮肤颜色的改变。

31.1.1 黑素的代谢

黑素是决定皮肤色泽的主要因素,它是一种蛋白衍生物,可分为优黑素(真黑素)和暗黑素(褐黑素)。以往认为黑素仅由表皮的黑素细胞产生,现已确定参与皮肤黑素的形成及代谢的尚有表皮的角质形成细胞,两者合称为表皮黑素单位,它是由一个黑素细胞与其邻近的约 36 个角质形成细胞所形成的。现简述参与皮肤黑素合成和代谢的黑素细胞、黑素体和黑素。

(1) 黑素细胞(melanocyte)

黑素细胞起源于神经嵴,在胚胎发育过程中通过间充质逐渐移行至表皮、真皮、毛囊、脉络膜、虹膜、软脑膜及血管周围等处,发育成具有合成黑素能力的成熟黑素细胞。黑素细胞数量与年龄、部位有关,与肤色、种族及性别无关。人体几乎所有组织内均有黑素细胞,但以表皮、毛囊、黏膜、视网膜色素上皮等处含量较多。皮肤中的黑素细胞主要分布于表皮基底层和毛球部位,其中基底层大约有 10 亿~20 亿个黑素细胞,占基底层细胞数量的 10%,HE 染色切片中黑素细胞胞质透明,胞核小而深染,电镜下显示黑素细胞具有较多树枝状突起,其中含有很多线粒体、内质网小泡和发育良好的 Golgi 体。

(2) 黑素体(melanosome)

电镜下可见黑素细胞胞质内含有特征性的黑素小体,后者为含有酪氨酸酶的细胞器,是合成黑素的场所。黑素在黑素体内的形成和沉积大概分为四个阶段,即黑素体的形成、黑素体的黑素化、黑素体被分泌入角质形成细胞内以及黑素体在角质形成细胞内的转运、降解或排出。

(3) 黑素(melanin)

黑素的形成是在黑素细胞内酪氨酸在酪氨酸酶作用下与氧结合成为二羟苯丙氨酸(DOPA),DOPA 一旦形成后又可反过来催化酪氨酸和酪氨酸酶的反应,同时 DOPA 又在酪氨酸酶的作用下再氧化失去两个氢原子变为 DOPA 醌,以后在没有酶的参与下与氧结合,经过一系列变化最后与蛋白质结合形成黑素。在一系列反应中,从还原型到氧化型反复进行,中间产物处于还原型时色素变淡或无色,处于氧化型时则色素增加。因此,黑素是一种结构紧密、有吲哚与醌等基本结构的高分子聚合物。酪氨酸酶是目前唯一已经明确参与黑素代谢的酶,它是一种含铜需氧酶,其活性与铜离子含量呈正比,其中 DOPA 是酪氨酸-酪氨酸酶的催化剂,能加速其反应。

31.1.2 黑素代谢的影响因素

黑素代谢是一个动态的过程,其中任何一个环节发生障碍,均可影响黑素的质或量的变化,从而改变皮肤色泽。主要影响因素有:

(1) 角质形成细胞

位于表皮和真皮交界处的黑素细胞,在形态上与其周围的角质形成细胞有着密切接触,表皮黑素细胞的位置和分化受角质形成细胞影响。无角质形成细胞时培养中的黑素细胞不活跃,只有与角质形成细胞发生联系时才生成树突状。有研究发现,角质形成细胞能分泌阿片-促黑素细胞皮质素(POMC)和 α-黑素细胞刺激素(α-MSH)促进黑素形成。α-MSH 是体内天然的促黑素细胞分裂剂,它是通过高亲合力的受体发挥作用,可能是通过靶细胞的活性腺苷酸激酶介导而传递信息的。

(2) 紫外线

紫外线能使黑素细胞内酪氨酸酶活化,表现为单位面积内黑素细胞增多,黑素体生成旺盛、移动加快。因此,紫外线是黑素细胞制造黑素的动力。然而,黑素细胞对紫外线的反应随紫外线波长而异:290~380 nm 波长的紫外线激活酪氨酸活性的能力最强,如反复照射此段波长紫外线,则不仅引起黑素体的量变,而且可导致其质变,例如可使白种人的黑素体变大,其分布也由集合型转化为单一型。酪氨酸酶活性的差异,使生成的黑素在量与质上均不同,这也是造成人种肤色深浅不一的一个原因。

(3) 巯基

表皮中正常存在的巯基化合物是还原型谷胱甘肽,它能与酪氨酸酶中的铜离子结合而抑制其功能。任何使表皮内巯基减少的因素如紫外线照射、炎症等均可促使黑素生成增多。

(4) 色氨酸吡咯酶

色氨酸吡咯酶活性的增加会抑制酪氨酸酶活性,而由于代谢紊乱,在体内蓄积过多的半胱氨酸、谷胱甘肽、色氨酸等还会通过其还原等作用,增加色氨酸吡咯酶的活性而影响黑素的合成代谢。研究还表明含锌等金属的组氨酸酶也能促进体内黑素合成,而半胱氨酸能抑制皮肤中的组氨酸酶。

(5) 内皮素和干细胞因子

有研究表明内皮素-1(ET-1)和干细胞因子(SCF)在皮肤黑素形成中扮演着重要的角色,两者结合于黑素细胞受体后,能促进黑素细胞有丝分裂,使黑素细胞快速增殖,提高黑素含量。

(6) 免疫因素

近年来研究发现患者体内存在抗酪氨酸酶抗体、抗黑素细胞抗体等自身免疫性抗体,表明免疫反应亦可影响黑素的代谢。

(7) 神经因素

神经冲动对黑素的形成有一定影响。在交感神经作用下,可能是通过去甲肾上腺素等的作用,使黑素体集于黑素细胞之中央而使色素减退。副交感神经则可使色素增加。一些动物(如某些鱼类、蛙、蜥蜴等)肤色之迅速变化已经证实与神经控制关系密切。

(8) 氨基酸及维生素

动物实验表明,酪氨酸、色氨酸及赖氨酸等在黑素形成中是必需的。泛酸、叶酸、生物素、对氨基苯甲酸等也可参与黑素形成。维生素 A 缺乏引起毛囊角化过度从而使巯基减少,引起色素沉着。烟酸缺乏可对光敏感而出现色素沉着。与之相反,维生素 C 系还原剂在黑素代谢中可使深色氧化型醌式产物还原,从而使色素转淡。

(9) 微量元素

在黑素代谢中主要起触酶作用,其中以铜离子和锌离子较为重要,若缺乏均可使动物毛变白。某些金属(如砷、铋、金、银等)引起皮肤色素沉着,可能是通过与巯基结合,使酪氨酸酶的活性增强所致。

(10) 内分泌因素

如垂体中叶分泌的促黑素激素可能是通过提高血中铜离子水平而使酪氨酸酶活性增高而促进黑素的形成;肾上腺皮质激素则通过抑制垂体分泌 MSH 而减少黑素的形成;性激素可使皮肤色素增加,特别是雌激素能刺激黑素细胞分泌黑素体,而孕激素促使其转运扩散，两者的联合作用往往更明显；甲状腺素可作为氧化剂而使黑素形成增多。

31.1.3 黑素变化的规律

人的一生中黑素变化的规律大致可以分为6期。

（1）新生儿期

通常无色素变化，但由于胚胎的发育异常可引起一些成黑素细胞增生或积聚性病变，如青痣、蒙古斑，数年后可退去。

（2）婴儿期

皮肤和毛发的黑素形成增加，特别是在全身应激性反应如急性传染病之后，垂体释放 MSH 增多而使黑素细胞活性增强，可出现各种色素痣，主要为单纯雀斑样痣。

（3）幼儿期

黑素形成增加，色素痣继续出现，部分儿童于暴露部位可出现雀斑。

（4）发育期

黑素进一步增加，新的色素痣明显增多，原有色素痣颜色变淡，略大些，成为交界痣、混合痣或皮内痣。此类现象在妊娠期也可看到，均与内分泌因素有关。

（5）中年期

随着年龄增加，上述色素痣大多逐渐消退，但皮色变暗而毛发色泽逐渐变淡。

（6）老年期

毛发色泽转为灰白，皮肤可出现老年性雀斑样痣、脂溢性角化等色素性损害。如上所述，皮肤色素差异主要取决于黑素细胞产生黑素的能力，而非黑素细胞的多少，黑素细胞在体表中的分布密度在白种人和黑种人均一致，但因部位不同而有所差异，一般在暴露部位、身体皱褶处、易受压和摩擦部位较多，这些部位也是色素障碍性皮肤病的好发部位。

31.1.4 黑素代谢障碍性皮肤病

当黑素代谢过程中或表皮黑素沉着出现紊乱时，便可产生黑素障碍性疾病，引起黑素代谢障

性皮肤病的原因很多，一般可分为遗传、内分泌、营养和代谢、化学物和药物、炎症和感染、新生物等。由于病因和发病机制尚不明确，根据其临床表现，可大致分为两类。

（1）色素减退、缺乏性皮肤病

指皮肤黑素部分减少或相对缺乏，此时皮肤呈白色或比自身肤色略淡。前者常由于黑素细胞的缺乏或是由于黑素代谢过程中某一环节的缺陷使黑素细胞形成黑素的能力受影响，多为遗传性，如白癜风和白化病等。后者中需注意往往是"假色素减退"，如在花斑癣、单纯糠疹及一些湿疹性或红斑鳞屑性皮肤病中，由于异常的表面角蛋白或微生物聚集的遮光作用使局部晒黑作用受抑制而引起比个体肤色略淡的损害，当然也可能是黑素体转运受抑，随表皮迅速生成致脱落加速等机制参与。

（2）色素沉着性皮肤病

是各种原因导致黑素在皮肤中含量增加，从而引起皮肤色素过度沉着。黑素沉着于皮肤，因位于皮肤各层的深浅不一，由于光线的 Tyndall 效应可引起视觉上的差异，而有黑色、褐色、灰蓝色、青色等不同色调。黑素沉着于表皮时，呈黑色或褐色，于真皮上层时呈灰蓝色，于真皮深层时呈青色。根据黑素沉着有无伴随或先发的各种炎症性皮肤病或损害又可分为黑皮病和黑变病。雀斑、雀斑样痣、黄褐斑、进行性肢端色素沉着症、蒙古斑等均在正常皮肤上发出；炎症性色素沉着常局限于炎症区，如晒斑、中毒性黑素皮炎、色素性口周红色病、Civatte 皮肤异色病等。

（傅雯雯　廖康煌）

31.2 色素减退、缺乏性皮肤病

31.2.1 白癜风（vitiligo）

【定义】

白癜风是一种原发性的、局限性或泛发性的皮肤色素脱失症，是由于皮肤和毛囊的黑素细胞内酪氨酸酶系统的功能减退、丧失而引起。

【简史】

我国古医书中称白癜风为"白癜""白驳"或

"白驳风"。如公元601年隋朝巢元方《诸病源候论·白癜候》中讲到："白癜者,面及颈项、身体皮肉色变白,与肉色不同,亦不痒痛,谓之白癜。"宋朝《圣济总录》亦云："……轻者仅有白点,重者数月内举体斑白……毛发亦变,终年不瘥。"可见当时对症状的描述已是相当详尽。

【发病情况】

本病常见。有估计,人群中至少有1%~2%人患白癜风。与其他色素异常一样,白癜风的发病率随地区、人种肤色而异。一般肤色越深的人发病率越高,如丹麦为0.4%,美国不到1%,而南印度可达4%,有些地区(如非洲),曾把本病视为地区流行病。黄种人介于白种人与黑种人之间。我国人群中患病率在0.1%~2.7%。据上海市11万人皮肤病调查报告,白癜风占调查人数的0.54%。

本病男女大致相等,女性初发年龄较男性提早5年左右。据我们对1 020例分析,初发年龄从刚出生婴儿到年逾古稀的老人均有,但以10~30岁组居多,占总数的62.65%,说明青少年易发病。

【病因及发病机制】

本病为多因性疾病,病因因人而有差异,有的病因单一,有的多种因素互为因果,有的查不到任何诱发因素。近年来研究表明白癜风可能的致病因素有以下几方面。

(1) 神经精神因素

神经精神因素与白癜风的发生密切相关:精神神经和内分泌是统一体,精神因素可导致机体的应激,使神经内分泌激素和神经递质水平增高。神经因素尚可通过免疫系统影响黑素细胞,精神创伤或生活压力等紧张性精神事件是白癜风发病或病情加剧的重要因素之一。精神紧张诱发神经递质儿茶酚胺类(肾上腺素、去甲肾上腺素、多巴胺)释放增多,而酪氨酸和它的衍生物多巴都是黑素和神经递质的前体,两者可发生竞争抑制。神经递质合成增加,使酪氨酸消耗增多,黑素合成被抑制而出现皮肤脱色。很多临床观察表明精神神经因素和白癜风的发生有密切关系。俗话说"愁一愁,白了头",根据我们对904例白癜风患者的分析,其中精神因素占29.65%。这些病例在起病或病已稳定、好转甚至痊愈时,由于受精神创伤、

用脑过度、思想紧张等因素影响而使白癜风扩大、增多或复发。白癜风还常与精神因素有关疾病共存。Koga指出,白癜风并发斑秃者与单纯白癜风之比高达4∶1,斑秃可发生在白癜风之前或后,亦可同时发生,在同一部位、同一形状、同一大小,故有认为这两病灶同属营养神经失调。白癜风伴发皮肤划痕症比率也比较高。

白癜风易发于受摩擦及外伤处。实验证实,在白斑附近及远隔部位的正常皮肤上给予搔抓刺激后,可以使该处皮肤变白,且电镜下观察白变处有神经纤维退行性变化,其程度与病期长短有关。临床上常见到白癜风沿神经节段或皮节分布,有时见到沿口角至下颌角带状疱疹后发生的白斑,并伴局部感觉迟钝。有研究发现,在神经型白癜风中有神经纤维伸入到白斑与正常皮肤交界的黑素细胞中,这在正常皮肤中是不会见到的。

白癜风常伴发自主神经功能紊乱,对皮损和正常皮肤表面温度、汗液分泌、出血时间研究,发现泛发性白癜风皮损处表面温度升高、汗液分泌增多、出血时间延长。一般认为交感神经的影响更大,如用毒扁豆碱眼药水滴眼治疗青光眼时,眼睑上会继发白癜风。组织化学检查证实,病变部位胆碱酯酶活性明显降低,这表明局部胆碱能神经活动相对增加,提示增加乙酰胆碱的物质也会促使色素脱失。遗憾的是目前尚未从皮肤中分离出能引起黑素脱失的确切的神经化学因子以证实此种假说。

对白斑及其边缘神经肽和神经标志免疫反应的研究发现:白斑及其邻近正常皮肤神经肽增多,特别是神经肽Y与去甲肾上腺素共存,发挥类似交感神经兴奋时所产生效应,而参与白癜风的发病。神经肽Y诱导黑素细胞树突化,参与细胞粘连、细胞迁移和形态的调节,参与黑素的合成、黑素小体转运到周围的角质形成细胞中去。

白癜风与内分泌之间的关系较密切。我们统计分析的1 020例白癜风患者中,有内分泌因素的占17.36%;453例育龄期妇女中,194例(42.83%)伴月经紊乱,45例(9.93%)伴乳房小叶增生或乳房纤维瘤;在初发年龄为12~20岁的160例女性患者中,75例(46.88%)白癜风与月经初潮同时发

生;293 例育龄期已婚妇女中,8 例(2.73%)在妊娠期发病,5 例(1.71%)在分娩后哺乳期发病;在44～55 岁间停经年龄组的 35 例妇女中,16 例(45.71%)白癜风与闭经同时发生。已知,在初潮、妊娠、分娩及闭经的女性,其内分泌会有一系列的变化,因此上述资料表明女性白癜风的发生似与这些内分泌变化有关。研究发现黑素细胞刺激素促进黑素细胞分化、增殖、树突发育与运动,增加角质形成细胞内游离黑素;性激素促黑素合成;肾上腺素、甲状腺素不利黑素合成;褪黑激素是黑素合成生理性抑制剂,可与黑素细胞膜上特异性褪黑激素受体结合而发生白变。

(2) 黑素细胞自毁

1971 年 Lerner 提出这一假设,认为白癜风的发生是由于其表皮黑素细胞功能亢进,促使其耗损而早期衰退,并可能是由于细胞本身合成黑素的中间物(如多巴、5,6 -二羟吲哚等酚化合物),高活性基因(如正醌)过度产生或积聚所致。生物合成黑素(包括酪氨酸、苯丙氨酸)过程中的中间物质为单酚或多酚。Brum 发现酪氨酸(包括苯丙氨酸)的许多衍生物及体内生成的酚的降解产物通过抑制多巴形成色素的能力抑制体内的色素合成。实验证明这些物质对正常或恶性黑素细胞都有损伤作用。正常情况下,黑素细胞有自身保护机制将这些毒性物质清除。一旦这种保护机制障碍或大量毒性物质堆积,会使黑素细胞损伤、破坏、死亡而发生白癜风。这可解释白癜风在皮肤色深的黑人中患病率较肤色浅的黄种与白种人高以及在正常皮肤颜色深的部位易白变的原因。我们统计分析 773 例白癜风患者,发现 96.64%病例中,其白斑的发生、加重与季节因素有关,特别在春末夏初这段期间较易发生新白斑,其中 5.45%病例有暴晒史,在严重晒伤或晒黑后发病。实验证明,酪氨酸的儿茶酚或酚衍化物能破坏培养的黑素细胞,如儿茶酚、对苯二酚、对叔丁酚、丁基酚、甲基儿茶酚、4 -异丙儿茶酚等是皮肤脱色剂,可经外界给予而诱发白癜风。有些化学物品如对苯二酚等是通过激活色氨酸吡咯酶活性的;有些化学品如丁基酚等是由于它们诱发代谢紊乱,或改变呼吸与产能反应,而选择性地作用于黑素细

胞,使之变性或死亡。人们由于职业或频繁使用某些生活用品等原因,接触并吸收了这些化学品后可诱发白癜风。白癜风发病率有逐年增高的趋势,其原因之一可能与工业上越来越多地生产、使用一些酚类化合物有关。

正常情况下,因黑素小体膜的屏障作用,毒性黑素前体物质(酚、醌类中间产物及一些不稳定产物形成的自由基)不能进入胞质和胞核内。由于遗传性或先天性缺陷,黑素小体膜完整性受破坏,发生毒物泄漏,对黑素细胞造成损伤。而且黑素细胞破坏会释放抗原物质而成为免疫损伤的靶,继发免疫反应,使黑素细胞再次成为免疫反应的靶细胞。

(3) 自身免疫反应

自身免疫与白癜风的发病关系日益引起重视。近年来较多的临床资料与临床经验注意到自体免疫性疾病与白癜风伴发及两者之间的关系。据研究:① 国外报道 20%～30%白癜风伴发自身免疫性疾病,常见的有甲状腺炎、甲状腺功能亢进或减退、胰岛素依赖性糖尿病、慢性肾上腺功能不全、恶性贫血、类风湿关节炎、局灶性肠炎、红斑狼疮和硬皮病等。国内统计白癜风伴自身免疫性疾病为 4.76%～6.69%,较国外为低。② 白癜风患者的家族成员中自身免疫性疾病的发病率也比一般人群高。③ 自体免疫性疾病患者发生白癜风的比率也较一般人群高 10～15 倍。④ 白癜风患者的同形反应率高。在我们统计分析的 904 例患者中,有 127 例(占 14.05%)发生由各种原因引起的同形反应,从而使病情加重。⑤ 对一种称为边缘隆起白斑的白癜风以及进展期白斑的边缘和晕痣做组织切片检查,可发现淋巴细胞或单核细胞浸润,或两种细胞兼有之,而这两种细胞与免疫功能有关。⑥ 有些白癜风患者虽不伴有自身免疫性疾病,但血中可检出器官特异性自身抗体如抗甲状腺球蛋白抗体、抗平滑肌抗体、抗甲状腺线粒体抗体、抗胃壁细胞抗体、抗核抗体等。我们还检测出抗血小板表面相关抗原抗体。

Bystryn 用放射性同位素[125]I 标记黑素细胞,测定 61 例不伴发自身免疫性疾病的白癜风患者,有 82%患者血清中存在抗黑素细胞抗体,而正常

人则无此抗体;以后他又将此 61 例白癜风患者的血清作用于不同细胞,发现这种抗体仅特异性地作用于黑素细胞,而对黑素瘤细胞、正常人的角质形成细胞和成纤维细胞基本上不起反应。最近研究还发现在白癜风中抗黑素细胞抗体阳性率进展期高于静止期,有家族史者高于无家族史者。还发现节段型患者血清抗黑素细胞抗体阴性。

Кощевенко 曾对 10 例白癜风患者做直接免疫荧光试验,有 4 例白斑处基层角质形成细胞质内有 $\beta_1C(C3)$ 沉积。我们也发现 11 例患者中 3 例基底膜有 IgG 沉着,但是对白癜风皮肤免疫荧光研究结果表明,多数无阳性发现。亦有认为即使检出抗黑素细胞抗体也不能肯定是导致白癜风黑素细胞遭受破坏的原因,有可能是白癜风发病的结果,而非其原因。

随着白癜风免疫学研究的深入,注意到细胞免疫现象,即由体内 T 淋巴细胞发挥特异性免疫现象致黑素细胞损伤或破坏:① 我们对 120 例白癜风患者以 1∶1 万旧结核菌素做皮内试验,结果 94 例(78.33%)呈阴性。② 对 90 例患者以植物血凝素用皮内注射法进行皮肤试验,显示治疗前白斑处的皮试反应强度明显低于自身正常肤色处,以及正常肤色处的植物血凝素皮试反应强度治疗后比治疗前明显增强。③ 较多报道白癜风患者的淋巴细胞转化试验、自然花瓣形成试验亦显示出低下现象,但也有报道培养的黑素细胞可增强患者淋巴细胞转化试验。④ 白癜风患者外周血 T 淋巴细胞亚群研究示 T 细胞亚群变化与皮损类型、病程长短关系不大,而与病情活动有明显关系,进展期患者 T_4 明显下降而静止期 T 细胞亚群均值接近于对照组,提示细胞介导免疫的异常。⑤ 可溶性白介素-2 受体(sIL-2R)在免疫调节中有重要作用,涂彩霞等(1997)检测白癜风患者血清及白斑部位 sIL-2R 水平,结果血清 sIL-2R 明显高于正常人,进行期明显高于稳定期,白斑处皮肤组织液中含量明显高于无病变部位,提示 sIL-2R 与白癜风的发病及其活动性有一定关系。此外,AI Radei 等也观察到白癜风脱色斑边缘 T 细胞增加及白斑部位进展期皮肤组织液 sIL-2R 含量明显高于静止期,这些提示白癜风患者除有外周 T 细胞活化外,还可能有局部 T 细胞活化,支持细胞免疫参与白癜风发病学说。⑥ 细胞间黏附因子(ICAM-1)可促进白细胞与黑素细胞黏附,使黑素细胞受损、破坏。而活动性白癜风患者皮损边缘黑素细胞表达 ICAM-1 增加。⑦ 表皮 Langerhans 细胞检查发现白斑处,特别在白斑边缘活动区 Langerhans 细胞密度增加,与临近正常皮肤 Langerhans 细胞比较,其形态变圆、变小、大小不等、形态不一、树状突变短、变细等。已知 Langerhans 细胞具有摄取、传递抗原至 T 淋巴细胞和诱发迟发性变态反应的功能,在皮肤免疫机制中起着重要的作用。因此,它参与和免疫有关的皮肤病发病过程,在免疫性皮肤病中,它的数目增减、形态变化能反映免疫系统状态。总之,前述的体液免疫与细胞免疫现象客观存在,它们对黑素细胞的破坏作用在白癜风发病机制中的地位可能还需进一步评价。

此外,糖皮质激素治疗白癜风多能取得疗效,而且在白斑好转、消失的同时,血液中一些异常的免疫指标也随之好转及恢复正常。

(4) 遗传因素

白癜风发病与遗传有一定关系。白癜风伴有高度阳性的家族史及家族聚集现象。国外报道在 18.75%~40% 之间,国内在 3%~17.2% 之间。朱光斗分析 863 例白癜风中,有 118 例(13.67%)的家族成员中共有 261 人患白癜风,其中 I 级亲属患者 150 例,占 57.47%,II 级~III 级亲属患者 111 例,占 42.53%。曾发现在单卵双生子中两个均发病以及连续 3 代,或父与子、女,母与子、女均患病的情况。笔者还对另一组 150 例白癜风家系调查结果显示,患者家族阳性率为 26%,其中 I 级亲属与 II 级亲属共患率无显著差异,III 级低于 I、II 级。

白癜风的遗传模式未定。有单一位点、常染色体显性伴不完全外显、常染色体隐性、多因素伴高遗传率等。从单卵双生子中两个均发病引出常染色体显性基因遗传。两组(150 个和 298 个)家系调查研究提示,寻常型白癜风明显倾向于家族内分离,不以简单的显性或隐性方式传递,但注意到白癜风与 2 个多态遗传标志位点(ACPI 和 RH)

联系并提出白癜风与几条不同染色体基因相关联。诸多研究提示其遗传不按常染色体单一位点基因模式传递。总之,遗传因素在白癜风发病中起重要作用,白癜风的表型极可能由常染色体上3个或4个位点的隐性基因控制,这些位点的隐性基因必须为纯合子才能发病,这可解释大多数家庭仅有一名成员受累,仅少数家庭才会有多个患者。我们对白癜风患者染色体检测,发现畸变细胞数较健康对照组显著增多。畸变现象依次为断片、单体断裂、双着丝点及稳定性畸变。据近年来对易感基因研究发现汉族人寻常型白癜风主要易感基因位点为染色体 4q13 - 4q21,已被 OMIM 收录且命名为 AIS4。

此外,免疫遗传研究表明,白癜风与 HLA 相关,发现 HLA 等位基因中 HLA - A * 2501、- A * 30、CW0602 及 DQAI * 0601、- DQBI * 0303 等与寻常型白癜风高度关联。

(5) 细胞因子因素

角质形成细胞与黑素细胞在结构与功能上有密切关系。角质形成细胞对黑素细胞增殖、数量、树突形成、游走及黑素合成有重要调控作用。早在 1994 年 Schallreuter 等就已推测白癜风是角质形成细胞原发性功能障碍的疾病,黑素细胞受累和免疫改变是继发的。角质形成细胞中硫氧蛋白还原酶(thioredoxin reductase)活性明显降低,导致细胞表面的自由基增多,自由基过多可损伤角质形成细胞和黑素细胞,导致角质形成细胞空泡变性、吞噬黑素体能力降低而影响黑素的正常代谢。角质形成细胞还可通过合成和分泌多种细胞因子影响黑素代谢。这些细胞因子有黑素生成因子、阿黑皮素原及其衍生物、内皮素、神经肽、干细胞因子及一氧化氮等,黑素生成因子与黑素细胞相关受体结合,活化腺苷酸环化酶,提高细胞内环磷腺苷(cAMP)水平,增强酪氨酸酶活性,刺激黑素细胞分泌、增殖,促进黑素形成;内皮素与黑素细胞内皮素受体结合,刺激黑素细胞增殖、增加酶活性、合成黑素。稳定期白斑中角质形成细胞内皮素-1 分泌大增,外毛根鞘无活性黑素细胞被激活,并向脱色区游走。神经肽中的神经纤维生长因子与成纤维细胞生长因子对黑素细胞生长起

调节作用,通过激活黑素细胞基因表达或促进黑素细胞有丝分裂而发生作用;干细胞生长因子在 cAMP 作用下促进黑素细胞增殖和黑素合成;一氧化氮是在一氧化氮合成酶的催化下生成的,其过量合成可引发自由基级联反应,导致细胞损伤。

角质形成细胞还可在外界因素如中波紫外线、过敏性接触皮炎等刺激下既释放细胞因子又释放炎症介质;花生四烯酸在 5 -脂氧合酶与环氧化酶作用下分别代谢为白三烯和前列腺素,通过增加腺苷酸环化酶等途径,增强黑素生成因子正向调节及酪氨酸酶活性,使黑素细胞增殖,黑素合成增多,致色素沉着。

(6) 自由基因素

白癜风患者白斑皮肤内存在自由基生成过多及清除障碍。我们曾对白癜风患者的自由基清除系统进行了检测,结果发现铜、锌离子低于正常人,以及作为细胞外的一种极为重要的自由基清除剂,即血清中超氧化物歧化酶(SOD)及铜蓝蛋白(CP)也低于正常人。铜、锌严重缺乏时会引起铜、锌-超氧化物歧化酶(Cu - Zn - SOD)合成明显减少,造成自由基形成和清除之间的平衡受到破坏。我们还发现在检测的病例中,丙二醛(MPA)含量明显高于正常人。丙二醛是脂质过氧化的产物,直接反映自由基引起脂质过氧化的指标,它又是细胞损伤与人体衰老的指标之一。这些变化提示白癜风患者脂质受到自由基,如超氧阴离子(O_2^-)、羟自由基(OH·)、单线氧($^1O_2$)脂质过氧化物等自由基的异常氧化。这些氧自由基的细胞毒性表现为使生物膜(细胞膜、核膜等)中不饱和脂肪酸过度氧化,破坏了生物膜的结构和功能而引发细胞、组织损伤。在氧化反应中产生的脂质过氧化物(LPO)可导致生物膜的流动性、通透性及完整性破坏,进而使膜的双层结构断裂,这样既破坏了细胞膜又损伤了溶酶体,从而释放出大量溶酶体酶,后者可水解、破坏细胞与基质,导致后者再释放出过氧化物(H_2O_2)又继发引起组织损伤。如果这个恶性循环发生在表皮黑素细胞和角质形成细胞之间,便有可能引发白癜风等疾病。

自由基在白癜风发病中除直接作用于黑素细胞外,还有其间接作用,即抑制组织中硫氧蛋白还原酶(TR)的活性而发挥其致病作用。硫氧蛋白还原酶与膜连接既能降低细胞表面的自由基,又能将细胞外的自由基在渗透到表皮细胞之前将其降解而起到双重阻止自由基对细胞的损伤与破坏。

(7) 表皮氧化应激因素

表皮氧化应激可以简单的理解为表皮内过氧化氢(H_2O_2)增加,其对黑素细胞及黑素代谢有直接及间接作用:其间接作用为降低参与黑素代谢的相关酶活性,如不同程度的抑制了黑素合成过程中酪氨酸羟化酶、多巴氧化酶等酶的活性,同时又刺激了细胞内肿瘤坏死因子-α和转移生长抑制因子-β的生长,而后面这两种因子是黑素形成的抑制剂。过氧化氢酶可分解过氧化氢。当表皮内存在高浓度过氧化氢时可以使过氧化氢酶的活性失活,使其活性降低。而过氧化氢酶的低活性又加重了过氧化氢的局部聚集,造成了黑素细胞和角质形成细胞的损伤等;还可抑制硫氧蛋白及硫氧蛋白还原酶的活性,而后者可以把过氧化氢还原成水而减轻表皮的氧化应激;其直接作用是直接损伤细胞,即角质形成细胞、Langerhans 细胞和黑素细胞,它们对黑素的生成、代谢及转移均有不同的作用。正常情况下,黑素细胞内过氧化氢酶和谷胱甘肽过氧化物酶活性偏低,对过氧化氢更敏感,亦即更容易受到过氧化氢的伤害。有人在培养的黑素细胞中加入活性氧可诱导细胞凋亡,若加入抗氧化剂可阻断细胞凋亡。

(8) 微量元素相对缺乏

人体内必需的铜、锌、铁、锰、钴、钼、硒、铬等微量元素主要参与酶系统的催化功能,参与各种代谢,维持人体正常的生理功能。但有的微量元素虽不构成酶的活性部分,但是维持酶分子具有活性结构的必需成分,故也是不可或缺的。人们由于偏食、饮食结构不合理以及胃肠道功能紊乱、吸收障碍等原因会造成体内微量元素的不足而发生相应的一些症状。据笔者的测定以及文献报道的资料,白癜风患者体内以及皮肤内铜、锌的含量低下。黑素合成代谢必需两种物质,即酪氨酸与酪氨酸酶,其中酪氨酸酶必须以铜为辅基才能发挥其生物活性,在缺铜时酪氨酸酶活性降低,使黑色素合成减少或不能,而容易发生白癜风。此外,锌也是参与酪氨酸酶基因家族中的另一个成员,即酪氨酸酶相关蛋白2(TRP-2)的活性部分,但是有人研究发现高浓度的锌对酪氨酸酶有抑制作用。锌又是黑素细胞中含量最多的过渡金属元素,可抑制黑素生成中酪氨酸羟化,从而使黑素生成下降,故在选择锌剂药物治疗时应加以注意。上述研究也指出,此时加入过量的铜盐可逆转被高浓度的锌所抑制的酪氨酸酶的活性。另一组研究表明铁、镍、钴元素可能通过竞争性争夺酪氨酸酶的铜结合位点,从而影响酶的活性,不利于黑素合成代谢。研究还表明部分金属离子对黑色素自身氧化过程中氧化氢生成速率的影响。结果表明锌、镁、锰、镍能提高过氧化氢的生成速率,而铁、铜则可将过氧化氢还原成羟自由基。故微量元素对白癜风的作用靶点可能为:① 影响黑素的合成;② 影响黑素的自身氧化。

血清铜几乎全部与血浆蛋白结合并具有氧化酶特性,故称血清铜氧化酶。测定血清铜氧化酶可直接客观反映体内铜的情况。我们对 141 例白癜风血清铜氧化酶进行测定,发现寻常型白癜风血清铜氧化酶活性明显下降,而其他各型如节段型、肢端型与伴发甲状腺功能亢进者与正常人比较无显著差别。此外,体内中缺乏铜、锌还会降低超氧化物歧化酶活性,影响其对自由基的消除。此外,白癜风患者血清和皮损内硒含量显著下降,硒具有清除自由基、保护细胞膜的作用,白癜风患者可适当补充。

综上所述,有关白癜风的发病机制众说纷纭,每种说法有其一定的依据,也有其一定的片面性,但也提示不同患者或型别(亚群)的发病机制可能不同。

【临床表现】

全身任何部位的皮肤均可累及。损害处皮肤颜色减退、变白。好发于易受摩擦及阳光照晒的暴露部位以及皱褶部位,掌跖、黏膜及视网膜亦可累及。特别是颜面部(如眉间、眉毛内侧、鼻根与颊部内侧相连部位、耳前及其上部,包括前额被发部之发际,帽沿处以及唇红部)、颈部、腰腹部(束腰带)、骶尾部、前臂伸面与手指背部等。躯干与阴部亦常可发生。脱色斑多数对称分布,亦有不少病例损害沿神经节段(或皮节)排列。在对称分布于眼睑及四肢末端的病例常合并掌跖部白斑。除皮肤损害外,口唇、阴唇、龟头包皮内侧及肛周黏膜亦常累及。初发于手侧缘者有发展成肢端性白斑倾向;初发于脐部者有发展成泛发性白斑倾向。

初期多为指甲至硬币大,近圆形、椭圆形或不规则形。也有起病时即为点状减色斑,境界多明显。有的边缘绕以色素带。在少数情况下白斑中混有毛囊性点状色素增强,后者可增多、扩大并相互融合成同岛屿状。白斑处除色素脱失外,患处没有萎缩或脱屑等变化。白斑上毛发可失去色素以至完全变白,亦有毛发色泽历久不变者。

白斑的数目不定,可局限于身体的某部而很少变化或自动消失。多数病例往往逐渐增多、扩大,相邻的白斑可相互融合而连成不规则的大片,泛发全身,如地图状。有时正常的皮肤残留在白斑之中,致被误视为色素沉着,如发生于面部者常被误为黄褐斑。

有些白斑的边缘有一条稍隆起的炎症性暗红色轮,可持续数周之久。早期多无症状,故易于忽略。对于边界模糊而又无色素再生的初期浅色斑,有时难以辨认,难以早期诊断。色素脱失的程度因人而异,而且在同一人体,随着部位不同而显示不同色调,其色调可多至三种或更多,即自内向外表现为白、灰白、近正常肤色之三色反应。有的完全变白,周围皮肤微红或呈灰白色。这些表现大致能帮助观察黑素生成及其消减程度。

参照白癜风可能病因、有关实验指标并结合白斑的形态、部位、分布范围和治疗反应,白癜风可分为两型、两类、两期。

(1) 两型

即寻常型和节段型。

1) 寻常型

包括:① 局限性(单发性):单发或群集性白斑,大小不一,局限于某一部位;② 散发性:散在

性、多发性白斑,往往对称分布,白斑总面积不超过体表面积的50%;③ 泛发性:多由散在性发展而来。白斑多相互融合成不规则大片而累及体表面积的50%以上,有时仅残留小片岛屿状正常肤色。④ 肢端性:白斑初发于人体的肢端或末梢,如面部、手足指趾等部位,而且主要分布在这些部位,少数可伴发躯体的泛发性白斑。

2) 节段型

白斑为一片或数片,沿某一皮神经节段支配的皮肤区域走向分布,呈节段性。

(2) 两类

根据病变处色素脱失情况,白斑分为完全性和不完全性两类。

1) 完全性白斑

为纯白色或瓷白,病变处黑素细胞消失,对二羟苯丙氨酸(DOPA)反应阴性,没有黑素生成能力,治疗难以奏效。

2) 不完全性白斑

脱色不完全,白斑中有色素点,病变处只是黑素细胞数目减少或功能减退,DOPA反应阳性,还有黑素再生能力,药物治疗有效。

(3) 两期

根据病情发展,可分为进展期和稳定期。在进展期,白斑增多,原有白斑逐渐向正常皮肤移行、扩大,境界可模糊不清,容易产生同形反应并加重病情。在稳定期,白斑停止发展,境界清晰边缘色素加深。

本病一般无自觉不适。少数病例在发病之前或同时,以及白斑发展蔓延时局部有痒感。患处经日光暴晒后,特别是浅色肤种人易出现潮红、疼痛、痒甚至起疱。有的患者甚至阴天在户外短时间暴露也会发生上述症状。在进展期,脱色斑片常可见到由于外用药物的强烈刺激而使白斑扩大。不少病例还可在遭受机械性、压力、搔抓和摩擦(如紧身衣、过紧的胸罩、裤带、月经带、疝托等),使原先正常的皮肤白变或原来的白斑扩大的同形反应现象。其他形式的局部刺激,如烧伤、晒伤、放射线、冻疮、感染等也可有此反应,甚或因此反应而泛发全身。

一般夏季发展较快,冬季减慢或停止蔓延。

病程长短不一,常在曝晒、精神创伤、急性疾病或手术等产生严重的应激状态下迅速扩散。也可缓慢进展或间歇性发展,或可长期稳定不变,或有一部分先在患部出现一些色素沉着的斑点,以后逐渐增多和扩大,而缓慢恢复正常的肤色。完全自愈者较少,亦有不少愈后复发者。故有人认为白癜风是一种慢性进行性发展的疾病。

如同皮肤一样,眼内也有黑素细胞,一旦受累也可引起相应的病变,其病变归纳有脉络膜视网膜上皮局限型或弥漫性脱色或变性,色素斑或斑点,色素分布不均,眼底呈豹纹状,视盘萎缩,视网膜动脉变狭与骨针(bone spicule)样形成,夜盲等。一般无视力障碍,这是由于白癜风眼部病变大多局限在周围而不靠近角膜之故。

白癜风除人类发病外,很多哺乳动物如黑猩猩、象、鼠、豚鼠、猪等,以及鱼类亦可有白癜风样损害。

【组织病理】

表皮黑素细胞及黑素颗粒明显缺少,基底层DOPA染色阳性的黑素细胞往往完全缺乏。白癜风的组织改变与黑素细胞受破坏符合。在较早的炎症期可观察到所谓白癜风隆起性边缘处的表皮水肿及海绵形成,真皮内见淋巴细胞和组织细胞浸润。镀银染色和电镜观察皮损部末梢神经有变性改变,无黑素细胞及黑素体,DOPA反应减弱或阴性,角质形成细胞不含黑素体、少数细胞有粗面内质网扩张,白斑边缘区可见到大而形状奇特的DOPA阳性黑素细胞,胞核固缩、核间隙加宽,粗面内质网高度扩张、部分呈环状,胞质中出现空泡,树状突长而充满黑素体,后者常呈聚集状态、包膜不清,溶酶体内残留黑素颗粒。角质形成细胞变性,空泡形成,粗面内质网扩张,细胞间隙加大,桥粒减少、断裂甚至消失。Langerhans细胞体变大、深染、胞突消失,有深切迹,粗面内质网扩张,水泡形成,以及细胞积聚现象。有人还观察到远离白斑部位所谓正常着色亦显示上述3种细胞即黑素细胞、角质形成细胞及Langerhans细胞异常,较白斑边缘处变性改变稍轻,但角质形成细胞变性比白斑区显著。还观察到表皮基底板模糊、增厚甚至断裂。真皮可见淋巴细胞、组织细胞及嗜色素细胞。

【诊断及鉴别诊断】

典型病例易于诊断。对早期脱色不完全、边缘模糊的损害需与以下疾病鉴别。

(1) 贫血痣

这是一种先天性减色斑,多在出生时即已存在,终身不变。摩擦患部时周围皮肤充血而白斑处依然如故。

(2) 无色素性痣

出生时或出生后不久发病,损害往往沿神经节段分布,表现为局限性或泛发性浅色斑,境界模糊,边缘多呈锯齿状,周围几无色素增深晕,有时其内混有淡褐色粟粒至扁豆大雀斑样斑点,感觉正常,持续终身不变,是神经痣之一型。

(3) 获得性色素减退症(acquired hypomelanosis)

该病症不是由于原发性黑素细胞的结构、功能的遗传缺陷所致的色素减退,也不是原发性黑素体合成的减少,而是一种继发性色素减退症。

易与白癜风混淆的还有:

1) 花斑癣

婴幼儿病例其淡白色的斑常发于面颊、额及眉间,由于经常擦洗,表面不易附着鳞屑,故极易与早期白癜风混淆,应予以注意。

2) 盘状红斑狼疮

特别是发于面颊及唇部的盘状红斑狼疮,当治愈后常遗留下界限清楚之脱色性斑片而似白癜风,但是此脱色斑总有些萎缩及毛细血管扩张,有时尚可发现黏着性鳞屑及其下扩大的毛囊口与角质栓。

3) 黏膜白斑

唇黏膜及会阴部白癜风常易误为黏膜白斑。黏膜白斑多呈网状、条纹状或片状,为白色角化性损害,常剧痒。而白癜风仅是色素脱失,表皮正常。必要时组织病理检查可做鉴别。

4) 其他

某些化学物的局部应用可致病理性色素减退。使用氢醌霜治疗色素沉着病在治疗过程中可发生白癜风样白皮病。又如长期应用橡胶制品的人们如戴橡胶手套工人,穿合成橡胶制造的凉鞋均可能引起持久性色素脱失斑,其机制也在于这些制品中含有氢醌衍生物。其他化合物如盐酸噻唑胍基呋喃星(guanofaracin)、含酚杀菌剂如儿茶酚的各种衍生物,特别是对三丁儿茶酚和酚的衍生物对三丁酚、对三戊酚及羟基茴香醇、4-异丙基儿苯酚、缩硫乙胺等,实验证明都是酪氨酸酶的竞争性抑制剂,可抑制黑素形成,有时还可破坏黑素细胞。

【治疗】

白癜风是难治性疾病,疗程长,其治疗目的在于:① 给予局部异常的黑素细胞再生黑素的能力,或刺激黑素细胞的形成,促进其发育及再生以产生较多黑素;② 阻抑疾病机制的运转,使其不再继续发展;③ 使皮损周围色素区变淡、边缘模糊不易分辨。

白癜风的治疗方法及治疗药物的选择应因人而异,不能一药治一病。这是因为每个患者的病因、诱发因素、临床类型和病情不尽相同,不同的患者使用同一种药其疗效也不一样。因此,在选择治疗方法与药物之前,首先应判明白斑的类型和期别,并因人而异地选用疗法与药物。目前多采取中西医结合以及局部与整体治疗结合的方法,常用的有以下几项。

(1) 光化学疗法

光敏剂加长波紫外线照射治疗疾病的方法,呋喃香豆素类药物是治疗白癜风常用光敏剂。补骨脂素是这类药物的代表。目前可供选择使用的有8-甲氧沙林(8-MOP)、5-甲氧沙林(5-MOP)与三甲氧沙林(TMP)3种。这些都是光敏物,使用时,需配合适当阳光或中长波紫外线照射并结合患者肤色及治疗反应随时调整照射时间(或剂量)与药物浓度,以求疗效最佳、不良反应最小。药物的作用机制尚不清楚。有认为光化学治疗能刺激白斑区毛囊内残余的黑素细胞增生及肥大,皮损边缘的黑素细胞亦有同样改变;同时皮肤经紫外线照射后能将还原黑素氧化为黑素,促使其扩散;由于临床或亚临床光敏性炎症反应,破坏了皮肤中的巯基化合物,使其活性增加,黑素细胞内黑素体增多、移动加快、黑素细胞树状突运动加快,从而加速黑素合成代谢,使白斑的色素逐渐恢复;有人认为是抑制了表皮中某种能破坏黑素细胞的有

毒生化过程;还有人认为其可影响免疫系统功能。光化学疗法分外用与内服两种。

1) 内服法

用于白斑>20%体表面积的稳定期白斑。8-MOP按0.3~0.6 mg/kg或TMP按0.6~0.9 mg/kg顿服。隔日或每周服2次,至少连服3个月。服药1.5~2小时后照射阳光或中长波紫外线。照射时间因人而异,从1~5分钟开始,以达到轻度红斑或亚红斑为度,依疗程中皮肤色泽加深情况,渐增加照射剂量,最长≤30分钟。要求每次照射产生一定程度光毒反应,以达最大程度色素再生。需注意疗效不随光毒反应的强度而增加,照射时应避免水疱反应。从8-MOP与TMP的光敏效果看,以TMP为好,且副作用小,故治疗白癜风更为有效,有学者比较了TMP与8-MOP,发现色素再生的必要光能量分别是产生红斑的光能量的1/30与1/2,而且TMP对肝功能影响轻微。亦有认为两者疗效相近。治疗期间忌食酸橙、欧芹、芹菜、芥菜、胡萝卜等食物,以免影响疗效。

2) 外用法

用于12岁以上的稳定期白癜风患者,更适用于局限性或几块散在白斑。使用8-MOP的0.1%~1%酒精液或0.3%软膏,依皮肤类型选择浓度,涂药面积≤20%体表面积。每日、隔日或每周2次。涂药30~60分钟后照日光或长波紫外线照射,每次照射从30秒渐增至10分钟。外涂治疗易刺激局部产生红斑、肿胀及水疱反应。低浓度不影响疗效,又可减少不良反应。外涂药可避免内服药物可能引起的一些不良反应。有效率在30%~60%,疗效与年龄、型别、病期、病程、部位及肤色有关。起效慢(需3周~3个月)、疗程长(需连续治疗100~300次),且多认为其复发倾向明显而且疗后肤色反差加大,美容效果差。本组外用药物刺激性较大,进展期白斑忌用,以避免因产生同形反应而使皮损增大甚至泛发全身。

光化学疗法治疗白癜风的效果是肯定的,但对此疗法的评价不一。一般认为应从如下两方面综合考虑:① 疗效评价方面:补骨脂素,如8-MOP的疗效各家报道不一。疗效与下列因素有关:暴露部位较遮蔽部位易治;病期短者疗效较

好,病期长者往往疗效较差或无效;皮损面积大者治疗更为困难。开始见效时间一般多在3周后、3月以内,若持续治疗3月仍无色素再生者,可中止治疗,改用其他疗法。经本药治疗而获效的病例愈后复发倾向较为明显。② 光化学疗法的毒副作用:国内报道补骨脂素的毒副作用有食欲减退、贫血、白细胞减少及中毒性肝炎。对这些不良反应若能及时停药或减少服药剂量一般可以避免。为慎重起见,凡糖尿病、肝功能损害及对光敏感的疾病如卟啉病、红斑狼疮等患者应忌用。此外,使用本药有可能导致眼损伤,服药期间应注意保护眼睛免受紫外线损伤,故多主张傍晚服药。为了安全,在进行海水浴、游泳、登山等有强烈紫外线照射或长期外出之前72小时停止内服。临床和实验研究表明此种疗法还有诱发皮肤癌的危险。

中药补骨脂及其提取物制斑素(白芷、独活、无花果叶等亦属此类物质),已被用于临床。如有用1%牛尾独活酊及抗白芷酊或软膏配合日晒治疗白癜风获效的报告。

(2) 光疗

目前常用于治疗白癜风的有两种光疗法。

1) 窄波紫外线(UVB 311nm)

1997年Westerhof等首次报道单独照射治疗白癜风,起始剂量为0.075 J/cm^2,以后逐次渐增20%,直至出现局部红斑,并与PUVA比较,结果PUVA治愈率为46%,UVB为67%。认为该波段紫外线照射无光变应性反应,光毒性小,色素恢复较一致,色差小,疗效好。长期照射皮肤无过度角化,疗程更短,安全性高。

2) 单频准分子激光(UVB 308nm)

这是一种新型的紫外线光源,又称靶式UVB(targeted UVB)。与传统的紫外线疗法相比有3个特点及1个不足:① 需要的治疗次数及累积照射剂量更少;② 患者依从性好;③ 其光束仅几厘米,仅使受累的皮肤暴露于照射中,故更安全;④ 对全身泛发皮损治疗耗时、困难。对进展期白癜风亦可行单独窄波紫外线及单频准分子激光照射治疗。有认为对窄波UVB无效者改用单频准分子激光治疗亦可获效。对光疗无效病例可酌情改用药物或手术治疗。

(3) 糖皮质激素

运用糖皮质激素有可能增强对黑素细胞的保护或是局部抑制其免疫反应,阻抑病情,赋活黑素细胞再生色素。适用于炎症或免疫反应引起的白癜风。其用法如下。

1) 系统用药

适用于进展期及泛发性白斑,尤其对应激状态下皮损迅速发展及伴发自体免疫性疾病者,系统性糖皮质激素治疗可阻止快速进展期的病情发展。有时对呋喃香豆素类药物无效者,加用或换用激素后可望获效。笔者推荐的小剂量泼尼松治疗安全、有效:泼尼松每日15 mg,分1~3次服用,连续1.5~2个月。见效后每2~4周递减1片(5 mg),直至隔日服1片,维持3~6月。国内报道有效率为74%~90%,显效率为27.5%~50%。应用时应注意药物的禁忌证及可能出现的不良反应。

也有用长效皮促素肌内注射,每周2次,每次25 U~40 U,连用10~12次后间歇2~4周再重复使用。最大剂量是给药4个疗程。

2) 局部用药

局部涂用激素制剂仅适用小于体表面积10%的小面积白斑,尤以进展期的白斑疗效为好。国内报道有效率为56%~90%,显效率为20%~60%。外用激素种类应依皮损部位及年龄选择使用;面部及黏膜部位选用弱效的,如0.05%地奈德(desonide)霜、0.1%地塞米松霜等;其他部位选中效至强效的,如0.2%戊酸氢化考的松、0.05%卤美他松软膏等;幼小儿童选弱至中效的,而年长儿童及成人可用强效的。长期、连续在同一部位涂药易引发痤疮样皮疹、毳毛增多、毛细血管扩张、皮肤萎缩等不良反应。大面积涂搽激素软膏时,还可出现因激素经皮吸收而引起的全身性副作用,应予注意。有报道每周涂用0.05%氯倍他索霜45 g,有经皮肤吸收而致肥胖、高血压、溃疡病、糖尿病等全身反应的危险。此外,眼周涂药有诱发眼内压增高和青光眼报道。糖皮质激素针剂皮损内注射治疗的疗效不比外用糖皮质激素治疗的效果好。

激素治疗获效病例于停药后易复发,若愈后

巩固治疗一段时期,可减少复发机会。

(4) 铜制剂

铜离子为酪氨酸酶的重要辅基,与酪氨酸酶活性密切相关,故有用含铜的药物治疗本病。如0.5%硫酸铜液成人每次10滴,每日3次(儿童酌减),放于水或牛乳中饭后服用,疗程应持续数月。或用2%硫酸铜溶液于白斑区每日电游子透入。亦有报道硫酸铜静脉注射治疗本病,因有致死反应的病例,故不宜采用。我们认为对伴有血清铜氧化酶活性低下(缺铜)的病例平时多吃富含铜的食物以及使用铜制食具,可有利于疾病的恢复。

(5) 遮盖疗法

是指用含染料的化妆品涂搽白斑处,使颜色接近周围正常皮肤色泽的一种疗法,故又称美容疗法。效果短暂,多因社交需要而使用,可给患者带来自信。需指出的是,常用、久用遮盖剂者会影响白癜风的治疗效果。国外已有遮盖剂供应。国内也在摸索、研制,并在不断完善之中。对暴露部位、久治不愈的小面积完全性白斑可考虑白斑皮内注射1%黄色素或外涂0.2%~5%二羟基丙酮,旨在被动产生色素,减少白斑与周围正常皮肤的色差从而达到美容目的。

(6) 脱色疗法

又称逆向疗法,使用脱色剂外涂久治不愈的白斑边缘着色过深的皮肤,使之变淡,接近于正常皮肤色泽,即减轻色差,达到美感的目的。对多种治疗无效且白斑面积达50%~80%体表面积者,可推荐行脱色疗法。常用的脱色剂有3%~20%氢醌单苯醚霜、3%~10%过氧化氢液等。必须说明的是,外用这些脱色剂不一定能达到预期的效果,且所需脱色时间亦较长,一般要外用10个月或更长时间;少数病例应用脱色剂脱色的部位还有可能诱发新的白斑或接触性皮炎,严重时还会引起皮肤干燥、斑秃、头发早白及抑制淋巴增生反应。用药期间应避免与配偶不经意的皮肤密切接触。

近年来有应用调Q红宝石激光或局部外涂4-对甲氧酚(4-methoxylphemol)去除残留色素的报道。但是治疗一段时间,仍会有一些病例出现毛囊口色素沉着,这是由于毛囊的黑素细胞位置较深,一般的脱色治疗难以达到。激光仅选择性破坏黑素,而不能破坏外毛根鞘无色素的黑素细胞。

(7) 手术疗法

当患者应用药物疗法无效且处于稳定期的局限性小面积白斑,特别是节段型者,可考虑应用外科或内外科联合疗法。手术治疗白癜风的方法有移植治疗、文色法与皮肤磨削术3种,其中移植治疗应用较广,又可分为组织移植与细胞移植。手术治疗不适于幼小儿童,因其依从性差。

1) 组织移植

有4种不同的移植法。

自体微粒移植法:又称洞移植或全厚层钻孔法。从臀部、大腿外侧或上臂内侧的正常皮肤处用小钻孔器钻孔取全层皮片;在白癜风皮损处同样地钻孔取皮,去除白斑处的皮片,将正常皮片移植于钻孔的皮损处,约7天左右创口愈合后即行补骨脂素加长波紫外线照射的光化学疗法。本法成功率较高,方法简单,易于操作。

薄层削片法:稳定期患者可施行此手术。此法优点是在同一时间内移植较大面积的白斑,尤其是四肢皮肤且较快出现复色;较之全厚层移植不易形成瘢痕。缺点是术者要有精湛技术,否则难取均匀一致薄层皮片;供皮区受损到一定深度易产生瘢痕;移植部可因皮肤皱缩产生串珠状边缘及其周围形成白晕等。

自体吸疱表皮移植法:一般采用真空负压为40~66.6 kPa,2~3小时能产生水疱的负压吸引器,对白斑处受皮区与大腿或腹部正常皮肤的供皮区用抽吸法同时产生水疱,术后用1%苯扎溴铵(新洁尔灭)消毒,将受区水疱壁剪下丢弃,将供区疱顶剪下移植到受皮区创面,然后在上面覆一层油纱布,加压包扎固定7天后移除敷料,14天时肉眼可见移植皮片内色素再生,色素充分恢复一般要30天左右。连续观察4~6个月。吸疱移植常会遇到供区移植片不足、供区遗留环状色素不均等问题。据国内报道自体吸疱表皮移植法的有效率各人报道不一,在43.3%~93%之间。亦有报道约56%有效患者的新生色素在6个月后消失,白斑扩大。亦有人用液氮冷冻起疱法进行自体吸疱表皮移植。冷冻发疱常见皮损周围色素减退及冷冻过度造成局部严重炎症后瘢痕和色素增加等。

单株毛囊移植法：白癜风复色时，有许多患者都是从毛囊口首先形成色素岛。研究发现毛囊外毛根鞘中上段存在着黑素细胞库（无色素性黑素细胞），在白癜风复色时起着提供黑素细胞源的作用。通常在枕部正常皮肤取材，分段切割成许多小块，之后用毛发移植器游离含毛囊的单株毛发，移植到受皮区。受皮区为毳毛或无毛者，移植前先切除毛囊下 1/3 后再移植，受皮区为有毛发区则移植完整毛囊。单株毛囊移植法优点在于毛囊含较多黑素细胞，治疗效果好，而且移植毛发钻孔针很细，一般不会遗留瘢痕。其缺点是对泛发性白斑疗效差，操作费时，光滑皮损处可能有粗大毛发生长。单株毛囊移植术特别适用于眉毛、睫毛及口角等处极小面积白斑的治疗。

2) 细胞移植

是借用细胞培养术来增加细胞数量，然后将其移植到白斑处的一种手术，目前有两种方法。

表皮细胞悬液移植：又称非培养表皮细胞移植术。用取皮刀在枕部皮肤获数个 $2 \, mm^2$ 皮片，分离收取非培养黑素细胞，经处理后，将细胞混悬液注入用液氮冷冻起疱的白斑受皮区水疱中，有认为此法复色较体外培养黑素细胞复色好。还有一种叫混合表皮细胞移植术：将含有黑素细胞及角质形成细胞的混合培养物移植到去除表皮的白斑上。目前，此法尚处在试验阶段。

自体黑素细胞培养移植术：从患者皮肤中分离黑素细胞进行培养，白斑部位用负压吸疱，用25号针头抽出疱液；再将培养的黑素细胞悬液注入腔内，4 周后可见到一定程度的色素再生。有报道用同种异体黑素细胞移植治疗白癜风。国内卢涛等对同种异体黑素细胞移植治疗白癜风的进一步探索研究发现这些移植部位明显发红，约持续 90 天后渐消退，有的留轻微黄褐色。至术后 180 天时仅 12.5% 患者有轻微色素恢复。而且在同种异体黑素细胞移植后发红的移植区，组织病理有淋巴细胞呈带状浸润，提示同种异体黑素细胞移植存在免疫排斥，且移植效果差。

在上述几种移植治疗中，细胞移植的临床经验不多，薄层削片移植和负压吸疱移植成功率高，经移植未达到复色的缝隙可采用全厚层钻孔微移植来弥补。

从理论上说，手术治疗白癜风的成功率是很高的，但实践上却有诸多不尽人意之处，移植成功率受多种因素影响：① 成功率受手术者技术熟练程度的影响。② 成功率受无菌操作的影响，一旦感染将导致手术失败。③ 移植后生长的皮肤与其周围正常的皮肤在色泽与质地上总会存在着不同程度的差异。④ 对有瘢痕素质的患者施行手术后有可能发生肥厚性瘢痕或瘢痕疙瘩。⑤ 手术疗法不适用于进展期及大面积白斑的治疗。

研究还表明白斑处有微环境的改变，又有如皮损区及远离白斑部位的外观色泽正常的皮肤，其黑素细胞、角质形成细胞与 Langerhans 细胞均显示有异常，在进展期尤为明显，提示进展期白癜风临床"正常"的皮肤可能已处于临床前或亚临床状态。有学者还指出由于黑素细胞的功能缺陷，其繁殖能力仅相当于正常人的黑素细胞的 25%～50%。此外，黑素细胞体外培养后有无变化，染色体的正常核型有无畸变可能，移植片对人体有无不良影响以及远期效果等均需做进一步观察与研究。目前在执行移植治疗时还应考虑到即使移植治疗取得成功，但由于病因并未解除以及发病机制复杂等原因，难免存在高复发率的危险。

3) 文色法

文色法是由文眼线技术衍生而来，使用文色法将带有色素的非致敏源性外源性化学物质——氧化铁通过物理方法植（文）入白斑处，可对患者的白斑外观起到一定的弥补作用。文色法是一种美容疗法，选择文入的氧化铁染料尽量配成与原来肤色一样，并要求文入染料时应该比周围的正常皮肤颜色深一些，以弥补术后数周内因部分文入的染料脱落而褪色，造成视觉上的色差，影响美容效果。经验表明应尽量避免选用黑色和灰色的色素，因为这种颜色在光线的作用下易产生一种叫 Tyndall 现象而使文入处呈紫色和蓝色，造成手术效果失败。

由于皮肤有吸收外来异物作用，文入的色素染料一般会逐渐消退，故需要定期追加治疗，也存在文入的外源性色素与皮肤自然色泽间的差异以及不能像正常皮肤一样其色泽会随季节的变更而变化。患者在手术操作过程中会有不适感,以及时间长后文入处局部有可能会发生异物肉芽肿。这些都是文色法不足之处。

文色法多用在药物治疗疗效较差的部位,如口唇部及关节部位。

由于氧化铁会含有钛、滑石等杂质颗粒,为安全起见,在术前10~14天应进行皮肤划破或斑贴试验。

4）皮肤磨削术

皮肤磨削术是借用磨削器将白斑处皮肤磨削至轻度点状出血为度。然后注意无菌操作包扎创口,3~4周后开始色素再生。理论上皮肤磨削术后可以激活毛囊外毛根鞘处的无黑素生成活性的黑素细胞,并促使其增殖、成熟,向白斑处移行,为白斑处补充黑素细胞。皮肤磨削术对一些小面积难治性白斑,特别适合于治疗指、趾等表面不平整部位的稳定期白斑。不过,有人认为单纯性皮肤磨削术对白癜风没有治疗效果,尚需配合外用5-氟尿嘧啶软膏方有效。

（8）中医药疗法

1）中医药整体调理

适用于各型各期的白癜风,疗效肯定。疏肝解郁、活血祛风是治疗白癜风的主要法则。治疗时依据辨证兼用滋肝补肾、调整免疫的药物,同时考虑到有利于恢复或加速黑素细胞合成黑素,可在处方中酌情加入白芷、独活、苍术、虎杖、沙参、补骨脂等富含呋喃香豆素类物质。笔者治疗白癜风的基本方:

全当归10 g 郁金10 g 白芍10 g 八月扎15~30 g 益母草12~16 g 白蒺藜12~18 g 苍耳草12~15 g 茯苓10~12 g 灵磁石(或自然铜)30 g

以上9味,随症加减。可以设想白癜风的治疗若能以辨证论治为指导,从病机着手、整体调理出发,而又注意个体的差异,在选药立方时注意多环节调整,搞好处方设计,在实践中逐步探索出最佳方案,可望提高中药治疗白癜风的疗效。

若服汤药不便,可服白驳丸、白蚀丸、白癜风胶囊或白灵片等,六味地黄丸、当归丸、逍遥丸、归脾丸等亦有治疗作用。

2）中药外涂

如补骨脂、菟丝子、山栀子、白芷、潼蒺藜、乌梅、三季红(即夹竹桃)等,任选一种,取30~50 g,浸入75%乙醇或白酒100 ml中,1~2周后取液外搽,每日1~2次。亦可使用复方卡力孜然酊。

（9）其他疗法

1）硫汞白癜风搽剂

每套2瓶装,一瓶含甘油5 ml,75%酒精95 ml,另一瓶装有混匀的等量白降汞与硫黄粉末。用时将毛笔在甘油酒精液中浸湿,然后再沾适量白降汞硫黄粉于白斑处,轻轻揉擦皮损处片刻,每日2次。此药治疗白斑有一定疗效,但见效时间较慢,多在用药2~3个月时出现。其治疗白癜风的机制尚不清楚,有人认为早期可能是酪氨酸酶中的铜被汞置换,使酶灭活,从而抑制黑素的形成;但连续长期使用后,汞可与皮肤中的巯基结合,解除后者对酪氨酸酶的抑制,恢复黑素细胞生物合成黑素的能力而发挥疗效,由于要经历上述的过程,故其见效时间相对较长。此外,药中的汞对人体有一定毒性,忌用于口腔部位的白斑。

2）复方氮芥酊

复方氮芥酊(每100 ml 95%乙醇中含盐酸氮芥与非那根各50 mg),此药外搽白斑处,其中氮芥经渗入皮肤后形成乙烯亚胺基,后者能与巯基起作用,或因用此药后产生光敏反应引起炎症而耗损巯基,从而解除酪氨酸酶的抑制,激活、加速黑素细胞产生黑素。药物遇光易分解而效价降低,所以新配制的疗效较好。为了减少刺激性炎症反应,提高治疗效果,复方氮芥酊的氮芥浓度可调节在0.01%~0.1%之间。也可在复方氮芥酊中加入糖皮质类固醇激素以降低其炎症反应,提高其治疗效果。盐酸氮芥曾是我国20世纪60年代治疗白癜风的主要外用药,药物起效快,但再生色素于停药后易消失。该药物局部反应多,其中接触性皮炎发生率在50%以上,因色差大,美容效果差并常因其强烈反应使白斑扩大、蔓延。加之此药局部外用有潜在致癌风险,故目前已较少应用。

3）硫代硫酸金钠

每安瓿 1 ml，含 0.1 mg。每周在白斑处皮内分点注射 1 次，每次 1 ml，10 次为 1 疗程。疗效机制欠详，可能是由于重金属与皮肤中的巯基结合，赋活酪氨酸酶活性，促进黑素的形成，或与金属离子在表皮沉着而着色有关。此药适用于暴露部位的小面积完全性白斑。缺点是注射时剧痛，以及多次注射后易使注射处白斑皮肤发生萎缩性变化。因此经 7~8 次注射后仍未见效应中止治疗。

4）香柠檬油酊与斑蝥酊

10%~20% 香柠檬油酊，1% 斑蝥酊外涂治疗稳定期白癜风。

此外，还有一些新发现的治疗白癜风的药物，如卡泊三醇软膏、他卡西醇软膏、他克莫司软膏、匹美莫司软膏、前列腺素 E_2 凝胶、米诺地尔酒精溶液外涂及苯丙氨酸内服及外用。此外，叶酸与维生素 B_6 联合应用等。有关这些药物治疗白癜风的疗效及安全性尚缺大样本及多中心的临床研究报道。

【预后】

本病偶见自愈，但愈后易复发。病期短、损害小者容易治疗，而泛发性大片状损害或节段性分布及病程长者较为困难。

【预防】

坚持治疗，愈后巩固一段时期有助于防止复发。进展期慎用刺激性大的外用药物、勿损伤皮肤、避免机械性摩擦、衣服宜宽大适身。注意劳逸结合、心情舒畅，积极配合治疗。对因郁致病，又因病致郁的患者进行疏导。平时尽可能少吃维生素 C，因为维生素 C 能使已形成的多巴醌还原成多巴（DOPA），从而中断了黑素的生物合成。另一方面，维生素 C 既会影响肠道吸收铜离子，又能降低血中血清铜氧化酶活性，从而影响酪氨酸酶活性。平时宜多进食豆类、坚果及其制品。注意室外锻炼身体，适度接受日光浴。

（朱光斗）

32.2.1.1 低色素性白癜风（hypochromic vitiligo）

又名轻型白癜风（vitiligo minor）。发病原因尚不明，部分患者有家族遗传史。2016 年 Ezzedine 等进行了多中心回顾性研究，发现 24 例（14 例男性和 10 例女性）只累及深色人种的局部色素减退，鲜有色素完全脱失的病例，并将本病定义为低色素性白癜风。

【临床表现】

被认为是属于非节段性白癜风（nonsegmental vitiligo, NSV）的一种特殊类型。目前为止的病例仅累及深色人种（FitzPatrick 分型中 V 型和 VI 型），表现为面部皮脂腺分布区域色素减退，也可表现为躯干和头皮色素减退斑。非皮肤炎症后发生，病程时间长（目前病例平均 12.3 年），即使经过数年，色素减退皮损极少出现色素完全脱失，也无白发出现。21% 患者可伴有相关的自身免疫性疾病，和 NSV 数据一致。

【组织病理】

低色素性白癜风虽然伴有黑素细胞和黑素的减少，但组织学上表现基本正常。和传统白癜风相比，无炎性改变，CD8 T 细胞的浸润并不突出，噬黑素细胞在真皮层也十分罕见。

【诊断及鉴别诊断】

尚无明确的诊断标准，Wood 灯无荧光。临床上需要排除炎症后色素减退斑、脂溢性皮炎、花斑癣、蕈样肉芽肿。炎症性色素减退局限在原发疾病如湿疹、皮炎等皮损部位，一般为暂时性，可恢复，而本病持续时间久，无原发皮肤疾病史。脂溢性皮炎、花斑癣虽多发于皮脂腺分布区域，但无躯干四肢皮损。躯干四肢上的皮损可以和蕈样肉芽肿类似，但蕈样肉芽肿无明显皮脂腺分布区累及。

【治疗】

传统白癜风疗法对该病疗效甚微。

（李 政）

31.2.2 离心性后天性白斑（leukoderma acquisitum centrifugum）

本病又称晕痣（halo nevus），可能是白癜风的一型，有时和白癜风同时发生。通常是指围绕色素痣的局限性色素减退。此后痣本身也可褪色而皮损继续发展。

【简史】

1987 年 Hebra 首先记载了以色痣为中心的白

…

斑,1916年Sutton进行详细研究,并认为是白癜风的一个少见病种。故又称为Sutton白斑或Sutton痣(Sutton's nevus)。与此同时日本人箖本更从组织学上确认了以痣为中心的白斑,其性质与白癜风一样。1923年Stokes结合临床和组织学研究,确定了中心痣是痣细胞痣。1936年Feldman和Lashinsky建议使用晕痣为病名。

【临床表现】

损害好发于躯干部,特别是背部,偶见于头面部,发生于上肢者少见。单发或多发,是以斑点状色痣为中心的圆形、椭圆形色素减退斑,大小不一,均匀一致的白晕逐渐增大到0.5~1 cm或更宽些。白色晕轮与色素痣可同时发生,或者围绕整个痣周围间隙发生。其边缘无色素增殖。偶尔出现同心圆损害,在白晕的外围又绕以一淡色圈。中央痣可以褪色而遗留淡红色小丘疹,变平、最后消失,其消失时间大约在5个月到8年之间,随后一些白晕也渐消退,但更为常见的是白斑持续很久或继续扩大。

大多数患者晕痣的中央痣为自幼或原先存在的痣,经过数年或更长时间后,痣周围突然发生白斑。色素痣受到抓伤、冷冻、激光术后诱发白斑,转为晕痣。

晕痣大部分是以色痣为中心,亦有是毛痣、蓝痣、先天性巨大型痣、乳头状痣,更少见的如纤维瘤、神经纤维瘤、老年疣、扁平疣、肉样瘤、扁平苔藓、瘢痕、瘢痕疙瘩、银屑病等,间或为原发性或继发性恶性黑素瘤。故晕痣患者,特别是老年人应排除其可能伴发恶性黑素瘤。恶性黑素瘤患者伴发晕痣,提示恶性黑素瘤不易转移扩散,预后较好。

晕痣与白癜风在同一患者中的伴发率文献中报道不一,据统计资料有1%~47.8%不等。有0.5%~50%白癜风患者伴发晕痣,其中又以泛发性白癜风患者的晕痣发病率高。由于晕痣的白晕与白癜风的脱色,两者的临床表现、组织病理和超微结构方面的改变均相类似,又由于有的病例当晕痣中央痣消失后,其白晕扩大,随之身体其他部位陆续发生新白斑的病例,因此研究者大多认为晕痣是白癜风的一种类型。

【组织病理】

通常示混合痣,少数为皮内痣或交界痣。其特点为痣周围及真皮内有密集的淋巴细胞和一些巨噬细胞浸润,有时与痣细胞混在一起。晚期痣退化时痣细胞消失,炎症细胞也消退。白斑处病理变化同白癜风。电镜检查发现,与淋巴细胞浸润相接触的痣细胞和黑素细胞有损伤,痣细胞胞质有空泡形成,仅含少量黑素。在白晕部的黑素细胞胞质有空泡形成、胞质凝固和黑素体自噬现象。角质形成细胞亦有空泡变化,Langerhans细胞增多。

【诊断及鉴别诊断】

晕痣容易诊断。以色痣为中心的晕痣需与痣周围白癜风(perinaevus vitiligo)区别。后者是白癜风偶然波及痣周围所致。

【治疗】

晕痣一般毋需治疗。晕痣的中央若以冷冻、激光或手术除掉,则有白晕扩大及续发白癜风的倾向。

晕痣伴发白癜风时,应按白癜风进行治疗。

31.2.3 蓝色白癜风(blue vitiligo)

本病由Ivker于1994年首先报道,系指伴有夹杂症,如感染人免疫缺陷病毒(HIV)的白癜风患者,特别是进展期白斑,在接受某些药物(如博来霉素、叠氮胸苷等)治疗的过程中,大部分白斑呈蓝色调,将此称为蓝色白癜风,通常于治疗后3~6周出现。蓝色调发生的可能原因与炎症后色素沉着及Tyndall效应有关,即光线通过不均质混浊的介质时,它选择性地散射短波可见光,使长波黄光和红光透过,将蓝光散射,真皮组织即相当于一个混浊介质,散射后表面呈现蓝色。以后随着白癜风病情的控制,黑素的再生、着色,蓝色调会逐渐消失。

白斑出现蓝色调前局部无炎症及瘙痒症状,发生蓝色白癜风同时或之后,可出现蓝色的甲半月及甲纵行黑素带。有时黏膜亦可受累。蓝色损害的组织病理示表皮无黑素细胞,真皮有大量噬黑素细胞。电镜示表皮内未见细胞内包涵体,真皮内无异物。发生蓝色白癜风患者往往HIV

阳性。

分别治疗 HIV 感染和白癜风。

（朱光斗）

31.2.4 五色白癜风（pentachrome vitiligo）

五色白癜风系指在未经治疗的进展期白癜风患者皮肤上观察到 5 种深浅不同的颜色，由内向外依次为白色、淡褐色、棕黄色、深褐色和周围正常肤色。原因不明。任何部位均可发生，常为多发性、对称分布。但是，大部分皮损为白色或棕黄色。Koebner 现象阳性，Wood 灯照射呈白色。组织病理示脱色处表皮无黑素，DOPA 染色阴性。棕黄色处表皮黑素及黑素细胞减少。色素增加处表皮黑素及黑素细胞数目增加。在脱色处和色素增加处真皮可见少量淋巴细胞和噬黑素细胞。

治疗方法同白癜风。

（朱光斗　傅雯雯）

31.2.5 白化病（albinism）

本病又称白斑病（leucopathia），先天性色素缺乏（achromia congenitalis）等。

【定义】

白化病是一种先天性遗传性疾病，表现为皮肤、头发和眼睛的部分或完全的色素脱失。

【发病情况】

两性发病情况相近。人群中发病率在 5/10 万~10/10 万之间，各种族均可发生，但是以黑种人为多，尤在以血族通婚为主的荒岛、边远地区居多，可高达 62.5/10 万。据上海地区 11 万人的皮肤病调查仅 1 人发病。

【病因及发病机制】

本病是遗传性疾病。患者常有家族史，有的已遗传数代。

白化病患者黑素细胞数目与形态正常，而且 DOPA 反应多为阳性，是由于酪氨酸酶基因的突变造成酶先天性缺陷所致，即酪氨酸生成不足以及酪氨酸酶活性减少或缺乏，致使黑素细胞内前黑素体（premelanosome）不能转变成黑素体或黑素体不能黑化而出现白化病。

【临床表现】

本病由于遗传学上的差异和临床表现的不同，分为泛发性白化病和局限性白化病两种。

（1）泛发性白化病（generalized albinism）

本病是全身皮肤、毛发和眼部组织色素的先天性减少或缺乏，故称为眼皮肤白化病（oculocutaneous albinism，OCA）。属常染色体隐性遗传。患者常有血缘关系。通常将 OCA 分为 3 型。

1）眼皮肤白化病 I 型（OCA1）

以前称为酪氨酸酶阴性型，患者是突变基因的纯合子或是酪氨酸酶基因的不同突变的混合杂合子。OCA1 分为两个亚型：OCA1A 和 OCA1B。两亚型在出生时不能区分。OCA1A 酪氨酸酶的活性完全缺失，皮肤和眼睛完全缺乏黑素。OCA1B 酪氨酸酶活性显著下降，但没有缺失。OCA1B 最初称为"黄色突变"（Ym，IB）。温度敏感型（OCA1－TS）突变的酪氨酸酶基因使该酶在 35℃以下时会有一定活性，到了青春期在温度较低的肢端可出现黑色毛发。

2）眼皮肤白化病 II 型（OCA2）

以前称为酪氨酸酶阳性型，是 P 基因的突变产生的。P 基因编码黑素小体膜上的膜转运蛋白。此型色素随年龄的增长而增加，故又称不全性白化病、类白化病。IB 和 II 型的主要区别在于白发的病史，出生时白发为 IB 型，II 型在出生时毛发有色素沉着。上述两型眼皮肤白化病属于不同基因位点的常染色体隐性遗传，因此，两个不同类型的眼皮肤白化病患者结婚可生育正常的小孩。

由于全身皮肤色素缺乏，致使皮肤毛细血管显露而呈现红色，并伴有不同程度的血管扩张，妇女的乳房在妊娠时亦无色素沉着，皮肤柔软变薄。对紫外线高度敏感，较正常人高 6~12 倍，居住在热带的患者往往因强烈日光的照射使皮肤显著发红而发生日光皮炎、光化性唇炎、毛细血管扩张。也偶可发生角化病及上皮细胞肿瘤等。有时由于反复的日光照射使角层肥厚及不同程度色素再生，如在黑种人中见有新生的大片色素斑。此见于酪氨酸酶阳性的不全性患者。

毛发呈纯白色、银白色、淡白色、黄白色、金色、红茶色,有绢丝样光泽,并且纤细如丝。

白化病患者的眼具特征性,伴有白的或淡黄色的眉毛和睫毛。由于缺乏色素,小儿期虹膜为透明淡灰色,瞳孔为红色;但成人期往往呈青灰色、淡褐色。巩膜变薄,脉络膜、视网膜因无色素,眼底变橙红色而且瞳孔遮光不全,故在白昼或强灯下畏光,并常眨眼,呈所谓昼盲状态(nyctalopie)而在夜间视力反比正常人为好。有时伴其他眼科异常,如眼球水平震颤、瞳孔变形、晶状体缺乏、小眼球、近视、远视或视网膜中心凹消失。两类眼皮肤白化病的不同点见表31-1。

表31-1 眼皮肤白化病Ⅰ型和Ⅱ型的比较

鉴别要点	酪氨酸酶阴性型	酪氨酸酶阳性型
眼睛颜色	灰、蓝色	黄、褐色
毛发颜色	白色,终身不变	黄白色,随年龄增长而变深
皮肤颜色	粉红色	粉红色到奶油色
色素痣或雀斑	没有	可能存在或很多
虹膜	无色素	色素沉着随年龄而增加
眼球震颤	有	较轻或无
皮肤敏感性	晒太阳部位出现皱纹	晒太阳部位雀斑增加
血清氨基酸水平	正常	降低或正常

3) 眼皮肤白化病Ⅲ型(OCA3)

是位于9号染色体上的酪氨酸相关蛋白1(TRP-1)的突变所致。OCA3型仅见于黑人。有浅褐色头发、皮肤,蓝或褐色、浅褐色虹膜、眼球震颤和视力下降。患者形成的色素不是黑色而是褐色。

(2) 部分白化病(partial albinism)

眼白化病(ocular albinism, OA)是部分白化病的一型。局限于眼部而皮肤及毛发色素正常。女性较多而临床表现相对较轻。由于视网膜和虹膜黑素色完全或部分缺乏,发生眼球震颤和显著的近视等眼症状。本病是性连锁隐性遗传,女性携带者有"泥浆泼溅样"眼底表现。

【组织病理】

表皮黑素细胞数目和形态正常,但银染色缺乏黑素。电镜下仅见黑素细胞而无成熟的黑素颗粒。多巴染色分两型:在体外黑素细胞多巴染色

阳性者为酪氨酸酶阳性型,此型患者体内有些形成色素能力;多巴染色阴性者为酪氨酸酶阴性型,此型患者体内不能形成色素。

【诊断及鉴别诊断】

泛发性皮肤色素脱失,加上眼部色素脱失、眼球震颤时易于诊断。需鉴别的疾病有:

(1) 白癜风

是后天性发病,色素脱失斑常有明显边界,随病程可增多、减少或消失。

(2) 白细胞异常白化综合征(Chediak-Higashi综合征)

又名Chediak-Higashi-Steinbrinck综合征,有眼皮肤色素减少及白细胞吞噬功能减低、易感染等临床特征。

(3) 无色素性色素失禁症(incontinentia pigmenti achromicans)

从躯干到四肢呈泼水样色素减退斑,偏侧性分布,患处发汗功能减退,毛细血管张力减退,往往继发水疱性损害,病变部可呈凹陷性萎缩或隆起。

【预防及治疗】

避免强烈的日光照射,出门应撑阳伞或带墨色眼镜以保护眼睛,减轻畏光之不舒服症状,或涂遮光剂以防止皮肤过早老化及由于日光照射而产生的病变,如基底细胞癌等。

31.2.6 斑驳病(piebaldism)

本病又称(先天性)图案状白皮病[(congenital) patterned leukoderma],白驳病(white spotting)。

斑驳病是一种少见的以色素减少为特征的常染色体显性遗传性皮肤病。Morgan于1786年首次报道。以往曾称本病为部分白化病(partial albinism),此名称现已不用,因这两种疾病的发病机制不同。

【发病情况】

各种族、男女均可罹患,人群中患病率低于1/2万。本病与生俱有,浅色肤种可出生以后发病,是一种局限性皮肤和毛发的色素缺乏,患处呈现白色或粉红色,毛发亦变白,其形态、大小不一,分布亦无规律。这种脱色不完全时似所谓黄皮症

（xanthismus），周围无色素增殖，故在白种人识别较困难。

【病因及发病机制】

属常染色体显性遗传病。白斑处黑素细胞缺乏或明显减少，因病变累及黑素母细胞，使其在胚胎期不能迁移至皮肤，或不能分化为黑素细胞所致。研究发现，斑驳病主要致病基因是位于染色体 4q21 区带的 c‑kit 原癌基因。c‑kit 基因主要编码跨膜酪氨酸激酶受体，该基因突变导致酪氨酸酶活性部分缺失，目前发现至少有 9 种不同的病理位点突变，由于基因突变的位置不同，家族间的表现型也不同。轻型患者的 c‑kit 基因突变发生在配位体连接区，而重症型者由于酪氨酸酶末端基因突变所致。

【临床表现】

本病最具特征的表现是发生在额部中央或稍偏部位的三角形或菱形白斑，并伴有横跨发际的局限性白发。白发呈网眼状。偶尔仅见网眼状的毛发改变，眉毛、睫毛的中间部分可为白色。有时额部白发是本病的唯一表现。

白斑可发生于任何部位，最常见于上胸、腹部和上肢，偶见于面部特别是颊部，枕、项、背及手足部亦偶有累及。白斑多呈双侧而不对称分布，白斑中央可见 1～5 cm 形状不规则的岛屿状色素过度沉着区，颇具特征。白斑损害静止稳定，境界清楚，不随年龄的增长而发展。斑驳病的特征性表现是在色素脱失的部位或正常色素的皮肤中有过度色素沉着的斑片。10%～20% 患者仅有白斑而无白发。同卵孪生子发病时，往往发于相似的部位。

少数病例在非病变部位可见数目不等的咖啡牛奶斑，斑驳病亦可伴发其他畸形，如虹膜异色症、聋哑、智力发育迟缓、小脑共济失调、软骨发育不良、兔唇以及耳、齿畸形等。

【组织病理】

光镜及电镜观察白斑及额部白发未发现黑素细胞及黑素颗粒，角质形成细胞中无黑素体，置酪氨酸液中亦无 DOPA 阳性反应，棘层中可见少数透明细胞，白斑内 Langerhans 细胞形态及数目正常。在白斑中央岛屿状色素过度沉着区可见正常

黑素细胞，其数目正常，DOPA 反应阳性，黑素细胞和角质形成细胞含有丰富的黑素，黑素有两种，一为少量正常的椭圆形黑素，其黑化、输送与降解正常，一为大量不正常的球形黑素体，其黑化、降解不正常，输送至角质形成细胞后，降解显著。

【诊断及鉴别诊断】

根据额部三角形白发及皮肤上典型白斑易于诊断。本病与白癜风区别在于后者是后天发病，白斑边缘色素沉着较明显，手足及生殖器等处也是白斑的好发部位，头皮白斑上毛发虽然亦可变白，但极少呈三角形形态。

本病不具额部白发时，临床上很难与呈双侧性、系统性分布的无色素痣鉴别。不过后者无遗传性，两者病理改变亦不同。

【治疗】

本病尚乏有效的药物疗法。可试用自体表皮移植术。

31.2.7　豹斑状白癜风（leopard vitiligo）

本病是指在典型的鱼鳞病皮损中兼有广泛豹点状色素脱失，如豹皮状。在脱色斑内毛发变白。有家族史。1986 年 Bhargara 首次报道此病，患者为男性印度籍黑人。

该患者先有寻常性鱼鳞病，20 岁时在鱼鳞病损害内出现广泛豹点状色素脱失，极似豹皮。患者有兄妹 8 人，其中 2 个妹妹有同样疾病。

本病尚无特殊治疗。

31.2.8　对称性进行性白斑（symmetrical progressive leucopathy）

对称性进行性白斑仅日本和巴西有报道。

本病为点状皮肤色素脱失斑，对称地发生在上肢伸侧和小腿前面，较少出现在腹部及肩胛之间。这种点状白斑可逐渐增多而持续终身。患者多见于年轻人。

尚无特殊治疗。

31.2.9　老年性白斑（senile leukoderma）

老年性白斑是一种老年性皮肤退化现象，由于皮肤中的 DOPA 阳性黑素细胞数目减少所致。

【临床表现】

患者常伴有其他老年性皮肤变化如老年疣、老年性血管瘤及灰白发等。本病男女发病大致相等。多见于45岁以上中老年人,并随年龄而增加。白斑常发生在躯干、四肢,特别是大腿部,而颜面部极少发生。

白斑境界鲜明,多为针头至豆大,个别亦可达到指甲片大,呈圆形或椭圆形,数个至数百个不等,白斑处皮肤稍凹陷,边缘无色素增多现象。以白斑处皮肤较之周围稍凹陷为特点,结合年龄、部位,易与白癜风区别。

【治疗】

无特殊治疗方法。

31.2.10 斑秃后白斑 (post-alopecia areata leukoderma)

临床上斑秃与白癜风伴发并不少见。斑秃与白癜风在发病机制、病程、病理及治疗方面有诸多相似之处。两者都有明显的精神神经因素,即身心创伤史,其与自体免疫的关系日益受到注目,如都可伴发甲状腺疾病,均可伴有多腺体功能不全,对甲状腺细胞、甲状腺球蛋白、胃壁细胞、肾上腺细胞、平滑肌等自身抗体数增加。两者都是慢性病程、易复发的疾病。斑秃、白癜风及 Down 综合征 T 细胞数减少。斑秃及白癜风,特别是进展期及边缘隆起白斑处都有淋巴细胞浸润。这两种疾病对补骨脂素及糖皮质激素治疗反应好。

研究表明,白癜风可伴发全秃或在头皮或胡须部有单发或多发性斑秃。伴发率可高达16%,主要见于进展期及泛发性白癜风。白癜风患者家族中早年白发者较多。白癜风或白发患者发生斑秃时,其有色素的头发往往先脱,白发晚脱或不脱。

斑秃可伴毛发、皮肤或两者均脱色。斑秃中白癜风发生率在4%～16%之间,这与人群中白癜风患病率约1%相比,差别悬殊。尤其在女性患者中更为常见。斑秃后新生的头发几乎均为白发。Koga 指出,白癜风并发斑秃者与单纯性白癜风之比高达4∶1,斑秃发生在白癜风之前或后,亦可同时出现。或发生在同一部位、同一形状、同一大小。亦可在斑秃同时或以后,在躯体的其他部位出现白斑。斑秃后脱发区皮肤白变的边缘没有色素增殖晕或带。在斑秃或泛发性白癜风患者常有甲板改变。

斑秃区头发的真皮乳头和它下面的结缔组织含有不同数量的黑素,这可解释为黑素游走,这种色素失禁可能是炎症后作用。临床上观察到斑秃的终毛脱色是暂时的,终要被深色、完整的毛发替代。提示类似炎症后皮肤脱色是暂时的。

本病的治疗,参照白癜风节。

31.2.11 热带减色斑 (macular tropical hypochromia)

据 Browne 描述,热带减色斑是热带地区相当常见的一种疾病,以成群、大小一致的小减色斑为特点。常对称分布于前臂、上臂、三角肌区,亦常局限于躯体的一个区域,如肩胛部与臂部。白斑不会扩展。细菌学检查阴性,抗真菌治疗无效。

热带减色斑与麻风、雅司及真菌无关,病因尚不清楚,提示可能系多因性疾病。

本病尚无有效治疗。

31.2.12 深色肤种人的色素减退斑纹 (hypopigmented markings in dark-skinned people)

深色肤种人的色素减退斑纹即色素分界线 (pigmentary demarcation lines),又名 Futcher 线或 Voigts 线,它是位于人体肤色较深与其相毗连的较浅色泽间的一种散在而鲜明的界线。有时清晰可见,有时模糊不清。色素分界线由日本人 Matzumoto 于1913年首先报道,在各种族均可见到但在深色肤种更明显且多见,特别在日本人和黑种人中观察到,它可发生于身体各部位。1953年 Kisch 和 Nasuhohlu 指出,本病在黑种人中发生率极高,并在同胞及几代人中发生,故有认为属于常染色体显性遗传。据调查的112名黑人中约40%有胸骨中部脱色线,约16%有双侧胸部色素减退。男女两性皆可罹患,男性略多于女性。一般在儿童早期发生,妊娠期内亦可出现。大部分病例对这些出现的色素减退斑并不注意。

【临床表现】

胸部色素减退斑：主要为小的色素减退斑点，直径约 1 cm 大小，几个至 10 余个，其边缘不清。表皮正常，毛发生长、出汗及感觉正常。损害大小、形状因人而异。常双侧而对称分布，也有的不对称。

胸骨中部色素减退线和胸部色素减退斑纹：胸骨中部色素减退线位于胸骨中部，可纵向延伸到腹部，有的可累及胸骨上面并稍弯向一侧。胸部色素减退斑纹有各种形状，如"伴有不规则边缘和钝的末端、广泛和细长的扭曲的缎带样斑纹"，"伴末端逐渐变细的狭窄斑纹，有时呈叶状"和"长条纹状的色素减退"。斑纹可局限在乳晕周围，亦可位于锁骨中部下方、锁骨与乳头间中部。有时为长条形从乳头向中线辐射。尚有臂前分界线等其他色素分界线，除分布在上述的臂、胸骨和胸部外，腿和背部亦可有。

色素分界线反映了黑素分布的自然差异，通常分为 5 种类型。

A 型：色素分界线沿上肢走行伴程度不等的经胸延伸。

B 型：色素分界线沿下肢后正中线走行，通常在妊娠时首次出现。

C 型：胸部正中或正中旁线走行的成对色素分界线向腹部延伸。

D 型：色素分界线沿脊柱后正中区走行。

E 型：胸部双侧对称，斜行的色素减退斑。

具有上述各种色素分界线的患者健康状况良好，不伴有其他不适。色素分界线出现后相对稳定，似不扩伸。有些病例在生长期和发育期，色素减退斑可逐渐消失。

【组织病理】

包括光镜及电镜检查没有特殊变化，无诊断价值。

【诊断及鉴别诊断】

根据本病的临床特征，结合有关病史，不伴其他皮肤损害，一般易于诊断。有些色素减退不明显的病例容易漏诊，可借助滤过紫外线检查。本病感觉正常，可与麻风鉴别；无炎症现象，可与炎症后色素减退鉴别；结节性硬化症可有灰状叶形

斑，但其损害数目多，散发，不呈双侧、对称分布。

本病不需治疗。

31.2.13　假梅毒性白斑（leucoderma pseud-osyphiliticum）

本病病因不明，起病前无炎症及前驱症状，在临床上并不少见。

【临床表现】

任何种族均可发生。多见于肤色较深的 20~40 岁男性。女性病例少。好发于腰、背、臀部，而胸、腹、臂、大腿亦可累及。对称分布。起病缓慢，损害逐渐增多，无自觉症状。损害多发性，指甲至 1 元硬币大小，圆形或椭圆形，境界模糊、脱色不完全的减色斑，表面光滑无鳞屑，常相互融合成网状。病程慢性。有的减色斑可自行消退。

表皮大致正常，有时可见空泡形成及表皮下层部分区域黑素减少。

【诊断及鉴别诊断】

根据上述表现一般可以诊断，需鉴别的疾病有：

梅毒性白斑：其色调及形状酷似本病。梅毒性白斑好发于项、颈及头部的侧面等比较露出的部位，梅毒血清反应阳性。

单纯糠疹：好发于面部，减色斑较大，表面有糠秕状脱屑，边缘有细小丘疹。好发于儿童。

海水浴后白斑：主要发生于受强烈日光照射的背部，为数个至数十个半个指甲大小的圆形减色斑。减色斑约在海水浴后 2 周出现，同时在受日光晒的皮肤处有毛囊性小丘疹及脱屑，提示其为日光性皮炎后的继发性色素减退。

【治疗】

避免皮损处皮肤的机械刺激。日本学者认为补骨脂素内服或外用，结合紫外线照射有效。

31.2.14　获得性色素减少症（acquired hypo-melanosis）

本组疾病不是由于原发性黑素细胞结构或功能缺陷所致的色素减少，而是后天获得性色素减少性疾病。临床上较为常见，其发生机制可能与下面因素有关：① 缺乏黑素细胞；② 黑素细胞运

转异常;③化学物抑制了黑素的生物合成及由于对抗外界作用的防护机制障碍等。

【临床表现】

大致有下列几种。

(1) 炎症后色素减少

是指发炎部位皮肤的继发性色素减少,见于多种炎症性皮肤病。其发生原因可能是损害内黑素细胞消失,如烧伤或溃疡愈后的瘢痕处,以及红斑狼疮、扁平苔藓和硬化萎缩性苔藓处的色素减退斑;也可能是角质形成细胞的分裂加快,黑素细胞内成熟黑素体输入角质形成细胞内的数量减少,抑或角质形成细胞自基层到达皮表而脱落的更换时间缩短,黑素体在表皮角质形成细胞中降解障碍,如银屑病、脂溢性皮炎、玫瑰糠疹、单纯糠疹与神经性皮炎后色素减少可能与此有关。

(2) 感染后色素减少斑

有些感染性皮肤病,在病程中或治愈后在原损害处遗留色素减少斑,其发生原因大致同炎症后色素减少。结核样型麻风的色素减少斑是由于皮肤萎缩,表皮内黑素细胞的数目减少;花斑癣后色素减少是因花斑癣菌——正圆形糠秕孢子菌能制造一种称为杜鹃花酸的物质,即壬二酸(azelaic acid),能抑制多巴和酪氨酸酶起反应,从而抑制黑素的生物合成。电镜可见黑素细胞内黑素体小而不正常,而且不能输送至周围的角质形成细胞中;梅毒患者可发生白斑,称梅毒性白斑,是Ⅱ期梅毒疹的特征。为多发性、指甲大小减色斑,边界不清。白斑局限于项、颈与肩胛处,其脱色程度不如白癜风明显,色调也不鲜艳;此外,品他、雅司及盘尾丝虫病也可发生色素减少性损害。

(3) 化学品引起的色素减少

有些化学品对正常或恶性黑素细胞都有损伤作用,如作为橡胶防护手套原料的抗氧化剂氢醌衍生物,作为清洁消毒剂、杀虫剂和除臭剂中的对叔丁基苯酚,以及焦儿基苯酚、对苯二酚和丁基酚等化学物质经接触可诱发色素减退。化学物质如对苯二酚等是通过激活色氨酸吡咯酶而抑制酪氨酸酶活性;化学品如丁基酚等是由于它们诱发代谢紊乱,或改变呼吸与产能反应,而选择性地作用于黑素细胞,使之变性或死亡,从而影响黑素的合成。因此,在生产对叔丁基苯酚或以对叔丁基苯酚为原料生产酚醛树脂的树脂业、含大量对叔丁基苯酚的氯丁胶作为橡胶或皮革制品黏合剂的汽车业和皮革业,以及含对叔丁基苯酚、邻苄基对氯基苯酚或含对叔戊基苯酚、邻苄基对氯基苯酚、邻苯基苯酚的消毒杀菌剂进行房屋消毒的医院清洁工,戴含对苯二酚单苯醚的耐酸橡胶手套的制革业及其他行业工人,接触含对叔丁基邻苯二酚耐磨剂人员,以及以4,4'-二羟联苯作防老剂的乳胶制品生产工,都有可能发生职业性白斑。

(4) 药物引起的色素减少

因使用药物而诱发的白斑称为药物性白斑。其发生机制不一,或是通过直接接触而诱发,如发生于眼圈的白斑常由于使用滴眼药引起;或是通过光敏感作用而诱发,如服用人造香料、口服降糖药物与降压利尿药,这些药物含有磺胺基成分,如磺胺、噻嗪、氯噻嗪类、甲磺丁脲、苯乙双胍(优降糖)等都具有光敏感作用。这种主要通过光敏机制而形成的白斑,常同时伴发着色过深现象,即白斑与黑斑同时存在;或是药物含有巯基,通过其酪氨酸酶竞争铜离子使酪氨酸酶活性降低或灭活,从而干扰了黑素的正常代谢,阻止黑素的形成而诱发白斑。含巯基的药物有胱氨酸、半胱氨酸、二巯基丙醇与青霉胺等。此外,久服或常用硫脲、硫尿嘧啶、甲状腺素、肾上腺素、去甲肾上腺素等药物也会影响黑素的合成代谢而诱发白斑。

有报道服用氯喹引起毛发变白的病例。白变的毛发包括头发、眉毛、睫毛、腋毛、阴毛和全身的体毛,同时白变,脱色程度相同。毛发变白发生于服药2~5个月后,与服药剂量及疗程长短有关。减少服药剂量及停药后毛发颜色可恢复正常。毛发色素减少原因不明。色素脱色仅见于长有亚麻色、淡褐色、红色或褐色毛发的人。人类黑素有两种,即优黑素(eumelanin)与褐黑素(pheomelanin),褐黑素在浅色毛发中含量较多,在黑色毛发中较少。似有可能具有能生物合成褐黑素的毛囊黑素细胞的人对氯喹的脱色作用特别敏感之故。

局部应用脱色剂治疗黄褐斑等色素沉着过度

的疾病有时可引起不匀脱色或永久性脱色,如氢醌单苯醚能阻断被酪氨酸酶催化的从酪氨酸到多巴的反应过程,又如 4-异丙基儿茶酚对黑素细胞有选择性致死作用,长期使用会引起永久性脱色,这些在临床上应予以注意。

【治疗】

无特殊治疗。病因明确的去除致病因素后可望复原。

31.2.15　无色素性色素失禁症(incontinentia pigmenti achromicans,Ito)

无色素性色素失禁症又称脱色素性色素失禁症,日本学者伊藤于 1952 年最先报道,又名伊藤黑素减少症(hypomelanosis of Ito)或伊藤色素减少综合征(Ito hypopigmentation syndrome)。此病的黑素减少性白斑的形态与分布酷似色素失禁症的黑斑故名。鉴于本病无色素失禁现象,故有人建议使用伊藤黑素减少症取代无色素性色素失禁症这一名称更为合适。

【发病情况】

任何种族均可发生,女性比男性多,男女之比约为 1∶2。12 岁之前发病,过半数病例在出生时或婴幼儿期发病。

【病因】

病因不明。可能属于常染色体显性遗传,亦有无阳性家族史的病例。不少患者可见染色体畸形,如染色体 X,17 易位和染色体嵌合现象,包括 18 三体、7 三体和 12P(Pallister)四体等。本病的发生与角质形成细胞的功能异常有关,即在黑素代谢的降解过程中黑素体复合物停留在角质形成细胞中未被降解。

【临床表现】

临床上有两种类型,即皮肤型与神经皮肤型,以皮肤型常见。白斑往往双侧而不对称分布,偶有单侧性者。但不会出现按皮节或沿周围神经走向排列。包括面部在内的任何部位均可发生,依次为躯干、四肢、面、颈、臀部,而尚未报道头皮、掌跖及黏膜受累的病例。白色损害为奇怪的条纹状、淤涡状、泼水状以及似大理石样花纹。早期白斑进行性扩延与增多,有累及未被侵犯部的

倾向。白斑出现之前无炎症现象,不发生疣损害与水疱。白斑的边界可清晰,亦可有着色过深的现象。

皮肤型的白斑出现较晚,于童年晚期发生,并持续至成年早期后可行消退;神经皮肤型的白斑出现较早,多在婴儿期及出生时发生,并伴有中枢神经系统功能障碍,如智力低下、癫痫、听力传导障碍等。并可有骨骼异常如脊柱侧凸、马鞍鼻等。有时尚可伴有近视、斜视、角膜混浊、脉络膜萎缩、视网膜色素异常、单侧面萎缩、面部多毛、疣状表皮痣,以及白斑处发汗功能障碍、弥漫性脱发等。

【组织病理】

组织病理切片银染色仅见脱色部黑素颗粒减少。DOPA 阳性黑素数目减少,体积变小,树状突短而少。DOPA 反应减弱。Langerhans 细胞数目增多。角质形成细胞多正常,可见角化过度、表皮萎缩和角质形成细胞核周空泡形成。真皮多无炎症反应。电镜可见黑素细胞和角质形成细胞内黑素体明显减少。没有 1 期黑素体,成熟黑素少而小,黑素及其在角质形成细胞中分布正常。有报道基底层及棘层下部黑素细胞损坏、胞质空泡形成、黑素体聚集、脂肪变性、核固缩或均质化变性。真皮乳状层有很多小的神经纤维与角质形成细胞紧密接触,真皮深层有大量含有巨大的肥大细胞颗粒的肥大细胞。表皮基层无变性,无色素"滴落"至真皮的现象。

【诊断及鉴别诊断】

根据本病的临床表现,一般可以诊断。需鉴别的有下列病种:

无色素痣:无色素痣出生时即已存在,损害稳定不变而持续终生,无遗传方面的家族史。本病虽可出生时就有,但早期有进行性扩展倾向,以后可减退。有遗传史及其他方面异常。

节段型白癜风:白斑按皮节或沿周围神经行走方向排列,损害进行性发展,脱色完全,后天发病。

斑驳病:有典型的额部白发,白斑中央常有色素正常或加深的岛屿。持续终身不变。白斑不呈现奇形怪状的图案。

贫血痣：减色斑不呈现奇形怪状的图案。用玻片压迫贫血痣则与周围被压变白的皮肤难以区别。

【治疗】

目前尚无有效疗法。

31.2.16 无色素痣(achromic nevus, nevus depigmentosus)

1884年Lesser首先报道本病并取名为无色素痣(achromic nevus)。它是一种少见的、先天性、局限性白斑，又称脱色素痣(nevus depigmentosus)。

【发病情况】

任何种族、男女均可发生。在出生时或出生后不久发病，白斑不扩大，持续终身不变。

【病因】

病因不明。根据本病的先天发病，没有家族史，损害局限于一侧，故1967年Coupe提出无色素痣是一种发生学上的畸形，使黑素小体的合成和转运异常。

【临床表现】

好发于躯干、下腹、四肢近端，而面部、颈部亦可受累。往往沿神经节段分布，四肢多呈条状或带状，躯干可呈方形。脱色斑可散在分布于体表的几个区域，有时彼此相距很远。损害为大小不一、苍白色局限性减色斑，而且为一致的不完全脱色，故白斑没有白癜风那样明显，境界模糊而不规则，有时边缘呈锯齿状，周围几乎无色素增殖晕，有时其中可混有淡褐色粟粒至扁豆大雀斑样斑点，但无过度色素沉着现象。脱色区内毛发色素可减退，特别是阴毛与眉毛。感觉正常。损害可随身体发育增长而按比例扩大。脱色区内色素不会再生，故不会自然消失。若损害分布于三叉神经支配区可伴发神经症状及癫痫。

无色素痣有3种临床类型，即①孤立型：为局限性，长方型或痣样脱色素斑，好发于躯干；②皮节或类皮节型：按皮节分布，累及1个或多个皮节，或沿Blaschko线分布；③漩涡状型：为累及整个单侧肢体的白斑，白斑形态不规则或奇形怪状，或类似于人工溅泼的白漆状或呈漩涡状。

【组织病理】

光镜或电镜检查示表皮钉突多变平。黑素细胞数目多正常，但其树状突发育不良，粗而短，DOPA反应减弱。黑素化了的黑素体大小正常，但其数目减少，部分消失。可见黑素细胞萎缩成类圆形。黑素细胞内黑素体自噬(melanosome autophagy)、黑素体聚集成簇，黑素体转移异常，角质形成细胞中黑素体数目减少。真皮上部嗜色素细胞没有增多。故有认为无色素痣的发生与黑素体聚集和输送障碍有关。

【诊断及鉴别诊断】

根据本病于出生时或出生后不久发生的一侧性、局限或多片散在分布的浅色斑，持续终身不退，一般可以诊断。需鉴别的疾病有：

局限性或节段性白癜风：白斑脱色完全、边界清楚，在白斑边缘或中央常可见到色素再生现象。后天发病。

斑驳病：与无色素痣一样，白斑出生时即有，大小不变，持续终身。斑驳病则有家族史，往往双侧性分布，伴有额部白发。有时呈双侧性、多片散在分布的无色素痣难与斑驳病鉴别，特别是未出现额部白发的斑驳病，但两者的病理改变不同。

【治疗】

目前尚无有效的药物治疗方法。若美容需要，对暴露部位的小面积损害可用遮盖剂治疗。亦可试用自体表皮移植治疗。

31.2.17 贫血痣(nevus anemicus)

本病较少见，其人群患病率不详。女性多于男性。在出生时或儿童时期发生，亦可晚发，终身不退。

【病因及发病机制】

贫血痣是一种血管先天性功能异常现象，不是结构上的变化。由于血管组织发生学上缺陷，对儿茶酚胺的敏感性增强，血管处于收缩状态，故患处不易产生人工荨麻疹现象。患处注射交感神经阻滞剂后皮色可恢复正常。因此又称为药理痣(pharmacological nevus)。

【临床表现】

贫血痣好发于躯干，特别是胸部，面和四肢亦可累及。损害为单个或多发,圆形、卵圆形或不规则状线形,边界清楚但不规则,大小不一的苍白色斑。有时为许多群集的小斑疹,排列成掌叶铁线蕨的叶片样。亦有报道在臂部呈线形排列。摩擦患部时,浅色斑本身不发红,周围皮肤却发红充血,使白斑更趋明显。此时若用玻片压迫时,周围皮肤充血退去,减色斑就不易辨认。以此可与白癜风或局限性白斑区别。滤过紫外线(Wood's light)检查,贫血痣消失,提示该处脱色病变不是继发于黑素量的减少。患处表皮及感觉正常。偶尔皮损可见于神经纤维瘤,结节硬化病或作为色素血管性斑痣结构瘤的一个组成部分。

【组织病理】

光镜及电镜检查患处正常。苏木精-伊红-藏红(hematoxylin-eosin-saffron)染色示乳头和乳头下血管正常。碱性磷酸酶组织化学检查示患处血管完整无损,难与正常皮肤处血管区别。

【诊断及鉴别诊断】

根据本病特征性临床表现一般容易诊断。必要时可借用下列方法与其他色素减少性疾病区别。本病患区用摩擦或冷、热等物理刺激均不能引起红斑反应,用玻片压迫本病患区周围正常皮肤可使损害消失。

【预防及治疗】

尚无有效疗法。若因美容需要,可使用遮盖剂。亦可试用皮肤整容治疗。

31.2.18　血量减少痣(nevus olgemicus)

Davies 等于 1981 年报道 1 例 46 岁的男性胸胁部有大片的红色斑片,而该部皮肤较周围正常皮肤冷、血流减少,而其临床及组织病理与血管瘤不同,故认为这种表现不能用深部血管舒缩致血管舒张障碍来解释,而是贫血痣的一种变异型。称其为血量减少痣。Plantin 等于 1992 年又报道 2 例,而其临床损害却呈青灰色。

(朱光斗)

31.2.19　血管痉挛性假性白斑(pseudoleuko-derma angiospasticun)

本病系外周血管功能性异常,小动脉痉挛,小静脉舒张可致。发生于血管舒缩功能不稳定的患者,特别是吸烟者,但也可发生于正常人。

白色斑纹见于手掌、前臂和(或)臀部,酷似白斑,但玻片压诊法无色素脱失。臀部白色斑纹是肝代谢障碍的一个体征,但无特异性。

无特殊治疗方法。

(朱光斗　刘承煌)

31.2.20　特发性滴状色素减少症(idiopathic guttate hypomelanosis)

特发性滴状色素减少症是 1966 年首先由 Cummings 及 Cottel 提出的病名,被认为是一种常见的独立的皮肤病。本病又称为播散性豆状白皮病(disseminate lenticular leucoderma)。

【病因及发病机制】

病因不明。常见于多阳光地区及经常日晒的人们,故推测光线可能是一种激发因素。又考虑到本病的发病率随年龄增长而升高,故认为皮肤的退行性变化是一个主要的致病因素。

【临床表现】

不同种族、男女均可发病。大部分在 30 岁后发病,发病率随年龄增长而升高。临床上表现为乳白色斑,2~6 mm 直径大,有些较大,最大可达 2 cm,呈圆形或不规则多角形。白斑一旦出现,其大小不变。损害数目随年龄增长而增多,数目 1 个至数百个,多为 50 多个。没有自觉症状。病变处黑素细胞内黑素颗粒减少,DOPA 反应减弱。故有认为这种白斑即是老年性白斑,不过在特发性滴状色素减少症的白斑处并无凹陷,白斑除发生在四肢及躯干外,亦可出现在面部,根据这些变化可与老年性白斑鉴别。本病损害为境界清楚之斑点状白斑,边缘无着色过深现象,表面光滑,没有炎症、瘢痕和萎缩。白斑之间不融合,但常密集而呈网眼状,故又称为播散性网状白斑(disseminate reticulate leukoderma)。白斑一旦发生,长期存在。

【组织病理】

脱色处角层可增厚,DOPA 反应减弱,黑素细胞减少、黑素颗粒明显减少甚至缺如。真皮一般正常。有报道真皮乳头层增厚、纤维化,基底膜水肿和慢性炎症细胞围管性浸润。电镜下可见黑素细胞含有未完成黑化的黑素体,在疾病后期表皮黑素细胞进行性减少。

【诊断及鉴别诊断】

出现的点状白斑,特别在初期即表现为脱色完全、境界清楚、散在性、斑点状白斑时,即可考虑特发性滴状色素减少症。需与本病鉴别的有如下疾病。

结节性硬化症:伴发的色素减退斑,常为小叶状,边界不清,同时常有结节性硬化症的其他表现。

滴状硬斑病:除色素减退外,皮损有硬化萎缩表现。皮表呈蜡黄或暗紫红色调,病理改变不同。

硬化性萎缩性苔藓:脱色斑常融合成白色斑片,有硬化萎缩现象。表面常有粉刺样毛囊性栓塞,病理改变不同。

花斑癣:浅色斑常有鳞屑,真菌检查阳性。

【治疗】

尚无有效疗法。曾有人试用8-甲氧基补骨脂素治疗而未获成功。

（朱光斗）

31.3 色素沉着性皮肤病

31.3.1 雀斑(ephelides, freckles)

本病系发生于暴光部位的黄褐色色素斑点,为常染色体显性遗传,日光暴晒、紫外线或X线照射过多可诱发及加重本病,故夏季皮损较冬季明显,数量多、颜色深。

【临床表现】

皮损为点状色素沉着斑,圆形、卵圆形,亦可形状不规则,多为针头至米粒大小,浅褐色至黑褐色,常数十粒至上百粒不等,孤立而不融合。最常见于面部,尤其是鼻部和两颊,亦可见于颈部、肩部、手背部,但不发生于非暴露部位。出生时通常没有雀斑,常首先见于5岁左右的儿童,女性居多。

【组织病理】

HE染色示,表皮基底层黑素含量增多,但黑素细胞的密度未见增加。DOPA染色下,皮损内黑素细胞密度低于临近正常皮肤。电镜下显示皮损内黑素细胞体积更大,树突更多、更长,具有更多Ⅳ期黑素体,暴露日光后其形成黑素的速度显著高于临近正常皮肤。

【诊断及鉴别诊断】

根据临床表现诊断不难。需与单纯性雀斑样痣鉴别,后者亦多见于儿童,但任何年龄均可发生,可分布于非受光部位,皮损数量较少,色素较深,暴露日光对皮损无明显影响,组织病理显示表皮突常轻度延长,基底层黑素细胞密度增加,真皮上部可有噬黑素细胞及轻度炎症。浅黑肤色人群中,如有早发、泛发且冬季可持久存在的雀斑,需考虑着色性干皮病的持久性雀斑。有时在着色性干皮病完全型患者的家族中,持久性雀斑可能是唯一的异常表现。

【治疗】

一般无需处理。应注意防晒。出于美容需要,可予以调Q的短脉冲激光治疗,如调Q紫翠玉激光(波长755 nm)、调Q红宝石激光(波长694 nm)、调Q倍频Nd：YAG激光(波长532 nm、1 064 nm)等,还可选用强脉冲光治疗(波长560~1 200 nm)。数量较少者可由专业医生使用纯石炭酸或33%~70%三氯醋酸点涂。亦可使用液氮冷冻治疗。

31.3.2 黄褐斑(chloasma, melasma)

本病祖国医学又称"肝斑""黧黑斑",是一种发生于面部的黄褐色色素沉着斑。

【病因及发病机制】

本病常见于健康女性,青春期至绝经期均可发病,特别多发于妊娠期第2~5个月,分娩后来月经时即逐渐消失,可能与体内孕激素水平增加有关。下次妊娠时还可再次发生,成为妊娠性黄褐斑,可视为正常生理现象。亦可见于服用避孕药的女性。某些慢性疾病如女性生殖系统疾病(如月经失调、痛经、子宫附件炎、不孕症等)以及肝脏疾病、慢性酒精中毒、甲亢、结核、内脏肿瘤等患者亦可发生黄褐斑,推测与卵巢、垂体、甲状腺等内分泌因素有关。皮损局限于面部受光部位,暴晒后可诱发或加重本病,说明本病与日光照射有关。长期应用某些药物如苯妥英钠、氯丙嗪等也可诱发本病。本病亦可见于非妊娠妇女、停经、未服用避孕药患者及男性,原因不明。

【临床表现】

皮损表现为淡褐色至淡黑色的色素沉着斑,起病时可不明显,难以察觉,渐渐加重。对称分布于额、眉、颊、鼻部,偶见于颏部和上唇,有时呈蝶翼状。边缘清晰,局部无炎症及鳞屑,无自觉症状,颜色常经久不退,但可随日晒、季节、内分泌变化而略有变化。

【组织病理】

表皮基底层黑素增加,但无黑素细胞增殖。真皮上层可见游离的黑素颗粒或噬黑素细胞。一般无炎症细胞浸润,但在避孕药诱发的病例中可见血管和毛囊周围少量淋巴细胞浸润。

【诊断及鉴别诊断】

根据皮损的颜色、好发部位及好发于女性,诊断不难。需与砷剂黑变病、焦油黑变病、雀斑、Addison 病的皮肤色素沉着、Civatte 皮肤异色病等鉴别。

【治疗】

目前尚无满意的疗法。尽可能寻找可能的病因,注意防晒,慢性疾病者治疗原发疾病。可内服维生素 C,补充富含维生素 C 的食物。外用 2%～4%曲酸、20%壬二酸、1%～5%苹果酸、7%熊苷果及 0.1%～0.4%甘草提取物等配制的乳膏。维 A 酸类制剂如 0.025%～0.05%维 A 酸乳膏亦可通过角质溶解作用减轻色素沉着。化学剥脱剂如 33%三氯醋酸、5%羟基乙酸,以及脱色剂如 3%过氧化氢、1.5%～4%氢醌也可谨慎使用。中医中药在部分病例中有较好疗效,多采用疏肝理气、健脾补肾、活血化瘀方,如逍遥丸、六味地黄丸、人参健脾丸、金匮肾气丸、桃红四物汤等加减。

31.3.3　Riehl 黑变病(Riehl melanosis)

【简史及病因】

早在 20 世纪第一、第二次世界大战时期,欧洲国家对当时大批面部色素沉着患者的检查,测得患者的维生素 A、C、D 和 PP 等均低于正常值,说明可能与维生素缺乏、营养不良有关,故又称"战时黑变病"。本病男女均可罹患,但多见于成年女性,且不少患者在月经期间皮损的色素有变化,因为推测可能与性腺、垂体、肾上腺、甲状腺等内分泌功能有关。此外,患者常有使用粗制化妆品史及曝晒史,化妆品中的某些香料、防腐剂和表面活性剂均可能导致光敏性皮炎,使皮肤黑素代谢紊乱,引起色素沉着。

【临床表现】

本病病程缓慢。主要累及面部,常初起于颧部、颞部,发展至颊部、额部甚至耳部,越靠近面部中央越少,偶见于上胸部、背部。皮损表现为灰紫色至紫褐色的色素沉着斑,可成网状分布,边界不清。患处常弥漫覆盖微细的粉状鳞屑,类似于少量面粉撒在皮肤上,呈特征性的"粉尘"样外观,并可有毛细血管扩张、毛囊性角化过度。皮损可于数年后逐步消退,但不易退尽。

【组织病理】

本病早期表现为表皮轻度角化过度,棘层下部细胞间水肿,基底层可有液化变性,真皮乳头层及乳头下层黑素显著增多,可游离或被噬黑素细胞吞噬,血管周围炎症细胞浸润。病久者表皮趋于正常,炎症细胞浸润也不明显。

【诊断及鉴别诊断】

根据色素沉着斑的分布、颜色灰紫至紫褐、"粉尘"样外观可诊断。需与黄褐斑、Addison 病的皮肤色素沉着、砷剂黑变病、焦油黑变病、色素性扁平苔藓、Civatte 皮肤异色病等相鉴别。

【治疗】

注意防晒,尽可能去除可能的病因,如避免接触某些化妆品类致敏物质,其他可参照黄褐斑的治疗。

31.3.4　焦油黑变病(tar melanosis)

本病系长期暴露于焦油及其衍生物引起的局部皮肤炎症性、色素过多性疾病,又称中毒性苔藓样黑素皮炎(melanodermatitis lichenoid toxica)。

【病因及发病机制】

本病主要见于操作煤焦油和石油以及加工相关产品的工人,亦可见于使用含此类化学物质的粗制化妆品的妇女。表现为暴露部位的接触性皮炎,其中某些化合物(如蒽、菲、萘等)具有显著的光敏作用,更常表现为光敏性接触性皮炎。

【临床表现】

本病急性期为炎症性表现,可见红斑、水肿,偶有小水疱、出血,常伴瘙痒、灼热感。分布于面、颈、手背等暴露部位皮肤。急性期后有为期数周的持久性红斑,伴有鳞屑,亦可见毛囊性丘疹、黑头粉刺等痤疮样反应。随后演变成弥漫或网状分布的色素沉着,青灰色至暗褐色。脱离接触病因者,炎症数周后消退,色素沉着1~2年后消退。长期暴露者色素沉着持续加重,并可出现毛细血管扩张、苔藓样丘疹、毛囊口扩大、毛囊性角化和毛囊周围色素沉着,甚至出现明显角化过度、上皮瘤样增生等癌前病变。

【组织病理】

毛囊性角化过度,表皮下层细胞水肿,真皮上部噬黑素细胞充满黑素颗粒,毛细血管扩张,周围较多淋巴细胞浸润。

【诊断及鉴别诊断】

据相关化学物质接触史、急性期炎症性表现、毛囊性丘疹、黑头粉刺等表现可诊断。需与其他色素沉着性疾病相鉴别,如 Riehl 黑变病、黄褐斑、Civatte 皮肤异色病等。

【治疗】

予以病因治疗(参见第 23 章《职业性皮肤病》)。

31.3.5 炎症后黑变病 (postinflammatory melanosis)

本病是指各种皮肤急性或慢性疾病后导致的继发性皮肤色素沉着。

【病因及发病机制】

皮肤炎症后是否引起色素沉着主要取决于疾病的性质,一些皮肤病发生色素沉着常见且明显,一些皮肤病则较轻微,而另一些皮肤病甚至可出现色素减退。某些皮肤病(如扁平苔藓、带状疱疹、盘状红斑狼疮、固定性药疹、虫咬性皮炎、肥大细胞病等)的色素沉着程度与炎症的病期和强度有关,在深肤色人群和易晒黑人群更加显著。某些疾病(如扁平苔藓、盘状红斑狼疮、固定性药疹等)的炎症位于基底细胞或表真皮交界处,可使黑

素较易于落入真皮上部,聚集在噬黑素细胞内外,导致持久的色素沉着。

【诊断】

根据原先的皮肤炎症、之后引起色素沉着,不难诊断。但有时一些皮肤炎症反应较轻,临床不易察觉,常不能追溯到病因。

【治疗】

追溯可能的病因,治疗原发病,避免炎症进一步发展。患处须避免进一步的炎症刺激,尽量避免日晒。

31.3.6 Civatte 皮肤异色病 (Civatte poikiloderma)

本病常见于绝经期或绝经后女性,是一种主要发生于颈侧和上胸部受光部位的皮肤异色病,又称绝经期日光皮炎、萎缩性变性性色素性皮炎。

【病因及发病机制】

本病病因不明。根据好发年龄、性别发生率及皮损的分布特点,推测可能与化妆品中的某些光敏性物质、内分泌或者年龄因素有关。

【临床表现】

皮损主要位于颈侧、上胸部、耳后乳突,前臂亦可受累,常大致对称分布。皮损表现为直径1~3 mm 大小的淡红褐色或青铜色斑疹、丘疹,间有毛细血管扩张和表浅的萎缩性白色斑点。皮损常随年龄增长而愈发明显。偶有局部瘙痒或灼热感。

【组织病理】

表皮棘层减少,基底层可见不规则色素沉着,偶见液化变性。真皮上部血管周围轻度淋巴细胞浸润,可见噬黑素细胞,胶原可有中度嗜碱性变性。

【诊断】

根据好发于绝经期或绝经后女性、皮损分布特点可诊断。需与其他原因的黑变病、皮肤异色病相鉴别。

【治疗】

尽量避免日晒、热水烫洗等刺激。使用合适的防晒剂亦可能控制病情发展。

31.3.7 Kitamura 网状肢端色素沉着症（reticular acropigmention of Kitamura）

网状肢端色素沉着症是一种罕见的遗传性皮肤病，2/3 的报道病例为日本人。患者在儿童期即出现色素过度沉着斑，初始出现在肢体末端，并常伴有轻度抑郁。其发病机制可能与 Dowling - Degos 病相似。

色素沉着斑常呈网状分布于手足背面，萎缩性皮疹是其特征性表现。色素沉着逐渐加深，在成人期可累及身体其他部位。掌跖和指、趾皮疹表面有小的凹陷，伴随掌跖皮肤纹理破坏。光照可使皮损加重。

【组织病理】

检查可见表皮萎缩，表皮突延长，黑素增加。表皮基底层 DOPA 阳性的黑素细胞增多。

【鉴别诊断】

与较常见的日光性色素斑的鉴别点在于本病的色素沉着斑可伴有轻度萎缩，前者常见于中老年，好发于手背，足部皮疹较少见。本病与遗传性对称性色素异常症的不同是白色斑疹不与棕色斑疹相混合。Kitamura 网状肢端色素沉着症与 Dowling - Degos 病可以有相似的组织学及临床表现，两者可能是同一疾病的变异。

【治疗】

可局部使用氢醌、维 A 酸类制剂。有报道壬二酸亦可以暂时性改善色素沉着。

31.3.8 遗传性对称性色素异常病（dyschromatosis symmetrica hereditaria）

本病于 1929 年由 Dohi 首次报道，故又称 Dohi 肢端色素沉着症（acromelanosis of Dohi）。表现为在四肢远端伸侧大小不一的色素减退和色素沉着斑。大部分病例报道来自东亚地区如日本、韩国、中国等，亦有欧洲、非洲、加勒比海及印度的病例。

【病因及发病机制】

遗传性对称性色素异常病是一种常染色体显性遗传病，外显率很高；约 20% 的患者无家族史，表明可能存在自发性突变。近来，在日本和中国患者的家系中发现突变基因，即编码双链 RNA 特异性腺苷脱氨酶的 DSRAD 基因（染色体 1q21.3）。本病的发病机制目前尚不清楚。

【临床表现】

约 70% 患者在 6 岁时出现色素减退和色素沉着斑。青春期前皮疹的数量和大小常增加，当病情趋向稳定时，皮疹可变模糊。好发于四肢远端，手足背部最为常见；掌跖部和黏膜部无皮疹。皮疹一般不会自愈，日晒后可加重。

【组织病理】

色素沉着斑部位的基底层细胞内黑素增加，色素减退斑处表现为 DOPA 阳性黑素细胞密度下降。

【鉴别诊断】

临床上需与 Kitamura 网状肢端色素沉着症、白癜风、着色性干皮病等疾病相鉴别。Kitamura 网状肢端色素沉着症无色素减退斑；白癜风无色素沉着斑；着色性干皮病患者在儿童期发生色素沉着和色素减少斑，但皮疹主要分布于受光部位如面部及躯干上部。另外，遗传性泛发性色素异常病中异色性皮疹亦有相似的临床表现，但一些患者出生即有皮疹，且更重要的是皮疹主要分布于躯干部位。

【治疗】

目前尚缺乏满意的治疗手段。PUVA 或局部使用糖皮质激素可改善色素异常。部分患者可通过自体厚皮片移植或激光治疗达到一定的美容效果。

31.3.9 遗传性泛发性色素异常病（dyschromatosis universalis hereditaria）

本病是一种少见的疾病，特点是泛发性的色素减退和色素沉着斑。本病 1933 年于日本首次报道，之后大部分报道来自日本，但在亚洲、欧洲其他地区亦有报道。与遗传性对称性色素异常病的关系尚不清楚。遗传方式不定，如常染色体显性遗传、常染色体隐性遗传，也有报道准显性遗传机制。

【临床表现】

80% 以上的患者在 6 岁之前出现皮肤色素异常，约 20% 的患者出生时即有色素沉着异常。数目众多、大小不一的色素沉着或色素减退斑分布在头、颈、躯干和四肢,包括手足背部。面部的色素沉着斑表现为雀斑或痣。色素异常可发展至掌跖,但不累及黏膜。随年龄增长没有自愈倾向,亦无季节性变化。本病的个别患者有全身性异常包括:身材矮小和高频性耳聋;红细胞、血小板和色氨酸代谢障碍;双眼青光眼和单眼白内障;癫痫大发作。

【组织病理】

色素沉着或色素减少区域分别可见基底层局灶性黑素含量增加或减退。

【鉴别诊断】

着色性干皮病可有相似的色素沉着异常,但皮疹分布在受光部位,有早发的光化性损伤和遗传基础。

【治疗】

尚无满意疗法。

31.3.10 泛发性痣样色素沉着(generalized nevoid pigmentation)

本病由 Wende 在 1919 年首先报道,其皮损特点为在泛发性色素沉着斑片上伴有不同程度的较浅色区,状如"雨滴现象"或"水磨石"外观。本病尚无特殊的治疗方法。

31.3.11 肢体异色症(heterochromia extremitarum)

曾有文献献报道 1 例 24 岁女性印第安人自 10 余岁时即出现仅限于肢体上的皮肤颜色差异,称之为肢体异色症。其皮损的颜色差异由两种色差组成,其一为 0.5~2 cm 大小不一、界限不清的色素减退斑,其二为许多不同程度的色素脱失斑,但未见色素完全脱失的皮损。此例患者上臂有少量面积稍大的色素沉着斑。

31.3.12 蒙古斑(mongolian spot)

蒙古斑又称为先天性真皮黑素细胞增多症(congenital dermal melanocytosis)。亚洲人更常见,为出生时腰骶部蓝色或蓝灰色斑片,常在儿童期消退。组织学表现为真皮深部稀疏分布的黑素细胞。

【流行病学】

蒙古斑常于出生时或出生后数周出现,很少于儿童期后出现,多于儿童早期消退,但也可持续存在。发病率无性别差异。9 996 名 18~22 岁男性的调查显示 4.1%存在蒙古斑。该病可发生于所有种族,研究显示该病出现于 100%的马来群岛人,90%~100%的蒙古人、日本人、中国人和韩国人,87%的玻利维亚印第安人,65%的巴西黑人,17%玻利维亚白人,但仅有 1.5%的巴西白人。种族发病差异提示遗传因素可影响真皮内黑素细胞的生存。除外种族因素,仅组织学上符合真皮黑素细胞增多症的情况可见于 100%的新生儿。

【病因及发病机制】

在胚胎 10 周内,黑素细胞可位于真皮内,随后逐渐迁移至表皮或凋亡,部分黑素细胞继续位于头皮、肢端伸侧及骶尾部的真皮内。故骶尾部是最常见的发病部位。由于黑素细胞位于真皮中层至深层,故皮损颜色可因丁达尔现象(Tyndall phenomenon)呈蓝色,这是因为真皮黑素在长波段光照射下较周围皮肤反射率低而引起。长波段光如红、橙、黄光不会被反射,而短波段光如蓝和紫光则会被反射。

【临床表现】

最常见的发病部位为骶尾部、腰部及臀部,其次为背部。皮损为单发或多发性斑片,可呈圆形、椭圆或方形,多累及小于 5%的体表面积。皮损直径从数厘米至 20 cm 不等,颜色从浅蓝色至深蓝色或蓝灰色。骶尾部位以外皮损常可持续存在,蒙古斑、伊藤痣及斑片状蓝痣间存在一定的重叠。大面积的蒙古斑可能提示存在色素血管性斑痣性错构瘤病的Ⅱ型或Ⅳ型。当咖啡斑及卫星状色素痣存在于蒙古斑皮损内时,在每个病变边缘存在真皮黑素细胞的缺乏。

【组织病理】

两极黑素细胞散在分布于真皮上部及中部,DOPA 染色阳性,沿胶原间隙与表皮平行分布不会破坏皮肤的正常结构。偶尔,持续存在的真皮黑素细胞增多症组织学改变同蓝痣,表现为黑素细胞累及皮下组织、肌肉及筋膜。电镜检查可发现真皮黑素细胞内可见完全成熟的黑素小体,很难见到黑素颗粒前体。

【鉴别诊断】

蒙古斑需与太田痣、伊藤痣及斑片状蓝痣相鉴别。还应区别血管畸形、血管瘤以及挫伤。蒙古斑特殊的临床表现使其易于与上述疾病进行鉴别。某些部位的真皮黑素细胞增多症事实上是伊藤痣的特殊类型。

【治疗】

持续性皮损可用遮瑕膏或激光治疗,可用调Q红宝石激光、翠绿宝石激光及 Nd－YAG 激光治疗。

31.3.13 褐黄病(ochronosis)

褐黄病是一种少见的常染色体隐性遗传性代谢异常性疾病,又名黑尿病(alkaptonuria)。尿黑酸氧化酶缺乏是该病主要的病因,因苯丙氨酸和酪氨酸代谢中间产物尿黑酸无法进一步被代谢而沉积在体液和组织中。其主要的临床表现包括静置尿液变黑,软骨以及其他结缔组织的色素沉着,以及疾病晚期的关节炎。关节炎临床表现类似于类风湿关节炎,但放射学检查类似于骨关节炎。并发症包括肾结石发生率升高及偶尔出现的肾衰竭,亦可以出现心脏瓣膜病。但该病患者寿命与正常人无明显差异。

褐黄病患者在 10~15 岁以前很少出现皮损。皮损可初发于腋窝,可出现蓝色、黄色或褐色的色素沉着斑。该病最典型的蓝灰色色素沉着斑常首先出现于耳郭软骨和巩膜。而后色素沉着可累及全面部及掌跖表面。在疾病最早期出现的临床表现包括尿布变褐色(因黑色尿液引起)以及褐色或黑色的耵聍。本病可通过尿有机酸检测进行确诊,但目前尚无有效疗法,尼替西农(可抑制黑尿酸的产生)或抗坏血酸(1 g/d)分服有一定疗效。

31.3.14 进行性肢端色素沉着病(acromelanosis progressiva)

本病又称进行性肢端黑变病,是一种少见的痣样性质的色素沉着病,病因不明,多为常染色体

显性遗传。Thomas(1923)首次报道 1 例婴儿色素沉着斑从指趾甲周围扩展并进行性加深,类似病例在日本报道较多。

【临床表现】

常见于出生后 2~6 个月,初对称性局限于手指、足趾甲部周围,其远端边界常弥漫,以后色素进行性加深呈黑褐色,并渐扩展到手、足背、腕、踝部,尚可累及会阴、臀和颈腹等处,手指关节及较大关节的屈侧也可见色素性条纹。色素沉着斑似墨汁状,境界鲜明,表面平滑,正常皮肤质地,可伴脱屑。可伴癫痫样发作。

【鉴别诊断】

需与网状肢端色素沉着症相鉴别。

【治疗】

尚无满意疗法,可试用固态二氧化碳冷冻治疗。

31.3.15 家族性进行性色素沉着症(familial progressive hyperpigmention)

本病系常染色体显性遗传。自 Chernosky(1971)首先在一黑种人血缘家族中发现两代 4 例后,已在其他种族中见有报道。国内林名(1986)在山东省某县皮肤病普查后发现一家族 12 例现症患者(有 6 例本病患者已故),年龄自 10~66 岁,男女各 6 例。

色素沉着斑自出生后即有,随年龄增长,色素逐渐加深,数目增多,面积扩大。全身皮肤包括掌跖部、口腔和外阴黏膜及眼黏膜均可累及,呈弥漫分布的棕色或深棕色色素斑,间有点状、岛屿状正常皮肤区。一般在青春期后病情发展变慢渐静止,但无自愈倾向。

本病一般不需治疗。

31.3.16 眶周色素沉着症(periorbital hyperpigmentation)

本病又称眶周黑变病(periorbital melanosis),起病于儿童时期。可能为常染色体显性遗传病。

眼眶周围色素沉着过度,一般先累及下眼睑,而后再累及上眼睑,随年龄增大可扩展及眉毛及颧骨部,无自觉症状。

一般不需治疗,或可进行美容整治。

31.3.17　泛发性黑变病(universal melanosis)

本病见于一拉丁美洲男孩,在出生后第15天见颜面部及四肢色素增加,短期后皮肤和口腔黏膜完全变黑,只有掌跖小片区域不受累,故称之为炭孩。色素沉着一般以躯干部最明显,多在出生后第1年内遍及全身。口腔黏膜可见褐色斑,无自觉症状,可伴肌肉软弱。

尚无特殊治疗。

31.3.18　黑化病(melanism)

本病罕见。本病的遗传方式可能为常染色体显性遗传,常不止一种基因型,在同一家族中有一些变异型。

皮肤过度的色素沉着见于出生时或始于儿童时期,色素沉着不断加深直到5~6岁为止,弥漫分布,以面部和屈侧最为明显,毛发乌黑,但虹膜则为正常色泽,可伴有脑脊膜的黑变病,某些患者伴有黑素细胞痣。

尚无特殊治疗方法。

31.3.19　泛发性色素异常症(dyschromatosis universalis)

本病起病于1~2岁婴儿,为常染色体显性或隐性遗传。

皮肤色素异常分布于全身,以腹部最明显,面部常不受累。损害为大小、形状及颜色深浅不一的色素性斑疹,因伴有色素减退斑而形成不规则的斑驳状。色素减退斑上毛发可变白。不伴其他发育缺陷。

尚无特殊治疗方法。

31.3.20　网状色素性皮病(dermatopathia pigmentosa reticularis)

本病为泛发斑点状棕色色素斑逐渐形成不规则形、细网格网状色素沉着。常为家族性发生,为常染色体显性遗传。色素斑常稍有凹陷,以躯干部最明显,可扩展到颈、肩及股部。起病于婴儿期,一般在2岁左右开始。报道的病例中有伴甲营养不良(甲分离和脱落)和部分性脱发,有伴出汗过少、掌跖角化病和阿洪病样指趾缩窄。

尚无特殊治疗方法。

31.3.21　屈侧网状色素性皮肤病(reticulate pigmented dermatasis of the flexures)

本病又称Dowling-Degos病。系常染色体显性遗传。

通常于20~30岁起病,发展极缓慢。皮损为深棕色网状色素性斑疹,中央有融合倾向。主要出现于屈侧皱褶部,尤以腋窝、腹股沟、股内侧及女性乳房下皱襞区,以后可累及广泛皮肤。色素沉着处表皮不增厚,也无黑棘皮病的皱纹。其他特征是颈部散在的深色黑头粉刺样损害,口周围尤其是近口角处有凹陷的小疤。

尚无特殊治疗方法。

(傅雯雯　袁晋)

31.3.22　血管萎缩性皮肤异色病(poikiloderma atrophicans vascularis, PAV)

【定义】

是一种少见的色素障碍性皮肤病,临床表现通常为全身皮肤色素沉着、色素减退、毛细血管扩张呈现黑、白、红异色改变,病变晚期有皮肤萎缩及脱屑。

【简史】

1906年Petgs Cléjat报道1例多发性肌炎患者,皮肤具有不规则色素沉着斑、萎缩和毛细血管扩张现象。1907年Jacobi命名为现名,以表示有显著血管改变而表现有皮肤颜色不同和进行性萎缩的一组皮肤病变。以后由于Reihl黑变病及Civatte网状皮肤异色病的命名而一度又有争论。现认为应将此两种局限于面颈部的以色素沉着为主的疾病与本病区别开来。

【病因】

根据病因,本病可为以下几类:

特发性:病因不明,即Jacobi型,较少见。

继发性:大多数病例继发于其他疾病,常见的原发病包括两组疾病:① 以皮肌炎为代表,其他尚有硬皮病、红斑狼疮等,合并皮肌炎者常称为异色性皮肌炎(poikilodermatomyositis);② 另一组以淋巴瘤为代表,特别是蕈样肉芽肿,常常是当皮损呈现为本症的典型表现时,淋巴瘤的诊断已很明确,但也有血管萎缩性皮肤异色病缓慢进展到蕈样肉芽肿或其他淋巴网状组织系统疾病的报道。

其他:可能与皮肤长期接触理化因素有关,比如 X 线照射引起的放射性损伤,过热和过冷,接触芥子气和砷剂等化学毒物、对多环碳氢化物的光敏感和接触过敏的炎症后,患者出现 PAV 表现。

【临床表现】

大多数发病于中年,男性较多,皮损为大小不一的斑片,早期为有不同程度色素沉着的网状红斑,其上有少量表浅的微细鳞屑,间有毛细血管扩张。最初两三年内可无萎缩,以后渐渐显现并进展,色素和毛细血管扩张现象也渐较显著而红斑则不显。在斑片的表面轻轻捻动显示有雪茄烟纸样细微皱纹,有时可见不同程度的色素减退斑点和点状毛细血管出血性紫癜损害,酷似射线皮炎。

皮损对称,好发于乳房、臀部、腋窝等皱襞处和四肢屈侧面。常对称泛发,也可局限性孤立一片。偶见于口腔黏膜。常无症状,有时可伴轻度瘙痒,寒冷季节皮损有干裂感。

斑片损害进展极缓慢,常多年不变。但可累及别处,以后可发生斑块状浸润,瘙痒明显,常提示进展到蕈样肉芽肿、Hodgkin 病等淋巴网状组织系统疾患。

【组织病理】

表皮初变薄,后萎缩,基层液化变性。真皮上部紧贴于表皮处有下端界限鲜明的密集浸润带,主要为淋巴细胞、组织细胞和不同数量的噬黑素细胞,表浅毛细血管扩张。在伴蕈样肉芽肿或其他淋巴网状组织系统疾患时,真皮浸润常更为显著,有向表皮外渗现象和出现异常细胞。本病组织象类似扁平苔藓,但后者无表皮萎缩和异常细胞。

【诊断】

根据临床表现有网状色素沉着斑、毛细血管扩张和皮肤萎缩三点,诊断不难。重要的是确定本病的临床意义:是特发性还是继发性?伴发疾病的严重程度如何?这些应根据伴发疾病的相应病史、实验室检查和皮损分布部位加以确定,有时

需要多年的密切观察和随访,包括皮肤活检。某些病例,特别是泛发性的,即使用多种近代方法研究,也难以发现有恶变证据。特发性血管萎缩性皮肤异色病只能通过排除种种可能性来加以诊断。

【鉴别诊断】

遗传性皮肤病中可发生具有本病外观的皮损,包括:① 先天性皮肤异色病(Rothmund - Thomson 综合征),皮损局限于面部、四肢及臀部;② 面部红斑侏儒症(Bloom 综合征),皮损局限于面部、前臂及手背部;③ 先天性角化不良症,可有广泛的皮肤网状色素沉着;④ 着色性干皮病,发生于暴露处皮肤色素改变,伴角化或萎缩,易发生癌变;⑤ 早老综合征(Werner 综合征),表现为硬化性异色皮病(scleropoikiloderma)。

其他需要鉴别的色素障碍性皮肤病包括:① Reihl 黑变病,发生在以面部为主的灰褐色色素沉着,多见于中年妇女;② Civatte 皮肤异色病,主要发病于更年期妇女,表现为在颈侧和上胸部光暴露部位的皮肤异色病。

【治疗】

主要在于找出病因和伴随疾病,分别予以处理。病变早期局限可外用一些滋润保护剂,并口服大剂量维生素 E。中医多采用活血化瘀的药物如化瘀汤、复方丹参等治疗。鉴于有报道本病可发展为蕈样肉芽肿等疾病,故需要长期随访。

(杨永生　廖康煌)

31.3.23　色素性口周红斑(erythrose peribu-ccale pigmentaire)

色素性口周红斑又称面部色素红色病(erythrosis pigmentate faciei)、Brocq 色素性口周红斑(erythrosis peribuccale pigmentarie of Brocq),临床表现为面部中部尤以口周部出现红斑及色素沉着。

【病因】

病因尚不明。可能与化妆品中所含的光敏物有关。亦有认为与血管运动神经不稳定、5-羟色胺代谢异常及脂溢性皮炎有关,患者多为脂溢性素质。

【临床表现】

该病多见于中年妇女,亦可见于男性。口周呈弥漫性红斑,时久可变为咖啡色或褐红色素斑,与口唇间有狭窄的正常皮肤带。可逐渐蔓延至额部、颞额部及下颏等部,个别患者仅限于口角及下颌角。炎症消退后,色素沉着一般持续时间较久,除去病因后方可能逐渐消退。可伴有 Civatte 皮肤异色病。

【组织病理】

表皮层黑素体及噬黑素细胞增加,真皮乳头层毛血管扩张及炎症细胞浸润。

【诊断】

根据临床表现、皮损特点及组织病理不难诊断。有时需与口周皮炎相鉴别。

【治疗】

局部对症处理,可外用避光剂及脱色剂,亦可用糖皮质激素乳膏。绝经期妇女可试用雌激素治疗。

32.3.24 面颈部毛囊性红斑黑变病(erythrom-elanosis follicularis of the face and neck)

面颈部毛囊性红斑黑变病系颜面部毛囊的一种特殊性红斑性色素性疾病。表现为耳前后及颈侧的毛囊性红斑性色素沉着。本病发病以亚洲人好发,可能由常染色体以隐性方式遗传或自发性突变所致。

【临床表现】

本病多见于青年及中年男性。耳部前后延及颈部有对称性淡褐色至红棕色色素沉着斑片或斑点,间有散在性毛囊性丘疹及糠状鳞屑,病损处有明显的毛细血管扩张。自觉微痒。上臂和肩部往往有毛发角化病。毳毛脱落,头发及须毛较少受累。

【组织病理】

表皮角化过度,色素沉着明显,毛囊增大,尤以漏斗部分为著,内有板层状角质团块,皮脂腺肥大,周围有淋巴细胞浸润。

【鉴别诊断】

(1) 眉部瘢痕性红斑病(ulerythema ophryogenes)

为持久性网状红斑和小的角质毛囊性丘疹,

消退后留有凹陷性瘢痕和萎缩性斑秃,主要侵犯两眉,也可累及邻近皮肤甚至头部。

(2) 色素性口周红斑

主要发于口周,有红斑和弥漫性褐红色或褐黄色沉斑,有时可延至颊部和鼻翼两侧,左右对称,边缘清楚,在唇红附近的损害常有正常皮肤与其相隔。

(3) Civatte 皮肤异色病

多见于面颈及上胸部,皮损为对称性灰黑色或浅红褐色网状色素沉着,针头至扁豆大的斑疹或丘疹,其间杂有表浅的萎缩性白色斑点及毛细血管扩张。

【治疗】

无特殊治疗,可对症处理。局部可搽 0.025% 维 A 酸乳膏等。中药六味地黄丸、人参健脾丸均可选用。

31.3.25 色素性化妆品皮炎(cosmetic dermatitis pigmentosa)

色素性化妆品皮炎系指因化妆品成分引起的面部炎性色素沉着反应。黄种人好发,尤其多见于中青年女性。临床特点表现为女性的颧部、颞部、颊部、前额的弥漫性或片状淡褐色、灰褐色到紫褐色的色素沉着,重者扩展到整个面部,伴有瘙痒。

【病因】

化妆品中的香精、防腐剂和乳化剂是引起化妆品皮肤过敏的主要变应原,引起面部炎症反应后导致色素沉着。这种炎症反应,可以是直接刺激引起的接触性或光毒性反应,或是经常使用、长期接触后经皮肤吸收而使患者致敏,表现为Ⅳ型变态反应。另外,日光紫外线的照射常常是发病的重要诱因。

【临床表现】

初期损害为淡褐色斑,以后逐渐加深,而呈深褐色、蓝黑色、黑色斑,呈弥漫性或斑片状,主要分布于颧颊部,严重者可扩及整个颜面。在色素斑中心往往呈网眼状结构。多数患者在发病初期和病程中反复,出现轻度炎性红斑、丘疹,可伴有不同程度的瘙痒。患者多能陈述引起疾病的化妆品。

【诊断及鉴别诊断】

根据使用化妆品历史和使用后局部发生炎症反应,引起颜面部的色素沉着斑片,有助于诊断。对可疑致敏化妆品进行斑贴试验和光斑贴试验有助于寻找病因。

本病应与黄褐斑、Riehl 黑变病、Civatte 皮肤异色症等相鉴别诊断。

【治疗】

首先要避免或停用可疑的致敏化妆品。部分病例可以逐渐减轻、消退。如果长期不消退,可以使用祛斑剂,如氢醌乳膏、熊果苷乳膏等。同时避免加重色素性化妆品皮炎的诱发因素,减少日光照射等。

31.3.26 摩擦黑变病(friction melanosis)

摩擦黑变病是由于长期反复机械性刺激所致的局部皮肤网状色素沉着性损害。

【病因及发病机制】

根据皮损形态、特定的好发部位以及通过对致病因素的调查,基本肯定本病起因于外在的局部刺激。最引人注目的刺激物是以尼龙、人造丝和棉花等为原料的健康巾,此种洗浴品在日本广泛应用,使用者在洗澡时常用其强力摩擦皮肤,以达健肤目的。由于强力反复地摩擦和压迫,加之紧贴骨面的皮肤皮下脂肪稀少,日久易损伤表皮基底层黑素细胞而致病。

【临床表现】

本病好发于消瘦型的年轻女性或中老年人。不痒或瘙痒程度轻微。皮肤色素异常,以淡褐至暗褐色的带状或斑状色素沉着为主,呈弥漫性。表面光滑无丘疹、鳞屑及角化倾向。在色素斑边缘明显可见色素沉着与皮丘一致,而毛囊口、皮沟处则不发生。纵观色素斑呈细网状,境界大多比较清楚,形状与损害部位的骨上皮肤形状大体一致。往往局限于锁骨、肋弓、肩胛、脊柱以及胫前、肘、膝、股、骶尾等骨隆起处,少数患者也可波及上背、颈、腰、腹等非骨隆起部位。后者边缘较模糊,色调较淡。

【组织病理】

表皮基底层和棘层黑素颗粒增多,真皮变化

以色素失禁为特征,真皮上层尤其在乳头层可见多数噬黑素细胞。特殊染色真皮内未发现有淀粉样蛋白沉积。

【诊断】

根据好发人群、刺激病史、损害特征和分布特征及组织病理改变,本病易于诊断。

【治疗】

对已发病者应劝其停止使用健康巾等强力摩擦皮肤,有的可逐渐减轻,然短期内难以完全恢复。

31.3.27 特发性多发性斑状色素沉着症(pigmentation maculosa multiplex idiopathica)

特发性多发性斑状色素沉着症又称特发性后天性斑状色素沉着。原因不明,是一种好发于青年人躯干部的多发性色素沉着斑。本病少见,好发于 10~30 岁青年,男女均可受累。

【临床表现】

皮损大致对称,散布于躯干和四肢的非暴露部位,偶见于颈、面部。皮损为指甲到钱币大,圆形或卵圆形,青灰色到棕灰色斑,表面光滑无鳞屑,可逐渐增多、增大,但不融合。无自觉症状。病程慢性,可持续数月至数年不等。

【组织病理】

表皮基层黑素轻度增加,真皮上层有较多嗜黑素细胞及血管周围可有少量淋巴细胞和浆细胞。

【诊断】

本病较具特征,一般诊断不难。有时需与色素性荨麻疹相鉴别。

【治疗】

预后良好,一般不需治疗。需要时对症处理,可选用维生素 C、维生素 E 内服,0.025%维 A 酸或氢醌乳膏局部外涂。

31.3.28 咖啡牛奶斑(café au lait spot)

本病是出生时即可发现的淡棕色的斑片,色泽自淡棕至深棕色不等,但每一片的颜色相同且十分均匀,深浅不受日晒的影响,大小自数毫米至数十厘米不等,边界清晰,表面皮肤质地完全正常。镜下表现与雀斑十分相似,主要表现为表皮中的黑素数量的异常增多,但黑素细胞的数量正常。

【临床表现】

咖啡斑可发生在身体的任何部位,形态不一,多呈卵圆形,不会自行消退。有报道 10% ~ 20% 的儿童有单一咖啡斑。90% 以上神经纤维瘤患者有咖啡斑,故有人认为出现 6 片或 6 片以上直径为 1.5 cm 的咖啡斑时,应高度怀疑神经纤维瘤的存在。但是大多数有咖啡牛奶斑的患者并非神经纤维瘤病患者,而只是单纯的表皮先天性色素增多的表现。正常人有时也可以有一两片咖啡牛奶斑。此外,咖啡牛奶斑还可见于结节性硬化症及其他的神经外胚层综合征。

【组织病理】

主要为表皮黑素增加,特别见于基底层,DOPA 染色黑素细胞及基底层的角质形成细胞中有巨大黑素体,基底层黑素细胞正常或略有增加。

【诊断及鉴别诊断】

要诊断神经纤维瘤,首先牛奶咖啡斑的数量要比较多,至少是 6 片以上。斑的大小也有要求,至少是在青春期以前斑的直径大于 5 mm,青春期以后大于 15 mm,才可以诊断。另外神经纤维瘤不单有咖啡牛奶斑,还常伴有其他一些神经系统的异常表现。本病须与雀斑及单纯性雀斑样痣相鉴别,雀斑斑点小,无大的斑片损害,主要发生在面部。单纯性雀斑样痣多为单侧局部发病。病理亦可帮助鉴别。

【治疗】

由于咖啡牛奶斑的黑素细胞分布于表皮内,因此选用较短波长和较小的能量密度即可破坏表皮黑素细胞,510 nm 脉冲染料激光、532 nmQ 开关倍频 Nd：YAG 激光均可选用。

31.3.29 先天性弥漫性皮肤色素斑(congenital diffuse mottling of the skin)

本病表现为泛发的网状色素沉着,伴有咖啡牛奶斑和严重的面部着色斑,出生时即有,但未见其他先天性缺陷。本病最先由 Stevanovic(1972)

在前南斯拉夫一家庭中发现。表现为常染色体显性遗传。组织病理示皮嵴增长,基底层色素显著增多。真皮上部血管周围轻度淋巴细胞和组织细胞浸润。尚无特效治疗方法。

31.3.30 药物引起的色素沉着症(drug-induced hyperpigmentation)

许多药物和化学药品可以引起皮肤色素沉着。其发生机制不尽相同,包括诱导黑素产生,药物复合物或重金属在皮肤中沉积。色素沉着常在中断用药后消退,但过程可能很长。

(1) 肿瘤的化学治疗药物

肿瘤的化学治疗药物可能会产生许多皮肤相关不良反应,其中之一就是黏膜、皮肤及指甲的色素沉着。药物引起的皮损可能是弥漫性的、局限性或线性。其根本的发病机制尚不明确。

博来霉素是一种细菌衍生的抗生素,主要用以治疗淋巴瘤和睾丸癌。它在皮肤中聚集,导致不同的皮肤反应,如硬皮病样改变或黑素过度沉着,后者在近 20% 的患者中出现。色素沉着可出现在着力点或关节处皮肤,或在胸部及背部呈线性、鞭带状分布。指甲亦可出现色素沉着。

5-氟尿嘧啶是抗代谢药,系统应用主要用于治疗原发性乳腺癌及胃肠道肿瘤。近 5% 的患者于光暴露部位出现色素沉着过度。由于红斑常发生于色素沉着之前,故常被认为是光敏反应的继发性改变。局限性的色素沉着可见于光暴露部位、静脉输注部位、掌跖部皮肤和手背部。

(2) 重金属

在过去,重金属常被用于治疗多种疾病,导致许多皮肤不良反应,如砷剂角化病。现今,除金制剂外其他重金属很少用于治疗。金制剂有时用于治疗类风湿关节炎及天疱疮。

铁盐作为注射剂穿透表皮屏障进入真皮可致棕色色素沉着。对皮肤科医生而言,应知晓在使用了碱式硫酸铁(Monsel 液)作为止血剂后,可导致发生医源性铁文身。这种色素包被胶原纤维并在真皮巨噬细胞中沉积。皮肤的变色是源于外渗的红细胞溶解并释放其铁储备,致使真皮中含铁血黄素的沉积。是常见于静脉高压、色素性紫癜性皮病或进行表浅静脉硬化治疗后的一种不良反应。

银诱导的皮肤变色或银质沉着病是由于职业暴露或以磺胺嘧啶银治疗大范围烧伤或创伤引起。皮损主要分布在光暴露部位,指甲和巩膜,可见弥漫性的灰石色斑片。当用磺胺嘧啶银治疗一个孤立的缓慢愈合的溃疡时,可产生局限性灰蓝色斑片。组织学检查可发现在基底膜及外分泌汗腺的固有膜中有银颗粒分布,用暗视野显微镜检查可以清楚地看到这些银颗粒。

(3) 胺碘酮

胺碘酮可用于治疗心律失常,常于患者受光部位尤其脸部出现灰石色至紫罗兰色斑片。这种不良反应大多见于浅肤色患者及长期持续治疗患者,然而该不良反应的发生率相比胺碘酮所致的光过敏低很多。常在停用药物后数月至数年后消退,但部分患者可长期不消退。组织学检查显示真皮巨噬细胞内见黄褐色颗粒,尤以血管周围明显。在电镜检查中,这些色素颗粒位于溶酶体的包涵体内,是一种脂质样物质的积累。

(4) 叠氮胸苷

叠氮胸苷(齐多呋定,AZT)广泛用于治疗HIV患者。黏膜及指甲(纵向、水平或弥漫的黑甲)的色素沉着过度,约在10%的患者中发生,多见于治疗后4~6周。色素沉着过度的皮肤主要在光暴露部位、间擦部位、黏膜、指甲及肤色较深部位。这是由于在表皮的基底层及真皮巨噬细胞中黑素增加。停用药物后色素沉着常可消退。

(5) 氯法齐明

氯法齐明是一种亚胺基吩嗪染料,用于治疗各型麻风病及其他分枝杆菌感染、鼻硬结病,偶尔用于炎症性皮肤病。氯法齐明具有高亲脂性,并易于被巨噬细胞吸收。因此随时间增加皮肤炎症部位的药物逐渐累积从而出现紫褐色至灰蓝色色素沉着。在蓝紫色区域的皮肤活检标本中,发现真皮聚集泡沫状巨噬细胞,巨噬细胞内含广泛分布的褐色色素颗粒。电镜检查发现多泡的吞噬溶酶体,其含有脂褐素特有的无定形颗粒物质及薄片状结构。

氯法齐明的另一种常见副作用是皮肤及结膜出现弥漫性淡红色变色。此种现象可能仅发生于治疗数周后,原因是药物在脂肪中的沉积。当药物停用后变色则逐渐消失。

(6) 氢醌

由于使用氢醌后皮肤变黑区域的组织学改变与褐黄病相似,所以又称之为"外源性褐黄病"。除了皮肤变黑外,亦可伴有小的鱼子酱样丘疹。在外源性褐黄病的产生过程中必须有黑素细胞的参与,可能的机制是氢醌代谢为环状结构成为褐黄病纤维的前体。当停用氢醌后,部分变色可消退。另有报道称激光可用于去除色素。

(7) 米诺环素

米诺环素是一种四环素类的衍生物,用于治疗寻常痤疮及其他炎症性疾病。米诺环素具有高亲脂性的,黄色结晶物质氧化后转变为黑色。药物引起的皮肤变色可致指甲、巩膜、口腔黏膜、甲状腺、骨以及牙齿变黑。米诺环素相关的色素沉着可分为三种类型:Ⅰ型分布于炎症及瘢痕区域,包括痤疮形成的色素沉着区域;Ⅱ型是特征性的蓝灰色斑疹及斑片,累及正常皮肤,最常发生在小腿前部,皮损大小1 mm到10 cm不等,易与瘀点、瘀斑混淆。Ⅲ型为弥漫的污褐色斑片,多发生于光暴露部位。

以上不同分型可能由不同的致病机制引起,因不同的临床类型具有不同的组织学表现。Ⅰ型的皮损活组织检查发现在真皮细胞内和细胞外含有铁色素,这可能是含铁血黄素或米诺环素衍生物加上螯合铁。Ⅱ型皮损的活组织检查显示在真皮及皮下组织内有黑素和含铁色素颗粒。Ⅲ型皮损的表皮基底层和真皮巨噬细胞内黑素增加,而未发现有铁。停药后,皮损一般可自发消退,但是完全消退往往需要数月甚至数年。

(8) 补骨脂类

补骨脂类是一种呋喃并香豆素复合物,从植物中提取。口服或局部联合长波紫外线照射(PUVA),用于治疗银屑病、白癜风及其他炎症性疾病。弥漫性色素沉着过度是系统PUVA治疗的一个副作用。局限性的及线状的色素沉着则可见于局部PUVA治疗及暴露于含补骨脂类的植物(如酸橙树)后接受日光照射后形成。组织学检查显示毛囊的黑素细胞增殖且黑素合成及转运增加。

31.3.31 金属沉积(metallic deposition)

某些金属化合物作为药品长期使用或因职业接触,通过各种途径沉积于皮肤可引起皮肤色素沉着,称为金属沉积。常见和重要的有银沉着病和金沉着病,其他如铋、铁、汞等偶也可发生。

组织病理检查可发现特征性的微细的金属颗粒弥漫性地积贮于真皮,外观皮肤由于入射光线的折射和散射引起视觉上的光学改变(Tyndall 效应),常显现为蓝灰或灰黑色。真皮中的金属沉积,是由于这些金属化合物所含有的金属颗粒,因系统使用通过血液循环吸收带到皮肤,或通过皮肤直接自外部渗入所致。

【治疗】

金属沉积所致的皮肤变色常因蓄积多年而引起,且可永久不退,但一般对健康无影响。目前尚无合适的治疗方法,严重者可试用二巯基丙醇,但效果可疑。在防止色素沉着的进一步发展方面,除停止使用或接触致病药物外,需避免日光曝晒,并使用避光剂。

（1）银沉着病(argyria)

因医药上、工业上暴露银而引起,常为口服或注射银盐或是用银盐冲洗鼻、尿道黏膜吸收所致。随着银制剂在治疗上的应用减少,发病率已有明显降低。

根据暴露程度不同,可于数月或20余年之后显现临床症状。其色素改变程度与病期、受光程度及剂量成正比,一般产生临床表现约需8 g以上银。早期常类似于紫绀貌,以后色素逐渐明显,变为淡蓝到蓝灰色。弥漫分布于整个皮肤,皱褶处较少,在面手等暴露部位常明显易见,尤其在结膜、甲、龈等处的着色更为突出。严重者整个皮肤呈灰黑色,临床表现有时需与紫绀和血色病相混。

组织学示银颗粒沉积于除肌肉和神经的大部分身体组织中,特别嗜好于弹性组织,皮肤中可见真皮全层,尤在汗腺附近及真皮上部明显,于细胞外可见大小一致、精细、小而圆的褐黑色的银粒,

单个或成群存在。在常规染色中即可见,但用暗视野显微镜检查时更清楚,呈闪闪发光的白色颗粒。除上述银沉着表现外,尚可于表皮下层及真皮上部噬黑素细胞中见黑素量的增加。结合临床上本病于受光部位处着色更显著的事实,说明色素沉着是由于银质沉着和黑素增加两方面引的。目前已证实,不仅皮肤中银的沉着能刺激黑素细胞的活性,其他重金属例如血红蛋白沉着病中的铁及汞色素沉着中的汞的沉着亦能刺激黑素细胞的活性。

（2）金沉着病(chrysiasis)

色素沉着发生于使用金制剂之后数月到数年,一般需总量4 g以上。表现类似于银沉着病,为弥漫性蓝灰色或淡紫色色素沉着,皱襞处少累及,巩膜累及明显。临床上常多局限于暴露日光区,尤以眶周较显著,而无口腔黏膜损害,表明光线参与了色素的形成。

组织象示真皮血管周围和组织细胞内有大小不一,圆或卵圆形的黑色颗粒,可依此与银沉着病相鉴别。

（3）其他重金属沉着病

1）铋色素沉着(bismuth-induced pigmentation)

多发生于以往梅毒治疗使用铋剂之后数年.类似于银沉着病的弥漫性蓝灰色色素,面、手部较明显并可累及巩膜、口腔,且在齿龈黏膜边缘产生一灰蓝或黑色的线纹,颇为特殊,称铋线,但与职业性铅中毒的铅线在临床上不易区分。曾报道在结肠和阴道黏膜均可见因铋沉着所致的类似色素沉着。

2）汞色素沉着(mercury-induced pigmentation)

汞用作漂白剂及外用消炎剂,是霜剂和软膏的治疗成分,长期外用可引起局部皮肤青灰色色素沉着。一般多见于面、颈部,在眼睑、鼻唇皱褶部位着色尤明显。患者对汞的斑贴试验为阴性,亦无事先的炎症反应史。组织象示真皮上部有不规则的褐黑色颗粒,部分游离,部分在巨噬细胞内,类似于文身,但与文身不同是汞色素沉着的颗粒更为表浅。

3）铁色素沉着(iron-induced pigmentation)

外用铁盐溶液治疗皮炎或作为止血剂,在表

皮破损处可发生铁沉着的色素,呈深金棕色。组织象示真皮上皮内有含铁的嗜色素细胞,基层细胞黑素也可轻度增加。

31.3.32　文身(tattoo)

文身往往是患者因美容修饰目的而故意为之,也可因意外事故创伤或医疗操作引起。意外事故引起的文身常源于患者皮肤受伤后无意识地暴露于外源性色素性物质,如沥青、石墨或炭等。驾驶机动车、自行车,滑冰发生意外事故及刺伤是创伤性文身最常见的原因。修饰性文身则是人为性将色素经由针或文身枪注射入皮内,形成各种图案、组成个性化符号或字符。这些字符由于社会文化和创造目的不同而异。修饰性文身也用于文唇型、眼线或遮盖不正常颜色的皮肤。医源性文身可由于使用次硫酸铁(蒙塞尔溶液)止血而遗留在皮肤内。

文身常含有多种色素,相互混合产生不同的色调,可能为金属无机盐类,如朱砂中的汞(红,现已少用)、钴(蓝)、铬(绿)、镉(黄、红)、氢氧化铁(赭)、锰(紫)或有机物质,如檀木、巴西苏木及洋红等。红色成分引起的最常见反应是结节型反应,表现为肉芽肿。

【临床表现】

迟发型反应在文身数周后发生,曾有报道17年后发生者。最常见的临床症状是红色结节或斑块,也有苔藓样、湿疹样皮损,常局限于文身部位,可伴有疼痛。红斑及疼痛随炎症的程度不同而变化,也可缺如。少数可发生光敏性反应,表现为瘙痒性炎性结节,常见于含硫化镉的红色或黄色文身暴露于UV光后。文身的色素可转移至局部淋巴结,淋巴结活检可见临床上类似恶性黑素瘤转移的表现。

【组织病理】

文身色素引起的炎症反应并不多见,可见结节病样、异物肉芽肿、苔藓样和假性淋巴瘤样表现。非炎症性文身的组织学表现为真皮内不同大小、形状和颜色的颗粒,位于巨噬细胞内或细胞外,不伴有炎症浸润。多数文身色素在HE切片上表现为黑色,但有时表现为红色或黄色。

【诊断及鉴别诊断】

根据病史及炎症性皮损局限于文身部位可支持诊断。鉴别诊断包括发生在文身部位的其他炎症性疾病,如结节病。某些感染性病原体的接种可类似于文身色素引起的炎症。除非需要继续文身,通常无需确认引起反应的色素。其他引起皮肤色素沉着的因素包括黑素、含铁血黄素、脂褐素、银、金、米诺环素、胺碘酮和氯丙嗪等。特殊染色及电镜可用于确定黑素和铁(含铁血黄素)。

【治疗】

尽管有多种方法可除去文身,但其中一些可引起明显的瘢痕。目前激光(如调Q-开关红宝石激光、翠玉激光及钇铝石榴石激光)是最主要的治疗方法,因激光可选择性破坏色素,而周围的胶原不受影响。可根据文身墨水的颜色及其对激光反应的最佳波长选择特定类型的激光。治疗含多种颜色的文身最好选择数种不同波长的激光。由于激光可引起系统性反应,使巨噬细胞释放出色素,对已致敏的患者,不宜选择激光治疗。

手术切除是治疗炎症性文身的另一主要方法,但术后留瘢痕。皮损内注射糖皮质激素有一定效果,而外用糖皮质激素通常无效。

31.3.33　爆炸粉粒沉着症(accidental tattoos)

爆炸粉粒沉着症是因职业等各种意外事件,粉粒异物高速地溅射至人体正常皮肤或随外伤进入皮肤而引起的色素沉着。

【病因】

本病常见于煤矿工人,或可作为一种职业性标记。被煤块砸伤或因瓦斯爆炸大量煤粉飞溅而引起病变者称之谓"煤粉沉着症";开山或基建爆破作业员和交通事故中,泥沙碎石随外伤进入皮肤,即"泥沙沉着症";军事训练和作战的士兵、爆破作业员甚至儿童玩爆竹时,可起"火药沉着症"。

【临床表现】

(1) 煤粉沉着症

在暴露的外伤部位皮肤可见蓝灰色不规则线性条纹。根据黑色煤粉粒进入真皮内的深浅不一可出现从灰青色到青黑色的色素沉着,这是因为光线的 Tyndall 效应散射而引起的变化。

(2)泥沙沉着症

泥沙碎石随外伤埋在皮肤内,形成灰蓝色或黑色的丘疹或斑疹,当含有二氧化硅的土壤颗粒或玻璃颗粒进入皮肤后,常于数月或数年后,在真皮或皮下形成硬结,即硅肉芽肿。

(3)火药沉着症

火药粉末飞溅入皮肤可形成散在的灰黑色斑点,亦可累及眼结膜、角膜等部位。

【防治】

特殊职业中应加强安全操作和劳动保护措施,一旦发生意外事件在抢救同时亦应注意用生理盐水冲洗伤口,并立即用消毒刷子刷洗破伤的皮肤,可将粉粒刷洗出伤口。异物进入皮肤产生的色素斑永不消退,仅某些较小的粉末颗粒可被逐渐排除或吸收。按进入皮肤深浅不同常需细心加以剔除、切除或整形手术。其他治疗方法同文身。

(傅雯雯 袁晋)

31.4 伴有皮肤色素异常的综合征

31.4.1 成人 Fanconi 贫血综合征(adult Fanconi anemia syndrome)

本病又称家族性全骨髓萎缩综合征或特发性慢性全血细胞减少综合征。本病病因不明。一般在 10 岁以后发病,表现为皮肤色素沉着。骨剧痛,贫血、出血。反复感染。毛发生长不良。小头畸形,生殖腺发育不全。实验室检查可发现大红细胞性高色素性贫血,有中性白细胞和血小板减少。血清铁增高,胆红素正常,肝功能正常。骨髓早期仅有成熟停滞征象,后期骨髓再生不良并可发展至再生障碍,肥大细胞增多。病理示垂体小,网状内皮系统有显著含铁血黄素沉着。本病预后不良,多在数年内死亡。治疗可使用睾酮、糖皮质激素,部分病例可行脾脏切除术。

31.4.2 白化、聋哑综合征(albinism-deaf and dumb syndrome)

本病即 Tietz 综合征,常染色体显性遗传。男女均可受累,出生时即有,表现为皮肤白化,皮肤和毛发色素完全缺失,但眼正常。可伴有先天性完全性聋哑,眉毛稀疏短少。本病患者中日光性角化病、皮角和皮肤恶性肿瘤发病率较常人要高。本病应与白化病鉴别,后者两眼同样缺乏色素,无聋哑。本病患者需外用避光剂,防止曝晒。

31.4.3 黄变型白化病综合征(albinism yellow mutant syndrome)

本病又称眼、皮肤黄变白化病综合征,也称 Amish 白化病。病因不明,系常染色体隐性遗传。患者皮肤红白至奶油色,可有色素痣或雀斑。出生时为白发,到 6 月龄时呈黄红色,婴儿时眼为蓝色,此后逐渐变深。患者可有轻度眼球震颤、畏光,婴儿期视力下降,有随年龄增长而改善的倾向。患者血清酪氨酸正常。本病尚无特殊疗法。

31.4.4 骨纤维发育不良、色素沉着综合征(osteodystrophia fibrosa-pigmentation syndrome)

本病又称 Albright 综合征,主要特征为色素沉着斑和骨纤维性发育异常,系常染色体隐性遗传,女性多见。有人认为是内分泌及新陈代谢功能失调,或由于脑垂体功能失调,先天性骨发育异常,受伤后骨质修复作用异常所致,也有认为是类脂质肉芽肿的愈合期。本病临床表现的三联征为多骨性纤维营养不良、躯干部咖啡牛奶斑和性早熟。皮肤色素沉着可出生时即有,但常出现在生后的 4 个月到 2 年内,主要分布在躯干、臀、股部。表现为浅褐色斑,边界不规则或呈锯齿状,常不对称,而以骨受累侧广泛和明显,躯干中线一般无斑。斑的面积大小不等,数目一般不超过 10 片。组织病理示表皮棘层细胞内黑素增多。骨骼病变以下肢、骨盆带为多见,常 10 岁以内出现,表现为固定性疼痛,逐渐出现畸形、局部肿胀、功能障碍甚至病理性骨折。骨质有脱钙、纤维变性及囊肿形成,骨骺愈合早。骨骼的病变可以是单一的或多发的。其他症状有性早熟及身体发育过早。可伴发甲状腺功能亢进、智力发育迟缓、听觉障碍、惊厥、卵巢囊肿、肌肉内黏液瘤、淋巴样或髓细胞样转化、面部不对称等表现。实验室检查可见血中促卵泡素和促黄体素降低，雌二醇和雌酮明显增高。本病主要为对症治疗，避免发生骨折、纠正畸形。

31.4.5 单侧视网膜炎、白癜风综合征(unilateral retinitis-vitiligo syndrome)

本病又称 Alezzandrini 综合征，为一罕见、病因不明的综合征。通常发生于青年，主要表现为视网膜炎引起的单侧性退化性视力障碍，数个月或数年后继以同侧面部白癜风和头发变灰。可伴以双侧耳聋。尚无特殊疗法。

31.4.6 Bannayan - Zonana 和 Ruvalcaba - Myhre - Smith 综合征(Bannayan-Zonana and Ruvalcaba-Myhre- Smith syndrome)

本病为常染色体显性遗传。特征为大头、小肠息肉、阴茎斑点状色素沉着。除阴茎沉着斑外，也可有咖啡牛奶斑，呈躯干沐浴式分布。许多患者还伴有皮肤脂肪瘤。可有智力迟缓。本病无特殊疗法。

31.4.7 Basedow 综合征(Basedow syndrome)

本病即 Graves 病，又称 Flajani 病、毒性弥漫性甲状腺肿、甲状腺功能亢进症、Levi 综合征。女性多于男性，缓慢起病。主要是基础代谢亢进，甲状腺肿大，突眼。部分患者皮肤色素增加。5%~10%的患者发生白癜风，大多发生在手足部。患者可有毛发细、弥漫性脱发或斑秃。少数患者出现胫前黏液性水肿。需行相关内分泌治疗。

31.4.8 Berlin 综合征(Berlin syndrome)

本病为常染色体隐性遗传。患者生长和智力发育迟缓。出牙迟缓。面容似无汗性外胚层发育不良。皮肤泛发分布斑驳状色素沉着，掌跖皮肤增厚。体毛稀少或缺如，出汗减少。本病尚无特殊疗法。

31.4.9 香料皮炎综合征(Berloque dermatitis syndrome)

本病又称 Berloque 综合征。由于光线及香料及其原材料刺激黑素生成所致。仅见于有易感性患者，用香水后晒太阳而发病。面、颈等暴露部位发生深棕色色素沉着。停用可疑致病因素后，本病可自行消退。

31.4.10 黑发、白化病、耳聋综合征(black locks-albinism-deafness syndrome)

本病发生于有色素的毛发和皮肤，但黑素细胞正常，黑素体也正常，故并非一种真正的白化病。表现为头部有斑片状白发，并有成缕的黑发。皮肤白色，上可有褐色斑疹。虹膜灰色到蓝色。伴有耳聋、眼球震颤、畏光、视力障碍等。尚无有效疗法。

31.4.11 褐色眼、皮肤白化病(brown oculo-cutaneous albinism)

本病表现为皮肤乳色到轻度晒黑的黄褐色。眼淡褐色。眼球震颤和畏光均可有可无。患者仅见于尼日利亚人及新几内亚人。黑素体主要显示 Ⅱ~Ⅲ 期。

31.4.12 白细胞异常、白化病综合征(dysleu-cocyte-albinism syndrome)

本病分别由 Steinbrinck (1948)、Chediak (1952)、Higashi(1954)相继报道，故又称 Chediak - Higashi - Steinbrinck 综合征。本征发病与溶酶体转动蛋白基因(Lyst)突变有关。主要特征为皮肤白化病、易感染和白细胞异常。本病系常染色体隐性遗传，常有近亲结婚家族史。本病自幼发生，呈进行性发展。皮肤颜色浅淡，呈花瓣状色素消失，头发银灰色，且稀少。虹膜半透明，羞明，见光后眼球震颤。眼底检查可见视网膜苍白。由于白细胞异常，患者易发生皮肤和呼吸道感染。患者体弱，晚期常有淋巴结肿大和肝脾肿大，通常由于脾功能亢进继发血小板减少和溶血性贫血，少数患者可发生恶性淋巴瘤或白血病。患者通常在 10 岁前因感染、恶性淋巴瘤或血小板减少性出血而死亡。对本病通常予以支持疗法和对症处理，定期注射转移因子和丙种球蛋白。及时控制感染，注意预防恶性肿瘤发生。

31.4.13 氯丙嗪综合征(chlorpromazine syndrome)

本病又称紫色人综合征(purple people syndrome)，是因长期服用氯丙嗪后发生的以皮肤色素沉着为主要表现的病症。在受光部位呈鼠灰色色素沉着，可变紫色。除皮肤外，可有角膜和晶体混浊，结膜处有色素沉着。停止服用氯丙嗪可望获病情改善。

31.4.14 胃肠道息肉、色素沉着、秃发、甲营养不良综合征(gastrointestinal polyposis-pigmentation-alopecia-onychotropia syndrome)

本病由 Cronkhite 及 Canada(1955)首次报道，故又称 Cronkhite - Canada 综合征。主要特征为弥漫性色素沉着、秃发、甲营养不良和肠道息肉伴发的腹部症状。本病病因不明，无家族肠道息肉史，女性多见，常见于中年后发病。皮肤表现为弥漫性色素沉着，以面、颈、手掌、手指屈面为明显，也可表现为斑点状，如见于手背处。一般黏膜不受累。秃发可由斑秃开始，逐渐发展为全秃，同时伴有甲改变，主要为甲营养不良、远端甲分离，严重时可导致甲脱落。皮肤症状一般在消化道症状之后出现，患者常有厌食、恶心、腹痛、腹泻等不适，可有体重明显减轻，伴发低血钾、低血钙和低蛋白血症，最终产生恶病质并可导致死亡。胃肠道息肉为良性腺瘤性，可累及整个胃肠道。本病病情严重，应给予支持疗法，高蛋白质饮食。肠道息肉若集中于某个肠段，可考虑手术切除。

31.4.15 眼、脑、色素减退综合征(oculo-cerebral syndrome with hypopigmentation)

本病又称 Cross - McKusick - Breen 综合征。本病极罕见，一般散发于人群。皮肤呈白色到粉红色，DOPA 反应阳性，其头发具有金属光泽的淡黄和灰黄色，眼灰蓝色，小眼，角膜浑浊和粗糙，眼球震颤，白内障。典型的患儿有四肢扭动、哭叫、

不断吸吮的动作。患儿体格发育迟缓，智力迟钝。可发生牙龈纤维瘤病。本病预后差。

31.4.16 齿、眼、皮肤综合征(dental-ocular-cutaneous syndrome)

本病病因不明。患者牙齿呈单一圆锥形而没有牙冠。上睑内翻，青年型青光眼。毛发稀少，指间关节处皮肤色素沉着过度，并指畸形，弯指，指甲有水平嵴状突起。听力减低或丧失。本病无特殊疗法。对青光眼可做相应眼科治疗。

31.4.17 Divry - van Bogaert 综合征(Divry-van Bogaert syndrome)

本病又称 Divry-van Bogaert 弥漫性皮质与脑膜血管瘤病(diffuse corticomeningeal angiomatosis of Divry and van Bogaert)，系常染色体隐性遗传。皮肤表现为先天性大理石样皮肤，主要位于背部，可扩展到协腹、臀部及下肢；肢端发绀，主要发于双手、前臂、肘及膝；躯干部有色素沉着斑。神经系统表现有癫痫、进行性痴呆、视野缺陷及锥体束症状和锥体外系症状。治疗主要为对症处理。

31.4.18 显性类白化病综合征(dominant albinoidism syndrome)

本病为常染色体显性遗传。一般出生时已存在，皮肤呈粉红色。眼蓝色，无眼球震颤和畏光，视力正常或轻微减退，虹膜透照示点状色素沉着，红色反射存在，眼底点状色素沉着。

31.4.19 先天性全血细胞减少综合征(congenital pancytopenia syndrome)

本病于 1927 年由 Fanconi 首次报道，故又称 Fanconi 综合征。本病系常染色体隐性遗传，主要特征是进行性全血细胞减少、皮肤色素性改变和生长发育迟缓。大多数患者伴染色体断裂和在核内复制。患者多见于4~10岁男孩。表现为疲倦、乏力、苍白、反复感染、易挫伤、出血，出血时间延长，精神发育不全，生长迟缓，出生时低体重，身材矮小，严重的进行性顽固性再生不良性贫血和全

血细胞减少。有特殊面容,表现为小头、小眼、上睑下垂、斜视、耳畸形和(或)耳聋。睾丸、脾脏发育不全,先天性心脏病,肾畸形等。皮肤显示泛发性棕色色素沉着,以颈、腹股沟、腋窝和肛门生殖器部位显著,间杂有点滴状色素减退和较深颜色的斑点,并随年龄增长而加重。患者并发白血病、肝癌、鳞癌等恶性肿瘤的概率较高。预后不良,常死于严重感染和出血。

31.4.20　遗传性肾上腺皮质对 ACTH 无反应综合征(hereditary adrencortical unresponsiveness to ACTH syndrome)

本病又称家族性 Addison 病。系常染色体隐性遗传。出生后数月即发病。主要表现为低血糖及进行性色素沉着,低血糖一般为间歇性,应激情况下更易发生。血浆 ACTH 浓度正常,但皮质醇明显缺乏;尿 17 - OHCS 缺失。早期糖皮质激素替代治疗有效。

31.4.21　血小板病、白化病、色素性骨髓细胞综合征(thrombocytopathy-albinism-pigmented bone marrow cell syndrome)

本病由 Hermansky 及 Pudlak(1959)首次报道,故又称 Hermansky - Pudlak 综合征。本病为常染色体显性遗传性出血性疾病。皮肤显示乳色或色素减退,毛发黄、红或褐色,眼蓝灰色或褐色。出血多为轻、中度的皮肤、黏膜出血,月经过多,严重者可有消化道及泌尿道出血。患者应禁用抑制血小板功能的药物,可给予糖皮质激素、参三七内服,输血或血浆,局部止血等治疗。

31.4.22　Ito 色素减退综合征(Ito hypopigmentation syndrome)

又称脱色性色素失禁症(incontinentia pigmenti achromians)、Ito 色素减退症(hypomelanosis of Ito)。系常染色体显性遗传或散发,多见于女性。皮损常不对称,偏侧性螺环状或条纹状泼水样色素减退斑,呈石纹饼样表现。皮损沿 Blaschko 线呈不同程度延展。常伴癫痫等神经系统异常,可有斜

眼、眼球震颤、耳聋、齿发育异常、弥漫性脱发等。一般无特殊治疗。对斜视和秃发可予以对症治疗。

31.4.23　软骨发育异常、血管瘤综合征(chondrodysplasia-hemangioma syndrome)

本病又称 Maffucci 综合征、Kast 综合征、Maffucci - Kast 综合征、软骨营养障碍伴血管错构瘤综合征(chondrodystrophy with vascular hamartoma syndrome),主要特征为软骨和骨的畸形伴多发性海绵血管瘤。本病病因不明,男女均可发病,但男孩多见。患儿出生正常,幼儿期出现骨和软骨变形。发育前很易骨折,且愈合迟缓,由于经常和多处骨折可造成明显畸形并影响功能。同时患儿皮下多发性血管瘤,伴发白癜风和牛奶咖啡斑。少数病例可发生软骨肉瘤或血管肉瘤,导致死亡。一般不累及内脏。应防止骨折。有肉瘤病变者应及早切除。严重影响功能的海绵状血管瘤可试用曲安奈德皮损内注射。

31.4.24　口周色素沉着、肠道息肉综合征(perioral pigmentation-intestinal polyposis syndrome)

本病由 Peutz 及 Jeghers 先后于 1921 年及 1949 年报道,故又称 Peutz - Jeghers 综合征。主要特征为口腔黏膜及其附近为主的色素沉着斑和肠道为主的息肉。本病是一种常染色体显性遗传病,有不同程度的外显性。皮肤黏膜的色素斑有一定特征性,一般出生后就有或在幼儿期发生,主要发生于面部口腔黏膜及周围皮肤,也可见于指(趾)、掌跖和手足背等处,损害为褐黑色或黑色斑,大小不一,群集但不融合。黏膜色素斑形态与皮肤上相同,但更具有诊断价值。息肉可波及整个肠道,但以空肠、回肠段多见。一般于 10~30 岁间出现,临床症状由息肉局部刺激引起,可有嗳气、腹痛、轻度腹泻等,重者可因肠套叠引起严重腹痛甚至肠梗阻。此外,还可伴发皮肤毛细血管扩张、甲营养不良、鼓槌指、脊柱侧凸、外生骨疣、鼻息肉、膀胱乳头状瘤、卵巢囊肿、甲状腺肿、先天性心脏病等。黑素斑一般不予治疗,必要时可激

光。肠道息肉的处理视症状而定。预防性肠段切除无意义。

31.4.25 POEMS 综合征（POEMS syndrome）

POEMS 系由多神经病、器官增大、内分泌病、M 蛋白、皮肤改变（polyneuropathy - organomegaly - endocrinopathy - M - proteins - skin changes）5 个英语词首字组成的简称。本病由 Shimpo（1968）首次报道。又名 Crow - Fukase 综合征、Takatsuki 综合征。多神经病为严重进行性感觉运动多神经病。器官肿大表现为肝脾肿大、淋巴结肿大。内分泌异常表现有男性乳房肿大，女性乳房痛性增大，阳痿，闭经，糖尿病，甲状腺功能减退等。M 蛋白增高，可为 IgG 或 IgA 的 M 蛋白成分。皮肤变化有弥漫性色素沉着、硬皮病样改变、小腿水肿、全身水肿、多毛、多汗等。病程慢性，死亡原因常与多神经病变有关。

31.4.26 Vogt - Koyanagi - Harada 综合征（Vogt-Koyanagi-Harada syndrome）

本病早在 1906 年由 Vogt 首次描述，又称脑膜炎、眼病、白斑综合征；眼色素层炎、灰发、白癜风、秃发、耳聋综合征；原田病。本病确切病因未明，可能是一种全身性黑素细胞性自身免疫性疾病，研究发现很多患者具有特异性 HLA，与 HLA - DW54、DW2、DR4、MT3 明显相关，表明免疫遗传因素在本病发病中起重要作用。本病分为前驱期、眼病期和恢复期。前驱期症状与感冒相仿，可出现头痛、头晕、发热等症状和眼球深部痛，但不伴有上呼吸道症状。随后出现一侧脑神经麻痹，轻瘫、失语。1~2 周后进入眼病期。双眼发生急性弥漫性眼色素层炎。如炎症初发于眼底后极部，由于继发脉络膜炎、视网膜水肿、视神经乳头充血（视神经炎），接着两眼发生局限型视网膜剥离，称为原田型；病变若波及眼球前部眼色素层，产生肉芽肿性虹膜睫状体炎，前房出现大量渗出伴玻璃体混浊，继发青光眼，称为 Vogt - Koyanagi 型，此型常合并脑脊膜炎，并伴有耳聋、耳鸣、平衡失调等内耳损害。发病 2 月后急性炎症开始消退，进入恢复期，常在面、颈、躯干、四肢出现对称

性、散在白斑，毛发、睫毛、眉毛变为灰白、半数患者可出现脱发。本病自然病程约 1 年，期间可复发，早期使用足量糖皮质激素（球后注射或口服）可缩短病程和防止大部分并发症。

31.4.27 Waardenburg 综合征（Waardenburg syndrome）

本病又称内眦皱裂、耳聋综合征，耳聋、白发、眼病综合征，是一少见的常染色体显性遗传综合征，特征是内眦与泪小点横向异位，鼻根宽高、先天性耳聋、虹膜异色、白色额发等。出生时即有眼睑和眼眉发育异常、上睑下垂、内眦与泪小点异位。约 50%患者有不同程度皮肤色素脱失表现，25%有部分或整个虹膜异色。头发色泽异常，主要表现为额部头发变白。本病可伴有神经感觉性听觉消失、小脑共济失调、运动协调障碍和脑力迟钝等。耳聋者缺耳蜗螺旋器，螺旋神经节和神经有萎缩，缺半规管。无特殊疗法。

31.4.28 Watson 综合征（Watson syndrome）

本病又称为咖啡牛奶色斑、精神发育不全、肺动脉狭窄综合征，可能系豹皮综合征的不全型。本病无特殊疗法。

31.4.29 白化病、耳聋综合征（albinism-deafness syndrome）

本病又称为 Woolf 综合征（Woolf syndrome）、Woolf - Dolowitz - Aldous 综合征。病因不明，可能为常染色体隐性遗传。本病患者出生时即有斑状白化病，不完全性神经性耳聋，但无 Waardenburg 综合征的其他表现，无白化病的特征性透明虹膜，无眼球震颤。

31.4.30 白化病、聋哑综合征（albinism-deaf-mutism syndrome）

本病又称 Ziprkowski - Margolis 综合征，系 X 性连锁遗传病。皮肤表现为斑驳样色素减退伴色素沉着，毛发色素脱失，同时有先天性耳聋和虹膜异色。

31.4.31　部分白化病免疫缺陷综合征（partial albinism immunodeficiency syndrome）

本病又称 Griscelli 综合征，系常染色体隐性遗传病。本病皮肤表现为皮肤色淡，头发呈银白色。同时因 T 辅助淋巴细胞缺损，体液免疫功能下降，血丙种球蛋白低下，皮肤易受化脓球菌感染，常有急性发热，中性白细胞和血小板减少。此外患者可有肝脾肿大，无眼球震颤或畏光。本病尚无有效疗法，可给予免疫促进剂，并控制感染。

（傅雯雯　周　隽　朱光斗）

第 32 章　角化性皮肤病

目　　录

第 32 章
角化性皮肤病

32.1 概 论

　　角层中角蛋白形成的过程称之为角化,这一过程不是一个简单的多肽键的联结,而是一组细胞复杂的转化过程,从细胞蛋白质转化为理化性质完全不同的角蛋白。角蛋白是角质形成细胞中间微丝的主要组成部分,与许多亚细胞结构相关联,其基因主要位于染色体的两个区域,17q(Ⅰ型角蛋白)及12q(Ⅱ型角蛋白),基本分子结构为由3个非螺旋的片段分开的4个片段构成中央螺旋杆状结构,角蛋白的中间微丝是由角蛋白异二聚体螺旋卷曲而成的异多糖体。角蛋白是中间微丝蛋白家族中最大的一组,可分为两型:Ⅰ型(酸性),包括 K9 - K28、K31 - K40,Ⅱ型(碱性),包括 K1 - K8、K71 - K86,两组配对,组成了异二聚体,组成上皮中间微丝蛋白的基本模块。角蛋白是角质形成细胞分化的标志,表皮角质形成细胞凋亡的过程也受特定角蛋白表达的影响。角蛋白的前质主要有两种物质,即颗粒层中的透明角质颗粒和基底层中的中间微丝,角质的形成也是表皮细胞中颗粒和微丝转化的产物。

　　角化过程也即表皮分化的过程,指基底层增殖细胞移行至角质层成为死亡的角质细胞。角蛋白在分化过程的每个阶段都高度表达,在基底层的角质形成细胞主要表达 K5/K14,少量 K15,当 K14 缺乏时,K15 和 K5 配对,以维持角质形成细胞的稳定性,当细胞移行至棘层时失去分裂能力,K5/K14 表达下降,而 K1/K10 表达增加,当细胞进入颗粒层时,引起强化角蛋白 K2 的表达,随着

进一步分化,细胞的微丝蛋白呈束状排列,细胞器丢失,角质形成细胞最终分化为无生命的角质细胞而脱落于环境中。在整个分化过程中,需要 P63 基因、Notch 信号及细胞外的 Ca^{2+} 浓度调控,Ca^{2+} 信号激活的一组蛋白,由蛋白酶 C 家族成员组成,可引起 K1、K10 的表达下调,诱导包括兜甲蛋白、丝聚蛋白、转谷氨酰胺酶的颗粒层标志物的表达,促进棘层向颗粒层细胞转化。

　　角质形成细胞的浆膜被角质包膜所代替,意味着角质形成细胞终末分化的结束。角质细胞包膜由几种共价交联蛋白的混合物组成,包括兜甲蛋白、半胱氨酸蛋白酶抑制剂、包斑蛋白、周斑蛋白、弹性蛋白、丝聚蛋白、S100 蛋白、角蛋白和桥粒蛋白等,大部分为位于染色体Ⅰ号表皮分化簇的基因所编码,当某一基因突变,即可引起相应的皮肤病,如兜甲蛋白、丝聚蛋白的基因突变可引起掌跖角化病、鱼鳞病。在角质细胞膜的外面包裹脂质形成了角质脂质包膜,在建立皮肤水屏障功能时是不可缺少的。这些膜的形成是在颗粒层开始的,各种蛋白质形成化学交联,主要通过谷氨酰基赖氨酸异肽键结合,由转谷氨酰胺酶催化。当编码这些蛋白质的基因功能丧失和突变,可导致板层样鱼鳞病和先天性非大疱性鱼鳞病样红皮病。

　　在角化过程中,角蛋白内胱氨酸的含量较高,其中的硫以二硫键的形式存在,二硫键主要来自半胱氨酸和甲硫氨酸,随着表皮细胞向上移转时,这两种氨基酸减少。二硫键的形成过程是一个不需要氧的脱氧过程,是通过细胞色素 C 和细胞色素氧化酶的体系进行的,而细胞色素氧化酶的合成及其活动需要铜离子,酶与铜离子在角化过程

中起首要作用。角化时,细胞在合成和分解过程中需要能量,主要来源于糖类和脂肪,使角化后细胞内核糖核酸、糖原、磷均减少,甚至完全缺如。

角化过程的控制机制较为复杂,至今尚未很清楚,除基因的调控,目前较肯定的是角化也受内分泌的影响,如雄激素可刺激核分裂,加速角化;雌激素可抑核分裂,减慢角化;肾上腺皮质激素和肾上腺素亦抑制核分裂。人体表皮细胞分裂活动呈现一定的节律性,往往在休息时活动大,可能和血中肾上腺素水平低有关,肾上腺素可能通过增加 cAMP 来抑制表皮细胞的分裂。此外,皮肤中还有一种表皮抑素,它具有组织特异性,对表皮细胞有抑制作用,通过负反馈,而使表皮具有一定的自我稳定性。

角质形成细胞间有很好的黏附作用。桥粒是表皮细胞间起黏附功能的多蛋白复合体,为角蛋白中间微丝细胞骨架提供附着点,桥粒的核心成分由属于钙离子依赖细胞黏附蛋白的桥粒芯糖蛋白(desmoglein, Dsg)和桥黏素(desmocollin, Dsc)亚家族的跨膜糖蛋白组成,桥芯糖蛋白和桥黏素上之间的同替性相互作用是建立细胞间黏附的关键。桥粒和相关的角蛋白中间微丝对于组织完整性的维持是必要的。桥粒的另一核心成分是桥斑珠蛋白,它影响细胞的增殖、迁移和凋亡。细胞间的连接除了桥粒,还有细胞连接,如黏附连接,由钙黏素及连接素的复合体,连接跨膜蛋白和细胞骨架肌动蛋白微丝结构。此外,还有紧密连接,由连接素的膜内结构蛋白组成,当连接素的基因突变可引起变异性红斑角化病、残毁性掌跖角化病、出汗性外胚层发育不良。

在正常情况下,通过一系列的自我稳定机制,角质形成的速度与脱落的速度保持动态平衡,使角质层的厚度保持稳定,如背部大约是 12 μm,跖部大约是 600 μm,身体其他部位平均大约是 15 μm。

异常角化或是由于角化不正常而产生的角蛋白缺陷,如角化不全、角化不良;或是由于角化的自我稳定机制被干扰、破坏,角质增加和脱落的速度失去平衡,以致角质超过正常恒定的厚度而表现角化过度。

异常角化是角化性疾病的主要病理改变,可由于某些先天性原发缺陷引起,如一些先天性角化性疾病,也可继发于某些病理过程,如炎症可引起角化异常。

角化异常,主要有三种病理改变。

(1) 角化不全

角层角化细胞质内有残存的胞核,称角化不全。由于棘细胞质未经过颗粒层的透明角化过程即转变到角质层,因此,角化不全时往往伴颗粒层缺乏。常见于两种情况,或由于棘层或颗粒层炎症,或由于表皮细胞增殖周期缩短或基底细胞受损所致。

角化不全可为弥漫性,如更年期角化症;也可为局灶性,如毛发红糠疹。

(2) 角化不良

表皮个别细胞或一群细胞未至角质层即显示角化,胞质着深伊红色,胞核浓缩、变形、棘突消失,与邻近正常细胞失去联系,称之角化不良。

角化不良是表皮细胞发育异常的结果,通常可分为良性和恶性两种,前者如毛囊角化病;后者多见于癌前期皮肤病,如老年角化病、原位表皮癌等。

(3) 角化过度

角质层增厚超过正常恒定的厚度,为角化过度。角质板的排列或紧或松,增厚的角质或向上凸起以至成为疣状,或向下凹陷如覆盆状或形成角栓。

角化过度可由于表皮细胞增生,促使角化加速,但角质脱落的速度与之不相适应,而致角质增生,这种情况常伴颗粒层与棘层肥厚,如黑棘皮病、融合性网状乳头瘤病、疣状肢端角化病。也可由于角质层细胞间黏附力加大,以致细胞脱落速度减慢,正常所产生的角质不能及时脱落,因而相对的角质层增厚,常见于先天性角化病,如鱼鳞病、掌跖角化病。

角化过度可是弥漫性,如鱼鳞病、进行性对称性红斑角化病、毛发红糠疹。也可是局限性,限于毛囊或汗管,如毛周角化病、毛囊角化病、鳞状毛囊角化病、小棘苔藓、毛囊和毛囊旁角化过度病、汗孔角化症。

32.2　毛周角化病(keratosis pilaris)

【同义名】

毛发苔藓(lichen pilaris)、毛发糠疹(pityriasis pilaris)。

【定义】

本病是一种毛发角化病,其毛囊口有微小的角栓或呈丘疹性损害。

【发病情况】

毛周角化病在正常人中占相当大的比例,约占所有种族的 50% 以上。常开始在儿童,青春期达到高峰,成年期好转。

【病因及发病机制】

还不十分明确。在青春期皮损较明显,在甲状腺功能低下、Cushing 综合征、系统性皮质激素治疗的患者中,发病率较高且皮损较严重,显示了激素的影响。

不少患者常合并鱼鳞病,可能与基因也有一定关系,在 18 号染色体短臂上有一个基因异位和缺失。

【临床表现】

损害表现为毛囊性,为针头大小的丘疹,呈正常肤色,偶有淡红色,有时丘疹顶端有角质小栓而呈淡褐色。角栓由毛囊上皮细胞及皮脂性物质组成,内含盘曲的毛发,剥掉角栓,可出现一个微小的凹窝,但很快角栓又可形成。有些患者角质物很少,大多数皮疹为散发红色丘疹。

皮疹常分布于上臂、股外侧及臀部,受累皮肤重者如鹅皮样,丘疹不相互融合。损害常在冬季明显,持续几年后可改善,但当合并鱼鳞病时,则倾向持久不变。一般无主觉症状,有的伴轻度瘙痒,不影响全身健康。

除上述表现以外,还有两种特殊类型。

(1) 眉部瘢痕性红斑

多开始于青年男性的眉部,由眉部向外蔓延而至附近的额部或耳前方的颊部。损害为持久的红斑及毛囊性角化丘疹,丘疹中的眉毛较细,并易

折断。有时丘疹消退而遗留微小的萎缩性瘢痕,其上的眉毛永久脱落。

(2) 萎缩性红色毛周角化病

多发生于青少年男女,对称发生在耳前的颊部,有时蔓延到额部。损害为红斑及毛囊性丘疹,症状严重时发生色素沉着、网状萎缩及瘢痕。

【组织病理】

毛囊口有漏斗状角栓,而使毛孔扩大,内含一至数根卷曲毛。真皮浅层有轻度的炎症改变。

【诊断及鉴别诊断】

好发于青少年,无显著炎症的、散在的毛囊性丘疹伴角栓,以四肢伸侧为主,较易诊断。应与下列各病相鉴别:

小棘苔藓:毛囊性丘疹密集成群,有明显的界限,丘疹顶端有一根丝状角质小棘、常见于颈、股外侧、臀外侧部位。

毛发红糠疹:丘疹往往有炎症,且可融合成斑片,表面覆有糠样鳞屑;头面部有脂溢性皮炎表现;掌跖角化。

维生素 A 缺乏症:角化性丘疹较大,往往同时伴有夜盲或干眼病。

瘰疬性苔藓样皮肤结核:丘疹呈淡黄色至红褐色,可聚集成圆形、椭圆形或环形,分布以躯干为主。皮肤组织病理可显结核样结构。

毛囊性鱼鳞病:广泛的毛囊性角化性丘疹,表面扁平,分布于四肢伸侧和面颈部。

【治疗】

外用皮肤角质软化或角质溶解剂可减轻症状,如 15% 尿素或 5% 硫黄乳膏或 0.025%~0.1% 维 A 酸乳膏等。

32.3　萎缩性毛周角化病(keratosis pilaris atrophicans)

【定义】

本病表现为毛周角化继以萎缩。由于皮损分布及炎症程度略有不同而可分为三种类型:面部萎缩性毛周角化病(keratosis pilaris atrophicans faciei）、虫蚀状皮肤萎缩（atrophoderma vermicularis）、脱发性毛周角化病（keratosis pilaris decalvans）。

【病因及发病机制】

本组疾病目前认为是一种先天性遗传性缺陷病，主要表现在角化异常。面部萎缩性毛周角化病和虫蚀状皮肤萎缩为常染色体显性遗传，脱发性毛周角化病可能为性连锁隐性遗传。

【临床表现】

面部萎缩性毛周角化病的皮损主要发生在眉部、耳前（详见32.2《毛周角化病》）。虫蚀状皮肤萎缩的皮损主要发生在两颊部（详见33.4《虫蚀状皮肤萎缩》）。

脱发性毛周角化病常起病于婴儿或儿童，初发于鼻、颊部，表现为毛囊性丝状角栓，同时，可伴较多粟丘疹损害。角栓逐渐脱落，继以萎缩。皮损可累及头皮、四肢和躯干，由于萎缩而引起眉毛、头发瘢痕性脱落。

少数病例伴角膜浑浊和血管翳形成，而产生畏光症状。部分患者家族中有局限性掌跖角化病史。

【组织病理】

表皮萎缩，毛囊扩大，伴角质栓，皮脂腺萎缩。早期损害有真皮水肿，伴血管和毛囊周围淋巴细胞浸润，晚期结缔组织萎缩。有时可见表皮囊肿。

【诊断】

主要发生在儿童，毛囊性角栓分布于面、头皮、躯干，继以萎缩和脱发，可以诊断。应与毛周角化病、小棘苔藓、毛囊和毛囊旁角化过度病、毛发红糠疹及毛囊角化病相鉴别（表32-1）。

表32-1 毛囊角化性损害鉴别诊断

疾 病	发病年龄	皮损分布	皮疹特点
毛周角化病			
生理性	儿童或青春期	四肢伸侧	毛囊性丘疹，伴角栓，无萎缩
鱼鳞病性	儿童	四肢伸侧	毛囊性丘疹，伴角栓，无萎缩
维生素A缺乏病	任何年龄，通常是儿童	肘、股、臀	毛囊性丘疹，伴角栓，无萎缩

（续表）

疾 病	发病年龄	皮损分布	皮疹特点
面部萎缩性毛周角化病	儿童	眉毛、颊	红斑，毛囊性角化性丘疹，继以萎缩、脱毛
脱发性毛周角化病	儿童	面、头皮、躯干	毛囊性角栓，伴瘢痕性秃发
小棘苔藓	儿童（多见于男孩）	颈、躯干、四肢	成群毛囊性丘疹伴角质棘突
毛囊和毛囊旁角化过度病	30~60岁	上臂、小腿	棕红色丘疹伴大而不规则的角栓
毛发红糠疹	儿童或中青年	指背、膝、肘，亦可波及全身	红色小丘疹，中央有角栓
毛囊角化病	通常为8~16岁	皮脂腺丰富部位	黄棕色油腻性丘疹

【治疗】

无特别有效的治疗方法，皮损广泛者可试服维生素A或天然胡萝卜素，并外用0.025%~0.1%维生素A酸乳膏或其他角质溶解性乳膏、软膏。

32.4 无萎缩脱毛性毛发角化症（keratosis pilaris decalvans nonatropicans）

【临床表现】

无萎缩性脱毛性毛发角化症是一种良性角化性疾病，好发于青年人。特征性的损害是毛囊性角化性丘疹，灰色、无炎症、局部毳毛易拔除，拔下的毛发为生长期毛，毛根鞘萎缩，形成广泛的脱毛。好发于四肢近端的后侧面和臀部，严重病例可累及全身，但不累及手足、面部。一般来说，皮疹在几个月至几年可自然消退，伴毛发再生，无瘢痕，无萎缩。

本病常发生在柯兴综合征、ACTH治疗后，甲状腺功能低下，维生素A、B、C缺乏时，也常伴发于寻常型鱼鳞病和特应性皮炎。

【组织病理】

毛囊口扩大，有角栓形成，伴轻度非特异性炎性细胞围绕在真皮血管和毛囊口。

【鉴别诊断】

应与下列疾病鉴别：

小棘苔藓:基本损害为带有棘突的角化性丘疹,无脱毛现象。

毛囊性扁平苔藓:有典型扁平苔藓的基本损害,不产生非瘢痕性脱发。组织病理有特征性。

萎缩性毛周角化症:先有炎症性表现,继以萎缩,导致毛囊破坏和瘢痕形成。

【治疗】

多数患者有自愈。可口服维生素 A,外用温和保湿剂。

32.5 小棘苔藓(lichen spinulosus)

【同义名】

棘状毛发苔藓(lichen pilaris spinulosus)、棘状毛囊角化病(keratosis follicularis spinulosus)、棘状角化病(keratosis spinulosa)。

【定义】

小棘苔藓是以成片的毛囊性丘疹伴中央角质性纤维状突起为特征的皮肤病,常发生在儿童的项、臀、股等部位。

【简史】

Devergie 首次报道本病,并命名为"小棘苔藓"。1903 年 Gocker 较全面地描述本病的特征,并提出"小棘毛发苔藓"的命名。

【发病情况】

主要是儿童发病,男孩稍多于女孩,成人少见,无种族差异。

【病因及发病机制】

不很清楚。可能与维生素 A 缺乏或体内某种感染有关。也有学者认为在一个家族中可有几代发病,可能与某些基因缺陷有关。

【临床表现】

损害为针头大的毛囊性小丘疹,初起可为淡红色,但通常是皮肤色,每个丘疹中央有一根细的纤维丝状角质小棘突,丘疹可密集呈圆形、卵圆形或不规则形大小片,直径可达 2~5 cm,触之感刺手(彩图 32-01)。

损害在短期内成群出现,往往对称分布于项、腹、臀、股、上臂伸侧、肘、腘窝、小腿、膝和背部,通常不发生于面部及手足部。

数月后,大部分病例可自然消退,少数病例可持续较长时间。

可有微痒或无自觉症状,一般不影响健康。

在一些成人瘢痕性秃发的病例中,皮肤上继发类似小棘苔藓的毛囊性丘疹,其中大部分是累及毛囊的扁平苔藓(扁平毛发苔藓,Graham - Little 综合征)。

【组织病理】

毛囊扩大,有角栓栓塞,毛囊周围轻度炎症浸润。但常难和毛周角化病、毛发红糠疹、维生素 A 缺乏症鉴别。

【诊断及鉴别诊断】

依据典型的临床表现,如儿童发病、棘刺状毛囊性丘疹、密集成片、对称分布等,不难诊断。

本病损害偶见于粟丘疹样梅毒疹、癣菌疹和药疹(如新胂凡钠明,金、铊制剂治疗反应中),需加以鉴别。一般需和下列疾病相鉴别。

毛周角化病:起病缓慢,好发于青少年,角化性损害不如小棘苔藓那样突起,丘疹疏散分布,不密集成片。

瘰疬性苔藓:丘疹呈淡黄至棕红色,炎症较为明显。

毛囊性扁平苔藓:临床上较难鉴别,但有其特征的组织病理表现。

【治疗】

外用角质溶解剂,如 5%硫黄水杨酸软膏或 0.025%~0.1%维生素 A 酸乳膏,可减轻症状。

32.6 毛发红糠疹(pityriasis rubra pilaris)

【同义名】

毛发糠疹(pityriasis pilaris)、尖锐苔藓(lichen acuminatus)、尖锐红苔藓(lichen ruber acuminatus)。

【定义】

本病是一种慢性炎症性皮肤病,表现为坚硬的毛囊性尖形小丘疹,中央有黑色角栓,可密集成斑片,表面伴糠状鳞屑。往往同时有头、面部脂溢性皮炎和掌跖角化过度表现。

【简史】

Alphonse Devergie 首先报道本病,指出本病的特点是毛囊性损害,呈"鸡皮肤"表现,触之锉手,并强调头皮损害常为其首发症状。

【发病情况】

本病有遗传性和获得性两型。遗传性为常染色体显性遗传,发病早,常常在婴儿期或儿童期发病;获得性可在任何年龄发病。

发病与性别及种族无关。

【病因及发病机制】

目前仍不很清楚。患者表皮细胞生长周期加快,胸苷标记指数增加,从正常 3% 增至 27%,且甲板生长率加快,提示存在有加速的或异常的角蛋白成熟。遗传因素可能在发病中起一定作用,遗传方式表现为常染色体显性遗传。

【临床表现】

根据发病年龄、临床表现本病可分为 6 型:

Ⅰ型:发生于成人的经典型毛发红糠疹(classical adult onset PRP)

Ⅱ型:发生于成人的非典型毛发红糠疹(atypical adult onset PRP)

Ⅲ型:幼年经典型毛发红糠疹(classical junvenile onset PRP)

Ⅳ型:幼年局限型毛发红糠疹(circumscribed junvenile onset PRP)

Ⅴ型:幼年非典型毛发红糠疹(atypical junvenile onset PRP)

Ⅵ型:HIV 相关性毛发红糠疹(HIV associated PRP)

(1) Ⅰ型

初起时,头皮上往往先有鳞屑及红斑,面部潮红,有细薄的糠状鳞屑,犹如脂溢性皮炎。随之发生特殊的毛囊性丘疹,质坚硬,呈粟米大,淡红色至暗红色,或是与正常皮肤颜色相同。每个丘疹中央有一根萎缩的毳毛或毛发,往往折断而成为很小的黑点。丘疹顶端有个尖形角质小刺,其下部延伸至毛囊口成为角栓,用力去除之,丘疹中央留下一个微小的凹窝。此种特征性的丘疹常好发于第 1、第 2 指(趾)节背面,肘、膝伸侧或身体其他部位。

丘疹逐渐增多,密集成片,如"鸡皮"改变,用手触摸时,有锉刺样感觉。肘膝部丘疹常融合成片,表面覆有成片的或细薄的糠状白色鳞屑,酷似银屑病,但在斑片周围可见到散在典型丘疹。

在一些病例中,皮损发展成剥脱性红皮病表现,全身大部分皮肤呈黄红色,伴鳞屑,但其中有"岛屿状"正常皮肤存在,如"开天窗",这种情况常见于胸部、腋下。患部皮肤干燥易裂,常于唇部、口角发生疼痛性皲裂,眼部皮损可导致下眼睑外翻。

手掌、足底常有境界清楚的橙红色浸润,伴很厚的角化性鳞屑,容易继发皲裂。

甲板有各种变化,如增厚、浑浊变色、表面粗糙不平、横沟或嵴状突,也可有甲板萎缩变化。我们曾看到 1 例特殊的甲变化,呈"爪甲钩弯征"样异常,所有指(趾)甲长 4.5~6 cm,其纵轴弯呈钩状,横轴弯呈槽状,指尖软组织嵌入其内,有压痛,甲板增厚,呈灰黄色,表面光泽尚好,甲板病变继发于皮损后 19 个月。

口腔黏膜较少累及,颊黏膜可有"毛玻璃"样或扁平苔藓样改变。

通常没有自觉症状,有的有轻度瘙痒或干燥和绷紧感。当病情进展至剥脱性皮炎对,可产生全身症状,如畏寒、发热、虚弱等。近年来有较多报道本病合并有神经肌肉和肝脏病变,其间的关系尚不清楚。

(2) Ⅱ型

约有 5% 病例表现此型。成人发病,在某些部位表现毛囊性角化过度,某些部位表现为片层状鳞屑,尤以小腿为甚,部分皮损有湿疹样变。红皮病倾向较少。

(3) Ⅲ型

5~10 岁,表现同Ⅰ型,约有 3/4 病例继发于急性感染,1~2 年可自愈。

(4) Ⅳ型

幼年发病,表现为界限清楚的毛囊角化性红斑块,好发于肘部、膝部。躯干部可有散在的鳞屑性红斑,有些病例伴掌跖角化,组织病理类似银屑病,但无嗜中性微脓疡。预后一般较好。

(5) V型

出生时或幼儿期发病,表现红斑性角化性斑块,伴毛囊性角栓,常伴发毛囊性鱼鳞病和红斑角化病,少数病例有指趾部硬皮病表现。很少自愈。常有明确的家族史。

(6) VI型

患者有 HIV 感染。除毛发红糠疹典型表现外,面、躯干部常表现有丝状角化,并常合并重度的聚合性痤疮。少数病例有免疫缺陷、低蛋白血症。

【组织病理】

最显著的病理变化是角化过度及毛囊角栓,其中可见毛干的残余。角化不全如围巾状围绕在毛囊周围。颗粒层、棘层肥厚。真皮上部血管周围有轻度慢性炎症细胞浸润。

【诊断及鉴别诊断】

依据特征性的圆锥形毛囊性角化丘疹、黄橙色鳞屑性斑片、头皮脂溢性皮炎表现、掌跖角化过度可诊断本病。应和下列各病相鉴别。

(1) 银屑病

初发丘疹较大,伴云母状银白色鳞屑,剥落后有薄膜及点状出血,无毛囊角化丘疹。有特征性的组织病理表现。

(2) 进行性对称性红斑角化症

初起为手掌、足跖部潮红浸润,伴鳞屑,以后可蔓延至手背、足背。肘、膝部呈对称性边界明显的红斑,伴角化。本病可能和毛发红糠疹为同一类疾病,但无后者所具有的毛囊性丘疹损害。

(3) 毛周角化病

基本损害为毛囊性小丘疹,一般无炎症,以四肢伸侧为多,互不融合。

(4) 脂溢性皮炎

早期常不易与脂溢性皮炎鉴别,需随访观察,一旦有毛囊性尖锐角质性丘疹发生则支持毛发红糠疹。

当发生剥脱性皮炎时,需与由其他原因引起的剥脱性皮炎相鉴别。毛发红糠疹皮肤常带黄橙色,且皮损中有正常的皮肤区域可助鉴别。

【治疗】

维A酸类药物:异维A酸(0.5~1 mg/kg·d)、

依曲替酯(1 mg/kg,最大量不超过 75 mg/d)依曲替酸(50~75 mg/d)。

免疫抑制剂(甲氨蝶呤、硫唑嘌呤、环孢素)、雷公藤多苷、维生素 E、青霉胺、B 族维生素均有不同的疗效。

伴剥脱性皮炎者,可合并应用糖皮质激素。

高浓度维生素 A(25 万~50 万 U/30 ml 洗剂)局部包封外用,有很好的疗效。0.025%~0.1%维A酸或15%尿素乳膏或5%硫黄水杨酸软膏外用,均可改善皮损,但需注意后者久用后可能发生水杨酸毒性反应。

补骨脂素和紫外线治疗已用于本病,但有些病例可出现光敏反应,已证实某些病例对长波紫外线(UVA)敏感。

32.7 毛囊角化病(keratosis follicularis)

【同义名】

Darier 病。

【定义】

本病是一种不常见的遗传性角化不良性疾病。原发损害为油腻结痂性角化小丘疹,常沿毛囊分布,互相融合,形成肥厚疣样斑片。好发于面、四肢、胸、背等皮脂溢出的部位。

毛囊角化病的名称并不十分恰当,因其损害可以发生在毛囊之间或无毛囊的部位,如口腔黏膜、掌跖和甲床。

【简史】

1889 年 2 月 White 首次描述本病,同年 3 月 Darier 也报道 1 例,并认为在组织切片中所见到的角化不良细胞是一种寄生虫,称为"鱼浆子虫"。1896 年 Bowen 证实了 Darier 提出的"鱼浆子虫"是异常的表皮细胞。

【发病情况】

本病是常染色体显性遗传病,我们门诊曾见一女性患者,连续 3 代发病,家庭成员共 8 人,其中 4 人患病。但也有单个病例发生。可能是由于不完全外显或自发变异所致。

无明显种族、性别倾向性,虽然有学者曾提出男性比较多发。

常在8~16岁发病,很少见于5岁以下的,到成年期加重,最后病情稳定。

皮损夏季加重,有些病例冬季可缓解。

【病因及发病机制】

不很清楚。早期损害在日光暴露部位;病程中夏季时倾向加重,冬季改善,显示日光在损害的形成中是一个诱发因素。

PecK等(1941)报道4名患者血清维生素A水平低,而用大剂量维生素A治疗后,血清水平上升时皮损见好转。但这种情况以后未能完全证实。

Bowen(1896)因发现核分裂活动增加,而提出本病主要是增生或角化异常。电镜问世后,有人认为原发缺陷在桥粒,桥粒接触层消失致使不能形成桥粒或分成两半。1963年Coufeld等认为最初的变化是张力细丝与桥粒接触层分裂,继之桥粒消失,因此是由于张力细丝的原发缺陷引起本病角化不良表现。

1993年以来,国外学者对本病的基因进行了研究,通过连锁分析方法,已将致病基因定位在12q23~q24.1,微卫星体D12s1339与D12s2263之间,并通过基因突变的检测,发现本病的致病基因为ATP酶2,编码在肌浆网状Ca^{2+}ATP酶异构体2泵,提示钙离子系统在表皮连接与细胞分化调节中可能起重要作用。

【临床表现】

皮肤特征性的损害是针尖到豌豆大的坚硬丘疹,表面有油腻性结痂,如将痂剥除,丘疹中央可见漏斗型的小凹窝。最初的丘疹呈皮肤色,往往对称地发生在面、胸、腹、四肢、骶部。躯干部损害以中线和腹部为多;面部以须、额、耳和鼻唇沟为多;四肢以屈面为多。当疾病发展时,丘疹逐渐变成黄褐色或棕色,鳞屑或油腻性痂逐渐堆积于表面,丘疹互相融合,并在头皮、腋、腹股沟、臀沟、四肢弯曲部位形成增殖或乳头瘤样、蕈样斑块,伴异味(彩图32-02)。头皮损害常伴厚腻结痂,但一般不引起脱发。小腿伸侧、足背丘疹融合成肥厚性结痂性斑片,常并发感染和溃疡。少数病例皮损处可发生大疱。

掌跖部常可见到卵圆石样角化过度的小丘疹,直径小于1mm,约有10%的病例伴掌跖角化。手足背部个别的丘疹类似疣状肢端角化症,偶可见出血性斑疹。

约有10%的病例,损害分布呈带状或线状,并可局限于身体的一侧。躯干为好发部位。

黏膜损害不常见,偶于腭、舌、颊黏膜、阴道、食管、直肠可见白色脐形小丘疹。触诊时感觉粗糙。当丘疹融合成片时,类似黏膜白斑。

甲可受累,表现为甲板干燥而脆弱易裂,在游离端往往有角形的裂缺。甲板扁平,其宽度大于长度,常伴纵嵴。有时甲床变色,或甲下角化。

偶见肺部损害,主要在肺下叶,表现为广泛的纤维化和结节。偶见骨的囊性改变。

损害可局限持续数年不变或进行性泛发全身。紫外线可使皮损加重,因此,本病往往夏重冬轻。

全身健康一般不受影响,当皮损广泛,并形成蕈样损害时,常伴全身虚弱表现。患者对水痘样湿疹及慢性化脓性炎症感染有易感性。

【组织病理】

本病的组织病理变化具有特征性,具有特殊形态的角化不良——"圆体"和"谷粒"。"圆体"见于粒层或角层,中央为大而圆的、均匀的嗜碱性物质,可为固缩的胞核或角化不良物或两者兼有,周围绕有透亮的晕。"谷粒"类似变大的角化不全细胞,有一个伸长致密形似稻谷的核和嗜伊红胞质,在表皮浅部较多,数量也较"圆体"多(彩图32-03)。

基底层和棘层之间有形状不规则的裂隙,称腔隙,其中的棘层松解细胞无细胞间桥,并呈过早的部分角化,类似谷粒,有时陷窝可大到形成水疱。

乳头围以单一层基底细胞,形成"绒毛",真皮轻度的非特异性炎症浸润。

角化过度及乳头瘤样增生形成角栓栓,常充满于毛皮脂腺囊内,也可位于囊外。

【诊断及鉴别诊断】

褐色油腻性结痂性丘疹,好发于皮脂腺丰富

的部位,阳性家族史,日光暴晒皮损加重和典型的组织病理有助于本病的诊断。

轻型病例应和脂溢性皮炎相鉴别。局限型线状损害应和疣状痣鉴别。此外,在临床上尚需和 3 种疾病鉴别:① 黑棘皮病:表现为柔软的乳头瘤样丘疹,好发于颈、腋、腹股沟等皱褶部位。② 融合性网状乳头瘤病:损害为扁平的较大的丘疹,且常局限于躯干上部。③ 疣状角化不良瘤:常为头部或颈部的单个疣状结节。

在组织病理上应和下列疾病鉴别:① 日光性角化病:常有表皮细胞核的间变。② 慢性良性家族性天疱疮:无裂隙,而有基底层上的棘层松解的大疱。③ 暂时性棘突松解性皮病:好发于躯干,表现为丘疹、丘疱疹,在数月内可自行消退。

【治疗】

目前无满意的治疗方法。可试服维生素 A,每天口服 20 万 U,至少服 2 个月,如无效则停用,如反应好,则可小剂量维持一段时间。在治疗过程中要注意维生素 A 过量,尤其是儿童。

依曲替酯 0.5 mg/kg·d 或依曲替酸 25 ~ 50 mg /d,皮损好转后,逐日减量,并维持治疗一段时间。

如有光敏现象可试服氯喹,并应避免过度的日光暴晒。

皮损可外用角质剥脱剂,如硫黄水杨酸软膏或维 A 酸乳膏,5-氟尿嘧啶软膏亦有一定帮助。皮肤经常清洗,保持卫生,可减少细菌感染。

蕈样斑块损害可行激光、冷冻或外科手术切除。

32.8　鳞状毛囊角化病(keratosis follicularis squamosa)

本病常发生在青年人的腰、臀部,皮损呈淡灰色至褐色的圆形鳞屑,中央有一个与毛囊口一致的黑色小点。

本病为日本的土肥于 1903 年首先描述。有认为与鱼鳞病可能为同一类疾病,但从其发病年龄、皮损形态及部位均不能证实此说。

【临床表现】

损害为呈圆形、椭圆形的淡灰色至褐色的鳞屑斑,直径数毫米至 1 ~ 2 cm 大,境界清楚,中央有一个与毛囊口一致的黑色小点。鳞屑很薄,紧贴于皮肤,边缘略游离,当鳞屑被去除或自行脱落时,中央黑点仍存在,数天后,鳞屑又可长出。皮疹多少不一,常散在分布,偶见有融合成大片的,其中散布着三两个黑点。鳞屑周围往往围绕一淡白色晕。常对称分布于腹、腰、臀、股外侧。病情发展很慢,往往在冬季加重、夏季减轻。数年后,鳞屑可完全脱落,而遗留暂时性色素减退。

可有轻微瘙痒感,一般健康无影响。

【组织病理】

角质增厚,毛囊口角化更为显著,毛囊周围有少许细胞浸润。

【诊断及鉴别诊断】

本病好发于青年,皮损分布以臀、股部为主,表现为圆形鳞屑斑,中央有小黑点,诊断易确立。

应与连圈状糠秕疹鉴别,后者皮疹较大,鳞屑较少,中央无小黑点,分布以背部为主。还应与毛囊性鱼鳞病鉴别,皮损为扁平的点状角化物,多发于四肢伸侧。

【治疗】

口服维生素 A,每日 3 次,每次 2.5 ~ 5 万 U。外搽 0.025% ~ 0.1% 维 A 酸乳膏或 15% 尿素乳膏,可改善症状,减轻瘙痒、干燥不适之感,但应注意维生素过量不良反应。

32.9　黑色丘疹性皮肤病(dermatosis papulosa nigra)

特征性的皮损呈多发性柔软的黑色丘疹,常局限在面部。

1925 年 Castellani 首先报道本病,常发生在有色人种中,如在美洲黑人中发病率可高达 35%,女性较多。

【病因】

一般认为如痣样起源,家族发病率可达 40%;

因此,可能与遗传因素有关。也有学者认为本病是脂溢性角化病的一种类型。

【临床表现】

常在 7~8 岁或青春期发病,初起损害较少,至成年期皮损数量增多;表现为黑色或棕黑色的丘疹,圆形或三角形,直径为 1~4 mm,表面扁平、光滑如"扁平疣"损害,触之柔软,无毛细血管扩张。随着年龄增长,丘疹光滑的表面逐渐起皱,呈"井"字形沟纹,或部分损害呈叶蒂状。

丘疹常双侧对称分布于额、颞、颊部上方,呈孤立、散在分布,但部分损害也可融合成斑片样,少数病例在颈、胸部"V"区及躯干部也可累及。

无自觉症状。

女性病例绝经期损害增加,但妊娠对本病无影响。

【组织病理】

类似脂溢性角化病。表皮角化过度,棘层肥厚,基底色素明显增多,可见到鳞状及少数基底样细胞组成的细胞束。角囊肿也较多,常起于毛囊结构。

【诊断及鉴别诊断】

根据好发于额、颞部的黑色丘疹,常有家族发病史,无自觉症状可诊断。常需和下列疾病相鉴别。

扁平疣:常发生在青年面部、手部,呈肤色或淡棕色扁平丘疹,可伴微痒。

老年疣:多见于老年人,皮疹呈扁平丘疹,表面有油腻性薄痂,除面部以外,手部也可累及。

老年角化病:多见于老年人面部受光部位,皮损呈角化性丘疹,伴痂。组织病理可鉴别。

【治疗】

一般不需治疗,浅表损害可用刮匙刮除,较大损害可用激光或液氮冷冻治疗,尽量避免苛性药物及电灼,因为这些疗法可遗留色素沉着及瘢痕形成。

32.10 黑棘皮病(acanthosis nigricans)

本病又称黑角化病(keratosis nigricans),色素性乳头状营养不良(dystrophic papillarne et pigmentaire)。

本病是以皮肤色素沉着及绒毛状或乳头状增生为特征,好发于颈、腋、腹股等皮肤皱褶处。

【简史】

1890 年 pollitzer 首次报道 1 例,命名为"黑棘皮病"。1893 年 Darier 报道 2 例,命名为"色素性乳头状营养不良"。这 3 个病例都死亡于腹部肿瘤。以后 Curth 指出皮肤病变不是恶性的,但却常伴有内脏癌肿,尤以腺癌为多。

【发病情况】

本病可发生在任何年龄,两性均可发病,中年以后发病者大约有 50%合并癌肿。

【病因及发病机制】

本病发病机制尚不清楚,往往不能以某一种病因解释所有的病例。推测可能由皮肤对不同刺激物的反应所致。

遗传型常有遗传史,呈常染色体显性遗传。一些病例伴有内分泌疾病,常见的是脑垂体、肾上腺、胰腺病变,其中胰岛素起一定作用。胰岛素与胰岛素样生长因子受体结合,刺激皮肤成纤维细胞和角质形成细胞增殖,而引起黑棘皮病。此外,高胰岛素血症还可促发卵巢高雄激素血症,而引起皮肤乳头状增厚。肥胖与黑棘皮病关系呈正相关,其血浆可的松节律异常,此与单纯性肥胖者不同,后者血浆可的松节律是正常的,推测肥胖和高胰岛素血症和高雄性激素有一定的内在联系,也有认为与局部的热、摩擦、浸渍有关。恶性黑棘皮病的发病机制不清,可能与肿瘤产生的体液因子,如转化生长因子-α,作用于表皮生长因子受体有关,刺激角质形成细胞增生。

【临床表现】

初起时,常常是皮肤色素沉着,呈灰棕色或黑色,干燥,表面粗糙,逐渐增厚,成细小的乳头瘤样丘疹,如绒毛状触之柔软。当病情进展时,损害可呈疣状或伴大的疣状赘生物形成,皮肤纹理增深增宽。

损害多半发生在皮肤柔软的部位,最常见的是颈、腋窝、乳房、腹股沟、脐、外生殖器及肛门周围、肘窝、腘窝。有时也可发生在面部、肘、膝和指

（趾）节背侧。

手掌、足底往往发生角化过度。

黏膜也可累及，颊黏膜、咽部、舌背、外阴黏膜可有肥厚不平或呈乳头瘤样损害。唇角连接处可发生湿疣样损害。

常有甲板损害，如条纹状嵴突，甲板脆弱易裂。

临床上根据发病情况及皮损分布和表现，可分为9型。

(1) 良性黑棘皮病

为常染色体显性遗传，儿童早期发病。皮损好发于面部，手指足趾背面和屈侧。病情较轻，进展缓慢，青春期后停止发展，不伴有内分泌和其他先天性异常。

(2) 肥胖性黑棘皮病

是最常见的一种，它不伴有恶性肿瘤、内分泌疾病或先天性遗传，而常伴有肥胖症，并易发生在肤色较深者，也可能是皮肤对摩擦或浸渍的一种反应。通常在25~60岁发病，病变较局限于皮肤皱褶部位。当体重减轻时，症状和损害可逐渐好转，但色素沉着可持续较长时间。

(3) 耐胰岛素型黑棘皮病

其中又可分为：① A 型：由胰岛素受体缺陷引起的胰岛素抵抗引起。多发生于年轻女性，伴高雄激素的原发性痛经、男性化、身体发育过快、高血糖、高胰岛素血症，皮疹呈弥漫性，有患者可有多毛和多囊卵巢。本型有家族史，常于婴儿或儿童发病。② B 型：患病年龄较大，有自身免疫性疾病的特征，如可测到抗核抗体、抗 DNA 抗体、低补体血症，抗胰岛素受体抗体。常见于中老年女性，黑棘皮病表现轻重不一，常合并红斑狼疮、硬皮病、干燥综合征、桥本甲状腺炎，混合结缔组织疾病等。③ C 型：表现为黑棘皮病，伴有后胰岛素受体缺陷的胰岛素抵抗。

(4) 为遗传病或综合征的一种症状

① 脂肪营养不良伴黑棘皮病，又可称为 Laurence - Seip 综合征，表现为黑棘皮病，泛发性完全性皮下脂肪营养不良和糖尿病。② Hirschowitz 综合征，表现为家族性完全性神经性耳聋，周围感觉神经脱髓鞘，肠道多发性憩室。③ Alstrom 综合

征，表现为视网膜变性，感觉神经性耳聋，躯干性肥胖。④ Chouzon 综合征，表现为面瘫，感觉神经性耳聋，发育迟缓，智力低下。

此外，还有 Costello 综合征、Rud 综合征、Bloom 综合征、Capozucca 综合征等。

(5) 恶性黑棘皮病

本型伴有内脏肿瘤，常为腺癌，尤其是胃肠癌、肺癌和乳腺癌较多，较少的是胆囊、胰腺、子宫和卵巢癌，偶也有睾丸癌及淋巴瘤。

常在中年以后发病，皮损较广泛而严重，色素沉着更为明显，常伴掌跖角化，甲板脆裂、纵嵴和毛发脱落。50%病例有黏膜或皮肤黏膜交界处乳头瘤样增厚，常有内脏肿瘤的三种皮肤标记：Leser - Trélaf 征，掌跖角化症、红色皮肤乳头瘤病。皮损往往和肿瘤同时发展，但也可先发生皮损，数个月至数年后体内发生癌肿。少数病例先发生癌肿，在癌肿晚期才发生本病。

(6) 肢端黑棘皮病

多见于黑种人，好发于肘、膝、指关节背面和手足背面，表现为褐色天鹅绒样角化过度损害。

(7) 单侧性黑棘皮病

常发生于出生时，儿童期或青春期表现为痣样分布的皮损，逐渐扩大，经一段时间后可稳定或自然消退。

(8) 药物性黑棘皮病

由药物引起，如糖皮质激素、烟酸、雌激素、胰岛素、口服避孕药等。局部外用夫西地酸也可表现皮疹。

(9) 暂时性黑棘皮病

见于寻常型天疱疮、落叶型天疱疮的皮损愈合部位。

【组织病理】

各种类型的组织病理表现都相同，显示中等度角化过度及乳头瘤样增生，在乳头间的棘层轻度或中度肥厚。通常无色素增多，故临床上损害呈黑褐色是由于角化过度所致，而和黑素无关。

【诊断及鉴别诊断】

皮肤皱褶部位色素增加，伴疣状增殖，组织病理显示乳头瘤样增生，应考虑诊断。必须区分良

性或恶性型,前者一般起病早,皮损较轻,较少累及四肢、黏膜,病情发展一定阶段即稳定或逐渐消退。后者常起病于中年以后,损害严重,四肢和黏膜常受累,色素沉着显著,皮损逐日严重,且伴瘙痒。

应和下列各病相鉴别:

Addison 病:皮肤黏膜只有色素沉着而无乳头瘤样增殖,并伴全身无力,血压过低及其他肾上腺皮质功能减退症状。

融合性网状乳头瘤病:青年期发病,损害好发于两乳房间、前胸部、两肩胛间。初为粗糙的黄棕色扁平丘疹,逐渐融合成网状斑片,部分表面呈乳头状。病程为慢性,无自愈倾向。

毛囊角化病:初起时为毛囊性丘疹及痂,逐渐扩大和增多,或为增殖性损害,组织病理有"腔隙""圆体"及"谷粒"改变。

Hebra 综合征:面部有酒糟鼻样改变,为家族性。四肢、躯干有疣状角化性斑块。

Kifamura 肢端网状色素沉着:损害主要分布在四肢远端,手足背处,可累及掌跖、颈等处。呈雀斑样褐色斑点,或相互连接成不规则网状。掌跖有特殊微小凹陷,指纹有点状破损。

【治疗】

局部外用中等浓度角质溶解剂,如硫黄煤焦油软膏、水杨酸、尿素、维A酸乳膏等,可改善疣状增生症状。同时应积极治疗伴随疾病,如肿瘤、内分泌、自身免疫性疾病等。

32.11 毛囊和毛囊旁角化过度病 (hyperkeratosis follicularis et parafollicularis)

【同义名】

Kyrle 病(Kyrle disease)、穿通性角化过度病(hyperkeratosis penetrans)、真皮穿通性毛囊和毛囊旁角化过度病(hyperkeratosis follicularis et parafollicularis in cutem penetrans)。

【定义】

本病是一种少见的、具有特殊形态的毛囊性疾病,表现为中央有锥形角栓的角化过度性丘疹,可位于毛囊,也可位于毛囊外。好发于四肢伸侧,具有独特的组织学表现——贯穿到真皮的角化性栓塞。

【简史】

Kyrle 在 1916 年首先描述本病,至今大约报道有 50 例,但仅一小半病例是真正的 Kyrle 病,因本病常和匐行性穿通性弹性纤维病、穿通性毛囊炎混淆。

【发病情况】

本病少见,无种族和性别差异,一般在 30~60 岁发病。

【病因及发病机制】

病因不明。偶有家族史,曾有 5 例报道是同胞发病。Carter 认为是一种常染色体隐性遗传性皮肤病,但因病例少,显示遗传基因发病的其他证据尚不够。

Constantine 提出在表皮凹陷部有一处或几处出现角化不良细胞,从而促使角化加速,引起表皮全层早熟和异常分化,形成角化不全角栓。它逐渐伸长深入到表皮的深部,最后穿通到真皮,诱发异物巨细胞反应,最终导致组织碎片经表皮排出。因此,认为"穿通"并非如原先 Kyrle 认为的是本病的病因,而是不正常角化的结果。

常伴异常的糖代谢及肝、肾、心疾患,但与本病的发病关系尚不清楚。

【临床表现】

初起在毛囊口或近毛囊口的部位出现针尖大的肤色或淡灰色丘疹,逐渐增大,直径可达 1.5 cm 或更大。色泽逐渐变黑、变暗成棕红色,周围有炎性红晕,中央有角栓栓塞,日渐明显,外观如鸡眼状,用力将其去除后,显示一个潮湿的、出血的火山口样凹窝。6~8 周后损害停止发展,愈后留下镜面样萎缩性瘢痕、但新损害不断出现,病程可持续多年(彩图 32-04)。

丘疹通常孤立、散在,但一些损害可排列成线状、环状,下肢的损害可融合成多环形疣状斑片。

皮损好发于四肢伸侧,并常局限在一个地方,尤以小腿、前臂为甚,躯干、颈、头部较少累及。掌跖偶可伴有点状角化。

一般无主觉症状。有90%左右的病例伴糖尿病。部分患者伴肝病、肾病或充血性心力衰竭。

实验室检查有尿糖和轻度血糖升高，或伴有心、肝、肾功能不全的实验室指征。

【组织病理】

有诊断价值。高度角化过度和部分角化不全性角栓嵌入表皮内，可发生在毛囊，也可在汗腺导管口。在大多数角栓中可见到嗜碱性碎片，围绕角栓的表皮可增厚。如角栓贯穿真皮，可见由炎症细胞和异物巨细胞组成的肉芽肿反应。虽然真皮肉芽肿灶有时显示轻度的胶原变性，但弹性组织既无数量的增加，也无变性。

应注意的是，角栓的穿通是一个阶段，而并非都能达到这个阶段，因此，没有穿通并不能排除本病。在没有穿通的病例，角栓内没有嗜碱性碎片，但有角化不全细胞，且在表皮凹入处至少有一处可见角化不良细胞。

【诊断及鉴别诊断】

根据角化过度性丘疹，中央的角栓大而深且不规则，可发生于掌跖以外之全身，尤以四肢为好发，大多为30~60岁发病，新损害不断发生可持续多年，可以诊断。

本病与穿通性毛囊炎、匐行性穿通性弹性纤维病及反应性穿通性胶原纤维病，构成一组具有经表皮排除或穿通性损害的疾病，其鉴别要点见表32-2。

表 32-2　穿通性皮病鉴别表

疾病	年龄（岁）	性别男：女	病程	分布	损害	病理	主要缺陷	表皮破坏型	排除物
克尔病（Kyrle disease）	30~60	1：1	数年	四肢	角化过度性丘疹伴中央角化性栓塞，毛囊或非毛囊性，融合成斑片或线圈状	角化和角化不全栓塞贯穿表皮，肉芽肿性真皮反应	角化不良灶，表皮内细胞迅速增殖	迅速增殖的细胞在凹入的表皮内形成角化不全栓，最后在角化不良灶中无细胞而形成破坏	肉芽肿灶嵌进凹入的表皮内而呈嗜碱性碎片
穿通性毛囊炎（perforating folliculitis）	10~64	1：2	数月至数年	四肢	红斑性毛囊性丘疹伴中央白色角化性栓塞	毛囊扩大伴角化不良物质栓塞	含有卷毛的毛囊角栓	毛发引起穿通	嗜碱性碎片及嗜酸性弹性纤维排入毛囊中
匐行性穿通性弹性纤维病（elastosis perforan serpiginosa）	90%为30岁以下	4：1	数年	颈、面、上肢	红色或皮肤色丘疹，中央稍伴鳞屑，呈环状或匐行性排列	贯穿表皮管道含有弹力素及碎片，真皮弹力素增加	真皮乳头内形成许多粗的弹性纤维	在表皮肥厚的棘层中形成窄而弯曲的管道	嗜碱性碎片及嗜酸性弹性纤维排入窄管中
反应性穿通性胶原纤维病（reactive perforating collagenosis）	儿童	不清	数周	四肢	大的脐形丘疹，含有角化性栓塞，线状排列	坏死的结缔组织经表皮突出	外伤引起表皮下胶原嗜碱性渐进性坏死灶	表皮细胞中产生破坏区域	渐进性坏死，嗜碱性胶原束排入杯状表皮凹陷内

【治疗】

病程为慢性，可持续数年，积极治疗糖尿病，肝、肾疾病，损害有可能消退。

口服维生素A或维A酸（每日10万U）可减轻症状，但需服药1个月以后始能见效。

局部可外用糖皮质激素、角质剥脱剂、维A酸乳膏或5-氟尿嘧啶软膏、他卡西醇等。范围大可用NUVB治疗；个别较大的皮损可行电烙、冷冻、激光治疗。

32.12　扁平苔藓样角化病（lichen planus-like keratosis）

本病为Lumpkin及Helwing于1996年首次描述，命名为单发性扁平苔藓，为临床表现和组织学表现不同于扁平苔藓的一种苔藓样变。

【发病机制】

确切机制不清楚，曾认为与日光照射和局部

摩擦有关,也有认为与"晕痣"的发病机制相似,是原有皮损的一种免疫性或退行性反应。

【临床表现】

多见于中老年人,女性多于男性,皮损通常为单发,表现为 0.5~3 cm 的暗紫褐色、棕褐色肥厚性丘疹或斑块,表面覆有鳞屑,好发于躯干,尤以臀、骶部为多,其次为四肢和头颈部。

【组织病理】

角化过度,颗粒层增厚,棘层肥厚及基底细胞液化变性,可见灶性角化不全,真皮浅层有致密的慢性炎症细胞浸润,有浆细胞、中性粒细胞和嗜酸性粒细胞。

【鉴别诊断】

主要鉴别扁平苔藓,后者皮损常多发且伴有瘙痒,组织病理无角化不全,无浆细胞或嗜酸性粒细胞浸润。

【治疗】

局部患处减少摩擦。外用糖皮质激素或尿素乳膏,可减轻症状。

（方　丽）

32.13 慢性苔藓样角化病(keratosis lichenoides chronica)

【简史】

1886 年 Koposi 首先加以描述,1972 年 Margolis 开始提出"慢性苔藓样角化病"的命名。

【定义】

是一种以紫红色苔藓样角化性丘疹和斑块伴黏膜受累为主要特征的慢性角化性皮肤病。

【病因】

病因不明,对本病是一独立的疾病还是扁平苔藓的一种少见的变型,颇有争议。无论从组织学上、电镜下,还是从直接免疫荧光检查来看,两者均有许多相似之处,如两者均有基底层液化变性,真皮浅层炎症细胞呈带状浸润,光镜和电镜下均发现胶样小体,直接免疫荧光显示两者真皮乳头处均有 IgM 沉积于胶样小体内,因此有学者认为慢性苔藓样角化病属于扁平苔藓病谱,并归于扁平苔藓的重症类型。

【临床表现】

患者以男性为多,多发病于青壮年,主要侵犯皮肤、黏膜及指趾甲。

(1) 皮肤损害

初发为 1~10 mm 直径的红色角化性丘疹间伴角栓,有的皮损融合成疣状的斑片,形成不同长度的角质肥厚性嵴,呈线状或网状排列。常对称分布,主要见于四肢,多见于肢端和臀部,位于面部的损害可似脂溢性湿疹样而无角化性表现,位于掌跖呈角皮病外观,位于拇指部者可见小的角栓,常呈线状排列,颇为特殊。少数患者的皮损可有小疱或张力性大疱。主觉稍痒或不痒。皮损常在开始几年逐年加重,以后渐趋稳定,进入慢性阶段。

(2) 黏膜损害

26%~35%患者累及黏膜,以口腔、外阴及眼部黏膜为主。

1) 口腔

可发生角化性唇炎,糜烂性口腔炎和黏膜白斑性口腔炎,严重时全口腔包括舌、牙龈、悬雍垂及软腭均受累及。口腔炎在急性期可影响进食。炎症能自行减轻,但是总不全退。

2) 外阴

呈糜烂性龟头炎伴少数角化性丘疹,可导致排尿灼痛、尿频或排尿困难,久之在龟头包皮及尿道周围可发生粘连,形成粘连索带和尿道萎缩。

3) 眼部

以结膜炎为主,也可继发虹膜睫状体、间质性角膜炎、睑缘溃疡及眼睑外翻。临床上有畏光、眼分泌物增多、视力减退等症状。炎症后期有的可发生结膜粘连。

(3) 指/趾甲损害

近 1/3 的患者有甲改变包括甲纵嵴、甲剥离、甲沟炎、甲变脆等甲营养不良的表现,有的游离缘及甲床角化过度、甲周疣状皮损甚至甲板完全毁损。

【实验室检查】

血沉稍增快,可有一过性白细胞降低,蛋白电泳 IgG 可憎高,皮损处直接免疫荧光试验示真皮乳头处有 IgM 沉积于胶样小体内。

【组织病理】

角质层明显角化过度伴局灶性角化不全,有的地方可有角栓;粒层增厚;规则的银屑病样的棘层肥厚;基底细胞液化变性,并可见许多较大的胶样小体。真皮浅层有密集的淋巴单核细胞浸润。有水疱损害者在显微镜下并可见局限性坏死和表皮、真皮分离,形成表皮下水疱。增厚的角质层与真皮直接接触呈表皮内穿通的外观。

【诊断及鉴别诊断】

根据线状或网状角化性丘疹伴黏膜或指趾甲受累,病程慢性无自愈倾向,结合组织病理检查可以确立诊断。在临床上本病需与银屑病、肥厚性扁平苔藓及 Kyrle 病相鉴别。

【治疗】

维 A 酸对皮损特别有角化表现的疗效较好,对苔藓样红斑及黏膜损害则无明显改变。局部用糖皮质激素密封包扎亦能暂时获效。有报道用 PUVA 或依曲替酸,或两者合用有效。

(孙新芬)

32.14 持久性豆状角化过度病（hyperkeratosis lenticularis perstans）

【定义】

本病是一种以四肢炎症性角化性丘疹伴掌跖点状小丘疹及凹窝为特征的少见病。

【简史】

1958 年 Flegel 首次报道本病。但其临床和组织学与 Kyrle 病有很多相似之处,因此,虽然以后已有很多病例报道,但对其是否为一独立疾病仍有争论。

【发病情况】

所有报道的病例都是男性,发病在 30~60 岁。虽然本病发病较晚,仍认为本病可能是一种遗传性疾病,表现为常染色体显性遗传。

【临床表现】

损害表现为 1~5 mm 大的角化性丘疹,表面粗糙略呈疣状,红棕色或黄棕色。较大的丘疹中央附

着角质黏着性鳞屑,如将鳞屑剥离,其下可见小的出血点。掌跖显示针点样角化性丘疹和凹窝。

早期损害主要发生在足背、小腿下部,以后可累及到股和上肢,并可融合成片,持续终身不退。

无主觉症状。患者多为男性,30~60 岁好发,有的患者伴有糖尿病,甲状腺功能亢进。

【组织病理】

一般早期损害无特异性表现,发育完全的显著角化过度的损害有相当典型的表现,其增厚的角质层覆盖于扁平的生发层上,形成乳头状凸起,类似塔尖。接近表皮的真皮有窄带状的淋巴样细胞浸润,其下界限分明。

【诊断及鉴别诊断】

根据疣状角化性丘疹,分布以四肢为主,常有家族史,组织病理有特征性的塔尖样角化过度表现,可做出诊断。

临床上应与灰泥样角化病相鉴别,后者角化性损害易于去除,且其下无出血点。

组织病理上应和疣状肢端角化病、脂溢性角化病、扁平疣相鉴别。前两者无真皮浸润,后者表皮细胞有空泡变性,可助鉴别。

【治疗】

外用角质还原剂,如 5%硫黄煤焦油软膏或 5%硫黄水杨酸软膏,可减轻症状。

32.15 淋巴水肿性角皮症（lymphoedematous keratoderma）

本病又称淋巴郁滞性疣病或苔藓足（mossy foot）。主要由于淋巴管先天发育不全或后天其他原因,如感染、外伤、肿瘤引起的淋巴管阻塞,致使淋巴回流不畅,聚集在组织中而导致本病。

【临床表现】

好发于下肢、臂、生殖器和面部。最初表现为皮肤增厚、水肿、弹性减退,呈凹陷性水肿,皮色正常,称之为淋巴水肿。病情呈进行性发展,呈皮肤纤维化而变硬,压之无凹陷,犹如象皮肿,以后表面呈乳头瘤样增生、色素沉着,最终形成大小不规则疣状突起,易破溃,愈后留有萎缩性瘢痕,此时,

则称为淋巴水肿性角皮症。

【组织病理】

表皮角化过度,棘细胞层乳头瘤样增生,真皮内胶原纤维增生、淋巴管扩张,较多的新生血管,轻度的炎症细胞浸润。

【诊断及鉴别诊断】

根据病史、皮损表现及组织病理可诊断。应鉴别:

静脉郁滞性疾病:如静脉曲张性湿疹,硬化性脂膜炎,表现为血管性水肿,凹陷性,表面皮肤湿疹样变,有浸润肥厚,色素沉着,渗出结痂性表现。

着色性真菌病:初起损害为红色丘疹、结节、斑块,逐渐扩大融合成片,表面疣状增生,伴有溃疡、结痂,表面常有"黑点"为本病特殊性的改变。

【治疗】

维A酸类,如阿维A 0.5 mg/kg 口服,合并外用维A酸乳膏。

局部外用糖皮质激素或角质还原剂,如尿素、水杨酸、硫黄等。

X线照射、PUVA治疗,可减轻角化过度。

32.16 乳头乳晕角化过度症 (hyperkeratosis of the nipple and areola)

本病又称乳头乳晕痣样角化过度症,发病机制不明。1838年由 Levy - Frankel 首先报道。

女性多见。双侧乳晕至乳头皮肤呈暗褐色,伴皮肤增厚,表面皮肤呈疣状增生,皮肤沟纹加深加宽,部分深沟将乳晕皮肤分割成小片块状。无自觉症状。一般健康不受影响。偶见由于表皮痣、鱼鳞病而引起。

组织病理示表皮角化过度,毛囊角栓,棘细胞肥厚,呈乳头瘤样增生,真皮乳头水肿,血管周围有炎症细胞浸润。

维A酸制剂或角质剥脱剂外用,可减轻症状。

(方　丽)

32.17 皮肤乳头瘤病(cutaneous papillomatosis)

【同义名】

Gougerot - Carteaud 综合征。

【简史】

1927 年 Gougerot 和 Carteaud 报道第 1 例,1932 年他们将本病分为 3 个类型:斑点状色素性疣状乳头瘤病、融合性网状乳头瘤病和钱币状融合性乳头瘤病。

【发病情况】

本病不受年龄的限制,但大多数在青少年发病,以女性较多见,男女比例约为 1 : 2。少数病例有家族史,但大部分病例为散发。病程长,病情稳定与加剧交替,或经过几年后稳定不变,往往无自愈倾向。

【病因】

病因不清楚,有认为是遗传性角化缺陷病;或认为与酵母有关,因表现对糠秕孢子菌的寄生呈异常反应;或认为新陈代谢尤其维生素 A 的代谢不良;或认为和内分泌功能紊乱有关,因为有些病例伴甲状腺功能异常、Cushing 综合征、垂体性发育不良、多毛症、月经不调,但不能肯定,大部分病例并无内分泌失调的现象。也有人认为本病和假性黑棘皮病是同类疾病。

【临床表现】

本病特征为直径约 5 mm 的扁平疣状或乳头瘤状丘疹,具有色素。相邻丘疹可相互融合,周围可形成不规则网状。皮疹相互融合成细网状或漩涡状者称为融合性网状乳头瘤病;少数病例皮疹紧密融合成圆形、卵圆形、钱币状称为钱币状融合性乳头瘤病。皮损常发生于乳房之间、上腹部或肩胛间,逐渐增多,可蔓延向上至颈侧,向下至耻骨或骶骨部,常以脊柱为长轴排列成菱形,以乳房间及脐周为最严重。腋部受累时,表现为患处皮肤呈灰棕色,丘疹不明显,平行的皮肤皱褶增深,汗腺开孔扩大伴角化。颈部受累的皮肤增厚、粗糙,纹理增粗,色素沉着,但无乳头瘤样丘疹形成。黏膜不累及。一般无自觉症状,也可瘙痒,钱币状的损害常伴瘙痒。

【组织病理】

类似黑棘皮病。有角化过度及乳头瘤样增生,部分表皮突增宽,互相吻合,棘层肥厚只限于两个延伸的乳头之间。某些损害中有色素增多。真皮血管周围见非特异性慢性炎症细胞浸润。

【诊断及鉴别诊断】

根据起病于青春期,基本损害为色素性的轻度粗糙的丘疹,好发于乳房之间、上腹部、肩胛间,常融合成网状,可以诊断。需要与黑棘皮病、疣状表皮发育不良、花斑癣、毛囊角化病等鉴别,有时还要和扁平疣、脂溢性角化相鉴别。

【治疗】

无有效疗法。局部外用角质溶解剂如5%硫黄水杨酸软膏或0.025%~0.1%维A酸乳膏,可减轻症状。如发现圆形糠秕孢子菌时,可按花斑癣治疗。

(孙新芬)

32.18 疣状肢端角化病(acrokeratosis verruciformis)

【定义】

本病是一种遗传性角化异常病,在肢体远端表现类似扁平疣的丘疹性损害。

【简史】

1930年Hopf道第1例,1947年Niedelman报道一个家系中有14个人发病,认为本病为遗传性疾病。

【发病情况】

大部分在婴儿期或儿童期,少数在青春期发病。女性约为男性的2倍。没有种族或地区差异。

【病因及发病机制】

表现为常染色体显性遗传。由基因ATP2A2突变所致,常和毛囊角化病伴发,或家族中有毛囊角化病患者,因此,两者可能是同一的遗传性角化异常引起的不同表现。

【临床表现】

损害为疣状或苔藓样多角形丘疹,一至数毫米大、类似扁平疣,呈皮肤色或暗红棕色,质硬,丘疹可相连成小群或岛屿状,但不融合。皮损经摩擦后可发生水疱。

皮损主要发生在手足的背部,皮疹逐渐增多,可蔓延至掌跖、手指屈面、前臂、肘、膝。颜面和躯干部一般不累及。掌跖部损害常表现为散在的半透明丘疹(彩图32-05)。一般无主觉症状。

甲板可累及,表现为增厚、变白。

损害终身持续存在。

【组织病理】

丘疹呈显著角化过度,颗粒层和棘层增厚,轻度乳头瘤样增生,表皮细胞无空泡变性和角化不全,此有别于扁平疣和寻常疣。

【诊断及鉴别诊断】

根据持久性的疣状扁平丘疹,主要发生在手足部,伴明显的家族史,可以诊断。

应和下列疾病相鉴别:

毛囊角化病:呈疣状结痂性损害,分布在胸腹部皮脂腺丰富的部位,组织病理有角化不良、"谷粒"及腔隙等特征性的改变。

扁平疣:扁平丘疹,表面较光滑,不累及掌跖,常略显玫瑰红色,病理检查表皮细胞有空泡变性。

疣状表皮发育不良:丘疹较粗糙,且数量多,分布广,有恶变倾向。病理检查显示花篮状角化过度、空泡变性及角化不良。

灰泥角化病:常在60岁以后发病,损害主要对称分布于踝部,角化性损害很易剥去而不引起出血。

砷剂角化病:有砷接触史,损害呈"谷粒"状的较大的角化性丘疹,可导致上皮瘤样变。

【治疗】

尚无满意疗法。如成群损害可试用液氮冷冻治疗。应避免日光曝晒,以防皮损加重或诱发癌变。

32.19 砷剂角化病(keratosis arsenica)

【病因及发病机制】

本病是慢性砷中毒者中常见的一种皮肤反

应。砷存在多种环境中,如农药、杀虫剂、除莠剂等药品;砷也是香烟的一种成分,同时可污染饮用水,也可高含量地存在于染料、制革、矿业和冶炼工业。

砷剂进入人体后,可与含有巯基的蛋白质结合,而角蛋白含巯基较多,因此,砷在皮肤的含量较高,但其引起角化的机制不明。砷抑制巯基的活性,而使酪氨酸酶活性增加,产生较多的黑素,引起皮肤色素沉着。

由于砷剂在肝脏中代谢和解毒,因此,有肝病者发生砷中毒的可能性较大。

【临床表现】

砷可以引起急性砷皮炎,表现为红斑、丘疹或脓疱、水疱,进一步可发展为红皮病。慢性砷中毒可表现为掌跖角化损害,可表现为点状掌跖角化性丘疹、鸡眼样角化性丘疹、寻常疣样丘疹、皮角样角化性丘疹、汗孔角化样丘疹等表现。

除掌跖角化丘疹以外,躯干、四肢可出现弥漫性褐色斑,杂有脱色斑,称其为砷黑变病。

砷角化病可以癌变,其中以 Bowen 病最多,其次是鳞癌、基底细胞癌和 Merkel 细胞癌,还应警惕内脏恶性肿瘤,如肺癌、膀胱癌和肾癌。

【组织病理】

表皮角化过度,伴有角质形成细胞发育不良,有轻度异型性,真皮上部有慢性炎症细胞浸润,可出现真皮嗜酸性变性,表现全层色素增多。

【诊断及鉴别诊断】

根据有砷接触史,表现为掌跖角化及躯干、四肢色素沉着,砷剂在头发、尿、皮肤中含量高,可诊断为砷角化病。鉴别诊断:

掌跖角化症:皮损好发于手掌足跖部受压的部位,表现为点状黄色角化过度性丘疹。

寻常疣:丘疹较大,数量少,呈角化性疣状突起性丘疹,表现角化粗糙。

湿疹:急性期表现为红斑、丘疹、丘疱疹,伴渗出、结痂,慢性期表现为浸润性肥厚性红斑,瘙痒明显。

【治疗】

无满意治疗方法,下列方法可试用。

二巯基丙磺酸钠,0.25 g/d 肌内注射,用药 3 天,休息 4 天为一疗程,可用 2~3 疗程。

青霉胺口服,0.2~0.3 g,每日 3 次,用药 5~7 天。停药 4 天为一疗程。

硫代硫酸钠,10% 硫代硫酸钠 10 ml 静注,每日 1 次。

维 A 酸口服,可减轻角化过度。

局部理疗,如光动力疗法、CO_2 激光、冷冻等,可症状性地治疗角化过度。

32.20 剥脱性角质松解症 (keratolysis exfoliativa)

【同义名】

家族性连续性皮肤剥脱(familial continual skin peeling)、片状出汗功能不良(lamellar dyshidrosis)。

【定义】

本病是发生在掌跖部位的点、片状浅表剥脱性皮肤病,常伴出汗功能不良。

曾经认为本病是一种癣菌疹,目前大多认为是一种遗传缺陷,可能为常染色体隐性遗传,多汗可能是促发因素。

【临床表现】

皮损初起时,为很小的白色斑点,系部分表皮角层和其下组织分离而成。以后逐渐扩大,像干瘪的水疱疱壁,中央容易自然破裂及被撕落成薄纸样的鳞屑,鳞屑下皮肤几乎完全正常,没有炎症现象。新的脱屑点不断增多、扩大、互相融合,使整个掌跖部发生一片片的鳞屑斑。2~3 周鳞屑自然脱落而痊愈但常复发,有的一年复发多次,尤以温暖季节为甚。

皮损主要分布于掌跖部,也见于指(趾)侧面。

皮损无自觉症状,或偶有灼热感觉。常伴手足多汗症。

【组织病理】

显示表皮增殖迅速,伴有角化异常。

本病表现为掌跖部对称性点或片状反复脱屑,皮肤无炎症、无水疱、无瘙痒,易与汗疱疹、手癣、湿疹相鉴别。

【治疗】

病程有自限性,但易复发,脱屑严重时可外用含尿素或尿囊素的乳膏或软膏,以减轻干燥不适的感觉。

（方　丽）

32.21　进行性指掌角皮症（keratodermia tylodes palmaris progressiva）

本病由日本土肥庆三等于 1924 年首次命名并报道;之后,其他一些学者又以肢端干燥症(acroxerosis)、掌部干燥症(xerosis palmaris)及干燥性掌部皮炎(dermatitis palmaris sicca)等予以报道,但本病在欧美资料中却极少见到。近年来,笔者在临床上对本病进行了比较系统的观察,发现本病并不少见,且易与某些其他手部皮肤病相混淆。

【病因】

本病病因至今尚未明了。鉴于它多见于年轻女性(男与女之比 1：9,25 岁前患病者占 65% 左右),且不少患者病情发展与妊娠有关,并发现多数女性患者血清中雌激素含量明显低下,似说明本病发生可能与内分泌功能紊乱有关。甲周微循环检查显示多数患者存在微循环障碍,但属因属果,需进一步研究。多无过敏及遗传背景。气候干燥或寒冷季节及化学洗涤剂等常可致病情加剧。

【临床表现】

本病临床表现颇具特征性,皮损好发于指屈面及掌前部 1/3,掌心区少有累及。绝大多数为双侧性。跖部仅见个别病例受累。皮损以皮肤干燥为突出,色淡红,略带光泽,伴碎玻璃样浅表裂纹及少量角化性鳞屑。重者指端变细,指关节呈屈曲状,伸屈动作受限(彩图 32 - 06)。患者多无明显自觉症状,少数人可伴轻至中度瘙痒。如有皲裂时可伴疼痛、渗血。病程多呈慢性进行性发展,少数可出现缓解期。

【诊断】

本病需注意与手部湿疹、手癣及其他掌跖角化性皮肤病相鉴别。

【治疗】

比较顽固,治疗可外用由维 A 酸、尿素、尿囊素、水杨酸及鱼肝油等配制的脂型乳膏或软膏,可改善症状。维生素 A 口服有一定帮助。

（王侠生）

32.22　Touraine 多发性角化病（polykeratosis of Touraine）

【定义】

为一常染色体隐性遗传的皮肤病,以弥漫性掌跖角化和四肢多发性角化性斑片为特征,常伴毛发稀疏及甲营养不良等外胚叶缺损的表现。

【病因】

目前还不能肯定是一种独立的疾病,是由 Touraine 最早描述的一组先天性角化症,呈常染色体隐性遗传。Ebling 等认为许多诊断本病者,有些是已被确认的综合征如 Papillon - Lefevere 综合征,也有属于掌跖角皮症、甲营养障碍合并先天性毛发稀少的外胚叶发育异常,并不能都构成独立疾病。

【临床表现】

婴儿期发病,表现为弥漫性掌跖角化病,并累及臂、小腿、股部及臀部,常伴毛发稀疏、甲营养不良及口腔黏膜包括牙龈大片白斑。

【治疗】

本病尚缺少有效疗法,一般予以对症治疗。

32.23　Brooke 病（Brooke disease）

【同义名】

触染性毛囊角化病(keratosis follicularis contagiosa),流行性毛囊角化病(keratosis follicularis epidemica),流行性痤疮(epidemic acne)。

【病因】

无论从病理学或细菌学检查,皆不能找出病因。本病常集体发生,显然和外界某种因素有关,最早被认为接触传染的疾病,而临床表现略像毛囊角化病,因而称为触染性毛囊角化病。由于皮肤粗糙干燥,皮疹有毛囊性角栓,因而也有人认为本病和营养障碍尤其维生素 A 有关。此外,皮疹类似氯痤疮,有人提出食物污染了含氯的碳氢化合物或是外界有这类物质,可以称为病因;曾有报道在日本因食用了污染四氯双苄的油引起一次暴发。

【发病情况】

本病最常见于儿童,在家庭或幼儿园等集体生活的环境中,常有多个病儿。

【临床表现】

初起皮疹为红色毛囊性丘疹,以后迅速发生角质栓,数目不少,广泛分布,往往对称发生于面部、耳部、颈部背侧、肩部或四肢伸侧,也可发生于躯干等处。皮肤干燥粗糙,无自觉症状。几天以后,自然痊愈,不留痕迹,有的皮疹需经2个月方完全消失。

【组织病理】

主要为毛囊周围水肿及毛囊性角栓。

【诊断及鉴别诊断】

根据红色毛囊性丘疹和角栓,好发部位,集体发生,儿童多见,结合组织病理容易诊断,但需与毛囊角化病、维生素A缺乏症、寻常痤疮等疾病相鉴别。

【治疗】

因大部分系自限性病程,无需特殊治疗,病程长者可试用维生素A或维A酸类药物。

(孙新芬)

32.24 角化不全病(parakeratosis)

【定义】

角化不全是指角蛋白形成异常或形成不良,是很多炎症性皮肤病的一个表现。法国学者常用此术语来描写"湿疹样疹",如玫瑰糠疹样角化不全病、传染性角化不全病、环形角化不全病等。也用于命名下列疾病:

(1) **多色性角化不全病或变型性角化不全病**(parakeratosis variegata)

目前认为本病就是苔藓样类银屑病。

(2) **痂性角化不全病**(parakeratosis scutularis)

本病少见,皮损表现为黄白色或淡棕色的蛎壳状或环状结痂性损害,质地硬,痂的基底呈暗红色或青红色,痂下毛孔中可见角化性物质所填充。

皮损稀少分布在小腿,有时头皮受累。有人认为是蛎壳状银屑病的一个异型。

(3) **颊周色素性角化不全病**(parakeratosis pigmentogene peribuccale)

主要发生在女性的口周、下颌、鼻唇沟。表现为红斑、轻度鳞屑、伴色素沉着。

(4) **光泽性角化不全病**(parakeratosis brillante)

损害表现为光滑发亮的斑疹,不红,无浸润,无主觉症状,主要分布于身体上部,尤其是锁骨上和前胸部。组织学改变如黑棘皮病。

(5) **脓疱性角化不全病**(parakeratosis pustulosa)

常见于儿童,尤其是女孩。发生在一个或多个指趾甲周围皮肤,呈湿疹样皮炎及脓皮病样改变,伴甲下角化过度和甲游离缘增厚。病程迁延,反复发作。组织病理显示角化过度、角化不全、棘层肥厚、乳头瘤样改变,伴毛细血管襻扩张及外周细胞浸润。

(方 丽)

32.25 颗粒状角化不全症(granular parakeratosis)

【定义】

本病是一种由外部因素引起的点状角化过度,其临床表现为多发性棕色角化过度性丘疹,颗粒性角化不全是其组织病理改变。最初报道于1991年Northcutt。

【病因】

真正的病因机制尚不十分清楚,可能与外用洗浴的香波、香皂、洗涤剂、除臭剂、扑粉等有关。分子学研究提出前微丝向微丝转换的机制失调,及透明角质颗粒降解而致。

【临床表现】

好发于成人女性的腋下、乳房下和乳房间的皮肤,腹股沟、外阴、肛周也可累及,也见于非皱褶部位。皮损为棕色圆锥形的角化性小丘疹,轻度瘙痒,密集成片,部分融合,呈棕红色,上面覆以黏着性的有光泽的鳞屑。

【组织病理】

表皮角化过度,角质细胞内可以清楚地见到

细胞核,伴有角化不全。大部组织结构中可见透明角质颗粒,这些颗粒位于细胞内还是在细胞外尚不清楚,与角质层相对比,透明角质颗粒呈碱性染色。基底层上面的表皮,可以见到不同的细胞角蛋白,颗粒层稍增厚。真皮上层血管周围有淋巴细胞性炎症。PAS 染色未见真菌感染。变态反应试验显示为迟发过敏反应。

【诊断及鉴别诊断】

根据角质层的典型改变,即可确诊。应该与毛囊角化病、过敏性或毒性接触性皮炎、念珠菌性间擦疹、播散性脂溢性角化相鉴别。

【治疗】

服用维生素 D 类似物他骨化醇(lacalcital),每日 1 次,用油搽 20 分钟再用毛巾擦去角化性鳞屑,皮疹可以消退。

32.26　更年期角化症(keratoderma climactericum)

【同义名】

Haxthausen 病。

【定义】

本病是妇女在绝经期前后发生于手掌、足底的角化性增厚的疾病。

【简史】

1934 年 Haxthausen 报道了 10 例发生在更年期妇女的掌跖角化,并将其命名为更年期角化症。

【病因】

尚不明,因本病常发生在更年期妇女,推测可能与内分泌尤其是性激素水平的变化有关,但未被证实。

【临床表现】

好发于 35~60 岁的肥胖妇女,在掌跖部位特别是受压部位如足跟、足跖边缘部位发生散在的角化过度丘疹,圆形或卵圆形角化性斑片,无水疱和其他炎症表现。皮疹常无症状,有些患者可有轻至中度瘙痒。皮疹的程度和范围个体差异很大,有的仅表现为掌跖部鳞屑,有的皮疹可逐渐扩大并融合,最后蔓延至整个掌跖部,并在增厚的角化性斑片上发生皲裂,引起疼痛或继发感染使行

走困难。病程慢性,冬季易加重,有反复发作与缓解交替的倾向,也可以持续数年后得到改善。

【组织病理】

无特异性表现,呈湿疹或神经性皮炎的表现,明显的角化过度及角化不全,棘层肥厚,真皮上部淋巴细胞浸润。

【诊断及鉴别诊断】

妇女在更年期掌跖部发生角化性损害,可以诊断。常需要和下列疾病鉴别:① 先天性掌跖角化症,本病常有家族史,并在青年期发病,男女均可发病。② 症状性掌跖角化症,如湿疹、银屑病、Reiter 病、毛发红糠疹、慢性接触性皮炎、皮肤真菌病、二期梅毒等。

【防治】

日常生活中避免接触刺激物及减少摩擦可减轻症状。治疗局部可外用角质剥脱剂如 10%水杨酸软膏、0.25%蒽林软膏及 0.1%维 A 酸乳膏等。症状严重者口服维 A 酸类药物,Deschamps P 等报道 Tigason 0.78 mg/kg · d 可使患者角化过度的症状部分或完全缓解,症状改善后逐渐减量至 0.18 mg/kg · d。当角化过度严重时,可采用常规刮除角质的方法使症状缓解。本病不主张全身系统服用雌激素,其外用药物的疗效也不确切。只有在明确有甲状腺功能低下的患者中才能使用甲状腺素片。

(孙新芬)

32.27　局限性角化病(keratosis circumscripta)

本病多见于儿童,非洲发病较高,可能为常染色体隐性遗传。

基本损害为角质增厚性斑块,边界清,伴毛囊角化过度,好发于肘、膝,也可累及掌跖、手足背部,在臀部、骶尾部可见毛囊角化。

【鉴别诊断】

幼年型局限型毛发红糠疹:表现为界限清楚的毛囊角化性斑块,好发于肘、膝部,躯干部有散在的鳞屑性红斑,有些病例伴掌跖角化。

进行性对称性红斑角化症:开始为掌跖部发

生弥漫性红斑及角化过度,伴有片状鳞屑,境界清楚,以后皮损可扩展至肘、膝、手足背及四肢。

外用糖皮质激素及角质还原剂软膏,可减轻症状。

32.28 箍指病(ainhum)

【同义名】

自发性趾(指)脱落(dactylolysis spontanea)、阿洪病(ainhum)。

【定义】

本病表现为一种围绕趾(指)部尤其是第5趾的线状沟槽,最终导致远端趾(指)自然脱落。主要发生在非洲黑人中,我国罕见。

假性箍指病(pseudoainhum)是指继发于各种疾病或为一种先天性外胚层缺陷所致,其表现与箍指病相似。

【简史】

"ainhum"来源于东非语言,为"锯开"之意。1821年Messum、1860年Clarke描述本病,1867年Dasilvalima提出本病的地理分布,多见于巴西的Bahia。

【发病情况】

主要发生在非洲黑人中,在尼日利亚其发病率男性为2.48‰,女性为1.08‰。乡村发病较多。偶见于白种人。

多见于成人,30~50岁发病较多,偶见于儿童。

【病因及发病机制】

病因不肯定。一般认为原发缺陷在于表皮的异常角化过度。低灌注,血供减少,在此基础上皮肤发生慢性皲裂或外伤,继以炎症、纤维化而形成。赤足走路增加了外伤感染的机会。黑种人有纤维增生的倾向,因而发病率较高。

假性箍指病可继发于麻风、脊髓空洞症等。

【临床表现】

起病常在跖趾(掌指)关节屈面,产生一疼痛的横裂,继以炎症和溃疡,逐渐纤维化而形成瘢痕性环行狭窄浅沟,以后逐渐加深、扩展,围绕趾(指)部对称地向两侧延伸,直至形成一个环状收缩带。此过程短至3个月,长至20年。一旦收缩

环形成,病情进展较快,在环的远端趾(指)部发生水肿、发绀、膨胀呈球状,趾骨吸收,并可发生溃疡、坏疽,伴恶臭。收缩环逐渐缩小成纤维样细索,最后远端的趾(指)节自然脱落,可伴少量出血。

最常见于小趾,但也可发生在其他趾(指),通常为单侧性,偶见双侧性。

假性箍指病是一种先天性外胚叶缺陷,有胎内组织灶性缺陷,在子宫内发育时趾(指)或整个肢体截断。可伴发此断趾(指)表现的遗传性皮肤病如:遗传性残毁性角化病,是一种遗传性的掌跖角化,于手足背、肘、膝部呈星点状和线状角化,好发于女性,其收缩带在青春期形成。Mal de Meleda病,主要发生在亚得里亚海的Meleda岛,偶见于其他地区,为隐性遗传病,表现为皮肤广泛的鱼鳞病样角化过度伴掌跖角化,收缩环常出现在甲根部。其他如先天性厚甲病、毛发红糠疹以及一些炎症和血管性疾病,如梅毒、雅司、麻风、硬皮病、Raynaud症、脊髓空洞症、颈椎病、糖尿病、冻疮、烧伤都可发生假性箍指病。

假性箍指病主要累及趾(指)的远端。

【组织病理】

表皮角化过度,真皮增厚,在收缩带见密度增加的类似瘢痕组织的纤维结缔组织。

【治疗】

保护手足,减少外伤,预防控制伤口感染,可减少广泛的瘢痕形成。在早期病例,分离、切除收缩带是有益的。在晚期病例,悬挂的趾(指)已无功能,需截除。假性箍指病应治疗原发疾病。

(方 丽)

32.29 副肿瘤性肢端角化症(acrokeratosis paraneoplastica)

【定义】

本病是一种伴发内脏恶性肿瘤的,以手、足、鼻、耳等末端部位的紫红斑伴角化为特征的少见皮肤病。

【病因及发病机制】

本病自 1965 年由 Bazex 首先报道以来,陆续有报道。其发生与肿瘤密切相关。伴发的肿瘤都属上皮性癌,发病部位以上呼吸道或上消化道为主。故本病实系内脏恶性肿瘤的一种重要皮肤征象。有文献报道 1 例乳腺癌患者伴有迟发性皮肤卟啉病和锌缺乏,提示锌可能有致病作用。

据 Pecora 等对皮损进行的免疫荧光检查,显示基底膜及基底层有 IgA, IgG, IgM, 及 C3 呈带状沉积,狼疮带试验阳性。因伴发的肿瘤多为鳞癌,故推测本病的发病机制可能是由于机体对肿瘤抗原产生一种抗体,此种抗体对皮肤基底膜抗原可产生交叉反应,当此抗体在真皮表皮交界处结合,由于补体的介导而引起一种免疫反应。

【临床表现】

好发于 40 岁以上的男性,女性罕见。白种人特别是法国人较多,黑种人甚少。皮损主要侵犯手,足,鼻及耳,颜面或颈部较少,其他部位更罕见。损害多呈对称分布,为境界不清的紫红斑,覆以厚薄不一的黏着性,灰白色鳞屑,强行剥落可致出血。痒或无明显自觉症状。

手损害多见于手指,患指肿胀,呈紫红色。关节处形成疣状指节垫。手指末端两节背面的损害似银屑病,手指侧面则发红明显,角化较轻。手掌角化过度,可呈蜂窝状剥脱,鱼际及小鱼际可见污黄色疣状斑片。偶见患处有水疱,色素沉着或色素减退的表现。

足跖部损害较手更明显,受压部位尤甚。指,趾甲常早期受累,且有压痛。可仅有纵嵴及甲下角化过度,或甲板增厚,甲溶解甚至甲板完全毁坏。

面部皮疹由鼻梁向外扩展,甚至达上唇,呈紫红色斑及糠状脱屑,似脂溢性皮炎或红斑狼疮。

本病常伴发咽、喉、食管、舌、下唇、上肺部肿瘤或颈部转移癌。早期肿瘤不易发现,随皮疹加剧,肿瘤的局部及全身症状亦趋明显,有时已有转移。在对肿瘤进行有效的治疗后,则皮疹消退。反之,则皮疹可不断由局部扩展,可累及躯干、头皮及肘膝部,呈银屑病样斑块,但不会发展成红皮病。

【组织病理】

类似于变应性血管炎。表皮细胞变性,胞质早期为嗜酸性,以后消失呈空泡变性。

【诊断及鉴别诊断】

40 岁以上男性,有手、足、鼻、耳等末端部位对称性紫红斑附灰白色黏着性鳞屑以及不等程度的角化,应考虑本病。

需与红斑狼疮、银屑病、冻疮样狼疮等相鉴别。

【治疗】

寻找肿瘤,特别是对上呼吸道及上消化道进行详细检查,以早期发现肿瘤,及时进行有效的治疗,这是治愈皮疹的最佳方法。在此前提下,可口服雷公藤制剂、天然胡萝卜素,或外用糖皮质激素及维 A 酸乳膏等制剂进行对症治疗。

(王慧英)

32.30　遗传性半透明丘疹性肢端角化症(hereditary papula translucent acrokeratoderma)

1973 年 Onwnkwe 首次报道本病,表现为手足部半透明角化性丘疹,常有家族史,呈常染色体显性遗传。

【临床表现】

皮疹表现为半透明皮肤色或黄白色扁平丘疹,质地较硬,表面光滑,互不融合,常对称分布于双手指关节伸面和手掌、手背的移行部位,少见于跖部。

【组织病理】

角化过度,颗粒层和棘细胞层增厚,表皮突较宽,真皮无血管扩张,无炎症细胞浸润,弹性纤维无改变,但有聚集现象。

【鉴别诊断】

肢端角化性弹性纤维病:又称手足胶原斑,皮疹类似本病,但偶可见于小腿胫前。主要区别在于肢端角化性弹性纤维病的组织病理必须有特征性的弹性纤维碎断。

局灶性肢端角化症:皮疹类似本病,但无家族史。

边缘性角化性类弹性纤维病：表现为手背掌侧交界线的线状"蜡样"斑块。慢性光暴露和外伤为促发因素。中老年人好发。

疣状肢端角化症：肢端尤其在手足背部有角化性扁平疣状丘疹，暗红褐色或皮肤色，常密集成片，组织病理有特征性的乳头瘤样损害，如塔尖状。

【治疗】

无满意疗法，可试用 5% 水杨酸软膏，0.1% 维A 酸或 20% 尿素乳膏。

32.31 下肢获得性火山口样角化过度丘疹（acquired crateriform hyperkeratic papules of the lower limbs）

1953 年 Costa 报道 1 例肢端角化性类弹性纤维病，表现为角化过度性丘疹，呈脐形，分布于手足的边缘，组织病理显示明显的颗粒层增厚，真皮弹性纤维碎裂。1983 年 Dowel 报道 1 例，症状同上例，但弹性纤维病变不明显，提出命名为"局灶性肢端角化过度症"，此后，Rokqiole 提出此两种病临床差别很小，只有弹性纤维变性是否存在为两病的鉴别点，而提出两病统称为"边缘性丘疹性肢端角化症"。本病可能为此类疾病的一个异型。少数患者有家族史。

【临床表现】

基本损害为角化过度性丘疹，表面脐形凹陷，呈火山口样，直径 2~3 mm，对称分布于胫部和腓部，偶有股前中部累及，但肢体近端及股后侧不累及，手足多汗部也不受累。但皮损逐渐扩展时，皮疹可蔓延至足的边缘和足背及前臂的尺侧缘。有时皮损可类似于皮肤淀粉样变和扁平苔藓。丘疹伴轻度瘙痒，无光敏史。

【组织病理】

表、真皮增厚，颗粒层增厚，丘疹凹陷处充满角蛋白，少数病例有弹性纤维断裂，多数弹性纤维正常。

【诊断及鉴别诊断】

从临床表现为两小腿对称分布的角化过度性脐形凹陷的丘疹，结合病理可诊断。应鉴别：

皮肤淀粉样变：基本损害为黄褐色半球形角化过度丘疹，表面粗糙，互相排列成串，好发于四肢伸侧和背部。

扁平苔藓：表现为紫红色扁平多角形丘疹或肥厚性斑块，表面有 Wickham 纹。

毛囊和毛囊旁角化过度：表现为粗大的红棕色角化性丘疹，中央有角栓，除去角栓有火山口样凹陷。病理有穿通现象。

【治疗】

外用维 A 酸或角质还原剂，有一定的效果。冷冻、激光也可试用。

（方 丽）

32.32 多发性微指状角化过度症（multiple minute digitate hyperkeratosis）

本病于 1967 年由 Goldstein 首先报道，系常染色体显性遗传性疾病。

【临床表现】

10~30 岁发病，皮疹好发于胸背部，面，四肢亦可累及。损害为灰白色，尖顶，质硬，直径 0.5~2 mm 大的微指状角化性丘疹，或者扁平或半球状，直径为 2~3 mm 的角化性丘疹。损害均与毛囊开口无关，且无自觉症状。除皮损外，一般无其他异常。但 Ferrandiz 等曾报道 1 例合并喉癌，在肿瘤切除后，皮损亦有改善。故认为本病亦可能是肿瘤的皮肤表现。

【组织病理】

非毛囊性局灶性角化过度，常比周围正常角层厚 2~3 倍。有中度棘层或粒层肥厚。

【诊断及鉴别诊断】

根据典型皮疹可做出诊断。需与持久性豆状角化过度症相鉴别。后者皮疹分布以肢端为主，组织病理上有特征性的塔尖样角化过度表现，真皮中有带状淋巴细胞浸润。

【治疗】

角质溶解剂或维 A 酸乳膏外用，可获暂时性改善。

（王慧英）

32.33 家族性水源性肢端角化症（famillial aquaqenic acrokeratoderma）

因接触水而引起的一过性反应性角化性丘疹，又称暂时性反应性透明丘疹性肢端角化症、获得性水源性掌跖角化症。部分患者有家族史。

本病于 1996 年由 English 等首次报道。

【临床表现】

在水中浸泡短时间内，可短至 5 分钟，即出现症状，在手掌部出现增厚的、透明的白色或黄色水肿性丘疹或斑片，也可出现白色角化过度斑，如卵石样外观，常伴有烧灼痛，部分患者有掌跖多汗症。停止接触水，拭干后 30~60 分钟症状可消退。跖部接触水后也可发病，但较少见。

常在青春期发病，女性较多见。

【组织病理】

可表现正常皮肤或显示汗腺管扩张和轻度角化过度，真皮无炎症反应。

【诊断及鉴别诊断】

根据接触水后发生丘疹，停止接触可消退，可诊断。应与边缘性丘疹性肢端角化一组疾病，如肢端角化类弹性纤维病、局灶性肢端角化症、疣状肢端角化症、手足胶原斑、边缘性角化性类弹性纤维病鉴别，此组疾病也表现为黄白色透明性丘疹或斑块，但其发生与水接触无关，遇水后可使皮损发生皱褶发白，但症状持久存在，为持久性，停止

接触水，白色丘疹不消退。

【诊疗】

外用 20% 铝涂剂，20% 水杨酸或 10%~15% 尿素乳膏可缓解症状。

（方 丽）

32.34 蜥蜴状丘疹病（saurian papulosis）

本病是系常染色体隐性遗传，可能和连接蛋白相关的表皮角化有关。

2013 年 Molina－Ruiz 等首次报道了 2 例病例，一例是一位 14 岁开始发病的女性患者，其母亲曾在出生后不久有过类似皮损但几个月后消退，另一例男性患者没有类似家族史，62 岁开始发病。

临床上皮疹表现为广泛分布的边界清楚的肉色或红色多角形扁平状丘疹，有细小的褶皱，类似蜥蜴的皮肤。丘疹遍布皮肤表面，躯干上按平行于肋骨方向分布。面部、黏膜、指甲和掌跖无累及，牙齿和头发正常。

组织病理示表皮致密的角化过度，颗粒层正常厚度，真皮内细血管周围少量淋巴细胞浸润。免疫荧光显示连接蛋白 26 表达减少。

需要与鱼鳞病、疣状肢端角化病、疣状表皮发育不良、扁平疣、持久性豆状角化过度症、汗孔角化症、毛发红糠疹等表皮角化性疾病相鉴别。

可予以对症治疗。

（李 政）

第33章 萎缩性皮肤病

目　录

第33章

萎缩性皮肤病

33.1 概 述

皮肤萎缩是指发育正常的组织部分或全部减少或缩小,及其功能障碍的病理现象。与先天性发育不全或缺陷不同。

临床表现为皮肤变薄、干燥,表面平滑有光泽,起皱纹。可见两种类型的萎缩:松弛性萎缩和紧张性萎缩,前者表皮柔软、松弛,触之感觉与皮下组织分离可移动;后者皮肤紧张、发硬、凹陷。由于皮肤及毛囊、皮脂腺、汗腺等附属器的萎缩,表现有皮肤干燥脱屑、或角化,毛发稀少或缺如,色素减退和沉着,毛细血管扩张。同时伴有相应的功能障碍,如汗液分泌,温度调节,对外界刺激的反应均受影响。当萎缩较广泛且累及真皮时,皮下组织中的血管可清晰显露。当萎缩伴明显毛细血管扩张及网状色素沉着和色素减退时,称皮肤异色病样改变。

表皮萎缩多半是由于上皮细胞数量减少,很少是细胞本身缩小,有时表皮仅留下 1~2 层细胞,表皮突变平,甚至消失。真皮萎缩多半是由于结缔组织减少甚至缺如,胶原纤维呈单一变性,弹性纤维碎裂、减少,血管壁增厚,管腔扩张或缩小,有轻度淋巴细胞浸润。皮下组织萎缩主要是脂肪萎缩。表皮萎缩可单独发生,亦可同时伴有真皮萎缩及皮肤附属器毛囊、汗腺、皮脂腺萎缩。当萎缩累及皮下组织或更深的组织,如肌肉、骨骼时,称之为全萎缩。

萎缩的原因和机制还有待阐明。不同原因所造成的皮肤营养障碍皆可导致皮肤萎缩。致病外因包括物理性(放射线损伤)、机械性(外伤、压迫、

牵拉)、化学性(化学物刺激)、感染、中毒等;内因与衰老、内分泌障碍、神经营养不良、遗传体质等有关。

由于对本类疾病的病因认识不足,尚无合理而公认的分类,目前认为萎缩性皮肤病的分类大致有以下几类。

① 全身性皮肤萎缩:包括皮肤老化,类风湿性疾病,糖皮质激素性(外源性或内源性);② 异色病;③ 纹状萎缩;④ 皮肤松垂:包括原发性,继发于某种炎症性疾病;⑤ 慢性萎缩性肢端皮炎;⑥ 毛囊性皮肤萎缩;⑦ 虫蚀状皮肤萎缩;⑧ 进行性特发性皮肤萎缩;⑨ 萎缩性痣;⑩ 全萎缩:包括局限性全萎缩,面部偏面萎缩。

33.2 斑萎缩(macular atrophy)

【同义名】

皮肤松弛(anetoderma)、斑状皮肤松垂(macu1ar anetoderma)、局限性皮肤松垂(localized dermatolysis or dermatochalasis)、斑状萎缩性皮炎(dermatitis atrophicans maculosa)、斑状特发性皮肤萎缩(atrophia cutis idiopathica maculosa)。

斑萎缩是一种由于局部弹性组织丧失,导致界限性皮肤松弛萎缩伴皮下组织突出为特征的疾病。

【简史】

1891 年 Jadassohn 首先描述了本病的临床特点及其组织病理改变,命名为红斑性皮肤松垂(erythematous anetoderma)。Finger 等称其为斑状萎缩性皮炎(dermatitis atrophicans maculosa)。同年 Schweninger‑Buzzi 提出了本病的临床分类,并

命名为"多发性良性肿瘤样皮肤新生物（multiple benign tumor-like neoplasm of the skin）"。

常于 30 岁左右发病，很少见于青少年或老年。女性多于男性，大约为 3∶1。

【病因及发病机制】

尚不清楚。本病最关键的病变是真皮弹性纤维缺失。然而真正的缺失机制仍不明确。可能由于弹性纤维先天性缺陷，继以外伤、内分泌功能障碍、神经系统功能失调、感染等因素所致。也可能由于机体的基因因素决定了真皮对炎症、感染、外伤的特殊反应而引起。已经有细胞免疫和体液免疫参与反应的学说，但仍未发现特异性的抗弹性纤维蛋白抗体。

高达一半病例伴随某一疾病，如自身免疫性疾病，最常见的为抗磷脂抗体阳性及 HIV 感染。有些病例可能与包柔螺旋体病有关。

继发性皮肤斑萎缩与早先明显的皮肤病和肿瘤有关，主要是由于炎症细胞和肿瘤细胞浸润破坏弹性纤维所致。

【临床表现】

临床上将本病分为原发性和继发性两型。原发性斑萎缩发生于正常皮肤或性质不明确的炎症后，无原发疾病。继发性斑萎缩常伴某种明确的原发疾病，萎缩可发生在正常皮肤或性质明确的炎症性皮损上。

原发性斑萎缩根据萎缩发生之前有无炎症，又可分为常以红斑或风团居先发生的 Jadassohn-Pellizari 型皮肤斑萎缩、无明显的炎症先驱症状的 Schweninger-Buzzi 型皮肤状萎缩、皮肤痘疮样斑萎缩。

（1）Jadassohn 皮肤斑萎缩

较常见。初起表现为圆形或卵圆形的淡红色斑，直径 0.5~1 cm，境界清楚。1~2 周内可扩展至 2~3 cm 或更大，并从损害中央向外颜色逐渐减退呈淡白色或皮肤色，皮肤变薄，表面光亮，呈皱纹纸样改变。损害微凹陷或隆起，用手指压有疝样感觉。好发于肩、躯干、上臂，偶见面颈部。可单发或多发，多发性皮损分布常对称。不累及黏膜。一般无主觉症状，少数有瘙痒或灼热感。病程为慢性，当皮损发展至一定程度后可终身停止不变。

（2）Pellizari 型皮肤斑萎缩

较少见。初起为风团，反复发作数周或数月后发生特征性的萎缩和松弛，形成柔软囊性疝样斑。极少数病例初起为天疱疮样的大疱。好发于四肢的近端和颈部。

（3）Schweninger-Buzzi 皮肤斑萎缩

又称无红斑性皮肤斑状萎缩或多发性良性肿瘤样皮肤新生物。其特点为临床和组织病理变化始终缺乏炎症反应。初起为圆形或卵圆形的丘疹，呈肤色或青白色，逐渐增大，直径可达 1~2 cm，并逐渐隆起呈气球状，触之柔软，指按可将其压平，去指压后隆起复现。个别损害上可见毛细血管扩张。最后，瘤状损害可消退而遗留凹陷的、柔软的瘢痕性损害。起病较快，数量较多，可多达百余个以上，进展缓慢。常对称分布于躯干和四肢，而以背、肩胛、上臂伸侧为多。

（4）皮肤痘疮样斑萎缩

往往有家族史（显性遗传）。儿童期发病。皮损为圆形或卵圆形凹陷性斑疹，多为正常肤色，少数呈淡褐色，孤立散在，分布不对称。皮损好发于面部、胸部和腹部，不累及四肢末端。

（5）继发性斑萎缩

是由于某些疾病后而使真皮弹性纤维破坏所致。皮损处弹性纤维发生破坏的机制不明。好发于躯干部。表现为圆形或卵圆形柔软的萎缩斑，用指尖压之可引起凹陷。常继发于痤疮、结核病、梅毒、麻风、红斑狼疮、扁平苔藓、黄瘤、淋巴网状内皮肿瘤、结节病、水痘等，也可继发于放射治疗及皮质激素外用治疗的部位。

（6）毛囊周斑萎缩（perifollicular macular atrophy）

也属继发性斑状萎缩，常发生在 20~30 岁的女性，表现为灰白色、小的圆形或卵圆形斑，表面有细皱纹。主要分布于耳垂、颈、上臂和躯干上部。目前认为主要是由于毛囊周表皮葡萄球菌可产生弹性硬蛋白酶的菌株感染，使弹性纤维变形而引起。

【组织病理】

表皮萎缩，基底细胞层色素减少。病变早期真皮水肿，在 Jadassohn-Pellizari 型皮肤斑萎缩中,真皮有炎症反应,表现为在血管和附属器周围有淋巴细胞、中性粒细胞及嗜酸性粒细胞浸润。后期炎症减退,主要表现为弹性纤维碎裂、减少,最后消失,从乳头向下延伸,形成锥形的无弹性纤维区域。胶原束可有轻度纯一化和肿胀。用特殊染色可显示弹性蛋白有明显减少或丧失。

【诊断及鉴别诊断】

根据微突出皮肤、卵圆形、青白色斑,表面菲薄、光亮、起皱,指压可感觉其下有缺陷,不难诊断。

特发性点状色素减退症:为较小的点状瓷白色色素减退斑,境界清楚,组织病理检查可鉴别之。

神经纤维瘤病:应与 Schweninger - Buzzi 型皮肤斑萎缩鉴别,前者幼年发病,为多发性带蒂的肿瘤,皮损不萎缩,伴牛奶咖啡样斑及中枢神经系统异常。

【治疗】

对 Jadassohn - Pellizari 型皮肤斑萎缩患者,早期炎症阶段可试用青霉素治疗,后期萎缩发生则无特效疗法。有报道治疗本病的方法包括激素(糖皮质激素、甲状腺素、垂体激素)、维生素类、自血疗法、物理疗法、光疗等等,但疗效均不能肯定。继发性斑萎缩应治疗原发疾病。

33.3 萎缩纹(striae atrophicae)

【同义名】

膨胀纹(striae distensae)、白线(lineae albicantes),因妊娠发生者称妊娠纹(striae gravidarum),Shelley 及 Cohn 称之为移行纹(striae migrant)。

因真皮纤维病变而产生的凹陷性线状或条带状萎缩的皮肤疾病。

【病因及发病机制】

部分病例的发生可能与皮肤局部糖皮质激素过多有关。因为糖皮质激素可抑制成纤维细胞功能,使弹性纤维变性、分解。皮肤因弹性纤维变性破坏而脆弱,在承受过度牵拉、伸张时发生断裂。Cushing 综合征、生长发育快速期(1~20 岁)、妊娠、肥胖、腹水、长期服用或外用糖皮质激素、体重突然增加等是本病最常见的原因。本病还可见于糖尿病、结核病等慢性感染性疾病患者,偶见于伤寒和恶性肿瘤患者,但其中原因不明,推测可能与自体中毒有关。此外,由于雌激素和松弛素等作用,躯体不同区域体积增大不一,导致相邻结缔组织侧压增加,使弹性纤维变性、缺失。

【临床表现】

男女均可发生。皮损分布于皮肤受力部位、且较薄弱处。初发损害为境界清楚、淡红色或紫红色、稍隆起、不规则、或多或少、相平行的条纹;日久成淡肤色或乳白色、表面有细皱纹、光滑而有光泽、扁平状或稍凹陷的条纹状斑,数毫米宽和数厘米长,其长轴与皮纹一致,触之柔软并有陷入感,隐约可见其下血管。无自觉症状。经过一段时间后,萎缩纹一般会变得不明显。

(1) 青春期萎缩纹

1/3~2/3青少年会发生萎缩纹,即使在不胖的少男少女中也会见到此纹。女性多于男性。初发年龄多在出现阴毛后,以后的发展与机体快速生长或发胖不完全平行。好发部位男性常发生在大腿外侧及腰部,女性主要在下腹、大腿、臀部、乳房等处。

(2) Cushing 综合征和服用糖皮质激素者萎缩纹

萎缩纹较粗大,呈条束状,可广泛密布于躯干和四肢。长期外用、封包或局部注射糖皮质激素尤其是含氟的皮质激素,均可在局部产生条束状或大片状萎缩,主要见于皮肤薄、易摩擦出汗的部位如腋下、腹股沟等。停止糖皮质激素使用后,皮损可见好转、消失。

(3) 妊娠纹

可见于约 90% 的孕妇。好发腹部及乳房部位。产后变白或不明显。

【组织病理】

早期真皮水肿,血管周围和间质中轻度淋巴细胞浸润。在陈旧皮损,可见表皮萎缩。真皮变薄,弹性纤维减少、卷曲或呈块状;胶原纤维均质化,淡染,再生的胶原束和弹性纤维较直,与皮肤表面平行排列;真皮上层毛细血管扩张明显。

【诊断及鉴别诊断】

根据皮肤先发生膨胀性淡红色、紫红色条纹,继以乳白色萎缩，无自觉症状。极易诊断。

【治疗】

无需治疗。维A酸外用和血管激光治疗或可使皮损减轻，如红斑、外观的改善，尤其在红斑期疗效更好。针对不同发病因素，予以预防和治疗原发病。

33.4 虫蚀状皮肤萎缩（atrophoderma vermicularis）

【同义名】

痤疮样瘢痕性红斑（ulerythema acneiforme）、虫蚀状痤疮（acne vermiculate）、网状瘢痕红斑性毛囊炎（folliculitis ulerythematosa reticulata）、网状萎缩（atrophoderma reticulatum）、瘢痕红斑性皮肤萎缩（atrophoderma ulerythematosa）、蜂窝状萎缩（honeycomb atrophy）。

虫蚀状皮肤萎缩为发生于面颊部虫蚀状微小凹窝皮损的毛囊性萎缩性皮肤病。

【简史】

1896年Unna报道一个17岁的女孩面颊部发出炎症性的丘疹，以后发生网状萎缩，犹如虫蚀树叶，命名为"痤疮样瘢痕性红斑"。1900年Thieberge见到患病儿童的两颊部有成群的粉刺样损害，继之发生虫蚀状萎缩现象，Besnier称其为"虫蚀状痤疮"。1918年Mackee等总结了本病的4个临床特点，并命名为"网状瘢痕红斑性毛囊炎"：① 对称地发生在颊部的红斑和毛囊性角化性栓塞；② 后期红斑和角栓消退，呈网状萎缩；③ 无丘疹、脓疱、鳞屑和皮脂溢出现象；④ 起病于儿童，病程缓慢。

本病多半发生在儿童或青年，无性别或种族差异。

【病因及发病机制】

病因不明。部分患者有家族史，Burgess认为是一种先天性毛囊营养不良的疾病，患者常合并遗传过敏性疾病和毛周角化病，因此，目前大多数认为本病是和毛周角化病有密切关系的遗传性皮肤病，表现为常染色体显性遗传，原发缺陷在毛皮脂腺及其周围的角化异常。

有些患者可伴有其他疾病，如先天性心脏病、神经纤维瘤病、智力发育不全或Down综合征。

【临床表现】

多发生在5~12岁的儿童。对称地发生在面部，尤其密集于颊部，可延伸至前额、耳前、耳郭等。损害表现为针尖大的毛囊性丘疹，逐渐于丘疹顶部出现一角栓，角栓脱落后呈萎缩性凹窝，大约1 mm深，2 mm宽，为不规则形，淡红色或皮肤色，每个凹陷之间由正常皮肤的狭窄嵴突隔开，由于毛囊及其周围皮肤的萎缩，导致皮肤形成筛孔或蜂窝状外观，即虫蚀状外观。有时在网状萎缩区内可见少数黑头粉刺及粟丘疹。患处嵴上的皮肤往往表现蜡样光泽，触之较周围正常皮肤略坚实，偶可见到毛细血管扩张及境界不明显的红斑。皮损数目多少不一。

【组织病理】

表皮轻微萎缩，表皮突减少，有时完全消失。真皮内毛细血管扩张，血管壁水肿，血管和毛囊周围有中度淋巴细胞浸润，有的胶原纤维水肿，伴嗜碱性变性，毛囊增大、扭曲、扩张和角化。伴角栓或形成角质囊肿，皮脂腺稀少。

【诊断及鉴别诊断】

皮损对称分布在颊部，呈网状虫蚀状萎缩，不难诊断。应与下列各病相鉴别。

面部萎缩性毛发角化病和眉部瘢痕性红斑：为萎缩性毛囊角化病的另一类型。儿童期发病。男性多见。特征是面部持久性红斑和毛囊性小丘疹，角栓消退后留下点状凹陷性瘢痕和萎缩性脱发。眉毛可受累。通常皮损先发生于眉部，尤其是眉弓外侧，也可从面颊和颞处开始，以后扩展至耳前、额部和头皮。如皮损初发于眉部，仅累及眉毛外1/3处时。

瘢痕性痤疮：在青春期发病，各种痤疮损害往往同时存在，在瘢痕形成前有丘疹、脓疱病史。

天花萎缩斑：有天花病史，萎缩性瘢痕为圆坑形，较大，互相分散，除面部以外，其他部位也可发生。

痤疮样痣：不对称分布，往往呈带状，容易挤压出大的黑头粉刺，偶有炎性表现。

【治疗】

一般不需治疗,也无特效疗法。在早期毛囊角化性丘疹时,必要时可服用维生素 A 和维生素 E,外用维 A 酸霜和尿素乳膏、水杨酸乳膏等角质松解剂,均可帮助溶解角栓,减轻萎缩。对已萎缩皮损可采用美容整形术或激光术来治疗。本病病程慢性,数年后症状倾向于自然改善。

33.5　进行性特发性皮肤萎缩(atrophia cutis idiopathica progressiva)

【同义名】

Pasini 和 Pierini 萎缩性皮肤病(atrophoderma of Pasini and Pierini)、局限性浅表性萎缩硬皮病(atrophoscleroderma superficialis circumscripta)、弥漫性特发性皮肤萎缩(atrophia cutis idiopathica diffusa)。

进行性特发性皮肤萎缩为一种局限性色素性皮肤萎缩性疾病。

【简史】

1923 年 Pasini 首先描述本病,临床表现为色素性皮肤萎缩,发现其临床和组织病理不同于局限性硬皮病。1935 年 Pierini 报道类似病例。故又称 Pasini‐Pierini 萎缩性皮病。

本病与局限性硬皮病的关系,曾有两种看法,Canizares 等认为本病为一独立疾病,本病先发生色素沉着和萎缩,以后可再发生硬化,这种硬化为假性硬化。而局限性硬皮病先发生硬化再继以萎缩。Quiroga 等则认为本病可能为局限性硬皮病的一种特殊类型,因为硬皮病样硬化不仅可发生在本病之后,有时也可发生在本病之前,且在患者的其他部位可发生局限性硬皮病的损害。

【病因】

本病病因及发病机制尚不清楚。部分患者发病前有感染、创伤、手术、失血等病史。

虽然曾有兄弟两人发病的病例报道,但无更多的证据证明本病为遗传性疾病。

【临床表现】

女性多于男性,通常在 20~30 岁发病,婴儿或老年少见。起病隐匿。皮损初起时为轻微的红斑,略水肿,1~2 周内逐渐转变为灰色或棕褐色,水肿减退而轻微凹陷,皮损表面光滑,皮肤逐渐变薄、萎缩,有明显的陡斜边缘,境界清楚,浅表血管隐约可见,毳毛脱落。无主观症状。

皮损常呈圆形或卵圆形,也可融合成不规则形。大小不等,直径可由 1~2 cm 到 20 cm 以上。常分布于躯干,而以背部为多,偶尔也可发生在肢体。皮损单发或多发,开始往往是单个损害,以后损害可陆续发生(彩图 33‐01)。

部分病例在后期皮肤萎缩斑的中央出现小区域的硬化,如硬斑病的表现。

病程极为慢性,在数年或数十年中缓慢进展,最终静止稳定,但已萎缩的皮损不会恢复。

【组织病理】

早期损害病理表现轻微而不具特异性,表皮突变平,真皮乳头减少,轻度血管周围炎症细胞浸润,胶原束略水肿。后期表皮萎缩,真皮变薄,胶原束水肿消退、变粗,还可见胶原均质化和玻璃样变性,皮下脂肪层正常。

【诊断及鉴别诊断】

多发生于青年,以躯干特别是背部为主的褐灰色、圆形、椭圆形和不规则形、光滑的萎缩性斑片,有清楚的陡斜边缘,浅表血管隐约可见,组织病理主要为真皮结缔组织变薄,胶原束变性,均质化,基底色素沉着和轻度血管周围炎症,即可诊断。

应与以下疾病相鉴别:

硬斑病:先有皮肤硬化再出现萎缩,皮损中心光滑,呈象牙色的硬化斑,周围绕以水肿、淡紫色的环。组织病理主要是硬化。

斑萎缩:皮损呈淡蓝白色萎缩斑,并稍隆起,指压有疝孔感觉。组织病理表现中度血管周围炎和细胞浸润,胶原纤维无硬化。

皮下脂肪萎缩:皮损下凹、萎缩,但表皮厚度和色泽均正常。组织病理显示主要是皮下脂肪减少和缺乏。

【治疗】

尚无特效治疗方法。可试用维生素 E 和丹参,并辅以物理治疗,如频谱、按摩、透热及氦氖激光等治疗,有时可缓解病情。

33.6 慢性萎缩性肢端皮炎(acrodermatitis chronica atrophicans)

【同义名】

皮肤播散性特发性萎缩(diffuse idiopathic atrophy of the skin)、进行性播散性萎缩性皮炎(dermatitis atrophicans diffusa progressiva)、红肢病(erythromelia)。

慢性萎缩性肢端皮炎为一种由螺旋体感染引起的肢体皮肤呈进行性变薄的慢性萎缩性疾病。

【简史】

1863年Buchwald用"皮肤播散性特发性萎缩"为名报道了第1例。1898年Rille提出本病可分为最初的炎症期和以后的萎缩期。1902年Herxheimer和Hartmann采用了本病名以与其他较广泛的皮肤萎缩类型相区别。本病常见于欧洲,以法国较为多见,美洲也有发病,我国罕见。

【病因及发病机制】

病原菌为博氏螺旋体。博氏螺旋体感染早、中期皮损表现为慢性迁移性红斑,后期出现肢体皮肤萎缩性损害。人因被硬蜱叮咬而感染博氏螺旋体。许多患者回忆发病前有被虫咬史,硬蜱的地理分布特点也与本病发病范围一致。绝大部分患者的血清中有高滴度的抗螺旋体抗体。部分患者的皮损组织染色可查到螺旋体。某些皮损可培养出病原体。

另外,寒冷与本病可能有关,因为部分患者血清冷球蛋白升高。

【临床表现】

最常见发病年龄为30~60岁。女性比男性约多3倍。皮损往往先始于手、足的背侧,随后逐渐向心性发展,累及整个肢体,偶尔可累及躯干部、面部,不发生在掌跖部。

初期受累的皮肤呈现淡红色及轻度水肿,大小不定,境界不清楚,酷似迁移性红斑或丹毒。皮损逐渐浸润变厚,如面团样,并向外扩大,持续数周、数月,炎症和水肿逐渐减退而发生萎缩,呈现淡蓝红色或淡棕色起皱的松弛萎缩斑。皮肤变薄呈平绒状,失去弹性,很易起小皱褶,如皱缩的薄纸,尤其在关节部位更为显著(彩图33-02)。表面可有糠状或片状鳞屑。可有色素增加或色素减退。皮下静脉清晰可见。皮损有轻微痛、痒或蚁行感。

在炎症期,沿尺骨可形成"尺骨带"或沿胫骨形成"胫骨带",表现为呈铅笔状、境界清楚、蓝红色、水肿、光滑、增厚的带状皮损,以后水肿消退,形成半透明萎缩斑,类似带状硬皮病。

约有1/4病例出现皮损纤维化和硬化。在关节附近,尤以腕、肘、膝关节为多,发生黄色的结节,单个或多发,质硬,有或无压痛。常致使关节畸形、功能障碍。足背常有局限性硬斑病表现,呈象牙色、黄色硬化性斑块,绕以炎性红晕。

在下肢皮肤萎缩部位,尤其在假性硬皮病表现部位,常伴发溃疡,难以治愈。在溃疡上可形成恶性肿瘤,通常是鳞癌。偶见肉瘤。在非溃疡部位尚可伴发良性纤维瘤、平滑肌瘤、黄瘤、脂肪瘤、神经纤维瘤等。

病程呈缓慢进展,有时静止在某一阶段中,甚至可略有改善,但不会完全消退。

本病常伴发系统症状,如慢性神经病变,如脑神经麻痹和周围神经炎。以及肌炎、关节炎和心肌病。

【组织病理】

早期组织象无特殊改变;萎缩初期的组织象有诊断价值。皮损区表皮萎缩,表皮嵴消失,真皮水肿,胶原纤维数量减少。表皮下有一变性的结缔组织狭窄带,带内弹性纤维完整,其下显示一密集的带状浸润,主要由淋巴细胞组成。后期真皮明显变薄、弹性纤维减少至消失,继以明显的全层皮肤及附件萎缩。

【实验室检查】

血沉增快,血清白蛋白减少,$\alpha1$、$\alpha2$、γ球蛋白升高,约有80%的病例有冷球蛋白或巨球蛋白。骨髓中浆细胞、淋巴网状细胞增加,后期嗜酸性粒细胞也增加。

X线检查可发现患肢的软组织钙化,骨关节肥大,肢体骨萎缩、脱钙。有些病例有脊柱异常,如脊椎关节强直、椎关节脱位、椎骨融合等改变。

【诊断及鉴别诊断】

根据临床特点,皮损初起为弥漫性红色、蓝红色水肿性斑片,逐渐呈大片薄纸样萎缩,皮肤弹性消失,透过表皮容易看到皮下血管。特征性的"尺骨带""胫骨带",近关节纤维结节。以及组织病理检查主要是萎缩早期的表现,可确立诊断。

应和硬皮病相鉴别,硬皮病早期皮肤硬肿,无迁移性红斑或丹毒样炎症表现,有指趾端硬化和 Raynaud 现象,晚期皮肤硬化不能折起,而本病的萎缩皮肤呈松弛而有皱纹。

当出现萎缩伴有色素沉着或减退皮损时,应除外 Jacobi 血管萎缩性皮肤异色病、先天性皮肤异色病(Rothmund‐Thomson syndrome)、皮肌炎、淋巴瘤。

还应除外慢性放射性皮炎、成人早老症(Werner syndrome)及广泛性萎缩性硬化苔藓。

关节周围的纤维结节应与类风湿关节炎相鉴别。

【治疗】

在早期炎症阶段,抗生素如青霉素、红霉素、四环素可治愈大多数红斑性皮损。青霉素 400 万 U/d,共 2 周;或甲氧苯青霉素 3 g/d,共 3 周。青霉素过敏者可予四环素或红霉素 1 g/d 或多烯环素 0.1 g,每日 2 次,疗程 20~30 天。也可予头孢曲松治疗。当出现周围神经炎、关节病变、肌肉疼痛时应给予糖皮质激素、氯喹、血管扩张剂或交感神经阻滞剂可缓解症状。

后期萎缩与硬化性损害尚无满意疗法。可试用氦氖激光局部照射。

33.7　老年萎缩(senile atrophy)

本病又称老年皮肤萎缩(atrophia cutis senilis)。

老年萎缩是指老年人的皮肤出现一系列的生理性萎缩、变性。表现为皮肤皱缩、失去弹性、色素变化。其本质为老年性皮肤生理变化,同时伴有汗腺、皮脂腺、毛发减少和功能减退等其他老年性改变,如老年性瘙痒、老年性雀斑、老年性血管瘤、脂溢性角化、皮赘、老年性弹性纤维病、白发、脱发和老年性白斑等等。

【病因及发病机制】

有关衰老的过程尚不清楚。主要因素是由于年龄增长而伴随发生的激素及生理调节功能改变,皮肤衰老的发生、发展与个体的遗传、营养和健康有关。慢性全身性疾病、恶病质、内分泌疾病、动脉血管硬化、饥饿可促使皮肤衰老;室外工作、经常风吹日晒者如农民、渔民较早发生皮肤衰老。此外,皮肤老年性改变也可见于日光性疾病,早熟性疾病如 Rothmund‐Thomson 综合征、Werner 综合征,以及某些遗传性皮肤病,如共济失调性毛细血管扩张症、Cockayne 综合征。

【临床表现】

老年萎缩一般始于 50 岁以后,但也可早发在 30 岁左右,称为早老性萎缩。表现为皮肤变薄,呈黄灰色。由于汗腺、皮脂腺萎缩,皮肤很干燥,有轻微的鳞屑,伴瘙痒。同时,由于皮下脂肪减少,结缔组织变性,弹性纤维碎裂而使皮肤松弛、皱缩失去弹性。对外界物理性、化学性损伤的防御能力显著降低,创伤愈合慢。暴露部位老化更为显著,且常有色素改变,如雀斑状色素沉着或淡白色斑点。

面部由于骨性线条几乎无变化,然皮肤萎缩松垂,故外形常改变,颊唇连接处的皮肤悬挂下垂,易流口水和口角发炎。唇部朱红色消失,变成紫暗色。

面、手背、胸背等处往往发生疣状角化斑和老年性血管瘤变化。

头发、躯体毫毛渐渐减色,脱落稀少,但眉、颊、腮、鼻孔、耳道中的毫毛变粗、变硬。

甲板可有各种营养不良性变化,常见增厚、纵嵴和生长缓慢。

【组织病理】

皮肤各层及皮肤附件萎缩。表皮变薄,乳头和表皮突扁平,真皮变薄,真皮胶原纤维嗜碱性变性,弹性纤维和网状纤维碎裂、水肿、变性,数量减少。血管壁增厚。皮下脂肪减少。组织化学显示由于真皮基质和黏多糖减少而使纤维和凝胶的比率增加。

汗腺、皮脂腺萎缩,数量减少。组织化学研究发现毛囊内酪氨酸酶活性减少,使黑素细胞停止产生色素而引起灰发。

【诊断及鉴别诊断】

老年人出现皮肤变薄、萎缩、起皱、失去弹性和色素沉着或减退,诊断不难。

应与皮肤异色病、慢性萎缩性肢端皮炎等相鉴别,老年萎缩皮损无炎症、无毛细血管扩张。

【治疗】

不需治疗。外用维 A 酸可减轻部分皮肤皱纹和色素沉着。必要时可服雄激素或雌激素可能使部分皮肤结构恢复,但不能完全改善。可口服多种维生素片、维生素 E、丹参等增加皮肤营养、延缓衰老、改善微循环的保健药。外用含有维生素 E、维 A 酸、尿囊素及二甲基硅油的乳膏,可改善和延缓皮肤衰老。皮肤干燥可外用单纯乳膏。

【预防】

尽可能去除诱发或加重皮肤衰老的因素,保持身体健康,合理营养,戒烟酒,避免风吹日晒,建立良好的生活和工作环境,选择适当的体育锻炼项目,经常进行皮肤清洁保养,如皮肤按摩、药浴和矿泉浴等,均有助于延缓皮肤衰老。

33.8 局限性全萎缩(local panatrophy)

又名环状脂质萎缩(lipoatrophia annularis)详见第 28 章《皮下脂肪组织疾病》。

33.9 颈部假性皮萎缩(pseudoatrophoderma colli)

1934 年 Becker 报道了一种无症状的、慢性的色素异常表现,主要累及颈部,并命名为颈部假性皮萎缩。女性较为多见,常在 10~20 岁发病。发病一般在颈部两侧,呈不规则色素沉着条纹,伴皮肤起皱,有细小鳞屑,其间散布着色素减退斑,表面光亮,伴萎缩,如用手将皮肤拉紧,则两种色素区域的对比度减少。

皮损可持续数年,最后蔓延至整个颈部和躯干上部。

组织病理示轻度慢性炎症反应,伴少量角化

不全,无萎缩表现。

根据主要分布于颈部,呈条纹状色素沉着和色素减退斑,可以诊断。需与皮肤异色病相鉴别,后者除色素沉着外,尚可见毛细血管扩张。

无特殊治疗方法,有些病例可自然痊愈。

33.10 类固醇注射引起的皮下组织萎缩(subcutaneous atrophy caused by steroid injection)

某些慢性皮肤病如神经性皮炎、结节性痒疹、肥厚性扁平苔藓、斑秃等,可采用局部皮损内注射糖皮质激素的方法,少数病例在注射部位发生皮肤萎缩,表现为皮肤变薄,微凹陷,呈蓝红色。其发病机制为糖皮质激素在局部抑制了成纤维细胞的功能,使胶原、黏多糖和弹性纤维的合成减少。此外,在注射部位尚可发生瘀斑、溃疡、脓肿。

皮下组织的萎缩与药物的浓度、注射次数成正比,与注射的部位及深度也有一定关系。多数患者在数周至数月后能恢复正常。

(张超英 方 丽)

33.11 偏面萎缩(hemiatrophia facialis)

本病系指单侧颜面部包括皮肤、皮下组织、肌肉,甚至骨骼的进行性萎缩。

1825 年由 Parry 首先报道,又称进行性单侧面萎缩(hemiatrophia facialis progressiva)、Parry - Romberg 综合征。

【病因及发病机制】

发病原因和本病归属尚不明确。因少数病例有家族史或伴有某种中枢神经系统疾病,故有学者认为本病是由于脑脊髓病变影响交感神经功能,导致血管运动和营养功能障碍而致。又因部分狼疮性脂膜炎患者伴发偏面萎缩,所以也有学者认为是胶原性疾病。近来有学者认为本病为螺旋体感染所致,因为本病临床和组织病理特征与萎缩性慢性肢端皮炎相似;皮损染色发现有螺旋体;血清抗螺旋体抗体滴度升高;青霉素治疗有效。也有观点认为本病与面颊、颈部的外伤、感染,三叉神经病变,胎儿期受损或内分泌功能失调有关。

【临床表现】

多发于青年,女性较多。病变常由面部一侧的颊、额、下颌等部位开始,累及可限于三叉神经一个分支的分布区域,或整个一侧颜面。偶尔一侧面颈部合并同侧躯体病变,或一侧面颈部与对侧躯体同时被累及,前者称全身偏侧萎缩(total hemiatrophia),后者称交叉偏侧萎缩(crossed hemiatrophia),后者甚为罕见。

初发损害可为不规则的色素沉着或色素减退斑,偶可以局部毛发变白,肌肉痉挛或神经痛起病。病后数月至数年内,局部发生皮肤、皮下组织甚至肌肉、骨骼的进行性萎缩。发病开始 2 年内发展较迅速,期间可有暂时好转,以后变化渐缓至静止不变。患处表现为界限截然的瘦削,凹陷和变形,有时如瘢痕样与下面组织粘连。皮肤变薄、发亮,呈象牙色或黑灰色,局部干燥,毳毛稀少变细,累及头皮时,可致脱发。可有局部发凉、麻木感或三叉神经痛等症状。

本病常伴有神经系统和眼部病变。神经系统病变包括 Horner 综合征、大脑动脉硬化、脑炎、多发性硬化、单侧 Parkinson 病、症状性癫痫、脑内灶性钙化、硬膜肿瘤等病。眼部的病变包括角膜炎、虹膜炎、虹膜睫状体炎、白内障、视神经萎缩、虹膜异色症、同侧眼球内陷和葡萄膜炎。

【组织病理】

类似硬皮病。真皮增厚,胶原束硬化,皮肤附属器消失,皮下组织被纤维组织替代。肌肉萎缩、水肿、空泡化,炎症细胞灶性浸润,横纹肌消失。

【诊断及鉴别诊断】

根据临床表现可确诊,但需与额部刀疤形硬皮病相鉴别。后者常呈纵行带状分布,病变范围相对狭窄且表浅,皮肤硬,与下面组织粘连甚紧,不易捏起,脱发较明显。其他要排除先天性和继发性颜面局部发育异常。伴有肢体累及时要排除偏瘫等神经系统疾病和其他代谢异常性疾病。

【治疗】

去除可疑病因,给予对症治疗,必要时行矫形手术。口服多种维生素、甲状腺素片;静脉滴注复方丹参注射液、能量合剂;普鲁卡因封闭;红外线照射及针灸治疗可能有一定疗效。

(张超英　王慧英)

第34章 皮肤弹性组织异常性疾病

目 录

第 34 章
皮肤弹性组织异常性疾病

34.1　概　论

　　皮肤的真皮组织是由各种纤维(胶原纤维、弹性纤维、网状纤维)、细胞(成纤维细胞、组织细胞、肥大细胞及一些血液细胞)和基质构成。真皮结缔组织纤维中蛋白质是一种硬蛋白,主要是胶原蛋白和弹性蛋白,在网状蛋白的结构中,除糖蛋白及脂肪外,即为胶原,实际上是一种特殊类型的胶原纤维。结缔组织病主要指的是胶原病变,但也应当包括弹性蛋白以及基质的病变,临床上三者常常同时存在。

　　弹性纤维在 HE 染色时不易辨认,用地衣红或雷琐辛-复红等弹性纤维特殊染色,则可见其缠绕在胶原束之中。弹性纤维较胶原纤维细,直径 1~3 μm,呈波浪状,在组织切片中常呈碎片状。电镜下,弹性纤维由无定形物质和微纤维组成。无定形物质即弹性蛋白(elastin),为大片均匀染色的无结构物。微纤维直径 10~12 nm,聚集在弹性纤维的外周,或集合成直径 15~18 nm 细丝,浸没于弹性蛋白之中。弹性纤维在真皮下部最粗,其排列方向与胶原束相同,与皮面平行,接近表面时变细。在真皮乳头层,形成较细的前弹性纤维中间丛,其走向与表皮真皮交界平行。由中间丛再发出细的耐酸纤维,在真皮乳头内,沿与表皮真皮交界垂直的方向上升,并终止于基底膜带。

　　弹性纤维由真皮成纤维细胞合成,细胞分泌的微纤维蛋白成柱状微丝聚集在细胞表面皱褶部位,其后细胞分泌的弹性蛋白多肽原与赖氨酰氧化酶及其辅助因子——铜等在丝状纤维上共同作用,多肽物质共价交联形成弹性纤维。赖氨酰氧

化酶是这一合成过程的重要的酶。弹性纤维的氨基酸组成类似于胶原纤维,但其分布趋向于随机性,尚有较多的缬氨酸和丙氨酸。两者的差异主要在于:弹性纤维之间的共价交联多,结构较复杂,使各个原弹性纤维之间的相对位置较为稳固,给予外力时虽可暂时变动,一旦去除张力,又回复到原来的构型,成为弹性纤维具有弹性的结构基础。已形成的弹性蛋白代谢很慢,一般蛋白酶难于使其分解,但中性粒细胞或巨噬细胞能吞噬弹性纤维,其溶酶体中含有弹性蛋白酶(elastase),有分解弹性蛋白的作用。弹性纤维不仅存在于皮肤中,也存在于其他结缔组织(如肌腱、血管)中。

　　弹性纤维疾病之共同病理基础为弹性纤维的量(数量增加或减少)和质(退行性变、肿胀断裂、颗粒化等)方面的变化,常同时伴有胶原纤维的病变。真皮中的弹性纤维病变,包括弹性纤维变性、弹性纤维增多、弹性纤维减少、遗传结构异常等。真皮的弹性纤维主要功能是维持皮肤弹性和张力,在受力后能够复原。弹性纤维病变时这种功能丧失,因此,皮肤表现为一方面牵拉弹性过多,另一方面为弹性缺乏。瘢痕组织缺少弹性纤维,萎缩纹或皮肤松弛症由于弹性纤维缺乏或减少,皮肤容易松弛或膨出。弹性纤维遗传基因异常引起的弹性纤维结构异常,如弹性假黄瘤、皮肤松弛症等也表现为皮肤弹性功能异常。

　　正常情况下弹性蛋白酶在血清抑制因子(α2-抗胰蛋白酶,α2-巨球蛋白)作用下,酶不会降解弹性纤维,抑制因子的异常也会导致弹性纤维的过度降解。缺铜的动物由于缺乏赖氨酰氧化酶,弹性纤维不能进行共价交联,而影响了血管的

弹性纤维功能,引起严重的心血管病变;由于在角蛋白的成熟过程和黑素形成中均需含铜的酶,故可同时引起头发卷曲及头发和肤色的变淡,如 Menkes 综合征中所见。弹性假黄瘤是由于弹性纤维的合成或交联有缺陷,以及弹性纤维的降解加强,导致受累组织的功能性弹力结构受损所致。皮肤松垂症则由于弹性蛋白(也可能还有胶原)的交联减少,使真皮中弹性纤维变性,从而导致全身性结缔组织衰弱,引起皮肤松垂及一系列内脏病变,又称为全身性弹性纤维溶解症。

Smith 真皮弹性纤维病变分类:

(1) 原发性

① 局限性:包括结缔组织痣和匐行性穿通性纤维病(elastosis perforans serpiginosis);② 系统性:弹性假黄瘤、皮肤弹性过度(Ehlers-Danlos 综合征)、成人早老症(Werner 综合征)、肌萎缩性侧索硬化征、成骨不全。

(2) 继发性

局限性如光化性弹性纤维病、火激红斑、腭黏膜下纤维病;系统性如慢性酸中毒。

根据真皮内弹性纤维溶解与否可分为:① 弹性纤维溶解性疾病:有斑状皮肤松垂、皮肤松弛症、肉芽肿性松弛皮肤(granulomatous slack skin)、炎症后弹性纤维溶解和皮肤松弛(post inflammatory elastolysis and cutis laxa)。② 非弹性纤维溶解性疾病:有伴类风湿关节炎的萎缩性皮炎、Pasini 和 Pierini 萎缩性皮病(局限性硬皮病)、慢性萎缩性肢端皮炎(包柔螺旋体病)、弹力过度性皮肤、糖皮质激素诱发的萎缩、硬化萎缩性苔藓、弹性假黄瘤、日光弹性纤维变性、膨胀纹。

(李　锋)

34.2　穿通性皮肤病(perforating dermatosis)

经典穿通性皮病包括毛囊和毛囊旁角化过度病、穿通性毛囊炎、反应性穿通性胶原病、匐行性穿通性弹性纤维病。其特点为经皮排出真皮内成分,如排出异物(钙、硅、木屑);感染因素(真菌、螺旋体);肉芽肿(类脂质渐进性坏死、环状肉芽肿、

结节病);肿瘤细胞(MF、恶性黑素细胞瘤、Paget 病等);变性的内生物质(毛囊角化病、皮下血肿、耳结节软骨炎等)。穿通性皮病发病机制一般认为真皮上部的物质刺激表皮细胞增生,增生的上皮细胞包绕异物随上皮细胞增生成熟向表皮移行,逐渐被排出体外。穿通性皮病临床表现多样、组织病理各不相同,它们临床特点见表34-1。

34.2.1　毛囊和毛囊旁角化过度病(hyperkeratosis follicularis et parafollicularis)

本病常伴异常的糖代谢及肝、肾、心疾患,有报道与肝炎、肾病(肾病透析)、糖尿病有关,也有报道是一种副肿瘤性疾病的表现。

详见第 32 章 32.11 节。

(李　锋　方　丽)

34.2.2　穿通性毛囊炎(perforating folliculitis)

本病是一种较常见的、具有特殊形态的毛囊性疾病,表现为中央有锥形角栓的角化过度性丘疹,可位于毛囊。好发于四肢伸侧。具有独特的组织学表现:贯穿到真皮的角化性栓子。

临床特征:好发各个年龄,男女比为 1:2,皮疹分布四肢伸侧多见,皮疹特征为以毛囊为中心的孤立性斑丘疹,2~8 mm 大小,中心为白色角栓,栓内有卷曲的毛发。皮疹反复,也可自然消退。

34.2.3　反应性穿通性胶原病(reactive perforating collagenosis, RPC)

Mehregan 于 1967 年首先报道本病。该病的病因不明,首先,遗传是很重要的因素,推测为常染色体隐性遗传,在 Treacher collins 综合征和 Downs 综合征患者中发现该病。其次,创伤可能是该病另一个重要的因素,成人发病时常常合并有严重的糖尿病、慢性肾衰、肝病等,全身瘙痒严重,又称获得性反应性穿通性胶原病。

【临床表现】

本病儿童多见,发病前有搔抓刺激病史,开始为一个或多个针尖大小丘疹,4~6 周增大 5~6 mm。皮革样硬,中心脐凹状,内有角质化物质不易剥离,剥离后易出血。皮疹呈线状,群集或不

规则排列。皮疹分布躯干、四肢或面部。伴有轻度瘙痒。皮疹可自行消退，中心脐凹变平或消失，留有暂时色素减退。一般不引起皮肤萎缩。在旧皮疹周围可有新皮疹，如此反复可达数年之久。

成人初发可伴有严重糖尿病、慢性肾衰、肝病、结核样麻风、AIDS、甲状腺功能异常、Hodgkin病等系统性疾病。疣状穿通性胶原瘤为 RPC 的变型，临床特征与 RPC 类似。

【组织病理】

有诊断价值。早起棘细胞层轻度肥厚。病变的真皮乳突增宽含有蓝色染色的胶原纤维，其上表皮变薄。典型组织象为表皮呈杯状下陷，内填柱状角栓，角栓包括角化不全的角质、细胞碎片和胶原纤维组成。蓝色胶原纤维插入变薄的表皮，内不含弹性纤维，真皮内弹性纤维也无数量的变化。真皮上部有少量淋巴细胞和组织细胞浸润。

【诊断】

儿童多见，发病前有搔抓刺激病史，针尖大小角化性丘疹，中心角栓黏附较紧，不易剥离。反复可达数年之久。组织病理有特征性。

【治疗】

可外用糖皮质激素或维 A 酸治疗。

34.2.4　匐行性穿通性弹性纤维病（elastosis perforans serpiginosa）

本病是 Lutz 于 1953 年首先以匐行性毛囊角化病（keratosis follicularis serpiginosa）为名报道的。Dammert 等建议称为匐行性穿通性弹性纤维病，至今文献报道已超过 100 例。Miescher 在 1955 年又描述了该病组织病理的特征。又称 Lutz 病或 Lutz‐Miescher 病，世界各地均有报道，欧洲、非洲、美洲和日本多见。

【病因及发病机制】

其基本致病机制是真皮中变性的弹性纤维增多。皮损常见于易磨损和撕扯的部位。约 40% 的患者伴结缔组织病，如弹性假黄瘤，Ehless‐Danlos综合征，Marfan 综合征，成骨不全和肢端早老症。此外，亦有报道见于一般健康者和智能缺陷者，尤其是 Down 综合征。服用青霉胺者也可发本病。

青霉胺可与铜离子螯合导致铜离子缺失。铜离子是弹性蛋白交叉连结所必需的交叉连结酶——赖氨酰 氧化酶（lysyl oxidase）的辅因子（cofactor），铜的减少使弹性蛋白不易掺合到纤维中去。然本病在实验室铜缺乏的猪或 Menkes 扭曲发综合征中均无发生。

特发性的家族病例提示有遗传因素，为常染色体显性或隐性遗传。

【临床表现】

青年发病为主，90% 患者在 30 岁以下，有报道最小 5 岁和最晚 84 岁发病，男女比为 4：1。原发损害肤色到红色圆锥形角化丘疹，直径 2～3 mm，顶部中央有栓塞，剥离后，其下开始出血。皮疹分布主要在颈两侧，其次上肢、面部下肢和躯干。初起为肤色或淡灰色丘疹，2～5 mm 大小，排列成环状、匐行状或马蹄状，有时不规则、成群，周围呈卫星状分布皮疹。环形皮疹中心萎缩、颜色微淡。无自觉症状或轻度瘙痒。本病呈慢性经过，新旧皮疹交替呈现，留下浅色瘢痕，病程持续 4～5 年。

文献报道 25% 患者伴有以下疾病：伸舌性痴呆、Ehlers‐Danlos 综合征、Mafans 综合征、Rothmund‐Thompson 综合征、肢端早老症、弹性假黄瘤、小脑动脉瘤、先天性白内障、精神迟钝、牙齿发育不良等。

【组织病理】

有诊断价值。真皮浅层弹性纤维增多、变性、经皮排除。形成狭长的管道穿通表皮或毛囊，管道多为单腔。表皮有多个开口，穿通毛囊的开口外口增宽，并有角栓，其周围有组织细胞和多核巨细胞形成的异物肉芽肿。其基本病变为真皮浅层特别是乳头内弹性纤维增多，并异常增粗。这种变性弹性纤维在苏木素-伊红染色下，着淡桃红色，可被弹性组织酶消化，对弹性组织染色如 Verhoeff 染色呈阳性反应。在变性弹性纤维之间有组织细胞、成纤维细胞，偶或多核巨细胞浸润。表皮改变为继发性，朝变性弹性纤维处向下增长并包绕之。在充分发育的损害周围处，角化过度、棘层肥厚，表皮突稍向下延伸。较特殊的是，在增厚表皮内，贯穿着直线形或扭曲状管道，上部充以角质，下部为由变性、环死的表皮细胞和炎症细胞所组成的无定形、嗜碱性碎屑,其中可见自真皮浅层通过底部的一或多个穿孔而穿入的变性弹性纤维。后者呈折光性,像菌丝样。管道开口处边缘的表皮角化不全。

【诊断及鉴别诊断】

根据角化过度性丘疹,呈环形、马蹄形或不规则形,多可发生于颈部,大多为30岁前发病,可以诊断。

临床上应与环状肉芽肿、Mibelli 汗管角化症、环状肉样瘤、癣等鉴别。具有黏附性栓塞,无汗管角化症的特征性的纵行沟槽,皮损的好发部位和对称性,患者年龄和伴有结缔组织病,或肝豆状核变性或胱氨酸尿患者用青霉胺治疗,有助于诊断。组织学上应与其他穿通性疾病鉴别,如获得性穿通性皮肤病、反应性穿通性胶原病、穿通性毛囊炎和 Kyrle 病。

【治疗】

皮损局部可液氮冷冻、激光,避免电灼、擦皮法(dermabrasion)和外科手术以免引起瘢痕疙瘩。有报告内服维A酸,如依曲替酸、13顺维A酸等有效,外用他扎罗叮凝胶等。

(李 锋)

34.3 特发性真皮中部弹性纤维溶解症(idiopathic middermal elastolysis)

【简史】

1977年 Shelley 和 Wood 首先描述"真皮中部弹性纤维缺如所致的皱纹"。以后 Brenner 报道1例33岁女性,其真皮中部弹性纤维特发性缺如,导致皱纹和毛囊周突出,他建议命名为非炎症性真皮弹性纤维溶解症(noninflammatory dermal elastolysis)。随后报道的病例有的以往有炎症或同时伴有炎症,有的则无。有人认为有无炎症视所见时皮疹处于何阶段而定,病名则以"真皮中部弹性纤维溶解症"为宜,不管其有无炎症。

【发病机制】

不明。弹性纤维溶解症中炎症占重要地位,但炎症是原发还是继发于弹性纤维溶解,仍不清楚。有的病例皮疹位于受光部位,提示晒太阳是主要因素之一。由此,可以推测初期有真皮炎症反应,日晒是促进因素之一,弹性纤维离解是炎症后退行性变的结果。

【临床表现】

本病罕见,主要侵及中年(大多为30~42岁)白种女性。通常无家族史,亦无系统器官受累。绝大多数病例受累处无自觉症状。皮损有两种形态:Ⅰ型为纤小皱纹性斑片,其走向与皮纹平行;Ⅱ型损害为毛囊周围突起的、小的柔软丘疹;这两种损害可各自单独存在或同时存在。损害处皮肤颜色正常,损害一旦出现,呈稳定持续状,不扩展也不消退。好发部位为躯干、上肢、颈、肩和股部等处。

其他不经常有的皮肤表现有红色斑片、毛细血管扩张和炎症细胞浸润。

【组织病理】

弹性纤维染色显示真皮中部弹性纤维弥漫性缺如,在毛囊周围则仍有弹性纤维,血管周围可见少量弹性纤维。真皮乳头层和网状层弹性纤维正常,真皮中其他成分,如胶原纤维、血管、成纤维细胞等均正常。表皮正常或轻度变薄,基底细胞排列整齐。

【鉴别诊断】

根据临床表现和组织病理本病极易与其他导致皱纹的疾病鉴别。

(1)**弹性纤维溶解性疾病**

有斑状皮肤松垂、皮肤松弛症、肉芽肿性松弛皮肤(granulomatous slack skin)、炎症后弹性纤维溶解和皮肤松弛(post inflammatory elastolysis and cutis laxa)。

(2)**非弹性纤维溶解性疾病**

有伴类风湿关节炎的萎缩性皮炎、Pasini 和 Pierini 萎缩性皮病(局限性硬皮病)、慢性萎缩性肢端皮炎(包柔螺旋体病)、弹力过度性皮肤、糖皮质激素诱发的萎缩、硬化萎缩性苔藓、弹性假黄瘤、日光弹性纤维变性、膨胀纹。

有的斑状皮肤松垂在网状真皮中部有弹性硬蛋白丧失,但皮损小,有萎缩和突出,而本病则为大片纤细皱纹。Ⅱ型真皮中部弹性纤维溶解症(毛囊周突出)可与毛囊周弹性纤维溶解症相混涫。后者是斑状皮肤松垂的一型,在毛囊周弹性硬蛋白丧失,在受累的毛囊处可培养出产生弹性硬蛋白酶的葡萄球菌,而本病在毛囊周围仍有弹性纤维,无产生弹性硬蛋白酶的葡萄球菌。炎症后弹性纤维溶解和皮肤松弛的皱纹与本病极相似,但炎症后弹性纤维溶解在发生皱纹前有显著炎症性发硬的损害,并可导致严重损形。皮肤松弛症有广泛性皱纹和松弛的下垂皮肤,并常有内脏受累。伴系统性红斑狼疮的泛发性弹性纤维溶解必须用皮肤活检的免疫荧光研究来排除。本病发生于受光部位,故亦需与网状红斑性黏蛋白沉积症、无肌肉损害的皮肌炎中的血管性萎缩性皮肤异色病相鉴别。这些疾病根据组织病理象即可排除。

【治疗】

避免日光照射,应用遮光剂。可局部试用 0.05% 维 A 酸乳膏。

34.4　弹性假黄瘤(pseudoxanhoma elasticum,PXE)

又名 Grönblad – Strandberg 综合征。

【病因】

本病一般认为与隐性和显性遗传均有关系的弹性纤维异常的系统性疾病,损害主要发生于皮肤黏膜、眼和心血管系统。异常弹性纤维有钙质沉着的倾向。男女发病率无大差异。发病与 ABCC6 基因突变有关。

【临床表现】

可分下列几型。

(1) IA 型

经典型,为常染色体显性遗传。

黄瘤样丘疹,外观似拔了毛的小鸡皮,位于颈部及皱襞部位。1~3 mm 大小淡黄色丘疹排列或线状或网状,可融合成斑块。皮肤柔软而松弛,轻度皱缩,在老年人尤其明显。皮损好发于颈侧、锁骨下、腋部、腹股沟、腹、股和会阴部(彩图 34 – 01)。可有伴角化过度的穿孔性损害(perforaing lesion)。损害常发生在 30 岁以前,但可发生于儿童和老人。一般长期持续不变。在软腭、唇内侧、胃、肛门和阴道黏膜有时也出现类似病变。皮损

上发生慢性肉芽肿结节罕见。

眼病变主要为眼底血管样纹,呈青灰色,界线不清,视神经乳头周围有淡灰色的不完全环状呈放射状排列,可致视力进行性下降,出血,脉络膜炎、以至中心视觉消失。病变常左右对称,多见于 20~40 岁的患者。

心血管异常:本病常伴高血压,可由脑血管意外、冠状动脉闭塞、和胃肠道大量出血致死,动脉中弹性组织异常。流产的危险性增加。

(2) IB 型

为常染色体显性遗传。皮肤血管和视网膜受累比 IA 型轻,局灶性皮肤受累,皮肤伸展过度。Marfan 样表现:蓝色巩膜、腭高量弓形、二尖瓣脱垂、关节松可过度伸展。

(3) IIA 型

为常染色体隐性遗传。皮肤、血管和眼病变与 IA 型相似,呕血常见。

(4) IIB 型

为常染色体隐性遗传。皮损极广泛,皮肤明显松弛,无血管或眼的症状。

(5) IIC 型

为常染色体隐性遗传。30 岁以前有轻度到中度皮肤和心血管变化,30 岁以后有严重的眼病变。双侧白内障,口唇毛细血管有扩张。

(6) III 型

局限性获得性皮肤弹性假黄瘤。多见于肥胖的中年多产黑人妇女。脐周穿孔性损害。

【组织病理】

在真皮中下 1/3 处弹性纤维变性、破裂、肿胀,数目众多而密集,并有钙质沉着,因此在常规染色下弹性纤维呈淡的嗜碱性。病变处有嗜碱性黏液样物质沉着,其成分主要为透明质酸。胶原纤维束减少,但有许多网状纤维。弹性纤维变性明显,可有吞噬细胞和巨细胞反应。

在病理上应与日光性弹性纤维病鉴别,后者病变主要在真皮上 1/3,为致密的团块而不是单个纤维卷曲,且无钙质沉积。

组织病理表现与 PXE 类似一组疾病包括:PXE 样病伴凝血功能异常症,血红蛋白病,PXE 样真皮乳突弹性纤维溶解症,颈部白色丘疹病,晚发

局限性真皮弹性纤维溶解症。

【治疗】

对症处理。皮肤损害在必要时可考虑矫形外科治疗。眼症状用维生素E可能有效。

（李　锋　刘承煌）

34.5　弹性假黄瘤样真皮乳头层弹性组织溶解症（pseudoxanthoma elasticum-like papillary dermal elastolysis）

【定义】

本病临床表现相似于弹性假黄瘤，但组织病理学特征为真皮乳头层弹性纤维网完全消失。

【病因】

可能与老年及紫外线照射有关。文献报道的两例年龄分别为63岁及65岁。

【临床表现】

与弹性假黄瘤很相似。皮损为黄色非毛囊性的小丘疹，可融合成斑块，其外观呈卵石样，或呈鸡皮样，对称分布于颈部、锁骨上方、乳突等处。病程慢性，但呈进行性发展，无任何自觉症状。病变局部既往无炎症和外伤史。胸部，心脏及眼部均正常。

【组织病理】

皮损常规染色无异常改变。地衣红-韦杰尔特染液（orceill and Weigert stain）染色时，可见真皮乳头层和毛囊周围弹性纤维完全消失，与耐酸纤维（oxytalan）和弹性单素纤维（elaunin）分布一致，真皮网状层内弹性组织轻度减少。von Kossa染色未见钙化。

电镜下真皮乳头层内弹性纤维消失，在真皮网状层上部，可见大量未成熟的弹性纤维。胶原纤维结构正常，有些成纤维细胞样的细胞，其粗面内质网扩大呈池状。

【诊断及鉴别诊断】

根据临床表现及特殊染色可诊断。需鉴别的有：① 弹性假黄瘤：皮疹发生早，于儿童至青年时期发病。临床表现除皮疹外，尚有眼、心血管病变。病理检查可见皮肤弹性纤维断裂，有大片钙化组织。② 中层真皮弹性组织溶解：皮疹为皱纹

性斑或毛囊性软丘疹，用Verhoeff或地衣红染色，显示中层真皮内弹性组织全部消失，电镜下可见吞噬不正常弹性纤维的巨噬细胞。③ 日光性弹性纤维变性：病理表现为真皮乳头层内弹性纤维粗大，并互相绕成致密的团块。④ 颈部白色纤维性丘疹：病理特征为真皮乳头纤维化，弹性纤维轻度减少。

【治疗】

尚无有效治疗方法。

（张超英　李　锋）

34.6　肢端角化性类弹性纤维病（acrokeratoelastoidosis）

本病为一少见的发生于手、足的皮肤病，由Costa于1953年首先报道。无种族或性别倾向。有报道家族性病例为常染色体显性遗传，可能与2号染色体有连锁关系。

【临床表现】

在手足边缘、手指边缘、腕的外侧缘、小腿前面下2/3处有直径为1～2 mm大小、黄白色、圆形到多角形的坚实丘疹性损害，表面光滑发亮，偶为角化性或脐形。极大多数损害为密集分布而不融合，但也有部分可相互融合形成斑块。掌跖可伴有轻度弥漫性角化过度和多汗。

【组织病理】

在表皮凹面有正常角化过度和不规则棘层肥厚。真皮网状层经常可见弹性纤维碎裂和疏松。真皮乳头层和乳头下层胶原纤维均质化和淡染。有时可见乳头下真皮血管扩张。

超微结构研究见成纤维细胞数目减少，在胞质的外周含有异常的致密颗粒，其附近的细胞外弹性纤维数减少，故有认为其病理过程不是类弹性纤维增生（elastoidosis），而是弹性组织破裂（elastorrhexis）。

【鉴别诊断】

与扁平疣、疣状肢端角化症、胶状粟粒疹、黄瘤和点状掌跖角化病在临床和病理上易于鉴别。但应与局灶性肢端角化过度、手退行性胶原斑和手边缘性角化类弹性纤维病相鉴别（表34-1）。

表 34-1　肢端角化性类弹性纤维病的鉴别

疾　病	发病年龄	好发部位	临床表现	组织病理	诱发因素
肢端角化性类弹性纤维病	儿童和青年	手足边缘,鱼际、小鱼际;较少见于小腿前面和腕部	小的珠状丘疹,表面光滑,偶有角质增生	在表皮凹陷处有正常角化过度(orthohyperkeratosis)、弹性纤维碎裂和疏松	有的病例有遗传;日晒或慢性损伤在成人中可诱发本病
局灶性肢端角化过度	儿童,10 岁以下	手足边缘	卵圆形或多角形火山口状丘疹	表皮凹陷处角化过度,真皮正常	主要为黑人散发,有的病例有家族性易感,个体中慢性日光暴晒
手退行性胶原斑	40~60 岁	拇指和示指的边缘,中指和环指的尺侧	带状角化过度性带黄色的丘疹,演化成斑块,暴露皮肤有明显的光化性损伤	角化过度和表皮增生胶原的带状老年性变性深至皮下组织,钙沉积	常见于澳洲以及手工业工人中慢性外伤和日晒
手边缘性角化类弹性纤维病	老年	示指桡侧和拇指尺侧	角化过度性丘疹	角化过度,显著的老年性弹力组织变性伴继发性乳头毛细血管扩张	常见于澳洲以及手工业工人中慢性外伤和日晒

(1)局灶性肢端角化过度

1983 年 Dowd 及其同事报道 15 例手足损害与肢端角化性类弹性纤维病相似。其不同者为局灶性肢端角化过度常累及黑人,年龄在 10 岁以下,有散发的,也有家族性的病例报道;皮损常位于手足,包括指、趾的背腹面交界处,为卵圆形或多角形火山口状丘疹,在数年内数目逐渐增多;损害也可累及指、趾间关节,并伴有增厚及色素沉着。组织学改变仅限于表皮,在鸡眼样凹陷上有角化过度和棘层肥厚。真皮弹性纤维无变化。所以局灶性肢端角化过度是局限于黑人的、原因不明的局灶性角化病,而不是弹性纤维病。

(2)手退行性胶原斑

对称地发生于双手边缘,为有皱纹的或凹陷的、有鳞屑的或光滑的,常常是带黄色的蜡状丘疹,可融合成带状坚实斑块,自拇指基底部附近沿指蹼到示指的侧面在背腹皮肤交界处。中指和无名指有时也可累及。与肢端角化性类弹性纤维病不同者为,本病发生于 40~60 岁,并常有慢性日光暴晒引起暴露部位皮肤显著的光化性损伤。

(3)手边缘性角化类弹性纤维病

由 Kocsard 于 1964 年命名,常见于澳洲。常累及老年人,主要是手工业工人伴有慢性日光暴晒史者。损害形态与肢端角化性类弹性纤维病相似,但分布于握工具处,即示指的桡侧和拇指的相对侧。光学显微镜检查表皮示相当的角化过度,粒层增厚和轻度棘层肥厚。真皮示显著的老年性弹性组织变性伴继发性乳头毛细血管扩张。皮损位于握工具处支持慢性压力可能在光化性损伤皮肤中作为激发因素。

【治疗】

尚无满意疗法,可试用液氮冷冻,境界线治疗和水杨酸、焦油、硝酸银等制剂局部外用。有报道口服维 A 酸有效。

34.7　颈部白色纤维性丘疹病(white fibrous papulosis of the neck)

本病由 Shimizu 于 1985 年首先报道并命名,主要发生于日本;以后伊朗(1991)和西班牙(1993)各报道 1 例。

发病年龄为老年(50 岁以上),男性稍多。临床表现为在颈的后外侧及背的上 1/3 处有无症状性、多发性、圆到椭圆形的境界清楚的丘疹,直径为 2~3 mm,数目从几个到上百个,质坚实、色淡,其分布与毛囊无关,不相融合,别处无类似损害。

组织病理 HE 染色示真皮上、中部胶原束增粗。Verhoeff-van Gieson 染色弹性纤维的数量和形状无改变,真皮无黏蛋白沉着,超微结构研究示胶原纤维直径比皮损周围皮肤处的大。

Shimizu 认为皮损是胶原老化的形态学改变的结果,与老年人的"获得型"结缔组织痣相当。

本病应与弹性假黄瘤、发疹性胶原瘤(eruptive

collagenoma)、皮肤松垂、炎症后瘢痕、播散性豆状皮肤纤维瘤病、毛盘瘤、毛囊周围弹性纤维溶解症、硬化性黏液水肿和皮肤光损伤相鉴别。

34.8　指节垫(knuckle pad)

又称关节胼胝(tylositates articuli)。

本病是整个皮肤肥厚引起的手指关节背面局限性增厚,无特别主觉症状。

病因不明,散在发生,但常有家族史,属显性遗传。

本病常发生在近侧指间关节背面,有时亦可发生在远侧指间关节背面,多见于第2指至第5指,拇指较少见。呈一个或多个扁平或微凸出、光滑或粗糙不平、局限性角化过度增厚的纤维性损害。发展缓慢,经数月或数年才较明显。直径为3~10 mm。在有些病例中,局部皮损显著隆起和明显变硬,但亦有不明显的。除手部以外,偶尔在一个家庭内,膝盖和足背亦可发生。有些家属可伴发掌挛缩病(dupuytrencontracture)和其他纤维瘤样损害。发病年龄各异,常介于15~30岁之间,但亦可早些。

偶尔指节垫、白甲和耳聋同时存在,称为Bart - Pumphrey 综合征。

组织病理示表皮角化过度和棘层肥厚。真皮结缔组织增殖并伴有单个胶原纤维明显肥大。

本病有特殊发生部位,皮损特点明显,诊断容易。有时需与职业性胼胝做鉴别。后者在各种职业中各有特殊发生部位。

尚缺乏理想疗法。当局部皮损切除后,可形成瘢痕疙瘩,不宜采用。

34.9　假指节垫(false knuckle pads)

系机械性因素(通常为工作)诱发的胼胝而无皮肤结缔组织的原发性变化。

皮损质硬,通常为0.5~1.0 cm大小,位于指间关节中央,带黄色,有粗的沟纹。防治应避免机械性刺激,外用角质剥脱溶解剂。

34.10　咀嚼垫(chewing pads)

由于咀嚼、吸、舔、拉、擦、磨等因素使手指背面皮肤对称性增厚,结缔组织和表皮局限性增生。

常发生于青年。开始不为患者所注意,无主觉症状,皮损发展缓慢,这增厚的皮损常为意外发现。看上去粗糙或呈疣状。无炎性改变。好发于双手第2指至第5指,指关节因结缔组织过多而呈梭形,皮肤有皱褶。

组织病理示角化过度、棘层肥厚、乳头瘤病(papillomatosis)、弥漫性结缔组织增生。

应与患者及其家属解释吮咬手指与皮损之间的关系,以便纠正此不良习惯。损害上贴胶布也可减少吮咬,亦可于损害内注射稀释的皮质激素混悬液。

(李　锋　刘承煌)

34.11　反应性结节性增生(reactive nodular hyperplasia)

本病为一种皮肤或黏膜的良性纤维性结节性增生性疾病,本病少见。

病因不明,其纤维增生为反应性、抑或真性良性肿瘤,尚不清楚。

皮损通常位于掌、指和腕部,为境界清楚的单个圆顶结节,质地坚硬;如累及黏膜多位于舌尖、唇红缘和颊黏膜,但尚未见皮肤和黏膜同时发病者。

组织病理显示真皮内由交叉的胶原束和梭形纤维细胞组成的纤维性结节,无包膜。表皮可有角化过度和棘层肥厚,黏膜部位表皮可轻度水肿和角化,结缔组织有一些透明变性,真皮上部有少量圆细胞,主要为淋巴细胞和组织细胞的浸润,弹性纤维数量减少。

根据结节的部位及特点,可予诊断。但与手指的皮肤纤维瘤不易区分,后者损害常有深沟围绕,黏膜部位损害需与纤维上皮瘤鉴别。

一般无需处理,必要时可外科手术切除,复发罕见。

(张超英　李　锋)

34.12　耳部痛性结节(painful nodule of the ear)

【同义名】

耳轮慢性结节性软骨皮炎(chondrodermatitis nodularis chronica helicis)。

【定义】

耳部痛性结节是一种真皮良性炎症性和退行性疾病。软骨皮炎这个名称欠妥,因为软骨不一定受累。

【简史】

Winkler 于 1915 年首先报道此病 8 例,均为男性,定名为耳轮慢性结节性软骨皮炎。1918 年 Foerster 以耳部疼痛性结节报道此病。

【发病情况】

本病不常见,主要累及男性白人,多发于 40~60 岁。对耳轮和耳屏的小结节罕见,主要发生于女性任何年龄。

【病因及发病机制】

病因不明。有认为与耳轮的解剖学特点有关。① 耳轮暴露在外,易受外伤。大多数病例有外伤史,戴太紧的耳机、头饰,或日晒、冻疮等;② 耳鼓凸面游离缘处皮肤较薄,该处无皮下组织,皮肤直接与软骨相连,得不到脂肪组织的保护;③ 血液供应较差,耳轮的皮肤和软骨因营养较差而易引起病变,这些变化随年龄增长而加剧,故易受外伤发生损害。女性易发生于对耳轮,且其发生率较低,可能是由于解剖学上的差异和受头发保护不易受外伤和日晒等损伤之故。

【临床表现】

损害为境界清楚、质地坚实的卵形或球形小结节。3~10 mm 大小,有时可大至 2~3 倍。结节呈灰白色,半透明,黄色,有时呈正常肤色。表面扁平或呈杯形下凹,覆有黏着性鳞屑或结痂。其下可有溃疡。小结节通常不能移动,可绕有一圈狭窄的充血区。在男性约 90% 的小结节位于耳轮,通常在上 1/3 处。其余依次为对耳轮、耳屏、耳甲和对耳屏。通常为单侧分布,右侧较常见,但也可呈双侧性,或同一耳朵上有几个小结节。女性左

右两侧发生率相等,常见于耳屏和对耳轮。小结节到一定大小不再长大,可持续数年而无恶变倾向。感觉疼痛并有显著压痛,但在对耳轮的小结节可无疼痛或压痛。疼痛可阵发性或持续存在,持续几分钟到数小时。

【组织病理】

表皮呈棘层肥厚和角化过度,在小结节的中央可有角化不全。可有中央下凹或溃疡。表皮增生为假性上皮瘤样。真皮水肿,胶原纤维均质化并有纤维蛋白样坏死,周围有血管性肉芽组织环绕,并替代已变性的真皮。有不同程度的慢性炎症细胞浸润,主要为淋巴细胞和浆细胞。软骨周围结缔组织增厚,显示纤维蛋白样变性。软骨通常呈退行性变。

在对耳轮的小结节病理变化常局限于真皮和表皮。

【诊断】

小结节的部位和显著疼痛可确诊本病,若有溃疡或角化过度使临床表现模糊时可作活组织检查。本病应与痛风石(gouty tophi)、光化性角化病、囊肿、癌和上皮样或基底细胞肿瘤相鉴别。最后两种疾病通常无疼痛或压痛。

【治疗】

无满意疗法。可做外科切除,但约 1/3 病例可复发,切除手术本身的损伤可引起新的小结节。病灶内注射糖皮质激素报道有效。在对耳轮和耳屏上的小结节去除压力后可能自愈。

(李　锋　刘承煌)

34.13　皮肤松弛症(cutis laxa)

【同义名】

泛发性皮肤松垂(generalized dermatochalasis),原发性弹性组织离解(primary elastolysis)。

【定义】

本病是以皮肤的松弛、下垂为特征的疾病。可分为原发性和继发性两种。原发性皮肤松弛症包括全身性、局限性皮肤松弛症(局限性皮肤松弛症,局部斑萎缩和眼睑皮肤松弛)和弹性假黄瘤;继发性皮肤松弛症可由肥胖、水肿、炎症和神经纤

维瘤等原因引起。

【病因及发病机制】

病因不明。但是 Goltz 等发现患者血清中胰蛋白酶抑制剂水平异常低,而此种降低会导致弹性纤维的破坏,结果产生皮肤松弛症、主动脉瘤和肺气肿。胰蛋白酶抑制剂的正常水平的维持则取决于铜的代谢正常,因而,如果饮食中缺铜或铜代谢紊乱,会使弹性硬蛋白酶抑制剂水平降低而发病。

【临床表现】

本病分先天性和获得性两种,先天性中之严重病例属常染色体隐性遗传,而较轻病例倾向于自愈者属显性遗传。获得性则无遗传背景,可能与变应性有关,所以有认为弹性组织中抗原性变化起重要的作用。

(1) 先天性

皮损往往在出生时即有,或出生后头几个月中发生。好发于面部和躯干部,常先有水肿,以后出现皮肤松弛。松垂的皮肤折叠在面部和躯干部,使儿童呈现出老人面貌。但身体生长的进度正常。仅男性受累,往往有阳痿,具有婴儿似的生殖器和稀疏的体毛。青春期后,皮损可变得不显著。

(2) 获得性

皮损通常在青春期发生,但也可在幼儿期或直至中年或老年才出现。损害前可有血管性水肿或严重的炎症性变化发生,以后松弛的皮肤折叠可覆盖面部和躯干的大部分,也可限于身体皱襞部位和颈侧,或开始在皱襞部,以后累及躯干,轻度创伤,可出现紫癜,骨隆凸上可以形成纤维性结节。如患者生下时有腹肌的结构不良,或胸的畸形、纵隔疝,则以后在该部位往往发生局限性皮肤松弛症。皮肤以外的其他器官偶可累及。

【组织病理】

表皮和真皮正常,弹性纤维量少而短,呈颗粒性退行性变以致溶解,溶解前先发生界限模糊。有些纤维中部增粗,两端变尖。

【诊断及鉴别诊断】

根据皮肤松弛的特征性面貌及其分布,可以诊断。需与下列各病鉴别。

(1) 弹力过度性皮肤

正常面貌,皮肤过度伸展而不松弛。

(2) 弹性假黄瘤

颈侧和皱襞部位皮肤可以松弛,但有特征性的黄色。面部无损害。组织学检查也可鉴别。

(3) 神经纤维瘤

有皮肤松弛,但范围通常受限,不对称,且伴有本病的其他表现如色素斑。

【治疗】

无特效治疗,外科手术可以减轻损坏的外貌,呼吸功能测定可早期确诊肺气肿的存在与否,以做积极的对症治疗。

34.14 眼睑松弛(blepharochalasis)

【同义名】

眼睑松解症(dermatolysis palpebrarum)、萎缩性眼睑下垂(ptosis atrophica)。

【临床表现】

本病属于常染色体显性遗传,是由于眼睑弹性组织缺陷而发生的。皮损可在出生时即有,或在婴、幼儿期才被注意到,而通常均发生在 10~18 岁之间。损害逐渐加剧,直至青春期发展更快,一两年后才稳定,然后持续终身。亦有 50 岁以后才发病的。损害一般发生在上眼睑,上下两眼睑及耳垂均累及罕见。初期表现为反复发作的眼睑水肿,此种表现在几个月或几年内,通过不规则的间隔反复发生。发作并不严重,常持续 1~2 天消退,久之出现眼睑皮肤的进行性变性,变得柔软,上有细微皱纹及毛细血管扩张,因而使皮肤呈粉状和红色。松垂的眼睑遮盖了眼中心的一半,严重的类似门帘,遮盖了视觉,给人以昏昏欲睡的疲倦面容感。在约 10% 的病例中,伴发上睑黏膜成倍增厚,此增厚的黏膜可见于婴儿期或发生在儿童期,它常常不引起临床注意,而认为是家族性的特征。眼睑松弛亦可以是 Ascher 综合征的部分表现或泛发性皮肤松垂的一种表现。

【组织病理】

病变在真皮,弹性纤维破碎和减少,早期在血管周围或弥散地有淋巴细胞浸润。

【诊断及鉴别诊断】

眼睑松弛,其上皮肤多皱,毛细血管扩张,有时伴睑黏膜增厚者,可明确诊断。需与下列疾病鉴别:① 先天性眼睑松弛:其皮肤正常,没有松弛和过多的皱襞。② Ascher 综合征:上睑增厚,但黏膜不增厚,且结合其他临床表现可区别之。

【治疗】

可考虑手术切除。

34.15　回状颅皮(cutis verticis gyrata)

【同义名】

皱褶性厚皮病(pachydermie plicaturee)。

【临床表现】

本病头部皮肤肥厚,隆起和折叠成回状。可继发于头皮局部病变或与某些系统性疾患伴发。有原发性和继发性两种,原发性者可伴有其他发育缺陷,如厚皮骨膜增生症;继发性者可因头皮局部的炎症性疾病,创伤、肿瘤、痣等引起,也可以是某些综合征及系统性疾病的一种表现。损害惯发于头顶及枕部,别处亦可有不同程度的累及。类似皮肤松垂,在头皮上折叠,形成迂回的嵴和沟,嵴可以有 2~20 条,0.5~2 cm 宽,沟深 1 cm,毛发生长及其色泽均属正常。在不同疾病中其表现程度亦可略异,如在皮肤增厚骨膜骨质增生症和小头畸形白痴中,头皮变化在青春期后即发生,几乎全累及男性。折叠产生坚固的嵴和沟,形成波纹状、回状或盘旋状外观,枕部最显著。一般均为对称分布,在最初 5~10 年中慢慢加重,以后维持不变。在肢端肥大症中,头皮仅轻、中度累及。而在痣中,头皮损害在出生时或在幼儿期存在,从一个小的、局限性的折叠区经几年时间后,发展到覆盖头皮的大部分,但受累区和正常皮肤分界明显。在原发性回状颅皮中,往往有显著的皮脂溢出,对化脓性细菌高度易感。偶尔痣样回状皮肤发生在其他部位,如颈侧和腹壁。

【组织病理】

可仅有单纯表皮和真皮的肥厚,神经纤维的增生或严重的慢性炎症变化。

【诊断及鉴别诊断】

根据头皮显著的回状沟、嵴损害,无毛发异常之特征,诊断可肯定。与皮肤松垂的区别是本病在皮肤伸牵时沟嵴并不消失。

【治疗】

以治疗伴发疾病为主,如局部损害严重可整形手术治疗。

(李　锋　王慧英)

34.16　厚皮性骨膜增生症(pachydermoperiostosis,PDP)

又名 Touraine - Solente - Gole 综合征,1868 年由 Friedeich 首次报道,1935 年由 Touraine, Solente 和 Gole 明确确立为一种独立的疾病。我国自 1966 年首例报道以来,有关此病的文献仅有少量报道。目前认为本病是以杵状指、骨膜增生、皮肤增厚褶皱加深及关节病变为临床特征的常染色体遗传病。病因尚不清楚,故缺乏有效及统一的治疗方法。

PDP 是一种累及皮肤和骨膜的罕见病,自报道至今,确切的发病率尚未知。国内文献报道的发病年龄为 14~24 岁,17 例男性,1 例女性,认为此病好发于青年男性。国外文献报道此病发病年龄在青少年期或者青春期。男女发病比例为 9:1。

【病因及发病机制】

目前认为原发性 PDP 是一种常染色体显性遗传病,具有家族聚集倾向。国外报道文献本病有大概 30% 有遗传倾向,JajicI 等在 18 名本病患者检查中发现 44% 存在 HLA - B12。国内文献报道大概有 20% 的家族遗传史。也有文献报道是常染色体隐性遗传。

Bianchi 等发现 PDP 患者甾类激素核受体(SnR)与表皮生长因子受体(EGFR)增高,尿中表皮生长因子含量增加,认为 SnR/EGFR 比率改变与本病的特征性皮肤改变有关,而尿中的 EGF 含量增高可能反映了全身性变化。而 Silveira 等则通过检查出 PDP 患者血中血管内皮生长因子(VEGF)的升高认为 PDP 患者的临床表现与

VEGF 的升高有关。近年来也有研究发现 PDP 患者血管的性激素核受体密度增加，对性激素的利用增加，从而使皮脂腺增生肥大。

【临床表现】

本病有男性发病倾向，且男性发病症状较女性严重。起病隐匿，病程很长。临床特征为：四肢长骨骨膜对称性增厚，伴有积液或疼痛。头面部等皮肤增厚，形成皮肤褶皱，头皮呈现回状纹。皮脂腺分泌旺盛，毛孔粗大，杵状指（趾），严重者可出现指端呈球形。

根据临床表现，PDP 可分为 3 型：① 完全型：有皮肤肥厚及骨膜增生。② 不完全型：无回状头皮。③ 顿挫型：有杵状指，局部及头部皮肤增厚，但只有轻微或无骨膜反应。

【组织病理】

PDP 的主要病理特点为胶原组织堆积，血管增生和血管内损害。可见表皮增生，真皮内皮脂腺增生，真皮浅丛细血管周围少数淋巴细胞浸润。

【影像学检查】

影像学检查特别是 X 线片检查是本病的重要诊断方法。PDP 的主要 X 线表现为程度不等的管状骨对称性骨膜反应、新骨形成，长骨最为明显，软组织肿胀。病变程度的差异及所处阶段的差异，其 X 线表现也会有差异。本病 X 线表现分为三期，① 早期：X 线表现不明显，易被忽略；② 进展期：掌、指（趾）骨及长管状骨远端有骨膜增生；③ 高度进展期：关节周围软组织肿胀，增生的骨膜呈花边状或葱皮。

【诊断及鉴别诊断】

本病诊断主要依靠临床表现及影像学表现。Matueei‑Cerinic 等建议下述诊断标准。3 条主要标准：杵状指（趾）、皮肤增厚、骨膜增生；9 条次要标准：皮脂溢出、毛囊炎、多汗、关节炎、关节痛、指/趾端骨质溶解，胃溃疡和/或胃炎，自主神经综合征如脸红、苍白、肥厚性胃病及回状颅皮。具有 3 条主要标准和数条次要标准者可诊为完全型；2 条主要标准和数条次要标准者为不完全型；1 条主要标准和数条次要标准者为轻型。

PDP 主要需与继发性肥大性骨关节病、肢端肥大症、类风湿关节炎、一些慢性骨肿瘤、银屑病、梅毒等加以鉴别。

【治疗】

目前尚缺乏有效的治疗手段。现在报道用的各种治疗方法都是实验性的治疗方法。有文献报道用泼尼松可以成功改善膝关节肿胀、关节痛等症状。非甾体抗炎药可以改善关节腔积液。应用抗雌激素药他莫西芬对本病中的关节痛症状取得了良好疗效。秋水仙碱可改善关节痛、毛囊炎。帕米磷酸二钠可减轻骨痛。异维 A 酸治疗本病有效，此药可抑制皮脂腺分泌、分化，从而改善患者痤疮皮肤增厚的症状。头面部皮肤病变严重，影响美容可行皮肤整形手术，改善容貌。

34.17 眼睑松弛、甲状腺肿、双唇综合征（blepharochalasis-struma-double lip syndrome）

又称 Ascher 综合征。

本病具有眼睑松弛、唇肿厚和青春期甲状腺肿的特征。病因不明，常见散发病例，但亦有一家多人同病者，提示为常染色体显性遗传。患者多数在 10~18 岁间开始发病。亦可从出生时，婴儿期或幼儿期发病。先有一过性眼睑水肿，1~2 天后消退，反复发作，达数月到数年，随后上眼睑变软、起皱，呈淡红色或红色，有毛细血管扩张，重的眼睑下垂，可呈进行性加重，1~2 个月后停止发展，也偶尔有下眼睑和耳垂松垂。患者口唇从婴儿期或儿童期起反复肿胀，开始为可逆性，但以后因腺体炎症、肥大及纤维化而逐渐形成双唇，齿龈亦逐渐增厚。多数患者到青春期发生单纯性甲状腺肿大。可有肢端巨大和月经不调。

组织病理显示早期眼睑、唇和齿龈水肿和血管周围淋巴细胞浸润，晚期皮肤和皮下组织萎缩，弹性纤维变性和消失。

应与肉芽肿性唇炎、Melkerson‑Rosenthal 综合征相鉴别。

对眼睑松弛和口唇肥厚显著病例，治疗可做整形手术，单纯甲状腺肿病例可试用甲状腺素治疗。

34.18　肉芽肿性皮肤松弛症（granulomatous slack skin）

由 Convit 等于 1973 年首先报道，称之为进行性萎缩性慢性肉芽肿性真皮皮下组织炎（progressive atrophying chronic granulomatous dermohypodermitis）。后由 Ackerman 改为现名。

本病罕见，病因不明。Balus 认为是局限性弹性纤维溶解引起的获得性皮肤松弛症。

皮损为红色或紫色，轻度萎缩，有细小脱屑的丘疹或浸润性斑块，好发于腋下及胁部。经数年后（2～15 年不等）形成皮肤松弛、下垂。松弛皮肤的下方有深部浸润，无自觉症状。

组织病理示真皮及皮下组织有肉芽肿性浸润，由组织细胞伴淋巴细胞形成的结节。弹性纤维缺乏。有多核巨细胞及泡沫状巨噬细胞。

尚无特效疗法。

（李　锋）

34.19　皮肤弹性过度综合征（cutis hyperelastica syndrome）

又称 Ehlers-Danlos 综合征。

本征首先由 Job van Meekren 于 1862 年报道，1901 年 Ehlers，1908 年 Danlos 等进一步描述了本病的症状和病理改变。国内宋国秀等于 1964 年报道 2 例。本病是一种以皮肤的过度伸展、脆弱、易形成萎缩性瘢痕；关节松弛，关节过度伸展，半脱位，膝反屈，脊柱后侧凸；皮下出血和围绕大关节及受压部位的软疣样假性肿瘤为特征的结缔组织病。

【病因及发病机制】

在遗传的背景下，如与 COL5A1，COL5A2 基因突变（经典型）有关，由于结缔组织的缺陷，主要是胶原纤维量的缺陷及其形态上的异常，在真皮、皮下和关节囊里形成一种异常编织的疏松组织，而产生一系列临床症状，弹性纤维在数量上虽增加，但组织化学和电镜检查正常。

【临床表现】

主要见于欧洲人，两性均可累及，有的学者报道男性多见。其遗传型式临床表现随不同临床类型而异：

（1）ED Ⅰ（重型）

属常染色体显性遗传。经常早熟，皮肤过度伸展易挫伤，皮肤柔软，外观像天鹅绒状，有萎缩性瘢痕。静脉曲张。全身性严重关节活动过度。婴儿坐起和走路延迟，站立不稳，易跌倒和骨折。

（2）ED Ⅱ（轻型）

属常染色体显性遗传。症状似 ED Ⅰ，但表现较轻，皮肤易挫伤，关节活动过度可限于手和足。二尖瓣松弛（floppy mitral valve）。

（3）ED Ⅲ（良性活动过度型）

属常染色体显性遗传，与 TNXB 基因突变有关。大小关节活动显著和脱位，皮肤受累轻微。

（4）ED Ⅳ（血管型、瘀斑型、Sack 型）

属常染色体显性或常染色体隐性遗传。动脉、肠和子宫破裂常见。皮肤极脆，薄而半透明，易挫伤发生广泛性瘀斑。皮肤和关节无伸展性。骨性突起处有色素性瘢痕。特殊面容伴羊皮纸样皮肤和细小鼻子。预期寿命减少。生化缺陷：Ⅲ型胶原的合成、分泌或结构异常；COL3A1 基因缺失和基因点突变。

（5）ED Ⅴ（X 连锁型）

属 X 连锁隐性遗传。症状与 ED Ⅱ（轻型）相似，生化缺陷不明。

（6）ED Ⅵ（眼-脊柱侧凸型、羟赖氨酸缺乏性胶原型）

属常染色体隐性遗传。显著的关节和皮肤受累。眼部异常比其他特征明显：巩膜和角膜脆性，圆锥形角膜，眼内出血。脊柱侧凸。张力减退（hypotonia）。生化缺陷：赖氨酸羟酶活性减低，胶原中羟赖氨酸减少。

（7）ED Ⅶ（先天性多发性关节松弛型）

关节活动极过度伴先天性髋关节脱位，侏儒症，皮肤松软，特别是在四肢；正常瘢痕形成，小颌。生化缺陷：常染色体显性遗传者氨酸末端编码的 Ⅰ 型胶原基因中外显子（exons）缺失；常染色体隐性遗传者，氨基末端蛋白酶缺乏。

（8）ED Ⅷ（牙周型）

属常染色体显性遗传。中度关节和皮肤受

累,牙周炎,牙龈退缩,牙脱落,生化缺陷不明。

（9）EDⅨ（枕部角综合征 occipital horn syndrome，X 连锁皮肤松垂型）

为 X 连锁隐性遗传。腹股沟疝,膀胱憩室和破裂,皮肤软、松弛,有伸展性,短臂,手臂旋前旋后受限,锁骨宽,青年期发生枕部角,血清铜和血浆铜蓝蛋白水平低下;赖氨酸氧化酶缺少,铜代谢异常。胶原互相连接有缺陷(defective cross-links of collagen)。

（10）EDⅩ（纤维接合素型 fibronectin type）

属常染色体隐性遗传。症状与 ED Ⅱ（轻型）相似,膨胀纹,明显皮肤挫伤,皮肤质地正常,血浆纤维结合素含量不正常导致血小板聚集缺陷。

【诊断及鉴别诊断】

根据皮肤的弹性过敏,皮肤和血管的脆弱性,以及关节的过度伸展性,本病不难诊断。需与皮肤松弛症、Turner 综合征等鉴别:前者皮肤没有过度弹性,后者虽可有皮肤弹性过度和侏儒症,尤似 EDⅦ型,但它尚有颈蹼而 EDⅦ 则无。

【治疗】

避免创伤,大血肿需引流,有时需作矫形手术。手术时需谨慎,以免伤口裂开。预后视病情而定,通常不危及生命。关节活动过度可随年龄增长而减少。内脏畸形的并发症偶可致死。

34.20 皮肤松垂综合征（cutis laxa syndromes）

皮肤真皮弹性纤维减少、缩短及碎裂,弹性纤维蛋白缺乏。皮肤伸展后恢复极慢。

本症可分下列 3 型。

（1）先天性全身性皮肤松垂综合征

为常染色体显性遗传（轻型）或常染色体隐性遗传（重型）。患儿在子宫内生长迟缓。出生后即见皮肤弹力消失,皮皱形成,尤以面部和躯干部为显著。体毛稀疏,龋齿,骨质疏松,生殖器异常:成年男性的生殖器为婴儿型,阳痿。青春期后皮损变得不显著。因全身弹性组织异常易引起下列症状:腹股沟疝,关节松弛,支气管扩张伴肺气肿,二尖瓣脱垂(mitral value prolapse),主动脉瘤,胃肠

憩室,直肠或子宫脱垂,膀胱或尿道憩室。

（2）性连锁皮肤松垂,枕部角综合征（x-linked cutis laxa,occipital horn syndrome）

为性连锁隐性遗传,仅见于男性。特征性面容:鹰嘴鼻,人中长。轻度皮肤松垂。关节活动过度。骨骼异常:胸部畸形,腕骨骨性联接。膀胱颈阻塞。慢性腹泻。人格失常。血清铜水平低下。赖氨酸氧化酶活性降低。

（3）获得性皮肤松垂综合征

1）Ⅰ型

原发性全身性弹性组织离解(type Ⅰ primary generalized elastolysis)任何年龄均可发病。开始可伴风团样或丘疱疹皮损。从面、颈部开始进行性地发生皮肤松弛,可伴有腹股沟疝和裂孔疝,肺气肿,主动脉扩张,结肠憩室。Ⅰ型可与青霉胺、青霉素、补体缺乏,系统性红斑狼疮或皮肤淀粉样变伴发。

2）Ⅱ型

急性炎症性皮肤损害后发生局部皮肤松垂。尚无特殊治疗。

34.21 回状颅皮综合征（cutis vertices gyrata syndrome）

又名类肢端肥大症(acromegaloid)、角膜白斑综合征(corneal leukoma syndrome)。其主要特征为回状颅皮、肢端肥大症及角膜白斑。本病为常染色体显性遗传。

婴幼儿开始发病。有回状颅皮、颅骨增生、下颌突出、掌纹出现纵行裂口、额部眶弓的外半侧过分突出等表现。眼初起为角膜表层出现灰白色浸润,以后出现肥厚的角膜白斑,以致视力下降。肢端肥大自幼即有。

局部损害严重者可手术切除,植皮。

（李　锋　刘承煌）

34.22 弹性纤维瘤（elastofibroma）

又名背部弹性纤维瘤,系一种特殊的瘤样结缔组织增生。1959 年由 Javi 和 Saxeu 首次报道。

此病是否为真性肿瘤,尚有争论。大多认为是局部组织对损伤的一种反应。至于弹性纤维增多,一般认为是继发于纤维组织增生,增生的弹性纤维常伴成纤维细胞增生,以后发生变性,故又称为结缔组织的弹性纤维变性。

【临床表现】

本病多见于 55 岁以上妇女,好发于肩胛下部与胸壁之间结缔组织,为菱形肌与背阔肌所被覆,内侧固定于肋骨骨膜或肋间韧带。罕见于其他部位,如坐骨结节或股骨大粗隆或三角肌附近的软组织内。肿块质地坚实,位置较深,常位于一侧,偶或双侧,边界不清楚,大小不等,直径一般不超过 10 cm,与表面皮肤不粘连,无疼痛或压痛,也不影响活动,生长缓慢,病程可长达 6 年以上。

【组织病理】

病变处结缔组织增生,无包膜,伸展至周围肌肉和筋膜内。突出的是,弹性纤维增多和异型。弹性纤维增粗,直径可达 20 μm,长短不一,夹杂于增生的胶原纤维之间,其排列方向多与胶原纤维走向相同。这些增粗的弹性纤维常肿胀呈串珠状,或边缘呈锯齿状,并可崩解成很多细小的串珠状或不规则颗粒样,而最后结构模糊逐渐消失。某些血管壁的弹性纤维亦呈同样变性。间质可呈黏液变性,成纤维细胞较疏散。此外,还可见一些残留脂肪组织。常无炎症细胞浸润。

【诊断】

主要根据组织病理检查。

【治疗】

可手术切除,不易复发。

(李　锋　李祖熙)

34.23　光化性弹性纤维病(actinic elastosis)

光化性弹性纤维病为一组长期暴露日光下引起的皮肤退行性病变,临床密切联系,但各有其临床特征,它包括项部菱形皮肤、播散性弹性纤维瘤、结节性类弹性纤维病、柠檬色皮肤、手足胶原斑和耳弹性纤维结节。详见第 24 章《物理性皮肤病》。

34.24　光化性肉芽肿(actinic granuloma)

【同义名】

环状弹性组织溶解性巨细胞肉芽肿(annular elastolytic giant cell granuloma, AEGCG)、环状弹性组织溶解性肉芽肿(annular elastolytic granuloma)。

本病于 1979 年由 Hanke 等提出,在此以前,曾有以其他名称而报道的类似病例,如头面部非典型性脂质渐进性坏死、面部 Miescher 肉芽肿、光线性肉芽肿。也有伴发结节病的报道。1975 年 O'Brien 首先报道了 19 例典型患者,并提出本病是一种由于经常遭受日光暴晒而引起的慢性肉芽肿。按组织病理发现又称为环状弹性组织溶解性肉芽肿。McGrae(1986)对 2 例本病患者进行了多项深入研究,认为根据其特殊的临床表现、组织病理和免疫细胞化学特征,进一步支持了本病为一独立疾病。

【病因及发病机制】

本病和环状肉芽肿的关系还不完全清楚。有的认为与糖尿病有关或是外伤与糖尿病的共同作用所致,由细胞介导的免疫反应也参与了疾病的发生。吞噬细胞吞噬变性的弹性纤维是其特征,但 Ragaz 和 Ackerman 指出巨细胞内吞噬弹性纤维无特异性,可见于环状肉芽肿、类脂质渐进性坏死、匐行性穿通性弹性纤维病、异物反应、蕈样肉芽肿、获得性二期梅毒及深部真菌感染等。

【临床表现】

多见中年女性。皮损好发于头、颈等受光部位,但非受光部位也可发生,皮疹为红色丘疹,排列成环状,边缘隆起,中央色素减退,一般无主觉症状。初为单个或群集小丘疹,针头到粟米大,呈半透明样淡琥珀色、正常肤色或淡红到暗红色。逐渐扩大增多,以后发展为斑块,中央凹陷呈环状或不整齐形,环的直径为 0.3~4 cm 或更大。边缘光滑呈堤状稍隆起,宽度为 0.2~0.5 cm,质坚韧略有浸润,很少看到鳞屑。环中央皮肤可恢复到略呈灰白色或正常肤色外观。可有轻度萎缩。丘疹也可融合排列成线状、弧状或匐行性、连环状。环数可为单个或 10 个左右,如果单个小丘疹(或结节)也计算在内,则皮疹可达上百个。单个环状损害常持续数月到数年,以后可自然消退或留色素减退斑。无毛细血管扩张,也不累及毛发。原有皮疹消退同时,别处又见新的损害,常迁延不愈。

有时可同时伴有色素沉着、雀斑、光化性弹性纤维病等其他改变。一般无瘙痒及烧灼感等自觉症状。

【组织病理】

隆起边缘示真皮乳头或中部肉芽肿性浸润,有多核巨细胞(常内含弹性纤维和星状小体)、组织细胞、淋巴细胞和少量上皮样细胞,无典型的渐进性坏死、血管改变或黏蛋白和脂质沉积。损害中央弹性组织完全缺失。

【鉴别诊断】

环状肉芽肿:病理示栅状肉芽肿和显著的渐进性坏死,但一般无多核巨细胞,常有黏蛋白沉积。

糖尿病脂质渐进性坏死:有显著的渐进性坏死,血管壁增厚,毛细血管内皮细胞增生。

结节病:病理示上皮样细胞性肉芽肿,无干酪样坏死,可有内脏累及。

【治疗】

本病无特殊治疗,可局部外用糖皮质激素,避免日光暴晒及局部创伤,以防止发生同形反应。

(李 锋)

34.25 系统性弹性组织溶解性肉芽肿病(systemic elastolytic granulomatosis)

本病较少见,病因尚不明。可能是环状弹性组织溶解性巨细胞肉芽肿和肉样瘤谱系中一个少见的弹性组织溶解性肉芽肿病。

【临床表现】

皮损初起为红色或黄色小丘疹,直径约5 mm,以后呈离心性缓慢扩大,直径可达 20 cm 左右,边缘隆起,中央消退,有萎缩及色素沉着(彩图 34-02)。也可见到由丘疹互相融合的大的环状红色斑块。皮损多分布于躯干、腰骶部、上肢、大腿及头皮等处,不痛不痒,但可伴有全身症状,如膝关节肿痛、腓肠肌疼痛、低热、腹泻、血便等。内镜检查回肠末端狭窄,剖腹探查可见腹膜、肠系膜、回肠末端和阑尾等处有散在 6 mm 直径大小的白色、黄色小结节。眼科检查可有双侧肉芽肿性色素膜炎。

【实验室检查】

红细胞、白细胞数降低,血红蛋白降低,白细胞分类可见粒细胞系杆状核增高,淋巴细胞减少。血沉增快,碱性磷酸酶升高,血清铁降低,C 反应蛋白降低,IgG 增高,C3 增高,C4 增加。

【组织病理】

皮损边缘隆起处真皮全层大片肉芽肿性浸润,浸润细胞主要为多核巨细胞,组织细胞和少数淋巴细胞。van Gieson 染色见许多巨噬细胞吞噬变性的弹性纤维。皮损中心部的真皮萎缩,肉芽肿性浸润不明显。皮损内血管内皮细胞增生,管壁增厚。皮损附近外观正常的皮肤可见轻度纤维化,弹性纤维粗糙、断裂。颈淋巴结、腹膜、肠系膜、回肠末端及阑尾部的结节均为肉芽肿性浸润,主要是多核巨细胞,细胞内有吞噬的弹性组织。

【诊断】

本病有下列特点:① 非受光部位泛发性环状红色斑块;② 双侧肉芽肿性色素膜炎,颈淋巴结、腹膜、肠系膜等处多发性肉芽肿形成;③ 病理为肉芽肿性浸润,巨噬细胞内可见吞噬变性的弹性纤维。

【治疗】

糖皮质激素可能有效,有报道口服泼尼松每天 40 mg,皮损和全身症状消退或明显好转。

(陈明华 李 锋)

34.26 结缔组织痣(connective tissue nevus)

【同义名】

Lewandowsky 弹性痣(nevus elasticus of Lewandowsky)、钳石痣(paving-stone nevus)、播散

性弹性痣(disseminated nevus elasticus)、青年弹性瘤(juvenile elastoma)。

【定义】

本病系真皮局限性结缔组织发育不良。

【病因】

本病属错构瘤,或与常染色体显性遗传有关,亦可能由于局部结缔组织发育缺陷所致。

【临床表现】

罕见,常见于幼儿。损害为丘疹、结节和斑块;仅个别病例可伴有痒感。可分为丘疹型、结节型和鲨鱼皮样斑块型。

(1) 丘疹型

多在出生时或出生后不久发生,丘疹呈象牙色或皮色,直径为 1~10 mm,簇集,常排列成带状或线状,大多不对称,好发于躯干,特别是胸、背部。

(2) 结节型

多发生于 5~10 岁儿童,好发于股或臀部,也见于前臂和小腿,结节呈肤色或淡黄色,表面光滑,散在分布或融合成斑块。数目不一,可伴骨脆弱性硬化,多发生于长骨、骨盆和手足骨。临床上虽无症状,但 X 线摄片示直径为 2~10 mm 的圆或卵圆形致密区。这种变化常见于 Buschke - Ollendorff 综合征。

(3) 鲨鱼皮样斑块型

发生于幼儿,斑块呈肤色或淡黄色,质软,常为卵圆形,大小约为 5 cm×10 cm。表面不规则,状如鲨鱼皮,可伴有色素沉着。常不对称地分布于腰骶部,亦可见于躯干,常并发斑点状结节性硬化症。本型可能是综合征组成的一部分。

(4) 其他类型

损害大多由丘疹、结节或斑块等组成各种各样的临床表现,呈黄色、象牙色或肤色,有的呈网状或念珠状,有的患者在冬季手指发白。

【组织病理】

真皮中、下部,因胶原纤维增殖、增粗而增厚,外观正常或均质化。弹性纤维增加、减少或缺如,增加的弹性纤维常融合成不规则形团块。有时平滑肌纤维也增加,表皮基层色素细胞增加,真皮上部也可见噬色素细胞,但无痣细胞。

【诊断及鉴别诊断】

一般根据临床表现容易诊断。组织病理学上如弹性纤维增加,应与弹性假黄瘤鉴别,本病无弹性纤维破碎和钙沉积。

【治疗】

不需治疗,若伴奇痒时,可手术切除。

(李　锋)

第35章 神经精神功能障碍性皮肤病

目　录

第 35 章
神经精神功能障碍性皮肤病

神经精神功能障碍性皮肤病是指一组与神经精神功能障碍相关的皮肤疾病，其种类繁多，且尚无统一分类，包括神经生理途径介导的皮肤病，如瘙痒症、痒点、渗出性盘状苔藓样皮炎、痒疹、结节性痒疹、色素性痒疹、神经性皮炎、渗出性神经性皮炎、感觉异常性背痛、家族性自主神经功能障碍综合征、获得性穿通性足部溃疡、三叉神经营养性损害、坐骨神经性损伤、脊髓空洞症等，以及精神障碍性皮肤病，如皮肤相关性妄想和幻觉、精神性疼痛综合征、人工皮炎和各种强迫症等。

35.1 瘙痒症（pruritus）

瘙痒是很多皮肤病中一种常见的自觉症状。临床上将只有皮肤瘙痒而无原发损害的称为瘙痒症。一般分全身性和局限性。

【病因及发病机制】

虽然已知瘙痒最强的区域是在表皮真皮连接处，表皮中部仅某些痒点可发生瘙痒，并发现组胺、5-羟色胺、蛋白酶（包括胰蛋白酶、胃促胰酶、番木瓜酶）、血管舒缓素，前列腺素以及某些肽类（peptides）为引起强烈瘙痒的主要介质。这些物质表达于不同的皮肤细胞中。不同的痒觉感受器与来源不同的配体特异性结合后，传递冲动导致瘙痒。近年来神经心理学研究发现，这些介导瘙痒的受体位于真皮乳头层及表皮的无髓鞘 C 纤维游离神经末梢上。致病因素分内因和外因两方面。

（1）内因

与内部潜在的各种疾病有关，如：

1) 感染性疾病

旋毛虫侵入肌肉阶段常伴全身瘙痒。盘尾丝虫病可致剧痒。血吸虫病偶有瘙痒症状。蛲虫可引起局部瘙痒。

2) 内分泌和代谢性疾病

瘙痒有时为糖尿病的症状表现。甲状腺功能亢进患者有 8% 发生瘙痒。瘙痒可泛发或局限于某些部位。甲状旁腺功能低下亦可诱发瘙痒。

3) 肝脏疾病

肝病中胆管阻塞能引起全身瘙痒，并可在黄疸出现前 1~2 年内发生，肝源性瘙痒的消失可能是肝功能恶化的预兆。

4) 肾脏疾病

慢性肾盂肾炎和慢性肾小球肾炎约 86% 患者伴有瘙痒。并认为此种瘙痒与肾功能不全、尿毒症状态缓慢发展有关。

5) 网状细胞增多症、其他恶性变和血液病

有时瘙痒为 Hodgkin 病的首发症状，发生率约 30%，瘙痒程度与疾病进展呈现正比。淋巴肉瘤、慢性白血病和真性红细胞增多症患者也可发生全身性瘙痒。

6) 妊娠

妊娠后期有时伴全身瘙痒，认为与胆酸潴留有关，于分娩后迅速消失。

7) 自身免疫病

如干燥综合征、风湿热等亦可发生全身瘙痒。

8) 神经性及神经精神性瘙痒

脊椎结核患者偶有节段性瘙痒。少数多发性硬化症和脑动脉硬化症患者亦偶发瘙痒。而精神紧张、情绪激动、忧郁、焦虑、条件反射等引起或加

重瘙痒者则颇为常见。

9）其他

慢性病灶、药物或食物过敏、自身中毒、酗酒等均可引起全身性瘙痒。

（2）外因

与环境因素（包括季节、气温、湿度和工作现场等）、生活习惯（如使用碱性强的肥皂或皂粉，穿着毛衣或化纤织物）、皮肤情况（如皮肤干燥、皮肤萎缩）、年龄等有关。

除上述因素外，对某些局限性瘙痒症如女阴瘙痒需考虑可能与真菌、滴虫、阴虱、白带、糖尿及避孕药物等有关。阴囊瘙痒可能与精神因素、局部多汗及内衣裤刺激等有关。肛门瘙痒则应想到可能与外痔、肛裂、蛲虫、前列腺炎及粪便残迹的刺激等有关。

【临床表现】

（1）全身性瘙痒症

瘙痒可开始即为全身性，或局限于一处，继而扩展至全身，亦可呈现痒无定处的游走形式。常为阵发性，尤以夜间为重。痒的程度轻重和时间久暂不一，严重者常搔抓至出血疼痛才罢休。由于经常搔抓，常见患处皮肤抓痕、表皮剥脱、血痂及色素沉着等。病程较久可发生苔藓样变，有时可伴毛囊炎、疖、淋巴结炎等继发感染。患者常因瘙痒长期不得安眠而情绪烦躁、精神不振。饮酒、浓茶、吃海鲜食物、情绪刺激、衣服摩擦，甚至某些暗示均可使瘙痒发生或加重。老年人因皮肤腺体功能减退、皮肤萎缩、干燥、粗糙，易泛发全身瘙痒，称为老年瘙痒症。与季节关系明显者如每逢冬季全身瘙痒，春暖缓解，或逢夏季瘙痒，秋季自愈的均称为季节性瘙痒症。

（2）局限性瘙痒症

好发于肛门、阴囊、女阴和小腿等部位。

1）肛门瘙痒症

一般局限于肛门及其周围皮肤，也可扩展累及会阴、阴囊及女阴。瘙痒常为阵发性。因长期搔抓，肛部黏膜和皮肤肥厚浸润，可有辐射状皲裂、浸渍和苔藓样变等继发性改变。

2）阴囊瘙痒症

除阴囊外，偶可波及阴茎、会阴等处。瘙痒为

阵发性，有时通过第二信号暗示即可突发剧痒。经常搔抓、揉擦可致局部肥厚、色素改变或苔藓样变。

【诊断】

根据全身性或局限性瘙痒仅有继发改变而无原发损害，一般诊断不难。对久治难愈的顽固性瘙痒症患者需仔细查明一切可能存在的诱发因素。有时尚需与疥疮、湿疹样皮炎等相鉴别。外阴部瘙痒症应注意与外部阴湿疹、神经性皮炎或其他伴瘙痒性皮肤病相区别。

【治疗】

详细询问病史，积极探查潜在病因，进行相应处理。

（1）全身疗法

主要为镇静止痒，可应用各种抗组胺类药（如赛庚啶、酮替芬、多塞平、西替利嗪、氯雷他定、依巴斯汀等），亦可行普鲁卡因静脉封闭疗法。症状严重者可口服镇静剂。有时中医中药能起到较好的作用（如乌蛇止痒丸、肤痒冲剂等）。紫外线（UVA、UVB）照射也有效。

（2）局部疗法

根据季节及个体皮肤情况选用不同剂型药物，一般夏季选用液体搽剂（如醋酸铝搽剂、复方地塞米松搽剂、樟酚酊等）、冬季用乳膏（如2%樟脑霜、醋酸去炎舒松A霜、5%苯唑卡因霜、丁酸氢化可的松霜、艾洛松等）。

35.2　冬令瘙痒症（pruritus hiemalis）

【同义名】

皮脂缺乏性湿疹（asteatotic eczema）、裂隙性湿疹（eczema craquele）。

本病系指皮肤瘙痒每于秋冬季节气温急剧变化情况下发生。主要见于老年人皮肤，好发于小腿、前臂，以皮肤干燥和发皲为突出表现。

【病因】

皮肤中皮脂缺乏及水分丢失可能是主要的原因。而造成皮脂缺乏的因素很多，有皮肤自然干燥伴明显皮脂缺乏、年龄（老年者）、疾病、营养不良、皮肤萎缩、角化、汗腺分泌功能减退、环境湿

度、角层贮藏水分的完整性破坏等。接触物的刺激和致敏(如去污清洁剂)可进一步损伤皮肤、促进干燥,环境温度低、干燥和冷风均可促进水分的丢失。

【临床表现】

瘙痒呈阵发性,每于由寒冷的室外骤入温暖的室内,或每当晚间解衣卧床时发作。患处皮肤干燥,或有少许柔软细薄鳞屑,皮肤皱纹清楚,因血流缓慢,局部温度比正常低。掌部皮肤较粗,特别在指垫处,纹路宽深,重者出现裂隙。因反复搔抓后可发生程度不同的炎性浸润,增厚。病程慢性,可经久不愈。

患者皮肤可见发裂,依程度不等发裂可以分为三个阶段,即皲裂、龟裂和皴裂,皲裂可见于冬季老年人的腿部,特别是小腿伸侧,天然带方形鳞屑,像鱼鳞一样,边缘可略微翘起,中心黏着,剥之易脱落,但又重新长出;可无主观感觉,或稍有不同程度的痒感。老年人鳞屑较多,抓之层层脱落。如裂纹稍深,像龟背一样,称龟裂。皴裂主要发生于手足,较深而痛,重者出血。

本病好发于中老年人,常见于秋末冬初发作。小腿的皮肤,特别是小腿伸侧好发。

【防治】

住房内不要太干燥,沐浴时不宜过多使用肥皂或沐浴露,浴水温度不超过32℃。经常外搽些润肤露或不含香料的单纯乳膏。避免搔抓,必要时可口服具有止痒作用的抗过敏类药物。

35.3 痒点(puncta pruritica)

痒点是一种以皮肤局限性点状剧痒为特征的皮肤病。病因不明。可能系神经官能症的一种皮肤表现。发病似只限于成人。在外观正常的皮面上出现一个或数个针头大微小瘙痒点,瘙痒呈现阵发性、间歇性,一天内发作次数不等,每次可持续几分钟至1小时或更久。瘙痒程度大多剧烈,甚至难于忍受,若用指甲、钢针或其他有棱角的硬物重压患处,常较搔抓更能暂时缓解瘙痒。好发于骨隆起处如肩胛、耳后、各关节伸侧,以及臀部、腹股沟等,多不对称,病程慢性。治疗除镇静

剂、抗组胺类及 B 族维生素等药物外,液氮冷冻疗法,或针刺疗法(阿是穴)、耳针及穴位注射疗法常能奏效。

35.4 结节性痒疹(prurigo nodularis)

也称结节性苔藓(lichen nodularis),以散在结节性皮疹伴剧痒为特征。多见于成年女性。

【病因及发病机制】

病因尚不清楚,与发病有关的因素除遗传素质外有精神刺激、昆虫(包括蚊、蠓、臭虫等)和水蛭叮咬、胃肠功能紊乱及内分泌障碍等。有人将本病视为局限性神经性皮炎的一种变型。

【临床表现】

初起为带水肿性的红色丘疹,迅速呈半球状结节,直径1~3 cm,顶部角化明显,呈疣状增生,表面粗糙,陈旧损害常自棕红转为暗褐色,质较坚实,成群或疏散分布,数自几个至上百个。因剧痒搔抓,结节顶部表皮常被抓破出血,结血痂,周围色素沉着,再外围或绕以红晕。好发于四肢,尤以小腿伸部为最多见,严重时面、额、胸、背、腰、腹等处亦可发生。有些损害可自行消退遗留色素或瘢痕,但新结节仍可不时发生,病程可持续多年。

【组织病理】

表皮明显角化过度,棘层肥厚,表皮突不规则地伸入真皮,呈假性上皮瘤样增生,真皮示非特异性炎性浸润,并可见神经纤维及 Schwann 细胞明显增生。

【诊断及鉴别诊断】

根据好发于四肢伸侧的疣状结节、主观剧痒等特点,可以确定论断。但需与下列诸病做鉴别。

(1) 肥厚性扁平苔藓

损害为疣状增殖之肥厚性斑片,但常带紫红色或紫色,并有细薄鳞屑。外围或别处多可见典型损害。组织病理有特征性改变。

(2) 原发性皮肤淀粉样变

有些患者的胫前皮损可呈现结节性痒疹样,但淀粉样变损害常较密集,皮疹可随皮纹呈念珠

状排列,好发于小腿、上臂及上背肩胛间。淀粉样变皮损常呈现咖啡色扁平小丘疹,必要时可作局部刚果红皮内试验或活组织病理检查。

(3) 丘疹性荨麻疹

皮损主要为梭形风团样疹,其顶部可有丘疱疹或水疱、病程较短,好发于儿童。

【治疗】

各种止痒镇静药(如酮替芬、赛庚啶、西替利嗪、氯雷他定、咪唑司丁)。病情较重者,也可服反应停 50 mg,每日 3 次。

普鲁卡因静脉封闭或西咪替丁静脉滴注有一定疗效。

亦可用中成药雷公藤合剂 10 ml,每日 3 次。中药以清热解毒、活血化瘀为主要治则,蜀羊泉30 g,土茯苓 30 g,夜交藤 30 g,徐长卿刺 9 g,每日1 帖,水煎分 2 次服。

皮损局部可给予地塞米松煤焦油搽剂,含中、强效糖皮质激素乳膏、软膏或贴膏或 30%冰醋酸溶液。皮疹高度浸润肥厚且数目不多时可考虑液氮冷冻或激光烧灼。

35.5 神经性皮炎(neurodermatitis)

【同义名】

慢性单纯性苔藓(lichen simplex chronicus)。

神经性皮炎是一种慢性常见的皮肤神经功能障碍性皮肤病,占皮肤科初诊病例的 2.1% ~ 7.7%,以剧烈瘙痒及皮肤局限性苔藓样变为特征。

【病因及发病机制】

似与神经系统功能障碍,大脑皮质兴奋和抑制平衡失调有关。主要诱因有神经精神因素(包括性情急躁、思虑过多、精神紧张、情绪忧郁、过度疲劳、睡眠不佳等)、饮食(包括饮酒及食辛辣、鱼鲜等)、胃肠道动能障碍(包括消化不良或便秘等)和内分泌失调(如更年期)。其他如感染性病灶的致敏以及局部受毛织品、硬质衣领或化学物质等刺激,亦可成为致病诱因。而搔抓、摩擦是诱发本病导致苔藓样变的重要条件,造成愈抓愈痒,愈痒愈抓,愈抓愈厚的恶性循环。

【临床表现】

本病以 20~40 岁的青壮年占多数,老年及儿童少见。临床上可分局限性和播散性两种。

(1) 局限性神经性皮炎

也称慢性单纯苔藓,开始常先感 局部阵发性瘙痒,经搔抓或摩擦后,出现成群粟粒至米粒大皮肤色、淡褐色或淡红色圆形或多角形扁平丘疹,质较坚实而带光泽,表面或覆有糠秕状菲薄鳞屑。久之,丘疹渐渐融合、扩大、颜色暗褐,皮嵴增高,似皮革样斑片,即所谓"苔藓样变",直径可达 2~6 cm 或更大。斑片中央的损害较大而且明显,边缘的较小,境界较清楚。患区及其周围常见抓痕或血痂。大多数损害夏重冬轻。90%以上好发于颈项部,其他如肘、腰、骶、眼睑、阴部、会阴、股侧、腘窝、小腿及前臂等处亦可发生。

(2) 播散性神经性皮炎

皮损与局限性神经性皮炎相似,但分布广泛而弥散,既有疏散性皮肤色、褐色或淡褐色扁平丘疹,亦有大小不一苔藓样斑片,好发于头部、四肢、肩、背、腰部等处,有的皮损可沿抓痕呈现条状排列,自觉 阵发性剧痒,夜间尤甚,患者常因此失眠而情绪烦躁。

本病病程慢性,常经年不愈,有时虽能减轻或消退,但易反复,或旧的消退而在身体其他部位又有新发。因剧痒易抓伤表皮,可致湿疹样炎或继发感染,或因处理不当而产生接触性皮炎。

【组织病理】

表皮角化过度与轻度角化不全,钉突延长加宽,棘层肥厚,偶可见海绵形成,但不形成水疱。真皮内慢性炎症细胞浸润,并可伴成纤维细胞增生甚至纤维化,银染色示 Schwann 细胞增生。

【诊断及鉴别诊断】

根据慢性病程、好发部位、显著瘙痒、皮疹形态和苔藓化斑片等特点,诊断不难。临床需与下列诸病做鉴别。

(1) 慢性湿疹

有时常与神经性皮炎不易鉴别,现将两者不同点归纳如下(表 35 - 1)。

表 35-1 慢性湿疹与神经性皮炎的鉴别

鉴别点	慢性湿疹	神经性皮炎
发病原因	内外因素均有,变态反应常占重要位置;发病原因多不清楚,且不易发现	常与精神因素或神经功能障碍有关
发病部位	全身任何部位均可发生,多为对称性或局限于外阴、小腿、手足、乳晕等	局限型好发于颈项、肘、腘窝等处;播散型者好发于头、四肢、肩、腰等处
损害形态	开始多有急性皮疹史,以后渐演变为以浸润、肥厚、色素改变为主的慢性损害	开始以瘙痒为主要症状,继而呈现为扁平丘疹,渐演变为以苔藓样变为主的损害,边缘明显

(2) 扁平苔藓

损害多为暗红、淡紫或皮肤色多角形扁平丘疹,表面平滑,中央稍凹,可累及黏膜及指(趾)甲。组织病理有诊断价值。

(3) 原发性皮肤淀粉样变

好发于两小腿伸侧及上背部,损害为粟粒至绿豆大、圆形或不规则圆形、褐色丘疹,有蜡样光泽,成群或密集成片,有的呈现念珠状排列。组织病理切片用结晶紫染色,有高度诊断价值。

(4) 特应性皮炎

皮损亦多为苔藓样斑片,好发于肘、腘窝、颈部等处,有时与神经性皮炎不易区别,但本病在哺乳期有婴儿湿疹史,常伴发哮喘、过敏性鼻炎等,且常有家族过敏史。结合实验室检查,不难鉴别。

【防治】

说服患者主动配合与疾病抗争,是治疗本病的关键。开始让患者谈疾病的发生发展和治疗经过以及个人看法,然后医生将有关神经性皮炎的知识,择要告诉患者,使他们知道本病的发生可能与神经精神因素有关,只要坚持不抓,就有可能较快痊愈,并说服患者采取乐观主义态度,发挥主观能动性与瘙痒作斗争。

由于痒而不抓并不容易,因此在治疗时,应同时给内服、外用止痒药以帮助其度过难关。内用药主要为抗组胺制剂等。于晚饭后或睡前服用。外用药一般夏季用液剂(如复方醋酸铝搽剂、地塞米松煤焦油搽剂、地塞米松丙二醇等),冬季用乳膏(如各种糖皮质激素、5%苯唑卡因乳膏等)或软膏(如5%硫黄煤焦油软膏、5%~10%糠馏油或黑豆馏油软膏等)为宜,以后再根据患者的反应情况随时调整用药。如皮损局限,夜间痒而不能控制搔抓时用"肤疾宁"硬膏局部外贴(发汗季节勿用),48小时换一次,颇有帮助,因既保护了皮损不受外界的恶性刺激,又有硬膏内药物缓渗入患处发挥作用。其他如曲安奈德皮损内注射疗法,盐酸普鲁卡因封闭疗法,电吹风热烘疗法,磷-32、锶-90局部敷贴疗法,液氮、二氧化碳冷冻疗法,皮肤针局部滚刺疗法等,酌情选用亦有效果。有继发感染时,应先用抗菌药物,待感染症状消退后再用上述处理。

避免搔抓,沐浴时少用肥皂。淋浴水温不宜过高。不宜过食辛辣等刺激性食物。

局部用药可根据患者年龄、皮损范围、皮疹程度,酌情选用不同效能强度的糖皮质激素制剂、非激素类抗炎剂(如乙氧苯柳胺、氟芬那酸丁酯)或一些免疫调节剂(如他克莫司、吡美莫司)。

症状严重者,可内服些抗组胺类药,如赛庚啶、酮替芬、西替利嗪、氯雷他定等。

35.6 渗出性神经性皮炎(exudative neurodermatitis)

本病系指主要发生于面部及四肢伸侧出现急性湿疹样皮损。好发于中老年女性。发病原因尚不明。

【临床表现】

绝经期女性好发。发病多突然,于面部及四肢伸侧出现急性渗出性湿疹样皮损,皮损成片,可相互融合,但掌跖从不受累,主觉剧烈瘙痒及灼热感,接触水常可使瘙痒及病情加重。皮损发作与缓解交替出现。

【组织病理】

表皮角化不全,粒层缺乏,棘层不规则增厚,水肿明显并含海绵状小疱,常伴淋巴细胞和粒细胞浸润。真皮亦有水肿,上部血管扩张,周围有炎性浸润。

【诊断及鉴别诊断】

根据临床皮损特征,发生于绝经女性,可予以诊断。需与以下疾病做鉴别。

(1) 接触性皮炎

面部及肢端急性接触性皮炎常累及眼睑和掌跖,且皮肤斑贴试验阳性。

(2) 特应性皮炎

更年期后妇女的特应性皮炎以侵犯四肢曲侧为主,皮损干燥且常伴有特应性皮炎其他临床及实验室特点。

(3) 淤积性皮炎

慢性淤积性皮炎可出现湿疹表现,但常先有静脉功能不全和慢性皮炎史,继而广泛加剧。

【治疗】

粗制煤焦油搽剂或乳膏外用。如效果不佳可选用糖皮质激素制剂。酌情服用1~2种抗组胺类药物。湿敷可能使症状加剧,应该避免。

35.7 渗出性盘状苔藓样皮炎 (exudative discoid lichenoid dermatitis)

本病为一种以渗出和盘状、苔藓样、浸润及风团等表现为特征的慢性多形性皮肤病。由 Sulzberger 和 Garbe 首于 1937 年综合报道,故亦称 Sulzberger - Garbe 综合征。40~60 岁男性特别是有神经质的犹太人较为多见,但妇女和青少年亦可受累。本病较少见。

【病因】

尚不清楚,近年多强调精神因素刺激和自身过敏对本病发生的重要性。

【临床表现】

在典型病程中主要有以下几种表现。

(1) 渗出性盘状损害

突然发生,多数大小不一,直径数毫米至数厘米的卵圆形盘状斑片,限界清楚,隆起而带渗液、糜烂及结痂。分布广泛,好发于阴囊、阴茎、四肢伸侧、上胸、骶部和肩胛等处,面部特别是鼻梁、腋窝和腹部亦可受累,位于躯干部的盘状损害倾向与皮纹一致。主观有剧痒和发凉或灼热感。这些皮损持续时间较短,常迅速消退或转化为苔藓样变。

(2) 苔藓样损害

包括全身干性、毛囊和毛囊性鸡皮疙瘩样丘疹和大的苔藓化斑片,持续时间最长,阴茎部的斑片甚至可作为唯一残迹,持续数年之久。

(3) 浸润性损害

系盘状斑片变为浮肿浸润损害,浸润明显者常伴局部淋巴结肿大,临床酷似蕈样肉芽肿,或其他类型的网状母细胞瘤病(reticulo-blastomasis),瘙痒严重,夜间尤剧。

(4) 风团损害

可在本病过程中任何时期发生,但约半数病例主要发生在苔藓样盘状损害期,风团小而较深,较一般荨麻疹更为持久。

以上皮损除皮肤外黏膜亦可受累。病程较长,常缓解与复发交替,持续数月至数年。

【组织病理】

主要表现在真皮上部和中部,可见小动脉扩张,管壁增厚,内膜的核肿胀,毛细血管扩张,小动脉周围有致密的带状急、慢性炎症细胞浸润,特别是血管壁附近有大量浆细胞等浸润。表皮改变主要为角化不全,棘层肥厚,海绵及水疱形成。

【实验室检查】

血中嗜酸性粒细胞常增高,分类计数可达 0.06~0.60,其他常规往往正常。

【诊断及鉴别诊断】

根据患者多为具神经质的中年男性,临床有典型皮损过程,病理检查真皮小动脉周围浆细胞浸润,诊断可以确立。在渗出期需和接触性皮炎、钱币状湿疹、渗出性神经皮炎以及疱疹样皮炎等区别。在苔藓期和浸润期需除外扁平苔藓和蕈样肉芽肿。

【治疗】

可应用抗过敏、镇静、止痒等疗法,局部外搽糖皮质激素及焦油类制剂,对皮损广泛、瘙痒剧烈或疗效不理想的顽固病例,可酌情采用内服或注射糖皮质激素,但必须正确把握用量、用法及疗程,否则易致复发加剧。

35.8 感觉异常症(Paraesthesia)

感觉异常症为皮肤由某些疾病所引起的异

样感觉,例如麻木感、触电感、针刺感、烧灼感或特殊的寒冷感等。常局限于一定的神经支配区域。

本病常由于神经炎、血管性疾病或胆酸中毒等疾病使外周神经遭受病理性刺激的情况下而发生;当各种原因引起局部肢体缺血(例如周围血管闭塞性疾病)时,也可出现多种异样感觉;局部肢体在严寒低温条件下,也可出现类似局部缺血的感觉异常。此外,中枢神经系统的功能障碍也能引起。

对本病可用维生素 B_1、B_{12} 等药物,针灸、按摩也可应用,但主要还需针对病因进行处理。

35.9 头皮感觉障碍(scalp dysesthesia)

本病是慢性皮肤感觉障碍的一型,主要见于中老年女性,抗抑郁药物治疗有效。

【病因】

尚不明确,是精神障碍而造成的慢性疼痛,还是慢性疼痛而引起的精神障碍,尚无肯定结论。由于三环类抗抑郁药物治疗有效,目前认为是一种神经功能障碍性疾病,伴有继发的精神病状况。抗抑郁药物治疗有效的机制可能有三:① 药物缓解了因慢性疼痛而引起的抑郁症,从而改善了患者的症状;② 三环类抗抑郁药物有止痛作用;③ 抑郁与疼痛可能共有一个相同的生化机制。

【临床表现】

患者主诉头皮刺痛、灼痛和/或瘙痒,而无任何头皮损害。部分患者可伴有抑郁、焦躁、猜疑等精神症状。精神负担、心理压力、焦虑也可使疼痛加重。患者多为中老年妇女,年龄 35~70 岁不等。病程自数月到数年不等。

头皮感觉障碍属于皮肤感觉障碍综合征之一。其他诸如口腔烧灼综合征(burning mouth syndrome)、女阴痛(vulvodynia)、阴囊痛(scrotodynia)和非典型性面部痛(atypical facial pain)等均可归属为综合征群。

诊断本病时重要的必须首先除外一切潜在的局部和系统性器质性疾病。

【治疗】

低剂量的抗抑郁药物有效,可用多塞平 50 mg 睡前服用。

35.10 感觉异常性背痛(notalgia paresthetica)

背部有麻刺感、烧灼感、痛觉过敏和触痛等异常感觉,主要位于肩胛骨下 T2~T6 的感觉神经区,其发病可能与神经创伤或挤压有关。患处常因患者自觉或不自主的触摸、摩擦或搔抓可有色素沉着或紫色斑片。

35.11 神经肽性肢端感觉异常(neuropepidergic acral dysesthesia)

本病系指一种局限于手、足部仅表现为慢性瘙痒、刺痛等感觉异常性皮肤病症。患区皮肤神经肽(P 物质、血管活性肠肽和降钙素基因相关肽)检查,显示皮肤神经肽纤维增加。

【临床表现】

患者自觉手足背、掌跖部皮肤瘙痒、刺痛,局部无明显皮损,病程慢性。症状不受温度、情绪变化的影响。除肢端感觉异常外,患者的神经、精神检查均正常。1∶10 000 组胺皮内注射,红斑与瘙痒反应与对照相同。紫外线(280~340 nm)最小红斑量局部照射,每周 3 次,共 3 周,未引起症状加重。

【组织病理】

直接免疫荧光查神经肽 P 物质、血管活性肠肽和降钙素基因相关肽,显示病变皮肤神经肽纤维增加。

【诊断】

根据肢端感觉异常而又无皮疹,及免疫病理检查结果可明确诊断,有时应与痒点(itching point)鉴别,此病痒感局限于骨突出部位,可持续数分钟、数小时或更长,局部加压可以缓解症状。

【治疗】

0.25%辣椒辣素乳膏,局部涂搽,日 3 次,2 周症状可完全消失,且病变部皮肤内神经肽纤维恢复正常。这可能是由于辣椒辣素能干扰神经肽的贮存和释放。

35.12　水痛症(aquadynia)

水痛症是由水诱发的一种皮肤反应,在沐浴后全身有强烈的灼痛感,但无可见的皮肤损害。可持续 15~45 分钟。可能是由于接触水后所发生的一种去甲基肾上腺能性疼痛。本病可视为水性瘙痒(aquagenic pruritus)现象的延伸。

【病因】

疼痛的发病机制涉及介导痛觉的交感神经。研究反射交感神经营养障碍显示交感神经的介入可消除疼痛和痛觉过敏。在灼痛局部注射或外涂去甲基肾上腺素,可产生剧烈的疼痛。局部外用可乐宁——α_2-肾上腺普萘洛尔能拮抗剂,可消除因机械或冷引起的灼性神经痛、痛觉过敏。这种水痛症的一些患者可用普萘洛尔或可乐宁治疗,所以这种疾病可能为去甲基肾上腺素能性疼痛。普萘洛尔为 β-肾上腺素能阻断剂,它比肾上腺素能阻断剂可乐宁疗效差。疼痛持续的时间与从神经末梢释放的去甲基肾上腺颗粒耗尽的时间一致。水性瘙痒可能有一相同的去甲基肾上腺源,因为用可乐宁也可奏效。故水痛症又被视为水性瘙痒中的一种特殊类型。

【实验室检查】

在皮肤疼痛时,血浆儿茶酚胺的水平升高,去甲基肾上腺素在浴前为 726 pg/ml(血浆),浴后为 1 103 pg/ml(正常为 120~180 pg/ml)。肾上腺素浴前为 120 pg/ml,浴后为 163 pg/ml(正常小于 60 pg/ml)。总儿茶酚胺浴前 854 pg/lml,浴后为 1 266 pg/ml(正常 140~730 pg/m)。

皮肤活检正常,其中肥大细胞计数也正常。血细胞计数、血生化指标、尿检均正常。IgA、IgG、C3、白蛋白、纤维蛋白原均正常。

【治疗】

可乐宁 0.1 mg 日 2 次;或普萘洛尔(propranolol) 10 mg 日 2 次,但 80 mg 日 1 次更有效。

35.13　灼痛(causalgia)

灼痛又称反射性交感神经营养不良。是由于周围神经不完全性损伤引起的局部皮肤表面剧烈而持久的感觉过敏或烧灼感。

Postts 在 18 世纪晚期首先论述了外伤引起本病的报告。Mitehell 在 1972 年确定了"灼痛"这个名词。

在较大的神经受损伤后,灼痛的发病率约占 20%,但仅 5% 的病例症状可持续较长时间。是由于受损害的神经含有大量的交感神经纤维或受损伤的神经传导性尚未完全破坏,或由于外伤使血管毒性物质释放到神经末梢及丘脑受到过度的刺激所致。

往往上肢较下肢常见,多见于正中神经及坐骨神经损伤。约 50% 的病例痛一开始位于损伤的部位,以后可局限于患侧神经的分布区域,表现为烧灼痛、感觉过敏及营养障碍。疼痛通常在损伤后 1~2 周开始,多发生在伤肢的远端部分,以指端、手掌或足底为剧。呈自发的剧烈的持续性烧灼样疼痛,可因轻微的刺激或情绪激动而加剧。并且可伴有血管舒缩变化的改变,可出现患肢皮肤充血或苍白、发热、发亮、变薄及出汗。指甲生长快并压痛、变形,常由于指尖疼痛而致使甲沟弯屈。关节强直,不灵活及肿胀。骨骼脱钙,肌肉萎缩。

根据病史,排除中枢神经系统疾患以后,诊断不难。

早期可考虑内科疗法,口服苯妥英钠、镇痛剂。亦可给予普鲁卡因静脉封闭及维生素 B_1 肌内注射。此外,局部按摩、电疗都可应用。如以上方法均无效可做交感神经节切除术。

35.14　皮痛(dermatalgia)

皮痛也称皮肤神经痛(neuralgia cutis),表现为皮肤疼痛而并无可见及的损害。

病因尚不清楚。多见于中年女性,但男性亦可发病。与皮肤感觉过敏有关。常见于神经症及癔病、神经梅毒、运动性共济失调、脊髓结核及顿挫型带状疱疹。少数消化不良、风湿病、子宫功能障碍、闭经的患者亦可发生皮痛。Buck 报道 1 例习惯性流产的年轻妇女眉及腕部有皮痛。

皮痛常为局限性，多见于头皮、脊柱部位或掌跖部。疼痛的程度不定，可由轻微的灼热感至剧烈的疼痛。痛的性质不同，有灼热感、冷热感、冷冻感、刺痛、摩擦痛、切痛或撞击感等。也可像有一股热气或冷水或电流突然袭击皮肤的感觉。但都无任何皮肤损害可见。

【治疗】

根据病因，如驱梅毒、抗风湿治疗。也可用镇痛或镇静药。维生素 B_1、B_{12} 可减轻症状。此外，用针灸及理疗也能缓解症状。可用热水袋和冰袋放于痛处，也可暂时减轻痛觉。

35.15 人工皮炎(factitial dermatitis)

又称自我损伤(self-inflicted injuries)、伪装皮损(feigned eruptions)。是患者自己有意制造的自伤性皮肤损害。可发生于任何年龄，但以女性青年或中年较多见。引起人工皮炎的精神异常复杂而各不相同，有时可无明显的精神因素，精神分裂症者可引起严重自我毁损。

自我损伤性损害的形态和分布变异很大，可从红斑和浅表剥蚀一直到坏死性齿缘性溃疡，形态奇异而不规则，常有尖角和直边，不同于一般天然发生的皮肤疾患。损害常位于患者手所能及之处，常不对称。可由抓擦、切割、烧灼、应用酸碱等原发性刺激物或注射刺激性或毒性物质所引起。

突然发生的奇特的不典型损害，不能以一般皮肤病解释者应疑为本病。

心理问题不解决，本病不易根治。必要可请心理科医生会诊。

35.16 神经官能性表皮剥蚀(neurotic excoriation)

【定义】

本病系由无意识的强迫性的通过挖掘、搔抓或摩擦自己皮肤的习惯行为所致。

【流行病学】

Erasmus Wilson 于 1874~1875 年首先用此名报道。本病主要见于女性，任何年龄均可发病，但最严重和顽固的病例年龄在 30~50 岁。

【病因及发病机制】

自伤是本病的病因和加重因素。患者的个性有偏执强迫倾向：刻板、追求完美、好指责、有控制欲以及怕犯错误、犹豫不决等，而沮丧是常见的。这些患者很少有皮损知觉，难以处理无意识的自伤。当自伤威胁外观时可停止。这一现象可能与神经介质 5-羟色胺有关，与之相关的疾病包括神经症等，因强迫行为患者难以自控而出现临床表现。

【临床表现】

有些患者往往显得心神不定，出现如痤疮、毛囊炎或昆虫叮咬等样皮损，然这些皮损被认为是个体习惯所致。较严重患者常中年发病，起初为风团样丘疹，后因反复抠挖、摩擦、搔抓等而加重，形成环形、卵圆形和线形的表皮剥蚀，皮损好发于手能伸及的部位，如躯体两侧，多对称，并常局限某部位，固定某时间。患者会感到不能承受的紧张，并因无自控力而感到羞愧和羞辱。临床同时可见疾病发展过程中的各种皮损，如伴色素沉着或深、浅溃疡，已愈的肥厚性瘢痕，色素减退或色素沉着，以及萎缩性瘢痕。

【组织病理】

无特异性，视皮损的不同而变化。

【诊断及鉴别诊断】

根据患者具有沮丧、强迫性格，但易承担造成皮损的责任，而无原发皮肤和内脏原因，结合临床皮损特点可做出诊断。

【治疗】

应给予心理治疗如认识调整和心理分析。病程短、症状轻的患者经局部用药、情绪调整和多塞平等治疗可痊愈。病程长、性格已定型、长期心理治疗无效者可予行为治疗。病情严重的儿童和年轻人，其心理病理很显著，认识调整治疗可预防症状恶化，伴随其他有益治疗，皮损可同时消退。有报道用抗忧郁药如盐酸氟西汀(fluoxefine)、氟伏沙明(fluvoxamine)治疗较严重的病例,尤其是伴有忧郁的老年患者,显示 50% 症状可得到控制,但药物需长期使用。

皮损予以对症治疗。

35.17 皮肤垢着病(cutaneous dirt adherent disease)

本病系一种局限性显示持续性污垢性物质附着的皮肤疾患。发病原因不明。目前认为其发病与精神因素有关。

日本坂本邦树于 1960 年首次报道 1 例 17 岁女性,在乳晕附近有多发性褐色小丘疹,用棉花蘸汽油擦后消失,诊断不明。1975 年浜田等报道 2 例,为两姊妹,年龄 9 岁和 11 岁,乳晕周围有褐色色素沉着。1984 年山田等报道 1 例男子 17 岁,双颊部黑褐色污垢样角化性损害,一部分呈现小结节,一部分呈绒毛状。我国北京 1982 年见 1 例女性 51 岁,额部褐色痂一年半,发病前 2 月因车祸有过脑震荡,以后常头痛。日本报道的病例年龄 9~17 岁,皮损均为双侧性,北京所见的病例,皮损为单侧性。

对本病例应重视心理疏导。皮损局部可予以低浓度皮肤角质还原剂或角质剥脱剂如硫柳膏、尿囊素硅油乳膏或维 A 酸乳膏等。

35.18 疾病恐怖症(nosophobia)

疾病恐怖症是以对某些特殊的疾病怀有强烈恐惧为特征的一种神经症。病因未明。有些患者具胆怯、害羞、依赖、内向等性格。部分患者曾有受不适当卫生宣教或精神创伤的经历,此可为诱因。

与皮肤有关的疾病恐怖称为皮肤病恐怖(dermatophobia),常见的有麻风恐怖(leprophobia)、梅毒恐怖(syhilophobia)、疥疮恐怖(scabiophobia)、臭汗症恐怖(bromidroziphobia)等。患者因怕罹患某种疾病,常反复考虑得了这种疾病如何得了、会有多大痛苦等,终日情绪焦虑,思想包袱沉重,常反复要求医生做不必要的检查或给予预防性治疗措施,不达目的不罢休。

治疗应以心理咨询为主,适当应用安定类抗焦虑药物和小剂量氯丙咪嗪(chlorimipramine)之类抗忧郁药物。

35.19 寄生虫病妄想(delusions of parasitosis)

本病系指患者错误地认为自己皮肤有寄生虫感染。

寄生虫病妄想与疾病恐怖同属思维障碍范围内的疾患。患者大多是未婚或离婚中老年妇女,精神常较紧张,敏感多疑。受到某种精神刺激,便促使其发病。可能是独立精神病如中毒性精神病、早发痴呆寄生虫狂期、忧郁症和寄生虫狂四种精神病之一。

本病多见于中老年妇女。患者自觉皮肤有瘙痒、烧灼、虫痒、刺痛等症状。初发于身体暴露部位,以后发展到胸、腹、大腿等其他区域。患者坚信自己的皮肤上有某种寄生虫,即使皮肤上的碎屑,也认为系寄生虫,故经常用物理、化学、机械的方法刺激皮肤,企图去除病虫害,因而造成皮肤表皮脱落、溃疡等伤害。常到医院要求医务人员给予不必要的检查与治疗。当医务人员否认其有皮肤寄生虫病存在时,又难以使其相信,顽固地坚持其错误信念,某些患者可维持妄想达多年之久。寄生虫妄想可发展影响他人,使其产生与患者相近的妄想,称为感应性精神病。曾有报道在同一家庭里有 4 名患者。

根据上述临床症状,皮损刮片做显微镜检查,排除真菌和寄生虫感染而做出诊断。

治疗困难,应请心理科医生会诊,使患者接受心理治疗。吩噻嗪类可减轻妄想症状,使精神症状消失。如因烟酸缺乏病引起精神失常,可治疗原发病,消除妄想。如因缺乏某些食物引起寄生虫妄想,可适当调整食谱。皮肤表现可对症治疗。

35.20 皮肤行为症(cutaneous behavior disorders)

本病是一种心理障碍性皮肤病,患者以采用

损伤自身皮肤的方法获取快感久而成习为特征。多见于儿童及少年。

【病因】

除遗传素质外,错误教育以及不良环境影响致使患儿心理失常。此外,体内缺乏锌、铜等微量元素而致神经功能障碍也可能诱发本病。

【临床表现】

皮肤行为症的临床表现不一,主要有：吮吸手指,久而指头浸渍、肿胀,发生湿疹样改变;反复舐吮口唇及其周围皮肤,致受舐区发生边缘清楚的潮红、糜烂或脱屑、增厚、色素沉着等一系列改变(称舌舐皮炎,dick dermatitis);反复无意识啮咬指(趾)甲,致指(趾)甲残缺不全,指端可有肉刺及瘢痕;叼咬或抓伤手指、手背或前臂等处皮肤,常致出血、瘢痕及色素改变;紧握手部使手指出现水肿、瘀斑或甲下出血,或长期紧缚某一部位,引起皮下组织萎缩或出现胼胝样角层肥厚;反复碰撞头部发生头部创伤或制造自身撕裂伤,甚至以企图自杀来显示其勇敢。

【治疗】

不宜采取强制措施,应以心理疗法为主,适当应用镇静剂。对因营养缺乏锌、铜等微量元素诱发本病的少儿患者经补充纠正后常可获得痊愈。

35.21　拔毛癖(trichotillomania)

是患者自觉或不自觉地将头发、眉毛、胡须、腋毛或阴毛拔去。一般是连根拔出。若毛发不是全部拉出而是折断者则为断发癖秃发(trichoclasomanic or trichkryptomic alopecia)。毛发处于退行期。

【临床表现】

脱发区常为单个,或几个,常位于额顶部或额颞部,但身体其他有毛发部位均可发生。儿童中较多见,一般为 4~10 岁的儿童,智障儿童中尤为多见。成人少见,成人中以妇女较多。

早期毛囊示严重损伤,而毛干正常,或有脆发。以后,许多毛囊萎缩,只产生软的、扭曲的毛发。

【治疗】

应劝阻患者继续拔毛,一般情况在劝阻后可停止拔毛。有个别拔毛成瘾,则可在一段时间内将毛发剃去,使其无毛可拔,过一段时间后可能忘却此不良行为。

35.22　捻皮癖(dermatothlasia)

本病为强迫性神经症患者的一种症状,这种患者常不隐瞒其不合理行为,但也不能纠正其不应有的动作。常不自觉或无法控制地去摩擦、揉捏和搔抓自己的皮肤。手所及之初,如面颈部、躯干上方及上肢等处,常有抓痕、血痂、色素沉着及湿疹样变化,亦可有浅溃疡及瘢痕形成。

【治疗】

树立患者治愈疾病的信心,消除精神紧张。适当安排工作和学习,转移其对疾病的注意力。必要时,可给予适量镇静剂。

35.23　咬甲癖(nail biting, onychophagia)

多见于有神经症的儿童和青春期青少年。患者常有吸吮手指的不良习惯。

【临床表现】

指甲远端受累的机会较多,可累及一个或多个指甲。甲板缩短,甲的游离缘常呈锯齿状。有时可整个指甲被啮咬,甲表面常无光泽,有横沟或嵴,也可有甲下出血、匙形甲、甲软化、甲萎缩。咬甲者的常见并发症为甲周疣和甲沟炎。

另有一种与咬甲癖相似的病症,患者具有一种难以抗拒的撕扯指甲的欲望,致使指(趾)甲甲板破损,成为剔甲癖。

【治疗】

进行教育,纠正不良习惯。可以用暗示疗法。如为儿童,可在甲部及甲周皮肤上涂擦黄连、氯霉素及氯喹等药物,使其因畏苦而逐渐停止咬甲。

(黄　雯)

第 36 章 黏 膜 疾 病
目 录

第 36 章

黏 膜 疾 病

皮肤病变可以发生在接近皮肤的黏膜处,如结膜、鼻黏膜、唇、口腔黏膜、外生殖器与肛门等处。或是在有皮疹的同时,还有黏膜损害,或由皮肤蔓延到黏膜。例如天疱疮、Behçet 病的结膜损害,梅毒、麻风与结核病患者的鼻黏膜表现,维生素 B_2 缺乏症、Reiter 病与黏膜白斑常累及外生殖器黏膜,湿疹与尖锐湿疣亦常发于肛门黏膜。这些内容已在有关章节中叙述,本章叙述一些主要发生于黏膜的疾病。

黏膜与皮肤的结构有些不同。没有毛发与汗腺,正常黏膜也没有皮脂腺,其表面仅是一层扁平鳞状上皮细胞而无角化层,易受损伤与侵害。由于结构上的不同,加之生理功能、内外环境、干湿条件等差异,黏膜损害和发生于皮肤上的皮疹也就有所不同,损害的颜色变化较少,其形态也常因潮湿、浸渍与摩擦等因素而改变,排列与分布亦无明显规律,易出现浸渍、糜烂与溃破,造成诊断上的困难。

36.1 接触性唇炎(contact cheilitis)

本病是指唇部因接触外界物质而发生的局部刺激性、变应性应反应。

常见于妇女。可由使用各种化妆品,如油彩、唇膏、牙粉、局部治疗某些皮肤病的药物所致,这些药物含有各种各样的致敏物,如石炭酸、苯唑卡因等;此外食物(如芒果、柑橘、柠檬等食物)、植物及金属亦可引起。一些职业性因素,如吹奏萨克斯管、单簧管等乐器者。损害主要位于唇部,亦可蔓延到周围皮肤。停止接触后症状减轻,再用时又复加重,并演变成慢性。

【临床表现】

病变位于接触部位并与接触面积大体一致 急性接触性唇炎是以红肿、水疱及糜烂、结痂为特征。慢性接触性唇炎是以干燥、脱屑、变厚与皲裂为特征。亦可发展成白斑和疣状结节。慢性接触性唇炎的癌变率较高。

【诊断及鉴别诊断】

本病诊断不难。临床上需与光化性唇炎和剥脱性唇炎相鉴别。

【治疗】

去除各种致病因素是防治重要措施。局部酌用糖皮质激素制剂多可见效。慢性者可外用润肤剂。对于长期不愈者,必要时应进行病理组织检查。若有癌变征象可试用激光、冷冻或手术切除。

36.2 剥脱性唇炎(cheilitis exfoliativa)

本病是以唇红缘持续性脱屑为特征的慢性、浅表性、炎症性疾病。

本病原因不明。常伴有脂溢性皮炎、皮脂腺异位症、齿槽脓肿以及离位性素质,或有舔唇、咬指甲的习惯。某些具有致敏物的唇膏、牙膏,有些含有抗生素或其他药品的漱口水,或某些食物(如咖啡、橘子汁、番茄汁等)或香料、纸烟等也可能敏唇红缘而发生唇炎。

多见于年轻女性。神经质的女性尤易患此病,每因精神波动而发病。

【临床表现】

损害发生于唇红缘,特别易发生于下唇红缘处,有时可波及上唇,偶可扩展至面部。炎症多起自下唇中部,唇红干燥,脱屑或结痂,鳞屑脱落后露出鲜红光亮面,以后又渐发生鳞屑。唇红缘往往干燥而发生皲裂,易出血,伴疼痛与触痛。由于唇部干燥不适,患者经常用舌舔唇,甚至用牙咬唇,因而唇部常受刺激,使干裂更加严重。有的患者为了减轻涂药后不适或疼痛,常将口唇外噘,致使唇肌紧张、血流不畅而使唇黏膜越发受到空气的刺激而加重。病程为慢性,可持续数月至数年之久。

【诊断及鉴别诊断】

唇红缘,特别是下唇红缘处反复发生鳞屑、结痂性损害有助于诊断。需与下列疾病鉴别。

(1) 接触性唇炎

有明确接触史,症状轻重与接触物性质、浓度、时间有关。斑贴试验常阳性。

(2) 光化性唇炎

唇部干燥、脱屑性损害发生在暴晒阳光之后,每于夏季加重或诱发。

(3) 腺性唇炎

唇部可见到肥大的腺体和扩张的腺管开口部及其分泌的黏液,有时可摸到肥大的腺体形成的结节。

(4) 盘状红斑狼疮

唇部盘状红斑狼疮亦可表现为鳞屑,结痂与开裂。但是仔细检查可见此损害边界清楚、毛囊口扩大以及萎缩性变化与毛细血管扩张。

(5) 黏膜良性淋巴细胞增生症及黏膜良性浆细胞增生症

发生于唇部时,与剥脱性唇炎相似,亦可反复发作,以致唇部肿胀、发红、干裂,或糜烂、脱屑、结痂,或为肉芽肿性唇炎表现。病程迁延。活组织检查在淋巴组织增生症时可见许多淋巴滤泡,滤泡中心为组织细胞,周围为密集而弥漫的浆细胞浸润。此两病对放射治疗均较敏感,可选用X线局部照射或用放射性核素局部敷贴治疗。鉴于淋巴细胞与浆细胞均与免疫有关,故亦可用糖皮质激素或免疫抑制剂治疗。

【治疗】

剥脱性唇炎的治疗首先应该寻找及去除可疑的病因。同时注意口腔卫生,避免风吹或日晒等外界刺激。局部可选用糖皮质激素软膏或抗生素软膏。有报道外用他克莫司治疗有效。当出现裂隙时可以使用1%硝酸银液烧灼。可试用氨苯砜50 mg,每日2次;氯喹250 mg,每日1~2次进行治疗。亦可酌情考虑激光、冷冻或同位素锶-90浅层X线局部照射治疗。

36.3 光化性唇炎(actinic cheilitis)

本病又称 夏季唇炎(summer cheilitis)、光化性剥脱性唇炎(cheilitis exfoliativa actinica)、日光性唇炎(solar cheilitis)。

本病系对光线过敏所致的唇部的一种湿疹性改变,每因光线照射而诱发或加重。

【简史】

1923 年 Ayres 首先报道此病,并命名为光化性剥脱性唇炎。每在夏季加重,故 1939 年又由 Marchionini 取名为夏季唇炎。

【发病情况】

本病多见于农民、渔民及户外工作者,以男性为主,有统计示女性仅占发病率的2.5%。

【病因及发病机制】

本病与日光照射有密切关系,是常年过度日晒引起的一种唇炎,症状轻重与日光照射时间的长短成正比。多见于内服或外用含有光感性物质再经日光照射致敏而发病。有的可查出卟啉类物质。

本病也有家族性发病病例。

【临床表现】

损害发生于唇部,尤其容易发生于下唇部。表现为肿胀、起疱、糜烂、结痂或干燥、脱屑、皲裂等湿疹性改变。依起病的快慢及症状轻重,临床上分两种类型。

(1) 急性光化性唇炎(acute actinic cheilitis)

即 Marchionini 型,此型少见。发作前有暴晒史,急性起病,以下唇为主。先为朱红色至青红色轻重不等的肿胀,继而发生成群的、密集的小水疱,疱壁极薄,迅速破裂、糜烂,表面盖以黄棕色血痂或形成溃疡,溃疡深如火山口状,边缘较硬,底部覆以污浊的痂,易出血。往往累及整个下唇。

轻者仅于进食或说话时有不适感,重者灼热和刺痛,影响进食和说话。一般全身症状较轻。

(2) 慢性光化性唇炎(chronic actinic cheilitis)

即 Ayres 型,为潜隐发病或由急性者演变而来。早期为唇部干燥,伴细小脱屑,鳞屑易剥离,不久又形成新鳞屑。如此日久,致使唇部组织失去弹性,到冬天易形成皱褶和皲裂。长期不愈者,唇黏膜变粗糙、角化过度,继而发生浸润性乳白色斑片,称为光化性白斑病(actinic leukoplakia)。最终可演变成鳞状胞癌。

上述两型可混合存在。此外,尚可并发日光性湿疹。也常合并有结膜炎、角膜炎等其他眼部症状。患处有紧绷感,进食酸、辣或热食时有灼热、疼痛等不适之感。

多在暴晒后发病。有明显的季节因素,春末起病,夏天加重,秋天减轻或消退。

【组织病理】

表皮变化不一,常表现为角化过度、粒层变薄、棘层肥厚或粒细胞肿胀、核染色加深,表皮突延长。真皮乳头血管扩张,真皮带状炎症细胞浸润,浸润细胞以淋巴细胞、组织细胞为主,少数为浆细胞和多核多巨细胞。白斑期除上述病变外,可见细胞异型和假性上皮瘤样增生。

【诊断及鉴别诊断】

依据本病的临床表现,发病与光线密切相关,夏天反复的病史,易与其他类型的唇炎区别。但应与唇红部的盘状红斑狼疮及扁平苔藓相区别。

(1) 盘状红斑狼疮

唇部红斑狼疮亦可见鳞屑、结痂与皲裂等表现,其境界清楚,边缘显一狭窄的炎症带,中央区可见萎缩与毛细血管扩张等改变。唇以外部位亦常可见类似病变。

(2) 扁平苔藓

常表现为斑片状损害,可上覆鳞屑、痂皮与皲裂等,其排列常成网状、花纹状或环状,而且其周围可见散在性紫红色、多角形的扁平丘疹。组织病理检查有诊断价值。

【治疗】

局部可搽糖皮质激素软膏、黏膜溃疡膏、维 A 酸软膏等。

内服氯喹、复合维生素 B、烟酰胺、对氨基苯甲酸片(即 PABA)、小剂量糖皮质激素或静脉注射硫代硫酸钠等。

光动力学疗法。有报道称氨基酮戊酸(5-aninolevulinic acid)的光动力学疗法有治疗前景。

【预防】

寻找及去除可能诱发的因素,如唇膏、某些食物(如芹菜、无花果。马齿苋等)或某些药物(如苯巴比妥、苯妥英钠、磺胺类、灰黄霉素等)。避免日晒,外出时可戴阔边帽、撑伞或涂防晒剂,如 5% PABA 乙醇液、3%奎宁或 5%二氧化钛软膏等。如有恶性征兆时,应手术切除。

36.4　腺性唇炎(cheilitis glandularis)

本病又称唇部黏液腺炎(myxadenitis labialis),是以唇部异位唾液腺的增大和继发性炎症性改变为特征,故又有脓肿性腺性唇炎(cheilitis glandularis apostematosa)之名。

本病是以唇红缘及唇部内侧有肥厚的黏液腺及所分泌的黏液,并露出腺口为特征。

1870 年 von Volkmann 首先报道本病。腺性唇炎常在青春期后发病,高龄者多,其发病率各家报道不一,约占皮肤科患者的 0.1%、0.3%到 3%。

【病因及发病机制】

本病病因不明。可能是先天性的,呈常染色体显性遗传;也存在后天性因素的,如有致敏的牙膏、漱口水,或外伤,如吹奏乐器者较多见;吸烟、口腔卫生不良、情绪也可能影响本病。Volkmann 认为咽部及口腔黏膜发炎时,唇部腺体也伴有一种卡他(catarrh)性发炎,少数病例伴多发性红斑损害。

【临床表现】

好发于下唇,而上唇、颊部及喉部黏膜可同时有肥厚的黏液腺,表现为唇部肿胀,上覆一层胶黏的薄膜,每当晨起时,上唇和下唇往往贴在一起,在下唇红缘及齿面部有多数界线清楚的黏液腺管口,像筛孔般散布在黏膜的表面,用手指捏摸时,这些肿大黏液腺有砂粒样感。

患处肿胀、绷紧感,有时有触痛和感觉过敏。

临床上根据症状及病变的程度分两型。

(1) 单纯型腺性唇炎(cheilitis glandularis simples, 即 Puuente 型)

是黏液腺的增生和导管、排泄孔的扩大而无炎症症状,故唇炎之称欠妥。为后天性,病情较轻。临床上见唇黏膜潮湿结痂、浸润肥厚部散在数个至数十个直径为 2~4 mm 的黄红或黄色小结节,此为黏液腺扩大的导管,其开口部稍隆起,从两侧挤压唇部时,有稀薄的、无色透明的黏性液体从管口排出,唇部可肿大 2~3 倍。多数无自觉症状。

(2) 化脓型腺性唇炎 (cheilitis glandularis suppurativa)

系指单纯性腺性唇炎继发化脓性球菌感染而言,故其炎症反应较明显,并被 认为是癌前期病变。多为先天性或家族性。临床上依炎症的轻重及病变部位的深浅又分为:

1) 浅表性化脓性腺性唇炎(cheilitis glandularis suppurative superficialis, 即 Baelz - Unna 型)

又称 Baelz 病,此型炎症仅侵犯导管而黏液腺本身无影响。唇部肿胀、疼痛,伴浅表性溃疡。表面结痂,痂下有脓性分泌物,除去痂后,露出红色湿润的基底。挤压时有透明或混浊的黏液从腺口排出。在慢性阶段,黏膜表面浸渍发白,有时呈白斑病样改变。

2) 深部化脓性腺性唇炎(cheilitis glandularis suppurative profunda, 即 Volkmann 型)

此型炎症更重,从黏液腺累及腺间质,在深部形成脓肿及瘘管,分泌脓性黏液。脓肿反复发作并伴有瘢痕形成,黏膜表面溃烂、结痂,唇部增大,有不同程度的疼痛和不适感。全身症状表现轻或不明显。

【组织病理】

正常人的口唇唾液腺是混合型,其导管开口于黏膜部,但是与外界接触的唇红部缺如或数目很少。而在腺性唇炎时,唇红部唾液腺增生,腺口扩张、分泌,亦即异位性增生,导管显著扩张并含有嗜伊红性物质。

主要病理改变是棘层肥厚,表皮不规则增生,伴有海绵形成,黏膜下腺体增生、腺管扩张。扩张的腺组织有时形成囊肿。

单纯性腺性唇炎几乎无细胞浸润,而化脓性腺性唇炎可见淋巴细胞、浆细胞、组织细胞等慢性炎症性浸润或肉芽肿改变。导管形成脓疡,有的部位大量中性粒细胞浸润,另一方面逐渐纤维化。下唇部易受阳光照晒损伤,故其病变更为明显。

【预后】

本病可癌变。其癌变率在 18%~35% 之间。其原因尚不明了,可能与局部不洁、吸烟、日光照晒与放射治疗等有关。尽管如此,目前尚不主张把本病视为癌前期病变。

【诊断及鉴别诊断】

唇部,特别是下唇红缘伴有肥厚性黏液腺的炎症性改变时可明确诊断。临床上需与光化性唇炎、剥脱性唇炎及鳞癌相鉴别。

【治疗】

(1) 单纯性腺性唇炎

局部或试用糖皮质激素软膏与内服 10% 碘化钾,每次 10 ml,每日 2 次,连服 1~2 个月,或可见效。

(2) 炎症性、化脓性腺性唇炎

应局部或系统加用抗生素。有脓肿和瘘道时,应切开引流并使用抗生素。

(3) 肉芽增殖和纤维化病例

可切除后整形。据报道损害内注射曲安西龙(triamcinoloneb)有效。

【预防】

注意口腔清洁卫生。寻找及排除可疑的原因。有恶变迹象时应手术切除,进行根治疗法。

36.5 肉芽肿性唇炎(granulomatus cheilitis)

本病是上唇或下唇,偶尔同时累及的复发性慢性进行性肿胀,终至永久性巨唇,所以又称肉芽肿性巨唇炎(granulomatous macrocheilitis)或名 Miescher 唇炎。

【简史】

Miescher 于 1945 年首先报道此病。其组织学改变与梅尔克松-罗松塔尔综合征（Melkersson-Rosenthal syndrome）相同。至于两者是否为同一种疾病则有争论。目前倾向于将其视为同一种疾病，而作为 Miescher - Melkersson - Rosenthal 综合征的表现之一。

【病因及发病机制】

病因不明。有认为是龋齿填料，或是细菌、结核感染的一种延迟性超敏反应。或是与内分泌紊乱有关。也有认为是肉样瘤的一型。目前多数认为本病是一独立疾病。通常患者的一般健康状况良好。

【临床表现】

本病少见。好发于中青年。初为唇黏膜突然发生的弥漫性肿胀，或仅为局部的肿胀感，以后转为周期性发作。发作与缓解交替出现，但缓解期肿胀不完全消退，病情逐渐加重而呈持续肿胀。边界通常清楚，呈正常肤色或稍红，以至紫红色，柔软或有弹性感，如捏软橡皮样。局部温度较高，指压后不留痕迹。重时口唇干燥脱屑、皲裂。有时唇黏膜可见白色小颗粒状物。发作时局部可有麻木感或发干。一般无全身症状。

好发于唇部，以上唇为多。亦可同时发生于前额、颊部、牙龈、上腭、眼睑、舌下区等部位。个别病例可伴发颈或颏下淋巴结肿大。

【组织病理】

表皮大致正常。真皮、皮下为慢性肉芽肿性炎症细胞浸润。浸润细胞以淋巴细胞、浆细胞、上皮样细胞为主，有时混有嗜酸性粒细胞和多核巨细胞，故有认为本病与肉样瘤有关。亦可见血管周围性淋巴及组织细胞浸润。淋巴管扩张，有时部分闭塞。

【诊断及鉴别诊断】

根据唇部突发性弥漫性实质性肿胀，缓解期不完全消退，进行性加重而又无全身症状，诊断不难。需鉴别的疾病有：

（1）血管性水肿

指发生于唇部的血管性水肿，也常为突然发生的局限性实质性肿胀，但是多在 1~2 天内消退，

且常伴发别处风团或荨麻疹的既往史。

（2）浆细胞性唇炎

以下唇为主，上唇亦可受累。为唇部持续性、永久性、伴微小硬的、有漆样光泽的红斑，易糜烂结痂或水肿浸润，亦可肥厚，后期有萎缩性改变。

（3）双重唇

多见于上唇，幼年起病，由于唇黏膜肿胀，外侧唇红部与内侧黏膜交接的口围线上出现一条沟纹，以致形成双重唇的表现。

（4）Ascher 综合征

指双重唇再加上眼睑复发性肿胀及因之而形成的眼睑松弛，可伴有非突眼性甲状腺肿。与遗传有关。主要是由于唇腺增殖及其导管扩张所致。

【治疗】

① 试服糖皮质激素如泼尼松，开始时每日 40 mg，分次服用，见效后减少剂量。② 据报道服氯法齐明（氯苯酚嗪）100 mg，每日 2 次，连续 10 天，再每周 2 次，连服 4 个月，对部分病例有效。③ 有报道沙利度胺、维生素 D_2 及异烟肼治疗有效的。④ 局部外用糖皮质激素软膏或局部注射给药。⑤ 必要时考虑整形外科的手术治疗。

【预防】

寻找及去除慢性病灶，如扁桃体炎、龋齿、齿槽脓肿等，注意口腔清洁卫生。

（朱光斗）

36.6　Melkersson - Rosenthal 综合征

本病又称面肿、轻瘫、皱襞舌综合征（edema of face-facial paresis-lingua plicata syndrome）。主要特征为肉芽肿性唇炎、面瘫和皱襞舌，故又称巨唇-面瘫-皱襞舌综合征。本病不一定 3 种症状全部出现，如只有其中 1、2 个症状者称不全型。对只有唇部病变者称为肉芽肿性唇炎（Miescher 唇炎）。本征由 Rossolimo 于 1901 年首先报道，之后于 1928 年、1930 年分别由 Melkersson 和 Rosenthal 加以描述后确定故又名 Miescher-Melkersson-Rosenthal Syndrome。发病率约为 0.08%。

【病因及发病机制】

病因尚不清楚。有遗传学说、感染学说(可能和弓型虫感染有关)、神经营养学说(有些病例伴有自主神经系统功能紊乱或解剖上发育障碍如颅咽管瘤、耳硬化症等)、变态反应学说(可能由感染或其他原因引起的变态反应)。亦有认为本病是结节病的一个临床亚型,但无后者的其他临床表现如无肺部病变、Kvein试验阴性,而且结节病在唇部多为孤立或多发性结节,很少呈弥漫性巨唇。总之,本征是一种可能由多种原因引起的疾病。

【临床表现】

男女均可发病,常起病于青少年。临床上有三大特征,即面肿、面瘫与皱襞舌。

面肿是最常见、最突出的症状。表现为颜面特别是口唇黏膜附近突然发作的非凹陷水肿,发作后逐渐消退,初起消退较快,犹如血管性水肿,可于数小时至数天后基本退尽,随即反复发作,皮损由柔软转坚实且持续而不退尽。损害边界不清,一般无炎症和自觉症状。轻者仅限于唇部(好发于上唇,其次为下唇),重者可波及一侧或双侧颊部,有时额、脸或头皮等处也可累及。发作时可伴有轻度全身症状如发热、不适等。约半数患者可有局部淋巴结肿大。

外周面神经瘫痪表现约占30%,多为一侧性,常出现于面肿症状之后或同时,也有先于面肿前数月或数年出现的。面瘫可于短期内恢复,也可持续存在。其他脑神经,如嗅神经、听神经、舌咽神经和舌下神经等偶可受累。

皱襞舌表现约占30%,患者舌面出现沟纹,其深浅、纵横不一,除本病波及时有肿胀外,也可因食渣等刺激,舌质较正常的红肿并伴有灼痛。

其他的皮肤表现有:多汗症、肢端发绀、大理石样皮肤、肢端动脉痉挛症等。伴发的其他病症有巨结肠、耳硬化,甚或弥漫性硬化症等。

本病一般对患者健康无大影响,但因反复发作后唇红呈吸盘样外翻及引起结缔组织增生,肌纤维肿胀和萎缩,造成唇、颊等处面部畸形,给患者精神上带来很大痛苦。

【组织病理】

组织病理检查显示:早期仅有水肿和血管外周淋巴细胞浸润。病程长的,部分病例中可有致密的和多形的细胞浸润,并有局灶性肉芽肿形成。而表皮改变为非特异性的,没有诊断价值。

【诊断及鉴别诊断】

如三种主要症状同时存在,诊断不难。需与下列疾病相鉴别。

(1) **血管性水肿**

只有面肿时应与之相鉴别,后者虽可反复发作,但总在短期(1~2天)内退尽,同时可伴发其他类型荨麻疹。

(2) **面部丹毒**

发病时有明显红、肿、热、痛等炎症表现,附近可发现感染灶。反复发作后可留有象皮肿。

(3) **Ascher 综合征**

是一种慢性进行性上唇肿大,软而不规则分叶,自幼发生,可伴有睑皮松垂,可能系唇唾液腺,或为副泪腺肥大,伴有不同程度纤维囊性和炎性改变所致。

有时还应与淋巴管瘤、血管瘤、神经纤维瘤、结节病相鉴别。

【治疗】

尚无满意疗法。

① 糖皮质激素:内服糖皮质激素一般无效,可试局部注射曲安奈德。② 对持久不退的必要时可试用局部 X 线照射。③ 有报道氨苯砜每日 100~150 mg 或氯法齐明(clofazimine)每日 100~200 mg 或沙利度胺(thalidomide)每日 100 mg 可以改善部分患者的病情。特别严重者可考虑用免疫抑制剂(硫唑嘌呤)。④ 口唇过度巨大者可考虑在黏膜侧做楔形切除。

(朱光斗 刘承煌)

36.7 浆细胞性唇炎(plasma cell cheilitis)

本病系唇部的一种炎症性疾患。在组织学上为弥漫性成熟浆细胞浸润。这种以浆细胞为主的炎症还可见于口腔、女阴和龟头。在龟头处者称之为 Zoon 龟头包皮炎。

【病因及发病机制】

病因不明,可能是对某些病理性刺激后发生的一种免疫反应。此外,长期日光刺激亦可能是本病原因之一。故有认为是光化性唇炎的一部分表现。

【临床表现】

皮肤损害以下唇为主,上唇亦可受累。初为唇黏膜伴微小硬结的、有漆样光泽的红斑,易糜烂结痂或水肿浸润,亦可肥厚,后期有萎缩性改变,或可在不同部位同时有肥厚及萎缩性病变。病程慢性,常持续存在。

【组织病理】

可见黏膜上皮轻度增生伴程度不同的海绵形成。真皮有弥漫性慢性炎症细胞浸润,为成熟的浆细胞。真皮血管无炎症反应而血管周围亦有较多的浆细胞浸润。

【诊断及鉴别诊断】

根据临床表现与组织病理特征,一般诊断不难。有时需与黏膜白斑、Queryral 增殖性红斑、浆细胞瘤、浆细胞性棘皮瘤(plasmoacanthoma)相鉴别:后者是一种肿瘤,伴有口腔黏膜特别是沿着口角的浆细胞浸润。

【治疗】

① 避免刺激:减少病理性、物理机械性刺激。② 避光,可使用防晒剂外涂。③ 局部可涂抹糖皮质激素制剂,或糖皮质激素局部注射。④ 有报道灰黄霉素每天 500 mg 治疗有效。

36.8　巨唇(macrocheilia)

本病是指唇部体积的增大,可局限于唇的一部分,或累及全部,可发生于上唇或下唇,或上下唇均受累。外伤、感染、过敏与肿瘤等均可引起巨唇。临床上有急性与慢性之分。大部分已在各有关疾病中叙述,下面介绍炎症性巨唇。

炎症性巨唇好发于上唇,常由于链球菌感染所致。急性期唇部有明显红肿疼痛及邻近局部淋巴肿大,可由于反复感染、屡发淋巴管炎导致淋巴管纤维化,从而形成慢性持久的淋巴水肿。有时慢性炎症性巨唇的诊断较难。

重点在于控制感染,选用适当抗生素,慢性炎

症性淋巴水肿可酌情加用糖皮质激素以增强疗效。

36.9　传染性口角炎(perlèche)

本病是发生在两侧上下唇联合处口角的一种慢性对称性感染性的浸渍、糜烂、皲裂现象。因有糜烂,又称口角糜烂。因常无明显的炎症充血症状,所以又称为口角症。因病变常累及邻近黏膜,故又称口角唇炎(angular cheitis)。

任何年龄均可发生,儿童为多,可在学龄前儿童流行,亦见于成年人。多因接触传染而发病。常由念珠菌或化脓性球菌所致。亦可在擦烂和维生素 B_2 缺乏的基础上继发感染。此外,唾液分泌过多浸渍口角、牙科材料过敏等亦可引起。

【临床表现】

通常对称地发生于口角部位皮肤,亦可以扩展至附近皮肤及唇内侧黏膜。初起为边界不清的淡红斑,继而发生浸渍及略微肥厚与结痂,并伴微小而浅的横裂,不易出血。此时如张口,可见损害基部发红,其尖端指向口角而成楔形。慢性期患处粗糙、浸润、皲裂,可见口角有向外及下的辐射状皱纹。

自觉轻微烧灼及干燥感,因之常用舌尖舐触。张口运动可导致痂裂出血,引起疼痛。一般数周可愈。易复发。

传染性口角炎患者除口角病变外,舌苔也常变厚、变腻,营养不良引起者,常伴光面舌;由白念珠菌引起者,在口腔黏膜,尤其舌面上也有白色凝乳状假膜(俗称雪口、鹅口疮),其中含有很多白念珠菌,易被抹去而不引起出血;如由化脓性球菌引起者,可产生纤维素性白色假膜,故称这种口炎为膜性口炎。如将此假膜用力抹去,黏膜表面往往有少量出血,不久以后假膜又生成。

【诊断及鉴别诊断】

根据临床的典型表现,诊断不难,有时需要与维生素 B_2 缺乏病相鉴别。

【治疗】

针对不同原因选择用药。念珠菌引起者可选用 0.2% 龙胆紫液,或每毫升或每克含 1 万 U 的制

霉菌素溶液或软膏,亦可用每毫升含 2~8 万 U 的曲古霉素混悬液,或 1%~3% 克霉唑或咪康唑霜外用。化脓性球菌引起者可选用 0.5% 金霉素或新霉软膏,或 1∶5 000 杆菌肽软膏、2% 磷霉素软膏、5% 莫匹罗星软膏。此外,皲裂处可涂用 2%~10% 硝酸银液。

亦可内服维生素 B_1、B_2 或复合维生素 B。

注意食具消毒,避免接触传染,手帕、衣服、被褥等煮沸消毒。

36.10 口疮性口炎(aphthous stomatitis)

本病又称复发性阿弗他口炎(recurrent aphthous stomatitis,RAS)、复发性口腔溃疡(recurrent oral ulceration,ROU)、复发性阿弗他(recurrent aphthosa,即复发性口疮)、复发性阿弗他性溃疡(recurrent aphthous ulcers)、口溃疡(canker sores)。

本病是指口腔黏膜复发性、单发或多发的、孤立的、圆或椭圆形浅表溃疡,伴剧烈的自发性烧灼样疼痛,过程呈自限性。一般 7~10 天愈合。

【简史】

祖国医学称此病为口疮,对其症状及发病机制描述较详细,而且治疗方法亦较多。在国外,1818 年 Isnard 等报道本病,1895 年 Neumann 命名为阿弗他(aphthous)口炎。

【发病情况】

本病是口腔黏膜病中最常见的溃疡类疾病。据统计,人群发病为 20%~60%。女性较多,约为男性的 2 倍。常初发于学龄儿童及青年期,中年以上可看到不同程度的复发。阿弗他口炎有些人复发频繁,但某些人好像终身具有免疫力。有认为这是与自主神经易感性有关。亦有家族发病者。

【病因及发病机制】

病因不明。可能由多种原因引起。曾认为是病毒感染,也有认为是过敏反应或内分泌紊乱;女性患者多与月经周期有关,即经前在排卵后 7 天内连续发生新损害,而且怀孕 3 个月后病情会明显缓解,分娩后突然加剧等,故认为与黄体酮的增加、雌激素水平的降低有关;又有认为与溃疡病、肝病以及消化道功能紊乱等有关,便秘者易诱发此病;亦有认为与睡眠不足、情绪波动、神经衰弱、过敏体质、慢性病灶有关。此外,食物的刺激和局部创伤(如破牙冠、残根、刷牙不慎等)也易导致黏膜溃疡的形成。有报道此病的家族发病率高达45%,故认为与遗传因素有关,属多基因遗传。

近来研究认为本病与 Behçet 综合征、复发性坏死性黏膜腺周炎属同一疾病的不同表现。可能属自身免疫性疾病范畴;其早期损害的发生、发展过程极似迟发型变态反应,病程迁延,反复发作;在病变的组织中有大量的淋巴细胞和单核细胞浸润;直接免疫荧光检查发现溃疡处有网状荧光,并认为此处有 IgA 沉着;血清中出现自身抗体和球蛋白值增高。有报道华人复发性口腔溃疡 HLA-DRW9 抗原基因密码密切相关。

【临床表现】

本病以口腔黏膜反复发生溃疡为特点,其自然演变可分为 4 个阶段,即前兆、疱疹、溃疡、愈合。

第一期(前兆期):损害发生之前 1~2 天,局部先有刺痛、紧张、烧灼、疼痛或感觉过敏。有些患者无此先兆症状。

第二期(疱疹期):初起时口腔黏膜有直径为 2~10 mm 的圆形或椭圆形、边界清晰的红斑或淡黄色丘疱疹,单个或多发,在 12 小时内其表面变灰白色,起皱如锡箔样,继续增大,变成水疱,持续 2~3 天,伴程度不同的疼痛。

第三期(溃疡期):上述损害逐渐增大、破裂,形成表面微凹的浅溃疡,溃疡周围红晕明显,边缘整齐,基底柔软,无硬结,表面清洁,覆盖一层疏松的淡黄色纤维素膜。常伴比较剧烈的烧灼痛,尤其在咀嚼和接触酸、辣等刺激性食物时更为明显,4~5 天后疼痛骤然减轻,进入第四期。

第四期(愈合期):溃疡表面覆盖的纤维素膜脱落,显露出肉芽组织的愈合面。损害通常在 2~3 周内愈合,不留瘢痕。

本病好发于黏膜未角化或角化较差的组织,故皮损多见于唇内侧、颊黏膜、舌尖、舌缘、软腭、腭弓等部位,而角化良好的龈和硬腭极少发生。

本病的特点是反复发作。轻者间歇发生,常数个月一次。重者可连绵不断,持续较长时期,以致溃疡此愈彼起,经久不愈。有些患者病程达数年至数十年之久。全身健康多无改变。但因疼痛较重,往往造成精神痛苦,以致影响生活、学习和工作。

女性患者多与月经周期有关,在经前期复发或病情加重,妊娠3个月后可明显好转而获缓解,绝经期后可不再发病。本病常有家族史。常常发现患者直系亲属中一个或几个也患此病,但还没有确证认为此病与遗传有关。

患者常伴有胃肠道功能紊乱,如同时并发特发性脂肪痢和慢性溃疡性结肠炎或习惯性便秘。有用无谷胶(gluten)食物获效的报道。

本病病程长短与性别无关。自然缓解也是其特点。有统计约2/3的患者在15年内将会缓解,而1/3的患者病损可持续40年。根据本病的临床特点,有些学者把本病分为三型,即轻型阿弗他溃疡(minor aphthous ulcers,MiAU)、重型阿弗他溃疡(major aphthous ulcers,MjAU)及疱疹性溃疡(herpetiform ulcers,HU)。其不同点参见表36-1。

表36-1　阿弗他口炎三型的不同点

特　点	MiAU	MjAU	HU
男女之比(女性百分比)	1:1.3 (56%)	1:0.8 (44%)	1:2.6 (73%)
初发年龄(岁)	10~19	10~19	20~29
损害大小(mm)	<10	>10	1~2
部位	唇、颊、舌	唇、颊、舌、上腭、咽	全部口腔黏膜
数目(个)	1~5	1~10(常为单个)	10~100
愈后留瘢痕(%)	8	64	32
占三型中比例(%)	80左右	8左右	8左右
病程(自然缓解)	<15年(过半数<5年)	2/3的患者>15年(男性病程较长)	<5年(占40%) 6~15年(占30%) >15年(占30%)

【实验室检查】

常规化验多在正常范围内,没有特异性。近来免疫学研究进展发现半数以上患者淋巴细胞转化率降低,当疾病缓解时可渐恢复正常。Dolby等

报道用齿龈上皮靶细胞的细胞毒性试验阳性,以及Donatsky等报道用白细胞游走试验以研究链球菌的超敏感,结果发现约半数对链球菌2A抗原显示细胞超敏感性。Lehner用鞣酸细胞血凝试验发现237例MiAU及MjAU患者中的75%,HU患者中的20%,其血清中有抗口腔黏膜抗体,这些抗体主要是IgM,其次是IgG。

本病患者的甲皱、舌尖、唇黏膜等部位的微循环观察发现,患者毛细血管静脉端曲张、丛数变少、管襻形态异常、血流速度减慢、血流量减少。提示患者血黏度增高等改变。

【组织病理】

病理变化无特异性,早期(溃疡前期)为急性炎症性改变:粒层水肿,形成浆液性水疱,乳头层毛细血管扩张,管壁增厚,管腔闭塞伴有炎症细胞浸润,浸润细胞以单核细胞为主;溃疡期表皮有局限性坏死,伴有白细胞碎片的纤维素性渗出,其黏膜下层有大量中性粒细胞浸润,因此处有丰富的神经,故有剧痛。

病变部位的唾液腺及导管变性、破裂和坏死,导管周围有大量炎症细胞,病灶的边缘除中性粒细胞外,还有不同数量的淋巴细胞和单核细胞浸润。溃疡后期以慢性肉芽肿改变为主。

【诊断及鉴别诊断】

根据反复发作的病史及局部以黄(假膜色黄)、红(炎性红晕)、凹(溃疡面凹)、痛(灼痛明显)为特征的溃疡不难诊断。需鉴别的有如下几种疾病。

(1) Behçet病

口腔损害不易与本病区别;但是同时或病程中可见有眼部、外阴与皮肤的损害,可资鉴别。

(2) Vincent咽峡炎(Vincent's angina)

溃疡较深,且伴剧痛及明显臭味,局部淋巴结常肿痛。

(3) 其他

如单纯疱疹,手、足、口病,周期性粒细胞减少症与复发性坏死性黏膜腺周围炎等临床上也可出现类似损害,诊断时应予以注意。

【治疗】

目前的治疗方法在于减轻症状,促进溃疡愈

合,而尚不能防止复发。治疗分局部与全身两种。

(1) 局部治疗

治疗目的在于止痛、消炎、保护溃疡面避免外界刺激,促进愈合。某些轻症病例,溃疡数目少时,间歇期长又很少复发者,局部用药就可很快愈合,并不需要全身用药。其常用的药物如下。

各种糖皮质激素制剂可以减轻疼痛及促进溃疡愈合。大片的剧痛溃疡可用醋酸氢化可的松或醋酸去炎松混合液做病变基底部浸润注射,每周2次,也可加等量普鲁卡因(以减少注射时的疼痛),如注射4~5次无明显效果时应考虑停药。

2%龙胆紫液或金霉素250 mg溶于5~10 ml水中,先含漱后咽下,每日4~5次,可有消炎、止痛作用。

腐蚀性药用于溃疡少且溃疡小的偶发病例。如1%~10%硝酸银液、10%~30%三氯醋酸酊涂溃疡面,使蛋白凝固形成假膜,保护创面。操作时先揩干创面上唾液,后涂药于溃疡面,切勿烧灼周围健康组织。这只在溃疡期内使用,溃疡已趋愈合者忌用,以免影响愈合。

剧痛难忍的溃疡可用0.5%达克罗宁、2%地卡因涂抹,或含漱1%~2%普鲁卡因液,特别在进食前用此法,可以减少痛苦。亦可用利多卡因溃疡处注射。

锡类散、冰硼散、珠黄散、青黛散或养阴生肌散等中药散剂局部敷散可达止痛、消炎、保护溃疡而避免外界刺激、促进愈合的作用。烫疮油局部涂抹有效。

理疗:激光、微波等治疗仪或口内紫外灯照射可减少渗出、促进愈合。

(2) 全身治疗

注意患者的一般情况。有胃肠道功能紊乱者应注意纠正。有小肠吸收不良症者可试服无谷胶食物。伴月经周期而复发的病例可考虑用雌激素治疗,更年期或卵巢切除后发生的口疮可用甲基睾酮合并雌激素治疗。此外,还可酌情采用下列各法。

组胺球蛋白:每周2次,每次2 ml,肌内注射,对防止复发和延长复发期有一定疗效。

维生素:如维生素B_1、B_2、C等均可酌情给予,口服有困难者可以注射给药。

左旋咪唑:每周2天,每日3次,每次服50 mg,对某些病例有一定疗效。

糖皮质激素:对重症患者可考虑内服糖皮质激素如泼尼松每日1 mg/kg,并于2周逐渐减少剂量。

氨苯砜:每日50~100 mg,分2次口服。

沙利度胺:可用于严重的病例。100 mg,每晚服1次,连续2个月。常见的副反应有嗜睡和便秘,但停药后均能消失。孕妇忌服。

免疫功能紊乱者可试用胎盘组织液或丙种球蛋白、转移因子或胸腺素(如胸腺因子D)等以提高细胞免疫功能。

中医中药:本病多属心脾二经蕴热、虚火上炎之证,治以清心泻火泄热为主,佐降火之法。选导赤散合清胃散加减,常用鲜生地15~20 g、淡竹叶10 g、黄连3 g、鲜石斛10 g、沙参10 g、焦山栀10 g、生石膏18~24 g、当归10 g、木通3 g、生甘草5 g加减治疗。

36.11 复发性坏死性黏膜腺周围炎 (periadenitis mucosa necrotica recurrens)

本病又称口腔黏膜坏死性溃疡(ulcus necroticum mucosae oris)、阿弗他腺周炎(periadenitis aphthae)、密库力阿弗他(Mikulicz's aphtha)。

本病是复发性口疮病(aphtha)的一种变种。以复发性、疼痛性溃疡,愈后留下显著瘢痕为特征。

【简史】

1911年Sutton首先描述并命名。

【病因及发病机制】

病因不明。有为是Behçet综合征的一型,或是和阿弗他口炎相似的疾病。目前又有人认为是属于变应性血管炎的一型。

【临床表现】

本病多见于儿童及年轻人。初起时为直径2~5 mm大小、界限清楚、平而光滑的红色小结节。以后逐渐变大到1~2 cm大小,深达黏膜下层,波及腺体。3~4 天后损害破溃而逸出一团弹丸样干硬的坏死组织,而成为一个疼痛性、漏斗状溃疡,边缘不整,增殖明显,高于黏膜面,剧痛难忍,影响进食。经 7~10 天后愈合,但遗留下柔软的淡灰色瘢痕。损害往往只有一个,有的患者可能同时发生 2~3 个。

通常发生于口唇、颊黏膜或舌、咽等部位,偶可发生在阴茎头或女阴黏膜上。愈后往往复发,病程迁延可达数年之久。

【组织病理】

病理变化与复发性口疮相似,表现为非特异性溃疡,炎症反应明显,有多量淋巴细胞、浆细胞及一些嗜酸性粒细胞浸润。有的血管扩张、内皮肿胀、管腔狭窄。腺体也波及,可因炎症而破坏,腺导管上皮增生、变性。

【诊断及鉴别诊断】

根据复发性、疼痛性、深在性、坏死性溃疡及常侵犯腺体、愈后有瘢痕、治疗困难等特点,诊断不难。需鉴别的有:

(1) 阴茎结核疹

全在龟头部,尤以尿道口和龟头冠状沟处为多见。初起为深部结节,可自溃,溃疡边缘如蚕食状,愈后留下萎缩性瘢痕。病程慢性,无自觉症状。

(2) 周期性中性粒细胞减少症(cyclic neutropenia)

本病也有复发性、深在性、瘢痕性溃疡。但是溃疡数目较多,好发于舌、腭、齿龈和颊黏膜。此外还有皮肤脓肿、蜂窝织炎、荨麻疹、多形红斑样等皮损。血中中性粒细胞数减少,伴发热、不适与关节痛等症状。

(3) 手、足、口病

口腔溃疡好发于颊黏膜、齿龈,为高低不平的灰黄色溃疡,炎症及疼痛不明显,数目可多达 10 个。此外,尚有手、足部的皮疹。

(4) 其他口腔黏膜损害的疾病

如单纯性疱疹、复发性阿弗他和 Behçet 病口腔黏膜损害,其鉴别见表 36-2。

表 36-2 单纯疱疹感染、复发性阿弗他和 Behçet 病的口腔黏膜损害鉴别

鉴别要点	急性疱疹性齿龈口炎	唇的复发性疱疹	复发性口内疱疹	复发性阿弗他口炎(轻型阿弗他)	阿弗他腺周围炎(重型阿弗他)	Behçet 病
病因	单纯疱疹Ⅰ型	单纯疱疹Ⅰ型	单纯疱疹Ⅰ型	不明	不明	不明
年龄和性别	幼年,偶见于成人	成人,女性多见	成人,女性多见	成人,女性多见	成人,女性多见	成人,男性多见
前驱症状	低热、颈部不适	烧灼、麻刺感或瘙痒	无	疼痛、烧灼、感觉异常	疼痛、烧灼、感觉异常	无
诱发因素	单纯疱疹接触史	发热性疾病、精神紧张、日晒、创伤	发热性疾病、紧张、创伤	家族性、紧张、创伤、变应性	家族性、紧张、创伤、变应性	无
全身症状	发热、食欲减退、局部淋巴结肿大	—	—	常无,可伴胃肠道病或有铁、叶酸、维生素 B_{12} 缺乏	常无,可伴胃肠道病或有铁、叶酸、维生素 B_{12} 缺乏	血栓性静脉炎,结节红斑、眼、神经症状,复发性阴部或口腔溃疡
局部症状	口痛、口臭、多涎	局部痛、感觉异常	局部刺激、疼痛、常不严重	常为局部张力性疼痛	张力性口痛	类似复发性阿弗他口炎
损害	1~3 mm 黄色斑点、多发性水疱、溃疡、弥漫性红斑、水肿、齿龈肿胀	丘疹、水疱伴黄痂,唇部肿胀发红	成群分布,1~3 mm 小疱,点状溃疡,可融合成大溃疡	1~2 个,3~10 mm 丘疹,继而溃疡,伴红晕,覆黄或灰色痂	少数,大而深的环状溃疡,常无腐败组织	轻、重不等,口内损害常为最早症状
部位	齿龈、颊黏膜、舌、唇	唇干燥面、皮肤黏膜交界处的邻近皮肤	硬腭、齿龈附着处	颊、唇黏膜、舌前、前腭、可活动部分的黏膜	主要在可活动的非角化性黏膜部	类似复发性阿弗他口炎
病理	表皮细胞肿胀、气球状变性,细胞内包含物、多核细胞浸润	表皮细胞肿胀、气球状变性,细胞内包含物、多核细胞浸润	黏膜上皮糜烂、轻度坏死,早期以淋巴细胞为主的浸润	累及唾液腺的深溃疡,愈后留瘢痕	早期中性多形核白胞浸润,后期为慢性炎症浸润和组织破坏,伴急、慢性血管炎	

【治疗】

目前尚无较好的疗法。

（1）局部治疗

可用糖皮质激素软膏或用1%硝酸银、铬酸烧灼。亦可试用激光、液氮冷冻、浅层X线照射。微波治疗以促进溃疡愈合。烫疮油有止痛及促进溃疡愈合作用。

（2）全身治疗

糖皮质激素：如泼尼松每天15~30 mg，分3次服用。见效后每日减5~10 mg，总疗程2周左右。

沙利度胺：开始每日100 mg，见效后可减量至每日50 mg，可连续服用1~2月。

屡次复发者，可试种痘或注射组胺球蛋白。或可试用干扰素、转移因子、白介素等免疫调节剂。此外，尚可服用左旋咪唑，50 mg，每日3次，每周服药2~3天。一疗程2~3月，疗效不明显或无效时停药。

（3）长期不愈的溃疡或疑有癌变时

可以考虑手术切除，但应慎重。切除后的溃疡组织应同时送病理检查，以除外癌性溃疡。

36.12 溃疡性膜性口炎（ulceromembranous stomatitis）

本病又称樊尚咽峡炎（Vincent angina），是Vincent螺旋体及Vincent梭形杆菌引起的口腔黏膜的一种溃疡性急性感染。

【临床表现】

先有发热、全身不适，继而口腔黏膜红肿，并发生疼痛性溃疡，在溃疡面上紧贴着一层淡灰或灰绿色假膜，假膜黏着较牢，移除假膜时易引起出血。病变迅速扩大，蔓延，扁桃体、咽部及呼吸道的任何部分皆可受累。牙龈肿胀、出血。扁桃体可肿大，唾液分泌增多，口臭。由于溃疡疼痛而影响进食。常伴颌下及颈部淋巴结肿大。少数重症患者可发生皮肤红斑、大疱或浅溃疡。预后良好。经治疗后，多在数周内治愈。

【鉴别诊断】

本病需与白喉、梅毒、化脓性扁桃体炎相鉴别。

【防治】

注意口腔卫生，治疗慢性病灶，常服维生素C等常可预防复发。发病期间应用抗生素以控制感染。1%普鲁卡因液含漱可止痛。亦可选用珠黄散、锡类散以及烫疮油外涂以促进溃愈合。

36.13 坏疽性口炎（gangrenous stomatitis）

本病又称走马疳（noma）、樊尚口炎（Vincent stomatitis）、急性溃疡性牙龈炎（acute ulcerative gingitis）、急性坏死性牙龈炎（acute necrotizing gingitis）、溃疡性膜性牙龈炎（ulceromembranous gingitis），是一种严重的Vincent病原体感染而引起的口腔坏疽性病变。营养不良尤其是蛋白质缺乏者易患本病。

【病因及发病机制】

Vincent螺旋体和Vincent梭形杆菌为主要致病菌，可合并其他细菌感染。其发病与机体免疫状态密切相关。

【临床表现】

常见于麻疹后或患其他传染病的5~6岁内的幼儿。病损多见于牙龈边缘及牙龈乳头之间。口腔黏膜上先出现紫红色硬结，继而形成边缘突起的浅溃疡，迅速发展成坏疽并蔓延、扩大，而毁坏皮肤及邻近骨骼等组织，往往导致患者死亡。病程中有特异性腐败异臭。

【组织病理】

坏死区可见大量梭形杆菌和螺旋体，结缔组织内有炎症细胞浸润，可见大量中性粒细胞，亦可见到螺旋体。

【防治】

应注意护理：改善牙及口腔卫生。局部清创术等。局部可用1.5%~3%双氧水或高锰酸钾溶液反复含漱或用0.05%氯己定液含漱。

支持疗法：补充蛋白质及多种维生素，必要时少量多次输新鲜血。

控制感染：全身使用抗生素：青霉素、红霉素、头孢类抗生素、甲硝唑等，重症者静脉给药。

可试用烫疮油涂抹患处。

36.14　增殖性化脓性口炎（pyostomatitis vegetans）

本病是一种少见的综合征。为口腔中一种化脓性乳头瘤性病变,伴发胃肠道功能紊乱。

【病因】

本病病因未明。

【临床表现】

为发生于口腔黏膜任何部位的弥漫性乳头瘤样增殖。类似增殖性皮炎。损害为红至淡红色、圆形、表面平滑的无痛性的疣赘样隆起,其数目不断增多、扩大,可从口腔波及唇部,累及下颌及颈部。自觉有不适感。

患者以往或现在伴发胃肠道功能紊乱。

【组织病理】

黏膜变化是特征性的。伴发表皮肥厚、增殖,角化不良与成层脱屑的显著乳头瘤样突起。真皮有带状炎症细胞浸润,浸润细胞以浆细胞、淋巴细胞为主,间有散在或弥漫、片状或密集的中性粒细胞。在早期损害中可见嗜酸性粒细胞。

【诊断】

根据本病的特征性所见,加上胃肠道功能紊乱的病史,诊断不难。

需与口腔鲜红色乳头瘤病（oral florid papillomatosis）相鉴别,后者皮肤损害极相似,但无小肠病变。

【治疗】

局部可用激光烧灼或手术切除。但亦有复发病例。McCarthy 及 Shklar 报道,当结肠炎控制后,口腔黏膜损害往往消退。

36.15　口腔黏膜白斑病（oral leukoplakia）

本病系指发生在口唇和口腔黏膜上的角化性白色病变。从组织学角度,Waldron（1970）将白斑分为两型:① 无不典型增生型白斑;② 有不典型增生型白斑。

黏膜白斑病仅仅是临床特征的描写,而非任何特异性疾病的诊断。传统上皮肤病理学家一直把黏膜白斑看成是癌前期病变。近年来,许多口腔临床学家根据对口腔黏膜白斑的长期观察,发现多数为良性病变,发生癌前期改变仅占少数,3%～6%的黏膜白斑病最终可发展成癌。白斑发生的部位与恶性程度有关,如颊黏膜96%为良性病变,但口底和舌腹部的白斑恶性潜能大于其他部位发生的白斑。

【病因及发病机制】

病因尚不十分清楚,局部慢性刺激如不良的口腔卫生习惯、龋齿、牙位不正、长期大量吸烟以及过冷过热饮食的刺激,可引起口腔黏膜白斑病。全身性因素包括糖尿病、内分泌紊乱、维生素缺乏等也可能有关系。有人推测白斑是机体对慢性刺激的一种防御性反应,引起黏膜角层增厚并致密,从而保护黏膜下方的组织免于慢性刺激的损伤。

【临床表现】

本病在儿童和少年罕见。多见于中年以上男性,主要发生在颊、唇和舌黏膜,其次为硬腭、齿龈等处。初起为黏膜上细小点状、光滑的白色斑点或条纹,后融合成白色斑片,单发或多发,境界不清楚,如边缘稍隆起,则边界鲜明但不规则。晚期白斑增厚,表面粗糙不平无光泽,可发生糜烂、皲裂和小溃疡。通常无自觉症状,但对烫的或刺激性食物较敏感,可有针刺感或轻度疼痛。双颊白斑最多见,在咬合线处,宽约 1 cm,有时延伸至口角,在口角 1 cm 处为唇联合区,此区处白斑易恶变应予警惕。

【组织病理】

唇红缘和口腔黏膜上皮增生、过度角化,角质板紧密,粒层细胞增生,棘层不规则肥厚,上皮钉突增大,不规则下伸。早期基底细胞排列紊乱,个别角化不良,胞核深染,见核分裂相。重者有不典型细胞增生。原位不典型增生或称为癌前期白斑病者,常表现为肥厚性光化性角化病组织象。固有层上部常有较密集的淋巴细胞、组织细胞和较多浆细胞浸润。

【诊断及鉴别诊断】

由于多种疾病和因素均可以在口腔黏膜上引

起白色损害,白斑的鉴别诊断主要应与口腔黏膜上的其他角化型白色病变相鉴别。对长期不愈的白斑病,应做组织病理检查,排除癌变。

(1) 口腔念珠菌感染

临床上难于鉴别,但组织学上无不典型增生,可找到念珠菌假菌丝。

(2) 口腔扁平苔藓

临床上见散在扁平多角形小丘疹,组织学上皮细胞无不典型增生,基底细胞液化变性,固有层上部有以淋巴细胞为主的致密带状浸润。

(3) 白色海绵痣

是一种遗传性疾病,较罕见。好发于婴儿,少数发生于青春期。病变累及整个口腔黏膜,白色损害较厚,呈海绵状。如发生于 40 岁以上的患者,病变仅局限于部分口腔黏膜

(4) 先 天 性 角 化 不 良 (dyskeratosis congenital、Zinsser - Cole - Engman Syndrome)

少见的先天性异常,婴幼儿发病,几为男性。舌背及颊部黏膜白斑或广泛疣状增厚,舌乳头消失等。面、颈、肩、胸等部位皮肤网状灰棕色色素沉着。以此可与之相鉴别。

【治疗】

去除局部刺激因素,如改善口腔卫生、治疗病牙、少吃过冷过热的食物及戒烟等

治疗伴发的全身性疾病。亦可试服维生素 A 或维 A 酸。局部如瘙痒明显可给予止痒剂及其他对症治疗。0. 025% ~ 0.1% 维 A 酸软膏或鱼肝油局部涂抹。

如果去除刺激因素后 2 周白色损害仍未消退,则应切除病变组织,并做组织学检查。如为原位癌或浸润癌,则按恶性肿瘤的治疗原则处理。大面积的白斑可在切除后行游离皮片移植,覆盖创面,或采用冷冻激光治疗。

36.16 外阴白色病变(white lesions of the vulva)

本病系一组女阴皮肤、黏膜营养障碍而致的组织变性及色素改变的疾病。

长期以来,将皮肤和黏膜变白、变粗或萎缩的外阴病变统称"外阴白斑(leukoplakia)",也有将其中有非典型细胞者诊断为"外阴白斑",因而造成诊断标准的混乱。为统一认识,1975 年国际外阴病研究会将其改成为"慢性外阴营养不良(chronic vulvar dystrophy)",包括增生型营养不良、硬化苔藓型营养不良及混合型营养不良。近年来,国内外大量调查和研究发现,本病癌变率不高,绝大多数为非癌前期病变,仅 3% ~ 5% 可能发展成癌。

【病因及发病机制】

外阴白色病变的确切病因尚不清楚,除了全身性因素外,外阴的局部潮湿、热刺激等,也可导致外阴白色病变。近年通过氚(³H)标记胸腺嘧啶测定,认为真皮中存在一种能抑制表皮细胞分裂与生长、仅作用于表皮局部、具有组织特异性的蛋白质激素,称为抑素(chalone),它是一种具有组织特异性的蛋白质激素,能影响表皮细胞分裂与生长,使局部结缔组织增生,导致组织的代谢紊乱和营养不良性改变。

【临床表现】

临床上可将其分为 3 种类型。

(1) 增生型营养不良

发生于 30~60 岁的妇女。外阴奇痒为主要症状,抓破后伴有局部疼痛。病变范围不一,主要波及大阴唇、阴唇间沟、阴蒂和后联合等处,多呈对称分布。病变皮肤似皮革样隆起,有皱襞和鳞屑,呈湿疹样变。表面多为暗红或粉红色,夹杂有界限清晰的白色斑块,一般无萎缩或粘连。

(2) 硬化苔藓型营养不良

可见于任何年龄,多见于 40 岁左右妇女。病变处早期无症状或仅轻度瘙痒,晚期出现性交困难。损害累及外阴皮肤、黏膜和肛周皮肤。除皮肤和黏膜变白、变薄、干燥易皲裂外,并失去弹性。阴蒂多萎缩,小阴唇平坦消失。晚期皮肤菲薄皱缩似卷烟纸,阴道口挛缩狭窄,仅容指尖。幼女患此病常于小便或大便后感外阴及肛周不适,局部检查可见锁孔状珠黄色花斑样或白色病损。一般至青春期时,损害多自行消失。

(3) 混合型营养不良

主要表现为菲薄的外阴发白区,在其范围内

或邻近部位伴有局灶性皮肤增厚或隆起。

【组织病理】

(1) 增生型营养不良

表皮角化过度,棘层肥厚,上皮突向下延伸。真皮浅层有不同程度的淋巴细胞和少数浆细胞浸润。

(2) 硬化苔藓型营养不良

表皮角化过度及有角栓,表皮萎缩变薄伴基底细胞液化变性,黑素细胞减少,上皮突变钝或消失。真皮浅层胶原纤维均质化,真皮中层有淋巴细胞浸润带。

(3) 混合型营养不良

同时有上述两种类型病变存在。

在增生型和混合型中,如出现棘细胞排列不整齐,细胞形态大小不一,核染色深,分裂相增多,但基底膜完整时为不典型增生。根据不典型增生的范围和程度可分轻、中、重3度:不典型增生局限于表皮下1/3时为轻度,累及1/3~2/3时为中度,超过2/3但未累及全层时为重度。

【诊断及鉴别诊断】

本病的诊断主要靠组织病理检查。为提高诊断准确率,可先用1%甲苯胺蓝涂病变区,待自行干后,再用1%醋酸液冲洗,而后在着色深的部位取材。

本病应和以下疾病相鉴别。

(1) 真菌性阴道炎

外阴无萎缩粘连,真菌检查见菌丝,有时在原发病治愈后白色区即随之消失。如在表皮脱屑区涂以油脂白色可减退。

(2) 白癜风

无自觉症状,损害表面光滑,常波及女阴以外的皮肤。

(3) 炎症后继发性色素减退斑

如女阴瘙痒病、慢性湿疹和神经性皮炎等。外阴部病变主要为搔抓之后引起的继发性改变,如呈湿疹样或苔藓样,而外围皮肤则常失去色素。

(4) 扁平苔藓

病理有特异性改变。

【治疗】

除去诱因,经常保持外阴皮肤清洁干燥,忌用肥皂或其他刺激性药物擦洗,避免抓伤,不食辛辣或刺激性食物。

中药煎水外洗有较好的效果,可选用清热解毒燥湿的中草药。

局部治疗以止痒和消炎为主,可外用苯唑卡因霜及糖皮质激素软膏。对于角化增生性病变部位应用0.05%维A酸软膏,对硬化苔藓型营养不良者,给予2%丙酸睾酮鱼肝油软膏,每日3~4次,直至皮肤软化、粘连松解和瘙痒消除为止。

长期不愈的患者,应做活检,有恶变者,应做手术切除。

36.17 口腔毛状黏膜白斑(oral hairy leukoplakia)

本病又名口腔病毒性白斑(oral viral leukoplakia)、口腔扁平湿疣(oral condyloma planus)。

本病系指主要发生在舌侧缘的一种呈毛状的白色斑块性损害。

【简史】

1984年由Greanspan首先报道并命名为本病。此后陆续有所报道,因注意到本病与病毒感染有关,故又被称为"口腔病毒性白斑"。又由于该病在光镜下的特点与生殖道的扁平湿疣相似,还被取名为"口腔扁平湿疣"。三者实为一病,仅是研究者因观察的角度不同而各自命名而已。

【发病情况】

最初认为本病仅发生于同性恋和异性恋男性中,以后在吸毒者、血友病患者、接受输血和使用血液制品的妇女、HIV感染的女性的性伴侣等人群中亦有发生。患者年龄在20岁至50多岁之间,以40多岁为最多。

【病因及发病机制】

口腔毛状黏膜白斑好发于人T细胞嗜淋巴病毒Ⅲ型(HTLV－Ⅲ)易感人群。然而HTLV－Ⅲ不是本病的直接病因,仅在发生中起一定的促进作用。目前认为是EB病毒(EBV)或人乳头瘤病毒(HPV)或是EBV与HPV混合感染,亦有认为是由HPV合并疱疹类病毒感染所致。

发病机制尚不十分清楚,据推测患者早期感

染 HTLV-Ⅲ时,因 T 辅助细胞(CD4$^+$)功能下降、数量减少,导致淋巴因子产生减少,在此基础上又受 EBV 或 HPV、EBV 与 HPV 或 HPV 与疱疹类病毒感染所致。本病常发生于舌侧缘是由于舌侧缘的一小部分区域(直径为 0.2~0.5 mm)为上皮 Langerhans 细胞生理缺乏区,从而导致这一部位对抗原提呈能力降低,易被上述病毒侵袭所致。CD4$^+$细胞功能低下又使邻近区域的 Langerhans 细胞数目病理性地减少,病毒易于增殖、扩散,导致上皮的过度增殖,临床上可见由细密的角质突起而形成的毛样表面。

【临床表现】

72%皮损位于舌侧缘,次为舌腹、舌背、口底、颊、腭等部位。大多数患者舌两侧均有皮损,而每侧损害数目 1~4 个,多为 1 个,损害约为数毫米至 3.5 cm×3 cm 大小的脱色性白斑,微隆起,界限不清,表面起皱或呈毛状,为细小的白色垂直线条,平行排列于舌侧;有时可见粗大的斑块黏附于舌侧,颇似翻腾的云彩,不能被擦去。可伴发地图舌。有时伴轻度烧灼感或疼痛感。抗真菌治疗无效。

【实验室检查】

患者血清 HIV 抗体检测阳性;外周 CD4$^+$细胞绝对计数明显减少,CD4$^+$/CD8$^+$细胞比值低下;涂片 PAS 染色或培养,白念珠菌常阳性。

【组织病理】

表皮角层有毛状突起,角化不全,棘层肥厚;棘层细胞气球样变性,其中核固缩伴核晕、胞质丰富、淡染的空泡细胞尤为突出。表皮下少有炎症细胞浸润。免疫组织化学及电镜检查证实有病毒存在。

【诊断及鉴别诊断】

根据本病的特有临床表现,如位于舌侧缘的白色损害、白色斑块呈毛状外表、斑块不能被擦去、抗真菌治疗无效等,再结合本病的组织学特征,一般可以做出诊断。有时需与下列疾病相鉴别。

(1) 白念珠菌病

白念珠菌病以高龄患者及长期使用广谱抗生素、接受免疫抑制药者常见,口内损害均匀分布,并以颊黏膜部位最常见,其白色损害易被擦去。抗真菌治疗效果好。

(2) 黏膜白斑病

黏膜白斑病以中老年患者为多,常见于颊黏膜,损害早期为微亮的乳白色斑点到小斑片,边界鲜明,表面较光滑,晚期可变厚而粗糙不平。间有糜烂、脱屑。

(3) 毛舌

毛舌是丝状乳头过分增生所致。损害常发生在丝状乳头最稠密的人字沟前方,有时舌两侧亦可发生。毛舌常着色成深色,故又称黑毛舌。根据损害部位及形态可与本病鉴别。

(4) 白色海绵状态

本病出生时或稍后几年发病,口腔黏膜损害多见于颊部、唇、舌缘、腭等部位。损害为珍珠样白色,质软如海绵状,表面有皱褶。仔细观察则易于鉴别。

【治疗】

注意营养、劳逸结合,足够的睡眠、良好的情绪等有助于调节患者的免疫功能,减缓或防止病情的进展。局部或系统性应用抗念珠菌的药物可清除念珠菌,缓解患者的自觉症状。0.1%维 A 酸溶液局部应用可暂时消除病变损害,但不能阻止复发。亦可酌情选用阿昔洛韦(无环鸟苷)局部或系统性应用。

36.18 女阴干枯症(kraurosis vulvae)

本病是发生于女阴部的一种萎缩性病变。

【病因】

本病病因不明。有认为与卵巢功能低下有关;或是局部慢性炎症刺激所致;或与维生素 A 缺乏有关;或是继发于其他皮肤病之后的一种萎缩性病变;亦有认为是发生于女阴部的硬化萎缩性苔藓。

【临床表现】

好发于闭经的老年妇女,或是不能生育或卵巢被切除的年轻妇女。病变初期,女阴部轻度红肿伴痒及灼热感。随后,女阴部皮肤及黏膜逐渐萎缩,皮肤弹性降低,表面变得光滑发亮而干燥。随病情的发展,阴蒂及小阴唇消失,大阴唇变平,阴道口狭窄。病变处呈白色或蜡黄色,或间杂着红色斑点。可继发黏膜白斑病,甚或发展成鳞癌。常伴剧痒,由于剧烈搔抓,在大阴唇外侧、股内侧或肛门周围发生苔藓样变。

【鉴别诊断】

本病应与硬化萎缩性苔藓及外阴白色病变相鉴别,后者是境界清楚的淡白或灰白色肥厚性斑块。必要时进行组织病理检查以资鉴别。

【治疗】

局部外用糖皮质激素软膏、维A酸软膏或己烯雌酚软膏。也可酌情内服维生素A及己烯雌酚。

36.19 舌炎(glossitis)

本病是泛指舌部的慢性、非特异性炎症,以舌面成片发红及光滑为特征。故又称光滑舌(smoth tongue)或舌乳头萎缩(atrophy of lingual papilla)。

本病是一些系统性疾病的口腔表现,临床上多见于贫血(包括恶性贫血和缺铁性贫血)、维生素 B_2 缺乏症、吸收不良综合征、心力衰竭患者,以及妇女的更年期综合征。近年来,抗生素广泛应用或滥用而使肠道正常菌群失调,导致维生素 B 生成不足,从而发病的亦不少见。

【临床表现】

初起时,舌面有数片红色瓷釉似的光滑的小斑点,或是舌面大部分似牛肉样紫红色、平滑状。在这些损害或正常舌面上常伴发浅表性溃疡或复发性滤泡性口炎。在女性患者中,阴道内也可能发生相仿的变化。

本病好发于舌前部,特别是舌尖及舌缘,舌前半部尤其明显。自觉麻木、灼热痛、进食时刺痛等。有时伴唾液减少而出现口干症状等。病程迁延,缓解与加重交替出现。

舌的丝状乳头萎缩、变薄或消失,故舌面呈火红色,并伴有较浅的裂隙。在丝状乳头萎缩初期,蕈样乳头肿胀且显得更突出,后期也逐渐萎缩终成光滑舌。伴有萎缩的舌炎常是危重疾病的一个显著症状,亦可是临终的表现。

若舌炎同时出现口角糜烂、皲裂或唇红亦见干燥脱屑以及阴囊炎时,提示维生素 B_2 缺乏症。

恶性贫血患者,舌面萎缩同时可伴发疼痛性、紫红色、慢性剥蚀斑片,其中丝状乳头消失或变薄,而蕈样乳头肿胀,对刺激性食物敏感,这称为 Hunter 舌炎(即 Moeller glossitis)。这种剥蚀主要发生在舌尖、舌缘及舌面,偶尔发生于唇部、颊部及上腭的黏膜上。

【治疗】

针对病因进行治疗,如有贫血及胃肠道障碍的,应给以相应治疗。注意正确而合理地使用抗生素,补充足够的复合维生素 B 等。

36.20 正中菱形舌炎(median rhomboid glossitis)

本病不是炎症性疾病,而是一种舌器官发育异常的遗痕。在舌背人字沟前方有呈菱形的、杏仁大的光滑无乳头区。当机体抵抗力低下时,易出现炎症反应,故称正中菱形舌尖,对位于舌背人字沟前方中线乳头萎缩的菱形损害,称舌中心乳头萎缩(central papillary atrophy of the tongue),因在舌背中央有结节隆起,所以又称正中菱形舌结节。

1914 年 Brocq 和 Pautrier 首先记载本病。他们推测为一种乳头瘤痣类(papillomatous nevus)的疾患。但是,Wright 检查本病 28 例,他认为不是发育异常,而是慢性真菌感染的一种临床表现。

本病是舌部的一种局限性先天性畸形。舌的发育是由第一对鳃弓的左右两个侧结节加上中央的奇结节形成的。在舌的发育过程中,两侧的侧结节发育合并,埋藏了中央的奇结节。一般认为菱形舌就是在舌发育过程中,两个侧结节联合不全,致使奇结节遗留而形成。

【发病情况】

本病少见、儿童罕见,成人中发病率为 0.3%~3%。多见于 30 岁~40 岁的男性患者,男女之比约为 3∶1。

【临床表现】

在轮廓乳头前方,舌背正中区有 1 cm×2 cm 大小、色泽红的菱形区,界线清楚,和邻近有苔的色质形成鲜明的对比。菱形区结构有两种类型:

光滑型(菱形区内乳头消失,表面光滑红润,质软而无硬结)与结节型(菱形区内有密集排列的粟粒或绿豆大的暗红色小结节,隆起于舌背,质地较硬,但其基底没有硬结,有时伴舌裂)。这些病变如不将舌伸长,常不易发觉。

一般没有自觉症状,也不影响健康,所以被发现的病例常为成人。如果由于长期刺激或当舌裂较深伴有炎症时,可引起不同程度的局部疼痛。

【组织病理】

为慢性非特异性变化。患处乳头消失。表皮角化过度或角化不全,棘层增厚,真皮血管及淋巴管扩张,轻度淋巴细胞、浆细胞浸润。

【诊断及鉴别诊断】

典型者较易诊断。不典型者需除外肿瘤及白念珠菌感染。有报告,极少数病例可转化为鳞状上皮细胞癌。

【防治】

平时避免药物或机械性刺激。由于本病既不发展也不引起不适,无需治疗。如局部发现真菌菌丝可应用抗真菌药物治疗,若基底部出现轻度硬结时,应做活组织检查。需要时可用激光、电灼、冷冻治疗或手术切除。有报道口服抗真菌药物有一定治疗效果。

36.21 舌灼痛(glossodynia)

本病是自觉舌前半部,尤其舌尖及舌缘处有灼热和疼痛感。由于患者的感受不同,有的以痛为主,有的以灼热为主,有的两种感觉皆有,故可分别称为舌痛症(glossalgia)、舌热症(glossopyrosis)与舌灼痛(burning tongue)。三者实为一病,只是在感觉的性质和程度上有差异,有时三种感觉可不同程度地存在于同一患者中。

本病常因疲劳、吸烟、酗酒、刺激性食物或热饮而增加不适感。最敏感的部位为舌尖。而患者舌部没有任何异常。病程可延续数年,易反复发作,并与精神因素有明显关系,多见于情绪不稳定的中老年妇女。这些患者常伴轻重不一的绝经期综合征的症状。年轻人也可发生,可能为一种官能症。也有为局部因素或第5对脑神经的舌支受

刺激所致。有的还伴发其他系统性疾病,如烟酸缺乏症、恶性贫血等。

忌刺激性食物。耐心地向患者解释病情,消除其顾虑,酌情给予谷维素、苯噻啶及其他镇静剂等。必要时可用0.5%普鲁卡因做舌神经封闭或耳针治疗。

36.22 皱襞舌(lingua plicata)

本病系指舌背面出现深浅不等的沟,称为沟纹舌(furrowed tongue)、裂纹舌(fissured tongue)、又因舌体较正常为大,舌肌柔软,表面有纵横交叉的裂沟,沟的排列方向有的似叶脉又称叶脉纹舌、有的似脑纹,遥看似阴囊的纹理故又称阴囊舌(scrotal tongue)。

【发病情况】

有认为过半数的病例属于先天性,并随年龄增长而增加。故中老年较儿童为多。

【病因及发病机制】

本病有先天性和后天性两种。有的认为先天性者属于遗传因素,是由于舌的纵肌发育不正常,舌黏膜随着舌肌的裂隙而成沟纹;也有的认为可能是由于舌肌,尤其舌的纵肌同黏膜发育不平行所致。后天性者原因还不甚清楚,但凡能产生舌部炎症、充血、水肿,肌肉萎缩以及上皮钉突过度增殖、延伸的疾病,均有可能引起此病,例如真菌感染、梅毒、维生素B_2缺乏、烟酸缺乏以及吸烟、饮酒与龋齿等刺激或伴发于脓疱型银屑病、连续性肢端皮炎、掌跖脓疱病等无菌性脓疱性皮肤病。

有些女患者舌的局限性沟裂随月经周期发生,提示有内分泌因素的参与。所以,皱襞舌不仅是发育上畸形,也可能是全身或系统疾病的口腔表现。

【临床表现】

本病属于巨舌的一种。发展缓慢,故早期易被忽视。临床上按照沟纹分布情况的不同,分为比较典型的两种:

(1) 脑纹型或阴囊型

表现为不规则、对称分布在舌前中央2/3的

沟纹,很像大脑沟回或阴囊皮肤。沟纹边缘呈轻度圆角,深3~5 mm,舌体常较肥厚,如用两手牵引可使其相当扩展。

(2) 叶脉纹型

表现为舌面正中前后向的纵沟,其深度越向后越深,而两旁又分叉出若干较浅的、比较对称的沟纹,起自边缘,从前向后,由深转浅走向中央沟,但不相互连接,很像叶脉状。本型沟纹一般较脑纹型者更深,主沟有时可达10 mm左右。

皱襞舌的共同特点是在沟纹上有正常但发红的黏膜覆盖着,沟内黏膜上有正常乳头。但有些病例的蕈状乳头肥大。裂沟的数目不一。舌体按之柔软,一般无自觉症状。不过,当舌体处于静止状态时,沟裂闭合而成为缝隙,落入此沟裂内的食物残渣和微生物易引起刺激和感染,而发生舌部充血和刺痛。

舌的味觉、运动功能及柔软度没有变化,但常并发地图舌,少数病例还可伴发面瘫和上唇肿胀,而作为梅尔克松-罗松塔尔综合征(Melkersson - Rosenthal syndrome)的一个症状。

【治疗】

一般无需治疗。

注意口腔卫生,饮食后宜用淡盐水含漱以清除积留在沟裂内的食物碎屑,减少细菌滋生感染机会。

后天性皱襞舌,应尽量寻找并去除可能的诱因。原因不明者,可服用维生素类药物。

36.23 地图舌(lingua geographica or geographic tongue)

本病又名糠疹舌(pityriasis lingua)、良性游走性舌炎(benign migratory glossitis)、剥脱性斑状舌炎(glossitis areata exfoliativa)、边缘性剥脱性舌炎(glossitis exfoliativa marginalis)。本病是一种非感染性、浅表、地图状慢性丝状乳头剥脱性炎症。

Rayer在1831年最初叙述本病。

本病无地区与种族差异。发病率占人群1%~2%,多见于幼儿期及少儿期小孩,男孩多于女孩,但在成人中又以女性为多。

【病因及发病机制】

病因不明。大致有如下几种假说。

(1) 感染

因其损害多呈环状或多环状,由中央向外周扩展,状似体癣,故有认为与真菌感染相似,但是真菌检查和培养都未成功。亦有认为与蛔虫感染有关的。

(2) 神经营养障碍

临床上见到一些慢性消耗性疾病如脓疱型银屑病、疱疹样脓疱病等无菌性脓疱性皮病中本病并发率较高,故认为与神经营养障碍有关。

(3) 遗传

本病主要发生于娇弱的儿童而且常伴发皱褶舌,故认为与渗出性素质有关。

在乳牙出龈期、月经期过度疲乏以及胃肠道功能紊乱时等易发生地图舌。亦观察到一些久不消退的地图舌,在某些急性发热性疾病后可暂时消失一个较长的时期。

【临床表现】

基本 损害为丝状乳头剥脱,常为1~2个,呈指甲片大小的圆形或椭圆形斑,边界清晰,表面平滑不高出舌面,也有略低或略高的。边缘由丝状乳头角化伸长而呈白色,宽2~3 mm,中央为大片丝状乳头剥脱区而呈现红色。但蕈样乳头依然存在或对比之下更为显著。损害迅速向四周扩展成白色环状或回纹形,邻近损害相互融合成地图状,一面发展,一面消退、愈合,所以形状逐日变化,以致临床上有连续不断发展的病变出现,每次发作持续3~4天,也有经历较长时期或此起彼伏的。

损害好发于舌尖、舌背与舌的侧缘,偶然也见于唇部、颊部及上腭的黏膜部。通常是自舌的前缘向中央及后部推进,有时对称,波及舌前2/3的部分,但不会超越舌后1/3部的人字沟。

常因进食而稍有不适或麻、刺痛外,没有明显的自觉症状。

对极少数伴有烧灼样疼痛的地图舌患者,称为Kaposi剥脱性舌痛。

好发于身体虚弱者,但随年龄的增长常可不

治而愈。对健康无大影响。

【组织病理】

非特异性炎症表现。病变边缘处上皮增厚,细胞内水肿,可见中性粒细胞,明显时可形成小脓肿。红斑处丝状乳头消失,黏膜上皮浅层脱落,棘层变薄,乳头层升高,真皮血管充血,有淋巴细胞、浆细胞的浸润。

【诊断及鉴别诊断】

根据本病的临床表现,特别是病变区域内有其特有的活动性变化,诊断不难。需与本病鉴别的有扁平苔藓、黏膜白斑及梅毒性黏膜斑,见表36-3。

表36-3 地图舌与扁平苔藓、黏膜白斑、梅毒性黏膜斑的鉴别

鉴别要点	地图舌	扁平苔藓	黏膜白斑	梅毒性黏膜斑
部位	多限于舌	颊、舌、唇	颊、舌、唇	舌为主
年龄与性别	儿童、妇女为多	中年妇女较多	中年男性较多	中年男性较多
病变	斑丘疹、病区常变动	丘疹	为角化过度	有纤维素性渗出膜
病期	间歇发作	病变较持久,可复发	病变持久	短期内易复发
形态	中央红色剥脱及灰白色活动性边缘	扁平丘疹,相互融合成网状或线状条状	斑点或线状	灰白色病变周围有微隆起的正常黏膜
涂片检查	阴性	阴性	阴性	螺旋体阳性

【治疗】

一般对健康没有影响,无需治疗。必要时可去除慢性病灶,纠正消化道功能紊乱及内分泌失调。

口服维生素B族药物。有报道局部应用0.1%维A酸溶液(Retin)涂抹,可在数日内见效。

根据病情可酌情选择糖皮质激素或抗真菌药物外涂。

【预防】

注意口腔卫生,进食后常用2%~4%碳酸氢钠溶液、复方硼砂溶液等含漱。亦可每天晨起及入睡前用软牙刷在舌背上自内向外轻轻洗刷1~2次,若有疼痛不适等感觉可涂0.5%龙胆紫液或5%碳酸品红液等。

36.24 黑毛舌(black hairy tongue, lingua villosa nigra)

本病又称黑舌(lingua nigra)、毛舌(hairy tongue)及舌黑变病。

本病是舌面上丝状乳头受不同因素的刺激而过度生长,其角化部分不脱落而形成绒毛状苔,往往为黑色、青褐色或褐色。

【病因及发病机制】

本病病因不明。Heidingsfeld将黑毛舌分为真性和假性两种。真性黑毛舌是一种发育异常,而假性黑毛舌可能由于微生物的作用所致。Weidman分离出一种链丝菌,Kennedy等曾经培养出白念珠菌。也有认为黑毛舌并不是某些菌属形成的,而主要由于口腔卫生状况不良,食物积贮在舌乳头的小窝内,使乳头受到刺激而增生。至于黑毛舌的出现,也可能与某些产色菌或真菌有关。

亦有认为外来有色物质使舌部变色时也是一种假性黑毛舌。如Oppenhein每日用含有植物性有色物质的酊剂涂于舌面上,可使丝状乳头肥厚及角化过度,这种现象相当于焦油及苯胺衍生物使皮肤发生过度角化现象。

Prinz证明黑色丝状物的色素含有铁质,并认定是烟草分解后在舌面上所生成的硫及氨化合物,后者经吸收后和血液中的血红蛋白化合而产生色素;某些食物蛋白质也可分解,并和血红蛋白化合而形成色素。

近年来,由于抗生素的广泛应用,黑毛舌的发病率有所增加,这是由于扰乱了口腔内微生菌群正常的拮抗关系,而使引起黑毛舌的某些真菌或产生色素的细菌繁殖、感染。

【临床表现】

黑毛舌常发生在丝状乳头最稠密的人字沟前方。早期在舌中央的两侧出现两条长形的病灶,逐渐向前后蔓延,但不累及舌缘,同时也向中央扩展而相互会合,整个病变由绒毛状的丝状乳头所布满,呈黑色、灰黑色,有时亦成黄绿色或褐色。多半发生于舌背的中央,愈近中央时其染色愈深,愈近边缘时染色愈浅。乳头长3~10 mm,有时可

达 2 cm 左右。过长的乳头状似毛发，顺势倒下，如以探针随势拨动，可使之倒向各个方向。而蕈状乳头却被增生的丝状乳头所掩盖。

有时仅见舌面变黑而不长"毛"的，这种情况可见于长期使用抗生素而继发真菌生长者，除有口苦或口干外，一般无自觉症状，丝状乳头的长度一般没有改变。若只是丝状乳头过度生长而无色素沉着者称为假性黑毛舌。黑毛舌中由于过分长大的丝状乳头随着舌的运动能刺激软腭引起恶心。

病程长短不一。经 1~2 周或数月以后，患处渐渐脱屑，颜色随之变淡，损害消失后不遗留痕迹，愈后可能复发。假使刺激持续，这种情形也可能长期存在。

【组织病理】

主要病理变化是丝状乳头过分增生，又细又长，角质形成细胞构成有色素的毛状物，在邻近的角化过度的乳头之间常含有表皮碎片和菌群，丝状乳头底部膨大，表皮突显著延长，固有层内有轻度炎症细胞浸润。

【诊断及鉴别诊断】

根据过分长大的丝状乳头，形成褐或黑色的特征性舌部病变，诊断不难。但要注意区别有色素沉着的 Addison 病以及药物、食物的着色性舌部病变。

【治疗】

由于病因不明，治疗也各异。

注意改善口腔卫生、戒烟酒及少喝浓茶与咖啡。

内服维生素 B、C 及烟酰胺等。外用 5%氯化锌液或 5%~10%水杨酸乙醇，或用 40%尿素溶液搽后数分钟用软牙刷轻刷之有效。有真菌感染者用 2%碳酸氢钠溶液含漱或用 1：10 万 U 的制霉菌素混悬液涂抹，以抑制真菌生长，消退黑毛。必要时可试用浅层 X 线照射。

中医辨证论治：痰浊所致者用藿朴夏苓汤加减；肾阳不足者用金匮肾气丸加减。

【预防】

注意口腔清洁卫生，不要滥用抗生素及免疫抑制剂药等。

36.25　巨舌（macroglossia）

巨舌系指舌的体积增大，由各种不同的原因引起。常见的有以下几种。

原发性巨舌：一种先天性畸形，除舌体巨大外，其他方面均正常。

血管瘤和淋巴管瘤性巨舌：舌体不对称、不均匀性增大，常可见到扩张的血管或囊状淋巴管，损害柔软。也可有阵发性疼痛及肿胀感。

神经纤维瘤性巨舌：舌体不对称性增大，可见到或触及质地柔软的局限性隆起或结节。常伴有躯体部神经纤维瘤的其他体征。

甲状腺功能低下性巨舌：舌体均匀地增大，表面结构正常。同时有甲状腺功能低下的其他表现。

水肿性巨舌：由于血管神经性水肿，有时也发生于上腔静脉阻塞、心力衰竭、肾脏病患者。

淀粉样巨舌：原发性淀粉样变的患者 30%~40%有巨舌。多发性骨髓瘤者也可并发淀粉样变巨舌。

此外，肉样瘤病、梅毒性树胶肿、肿瘤及囊肿病变时亦可伴发巨舌。

明确巨舌的原因，针对原发病进行治疗，巨舌常能相应消失。病因不能去除者，巨舌恢复较为困难。若为血管瘤、淋巴管瘤、纤维瘤等引起的巨舌，可考虑外科手术治疗。

36.26　光面舌（smooth tongue）

本病又称光面萎缩舌（smooth atrophic tongue）或舌乳头萎缩（atrophy of lingual papillae）。是由于丝状乳头的慢性萎缩性炎症而导致舌背光滑，呈暗红色。本病可能与一些全身性病变如缺铁性贫血、恶性贫血、维生素 B_2 缺乏症、烟酸缺乏症、吸收不良综合征等有关。

损害通常局限于舌背人字沟前至舌尖处。由于舌丝状乳头萎缩使舌的表面变薄、发红、光滑，而蕈状乳头更为明显。

及时纠正上述原因，萎缩的丝状乳头可望恢复。

36.27　强直舌（ankyloglossia）

本病又称结舌症（tongue tie），是由于舌在发育过程中的缺陷，使舌系带短小。

即短缩的舌系带，限制了舌的活动范围，使舌不能充分伸长而影响说话。

若舌的功能受影响较大，可以进行手术矫正，如舌系带切开术。

36.28　舌静脉曲张症（varicosities of the lingual veins）

本病是指舌体部浅表性静脉膨大而弯曲的一种病症，发生在舌体者称舌静脉曲张（varicosities of the lingual veins），发生在舌下者称舌下静脉曲张（sublingual varicosis）。

正常人舌体部静脉不显露，而舌静脉曲张者其舌体部的静脉充盈，血管增粗，有时颇似海绵状血管瘤。正常人舌系带两侧的舌下静脉常显露，静脉直而稍隆起，舌下静脉曲张者静脉显著充盈而膨大、弯曲，可呈迂回盘曲状或多节状隆起，呈暗青色或暗红色。病因不明。部分患者合并门静脉高压症。常无不适感觉。

一般不需要治疗。平时应注意避免损伤以免可能引起的大量出血。

36.29　皮脂腺异位病（Fordyce disease）

本病又称 Fordyce 病、Fordyce 斑点（Fordyce granules or Fordyce spots）或迷脂症。

本病是皮脂腺异位，错生在唇部和颊黏膜上而形成无主观症状的一种常见的慢性皮脂腺性疾病。

【简史】

Fordyce 在 1896 年首次描述了这种临床现象，称为 Fordyce 斑点或皮脂腺异位症，认为这是口腔内上皮组织的一种变性，可是没有说清它的原因。Audny 在 1899 年指出这是皮脂腺的异位，可能是皮脂腺在胚胎期的不正常移位的后果。

【发病情况】

儿童罕见。多在青春期前后发疹，发病率随年龄而增加，中壮年为最多，男性多于女性。据统计成年中的发病率高达 80%，由于常见，故常被认为是成人口腔中的一种正常组织。

【病因及发病机制】

此病为一种皮脂腺疾病，是由于皮脂腺发育的生理性变型及增殖所致。原因不明。可能与青春期雄性激素刺激有关。此外，局部刺激和创伤也可使皮脂腺增生。

【临床表现】

损害为针头大小、孤立的淡黄色或淡白色的球形隆起或扁平丘疹，覆以薄的黏膜。有时需将黏膜拉紧观察时才看得到。多少不定，可单个发生，亦可稀疏分布，数目很多时可以密集聚在一起或融合成数毫米到几十毫米直径不规则的斑片，触之有粗糙感。一般无自觉症状。

损害好发于唇部、颊部及龈黏膜上，有时也发生于龟头及阴唇的黏膜上。但是，多从唇黏膜沿齿缝向口腔疏散分布。有统计表明，口腔黏膜发生者占 71%，颊黏膜后磨牙区占 53%，唇部占 49%。笔者曾发现一例 26 岁女性白癜风患者双侧乳晕有此典型病变。

【组织病理】

临床上见到微黄色小点，在组织学上就是一簇小的、成熟的皮脂腺小叶，小叶包绕着皮脂腺导管，后者自腺体中央起一直伸向黏膜的表面。

【诊断及鉴别诊断】

根据年龄、性别及临床特征易于诊断。需鉴别者有：

（1）黏膜扁平苔藓

其皮疹颜色较白，多发生于颊黏膜而不易发生于唇部，往往排列呈网状或花纹状，组织病理可见基层液化，真皮上部带淋巴细胞浸润。

（2）麻疹黏膜疹（Koplik 斑）

其皮疹很小，呈灰白色，患处黏膜呈鲜红色，分布在颊黏膜上，有麻疹的其他症状。

（3）Fox-Fordyce 病

是发生于女性的腋窝、耻骨等有大汗腺部位

的毛囊丘疹。

【治疗】

一般不需治疗。需要时,异维A酸(isotretinoin)治疗有一定效果。必要时可做电凝固或液氮冷冻治疗。

36.30 菜花样乳头瘤病(florid papillomatosis)

本病是口腔黏膜的一种弥漫性乳头瘤病。

【临床表现】

口腔鳞状上皮的乳头瘤增殖,可能是恶性的疣状癌,或良性、单发性与多发性乳头瘤病。散在性多发性乳头瘤多发于一侧口腔,似寻常疣样并提示为病毒感染。而口腔内菜花样乳头瘤病与上述不同,是良性、非病毒感染性病变,为多发性生长旺盛的乳头瘤,以形成菜花样瘤状物或发生悬垂性皱褶为特征,损害可铺满舌面,累及口腔的大部分黏膜,甚至侵延到咽、喉及气管黏膜。但是通常不向前逾越唇红缘。

常见于50~60岁女性。罕见于女孩或男孩。文献上曾报道1例13岁Down综合征的男孩伴发本病。

【组织病理】

示每个乳头都绕以纤细的结缔组织索。表皮内未见病毒包含体,基底膜完整。电镜下,这种损害的表皮细胞极似正常的口腔表皮,而且有丝分裂在数量与质量上都正常,故可与鳞状细胞癌区别。

【鉴别诊断】

损害极似增殖性化脓性口炎,但是没有小肠病变;损害的多发性和广泛性,可排除尖锐湿疣或单纯乳头瘤;镜下可与寻常疣或单纯乳头瘤相鉴别;正常的细胞构造,可除外疣状癌。

【治疗】

治疗困难,电灼、切除、冷冻与激光等法治疗后往往复发。放射治疗无效。自体肿瘤组织疫苗以及甲氨蝶呤、巯基嘌呤等抗代谢药物的疗效均不确切。但有试用两性霉素B治疗获效者。

36.31 口腔灶性上皮增生(oral focal epithelial hyperplasia)

本病又称Heck病,是口腔黏膜的一种少见的组织过度增生性疾病,是由于人乳头瘤病毒13型和32型感染所致。本病多见于美国印第安人、因纽特人和南美儿童。

发病年龄3~18岁,损害好发于口腔颊部、上唇、下唇、舌及齿龈部黏膜。为多发而散在分布的白色丘疹及结节,圆形或扁平状,质地柔软,直径为2~4mm,皮疹多相互融合。病程为慢性,常可自然缓解。

组织病理示棘层肥厚、钉突延长及增厚,表皮细胞排列致密,胞核增大,见多核巨细胞。表皮全层尤以其上部可见散在空泡细胞及染色淡的区域,某些空泡化细胞可见有双核,而基底层无空泡形成。

本病尚无特殊治疗。可酌情使用维A酸局部或系统应用,可能有效。

36.32 腭部黏膜下纤维化(submucous fibrosis of the palate)

本病是指发生在口腔腭部、颊部和咽部黏膜下层纤维组织增生的一种病变。病因不明。

【临床表现】

病情发展分为3期:① 早期黏膜充血发红,起疱,疱破后留下浅溃疡。② 溃疡愈合后其黏膜下纤维组织增生进入中期。此时患处黏膜由红色变为苍白,有时在苍白区可见小的蜘蛛样红色黏膜疹。③ 此后,由于黏膜下进行性纤维组织增生而进入后期阶段。在后期由于广泛而严重的纤维化,引起不同程度的功能障碍,如牙关紧闭、张口困难、伸舌受限等。由于病变部位不同,其临床表现亦有差异:腭部病变从单纯白斑到严重纤维化和黏膜萎缩,导致软腭和悬雍垂硬化、短缩;颊部病变可为单侧损害,亦可对称发生。由于上方的纤维组织增生而引起颊部僵硬、下颌运动受阻、张口困难;咽部病变轻者仅见两侧咽弓柱稍发白,重者纤维组织增生性病变可从表层黏膜达深部结缔组织,从前咽柱直到最后的大磨牙和上下颌之间的前庭区以及舌根部,引起张口困难,伸舌受限。有癌变病例,但很少。

【鉴别诊断】

临床上需和黏膜白斑、硬皮病相鉴别。

【治疗】

早期可用糖皮质激素口服或局部注射以减轻症状和改善功能。

36.33 遗传性良性表皮内角化不良（hereditary benign intraepithelial dyskeratosis）

本病是以口腔黏膜白色斑片和结膜紧张性大疱为特征的一种先天性综合征。属常染色体显性遗传。

Witkop 等于 1960 年首先报道,指出在美国北卡罗来纳州（North Carolina）许多大的族系中发生此病。

【临床表现】

出生时或出生后不久发生,通常到 11~20 岁才被发现。口腔病变轻重不一。轻者仅为患处浸渍、发白和起皱、表面粗糙,临床上类似 Cannon 家族性白色海绵状痣。重者黏膜增厚,皱褶更多,但是其质地柔软,损害表浅,借此可区别于白斑。损害好发于颊、唇红缘、舌的下面及齿龈,口底、舌的两侧、咽喉和舌背较少见。一般无特殊不适。

眼损害是特征性的。从类似于结膜黄斑（pingueculae）的小损害到覆盖结膜的大斑片。即在结膜紧张性大疱上发生泡沫状、凝胶状的痂,常伴羞明。

眼损害在春夏季常加剧,秋天可缓解。但是眼和口腔损害之间并无伴随关系。

【组织病理】

口和眼损害的组织病理相似,除了特有角化不良性细胞和一些细胞被吞噬外（some "cell within cell"）,表皮类似白色海绵状痣改变。在表皮脱落的细胞和组织,病理使用帕帕尼科拉染色（Papanicolaous staining）,可清楚地显示出这种被吞噬的细胞的特征。

【治疗】

因本病预后良好,又无不适感,故多无需治疗。

36.34 半侧面肥大（hemifacial hypertrophy）

身体或部分躯体的不对称性生长是一种很常见的现象。但是这种不对称通常是轻微的。可能是患处某一组织或所有组织局限性过分生长所致。而患处所有组织局限性过度生长所致的显著不对称极为罕见。

半侧面肥大是指:① 前额骨上部（不包括眼）、下颌骨下缘、面中线的中央、耳与肥大区耳郭的一侧性增大。② 患部所有组织（牙、骨和软组织）增大。

【临床表现】

半侧面肥大男性稍多。左右两侧发病机会相等。患者出生时就已有一侧下面部的显著增大,以后成比例生长并较正常侧略快,以致这种相应的不对称遗留终身。这种增大部分的生长在骨骼成熟时停止。不过患处（骨、软组织和牙齿）所有组织不是以同样的速度增大的。胚胎学上患处显然是来源于第一腮弓和第一、二腮弓之间的沟。

病程颇难估计,因为大多数病例是儿童,而且增大部分并不随着衰老所致的骨骼的萎缩而减轻,故老年人中,这种不对称更趋显著。

肥大一侧的牙列有 3 方面异常:牙冠的大小、形状和生长速度。但是患处牙齿不一定异常。以永久性尖牙最明显,但不超越正常的 50%,其次为第一磨牙和第二磨牙,尤其是第一磨牙,牙根处于早熟状态并伴大小及开头异常。短根是常见的。患处牙齿早熟或较易成熟,以致第二磨牙生长受阻。半数以上病例有较宽而厚的牙槽突。

患处颊黏膜有无数致密而柔软的赘生物,似悬挂着的柔软而有皱襞的天鹅绒。舌部亦有无数类似的巨大蕈状的乳头样小突起。病变部的损害是一致的。

【组织病理】

舌组织切片显示表皮各层细胞增厚。结缔组织纤维至少增厚2倍,穿透在肌纤维之间,并伴血管数目的增加。在巨大蕈样乳头状小突起间,有结节性隆起。可见周围神经纤维。亦有报道伴发多发性丛状神经纤维瘤(multiple plexiform neurofibroma)和局限性巨大畸形(regional giantism)的。本病的牙齿增大可与神经纤维瘤相鉴别。

【治疗】

目前尚无办法阻止本病的发展,若为美容起见可考虑切除增大的部分。

36.35 白色海绵状痣(white sponge nevus)

本病是黏膜部位的遗传性角化症,又称坎农综合征(Cannon syndrome)、先天性白色角化症(congenital leukokeratosis)、口厚皮症(oral epidermo pertropia)等。以珍珠样白色的水波样皱褶或沟纹表现为特征。

【病因及发病机制】

本病系常染色体显性遗传,常为家族性发病。

【临床表现】

出生时即有或稍后几年发病。多见于口腔黏膜(颊部、唇、舌缘、腭、口底等),也见于阴唇、阴道、直肠等处;渐增大,至青年期达最大,其后不变;黏膜为珍珠样白色、增厚、质软、水肿如海绵状外观,触之也为海绵状硬度。因有皱褶,故又称白色皱褶病(white folded disease)或家族性黏膜白色皱襞发育不良(familial whit folded dysplasia of the mucous membrames)。常无自觉症状。预后良好。

【组织病理】

并非角化过度,主要是黏膜上皮增厚,角化不全,棘层增厚,上皮细胞水肿,胞核固缩或消失,形成很多小疱。上皮脚增宽,有时相互融合,胶原纤维水肿、断裂,有少量炎症。

【诊断及鉴别诊断】

根据出生后即有的口腔内黏膜海绵状珍珠样白色或灰白色白斑诊断不难。需与白色水肿(leukoedema)相鉴别。后者多发生在颊黏膜,颇似白斑,黏膜增厚、发白,但较白斑软。病理似白色海绵状痣。

【治疗】

目前尚无较好的疗法,无症状者不需治疗。对有症状者:① 局限者,必要时可行手术切除;② 弥漫分布者,可试服维A酸制剂(用于12岁以上年龄)。

36.36 梭菌螺旋体病(fusospirochetosis)

本病又称原发性生殖器梭菌螺旋体病(primary genital fusospirochetosis),是由梭菌螺旋体感染的皮肤病。梭菌螺旋体是一种腐物寄生菌,可寄生在健康妇女的阴道中,有时引起女阴感染。除了原发性生殖器损害外,大块的尖锐湿疣、肿瘤和性病性肉芽肿病也可继发感染此菌。尚无明确证据表明梭菌螺旋体是一种性病。

【临床表现】

为紧张性、疼痛性溃疡,有时尚可在男性包皮下面产生深裂缝和女性阴唇内侧有硬结性损害。借助新鲜分泌物涂片,龙胆紫或苯胺黑染色,暗视野显微镜检查可很好显示出梭菌螺旋体而明确诊断,必要时可进行组织病理检查以排除癌肿或原发生肉芽肿性损害。

青霉素有特效,剂量及疗程同早期梅毒。对青霉素过敏者可用四环素等内服。

36.37 珍珠状阴茎丘疹(pearly penile papule)

本病又称多毛样阴茎(hairy penis)、阴茎多毛样乳头瘤(hirsutoid papilloma of the penis)

本病为环绕阴茎冠状沟的光滑圆顶或毛样小丘疹,是一种生理变异,患者无任何症状,可发生在青春期后的任何年龄,但主要见于20~50岁的男子,占正常人群的10%~20%。其发生与种族因素、性活动、包皮是否环切等都无关。

【病因及发病机制】

病因未明。曾认为与皮脂腺有关,而组织学上找不到皮脂腺毛囊结构。有认为是生理变异。有认为与局部刺激有关。

【临床表现】

患者常因偶尔发现损害后担心自己是否生了疣而求助于医生。本病好发于龟头后缘及冠状沟,损害为珍珠状小丘疹,呈肉色、珍珠白、灰白或淡红色。直径 1~2 mm,圆顶或呈毛发样,规则地排列成线形,一行或数行,如串珠样,不相融合。可环绕阴茎龟头及冠状沟的部分或全部。病程长短不一,有短到 1 年内,也有长达 10 年以上,经过中皮疹大小及形态长期无变化。无自觉症状。

【组织病理】

损害的中央为正常结缔组织,周围可见被致密结缔组织包绕的丰富血管网和轻度淋巴细胞浸润。故有认为本病是血管纤维瘤。表面覆以表皮,表皮的中心菲薄,边缘处棘层肥厚。基底层无色素细胞。

【诊断及鉴别诊断】

根据典型的临床表现诊断不难。临床上需要相鉴别有:① 尖锐湿疣:皮疹呈鸡冠花或菜花状;② 皮脂腺异位症:为黄色小丘疹,组织病理示成熟的皮脂腺小叶。

【治疗】

只需向患者科学解释,不必进行特殊治疗。患者坚持要治疗,可激光去除。平时注意局部卫生,保持局部干燥。

36.38 龟头炎(balanitis)

本病是指阴茎龟头部位的急性或慢性炎症,临床上常同时合并龟头和包皮内侧的黏膜面炎症,因此统称为包皮龟头炎(balanoposthitis)似更为恰当。

【病因及发病机制】

病因包括外伤、刺激或感染等因素。诱发因素如包皮过长、包皮垢和尿液的刺激、服装的刺激和摩擦、个人卫生不良、肥皂和清洁剂等刺激、性传播疾病等。最常见的原因是因该部位潮湿使得局部有细菌、酵母菌、滴虫、阿米巴、梭形螺旋体等过度繁殖。此外,与避孕用品、自身或性伴侣的分泌物、卫生用品和一些外用药物也可能相关等。

另外,多种皮肤病都可出现包皮龟头的炎症性损害,如 Reiter 病、硬化性苔藓、银屑病、脂溢性皮炎等,这种情况下应对这些疾病做出诊断,而不笼统地以龟头炎作为诊断。

【临床表现】

根据临床表现及病程的不同,本病常被分为急性包皮龟头炎和慢性包皮龟头炎。

(1) **急性浅表性龟头炎**(acute superficial balanitis)

龟头的急性症。通常自冠状沟起病,之后扩展到龟头及包皮内侧。表现为水肿性红斑、糜烂、常伴有浆液性渗出,严重时可发生水疱或大疱。继发细菌感染后易形成溃疡面,并有脓性分泌物。上述症状可因局部摩擦、包皮翻转不良、分泌物积聚,刺激疮面而使炎症加重。自觉疼痛与压痛。早期易误为单纯疱疹或固定药疹。

(2) **慢性包皮龟头炎**

1) **糖尿病性包皮龟头炎**(diabetic balanoposthitis)

糖尿病患者容易出现间擦部位皮损,也包括在龟头和包皮内侧出现炎症,并易于继发白念珠菌或细菌感染。

2) **念珠菌性龟头炎**(candidal balanitis)

可为原发性,也可继发性。念珠菌感染可以引起包皮龟头炎,症状为烧灼、疼痛感,而瘙痒程度较轻。皮损特征是非化脓性发亮红斑,表面光滑,边缘轻度脱屑,并有卫星状分布的丘疱疹和小脓疱,缓慢向四周扩大,边界清楚。腹股沟也常波及。急性发作时龟头黏膜表现为水肿性红斑,表面常有糜烂渗液。阴茎部位的念珠菌感染常常不是原发的。而作为其他皮肤病的继发感染而存在。在无症状的女性阴道和男性冠状沟处可分离到白念珠菌,并且性伴间菌株常相同,男性患者的念珠菌性龟头炎常常在与感染的性伴性交之后。反复发作可引起包皮干裂、纤维化和硬化改变。

3）滴虫性包皮龟头炎（trichomonal balanoposthitis）

为轻度一过性糜烂性包皮龟头炎，伴或不伴有尿道炎。初为龟头部丘疹和红斑，范围逐渐扩大，境界清楚。红斑上见针头至米粒大的小水疱，以后水疱扩大，互相融合，破裂成糜烂面。分泌物上中可找到滴虫。

4）阿米巴性包皮龟头炎（amebic balanoposthitis）

少见。是在原来包皮龟头炎基础上继发肠道阿米巴病感染。临床表现为浸润、糜烂、溃疡，组织坏死明显。分泌物直接涂片找到阿米巴原虫可确诊。

5）环状糜烂性龟头炎（circinate erosive balanitis）

临床有两型，一种是Reiter病的早期黏膜表现；另一种是持久性、复发性龟头炎，伴环状或多环状损害。初起为龟头及包皮处红斑，逐渐扩大，呈环状或多环状，可有渗液及发臭之乳酪状包皮垢，日久破溃成浅溃疡。常因包皮翻转不良，分泌物在局部聚积，继发感染而使症状加重，失去其环状特征而难与浅表性龟头炎区别。

6）云母状和角化性假上皮瘤性龟头炎（micaceous and keratotic pseudo-epitheliomatous balanitis）

本病不罕见。好发于老年人，多有包皮环切术史。表现为龟头部角化过度和浸润肥厚，覆以银白色、云母状痂，似银屑病样损害，亦可形成皲裂与溃疡，患处逐渐失去弹性，日久呈萎缩性改变。有人怀疑本病与人乳头瘤病毒感染有关，但是尚未被证实，也有学者怀疑本病为低度恶性的鳞状细胞癌。

组织病理示表皮高度角化过度，呈假上皮瘤样增殖，伴表皮突延长及棘层肥厚，真皮上部慢性炎症细胞浸润，但无恶性改变。

7）浆细胞性龟头炎（balanitis plasmacellularis）

本病又称Zoon龟头炎（Zoon balanitis）。多发生在未经包皮环切的男性中。是龟头及包皮内侧的一种慢性炎症，表现为单个或多个经久不退的增殖性红斑，经过缓慢，损害表面光滑发亮，潮湿，浸润较为明显，不易溃破。边界清楚。症状往往不明显，损害无痛。有时难与龟头增殖性红斑区别。仔细检查红斑表面可见特殊的似辣椒粉样细小斑点。有时尚可以出现特征性的对吻斑，即在龟头及相对应的包皮内侧同时出现损害。重要的鉴别诊断包括Bowen病、Kaposi肉瘤、银屑病和脂溢性皮炎。

损害处有密集的浆细胞浸润、毛细血管扩张和含铁血黄素沉着，这种病理改变颇具特征，有诊断价值。

8）闭塞性干燥性龟头炎（balanitis xerotic obliterans）

有认为本病与阴茎干枯（kraurosis penis）可能为同一疾病，也有认为与硬化性苔藓为同一疾病，更有认为是各种原因的慢性龟头炎长期不愈而演变成本病。在包皮内层和龟头有境界清楚的角化性丘疹、浸润肥厚、表面脱屑。以后龟头部及尿道口出现象牙色白斑，病变部位组织萎缩、纤维化，可呈现羊皮纸样皱纹。有时包皮上的损害可扩展到冠状沟、包皮系带、龟头和尿道口，致使包皮系带因硬化性病变不能回缩，形成包茎而消失，尿道口狭窄，排尿受影响。有时因糜烂而可与龟头粘连。通常瘙痒不显著，癌变少见。除包皮和龟头外，典型的硬化性苔藓样的丘疹尚可见于阴茎、阴囊和身体其他部位。

【治疗】

应积极寻找致病原因并予去除。注意保持局部清洁，清洁时患者应翻起包皮暴露龟头，以生理盐水清洗患处。避免使用肥皂或沐浴露，以防刺激。

防治继发感染，针对病因分别进行处理。如念珠菌性龟头炎局部应用制霉菌素或咪康唑软膏、重症者可口服伊曲康唑等。滴虫性龟头炎及阿米巴龟头炎可用甲硝唑等治疗。浆细胞性龟头炎可间歇性地外用弱效与强效糖皮质类固醇（加用/不加用抗菌制剂和抗真菌制剂）可使浆细胞性龟头炎病情改善或消退。

包皮环切，特别适合病因复杂以及反复顽固的患者，可彻底治愈。早期包皮环切疗效更好。

病因不明者可对症用药，急性期糜烂渗液者可仅仅使用高锰酸钾或硼酸溶液、新霉素液冷湿敷，亚急性期的结痂浸润可用含有糖皮质激素与抗生素的乳剂，干燥脱屑者金霉素软膏或新霉素软膏。

36.39 坏疽性龟头炎(gangrenous balanitis)

本病又称崩溃性龟头炎(phagedaenic balanitis)。是指龟头和包皮处的一种崩溃性溃疡性病变,可偶尔作为某些性传播疾病和局部化脓性感染(通常是梭菌螺旋体感染)的并发症发生。

【病因及发病机制】

本病是各种原因造成的局部血液供应障碍,加上继发性感染所致。

【临床表现】

病变始于龟头和包皮,逐渐向阴茎体蔓延,有时可累及阴茎根、阴囊和下腹部。基本损害为溃疡,其边缘隆起,质地稍硬,容易出血,表面积聚一层较厚分泌物,可形成脓痂,周围皮肤呈暗红色,伴有水肿,附近淋巴结肿大。重症患者可伴发阴茎溃疡、坏死和脱落。患者可伴有严重全身症状,有时可致死。

【治疗】

应迅速进行综合治疗:① 注意全身支持疗法,补充营养,多进食含高蛋白及多种维生素的食物。② 积极控制全身及局部的感染。③ 保持疮面清洁和引流通畅。④ 保守治疗失败者,可考虑联合使用抗生素的同时将所有累及部位完全切除。⑤ 另外,还要注意对基础感染性疾病或性病进行治疗。

(朱光斗)

36.40 鲍温样丘疹病(Bowenoid papulosis)

本病于1970年首先由Lloyd描述,数年后由Kopf等明确为一种独立的疾病。组织病理学上表现为原位癌,但是在临床上则表现为良性。病因为病毒感染,对患者皮损进行DNA序列分析均示该病与HPV16感染密切相关。

【临床表现】

男女两性都可累及,但主要发生在年轻男性。损害为多发性丘疹,通常群集排列成线状或环状,直径为2~20mm,圆、椭圆或不规则形,边界清楚,表面光滑呈天鹅绒样,或因轻度角化呈疣状。颜色可

以是肤色、肉色、棕红色、紫色或黑色的无症状的丘疹,但通常有色素增加。皮损好发于腹股沟、外生殖器及肛周的皮肤黏膜(彩图36-01)。有时可有苔藓样或银屑病样外观。少数可伴瘙痒或灼热感。病程慢性,部分损害可自然消退,但常可复发。

尽管目前认为Bowen样丘疹病是一种良性疾病,但这仍需进行更长时间的随访才能确定。

【组织病理】

Bowen病组织学的特征是表皮细胞结构混乱,包括棘层肥厚、角质形成细胞不典型增生、角化不良、中等度核异型和不典型核分裂相,基底层色素增加。真皮内出现嗜色素巨噬细胞,电子显微镜可在粒层发现类似于病毒颗粒的结构。

【鉴别诊断】

Bowen样丘疹病在临床上要与尖锐湿疣、寻常疣(发生于阴茎体时)、脂溢性角化、扁平苔藓等相鉴别。

【治疗】

对皮损可采用局部切除、电灼、冷冻、二氧化碳激光等去除。外用5-氟尿嘧啶软膏等方法治疗。

(朱光斗 闫春林)

36.41 金属中毒的口腔黏膜表现(oral membrane manifestations of metal toxicity)

一些金属如汞、银汞合金、铅、铋、银、砷、金等可经过各种途径进入机体,产生急、慢性中毒。慢性中毒特别容易在口腔黏膜上产生色素沉着及其他损害。现分述如下。

36.41.1 汞中毒(hydrargyria)

由于长期接触汞矿及与汞有关的温度表、气压表、热水瓶胆、汞灯、电子管、血压计和杀虫剂等引起。空气中汞最高容许量为$0.01\ mg/m^3$,汞蒸气通过呼吸道、消化道或皮肤进入机体产生口炎。

初期口内有金属味,咀嚼时牙齿酸痛。牙龈浮肿,呈青紫色,易出血,口腔黏膜易有溃疡或发炎。

银汞合金极易产生口腔色素沉着,病变位于牙龈和齿槽黏膜,其次为颊黏膜,也可见于口底、舌、唇

黏膜,表现为黑色、蓝色、灰色或各色混杂的斑点或扁平的斑丘疹,边界清楚或不清楚,或是弥散分布,色素斑的直径大小0.1~0.2 cm。无主观不适。

【治疗】

用过氧化氢含漱。溃疡面涂甲紫或金霉素眼膏。内服牛奶、蛋白、药用炭中和毒物,并补充大量维生素C及复合维生素B。

36.41.2　铅中毒(plumbism)

长期从事接触铅的工作,如油漆、颜料、铸铅、铅器加工、印刷等,或误吞醋酸铅及碳酸铅。

急性中毒者,口内有金属甜味,唾液增加。慢性中毒者,在牙龈、唇、颊、舌侧的边缘上有灰蓝色色素沉着。距游离龈缘约1 mm左右可出现宽约1 mm的灰蓝色线条(铅线),边缘模糊不清,常沿着牙龈乳头迂回,并首先出现在下切牙附近的。此外,唇颊黏膜上有时也可见灰蓝色斑块,严重者可出现牙龈溃疡及溃疡性口腔炎。

【治疗】

单一的铅线不必治疗,必要时可去口腔科治疗,并积极预防铅中毒。在有口炎时暂停与铅接触,并用中性含漱剂,外用1%甲紫或金霉素油膏处理。

36.41.3　铋中毒(bismuthosis)

原因多属于医源性,大多是由于内服或外用铋制剂所致。一般剂量中毒较少,过量或长期使用易产生中毒,如碱性次硝酸铋用于胃肠道溃疡病,或碱性没食子酸铋用于烫伤外敷时被创面溶解吸收。肾功能不良时易致铋中毒。

铋性口腔炎是铋吸收和慢性中毒的表现。牙龈边缘上可出现灰黑色或黑色、边缘清晰、宽约1 mm呈带状的铋线,牙颈部、残根处及牙列不齐者铋线出现较早,系局部食物残渣经细菌分解产生的硫化氢与血液中无色素铋盐作用形成的黑色硫化铋颗粒沉积所致,炎性反应越强,色素越明显,如不及时治疗,可出现溃疡性牙龈炎,并逐渐累及口腔黏膜,产生口腔炎。除牙龈及牙间乳头外,唇、颊、舌等部位也可出现黑素沉着,形成灰黑色斑片。

【治疗】

口腔卫生良好者,虽有铋线出现,而病情还特别需要用铋剂治疗,则铋剂可不必停用。口腔卫生欠佳或牙周病患者出现铋线者,应停用铋剂,并给予口腔局部处理。

36.41.4　银中毒(argyria)

长期从事银器加工、涂料或使用银质生活用具者可引起银质沉着症或银中毒。

可在皮肤和黏膜发生色素沉着。这种色素性变化最早发生在口腔黏膜,其后皮肤、甲床也可出现。色素弥漫分布于牙龈和口腔黏膜,而裸露的体表皮肤如面部、甲床处因受光线的作用,其色素沉着比口腔更深,一般呈暗灰色或紫色,有时带有金属光泽感。

【治疗】

停止使用与接触银器。局部对症处理。

36.41.5　砷中毒(arsenism)

砷剂中毒有急、慢性之分,慢性中毒与职业接触或长期使用砷剂有关。

皮肤症状有皮炎湿疹、掌跖角化和色素沉着等,而口腔黏膜病变少见。砷剂口腔炎的临床表现和汞剂引起的相似,只是色泽更为暗红,有时伴发紫癜,疼痛明显。

【治疗】

积极治疗砷中毒,可用二巯丙磺纳。口腔科诊治,给以局部处理。

36.41.6　金质沉着(auriasis)

金不是工业毒物,工业生产中使用的金及其化合物,迄今尚无引起急、慢性职业性金中毒的报道。不过用金制剂治疗疾病过量时可引起毒性反应,其对皮肤的反应可能属于迟发型过敏反应。

金制剂引起的黏膜病变为牙龈黏膜紫色色素沉着,可伴口腔黏膜充血、潮红,严重时可出现水疱和溃疡。唇黏膜干燥、裂口。

【治疗】

一旦确诊,应停用有关金制剂药物,并予对症处理。

(朱光斗　杨蜀嵋)

第 37 章 皮肤附属器疾病

目 录

第 37 章

皮肤附属器疾病

37.1 皮脂腺疾病

皮脂腺为全分泌腺,除掌跖外,遍及全身皮肤。其数量及大小均因部位不同而异。面、头皮、上背及上胸中部、外耳道和外生殖器部位的皮脂腺数量多,体积大;四肢特别是小腿伸侧最少。

在出生时,由于母体激素的刺激,腺体发育良好,但以后腺体活动就减少,到青春期又活跃。雄性激素的刺激与腺体的产生与活动直接相关。现将有关的皮肤病分别介绍如下。

37.1.1 痤疮(acne)

痤疮是一种毛囊皮脂腺的慢性炎症,因皮脂腺管与毛孔被堵塞,致使皮脂外流不畅所致。主要发生于面、胸背等处,形成黑头、丘疹、脓疱、结节等损害。

【病因及发病机制】

痤疮是一种多因素的疾病,其发病机制常与性激素水平、皮脂腺毛囊口角化及毛囊内微生物有关。痤疮的发生与体内雄激素水平及其代谢密切相关,雄激素与相应受体结合,从而调控皮脂腺的增生和分泌,雄激素中睾酮增加,皮脂腺活性作用增强,孕酮与肾上腺皮质中脱氢表雄酮(DHA)也参与作用,后者在初期痤疮中可能起重要作用。来源于性腺和肾上腺的雄激素在组织内经 5α-还原酶作用转化成活性的二氢睾酮(DHT),它与皮脂腺细胞内特异的雄激素受体结合,将信息传给细胞核,激活 DNA 控制中心,造成一些调控因子的生物合成与释放,从而调节皮脂腺增生。因此,雄激素、5α-还原酶活性、毛囊皮脂腺单位的雄激

素受体水平的升高,或受体对正常血清雄激素水平的敏感性增加,以及与雄激素受体和雌激素受体之间的比例失调均影响了雄激素对皮脂腺的调控。初分泌出的皮脂为含鲨烯、蜡脂和甘油三酯的脂类混合物,同时在雄激素作用下以及毛囊皮脂腺上皮中缺乏必需的脂肪酸,使患者皮脂中亚油酸含量降低,造成皮脂毛囊导管角化过度,毛囊壁上脱落的上皮细胞与皮脂混合,栓塞在毛囊口内,从而形成粉刺;当黑素沉积时即称为黑头粉刺。早期痤疮损害可不一定有细菌。当皮脂受微生物(主要是丙酸菌,即痤疮棒状杆菌,其次为卵圆形糠秕孢子菌、白色葡萄球菌)脂酶的作用,水解甘油三酯,产生较多的游离脂肪酸,这些游离脂肪酸能使毛囊及毛囊周围发生非特异性炎症反应;当粉刺壁的轻微破溃及游离脂肪酸进入附近真皮后,加上细菌感染引起的炎症,于是产生了丘疹、脓疱、结节和脓肿。

有关免疫学致病机制的研究发现,患者的体液免疫中血清 IgG 水平增高,并随病情加重而增高。另外,痤疮棒状杆菌在患者体内产生抗体,循环抗体到达局部参与了早期炎症的致病过程。同时这种细菌能通过经典及旁路途径激活补体,导致毛囊皮脂腺管内的炎症,而痤疮棒状杆菌介导的细胞免疫反应可能增强了痤疮的炎症。有研究发现,细胞因子 IL-1α 对毛囊皮脂腺毛囊漏斗部角质形成细胞的终末分化起重要作用,促使角质形成细胞提前成熟角化,形成粉刺(comedo)。

青年女性月经前痤疮加剧,可能是月经周期开始的一半时间皮脂分泌减少,在黄体阶段皮脂分泌速率增加,月经前再次下降。如在经前痤疮突发,说明卵巢功能不良,可用雌激素和孕酮替代

— 1087 —

治疗。持久性、囊肿性和迟发型痤疮中，高雄激素水平提示潜在性卵巢或肾上腺疾病。垂体促黄体生成素（LH）/卵泡刺激素（FSH）的比例尤为重要，其值升高提示了多囊卵巢。青春期后的成年女性痤疮与导致肾上腺雄激素分泌增加的慢性情绪紧张有关，使皮脂腺增生，产生粉刺。总之，雄激素可诱发痤疮，垂体可制约雄激素受体。

除了上述内分泌因素、皮脂腺活动与细菌感染等因素外，遗传因素也影响临床类型、损害分布和病程长短。某些饮食如脂肪、糖类、可可、干酪、花生等可改变表面脂类成分或增加皮脂产生，另外，辣椒、油腻性食物、海带、酒等亦为加重因素。近年来，某些外用药物如糖皮质激素制剂、化妆品如清洁、护肤用品也可加重痤疮。精神状态（包括精神压力、劳累、睡眠差、抑郁、焦虑等反应）以及某些化学因子（矿物油、碘、溴、锂）亦可加剧痤疮的病情。

【临床表现】

本病常见于17~18岁的青年，亦有早至10~13岁、迟至19岁以后发病的，男多于女。损害好发于面颊、额部、颏部和鼻颊沟，其次为背部及上胸部。眶周皮肤从不累及。

（1）寻常痤疮（acne vulgaris）

最常见。损害开始是与毛囊口一致的圆锥形丘疹，顶端呈黄白色，此为毛囊内皮脂与毛囊壁脱落的角化细胞构成，其顶端因黑素沉积及脂质氧化成黑头粉刺，如以手指挤压可挤出头部黑色而体部呈白色半透明的脂栓，这是痤疮特征性的也是较早发生的损害。轻者仅为毛囊口黑头粉刺，并无丘疹；稍重则是黑头周围形成炎症性丘疹。若炎症加剧，丘疹顶端可出现米粒至豌豆大小的脓疱，破溃或吸收后留下暂时性色素沉着或小凹坑状瘢痕。如果炎症继续扩大及深入，则于皮下形成大小不等的淡红或暗红色结节，或略高出皮面。此种损害可较长期存在，或渐被吸收，或化脓溃破后形成瘢痕。有的损害则呈黄豆至指端大小的椭圆形囊肿，呈暗红或正常皮肤色，挤压时有波动感；炎症反应往往不重，经久不愈，可化脓成脓肿，附近数个脓肿汇合时，形成聚合性痤疮。因此，痤疮的损害可呈多型性，其变化是疾病发展的

过程，可同时出现在一个患者身上，但常以其中某一型损害为主。绝大多数患者过青春期后症状逐年减轻，以至消失。如有脓疱、结节、脓肿、囊肿者，愈后可留下凹陷性或增生性瘢痕，影响外貌。

（2）聚合性痤疮（acne conglobata）

是痤疮中一种较重的类型。好发于青年男性，偶见于女性。疾病的开始常为隐袭性，主要分布于背、臀、颊部，但腹、肩、颈、面、上臂和大腿可同样累及。由无数黑头、丘疹、脓疱、结节和囊肿形成。损害以囊肿和结节为主。囊肿常为柔软的、大而不规则的波动性斑块，呈紫红色，溃破后流出恶臭的脓性或黏性浆液，从而形成瘘管。损害溃破可形成深的凹陷性瘢痕。病程顽固，常持续多年而不退。患者偶有全身症状如疲劳、不适、发热等。

（3）暴发性痤疮（acne fulminans）

多见于少年和青年男性，个别见于成人，其临床特点为突然发病，皮损以胸背部为主，其次面、颈部。多为毛囊性炎症丘疹、脓疱，炎症反应剧烈，结节与囊肿性损害很少，局部疼痛明显，易形成糜烂、溃疡，愈后有浅表瘢痕。发病时常有发热，可高达39℃以上，伴多关节痛、疲乏、食欲不振、肌痛、头痛等。实验室检查可见白细胞增高，血沉加快，并有补体降低、γ球蛋白增高、免疫复合物增多等免疫异常，其发病机制可能与患者对痤疮丙酸杆菌的Ⅲ型或Ⅳ型变态反应有关。本病需与聚合性痤疮及坏死性痤疮相鉴别。

（4）新生儿痤疮（acne neonatorum）

罕见，可发生在出生3个月以内，也有在3个月至2岁时发病，男孩多于女孩。本病原因不明，常有明显的家族史，可能与遗传因素有关。皮损主要发生在面颊，也可累及额和颏，表现为黑头、丘疹与脓疱等。黑头损害在数周内消退，丘疹和脓疱可于6个月痊愈，留下坑状瘢痕。少数患儿可持续在1年以上，并在青春期容易复发。

（5）热带痤疮（tropical acne）

是指发生在高温、高湿地区的痤疮，皮损可累及背、肩、颈及手臂、大腿和臀部，主要为结节和硬结性囊肿，可留下毁坏性瘢痕，患者离开这种气候条件以后可以缓解。

(6) 成簇性眶周粉刺

好发于 30~50 岁,为下眼睑外侧和颧骨表面局限性成簇的大的粉刺,数量不等。多数患者有光线性弹性纤维病,实际上与寻常痤疮并无明显关系。

(7) 坏死性痤疮(acne necrotica)

又名痘疮样痤疮或额部痤疮,从不发生在青春期以前,常见于 20~50 岁,男性稍多,可伴有皮脂溢出。主要发生在额、颞和头皮前缘,也可见于颊、鼻和躯干。其损害开始为褐红色、成簇的毛囊周围丘疹和脓疱,常有脐窝并迅速坏死伴黏着性出血性痂皮,3~4 周后痂皮脱落留下瘢痕。如损害反复发作,瘢痕可成网状。患者自觉灼热或瘙痒。

(8) 月经前痤疮(premenstrual acne)

即在月经前加剧或发病,其中许多人在青春期并未患过痤疮。损害常局限于颏、眉间,也可出现在一侧颊部,数量较少,随月经周期的变化而改变。

【组织病理】

毛囊丘疹显示毛囊周围有显著的淋巴细胞浸润,以 CD3 及 CD4 为主,部分毛囊壁破裂,并在毛囊内形成脓疱,主要含有中性粒细胞。毛囊周围的浸润可发展成囊肿,其中除大量中性粒细胞外尚有单核细胞、浆细胞和异物巨细胞,在巨细胞附近常见角蛋白颗粒。在愈合过程中,炎症浸润为纤维化所取代。黑头粉刺内含角化细胞、皮脂和某些微生物。在一般切片中因固定作用而去除了脂质,只能看到角化细胞。

【诊断及鉴别诊断】

患者多为青年,好发于面部、上胸及背部等皮脂腺发达部位,损害为多数散在性的黑头粉刺、丘疹、脓疱或结节,对称分布,一般不难诊断,常需与下列疾病相鉴别。

(1) 酒渣鼻

好发于中年人,于面中央以鼻尖、两颊、额、颏部为主,患部潮红充血,常伴以毛细血管扩张,以后才有丘疹、脓疱,晚期形成鼻赘。从不出现黑头粉刺。

(2) 面部播散性粟粒性狼疮

为粟粒至豌豆大的小结节,呈半透明红褐色或褐色,触之柔软,中央有坏死,玻片压诊可见淡黄色或褐黄色半透明小斑点,愈合后往往留有色素性萎缩性瘢痕。

(3) 职业性痤疮

与矿物油接触者可产生痤疮样皮疹,皮肤损害大多密集,可伴有毛囊角化。除面部外常侵犯手背、前臂、肘、膝附近,同工作者有相同患者。接触含氯化合物后出现的成片黑头粉刺,并伴有脓疱和囊肿者称为氯痤疮。受累部位在颞部(眼旁和眼下)、耳后和生殖器(尤其是阴囊),晚期可能有肝损害、血脂异常。

(4) 药源性痤疮

服用皮质激素、溴、碘等药物后,可有痤疮样皮疹发生于面、躯干。无黑头粉刺,炎症反应常较重,发病年龄不限。

【治疗】

(1) 局部疗法

轻者仅以外用药治疗即可。

为减少皮脂分泌、清除皮面过多油腻、去除毛孔堵塞物使皮脂外流通畅,并达到消炎、杀菌、轻度剥脱、除去粉刺、防止继发感染的目的,可每日先以肥皂温水洗脸 1~3 次,用含有硫黄药物的肥皂更佳,个别炎症显著的损害可作热敷,然后再用含有硫黄、雷琐辛、水杨酸的洗剂或乳膏外搽,每日 2 次。避免挤捏、搔抓等刺激。

维 A 酸制剂:外用 0.025%~0.1% 维 A 酸乳膏,对粉刺有剥脱作用,可使角层变薄,且能使粉刺溶解易被挤出或用水除去;开始 5~12 天症状常有恶化,致使脓疱加剧,以后渐减弱以至消失。不良反应为局部潮红、脱屑、绷紧或烧灼感。症状改善后每周外搽 1 次。

过氧化苯甲酰(benzoyl peroxide)制剂:应用过氧化苯甲酰的 5%~10% 溶液或 2.5%~10% 凝胶对丘疹、脓疱性痤疮疗效较佳。它能渗透进皮脂滤泡,并缓慢释放氧,使厌氧的痤疮丙酸杆菌不能生长繁殖,游离脂肪酸亦可随之减少,并对局部皮肤角层有溶解作用。应用 5% 过氧化苯甲酰和 2% 咪康唑洗剂治疗炎症性痤疮的疗效更佳,两者可能有协同作用。

4% 红霉素和醋酸锌溶解在 α-异丙基-辛烷-二羧基乙醇的混合溶液:对痤疮患者的红斑、丘疹、脓疱、结节和黑头粉刺均有疗效,这是因为醋酸锌有加强红霉素渗入皮肤的作用,而锌对毛囊微生物又有抑制作用。

20%壬二酸乳膏:治疗粉刺性痤疮疗效与0.05%维A酸乳膏相近,但其耐受性较好而不良反应少。

糖皮质激素:皮损内局部注射皮质激素,仅适用于结节、囊肿性痤疮,可使其迅速消散。用2.5~5 mg/ml 的曲安奈德,较大病变处剂量控制在0.1 ml 以内。

化学剥脱剂:可以使过度角化的角质层细胞松解脱落,促进上皮再形成,可用于治疗痤疮瘢痕、结节等损害,也有一定抗炎作用,但可有红斑、干燥、烧灼感等不良反应。最常用的是α-羟酸(alpha-hydroxy acids)如羟基乙酸(glycolic acid),和β-羟酸(beta-hydroxy acids)如水杨酸(salicylic acid)。

光疗:包括强脉冲光(intense pulsed light,IPL)(500~1 200 nm)、脉冲染料激光(pulsed dye lasers, PDL)(585 nm)、蓝光(405~420 nm)、红光(635 nm)、KTP 激光(potassium titanyl phosphate lasers)等。主要基于痤疮棒状杆菌能够合成发色团(chromophores),如卟啉。研究发现蓝光可以使细菌内卟啉受到刺激,产生游离单氧,具有细胞毒作用,导致细胞死亡。红光组织穿透力强,可诱导巨噬细胞释放细胞因子,产生抗炎作用,两者联用效果较好。IPL 通过光热解作用,即为皮肤内源性发色团吸收光能,产生热能,作用于皮脂腺,减少皮脂分泌,但对缓解痤疮症状效果不佳。光动力学疗法(photodynamic therapy, PDT)即光敏感药物5-氨基酮戊酸(aminolevulinic acid,ALA),为上皮细胞所吸收,转化为原卟啉IX(protoporphyrin),在上皮和毛囊皮脂腺中累积,照光后,原卟啉IX 发生光活化,借此破坏靶组织。

其他:可用粉刺挤压器将粉刺内容物挤出;增生性瘢痕可选皮损内注射曲安奈德,也可用冷冻疗法等。萎缩性瘢痕可用微晶磨削或激光治疗,尤其是点阵激光,疗效肯定。

(2) 系统疗法

1) 抗生素

口服四环素能使皮脂中游离脂肪酸浓度明显下降,其机制可能是对痤疮丙酸杆菌及白细胞趋化性的抑制作用。每天0.5~1 g,依治疗反应而减量,维持量为每日0.25 g,对中度和重度丘疹、脓疱性痤疮有效,对粉刺无效。

克林霉素(clindamycin)是四环素最好的替换药,尤其适用于炎症重或对四环素耐药患者。开始剂量为0.15 g,每日2次,病情控制后减为每日1次,平均疗程3个月左右。其不良反应是引起严重腹泻和假膜性结肠炎,故仅用于皮损炎症严重且无肠道疾病患者。

米诺环素(美满霉素,minomycin)0.05 g,每日2~3次,对痤疮患者的丘疹、脓疱消退效果较佳,对囊肿性痤疮也有效。有头晕及胃部不适等不良反应。

此外,红霉素、土霉素、金霉素、多西环素及复方磺胺甲噁唑(SMZ-TMP)均可酌情选用。青霉素与新生霉素几乎无效,故不宜采用。对原生物和厌氧菌具有作用的甲硝唑(metronidazole)0.2 g、每日3次,替硝唑(tinidazole)0.5 g、每日2次,对痤疮的丘疹、脓疱也有较好的疗效。

2) 内分泌疗法

醋酸环丙孕酮(cyproterone acetate, CPA)在外周靶组织竞争性结合雄激素受体,主要有抗促性腺激素以及较强孕激素作用;diane(低剂量环丙孕酮2 mg 与乙炔雌醇50 μg 的混合剂)对女性中度痤疮和不耐受常规长期抗生素治疗患者有一定疗效,在月经周期的第5~25 天服用,不良反应主要为月经紊乱、乳房胀痛,一般于治疗第2~3个月时渐消失。联合雌激素抑制排卵可防止月经不调,但要警惕其肝脏毒性和潜在的致癌性。

螺内酯(spironolactone, SPT)抗雄激素作用是在靶组织的细胞内与睾酮、二氢睾酮(DHT)竞争雄激素受体,大剂量对由于直接抑制性腺和肾上腺细胞色素P450 依赖的羟化酶,从而抑制雄激素产生。治疗量为每日100~200 mg,开始小剂量每日25~50 mg,可减少不良反应。与其他常用治疗痤疮的方法联合应用可提高疗效。治疗痤疮可间断用药。其用药准则为:第一,成人女性患炎症性面部痤疮。第二,提示有内分泌影响者:①月经前发作;②25 岁以后发病;③分布于面下部,包括下颌和颏部;④ 面部油脂增多;⑤ 合并面部多毛。第三,对其他常规治疗疗效不佳者。

西咪替丁(cimetidine,CD)为 H2 受体拮抗剂,具有弱的雄激素受体拮抗活性,每日 1.6 g,其作用弱于螺内酯。

氟他胺(氟硝丁酰胺,flutamide,FTD)对女性患者是有效的抗雄激素药物,对难治性痤疮有帮助。开始用量低,125 mg,每日 1~2 次,按临床反应剂量可升到,每日 3 次或 250 mg,每日 2 次。单用 FTD 不加用避孕药会出现月经失调,大剂量会增加肝毒性。

糖皮质激素仅适用于确诊为女性迟发性肾上腺增生症者,其临床表现为月经失调、多毛、痤疮和血清雄激素水平改变(脱氢异雄酮 DHEAS 或 17 -羟孕酮 17 - OHP 血清中度升高)。小剂量于晚间服用可减少早晨促肾上腺皮质激素(ACTH)的释放,从而抑制肾上腺雄激素的产生。小剂量有抗炎作用(泼尼松每日 10~20 mg)。可用于聚合性痤疮、囊肿性痤疮的炎症期和暴发性痤疮。

5α -还原酶抑制剂(5α - reductase inhibitors, 5α - RI)非那司提可与 5α -还原酶紧密结合的药物,通过竞争性抑制 5α -还原酶来选择性阻断双清睾酮的产生,而不是作用于雄激素受体。它有明显的抗雄激素作用,但其有效性和安全性有待进一步研究。

至于以往使用的己烯雌酚及绒毛膜促性腺素,由于不良反应较大,目前已很少使用。

3) 异维 A 酸(13-顺式维 A 酸)

口服此药对囊肿性和聚合性痤疮有效,其机制为抑制皮脂腺功能,使皮脂中亚油酸含量增加,显著减少皮脂产生、黑头粉刺形成和毛囊角化过度,以及抑制表面痤疮棒状杆菌,降低趋化性,改变淋巴细胞功能。用量按每日 1 mg/kg 计,每隔 2~4 周增加 0.5~1 mg 直至有效,4 个月为一疗程。其适应证为:① 严重痤疮;② 常规治疗失败者:口服和外用抗生素等联合疗法 6 个月后改善少于 50% 的轻、中度患者,可间歇中等量治疗,即每个月用 1 周,每日 0.5 mg/kg,6 个月为一疗程;③ 慢性复发性瘢痕性痤疮;④ 特殊类型痤疮,包括暴发性、聚合性等毁容性痤疮;⑤ 精神负担较重

的抑郁症患者;⑥ 皮脂溢出率高的患者,降低皮脂溢出率可达 80%~90%,但停药又恢复。

本药的不良反应有:① 85% 的患者有唇炎, 1/3 以上患者有口干、面部红斑、眼干、睑结膜炎。② 一般对肝脏无毒性作用,但长期使用有 20% 患者出现 AST - ALT 及 LDH 轻度升高。③ 长期应用后造成骨质疏松、骨骺闭锁、骨膜与肌腱钙化及骨膜肥厚、骨生成迟缓。④ 致畸作用:主要影响脊椎系统、中枢神经系统及内脏。由于本药的半衰期短(约 20 小时),故于妊娠前 4 周及妊娠 3 个月内禁用。⑤ 血脂变化:治疗 8 周后平均胆固醇、甘油三酯、低密度脂蛋白升高;但在年轻健康人中引起脂类和脂蛋白水平的变化不会增加血管疾病的危险性。⑥ 少数患者(约 4%)有头痛、肌痛和关节痛。⑦ 与其他药物的相互作用:若与维生素 A 同用可引起维生素 A 过多综合征,如血脂升高,肝、脾、淋巴结肿大等。与大环内酯类抗生素合用可造成假性脑瘤,表现为颅内压升高、头痛、头晕、视觉障碍等,停药后恢复正常;与皮质激素药物合用也可产生上述现象。

4) 微量元素疗法

口服锌盐治疗丘疹与脓疱损害的疗效目前尚不肯定,其抑制作用可能是锌促进维生素 A 水平上升,从而防止毛囊角化过度。用硫酸锌片(每片 0.2 g 相当于锌离子 0.45 g),每日 2~3 次,每次 1 片,12 周为一疗程,无明显不良反应。

硒依赖性谷胱甘肽过氧化物酶(GPX)作用于硒,炎症痤疮中血硒或 GPX 值减低,而患者硒(或锌)的缺乏特别敏感,亦可能对两者吸收不良,或是 GPX 活性降低所致。另外,GPX 可能使白三烯产生减少,故硒具有非特异性抗炎作用,在痤疮患者中适量补充元素硒,如硒酸酯多糖片 50 mg,每日 2 次,可能有一定的帮助。

5) 氨苯砜(DDS)

对结节、囊肿、聚合性痤疮可试用本药,口服 100 mg,每周 3 次,连续 3 个月,以后减为每周 200 mg,待疗效巩固后再减为每周 100 mg,直至完全治愈。

6) 中药

可用枇杷清肺饮加减煎服,或龙胆泻肝丸吞

服。对各种类型痤疮均可采用。

有关痤疮的治疗方法很多,一般我们采取以下的治疗原则:对于轻度痤疮,可单独选用外用药物;中度痤疮在外用的同时选用抗生素口服,疗程一般在3个月,若3个月后疗效好可继续外用药物,抗生素口服减量或维持达6个月之久,如果口服并外用在3个月后疗效欠佳或有少量瘢痕,则可改用抗生素或选用异维A酸;重度痤疮可选用抗生素或异维A酸治疗。

【预防】

少食糖果甜食、多脂及辛辣刺激食物,避免饮酒;宜多饮水,避免大便秘结;多吃新鲜蔬菜与水果,不吃可诱发痤疮的药物;减少接触诱发痤疮的因素(例如矿物油)。青春发育期青年情绪较不稳定,敏感易受刺激,且此时尤其注意容貌,对痤疮求治心切,常胡乱用药或采取不适当措施,故必须解除其顾虑,并指导其日常生活中需注意的事项,如不用手挤压损害处以及正确使用药物等。

(杨勤萍 胡瑞铭)

37.1.2 酒渣鼻(rosacea)

本病又名玫瑰痤疮(acne rosea),系主要发生于面部中央(包括颊、鼻、颏和前额中央)的红斑和毛细血管扩张的慢性疾病,常伴以丘疹、脓疱和水肿等阵发性炎症反应。

酒渣鼻样痤疮的名称易与寻常痤疮相混,最好不用。

【发病情况】

女性较多,女:男为3:1。特别是绝经期的女性更为常见,但在青春期则男性较多。发病年龄多在30~50岁,可早至10岁,迟至老年。

【病因】

本病的病因不明,可能有以下几种因素:

(1) 饮食与胃肠道功能紊乱

以往消化不良、便秘、腹泻和胆囊病史者常被疑为引起本病的原因,目前认为缺乏充分证据。虽有发现酒渣鼻患者的胃酸缺乏及胃镜检查显示空肠黏膜萎缩,但与正常人对照并无显著差异,因此这些因素及刺激性食物如酒、浓茶、咖啡、可可等饮料,可能为促使本病发生与发展的影响因素,

但并非本病的病因。关于幽门螺杆菌在本病发病机制中的作用,目前已引起注意。

(2) 精神因素

情绪紧张与疲劳可以加重酒渣鼻损害。神经过敏和忧郁是本病的结果,均非其原因。

(3) 感染

过去认为局部的感染灶可以是导致酒渣鼻脓疱的原因,如牙齿、扁桃体和鼻窦等炎症,但均未证实。近年来有人在酒渣鼻的皮损处发现毛囊蠕形螨(Demodex folliculorum),从而认为它是急性酒渣鼻的发病因素;但毛囊蠕形螨在正常人身上也存在,并且在经硫黄软膏治疗后酒渣鼻好转而毛囊蠕形螨未见减少,故毛囊蠕形螨并非致病因素。

(4) 气候

寒冷与其他气候变化造成血管损害,真皮结缔组织中大量弹性纤维变性和真皮萎缩支持了气候影响的观点。结缔组织损害导致不可避免的永久性真皮乳头下静脉丛被动扩张,从而血液淤滞,其根本还在于炎症。

(5) 其他

本病好发于绝经期妇女,而男性则在青春期较多,可能与内分泌变化有一定关系。有人在损害的表皮与真皮连接处发现有免疫球蛋白沉积的占70%,而无损害皮肤处占30%。患者的白细胞吞噬活性明显降低,可使其经常发生化脓球菌感染,因此,本病可能与免疫因素有关。糖皮质激素使用不当有时也可诱发酒渣鼻样皮疹。

【临床表现】

主要特征包括潮红、红斑、丘疹、脓疱、毛细血管扩张,次要特征为烧灼感、刺痛感、干燥表现、水肿、眼周受累、面部以外受累(包括颈、胸、头皮、耳、背)、病损肥大表现等。一般分为以下3期。

(1) 红斑与毛细血管扩张期

首先是鼻部潮红,表面油腻发亮,以后累及颊部、前额中部和颏部,常为对称性。初起的红斑时隐时现,以后变为持久性充血性红斑和浅表的毛细血管扩张,毛囊孔扩大以鼻尖为甚。患者可有热和充血感。皮损常在春季及情绪紧张、发怒或疲劳时加重。本期可持续数个月至数年,以后再

向第2期发展。

(2) 丘疹期

在红斑与毛细血管扩张的基础上常伴阵发性炎症,有圆形、暗红色针头至黄豆大小水肿性毛囊丘疹和脓疱。损害较深较大时可形成疖肿或类似囊肿性痤疮样损害。丘疹性损害的严重度不一定与红斑成正比,充血性损害可轻微而丘疹多且显著,脓疱形成也不一定仅限于严重病例。有时丘疹可成群发生在颈、肩、胸或手臂,甚至臀部、大腿或足部;这些常在严重者中出现,但亦有发生在轻度面部损害患者中的。患者常有烧灼和刺痛感。

(3) 肥大期(又称鼻赘期)

常见于40岁后的男性,在红斑、丘疹基础上鼻尖和鼻翼显暗红或紫红色,皮肤不规则地粗糙增厚,鼻部逐渐肥大,形成显著高出皮面的、分叶状的、大小不等、高低不平的柔软结节,最终导致畸形的鼻赘。同时,脓疱的不断发生可加重患者的痛苦,少数患者的鼻赘可累及颌和耳。极少数病例可发展成鳞状细胞癌或基底细胞癌。

除上述症状外尚有一种眼酒渣鼻(ocular rosacea),其发病率男女相等,凡45岁以上女性绝经期前后约75%患者有眼酒渣鼻,而男性鼻赘期患者几乎都有不同程度眼受累表现。

患者出现眼干燥、眼睑和结膜充血、视力模糊、畏光、流泪、灼热感、刺痛、异物感、瘙痒。常诊断为睑炎或结膜炎。

眼部检查多见红斑、毛细血管扩张、睑板腺功能障碍、睫状体基部充血、角膜上皮糜烂和血管形成,部分患者可因发生角膜炎症、溃疡而视力减退。

眼酒渣鼻的症状及体征与皮肤酒渣鼻的分期无平行关系,有时轻度皮肤病患者比重度患者的眼部症状更严重。本病需与一般的睑缘炎、结膜炎、角膜炎以及干眼症等相鉴别。

【组织病理】

组织变化因病期而不同。在红斑型毛细血管扩张期,真皮内血管扩张,血管周围有非特异性炎症浸润。在丘疹性损害中,真皮内弥漫性炎症细胞浸润,毛囊或皮脂腺周围有大量淋巴细胞,杂有少许组织细胞和浆细胞,部分病例尚有上皮样细胞和巨细胞。有时发生毛囊周围炎,伴毛囊内脓肿

形成和毛细血管扩张,皮脂腺不肥大。在鼻赘期,皮脂腺数目增多,腺体增大,腺口扩张并充满角质和皮脂,兼有皮下结缔组织增生和血管扩张。血管周围有慢性炎症细胞浸润或毛囊内脓肿形成。

【诊断及鉴别诊断】

酒渣鼻的诊断并不难,根据好发于女性绝经期及男性青春期,在鼻、颊、前额、下颌部为充血性红斑水肿、毛细血管扩张及具有阵发性的丘疹和脓疱,即可诊断。有时需与下列疾病相鉴别。

(1) 寻常痤疮

发生在青春期男女,有典型的黑头,皮损分布广泛,形态呈多形性,没有弥漫性充血及毛细血管扩张。

(2) 口周皮炎

多发于青年或中年妇女,分布于口周、颊、颏、鼻及鼻唇沟,但口周围有一圈正常皮肤。损害为小丘疹、丘疱疹,无红斑。有人认为本病可能是不典型的酒渣鼻。

【治疗】

由于病因不明,治疗常为对症性,尽量去除加重本病的诱因,如避免饮酒、不吃辛辣刺激食物、保持消化良好及大便通畅等。

(1) 局部疗法

0.75%甲硝唑(灭滴灵)凝胶或1%~5%甲硝唑乳膏外用,每日2次,8周后可减轻红斑,对丘疹、脓疱损害的疗效明显,并能预防轻症患者的复发,部分患者有皮肤刺激、干燥和刺痛感。孕妇和哺乳期妇女忌用。其疗效与口服四环素相同。

含硫黄类药物:如5%硫黄乳膏、复方硫黄洗剂(10%磺胺醋酰钠+5%硫黄)。具体机制不明,但磺胺醋酰钠具有抗菌作用,而硫黄具有抗真菌、杀虫和角质剥脱作用。

壬二酸(azelaic acid, AZA):一种来源于谷物等食物的二羟酸,安全无毒,具有抗炎、抗角化和抗菌作用。可能的机制是抑制中性粒细胞产生的活性氧作用。15%壬二酸凝胶,每日2次,尤其对丘疹、脓疱改善效果较好,但对毛细血管扩张效果差。部分患者可有皮肤刺激症状。

其他:如1%克林霉素-5%过氧化苯甲酰凝胶剂、克林霉素溶液等。此外,他克莫司对激素诱

发的酒渣鼻样皮损有一定疗效，0.1%他克莫司凝胶，每日 2 次，联合口服米诺环素 50 mg，每日 2 次，治疗 1~2 个月，可有明显效果。激光治疗对毛细血管扩张有一定效果。

（2）系统疗法

四环素类：一般认为其疗效在于抗炎活性而非抗菌作用。四环素每日 250~1 000 mg，多西环素或米诺环素每日 100 mg，持续 2~4 周，控制病情后，逐渐减量至最小有效量，维持数月。

硝基咪唑类：中度患者可口服甲硝唑（metronidazole）200 mg，每日 3 次；替硝唑（tinidazole）500 mg，每日 2 次。6 周为一疗程，可持续 3 个月，对丘疹、脓疱型有显效，红斑型效果较差。其机制可能为抑制白细胞趋化作用和有选择性地抑制细胞免疫。如大量服用，会发生周围感觉神经病变的不良反应。

大环内酯类：红霉素 250~1 000 mg/d 是治疗丘疹脓疱型酒渣鼻的有效药物，但胃肠道不良反应明显，多用于四环素不耐受者，如孕妇患者。克拉霉素和阿奇霉素效果优于红霉素，副作用小。

异维 A 酸：对多种类型酒渣鼻均有效，但副作用大，严重而对抗生素无效者可选用，尤其是严重眼酒渣鼻患者可用小剂量异维 A 酸，开始为每周隔天 10 mg，2~3 个月病情控制后减为 10 mg 每周 2 次，直至每周 1 次。急性加剧或严重的眼酒渣鼻可短暂应用皮质激素，但须非常慎重。

氯化喹啉：每次 250 mg，每日 1~2 次；或羟基氯喹每次 200 mg，每日 2 次，也有一定疗效，总疗程不大于 3 个月。

（3）手术治疗

鼻赘患者，可作整形手术治疗（参见第 52 章《皮肤外科疗法》）。

37.1.3 皮脂溢出症（seborrhoea）

本病是指皮脂腺分泌功能亢进，主要表现为头皮多脂、油腻发亮、脱屑较多。其他皮脂腺发达部位也可发生。

【病因及发病机制】

本病与年龄、性别有关，大多数病例有遗传倾向，可能是多因素的；雄激素水平增高可导致皮脂分泌增多。此外，皮脂溢出症常出现于神经系统疾病如 Parkinson 综合征，特别在疾病进展期，皮脂分泌水平可以高于正常值 2 倍。动脉硬化患者也有皮脂分泌增高现象。

【临床表现】

皮脂溢出常见于初生婴儿及青年，好发于皮脂腺较多的部位，如头皮、面部、上胸和背部。临床上可分为油性和干性两种。

（1）油性皮脂溢出症（seborrhoea oleosa）

油脂分泌以颜面和头部为甚，其次为鼻和前额，肩胛、胸部等处亦可累及。患处皮脂分泌特多，使毛发油光，拭去后又复溢出。由于尘埃附着与皮脂混杂，皮脂腺口常扩张或为脂肪栓所充塞，如用手指挤压，易挤出白色线状软脂。常于青春期开始发病，20~40 岁最重。严重和持久的皮脂溢虽可单独发生，但常并发脂溢性皮炎、脂溢性脱发和痤疮等，至年老后症状逐渐减轻。

（2）干性皮脂溢出症（seborrhoea sicca）

又称头部单纯糠疹，头部出现弥漫性、灰白色略带油腻的糠秕状鳞屑，无明显炎症，有瘙痒感，日久患部头发稀疏脱落。部分患者可超过 50 岁，且男性多于女性，表现为与皮脂溢有关的淡黄色不规则圆形丘疹，常对称分布于前额与颞部，少见于鼻和颊，此现象称老年性皮脂增多症。

【治疗】

除皮脂溢出为系统性疾病局部表现外，一般尚无根治疗法。限制过多脂肪性及糖类饮食，多吃新鲜蔬菜及富含维生素 B 的食物，可有助于减轻本病。此外，尚应注意清洁，避免搔抓。

全身治疗可服用维生素 B_2、B_6，必要时短暂服用异维 A 酸或抗雄激素制剂如螺内酯（安体舒通），每日 40~60 mg。

局部治疗对油性皮脂溢出宜着重清除皮脂，避免在毛囊内淤积成粉刺。对头部皮脂溢出应少洗头，并少用肥皂洗头，否则促使皮脂腺更活跃。少洗头则堆积之皮脂产生反压力，可使皮脂腺活动逐渐减少，甚至可能恢复正常。

37.1.4 皮脂缺乏症（asteatosis）

本病因皮脂腺分泌的减少或缺乏造成皮肤干

燥,又称干皮肤(dry skin),常有单纯鱼鳞病样表现。

【病因及发病机制】

水是保持皮肤湿润的主要成分之一,表皮的水合作用主要由三个因素造成,即水从真皮到达表皮的速率、表面水分丧失的速率和表皮结合水分的能力。通风能加速水分的蒸发。细胞间脂类不能单独形成屏障,只有水溶性物质(又称自然潮湿因子)包被双层脂质才能起到避免水分丧失的屏障作用。如果把脂质去除,水溶物质就被破坏,皮脂就减少或缺乏,造成水分丧失,从而引起皮肤干燥。体表常用肥皂或清洁剂会加重皮肤的干燥。

【临床表现】

最早表现是皮肤干燥,显示不规则或网状浅表红色裂纹,局限或泛发性瘙痒。搔抓和摩擦后,损害可变厚,出现慢性或钱币状湿疹样的苔藓样变,鳞屑的增多如同寻常型鱼鳞病。干燥最显著的是在小腿和前臂伸侧,手背和皱褶部位很少受累。患者常有阳性家族史,双生子中发生率较高,在遗传过敏性素质中尤为明显。发病开始于儿童,随年龄增长而持续或更趋严重,夏季可以改善。环境变化如低湿度、空气变冷、干热或刮风,均可加重本病。

本病可见于特应性皮炎、甲状腺功能减退(特发性和锂诱发)、尿毒症和淋巴瘤患者中。

【鉴别诊断】

泛发性干皮病可能与甲状腺疾患或肾病有关。若成人发生寻常型鱼鳞病样皮疹,可暗示淋巴瘤的潜在。搔抓和摩擦引起的继发性炎症改变,应与原发性湿疹样皮炎区别。

【治疗】

治疗目的是恢复表皮水分的屏障。局部使用低 pH 值的滑润剂,包括尿素和(或)乳酸水包油乳剂;有慢性炎症或湿疹样变时,局部可用糖皮质激素制剂;瘙痒可口服抗组胺药。避免用肥皂,少暴露于寒冷或干热环境中。

37.1.5 脂溢性皮炎(seborrheic dermatitis)

本病是发生在皮脂溢出基础上的一种慢性炎症,损害为鲜红色或黄红色斑片,表面覆有油腻性鳞屑或痂皮,常分布于皮脂腺较多部位。

【病因及发病机制】

本病病因不明,可能与免疫、遗传、激素、神经和环境等因素有关。

有人认为与正常人群共生的糠秕马拉色菌与多种皮肤病有关,脂溢性皮炎即为其中之一。糠秕马拉色菌为一种依赖脂质的双相真菌,在皮脂分泌旺盛阶段的青春期前后以及新生儿时期比较活跃。目前已有人证实糠秕马拉色菌抗原可使脂溢性皮炎患者致敏,并诱导机体产生抗糠秕马拉色菌的特异 IgG、IgM 及 IgA 抗体,其中以对卵圆形酵母型为主,提示此菌对本病有非常重要的特殊性抗体反应。但亦有认为糠秕马拉色菌在某种生长条件下产生毒素或介质引起,亦可因脂酶活性改变导致炎症。本病亦与先天的脂溢素质有关,但遗传方式不明。

易患脂溢性皮炎的个体,常于冬季因疲劳、情绪紧张或感染而激发,但许多人没有显著诱因。本病在冠状动脉供血不足和高血压、心衰患者中有较高发生率。自身免疫在本病继发湿疹化或导致皮损的播散方面可能起一定作用。本病亦为AIDS 患者中最常见的皮肤症状之一。

【临床表现】

脂溢性皮炎常见于皮脂腺分布较丰富的部位,如头皮、面、胸部、肩胛间及皱褶部位。损害倾向于褐色或淡黄红色斑片,边界清楚,上覆油腻性鳞屑或结痂。由于部位和损害的轻重不同,临床表现亦有区别。

(1)头皮

开始为小片灰白色糠秕状或油腻性鳞屑性斑片,以后逐渐扩展融合成边界弥散或比较清楚的斑片,甚至累及大部分头皮乃至扩展到前发际,形成冠状发际。可伴轻度红斑或针头大小红色毛囊丘疹,或伴有渗出与厚痂。严重者全头皮均覆有油腻性臭味厚痂,并有脱发。

(2)面、耳、耳后及颈

常由头皮蔓延而来。面部以前额、眶上、眼睑、鼻颊沟尤甚,为黄红色油腻性鳞屑性斑疹。眶上部表现为眉及其周围弥漫性红斑、脱屑,眉毛因搔抓而稀少。眼睑受累呈睑缘炎,睑缘由红的细小的白色鳞屑覆盖,严重时可成溃疡,愈后呈瘢痕与睫毛囊的破坏,鼻颊沟亦呈黄红色油腻性鳞屑性斑片,间有皲裂。耳后时有糜烂和皲裂,可为单侧或双侧,多见于女孩或青年女性。脂溢性外耳炎多见于老年患者。

(3) 胡须区

有两种类型,一是毛囊口轻度红肿、发炎伴小的淡褐色结痂,常称"须疮",顽固难治;另一种表现为播散性红色油腻性鳞屑,脓疱形成较深,累及整个毛囊,导致毛囊破坏与瘢痕形成,偶有头皮及耻骨部同时累及。

(4) 躯干

最常见于20岁以上的男性,好发于胸前和肩胛骨间,最初为小的红褐色毛囊丘疹伴油腻性鳞屑,以后渐成中央有细糠状鳞屑、边缘有暗红色丘疹及较大的油腻性鳞屑的环状斑片。另有一种玫瑰糠疹样的脂溢性皮炎,呈圆形或椭圆形淡黄色或暗红斑片,有细小边缘性鳞屑,边界明显,可以融合或倾向于中央痊愈,形成环状损害。

(5) 皱褶部

常见于腋部、腹股沟、乳房下和脐部。多发于30~50岁,尤其是肥胖的中年人。皮损以播散性摩擦红斑形式存在,红斑的边界清楚,上有油腻性鳞屑,时有表皮裂隙、肿胀。由于局部多汗、继发感染或不适当的治疗可使皮损发展。两性生殖器被累及时,常表现为圆形的红斑或鳞屑,可形成表皮剥脱,也可因慢性浸润增厚呈湿疹或银屑病样表现。

(6) 四肢

损害表现为湿疹样斑片。

(7) 婴儿脂溢性皮炎

出生后2~10周发病,好发于头皮、耳、眉、鼻颊沟及皱褶等处。表现为红斑、鳞屑,圆形或椭圆形,边界清楚。红斑可扩展融合并黏着油腻性黄痂,间有糜烂、渗出,炎症比较显著。损害常为对称性,但缺乏成人的毛囊损害与皮脂溢出。常在3周到2个月内痊愈。

脂溢性皮炎的严重程度与病程常变化多端,进展缓慢,反复发作。可局限于头部,也可扩展到邻近皮肤及其他好发部位,亦可扩展到全身,甚至形成脂溢性红皮病。由于搔抓,可以继发感染出现毛囊炎、疖肿、淋巴结炎;亦有因处理不当而引起接触性皮炎或湿疹样变。

【诊断及鉴别诊断】

在皮脂溢出基础上发生,常自头部开始向下蔓延,好发于皮脂分布较多的部位,具有油腻性鳞屑性黄红色斑片,边界清楚或弥散,自觉瘙痒,诊断尚不困难。但需与以下几种疾病相鉴别。

(1) 头皮银屑病

损害为红色丘疹、斑块,伴银白色云母状鳞屑,边界清楚。结合其他部位的典型银屑病损害,诊断不难。

(2) 玫瑰糠疹

好发于颈、躯干、四肢近端,为椭圆形斑疹,常先有母斑。发生于躯干处的皮疹,其长轴与肋骨走向一致。

(3) 体癣

损害边界清楚,为中央痊愈周围扩展的环状损害。显微镜检查刮下的鳞屑可查到真菌。

(4) 红斑型天疱疮

主要分布于面、颈、胸背正中部,开始在面部出现蝶形红斑,上覆鳞屑及脂溢性痂,颈后及胸背部在红斑基础上有水疱出现,破裂后形成痂皮,Nikolsky 征阳性。

【治疗】

日常护理:充足睡眠,生活规律,忌辛辣刺激性食物,少食油腻和甜食,多食蔬菜、水果,避免机械性刺激。

全身治疗:维生素 B_2、B_6 等,瘙痒剧烈时可用镇静剂、抗组胺药。其他如维生素 C、硫代硫酸钠等静脉注射。四环素或大环内酯类口服药对某些患者有效。

局部治疗:以溶解脂肪、角质剥脱、消炎止痒为主。常用药物有硫黄、雷琐辛、煤焦油、水杨酸、硫化硒、咪唑类等,按不同部位、不同皮损选用不同的剂型。如头皮上可用50%乙醇和35%水中加入15%丙二醇外搽,每日2次,以及2%酮康唑溶液和香波外搽或洗头。其他部位可用5%硫黄炉甘石洗剂、5%硫黄乳膏、3%~5%新霉素糠馏油糊剂或 2%~5% 硫黄煤焦油糊剂、2% 酮康唑乳膏局部外用,其治疗机制为抑制糠秕孢子菌的繁殖,降低睾酮水平,影响角质形成细胞或皮脂腺细胞的活动,作用于白三烯。严重者可辅以低-中效糖皮质激素,须注意不良反应。8% 琥珀酸锂软膏每日 2 次外搽,有助于红斑、鳞屑和瘙痒的改善,无不良反应。UVB 和 PUVA 光疗对糠秕马拉色菌有一定抑制作用。

【预防】

限制多脂、多糖饮食,多吃蔬菜。少用热水、肥皂洗头。避免各种机械性刺激,如箆头发等。

37.1.6　口周皮炎(perioral dermatitis,POD)

口周皮炎是一种较常见的慢性复发性面部皮肤炎症性疾病,患者多为 15~45 岁女性,儿童也有发病。皮损一般局限于口周、鼻唇沟、颏部,以口周唇缘 5 mm 外的红斑、丘疹、脓疱为主要表现。

【病因及发病机制】

本病病因不明,可能与下列因素有关。

(1) 局部应用糖皮质激素

部分患者发病前可有糖皮质激素局部应用史,在口周皮炎发生后,应用糖皮质激素软膏有一定效果,但停药后常复发,且症状较之前加重。糖皮质激素吸入给药后亦可诱发口鼻部的口周皮炎。

(2) 护肤用品

护肤用品的使用不当导致表皮屏障功能受损,角质层细胞水肿,表皮水分流失增加,皮肤紧绷干燥,从而再加用护肤用品,产生恶性循环,诱导疾病的发生。可能与护肤用品中石蜡、十四酸异丙酯(isopropyl myristate)有关。

(3) 内分泌改变

部分患者于月经期或妊娠期发病。口服避孕药与该病的发病可能有关。

(4) 感染

有患者的皮损处培养可发现梭形细菌(fusiform spirilla bacteria)、毛囊蠕形螨(*Demodex folliculorum*)、假丝酵母菌(*Candida species*)等,但目前仍缺乏感染与发病直接关联的证据。有文献报道与幽门螺旋杆菌感染有关。

(5) 接触过敏

患者对含氟及酒石酸的牙膏、化妆品、洗衣粉、漂白粉、摩丝、化纤物质及花粉斑贴试验结果多为阳性。曾有文献报道一患者接触漱口液中的原黄素(proflavine)过敏而发病。

(6) 其他

含氟牙膏的使用、胃肠功能紊乱、精神压力、使用唇膏以及一些物理因素如紫外线、热和风等的影响均可致病。免疫系统受损儿童如白血病患儿也有发病。

疾病加重因素有日晒、过度用肥皂或其他清洁用品、过度使用化妆品、局部外用糖皮质激素等。

【临床表现】

皮损主要位于"口罩区",即口周、鼻唇沟及颏部,有时可累及下眼睑,典型特征为皮损围绕口周分布,与唇缘有一约 5 mm 的正常皮肤带,上下唇从不累及。初始为边界清楚的红斑和小丘疱疹,而后发展为毛囊性丘疹、脓疱性丘疹。皮损可发生融合,常伴有弥漫性红斑,鳞屑较少,邻近正常皮肤一般较干燥。

患者常有轻度烧灼感和疼痛,皮肤紧绷感瘙痒程度不一。

狼疮样口周皮炎(lupoid perioral dermatitis)又称为儿童肉芽肿性口周皮炎(childhood granulomatous periorificial dermatitis,CGPD),是一种特殊临床类型,良性,具有自限性,患者多为青春期前儿童,主要发生于 3~12 岁,男孩多见。该病最早由 Gianotti 等人于 1970 年发现并描述,故又称 Gianotti 型口周皮炎;最早发生于非洲加勒比儿童,故也称为非洲裔加勒比儿童面部皮疹(facial Afro - Caribbean childhood eruption,FACE)。皮损主要分布于口周、鼻周、眼睑及耳郭,部分可涉及颈胸背上部。表现为 1~3 mm 的丘疹,离散分布,呈淡红色或黄褐色,伴有丘疹鳞屑性损害,无丘疱疹或脓疱。玻片压诊可见狼疮样浸润表现。组织病理具有显著特征:表皮轻度角化过度,轻至中度海绵形成,真皮血管及毛囊周围可见中等量的淋巴细胞为主的炎症浸润,并有毛囊周围上皮细胞肉芽肿。愈后同小丘疹性口周皮炎一样,一般无瘢痕产生,无残留色素异常。

PODSI(Perioral Dermatitis Severity Index)是一种口周皮炎严重度评分标准。评估项目为红斑、丘疹和鳞屑，根据其严重程度各占0~3分，总分为9分。标准见表37-1。

表37-1　口周炎严重度评分标准

	1分(轻度)	2分(中度)	3分(重度)
红斑	粉红、苍白、离散性	红色，斑片状	深红、弥漫性、融合
丘疹	较小、肤色	多个，播散性	无数个，伴红斑，融合
鳞屑	较小，几乎不可见	显著	较大，累及面广

注：轻度(0.5~2.5分)；中度(3.0~5.5分)；重度(6.0~9.0分)。

【组织病理】

早期丘疹损害示轻度湿疹样改变和非特异性亚急性炎症，毛囊或血管周围有不同程度的水肿和淋巴细胞、组织细胞浸润，偶可见毛囊脓肿。弹性纤维可有变性。

晚期丘疹皮损示弥漫性结缔组织肥大，皮脂腺增生。偶可见真皮内非干酪性上皮样细胞肉芽肿和少量 Langhans 巨细胞，主要在毛囊周围。干酪性肉芽肿是肉芽肿性口周皮炎的典型特征。

【诊断及鉴别诊断】

患者多为中青年女性，有一定诱发因素，发病部位多见于离口唇边缘约5 mm之处，也可见于两侧鼻唇沟、颊部、下颌、上唇，甚至眼眶，可波及眼睑，呈红斑、丘疹、脓疱性损害，表面脱屑。常为慢性，反复发作。一般不难诊断，主要需与以下疾病鉴别。

(1) 酒渣鼻

患病年龄较大，有明显皮脂溢出表现，与口周皮炎在严重程度、皮损分布和皮损的发展上显著不同。酒渣鼻通常伴有一些并发症，如角膜结膜炎、鼻赘等，区别于口周皮炎。

(2) 痤疮

男性中更为常见，不局限于面部中央，前额、头皮、上胸中部等也可发生。以粉刺黑头、丘疹、脓疱、结节、囊肿为表现。

(3) 脂溢性皮炎

多发生于头皮、面、眉、耳及胸、背等皮脂腺分泌活跃部位，以暗红或黄红色斑片上覆以鳞屑或痂皮为表现。

(4) 接触性皮炎

患者有明显瘙痒，皮损通常局限于接触部位。有致敏原接触史。

(5) 特应性睑皮炎(atopic lid dermatitis)

较难与眼睑型口周皮炎相鉴别。丘疹在口周皮炎中更为常见，而特应性睑皮炎以严重瘙痒为主要表现，花粉接触为加重因素。常有过敏性家族史。

(6) 舔唇皮炎(lip licking dermatitis)

多发于有过敏体质或患有变应性皮炎的婴幼儿和儿童，与口周皮炎的红斑鳞屑不同，渗出性皮损蔓延至唇红，边界清楚。

(7) 坏死松解性游走性红斑(erythema necrolytic migrans)

是胰高血糖素瘤综合征(glucagonoma syndrome)最具特征性的皮肤表现。此外，还有口周皮炎、消瘦、贫血、血糖升高等表现。胰高血糖素瘤是胰腺α细胞瘤，大多数是恶性。

(8) 其他

如黄瘤、疹性汗管瘤、结节病主要需与狼疮样口周皮炎相鉴别。

【治疗】

(1) 零治疗(zero therapy)

避免接触可能的诱发因素，停止外用糖皮质激素、化妆品、肥皂、保湿用品、面霜、护肤用品等，仅用温水洗脸。加强心理支持治疗。详细的临床指导尤为重要。

(2) 局部疗法

首选外用甲硝唑和壬二酸。

抗生素类：如甲硝唑、红霉素、新霉素、克林霉素非油性剂型(如凝胶、水粉剂、乳膏)，可有保湿和抗炎作用。其中甲硝唑(灭滴灵)作用机制主要为抗炎和免疫抑制作用。有研究表明外用0.75%甲硝唑凝胶14周或1%甲硝唑乳膏8周，每日2次，其效果不亚于口服四环素。

抗痤疮药物：如壬二酸(azelaic acid)和阿达帕林(adapalene)，每日2~3次。有研究表明20%壬二酸霜外搽，一般2~6周可见效，之后4~10个月无复发。

免疫调节药物：如他克莫司（tacrolimus）和吡美莫司（pimecrolimus），用于严重患者；但偶可诱发肉芽肿性皮疹。

光疗：5-氨基酮戊酸光动力疗法（5-aminolevulinic acid，ALA-PDT）有一定疗效。

（3）系统疗法

四环素：作用机制可能类似于酒渣鼻治疗，即为抗炎作用。开始剂量要足，每日 2 次，每次 250 mg，治疗 3~4 周后，剂量减半，至临床症状全部消退后停药，一般 8~10 周。也可口服米诺环素，每日 2 次，每次 25~50 mg；或多西环素每日 2 次，每次 50~100 mg。研究发现，口服四环素联合外用抗生素药物（红霉素、甲硝唑）比单药治疗效果更佳。

大环内酯类药物：儿童无法应用四环素，可选用红霉素每日 500 mg 或克拉维酸每日 250 mg，尤其对儿童肉芽肿性口周皮炎效果较好。

异维 A 酸：对肉芽肿性口周皮炎有一定效果，也可用于四环素无效者。一般每日 5 mg，疗程 3 个月，或初始剂量 0.2 mg/kg，根据临床改善程度减量至 0.1 mg/kg 或 0.05 mg/kg。

【预防】

本病虽较顽固，但随着年龄增长，皮损可有自愈倾向。但应尽量避免各种诱发因素，尤其是外用糖皮质激素须慎重，而有口周皮炎病史的患者应尽量避免使用。

（胡瑞铭）

37.2　汗腺疾病

汗腺分小汗腺和大汗腺两种，小汗腺分布于除唇红、小阴唇、龟头内侧外的几乎所有部位皮肤，尤以掌跖及腋窝最为丰富；其导管直接开口于皮肤表面。小汗腺功能主要受胆碱能神经支配，情绪、气候、饮食等均可影响其活动。汗液的组分亦可因每种因素的影响而改变。大汗腺分布于腋窝、乳晕、外阴等，其导管开口于毛囊，由肾上腺素能神经所支配，其分泌功能直至青春发育期呈现。无论是小汗腺抑或是大汗腺，均可由于其功能或结构异常而引起相关疾病。

37.2.1　多汗症（hyperhidrosis）

多汗症是指皮肤出汗异常过多的现象。正常人在体力劳动后，在热天高温环境下出汗均属正常生理现象，而非多汗症。

【病因】

多汗症大多是由神经紧张、情绪激动、恐惧、焦虑、愤怒所引起。其机制可分为器质性疾病和功能性失调两种。前者主要见于内分泌失调，如甲状腺功能亢进、糖尿病、垂体功能亢进；神经系统疾患，如脑震荡、Parkinson 病和偏瘫；转移性肿瘤以及长期显著衰弱性疾病；亦见于感染过程中及感染后，如疟疾、结核病、波浪热等。功能性多汗症一般以精神性出汗较多，由高度情绪刺激如紧张、悬念、痛苦、害怕等造成，为交感神经失调而致多汗。另一种为味觉性多汗症，即食用某些辛辣刺激性食物如可可、咖啡等饮料后造成的多汗，此为正常生理现象；但在腮腺手术后可造成持久或暂时（3~5 年）性味觉出汗。

【临床表现】

一般分为局限性多汗症和泛发性多汗症两型。

（1）局限性多汗症

常始于儿童或青春期，两性均可发生，可有家族史，病程会持续几年，至 25 岁以后自然减轻。局限性多汗症最常见的部位是掌跖和摩擦面，如腋下、腹股沟、会阴部，其次为前额、鼻尖和胸部。掌跖多汗可以持续性或短暂性，由情绪波动造成，没有季节区别，常出现手足发冷甚或发绀现象，日久可伴手足角化表现。腋部出汗可由于热或精神活动所诱发。腋下多汗是由于小汗腺过度活动引起，不像腋臭是由大汗腺分泌造成。

（2）泛发性多汗症

主要是由其他疾病引起的全身广泛性多汗，如感染性高热病，由于神经系统的调节或口服退热剂以出汗来散发热量。其他如中枢神经系统包括皮质及基底神经节、脊髓或周围神经的损害可以造成全身多汗。

【治疗】

（1）外用药

局限性多汗症的治疗首先应注意皮肤清洁，

腋部可于清洁后扑粉以保持干燥。手足多汗可用3%~5%甲醛溶液外搽,每日2次。也可用1%甲醛溶液、0.5%醋酸铝溶液、5%明矾溶液或5%鞣酸溶液浸泡或涂擦掌跖部。20%氯化铝无水酒精溶液睡时搽于手或足上,盖上一层不透气的聚乙烯,手可戴上手套固定4~8小时,次晨洗涤,连续两夜,以后可3~7天搽1次。在腋窝用6.25%氯化铝,搽后盖上一层聚乙烯再固定,疗效较好。

(2) 内服药

镇静安定剂如溴剂、苯巴比妥、氯丙嗪、多塞平等对精神性情绪性多汗有效。中药玉屏风丸(颗粒)亦有一定效果。

(3) 外科手术

切除交感神经,可能造成无汗,一般不用,或在腋下等汗腺活跃部位施行。

(4) X线照射局部

有一定疗效,但汗腺属于皮肤深部组织,对X线不敏感,若破坏过度,可引起皮肤过分干燥或萎缩,甚至引起放射性皮炎,故除对严重的掌跖多汗症可考虑使用外,一般不采用。

37.2.2　无汗症(anhidrosis)

无汗症是指皮肤表面少汗或完全无汗,可有全身性或局限性的无汗表现。

【病因】

可由汗腺本身的异常或神经通路的某一水平的不正常造成。病因主要有以下几方面。

(1) 汗腺发育不良

先天性外胚叶发育不全及鱼鳞病患者。

(2) 其他皮肤疾患

引起汗腺萎缩,从而造成局部或全身少汗或无汗,如硬皮病、网状细胞增多症、Sjögren综合征、瘢痕疙瘩等。

(3) 汗管阻塞性皮肤病

如痱子、湿疹、特应性皮炎、扁平苔藓、银屑病、脂溢性皮炎等也会引起少汗甚至无汗。

(4) 神经系统损害

例如脊髓空洞症、麻风、交感神经切除术后、神经节阻滞以及抗胆碱能药物的应用。

【临床表现】

全身或局部皮肤的出汗比正常人明显减少,甚至无汗。全身性无汗症者天热时不能排汗调节体温,可引起全身不适或发高热。由于起因的不同,可有相应的其他表现,例如先天性无汗患者常合并甲、毛发异常。局限性无汗症者,无汗皮肤表现为干燥、粗糙。

【治疗】

先天性外胚叶缺损造成的无汗症目前无法治疗,若为其他疾患造成的无汗则应治疗原发性疾病。全身无汗在夏季不能调节体温导致极端不适时,可迁居低温地区或采取人工降温如装置空调。局限性无汗引起的皮肤干燥粗糙,可搽滋润乳液保护皮肤。

37.2.3　少汗症(hypohidrosis)

皮肤表面的少汗,又称粟粒疹后少汗症(postmiliarial hypohidrosis)。

【病因】

少汗常常继发于粟粒疹之后,由于汗管和汗孔阻塞引起排汗障碍。

【临床表现】

患者皮肤干燥,出汗少,散热困难,可使体温升高,引起发热。高热时患者无法正常工作、生活,表现为心烦、急躁、易怒、厌食、嗜睡、眩晕头痛甚至达蒙眬状态。夏季天热时体温升高发热,冬季、夜间及天凉时体温可自行降至正常范围。少汗程度、发热时间取决于粟粒疹的严重性。

【诊断】

结合病史及相关检查,如既往粟粒疹病史和发汗试验结果阴性,排除感染性疾病、自身免疫性疾病、肿瘤、药物热、亚急性甲状腺炎等其他疾病引起的发热可进行诊断。

【治疗】

治疗方法与粟粒疹相同。予维生素A、谷维素等对症治疗,并嘱其居住凉爽环境,避免剧烈活动、辛辣刺激性食物。

37.2.4　臭汗症(bromhidrosis)

从广义而言,汗液有臭味或被微生物分解产

生臭味均可称之为臭汗症,但实际上本质主要指因大汗腺分泌而引起的汗味异常表现。好发于两腋、会阴、足底、趾缝等出汗较多部位。

【病因】

小汗腺分泌的汗液通常是无气味的,但是在多汗情况下,汗液被皮肤附生细菌分解释放脂肪酸等,产生出特殊性气味,例如足底、趾缝。臭汗与多汗常伴发。另有一些物质如大蒜、砷剂可以通过小汗腺排泄引起特殊气味。

大汗腺的分泌功能异常是引起汗液异味的主要原因。由于大汗腺在青春期受内分泌的影响,故臭汗症多在青春期开始,至老年后减轻或消失。大汗腺只存在于腋窝、乳晕、肛门、外阴和外耳道,该处细菌和大汗腺分泌物中所含的有机物发生作用,产生饱和脂肪酸,形成臭味。临床上有一些患者有家族史,因此,臭汗症可能与遗传有关。

少见的臭汗症可在精神或神经系统损害时产生,如偏执狂和精神分裂症等。

【临床表现】

腋下、足底、趾缝和会阴部,其次是腹股沟、肛周、脐窝和妇女的乳房下等大小汗腺分布或汗液分泌较多部位。因大汗腺分泌异常所致者,其病情往往在夏季明显,青春期异味最重,随年龄增长而减轻。臭汗气味轻重不同,重者散发一种刺鼻的特殊气味,轻者在不出汗时几乎无气味产生。

另外,异味可随个体和种族的差异而有显著的不同,有些患者有遗传性,家族中有同样患者。

【治疗】

平时应注意清洁,经常沐浴,勤换衣服,保持体表干燥。治疗多汗症,减少汗液可使细菌大大减少。局部抗菌药物如 0.5% ~ 1% 新霉素乳剂或溶液外用亦可。必要时可行手术或激光治疗。足和趾缝发臭的可用 1 : 8 000 高锰酸钾溶液浸泡,每日 30 分钟,持续多次后有效。

37.2.5　色汗症(chromhidrosis)

汗腺功能失调分泌出有色汗液,是一种罕见的汗腺疾病。

【病因】

由大汗腺分泌大量脂褐质(lipofuscin)色素引起;或者由小汗腺分泌的汗液,在某些细菌、特别是棒状杆菌作用下产生有色物质。此外,服用某些药物或染色饮料、食品也可分泌色汗。

【临床表现】

多发生于腋窝,或见于异位性大汗腺存在部位如面部。一般 10% 的正常人中大汗腺分泌的色素是黄色、蓝色或绿色,因症状轻微,大多不会引起注意。色汗的汗液颜色可为黑色、紫色、蓝色、棕色、黄色或绿色,红色很少。本病往往是通过内衣内裤被汗污染才被发现。

【治疗】

本病无特殊治疗方法。有人用中药黄柏、苦参各 50 g,水煎泡脚治疗足趾黑蓝色色汗症。

37.2.6　血汗症(haematohidrosis)

血汗症非常罕见,是由于血液或血色素混在汗液中排出。好发部位为额部、眼睑、胸部、外生殖器等处。可以发生在出血性疾病,或是鼠疫、血友病、月经异常、严重精神疾病患者身上。皮肤出血性斑的形成与汗腺活动无关。治疗方法以处理原发疾病为主。

37.2.7　尿汗症(uridrosis)

尿素等物质由汗腺排出至体表,当皮肤表面的汗液干燥后,固体物便析出,形成白色粉末状物质。见于严重尿毒症患者,或是糖尿病、痛风患者。治疗方法以处理原发疾病为主。

37.2.8　特发性复发性掌跖汗腺炎(idiopathic relapsing palmoplantar hidradenitis)

本病是好发于儿童和青少年跖部,偶发于掌部的一种少见的痛性、红色斑块或结节疾病。

1994 年首先报道。

【病因】

病因不明,一般认为机械性、热性损伤或水肿导致小汗腺的破裂、坏死或堵塞,汗腺分泌物释放到周围组织吸引中性粒细胞趋化因子,激活细胞因子如 TNF - α、CM - CSF、IL - 8 级联反应,引起局部炎症反应。

【临床表现】

多发于18个月大的幼儿到15岁青少年。好发季节为春、秋两季。可局限一侧或双侧掌跖部，皮损为0.5~2 cm大小的红色结节或斑块，质硬、触痛，可有脓丘疹或脱屑，个别患者体温可升高达38℃。半数患者不经治疗，皮疹在2~3天、一般于2~3周内自行消退，但可复发。

【组织病理】

真皮网状层深部小汗腺管周围的中性粒细胞浸润，并向邻近腺周结缔组织和皮下组织蔓延，腺上皮细胞胞质空泡样变和核固缩。直接免疫镜检发现基底膜带有C3和IgM的颗粒状沉积。

【鉴别诊断】

有时需和肢端痛性红斑损害的疾病，如多形红斑、Sweet病等相鉴别。

【治疗】

由于本病是良性局限性疾病，一般可对症治疗，若引起疼痛或低热，可冰敷或用非类固醇抗炎药物。

37.2.9　多发性汗腺脓肿(multiple sweat gland abscesses)

本病系发生于小汗腺的化脓性炎症，又称假疖(pseudofuruncle)。

【病因】

主要是金黄色葡萄球菌引起的感染，细菌由汗腺口入侵。夏季多汗、皮肤不洁，或营养不良、免疫功能差是引起本病的诱因。

【临床表现】

常见于炎热季节，好发于孕妇、儿童，以身体衰弱、免疫功能低下的小儿居多。多在额、颈、背、臀等处。起初在汗腺口发生多个小脓疱，炎症逐渐扩展深入，发展成黄豆大小的硬性结节，境界清楚，颜色鲜红或紫红，压之疼痛。而后结节化脓形成脓肿，有波动感。脓肿破溃排出黄绿色脓液。感染严重时，可有发热、淋巴结肿大等全身症状，甚至引起败血症。

【诊断】

根据发病季节、人群、临床表现不难诊断。但

需与疖鉴别——本病不见脓栓，疖可见脓栓。

【治疗】

予抗生素治疗，脓肿成熟可切开引流。日常注意皮肤清洁卫生，加强营养，提高免疫功能。

37.2.10　嗜中性外分泌性汗腺炎(neutrophilic eccrine hidradenitis)

癌症患者化疗后8~10天，脸部、颈部、耳朵、四肢出现痛性红斑性丘疹和斑块，通常伴有发热和中性粒细胞减少，皮疹持续约10天，可自行缓解。少部分患者再次化疗时可复发。用氨苯砜(dapsone)预防有效。另外，此病也与Behçet病或HIV感染导致的免疫失调有关，也可能是一种副肿瘤综合征。

(韩毓梅)

37.2.11　热带出汗不良(tropical dyshidrosis)

又称为热带无汗性衰竭(tropical anhidrotic asthenia)。本病少见，"二战"时期首先发现。以主要为躯干和四肢出汗障碍、一般不伴有高热为主要特征。

【病因】

该病病因未明，目前大多数学者认为这种出汗障碍为中枢性。局部汗液中氯化物增多，导致汗腺导管的破坏、排泄障碍，并可伴有皮肤角化过度、表皮组织器官损伤及真皮血管生成。

【临床表现】

常见于成人，暴露于高热环境中，温度越高症状越重。患者焦躁不安，自觉热且不适，皮肤有紧绷感，运动后可出现呼吸困难和心悸。部分患者主诉有眩晕、头痛、失眠、厌食及上腹不适。无汗出现之前1~2周常有反复发作的皮肤刺痛感伴有数天多汗。查体体温可达37.2~38.9℃，脉率加快至100~130次/分，呼吸频率常超过40次/分，心血管系统症状不常见。四肢及大部分躯干皮温升高，皮肤干燥，可残留少许皮岛，可正常出汗。头颈部、掌跖、腋窝、腹股沟潮湿多汗。

典型的皮损表现为密集的针头至粟米大小的灰色丘疹，顶端有清亮小水疱，皮疹密集成片，多分布在躯干、四肢近端伸侧。看起来像鸡皮，但是

不累及毛发和体毛。通常首先出现在上臂,然后是躯干,最后到大腿。皮疹间正常皮肤干燥温暖。部分患者伴有前臂、手指水肿,或腋窝、腹股沟淋巴结肿大。血尿常规无异常,偶有因休克、电解质紊乱导致异常。部分患者可伴有口渴多尿,尿液稀释,氯化物浓度下降。24 小时内钠排出量在正常范围内,但是汗液中钠浓度升高,往往超过0.5%。

【治疗】

主要是将患者移至凉爽、通风的环境中休息,给予适量水及溶液以维持水电解质平衡,大多数患者无须胃肠外补液。体温、呼吸、心律很快可恢复正常,皮疹逐渐消退,可有糠状脱屑。一般 1~2周可恢复。

37.2.12　鼻红粒病(granulosis rubra nasi)

本病于 1901 年由 Jadassodn 首先报道,是一种罕见的外分泌腺疾病,多发于儿童。病因尚不明确,大多数病例有遗传倾向,有学者认为本病是由于血管舒缩神经障碍所致。

【临床表现】

本病多始于幼儿,从出生后 6 个月到 10 岁易发。最初为鼻部多汗,数年后鼻尖部出现播散性红斑,逐渐扩大至鼻翼、颊、上唇和颏部。红斑基础上有密集的针头至米粒大小的圆形尖顶丘疹,淡红或暗红色,互不融合,用玻片压之可消失,偶有水疱和脓疱形成,无鳞屑。一般无自觉症状。患者面中部多汗,念珠状汗液可以出现在红斑上,甚至超过红斑区域。部分病例毛细血管扩张可成为显著的特征,同时可有汗管囊肿发生。患者同时可有外周循环不良和掌跖多汗。常在青春期后自然消失,但也有少数持久不退。

【组织病理】

真皮血管扩张,汗管周围有炎症细胞浸润,有时伴汗管压迫阻塞、扩张和囊肿形成。

【鉴别诊断】

本病应与酒渣鼻、口周皮炎等鉴别。酒渣鼻多发生于中年,鼻部及双侧面颊有弥漫性红斑、皮脂溢出、毛细血管扩张,伴有丘疹、脓疱等损害。口周皮炎表现为形态单一的小丘疹、红斑,

主要分布在口周。后两者均无面中部多汗现象。

【治疗】

本病于青春期后多会自然消失,故一般无须治疗。可局部外用具有收敛作用的粉剂或洗剂,或非甾体类抗炎剂,有助于缓解症状。国外 2009年报道用肉毒杆菌毒素 A 局部皮损注射,治疗 1例病程 12 年的 16 岁男性患者,多汗和红斑可缓解,疗效可维持 6 个月以上,此法可尝试用于青春期尚未缓解的患者。

37.2.13　腋窝阴阜顶泌腺炎(Fox - Fordyce disease)

本病又称大汗腺痒疹(apocrine prurigo)或大汗腺粟粒疹(apocrine miliaria),临床上较少见,仅发生在大汗腺分布的部位。多见于青少年女性(13~35 岁),偶见于男性、儿童或绝经期妇女。

【病因】

本病系由于大汗腺导管开口角质阻塞,从而引起下方导管扩张、破裂、分泌物潴留,引起慢性炎症。确切原因不明,因本病多发于青少年女性,推测可能与内分泌平衡失调有关。

【临床表现】

皮损位于大汗腺分布区,主要为腋窝,其次为乳晕(头)、耻骨部和会阴部,分布对称,为针头至绿豆大小的圆形毛囊性丘疹,直径 2~3 mm,质地坚实、光滑,肤色或灰褐色,密集分布,互不融合,局部毛发减少或缺失(彩图 37 - 01)。患者可伴剧烈瘙痒,月经期、情绪变化可致瘙痒加重。病程慢性,可持续到绝经期,妊娠期间和绝经期后可缓解。

【组织病理】

较有特征性,早期显示顶泌腺导管口角质栓塞,在栓塞下端导管壁海绵水肿性小水疱,漏斗部棘层肥厚、细胞间水肿;晚期发生导管囊性扩张,漏斗部及真皮上部血管周围有慢性炎症细胞,主要是淋巴细胞浸润。

【诊断及鉴别诊断】

对称分布于大汗腺部位的瘙痒性、毛囊性圆形丘疹,病程慢性,结合组织病理检查,易于诊断。应注意与局限性神经性皮炎、皮肤淀粉样变性、扁

平苔藓、汗管瘤等相鉴别。

【治疗】

本病治疗困难,目前尚无满意疗法。常用方法有口服雌激素、避孕药或维A酸类,局部可选用维A酸类、糖皮质激素、克林霉素等;物理治疗如紫外线光疗、电凝术、激光等亦可试用,以缓解瘙痒、溶解角质为主。最近有报道使用1%吡美莫司乳膏治疗,可减轻瘙痒和减少丘疹的发生。严重病例可考虑手术切除。

37.2.14 剥脱性角质松解症(keratolysis exfoliativa)

又称层板状出汗不良(lamellar dyshidrosis)、家族性连续性皮肤剥脱(familial continual skin peeling)。本病是发生在掌跖的点、片状浅表剥脱的皮肤病,常伴出汗功能不良。

【病因】

目前大多认为是一种遗传缺陷,可能为常染色体隐性遗传,多汗、自主神经功能紊乱可能是促发因素。也有学者认为角质异常可能与维生素的缺乏有一定关系。国内还报道了一例服用罗格列酮引起该病的病例。

【临床表现】

皮损主要分布于掌跖部,也见于指(趾)侧面。皮损初起时,为针头大小白点,系部分表皮角质层与其下组织分离而成。随后向四周逐渐扩大,类似干瘪的水疱疱壁,中央容易自行破裂,可撕落成薄纸样鳞屑,鳞屑下皮肤几乎完全正常,无炎症,无红斑。皮损不断增多、扩大、互相融合,最后导致整个掌跖部发生多片状的鳞屑斑。病程通常有自限性,2~3周鳞屑自然脱落而痊愈,但常复发,可1年复发多次,尤以温暖季节为甚。皮损无自觉症状,或偶有灼热感觉,或有因干燥引起的刺痛感,常伴手足多汗症。

【组织病理】

显示表皮角化过度,伴角化异常。

本病应注意与汗疱疹、手癣、湿疹等相鉴别。

【治疗】

治疗较困难,但病程有自限性。脱屑严重时可外用滋润的乳膏或软膏,以减轻干燥不适的感觉。既往外用焦油制剂常可产生较满意的效果。维A酸类制剂亦可选用。对长期不愈者可考虑系统应用糖皮质激素,但需慎重权衡利弊。

37.2.15 暂时性棘层松解性皮肤病(transient acantholytic dermatosis)

又称Grover病,1970年由grover首先报道。常见于中老年男性,好发于颈、胸背上部,表现为红棕色水肿性丘疹或丘疱疹,日晒后皮疹加剧,病理可见局灶性棘层松解。

【病因】

目前病因未明,多数患者在日晒后发病或皮损加剧,也有认为与遗传和非特异性刺激有关。目前亦有报道该病可合并多种疾病,如接触性皮炎、银屑病以及白血病等。

【临床表现】

各年龄段均可发生,但以中老年男性多见,特别是皮肤白皙的人。皮损常见于颈根部、锁骨附近、胸背上方、四肢近端,也可见于上腹部及面部。皮损为红棕色或肤色的水肿性丘疹或丘疱疹,可突然发生,芝麻大小,有时中心有角质栓,可密集成片或散在分布,目前认为日晒、出汗、发热、电离辐射后或住院时可诱发或加重该病。自觉瘙痒,一般无全身症状。丘疹、丘疱疹可自行破溃,继发抓痕和糜烂。本病起病较急,多能自行缓解,但可复发。病程数周、数月乃至数年,因此目前有学者认为应该将该病分为暂时性和持久性两类。有研究显示该病平均病程为2~4周。少数患者可伴有嗜酸性粒细胞增多和血清IgE升高。

【组织病理】

细胞涂片见棘突松解细胞,有的可见圆体细胞或谷粒细胞。病理改变主要在表皮内,可见轻度角化过度、角化不全,表皮内棘层肥厚、海绵形成,见局灶性棘突松解,形成裂隙或水疱,内见棘突松解细胞及角化不良细胞。毛囊内也可发生棘层松解现象。免疫荧光检查一般为阴性。

【诊断及鉴别诊断】

根据临床上颈根部和胸背上部棕红色、芝麻大小水肿性丘疹或丘疱疹、日晒后加重等特点,结合病理上局限性棘层松解、表皮内海绵形成,可以诊断本病。临床上应与痤疮、毛囊炎、脂溢性皮炎、疱疹样皮炎等相鉴别。病理上应与天疱疮、家族性良性慢性天疱疮、毛囊角化病等鉴别。

【治疗】

避免炎热多汗环境及日晒等各种刺激。大多数患者可自行缓解。外用糖皮质激素制剂可缓解症状。对难治性病例可采用维 A 酸类外用，系统应用维 A 酸、糖皮质激素和 PUVA 等。亦有报道钙铂三醇治疗也取得良好效果。

37.2.16　粟粒疹（miliaria）

又称痱。是在高温、湿热环境下，出汗不畅时发生的小水疱和丘疹。

【病因】

在高温闷热环境下出汗过多、蒸发不畅，汗液使表皮角质层浸渍，致汗腺导管口阻塞，汗腺导管内汗液潴留导致汗管破裂，汗液外溢渗入周围组织而产生皮损。此外，紫外线照射、汗管远端的电荷变化、汗液的浸渍、角质层过度脱脂及表皮较多的细菌繁殖，均可能导致汗孔闭塞、汗液排泄受阻、汗管破裂。近年来，有报道微生物如表皮葡萄球菌、微球菌在促使痱的形成中起一定作用。

【临床表现】

临床上痱可分为 4 种类型。

（1）**红痱**（miliaria rubra）

又称红色粟粒疹，临床上最多见。常见于肥胖婴儿、久病衰弱及青年患者，男女均可发生。急性发病，损害为成批出现的针头大小的红色丘疹，形态一致，周围绕以红晕，密集成片，丘疹顶端有细小水疱。皮疹数日后可自行消失，消退后有轻度脱屑。好发于额、颈、胸背、肘和腋窝及儿童的头面部，除掌跖外其他体表任何部位亦可发生。患者自觉不同程度的痒或烧灼感，特别在劳动时、日晒后及食用热的食物后加重，气候转凉后症状减轻。严重病例可继发感染如毛囊炎、疖或脓肿，病程可迁延至数周。

（2）**白痱**（miliaria alba）

又称晶形痱（miliaria crystalline）、晶形粟粒疹。多见于卧床不起、高热或慢性消耗性疾病和

手术后体虚者。损害主要为针尖到针头大小的浅表性的清凉水疱，无炎性红晕，壁薄易破，成批出现，常集中于身体某个部位，如颈、胸、腹或腰部两侧，无自觉症状。小水疱多于 1~2 天内自行吸收，伴脱屑。

（3）**深部痱**（miliaria profunda）

常见于复发性红痱患者，多见于热带地区。损害为肤色坚实的无炎症反应的丘疹和水疱，密集分布，与汗孔一致，多见于躯干，也可累及四肢，面部和掌跖不发生皮疹。皮损无瘙痒或自觉症状不明显，伴有躯干、四肢出汗障碍，而面、腋窝和掌跖代偿性出汗增多，患者可有疲劳、厌食、头痛、眩晕等。

（4）**脓痱**（miliaria pustulosa）

损害表现为丘疹、丘疱疹顶端有针头大小的浅表性小脓疱，主要发生于皮肤皱褶部位，如四肢屈侧，小儿头部亦常见。脓疱多为无菌性，少数培养为非致病性球菌。新生儿脓痱若合并感染，可引起新生儿败血症，应引起重视，加强护理。

【诊断】

根据临床症状、损害特征及发病季节，诊断不难。需与夏季皮炎、热带出汗不良相鉴别，前者有明显季节性，皮疹多为大片红斑基础上出现瘙痒性丘疹、丘疱疹；而后者多为肤色的丘疹，不伴红晕。

【组织病理】

4 种类型痱主要根据汗管破裂和汗液渗出的部位不同而分类：红痱及脓痱汗液溢出主要在表皮稍深处的棘层；白痱水疱发生在表皮角质层下；深部痱汗管阻塞的水平在真皮上部的表、真皮交界处。

【预防和治疗】

预防应注意避免长时间处于高温闷热环境中，应注意通风，卧床患者或婴儿应勤翻身。要勤洗浴，保持皮肤清洁干燥；另外避免搔抓，防止继发感染。治疗原则以消炎、止痒为主。局部可用温水洗净，擦干后扑粉或使用炉甘石等水粉剂，忌用软膏、糊剂及油类制剂。避免热水和肥皂洗烫。若有继发感染，可予抗感染等相应处理。亦可选用以清热、解毒、利湿为主的中草药如银翘解毒

片、金银花露等。

37.2.17 汗液成分改变(altered composition of eccrine sweat)

汗液成分改变多由外分泌腺功能障碍导致，包括汗液中电解质成分的改变或汗液中存在异常物质。这种异常有些为自身结构的微改变，可无明显临床症状，有些则是其他疾病的一个症状或表现。

引起汗液电解质成分改变的系统疾病见表37-2。

表37-2 引起汗液电解质成分改变的系统疾病

汗液中电解质成分升高
　囊性纤维化
　内分泌疾病
　　肾上腺功能不全(如Addison病、先天性肾上腺皮质增生)
　　黏液性水肿
　　肾性糖尿病性尿崩症
　家族性肝内胆汁淤积症
　营养不良
　代谢性疾病
　　岩藻糖苷贮积症(fucosidosis)
　　Ⅰ型糖原贮积病
　少数对热不耐受患者
汗液中电解质成分下降
　内分泌疾病
　　醛固酮增多症
　　Cushing综合征
　　甲状腺毒症
　低蛋白血症引起的水肿(如肝硬化或肾病综合征引起的低蛋白血症)

另外需要注意的是，汗液中电解质浓度升高，即汗氯化物浓度实验出现假阳性还可见于特应性皮炎、鱼鳞病样红皮病、外胚叶发育不良等。

特发性皮肤钙质沉着症可导致汗液中钙含量升高，但是尿液和血中钙磷含量正常。晚期重症尿毒症患者可在皮肤中出现一层"尿毒症霜"，尿毒症患者还可有汗腺的缩小及减少，目前原因不明。药物也可导致汗液成分的改变，如阿片类药物(美沙酮、吗啡)、苯异丙胺、抗惊厥药、某些抗生素如咪唑类抗真菌药、灰黄霉素、喹诺酮类、头孢菌素类等，某些化疗物质如阿糖胞苷、环磷酰胺、噻替派等。重金属如铜、汞等也可通过汗液排泄。

(柳小婧)

37.3 毛发疾病

毛发疾病种类繁多，有的仅表现为形态异常，有的是某些综合征的一种体征。其发生多数与遗传、发育、种族等有关，少数可与环境因素有关。本节将按毛干异常、多毛症、脱发症及毛发颜色异常4组分别介绍相关病症。

37.3.1 毛干异常(hair shaft anomalies)

37.3.1.1 非遗传性先天性缺陷

(1) 分叉发(pili bifurcati)

发干分裂为两平行支、而后又联合为一的毛发异常。于1973年由Weary等报道。患儿3岁，临床像拔毛癖或扭发，伴许多断发。显微镜检查可见发干有间歇分叉，分为两平行的分支，而后又融合成一。有的毛发在分叉处呈沟状，然后分叉。此异常为暂时性，可自行消失。患儿同时有结节性脆发症，两个趾有匙状甲且一拇指有Beau线，病发的分叉并非同时出现。本病似非一般生长或代谢紊乱所致。可自行消失，无需治疗。

(2) 多双生发(pili multigemini)

一个毛囊的外毛根鞘内生出多根(2~8)毛发，但其外毛根鞘在结构上无异常。主要见于面部和胡须。

(3) 假性念珠形发(pseudomonilethrix)

为常染色体显性遗传，外显率高，见于欧洲和南美的印第安人。毛发有不规则分布的结节性"肿胀"，长约0.75~1 mm。电镜可见"结节"为凹陷，其边缘突出，超过毛干的正常直径。大多数患者有脱发，脱发的程度与梳头的次数和强度有关，因梳头可使过脆的毛干折断。临床上明显秃发在8~14岁之间最常见。减少毛发的物理性和化学性损伤可使脱发减轻。

37.3.1.2 获得性缺陷

(1) Pohl-Pinkus标志(Pohl-Pimkus marks)

继发于感染、营养不良等系统性疾病的毛干狭窄，类似于指甲的Beau线。

(2) 螺旋状发(spiral hair)或称卷发(rolled hair)

又名卷发囊肿(rolled hair cyst)。毛囊开口处有角质栓塞阻塞,在角质下的毛发卷曲成螺旋状。常见于背部、四肢伸面和下腹部。常伴有常染色体显性遗传型鱼鳞病或毛周角化病。发生于 50 岁以上的老年人时则无其他角化障碍。

(3) 小棘状毛壅症(trichostasis spinulosa)

又名毛囊毳毛角栓病、毛根黑点病或毳毛黑头粉刺,是毛囊中毳毛相继连续滞留所致。在皮脂腺分布丰富处可见有黑头样损害,可能是毛囊的一种退化性表现。在同一毛囊口有多个毛基质。在皮脂腺分布丰富处,如头皮、前额、颞部、鼻和颊、颈部、胸背上部、肩和上臂等处有许多黑头样黑点,用放大镜看可见成簇的细毛,在同一毛囊角栓中可见多至 50 根短毛,易于拔去。本病因临床表现不显著,所以很少诊断,实际上在青年和中年人中并不少见。治疗用脱毛蜡有效;维 A 酸局部外用也有效。

(4) 软发症(trichomalacia)

由外伤或拔毛癖所致,变形发伴脱发斑。

(5) 结毛症(trichonodosis)

卷曲的毛发受外伤后常扭曲打结。电镜仅见纵行裂缝,打结处无小皮鳞屑(cuticular scales)。通常仅极少数头发受累,要仔细寻找才能发现。阴毛和其他体毛也可受累,特别是患虱病搔抓摩擦时。也有报道发生于父子的遗传病例。

(6) 泡沫状发(bubble hair)

可能与外源性损伤有关。头部有局限性发脆裂区,头发由柔软自然卷曲变成直而硬。发呈丛状,似烧焦状,甚干燥。头皮外观正常,显微镜检查病发呈泡沫状发干。毛发硫含量略低于正常,为 4.0%(正常值为 4.45%~5.15%),但不在裂发症的硫含量范围内。毛发氨基酸分析结果正常,电镜检查发干内有腔状缺损。防治主要是停止热风干燥、烫发等对毛发有损伤的美容性处理。

37.3.1.3　毛发破裂(hair fractures)

(1) 发纵裂症(trichoptilosis)

头发末端纵裂成数条细丝,犹如羽毛样,故又名羽样脆发病。主要发生于青年妇女、特别是长头发者,与美容损伤有关。治疗可将纵裂端剪去,减少物理性和化学性损伤以防复发。

(2) 裂发症(trichoschisis)

裂发症是发干横断,并有异常的显微镜下双折射现象。本病 1970 年由 Brown 等描述,命名为裂发症,以与发干纵裂的发纵裂症或擦断的脆发症(trichorrhexis)相区别。

头发极脆,临床上有明显脱发。偏光显微镜下显示正常发干的双折射呈规则的周期性消失可确诊。发干中硫含量以及半胱氨酸/胱氨酸含量均降低,有认为是发根中含硫量高的蛋白质合成减少之故。

(3) 脆发症(trichoclasis)

毛发斜裂或横断,常继发于美容性损伤。

37.3.1.4　特异性发育不良

(1) 念珠形发(monilethrix)

又名结节形毛发(nodose hair)、梭形毛发(spindlehaire)。

【病因】

通常为常染色体显性遗传,外显率高,但表现度不一,偶有隐性遗传者,有认为本病与氨基酸代谢紊乱有关。本病患者尿中精氨酸琥珀酸排泄增加,但另有一些学者则未能证实此说。

【临床表现】

两性发病率相等。绝大多数病例发生于儿童早期,婴儿出生时胎毛正常,胎通常于 1~2 周后脱落,再长出来的毛发就不正常。在毛囊口有小的红色毛囊角化性丘疹,中有一脆的念珠形毛发穿过,发干呈梭形结节,结节间为收缩部分,该处无髓质易折断,一般不超过 1 cm 或 2 cm 长度。头皮部损害可弥漫性累及整个头皮,或呈片状,以枕部最为严重,眉、睫和全身毛发亦可受累,有的病例头发正常而别处毛发可一处或数处受累。同一家族中其累及成员的广泛度和严重度亦各不相同。

毛囊性角化过度可与毛发异常区的分布相符或不相符,可发生在毛发异常之前或之后,或根本无毛囊性角化过度发生。

许多病例在儿童期病损逐渐增多而加重,也有持续终身而无变化者。有的病例到青春期或妊娠期可自行减轻或缓解。

报道有并发甲、齿异常,以及白内障、精神发育迟缓等。

【诊断】

毛囊角化过度伴毛发折断,显微镜检查可见毛发呈结节状,结节处的毛发为正常宽度,而结节间为狭窄部分,该处无髓质,色较淡,毛干薄而内毛根鞘增厚。结节可呈规则排列或不规则排列,在同一患者身上亦可不同。本病应与其他先天性秃发鉴别。

【治疗】

无特效疗法。妊娠可使症状改善,故成年妇女可口服避孕药(雌激素和孕酮含片)。维A酸如依曲替酯可使毛囊性角化过度好转,但结节状发和发脆性无改善。

(2)结节性脆发病(trichorrhexis nodosa)

本病发生于两性任何年龄,但以女性较多。毛干上有一两个、极少有较多的结节,表现为小的白色或黄色小点。若散在的头发受累,患者不易察觉;若许多头发受累则患者发现头发变脆易折断。发生于瘙痒性皮肤病者可见于阴毛或其他部位。结节处毛皮质肿胀,随后纵裂,呈相对交连的刷子状,毛发可在结节的中央横断。

通常由电吹风引起,偶可见于精氨酸琥珀酸尿症患者,后者见于儿童,常可伴有精神发育迟缓或癫痫。发生于发干近端者较多见于黑人,发生于发干顶端者较多见于白人和亚洲人。

(3)套叠性脆发病(trichorrhexis invaginata)

又名竹节状毛发(bamboo hair),为Netherton综合征的体征之一。

本病罕见,为隐性遗传,毛发稀疏、干燥、无光泽、质脆,呈竹节状,在竹节处带有套叠,毛发一般不长于4cm。

(4)扭发(pili torti)

发干扁平,沿长轴而扭曲,主要累及头发,但不常见。可分为两型。

1)经典型扭发(Ronchese型)

常染色体显性遗传。患者出生时毛发通常正常,2~3岁后进行性地为不正常毛发所代替。发干不规则扭曲,毛发有闪光或呈珠状,质脆而易断。眉毛、睫毛常受累及。牙齿间隙大,牙釉质发育不良。甲营养不良。伴角膜白斑、毛周角化症、

鱼鳞病。

2)青春期后扭发(Beare型)

青春期后或成人发病。发干不规则扭曲,头发、胡须,及毳毛受累,伴智力发育迟缓。

病发干燥,细薄而脆,易折断,常在4~5cm处折断,也可受轻度损伤后呈纵行破裂,如婴儿受枕头摩擦而引起的损伤性脱发。扭发在光线折射下有闪光。头皮可弥漫性或局限性地受累,表现为折断的短脱发。眉、睫、腋毛或阴毛有时也可受累。更少见的是毳毛亦受累。可发生于正常人无其他发育缺陷,也可发生于Bazex综合征(内脏恶性肿瘤伴四肢红斑鳞屑性皮损)、Björnstad综合征(伴有神经性耳聋,扭发、脆发和脱发的严重度与耳聋的程度相关)、Crandall综合征(扭发、耳聋并有性腺功能减退,可能为性连锁隐性遗传)、Menkes扭曲发综合征(缺乏铜引起的毛发形成不良,伴身体和智力发育迟缓)患者中。

(5)毛发硫营养不良(trichothiodystrophy)

本病罕见,由Pollit等于1968年首先报道,Price等于1980年命名。其特征为毛发硫含量低下,裂发,偏振光显微镜检查可见黑白带环交替存在,扫描电镜显示毛护膜缺如或严重损伤,并常伴有神经外胚叶异常。一般无家族史,当家族性病例发生时为常染色体隐性遗传。

临床表现为头发短、稀、脆、扁平如缎带状,可伴有或不伴有睫毛和眉毛损伤。偏振光显微镜检查头发呈黑白带环相交的"虎尾型",但这种现象不一定存在,无此现象也不能排除本病。光镜检查可见发干横裂,扫描电镜显示毛护膜缺如或损伤。化学分析硫含量低下,通常只有50%,有时不到正常值的10%。常可伴有板层样鱼鳞病、光过敏性、DNA切除修复缺陷(DNA excision repair deficiency)、智力发育迟缓、生长迟缓、先天性白内障、龋齿、甲萎缩、反甲和(或)体毛营养不良、强直状态、共济失调、不育症等。

Van Neste等建议将本病的严重程度分类如下:

A=仅有毛发缺陷

B=A+甲营养不良

C=B+智力发育迟缓

D＝C+生长迟缓

E＝D+鱼鳞病

　　E1＝D+板层样鱼鳞病(先天性)

　　E2＝D+寻常型鱼鳞病(获得性)

　　F＝E2+光过敏性

（6）Menkes 扭曲发综合征（Menkes kinky hair syndrome）

本病是由于铜结合蛋白和金属硫蛋白(metallothionein)的吸收、分布和代谢异常,血清铜和血浆铜蓝蛋白缺乏而引起的毛发形成不良,可伴有身体和智力发育迟缓。由 Menkes 于 1962 年首先报道,为性连锁隐性遗传性疾病。

本病由性连锁隐性遗传,在 5 周至 5 个月龄时,由于肠道铜输送不完全受阻引起血清中缺乏铜而发病。铜缺乏时需铜酶就减少,因此影响角蛋白成熟和黑素形成,表现为毛发形成不良和皮肤及毛发的色素减退。

【临床表现】

头发出生时正常,脱落后再长的头发短、稀而纠缠,扭发,发干沿长轴扭曲 180°,可有结节性脆发病,毛发和皮肤的颜色减退,眉毛也扭曲。患儿呈特征性的脂肪颊外貌,嗜睡倦怠,不能正常发育,特别是运动方面发育不良,有骨质疏松、扇形脊椎、干骺端骨刺、和坏血病样改变;痉挛、进行性的中枢神经系统退行性变可影响智力。血管损害显著,在动脉造影中见血管扭曲,其直径大小差异显著。活检显示动脉血管的弹力层形成不良,并有扭曲。早先认为血管营养异常是患者发育不良的原因,特别是由于血管腔的狭窄而对中枢神经系统有影响;现已知脑本身有进行性退行性变,患儿可在 18 个月左右死亡。

【诊断】

血清中铜和铜蓝蛋白水平异常低下。

【治疗】

可给以适量含铜的饮食,但由于铜不能穿过胃肠道的细胞膜,所以血液中的铜和血浆铜蓝蛋白仍缺乏。当静脉给铜时,血清铜及血浆铜蓝蛋白可恢复到接近正常,但仍不能纠正临床症状,因为铜不能透过终末器官(end organ)的细胞膜,所以血管以外的组织包括皮肤中的铜的含量仍不正常;因此尽管进行这样的治疗,大多数病婴病情仍继续恶化,通常在 5 岁以前死亡。

37.3.1.5　不伴有发干脆性的缺陷

（1）羊毛状发（woolly hair）

又名卷发,是整个头发的遗传性变异,头发卷曲。黑人和某些阿拉伯人,如阿尔及利亚人,天生卷发。在荷兰和德国有报道为显性遗传,但也有作为与突耳和下唇外翻并发的综合征的一部分而呈隐性遗传的。

【临床表现】

1) 遗传性羊毛状发

为常染色体显性遗传。头发自出生或幼儿起卷曲,进入成年则卷曲稍轻,可伴有结节性脆发病或扭发等。有报道与萎缩性毛周角化病和 Noonan 综合征并发者。

2) 家族性羊毛状发

可能为常染色体隐性遗传。头发细、脆、色淡,出生时即显著卷曲,可在 2~3 cm 处折断。

3) 羊毛状发痣（woolly hair nevus）

又名卷发痣,头皮有边界清晰的斑状损害,该处头发的颜色、形状和软硬度与周围正常头发不同。本病罕见,病因不明。男女均可受累,无家族史。

在婴幼儿期发病,别处头发均正常,而有一局限性病损处。该处头发稀疏卷曲,色淡,在 2~3 年内慢慢扩大,以后就持续存在而不再扩大。有的病例在同侧有线状痣,常仅限于颈、眉或上臂,无其他皮肤或系统疾患,指/趾甲和牙齿正常。

有建议用 X 线拔发治疗,认为新长的头发其性质与原来的不同。

4) 获得性进行性头发扭曲（acquired progressive kinking of scalp hair）

无遗传性,在青春期后才发病。额部、顶部和颞部头发变羊毛状,扭曲,且色泽较深。报道的病例均为男性。

（2）蓬发综合征（uncombalbe hair syndrome）

由 Strond 等于 1973 年首先报道,曾命名为玻璃丝发（spun glass hair）;同年 Dupre 等报道并命名为蓬发综合征。本病罕见,为常染色体显性遗传。部分患者伴有外胚叶发育不良。

蓬发一般在婴儿期出现，仅少数在儿童期发生。毛发异常仅限于头发。发干燥，常呈淡黄色，变细或粗，或有弥漫性稀疏，且向不同的方向生长，不能梳理整齐；或发脆弱，扭曲后易折断。头发的生长可正常、可缓慢。

Wood 灯检查及普通光镜检查均无异常。扫描电镜检查可见毛干有一两个与毛发长轴平行的纵行凹沟，毛发断面呈三角形、肾形、扁平或不规则形。发中含硫量及血清中铜含量均正常。

本病是由内毛根鞘过早角化和毛干有小沟凹陷所致。可发生于其他综合征中，如早老病、Wilson 病等。

根据临床特征及头发的扫描电镜检查即可确诊。需与羊毛状发相鉴别，后者头发呈密螺旋状卷曲，卷发断面呈椭圆形，故易于区分。

许多患者在儿童期症状可改善。有报道应用生物素（即维生素 H）治疗有效。

（3）CHAND 综合征（CHAND syndrome）

为 curly hair-ankyloblepharon-nail dysplasia 每个词首字母的组合，即卷发-睑缘粘连-甲发育不良综合征。

本综合征为常染色体隐性遗传。临床表现为卷发（不是羊毛状发）、睑缘粘连和甲发育不良。

（4）毛发、齿、骨综合征（tricho-dento-osseous syndrome）

为常染色体显性遗传。患儿出生时即全头卷发。牙小、间隙宽，牙髓腔增大，因牙釉质缺陷易患龋齿，并在 11～30 岁时牙脱落。常有颌部隆起及正方形颌，骨癌变增加。偶见部分颅缝早闭，甲脆易脱落。

（5）反屈发（pili recurvati）

在黑发和毛发色泽较深的男子中，特别是有卷发的黑人中，其有些胡须，特别是在下颌和颈部，斜着从毛囊长出，并反弯到皮肤。这些向内生长的毛发可引起突性异物反应，称为须部假性毛囊突。

（6）肉内弯曲发（pili incarnati recurvi）

毛发长出皮面后又弯曲返回穿入皮内，如同向肉内生长的毛发。

（盛友渔）

37.3.1.6　其他缺陷

（1）Netherton 综合征

一种罕见的常染色体隐性遗传的疾病，新生儿中发生率大约为 1/20 万。编码 LEKTI 的基因 SPINK5 是导致 Netherton 综合征的基因。SPINK5 基因突变导致 KLK5 和 KLK7 基因表达不受抑制，致使皮肤内稳态受到影响：① 角质层过早地分离；② KLK5 基因激活 PAR2 基因，导致炎症和过敏反应，并激发胸腺基质淋巴细胞的产生。用 LEKTI 的抗体行免疫测定是一种快速、敏感、特异性强的检测 Netherton 综合征的方法。

【临床表现】

临床表现为三联征：① 出生时即出现有鳞屑的红皮病。② 出生时头发、眉毛、睫毛可能正常，也可能减少甚至缺失。如果出生时头发是正常的，经常会随着年龄的增长快速地丢失，然后又慢慢地重新长起来；如果出生时头发就缺失，则会慢慢长起来，但仍旧会比较稀疏、易脆。常常在一岁的时候有些头发会表现得很有特征，称之为竹样发，在光学显微镜下可以看到头发末梢套进邻近的节段，看起来像竹子。竹样发也可以出现在眉毛和睫毛中。③ 皮肤特应性反应：皮肤出现湿疹样的表现。

【组织病理】

角质层分离，角化不全，银屑病样增生的表皮增厚，局部颗粒层的缺失或减少；炎症细胞浸润，包括嗜酸性细胞、杆状核细胞等。血清免疫学常显示高血清 IgE 水平。

【并发症】

婴幼儿常出现高渗性脱水、继发感染、慢性腹泻、吸收不良、生长迟缓等。成人常出现乳头瘤病毒感染等。

【鉴别诊断】

需与脂溢性皮炎、免疫缺陷、银屑病、剥脱性皮炎等鉴别。

【治疗】

无特效疗法，免疫球蛋白、抗肿瘤坏死因子可用于治疗。

（2）管型发（hair cast）

本病也称毛周角质管型（peripilar keratin

casts)或假性虱卵(pseudonitis)。特点是毛干上包绕黄白色管状结石样物质,长 3~7 mm,位置可变,牵拉时可在毛干上滑动,数目不等。电子显微镜下,毛发管型通常由外毛根鞘组成,偶尔由内毛根鞘组成,有时由两者共同组成。1957 年 Kligman 首先报道该病并命名为毛发管型(hair casts)。一般认为本病罕见,但据 1991 年对成都地区 3 548 名青少年的调查,其患病率为 30.24%,女性患病率为 61.60%,故并不罕见。女性扎辫者患病率高达 81.16%,提示与长期牵拉有关。

【临床表现】

分毛周角蛋白管型(peripilar keratin casts, PKC)和毛周非角蛋白管型(peripilar nonkeratin casts, PNKC)两型。前者又可分为内毛根鞘管型(internal root sheath casts, IRSC)、外毛根鞘管型(external root sheath casts, ERSC)、复合毛根鞘管型(compound root sheath casts, CRSC)、毛囊旁和表层表皮管型(parafollicular and surface epidermal casts, PASEC)4 型;后者又可分为真菌性管型发(mycotic hair casts)、细菌性管型发(bacterial hair casts)、人工管型发(artificial hair casts)3 型。

1) 毛周角蛋白管型

本病病因尚不清楚。多见于银屑病、石棉状糠疹和扁平苔藓等角化不全性皮肤病。

内毛根鞘管型:是毛周角蛋白管型中最罕见的类型。当 4-二甲基氨基肉桂醛(4-dimethyl-aminocinnamaldelhyde, DACA)染色后显示出一条狭窄而清楚的淡红色带,0.1~0.3 mm 长,不附有外毛根鞘。

外毛根鞘管型:是单纯由外毛根鞘组成的,因为没有内毛根鞘,所以不被 DACA 染色。临床上不能与复合毛根鞘鉴别。在显微镜下,外毛根鞘管型呈正方形或矩形,而不像管型或圆柱形,其长度与直径均较内毛根鞘管型或复合毛根鞘管型为长。较脆,不太致密,并较复合毛根鞘更易成碎片。可沿毛干移动,在人为操作中,易于分离。较常见于银屑病、皮脂溢出症和石棉状糠疹等角化不全性疾病中。

复合毛根鞘管型:管型细小,勉强可见,相当

牢固,呈苍白、淡灰或黄褐色,间断,可自由移动,沿头发呈管型或圆柱形。复合毛根鞘管型含有内毛根鞘和外毛根鞘。曾见有少数管型带有螺旋状或盘绕状束状物围绕着毛发直至内毛根鞘,尚不能确定此螺旋状排列的细束的生理意义和解剖来源。在正常情况下,毛根鞘随毛发不断向外生长,当毛发露出表皮时,毛根鞘分离并脱落。若毛根鞘不能分离,随着从毛囊口长出,即形成管型毛发。复合毛根鞘管型长度为 0.3~1.5 mm,直径为 0.1~0.2 mm。一根头发上可有一个以上的管型毛发,整个头皮可出现几百个管型毛发。此类管型毛发虽多出现在露出头皮表面毛干 5 cm 的范围内,但离毛干底部的距离可不等。由于它们可沿毛干自由移动,梳头时易于脱落。因其细小且无症状,故易漏检。

毛囊旁和表层表皮管型:这些管型可从表皮和毛囊开口处,类似管型或筏状物(raft),随毛发的生长推移而分离。与表皮连接的外毛根鞘也可变为这类管型的一部分。这种管型毛发在所有管型毛发中最大(约 3 mm),也最易发现,可为干性或油腻性,如不破碎和分离,不易沿毛干移动。在角化不全的皮肤病中常见。

【组织病理】

Wood 灯检查:毛周角蛋白管型因含有角蛋白,故能发荧光,其强度由暗到亮,可呈白、银白、象牙白、黄白、蓝白、褐黄、蓝黄色不等。在同一患者身上可出现不同荧光特征的管型毛发。

染色法:用 1% DACA 溶于 0.5 mol/L 盐酸中,该染液与内毛根鞘含瓜氨酸的蛋白质反应产生特殊的深红色或鲜红色,毛干和外毛根鞘无此反应。有人用此染色法来鉴别生长期毛发和休止期毛发,前者有内毛根鞘,而后者的杵状毛发则无,因此用 DACA 很易区别。

【鉴别诊断】

应与虱卵、白癣、脂溢性皮炎、结节性脆发病、须部毛孢子菌病、念珠状发和人为的毛发异常鉴别。

2) 毛周非角蛋白管型

真菌性管型发:毛干结节病是真菌性管型毛发之一。

细菌性管型发：腋毛或阴毛细菌病（纤毛菌属）属于细菌性管型毛发之一。纤毛菌侵犯腋毛或阴毛，临床表现有环绕毛发呈各种色调（黄、红、黑等），有分散而不规则的结节生长。

人工管型发：由各种原因偶然或有意使一些物质附着于毛发和头皮之上，可造成人工管型毛发，如发膏、染发剂、洗发剂等。

（3）头皮螺环（scalp whorls）

头发螺环型在胎儿 10 ~ 12 周后出现，可为多个。

（4）毛盘瘤（trichodiscoma）

毛盘瘤是毛盘中胚层组成成分的一种良性错构瘤，至今仅见多发性。病因不明，无家族史。损害由毛盘的纤维血管垫（fibrovascular pad）的增殖而形成。

本病见于成人，皮损表现为几百个小的无症状性丘疹，直径为 1 ~ 5 cm，正常肤色，扁平、圆顶、表面光滑，仔细观察可见这些损害位于毳毛的近端。肿瘤散布于面部、躯干和四肢。

正常毛盘是纤维上皮性神经终末器官，紧靠毛发，用放大镜看时呈圆的光滑半球状，直径为 0.25 ~ 0.5 mm，其上覆的表皮含有 Merlel 细胞，神经纤维从毛囊进入毛盘到 Merlel 细胞中。

毛盘瘤的切片显示境界清晰的无柄的丘疹，覆有均匀的、厚的表皮，无明显钉突，表皮基层含有黑素细胞，光镜中 Merkel 细胞不可见，丘疹含有排列较松的胶原纤维和含有玻璃质酸的基质，有细的网状弹性纤维可见。有许多小血管，成纤维细胞数目正常或稍多。丘疹位于毛囊邻近，毛囊开口于丘疹的邻近或丘疹边缘。毛盘瘤的中胚层成分与纤维性毛根鞘相连。

应与结节性硬化症（pringle 型）和神经纤维瘤病的皮损相鉴别。前者好发于儿童或青春期，皮损集中在面中部，损害色泽较红；后者损害质软，大小不一，并伴有色素异常。

一般无须治疗。

（5）神经病性扭曲发（plica neuropathica）

与患者的神经状态有关，其毛发症状主要局限于头皮部，表现为卷曲、成环、纠缠，呈地毯状或蓬乱状。

（6）代谢性疾病中的毛干异常（abnormalities of the hair shaft in the metabolic diseases）

吸收障碍和营养不良综合征的毛发细、稀而脆，先天性代谢障碍，如苯丙酮尿、精氨酸琥珀酸综合征、Chediak – Higashi 综合征（色氨酸代谢障碍）和 Hurler 综合征的成人（黏多糖代谢障碍）呈恶病质、毛母质毒性作用。同时有铜代谢异常和 CNS 灰质中脂肪酸合成异常的 Menkes 扭曲或综合征的毛发稀、苍白色而卷曲。甲状腺功能减退和黏液水肿或多腺性功能不全的病例毛发纤细、干燥、无光泽。

37.3.2 多毛症（excessive growth of hair, hypertrichosis and hirsutism）

多毛症是指毛发比正常年龄和性别的人长得粗、长而多，可分为先天性或获得性、全身性或局限性。hypertrichosis 和 hirsutism 两名词，一般常通用，但严格讲来 hirsutism 指女子多毛症，妇女受雄激素影响产生男子型毛发分布；而 hypertrichosis 指其他类型的毛发过度生长。

37.3.2.1 先天性胎毛过多（congenital hypertrichosis lanuginosa）

又名 wolfman 综合征、全身性先天性多毛症（hypertrichosis universalis congenita）。本病少见，至今报道 50 例左右。我国的辽宁和台湾均曾有报道。以散发病例为多，家族累代发病者少。焦敬荣于 1983 年报道的甘肃景泰县一家族三代 32 人中 9 人发病，男性 5 例女性 4 例，为家族累代发病最多者。其发病机制早期多认为属返祖现象，目前认为是由基因突变所致，属常染色体显性遗传。体格和智力发育正常，内分泌及生殖能力亦正常。

患儿出生时即多毛，皮肤被毛处胎毛过多，胎毛不为毳毛或终毛所替代，可长达 10 cm 或更长。头发与体毛一样，其直径和质地达不到成人毛发程度。眉毛浓而长，两眉常可连接起来。前额、面部、颈部毛均密而长，有的躯干和四肢亦均多毛。这种多毛症状可在幼年时期加重或是在年龄稍长之后消退，但是多毛症的绒毛较多的现象可能会一直延续到青春期。可伴有齿发育不良、恒齿少或缺如、外耳畸形,但甲无异常。

有一正常母亲生 3 个小孩,出生后即多毛,均于 1 周内死亡。

37.3.2.2　获得性胎毛过多 (acquired hypertrichosis lanuginosa)

又名获得性毳毛过多。

胎毛系指细、软的胎儿毛发,但这里主要指毛发的物理性质像胎毛,亦即指纤细的成人毛,所以还是称毳毛较合适。

获得性毳毛过多常伴同或继发严重疾病。已报道的发生多毛症的疾病有支气管瘤、肺癌、乳癌、膀胱癌、胆囊癌、直肠癌、复发性胃十二指肠溃疡、卟啉症、黏多糖沉着性疾病,特别是 Hunter、Hurler 和 Scherie 综合征(相应为黏多糖沉着症Ⅰ、Ⅱ和Ⅴ型),皮肌炎,营养不良型大疱性表皮松解症等。因此,成人突然发生全身性多毛时应警惕并检查其可能潜在的系统疾患。

临床表现轻度时仅在面部有长的细丝状毳毛长出,特别是在鼻、眼睑等原无毛处更引人注目。毳毛继续生长时可遍及掌跖以外的全身皮肤,毛发可能生长迅速,每周可长 2.5 cm,甚至 10 cm 以上。

37.3.2.3　症状性多毛症 (symptomatic hypertrichosis)

对称性广泛性多毛可为多种疾病的结果或表现。其机制还不清楚,有的与内分泌有关,有的是包括毛乳头在内的真皮结缔组织异常的结果,也有病因不明的。

(1) 遗传性疾病

1) 卟啉病

红细胞生成性卟啉病常见暴露部位皮肤多毛,首先发生于前额,以后扩及颞、颊和颏,其他暴露部位则较轻。多毛症也可见于红细胞生成性原卟啉病。迟发性皮肤卟啉病中则少见,但在某些儿童病例则较显著,且可见暴露部位皮肤伴色素沉着,有大疱和硬皮病样改变。在黑人中有多毛和色素沉着,但不起大疱。儿童中以六氯苯等引起的肝性卟啉症多毛最为显著,变异性卟啉症中多毛也常见。颞、额和颊覆有绒毛样毛发,也伴有色素沉着。

2) 大疱性表皮松解症

营养不良型大疱性表皮松解症伴有面部和四肢多毛。

3) Hurler 综合征

常于婴幼儿期即多毛,发生于面部、躯干和四肢,可较显著,眉毛常浓密而互相接合。顿挫型者可在青春期后才长毛发,且范围也较不广泛。

4) 先天性牙龈象皮病 (congenital macrogingivae)

牙龈过度生长作为先天性缺陷并不少见。有的病例可伴有躯干、四肢和面部下半部大量多毛;有的尚可有肢端巨大症样表现。

5) Cornelia de Lange 综合征

轻度小头、智力缺陷的儿童前发际较低,眉毛过度生长,前额覆有长的细毛,背下部亦显著多毛,有时可全身多毛。

6) Winchester 综合征

为以侏儒、关节破坏和角膜混浊为特征的罕见遗传性疾病。身体多处皮肤增厚、色素增加并多毛。

(2) 内分泌障碍

1) 甲状腺功能减退

有的甲状腺功能减退的儿童背部和四肢伸侧有大量毛发生长。

2) 甲状腺功能亢进

在胫前黏液性水肿的斑块处常有粗毛长出。

3) Berardinelli 综合征

生长从小就加速,并伴有脂肪营养不良和肌肉肥大。其他常见的症状为肝肿大和高血脂。皮肤粗糙,常多毛。

4) (可能的)间脑或垂体机制

有报道儿童在病毒性脑炎后和流行性腮腺炎后突然发胖者有严重的全身性多毛,认为系间脑障碍所致。一女孩在外伤休克后发生全身性多毛症,6 月后消退。

5) 头部外伤

有许多报道头部外伤后,特别是儿童,发生多毛症的。外伤后 4~12 周开始发现毛发生长。前额、面颊、背部和上下肢有细丝状毛发,可不对称、有时数月后消退,但也有持续不退的。

(3) 其他疾病

1) 营养不良

儿童中原发性营养不良,或肠病、或其他吸收不良、或严重感染引起的营养不良均可引起大量全身性多毛。

2) 神经性厌食症

面部、躯干和上肢有细的绒毛样毛发长出,有时可较剧。

3) 婴儿肢痛病

常有四肢毛发过长,严重者面部、躯干和四肢多毛极显著。一儿童被描述为猴子样。

4) 皮肌炎

多毛主要发生于儿童中,主要位于前臂、小腿和颞部,但也可更广泛。

5) 胎儿酒精综合征(fetal alcohol syndrome)

许多慢性酒精中毒的母亲其婴儿智力和身材发育迟缓,皮肤可有多毛和毛细血管瘤。

37.3.2.4 医源性多毛症(iatrogenic hypertrichosis)

某些治疗药物(米诺地尔、环孢霉素、氯甲苯噻嗪或糖皮质激素等)可引起躯干、四肢、偶尔面部等广泛部位的毛发生长。该毛比胎毛粗,但比终毛细,处于两者之间,长可达 3 cm。停药后可于6个月~1年内恢复正常。医源性多毛症应与医源性妇女多毛症(iatrogenic hirsutism)相区别,后者全为或部分为男子第二性征型毛发分布,通常不可逆转,停药后不复原。引起医源性多毛症的药物主要有以下几种:

苯妥英钠:癫痫儿童服药 2~3 个月后出现多毛症。初起于四肢伸面,以后发展至躯干和面部,停药后可消退,但有时持续不退。分布类型与头部外伤后所引起的多毛症相似。

链霉素:儿童结核性脑膜炎用链霉素治疗有发生多毛症者,多毛的式样和发生的时间与苯妥英钠同,停药后亦可消退。

可的松:接受大量和长期可的松治疗的患者可发生多毛症。以前额、颞部、面颊两侧最为显著,也可发生于背部及上肢伸面,但较轻,停药后于数月内消退。皮质激素局部外用亦可引起多毛。

青霉胺:可引起躯干和四肢的毳毛增长变粗。

补骨脂素:口服补骨脂素和照光治疗可引起色素沉着和多毛。

氯甲苯噻嗪:直接作用于血管平滑肌,使其松弛以降低血压,且能抑制胰脏 β 细胞分泌胰岛素,从而升高血糖。常用以治疗高血压危象,也用于幼儿特发性低血糖症或由于胰岛细胞瘤引起的严重低血糖症。50%以上的儿童可引起多毛症,但在成人中却不常见。

米诺地尔:是作用强大的血管扩张剂,用于治疗高血压,每日服 10 mg 以上,连服数月,可出现多毛症。直接用于皮肤也刺激毛发生长,故认为可能与皮肤血流增多有关。

苯露丙芬:可引起多毛和指(趾)甲生长增速。

环孢菌素 A:大部分肾移植患者接受此免疫抑制剂后发生多毛症。移植物抗宿主病用此药后也发生多毛。

37.3.2.5 肘部多毛症(hypertrichosis cubiti)

又称多毛肘综合征(hairy elbows syndrome)。出生时肘部多毛,到 5 岁前开始退行。多为散发存在的,也可为家族遗传性的,可能为显性遗传。目前报道的病例中有一半患者伴发有身材矮小或其他一些发育异常,也有部分患者不伴发任何其他异常。

37.3.2.6 痣样多毛症(nevoid hypertrichosis)

又名局限性先天性多毛症(localized congenital hypertrichosis)。

痣样多毛症可在出生即有或幼年发病,可作为局限性发育缺陷而单独存在,或与其他痣样异常并存。其毛的长度、直径和颜色与其生长的部位和患者的年龄不相称。

黑素细胞痣常伴有大量粗毛,称为毛痣(nevus pilosus),有时可达很大面积。

有时局限性多毛症为唯一的临床表现,组织学检查未见黑素细胞增多。多毛是色素性毛表皮痣(Becker 痣)的典型表现。粗毛发生在色素沉着的同一身体部位,通常是肩、前胸或肩胛骨区域。

脊髓纵裂患者常在腰骶部长出一丛长的黑毛。

37.3.2.7 Faun-tail 痣(Faun-tail nevus)

又名尾骶部毛痣。

属于痣样多毛症,常伴有局部黑素痣和脊椎纵裂。病因不明。

Lever 将本病分为 3 种:① 与遗传无关,不伴其他器官改变;② 为常染色体显性遗传病;③ 为常染色体显性遗传病伴脆弱性骨硬化。

临床表现多于腰骶部有一处多毛区,痣毛在出生时比他处的毛发稍长,且在胎毛的基础上逐渐生长变黑,皮肤色泽正常,可合并脊椎隐裂或脆弱性骨硬化等结缔组织痣样异常。无特殊治疗方法。

37.3.2.8 获得性局限性多毛症(acquired circumscribed hypertrichosis)

许多刺激可引起局部毛发生长,如长期局部外用糖皮质激素,以及摩擦、搔抓、烧灼、上石膏或自行咬伤等,有时在伤痕或牛痘疤处也可发生。笔者见到一例左上臂外侧在局部注射几次大枫子油后长出一丛粗黑而密的毛。长期持续的皮肤充血也可引起多毛,如炎症性关节、小腿慢性静脉功能不全等。局部激发因素去除后多毛现象可消失。其发病机制尚不清楚,可能与慢性刺激引起局部血流供应增多有关。

37.3.2.9 妇女多毛症(hirsutism)

本病是指妇女有部分或完全男性型粗的终毛(terminal hair)长出。

【病因】

由雄激素引起,多毛症的严重度和广泛度取决于雄激素的含量和毛囊对雄激素的反应能力。后者由遗传决定,也受年龄影响。肾上腺和卵巢虽可分泌雄激素性类固醇,但其主要来源为脱羟雄甾烯二酮(dehydroxy-androstenedione),它在皮肤中转化为雄甾烯二酮和其他类固醇。

引起妇女多毛症的原因有:① 特发性。② 肾上腺:有先天性肾上腺增生(congenital adrenal hyerplasia)、男性化肾上腺肿瘤(virilizing adrenal tumors)、Cushing 综合征(Cushing's syndrome)、边缘性肾上腺功能不良(borderline adrenal dysfunction)。③ 卵巢:有男性化卵巢肿瘤(virilising ovarian tumors)、多囊性卵巢综合征(polycystic ovary syndrome)、单纯性腺发育不全(pure gonadal dysgenesis)。④ 垂体:肢端肥大症。⑤ Achard-

Thiers 综合征。⑥ 男性假两性畸形(male pseudohermaphroditism)。⑦ 伴有雄激素表现的 Turner 综合征。⑧ 医源性。

【临床表现】

在不应长毛的部位出现大量长而粗的毛发。常见的部位为上唇、颊旁和颌等处,而躯干和四肢则较少见。

(1) 特发性

妇女多毛症除多毛外无其他内分泌功能紊乱的症状和体征,但实际上可能均为雄激素代谢异常所致。常发生于绝经期,有的发生于妊娠期,生育后可部分消退,再怀孕时又可增多。绝经期或绝经期后发病者多毛症常局限于面部。

(2) 由肾上腺疾病引起

1) 先天性肾上腺生殖器综合征(congenital forms of the adrenogenital syndrome)

有生殖器不同程度的女性假两性畸形伴一般男性化和男性型多毛,后者常不严重。肾上腺合成皮质醇(cortisol)的能力减少。尿中睾酮葡萄糖醛酸(testosterone glucuronide)和 17-氧类固醇(17-oxosteroids)的排泄增加,孕烷三醇(pregnanetriol)和孕烷三醇酮(pregnanetriolone)也从尿中排泄。此病为常染色体隐性遗传。

2) 出生后肾上腺生殖器综合征(postnatal adrenogenital syndrome)

月经开始正常,但以后不规律,常有不同程度的妇女多毛症和生殖器男性化,17-氧类固醇和孕烷二醇排泄增加。

3) 肾上腺肿瘤引起的症状

与发病年龄有关。发病早时有生殖器男性化,但男性型多毛常局限于生殖器,身体生长提前。在年龄较大的女孩,月经到青春期还不来,乳房不发育,妇女多毛症更广泛。在性成熟期多毛症和男子型秃发的广泛和严重程度取决于遗传因素。若绝经期以后发病,则除面部外很少或无多毛症。尿中有大量 17-氧类固醇、孕烷三醇被排泄,而孕烷三醇酮则否。

4) 妇女自发性 Cushing 综合征

其中 25%的病例有显著的多毛症。由皮质激素的应用而引起的 Cushing 综合征仅毳毛轻度增加,很少有严重的多毛症。

5) 边缘性肾上腺生殖器综合征（borderline adrenogenital syndrome）

其中多毛症和男性化均轻度,常有月经紊乱,生育力低。卵巢可能有多发性囊肿,尿中 17-氧类固醇的排泄量为正常值上限,但孕烷三醇的排泄肯定增加。皮质激素治疗可使卵巢周期恢复,但不能使多毛症减轻。

(3) 卵巢疾病引起

1) 男性化卵巢肿瘤

正常卵巢分泌 4-雄甾烯二醇（4-androstenedione）,卵巢切除后尿中雄甾酮（androsterone）和还原尿睾酮（etiocholanolone）含量下降。有 3 种主要类型:

卵巢男性母细胞瘤（arrhenoblastoma）:大多数发生于 20~30 岁之间。非女性化,继之以中度或重度的男性化和男性多毛症。血浆睾酮增加,17-氧类固醇排泄量增加多少不一,用皮质激素不能抑制。卵巢肿瘤可扪及,治疗主要为外科手术切除。复发率大于 20%。月经可恢复正常,但多毛症常不消失。

肾上腺残余肿瘤（adrenal-rest tumor）:包括男性化卵巢瘤（masculinovoblastoma）,临床表现相同,肿瘤小,呈单侧性和良性。分泌皮质醇和睾酮,有时也分泌雌激素,所以可有 Cushing 综合征的表现。尿中 17-氧类固醇排泄量更多。手术后预后良好,但多毛症不消失。

卵巢门细胞肿瘤（hiluscell tumor）:主要见于 40 岁以上的患者。临床表现相似,睾酮增多,尿中 17-氧类固醇可轻度增多或正常。术后预后一般良好,很少为恶性。

2) 多囊性卵巢综合征（polycystic ovary syndrome）

妇女多毛症伴有闭经或月经过少、性欲减退或消失、不育、肥胖和肿大的多囊性卵巢,称为 Stein-Leventhal 综合征。多毛主要发生于面部、乳房和腹部,但无男性化表现。有时有多毛及不育,但无多囊性卵巢;有时有多囊性卵巢而无多毛及肥胖,月经量反而增多。

3) 纯性腺发育不全（pure gonadal dysgenesis）

患者在青春期前发育正常,青春期后身体发展成类阉者,伴闭经。5%~10% 的病例产生多毛症。

(4) 由肢端肥大症引起

生长激素过多时全身毛发可变长变粗,有认为是生长激素直接作用于肾上腺产生雄激素所致。垂体腺瘤侵犯正常垂体组织引起垂体促性激素缺如可导致闭经。

(5) 由 Achard-Thiers 综合征引起

表现为肥胖、多毛、高血压和糖尿病。肥胖和多毛可在 15~30 岁之间发病。肥胖为全身均匀性,多毛主要为面部多须,体毛正常甚至减少。糖尿病出现较迟。月经紊乱不恒定。无骨质疏松、肌肉消耗和萎缩纹。尿中 17-氧类固醇排泄正常。

(6) 医源性妇女多毛症

使用足量的雄激素可引起妇女多毛症。许多代谢性类固醇有雄激素活性,如二氢睾酮（dihydrotestosterone）、甲基雄甾烯二醇（methylandrostenediol）、19-去甲睾酮（19-nortestostenediol）和 17α 乙基-17 羟-19 去甲-4-雄甾烷 3-酮（17α-methyl-17-hydroxy-19-nor-4-androsten-3-one）。许多口服避孕药含有从 19-去甲睾酮衍生而来的合成孕激素,可引起妇女多毛症。糖皮质激素也可引起妇女多毛症。

【诊断】

妇女多毛症的鉴别诊断比较困难,需要仔细地询问病史、详细的体格检查以及一定的实验室检查。

(1) 家族史

特发性妇女多毛症有遗传因素,卵巢和肾上腺疾病引起的多毛症也可有阳性家族史。先天性肾上腺增生可发生于兄弟姊妹中。

(2) 发病年龄

儿童期发病的有:① 先天性肾上腺增生;② 男性化肾上腺肿瘤;③ 医源性。

青春期到 20 岁发病的有:① 迟发性先天性肾上腺增生;② 多囊性卵巢综合征;③ 特发性妇女多毛症;④ Achard-Thiers 综合征;⑤ 男性假两性畸形;⑥ Turner 综合征;⑦ 单纯性腺发育不全;⑧ 医源性。

生育期发病的有：① 肾上腺肿瘤；② Cushing 综合征；③ 多囊性卵巢综合征；④ 卵巢肿瘤（高峰 20～30 岁）；⑤ 医源性。

（3）起病方式

起病急骤者提示为肾上腺或卵巢肿瘤，但边缘性肾上腺增生患者可因过度紧张或妊娠突然发生多毛症。

（4）月经史

除特发性妇女多毛症外常有月经异常。

原发性闭经：① 先天性肾上腺增生；② 青春期前的肾上腺肿瘤；③ 早发的多囊性卵巢综合征；④ Turner 综合征；⑤ 单纯性腺发育不全；⑥ 男性假两性畸形。

继发性闭经：① 男性化卵巢或肾上腺肿瘤；② 多囊性卵巢综合征；③ Cushing 综合征。

多囊性卵巢综合征可有多种形式的月经紊乱。

（5）体格检查

应注意多毛症的严重程度与广泛程度。中度到重度的多毛症常见于卵巢和肾上腺肿瘤，以及许多肾上腺增生病例。轻度到中度多毛症绝大多数见于肾上腺增生、边缘性肾上腺功能障碍和多囊性卵巢综合征。特发性妇女多毛症以及 Turner 综合征中的妇女多毛症常为轻度多毛。Cushing 综合征的中度到重度妇女多毛症可伴有颞部和前额的毳毛增多。

生殖器亦应仔细检查。先天性肾上腺增生者生殖器性别不易区分。在迟发性先天性肾上腺增生、肾上腺和卵巢肿瘤中，常有一定程度的男性化。在 Turner 综合征中内、外生殖器常为婴儿型。在男性假两性畸形可有正常的女性外生殖器，但阴道常终止于一盲袋内。在多囊性卵巢综合征和卵巢肿瘤中卵巢肿大而可扪及。

（6）生化检查

17 - 氧类固醇排出：中度增加者有先天性肾上腺增生及 Cushing 综合征，大量增加者有恶性肾上腺肿瘤和某些肾上腺残余肿瘤，稍增或正常者有多囊性卵巢综合征、特发性妇女多毛症、边缘性肾上腺功能不良、卵巢男性母细胞瘤或卵巢门细胞肿瘤。

孕烷三醇和孕烷三醇酮排泄：增加者有 Cushing 综合征、先天性肾上腺增生。

血浆睾酮：增加者有特发性妇女多毛症（约 60%病例）、多囊性卵巢综合征、肾上腺和卵巢肿瘤、肾上腺增生。

ACTH 刺激试验反应：增强者有 Cushing 综合征、先天性肾上腺增生，无反应者有肾上腺肿瘤。

肾上腺抑制试验：正常人小量皮质激素可抑制类固醇从尿中排出，大量才能抑制者为肾上腺增生而非肾上腺肿瘤，不能抑制者非肾上腺肿瘤即卵巢肿瘤。

尿中促性腺激素：增加者有 Turner 综合征、纯性腺发育不全。

催乳素：增加者有催乳素瘤（prolactinoma）。

（7）染色体检查

在 Turner 综合征或性别不易区分时，应作染色体检查以确定其性别。

（8）其他检查

如其他的生化检查、放射学检查，有时甚至可剖腹探查等。

【治疗】

去除原因。找出分泌多量雄激素的病灶并予以外科治疗，妇女多毛症可部分或完全消退，但也有一部分病例多毛症仍持续不退。在术后不退的，或特发性妇女多毛症的病例，可用电解法将毛去除。一般不用放射治疗，因 X 线照射产生永久性脱毛所需剂量较大，可导致放射性皮炎等副作用。国外有主张用小剂量泼尼松龙治疗者，每晚 5 mg，晨 2.5 mg。醋酸塞普特龙（cyproterone acetate）治疗妇女多毛可使股部毛的长度、生长速度及直径下降，使毛髓质的范围减小。

（郭　霞）

37.3.3　脱发症（hairlessness）

分非瘢痕性脱发症和瘢痕性脱发病两大类。本节自 37.3.3.1《斑秃》至 37.3.3.14《伴丘疹的无毛症》讨论非瘢痕性脱发症，37.3.3.14 以下讨论瘢痕性脱发症。

37.3.3.1　斑秃（alopecia areata，AA）
【定义】

斑秃是一种以局限性斑片状脱发为特点的疾

病。脱发骤然发生,过程徐缓,可自行缓解和复发。病变处头皮正常,无炎症,无自觉症状。若整个头皮头发全部脱落则称为全秃(alopecia totalis);全身毛发均脱落者,称为普秃(alopecia universalis)。目前研究表明斑秃属于器官特异性自身免疫性疾病。

【流行病学】

斑秃的患病率在人群的 0.1%~0.2% 之间,而人在一生中有 1.7% 的可能性发生斑秃。儿童及年轻人容易受累,60%~85.5% 的斑秃患者 40 岁之前发病。10%~30% 的患者具有阳性家族史。

【病因及发病机制】

具体病因不清。目前研究认为斑秃是针对毛囊黑素细胞抗原肽的一种器官特异性自身免疫性疾病,是在遗传素质和环境诱发因素相互作用下产生的一种多基因疾病。

学术界已研究了多个斑秃发病的潜在基因位点,如 HLA 等位基因、IL-1 基因簇、21 号染色体相关基因等,发现人类白细胞抗原(HLA)与斑秃发病密切相关。HLA-DQB1*03(DQ3)是所有类型斑秃发病的易感性标志,而 HLA-DRB1*0401、HLA-DRB1*1104、HLA-DQB1*0301 和 HLA-DQB1*0303(DQ7)与全秃、普秃有关。白介素 1 受体拮抗剂基因呈多态性,斑秃患者 A2 频率显著高于正常人,提示白介素 1 受体拮抗剂基因中 A2 可能在斑秃的病损严重方面起作用。唐代综合征患者中斑秃发生率增高,常为全秃或普秃,21 号染色体上的基因值得关注。对斑秃的全基因扫描显示四个易感位点在染色体 6、10、16、18 上。MICA 是一种应激性蛋白,与斑秃及其他自身免疫性疾病相关,作用于 MICA 可激活部分 NK 细胞,说明 NK 细胞在斑秃发病中发挥作用。其他研究的基因还包括 MX1 基因、AIRE 基因、IFN 基因及 1 号染色体上的 PTPN22 等。

同卵双生儿的患病一致率为 55%,说明环境因素在斑秃发病中也发挥重要作用。斑秃患者压力及压力相关性神经肽-P 物质水平升高。有实验发现毛囊对 P 物质敏感。毛囊表达 P 物质受体,在退化期毛囊与之作用。P 物质上调 MHC I 分子和 B2 微球蛋白表达,可能诱发生长期毛囊免疫赦免的崩溃。

毛囊角质形成细胞表达 HLA-DR 抗原,T 淋巴细胞异常活化,两者作用导致斑秃发病。局部脱发区浸润的炎症细胞包括 T 细胞、单核细胞和 Langerhans 细胞,其中以辅助性 T 细胞为主。疾病的早期,黏附分子受体,如胞间黏附分子 2(ICAM-2)和内皮白细胞黏附分子 1(ELAM-1)大量表达,介导白细胞迁徙至真皮。IFN-γ 及 IL-2 水平在脱发面积广泛的斑秃患者中显著升高。

【临床表现】

本病多突然发生,因无自觉症状,常于无意中发现或为他人所发现,如理发或梳头时。全身有毛部位均可受累,表现为境界清楚、单发或多发、圆形或椭圆形不等的脱发区。患处头皮正常,无瘢痕形成。部分患者局部可有轻度红斑,表面覆盖薄鳞屑。进展期皮损周围可见"惊叹号状发"。这种松动的头发约半厘米长,近端的发干萎缩而无色素,游离端粗黑,因而上粗下细,整根头发呈远端宽、根部窄的惊叹号形状。"惊叹号状发"反映出毛囊角化异常,生长期毛囊受损,并向休止期毛囊转化。

脱发模式多样,包括:全秃——脱发累及整个头皮;普秃——全部头发及体毛脱落;匐形性脱发——沿颞部、枕部外围条带状脱发。少数患者表现为弥漫性、网状脱发。这种少见类型以脱发斑反复发作为特点,患者头皮脱发活动区与生发区可同时存在。

当毛发重新生长时,开始先长黄白色纤细柔软的毳毛,然后逐渐被正常的终毛代替。新生的头发通常是白色的,无光泽,容易折断。

指甲改变见于 10%~20% 的病例。可呈点状凹陷、纵嵴和不规则增厚,也可有混浊、变脆等变化。全秃和普秃者甲变化尤为显著。临床上斑秃甲与银屑病指甲病变难以区别。其他病变还包括甲剥离、匙状甲,少见甲脱失。

通常无主观不适。少数患者在脱发前 1~2 周感觉局部一过性瘙痒、烧灼及麻刺感。偶有普秃患者伴严重瘙痒。

斑秃常伴发系统性疾病,如特应性疾病是最常见的伴发疾病,包括过敏性鼻炎、哮喘和特应性皮炎。某些顽固性斑秃患者具有特应性家族史。斑秃还可伴发其他的自身免疫性疾病,如甲状腺疾病、白癜风、炎症性肠病等。30%的 1 型 APECD 综合征(自身免疫性多内分泌腺病-念珠菌病-外胚层营养不良)患者表现出斑秃。9%的 Down 综合征患者合并患有斑秃。

【组织病理】

活动期毛球及血管周围炎症细胞浸润,主要为 Langerhans 细胞和 CD4 淋巴细胞。可向外毛根鞘浸润。凋亡是疾病活动期的主要特点,毛囊微小化,类似于退行期毛囊。晚期,供应毛囊的某些血管有血栓形成。毛球及其真皮乳头缩小,乳头下的结缔组织呈血管周围变性。基质缩小,它的缩小比乳头的缩小更为显著。在毛发已脱落的毛囊中可有新的毳毛形成,新长的毛发缺少色素。

【诊断及鉴别诊断】

根据突然发生、圆形或椭圆形脱发、脱发区头皮正常,不难诊断。

需与以下疾病相鉴别:

(1) 白癣型头癣

不完全脱发,毛发多数折断,残留毛根,附有鳞屑,断发中易查到真菌,好侵犯儿童。

(2) 梅毒性秃发

虽也呈斑状脱发,头皮无瘢痕形成,但边缘不规则,呈虫蛀状,脱发区脱发不完全,数目呈多发性,好发于后侧,伴其他梅毒症状,梅毒血清学检查阳性。

(3) 假性斑秃

患处头皮萎缩、光滑而带有光泽,看不见毛囊开口,斑片边缘处无上粗下细的脱发。

【预后】

斑秃自然病程多变,难以预测。通常首次发病即表现严重斑秃以及儿童发病者、伴发自身免疫性疾病或 AD 者预后差。首次发病患者 6 个月内毛发再生率达到 30%,一年内达到 50%,5 年内达 75%。大约 30%的患者可以痊愈,50%以上的患者在数月至数年内可能复发。

【治疗】

向患者介绍疾病存在自然缓解的可能性,目前多数治疗方案疗效不佳。解除精神负担,坚定治愈的信心,在脱发缓解前需持续治疗。当患者表现为弥漫性斑秃或全秃、普秃时,应坦率地就疾病的慢性病程与患者达成共识,虽然治疗反应不佳,但仍存在完全治愈的可能。假发是一种有效且不会影响其他生发治疗的美容性替代手段。

(1) 糖皮质激素制剂

1) 局部外用

由于患者无不适,安全性高,仍为治疗首选,尤其对儿童患者该方法可行性最高。可选用 0.2%氟轻松乳膏或 0.05%二丙酸倍他米松乳膏,每日 2 次。为发挥治疗的最大潜能,常需坚持使用 3 个月。也有推荐使用激素封包治疗,但结果缺乏严谨的临床试验。治疗副作用包括毛囊炎、毛细血管扩张和局部皮肤萎缩等。

2) 皮损内注射

皮内或皮下注射激素用于治疗小片损害,特别是头皮损害。注射治疗后 4~6 周 64%~97%的患者毛发再生。新出现、快速进展的斑秃及陈旧性脱发斑治疗效果不佳。推荐 2.5~10 mg/ml 的曲安奈德悬液作脱发斑局部点状注射,每点注射 0.05~0.1 ml,点间隔距离为 1~2 cm,每次总量不超过 2~3 ml,每隔 4~6 周注射一次,3 个月为一疗程评估治疗效果。损害位于颞和额部者注射时要特别小心,必须严格作皮内注射,因有报道注射液进入视网膜动脉而致盲。

3) 系统使用

有基础疾病者一般不推荐使用。研究称甲泼尼龙静脉用药对新发斑秃(病程<6 个月)、非严重者(脱发面积<50%)有效,有效率达 88%;而全秃患者有效率仅 21.4%。复发率 17%。另有研究比较静脉激素冲击治疗的有效性,一开始效果很好,特别对中度病情的短病程患者,但复发率还是很高。不同试验使用的药物、剂量不同,试验结果的有效率有很大差异,因此无法进行比较。

(2) 接触免疫治疗

局部使用接触性致敏剂(如二硝基氯苯(DNCB)、方形酸二丁酯(SADBE)和二苯莎莫酮(DPCP)),诱发过敏性接触皮炎,从而达到治疗效果。本疗法用于 10 岁以上且超过 50% 头皮面积的严重斑秃病例。报道有效率为 30% ~ 60%。DNCB 有诱发突变的作用,故临床上不再使用该药。FDA 未批准 DPCP 用于临床,但允许在医生的指导下院内使用 SADBE。定期外用药物,逐步增加用药浓度,直至产生轻度过敏反应。接触免疫治疗需坚持数月,不良反应有持续的轻度皮疹、瘙痒、淋巴结病,少见多形红斑、色素减退及发生自身敏感反应。

(3) 其他外用药物

1) 蒽林

蒽林可产生自由基,激发炎症反应,发挥免疫抑制作用,有效率在 25% ~ 75% 之间。蒽林起始治疗为每周 1 至 2 次外用,浓度及使用频率逐步增加,直至能够耐受的最大量,一般为 1% 溶液保留过夜。外用蒽林需持续治疗 6 个月以上。副作用包括瘙痒、红斑、鳞屑、毛囊炎及淋巴结病。对皮肤及衣物的染色限制了该药的使用。

2) 米诺地尔

治疗有效率 8% ~ 45%。严重斑秃患者,治疗效果差。外用 5% 米诺地尔溶液,每日 2 次。连续使用 12 周后可见到毛发开始再生,继续使用可持续生发。该治疗不良反应少,偶见接触性过敏性皮炎。部分患者表现为多毛及局部刺激。

3) 免疫调节剂

在 DEBR 斑秃鼠的动物实验中,外用 FK506 (他克莫司)显示了促进毛发再生的可能性。人体试验已见报道,但仍需进行大规模的随机前瞻性研究。临床上可联合激素、角质剥脱剂或封包治疗。

(4) 光化学疗法(PUVA)

普通斑秃需要 350 J/cm^2 能量,全秃则需要 730 J/cm^2 能量。普通斑秃治疗有效率为 43.8%,全秃、普秃可达 50%。若除外治疗 4 个月内复发及再生头发始终为毳毛者,该治疗方案的成功率,普通斑秃为 6.3%,全秃、普秃为 12.5%。局部烧灼及增加皮肤癌风险等限制了临床使用。

(5) 其他方法

1) 环孢素

存在争议。有试验表明口服环孢素(每日

6 mg/kg)治疗后 50% 的患者出现生发,但所有患者在停药后的 3 个月内斑秃复发。由于复发率高、副作用大,该方法不适用于长期治疗。

2) 生物制剂

是一种可能的选择方案,但目前仅见个案报道,如有 efalizumab 治疗后完全恢复及 alefacept 治疗普秃的个案。但在较大样本量的研究中,未发现治疗作用。在使用 etancercept、infliximab 及 adalimumab 的患者中也有斑秃发病或复发,说明 TNF 可能不是斑秃炎症反应的必需因子。

此外,干扰素、外用干扰素诱发因子咪喹莫特、氨苯砜、氮芥以及局部按摩、放松疗法、针灸、芳香疗法等亦有采用,但其有效性尚需试验进一步证实。

37.3.3.2 男性雄激素性秃发(male androgenetic alopecia, MAGA)

又称男性型秃发(male pattern hair loss, MPHL)、脂溢性秃发(alopecia seborrheica)等,以进行性毛发稀疏为特征,伴有毛囊进行性萎缩。具有遗传易感性的男性秃发多呈特征性分布,同时伴有个体化差异。MAGA 除影响美容外,还会对患者尤其是年轻男性带来一系列心理问题,如缺乏自信、抑郁、内向、焦虑、神经质等。

【流行病学】

本病的发病有种族差异,以白种人多见,70 岁以上白种人男性患病率达 80%,70 岁以上黄种人男性患病率为 46.9% ~ 60%,黑人患病率报道较少。根据复旦大学附属华山医院皮肤科于 2006 年对上海某社区 3 519 名男性的抽样调查发现,男性 MAGA 的患病率为 19.9%。本病的发病和严重程度与年龄呈正相关。在白种人男性中,25 ~ 50 岁年龄组患病率为 25%,40 岁上升到 40%,50 岁时约 50%。

【病因及发病机制】

(1) 遗传因素

目前普遍认为 MAGA 是一种雄激素依赖性的多基因遗传性疾病。本病遗传率为 81%,其遗传特性使头发对雄激素生物学作用敏感性增加。这种家族史既可能出现在父系一方,也可能出现在母系一方,一般以父系家族史较多。

根据候选基因定位法研究发现 X 染色体上的雄激素受体(androgen receptor,AR)基因上多个区域与 MAGA 有显著的相关性。目前研究发现患者多具有 AR 基因(Xq12)1 号外显子上单核苷酸多态性(single nucleotide polymorphism, SNP)与 MAGA 发生有关,虽然该 SNP 几乎 100% 存在于 MAGA 年轻或年老患者,但是也见于一部分未脱发老年人,且该 SNP 在非编码区,因此尚不能认为是 MAGA 的主要遗传致病因素;目前最可能的解释为该 SNP 与另一位于编码区的功能性 SNP 存在连锁不平衡(linkage disequilibrium, LD)。此外,1 号外显子谷氨酰胺密码子(CAG)和甘氨酸密码子(GGC)三联体重复序列数目多态性虽与该 SNP 存在连锁不平衡,但尚未证实其就是与 MAGA 发病相关的功能性突变。AR 基因上的突变可以解释 MAGA 约 40% 的可遗传性,而其余 60% 尚待研究。最近,通过全基因组连锁筛查分析技术及全基因关联研究方法,证实易感基因定位于 20 p11、3q26,这些突变位点位于常染色体上,且与 AR 基因不存在连锁关系,故能很好地解释 MAGA 父系遗传的情况。还有报道称位于 X 染色体的外胚叶发育不全 A2 受体基因(ectodysplasia A2 receptor gene, EDA2R)与 MAGA 有关,但是在不同人群中研究结果有所不同,尚有待证实。

此外,人类脱发基因(8p12 - p22)、Y 染色体基因、5α-还原酶的两个同工酶(Ⅰ型和Ⅱ型)编码基因即 5RD5A1(5p15.5)和 SRD5A2(2p23)、CYP19A1、雌激素受体编码基因 ESR1、胰岛素基因尚未有研究证实其与 MAGA 发病直接相关,可能由于研究未覆盖整个基因区所致。

(2) 雄激素及相关因素

MAGA 是由 Orentreich 于 1960 年首先提出的,它从病因上表明了雄激素与秃发之间的密切联系。

1) 雄激素

毛发是雄激素的靶向组织之一。自青春期始,雄激素对不同部位毛发生长有截然不同的影响。在腋下、阴部、男性胸部和胡须部位,雄激素诱导毳毛形成终毛毛囊;而在头皮,雄激素则对具有遗传倾向性的个体的毛发生长有抑制作用,且

分布有特征性。Hamilton 观察到男性青春期前切除睾丸后因无雄激素,不会长胡须,也不会发生脱发,但如果额外应用雄激素制剂会长出胡须,也会发生脱发;如果在青春期后切除睾丸,虽然可以防止脱发,但不能逆转脱发。机体内雄激素主要为睾酮,睾酮在 5α-还原酶催化作用下转化为双氢睾酮(dihydrotestosterone,DHT),DHT 与睾酮竞争结合细胞质内的 AR,但是 DHT 与受体的亲和力是睾酮的 5 倍。研究证实,MAGA 患者血清睾酮水平与正常人无明显差别,而血清 DHT 水平较正常人高。

2) 5α-还原酶

人体内有两种 5-还原酶同功异构酶,即Ⅰ型和Ⅱ型。Ⅰ型 5α-还原酶主要存在于皮脂腺、胸背部皮肤、肝脏、肾上腺和肾脏;Ⅱ型 5α-还原酶主要存在于泌尿生殖系统、头皮毛囊及毛囊周围组织如外毛根鞘内层、毛囊近段区域、内毛根鞘及毛囊漏斗部和胡须部位。研究发现,先天性Ⅱ型 5a-还原酶缺乏症患者(基因突变影响Ⅱ型 5α-还原酶所致)的血清睾酮正常或轻度增高,但 DHT 合成减少,纯合子患者表现为假两性畸形,并有面部和体部毛少、头发生长正常,无 MAGA 以及前列腺增生。此外,有研究显示,脱发部位头皮中 5α-还原酶活性和 DHT 总量高于非脱发部位(如枕部头皮)或非脱发者的相同部位,可以解释 MAGA 即使再严重也不会累及枕部毛发的原因。

3) AR 及辅激活因子

毛囊移植试验表明,枕部毛囊移植到头顶部脱发区仍保留其抗 MAGA 的特点,而头顶部脱发区的毛囊移植到前臂后仍与头顶部毛囊同步发生脱发,这种维持原生长部位特性的主要原因是毛囊局部 AR 敏感性的差异所致。有研究发现,脱发区毛囊真皮乳头中 AR 量远高于非脱发区。毛囊对雄激素的敏感性由 5α-还原酶和 AR 以及雄激素辅激活因子共同调控,而后者的病理生理作用尚不清楚。目前发现,具有促细胞生长作用的 ARA70β/ELE1β 在秃发区毛囊真皮乳头内表达减少;由 TGFβ1 诱导的辅激活因子 Hic5/ARA55 高表达,而在非脱发区(如枕部头皮)则相对低表达;TGFβ1/TGFβ2 在雄激素作用下可抑制上皮细

胞生长;脱发区毛囊真皮乳头细胞的 DHT 诱导的 dickkopf 相关蛋白 1(DKK-1)可使毛囊角化细胞发生凋亡。

毛囊真皮乳头是雄激素作用的主要部位,目前认为具体机制为局部或系统产生的睾酮进入相关毛囊细胞,在 Ⅱ 型 5α-还原酶作用下转化为 DHT,DHT 与睾酮竞争结合表达于真皮乳头和毛球部位的 AR,受体发生复杂的酶促反应如磷酸化等作用形成雄激素-受体复合物,以 AR-DHT 复合物为主,后者进入细胞核结合到其基因位点特异的激素反应元件上,对真皮乳头与毛囊细胞之间的信号传导产生修饰作用,导致一系列变化产生如 AR 敏感性增加、毛囊缩小,以及毛发生长期缩短,过早地进入休止期,逐渐使终毛转化为毳毛,从而引起 MAGA 的发生。

(3) 生长因子及其受体

毛囊及其周围组织通过自分泌和旁分泌的方式产生一些特异性的因子,对毛发的生长发育和周期调控发挥作用。研究证实毛囊和毛囊隆突区存在多种生长因子和细胞因子以及这些因子的受体,而且发现脱发与一些生长因子及其受体异常有关,主要有以下 4 类:① 表皮生长因子(EGF)家族,如 EGF 和转化生长因子 α(TGF-α);② 成纤维细胞生长因子(FGF)家族,如酸性 FGF(aFGF)、碱性 FGF(bFGF)、角质形成细胞生长因子(KGF);③ 转化生长因子-β(TGF-β)家族,如 TGF-β1;④ 其他因子,如胰岛素样生长因子-1(IGF-1)、血管内皮细胞生长因子(VEGF)、肝细胞生长因子(HGF)等,对毛发生长有促进或抑制作用。

(4) 社会-心理因素

竞争激烈的生存环境、节奏过快的日常生活、工作和学习上的巨大压力等导致应激增加,应激能激活下丘脑-垂体-肾上腺轴,造成内分泌紊乱,使肾上腺皮质网状带雄激素分泌增加,导致脱发的发生和加重。此外,全身应激反应产生的神经激素、神经递质和细胞因子也可影响毛发的生长周期而造成秃发。

(5) 血流动力学

MAGA 患者全血黏度、血浆黏度、红细胞压积、全血高切相对指数等高于正常对照组,提示血液黏度升高、血瘀可能是本病发病机制之一。可能机制为微循环障碍,使毛囊周围血管收缩,刺激血管壁平滑肌细胞增殖,最终使局部缺血缺氧,导致毛囊进行性萎缩。

(6) 其他

局部因素如帽子太紧、用过冷或过热的水洗头等,但均非主要原因。本病常伴皮脂溢出,但非因果关系。

【组织病理】

病理活检对诊断 MAGA 和判断疗效具有重大价值。但由于该检查具有创性,患者一般不易接受,所以临床不常规使用,仅用于对诊断不明确的患者以及试验研究。

MAGA 典型的病理表现是毛囊缩小,产生细小无毛髓质的无色毛发,直至转化为毳毛。头皮出现介于终毛毛囊和毳毛毛囊之间的中间体,称为模糊毛囊(indeterminate follicles),是 MAGA 的特征性表现。模糊毛囊数目和/或转化为毳毛毛囊的增加是提示疾病进展的最佳指征。

MAGA 早期毛囊基质和真皮乳头成比例缩小,毛囊进行性缩小,失去进入新生长周期的能力。毛囊缩小的标志是毛囊终端出现一段无功能性连接组织,呈卷曲状,位于皮下组织和真皮深层。这些卷状结构显著纤维化,宽于正常毛囊外鞘,细胞数增多。

毛囊缩小有明显的个体差异,青年或中年的 MAGA 患者毛囊和外周真皮组织一般正常。随着疾病继续进展,毛囊缩小变浅,毛球部上升至皮脂腺水平以上。皮脂腺大小通常正常,立毛肌明显肥大。

MAGA 患者毛囊密度随着年龄的增长逐渐减少。水平切片上观察,秃发患者和同年龄的正常人平均毛囊数相同,但终毛毛囊数目少于后者,毳毛毛囊增多,生长期/休止期毛囊比例降低,由正常 12 : 1 降到 5 : 1。

【临床表现】

本病可发生于青春期后的任何时期,多于 20~30 岁发病。男性患者的脱发可有多种模式,其中最常见的是额顶部退后型。最初表现为前额两鬓角区头发变纤细而稀疏减少,前发际向后退缩,逐渐向头顶扩展,而头顶部毛发也变稀疏,新生的毛发则变得越来越柔软、纤细、缺乏光泽,脱发区皮肤光滑,可见纤细毳毛生长。随着脱发的缓慢进展,前额变高形成"高额",进而与顶部脱发区域融合,严重者仅留下枕部及两颞部的一圈发缘。一般无自觉症状或仅有微痒。本病仅头发脱落而胡须、阴毛和腋毛不受累。

MAGA 的脱发表现及其程度多种多样,目前有多种分类方法,主要有以下 4 种。

(1) Hamilton-Norwood 分类法

是目前国际上 MAGA 常用的分类法。1951年 Hamilton 提出首个 MAGA 正式系统性分类方法,将脱发分为 8 级。该分类法表明遗传倾向、雄激素和年龄 3 个相互依赖的因素影响脱发进展,是 MAGA 研究史上第一个重要进展。1975年 Norwood 对 Hamilton 分类法进行了修正,共分为 7 级:Ⅰ级为发际线完全正常或轻度后移;Ⅱ级表现为额颞部发际呈三角形后移,距外耳道连线处达 2 cm;Ⅲ级是额颞部发际后退更明显,距外耳道连线正常发际超过 2 cm;Ⅲ级变异型(Ⅲ vertex)也称头顶型,常见于老年人,头顶全秃伴额颞部后退,程度不超过 3 级;Ⅳ级是头顶部脱发伴额中部发际后退,一束浓密的头发将这两个区域分开;Ⅴ级前额部更大弥漫性秃发或秃顶,隔开这两个区域的发带缩窄、毛发密度减低;Ⅵ级是马蹄形脱发,侧面和后面秃发区增加;Ⅶ级是男性 MAGA 的严重形式,除马蹄形脱发外,耳周和枕部出现脱发。其中Ⅰ级~Ⅴ级属于轻、中度脱发,由于毛囊还没有完全萎缩,这时治疗仍有恢复的机会;Ⅵ级以上属于重度脱发,大部分毛囊已经萎缩,这时治疗较难得到令人满意的效果。

变异型(A):主要特征是前额发际线后退在额中部范围内,无头顶部脱发,但前额发际线可退至头顶部;次要特征是脱发区毛发稀疏,马蹄形脱发区边缘退后程度超过非 A 型脱发类型。可分为4 级:ⅡA 发际线外耳道连线前 2 cm;ⅢA 发际线几乎到达冠状中线;ⅣA 发际线超过冠状中线;Ⅴ A 较难与Ⅴ、Ⅵ型区分,但秃发尚未累及顶部(图37-1)。

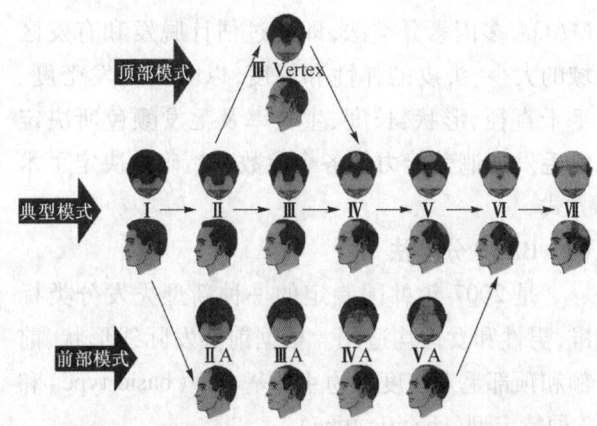

图 37-1　Hamilton-Norwood MAGA 分类模式图

(2) Ebling 分类法

由 Ebling 和 Rook 于 1972 年提出,Roenigk修正。不同种族间秃发略有差异,均分为 5 级。Ⅰ级:额颞部发际线后退;Ⅱ级:额颞部发际线后退更明显,并有秃顶式脱发;Ⅲ级:整个前额部发际线后退,头顶部脱发,脱发区前后侧头皮部有明显弥漫性脱发;Ⅳ级:额顶部头发几乎完全脱落,一些散发留在其上;Ⅴ级:前额及头顶部头发完全脱落,即"马蹄形"脱发。Ebling 分类专用于男性 MAGA 及女性男性型雄激素性脱发(图 37-2)。

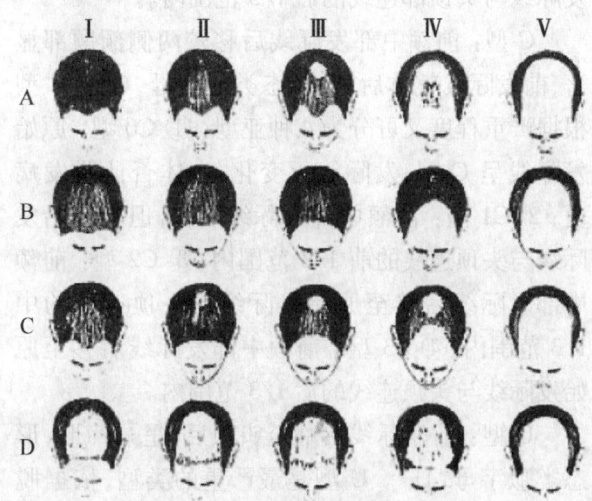

图 37-2　AGA Ebling 分类模式图

A:北欧人的脱发类型,中间一束发持续存在;B:犹太人的脱发类型,前额发际线进行性变秃而无头顶脱发;C:拉丁人或地中海人的脱发类型;D:女性雄激素性脱发

(3) 多因素分类法

2000 年 Bouhanna 因手术治疗需要提出

MAGA 多因素分类法,即通过估计脱发和有发区域的大小、头皮的弹性和厚度,以及由毛发密度、毛干直径、形状、长度、生长率及毛发颜色所决定的毛发的遮盖能力等各个参数来精确地决定手术方式。

(4) BASP 分类法

是 2007 年韩国制定的一种新型秃发分类标准,男性和女性均适用。根据前额发际线形状、前额和顶部毛发密度分为 4 种基本型(basic type)和 2 种特定型(specific type)。

1) 基本型

L 型:前额发际线无后移,发际线呈线形,通常表示没有脱发。

M 型:额颞部发际线后移较前额中部明显,通常是两侧对称的,发际线形态类似字母"M"。M 型根据严重程度又可分为 4 种亚型:① M0 型:原始发际线呈 M 型,发际线无变化,个体否认脱发病史,没有察觉到前发际线有任何变化;② M1 型:额颞部发际线后移,但在原始发际线与头顶部连线的前 1/3 范围内;③ M2 型:额颞部发际线进一步后移至原始发际线与头顶部连线的中 1/3 范围内;④ M3 型:额颞部发际线进一步后移至原始发际线与头顶部连线的后 1/3 范围内。

C 型:前额中部发际线后移较两侧额颞部显著,前发际线整体后移,形态类似字母"C"。C 型根据严重程度又可分为 4 种亚型:① C0 型:原始发际线呈 C 型,发际线无变化,个体否认脱发病史;② C1 型:前额中部发际线后移,但在原始发际线与头顶连线的前 1/3 范围内;③ C2 型:前额中部发际线后移至原始发际线与头顶连线的中 1/3 范围内;④ C3 型:前额中部发际线后移至原始发际线与头顶连线的后 1/3 范围内。

U 型:前发际线后移至头顶后,呈马蹄形,形态类似字母"U"。U 型是最严重的类型,依据脱发严重度进一步分为 3 种亚型:① U1 型:前发际线整体后移至头顶与枕骨隆突连线的上 1/3 范围内;② U2 型:前发际线整体后移至头顶与枕骨隆突连线的中 1/3 范围内;③ U3 型:前发际线整体后移至头顶与枕骨隆突连线的下 1/3 范围内。

基本型无法体现出头发的稀疏程度,因此需要另外代表头发密度的分类,这就有了特定型。

2) 特定型

特定型包括 F 型和 V 型。

F 型:此型仅代表顶前区(crown)整体头发稀疏程度,而不考虑前发际线形态。这在额部头发稀疏时更为显著,通常在女性型脱发(FPHL)中可见。根据严重程度可分为 3 种亚型:① F1 型:顶前区头发密度可见降低(轻度改变);② F2 型:顶前区头发密度显著降低(中度改变);③ F3 型:顶前区头发非常稀疏或缺失(重度改变)。

V 型:顶部(vertex)头发显著稀疏,顶部脱发程度明显较顶前区严重。可分为 3 种亚型:① V1 型:顶部头发密度可见降低(轻度改变);② V2 型:顶部头发密度显著降低(中度改变);③ V3 型:顶部头发非常稀疏或缺失(重度改变)(图 37-3)。

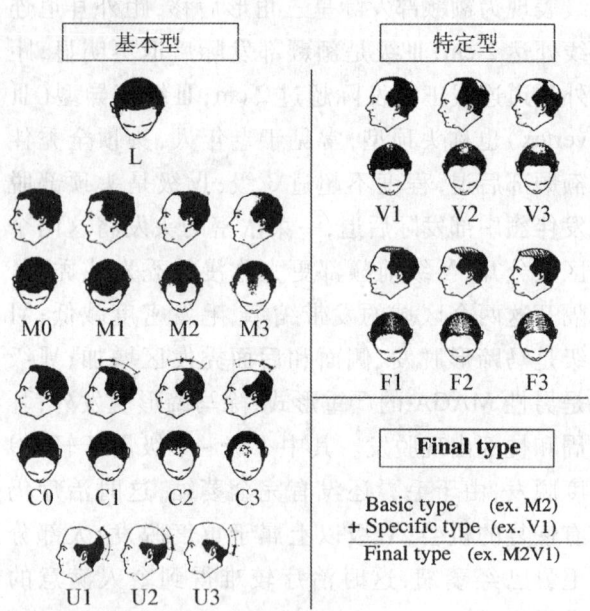

图 37-3　AGA BASP 分类法模式图

【相关危险因素】

目前研究发现 MAGA 与多种疾病发病相关。

(1) 代谢综合征(metabolic syndrome, MS)

MS 是一组复杂的代谢紊乱症候群,包括高血压、高血脂、高血糖、肥胖等指标,是心脑血管疾病和 II 型糖尿病发生、发展的重要危险因素,其核心是胰岛素抵抗(insulin resistance, IR)。研究证实,早发型 MAGA 可以增加高胰岛素抵抗的发生率，即出现高胰岛素血症、肥胖、高血压和血脂异常；而晚发型 MAGA 发生高血压和糖尿病的风险也有增加。此外，一些其他代谢相关指标如 C 反应蛋白、尿酸等在 MAGA 患者中也有异常。

（2）冠心病

已有数项研究证实 MAGA 与冠心病的发生有一定关联，尤其是早发型重度 MAGA（发病年龄低于 36 岁）是严重冠心病早发的危险因素；相比较于晚发型 MAGA，患者的 DHT/T 值显著性增高。

（3）前列腺癌

有学者发现 MAGA 可以作为前列腺癌发病的危险因素之一，尤其是早发型 MAGA，随着发病年龄的增长，这种相关性降低；而 30 岁时发生头顶型脱发者，罹患前列腺癌的概率较常人高 2 倍。

（4）良性前列腺增生

良性前列腺增生与 MAGA 均为雄激素依赖性疾病，早发型 MAGA 可以认为是良性前列腺增生的独立危险因素。

【组织病理】

本病应与其他原因导致的脱发进行鉴别，如营养不良、缺铁性贫血、药物（雄激素类、化疗药物、抗甲状腺药物、抗癫痫药物等）、内分泌疾病（甲状腺功能低下或亢进、甲状旁腺或垂体功能低下、肾上腺肿瘤等）等，以及其他毛发疾病如斑秃、瘢痕性秃发、拔毛癖等。

【诊断及鉴别诊断】

MAGA 是临床上比较常见的脱发类型，一般根据可能存在的家族史及典型的临床表现就能够诊断。若患者的病史或体检提示有其他潜在的疾病或脱发相关疾病，应进行相关实验室检查予以排除。对一些诊断可疑者，可考虑行病理活检。

【治疗】

（1）健康教育

向患者做耐心的思想工作，解除其思想负担，避免过多洗涤及外用刺激药物。应该注意调整心态，多参加休闲类体育活动，缓解精神压力；合理安排作息时间，养成良好的生活习惯，少熬夜、少抽烟、节制饮酒；注意饮食，少吃油腻多糖及辛辣的食物。应注意早发现、早治疗。

（2）药物治疗

1）激素调节剂

非那雄胺（finasteride）：是一种合成的甾体类化合物，能够特异性抑制 II 型 5α-还原酶，阻断睾酮向 DHT 的外周转化，使血清和组织中 DHT 浓度明显下降，从而达到治疗目的。本药为口服，每日 1 次，每次 1 mg。一般于服药 3 个月后毛发不再脱落，6~9 个月头发开始生长，连续服用 1~2 年可达较好疗效。但需长期维持服用，停止用药后疗效可在 12 个月内发生逆转，用药期间新生的头发会逐渐脱落。如果治疗一年后照片评估无明显疗效，则建议停用。本药耐受性良好，不良反应通常较轻，一般不必中止治疗。其主要不良反应是性欲减退、阳痿及射精减少。不良反应多数在继续治疗中逐渐消失。偶见射精异常、乳房触痛或肿大、过敏反应（包括皮疹、瘙痒、荨麻疹和口唇肿胀）和睾丸疼痛等。本药不适用于儿童、妇女和老年男性。肝功能异常患者须谨慎使用；肾功能不全患者则可按常规剂量服用。45 岁以上男性在接受非那雄胺治疗之前应先检查血 PSA 水平，因为非那雄胺可以降低 PSA 水平，从而影响对前列腺癌的监测。

度他雄胺（dutasteride）：是一种双重 5α-还原酶抑制剂，目前主要用于良性前列腺增生。在一项随机安慰剂对照试验中，2.5 mg/d 度他雄胺可显著促进脱发患者毛发增长，且在 12 周和 24 周可见疗效优于 5 mg/d 非那雄胺。然而，度他雄胺不良反应发生率可能相对较大，如性功能下降、射精量减少以及男性乳房发育等。在一项双盲前瞻性对照试验中，度他雄胺 0.5 mg/d 治疗良性前列腺增生 1 年，有 6.1% 患者发生性功能障碍（安慰机组 3.0%），因此应用度他雄胺需权衡利弊。

2）外用药物

米诺地尔（minoxidil）：本药是由普强公司在 20 世纪 60 年代率先推出的钾通道开放剂，通过影响毛囊的调节机制、促使血管生成、扩张头皮血管、刺激毛囊上皮细胞的增殖和分化来达到促进毛发生长的目的。根据药物浓度不同有多种剂型,如2%、5%米诺地尔溶液,每日2次,每次1ml,持续6~8个月,有50%~80%的患者出现不同程度的毛发生长,其中1/3可达到美容效果。对近期发作、秃发区直径<10厘米以及治疗前头发密度>20根/平方厘米的患者疗效较好。米诺地尔安全性较好,主要不良反应是引起部分患者产生刺激性或接触性过敏反应,出现瘙痒和头皮脱屑的症状,涂药后短时间内的轻度瘙痒患者一般能够耐受,不需要特殊处理;少数患者出现多毛症,停药几周后可消退。

维A酸类:维A酸在细胞核内同细胞内的维A酸结合蛋白结合,诱导蛋白合成和细胞更替,在毛囊的形成和分型方面起着重要的作用。维A酸还可通过影响细胞膜的流动性和脂质组成增加米诺地尔的透皮吸收。因此维A酸外用治疗脱发具有广阔前景。

(3) 毛发移植

若毛囊已经明显萎缩或者上述治疗均没有效果,可考虑本疗法。

(4) 其他

如佩戴假发、积极治疗脂溢性皮炎等。

(徐　峰)

37.3.3.3　女性型脱发(female pattern hair loss, FPHL)

女性型脱发(FPHL)又称女性雄激素性秃发。其病因与雄激素代谢异常相关,此外缺铁也可能是女性型脱发的病因。

本病的典型临床表现为头顶及顶前区头发密度弥漫性进行性下降而发际不受累,多于青春期后发病,也有迟发型病例在绝经后发病。病程常表现为慢性持续性进展,通常在患者不自觉情况下头发逐渐变薄稀疏。女性型脱发患者可有家族遗传史。除影响外貌美容外,此病还会对女性造成心理影响,如缺乏自信、抑郁等。

Ludwig分级是评估女性型脱发病情严重度的经典方法,该法将脱发严重度分为3级:① Ⅰ级:患者可察觉到头皮顶部及顶前区头发逐渐变稀,需改变发型才能掩盖头发稀疏,额顶部中央区域脱发而前发际线完整;② Ⅱ级:头皮受累区域扩大,细而短的头发比例增加,使得顶部及顶前区头

发稀疏更加明显,不能通过改变发型掩盖或掩盖更困难;③ Ⅲ级:头顶及顶前区头发几乎完全脱落,但前额发际线仍保持完整,即使改变发型,用前额或颞枕部头发遮掩,仍可见到脱发区域(图37-4)。

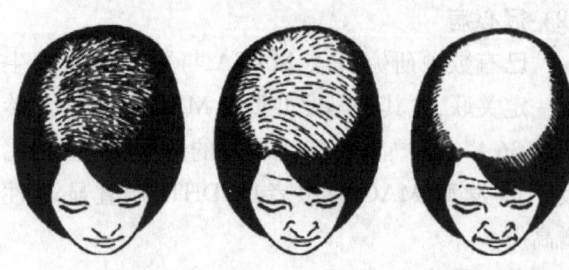

图37-4　FPHL Ludwig分级模式图

女性型脱发需与其他脱发疾病鉴别,包括休止期脱发、生长期脱发、弥漫性斑秃以及先天性毛发稀疏症等。此外,在诊断女性型脱发同时,需要进行内分泌或代谢指标检查以排除可能伴发的系统疾病。

【治疗】

(1) 健康教育

解除患者思想负担,避免过多洗涤及外用刺激药物。应该注意调整心态,多参加休闲类体育活动,缓解精神压力;合理安排作息时间,养成良好生活习惯,避免熬夜;注意饮食,少吃油腻多糖及辛辣的食物。早发现、早诊断、早治疗。

(2) 内用药物疗法

螺内酯:常用于治疗本病和多毛症。其作用为雄激素受体拮抗剂和抑制卵巢雄激素的分泌。每日100~200mg,分次服用,月经期需停用。螺内酯的副作用与其醛固酮拮抗剂效应有关,包括体位性低血压、电解质紊乱、月经不调、荨麻疹、乳房胀痛等。中成药如二至丸、养血生发丸、桑麻丸、首乌片等均可酌情选用。

(3) 外用药物疗法

米诺地尔:通过影响毛囊的调节机制、促使血管生成、扩张头皮血管、刺激毛囊上皮细胞的增殖和分化来达到促进毛发生长的目的。根据药物浓度不同有多种剂型,如2%、5%米诺地尔溶液,每日2次,每次1ml。米诺地尔安全性较好,少数可引起接触性过敏反应。

(4)毛发移植

若毛囊已经明显萎缩或者上述治疗无效,可考虑本疗法。

37.3.3.4 休止期秃发(telogen effluvium)

正常人头皮 80%~85% 的毛囊处于生长期。由于发热、感染、休克、分娩、疲劳和精神因素等影响,生长期毛发可提前进入休止期,导致头发脱落。若脱发数高于正常毛发的脱落率(每天>100根),即为休止期秃发。脱发的数量和程度与刺激时间和强度相关,也与个体差异性有关。

产后脱发是临床常见的休止期脱发。分娩后体内雌、孕激素水平显著下降,使休止期毛囊比例增高,一般在产后 3~9 个月脱发症状最明显。发热及药物引起休止期秃发的机制尚不完全明确。

弥漫性脱发是其唯一症状,患者在梳头或洗头时头发脱落增加。在刺激因素和脱发之间常有2~4 个月的潜伏期。若刺激不持续,一般在 6 个月内可恢复正常,个别的在 1 年内恢复;持续性高热,如伤寒,能使某些毛囊毁坏而使脱发仅能部分恢复。

组织学检查可见处于休止期的毛囊数增加,生长期/休止期毛囊比例减少。脱落的头发呈正常杵状,均为正常休止期头发。

【治疗】

诱发因素去除后,头发可自行再生。有报道补充锌、铁等微量元素有助于改善病情。

37.3.3.5 生长期秃发(anagen effluvium)

生长期秃发比休止期秃发少见,主要是暴露于外界环境因素而引起,特别是儿童因不知危险常发生意外暴露。此外,一些药物也会引起生长期秃发。

X 线照射 3Gy 可引起暂时性脱发,5Gy 以上可引起永久性脱发,受累毛发的数目与照射剂量以及照射时间有关。抗代谢药物如叶酸拮抗剂氨甲蝶呤等导致脱发,但此为可逆性的,头发可在 6 个月内长出。砷、铅、铋、铊等重金属可引起生长期秃发,有些是引起缺铁后间接导致脱发。所有能引起生长期秃发的因素严重时可导致全身中毒症状。另外维生素 A 过量时可产生脱发;工业上

用的几种不饱和脂溶性物质也可引起脱发。

生长期秃发的临床表现与致病因素的性质及程度有关。脱发多呈弥漫性,出现时间比休止期秃发早。大多数急性生长期秃发可完全恢复。大剂量放射可引起广泛的真皮改变,脱发不易恢复。伴有慢性中毒的生长期脱发,其预后依中毒程度及机体状况而定。

对本病的诊断,应仔细询问病史,并进行体格和实验室检查,疑有中毒时应行毒理学检测。

及时发现病因并将其去除,多能逐渐复原。

(盛友渔)

37.3.3.6 拔毛癖(trichotillomania)

拔毛癖系指患者自觉或不自觉地将头发、眉毛、胡须、腋毛或阴毛拔除的一种怪异行为。可连根拔出,也可部分折断,毛发处于退行期。本病女性患者多于男性,儿童发病者较成人多见。发病年龄常见于 5~12 岁。患者常表现有精神紧张或性格缺陷。

拔毛癖所致的秃发区域常为单个或几个,常位于额顶部或额颞部,但身体其他有毛发部位均可发生。脱发斑边缘不规则,形状奇怪,其上毛发长短不一。脱发区域毛干损伤明显,新生毛发末端粗糙。

组织学显示毛囊组织结构破坏,生长期毛发增多,局部区域炎症反应不明显。

无特效疗法。指导患者解除发病原因可缓解疾病。部分患者可联合精神科用药,如选择性 5-羟色胺再吸收抑制剂等。

37.3.3.7 牵拉性脱发(traction alopecia)

指由牵引、摩擦、压力或其他物理性损伤而引起的脱发。牵拉性脱发为双向性,疾病初期为可逆性脱发,毛发可再生;若过度的损伤持续存在数年,毛发将不可再生。本病多见于 30~40 岁的黑人妇女,因美容目的用卷发夹,或维持一定的发型而使头发发干长期处于张力下,从而引起双颞侧、前额秃发。

牵引性脱发其脱发发生在牵引部位,无张力部位不脱发。患处毛囊周围发红,有少许鳞屑,偶有毛囊性小脓疱。压力性秃发发生在局部长期受压处,如新生儿枕部秃发(neonatal occipital alopecia),幼

婴枕部头发稀少。成人长期麻醉后也可产生压力性秃发。

急性期组织病理表现类似拔毛癖,疾病末期病理示终毛数量显著减少;结缔组织增生,取代毛囊,形成带状区域;剩余毛囊及皮脂腺结构完整;毛囊周围炎症不明显,有时可见裸露的毛干。

治疗主要是去除原因。早期或轻微损伤时可恢复;晚期或牵拉过度导致毛囊乳头被破坏时,则毛发不能再生。

(齐思思)

37.3.3.8 内分泌疾病引起的秃发(endocrinologic alopecia)

许多内分泌疾病可导致弥漫性脱发,其发病机制尚未完全明确。

(1)垂体功能减退

垂体功能减退性侏儒症常全身无毛发。青春期后发生的垂体功能减退,如Sheehan综合征,头发可变得纤细,阴毛和腋毛脱落。

(2)甲状腺功能低下

常有弥漫性脱发,眉毛明显变稀,约半数病例腋毛显著减少。甲状腺功能低下受控制后毛发可再长,但不完全。有时仅见头发脱落,而不累及他处。

(3)甲状腺功能亢进

40%~50%病例有弥漫性脱发,但为可逆性;斑秃和白癜风的发病也较多。

(4)甲状旁腺功能减退

头发粗、稀而干燥,受轻度损伤即易掉落,呈不规则斑片状脱发。

(5)糖尿病

未很好控制的糖尿病可发生弥漫性脱发。

(6)口服避孕药

一般不引起显著改变,但有的妇女在停药3~4周后可发生弥漫性脱发,可自行恢复。

37.3.3.9 营养代谢性秃发(nutritio-metabolic alopecia)

营养不良可影响毛发周期、毛干结构以及毛发的颜色。短期实验性不给予蛋白质可导致毛球萎缩、内毛根鞘和外毛根鞘消失,但生长期和休止期毛囊比例无改变。

1周岁的婴儿因蛋白质热能缺乏引起消瘦时,头发纤细而干燥,毛球直径减少到正常的1/3,并且几乎所有的毛囊均处于休止期。缺铁可伴有弥漫性脱发,甚至在无贫血时也可发生,补铁后有明显改善。因吸收不良引起的锌缺乏可发生脱发和肠源性肢端皮炎。长期胃肠外营养引起的锌缺乏可引起红斑、脱屑、大疱和毛发脱落,同时也可导致必需脂肪酸缺乏,引起头皮和眉部红斑、脱屑以及弥漫性脱发。残留的毛发干燥不易梳理。

代谢性疾病也可引起毛发变化。结节性脆发病样改变与精氨基琥珀酸尿症(arginosuccinic aciduria)有关。在高胱氨酸尿症(homocysteinuria)中甲硫氨酸(methionine)代谢紊乱,毛发稀疏、纤细。显微镜检查正常,但用吖啶橙(acridine orange)染色在紫外线下呈橙红色荧光。患儿智力迟钝,鸭样步伐,颧额潮红,以及有各种骨骼缺损。遗传性乳清酸尿症(hereditary orotic aciduria)可致智力和身材发育迟缓,巨幼红细胞性贫血,头发纤细、短而稀疏。

(盛友渔)

37.3.3.10 中枢神经系统疾患秃发(alopecia in disorders of the central nervous system)

许多中枢神经系统疾病伴有脱发,其中有的可能是巧合。有4种类型的脱发肯定与之有关,虽然其机制还不清楚。

完全和永久性脱发发生在中脑和脑干病损时——下丘脑的神经胶质瘤或中脑的脑炎后损伤。

暂时弥漫性脱发可在头部受损伤后发生,特别是在儿童中,并可伴有可逆性的多毛症。

普秃:有一脊髓空洞症和延髓空洞症患者每年全身毛发脱落一次,计20年。

④雄激素源性秃发发生于肌强直性营养不良的早期。

37.3.3.11 先天性秃发(congenital alopecia)

先天性秃发是发育性缺陷所引起的头发完全缺如或稀疏。真正先天性无发者极罕见,较常见者为头发稀疏而细小,或出生时头发正常,出生后不久即脱落而不再长。眉毛、睫毛和体毛也可缺如,但较常见的是有稀疏的阴毛和腋毛以及少量眉毛和睫毛。可单独存在，单独发病的先天性秃发其遗传方式可分为常染色体隐性、常染色体显性以及 X 连锁隐性遗传三种，其中常染色体隐性遗传方式最为常见。常染色体隐性遗传的先天性秃发主要包括先天性普秃和伴丘疹样损害的毛发缺失，也包括较罕见的先天性普秃 Mari 型；常染色体显性遗传的主要包括 Mari Unna 遗传性少毛症、遗传性单纯少毛症及头皮的单纯少毛症；而以 X 连锁隐性遗传的主要有先天性秃发症或合并有其他外胚叶缺陷，特别是齿和甲的缺陷，以及白内障和角化过度性皮损等，如：① 早老病：头发、眉毛、睫毛，甚至体毛均可脱落。② 出汗性外胚叶发育不良：头发十分稀疏或全秃，以后眉毛、睫毛、阴毛、腋毛和体毛也稀疏至缺乏，伴掌跖角化及指趾甲增厚、变色。③ Moynahan 综合征：智力迟钝，癫痫，头发全部脱落。④ Baraitser 综合征：常染色体隐性遗传，见于近亲结婚家庭中，出生时有些绒毛状头发，不久掉落后几成全秃，眉毛、睫毛也脱落，伴智力和身材发育迟缓。⑤ 软骨-毛发发育不全（cartilage-hair hypoplasia）、骨骺端发育不全引起侏儒症，毛发纤细、色淡，非常脆而易断，有时几乎呈脱发，为常染色体隐性遗传。⑥ T 细胞免疫缺陷-先天性秃发-甲营养不良综合征：为常染色体隐性遗传。

局限性先天性秃发常与外胚叶痣（ectodermal nevi）、先天性皮肤发育不全同时并发，也可发生于产钳加压处。秃发局限于头皮，毛囊数目并不减少，但毛发周期缩短，生长期极短以致毛发不能伸出毛囊，为常染色体显性遗传。有以下几种临床类型：① 头顶部秃发（vertical alopecia）：出生时在头顶部有一小的不规则脱发斑；易与皮肤发育不全相混淆，但其皮肤除无附属器外其余均正常。② 颅缝秃发（sutural alopecia）：为 Hallermann - Streiff 综合征的症状之一，在颅缝上有多发性斑状脱发。③ 三角形秃发（triangular alopecia）：在额颞骨缝上有三角形秃发，正好位于前发缘内侧，基底朝前，常见于幼女；可伴有其他外叶发育异常（如齿和甲发育不良，或伴有表皮痣），后者称 Jacguet 综合征。④ 其他部位的单个或多个小片脱发斑，偶尔可见，但不大引人注意。

全身性先天性毛发脱落大多为显性遗传，极少数可为隐性遗传。全身毛发很少生长，但病变主要在毛发，组织学检查显示小汗腺、皮脂腺和立毛肌等均正常。

（郭 霞）

37.3.3.12 生长期毛发松动综合征（loose anagen hair syndrome）

自 1989 年 Zann 报道以来共报道了 30 余例，其主要特征是生长期头发松动易落，导致脱发。

发病年龄主要在 2~9 岁，男女均可受累，但以女孩为多。绝大多数病例为散发，非家族性，但有 3 个家族各有 2 名成员受累。其遗传模式尚待进一步研究。

临床表现为弥漫性或斑片状脱发。头发常干燥、无光泽。生长缓慢，每年仅生长 4~5 cm。用手轻拉，极易脱落。发色常呈金黄色，偶尔枕部头发蓬乱有黏性，此外无其他异常。眉毛、睫毛正常，甲亦正常。进入青年期，头发进行性变长、变密，色泽加深。但也有持续为松动的生长期头发的。

拔出的头发有纵沟，并沿其长轴扭转，但其程度不及蓬发综合征。有文献报道无外毛根鞘，有的报道无内毛根鞘，O'Donnell 等报道 1 例内毛根鞘和外毛根鞘均无。轻拉后毛干和毛基质与毛根鞘脱离而掉出，内、外毛根鞘则仍留在真皮中。

本病应与斑秃、拔毛癖、蓬发综合征等相鉴别。

目前无特殊疗法，随着年龄的增长，头发的密度和长度可增加，临床症状可部分缓解。

（盛友渔）

37.3.3.13 稀毛症（hypotrichosis simplex）

可分为先天性和后天性、全身性和局限性。先天性全身性少毛症多为常染色体显性遗传，较少见，常伴其他遗传缺陷，如甲、齿的发育不良性缺损。出生时毛发正常，6 个月内毛发脱落，头发纤细、干燥而变脆，长度不超过 10 cm。眉毛、睫毛、毳毛可缺乏、稀少或正常。少数患者到青春期可好转或恢复正常。先天性少毛症常是很多遗传性综合征的临床表现之一，如 Hallerman - Streiff 综合征、Marie - Unna 遗传性稀毛症、早老综合征、毛发鼻指(趾)综合征等。先天性局限性少毛症即先天性头、眉等处无毛或少毛。后天性少毛症常见于内分泌功能障碍性疾病,如脑垂体前叶功能减退症、黏液性水肿、性腺功能减退症等,常见的有阴毛、腋毛、胡须的脱落与稀少。先天性少毛症无特殊疗法,后天性少毛症则治疗其原发疾病。

Marie Unna 稀毛症又名遗传性毛发发育不良(hereditary trichodysplasia),为罕见的常染色体显性遗传疾病。

先天性稀毛症,睫毛、眉毛、体毛在出生时即已稀疏。头发在出生时或是出生后不久缺失,短时间内又可重新长出来,然后又进行性发展,发干的结构和毛发的密度都不正常:发干有纵行凹沟,不扭曲;头皮和体毛短而稀少。青年期雄激素性秃发并有瘢痕性秃发,面部广泛粟粒疹,精神活动正常。

本病无特殊治疗方法。

37.3.3.14 伴丘疹的无毛症(atrichia with papular lesions)

该病为罕见的常染色体隐性遗传疾病。研究表明,染色体 8P12 上的人类无毛基因(HR)序列的变异是这种疾病的根本原因。该病为不可逆转的脱发疾病。

此类患者刚出生时头发是正常的,但在随后的几个月到几年时间里会完全脱落,并且不会重新再生,同时伴有全身其他部位毛发的脱落。患者于 2 岁左右开始出现全身广泛性的丘疹。与其他外胚层发育不良不同,患者的指甲、汗腺、牙齿等不会累及。

组织病理显示毛囊结构不完整,发育缺陷,导致毛干不能生长。异常的毛囊形成角蛋白囊肿性病变,致使皮肤出现广泛性丘疹。汗腺腺体正常。

本病目前尚无特殊疗法。

(郭 霞)

37.3.3.15 瘢痕性脱发症(cicatricial alopecia)

瘢痕性脱发为毛囊上皮被结缔组织所替代。广义的瘢痕性脱发包括因毛囊永久丧失所致的所有类型脱发。瘢痕性脱发若治疗及时,毛囊可有

一定程度的恢复;而一些通常被认为是非瘢痕性脱发的疾病,如斑秃、雄激素性秃发,如果疾病活动多年,在晚期毛囊也可发生永久性损伤,毛发再生不可逆转。

原发性瘢痕性脱发(primary cicatricial/scarring alopecia, PCA/PSA)是以毛囊皮脂腺为中心发生的永久性和炎症性破坏的一类疾病,其标志性改变为毛囊开口消失。组织病理可见毛囊和皮脂腺受损,并逐渐被纤维组织替代,毛发脱落后不能重新生长,但并不一定有肉眼所见的瘢痕。

继发性瘢痕性脱发是继发于药物、化学、放射性损伤或头皮局部疾病的脱发。毛囊在这类疾病中是无辜受累者,且破坏是非特异性的。继发性瘢痕性脱发包括深度烧伤、放射性皮炎、皮肤恶性肿瘤、皮肤结节病、硬斑病、类脂质渐进性坏死及一些慢性感染如皮肤结核。不同类型的继发性瘢痕性脱发具有潜在疾病的典型特征。

原发性瘢痕性脱发常采用北美毛发研究学会2001 年的分类法,主要分为淋巴细胞性、中性粒细胞性、混合性和非特异性 4 类。该分类法虽存在争议,但有利于指导临床治疗。迄今为止,瘢痕性脱发的分类仍很混乱,疾病命名众多,不同学者和医生习惯使用的命名方法各不相同。为详细描述,本章节中会讨论一些旧的命名。

原发性瘢痕性脱发可分为以下 4 类:

第一类:淋巴细胞性。包括毛发扁平苔藓、经典 LPP、前额纤维性脱发、Graham Little 综合征、慢性皮肤性红斑狼疮、Brocq 假性斑秃、中央离心性瘢痕性脱发、黏蛋白性秃发、棘状秃发性毛发角化病、移植物抗宿主病。

第二类:中性粒细胞性。包括脱发性毛囊炎、分割性蜂窝织炎。

第三类:混合性。包括瘢痕疙瘩性痤疮、坏死性痤疮、糜烂性脓疱性皮肤病。

第四类:非特异性。

37.3.3.16 毛发扁平苔藓(lichen planopilaris)

包括经典型及其他变型。

播散性,即 Graham-Little 综合征;类型性,如前额纤维化脱发(frontal fibrosing alopecia, FFA)。女性发病率高于男性,女:男为 4:1;白种人发病

率高于有色人种,多发于中老年人群。本病为慢性病程,经治疗后毛囊的再生情况常不理想,并易复发。

【临床表现】

成年女性多见。皮损表现为毛囊性圆顶或尖顶丘疹,丘疹中央可有棘状角质栓,发生于头皮者可形成萎缩性瘢痕及永久性脱发。患者除有头皮部损害外,身体其他部位亦可出现扁平苔藓损害。皮损好发于颈、肩胛、胸部及四肢外侧,亦可见于耳、双颊、腋下、背部、腰腹部、外阴。

【组织病理】

显示毛囊峡部及漏斗部炎性淋巴细胞浸润,外毛根鞘存在凋亡细胞,毛囊周围同心圆状纤维变性,毛囊结构损坏,继发瘢痕性脱发。

【鉴别诊断】

临床上毛发扁平苔藓所致的脱发应与下列疾病相鉴别。

(1) 斑秃

表现为斑片状脱发,头皮一般无萎缩,可恢复长出新生发,脱发区边缘头发松动,头发牵拉试验可阳性。

(2) 秃发性毛囊炎

先出现毛囊性红斑、丘疹及脓疱,愈后留有圆形或椭圆形瘢痕。病情发展时,瘢痕周围可再现脓疱。

(3) 黄癣

多自幼发病,可看到黄癣痂,真菌检查阳性。

(4) 梅毒性脱发

表现为虫蚀样外观,头皮无萎缩,梅毒血清反应阳性。

(5) 头皮盘状红斑狼疮

其脱发表现与毛发扁平苔藓较难鉴别,但身上皮损表现不同,详询病史及组织病理学与LBT检查可以鉴别。

【治疗】

目前无确切有效的治疗方法。可予维A酸乳膏外用,以改善皮损。

37.3.3.17 盘状红斑狼疮(discoid lupus erythematosus)

盘状红斑狼疮是常见慢性皮肤病,亦可发生于头皮,形成萎缩性脱发区,称为头皮盘状红斑狼疮。其特点为患者除头皮损害外,身上亦出现持久性盘状红斑性皮损,境界清楚,表面附有黏着性鳞屑,好发于面部。盘状红斑狼疮脱发早期与斑秃相似,难以鉴别;因此如果遇到皮损表面有鳞屑的斑秃患者,应当做病理学检查,以免将盘状红斑狼疮脱发漏诊。

37.3.3.18 Brocq 假性斑秃(pseudopelade of Brocq)

【定义】

Brocq假性斑秃在头皮上出现类似斑秃的多发性圆形、椭圆形或不规则形的脱发斑片区,无明显炎症或脓疱,但是患处头皮毛囊呈进行性萎缩,最终造成永久性脱发。晚期不易与其他类型的瘢痕性脱发区分。

【病因】

Brocq假性斑秃是一种少见的原因不明疾患,最早是Brocq用pseudopelade(Pelade在法语是斑秃的意思)描述一种类似斑秃的瘢痕性脱发。本病为形态学诊断,而非病因性诊断。

【发病情况】

Brocq假性斑秃在女性的发病率是男性的3倍,主要发生于30~55岁之间的妇女。可与斑秃同时发生。本病往往呈进行性发展,病程可长达数月至数年,但多数患者最终自行停止。

【临床表现】

起病呈隐袭性,通常无自觉症状,偶尔在损害扩展期可伴瘙痒感。毛发非对称性脱落,皮损边界不规则,呈圆形、椭圆或不整齐,多成簇分布。受累处头皮光滑、柔软、稍凹下,呈白色或蜡色,斑片边缘可微红。无脓肿、痂皮及断发。本病可缓慢、进行性或间歇性地多年发展,但极少导致完全脱发。多个小皮损可融合成较大皮损。但本病脱发斑一般数目多而小,不像斑秃大而少。本病引起永久性脱发,不能恢复。

【组织病理】

早期表现是毛囊上2/3处有淋巴细胞浸润,浸润逐渐向内、向下蔓延,导致毛囊破坏,毛发脱失,代之以纵行的纤维束。后期表皮萎缩、变平,真皮发硬。毛囊和皮脂腺遭破坏,但不累及立毛肌和汗腺。

【诊断及鉴别诊断】

小片瘢痕性秃发,无炎症、无明显原因者可诊断本病。本病需与下列几种疾病相鉴别。

(1) 斑秃

损害数目少而范围较大,发展较快,无瘢痕形成,头皮不萎缩,头发可再长。

(2) 黄癣

多幼年发病,有黄癣痂,头发为灰污色,易折断,有特殊的臭味,真菌检查可见黄癣菌。

(3) 梅毒性秃发

病骤起,发展快,表现为虫蚀样脱发,头皮无萎缩,梅毒血清反应阳性。

(4) 脱发性毛囊炎(folliculitis decalvans)

有成群的丘疹、脓疱,愈后留下圆形、椭圆形瘢痕。

(5) 盘状红斑狼疮或扁平苔藓

在头皮部损害也可引起瘢痕性秃发,但尚有其他红斑狼疮和扁平苔藓的损害,询问病史及组织病理检查可资鉴别。

此外,还需与烧烫伤引起的瘢痕性秃发相鉴别。

【治疗】

目前尚缺乏有效的治疗方法。

（韩毓梅）

37.3.3.19 前额纤维状秃发(frontal fibrosing alopecia)

本病少见,为一种原发性淋巴细胞浸润性瘢痕性脱发。患者常伴发或先发皮肤和/或黏膜扁平苔藓。

本病多见于绝经后妇女。主要表现为前额发际部毛发条带状后移,有明显的毛囊周围红斑、鳞屑。脱发可累及体毛,包括眉毛、四肢毳毛、腋毛及阴毛,但体毛累及部位红斑、鳞屑不明显。目前学界认为前额纤维状脱发为毛发扁平苔藓的一种异型。

组织病理显示毛囊数目减少;毛囊周围淋巴细胞浸润,纤维化明显;直接免疫荧光检查阴性。

口服羟基氯喹6~12月有效。

（齐思思）

37.3.3.20 Piccardi - Lassueur - Graham - Little 综合征

又名 Graham - Little 综合征、假性斑秃毛周角化综合征(pseudopelade-keratosis pilaris syndrome)、瘢痕性脱发 - 毛周角化病(cicatricial alopecia-perifollicular keratosis)。

本病罕见,病因不明。有认为本病是毛囊性扁平苔藓的一种变型,绝大多数患者为30~70岁妇女,2004年报道一例母女同患该病。

【临床表现】

本病为一种苔藓样皮肤病,慢性病程,通常无自觉症状,典型表现为三联征: ① 头皮进行性的萎缩性瘢痕性脱发,为假性斑秃的表现;② 躯干、四肢少毛处棘状毛囊性丘疹;③ 腋窝、阴部脱毛,脱毛区皮肤可萎缩,但无瘢痕形成。有患者以典型的扁平苔藓皮损起病。此外,躯干、腹股沟处可见棘状毛囊性丘疹,簇集成小片,似小棘苔藓。通常不合并其他疾病,但有报道1例男性患者合并女性化表现。

【组织病理】

毛囊周围见较密集淋巴细胞条状浸润,表、真皮交界面界限不清,基底细胞空泡变性。毛囊口可见角栓,受累毛囊深层结构破坏,毛囊内囊壁表皮正常。

【诊断及鉴别诊断】

根据3个基本特征诊断本病不难,应与其他原因的瘢痕性脱发相鉴别。年轻的患者应与各种类型的萎缩性毛周角化病鉴别。

【治疗】

对症处理。可外用或局部注射糖皮质激素,反复发作者可考虑口服激素,另有个例报道口服环孢素 A 或沙利度胺有效。

（柳小婧）

37.3.3.21 中央离心性瘢痕性秃发(central centrifugal cicatricial alopecia, CCCA)

是一种缓慢进展的顶部、冠状区瘢痕性脱发。常见于非洲裔黑人女性,男女比例为1:3。早期轻度者治疗有效。临床表现多样,曾经有许多命名。部分患者炎症反应重,形成明显红斑、脓疱、结痂、继发细菌感染;部分患者仅见毛囊周围鳞屑,偶见丘疹。

【流行病学】

CCCA 是最常见的瘢痕性脱发,常见于黑人,女性多发。

【发病机制】

CCCA 的诱发因素包括热处理烫发、化学性拉直、物理损害及刺激性皮炎。所有 CCCA 的黑人女性都使用过化学性头发松解剂。物理性或"热梳"可能加重脱发。

目前假说认为患者毛发本身存在解剖学异常,毛囊外层受损,容易受到炎症或外伤损害。患者在疾病早期可出现内毛根鞘过早剥脱。

【临床表现】

脱发开始于头顶及冠状区,逐步离心性发展,最严重部位仍在顶部。自觉症状轻微,偶发轻度瘙痒或压痛。脱发部位少量毛发簇状生长。疾病严重者冠状区头发完全脱落。

少数患者疾病快速进展或继发细菌感染,头皮出现脓疱和结痂。脓疱可能是细菌感染,或是机体对退化毛囊的免疫反应。2~3 周抗生素或系统性皮质激素治疗有效,多灶性炎症皮损逐步融合成片,最终导致顶部或冠状区的脱发斑。

【组织病理】

包括具有诊断意义的内毛根鞘过早剥离;毛囊周围淋巴细胞浸润;毛干碎片形成异物肉芽肿炎症;明显毛囊皮脂腺单位炎症,最终纤维组织增生。取材部位最好位于脱发区边缘。多水平切片对确诊疾病有重要帮助。

【鉴别诊断】

应与雄激素源性秃发、毛发扁平苔藓、皮肤慢性红斑狼疮相鉴别。脱发区脓疱、结痂需鉴别头癣、头皮细菌感染。

【治疗】

治疗越早,效果越好。如有瘢痕形成,可用植发治疗。另外局部外用或皮损内注射糖皮质激素、口服羟氯喹、免疫抑制剂以及四环素类抗生素(如多西环素或米诺环素)联合外用强效激素治疗等,可收一定效果。有报道称开始口服 10 周的利福平及克林霉素,每日 2 次,每次 300 mg,对炎症严重者治疗效果好。

(齐思思)

37.3.3.22　黏蛋白性秃发(alopecia mucinosa)

【定义】

黏蛋白性秃发是一种炎症性疾病,临床表现为毛囊性丘疹或浸润性斑块,受累的毛囊无毛发长出。组织学显示皮脂腺和毛囊的外毛根鞘有黏蛋白沉积。

【发病情况】

毛囊黏蛋白病首先由 Pinkus 于 1957 年报道,当时称为黏蛋白性秃发(alopecia mucinosa),随后 Joblonska 等发现有些病例并不一定出现脱发,故称做毛囊黏蛋白病(follicular mucinosis)较妥。发病年龄在 6~72 岁之间,大多数在 11~40 岁之间。男性稍多见。无家族倾向。

【病因及发病机制】

发病原因尚不清楚。皮肤黏蛋白病是异常的黏蛋白在皮肤沉积的一类异源性疾病。成纤维细胞在皮肤中产生异常黏蛋白的原因不明。绝大多数病例,特别是在 40 岁以下者,虽病因不明,但不产生严重后果。40 岁以上常并发蕈样肉芽肿或皮肤淋巴瘤。考虑为系统性网状细胞增生症的继发性表现;或原发为黏蛋白性秃发,但以后发展成网状细胞增多症。

【临床表现】

最轻微的损害为群集的肤色毛囊性丘疹,好发于头部及项部,可见开放的毛囊口和角栓;或是毛囊性丘疹相互融合而成斑块,直径为 2~5 cm 或更大,稍隆起,呈肤色、褐色或粉红色,覆有少量到中量鳞屑。大多数病例脱发明显,特别是累及头皮和眉毛区,呈稍隆起的肉色、平滑、无毛囊性角化过度的斑块。严重者呈结节性胶质性浸润性肿块,覆有红斑和鳞屑,有时从受累的毛囊可挤出黏蛋白。这种损害常继发于蕈样肉芽肿或网状细胞增生症的病例。

本病根据临床表现可分为 3 型。① 急性良性型:皮损数目仅 1 个或几个,局限于头面部,经 2 个月~2 年自愈;② 慢性良性型:皮损数目多,有丘疹、结节、脱发等多种形态,分布广泛,病程缓慢;③ 恶性型:由播散性斑块组成,可并发网织细胞瘤、蕈样肉芽或淋巴瘤等。

年龄较轻的患者其损害多为毛囊丘疹性,好

发于头、颈、上肢,为急性良性型;而年龄较大者易反复出现,可持续数年,发展为斑块或结节性损害。40 岁以上患者易并发系统性网状细胞增生症,预后不良。

皮损可无自觉症状,或痛痒,或有感觉异常。

【组织病理】

最早期的变化为外毛根鞘和皮脂腺细胞间水肿。细胞间有圆形或星形囊性空隙,有黏蛋白沉积其中。皮脂腺和外毛根鞘,特别是在毛囊中部的细胞最常受累;有时可累及整个毛囊,但发基质的受损程度不一。

真皮毛囊周围的炎症程度与毛囊毁坏的程度成正比。真皮细胞浸润以淋巴细胞、组织细胞和浆细胞为主。炎症严重,且以组织细胞和嗜酸性粒细胞为主者提示为蕈样肉芽肿。电子显微镜检查显示表皮的变化主要位于棘层上部和粒层。细胞核周围胞质中的细胞器(organelle)消失,细胞核皱缩。

放射自显影检查显示患处有含硫的酸性黏多糖合成增加。

【诊断及鉴别诊断】

有明显毛囊的斑块、有毛发脱落而很少炎性变化者应考虑为本病。有时从毛囊口可挤出黏蛋白。有毛囊丘疹性损害的应与小棘苔藓、毛囊性扁平苔藓、毛周角化症、毛发红糠疹等相鉴别。有斑块和结节性损害者应与银屑病、肉样瘤、麻风、脂溢性皮炎和钱币状湿疹等鉴别。诊断有困难时,可用活组织病理检查以鉴别。

【治疗】

尚无标准有效的治疗方法。有些病例可以自然消退,外用糖皮质激素或皮损内注射可有不同程度改善。国外有使用米诺环素、氨苯砜、PUVA疗法、α干扰素、阿的平、吲哚美辛以及口服 13 - 顺式维 A 酸或外用反式维 A 酸获得缓解的报道。继发型处理目标以治疗基础病为主。

(韩毓梅)

37.3.3.23 棘状脱发性毛发角化病(keratosis follicularis spinulosa decalvans,KFSD)

本病又称 Siemens - 1 综合征,于 1926 年由 Siemens 首先命名。表现为广泛性的毛发角化过度及进行性瘢痕性脱发,是一种少见的 X 染色体连锁显性或隐性遗传性皮肤病。多数自婴幼儿或幼童时期开始发病,男性患者病情较重,女性患者常为携带者,无临床表现或病情较轻。

【病因】

病因不明。目前将 KFSD 家系的致病基因定位于 X 染色体 p22.12 - 22.11 上一个 2.9 - Mb 的区域内,对数个家系的研究已证实本病是由 MBTPS2 基因突变所致。

【临床表现】

婴幼儿起病,毛发角化多先发于面部,儿童期逐渐累及躯干、四肢,青春期出现进行性瘢痕性脱发、毛发稀疏及眉毛脱落为该病特征之一。部分患者有掌跖角化过度,多出现在青春期,亦具有一定特征性。此外,患者还可伴有特应性体质、畏光、角膜异常等,部分患者以眼炎和畏光起病。也有报道发现有 3 个家系呈常染色体显性遗传,该类患者多伴有明显面部红斑、广泛性毛囊炎、甲改变、多发龋齿等,掌跖角化也更加明显,且发病年龄更早。近年还报道个例伴发颈部瘢痕疙瘩性痤疮、簇状头皮毛囊炎,伴羊毛状发等。

【组织病理】

非特异性,可表现为表皮毛囊角栓、毛囊周围纤维化、真皮毛囊和血管周围见慢性炎症细胞浸润。

【诊断及鉴别诊断】

自幼起病,以泛发性毛囊角化性丘疹、弥漫性瘢痕性秃发伴角膜异常为特点。临床需与棘状秃发性毛囊炎、畏光综合征、秃发性毛囊炎和无萎缩脱毛性毛发角化病等相鉴别。

【治疗】

目前尚无特效治疗方法。可口服维 A 酸类药物、氨苯砜和四环素、米诺环素等,但疗效均不确切。亦有报道局部外用或皮损内注射糖皮质激素,可暂时缓解症状。

37.3.3.24 脂肿性秃发(lipedematous alopecia)

本病以头皮增厚、凹凸不平,伴脱发,发易折断为主要特点,临床上罕见,病因不明。

2005 年前报道的 10 余例患者中,7 例发生于黑人妇女。随着白种妇女和黄种妇女的发病逐渐被报道,性别因素及性激素水平在该病中的作用得到重视。发病年龄为 18~74 岁。

【临床表现】

头皮逐渐增厚,触之柔软如吸水海绵,有湿润感。患者可有头皮疼痛、瘙痒或感觉异常。脱发呈弥漫性进行性,多发生在枕部和头顶头皮增厚处,部分表现为短发。头发易折断。部分患者可并发糖尿病、慢性肾功能衰竭、雄激素源性脱发、皮肤弹性过度、关节松弛、卵巢囊肿、胆结石等。

【组织病理】

表皮角化过度,可伴毛囊性角栓。毛囊萎缩,有的毛囊由纤维组织所代替。真皮见小片状淋巴细胞浸润。病理以皮下脂肪组织水肿伴有变性、破坏为主要特征。

【诊断及鉴别诊断】

以头皮增厚伴脱发、短发,头皮组织病理及影像学检查均显示皮下脂肪组织增生为诊断依据。本病常与脂肿性头皮一同报道,后者不伴有脱发。需与毛囊黏蛋白病、脂肪瘤等相鉴别。

【治疗】

目前尚无有效治疗方法,皮损内糖皮质激素注射和局部外用水杨酸类、煤焦油类均无效。1 例口服泼尼松 4 个月有效;1 例行手术切除及头皮延伸术,12 个月后随访无复发。

（柳小婧）

37.3.3.25 脱发性毛囊炎(folliculitis decalvans)

【定义】

本病是一种以慢性毛囊性炎症伴永久性脱发为特征的疾病,又称脱发性痤疮、狼疮样须疮。

【病因】

病因不明,脓疱中可分离出金黄色葡萄球菌。许多患者伴皮脂溢出和脂溢性皮炎。免疫反应缺陷是可能的诱发因素。

【临床表现】

青春期出现炎症性损害,且持续存在。女性好发于 30~60 岁之间,男性常发生在成年,也可见于青春期,甚至婴儿期。本病可累及任何有毛发的部位。通常单发,但也可多发。头皮可见小的

圆形或椭圆形瘢痕性斑片,周围有毛囊周脓疱(perifollicular pustules);头发脱落时,脓疱继发红斑,最后红斑消失留有瘢痕。脓疱可成群发出,伴有瘙痒,但通常无自觉症状。胡须部常从单侧耳前区开始,可局限于颞部,也可向上扩展至枕部及头皮两侧,向下扩展至颏部。偶可为对称发生。后期边缘为褐色或红色狼疮样小结节。腋毛和阴毛可和头发同时受累;小腿、股部和上肢很少单独受累,但可与胡须、头发、腋毛和阴毛等同时受累。

【组织病理】

毛囊性脓肿可见大量中性粒细胞,毛囊和汗腺周围有以淋巴细胞为主的肉芽肿炎症浸润,常有相当比例的浆细胞,偶见巨细胞。

【诊断及鉴别诊断】

应与其他原因所引起的瘢痕性秃发如黄癣、须部寻常型红斑狼疮、黏蛋白性秃发等相鉴别。黄癣可找到黄癣菌,寻常型红斑狼疮和黏蛋白性秃发可通过病理活检相鉴别。

【治疗】

对局限性皮损用含有抗生素或皮质激素的软膏治疗有效;广泛性损害则需口服抗生素,或与皮质激素联合应用。

（韩毓梅）

37.3.3.26 分割性蜂窝织炎/毛囊炎(dissecting cellulitis/folliculitis, DC)

又称头部脓肿穿凿性毛囊周围炎(perifolliculitis capitis abscedens et suffodiens),是一种罕见但具特征性、消耗性的疾病,是毛囊闭锁四联征(follicular occlusion tetrad)的一部分。四联征包括化脓性汗腺炎和聚合性痤疮。其中孤立的头皮病变比较常见。分割性蜂窝织炎好发于年轻男性,尤其是黑色人种,但也可发生于(尽管少见)白色人种及女性(1~4)。发病机制为毛囊角化异常,导致毛囊出口闭塞,继发细菌感染,脓肿和窦道形成,毛囊被破坏。

【临床表现】

皮损初发为多发、坚实的头皮结节,好发于枕部和顶枕。结节迅速发展为潮湿的波动性、卵圆形或线状隆起,最后排出脓性物质。皮损常互相

交通,所以压迫一个波动区域可导致数厘米外头皮穿孔排脓。早期为毛囊性脓疱、痛性结节或囊肿、脓肿,窦道形成并相互贯通;晚期可形成增生性瘢痕和瘢痕疙瘩。尽管炎症区域大而且位置深,却少有疼痛,患者常因毛发脱落和分泌恶臭物质而就诊。

【组织病理】

早期显示毛囊漏斗部扩张,毛囊周围和毛囊内有中性粒细胞浸润;进展期的炎症浸润中除中性粒细胞外,尚有淋巴细胞和浆细胞等。继而毛囊溃破贯通,深部真皮脓肿形成,窦道相互连接,外绕以鳞状上皮。晚期显示毛囊破坏,纤维化和瘢痕组织形成。

皮肤镜下特征:早期显示毛囊开口存在,毛干减少或消失,可有黄点、毛囊角栓、断发、黑点和毳毛留存。晚期显示毛囊开口减少或消失。

【鉴别诊断】

在极少情况下,头癣可以类似分割性蜂窝织炎、瘢痕性秃发的其他重度炎症类型(特别是脱发性毛囊炎),有时可能与之混淆。

【治疗】

一些病例报告显示异维A酸(每日0.5~1.5 mg/kg直到临床消退后4个月)对该病治疗可能有效,但是较易复发。此外,异维A酸并非针对所有的病例都有效。其他治疗手段包括:皮损内注射皮脂类固醇、口服抗生素,外科治疗包括切开、引流和切除后移植。

(缪 盈)

37.3.3.27 瘢痕疙瘩性痤疮(acne keloidalis)

本病又称瘢痕疙瘩性毛囊炎(folliculitis keloidalis),是一种特发性慢性毛囊炎症性疾病,好发于枕部和上颈部,导致瘢痕疙瘩样增生。于1869年由Kaposi首次报道,1972年Bazin命名。多见于青春期后年轻黑人男性,女性较罕见,男性与女性发病率约为20:1,在非洲裔美国人皮肤病患者中约占0.45%。

【病因及发病机制】

发病可能与葡萄球菌和链球菌感染、衣领摩擦慢性刺激、皮脂溢出、外伤、自体免疫、高雄激素水平以及由毛发向皮肤内生长所致机体对毛发产生的异物反应有关。

【临床表现】

好发于枕部或后颈部,偶见于头顶部和顶前区。初期为小而坚实的毛囊性丘疹或脓疱,散在分布,其上毛干可脱落,后期融合成巨大的瘢痕疙瘩性斑块,其上毛干缺失,周围可见束状发。可无明显不适症状,也可伴有轻度瘙痒和灼热感。若发生继发性感染,可造成脓肿、窦道并伴有明显疼痛。病程缓慢,可迁延数年至10年。

【组织病理】

初期毛囊周围和毛囊内有较致密的淋巴细胞、浆细胞和中性粒细胞浸润,主要位于毛囊峡部和漏斗部深层水平,可形成毛囊周围脓肿,毛囊上皮变薄,继而毛囊破坏,其周围可有异物肉芽肿形成,皮脂腺消失,晚期真皮纤维化。

【治疗】

注意保持局部清洁卫生。早期仅有毛囊性丘疹者,可局部外用强效糖皮质激素软膏或联合应用维A酸制剂,每日2次,重者可皮损内注射曲安奈德,3~4周1次;伴发结节、囊肿者可口服维A酸类药物;伴有感染如脓疱者可局部外用克林霉素或红霉素类软膏,也可口服广谱抗生素如四环素,疗程一般较长。效果不佳者也可系统性使用糖皮质激素、秋水仙碱、氨苯砜或激光脱毛,也可采用CO_2激光或Nd:YAG激光治疗。外用咪喹莫特乳膏以及冷冻疗法也有一定效果。晚期形成瘢痕疙瘩样皮损者,首选手术切除,皮损切除应至少深达毛囊底部;若皮损范围较大需行皮肤移植术,且二期缝合手术效果更佳。由于瘢痕疙瘩样痤疮皮损并非真性瘢痕疙瘩,因此受累区域毛囊完全切除后复发率很低,术后一般不需要常规辅助治疗。

(胡瑞铭)

37.3.3.28 头皮脓疱性糜烂性皮肤病(erosive pustular dermatosis of the scalp)

头皮脓疱性糜烂性皮病是一种罕见疾病,Burton医生1977年首先描述了该疾病。

【病因】

病因不明,可能与光照日晒、局部手术、外伤、激光治疗、放疗、带状疱疹、皮肤移植等诱发因素相关。

【临床表现】

为表皮糜烂伴结痂、萎缩、脓疱,最初头皮出现小片状结痂、脓疱以及浅表性糜烂损害,随病情进展可出现瘢痕性秃发区,其皮损多为无痛性,可伴瘙痒,不伴有系统症状。本病多见于老年女性。病程可为急性或慢性。

【实验室检查】

炎症指标如血沉、C 反应蛋白可升高,与自身免疫性疾病相关者可出现自身抗体阳性。溃疡面可出现继发细菌(葡萄球菌)或者真菌(念珠菌属)感染。

【组织病理】

表皮内中性粒细胞浸润,角层下脓疱,表皮萎缩、糜烂,真皮非特异性炎症细胞浸润,主要为淋巴细胞、浆细胞,真皮内胶原结构缺如、弹性纤维变性,毛囊萎缩,直接免疫荧光阴性。

【鉴别诊断】

需与细菌、真菌感染,坏疽性脓皮病、鳞癌、日光性角化、脱发性毛囊炎等相鉴别。

【治疗】

常选用强效糖皮质激素制剂(外用)、钙调神经磷酸酶抑制剂;亦可口服糖皮质激素或维 A 酸,局部外用卡泊三醇。

(芮文龙)

37.3.3.29　药源性永久性脱发(drug-induced permanent hair loss)

药物引起的永久性脱发为药物导致毛囊不可逆性损伤破坏所致。大多数药物引起的脱发为暂时性的,永久性脱发极为少见。目前报道的此类药物有综合化学疗法用药,如视黄醇类、金制剂、白消安等。重症多形红斑型药疹、中毒性大疱表皮松解症,最终也可导致假性瘢痕性脱发。

目前发病机制尚不明确,大多认为这些药物可能导致毛囊干细胞的损伤或毛乳头结构破坏。

临床通常表现为整个头皮毛发密度降低,毛发稀疏变细软,而不是全头皮头发脱落。

本病尚无有效疗法。有报道称在细胞毒药物应用前后外用米诺地尔溶液可减缓脱发速度,并可在毛囊发生不可逆损伤前促进毛发再生。也有主张应用冰帽等来减缓代谢,但可能影响化疗药物对肿瘤的疗效。

37.3.3.30　固定模式纤维性秃发(fibrosing alopecia in a pattern distribution)

本病由 Zinkernagel 和 Trueb 于 2000 年首次提出,是一种以毛囊炎症和进行性脱发为特点,且脱发部位为男性型或女性型脱发的典型部位。

【病因】

病因尚不明确,部分病例可在数年的雄激素源性秃发病史上发展而来,其与雄激素性秃发及毛发扁平苔藓的关系尚不明确。

【临床表现】

患者在头顶中央区域出现缓慢进行性瘢痕性脱发,可伴有轻度瘙痒,脱发区域从中央向周围扩大,与雄激素性秃发区域一致。体格检查显示毛囊密度下降,毛囊角化,部分毛囊口缺失,残余毛囊处可见红斑、暗红斑及鳞屑。

【组织病理】

早期皮损的病理活检显示毛囊微小化及受累毛囊峡部与漏斗部的苔藓样组织反应,有特征性,早期尚未累及毛囊内表皮及毛囊下部。晚期皮损显示以毛囊为中心的毛周层状纤维化,整个毛囊被纤维条索所代替,伴有皮脂腺数目减少。与晚期毛发扁平苔藓、假性斑秃及毛囊变性综合征难以鉴别。

【诊断及鉴别诊断】

本病应注意与雄激素性秃发、前额纤维性秃发、毛囊变性综合征、Brocq 假性斑秃、毛囊扁平苔藓相鉴别。雄激素源性秃发表现为顶部、双颞部及冠状区发稀,脱发区无红斑、角化及毛囊口消失;前额纤维性秃发表现为额颞部发际线后移,多发于绝经期妇女,且少见微小化毛囊;Brocq 假性斑秃通常多发圆形、卵圆形或不规则形瘢痕性脱发斑,少见毛囊红斑及角化;毛囊变性综合征表现为肤色的非炎症性瘢痕性脱发。组织病理显示内毛根鞘的过早退化。

【治疗】

早期抗雄激素治疗(女性)或口服非那雄胺片

(男性),外用米诺地尔溶液可能有效。

37.3.3.31 其他瘢痕性脱发(other cicatricial alopecia)

瘢痕性脱发可由多种原因引起,各种病理过程导致毛囊进行性不可逆性的破坏,毛发无法再生,形成永久性脱发。脱发处有的仅见皮肤萎缩、无毛囊及瘢痕,有的可在脱发处及其周围毛细血管扩张、色素沉着、毛囊性炎症性变化、栓塞或断发。

前文已详细介绍几种较为常见的瘢痕性脱发。其他尚可引起本病的原因包括:① 感染:头皮的真菌、细菌、原虫、病毒等感染诱发炎症细胞破坏毛囊,引起瘢痕性脱发。② 发育缺陷:先天性表皮发育不全、色素失禁症、鱼鳞病、X 染色体点状软骨发育不全、遗传性大疱性表皮松解症、获得性大疱表皮松解症、汗孔角化病、毛囊角化病、纤维发育不良等均可引起瘢痕性脱发。③ 物理化学性损伤:局部头皮机械性外伤、烧伤、电击伤、电离辐射、强酸强碱等化学物质灼烧可累及毛囊,致瘢痕性脱发。④ 肿瘤:发生在头皮上的某些皮肤肿瘤,如硬斑样基底细胞癌、鳞状细胞癌、淋巴瘤、泛发性毛囊错构瘤以及转移性肿瘤均可破坏局部毛囊而致瘢痕性脱发。⑤ 其他:某些累及头皮的皮肤病可引起瘢痕性脱发,如硬斑病、硬化萎缩性苔藓、瘢痕性类天疱疮和瘢痕疙瘩等。

【诊断及治疗】

根据脱发形态、头皮皮损、毛发再生状况及病程诊断不难,重点在探查其发病原因;若无明显病因时,可诊断为原因不明的瘢痕性或假性斑秃。必要时可行活组织检查。当脱发为永久性时,治疗困难,局部瘢痕性脱发可通过外科手术矫正,如头发移植术或头皮削减术等。

(柳小婧)

37.3.4 毛发色素异常(hair pigment anomalies)
37.3.4.1 灰发或白发(canities)

老年人头发逐渐变灰白是一种正常的生理现象。灰白发中黑素细胞和黑素小体减少、酪氨酸酶活性逐渐下降、黑素生成活性降低。生理性灰白发通常从30~40岁由两鬓角开始,逐渐向头顶部发展,接着胡须、鼻毛变白,最后累及体毛。但通常胸毛、腋毛、阴毛至老年也少有变白。

白种人20岁之前、黑种人30岁之前出现白发称为早年白发。早年白发常有家族史,表现为常染色体显性遗传,或见于某些综合征。系统性疾病,如恶性贫血、甲状腺功能亢进、心血管疾病以及严重的情绪变化都可引起头发变灰白。

出现灰白发的综合征包括早老症、Rothmund-Thomson 综合征、Book 综合征和 Werner 综合征等。局限性斑片状灰白发见于 Waardenburg 综合征、Vogt-Koyanagi 综合征、白化病和结节性硬化症。斑秃恢复时新生的毛发亦常为白色。Tietze 综合征、Alezzandrini 综合征和神经纤维瘤也可出现白发。

37.3.4.2 毛发异色(heterochromia)

毛发异色是指在一个人身上有两种或两种以上的毛发颜色。头发、胡须和体毛的颜色差异并不少见。金发人种的阴毛、腋毛、眉毛、睫毛的颜色都较头发色深。睫毛是人身体上颜色最深的毛发。

浅色毛发中的深色斑可能由色素痣引起,异色性的斑片可能是影响色素代谢的基因发生躯体镶嵌(somatic mosaicism)的结果。

37.3.4.3 营养、代谢和药物引起的发色异常

机体缺乏蛋白质时毛发干燥稀疏、色素减退。必需脂肪酸减少也可引起脱发、发色变淡。婴儿恶性营养不良时,毛发呈红黄色,干燥变脆、易扯下。严重缺铁性贫血可出现伴有黑白相间的节段性异色病变,称为缺铁性节段性灰发症,补铁后能完全恢复。动物实验中,缺乏铜、泛酸可以使动物毛发变灰。维生素 B_{12} 缺乏时,毛发可以变白。

发色改变见于多种代谢紊乱性疾病。苯丙酮尿症患者,体内大量苯丙氨酸抑制酪氨酸-酪氨酸酶反应,毛发呈浅黄色;高胱氨酸尿患者,甲硫丁氨酸代谢紊乱,毛发脱色,用吖啶橙染色,紫外灯下发橙红色荧光;蛋氨酸吸收不良患者,毛发呈浅色。

药物和其他化学品也可致毛发颜色改变。如磷酸氯喹可使原先黄发的人毛发变白,但黑发者不变;美新芬可使黑发变白;三苯乙醇可致毛发色素减退;蒽林可以使毛发变黄;二硫化硒洗剂可使

毛发变成绿色;抗高血压药物米诺地尔和二氮嗪可引起毛色变深。有报道依曲替酯也可改变毛发颜色。日常环境中接触化学品也可使毛发变色,如浸泡在含铜的游泳池中,浅色毛发者毛发可变绿;接触靛青者头发呈深蓝色;苦味酸可使毛发黄染;TNT 可使毛发呈红棕色。

（齐思思）

37.4　甲　　病

甲病可由先天性及后天性全身疾病或局部皮肤病所产生,也可为原发。认识甲病,不仅具有局部的意义,也对了解整体状况有一定帮助。

37.4.1　甲病的分类

从病因及其病变特性方面,大致可分为以下几类:

遗传性甲病:如先天性无甲症、杵状甲、反甲、球拍状指甲、周期性甲剥脱等。有时见于外胚叶和/或中胚叶多器官系统遗传性综合征,如先天性外胚叶发育不良。

感染性甲病:由真菌(甲真菌病、甲沟炎)、细菌(甲沟炎或甲板变色)、螺旋体(梅毒、雅司、品他等)、病毒(疣、单纯疱疹)等引起。

与肿瘤相关的甲病:① 良性:有黏液囊肿、纤维瘤、球体瘤、角化棘皮瘤等;② 恶性:有黑素瘤、鳞癌、基底细胞癌等。

免疫性疾患伴发的甲病:药物过敏性或血清病反应等,以及接触性皮炎(指甲油、外用药)等。

多种皮肤病伴发的甲病:银屑病、Reiter 病、扁平苔藓、斑秃、湿疹、毛发红糠疹等。

化学性、物理性或机械性损伤所致的甲病。

系统性疾患引起的甲病。

本节将分别介绍临床上有代表性的甲病、一些皮肤病的甲损害、部分系统性疾患的甲改变及肿瘤相关的甲损害。

37.4.2　临床上有代表性的甲病

37.4.2.1　厚甲(onychauxis, pachyonychia)

系指指、趾甲明显增厚变硬。

【病因】

病因不一,有先天性和后天性两种。先天性厚甲症罕见,为常染色体显性遗传;后天性的多数为外伤的结果,如鞋子不合适,反复加压刺激趾甲,可诱发甲板增厚。银屑病、毛发红糠疹、毛囊角化病、肢端肥大症、真菌感染等均可引起甲肥厚。

【临床表现】

临床上甲呈均匀性增厚,最常见于小趾甲,可变圆形、爪状。有时所有指、趾甲均增厚。增厚程度不一,轻者甲质多正常,常易被忽略;重者可增厚数倍,甲质亦随之变硬,甲板呈轻度不透明的黄白色,或有轻度沟纹。先天性厚甲症(彩图 37 - 02)主要有以下两型。

(1) Ⅰ型或 Jadassohn - Lewandowsky 综合征

此型最多见,与角蛋白 16 和 6A 基因突变有关,其特征为:① 出生时甲正常,但在数月内所有指、趾甲对称性发硬、增厚、变色;② 掌跖角化:2~3 岁时出现,呈小片岛屿状,最常见的是跖部胼胝,还多发生于肘、膝、臀、小腿、踝和腘窝等受压处,可表现为疣状损害;③ 毛囊性角化:肘膝伸面、臀部和腰际从单纯的毛周角化到大的角质性丘疹;④ 大疱形成:特别是在胼胝下及其周围、踝部、足侧缘及足趾也可发生大疱;⑤ 黏膜白色角化斑:口腔黏膜,有时也见于舌喉黏膜,多发生于十几岁的青少年,有时可发生恶变;⑥ 掌跖多汗;⑦ 偶有角膜角化不良、小眼及白内障等。

(2) Ⅱ型或 Jackson - Lawler 综合征

与角蛋白 17 和 6B 基因突变有关,除 Ⅰ 型症状外,尚有胎生牙和多发性皮脂囊瘤,后者主要位于躯干、腋、颈、头皮和面部。另外,可见声音嘶哑、扭曲发。此型无 Ⅰ 型中的黏膜白色角化斑。

【治疗】

常不理想。病甲应很好地修剪,有时可将病甲完全拔去,但再长的可能又为厚甲。有角化过度损害或口腔病变者,可口服大剂量维生素 A;也可给予维 A 酸类药物口服和角质剥脱剂,如 40%尿素乳膏局部外用。

37.4.2.2　钩甲(onychogryphosis)

指、趾甲增厚延长弯曲成钩状。多因长期未

剪甲所致,老年人多见。也可由天疱疮、鱼鳞病、红皮病、毛发红糠疹、末梢神经系统疾病或麻风、脊髓痨、外周循环障碍、内分泌障碍如甲状腺功能减退等引起。笔者曾见1例男性盘状红斑狼疮患者,10个指尖均长出鸟爪样钩甲。

临床上见病甲增厚,其切面带圆形,不断增厚延长时,前端变尖而弯曲成钩状如鸟爪样。弯曲显著时其顶端可接近或再嵌入趾、指部软组织。增厚的甲板多呈灰褐色,表面不平,失去光泽。常见于踇趾甲,但其他趾、指甲亦可发生。

应与厚甲鉴别,后者仅增厚、肥大,而钩甲尚有长度延长并弯曲成钩状。

应矫治有关发病因素。病甲可用甲腐蚀剂或外科手术去除之。

37.4.2.3 薄甲(thinning of the nail plate)

薄甲可以是发育缺陷,也可由缺铁性贫血或外周循环障碍所引起。扁平苔藓、大疱性表皮松解症和大疱性药疹等皮肤病也可产生薄甲。亦有许多病例无明显诱因可寻。

37.4.2.4 巨甲和小甲(megalonychia et micronychia)

甲板异常大或异常小,大多为先天性畸形,有时与内分泌异常有关。有单个或多个甲异常,可为单侧性,也可为双侧性。巨甲可见于神经纤维瘤病和结节性硬化症,小甲可见于外胚叶发育不良、先天性角化不良和甲-髌骨综合征等。

37.4.2.5 短甲(brachyonychia)

甲横径比直径长,见于Rubinstein-Taybi综合征、Down综合征和甲状旁腺机能亢进等症患者。

37.4.2.6 反甲(koilonychia)

又名匙状甲(spoon nail)、凹甲。是一种常见的甲畸形,表现为甲变薄,中央凹陷而四周隆起呈匙形。

【病因】

发病原因不明,多为后天性。病甲的胱氨酸含量比正常低。可能与铁代谢异常有关,主要见于缺铁性贫血,有时可见于铁含量减少而无贫血者。长期寒冷环境以及低氧血症是高发的原因。此外,反甲还可见于某些皮肤病,如湿疹、冻疮、银屑病、扁平苔藓、硬皮病、斑秃、黑棘皮病、梅毒等,以及Raynaud综合征、肢端肥大症、甲状腺功能亢进或减退、冠状动脉疾病、红细胞增多症、风湿热、伤寒、Plummer-Vinson综合征等疾病。接触强碱性肥皂或石油产品者也可致本病。先天性者常见于1~2岁以内,也有少数持续至成人而不消失者。文献报道有家族性病例,表现为常染色体显性遗传。甲-髌骨综合征患者,其分裂为两半的甲均可呈匙形。

【临床表现】

患者甲变薄,当病变较轻时,指甲变平,但无凹陷;重时中央凹陷而四周翘起呈匙形,放置水滴在甲上可不外流。甲质脆,其游离缘易撕裂。有时可有灰白色点状凹窝及甲下角质增生。一般发生于几个指(趾)甲,极少全部指(趾)甲受损。

【治疗】

治疗原发疾病,去除诱发因素。可口服维生素A、β-胡萝卜素、胱氨酸等。

37.4.2.7 甲点状凹陷(nail pitting)

甲点状凹陷最常见于银屑病,是银屑病甲变化的典型症状。此外亦可见于皮炎、湿疹、斑秃和真菌感染。有些无皮肤疾患的人也可有轻度点状下陷。

37.4.2.8 甲纹(striations)

甲板纵或横行条状隆起(嵴)或凹陷。甲纵纹正常人也常见,年轻时程度较轻,随年龄增长而变为显著。扁平苔藓、毛囊角化病、外周循环障碍和发育异常时均可发生甲纵嵴。类风湿性关节炎可表现为珠状甲嵴。

甲凹线可由习惯性抽搐(habit tic)或外伤所引起,也可发生于黏液囊肿或甲中部营养不良。习惯性抽搐为一种不良习惯,患者将同手的另一手指放在拇指甲上,先放在背甲皱处,然后在甲板上向前移动,引起甲变形,护皮也与甲分开。有时用另一手的手指剥护皮,使甲板从护皮到甲尖发生约2 mm宽的凹陷,从凹陷处有许多横嵴伸至两边。有时无凹陷,仅见横嵴。凹陷的有无主要根据损伤力的大小而定。此习惯很难改正。本病需与沟状中线甲营养不良相鉴别,后者甲正中有条状裂隙,两侧有羽毛状裂缝。

轻度而规则的甲横纹为发育异常,也可由于

月经期甲生长速率不同而产生。不规则的横纹见于皮炎、湿疹,也可见于毛发红糠疹、玫瑰糠疹和纹状苔藓。若损害累及指端时,指甲单一性横凹陷可能为 Beau 线,是由于甲形成暂时受阻所致,常见于较严重的疾病之后,如冠状动脉血栓形成、麻疹、流行性腮腺炎、肺炎等。病时甲的生长速度暂时受抑,故所有指、趾甲均出现横的沟线,病情缓解后甲又恢复正常生长速度。锌缺乏时也可有 Beau 线。若仅个别甲有横的沟线,则大多非全身性疾病而系局部因素所引起,如局部损伤。偶见于肢端动脉痉挛症遇冷之后,有时亦见于腕管综合征。此外,局部有皮炎、湿疹等皮损时也可引起。

37.4.2.9 脆甲(brittle nail, onychorrhexis)

【发病情况】

指、趾甲变脆极为常见。人群中的患病率约为 20%,女性是男性的 2 倍。

【病因】

先天性和家族性发病者罕见,多为获得性,可为全身性或局部性原因所致。全身性的以外周循环障碍、缺铁性贫血最为常见;此外,甲状腺功能减退、厌食症、口服维 A 酸类药物及维生素 A 或 B 的缺乏亦可引起脆甲。局部因素多为经常浸水、使用碱性较强的肥皂或洗衣粉、常用指甲油去除剂等。Shelley 等于 1965 年报道 1 例弥漫性秃发患者并有脆甲,认为是酶的缺陷引起精氨酸代谢障碍的一种表现。亦有许多病例无明确原因可寻。

【临床表现】

表现为薄的或有狭长平行沟纹的指、趾甲,好像被针或砂纸摩擦过似的,质较脆,常并发反甲。

【治疗】

治疗引起脆甲的全身性疾病以及去除局部诱因,勿长期浸水及接触碱性皂液,少涂指甲油。

口服维生素 H 及多吃含明胶的食物,可以改善甲板的厚度。

洗手后外用凡士林对防治本病有益。

37.4.2.10 软甲(hapalonychia)

又名甲软化(onychomalacia),指甲变薄、变软。大多数系由于长期接触水及肥皂等清洁剂所引起。多汗体质、慢性关节炎、麻风、黏液水肿、Raynaud 现象、放射性皮炎、慢性胃肠道疾病、酗酒以及维生素 B 缺乏均可导致本病。先天性者少见。

临床常表现为多数甲逐渐变软,稍带有浅白色,透明度增加。有的稍有轻度平甲或看起来甲变薄。本病进展缓慢,病程较长。

治疗包括去除有关发病因素,口服维生素 B 族药物并多吃含明胶的食物。因明胶中含有较多的硫黄,故有人主张给以含有硫黄的食物或药物治疗。

37.4.2.11 甲分裂(onychoschizia)

甲板游离端呈水平方向分裂成层状,重者可见单个甲全甲分离成两层。过度的物理化学性损伤为常见原因,主要由于过度洗涤,手反复受干湿度环境因素交替作用,或频繁地使用指甲油去除剂,致角质层细胞黏着障碍。多种外伤可引起层裂,如弹奏钢琴或弦乐器等。有些患者可能有生物素酶(biotinidase)的缺乏,伴有全秃或斑秃、湿疹样或脱屑样皮损,并可伴有肌张力减退、癫痫以及儿童发育迟缓、成人抑郁等系统性异常表现。

尚无满意疗法。宜尽量保持双手干燥,避免甲过度潮湿。避免过度使用去油脂类洗涤用品,避免使用指甲油。润肤剂的使用对本病有益。对生物素缺乏者每日补充 2.5 mg 有效。

37.4.2.12 甲剥离(onycholysis)

又名甲分离,是指甲板与甲床从游离端处开始相互分离,是最常见的甲病之一。

【病因】

可由多种原因引起。① 皮肤病及相关综合征:可见于银屑病、特应性皮炎、湿疹、真菌感染、多汗症、黄甲综合征、壳甲综合征(shell nail syndrome)、迟发性皮肤卟啉病及陪拉格等。偶见于先天性外胚叶缺陷。② 内科病:有外周循环障碍、甲状腺功能减退、甲状腺功能亢进等。③ 外伤:轻度损伤是一种常见的原因。长期接触肥皂、水或其他化学性物质者,如手工洗衣者、浴室工作者、炊事员、造纸及制革业工作者均可因理化损伤致病。④ 遗传性:Schultz 于 1966 年报道了遗传性部分甲脱离伴有硬甲的病例。⑤ 药物性:光-甲剥离(photo-onycholysis)由去甲金霉素、金霉素、氯霉素等药物引起。⑥ 特发性：临床上无明显诱因可寻，实际上其中有许多病例可能还是由于一些轻微的或不自觉的损伤所引起。

【临床表现】

临床上一个或几个指甲受累，从游离端开始甲板与甲床逐渐分离，分离部分指甲呈白色或黄白色，其下嵌有污物，不易去除。开始时不痛，但不易拾起细小的东西，以后因反复受轻微损伤，脱离部分逐渐扩展，可引起疼痛。通常为部分分离，主要见于妇女，特别是留有较长指甲者。病甲常较正常的指甲长得快，原因尚不清楚。甲床处易受细菌或酵母菌污染，常无症状，但亦可化脓；有感染时指甲就不易长出。分离时间久后，甲床上覆有角质物，此时指甲亦不易再附着。

【治疗】

应避免一切可能的诱发因素，如化学刺激物和外伤。

清除患处污物，外涂15%尿素乳膏或0.025%~0.1%维A酸软膏，以软化、祛除堆积的角质物，有助于病情的缓解。

有建议将分离部分的甲剪去，在甲床处每日涂以15%乙酰磺胺(sulfacetamide)-50%酒精。15%乙酰磺胺有杀菌作用，也可防止真菌生长。另有建议用2%~4%麝香草脑氯仿溶液涂擦甲床，亦有一定效果。

37.4.2.13 甲脱落(onychomadesis)

甲板由甲根开始逐渐与甲床分离，最终完全脱落。若甲基质组织正常，脱甲后仍可再生新甲。常见于甲基质组织损伤及急性炎症、放射性损伤、剥脱性皮炎、大疱性多形红斑、大疱性表皮松解症、皮肤T细胞淋巴瘤、腹膜透析等。有些药物的使用也可引起甲脱落，如抗肿瘤药物、阿奇霉素、维A酸类等。

37.4.2.14 甲胬肉(pterygium unguis)

本病是指(趾)甲皱褶与甲板融为一体，致甲板丧失。指甲较趾甲常见。常开始于一个甲，以后扩展至其他甲。背甲皱的表皮向前长，与甲床融合，病甲遂分成两部分，逐渐缩小以至完全消失，最后代之以瘢痕组织。本病最常见于扁平苔藓，此外可见于外周循环障碍如Raynaud病、瘢痕

性类天疱疮、先天性外胚叶发育不全、先天性角化不良、系统性硬化症、移植物抗宿主病等，有时似为发育障碍，但非家族性，病因不明。

37.4.2.15 反向甲胬肉(pterygium inversum unguis)

甲床远端部分与甲板腹面相粘连，导致远端沟纹消失。多个甲受累，甲板无改变。打字或剪甲时可引起疼痛或出血。多见于女性，年龄为20~70岁。可为先天性或获得性，先天性者常有家族史，其发病机制与甲的胚胎发育异常有关。在甲发生(onychogenesis)时，甲床牢固地附着于远端甲板的腹面，逐渐地向远端伸展、移行。获得性者又分特发性和继发性两种。特发性者不伴有其他疾病，其发病机制有认为是甲床区扩展到正常形成甲板处的结果；继发性者多见于结缔组织病，如系统性红斑狼疮、系统性硬皮病、皮肌炎等，是异常的指(趾)循环的结果。Raynaud现象的指端局部缺血可引起溃疡和瘢痕形成，而瘢痕和甲床的愈合使正常的甲板-甲床远端分离闭合而产生反向甲胬肉。

37.4.2.16 甲萎缩(nail atrophy, onychoatrophy)

本病是先天性或后天性因素引起的甲部分或全部萎缩。先天性的可呈显性遗传，见于先天性外胚叶发育不良、大疱性表皮松解症、色素失禁症和甲-髌骨综合征；后天性甲萎缩多由于外伤、溃疡、烧伤或瘢痕形成的影响，以及麻风、梅毒、扁平苔藓、毛囊角化病、甲状腺功能亢进、血栓性闭塞性脉管炎、Raynaud病、心脏病、风湿热和脊髓空洞症等均可诱发本病。也可为依曲替酯或13-顺维A酸治疗的不良反应。

临床表现为一个、几个甚至全部指、趾甲停止生长。甲可变薄、较小而有光泽感，有时较正常为短，有时可形成部分软甲症或无甲症。治疗主要是防治相关发病因素。先天性者无特殊疗法。

37.4.2.17 壳甲症(shell nail)

指甲板膨隆，呈纵行弯曲，远端甲床萎缩，出现杵状指外观。局部软组织增生、骨膜炎、新骨形成，甲床及指骨质萎缩可能是本症的诱因。病因尚不明，有的患者并发支气管扩张症。Cornelius和Shelley于1967年报道1例，称为壳甲综合征

（shell nail syndrome），该患儿 4 岁时百日咳后发生支气管扩张，5 岁时指甲变形，所有指甲呈纵行弯曲，远端甲床萎缩，指尖呈营养不良性改变，X 线检查显示远端指骨菲薄，甲板与甲床分离。有认为本病是黄甲综合征的一种变型。

治疗时注意并发症，给予相应处理。

37.4.2.18　钳形甲（pincer nail）

又名管形甲（tube nail）。甲的横向屈度增加，两侧的边缘似钳样向下切入甲床，并向中线靠近，典型者似管型。常发生于趾甲而少见于指甲。老年人特别是妇女，常同时有足畸形、趾外翻。一般无症状，有时疼痛，伴甲周慢性感染。长期病变可引起趾骨骨质疏松和趾骨间关节炎。为发生于成人中的特发性甲畸形，原因不明，有报道先天性管形甲者，后者所有指（趾）甲均受累。

放一金属甲扣调节甲的过度弯曲，必要时可将患甲拔去，并破坏其甲床。

37.4.2.19　粗糙甲（trachyonychia）

由 Alkiewicz 于 1950 年首先报道。表现为甲表面粗糙，凹凸不平，甲呈灰色，无光泽，质脆，其游离端裂开。本征发生于甲母质和甲床的疾病中。有时，特别在儿童可累及所有指（趾）甲（20 甲营养不良）。斑秃、寻常型银屑病、扁平苔藓、白癜风或遗传过敏性皮炎等疾病可伴发本症。此外，也有不少本症患者无明确原因可寻。治疗可试用糖皮质激素、维 A 酸类制剂外涂。

37.4.2.20　扁平甲（platyonychia）

扁平甲是甲板异常扁平、增宽（既不凹，亦不凸），甲板中央部位的下面常伴角化过度。家族发病者为常染色体显性遗传，表现为多甲受累。

37.4.2.21　甲纵裂（longitudinal split）

本症系指甲板的纵向开裂，甲质可正常，也可发生于薄甲、脆甲及有纵嵴的指、趾甲。

大多为外伤所致，长期接触水及潮湿与干燥交替时也可诱发本病。系统性疾病如甲状腺功能减退、Simmond 综合征、卵巢功能障碍、糖尿病、维生素缺乏症及贫血等，均可伴发本症。也可发生于某些皮肤病之后，如硬皮病、毛囊角化病、麻风、先天性梅毒、斑秃、慢性湿疹、银屑病及扁平苔藓等。甲-髌骨综合征也可伴发单纯甲纵裂。

从甲弧影部的细浅沟线向远端纵裂，直至游离缘为止。有纵嵴的甲常沿纵嵴开裂。可发生于一个或几个甲。损害可为暂时性或永久性。亦可为老年性甲生理变化的一种。

需矫治系统性疾病或皮肤病，避免损伤因素。可试服维生素 A、铁剂或含明胶多的食物。

37.4.2.22　营养不良性沟状中线甲（dystrophia unguis mediana canaliformis）

又名 Heller（J）综合征。

本病罕见。原因不明，有的病例有外伤史，也有家族性病例的报道。

一个或几个指甲可同时受累，通常以拇指甲为最常见。甲板从根部向游离缘发生裂开或成条形沟，有时可深达 1~2 mm，边缘峻削；在裂隙的两侧常有羽毛状裂缝向两侧斜行，但不到达甲的侧缘，形似杉树。大多数病例于数月或数年后恢复正常，但可复发。

一般无须治疗，但应防止外伤。

37.4.2.23　杵状指（clubbing of finger）及表玻璃甲（watch glass nail）

本症由 Hippocrates 于脓胸病例中首先报道，故又称希波克拉底指（Hippocratic finger）。初期时仅有甲和后甲皱之间的正常角度（Lovibond 角）消失（正常时为 160°，杵状指时可大于 180°），以后末节指骨因皮下组织和毛细血管增生而膨胀成杵状。指骨与基质（matrix）之间纤维血管性组织增生，指甲也增大，各方向均呈圆形凸面（表玻璃甲）。最常见于慢性肺部疾患（结核、支气管扩张、脓胸、支气管癌）和心脏病，亦可见于肝硬化、甲状腺功能亢进、Crohn 病和溃疡性结肠炎。有认为它仅累及迷走神经所支配的脏器。单侧或单指杵状指常可见于局限性血管病变，如动脉瘤、动静脉瘘等疾病中。少数病例可为特发性，不伴其他疾病，系常染色体显性遗传，起病缓，常在青春期后发病。指、趾甲均受累及。

继发性杵状指应治疗其相关疾病。

37.4.2.24　球拍状甲（racket nail）

拇指甲先天性病变，为常染色体显性遗传，女性多于男性。指甲变短、变宽，正常的弯曲消失。有两种情况：一种是所有指甲都呈球拍状，其末节指骨也变短、变宽;另一种仅拇指甲变短,指骨正常。

37.4.2.25 裂片形出血(splinter hemorrhages)

1920年Horder报道亚急性细菌性心内膜炎患者的指甲下线状出血、裂片形出血。亦可见于其他内科疾病,如旋毛虫病、严重的类风湿性关节炎、无感染的二尖瓣狭窄、消化性溃疡、肝硬化、慢性肾小球肾炎、血管炎、坏血病、高血压和恶性肿瘤等。此外,也常见于银屑病、毛囊角化病、皮炎和甲癣等。拇指和示指为最常见的部位。裂片形出血也可由轻微外伤引起。

37.4.2.26 甲变色(nail discoloration)

甲变色是指、趾甲颜色的改变。

【病因】

引起甲变色的原因可有下列几种。① 由外部染色所致:如接触染料、染发剂、尼古丁(烟碱)、药物(如蒽林、雷琐辛、高锰酸钾等)等。甲下或甲附近的铜绿假单胞菌感染可使甲呈蓝黑色或绿色。② 甲的形成异常:严重的银屑病最常见,甲常呈黄色或褐色。其他较少见的有连续性肢端皮炎、毛发红糠疹、先天性厚甲症、斑秃和毛囊角化病等。③ 甲形成后发生退行性变:如黄甲综合征、先天性外胚叶缺陷和老年人,均由于甲生长极度缓慢所致。甲呈黄色或淡绿色。④ 甲感染:甲被真菌感染可呈褐色、黄色、灰色或白色。慢性甲沟炎甲的边缘可呈褐色或黑色。⑤ 色素在甲形成时掺入:长期服用四环素族可使甲黄染。⑥ 其他有色人种甲常可有黑色线条,无临床意义。单条黑色带在白人中可能为甲基质中有交界痣,后者可发展成为黑素瘤。Addison病可有多条黑纹。甲下出血是使甲部分发红、发黑的最常见的原因。甲弧影部在Kinnier – Wilson病时呈淡蓝色,在心力衰竭时呈红色。

【临床表现】

(1) 白甲(leukonychia)

有点状、条纹状、部分白甲和完全白甲4种类型。

点状白甲常见,可见于正常人,也可由外伤、真菌感染和系统性疾病如伤寒、肾炎和毛线虫病引起。

条纹状白甲可由外伤引起,也可为遗传性。可呈纵行或横行,纵行者多由甲根部向游离缘移行;横行者常见于无机砷或铊中毒,称Mees线,亦可见于急性或慢性肾衰竭、心衰竭、败血症、Hodgkin病、镰状红细胞贫血、疟疾等病。与甲弧形平行的、横贯于甲板的、成对的白带或白纹称为Muehrcke线,为严重的慢性血白蛋白减少的特征性表现,但并非每个有Muehrcke线的患者均有血白蛋白减少,细胞抑制剂治疗时也可见此种现象。

部分白甲可发生于结核、肾炎、Hodgkin病、冻疮、转移性肿瘤和麻风等。对半甲(half and half nail)表现为近端半甲白色,远端半甲红色、粉红色或褐色,两个半甲中间有一清楚的分界线,此病见于伴有氮血症的肾病患者。20%～40%慢性尿毒症者发生对半甲。

完全白甲可为遗传性,属常染色体显性遗传;亦可与伤寒、麻风、肝硬化、溃疡性结肠炎、咬甲和毛线虫病并发。先天性白甲可单独存在,或并有匙形甲和(或)耳聋。全部白甲合并有耳聋、指节垫者称为指节垫–耳聋–白甲综合征(knuckle pads – deafness – leukonychia syndrome)或Bart – Pumphrey综合征。

对白甲的产生有许多假说,但没有一种是完全令人满意的。有认为是角细胞角化不全、甲板中含有细胞核或核的碎屑之故,也有认为是甲板中有空气泡之故,但不能证实这些变化是经常存在的。有人将甲板病变引起的白甲称为真性白甲,而将甲床病变所致者称为假性白甲。后者变化较快(如Muehrcke线),表现固定不移动;而前者一直持续到甲板长出为止,甲板变化随甲的生长向前推进(如Mees线)。

(2) 黑甲

可由甲基质中良性色素痣、恶性黑素瘤、甲下出血、血栓、坏死、Addison病、铅中毒、扁平苔藓、特发性出血性肉瘤等引起。

(3) 黄甲

多见于甲肥厚、甲癣、糖尿病、梅毒、黄疸及甲下化脓等。接触雷琐辛、蒽林、驱虫豆素也可引起黄甲。此外,还有黄甲综合征。

（4）绿甲

铜绿假单胞菌感染或绿色曲霉感染，或与长期接触肥皂、洗涤剂等职业有关。受累手指疼痛，整个或部分（近端、远端或侧边）指甲变为绿色，指甲邻近皮肤也可呈绿色。

（5）褐甲

浸泡高锰酸钾溶液后、汞中毒、炎症后色素沉着、黑棘皮病、Addison病、固定型药疹等可引起。乙亚胺和羟基脲等及PUVA也可引起褐甲。

（6）蓝甲

甲板呈蓝灰或紫蓝色。见于甲下血肿、黑变性瘭疽（melanotic whitlow）、银质沉着病（argyria）、先天性恶性贫血、肝豆状核变性患者；抗疟药、博莱霉素、盐酸米诺环素、酚酞、吩噻嗪亦可引起蓝甲。

（7）天蓝半月（azure half-moon）

甲板半月区显天蓝色。见于肝豆状核变性患者。

（8）红半月（red half-moon）

甲板半月区显红润色。主要见于充血性心力衰竭、类风湿性关节炎、胶原血管性疾病、酒精中毒、慢性阻塞性肺部疾患、斑秃等患者。

37.4.2.27 无甲（anonychia）

生下来就缺少指、趾甲者为一种罕见的先天性畸形，多见缺少一个或数个指、趾甲，极少见有全部缺如者。可独立出现，或同时伴有指、趾和其他结构畸形。Littman和Levin于1964年报道一女孩缺7个甲，其兄弟也有类似病变，认为系常染色体隐性遗传。但同时伴有缺指、趾畸形者则为常染色体显性遗传。此时，示指和中指常无甲，拇指若有甲则仅在甲皱近端外侧角处。无名指桡侧半个指甲常缺如，但小指指甲常正常。趾甲受累情况与指甲相似，无甲时甲床亦缺如。Feinmesser和Zelig于1961年报道一家5个孩子中有两姊妹有未发育的指、趾甲，并有先天性耳聋，其父母为近亲结婚。甲-髌骨综合征和Coffin-Siris综合征患者也可无甲。服乙酰脲的母亲所生婴儿可无甲。个别病例亦可发生于重症鱼鳞病患者。后天性无甲可继发于外伤、溃疡、梅毒、麻风、肢端动脉痉挛症、扁平苔藓及剥脱性皮炎之后。

37.4.2.28 多甲（polyonychia）

一个指、趾上有两个或更多分离的指、趾甲。

37.4.2.29 甲下角化过度（subungual hyperkeratosis）

常见于银屑病、慢性湿疹。甲床肥厚可达1~5 mm，往往把甲板抬起，甲板可失去光泽且粗糙。

37.4.2.30 甲下血肿（subungual hematoma）

可能是最常见的偶然性创伤。好发于足趾，可能是穿鞋过紧或运动（走路、踢球、滑雪等）所致。出血显现时间随损伤的部位及伤害的程度而异，若甲暴露部位受到剧烈撞击，出血立即可见；若背甲皱下面损及，出血要过2~3天以后才能见到。甲基质出血，血液以后渗入甲板。损伤严重的病例若血液不及时放出，可引起暂时性部分或完全甲脱落。血液在甲下积聚，压力增加，可引起疼痛。

治疗可在甲板穿孔将血液排出，这样非但可免除疼痛，且可防止甲脱落。需注意有无甲下面趾骨骨折。

37.4.2.31 咬甲癖（nail biting, onychophagia）

为较常见的习惯，可引起甲变形。一般咬甲尖后致甲板变短呈不规则的指甲，一个或多个指甲受损。甲的游离缘呈不整齐的锯齿状，可引起甲纵裂或轻度甲沟炎。甲护皮也常被咬而破裂。咬甲损伤严重时，再加患者经常剥除碎片指甲，则可使整个指甲消失殆尽。本症属行为异常，防治重心在于采取心理干预。常见并发症为甲周疣和甲沟炎。

37.4.2.32 剔甲癖（onychotillomania）

患者将小片的指甲和甲周皮肤剔去，致使甲和甲皱粗糙、不规则。许多指甲可受损。患者多有寄生虫恐怖症，认为剔下的甲和甲周皮肤含有寄生虫。对本症除采取心理干预外，口服匹莫齐特（pimozide）或许有效。

37.4.2.33 异位甲（ectopic nail, onychoheterotropia）

甲基质受创伤后，一小部分基质可在甲皱外长出甲来。

37.4.2.34 逆剥（hangnails）

又名肉刺，是近端甲皱表皮被撕裂，表皮浅层仍与皮肤相连。一般无明显不适感。若强行撕裂达真皮则可致局部疼痛或渗血。偶有继发感染。好发于小儿和妇女。多由咬甲或其他轻微损伤所致。治疗可用尖头剪刀剪去游离的表皮皮片。

37.4.2.35 嵌甲(onyxis, onychocryptosis)

趾甲侧缘嵌入甲沟称为嵌甲。多因穿着过于狭窄的高跟鞋的压迫或因剪修趾甲不得法所致。过长而大的趾甲可能是引起嵌甲的基本原因。

病变主要见于趾甲。因甲板过度增生,使其侧缘嵌入甲沟内。轻者仅在受压时疼痛,重者疼痛明显,并可引起继发感染及肉芽组织增生。

防治应注意避免穿鞋过紧,以减轻趾甲侧缘的压力。剪修趾甲时应横剪,勿从侧缘半环形剪修。有感染时用消炎杀菌药物浸泡或湿敷,重者可系统给予抗生素。病情严重影响日常活动时,用 Jansey 手术法切除嵌入部分的趾甲。

37.4.2.36 趾嵌甲综合征(ingrown great toenail syndrome)

为 Steigleder 和 Stober - Munster 于 1977 年首先报道。除趾嵌甲外常伴有下述表现:肉芽组织、潜伏糖尿病、趾金黄色葡萄球菌感染、手足多汗、手足发绀、身材较短而手足较大,多见于男性,好发于 12~16 岁,无家族倾向。治疗同嵌甲。

37.4.3 一些皮肤病的甲损害

37.4.3.1 银屑病

【发病情况】

甲病变在银屑病中较常见,其发生率为 10%~50%。甲改变与皮损的广泛程度无关。

【临床表现】

常见的甲改变有下列几种。

(1) 甲点状凹陷

最为常见,可侵及 1 个甲直至所有的甲。通常指甲较趾甲更易受累。凹陷点小而浅,一般不超过 1 mm,呈不规则散在分布,偶尔可排列成线状,间隔距离相等。它是由于形成浅层甲板的甲基质有点状银屑病损害所致,当甲板长出近端甲皱襞时,角化不全的银屑病角层脱落便形成典型凹陷点。

(2) 甲剥离

起于远端甲缘,但不超过甲的 1/2;分离的甲板呈灰黄色,这是由于血糖蛋白(blood glycoprotein)大量聚积之故。

(3) 甲下增厚

甲下皮和远端甲床有银屑病损害,导致甲下角化过度。

(4) 裂片形出血(splinter hemorrhages)

银屑病中较常见,在非寻常型银屑病中发生率较高,变化也较严重,尤以脓疱型银屑病中的连续性肢端皮炎为甚。

除上述几种外,银屑病的甲病变还有甲板失去光泽、变白、增厚、高低不平甚至碎裂剥脱等。

【治疗】

主要治疗皮损。皮损缓解时,甲病变往往亦随之好转。若甲病为主要问题时,可采取下列治疗方法:① 1% 5 -氟尿嘧啶溶液局部外用治疗有肥厚和点状凹陷的病甲,每日 2 次,每月约用 25 ml,共 6 个月。② 糖皮质激素软膏夜间封包,但因会引起甲周软组织萎缩,不宜长期使用。③ 无针注射器将低浓度的曲安奈德溶液(每毫升含 10 mg)从指甲周围打入。缺点是无针注射器不易消毒,易引起病毒感染,故最好不用。④ 40% 尿素乳膏封包治疗:将甲周围正常皮肤先用胶布保护好,然后在病甲上涂 40% 尿素软膏(尿素 40.0,无水羊毛脂 20.0,白蜡 5.0,白凡士林 35.0),上覆塑料纸片,外用胶布封包,最好用剪下来的橡皮指套套好,再用胶布固定,4~10 天(平均 7.2 天)后病甲可变软,用简单器械将其分离去除。

37.4.3.2 皮炎湿疹

指端、甲周的皮炎湿疹,若炎症时期较长可甲板改变。常见者为萎缩性病变,甲板表面可有不规则横嵴,并可有粗的凹陷点,部分甲板毁损。此组疾病包括家庭妇女手部湿疹、出汗不良性湿疹和职业性皮炎。遗传过敏性皮炎的甲病变亦较常见。突然发病的全身性皮炎在所有指、趾甲可有凹陷线,类似 Beau 线。在剥脱性皮炎患者中指、趾甲可脱落。

皮炎湿疹的甲病变虽然以萎缩性为主,但若甲皱有炎症时,甲板也可不规则增厚变色。

37.4.3.3 线状苔藓

当线状苔藓的损害伸展到远端指(趾)节时,

其受累指(趾)的甲可发生改变,其性质与皮炎湿疹所引起的相似,通常为单甲受累。

37.4.3.4 扁平苔藓

约 10% 的病例伴有甲病变,通常为轻度、暂时性甲病变。任何甲均可受累,但最常见的是趾甲。足底萎缩性扁平苔藓可有多个趾甲的永久性毁损。常见的表现为甲纵嵴,起于近端,逐渐向远端延伸,多见于严重的全身性扁平苔藓。甲板常稍薄,但过一定时间后可恢复正常。有时可有胬肉形成,致使甲板部分或全部消失。甲床可有紫红色丘疹,通过甲板可见,或有弥漫性甲下角化过度。

有时仅有甲扁平苔藓而无别处皮损。此需与其他甲病相鉴别。

治疗可在损害内注射糖皮质激素或口服泼尼松。

37.4.3.5 斑秃

斑秃伴发甲损害发生率各家报道不一,Dawber 2004 年报道为 7%~66%。

甲板出现点状凹陷,并可连成纵线或横线状排列。也可有甲板高低不平、表面粗糙、失去光泽、变薄、质脆,以至全甲脱落,绝大多数指、趾甲受累。严重秃发时,如全秃,甲改变也较常见。

37.4.3.6 毛囊角化病

典型的表现是甲板有纵行的白色条纹穿过弧影部,以后白色消失,呈暗色条纹且有纵嵴,此时甲板变脆易裂,条纹达甲游离缘处可呈 V 形切迹,有时可伴有远端甲下增厚。可单个或多个甲受累。毛囊角化病的甲病变主要位于甲床,根据甲床中表皮嵴受累的多少,损害可表现为白纹或甲下角化。本病甲床的组织象与皮肤不同者有下列3点:① 无基底层上的裂隙;② 有多核上皮巨细胞;③ 几乎无炎性浸润。

37.4.3.7 毛发红糠疹

甲床和甲板增厚,伴有色泽改变,有时有横嵴。

37.4.3.8 Reiter 病

有皮肤损害的 Reiter 病常伴甲病变,其变化与银屑病相似。可有甲床角化过度、有深凹陷点,偶尔甚至可见有较大的缺损如钻孔状。

37.4.3.9 硬皮病

肢端硬化症的甲大都正常,但可由于外周循环障碍使甲板部分或全部变形、变色甚至毁坏。较典型的变化是甲沿指尖萎缩的软组织呈鹦鹉嘴样弯曲。

37.4.3.10 Zinssei-Cole-Engman 综合征

胬肉样不可逆的甲床萎缩伴甲板完全消失。

37.4.3.11 寻常型天疱疮和大疱性类天疱疮

当大疱性损害累及甲床及甲母质时可使甲脱落,但当病情控制后甲仍可再生。

37.4.3.12 放射性皮炎

主要见于慢性放射性损伤,局部经大剂量 X 线照射后数年,甲可变粗糙并变色,周围皮肤软组织有毛细血管扩张和萎缩。

37.4.3.13 皮肤微波损伤

Brodkin 和 Bleiberg 报道 2 例微波灶工作者开关微波灶的手指甲有深的横嵴。

37.4.3.14 挪威疥

甲明显变形、变厚,失去光泽。显微镜检查可见无数疥虫及其卵。

37.4.3.15 甲沟炎

甲皱因细菌、真菌感染引起红肿并与甲板分离。

(1) 细菌性甲沟炎

常为急性,通常由葡萄球菌或链球菌引起。可在甲局部损伤(分裂或牙咬)后产生,也常作为慢性甲沟炎的并发症而发生。周期性发作者,应高度怀疑 HSV 感染的可能。可行细菌或病毒培养、抗体检测以及 PCR 方法来鉴定病原菌。局部呈疼痛性红肿,若损害表浅则无须麻醉,用尖头刀切开引流即可;若损害较深则最好先用广谱抗生素,若无效再予麻醉切开。感染侵及甲下可引起甲松动,此时宜将病甲拔去。

(2) 慢性甲沟炎

多为真菌感染所致,大多为白念珠菌感染。常见于双手浸水较多者,如家庭妇女、厨师、水产品工作者等,也常见于糖尿病患者,女性较多。可发生于任何年龄,绝大多数在 30~60 岁之间,少数见于常吸吮手指的儿童。虽然任何手指均可累及,但最常见的是右手示指和中指以及左手中指。

37.4.3.16　Wardrop 综合征

又名恶性甲床炎,系甲床原发或继发性感染,表现为指尖腐臭,最终指甲脱落。

37.4.3.17　疱疹性瘭疽(herpetic whitlow)

是发生在指(趾)端的单纯疱疹病毒感染。偶见于足趾。由于交叉感染,可见于医院护士和助理员。多发生于手指近指甲处,开始为单个水疱,不久即发生成群的水疱。疱液初清澈,后浑浊呈脓汁样外观;疱破后形成糜烂和结痂。自觉疼痛,损害约2~3周后干涸,疼痛一般10天后消失。偶尔甲可暂时脱落。重者可伴有淋巴管炎。

血清 HSV 抗体测定及疱液细胞学检查发现病毒可有助于诊断。

37.4.3.18　铜绿假单胞菌感染

表现为指部软组织及甲沟炎,通常限于1~2个指。患指甲板呈蓝黑色或绿色,重者致甲剥离,具有相当臭味。

37.4.3.19　营养不良性大疱性表皮松解症

许多甲甚至所有甲呈营养不良性变化或脱落。

37.4.3.20　皮肤淀粉样变

甲脆弱、易碎,甚至无甲。

37.4.3.21　脓疱性角化不全症(parakeratosis pustulosa)

本病由 Hjorth 和 Thomsen 于1967年首先报道。见于儿童,特别是女孩。约1/4病例甲游离缘皮肤在初期有少许水疱和脓疱,不久消失,出现湿疹样变。可扩展到整个指、趾和甲皱。甲游离缘下方角化过度,甲抬高、变形,有时甲游离边缘增厚。角化过度很少深入甲床近端1~2 mm 以上,且不对称,仅限于甲的一角。可有凹点,偶有横嵴。手指较常见,以拇指和示指为最常见。发生于趾甲者,多为踇趾甲。病程可持续多年。

37.4.3.22　20甲营养不良(twenty nail dystrophy)

由 Hazelrigg 等首先报道。本病罕见,所有指、趾甲同时受累,表现为混浊、变薄、发脆、表面高低不平,有过多的纵嵴,游离缘有裂隙。有的病例偶有少数甲不受累。以往报道主要见于儿童,但近来成人中也有报道。斑秃、银屑病、扁平苔藓、遗传

过敏性皮炎、鱼鳞病等可伴发本病。组织象可酷似扁平苔藓、银屑病、湿疹样皮炎或甲基质海绵样炎症。近来有认为称本病为"粗糙甲(trachyonychia)"比称"20甲营养不良"好。如摒除扁平苔藓等其他因素,则可称为特发性粗糙甲。病因不明,因其可见于各种与自身免疫有关的皮肤病,并在真皮有淋巴细胞浸润,故可能是一种异常免疫反应。

37.4.3.23　甲鞘角(onycholemmal horn)

1983年由 Haneke 报道1例。该例患者为女性,62岁,在近侧甲沟处长一赘生物,外科切除后3周又复长出,再切除并做组织学检查,可见在侧甲沟有一大腔,充有不规则密度的、主要为正常角化的物质。此物质与甲板相连,但与侧甲皱皮肤有明显分界,后者显示稍增厚的正常角化。沿内陷的上皮是显著增厚的栅状基底细胞,有些群集的单细胞角化形成,从基层到角质下层细胞染色逐渐变淡。在大的浅表细胞和邻近甲基质中可见有圆形到椭圆形、大小不一的角质透明蛋白。含丰富的细胞内糖原。Giemsa 和三色染色(trichrome stain)均显示甲鞘角蛋白同它周围的角层以及甲板染色不同。偏振光显微镜检查甲鞘角蛋白的双折射比正常角层和甲板角蛋白少。组织结构与毛鞘角极相似,故称为"甲鞘角"。

临床上应与许多甲下和甲周损害相鉴别:① 甲周疣呈典型的粗糙的角化过度性表面,甲下疣通常位于甲下皮。② 甲下乳头瘤可发生于疣状表皮痣中。③ 获得性甲纤维角质瘤(acquired ungual fibrokeratoma)状似蒜头,顶部有角化过度。④ 甲下外生骨疣仍可引起角化过度性小结节向外侧生长。⑤ 角化棘皮瘤生长迅速,呈破坏性,有疼痛。⑥ 甲下 Bowen 病常起自侧甲沟,生长缓慢,有角化过度和角化性脱屑。⑦ 甲下鳞癌恶性程度低,极少转移。临床诊断有困难时可将损害完全切除,并做组织学检查。

37.4.3.24　甲-髌骨综合征(nail-patella syndrome)

又名遗传性骨甲发育异常综合征(hereditary osteo-onychodysplasia syndrome)。

本病为常染色体显性遗传,累及中胚层和外胚层结构。男女均可受累,见于20~30岁。主要为甲先天性营养不良,髌骨小或缺如,常脱位。约

90%患者股骨内髁隆凸、外髁变小。肘关节异常，桡骨小头、肱骨髁发育不对称，肱骨内上髁突出，活动受限，不能充分伸展，但屈曲不受影响。臂外偏角增大，桡骨头脱位，约70%患者于两侧外髂窝中心区可摸到髂骨角（iliac horns）。少数伴肾脏病变如慢性肾小球肾炎或肾发育不良。其他较少见的症状有关节过度伸展、肩胛骨肥厚或发育不全、足畸形、颈脊柱裂、颈肋、鸡胸、驼背、腰椎前凸、指（趾）弯曲、肘胭部蹼形成、指蹼、眼白内障、虹膜异色（内缘色深，周边色淡）、小角膜等。甲有明显缺陷，仅为正常的1/3或1/2大小，指尖无甲。妇女较多见，以拇指甲最易受累且较严重，可全部失去或尺侧部分消失，有时仅拇指甲有病变。若其他指甲也受累时，则其损害程度自示指至小指依次递减。除甲部分或完全消失外，尚可有甲板变薄、变软，有中沟、嵴和甲弧影异型或消失等改变。本病即使甲完全缺如，其甲床仍存在。指甲弧影呈V形，较特殊。此外尚可有皮肤松弛、多汗。治疗为对症治疗。

37.4.3.25 儿童期趾甲营养不良（great toe nail dystrophy in childhood）

由 Somman 于1978年首先报道。

趾甲的改变可能为永久性，常于幼年发病，可为先天性或获得性，有些像钩甲。拇指甲板呈灰黄色，前后左右的弯曲度都增加，增厚但不肥大，甲不呈长方形而呈圆形。甲比正常的短，仅三角形近端1/3与甲床相连。与钩甲不同者本病甲的生长方向正常。病因不明。治疗可采用外科矫治。

37.4.3.26 药物引起的甲病变（drug-induced nail lesions）

药源性大疱性药疹若累及指端可导致甲部分或完全丧失，这是由于甲基质受到毁损之故。大剂量邻氯青霉素（cloxacillin）和头孢噻啶（cephaloridine）可产生暂时性甲丧失。

药物尚可引起甲的颜色改变。阿的平可使甲呈淡蓝色，在Wood灯下呈黄绿色或白色荧光，正常甲呈轻度紫蓝色荧光；长期服用四环素可使甲黄染；氯喹使甲床产生蓝黑色色素沉着；其他抗疟药物可在甲床上产生纵行色素带；酚酞的固定性

药疹若发生在甲床上呈暗蓝色；银质沉着病使甲呈暗蓝灰色；无机砷使甲有纵行色素带或白色条纹（Mees线）；阿霉素（adriamycin）可使甲色暗；乙亚胺和羟基脲可导致褐色色素沉着。

依曲替酯和13-顺维A酸可致甲干燥、甲板变薄、发脆，有些患者并可在近甲皱和（或）侧甲皱发生有蒂肉芽肿样肉芽组织。

37.4.4 部分系统性疾患的甲改变

37.4.4.1 与代谢性疾病有关的甲改变

肝硬化患者的白甲（又名Terry甲），有认为与血白蛋白减少有关。甲的近端或全甲变白，而其远端1~2 mm则仍呈正常粉红色，血白蛋白减少者可见有Muehrcke线，呈白色平行横带。此白色带并不随甲的生长而移动，它们是由于甲床病变所致。对半甲常见于肾功能衰竭、慢性高氮血症的20~40岁患者。甲的近端呈白色，远端呈红色，亦由甲床改变所致。肝病患者亦可有对半甲。有时正常人中亦可见。两个区域的颜色变化不因压迫静脉回流而影响，亦不随指甲向外生长而变化。黄甲见于慢性水肿患者，甲的生长比正常的慢，被认为与淋巴管受累有关。甲剥离见于甲状腺功能亢进患者；甲状腺功能亢进者尚可见Beau线。甲状旁腺功能减退者甲板可见有纵嵴和断裂。匙形甲见于缺铁性贫血，但亦偶见于正常人。高胱氨酸尿的婴儿有明显的甲纵嵴，但甲质不脆。肝豆状核变性患者甲弧影呈蓝色，无脑回者亦可有同样改变。甲板本身色泽正常。

37.4.4.2 与外周循环障碍有关的甲改变

甲因长在肢端部位，极易受内外环境因素影响。肢端动脉痉挛时甲无足够的血液供给，便可发生改变。最常见的变化是变薄、发脆、有纵嵴和纵裂；有的病例甲板变平或呈反甲；部分甲剥离并呈白色。因甲板变薄，故甲床的颜色易显现，甲比正常更红润；又因发脆易断，故甲常修剪得较短。甲生长较慢，但尚属正常。肢端动脉痉挛症受冷后可出现Beau线。

老年人的循环障碍可伴有甲板增厚而非变薄。常有数个甲的甲剥离及相应的甲床增厚、粗糙不平；还可伴细菌或念珠菌继发感染，特别是糖

尿病患者。

由微栓子所致的急性趾局部缺血可引起"蓝趾"综合征。

外周循环障碍还可引起甲胬肉，它是由于甲基质部分损毁及背甲皱上皮和甲床联合所致。在极少数病例中甲完全毁损，代以瘢痕。

同样的甲损害尚可见于其他任何原因引起的指动脉闭塞。此时可伴有软组织损伤及1个或多个甲的部分或完全丧失。

37.4.5　与肿瘤相关的甲损害

37.4.5.1　黏液囊肿

是发生在远端指间关节与甲之间的一种无症状性囊性损害，呈白色或红色，表面光滑发亮，几乎透明。是远端指节结缔组织的退行性变结果。若此囊肿位于甲基质之上，囊肿横向为1~2 mm大小，可随甲的生长向远端扩展，甲因之而下凹变形。囊肿大小随时变异，囊内液体排出后囊肿就缩小。偶有出血，则呈黑色。

治疗可完全切除或用注射器将囊液抽出后，注入数滴曲安奈德，但可复发。

37.4.5.2　甲下外生骨疣（subungual exostosis）

甲下靠近甲远端处发生的坚实肿块，致甲板受挤压隆起变形，常被误认为病毒性疣，X线检查可确诊。它实际上并非真正的外生骨疣，而是正常骨骼的旁生。常见于趾。有时需与血管球瘤相鉴别。治疗可将远端趾骨多生部分手术切除。

37.4.5.3　纤维瘤

常见于结节性硬化症患者。通常位于甲周，也可位于甲下，可为单个或多个。甲基质纤维瘤可引起甲显著变薄，甚至毁损甲板。通常无须治疗，也可切除之。

37.4.5.4　色素痣

甲板纵行色素带可能由甲基质中的交界痣所致。白种人多见，可发生于任何年龄，发病后即持续不退。少数可恶变。若发生于趾甲，可将甲去除后把甲基质的病变部分切除，并将切缘缝合。以后甲再生长时可能有纵嵴或纵裂。有色人种色素纹较常见，可由轻微损伤引起。若在拇指或示

指则宜观察，手术慎行。

37.4.5.5　球体瘤

常位于甲下（甲床真皮处），通过甲板可见局限性蓝色损害，可有痛感，受压后可引起剧烈的放射性疼痛，颇具特征性。治疗为去除甲板后将甲床中的肿瘤切除。

37.4.5.6　化脓性肉芽肿

典型的化脓性肉芽肿较少见，较常见的是类似化脓性肉芽肿的肉芽肿组织的过度生长，特别是嵌甲时。因恶性黑素瘤可呈化脓性肉芽肿样外观，故损害切除后应做组织学检查。

37.4.5.7　角化棘皮瘤

发生于甲下者与别处不同。指端局部红肿，疼痛逐渐加重。开始数周进展迅速，甲板被抬起，与甲床分离，边缘处出现一结痂性小结节，其下指骨有压迫性坏死，组织象与发生于常见部位的相似，有时可被误诊为鳞癌。治疗为去除患处甲板后将肿瘤完全切除即可，无须截指。

37.4.5.8　内生软骨瘤

罕见，若发生于远端指骨可导致指尖肿大，如杵状指。可伴慢性甲沟炎或指甲变形。治疗可手术切除软骨样组织，必要时做骨移植。

37.4.5.9　表皮芽

通常很小，显微镜下才能看到。一般无自觉症状，但如增殖长大可致甲板受破坏。

37.4.5.10　甲床瘤

1992年报道3例，2男1女，年龄为60~70岁。示指、中指及无名指可一个或几个甲受累。甲呈宽度不定的黄色纵带，其近心端有裂开出血，病甲有较显著的嵴。横断面有弯曲倾向，弯曲程度随黄色程度而加重。撕脱甲后显示肿瘤来自甲板。甲呈浅漏斗状，并在近心端断面有大量丝状突。

组织病理可见来自甲床的上皮束及不规则上皮柱，或小叶伸入真皮，有的部位上皮束吻合包裹肿瘤周围的基质。上皮束由基底细胞及2~3层角质形成细胞组成。上皮束长轴中心芽生的上皮细胞发展成角化不全细胞层，有的束中心有腔隙，致表皮面形成陷窝。肿瘤周围基质来自真皮，含许多纤维细胞及少许弹性纤维组成的松散结缔组织。治疗用手术切除。

37.4.5.11 甲床表皮囊肿

发生于曾遭受创伤的指（趾），囊肿压及指骨时可引起疼痛。治疗可手术切除。

37.4.5.12 鳞状细胞癌

发生于指（趾）远端的鳞癌可表现为化脓性肉芽肿、慢性甲沟炎或甲边缘下的赘生物。受累指（趾）甲可出现变形、毁损。确诊需做活组织检查。若未侵及指骨，将肿瘤切除即可；若已侵及指骨则需做截指术。

37.4.5.13 基底细胞癌

甲下罕见。治疗为局部切除。

37.4.5.14 Bowen 病

甲床 Bowen 病罕见。但在老年，有单个甲、尤其是拇指甲或趾甲发生的慢性损害并逐渐毁损而无真菌感染，则应疑及本病。本病易发展为侵袭性癌（invasive carcinoma）。治疗可做部分截指（趾）。

37.4.5.15 继发性癌

偶可累及远端指骨引起疼痛性肿胀。常见的原发灶为肝、乳房和结肠等癌肿。若原发灶已知，则 X 线检查可确诊；有时需做活组织检查。

37.4.5.16 恶性黑素瘤

好发于拇指和趾。典型的症状是黑素进入甲沟炎区的黑素性瘭疽。此外，甲可有色素带，以后色素带扩大，在甲边缘处出现肉芽组织，或甲床有疣状增生伴指甲脱落。无黑素性损害可类似化脓性肉芽肿表现。若有怀疑时可做活组织检查确诊之；确诊后需立即截除患指。

37.4.5.17 蕈样肉芽肿

可使甲板脱落、甲床肥厚。甲损害的组织象与皮损同。

37.4.5.18 Langerhans 细胞型组织细胞增生病

本病系一组以 Langerhans 细胞（LC）增殖为特征的异质性疾病，婴幼儿患者多见，约50%以上有皮肤黏膜损害。若累及指/趾部位，可同时波及甲皱、甲基质和甲床，引起甲板萎缩。损害酷似扁平苔藓。

（朱 敏 刘承煌）

第38章 组织细胞增生症和非感染性肉芽肿疾病

目 录

第 38 章
组织细胞增生症和非感染性肉芽肿疾病

38.1 概　　论

组织细胞来源于骨髓增殖的干细胞,从骨髓迁移到血液成为单核细胞,再通过血液循环,进入各器官分化为组织细胞,成为单核细胞吞噬系统(也称为网状内皮系统或淋巴网状内皮系统)的一部分;单核吞噬细胞系统又是机体免疫系统的一部分。

组织细胞为单核巨噬细胞系统完全分化的终末细胞,包括皮肤的 Langerhans 细胞(LC)、脾和胸腺及淋巴结的树突状细胞以及脾窦状隙巨噬细胞、肝 Kupffer 细胞、肺泡巨噬细胞等。它们不仅是对外来微生物和异物以及体内衰老细胞和多余物质等具有吞噬和清除作用,而且在处理和提呈抗原以及调节多种细胞因子等方面起着重要的免疫活性作用。组织细胞有共同的组织学和免疫学特性,嗜酸性胞质内含有大量的溶酶体酶,细胞膜上有噬菌体受体,如 IgG 和 C3b 碎片,并表达 LCAs(白细胞共同抗原)、CD45、CD14、CD33 和 CD4(也表达于 Th 细胞)。组织细胞拥有两项独特的功能:吞噬作用和抗原提呈。巨噬细胞是吞噬作用的主要阶段,而抗原提呈是树突状细胞(因为具有星状胞突)的主要特性。巨噬细胞和树突状细胞来源于骨髓的共同的前驱细胞,在局部组织不同微环境和生长因子如 GM - CSF、TNF 和 IL - 4 的影响下向不同方向分化。组织细胞的分类主要根据细胞的形态、表型及大小。巨噬细胞的大小和形态变化很大,其细胞质中有大量的与其特异的吞噬细胞功能相关的含有溶酶体的酸性磷酸酶,并表达 CD68。树突状细胞有锯齿状的豆形核和纤细如树突状的细胞质,其主要活性提呈抗原,表达 Factor XIIIa、CD1c 和 HLA - II。

组织细胞疾病系一组病因及发病机制尚未明确的少见疾病,这些疾病的分类和命名有待进一步澄清。1985 年国际组织细胞学会建议以 Langerhans 细胞型组织细胞增生症(Langerhans cell histiocytosis, LCH)代替以往所称的组织细胞增生症 X,而其他一些组织细胞增生症(非 X 型)则称为非 Langerhans 细胞型组织细胞增生症(NLCH)。两者的区别是:前者对 S - 100 和 CD1α 具有标志性的阳性染色,且在电镜下具有网球拍状的 Birbeck 颗粒;而后者则均为阴性。未定型细胞虽具有 S - 100 和 CD1α 的阳性染色,但无 Birbeck 颗粒。

肉芽肿是由组织细胞及其演化的细胞(如上皮样细胞、多核巨细胞)局限性浸润和增生所形成的境界清楚的结节状病灶,其本质是迟发性超敏反应所致的炎症,周围伴随或不伴随其他炎症细胞。由于病因不同,肉芽肿的形态结构亦不尽相同,由感染因素引起的肉芽肿称感染性肉芽肿,而结节病、环状肉芽肿、类风湿结节、淋巴瘤样肉芽肿、Wegener 肉芽肿、过敏性肉芽肿、幼年性黄色肉芽肿、Langerhans 细胞肉芽肿、异物性肉芽肿等则属非感染性肉芽肿。肉芽肿内的多核巨细胞由上皮样细胞融合而来,其胞体巨大(40~50 μm)、胞质丰富、嗜酸,胞核数十至数百不等。据其胞核分布特点,可将多核巨细胞分为规则型和杂乱型两大类,前者为 Langhans 巨细胞(Langhans giant cell),其细胞核排列在细胞周边部,依切面不同可呈现花环状或马蹄形,常见于感染性肉芽肿;后者细胞核在胞质内的分布杂乱无序,常见于异物性肉芽肿,故名异物巨细胞(foreign body giant cell)。本章将对组织细胞增生症及非感染性肉芽肿类疾病(少数见于其他章节)予以介绍。

38.2 幼年黄色肉芽肿(juvenile xanthogranuloma，JXG)

【同义名】

痣性黄色内皮细胞瘤(nevo-xanthoendothyelioma)、幼年黄色瘤(juvenile xanthoma)、痣样黄瘤(nevo-xanthoma)。

【定义】

本病系一种主要累及皮肤和黏膜的良性泛发性黄瘤样肉芽肿,常在出生后或生后一年内出现,损害可自行消退。少数可累及眼、肺、心包、脑膜、肝、脾等处。

【简史】

虽然Helwig和Hackney在1954年首先提出该诊断,但对其最早的描述来自5年前的Adamson,他称之为"先天性多形性黄色瘤"。

【发病情况】

散在发病,多发于婴幼儿,据统计5%~17%出生时即有,40%~70%于出生后一年内发病。儿童中男孩较常见,约1.5倍于女孩。成年人罕见,多于25~35岁发病,男女无差别。美国报告患者见于各种族人群,但据统计白种人中发病10倍于黑种人。

【病因及发病机制】

本病是最常见的一种NLCH,病因不明,多数学者认为JXG是肉芽肿组织细胞对不确定的自身或感染刺激的一种反应。Bergman等发现成人JXG患者单个核细胞来源的巨噬细胞合成细胞内胆固醇的能力增强。因为真皮内的巨噬细胞是来源于血液中的单个核细胞,因此推测这个过程导致了JXG皮损处胆固醇沉积。

【临床表现】

60%~80%皮损以孤立性丘疹或结节为主,圆形或卵圆形,边界清楚,直径1~20 mm,质地坚实如橡皮样;初为淡红或红略带黄,日久转灰黑或棕色,一般无不适症状。最常见于头、颈部,其次为躯干上部和四肢的近端。多发者分为小结节型和大结节型,小者1~5 mm,数目多;大者10~20 mm,数目少。在同一个患者中可有两型表现。儿童患者皮损大多在1~2年内逐渐消退,开始时质地变松软,继之表面起皱,一般在3~6年内均会自发消失,小片皮肤萎缩或松弛伴色素沉着;成人患者则损害常较持久。

可见多种不典型表现,如:角化过度性结节、直径2~10 cm的大结节性肿块、丛生型扁平斑块样或带蒂损害等。不典型部位包括:生殖器、口唇、掌、跖、耳垂和手指。皮下斑块可见于头、颈、躯干或上肢。口腔损害常出现在3岁之后,多为发生于舌侧缘或硬腭中部的孤立损害。

皮肤外幼年黄色肉芽肿不常见,可有或无皮肤表现,但若有皮损,则总是多发性。眼累及者占多发性幼年黄色肉芽肿患儿的0.4%,患者约41%有皮损,皮损可先于或在眼损害之后发生。眼损害常在出生后2年内出现,最常见于虹膜,可表现为单侧性青光眼、葡萄膜炎、伴自发性前房出血或虹膜异色,也可累及眼睑或眼后。其他皮肤外部位的累及,按常见程度依次为:肺(呼吸困难和结节性损害)、肝(肝肿大)、睾丸(肿块)及罕见的中枢神经系统、肾、脾和后腹膜等处。这些皮肤外的损害也可自行消退。

本病可伴I型神经纤维瘤病和幼儿慢性髓性白血病,后两病已知有相关性,有时上述三病可同时见于一人。

【组织病理】

早期损害可见真皮浅层大量组织细胞伴少量淋巴样细胞和嗜酸性粒细胞弥漫浸润。成熟期出现泡沫细胞、异物巨细胞和Touton巨细胞呈肉芽肿性浸润。Touton巨细胞核呈花环状,为本病典型特征。晚期皮损中出现大量成纤维细胞,并以纤维化代替部分浸润。

免疫组织化学染色有助于JXG非典型病例的诊断。组织细胞表达CD68、Factor XIIIa和波形蛋白,有的病例S-100蛋白表达阳性,而CD1α通常阴性。

【诊断及鉴别诊断】

根据婴幼儿期间发病、基本损害为黄棕色丘

疹或结节、可自行消退等特征可确诊。应与家族性高胆固醇血症性黄色瘤相鉴别,后者好发于肢体伸面和膝、肘伸侧及臀部,损害较大,病情呈渐进性发展,常有家族史。JXG 必须与 LCH 鉴别,前者损害无结痂或鳞屑、大小一致、分布典型,必要时可通过组织病理检查。对 Langerhans 细胞标记性染色(S-100,CD1α)阴性。良性头部组织细胞增生症在临床和组织病理上均难鉴别,该病损害倾向于较扁平,主要在头部和颈部。

【防治】

由于本病有自限性,通常不需治疗。偶有美容需要,皮损可手术切除。婴儿患者损害多发者需进行眼科检查。男性患儿或其母亲伴有神经纤维瘤病者,应进一步做儿科血液病检查,以发现有否伴有幼儿慢性髓性白血病。

(黄 琼 廖康煌)

38.3 良性头部组织细胞增生症 (benign cephalic histiocytosis)

【同义名】

头部丘疹性组织细胞增生病(papular histiocytosis of the head)、具有蠕虫样胞质内小体的组织细胞增生病(histiocytosis with intracytoplasmic worm-like particles)。

【定义】

本病系一种局限于皮肤的自愈性、非脂质性组织细胞增生病,也有认为是泛发性疹性组织细胞瘤在儿童的局限性变异型。

【简史】

1971 年,因为用电镜发现组织细胞胞质内有逗号样的结构,Gianotti 描述了一种"具有胞质内蠕虫样小体的婴儿组织细胞增生病"。后来发现很多组织细胞性疾病都有类似的超微结构。由于本病独特的临床表现,所以改称为良性头部组织细胞增生症。

【临床表现】

男孩多发,约 2 倍于女孩,报告病例均在出生后 2~34 个月内发病,最多见于出生后 7~12 个月。患儿一般情况良好,初发于头面部,常在颊部,然后累及颈部和躯干上部。皮损表现为多发性黄红色丘疹,直径为 2~3 mm,略隆起,有时可融合成网状外观;于 2~8 年后逐渐变平,自行消退,留下色素沉着及萎缩性斑。黏膜和内脏不累及。

【组织病理】

显示真皮内非脂质化组织细胞的弥漫性浸润,组织细胞具有多形核,胞质稀少,有时呈毛玻璃样。电镜显示组织细胞内含有许多被膜空泡,可见蠕虫样小体,不含 Birbeck 颗粒,S-100 蛋白及 CD1α 均阴性。

【诊断及鉴别诊断】

主要依靠临床结合组织病理和电镜等进行诊断和鉴别诊断。常需与小结节性幼年黄色肉芽肿、色素性荨麻疹、全身性发疹性组织细胞瘤、组织细胞增生症等相鉴别。

【治疗】

本病有自愈性,故以对症治疗为主。

38.4 多中心网状组织细胞增生症 (multicentric reticulohistiocytosis, MRH)

【同义名】

类脂性皮肤关节炎(lipoid-dermato-arthritis)、巨细胞组织细胞增多症(giant cell histiocytosis)、巨细胞网状组织细胞增多症(giant cell reticulohistiocytosis)。

【定义】

本病系一种主要累及皮肤、黏膜和关节,病变以组织细胞或多核巨细胞浸润为特征的疾患。

【简史】

MRH 第一次被描述时即有许多争议。早在 1897 年 Targett 发表了题为"皮肤巨细胞肿瘤"的文章,描述一位 65 岁的女性患者具有风湿和痛风的特性。1937 年,Weber 和 Freudenthal 报道了一例具有非典型组织病理象的黄瘤病,这可能是单发的网状组织肉芽肿。1952 年,Caro 和 Senear 在报道了一例具有多个皮肤结节的病例后提出了"网状组织肉芽肿";而"多中心网状组织细胞增生症"则由 Goltz 和 Laymon 于 1954 首次提出，强调其多病灶起源性和系统性。

【病因及发病机制】

病因及发病机制尚不明确。血清中 Th1 为主的细胞因子升高支持 MRH 是一种巨噬细胞单核细胞反应，在这一反应过程中所释放的促炎细胞因子导致了系统症状的产生。导致组织细胞的异常反应机制不明，可能与分枝杆菌感染相关。伴发肿瘤的机制亦尚不清楚。

【临床表现】

中年妇女多见，约 3 倍于男性。50% 以多发性关节炎为首发症状，25% 以皮肤为首发症状，25% 以关节炎和皮肤表现同时发生。

100% 患者会出现皮肤症状。皮损好发的特征部位为面部（主要是耳、鼻子和鼻侧区域）和手部（尤其手背、指侧和甲皱襞）。颈部和躯干亦可受累及。早期可表现为红斑，较弥漫或限界性，呈淡红色，有的呈环状或多环状，略带水肿性，表面可见扩张毛细血管。典型皮损为无痛性灰白色或红棕色、表面光滑的米粒至黄豆大半球形丘疹或结节，质地较硬，一般不破溃；可几个至百千个，可分散或孤立分布，可成群或融合成斑块，呈鹅卵石样外观。皮疹出现在关节伸侧则类似于类风湿结节。约半数的患者会出现甲周皮损，呈典型的"珊瑚珠"样改变。严重的鼻侧损害则形成"狮面"。溃疡很少发生，消退后可留有棕紫色略凹陷萎缩斑。约 1/3 的患者可出现睑黄瘤。常合并指甲的变化，包括萎缩、纵嵴、脆性增加和色素沉着过度。甲的病变与远端指间关节（distal interphalangeal joints, DIP）病变相关。暴露部位出现皮疹，常被误认为"Gottron"、误诊为皮肌炎。

约 50% 病例可出现黏膜损害，常见于唇、舌、口腔、咽、喉，食管下端亦可累及，多为半球形红色或略透明乳白色丘疹，部分并密集成乳头瘤样损害。

关节炎和关节损害通常是进展性的。大多数患者的关节损害累及手的指间关节，少数患者累及其他关节，依次为膝关节、肩关节、腕关节、髋关节、踝关节、足趾关节和肘关节。关节功能的丧失在早期进展迅速，在随后的 8 到 10 多年逐渐减缓。大约一半的患者会出现残毁性关节炎导致严重的关节

畸形。MRH 发病年龄越小、病情越严重，发生关节损害的可能性越大。近年来，破坏性关节炎预后有所改善，可能与早期诊断和积极治疗有关。

DIP 受累最为常见（75% 的患者），并成为 MRH 的特征性表现。在缺乏皮肤表现的患者中，远端指间关节的受累常与 Heberden's 结节相混淆。当 DIP 和近端指间关节（proximal interphalangeal joint, PIP）同时受累时，手部畸形被称为"戏剧望远镜"畸形。MRH 不出现骨膜炎和骨质减少。通常骨侵蚀和关节破坏会引起相对轻的临床症状。

MRH 患者可出现内脏系统损害，包括胸腔积液、心包炎、心脏衰竭，唾液腺肿大，胃溃疡。肌肉无力和腺病也被报道。

MRH 和很多疾病相关，但其间的关联性目前仍不清楚。30%~58% 的 MRH 患者有高脂血症，12%~50% 的患者结核菌素试验阳性；另外 25% 的患者可伴发肿瘤，最常见的为乳腺癌和胃癌，宫颈癌、结肠癌、肺癌、卵巢癌、淋巴瘤、白血病、肉瘤和黑素瘤亦有报道，甚至伴有不明来源的肿瘤。往往 MRH 与肿瘤相继在 2 年内发生，或在已诊断或治疗的肿瘤复发和转移时出现，因此 MRH 被认为是一种副肿瘤疾病。

【组织病理】

同 38.5《网状组织细胞肉芽肿》。

【实验室检查】

半数患者可有贫血和血沉增快，结核菌素试验阳性，1/3 的患者有暂时性胆固醇轻度增高。罕见有 RF 阳性、ANA 阳性、高丙种球蛋白血症、冷凝集素和冷球蛋白血症。

X 线检查，在病变早期，关节间隙增宽，并有少量积液。进一步发展则关节面骨质破坏，可有关节间隙变窄及关节畸形。少数患者的胸片可有结节性或弥漫性浸润性病变。

【诊断及鉴别诊断】

根据皮肤单发性或多发性丘疹和结节，伴有对称性关节炎，早期呈急性改变伴红、肿、热、痛，以后骨质破坏并引起畸形，结合组织病理出现组织细胞性多核巨细胞，胞质呈毛玻璃状，但无有丝分裂和核深染现象，即可确诊本病。

与网状组织细胞肉芽肿的鉴别在于本病常伴

关节症状和黏膜损害。本病尚需与以下疾病相鉴别。

(1) 类风湿关节炎

主要累及小关节，并以关节变形为主，少见广泛皮疹，类风湿因子阳性。

(2) 结节性黄瘤

表现为淡黄色丘疹或结节，常伴血脂异常。病理改变为真皮内出现典型的泡沫样细胞，组织细胞无毛玻璃状改变，罕见关节损坏。

此外，通过组织病理和免疫组织化学检查，可与 LCH、组织瘤样麻风、关节型银屑病、结节病及环状肉芽肿等疾病相鉴别。合并肌肉疼痛者，需与皮肌炎相鉴别。

【治疗】

目前尚无有效疗法。非甾体类抗炎药可缓解症状。有报道联合应用泼尼松、甲氨蝶呤和环磷酰胺有效。国外研究发现本病滑膜中出现大量 TNF-α 表达，因此应用 TNF-α 抑制剂治疗本病可能获得理想效果。文献报道唑来膦酸(第三代双膦酸盐)可缓解 MRH 的关节症状。

38.5 网状组织细胞肉芽肿
(reticulohistiocytic granuloma)

【同义名】

网状组织细胞瘤(reticulohistiocytoma)。

【定义】

系局限于皮肤的一种良性网状组织细胞增生症，是一种少见的反应性疾病。

【简史】

1946 年 Allen 报道 2 例，1954 年 Purvis 和 Helwig 报道 44 例，并称本病为网状组织细胞肉芽肿。Golz 和 Layman 指出它与多中心网状组织增生症的组织病理变化相同，但只局限于皮肤。

【病因及发病机制】

本病病因尚不明。

【临床表现】

多见于成年男性，表现为单个偶或数个丘疹或结节，偶有多发者。好发于头皮和颈部，呈肤色、红色或红褐色，质地坚实，有时有蒂，生长缓慢，偶或破溃，表面结痂。约 10% 的患者发病前有外伤史。约半数可自行消退。

【组织病理】

早期真皮内组织细胞和多核巨细胞浸润，组织细胞形态不规则，胞质丰富，淡伊红色，内含均匀细颗粒状物质，呈特征性的毛玻璃状；多核巨细胞则有数个至数十个不规则聚集的圆形或卵圆形泡状核，核仁明显。亦有淋巴细胞、中性粒细胞、少量浆细胞与嗜酸性粒细胞浸润。晚期出现纤维化。组织细胞 CD68、CD4、CD45、HLA-DR 和溶菌酶阳性，S100、CD20 和 factor XIIIa 阴性。

电镜显示巨细胞内含有无膜限性脂质小滴，有充满颗粒状物质的粗面内质网，有溶酶体致密(或空泡状)体。

【诊断及鉴别诊断】

根据临床单个丘疹或结节，典型的组织病理，患者无关节炎、骨质损坏、黏膜损害及系统受累的表现，即可诊断。

本病需与下列疾病相鉴别：

(1) 多中心网状组织细胞增生症

皮疹多发，有关节炎、骨质损坏、黏膜损害及系统受累的表现。

(2) 幼年性黄色肉芽肿

多见于婴幼儿，皮损多发，呈黄红色或棕色，组织病理学显示组织细胞胞质呈泡沫状而非毛玻璃状，多核巨细胞的细胞核常呈花环状排列。

(3) 伴巨大淋巴结病的窦组织细胞增生症

表现为双侧颈部淋巴结出现无痛性肿块，伴发热等全身症状，组织病理显示炎症细胞浸润可累及真皮全层和皮下脂肪组织，组织细胞有明显的吞噬现象，可吞噬淋巴细胞、红细胞和核碎片等。

【治疗】

本病多可自愈，必要时可行手术切除。

38.6 全身性发疹性组织细胞瘤
(generalized eruptive histiocytoma, GEH)

【同义名】

全身性发疹性组织细胞增生病(generalized

eruptive histiocytosis）。

【定义】

系一种正常脂蛋白血症性 NLCH,罕见,且发病原因尚不明,于 1963 年由 Winkehnann 和 Muller 首先报道。

【临床表现】

本病可发生于儿童和成人,发病年龄从 3 个月到 66 岁不等。皮损为皮色至红色丘疹,直径为 3~10 mm,成批出现,散在对称分布,无成群或融合倾向,好发于躯干和四肢近侧端。少数病例皮疹可发生在口腔黏膜。皮疹可自然消退,但新疹不断发生,可持续存在数月至数年,致使本病病程缓慢而持久,最后可完全消退;皮疹消退时常可留棕色斑疹。本病可复发。无系统累及。

最近的研究认为 GEH 可能是几种组织细胞增生症病谱的早期表现,即未分化阶段。它可能出现在经典的 JXG、播散性黄瘤、进行性结节性组织细胞增生症或 MRH 之前。

GEH 偶与肿瘤有关,如皮肤 T 细胞淋巴瘤和急性单核细胞白血病。

【组织病理】

真皮内见大量较单一的组织细胞浸润,其胞核大、淡染,染色质极少,胞质丰富,淡伊红色,不含黏多糖、糖原或铁质,PAS 染色和脂质染色均阴性。无多核巨细胞。陈旧损害中可见成簇泡沫细胞。有些皮损中可伴少量淋巴细胞、中性粒细胞或嗜酸性粒细胞构成的炎性浸润。电镜观察,在组织细胞中可见大量溶酶体结构,仅少数细胞中可见少量脂质积聚,组织细胞内无 Birbeck 颗粒。

【诊断及鉴别诊断】

本病的特征为组织细胞内虽见大量溶酶体但无吞噬现象,仅少数细胞内见小簇脂质,需与早期幼年性黄色肉芽肿、播散性黄瘤鉴别,但本病有自然消退、可再发生等特征。由于本病组织细胞无毛玻璃状胞质及巨细胞,可与网状组织细胞增生病相鉴别。

【治疗】

由于本病可自然消退,故一般无须特殊治疗。有报道用 PUVA、异维 A 酸治疗的案例。

38.7　渐进坏死性黄色肉芽肿（necrobiotic xanthogranuloma）

【同义名】

伴副球蛋白血症的渐进坏死性黄色肉芽肿（necrobiotic xanthogranuloma with paraproteinemia）。

【定义】

本病系见于中老年人的以黄红色斑块、萎缩和毛细血管扩张为突出皮肤表现,并有多系统累及的一种 NLCH,病理显示渐进坏死性肉芽肿。

【临床表现】

本病罕见,病程呈慢性进行性,特征性皮损是眼眶周围黄色斑块和结节,可见于 80% 病例。此种损害类似于黄瘤,但表现为较深在、坚实的硬结,并可扩展到眼眶。躯干和四肢近端可见橘红色斑块,其边缘活跃而多呈红色,中央呈萎缩性的表浅毛细血管扩张。斑块可渐增大,直径可达 25 mm。损害常溃破并形成萎缩性瘢痕。也可发生肢端结节。眶部斑块可伴有明显的眼部症状,包括结膜炎、角膜炎、巩膜炎、葡萄膜炎和虹膜炎,眼睑外翻、眼球突出,可致盲。

本病最大的特点是伴有副球蛋白血症,80% 的患者有单克隆 IgGγ 球蛋白血症。患者可出现淋巴结肿大、肝脾肿大,黏膜、心肌和肺部损害等系统病变。某些病例伴贫血,白细胞减少、骨髓瘤或骨髓发育不良综合征。

【组织病理】

示真皮和皮下组织内不典型栅状肉芽肿。在广泛的胶原纤维变性区周围有多种类型的巨噬细胞:泡沫细胞、Touton 细胞、上皮样细胞和异物巨细胞,有时胞核多于 50 个。病变常扩展到脂肪层,并破坏脂肪小叶。可出现明显的胆固醇裂隙和细胞外类脂质的沉积。病变区血管周围间质内淋巴细胞和浆细胞浸润,可有淋巴样滤泡,肉芽肿之间的结缔组织呈广泛透明渐进性坏死。当肉芽肿侵及血管壁时,其上方表皮萎缩或溃破。直接免疫荧光在真皮中下部血管有 IgM 和 C3 或纤维蛋白沉积,基底膜带也可出现荧光。真皮肉芽肿内或其周围可见纤维蛋白原沉积及 IgM 阳性的细胞样小体。

【实验室检查】

可出现贫血，白细胞总数减少，血小板减少，血沉增快，偶见血脂增高。CH50 总补体减少。抗核抗体、类风湿因子及冷球蛋白阳性。有 80% 病例显示单克隆 IgG（常为 Kappa）型副球蛋白血症，罕见 IgA 副球蛋白血症。骨髓检查显示浆细胞增多。

【诊断及鉴别诊断】

根据本病的特征性皮损和常有的眼部病变以及典型的组织病理象可以明确诊断。应与脂质肉芽肿、类脂质渐进性坏死和多中心网状组织细胞增生症相鉴别。

【治疗】

本病病程缓慢，糖皮质激素和小剂量免疫抑制剂如硫唑嘌呤、甲氨蝶呤或环磷酰胺有助于损害暂时消退或缓解。针对副球蛋白血症，可应用溶肉瘤素、小剂量苯丁酸氮芥（瘤可宁）、糖皮质激素以及血浆置换。眼眶部损害可应用局部放射治疗。有报告应用干扰素 α2b 300~600 万 U，每周 3 次并合并糖皮质激素治疗，可取得显著疗效。

38.8 播散性黄瘤（xanthoma disseminatum，XD）

【同义名】

播散性黄色铁质沉着性组织细胞增生症（disseminated xanthosiderohistocytosis）。

【定义】

系一种少见的、血脂正常的 NLCH，以皮肤黄瘤、黏膜黄瘤和尿崩症为其典型特征。

【临床表现】

XD 患者血脂大部分正常。好发于男性，发病年龄从 8 个月~85 岁不等，但 60% 的患者在 25 岁之前发病。典型者有三联的临床表现：皮肤黄瘤、黏膜黄瘤和尿崩症。

皮损为黄、红棕或棕黑色丘疹或结节，数量较多，分散或集簇分布（彩图 38-01）。好发于间擦部位，主要为腋下、腹股沟、颈、肘窝及腘窝；亦可

侵及黏膜，如口腔、咽、支气管黏膜部位，有时可引起吞咽及呼吸困难，甚至窒息；偶有损害侵及结膜。约半数患者有黏膜损害，最常受累的部位是上呼吸道和口腔黏膜。40% 的患者因黄瘤细胞浸润第三脑室底部和漏斗部形成空蝶鞍；大多数空蝶鞍因垂体受压较轻并无临床症状，主要表现为头痛、视力下降或视野缺损以及内分泌功能紊乱，如高催乳素血症、腺垂体功能低下、一过性的尿崩症和下丘脑功能紊乱。Caputo 等把患者分为 3 类：自愈型（少见）、持续型（多见）和进展型（少见）。

【组织病理】

主要是在真皮内聚集了吞噬脂质的组织细胞（泡沫细胞），又名黄瘤细胞。早期常伴有炎症细胞，退行期则有成纤维细胞增生。有时可见核呈环状排列的多核巨细胞（Touton 细胞）（彩图 38-02）。冰冻切片用猩红或苏丹红染色，可显示泡沫细胞中存在的胆固醇和胆固醇酯。

【诊断及鉴别诊断】

典型的临床表现和组织病理可确诊。本病需与以下疾病相鉴别。

（1）幼年黄色肉芽肿

两者在组织病理学上无法鉴别，但幼年黄色肉芽肿好发于 2 岁以下儿童，皮损数目较少，一般 3~6 年内完全消退，很少累及黏膜，极少伴有尿崩症。

（2）全身性发疹性组织细胞瘤

成人多见，儿童一般在 4 岁前发病，有自限性，组织病理学上无 Touton 巨细胞。

（3）多中心网状组织细胞增生症

多见于中年妇女且伴有破坏性关节炎，组织病理上可见组织细胞和多核巨细胞浸润，多核巨细胞胞质呈嗜酸性毛玻璃样。

（4）进行性结节性组织细胞瘤

患者皮损以多见于面部、躯干、四肢的棕黄色或淡紫色的丘疹、结节为主，组织病理学上有单一形、梭形组织细胞弥漫浸润，偶见黄瘤样和 Touton 巨细胞。

（5）发疹性黄瘤

好发于臀部、肩部和上肢的伸侧，为直径 1~

4 mm 的黄色丘疹,分批出现,常伴有高脂血症,可随血浆脂蛋白水平变化而增多或减少。

(6) 丘疹性黄瘤

组织病理学可见真皮上部单一性泡沫样或黄瘤样细胞浸润,常存在境界带,无炎症细胞浸润。

(7) 结节性黄瘤

与播散性黄瘤在组织病理上无法鉴别,临床表现为四肢伸侧特别是肘、膝、足踝部位的粉红或黄色丘疹和结节可与之鉴别(彩图 38 - 03)。

【治疗】

目前尚无行之有效的疗法。文献报道有多种治疗方法,包括系统应用糖皮质激素、降血脂药(单用辛伐他汀,或者联合多种降脂药等)、去氨加压素(并发尿崩症时应用)、环磷酰胺、长春新碱、硫唑嘌呤、甲氨蝶呤、苯丁酸氮芥、抗疟药等,大都难以改变病程和预后,仅少数反应良好。物理治疗有冷冻、皮肤磨削、电烙、CO_2 激光及手术治疗,影响功能和美观时可以考虑。

38.9　丘疹性黄瘤(papular xanthoma, PX)

【定义】

非常罕见的一种血脂正常的 NLCH,好发于儿童。

【简史】

由 Win. Kelmann 于 1980 年命名并首报,认为是成人黄色肉芽肿的一个类型。1990 年 Caputo 报道了 1 例儿童 PX,除有相同的特点外,该病还可在 1~5 年内自愈。

【临床表现】

成人和儿童均可发病,发病年龄 13~57 岁,有双峰,分别为青春期和中年,男女比例 4:1。皮损多为孤立的黄色或褐色丘疹,好发于躯干和四肢,头部少见。60%的病例 1~5 年内可消退,且留有特征性的萎缩性瘢痕。可伴有系统性疾病,或潜在恶性肿瘤的皮肤表现。有报道伴发持久性的红皮病型特应性皮炎、Sezary 综合征和阴囊血管角皮瘤。

【组织病理】

真皮内泡沫细胞浸润,可见 Touton 巨细胞。

免疫组化显示组织细胞 CD68、KiM1p 和 HMA56 阳性,XVIIIa、S - 100、溶菌酶、CD56 和 CD1α 阴性。

【治疗】

由于本病可自然消退,无须特殊治疗。

38.10　未定类细胞性组织细胞增生病(indeterminate cell histiocytosis, ICH)

【定义】

本病非常罕见,组织细胞表达 LCH 和 NLCH 的免疫表型,具有 LC 对 S - 100 和 CD1α 的阳性染色,但无 Birbeck 颗粒。

【简史】

ICH 首先由 Wood 等于 1985 年作为皮肤肿瘤报道,其来源于真皮未定类的细胞,S - 100 和 CD1α 表达阳性,但缺乏 Birbeck 颗粒。

【病因及发病机制】

未定类细胞的起源存在争议。一些学者认为,未定类细胞(IC)可能为 LC 的前体,从真皮迁移到表皮后获得 Birbeck 颗粒,可能是细胞受体和特异的表皮配体之间相互作用的结果。也有学者提出,IC 来源于骨髓细胞;另有学者认为 IC 属于真皮/表皮树突细胞系统中的成员,从皮肤迁移到区域淋巴结。因此,ICH 可能是 IC 异常增殖,在其通过淋巴管从皮肤转移前被局限于区域淋巴结的 T 细胞依赖的副皮质区。最近的研究更倾向于 ICH 是 NLCH 的一个变种而非 LCH 和 NLCH 之间的重叠。另有学者认为皮损的不同时期,存在 LC 和巨噬细胞转变。LCH 的后期可能完全丧失的 LC 标记物,以黄瘤样巨噬细胞为主体。另一方面,真皮的巨噬细胞能诱导分化为 LC。此外,一个共同的过渡巨噬细胞和/或树突状细胞前体可能存在于 LC、IC 和巨噬细胞之间。目前尚不清楚 ICH 是一个单独的肿瘤实体还是炎症反应。

【临床表现】

本病没有性别或年龄差异性,好发于躯干和四肢,表现为孤立的或多发的(可多于 100 个)无症状的丘疹或结节,可发生融合。单发的皮损为质软的红色斑块,直径 1 cm 左右;泛发皮损初起一般为坚实的红色或棕色丘疹,直径小于 1 cm。皮损可反复出现,但多数患者的皮疹有时可大部分或全部消退。虽然本病可自发出现,但某些病例可能是对某些刺激的反应,如疥疮和玫瑰糠疹,往往按照先前疾病的部位分布。本病不累及黏膜,但有眼部和骨骼受累、合并急性髓系白血病的报道。

【组织病理】

整个真皮内可见泡沫状或黄瘤样的单核组织细胞浸润,其间可见散在或成串的淋巴细胞。有时可见亲表皮现象、多核组织细胞和梭形细胞。本病可表达 LCH 和 NLCH 的免疫表型。组织细胞表达 S-100、CD1α、HAM56、CD68、溶解酶、HLA-DR。电镜下,细胞形态类似 LC,但没有 Birbeck 颗粒。

【诊断及鉴别诊断】

本病临床表现无特异,组织学变化、表达 LCH 和 NLCH 的免疫表型及缺乏 Birbeck 颗粒是诊断本病的要点。临床上需与泛发性发疹性组织细胞瘤、幼年性黄色肉芽肿和先天性自愈性网状组织细胞增生症等相鉴别。

【治疗】

由于本病大多无症状,具有自限性,故无须治疗。也有报道可采用手术切除、光疗、电子束疗法、化学疗法、电流干燥技术、局部纯煤焦油和5% 5-氟尿嘧啶外用治疗。

38.11 进行性结节性组织细胞瘤（progressive nodular histiocytoma）

【同义名】

进行性结节性组织增生症(progressive nodular histiocytosis)。

【定义】

本病是一种血脂蛋白正常的组织细胞性疾病,以侵犯皮肤和黏膜、进行性发展为特征,可累及肝、脾。于 1978 年由 Taunton 等首先报道。

【临床表现】

本病极罕见,皮损由棕黄色丘疹或淡紫色结节组成,也可见黄瘤样皮疹。皮疹圆形,表面光滑,数量较多,常达数百个,分布于全身,但以面、躯干、四肢多见,关节处不累及。皮疹分布不对称,播散而不融合。可侵及眼结膜、口腔和喉黏膜。陈旧的皮损尚未消退,而新的皮疹不断发生是本病的特点。本病对全身健康常无影响,然可伴有轻度贫血、网织红细胞增多,也可有肝、脾肿大。有一例合并白血病的报道。

【组织病理】

丘疹性皮损呈黄色瘤样,可见大量泡沫细胞,偶见 Touton 细胞;较大结节性皮损呈梭形细胞增生,类似梭形细胞黄色肉芽肿。免疫组织化学检查显示组织细胞 CD68 和溶菌酶标记阳性,S-100 蛋白、CD1α 阴性,电镜下无 Birbeck 颗粒。

【诊断及鉴别诊断】

结合本病临床特点、组织细胞改变等可确诊。需与多发性幼年性黄色肉芽肿、多中心性网状组织细胞增生症、发疹性组织细胞瘤等相鉴别。

【治疗】

本病治疗困难。

38.12 遗传性进行性黏蛋白性组织细胞增生病（hereditary progressive mucinous histiocytosis）

【定义】

本病为一种罕见的常染色体显性或性连锁遗传性疾病,因报告病例多为女性,又称为女性遗传性进行性黏蛋白性组织细胞增生病。

【简史】

首次由 Bork 和 Hoede 于 1988 年报道:一位老妇人、她的妹妹和侄女,均从 10 岁左右开始,躯干、四肢、面部和头皮泛发丘疹;丘疹的数量逐年增加,没有副球蛋白血症,脂肪代谢正常。

【临床表现】

皮损表现为肤色或红棕色小丘疹,数个或更多个,最大者直径约 5 mm。多分布于面、上臂、前臂和手部,也可见于小腿。发病于 11~20 岁,进展缓慢,无自行消退倾向。未见有累及内脏和黏膜损害者。

【组织病理】

真皮中部可见纺锤形和星形的组织细胞增殖,细胞核伸长,胞质少。真皮上部多呈上皮样细胞,浅表毛细血管扩张,肥大细胞数增多。基质内的胶原束被丰富的黏蛋白所分隔,Alcian 蓝染色呈明显异染性,表明存在有酸性黏多糖。

【诊断及鉴别诊断】

需与其他非 X 型组织细胞增生病相鉴别,鉴别要点在于本病有家族史,无含脂质的多核细胞,含有黏蛋白。

(黄　琼)

38.13　肢端组织细胞结节(acral histolytic nodules)

本病可能为非 Langerhans 细胞的组织细胞增多症(Non‐LC histiocytoses、non‐X histiocytoses)中新的变种,免疫功能障碍可能导致该疾病。

【简史】

2012 年 Patel 等报道了一例病程 14 年的 57 岁女性患者,手指指间关节伸面和屈面多发 5~10 mm 淡黄色结节,坚硬,边界清晰。结节随着时间推移持续增多,已出现的结节不能自然消退。部分结节扩大,部分结节质地可变韧,可导致功能障碍。患者一般情况良好,无手指畸形,无骨累及。

【组织病理】

细胞增生结节边界清晰,延伸至真皮和皮下组织,可观察到少量的纤维化。淋巴细胞和组织细胞丰富,偶有多核细胞。无脂质或含铁血黄素沉积、无胆固醇结晶,无毛玻璃状或泡沫状细胞。核分裂罕见,无黄瘤细胞。免疫荧光提示 CD68 阳性、S100、CD34、肌间线蛋白、细胞角蛋白 AE1/AE3 阴性。

【诊断及鉴别诊断】

根据特征性的病灶分布、无其他系统累及等临床特点和组织病理结果,可和其他种类的组织

细胞增多症相鉴别。

【治疗】

该病为良性病变,影响功能的结节可手术切除。

(李　政)

38.14　伴巨淋巴结病的窦组织细胞增生症(sinus histiocytosis with massive lymphadenopathy, SHML)

【定义】

本病系一种病因不明的特发性组织细胞增生性疾病,主要表现为无痛性淋巴结肿大,伴发热、白细胞升高、贫血等症状,组织病理表现为扩张的淋巴窦内充满大量成熟的组织细胞并吞噬淋巴细胞。

【简史】

1969 年 Rosai 与 Dorfman 首次详细报道了以 S‐100 蛋白阳性吞噬细胞浸润为特点的淋巴结良性病变,此后发现该病可同时累及淋巴结外不同部位,甚至单独发生于淋巴结外而不伴有淋巴结肿大;目前统称为 Rosai‐Dorfman 病(RDD)。约有 10% 的患者有皮肤损害,但仅有皮肤损害而无淋巴结及其他系统损害的病例罕见,占所有患者的 3%。仅有皮肤损害的 RDD 称为皮肤 Rosai‐Dorfman 病(CRDD)。

【病因及发病机制】

本病病因不明,在对 RDD 的研究中,推测可能是机体对未知的感染物质的反应或与免疫功能障碍有关。一些证据表明系病毒感染,如人类疱疹病毒(HHV)、细小病毒 B19、Epstein‐Barr 病毒(EBV)在发病机制中发挥作用,特别是 HHV‐6 抗原在 RRD 的组织细胞中表达,而 EBV 和细小病毒已被证明存在于淋巴细胞,最终被组织细胞吞噬。但也有的研究在 RRD 的组织细胞中未检测到 EBV 和 HHP‐6,因此 RRD 与病毒感染的关系仍需进一步研究。

少数学者认为 RRD 为 IgG4 相关性疾病,但没有明确的证据表明二者有共同的发病机制。

在近年一项对 29 例 RRD 的分析中,发现 RRD 中 IgG4 阳性浆细胞的数量和 IgG4 与 IgG 的比率均低于 IgG4 -相关疾病,FoxP3 阳性的 T 调节细胞的数量也低于 IgG4 -相关疾病,因此 RRD 可能并不属于 IgG4 相关疾病。在有家族性 RRD 的患者中发现编码细胞内人体平衡型核苷转运蛋白的 SLC29A3 突变,提示 RRD 可能属于包括在胰岛素依赖型糖尿病背景下的费萨尔巴德组织细胞增生症、H 综合征、色素多毛症的 SLC29A3 突变病谱。

【临床表现】

经典的 RRD 即 SHML,好发于儿童和年轻人,中位年龄 20.6 岁,男女比例为 1.4：1。黑种人与白种人多见,黄种人极为少见。临床常表现为双侧颈部淋巴结显著肿大,相互融合成结节状肿块,并可累及腋窝、腹股沟和纵隔淋巴结。患者常有发热、乏力、盗汗、体重减轻、关节症状及其他自身免疫性疾病。可累及结外部位如皮肤、骨骼、乳腺、肾脏、甲状腺、睾丸等,其中皮肤受累最常见。

CRDD 皮损表现多样,可单发、群集在某个部位或广泛分布,早期可呈卫星簇状分布,直径 1~30 cm 或更大。主要分 3 种类型：丘疹-结节型、硬化斑块型和肿瘤型。暗红色或黄红色,大小不等,边界不清,表面有或无脱屑和结痂,个别可出现溃疡,质地中等至坚硬。亦有环状肉芽肿样、脓疱及痤疮样等形态。躯干、四肢和颜面等任何部位均可发生。除少数患者有血沉增快外,常无系统性异常症状,有时伴有皮肤淀粉样变性、黄瘤皮疹、红皮病和硬皮病。

【组织病理】

CRDD 皮损的真皮内大量炎症细胞浸润夹杂数量不一的增生组织细胞。经典的组织细胞胞体大于正常小淋巴细胞 6 倍以上,甚至为可达 10~20 倍的胞质淡染伊红或颗粒状的大型细胞。胞体圆形或多边形,边界不清。胞核大,圆形或卵圆形,核膜及染色质较清楚,核仁明显,偶有双核或多核,这种大型组织细胞也被称为 Rosai - Dorfman 细胞。组织细胞内常吞噬数量不一、形态完整的淋巴细胞、浆细胞及中性粒细胞现象,称为

伸入运动或淋巴细胞吞噬作用。个别细胞吞噬炎症细胞数量多时自身组织细胞核被掩盖难辨,呈豆袋样。后期出现大片纤维胶原化间质反应。免疫组织化学 S - 100 蛋白、CD163、CD68 抗胰蛋白-α1、抗胰凝乳蛋白酶-α1、肌成束蛋白和 HAM - 56 等标记阳性,CD1α 阴性,可帮助识别散在组织细胞和伸入运动现象。

【实验室检查】

可发现轻度贫血,少数存在红细胞抗体导致严重溶血性贫血,血浆白蛋白降低,γ 球蛋白增多,血沉升高及类风湿因子阳性。

【诊断及鉴别诊断】

根据典型的临床表现和组织病理在以淋巴细胞、浆细胞为主的混合性炎性浸润背景中见 S - 100 蛋白阳性的组织细胞,其内常吞有淋巴细胞、浆细胞或中性粒细胞等可确诊。当炎症背景纤维化、组织细胞稀少、组织细胞伸入运动不明显时易与炎性假瘤相混淆,后者以孤立性结节肿块为主,通常切除后可痊愈。还需与发疹性黄瘤、网状组织细胞增生症、Langerhans 组织细胞增生症、炎性假瘤、恶性组织细胞增生症及其他淋巴组织增殖性病变等相鉴别。

【治疗】

本病一般预后较好,如无系统累及,多数患者经数月至数年后皮损可缓慢自行消退;病变范围小、持久不愈的皮损可行局部手术切除,术后予局部放疗效果较好。对于非单发、但皮疹数目较少的患者,可予糖皮质激素外用或病损内注射,也可外用维 A 酸、维生素 D 衍生物、钙调神经酶抑制剂等。口服糖皮质激素、硫酸羟氯喹等药物,可取得较好疗效。对于泛发的皮疹,多数学者认为大剂量沙利度胺有效,一般剂量为每日 300 mg。在选择治疗方法时应当根据病情而定,进行长期随访观察。

38.15 海蓝色组织细胞增生病 (sea-blue histiocytosis)

本病系一家族性遗传性综合征。其特点为肝脾肿大,血小板减少伴有轻至中度紫癜,骨髓涂片

出现大量海蓝组织细胞。

本病具特征性的细胞是一种含有胞质颗粒的组织细胞性细胞,Giemsa 染色呈蓝绿色,May - Gruenwald 染色为蓝色,这些细胞可浸润到骨髓、脾、肝、淋巴结和肺等组织。某些病例可浸润到皮肤而产生特征性损害。皮损表现为丘疹、眼睑肿胀、面部和躯干上部灰色色素沉着。类似的组织学发现可见于髓性白血病、成人 Nieimann - Pick 病患者和长期使用静脉内补充脂肪的患者。遗传型患者可伴有神经症状,包括共济失调、癫痫和痴呆。

38.16　先天性自愈性网状组织细胞增生病(congenital self-healing reticulohistiocytosia，GSHR)

【同义名】

Hashimoto - Pritzker 综合征。

【定义】

系一种罕见的新生儿疾病。其特征为皮肤上发生丘疹、结节或溃疡,可自行缓解愈合,组织病理显示 LC 增生,属 LCH 的一种亚型。

【病因及发病机制】

病因尚不明,可能是一种反应性组织细胞增生或所谓的良性组织细胞增生症。

【临床表现】

患者在出生时或出生后数天或数周发病。男女受累机会均等。特征性的损害为红色或棕色的丘疹、结节或水疱泛发全身,包括掌跖,类似于天花样。这些皮损表面光滑,可有结痂、糜烂和溃疡。有报道播散性棕色或紫罗兰色斑点和丘疹,压之不褪色,伴有"蓝莓松饼"皮损提示先天性感染或其他血液性疾病。25% 的结节为孤立性,中央常出现溃疡和坏死。损害在数天内迅速发展,一般在 3~4 个月内消退,消退后不留痕迹,少有复发。出现水疱-大疱性损害的患者预后较差。

黏膜一般不受累及,一般也不侵犯骨和内脏,偶尔有报道发生于肺和眼。患儿全身和营养状态较佳,但常并发一过性新生儿黄疸,一般无浅表淋巴结和肝脾肿大。

也有报道皮疹复发和多器官受累,凸显了该病病情的不可预知性和可变性,需要长期随访。

【组织病理】

真皮上中层有密集细胞浸润,可见增生的 LC,细胞体积较大,核呈肾形,常可找到亲表皮现象和界面皮炎。LC 表达 S - 100、CD1α 和 Langerin,现在很少应用电镜寻找 Birbeck 颗粒来证实。除了 LC,浸润细胞中也可见到嗜酸性粒细胞、中性粒细胞、淋巴细胞和巨细胞;另可见成片胞质丰富呈毛玻璃状的网状组织细胞。

【实验室检查】

有时有白细胞减少、淋巴细胞增多等血液学异常。

【诊断及鉴别诊断】

本病诊断主要依据出生时即已存在典型皮疹、损害仅累及皮肤、几个月内自愈等临床特征和组织病理所见。应与下列疾病鉴别。

(1) 幼年性黄色肉芽肿

虽其结节性损害也可见于出生时,但一般在出生后 6 个月内发病,结节迅即变为黄色,可累及黏膜和眼,1 年左右或几年内自行愈合,决不会在几个月内消退;可伴牛奶咖啡斑,组织学特征主要是多核巨细胞和泡沫细胞。

(2) 发疹性良性头部组织细胞增生症

一般在出生 6~12 个月发病,皮疹位于头面部,为红色、黄色丘疹或结节,几年后损害变平,留有萎缩和色素沉着;组织病理见细胞浸润局限于真皮上部,细胞富含嗜酸性胞质,核仁明显,有时核呈多形性,但核分裂相不明显。

【治疗】

由于本病能自愈,预后较好,仅需观察而不必治疗。

38.17　Langerhans 细胞组织细胞增生病(langerhans cell histiocytosis，LCH)

【同义名】

组织细胞增生症 X(histiocytosis X)。

【定义】

LCH 是一组病因未明的、以 LC 增殖为特征的疾病。临床上可累及多器官系统,呈一组异质性疾病,表现为急性播散性、慢性进行性和良性局限性过程。

【简史】

Paul Langerhans 早在 1868 年描述了表皮中的树突状细胞,并以其名命名为 LC;1 个世纪以后,才发现其超微结构标志物 Birbeck 颗粒。1953 年 Lichtenstein 将以往 3 种独立的组织细胞增生病:Letterer - Siwe 病、Hand - Schüller - Christian 病和嗜酸性肉芽肿(eosinophilic granuloma)统一命名为组织细胞增生症 X。因为这 3 种疾病在病理及临床方面都有某些共同点或相互重叠之处,均表现为组织细胞的增生现象,故被认为是同一疾病的不同类型,或属疾病发展的不同阶段,而 X 则指其病因未明。组织细胞增生病 X 这一名称曾沿用 30 余年,后来证实其中的组织细胞实际上就是 LC。因为明确了皮损细胞的组织来源,1985 年国际组织细胞学会推荐美国明尼苏达州研究组的建议,以 LCH 替代组织细胞增生症 X。

尽管 LCH 中组织细胞已被认为来源于表皮内的 LC,但近来的研究却对这一学说提出了质疑,尤其是一些其他细胞也已被确定具有与 LC 相似的表型特征,包括表达 CD207 和 Birbeck 颗粒。因此,除了表皮 LC,LCH 的组织细胞的来源可能还包括真皮 langerin+树突细胞,定居淋巴组织的 langerin+树突细胞和在局灶环境下可获得 LC 表型的单核细胞。

值得注意的是,LCH 的组织细胞已经发现不仅表达定居于表皮 LC 的标记[CD1α,细胞内主要组织相容性复合体 II(MHCII),Birbeck 颗粒],而且表达激活的 LC 的标记(包括 CD54 和 CD58)。因此,LCH 的病理性细胞被认为是处于静止状态的 LC。总之,有人据此推测,LCH 可能并不是特定的表皮 LC 的疾患,而是一种单核吞噬细胞的功能失调。

国际组织细胞协会的工作小组将组织细胞疾病划分为 3 组:① 树突状细胞组织细胞增多症;② 巨噬细胞相关疾病;③ 恶性组织细胞增多症。

LCH 属于第一类疾病,包含了一组疾病,病谱的一端是急性、重型、播散性的病变,称为 Letterer - Siwe 病;另一端是孤立或少数、无痛和慢性的累及骨或其他器官的病变,称为嗜酸性肉芽肿。

【病因及发病机制】

尚未明确,学界曾先后提出和代谢障碍及遗传有关,但均已被否定。有的研究者曾在本病的损害中发现有人类疱疹病毒 6 型(HHV - 6),从而提出与病毒感染相关,但至今尚未被再次证实。

本病中浸润的细胞究竟是真正的肿瘤性抑或单纯的反应性尚未明了,临床上所见不少病例呈恶性经过,死亡率高。部分患者经细胞毒药物和/或放疗有效。患者皮损细胞中的 DNA 分析显示非整倍体,少数患者并发恶性淋巴瘤。偶见发展为单核细胞性白血病,故有学者提出本病与恶性肿瘤相关。还有证据证实患者组织中浸润的 LC 呈克隆性而认为本病是一种克隆性疾病,更支持了肿瘤病因。但临床上并非所有病例呈恶性经过,单系统受累病例病变往往自行消退,多系统受累者也偶见可自愈,而且这种浸润的 LC 中并不常见异倍体。组织学上也不像淋巴瘤那样出现间变,因而认为 LC 的增殖与免疫细胞因子相关,推测可能是一种免疫异常。

【临床表现】

本病主要累及 1~4 岁的儿童,但也可见于刚出生的新生儿直至 80 多岁的老人。在人群中的发病率每年为 2~5/100 万,男女之比约为 2:1。

临床征象呈明显异质性,疾病范围可从某一器官的局部累及该器官的多部位,也可呈多器官累及。疾病的严重程度和年龄密切相关,年龄小者病变广、病情重,随年龄增长病变范围相应缩小,病情也较轻。临床病变以骨、皮肤和软组织最多见,其次为肝、脾、淋巴结及肺,再次为下丘脑-垂体及中枢神经系统。大多数病例在发病后 1~3 个月方能做出论断。

(1) 皮肤和黏膜损害

有皮损者约占半数患者,主要见于婴儿和儿童。皮损可为唯一的表现或伴有其他器官受累,最常见的为泛发性淡红或红棕色红斑、粟米大小的丘疹,可伴出血,尤在婴儿和儿童中多见。皮肤皱褶或耳后的皮损易发生糜烂和溃疡,似脂溢性皮炎样;其次则为较大的丘疹或结节,直径可达 1 cm,倾向于黄红色,类似于黄瘤或黄色肉芽肿。口腔黏膜累及的特征性表现是结节性浸润和溃疡形成,可致牙错位和齿槽骨损坏。

(2) 骨骼病变

骨骼是最常见的受累器官,约有 2/3 患者发生,出现一处或多处骨的病变,可无症状或感痛,多累及头颅骨,其次是长骨和扁骨,多见于较大儿童和青少年中。可因骨质破坏而产生相应症状。

(3) 其他内脏损害

包括肝、脾肿大,可致胆汁性肝硬化。淋巴结尤其是颈淋巴结多累及。神经内分泌系统损害常局限于下丘脑-垂体,出现尿崩症和突眼症状。肺部损害最常见于 21~30 岁患者,胸片显示弥漫性微结节型,可进展成囊肿(蜂窝肺)和气胸。骨髓累及可致全血细胞减少;其他亦可累及胃肠道和肛门,但较少见。

【类型】

本病常见类型有以下 3 种。

(1) 急性播散性多系统型 LCH, 即 Letterer - Siwe 病

好发于 2 岁以下的婴儿,其中约 1/3 发病于出生后的 6 个月之内;先天性发生者已报道有 20 余例,成人发病罕见。皮损是其特征性表现,常为本病的首发症状,典型损害为直径 1~2 mm 的小丘疹,透明状,玫瑰黄色,成批发出,常密集分布于躯干、头皮和面部。皮损也可微红,甚或为出血性瘀点和瘀斑。在头皮部表现似脂溢性皮炎,基底有炎症,湿润复有棕黄色痂屑。耳后、腋窝和腹股沟等皱褶处常见糜烂,似擦烂红斑表现。有时可出现水疱和脓疱,易误诊为湿疹、痱子、疥疮或毛囊角化病。口腔黏膜损害罕见,可有糜烂和溃疡。甲部病变包括甲沟炎、甲皱破坏、甲剥离、甲下角化过度和甲床的出血性条纹,提示预后不良。

该型患儿常有明显的系统累及,特别是病变广泛者,预后一般较差。约一半以上患者可有肺部累及。肺部病变可无症状,或是呼吸困难、紫绀和气胸,严重者可致死。其他常见表现为发热,肝、脾、淋巴结肿大和骨髓累及表现为贫血、血小板减少等。骨累及多见于耳后乳突,可致慢性中耳炎表现。

(2) 慢性进展性多灶型 LCH, 即 Hand - Schüller - Christian 病

好发于 2~6 岁儿童,其次是青少年,30 岁以上发病者罕见。其特征是:骨损害、尿崩症和突眼三联征,其次是皮肤黏膜损害。该 4 项表现可有缺如,但常伴有不同程度的肺部浸润表现。肝、脾、淋巴结肿大则罕见。疾病初发表现最常见的是尿崩症、慢性中耳炎或皮损。

骨损害见于 80% 患者,多累及颅骨颞顶区、上颌骨和乳突部,分别导致头颅骨 X 线片的地图状缺损表现、牙齿松动脱落。

尿崩症见于一半以上患者,最常见于儿童头颅和眼眶部累及的患者,应用加压素(vasopressin)易被控制,常提示预后较好。

突眼的出现常较晚,仅见于 10%~30% 患者,单侧或双侧。

皮肤黏膜损害见于约 1/3 病例。早期皮损类似于急性播散型的丘疹性表现,之后集中于前胸中部、背部和颞顶部,形成黄瘤性损害,偶见融合成斑块。皮损在大皱褶处和腋窝可类似于擦烂,在头皮部则类似于脂溢性皮炎或毛囊炎。黏膜损害常为结节溃疡性,多见于牙龈和女阴。

(3) 良性局限型 LCH, 即嗜酸性肉芽肿

是一种轻型 LCH,多在 5~30 岁间发病。男性多见。肉芽肿性损害主要累及骨,按常见率依次为:颅骨穹窿、肋骨、脊柱、骨盆、肩胛骨和长骨。骨损害常为单发,发病隐匿,可导致自发性骨折、中耳炎,也有表现为症状性,出现局限性疼痛、压痛和软组织肿胀。皮肤黏膜损害罕见,主要累及黏膜、生殖器、肛门和口腔周围部位,出现结节和溃疡。

【病程及预后】

LCH 包括一组病谱范围广、病情变化大的疾病。病变从单个可自愈的损害直到泛发性、组织毁坏性和致死性。一般而言,急性播散性多系统型者,病程进展快,常可致死,尤其是在 2 岁以下幼儿和病变范围广者,死亡率可达 50% 以上;慢性进展性多灶型者,病程迁延,逐渐进展,未经诊疗者,死亡率也可高达50%;良性局限性者,病程慢性良性。LCH的死因常为肺部和骨髓累及以及继发性感染。影响预后的3个主要因素是:诊断时的年龄、器官累及的数目和器官功能丧失的程度。以皮损而言,若损害数目少、结节损害、消退迅速,则预后好;若损害呈出血性且泛发、有甲部累及则预后差。

LCH的自然病死率约为70%,经充分治疗则可降至27%。国内140例平均随诊44个月,痊愈46例(32.9%),死亡62例(43.6%)。其中3型LCH的病死率分别为92.1%、22.2%和0%,与国外报道相似。呼吸衰竭为最主要的死因,占70%以上。晚期后遗症见于50%的存活者,包括骨骼畸形、尿崩症、智力障碍、耳聋、生长迟缓及慢性肺功能不全等。此外,急性播散性多系统型者发生系统性肿瘤的危险性增大,如:淋巴瘤、白血病和肺部肿瘤等。

【组织病理】

皮损、软组织肿块、溶骨性病灶、肿大的淋巴结、肝脾等进行活组织病理检查是确诊本病的依据。基本病理改变是一种特殊的、分化较好的组织细胞即LC的大量增生。LC光镜下大约为12 μm×12 μm大小,形状不规则,胞质丰富呈双染性,胞核圆形或肾形;电镜下,细胞内具有特征性的板状包涵体,呈球拍状,称Birbeck颗粒。组织化学染色,ATP酶阳性,α-D-甘露糖苷酶染色阳性,花生凝集素阳性;蛋白标记:S-100阳性;免疫标记:细胞表面CD1α阳性。

本病中所见组织病理象有3型:增殖型、肉芽肿型和黄瘤型。增殖反应见于早期的丘疹损害,含有较多的细胞成分,随着病程的延长,细胞成分减少,成纤维细胞和巨噬细胞则增多。真皮内尚有许多其他炎症细胞浸润,包括中性粒细胞、酸性粒细胞、淋巴细胞和浆细胞,特征性可见真皮出血。在较大和较陈旧的损害中,浸润的组织细胞成泡沫状和纤维化,导致黄瘤样和纤维化性改变。

【实验室检查】

一般检查包括血常规、血液生化、免疫球蛋白、凝血功能、肝功能检查。必要时应进行胸部X片、骨骼拍片、骨髓检查、头颅CT或MRI检查、内分泌检查和听力检查等。

【诊断及鉴别诊断】

根据临床表现、X线检查及组织病理三者的综合结果进行诊断。临床表现是诊断的基本依据,但只能提供重要线索;X线检查,尤其是特征性的溶骨性病变象,可辅助临床做出诊断;组织病理则是确定诊断的依据。特别应该指出的是,皮损印片检查是一简便快速诊断本病的方法,操作时应选用新鲜的较大丘疹或结节,酒精消毒后用针尖刺破表皮,载玻片蘸取挤压出的组织液,然后固定染色,进行镜检或其他特殊检查。

需与本病相鉴别的病征包括:① 播散性小丘疹损害:脂溢性皮炎、念珠菌病、粟粒疹、毛囊角化病、光泽苔藓等;② 慢性持久性黄瘤损害:色素性荨麻疹,NLCH如良性头部组织细胞增生病、幼年黄色肉芽肿、播散性黄瘤、泛发性发疹性组织细胞瘤等;③ 单个结节:恶性淋巴瘤、恶性组织细胞增生症、转移性实体肿瘤等;④ 无明显皮损的多系统病变:噬血细胞性淋巴组织细胞增生病、感染相关性噬血细胞综合征等;⑤ 局限性骨损害:骨髓炎、骨肿瘤等。

【治疗】

LCH是一组异质性疾病,个体化治疗极为重要;虽然有的患者的症状可自行缓解,但多数患者仍需积极处理。患者的年龄、病变的范围及损害的部位是选择治疗方法的依据。

对仅有皮损的儿童患者,开始可观察一段时间;若皮损持久不退,局部外用氮芥是一有效方法,以氮芥20 mg溶于100 ml水中,每日外用一次,共用5日。成人患者也可用此方法或常规PUVA治疗。腔口肉芽肿损害需用二氧化碳激光疗法;皮损广泛者,口服沙利度胺每日100 mg,连续1月,随后减至每日50 mg,再连用1~2月,可获良好效果。也有报道口服异维A酸1.5 mg/kg·d,连续8月而获长期缓解者。

骨累及患者,若为局灶性可进行外科病灶清除术或放射治疗。

严重顽固病例,尤其是多系统累及者应采用单一化疗或联合糖皮质激素系统治疗。单一化疗药物最适宜者为长春碱(vinblastine)或依托泊苷

(etoposide)，两者或可联合应用甲基泼尼松龙。单一化疗无效者可应用联合化疗：长春新碱、环磷酰胺、阿霉素和苯丁酸氮芥。近年也有报道使用环孢霉素和 α2－干扰素等免疫治疗者，其确切疗效尚需进一步评价。

（黄　琼）

38.18　结节病(sarcoidosis)

【同义名】

肉样瘤病、Boeck 结节病、Schaumann 良性淋巴肉芽肿病、Besnier 冻疮样狼疮、Besnier－Boeck－Schaumann 病、Schaumann 综合征。

【定义】

本病是一种原因不明、以累及多脏器的免疫肉芽肿为特征的多系统性疾病。1869 年 Hutchinson 首次报道本病，1899 年 Boeck 首次描述其病理改变，1940 年以后才正式命名为结节病。

【发病情况】

结节病可发生于任何种族和年龄，但通常发生在 50 岁之前，高峰期是 20～39 岁，最高峰为 30～40 岁。结节病的发病率世界各地不同，可能是由于环境因素、监测方法、HLA 等位基因和其他遗传因素的差异。年发病率最高的为北欧国家（5~40/10 万人），其次是日本（1～2/10 万人）。在美国黑人比白人多见，前者每 10 万人中有 35.5 人，而后者仅有 10.9 人，且黑人的发病高峰期为 40～50 岁，多为慢性和致死性。在斯堪的纳维亚半岛，女性的发病呈双峰，一为 25～29 岁，另一为 65～69 岁。

【病因及发病机制】

结节病被认为是一种与遗传易感性和特定的感染、环境等因素相关的慢性免疫反应。首次报道的与结节病相关的特定基因产物是 HLA－B8 抗原，随后又发现了 HLA－DQB1＊0201 和 HLA－DRB1＊0301 与活动的结节病和良好的预后相关。目前，结节病易感基因位点 HLA－DQB1 与暴露于高湿度工作环境的相关性已得到确认。最近，结节病典型的基本病理改变被认为可能是对很难降解的抗原产生特定的细胞介导免疫反应

而形成的免疫肉芽肿。CD4$^+$ T 细胞和抗原提呈细胞间的相互作用在肉芽肿形成的启动和维持过程中起到至关重要的作用。活化的 CD4$^+$ 细胞分化为 Th1 细胞，主要分泌 IL－2 和 IFN－γ，并进一步刺激巨噬细胞产生 TNF－α，从而扩大局部的细胞免疫反应。结节病也存在一个"免疫悖论"：尽管有剧烈的局部炎症反应，也存在免疫无能，表现为结核菌素的免疫反应受到了抑制。CD4$^+$CD25$^+$ 的调节性 T 细胞在活动性结节病中通过消除 IL－2 的产生和抑制 T 细胞的增殖来实现免疫无能。由于结节病和结核病在组织病理上的相似之处，很长时间以来有学者认为分枝杆菌是结节病的病因；但是尽管采用了灵敏的 PCR 技术，在结节病组织中未能测出分枝杆菌的 DNA。痤疮丙酸杆菌也被认为是产生肉芽肿的病原体，但是尚未明确。另有报道丙型肝炎病毒感染会增加结节病发病的危险性，但更多的人认为是由于 IFN－α 治疗丙型肝炎的同时增加了 IFN－γ 和 IL－2 的生成而促进肉芽肿形成。目前关于环境因素的研究主要集中于暴露的空气抗原，早期的研究报道认为与乡村的刺激物如柴火炉排放物和树花粉相关；其次，有松树花粉、铍、锆、硅、真菌和麻风杆菌等引起本病的报道。

【临床表现】

本病属多系统性疾病，除肾上腺外，可累及人体任何器官或组织。多发生在 20～40 岁，儿童亦不少见，女性多于男性。许多病例开始时常无症状，在常规胸透或其他检查时被发现。有些病例仅有低热，或在皮肤上常先有结节红斑，或有关节炎、眼葡萄膜炎，或仅发现肺门淋巴结肿大等不同症状。有些病例发病缓慢，伴发热、体重减轻、疲劳、乏力、不适等症状。晚期有咳嗽、咯血、紫绀、呼吸困难、视力障碍、面神经麻痹等。2/3 的结节病患者一般在确诊 10 年之内有缓解，没有或者很少有后遗症；有超过半数的患者 3 年内缓解。不幸的是，有 1/3 的患者病情顽固，导致临床重要器官损害。缓解 1 年或以上后复发不常见（＜5%），但是可发生于任何年龄和任何器官。低于 5% 的结节病患者死于肺间质纤维化导致的呼吸衰竭或心脏或神经系统受累。

尿液检查：肾脏累及时尿液内有红、白细胞。尿钙含量升高。

X线检查：两侧肺部常显示点状、条状或片状稠密的阴影，晚期出现纤维化改变。单侧或双侧肺门淋巴结肿大。远端指(趾)骨显示骨质疏松，中央部位比边缘部位较为透明，呈囊状空洞。

放射性核素扫描：常用镓-67扫描，它的阳性率较高。目前报道 ^{18}FDG-PET(^{18}氟脱氧葡萄糖正电子断层扫描)可以有效地评估器官受累的程度并提供诊断性活检的精确定位。

肺功能：肺活量减低，甚至在早期已有改变。

免疫功能：细胞免疫显示结核菌素试验呈阴性或减弱；同样，对发癣菌素、狂犬病疫苗、念珠菌、百日咳和流行性腮腺炎抗原，甚至一些化学物质如二硝基氯苯(DNCB)等试验亦呈阴性或减弱，淋巴细胞绝对计数和淋巴细胞转化试验皆降低。T抑制细胞(CD8)和T辅助细胞(CD4)的平衡因CD8增多而失调。具有诊断价值的Kveim试验呈阳性，本病阳性符合率可达75%~85%，早期阳性符合率可达90%，但在消退期本试验呈阴性。

附：Kveim试验方法

先在前臂皮内注射0.2 ml Kveim抗原，隔6周后，在皮试处把皮肤切下做组织病理检查，有典型的上皮样细胞浸润存在，即为阳性。

释放淋巴因子激活B淋巴细胞，导致血清免疫球蛋白升高(占80%)，IgG尤为常见。E花环试验可呈阳性。

【诊断及鉴别诊断】

本病的诊断比较困难，一般说来，可依据全身受累的各系统症状特点、损害处组织病理检查和Kveim试验进行，三者有两项阳性者即可确诊。若早期时患者仅感到疲乏、游走性关节痛、咳嗽和低热，应考虑本病。因本病可累及全身各器官和组织，需与各有关系统的疾病做鉴别。在皮肤方面，需与寻常狼疮、硬皮病、色素性荨麻疹、汗腺瘤、黄色瘤、麻风、梅毒、皮肤黑热病或淋巴瘤等相鉴别。

【防治】

应尽量避免分枝杆菌和真菌感染，尽量减少接触花粉和化学品如铍、锆、硅等的机会。血钙偏高者宜吃低钙饮食，忌服维生素D，减少日光暴晒。

全身或局部应用糖皮质激素可阻止炎症反应，并可使血钙、尿钙下降，肉芽肿出现退行性变化，随即症状减轻。每日口服泼尼松30~60 mg，分次服，待症状控制后可逐渐递减至每日5~10 mg或更少；儿童可按每日1 mg/kg计算。一般需服半年左右，直至症状和体征稳定。应用糖皮质激素治疗时必须确定患者不伴有肺结核，否则有导致结核恶化的危险；有的学者主张同时给予抗结核药物治疗。损害限于皮肤和淋巴结者不宜长期给予免疫抑制剂。有报道皮肤结节病用MTX或苯丁酸氮芥治疗有效。局部除外涂药膏或乳剂外，亦可在损害内注射醋酸确炎舒松或曲安奈德。对已有纤维化改变者，可试用羟氯喹0.2 g，每日服1~2次；或沙利度胺50 mg，每日服2~3次，可有效控制皮损(表38-1)。

表38-1 根据受累器官和临床表现的初始治疗

器官	临床表现	治疗
肺	呼吸困难 FEV1，FVC <70%	泼尼松，20~40 mg/d
	咳嗽，哮喘	吸入糖皮质类固醇激素
眼睛	前葡萄膜炎	外用糖皮质类固醇激素
	后葡萄膜炎	泼尼松，20~40 mg/d
	视神经炎	泼尼松，20~40 mg/d
皮肤	冻疮样狼疮	泼尼松，20~40 mg/d 羟氯喹，400 mg/d 沙利度胺，100~150 mg/d 甲氨蝶呤，10~15 mg/w
	斑块、结节	泼尼松，20~40 mg/d 羟基氯喹，400 mg/d
	结节性红斑	NSAID
中枢神经系统	颅神经麻痹	泼尼松，20~40 mg/d
	颅内受累	泼尼松，40 mg/d 硫唑嘌呤，150 mg/d 羟氯喹，400 mg/d
心脏	完全性心传导阻滞	起搏器†
	心室纤维颤动，心动过速	AICD
	LVEF降低(<35%)	AICD；泼尼松，30~40 mg/d
肝脏	胆汁淤积性肝炎的症状	泼尼松，20~40 mg/d 熊去脱胆酸，15 mg/kg·d

（续表）

器官	临床表现	治　疗
关节和肌肉	关节痛	NSAID
	肉芽肿关节炎	泼尼松，20~40 mg/d
	肌炎，肌病	泼尼松，20~40 mg/d
高钙尿和血钙过多	肾结石，疲劳	泼尼松，20~40 mg/d 羟氯喹，400 mg/d

注：FEV1：1 秒强迫呼吸量；FVC：用力肺活量；LVEF：左室流出道射血分数；AICD：自动植入式心脏除颤器；NSAID：非甾体抗炎药；起搏器†：大多数专家建议的一种双腔起搏除颤器。

提高机体的细胞免疫能力，如注射转移因子或内服左旋咪唑，亦可能有所帮助。本病患者对维生素 D 特别敏感，可引起高血钙和高尿钙，使血尿素增加，应列为禁忌。TNF-α 单抗或融合蛋白也应用于结节病的治疗，由于此法存在结核病复发增加的风险，所以，在治疗之前，应对所有的患者进行筛选，以明确其当前或以前有无结核菌感染。

38.19　环状肉芽肿（granuloma annulare，GA）

【定义】

本病是发生于真皮或皮下组织的以环状丘疹或结节性损害为特征的慢性皮肤病。组织病理显示灶性胶原纤维变性、坏死和肉芽肿形成。

【简史】

Fox 于 1895 年首次报道，指出环状皮疹为其特点。1902 年 Radcliffe-Crocker 正式命名为环状肉芽肿。

【发病情况】

环状肉芽肿可发生于任何年龄，其中以儿童和青年为多，30 岁以下的患者占总数的 70% 以上；女性发病率高，女男比例为 2.3:1。约 15% 的患者病灶多于 10 个，常为小于 10 岁的儿童或大于 40 岁的成年人。据报道环状肉芽肿可发生于兄弟姐妹、双胞胎以及第二代。春天和秋天是高发季节。

【病因及发病机制】

本病病因尚不明，目前认为可能与结核、虫咬、外伤、日晒、甲状腺炎或病毒感染等相关。本病与糖尿病之间的关系，文献报道不一，在极少数病例中，本病与糖尿病性类脂质渐进性坏死同时发生。HIV 阳性患者发生环状肉芽肿的报道较多，目前认为播散型环状肉芽肿为艾滋病（AIDS）皮肤表现的标志之一。亦有慢性丙型肝炎病毒、带状疱疹、单纯疱疹感染后发生环状肉芽肿的报道。疫苗注射可以诱发环状肉芽肿，已报道有注射破伤风抗毒素血清、卡介苗免疫接种和结核菌素皮肤试验，以及使用药物如别嘌呤醇、氨氯地平、抗肿瘤坏死因子等治疗时可出现。疖疮、文身也可诱发环状肉芽肿。环状肉芽肿甚至出现于某些肿瘤如霍奇金和非霍奇金淋巴瘤中。关于环状肉芽肿的发病机制目前有很多观点，包括免疫球蛋白、补体和纤维蛋白原的免疫复合物沉积于血管壁导致的血管炎，淋巴细胞介导的 Ⅳ 型变态反应诱发的退行性改变，单核细胞溶酶体酶触发的渐进性坏死以及细胞介导的免疫过程等。

【临床表现】

皮疹为丘疹、结节、斑块，表面光滑，质地坚实，中央凹陷，或丘疹、结节排列紧密，形成环状、匐行状或弓形，无脱屑。大多数呈肉色或白色，有的呈象牙色、黄色、紫色或淡红色。黑种人损害的颜色往往比周围正常皮肤更黑。其周围还可有卫星状分布的丘疹或结节。损害主要侵犯真皮，一般与皮下组织不粘连。

环状肉芽肿常见的有以下几种类型。

（1）局限型

大约占到环状肉芽肿患者的 75%，皮疹数目常为 1 个，也可有 2~3 个或更多。多发性者常发生于儿童及青少年（彩图 38-04）。损害大小不一，其直径一般为 1~5 cm，罕有超过 10 cm 者。皮损多分布于四肢远端伸侧，以足、膝、手等处常累及；在 Wells 等报道的 129 例中，发生于手、前臂者占 63%，发生于足、小腿者占 20%，发生于躯干者仅 5%，而头皮、耳朵、面部等处则罕见。一般认为黏膜不受侵犯，但 Zangel 报道在口腔黏膜中见到典型的损害。

（2）播散型

多见于中年或老年人，Jeong 的研究发现 10 岁以内也是该型的发病高峰之一。皮损通常为

1~5 mm 的丘疹,淡红或紫红色,大多为孤立性,有脐凹,数目可成百,主要分布于躯干和四肢。播散型可能伴发肿瘤、糖尿病、甲状腺疾病、AIDS 或 C 型病毒性肝炎等。其与糖尿病的关系与类脂质渐进性坏死和糖尿病的关系类似。

(3) 皮下结节型

多见于儿童。为浸润较深的结节,质坚实,肉色,大小直径为数毫米至数厘米,与其上皮肤不一定粘连。可见于头皮、掌、臀和小腿部位。偶尔出现结节中央坏死、发生溃疡,可同时出现典型的皮疹。此型结节与风湿性结节容易混淆,但后者常伴有类风湿的其他症状。

(4) 穿孔型

此型罕见,Owens 和 Freeman 于 1971 年首次报道,Duncan 等于 1973 年报道了泛发皮疹的病例。皮损为表浅性丘疹,直径 2~4 mm,逐渐增大,中心凹陷,淡黄色,溃破后排出蛋白状液体,常位于双手和四肢。干后结痂,痂落后留有色素减退或色素沉着性瘢痕。皮疹可受季节影响,夏天增多,冬天减少。瘙痒见于 25% 的患者,尤其发生于手掌时,偶有疼痛。

(5) 巨大型

多呈单个环状损害,浸润范围大而深,形成斑块状。

(6) 红斑型

红色或褐色斑块,其上有或没有鳞屑,伴或不伴躯干和四肢环形皮损。一般无自觉症状,罕见瘙痒。妇女多见。

病程慢性,可持续数月或数年不变,一般有自限性,大多数损害(约 3/4)在 2 年内自愈,少数可持续 8 年以上,个别可持续达 25 年,愈后无瘢痕。病程的长短与年龄、皮损的数目无关。约有 40% 病例可在原处复发,但复发的皮损消退较快。

【组织病理】

病变主要在真皮中部(相当于乳头下血管丛水平)或下部,皮下组织亦可受累。除穿孔型外,表皮一般无病变。病变中心为渐进性坏死病灶,呈圆形、卵圆形、星形或不规则形。其中胶原纤维在大病灶中完全变性,淡染,呈纯一性,并含少量固缩的核;在小病灶中胶原纤维不完全变性,坏死

灶边界不清。由淡嗜酸性到嗜碱性,可由黏蛋白物质所代替。用 Alcian 蓝或胶体铁染色可证实其存在。病灶周围有淋巴细胞、组织细胞和成纤维细胞,呈栅状排列。有时可见上皮样细胞岛和异物巨细胞,但 Langhans 巨细胞罕见。皮下型的组织病理显示多灶性或完全性胶原变性,外围有栅状排列的组织细胞;通常变性灶呈明显的嗜酸性,这是由于纤维蛋白样变性所致。在穿孔型,变性病灶直接位于表皮下,有时可见到变性的胶原通过表皮的"排出管"穿透表皮或毛囊上皮。血管一般无明显改变。

【实验室检查】

大小便和血常规检查无异常发现,心电图、血沉和类风湿因子的测定亦正常。

成人播散型患者血沉可加快,可高达 40~50 mm/h。最近曾报道 2 例播散型患者,血中有抗甲状腺抗体存在。Moyer 报道由虫咬引起的丘疹型患者,其外周血中嗜酸性粒细胞可高达 6%~10%。

【诊断及鉴别诊断】

由丘疹或小结节组成的环状损害主要分布于四肢,无异常感觉;结合组织病理改变,诊断不难。不典型损害应与下列几种有环状损害的疾病相区别。

(1) 体癣

环状损害,边缘常由丘疹、小水疱和鳞屑组成,镜检可找到菌丝。

(2) 结节病

组织病理为上皮样细胞成团浸润,并有少量淋巴细胞;晚期有巨细胞,外围有胶原纤维包绕。

(3) 非糖尿病性类脂质渐进性坏死(慢性进行性盘状肉芽肿,或称 Miescher 肉芽肿)

患者无糖尿病,多发生于女性的面部,为黄红色较硬的斑块,无自觉症状,病程慢性。

(4) 其他

如匐行疹、环状扁平苔藓、持久性隆起性红斑、苔藓样黏液性水肿、黄色瘤、皮肤结核、结核样型麻风、苔藓样药疹等虽有环状损害,但易与本病鉴别。

本病与类脂质渐进性坏死和类风湿性结节在临床上有时很难区别,但组织病理变化有助于三者的鉴别,见表 38-2。

表38-2　环状肉芽肿组织病理的鉴别诊断

组织病理改变	结节病	环状肉芽肿	类脂质渐进性坏死	环状弹性纤维溶解性巨细胞肉芽肿	皮肤克隆氏病	类风湿性结节	间质肉芽肿性皮炎	栅栏样中性和肉芽肿性皮炎
典型位置	真皮浅、深层	真皮浅、中层	整个真皮和皮下组织	真皮浅、中层	真皮浅、深层	整个真皮和皮下组织	真皮中、深层	整个真皮
肉芽肿模式	结节周围少量淋巴细胞("裸结节")	栅栏状或间质性;水平状(层状)	弥漫的栅栏状和间质性	栅栏状,不规则状	围以淋巴细胞的结节	栅栏状	小的栅栏状(玫瑰花结)	栅栏状,显著的中性粒细胞和核尘
渐进性坏死(胶原变性)	无	有(蓝)	有(红)	无	无	有(红)	有(蓝)	有(蓝)
巨细胞	有	有时可见	有	有	有	有	有时可见	有时可见
弹性组织溶解	无	有时可见	有时可见	有	无	无	有时可见	有时可见
弹性纤维吞噬现象	无	无	无	有	无	无	无	无
星状小体	有	有时可见	有时可见	无	无	无	有时可见	有时可见
黏蛋白	无	有	极少	无	无	有时可见	极少	有时可见
细胞外脂质	无	有时可见	有	无	无	无	无	有时可见
血管变化	无	有时可见	有	无	无	无	无	有

【治疗】

如损害范围小,可外用他克莫司或吡美莫司;采用外科切除法,亦可用固体二氧化碳或液氮等冷冻治疗;局部 X 射线照射;曲安奈德、利多卡因注射液作局部损害内注射亦有疗效。

损害数目多者,可试用烟酰胺、维生素 E、延胡索酸酯、碘化钾、抗疟药、氨苯砜、异维 A 酸、依曲替酯、环孢素 A、糖皮质激素或 PUVA 等。最近报道抗人肿瘤坏死因子(TNF)抗体可用于顽固性的病例。个别患者经活检而自愈,但其机制尚不明了。】

38.20　类脂质渐进性坏死(necrobiosis lipoidica, NL)

【同义名】

糖尿病性类脂质渐进性坏死(NLD)。

【定义】

本病系指发生于胫前的大片硬皮病样损害。可发生于任何年龄,但以青壮年为多见。仅有 0.3% 糖尿病患者伴发本病,且本病的病程与糖尿病的严重程度、病期和控制情况无相关性。伴有糖尿病者发病年龄早于无糖尿病者,后者约 85% 为女性。儿童和新生儿患者罕见。男女比例 1∶4。东方民族和黑人罕见。

【简史】

1929 年 Oppenheim 首先报道 1 例伴有糖尿病的患者,1932 年 Urbach 报道第 2 例,并命名为糖尿病性脂质渐进性坏死(NLD)。1935 年 Goldsmith 首次报道 1 例无糖尿病的 NL 患者,接着 Meischer 和 Leder 于 1948 年、Rollins 和 Winkelmann 于 1960 年又相继报道了无糖尿病的 NL 病例,因此建议除去糖尿病,称为类脂质渐进性坏死。目前,NL 包括有或无合并糖尿病的所有患者。

【病因及发病机制】

NL 的发病机制目前尚不清楚,主要有以下几种看法:

由于糖尿病和 NLD 的密切相关性,许多研究都集中于糖尿病微血管病变,此为主要看法。糖尿病肾脏和眼睛的血管变化类似于 NLD 的血管变化。糖蛋白在血管壁的沉积可能是糖尿病微血管病的原因,类似的糖蛋白亦沉积于 NLD 的血管壁。多普勒血流研究显示病变部位 O_2 张力降低。

另一看法基于免疫球蛋白沉积,发现 NLD 受损的血管壁有 IgM、IgA、C3 和纤维蛋白原沉积。一些研究认为抗体介导的血管炎可能启动 NLD 的血管病变和随后的渐进性坏死。免疫复合物沉积、血小板聚集和凝结增强同时起到作用。

再一种看法关注的是 NLD 中的异常胶原蛋白。有缺陷和异常的胶原纤维可以引起糖尿病终末器官的损伤并加速其老化,此机制现已明确。赖氨酰氧化酶水平在糖尿病患者升高,导致了胶原蛋白交联增加;而胶原蛋白交联增加正好可以解释 NLD 中的基底膜增厚。

其他还包括创伤、炎症和代谢异常等看法。这些因素可能影响了中性粒细胞的迁移,导致巨噬细胞数量的增加,从而解释 NLD 的肉芽肿形成。

在个别 NLD 患者中发现成纤维细胞存在异常的葡萄糖运输。

【临床表现】

损害主要位于小腿伸面。初起为圆形、坚硬、暗红色无症状的丘疹或结节,一片或几片不等,进展缓慢,可互相融合成匐行性、圆形、卵圆形或不规则形斑块,边缘清楚、质地坚硬,常呈棕红色或紫色,其中央扁平或凹陷,多由真皮萎缩所致。有的中央浅黄色、边缘红色,表面光滑呈玻璃状,或附有少许鳞屑,并有明显毛细血管扩张,外观如硬皮病样。其周围皮肤正常。约 1/3 损害可发生溃疡。如有锐缘性溃疡,应除外梅毒树胶肿的可能。损害位于深部者常呈结节状,其表面皮肤多无改变,这种损害应与脂膜炎相鉴别。表浅性环状损害应与环状肉芽肿区别。损害尚可累及股、踝、小腿屈侧和足部,约 15% 发生于手臂、躯干和头皮等部位,个别病例下肢不累及。如发生于面的上部和头皮,可有小片萎缩或瘢痕样表现,并可引起脱发。头皮发际处常有色素减退。

病程慢性,常缓慢发展达数年之久,可长期处于静止状态或愈后形成萎缩性瘢痕。伴有糖尿病者,其症状的轻重、病程长短以及治疗与否均与本病的发展无明显关系。

【组织病理】

病变主要在真皮,有渐进性坏死型和肉芽肿型两种。伴有糖尿病者多为渐进性坏死型,而不伴糖尿病者多为肉芽肿型反应。在小腿以外的损害大多为肉芽肿型反应。

(1) 渐进性坏死型反应

整个真皮内有境界清楚的胶原渐进性坏死区。胶原纤维出现肿胀、分离、扭曲和无定形改变。其中混杂嗜酸性黏蛋白物质,在病变周围常见到幼稚胶原纤维。由于变性和再生反复发生,胶原纤维束向各个方向伸展,排列较紊乱,有的胶原纤维束增厚或发生玻璃样变。

在渐进性坏死区的边缘,可见淋巴样细胞、组织细胞、成纤维细胞浸润;组织细胞常排列成栅状。偶见成群的上皮样细胞。常有散的异物巨细胞。有的组织细胞和上皮样细胞浸润成团,杂以少量巨细胞,形成肉芽肿外观,这种反应介于渐进性坏死型和肉芽肿型之间的类型。

真皮浅层毛细血管扩张,中下层血管壁常有增厚,内皮细胞增生,管腔部分或完全阻塞。在胶原纤维束增厚和玻璃样变区域内,血管变化更为明显;小腿下部的损害血管病变显著,可见 PAS 反应阳性的物质灶性沉积于血管壁或管腔。

(2) 肉芽肿型反应

真皮内散在肉芽肿病灶,由组织细胞、上皮样细胞和巨细胞组成。胶原纤维有广泛的纤维化和玻璃样变性,但渐进性坏死和脂质沉着不明显或缺如,血管病变一般也不明显。

在这些类脂质渐进性坏死损害中,特别在面部和头皮,其真皮萎缩,失去弹性,渐进性坏死和纤维化较明显,可见大量多核巨细胞,其中一些巨细胞可有星状体。

本病与环状肉芽肿组织象有时难以鉴别,如果胶原纤维玻璃样变性和血管壁明显增厚,以及巨细胞、脂质的沉着较多时则有利于本病的诊断。

本病弹性纤维消失较环状肉芽肿为早,在渐进性坏死区中尚可见到弹性纤维,而在肉芽肿和纤维化区域则消失。在渐进性坏死区有细胞外脂肪沉积以及黏多糖的增加,此变化为本病的特点。

【诊断及鉴别诊断】

根据特征性皮损、好发部位、部分患者伴有糖尿病症状、再结合较典型的组织病理改变,一般不难诊断。临床上有时需与黄色瘤病、皮肤淀粉样变性、局限性硬皮病、持久性隆起性红斑、结节病、三期梅毒、类脂蛋白沉着病和环状肉芽肿等相鉴别。

【治疗】

避免外伤,低脂饮食可能有帮助。可试用甲状腺素、胰岛素或大剂量维生素 E、阿司匹林和双嘧达莫。皮损处照射 X 线或紫外线、PUVA 可能有帮助。局部糖皮质激素包封或醋酸可的松类制剂损害内注射有效。外用他克莫司软膏(0.1%)已治疗早期非溃疡损害已获成功。文献报道环孢素 A、抗疟药、延胡索酸酯类、己酮可可碱、粒细胞-巨噬细胞集落刺激因子(GM - CSF)、血小板源生长因子等疗法以及局部损害切除和植皮手术取得成功。TNF - α 抑制剂和沙利度胺也有成功治疗的报道。有的损害可自愈。

38.21　进行性慢性盘状肉芽肿病 (granulomatosis disciformis chronica et progressiva)

【同义名】

Miescher 肉芽肿病。

【定义】

本病是一种较少见的肉芽肿性疾病,好发于中青年妇女。1936 年被报道,1948 年被 Miescher 及 Leder 命名为进行性慢性盘状肉芽肿病。Mehregan 认为本病是类脂质渐进性坏死的一种罕见类型。

【临床表现】

皮损为紫罗兰色边缘的红色斑块,边界鲜明而高起,中央色黄,萎缩并伴有毛细血管扩张,与类脂质渐进性坏死在临床上很难鉴别,但通常不伴有糖尿病或肺结核。本病好发于面部。

【组织病理】

与类脂质渐进性坏死非常相似,显示真皮血管周围有成团细胞浸润,其中有组织细胞、成纤维细胞、上皮样细胞和浆细胞,还有很多巨细胞。血管改变轻微。有些区域弹性纤维变性。无渐进性

坏死肉芽肿和类脂质的沉积。

【治疗】

治疗困难,系统应用糖皮质激素、环孢素 A、维 A 酸、抗疟药和作用于血管的药物多无明显作用,然而使用 PUVA,局部外用或皮损内注射糖皮质激素或外用他克莫司,或采用光动力疗法可取得较满意效果。

38.22　多形性肉芽肿(granuloma multiforme , GM)

【定义】

本病系一种具有局灶性坏死和组织细胞肉芽肿结构的融合性环状皮损内的反应性皮肤病。

【简史】

Gosset 早在 1940 年就注意了该疾病,但是由 Leiker 等于 1964 年首次命名为"多形性肉芽肿"并将其与结核性麻风区别开来。在非洲被称为"大象癣"。除中非外,报道过该病的还有尼日利亚、肯尼亚、刚果(布)、坦桑尼亚、刚果(金)、喀麦隆和印度尼西亚等国家。

【病因及发病机制】

原因不明,是一种反应性皮肤病,未发现引起发病的任何病原微生物。空气中的物质以及粉尘、有机分泌物、刺激性物质被认为可能是 GM 的诱因,但均未证实。最近有人提出 GM 是一种光敏性疾病,此病皮损好发于暴光部位支持这一说法。有认为环境中的化学性或生物性物质损伤了胶原蛋白,从而诱导免疫反应致使疾病发生。Regan 也认为 GM 皮损类似于光化性肉芽肿,光辐射在其发病机制中起到重要作用,光损伤导致了弹性纤维变性或溶解。

【临床表现】

女性多于男性,大多发生于 40 岁以后的成年人。皮损主要发生于暴光部位,特别是躯干上部和上臂。初起为丘疹,皮疹很快融合形成圆形或椭圆形斑状损害,直径可达 15 cm,边界活跃而高起,中央凹陷,遗留轻度的色素减退斑,也有报道为色素沉着斑,持续数月或数年。由于皮疹的不断发生、进展,导致不同形态的斑块形成。自

觉瘙痒或敏感性增强,尤在新皮损发生时。从不发生溃疡。皮损不影响出汗,亦无感觉异常及周围神经粗大。除影响美观外,健康状况一般不受影响。

【组织病理】

主要为组织细胞性肉芽肿,其中有灶性渐进性坏死,多核巨细胞数目较多。变性胶原束和正常胶原混杂并存。皮肤的神经组织无病变。

【诊断及鉴别诊断】

本病皮损有鲜明而高起的狭窄边缘,有痒感,无局部感觉异常或神经肿大等症状,细菌学检查阴性,故可与结核样型麻风相鉴别。

【治疗】

以对症处理为主。必要时可试用糖皮质激素或羟氯喹。

38.23　面部肉芽肿(granuloma faciale,GF)

【同义名】

面部嗜酸性肉芽肿(granuloma eosinophilicum faciale)。

【定义】

1945年由Nigley首先报道,是一种少见的良性慢性炎症性皮肤病,表现为单个或多个棕红色浸润性斑块,常发生于面部,尤其是双颊、鼻和额部。

【病因及发病机制】

病因不清,可能的诱发因素包括光暴露、辐射、创伤、过敏或一种类似Arthus的反应。也有报道INF-γ可诱发本病。最近的研究发现皮损部位浸润细胞为CD4[+]T细胞,并有大量的IL-5,其对嗜酸性粒细胞有强烈的趋化作用。

【临床表现】

好发于中年男性,皮损为一个或多个边界清楚、表面光滑的红褐色或紫红色丘疹、结节或斑块,皮疹可扩大或数目增加,充分发展后皮疹稳定不变。92%患者仅发生于面部,多位于颊、前额、耳轮、耳前区、鼻尖及鼻旁。少数还可发生于面部以外的部位如前臂、颈、胸,通常出现在面部损伤后

数月到数年。不侵犯内脏。日光照射可使皮损加重、颜色变黑。本病呈慢性经过,可数月或数年不愈。

【组织病理】

可见致密多形性浸润主要位于真皮上部,亦可累及真皮深部及皮下组织,但不侵犯表皮和毛囊皮脂腺附属器,表皮和浸润区之间存在狭窄的正常胶原境界为本病的组织病理特点。多形性浸润大部分由中性粒细胞和嗜酸性粒细胞组成。经常有些中性粒细胞核发生碎裂,形成核尘;部分毛细血管扩张,血管壁内及其周围显示强嗜酸性纤维蛋白样物质,可见少数红细胞外渗。

【诊断及鉴别诊断】

根据临床表现、皮损特点、组织病理特征性即可诊断。本病应与持久性隆起性红斑鉴别。本病有表皮下无浸润带,浸润中嗜酸性粒细胞显著增多,而持久性隆起性红斑浸润中几乎无嗜酸性粒细胞,亦不出现无浸润带。

【治疗】

本病顽固,且对治疗反应多不敏感。局部皮损内注射糖皮质激素、冷冻疗法、激光治疗、放疗和PUVA治疗及外用他克莫司软膏有一定疗效。亦可系统应用糖皮质激素、氨苯砜和抗疟药。手术包括切除、磨削术,适用于孤立的小皮损。

(黄　琼　陈明华)

38.24　口面部肉芽肿病(Orofacial granulomatosis,OFG)

【定义】

一种慢性无干酪性坏死的肉芽肿病,主要表现在口腔和面部,但缺乏任何系统性疾病如Grohn病和结节病的表现。

【简史】

OFG缺乏特异性,是否为一独立的疾病仍有争议。1928年,Merkelsson首次报道一例合并面瘫的口面部水肿;1932年,Rosenthal命名了Melkersson-Rosenthal综合征(MRS),包括持续的唇或面部肿胀、反复的面神经瘫痪和阴囊舌三联症。1945年,Meischer报道了MRS的一种变

异——肉芽肿性唇炎，表现为唇部肿胀的肉芽肿。1951 年，Sheingold 和 Shengold 提出类似结核肉芽肿的存在。1985 年，Weisenfeld 发现其与结节病相关。2000 年，Crohn 等又提出其类似于 Grohn 病口腔与口周的表现。最终，Wiesenfeld 提议用 OFG 来命名缺乏任何系统疾病表现的发生于口面部的肉芽肿。2002 年，Neivelle 等提出 MRS 和 Grohn 肉芽肿不是独立的疾病，而应该归到 OFG 病谱中。

【病因及发病机制】

本病病因尚不明确，目前认为与感染、遗传素质和变态反应相关。本病可能是 Grohn 病、结节病，甚至为 Wegener 肉芽肿的口腔表现。

【临床表现】

经典的 OFG 表现为无触痛的反复发作的唇部肿胀，没有点状凹陷，肿胀可发生于一侧或上下唇部，由于淋巴管堵塞而产生肉芽肿，弥漫性的淋巴水肿导致唇部肥厚持久性存在。开始质软，随着纤维化而变硬。严重时，可以导致中线裂隙性唇炎和/或口角炎。

与 OFG 相关的口腔溃疡分为 3 型，最常见的为发生于前庭的慢性深在性溃疡围以红色边缘，略高起；少见的类型包括可发生于口腔黏膜任何部位的浅表的类 Aphtha 的口腔溃疡和发生于牙龈、前庭及软腭的多发性小的浅表糜烂。

OFG 还可以表现为呈现鹅卵石样外观的黏膜肿胀；出现于前庭或磨牙后区无痛性的炎性息肉；局限性或弥漫性的游离或附着牙龈的无痛性增大，颜色从正常肤色、橙色到红色不一；可见横向的舌背裂纹；较低的运动神经元的面部神经麻痹；橡胶质地的大小不等的颈部肿大淋巴结。

【组织病理】

整个黏膜下层为结节性无干酪样坏死的结核样肉芽肿结构。肉芽肿由淋巴细胞、组织细胞、上皮样细胞组成，偶见浆细胞或散在分布的中性粒细胞。其上表皮显示轻度的海绵状态和增殖。

【诊断及鉴别诊断】

OFG 的诊断依赖临床表现为反复的口面部肿胀和组织学上为非干酪样肉芽肿。鉴别诊断见表 38-3。

表 38-3　OFG 的鉴别诊断

疾　病	临 床 表 现
Crohn 病	肠道的病变
结节病	肺、皮肤、泪腺、唾液腺、神经和骨骼等多系统病变
血管性水肿	唇、舌、咽和面部非凹陷性水肿，历时短暂，反复发作，及过敏病史
Miescher 唇炎	唇部肿胀，病理类似 OFG
Melkersson-Rosenthal 综合征	唇部肿胀、裂隙舌、面部神经麻痹，OFG 的变异
腺性唇炎	唇部肿胀伴有溃疡。唇部小唾腺的急性和慢性炎症（没有肉芽肿）
结核病	很少发生于唇部，多为干酪样坏死的肉芽肿

【治疗】

OFG 自行缓解很少见。由于长期反复发作，肿胀永久性硬化，会导致显著的容颜受损问题，甚至影响说话和吃饭。因为病因不明，目前没有特效疗法。糖皮质激素已被证明能有效地减少面部肿胀，防止复发。据报道，氯法齐明能有效治疗 OFG。低剂量的沙利度胺曾成功治愈 5 例外用和系统使用免疫抑制剂治疗失败的 OFG。

（黄　琼）

38.25　环状弹性组织溶解性巨细胞肉芽肿（annular elastolytic giant cell granuloma，AEGCG）

【定义】

系一种肉芽肿性皮肤病，组织病理以弹性纤维溶解和多核巨细胞吞噬弹性纤维为特征。

【简史】

1975 年 O'Brien 报道一种新的皮肤病"光化性肉芽肿"（actinic granuloma），临床表现为身体受光部位的环状皮损，组织病理以有弹性纤维溶解和多核巨细胞吞噬弹性纤维现象为特点。随后，Hanke 于 1979 年提出"环状弹性组织溶解性巨细胞肉芽肿"（AEGCG）的名称。在此以前，曾有以头面部非典型性脂质渐进性坏死、面部

— 1179 —

Miescher 肉芽肿、光线性肉芽肿等名称而报道的类似病例。

【病因及发病机制】

本病和环状肉芽肿的关系还不完全清楚。推测太阳辐射、热或其他未知因素致弹性纤维的抗原性改变，从而诱导细胞免疫反应。免疫组化研究发现 CD4⁺细胞在炎症浸润中占主体，也支持这一理论。有人认为糖尿病也可能通过破坏的弹性组织的结构而参与本病的发病机制。已经有本病伴发全身结节病、皮肤淀粉样变性、传染性软疣、白癜风、肺鳞状细胞癌和皮肤 T 细胞淋巴瘤的报道。

【临床表现】

多见于中老年女性，好发于头、颈等受光部位，但非受光部位也可发生。皮疹为红色斑片或斑块，呈环状，边缘隆起，中央色素减退；也可表现为泛发全身的红色或暗褐色丘疹，部分中央凹陷。一般无自觉症状。

【组织病理】

隆起边缘显示真皮乳头或中部肉芽肿性浸润，有多核巨细胞（常内含弹性纤维和星状小体）、组织细胞、淋巴细胞和少量上皮样细胞，无典型的渐进性坏死、血管改变或黏蛋白和脂质沉积。损害中央弹性组织完全缺失。

【诊断及鉴别诊断】

（1）环状肉芽肿

病理显示栅状肉芽肿和显著的渐进性坏死，但一般无多核巨细胞，常有黏蛋白沉积。

（2）糖尿病脂质渐进性坏死

有显著的渐进性坏死，血管壁增厚，毛细血管内皮细胞增生。

（3）结节病

病理显示上皮细胞性肉芽肿，无干酪样坏死，常有内脏累及。

【治疗】

本病尚无特效疗法，可采用局部外用或皮损内注射糖皮质激素，外用钙磷酸酶抑制剂，或口服氯法齐明、氯喹或羟基氯喹、氨苯砜、环孢素 A、米诺环素，或冷冻、PUVA 治疗，避免外伤以防止发生同形反应。

38.26 系统性弹性组织溶解性肉芽肿病（systemic elastolytic granulomatosis）

本病较少见，病因尚不明。可能是环状弹性组织溶解性巨细胞肉芽肿和结节病谱系中一个少见的弹性组织溶解性肉芽肿病。

【临床表现】

皮损初起为红色或黄色粟米至绿豆大小丘疹，以后呈离心性缓慢扩大，直径可达 20 cm 左右，边缘隆起，中央消退，有萎缩及色素沉着。也可见到由群集丘疹互相融合的大的环状红色斑块。皮损多分布于躯干、腰骶部、上肢、股部及头皮等处。皮损局部无任何不适感，但可伴膝关节肿痛、腓肠肌疼痛、低热、腹泻、血便等。内镜检查回肠末端狭窄，剖腹探查可见腹膜、肠系膜、回肠末端和阑尾等处有散在粟米至豌豆大小的白色、黄色小结节。眼科检查可有双侧肉芽肿性色素层炎。

【组织病理】

皮损边缘隆起处真皮全层大片肉芽肿性浸润，浸润细胞主要为多核巨细胞、组织细胞和少数淋巴细胞。van Gieson 染色见许多巨噬细胞吞噬变性的弹性纤维。皮损中心部的真皮萎缩，肉芽肿性浸润不明显。皮损内血管内皮细胞增生，管壁增厚。皮损附近外观正常的皮肤可见轻度纤维化，弹性纤维粗糙、断裂。颈淋巴结、腹膜、肠系膜、回肠末端及阑尾部的结节均为肉芽肿性浸润，主要是多核巨细胞，细胞内有吞噬的弹性组织。

【实验室检查】

血液红细胞、白细胞计数降低，血红蛋白下降，白细胞分类可见粒细胞系杆状核增高，淋巴细胞减少。血沉增快，碱性磷酸酶升高，血清铁降低，C-反应蛋白降低，IgG 增高，C3、C4 增加。

【诊断】

主要依据下列几点作出诊断：① 非受光部位泛发性环状红色斑块；② 双侧肉芽肿性色素层炎、颈淋巴结、腹膜、肠系膜等处多发性肉芽肿形成；③ 病理显示肉芽肿性浸润，巨噬细胞内可见吞噬变性的弹性纤维。

【治疗】

糖皮质激素可能有效。有报道口服泼尼松每日 40 mg,皮损和全身症状均可缓解。

38.27　慢性肉芽肿病(chronic granulomatous disease, CGD)

【同义名】

先天性吞噬障碍病(congenital dysphagocytosis)、进行性败血性肉芽肿病(progressive septic granulomatosis)、儿童致死性肉芽肿病(fatal granulomatous disease of childhood)、慢性家族性肉芽肿病(chronic familial granulomatosis)、吞噬细胞功能不全综合征(phagocytic dysfunction syndrome)。

【定义】

是一种罕见的原发性免疫缺陷性疾病,为 X 染色体连锁或常染色体隐性遗传、编码吞噬细胞 NADPH 氧化酶亚基的 phox 蛋白的基因缺陷,表现为严重的细菌或真菌感染和过度的炎症,估计发病率为 1∶250 000。

【简史】

慢性肉芽肿病 1950 年被第一次描述为儿童致命肉芽肿疾病。1960 年,发现其与中性粒细胞杀菌活性受损相关。CGD 患者的中性粒细胞显示耗氧量和过氧化氢的形成增加。这种快速的氧气消费("呼吸爆发")最初被归因于线粒体呼吸增加,但后来发现与 NADPH 氧化酶有关,而最终被认为是一种 NADPH 氧化酶活性障碍性疾病。

【病因及发病机制】

NADPH 氧化酶激活导致超氧化物阴离子和下游的抗菌氧化剂代谢物如过氧化氢和次卤酸活化。NADPH 氧化酶的活化亦激活了中性粒细胞中的初级嗜天青颗粒的抗菌蛋白酶;这些被激活的颗粒蛋白酶可以提高杀死病原体吞噬溶酶体的能力。细胞间隙混合有中性粒细胞释放颗粒蛋白和染色质形成中性粒细胞胞外杀菌网络(NETs)。

NETs 能够绑定和杀死细胞外的细菌、降解细菌致病因子和目标真菌。NETs 释放需要死亡的中性粒细胞和细胞膜的裂解。CGD 患者中性粒细胞 NETs 形成缺陷,对患者的基因治疗可以逆转中性粒细胞的这种缺陷,从而支持 NADPH 氧化酶在 NETs 形成中的作用。近来 Hasui 等用流式细胞仪检测淋巴细胞亚群发现 CD4$^+$CD29$^+$细胞(记忆 T 细胞)和 CD8$^+$CDll$^+$细胞(抑制 T 细胞)均显著减少,提示本病患者的 T 淋巴细胞在成熟过程中出现异常。

【临床表现】

本病常始发于婴幼儿,初起症状为皮肤表现及化脓性淋巴结炎。皮肤表现有婴儿湿疹、皮炎、脓皮病、传染性湿疹、毛囊炎等,好发于头皮及额部,皮损中可检到致病性细菌;其次是指(趾)甲周围红肿,覆有污秽痂皮,其下为深溃疡,指(趾)甲变形或消失。无自发痛,但有强压痛。由于反复的化脓性感染及不适当的治疗,可形成肉芽肿和溃疡,伴颈淋巴结炎。此外,还可合并发生反复的慢性肺炎、肝肿大和肝脓疡,晚期可累及骨及其他内脏器官。胃肠道的症状包括结肠炎,可被误诊为 Grohn 病,非感染性的肉芽肿形成肛周的脓肿和梗阻(特别胃出口和食管)。

本病如不治疗,可致儿童夭折。早期诊断和治疗可提高患者的生存率,如能预防严重的并发症出现,可显著延长其生存期。

【实验室检查】

白细胞减少,贫血,血沉增快,白细胞四氮唑蓝试验和杀菌力试验均显示明显减弱。组织病理显示肉芽肿性感染。

【诊断】

根据发病年龄、全身皮肤反复化脓性感染、浅表淋巴结肿大及白细胞四氮唑蓝试验和杀菌力试验减弱可诊断。

【治疗】

积极控制感染,以过氧化氢清洁病灶,选用杀菌作用强的抗生素。磺胺甲基异恶唑能促进慢性肉芽肿患者的吞噬细胞对细菌的杀菌作用。近年来应用 γ 干扰素对反复多源性细菌感染有效。

38.28　毁形性渐进坏死性肉芽肿病（disfiguring necrobiotic granulomatous disease）

本病系一种原因不明的肉芽肿性疾病,其发病机制亦不清楚,可能与免疫调节异常和 T 细胞功能障碍有关。

【临床表现】

本病好发于下肢、足部及鼻、颊或唇部。皮损表现为紫红色、红棕色结节和斑块,并呈侵蚀性向邻近发展,形成糜烂和溃疡;鼻部损害可导致鼻软骨破坏、鼻中隔穿孔,造成面部毁容。皮损缓解及复发情况可交替出现。

【组织病理】

真皮中下部可见渐进性细胞坏死,融合成片。胶原嗜酸性变性,其周围绕有巨细胞、淋巴细胞和上皮样细胞。肉芽肿浸润中可见中等大小的血管管壁增厚、内膜增生、管腔狭窄。单克隆抗体染色为 CD3、CD4、CD8 和 CD22 正常淋巴细胞分布。

【诊断及鉴别诊断】

根据皮损发生、发展及其特征性表现,结合组织病理显示的上皮样肉芽肿伴渐进性坏死和血管改变等,应考虑本病。需鉴别的病种包括 Wegener 肉芽肿、多形性网状细胞增生症、淋巴瘤样肉芽肿病及类脂质渐进性坏死等。

【治疗】

糖皮质激素、抗生素、左旋咪唑等可暂时性缓解病情。面鼻部毁损可考虑颌面外科整形手术治疗。

（黄　琼　陈明华）

38.29　致死性中线肉芽肿(lethal midline granuloma, LMG)

【同义名】

多形性网状细胞增生症（polymorphic reticulosis, PR）、中线恶性网状细胞增生症（midline malignant reticulosis, MMR）、Wegener 肉芽肿病（WG）、特发性中线毁损性疾病（IMDD）、Stewart's 肉芽肿（Stewarts granuloma）、口腔颌面部致命性中线肉芽肿（oral and maxillofacial lethal midline granuloma）、恶性肉芽肿（malignant granuloma）、坏死性肉芽肿（necrotic granuloma）、淋巴瘤样肉芽肿病(lymphomatoid granulomatosis)、假性淋巴瘤（pseudolymphoma）、血管中心免疫增殖性病损（angiocentric immunoproliferative lesion）、腭中线 T 细胞淋巴瘤（T-cell lymphoma of palatal midline）、NK/T 细胞淋巴瘤。

【定义】

既往认为本病是一种发生于面部中线区域的具有毁损性并累及上消化道和呼吸道黏膜的坏死性病变;近来认为这是一组相关性疾病,具有同源异质性,并组成了一个疾病的演变谱。临床上以面部中线、上呼吸道为首发病灶部位,呈侵袭性发展,部分患者尚可发生淋巴结及远处脏器转移,包括皮肤、肺、骨髓、肾、肝、脾,显示本病谱系的末端是一种恶性疾病。组织病理上,不同患者可能出现非特异性炎症、坏死、肉芽肿;异型细胞浸润的某一种变化,即使同一患者不同时期取材,也可见到组织学上的差异,提示本病经历了由非特异性炎症——坏死、肉芽肿——恶性淋巴瘤的发展过程,从而认为这类损害代表了面部中线区域淋巴瘤不同时期的表现形式。

【简史】

1897 年 Mcbride 首先报道一例发生于鼻腔的进行性坏死性溃疡性致死性病例,称为"鼻面部迅速进展性坏死"。1921 年 Wood 报道 2 例类似病例,称之为"恶性肉芽肿"。1932 年 Stewart 观察一组类似病例,发现晚期侵犯鼻面部较为广泛,预后不良,称之为"进行性致死性肉芽肿性溃疡",组织病理为以淋巴细胞、浆细胞及组织细胞等浸润为主的肉芽肿性炎症性病变,其中组织细胞有一定异型性,并常以局限于血管周围为特点。1936 年 Wegener 报道一组中线致死性肉芽肿病例,指出病变以肉芽肿及坏死性血管炎为主要特点,并常有肺及肾脏等系统性损害。1959 年 Burston 等对致死性中线肉芽肿病理上是否是一个独立疾病提出质疑,认为中线部位感染（细菌、真菌、螺旋体、寄生虫等）、肿瘤（各种癌瘤、肉瘤）及 Wegener 肉芽肿病等多种疾病均可引起致死性中线肉芽肿（LMG，又称为恶性中线肉芽肿）的临床表现。1964 年 Friedmann 将其称为"难治愈性肉芽肿（Non-healing granuloma）"，分为 Wegener 型和 Stewan 型，前者以血管炎性为特点，后者以淋巴细胞、组织细胞增生为特点。1969 年 Kassal 等认为中线肉芽肿可分为 3 型：中线恶性组织细胞增生症（midline malignant histiocytosis, MMH）、中线恶性淋巴瘤（midline malignant lymphoma, MML）和 Wegener 肉芽肿。1977 年 Michaels 等明确提出致死性中线肉芽肿不是一个独立疾病。1982 年 Crissman 等又提出中线肉芽肿综合征（midline granuloma syndrome, MGS），他们认为广义的 MGS 是指发生于鼻、咽、鼻窦及上下呼吸道等中线部位的感染性、肿瘤性、血管炎性的特发性、破坏性疾病，常造成这些部位的畸形破坏。其中 Wegener 肉芽肿、MMH/MMR、MML 及 IMDD 常具有共同的非特异性坏死性炎症为背景的病理改变，临床经过凶险，其诊断及治疗困难，是目前所指的 MGS。

随着免疫表型及分子细胞遗传学的研究发展，越来越多的学者认为其中一部分为淋巴细胞肿瘤。1994 年 REAL 分类称为血管中心性淋巴瘤；1997 年 WHO 造血及淋巴组织肿瘤新分类中命名为鼻型结外 NK/T 细胞淋巴瘤（NKTCL）；2001 年 WHO 正式命名，将其定为非霍奇金淋巴瘤（NHL）的一个独立疾病类型。

【病因及发病机制】

本病病因尚不明确。鼻 NK/T 细胞淋巴瘤 80%～100% 的病例存在 EB 病毒，其他部位结外 NK/T 细胞淋巴瘤 EB 病毒检出率较低（15%～50%）。应用原位杂交技术和 Southem blot 分析 EB 病毒呈单克隆增殖，提示本病发生可能与 EB 病毒有关。

【临床表现】

本病少见，发病分布随地域和种族而不同，较多见于亚洲如中国、日本和朝鲜以及南美地区，亚洲地区发病率占 NHL 的 2.6%～8%，北美及西欧罕见（<1%）。发病常见于中年男性，中位年龄 40 岁，男女之比约 4∶1。

Stewar 将 LMG 的临床表现分为 3 期。

（1）前驱期

发病初期患者有感冒或鼻窦炎等前驱症状，这些症状较通常上呼吸道感染持续的时间为长，一般持续 4～6 周，个别可长达 4 年之久，且一般治疗无效。随着病情的发展，多数患者可出现进行性鼻阻塞及伴浆液、血性分泌物和大而坚硬的鼻痂。患者常出现疲乏无力、盗汗、长期不规则高热、游走性关节疼痛和消瘦、衰竭等全身性症状。

（2）活动期

出现上呼吸道中线损害：① 鼻部症状：鼻阻塞，疼痛，鼻黏膜充血肿胀，脓性分泌物外溢，局部恶臭，鼻腔内溃疡和假膜形成。此外还有鼻中隔糜烂、穿孔，鼻甲坏死脱落，筛窦骨质破坏和死骨形成。病变偶可波及鼻部皮肤，出现红肿和鼻梁外形受损。② 咽及腭部损害：咽痛，黏膜充血、糜烂或溃疡形成，产生脓性分泌物，少数患者悬雍垂坏死脱落；软腭充血水肿、出血、下陷。③ 眼部损害：眼眶受损常由鼻、筛窦或上颌窦的损害蔓延所致，主要表现为眼部疼痛，眶周或眦部皮肤红肿、溃疡或瘘管形成、眶骨破坏。④ 耳部的损害：包括单侧或双侧浆液性中耳炎、乳突破坏、慢性中耳炎、感觉神经缺陷伴传导性听力丧失。

（3）终末期

LMG 损害扩散到周身各内脏器官，包括颈和纵隔淋巴结、肺、肾、中枢神经系统、皮肤、骨骼、胃肠道及其他器官，患者出现衰弱，恶病质，最后因衰竭、出血而死亡。病变累及淋巴结，曾被认为是本病特征之一，但有学者认为肿大的淋巴结很可能是组织坏死合并感染所致。

【组织病理】

近年来学界提出了围管性免疫增生性损害（angioeentric immunoproliferative lesion, AIL）的概念，包括了上述 LMG 组织学改变的病理学特征，属于这个概念范畴的疾病包括良性淋巴细胞性血管炎、MMR（PMR）、淋巴瘤样肉芽肿（LG）、围管性淋巴瘤等。Edward 将其组织病理分为 3 级：Ⅰ 级，由淋巴细胞、浆细胞、组织细胞、嗜酸性粒细胞组成的多形性浸润，无异型细胞和坏死；Ⅱ 级，多形性围管性、血管破坏性淋巴样细胞浸润，包括异型小淋巴样细胞和少数大淋巴样细胞、免疫母细胞及多形性炎细胞浸润和坏死;Ⅲ级,即围管性淋巴瘤,由大、中、小型异型淋巴样细胞组成的单一形浸润,炎症反应不明显。瘤细胞血管中心性和血管浸润性生长及坏死灶是突出的组织学特征。

肿瘤细胞通常显示 CD2$^+$、CD56$^+$、CD3ε^+、CD7$^-$、CD16$^-$、细胞毒性颗粒相关蛋白$^+$。肿瘤细胞 TCR 基因重排多为阴性(NK 细胞)或阳性(NK 样 T 细胞)。

【实验室检查】

白细胞计数偏低,红细胞沉降率加快,免疫球蛋白水平偏高,血清补体升高;细菌、真菌和病毒培养多无特殊发现。有报道认为抗中性粒细胞质抗体检查对恶性中线肉芽肿的检查具有较高特异性。

【诊断及鉴别诊断】

诊断依据主要依靠组织病理可见异型淋巴细胞,由于瘤细胞形态多样、核异型性大、背景组织结构成分复杂,需多次活检及联系免疫组化和电镜才能确诊。但由于某些病例病程长,早期无特异性表现,中晚期常伴有混合感染而掩盖其本质,加上坏死和病变分布不均一和多中心性,也给组织学诊断带来困难,故临床对高度怀疑的病例,应做多次不同部位的活检;溃疡坏死病灶应避开坏死部分,选尽可能大块的深取组织,在病灶坏死组织和正常组织之间取材,可提高诊断的阳性率。

本病需与以下疾病相鉴别。

(1) 外伤后细菌性致死性肉芽肿(fatal bacteria granuloma after trauma, FBGT)

这是近年来由高天文等从患者面部皮损中发现致病菌而命名的一种疾病。临床上少见,但死亡率极高,颅内感染为致死原因。FBGT 的临床特征为外伤后面额部进行性暗红色斑块,绝大部分患者在皮损出现后 1~4 年内突发头痛、意识障碍等颅内症状,迅速死亡。其皮损组织病理显示真皮内以组织细胞为主的炎性浸润,有多核巨细胞、淋巴细胞等。透射电镜可发现皮损内有典型的细胞内杆菌。严格的厌氧培养可培养出致病菌——痤疮丙酸杆菌。

(2) WG

是一种自身免疫性疾病,上呼吸道病变较轻,甚至可无。常累及周身多数器官,以肺、肾受损最常见。亦可累及皮肤、眼眶、耳、心、神经系统、消化道、肌肉及关节等。局灶性坏死性肾炎和病变部位的小动、静脉炎为其病理学特征。在治疗上,WG 以全身化疗效果为佳,一般采用糖皮质激素和细胞毒制剂治疗,部分病例能长期缓解。

【治疗】

NK/T 细胞淋巴瘤是一种侵袭性淋巴瘤,预后不良。67%~80%的患者诊断时为临床Ⅰ、Ⅱ期,肿瘤常局限于鼻腔或直接侵犯邻近结构和组织,较少有区域淋巴结或远处转移。鼻型 NK/T 对化疗不敏感,化疗后部分患者可暂时得到缓解,但极易复发;放疗主要用于治疗早期患者。早期患者经放疗或化放疗结合治疗的 5 年生存率(OS)仅30%~40%。Ⅲ、Ⅳ期 NK/T 细胞淋巴瘤病程进展快,对化疗不敏感,预后极差,患者 5 年 OS 约7%~31%。目前国内外关于治疗 NK/T 的研究显示,放疗加含左旋门冬酰胺酶(L-AsP)联合化疗及自体造血干细胞移植下超大剂量化疗,可能是鼻型 NK/T 新的治疗选择。

38.30 外周巨细胞修复性肉芽肿 (periphera giant cell reparative granuloma, PGCRG)

【同义名】

巨细胞肉芽肿(giant cell granulom, GCG)、外围巨细胞肉芽肿(periphera giant cell granuloma, PGCG)。

【定义】

PGCG 是一种非肿瘤性病变,由于局部刺激而导致的反应性增生,具有一定的侵袭性,其病理特征类似中央巨细胞肉芽肿(central giant cell granuloma, CGCG),但组织来源不同,非骨内来源。

【简史】

1848 年 PGCG 首次作为真菌肉芽被报道。1953 年,Jaffe 首次介绍了巨细胞修复性肉芽肿

（GCRG），认为其是一种非肿瘤病变，这一观点已为大多数学者所接受，但是对"外伤和修复"的说法有异议，因为并非所有的患者都有外伤的病史，所以学界认为应删去"修复性"。

【病因及发病机制】

发病机制不明，主要观点有：① 外伤：由于病变中可见出血和含铁血黄素沉着，有学者认为GCRG 为外伤致骨内出血而引起的修复性反应，也有报道患者病变部位常无外伤史；② 炎症：慢性炎症时，在 GCRG 中巨细胞是作为异物巨细胞起作用，在种植牙的人群中发病率高；③ 妊娠：妊娠促使 GCRG 病变发生和生长，可能和雌二醇相关。

【临床表现】

好发于儿童及青年人，有报道 25 岁以前发病者占 86%。损害常累及颌骨，下颌骨多于上颌骨（下颌：上颌＝1.9：1），可同时累及左、右侧下颌骨或累及上下颌骨。临床上出现颌骨膨胀，伴有局部疼痛或触痛，可引起牙移位、移动及牙根吸收。

继 Jaffe 首次报道了下颌骨 GCRG 以来，相继有蝶骨、筛骨、颅底、颞骨、眶骨、颅面骨及手足小骨和四肢长骨等部位的个案报道。

【组织病理】

富于血管和细胞的间质内含有多核破骨细胞样细胞，呈灶性聚集，灶之间有纤维间隔。巨细胞数量多，大小和形态不一。毛细血管丰富，常见出血灶及含铁血黄素沉着。单核间质细胞呈卵圆形或梭形。免疫组化学 MB－1、vimentin、α－1－antichymotrypsin 和 CD68 阳性，提示组织细胞/巨噬细胞或破骨细胞起源。

【实验室检查】

X 线摄片表现为：单房阴影，有骨或骨小梁发生，周界清晰，经常呈蜂窝状或皂泡状外观，骨密质变薄，但很少穿破骨密质。

【诊断及鉴别诊断】

根据临床表现、组织病理学特点对治疗的反应可得出正确诊断，但是应与骨巨细胞瘤、动脉瘤样骨囊肿、甲状旁腺机能亢进性棕色瘤、良性成软骨细胞瘤、骨纤维性结构不良、颌骨肥大症、非成

骨纤维瘤、骨肉瘤等相鉴别。

【治疗】

虽然 GCRG 为非肿瘤良性病变，但具有局部侵袭性，应当积极治疗。GCRG 有自行缓解的倾向，故有人认为对 GCRG 单纯行刮除术即可达到治愈目的，但有文献报道单纯刮除复发率较高。关于是否放疗争论很多，有文献报道放疗对GCRG 无作用，且有恶病变的可能，因此，只有当GCRG 累及颅底等较复杂结构、难以彻底切除病变时才可考虑术后放疗，放疗应采用小剂量、高电压放疗。彻底手术切除是最佳方案。手术时应考虑美观和功能重建问题，尤其是颞颌关节，因为颞颌关节破坏可能导致咬合错位、功能障碍、运动受限、神经损伤、耳聋、缩颌，甚至可伤及中颅窝及脑组织。

38.31　类风湿结节（rheumatoid nodules）

【病因及发病机制】

类风湿结节的发病机制尚不完全清楚。可能是由于外伤后小血管形成，引起免疫复合物聚集，刺激单核细胞分泌多种物质，其中的促凝剂可引起纤维蛋白样物质沉积；细胞毒性介质、蛋白酶和胶原酶可引起结缔组织坏死，巨噬细胞趋化因子和巨噬细胞受体与沉积在结节坏死区边缘的纤维蛋白样物质和纤维蛋白相互作用，吸引巨噬细胞不断聚集。

类风湿结节的发生与遗传有一定相关性。已发现携有 HIA－DR4、HLA－DRBl 等位基因的杂合子患者，特别是具有 HIA－DRBl 0401 和 HLA－DRBl 0404/8 或 0101 者，发生结节病变的风险更高，预后不良；而具 HLA－DRw2 者极少发生类风湿结节，RF 滴度亦低。HLA－DRBl 0401 和 RF阳性与 MTX 诱发的 ARN 有关，但血清阴性不能排除发生 ARN 的可能。

【临床表现】

本病主要分为经典类风湿结节、速发类风湿结节（accelerated rheumatoid nodulosis，ARN）及类风湿结节病（rheumatoid nodulosis）。

（1）经典类风湿结节

是类风湿关节炎（RA）患者最常见的关节外病变，见于 25% 的患者。出现类风湿结节的患者90% 类风湿因子（RF）阳性，其发生率与 RF 滴度相关，与 RA 的病情进展或严重程度无关。类风湿结节是活动性 RA 的晚期临床表现，也可先于关节病变出现。好发于经常受摩擦的部位，如手指、前臂、枕部、背部及足跟，也可发生于指关节、骶骨隆突处、耳轮、坐骨结节和（或）骶骨。结节通常呈肤色，可单发或多发，直径数毫米至数厘米。常位于皮下深层，可与其下的骨膜、肌腱或滑囊粘连；也可位于表皮，可活动。大多数结节坚硬、不痛。皮肤外结节可发生于肺部、胸膜、心包膜、肌腱、滑膜、骨骼、声带、腹膜、硬脑膜、巩膜、鼻部、耳及心脏。多数结节为良性，发生在滑膜内的结节偶可形成窦道，称为类风湿窦道。出现类风湿结节常预示存在严重的关节外病变，病情通常不易缓解，预后不佳，有发生血管炎的倾向。

1924 年 Fehy 首先报道关节炎、白细胞减少、脾大三联征，被称为 Felty 综合征。约 1% 的 RA 患者将发展为 Felty 综合征。Felty 综合征的皮肤症状包括类风湿结节、色素沉着和下肢溃疡，其中类风湿结节发生率为 76%。

（2）速发类风湿结节

1986 年 Kremer 发现接受甲氨蝶呤（MTX）长期治疗的部分 RA 患者，在关节症状缓解的同时发生新的疼痛性结节，Ahmed 将其称为 MTX 诱发的ARN。接受 MTX 治疗的患者 ARN 发生率为 8%。ARN 好发于男性，也可发生于治疗前无类风湿结节的患者。结节主要累及掌指和近端指间关节。MTX 诱发 ARN 的时间不定，平均为 35.1±31.1个月。80% 的 ARN 患者仅有轻微不适，可继续接受 MTX 治疗，以诱导缓解关节炎症状；一旦中断MTX 治疗 ARN 可消退，再使用 MTX 治疗，皮损又复发。羟氯喹、青霉胺、秋水仙碱和柳氮磺吡啶可减少 MTX 诱发的 ARN。

（3）类风湿结节病

1949 年学界首次观察到类风湿结节病，随后Ginsberg 等将与类风湿结节及手、足骨内囊肿改变相关的间质性关节炎命名为类风湿结节病。与传统的 RA 不同，类风湿结节病的囊肿损害不引起侵蚀性关节炎，但具有类风湿结节的组织学特点以及轻度关节病变、骨囊肿损害，RF 阳性。

Couret 等提出类风湿结节病的诊断标准如下：① 多发性皮下结节，经组织病理学检查证实为类风湿结节；② 复发性关节症状，临床表现及 X线表现均轻微；③ 良性病程；④ 无或仅有轻度 RA系统症状。RF 阳性，X 线摄片常见骨囊肿改变，但缺乏这种损害并不能排除类风湿结节病。类风湿结节病多发生在 30~50 岁的男性（82%），病程多为自限性，与 RA 相关的 HLA - DRBl 无明确相关性，不会发展为经典的 RA。

【组织病理】

成熟的类风湿结节由 3 部分组成：第一部分为中心坏死区，为无定形的嗜酸性组织，由胶原纤维、纤维蛋白、蛋白质及其他细胞碎片组成；第二部分由表达人白细胞抗原（HLA）- DR 的巨噬细胞围绕在中心坏死区的周围，呈栅栏状排列；第三部分由浸润的炎症细胞组成，位于团块组织的外层。ARN 的组织病理学改变与类风湿结节相同。

【治疗】

类风湿结节常无自觉症状，不需治疗；如果结节出现溃疡、感染、压迫神经或使关节活动受限，则可采取手术去除。关节炎治疗后结节可缩小。

38.32 栅栏状中性粒细胞性和肉芽肿性皮炎（palisaded neutrophilic and granulomatous dermatitis, PNGD）

【定义】

PNGD 是一种组织病理学诊断，包括一组文献报道临床和组织病理相似的疾病，如合并关节炎的间质性肉芽肿性皮炎、线状皮下带（linear subcutaneous bands）、风湿性丘疹、线状环状肉芽肿、Churg - Strauss 肉芽肿、类风湿性肉芽肿、浅表溃疡性类风湿样渐进性坏死、渐进性坏死肉芽肿、栅栏状肉芽肿和皮肤血管外坏死性肉芽肿。

【简史】

1951 年关于 PNGD 的类似皮损首次由 Churg 和 Strauss 在其变应性肉芽肿病患者中报道。1965 年 Dykman 等发现 2 例类风湿关节炎患者躯干部出现线状横向条索状皮损，组织病理显示间质内伴有淋巴细胞和中性粒细胞浸润的肉芽肿及灶性胶原变性。1978 年，Dicken 和 Winkelmann 又报道 7 例相似的栅栏状皮肤肉芽肿，首次描述了类似的变应性肉芽肿，其中只有 1 例患者满足 Churg－Strauss 肉芽肿病的临床标准。1994 年，Chu 等提出以"栅栏状中性粒细胞性和肉芽肿性皮炎"来统一命名，并指出组织病理有免疫复合物 IgM 和 C3 及中性粒细胞聚集。两年后，Wilmoth 和 Perniciaro 确认了 PNGD 和系统性免疫疾病之间的关系。此后 PNGD 与风湿性疾病相关的关节炎、系统性红斑狼疮、淋巴组织增生性疾病和 Behçet 病等的相关性报道陆续出现。

【病因及发病机制】

尽管 PNGD 病因尚不明，但所有和系统性疾病相关的 PNGD 均有免疫复合物的形成。很多病例显示变性的胶原区和真皮血管壁均有相当多的免疫球蛋白、补体和纤维蛋白原沉积，故可这样假设：突发事件致使真皮血管壁免疫复合物沉积，随即激活的补体和中性粒细胞使皮肤胶原蛋白破坏变性，最终导致肉芽肿形成。

【临床表现】

多为四肢伸侧的无症状红斑、丘疹或对称性股内侧和躯干部的红色或紫罗兰色斑块。皮损可出现破溃，形成脐凹和结痂，可排列成条索状、弧形、环状，部分质地较硬，如绳索样。皮损通常无明显自觉症状。

Sangueza 等将类风湿中性粒细胞皮炎亦归为 PNGD，其表现为发生于肢端和躯干的红色丘疹、斑块、结节和风团。伴类风湿中性粒细胞皮炎的患者常有严重的致残性 RA。

【组织病理】

早期可有血管炎改变和中性粒细胞浸润，而在病程晚期出现胶原变性和栅栏状肉芽肿形成伴有中性粒细胞及核尘。

【诊断及鉴别诊断】

根据临床表现和特征性的组织病理可确诊，但需与以下疾病相鉴别。

(1) Mondor 病

皮损有压痛，一般经数周后皮损可自然消退，组织病理表现为非特异性血栓性静脉炎，易于鉴别。

(2) 类风湿结节

临床表现为边界清楚的无痛性皮下结节，主要位于前臂伸侧，组织病理表现为皮下组织内的栅栏状肉芽肿，中央有纤维蛋白样坏死，周围有组织细胞和成纤维细胞包绕。

(3) 类脂质渐进性坏死

皮损主要位于双小腿胫前，为边界清楚的淡黄色萎缩性斑块，表面有毛细血管扩张，组织病理表现为真皮和皮下组织有大片胶原坏死，周围有组织细胞和多核巨细胞包绕。

(4) 间质肉芽肿性药物反应(interstitial granulomatous drug reaction)

有界面的空泡变性和淋巴细胞向表皮性，并且在停用致敏药物后皮损可自行消退。

【治疗】

PNGD 有一定的自限性。有报道局部糖皮质激素外用可改善。小剂量泼尼松和氨苯砜有效。

（黄　琼）

第39章 遗传性及先天性皮肤病

目　录

第 39 章
遗传性及先天性皮肤病

39.1 概　　述

各种生物通过繁殖所生的后代和亲代比较起来,无论在形态结构或生理功能等方面,都是十分相似的,生物学上这种现象叫做遗传。但仔细辨别,可见亲代与子代之间,或子代个体之间,多少有些差异,这种现象叫做变异。遗传性是保证人类世代相继的依据,而变异性则是使人类产生各种多态性,从而能更好地适应于各种自然环境条件;它们在一定的条件下可以相互转化,遗传性的改变就表现为变异性,而变异性的稳定传代又成为遗传性。

遗传性疾病和先天性疾病比较容易混淆。先天性疾病是在胎儿期得的,也就是胎儿在子宫内的生长发育过程中,受到外界或内在不良因素作用,致使胎儿发育不正常,出生时已经有表现或有迹象的疾病。一方面,先天性的疾病不一定是遗传性疾病,如母亲在孕期感染风疹病毒引起患儿的先天性心脏病和其他畸形;另一方面,遗传性疾患可以是先天性的也可以不是先天性的,前者如先天性闭汗性外胚叶缺陷,出生时即有,后者如毛囊角化病、家族性慢性良性天疱疮,有些患者到成人时才表现出来。

遗传性疾患的症状不一定是特异性的,如磨损引起的大疱与遗传性疾患的单纯型大疱性表皮松解症的大疱相仿。

同一种遗传性疾患,在不同个体身上表现程度可不一致,有的明显,有的不明显,有的甚至没有可见的表现。如家族性黄瘤,临床表现可有高胆固醇血症、睑黄瘤、血管的动脉粥样硬化病变等

表现,但某些后代只有通过实验室检查才可测知其患有高胆固醇血症而无其他临床表现。

同一疾患可以有不同的遗传方式,即不同遗传背景可发生相同或接近的临床表现。如白化病是典型的隐性遗传,但类白化病则是显性遗传的;单纯型大疱性表皮松解症是显性遗传病,而较严重的营养不良型大疱性表皮松解症则是隐性遗传的。

（方　丽）

39.2　鱼鳞病(ichthyosis)

本病系指一组以皮肤干燥、伴有鱼鳞状鳞屑为特征的遗传性角化障碍性皮肤病。

由于遗传方式、形态学和组织学的不同,临床上本病可作以下分型:显性遗传寻常性鱼鳞病、性连锁隐性遗传鱼鳞病和先天性鱼鳞病样红皮病,后者又分为显性遗传先天性鱼鳞病样红皮病(又称大疱性先天性鱼鳞病样红皮病或表皮松解性角化过度鱼鳞病)和隐性遗传先天性鱼鳞病样红皮病(又称非大疱性先天性鱼鳞病样红皮病或板层状鱼鳞病)。此外,还有些少见类型,如迂回线状鱼鳞病、火棉胶婴儿。

39.2.1　显性遗传寻常性鱼鳞病(dominant ichthyosis vulgaris)

【同义名】

干皮病(xeroderma)、单纯型鱼鳞病(ichthyosis simplex)、光泽鱼鳞病(ichthyosis nitida)。

【病因及发病机制】

是一种常见多发病,发病率在 1 : 250 ~

1∶5 300之间。2006年，Smith等首次发现了1号染色体上编码丝聚蛋白的FLG基因突变可以导致本病的发生。轻型患者多为FLG杂合突变，严重患者多为FLG纯合或者双等位基因突变。该病在杂合体患者中表现出不完全的外显率，在家系内和家系之间表现出不同的表型。

在角质形成细胞终末分化阶段，丝聚合蛋白原（角质透明颗粒的主要蛋白）被分解为能够聚集角蛋白中间丝的丝聚合蛋白多肽，丝聚合蛋白原及角蛋白中间丝等交叉连接到角质细胞包膜，形成表皮屏障。在寻常型鱼鳞病中，由于基因突变导致丝聚合蛋白的减少或缺失，致使角质化过程异常。

【临床表现】

1~4岁之间发病，婴儿期罕见。惯发于四肢伸面及背部，屈面及褶皱处甚少累及。前额及面颊部幼儿期可累及，以后倾向于消退。损害轻重不一，轻者仅在冬天的几个月中，表现为皮肤粗糙、干燥，天气转暖即改善，而一般患者除皮肤粗糙干燥外，尚有白色半透明的纤细鳞屑，有时鳞屑间显白色沟纹，呈网状。头皮可有纤细的糠状脱屑，但头发正常。一般无自觉症状。与季节关系密切，表现为冬重夏轻，冬天易引起手足皲裂而疼痛，夏季症状可暂时性改善。一些化学因子特别是脂溶性的化合物也可使症状加重。在一部分病例中，眼睛可出现无症状的深部角膜基质炎。本病可伴发臀及四肢伸面的毛周围角化，肘、膝、胫前、踝部的局限性角化过度以及掌跖角化，并可伴发遗传过敏性皮炎，而在后者中，其鱼鳞病表现往往比不伴发者轻。本病随着年龄增大，病情可趋向于改善。

【组织病理】

表皮变薄，角质层轻、中度增厚，粒层减少或缺乏，生发层显得扁平，毛囊孔和汗腺可以有角质栓塞，皮脂腺数量减少，真皮血管周围有非特异性炎症细胞浸润。

【诊断及鉴别诊断】

根据特征性的分布及皮损形态，诊断当易确立。除了与其他类型的鱼鳞病相鉴别外（见表39-1），尚需与获得性鱼鳞病鉴别。发病年龄、症状、家族史等有助于鉴别。

表39-1 鱼鳞病的鉴别诊断

分 类	寻常性鱼鳞病	性连锁鱼鳞病	先天性鱼鳞病样红皮病（板层状鱼鳞病）	先天性鱼鳞病样红皮病（表皮松解性角化过度鱼鳞病）
遗传方式	AD	SR	AR	AD
发病率	1∶250~1∶5 300	1∶6 000	1∶30万	1∶30万
病因	1q22上的基因突变	xp22.3上的STS基因突变	TGM 1/2等基因突变	K1/K10基因突变
性别	男女	男性	男女	男女
发病年龄	1~4岁	出生~1岁	出生	出生
分布部位	四肢伸侧及背部，屈侧及皱褶处很少累及。幼儿期可累及前额、面颊部	面部两侧、颈，头皮、躯干之腹侧累及，腹>背。幼儿期：肘、腋较普遍；成人期：腘窝较易累及	泛发性	泛发性，以四肢屈侧尤甚
鳞屑类型	白色或淡黄色，半透明，纤细	棕黑色，厚且大，有"肮脏"感	5~15 mm大，灰棕色，四边形，中央黏着边缘游离为特征	厚的棕色疣状脱屑
伴发特征	毛周角化	①仅男性受累 ②毛发粗糙干燥时有斑秃 ③精神抑郁	①弥漫性红斑 ②连续发生的板样表皮脱落 ③1/3眼外翻	①弥漫性红斑 ②婴幼儿期大疱、水疱
病程	随年龄增大，趋向于改善	持久	在幼儿早期可以清除	随年龄增大而改善
组织病理	表皮变薄，粒层减少或缺乏，真皮的血管周围有轻度细胞浸润	角层、粒层增厚，钉突显著，血管周围淋巴球浸润均匀一致	棘层增厚，角层下分离	表皮松解性角化过度
治疗反应	好，青春期后好转	差，持续终生	差，常死于继发感染	好，随年龄增长有减轻倾向

39.2.2 性连锁遗传鱼鳞病(sex-linked ichthyosis vulgaris)

【同义名】

黑鱼鳞病(ichthyosis nigricans)。

【病因及发病机制】

患者中染色体 Xp22.3 上的类固醇硫酸酯酶(STS)基因缺失,使胆固醇硫酸盐在表皮中的含量增加,游离胆固醇含量减少,使角层细胞紧密结合,影响正常脱落而形成鳞屑。

【临床表现】

仅发生于男性,但一些有异型合子的女性,可有轻度鱼鳞病表现,特别在胫前。婴儿期发病,皮损可泛发或局限,以面部两侧、颈部、头皮受累最重,躯干之腹侧比背部严重,幼儿期可累及肘、腋窝;成人期则腘窝较易受累。基本损害为散在的、大的、棕黑色鳞屑覆盖患处,给人以肮脏的感觉(彩图 39-01)。毛发粗糙干燥,有时有斑秃。本病尚可伴发精神抑郁、骨骼异常和性腺功能减退。病例之间在严重性方面可有较大差异,但在每一患者的一生中,皮损变异甚小或不变,并不会随着年龄的增长而改善。

【组织病理】

显示角层、粒层增厚,钉突显著,血管周围有均匀分布的淋巴细胞浸润,汗腺数量略有减少。

【诊断及鉴别诊断】

根据婴儿期发病、分布部位、大而黑的鳞屑及组织学变化可明确诊断。与其他鱼鳞病的鉴别参见表 39-1。

39.2.3 显性遗传先天性鱼鳞病样红皮病(dominant congenital ichthyosiform erythroderma)

【同义名】

先天性大疱性鱼鳞病样红皮病(congenital bullous ichthyosiform erythrodermia)、表皮松解性角化过度鱼鳞病(epidermolytic hyperkeratosis ichthyosis)。

【病因及发病机制】

发病率约 1/30 万,系常染色体显性遗传。由于基因突变(尤其是角蛋白 1 或 10 的基因突变)导致角蛋白原发性功能缺陷所致,而大部分突变

位点发生在角蛋白高度保守的 α 螺旋的 1A 和 2B 区,同时细胞环境因素也可能影响疾病的发生。

【临床表现】

患儿出生时正常,但在 1 周内,往往数小时之间,突然发生泛发性的、以四肢屈侧为甚的红斑伴小的、黄色的、闪闪发光的鳞屑及广泛分布的大疱,以后大疱的发生减少,分布较局限,最后可消失,但是至少有 20% 的病例可持续至成人。红皮病的损害经几周或几个月始消退;从第三个月起,在腋窝、腘窝、肘窝、腹股沟等皱褶区,有时在颈部及手足背出现不规则的角化过度性的线状、疣样条纹,起初不甚明显,至第三、第四年时,损害才逐渐显著,掌跖呈板样角化。一般皮肤干燥柔软,甲和毛发正常。往往随着年龄增大,症状逐渐改善,对健康和生命无明显影响(彩图 39-02)。

【组织病理】

表皮具有特征性的表皮松解性角化过度组织改变:棘层上部及粒层的细胞核周围绕有不同大小的透亮区;透亮区外围可见由淡染物质或透明角质颗粒所形成的不清楚细胞边界;明显增厚的粒层中含有较多的不规则透明角质颗粒;有紧密的角化过度。大疱发生于表皮内,由于水肿细胞彼此分离所致。真皮上部呈中度慢性炎性浸润。电镜检查显示张力细丝形成过多,透明角质颗粒形成过早而且过多,以致细胞核周围有许多透明角质颗粒包埋于不规则堆集的张力细丝的原壳中。

【鉴别诊断】

除了和其他类型的鱼鳞病鉴别(参见表 39-1),还要和发生于婴儿期的其他大疱性疾病如大疱性表皮松解症、大疱性脓疱病等相鉴别。

39.2.4 隐性遗传先天性鱼鳞病样红皮病(recessive congenital ichthyosis erythroderma)

【同义名】

板层样鱼鳞病(lamellar ichthyosis)。

【病因及发病机制】

发病率约为 1/30 万,系常染色体隐性遗传,其遗传异质性非常强,部分患者是由于染色体 14q11 上的转谷氨酰胺酶 1 基因(transglutaminase 1, TGM1 基

因)突变所致。通过全基因组扫描发现板层状鱼鳞病新的致病基因位点可能在 2q33 - 35、3p21、19p12 - q12、19p13.1 - p13.2、17p13 和 5q33 上。

【临床表现】

从出生即显示弥漫性的红斑和 5~25 mm 大、薄的、灰棕色、四边形、中央黏着边缘游离的鳞屑。在部分病例中,可连续发生板样表皮脱落,不久皮损清除,留下正常皮肤;在另一些病例中,鳞屑持久存在,广泛分布在躯干和肢体包括皱襞部。约1/3 的病例可伴有眼外翻。

【组织病理】

显示非特异改变,中度角化过度,部分有局灶性角化不全,粒层仍存在,在有些区域还可见增厚。中度棘层肥厚,真皮上部有慢性炎症细胞浸润。

【鉴别诊断】

和其他类型的鱼鳞病鉴别参见表 39 - 1。

【治疗】

根据鱼鳞病临床病理特点,治疗对策主要应采取以下 3 个原则:增加水合作用;增强表皮柔润感;适当使用角质剥离剂。

(1) 局部治疗

水合作用通过增湿或沐浴,较长时间的浸泡可能是改善鱼鳞病症状的方法之一。润滑霜或润滑油对沐浴时吸收的水分可起到封闭的作用。角质剥离剂减少角质细胞黏附,加强与水的结合;这类制剂包括乳酸、水杨酸、尿素、丙二醇和维 A 酸类药物等。对于性连锁遗传鱼鳞病,根据发病机制,复旦大学附属华山医院皮肤科自制的 10%胆固醇乳膏外用,也有较好疗效。

(2) 全身治疗

维 A 酸类药物对先天性鱼鳞病样红皮病有效,表现在皮肤功能的改善,包括鳞屑减少、耐热性和出汗的好转等。经临床证实维 A 酸类药物不仅能改善已经存在的睑外翻,而且能降低以后睑外翻的发生率。

39.2.5 迂回线状鱼鳞病(ichthyosis linearis circumflera)

【同义名】

Netherton 综合征。

【病因及发病机制】

常染色体隐性遗传,由染色体 5q32 上的 SPINK5 基因突变造成。

【临床表现】

可在出生或出生后不久发生泛发性的红斑和干燥纤细的鳞屑,犹如银屑病;不久在躯干和四肢近端的皮疹呈多环形和匐行性表现,环状红斑周边有明显的“双边”鳞屑,具有特异性。原有老皮损消退后,在其他部位又可发生新的环状损害,不留萎缩、瘢痕或色素沉着。腘窝和肘窝的屈侧苔藓形成或角化过度,一些病例尚可发生松弛性的角层下水疱,掌跖多汗。皮损在青春期或可改善,但很少倾向于自动消失。除皮损外,可有毛发异常,毛发可以茂密,具有短的、脆的、无光泽的头发,眉毛、睫毛稀疏或缺乏。有时临床症状不明显,在显微镜下显示毛干有竹样畸形,或有结节性脆毛症、纤曲发、鞭子编织样发表现。本病尚可伴特应性皮炎表现。

【组织病理】

显示非特异性改变:棘层肥厚,钉突延长,损害边缘有角化不全,中央则呈角化过度,具有完整的颗粒层。

【鉴别诊断】

早期应与鱼鳞病样红皮病相鉴别。多环状损害及毛干的异常可资区别。

【治疗】

鱼鳞病的皮肤损害可外用维 A 酸乳膏。特应性皮炎症状明显时应用糖皮质激素可减轻症状,但停用后常复发。

39.2.6 火棉胶婴儿(colloidion baby)

Hallopeau 等于 1892 年首先用“火棉胶婴儿”这一名称描述一种婴儿出生时即有的皮肤临床表现。此外,其同义名尚有 Hebra 脂溢性鱼鳞病、新生儿薄屑状剥脱、先天性鱼鳞病和新生儿鱼鳞病等名称,但都不够确切。有人认为本病为非大疱性先天性鱼鳞病样红皮症(板层状鱼鳞病)中之一型。本病罕见,新生儿出生时皮肤光亮紧张,全身被紧束的羊皮纸样或胶样膜所覆盖,如同上过釉,呈棕黄色,四肢好似外科医生戴着手套的手。火

39.35　遗传性硬化性皮肤异色病（hereditary sclerosing poikiloderma）

本病是一种常染色体显性遗传的皮肤病，以全身广泛性色素沉着斑点伴皮肤萎缩及毛细血管扩张、皱褶部位皮肤硬化为特征，多见于黑种人。

临床表现为多在 4 岁前发病，患者出现全身广泛性色素沉着斑点，伴皮肤萎缩及毛细血管扩张，上胸、面部及头皮一般不受累。在膝、肘关节和指/趾关节伸侧皮肤萎缩及毛细血管扩张尤其明显，而在肘窝、腋窝及腘窝则尚伴网状及线状角化性及硬化性皮肤带。掌跖皮肤角化，其表面不平，似发亮的苏格兰粒面皮革。有杵状指及皮肤局限性钙化。根据全身性皮肤异色病伴肘窝、腋窝、腘窝角化过度及硬化性皮肤带和掌跖角化，即可诊断。可予对症治疗。

39.36　遗传性骨发育不良性老年状皮肤（gerodermia osteodysplastica hereditaria）

又名骨结构不良性老年状皮肤（geroderma osteodysplastica），系常染色体隐性遗传及 X 性联隐性遗传。

临床主要表现为手足皮肤变薄、有皱痕，丰满度及弹性降低；悲哀面容，眼睑下垂及有垂肉；错位咬合，出牙迟缓及高腭；跨距超过其身高比例；髋部错位；关节松弛，尤其是手和足，亦可累及膝关节和胸锁关节。智力正常。

X 线检查有全身性骨质疏松，常有压缩性骨折，偶有双凹形椎骨、腕中央钙化、髋关节脱位及平足畸形。

可予对症治疗。

39.37　遗传性血管性水肿（hereditary angioedema）

【同义名】

慢性家族性巨大性荨麻疹（chronic familial giant urticaria）。

【定义】

本病是以反复发作的急性局限性水肿及在生化检验中补体系统第一成分抑制物活性降低为特征的一种常染色体显性遗传病。

【简史】

1888 年 Osler 报道有 5 代亲族中的 22 个成员患本病，其中 2 个因喉头水肿而窒息死亡；疾病的生化基础直至 1963 年才被 Donaldson 和 Evans 发现，系第一个补体和合成活体中显示 α2 蛋白缺少而致。

【发病情况】

1962 年 Landerman 经统计病例报道，发现在 55 个家族中有 358 个成员受累。此病各地均有发生，但需和非家族性或变应性血管性水肿相鉴别。

【病因及发病机制】

本病系常染色体显性遗传，受累者是异形合子。其中85%的患者血清 C1 酯酶抑制剂之值低下，而仅有少数遗传变异个体此抑制剂属于正常或升高，它的抗原性和正常 C1 酯酶抑制剂相同；但在患者的亲族中，电泳的移动性、结合 C1 酯酶的能力与抑制 N－乙酰－L－酪氨酸乙酯的脂溶性方面的能力是较差的。在两个抑制剂血清值降低之患者中进行肝活检，发现其在肝脏内的合成降低。而血清中 C1 抑制剂的缺少是一个遗传标志，此种缺少使补体内源性活化，在疾病的病理生理方面起了显著作用。在正常志愿者中，皮内注射纯化的 C1 酯酶，可产生强烈的风团；而在本病患者中，则导致血管性水肿的局部发作。作为 C1 酯酶天然底质的 C2 和 C4 亦略低，当本病发作时，则进一步降低，但 C3 和补体以后的成分之血清值均正常。曾有人试验从单个受累肢体的静脉血中测 C2 值与未受累肢体之相应部位值比较，前者有所降低，从而得出本病中有补体的局部活化存在。C1 酯酶对纯化人的 C2 和 C4 之作用产生了激肽样通透性因子，此种因子和缓激肽及过敏毒素不同，可能是引起本病发作之生理性介质。其他血清酶和血管活性肽类包括胞质素 PF/dil、激肽酶以及 C1 抑制酶，是受到 C1 抑制剂抑制的，激肽酶和 PF/dil 在本病中可引起局部血管通透性升高。另外,胞质素甚或肌肽酶能活化 C1 酯酶,从而使受累区之毛细血管滤过率增加,使血管外液的聚集率也因此增加。由于 C1 抑制剂的缺乏是持续的,而本病之发作常为周期性的,所以不能仅以 C1 抑制剂的缺乏来解释。在血浆或胞质素激肽形成过程中,见到的 HG 因子之一时性活化,对于周期性发作也可能起作用。创伤特别是拔牙、剧烈运动或情绪激动也可诱发。

【临床表现】

开始发病年龄家族间有差异,但在一个家族内,通常是相对稳定的。常开始在婴儿期,通常发生在 10 岁以前,迟发罕见。突然发生局限性、非炎症性皮下水肿,暂时性蔨行性环状或网状红斑可在前或同时发生,受累区不痛,仅因显著水肿而不适(彩图 39 - 10)。其次常伴反复发作性的腹部绞痛和呕吐,水泻和腹胀亦常存在,在 1~2 天内可消退。上呼吸道受累较少,一旦受累,常较严重,往往致死。且随着咽部水肿,突然发生面和颈部的肿胀。罕见的有子宫、肺、膀胱以及外生殖器的水肿。文献尚有报道癫痫发作、头痛、偏瘫等征候。本病可终生反复发作,中年后,发作的频率和严重性逐步减轻。

【实验室检查】

放射免疫扩散法(抗原测定)、C1INH 活性功能测定和双向免疫电泳法的分析结果表明,至少有三种临床上不能区别的本病表型,约 85% 的本病患者表现出低抗原水平的正常功能 C1INH(表型Ⅰ),C2、C4 水平也降低;15% 的患者具有正常或高水平的抗原性相同而功能缺陷的 C1INH,此类患者进一步划分为表型Ⅱ和表型Ⅲ,两者之 C4 及 C2 水平也均降低。表型Ⅱ患者之 C1INH 以 1∶1 容积摩尔的比例与血清白蛋白结合,其电泳移动范围超过正常的蛋白质。表型Ⅲ的 C1INH 在琼脂板上的电泳移动范围基本与正常蛋白质相同。三大常规检查均正常,虽然在胃肠道发作期间白细胞增加和红细胞比容升高,但这是继发于大量液体丧失到血管外组织间隙所致。腹部 X 线显示,肠充气有液平。结肠受累者做钡灌,有明显的圆的囊样水肿性的黏膜,在局部节段里偶有肠套叠发生。

【组织病理】

受累组织的光学和电镜检查显示微血管的渗透性异常,皮肤变化主要在真皮,显示胶原纤维的液化分离,水肿范围蔓延到皮下组织,毛细血管及小静脉均扩张。当发作时做电镜检查,发现毛细血管后壁、小静脉的内皮细胞可看到裂隙,部分肥大细胞变性。喉部受累系非炎症性肌下水肿的结果。死亡的发生系由于上呼吸道受累、肺部弥漫性广泛性水肿而产生窒息所致。

【诊断及鉴别诊断】

早年即发生喉水肿、腹痛和呕吐,且在一个家庭里,接近一半的成员累及,则可作为本病之诊断依据。配合实验室检查有 C4 和 C2 的血清水平降低、C1 酯酶抑制剂的缺乏或减低,则可确诊。

根据早年发病、家族史和实验室检查发现,可与获得性血管性水肿相鉴别。

【治疗】

糖皮质激素、肾上腺素、抗组胺药无效。一般采取对症处理为主,例如喉阻塞时行气管切开,腹部绞痛时服用阿片制剂,能减轻症状。如果妊娠妇女发作时有先兆流产之可能,则输入含有 C1 酯酶抑制剂的新鲜冻凝血浆可预防之;但输入含有 C2 和 C4 之血浆,则可能导致发作加剧。

抗纤溶药物如 6-氨基己酸(EACA),可用于处于发育阶段症状严重的儿童,以及接受雄激素治疗无效或不能耐受其副作用的患者,作用机制是能在 C1 部位抑制补体系统。雄激素药物如炔羟雄烯异噁唑(danazol)等男性化作用较弱,用于女性患者较好,对减少发作次数和减轻严重性有效。由于本病患者极可能都是 C1 抑制物基因的杂合子,而这些同化激素可起增加单一正常基因生产 C1INH 的能力,因此,本病是原发缺陷而能用药物治疗的唯一遗传病。

【预后】

本病患者约 25% 在成年期由于喉头水肿窒息死亡,如对治疗反应良好,则预后好。

所有家庭成员应做 C1 抑制剂功能存在与否的试验,不仅有助于治疗,且对遗传咨询有用,因为许多患者早期可以没有临床表现,直至有生殖能力时才表现。

39.38 肝豆状核变性(hepatolenticulor degeneration)

【同义名】

Wilson 病或进行性豆状核变性。

最常侵犯儿童或青年人,临床以进行性加剧的肢体震颤、肌强直、构语困难、精神改变、肝硬化及皮肤、黏膜的色素改变为特征。

【病因及发病机制】

本病系一种常染色体隐性遗传、由铜代谢障碍所引起的疾病。绝大多数限于同胞一代发病或隔代遗传,罕见连续两代发病。致病基因 ATP7B 定位于染色体 13q14.3,编码一种 1 411 个氨基酸组成的铜转运 P 型 ATP 酶。ATP7B 基因突变导致 ATP 酶功能减弱或消失,引起血清铜蓝蛋白(ceruloplasmin,CP)合成减少以及胆道排铜障碍,蓄积在体内的铜离子在肝、脑、肾、角膜等处沉积,引起进行性加重的肝硬化、锥体外系症状、精神症状、肾损害及角膜色素环(Kayser - Fleischerring,K.F 环)等。ATP7B 基因的变异位点繁多,人类基因组数据库中记载达 300 多个位点。基因突变位点具有种族特异性,我国患者的 ATP7B 基因有 3 个突变热点,即 R778L、P992L 和 T935M,占所有突变的 60% 左右。近年来有研究发现除 ATP7B 以外其他基因如 COMMD1、XIAP、Atox1 等也与该病相关。可能由于先天遗传缺乏某种能使铜转移并与球蛋白结合的酶——纤维蛋白溶酶,导致铜代谢障碍,使铜的摄入量与排出量呈正平衡,造成体内有大量的铜蓄积,由于大量的铜盐慢性沉积于组织而产生一系列相应的组织损害。

【临床表现】

本病通常发生于儿童和青少年期,少数成年期发病。发病年龄多在 5~35 岁,男性稍多于女性。病情缓慢发展,可有阶段性缓解或加重,亦有进展迅速者。

(1) 神经和精神症状

神经症状以锥体外系损害为突出表现,以舞蹈样动作、手足徐动和肌张力障碍为主,并有面部怪容、张口流涎、吞咽困难、构音障碍、运动迟缓、震颤、肌强直等。震颤可以表现为静止或姿势性的,但不像帕金森病的震颤那样缓慢而有节律性。疾病进展还可有广泛的神经系统损害,出现小脑性共济失调、病理征、腱反射亢进、假性球麻痹、癫痫发作,以及大脑皮质、下丘脑损害体征。精神症状表现为注意力和记忆力减退、智能障碍、反应迟钝、情绪不稳,常伴有强笑、傻笑,也可伴有冲动行为或人格改变。

(2) 肝脏异常

肝脏受累时一部分病例发生急性、亚急性或慢性肝炎,大部分病例肝脏损害症状隐匿、进展缓慢,就诊时才发现肝硬化、脾肿大甚至腹水。重症肝损害可发生急性肝功能衰竭,死亡率高。脾肿大可引起溶血性贫血和血小板减少。

(3) 角膜 K-F 环

角膜色素环是本病的重要体征,出现率达 95% 以上。K-F 环位于巩膜与角膜交界处,呈绿褐色或暗棕色,宽约 1.3 mm,光线斜照角膜时看得尤为清楚,有时须用裂隙灯检查方可发现。此系铜盐在角膜后缘弹力层内的沉积而形成。

(4) 其他

肾脏受损时可出现肾功能改变如肾性糖尿、微量蛋白尿和氨基酸尿。钙、磷代谢异常易引起骨折、骨质疏松。铜在皮下的沉积可致皮肤色素沉着、变黑,出现一种含糊的淡绿色的色素斑,主要以下肢为主,面、颈和外阴部也可累及,甲上可呈灰蓝色的指甲弧影。

【临床分型】

(1) 肝型

① 持续性血清转氨酶增高;② 急性或慢性肝炎;③ 肝硬化(代偿或失代偿);④ 暴发性肝功能衰竭(伴或不伴溶血性贫血)。

(2) 脑型

① 帕金森综合征;② 运动障碍:扭转痉挛、手足徐动、舞蹈症状、步态异常、共济失调等;③ 口-下颌肌张力障碍:流涎、讲话困难、声音低沉、吞咽障碍等;④ 精神症状。

(3) 其他类型

以肾损害、骨关节肌肉损害或溶血性贫血为主。

（4）混合型

以上各型的组合。

【实验室检查】

本病具有特征性的实验室发现：尿铜增高，血清总铜量、肝铜量和血清铜蓝蛋白降低，血清游离铜增高和血清铜氧化酶活性降低。此外，患者可有不同程度的肝功能改变，如血清总蛋白降低、球蛋白增高，晚期发生肝硬化。肝穿刺活检测定显示大量铜过剩，可能超过正常人的5倍以上。发生肾小管损害时，可表现氨基酸尿症，或有血尿素氮和肌酐增高及蛋白尿等。有肝硬化伴脾功能亢进时其血常规可出现血小板、白细胞和（或）红细胞减少；尿常规镜下可见血尿、微量蛋白尿等。

脑影像学检查：CT可显示双侧豆状核对称性低密度影。MRI比CT特异性更高，表现为豆状核（尤其壳核）、尾状核、中脑和脑桥、丘脑、小脑及额叶皮质T1加权像低信号和T2加权像高信号，或壳核和尾状核在T2加权像显示高低混杂信号，还可有不同程度的脑沟增宽、脑室扩大等。

【诊断】

根据临床表现及典型的实验室发现，诊断可确立。本病具有高度的遗传异质性，致病基因突变位点和突变方式复杂，故尚不能取代常规筛查手段。利用常规手段不能确诊的病例，或对症状前期患者、基因携带者筛选时，可考虑基因检测。

【治疗】

以纠正患者铜代谢的正平衡为原则，可采取下列措施：① 促进铜盐排泄，可用巯基络合剂类药物，尤以右旋青霉胺为最佳，剂量为每日0.9~1.8 g，分3次服用，与维生素B_6配合应用。② 阻止肠道对铜的吸收，可口服硫化钾20 mg，每日3次。③ 宜低铜饮食及多吃高铁的蔬菜如菠菜，以竞争铜的吸收。④ 对肝脏及神经、精神症状给以对症处理。

（孙新芬）

39.39　遗传性局限性瘙痒症
（hereditary localized pruritus）

本病属于X连锁显性遗传病。女性多见，往往在30岁时发病。局限性的瘙痒好发于肩胛骨内下方，引起反复搔抓。Comings 1965年曾报道一受累家族，15个成员中8个受累，其中7个为女性，瘙痒局限在右肩胛骨区之内下方，约7 cm×12 cm大小，每天搔抓4~8次。J. D. Morgan在1968年亦报道了一个类似的病例。以后有些学者曾怀疑本病是一种斑疹形淀粉样变。

39.40　Tangier病（Tangier disease）

本病系指因某些基因突变所致的家族性α脂蛋白（高密度脂蛋白）缺陷性遗传病，以血浆脂蛋白异常和胆固醇酯在皮肤和网状内皮系统的沉积为特征。多为隐性遗传，因在丹吉尔岛首先发现而命名。

【病因及发病机制】

α脂蛋白似可维持组织和血浆脂蛋白的平衡，缺乏α脂蛋白可使乳糜微粒相对不稳定，导致血浆胆固醇酯在组织中沉积而产生本病。

【临床表现】

皮肤和网状内皮系统有胆固醇酯的广泛沉积，皮疹可泛发全身，为2~3 mm直径的橘黄色或黄褐色的斑丘疹、丘疹或有小结晶的皮疹，但也可无皮疹或仅在腹部、躯干有上述顽固性的皮疹。网状内皮系统中突出的表现为在显著肿大的扁桃体和咽黏膜上有胆固醇酯沉积的橘黄色条纹；肝、脾淋巴结也可肿大，甚至出现脾功能亢进。

血浆脂蛋白异常：缺少α脂蛋白，免疫化学中还发现部分α脂蛋白和正常人的α脂蛋白不同；低胆固醇和低磷脂（0.5~1.25 g/L）与轻度增高的甘油三酯（1.8~2.8 mmol/L）。

有些可有复发性周围神经病变。

【组织病理】

用Schultze染色显示皮肤（包括正常的皮肤）及网状内皮系统有胆固醇酯的沉积。

【诊断及鉴别诊断】

根据皮损、显著肿大的扁桃体和咽黏膜上的橘黄色条纹，结合病理组织的Schultze染色有胆固醇酯的沉积和血浆脂蛋白的异常，可以诊断。有周围神经病变的需和 Refsum 综合征相鉴别。

【治疗】

尚无有效疗法。巨脾或脾功能亢进者可进行脾切除。

（孙新芬　方　丽）

39.41　遗传性出血性毛细血管扩张症（hereditary hemorrhagic telangiectasis, HHT）

【同义名】

Osler 病、Rendu - Osler - Weber 病。

本病系常染色体显性遗传的血管异常病，以在皮肤和黏膜上有散在扩张的毛细血管的小团球伴出血为特征。

【病因及发病机制】

目前已确定两个 HHT 致病基因，即 9q33 - 34 上的 Endoglin 基因突变引起的 I 型 HHT（HHT - 1）和 12q13 上的 ALK1 基因突变引起的 II 型 HHT（HHT - 2）。Endoglin 基因和 ALK1 基因均是 TGF - β 受体超家族成员，HHT 发病的分子生物学基础是由于 TGF - β 阶信号转导紊乱引起血管发育异常所致。

【临床表现】

自幼发病，典型损害为斑点状、直径为 1 ~ 4 mm、紧密交织的、扩张的毛细血管丛，通常呈斑疹形，也可为丘疹或蜘蛛样，颜色从鲜红到紫色，边界明显，玻片压之完全变白。旧损害可以消失，但倾向于长期存在，以至随着时间的推移，损害变成无数。损害好发于皮肤和黏膜上，皮损可累及任何部位，但身体的上部、甲床、面和耳部尤为常见，躯干、腹、趾则很少累及。黏膜损害在儿童期较少见，30 岁左右则较多见，当然也可不出现。唇、舌、腭、鼻黏膜、口腔几乎必受累及，球结膜、咽、喉、支气管也可有类似损害，有的尚可累及内脏，如胃肠道、肾、膀胱、肝、脾、脑膜和大脑。肝脏间质组织中出现许多毛细血管扩张，可伴有门静脉纤维变性，后者可导致肝硬化。也可出现大血管畸形如肺动静脉瘘，当它们增大时，可有青紫、红细胞增多和杵状指/趾等症出现。

在 90% 的患者发生出血，这也是本病的一种重要表现，其中鼻出血最常见，特别在幼儿期更为明显，通常反复鼻出血，且越来越重。口腔、胃肠道、泌尿生殖道和肺出血较少见，约 15% 的患者（尤见于中年后）可发生无症状的胃肠道出血；大脑、脑膜、网膜和皮肤则罕见出血。

本病病程颇长，预后尚好，但往往死于一些严重并发症如肺动静脉瘘、心内膜炎、血胸、大脑栓塞，以及肺、脑脓肿或脑膜脑炎，死亡率在 4% 左右。

【实验室检查】

无血友病及血液凝结能力降低的证据。可有贫血，出血后更严重。如有肺动静脉瘘发生，则可出现红细胞增多。

【组织病理】

在皮肤毛细血管扩张区，可见管壁较薄的扩张的真皮毛细血管。有出血倾向的原因在于毛细血管扩张。损害中胞质素原致活剂成分增加，结果使毛细血管周围组织的纤维蛋白溶解的活性增加，此点能用组织化学方法显示在毛细血管周围富有胞质素原的纤维蛋白的溶解增加而得到证实。

【诊断及鉴别诊断】

根据皮肤和黏膜上的毛细血管扩张、出血史、家族史、实验室检查无异常发现，诊断易确立。

本病需与 Von Willebrand 综合征相鉴别：可有类似遗传出血性素质，但后者有显著的长期出血，而无黏膜上的毛细血管扩张。与其他出血性疾病的鉴别，可借助实验室检查。

【治疗】

原则上是控制出血并补充血。雌激素和糖皮质激素可减轻出血倾向。也可用局部电灼。鼻中隔出血者，可行以大腿或臀部的皮肤来调换黏膜的手术以达止血效果。

39.42　肠病性肢端皮炎（acrodermatitis enteropathica）

本病系一种常染色体隐性遗传性皮肤病，患儿以腔口周围和肢端皮炎，伴腹泻、秃发为特征。

1942年Danbolt首先报道本病。

【病因及发病机制】

本病为一遗传性锌缺乏病，是由SLC39A4（Solute carrier family 39，member 4）基因突变所致，该基因编码的hZIP4蛋白属于金属离子运输蛋白ZIP家族的成员，目前认为是人类肠道上皮细胞中存在的锌运输器，负责对食物中锌的摄取。由于基因突变影响了肠道锌的吸收，患者血锌水平明显降低。

【临床表现】

起病于婴儿期，平均发病年龄为9个月。初起隐匿，患儿缺乏生气，没精打采，纳减，在几个腔口附近或一些肢端出现少量局限性的皮疹。不久损害增多，成群对称分布，围绕口周、肛周及眼睑，枕骨部、肘、膝、手、足及甲沟区也常累及。原发损害是炎性基底上的水疱、大疱，几天以后干燥结痂并形成鳞屑，酷似银屑病（彩图39-11）。此外，尚可伴发传染性口角炎及睑缘炎，易继发白念珠菌感染及甲的生长不良。在出现皮疹的同时或不久，毛发脱落（常全秃）及以腹泻为主的胃肠障碍也随之发生，可表现为果糖、乳糖的不能耐受，排出酸臭的水样便，但亦可无肠道症状。病程波动，有的在青春发育期症状改善，妊娠期加剧，当分娩或流产后症状又可消失，可能是由于食物中所含锌量的变化以及机体在生长发育期、妊娠期或感染性疾病时所需锌量的改变所致。在较严重的病例，身体生长和性的成熟受阻，并伴精神压抑，可出现变态人格，严重病例如未积极治疗可致死亡。

【实验室检查】

血浆锌水平低下，血浆碱性磷酸酶亦随着血锌水平的降低而降低。

【组织病理】

皮肤病变无特异性，空肠活检显示肠道嗜酸性粒细胞的超微结构有损害（Loembeck等）。

【诊断及鉴别诊断】

根据特有的皮疹、时轻时重的胃肠失调、秃发和加剧时特有的精神状态，诊断可确定。但由于病程的波动，有时可长期无症状或无特征性的症状，有的不出现肠道症状，有的甚至无皮肤症状，则诊断较困难，这时可给予患者每日口服锌3～30μmol/kg，共5天的试验性治疗，如患者出现明显的症状改善则支持诊断。本病常需与湿疹、念珠菌病、大疱性表皮松解症和严重营养不良等疾病相鉴别。

【治疗】

自1973年Barnes等首先使用口服硫酸锌治疗本病以来，疗效显著，生命可得挽救。由于该药来源丰富，价格低廉，故目前作为治疗本病的首选药物。治疗期间需定期检测血锌水平，同时应依据患者对锌需求量的不同而及时进行调整，以防复发。注意药物可出现胃肠道反应，高血锌还可引起低铜血症，因此血铜水平亦应进行监测。此外，还应注意保持局部皮肤清洁、治疗继发性真菌或细菌感染等。

（孙新芬）

39.43　家族性自主障碍症（familial dysautonomia）

【同义名】

Riley-Day综合征。

本病系一种家族性自主神经功能不全症，有自主运动和躯体感觉功能的联合缺陷。有多汗、情绪不稳、流泪障碍、红色斑疹、间歇性高血压，以及角膜麻痹、腱反射降低和复发性肺部疾病等特征。本病在犹太儿童中常见。

【病因及发病机制】

呈家族性发病，系常染色体隐性遗传。病因方面有的认为系自主神经功能平衡失调的结果，亦有认为是由于儿茶酚的前体致肾上腺素和去甲肾上腺素的代谢过程出现障碍的结果。

【临床表现】

有大量黏液的急性支气管肺炎的发作是婴儿期的首先表现。患儿常有一种特征性的面貌：先天愚型样倾斜的杏仁眼、大而低下的耳朵、尖下巴、哭时无泪。流涎而多汗，后者在躯干尤为明显。情绪不稳，当情感变化时，全身出现直径为2～5mm的红色斑疹，以面部更为突出，短期后变成暗红色，四肢常伴有肢端发绀。此外，尚有角膜

的痛感消失,常有广泛的无痛性角膜溃疡和多发
性皮肤擦伤。对压迫或组胺注射产生的三联反应
的轴突反射减低或消失,深反射也减弱或消失,在
较大儿童中则有体位性高血压和昏厥。肺部疾病
的反复发作较常见,杵状指也颇多见。患此症的
儿童通常矮小且伴智力缺陷。

【组织病理】

神经纤维正常,胆碱酯酶存在,任何器官的末
端髓鞘纤维也皆存在。

【诊断及鉴别诊断】

以 2.5%乙酰甲胆碱滴入结膜内产生瞳孔缩
小反应,此试验有助于婴儿早期的诊断。

在婴儿期需与肢痛症及胰腺和纤维囊性病相
鉴别。

在较大儿童中发作性的出汗和高血压可以起
自嗜铬细胞瘤,但结膜和皮内组胺试验有助于
诊断。

【治疗】

尚无满意疗法,胆碱能受体阻滞剂的应用如
阿托品或溴丙胺太林有暂时效果。肺部感染可用
抗生素控制。

(孙新芬　王慧英)

39.44　遗传性进行性黏蛋白性组织细胞增生病(hereditary progressive mucinous histocytosis, HPMH)

本症是一种非脂性、皮肤非 Langerhans 细胞
的组织细胞增生症,损害限于皮肤,无症状且缓慢
进展,组织病理显示真皮中上层有组织细胞浸润
产生大量的异染性黏蛋白样物质。系常染色体显
性遗传性疾病。

【临床表现】

患者均为女性,儿童期或青春期发病,皮损
好发于面、手、前臂、腿部,为数个至许多肤色、红
褐色或黄色针头至豌豆大小的坚实丘疹,无自觉
症状,缓慢进展,渐进性增加,不能自行消退,黏
膜不受累。系统检查无异常,常规实验室检查均
正常。

【组织病理】

真皮中上层有上皮样组织细胞浸润,呈肿瘤
样聚集,产生大量的异染性黏蛋白样物质。组织
细胞间可见许多扩张的血管和肥大细胞,未见炎
症细胞,不累及表皮。超微结构显示大的卵圆形
或梭形组织细胞,浆内含有丰富的髓磷脂小体、斑
马小体、空泡以及扩张的粗面内质网,未见脂质空
泡和 Birbeck 颗粒。免疫组化 CD68、MS－1 高分
子量蛋白显示上皮样组织细胞和梭形细胞为主巨
噬细胞抗原。

【诊断及鉴别诊断】

根据:① 女性患者,儿童期或青春期发病,有
遗传倾向;② 皮损为肤色、红褐色或黄色针头至豌
豆大小的坚实丘疹,无自觉症状;③ 好发于面、手、
前臂、腿;④ 缓慢进展,不能自行消退;⑤ 真皮中
上层有组织细胞浸润,产生大量的黏蛋白样物质,
则可以确诊。

鉴别诊断:应与全身性发疹性组织细胞瘤
(GEH)和良性头部组织细胞瘤(BCH)相鉴别,后
两者均属于非脂性、皮肤非 Langerhans 细胞的组
织细胞增生症,但无遗传倾向。GEH 发病年龄较
晚,皮疹可自行消退,皮损中以上皮样组织细胞为
主,缺乏黏蛋白样物质。BCH 可能是 GEH 或幼年
黄色肉芽肿局限于儿童的变型。此外,还应与黏
蛋白沉积症、肢端持续性丘疹黏蛋白沉积症、组织
细胞瘤/皮肤纤维瘤、浅表血管黏液瘤、皮肤局灶
性黏液瘤、Langerhans 细胞组织细胞增生症等
鉴别。

39.45　α1 -抗胰蛋白酶缺乏症(α1 - antitrypsin deficiency)

【简史】

1963 年瑞典临床生化学家 Laurell 和 Eriksson
报道 α1 -抗胰蛋白酶缺乏症与阻塞性肺部疾患
(肺气肿)有关。1969 年 Sharp 等又发现先天性
α1 -抗胰蛋白酶缺乏症与婴儿肝硬化有密切关系。
1972 年开始报道 α1 -抗胰蛋白酶缺乏症并发脂
膜炎。

【病因及发病机制】

α1-抗胰蛋白酶是广泛分布于血清及其他体液和组织中的一种多肽糖蛋白，是主要的血清蛋白酶的抑制物，大部分由肝脏合成，少量来源于单核吞噬细胞和中性白细胞，正常血浆中含有180～250 mg/dl，此酶缺乏将引起炎症和免疫反应的异常。α1-抗胰蛋白酶基因 Pi 定位在 14 号染色体 14q24.3-32.1 上，Pi^M 是具有正常功能的基因，绝大多数正常人是 Pi^M(MM)的纯合子。有些 α1-抗胰蛋白酶变异类型 S、Z 可导致 α1-抗胰蛋白酶遗传性缺陷，具有 Pi^Z(ZZ)的纯合子个体血清 α1-抗胰蛋白酶严重缺乏，只有正常个体的 10%；具有 Pi^S(SS)的纯合子个体血清 α1-抗胰蛋白酶中度缺乏，只有正常个体的 60%；各种类型杂合子 MZ、SZ 等个体也有 α1-抗胰蛋白酶缺乏。某些 α1-抗胰蛋白酶变异后在肝脏合成后不能释放入血浆中，蓄积在肝细胞内，引起肝细胞的损伤，导致肝硬化。α1-抗胰蛋白酶的主要生理作用是抑制中性白细胞的弹性酶，而后者是一种溶蛋白酶，能使多数结缔组织成分（包括肺泡壁）降解。α1-抗胰蛋白酶缺乏时，肺部抑制中性白细胞的弹性酶的能力减弱，易发生进行性的肺间质破坏和肺气肿。由于 α1-抗胰蛋白酶的作用能影响多种调节组织分解代谢和控制炎症反应的蛋白酶，其缺乏时可引起脂肪组织内炎症发生和大量脂肪酸的形成，往往可伴随其他许多疾病如风湿病、银屑病、多发性硬化、特应性皮炎、慢性荨麻疹、急性前葡萄膜炎和免疫缺陷等。

【临床表现】

可累及多个器官，不仅以肺部和肝脏病变为特征，而且常有皮肤脂膜炎、血管病变、肾脏肾小球肾炎等临床表现。

（1）肝脏病变

在婴儿期的肝病患者中有 20%～25%伴有 α1-抗胰蛋白酶缺乏症。大约 10%的 ZZ 型新生儿出生一个月发生黄疸，如不好转，逐渐进行性肝损害，发生肝硬化甚至死亡。α1-抗胰蛋白酶缺乏症的肝硬化也可在成年时发生，特别是杂合子患者，病情发展比较缓慢。

（2）肺部表现

往往表现为进行性的肺间质破坏和肺气肿。血清 α1-抗胰蛋白酶水平低于 11 μmol/L 时有发生肺气肿的高度风险。多数 α1-抗胰蛋白酶缺乏症的成年人在临床上最终发生肺气肿，发展较慢，通常在 30～40 岁后发病，如果抽烟，病情发展大大加快。

（3）皮肤脂膜炎

临床表现同结节性脂膜炎，表现为散在或多发性的皮下结节和斑块，但有两个特征：① 皮下组织损害液化，形成脓肿并排出；② 损害因外伤而促发。

（4）血管病变

与 α1-抗胰蛋白酶缺乏症有关的血管病变可以引起主动脉、内脏动脉瘤、颅内动脉瘤、自发性颅内动脉夹层动脉瘤和动脉纤维肌性的发育不良。

（5）肾脏病变

可有蛋白尿、血尿等肾小球肾炎表现。

【实验室检查】

血清 α1-抗胰蛋白酶水平不同程度的降低。

【诊断】

根据临床表现、血清 α1-抗胰蛋白酶水平及其表型测定可明确诊断。利用重组 DNA 技术，可以进行胎儿的产前诊断。

【治疗】

可采用 α1-抗胰蛋白酶增补治疗，如定期补充人血浆 α1-抗胰蛋白酶，多采用静脉注射；如治疗肺部损害时，还可采用雾化的 α1-抗胰蛋白酶喷雾治疗；皮肤损害时，用氨苯砜、秋水仙碱可能对炎症的控制有帮助。

39.46 家族性地中海热（familial mediterranean fever，FMF）

【同义名】

家族性阵发性多浆膜炎（familial paroxysmal polyserositis）。

本病系以反复自限性发热、伴浆膜炎和滑膜炎、受累组织有大量中性粒细胞浸润为特征的流行于近东地中海地区的一种常染色体隐性遗传性疾病。

【病因及发病机制】

目前通过位置克隆已识别了一致病基因，定位于 16 号染色体上 α-珠蛋白基因附近，称为 MEFV，是退化（RetRo）基因家族中一个新成员。它可转录一个 3.7 kb 的转录本，进而表达一个含 781 个氨基酸的蛋白质，称为致热因子（pyrin）或致地中海热因子（marenos-trin）。大部分患者的 MEFV 基因外显子 10 证实有错义突变，并证实了此突变并非单纯无害的多态现象，实际上破坏了致热因子的功能。

其发病机制尚不清楚，有认为可能是患者缺乏一种趋化因子灭活酶，此酶存在于浆液中，能抑制趋化因子（可能是 C5a）。在亚临床损害时，这种趋化因子被释放于浆液，但量很少，可由灭活酶清除，不足引起炎症反应；但 FMF 患者由于缺乏灭活酶，致使趋化因子存在时间长，导致中性白细胞浸润，其可释放多种产物，包括产生更多 C5a 的酶，C5a 多形核白细胞不断增多，直至发生炎症反应，导致 FMF 病。

【临床表现】

通常起病于 20 岁以下并持续终生。表现为复发性发作性发热，伴腹膜炎、胸膜炎及滑膜炎体征，有时伴淀粉样变性病体征。每次发作持续 24~72 小时，胸膜炎或大关节的关节炎可以单独出现而不伴腹部症状。偶发心包炎、睾丸鞘膜炎、淋巴结炎、血尿。皮肤表现有红斑性及紫癜性皮疹，发作时 40% 的患者有丹毒样红斑，在足或小腿部位可发生具压痛的红色斑块，几天后可消失，间或在发作时或发作间期出现荨麻疹。此外，还可有血管性水肿、Henoch-schonlein 紫癜、皮下结节、唇部单纯疱疹等。约有 25% 的病例出现肾脏淀粉样变，可持续数年，呈进行性加重，直至肾功能衰竭。

【实验室检查】

发作期血沉、白细胞计数、纤维蛋白原及 C 反应蛋白均增高。

【诊断】

根据复发性、发作性胸膜炎及滑膜炎体征伴腹膜炎及红斑性或紫癜性皮损可诊断。目前可试用 PCR 法来辅助诊断以和其他周期性发热加以鉴别。

【防治】

秋水仙碱能减少发作频率并能预防淀粉样变性。肾功能衰竭患者必要时可考虑肾移植。

39.47 Carney 复合症（Carney complex）

【同义名】

NAME 综合征、LAMB 综合征。

本症是一种以心脏、皮肤、乳房的黏液瘤、皮肤黏膜黑子以及内分泌系统分泌过度为特征的家族性遗传性复合症。

【病因】

可能系常染色体显性遗传和显性 X 性联遗传。还有报道染色体 2 短臂连锁。

【临床表现】

本症为一家族性多发性肿瘤综合征，包括：① 皮肤黏膜黑子，为本病最早出现的症状，一般于出生时或出生后头几年内出现。黑子数目逐渐增多，到青春期不再增加。黑子为褐色斑点，直径 1~4 mm，边缘不规则，分布于眼周、口周较密集，躯干、四肢散在。结膜、巩膜、唇红、颊黏膜、阴唇等均可受累。② 黏液瘤，可见于心脏，约占 2/3，也见于皮肤和乳房，对称或不对称，常为多发性。③ 内分泌机能亢进，占 1/5，表现为肢端肥大、Cushing 综合征，约 1/12 患者有性早熟。④ 潜毛窦。在每一患病家系其临床表现各有不同，可有症状不全的病例。

【组织病理】

皮肤黏液瘤、纤维瘤，真皮黏液变性显著。黑子显示黑子的病理改变。Cushing 综合征的病理诊断几乎均为原发性肾上腺皮质结节发育异常。

【诊断】

根据① 多发性面部皮肤黏膜黑子；② 皮肤黏液瘤；③ 超声心动图扫描，查找心脏有无黏液瘤；④ 查找有无内分泌肿瘤（包括肾上腺、睾丸、垂体等）等做出判断。

【治疗】

治疗潜在肿瘤。

39.48 限制性皮肤病(restrictive dermopathy)

本病系由 Witt 等定名于 1986 年,目前文献中已报道了 10 余例。本病系常染色体隐性遗传病。

【临床表现】

在胎儿时异常可有羊水过多、胎儿活动减少、羊膜早破、早产、脐带过短、绒毛膜羊膜炎、胎儿发育迟缓等。出生后表现有头面部骨缝宽、大囟门、眼距过宽、眼睑外翻、面部表情固定、小鼻、后鼻孔闭锁、低位耳、小颌、小口呈"O"型等。皮肤的变化有硬紧、红斑、糜烂、剥脱、瘢痕等。骨骼异常有关节挛缩、骨化中心缺乏、长骨过度骨化。呼吸系统变化有胸前后径增加、肺发育不全、呼吸功能不全等。其他尚有视网膜色素沉着、肝脾增大。

【组织病理】

皮肤病理表现为角化不全、过度角化、表皮增厚、无上皮脚。真皮变薄、弹性纤维缺乏,胶原纤维排列类似于瘢痕或肌腱。毛囊发育不全,并围以纤维鞘,毛皮脂腺不成熟,毛囊与汗腺均显著减少。

【电镜检查】

表现为棘层及颗粒层细胞中角蛋白微丝减少,而且短或成束。透明角质颗粒结构异常,未聚集正常角蛋白微丝。胶原纤维细小,弹性纤维缺乏。

【免疫组化】

呈正常的角蛋白,但分子量 48 000 及 56 000 的角蛋白增多。

【诊断及鉴别诊断】

根据上述临床表现及组织病理,可予以诊断。需鉴别的有火棉胶样儿、脑-眼-面-骨骼综合征等,可通过临床表现区分。

【治疗】

无特殊疗法。预后差,通常在出生后短期内死亡,最长存活期仅 4 个月。

39.49 Albright 遗传性骨营养不良症(Albright hereditary osteodystrophy)

本病是皮肤骨化伴假性甲状旁腺功能减退症和假假性甲状旁腺功能减退症的一种临床综合征,由 Albright 首先报道。

【病因及发病机制】

有人曾认为此病是常染色体显性遗传或性连锁显性遗传,但目前多倾向于多基因遗传。假性甲状旁腺功能减退症还具有 PTH 受体的遗传性缺陷,其缺陷可在受体-腺苷酸环化酶系统,或是 cAMP 引起尿磷升高的信息在传递过程中发生障碍,因此表现为外周靶器官(骨或肾脏)的受体组织对甲状旁腺激素不起反应。当受体缺陷仅发生于肾脏时,甲状旁腺组织反馈性地增生,分泌更多的甲状旁腺激素,引起继发性甲状旁腺功能亢进而形成骨纤维性骨炎。

【临床表现】

患者具有特殊的体型包括侏儒、圆脸、颈短、四肢短、指/趾短而宽,第 1、4、5 掌骨和第 1、5 跖骨常受累变短,示指可比中指长。此外,还有外生骨疣、颅骨增厚、骨质普遍脱钙、皮下钙沉积和骨化形成。患者还可有基底神经节钙化、白内障和智力低下以及低血钙。除特殊体型外,还有甲状旁腺功能减退症的表现,如低血钙、高血磷、尿钙、磷值降低等。患者的甲状旁腺组织正常或增生,但外周靶器官对甲状旁腺素却无反应,故称为假性甲状旁腺功能减退症。Albright 等于几年后又报道了一组病例,具有此病的特殊体型和骨骼畸形,而血尿钙、磷正常,故以假假性甲状旁腺功能减退症命名之。除特殊体型外,患者还有皮肤骨化,临床上表现为皮下坚硬无痛性结节,常见于四肢和大关节周围,也可发生在其他部位。

骨 X 线检查表现为:① 骨骼畸形包括短指/趾、髋内/外翻、外生骨疣和桡骨弯曲等;② 骨密度改变,呈骨质疏松,少有骨质硬化,偶见骨纤维性骨炎;③ 皮肤可见针尖至黄豆大小不等的骨化阴影。

【实验室检查】

假性甲状旁腺功能减退症可出现低血钙、高血磷、尿钙、磷值降低。偶有正常血钙者，但其血、尿磷值异常。假假性甲状旁腺功能减退症的血、尿钙、磷值均正常。

【组织病理】

显示真皮层散在分布大小不一的骨小片，骨小片含大量骨细胞，黏合线明显，其边缘见成骨细胞，骨小片之间有骨基质，为真皮骨化之表现。

【诊断】

根据患者之侏儒、圆脸、短指/趾、皮肤骨化的组织病理以及骨 X 线异常可诊断此病。实验室血、尿钙磷检查有助于假性和假假性甲状旁腺功能减退症之间的鉴别。

【治疗】

本病尚无有效疗法，可对症处理。

39.50　侏儒、视网膜萎缩、耳聋综合征（dwarfism-retinal atrophy-deafness syndrome）

【同义名】

Cockayne 综合征（Cockayne syndrome，CS）、10 三体综合征（trisomy 10 syndrome）。

1936 年 Cockayne 首先报道。

【病因及发病机制】

本病系常染色体隐性遗传，是一种 DNA 损伤后修复缺陷导致的疾病，5 个不同的基因（CSA、CSB、XPB、XPD 和 XPG）突变均可导致 CS，但90% CS 患儿的缺陷在 CSA 和 CSB 基因。生化功能分析表明 CSA 与 CSB 在核酸切除修复（NER）中的转录偶联修复（TCR）通路发挥功能。CS 患者共同的特点是细胞对氧化诱导的 DNA 损伤存在 TCR 缺陷。

【临床表现】

很少见，男多于女（2∶1）。患儿婴儿期正常，2岁开始对光敏感，晒日光后面部出现蝶形红斑，形似红斑狼疮，甚至在口唇出现大疱，反复发作，以后形成色素沉着和萎缩性瘢痕。面部脂肪萎缩，鼻端削尖，两眼下陷，面容苍老呈老人貌。智力迟钝，渐渐出现语言不清、情绪失常。侏儒，但四肢相对较长，两耳大而突出，手足大、发绀、发凉，驼背，颅骨肥厚，颏向前突，脊柱后或侧凸，四肢畸形，步态不稳，运动失调。进行性听力减退，甚至耳聋。视网膜变性，可见有蓝色胡椒粒样色素沉着，视神经萎缩可导致视力减退或失明。晚期伴发白内障。大多在青春期死亡，少有超过 20 岁者。

X 线摄片可见颅内有异常钙化灶。病理显示大脑和大脑皮质有萎缩，特别在枕叶可见斑叶状脱髓鞘变。在皮质、基底神经节和小脑的毛细管外周有钙质沉着。

【鉴别诊断】

应与其他光感性综合征（如侏儒先天性毛细血管扩张性红斑）和其他步态失调侏儒综合征（如毛细血管扩张性共济失调综合征）、早老症、Werner 综合征等相鉴别。

【治疗】

防日晒，可对症外搽防光性药物如复方氧化钛霜等。忌食含有叶绿素、植物醇、植烷酸及其前体的食物。必要时可系统应用皮质激素。

39.51　先天性外伤性神经瘤（congenital traumatic neuroma）

本病多数为显性遗传。有人认为是多余手指退化的残迹（vestigial form of supernumer finger），曾经称为残留性多指症（rudimentary polydactyly）；但组织病理改变与获得性外伤性神经瘤相似，故考虑可能与子宫内或出生后的损伤有关。

一般在出生时即存在，小指根部尺侧或拇指根部桡侧可见硬性结节或索状物，表面光滑，正常皮肤色。除影响美容外，无任何不适。

X 线片显示皮损内没有骨的结构。组织病理显示表皮角化过度，棘层肥厚，真皮内大量纤维束，周围绕以薄层结缔组织和胶原纤维。免疫过氧化酶染色查 S-100 蛋白，神经束染色阳性。

根据小指基部尺侧、拇指根部桡侧，有疣状或索状硬结，出生时即存在，及组织病理真皮内有大量神经束等可做出诊断。

予以切除效果良好。

（孙新芬）

39.52　鼻横沟（transverse nasal groove）

又名鼻横线（stria nasi transuersa）。

本病是一种少见的家族性缺陷，在鼻翼部发生横向的浅沟。主要由于鼻翼及鼻中隔软骨分化发育所致，可能为常染色体显性遗传。

1951年Cornbleet首先描述了鼻横沟的特征，并提出和异位性鼻皱纹相鉴别。1961年Anderson认为本病是一种家族性遗传性缺陷。

在婴儿或幼儿期，于鼻中下1/3交界处出现一条淡红色凹沟，1~3 cm长、1 mm深，有鲜明的境界，对称地分布于鼻的两侧。到青春期，油腻性痂可堆积在沟中，并可看到扩大的毛孔。随着年龄的增长，凹沟逐渐变短、变浅，变得不太明显。到40~50岁时，仅留有一浅色素带。对健康一般无影响，无其他系统疾病或鼻、腭、舌和眼的病变。无特异性的组织病理学和实验室的改变。

根据鼻部特殊分布的、境界鲜明的浅沟，往往有家族史，可以诊断。应和异位性鼻皱纹鉴别，后者由多条短的皱纹集聚所成，这种皱纹是由于摩擦或扭曲鼻子以减轻季节性花粉而引起的鼻部瘙痒而致。

本病在成年后损害自然减轻改善，无须治疗。

39.53　鸟头侏儒症（bird-headed dwarfism）

又名Seckel综合征。

本病首次由Virchow报道，系常染色体隐性遗传。

出生体重即轻，侏儒症明显，隆起的鼻子和退缩的下巴使面中部呈鸟头样突起，因此命名。

偶尔存在低位、小而畸形的耳朵，牙发育不全，有尖的双手和多变的骨骼缺陷，脾功能亢进而致全血细胞减少。另报道尚具有白色斑疹和棕色色素沉着、毛发稀疏和过早变灰色。

【诊断及鉴别诊断】

根据侏儒及面部鸟头样突出之特殊表现可诊断；需与下列疾患相鉴别。

（1）Bloom综合征

呈早熟面容、鼻及颊部有毛细血管扩张性红斑、对光敏感等可资鉴别。

（2）Cockayne综合征

出生后往往发育正常，症状逐渐出现。有面部蝶形红斑，智力迟钝，大耳，大手大脚，大的膝关节，进行性听力减退。双手动作性震颤，视网膜呈现萎缩病征。

39.54　其他性染色体异常病

有一组性染色体异常，如多X或多Y染色体异常，可伴有某些皮肤病变，如下列三个综合征。

（1）XXY综合征

患者有先天性睾丸发育不全（klinefelter syndrome）的主要表现，如生殖功能下降，男性乳房发育，睾丸小或缺如，前额发际低，体毛稀疏，腋毛、阴毛、胡须少等，此外，还可伴有多发性皮肤血管瘤、肢端发绀和周围血管病变。

（2）XYY综合征

患者为男性表现型，无促卵泡成熟激素（follicle-stimulating hormone，FSH）或黄体激素（luteinizing hormone，LH）分泌亢进，身材高大，智力减退，常常有行为冲动表现。皮肤常有严重的痤疮。

（3）XXXXY综合征

出生时体重轻，以后生长发育及智力发育迟缓。耳朵大而变形、低位。外生殖器发育不良。常有多发性骨骼缺陷，其中以局限性肘前旋最具特征性。少数病例有头发稀少表现。

（孙新芬　方丽）

39.55　遗传性耳瘘（hereditary auricular fistula）

又名耳孔（ear-pit）。

本病是指耳部于出生后即有一无症状的异常

小孔或一小瘘管。

其发生是由于第一及第二鳃弓未能很好联合所引起。最常见于耳轮伸支之上或其前部。多数家系为显性遗传,有时呈不规则遗传。多见于男性,同一家族的不同成员可呈双侧或单侧耳瘘。

位于耳轮伸支上或其前方的小孔,可无症状,有时从婴儿期或儿童期见间歇地排出一种白色乳酪状液体,其中包括细胞碎屑。若有继发感染,可致耳前淋巴结化脓并肿大,间或在瘘管口形成小的肉芽肿性结节。起于第一鳃弓的颈耳瘘甚为少见,可从外耳道延伸至下颌角下的颈部。感染后发作性排脓可一直延续至中年,偶可伴有复发性中耳炎。

如已并发炎症,即应作外科手术切除。手术时应注意此瘘管可深达 2~3 cm,必须彻底切除。

39.56 牙源性皮瘘(odontogenic cutaneous draining sinus tract)

本病系指由牙齿化脓性炎症发生脓疡、从皮肤开口排出、形成皮肤肉芽肿或瘘孔的疾病。

【病因及发病机制】

本病发病机制有两大类:① 因龋齿累及牙髓组织,致链球菌、葡萄球菌入侵而发生骨髓炎。病灶波及齿的根尖部,发生根尖周围炎,最后形成脓液并从皮肤外开口排出,形成皮瘘。② 无龋齿,而由智齿周围炎、齿槽脓漏症及埋伏齿等继发齿槽骨炎症,病灶处脓液潴留,最终形成皮瘘。

【临床表现】

刚开始时往往为一红色小丘疹或疖肿样损害,逐渐增大,进而表面糜烂、破溃,持续或间断排脓,呈基底细胞癌或化脓性肉芽肿外观。损害周围软组织大片红肿,触之有弹性及波动感,中央凹陷有瘘孔可见,并排出脓液。损害一般与病牙粘连。口腔内检查可见颊黏膜糜烂,病牙中心发黑或有缺损,可摇动。局部淋巴结可触及并有压痛。牙尖周 X 线显示根尖弥漫的 X 线可透性区伴慢性尖周脓肿。

【组织病理】

显示患部呈蜂窝织炎及肉芽肿改变。

【诊断及鉴别诊断】

根据临床表现及牙尖周 X 线片可做出诊断,但确诊牙源性皮瘘最好还是做瘘管摄影证实瘘管的存在。鉴别诊断应包括:外伤性皮损、异物、局部皮肤感染(如疖、毛囊炎或上皮囊肿的感染)、化脓性肉芽肿、慢性结核性皮损等。

【治疗】

全身及局部使用抗生素及其他抗炎治疗。对病牙可行拔除或保守性非外科根治术。

(孙新芬)

39.57 副耳(accesory auricles)

本病是起源于耳结节或由于围绕第二、三、四鳃裂的软组织发育异常所致,大部分患者为散发性。

主要表现为小的肤色残片或软骨样硬度的球状结节。好发于耳屏部、耳屏至口角线上或沿胸锁乳突肌前缘线上,大小和数目形态多样,常为单个性,少数为双侧性。

如影响美容,可行手术切除。

39.58 脐发育异常(developmental anomanes of the umbilicus)

本症较少见,有下列两种类型:

(1) **脐肠系管异常**

脐肠系管在正常情况下,在胚胎第 4 至第 7 周即闭合,如部分或完全不闭合,则可产生脐部不正常症状,如脐部红色结节、瘘管、脐部息肉等,并可在脐周由于黏液性、浆液性或血性分泌物的刺激而形成经久不愈的皮炎。

(2) **脐尿管异常**

脐尿管是从脐带到膀胱尖的尿囊腹腔内部分,约有 33% 的人脐尿管下部可不闭合,而其中间部分不闭合,则可引起病理性症状。如脐尿管完全不闭合,可见从脐部有尿液滴出,脐周皮肤有刺激性皮炎。脐尿管部分不闭合可引起脐尿囊肿,小囊肿可无症状,大囊肿可表现脐至耻骨联合部中线有压痛性肿胀、腹痛、排尿次数增加等。

一经确诊,可行手术切除异常发育组织。

39.59 先天性背部皮肤的各种窦道(dorsal dermal sinuses of congenital origin)

本病是由于神经管与表面嵌入的皮肤未能分开所致。可见于各个神经节段,但最常见于骶尾部。

临床表现为皮肤呈深凹状,而真正的窦道极为少见,其周围皮肤可以正常或伴有多毛和血管瘤。这些窦道可作为一个入口而引起脑膜炎、脓肿或骨髓炎。由窦道壁引起的皮样囊肿可引起压迫症状。

X线检查可帮助诊断。

如窦道反复感染或有神经系统感染,或出现压迫症状,应行外科手术切除。

(孙新芬　方　丽)

39.60 遗传性并指症(hereditary comptodactyly)

本病常与手掌的 Dupuytren 挛缩症相混淆,偶或两病可同时出现,也有报道称本病是 Marfan 综合征及眼、齿、指增生不良症的一部分,与常染色体显性遗传和性连锁遗传均有关系。本病与手掌的 Dupuytren 挛缩症的不同之处是:常起于儿童期,波及小指,有时波及无名指和中指,引起近端指间关节持久性屈曲,并且不侵及掌指关节及掌部腱膜。本病进展很慢,常与漏斗胸、脊柱侧弯及眼睑下垂相伴发。在一病例中曾发现本病与氨基磺酸尿症相伴发。

指弯曲症(streblodactyly):是一种性连锁或常染色体显性遗传病。患病的女性于出生时即有拇指掌指关节的屈曲畸形及小指近端指间关节的屈曲畸形。有些手指呈鹅颈弯头样畸形及掌指关节伸展过度。

(孙新芬)

39.61 宫内缩窄带(intra-uterine constriction bands)

本病是一种较少见的发育缺陷,主要是由于胎儿在宫体内时羊膜异常所致。

临床表现为患部呈 1~3 mm 宽、2~4 mm 深的环形缩窄沟纹,好发于小腿、前臂或指部。沟纹之远端可有水肿、溃疡。有时可有几条沟纹并存。

组织病理显示纤维化及角化过度。

可行手术切除。

(孙新芬　方　丽)

39.62 Kunze 环形皮肤皱褶(circumferential skin creases Kunze type)

本症可能和 TUBB 或者 MAPRE2 突变有关。2011 年 Wouters 等报道了 2 例合并有多种先天畸形的先天性环形皮肤皱褶病例,并回溯文献发现其他 6 例类似病例,总结这 8 例病例后将该病命名为 Kunze 环形皮肤皱褶。

本病是一种综合征,皮肤表现为四肢的对称性、环状皮肤皱褶。其他表现包括典型面容、上腭裂和生长发育迟滞。典型面容表现为短而上斜的眼裂、内眦赘皮、小眼、宽鼻梁、小口、小颌畸形、低位且后方旋转的耳朵、耳郭上翘、面中部扁平。大多患者出生时生长发育测量指标正常,偶有出生时头围小,逐渐出现生长发育迟滞,大多数患者出现肌张力减退和认知功能延迟。头颅磁共振可发现胼胝体发育不全和扩大的侧脑室。大多数男性患者发现有生殖系统畸形如隐睾、尿道下裂、阴囊发育不全。追溯病史发现有部分患者父亲出生 1 岁内曾有皮肤圆形皱褶,但无其他表现,皮肤皱褶渐渐消失。

组织病理显示深部真皮有增厚的致密胶原束,弹性纤维分布正常。

尚无有效疗法。

(李　政)

第40章 皮肤免疫缺陷病

目　录

第 40 章

皮肤免疫缺陷病

40.1 概　　论

皮肤是人体与外界环境直接相接触的一个组织器官,它具有一些特殊的细胞和特殊的功能。除表皮和真皮的机械性和化学性屏障外,它是机体抵御感染的第一道防线,具有某些非特异性免疫因子,同时具有特异性免疫功能,有利于机体防护。一旦由于创伤、手术、烧伤或褥疮等引起皮肤的损伤,可导致不同程度和表现的继发性免疫缺陷。

原发性免疫缺陷病是指机体的特异性和非特异性免疫功能的原发性缺陷或障碍所导致的疾病;前者表现为机体的体液和细胞免疫功能的缺陷,后者则表现为吞噬功能和炎症反应的缺陷。皮肤损害常常为机体原发性免疫缺陷病的首发症状,一贯为皮肤科医生和免疫学家所重视。本章除简要介绍有关免疫系统的基本组成、免疫缺陷病的病因及诊断基础外,着重介绍一些重要的原发性免疫缺陷病。

40.1.1　免疫系统的基本组成

人类的 B 细胞和 T 细胞均来自骨髓多能干细胞,分别在中枢免疫器官(如骨髓和胸腺)分化和成熟为体液或细胞免疫的效应细胞,即成熟的 B 细胞和 T 细胞。

在胸腺内,前 T 细胞经胸腺素等的作用,获得许多不同的表面抗原,经繁殖分化成熟为胸腺依赖淋巴细胞,即 T 细胞,主要担负细胞免疫功能。T 细胞有不同的亚类,主要为 T 辅助细胞和 T 抑制细胞,调节免疫反应。

另一类前 B 细胞通过在骨髓或周围淋巴组织(脾、淋巴结和肠道集合淋巴结等)中繁殖分化,成熟为骨髓衍生或囊依赖淋巴细胞,即 B 细胞,主司体液免疫功能。

因此,免疫活性细胞在成熟分化过程中,任何一个环节或任何一个细胞水平上的发育异常,均可导致某些免疫缺陷病的发生。

从广义上来说,免疫缺陷可来自:① B 细胞系列,即抗体介导的免疫;② T 细胞系列,即细胞介导的免疫;③ B 细胞和 T 细胞系列,即抗体和细胞介导的免疫;④ 免疫调节细胞,即 T 辅助细胞和 T 抑制细胞可选择性地影响和导致不同程度的 T 细胞和 B 细胞的功能低下。

非特异性免疫的两个主要成分,即补体和吞噬细胞,参与或增强 B 细胞和 T 细胞系统的免疫反应,它们的某些缺陷也可导致某些免疫缺陷病的发生。

由于免疫缺陷范围广,学界对某些免疫缺陷病的本质也缺乏认识,尚难有一个完整而理想的分类法。事实上,免疫系统及其免疫反应过程是一个整体,不能将 T、B 细胞的功能完全割裂开来,T 或 B 细胞两者之一的功能缺陷,均可相互影响。

40.1.2　免疫缺陷病的病因学

淋巴细胞本身固有的缺陷可导致异常的分化和成熟,从骨髓干细胞至效应细胞(浆细胞和成熟 T 细胞)的任何阶段均可发生缺陷。有一种缺陷发现与酶的缺陷有关,如腺苷脱氢酶(adenosine deaminase, ADA)和嘌呤核苷磷酸化酶(purine nucleoside phosphorylase, PNP)。

成熟和分化所需的微环境异常,如胸腺(胸腺素或胸腺表皮)有缺陷。

宿主内环境异常导致免疫球蛋白或淋巴细胞过多丧失或发生分解代谢。

40.1.3　原发性免疫缺陷病的诊断

少见的、持久的或进行性的感染患者应高度怀疑本病的可能。在没有排除本病前,这些患者应避免注射活的疫苗和血制品,因为原发性免疫缺陷病患者应用活的病毒疫苗可引起疾病,而不是免疫;或血制品中含有淋巴细胞可能引起移植物抗宿主反应。

根据完整的病史,包括感染的频率、部位和类型有助于诊断。

发作年龄很重要,因为抗体介导的免疫缺陷的一些症状一般在出生后 6 个月开始(来自母体的 IgG 消耗完后),然而细胞介导的免疫缺陷的一些症状在出生后几周内即可发生。迟发的免疫缺陷(包括体液或细胞介导的)可能开始于较大儿童,甚至成人期。

应用活的病毒如麻疹和牛痘所引起的并发症,通常提示细胞介导的免疫缺陷;而应用活的脊髓灰质炎疫苗引起的并发症常提示抗体介导的免疫缺陷;早期严重的脓毒症提示 IgM 缺陷;严重水痘感染或卡氏肺囊虫(pneumocystis Carinii)肺炎可能提示细胞介导免疫缺陷;新生儿手足搐搦提示 DiGeorge 综合征;共济失调可能提示为共济失调毛细血管扩张症;出血可能提示为 Wiskott - Aldrich 综合征;胃肠道疾患可能提示选择性 IgA 缺陷或一般的混合免疫缺陷;具有相似症状的多个病例的家族史、早期婴儿死亡、自身免疫病和恶性肿瘤均与遗传方式(可能为性连锁、常染色体隐性或新的突变)有关联。免疫缺陷病的常见皮肤表现见表 40 - 1。

【体检】

需要全面检查,尤其要检查淋巴样组织,包括扁桃体、腺样增殖体和感染引流部位的淋巴结病存在与否。

① 心脏、头和颈的异常可见于 DiGeorge 综合征;② 侏儒症可能与细胞介导的免疫不同程度的缺陷有关;③ 假性软骨营养障碍

表 40 - 1　原发性免疫缺陷病常见的皮肤表现

遗传性过敏性皮炎样
　性联低 γ 球蛋白血症
　IgA 缺陷
　IgM 缺陷
　伴高 IgM 的低球蛋白血症
　高 IgE 综合征
　伴血小板减少和湿疹的免疫缺陷病
　慢性肉芽肿病

脂溢性皮炎样
　严重联合免疫缺陷
　共济失调毛细血管扩张症
　Leiner 病

坏疽性脓皮病样溃疡
　性联低 γ 球蛋白血症
　IgA 缺陷
　白细胞黏附缺陷
　慢性肉芽肿病
　高 IgE 综合征
　Chédiak - Higashi 综合征

狼疮样皮肤改变
　IgA 缺陷
　高 IgM 低 γ 球蛋白血症
　早期补体成分缺陷
　慢性肉芽肿病携带者

血管性水肿
　遗传性血管性水肿

瘀斑和/或紫癜
　伴血小板减少和湿疹的免疫缺陷病
　Chédiak - Higashi 综合征

皮肤黏膜毛细血管扩张
　共济失调毛细血管扩张症

皮肤脓疡
　高 IgE 综合征
　慢性肉芽肿病
　白细胞黏附缺陷

皮肤念珠菌感染
　严重联合免疫缺陷
　先天性胸腺发育障碍
　胸腺淋巴组织发育不全
　慢性皮肤黏膜念珠菌病

皮肤肉芽肿
　慢性肉芽肿病
　共济失调毛细血管扩张症
　性联低 γ 球蛋白血症
　严重联合免疫缺陷

移植物抗宿主疾病
　严重联合免疫缺陷
　先天性胸腺发育障碍
　胸腺淋巴组织发育不全

(pseudochondrodystroply)和 Mushrooming Ribends 在具有胸苷脱氢酶(ADA)缺陷的严重联合性免疫缺陷病中可见;④ 颈部、上中膈(包括前后颈及侧位)的 X 线摄片对了解胸腺(在严重联合免疫缺陷

病和 DiGeroge 综合征中胸腺缺如）和腺样增殖体（在性连锁无丙种球蛋白血症中缺如）的存在与否有帮助。

【实验室试验】

表 40-2 概述了测定免疫功能的各种实验室试验,因为组成免疫系统的四个主要方面是相互依赖的,每一方面的各种不同试验的结果测试都非常重要,可以识别不同患者免疫缺陷的存在与否。常规的试验（easily available test）可在大部分医院完成,能给医生提供宿主免疫系统四个方面一般功能的最好资料。如这些试验结果是正常的,而临床提示有严重的免疫缺陷,则需进一步做详细的检查,即进行特殊的试验（not easily available test）。

表 40-2　检测免疫功能的各种试验

免疫系统	常规试验	特殊试验
抗体介导的免疫	血清蛋白 A/G 比例;血清 Ig（IgG、IgA、IgM、IgE）;同种凝集素（IgM）;Schick 白喉免疫性检验（IgG）;直接 Coomb 试验;抗核抗体;抗双链 DNA 抗体;抗 ENA 抗体	T 细胞计数（CD2、CD3、CD4、CD8）;B 细胞计数（CD19、CD20）;NK 细胞（CD16、CD56）、单核细胞（CD15）;免疫电泳;Ig 亚型;特异性抗体反应;分泌型 Ig 和抗体;Ig 体外合成;其他自身抗体（如器官特异性的）
细胞介导的免疫	皮试:皮肤迟发型超敏反应（念珠菌素、SKSD、PPD 等）	皮试 DNCB;T 细胞数（E 花环）;用单克隆抗体测 T 细胞亚群（如 Th、Ts）;淋巴细胞转化（包括丝裂原、抗原或异体细胞）;细胞因子:MIF、LIF、干扰素、IL-2 等;Th 和 Ts 功能;细胞毒性 T 细胞功能
吞噬功能	NBT（玻片试验）,Rebuck 皮肤窗	吞噬活力;趋化性;调理作用;吞噬或消化作用;脱颗粒;杀菌活性;代谢（超氧离子 O_2^-）
补体	C3、C4、C5 测定及总溶血补体（CH50）测定	补体个别成分测定（定量和功能）;免疫黏附,调理测定
其他	全血常规和骨髓分析	循环免疫复合物;α-甲胎蛋白;α1-抗胰蛋白酶;胸苷脱氢酶（ADA）、嘌呤核苷磷酸化酶（PNP）

40.2　抗体（B 细胞）介导免疫缺陷病 [antibody (B cell) immunodeficiency diseases]

本组疾病一般均有 B 细胞不同时期分化和成熟的障碍或缺陷;有一类、数类或某亚类血清免疫球蛋白减少和/或产生抗体能力低下的表现。即使血清免疫球蛋白水平正常或升高,但临床表现严重的病例还应高度怀疑其存在抗体产生的障碍,因为血清免疫球蛋白水平是合成、代谢和丧失平衡的结果,个别患者需研究其代谢和丧失情况以了解血清免疫球蛋白水平降低的原因。

抗体介导的免疫缺陷引起对细菌易感性增加,特别是呼吸道和皮肤的反复细菌感染;致病细菌通常为有荚膜的化脓性病原菌,如流感杆菌、肺炎球菌、金黄色葡萄球菌、链球菌和某些 Gram 阳性菌。

除肝炎病毒、Echo 病毒和水痘病毒外,大部分病毒感染较容易处理。

本病可为性连锁遗传、常染色体隐性遗传或原因不明。

40.2.1　先天性性连锁无丙种球蛋白血症（congenital X-linked agammaglobulinemia）

【同义名】

Bruton 型无丙种球蛋白血症。

【病因】

由 X 染色体伴性遗传,由于 Bruton 酪氨酸激酶基因突变所致（1993 年）。多见于男性,周围淋巴组织非胸腺依赖区发育不全,不能形成浆细胞,以致不能产生丙种球蛋白。

【临床表现】

婴儿出生后一般在 6~9 个月（在母体获得的 IgG 明显下降以后）才出现异常,有些儿童 5~6 岁时才出现病症。

常见症状为反复发生的严重细菌感染,如中耳炎、鼻窦炎、肺炎、脑膜炎、胃肠炎、败血症等。如肺部反复感染而未及时有效治疗,可转为慢性支气管扩张症,致病菌常为有荚膜或微荚膜的化脓菌,如流感杆菌、肺炎双球菌、葡萄球菌及链球菌等。

因患者血中缺乏抗体,不能进行免疫调理,故细菌不易被粒细胞吞噬。除肝炎病毒外,患者对一般病毒感染、真菌性或原虫性感染的抵抗力正常,感染后较易恢复健康。接种减毒的病毒活疫苗反应正常,说明细胞免疫功能正常。但偶有反复感染麻疹、流行性腮腺炎的报道。病毒性肺炎及肺结核的发病率也增高,也可由 Echo 病毒感染引起皮肌炎样综合征或致死性脑膜炎。

有报道因卡氏肺囊虫肺炎致死的病例。约 1/3 病例可发生关节炎、中性粒细胞减少、湿疹、遗传过敏性皮炎、血管性水肿、药疹、哮喘等。

【免疫学检查】

血清内所有免疫球蛋白组分均明显低下,儿童患者 IgG 一般少于 1.0 g/L,IgA 小于 0.1 g/L,IgM 小于 0.1 g/L,少数患者可有正常的 IgE 水平。

B 细胞和浆细胞通常缺失,而前 B 细胞(含胞质 Ig)存在。

较简便的方法可用皮肤试验。对接受过白喉类毒素接种者做白喉抗毒力的 Schick 试验,本病患者为阴性,因不能产生抗毒素抗体所致;而患者结核菌素试验呈阳性,表明细胞免疫功能正常。

患者血清中抗 A、抗 B 血型及凝集素的滴度很低。

【组织病理】

淋巴结内胸腺依赖区细胞增殖正常,但在淋巴结髓质中不生成浆细胞,在皮质中也不形成生发中心。缺乏阑尾淋巴组织的小肠集合淋巴结,胸腺无异常,血循环中淋巴细胞数正常。

【治疗】

每日或隔日肌内注射 16.5% 丙种球蛋白 0.6~1.2 ml/kg,使血清 IgG 升至 2.5~3.0 g/L,以后每 3~4 周给药一次,用量同前。

应用适当的抗生素治疗感染。

注射丙种球蛋白偶可有发热、皮疹、荨麻疹、哮喘和血压下降等反应,可做对症处理后继续治疗。

40.2.2 特发性迟发性免疫球蛋白缺陷（idiopathic late-onset immunoglobulin deficiency）

【同义名】

原发性获得性无丙种球蛋白血症、多变的未分类的抗体缺乏性疾病。

【病因】

无明显的遗传倾向,男女均可发病,也有同一家族有几位患者的报道。

【临床表现】

大多数患者见于成年人,30~50 岁时发病,家族中常有自身免疫性疾病或免疫球蛋白异常。

临床表现为对化脓性细菌高度易感,常发生反复的鼻窦炎和肺炎,长期可导致慢性进行性支气管扩张症。

口炎性腹泻样（sprue-like）综合征表现较常见,大部分患者有腹泻、脂肪痢,有时有蛋白丧失性肠病和吸收不良,部分患者可经无谷胶饮食或忌用牛奶后获得改善。

另外,本病患者常易发生自身免疫性疾病,如系统性红斑狼疮、白癜风、血小板减少性紫癜、恶性贫血和自身免疫性溶血性贫血等,淋巴网状系统的恶性肿瘤发病率也较高。

本病的另一个特征是常易出现不明原因的肉芽肿,无干酪样坏死,损害内未发现有微生物,常累及皮肤、肺、脾和肝脏,糖皮质激素治疗有良效。

【免疫学检查】

一部分患者可并发胸腺瘤,外周血中 T 细胞正常,B 细胞数正常或增高,但 B 细胞功能存在缺陷,如抗原刺激 B 细胞后可出现增大、分裂,形成粗面内质网和丙种球蛋白,但不分泌。

血清中 IgG 含量为 0.1~2.0 g/L,缺乏 IgM 和 IgA,大部分患者 IgG 正常。

【组织病理】

淋巴结缺乏浆细胞,可见淋巴滤泡明显增生,但缺乏活力;十二指肠活检常发现蓝伯贾第虫,应用灭滴灵治疗可见改善。

【治疗】

同先天性性连锁无丙种球蛋白血症。

40.2.3 婴儿暂时性低丙种球蛋白血症（transient hypogamma-globulinemia of infancy）

【病因】

病因不明。有学者提出母体的抗体直接针对婴儿免疫球蛋白表面的 Gm 遗传性抗原决定簇,因此推迟了婴儿的免疫球蛋白合成。

【临床表现】

正常婴儿在出生后 3 个月时,血中由母体获得的 90%丙种球蛋白都被缓慢地分解代谢逐渐消失。从出生起开始合成 IgM 抗体,水平迅速上升,至 1 岁时可达正常人的 75%水平。出生后第 3 周开始合成 IgA,至 2 岁末可达正常人的 75%水平。出生后 2 月末开始合成 IgG,至 1 岁末可达正常人水平。

在某些情况下,婴儿的丙种球蛋白开始合成的时间异常地推迟,这种情况称之为暂时性低丙种球蛋白血症,一般不需治疗,在出生后 18~30 个月间这一缺陷可得到恢复。

在这期间,临床上可发生相似于原发性无丙种球蛋白血症的症状,如皮肤、呼吸道和脑膜对细菌的易感性增加,常为 Gram 阳性菌的感染。

男女发病率相似,无明显遗传倾向。

【免疫学检查】

外周血中 B 细胞数正常,在这期间,血清丙种球蛋白含量低于正常。

【组织病理】

本病患儿的淋巴结很小或无生发中心,浆细胞亦很少。

【治疗】

大部分患者不需要应用丙种球蛋白制剂,如婴儿生长正常,血清 IgG 大于 2.0 g/L,并证明有抗体形成,不需要进行特殊治疗,应每 3~4 个月测定一次免疫球蛋白含量。

如感染严重而且免疫球蛋白的水平很低,有必要补充丙种球蛋白,所用剂量同性连锁无丙种球蛋白血症患者。

应用适当的抗生素治疗感染。

40.2.4 选择性免疫球蛋白缺陷病(selective immunoglobulin deficiencies)

【病因】

选择性 IgA 缺陷多为常染色体隐性遗传,偶有常染色体显性遗传。约 50%的选择性 IgA 缺陷患者 HLA－B8 阳性(正常人为 20%~25%阳性),高 IgM 的 X 性连锁免疫缺陷可能由 X 染色体伴性遗传。

【临床表现】

本病是指限于一种或一种以上的免疫球蛋白缺乏,而其余免疫球蛋白正常或升高。

(1) 选择性 IgA 缺乏症

是免疫缺陷病的最常见类型,发病率为 1.5‰~7‰,多数可无临床症状,为正常状态的一种变异,患者终身是健康的。

本病常伴共济失调毛细血管扩张症(占 80%)、吸收不良综合征(3%)、谷胶性肠病、自身免疫性疾病(2%～4%),如系统性红斑狼疮、自身溶血性贫血、特发性血小板减少性紫癜、肝硬化、脾功能亢进、致死性出血性水痘和中枢神经系统病变。最常见的症状为轻重不等的反复鼻窦和呼吸道感染或支气管哮喘。

(2) 选择性 IgM 缺乏症

仅有少数单独 IgM 缺乏症的报道,患者易发生 Gram 阴性菌败血症而致死,血中的血型凝集素亦较低,经常有脾脏肿大以及并发肿瘤和自身免疫性疾病。

(3) 选择性 IgG 缺乏症

单独 IgG 缺乏症是一种家族性疾病,IgG 和白蛋白分解代谢增高。患者常发生反复化脓感染,用丙种球蛋白治疗有效。

(4) 高 IgM 性连锁免疫缺陷病

本病较常见,男性患者见于 1~2 岁,伴复发性化脓感染,常合并血液系统疾病(白细胞减少、再生障碍性和溶血性贫血、血小板减少症)和肾脏损害。体检常发现颈淋巴结肿大和肝脾肿大。血清 IgG 和 IgA 水平下降,IgM 增高或为正常水平。

虽然本病通常为伴性遗传,但在女婴中也发现有类似的临床疾病和免疫球蛋白型。本病常发生 IgM 产生细胞的恶性浸润性病变,一般由胃肠道开始,最后累及所有的内脏器官。

【免疫学检查】

血清中相应免疫球蛋白水平常明显降低。

当 IgA 缺乏时,常规实验室检查发现血清和外分泌液中无 IgA,用敏感技术可测到微量 IgA。已发现患者自发性产生抗 IgA 抗体,或于输血或注射市售丙种球蛋白后产生这些抗体。大多数患者的外周血中淋巴细胞数量正常,这些淋巴细胞在体外受刺激可合成 IgA 分子,但不能分泌,因此缺陷似在 IgA 产生细胞向 IgA 分泌细胞转化的最后成熟阶段。部分患者可测到 IgA 抑制 T 细胞增加或 IgA 辅助 T 细胞减少。

在高 IgM 性连锁免疫缺陷病中,产生 IgM 的浆细胞占绝对优势,血清 IgM 高于正常,而 IgG 与 IgA 缺乏。

【组织病理】

周围淋巴组织中非胸腺依赖区有部分组织发育不全,淋巴滤泡及生发中心数量较小,浆细胞成熟不足。

【治疗】

市售丙种球蛋白只含微量的 IgA,故不能选择性地替代 IgA。以往用高 IgA 含量的血浆,但无效,且有危险性,因为患者可产生高滴度的抗 IgA 抗体,以后输入丙种球蛋白时易产生过敏反应。

目前,对 IgA 缺乏症仍以对症治疗为主。

40.3　细胞(T 细胞)介导免疫缺陷病 [cellular(T cell) immunodeficiency diseases]

40.3.1　先天性胸腺发育障碍(congenital thymic aplasia)

【同义名】

DiGeorge 综合征。

【病因】

由于染色体 22q11 缺失导致胚胎期第三、第四咽囊发育障碍,使胸腺和甲状旁腺不能发育,引起先天性异常。这种异常的产生无家族性,可能为子宫内一种尚未了解的变化所致,病儿常伴有其他先天性畸形。

【临床表现】

由于胎儿甲状旁腺功能减退和低钙血症,新生儿可出现手足搐搦症。低钙血症倾向于出生后 1 年内缓解。

患儿表现为典型面孔,如眼眶距离增宽、耳郭位置低而有切迹、上唇正中纵沟短、颌小和鼻裂。常存在大血管异常,如 Fallot 四联征和主动脉弓右位。

如新生儿期未死亡,出生后 3~4 月可发生各种严重的病毒、真菌、细菌和卡氏肺囊虫感染。接种减毒的活病毒疫苗(如牛痘苗、麻疹疫苗)及细菌活菌苗(如卡介苗)时,易发生严重反应甚至死亡,这是由于细胞免疫功能丧失所致。

【免疫学检查】

本病仅累及 T 细胞,外周血的 T 细胞数减少而 B 细胞数增高,外周血淋巴组织中的浆细胞数量和分布正常。血清免疫球蛋白的浓度正常,T 细胞的功能异常。

【组织病理】

淋巴结深皮质胸腺依赖区的淋巴细胞减少,胸腺体积小,仅含 10%~20% 的正常胸腺组织,甲状旁腺亦缺如或发育不全。

【预后及治疗】

多数完全性先天性胸腺发育障碍患儿在婴儿期死亡。

不完全性的患儿的临床病程较为良性。血清钙水平随年龄增长而逐步趋向于正常。这些儿童可因心力衰竭等非感染性并发症而死亡。

补充葡萄糖酸钙可控制手足搐搦症,适当地应用抗生素治疗其感染。

严重的患儿移植胎儿的胸腺可使免疫缺陷明显好转。

40.3.2　伴和不伴内分泌疾患的慢性黏膜皮肤念珠菌病(chronic mucocutaneous candidiasis with and without endocrinophathy)

【病因】

为常染色体隐性遗传。研究表明与本病发生的相关基因为自身免疫调节因子(AIRF)。

【临床表现】

患者可有黏膜和皮肤反复念珠菌感染,如鹅口疮、念珠菌性阴道炎等。皮肤感染多发生于四肢,皮疹为略隆起的边界清楚的红斑,有角质增生和鳞屑及念珠菌性肉芽肿。

指/趾甲周围肿胀,甲肥厚、破坏、扭曲。

此外,合并特发性的内分泌异常,如糖尿病、甲状旁腺功能减退和 Addison 病等。

【免疫学检查】

多数患者有轻微的 T 细胞免疫功能缺陷,但淋巴细胞总数、T 细胞总数和淋巴细胞对丝裂原如 PHA 等刺激的应答正常。仅对念珠菌抗原的迟发型皮肤过敏试验无反应,对其他各种抗原的迟发型皮肤过敏反应正常。患者 B 细胞数及免疫功能正常,血清免疫球蛋白含量正常。

【治疗】

用抗真菌药物及转移因子治疗。

40.4 抗体(B 细胞)和细胞(T 细胞)联合型免疫缺陷病[combined antibody(B cell) and cellular(T cell)immunodeficiency diseases]

40.4.1 重症联合型免疫缺陷病(severe combined immunodeficiency diseases,SCID)

【病因】

本病患者具有 T 细胞和 B 细胞系统明显缺陷,呈伴性或常染色体隐性遗传(如 Swiss 型无丙种球蛋白血症)。某些病例可能系多能干细胞不能适当地发育成 B 细胞和 T 细胞所致。

【临床表现】

出生后 3~6 个月开始出现连绵不断的病毒、真菌、原虫和细菌感染,这些患儿有生长障碍,常于 2 年内死亡。

患儿常发生皮肤、肺和胃肠道感染,几乎所有患儿都有腹泻,大便培养可见沙门杆菌属或致病性大肠杆菌。

可有持续性皮肤和黏膜念珠菌感染,甚至在应用广谱抗生素前就可发生。

疣的发生率增高,可呈泛发性。患儿对致病力很弱的病毒也无抵抗力,疱疹、风疹或水痘病毒感染很严重,麻疹病程及皮疹持续的时间很长。

给某些患者接种牛痘或结核菌苗,可能发生进行性牛痘疹或全身性结核菌感染。

在病程中总有鼻窦和呼吸道感染,绿脓杆菌性肺脓疡、肺囊虫性肺炎是常见的死亡原因。

【免疫学检查】

体内和体外测定 B 细胞和 T 细胞功能均明显抑制,一般淋巴细胞数量变化不大,在严重病例中淋巴细胞减少明显。

无丙种球蛋白血症较常见,但有些病例免疫球蛋白值可正常或增高,对抗原刺激的反应差,因此感染组织中所见到的炎症反应很轻。

【组织病理】

胸腺体积小,重量不到 1 g,由发育不良的上皮细胞和间质细胞的小叶组成,缺乏胸腺小体和淋巴细胞。外周淋巴组织缺乏生发中心和滤泡,常缺乏浆细胞。

【治疗】

主要是对症治疗。供给充足的热量和液体,适当地应用抗生素治疗以控制感染。给予丙种球蛋白,通常无效。

输血及含免疫活性细胞的血制品和(或)骨髓移植后常容易发生移植物抗宿主反应,故血或血制品应给予辐射,以使免疫活性细胞灭活,才能应用。

最理想的治疗方法是用组织抗原相容性的骨髓细胞移植,进行完全的免疫学重建。

40.4.2 伴有血小板减少和湿疹的免疫缺陷病(Wiskott - Aldrich syndrome)

【病因】

本病是一种性连锁隐性遗传疾病,遗传缺陷在于免疫的传入支不能识别和处理多糖质或脂多糖抗原,不能将免疫信息传给免疫效应细胞,或免疫效应细胞对免疫信息的接受能力有缺陷。有散发病例见于男性,无家族史。本病的致病基因已定位于 XP11,并命名为 WASP 基因。

【临床表现】

(1) 出血

经常是本病的最早表现。患儿在出生时或出生后不久即因血小板减少而致皮肤黏膜瘀点、瘀斑。其他出血表现有鼻衄、牙龈出血、血尿、血便、呕血、结膜下出血等。颅内出血并非少见,有时甚至是患儿致死的原因。本病常被误诊为特发性血小板减少性紫癜。

（2）湿疹

常在出生后数月发生。随年龄增长，湿疹可加重而难以治疗。湿疹主要分布于头面部、前臂和腘窝，但在病情进展时可遍布全身。有时湿疹可伴出血或感染。

（3）反复感染

常见反复细菌（主要是大肠杆菌、肺炎双球菌、流感杆菌等细胞壁中含多糖抗原的细菌）和病毒感染，出现肺炎、中耳炎、脑膜炎、上呼吸道感染和皮肤感染等疾病，久之可发生支气管扩张、听力丧失。年长患儿可反复发生单纯疱疹感染，严重者可发生巨细胞病毒感染和卡氏肺囊虫病。此类患儿接种含细菌多糖的菌苗时可发生严重反应。

（4）其他

常见肝脾肿大。有的患儿有关节炎、自身免疫性溶血性贫血、肾脏疾病等。较为年长患儿易发生恶性病，特别是淋巴网状系统恶性肿瘤。此外，部分患儿有不典型表现，也可称为不完全型，如患儿仅有血小板减少及 Ig 的变化，但无反复感染及湿疹；或 IgM 减低、湿疹，对多糖抗原不能形成抗体，但血小板正常；或有细胞免疫缺陷及血小板减少，但其 Ig 水平和对各种抗原的抗体反应均正常，没有湿疹。

【组织病理】

患儿胸腺中小淋巴细胞数目减少，皮质和髓质难以区别。淋巴结副皮质区的淋巴细胞进行性衰减，淋巴滤泡存在。

【免疫学检查】

患者的细胞和体液免疫均有缺陷。

患儿对皮肤迟发型变态反应阴性，约 90% 患儿二硝基氯苯（DNCB）皮试阴性，特异性抗原刺激后淋巴细胞转化率低下，但对 PHA 刺激后的淋巴母细胞转化率正常。

常见血中缺乏 IgM 及 IgM 属的抗体（血型同族凝集素等），但 IgA 和 IgG 含量正常或升高。对多糖质抗原（如肺炎球菌的荚膜抗原）刺激机体后产生抗体的能力差。对蛋白质抗原的应答反应正常。

血中的淋巴细胞常减少，补体含量及细胞吞噬功能正常。

本病的血小板减少是由于血小板内在缺陷引起迅速破坏之故。血小板体积较小，对 ADP、胶原和肾上腺素出现异常的凝集反应。

【治疗】

输血可帮助控制出血现象。

适当的抗生素可以控制感染，应用辐射处理的血浆预防感染，注射转移因子约 1/3 患儿有效。

40.4.3　共济失调毛细血管扩张症（ataxia-telangiectasia）

【同义名】

Louis - Bar 综合征。系常染色体隐性遗传，遗传基因定位在 11q22 - 23。

【临床表现】

（1）神经系统症状

本病的首发症状为小脑性共济失调，婴儿期即出现，此后进行性加重。开始时主要影响躯干，表现为走路时步态摇晃明显、步基很宽，继而上肢出现意向性震颤。小脑性构音障碍出现早而重，肌张力低下，闭目难立征阳性，指鼻不准，快复轮替试验笨拙。

其他神经系统症状还包括：① 锥体外系受损亦很明显。多数患儿较早出现舞蹈样动作、手足徐动、肌张力障碍、面具脸，但常被突出的小脑症状所掩盖。随着年龄的增长，锥体外系症状变得越来越明显。② 特征性眼球运动障碍，即眼球主动向两侧同向运动，常伴有仰头、眨眼和头的摆动、转颈等代偿动作。③ 青春期后可出现脊髓损害表现，如深感觉缺失、病理反射阳性，但后者发生率较低。④ 周围神经病变，如腱反射减弱或消失，感觉缺失，肌无力。⑤ 成人后可出现肢体远端肌肉萎缩、无力和肌束颤动。⑥ 约 33% 患儿出现智能缺陷，身体发育迟滞，表现为智力、身高体重明显低于同龄儿。

（2）皮肤改变

毛细血管扩张是本病另一突出的特征，多发生于 3~6 岁，最先出现于球结膜的暴露部分，在接近角膜处渐消失。其他易暴露的或易受刺激的部位，如眼睑、鼻梁、面颊、外耳、颈部、锁骨上部、肘窝、腋窝、胸窝、腘窝等部位，随着年龄的增长，亦常出现该皮肤血管征,但该类毛细血管扩张很少引起出血。

皮肤和毛发的早老性改变亦为明显的表现,如皮下脂肪减少或消失,皮肤菲薄、干燥,面部皮肤常萎缩而紧贴面骨,出现中度硬皮病样面部表情;还有不规则的色素沉着或色素脱失,部分患者有牛奶咖啡色斑;头发失去光泽,变灰黄、干燥易脱发。

慢性脂溢性睑缘炎和脂溢性皮炎也常见。

（3）呼吸道感染

本病由于细胞和体液免疫缺陷,特别是缺乏分泌型IgA、IgE,患儿最易发生各种程度不一的呼吸道感染。患儿反复发生急性鼻炎、副鼻窦炎、气管炎和肺炎,可导致肺部广泛纤维化,肺功能不全及杵状指/趾。感染迁延不愈,抗生素疗效较差。

（4）伴发肿瘤倾向

约半数病例伴发肿瘤,最多见者为恶性淋巴瘤,其次为淋巴细胞白血病,再次为颅内胶质瘤。据统计患者患肿瘤的风险性较同龄正常组高1 200倍。多数在20岁以前发病,少数可延迟至中年。原因可能是免疫缺陷、染色体不稳定性和对电离辐射线的敏感性。ATM基因杂合子携带者有患癌症(特别是乳腺癌)的高风险性。

（5）其他

发育障碍除表现智力发育差、身高体重发育差(可呈侏儒症)外,还可见性腺发育不良、第二性征不明显或不出现,女性患者卵巢不发育、胸腺不发育等。骨骼畸形较少见,晚期可出现脊柱后侧凸。少数并发心脏疾患或糖耐量异常。

【免疫学检查】

细胞和体液免疫均缺陷。

1/3患者外周血T淋巴细胞减少,皮肤迟发型变态反应、外周血淋巴细胞对PHA刺激反应减弱。同种异体移植的排斥反应延迟。3/4患者血清和分泌液中无IgA,胃肠道中IgA着色的浆细胞数减少。在一些患者中已发现抗IgA抗体。IgG和IgM接近正常水平,大多数患者IgE很低,而IgD含量正常,对某些弱抗原的体液免疫反应减弱。

【组织病理】

患儿的小脑Purkinje和篮状细胞变性,脑室系统略有扩张。

胸腺通常有萎缩,大多数病例的皮质、髓质分化不良,胸腺小体数量减少。淋巴滤泡发育不良或缺如,浆细胞减少,间质成分增多,胸腺依赖区内的淋巴细胞数减少。

【预后】

本病预后不良,2/3患者死于20岁以前。

40.4.4 短肢侏儒免疫缺陷症(immunodeficiency with short limibed-dwarfism)

本病系常染色体隐性遗传,其病因是由于RMRP基因突变,导致线粒体RNA合成代谢障碍所致。

临床表现为短肢侏儒及外胚层发育异常,如毛发细、早期脱发、红皮病和鱼鳞病样皮损。

免疫缺陷的差异很大,一组病例表现为细胞和体液免疫缺陷,临床上与严重联合性免疫缺陷病相似;另一组病例只有细胞免疫缺陷,临床上表现为吸收不良、严重水痘、进行性牛痘感染等,预后不一;第三组病例伴有体液免疫缺陷,常有鼻窦和肺部感染。

本病系联合型免疫缺陷病,与T细胞的免疫缺陷明显有关,外周血淋巴细胞数减少,对PHA和特异性抗原的淋巴母细胞反应低下。

40.4.5 胸腺淋巴组织发育不全(thymic alymphoplasia)

又名Nezelof综合征。为常染色体隐性遗传病。

出生后即发生严重和反复的局部或全身性念珠菌感染、致死性水痘、肺囊虫病、细菌性肺炎和败血症。种痘后常引起严重的全身性牛痘疹。

自身免疫现象发生率很高,Coomb试验阳性的溶血性贫血常见,常在3岁内死亡。

40.5 补体免疫缺陷病(complement immunodeficiency diseases)

补体是一组不稳定的球蛋白,在炎症反应的产生中起关键作用。补体的作用包括免疫调理、免疫黏附、趋化性、细胞溶解和产生过敏毒素等,在宿主抵抗感染方面很重要。

补体系统中任何一个成分的缺陷都可导致异常的炎症反应或对感染的易感性增高,也会影响血液凝固。补体系统的遗传性疾病也可合并其他各种临床综合征。

40.5.1 C1 酯酶抑制剂缺陷

为常染色体显性遗传,多有家族史。

C1 酯酶抑制剂缺乏可引起遗传性血管性水肿,主要由于 C1 酯酶抑制剂(C1 - INH)缺乏,使血清中生成活化的 C1(酯酶)量过高,能增强血管通透性,影响 Hageman 凝血因子的生成,致使皮肤、呼吸道和胃肠道黏膜水肿及出血,且伴有恶心、呕吐及腹泻,可因喉头水肿窒息致死。

本病呈反复发作,每次持续约 48~72 小时。

40.5.2 C1、C4 和 C2 缺陷

大部分为常染色体隐性遗传。

C1、C4、C2 缺乏可导致狼疮样综合征,表现为蝶形红斑、关节痛、亚急性局限性膜性肾小球肾炎等。C2 缺乏最常见,在白人中的发病率为 1/10 000 左右;患本病者有一半病例同时患有不同的结缔组织病,如狼疮样综合征。

研究结果发现狼疮的免疫基因与 C2、C4 和 B 因子的基因密切连锁在第 6 对染色体短臂上,因此,本病的狼疮样综合征发病率很高。

40.5.3 C3 缺陷

为常染色体隐性遗传。

C3 缺乏常可引起严重的威胁生命的化脓性感染,与低丙种球蛋白血症的儿童中所见相似,主要是因为缺乏趋化性、免疫调理和杀菌的活力所致。

40.5.4 C3b 灭活因子缺陷

该病对细菌的易感性增加,主要与继发性引起 C3 缺乏有关。

40.5.5 C5、C6、C7 或 C8 缺陷

均为常染色体隐性遗传。

患者易发生反复感染,对脑膜炎双球菌和淋球菌的易感性增高。C5 至 C6 对细菌溶解有重要意义。

40.5.6 Leiner 病(Leiner disease)

Leiner 病的特点为婴儿期严重的脂溢性皮炎、腹泻、生长障碍、复发性 G⁻菌和念珠菌感染。最初认为是由于 C5 功能缺陷、酵母调理作用缺陷所致,目前认为 Leiner 病是一组不同免疫缺陷性疾病临床表现的总称,主要表现为酵母调理作用缺陷、C3 缺乏、严重联合免疫缺陷、低 γ 球蛋白血症和高 IgE 血症。

40.5.7 高 IgE 综合征(hyperimmunoglobulinemia E syndrome)

又名 Job 综合征。

高 IgE 综合征有以下特点:① IgE 明显增高;② 复发性皮肤和系统性化脓感染;③ 类似遗传过敏性样皮炎;④ 外周血嗜酸性粒细胞增高血症;⑤ 中性粒细胞趋化因子缺陷。

本综合征在婴儿期的皮炎很似遗传过敏性皮炎,但皱褶部、耳后和发际部位也常有皮炎表现,大部分患者可进一步发展成广泛的皮肤苔藓样变。许多患者可有其他遗传过敏性表现,患者可表现特殊面容,鼻大、鼻梁宽、皮肤进行性粗糙。

皮肤容易感染,包括脓疱疮、疖病、甲沟炎、蜂窝织炎、脓疡,此脓疡多见于头、颈、皱褶部位。常见的系统感染包括细菌性肺炎、肺脓疡、脓胸,甚至导致肺气肿、肺大泡,成为细菌、真菌感染的场所,最常见的病原菌为金黄色葡萄球菌和流感杆菌。

外周血 IgE 升高,常大于 2 000 IU,此可能与 Ts 功能低下有关。最常见的功能缺陷为中性粒细胞趋化因子缺陷,使机体抵抗感染能力明显下降。

对金黄色葡萄球菌有效的抗菌素能很好控制皮肤感染。

40.6 吞噬细胞功能不良(phagocytic dysfunction)

吞噬细胞包括血循环中的中性粒细胞、嗜酸

性粒细胞、单核细胞和组织器官内的巨噬细胞(包括肝脏的星形细胞和中枢神经系统的小胶质细胞)。这些吞噬细胞的主要功能是吞噬和消灭入侵的各种微生物及外来异物,并经加工处理,将抗原信息提呈给具免疫活性的T、B细胞,产生相应的细胞和体液免疫作用。因此,吞噬细胞是人体非特异免疫功能的主要成分,也是形成特异性免疫功能的关键细胞。

由于这类细胞数减少或质的改变,可造成吞噬细胞功能缺陷,导致一系列疾病。

中性粒细胞的功能障碍表现为趋化性丧失,调理作用和消化能力缺陷,对感染的易感性增高,可反复发生蜂窝织炎或败血症,主要有下列几种疾病。

40.6.1 慢性肉芽肿病(chronic granulomatous disease, CGD)

【同义名】

先天性吞噬障碍病、慢性败血症性肉芽肿病或伴杀菌缺陷的遗传性疾病。

患者大多系伴性隐性遗传或常染色体隐性遗传。

【临床表现】

多发生在男性。于出生后数月内发病。

皮肤、肺、淋巴结和骨髓等处常有反复化脓性感染,并形成脓肿和化脓性肉芽肿,并发肝脾肿大、肝脾脓疡、骨髓炎和肛周脓肿。

耳、鼻、口、肛周部常发生湿疹样皮炎。

白细胞计数因感染而增高,贫血常见。

男性患者的母亲、姐妹或祖母的白细胞功能异常。病儿大多在幼年期死亡。

【组织病理】

显示肉芽肿性改变。

【免疫学检查】

患者的体液和细胞免疫反应正常。

表现为吞噬细胞(包括粒细胞和单核细胞)功能缺陷。吞噬细胞能吞噬细菌,但不能在胞内杀死和消化细菌,而抗生素也很难发挥作用,因此易发生反复细菌感染,形成化脓性肉芽肿。患者的吞噬细胞内缺乏还原型辅酶Ⅰ和Ⅱ的氧化酶,影响了葡萄糖-6-磷酸脱氢酶的稳定性,使葡萄糖的分解代谢受阻,能量生成减少。另外,细胞内缺乏谷胱甘肽过氧化物酶,不能产生过氧化氢,不能杀死过氧化氢酶阳性菌,因此,容易招致毒力较低的细菌如金黄色葡萄球菌、大肠杆菌等感染。

硝基四唑氮蓝(NBT)还原试验阴性或作用降低。

40.6.2 Chediak-Higashi综合征(Chediak-Higashi syndrome)

又名先天性白细胞颗粒异常综合征。

本病系常染色体隐性遗传。多见于近亲结婚的后代,好发于儿童。

患儿的中性粒细胞减少,细胞内的溶酶体异常,白细胞的趋化性、吞噬和杀菌功能缺陷;晚期患者可呈全血细胞减少。白细胞过氧化物酶染色阳性。

患者常招致金黄色葡萄球菌、链球菌、肺炎球菌等感染。可伴中枢和周围神经病变、弥漫性恶性淋巴瘤。

因反复感染及恶性肿瘤,往往在5岁前死亡。

(翁孟武)

第 41 章　营养与代谢障碍性皮肤病

目　录

第 41 章

营养与代谢障碍性皮肤病

本章主要介绍与各种营养要素如维生素、微量元素以及各种代谢障碍如糖、蛋白质、脂肪、卟啉、嘌呤等代谢相关的一些皮肤疾病。在这些代谢障碍特别是脂质代谢疾病中,往往可伴有组织细胞的浸润而出现皮肤黄瘤样损害,现已归于组织细胞疾病(第 38 章);有一些组织细胞类疾病将在第 42 章《皮肤肿瘤》中予以介绍。

41.1 营养障碍性疾病

41.1.1 维生素 A 缺乏症(avitaminosis A, hypovitaminosis A)

【同义名】

蟾皮症。

【定义】

本病为因缺乏维生素 A 引起的一种营养缺乏病,其特征为皮肤干燥、四肢伸面有非炎性的棘刺状毛囊丘疹,间伴以眼部症状如眼干燥、角膜软化或夜盲。

【简史】

本病在我国古代已有记载。祖国医学称之为"雀目"或"鸡盲眼";1 300 多年前,孙思邈即用羊肝治疗"雀目"。1930 年 Frazier 和胡传揆等首先在士兵中发现并描述此病;国内亦曾在上海地毯厂的青年工人及重庆保育院的儿童中成批发现。中华人民共和国成立后,人民生活水平提高,卫生条件改善,本病已极难见到。

【病因及发病机制】

维生素 A 是一种脂溶性醇,其前体类胡萝卜素存在于多种植物中,其中最有活性的是 β-胡萝卜素。在动物体内,能将胡萝卜素转化为维生素

A 以醇的形式储存在肝内;醛的形式与视网膜紫质的功能有密切关系;酸的形式具有调节细胞代谢和生长的功能。此外,维生素 A 还能影响到溶酶体的稳定性。

维生素 A 在动物肝脏,尤其是鱼肝油中含量很高,奶油和蛋黄中含量也多。单纯缺乏维生素 A 罕见,常伴有其他营养缺乏。慢性腹泻、肝胆疾病影响维生素 A 和胡萝卜素的吸收或后者的转化。血中白蛋白降低,不足以转运维生素 A 或因重症消耗性疾病使维生素 A 消耗过量时,均能发生缺乏症状。

维生素 A 0.3 μg 等于一个国际单位(IU)。成人每日最低需要量为 20 IU/kg 或 β-胡萝卜素 40 IU;一般而言,成人每日供给量应不低于 5 000 IU。

【临床表现】

皮肤的典型症状是干燥,以股和上臂伸侧最早出现,重的累及整个背部,伴有角化过度性毛囊丘疹,分布疏散或密集,严重的似痤疮有黑头,丘疹外周可轻度色素减退。4 岁以下小儿这种典型的皮肤症状比较少见,毛发可变灰,质脆易脱落。甲薄脆伴纵沟、横纹,也可出现小凹点,典型的呈蛋壳甲,甲板透明。

夜盲是常见和最早出现的症状,此外结膜出现毕氏斑(Bilot's spots),此为角膜侧缘处结膜的一种干燥症表现,结膜干燥、起皱、发白呈三角形,整个结膜带棕褐色伴有结膜炎,继以角膜出现白翳,视力渐减,严重的角膜软化发生溃疡以致穿孔、失明。其他如呼吸道和泌尿道因上皮增殖和角化而抵抗力降低,易引起呼吸道炎症和脓尿等。

【实验室检查】

患者血维生素 A 含量降低。正常水平为

0.70~2.56 μmol/L，可疑亚临床型缺乏（或边缘型缺乏）为 0.70~1.05 μmol/L，亚临床型缺乏为 0.35~0.70 μmol/L，而临床型缺乏则多 ≤ 0.35 μmol/L，伴眼部和皮肤的临床表现。但血浆水平并不能完全反映全身组织的营养状态，在高度怀疑时可以使用相对剂量反应试验（RDR）进一步确定。眼科检查较正常人差暗适应试验异常，中心视野生理盲点面积扩大。

【组织病理】

皮肤角化过度，粒层存在，毛囊上部有角质形成，汗腺和皮脂腺有不等程度萎缩。

【诊断及鉴别诊断】

根据皮肤干燥、毛囊角化过度、眼干燥、夜盲再结合摄入史等可以诊断；若尚有疑问可抽血测定维生素 A 含量和治疗试验。应鉴别的有毛周角化症，仅有四肢伸侧毛囊角化性丘疹而无其他伴发症状。小棘苔藓为成片毛囊棘刺性角质丘疹，惯发于颈后、肩、臀等处，皮疹呈群集分布、成批发出，无其他伴发症状。毛发红糠疹为毛囊角质性丘疹，呈圆锥形、质硬、色红，可密集成片，伴有掌跖角化等症。

【防治】

慢性消耗性疾病和过分限制饮食者应注意补足维生素 A。患者应改善饮食，增加牛奶、蛋黄、肝类及富含胡萝卜素的食物的摄入。治疗包括口服鱼肝油或浓缩的维生素 A 制剂，每日 5 万 IU，重症可肌内注射或同时口服 β-胡萝卜素和维生素 E。皮肤损害可外用 0.025%~0.1% 维生素 A 酸、尿囊素或 15% 尿素乳膏等。眼部症状不可忽视，应积极进行局部治疗。

41.1.2　维生素 A 过多症（hypervitaminosis A）

一般认为，正常人的维生素 A 量不宜长期超过每日 2.5 万 IU，特别是对于酒精性、病毒性或药物性肝病出现肝脏耐受性差的患者。在服用各种合成维 A 酸（异维 A 酸、芬香维 A 酸等）治疗多种皮肤病（如银屑病、痤疮等）的患者中出现的种种不良反应即是本病的临床表现，现在多数皮肤科医生对此已经比较熟悉。

维生素 A 的过量可使上皮细胞的正常分化加速，出现皮肤的角化不全和种种毒性反应。儿童对维生素 A 的毒性反应远大于成人。婴幼儿服用维生素 A，如一次剂量超过 30 万 U 时可发生急性中毒反应，急性反应常在过量服用后数小时发生，表现为恶心、呕吐、头痛、头晕，逐渐出现皮肤大量脱屑。慢性期则表现为毛发脱落，残余毛发粗糙、眉毛脱落稀少，剥脱性唇炎、色素沉着和杵状指。可发生皮肤泛发瘙痒、肝脾肿大、低色素性贫血、血清蛋白降低、肝功能受损、骨生长延缓、儿童骨骺过早闭合。假性脑瘤和视神经乳头水肿及婴儿前囟隆起，可在上述症状之前即出现。

成人维生素 A 过多的早期特征是口唇干燥和厌食，皮肤毛囊性角化过度似毛周角化症；皮肤干燥、糠状脱屑、口角和鼻孔干裂、头发和眉毛干枯脱落；并见有乏力、肌痛、抑郁、厌食、头痛（假性脑瘤）、斜眼和体重减轻，肝病可进行性发展致肝硬化（慢性中毒）。在透析患者中常发生高钙血症。妊娠期如过量服用维生素 A 可致畸胎。

应合理服用维生素 A 和维 A 酸制剂，停用后症状可逐渐消失。

41.1.3　维生素 D 缺乏症（avitaminosis D）

是一种长期缺乏维生素 D 所引起的营养缺乏病，在婴幼儿中引起佝偻病，在成人中发生骨软化病。维生素 D 是类固醇化合物，主要有 D_2 和 D_3 两种。D_2 又名钙化醇（calciferol），由麦角醇经紫外线照射产生；D_3 由紫外线照射 7-脱氢胆固醇产生，在鱼肝油、奶油、卵黄中含量丰富。人体皮肤含有 7-脱氢胆固醇，日光浴是获得维生素 D 的最简易方法。日光照射不足、生长迅速的婴幼儿、饮食不当等均有可能导致维生素 D 的缺乏。

活性维生素 D 的产生来源于皮肤，但维生素 D 缺乏症却无皮肤表现。维生素 D 缺乏主要使钙磷代谢紊乱而影响骨骼系统。在佝偻病儿童，头、颈部常大量出汗，患儿因烦躁不安而头部不停摇动，使枕部头发稀疏或完全脱落。软骨病者一般也无明显皮肤病征。

日光浴、人工紫外线照射、给服浓缩维生素 D 制剂或浓缩鱼肝油常能迅速纠正缺乏症。但治疗中应防止维生素 D 的过量，长期大量摄入可产生痤疮样表现,肢端和臀部皮肤出现钙质沉着,还可出现乏力、头痛、纳差、恶心、呕吐、便秘等症状,后期可有多尿、夜尿、蛋白尿等。

41.1.4 维生素 D 过多症(hypervitaminosis D)

【病因及发病机制】

一些学者认为长期每日摄入 25 μg 维生素 D 可引起中毒,这其中可能包括一些对维生素 D 较敏感的人;但长期每天摄入 125 μg 维生素 D 则肯定会引起中毒。本病见于长期大量服用维生素 D 人群,但常常是医源性情况,特别是用大剂量来治疗非维生素 D 缺乏性疾病,如银屑病、寻常狼疮、类风湿关节炎等。

【临床表现】

常见症状有乏力、头痛、食欲不振、烦渴多尿、体重下降、恶心呕吐、腹痛、便秘、肌张力下降、心动过速和心律不齐、皮肤瘙痒和痤疮样表现,日久出现皮肤、软组织、大血管、心、肺、肾组织钙化和组织破坏。皮肤转移性钙质沉着多位于肢端及关节附近。肾发生结石或钙化,可致肾功能受损或尿毒症。严重者可有发热、昏迷甚至死亡。骨发生纤维性骨炎。

【实验室检查】

见尿钙增加,血清钙水平在 2.88 mmol/L 以上,血清磷在 1.29 ~ 1.62 mmol/L 以上,ECG 见 Q-T 间期缩短和心律不齐。X 线检查骨纤维性骨炎。

【防治】

维生素 D 过敏或过多者应停用维生素 D,低钙饮食,使用呋喃苯胺酸利尿剂,大量饮水,增加钙排泄;血清钙在 3.75 mmol/L 以上时,可使用糖皮质激素、静脉滴注等渗硫酸钠溶液(有尿毒症忌用),待血清钙回复至正常水平后,应停用利尿剂,逐步减量和停用糖皮质激素。

(杨永生)

41.1.5 维生素 E 缺乏症(avitaminosis E)

维生素 E 又名生育酚(tocopherol),是一种脂溶性维生素。人血浆生育酚水平随着总血浆脂质水平而变化;脂肪组织是生育酚的主要贮存库。正常血浆 α-生育酚水平为 5 ~ 10 μg/ml(11.6 ~ 23.2 μmol/L)。维生素 E 广泛存在于植物油中,成人很少发生维生素 E 缺乏。

维生素 E 缺乏可致精子生成障碍、不育和习惯性流产。维生素 E 具有明显的抗氧化作用,能防止其他维生素降解、增强毛细血管抗力;可防止神经、横纹肌的退行性变,缺乏时可致红细胞溶血引起轻度溶血性贫血以及肌肉、肝脏、骨髓和脑功能异常。维生素 E 缺乏症最常见于体重不足的婴儿中,表现为周围性水肿,进行性神经性肌病和眼肌麻痹。大剂量口服维生素 E,每日 100 ~ 300 mg 可起效。

41.1.6 维生素 K 缺乏症(avitaminosis K)

维生素 K 是萘醌类化合物,广泛存在于绿色植物中,是肝内合成凝血酶原过程中所必需的因子,对血液的凝固极为重要。它是一种脂溶性维生素,在大肠中由细菌合成,在成人中一般不会由于进食而导致缺乏。维生素 K 缺乏症可见于各种原因的吸收障碍性疾病,如胆道疾患、吸收不良综合征、囊肿性纤维化病、神经性厌食症等,各种原因的肝病也可导致缺乏。药物如香豆素、水杨酸盐以及可能的头孢菌素等的服用均可诱发本病。母亲在服用香豆素或苯妥英钠期间的新生儿或是无结肠的早产婴儿均可发生本病。上述这些情况导致维生素 K 依赖的血因子 Ⅱ、Ⅶ、Ⅸ、Ⅹ 的缺乏。

皮肤症状主要表现为大片瘀斑和皮下血肿,其他可有呕血、黑粪、血尿、脑血肿,在新生儿惯发的部位是脐部。应与维生素 C 缺乏症鉴别,后者有毛囊角化、毛周瘀斑、齿龈红肿出血等。其他血液病引起的瘀斑伴有相应实验室异常发现,如血小板减少等。补充维生素 K,即能迅速纠正症状,可给维生素 K1、K3 或 K4,每日 10 mg,口服或肌内注射。严重危急病例,应给新鲜干冻血浆。

41.1.7 维生素 B₁ 缺乏症(avitaminosis B₁)

又名脚气病(beriberi),缺乏时以消化、神经和循环系统异常为主要表现。

维生素 B₁ 又名硫胺素(thiamine),是一种水溶性维生素,摄入的硫胺素在体内经磷酸化形成焦磷酸硫胺素,是涉及糖代谢中羰基碳(醛、酮)合成与裂解反应的辅酶,缺乏时可使丙酮酸在体内积聚出现病征。硫胺素广泛存在于糙粮、豆类、瘦肉和肝、肾组织中,一般不会缺乏,在需要或消耗量明显增加情况下(如重体力劳动、高热、甲状腺功能亢进、腹泻等),加以饮食不当,如喜食精白米、淘米时过分搓洗等,可导致维生素 B_1 缺乏。患本病时总伴有其他 B 族维生素的缺乏。

临床表现主要为循环系统症状(下肢水肿、右心衰竭等)和神经系统症状(多发性周围神经炎、脑型脚气病等)。多数患者病情较轻,表现为疲乏、下肢沉重、小腿腓肠肌压痛、心悸、纳差等。无明显皮肤损害。

防治上应纠正病因,增进富含维生素 B_1 的食物。口服维生素 B_1 5~10 mg,每日 3 次。严重者应肌内注射,同时应补充足量的其他 B 族维生素。

(杨永生　廖康煌)

41.1.8　维生素 B_2 缺乏症(avitaminosis B_2)

【同义名】

核黄素缺乏症(ariboflavinosis)。

【定义】

本病是一种由于体内维生素 B2(核黄素)缺乏而发生于外生殖器(主要为阴囊)、舌、唇和口角的综合病征,表现为阴囊炎、舌炎、唇炎和口角炎。患者一般系集体生活者,个人单独发病罕见。核黄素为耐热的水溶性 B 族维生素,在人体内是许多呼吸酶系统的组成部分,与烟酸及其他耐热 B 族维生素共同存在于食物中,如动物心、肝、肾以及蛋类、奶类、酵母、豆类和新鲜蔬菜等。所以,核黄素缺乏多与其他 B 族维生素缺乏同时出现,尤以与烟酸缺乏病关系密切。

本病于 1938 年由美国 Sebrell 等人以人工方法产生后,陆续有些文献报道,但直到现在为止,国外有关皮肤病学的书籍对于本病的叙述,尚无明确概念。复旦大学附属华山医院皮肤科杨国亮等在 1950~1959 年期间,先后见到此病 4 批,病例多者数以千计,对其进行了较详细的调查研究,因此对本病有更为明确的认识。

【病因及发病机制】

人体内核黄素是许多酶系统的重要辅基的组成成分,黄素腺嘌呤二核苷酸及黄素单核苷酸均为核黄素形成的辅基,它们与各种酶蛋白结合形成各种黄素蛋白,具有促生长的特性,是人与微生物生长发育、组织修复过程中必需的。一般成人每日需求量男性为 1.4~1.7 mg,女性为 1.2~1.3 mg。若机体缺乏核黄素,细胞内的氧化、还原作用减少,物质和能量代谢紊乱将出现多种缺乏症状。

产生本病的原因,可有下列几种情况:

(1) 摄入不足

孕妇与乳母需求量增加,或者运动量增强、能量消耗多时,需求量亦随之加大。如摄入动物性蛋白质与新鲜绿叶蔬菜不足,可致维生素 B_2 营养不良。核黄素对光敏感,在紫外线照射下可迅速导致不可逆的分解破坏。故瓶装牛奶等食品为保存维生素 B_2 的生物活性需要避光。光线疗法治疗高胆红素血症的新生婴儿时,可导致部分核黄素解体引起核黄素缺乏症。此外,核黄素为水溶性维生素,可因洗淘过度或随菜汤流失。核黄素在碱性环境中易破坏,如烹调时为保持蔬菜的绿色添加碳酸氢钠,可破坏核黄素的生物活性。

(2) 吸收障碍

某些疾病如严重慢性腹泻、小肠因病变而大部手术切除者,可致核黄素吸收不良。此外,嗜酒者也因肠道吸收减少与生物利用度降低可致维生素 B_2 不足。

(3) 药物与金属元素影响

某些精神系统药物如氯丙嗪、丙咪嗪、阿米替林,以及抗肿瘤药物如阿霉素和各种抗疟疾药物,经动物实验证实能减低或抑制黄激酶活性,从而使维生素 B_2 转变为其具有活性的辅酶衍生物 FMN 与 FAD 发生障碍。氯丙嗪治疗可大大加速维生素 B_2 缺乏的进展。许多金属及其他物质,如铜、锌、铁糖、色氨酸、维生素 C 及食物纤维等都可与摄入的核黄素形成复合物或螯合物,影响维生素 B_2 的生物活性。

(4) 激素失调

甲状腺素与肾上腺素可调节核黄素转变为

FMN 与 FAD 以及核黄素的共价结合。在甲状腺功能减低时,T3 对黄激酶的正性调节作用降低,使该酶催化核黄素转变为 FMN 的活性下降。

（5）排泄增加

在负氮平衡的情况下,包括糖尿病停用胰岛素后,或者在用某些药物如硼酸后,或长期服用硫胺素制剂,也可出现核黄素排泄增加的现象。另外在高热、禁食等情况下,也可使排泄量反应性升高。

【临床表现】

一般面部皮肤显得干燥,缺乏滋润感,鼻颊沟间有少许鳞屑,无显著的脂溢性皮炎表现。最突出的病变为:外生殖器主要为阴囊炎,其次为舌炎。唇炎和口角炎虽多见,但无特异性,只有辅助诊断价值。

（1）生殖器损害

有阴囊损害和阴茎损害两种,最重要的为阴囊损害。

1）阴囊损害

主要为阴囊炎,按皮疹形态可分为以下几种:

单纯性阴囊炎:为本病最早期损害,表现为在阴囊前面的鲜红色微发亮的弥漫性一大片红斑,无其他损害,微痒。患者无其他不适,饮食稍改善可迅速自愈。因此,常为暂时性而较罕见,且易被患者忽略,或医者由于不认识而致漏诊或误诊。但根据成批发生及饮食史,诊断不难。

白色丘疹鳞屑性阴囊炎:其特点为在阴囊前侧有大片淡红色凹形椭圆、多角形或略带不规则形扁平丘疹紧密结合,覆以发亮的黏着较紧的银白色鳞屑,抓之可以层层剥落,酷似银屑病,非常典型,但较薄而少,有时一大片,有时为大小两片,多不对称。

结痂性阴囊炎:这是最多见的一种相当典型的阴囊炎,开始的淡红色斑位于阴囊缝左右两侧,大多数对称,偶有一侧的,边缘鲜明,不十分规则,其长轴与阴囊缝平行,上覆以灰色或褐色的薄痂或鳞屑,边缘稍厚,触之有粗糙感。将痂或鳞屑剥除后,其下皮肤柔软,无萎缩,不肥厚,亦无显著浸润,损害干燥无溢液。在损害范围较扩大时,可在阴茎根处融合。在阴囊缝两侧 0.5~1.0 cm 处无

损害。

丘疹性阴囊炎:此病变发病率亦高,仅次于结痂形阴囊炎。最早期损害为成群疏散分布的针头大小的丘疹,多数为比黄豆略大、显著高出皮面、圆形的扁平丘疹。开始只有数个或 10 余个一群,上覆棕褐色薄痂,以后增多扩大,密集成群,最后融合成大片或小片。初为一侧,以后对称分布于阴囊缝两侧,每片约 3 cm×4 cm 大小,严重者亦在阴茎根处融合。在大片外围,常有少数丘疹散发,在早期仅丘疹中心覆以薄痂。阴囊缝两侧 0.5~1.0 cm 处皮肤正常。

湿疹样阴囊炎:在形态上与慢性湿疹同,损害为弥漫性肥厚大片,累及整个阴囊,有渗液、结痂和显著浸润,间有裂隙。大多数集体成员同一时间发生,也有一些超过 2~3 个月、甚至 1 年以上单独发生的病例。

上述各种损害主觉均有不同程度的瘙痒,尤以湿疹形者为甚。如有裂隙,则发生痛感。

2）阴茎损害

常与阴囊炎同时并发,可有下列几种形态:

① 阴茎上鳞屑性损害,呈肤色,分布比较广泛,有时散发,有时融合成片;② 环绕包皮远端的棕黑色黏着性厚痂,边缘鲜明,且不甚规则;③ 丘疹或鳞屑性损害,黄豆大小,成串地沿冠状沟和包皮远端边缘上排列;④ 龟头上或尿道口周围小片红斑,覆以灰色鳞屑。

3）伴发阴囊外围损害

主要为耻骨部位成群的毛囊炎和脓疱,以及腹股沟和股上部内侧散发的毛囊炎和脓疱。可伴有微痛感。

上述阴茎和阴囊外围损害,可随维生素 B₂ 缺乏情况的改善而消失。

（2）口腔损害

主要有舌炎、唇炎和口角炎 3 种。

1）舌炎

舌炎早期蕈状乳头表现为成群的针头大小红色点状损害;舌后的轮廓乳头表现为成群的黄豆大小的肥厚丘疹;舌之中部为边缘鲜明的红斑,前段稍宽而后段较窄,边缘为半弧形,故呈葫芦状。有时舌两侧边缘亦有小片尖叶状对称性同样红

斑,严重者全舌青紫,显著肿胀。以后红肿渐消,舌萎缩平滑,乳头消失。轻者限于舌尖和舌前半部,重者舌中部至舌尖大部分累及,间有表皮剥蚀或脱落现象,伴以或多或少的裂隙,裂隙的多少、长短、深浅、宽窄、曲直、纵横排列及各种走向不一。虽整个舌面亦可累及,但主要见于舌之中部。主觉有痛感,对热的及酸辣饮食敏感。

2) 唇炎

主要表现为微肿、脱屑和色素沉着,偶有发红、糜烂、裂隙(常为纵裂)、化脓或结痂。主要见于下唇,裂隙者稍有痛感。此症在皮肤科临床工作中时有所见,不具特征性。有少数病例,在下唇内侧中部黏膜上有成群、发亮、针头大小的微红丘疹,微痛,对维生素 B_2 治疗无效,给以烟酰胺后迅速消失。这类病例可能是维生素 B_2 和烟酸缺乏的并发症。事实上维生素缺乏症很少有单独一种维生素缺乏的,只是有些症状表现不明显而已。

3) 口角炎

主要表现为乳白色糜烂及裂隙,常伴有针头大小脓疱和结痂。糜烂有烧灼感,裂隙有痛感。此病在维生素 A 缺乏病、白念珠菌病和链球菌感染等亦常见到,无特异性。

潜伏期长短不一,较短的 10~14 天左右,也有在 2~3 个月以上,此可能与原来营养状况及当前饮食情况、吸收情况和需要量的不同有关。

【组织病理】

阴囊炎损害活检显示角层肥厚,间以角化不全,棘层稍厚,表皮和真皮水肿。真皮内有少许淋巴细胞浸润,毛细血管和淋巴管增多扩大,毛细血管内皮细胞增生,皮脂腺萎缩。

【实验室检查】

血浆中游离核黄素、FAD 和 FMN 都较恒定,测定无诊断价值;常以测定尿中维生素 B_2 排出量作为诊断依据。由于收集 24 小时尿液比较困难,目前常采用尿核黄素/肌酐测定和尿排泄负荷试验两种方法。此外,红细胞谷胱甘肽还原酶(erythrocyte glutathione reductase,EGR)的活性系数(activity coefficient,AC)测定因其灵敏、准确和简便的优点已被广泛用于临床。

(1) **尿核黄素/肌酐测定**

收集任意尿样,用每克肌酐相对量表示尿中维生素 B_2 的排出量。结果 <27 μg/g 肌酐者为缺乏,结果为 27~79 μg/g 肌酐者为不足。

(2) **尿排泄负荷试验**

口服核黄素 5 mg 后,收集 4 小时尿液测定排出量。结果 < 400 μg/4 h 尿者为缺乏,结果为 400~799 μg/4 h 尿者为不足。

(3) **红细胞谷胱甘肽还原酶的活性系数测定**

EGR 是一个以 FDA 为辅基的黄素蛋白,维生素 B_2 缺乏时活性下降,如在体外把 FDA 加入含 EGR 的红细胞溶血液中,可使活性回升;回升后活性与原有活性的比值即为 EGR 的活性系数 AC。AC 值>1.20 者视为缺乏。

【诊断】

临床上至今尚无维生素 B_2 缺乏病的统一诊断标准,根据维生素 B_2 缺乏史、临床表现结合实验室检查可诊断。

由于一些维生素 B_2 缺乏症患者的临床症状缺乏特异性,很难脱离实验而确诊为该病,在一些缺乏实验条件的基层医疗单位,对疑有维生素 B_2 缺乏的个体或群体,可试用维生素 B_2 进行诊断性治疗,有效者可确诊。口服维生素 B_2 剂量为每日 15~30 mg,阴囊皮炎症状一般可在 1~2 周内缓解或消失,而口腔症状改善则需 2~4 周。

【治疗】

本病治疗极为简单,除调整饮食外,给维生素 B_2 每日 40~50 mg,至症状消失。生殖器损害、舌炎、耻骨和腹股沟处的毛囊炎和脓疱,均于 10 天左右痊愈;唇炎、舌萎缩及裂隙则恢复甚慢,裂隙可搽 1%硝酸银溶液,其他可不需用药。

【预防】

单位集体食堂应纠正不良烹饪习惯。偏僻山区、边远工地,或边防、海防、海岛地区,在无新鲜蔬菜的季节,应考虑补充维生素 B_2 以预防,每日 5 mg 即可。

(杨永生　王侠生　杨国亮)

41.1.9　维生素 B_6 缺乏症(avitaminosis B_6)

维生素 B_6 是吡哆醇(pyridoxine)、吡哆醛

(pyridoxal)、吡哆胺(pyridoxamine)及其磷酸酯的总称。维生素 B_6 的缺乏常称为吡哆醇缺乏症。维生素 B_6 主要作为一种辅酶,参与氨基酸的脱羧和转氨作用,以及烟酸和辅酶 I、辅酶 II 的合成。维生素 B_6 存在于酵母、卵黄和各种谷类食物中。妊娠、某些药物如异烟肼、脱氧吡哆醇的长期应用可导致维生素 B_6 缺乏。

【临床表现】

单纯维生素 B_6 缺乏在人类中极少见,缺乏症多发生在尿毒症和肝硬化以及使用某些药物的患者中。皮损表现为脂溢性皮炎样,萎缩性舌炎伴溃疡形成,有口角唇炎、结膜炎、擦烂红斑,偶见陪拉格样皮疹。此外,周围神经病多见,主要见于长期大量应用异烟肼的患者,表现为肢端烧灼样和痛性感觉障碍,以四肢远端感觉丧失、无力和腱反射减低为特点。患者还可出现中枢神经症状,表现为情绪抑郁、激动和意识混乱。婴儿缺乏维生素 B_6 可出现惊厥和痫性发作,严重者引起智能减退。

【实验室检查】

血浆维生素 B_6 测定:正常一般大于 40 nmoL/L。

维生素 B_6 的代谢产物测定:最常用的是测定血浆中 5-磷酸吡哆醛(PLP),目前是评价维生素 B_6 营养状况的最好指标,以血浆 PLP 大于 20 nmoL/L 为正常。但在评价时应考虑影响 PLP 浓度的各种因素,如蛋白质摄入增加、碱性磷酸酶活性升高、吸烟和年龄增长等。

尿中排泄代谢产物 4-吡哆酸的测定:如每天排泄少于 1.0 mg,常提示维生素 B_6 缺乏。

色氨酸负荷试验:色氨酸降解的主要途径是需要 PLP 依存的尿氨酸酶。给予 2 g 色氨酸口服剂量后,24 小时尿排出黄尿酸大于 65 μmol,考虑维生素 B_6 缺乏。

红细胞天门冬氨酸转氨酶(α - erythrocyte aspartic acid transaminase, α - EAST)和丙氨酸转氨酶(α - erythrocyte alanine transaminase, α - EALT)活性系数测定:α - EAST 活性系数大于 1.6 和 α - EALT 活性系数大于 1.25 作为维生素 B_6 缺乏的指征。此方法目前已取代了色氨酸负荷试验。

【治疗】

通常每天口服 2~10 mg 维生素 B_6 即可取得满意疗效,在妊娠时则每天需要 10~20 mg。如与抑制维生素 B_6(吡哆醇)代谢的特殊药物(如异烟肼、环丝氨酸和青霉胺)有关的维生素 B_6(吡哆醇)缺乏则需要较大剂量(可能每天高达 100 mg),以改善周围神经病变。一般在开始服用维生素 B_6 拮抗药物时,即同时服用维生素 B_6,以防止副作用发生;一旦造成损伤时再补充维生素 B_6,则不能完全逆转神经损伤。

41.1.10　维生素 B_6 过多症(pyridoxine excess)

维生素 B_6 成人耐受量为每日 100 mg,超过每日 1 g 会出现不良反应。突出的表现是感觉性神经变性疾病,患者产生感觉性共济失调,触觉、痛觉及温度觉受损,出现走路不稳、平衡失调、反应不灵敏等症状,并常伴有腱反射减低或消失。此外,维生素 B_6 还有光敏特性。Firedman 等于 1986 年报道一例服用大量吡哆醇(维生素 B_6)的患者出现表皮下水疱性皮病以及周围性感觉神经病变;其水疱病变类似于获得性大疱性表皮松解症。

41.1.11　维生素 B_{12} 缺乏症(avitaminosis B_{12})

维生素 B_{12} 又名钴氨素、氰钴胺(cyanocobalamin),是一种含钴的复杂有机化合物。维生素 B_{12} 的吸收在远端回肠部,并需在酸性 pH 环境中结合胃泌因子(gastric intrinsic factor)后。维生素 B_{12} 在动物肝脏中含量丰富,其缺乏主要是由于胃肠道病变或异常如胃泌因子的缺乏、胃酸缺乏、回肠道病变、胰腺病变或 sprue(口炎性腹泻)所致的吸收不良综合征。转钴氨素 II 的先天性缺乏也可导致本病。由于成年人体内储存有大量维生素 B_{12},故只是在胃肠道病变之后的 3~6 年才出现缺乏症表现。

【临床表现】

维生素 B_{12} 的缺乏会影响核酸和蛋白质代谢,导致恶性贫血和神经系统损害。主要的皮肤表现有舌炎、色素沉着和灰白发;舌呈亮红色、溃疡和萎缩;色素沉着泛发,但常集中于暴露部位如面部、手部以及掌纹和皱褶处,类似于 Addison 病。灰白发可反常出现。常伴巨成红细胞性贫血。有乏力、感觉异常、麻木、共济失调和其他神经系统症状。

【诊断】

根据维生素 B_{12} 缺乏史、临床表现和实验室检查可确诊。血清维生素 B_{12} 水平低于 73.8 pmol/L(正常 147.6~442.7 pmol/L)时可诊断为维生素 B_{12} 缺乏。尿中维生素 B_{12} 排泄量减少。血象和骨髓象提示大细胞正色素性贫血。

【治疗】

治疗可采用肌注或口服维生素 B_{12} 替代疗法,常规用法是每周 1 mg,应用 4 周后,减为每月 1 mg,可使皮肤、黏膜和毛发的色素改变恢复,神经系统的症状或可获一定改善。

41.1.12　叶酸缺乏症(folic acid deficiency)

叶酸是维生素 B 族中的一种,为蝶呤的衍生物,广泛存在于绿叶蔬菜、肝、肾组织和酵母中。在产生生物效应前需还原成有明显活性的四氢叶酸,后者是合成嘌呤及嘧啶的原料,因而为核酸的生物合成所必需。纳差、妊娠、某些抗痉挛药物可导致叶酸不足;剥脱性皮炎可使叶酸大量丧失。

【临床表现】

叶酸缺乏时在暴露部位的皮肤和掌纹处有灰褐色色素沉着,掌跖处可表现为斑点状。巨幼细胞性贫血患者可伴发脂溢性皮炎。黏膜的表现有舌炎,患处疼痛充血,间或发生溃疡,开始丝状乳头继以蕈样乳头绪消失,舌背平滑淡红;唇炎有类似表现;女阴阴道也可累及。

【实验室检查】

血清叶酸含量:反映近期膳食叶酸摄入情况。小于 6.8 nmoL/L(3 ng/ml)为缺乏。

红细胞叶酸含量:反映体内叶酸储存情况。小于 318 nmoL/L(140 ng/ml)为缺乏。

【治疗】

主要补充叶酸,每日 5~10 mg 口服,视病情以定治疗时间和剂量。

41.1.13　维生素 C 缺乏症(avitaminosis C)

又名坏血病(scurvy),是一种长期缺乏维生素 C 引起的营养缺乏症。皮肤表现常是早期和突出的表现,主要以毛细血管壁损害产生皮肤、黏膜渗血和出血为特征。

【病因及发病机制】

维生素 C 是一种水溶性维生素,广泛存在于新鲜水果和蔬菜中,但性质不稳定,储存、烹调中易被破坏。维生素 C 是一强还原剂,积极参与体内多种羟化反应和氧化还原反应。缺乏时使结缔组织形成障碍,毛细血管内皮细胞间缺乏结合质,以致毛细血管脆性及管壁渗透性增加;同时影响到成釉细胞、成牙质细胞和成骨细胞的功能。

有丰富蔬菜、水果的地区不发生此病。妊娠、发热病、慢性消耗性疾病、早产婴儿对维生素 C 需要量大大增加,如当地又缺乏蔬菜、水果或有偏食习惯,就易得病。牛乳中维生素 C 含量仅为人乳的 1/4,因此婴儿牛乳喂养时应注意补充维生素 C。维生素缺乏症也常见于中老年男性嗜酒者和限制饮食的精神病患者中。

【临床表现】

特征性表现为"4H",即出血(hemorrhagic)、毛囊角化过度(hyperkeratosis)、疑病症(hypochondriasis)和血液学异常(hematologic abnormalities)。

毛囊周围瘀点是本病的突出表现,常见于上臂外侧的皮肤;此外,特别是在下肢可见大小不一的瘀斑。由于皮下和肌肉内的出血可扪及触痛的结节,有时为骨膜下出血,可导致儿童的假性瘫痪。皮肤呈板样水肿。甲下、结膜下和肌肉内、关节内亦可出血。这些表现可被误诊为血管炎,如有皮肤伤口则不易愈合。

另一突出表现是毛囊口的角栓,多见于前臂、腹部和股部。毛干卷曲在毛囊中,顶盖有角栓,称之为"螺丝锥发"(cork screw hairs)。

口腔黏膜变化具有特征性,初起齿龈红肿,呈海绵状,有轻度出血。重者伴有齿龈坏死和溃疡,牙齿松动并脱落。口腔病变与局部卫生情况有关。无齿者一般不出现齿龈变化。

一般症状有面色萎白、贫血、水肿,由于抵抗力低下易并发呼吸道和胃肠道感染,严重的有便血、血尿,偶有颅内出血。慢性患者小腿常水肿疼痛、精神不振,而出血和毛囊角化表现不明显。

小儿患者骨骼变化突出并具有特征性,有骨膜下血肿、自发性骨折等,且在临床症状前已有 X 线可见的变化。皮肤出血性损害常不突出。

【实验室检查】

血液维生素 C 测定、维生素 C 饱和试验、尿排泄量测定等可反映机体维生素 C 摄入情况及组织含量,但很少用于临床。

骨 X 线检查显示长骨骨骺盘增厚、骨骺分离、骨质稀疏。

【诊断及鉴别诊断】

根据毛囊角化、毛周瘀斑及易出血等表现,结合营养史可以诊断,实验室检查有助于确诊。应与维生素 A 缺乏症和毛周角化症相鉴别,它们无毛周瘀斑和出血倾向;过敏性紫癜常起病急剧,无其他出血倾向;血液病引起的紫癜有凝血机制缺陷。

【防治】

对早产和人工喂养的婴儿及有需要量增加者,应注意补充维生素 C。维生素 C 治疗有特效,轻者口服维生素 C 100~200 mg,每日 3 次;重者或口服不便的应注射给药,一般为 1~3 g 每天静滴 1 次,连续 1~2 周。

41.1.14　烟酸缺乏症(deficiency of niacin)

【同义名】

陪拉格(pellagra)、糙皮病。

【定义】

是一种主要由于烟酸缺乏或不足而引起的以皮肤黏膜、消化系统和精神神经系统症状为主的疾病。

【病因及发病机制】

烟酸(包括烟酰胺)为水溶性维生素,系烟酰胺腺嘌呤二核苷酸(NAD,又称辅酶Ⅰ)和烟酰胺腺嘌呤二核苷酸磷酸(NADP,又称辅酶Ⅱ)的重要成分。后两者是细胞代谢过程中氧化-还原反应酶系统的主要辅酶,为人体能量交换及糖类、脂肪、蛋白质等代谢过程所必需。烟酸的缺乏势必会导致严重的代谢紊乱。

人体所需要的烟酸除主要由饮食直接供给外,还可由色氨酸转化。色氨酸的代谢见图 41-1。约 60 mg 色氨酸转化为 1 mg 烟酸。正常成人每日需要量为 15~20 mg 烟酸或 0.9~1.2 g 色氨酸。

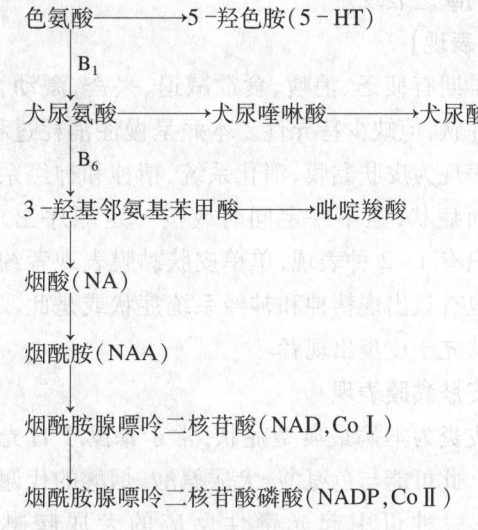

图 41-1　色氨酸的代谢

食物中肝、瘦肉、家禽类、豆类等烟酸含量丰富,乳和蛋类烟酸含量低但色氨酸含量高,各类谷物烟酸和色氨酸含量均较低。烟酸缺乏症多发生在以玉米为主食的地区,尤其多见于儿童,可呈地方性流行。中华人民共和国成立以前在我国北方以玉米为主食又缺乏其他适当副食品的地区,本病发生也不少,又称"蜀黍红斑"。这主要是由于玉米中存在的大部分烟酸呈结合型,不为消化道所吸收,同时亮氨酸含量多,可抑制色氨酸合成烟酸,因而导致烟酸缺乏。随着生活水平普遍提高,各种主副食品供应充足,按国内目前一般饮食习惯烟酸不应缺乏。当前本病的发生主要见于一些严重嗜酒偏食者和有慢性胃肠道病变者;因长期大量饮酒引起者又有"酒精性糙皮病"之称。多种慢性和亚急性疾病,如肝硬化、慢性腹泻、结核病、癌症等因长期食欲不振、需要量增加、胃肠道吸收不良等多种因素导致烟酸缺乏。结核患者长期服用异烟肼,因该药是维生素 B_6 的拮抗剂,其结构又类似烟酸,从而使烟酸和辅酶的合成受到阻碍。

类癌瘤可将60%的色氨酸(正常仅为1%)代谢转变为5-羟色胺,也可导致烟酸的缺乏。

从烟酸的生化代谢可看出,烟酸缺乏必定同时伴有蛋白质营养不良和其他维生素缺乏,故烟酸缺乏症实质上是烟酸及多种维生素(主要是维生素 B_1、B_2 和 B_6)及氨基酸的缺乏和不平衡所致的疾病,其临床症状常同时伴有其他维生素和营养素的缺乏表现。

【临床表现】

早期有疲乏、消瘦、食欲减退、兴奋、激动、淡漠等症状,但缺少特异性。本病呈慢性消耗过程,典型表现为皮肤黏膜、消化系统、精神和神经系统三方面症状,但不一定同时或按一定顺序出现。一般只有1~2种表现,单单皮肤黏膜表现者约占1/3,也有只出现精神和神经系统症状或是此二系统症状先于皮炎出现者。

(1) 皮肤黏膜表现

皮炎为本病最典型症状,常于暴露于日光后发生。此可能与色氨酸-犬尿氨酸-烟酸的代谢通路中,一种可引起光毒性反应的犬尿喹啉酸(kynuretic acid)的积聚有关。损害多对称分布于肢端暴露部位,以手背(彩图41-01)、足背、前臂、小腿伸侧为最多,其次则为肢体易受摩擦处,如肘、膝、肩等骨突处及阴囊、肛周、女阴和乳房等皱襞区。

急性期皮损初起时颜色绯红,有灼痛感,酷似晒斑。与周围皮肤有一清晰界线,其后迅速转变为红褐色,可有明显肿胀,甚或伴有水疱。肢端暴露部位的损害常为此表现。皱襞区损害常因疱破致继发感染,呈大片糜烂面;之后随着皮损的演变,色泽进一步变暗褐,可似红木样颜色,皮肤呈大片焦痂状、树皮样剥脱,露出新生粉红色略见增厚的皮肤或是羊皮纸样萎缩斑。

慢性期皮损肿胀较轻或不显著,继红斑后,皮肤逐渐肥厚,颜色逐渐变暗黑,呈粗糙无弹性的黑色厚痂盖,并可发生皲裂。骨突处损害常为此表现。老年患者皮肤干燥,鳞屑呈片状,外观犹如鱼鳞病表现。

(2) 消化系统表现

初期消化道黏膜呈炎症改变,后期黏膜萎缩,主要表现为舌炎和腹泻。

舌尖及舌边早期红肿,蕈状乳头增大。之后舌苔剥脱、舌乳头萎缩,呈猩红牛肉样光滑舌。并可出现浅溃疡。

肠炎和消化腺萎缩致腹泻,大便呈水样或糊状,量多且有恶臭。

(3) 精神和神经系统表现

以神经衰弱症候群最常见,可有烦躁、焦虑、抑郁、失眠等。随着病程进展,可出现定向障碍、幻觉、痴呆、意识模糊、谵妄等。肢端感觉异常和多发性周围神经炎较常见,可能与合并维生素B族缺乏有关。有时出现亚急性脊髓后侧索联合变性症状。

【实验室检查】

测定24小时尿中 N'-甲基烟酰胺(烟酸代谢产物)量,正常人尿 N'-甲基烟酰胺24小时排出量/每克肌酐应大于141 μmol 或 1.6 mg;本病患者常少于44.2 μmol 或 0.5 mg。

红细胞及血红蛋白测定显示不同程度和类型的贫血。

血浆色氨酸和红细胞 NAD 及 NADP 水平低下。

【组织病理】

显示表皮角层肥厚伴有角化不全和色素增加,真皮上部尤其是血管周围有细胞浸润。胶原纤维肿胀,神经有退行性变,神经组织及其他内脏可有不同程度的萎缩性变、炎症及溃疡等变化。

【诊断及鉴别诊断】

根据皮肤黏膜、消化系统、精神和神经系统三方面表现,临床上可以做出诊断。症状不典型或是仅有一或两方面表现者,必须结合有关病史(如长期大量饮酒、偏食或营养不良、慢性胃肠道病变等),并随访观察对烟酸治疗的反应。

皮肤表现需与接触性皮炎、光敏性接触性皮炎、光敏性药疹及晒斑等鉴别。根据皮损分布及有关接触史、用药史和日光暴晒史等可加以鉴别。

【防治】

提高生活水平,改善营养并加强关于营养知

识的普及教育可有效地预防烟酸缺乏症。玉米粉经碱(0.6%碳酸氢钠)烹煮后,结合型烟酸可转化为游离型,有利于吸收利用。在治疗慢性和亚急性消耗性疾病时,如能注意各种营养素的补充和平衡,亦有预防意义。嗜酒者宜戒酒。

对于一般患者可口服烟酰胺或烟酸(后者有血管扩张的副作用)50~100 mg,每日 3 次。较重者应肌内注射或静脉注射 100 mg,每日 2~3 次。同时需补充多种 B 族维生素,进食含烟酸和色氨酸丰富的食物,改善营养、尤其是蛋白质营养。

皮肤损害应避免阳光照射,根据不同表现对症选用外用药物以促进消退和痊愈。

41.1.15　生物素缺乏症(biotin deficiency)

生物素(biotin)又名维生素 H,来源广泛,人体内可由肠道细菌产生,因此罕见缺乏。

【病因及发病机制】

生物素缺乏见于下述 4 种情况:① 患短肠综合征或肠道吸收不良的患者;② 使用抗生素或接受肠道外营养的患者;③ 长期食用生鸡蛋清的人,由于生蛋清中含有抗生物素蛋白,即亲和素,可与生物素相结合而导致生物素的缺乏;④ 患多种羧化酶缺乏的遗传综合征。有两型均为常染色体隐性遗传,即:全羧化酶合成酶缺乏症(新生儿型)和生物素酶缺乏症(幼年型),均可发生生物素缺乏症。

【临床表现】

临床表现不一,某些患者可仅有部分症状和损害。皮炎类似于锌缺乏症和必需脂肪酸缺乏症的表现,表现为口周以及特征性的于面部和腹股沟处的片状红斑和糜烂性损害。可伴有斑秃,偶为普秃及结膜炎。神经系统症状常较突出,成人患者可表现为抑郁、嗜睡、幻觉和肢体麻痹,婴儿则表现为肌张力减低、嗜睡、行为孤僻、癫痫和发育迟缓,偶可致死。

【诊断】

诊断的线索在于必须考虑到上述生物素缺乏的 4 种情况,根据仔细的皮损观察和神经系统等的检查即可明确并立即进行治疗以观察之;遗传型的诊断需通过检测有机氨基酸尿伴 3 -羧异戊酸而做出。

【治疗】

给予患者每日口服生物素 10 mg,皮损可迅速消退,但神经系统损害有时可持久不愈。伴有相应疾病者,应接受相应处理,调整不合理饮食,并适当补充其他营养素。

41.1.16　锌缺乏症(zinc deficiency)

【病因及发病机制】

锌缺乏症可为遗传异常(见 39.42《肠病性肢端皮炎》节)或后天获得性。婴儿特别是早产婴儿由于体内锌储存缺陷、吸收不良和需锌量高等因素,故最易发病。一般而言,正常母乳含适量锌,在早产儿以及肠病性肢端皮炎的婴儿中,若缺乏母乳喂养,则可诱发本病。但临床上,锌缺乏症也可见于母乳喂养的足月产婴儿和早产婴儿中,这是由于母乳中锌含量低,或是由于婴儿需要高含锌量的母乳(其母乳中锌含量正常)。

获得性锌缺乏症一般发生在下述几种情况中:① 依靠肠道外供给营养的患者未能补充适量锌;② 由于营养摄入差或经尿排出增加者也可产生锌缺乏;③ 嗜酒者;④ 作为吸收障碍如炎症性肠病、回空肠短路等疾病的一种并发症;⑤ 偶见于神经性厌食或艾滋病(AIDS)患者;⑥ 人体在代谢应激期,需锌量往往增高,故在感染期、创伤或手术后,伴随恶性病变,妊娠期和肾病患者等均可发生锌缺乏;⑦ 流行性锌缺乏,见于中东和北非的某些地区,主食以富含肌醇六磷酸为主的谷粒,此可结合锌而致锌缺乏。

【临床表现】

皮损见于所有类型的锌缺乏症中,表现为肢端和口周部位的小脓疱和大疱,于面部、腹股沟和其他皱襞处可见红斑、干燥起屑或伴渗出结痂;常见有口角炎和舌炎,甲区出现红斑、鳞屑,有时有表浅、松弛小脓疱,可致甲营养不良。慢性皮损可呈银屑病样、弥漫性脱发,具有特征性。

多数病例有腹泻、生长迟缓、眼部异常、创伤愈合迟缓,可出现中枢神经系统症状,患者特别易激惹、情绪不稳,并可出现许多异常免疫反应。

【组织病理】

锌缺乏症无论是获得性或是遗传性,其组织病理相似。表皮角朊细胞空泡变性,并可融合形成角层下大疱,较大的损害处可见表皮大片坏死伴表皮下大疱形成,中性粒细胞可见。

【诊断】

在易患婴儿或其他人中,于肢端或口周区出现皮炎,应考虑本病存在的可能性。特别是婴儿患慢性尿布皮炎伴腹泻者,必须怀疑有锌缺乏的可能。测定血清锌浓度降低可肯定诊断。当血清锌水平正常或接近正常时,若血清碱性磷酸酶(AKP)降低则也可考虑本病,因为AKP是一种锌依赖酶,可作为一重要的辅助诊断依据。某些病例中,即使锌水平在正常范围,若具有特征性的皮损表现,也应考虑试用锌补充治疗。

【治疗】

肠病性肢端皮炎患儿,需给硫酸锌 1～2 mg/kg·d(每 1 片 220 mg 硫酸锌含有锌 50 mg)。获得性锌缺乏症患者需要进行短暂硫酸锌治疗,并查找基础疾患做出相应处理。某些病例需长期补充硫酸锌 3 mg/kg·d。

41.1.17 必需脂肪酸缺乏症(essential fatty acid deficiency)

必需脂肪酸(EFA)缺乏症可见于出生时体重过低的婴儿,以及胃肠道异常、炎症性肠病、肠道手术、长期依靠胃肠道外营养而无 EFA 补充的患者。

【临床表现】

主要是类似于锌缺乏症和生物素缺乏症的皮炎。由于 EFA 构成了皮肤角质层中脂肪酸量的1/4 以上,成为表皮屏障功能的重要组成部分,因此 EFA 的缺乏导致了全身皮肤干燥,并可见泛发性红斑、擦烂和渗出;毛发色泽变淡、弥漫性脱发;伤口愈合差,生长发育迟缓,易发生感染。

【诊断】

亚油酸减少、棕榈油酸和油酸增加、二十碳三烯酸与花生四烯酸的比值大于 0.4 可诊断为本病。

【治疗】

静脉滴注脂质疗法(10% Intralipid)可以逆转本病。

41.1.18 铁缺乏症(Iron deficiency)

【病因及发病机制】

铁缺乏症较常见,其发生原因有:① 先天性铁不足。母亲怀孕时发生中、重度贫血或低体重儿、早产儿、双胞胎、多胎儿体内铁储存量都较少。② 铁摄入量不足。婴儿每日铁的需求量为 1～2 mg/kg,成人每日需 15～20 mg。此外,在生长发育期需铁量增加也易导致摄入量不足。③ 铁吸收障碍。膳食中的铁和植物中的鞣酸、草酸、磷酸结合成不可溶的化合物,不易吸收。此外,茶、咖啡、植物纤维蛋白、鸡蛋等也可抑制铁的吸收。④ 铁的丢失过多。正常人每日只有 1 毫克左右的铁排出体外;妇女经期、胃肠道失血等因素可导致铁缺乏。铁是血红蛋白的组成成分,血红蛋白参与氧的运输和存储。此外,铁直接参与人体能量代谢并对人体免疫系统有影响。

【临床表现】

铁缺乏症的临床表现部分是由贫血引起,有些则是铁缺乏对其他组织的影响,或兼而有之。可有头晕、精神萎靡、厌食挑食甚至异食癖、腹胀或腹泻;女性月经量少、闭经或量多、痛经。

铁缺乏症的皮肤表现包括:匙状甲、舌炎、口角炎、瘙痒、休止期脱发的弥漫性毛发稀少。Plummer-Vinson syndrome 征是指:小红细胞性贫血、吞咽困难、舌炎,几乎全部见于中年妇女。口唇苍白、张口受限无弹性,以致呈现出相当特殊的容貌。舌光滑萎缩是一突出表现;匙状甲见于 40%～50% 患者;可有斑秃。在颈部环状软骨后可见食道蹼,提示吞咽困难或是食物在喉部受阻。

【诊断】

通过血清铁、血清铁蛋白、转铁蛋白饱和度、总铁结合力、贫血为小细胞低色性及红细胞游离原卟啉等指标测定可明确诊断。

【治疗】

治疗本病应首先寻找缺铁原因并纠正,宜补

充硫酸亚铁 300 mg，每日 3 次。其他铁剂有富马酸亚铁、乳酸亚铁。治疗期间可同时服用维生素 C 以增加铁吸收。

41.1.19　硒缺乏症（selenium deficiency）

硒缺乏症见于依靠肠胃道外补充营养的患者，也可见于出生于土壤中硒缺乏地区的体重过低的婴儿。成年人男性摄入硒的低限为 40 μg/d，女性为 30 μg/d。

硒可调节体内氧化还原反应的速度，影响某些重要酶的代谢及活性，调节维生素 A、C、E、K 在体内的吸收及消耗。硒又是体内谷胱甘肽过氧化物酶的重要组分，对细胞膜的结构有保护作用，对机体的免疫力有促进作用。

克山病与硒缺乏明确相关，多见于生育期妇女和断奶至学龄前儿童，表现包括：皮肤和毛发的色素减退（假性白化病），有报道可见白甲和棉花团样指甲。其主要特征是：心肌病变、肌痛和肌无力，肌浆酶增高。

硒缺乏症的治疗是每日补充硒 3 μg/kg。

41.1.20　蛋白质营养不良症（protein malnutrition）

【同义名】

Kwashiorkor 病。

【定义】

本病系一临床综合征，主要见于因蛋白质的严重缺乏而能量尚能适应机体需要者。儿童若体重为正常值的 60%～80%，伴有浮肿或低蛋白血症，常有种种皮肤黏膜、毛发病变者，即可诊断。若以能量不足为主，消瘦而无浮肿和低蛋白血症，则称为消瘦症（marasmns）；若同时存在蛋白质和能量不足者，兼有上述两种不同程度表现者，则称为蛋白质能量营养不良症（protein-energy malnutrition, PEM）或消瘦性kwashiorkor 病。

【病因及发病机制】

蛋白质及能量不足的原因可为原发或继发性。原发性者系指食物不足所引起的营养不良，多见于经济落后的国家和地区，尤其是在战争和灾荒年代，不但食物不足和营养质量低，而且常出现传染病流行或并发感染，加速并加重了本病的发生。我国自 1949 年以来，原发性营养不良症已显著减少。继发性者系指继发于各种疾病的营养不良症，目前仍不少见，如慢性腹泻、小肠吸收不良综合征、胃肠道手术后、慢性胰腺炎等引起的消化吸收不良，肝硬化和肾病综合征所致的蛋白质合成障碍及过多丢失，严重感染、恶性肿瘤和糖尿病等引起的分解代谢加速。值得注意的是，在某些特应性皮炎的儿童中，由于家长过分限制进食，也有发生本病者。

蛋白质不足还受多种生理因素的影响，如生长发育、妊娠和哺乳期间，因营养需要量增加，较易得本病。老年人因适应能力降低，也较易得本病，且往往病情较重。

【临床表现】

营养不良症从生化和代谢改变到出现临床症状，有一个逐渐发展的过程。一般表现为消瘦、疲乏、苍白、水肿、消化不良、心音低钝、周围循环不良、儿童生长停滞和发育障碍及多种神经系统表现。典型外貌是一肚皮膨大的消瘦儿童。

蛋白质严重缺乏者，常有典型的皮肤表现。皮损初起为蜡状红斑，非洲人常称之为 kwashiorkor 红孩。继之出现色暗、呈多数小片、边缘清晰的棕黑色斑，表面粗糙干燥，可融合成大片，像珐琅上涂以黑漆一样；由于干燥起裂，出现脱屑或成片剥落，颇为特殊。剥落后留下色素沉着或是色素减退斑，类似于灼伤后愈合的皮肤。皮损常首先见于受摩擦或压力的部位，如腹股沟、腘窝、臀部和肘部，后期可见于躯干、四肢、头部等身体各处，广泛时像剥脱性皮炎，典型者常被描述为"脆裂状皮肤"（crackled skin）或"搪瓷涂层"（enamel paint），损害始终干燥而无渗出。偶见出血点及破溃后形成的表浅溃疡。

黏膜损害有口角炎、口腔炎、口腔溃疡、肛周糜烂、女阴阴道病或干眼病。

头发干燥，缺乏光泽，稀疏甚至脱落。由于营养时好时坏，一根头发上有时可见黑白相间的节段,有助诊断。

【诊断】

根据饮食习惯、营养不良史及典型的皮肤和毛发表现,可以做出诊断。轻症病例诊断较困难,测定24小时尿肌酐/身高比值简单易行,对了解蛋白质缺乏程度有一定意义;在治疗过程中系列测定也有助于估计营养不良状况的恢复。必要时可进行氮平衡试验,本病患者表现为负氮平衡。

【防治】

本病是完全可以预防的疾病。除提高生活水平外,应加强卫生营养方面的普及教育,对儿童、孕妇、乳母的营养卫生教育尤为重要,应增加富含营养价值的食物,如动物蛋白、牛奶、脱脂乳、豆类、新鲜蔬菜等。同时应补充多种维生素、矿物质和微量元素。

治疗主要包括营养治疗(口服、经胃管或静脉补充)以及对并发症与原发病的治疗。皮肤黏膜损害给予对症处理。

41.1.21 胡萝卜素血症(carotinemia)

是一种因血内胡萝卜素含量过高引起的肤色黄染症。胡萝卜素是维生素A的前体,广泛存在于植物和多种动物组织中,过量进食富含胡萝卜素的胡萝卜、柑橘、南瓜、红棕榈油等可使血中胡萝卜素含量明显增高。高脂血症、甲状腺功能低下、糖尿病或其他使胡萝卜素转化为维生素A存在先天性缺陷或肝病的情况下,也可使血中胡萝卜素含量增高。

【临床表现】

肤色黄染是最重要的特征,以角质层较厚的掌跖处最明显,鼻唇沟、额、颏、耳后、指节等处也比较突出;重者除巩膜和黏膜外,全身皮肤均可呈橘黄色。无自觉症状。如无基础疾病,一般情况良好。患者血浆中胡萝卜素含量超过正常,尿中也含有过量胡萝卜素。在以β-胡萝卜素药物治疗红细胞生成性原卟啉病时,有效患者血中胡萝卜素浓度均超过744 μmol/L,甚至可高达1 860 μmol/L(正常为93~372 μmol/L)。笔者在使用该药时,患者每日口服3 mg/kg,连续4~6周

后大多出现本症,减量或停用后即渐消失。笔者也曾见2例饮用大量橘子水后发生整个面部和掌跖黄染的病例。

【诊断及鉴别诊断】

患者常有明显的进食富含胡萝卜素食物史、皮肤黄染、巩膜正常,即可以确诊。有时应与黄疸相鉴别,后者巩膜黄染,血胆红素增高,有肝胆系统疾病。阿的平引起的黄染则有服用阿的平药物史。

【防治】

不过量进食富含胡萝卜素的食物,纠正基础疾病。停食富含胡萝卜素的食物后,短期内可自行消退,故不需特殊治疗。

41.1.22 番茄红素血症(lycopenemia)

过量进食某些红色食物如番茄、甜菜、辣豆以及某些水果和浆果者,可出现皮肤色泽变淡红和红色,称为番茄红素血症。见于素食者和进食怪癖者,停食红色蔬菜和水果后,色素可于短期内消退。

41.2 代谢障碍性疾病

41.2.1 皮肤钙质沉着症(calcinosis cutis)

【定义】

由于种种原因使钙质(主要是磷酸钙、少量碳酸钙和极少的羟磷灰石)在皮肤组织中沉积所引起的疾病。当沉积物与蛋白质性的基质形成主要为羟磷灰石的骨样组织时,则称为皮肤骨瘤或皮肤骨化(osteosis cutis)。

【病因及发病机制】

皮肤中的钙质沉着可分为4种类型:① 营养障碍型:钙质沉着发生在受损伤和破坏的组织,通常是胶原纤维或弹性纤维组织中,患者血清钙、磷正常;② 迁移性:皮肤钙质沉着是由于血清钙或磷水平增高而迁移到皮肤所致;③ 特发性皮肤钙质沉着症:原因不明,患者血钙正常;④ 医源性和损伤性:由于医疗操作或职业接触暴露,含钙的物质进入受损的皮肤所致(详见表41-1)。

表 41 - 1　皮肤钙质沉着症的病因

营养障碍性	局限性组织损伤	先天性：骨化性纤维发育不良
		外伤性：异物、血肿、脂肪坏死
		炎症性：痤疮、结核性肉芽肿、手术后瘢痕等
		血流性：动静脉梗死、静脉曲张或淤滞
		新生物：寄生虫囊肿、良性肿瘤如皮脂囊肿、血管瘤、脂肪瘤等。恶性肿瘤如脂肪肉瘤
	广泛性组织损伤	结缔组织病：皮肌炎、硬皮病、系统性红斑狼疮
		其他：萎缩性肢端硬化、弹性纤维假黄瘤、Ehlers - Danlos 综合征等
迁移性	血清钙升高	甲状旁腺功能亢进症、结节病、维生素 D 过多、乳-碱综合征（milk-alkali syndrome）
	血清钙升高	骨破坏（骨髓瘤、白血病、骨 Paget 病、转移癌等）
	血清钙正常	慢性肾衰竭、假性甲状旁腺功能减退症
特发性	病因不明	局限性或全身性钙质沉着症、阴囊钙质沉着症、表皮下钙化性结节、瘤样钙质沉着、耳郭钙化
		粟粒样特发性皮肤钙质沉着症
医源或损伤性	药物	静脉注射钙剂或某些药物
	医疗操作	含钙电极膏等
	职业接触	含钙纱布、石膏水等

【临床表现】

上述种种原因引起的皮肤钙质沉着，皮损均表现为结节或斑块，大小不一，可自绿豆、黄豆大到小儿手掌或更大些。其上皮肤正常，并不与损害粘连而可自由移动；之后可出现粘连、发红、有痛和触痛感；最后可以穿破、溃烂流出具有特征性的石灰样、奶油样或脓样物质，主要为磷酸钙和少量碳酸钙。溃疡后可引起继发感染。创口经久不愈，即使无明显感染，也常留有瘘管，经久难愈。

现将各种皮肤钙质沉着症分述如下。

(1) 营养障碍性皮肤钙质沉着症

多种原因导致的结缔组织损伤可引起钙在皮肤中的沉积，此时，钙代谢正常。根据受累范围可为局限性或泛发性。

1) 局限性

常见于手指和肘关节附近的石灰样小块颗粒样物质的沉积，可从皮肤中自行排出。最常见于

局限性硬皮病，如 CREST 综合征（即：皮肤钙质沉着、Raynaud 现象、食道病变、指端硬化和毛细血管扩张综合征）。在胰腺性和狼疮性脂膜炎中也可发生营养障碍性皮肤钙质沉着。胰腺炎或胰腺肿瘤释放的胰腺酶可引起皮下脂肪溶解产生脂肪酸，与钙盐结合形成钙皂。此类钙沉着点一般较小。本病也偶见于泛发型硬斑病和系统性红斑狼疮，系统性红斑狼疮发生的钙沉着通常是无症状的影像学发现。

2) 泛发性

多见于儿童皮肌炎患者，50%～70%皮肌炎患儿可出现不同程度的皮肤钙化，成人患者则只有20%。钙质沉着累及皮肤、肌肉、肌腱甚至更广泛，多见于肘、膝、臀和肩部，皮肤沉积物挤压可引起剧痛或继发感染。皮肤钙质沉着可在皮肌炎稳定之后多年仍存在。

此外，在一些遗传性疾病如弹性纤维假黄瘤等，Ehlers - Danlos 综合征、迟发性皮肤卟啉症也可发生营养障碍性皮肤钙质沉着。

(2) 迁移性皮肤钙质沉着症

罕见。其特点是血清钙增高，有时是血磷升高，常伴有骨骼缺损或毁坏。这种钙质迁移情况见于甲状旁腺肿瘤、原发性甲状旁腺亢进、维生素 D 过多症以及结节病患者；此外，多发性骨髓瘤、白血病、骨 Paget 病和转移性癌肿等所致的骨破坏均可导致血钙增高和迁移性皮肤钙沉着。甲状旁腺亢进症的皮肤钙质沉着，常表现为许多小而坚实的白色丘疹（一般直径在 1～4 mm），对称发生在腘窝、骼嵴上和腋后线处。

伴有迁移性钙质沉着的最常见代谢病是慢性肾衰竭，常伴有血中磷增高和组织中磷酸钙沉积，可产生瘤样钙质沉着（tumoral calcinosis）、钙化性脂膜炎（calcifying panniculitis）和钙化防御（calciphylaxis）。

1) 钙化防御

是一组病因不明的致死性综合征。临床表现多样化，主要影响中小血管，引起局部钙化而导致相应皮肤、组织缺血坏死。其他可出现钙化防御的疾病有甲状旁腺功能亢进、肝脏疾病、糖尿病、恶性肿瘤、类风湿关节炎、Crohn 病、高凝状态、依

赖性透析、S 蛋白及 C 蛋白缺乏、肥胖，以及长期应用糖皮质激素等。

初期常表现为四肢、腹部皮肤浅表性紫癜及网状青紫色皮肤损害，与血栓性静脉炎相似。或表现为踝、膝、指/趾尖、臀部紫色结节，患处皮肤硬化呈橘皮样外观，形成多发性皮下肿块，常出现红、肿、热、痛，可伴全身发热，继而发展为深红色斑，形成痛性不规则溃疡、结痂；此时疼痛减轻，溃疡处血供不良常使创口难以愈合，进一步发展可导致皮肤坏死和坏疽，甚至可引发败血症。此外，还可累及肌肉和/或皮下组织，出现腓肠肌疼痛。皮肤以外的表现包括骨骼肌及横纹肌溶解症，引起腿部疼痛及肌力减弱；或心、肺的急性钙化可引起骨性心、肺综合征，后者常引发急性呼吸衰竭。钙化引起的心衰常发生在肾移植后，与二尖瓣细菌感染有关。此外，钙化防御还可发生阴囊 Fournier 坏疽等并发症。钙化发生于脑部者可出现精神症状。

钙化防御的诊断要结合临床、血液生化和组织病理学检查。当皮肤出现网状青斑改变并伴有痛性溃疡时应考虑钙化防御的可能。血液生化检查，如出现甲状旁腺激素或钙、磷酸钙产物、碱性磷酸酶及尿素/肌酸酐升高时应引起注意；但血钙、血磷水平正常者也可发生钙化防御。组织病理学检查可见中小血管中层管壁钙化，内膜增生，血管内血栓形成，特殊染色可显示钙沉积及弹性纤维降解，可无或有少量炎症细胞浸润。

2）钙化性脂膜炎

发病机制同钙化防御。好发于关节处、下肢的皮下脂肪中，表现为单个坚实的钙化结节，随损害的增多可出现波动感。可伴有钙化防御。

3）瘤样钙质沉着

罕见于慢性肾衰竭患者。与家族性瘤样钙质沉着不同，发病年龄较大，且常伴有肾、肺、心及胃等内脏器官的钙化灶，患者血钙往往很低。代谢异常被纠正后钙化往往自行消退。

乳-碱综合征（milk-alkali syndrome）也可发生迁移性皮肤钙质沉着症，是因长期进食大量牛奶或钙剂，并服用大量可吸收的碱剂引起的高钙血症、碱中毒及不同程度的肾功能损害等一组临床症候群。过去多发生在消化性溃疡患者的内科治疗中，现因治疗方案的改进，如服用不溶性碱性药物，本征已罕见。

（3）特发性皮肤钙质沉着症

患者无钙磷代谢紊乱且无组织损伤，发生的原因尚不明确。

1）全身性钙沉着症

临床表现为直径 0.5~5 cm 大小的白色或近肤色的结节和斑块，质地坚硬，可有触痛。可破溃形成溃疡，排出成分为磷酸钙和少量碳酸钙的白垩样物质，进而形成窦道。常对称发生于四肢，躯干少见（彩图 41-02），损害较多可导致运动受限。本病预后差，可导致死亡。

2）局限性钙沉着症

皮损数目少，局限于皮肤。皮肤表现同局限性营养障碍性皮肤钙质沉着症，但病因不明。

3）特发性阴囊钙质沉着症

是最常见的特发性皮肤钙质沉着症。病因不明，可能来源于囊肿的钙化，如表皮囊肿、钙化上皮囊肿、毛发囊肿、漏斗部囊肿等。多见于青中年男性，为多发对称的无症状性的坚实圆形黄色丘疹、结节，粟米至黄豆大小，可排出白垩样物质。

4）表皮下钙化性结节

病因不明，可能与皮肤结构如外分泌汗腺导管、痣细胞的钙化有关。常见于儿童头皮或面部的无炎症性丘疹，似传染性软疣，中央有脐凹。组织病理显示真皮上层钙沉着，围有多核巨细胞，可见钙经表皮排出。

5）瘤样钙质沉着

好发于 20 岁以下的青少年，50 岁以上极少见，男性略多于女性，发生部位主要在大关节附近，多见于臀、肩及肘部。病变特点是大关节附近皮下出现大而硬韧的钙化病变，与皮下的筋膜、肌肉或肌腱附着，骨关节并不受累。约 2/3 的病例为多发，部分病例为双侧对称性病变，少数病例可伴有皮肤继发性感染、溃疡及瘘管形成。X 线表现为关节旁软组织内有多个圆形或卵圆形致密均质的结节状阴影，其间为透明带分隔,有时结节状阴影可见液平面。组织病理显示活动期病灶中央为钙化物,边缘可见巨噬细胞、多核巨细胞、纤维母细胞及慢性炎细胞;非活动期仅见钙化物,其周边为致密的纤维组织包绕,两者常可并存。

6)粟粒样特发性皮肤钙质沉着症(milia-like idiopathic calcinosis cutis)

好发于 21 岁以前儿童或青少年,成年后常自行消退。皮疹为坚实白色或近肤色丘疹,可穿通表皮,无自觉症状。好发于手足,偶尔累积躯干及颈、膝。组织病理显示真皮乳头内钙沉积,可见异物巨细胞。有时钙位于表皮内并经表皮排出。

7)耳郭钙化

耳软骨发生钙化。常发生于 Addison 病、糖尿病、褐黄病、肢端肥大症、甲状腺功能亢进等疾病。

(4)医源性和损伤性皮肤钙质沉着症

由医疗操作或外伤导致钙盐进入皮肤内而发生的钙质沉着症。有报道在进行脑电图或肌电图检查时,所使用的氧化钙灌注液或含有钙的电极糊可通过接触损伤的皮肤进入人体而导致发病。静脉输注氯化钙、葡萄糖酸钙可能引起皮肤钙化。可能使输入的钙沉积于皮肤的药物有奎宁、鞣酸加压素、肾上腺素、泼尼松磷酸钠、硫酸链霉素、两性霉素、碳酸氢钠等。皮下注射低分子量肝素(那屈肝素)的部位可发生钙质沉着。

损伤性皮肤钙质沉着症可能为职业性,如油田、煤矿工人长期使用含钙纱布、石膏水等导致钙盐进入皮肤内而发生钙质沉着症。

【诊断】

根据损害的质地,特别是破溃后流出石灰样物质可以确诊。必要时进行 X 线摄片和皮损组织病理检查。重要的是尽可能明确伴随的疾病,如进行血清钙、磷、钙三醇的测定,甲状旁腺功能检查等。

【防治】

治疗和控制伴随的相关疾病,不滥用维生素 D 制剂和必要的饮食控制。伴高血钙的需限制钙的摄入,高血磷者应限制磷质(乳类、蛋白)摄入,

同时给服氢氧化铝凝胶。有报道长期口服地尔硫卓(恬尔心)可使 CREST 和皮肌炎患者的营养障碍性钙质沉着症得到显著改善。

对单个损害可考虑手术切除。有推荐在损害处皮肤上划一鱼口状切口,翻起皮瓣,用磨牙钻将钙质搞碎,然后用生理盐水冲洗,是一种简便、有效的局部疗法。

(杨永生 廖康煌)

41.2.2 皮肤淀粉样沉积症(amyloidosis cutis)

本病又名淀粉样变性,是指细胞外组织中淀粉样物质的异常沉积。

【淀粉样物质的生化特性】

淀粉样物质是一类蛋白质,在不同的临床病理类型中它们的生化结构不同,但却具有相同特殊染色特性,包括刚果红染色后在偏振光下呈苹果绿色双折光,都表现为原纤维状超微结构,由成对、刚性、线性、无分支、直径 7.5~10 nm、长短不一的中空原纤维构成,排列成疏松的网状结构,X 线衍射及红外线分光光度仪研究显示为 β 折叠构型,β 折叠构型使得淀粉样物质溶解性低并耐蛋白酶分解。除了原纤维成分,淀粉样物质还包含一种被称为淀粉样物质 P(AP)的成分,约占淀粉样物质干重的 14%,来源于血清 AP(SAP);SAP 是一种蛋白质,存在于所有正常人血液中,能够防止 AA 和 AL 的蛋白水解。淀粉样物质中还包含细胞外基质成分如氨基葡聚糖和蛋白多糖。

刚果红染色后在偏振光下呈绿色双折光是淀粉样物质的特征,淀粉样物质对甲基紫或结晶紫呈异染性,经硫代黄素 T 染色后在荧光镜下呈金黄色荧光。冰冻固定的组织比福尔马林固定的组织染色效果更好。

【淀粉样变性的分类】

淀粉样变性通常伴有明显的组织功能异常。系统性淀粉样变性包括浆细胞异常增生性疾病如多发性骨髓瘤和原发性系统性淀粉样变性,也可以是继发性系统性淀粉样变性,后者继发于某些疾病,包括急性复发性或慢性感染、类风湿关节

炎、强直性脊柱炎、Reiter 病、Behçet 病、Sjögren 综合征、系统性红斑狼疮、炎症性肠病、Hodgkin 病以及某些实质性肿瘤和 Castleman 病；也可作为某些皮肤病的并发症，如反复发生的静脉溃疡、银屑病、瘤型麻风、化脓性大汗腺炎、烧伤后慢性感染、结节性非化脓性脂膜炎、聚合型痤疮、营养不良型大疱性表皮松解症、获得性大疱性表皮松解症等。淀粉样变性的分类及相应的原纤维蛋白的生化性质见表 41－2：

表 41－2　淀粉样变性的临床分类及相应的原纤维蛋白

临 床 分 类	原纤维蛋白及其前体
系统性淀粉样变性	
Ⅰ. 与免疫细胞异常相关	
A. 原发性系统性	AL 原纤维，源于单克隆免疫球蛋白轻链
B. 骨髓瘤相关性	AL 原纤维，源于单克隆免疫球蛋白轻链
Ⅱ. 继发性系统性	AA 原纤维，源于血清淀粉样物质 A（SAA）
Ⅲ. 家族遗传性	
A. 神经病变为主型（常染色体显性遗传）	转甲状腺素的异型或载脂蛋白 A1 或凝胶溶素
1. 家族性淀粉样多神经病变	
B. 无神经病变型（常染色体显性遗传）	载脂蛋白 A1 或溶菌酶或纤维蛋白原 α 链
1. Ostertag 型	
C. 肾脏病变为主型	
1. 家族性地中海热（常染色体隐性遗传）	AA 原纤维，源于 SAA
2. Muckle－Wells 型	AA 原纤维，源于 SAA
D. 心肌病为主型	转甲状腺素的异型
1. 伴持续性心房停顿的心肌病	未明
Ⅳ. 老年性系统性淀粉样变性	血浆中的转甲状腺素
局限性淀粉样变性	
Ⅰ. 遗传性综合征	
A. 遗传性脑出血伴淀粉样变性	
1. 冰岛型	cystatin C 原纤维
2. 荷兰型	β 蛋白原纤维
Ⅱ. 长期血液透析患者中关节周围、骨、肾脏淀粉样变	血浆中 β2 微球蛋白
Ⅲ. 早老性痴呆、老年性痴呆、Down 综合征	β 蛋白原纤维
Ⅳ. 散发型 Creutzfeldt－Jakob 病、库鲁病	prion 蛋白

（续表）

临 床 分 类	原纤维蛋白及其前体
Ⅴ. 局限性老年性淀粉样变性	
A. 心房	心房利钠肽
B. 关节	未明
C. 精囊	精囊外分泌蛋白
D. 前列腺	β2 微球蛋白
Ⅵ. 眼部沉积（角膜、结膜）	未明
Ⅶ. 内分泌性淀粉样变性（APUD 器官）	
A. Ⅱ型糖尿病、胰腺良性胰岛瘤、正常衰老的	胰腺胰岛淀粉样多肽原纤维
B. 甲状腺髓样癌	前降钙素相关的原纤维
Ⅷ. 结节性（皮肤、肺、泌尿生殖道）	AL 原纤维，源于单克隆免疫球蛋白轻链
Ⅸ. 原发性局限性皮肤淀粉样变性（斑疹型或苔藓样）	? 角蛋白来源
Ⅹ. 继发性局限性皮肤淀粉样变性	? 角蛋白来源

　　临床上，皮肤累及在原发性系统性和骨髓瘤相关的系统性淀粉样变性中较为常见，而在继发性系统性淀粉样变性中则很少发生。原发性和骨髓瘤相关的系统性淀粉样变性主要累及舌、心、胃肠道、骨骼肌和平滑肌、腕韧带、神经和皮肤，而继发性系统性淀粉样变性主要累及肝、脾、肾和肾上腺。一些系统性家族遗传性淀粉样物质沉积综合征也可出现皮肤表现，局限性皮肤淀粉样变性可以是原发性或是继发于一些皮肤损害。以下将对存在皮肤损害的类型分别进行叙述。

41.2.2.1　原发性和骨髓瘤相关的系统性淀粉样变

【病因及发病机制】

　　在原发性和骨髓瘤相关的系统性淀粉样变中，淀粉样物质的沉积是浆细胞异常增生的结果，原纤维由免疫球蛋白轻链物质（AL 蛋白）构成，可以是完整轻链、轻链片段（尤其是可变氨基末端），或两者都有。异常轻链物质几乎总能在血清和尿液中检测到，即使在原发性系统性淀粉样变中，患者骨髓细胞培养后也能检测到这些轻链物质。造成淀粉样变的 AL 蛋白主要是 Lambda 型，其分子量和等电点都低，点突变可引起结构域不稳定从而易于在体外聚集形成原纤维样结构。

【临床表现】

这种疾病很少发生于 40 岁以下人群,常于 60 岁以后起病,平均发病年龄为 65 岁,两性均可累及,男性略多于女性。

患者在早期阶段常因症状不典型而被误诊,常见症状包括乏力、体重减轻、感觉异常、声音嘶哑、呼吸困难、凹陷性水肿以及体位性低血压引起的晕厥。该病的典型表现是腕管综合征、巨舌和特殊的皮肤黏膜损害。

大约 40% 的患者有皮肤黏膜累及。舌损害为弥漫性肿大,质地坚实,舌表面可出现出血性丘疹、斑块、结节或大疱,舌缘有齿痕,严重的可因巨舌而影响吞咽(彩图 41 - 03)。

最常见的皮肤损害是瘀斑和紫癜,发生原因是淀粉样物质沉积于血管壁;瘀斑和紫癜在轻微损伤后即可发生,也可自发产生,常见的发生部位为身体屈侧,如眼睑、鼻唇沟、颈部、腋下、脐部、肛门、外生殖器部位以及口腔,揉搓挤压可产生眼睑部紫癜,咳嗽呕吐等可产生眶周紫癜。

皮损中最具特征性的损害为蜡样、光滑发亮的丘疹、结节或斑块,颜色为肤色或琥珀色,带有出血性,半透明状的损害有时看似水疱。皮损常发生在屈侧,包括眼睑、耳后、颈部、腋下、脐部、腹股沟和肛门及外生殖器部位,也可发生在面中部、唇、舌及颊黏膜。结节可发生在任何部位,如果发生在肛周或阴唇,外表类似扁平湿疣;如果皮损泛发,表现类似黄瘤。斑块可以是散的,也可融合产生肿胀性损害。弥漫性淀粉样物质沉积,可在面、手、足等处产生硬皮病样外观。

另外患者也可出现黏液性水肿样损害,头皮的损害类似回状颅皮,可引起斑片状或弥漫性脱发。其他较为少见的损害包括皮肤黏膜大疱、浅表血管呈条索状增粗、甲营养不良、获得性皮肤松弛等。

系统表现中,有 50% 的患者肝肿大,另有低于 10% 的患者会出现脾肿大;患者出现水肿的原因可以是充血性心力衰竭、肾病综合征、低蛋白血症等;心脏累及可表现为心律失常、心绞痛、体位性低血压和充血性心力衰竭;肺部累及常见但症状不明显;血管累及可使患者出现间歇性跛行;胃肠道累及的表现与炎症性肠病相似,并可出现消化

道出血;外周神经病变可引起体位性低血压、腹泻、膀胱括约肌松弛和阳痿等;淀粉样物质沉积于肌肉可导致肌无力,沉积在关节的表现与类风湿关节炎相似。

【实验室检查】

血常规和血沉检查多无异常,约 50% 的患者可出现血肌酐水平升高,约 80% 的患者可出现蛋白尿,多发性骨髓瘤患者中有 1/3 可出现高钙血症。免疫球蛋白检查可发现 IgG 水平降低,有 2/3 的 AL 型淀粉样变患者血清免疫电泳显示单克隆蛋白,45% 为单克隆免疫球蛋白重链,20% 为轻链(Bence Jones 蛋白血症)。浓集尿进行免疫电泳显示约有 2/3 患者可发现单克隆轻链($\lambda/\kappa = 2/1$)。

【组织病理】

丘疹损害的真皮乳头层可见无定型淡嗜伊红物质团块,常有裂隙,棘突变短或消失,结节或斑块损害中真皮网状层和皮下组织中有弥漫性淀粉样物质沉积,炎症细胞浸润不显著,淀粉样物质可沉积于血管壁、毛囊皮脂腺、立毛肌、小汗腺腺体和导管固有层以及皮下组织中脂肪细胞的周围。

【诊断】

对表现为腕管综合征、巨舌或有典型皮肤黏膜损害的患者应考虑本病的可能。

应积极检查以明确患者是否患有骨髓瘤;骨髓瘤患者骨髓穿刺结果显示浆细胞占细胞总数的 15% 以上,有高钙血症和贫血,影像学检查可见溶骨性损害。

活检可在皮损处进行,另外在皮肤外观正常的腹部进行皮下脂肪细针穿刺,活检诊断阳性率高;也有报道可进行直肠、空肠和胃黏膜活检,经皮肝穿刺、肾穿刺和脾穿刺活检的阳性率也较高。

对有心脏累及的患者可进行心电图、心动超声、心血管造影等检查,对肾脏累及患者可进行 CT、超声波等检查,对存在外周神经病变的患者可进行腓肠神经活检,对存在关节损害的患者可进行关节滑膜液分析。[123]I 标记的血清淀粉样物质 P 成分同位素扫描有助于明确淀粉样物质在体内的沉积部位。

【治疗】

目前尚无有效的治疗方法,理论上可采用苯

丙氨酸氮芥、秋水仙碱、胸腺素和肾移植进行治疗。有报道长期服用二甲基亚砜(DMSO)可显著改善患者病情,但是患者服用后呼出气体中有令人讨厌的气味。

41.2.2.2 继发性系统性淀粉样变

在继发性系统性淀粉样变中,原纤维由 AA 蛋白构成,AA 蛋白不是免疫球蛋白,其前体是血清淀粉样物质 A 蛋白(SAA 蛋白),后者存在于正常人血清中。

继发性淀粉样变常常累及肾脏、脾脏、消化道和肾上腺,常见的表现为肾病综合征,很少出现特征性皮肤损害,但是在腹壁进行皮下细针穿刺活检,病理检查会发现淀粉样物质沉积。

继发性淀粉样变常继发于免疫系统被激活的慢性炎症性疾病,如类风湿关节炎、幼年性类风湿关节炎、Reiter 病、强直性脊柱炎、结核、皮肌炎、硬皮病、系统性红斑狼疮、Behçet 病,以及某些皮肤疾病如麻风、银屑病、皮肤慢性化脓性感染和营养不良性大疱表皮松解症;另外也有报道接受长期血透治疗的患者会出现淀粉样变,其淀粉样原纤维由 β_2-微球蛋白构成。

对患者进行直肠或肾活检可明确诊断,组织病理学检查可见淀粉样物质沉积于真皮小血管壁、皮肤附属器周围以及皮下组织中脂肪细胞周围。

【治疗】

治疗基础疾病常可使病情改善或痊愈,例如手术切除治疗肾上腺瘤、抗生素治疗慢性感染、PUVA 等治疗银屑病等。细胞毒药物治疗基础风湿病可延长患者生存时间,苯丁酸氮芥对伴有淀粉样变的幼年性类风湿关节炎有一定效果,二甲基亚砜有助于改善肾功能并且相对无毒。

41.2.2.3 遗传性系统性淀粉样变性

目前已经明确了几种遗传性淀粉样变,分别主要累及肾脏、外周神经、脊神经节和心脏。

家族性地中海热是一种常染色体隐性遗传性疾病,可出现下肢丹毒样损害、荨麻疹、过敏性紫癜和血管炎引起的结节性损害,伴有间歇性发热并有发生腹膜炎、胸膜炎、滑膜炎和肾脏淀粉样变的倾向。Muckle-Wells 综合征为常染色体显性遗传性疾病,其特征为:周期性荨麻疹、发热和四肢疼痛,伴有进行性感觉神经性耳聋和肾脏淀粉样变性。家族遗传性淀粉样多神经病变可导致皮肤营养性改变,其中的 Finnish 型是一种与凝胶溶素相关的系统性淀粉样变,其特征为脑神经病变和角膜网格状营养不良,可伴有皮肤松弛、眼睑松弛和苔藓样淀粉样变。

目前对遗传性系统性淀粉样变尚无有效治疗方法,秋水仙碱可预防家族性地中海热患者病情发作,但还没有证据表明它是否能阻止淀粉样物质的沉积。

41.2.2.4 原发性局限性皮肤淀粉样变性(primary localized cutaneous amyloidosis)

原发性局限性皮肤淀粉样变性系指淀粉样物质仅沉积于原先外观正常的皮肤而不伴发内脏器官受累的病症。依据临床上皮损形态和分布等的不同,该病又被分为多种临床类型,包括:丘疹型(苔藓样)、斑疹型、结节型(肿胀型)和家族性原发性局限性皮肤淀粉样变,其中最常见的是丘疹型(苔藓样)和斑疹型,而结节型(肿胀型)较为罕见。

【病因及发病机制】

原发性局限性皮肤淀粉样变性的病因尚不明确,中东、亚洲和中南美洲地区人群易患此病,在中国人中较为常见;这种种族倾向性提示发病与遗传因素有关,另外临床上还可见到家族性原发性局限性皮肤淀粉样变性患者。其中结节型原发性局限性皮肤淀粉样变可被认为是髓外的浆细胞瘤,浆细胞在局部增殖造成轻链物质聚集,淀粉样原纤维是免疫球蛋白 AL 型。斑疹型和丘疹型淀粉样变中的原纤维不与 AA 蛋白或前白蛋白的抗体结合,有一种假说认为该病的发生是由于局部表皮细胞受到损伤后凋亡形成胶样小体,然后在真皮乳头层转化为淀粉样物质。

【临床表现】

(1) 斑疹和苔藓样型淀粉样变性

1) 苔藓样型

为多发性、散在的角化过度性丘疹,呈串珠样排列,可融合成斑块,通常伴有色素增加。主要分布在小腿伸侧,也可扩展至小腿屈侧、踝部、足背、大腿、上肢伸侧、腹壁和胸壁。常伴剧痒。苔藓样淀粉样变性在中国人中最为常见。

2）斑疹型

皮损为小的灰黑或棕色斑疹,直径 2~3 mm,呈网状或肋骨样排列,对称性分布于上背部肩胛间和四肢,有时也发生于胸部和臀部;瘙痒程度较轻,可持续多年不变。患者也可出现斑丘疹损害,伴有轻中度瘙痒。斑疹型淀粉样变性常伴色素增加,或与色素减退并存,呈皮肤异色病样表现。本型在中南美洲、中东、亚洲较为常见。

由于患者可同时出现上述两种损害,因此可能是同一个病理过程的不同发展阶段,其累及男女两性的比例相同。

(2) 结节型局限性皮肤淀粉样变性

本病罕见,患者主要为女性。患者的四肢、面部(彩图 41 - 04)、躯干和外生殖器部位出现单个或多发性结节或斑块,损害大小不一,直径从数毫米至数厘米不等,表面皮肤常有萎缩和紫癜,与浆细胞异常增生相关的系统性淀粉样变皮肤损害并无区别。大多数患者血沉升高,β 球蛋白和 γ 球蛋白水平升高。患者可经过多年表现为良性病程,但也有患者随后会出现异常蛋白血症,并转变为系统性淀粉样变,因此需要长期随访。

(3) 家族性局限性皮肤淀粉样变

本型非常罕见,为常染色体显性遗传。患者除皮肤损害外还可出现其他先天异常,如先天性厚甲、先天性角化不良、家族性掌跖角化症等。

【组织病理】

结节型的组织病理改变与原发性系统性淀粉样变相似,真皮、皮下组织和血管壁弥漫性淀粉样物质沉积,血管周围浆细胞浸润。

斑疹型和苔藓样型中,淀粉样物质通常沉积于真皮乳头层,而不累及血管和附属器结构;早期损害的特点是真皮乳头层有多灶性无定型物质聚集,以后损害扩大融合使真皮乳头扩张,表皮不规则棘层肥厚和角化过度,血管周围少量淋巴组织细胞浸润。

【诊断】

临床上的典型损害常能提示诊断,对于肩胛间和四肢等部位呈串珠状排列的色素性斑疹和丘疹应考虑本病;组织病理学检查和电镜观察可明确诊断。

【治疗】

总的来讲原发性局限性皮肤淀粉样变的治疗

效果多不理想,较轻的病例可外用强效糖皮质激素,外用 10% 二甲基亚砜也有一定效果。皮肤磨削术对胫前丘疹苔藓样损害有长期疗效。服用伊曲替酯可缓解苔藓样淀粉样变患者的瘙痒症状,但是停药后常会复发。对结节性损害可以手术切除或刮除,但常复发。

41.2.2.5 继发性局限性皮肤淀粉样变

一些皮肤病如皮内痣、汗腺肿瘤、毛母质瘤、皮肤纤维瘤、脂溢性角化、日光性弹性纤维病、光化性环状弹性纤维溶解性巨细胞肉芽肿、日光性角化病、汗管角化症、Bowen 病和基底细胞癌等,以及经过 PUVA 治疗后局部可出现少量淀粉样物质沉积,但是临床上的改变并不显著。

(杨永生 阎春林)

41.2.3 皮肤卟啉病(cutaneous porphyrias)

【定义】

皮肤卟啉病是血红素生物合成过程中因遗传缺陷或后天原因致其中间产物——卟啉和(或)卟啉前体的产生和排泄增多,并在体内积聚而产生的一组以光敏性皮肤损害表现为主的疾病,包括:红细胞生成性原卟啉病(EPP)、迟发性皮肤卟啉病(PCT)、先天性红细胞生成性卟啉病(CEP)、混合性卟啉病(VP)和遗传性粪卟啉病(HC)。其中以 EPP 和 PCT 较多见。此外,无皮肤损害而以腹痛和神经精神症群表现为主的急性间歇性卟啉病(AIP)在国内也较多见,其余的则很罕见。

【简史】

早在 1874 年已有关于本病的记载,患者有光敏性皮损、肝病、红尿和溶血性贫血等表现,当时疑诊为天疱疮。之后有一些类似的病例报道,但直至 1925 年当 Fisher 从这些有显著光敏感的患者尿液中分离出结晶物、并命名为卟啉后,才开始对本病有了正确的认识。随着生物化学、生物物理和血液病学的发展,逐步搞清了卟啉-血红素的代谢过程,从而对卟啉病有了较全面的认识和分类。

【病因及发病机制】

卟啉系血红素合成过程中的中间产物,如图 41 - 2 所示。血红素的合成起始于骨髓及肝细胞

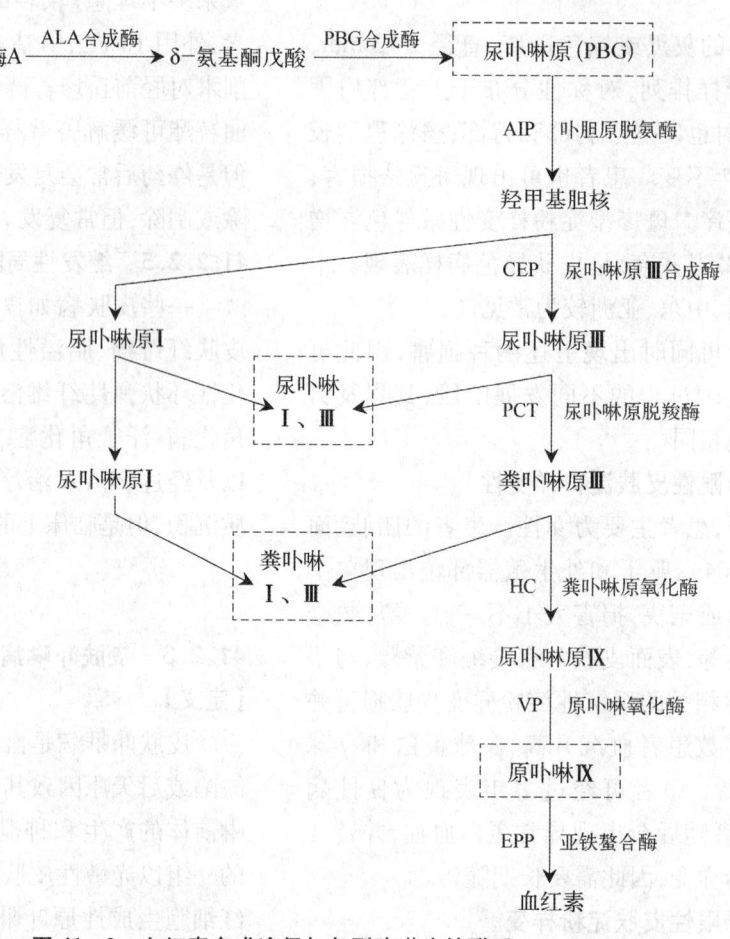

图 41-2　血红素合成途径与各型卟啉病的联系

的线粒体,由线粒体中富含的甘氨酸和琥珀酸盐在 δ-氨基酮戊酸(ALA)合成酶的催化下合成 ALA,再由卟胆原(PBG)合成酶经脱水后生成 PBG,即卟啉的单吡咯前体。PBG 经脱氨基生成羟甲基胆核,其中小部分转变成尿卟啉原Ⅰ,而绝大部分则在尿卟啉原Ⅲ合成酶的作用下生成尿卟啉原Ⅲ,进一步脱羧生成粪卟啉原Ⅲ,再不断氧化成原卟啉原Ⅸ和原卟啉Ⅸ,然后在亚铁螯合酶作用下与铁络合生成血红素。

卟啉病的发病机制至今还不完全清楚,但在卟啉-血红素生物合成过程中某些酶的遗传缺陷常是各型皮肤卟啉病的主要原因,见表 41-3。其中除 PCT 的发病为杂合型外,其余均为单基因病,EPP、HC、VP 和小部分 PCT 均为常染色体显性遗传,但因临床表显率低,故患者常诉无家族史;CEP 为常染色体隐性遗传。

表 41-3　各型皮肤卟啉病的酶缺陷与主要的生化异常

皮肤卟啉病	简称	酶缺陷	遗传方式	卟啉及其前体的增多	
				尿液	红细胞
先天性红细胞生成性卟啉病	CEP	尿卟啉原Ⅲ合成酶	AR	尿卟啉Ⅰ	尿卟啉
红细胞生成性原卟啉病	EPP	亚铁螯合酶	AD	—	原卟啉
迟发性皮肤卟啉病	PCT	尿卟啉脱羧酶	复杂	尿卟啉Ⅲ	—
遗传性粪卟啉病	HC	粪卟啉原氧化酶	AD	PBG,ALA	—
混合性卟啉病	VP	原卟啉原氧化酶	AD	PBG,ALA	—

如图 41-2 所示,由于特定酶的缺陷造成底物的积聚与卟啉病的临床特征有密切关系,一般来说,急性神经精神症群发作总是伴有卟啉前体(PBG 或 ALA)的形成增多,而皮损的发生则与各种卟啉的产生过多直接相关,如尿卟啉、粪卟啉和

原卟啉在皮肤的过多沉积均产生显著的光感性，尤其是尿卟啉有较好的水溶性，光感性则更强。血液中的原卟啉对红细胞膜脂质有亲嗜性，易产生光溶血反应。

实际上，卟啉本身并无致病性，它只是一种人体内源性光敏物，具有光动力作用，有吸收特定波长光谱的能力(峰值为405 nm左右)，从而形成激发态的卟啉，或是丢失能量发出红色荧光，或是转移能量给其他分子。在氧的存在下，发生光毒性反应形成单线态氧、过氧化物等自由基导致细胞溶酶体破坏，或是炎症介质如组胺和缓激肽等的释放产生的膜通透性增高，最终产生组织损伤；或是作用于红细胞膜，使脂质过氧化物形成增多致红细胞膜损伤而发生溶血。近来在实验动物模型中发现，若注入卟啉后，再照射405 nm光线，补体即被消耗，提示补体激活在某些卟啉病的皮损产生中也可能起着作用。总之，卟啉病的产生必须具备两个条件：一是人体组织的器官中存在着过多的卟啉和(或)卟啉前体；二是在特定波长的光线照射下被激发。卟啉病的作用光谱为405 nm。

【分类及组织病理】

目前尚无完全满意的分类法。卟啉主要在红骨髓和肝内合成，临床上根据产生过量卟啉的主要所在部位可分为红细胞生成型和肝型两类。

(1) 红细胞生成型

骨髓内幼红细胞和红细胞中有过量及不正常的卟啉生成，致骨髓和组织内以及血液中有广泛的卟啉沉积。按生成的卟啉不同，可分为CEP和EPP。

(2) 肝型

肝组织内有过量及不正常的卟啉产生，包括有PCT、HC、VP和AIP。特别是在PCT中，肝组织活检常显示有不同程度炎症、坏死、铁质沉着、脂肪浸润、纤维化和肉芽肿改变。在AIP中，神经纤维可有不同程度的脱髓鞘变性。

上述两型中所有卟啉病的皮损表现均伴随着皮肤和血浆中卟啉浓度的增高，其组织病理改变大致相同，其特点是在真皮上部的毛细血管壁周围有均一嗜酸性红染的环，这些红染物质是透明蛋白的沉积，以PAS染色可更清楚显示。它们也

可见于基底膜带，并可能损伤真皮和表皮间的粘连，形成表皮下水疱；其特征是疱下的真皮乳头突入疱腔中呈彩球状。

【临床表现】

皮肤卟啉病在我国报道较少，据笔者统计，1953~1996仅有145例，其中EPP占75.2%(109例)，PCT 28例，CEP 3例，VP 1例，未定型1例。无HC的报道。

(1) 红细胞生成性原卟啉病(EPP)

是最为多见的皮肤卟啉病，常有家族史，为常染色体显性遗传。发病多在童年，以4~10岁居多，成人发病者罕见。表现为急性光敏性反应，于日晒5~30分钟后，面部、手背等暴露部位有刺痒或灼痛感，继之出现片状肿胀、红斑，视日晒强度和时间的不同，重者于面颧颊部、手指背侧、甲周和指尖腹侧可有瘀斑甚或水疱及指甲剥离表现。发病后若即时避光，在2~5天内肿胀可消，皮肤脆性增加，经搔抓等刺激后呈现线条状表皮剥脱结痂以及针头至芝麻大的虫蚀状凹陷瘢痕，一般较浅表。经过多次、数年反复发作后，皮肤渐见增厚，面部似蜡样，呈橘皮样鼻，唇部苍白增厚，唇红黏膜纹理深粗，与口周皮纹相连成特征性的放射状裂纹和瘢痕(彩图41-05)。手背皮肤增厚常开始于掌指关节和近端指间关节处，呈指节垫样；继之手背尤以桡侧虎口处更甚，逐渐苔藓样增厚，沟纹很明显，呈卵石铺路样外观。项部多呈菱形皮肤。偶见皮肤色素沉着及颞部毳毛增粗。整个面部呈饱经风霜的早老容貌。

患者的卟啉异常主要是血浆和红细胞中有过多的原卟啉。血中原卟啉的增多可导致其在肝细胞和胆囊中的沉积和过多积聚，造成胆囊结石和不同程度的肝损害和硬化。笔者曾见2例6岁孩童因本病反复发作3~4年致胆绞痛，B超显示胆结石，1例经手术证实。

部分病例有轻度贫血，为小细胞性低血红素性贫血。患者并不缺铁，而可能与体内亚铁螯合酶缺陷有关。

(2) 迟发性皮肤卟啉病(PCT)

本病分为两型，I型为散发性(或称症状性、获得性)，II型为家族性。前者较多见，患者无家

族遗传背景,可发生于20岁以后的任何年龄;后者为常染色体显性遗传,发病者罕见,症状也轻微,多在20岁以内发病。已证实在患者的肝脏、红细胞和其他组织中均有尿卟啉原脱羧酶的缺陷,在散发性患者此种缺陷只见于肝脏中。此酶的缺陷常与肝脏铁负荷超载所致的肝铁质沉积症有关。患者常有一些导致肝毒性因子的基础,如见于嗜酒者、长期服用雌激素类药物(治疗前列腺病变、口服避孕药等)、卤素烃类化学物中毒(食用喷洒过此类农药的农作物后可呈流行性发病)以及肝病(各型病毒性肝炎、肝硬化和肝细胞癌等)。此外尚有伴发系统性红斑狼疮、非胰岛素依赖型糖尿病、慢性淋巴细胞性白血病及AIDS等的报道。在长期血液透析者中也可见本病的发生。这些情况均可能与卟啉代谢受干扰有关。

本病起病缓慢隐匿,患者常无明确的日光过敏史。皮损主要分布于面和手部的光暴露区,最常见的表现为:皮肤脆性增加、表皮下水疱、多毛和色素沉着,表皮易擦破呈不规则形剥蚀面,水疱可小可大或为血疱,愈后留瘢痕和粟丘疹;多毛以两颊、眶周和前额尤甚,毳毛密集,粗长乌黑;色素沉着弥漫分布于暴露区,尤以眶周和颞部最明显。后两种损害在早期常被忽视而不易诊断。此外,尚有硬皮病样损害、瘢痕性秃发和指甲损害,如甲周肿胀和瘀斑,指甲剥离、缺失和畸形。

患者的卟啉异常主要是尿中有过量的尿卟啉和粪卟啉,部分病例因有大量卟啉存在,可使尿色变深如红茶样。肝脏可有不同程度的损害和硬化而有相应的症状。患者的血清铁常增高,饱和铁则降低。一般均无明显的全身症状。

(3) 先天性红细胞生成性卟啉病(CEP)

又名Gunther病。本病罕见,为常染色体隐性遗传。发病多在婴儿期,常在出生后不久出现严重的光敏性损害:红斑、水肿、瘀斑、血疱和大疱(彩图41-06)。皮损愈合缓慢,常致溃疡、瘢痕。多次发作后可发生肢端挛缩、耳鼻手指残缺、面颊瘢痕、眼睑外翻、眼球粘连、瘢痕性秃发等严重残毁。受累较轻处皮肤则表现为色素沉着、多毛和脆性增加。由于卟啉代谢先于乳牙萌出,患儿牙齿呈棕色,并显示亮红色荧光,是本病的特征。小

便暗红色、尿布红染常为首发症状。病程缓慢进展,常发生溶血性贫血和脾脏肿大。继发严重细菌性感染和重度贫血、出血等是死亡的主要原因。本病的晚发型可在青春期时发病,症状明显较轻,易误诊为PCT。患者的卟啉异常主要是在血浆、红细胞和尿液中均有过量的尿卟啉。

(4) 遗传性粪卟啉病(HC)和混合性卟啉病(VP)

此两种卟啉病与急性间歇性卟啉病(AIP)类似,均有卟啉病急性发作的症状,起病多于青春期后,主要表现为急腹痛及多种神经精神症状,属于急性肝型卟啉病的范围。AIP是较常见的一种,但无光敏性及皮肤损害。HC和VP均罕见,可有与PCT相似的皮肤表现。临床上常难以区分,唯HC的表现以AIP的急性卟啉发作症状为主,而VP则多有PCT的皮肤损害。

【实验室检查】

主要是测定血浆、红细胞、尿液和粪便中的各种卟啉(尿卟啉、粪卟啉和原卟啉)以及卟啉前体(PBG和ALA),临床上常采用对尿液和红细胞的简易筛选法,基本上可以诊断和鉴别较常见的3种皮肤卟啉病——EPP、PCT和CEP(见表41-3)。

筛选方法有二:① 抽提法:尿液以戊醇抽提,红细胞溶血后以乙醚抽提,酸化去除沉渣后在滤过紫外灯下检查有无荧光,呈粉红到亮红色荧光为阳性;② 荧光法:主要测定红细胞内的原卟啉,即在荧光显微镜下计数发出亮红荧光的红细胞数的比例,正常值<1%,若>5%对EPP有诊断意义。在铅中毒,恶性贫血和溶血性贫血患者中,也可在红细胞、尿液和粪便中检出异常卟啉,需注意鉴别,必要时可进行定量分析,如24小时尿中尿卟啉和粪卟啉的定量测定、红细胞内游离原卟啉的荧光分光定量测定、高效液相色谱法的卟啉定量分析等。

【诊断及鉴别诊断】

皮肤卟啉病的临床表现变化多端,因此诊断主要依靠医生的警惕性及对本病临床症群及各型特征的认识。一般根据光敏感性皮肤损害的特征和分布,结合患者的发病年龄和家族遗传史可以做出初步诊断。如在婴儿期发病的严重光敏性损害应考虑CEP,童年发病的则多为EPP,成年后出

现光敏性损害并同时有多毛、色素沉着者应考虑为 PCT。

应与 CEP 鉴别的是营养不良性大疱性表皮松解症,后者损害也常致毁形,但其发生及皮损部位与外伤和碰撞有关而无光敏性,也无红齿和红尿。EPP 必须与痘疮样水疱病鉴别,后者的发病年龄、光敏感史及家族遗传史均相仿,但皮损发作与表现和 EPP 的光毒性损害明显不同,主觉瘙痒而无灼痛,皮损以丘疹、水疱为主而无明显肿胀和瘀斑,形成的痘疮样瘢痕与 EPP 的表浅、凹陷不一,发病多在青春期后明显减轻而无 EPP 反复发作、越来越严重的特征性的皮肤增厚表现。PCT 的早期诊断常较困难,因常无明确的日光过敏史。面部的表皮剥蚀需与人工皮炎相鉴别,以水疱、血疱损害为主时需与烟酸缺乏病鉴别,以瘢痕和粟丘疹损害为主时需与获得性大疱性表皮松解症鉴别,以多毛或色素沉着损害为主时需与有关内分泌疾病鉴别。诊断 PCT 的要点在于必须将上述这些表现综合考虑。

对疑似皮肤卟啉病的患者必须进行尿液和红细胞中的卟啉检查,卟啉分析的阳性发现对本病的确诊与鉴别诊断具有决定意义。

【防治】

尽可能避免日晒及光照,外用对可见光和长波紫外线有较好防护作用的防晒制剂。

(1) 红细胞生成性原卟啉病

治法一:口服 β-胡萝卜素是控制本病唯一有显效的药物。按每日 3 mg/kg 剂量连续服用 4~6 周,待出现掌跖黄染后减量维持 2~3 个月,可使患者对日光的耐受时间明显延长,使能适应正常的生活和工作。其机制可能是通过在皮肤中形成的 β-胡萝卜素保护层及对氧自由基的猝灭作用,而阻断了卟啉所致的光毒性损伤。由于对本病的卟啉代谢障碍并无影响,因而在每年发病季节及之前有规则地服用本药是必需的。除皮肤黄染外(在减量和停服后可自行消退),一般无其他不良反应。

治法二:维生素 B₆ 大剂量疗法。晨起一次口服 100 mg,以后每小时 1 次,连服 10 次,可使症状改善。其机制可能与促进烟酸和烟酰胺的生成、

减轻光过敏现象有关。

治法三:烟酰胺和维生素 E 口服。

治法四:消胆胺 4 g,每日 3 次,餐前服用。其在肠道与原卟啉结合,阻断原卟啉的肠肝循环,从而促进过多原卟啉的排除,对防止本病肝胆病变的进展有效。

(2) 迟发性皮肤卟啉病

治法一:氯喹和羟氯喹,可增加肝脏的卟啉释出和排泄,从而改善症状。一般采用长期小剂量口服,氯喹用法是每次 0.125 g,每周 2 次,连服至少 10 个月,临床症状可望在 4 个月左右减轻,随后见尿中尿卟啉量的降低。近多采用小剂量羟氯喹治疗,即羟氯喹口服 0.1 g,每日 2 次,连服 2 周后,减至 0.1 g,每日 2 次,每周仅服 2 天,连服 4~8 月,可使本病得以控制。

治法二:静脉放血,其机制一是耗竭血红素,使本病中过量产生的卟啉中间产物形成血红素;二是耗竭体内贮存的铁,改善肝脏的铁质沉着。一般每 1~2 周放血 1 次,每次 400 ml,连续 8~12 次,直至血红蛋白降到 110~120 g/L,可使本病获得较长时期缓解。除严重心肺疾病和贫血者均可应用,是一安全有效的疗法。

其他治法尚有:① 去铁铵,每天皮下缓慢注射 1 次,剂量 1.5 g,每周 5 次;或口服去铁铵 30 mg/kg·d,每 3 月服 1 周,连续 6~12 月,可改善肝铁沉着。对有严重并发症、不适用上述两法的患者可使用本法。② 重组红细胞生成素,对长期血液透析诱发的 PCT 患者有效,每次透析时静脉给予 150 U/kg;此外,同时口服碳酸氢钠可有利于卟啉随尿排出。其他如烟酰胺、维生素 B₆、维生素 E 等也可配合口服。

(3) 先天性红细胞生成性卟啉病

主要为对症处理。严重的长期的溶血是脾切除的明确指征。脾切除后可使溶血性贫血改善,抑制红细胞生成,减少卟啉的过多生成,降低皮肤的光敏感性,对本病能起较持久的缓解作用。

(杨永生　廖康煌)

41.2.4　假性卟啉病(pseudoporphyria)

又称迟发性皮肤卟啉病样综合征,在 1975 年

首次报道，称为"血液透析所致的大疱性皮肤病"。其特征是光暴露部位皮肤突然出现水疱和皮肤脆性增加，临床表现和组织病理与迟发性皮肤卟啉病相似，但患者血清、尿及粪中尿、粪卟啉的含量正常。

本病发病机制尚不明确。多种药物、血液透析、腹膜透析和/或过量的 UV 辐射可诱发。药物中最常见于非甾体类抗炎药如萘普生，其他药物有四环素、氟尿嘧啶、氟他胺、芳香族维甲酸等。

皮损组织病理显示真皮乳头浅层的表皮下裂隙，其上表皮正常，仅见单个角质形成细胞坏死。进展期皮损显示表皮下大疱，呈彩球状，内有红细胞、淋巴细胞和中性粒细胞，疱顶表皮内有单个毛虫样小体和细胞样小体，真皮血管扩张，但无管壁增厚。免疫荧光显示真皮浅层血管周围有 C3 沉积。

尚无特殊疗法。应注意避光、停用可能诱发本病的药物。

41.2.5 黏蛋白沉积症（mucinosis）

黏蛋白沉积症系指以真皮内黏蛋白的过多沉积为特征的一组疾病。临床上可表现为以肿胀、丘疹和斑块为主的皮肤损害，组织学上可见过多的黏蛋白沉积。

黏蛋白（mucin）是白蛋白和黏多糖结合成的一种复合蛋白质，又称蛋白聚糖，是一种胶样物质，存在于正常真皮胶原间的基质中。黏蛋白主要由酸性黏多糖和少量中性黏多糖组成，前者包括透明质酸及少量的硫酸皮肤素、硫酸软骨素、硫酸类肝素和硫酸角质素等。黏蛋白参与基质的水解作用及代谢产物的血管外交换，对细胞和组织间以及细胞、结缔组织间的相互作用有重要影响。

皮肤中的黏蛋白由成纤维细胞的粗面内质网合成，在透明质酸酶、组织蛋白酶等的作用下被降解，更新相当迅速。黏蛋白合成的过多可由成纤维细胞的数目增多或是活性增加，活性增加的成纤维细胞的胞体较大，呈星状扩张，又称为成黏液细胞（mucoblasts）。当成纤维细胞合成黏蛋白过多和/或降解减少时，则导致黏蛋白在真皮内的过多沉积。在 HE 染色的正常切片中，黏蛋白为轻度嗜碱性，呈淡蓝色；由于数量少，一般见不到。过多黏蛋白的沉积可见呈丝状、纤维状、颗粒状的淡蓝色。使用胶样铁（colloid iron）、阿辛蓝（Alcian blue）或甲苯胺蓝（toluidine blue）等酸性黏多糖染色可更清楚地显示。

【分类】

（1）原发性

1）弥漫型

包括：全身性黏液水肿（generalized myxedema）、胫前黏液水肿（pretibial myxedema）、黏液水肿性苔藓（lichen myxedematosis）、网状红斑性黏蛋白沉积症（reticular erythematous mucinosis）、硬肿病（scleredema）。

2）局灶型

包括：毛囊性黏蛋白沉积症（follicular mucinosis）、皮肤局灶性黏蛋白沉积症（cutaneous focal mucinosis）、手指黏液囊肿（digital mucous cyst）。

（2）继发性

包括：胶原血管性疾病（见于红斑狼疮、皮肌炎等的黏蛋白沉积）、恶性萎缩性丘疹病（Degos 病）及环状肉芽肿、肿瘤变性（纤维瘤、脂肪瘤、黏液肉瘤、脂肪肉瘤及某些基底细胞瘤）。

继发性黏蛋白沉积症将在其他章节中分述。

41.2.5.1 全身性黏液性水肿（generalized myxedema）

本病也称真性黏液性水肿（true myxedema），由甲状腺功能不全导致甲状腺内分泌缺乏而产生，多见于因甲亢已作甲状腺切除术或放射性碘治疗或桥本甲状腺炎进展期的妇女。

【病因及发病机制】

本病的病理基础为各种因素造成的甲状腺功能减退（甲状腺激素合成分泌或生物效应不足）所致的全身性内分泌疾病，导致皮肤及其他组织中黏多糖的积聚，但详细发病机制尚有待进一步研究阐明。

【临床表现】

呈黏液性水肿面容，表情淡漠呆板，面、睑带肿，鼻宽、唇厚、舌大而发音含糊不清，言语缓慢而费力;全身皮肤苍白,或具蜡样光泽,干燥粗糙,皮温偏低,触之坚实,呈非凹陷性肿胀;毛发枯槁,稀疏脱落,指/趾甲发脆易裂,牙齿稀缺;皮肤色素增加,自淡黄至古铜色,膝、肘、髋部可出现酷似维生素 A 缺乏的角化性损害。患者多可伴有心血管、神经系统以及胃肠功能和其他内分泌紊乱等症状。

甲状腺功能减退也可是先天性(呆小病)或青少年期发病,前者出现以侏儒、精神发育迟滞和皮肤/系统表现的综合征。眶周、舌、唇、手和生殖器水肿,皮肤干冷而苍白,甲和头发干燥易碎,可有片状脱发。锁骨垫有诊断意义。青少年发病身材矮小,智力发育异常,性成熟滞后,肩部及上背部多毛。

【实验室检查】

基础代谢率和甲状腺碘-131 吸收率均降低。血清总甲状腺素(T_4)、促甲状腺素(TSH)及促甲状腺激素释放激素(TRH)兴奋试验可以确立诊断。

【组织病理】

表皮角化过多,棘层萎缩,毛囊及汗孔有角栓,真皮水肿,胶原束间及束内由于黏蛋白沉积彼此分离,胶原嗜碱变性,黏蛋白广泛分布于真皮甚至皮下组织内,特别在血管、毛囊和汗腺附近,小血管有时增厚伴闭塞改变。

【治疗】

本病用干甲状腺片、左旋甲状腺素($L-T_4$)或 $L-T_3$ 均有显著疗效。宜先从小剂量开始,逐渐增加至耐受量。

41.2.5.2　胫前黏液性水肿(pretibial myxedema)

本病也称甲状腺毒性黏蛋白沉积症,以黏蛋白主要沉积于胫骨前造成隆起的、毛孔明显的结节状带黄色蜡样斑块为特征,患者常伴有甲状腺毒症。

【病因及发病机制】

根据:① 本病几乎常伴弥漫性甲亢而后者已被认为是自身免疫性疾病;② 弥漫性甲亢者的甲亢、突眼、胫前黏液水肿,在血清中均可能找到 LATS(长效甲状腺刺激因子),其阳性率分别为:仅一种表现者47%,有两种表现者63%,3 种表现

均有者则高达89%;③ 在胫骨前黏液水肿液和活检标本中也有 LATS 存在;④ LATS 参与激活淋巴细胞促使成纤维细胞增生产生大量黏蛋白。

目前认为本病如甲亢中的突眼一样,也是自身免疫性疾病的一种表现。LATS 参与激活淋巴细胞刺激成纤维细胞产生过多黏蛋白,但具体受累机制尚有待进一步研究阐明。

本病也可见于无甲状腺功能异常的成年人中。可由于小腿静脉曲张产生淤滞性皮炎,致局部皮肤缺氧,使透明质酸增多产生黏蛋白过多沉积。

【临床表现】

本病常见于甲亢手术或 131 碘治疗后约 1 年左右。一般好发于小腿下半部前外侧。开始可为一侧,随后扩展累及两小腿伸侧,可呈对称形式,少数病例损害除小腿外也可发生于身体其他部位,如头皮、两肩、手指伸侧、臂部、下腹及足趾、足背等处。

损害为圆或长圆或不规则圆形、肿胀坚实、加压无凹陷的斑块,边界清楚。呈蜡样半透明玫瑰色或淡红色,有时也可带有棕或棕黑色。表面凹凸不平。毛粗而稀疏,毛孔粗大可为橘皮状。局部常有出汗增多及毳毛旺盛、粗黑有光现象。自觉有瘙痒或蚁行感。头皮受累时头发可从下垂而变成反卷。

根据临床症状,可表现为 3 种类型:

局限性:胫前和足趾骨部出现大小不一的结节。

弥漫性:胫前和足部呈弥漫坚硬非凹陷性水肿的斑块。

象皮肿型:弥漫坚硬非凹陷性水肿似象皮腿样,同时伴有结节。此型患者往往均伴有不同程度的甲状腺肿、甲状腺毒症、突眼和杵状指(Graves 病),患者自膝以下至足趾伸侧可完全被大小不等、隆起程度不一、表面光滑的棕红至暗棕色结节斑块所占,形成假性象皮腿样外观;两肩中部可发生大片(直径>10 cm)球状肿块,柔韧而富弹性,表面淡红色,毛孔粗大如橘皮状;头皮及手指根节伸侧皮肤轻度肥厚浸润带棕红色,表面凹凸不平,边缘弥漫;自觉有阵发性针刺样痛及痒

感。有时粗大毛孔内可挤出白色豆浆状物。患者小腿易因感染而继发脓肿。

【实验室检查】

患者通常显示 LATS 滴定度增高。甲状腺功能测定(包括 BMR、甲状腺 131 碘吸收率及 T_3、T_4、TSH、TRH 试验等)常提示甲状腺功能亢进。

【组织病理】

表皮角化过度,毛囊出现角栓,表皮突变平。真皮内特别是真皮中、下 1/3 处有大量黏蛋白积聚,因而真皮明显增厚;黏蛋白不仅呈单个丝状及颗粒状,且有大块沉积物,使胶原纤维发生广泛的分离。电子显微镜检查可见黏蛋白区内有星状扩张活性增强的成纤维细胞。

【诊断】

根据胫骨前隆起的带黄色蜡样斑块、局部毳毛粗黑旺盛、伴有突眼性甲状腺功能亢进,一般诊断不难。

【治疗】

首先应进行甲状腺功能的全面内科检查,并进行相应治疗;如伴随静脉曲张所致的瘀积性皮炎应一并处理。

局部采用糖皮质激素软膏封包疗法,连续数周到数月常有效,但停用后可复发。口服治疗无效。

损害内去炎松注射疗法:将曲安奈德醋酸酯用生理盐水稀释为 5 mg/ml 的溶液,每一部位注入 1 ml,一次总量不超过 40 mg,每 3～4 周注射 1 次,可使损害完全消退。但停药数月,往往复发,复发病例如再用此疗法仍可获效。

本病符合祖国医学中的痰症范畴,故按化痰软坚、活血祛瘀的中医治疗法则能获得满意效果。方用海藻玉壶汤合桃仁红花煎加减:

海藻 12 g　昆布 12 g　珍珠母 30 g　六月雪 15 g　白僵蚕 9 g　皂角刺 9 g　红花 9 g　桃仁 9 g　丹参 9 g　郁金 12 g　丝瓜络 9 g　生甘草 5 g　浙贝母 6 g　怀牛膝(炒)9 g

上 14 味,水煎服,每日 1 剂。一般服药 2 周左右开始见效,隆起之斑块逐渐软化、缩小、转平,以后局部粗黑有光之毳毛相继脱落,痒亦减轻,最后肿块完全消失,外观恢复正常而愈。整个治愈过

程约需半年左右。服中药复方煎剂的优点是不仅能消除胫前黏液水肿,即对突眼及甲亢症状亦有相当效果,且疗效持久而无任何副作用。

抗肿瘤药物疗法:① 苯丁酸氮芥(CBl348),每日 0.1～0.3 mg/kg,分 2～4 次服,总量为 400～500 mg;② 环磷酰胺(cyclophosphamidum),开始每日服 200 mg,渐减至每日 50 mg,总量约 8 g,对消退皮损有一定效果,但需注意副作用。

41.2.5.3 黏液水肿性苔藓(lichen myxedematosus)

【同义名】

丘疹性黏蛋白沉积症(papular mucinosis)、硬化性黏液水肿(scleromyxedema)。

【定义】

本病系一组以皮肤中成纤维细胞增殖和真皮内酸性黏多糖过度沉积、表现为浸润性皮肤损害为特征的皮肤黏蛋白沉积症。

【病因及发病机制】

病因尚不清楚。根据皮肤组织病理学特征,提示其发病系成纤维细胞-酸性黏多糖平衡失调所致。此种代谢异常因不伴有全身内分泌的异常,又称为非甲状腺功能异常引起的黏蛋白沉积症。患者血清中常可发现有异常的单克隆性免疫球蛋白,有认为这种异常蛋白血症和同时存在的浆细胞恶病质可能为其发病机制。但根据报道,患者的血清即使在洗脱了异常的球蛋白后,仍能刺激培养的皮肤成纤维细胞,使其 DNA 合成增加和细胞增殖。

【临床表现】

本病好发于 30～50 岁成人,性别间无差异。病程呈慢性渐进性,但有自然消退的报道。虽然可有系统表现或合并有系统性疾病,但常只累及皮肤,不认为是一多系统疾病。根据皮肤损害可分为以下 3 型。

(1) **硬化性黏液水肿型**

表现为坚实蜡样丘疹或结节呈密集线状分布,好发于手、前臂、头颈、躯干上部及股部等处;还可表现为弥漫性硬皮病或硬肿病样形态,患者可因面部组织增厚发硬而似狮面样外观,表情呆板,张口受限。手指皮肤厚硬导致弯曲困难等功

能障碍。硬化性改变可较早和/或丘疹结节等局限性隆起同时发生,但往往较晚出现。硬化性黏液水肿偶可伴血清蛋白、骨髓病变及其他系统症状。部分患者可伴有痒感,有的并有蚁走感,也可有四肢无力、腿沉、精神不佳等主诉。

常伴有单克隆免疫球蛋白病,一般为单克隆的 IgG,伴 γ 轻链。骨髓活检标本可有轻度的浆细胞增多症,仅有小于 10% 的患者发展为多发性骨髓瘤。可有多内脏的表现包括肌肉(吞咽困难和近端肌力减弱)、神经系统(无法解释的昏迷)以及肺部、肾脏、心血管等受累的表现。近年来发现本病与 AIDS 存在相关性。

(2) 局限性丘疹型

又可分为以下几个亚型:

1) 散发丘疹型

丘疹直径 1~3 mm 或更大,正常皮色或带象牙色或淡红色,光滑呈半球形或扁平,较柔韧,有蜡状或革质样硬度。疏散或密集排列,有时分布对称。发展缓慢。

2) 肢端持续性丘疹型

仅发生于手及腕关节伸侧的表面,偶尔累及前臂。皮疹多发,呈肉色或象牙色,发展缓慢,女性多见。可发生于 HIV 感染者。

3) 自愈性丘疹型

包括未成年型和成年人型,急性发病,好发于头皮、面、颈、腹、股部。丘疹聚集成线状的斑块。可有发热、关节痛及无力感。常于数周或数月后自愈。

4) 婴幼儿丘疹型

是局限性丘疹型黏液水肿性苔藓的散发型或肢端持续性丘疹型黏蛋白沉积的婴幼儿型,皮疹为坚实半透明的丘疹或结节,发生于上臂或躯干,更多见于肘部,无系统受累,但皮疹也不会自行消退。

5) 结节型

皮疹表现为分布于四肢和躯干的结节。

(3) 非典型或中间型

本型包括以下几种情况:① 不伴单克隆丙种球蛋白病的硬化性黏液水肿;② 伴有单克隆丙种球蛋白病,和/或系统症状的局限型;③ 伴有 5 种亚型混合型特征的局限型;④ 非特异性病例。

【实验室检查】

患者应做蛋白电泳和血清免疫球蛋白定性及定量检查。特别是在以硬肿性损害为主的患者,异常蛋白血症的检测对诊断具有重要意义。一般为碱性的 7S - IgG,具有 λ 轻链,少数病例具有 K 轻链。必要时做骨髓穿刺,常可发现有浆细胞浸润。此外还应进行全面的骨骼 X 线检查以排除可能伴随的多发性骨髓瘤。

【组织病理】

组织病理改变具有特征性,主要改变在真皮内。表皮变化轻微,可有表皮变薄、表皮突常受压变平、乳头体消失、棘层与基层的细胞可显示不同程度的核固缩。在真皮上、中部的胶原束间有不等量的黏蛋白浸润,无定形,或呈颗粒状,或呈纤维样,在真皮上部可沉积成堆,在乳头下则依丘疹的类型或损害的弥散程度而呈带状浸润。黏蛋白多时可在结缔组织内形成空腔。大而伸长的星状成纤维细胞分布在黏蛋白的基质内或皮肤附属器和血管的周围,有时聚集呈带状或巢状。胶原纤维往往水肿、碎裂、离解和混乱,其结构特别松弛,在某些地方形成一个包藏黏蛋白和成纤维细胞浸润的网。在黏蛋白内变性弹性纤维可有增加。血管改变以皮肤的红斑浸润区最为明显,常为散在性轻度毛细血管炎,伴以血管周围淋巴细胞和组织细胞浸润。电镜检查显示成纤维细胞增多,细胞内粗面内质网显著扩大,并有长的胞质突起,表明其活性增高。胶原纤维的直径多缩小,很多地方可见包裹多量基质的成束状新生胶原纤维。

【诊断及鉴别诊断】

根据临床表现结合组织病理检查可以证实诊断。

主要需和局限性皮肤淀粉样变、类脂质蛋白沉积症相鉴别,见表 41-4。组织病理特征和单克隆丙种球蛋白病的存在有助于鉴别环状肉芽肿、苔藓样淀粉样变性和扁平苔藓等。硬化性黏液水肿需与成人硬肿病相鉴别,但后者不出现丘疹,且易伴发糖尿病。

【治疗】

(1) 系统药物疗法

维 A 酸制剂如口服阿维 A、阿维 A 酯以及氨苯砜、烟酰胺、己酮可可碱等均有治愈本病的报道。必要时谨慎使用免疫剂：① 苯丙氨酸氮芥（melphalan），开始用 10 mg/d，以后用 5 mg/d，维持较长一段时期可使皮损在 3 个月内逐渐消退，硬化皮肤变软；② 环磷酰胺，初时 200 mg/d，渐减至 5 mg/d，连用 2～3 月；③ 苯丁酸氮芥（chlorambucil），初时 4 mg/d，后改为 4～6 mg/d，连用 12～18 个月。

（2）光疗及放射线照射

皮损广泛者采用 PUVA 疗法。亦可酌情使用电子束及浅层 X 射线治疗。

（3）血浆置换法（plasmapheresis）

隔日或每周 1 次，6～10 次为 1 疗程，以清除血浆内的病变成分而缓解病情，严重病例可采用。

（4）皮肤外科疗法

皮肤磨削术可改善受累皮肤的外观和活动。

表 41－4　三种代谢障碍性皮肤病鉴别诊断表

鉴别要点	黏液水肿性苔藓	局限性皮肤淀粉样变病	类脂质蛋白沉积症
发病率	少见	多见	少见
皮疹形态	皮色、象牙色或玫瑰色半球状较柔韧丘疹（部分丘疹顶端可有脐窝）和结节及斑块损害	褐色半球状丘疹串珠状排列，不相融合（小腿伸侧多见），暗褐色苔藓样光滑扁平丘疹，愈近外围丘疹愈小而平坦（肩背部多见）	黄红色或淡褐色半球状或扁平丘疹，可相互融合，呈橘皮状外观，间有色素减退斑，可发生水疱、血疱或脓疱
好发部位	头皮、面、后颈、前胸、骶骨部、四肢伸侧	小腿伸侧、上背肩胛间	常为泛发性（面，颈少）
自觉症状（痒感）	+++	++++	++
病理特点	真皮上、中部有成片黏蛋白沉积，伴成纤维细胞浸润黏蛋白染色阳性	真皮乳头层有均质性淀粉样蛋白沉积结晶紫染色阳性	真皮乳头层至深部均有透明蛋白样物质沉积，其中含多量类脂质脂肪染色阳性
刚果红试验	阴性	阳性	阴性

41.2.5.4 网状红斑性黏蛋白病（reticular erythematous mucinosis）

又称 REM 综合征、斑块样皮肤黏蛋白病或圆细胞红斑病。为一种以躯干部网状红斑、真皮中见黏蛋白和圆细胞浸润为特征的黏蛋白病。

【病因及发病机制】

本病发生于受光部位，紫外线可能是病因之一，UVA 照射患者皮肤可诱发相同的皮损和病理改变。部分患者有单克隆副球蛋白产生，免疫表型分析部分患者与 Jessner 淋巴细胞浸润重叠，免疫缺陷可能在本病中有一定作用。既往病例报道本病可合并甲状腺功能减退或亢进，提示内分泌因素也可能参与发病。另外，有研究发现玻璃酸在真皮的沉积与真皮中表达 FXⅢa⁺/HAS2⁺ 的树突状细胞有关，与成纤维细胞无关。

【临床表现】

患者大多为青年成人或中年女性，偶见于儿童。皮疹为淡红色网状或大片状红斑及丘疹和斑块，好发于胸背中央部，尤其胸骨上部及上背部皮肤。通常无痒感。皮损经日光曝晒后可引起灼痛、瘙痒或皮疹加重。

【组织病理】

表皮正常，真皮中上部血管、附件周围轻中度单一核细胞（主要为淋巴细胞以及 FXⅢa⁺/HAS2⁺ 的树突状细胞）浸润，局部胶原纤维束间黏蛋白沉积。Alcian 蓝染色阳性，甲苯胺蓝呈异染性。直接免疫荧光一般阴性，偶见 IgM、C3 沉积。

【诊断及鉴别诊断】

受光部位发生的皮损结合组织病理可诊断。但需要与以下疾病相鉴别：

肿胀性红斑狼疮：组织病理改变上难以区分，但表现为光暴露部位表面光滑的丘疹或斑块，并有自身抗体阳性。

Jessner 淋巴细胞浸润：表现为面部的丘疹、结节、红斑性损害，组织病理上缺乏黏蛋白沉积。

皮肌炎：部分患者临床表现与皮肌炎类似，但后者有肌力受损的临床表现，肌酶、肌电图等实验室检查以及组织病理检查可鉴别。

毛发红糠疹：组织病理可予以鉴别。

【治疗】

酌情采用 UVA1 照射、他克莫司及脉冲染料激光治疗。口服抗疟药如羟氯喹、阿的平或沙利度胺以及外用防光剂亦有效。口服或外用糖皮质激素无效。

41.2.5.5 硬肿病(scleredema)

本病系一种以突然发生弥漫性对称性皮肤肿胀发硬为特征的病症。多发生于感染性疾病之后,经过数月或数年多可自行缓解。本病比较少见,由于不仅可累及成人,在儿童中亦可见,故其"成人硬肿病"的旧称现已弃用。

【病因及发病机制】

病因不明。根据大多数患者发生于感染性疾病(包括咽炎、脓疱疮、蜂窝织炎、麻疹、腮腺炎等)之后,其中半数以上属于链球菌感染,目前对本病是否为变态反应的一种表现、或是一种自身免疫的过程、或是基质内由于微生物毒素所致的一种中毒性紊乱尚多争论,确切病因有待研究。近已证实,酸性黏多糖尤其是透明质酸为主的黏蛋白大量沉积在本病患者(特别是在病变早期)的真皮内。糖尿病也可能是一个诱因,胶原不可逆的糖基化及胶原酶降解的下降可导致胶原的聚集;胰岛素的过度刺激、微血管的破坏和缺氧可增加胶原和黏蛋白的合成。

【临床表现】

本病一般分为3型。第一型多数患者常在感染性疾病后的数天至6周内开始发病,以女性为多见(约占2/3),往往在发病后3~6个月内自行好转,多数在2年内完全消退;第二型无感染史,起病隐匿,病情进展缓慢;第三型伴有糖尿病,又称糖尿病性硬肿病,多见于患胰岛素依赖型糖尿病的中年肥胖男性,病程长(2~41年)。

皮损常开始于颈后及肩背部,为进行性对称性弥漫性皮肤肿胀发硬,在短期内扩展累及面、颈、头皮、上胸、上背和上臂等部位,呈离心性发展趋势。有的病例偶可累及腹壁、臀部和股部等处,下肢往往受累较轻,而手足部常不受侵。患者皮肤呈实质性非凹陷性肿胀发硬,正常皮纹消失,皮肤肤色正常或呈棕黄色或带苍白色,表面光滑或带蜡样光泽,与正常皮肤分界不清。局部感觉如常,无萎缩、色素改变及毛发脱落等现象。硬肿程度往往以颈、肩、背及面部为最严重,触之有如硬橡皮样感觉。有时继硬肿之后,偶可有一过性红斑或丘疹性发疹。

患者主观虽无痛痒,但如累及面部则表情缺失而呈假面具样外貌;累及口咽及舌部则舌体变大,吞咽困难;累及颈部则转颈不便;累及胸壁则吸气扩胸受限;累及上背睡时觉背下有实物顶住,不便平卧;因关节上皮肤变硬则活动不利。此外,少数病例可有肝脏肿大,骨骼肌和心肌可受累,心率失常,胸膜、心包和腹膜渗出以及关节积液,偶见腮腺肿大等病变。

【实验室检查】

除部分患者抗"O"高于正常外,其余无规律性的异常发现。

【组织病理】

表皮正常,真皮较正常增厚约3倍。胶原束增厚并被透明腔隙所分离,严重者胶原纤维间可穿通透亮,腔隙内证实有以透明质酸为主的酸性黏多糖沉积。血管周围轻度浸润,皮肤附属器多不萎缩。电镜观察可见增生的胶原纤维粗细均匀、呈束状排列,伴过量微纤维间物质的积聚和体积小、功能不活跃的成纤维细胞。

【诊断及鉴别诊断】

根据皮损常先发于颈后或肩背部、继而呈离心性发展,以非凹陷性皮肤肿胀变硬为特诊性表现,一般不难诊断。

本病主要需和硬皮病做鉴别,见表41-5。

表41-5 硬肿病和硬皮病鉴别表

鉴别要点	硬肿病	硬皮病
初发部位及进展	颈部、躯干,离心性发展	面及四肢远端为多,向心性发展
皮损色泽	正常或棕黄或带苍白	增深或杂以色素减退斑
毳毛	多正常	多脱落
汗腺、皮脂腺功能	正常	功能障碍
Raynaud征	无	常见
毛细血管扩张性红斑	无	较多见
毛细血管镜检	血管襻畸形较轻,血流速度多正常,无血细胞集聚,渗血轻	血管襻畸形重,血流缓慢,血细胞聚集明显,出血点多见
组织病理	胶原束增厚并被透明腔隙所分离	早期胶原纤维肿胀和均一化,胶原纤维间和血管周围有以淋巴细胞为主的浸润;晚期胶原纤维硬化增厚,真皮血管壁增厚甚至闭塞
表皮	正常	萎缩

（续表）

鉴别要点	硬 肿 病	硬 皮 病
胶原纤维	胶原束增厚,粗细均匀,束间隙明显	不规则增生,肿胀,均质化,透明变性
Masson 三色染色	正常	极深
Alcian 蓝染色	淡蓝色	阴性
炎细胞浸润	较少见	较多见
附属器	多正常	多萎缩

【治疗】

去除或治疗感染病灶,对症处理。理疗如音频电疗等有一定效果;环磷酰胺口服和电子束疗法有一定疗效。也有报道用大剂量青霉素或糖皮质激素、环孢菌素、甲氨蝶呤治疗。

41.2.5.6 自愈性青少年皮肤黏蛋白病（self-healing juvenile cutaneous mucinosis）

本病于 1973 年由 Colomb 等首次报道。起病突然,通常数月后可自愈。

病因不明,可能和病毒感染有关,有学者认为病毒感染使成纤维细胞功能改变导致本病。

【临床表现】

发病年龄为 1~15 岁,但也有 26 岁发病的报道。皮肤表现为突然发生丘疹或结节,可呈象牙色丘疹,分布于头颈、躯干或关节周围,胸腹部皮疹可成线状排列。可有位于面部及关节四周的深在结节,少数患者出现眶周和颧部硬性水肿。皮疹多无症状或偶有痒感。除皮疹外,患者常有多发性关节炎,膝、肘及手关节肿胀、疼痛。此外还可出现发热、肌痛、无力、声音嘶哑等轻微的炎症表现。实验室检查一般无异常。

【组织病理】

表皮正常,真皮内黏蛋白沉积,血管周围轻度炎症细胞浸润,可见轻度增多的成纤维细胞和肥大细胞。结节损害呈弥漫性脂肪小叶间隔脂膜炎样表现,主要为淋巴细胞和散在的中性粒细胞。真皮深层及皮下组织黏蛋白沉积,黏液内散在类似神经节细胞样的上皮样单核细胞。

【诊断及鉴别诊断】

本病与自愈性丘疹性黏蛋白沉积症可能是同一种疾病。根据发病年龄、急性起病、皮疹特点及组织病理可诊断。需要与婴儿皮肤黏蛋白病、硬化性黏液水肿相鉴别,前者发生于婴幼儿,无关节炎;后者起病缓慢,累及多系统,常伴有单克隆免疫球蛋白病。

【治疗】

可自愈,无须治疗。

41.2.5.7 婴儿皮肤黏蛋白病（cutaneous mucinosis of infancy）

本病由 Lum 于 1980 年首先报道,是发生于婴幼儿的皮肤黏蛋白病,比较罕见。

病因不明。有学者认为本病是发生于婴幼儿的黏液水肿性苔藓。

皮疹于出生时或出生后数月内发生,好发于手背、肘、背、腹部及四肢,为肤色或半透明的坚实多发性丘疹,1~2 mm 大小,对称分布,可呈线状排列,散在或群集,但不融合。

组织病理显示表皮正常,可有棘层肥厚,真皮乳头层灶性黏蛋白沉积,毛细血管周单一核细胞浸润。

根据发病年龄、皮疹特点及组织病理可与自愈性丘疹性黏蛋白沉积症、硬化性黏液水肿相鉴别。

本病尚无特殊疗法。

（杨永生）

41.2.5.8 毛囊性黏蛋白病（follicular mucinosis）

【定义】

又名黏蛋白脱发,是由于黏蛋白沉积和随后的毛囊变性所致的慢性炎症性疾病,常表现为斑片状脱发。

【病因及发病机制】

病因尚不清楚。黏蛋白沉积可能与 T 细胞免疫反应有关,也可能是非特异性毛囊炎症反应。

【临床表现】

2~80 岁均可发病,可分为两型。

（1）良性型（特发型）

又分为急性和慢性两型。

1）急性型

常见表现为 1~2 个或多发性非炎症性鳞屑斑和炎性红斑,略高出皮面,其上有群集的毛囊性丘疹。炎症反应常导致毛发脱落。偶可引起色素减退。面颈和头皮部最常见,亦可累及躯干和四肢。一般 2 个月至 2 年内消退。

荨麻疹样毛囊黏蛋白病:少见,常于中年男性脂溢性部位发生,在脂溢性红斑上出现荨麻疹样瘙痒性丘疹或斑块,皮疹可暂时消退,遗留暗红色斑,也可持续不退。不伴毛发脱落,预后良好,有自愈倾向,但可复发。

2) 慢性型

此型是否存在尚有争议。患者年龄大,皮疹表现为扁平或圆顶状斑块或结节,质软,可有破溃,有时可在受累毛囊中挤出黏液性物质。皮疹分布广泛,有时表现为类似麻风的浸润性斑块,有时可出现泛发全身的毛囊性丘疹。

红皮症性毛囊黏蛋白病:好发于中年男子,初为湿疹样,后泛发全身呈红皮病样表现。四肢可出现毛囊性丘疹,可伴脱发、化脓性甲沟炎。严重者出现发热、全身淋巴结肿大。外周血嗜酸性粒细胞增多,有表达 CD9$^+$CD11$^+$的异型 T 细胞。

痤疮型毛囊黏蛋白病:皮疹表现类似痤疮,为多发性毛囊性丘疹或结节,预后良好,不伴淋巴瘤。

(2) 恶性型(淋巴瘤相关型)

多见于中老年患者。常伴有皮肤 T 细胞淋巴瘤特别是蕈样肉芽肿。皮疹泛发,有结节、斑块或囊肿等多种形态的表现。患者常死于淋巴瘤或其他并发症。

需要指出的是,良性型与恶性型缺乏临床和组织病理的区分标准,发病年龄上也存在重叠。对良性型皮损,亦应长期进行临床及病理随访。

【组织病理】

主要为外毛根鞘和皮脂腺的黏蛋白沉积。外毛根鞘的角质形成细胞被黏蛋白隔开呈星形。黏蛋白主要为透明质酸,可用胶体铁染色显示。晚期皮脂腺消失,毛囊成为含黏液和变性毛根鞘细胞的囊腔。真皮内血管和毛囊周围有淋巴细胞、嗜酸性细胞和浆细胞浸润,还可见到一定程度的淋巴细胞亲毛囊性;恶性型还可见到明显的淋巴细胞亲表皮性及 Pautrier 微

脓肿。

【诊断及鉴别诊断】

根据临床表现及特征性组织病理可诊断。主要应与斑秃、脂溢性皮炎、单纯性苔藓、结节病、皮肤淋巴瘤相鉴别。

【治疗】

尚无特效疗法。糖皮质激素外用或皮损内注射可改善,对皮损泛发且伴瘙痒者可选用口服。有报道氨苯砜、抗疟药、异维 A 酸、米诺环素、干扰素等治疗可取得部分疗效。

(杨永生　廖康煌　韩垄元)

41.2.6　胶样粟丘疹(colloid milium)

【同义名】

胶样假性粟丘疹(colloid pseudomilium)或皮肤胶样变性(cutaneus colloid degeneration)。

【病因及发病机制】

尚未完全明了。皮损多见于露出部位,可能与日晒有关。幼年发病者常有家族关系,可能是常染色体显性遗传。长期接触矿物油及其衍生物亦可能诱发本病。

【临床表现】

幼年患病时,常首先在颜面和手背露出部位发生半透明的、淡黄色、针头至黄豆大、圆形或不整形、扁平或丘状隆起的丘疹,常对称分布。好发于面部和手背,也散布于前额、颊部或鼻部。丘疹较周围皮肤稍坚实,互不融合,但常群集。经过慢性,至成年期方渐次消失。一般无自觉症状。在成年以后发病者,皮疹也常发生于暴露部位,如前额、眼睑周围、耳、颈项、前臂和手背等。除有少数较大透明丘疹外,还可见淡黄色、橘黄色或正常皮色的结节或斑块,质地柔韧,前者顶端可见小窝或附着小痂,穿刺或划破后可溢出胶样物质;斑块上有时可见毛细血管扩张。病程经过慢性。常受日晒的老人易发,男多于女。有时自觉轻微瘙痒。

【组织病理】

表皮角化过度,棘层萎缩,表皮嵴变平。真皮乳头层显著扩大,真皮上层可见无结构均质性胶

样物质,或呈透明变性。其周围由正常胶原纤维束环绕,境界明晰。在变性的胶原物质内可见裂隙和少数纺锤形破裂的细胞核。胶样物质如以HE染色呈嗜酸性,较正常胶原染色淡或呈弱嗜碱性。PAS染色阳性。耐淀粉酶。Van Gieson染色呈黄色。弹性纤维可以断裂。在胶样物质周围有少量淋巴细胞浸润。

【诊断及鉴别诊断】

根据暴露部位发生的特征性损害可诊断,必要时结合组织病理诊断。需要鉴别的有:

粟丘疹:丘疹呈白色,以针尖挑破后可挤出珍珠样小粒。

皮肤淀粉样变:皮疹呈淡褐色,圆形或半球状隆起,质坚,小腿伸侧多见,剧痒。疹内有淀粉样物质沉积。刚果红染色阳性。

【治疗】

可口服氯喹、β-胡萝卜素、大剂量维生素C,也可外用维A酸类药物。其他可选择的方法有透热疗法、冷冻、皮肤磨削术、长脉冲铒-钇铝石榴石激光(Er:YAG)等,但效果不佳。近期有报道点阵激光治疗或甲基-氨基酮戊酸盐光动力疗法取得较满意疗效。应避免长期过度日光曝晒及接触石油、脱色剂等。

41.2.7 黏脂质贮积症(mucolipidosis)

【定义】

又称黏多糖边缘性疾病,是一组Hurler样综合征,临床表现类似于黏多糖贮积病的Hurler样综合征。

【病因及发病机制】

本病属常染色体隐性遗传,共分3型:Ⅰ型主要是β-半乳糖苷酶活性升高;Ⅱ型和Ⅲ型是由于磷酸转移酶的缺乏,不能在相应酶的寡糖链上形成识别标志,导致粗面内质网形成的多种酸性水解酶不能到达溶酶体中,分泌到细胞外导致本病,表现为血清中多种溶酶体酶大量增加。

【临床表现】

Ⅰ型表现较轻,发育轻度异常,有共济失调、周围神经病及肌张力减退的表现,但无角膜混浊和听力障碍。Ⅱ型出生时就有明显的临床和X线异常,反应迟钝,但无黏多糖尿症;病情较Ⅰ型重,发病早,出生低体重,生长及神经系统发育严重障碍,面容粗陋,齿龈增生,肝脾中度肿大,严重骨骼畸形,关节活动受限,一般于5~7岁死亡。Ⅲ型与Ⅱ型症状相似,起病多在2岁后,在幼儿期可出现关节挛缩,有些患者可见髋关节脱位,但病情发展缓慢,可存活到成人,无智力障碍或有轻度智力低下。

【诊断】

根据临床表现,结合X线和实验室检查可确诊。Ⅰ型β-半乳糖苷酶活性明显增高,Ⅱ型和Ⅲ型血清中溶酶体酶升高,尿液中唾液酸寡糖升高但黏多糖不升高。

【治疗】

尚无特殊疗法。畸形严重者应予手术矫形。

41.2.8 黏多糖病(mucopolysaccharidosis)

【定义】

因蛋白聚糖降解酶先天性缺陷所引起的一组代谢性疾病,大多为常染色体隐性遗传。患者中男性多于女性,多见于近亲结婚者的后代。

【病因及发病机制】

黏多糖即氨基多糖,属直链多糖,含有糖醛酸及硫酸基团,故呈酸性。正常情况下,黏多糖与蛋白质牢固结合,是结缔组织中的非纤维成分。在体内黏多糖靠溶酶体中多种酶的催化而降解,任何一种核苷酶及磷酸酯酶的先天性缺陷都可影响某种黏多糖的分解,使黏多糖在溶酶体内积聚。黏多糖大量堆积于肝、脾、软骨、骨、心肌及神经组织后发生营养障碍和功能异常。患者中男性多于女性,多见于近亲结婚者的后代,多有家族史。由于黏多糖降解过程中缺陷的酶不同,器官组织中沉积的黏多糖种类亦不同,临床表现亦异。黏多糖病可分为7型,各型间有一定差别。

黏多糖病Ⅰ型有两个亚型,均为α-L-艾杜糖醛酸糖苷酶(α-Iduronidase)缺乏症,系因该酶的某种等位基因的突变所致。黏多糖病Ⅰ-H型(MPS-IH型),又称Hurler综合征,Hurler基因位于1号染色体上。在黏多糖中硫酸皮肤素(DS

和硫酸类肝素（HS）中有 L‐艾杜糖醛酸的成分，其降解需要 α‐L‐艾杜糖醛酸糖苷酶。由于此酶缺乏，其前体物的降解受阻而在体内堆积。

黏多糖病Ⅱ型（Hunter syndrome）为 X 连锁隐性遗传。病因是艾杜糖醛酸‐2‐硫酸酯酶缺乏。临床上有重型（A）和轻型（B）。由于酶缺乏使 DS 和 HS 降解障碍，在体内潴留并由尿中排出。

黏多糖病Ⅲ型（Sanffilippo 综合征）有 4 个亚型，其特点为Ⅲ型有不均一性。其酶的缺乏各亚型不同，ⅢA 型为硫酸酰胺酶（旧名称类肝素‐N‐硫酸酯酶）缺乏，ⅢB 为 α‐N‐乙酰葡糖胺酶缺乏，ⅢC 为 N‐乙酰基转移酶缺乏，ⅢD 为葡糖胺‐6‐硫酸酯酶缺乏，这些都是硫酸肝素降解所需要的酶，因此以上酶的缺乏均可引起 HS 在体内的蓄积，由尿中排出 HS 增多。

黏多糖病Ⅳ型（Morquio 病）有两个亚型，其病因为ⅣA 为半乳糖‐6‐硫酸酯酶缺乏，ⅣB 为 β‐D 半乳糖酶缺乏，导致硫酸软骨素（CS）和硫酸角质素（KS）的降解障碍而在细胞内沉积，KS 与软骨素‐4/6‐硫酸由尿中排出增多，但黏多糖总量不增多。

黏多糖病Ⅵ型（Maroteaux‐Lamy 综合征）为 N‐乙酰半乳糖胺‐4‐硫酸酯酶缺乏，临床上分重型和轻型。本型为常染色体隐性遗传，基因在 5 号染色体长臂 5q13.3 区。酸性黏多糖以 DS 沉积为主，占尿排出酸性黏多糖的 70%～95%，其余可能为 CS 和 HS。

黏多糖病Ⅶ型是 β‐D‐葡糖醛酸酶缺乏，为常染色体隐性遗传，该酶基因位于 7q21.2‐q22 区。

黏多糖病Ⅷ型是由于 N‐乙酰氨基葡糖‐6‐硫酸酯酶缺乏，体内蓄积大量的 KS 和硫酸类肝素 HS，二者在尿中以 3∶1 的量排出。

【临床表现】

Ⅰ型：表现为身材矮小，面容丑陋，智力低下，角膜混浊，腹部膨隆，脊柱后凸呈鸟嘴样畸形。

Ⅱ型：重型患儿起病在 2～6 岁，多在青春期前死亡。有特殊面容和骨骼畸形，但脊椎无鸟嘴样畸形。角膜内皮细胞虽有黏多糖沉积而无角膜云翳，皮肤呈结节性增厚，以上臂和胸部为著。幼儿期始有听力损伤，呈进行性耳聋；视网膜变性；心脏增大可闻收缩期与舒张期杂音，最后可发生充血性心力衰竭或心肌梗死致死。可有不同程度的智能低下、肝脏肿大、关节强直。轻型无智能障碍，临床症状亦较轻。

Ⅲ型：主要引起神经系统不同程度的破坏，在出生后 2～3 岁起逐渐出现行为、语言、智能等障碍，面部皮肤粗糙，关节强直和毛发过多。肝脾肿大。神经系统症状表现为进行性手指徐动、四肢痉挛性瘫痪等。本型无角膜混浊，无心脏异常。

Ⅳ型：生长迟缓，步态异常、骨骼畸形且逐渐显著。骨骼的畸形表现和 Ⅰ‐S 型相似，脊椎的鸟嘴突、椎骨扁平，飘带肋骨，还可有鸡胸、骨质疏松、髂骨外翻、股骨头变平、腕和膝关节肿大，但无关节强直。颜面呈颌骨突出、鼻矮、口大、牙间隙宽及牙釉质发育不良。学龄期出现角膜混浊，皮肤增厚且松弛。智力发育基本正常为本型的特点。青春期发育可正常。逐渐出现脊髓压迫症状，晚期出现麻痹性截瘫和呼吸麻痹。

Ⅵ型：多从 2～3 岁开始生长迟缓，关节活动严重受限，颈短，角膜混浊，颅骨蝶鞍呈鞋型，颅骨缝早闭，可引起脑积水和痉挛性偏瘫。骨骼畸形的程度不等，如 Ⅰ‐H 型上肢长骨受累比下肢重。可有肝脾肿大、眼失明和耳聋。因心脏异常致死，寿命多不超过 10 岁。

Ⅶ型：出生后不久即出现特殊面容，眼距宽，鼻梁低平，上颌骨突出，眼内眦赘皮小。骨骼畸形可有鸡胸和鸟嘴形脊椎弯曲、椎体扁平，上肢短，皮肤粗糙而松弛，肝脾肿大，主动脉可有缩窄。神经系统损伤不明显。

Ⅷ型：临床表现具有黏多糖病Ⅲ型和Ⅳ型的共同特征，有侏儒、智能落后、脏器受累和骨骼畸形，无角膜混浊。

【诊断】

根据临床表现、X 线骨片的特点和尿中排出的黏多糖增多做出诊断。甲苯胺蓝染色法可作为本病的筛查试验，也可用醋酸纤维薄膜电泳来区别尿中排出的黏多糖类型，并协助分型。各型

MPS 的确切诊断需测定白细胞或皮肤成纤维细胞特异酶的活性。各型黏多糖病多可进行羊水细胞 cDNA 基因分析做产前诊断。

【治疗】

尚无特效疗法。因酶缺陷的类型不同,预后不一。

（杨永生）

41.2.9　血色病(haemochromatosis)

【定义】

本病系指由于过多的铁质沉着在肝、胰、心、肾、脾、皮肤等脏器组织,引起不同程度的基质与细胞破坏、纤维组织增生及脏器功能损害的疾患。临床上呈现皮肤色素沉着、肝脏肿大、肝硬化、糖尿病和心脏病变。可能是一种常染色体隐性遗传性疾病;或是由于肠道细胞代谢异常使铁吸收增加、血清铁值增高等。酒精和含铁质制剂可促发本病。本病比较少见,主要见于 40~60 岁男性。

【临床表现】

皮肤先有变色,面部呈金属光泽的蓝灰色;别处皮肤呈石板样灰色或棕色,以腋窝、乳头、脐窝、外生殖器等处较明显;口腔黏膜、唇及眼结膜有时为黑素沉着。皮肤结构萎缩变薄而干燥。由于睾丸受累,腋毛、阴毛常明显脱落,同时性欲丧失、睾丸软缩,性征受到严重影响。在皮肤变色后多年,可出现肝硬化,肝大而硬有触痛;大多数患者还伴发糖尿病及关节炎,以指关节最常受累。

【实验室检查】

血清铁值及铁结合蛋白高于正常。必要时查肝功能、血糖、尿糖。肝穿刺有诊断价值。皮肤铁的染色在真皮深部、毛细血管内皮细胞和汗腺内显示阳性,同时皮肤黑素增加。在肝、胰等组织内有铁蛋白、含铁血黄素等沉积,同时可伴有纤维化。

【鉴别诊断】

应与反复输血后继发性血色素沉着症相鉴别,后者有反复输血史,无内脏病变。与肾上腺皮质功能减退症的区别是后者为棕褐色素沉着,有

皮质功能低下的实验室依据。与迟发性皮肤卟啉病的区别是后者有光敏感、皮肤脆性增加、多毛等表现。

【治疗】

应忌酒及忌食含铁量高的食物。静脉放血疗法,每 1~2 周 1 次,每次 400~500 ml,可使血清铁值降低。也可使用铁络合物制剂治疗,并注意保肝及糖尿病的处理。

（杨永生　康克非）

41.2.10　糖原贮积病I型(glycogenosis type I)

【定义】

又名 von Gierke 病,是由于肝内缺乏葡萄糖-6-磷酸酶,因而不能将 6-磷酸葡萄糖水解成葡萄糖,导致血糖低下,机体的热量由加强蛋白质和脂肪的利用来代偿,继以血脂增高,患儿的生长发育受到障碍等,故又列为糖原异生病。

【临床表现】

本病系一种罕见的隐性遗传性疾病。主要临床表现为患儿出生后出现低血糖、高脂血症、肝脏肿大、酮症和乳酸性酸中毒,以及由此引起的高尿酸血症。

皮肤表现主要为高脂血症引起的黄瘤损害,常在关节伸侧和臀部表现为发疹性黄色瘤、扁平和结节性黄瘤。

【实验室检查】

患者血糖低下,葡萄糖耐量试验时极峰不高,但上升后降落甚缓。血脂包括甘油三酯、胆固醇和磷酸均增高。胰升糖素试验和肝穿刺活检可明确诊断。肝脏葡萄糖-6-磷酸酶活性缺乏或很低,切片显示核内有大量糖原沉积。

【治疗】

治疗目的在于防止频发低血糖症后的脑细胞发育受损。急性发作者应立即快速静滴 25% 葡萄糖液,症状控制后改用 10% 葡萄糖液,并逐渐减慢输入速度;饮食宜高蛋白低脂肪,预防可能出现的感染。年长后可采用别嘌呤醇等治疗高尿酸血症和痛风。一般患儿随着年龄的增大,病情可有缓解趋势。

41.2.11　脑苷脂贮积病（kerasin storage disease）

【定义】

又名 Gauche 病，是最常见的一种溶酶体脂质贮积病。本病属常染色体隐性遗传，由于 β-葡萄糖脑苷酶先天缺乏，导致葡萄糖脑苷脂（glucocerebroside）在体内贮积。病变主要累及脑和网状内皮系统。

【临床表现】

因基因突变的形式不同，临床可分为 3 个类型：

Ⅰ 型，又称慢性非神经病变型。约占本病的 90% 以上。可在任何年龄发病，临床以脾功能亢进和骨病变为主，表现为：巨脾、生长缓慢、智力障碍、低色素性贫血，长期的出血倾向；骨疼痛、病理性骨折、骨质疏松，可出现股骨头坏死和溶骨性病灶。病程轻重不一，大多不影响寿命。

Ⅱ 型，又称急性神经元病变型。婴幼儿期发病，有明显肝脾肿大及进行性神经受累，伴多种脑干症状，多死于 2 岁前。

Ⅲ 型，又称亚急性神经元病变型，发病在青少年，主要表现为癫痫、共济失调和精神损害。

皮肤表现主要与脾功能亢进、血小板减少相关。可出现瘀点、瘀斑。暴露部位呈现特殊黄棕色，在面部可类似黄褐斑，有时可有颧部红斑，小腿部出现含铁血黄素沉着斑和小溃疡。两眼球结膜对称出现棕黄色楔形斑片，尖端向眼眦方向伸展。

【诊断】

诊断依据是在骨髓、肝、脾和淋巴结内发现 Gaucher 细胞，即含脑苷脂的大细胞，直径可达 20~80 μm，多呈卵圆形，含有一个或多个偏心的胞核，胞质内无空泡，有粗而交织成网状的结构，脂肪染色阴性，过碘酸染色阳性。检查末梢血液白细胞内的葡萄糖脑苷酶的活性是诊断本病的重要方法，DNA 分析检测突变基因及其位点可明确诊断并筛选本病携带者。

【治疗】

酶替代疗法可明显改进本病患者的健康和生活质量，目前已有用从人胎盘中提取的葡萄糖脑苷酶（商品名 alglucerase）对本病患者进行研究治疗的探索，对减轻肝脾肿大和改善血液学指标及骨病均有较好效果，但价格昂贵。脾切除和骨髓移植对本病的治疗已有成功报道。

41.2.12　神经鞘磷脂沉积病（sphingomyelin storage disease）

【定义】

又名 Niemann-Pick 病，是一种先天性溶酶体脂质贮积病。属常染色体隐性遗传，由于神经鞘磷脂酶（sphingomyelinase）的先天缺陷，导致神经鞘磷脂在体内贮积。在中欧犹太人种中发病率较高。

【临床表现】

临床上有 A、B、C 3 种类型。A、B 两型患者神经鞘磷脂酶完全缺陷（A 型累及脑部，B 型则不累及）。C 型患者此酶活性正常或部分缺失，基本病变是酯化障碍，非脂蛋白胆固醇在溶酶体内大量堆积，以至外流。三型患者的临床表现各异，大多表现为肝脾、淋巴结肿大，弥漫性肺部浸润和发育迟缓。除 B 型外，A、C 两型均有明显的神经系统症状，如癫痫发作、肌肉强直和角弓反张、共济失调、智力低下等。患者多在幼年死亡。

皮肤黏膜表现有：皮肤蜡样光泽、面色苍白、多汗。暴露部位可见境界不甚清楚的棕黄色素沉着，黏膜处也可有深色斑，间或出现黄瘤样损害。偶见眶周水肿、角膜混浊等眼部症状。

【诊断及鉴别诊断】

诊断的确定需依靠神经鞘磷脂酶的活性测定，标本来自白细胞或培养的皮肤成纤维细胞。A 型和 B 型患者呈明显缺陷，C 型则正常或部分缺失。皮肤活检电镜下可见溶酶体结构松散，染色黑，层状分布，基质清楚。此外，尚可通过羊水细胞的酶活性测定对 A 型和 B 型做出产前诊断；C 型则可通过观察培养绒毛膜细胞中低密度脂蛋白的细胞内加工过程得到诊断。肝、脾、淋巴结或骨髓活组织检查可见含神经鞘磷脂的泡沫细胞，脂肪染色阳性，过碘酸染色阳性。需与 Gaucher 细胞相鉴别。

【治疗】

尚无有效治疗方法,C型患者可通过饮食控制、口服降脂药物以减少细胞内胆固醇含量而减轻病情;B型患者脾脏过大或血小板减少者,可行脾切除术;A型患者仅有骨髓移植治疗的个案报道。

41.2.13 弥漫性躯体血管角皮瘤(angiokeratoma corporis diffusum)

【同义名】

Farber病、纤维细胞性异常黏多糖病和脂肪肉芽肿病,与脑苷脂贮积病和神经鞘磷脂积贮病一起同称为糖鞘脂类贮积病(glycosphingolipidosis)。

【定义】

是一种罕见的先天性糖鞘磷脂代谢障碍性疾病。由于α半乳糖苷酶A的缺乏产生异常脂质贮积,主要发生在皮肤和内脏的小血管内而导致的各种表现。本病为性联隐性疾病。

【临床表现】

发病者全部为男性,呈完全表现型。女性为杂合子表现,症状轻微或无。大多于10岁前起病。

皮肤最初表现为毛细血管扩张性的斑点或丘疹,直径2~4 mm,暗红或棕黑色,压之不褪色。较大皮疹表面可有角化过度,随年龄成长而增多。好发于躯干下部、四肢近端的臀部、股髋部及阴囊和脐周处。常呈对称性或是成簇出现。部分患者可有阵发性的血管运动障碍、静脉曲张和淤滞性表现。此外,可出现有弹性的皮下结节,表面可有独特的黄色光泽,直径1~2 cm,多位于关节上方、腰椎、头皮和其他承重部位。

眼部症状表现为结膜、视网膜血管弯曲扩张。角膜病变在女性患者高达90%,角膜混浊具有诊断意义。眼部裂隙灯检查可见角膜轮状浑浊或弥漫性模糊,结膜及视网膜血管扩张和弯曲。

系统累及主要是由于脂质贮积于脏器血管产生的功能障碍表现。可出现缺血性心脏病、脑血管病、肺和肾功能障碍等。男性患者常在10~40岁时出现氮质血症。

【组织病理】

显示表皮角化过度及不同程度的增厚。真皮深部血管中度扩张,管腔中可见纤维素性血栓。冰冻切片sudan black B或猩红染色显示血管内膜、中膜和空泡化细胞中有糖脂贮积,偏振光镜下呈双折光性。在成纤维细胞、组织细胞和内皮细胞的胞质或吞噬体内可见Faber小体(曲线小体)。

【诊断】

依据临床表现及阳性家族史和皮损活检常可确诊。血清、尿、活检组织及培养的皮肤成纤维细胞内α-半乳糖苷酶活性低下可明确诊断。羊水细胞内(孕14周时)该酶活性的测定及性别鉴别有助于产前诊断。

【治疗】

无特殊疗法。预后差,常死于心、脑血管病及肾脏并发症。酶替代疗法尚在研究中。重组DNA技术可能是一较有前途的方法。

41.2.14 类脂蛋白沉积症(lipoid proteinosis)

【同义名】

Urbach - Wiethe病、皮肤和黏膜透明变性(hyalinosis cutis et mucosae)。

【定义】

是一种罕见的主要在皮肤黏膜有透明样物质沉积的常染色体隐性遗传病。这种沉积物包括半乳糖脂、磷脂和其他类脂蛋白,尚不清楚其确切的代谢障碍环节。

【临床表现】

类脂蛋白在皮肤黏膜等处的沉积表现为淡黄白色的浸润损害。在早期可出现成群的大疱和脓疱,愈后留下痤疮样瘢痕。最早的症状常为患儿出生后数周即出现声音嘶哑、哭不出声或沙哑音,这是由于类脂蛋白沉着于咽喉和会厌部之故,会厌和声带处可见灰黄物浸润和不同程度的增厚,甚至结节;舌咽部等处黏膜也见黄白色浸润,并可波及软腭、悬雍垂和扁桃体;患儿舌大而硬,像木头样僵硬,不易自如活动,常不能伸出口外。类似的淡黄和乳白色沉着物有时也可见于大阴唇、尿道口、阴囊、臀沟和腋窝等处。皮肤轻度炎症和外伤后易形成明显瘢痕;面部常有黄褐色小结节,尤以眼睑周缘浅黄色透明状珍珠样小丘疹最为特殊,可见于约 2/3 患者;累及头皮和睑缘处,可导致头发和睫毛脱落,类似斑秃。角化过度性疣样或结节性损害多见于手背和手指,有时很像寻常疣。肘、膝等处的结节似黄色瘤,久后肤色变得呈暗褐色,并有角化过度。

患者一般无全身症状,但常由于腮腺的不同程度浸润损害,可导致严重的口干和唾液减少。约半数患者的眼底可见 Bruch 膜的脉络膜小疣(drusen)。头颅部 X 线片于蝶鞍处常可发现镰刀状钙化灶。

【组织病理】

表皮角化过度和棘层不规则增厚。真皮明显增厚,血管扩张,管壁增厚。自真皮乳头层至真皮深层血管壁及其附近有透明蛋白样物质沉积,沉积处 PAS 染色呈强阳性。可见汗腺的透明样变性,周围正常皮肤和黏膜的乳头下血管壁也可见内皮细胞增厚以及深层血管壁的同质性增厚。病变组织的进一步研究显示:真皮血管周围Ⅳ、Ⅴ型胶原显著增加,而Ⅰ和Ⅲ型胶原则减少,且有异常水解;α(Ⅳ型)胶原的 mRNA 出现增多。因而推测本病是由于血管内皮细胞的缺陷导致了基底膜带胶原产生增加,并通过病变纤维性胶原的合成减少而影响到成纤维细胞。

【诊断及鉴别诊断】

根据典型的皮损特别是眼睑周围的淡黄色透明状珍珠样丘疹以及出生后不久的声音嘶哑、舌大而硬等表现,常能提示本病的存在;咽喉部的检查和皮损的组织病理,具有诊断价值。面部皮肤的小片浸润性斑丘疹和浅在的萎缩性瘢痕需与红细胞生成性原卟啉病相鉴别,后者的皮损限于受光皮肤,唇部损害以下唇为主,具有显著的光敏性,日晒后反复发作加重,可产生显著的光老化,血卟啉检查阳性。其他需鉴别的有:黏液水肿性苔藓和皮肤淀粉样变性,组织病理检查可做鉴别。

【治疗】

尚无特殊疗法,皮肤和黏膜损害可做对症处理,如:二氧化碳激光或手术去除、外用角质剥脱剂和维 A 酸软膏以改善症状。Gruber 等报道口服依曲替酯可使皮损改善。

(杨永生　廖康煌)

41.2.15　氨基酸尿症(amino aciduria)

氨基酸尿症是指一组由于氨基酸代谢过程中酶的特异性缺陷使血中该氨基酸积聚或由于肾小管不能有效吸收某些氨基酸最终导致尿中出现异常氨基酸的疾病。在临床上属罕见病,大多与隐性遗传有关。由于肝肾疾病、组织的大量分解(如急性感染情况下)或药物、化学物、重金属等产生的暂时性继发性氨基酸尿以及在健康者中间或见到的对人体无病理意义的氨基酸尿(如 β-氨基异丁酸尿),应与上述原发性氨基酸代谢异常病产生的氨基酸尿症相区别。这里就一些临床上有时可以遇到且又有皮肤表现的氨基酸尿症做一简要介绍。

41.2.15.1　苯丙酮尿症(phenylketonuria)

【定义】

又名 Folling 病、苯丙酮性智力发育不全(phenylpyruric oligophrenia)。主要由于肝内缺乏苯丙氨酸羟化酶,使苯丙氨酸不能氧化成酪氨酸,只能转变为苯丙酮酸。苯丙氨酸和苯丙酮酸在血和脑脊液内大量积聚,损害患儿神经系统的发育,还能抑制酪氨酸-酪氨酸酶反应,使黑素形成减少,同时尿中出现大量苯丙氨酸和苯丙酮酸。

【临床表现】

患儿皮肤和毛发颜色浅淡,对光敏感,可以产生类似特应性皮炎表现,脓皮病的发生率增加,肌张力增高,伴有硬皮病样损害。智力低下随年龄增长逐渐明显,80%有异常脑电图。神经精神症状多在 2 岁内发生,如手足徐动、反复发作的惊厥等。测定尿中苯丙氨酸有三氯化铁试验,即在 5 ml 尿液中滴入 5%三氯化铁液,阳性标本出现绿色反应,几分钟后颜色消退。血清苯丙氨酸定量测定,患者>605.3 μmol/L(10 mg%)。主要根据患儿智力低下、神经精神症状和肤色浅淡等表现并结合实验室检查确诊。

【防治】

早发现及早治疗十分重要。严格控制饮食的儿童不仅可以较正常地生长,原有受到影响的神经精神症状和皮肤表现也可较快好转。应进食苯丙氨酸含量较低的饮食如大米、小米、菠菜、土豆、羊肉等,每日摄入的苯丙氨酸量不宜超过 30 mg/kg。在饮食中补充酪氨酸约 3 个月后毛发可明显转黑。

41.2.15.2 黑酸尿症(alkaptonuria)

【病因及发病机制】

在正常情况下,酪氨酸转化为羟苯丙酮酸,再经羟苯丙酮酸氧化酶转化为尿黑酸;在遗传性缺乏尿黑酸氧化酶时,酪氨酸代谢终止于尿黑酸水平,不再进一步转化为乙酰乙酸,由此过量的尿黑酸由尿排出并在空气中氧化成黑素,使尿液变黑。

【临床表现】

婴儿时仅有黑色尿和尿布黑染。一般于 30~40 岁后才出现肤色暗黑,特别是颊、前额、腋和外生殖器处明显,黏膜、巩膜、甲、腱和软骨都可有不同程度的变黑,软骨质地变脆,耳软骨增厚变蓝黑色或灰蓝色。由于影响到耳小骨,可导致耳聋。骨关节随年龄增长也逐渐受累,出现腰背疼痛,椎关节强硬并向胸椎延伸,进一步波及膝、肩和髋部;除影响劳动能力外不威胁患者生命。患者尿液暴露于空气后渐转黑色,使其碱化后变色加快。加入三氯化铁溶液时,可产生暂时性的蓝色反应。

【诊断】

根据尿液变黑,皮肤、黏膜、腱等广泛黑变及骨关节病,应考虑本病的可能;尿液色谱法检查尿黑酸可帮助确诊。由于药物或化学物抑制尿黑酸氧化酶中所含的疏基而产生的获得性褐黄病,尿中测不出尿黑酸也无关节病。

【治疗】

对症处理骨关节症状。组织广泛变色尚无特殊疗法。由于病程长且对健康无大影响,持久限制蛋白质饮食似无必要。

41.2.15.3 单胺单羧基氨基酸尿症(monoamine monocarboxytic group aminoaciduria)

【病因及发病机制】

又名 Hartnup 病,可能是由于缺乏某些特异性载体蛋白质使色氨酸等氨基酸在空肠内出现吸收障碍,并被空肠内细菌分解产生大量吲哚类物质吸收进血循环中;这种吲哚类物质在体内阻滞色氨酸代谢过程中的犬尿氨酸进一步转化,从而毒害肾小管细胞,使它不能重吸收单胺单羧基类氨基酸产生特殊的氨基酸尿,毒害小脑等神经细胞,产生共济失调等症状。同时,吲哚类物质在肝内经解毒后可形成大量尿蓝母,在尿中排出。此外,色氨酸在体内可以转化为烟酸,一旦饮食中色氨酸不能被充分吸收和利用,加上摄入的烟酸不足就有可能产生烟酸缺乏的症状。

【临床表现】

常于儿童期(3~9 岁)发病,先有皮肤症状,继以神经精神异常的表现,消化道症状较少见。皮损惯发于受光部位如颊、额、手背等处,表现为境界清楚的红斑、色素沉着、角化过度、干粗和皲裂,也可有皮肤异色病样表现。日晒后皮损常加剧。神经系统的症状主要为小脑性共济失调,发作性常与皮损表现平行。其他可有眼球震颤、复视,也可有手、舌震颤等。精神方而可有抑郁、谵妄、妄想、幻觉等。有的智力发育迟缓。胃肠道方面有腹泻、胃炎、舌炎等。尿内可测出大量单胺单羧基类氨基酸,同时含有大量尿蓝母。

【诊断及鉴别诊断】

临床上表现似烟酸缺乏病,同时尿内排出大量单胺单羧基类氨基酸可以确诊。与食物性烟酸缺乏病的区别在于后者有相应营养不足史,无氨基酸尿。在红细胞生成性原卟啉症,皮损常有水疱、瘢痕,红细胞和血中可测得卟啉,无氨基酸尿。

【防治】

补充足量的烟酸或烟酰胺,可以使症状迅速改善。皮损应防止受光并外用防晒制剂。

41.2.15.4 精氨琥珀酸尿症(arginosuccinicaciduria)

由于精氨琥珀酸酶的缺陷,使精氨琥珀酸不能转化为精氨酸,后者在毛发中含量丰富,本症中的毛发症状可能与精氨酸不足有关。常在幼儿时出现毛发异常改变,表现为发干而脆,且很容易于发根处折断,生长不规则,成簇状,患儿常年不需理发,毛干可呈结节状,成年后有自行缓解可能。其他的表现有智力迟缓、惊厥、共济失调、肝病、氨中毒等。尿内含有精氨琥珀酸,可用纸色谱法测出。尚无特殊有效疗法。

41.2.15.5　组氨酸血症(histidinemia)

本症为皮肤内缺乏组氨酸酶。此酶存在于皮肤的角质层内,当组氨酸酶缺乏时阻滞了组氨酸转化为尿刊酸,导致表皮及汗液内尿刊酸浓度降低,而尿中组氨酸和咪唑丙酮酸排出增加。尿刊酸有很强的吸收277 nm紫外线的能力,从而起着遮光作用。本症并无光敏现象,可伴有皮纹较浅表现及中枢神经系统异常特别,是智力迟缓及语言障碍等。

41.2.15.6　同型胱氨酸尿症(homocystinuria)

本症为胱硫醚合成酶的缺陷所致。患儿出生时正常,逐渐表现出智力和生长缺陷。毛发稀疏,颧部潮红,小腿部有网状青斑。骨骼方面的异常有脊椎后凸、膝外翻、鸡胸等。晶状体脱位也是较常见的表现。有的患儿产生自发性动静脉形成,血小板黏度增高,尿中可测出同型胱氨酸。临床上表现似Marfan综合征,但后者无智力缺陷,毛发

正常,尿中无同型胱氨酸。大量补充维生素B_6,每日300 mg,可能有一定疗效。

41.2.15.7　氨酰基脯氨酸二肽酶缺乏症(prolidase deficiency)

【定义】

本病是一种常染色体隐性遗传性疾病,常累及皮肤、眼、耳、鼻、咽、骨关节和中枢神经系统。实验室检查以氨酰基脯氨酸二肽酶(prolidase)活性的缺失和亚氨基二肽尿为特征。

本病自1968年由Goodman等首次报道以来,至今已发现12例,其中6例发现于日本。

【病因及发病机制】

正常胶原降解为亚氨基二肽和其他种类的二肽,以α氨基和以α羧基为终端的亚氨基二肽分别在氨酰基脯氨酸二肽酶和脯氨酰氨基酸二肽酶(porlinase)的作用下分解出脯氨酸,此脯氨酸可为胶原合成时所再利用,见图41-3。

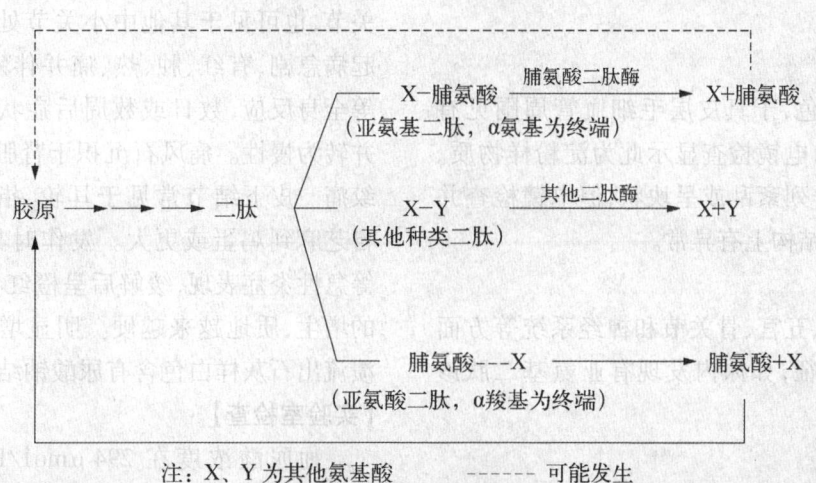

注:X、Y为其他氨基酸　　------ 可能发生

图41-3　胶原代谢示意图

当氨酰基脯氨酸二肽酶缺乏时,以α氨基为终端的亚氨基二肽不能分解为脯氨酸,胶原合成时可再利用的脯氨酸显著减少,胶原合成不足,产生多种临床症状,α氨基为终端的亚氨基二肽则从尿内大量排出。

【临床表现】

(1) **皮肤损害**

① 慢性顽固性溃疡:溃疡为崩蚀性,深在而不易愈合,于溃疡周围可有瘢痕形成。溃疡好发于四肢,特别是小腿,累及足部者常因瘢痕而形成

马蹄畸形。几乎所有已报道的病例均有这种溃疡,血管造影并未发现血管异常或血管阻塞。② 斑丘疹损害:可处于各种发展阶段,有的呈鲜红色,有的为脓疱性,有的结有干痂。主要分布于面、四肢和后背;掌跖部则常为龟裂性红斑。③ 紫癜:但无其他出血倾向,亦无血液学方面的异常。④ 光敏,伴有瘙痒。⑤ 皮肤变薄和皮肤增厚:腹壁皮肤常变薄,其下静脉清晰可见;皮肤增厚常限于淋巴水肿区和溃疡周围。⑥ 类人猿掌纹。⑦ 其他:可有皮肤干燥、白发、指甲弯曲、毛周角

化和肘膝部角化。

（2）特殊面容

马鞍鼻、过距症（hypertelorism）、厚唇、牙齿缺失和颌骨发育不全。

（3）反复感染

中耳炎、鼻窦炎和呼吸道感染。

（4）骨和关节

骨质疏松，膝关节韧带松弛，关节可过度牵伸，股骨外旋而呈鸭步。

（5）其他

视听觉障碍，鼻中隔缺损，硬腭高耸，腹壁膨隆和智力发育迟缓。

【实验室检查】

尿内含有大量亚氨基二肽，红细胞表面和白细胞表面氨酰基脯氨酸二肽酶的活性缺失，成纤维细胞上此酶的活性降低。此外，还报道有低血红蛋白性贫血、血小板降低、骨髓增生、抗"O"和丙种球蛋白增高。

【组织病理】

用刚果红染色，于真皮层毛细血管周围见有无定形物质沉着，电镜检查显示此为淀粉样物质。胶原纤维断裂，排列紊乱或呈块状，但电镜检查并未发现胶原纤维结构上有异常。

【诊断】

本病有皮肤、五官、骨关节和神经系统等方面的多种症状和体征，如尿内发现有亚氨基二肽诊断即可成立。

【治疗】

尚无特效疗法，口服和局部应用脯氨酸以及输血以补充氨酰基脯氨酸二肽酶均无效。溃疡处植皮只是暂时有效。最近有报道口服氨苯砜每日75 mg 有效。

41.2.16 痛风（gout）

【定义】

系各种原因引起的血尿酸增高的疾病；并因尿酸盐的沉积在皮下、关节、肾脏形成痛风石。

【病因及发病机制】

有原发性和继发性两类。前者具显性遗传的特征，约25%患者有家族史，亲属中可以仅有

尿酸血症而无痛风表现的。尿酸在血内的增高可能是由于尿酸合成增加，有的和某些酶（次黄嘌呤鸟嘌呤磷酸核糖基转移酶）的缺陷有关；也可能是由于肾排出尿酸减少。大多数痛风患者两者兼有。

不少情况下可出现继发性血尿酸增高，如真性红细胞增多症、慢性白血病及其他髓性增生病、Ⅰ型糖原积累病、铅中毒等。尿酸盐结晶在组织中的沉积可以引起炎症反应，后者又可使更多结晶沉积，如此恶性循环终于形成明显的痛风石，从而导致一系列临床症状。男性发病率明显高于女性，男女比例约为 20：1，统计表明绝经期前女性血尿酸平均值比男性低 59.48 μmol/L。

【临床表现】

高尿酸血症常于青春发育期后出现，但急性痛风发作多于中年后发生，可由轻微关节损伤、饮食不当或其他疾病诱发。典型的惯发于第一跖趾关节，也可见于其他中小关节处（彩图 41-07）。起病急剧，有红、肿、热、痛并伴发热、白细胞增高等全身反应，数日或数周后症状缓解，后可再发，并转为慢性。痛风石沉积于肾脏时可出现剧烈肾绞痛。皮下结节常见于耳轮、指/趾关节等处，可自芝麻到鸡蛋或更大。发作时具有红、肿、热、痛等急性炎症表现，缓解后呈橙红色，随着纤维组织的增生，质地越来越硬。明显增大的痛风石可破溃流出石灰样白色含有尿酸钠结晶的物质。

【实验室检查】

血尿酸浓度在 294 μmol/L（5 mg%）以上。肾功能受影响时首先血内肌酐、继以尿素氮增高。X 线摄片检查显示关节面附近有骨损。

【组织病理】

关节软骨面有尿酸盐结晶沉积，关节液内也可见到尿酸钠结晶，用偏振光镜检可与焦磷酸钙结晶区别；在病程长的患者，肾椎体间隙有尿酸盐结晶沉积。皮内尿酸盐结晶的沉积可引起外周炎症反应，以 DeGahantha 染色尿酸盐结晶呈棕黑色。

【诊断及鉴别诊断】

根据中年患者，关节、耳轮、肾等处出现痛风石，血尿酸增高可以确诊。钙质沉着病有时类似

痛风表现,但自觉症状较轻,血尿酸不高,X 线摄片显示有钙化。多中心性网状组织细胞增生症在耳、指关节等处也可有坚硬丘疹和结节并伴关节损害,血尿酸正常,组织病理有诊断价值。

【防治】

防止关节损伤、感染等诱因。羧苯磺胺（probenecid）每日 1~2 g,同时大量饮水,增加尿酸排出。对关节炎可口服辛可芬,每日 2 g,急性发作时秋水仙碱静脉注射,24 小时内不超过 4 mg。其他药物如保泰松、糖皮质激素可配合治疗。

（杨永生　康克非）

第42章

皮 肤 肿 瘤

42.1 表皮肿瘤

42.1.1 概论

表皮肿瘤是指表皮角质形成细胞的肿瘤,可分为良性和恶性两类。此外,尚见原位癌,其特征为:角质形成细胞的形态虽异型,但未侵犯基底膜,生物行为仍属良性。

表皮角质形成细胞的良性肿瘤统称为良性棘皮瘤(benign acanthoma,BA)。这个问题至今尚未得到很好的阐明,因为 BA 的表皮角质形成细胞可表现为正常(表皮样)角化、异常角化(包括表皮松解性角化过度、角化不良、棘突松解、鸡眼样板和苔藓样增生等),也可不表现角化,故其组织病理变化多种多样,某些 BA 的病理组织变化类型往往不止一种。另外,表皮内还有末端毛囊和末端汗管,特别是在光镜下 HE 切片中,仅根据组织结构和细胞形态,往往难以区分瘤细胞为表皮角质形成细胞性或附属器上皮细胞性,因而 BA 与某些皮肤附属器肿瘤如外毛根鞘瘤、皮脂棘皮瘤、汗孔瘤、单纯性汗腺棘皮瘤等容易混淆。BA 与某些原位癌的早期病变(如光化性角化病特别是发生于手背者)不易鉴别,甚至可见 BA 与原位癌之间的过渡型或重叠型。此外,有时会将非瘤性(如某些疣类皮肤病)或继发于真皮主要病变之反应性表皮角质形成细胞增生(如见于皮肤纤维瘤)甚或正常皮肤(如掌、跖、腋窝、乳头、副乳头等皱襞处)误诊为 BA。

表皮肿瘤的分类见表 42-1。

表 42-1 表皮肿瘤的分类

良性肿瘤	原位癌或癌前期皮肤病	恶性肿瘤
线形表皮痣	光化性角化病	鳞状细胞癌
孤立性和播散性表皮松解性棘皮瘤	大细胞棘皮瘤	疣状癌
	皮肤原位癌	假腺样鳞状细胞癌
苍白细胞棘皮瘤	砷剂角化病	基底细胞癌(恶变前纤维上皮瘤)**
脂溢性角化病	口腔黏膜白斑病	基底鳞状细胞癌**
浅色脂溢性角化病	外阴白色病变	
灰泥角化病	焦油角化病	
角化棘皮瘤	增殖性红斑	
疣状角化不良瘤	皮角*	

* 皮角多发生在其他皮肤病的基础上,可发生于癌前期皮肤病;** 基底细胞癌和基底鳞状细胞癌的发生与皮肤附属器肿瘤的发生有一定的联系(将在 42.2 《皮肤附属器肿瘤》一节详述)。

(陈连军　邱丙森)

42.1.2 线性表皮痣(linear epidermal nevus)

【同义名】

疣状痣(verrucous nevus)。

【病因】

表皮细胞发育过度致表皮局限性发育异常所致。泛发型可呈显性遗传。同一家族成员可发生先天性大疱性鱼鳞病样红皮病;这两种病的皮肤组织病理变化相似,它们可能是多向性(pleotropic)显性基因的不同表现。

【临床表现】

男性多见。常出生后即有,偶尔幼年发病。皮损在儿童期缓慢增大,青少年时期常达到稳定状态,以后不再扩大,扩展期很少超过 2 年。损害为密集淡褐色至褐黑色丘疹,常排列成线形,可融合为边界清楚的乳头瘤样斑块,角质增厚。皱褶部位损害可发生浸渍和继发感染。本病极少癌变,若发生主要为鳞状细胞癌,其次为基底细胞癌。

本病可分为以下3型:

局限型:位于头发、躯干或四肢,通常为单发、单侧分布,故称单侧痣(nevus unilateris)(彩图42-01)。

炎症型或苔藓样型:常见于一侧下肢,有报道也可见于会阴及肛周,自觉瘙痒,表现为红斑、鳞屑形成和结痂,女性多见。由 Altman 和 Mehregan 于1971年首次报道。

泛发型:损害常多发,单侧或双侧分布。泛发型常并发其他先天性畸形,如齿发育异常、弯曲足、多指症、屈指症、骨骼畸形和中枢神经系统疾病如癫痫、精神发育迟缓及神经性耳聋等,称为表皮痣综合征(epidermal nevus syndrome)。

【组织病理】

组织象类似于良性乳头瘤,表现为角化过度、棘层肥厚、乳头瘤样增生和表皮突延长,基层内色素常增加。局限型的特征为致密的角化过度,棘层上、中部空泡形成和细胞内、外大的透明角质颗粒。炎症型则常显示表皮灶性角化不全,偶或棘层轻度海绵状态,真皮上部慢性炎症细胞浸润。就泛发型而言,大多数单侧和部分双侧泛发的病变与局限型相同,大部分双侧和少数单侧泛发的患者常显示特殊的棘突松解性表皮角化过度,往往波及整个表皮。

【诊断及鉴别诊断】

本病皮损的临床形态比较特殊,一般不难诊断。

应与其他具有线状角化过度性或疣状损害的疾病相鉴别,如色素失禁症(疣状期)、纹状苔藓、线状汗管角化症和带状银屑病。纹状苔藓与炎性线状疣状表皮痣有时难以鉴别,纹状苔藓常无自觉症状,病程为自限性,有苔藓样炎症浸润,缺乏或罕见棘层肥厚。Brownstein 等(1989)认为线状扁平苔藓和带状银屑病是本病的苔藓样和银屑病样变型。

【治疗】

本病的治疗应于病变范围完全确定后再治疗,否则治疗部位附近会出现新皮损。当损害突然迅速增长、结节或溃疡时,应做活检以排除恶变。

口服维A酸对部分泛发性病变者有一定的疗效,但常为暂时性。维A酸、蒽林、α-羟酸等外用部分有效,且需长期用药。皮肤磨削或化学剥脱术(三氯醋酸、酚)仅暂时有效,手术切除至深部真皮是最可靠的方法,然而不适用于病变广泛者。对较小的损害,可用激光、电灼及液氮冷冻,但易部分复发。炎症性线性表皮痣新的治疗方法:削痂、2 940 nm 铒点阵激光、10 600 nm CO_2 激光和 Fractional CO_2 激光联合。病变范围大时需切除植皮。

42.1.3 孤立性和播散性表皮松解性棘皮瘤(solitary and disseminated epider-molytic acanthoma)

孤立性表皮松解性棘皮瘤主要为乳头状瘤样损害,直径常小于1 cm,好发于外阴皮肤(与生殖道 HPV 感染无关联)、躯干、四肢,多见于男性,包括3种形态:乳突状(55%)、杯形(40%)和棘皮病样(15%)。播散性表皮松解性棘皮瘤好发于躯干上部、特别是背部,表现为很多散在的扁平淡褐色丘疹,直径为2~6 mm,与脂溢性角化病相似。组织病理变化显示表皮角化过度,乳头状瘤样增殖,表皮除基层外有明显表皮松解性角化过度,细胞内和细胞间水肿,粒层内透明角质颗粒较粗大。孤立性表皮松解性棘皮瘤必要时可用激光或手术切除。

42.1.4 苍白细胞棘皮瘤(pale cell acanthoma)

【同义名】

透明细胞棘皮瘤(clear cell acanthoma)、Degos 棘皮瘤(Degos acanthoma)。

【定义】

本病是一种少见的良性表皮肿瘤,其组织学特征为表皮内具有含糖原的透明细胞。

1962年 Degos 等首先报道此病。

【病因及发病机制】

套膜蛋白和上皮膜抗原表达提示本病来源

于表皮。有人推测本病系一个小克隆角质形成细胞局灶性缺乏胞质磷酸化酶所致,此酶缺陷使角质形成细胞胞质内糖原过多聚集。此外,损害内细胞中还伴细胞色素氧化酶和琥珀酸脱氢酶缺乏。

【临床表现】

本病可发生于任何年龄,50~70 岁为发病高峰,无性别差异。典型损害为边界清楚的圆顶结节或斑块,粉红色至褐色不一,周围常有薄饼样鳞屑,表面湿润或伴薄痂,直径 1~2 cm,有时可达 5 cm 以上。皮损常为单个,偶可出现数个甚至数十个。好发于下肢,特别是小腿腓肠肌处。皮损缓慢增大,不会自行消退,一般无自觉症状。

【组织病理】

病变处表皮棘层肥厚,表皮突伸长,棘层细胞略增大,胞质透明,与周围正常表皮部分明显分界,无明显粒层形成。PAS 染色显示胞质内有丰富的糖原沉积,电镜下可见其取代张力原纤维。表皮内常有大量中性粒细胞浸润,可在角化不全的角层内形成微脓肿。真皮乳头内毛细血管扩张,伴炎症症细胞浸润,有时瘤下方可见汗腺导管增生或汗管瘤样结构。皮肤镜下为"珍珠链"特征。

【诊断及鉴别诊断】

组织病理检查可明确诊断。临床上本病应与下列疾病相鉴别:化脓性肉芽肿、血管瘤、刺激性脂溢性角化病、Kaposi 肉瘤等。

【治疗】

单个损害可用手术切除、激光或电灼术;多发性损害、较大损害、骨突起表面损害或抗凝治疗者选用液氮冷冻法。外用卡泊三醇。

42.1.5 脂溢性角化病(seborrheic keratosis)

【同义名】

脂溢性疣(seborrheic wart)、老年疣(senile wart)、基底细胞乳头状瘤(basal cell papilloma)。

【定义】

本病系一种良性的表皮角质形成细胞肿瘤,常见于老年人。

【病因及发病机制】

本病曾被认作上皮痣、表皮良性瘤、老年性皮肤变化或感染性皮肤病。皮损较多的病例可表现为常染色体显性遗传。人类乳头瘤病毒在本病中的作用尚未经证实。

本病常见黑素细胞增生,表明黑素细胞或黑素细胞源性生长因子可能在本病的发生中发挥作用,但其因果关系尚未明确。皮疹突然发生并迅速增多、并发内脏恶性肿瘤者,称之为 Leser - Trélat 征,这可能与机体对表皮生长因子及其抑制物的异常反应有关。

【临床表现】

本病好发于 30 岁以上,男性多见。以面部(尤其是颞部)和躯干多见,亦见于股部,偶见于颈、项、上肢、臀、骶骨部、小腿和腹股沟等,不累及掌、跖。皮损可为 1 个甚至数百个,一般为 20~40 个,躯干的多发性皮损可呈"圣诞树"样。初期损害常为 1 个或多个扁平的淡褐色斑,边界清楚,表面光滑或呈细颗粒状,直径一般小于 1 cm;以后损害逐渐扩大至数厘米,高出或略高出皮面,无光泽,犹如黏着在皮肤表面,许多损害有明显的毛囊角栓;晚期损害常有明显色素沉着和油腻性鳞屑覆盖。如受刺激或感染后损害可肿胀,伴渗液、结痂,偶有出血。一般无自觉症状,极少发生恶变;如恶变,常为鳞癌。病程可长达 30 年以上,逐渐发生新皮损,自发性消退罕见。

Leser - Trélat 征:亦名多发性发疹性脂溢性角化病,是伴有恶性肿瘤的脂溢性角化病,这些恶性肿瘤包括内脏(胃、乳腺、前列腺、肺、结肠)癌、恶性黑素瘤、淋巴瘤和蕈样肉芽肿,其中以胃肠道腺癌最多见;部分患者可伴发黑棘皮病。表现为脂溢性角化病的皮损数目迅速增多,受累范围扩大。可呈泼墨状分布,常伴有明显瘙痒。

【组织病理】

本病具有不同类型的病理表现,其共同特征是角化过度,棘层肥厚和乳头瘤样增生,肿瘤向上生长引起棘层肥厚,而其下缘平坦,一般位于肿瘤两端正常表皮的连线上。棘层肥厚表皮常见两种类型细胞：棘细胞具有正常表皮鳞状细胞外观；基底样细胞较小，大小形态一致，细胞核相对较大，在轻度细胞间水肿区域内其细胞间桥明显可见，酷似正常基底细胞。通常可辨认出以下6个类型。

(1) 棘层肥厚型

最常见，通常角化过度和乳头状瘤样增殖较轻，棘层肥厚明显，横切面显示很多假角质囊肿，不过也有真角质囊肿（即囊肿中央细胞角化突然而完全），后者并可随表皮细胞的增长而向上与表面凹陷的角层融合。此型中黑素较多。单一核细胞浸润多见，可呈苔藓样或湿疹样改变。

(2) 角化过度型(亦称指状或锯齿状型)

角化过度和乳头状瘤样增殖明显，表皮中棘细胞占大部分，只见少量基底样细胞聚集，无黑素增多。

(3) 网状型(或称腺样型)

基底样细胞条索呈分支状或网状伸入真皮内，通常由2层细胞组成，内含明显黑素，外有纤细的嗜酸性胶原基质环绕。

(4) 菌落型(亦称巢状型)

表皮内细胞呈巢状分布，部分病例巢内细胞较大且有明显的细胞间桥，部分病例则类似小灶性的基底细胞上皮瘤，表现为核小、深染，细胞间桥少见。

(5) 刺激型(亦称激活型)

其特征为较多由嗜酸性扁平鳞状细胞组成的鳞状旋涡，呈洋葱皮样排列。增生细胞可向下生长，超过正常表皮的连线。部分病例可见棘突松解。真皮内炎症反应轻微或缺失，这与炎症性的脂溢性角化病不同。

(6) 黑素棘皮瘤型(亦称色素型)

少见，整个损害内见大而多的黑素细胞，树突丰富，含数量不等的色素。

【诊断及鉴别诊断】

临床上本病有时难与色素痣或蓝痣相鉴别，但组织学上容易区分。有时还需与光化性角化病、寻常疣和恶性黑素瘤相鉴别。组织学上与其他呈乳头状瘤样增长的皮肤病的鉴别见表42-2。

表42-2 常见的乳头状瘤样增生性皮肤病的鉴别

鉴别要点	脂溢性角化病	光化性角化病	线形表皮痣	寻常疣
好发年龄	老年	老年（户外工作者多见）	常出生后即出现	儿童或成人
好发部位	面部（尤其颞部）和躯干	面颈部和手背	躯干或肢体	手背或头面部
损害形态	质地较软，表面油腻性鳞屑，易剥去而基底不出血	质地较硬，表面干燥，覆以较黏的鳞屑，不易剥去。用力剥除鳞屑后，基底易出血	表面呈疣状，常单侧线形排列	表面呈疣状，常散在分布
组织病理	病变下端界限清，表皮突无向下生长倾向，常有假角质囊肿，无不典型细胞、角化不良和角化不全细胞及明显炎症细胞	表皮突向下不规则生长，有角化不良和不典型细胞，常见角化不良	表皮突稍向下生长，若并发色素痣，可找到痣细胞，或见皮脂腺增生或大汗腺	表皮突在病变周围最长，并弯曲向中心处伸展，粒层和棘层上部细胞空泡形成，其中可见大的嗜碱性团块。部分角化不全细胞排列成柱形叠瓦状

【治疗】

大多数损害不需治疗。对于瘙痒或有碍美容的损害可采用液氮冷冻、刮除、激光等方法治疗。与恶性黑素瘤鉴别时，宜手术切除后行病理检查。

42.1.6 浅色脂溢性角化病 (hypochromic seborrheic keratosis)

【同义名】

白色角化病（keratosis alba）。

【定义】

一般认为它是脂溢性角化病的一种异型。

【临床表现】

常见于老年人。好发于上背，也见于颈、上臂、胸和腹部。损害自3~15个不等，表现为白色角化丘疹，直径为2~6 mm，有小圆石样表面。罕见恶变。

【组织病理】

病变呈乳头状瘤样增长，表皮角化过度，棘层肥厚,由棘细胞和基底样细胞组成,基层内色素明显减少。

【诊断】

根据临床及病理,不难诊断。

【治疗】

可用激光、电灼或手术切除。

42.1.7　灰泥角化病(stucco keratosis)

【同义名】

角化过度型脂溢性角化病(hyperkeratotic seborrheic keratosis)、疣状脂溢性角化病(verrucous seborrheic keratosis)。

【定义】

本病是脂溢性角化病的一种变型,可能与长期日光暴露有关。

【临床表现】

主要发生于老年人,无性别差异。好发于下肢特别是足背、踝和腓肠肌外,偶见于上肢。损害为灰白色角化过度性疣状丘疹,数个甚至百个以上,直径一般小于 1 cm,损害容易被刮去,不出血。

【组织病理】

显示表皮明显角化过度,呈塔尖状改变,棘层肥厚,粒层正常或略增厚,大多数表皮细胞有透明角质颗粒,基底样细胞存在,但无假角质囊肿。真皮乳头状瘤样增殖,上部嗜碱性变性,常无炎症细胞浸润。

【鉴别诊断】

本病因损害容易被刮除而不出血,故可与脂溢性角化病或浅色脂溢性角化病相鉴别。

【治疗】

含有乳酸或 α-羟酸的乳膏可软化损害,且可预防新皮损发生。必要时可用 33% 三氯醋酸、激光、冷冻或电灼去除损害。

42.1.8　角化棘皮瘤(keratoacanthoma)

【同义名】

火山口样溃疡(crateriform ulcer)、多发性原发自愈性鳞状上皮瘤(multiple primary self-healing squamous epithelioma)、鳞状细胞假上皮瘤(squamous cell pseudoepithelioma)。

【定义】

本病是一种在临床上和组织学上类似鳞癌但可自愈的假性肿瘤。

【简史】

Hutchinson 首先描述本病的单发性损害。1934 年 Smith 报道 1 例男性多发性损害,并称之为"原发自愈性鳞癌"。1950 年 Grzybowski 报道"疹性"损害。Freudenthal 建议采用"角化棘皮瘤"这个名称。

【病因及发病机制】

病因未明,有认为与感染特别是病毒感染有关,因为可在提供和接受人皮肤植皮处手术切口周围发生多发性损害。有的损害还见于上、下唇的对应处。有人曾发现过核内病毒样包涵体,虽然对动物和人的实验性接种没有成功,但在鸡绒毛尿囊膜和某些组织培养内似有生长。其他因素如日光暴晒、外伤,接触焦油、油类产物和致癌剂等似乎也有关系。此外,本病可与某些皮肤病如着色性干皮病、银屑病、药疹、单纯疱疹和神经性皮炎等并发。

本病的损害因可自行消退并将中心处角栓排除而颇似生长消退期毛囊,故有人认为它可能是毛囊角化上皮呈假上皮瘤样增生的表现。很多报道也认为涂抹致癌剂而引起的动物实验性角化棘皮瘤是由毛囊产生的,但对多发性角化棘皮瘤可发生于黏膜和掌、跖则难以解释。有报道认为该病是来源于毛囊皮脂腺,或由漏斗/峡部分化而来,病理上又类似鳞状细胞癌(SCC),对于其是否为侵袭性 SCC 的一个变种有不同观点。

【临床表现】

可分为单发性、多发性和特殊性 3 种。

(1) 单发性

常见。患者多为中老年男性,尤以 50~70 岁为多见。约 90% 病例发生在暴露部位,如面中央、鼻、颊、眼睑和口唇,其次是手、腕和前臂。任何毛发部位均可发生,初起为肤色或红色小丘疹,迅即变成顶端有细小糠状鳞屑的坚实丘疹,于 2~8 周内增至直径 0.5~2 cm 大,呈半球形或卵圆形结节、肤色至淡红色,表面有毛细血管扩张。扩张毛细血管呈放射状排列,中心呈火山口样凹陷,充以角栓(彩图42-02)。将其剥离,基底呈乳头状瘤样,常绕以红晕,与其下组织不粘连,经数月、一般在6个月内自行消退,留有轻度凹陷的色素减退性萎缩瘢痕。常无自觉症状,但有时有瘙痒或压痛。

(2) 多发性

罕见。多见于青少年,偶或在儿童甚至婴儿期发病。又可分为:① 家族性原发自愈性皮肤多发鳞状上皮瘤,简称家族性鳞状上皮瘤,有家族史,呈常染色体显性遗传,在体表各处包括掌、跖和口唇,特别是面部和四肢暴露部位持续不断地出现新损害。初起为丘疹,以后发展成中央有充以角栓凹陷的结节,经数月后留下凹陷性瘢痕,自愈倾向随病期的延长而减少。② 发疹性角化棘皮瘤,由无数直径为2～3 mm的肤色、半球形毛囊性丘疹组成,也可累及口腔黏膜和喉部,治疗可用环磷酰胺冲击疗法。

(3) 特殊性

某些角化棘皮瘤特别是位于口唇部者可增至直径4～5 cm,历时1年以上才消退。少数病例损害表面无中央角栓,缀有皮角;或多个小结节融合成单个肿块,亦有发生在指甲下而将整个指节破坏的。

角化棘皮瘤的病程大致分为:增殖期2～8周;稳定期2～8周;吸收期2～3周。多数患者损害在数月内消退,有些特别是多发性损害可持续3年或更久。

【组织病理】

病变处最初表皮凹陷如火山口样,其中充以角栓,底部表皮增生,呈条索状向真皮内不规则延伸,内见不典型细胞、有丝核分裂象和鳞状旋涡。真皮内明显炎症反应。进一步发展时,角栓增大,两侧表皮如舌形或拱状,底部表皮向上、下增生。增生表皮内见较多角化珠,不典型细胞减少。真皮内炎症细胞可侵入表皮下缘。消退期时,表皮停止增生,凹陷变平,角栓消失。

森冈贞雄等总结本病的组织病理特征为:向下伸长的表皮常在汗腺水平以上,有丝核分裂象多限于基层,一般无个别角化不良细胞,异型细胞少见。粒层内透明角质颗粒较大,呈不规则形,瘤细胞内见到弹性纤维,糖原和淀粉磷酸化酶染色

显示瘤细胞呈阳性反应。可继发骨化。

【诊断及鉴别诊断】

本病的早期损害与鳞癌(尤其是疣状鳞癌)不易鉴别。临床上最初增长迅速,中央有火山口样凹陷,其中充以角栓,可供参考。组织学上本病与鳞癌的鉴别可参考表42-3。

表42-3 角化棘皮瘤与鳞癌的组织学鉴别

鉴别要点	角化棘皮瘤	鳞癌
生长方式	向下特别是向上增长	主要向下增长(除疣状型外)
火山口样凹陷	常见,充以角栓	常无,无角栓
破溃	少见	常见
凹陷周围舌状上皮突	常见	无
角朊细胞胞质淡染	丰富	少数
上皮内脓疡	常见	少见
棘突松解细胞	常见于脓疡内	不伴中性粒细胞
假腺样结构	少见	常见
坏死角朊细胞	病变消退时可见,成簇分布	可见单个散在分布
真皮内炎症细胞浸润	早期见淋巴细胞、浆细胞;晚期见中性粒细胞、嗜酸性粒细胞、组织细胞和巨细胞	主要为淋巴细胞和浆细胞
肉芽组织	病变消退时可见	若无破溃,常缺如
肉芽肿	病变消退时可见	无
分支血管	明显	不明显
Ki-67	低	高

【治疗】

鉴于肿瘤最后自行消退,残留无显著瘢痕,可不必处理。若诊断可疑、不能排除鳞癌,可用手术切除。放射治疗可缩短病程,涂抹5-氟尿嘧啶软膏或损害内注入皮质激素也有一定效果。对多发性患者可进行化学治疗,如甲氨蝶呤对有些病例有良效。

42.1.9 疣状角化不良瘤(warty dyskeratoma)

【同义名】

孤立性毛囊角化不良病(isolated dyskeratosis follicularis)。

【定义】

本病曾被认作是毛囊角化病的孤立性损害,

现已被否认。它可能是与光化性角化病有关的一种独立病。

【病因】

病因不明。有人认为可能与好侵犯毛囊皮脂腺的某种病毒感染有关。

【临床表现】

本病多见于男性老年人。好发于头皮、面或颈部，偶见于躯干（或口腔黏膜）。有文献认为口腔颊黏膜的这类病变主要由吸烟诱发，其损害与皮脂腺关系不大，与皮肤病不同。损害为单个略高出皮面之黄色、黑色或肉色的结节或囊肿，直径 3~8 mm，顶部中央有脐形窝，内含角质样物质，并有恶臭脓性分泌物。

【组织病理】

显示损害中央凹陷成杯状，因早期常与毛囊或皮脂腺相连，一般认为是极度扩大的毛囊。杯状凹陷上部充以角质，近皮面边缘处粒层明显增厚，但向下逐渐变薄，以至消失于近基底层处。下部棘层和基层明显，有很多棘突松解的角化不良细胞，并见基层上腔隙。周围有结缔组织鞘。基底部有很多衬以单层基底细胞的乳头伸向腔隙内形成绒毛。

【诊断及鉴别诊断】

临床上有时需与光化性角化病、基底细胞癌和脂溢性角化病等相鉴别。组织学上需与毛囊角化病、家族性良性天疱疮、鳞癌、假腺样鳞癌和乳头状汗腺腺瘤等相鉴别。

【治疗】

治疗可用激光、电灼或手术切除。

（陈连军）

42.1.10 光化性角化病（actinic keratosis）

【同义名】

日光性角化病（solar keratosis）、老年性角化病（senile keratosis）。

本病是常发生于中老年人躯体受光部位的一种表皮内原位鳞癌。

【病因及发病机制】

尚不十分清楚。白种人易患本病；白化病患者的发病率亦较高。日光、紫外线、放射性热能以及沥青或煤及其提炼物、免疫抑制均可诱发本病，患者的易感性起决定性作用。

【临床表现】

好发于受光部位，如面部常见于颊、颞部，颈侧、手背和前臂亦可累及。男性患者皮损可发生于秃发处、耳郭和下唇，女性多见于前臂伸侧。损害为局限性，边界鲜明，自针尖大至直径 2 cm 以上，大多为数毫米。初起表面常见少数扩张毛细血管，附有黏着甚紧的鳞屑，呈黄色、棕褐色以至黑色，亦有呈红色的。可略高出皮面，但无明显高起边缘。有时有明显角质增厚，呈疣状（彩图 42－03），甚至形成皮角。很小的损害可用触诊帮助诊断，损害呈肤色、黄色、棕色、灰色、褐色或黑色，有时出现暗红色犹如盘状红斑狼疮。如强行去除鳞屑，可见底部有渗出或出血，引起疼痛和压痛。发生于唇部尤其是下唇的损害可以糜烂。

若损害增大、显著高出皮面、呈疣状或结节状甚或破溃，则常提示为癌变。

【组织病理】

可分为肥厚型、萎缩型、皮肤原位癌样型、棘突松解型和色素型。

肥厚型：呈轻至中等程度乳头状瘤样增长，棘层肥厚，细胞排列紊乱，有的不典型，核分裂象较多见且不典型。

萎缩型：不典型细胞主要见于基层，核大而深染，可向真皮内作短导管样增生，可见棘突松解的角化不良细胞。

皮肤原位癌样型：与皮肤原位癌相似，但不累及末端毛囊或末端汗管。

棘突松解型：基层上可见类似于毛囊角化病的裂隙或腔隙，其中可见棘突松解的角化不良细胞，不典型细胞可向真皮内作导管样增生或围绕毛囊和小汗腺导管。

色素型：基层色素增加，有时不典型角朊细胞内充满色素，真皮浅层见较多噬色素细胞。

【诊断及鉴别诊断】

根据临床和病理组织学特点，一般诊断不难。有时需与盘状红斑狼疮、脂溢性角化病相鉴别。组织病理检查时需注意与皮肤原位癌、毛囊角化病和砷剂角化病等相鉴别。

【治疗】

避免阳光暴晒，使用防光剂有一定的预防作用，也可外搽对氨基苯甲酸制剂（对氨基苯甲酸5 ml、乙醇60 ml、甘油10 ml，加水至100 ml），每日1次。局部采用固体二氧化碳或液氮冷冻，亦可用激光、电灼、电干燥等去除。手术切除是比较好的一种方法。泛发性可采用抗肿瘤药物，如20%足叶草脂、5% 5-氟尿嘧啶或10% 5-氟尿嘧啶丙二醇等，但治疗后应定期随访，观察有无复发。目前可用的局部疗法包括5-氟尿嘧啶乳膏（5%、1%、0.5%）、咪喹莫特乳膏（5%和3.75%）、双氯芬酸（3%钠凝胶溶于2.5的透明质酸凝胶），以及ingenol mebutate凝胶（0.05%和0.015%，其中0.015%用于脸部和头皮，每日1次，共连续3日；0.05%用于躯干和四肢，每日1次，共连续2日）和光动力疗法（PDT）。外用和/或口服维A酸。

本病的不同治疗方法总结如下（表42-4和表42-5）：

表42-4　光化性角化病的区域间接治疗方案

治疗方式	配　方	治疗方案	优　点	副作用	分子靶点	功　效
患者用药治疗						
5-氟尿嘧啶	0.5%~5%乳膏、溶液	5%乳膏 bid 或0.5%~1%乳膏，使用3~4周	50年以上的数据支持使用；治愈率高；治疗后2周有良好的美容效果	灼热、瘙痒、红斑、脱屑、脱皮、潜在瘢痕	抑制胸苷酸合成酶；降低DNA合成；增加细胞死亡	使用5%乳膏，58%患者达到100%消除，75%患者达到75%消除
咪喹莫特	3.75%、5%乳膏	5%乳膏 biw 共16周；3.75%乳膏日常使用1周，然后停用1周，再日常使用1周	诱发免疫记忆，可以防止复发，比使用5-氟尿嘧啶红斑轻微	红斑、结痂、瘙痒、硬结、脱屑、少见流感样症状、疲劳、发热、血管性水肿	Toll样受体-7激动剂诱导干扰素-γ，白细胞介素-12，肿瘤坏死因子	5%乳膏治疗8周后，45%患者达到100%消除；3.75%乳膏治疗8周后，35%的患者达到100%消除，而60%达到75%消除
双氯芬酸	3%乳膏溶解于2.5%透明质酸凝胶	夜间使用60~90天	有限的刺激和红斑	对阿司匹林或NSAID类药物过敏者产生过敏反应；接触性过敏红斑	抑制环氧合酶-2	在治疗60~90天后50%患者达到100%消除
巨大戟醇	0.015%凝胶用于面部和头皮；0.05%凝胶用于躯干和四肢	面部和头皮日常应用3天；躯干和四肢应用2天	短期治疗应用于长期患者	发红、脱屑、水疱、色素沉着、肿胀、皮肤瘙痒、结痂	大环二萜酯与非特异性的细胞坏死和嗜中性粒细胞介导的抗体依赖性细胞的细胞毒性	面部和头皮用0.015%凝胶，42.2%的患者达到100%消除；用0.05%的凝胶8周，63.9%的患者达到75%的清除，34.1%的患者达到100%的清除
物理途径治疗						
PDT/蓝光	ALA培养，蓝光下暴露16分40秒	每4~6周1~3个疗程	高清除率和依从性，光子嫩肤，具有良好的美容效果	疼痛、红斑、水肿、刺痛、结痂，在治疗后会持续4周，在治疗后24~48小时必须严格防晒	光激活原卟啉Ⅸ后产生自由基	ALA/PDT治疗8周后，66%的患者达到完全消除；MAL/PDT治疗3周后，65%的患者达到完全消除
化学脱皮术	三氯乙酸35%或50%，有或无Jessner溶液	4周	光子嫩肤治疗技术有显著的美容效果	疼痛、红斑、水肿、刺痛，初始有效但复发率高，需要技术，使用者要有经验	非特异性细胞坏死	尚未明确
磨皮术	—	尚未完全明确	低复发率，良好的美容效果	疼痛、红斑、水肿、刺痛，需要技能，使用者要有经验	非特异性物理破坏	尚未明确
激光	CO$_2$，Erb：YAG	尚未完全明确	增加了光子嫩肤美容	疼痛、红斑、瘀斑、皮肤变色、结疤，使用者要有经验，低清除率	每一个激光有特定的激光靶点	尚未明确

注：ALA：氨基乙酰丙酸；Erb：YAG激光：掺铒钇铝石榴石激光；MAL：甲基5-氨基乙酰丙酸；NSAID：非甾体抗炎药物；PDT：光动力疗法。

表 42 - 5　病变靶点治疗 VS 区域间接治疗

病变类型	方法	优点	缺点
病变靶点治疗	孤立,单发病变	液氮、电流干燥技术、刮治术	局部的副作用、恢复期治疗时间缩短、高效、便宜、应用简便	仅针对有明显的临床病变、可能需要复合治疗、功效有技术依赖性、治疗过程中会产生疼痛、可能会留疤
区域间接治疗	弥漫性的临床和亚临床病灶	5 - 氟尿嘧啶、咪喹莫特、双氯芬酸、巨大戟二萜醇、光动力治疗、化学换肤、去瘢痕手术、激光	局部癌变的治疗、改善美容效果、可以一次性治疗更加分散和更大的区域	不可预知的患者的反应、患者的依从性与给药治疗、延长恢复期治疗时间、更昂贵且安全性较小、潜在的瘢痕

（陈连军　陈明华）

42.1.11　大细胞棘皮瘤（large cell acanthoma）

【定义】

本病可能是光化性角化病或皮肤原位癌的一种异型。大细胞棘皮瘤（LCA）曾被认为是一独立病种,为日光性着色斑、脂溢性角化病的一个亚型,或 HPV 诱发棘皮瘤;最新研究表明 LCA 是细胞肥大日光性着色斑的一种异型。

【临床表现】

多见于中老年人。表现为边界明显隆起的斑块,轻度角化,伴有鳞屑,好发于受光部位（如面部及四肢）。发生在结膜的大细胞棘皮瘤已有报道,可复发,无侵袭,直径通常小于 1 cm,损害常为单个,偶或多个。

【组织病理】

表皮内病变界限鲜明,轻度棘层肥厚,瘤细胞呈散在分布,胞体和胞核比正常角质形成细胞大 2 倍,粒层增厚,角化过度,基层内色素常增加。可通过免疫酶标（Ki67、CK14、CK7、CK17 和 P53 等）与表皮发育不良、鳞状细胞乳头状瘤等相鉴别。

【治疗】

可用手术切除。

42.1.12　皮肤原位癌（cutaneous carcinoma in situ）

【同义名】

Bowen 病（Bowen disease）。

【定义】

本病是一种较少见的早期皮肤原位癌。

【简史】

1912 年 Bowen 报道 2 例。1914 年 Darier 以"Bowen 癌前期皮肤病"命名报道 3 例;1915 年 Bowen 报道第 6 例,在皮损治愈后 2 年发现幽门肿瘤。

【病因及发病机制】

病因尚未明,有认为是内脏恶性肿瘤在皮肤上的一种标志。可能与以下因素有关:

日光:有些损害发生于受光部位。

病毒:多种 HPV 感染与本病有一定关系。有报道 HPV - 2 与生殖器外损害有关;HPV - 16 与生殖器损害、即 Bowen 样丘疹病有关;Murao K 等人首次报道了 HPV - 52 与手掌 Bowen 病有关,HPV - 58 与甲周 Bowen 病有关,纵向黑甲是 HPV - 56 型相关 Bowen 病最具特征性的体现。

砷剂:部分病例曾有使用无机砷史。

外伤:部分损害在外伤或虫咬（如蜱）处发生。

遗传:有报道某些家族倾向于发生本病。

【临床表现】

本病主要发生于老年人,80% 患者确诊时年龄超过 60 岁,男女比例为 2：1。女阴损害多发生于 30~60 岁之间,平均发病年龄为 53 岁。损害好发于头面部（约占 2/5）和四肢（约占 1/3）,但也可见于其他部位,如耳、颈、下腹、下背、臀、下肢伸侧、手指伸侧。口腔、女阴、龟头、肛门、泌尿道和眼黏膜、甲周等均可累及。有报道发现一 4 岁女孩的甲周 Bowen 病。损害一般为单发,少数为多发,可多达 60 个;初起为淡红色或暗红色丘疹,表面有少量鳞屑或结痂,逐渐增大,并常融合成大小不一的斑块,直径为 0.2~14 cm,边界清楚,且稍隆起,呈圆形、多环形、匐匍形或不规则形,覆以棕色或灰色厚的痂,不易剥离;若强行剥离,则露出红色颗粒状或肉芽状湿润面,或少量出血（彩图

42-04)。触诊时其边缘和底部较硬,边界鲜明,或呈线状隆起,表面扁平或不规则高起或呈结节状,底部无或少有浸润,溃疡常为侵袭性病变的征象。如有多个损害,可疏散分布或密集分布而相互融合,愈合后可有萎缩性瘢痕和色素沉着。无自觉症状,约1/3患者有不同程度的瘙痒。病程缓慢,自数年至数十年不等。

口腔黏膜损害可表现为点状、线状或不规则形斑疹,呈乳白色或息肉样增厚,偶或糜烂,应注意恶变。女阴损害多位于皮肤黏膜交界处或皮肤上,上皮增生,为白色、红色或棕色斑片,表面粗糙不平,逐渐增大;若有糜烂或破溃,也应注意恶变。甲床累及可出现甲周鳞屑、糜烂、结痂和甲变色。

至少有5% Bowen病患者发展为侵袭性鳞癌,后者一旦发生即有约1/3出现转移。Bowen病发生后约6~7年,至少42%病例出现其他皮肤或皮肤黏膜癌前期或恶性损害。Graham于1976年观察到,至少38%的肛门生殖器Bowen病女性患者有泌尿生殖系统癌症。其他学者已证实女阴Bowen病主要与宫颈原位鳞癌有关。非肛门生殖器Bowen病与内脏恶性肿瘤的关系尚有争议。

【组织病理】

病变处角化过度和角化不全,棘层肥厚,表皮突增宽,基底膜完整,表皮内各层失去正常形态,细胞增生,排列紊乱,大多不典型。不典型细胞的大小形态不一,核质比例增加。核的大小、形态和染色深浅不匀,核仁明显,胞质在核周常呈空泡状。个别细胞角化不良,偶见角化珠。此外,还可见瘤巨细胞和异常核分裂象。若做连续切片,显示病变常波及毛囊漏斗和皮脂腺导管。如不典型细胞突破表皮基底膜,向下侵入真皮并出现角化珠,即为侵袭性鳞癌。

石蜡包埋组织的原位DNA杂交可显示HPV。电镜观察显示Bowen病有大量的凋亡小体(apoptotic body),可能反映其缓慢生长和侵袭性较低的特性。

【诊断及鉴别诊断】

若见边缘鲜明、轻度隆起的暗红色持久斑片,伴表面结痂且反复不愈者,应考虑本病。确诊主要靠病理检查:肾小球血管的corona是角化Bowen病的诊断标志物;荧光显影可以对随访Bowen病皮损进行有效诊断,可避免不必要的治疗后活检;皮肤镜是Bowen病随访治疗中的一个非创伤性的可靠工具。

临床上应与下列疾病相鉴别:浅表性基底细胞癌、光化性角化病、湿疹样癌(Paget病)、硬化性苔藓、三期梅毒、银屑病等。免疫组化醛脱氢酶(ALDH)有助于基底细胞癌、光化性角化病和皮肤Bowen病的鉴别诊断。研究发现lumican可作为鉴别Bowen病和光化性角化病的标志物。免疫组化p16基因有助于Bowen病、光化性角化病和脂溢性角化病的鉴别诊断。

【治疗】

手术切除疗效最好。若损害较小、数目不多时,可局部外用药物,如1% 5-氟尿嘧啶丙二醇或0.7%斑蝥素丙酮明胶混合液包封治疗。此外,也可用境界线、X线、镭、钴等放射治疗或冷冻、激光、光动力疗法(PDT)(其中甲基氨基乙酰丙酸作为光敏剂可视为PDT治疗Bowen病的第一选择)。动脉灌注化疗可有效治疗外阴Bowen病;放疗可有效治疗甲周Bowen病;CO_2激光可有效治疗甲周色素Bowen病;immunocryosurgery可有效治愈手指或足趾的Bowen病。Thestrup-Pedersen等于1988年发现手术切除、外用5-氟尿嘧啶和冷冻后的复发率分别为5%、14%和34%。

42.1.13 砷剂角化病(arsenical keratosis)

【定义】

砷剂角化病是指由无机砷引起、主要累及掌跖的点状角化性疾病。

【病因及发病机制】

接触含砷量大的职业,以及饮用含砷量高的水,或服用砷剂药物的人群中,本病的发病率高。中国台湾学者研究提出,在接触90g无机砷时,几乎所有人都可发生手部角化。另据报道,口服复方亚砷酸钾溶液(Fowler液)60 ml后亦可发生本病。接触无机砷发生本病的频率,随中毒程度和持续时间而增加,但个体也有差异。从 20 世纪 30 年代至 50 年代,学界逐渐认识到砷剂致皮肤癌、甚至内脏肿瘤的危险性。致病原因可能与砷剂阻断 DNA 多聚酶有关。

【临床表现】

好发于掌跖部,亦可累及四肢伸侧或位于银屑病斑块内。表现为多发性斑点状鸡眼样丘疹,初起为边界清楚的炎症性红斑,1~2 mm,以后轻度凹陷,嵌有淡黄色半透明硬的角质,颇似鸡眼,可扩大至 0.5 cm;常对称分布,表面呈疣状或融合成皮革样斑块,数目 1~2 个甚至更多。有时仅表现为鳞屑性红斑或色素沉着斑。一般无自觉症状。可并发皮肤癌或内脏癌。

大多数砷剂角化病持续数年而不进展为侵袭性鳞癌,损害周围的红晕和/或增厚不是原位癌的恒定早期征象。此外,慢性砷中毒患者亦可发生多发性表浅性基癌,有时见于有砷剂治疗史的银屑病斑块内。慢性砷中毒还可出现色素变化、Mees 线(横行纹状白甲)、弥漫性脱发、鼻中隔穿孔、多神经炎、贫血、白细胞减少、腹泻、心电图异常等。

【组织病理】

早期酷似光化性角化病,表皮角化过度,棘层肥厚,细胞排列紊乱,表皮突不规则下伸。晚期表皮角质形成细胞空泡化明显,空泡化细胞比正常棘细胞大 2~3 倍,核小而深染,核分裂象多见,似皮肤原位癌,最后可发展成鳞状细胞癌,胞质空泡化、胞核簇集及角化不良仍显著。附属器上皮可不受累。

【诊断及鉴别诊断】

当 Bowen 病发生于非受光部位时,应考虑砷剂角化病所致。本病在临床上应与斑点状掌跖角化病和寻常疣相鉴别。斑点状掌跖角化病去除角栓后,易于形成小火山口状凹陷,而砷剂角化病不遗留凹陷。

【治疗】

由于发生病变时可能已无砷剂残留,故不需用二巯基丙醇来螯合砷。疑有恶变,应做病理检查。酌情选用角质溶解剂、手术切除或冷冻等方法。慢性砷中毒者口服维 A 酸可能减少内脏癌形成的危险性。

【病程和预后】

本病易于出现疼痛、出血、皲裂和后期溃疡形成。角化性损害和 Bowen 病逐渐扩展后,可形成较大的糜烂或形成溃疡;侵袭性鳞癌偶可快速生长或形成溃疡。躯干和四肢上的多发性表浅斑块倾向于发生全层表皮病变,手指的砷剂角化病可引起侵袭性鳞癌伴转移和死亡。Miki 等于 1982 年发现明显的砷剂暴露后,Bowen 病、侵袭性鳞癌和肺癌分别发生于 10 年内、20 年后及 30 年后。砷剂角化病皮损变化可与内脏癌(胃肠道、呼吸道、泌尿生殖道)的发生平行,故其可作为可能发生内脏癌的皮肤标志。

42.1.14　焦油角化病(tar keratosis)

【同义名】

烃角化病(hydrocarbon keratosis)、焦油疣(tar wart)、烟灰疣(soot wart)、沥青疣(pitch wart)、煤球疣(briquette wart)。

【定义】

长期接触焦油、沥青、烟灰、煤球和天然石蜡油等物质所致的角化性结节和斑块。

【简史】

1775 年 Pott 首次报道清洁烟囱的工人阴囊部癌变。1875 年 Volkmann 报道皮肤癌与接触焦油有关。1909 年 Decades 及 Ehrmann 报道接触沥青的工人发生乳头状瘤。

【病因及发病机制】

本病多见于接触焦油类的工人,随接触物的种类不同,发病情况也不同。其机制尚不十分清楚,但焦油含有苯、萘、蒽和苯并芘(3,4 - benzpyrene)等化学成分,特别是苯并芘对皮肤有刺激作用。其他如机械损伤、热、光、放射线以及感染均可促使本病皮损加剧。

【临床表现】

接触焦油类物质至皮损发生的时间长短不一,多数为 6~20 年,少数可达 35 年。本病好发于面、前臂、踝内侧、手背和阴囊,常表现为卵圆形浅灰色扁平小丘疹,易于剥除而不出血,可发展为疣状结节或斑块和鳞癌。暴露部位可有色素沉着斑,逐渐加深至棕黑色,一般不会累及躯干。全身皮肤粗糙增厚,杂以点状色素沉着。损害处皮肤萎缩,色素增加或减退,毛细血管扩张。停止接触后,皮损一般可逐渐消退,但亦有持久不退者。受光部位及生殖器损害的恶变可能性较大。约60%患者发生眼结膜炎,巩膜可有轻度黄褐色素沉着,眼眶周围还可出现纤维瘤样损害。

【组织病理】

损害早期显示表皮角化过度,粒层、棘层和基层部分萎缩或增生,基底细胞增生,可呈条索状伸向真皮上部。基层内色素增加,表皮突变平。真皮上部可有淋巴细胞浸润,嗜色素细胞增多,有时毛细血管扩张。晚期表皮明显萎缩,嗜碱性变性。恶变时出现异型细胞。

【诊断及鉴别诊断】

根据有长期接触焦油类物质史,皮肤干燥、粗糙,色素增加或减退,角化、萎缩等皮肤表现,可诊断为本病。但有时需与老年性皮肤萎缩和砷剂色素沉着相鉴别。

【防治】

首先是加强劳动防护,改进防护设备和应用防护剂。一旦发病,应及时对症治疗;阴囊或女阴的角化性损害首选手术切除。注意恶变可能。

42.1.15 Queyrat 增殖性红斑(erythroplasia of Queyrat)

【定义】

本病是发生于黏膜上的鳞屑性红斑,主要见于龟头上,可能转变成鳞癌。由于口腔黏膜的病变预后差,现将其称为黏膜红斑病。

【发病情况】

本病少见,20~80岁男性均可发病,30~60岁年龄组多见,可自然发生。婴儿期行包皮环切者可不发生本病。对于女阴病变,英美学者则倾向诊断为 Bowen 病。

【临床表现】

损害主要见于龟头,其他部位如女阴和肛门等黏膜亦可累及。单个或多个鲜红色斑块,边界清楚,呈圆形、卵圆形或不规则形,表面柔软似天鹅绒样,带有光亮感,后期可出现糜烂、结痂,包皮难以从龟头上退缩。病程缓慢,从数月到25年,

平均约2年。若持续时间长、呈疣状增生或形成溃疡,则提示可能转成侵袭性鳞癌(彩图42-05)。可侵犯周围组织,伴有局部淋巴结和/或远隔部位转移。

【组织病理】

黏膜上皮常全层受累,与周围正常部分的界限明显,其组织象类似皮肤原位癌。瘤巨细胞和角化不良细胞较少见,浸润细胞中浆细胞较多见。

【诊断及鉴别诊断】

根据本病的好发部位、皮损特点,结合病理检查,一般诊断不难。

临床需与银屑病、扁平苔藓、Zoom 浆细胞性龟头炎、梅毒、湿疹和固定性药疹等相鉴别。

【治疗】

应避免任何局部刺激。非侵袭性损害可用5-氟尿嘧啶、5%咪喹莫特软膏外用或单纯切除及激光等治疗;侵袭性损害最好采用 Mohs 外科技术治疗。甲基氨基乙酰丙酸-光动力疗法(MAL-PDT)可作为非侵入性替代疗法。

(陈连军)

42.1.16 皮角(cutaneous horn)

【定义】

皮角为一局限性、锥形角质增生性损害,其高度往往大于横径。多在其他皮肤病的基础上发生,常见的原发病为:脂溢性角化病、倒置性毛囊角化病、光化性角化病或早期鳞癌、侵袭性鳞癌。其他有角化棘皮瘤、皮肤原位癌、组织细胞瘤、基底细胞癌、外毛根鞘瘤、良性血管瘤、特发性多发性出血性肉瘤、皮脂腺腺瘤、皮脂腺癌、硬痣、表皮样囊肿、疣状痣,甚至病毒性疣类、鱼鳞病或包茎、孤立性血管角化瘤、盘状红斑狼疮等,但均罕见。

【临床表现】

损害为单发或多发,大小不等,直径2~25 mm,小如黄豆、大如羊角,呈圆锥形或圆柱形,有的微弯成弧形或呈笔直或不规则形,角突表面光滑或粗糙,基底硬,呈肤色、淡黄、淡褐或黑褐色。无自觉症状。于40岁以上、尤其是常受日晒的老年人中多见。男多于女。好发于头皮、面、颈、前臂和

手背等受光处,偶见于眼睑、躯干、阴茎(彩图42-06)、口腔颊黏膜、上唇、耳郭、手、鼻子、胸部、颈、肩等处。如基底部充血发红有浸润时,往往为恶变的先兆。

【组织病理】

组织病理组织病理变化多样,其范围从良性到癌前病变及恶变,主要为原发病变的组织象,但角化过度明显,角质增厚,隆突于皮面如羊角状。

【治疗】

治疗主要为局部手术切除,皮角应完全切除,并送病理评估。如有癌变,则需进一步检查治疗。

(陈明华)

42.1.17　鳞状细胞癌(squamous cell carcinoma,SCC)

【同义名】

表皮样癌(epidermoid carcinoma)、棘细胞癌(prickle cell carcinoma)。

【定义】

皮肤鳞状细胞癌(简称鳞癌)系起源于表皮或附属器(毛囊漏斗、皮脂腺导管、末端汗管)角朊细胞的一种恶性肿瘤。癌细胞倾向于不同程度的角化。

【简史】

1775 年 Percival Pott 首先报道扫烟囱工人因接触煤烟发生阴囊鳞癌。1900 年 Neve 报道坑道烧伤癌,以后在我国西北地区也见类似报道。

【发病情况】

鳞癌的发病率因环境因素(如阳光、气候)和种族(如遗传因素和皮肤色素多少)的影响而异。从表 42-6 和表 42-7 可见,我国皮肤癌的发病率不同于西方,而与亚洲(如日本、泰国、菲律宾、越南)和非洲(如几内亚和乌干达)相似,主要为鳞癌。鳞癌与基底细胞癌(简称基癌)的比例约为 5~10：1。笔者的资料中鳞癌之所以少于基癌是因为前者生长迅速,患者多就诊于外科和肿瘤科;后者生长缓慢,故相对地多就诊于皮肤科。

表 42-6　国内皮肤基癌和鳞癌的发病情况

报道者	报道年份	地区	皮肤癌例数	基癌		鳞癌	
				例数	%	例数	%
胡正祥、秦光煜	1936	北京	132	12	9.1	120	90.9
孙绍谦、刘春林	1956	山东济南	191*	38	19.9	150	78.5
中国医学科学院	1958	北京	13 779*	215	11.56	8 215	59.61
邓侠进	1959	旅顺、大连	61*	7	11.5	49	88.3
吴桓兴	1950	上海	41				
上海市肿瘤研究所	1965	上海	180	78	43.66	102	56.34
中国医学科学院肿瘤研究所等	1975	北京	471*	89	18.8	232	49.2
复旦大学附属华山医院	1979	上海	84	51	60.71	33	39.29

＊包括皮肤附属器癌。

表 42-7　国外皮肤基癌和鳞癌的发病情况

报道者	报道年份	地区	皮肤癌例数	基癌		鳞癌	
				例数	%	例数	%
EriCksen 和 Stenstrom	1931	美国	152	83	54.6	61	40.1
Stout	1946	美国	937	605	64.6	309*	33
Rosenberg	1953	德国	133	63	72.4	13	15.0
Pradit Tansurat	1963	泰国	1 020	210	20	663	74.5
PhamBieuTam 等	1963	越南	281	15	5.3	156	55.5
EUaSEPantanges 等	1963	菲律宾	330	104	180		
Toru Miyazi	1963	日本	921	200	21.71	541	58.74

＊包括皮肤附属器癌等。

性别：见表42-8，男女比例为1.5~2.2：1。

表42-8 鳞癌男女发病数

报道者	男		女		不详例数	合计例数
	例数	%	例数	%		
山东医学院	103	68.66	47	31.34		150
大连医学院	32		16		1	49
复旦大学附属肿瘤医院	113*	62.8	67*	37.2		180
复旦大学附属华山医院	20	60.6	13	39.4		33

*包括基癌和鳞癌。

年龄：主要发生在老年人。国内资料以50~60岁的发病数（30.1%~35.3%）为高峰，其次为61~70岁（20.4%~28.0%），40岁以下较少见。复旦大学附属华山医院皮肤科资料中，以71~80岁的发病数为高峰（37.7%），其次为51~60岁（20.7%）和61~70岁（17.3%）。年龄最小者为24岁。

职业：根据复旦大学附属华山医院资料同山东医学院资料，农民占大多数（64%），其次为家庭妇女（11%）。

部位：好发于头皮、面、颈和手背等暴露部位（59.2%~70.58%）（表42-9），少数为非暴露部位（26.6%~38.7%）（表42-10）。

表42-9 发生于暴露部位的鳞癌分布部位

	复旦大学附属肿瘤医院		大连医学院		复旦大学附属华山医院皮肤科	
	例数	%	例数	%	例数	%
眼睑	12	11.76	7	17.5		
眼眦	3	2.94			1	4.16
眉部					1	4.16
唇	4	3.92				
鼻根	2	1.96			1	4.16
鼻翼	5	4.9			4	16.8
耳	5	4.9	5	12.5		
颊	10	9.8	3	7.5	3	12.5
颞	17	16.59	1	2.5	2	8.3
额	7		3	7.5		
腮			1	2.5		
颏	1	0.98			1	4.16
头皮	7	6.96				
枕	4	3.92				
颈			1	2.5	1	4.16
指	2	1.96			2	8.3
总计	72	70.59	21	52.5	16	66.7

表42-10 发生于非暴露部位的鳞癌分布部位

	复旦大学附属肿瘤医院		大连医学院		复旦大学附属华山医院皮肤科	
	例数	%	例数	%	例数	%
胸	1	0.98				
背	2	1.96				
腹			4	10.0		
臀	5	4.9	1	2.5		
小计	8	7.84	5	12.5		
肛门	3	2.94				
女阴	1	0.98			3	12.5
阴茎					2	8.3
小计	4	3.92			5	20.8
股			2	5.0		
小腿	15	14.71	3	7.5	3	12.5
足	3	2.94	8	20.0		
小计	18	17.65	13	32.5	3	12.5
上肢			1	2.5		
不详			2		6	
总计	30	29.41	19	47.50	8	33.3

【病因及发病机制】

有关皮肤恶性肿瘤细胞发生恶变的原因，目前尚不清楚，但有些发病因素已明确，如：

地理及人种因素：本病的发病率当纬度每接近赤道3°45′时，即增加1倍（Ratzer和Strong，1967）。这种地理上的差异反映阳光和不同种族皮肤感受性（如皮肤色素多少的影响）之间的病因关系。动物实验（小鼠和大鼠）已证实阳光中紫外线的致癌性，并且已证明致癌射线系太阳光谱中波长为290~320 nm的部分（Blum，1948）。此外，湿度、烟雾、风和纬度对紫外线的入射角和扩散也有影响。有色人种鳞癌的发病数比白种人高。

化学因素：某些化学品如砷、多环碳氢化合物和沥青等可以致癌。某些职业，如玻璃制造、照相工业以及接触杀虫剂或矿物冶炼副产品的从业因接触砷而发生癌。多环碳氢化合物系焦油和石油蒸馏的产物，在很多职业如光学工业、碳产品、电缆制造、沥青制品生产和工程工业中均可遇到，也能致癌。沥青工人皮肤鳞癌的发病数较一般工人高12倍左右。

癌前期皮肤病：鳞癌常发生于下列被称为癌

前病变的皮肤病,如角化病(光化性角化病、放射性角化病、砷剂角化病)、放射性皮炎或溃疡以及着色性干皮病等。

瘢痕、外伤和其他慢性皮肤病:瘢痕特别是烧伤瘢痕(包括坑道烧伤瘢痕)容易发生鳞癌;单纯性外伤(如手术切口)也偶或发生鳞癌。此外,很多慢性皮肤病如寻常狼疮、慢性局限性盘状红斑狼疮、慢性溃疡甚至银屑病和扁平苔藓(有关扁平苔藓发展为鳞癌的报道有 91 例,WHO 已将黏膜扁平苔藓划定为癌前病变)也可有癌变。复旦大学附属华山医院皮肤科 33 例鳞癌中 13 例发生前情况见表 42-11。

表 42-11　13 例鳞癌的发生前情况

发生前情况	例　次
黏膜白斑病	1
光化性角化病	1
X 射线角化病	1
着色性干皮病	1
烧伤瘢痕	1
术后瘢痕	1
刀刺伤瘢痕	1
慢性盘状红斑狼疮	2
寻常狼疮	2
扁平苔藓	1
慢性溃疡	1

此外,报道影响 SCC 的发病因素还有:职业紫外线照射与其发生风险呈正相关、环境污染烟草烟雾、服用 TNF-a 抑制药或靶向抗肿瘤药、HPV 感染(尤其在口咽部)等。

【临床表现】

早期鳞癌和基癌无明显差别,但鳞癌多继发于原有皮损处如瘢痕、慢性溃疡、砷剂角化病和 X 射线角化病等。根据临床形态,通常分为两型:

菜花样(或乳头状)型:初起为浸润性小斑块、结节或溃疡,继而隆起成乳头状以至菜花样,淡红至暗红色,底宽,质硬;表面可见毛细血管扩张,附以鳞屑和结痂,顶部常有钉刺样角质;若将其强行剥离,底部容易出血。此型多见于面部和四肢。

深在型:初起为淡红色坚硬小结节,表面光滑、有光泽,渐增大,中央呈脐形凹陷,周围有新发结节;结节破溃后,形成火山口样溃疡,边缘坚硬、高起并外翻;溃疡底面高低不平,有污垢坏死组织和恶臭、脓样分泌物,发展较快,向深处浸润,可达肌肉和骨骼,日后可引起区域性淋巴结转移,但很少血源转移。

根据国际 TNM(tumor, lymphnode metastasis)分类,鳞癌可分为:

T　肉眼所见原发病灶

　　T_{is}　上皮内癌

　　T_0　初发肿瘤

　　T_1　肿瘤最大直径为 2 cm 以下

　　T_2　肿瘤最大直径为 2 cm 以上、5 cm 以下(浸润至真皮浅层)

　　T_3　肿瘤最大直径为 5 cm 以上(浸润至皮肤深层)

　　T_4　肿瘤侵犯其他组织(软骨、肌肉和骨骼)

N　肉眼所见淋巴结转移

　　N_0　未扪及淋巴结

　　N_1　扪及同侧所属淋巴结

　　N_2　扪及两侧淋巴结,同侧淋巴结固定

　　N_3　扪及两侧淋巴结,对侧淋巴结固定

M　有无远处转移

　　M_0　无远处转移

　　M_1　有远处转移

上述分类中,$T_1 \sim T_4$ 处于 N_0、M_0 者很少引起死亡;反之,处于 N_1、M_1 者则预后不良。

【组织病理】

癌细胞大致有以下 3 种:① 已分化的棘细胞,与正常棘细胞不同者:一是细胞体积较大,呈多边形、短梭形或不规则形,胞质丰富,有细胞间桥,染伊红色,但不均匀;若内含糖原,细胞透明呈空泡状。二是胞核大小及染色深浅不一,有多核、巨核和较多核分裂象。② 角化细胞,单个或簇集成团,胞核较大、深染,胞质染深伊红色,完全或不完全角化。③ 未分化或低分化梭形细胞,细胞体积较小,胞质少;胞核深染,细胞间无网状纤维。

上述几种癌细胞常相互混杂,排列成乳头状、

巢状、条带状或假腺样结构。

皮肤鳞癌按 Broders 分类，大多为分化较高的 Ⅰ级或Ⅱ级，分化低的Ⅲ级或Ⅳ级少见。

分化高的鳞癌特别是Ⅰ级常显示角化珠，即在作同心圆形排列的癌细胞团中，癌细胞自周围逐渐向中心处不完全或完全角化；反之，分化低的Ⅲ级鳞癌大多由未分化或低分化梭形细胞组成，仔细观察仅可见个别或少数成团角化不良的癌细胞，Ⅳ级鳞癌为未分化型，梭形细胞小，胞核细长、深染，伴坏死和假腺样结构，仔细观察仅可找到少数角化细胞和鳞癌细胞。早幼粒细胞白血病（PML）蛋白在 BD 和 SCC（Ⅰ级和Ⅱ级）的细胞核和细胞质中明显表达，PML 蛋白可以在 SCC 中的早期阶段发挥重要作用，其表达可能有助于 SCC 的发生和转移。

【诊断及鉴别诊断】

凡40岁以上患者若在原先皮损处（如瘢痕特别是烧伤瘢痕、慢性溃疡、角化病和着色性干皮病等），偶或外表正常皮肤上发生质地较硬的结节或斑块，边缘似隆起并向四周扩展、增长迅速，应疑及本病。组织病理检查可明确诊断。有文献指出 p16 蛋白（INK4A）免疫组化分析，在鉴别放疗后鳞状细胞癌癌旁组织良恶性中起重要作用。

【治疗】

视患者具体情况如原发癌的部位、体积、浸润范围（周围和深部组织）、病理类型和分化程度、有无区域性淋巴结转移以及病期的长短和患者的年龄与全身情况，选择适当的下列治疗方法。

（1）手术治疗

优点是能较彻底地一次切除癌肿，创面愈合快；缺点是对发生在暴露部位或较大的癌肿经切除后，瘢痕常会影响美容和功能。手术时，切口应距离癌肿 0.5~2 cm，深度宜根据癌肿侵犯的程度尽可能做广泛切除。鳞癌虽可引起淋巴结转移，但大多在晚期，且多在下肢，因此，对下肢鳞癌在临床上疑有转移至腹股沟浅表淋巴结时，才做浅表淋巴结清除术；对其他部位的鳞癌，若经放射治疗控制后出现淋巴结转移，因对放射治疗不再敏

感，也需手术治疗。

（2）放射治疗

放射治疗适合于年老体弱、有手术禁忌证的患者及对发生在瘢痕组织上或血液供给不足以及结缔组织不多的部位（如外耳、手指等）的癌肿，或癌已侵犯软骨或骨骼（如在头皮或耳郭），或转移到淋巴结的癌肿。

1）X 线照射

分区治疗比较安全，大多不影响外观和功能。小于 2 cm 并相当浅的病灶可采用 2~3 周短疗程的接触分区治疗；小于 5 cm 而厚度不超过 0.5 cm 的采用中度 X 线、2~3 周或 3~5 周的长疗程分区治疗；大于以上面积或超过以上厚度的病灶采用深度 X 线、3~5 周的分区疗法。接触治疗用 50 kV；中度 X 线治疗用 120~140 kV；深度 X 线治疗用 160~180 kV。分区治疗按以上条件分别给予 2、3、4 Gy，少数为 5 Gy；总剂量为 45~60 Gy。

2）镭照射

同 X 线治疗。虽较 X 线治疗操作烦琐，但对某些特殊部位如手背和足部等则有其优越性。

（3）药物治疗

局部用药：河南省有以皮癌净为主，中西医综合治疗皮肤癌取得了较好效果。也有外用三氯醋酸、足叶草脂或 5-氟尿嘧啶软膏者，但因其可靠性不易掌握，容易复发。

全身用药：肌内或静脉注射博来霉素，每日 1 次，每次 15 mg，总量为 600~900 mg。分子靶向治疗。

42.1.18　疣状癌（verrucous carcinoma）

【定义】

本病系低度恶性鳞癌，1948 年 Ackerman 首先报道发生于口腔。但也见于头颈、喉、颞骨、外生殖器（HPV 相关外阴疣状癌是鳞状细胞肿瘤的一种罕见类型，具有不同的形态、发病机制和特殊的治疗方法）（与 HPV 感染有关的阴茎疣状癌）、肛门处和跖部，偶见于其他部位如面和背部、甲下（伴骨侵袭）、鼻中隔，或在原先损害如溃疡、瘘管引流处发生。肿瘤缓慢增长，最初往外长成疣状

甚或蕈样,最后侵犯深部组织,仅在最晚期引起区域性转移。

【临床表现】

临床表现主要为:① 口腔疣状癌,也称口腔花样乳头状瘤病(oral florid papillomatosis),损害像花椰菜的头部,可侵犯口腔黏膜的大部分。② 生殖器肛门区疣状癌,也称 Buschke 和 Loewenstein 巨大尖锐湿疣,最常见于阴茎和未切割包皮处,损害表现为乳头状瘤样增生,最后可侵入尿道。也见于女阴和肛门区(外阴疣状癌与硬化性苔藓密切相关,诊断外阴疣状癌的同时,应考虑伴随诊断 LS,并提供适当的治疗和密切随访,而肛周疣状癌与 LS 不相关联)。③ 跖部疣状癌,也称通道上皮瘤(epithelioma cuniculatum),最初像顽固性跖疣,往外并常倾向于向深部穿透性增长,形成很多深的充满角质物和脓液的隐窝,形如兔穴,故称通道(cuniculatum)。肿瘤最后可穿透跖筋膜,甚至破坏跖骨,并侵犯足背皮肤。

【组织病理】

在某些病例中,特别是发生于口腔偶或生殖器肛门处的损害,最后可显示瘤细胞核不典型和失去极性,表明为真性鳞癌,但通常甚至在肿瘤深部缺乏核不典型、个别细胞角化和角化珠,因此活检标本须大而深,这对诊断很重要。通常病变浅表部分类似寻常疣,表现为角化过度或角化不全,棘层肥厚,角朊细胞分化良好,染淡伊红色,胞核小;瘤细胞向深部侵犯时,呈大的茎块状,将胶原束推向一侧,中央常见充满角蛋白囊肿。

(陈连军)

42.1.19 假腺样鳞状细胞癌(pseudoglandular squamous cell carcinoma)

【同义名】

腺样鳞状细胞癌(adenoid squamous cell carcinoma)。

【简史】

1947 年 Lever 描述了向真皮内扩张的肿瘤,由实性且排列成腺样结构的上皮细胞组成,称之为汗腺棘皮瘤(目前已明确它是鳞癌的一种异型)。1964 年 Muller 等报道 7 例,同时回顾梳理了文献记录的 15 例;同年 Smith 和 Tanaka 报道 44 例。1966 年 Johnson 和 Helwig 等分析了 155 例的 213 个损害。

【临床表现】

本病少见。常发生于 50 岁以上的老年人,男性特别是户外工作者多见。复旦大学附属华山医院皮肤科曾见 2 例,均为 75 岁以上的农村妇女。肿瘤好发于受暴晒部位,特别是面、颈部,也可发生在口腔、鼻咽部、上颌窦;通常为单个,大多呈结节状、疣状、乳头瘤样或角化棘皮瘤样,直径 0.4~6 cm,平均为 0.8 cm;底部呈圆、卵圆形或不规则形,边缘可隆起、卷起或带蜡样光泽,呈肉红至粉红、红或褐色;表面可结痂、脱屑或破溃,易出血,可有压痛;部分患者自觉瘙痒或烧灼感。此癌可自行发生或由光化性角化病演变而来,生长稍迅速,极少转移。Pseudovascular 腺样鳞状细胞癌(PASCC)是鳞状细胞癌中罕见的组织学异型,其形态特征类似血管肿瘤,尤其是血管肉瘤。PASCC 可发生在头、颈及乳房、肺、膀胱、外阴和子宫颈。

【组织病理】

显示肿瘤呈分叶状增长,除部分呈实性表现为一般鳞癌外,中央部分因细胞角化不良、棘突松解而出现管状或泡状腔隙,腔壁衬以单层上皮细胞(似腺体细胞)或数层上皮细胞(内层为鳞状细胞和部分角化细胞),腔内可见脱落的棘突松解细胞,后者大多部分或完全角化。

【鉴别诊断】

临床上此癌需与角化棘皮瘤、鳞癌或基癌以及光化性角化病相鉴别,但组织象不同。

【治疗】

治疗同鳞癌。

42.2 皮肤附属器肿瘤

42.2.1 概论

人体大概没有一个器官系统的肿瘤像皮肤特别是皮肤附属器的肿瘤种类这样复杂。近 20 多年来,自 Pinkus 和 Montagna 提出基质(matrix)细胞多潜能学说解释皮肤附属器肿瘤的组织发生以来,已发现了不少新的附属器肿瘤;最近皮肤病教科书中至少已增添了50多种。在皮肤肿瘤中,除基底细胞癌以外,皮肤附属器肿瘤所占比例不少于5%。

以往因皮肤附属器肿瘤大多为良性或仅局部侵袭,多不重视其分类。但应指出,某些附属器肿瘤如透明细胞汗腺瘤、小汗腺螺旋腺瘤及毛母质瘤曾被误诊为转移癌,这就说明了区分和识别不同皮肤附属器肿瘤的重要性。

42.2.1.1 起源

以往大多根据 Lever 提出的"原始上皮胚芽"(胚胎残余)学说,即认为在成人皮肤中仍保留完整的未分化胚胎细胞,这种胚胎残余以后产生附属器肿瘤和基底细胞癌。此学说已不再被认可。目前大多赞成 Pinkus 和 Montagna 提出的基质上皮细胞学说,即成人皮肤的所有基质细胞保留高度多潜能性并具有形成该系统任何部分的同等潜能性。此学说已通过实验性伤口愈合过程、受体处移植皮肤、烧伤和磨削皮肤的组织学观察得以证实。Lobitz 等证明小汗腺和毛囊的基质细胞可恢复这些结构已失去的上端部分并可转变成覆盖伤口的表皮。Montagna 提出无毛鼠的毛复合体(hair complex)的任何部分可产生皮脂腺上皮和角化上皮。

以上所述提示在成人皮肤中仍保留产生附属器的能力。基于上述基质上皮细胞学说,很多不同皮肤附属器肿瘤不一定来自相应母体结构,而是来源于多潜能外胚叶的任何部位,如小汗腺汗孔瘤是朝向末端汗管分化而不是来源于末端汗管的肿瘤。另外,因可混合性分化,出现重叠结构不足为奇。某些附属器肿瘤的瘤细胞保留诱发转化能力或多潜能分化能力;已建成的人类外毛根鞘瘤的连续单株细胞株不仅发育为毛发和毛囊结构,而且发育为小汗腺的分泌腺体。受损附属器如再生失误,可产生囊肿和简单的附属器结构,如小汗腺囊瘤、表皮样囊肿和外毛根鞘囊肿。

42.2.1.2 遗传因素

很多皮肤附属器肿瘤特别是多发性的,常表现为常染色体显性遗传,有时并发其他皮肤损害和内脏病变,如毛发上皮瘤、外毛根鞘瘤、多发性皮脂囊瘤和神经纤维瘤。Knudson 对像神经纤维瘤和嗜铬细胞瘤这样的肿瘤,基于统计分析,假设了两阶段模式,即家族性肿瘤的生发细胞有一致性基因异常并具有遗传性,但第二阶段的改变为突变(mutation)。肿瘤可为单株或多株性起源,由发生突变、处于遗传危机的细胞多少决定,而这种突变实际上发生在第二阶段。良性瘤如神经纤维瘤一般为多株性,而其相应的恶性瘤如神经纤维肉瘤为单株性,毛发上皮瘤也为良性多株性肿瘤。对于遗传性皮肤附属器肿瘤,可假定遗传受累的体细胞在第二阶段的某个分布区的特定器官表现异常。例如,毛发上皮瘤患者所有体细胞中有此癌基因编码异常,但后者在第二阶段突变时,仅见于面部某些毛囊的外毛根鞘细胞。多发性基质细胞(多株性)的突变可以解释毛母质瘤和小汗腺螺旋腺瘤中多种成分,前者除主要为毛皮质细胞外,还混有毛护膜细胞和一些内毛根鞘细胞;后者不仅有分泌细胞,也分化肌上皮细胞。另一些肿瘤可以按照皮肤不同成分的基质细胞独自分化,如皮脂腺痣、皮脂腺腺瘤、大汗腺痣和基底细胞癌按照特定突变程序——发生。同一损害内也可有不同程度分化的联合附属器肿瘤。

42.2.1.3 分类

尚不统一。大多根据其与某个附属器的类似结构分为毛囊性、皮脂腺性、大汗腺性、小汗腺性和杂类或未定类,也可根据上皮成分和/或间质成分的多少,分为上皮性或间质性为主以及混合性上皮-间质性。如以毛囊肿瘤为例,毛发腺瘤、毛盘瘤和毛母细胞性纤维瘤分别为上述不同类肿瘤。Barr 不仅强调重叠附属器分化,也注意间质性至上皮性以及良恶性关系。

良性肿瘤除真性新生物外,还包括特殊的胚胎残余、错构瘤或瘤样损害。某些良性肿瘤具有恶性细胞形态的特征,如毛母质瘤;某些恶性肿瘤从不转移但可引起广泛的局部破坏。恶性肿瘤可以发生在原有良性瘤的基础上,如恶性透明细胞汗腺瘤。偶见恶性瘤的瘤细胞形态似良性,但其生物行为为局部侵袭性,如微囊性附属器癌。某些新生物如透明细胞汗腺瘤及其异型的成熟性上皮成分中出现核分裂象要比基底样(原始性、多潜能)细胞的核分裂象更有生物学意义,前者具有恶性,后者则不重要。此外,也应承认有原位癌的存在,像皮肤原位癌、Paget 病以及其他表皮内上皮瘤是不是独特的新生物?是否还有更多的类型?这些或可借助于电镜和免疫组织化学检查弄清楚。

42.2.1.4 临床特点

除个别肿瘤如毛囊瘤顶部常有脐形窝、从中露出毳毛有一定诊断性特征外,一般肿瘤无特殊形态。但某些皮肤附属器肿瘤常见于某个附属器集中的部位,如毛囊瘤、外毛根鞘瘤、倒置性毛囊角化病和毛发上皮瘤等毛囊肿瘤独特地见于头皮和颈部;绝大多数皮脂腺肿瘤位于面、颈部;大汗腺囊腺瘤、乳头状汗管囊腺瘤和女阴乳头状汗腺腺瘤等大汗腺肿瘤见于大汗腺分布部位;掌、跖部附属器肿瘤实际上全为小汗腺性。

42.2.1.5 组织病理

(1) 光镜检查

皮肤附属器肿瘤因是朝某个或某些附属器方向分化,故可根据肿瘤与某个附属器组织结构相似而做出相应的诊断。此外,在诊断皮肤附属器肿瘤时需注意下列情况:① 肿瘤与正常附属器直接连接:此虽属罕见,但可见到,如毛囊漏斗瘤、倒置性毛囊角化病和外毛根鞘瘤中可见正常毛囊自瘤下方进入瘤内并与瘤上皮合并而不再能辨认,与皮面连接的毛囊常通往其下毛母质瘤细胞团内。某些无关的皮肤病如瘢痕性秃发、浅表性基底细胞癌和角化棘皮瘤中可见类似汗管瘤或小汗腺导管的增生,衬以数层基底样细胞的扩大,成囊样汗腺导管与蟮管状结构与其下方小汗腺连接,在诊断时应加以鉴别。② 区域性肿瘤:偶或在某个成片或线形单侧分布的畸形部位发生多个独立的附属器肿瘤,如基底样毛囊错构瘤、汗孔瘤、多发性毛母质瘤等。

(2) 电镜检查

皮肤附属器肿瘤的超微结构与正常皮肤附属器相似,故电镜检查有实用价值。如汗孔瘤中有短的腔绒毛、很多溶酶体和胞质内腔,与胚胎期小汗腺导管形成中所见的细胞相似;此型腔细胞表明肿瘤来自小汗腺导管。正常大、小汗腺的分泌上皮细胞的腔缘处绒毛长而稀少,导管上皮细胞中则可见很多含有细丝束的绒毛。若见透明角质颗粒,很可能朝向末端汗管分化;若见肌上皮细胞,表明肿瘤朝向分泌腺体分化,如见于小汗腺螺旋腺瘤。根据上述这些标准,汗管瘤为末端汗管瘤,大汗腺囊腺瘤为分泌型,小汗腺囊瘤来自导管上皮。毛母质瘤显示自嗜碱细胞向影子细胞分化阶段的细胞。影子细胞含有由张力细丝聚集成的角蛋白纤维,无透明角质颗粒,其形成与角化区毛皮质细胞相似。根据产生透明角质颗粒的表皮样角化、板层状黏合质体(laminated cementosomes)以及含有丰富的、已成熟的角蛋白细丝的已角化细胞及其厚的边缘带,证明为毛囊漏斗部的角化;这种角化见于表皮样囊肿和毛发上皮瘤;反之,如无或极少透明角质颗粒、泡状黏合质体、少数未成熟角蛋白细丝以及边缘带形成不明显,提示外毛根鞘角化,这种角化见于外毛根鞘囊肿。

(3) 酶组织化学

因不同皮肤附属器的各个部位的细胞酶反应型不一致,酶组织化学检查有助于诊断和鉴别不同类型皮肤附属器肿瘤。如正常小汗腺和小汗腺肿瘤细胞中有关糖原生成和糖酵解的酶很丰富,因此,利用这类酶包括磷酸化酶、乳酸脱氢酶和三羧酸循环的所有脱氢酶反应型可证实小汗腺和小汗腺肿瘤。大汗腺不含糖原,无上述酶,但其分泌颗粒为溶酶体,因此含有溶酶体酶,后者不见于小汗腺和小汗腺肿瘤。倘若汗腺肿瘤对溶酶体酶如酸性磷酸酶或葡萄糖酸酶呈阳性反应,可证明其来自大汗腺。汗管瘤对酸性磷酸酶呈弱阳性反应,因它含有多泡型溶酶体。

(4) 免疫组织化学

目前已明确有几种单克隆抗体对确定大汗腺和小汗腺有可靠用途。如已证实癌胚抗原(carcinoembryonic antigen, CEA)见于小汗腺分泌部分和导管,也见于胎儿表皮内小汗腺最早分化处,是诊断汗腺肿瘤很好的标记,但应注意阴性反应不一定排除汗腺瘤。在汗管瘤和多形性腺瘤中

(pleomorphie adenoma)证实有大量 CEA,但实体瘤为汗孔瘤。小汗腺螺旋腺瘤和圆柱瘤中仅见少量灶性 CEA 的沉积。CEA 可见于来自汗腺的恶性瘤,呈灶性分布,但不能区分大汗腺和小汗腺性。CEA 也见于乳腺外湿疹样癌细胞,但不见于原位癌中湿疹样癌样不典型角朊细胞和恶性黑素瘤中不典型细胞,因此对鉴别上述肿瘤有用。肌动蛋白(actin, ACT)可证实汗腺肌上皮细胞,对鉴别乳头状汗腺瘤有实用价值。应用单克隆抗体标记可测定表皮和附属器中前角蛋白抗原,有报道在外毛根鞘囊肿和表皮样囊肿的囊壁内和毛母质瘤的影子细胞内证明有前角蛋白抗原,但目前尚未肯定对诊断毛囊和皮脂腺肿瘤有用的单克隆抗体。

42.2.1.6 诊断

根据临床和病理组织检查(包括光镜、电镜、组织学、组织化学和免疫组织化学)有助于皮肤附属器肿瘤的诊断。

(陈连军 邱丙森)

42.2.2 毛囊肿瘤

毛囊肿瘤可朝向毛囊的某一部分或大部分结构分化,其分化程度也不一致,因此,该病命名复杂,分类尚不统一。为便于了解,现介绍 Ackerman 新近提出的分类方法,以供参考。该分类系根据结构类型如畸形、囊肿、畸形瘤、增生或新生物并根据朝向毛囊某部分或大部分结构分化(表 42-12)而制定。CD10、CD34 有助于基底细胞癌和毛囊良性肿瘤(如:毛母细胞瘤、毛囊瘤、毛发腺瘤、毛发上皮瘤)的鉴别诊断。

表 42-12　毛囊肿瘤的分类(Ackerman)

良性增殖	
畸形	痤疮样痣
囊肿	扩张孔
错构瘤	毛囊痣
毛囊瘤	毛囊瘤
	纤维性丘疹
	毛发腺瘤
	纤维毛囊瘤
	毛盘瘤
增生	诱导毛囊
	倒置性毛囊角化瘤
	外毛根鞘瘤
良性新生物	毛母细胞瘤
	毛发上皮瘤
	全毛囊瘤
	毛母质瘤
	毛鞘棘皮瘤
	毛囊漏斗肿瘤
	增殖性毛囊囊性新生物
	促结缔组织增生性毛发上皮瘤
恶性增殖	
	向毛囊分化的基底细胞癌
	毛母质癌

42.2.2.1 痤疮样痣(nevus acneiformis)

【同义名】

黑头粉刺痣(nevus comedonicus)、角化性毛囊痣(nevus follicularis keratosus)。

本病系先天性毛囊发育畸形。

【临床表现】

罕见,大多在发育期以前或出生时即有。好发于面、颈、前胸和腹部,有时泛发,偶见于头皮。损害为成簇、略高出皮面之毛囊性丘疹,大小一致,针头大或稍大,顶部中央有角栓似黑头,有时因反复细菌感染而破坏,产生萎缩性瘢痕,酷似团簇性痤疮。损害常多发,有时密集,单侧分布,排列成线形(彩图 42-07);偶或双侧凌乱分布,直径 2 cm 甚至大至占据半侧躯干。患者一般情况良好,有时稍痒。可伴有表皮样囊肿。有报道并发脑部三叉神经分布区血管瘤病和血管扩张性肥大、并发 I 型口-面-指综合征(OFDS1),偶或有其他发育缺陷(如单侧先天性白内障等)。偶尔会并发其他病,包括白内障、骨骼缺陷、中枢神经系统异常或其他额外的皮肤疾病,即黑头粉刺痣综合征。

【组织病理】

病变处见数个邻近连续黑头样损害,表现为充满角蛋白的上皮凹陷,酷似扩大的毛囊,既宽且深,可伸向真皮网状层甚至接近或达至皮下组织。凹陷内无内容物,角质细胞排列成网织状或板层状,染蓝色,极少或无炎症细胞浸润,罕见破裂,破裂后可引起肉芽肿或纤维化,有时有化生、骨化。病变基底处似脂溢性角化病,需注意鉴别。单个损害似寻常痤疮的黑头,但后者毛囊漏斗相对较短,内含丰富皮脂和很多细菌,角质细胞排列紧密,染伊红色,周围有不同程度炎症细胞浸润。

【诊断及鉴别诊断】

临床上本病的损害持久、分布局限,可与外源性痤疮或婴儿寻常痤疮鉴别。萎缩性毛周角化病的质栓小而不明显,大多对称分布于颊部。本病粉刺状开口,好发于面部、颈部、上臂、胸部和腹部。皮肤镜有助于其早期诊断:可见许多突出的角蛋白插入区域,光亮暗棕色,呈圆形或筒状。

【治疗】

必要时用激光或手术切除。

有综述对黑头粉刺痣(NC)的临床特点、发病机制和治疗做了更新:NC 是一种罕见的表皮痣类型,神经营养障碍是 NC 综合征的一部分,可表现为眼、骨骼和中枢神经等症状。NC 的发病机制可能与痤疮相关的信号通路和酪氨酸激酶受体的体细胞突变密切相关。由 NC 继发的皮肤肿瘤往往是良性。

42.2.2.2 扩张孔(dilated pore)

本病 1954 年由 Winer 描述,实质上是单纯毛囊漏斗囊肿的一种异型,其周围因囊肿以往破裂而结疤。损害主要发生于成年男性面部特别是上唇、颊或下颏部。组织病理显示病变处为 1 个或近 10 个连续扩大的毛囊漏斗,呈囊肿样,常呈垂直方向伸长和扭曲,对称,边界清楚,中央为火山口样开孔,充以排列成板层状或网织状正常角质细胞;囊壁毛囊漏斗上皮浅部萎缩,深部肥厚,肥厚处上皮突明显,伸向周围不同程度纤维化的间质内。囊肿的下方有与囊壁相连的小的皮脂腺小叶和内含毳毛的毛囊。囊肿可扩展至皮下组织,超过皮脂腺导管进入毛囊的水平面以下,此与寻常痤疮的黑头不同。

42.2.2.3 全身性毛囊错构瘤(generalized hairfollicle hamartoma)

此瘤极罕见,文献报道仅见 2 例。其特征为发生于儿童的进行性全身性毛发脱落和面部弥漫性丘疹及斑块,均有重症肌无力。毛发脱落处正常毛囊由基底样细胞实质团和分支索逐渐代替。丘疹和斑块处无毛发结构,基底样细胞增生,嵌于间质内,可伴有角质囊肿。

42.2.2.4 毛囊痣(hair follicle nevus)

【定义】

本病是一种错构瘤,Ackerman 认为它与毛囊瘤属同一种疾病,可见于同一损害内。极罕见。

【临床表现】

常出生时即有,发生于面部、上腹部、耳前(与附属耳屏非常相似)。损害为顶略圆或有蒂丘疹,直径 3~4 mm,中央有很多细小毳毛。

组织病理显示病变常限于真皮上部,范围小,边界明显,可见很多呈不规则方向、紧密排列的毳毛毛囊,处于同一分化很好的阶段,大多处于生长期,有些处于退化期或休止期,毛囊周围由厚的纤维性毛根鞘包绕,与周围结缔组织之间有裂隙。连续切片还显示混有大小和形状不一的皮脂腺小叶和立毛肌,末端毛囊正常。各毛囊之间有不等量毛细血管和细静脉。有些间质内有丰富的黏蛋白。痣样毛囊皮脂腺黏蛋白累积病是一种新型的毛囊痣。

【鉴别诊断】

毛囊瘤:毛囊痣为毛囊瘤的边缘部分。

Becker 痣:大的毛囊增多,表皮增生,基层内黑素增加。

毳毛毛囊:面部中央小的毛囊与毛囊痣中毛囊相似,应注意鉴别。

毛囊周围纤维瘤:毛囊彼此不很靠近,周围结缔组织增殖明显,胶原束更坚实,有不等量的明显血管纤维瘤样成分。

42.2.2.5 毛囊瘤(trichofolliculoma)

此瘤是一种错构瘤。

【临床表现】

少见,主要发生于成年人,女性稍多见。损害几乎完全发生于面部特别是鼻侧和上方,偶见于头皮或颈部,表现为略高出皮面的丘疹,一般为单个,偶或有蒂,顶圆,呈皮肤色或淡红色,直径为 4 mm 左右,中央有脐形,从中露出成簇毳毛而有诊断价值。

有研究发现：毛囊祖细胞中 BMP（成骨蛋白）信号调节异常可能会导致人类毛囊瘤。

【组织病理】

此瘤位于真皮内，边界清楚，间质数量不等，像正常毛囊纤维性毛根鞘一样，其中成纤维细胞较多，平行纤维束包绕瘤实质，与正常结缔组织之间可见裂隙。瘤中央为扩大成囊样扭曲的毛囊，与表皮相连，向皮面外增长，囊内含有多数毛干，可见呈折光性毛干的碎片或角质，或两者兼有。自囊壁分出很多排列成放射状上皮细胞索或条带，后者朝向毛根或"继发性毳毛毛囊"分化，大多为高分化的毛囊下部结构，可以产生毛干，并可为完整毛囊，包括内毛根鞘（特别是横切面易见）、外毛根鞘、纤维性毛根鞘、毛囊乳头和球部。发育不全的继发性毛囊除少数形成毛干外，常停止于毛锥阶段。有些继发性毛囊周围见透明化玻璃膜。有些上皮结构颇原始，上皮索似毛发上皮瘤或基底细胞癌中所见，偶见 1~2 个角质囊肿。

毛囊瘤组织病理学及免疫组化特征的再评估（包括细胞角蛋白、毛囊干细胞标记物等）：从主囊结构到次级卵泡，CK15 在基底细胞的表达逐渐上调，而 CK19 不表达；CK16 和 CK17 在主囊结构和未成熟次级毛囊的基底细胞中均阳性。生长期的次级毛囊没有确切的峡部/隆起区，新发育（三级）毛囊从退化的次级卵泡随机长出。BER－EP4 的表达在二级或三级毛胚结构中普遍减弱。S－100 蛋白在病灶周围结缔组织中的梭形细胞内表达。

继发性毛囊之间，由上皮索将其相互连接。因上皮索系向外毛根鞘细胞分化，故在周边处排列成栅状，中央细胞因含糖原而呈空泡化。毛囊壁有时见皮脂腺细胞。

【鉴别诊断】

毛发上皮瘤：虽朝向毛囊乳头和球部分化，但无毛根，从不形成毛干。

毛囊痣：为此瘤的边缘部分。

【治疗】

可用激光、电灼或手术治疗。

42.2.2.6 皮脂腺毛囊瘤(sebaceous trichofolliculoma)

本病损害好发于皮脂腺丰富部位如鼻部，中央凹陷，具瘘管样开口，从中露出终毛和毳毛。病变处真皮内有相当大的不规则形囊腔，衬以鳞状上皮，周围有与囊腔相连的很多高分化的皮脂腺小叶、皮脂腺导管和含有终毛和毳毛的毛囊。可用激光、电灼或手术切除。

42.2.2.7 多发性纤维毛囊瘤(multiple fibrofolliculoma)

此瘤不仅与毛盘瘤有关，而且与结缔组织痣有关。

【临床表现】

此瘤若与毛盘瘤和皮肤软纤维瘤并发，呈常染色体显性遗传。损害主要发生于面和颈部，表现为多发丘疹，直径为 2~4 mm，淡黄色，顶圆，平滑，偶呈脐形，中央含角栓或毛干。

孤立性纤维毛囊瘤发生于老年人面部，表现为单个丘疹。

【组织病理】

此瘤的中央显示扭曲毛囊，毛囊漏斗扩大并充以角栓，偶或充以毛干。自毛囊漏斗伸出很多彼此吻合并交织成网状的细索或条状基底样细胞上皮，嵌于外围边界清楚并分叶的间质套内。间质较厚，其中成纤维细胞较多，并富于酸性黏多糖，呈嗜碱性黏液样，与周围正常结缔组织之间有裂隙。

【鉴别诊断】

毛囊周围纤维瘤：虽与此瘤相似，但无增生的上皮索，在多数毛囊周围纤维组织增殖，而此瘤仅限于个别毛囊。

并发于多发性纤维毛囊瘤的皮肤软纤维瘤：虽在某些病例中可见纤细的上皮索，但有时仅见真皮结缔组织。

毛囊周围纤维化：往往为继发性病变。

42.2.2.8 毛发腺瘤(trichoadenoma)

【定义】

此瘤罕见，既不向毛发分化，也不是腺瘤，很可能是一种错构瘤，常向毛囊上、下段分化。1958 年由 Nikolowski 首先描述。

【临床表现】

肿瘤为单个,常见于成人面部,也见于躯干、外耳道、指甲下(向毛囊漏斗分化)、眼睑(像皮脂腺癌),直径为 3 ~ 15 mm,质地坚实,透明或呈黄色。

【组织病理】

显示此瘤实际上似乎是由多发性空的毛管组成,位于真皮内,由嵌于纤维血管性间质内的实性瘤细胞团和很多衬以复层瘤细胞的角质囊肿组成,边界清楚。瘤细胞主要朝向外毛根鞘细胞分化,中央细胞不角化,但多数形成角质囊肿;角质囊肿破裂后可引起异物巨细胞反应。此瘤无毛根、无毛母质或真正毛发形成,但在某些病例中可见附于角质囊肿壁上的短上皮索,若这种现象占优势,则与毛发上皮瘤相似。Kaur P 等 2011 年报道了一个罕见病例:囊性畸胎瘤中的毛发腺瘤。

有研究发现本病通常保留细胞角蛋白 20 阳性的 Merkel 细胞,但缺少 BER – EP4 和雄激素受体的表达。有认为本病是一种与滤泡肿瘤明显相关但不相同的结缔组织增生性毛发上皮瘤。

42.2.2.9　毛盘瘤(trichodiscoma)

此瘤罕见,发生于成人。损害为多发小丘疹,顶圆,局限于体表某个部位或泛发。可与多发性纤维毛囊瘤和皮肤软纤维瘤并发。组织病理显示此瘤位于萎缩性表皮下方的真皮上部,表现为限界性,边缘处常见毛囊,由疏松排列成网状的胶原纤维束和梭形与树突状成纤维细胞组成,其中酸性黏多糖增加,个别处因灶性黏液性变性而出现空腔,常见厚壁而管腔小的血管、弹性纤维和一些神经。

共浆性毛盘瘤:是一种以梭形细胞为主、有假肉瘤样特征的毛盘瘤的变体。

42.2.2.10　毛孔瘤(poroma folliculoma)

【同义名】

倒置性毛囊角化病(inverted follicular keratosis)、末端毛囊瘤(acrotrichoma)。

本病究竟为一独立肿瘤(Mehregan),还是陈旧性寻常疣(Ackerman)或累及毛囊的刺激型脂溢性角化病(Lever),学界尚有不同争论。

【临床表现】

发生于成年男性。好发于头皮和颈部,也见于躯干和四肢。损害为单个丝状、疣状或角化性丘疹,直径为 2 ~ 10 mm,顶部中央孔样开口,充以角质,偶或表面平滑。

【组织病理】

病变处呈乳头状瘤向内、外增长。末端毛囊呈指状,其壁部为倒置的正常表皮覆盖。底部界限清楚,下方与毛囊连接。周边为基底样细胞,中央为外毛根鞘细胞,有时基底样细胞与外毛根鞘细胞混杂,或倾向于聚集在一起;两型细胞之间可见过渡形,外毛根鞘细胞大多形成鳞状旋涡。瘤细胞在顶部中央表皮样角化,形成有角栓的隐窝,灶性粒层增厚。真皮乳头内血管扭曲,顶部见红细胞漏出。某些损害中可见大量树突状黑素细胞。

组织病变类型主要有 4 种:① 乳头状瘤或疣样:病变大部分向外增长,表面覆以角化不全和出血灶。② 角化棘皮瘤样:病变处向内、外增长,周边见类似真性角化棘皮瘤中所见的唇缘表皮。③ 实性结节性:病变处大多向内增长,表面光滑或略有角化过度。④ 囊肿型。

【鉴别诊断】

刺激性脂溢性角化病:病变处一般宽度大于高度,顶部中央无充以角栓的隐窝,下方不与毛囊连接。

鳞状细胞癌:有不典型细胞,核分裂象多见。

角化棘皮瘤:几乎完全为鳞状细胞,边界不如毛孔瘤清楚,无红细胞漏出。

寻常疣:病变处一般高度大于宽度,粒层和棘层上部细胞呈空泡形,有角化不全灶及红细胞漏出。

外毛根鞘瘤:瘤细胞主要为鳞状细胞,特别在病变下部多见外毛根鞘角化,周边基底细胞排列成栅状,鳞状旋涡少见。

【治疗】

可用激光、电灼或手术治疗。

42.2.2.11　孤立性外毛根鞘瘤(solitary trichilemmoma)

此瘤除少数发生于皮脂腺痣的为真性外毛根

鞘瘤外,其他是否代表朝向外毛根鞘分化的寻常疣,学界尚有争论,其最后确定有赖于 DNA 杂交,以证明有无人类乳头状瘤病毒。

【临床表现】

较多见。常发生于男性成人。好发于面部、特别是鼻部和上唇,也见于头皮、颈部和其他部位。损害为单个丘疹,直径为 3~8 mm,表面角化,稍发亮。

【组织病理】

瘤体位于真皮内,累及一个或更多邻近连续数个毛囊。毛囊漏斗增生,呈单个柱状或分叶状生长。早期常向外、继而向内增长,边界清楚,其中细胞类似正常毛囊球部外毛根鞘细胞,胞质内因含糖原而淡染,呈苍白色,周边基底样细胞排列成栅状,外围绕以耐淀粉酶、PAS 阳性反应的透明膜,类似玻璃膜。瘤团中央细胞不显示外毛根鞘角化,可见表皮样角化,形成微小角化中心甚至皮角。小叶内有时见鳞状旋涡,可能为通过毛囊漏斗皮脂腺导管。真皮乳头内毛细血管扩张、迂曲,周围少量淋巴细胞浸润。

【鉴别诊断】

透明细胞汗腺瘤:有呈囊状或管状的、大管腔。

外毛根鞘皮角:只见外毛根鞘角化,不见表皮样角化。

【治疗】

必要时做手术切除。

42.2.2.12 多发性外毛根鞘瘤(multiple trichilemmoma)

【临床表现】

本病系常染色体显性遗传,发生于 20~40 岁的成人,具有多发性外毛根鞘瘤、口腔黏膜纤维瘤和乳头状瘤以及肢体远端点状角化三联征。口腔损害还包括角化或平滑丘疹、唇部乳头状瘤和沟状舌。皮肤损害可伴发乳腺癌、纤维囊性病、甲状腺腺瘤和癌,可伴有各种内脏损害(详见 Cowden 病)。

【组织病理】

大多数面部活检显示毛囊漏斗轻度至明显增生,表现为毛囊漏斗肿瘤至外毛根鞘瘤病谱。外

毛根鞘瘤可为柱状,类似扩大的毛囊;或呈粗大分叶型,常自毛囊伸出,类似实性基底细胞癌。疣状损害类似软纤维瘤、指状疣或丝状疣。口腔损害表现为寻常乳头状瘤。面部和面部以外损害可以为纤维瘤,表现为由粗胶原纤维组成的、具有宽大空隙的交织束,某些束还可透明化。

【鉴别诊断】

本病面部以外其他皮肤损害在临床上可与寻常疣和疣状肢端角化病相似,但在组织学上可提示为柱状外毛根鞘瘤或毛孔瘤。不过,面部以外的皮肤损害,不论临床或组织学上均表现为疣。面部外毛根鞘瘤和面部以外疣样损害,两者的牛乳头状瘤病毒 I 型抗原均阴性。

42.2.2.13 增殖性外毛根鞘瘤(proliferating trichilemmal tumor)

【同义名】

增殖性毛囊肿(proliferating pilar cyst)、增殖性毛囊囊肿(proliferating follicular cyst)、增殖性峡部-退化期肿瘤(proliferating isthmus-catagen tumor)、增殖性外毛根鞘囊肿(proliferating tricholemmal cyst)、头皮毛发瘤(pilar tumor of the scalp)。

【临床表现】

常见于老年妇女(有 1 例年轻男性恶性增殖毛根鞘瘤的报道),主要发生于头皮,少数为背部、眼眶、手指、鼻子、外阴、坐骨直肠窝内、臀部、鼻窦。损害初为真皮或皮下结节,渐增大,直径 0.4~1 cm,可形成斑块、隆起,呈分叶状,可破溃而酷似鳞癌。亦可并发一个甚或数个外毛根鞘囊肿,或自外毛根鞘囊肿发生,偶或迅速增大,表明为恶性,引起区域性淋巴结转移。

【组织病理】

此瘤位于真皮甚至皮下组织,边界清楚,可与表皮相连,呈分叶状,为实质性、囊状或蜂窝状,主要由外毛根鞘细胞组成,呈外毛根鞘角化(相当于生长期正常毛囊峡部或退化期毛囊外毛根鞘角化)。角化区见小钙化灶,不见毛干。瘤细胞可轻度不典型和个别角化。部分瘤小叶内见鳞状旋涡、表皮样角化和角化珠。瘤细胞团部分小叶内周边基底样细胞排列成栅状,外围为 PAS 阳性反

应的玻璃膜。此瘤与鳞状细胞癌的区别为外毛根鞘角化,周围间质界限明显。

42.2.2.14 毛发上皮瘤(trichoepithelioma)

又名多发性丘疹性毛发上皮瘤(multiple papular trichoepithelioma)、囊性腺样上皮瘤(epithelioma adenoid cysticum)。

Ackerman 认为此瘤属毛母细胞瘤(trichoblastoma)的浅表型。临床上有两种主要类型:多发性毛发上皮瘤和孤立性毛发上皮瘤。

墨西哥一家医院对 1993~2012 年的毛发上皮瘤问题进行了回顾性研究:

毛发上皮瘤是一种良性滤泡瘤,好发于年轻成年女性,有 3 种临床类型:多发、单发及结缔组织增生型;预后良好,重点是与基底细胞癌的鉴别诊断。

47 例患者中 70.2% 为女性,平均年龄为 43.6 岁。孤立性毛发上皮瘤最常见(66%),14 例多发性毛发上皮瘤中只有 3 例有家族史。多发性家族性毛发上皮瘤是罕见的常染色体显性遗传的皮肤病,其丘疹和结节类似其他皮肤病,可以恶变,可导致面部毁容。

组织病理学需与基底细胞癌相鉴别,CYLD 基因的多个突变可辅助诊断多发性家族性毛发上皮瘤,但也有例外。多发性家族性毛发上皮瘤综合征也被认为是 Brooke - Spiegler syndrome 的一种表型变异。

(1) **多发性毛发上皮瘤**(multiple trichoepithelioma)

本病为常染色体显性遗传,女性多见,幼年发病。

【临床表现】

皮损好发于面部特别是鼻唇沟。损害为多个结节,直径 3~10 mm,呈半球形或圆锥形,坚实透明,黄色或粉红色,有的中央稍凹陷。较大损害表面可见毛细血管扩张,偶或形成斑块,极少破溃。常并发圆柱瘤。

【组织病理】

此瘤位于真皮内,1/3 病例与表皮连接,边界清楚,边缘齐整,不同程度地向毛囊结构发育,自原始毛囊球样或基底细胞癌样结构发育成顿挫性毛囊和角质囊肿等。基底样细胞在条或索周边大

多排列成栅状;中央细胞形成明显筛状或少数花边样网状结构,或聚集成实质性团块。细胞极少或无坏死和核有丝分裂象,向毛囊球分化,边缘处有似毛囊乳头。基底样细胞索或团内有的可见向毛母质样结构分化,有的可与角质囊肿连接。因毛囊球结构内的毛母质细胞系不正常细胞,故从不产生成熟毛干。间质内成纤维细胞中等量增加,有大量酸性黏多糖和弹性纤维,胶原纤维束间有裂隙。角质囊肿系未成熟的毛囊结构,中央为充分角化的中心,周围由壳样嗜碱性扁平细胞围绕,角化中心的角化既突然又完全。角质囊肿破裂时,引起异物巨细胞反应,该处和囊肿内有钙盐沉积。

【治疗】

单个损害必要时可用激光、电灼或手术切除。

(2) **孤立性毛发上皮瘤**(solitary trichoepithelioma)

【临床表现】

较多发性毛发上皮瘤常见,无家族史,发生于少年或成人,好发于面部、耳郭(巨大)。损害表现同多发性毛发上皮瘤,但常只有一个,偶或数个,直径常小于 2 cm,可并发大汗腺腺瘤。

【组织病理】

有很多角质囊肿和顿挫性毛囊乳头,只见少数基底样细胞团。

【鉴别诊断】

毛发上皮瘤不论是多发性或是孤立性,其组织象基本相同,唯孤立性的分化较高。临床上单个损害与基底细胞癌不易区分,色素深的损害容易被误诊为恶性黑素瘤;多发性损害有时需与汗管瘤、面部血管纤维瘤或胶样粟丘疹等鉴别。组织病理检查可明确诊断,但组织学上本病需与下列疾病鉴别:

角化型基底细胞癌:Lever 认为与低分化上皮瘤等同,Ackerman 则列表以鉴别(表 42 - 13)。CD10、AR(雄激素受体)等免疫组化可以鉴别之。Bcl - 2、CK15 可以鉴别毛发上皮瘤与结节性基底细胞癌。Drebrin(肌联脑蛋白,一种肌动蛋白结合蛋白)可鉴别毛发上皮瘤与基底细胞癌。

表42-13　毛发上皮瘤与角化型基底细胞癌的
鉴别(Ackerman)

鉴别要点	毛发上皮瘤	角化型基底细胞癌
分布	对称	不对称
边界	清楚	不清楚
毛囊分化	向毛囊球部和乳头	无
瘤实质与间质比例	两者相等或以间质为主	上皮成分为主
毛透明角质颗粒	有时存在	无
囊内容物	正常角化细胞	正常角化和角化不全细胞
角化区周围明显内衬上皮	有,将其与瘤细胞分开	无,角质细胞代表瘤细胞
瘤细胞排成筛状方式	常见	无

毛母细胞瘤:多在皮下组织或真皮与皮下组织交界处;边界更清楚,常见典型广泛的上皮条、索,不与表皮相连。

【治疗】

单个损害必要时可用激光、电灼或手术切除。

(3) 促结缔组织增生性毛发上皮瘤(desmoplastic trichoepithelioma, DTE)

此瘤或称硬化性上皮错构瘤(sclerosing epithelial hamartoma),既不是毛发上皮瘤,也不是促结缔组织增生,而是向毛囊—皮脂腺—大汗腺和黑素细胞分化的一种新生物型。促结缔组织增生性毛发上皮瘤(DT)是一种罕见的良性附属器肿瘤。它通常表现为无症状的、坚定的、环形斑块凸起的边框,无家族史。

【临床表现】

女性较多见,出生时即有,或发生在30岁以前。损害常发生于面部特别是口周、外耳道、眼周,单个,由直径为3~8 mm的丘疹簇集成环状淡黄白色斑块,边缘呈线形堤状,不破溃。

【组织病理】

此瘤位于真皮上2/3处,边界清楚,对称,与表皮相连,主要由向毛囊分化的狭窄瘤细胞束、结缔组织增殖性间质和角质囊肿组成。瘤细胞束常只有1~3层细胞厚,由类似毛母质细胞的基底样细胞组成,胞核呈卵圆形,胞质少,倾向于向毛囊球甚至外毛根鞘、内毛根鞘分化,但不形成真正的毛囊。角质囊肿很多,有的较大,但一般很小,中央含影子细胞。间质纤维组织硬化,有裂隙,在某些区域成纤维细胞聚集,倾向于形成毛囊乳头。有嗜神经性。可伴有骨化。

【鉴别诊断】

微囊肿附属器癌:特别是活检标本过浅时,应注意区别。有导管结构,向深部浸润性生长。MAC(微囊肿附属器癌)和DTE(促结缔组织增生性毛发上皮瘤)都好发于头部和颈部,MAC特点:骨骼肌、皮下组织及神经的浸润,导管分化,核分裂象易见;DTE特点:角化,肉芽肿形成,钙化。CK17和EGFR在二者中均有表达,CK19在MAC中的表达多于DTE。

局限性硬皮病样基底细胞癌:无角质囊肿,常见大团瘤细胞,表皮不增生,很少见到肉芽肿和钙化。基底细胞癌和促结缔组织增生性毛发上皮瘤的免疫组化鉴别诊断:p75NTR(p75神经营养因子)、PHLDA1(基底细胞癌中通常为阴性,而在促结缔组织增生性毛发上皮瘤中通常为阳性)、BerEP4和干细胞标志物;皮肤镜是一种无创诊断技术,可以清楚观察到DTE的结构,是鉴别DTE和硬斑病样基底细胞癌的方法。

【治疗】

必要时手术切除。

(4) 未成熟毛发上皮瘤(immature trichoepithelioma)

Ackerman认为,此瘤是毛母细胞瘤的小结节型。组织病理显示此瘤的边界清楚,有很多小的分叶状瘤实质,由基底样细胞组成,并具有类似毛囊乳头的凹陷,但无角质囊肿和腺样结构。

42.2.2.15　毛母质瘤(pilomatrixoma, trichomatricoma)

【同义名】

钙化上皮瘤(calcifying epithelioma)。

【临床表现】

较少见。笔者在17年间曾积累100例资料,经分析,男女发病比例为1:1.7,主要发生在青少年;与Mochlenback分析1 569例资料的结论相比较,除发病年龄高峰推迟5年外均一致。文献报道有家族性发病但无遗传性。损害多位于颈、头皮、面部、上肢、眼睑和眉毛,也可位于眼周、手臂、乳房、阴囊、耳垂,常单个,偶多发至2~3个。

瘤体表现为硬性结节,长度 0.3~3.3 cm,以 0.5~2.0 cm 为多,偶可>5 cm。表面肤色正常,少数灰褐、淡蓝红色,偶或黑色或与皮肤粘连,但底部能推动。其中 8% 瘤体呈囊性,皮面为半球形或乳头状柔软隆起,有的半透明似厚壁水疱,个别淡红色似血管瘤。切面显示瘤体与表皮之间真皮内有黏液样囊性区,甚或有出血腔隙,曾有将其命名为囊肿型毛母质瘤。临床常被误为表皮囊肿、血管瘤甚至水疱性病变。少数可并发肌张力营养不良。

【组织病理】

瘤体境界清楚,甚或有假包膜。切面灰白、褐黄色,偶含黑色斑点,有纹理,质硬具脆性,钙化处呈砂砾状,部分硬如骨质,少数有黏液囊状或出血性小腔隙。镜下瘤细胞有两型:一为嗜碱性细胞类似毛母质细胞;另一为影子细胞,由嗜碱性细胞演变而来,两者之间可见过渡形态细胞。病程 1~2 年内,嗜碱性细胞所占比例居多数,见核分裂,而影子细胞较少;病程 5 年以上的瘤体,绝大多数嗜碱细胞转变为影子细胞。间质纤维常有钙盐沉积,炎症细胞、异物巨细胞反应,部分有骨化。囊肿型毛母质瘤易有嗜碱细胞鳞化及瘤周黏液水肿,其上方表皮脚基底样增生。

【鉴别诊断】

临床需与表皮囊肿、钙化性粉瘤相鉴别,而囊肿型毛母质瘤应与黏液水肿性病变及血管瘤、腱鞘囊肿相鉴别。

【治疗】

宜手术切除。

42.2.2.16 毛鞘棘皮瘤(pilar sheath acanthoma)

此瘤 1978 年由 Mehregan 和 Brownstein 首先报道,虽大多向毛囊峡部和茎上部分化,但几乎可见毛囊的每个成分,却不构成正常毛囊。

【临床表现】

常见于成人上唇皮肤,偶见于面部其他部位,如耳后、下嘴唇和面颊。类似于临床上的粉刺,为皮色的丘疹或结节,中央有孔样开口,无症状。

【组织病理】

此瘤对称,边界清楚,上部充满排列成网织状或板层状角质细胞的囊状毛囊漏斗,下部为呈囊状的实性毛囊峡部或茎部结构,即自囊腔壁放射

出很多小叶状瘤细胞团。瘤小叶伸至真皮网状层和皮下组织甚至面部的肌肉处。瘤小叶内瘤细胞与毛囊峡部或茎部外毛根鞘细胞相似,在小叶周围排列成栅状,内部特别是近中央处可见向皮脂腺导管分化的结构,导管衬以一薄层紧密排列、染伊红色角质细胞,腔面呈细圆齿状,此外还可见鳞状旋涡。某些瘤小叶内可见不等量散在的凋亡瘤细胞。偶见瘤小叶内个别或小簇皮脂腺细胞,甚至向大汗腺分化。极少见发育不全的毛囊球和毛囊乳头。

【鉴别诊断】

① 扩张孔:主要为毛囊漏斗囊肿,无毛囊球和乳头。② 毛囊瘤:有很多充分发育的毳毛毛囊。毛鞘棘皮瘤虽可显示毛囊的所有部分,但不组成正常毛囊。③ 孤立性角化棘皮瘤:发生自毛囊漏斗但不是向毛囊漏斗分化,常不呈垂直方向伸长。④ 基底细胞癌。

【治疗】

可用激光、电灼或手术切除。

42.2.2.17 毛囊漏斗肿瘤(tumor of the follicular infundibulum)

此瘤于 1961 年由 Mehregan 首先作为毛囊漏斗瘤报道,是一种新生物。Ackerman 认为它虽常自毛囊漏斗发生,但向毛囊峡部或茎部外毛根鞘以及早期退化期毛囊外毛根鞘分化。

【临床表现】

本病罕见。损害常发生于面部,直径常小于 4 mm,为扁平丘疹,常为单个,很少多发。现被认为是一种表皮的反应模式,与一些皮肤病相关联,如基底细胞癌、光化性角化病、促结缔组织增生性恶性黑素瘤、皮肤瘢痕;也有人认为毛囊漏斗肿瘤是基底细胞癌众多表现中的一种。

毛囊漏斗肿瘤是一种特殊的肿瘤,它有特定的染色模式和多样的临床表现,色素减少性损害(尤其在头颈部)为多发性毛囊漏斗肿瘤的临床表现之一。

【组织病理】

瘤为局限性,对称,边界清楚,边缘光滑,位于增厚的真皮乳头层,极少扩展至网状层上部。间质纤维化,其中毛细血管扩张、扭曲。瘤实质表现为相

互交织成网状并与皮面平行的板层样瘤细胞上皮柱,上皮柱的粗细不等,并在多处与表皮下缘相连。瘤细胞除有些似原先存在的毛囊漏斗细胞外,主要为向毛囊峡部或茎部外毛根鞘分化,胞核小而一致,胞质丰富,染粉红色,在上皮柱周围排列成栅状,个别或较多凋亡细胞。在瘤细胞柱周围可见小块状隆起,有的内含基底样细胞,组成毛囊胚,其附近见发育不全的毛囊乳头;有的可见充满角质细胞的小囊肿,类似毛囊漏斗或末端汗管的内衬。较大的小块内往往见管状结构,腔缘呈扇贝形,内为紧密排列、染蓝灰色的角质细胞,似为异常内毛根鞘。偶亦见皮脂腺细胞和导管甚至大汗管导管。

【鉴别诊断】

浅表型基底细胞癌:由基底样细胞组成,瘤实质与间质之间有裂隙。

纤维上皮瘤:由基底样细胞和鳞状细胞组成,瘤实质与间质之间必要时可手术切除。有报道称因毛囊漏斗肿瘤引起的斑疹色素减退,使临床将其误诊为白癜风、硬化性苔藓、扁平疣。疹样毛囊漏斗肿瘤需与色素减少性斑疹相鉴别。

42.2.2.18 毛母细胞瘤(trichoblastoma)

毛母细胞瘤系毛源性肿瘤之一,Headington 曾将毛源性附属器肿瘤分为 4 类:毛母细胞瘤、毛母细胞性纤维瘤(trichoblastomic fibroma)、毛源性毛母细胞瘤(trichogenic trichoblastoma)和毛源性黏液瘤(trichogenic myxoma);而 Ackerman 又将其统称为毛母细胞瘤,其意为来自毛囊生发细胞所组成的良性肿瘤。但在临床上仍有将毛源性上皮与间质纤维共同构成瘤体成分的肿瘤称为毛母细胞性纤维瘤。

【临床表现】

较少见,发病年龄 21~85 岁,发病率男女相仿。位于浅表的肿瘤好发于头面部,呈浅褐色丘疹或结节,少数呈斑块状;而位于深部者为皮下境界性结节,易推动且手术中常可完整剜出,有包膜,以躯干、四肢居多。毛母细胞性纤维瘤以深部病变居多。发生于外阴部有恶变的可能。

【组织病理】

较大损害其切面灰白,浅表者可见分叶结构,深在性常有包膜,切面有针帽、米粒大小腔隙。镜

检可见肿瘤组成细胞为毛囊生发细胞,其核卵圆,深染而染色质不均,部分核可空淡,核仁不明显,核分裂少见,胞质少,常见有外毛根鞘分化的透明样细胞。瘤细胞排列成大结节、小结节、筛孔状、葡萄串状及网状型 5 种主要类型。大多数肿瘤均含 2 种以上排列方式,以大、小结节型较常见,周边呈栅状排列,中央瘤细胞团可囊变、鳞化及含分布不均色素。筛孔状结构以浅表毛母细胞瘤多见,网状型细胞条索不规则延伸呈网索状,瘤内间质纤维纤细,常围绕上皮团索生长,可黏液变。曾有报道 1 例黑素瘤可能由长期的色素型毛母细胞瘤突变而成。

【鉴别诊断】

基底细胞癌:表面可破溃,不对称性浸润生长,细胞异型易有核分裂及灶性坏死,瘤实质上皮与间质之间为裂隙,通常无明显毛囊分化。层粘连蛋白 5 - γ2 链的免疫组化可鉴别毛母细胞瘤和基底细胞癌。通过 drebrin、肌动蛋白结合蛋白可区分基底细胞癌、毛母细胞瘤和毛发上皮瘤。通过 PHLDA1、毛囊干细胞标记可区分透明细胞/颗粒细胞毛母细胞瘤和透明细胞/颗粒细胞基底细胞癌。

42.2.2.19 毛母细胞癌(trichoblastic carcinoma)

本病极少见,其与恶性毛母细胞性纤维瘤(malignant trichoblastic fibroma)含义相似,均系良性毛母细胞瘤相对应的恶性毛源性肿瘤,属低度恶性。

瘤体较良性者大而位置较深,境界不清,呈斑块状或移动度减少。

组织病理显示上皮性瘤细胞的密度与异型性增加,核分裂较多,有不对称浸润生长;组织形态也可有与基底细胞癌相重叠,但瘤体构型上仍可部分保留其相应良性肿瘤的特征。

多行手术治疗,局部浸润时可辅以放射治疗。

42.2.2.20 外毛根鞘癌(tricholemmal carcinoma)

本病属皮肤鳞状细胞癌的一种亚型,系皮肤附属器中与毛源性有关的低度恶性癌。其多数为原发,少数来自外毛鞘瘤恶变。

【临床表现】

本癌多发生于老年人头面部及耳区受光部位,男性居多。表现为缓慢生长的皮肤丘疹、结节

或硬斑,直径 0.5~6 cm 不等,灰白、灰褐或暗红色,部分表面可呈乳头颗粒状或形成溃疡。

【组织病理】

肿瘤上皮大多与表皮或毛囊上皮相连,可外生成乳头息肉状生长,也可倒生性向真皮或皮下脂肪呈分叶状或鼓槌状生长。瘤细胞呈鳞状上皮样,胞质丰富,淡伊红色,部分因含糖原而呈透明样;核大、异型明显而核分裂多。癌巢周边细胞核呈栅状排列,中央形成角质小囊、漩涡或均质红染的外毛根鞘角化。肿瘤向间质内浸润性生长。部分区域瘤细胞可呈短梭形透明样或因细胞松解、角质脱失而形成假腺样,表皮内数量不等的癌细胞呈现 paget 病样播散。

【鉴别诊断】

外毛根鞘瘤:退行性改变及成熟性外毛鞘角质物较多,异型性及核分裂均较轻,且无浸润性生长。

鳞状细胞癌:表皮有异型增生向癌过渡,癌巢以不规则生长为主,无小叶状构型,也无外毛鞘角化及表皮内 paget 病样播散。

【治疗】

常行外科手术切除,少见复发。

42.2.2.21 恶性增生性外毛根鞘瘤(malignant proliferating trichilemmal tumor)

本病罕见,在增生性外毛根鞘囊肿的结节基础上,结节迅速增大,发生恶变,可引起区域性或全身性转移。组织病理显示肿瘤呈侵袭性增长,即使仍见外毛根鞘角化,但瘤细胞核不典型和巨大,表明为恶性。

CD34 免疫组化可有助于本病和鳞癌鉴别:本病阳性,鳞癌阴性。

42.2.2.22 毛母质癌(pilomatrix carcinoma)
【临床表现】

本病少见。临床表现为结节性肿块,直径 1~5 cm,个别可>10 cm。主要见于躯干及四肢,少数发生于颜面或头皮。

【组织病理】

组织病理通常显示嗜碱细胞及影子细胞似毛母质瘤,但嗜碱细胞核大有异型,部分染色质不均呈空泡状,有不典型核分裂,影子细胞数量极少。

【诊断】

诊断本病的关键在于要找到影子细胞,且嗜碱细胞除了有异型核分裂以外,还必须侵袭邻近组织。毛母质癌的生物行为多数呈局部侵袭,故可有复发,仅极少数转移到肺。

【治疗】

因为大多数情况下发生在面部和颈部,Mohs 显微外科手术治疗是较好的选择;放射治疗是辅助治疗;有转移时可使用化疗。

42.2.3 皮脂腺肿瘤

皮脂腺肿瘤中,除皮脂腺增生、皮脂腺痣和皮脂腺癌外,其他像皮脂腺腺瘤,特别是皮脂腺上皮瘤的命名和概念很混乱。例如对皮脂腺上皮瘤,有人认为是一种特殊的肿瘤,另一些人认为是具有皮脂腺分化的基癌,也有人认为是主要为未分化基底样细胞的皮脂腺腺瘤。Troy 和 Ackerman(1984)避免使用"皮脂腺上皮瘤"这个名称,而将其作为一种独立疾病命名为"皮脂腺瘤(sebaceoma)",与具有皮脂腺分化的基癌和皮脂腺腺瘤分开,认为皮脂腺腺瘤主要在真皮内,而皮脂腺瘤的位置浅表,与表皮相连。Yus 等(1995)认为皮脂腺上皮瘤不是一个有用的名称,由于具有皮脂腺分化的基癌极罕见,仅适用于通常基癌显示部分向皮脂腺分化区,因而提出"皮脂腺母质瘤(sebomatricoma)"这个名称,包括具有正常皮脂腺成分(例如生发细胞、成熟中细胞、成熟细胞、皮脂和导管)不同程度分化和结构型式的所有良性皮脂腺肿瘤;皮脂腺腺瘤和皮脂腺瘤仅代表这类肿瘤病谱的极端。之所以采用这个名称,系强调其与毛母质瘤虽在生物学和生物化学上截然不同,但在形态学上类似,两者有 3 种主要类型细胞:① 基底样,生发、母、未分化细胞,胞核圆,胞质少,胞界不清楚;② 过渡型、部分分化、成熟中细胞,胞核固缩,逐渐消失;③ 仍然保留胞界的坏死细胞。该名称将具有皮脂腺分化的浅表上皮瘤以及常见于 Muir-Torre 综合征或皮脂腺痣的以往未能分类的皮脂腺肿瘤均包括在内。

42.2.3.1 皮脂腺痣(nevus sebaceous)

又名先天性皮脂腺增生(congenital sebaceous

gland hyperplasia)、皮脂腺错构瘤(sebaceous gland hamartoma)。是一种发育异常,除表皮、真皮和皮肤附属器参与形成外,常以皮脂腺增生为主。皮脂腺痣中常并发其他皮肤附属器肿瘤,并可见大汗腺。

【临床表现】

此病少见。出生时即有,或在出生后不久偶或成年期发生,好发于头皮或面部。损害常为单个,偶或多发,表现为略高出皮面的淡黄至黄色蜡样的圆形、卵圆形或带状斑块,边缘不整齐,表面平滑或呈颗粒状,无毛发;至发育期时明显隆起,因皮脂腺成分增加而黄色愈明显;成年期后,变成疣状或乳头状瘤样,质地坚实。

皮脂腺痣和 Schimmelpenning 综合征是由 postzygotic HRA 和 KRAS 基因突变造成的,这些突变可能导致皮脂腺痣向继发性肿瘤发展。10%~40%损害可发生继发性新生物,最常见的为基底细胞癌,往往在10~20岁发生;其次为乳头状汗管囊腺瘤(8%~19%),也见于幼年期;其他如皮脂腺上皮瘤、透明细胞汗腺瘤、汗管瘤、大汗腺囊腺瘤、鳞癌和毛囊漏斗瘤、棘层松解鳞状细胞癌、微囊附属器癌等亦可在本病基础上发生。此外,有报道本病与眼畸形和动眼神经功能减退伴发;亦有报道本病可引起真皮内的异位脂肪细胞和角样板。

Jadassohn 皮脂腺痣为常染色体显性遗传。线形皮脂腺痣综合征(linear sebaceous nevus syndrome)系指线形皮脂腺痣并发癫痫、精神发育迟缓和神经性缺陷或骨骼畸形,或称"神经皮肤综合征"。线性皮脂腺痣综合征的低血磷性佝偻病伴有 FGF-23 的升高。

【组织病理】

随患者年龄增长而异。在婴儿和儿童期,最初数个月损害内皮脂腺与正常皮脂腺无明显差异,以后发育不全,体积和数目明显减少,但主要特征为不完全分化的毛囊结构,常见类似胚胎期毛囊的未分化细胞索,有些毛囊结构表现为充满角蛋白的扩大毛囊漏斗;至发育期时,损害内因有大量成熟或近于成熟的皮脂腺,皮肤呈乳头状瘤样增长而有诊断特征。毛囊除偶或扩大外仍然很小。常见残留的毛囊胚,表现为类似基底细胞癌的未分化细胞巢。约2/3患者的真皮深层内可见异位大汗腺,位于皮脂腺小叶团块的下方。MAP 激酶通路在皮脂腺痣和 Schimmelpenning 综合征中为激活状态。

【诊断及鉴别诊断】

幼儿头皮或面部出现黄色或褐色、有时呈疣状的斑块,应疑及本病。组织病理检查可以确诊。青年患者的损害在临床上有时需与幼年性黄色肉芽肿、孤立性肥大细胞增生症、黄瘤、幼年性黑素瘤、钙化上皮瘤和乳头状汗管囊腺瘤等相鉴别。疣状损害尚需与寻常疣、线形表皮痣等相鉴别。

【治疗】

早期以激光、电切或手术切除为佳。

42.2.3.2　老年性皮脂腺增生(senile sebaceous hyperplasia)

【同义名】

腺瘤样皮脂腺增生(adenomatous sebaceous hyperplasia)、老年性皮脂腺痣(senile sebaceous gland nevus)。

【临床表现】

本病系指老年人正常皮脂腺良性增大。多发生于中年以上患者面部,特别是前额和颊部。损害为单个或数个散在小结节,呈乳白至淡黄色、球形有时为分叶状,直径常为2~3 mm,质软,顶部常略呈脐形充以角质,有或无毳毛突出。

【组织病理】

损害常由单个偶或数个极度扩大的皮脂腺组成,中央有短而粗的皮脂腺导管,导管开口于皮面。皮脂腺由很多簇集在中央导管周围的皮脂腺小叶组成,大多为充分发育成熟的,但有些小叶周围未分化的生发层细胞不止一层。

【诊断及鉴别诊断】

凡中年以上患者面部出现顶部略呈脐形的淡黄色小结节时,应疑及本病,组织病理检查可明确诊断。组织学上有时需与鼻赘和皮脂腺痣相鉴别。鼻赘无围绕导管呈葡萄样簇集的皮脂腺小叶,边界也不鲜明。皮脂腺痣中导管不如本病明显,皮脂腺下方常见大汗腺。

【治疗】

可用激光、电烙或手术切除。

42.2.3.3 早熟性皮脂腺增生(premature sebaceous gland hyperplasia)

本病通常于发育期或 20~30 岁发病,曾报道有家族史。好发于面部特别是下颏,有报道发生于乳头乳晕及耳后。损害为黄色丘疹,直径 1~2 mm,个别中央有脐凹,簇集成片。组织病理显示成熟皮脂腺处于增生状态,淋巴细胞浸润极少。无须治疗。

42.2.3.4 皮脂腺母质瘤(sebomatricoma)

此瘤的病谱包括具有不同程度分化和结构型式的所有良性皮脂腺肿瘤。其中生发细胞和(或)成熟中的皮脂腺细胞常比正常皮脂腺中所见的明显增多,小叶结构型式或多或少不成熟,其成熟程度与细胞成熟类似。

【临床表现】

肿瘤多发生于成年人头皮,其次为前胸、上臂和颊部,表现为丘疹或结节。

【组织病理】

肿瘤位于真皮浅层,大多与其上表皮在数处相连,可向外增长。有时直接开口于皮面,或向下扩展至真皮网状层甚至皮下组织,对称,边界清楚,宽度常大于深度,与周围正常组织隔以裂隙。结构型式类似正常皮脂腺小叶和腺体,分化程度不一,常与细胞分化程度同步。充分空泡化的成熟皮脂腺细胞、部分空泡化的成熟中皮脂腺细胞和未空泡化的生发细胞的比例不一。

【诊断及鉴别诊断】

临床上本病常被误诊为癌、黄瘤、皮脂腺增生、毛发上皮瘤、角化棘皮瘤、良性毛囊肿瘤甚至皮肤移转性肿瘤,组织病理检查可以区分。

【治疗】

手术切除。

42.2.3.5 皮脂腺腺瘤(sebaceous adenoma)

本病是一种发育异常,由不完全分化的增生性皮脂腺组成。

【临床表现】

罕见。男多于女,常在中年以后发生。孤立性肿瘤见于面部或头皮、眼睑、角膜及口腔腭、颌下腺,

高出皮面,呈圆球形,直径常小于 1 cm,表面光滑,质硬,底部常略带蒂状。多发性肿瘤最常见于躯干,常在发现内脏癌后发生。Torre 最早报道 1 例多发性皮脂腺瘤并发内脏癌患者;Rulon 和 Helwig 收集 5 例皮脂腺瘤,发现常与胃肠道多发性癌有关。以后也有报道多发性皮脂腺瘤与多发性内脏癌并发,称之为 Torre 综合征。报道并发的内脏癌有胃肠癌、卵巢成熟性囊性畸胎瘤。

皮脂腺瘤(sebaceoma)这个名称系由 Troy 和 Ackerman 命名,指发生于老年妇女的单个丘疹或结节,一般认为是皮脂腺腺瘤的一种异型。

【组织病理】

瘤组织边界清楚,常有包膜,由不规则小叶组成。小叶内瘤细胞有两型:一为类似正常皮脂腺周围细胞的未分化生发层细胞;另一为成熟皮脂腺细胞。两型细胞之间见过渡形细胞。在不同小叶中,各型细胞数和分布不一样,一般生发层细胞围绕成熟皮脂腺细胞巢。皮脂腺细胞崩解后,留下囊样空隙。此外,尚见角化鳞状上皮细胞巢,这可能是向皮脂腺导管分化的部分或为生发层细胞角化的表现。苏丹黑 B 特殊染色和 Ki67 免疫组化对此病有诊断意义。

【鉴别诊断】

临床上本病有时需与老年性皮脂腺增生、皮脂腺上皮瘤、皮脂腺癌、组织细胞瘤和黄瘤等鉴别。组织病理检查可确诊。皮脂腺上皮瘤较本病更不分化,接近于基底细胞癌的特点。老年性皮脂腺增生的中央导管短而粗,其周围绕以成熟皮脂腺小叶。

【治疗】

手术切除;局部可行光动力疗法。

42.2.3.6 多发性皮脂囊瘤(steatocystoma multiplex)

本病原称多发性皮脂囊肿(multiple sebaceous cyst),系一种错构瘤。少见,多呈常染色体显性遗传。主要发生于发育期或少年,有家族史者出生时即可有皮损,可并发其他外胚叶发育异常。有报道此病可在非小细胞肺癌对吉非替尼完全反应时发生;角蛋白 17 在其发生中起重要作用。有报道多囊肾伴多发性皮脂囊瘤是由于多囊蛋白-1

对角蛋白 17 聚合物产生的分裂作用。有报道家族性先天性甲肥厚伴头皮的多发性皮脂囊瘤和多发性囊肿,原因为 p. Asn92Ser 在角蛋白 17 中的突变。有报道在多发性皮脂囊瘤的中国家庭,发现了一种角蛋白 17 基因新的错义突变(c. 71C>T)和(p. Arg94Gly)。

【临床表现】

损害好发于胸骨部,也见于前额、头皮(仅限于在脱发的头皮)、上臂和腹部、头颈部、双侧耳前窦、外阴、阴囊、肢端,亦可泛发全身。常为多发性,大小不等,自数毫米至 2 cm 以上,质地中等或有弹性,表面光滑,呈肤色、淡蓝色或带黄色。较小的损害常在皮内,压之可呈黄色,多见于上肢;较大损害高出皮面,质较软,可推动。如做穿刺,较小损害可见白色乳酪样物质,较大损害可见脂肪小滴样油状物,有的可排出毛发,常无不适感。如伴继发感染,可引起囊肿破裂和消退,最后形成瘢痕。本病可伴有其他先天性外胚叶发育异常,如鱼鳞病、匙状甲和多毛等。

【组织病理】

囊肿位于真皮中部,囊壁皱褶由数层上皮细胞组成,周边基底样细胞呈栅状排列,其上数层偶或有 2～3 层无细胞间桥的细胞,内侧为较厚而均匀的嗜酸性角层,不规则地伸向管腔。囊壁及其附近组织有时可见到扁平皮脂腺小叶或毛干,前者可开口于囊壁。囊腔内有由皮脂所组成的无定型油状物,偶见成簇毛发。囊周为纤维组织。有时可见囊肿与毛囊相连。如囊肿破裂,其周围可见异物巨细胞反应。可伴有钙化。

【诊断及鉴别诊断】

根据临床表现和组织病理变化,可以确诊。但应与 Gardner 综合征相鉴别,后者伴有骨瘤、纤维瘤、纤维肉瘤、脂肪瘤和平滑肌瘤等,同时伴有结肠和直肠息肉病变。如本病皮损较小而质地较硬,应与多发性平滑肌瘤或毛发上皮瘤相鉴别。

【治疗】

一般不需治疗。治疗包括口服异维 A 酸、手术切除或引流、液氮冷冻治疗。

激光器:1 450 nm 的二极管激光器和 1 550 nm 的分级掺铒玻璃纤维激光器联合使用。

Er:YAG 激光治疗;CO_2 激光打孔和摘除术是一种成功的方法。

42.2.3.7　Muir－Torre 综合征(MTS)

MTS 是一种罕见的常染色体显性遗传的伴发皮脂腺肿瘤的遗传性皮肤病,同时有多发性内脏恶性肿瘤,与常染色体显性癌家族综合征(carcinoma family syndrome)关系密切,后者家族成员中常见皮脂腺肿瘤。

【临床表现】

成年期任何年龄均可发病。多发性皮脂腺肿瘤常见于面部和头皮,并可见原发性内脏癌。皮脂腺肿瘤自皮脂腺腺瘤至皮脂腺癌(眼睑皮脂腺癌伴有 Torre 综合征)不一,也可并发单个、多个或复合非皮脂腺肿瘤如基底细胞癌、鳞状细胞癌特别是角化棘皮瘤等。内脏肿瘤常多发,并常为消化道特别是结肠腺癌。也曾报道有喉、气管、生殖泌尿道和子宫内膜癌。结肠和肛门息肉亦常见。某些病例中内脏肿瘤虽发生在皮肤肿瘤之前,但也有与此相反者,因而皮肤征象对诊断亦重要。

【组织病理】

组织病理显示单个皮脂腺肿瘤与单独发生者不能区别。基底细胞癌和角化棘皮瘤常显示皮脂腺分化。皮脂腺癌在组织学上虽显示恶性,但鲜有转移。在此综合征中,内脏癌的生物行为除个别外,一般良好。

【诊断】

诊断标准:在没有其他诱发因素(如放疗或获得性免疫缺陷综合征(AIDS))的前提下,至少有一个皮脂腺瘤,并同步或异时地伴发至少一个内脏器官肿瘤。

以皮脂腺瘤为皮肤标记的常染色体显性遗传病 MTS 是 Lynch 综合征的一种表型变异,是通过生殖细胞错配修复(MMR)基因突变引起的。MMR 基因的突变或甲基化引起微卫星不稳性(MSI)和错配修复(MMR)蛋白表达的缺乏,这是 Muir－Torre/Lynch 家族性遗传的典型标志。免疫受损患者也有 MSI 和 MMR 蛋白表达的缺乏,但并不是因为 MMR 的种系突变引起。有报道 MTS 患者的 MSH2 基因有突变。

42.2.3.8　皮脂腺癌(sebaceous gland carcinoma)

本病罕见。国外报道的4 000例皮肤癌中,皮脂腺癌为29例。国内山东医学院报道217例皮肤恶性肿瘤中,皮脂腺癌仅为3例;上海复旦大学附属华山医院仅见2例。

【临床表现】

多发生于老年男性患者。好发于眼睑、面部和头皮。发生于眼睑处者可起源于睑腺小叶或导管,或称眼睑睑板腺癌,我国多见,上睑比下睑发病率高,转移率较高。肿瘤为单个黄色或橙黄色、坚实性结节或斑块,直径常小于2 cm,但有达5 cm甚至20 cm,顶部中央常破溃成凹陷性溃疡;一般发展较慢,如增长迅速,可形成菜花样,并常见区域性淋巴结转移。

【组织病理】

组织病理显示瘤细胞有两型:一为未分化癌细胞,与基底细胞相比,胞质较多,嗜酸性,细胞和胞核的大小和形状不一,核分裂象多见;另一为较分化癌细胞,胞质丰富,有小空泡,胞核明显异型。两型癌细胞均含脂质,形成不规则小叶。各小叶中两型癌细胞的数目和分布不一。通常未分化癌细胞多在小叶周围,较分化癌细胞大多在小叶中央。间质为结缔组织。免疫组化 EMA、p53 和adipophilin(水泡性粒状脂肪分化相关蛋白)阳性。P27 低表达预示着预后不良。眼周皮脂腺癌与HPV 和微卫星不稳定性无关,而 CDKN2A 启动子在年轻患者中高频率甲基化,这意味着在一定年龄组中它对肿瘤的发展起着显著的后生作用。

【诊断及鉴别诊断】

组织病理检查可明确诊断。临床上本病有时需与慢性肉芽肿性皮肤病如皮肤结核、孢子丝菌病等鉴别。当肿瘤破溃而呈菜花样增长时,易与鳞癌混淆。

【治疗】

本病发展较慢,应争取及早治疗,预后较佳。倘能彻底切除并作区域性淋巴结清除,预后较好。Mohs 显微手术和广泛性局部切除可达有效治疗效果;对不适宜手术的患者可考虑用塞替哌、亚胺醌、5~氟尿嘧啶等化学药物治疗。

42.2.4　汗腺肿瘤

42.2.4.1　大汗腺痣(apocrine nevus)

本病是一种向大汗腺腺体方向分化的肿瘤,极罕见。常发生于头皮皮脂腺痣和乳头状汗管囊腺瘤损害内。文献报道本病的损害形态不一致,为丘疹、小结节或斑块。组织象示损害内很多成熟的大汗腺,大多位于真皮网状层并扩展至皮下组织。表皮或呈基底样细胞增生。

42.2.4.2　大汗腺囊瘤(apocrine hidrocystoma)

【同义名】

大汗腺囊腺瘤(apocrine cystadenoma)、大汗腺潴留性囊肿(apocrine retention cyst)。

【简史】

本病是一种向大汗腺腺体方向分化的肿瘤。

1930 年 Tavares 报道色素性汗腺囊瘤并发色素痣;1955 年 Shelley 等报道 2 例来源于大汗腺的色素性囊肿;1964 年 Mehregan 描述了 17 例,称为大汗腺囊瘤。

【临床表现】

常见于中年人眼周特别是内眦附近或下方,也见于鼻侧、颊部、下颌角偶或头皮、胸或肩、耳郭、下唇、尿道口、阴茎、肉阜、结膜、眼眶、眼睑、外耳道。肿瘤常为单个针头大至豌豆大、圆球形半透明结节,表面光滑、发亮,呈肉色至褐或黑色,生长缓慢,易推动,切开后流出水样透明液体。多发性结节罕见。可并发皮脂腺痣。

【组织病理】

真皮内有一个或数个大囊腔,由厚的疏松结缔组织包绕,囊壁常向腔内呈乳头状伸展。乳头状突起内衬立方形或高柱状大汗腺分泌细胞,外层常为扁平肌上皮细胞。腔内分泌物对 PAS 染色呈阳性反应,耐淀粉酶。可伴有黏液性上皮化生。

【诊断及鉴别诊断】

凡在内眦附近或鼻侧出现豌豆大结节,应考虑本病。因结节有时呈褐或蓝色,常易误诊为蓝痣、恶性黑素瘤、色素性基底细胞癌或脂溢性角化病,但将囊肿切开后,流出液体,则易鉴别。组织病理检查可明确诊断。有报道反驳了眼睑的小汗腺囊瘤比大汗腺囊瘤多的观点。

【治疗】

可用激光、电灼或手术切除。

42.2.4.3 乳头状汗腺腺瘤（hidradenoma papilliforum）

【同义名】

乳头状汗腺瘤（papillary hidradenoma）、女阴汗腺瘤（hidradenoma vulvae）。

【定义】

本病是一种向大汗腺方向分化的良性腺瘤，1878年由Werth首先报道。肛门生殖器区的乳头状汗腺瘤，之前被认为是起源于大汗腺，近来被认为是起源于肛门生殖器的乳腺样腺体。有报道乳头状汗腺瘤的上皮层有顶浆分泌，像乳头状汗管囊腺瘤，病变从上皮扩展至真皮，病变周边是乳腺导管和类似正常乳腺的腺体结构。

【临床表现】

本病罕见。多发生于中老年妇女的大阴唇、肛周或会阴部，偶见于乳头、乳腺、上眼睑、眼眶和外耳道及鼻腔。肿瘤一般为单个球形或卵圆形结节，略高出皮面，直径只有数毫米，可推动、坚实、柔软或呈囊样，可有压痛或易出血。表面皮肤光滑，偶有破溃、外翻，呈淡红褐色乳头状增长，显示可能恶变。

【组织病理】

显示此瘤位于真皮内，有完整包膜，与表皮不相连。瘤内可见管状或囊状空腔，腔内有很多互相交织和吻合的绒毛状突起。腔壁和绒毛突起常衬以单层柱状细胞，与大汗腺分泌细胞相似，胞质染淡伊红色；胞核大，淡染。外围为未成熟的肌上皮细胞。间质狭窄，呈细条状。可有假癌性增生。

【诊断及鉴别诊断】

凡女阴部出现小的坚实性结节，应疑及本病。虽常易误诊为囊肿、息肉、血管瘤或痔疮，但组织病理检查可明确诊断。

【治疗】

必要时手术切除。

42.2.4.4 乳头状汗管囊腺瘤（syringocystadenoma papilliforum）

【同义名】

乳头状汗管囊腺瘤痣（nevus syringocystadenomatous papilliferus）、乳头状汗管腺瘤（papillary syringocystadenoma）。

【定义】

其来源大汗腺或小汗腺尚未明确，有报道证明来源于大汗腺，有报道认为是来源多能干细胞（统计研究了24例乳头状汗管囊腺瘤恶变患者）。系向汗腺导管或腺体方向分化的一种肿瘤，1913年由Werther首先报道。

【临床表现】

少见。国外资料以女性多见，国内复旦大学附属华山医院共见6例，男4例女2例，其他单位报道男女各2例。主要发病年龄为16~34岁，婴幼儿时发病，发育期时增大。好发于头皮（约50%）或面部（15%），特别是前额和颞部原有皮脂腺痣处；也见于成人躯干，特别是肩部和腋下或股部、腹股沟和外生殖器处，报道还见于侧腹部、小腿、足背、下腹部、骨化性外耳道、阴囊、乳头（男性）。肿瘤为单个丘疹或斑块，丘疹的直径为2~10mm，顶圆或呈脐形，可呈红色至褐色，但大多因内含皮脂腺成分而呈黄色，常簇集成斑块（报道有左锁骨上的聚集性乳头状汗管囊腺瘤）；斑块的直径一般不超过4cm，笔者见到1例32岁女性患者，斑块为5cm×18cm。丘疹偶或排列成线状，有报道腹股沟线状乳头状汗管囊腺瘤中肥大细胞浓度明显升高。斑块表面呈乳头状，有时可见囊泡和散在结痂，间或有蒂，若破溃或迅速增大，应警惕恶变。发生恶变的约占10%，多见于成年期，恶变时大多变成基底细胞癌，亦可为鳞癌，也可为癌肉瘤，并引起转移。常与皮脂腺痣或毛发上皮瘤并发。

【组织病理】

损害处表皮棘层肥厚，真皮乳头瘤样增殖，中央有极度扩张的导管，衬以鳞状角化上皮细胞。特征是下端呈囊状凹陷，陷腔内有很多绒毛突起，腔壁和绒毛突起衬以两排细胞，近腔一排为类似大汗腺分泌细胞，外层为未成熟的肌上皮细胞，间质内特别是在绒毛突起处有相当密集的浆细胞浸润。肿瘤底部下方常见大汗腺。

42.2.4.5 导管状大汗腺腺瘤（tubular apocrine adenoma）

1972年Landry和Winkelmann首先以此病名

报道1例。

【临床表现】

本病极罕见。肿瘤常发生于头皮,也可在躯干、背部、鼻子、阴道口,一般为单个,边界清楚;虽报道可为7 cm×4 cm大,但直径一般小于2 cm,表面大多光滑。

【组织病理】

此瘤位于真皮和皮下组织,呈分叶状。其特征为有很多扩大并分支的不规则形小管状结构,有1个或多个直接或通过扩大毛囊与表皮相连,衬以两层上皮细胞,即柱状腔细胞和立方形或扁平外层细胞,前者常显示顶浆分泌。某些导管腔扩大,另一些小管管壁厚,并有乳头状上皮突起伸入管腔内。间质内有淋巴细胞和浆细胞浸润。

【鉴别诊断】

汗腺癌或转移癌:导管状大汗腺腺瘤若乳头状突起显著并见有些细胞多形和坏死时,应注意和汗腺癌或转移癌区别;但见外层立方形或扁平细胞,则有助于表明其为良性。

乳头状小汗腺腺瘤:与导管状大汗腺腺瘤所不同者为分别向小或大汗腺分化。Falck和Jordan提出最好将其称之为"导管乳头状汗腺瘤"向大汗腺或小汗腺分化;Ackerman认为最好将两者统称为乳头状管状腺瘤(papillary tubular adenoma),因这些"腺瘤"是否向导管或腺体分化尚不明确。有报道该病临床和皮肤镜下所见类似基底细胞癌。

【治疗】

必要时手术切除。

42.2.4.6 大汗腺纤维腺瘤(apocrine fibroadenomas)

本病极罕见,多发于肛周和女阴,表现为结节或有蒂,无特殊性。有报道发生于结膜及有肛瘘的肛周。

【组织病理】

显示此瘤常见于真皮明显增厚的乳头层和网状层上部,有时呈息肉样。瘤细胞组成相互交织的索状或有时为条状和小管,小管衬以单层或双层立方形细胞,细胞的腔缘具有明显护膜特征。

有时小管呈灶性扩张和角化。腔面细胞顶端呈鹅卵石状甚至顶浆分泌。间质内纤维组织倾向于围绕瘤细胞索和小管呈同心圆形排列,部分区域明显硬化或呈黏液样,常见少数淋巴细胞、浆细胞和肥大细胞。

【鉴别诊断】

需鉴别诊断的有:① 小汗腺纤维腺瘤:无顶浆分泌。② 向大汗腺分化的混合瘤:大汗腺纤维腺瘤的瘤细胞索和小管与增生表皮融合,可与混合瘤区分。③ 纤维上皮瘤:大汗腺纤维腺瘤的瘤细胞不是基底样细胞,显示单个或成片坏死,瘤细胞团与间质之间无裂隙,可与纤维上皮瘤区分。

【治疗】

必要时可手术切除。

42.2.4.7 乳头侵蚀性腺瘤病(erosive adenomatosis of the nipple)

【同义名】

乳头导管花样乳头状瘤病(florid papillomatosis of the nippleducts)。

【临床表现】

乳头部糜烂、结痂,呈湿疹样,可排出血性或浆液性液体;晚期增大,形成结节。

【组织病理】

病变处不规则形扩大的导管空腔导管自表皮伸入真皮内,靠近表皮处导管腔衬以鳞状上皮,导管具有高柱状腔细胞和外层致密的立方形小细胞,腔细胞示顶浆分泌。某些导管的囊状腔内可见由增生腔细胞形成的乳头状突起,这种突起甚至很明显,几乎完全充满整个囊腔;腔内可见脱落的部分坏死细胞。因乳腺可认作是变形的大汗腺,故此瘤相当于此类大汗腺相应的乳腺导管肿瘤。

【鉴别诊断】

① 乳头状汗腺瘤:此瘤的管状结构一般不与表皮相连。② 乳腺导管内癌:立方形细胞较大,且胞核不典型,可资区别。③ Paget病。

【治疗】

需手术切除。

42.2.4.8 圆柱瘤(cylindroma)

又名头巾状瘤(turban tumor),是大部分向大汗腺和小部分向小汗腺方向分化的肿瘤。1842 年 Ancell 首先报道一家族中 4 个女性成员发病。Billroth 首先命名其为圆柱瘤。

本病是罕见的良性附属器肿瘤。真皮圆柱瘤被定性为小汗腺的良性肿瘤,最常见的位置是在头颈部。多发性的往往与 Brooke – Spiegler 综合征有关,Brooke – Spiegler 综合征是常染色体显性遗传。有报道可恶变为腺样囊性癌。有文献报道了圆柱瘤皮肤镜下的构型。

【临床表现】

女性较多见。临床常见两种:

多发性:常染色体显性遗传,约占 10%。常自幼发生,好发于头皮,偶或面部和外耳部,罕见于躯干和肢体。肿瘤呈结节状,直径自数毫米至数厘米,呈粉红至红色,底部往往有蒂,表现光滑,几无毛发,生长缓慢,常长至一定大小后停止生长,但数目常随患者年龄增长而增多,甚或覆盖整个头皮,像头巾样,故称头巾状瘤。可能有触痛。常与毛发上皮瘤并发。

单发性:无遗传性,约占 90%。见于成人,好发于头皮和面部。损害的表现同多发性。在同一损害内可与小汗腺螺旋腺瘤并发。

【组织病理】

边界清楚,位于真皮内,可扩展至皮下组织;若在头皮,可侵犯筋膜甚至贴近骨膜,其上方表皮常变薄,不与肿瘤相连。肿瘤由厚度明显一致的透明膜包绕的、大小和形状极不一样的瘤细胞团和间质组成,其特征是:

透明膜:嗜伊红、均质性、呈缘状,包绕并穿透至瘤细胞团内,也见于某些瘤细胞周围,对 PAS 染色呈阳性反应,耐淀粉酶,内含Ⅳ型或Ⅴ型胶原、板层、纤维连接蛋白和蛋白多糖等,所有这些正常见于或贴近基底膜处,电镜下与正常基底膜不同的是,缺乏透明板层、致密板层和网状板层的明显划分。

瘤细胞:核分裂象罕见,有两型:一型胞质少,胞核小而深染,呈卵圆形至圆形,沿透明膜缘在瘤细胞团周围,常呈栅状排列;另一型稍大,胞质中等量,胞核大,呈卵圆形,淡染,核膜清楚,占瘤细胞团的大部分。

小管(tubules):见于 80%～90% 肿瘤内,管腔衬以含有护膜的细胞,与大或小汗腺中所见的相似,电镜下见小管腔侧护膜由微绒毛、很多张力细丝和致密颗粒组成。免疫组织化学示瘤细胞对抗细胞角蛋白抗体呈阳性反应。小管很少扩展成小囊肿。腔内充有 PAS 阳性、耐淀粉酶和对胶样铁染色呈阳性的均匀、粉红色物质。

间质:有时含有大量黏蛋白和(或)脂肪组织。局灶处因上皮细胞排列紧密而似缺乏间质。圆柱瘤的间质脂肪组织化生与脂瘤痣相鉴别。

【鉴别诊断】

单发性圆柱瘤有时需与毛发上皮瘤或基底细胞癌相鉴别,但组织象不同。外毛根鞘囊肿较圆柱瘤光滑、坚实而更可推动,组织象也完全不同。有报道乳房的圆柱瘤伴发纤维囊性疾病被误认为恶性病变。

【治疗】

必要时手术切除。多发性者需植皮。头皮良性皮肤圆柱瘤的早期切除是至关重要的,以避免继发颅骨侵蚀。

42.2.4.9　恶性圆柱瘤(malignant cylindroma)

【临床表现】

圆柱瘤发生恶变者罕见。肿瘤除在少数病例中为单个外,常多发;若多发,常仅一个或数个恶变,可转移至局部淋巴结和(或)内脏。曾报道 3 例侵犯颅内;有报道颈部恶性圆柱瘤。

【组织病理】

组织病理示圆柱瘤恶变区瘤细胞团周边细胞失去栅状排列和周围透明膜。周边小的嗜碱性细胞由淡染的大细胞代替,核仁常明显。核分裂象或少或多。有时仅见瘤细胞团周围透明膜变薄,不典型瘤细胞的胞核稍深染,分裂象不多。

【治疗】

手术切除。

42.2.4.10　大汗腺癌(carcinoma of apocrine gland)

系大汗腺的恶性肿瘤。

【发病情况】

复旦大学附属肿瘤医院病理科自 1951～1963 年共收集汗腺癌 64 例,占同期恶性皮肤肿瘤 771

例的 8.3%。笔者在 320 例皮肤恶性肿瘤中,见到汗腺癌 2 例,占 0.6%。汗腺癌多发生于 40 ~ 60 岁。

【临床表现】

好发于腋下、乳晕和会阴部,也可发于外阴、肛门、面部、头皮。常单发,偶或多发,质硬,直径多在 2 cm 以上,可达 20 cm 或更大;常与表面皮肤粘连,表面肤色正常或略红,有时有毛细血管扩张,可破溃成菜花状。增长缓慢,但可突然增大。切除后易复发,常有区域性淋巴结转移。

【组织病理】

癌肿常为实质性,呈浸润性生长,大致可分为 5 型:① 未分化型:癌细胞有两种,一种胞质透明或染淡伊红色,呈小多边形或卵圆形;另一种胞质染深伊红色,呈梭形。癌细胞有明显异型,排列成条索状或斑块状,有形成腺体倾向,不见 PAS 染色阳性物质。② 分化型:癌细胞也有两种,同未分化型,但胞质淡染的细胞较大,呈大多边形或立方形。癌细胞相互交织,呈结节状排列,倾向于形成腺腔或囊腔。部分癌细胞内含有 PAS 染色阳性物质。③ 腺型:由立方形或柱状上皮细胞组成,形成腺腔。腺上皮细胞和腺腔内均见 PAS 染色阳性物质。④ 黏液表皮样型:由不典型鳞状细胞巢及含有透明黏液或富于颗粒的柱状细胞组成。⑤ 湿疹样癌型:癌细胞侵袭局部表皮。

【诊断及鉴别诊断】

本病临床上有时需与纤维肉瘤、恶性神经纤维瘤、隆突性皮肤纤维肉瘤和滑膜肉瘤、乳腺癌、头颈部的蜂窝织炎等相鉴别,但组织病理检查可确诊。

【治疗】

目前仍以手术切除为主。手术范围须距癌肿 3~5 cm,切开皮肤后再潜行分离皮片 2~3 cm,做广泛切除,视基底癌肿的浸润程度而决定切除范围,通常应将受累组织一并切除,并做区域性淋巴结清除术。如癌肿位于肢体而广泛切除又难以彻底进行时,可考虑截肢术。此癌一般对放射治疗不敏感,但对不适宜手术的患者可试用。动脉插管注射抗癌药物如亚胺醌、噻替哌、氮芥等,有时可使局部癌肿缩小。当癌肿已发生转移则进行化学治疗。

42.2.4.11 乳房湿疹样癌(mammary eczematous carcinoma)

【同义名】

乳房 Paget 病(mammary Paget disease,MPD)。

【定义】

本病主要为乳腺癌、偶或大汗腺癌扩展至乳头及其周围表皮的损害。

【病因及发病机制】

初为乳头下乳腺导管内癌,往上累及乳头表皮,或在较少病例中病变位于较深处乳腺导管甚至腺体,向上扩展至乳头,也见乳腺深位癌与 MPD 并存,但查不出两者的直接关系。偶见原发于乳头皮肤内的、累及乳头表皮的大汗腺癌。

【发病情况】

本病除少数见于男性外,患者绝大多数为女性,占女性乳腺癌的 0.7% ~ 3%,男性乳腺癌的 0.8% ~ 1.5%。男性多发生于应用雌激素治疗前列腺癌之后。发病年龄为 25 ~ 86 岁,平均为 50 ~ 61.8 岁。复旦大学附属华山医院见 34 例,均为女性,占女性乳腺癌的 1.2%,年龄为 29 ~ 80 岁,平均为 64 岁。病期最短为 2 个月,最长达 20 年,平均为 2.8 年,半数以上在 1~5 年之间。

【临床表现】

损害常初发于乳头,渐及乳晕和周围皮肤,大多为单侧,呈湿疹样,覆以干性灰黄或淡绿色痂。去痂后露出鲜红色糜烂面或肉芽组织,有不等量渗液或干燥。覆以灰白色鳞屑或皲裂。可暂时好转,后又复发,并渐向周围扩展,持续经年,最后累及乳房大部。偶达前胸其他部位或远至背、腹部等。损害边缘界限鲜明,稍隆起,其外围常见小而散在、点状的损害,逐渐与原损害融合。损害向深部扩展时乳头开始内陷、破坏甚至消失。乳头溢液(常为血性)为初发症状者甚少,但晚期并非少见,复旦大学附属华山医院的 34 例中见 3 例 (8.83%),其中外科初诊者为 10 例,8 例(80%)在乳房内已有浸润性肿块,2 例腋部可触及肿大淋巴结;皮肤科初诊者 24 例,其中 4 例(16.6%)乳房内已有小的浸润性肿块,1 例腋下可扪及肿大淋巴结。

【组织病理】

早期表皮内仅见少量 Paget 细胞(PC)。此细胞的胞体大,呈圆形或椭圆形,胞膜不清楚,无细胞间桥,核大,一般为 1 个,亦可为数个,常有明显核仁,胞质丰富、苍白,较邻近角朊细胞淡得多,核周呈云雾状,在表皮内为单个或簇集,偶或排列成管状,增多时将角朊细胞挤压成网架状。可扩展至毛囊上皮内,但不侵犯真皮,与真皮之间隔以受压变扁的基底细胞。在损害中央表皮基底部,PC 大多不典型,胞核深染,胞质变空,但在边缘表皮浅层 PC 则多典型。

乳头下乳腺导管内可见管内癌,后者可局限于单个导管,亦可见于多个导管。癌细胞与 PC 相似,但较小,在管上皮内扩展,往上先达表皮基底部,位于基底细胞和基底膜之间,以后向上扩展至表皮。管内癌原发部亦可向深处侵犯乳腺导管腔,偶或直达腺体。较小的乳腺导管受累后,癌细胞极易穿破基底膜而成浸润性癌,其中偶见与 PC 相似的癌细胞。

免疫组织化学染色:PC 照例对癌胚抗原呈阳性而角朊细胞和黑素细胞则不表达此抗原。PC 表达对腺上皮典型的细胞角蛋白,但不表达表皮角蛋白。笔者曾研究 10 例表达 c-erbB-2 癌基因蛋白[c-neu(Ab-2)]和抗癌基因蛋白[p53(PAb1801)]以及雌激素受体(ER)和孕激素受体(PR)的情况,全部病例均表达 c-neu 和 p53,90%病例表达 ER 和 PR,与乳房外湿疹样癌明显不同。

组织化学染色:结果不一致,仅在某些病例中,PC 的胞质对 PAS 呈阳性,阳性细胞数目不多,耐或不耐淀粉酶。在某些病例中,PC 对 Alcian 蓝染色(pH 为 0.25 而非 0.4 的情况下)呈阳性。PC 内偶见黑素,但它对多巴呈阴性反应。

酶组织化学染色:PC 呈大汗腺酶型阳性反应,包括对酸性磷酸酶和酯酶呈强阳性;对氨肽酶和琥珀酸脱氢酶呈弱阳性。

【诊断及鉴别诊断】

常需与乳头湿疹相鉴别,若损害经久不愈、边界清楚、乳头溢液(常为血性)甚至乳头凹陷,应考虑本病。组织病理检查典型者不难确诊,但有时

需与下列疾病相鉴别:

皮肤原位癌:对癌胚抗原呈阴性反应,可见胞核簇集的多核巨上皮细胞和个别角化不良细胞。

浅表型恶性黑素瘤:瘤细胞直接与真皮接触,对癌胚抗原、多巴、PAS 和 Alcian 蓝等染色均呈阴性反应。

乳头浅表型皮脂腺癌:放射共焦显微镜有助于 MPD 诊断,近年来偏光皮肤镜亦始用于本病的诊断。

【治疗】

对触不到乳腺肿块(因其很少侵犯腋淋巴结)者可做全乳房切除术。若触及乳腺肿块,宜行根治手术。对没有伴乳腺癌者可行微创或冷冻疗法。

42.2.4.12 乳房外湿疹样癌 (extramammary eczematous carcinoma)

【同义名】

乳房外 Paget 病(extramammary Paget disease, EMPD)。

【发病情况】

除少数见于女性外,患者大多为男性,常发生在 50 岁以后。复旦大学附属华山医院皮肤科见 77 例,其中女性 7 例,男性 70 例。年龄自 51 至 83 岁,女性平均为 65 岁,男性平均为 68 岁。病期最短为 6 个月,最长达 15 年,平均 2.5 年,半数以上为 2~5 年。中国 EMPD 主要发生在男性阴茎和阴囊。

【病因及发病机制】

继发性 EMPD 的表皮病变常由直肠、子宫颈或膀胱癌扩展而来。至于原发性 EMPD 的起源,尚无定论,以往认为 PC 系汗腺癌沿导管上皮内蔓延,但连续切片发现表皮及附属器的病变为多灶性起源,并且在不少病例中根本无法找到汗腺导管和腺体病变;即使表皮病变与汗腺导管病变相续,也难以确定病变的扩展是自上而下还是自下而上。另外,与 MPD 不同,EMPD 的真皮内侵袭来自表皮而非导管和腺体结构。以上所述表明,EMPD 可能原发于表皮。关于表皮内 PC 的起源,目前仍有争议,据推测,它可能是起源于大汗腺导管开口部细胞,或是自表皮内向大汗腺分化的多

潜能基质细胞,但超微结构观察结果也不一致。近年来,免疫组织化学检查结果支持 EMPD 的大汗腺起源,因 PC 对癌胚抗原、大囊病体液蛋白(gross cystic disease fluid protein)和大汗腺上皮抗原(大汗腺的免疫反应物)均呈阳性。有报道多中心原发性 EMPD 始于 Toker 细胞的增生,并有可能演变为生殖器区域的癌(Toker 细胞是乳头乳晕、外阴及其他皮肤大汗腺的上皮透明细胞)。有假设 PBD(Paget 样 Bowen 病)和 EMPD 可能源于相同的祖细胞。

【临床表现】

本病好发于大汗腺分布部位如外生殖器部[如阴囊(彩图 42 - 08)、阴茎、大小阴唇和阴道口],少数见于会阴和肛周,偶或腋窝、耵聍腺分布部位(外耳道)和 Moll 腺分布部位(眼睑)。损害大多为单发,少数为多发,同时发生于两个部位(如腋部和外生殖器部)的甚为少见。继发性 EMPD 罕见,可由直肠癌、子宫颈癌或膀胱腺癌分别扩展至肛周、女阴、尿道和阴茎所致;反之,外生殖器部长期 EMPD 可往上扩展至子宫颈和泌尿道。损害与 MPD 相似,边缘狭窄、清楚,且稍隆起,呈淡褐色至褐色,中央潮红或部分糜烂,上覆少量鳞屑或结痂,但在肛周和会阴部可呈疣状或乳头状瘤样。女阴部损害有时颇似增殖性红斑。损害直径 0.4~12 cm,平均为 3 cm 左右。半数以上患者局部有瘙痒,少数有疼痛或出血。

【组织病理】

不等量 PC 可局限于表皮内,也常见于毛囊上皮或小汗腺导管,可从表皮或汗腺癌侵袭真皮,有时表皮下部可见具有中央腔的腺体聚集。

免疫组织化学染色:笔者曾研究 77 例 EMPD 表达 c - erbB - 2 癌基因蛋白[c - neu(Ab - 2)]和抗癌基因蛋白[p53(PAbl801)]以及雌激素受体(ER)和孕激素受体(PR)情况,29 例(37.66%)c - neu 阳性,6 例(7.792)p53 阳性,ER 和 PR 阳性者均占 2.59%,与 MPD 的差异明显不同,表明 EMPD 与 MPD 瘤细胞来源不同。

组织化学染色:几乎所有病例的 PC 中都含有唾液黏蛋白(sialomucin),后者系非硫酸化酸性黏多糖,耐淀粉酶,故对 Alcian 蓝染色(仅在 pH 为 2.5 而非 0.4 的情况下)呈阳性,耐透明质酸酶。PC 对胶样铁和黏液卡红染色也常呈阳性反应。继发性 EMPD 系来源于分泌黏蛋白的腺癌,而黏蛋白也常为唾液黏蛋白。MUC5AC 表达的程度可能与 EMPD 的侵袭和进展相关,有助于识别高风险 EMPD。

【诊断及鉴别诊断】

本病的诊断一般不难,关键在于提高警惕。对 50 岁以上老年人发生在外生殖器部或肛周长期不愈的湿疹样皮肤损害,特别是边界明显者,应及时活检以明确诊断。组织学上鉴别同 MPD。P63 可有效地区别原发 EMPD 和 PSCCIS(原位 Paget 样鳞状细胞癌)。

【治疗】

首先为手术切除。目前提倡 Mohs 显微外科技术,可彻底去除肿瘤而又最大限度地保存正常组织。Mohs 显微外科手术后放疗是一种有效的治疗方法,长期随访表明,无转移时,预后良好。

转移性 EMPD 治疗:放化疗;抗 HER2 药物(有 ERBB2 S310F 的改变时)治疗;微创的复发率较高,但重复手术切除和长期的观察是必要的;5 - 氨基乙酰丙酸类光动力疗法和咪喹莫特的组合疗法;咪喹莫特;铽激光治疗。

通常常规手术切除法是在损害边缘以外 1~2 cm 的正常皮肤做切口。为防止复发,可在预先标记好皮损方位之后从切下的皮片周缘多处采样做冷冻切片;若某处仍能找到瘤细胞,将该处切缘再适当往外移 1.0~2.0 cm。阴囊部皮肤松弛,局限在该处的损害经切除后可直接缝合;若损害较大,累及腹股沟和肛周时,则需做植皮术。5 - 氟尿嘧啶(5%乳膏,2%~5%溶液)外用有一定疗效,但刺激性大,且为对症处理,只适用于不宜手术的复发性损害。EMPD 对 X 线照射不敏感,放射治疗效果不肯定。继发性 EMPD 则视其原发病变做相应处理。

42.2.4.13　小汗腺痣(eccrine nevus)

本病极罕见,表现为真皮网状层内正常成熟小汗腺腺体分泌蟠管增生和(或)增大,可有 1 个或多个导管,可伴小神经分支增多,可有黏液,有些病例的表皮示基底样细胞增生。有时小汗腺导管亦增生。小汗腺血管瘤样错构瘤（痣）［eccrine angiomatous harmatoma（nevus）］为本病的一种异型，所不同者，尚见毛细血管和较大血管增生，临床表现为1~2个结节或孤立斑块，似血管瘤，有时有疼痛。必要时做手术切除。有报道该病可被格隆溴铵控制。

42.2.4.14 小汗腺囊瘤（eccrine hidrocystoma）

【同义名】

汗管扩张症（syringoectasia）、小汗腺汗管囊腺瘤（eccrine syringocystadenoma）。

【病因】

可能是由于小汗腺导管畸形而致汗液暂时或永久性潴留引起真皮内直行导管扩张。

【临床表现】

罕见，世界文献报道仅约30例。常发生于中年妇女。好发于面部特别是眶周和颊部，可发于外耳道、睑板。损害一般为单个，偶或数个甚至很多，表现为囊样透明结节，直径为1~3 mm，常呈淡蓝色，穿刺后流出液体。夏季出汗多时，数目增多、明显增大，冬季缩小。注射阿托品后消失，但注射毛果芸香碱后扩大。患者常有多汗症。

【组织病理】

组织象通常与汗管相似，但常见分泌细胞。囊壁小立方形上皮细胞常有两层，胞核与囊壁平行。间质内纤维化少见。连续切片示囊腔与正常小汗腺真皮内直行导管相通，但鲜与末端汗管连续。组织化学反应也证明属小汗腺。

【鉴别诊断】

本病与汗管瘤的鉴别点为局部注射阿托品后消失。临床上有时需与毛发上皮瘤、大汗腺囊瘤和囊性基底细胞癌以及多发性皮脂囊瘤等相鉴别。

【治疗】

治疗以手术切除为主。有用肉毒杆菌合成肽局部注射治疗的报道。

42.2.4.15 汗管瘤（syringoma）

【同义名】

管状汗腺瘤（syringo-hidradenoma）、汗管囊腺瘤（syringocystadenoma）、疹性汗腺瘤（hidroadenoma eruptiva）、汗管囊瘤（syringocystoma）。

【定义】

本病系向小汗腺末端汗管分化的一种肿瘤。

【简史】

1876年Kaposi首先描述本病，1894年Unna为取现名。

【病因及发病机制】

根据瘤细胞内酶活性示小汗腺酶如琥珀酸脱氢酶、磷酸化酶和亮氨酸氨基肽酶等活性占优势，而大汗腺酶如酸性磷酸酶和葡萄糖醛酸酶呈弱阳性反应；小汗腺特异性单克隆抗体EKH6标记示导管和囊腔缘阳性而基底细胞特异性单克隆抗角蛋白抗体EKH4染色对上皮索和囊壁周围细胞阳性；S-100蛋白见于分泌部分而不见于导管；电镜示导管和囊状导管腔缘衬以具有很多短的腔绒毛的典型导管上皮，提示此瘤系向小汗腺末端导管分化的畸形。

【临床表现】

较常见，女性多见。复旦大学附属华山医院经活检证实的85例，男女比例为1∶3.7。发病年龄为11~43岁，女性大多为15~18岁，男性为16~25岁。8例有家族史。损害初发部位在女性常为两下眼睑，而男性多在下胸部（表42-14）。此外，亦好发于前额、两颊和腹部。间或局限于某个部位，如阴囊、阴茎或女阴（生殖器汗管瘤）、手指伸面（肢端汗管瘤）。极少呈单侧或线形，甚至可为躯干游泳衣分布区。发生于头皮的隐匿性汗管瘤常伴瘢痕性秃发。不少患者伴Down综合征，偶伴发Marfan或Ehler和Danlos综合征。损害表现为针头至豌豆大，肤色、淡棕黑色至褐黄色的半球形丘疹，表面常有蜡样光泽，质地中等。女阴的损害色泽较淡，男性的损害常较柔软，自数个至百个以上，常密集而不融合。损害数目多而泛发者称为疹性汗管瘤、家族性发疹性汗管瘤。一般无自觉症状，但女阴部患者常有剧痒。少数病例夏季出汗多时稍痒或有轻度肿胀感。病程缓慢，可长达30年以上。软骨汗管瘤最早由赫希和Helwig报道，为一种皮肤混合瘤，伴黏液和软骨化，通常无症状，生长缓慢，多位于头颈部，也见于腿部、耳垂、眼角等，可恶变。

表 42 - 14　复旦大学附属华山医院 85 例
汗管瘤的初发部位

性别	眼睑	下胸	前额	女阴	颈前	腹	不详	合计
女	55	4	3	3			2	67
男	3	9			1	1	4	18
合计	58	13	3	3	1	1	6	85

【组织病理】

此瘤位于真皮网状层上 2/3 处,并常仅限于上半部,不累及乳头层,偶或与表皮或正常小汗腺连接,由嗜碱性上皮索或囊状导管嵌于纤维性甚或透明硬化之间质内组成。

导管结构:管壁衬以一排腔面细胞和一排有时两排或多层周围细胞,腔内常含有弱嗜碱性均匀或颗粒状物质。腔面细胞扁平,胞质染粉红色,胞核小,核仁不明显,无核分裂象。周围细胞的胞质常苍白、空泡化,少数含有透明角质颗粒。

上皮细胞索或巢:呈圆形或卵圆形、蝌蚪状或逗点状,有时尚见鹿角状分支,常与导管连续,由类似周围细胞组成。

囊肿:贴近表皮处有些导管样结构角化,形成充以角质细胞的小囊肿,可破裂引起肉芽肿,最后可钙化,此可能是向末端汗管最远端分化。

间质:由紧密排列的胶原伴相对较少的纤维细胞组成。

透明细胞汗管瘤系汗管瘤的一种异型,1972年由 Headington 等报道。较常见于糖尿病患者。瘤细胞因含大量糖原而呈透明状,除周围细胞外,瘤细胞大小不一,几乎完全组成瘤细胞团。

汗管瘤偶或并发结缔组织增生性毛发上皮瘤或色素痣。Mishima 将并发色素痣者称为小汗腺-中心痣。

【诊断及鉴别诊断】

本病有时需与扁平疣和毛发上皮瘤相鉴别。扁平疣的丘疹顶部扁平,疏散分布,好发于面和手背;毛发上皮瘤的丘疹较本病略大而坚实,表面可见扩张毛细血管,好发于鼻唇沟处,组织病理检查见角质囊肿,但应注意的是,有时与本病并发。对初发于下胸部的男性患者损害,因其常呈棕黄色且质地较软,需与色素痣甚至黄瘤和皮肤纤维瘤

等鉴别,组织病理检查可以区分。有报道斑块型汗管瘤被误诊为微囊附属器癌。

【治疗】

必要时可用电解法或激光去除。

42. 2. 4. 16　汗孔瘤(poroma)

【定义】

此瘤系向小汗腺末端汗管下 2/3 段和真皮内导管最上段分化的一类上皮瘤。它包括已知的单纯性汗腺棘皮瘤(hidroacanthoma simplex)、小汗腺汗孔瘤(eccrine poroma)、真皮内导管瘤(dermal duct tumor)和由 Ackerman 提出的汗孔或小汗腺汗腺瘤(poroid or eccrine hidradenoma)。

【简史】

1956 年 Pinkus 等首先报道一种由类似末端汗管汗孔细胞组成的肿瘤,称之为小汗腺汗孔瘤。单纯性汗腺腺瘤仅为 Borst - Jadassohn 现象(瘤细胞巢限于表皮内)表现的一种疾病。1966 年 Winkelmann 和 Mcleod 报道 3 例由极似小汗腺汗孔瘤细胞组成的肿瘤,但位于真皮内,称之为真皮内导管瘤。近来 Ackerman 将实体-囊肿性汗腺瘤(solid-cystic hidradenomas)中具有类似其他汗孔瘤组织象特征的肿瘤,因其具有汗腺瘤(hidradenoma)和汗孔瘤的特征,称之为汗孔汗腺瘤。可恶变。

【临床表现】

(1) 单纯性汗腺棘皮瘤

发生于成人,就诊患者年龄多在 60 岁以上。好发于躯干特别是小腿,罕见于头皮和颈部。损害形态无特征性,但常需与脂溢性角化病、光化性角化病、基底细胞癌和鳞癌相鉴别。

(2) 小汗腺汗孔瘤

无性别差异,多发生在中年以后,可见于面部、躯干、头皮、足部偶或手部、甲周、耳后等。肿瘤一般为单个,直径一般为 10 mm,也可达 5 cm,为正常肤色、淡红色至青黑色,相当坚实,高出皮面,或略带蒂,表面光滑或稍分叶,可似化脓性肉芽肿或血管瘤,或有鳞屑或角化,创伤后可有裂隙、结痂、糜烂和破溃。掌、跖部损害扁平,周围有领口状角化。此瘤偶或多发,称为汗孔瘤病。

(3) 真皮内导管瘤

多见于 50 岁以后,主要发生于妇女的头和颈部。损害为单个丘疹或斑块,直径为 2 mm 甚至 2 cm,偶或呈疣状或乳头状瘤样,少数有色素沉着。

【组织病理】

单纯性汗腺棘皮瘤、小汗腺汗孔瘤、真皮内导管瘤和汗孔汗腺瘤的组织象至少具有以下的共同点,即瘤细胞酷似小汗腺真皮导管的最上段周围细胞和末端汗管下 2/3 段周围细胞(汗孔细胞)。瘤性汗孔细胞,若几乎完全限于表皮内,常排列成散在卵圆形灶,称为单纯性汗腺棘皮瘤;若累及表皮基层和真皮上部,称为小汗腺汗孔瘤;若明显局限于真皮内,表现为没有囊肿的散在团块,称为真皮导管瘤;若构成实体和囊肿成分,并往往伴有较小的卫星状同样细胞成分的团块,均位于真皮内,称为汗孔汗腺瘤。若做连续切片,可见上述 4 型汗孔瘤的结构和细胞学特征有重叠,故可能是同一病谱病变的不同表现。

上述 4 型最一致的组织学特征为:① 汗孔细胞,大小和形态基本一致,比邻近表皮棘层内角质形成细胞略小,可见细胞间桥,胞质少,胞核偶呈梭形或咖啡豆样,一般呈块状,卵圆形至圆形,核仁不明显。② 护膜细胞,较汗孔细胞大,胞核稍较大,核染色质较明显,胞质丰富,呈粉红色,似小汗腺导管护膜,细胞间桥更易见。护膜细胞的胞核倾向于多核,有时不典型,胞质内偶见透明角质颗粒。③ 胞质内或细胞间空泡化,形成导管。④ 成片坏死,常见于瘤细胞团中央,无炎症细胞浸润。⑤ 整个肿瘤中汗孔细胞和护膜细胞的胞核较一致。

不常见的特点为:① 囊肿腔隙;② 角化灶;③ 苍白和透明细胞;④ 不等量炎症细胞浸润;⑤ 汗孔细胞间树突状黑素细胞和细胞间黑素;⑥ 某些护膜细胞内透明角质颗粒。

间质成分数量不一,酷似肉芽组织以至广泛硬化,特别是在溃疡下方偶见炎症细胞。

色素性汗孔瘤,皮肤镜下活检证实色素汗孔瘤无血管结构。

免疫组织化学:瘤细胞对磷酸化酶、琥珀酸脱氢酶和苹果酸脱氢酶呈阳性反应,而这些酶见于正常真皮和表皮中小汗腺导管内。某些瘤细胞内含有糖原,对 PAS 呈阳性反应。瘤内导管护膜缘处对 PAS 呈阳性反应,耐淀粉酶。间质对 Alcian 蓝和胶样铁染色呈阳性反应,含透明质酸。4 型肿瘤对 AE1/AE3(抗分子量 40 000 ~ 67 000 细胞角蛋白)、EMA、CEA、肌动蛋白和 GCDFP 均呈同样反应。S - 100 蛋白染色示瘤细胞呈阴性反应而对瘤细胞间散在的 Langerhans 细胞和黑素细胞呈阳性反应。

【鉴别诊断】

此瘤需与化脓性肉芽肿、组织细胞瘤、无色素性黑素瘤、基底细胞癌和脂溢性角化病等区分,其组织象均不一致。

【治疗】

可用激光、电灼或手术切除。

42.2.4.17 恶性小汗腺汗孔瘤(malignant eccrine poroma)

【定义】

此瘤又称汗孔癌(porocarcinoma),常在小汗腺汗孔瘤的基础上发生,亦可一开始即为恶性。

【临床表现】

好发于老年人肢体和头皮。肿瘤为单个结节或斑块,可破溃,常倾向于转移至其他部位的皮肤和内脏。

【组织病理】

在组织学上,肿瘤与汗孔瘤相关或原位(denovo),前者最常见的为小汗腺汗孔瘤,其次为单纯性汗腺棘皮瘤,尚未见报道有真皮导管瘤。除可见由不同比例的汗孔细胞和胞质内或细胞间导管分化的护膜细胞组成的边界清楚的肿瘤外,癌变部分不对称,边界参差不齐或模糊不清,癌细胞密集,大小和形状明显不同,胞核明显不典型,有很多核分裂象。因汗孔瘤可有坏死,故仅凭坏死不足以区分良、恶性。原位恶性小汗腺汗孔瘤初在表皮,以后在真皮内,不对称,边界不清楚,癌细胞向导管分化,胞核明显不典型,有很多核分裂相。某些瘤因分化良好,可辨认汗孔细胞和护膜细胞。在转移病灶中,表皮和真皮内均有很多癌细胞。因末端汗管癌细胞"向表皮",故癌细胞常侵犯表面表皮。表皮内癌细胞巢大小不一,周围绕以增生的鳞状细胞,呈"湿疹样癌样"方式。真皮内扩张淋巴管内可见癌细胞巢,提示肿瘤经淋巴管扩展。PET/CT 可有效用于汗孔癌的分期、后续发展及复发的观察。

【鉴别诊断】

乳腺外湿疹样癌:癌细胞内含唾液黏蛋白,耐淀粉酶。

恶性汗管棘皮瘤:末端汗管细胞的大小与形状不一,胞核深染,与表皮角朊细胞混合。有报道汗孔癌的转移与暴发性脂溢性角化病难区别。

汗孔癌与鳞癌:肿瘤侵入成分和肿瘤厚度的结构成为区别二者重要的标准。

【治疗】

二苯环丙烯酮;射波刀放射外科疗法可成功治疗已有颈淋巴结转移的小汗腺汗孔癌。

42.2.4.18 小汗腺纤维腺瘤(eccrine fibroadenomas)

【简史】

1963 年 Mascaro 报道 2 例 63 岁患者,损害发生于上唇和小腿,组织病理示由嵌于大量纤维组织内的相互交织的导管、上皮索和条组成,称之为小汗腺汗管纤维腺瘤(eccrine syringofibroadenoma)。1977 年 Weedon 和 Lewis 报道 1 例 16 岁女孩先在背部发生直径为 2.5 cm 的疣状斑块,以后前臂发生多发性小丘疹,组织象与 Mascaro 报道的相似,称之为末端汗管痣(acrosyringeal nevus)。1976 年 Ogino 报道 1 例 44 岁妇女右下肢发生排列成线状的淡红褐色丘疹,组织学上具有小汗腺纤维腺瘤和单纯性汗腺棘皮瘤的特征,认为是汗孔瘤,称之为线状小汗腺汗孔瘤(linear eccrine poroma)。Mehregan(1985)、Civatte 等(1981)和 Olmos(1980)描述了 4 例,称为小汗腺纤维腺瘤。

【临床表现】

文献报道仅 8 例,其中 6 例临床病程似新生物,2 例为痣样瘤。损害好发于肢体,患者就诊时病期为几个月至数年。组织病理诊断时平均年龄为 65 岁。

【组织病理】

此瘤主要累及小汗腺导管上皮、表皮和明显改变的真皮乳头层。表皮增生,常伴角化过度和粒层增厚。瘤细胞为小汗腺导管苍白细胞,组成相互交织的上皮索或柱,其中有些见导管结构,自表皮角层下方伸至增厚的真皮乳头层基底。苍白细胞在表皮内类似单纯性汗腺棘皮瘤的瘤细胞;在上皮柱中有些似小汗腺汗孔瘤的瘤细胞;在上皮索中似正常小汗腺真皮内导管。真皮乳头层明显增厚,毛细血管明显扭曲,伴明显水肿,可见淋巴细胞和浆细胞浸润。

【鉴别诊断】

单纯性汗腺棘皮瘤和小汗腺汗孔瘤:此瘤与上述肿瘤虽相似,但构型特异,可以区分。

大汗腺纤维腺瘤:可示顶浆分泌。

【治疗】

必要时手术切除。

42.2.4.19 侵袭性指/趾乳头状腺瘤(aggressive digital papillary adenoma)

此瘤发生于成人,患者平均年龄为 44 岁。好发于指、趾和邻近掌、跖皮肤。肿瘤倾向于向深部组织浸润,有 1/3 病例可复发,复发病例中至少 40% 发生局部淋巴结和/或肺部转移。组织病理示肿瘤在相对良性损害或病变处保留小汗腺导管和腺体结构而具有乳头状小汗腺腺瘤的某些特征,因此易被误认为乳头状小汗腺腺瘤,但在腺癌区瘤细胞较多且多形,核分裂象常见,腺体结构则不明显。治疗需彻底手术切除。

42.2.4.20 小汗腺螺旋腺瘤(eccrine spiradenoma)

此瘤是向尚未明确小汗腺或大汗腺导管分化的一种良性瘤。1956 年 Kersting 和 Helwig 首先描述本病。

【临床表现】

罕见。多见于青年人。除掌、跖、腋窝、会阴或外生殖器外,无一定好发部位。肿瘤一般为单个,偶或数个,呈球形或卵圆形结节,直径一般为 1~2 cm,偶达 5 cm,表面肤色正常或为淡蓝色,质软如海绵,生长缓慢。可有放射状疼痛和压痛。疼痛可自行发生,但常因轻微刺激如受压、寒冷或肌肉劳累引起,常为阵发性,可持续 2~5 秒。有时剧痛。偶见大结节排列成线状或小结节呈带状疱疹样排列。此瘤可与圆柱瘤和毛发上皮瘤并发。有报道此瘤可发展成癌肉瘤。

【组织病理】

此瘤位于真皮深层并常在皮下组织，偶只见于皮下组织，与表皮不相连。由数个小叶或单个大的小叶组成，小叶边界明显。

主要特征为：① 瘤细胞有两型，胞质均很少。一型胞核小而深染，多在小叶周围，或围绕血管排列成栅状；一型胞核大而淡染，位于小叶中央，部分围绕不规则的小囊状管腔，在无管壁处簇集成菊花丛状。② 透明膜，嗜伊红性、均质化，比在圆柱瘤中所见的薄，含有类似正常基底膜的Ⅳ型胶原，并深入瘤实质中形成短的间隔；间隔末端分支、变细，故在横切面示瘤细胞间透明小滴。③ 小管结构，系由某些大的淡染瘤细胞的胞质空泡化形成，衬以有时可明确有护膜的上皮细胞，偶或含有透明角质颗粒的淡染细胞，仅偶见顶浆分泌。在有明显导管分化的肿瘤中，纵切面示小叶周围长段导管结构。④ 小淋巴细胞，见于实质和间质内，呈散在分布，甚至很多。⑤ 间质，表现为受压纤维组织缘状，可有明显水肿，常含粉红色蛋白样物质，Alcian 蓝染色呈阳性，内有丰富的血管网，血管大小不一，可极度扩张，管腔内可有血栓，有时再通。

不常见的特征为：① 角化灶；② 类似汗管瘤中所见小管结构；③ 类似淋巴管的极度扩张血管腔，内含均质性粉红色物质；④ 细静脉周围纤维蛋白沉积；⑤ 扩张和有血栓形成的血管；⑥ 红细胞漏出；⑦ 钙化；⑧ 肉芽肿。

免疫组织化学：瘤细胞内磷酸化酶、琥珀酸脱氢酶和 S-100 蛋白，结合电镜观察表明此瘤向小汗腺分化。癌胚抗原主要见于腔细胞表面。根据此瘤具有圆柱瘤的很多特点、偶见顶浆分泌、同一标本内可见此瘤与圆柱瘤和毛发上皮瘤并存，以及可见很长的小管结构，提示此瘤向大汗腺分化；因此此瘤究竟是向小汗腺或大汗腺分化，尚不明确。

【鉴别诊断】

临床上此瘤需与其他疼痛性肿瘤如血管平滑肌瘤、血管球瘤、神经瘤甚或血管脂肪瘤、管状 Spitz 痣、巨型血管小汗腺螺旋腺瘤与钙化上皮瘤等相鉴别。若见瘤细胞排列成特殊的菊花丛状，容易诊断本病。小汗腺螺旋腺瘤（ES）是一种罕见的良性附属器肿瘤，因其有疼痛和丰富血管，很容易被误认为是血管球性病变或血管平滑肌瘤。ES肿瘤细胞的免疫组化分析显示：CK5/CK6、CK8/CK18、S100 以及小液泡状 EMA 均阳性，表明免疫组化有助于 ES 的诊断，也有利于它和临床组织学相似的疼痛型皮下肿瘤相鉴别。

【治疗】

必要时激光或手术切除。Mohs 显微手术可治疗浸润性复发性小汗腺螺旋腺瘤。

42.2.4.21　恶性小汗腺螺旋腺瘤（malignant eccrine spiradenoma）

本病又称小汗腺螺旋腺癌（eccrine spiradeno-carcinoma）。1972 年 Dabska 首先报道 2 例，以后又报道 14 例，发生自小汗腺螺旋腺瘤恶变；近来有报道发生于头皮的恶性小汗腺螺旋腺瘤。组织病理示肿瘤常穿过包膜，向周围间质呈侵袭性生长。瘤内有两种成分：典型良性小汗腺螺旋腺瘤细胞和腺癌细胞，并伴过渡区。癌区示未分化或腺体形成。癌细胞可示鳞状细胞化生或转变成梭形细胞肉瘤样。

42.2.4.22　乳头状小汗腺腺瘤（papillary eccrine adenoma）

1977 年 Rulon 和 Helwig 首先以此病名报道 14 例。此瘤常发生于手、足部，一般为单个，直径为 0.5~2 cm。组织病理示此瘤位于真皮内，很少扩展至皮下组织浅层，边界清楚，大多对称，由很多大小不一、扩张的小管和不等量间质组成。小管壁衬以至少两层上皮细胞，外层细胞似肌上皮细胞，内层细胞部分增生，突入囊腔，形成乳头状突起，腔内可含颗粒状、嗜伊红物质和坏死碎屑。小管偶可融合成较大微小囊肿。间质纤维组织疏松，充以黏蛋白以至致密纤维化。肿瘤下方可见小汗腺，并有部分似向小汗腺腺瘤分化。此瘤易与浸润性指状乳头状腺癌混淆；与导管状大汗腺腺瘤的鉴别见后者有关内容。必要时行手术切除。

42.2.4.23　汗腺瘤（hidradenoma）

【同义名】

结节状汗腺瘤（nodular hidradenoma）、孔管瘤（porosyringoma）、小汗腺末端孔管瘤（eccrine acrospiroma）、透 明 细 胞 肌 上 皮 瘤（clear cell myoepithelioma）。

【定义】

此瘤系多叶状良性上皮瘤，常局限于真皮内，有时与表皮相连，大部分由汗孔、护膜细胞（小汗腺分化指征）、透明细胞、多角形细胞和黏液样细胞（大汗腺分化证据）组成。

【病因及发病机制】

1941 年 Mayer 注意到某些肿瘤内有顶浆分泌，表明为大汗腺性。1949 年 Liu 基于瘤内透明细胞与毛囊透明细胞相似，提出为毛囊源性。1952 年 Lever 和 Castleman 因见到具有原纤维性胞质的卵圆至梭形细胞，假定为肌上皮细胞而提出肌上皮细胞瘤。1969 年 Johnson 和 Helwig 因见瘤内导管结构类似小汗腺末端汗管和真皮内导管，认为起源于小汗腺。Winkelmann 和 Hashimoto 基于电镜观察和组织化学发现，倾向于认为向小汗腺分化。近年 Ackerman 认为汗腺瘤 95% 因见透明细胞、多角形细胞和黏液样细胞，为向大汗腺分化；少数（5%）因向汗孔和护膜细胞分化，为小汗腺性，称之为汗孔样（小汗腺）汗腺瘤。

【临床表现】

较常见，无一定好发部位。肿瘤一般为单个，偶或多个，呈单叶或多叶状结节，直径 1～2 cm，质地坚实，表面肤色正常，生长缓慢。有些较浅表，可破溃，并排出浆液性物质。外伤后可迅速增大，似出血性囊肿。

【组织病理】

位于真皮内，偶或扩展至皮下组织，与表皮相连或不相连，有时与毛囊漏斗相连，呈分叶状，界限清楚，边缘光滑。

(1) 透明细胞（大汗腺）汗腺瘤［clear cell（apocrine）hidradenoma］

大多数具有实性和囊性成分，两种成分近乎相等或以一种成分为主，极少数几乎完全为一种成分。主要见于成年女性，有报道见于成年男性枕部头皮上，瘤实质外围具有边界清楚的受压纤维组织。瘤细胞单个或成片坏死不常见。

1) 瘤细胞

透明细胞或苍白细胞：透明细胞胞界清楚，胞质丰富，内含大量糖原，对 PAS 呈阳性反应，不耐淀粉酶，胞核小；苍白细胞具有可辨认的胞质。

鳞状细胞（squamoid cell）：或称嗜伊红、颗粒状、多角形细胞，胞核呈圆形至卵圆形，核仁不明显，染色质细致，胞质相当丰富，嗜伊红性，呈颗粒状或原纤维状。

黏液样细胞（mucinous cell）：最少见，也最难辨认。大多衬贴大的囊腔，若胞质内含有丰富黏蛋白，则胞体膨胀，染淡蓝色，较易辨认。此外，除在某些瘤内呈明显灶性分布外，大多与透明细胞相似。

2) 导管结构

数目不等，内衬细胞有两种，有些示顶浆分泌。柱状细胞倾向于腺样腔隙内衬，可能反映了向大汗腺分泌细胞分化；立方形细胞倾向于小导管样腔隙内衬，可能反映了向导管分化。

3) 囊腔明显扩大

由无一定方向排列的瘤细胞包绕，并偶见瘤细胞变性，提示这种囊腔系因瘤细胞变性所致。

4) 间质

不明显，但呈高度血管性，可含有灶性酸性黏液样物质，有时呈宽带状明显纤维组织增殖或广泛硬化，亦可因部分变性形成囊腔。

(2) 汗孔（小汗腺）汗腺瘤

实性和囊性成分比例不一，偶或几乎完全为囊性，如同其他汗孔肿瘤一样，灶性成片坏死常明显，由不同比例的汗孔细胞和护膜细胞组成，胞核多形和多核常见。小汗腺汗腺瘤通常是良性的，可以发生在任何皮肤表面；当恶变时，肿瘤有较高的复发率，而且往往是致命的。因其罕见，常被误诊为其他软组织肿瘤。

【鉴别诊断】

(1) 透明细胞汗腺瘤

转移性透明细胞肾脏腺癌：不呈分叶状，高度血管性，常伴红细胞漏出，瘤细胞内有丰富的脂质，可冷冻切片脂肪染色以证明。若见鳞状细胞，对鉴别无帮助，因有时两者颗粒细胞可相似。若瘤细胞内含有黏蛋白，则倾向于大汗腺汗腺瘤。

鳞癌：大汗腺汗腺瘤若有明显鳞状细胞时，需与鳞癌区别。若肿瘤边界清楚、对称、边缘光滑，有透明细胞、多角形细胞和黏液样细胞，腺样或导管样结构以及硬化间质，当诊断为大汗腺汗腺瘤。有报道乳腺的透明细胞汗腺瘤易与不典型乳腺病相混淆。

（2）汗孔汗腺瘤

单纯性汗腺棘皮瘤：位于表皮内。

真皮导管瘤：位于真皮内，可呈灶性与表皮相连，由数个小团瘤细胞团组成，瘤团本身无间质，无大的囊肿结构，有时居中，围绕原存的小汗腺真皮导管；汗孔汗腺瘤为单个多叶性肿瘤，本身有间质。有报道巨大小汗腺汗腺瘤与唾液腺恶性肿瘤相似。

【治疗】

必要时行手术切除，但必须完全，否则易复发。Mohs 显微手术治疗常用于快速增生的大汗腺汗腺瘤。多发性小汗腺瘤可用 CO_2 激光治疗后服用异维 A 酸。

42. 2. 4. 24　恶性透明细胞汗腺瘤（malignant clear cell hidradenoma）

此瘤罕见。有些由良性透明细胞汗腺瘤恶变而来，但常一开始即为恶性，容易发生转移。组织病理示肿瘤侵入周围组织，边界不清楚。原发病灶和转移处瘤细胞胞核轻至中等度不典型，可不限于透明细胞。有报道经多次手术切除后的透明细胞汗腺癌易与化脓性肉芽肿相混淆。

42. 2. 4. 25　皮肤混合瘤（cutaneous mixed tumor）

【同义名】

软骨样汗管瘤（chondroid syringoma）。

【定义】

一种由管腺样上皮成分和黏液软骨样或黏液纤维性间质两种成分组成、向大汗腺或小汗腺分化的良性肿瘤。1892 年首先由 Nasse 报道。

【临床表现】

此瘤少见，多见于中老年男女。损害常累及头面部，少数位于手足及躯干部。单个皮内或皮下坚实结节，生长缓慢，表面肤色正常，个别呈息肉状外突生长，大小为黄豆至樱桃大不等。有时瘤体黏液成分较多、位置浅且与皮肤粘连、有囊感

而术前常被诊断为皮脂腺囊肿。

【组织病理】

真皮和皮下组织内卵圆形或分叶状结节，与瘤周正常组织境界分明或间隔以裂隙。镜下见有形态与排列结构多变的上皮和间质两种成分，网状纤维及 PAS 染色示上皮和间质之间无基底膜分界，少数肿瘤上皮成分可与表皮相连。上皮成分中以腺管排列最多见，且常可分为大汗腺及小汗腺分化两型。向大汗腺分化的混合瘤较多，占85%，其管腺的管腔较大常有分枝，均由两层细胞组成，外层细胞立方形，内层细胞以柱状形为多，约 2/3 病例腔缘可见顶浆分泌。向小汗腺分化的混合瘤较少，占15%，其管腺的管腔以小圆形为主，由单层或双层立方细胞组成，部分内层细胞胞质淡伊红色，类似小汗腺分泌部细胞的特征。

大、小汗腺型的双层管腺结构的内外两层细胞常截然分明，但外层细胞与实巢及条索排列的细胞往往有连续过渡，有时明显可见外层细胞增生，其形态变成卵圆形并突入内层细胞之间或增生成上皮团堆挤入腺管腔内，造成管腺腔缩小或消失，构成内外两层细胞不能区分的间质内上皮性实巢；细胞核可卵圆而偏位，染色质较深，胞质染色略嗜碱性，极似浆细胞。外层细胞增生且黏聚力下降，向周围间质中离散，其背景黏液疏松面 HE 制片染色时，黏液背景物质收缩致使离散于内的上皮细胞周围形成空晕，酷似黏液软骨样结构。

免疫组化分析：内层细胞表达 CEA，外层细胞与间质内实巢上皮或软骨样细胞均表达 VIM、高分子 CK 及 S－100 蛋白，但不表达 Actin，因而提示混合瘤的组织发生中不能单一强调肌上皮细胞作用，必须重视腺管外层细胞及多潜能干细胞的多向分化作用。

【鉴别诊断】

组织学上此瘤需与纤维腺瘤、黏液腺癌、软组织黏液软骨肉瘤、副脊索瘤等含黏液性肿瘤相鉴别。

【治疗】

手术切除。

42.2.4.26 恶性皮肤混合瘤(malignant cutaneous mixed tumor)

【临床表现】

本病极少见,常一开始即为恶性,个别来自皮肤混合瘤恶变,多见于 30 岁以后。与皮肤混合瘤相比较,其明显不同之处为发生部位以四肢、尤其是下肢为多,少数见于头、面、躯干背部。瘤体较良性者为大。

【组织病理】

组织病理示瘤体部分形态类似良性皮肤混合瘤,但腺管形成极少而分化较低,甚或全然无腺管;瘤细胞呈巢索状或离散分布于黏液样间质中,核有异型,核分裂增多,瘤周边界可呈浸润性生长。生物学行为多数属低度恶性,局部复发,其次为淋巴结转移,少数可转移到肺、肾及软组织。

【鉴别诊断】

肿瘤组织形态鉴别主要是分化较低的良性皮肤混合瘤、汗腺肌上皮瘤以及软组织的黏液软骨肉瘤。

【治疗】

可行 Mohs 显微外科手术治疗。

42.2.4.27 皮肤肌上皮瘤(cutaneous myoepithelioma)

【临床表现】

汗腺肌上皮细胞所产生的肿瘤虽少见,但近年已逐渐被认识。男女发病相仿,年龄 3~71 岁,位于头、面、颈区居多,少数见于四肢、躯干。瘤体浅表,结节状,以绿豆至蚕豆大小居多,可活动,肤色如常或稍带褐色,无主觉症状,完整切除可不复发。皮肤合胞体肌上皮瘤,其形态多样,常见于男性,年龄范围广,好发于四肢,免疫组化 S-100 和 EMA 阳性;不同于大多数肌上皮肿瘤,其角蛋白染色常阴性,瘤细胞有 EWSR1 基因重排,可能是一个新的融合体。之前报道皮肤肌上皮肿瘤可能复发和转移,而合胞体变体表现为良性,很少复发。

【组织病理】

组织病理示多数瘤体境界清楚且位于真皮,较大瘤体可深到皮下而灶性边界不清楚。瘤细胞呈短梭形,上皮样,核圆或卵圆,浆淡染或嗜伊红,巢束状排列。少数瘤细胞呈核偏位浆嗜碱性的浆细胞样,排列可松散,未见完整导管或腺管分化。免疫组化 VIM、CK、S-100 蛋白及 SMA 均可程度不一阳性,Desmin 阴性,角蛋白 MNF116:核旁点状阳性。导管分化的肌上皮瘤常有 PLAG1 基因重排,EWSR1 基因重排发生在皮肤肌上皮瘤的一个亚型。组织学上需与皮肤混合瘤相鉴别,后者虽可有肌上皮成分,但常有较明显的腺管分化。

42.2.4.28 皮肤恶性肌上皮瘤(cutaneous malignant myoepithelioma)

又称皮肤肌上皮癌(cutaneous myoepithelial carcinoma),极罕见。可累及高龄患者面颊及耳道,瘤体边界欠清。组织病理示瘤细胞呈短梭形较肥胖或星形,核大有核仁,核异型有多核瘤巨细胞,核分裂多见,肿瘤间质常可有黏液样基质。手术时对瘤体做完整切除可避免复发。

42.2.4.29 原发性小汗腺癌(primary eccrine gland carcinoma)

除原先良性小汗腺肿瘤发生恶变(如恶性小汗腺螺旋腺瘤、恶性小汗腺汗孔瘤、恶性汗管棘皮瘤)外,尚见原发性小汗腺癌的不同亚型。

本病罕见,占皮肤活检标本的 0.07%,常发生于老年人头皮和颈部。

(1) 汗管样小汗腺癌(syringoid eccrine carcinoma)

发生于老年人肢体、头皮和面部。肿瘤常为单个,表现为浸润性斑块,在头皮可引起秃发(彩图 42-09)。

组织病理示此瘤累及整个真皮甚至皮下组织,有开口于皮面的扩大导管腔隙,与棘层肥厚或疣状增生的表皮相连。主要见彼此相连的导管腺样囊状结构,并可见角质囊肿。瘤细胞大小不一,核深染,分裂象易见。间质内血管丰富或纤维化甚至呈软骨样。电镜示腺囊腔的内衬上皮可有已角化或导管细胞,另见分泌细胞。

(2) 透明细胞小汗腺癌(clear cell eccrine carcinoma)

又名恶性透明细胞汗腺瘤(malignant clear cell hidradenoma)、透明细胞汗腺癌(clear cell hidradenocarcinoma)、恶性透明细胞末端汗管瘤(malignant clear cell acrospiroma)。

常发生于面部、头皮或肢体特别是手、足部。

肿瘤为单个,常发生广泛转移。组织病理示同一瘤内见实质性、腺样和导管囊性区域,透明细胞和不典型细胞常见。

（3）黏液性小汗腺癌（mucinous eccrine carcinoma）

多见于眼睑。肿瘤常为单个,鲜见广泛转移。组织病理示瘤实质为由小基底样细胞组成小巢或腺样结构。导管和微小囊状结构除大小和形状不一外,似小汗腺。细胞明显不典型,特点为间质有明显黏液坑,彼此融合或由硬化胶原隔开。瘤细胞不典型,胞核深染,偶见核分裂象。

（4）小汗腺腺癌（eccrine adenocarcinoma）

系典型小汗腺癌,生长快,高度转移。组织病理示同一瘤内除见实质性、导管、基底样细胞和鳞状细胞样团块外,主要为腺囊性结构。瘤细胞特别是透明细胞内有小汗腺型酶和糖原,因此PAS染色有助于区别富有细胞性小汗腺癌与转移性腺癌。

治疗同大汗腺癌。

42.2.5 其他附属器肿瘤

42.2.5.1 微囊肿性附属器癌（microcystic adnexal carcinoma）

【定义】

又称硬化性汗管癌,可以是先天性的。

【临床表现】

本病罕见。好发于面部特别是鼻唇沟和眶周,也可见于腋部或上臂、头皮、上唇。损害为局限性结节、斑块或呈囊样,高出皮面,表面皮肤正常或萎缩,或有鳞屑,生长缓慢,可局部侵袭肌肉、软骨甚或眼眶、肺转移,不完全切除极易复发。

【组织病理】

组织病理示此瘤位于真皮甚或皮下组织内,由多数鳞状细胞或基底样细胞组成巢状或条索状团块,嵌于硬化间质内。某些瘤细胞团内可见角质囊肿或少量透明角质颗粒,某些鳞状细胞巢或条索内常见类似汗管瘤中所见的管状结构,数量不一,可单独存在,或与细胞巢、索相连,衬以单层或双层立方形细胞,腔内含有PAS反应阳性、耐淀粉酶的物质。可见部分透明细胞或自鳞状细胞向透明细胞的过渡型细胞。某些细胞轻度不典型,

可见少数核分裂象。瘤细胞可侵犯神经周围间隙、血管外膜和肌肉。组织学上虽与促结缔组织增生性毛发上皮瘤、硬化性基底细胞癌和汗管瘤相似,但后两者均无向毛发和小汗腺双向分化的特征,特别是不侵袭皮下组织和神经周围间隙。

【诊断】

手术前使用OCT（光学相干断层扫描）可以及时诊断微囊肿附属器癌（浅表性和表皮下的）。

【治疗】

治疗应彻底,可采用Mohs显微外科手术加辅助放疗。

42.2.5.2 基底细胞癌（basal cell carcinoma, BCC）

【同义名】

基底细胞上皮瘤（basal cell epithelioma）、基底样细胞瘤（basalioma）、侵蚀性溃疡（rodent ulcer）。

【定义】

基底细胞癌是朝向表皮或附属器特别是毛囊的一种低度恶性肿瘤,主要由间质依赖性多能基底样细胞组成。其特点为生长缓慢,极少转移。

【简史】

1827年Jacob首先描述本病,但直到1902年Krompecher才将其与其他上皮性肿瘤明确区分。

【发病情况】

我国BCC较SCC少见,两者比例为1:5～1:10。复旦大学附属华山医院经活检证实的51例有以下特点:

性别:男女发病数相似;但浅表性基癌以男性多见。

年龄:主要发生在老年人,但较国外早10年,以60～69岁为发病高峰,其次为50～59岁,30岁以下较少。20岁以下罕见,大多发生于着色性干皮病。

职业:复旦大学附属华山医院资料与山东医学院的资料一样,农民占半数以上（50.26%）,其次为家庭妇女（18.42%）。

部位:好发于身体的暴露部位特别是面部,占86%～94%,尤见于眼眶、鼻部、鼻唇沟和颊部;非暴露部位的仅占5%～13%。值得注意的是,其中绝大多数为浅表性基癌,后者却极少见于暴露部

位。可发生于上颌牙龈、会阴,口腔基底细胞癌(IOBCC)易与外围造釉细胞瘤(PA)混淆。

有报道在新加坡的华人和白种人之间,对BCC 的流行病学和临床病理学前瞻性调查研究发现:BCC 更常发生在年轻白人的躯干和上肢,认为娱乐时的阳光照射是其主要危险因素;色素性BCC 更常发生于老年华人的头颈部,认为太阳照射的累积是其主要危险因素。

【病因及发病机制】

本病好发于头皮、面部等暴露部位,多见于户外工作者,说明日光与本病的发生有关。1951 年Anderson、1964 年 Traenkle 均发现本病往往发生于慢性放射性皮炎的基础上,他们报道放射线工作者因长期小量 X 线接触而发生的放射性皮炎处产生 BCC。1968 年 Sarkany 发现扁平苔藓和脊椎炎患者因照射 X 线而在背部皮肤上发生多发性BCC 和恶变前纤维上皮瘤。潜伏期为 11~28 年,照射的剂量为 6~88.75 Gy。长期摄入无机砷如复方亚砷酸钾溶液、含砷较高的饮水或食物等亦可发生 BCC。1963 年 Shu 等统计中国台湾在含砷较高地区 BCC 的发生率约为 11%。偶或单纯性创伤如种痘处亦可发病。此外,某些错构瘤如皮脂腺痣、乳头状汗管囊腺瘤以及恶变前纤维上皮瘤可发生 BCC,甚至皮肤纤维瘤上方的表皮亦可成为 BCC 的发生处。

【临床表现】

基本损害为针头至绿豆大、半球形、蜡样或半透明结节,表现的形态多种多样,大致有下列 6 型:

(1) 结节溃疡型(nodular ulcerative type)

较常见。损害一般为单个,初为针头或黄豆大、非炎症性、浅黄褐或淡灰白色、蜡样或半透明结节,质硬,放大镜下可见表面皮纹消失,表皮菲薄伴浅表毛细血管扩张,稍受轻微外伤即易出血,以后缓慢增大,中央凹陷,表面糜烂或破溃。溃疡底面呈颗粒状甚或肉芽状、菜花样或蕈样增长,覆以浆液性分泌物;边缘继续扩展,可见多数浅灰白色、呈蜡样或珍珠样外观的小结节,参差不齐并向内卷起。这是此癌的典型临床形态,称之为侵蚀性溃疡(rodent ulcer)。溃疡中央可愈合、结疤,但边缘仍可继续扩大,有时中央时愈时破,并向周围

或深部侵袭,形如鼠啮,故又称为"啮状溃疡"。

Sutton 曾报道发生于项部的结节,不破溃,表面光滑,质软,有蒂,触之有分叶感,称之为脂肪瘤样 BCC。结节若含较多黏蛋白时,可明显突出于皮面而似囊肿。偶或在种痘处发生 BCC,称之为"瘢痕型",种痘处中央结疤,边缘扩展、糜烂或破溃、结痂。

(2) 浅表型(superficial type)

少见。多见于男性,发病年龄大多在 20~40岁。复旦大学附属华山医院 6 例中男性为 5 例;6例中除 1 例不详外,3 例发生于 31~36 岁,2 例为60~62 岁。好发于躯干特别是背部,也见于面部和四肢。华山医院 6 例中除 1 例发生于前额外,其余均在躯干。损害一般为单发,也可多发,甚至达百个以上,表现为淡红色斑,边界清楚,表面表皮菲薄,常有极薄糠状鳞屑,生长极慢,以后相继发生糜烂或愈合(彩图 42-10)。较大损害除在面部外,常有线形、匐行性蜡样边缘,中央部分糜烂或浅表破溃,颇似湿疹样癌。愈后可结疤。患者有时自觉瘙痒。本型损害有时亦可发生水疱或表现为疱疹样皮炎、盘状红斑狼疮或皮肤原位癌样。长期摄食砷剂者可发病。另外,在慢性射线皮炎的基础上亦可发生本型 BCC。

(3) 局限性硬皮病样(morphea-like)或硬化型(sclerosing type)

罕见。Caro 统计 2 116 例皮肤癌中仅 34 例为此型,Botvinnick 1967 年统计的 3 000 例基癌中此型占 0.6%。多发生于青年人,也见于儿童。好发于面部特别是颊部;前额、鼻部、眼睑、颧部、颈或胸部也可发生。损害单发,发生于外观正常皮肤或原先不适当治疗的基础上,表现为扁平或稍隆起的限界性浸润的斑块,边缘清楚或不清楚,呈不规则形或匐行状,自数毫米直径至占据整个前额,呈灰白至淡黄白色,表面平滑,常可透见毛细血管扩张,触之硬化,似局限性硬皮病;生长缓慢,常长至直径数厘米后始为患者或医生所注意。

(4) 瘢痕型(cicatrizing type)

相当罕见。常发生于面部,损害为浅表性结节状斑块。生长缓慢,数年后可扩展至成人手掌大甚或儿童头大,中央或周围部分虽可产生萎缩

性瘢痕,但组织病理检查证明肿瘤仍然存在。

(5) 色素型

在上述各型中出现色素沉着,灰白至深黑色,但不均匀,边缘部分常较深,中央部分呈点状或网状分布。

(6) 其他

恶变前纤维上皮瘤、基底细胞痣综合征和Jadassohn表皮内上皮瘤及痣样基底细胞癌综合征等因较特殊,将另节叙述。

BCC发展缓慢,可在20~30年内处于较稳定状态。如不予治疗,常破溃,缓慢向深部组织侵犯,特别是在面部,可破坏鼻、耳、眼眶和上颌窦等处的软骨或骨骼,引起出血或颅内侵犯,但较少发生区域性淋巴结转移。很少血道转移;转移处多为肺脏。

关于BCC的病情严重程度,可按国际TNM分类(参见鳞癌)。

【组织病理】

BCC系起源于表皮或皮肤附属器的多能性基底样细胞,可向多方向分化。癌细胞似基底细胞,呈卵圆或梭形,胞核深染,胞质少,胞界不清楚,细胞间桥常不明显。瘤实质与间质之间有对PAS染色呈阳性反应的基底带。间质结缔组织内成纤维细胞增生,常见较多幼稚成纤维细胞。间质因含大量酸性黏多糖而呈黏液样,具有异染性;由于标本经固定和脱水,间质内黏蛋白皱缩,致部分或完全与瘤实质分离。这种现象虽为人工性,但可协助与其他肿瘤如BCC区分。

BCC因发展阶段、分化程度和方向不同,可分为未分化型和分化型两类;未分化型又分为实性、色素性、浅表性和硬化性4种,分化型又分为角化性、囊性和腺样等3种。在大多数病例中,表现常不止一种,结合临床类型,结节溃疡型常示分化型和未分化型,色素型、硬化型、浅表型和纤维上皮瘤型常示未分化或极不分化。

实性或原基性:常见。真皮内有多个大小不等、不规则条索状或团块状癌细胞团,常部分与表皮相连,偶或与外毛根鞘相连。癌细胞团边缘的癌细胞作栅状排列,内部排列紊乱。

色素性:病灶中黑素丰富。黑素见于癌细胞间黑素细胞和间质中噬黑素细胞内。

浅表性:损害常为多发,与表皮基层相连,向真皮浅层不规则伸长,似原始上皮芽样。间质常不明显。以后可发展成浸润性基癌。

硬化性:间质纤维组织大量增殖、致密,将癌细胞团挤压成细条索状,后者常只有单层细胞。

纤维上皮瘤性:见另节。

角化性:Lever认为此型除有未分化癌细胞外,可见角化不全细胞和角质囊肿,而角质囊肿代表倾向于形成毛干;角化不全细胞可排列成束状或涡形,或围绕角质囊肿,可能是初期毛发角化细胞。Ackerman则认为此型BCC不是向毛囊分化的BCC。

囊性:在癌细胞团中央出现囊腔,其形成的途径有三:① 大片癌细胞坏死;② 癌细胞向皮脂腺细胞分化后崩解,囊腔周围的一些癌细胞呈空泡状或泡沫样(相当于皮脂腺细胞);③ 伸入瘤实质的间质坏死。

腺样:肿瘤呈管样或腺样结构。癌细胞排列成互相吻合的条索,条索间为岛屿状结缔组织。在某些肿瘤中,可见管腔,腔壁细胞呈立方形,似腺上皮细胞,但无分泌活动。小汗腺上皮瘤(eccrine epithelioma)系腺样BCC的一种,向导管方向分化,颇似汗管瘤,但肿瘤体积较大,并向深部侵袭。

【诊断及鉴别诊断】

通常结节型BCC若其直径超过数毫米时,因形态典型而容易识别;但初期特别是色素增加的BCC若不经组织病理检查,难与传染性软疣、老年性皮脂腺增生相鉴别。不过,若仔细观察,传染性软疣和老年性皮脂腺增生的损害中央常有充以角蛋白的点状凹陷。如BCC的表面有较明显的结痂或鳞屑时,易与寻常疣、角化棘皮瘤、鳞癌或传染性软疣相混淆,但BCC表面的痂常容易除去。色素型BCC有时被误诊为恶性黑素瘤,但前者边缘内卷,有毛细血管扩张,倾向于褐色,周围无色素晕。浅表型BCC有时颇似湿疹、扁平苔藓、银屑病或皮肤原位癌,但若注意其线形边缘,可资鉴别。局限性硬皮病样BCC的质地似局限性硬皮病,但前者边缘常不十分清楚,最后诊断主要靠组织病理检查。高频超声波（22 兆赫）与彩色多普勒联合使用，可分析肿瘤的形态、大小、厚薄和血管，有助于 BCC 的术前评估。

【治疗】

因 BCC 生长缓慢，很少引起淋巴结转移，对放射线敏感，一般都采用 X 线治疗，但对局限性硬皮病样 BCC 则不适用。转移性 BCC 的预后取决于解剖部位和疾病的传播，与区域转移相比，远处转移的患者往往更年轻，生存期更短。对晚期 BCC 治疗可行手术切除、放疗和更传统的化疗，联合 Hedgehog 通路抑制剂。原发性色素型 BCC 用窄缘切除术（2~3 mm 切缘）安全可靠。

42.2.5.3 恶变前纤维上皮瘤（premalignant fibroepithelioma）

【定义】

本病一般认为是基癌的一种异型，罕见。

【临床表现】

多发生于 50 岁以上患者。好发于躯干下部特别是腰骶部和腹股沟，也见于上臂、手背、小腿、腘窝和耳郭。损害为单个或多发，表现为肤色、淡红或棕色结节或斑块，直径为 0.2~5 cm，质软，表面光滑，偶或有蒂，似纤维瘤。生长缓慢。较大损害的中央可萎缩或破溃，底部易出血，边缘清晰。

【组织病理】

此瘤的特点为自皮面向上增长。组织病理示瘤间质具有丰富的纤维组织，瘤细胞为基底样细胞，组成彼此相互吻合的细长条索状，与表皮相连。

【鉴别诊断】

临床上此瘤与纤维瘤颇为相似，但组织象不同。组织学上需与脂溢性角化病等相鉴别。

【治疗】

必要时行手术切除。

（陈连军）

42.2.5.4 基底鳞状细胞癌（basosquamous cell carcinoma）

基底鳞状细胞癌系指基癌中尚有鳞癌成分，占基癌的 10%~20%。生长较快。

【临床表现】

临床表现同基癌，但转移情况则类似鳞癌。

最新报道基底鳞状细胞癌好发于头、颈部（94%），发病平均年龄为 69.8 岁，复发率为 4%。

【鉴别诊断】

本病常需与下列疾病鉴别：

角化型基癌：虽有角化珠甚至角质囊肿，但角化区并无鳞癌形态。

基癌和鳞癌的混合癌：系两者的混合而不是一种癌的两种成分。此种混合癌的治疗同鳞癌。

基底细胞鳞状化生：鳞状细胞无异型。CK14 或 CK17 能增加 BerEp4 染色的灵敏度和阴性预测值，从而有助于判断 BCCM（BCC 的鳞状上皮化生）和 BSCC（基底鳞状细胞癌）之间的差异。

异型性癌（metatypical carcinoma）：从细胞的类型和排列均难以确定是基癌还是鳞癌，也有将其归入基底鳞状细胞癌者。

【治疗】

手术切除并定期随访是首选的治疗方法。92 例口腔基底鳞状细胞癌（BSCC）的临床分析表明：口腔 BSCC 比口腔 SCC 预后好。

常首选 Mohs 显微外科治疗。

42.3 皮 肤 囊 肿

42.3.1 概论

皮肤囊肿大多来源于皮肤附属器的上皮结构，主要包括毛囊、皮脂腺导管、小汗腺和大汗腺导管，囊肿在真皮内形成。皮肤囊肿中约 95% 为毛囊性囊肿，大汗腺或小汗腺囊肿比较少见。

因囊肿起源于毛囊的不同部位，其结构各异，命名也不同，例如：表皮样囊肿（epidermoid cyst），系毛囊漏斗部的囊肿，囊腔的上皮与毛囊漏斗部上皮相似，囊壁由网状的角层、颗粒层、棘层和基层所组成，囊内含角化细胞和鳞屑；很小的表皮样囊肿称为粟丘疹（milium）。外毛根鞘囊肿（tricholemmal cyst），系由毛囊峡部所形成的囊肿，其囊壁结构与毛囊峡部相仿；囊壁上皮有致密的角层，无颗粒层，棘细胞染色很淡，表面略呈乳头状样瘤，不规则地向腔内突起，囊肿的内容物为紧密排列的角质形成细胞，并可发生钙化；

囊肿常发生于头皮,除含有角朊细胞外还有小叶状的上皮细胞增生,有时出现异型核分裂象和角化不良细胞等,称为增殖性外毛根鞘囊肿(proliferating tricholemmal cyst)或增生性表皮样囊肿(proliferating epidermoid cyst)。皮样囊肿(dermoid cyst),系由毛囊漏斗部皮脂腺导管所形成,其囊壁部分像毛囊漏斗部上皮,部分像皮脂腺导管;囊壁为很薄而致密排列的角层,表面有轻度波浪状突起,囊腔可有许多毛干;如囊肿破裂,毛干进入真皮,可引起异物反应。多发性皮脂囊肿,系由皮脂腺导管所形成,囊壁为薄而致密排列的角层,表面有轻度小突起,内容物大部分为皮脂,有少许角化了的细胞,偶有毛干。

现将几种常见的皮肤囊肿分述如下。

(陈连军 邱丙森)

42.3.2　外伤性表皮样囊肿(traumatic epidermoid cyst)

本病系因外伤致表皮植入真皮内而形成的囊肿。

【临床表现】

据北京市宣武医院分析46例病例,男性多见,男女比例为8.2∶1;大多见于成人,最多见于21~40岁(63.6%)。好发于手掌、特别是右侧,偶见于跖部。损害大多单发,亦可多发,呈圆形或卵圆形,位于皮下组织,或较浅,略隆起,表面光滑,肤色正常,直径为绿豆至鸽蛋大小,质柔韧,可推动。有轻度压痛。

【组织病理】

组织病理示囊壁由表皮组成,囊内含角质物。如囊肿破裂,可引起异物巨细胞反应。

【鉴别诊断】

与腱鞘囊肿的区别是后者较小而硬、位置较深,随手指伸屈活动而移动。

【治疗】

治疗主要为手术切除。

42.3.3　粟丘疹(milium)

【定义】

本病亦称白色痤疮(acne alba),系起源于表皮或附属器上皮的潴留性囊肿。

【临床表现】

可发生于任何年龄、性别,也见于新生儿。有两种类型:一种为原发性,从新生儿开始发生,从未发育的皮脂腺形成,损害可自然消失;另一种为继发性,常发生在炎症后,可能与汗管受损有关。可在阳光照射后、Ⅱ度烧伤、大疱性表皮松解症、迟发型皮肤卟啉病、大疱性扁平苔藓、疱疹样皮炎、天疱疮、类天疱疮和X线照射后等情况下发病。损害呈乳白色或黄色针头至米粒大的坚实丘疹,顶尖圆,上覆以极薄表皮。常见于眼睑周围、颊、额、外耳、包皮与阴囊、小阴唇内侧和婴儿唇与颊部等处,疏散分布,无自觉症状。继发性损害多分布于原有皮损周围。发展缓慢,可持续数年,最后自然脱落,无瘢痕形成。个别损害中可有钙盐沉积,硬如软骨,损害增大时呈暗黄色。

【组织病理】

组织病理示表皮样囊肿,囊壁由多层扁平上皮细胞组成,囊腔为排列成同心圆的角质细胞所填充。

【治疗】

一般容易诊断。治疗时局部以75%酒精消毒,用针挑破丘疹表面的皮肤,再挑出白色颗粒即可。

42.3.4　皮样囊肿(dermoid cyst)

【定义】

皮样囊肿主要是沿胚胎闭合线由分离的表皮细胞形成的囊肿。

【临床表现】

罕见,位于皮下,常在出生时即有。损害多发生于头、面、颈、腹和背部的中线,尤以眼眶、眉部外侧、鼻梁及其周围和口腔底部常见,亦可见于颅骨、骨内、腮腺、鼻中线、脾、颞下窝、卵巢。约40%损害见于出生时,60%在5岁以内发生。损害初起很小,为坚实的皮内或皮下结节,逐渐长大,大小不一,不与其下组织粘连,但有时可与骨膜粘连,常无异常感觉。有的囊肿高出皮面,囊肿可形成瘘管或憩室,其中可有毛发突出,囊肿破损后可发生继发感染。

【组织病理】

组织病理示囊肿多位于皮下,囊壁内有毛囊、皮脂腺和小汗腺,偶或有大汗腺。囊内含有角蛋白碎屑、脂质、毛发等,并有大量纤维组织,有时现钙化现象。

【诊断及鉴别诊断】

若幼儿在沿胚胎闭合线处皮下出现结节,应考虑本病,必要时需与真性畸胎瘤相鉴别,后者有时可累及皮肤,其组织系由多胚叶发育而来,而本病仅由外胚叶发育而来。

【治疗】

治疗用手术切除。

(陈连军)

42.3.5　色素性毛囊囊肿(pigmented follicular cyst)

本病罕见,临床表现为色素性损害,类似色素痣。组织病理示囊壁衬以毛囊漏斗上皮,可有1~2个生长性毛囊,囊内含有板层状角化物和许多色素性粗毛干。

42.3.6　指状黏液样囊肿(digital mucinous cyst)

【临床表现】

本病分两型:一型称之为黏液瘤,类似灶性(丘疹性)黏液病,所不同的只是位于近甲褶处有较明显的波动感;另一型称为腱鞘囊肿,囊肿常为单个,位于指背、远侧指间关节附近,间有疼痛和压痛。

【组织病理】

组织病理示黏液瘤的囊肿在早期形成多个裂隙,真皮见局限性黏蛋白物质沉积,与灶性(丘疹性)黏液病相似;晚期可融合成含有黏液的大囊腔。在HE切片中,黏蛋白染淡蓝色,对Alcian蓝和胶样铁呈阳性反应。囊肿在早期与表皮分离,晚期则紧接于表皮下。囊肿周围结缔组织因受压,表现为假包膜。腱鞘囊肿的周围可见呈蒂状上皮性包膜并与关节腔相连。

【治疗】

治疗为手术切除,但常复发。局部注射醋酸

确炎舒松常有效。

42.3.7　口腔黏膜黏液样囊肿(mucinous cyst of the oral mucosa)

【定义】

本病又称黏液囊肿(mucinous cyst),常因轻微外伤致黏液腺导管破裂、涎黏蛋白溢入周围组织而产生。

【临床表现】

多见于青年,也见于儿童。囊肿为单个无症状性损害,常位于下唇,偶见于其他部位,如颊黏膜或舌部,通常小于1 cm,呈圆球状隆起,半透明,表面光滑,内含透明黏稠状液体,有时可自行消失。下唇黏液囊肿可发生于腺性唇炎。

【组织病理】

组织病理示损害早期表现为多个充满涎黏蛋白的小腔隙,周围有肉芽组织反应;晚期为单个大囊样或多发性腔隙,由厚层肉芽组织包绕,肉芽组织内见中性粒细胞、淋巴细胞、成纤维细胞、巨噬细胞和毛细血管,巨噬细胞内含有较多空泡。有的囊壁可见破裂的唾液腺导管通向囊腔。在HE切片中,囊内涎黏蛋白为无定形物质,染淡伊红色,对PAS染色呈阳性反应,耐淀粉酶,对Alcian蓝和胶样铁也呈阳性反应,因此,涎黏蛋白含有酸性黏多糖和中性黏多糖,后者是一种糖蛋白。

【诊断】

根据损害部位、形态和组织病理可诊断。

【治疗】

可用手术切除或用空针将其内容物抽出。

(陈明华)

42.3.8　支气管源性和甲状腺舌导管囊肿(bronchogenic and thyroglossal duct cysts)

【临床表现】

支气管源性囊肿较罕见,最常见于胸骨切迹正上方,单个,较小,位于皮内或皮下,偶见于颈前或颈部。常在出生后不久发现,表现为结节状,有时出现瘘管。甲状腺舌导管囊肿发生于颈前,临床形态同支气管源性囊肿。

【组织病理】

组织病理示支气管源性囊肿壁衬以假复层柱状上皮，有些上皮细胞形成的纤毛突向囊腔内；可有不等量杯状细胞，囊壁内常有平滑肌和黏膜腺体，偶有软骨。甲状腺舌导管囊肿与上述囊肿不同，常含有甲状腺滤泡。

42.3.9 皮肤纤毛性囊肿（cutaneous ciliated cyst）

【临床表现】

本病罕见，系主要发生于育龄期女性下肢的良性肿瘤，常为单个，直径约数厘米，呈叶状或多叶状，囊内充满清晰或琥珀色液体。

【组织病理】

组织病理示囊壁常衬以立方形或柱状上皮的乳头状突起，无黏液分泌性细胞。其内衬上皮细胞，与输卵管中所见的相似。关于本病的发生，目前有两种理论：Müllerian异位理论（更受认可）和小汗腺纤毛上皮化生理论。免疫组化WT-1和PAX8、雌激素受体、孕激素受体可证实。

42.3.10 阴茎中缝囊肿（median raphe cyst of the penis）

【临床表现】

此囊肿因发育缺陷所致。主要发生于青年人，最常发生于龟头和阴茎腹侧，为单个、直径一般为数毫米的结节，但也可大至数厘米，有时可误诊为阴茎大汗腺囊性腺瘤。

【组织病理】

组织病理示囊壁衬以1~4层假复层柱状上皮细胞，有些细胞质透明。个别例子中见含有黏液的细胞。中缝囊肿囊壁是由立方到柱状细胞移行（上皮细胞）、复层鳞状细胞或它们的混合物组成。正常尿道黏膜和中缝囊肿通常缺乏黑素细胞和/或黑素。阴茎色素中缝囊肿极为罕见，机制可能是异常的黑素细胞的迁移所致。

【治疗】

治疗方式应结合相关的症状和体征。

42.3.11 疹性毳毛囊肿（eruptive vellus hair cyst）

【定义】

疹性毳毛囊肿是一种原因不明、好发于儿童胸前皮肤的持续性无症状皮疹。Esterly等于1977年首先报道4例，为4~9岁的儿童，并建议命名为"疹性毳毛囊肿"。病因不明，发病机制可能为毛囊漏斗部角栓使毛向外发育受阻，转向毛囊深部发展而导致囊性扩张。

【临床表现】

临床表现为前胸乳房间有红棕色或棕黑色、1~4 mm大小孤立而质软的丘疹，表面光滑，或覆有结痂，20~50个群集或散布，无痒感。2例前臂屈侧和肘窝有同样皮疹；2例皮疹分别经14个月和16个月后自然消退，消退后留下1~2 mm淡蓝色斑疹。

【组织病理】

组织病理示真皮中部有数层由成熟的鳞状细胞组成囊壁的囊肿，囊内含有板状及无定形物质和毳毛碎片等。可以出现不典型的病理变化：两个或三个囊肿、异物肉芽肿等，角蛋白（K10、K14、K17和K19）的表达说明该病可能是从毛囊漏斗真皮部（毛囊漏斗部下段）和皮脂腺导管衍生而来。

【鉴别诊断】

本病需与表皮样囊肿、多发性皮脂腺囊肿、粟丘疹、毛囊炎、毛周角化症及穿通性丘疹样皮病等相鉴别。皮肤镜可进行该病与传染性软疣和痤疮的区别。

（陈连军）

42.3.12 颈部胸腺囊肿（cervical thymic cyst）

【临床表现】

本病较罕见，为颈部无痛性囊肿。大多为先天性，系胸腺舌咽管、胸腺导管或鳃裂的残余；少数为后天性，由炎症或Hassall小体的囊性新生物演变而成。多发生于20岁以内，男多于女。好发于颈部胸锁乳突肌前缘深部，其次为纵隔、异位甲状旁腺。一般无自觉症状。囊肿呈圆形或椭圆形，大小不一，可推动，无压痛。少数患者有吞咽疼痛、吞咽困难、呼吸疼痛和脊柱麻痹。本病可伴发 Hodgkin 病、毒性甲状腺肿大、再生障碍性贫血和 Down 综合征等。

【组织病理】

组织病理示囊肿为多房或多囊性,内壁光滑,囊内充以澄清草黄色或云雾状暗褐色混浊液,有胆固醇结晶、坏死组织碎片或陈旧血液。囊内容物偶或呈胶状或半固体状态。囊壁主要由纤维组织组成,部分有立方形或柱状的内皮细胞层,也见具有纤毛或无纤毛的单层、复层或假复层上皮。纤维组织内有淋巴细胞集聚成的淋巴样滤泡、残余的胸腺组织和具有特征性的 Hassall 小体。也可见胆固醇结晶的裂隙和肉芽肿。

【诊断及鉴别诊断】

根据颈部无痛性囊肿、囊壁内有残余的胸腺组织和特征性 Hassall 小体以及胆固醇结晶可以诊断。

需与本病鉴别的有鳃裂囊肿、囊肿性胸腺瘤、鳞癌的淋巴结转移、喉囊肿。

【治疗】

治疗为手术切除囊肿及附属管道,一般不再复发。

(陈明华　邱丙森)

42.4　皮肤软组织肿瘤和瘤样病变

42.4.1　概论

42.4.1.1　定义和范围

凡由中胚叶衍化而来的软组织产生的肿瘤称为软组织肿瘤,它包括由纤维组织、脂肪组织、肌肉(横纹肌及平滑肌)、脉管(血管和淋巴管)以及间皮组织和滑膜等所产生的肿瘤。通常也习惯将能向纤维组织演变的纤维组织细胞瘤以及发生在软组织中的周围神经系统肿瘤和一些起源未定的肿瘤(如腺泡状软组织肉瘤)归于软组织肿瘤;而由中胚叶衍化来的骨、软骨和淋巴造血系统的肿瘤则不包括在内。

软组织肿瘤的范围广、种类繁多,本章主要介绍原发于皮肤和皮下组织、且在皮肤科病理领域需要了解的肿瘤。

42.4.1.2　分类和命名

主要根据肿瘤细胞的组织起源及肿瘤的危害程度做分类和命名,如起源于脂肪组织的良性瘤称为脂肪瘤,恶性瘤则称为脂肪肉瘤;恶性肿瘤根据其恶性程度再分为低、中、高度恶性。

(1) 交界性肿瘤

对软组织肿瘤的良、恶性界限,有时不能截然划分,其形态以及生物学有时均难以区分其为良性还是恶性,因而称为交界性肿瘤(如血管外皮瘤)。

(2) 瘤样病变

顾名思义系指临床表现为瘤样的肿块,组织象也示细胞增生,但不是肿瘤的一类病变。

42.4.1.3　基本特点

(1) 良恶性问题

相对性:通常根据肿瘤的巨检情况、瘤细胞数量及密度、异型程度、核分裂象多少以及浸润范围程度等指标区分其良恶性,但有时即使对同一组织起源的肿瘤,也不易明确区分其良恶性,如平滑肌瘤与平滑肌肉瘤、血管外皮瘤与血管外皮肉瘤等,故在诊断时常注明"细胞丰富""生长活跃""潜在恶性""低度恶性倾向"等术语,以提请临床医师注意随访或做进一步的处理。

2002 年 WHO 关于软组织肿瘤的第三版新分类,对肿瘤的生物学行为做了重新定义,分为 4 类: ① 良性,肿瘤不复发,即使复发也无破坏性,局部切除几乎都能治愈。② 中间性(局部侵袭性),肿瘤常局部复发,有浸润及局部破坏性,但无转移潜能,如韧带样纤维瘤病。③ 中间性(偶有转移性),肿瘤除有局部侵袭及破坏伴复发,偶能引起远处转移,转移率<2%,没有可靠组织形态学能预测转移,如血管瘤样纤维组织细胞瘤。④ 恶性(肉瘤),肿瘤局部破坏性生长,常复发,能发生远处转移。

生物学行为与形态学的不一致性:软组织肿瘤有时仅根据形态学不足以区分其良恶性,尚需根据其生物学行为来判断。因为少数肿瘤的形态为良性表现,而其生物学行为则为恶性。如有报道所谓"转移性平滑肌瘤",其转移的概率极低,小于 1/5 万。

年龄因素：具有同样或相似组织形态的软组织肿瘤，随其发生于儿童或成人而做出不同的衡量。例如，发生于儿童的纤维肉瘤，其不同于成人者，极少转移；见于婴幼儿的脂肪母细胞瘤，可含有各种不成熟的脂肪母细胞，但不应被误认作成人的脂肪肉瘤。

(2) 化生与变性

间叶组织具有多潜能分化，其衍化的各种成分之间并可相互转化或化生，如纤维组织可化生成骨组织，间皮细胞、组织细胞、滑膜细胞等细胞均可分化为纤维细胞。

软组织肿瘤易发生黏液变性，常标志瘤细胞比较幼稚或增生活跃，切不可误诊为黏液瘤。

(3) 瘤样病变

某些瘤样病变的细胞可增生活跃、异型、核大，常见核分裂象，类似肉瘤病变，如结节性筋膜炎、增生性肌炎、骨化性肌炎等，应注意与肉瘤鉴别。

42.4.1.4 病理诊断

主要诊断依据为病理组织形态检查，并参考临床资料。首先应判断病变为瘤性或非瘤性；如为肿瘤，进而确定其良恶性，最后分析组织来源。

(1) 巨检

可提供病理诊断的线索，应注意肿瘤有无包膜、境界、质地、色泽，有无出血、坏死等。一般而言，肉瘤多数无包膜，少数有假包膜，其切面质地致密呈鱼肉样，常有出血、坏死。良性瘤通常较小，有包膜，很少出血、坏死，质地多坚实，有韧性。肿瘤切面完全或部分呈黏液样变性者，多见于黏液瘤、黏液脂肪肉瘤、胚胎性横纹肌肉瘤或神经源性肿瘤；呈黄色或部分带黄色者，见于脂肪瘤、滑膜瘤、硬化性血管瘤和黄色纤维瘤等；呈白或灰白色者，常见于各种纤维瘤、纤维瘤样病变以及含有较多纤维组织成分的其他肿瘤；示出血、坏死而呈多种颜色者，见于多形性脂肪肉瘤。根据巨检正确选择取材与切片部位。

(2) 镜检

应注意肿瘤的组织细胞成分、排列结构和细胞形态特征。

瘤细胞形态，如大小、形状、核/浆比例、核的形状和在细胞内的位置、有无异型、核膜厚薄、核内染色质的粗细与分布以及是否均匀、核分裂象多少、胞质染色性及其内含物等。检查并分析瘤细胞形态，对区别肿瘤的良恶性和确定组织起源极有帮助。如纤维细胞、神经纤维细胞以及平滑肌细胞虽均为梭形细胞，但平滑肌细胞核的两端钝圆、略扭曲，胞质染色较鲜红，且隐约可见其中肌浆纤维细丝，其横切面可见核周胞质常有空晕等特征可资鉴别。

瘤细胞的排列对确定组织起源亦有帮助。如胞核呈栅状排列常见于神经鞘瘤和平滑肌瘤；同时有上皮及梭形细胞成分的双相分化，多见于滑膜、间皮、神经鞘来源的恶性肿瘤；呈车轮状排列者多见于纤维组织细胞来源的肿瘤。

（陈连军　邱丙森）

42.4.2　皮肤黏液瘤（浅表血管黏液瘤）[cutaneous myxoma（superficial angi-omyxoma）]

《Enzinger & Weiss 软组织肿瘤》第四版（2001年）将皮肤黏液瘤与浅表血管黏液瘤视为同一种肿瘤。

【临床表现】

任何年龄均可发生，常见于中年人，男性略多。以头颈、躯干、下肢及生殖器为好发部位。一般为单发性皮肤丘疹、结节或息肉样，直径 1～5 cm。多发性损害可伴 Carney 综合征。

【组织病理】

肿瘤主要位于真皮，可达皮下脂肪，罕见累及肌肉。界限不清楚，可呈分叶多结节状。瘤细胞稀疏，呈细长梭形，星形或双极，胞质少，嗜酸性，胞界不清，核卵圆泡状或稍深染，核仁不明显，核无异型，核分裂罕见。少数双核或多核瘤细胞，间质黏液丰富，且富有薄壁弯曲分枝状细小血管。间质中常见中性粒细胞浸润，约 1/3 瘤体含有基底鳞状上皮样条索及附属器包涵小囊。免疫组化表达 VIM，偶有 CD34 及 SMA 阳性。肿瘤切除边界欠宽可复发，但无转移。本瘤需与黏液样神经纤维瘤、神经鞘黏液瘤、侵袭性血管黏液瘤等富有黏液的肿瘤区别。可伴发毛母质瘤。

42.4.3　黏液瘤(myxoma)

【定义】

这里所指的黏液瘤主要位于软组织,通常发生于肌肉内,因而也可称为肌肉黏液瘤。其组织起源系来自纤维细胞还是原始间充质细胞尚有争论。以往曾认为此瘤有相应恶性的黏液肉瘤,但目前大多数学者认为所谓黏液肉瘤可能是一种含有大量黏液成分的其他软组织肉瘤,因而黏液肉瘤这一名称已不再使用。

【临床表现】

好发于 40~70 岁之间中老年人,女性居多,以大腿、肩部、臀部和上臂好发。以无痛性境界性可活动的肿块为症状,3~6 cm 大小,有时可达 10 cm,单发为主,个别多发。若伴有雀斑样痣、内分泌活动亢进和性早熟以及砂粒体性黑素性神经鞘瘤,可称为 Carney 综合征。

【组织病理】

肿瘤卵圆或分叶状,可有境界或边缘侵及肌肉间隙与邻近组织。灰白色,胶冻黏液状,偶有小囊腔。镜下瘤细胞呈星状或小圆形,胞质呈不规则向四周伸突。部分核小,深染而胞质不明显。瘤细胞稀疏分散在大量黏液样基质中,血管稀少。免疫组化仅 VIM 阳性。

肿瘤生长缓慢,呈良性经过,复发少,不转移。若有术后复发迅速,需除外富于黏液的其他软组织肉瘤。皮肤黏液瘤是 Carney's complex 的一个重要线索,可能预示着潜在的致命性心脏黏液瘤,所以皮下肿块的病理组织学检查非常重要;皮肤黏液瘤中突出的上皮细胞成分可能会对诊断造成迷惑,造成诊断困难。

(陈连军)

42.4.4　黏液肉瘤(myxosarcoma)

【定义】

极罕见。因成纤维细胞可产生黏液样物质、胶原和弹性纤维等,故大多数黏液肉瘤可能是纤维肉瘤。

【临床表现】

损害多见于四肢,表现为单个正常肤色或白色结节。

【组织病理】

组织病理示成纤维细胞较多,胞核大多不典型,可多个,部分呈星状,易见核分裂象,细胞散在于黏液性间质内。

【鉴别诊断】

在诊断黏液肉瘤以前,需排除有明显黏液变性的其他软组织肉瘤,如纤维肉瘤、恶性纤维性组织细胞瘤、骨外软骨肉瘤及脂肪肉瘤。脂肪肉瘤经脂肪染色,示大量脂肪,但应注意:若黏液肉瘤发生渐进性坏死,细胞内也有脂质。若黏液形成只是脂肪肉瘤的一部分,可称之为黏液脂肪肉瘤。

【治疗】

治疗以手术彻底切除为主。切除后可复发,很少转移。

(陈明华)

42.4.5　瘢痕疙瘩(keloid)

【定义】

本病系指皮肤在创伤后,由于大量结缔组织增殖和透明变性而形成的瘢痕过度增长,超出原有损害范围。

一般认为某些人具有容易形成本病的素质,或有家族倾向。有色人种特别是黑种人要比白种人中多见。发病前无创伤史而自发的论点,值得怀疑。有报道在中国台湾,瘢痕疙瘩发生率为 0.15%,患子宫肌瘤的女性有瘢痕疙瘩的风险更大,这提示这两种疾病可能有一个共同的病理机制。

【临床表现】

本病常继发于创伤(如手术或轻微虫咬等),但患者有时不觉原先损伤,这在发生于前胸者尤其如此。损害逐渐扩大超出原先瘢痕范围,呈红色、隆起、坚实并有一定弹性,表面光滑,略具光泽,可见扩张的毛细血管。往往横条形成蟹足状呈不规则地向外周扩展,好发于胸骨前区,其次为头皮、肩胛部、面或颈部等。自觉局部瘙痒、刺痛或知觉减退。

【组织病理】

真皮内随早期炎症反应后纤维组织增殖,增

殖处界限不清楚,成纤维细胞增生,胶原纤维增殖,新生胶原纤维纤细,大多染淡碱性色,错综排列成旋涡或结节状,其中有血管增生和少量炎症细胞浸润,继而胶原纤维和胶原束增粗,着较深伊红色,排列紧密、紊乱,纤维束间血管减少,炎症细胞也明显减少或消失。最后为硬化期,胶原纤维呈透明变性,胶原束增粗、致密,排列成同心圆形,附属器和立毛肌萎缩、消失或被挤向外围,偶见钙化灶和骨质化生。组织化学染色示病变处黏多糖显著增加。rs8032158 是重要的严重性瘢痕疙瘩的生物标记物。

【诊断及鉴别诊断】

一般不难诊断。组织学上与肥厚性瘢痕常难以区别,但后者损害不超出原范围。通过全域光学相干断层扫描的新方法可资鉴别。

【治疗】

音频电疗,可部分或完全消除痒、痛,瘢痕不同程度变软、变平、变薄和缩小,功能障碍也可有不同程度的恢复。复旦大学附属华山医院曾治疗426 例,有效率达 90.1%。

手术切除后注射醋酸氢化可的松或曲安奈德,或以后再用放射治疗。

中药膏(老黑醋 2 500 ml,五倍子 860 g,蜈蚣10 条,蜂蜜 100 g,冰片 3 g)厚涂后包扎之,每次包扎需保持 2~3 天。

冷冻结合外用硅凝胶膜治疗难治性瘢痕疙瘩。双重抑制剂 TORC1 和 TORC2 复合物(KU－0063794 和 KU－0068650)治疗。有报道由 HANs通过 MD－CPT 透皮给药可以抑制瘢痕疙瘩成纤维细胞。使用硅凝胶或维 A 酸乳膏可以防止伤口的增生性瘢痕、瘢痕疙瘩及术后瘢痕。

【预后】

常复发,发生在烧伤瘢痕上的容易产生鳞癌。

Rubinstein－Taybi syndrome(RSTS)是多发性先天畸形—智力障碍综合征,有报道 24%的RSTS 有瘢痕疙瘩并发症,由自发或轻微外伤造成,通常开始于青春期早期。RSTS 的分子基础提供了寻找瘢痕疙瘩发病机制和治疗方法的可能。

42.4.6 放射性纤维瘤病(radiatory fibromatosis)

本病系发生在放射线照射处的一种纤维组织增殖。常见于照射后数年甚至 10 多年。这种瘢痕组织偶或呈瘤样增殖,可见大的畸形成纤维细胞,颇似纤维肉瘤。组织病理示真皮内纤维组织增殖,上可达表皮正下方,下可侵入皮下脂肪组织甚至肌肉。增生成纤维细胞的大小和形状较一致,胞核大而呈畸形,核分裂象较多见。本病有时难与纤维肉瘤区别,但后者成纤维细胞明显异型,核分裂象更多见。治疗上应作为纤维肉瘤样处理,彻底手术切除后预后良好。术后可能复发,但不发生转移。

(李祖熙 陈连军)

42.4.7 结节性筋膜炎(nodular fasciitis)

【同义名】

结节状假肉瘤性筋膜炎(nodular pseudosarcomatous fasciitis)、假肉瘤性筋膜炎(pseudosarcomatous fasciitis)。

【定义】

是一种发生于筋膜的局限性成纤维细胞增生性疾病。本病虽常见,但直到 1955 年 Konwaler 才正式明确其为一种独立病。病因不明,一般认为本病系属反应性,成纤维细胞和血管增生,有人认为与外伤或感染有关。

【临床表现】

本病多见于中年人,约 5%发生于婴儿或儿童,主要发生于四肢和躯干,最常见于前臂的皮下部位。头、颈甚至口唇处、眼眶、口内、膝关节、乳腺、胸壁、手部、肩部、上颌窦、颧区、腮腺、眼睑也可发生,偶有报道发生于骨膜。损害一般为单个皮下结节,开始增长迅速,数周内直径可达 1~5 cm,以后生长缓慢或长期不再长大,甚至缩小。结节处皮肤可略隆起,表面光滑,大多与浅或深筋膜相连。可有不适感或阵发性轻度疼痛和压痛。病期具自限性,常在数周内消退。

【组织病理】

病变主要发生于筋膜,偶或自皮下脂肪小叶

间隔结缔组织发生,界限不清楚。其特点为不规则地向周围呈浸润性增长。主要成分为:① 幼稚成纤维细胞增生,偶或表现为多核巨细胞型,核分裂象易见;② 网状纤维和胶原纤维增殖;③ 新生毛细血管和炎症细胞浸润。根据病变成分大致可分为黏液瘤样型、肉芽肿样型、纤维瘤样型 3 型。

【鉴别诊断】

对发生于前臂单个、迅速增长的皮下结节,应疑及本病,诊断主要靠组织病理检查。组织学上需与纤维肉瘤、隆突性皮肤纤维肉瘤和黏液样脂肪肉瘤相鉴别。本病如累及肌肉,可出现异型肌细胞和再生性肌巨细胞,应注意与横纹肌肉瘤鉴别。

【治疗】

治疗为局部手术切除,若切除完全几无复发。

42.4.8　纤维样瘤(desmoid tumor)

【同义名】

硬纤维瘤(desmoma)、侵袭性纤维瘤病(aggressive fibromatosis)或肌肉腱膜瘤样纤维组织增生。

【定义】

本病是一种起源于肌腱膜的瘤样纤维组织增生性疾病,具有进行性局部浸润肌肉及周围软组织的特点。最常发生于腹直肌的肌肉内和腱膜上,称为腹壁纤维样瘤;发生于其他部位的称为腹壁外纤维样瘤。

【发病情况】

腹壁纤维样瘤多位于腹直肌前鞘,最常见也最典型,常发生于生育期妇女,大部分为产后妇女。20~40 岁多见。腹壁外纤维样瘤通常局部侵袭性较强,无明显性别差别,发病年龄多在 30 岁以下,儿童少见。

【病因】

尚不明确,病变性质为结缔组织呈瘤样增生。有人认为与瘢痕疙瘩一样,属反应性,但未明确。可能与外伤、手术史(术后发生或术后复发)有关,特别是腹壁纤维样瘤,大部分发生于产后妇女,推想可能是在分娩时,腹直肌和腹白线的肌腱组织因长时间机械性摩擦、拉扯及损伤后,引起纤维组织过度反应性增生。腹壁外纤维样瘤中,部分病例可有局部外伤史。Lever 认为此瘤主要发生于肌肉并倾向于侵袭邻近组织,与外伤无关。也有人认为与激素异常有关。

【临床表现】

好发于妇女腹部,也见于颈、肩、躯干或四肢。损害常单发,也可多发,质坚,位于皮下深层和肌肉,与肌腱膜有关,表面皮肤正常,有一定界限,大小不一,直径可达 25 cm,生长缓慢,病程较长。一般无明显症状。如发生于肩胛部,当肩胛或上臂活动时则有较明显的不适或疼痛。如压迫邻近神经,可引起麻痹。

本病可为 Gardner 综合征的部分表现,此综合征为显性遗传,表现为:① 息肉病,主要发生于大肠,约半数病例中有一或数个腺瘤性息肉,可恶变;② 表皮样囊肿,特别是在面部或头皮;③ 多发性骨瘤,好发于颅骨;④ 腹腔内纤维瘤合并纤维样瘤。

【组织病理】

此瘤边界不清楚,无包膜,由成纤维细胞和成熟的胶原纤维组成。胶原束平行或错综排列,其中可见一些成纤维细胞。胞核一般染色稍淡,无异型和异常分裂象。常侵袭周围组织、特别是肌肉;可包绕和穿插于个别肌肉束内,导致肌肉变性和破坏,肌肉变性时可出现有畸形核的肌细胞和再生性肌巨细胞,不可误诊为恶性。

【诊断及鉴别诊断】

本病因具有浸润性生长的特点,有时细胞成分丰富,术后复发率高,应注意与分化较好的纤维肉瘤相鉴别,后者生长一般较快,常有假包膜,质软,并大多有坏死灶甚至液化小囊肿形成,瘤细胞更为丰富、排列较致密、异型更明显、核分裂象多见;而本病生长缓慢,无包膜,质坚,无坏死灶。

【治疗】

一般采用单纯或广泛手术切除,但不易除尽,术后常在数月内复发,有的在数年内可复发 5~6 次,复发率为 25%~57% 甚至 80%。放射治疗适用于复发患者,在再次做手术前照射。

【预后】

一般不发生转移，但有报道个别病例因肺部转移而死亡。

42.4.9　皮肤纤维瘤（dermatofibroma）

【同义名】

硬纤维瘤（fibroma durum）、组织细胞瘤（histiocytoma）、单纯性纤维瘤（fibroma simplex）、结节性表皮下纤维化（nodular subepidermal fibrosis）、硬化性血管瘤（sclerosing hemangioma）。

皮肤纤维瘤、组织细胞瘤及硬化性血管瘤虽属同一疾病，但由于其属同一病变的不同发展阶段，故可有不同的临床表现及组织病理变化。

【病因】

尚不明确，约20%病例有局部外伤或昆虫叮咬史，一般认为可能是反应性增生性炎症。

【临床表现】

(1) 皮肤纤维瘤

较常见，复旦大学附属华山医院曾统计120例，其中男55例，女65例，男女比例为1：1.19。可发生于任何年龄，但以20~40岁常见。好发于四肢伸侧（78例，占65%），特别是上臂（40例，60%）。有报道发于脸部的20例。一般为单个，但可多发达百个以上。损害为结节，直径一般数毫米至1 cm。质地坚实，高出皮面，呈扁球形或纽扣状，表面平滑，偶或呈疣状。初起为淡红色，渐变为暗红、褐红、棕黄至褐黑色，甚至黑色。与表面皮肤粘连，但与深部组织不连，可推动。常有阵发性刺痛。可长期存在，罕有自然消退的。

(2) 组织细胞瘤

多见于成人，少数见于儿童。好发于四肢，较多见于上臂、背部或头面部。大多为单发，偶或多个，表现为直径数毫米的结节，质坚。表面初呈灰红色，渐变成暗红褐或暗紫色，甚至黑色。

(3) 硬化性血管瘤

好发于四肢，其次为躯干，损害与皮肤纤维瘤相似。

【组织病理】

(1) 皮肤纤维瘤

主要由成纤维细胞和幼稚及成熟胶原纤维组成，大多排列成涡纹状，间有组织细胞和少量毛细血管。附近可见灶性出血。

(2) 组织细胞瘤

真皮偶或皮下组织内成片组织细胞和成纤维细胞增生，间杂以不等量炎症细胞，炎症细胞为淋巴细胞和组织细胞等。早期毛细血管丰富，内皮细胞增生；晚期纤维化。组织细胞内可含脂质或含铁血黄素，亦可见一些多核巨细胞偶或黄瘤巨细胞。成纤维细胞可呈车轮状或旋涡状排列。病变处皮肤附属器存在。

病变正上方表皮棘层常肥厚，表皮突向下延伸，有的有分支，基层内色素明显增加。与表皮之间常隔以正常胶原纤维带。个别病例中表皮改变酷似基底细胞癌。

(3) 硬化性血管瘤

病变常累及皮下组织，除纤维组织增生外血管同时明显增生，新生毛细血管内皮细胞肿胀，管腔狭小，偶呈血窦样扩张。增生的成纤维细胞可围绕小血管或在小血管周围呈放射状排列，病变内常见含铁血黄素沉积，有时有灶性出血及散在炎症细胞浸润。

【诊断及鉴别诊断】

本病有时需与下列疾病相鉴别。

(1) 隆突性皮肤纤维肉瘤

瘤细胞核呈异型，可见核分裂象，表皮无明显增生，有溃疡形成。5－羟甲基指标有助于区分二者。CD99在本病中强阳性，可区别二者。免疫组化：波形蛋白、平滑肌肌动蛋白、CD68在皮纤中高表达；CD34、Bcl－2蛋白在本病中低表达，而在隆突中高表达。

(2) 结节性黄瘤

黄瘤细胞内无含铁血黄素沉积，损害部位、数目及血脂升高与否，可资鉴别。

(3) 幼年黄色肉芽肿

主要发生在婴儿期，损害内可见肉芽肿，其中巨细胞的核排列成完整的花环状。

(4) Hand－Schuller－Christian 综合征

有明显的肉芽肿反应，并见嗜酸性粒细胞。

【治疗】

对单个损害特别是伴疼痛者用手术彻底切

除,否则易复发;对有症状的皮肤纤维瘤,可行分级二氧化碳激光和外用糖皮质激素治疗。

（李祖熙　陈连军）

42.4.10　非典型息肉样皮肤纤维瘤（atypical polypoid dermatofibroma）

【定义】

本病系皮肤纤维瘤的一种变型,是根据临床和组织病理命名的一种皮肤肿瘤。

【临床表现】

病程缓慢。肿瘤发生于下肢,呈棕色或正常肤色,有短蒂,呈息肉状或顶圆,可见出血,向外缓慢生长,可高出皮面 10 cm 以上,基底部较硬。

【组织病理】

肿瘤位于真皮内,基底由胶原纤维束和梭形细胞组成,交织呈板层状并渐隐没于周围组织内;向外增长部分可见增生梭形细胞密集排列成板层状或旋涡状。有些胞核多形,染色质粗块、深染,核仁明显,可见少数核分裂象,多见于肿瘤的浅部。偶见不典型细胞。可见灶性出血伴炎症反应。真皮内瘤组织与表皮之间有一境界带。表皮呈不规则增生,伴毛囊炎症和灶性坏死。

【鉴别诊断】

（1）**皮肤多形性纤维瘤**

多发生于中年人的四肢和躯干,生长缓慢,呈息肉样或顶圆、隆起,表面覆以一层完整光滑皮肤,直径为 0.4～1.6 cm。组织病理示少量不典型细胞,胶原束增粗,排列紊乱。

（2）**不典型纤维黄瘤**

多发生于老年人受光处,损害直径小于 2 cm。组织病理示增生梭形或圆形奇异样细胞的胞核多个、多形及多数不典型核分裂象。肿瘤与萎缩表皮紧密相连,无明显境界带。

（3）**皮肤血管瘤样纤维组织细胞瘤**

损害发生于四肢,生长迅速,有时伴有疼痛,表现为蓝、黑或暗红色结节。组织病理示密集细胞主要为成纤维细胞和组织细胞,排列成板层状,仅有少量胶原。可见少量泡沫细胞和散在炎症细胞,并可有明显含铁血黄素沉着,组织间隙充满血细胞,周围绕以成纤维细胞、组织细胞和巨细胞。

【治疗】

手术切除后植皮。

（陈明华）

42.4.11　皮肤肌纤维瘤（dermatomyofibroma）

【定义】

又名斑块样真皮纤维瘤病（plague-like dermal fibromatosis）,是一种真皮内成纤维细胞与肌成纤维细胞呈斑块样增生的良性病变。

【临床表现】

此瘤主要发生于青年女性,好发于肩部或其周围包括上臂和颈部、背部。损害为皮肤浅表结节或斑块,坚实,边界清楚,直径为 1～2 cm,呈淡褐或褐黄色,表面光滑。也可发生于婴儿、儿童（好发于颈部 65%）。

【组织病理】

组织病理示此瘤位于真皮网状层,可扩展至皮下脂肪组织。瘤细胞为大小均匀一致的梭形细胞,与表面平行分布,呈束状交织排列。胞核呈杆状,胞质嗜酸性,似平滑肌细胞,但胞界不如后者清楚。免疫组化染色对 VIM 及 Actin 呈阳性反应。

【电镜检查】

提示瘤细胞向肌成纤维细胞分化。此瘤与纤维组织细胞瘤的免疫组化表达相似,两者区别在于瘤细胞具有特征性排列方向,即与表皮平行;与隆突性皮肤纤维肉瘤的区别为瘤细胞示 CD34 阴性。有报道可与环状肉芽肿相似。

42.4.12　纤维黄瘤（fibroxanthoma）

【临床表现】

此瘤结节主要见于成人四肢,常单个,位于皮下,直径 0.5 至数厘米。表面皮色正常,常可推动,无自觉症状。血脂正常。

【组织病理】

组织病理示肿块位于真皮和皮下组织,切面呈土黄或橘黄色,境界较清楚,由纤维条索将其分割呈小叶状,质中。镜下示密集排列的组织细胞、黄瘤细胞、Touton 巨细胞,之间由条索状纤维组织将其分割呈分叶状,部分区域胶原纤维增生呈束状分布,少数见胆固醇裂隙及炎症细胞。

【诊断及鉴别诊断】

诊断纤维黄瘤时,应注意患者年龄、病变部位及血脂,以便与脂质代谢障碍及其他含有组织细胞的病变相鉴别。

非典型纤维黄瘤(AFX)是与紫外线辐射相关的皮肤肿瘤,常出现一个快速增长的结节状或溃疡性病变,主要发生于老年人暴露于日光的皮肤。AFX主要由多形、梭形、上皮样或它们的混合型细胞组成,其鉴别诊断包括多形性皮肤肉瘤、鳞状细胞癌、恶性黑素瘤和平滑肌肉瘤;现认为其起源于间充质。在鉴别诊断中,P40比P63更有意义。

42.4.13 透明细胞皮肤纤维瘤(clear cell dermatofibroma)

由Zelger于1996年首先报道,见于一41岁女性患者,右脚背出现一个硬性棕色结节,直径约2cm,病程2年,无自觉症状。

【组织病理】

组织病理示真皮全层境界性类圆形肿块,下缘紧贴皮下脂肪呈扇形生长,无出血坏死。占瘤体细胞的90%均为类似于上皮细胞大小的胞质空泡化或透明化细胞,卵圆或多角形,境界清楚,被纤细或硬化胶原围绕,胞核圆或卵圆而较大(20~25 μm),深染,可有单个嗜酸性核仁,无核分裂。病变周围或底深面胞核长圆或梭形,出现席纹状结构,偶有异型巨核细胞。其他表皮有增生,基底色素增加及表皮下有狭长胶原带等皮肤纤维瘤的基本特征仍可找见;此外瘤体富于扩张毛细血管。免疫组化表达FXIIIa为特征,但不表达S-100蛋白、HMB45及上皮性与组织细胞性标记。

【鉴别诊断】

本瘤需与软组织透明细胞肉瘤及黄色肉芽肿等相鉴别,通常应用免疫组化结合HE形态均可区别。

42.4.14 黏液样皮肤纤维瘤(myxoid dermato-fibroma)

1999年由Zelger首先报道。多发生于肢体且以下肢为多,表现为生长缓慢的皮肤结节,直径0.8~1.4cm居多,年龄为22~63岁。

【组织病理】

组织病理示肿瘤位于真皮内,瘤细胞呈卵圆形或梭形,核深染似纤维细胞,伴少量单个或小团块状上皮样瘤细胞,有明显核仁,未见核分裂,部分病例可有少数怪异巨细胞。瘤区内瘤细胞间富有黏液样间质及较多毛细血管,偶见淋巴细胞,无出血坏死及含铁血黄素沉着。肿瘤外围仍可见有较致密排列的梭形细胞区,也可呈席纹状排列,并夹杂纤维化胶原及淋巴细胞、组织细胞反应,表皮棘层细胞也常有增生。免疫组化瘤细胞表达FXIIIa,部分细胞SMA阳性,S-100蛋白阴性。

【鉴别诊断】

主要应与皮肤灶性黏蛋白沉着症、黏液样神经纤维瘤及神经鞘黏液瘤相区别。

42.4.15 瘢痕疙瘩样皮肤纤维瘤(keloidal dermatofibroma)

1998年Kao等报道10例,4男6女,年龄17~59岁,全部发生于四肢,病程多数超过2年,临床表现为红斑或棕红色素性丘疹,直径约1cm,部分有触痛。在亚洲地区较易见,上述报道来自中国台湾学者,其成因推测可能是皮肤纤维瘤外伤诱发形态变异所致。有报道发生在年轻的女性白人。

【组织病理】

组织病理示表皮萎缩,真皮浅层呈境界性瘢痕样改变,由不规则强折光、嗜酸性粗大胶原纤维组成,胶原束间及瘢痕样瘤区周边也可见出血,含铁血黄素沉着及数量多少不一的多核巨细胞,可伴吞噬含铁血黄素颗粒。部分胶原纤维可围绕血管分布,瘢痕样瘤区弹性纤维缺乏。瘤区周边仍可找到梭形细胞呈席纹状排列特点及散在淋巴细胞浸润以区别于瘢痕疙瘩。免疫组化在瘢痕样瘤区内FXIIIa、CD34及S-100蛋白均阴性,但在瘤区周边经典纤维瘤样区域FXIIIa可阳性。

42.4.16　巨细胞胶原瘤(giant cell collagenoma)

Rudolph 等于 1998 年报道 5 例巨细胞胶原瘤,均为无症状性孤立缓慢生长的皮肤结节,术前已有多年病史;临床常表现为坚实性肉红色带蜡样光泽的结节,直径 0.5~1.2 cm,分别位于面、肩及手臂,4 男 1 女,年龄 26~53 岁,临床常被诊断为痣、纤维瘤或神经纤维瘤。有个别位于手掌的报道。

【组织病理】

组织病理示真皮内境界性对称性瘤体,表面表皮层次变薄。肿瘤主要由旋涡状或席纹状排列的粗大胶原纤维组成,纤维间有较宽裂隙,内含大量 AB 染色阳性的黏液。此外,特征性表现为病变内含有大量散在的多核巨细胞,形态可类似于 Langerhans 细胞、Touton 巨细胞或花环状巨细胞,尚可见怪异状不规则及星状巨细胞。HE 染色巨细胞胞质淡染,PAS 染色阴性,Giemsa 染色呈泡沫状灰蓝色,淡嗜碱性,类似增生性筋膜炎中的巨细胞。巨细胞核数可达 20 个,核聚集或重叠。核圆而空泡状,染色质淡,有明显嗜碱性核仁,未见多形性、异常染色质及不典型性核,无核分裂,少数裂隙内有薄壁小血管。免疫组化可见单核或巨细胞均表达 VIM,不表达 CK、SMA、desmin、S-100 蛋白、CD34 和 FXIIIa,也不表达 CD68 和 Mac387。

【鉴别诊断】

鉴别诊断包括所有含巨细胞的纤维增生性病变,如多形性纤维瘤、非典型性黄瘤、巨细胞纤维母细胞瘤、面部纤维性丘疹、促纤维增生性 Spitz 痣、伴异常增殖的异物巨细胞反应以及瘢痕疙瘩等。

42.4.17　巨细胞血管纤维瘤(giant cell angiofibroma)

1995 年由 Dei Tos 等首先报道,最初认为本瘤仅发生于眼眶部位,但随后的病例也发生于颊、颌下、肩胛、躯干、四肢,甚至可见于纵隔、声带、眼皮、头皮。男性略多见,年龄 23~78 岁。临床表现为缓慢生长的无痛性肿块,直径 1~3 cm,质地较软,境界清楚。发生于眼部者可有眼睑肿胀或突

眼。最新报道一例,该病从腮腺的咽旁间隙延伸,被误诊为血管畸形。该肿瘤属良性或潜在低度恶性肿瘤,极少数可复发。

【组织病理】

组织病理示肿瘤内有丰富血管或不规则分布的血窦及假血管性腔隙,腔隙内衬一层不连续的畸形多核巨细胞,腔隙周围间质常有出血。肿瘤实质区为增生的卵圆形或短梭形瘤细胞,核无异形性,核分裂罕见,间质可黏液样或为胶原纤维,部分区域尚可见纤细的瘤细胞夹杂粗大胶原束,类似孤立性纤维瘤中无结构样结构。免疫组化瘤细胞和多核巨细胞均表达 VIM 或 CD34。

【鉴别诊断】

本瘤需与巨细胞纤维母细胞瘤做鉴别,后者发生于 10 岁以下儿童、常见于躯干四肢皮下结节、可复发转为或合并隆突性皮肤纤维肉瘤、间质多无出血、复发率较高、肿瘤周边不清、浸润生长等特点有助区别。

【治疗】

多数局部切除干净可治愈。

42.4.18　多核细胞血管组织细胞瘤(multinucleate cell angiohistiocytoma)

【临床表现】

中年以上女性多见。表现为四肢、面部、躯干及手部皮肤缓慢生长的丘疹性损害,直径 2~10 mm,圆或卵圆形,暗红或青紫色,境界清楚,质偏坚实,丘疹不规则散在分布,部分也可群集或融合状。临床常被误为结节病、红斑狼疮、虫咬或血管性肿瘤。

【组织病理】

组织病理示病变位于真皮层,见有不规则增生的毛细血管及小静脉,其血管腔呈狭窄裂隙状。小静脉围以一层厚薄不均的平滑肌或血管周细胞,血管周围常有散在炎症细胞,有报道伴有肥厚的神经,血管间有纤维组织细胞增生,半数以上病例可见大而畸形性多核细胞,其胞核 3~8 个,核聚集或重叠,胞质常比异物巨细胞少。免疫组化示小血管内皮细胞表达 FVIIIa、CD31、CD34 和 UEA-1,间质中的单个核细胞表达 FVIIIa、Lys、α-AT 和

HLA - DR,少数表达 Mac387 及 S - 100 蛋白,多核巨细胞仅表达 VIM。有研究指出虽然病变起始于炎症和血管,但纤维化和萎缩在发病中起了至关重要的作用,特别是在多发性病灶的发展中。

42.4.19　富有细胞的良性纤维组织细胞瘤（cellular benign fibrous histiocytoma）

1996 年 WHO 皮肤肿瘤组织学分类中将此瘤正式列为皮肤纤维组织细胞瘤的亚型,其复发率较高,在组织病理学上易与隆突性皮肤纤维肉瘤、皮肤平滑肌肉瘤混淆。

【临床表现】

本病患者男女比例为 2∶1,中老年多见,少数也可见于婴幼儿,好发于四肢、头皮、颈部,损害为孤立性缓慢生长结节,直径 0.5~2.5 cm,分布不对称,少数破溃形成浅表溃疡。1/4 患者的损害在术后 3 年内复发,偶或多次复发。

【组织病理】

组织病理示此瘤位于真皮,少数呈息肉状外向生长构型,部分可扩展至皮下脂肪组织。瘤细胞以梭形、短梭形细胞为主。瘤细胞异型性不明显,呈束状交织排列,部分呈席纹状构型,偶或表现为血管外皮瘤样形态。瘤细胞丰富处常可找到核分裂象,伴有小灶性坏死及少量淋巴细胞和泡沫状细胞。边缘区瘤细胞与透明胶原束呈交错生长及表皮增生。仍可见皮肤纤维瘤的一些常见特点,辅以免疫组化示瘤细胞表达 CD34 阴性,可与隆突性皮肤纤维肉瘤区别。本瘤的灶性区域瘤细胞可极似平滑肌瘤细胞,其结蛋白阴性而 SMA 可呈阳性表达,提示有肌纤维母细胞分化,但与皮肤平滑肌肉瘤细胞广泛 SMA 及结蛋白强阳性不同,而有助于鉴别。有报道在 100 例该病患者中做结蛋白和 CD34 的免疫组化分析,发现结蛋白有 32% 阳性、CD34 有 6% 阳性,这可能造成误诊。

42.4.20　血管瘤样纤维组织细胞瘤（angiomatoid fibrous histiocytoma）

【发病情况】

此瘤以前曾称为"血管瘤样恶性纤维组织细胞瘤（angiomatoid malignant fibrous histiocytoma）"。

1990 年 Costa 等曾分析 108 例,4 例局部转移,仅 1 例因对肿瘤忽视长达 17 年,致瘤体达 10 cm,最终在术后 15~19 个月患者因发生肺脏转移而死亡,其余病例预后均良好。1996 年 Colome - Grimmer 报道 2 例转移性富于细胞的皮肤纤维瘤（metastasizing cellular dermatofibroma）均先有局部复发,以后发生淋巴结及肺转移,但经手术切除后能长期健存。该 2 例均曾被诊断为"血管瘤样恶性纤维组织细胞瘤",因而目前认为这一类纤维组织细胞瘤属交界恶性潜能的纤维组织细胞肿瘤,以局部复发为主,预后较好,目前归类为中间性（偶有转移）范围。

【临床表现】

本病主要发生在儿童及青少年,好发于四肢,结节或囊性肿块缓慢生长,从囊性肿瘤块中可抽出血性液体,位于皮内或皮下,直径为 0.8~12 cm,平均 2.5 cm,皮面色泽正常或暗灰色。该病也可发生于肺动脉、肺（可伴发肺黏液样肉瘤）、气管、腹膜后。

【组织病理】

组织病理示瘤体内成片短梭形或组织细胞样瘤细胞,胞核呈卵圆形,大小稍不一致,可找到核分裂象。瘤细胞之间有出血性腔隙或微囊,其内面为受压变扁平的瘤细胞而不是内皮细胞。腔内有出血,含铁血黄素及吞噬细胞。可伴黏液样变。肿瘤周边有淋巴细胞及浆细胞浸润,表皮常增厚。免疫组化示部分病例表达结蛋白,提示有肌样或肌成纤维细胞分化。近年有文献对该病的临床和组织学特征,免疫组化和 FISH 检测（EWSR1 或 FUS 的重组）进行了分析。

42.4.21　巨细胞纤维母细胞瘤（giant cell fibroblastoma）

1982 年 Shmookler 和 Enzinger 首先报道本病。

【临床表现】

肿瘤好发于 10 岁以下儿童,男性明显多于女性。损害常见于背、胸壁、大腿及腹股沟区,表现为生长缓慢的无痛性皮内或皮下结节,直径 1~3 cm,甚至可达 6 cm。若切除不完整,常可复发,但未见有转移的报道。

【组织病理】

组织病理示此瘤位于真皮与皮下脂肪组织内,境界不甚清楚。可见疏松排列的梭形细胞或黏液样间质背景中聚集有形态不一的梭形细胞,并夹杂有明显多核巨细胞内衬的假血管裂隙或窦样腔隙。多核细胞的胞核不分开,似为单一核的多分叶核;梭形细胞核有中度异型,但核分裂象不易找到。梭形细胞与巨细胞之间有移行过渡。免疫组化示梭形细胞表达 VIM 而不表达 S - 100 蛋白及血管源性标记。部分瘤细胞表达 CD34 且形态类似隆突性皮肤纤维肉瘤,因而可被误认为隆突性皮肤纤维肉瘤的幼年型,并可出现色素而类似 Bednar 瘤。复发的巨细胞纤维母细胞瘤更易出现典型的隆突性皮肤纤维肉瘤的形态结构,新近对细胞遗传学的分析也提示两者有相同性改变,从而表明巨细胞纤维母细胞瘤已成为隆突性皮肤纤维肉瘤的一种亚型。

42.4.22 丛状纤维组织细胞瘤(plexiform fibrohistiocytic tumor)

【临床表现】

常见于儿童或青少年(平均 14.5 岁),女性多于男性(2.5∶1~6∶1),以上肢好发(63%),其次为下肢、头颈、下颌、足、骨、背部较少。通常为小而境界不清、无痛性真皮或皮下肿块,坚实,多数小于 3 cm。肿瘤在术后 1~2 年内复发率可达 12.5%~40%,偶有淋巴结转移,曾报道 1 例有肺转移而致死。

【组织病理】

组织病理示肿瘤呈多结节丛状生长,常见组成细胞有 3 种:单核组织样细胞、梭形纤维母细胞样细胞及多核巨细胞,三者形成许多孤立性小结节,通常多核巨细胞位于结节内,梭形纤维母细胞样细胞以束状和小梁状围绕在结节周围,并可相互联结众多小结节。瘤细胞异型少,核分裂少,无坏死,少数可见血管浸润。免疫组化示瘤细胞 VIM 阳性,单核组织样细胞及多核巨细胞 CD68 阳性,梭形纤维母细胞样细胞可 SMA 阳性。对 PFHT 诊断最有用的特征是有小而松软、组织细胞样的双相性外观,聚集在梭形细胞的真

皮深层和皮下组织。CD34、NK 1/C3、ⅩⅢa 因子、和 β-连环蛋白免疫组化染色阴性。MITF 的表达可以是区分细胞神经鞘黏液瘤(CNT)和以组织细胞样为主的丛状纤维组织细胞瘤(PFHT)的可靠标记物。

42.4.23 软组织巨细胞瘤(giant cell tumor of soft tissue)

该瘤为一种组织学上与骨巨细胞相似的原发于软组织的肿瘤,极罕见有转移,曾被称为软组织破骨细胞瘤、低度恶性潜能的巨细胞肿瘤,也曾被认为是"富有巨细胞的恶性纤维组织细胞瘤"。2000 年 WHO 新分类将本瘤和丛状纤维组织细胞瘤列入中间性纤维组织细胞肿瘤。

【临床表现】

肿瘤常见于 50 岁左右(5~89 岁),无性别、种族差异。以四肢浅表软组织最多见(70%),其次为躯干(20%)、头颈(7%),唇部、鼻翼罕见。肿瘤大小为 0.7~10 cm,可表现为融合性多结节。有报道发生于大脑颞区的软组织巨细胞瘤,影像学为神经胶质瘤特点。

【组织病理】

组织病理示瘤体 70% 位于真皮及皮下脂肪,30% 位于浅筋膜下,少数在深部组织。肿瘤实质为多,呈界限性结节状,切面灰白、肉红或红棕色,周边常可有砂砾状骨化区。镜下约 85% 呈现多结节状结构,结节大小自镜下微结节到 1.5 cm 不等,被不同厚度的纤维结缔组织分隔,纤维分隔内常有含铁血黄素巨噬细胞。结节内由圆形或卵圆形单核细胞及破骨细胞样多核巨细胞组成,多核巨细胞的核与单核细胞核相似。核分裂可见 1~30 个/10 HPF,核无异型性及多形性,无瘤巨细胞,罕见坏死,肿瘤周边约半数可见化生性骨形成。瘤内富于血管,部分有出血囊性变形成血腔湖,类似动脉瘤性骨囊肿,约半数有血管浸润。免疫组化示 VIM、CD68、SMA 阳性,其中多核巨细胞 CD68 强阳性而单核细胞少数散在阳性,SMA 单核细胞部分阳性而多核巨细胞阴性。术后局部复发率 12%,罕见转移。

42.4.24　上皮样细胞组织细胞瘤（epithelioid cell histiocytoma）

【临床表现】

本瘤以中老年女性居多，好发于四肢及股部，表现为孤立性半球形或息肉样结节，大小 0.5~1.5 cm，色红似化脓性肉芽肿，但质地坚实。

【组织病理】

组织病理示瘤体为息肉样，瘤周上皮呈衣领状围绕。瘤体内半数以上瘤细胞大而呈多边形，有丰富嗜酸性胞质，核卵圆有小核仁，可有 2 个核以上的细胞。瘤细胞形态相似于网状组织细胞瘤或上皮样痣的细胞而需做鉴别。其对 S-100 蛋白及 HMB45 呈阴性，VIM 和 XⅢα 因子阳性。瘤细胞排列松散不成巢，可被疏松纤维或黏液所分隔。此瘤的颗粒细胞变异需与神经黑素细胞痣相鉴别。

42.4.25　皮肤假肉瘤性纤维组织细胞瘤（cutaneous pseudosarcomatous fibrohistiocytoma）

【定义】

这是一组皮肤假恶性纤维组织细胞来源的肿瘤的总称。近年来，在这一范围内报道的肿瘤有多种，包括：多形性皮肤纤维瘤（pleomorphic fibroma of the skin）、伴异型细胞的皮肤纤维瘤（dermatofibroma with monster cells）、假肉瘤性皮肤纤维瘤（pseudosarcomatous dermatofibroma）、皮肤假肉瘤性息肉（cutaneous pseudosarcomatous polyp）及非典型性皮肤纤维组织细胞瘤（atypical cutaneous fibrohistiocytoma）等；其临床表现相似，组织病理均见有异型细胞故而可误诊为肉瘤，但实际上为病程良性的肿瘤或瘤样病变。

【临床表现】

本瘤见于成人，以中老年稍多见，好发于四肢及躯干，皮肤损害为圆钝性隆起或息肉半球状结节，直径为 1~2 cm，少数可更大，自觉症状不明显。

【组织病理】

组织病理示表皮轻度增生，而表皮突下伸。息肉样病变处表皮可变薄。真皮内可见境界性瘤团，增生细胞呈梭形、核呈长圆形，部分细胞核异

型和多核，可见巨核、多核及不规则形分叶胞核，染色质较粗，部分可见核仁，难找到分裂象。上述梭形细胞及多形性瘤细胞与粗厚胶原纤维纵横不规则杂乱排列，免疫组化示仅表达 VIM 阳性或部分 SMA 阳性，表明间叶或成纤维细胞具有肌成纤维细胞的特点，对 CD34 染色呈阴性。

（陈连军）

42.4.26　婴儿纤维性错构瘤（fibrous hamartoma of infancy）

【临床表现】

常见于婴幼儿男孩。结节通常位于皮内或皮下，为单个偶或 2 个，质坚硬，多发生于腋、颈或躯干部，亦可发生于外阴、睾丸旁。在早期发生后，数目和大小不进一步增加。

【组织病理】

组织病理示结节内含有 3 种不同的组织成分，即纤维性胶原束、黏液性间质内未成熟的梭形细胞及成熟的脂肪组织。另外，毛细血管增生。因上覆皮肤常为色素沉着、多毛、多汗及汗腺增生和发育不全的毛囊滤泡，所以活检取材应包括表面皮肤，便于观察其表皮和真皮附属器的变化。超声下表现为不均匀强回声团块，呈蛇形图案，边界不清或分叶状，没有明显的血流信号。

有报告 60 例患者，研究发现其中一半显示出假血管瘤性组织学变化。男女发生比例为 2∶1（40 男，20 女），平均年龄为 1.5 岁（16 天至 8 岁）。肿瘤大小平均为 3.7 cm（最小 0.59 cm）。好发于躯干（40 例）、四肢（17 例）、头颈部（3 例）。可局部复发。研究表明：该病的年龄范围扩大（最高达 8 岁）、分布范围多样（30 例发生于好发部位之外，包括腋下、上背等）。特殊的组织形态学变化反映出不成熟的间充质成分的成熟性现象，从而使诊断变得困难。

【治疗】

治疗以手术切除为首选。

42.4.27　侵袭性婴儿纤维瘤病（aggressive infantile fibromatosis）

本病发生于 1 岁左右。皮下结节可发生于体

表的任何部位。组织病理示许多核分裂象。切除后可复发,但未见转移的报道。

42.4.28 颈部纤维瘤病(fibromatosis colli)

本病常发生于3~4岁幼儿的头皮。初发于颈部的皮下肿块,可波及胸锁乳突肌下1/3处。

42.4.29 上皮样肉瘤(epitheloid sarcoma)

【临床表现】

本病最常见于手指屈侧或手掌、前臂和足部,少数可发生于四肢的深部肌肉,偶见于臀部或龟头。损害为皮内或皮下结节,生长缓慢。位于四肢伸侧的肿瘤,可沿肌腱、筋膜平面、神经或血管纵向播散,因此,切除后局部复发率约为85%。由于肿瘤播散,皮肤损害常表现为多发性溃疡性结节或环状斑块。早期即有淋巴结转移,最终可向肺部转移。

【组织病理】

组织病理示纤维组织间有不规则结节状瘤细胞团,中央坏死,坏死周边的瘤细胞呈栅状排列。瘤细胞有两型,一型细胞呈多边形,胞质丰富,嗜伊红性,类似于上皮样细胞,占大多数;另一型细胞呈长梭形,在瘤团内呈旋涡状排列。两型细胞间有移行细胞。胞核异型,但罕见双核或畸形。瘤细胞间和瘤团周围常见淋巴细胞浸润。瘤细胞也可浸润内脏和周围神经。

【鉴别诊断】

需与下列病种作鉴别:① 环状肉芽肿:肉芽肿中央也有坏死,但组织细胞无异型。② 恶性纤维组织细胞瘤:虽可见多角形和梭形细胞,但还可见大的畸形多核细胞和脂肪细胞。

42.4.30 皮肤骨外 Ewing 肉瘤(cataneous extraskeletal Ewing sarcoma)

Ewing 肉瘤是一种骨肉瘤,原发于皮肤者罕见。典型的损害发生于儿童和青年,常有转移。组织病理示皮下组织内多发性肿瘤小叶可侵入到真皮。瘤小叶由较一致的圆或卵圆形细胞团组成,小叶周边纤维化,瘤细胞胞质内含有丰富的糖原。

(陈明华)

42.4.31 复发性婴儿指/趾纤维瘤病(recurrent infantile digital fibroma)

【定义】

又名指/趾纤维性肿胀(digital fibrous swelling)或幼年指/趾纤维瘤(juvenile digital fibroma)。为发生于婴幼儿的良性纤维性肿瘤,主要发生在指/趾端。

【病因】

尚不明确。电镜示本病增生细胞的胞质内含物为无定形细颗粒状物质,此物质很可能为由于成纤维细胞代谢紊乱所积聚的产物。学界虽曾提出病毒说,但未证实。

【临床表现】

罕见。出生时即有或出生后数月内发生,偶见于儿童。结节为单个或多发,常位于指(趾)远端、伸侧及外侧,表面光滑、发亮、肿胀、质硬,与表面皮肤粘连,但可移动,表面呈正常肤色或粉红色,直径约为 1 cm,生长缓慢,可自行消退(彩图42-11)。约70%病例的结节在幼儿期复发,偶或破溃,形成浅表溃疡,愈后结疤。

【组织病理】

病变处真皮内很多梭形成纤维细胞增生,增殖的胶原束纵横交错排列,可发生透明变性或黏液样变性。病变可向下扩展至皮下组织。在增生的成纤维细胞内核旁区往往可见特殊的嗜伊红性包涵体,后者直径为 3~10 nm,呈圆形,似红细胞,用铁苏木紫染色呈深紫至黑色,Mallory 三色染色呈红色,磷钨酸苏木紫染色呈深紫色,对 PAS 染色呈阴性反应。

【诊断及鉴别诊断】

临床诊断一般不难,组织学上有时需与皮肤纤维瘤及瘢痕疙瘩相鉴别。皮肤纤维瘤由不等量成纤维细胞、幼稚和成熟胶原纤维所组成,成纤维细胞的胞质内常有脂质和含铁血黄素,幼稚胶原纤维不集聚成束,胶原纤维束呈旋涡状排列。瘢痕疙瘩病变处浅层胶原纤维多与皮面平行排列,成纤维细胞较少,黏多糖明显增加。

【治疗】

广泛手术切除,术后常易复发,但不发生转移。

42.4.32 掌跖纤维瘤病（palmar and plantar fibromatosis）

【定义】

又名 Dupuytren 挛缩（Dupuytren contracture）、掌跖腱膜挛缩症。系由掌、跖腱膜纤维组织增生所引起的指、趾屈曲畸形。最早由 Pater 于 1614 年描述本病，1831 年 Dupuytren 根据尸体解剖和手术证明本病为发生于筋膜的疾病。

【病因】

尚不清楚。通常认为与遗传、种族、患者体质或外伤有关。较多见于欧洲高加索族，我国及其他亚洲国家少见。有遗传史，一家中有数人或几代发病。常并发某些疾病如痛风、糖尿病、癫痫、伴酒精中毒的肝硬化和甲状腺、甲状旁腺及脑垂体功能不全。

【临床表现】

多发生于 40 岁以上男性，儿童少见。约半数病例累及单侧手或足部，40%~60%患者双侧手或足部受累。掌纤维瘤病通常发生于远端掌横纹与无名指的纵轴线相交处，皮肤增厚，出现单个、坚实的结节，除偶或有轻微刺痛或钝痛外，无其他明显自觉症状，常不引起患者注意。经数月或数年后结节增大并融合成索状或带形斑块，波及无名指与小指。晚期累及中指和食指而引起掌指关节强直性收缩，其上皮肤常起皱和稍凹陷。近端指间关节呈屈曲性挛缩，远端指间关节则由于伸肌腱的张力增加而过伸。跖纤维瘤病主要发生在足底中央，沿足弓前缘跖腱膜的前 1/3 处常可扪及大小不等的结节，特别是在久立和长时间行走后足底常伴烧灼感或不适。常和其他类型纤维瘤病并发，掌纤维瘤病有 5%~20%病例与跖纤维瘤病并发；1%~3%病例并发阴茎纤维瘤病（Peyronie病）。此外，也曾发现在这样的病例中指节垫的发病率较高。有报道本病累及口腔。

【组织病理】

掌、跖腱膜纤维组织瘤样增生。某些区成纤维细胞较丰富而另一些区胶原纤维很丰富，形成致密束，其间常见残留腱膜组织。在生长活跃处，偶见核分裂象。病变一般不浸润至周围肌肉组织，但皮下组织萎缩。血管、淋巴管和汗腺等因纤维化而消失。

【诊断】

根据临床特征，不难确诊。

【治疗】

病变仍在发展者，可及早行手术治疗。放射治疗仅能暂时软化。若因挛缩致明显功能障碍，应注意彻底切除，否则易复发。

42.4.33 播散性窦状皮肤纤维瘤伴发骨质疏松（disseminated sinus-like dermatofibroma associated osteoporosis）

【同义名】

骨质疏松伴结缔组织痣（osteoporosis associated connective tissus nevus）、播散性皮肤纤维瘤（disseminated dermatofibroma）、Buschke-Ollendorf 综合征。

【病因】

本病为多发性皮肤纤维瘤伴骨质疏松的一种皮肤骨质综合征。Melnick 曾研究过一个家族中四代成员，提出本病可能为一种常染色体显性遗传病。

【临床表现】

罕见。大多在 10 岁左右发病。皮损常首先出现，表现为硬性结节，直径为 1~3 mm，呈奶油色或黄色。常群集成斑块，有时呈线条状或网状排列，多广泛、对称分布，以股、臀和腹壁处最常见，也可累及颈、背、上臂、肘窝和腘窝。骨损害表现为骨质疏松，可伴局部疼痛，最常累及四肢末端和骨盆，偶或颅骨。X 线摄片示骨质疏松斑点。其他尚有膨胀纹、瘢痕疙瘩、软骨增生、多余肋骨或脊柱骨增生。曾报道并发糖尿病、动脉硬化、消化性溃疡和白内障等。

【组织病理】

组织病理示真皮中、下部限界性成纤维细胞增生和胶原束增生，形成局限性团块，团块与周围真皮无明显界限，弹性纤维正常。放射学检查示骨骼损害多在骨骺和骺端，表现为致密的斑点，在骨干表现为纹状和线状。

【治疗】

目前尚无满意疗法。

42.4.34　软纤维瘤（soft fibroma）

又名软瘊（achondroin）或皮赘（cutaneous tags），是一种有蒂的良性肿瘤，主要发生在中、老年人。

【临床表现】

临床有两种：① 多发性：好发于颈部或腋窝，损害为小而有沟纹的丘疹、质软、仅 1～2 mm 长和宽、可呈丝状增长的柔软突起；② 孤立性：好发于躯干下部，损害一般为单个结节，有蒂，呈息肉样突起，质软。

【组织病理】

组织病理示多发性软纤维瘤的病变处真皮乳头状瘤样增生，胶原纤维疏松，常有很多毛细血管。表皮角化过度，棘层肥厚，偶见角质囊肿。孤立性软纤维瘤息肉样突起的病变处主要为真皮胶原纤维，中央处常有成熟脂肪细胞。表皮变平。在某些病例中，瘤内脂肪细胞可相当丰富，因而被称为脂肪纤维瘤。可用刮匙、CO_2 激光或电烙去除，或以三氯醋酸点灼。

（李祖熙　陈连军）

42.4.35　多发性毛囊周围纤维瘤（multiple perifollicular fibroma）

此瘤罕见。常局限于面和颈部，但可扩展至躯干上部甚至全身，表现为很多毛囊性丘疹，肤色，有些中央有黑头。泛发全身的患者可有家族史，并发结肠息肉。病变处毛囊正常或扩大，充以角蛋白，毛囊周围幼稚胶原纤维呈同心圆形排列，成纤维细胞核呈梭形。发生于面部的损害若数目不多，必要时可手术切除。

42.4.36　结缔组织痣（connective tissue nevus）

【同义名】

Lewandowsky 弹性痣（nevus elasticus of Lewandowsky）、钳石痣（paving-stone nevus）、播散性弹性痣（disseminated nevus elasticus）、幼年弹性瘤（juvenile elastoma）。

【定义】

本病系真皮局限性结缔组织发育不良。

【病因】

本病属错构瘤，或与常染色体显性遗传有关，亦可能由于局部结缔组织发育缺陷所致。

【临床表现】

罕见，常见于幼儿，仅个别病例有痒感。损害为丘疹、结节和斑块，可分为丘疹型、结节型和鲨鱼皮样斑块型。线性结缔组织痣沿着 Blaschko 线分布。成纤维细胞结缔组织痣（FCTN）表示成纤维细胞/肌纤维母细胞谱系的结缔组织痣，好发于儿童的躯干和头颈部，为良性。

丘疹型：多在出生时或出生后不久发生，丘疹呈象牙色或皮色，直径为 1～10 mm，簇集，常排列成带状或线状，大多不对称，好发于躯干，特别是胸、背部。

结节型：多发生于 5～10 岁儿童，好发于股或臀部，也见于前臂和小腿，结节呈肤色或淡黄色，表面光滑，散在分布或融合成斑块。数目不一，可伴骨脆弱性硬化，多发生于长骨、骨盆和手足骨。临床上虽无症状，但 X 线摄片示直径为 2～10 mm 的圆或卵圆形致密区。这种变化常见于 Buschke - Ollendorff 综合征。

鲨鱼皮样斑块型：发生于幼儿，斑块呈肤色或淡黄色，质软，常为卵圆形，大小约为 5 cm×10 cm。表面不规则，状如鲨鱼皮，可伴有色素沉着。常不对称地分布于腰骶部，亦可见于躯干，常并发斑点状结节性硬化症。本型可能是综合征组成的一部分。

其他类型：损害大多由丘疹、结节或斑块等组成各种各样的临床表现，呈黄色、象牙色或肤色，有的呈网状或念珠状，有的患者在冬季手指发白。

【组织病理】

真皮中、下部因胶原纤维增殖、增粗而增厚，外观正常或均质化。弹性纤维增加、减少或缺如，增加的弹性纤维常融合成不规则形团块。有时平滑肌纤维也增加，表皮基层色素细胞增加，真皮上部也可见噬色素细胞，但无痣细胞。

【诊断及鉴别诊断】

一般根据临床表现容易诊断。组织病理学上如弹性纤维增加，应与弹性纤维假黄瘤鉴别，本病无弹性纤维破碎和钙沉积。

【治疗】

一般可不治疗，若伴奇痒时，可手术切除。

（陈连军）

42.4.37 儿童颅筋膜炎（cranial fasciitis of childhood）

本病是结节性假肉瘤样筋膜炎的一种少见亚型，发生于婴儿和儿童。肿块发生于头皮的皮下组织，迅速生长并蔓延至筋膜内，为一种溶骨性病变。组织病理示类似结节性假肉瘤样筋膜炎。治疗为手术切除肿块，并应切除其下骨质。

（陈明华）

42.4.38 婴儿肌纤维瘤病（infantile myofibromatosis）

【定义】

本病亦称先天性纤维瘤病，是一种罕见的遗传性疾病，表现为皮肤、肌肉、骨骼、内脏的良性肿瘤。

【发病机制】

发病机制现被认为是血小板衍生生长因子受体 β（PDGFRB）突变造成，为常染色体显性遗传。

最新 1 例报告：患该病的两兄妹确定有 PDGFRB 突变，其健康的母亲也有同样的 PDGFRB 突变。随即发现，两个孩子也从健康的父亲那里继承了受体蛋白酪氨酸磷酸酶 gamma（PTPRG）基因的杂合突变，而 PTPRG 是 PDGFRB 去磷酸化的酶。与未受影响的母亲比较，可理解为 PTPRG 的额外突变造成了两兄妹的全表型外显。

【临床表现】

皮下结节在出生后不久出现，发生于躯干和四肢，小而多发，可分为浅表型和泛发型，前者结节位于皮肤、皮下组织、骨骼肌和骨骼，预后良好；后者常累及内脏，最常见的是累及肺、心肌、肝和肠道，脑、脊髓等部位弥漫性纤维组织增生，死亡率高达 80%。累及内脏的婴儿多夭折，常在出生后几个月内死亡。存活的婴儿，不论是浅表型还是泛发型，其结节常在 1 年内自行消退。有报道

对 28 例患者的分析结果为：男性多见（60.8%）；皮肤损害的病例中 64.3% 为先天性；单发病例占 50%，多数结节不痛；多发性病例占 39%；好发于皮肤、皮下组织和肌肉，占 97.8%；发生于骨头者占 50%；死亡率约 33%；大多自行消退，局部严重并发症和晚期复发少见。

【组织病理】

组织病理示真皮或皮下组织或更深处有由长梭形成纤维细胞、平滑肌细胞和中间型细胞组成的短束状结节，边界清楚。在细胞较少区，可见间质黏液样变性并见毛细血管增生。

（陈明华　陈连军）

42.4.39 鼻纤维性丘疹（fibrous papule of the nose）

本病以往曾被认为是黑素痣，现已证实是血管纤维瘤。

【临床表现】

较常见。发生于成人鼻下部。损害为单个，表现为圆顶丘疹，质坚，直径不超过 5 mm，呈肤色、红色或浅黑色。

【组织病理】

组织病理示真皮浅层限界性纤维化和血管增生，可见散在分布的三角形和星状大细胞，电镜证实这些细胞为成纤维细胞。也可见多核巨细胞，有时在真皮表皮交界处可见较多黑素细胞。

【鉴别诊断】

面部结节性硬化虽也表现为血管纤维瘤，但依据智力障碍、癫痫以及损害多发可与鼻纤维性丘疹相鉴别。

【治疗】

可予局部手术切除。

42.4.40 巨细胞龈瘤（giant cell epulis）

本病为良性，有人认为系龈瘤肉芽肿，而非新生物。

【临床表现】

损害发生于儿童和青年的齿龈部，向外生长，故不侵犯骨骼。表现为单个暗红色、表面光滑的肿块，质中；直径 1~2 cm，仅见于乳牙，如双尖牙

和前门牙的附近。

【组织病理】

组织病理示病变处界限清楚,由大量成纤维细胞和较多散在的多核巨细胞组成。巨细胞呈不规则形,胞质呈嗜伊红均质性,内含许多不规则排列的胞核,不见核分裂象。这种巨细胞可与破骨细胞特异性单克隆抗体反应,表明其为破骨细胞。

【治疗】

可予手术切除。

42.4.41　腱鞘巨细胞瘤(giant cell tumor of tendon sheath)

【临床表现】

此瘤好发于手、指和腕等有腱鞘部位,质硬,直径为 1~3 cm,不自行消退,可蔓延到邻近关节腔的滑膜,偶或累及其上皮肤。临床上有关于儿童手和手腕频繁性多发性腱鞘巨细胞瘤的个别报道。

【组织病理】

组织病理示肿瘤常呈分叶状,由致密结缔组织围绕,其中有不等量细胞。在细胞丰富的区域,大多数为组织细胞,胞核呈泡状,胞质常有含铁血黄素或脂质。部分吞噬脂质的细胞类似泡沫细胞。在细胞很少的区域,可见成纤维细胞散在于纤维化或透明变性的间质内。上述区域中不论细胞丰富与否,纤维化区域均可见巨细胞。巨细胞的胞质呈嗜伊红色,有不等量不规则排列的胞核,与正常的破骨细胞类似。可恶变。

【治疗】

可予手术切除。

42.4.42　腱鞘纤维瘤(fibroma of tendon sheath)

1979 年 Chung 等首先命名本病。有人认为本病是腱鞘巨细胞瘤的变型,两者临床表现相似。腱鞘纤维瘤是一种少见的良性纤维母细胞瘤,通常发生在青年和中年人的上肢。近期有该病发生于关节内、KAGER 三角、手、肱二头肌腱长头的报道。组织病理示在均质性胶原化的间质中有少量

成纤维细胞,偶见多核巨细胞。裂隙状空腔是其特征。克隆性染色体突变 t(2;11)(q31 - 32;q12)已被证实,有报道新的 t(9;11)(p24;q13 - 14)易位被发现。

治疗可予手术切除。

42.4.43　幼年透明蛋白纤维瘤病(juvenile hyaline fibromatosis)

【定义】

本病是一种罕见的隐性遗传性疾病。是染色体 4q21 上的 CMG2 基因突变,该基因的突变可以破坏基膜的形成。

【临床表现】

发生于婴儿早期,损害为许多皮肤结节,逐渐增大;最大的结节通常发生于头皮。可伴有屈曲挛缩和齿龈肥大。皮肤、关节和骨骼等组织的玻璃样变可致皮肤丘疹、牙龈增生、骨头溶骨性病变和关节挛缩。本病可复发。

【组织病理】

组织病理示结节由不等量成纤维细胞和间质组成。早期细胞成分较多,晚期以间质成分为主。在 HE 切片中,围绕着成纤维细胞周围可见收缩的空隙,致其外观呈软骨细胞样。间质均匀一致,嗜酸性,并有一些波纹状细丝,对 PAS 染色呈强阳性,耐淀粉酶。

【治疗】

尚无满意疗法。

(陈明华)

42.4.44　弹性纤维瘤(elastofibroma)

【定义】

又名背部弹性纤维瘤,系一种特殊的瘤样结缔组织增生。1959 年由 Javi 和 Saxeu 首次报道。大多认为是局部组织对损伤的一种反应;至于弹性纤维增多,一般认为是继发于纤维组织增生,增生的弹性纤维常伴成纤维细胞增生,以后发生变性,故又称为结缔组织的弹性纤维变性。可能是家族性的,但不存在染色体的改变。

【临床表现】

本病多见于 55 岁以上妇女,好发于肩胛下部

与胸壁之间结缔组织,为菱形肌与背阔肌所被覆,内侧固定于肋骨骨膜或肋间韧带。罕见于其他部位,如坐骨结节或股骨大粗隆或三角肌附近的软组织内;有报道见于幽门、脊椎。肿块质地坚实,位置较深,常位于一侧,偶或双侧,边界不清楚,大小不等,直径一般不超过 10 cm,与表面皮肤不粘连,无疼痛或压痛,也不影响活动,生长缓慢,病程可长达 6 年以上。

【组织病理】

病变处结缔组织增生,无包膜,伸展至周围肌肉和筋膜内。突出的是,弹性纤维增多和异型。弹性纤维增粗,直径可达 20 μm,长短不一,夹杂于增生的胶原纤维之间,其排列方向多与胶原纤维走向相同。这些增粗的弹性纤维常肿胀呈串珠状,或边缘呈锯齿状,并可崩解成很多细小的串珠状或不规则颗粒样,而最后结构模糊逐渐消失。某些血管壁的弹性纤维亦呈同样变性。间质可呈黏液变性,成纤维细胞较疏散。此外,还可见一些残留脂肪组织。常无炎症细胞浸润。病变细胞的Ⅷa 因子和 CD34 免疫组化同时阳性表明其来源于原始真皮间充质细胞,而肌红蛋白的阳性表明其来源于肌纤维母细胞。

【诊断】

MRI 和 CT 有助于该病的诊断和评估,有利于无症状患者避免不必要的活组织检查和手术。主要靠组织病理检查诊断。

【治疗】

可手术切除,不易复发。

(李祖熙　陈连军)

42.4.45　隆突性皮肤纤维肉瘤(dermatofibrosarcoma protuberans, DFSP)

【发病情况】

本病是一种罕见的恶性间质性肿瘤,发病率占所有癌症的 0.1%,不到所有软组织肉瘤的 2%;常见于 20 至 50 岁年龄,好发于躯干,病变仅限于真皮;区域或远处转移的概率小于 5%;无远处转移时,扩大切除是首选手术方法;手术前或手术后辅助放疗可降低局部复发。

【病因】

此瘤究系来源于成纤维细胞或组织细胞尚无统一意见。近来研究表明,瘤细胞表达 VIM 及 CD34,电镜观察瘤细胞既有成纤维细胞的特征,又有一些神经鞘膜细胞的特点,个别病例中发现含有黑素小体的树突细胞,提示肿瘤尚有可能起源于神经鞘膜细胞。

【临床表现】

本瘤可发生于身体任何部位,多发于躯干及四肢近端;其分布在腹侧多于背侧、近心端多于远心端,少见于头面部及颈区。男性多于女性,可发生于任何年龄,以中青年为多;也可起始于儿童期,生长缓慢,至青年期始就诊。10%~20%患者诉发病前曾有创伤史。初起为皮肤坚实性斑块,肤色褐或暗红色,皮面微凹似萎缩状,而瘤周皮肤淡蓝红,以后出现淡红、暗红或紫蓝色单结节或大小不一的相邻性多结节生长,呈隆突性外观,大小 0.5~12 cm,且可突然加速生长而表面破溃。少数瘤体见有点状色素,被称为色素性 DFSP 或 Bednar 瘤。肿瘤切除后 5 年内有 1/3 病例可复发。

该病发生在上胸部或颈部时,常引起上腔静脉综合征;伴有纤维肉瘤时,转移和死亡的风险会很大。

【组织病理】

肿瘤位于真皮及皮下脂肪,与表皮隔以正常狭窄带。瘤细胞呈梭形,大小形态较一致,核分裂少,排列成车轮状有诊断意义。肿瘤侵及皮下脂肪可构成蜂窝镶嵌状或水平成层相间的特殊排列方式,其与 CD34 阳性构成本瘤与其他纤维组织细胞肿瘤的鉴别要点。瘤区内若有含黑素的树突细胞即为 Bednar 瘤。瘤区常有黏液变,且可出现特殊形态,如有车轮状排列结构消失而以束状排列为主伴核分裂增加,当其比例占 10% 以上时可称为来自隆突性皮肤纤维肉瘤的纤维肉瘤;也可出现向灶性区域瘤细胞形态似平滑肌细胞而免疫组化 SMA 与 MSA 阳性、呈肌样/肌纤维母细胞性分化;近来还发现肿瘤内存在巨细胞纤维母细胞瘤形态的区域,提示巨细胞纤维母细胞瘤可能为本瘤的亚型。DFSP 的基因特征:n(17;22)(q22;q13),导致胶原基因的 α 链型 1 和血小板衍生生

长因子 β 基因融合,这种易位存在于 90% 的 DFSP,可作为鉴别诊断的工具。

【治疗】

手术切除,手术边缘应距瘤区外 3 cm 且做深筋膜切除,可减少复发率。有报道从 1996 年到 2013 年 2 月的相关 76 例患者中,分析发现与标准的手术切除相比,Mohs 显微手术复发率低,因此提倡以 Mohs 显微手术作为首选治疗方法。局部或晚期转移时,伊马替尼甲磺酸盐是一种有效的治疗方法。

42.4.46　脂肪瘤(lipoma)

【定义】

脂肪瘤系成熟脂肪细胞组成的良性瘤,是良性软组织肿瘤中较常见的一种,仅次于血管瘤,占良性软组织肿瘤及瘤样病变的 25% 左右。

【发病情况】

国外资料此瘤多见于女性,男女比例为 1∶2~1∶3;国内则以男性多见,男性约为女性的 2.5 倍。主要发生于成人,特别是中年人(30~50 岁)。

【临床表现】

此瘤好发于肩、背、颈、乳房和臀部,其次为面部、头皮、阴囊和阴唇,表现为单个或多个皮下局限性斑块,自针头至成人头大,常呈扁球状、分叶状或蒂状,有时为弥漫性斑块,质软,可推动,表面皮肤正常。单发损害发生较迟,发展也较慢;多发损害发生较早,常对称分布。当其发育至一定程度后即停止生长。除较大肿瘤可妨碍局部动作、或因压迫神经而引起疼痛外,一般无自觉症状。

脂肪瘤可作为 Gardner 综合征的部分表现;此综合征的其他特征为面部多发性骨瘤、皮肤表皮样囊肿、结肠多发性息肉、纤维瘤、纤维肉瘤和平滑肌瘤等。

【组织病理】

肿瘤切面呈淡黄色,有完整薄层纤维性包膜,常由纤细纤维组织分隔成大小不一的小叶,小叶的大小不像正常脂肪组织的一致。瘤细胞主要为成熟脂肪细胞,偶见少数脂肪母细胞,后者胞核较大,胞质内空泡较小。瘤内一般血管不多,有时可

见灶性黏液变性、钙化或骨化。较大脂肪瘤的茎部若发生扭转,常致瘤内血流障碍,引起液化而呈囊肿样。

【诊断及鉴别诊断】

典型脂肪瘤常呈分叶状,无明显自觉症状,瘤内血管不多,很少有内皮增生,可与血管脂肪瘤鉴别。组织学上与皮肤猪囊尾蚴病容易区别。

【治疗】

一般不需治疗。对较大肿瘤可手术切除。

42.4.47　脂肪瘤病(lipomatosis)

【定义】

与遗传有关的多发性脂肪瘤称为家族性脂肪瘤病。这种肿瘤一般较小,常在皮下,可多达数百个,尚可并发中枢神经系统疾病。有报道发现脂肪瘤病患者 PIK3CA 中的 p. H1047R 突变,从而扩大了马赛克 PIK3CA 突变表型谱。

【临床表现】

本病临床上常见以下几种类型。

先天性弥漫性脂肪瘤病:出生后即发现弥漫性多发性脂肪瘤,位于一侧肢体或部分指或趾节,以后随年龄增长而渐增大,质软,边界不清楚;此外,尚并发肌组织和骨肥大,形成巨肢,或并发弥漫性静脉性对称性脂肪瘤病,颈、腋窝、腹股沟、股或其他部位脂肪组织呈局限性或弥漫性增生,形成斑块,分布对称,可并发神经系统疾病。也可发生于硬膜外、椎管、神经、肾、肺等。

疼痛性脂肪瘤:或称 Dercum 病,多见于妇女,患者全身肥胖,有疼痛或触痛性脂肪沉积性斑块。

面部先天性浸润性脂肪瘤病(CIL－F):已被描述为一种先天性疾病。成熟的脂肪细胞侵入面部区域的邻近组织,其病因和发病机制尚不清楚,发生于婴幼儿期。特征为成熟脂肪组织的弥漫性浸润,生长迅速,相关的骨质增生,术后复发率高。浸润弥漫性和面部结构的重要性,使得无法完整切除。PIK3CA 激活了 CIL－F 的突变。

颅脑、皮肤脂肪瘤病:是一种罕见的先天性神经皮肤疾病,特征性地涉及外胚、中胚皮肤组织,如皮肤、眼睛和中枢神经系统。

42.4.48 系统性多中心性脂肪母细胞增生病（systemic multicentric lipoblastosis）

本病除皮肤脂肪瘤外，内脏脂肪组织内也见多发性脂肪瘤。瘤内除成熟脂肪细胞外，尚有自未分化间叶细胞至分化成成熟脂肪细胞之间的过渡型细胞。

42.4.49 血管脂肪瘤（angiolipoma）

【同义名】

血管性脂肪瘤（vascular lipoma）、毛细血管扩张性脂肪瘤（lipoma telangiectatum）、血管纤维脂肪瘤（angiofibrolipoma）。

【定义】

此瘤为有明显包膜的分叶状脂肪组织肿瘤，其特点为瘤内血管增生，常伴有疼痛。

【简史】

1960年Howard等首先提出此瘤的组织病理诊断标准，并略述其临床表现。笔者自1954年开始曾收集46例，经观察，证明其为一独立疾病。

【病因及发病机制】

与脂肪瘤基本相同，唯因血栓形成，致瘤组织淤血，原先存在的毛细血管明显，同时内皮细胞增生。

【临床表现】

此瘤较常见。笔者观察的46例中，男女比例为5.57∶1。起病年龄为20~62岁，大多为20~40岁。Howard等报道11例有家族史。损害初发于前臂，其次为腰和腹部。同一患者常有数个损害，多发生在前臂和腰部，少数在臀和躯干，偶或见于小腿、项和肩关节处，未见面部和掌、跖处受累（表42-15）。较特殊的是，在腰部几乎均在肋椎角，躯干部分均在乳头水平以下，股部多位于近端。损害最初为一至数个，常对称分布，以后渐增多，甚至多达300个以上，表现为以下几种类型：

结节状：此型最多见，直径0.5~3.5 cm，呈圆球形或分叶状，边界较清楚，有一定活动性，在皮下脂肪组织菲薄处（如前臂屈侧、前胸部）可略高出皮面，表面呈正常皮肤色，质地较软，坚韧而有弹性，扪之有囊样感，少数可有轻度压痛。小的肿瘤与皮肤不粘连，散布于整个躯干或一个肢体；大的肿瘤似与周围组织粘连，常有自行胀缩现象。

蚯蚓状或梭形条索状：较少见，多见于四肢或胸、腹部。

斑块状：多位于腰部，呈扁平分叶状，边界不十分清楚，与皮肤粘连较紧，不易移动，质地较坚实，表面常凸凹不平。

弥漫浸润状：更少见，主要发生于臀和股部，扪之在皮下有一片浸润性斑块，可占据整个臀或股部的大部分，边界弥漫不清，与皮肤粘连较紧，质地坚实，表面略高低不平。一般缓慢生长，增大到一定程度时，即停止发展，但增大程度与病期不成正比，从不破溃，亦不转移。约1/3患者有不同程度的疲倦、乏力和较明显的腰酸感。局部可无自觉症状，但多有不同程度的阵发性刺痛、隐痛或紧缩感，此种疼痛可见于肿瘤出现前后。内脏检查未见异常。有报道发生于颅骨、蝶鞍区、脊髓、眼眶、肠等。

表42-15 46例血管脂肪瘤的分布部位

分布部位	例数
上臂	5
前臂	39
腰	27
股	18
腹	13
臀	8
胸	6
背	4
小腿	1
项	1
肩关节	1

【组织病理】

此瘤有明显包膜，常呈分叶状。切面呈黄色，边缘部分因有较明显的血管成分而带红色。瘤内除脂肪组织外，有不同程度的血管增生。增生血管以毛细血管为主，常自包膜处沿间隔结缔组织向中央生长，内皮细胞增生，管腔狭窄，有的甚至只容纳1~2个红细胞或完全闭塞。腔内常有透明血栓。间质内胶原纤维常呈均匀化，染淡伊红色，无明显炎症反应。

【诊断及鉴别诊断】

通常若青壮年男性患者前臂或腰部出现大致对称分布的皮下斑块，同时伴以疲倦、乏力和腰部酸痛等症状，应考虑本病。此瘤与脂肪瘤的鉴别见脂肪瘤。少数病例因肿瘤略高出皮面，并稍带青色，有时需与血管瘤鉴别：皮下型毛细血管瘤多见于婴儿；混合型细静脉瘤常由婴儿期皮内型血管瘤发展而成；皮下型海绵状血管瘤虽亦多见于青壮年，但很少引起疼痛，组织象亦不同。此外，临床上有时尚需与皮肤猪囊尾蚴病相鉴别，后者可显示猪囊尾蚴。

【治疗】

笔者曾对早期个别病例试用过局部注射三氯醋酸、皮下注射石炭酸和 X 线照射等，无效。除个别病例因剧痛需局部手术切除外，一般无须治疗。

42.4.50　具有脂肪瘤样痣的皱褶皮肤（folded skin with lipomatous nevus）

本病罕见，已报道有 3 例。发生于新生儿者，全身皮肤皱褶，根据其形态有称之为 Michelin 轮胎婴儿，至幼年时皱褶逐渐减少。组织病理示在某些部位，如同浅表脂肪瘤样痣一样，脂肪小叶扩展至接近表皮处；在另一些部位真皮厚度正常但其下脂肪组织过量，可见数个纤维组织带穿透至皮下组织。

42.4.51　良性脂肪母细胞瘤（benign lipoblastoma）

此瘤系 1958 年 Vellios 等原先作为脂肪母细胞瘤病描述的一种少见孤立性肿瘤。

【临床表现】

肿瘤发生于自出生时至 7 岁患儿的皮下组织，多见于下肢，缓慢增长，可长至相当大。有两种：浅者相当浅表，有包膜；深者边界不清楚，倾向于扩展至周围组织间隙和肌肉。

【组织病理】

组织病理示肿瘤不论深浅，具有同样的细胞成分，由未成熟的胚胎脂肪细胞和黏液性间质组成。脂肪母细胞大小不等，大多含有大小不一的空泡，一般为单个，少数为 2~3 个，偶或更多个。此空泡较成熟脂肪细胞内空泡小，迫使胞核紧靠胞膜。在某些瘤内也见胞质内具有细小空泡和胞核居中的脂肪母细胞而与冬眠瘤的瘤细胞相似。黏液样间质内有非空泡化梭形或星状细胞。

【鉴别诊断】

此瘤需与黏液样脂肪肉瘤相鉴别，后者见不典型脂肪母细胞、核分裂象和胞核深染，极罕见于婴幼儿。

42.4.52　梭形细胞脂肪瘤（spindle cell lipoma）

【临床表现】

此瘤主要见于男性老年人，最常见于背和项部，有报道发生于下颌、咽、眼眶、结膜，单个皮下肿瘤缓慢增长。

【组织病理】

组织病理示肿瘤边界清楚，由成熟脂肪细胞、一致性细长梭形细胞和黏液样间质组成。在某些区域，肿瘤纯粹由梭形细胞组成，梭形细胞往往排列成粗束状，无脂肪细胞；在另一些区域，梭形细胞与散在成簇的成熟脂肪细胞相混。梭形细胞为成纤维细胞，产生不等量胶原。整个瘤内有很多肥大细胞是此瘤的独特点。另外，某些瘤内见明显血管，血管为毛细血管至含有平滑肌束的厚壁血管。

【鉴别诊断】

此瘤因为一致性梭形细胞增生和无脂肪母细胞，可与脂肪肉瘤或纤维肉瘤相鉴别。树突状纤维黏液瘤（DFML）可能是具有丰富黏液样变性的梭形细胞瘤的一种罕见变异，而非一个独立的肿瘤。

新近有文献报道，非典型梭形细胞脂肪瘤和传统梭形细胞脂肪瘤之间存在一定联系：非典型性梭形细胞脂肪瘤中，RB1 的两个最接近的侧翼基因（ITM2B 和 RCBTB2）多个外显子缺失；传统梭形细胞脂肪瘤中，RB1 的 DLEU1 基因外显子有一些缺失，而不是 ITM2B 和 RCBTB2 的。可通过 MDM2、CDK4、P16、RB 将该病与非典型脂肪瘤/高分化脂肪肉瘤区分开来。

42.4.53 多形性脂肪瘤(pleomorphic lipoma)

此瘤主要见于老年男性背和项部,临床上与梭形细胞脂肪瘤相似。组织病理示肿瘤边界清楚,呈广谱形态,虽见成熟脂肪细胞区,但大多数脂肪细胞大小明显不一,约半数瘤内见具有脂肪母细胞形态的偶或多发空泡化细胞。单个或成簇的成熟和未成熟的脂肪细胞位于黏液性间质内,后者中有致密的胶原束横越。此瘤因具有特殊的多核巨细胞而具有诊断意义。多核巨细胞见于大多数病例,在嗜伊红胞质内含有多个、位于边缘且往往呈重叠的深染胞核,因胞核排列成花瓣状,故称为小花型巨细胞。在某些瘤内尚可见小灶性梭形细胞脂肪瘤。临床上,本病虽可像脂肪肉瘤,但后者呈浸润性生长,细胞成分较多且多不典型,包括不典型核分裂象,具有更多的空泡化脂肪细胞和无粗胶原束。小花型巨细胞鲜见于脂肪肉瘤,即使有也是少数。

42.4.54 腺脂肪瘤(adenolipoma)

此瘤系指脂肪组织浸润至正常乳腺上皮性成分内的特殊型脂肪瘤。

本病少见,发生于中年妇女乳房区,直径1~10 cm。质地与脂肪瘤相似,可推动。

组织病理示肿瘤边界清楚,有薄的包膜,呈扁圆球形。切面大都为脂肪色泽,杂有乳腺小叶的粉红色斑点。镜下示肿瘤的纤维包膜很薄,由大量脂肪细胞组成;特殊的是,尚见有散在小灶性正常乳腺小叶腺管结构。

皮肤腺脂肪瘤是脂肪增生中有正常汗腺(小汗腺或少量大汗腺)的存在,是脂肪瘤的一种变体。有报道腺脂肪瘤发生在甲状腺中。

42.4.55 软骨样脂肪瘤(chondroid lipoma)

【临床表现】

本病由 Meis Enzinger 于 1993 年报道,肿瘤好发于中年,平均年龄 36 岁,女性远比男性多见(男女比例 1∶4)。大多数发生于四肢皮下,偶可累及浅筋膜和肌肉,少数发生于躯干与头颈部,肿瘤大小平均 4 cm(1.5~11 cm),有包膜。也可发生于舌、锁骨上、乳房。该病分子遗传特征:C11orf95 -

MKL2 的融合,部分病例还体现出 t(11;16)(Q13 P13)易位。

【组织病理】

组织病理示肿瘤由巢状或束状排列的嗜伊红和空泡状细胞组成,较小的细胞胞质嗜伊红,周围被黏液样或透明基质围绕,呈陷窝状,似软骨样。这些细胞胞质 PAS 染色阳性,提示存在糖原。空泡状细胞含许多空泡,似棕色脂肪细胞;也可为单泡状脂肪细胞,或似印戒样脂肪母细胞,油红 O 染色阳性,提示存在中性脂肪,部分区夹杂有成片成熟脂肪细胞。间质可显黏液样,AB 染色阳性,也见间质纤维化。瘤细胞表达 VIM、S - 100 蛋白及 kp - 1。

【鉴别诊断】

需与细胞丰富的多形性腺瘤、脂肪肉瘤等相鉴别。

42.4.56 浅表脂肪瘤样痣(nevus lipomatosus superficialis)

【定义】

本病系指脂肪细胞异位聚集于真皮内的一种疾患。

【临床表现】

罕见。出生时即有,或在儿童期发生。好发于臀部。损害为正常皮肤色或淡黄色丘疹或结节,质软,簇集成片,界限明显,表面光滑或有皱窝。

【组织病理】

组织病理示真皮特别是乳头下层内有异位成熟脂肪细胞,往往与皮下脂肪组织相连,呈块状或索状,嵌于胶原束间。本病若并发皮内痣,可见痣细胞巢。灶性真皮发育不全与本病不同者为前者脂肪细胞常接近表皮,极少有胶原纤维。有报道该病脂肪坏死病灶中会出现像营养不良性钙化的钙盐沉着,而病变脂肪细胞 paget 样的扩散可能是错构瘤性脂肪组织的生长,最终导致了脂肪瘤样痣。

42.4.57 冬眠瘤(hibernoma)

【定义】

又名棕色脂肪瘤(brown fat tumor),是由棕色脂肪组成的良性肿瘤。

原先认为棕色脂肪是很多冬眠动物特有的脂肪组织，以后发现很多哺乳类动物及人类也有少量棕色脂肪。人类胎儿在 5 个月时即见有棕色脂肪，以后随年龄增长而逐渐减少或消失。

【临床表现】

本病极罕见。大多发生于 20～50 岁成人，无性别差异。肿瘤好发于肩胛间区、胸壁、颈、纵隔、股和腘窝、骨、关节等处，一般为单个皮下结节，中等质地，可推动，表面常有毛细血管扩张，生长缓慢。是否有所谓恶性棕色脂肪瘤，尚有争论。

【组织病理】

组织病理示此瘤有包膜，切面呈灰黄、黄褐甚或红褐色。瘤细胞为较大的棕色脂肪细胞，呈多角形或类圆形，胞膜清楚，核小而圆，居中或偏位，胞质丰富、淡染，呈细颗粒状或泡沫状，脂肪染色呈阳性，在偏光镜下呈双折光性。胞质内泡沫之间常见脂褐素。瘤细胞排列成斑块状，有纤维组织分隔成小叶。瘤内血管丰富，还可见一些散在的较大成熟脂肪细胞。

【诊断及鉴别诊断】

此瘤的组织象较特殊，比较容易诊断。但须指出，某些脂肪瘤内偶有少量棕色脂肪细胞，不应诊断为本病。黄瘤中瘤细胞一般体积较小，并常伴有其他炎症细胞和增生的成纤维细胞，甚或可见黄瘤巨细胞。颗粒性肌母细胞瘤无完整包膜，瘤细胞多排列成巢状或束状。

【治疗】

治疗可用手术切除。

42.4.58 非典型脂肪瘤性肿瘤/分化好的脂肪肉瘤（atypical lipomatous tumor/well differentiated liposarcoma）

2002 年 WHO 软组织肿瘤新分类将非典型脂肪瘤性肿瘤和分化好的脂肪肉瘤列为具有侵袭性行为的中间性脂肪细胞肿瘤，目前基本上认为这两者属同一种肿瘤，组织形态相似，只是因为发生部位不同而命名略异。前者通常发生于体表、肢体浅层皮下脂肪，后者见于后腹膜、纵隔等脏器深部或大腿深部组织。

组织病理示常有 4 个亚型：脂肪瘤样、脂肪细胞性、硬化性及炎症性。成熟脂肪细胞构成肿瘤的绝大部分，但均可见数量不一的单空泡或多空泡的脂肪细胞，并显示间质与脂肪细胞有一定核异型、深染，脂肪细胞大小不一且常见多核间质细胞。切除干净，预后好。若有去分化，则也可出现转移。非典型脂肪瘤性肿瘤细胞存在 CDK4 和 MDM2 的扩增。遗传学报道：t(3,8)(q28,q13)易位。

42.4.59 脂肪肉瘤（liposarcoma）

本病系起源于脂肪细胞和向脂肪细胞分化的不同阶段的间叶细胞的一种恶性瘤。

【发病情况】

国外资料此瘤占软组织恶性肿瘤的第 2 或第 3 位。国内并不多见，在上海复旦大学附属肿瘤医院和复旦大学附属中山医院统计的 582 例软组织肉瘤中，此瘤 51 例，为第 4 位。男性较多见，常发生于中、老年人，极少见于儿童。

【病因及发病机制】

尚不清楚。多数病例无明确局部外伤史。近年来有人已从患者体内分离出特殊的肉瘤抗体，并证明有特殊的肉瘤抗原的存在；另外，还在肉瘤细胞内见到类似副黏病毒属（paramyxovirus）的核糖蛋白，其意义尚待进一步研究。

【临床表现】

此瘤一般发生于深部软组织，极少从皮下脂肪组织发生。可发生于原先没有成熟脂肪组织存在的部位。多见于下肢，特别是股部，也见于臀、腘窝、上肢、颈和躯干等处。肿瘤呈结节状或分叶状，常较大，直径可达 30 cm 以上，质软，有的有囊样感，边界较清楚，表面皮肤温度较低，可破溃成溃疡。一般无疼痛。大多仅呈局部浸润性生长，局部切除后复发率较高，部分病例可转移至肺或肝脏等。

【组织病理】

此瘤无完整包膜，切面呈暗黄或橘黄色，常见出血和坏死。瘤细胞为不同程度分化的异型脂肪母细胞，均含脂滴。按瘤中主要瘤细胞类型，可分为以下 4 型：

高分化黏液型：瘤细胞小,呈梭形和星形,胞质少,嗜碱性,常有由脂滴占据的小圆形空泡;胞核不大,比较一致,呈椭圆或圆形,深染,偶见核分裂象。瘤细胞疏散分布,胞突可互相吻合。间质内有大量黏液样物和脂质空泡以及明显的毛细血管网。

低分化黏液型：基本成分同上型,但瘤细胞有明显异型,胞核大,体积和形状极不一致,深染,核分裂象多见;胞质内可见圆形空泡。常见瘤巨细胞。

脂肪瘤样型：瘤细胞大多分化较高,似成熟脂肪细胞,但较小,少数有明显异型胞核。瘤细胞间可见数量不等的梭形细胞、黏液样细胞、圆形细胞、印戒样细胞等其他类型脂肪肉瘤细胞。

圆细胞型：瘤细胞大多为一致性圆形细胞,较正常脂肪细胞小,胞质呈细颗粒状或近于透明;胞核大,呈圆或椭圆形,居中或偏向一边,有明显异形。间质内无黏液。

【诊断及鉴别诊断】

此瘤的诊断主要靠组织病理检查。X 线摄片对诊断有参考意义。组织学上高分化黏液型需与黏液性胚胎型横纹肌肉瘤、真性黏液瘤以及其他黏液变性的纤维组织肿瘤区别;低分化黏液型需与多形性横纹肌肉瘤和结节性筋膜炎区分;脂肪瘤样型不应误认作脂肪组织被其他肉瘤或癌细胞浸润;圆细胞型需与平滑肌肉瘤、无黑素性恶性黑素瘤鉴别。

【治疗】

对小肿瘤应切除并送活检;对大肿瘤,如条件许可,在阻断血供情况下,切除并送活检,一期完成手术;对发展快且估计恶性程度较高的脂肪肉瘤,应同时将瘤周肌肉(包括起止点)切除。

42.4.60 皮肤血管瘤(cutaneous hemangioma)

【临床表现】

皮肤血管瘤是起源于皮肤血管的良性肿瘤,多见于头、颈部皮肤,但黏膜、肝脏、脑和肌肉等亦可发生,常在出生时或出生后不久发现。在婴儿期增长迅速,以后可逐渐停止生长,有时可自行消退。本病是软组织肿瘤中最常见的一种,据复旦大学附属肿瘤医院统计 1 365 例软组织肿瘤中有 385 例,占全部软组织肿瘤的 28.9%,占良性软组织肿瘤的 32%,其中 25% 患者在 10 岁以内发生。男女比例为 1.2:1。

皮肤血管瘤一般分为 3 型：鲜红斑痣、草莓状痣和海绵状血管瘤。

【治疗】

婴儿患者特别是草莓状痣或海绵状血管瘤在早期可不予治疗;观察数年,如不消退,或影响功能或美容时可选择适当的治疗。

硬化剂：适用于小血管瘤,常用硬化剂 5% 鱼肝油酸钠溶液或 1%~10% 水杨酸盐溶液,将其注射于血管瘤底部,每周或隔周 1 次,每次 0.1~0.5 ml,常需数次后见效。

手术切除：适用于较大的血管瘤或内脏血管瘤。

冷冻疗法：液氮冷冻。可根据血管瘤的大小和形状,选择适当的治疗方法,如用冷冻器直接紧贴或喷射等。

激光疗法：铜蒸气激光对鲜红斑痣有较好效果。

放射治疗：如用 X 线照射或 ^{90} 锶敷贴,可试用治疗鲜红斑痣或草莓状血管瘤。

药物治疗：小儿血管瘤如生长较快者可用糖皮质激素治疗。

42.4.60.1 鲜红斑痣(nevus flammeus)

【临床表现】

又称葡萄酒样痣(port-wine nevus)或毛细血管扩张痣(nevus telangiectaticus),常在出生时或出生后不久出现,好发于面、颈和头皮,大多为单侧性,偶或为双侧性,有时累及黏膜。损害初起为大小不一的一个或数个淡红、暗红或紫红色斑片,呈不规则形,边界清楚,不高出皮面,可见毛细血管扩张,压之部分或完全褪色,表面平滑,偶呈疣状或结节状。发生于前额、鼻梁或枕部的往往自行消退,较大或广泛的常终身持续存在。眼、脑脊膜鲜红斑痣除面部单侧损害外还有同侧视网膜和脑脊膜血管瘤,可引起青光眼和对侧轻度偏瘫或癫痫。骨肥大性鲜红斑痣伴软组织和骨肥大,常见静脉曲张和动静脉瘘。发生于眼睑或颊部者常波及附近黏膜;发生于小腿和足部的可出现痛性紫蓝色结节或斑块,并可破溃。

【组织病理】

组织病理示真皮上、中部毛细血管扩张,随年龄增长,毛细血管扩张也增加,可延及真皮深层和皮下组织,但内皮细胞不增生。研究证实在先天性发病患者中有基因 GNAQ 的体细胞突变,以及SMARCA4、EPHA3、MYB、PDGFR‐β 和 PIK3CA体细胞突变。

有研究表明不同激酶在鲜红斑痣的不同阶段起作用:① c‐Jun 的 N 端和细胞外信号调节激酶在鲜红斑痣中首次并连续地被激活,有助于该病的发病机制和进展解释;② Akt 和磷酸肌醇 3‐激酶随后被激活,参与该病的血管增生;③ 磷酸肌醇磷脂酶 Cγ 亚基在该病后期被激活,可能参与了结节形成。

骨肥大性鲜红斑痣示真皮内除见扩张的毛细血管外,尚可见红细胞漏出和含铁血黄素沉着、成纤维细胞增生,有些类似多发性出血性肉瘤;但血管内皮细胞和成纤维细胞无异型,可以区分。

【治疗】

可选用 595 nm 脉冲染料激光(PDL)。

42.4.60.2 草莓状痣(strawberry nevus)

【临床表现】

又称毛细血管瘤(capillary hemangioma)或单纯性血管瘤(hemangioma simplex),一般在出生后3~5周出现,好发于面、颈和头皮,随婴儿成长而增大,数月内增长迅速,直径可达数厘米,在 1 年内长到最大限度,以后数年内可逐渐自行消失。损害为 1 或数个,高出皮面,表面呈草莓状分叶,直径为 2~4 cm,边界清楚,质软,呈鲜红或紫色,压之可褪色。广泛损害的深部常并发海绵状血管瘤。

【组织病理】

组织病理示瘤内毛细血管增生,内皮细胞也明显增生,胞体较大,呈不规则圆形或椭圆形,胞质染淡伊红色,胞核呈不规则椭圆形。增生内皮细胞排列不止一层,呈实性条索状或团块状,有的仅见少数很小且不清楚的管腔,以后发生纤维化。

【治疗】

一项随机研究发现阿替洛尔与普萘洛尔对婴幼儿血管瘤的治疗有效。

42.4.60.3 海绵状血管瘤(cavernous hemangioma)

【临床表现】

在出生时或出生后不久发生,好发于头皮和面部,可累及口腔或咽部黏膜。损害一般较大,自行发生,在原有毛细血管瘤处发生或位于皮下,呈圆形或不规则形,可高出皮面,呈结节状或分叶状,边界不太清楚,质软而有弹性,多呈淡紫或紫蓝色,挤压后可缩小,表面皮肤正常或与肿瘤粘连而萎缩。肿瘤较大时伴有沉重感或隐痛,继发时形成血栓可引起疼痛,若累及骨骼、横纹肌或肠道等,可引起相应症状。发生在内脏者,一般无自觉症状,常于尸检或手术时被发现,也可引起压迫症状或出血。

海绵状血管瘤还可伴有血小板减少症和紫癜,主要发生于婴儿,偶见于成人。血小板计数为(10~15)×10^9/L,但紫癜主要是因血液凝固和血管瘤内纤维蛋白形成,致血小板、纤维蛋白原、凝血酶原和胞质素原减少所致。约1/4病例可因出血、呼吸困难、继发感染或恶变而死亡。

海绵状血管瘤还可见于以下先天性疾病:① 蓝色橡皮球样痣(blue rubber-bleb nevus);血管瘤除累及皮肤外,常波及肠道,引起慢性出血而贫血,其他器官也可累及。② Maffucci 综合征:血管瘤除累及皮肤和皮下组织外,并发软骨发育不良和骨化不全,骨脆弱引起畸形。此外,还有骨软骨瘤和软骨肉瘤等异常。

【组织病理】

组织病理示真皮下部和皮下组织内有很多大小不等的血窦,血窦的形状不一,衬以单层内皮细胞,外围则由分布不均、排列紊乱的疏松胶原纤维和少量平滑肌细胞组成的厚壁包绕。血窦之间的距离长短不一,在小的血窦内可见血栓形成和钙化。

【诊断及鉴别诊断】

根据病史和临床表现,血管瘤一般不难诊断。应注意有无并发其他深部组织或内脏血管瘤。组织病理上有时需与血管平滑肌瘤、血管纤维瘤和血管脂肪瘤等相鉴别。

42.4.61 血管角化瘤(angiokeratoma)

本病可分为5型,即:肢端型、阴囊型、丘疹型、限界型、泛发型。最后一型属类脂质病(见第41章《营养与代谢障碍性皮肤病》)。有研究表明弥漫性躯体性血管角化瘤、Fordyce血管角化瘤、孤立性血管角化瘤来自淋巴管的衍生,而Mibelli型血管角化瘤未确定。

42.4.61.1 肢端型血管角化瘤(angiokeratoma acroasphyticum)

又名冻疮样痣(nevus a pernione)、疣状毛细血管扩张(verruca telangiectatica)。1862年由Bazin首次报道,1889年Mibelli进一步做了描述。

【临床表现】

常发生于儿童或青少年,女性多见。发病前常先有冻伤或冻疮史,有报道同一家族中数人患病者。

好发于指、趾的背侧面及膝、肘,也见于伸侧,偶见于指、踝关节及掌、跖和耳部等处。一般对称分布,损害有两种:一为针头至粟米大斑疹或丘疹,表面粗糙、角化,呈紫或暗紫色,压之有时可褪色;另一为结节,直径为2~8 mm,表面角质增厚或呈疣状,紫红色或灰色,中央常见扩张毛细血管或血痂,外伤后易出血。无自觉症状,或可逐渐痊愈。某些患者并发肢端发绀症或冻疮。血清免疫球蛋白可增高。

【组织病理】

组织病理示真皮乳头层内毛细血管扩张,部分扩张毛细血管由向下伸长的表皮突包绕,晚期扩张毛细血管的管壁贴紧表皮突,颇似表皮内血囊肿。血管周围有时可有轻度炎症细胞浸润,弹性纤维断裂。表皮棘层不规则肥厚、角化过度。

42.4.61.2 阴囊型血管角化瘤(angiokeratoma of the scrotum)

【同义名】

Fordyce血管角化瘤(Fordyce angiokeratoma)。

1896年Fordyce首先报道发生于60岁男性阴囊的血管角化瘤。1931年Traub将其与Mibelli血管角化瘤分开,称为Fordyce血管角化瘤。

【临床表现】

主要发生于中老年人的阴囊,偶见于阴唇。损害初起为针头大丘疹,常随年龄增长而增多,呈暗红或紫色,早期质软,晚期质硬,或有轻度疣状改变,散在分布或沿浅表静脉或阴囊皮纹排列成线状;损害表面光滑发亮,有时出现淡白色鳞屑,压之可褪色(彩图42-12)。有时损害发于阴茎或龟头;发生于小腿、股部和球结膜者罕见。一般无无自觉症状或明显不适,偶有轻度痒感。损伤后易出血。常伴有附睾肿瘤、疝、精索静脉曲张和阴囊弹性纤维缺陷等。

本病常伴有口腔黏膜的静脉曲张,有时损害发生于空肠。如有原因不明的消化道出血者,应考虑本病的空肠病变的可能。

组织病理同肢端型血管角化瘤。

42.4.61.3 丘疹型血管角化瘤(papular angio-keratoma)

多发生于年轻人。损害为鲜红色或淡蓝色丘疹,一般为单个,偶有数个,直径为2~8 mm,质较硬,表面角质增厚。下肢最常见。一般无自觉症状。

组织病理同肢端型血管角化瘤。

42.4.61.4 限界型血管角化瘤(angiokeratoma circumscriptum)

又名角化性血管瘤(keratotic hemangioma),1915年由Fabry首次报道。

【临床表现】

罕见。出生时即有,或发生于儿童或青少年。好发于小腿和足部,偶见于背和前臂,损害为大小不等的深红至蓝黑色丘疹或结节,表面角质增厚,呈疣状,多聚集成不规则形或线形斑块,直径约数厘米,常随年龄增长而增大,表面有些浅表结节呈囊状,内含血液或淋巴液。这种损害介于此瘤与局限性淋巴管瘤之间,故称为中间型。

此型血管角化瘤可与阴囊型血管角皮瘤并发,或伴有口腔静脉曲张,也可与鲜红斑痣或海绵状血管瘤或骨肥大性鲜红斑痣并存。

【组织病理】

组织病理同肢端型血管角化瘤,但真皮乳头瘤样增殖和棘层不规则肥厚明显。有时真皮深层和皮下组织内常见毛细血管瘤或海绵状血管瘤。

【诊断】

血管角化瘤一般诊断不难,但需注意并发深在海绵状血管瘤或其他病变的可能。

【治疗】

除泛发型血管角化瘤外,其他型血管角化瘤必要时可采用电解、液氮冷冻或二氧化碳激光治疗。

(陈连军)

42.4.62 疣状血管瘤(verrucous hemangioma)

本病是毛细血管瘤、海绵状或混合性血管瘤的一种变型。出生时或儿童期发病,多见于下肢,表现为表面增厚。损害为单发,质软,呈青紫红色,随患者年龄增长而有表面角化或疣状增生。组织病理示毛细血管瘤或海绵状血管瘤伴表皮角化过度、棘层不规则肥厚和乳头状瘤样增长。治疗为手术切除。

血管异常被分为血管瘤和血管畸形,尽管疣状血管瘤的临床特点类似于血管畸形,但其免疫表型与血管瘤相似:WT-1 和 GLUT-1 阳性。且 WT-1 主要在疣状血管瘤的周细胞层表达,表现出类似婴幼儿血管瘤的原始微血管表型。原始标记 Oct-4、brachyury 和 ACE 在其内皮细胞表达。然而疣状血管瘤缺乏胚胎标记 HBZ(HBZ 只表达在第一孕期胎盘和增殖婴幼儿血管瘤中)的表达,说明其来源于另外的细胞。

42.4.63 丛状血管瘤(tufted angioma)

本病系少见的血管瘤,因毛细血管形成多个小的突起,故名丛状血管瘤。多见于青年人,也可出生时即有,发生于颈部和躯干上部,面部、鼻部、耳部、眼睑、唇,表现为红斑或斑块甚或皮下结节,生长缓慢。组织病理示真皮内有境界清楚的血管瘤,其中可见圆形或不规则形大管腔,由内皮细胞和周皮细胞包绕。

42.4.64 靶样含铁血黄素沉积性血管瘤 (targetoid hemosiderotic hemagioma)

损害为单个棕色或紫红色丘疹,直径为 2~3 mm,周围见苍白色窄带和淤斑,后者可自行消退。组织病理示血管腔不规则扩张伴腔内乳头状突起和纤维蛋白性血栓形成,周围有弥漫性红细胞漏出和炎症细胞浸润。晚期间质内可见含铁血黄素沉积。

42.4.65 静脉(动静脉)血管瘤[venous(arteri-ovenous) hemangioma]

若为先天性,出生时即有;后天性可见于成年人。损害为斑疹或结节,位于面部或四肢,表现为单个,呈暗红色,直径小于 1 cm。组织病理示真皮内血管瘤,血管壁或薄或厚,衬有单层内皮细胞,管壁内可有环绕的平滑肌。血管丛之间杂有纤维组织、脂肪细胞和散在的小动脉。

42.4.66 蜘蛛痣(nevus araneus)

【定义】

系特发性毛细血管扩张症,因皮肤浅丛动脉扩张和分支而引起,一般认为可能是由于机体内雌激素分泌过多所致。

【临床表现】

表现为针头大小丘疹,呈鲜红色,周围见辐射状或树枝状扭曲的细小毛细血管,偶或中央部分因动脉不同程度的增生而隆起,直径可达 2 cm。若压迫丘疹的顶端,周围扩张的血管可消失。常位于暴露部位如面部、前臂、手,也可累及口唇和鼻部。损害常为单个,若多发则需考虑伴有肝脏疾病。如在成年期发病,常与妊娠、胆汁性肝硬化和转移性肝肿瘤有关。发生于妊娠者,多在妊娠 2~4 个月发病,通常于分娩后 6 周左右消退。

【组织病理】

组织病理示损害中央见一上行小动脉,管壁内有平滑肌偶或几层球体细胞,至表皮下方扩张成薄壁壶腹状,由此向四周放射出许多毛细血管。

【治疗】

可采用电灼、激光去除中央隆起的血管。

42.4.67 丘疹性血管增生(papular angioplasia)

1970 年由 Wilson Jones 和 Mark 报道。好发于面部或躯干,损害为丘疹,多发,质软,呈紫红色,圆形或椭圆形,直径为数毫米,压之可褪色,有时可自行消退。组织病理示真皮内不典型血管增生,毛细血管的细小管腔内可见排列成双层、凸起、柱状、大的内皮细胞,内皮细胞有时游离于管腔中。血管周围间质中有红细胞漏出,并见较多类似内皮细胞或成纤维细胞的细胞,偶或细胞不典型,核深染或多个。本病有时需与化脓性肉芽肿、Kaposi 肉瘤和血管肉瘤相鉴别。

42.4.68　毛细血管或静脉血栓形成（thrombosed capillary or vein）

又名毛细血管动脉瘤（capillary aneurysm）。损害为圆或半球形。结节直径为 2~10 mm,呈蓝黑色,质地中等,常见于面部、口腔黏膜,也可累及其他部位,临床形态可类似于恶性黑素瘤。组织病理示真皮上部单个或多个充满血细胞的扩张血管腔隙,可见成纤维细胞侵入管腔内。周围间质内可见较多红细胞漏出及含铁血黄素沉积。

42.4.69　梭形细胞血管内皮瘤（spindle cell hemangioendothelioma）

此瘤于 1986 年由 Weiss 和 Enzinger 首次报道,具有 Kaposi 肉瘤和海绵状血管瘤的特征。有多发性皮内或皮下结节,好发于四肢远端,也见于肩部和外阴,新近报道发生于骶骨、头部（类似于动静脉畸形）等处。发病年龄为 8~71 岁不等,病程最长可达 30 年。组织病理示损害主要有两种成分,一为扩张成不规则形的血管腔,管壁薄,或形成海绵状网状裂隙样结构;另一为间质内有梭形细胞、组织细胞和内皮细胞。梭形细胞淡染,胞核伸长,核深染,核仁不太明显。细胞排列紊乱或交错成束状,间有红细胞漏出和含铁血黄素沉积。此瘤无不典型细胞,可与 Kaposi 肉瘤相鉴别。

42.4.70　无系统受累的皮肤上皮样血管内皮瘤（cutaneous epitheloid hemangio-endothelioma without systemic involvement）

此瘤不常见,其组织形态和生物学特征为血管瘤和血管肉瘤。1982 年由 Enzinger 和 Weiss 报道,属于组织细胞性血管瘤的一组疾病。多见于成人,好发于四肢,特别是下肢,表现为瘤性坚实的肿块。组织病理示真皮和皮下组织内呈圆形或细长梭形的内皮细胞,前者胞质空泡化,后者呈透明或黏液软骨样,间质有明显炎症细胞浸润,包括淋巴细胞、嗜酸性粒细胞、浆细胞和肥大细胞等。梭形细胞明显不典型,在高倍视野下可见核分裂相。电镜下瘤细胞具有内皮细胞的特征,即见明显基底腔、吞饮小泡和细胞质外围多数中间丝。免疫组织化学示瘤细胞具有Ⅷ因子相关抗原,有诊断价值。此瘤需与血管淋巴样增生伴嗜酸性粒细胞增多症、转移性腺癌、软骨黏液肉瘤、内皮细胞肉瘤、内皮性血管肉瘤等病相鉴别。

治疗为手术完全切除。倾向于局部复发和远处淋巴结转移。

42.4.71　反应性血管内皮瘤病（reactive angio endotheliomatosis）

本病的临床特点为发热、寒战、血培养阳性和血沉增快,可类似于血管炎、结缔组织病、结节性脂膜炎、蜂窝组织炎等。皮损表现主要为质地坚实、红或棕红色斑块和结节,常有淤斑或局灶性的坏死。一般见于亚急性细菌性心内膜炎,抗生素治疗有效。组织病理示真皮和皮下组织内毛细血管扩张,内皮细胞明显增生,管腔阻塞和纤维蛋白性血栓形成,偶或有内皮细胞异型。经抗生素治疗后皮疹可逐渐消退。该病也可继发于曲贝替定和培非格司亭、金属装置等的使用。

42.4.72　假 Kaposi 肉瘤（pseudo-Kaposi sarcoma）

有两种类型,即 Stewart - Bluefarb 型,与 Klippel - Trenaunay 综合征（即血管扩张性肥大综合征）伴发;另一类型为 Mali 型,与淤积性皮炎伴发。尽管这两种类型在临床和组织学上极相似,但前者早期发病,为单侧性;后者通常为双侧性,发生于长期淤积性皮炎之后,可资鉴别。组织学上前者可伴发动、静脉瘘,后者与真性肿瘤不同处在于无细胞核的异型性和血管的裂隙。Mali 型可类似于 Kaposi's sarcoma 的临床及组织病理特征，口服氨苯砜有良好的治疗作用。

（罗 燕）

42.4.73 血管球瘤（glomus tumor）

【定义】

又名球状血管瘤（glomangioma），系起源于正常血管球或其他动静脉吻合处的一种血管性错构瘤。

【临床表现】

可单发或多发，单发者多发生于男性儿童，甲下血管球瘤以青年女性多见；多发者罕见，发病较单发者早，约26%在15岁以前发生。常见于四肢远端，特别是手、腕、足和甲下，很少累及内脏器官，现有报道可见于食管、胃、肠、肝脏、气管、肺、纵隔、腹膜等。可恶变。病因不明。有些多发患者有家族史，曾报道一家5代成员中有9个患者，呈常染色体显性遗传。

单发性血管球瘤好发于上肢，特别是手指（彩图 42-13），呈紫蓝色至红色，质硬或软，自粟米至绿豆大，少数直径为2 cm，个别可达鸡蛋大。约25%发生在甲下，甲板下呈紫蓝色，可引起甲板隆起。常有自发痛或触痛。疼痛可剧烈，为阵发性，每次数分钟，偶或可持续3天，受冷时尤为明显。X线摄片示指骨凹陷，边界光滑。患肢肌肉可萎缩，骨质疏松，局部皮肤发白和神经过敏等。

多发性血管球瘤可分为局限型和泛发型。① 局限型：肿瘤多发生于上肢，其次为下肢，少数见于面部和躯干。亦可有触痛或阵发性疼痛。患者可有多汗、局部皮肤温度增加、血压增高，患肢骨发育障碍。② 泛发型：肿瘤不规则地广泛发于全身，可多达400余个，部分群集或散在分布，常无疼痛。可并发血小板减少症。压脉带试验（血管脆性试验）可呈阳性。多发性肿瘤的位置一般较深，可在皮下或筋膜下甚至累及骨骼。还可累及口腔和内脏（气管、肺、肾、子宫、阴道和纵隔等）。也有并发畸胎瘤者。

【组织病理】

单发性血管球瘤：位于真皮或皮下组织内，周围有纤维组织包膜。瘤内有数量不等的小血管，

内膜正常，周围绕以多层排列整齐的血管球细胞。大小、形态相当一致，呈立方形或多角形，胞膜清楚，胞质染伊红色，胞核稍大，呈圆形，较深染，位于细胞中央。肿瘤内尚有少量结缔组织间质和丰富的无髓鞘神经纤维。血管球细胞由网状纤维包绕。

多发性血管球瘤：局限型大多同单发性血管球瘤；泛发型位于真皮深层或真皮与皮下组织，无结缔组织包膜，颇似海绵状血管瘤。血管壁的血管球细胞层较单发性血管球瘤少，无髓鞘神经纤维极少或缺如。

【诊断及鉴别诊断】

临床上此瘤应与神经瘤、小汗腺螺旋腺瘤、神经鞘瘤和甲下恶性黑素瘤相鉴别，但组织象不同。组织病理检查时需与血管平滑肌瘤、血管外皮细胞瘤和海绵状血管瘤相鉴别。

【治疗】

手术完全切除，否则容易复发。笔者曾采用音频电疗治疗2例多发性趾甲下血管球瘤女性患者，疗效较满意。硬化剂治疗复发性血管球瘤有效。

42.4.74 血管外皮瘤（hemangiopericytoma）

【定义】

又名血管外皮细胞肉瘤（hemangiopericytic sarcoma）、周皮性血管肉瘤（perithelial angiosarcoma）。是从血管外皮细胞发生的肿瘤，其生物学行为可以为良性或恶性，但良恶性之间在细胞学上无明确界线，故一般统称为血管外皮瘤。

1942年 Stout 和 Marray 首先报道此瘤，并提出其为外皮细胞性。

【临床表现】

此瘤可发生于任何年龄，特别是成人多见。少数为先天性。男性略多于女性。肿瘤最多见于四肢，特别是下肢，其次为躯干、头、颈部，也可见于口腔、纵隔或腹膜后；位置常较深，位于肌肉或靠近肌肉、深筋膜或骨膜附近；常单发，大小不一，直径为1~4 cm，呈结节或斑块状，质较硬，表面皮肤正常，偶或见静脉曲张或毛细血管扩张。良性

者边界清楚,生长缓慢;恶性者生长快,呈浸润性生长,可发生转移,肺脏最易受累。也可见于颅内、椎骨、硬膜内外、鼻腔鼻窦、咽部等。

【组织病理】

组织病理示瘤内有很多由扁平内皮细胞衬托的毛细血管,网状纤维膜完整,增生的外皮细胞呈短梭形、椭圆形。位于网状纤维膜之外。明显恶性的血管外皮瘤则外皮细胞明显增生,胞核多异形,核分裂象多见。细胞间无或极少网状纤维。

【诊断及鉴别诊断】

此瘤主要靠组织病理检查明确诊断。组织学上应与血管内皮瘤、血管平滑肌瘤相鉴别。

【治疗】

应及早彻底手术切除。

(陈连军)

42.4.75 多发性特发性出血性肉瘤(multiple idiopathic hemorrhagic sarcoma)

【同义名】

Kaposi 肉瘤(Kaposi sarcoma)。

【发病情况】

本病首先于 1872 年由 Kaposi 报道,近年发现此病在非洲呈区域性分布,非洲热带地区如肯尼亚、坦桑尼亚、刚果(金)等发病率极高,占恶性肿瘤的 3%~9%。另外,本病在艾滋病(AIDS)患者中发病率也很高。我国较少见,新疆有散发病例报道。多见于男性,各年龄均可发病。

【病因及发病机制】

病因不明,多因素如基因易感性、地理因素及内分泌等影响本病发生。从移植物抗宿主反应中血管生成因子释放及致瘤病毒移植成功,支持本病与恶性淋巴瘤和免疫性疾病有关。近年从血清学和生物化学方面提示巨细胞病毒与本病有关,尤在 AIDS 患者中 Kaposi 肉瘤发病率很高,更支持病毒的学说。

【临床表现】

不同危险人群中 Kaposi 肉瘤的临床表现不同,可分 4 种亚型,即经典型、非洲型与 AIDS 有关的 Kaposi 肉瘤和与移植有关的 Kaposi 肉瘤。

(1) 经典型(或欧洲型)

皮损多见斑块、结节或肿瘤,色红或蓝紫色,数天后变为棕色(彩图 42-14)。初为小丘疹,渐成斑块、结节或肿瘤,部分似海绵状或加压缩小。损害直径为 10 cm 或更大,单个或几百个,伴毛细血管扩张,表面皮肤正常或萎缩,也可成溃疡或菜花样,结节沿静脉呈串状分布。

损害好发于下肢,其次为上肢,逐渐向躯干发展,累及躯干、头、颈、会阴等皮肤。主感烧灼、瘙痒或疼痛,因疼痛而肢体活动受限,损害处常自发性或外伤后出血。任何内脏均可累及,包括口腔黏膜、扁桃体、声带、胃肠道、肺、脾、肝、肾、肾上腺、心包和骨。鼻、口腔、胃肠道出血常见。常因肿瘤全身累及、恶病质、出血或主要脏器功能损害而死亡。

(2) 非洲型

肿瘤损害可分结节型、鲜红色型、浸润型和淋巴结病型 4 型。结节型常见,可与其他类型同时存在,发展较慢,对化学治疗反应不一,可自行缓解;鲜红色型生长快,易溃破出血或继发感染,可深及真皮和骨组织,对化学治疗效果佳;浸润型常局限于手、足部,呈深部浸润、纤维化、硬结、非凹陷性水肿,常有骨质破坏,损害慢性发展,对化学治疗反应差;淋巴结病型多见于儿童和年轻人,临床上易与淋巴瘤混淆,皮肤损害可有可无,涉及的淋巴结生长迅速,预后极差,但积极化学治疗可获缓解。

(3) 与 AIDS 有关的 Kaposi 肉瘤

AIDS 患者感染 HIV 后,细胞免疫功能严重缺陷,易发生 Kaposi 肉瘤。与前两型不同,初为红色斑,周围有苍白晕,1 周内变成紫色或棕色斑,苍白晕消失。肿瘤较小,数毫米至 1 cm 大小,圆形隆起,增长较慢,极少为单发。常见于足底、头、颈部,但大部分患者损害多发,遍布全身,对称分布。50%AIDS 患者有口腔或胃肠道损害。有皮肤损害而死亡的病例中,均有内脏累及。自然病程不一,少数 1~2 个皮损的患者在 2 年多时间内无新发皮损,而大部分患者,其皮损缓慢增大,有新损害出现。预后决定于 AIDS 本身。

(4) 与移植有关的 Ksposi 肉瘤

发生于器官移植后应用泼尼松和硫唑嘌呤等

免疫抑制剂时,皮损可遍布全身皮肤和黏膜,淋巴结和内脏可受累,病程进展快。停用免疫抑制剂,皮损可自愈。

【组织病理】

早期似肉芽组织,但常累及真皮深层并包绕皮肤附属器,毛细血管新生、扩张、充血,内皮细胞增大并突入管腔内;晚期血管周围梭形细胞、异型成纤维细胞显著增生,但两者常混合在一起。在血管瘤性损害中,有许多血管腔,大小不一,大多为单层大的内皮细胞,有些还有成纤维细胞围绕。血管的间质常有红细胞漏出和含铁血黄素沉积,并呈条索状交织排列,梭形细胞胞界不清,胞核呈圆形、椭圆形或梭形,向各个方面不规则伸展,深染,可见核分裂象。梭形细胞构成许多裂隙,充满血液,无内皮细胞衬托,间质内水肿、出血,有含铁血黄素沉积,并有淋巴细胞、浆细胞浸润和组织细胞增生,坏死和纤维化也常见。

AIDS 所引起的 Kaposi 肉瘤皮损中,电镜下可见逆转录病毒颗粒。

【诊断及鉴别诊断】

根据中年以上男性患者、皮损为深红或蓝红色结节或斑块、主要累及四肢、对称分布、伴肢体实质性水肿、病程缓慢,再结合组织病理检查可以确诊。组织病理学上需与草莓状血管瘤、血管肉瘤及恶性淋巴瘤等相鉴别。

【治疗】

早期小损害可手术切除。皮损对放射治疗较敏感,可以采用。化学治疗以放线菌素 D、长春新碱和羧化酰胺咪唑(imidazole carboxamide)联合治疗较优,对极大部分患者有效。也可应用氮芥、环磷酰胺和甲氨蝶呤等,但疗效不肯定。AIDS 引起的 Kaposi 肉瘤治疗主要针对 AIDS(详见第 18章《性传播疾病》)。

【预后】

病程长短不一,1~20 年不等,平均 4~8 年。

(翁孟武)

42.4.76　老年性血管瘤(senile angioma)

【同义名】

樱桃样血管瘤(cherry angioma)、De Morgan斑(De Morgan spots)。

【临床表现】

本病主要发生于成人躯干部,为多发性鲜红色的小血管瘤。1872 年由 De Morgan 报道。

损害为直径 1~5 mm 丘疹,呈鲜红或樱桃色,逐渐增大,呈半球状,高出于皮面 1~2 mm,质软,或呈海绵状,有时呈不规则形或蕈状,数目多少不定,用玻片压之可褪色。有时损害周围有缺血晕。本病亦可发生于青少年,以后随年龄增长而增多。主要发生于躯干和四肢近端,偶发于头皮和面部以及四肢远端,但不累及手、足。

【组织病理】

组织病理示真皮内毛细血管增生,内皮细胞呈小叶状增生,管腔狭窄,以后毛细血管扩张,管壁衬以单层扁平内皮细胞。

【治疗】

必要时可用电解、固态二氧化碳或液氮冷冻治疗。

42.4.77　良性血管内皮瘤(benign hemangio-endothelioma)

【定义】

此瘤又称单纯性毛细血管瘤(simple capillary hemangioma)或幼年性毛细血管瘤(juvenile capillary hemangioma),是以内皮细胞显著增生为特点的一种毛细血管瘤。

【临床表现】

多发生于婴幼儿,约半数以上病例发生于 5岁以内,好发于头皮和颈部。肿瘤直径为 1~20 cm,高出皮面,暗红或灰红色,表面如草莓状,不易压缩(彩图 42-15),切面呈灰白或灰红色。

【组织病理】

组织病理示此瘤无包膜,瘤内毛细血管大小较一致,密集,常形成小叶或不分叶;内皮细胞明显增生,有两层或数层,内层细胞大致呈圆形,外层细胞呈短梭形,皆无明显异型、不典型核分裂象或巨核细胞;管腔狭窄或消失,在内皮细胞巢内有网状纤维网。诊断此瘤时,应注意 2 岁以下儿童的血管内皮瘤的内皮细胞生长可以很明显,且见较多核分裂象,但一般无明显异型。恶性血管内皮瘤的内皮细胞排列不规则,有明显异型或核分裂象。

【治疗】

必要时可采用激光或液氮冷冻治疗。

42.4.78 恶性血管内皮瘤(malignant hemangioendothelioma)

又称血管肉瘤(angiosarcoma),是起源于内皮细胞或其前体细胞的一种恶性肿瘤。

【临床表现】

可发生于全身各脏器内,自软组织(多从皮肤)发生,少见。无明显性别差异。发生于皮肤的可见于 20 岁以下青年或较大的儿童,也见于 60 岁以上的老年人。

肿瘤常多发,表现为暗红、暗紫至蓝黑色结节或斑块,直径自数毫米至 10 多厘米,一般为 2 ~ 3 cm,常柔软,可破溃,易出血,为自发性或继发于轻微外伤后。有时肿瘤周围尚见 1 个或数个卫星小肿瘤。恶性程度很高,往往发生转移,除可随血道转移至肝、肺、骨等外,较特殊的是常可转移至局部淋巴结。另一特征是肿瘤在转移和侵犯深部组织之前,常广泛地浸润、破坏皮肤组织。

【组织病理】

组织病理示此瘤无包膜,由异型内皮细胞组成。瘤细胞常较大,呈梭形、立方形或不规则形,胞质少,胞核相对地较大,且大小、形状均不一致,深染,可见分裂象、瘤细胞形成不规则并互相吻合而沟通的管腔,或呈实性巢状或不规则块团状排列。瘤细胞巢一般都由网状纤维包绕。瘤细胞间无网状纤维。

【诊断及鉴别诊断】

诊断时需与良性血管内皮瘤、血管外皮肉瘤、低分化的滑膜肉瘤和血管丰富的纤维肉瘤等相鉴别。皮肤血管肉瘤原发部位的 CD8$^+$肿瘤浸润淋巴细胞对疾病的预后有意义。CD30 对该病的诊断及靶向治疗有指导作用。

【治疗】

可予抗血管生成药物、血管靶向药物、帕唑帕尼。早期可局部切除。

42.4.79 皮肤血管内乳头状内皮细胞增生症(cutaneous intravascular papillary endothelial hyperplasia)

又名 Masson 假性血管肉瘤(Masson pseudoangiosarcoma),是一种内皮细胞良性增生性疾病,组织象与血管肉瘤相似。1923 年 Masson 首次描述本病并命名为血管内增生性血管内皮细胞瘤(hemagio-endothelioma vegetant intravasculaise)。

【病因】

病因尚不清楚,Clearkin 和 Enzinger 等认为可能是在血栓形成的基础上发展而成的。病变属反应性而不是新生物性。

【临床表现】

可发生于任何年龄,女性稍多见。好发部位依次为四肢、头皮和颈部。损害为红或紫红色隆突于皮面的皮下结节,直径很少超过 2 cm,生长缓慢,大多有疼痛和压痛。

【组织病理】

病变处示扩张血管内见有包膜的海绵状团块。腔内有很多乳头状突起,突起表面均衬以增生的内皮细胞,胞核一致,呈纺锤形。某些内皮细胞可呈异型,偶见核分裂象。突起基质内有毛细血管和胶原,有些损害内尚见机化的纤维蛋白,提示本病可能起源于机化的血栓。

【鉴别诊断】

本病需与化脓性肉芽肿、血管瘤、Kaposi 肉瘤等,特别要与皮肤血管肉瘤相鉴别,后者常呈浸润性生长,无包膜,易出血和破溃,内皮细胞明显异形,核较大,深染,大小、形状均不一致,核分裂象多见,并有坏死。

【治疗】

可局部手术切除,一般不复发。

42.4.80 淋巴管瘤(lymphangioma)

【定义】

此瘤系由异常增生的淋巴管组成,为淋巴管的畸形或发育障碍。

【发病情况】

较少见。据复旦大学附属肿瘤医院病理科统计 1951 ~ 1975 年间所见良性软组织肿瘤中,淋巴管瘤 173 例,占 2.78%。中山医学院病理学教研室所见 168 例淋巴管瘤大多发生于婴儿,其中 109 例为 10 岁以下患者,占 64.8%,且不少为先天性。

【临床表现】

本病临床上主要有以下 3 型。

(1) 毛细管型淋巴管瘤

多见于皮肤和黏膜(如唇、舌和颊部),好发于头、颈和上肢。可再分为两种:① 浅表性淋巴管瘤:初起为黄色斑,表面渐长出成簇针头至豌豆大水疱,疱内容物呈半透明或乳白色,常排列成线形而似带状疱疹;若表面表皮增生,呈疣状,称为限界性淋巴管瘤(彩图 42-16)。② 深在性淋巴管瘤:位置较深,在皮下或黏膜下,可多发,也可压缩变小;长于唇或舌部可表现为巨唇或巨舌。

(2) 海绵状淋巴管瘤

最常见于上肢、腋窝、肩胛部和面部。损害为单个,偶或多发,自豌豆至核桃大,质软,有波动感,边界不清,似海绵状,有时表现为弥漫性肿胀。

(3) 囊性淋巴管瘤

多见于颈部,也见于腋窝、纵隔、肠系膜、腹膜后。损害为囊肿样,质软,囊壁薄,内容物清晰,呈淡黄色,直径可达 10 cm 或更大。也可发生于腹股沟、外阴、眼眶等。

【组织病理】

浅表性淋巴管瘤位于真皮浅层,淋巴管增生、扩张,衬以单层内皮细胞,腔内常见凝固淋巴液和少量淋巴细胞。

深在性淋巴管瘤位于皮下或黏膜下,淋巴管增生、扩张成囊状。病变处表皮常呈疣状增生。

海绵状淋巴管瘤位于真皮深层和皮下组织,由大小不等、扩张成囊状的淋巴管组成。间质内结缔组织较丰富并有淋巴细胞和淋巴滤泡。

囊性淋巴管瘤由管壁厚薄不一、扩张成囊状的淋巴管组成,管壁肌层不完整。间质内结缔组织较丰富,也有淋巴细胞和淋巴滤泡。

【诊断及鉴别诊断】

此瘤有较特殊的水疱,将疱刺破后有淋巴液流出,常发生于儿童,发展缓慢,一般不难诊断。

【治疗】

以手术切除为主。新近有采用电疗法去除。

42.4.81 淋巴管肉瘤(lymphangiosarcoma)

【定义】

又名恶性淋巴管内皮瘤(malignant lymphangio-endothelioma),系来源于淋巴管内皮细胞的一种恶性瘤。

【临床表现】

极罕见。在长期淋巴水肿的基础上发生,80% 以上发生于上肢,主要见于乳腺癌根治术后(平均 10 年)。少数发生于腹壁或阴茎癌切除后,偶或在丝虫病引起的下肢淋巴水肿的基础上发生。也可见于头皮。损害初为红斑、丘疹和水疱,以后出现多簇紫红色小结节,最后结节融合成片。此瘤的恶性程度很高,可经淋巴管和血行广泛转移。

【组织病理】

组织病理示病变处淋巴管增生,内皮细胞呈乳头状增生。增生细胞较大,胞质少,胞核大而深染,有核仁。核分裂象多见。部分区域可见出血、坏死,晚期可侵犯深部肌肉。

【诊断及鉴别诊断】

此瘤的临床形态颇似特发性出血性肉瘤,但多见于女性,在慢性淋巴水肿的基础上发生,且大多在乳腺癌根治术后,可资鉴别。确诊靠组织病理检查。淋巴管肉瘤 D2-40 和 LYVE-1 表达强阳性,可与血管肉瘤相鉴别。

【治疗】

手术切除后肿瘤常复发。必要时可考虑化学治疗。

42.4.82 平滑肌错构瘤(smooth muscle hamartoma)

1923 年 Stokes 首先描述此瘤。

【临床表现】

最常见于腰部,有报道见于脚踝延伸至足背。可出生时即有,或发生于幼年或青少年。损害为 1 个,常为数个斑块组成,直径为数厘米,可略高出皮面,但常在整个斑块处有毛囊小丘疹,在某些患者中示色素增加、多毛并与 Becker 黑变病伴发。可伴发鲜红斑痣、蓝痣。

【组织病理】

组织病理示整个真皮内有很多散在分布、直长形、粗的平滑肌纤维束，边界清楚，向不同方向扩展。在有多毛的患者中，某些平滑肌束与大毛囊相连接。

【鉴别诊断】

此瘤需与毛发平滑肌瘤相鉴别，后者平滑肌束形成大的团块。

42.4.83 皮肤平滑肌瘤（leiomyoma cutis）

【定义】

皮肤平滑肌瘤是由皮肤中立毛肌、肉膜或血管壁平滑肌组成的一种良性肿瘤。

【临床表现】

可分为 3 种：① 单发性血管平滑肌瘤，起源于血管壁平滑肌；② 单发性肉膜性平滑肌瘤，即阴囊、乳头或大阴唇皮下肉膜的平滑肌瘤；③ 多发性皮肤平滑肌瘤，起源于立毛肌。单发性血管平滑肌瘤虽不常见，但较其他两种稍多见。复旦大学附属华山医院所见 20 例皮肤平滑肌瘤中，16 例为单发性血管平滑肌瘤，单发性肉膜性平滑肌瘤和多发性皮肤平滑肌瘤各 2 例。

（1）单发性血管平滑肌瘤

女多于男，复旦大学附属华山医院所见 16 例中女性为 14 例。发病年龄为 10～77 岁，大多为青壮年（10 例为 20～40 岁，占 71.43%）。好发于下肢，特别是小腿屈侧（15 例），也见于前臂和手指。损害常为单个皮下结节，呈球形，可推动，直径很少大于 1 cm，表面肤色正常，少数结节可略高出皮面，表面呈淡紫红或青紫色。常有阵发性刺痛或烧灼感，可持续 2～3 分钟，亦可因寒冷、运动、压迫、情绪激动或疲劳而诱发，偶在月经来潮或妊娠时发生疼痛。疼痛发作次数和程度与病期常成正比。病程缓慢，不会自行消退。

（2）单发性肉膜性平滑肌瘤

好发于阴囊、大阴唇、偶或乳头。复旦大学附属华山医院所见 2 例分别发生于大阴唇和乳晕。损害常为单个，表现为针头至豌豆大皮下结节，质地坚实，可推动，表面正常肤色，或红或青，直径可达数厘米。早期无自觉症状，日久可有阵发性疼痛。

（3）多发性皮肤平滑肌瘤

男性较多见。复旦大学附属华山医院所见男女各 1 例。可发生于婴儿，但常在 20 岁以前发生。好发于背、面和四肢伸侧，常不对称，表现为多发、针头至豌豆大、高出皮面的结节，质坚，呈褐红或淡蓝色，常成簇出现，可融合成片；晚期特别是在寒冷或压迫刺激后有自发性阵发性疼痛，痛时肿瘤更隆起，有特征性。

【组织病理】

肿瘤由平滑肌纤维组成。肌纤维大多呈直线形或略带波状，平行排列，胞核居中，呈长梭形，两端钝圆。肌纤维束间常杂有胶原纤维束，在 HE 切片中，两种纤维均染淡伊红色，不易区分，但若做 Mallory 亚尼林蓝（MAB）染色，平滑肌纤维则染成暗红色。

单发性血管平滑肌瘤位于皮下，常有完整包膜。切面呈灰红色，有旋涡状或同心圆形结构。镜下示血管丰富，管腔狭窄，或压缩成星状，管壁增厚，无内弹性膜和外膜，平滑肌纤维与周围瘤组织无明显界限。多发性皮肤平滑肌瘤，位于真皮内，主要由立毛肌组成。

【诊断及鉴别诊断】

单发性肉膜性平滑肌瘤、神经鞘瘤、血管球瘤和小汗腺螺旋腺瘤均引起疼痛，但神经鞘瘤发生于神经干，多位于四肢屈侧，可左右推动而上下不能移动；血管球瘤好发于指（趾）端甲床下；单发性血管平滑肌瘤多见于女性小腿屈侧；小汗腺螺旋腺瘤虽也多见于小腿，但组织象不同；单发性肉膜性平滑肌瘤好发于阴囊、大阴唇和乳头。多发性皮肤平滑肌瘤有时需与大汗腺囊肿相鉴别，后者主要发生于躯干，分布对称，结节柔软，常不引起疼痛，组织象也完全不同。

组织学上低分化的平滑肌瘤在 HE 切片中有时不易与组织细胞瘤和纤维瘤区分，但平滑肌瘤的平滑肌纤维大多呈直线形，肌纤维束常相互交织而不呈旋涡状，MAB 和 Van Gieson 染色可协助区别。

【治疗】

单个肿瘤适合手术切除,切除后极少复发。对多发性肿瘤必要时手术切除并植皮,或可试用冷冻疗法。

42.4.84 平滑肌肉瘤(leiomyosarcoma)

平滑肌肉瘤是起源于平滑肌的一种恶性瘤。

【发病情况】

据复旦大学附属肿瘤医院和中山医院统计,1956~1971 年间软组织恶性肿瘤 582 例中平滑肌肉瘤为 27 例,占 4.6%,其中位于体表者为 11 例。中山医学院病理教研室所见 50 例平滑肌肉瘤中仅 2 例位于四肢皮下。

【临床表现】

常见于 40 岁以上男性,主要发生在下肢。肿瘤常表现为单个结节,有的可高出皮面,质坚,可破溃,常发生区域性淋巴结或全身性转移,大多有明显疼痛。肿瘤呈圆球形,切面呈灰红色鱼肉状,有出血、坏死。

【组织病理】

瘤细胞呈长梭形,大小不等,胞膜清楚,胞质染伊红色,可见肌原纤维。细胞呈平行或交织束状排列。低分化区瘤细胞表现为多形,呈卵圆形、带状、多角形、小圆形或巨大形。核分裂象多见。

【诊断及鉴别诊断】

本病主要靠组织病理诊断,对低分化者有时需做酸性品红染色,寻找红染的胞质突起,明确肉瘤来自平滑肌细胞。高分化的平滑肌肉瘤与平滑肌瘤的鉴别在于有无异型平滑肌细胞。

【治疗】

治疗以广泛手术切除为主,但术后应注意复发。据复旦大学附属肿瘤医院的经验,11 例体表平滑肌肉瘤中 7 例在手术后复发,有些复发多达 5 次,两次复发的间隔期可达 13 年,说明这种肉瘤的恶性程度虽不高,但应进行常规组织病理检查。广泛局部切除,尤其是 Mohs 显微外科手术,是彻底治疗该病的最佳方法,但需长期随访。

42.4.85 横纹肌肉瘤(rhabdomyosarcoma)

横纹肌肉瘤是来源于横纹肌细胞或向横纹肌细胞分化的间叶细胞的一种恶性肿瘤,较常见。据复旦大学附属肿瘤医院和中山医院统计的软组织恶性肿瘤 582 例中,此瘤为 64 例,占 11%,居第 3 位。有研究指出了横纹肌肉瘤发展的 MicroRNAs 和表观遗传学机制。

肿瘤的位置一般较深,若向上长至皮面时,呈暗红色、分叶状或蕈样,常呈局部浸润性生长或转移。瘤组织结构和细胞分化程度极不一致。Stout 强调,需找到横纹肌母细胞才能确诊。横纹肌母细胞大致有 3 种:带状细胞有两个以上排列成串的胞核;网球拍状细胞的单个胞核位于细胞的一端,胞体向两侧渐变细;圆形细胞可小而只有单个胞核,或大而有多个胞核,不论细胞大小,胞质内均含糖原和染伊红色,有横纹成长的肌原纤维。本病主要靠组织病理检查诊断。

治疗以手术切除为主,切除范围需包括肿瘤所在处的全部肌肉。对胚胎性横纹肌肉瘤,除手术切除外合并化学治疗和放射治疗可暂时缓解,多形性横纹肌肉瘤对化学治疗和放射治疗无效。趋化因子受体 4(CXCR4)、血管内皮生长因子(VEGF)、CXC 趋化因子受体 7(CXCR7)在该病中广泛表达,其拮抗物的结合可作为分子疗法的潜在靶点。

42.4.86 非典型性纤维组织细胞瘤(atypical fibrohistiocytoma)

【定义】

又名非典型性纤维黄瘤(atypical fibroxanthoma)。是由成纤维细胞、组织细胞和畸形巨细胞组成的一种良性肿瘤,可能是真皮对某些伤害的一种反应或修复过程。

【临床表现】

常见于男性,特别是户外工作的老年人。好发于颊、耳郭、前臂、前额、头颈部等受光部位;有报道在内侧眼角(罕见部位)亦曾见。损害为单个坚硬结节,直径一般小于 1 cm,偶或数厘米,不痛但有压痛,常在 6 个月内破溃,切除后可复发,但从不发生转移。少数较年轻患者的损害发生于躯干或四肢,生长较缓慢。部分并发鳞状细胞癌与皮肤角化病。

【组织病理】

组织病理示病变在真皮内,无包膜,可向周围组织侵袭;其特点为在排列紊乱的成纤维细胞间有组织细胞与异型的单核或多核畸形巨细胞和不典型核分裂象。巨细胞的胞质丰富,弱嗜酸性,有的呈空泡化;胞核往往排列成不规则形、深染团块,偶或呈环状。成纤维细胞和组织细胞也大多不典型。间质内胶原化不明显,仅偶见透明化的残留胶原纤维束。病变处只见少数淋巴细胞和浆细胞;病变周围和靠近溃疡边缘处可见扩张毛细血管,内皮细胞肿胀、增生,细胞内外有含铁血黄素的沉积。

【诊断及鉴别诊断】

本病的诊断主要靠组织病理检查。成纤维细胞不形成旋涡状结构,可与隆突性皮肤纤维肉瘤区别。皮下纤维肉瘤多见于四肢,常发生于皮下深层或筋膜。肌原性肉瘤中可见肌原纤维。

【治疗】

手术切除后有时复发,但预后良好。

42.4.87　原发性皮肤骨瘤(primary cutaneous osteoma)

【定义】

又名皮肤骨瘤(osteoma cutis)、多发性皮肤骨化病(osteosis cutis multiplex),可能起源于移位异性胚芽细胞。Donaldson和Summerly认为结缔组织、软骨、脂肪组织和骨组织均起源于多能分化的间叶组织,因此,骨可由上述组织化生。

此瘤可单发或多发,好发于头皮、前额、颊和下颌部,直径为0.1~5 cm,呈圆球形,边界清楚,质硬,表面呈肤色或发红,色素沉着,可破溃,有疼痛和压痛。

【组织病理】

组织病理示真皮或皮下组织内骨质形成,甚至可见哈氏板层结构,周围有成骨细胞和破骨细胞,前者胞核为单个,呈长圆形;后者胞核多个,似异物巨细胞。病灶周围毛细血管轻度增生并见炎症细胞。

【诊断及鉴别诊断】

临床上本病需与皮肤钙质沉着、皮肤继发性

骨化等相鉴别,后者常继发于纤维瘤、潴留性囊肿、皮样囊肿、硬皮病或钙化上皮瘤等,组织病理检查可以鉴别。

【治疗】

必要时用手术切除。

42.4.88　皮肤软骨样肿瘤(cutaneous cartilaginous tumor)

本病可能是源自间充质细胞的一种肿瘤。肿块发生于指(趾)部或掌(跖)部皮肤,坚实,可推动,直径鲜有超过3 cm的,无自觉症状。罕见。组织病理示肿瘤位于真皮并扩展至皮下组织,呈分叶状团块,由未成熟形透明软骨组成。胞质嗜伊红性,胞核呈不规则形。有时核大而深染,提示为恶性,但临床病程良性,未见转移。钙化或骨化灶常见。

(陈连军)

42.4.89　化生性骨化(metaplastic ossification)

本病系指在原先损害内出现继发性或化生性骨化,可见于皮肤肿瘤、瘢痕或炎症过程中。组织病理最常显示化生性骨化的肿瘤为毛母质瘤,14%~20%毛母质瘤中见骨化。骨化偶见于促结缔组织增生性黑瘤、软骨样汗管瘤、痣样基底细胞上皮瘤综合征或基底细胞癌内、外毛根鞘囊肿以及结节性囊肿性脂肪坏死。骨化;还可见于某些炎症性皮肤病如局限性硬皮病、系统性硬皮病和皮肌炎。

(陈连军　邱丙森)

42.5　周围神经肿瘤

周围神经由神经干和逐级分支及其末端感受器组成;神经干最外层为神经外膜包绕,主要由纤维结缔组织组成,伴有血管、淋巴管,并向内延伸形成神经束膜,包绕很多细小的神经束;神经束又由更细小的神经纤维(轴索)组成。每根神经纤维外周包绕了一种Schwann细胞,形成神经鞘。外周神经肿瘤、畸形或异位等是指主要由神经纤维、Schwann细胞以及包膜细胞等为主的异常增生类疾病。周围神经类肿瘤种类繁多,特别是组织病理分类复杂,本章主要介绍临床相对较常见的一些类型。

42.5.1　神经瘤(neuroma)

临床周围神经瘤有多种类型,发病部位、皮疹特点等各不相同;基本特点是组织病理有神经纤维组织的异常增生。

42.5.1.1　创伤性神经瘤(traumatic neuroma)

创伤性神经瘤并不是真性肿瘤,而是身体周围神经受到损伤后,在近心端发生神经轴索、Schwann 细胞和纤维结缔组织瘤样增生。

【临床表现】

主要发生在截肢的残端,也可发生在其他类型的外伤局部,甚至极其轻微的外伤后。可发生在外伤后数月或 1 年后。患者常有自发性疼痛、触痛或麻木感等异常感觉。皮疹主要表现为淡红色小结节,部分可融合成疣状,表面光滑,质地中等偏硬。可有明显压痛。

【组织病理】

肿瘤境界清楚,常没有包膜。肿瘤组织内见不规则的外周神经束样组织,可见神经轴索和 Schwann 细胞。早期基质内有明显的黏液物质沉积,后期在神经束间有瘢痕样纤维结缔组织增生。

【诊断】

根据外伤史、发病部位、疼痛、皮疹特征和组织病理表现不难诊断。

【治疗】

如果症状不明显,一般不需要治疗;但如果疼痛明显,则需要治疗。对较大损害者,可手术切除,或将瘤体埋入邻近组织间隙,防止受压或刺激;较小损害可局部封闭。也可切断或用射频破坏相应的脊髓神经根,以缓解疼痛。

42.5.1.2　黏膜神经瘤(mucosal neuroma)

黏膜神经瘤实际是一种错构瘤。皮疹主要见于多发性神经内分泌瘤综合征 IIB(MEN IIB)型的部分表现。

【临床表现】

MEN IIB 型是一种常染色体显性遗传性疾病,皮损主要表现为口唇、舌、口腔黏膜多发性小结节。部分患者鼻部、眼睑甚至眼结膜也可有类似损害,并可有消化道弥漫性神经节瘤病。更重要的是患者具有 Marfan 综合征样体型,并有甲状腺髓样癌和嗜铬细胞瘤等。诊断此病的意义主要是为发现此综合征提供线索。

【组织病理】

肿瘤组织境界不清楚,可见排列紊乱、不规则的神经束结构。有时在肿瘤组织周围有不完整的 EMA 阳性的神经周细胞膜。

【诊断】

主要根据皮疹特殊部位和组织病理结果。

【治疗】

本病主要治疗内脏系统性疾病。皮疹没有特殊治疗价值。

42.5.1.3　Morton 神经瘤(Morton's neuroma)

Morton 神经瘤不是真正的神经瘤,是由于外伤造成神经组织变性、增生所致。

【临床表现】

患者多为成人,女性偏多。主要表现为单侧足跖前部疼痛,走路时明显,因此又称为跖神经瘤(plantar neuroma)。疼痛有时可向足趾方向放射。查体时跖部外观正常,不能触及结节或肿瘤,但在跖前部,特别是在第 3 和第 4 趾骨间有明显压痛。

【组织病理】

以往认为神经内膜、外膜和束膜有纤维变性,神经纤维有水肿、退化等;但近期研究发现此种表现并没有特异性,可能只有神经组织轻度增厚,因此,组织病理诊断价值不大。

【诊断】

主要根据病史和临床表现。

【治疗】

一般采用皮疹内封闭和理疗,嘱咐患者穿厚软底的宽松鞋。部分疗效不好者可采用手术切除病变。

42.5.1.4　孤立性局限性神经瘤(solitary circum-scribed neuroma)

【临床表现】

本病又称栅栏状有包膜神经瘤,临床不少见,但多被漏诊或误诊。性别无差异。肿瘤主要发生在中年患者面部,特别是鼻部、鼻唇沟和面颊部;

一般单发,大小多在 1 cm 以内。无症状。

【组织病理】

肿瘤位于真皮内,呈境界清楚的团块,表皮萎缩或增厚。肿瘤组织在近表皮区与周围真皮纤维组织融合,部分区域有不完整的包膜。肿瘤团块由交织在一起的束状组织组成,其间常见裂隙。肿瘤细胞主要为梭形细胞,细胞核细长,两端细尖,有些弯曲呈"S"形。细胞核可成排列不均匀分布,类似栅栏状。免疫组化染色证实主要表达 S-100 蛋白,并有大量的神经纤维。

【诊断】

主要根据手术切出有包膜的单发肿瘤,组织病理有特征改变。

【治疗】

手术切除。

42.5.2　神经鞘瘤(neurolemmoma)

【定义】

神经鞘瘤又称 Schwann 细胞瘤(Schwannoma or Schwann cell tumor),可以是独立性疾病,也可以是神经纤维瘤病伴发的一种肿瘤。可累及任何年龄,但主要发生在 30~50 岁成年人,无性别差异。

【临床表现】

主要发生在四肢,其次是头、颈部。一般单发,极少多发。肿瘤为皮下结节或肿块,可数厘米大小,境界清楚,与表皮无粘连,质地中等,触诊时可沿神经干水平方向移动,但不易上下移动。少数患者有自发性疼痛和压痛。

在神经纤维瘤病Ⅱ型患者中,约 60% 可发生皮肤神经鞘瘤,也可发生听神经鞘瘤。少数情况出现多发性神经鞘瘤,此时称神经鞘瘤病。

【组织病理】

肿瘤组织位于皮下组织内,境界清楚,有包膜。主要为 Schwann 细胞增生为主(彩图 42-17)。根据此细胞排列和分布类型,常见如下两型:

Antoni A 型:肿瘤组织细胞成分多,主要为 Schwann 细胞,细胞核细长,两端细尖,呈波浪状。细胞密集,但分布不均匀,形成疏密交替出现的结构,即 Verocay 小体。

Antoni B 型:Schwann 细胞散在、不规则分布,间质可有明显黏液沉积,并有慢性炎症细胞浸润和小血管壁玻璃样变性,还可见到囊性变等退行性变。

【诊断】

主要根据单发性皮下结节或肿块、组织病理特异性表现。

【治疗】

局部手术切除。

42.5.3　神经纤维瘤(neurofibroma)

【定义】

神经纤维瘤是一种常见的皮肤良性肿瘤,主要由神经鞘细胞和纤维母细胞增生所致。多数单发,多发者常为神经纤维瘤病者。

【临床表现】

肿瘤绝大多数单发,青壮年后出现,发生隐匿,生长缓慢,一般无不适感,偶有疼痛感。皮疹可发生于任何部位,典型表现为 5~10 mm 皮肤色或淡红色结节,外突呈半球状,表面光滑,质地柔软,向下按压可有疝囊样感觉;有时皮疹成带蒂的外生性肿物。部分损害为较深在的结节或肿块,可达 4 cm 以上。个别有压痛。

【组织病理】

肿瘤位于真皮内或皮下组织,境界较清楚,但无包膜。肿瘤上方表皮常萎缩。肿瘤组织主要是梭形细胞增生,典型为 Schwann 细胞增生,该细胞核细长,两端尖锐,常为弯曲状或呈"SA"形;另外,间有纤维母细胞。间质为纤细、淡染的网状胶原纤维,部分区域有黏液沉积。肿瘤组织内常有肥细胞,此线索有助于与其他肿瘤相鉴别。

【诊断】

根据单发柔软结节、组织病理特点不难诊断。临床需要与软纤维瘤相鉴别。组织病理要与皮肤纤维瘤、平滑肌瘤等梭形细胞肿瘤相鉴别。

【治疗】

手术切除。

42.5.4　神经纤维瘤病(neurofibromatosis)

神经纤维瘤病是一种常染色体显性遗传性皮

肤病,发病率约为 1/3 千,男性比例高。临床表现有多种亚型,但根据致病基因分别位于第 17 号和第 22 号染色体,将其分为两种基本类型,即 Ⅰ 型和 Ⅱ 型。近来,发现有 Ⅰ 型和 Ⅱ 型的嵌合体,称为 Ⅲ 型,但表现以 Ⅰ 型为主。

【临床表现】

神经纤维瘤病临床表现多样,其中具有代表性的损害具有如下表现:有 6 块以上的咖啡斑,直径大于 1.5 cm;2 个一上的神经纤维瘤损害;腋窝或腹股沟区雀斑;1 个视神经胶质瘤;2 个或以上虹膜错构瘤;特征性骨损害,如蝶骨发育不良、长骨骨皮质变薄;一级亲属有此病。具备上述表现 2 项以上时可以诊断。

神经纤维瘤病中多数为 Ⅰ 型。自幼年发病,以外周神经病变为主,出生时或出生后发现咖啡斑,形状、数目和大小不一,随年龄逐渐增多、增大(彩图 42-18);此后逐渐出现皮肤纤维瘤,主要分布在躯干,一般绿豆至黄豆大小,呈皮肤色或淡红色或褐色结节,可半球状隆起皮肤,表面光滑,质地柔软,个别患者有疼痛。其中少数患者局部形成较大的肿块,称为丛状神经纤维瘤(plexiform neurofibromatosis),是神经纤维瘤病的一个亚型。此型患者发病较早,好发于头颈部,因为肿瘤常累及中等或较大的周围神经干,造成神经及其周围组织的广泛增生,临床形成象皮肿样或口袋状悬垂性肿物。

神经纤维瘤病 Ⅱ 型:皮损很轻或没有皮疹,主要累及中枢神经系统,如 Schwann 细胞瘤、胶质细胞瘤、脑膜瘤和双侧听神经瘤等。临床出现视力下降、智力减退、癫痫发作和脑水肿。

神经纤维瘤病中 13%~17% 可发生恶变,主要发生在肿瘤体积大、不断进展的肿块。如果肿瘤体积较大、质地坚韧或有破溃,则有发展成神经纤维肉瘤的可能,此时需要及时做组织病理检查。

【组织病理】

组织病理与单发性神经纤维瘤类似。部分组织同时有神经鞘瘤的表现。对丛状神经纤维瘤而言,可见神经纤维轴索、散在 Schwann 细胞和黏液基质。有时,肿瘤组织呈结节状分布于真皮组织内。

【诊断】

根据上述标准,诊断神经纤维瘤病较容易。对 Ⅱ 型患者,主要依靠核磁等影像学检查结果。

【治疗】

对较小损害,一般不必要治疗;如果考虑美容需要,可以手术切除。对丛状神经纤维瘤等较大肿块,如果怀疑有恶变,应当手术切除。

42.5.5　鼻胶质瘤(nasal glioma)

【临床表现】

鼻胶质瘤是一种非肿瘤的脑组织异位。异位的脑神经组织除位于鼻部外,也可见于头皮、枕部、颞部等处。皮损多数发生于鼻根部,为卵圆性结节或肿块,表面光滑,质地坚韧;少数发生在鼻内,表现为鼻腔上部红色息肉样损害,质地较硬。部分肿瘤组织与颅内脑组织相连。

【组织病理】

组织病理示皮下组织内境界清楚的结节,主要由疏松基质中星形胶质细胞组成。可见神经胶质细胞,偶尔有神经元成分。此病组织病理与脑膜膨出难以鉴别。

【治疗】

可予手术切除。但要注意:如果肿瘤与颅内相连时,手术可能造成脑脊液漏或脑炎。

42.5.6　皮肤脑膜瘤(cutaneous meningioma)

本病又名皮肤砂样瘤(cutaneous psammoma),实际上是一种脑膜组织的异位或错构瘤,而非真正意义上的肿瘤。根据临床表现,特别是组织病理表现,目前将本病分为 3 型。

【临床表现】

Ⅰ 型:又称异位脑脊膜错构瘤,或滞留性脑脊膜膨出。可在出生时发病,也可在儿童期或青春期时才被发现。发病无性别差异。主要表现为头皮、枕部、或背部皮肤结节或肿块。质地较软,容易被诊断为囊肿。其下骨组织正常。

Ⅱ 型:主要表现为成人的头颈部肿块。有时与 Ⅰ 型有重叠。

Ⅲ 型:本型与前两型不同,是原发于颅内的脑膜瘤侵袭或转移到皮肤的结果;头颅内的脑膜组织沿着头骨某些连接薄弱部位向皮肤生长。出生时发生头皮柔软肿块,生长缓慢。

【组织病理】

Ⅰ型主要表现为真皮深层或皮下组织内细长、不规则的网状裂隙,类似血管腔,内衬以上皮样脑膜细胞,细胞小而圆,嗜酸性,无异型或核丝分裂。EMA 染色阳性。部分区域见脑膜细胞包绕在变性的胶原纤维束周围;另外,可见钙化的沙样瘤小体。周围真皮纤维结缔组织中小血管增多并有脂肪组织。

Ⅱ型为散在分布的实体性脑膜细胞巢。

Ⅲ型与脑膜瘤组织相同,主要由梭形或卵圆形脑膜细胞组成,瘤组织排列成旋涡状、席纹状,形成束状、小叶状或片状实体。也可见沙样瘤小体。间有少量纤维胶原组织。

SSTR2 和 PR 是脑膜瘤标记物,有助于与其他软组织神经束膜瘤的鉴别。

【治疗】

可予手术切除。

42.5.7　颗粒细胞瘤(granular cell tumor)

颗粒细胞分化一直存在争论,目前认为多数病例中颗粒细胞是神经外胚叶来源的;它们均表达 NKI - C3,是黑素细胞的一种标记。

【临床表现】

本病在我国少见,常发生于 30~60 岁,女性比例偏高。肿瘤可发生于任何部位,最常见于舌、躯干或四肢,其次是足、乳房和外阴;此外,呼吸、消化系统、颅内等也有发病报道。约 10% 为多发性。皮疹一般没有特征性,多为皮肤或黏膜丘疹、结节,暗红色,1~2 cm 大小,浸润性,境界不很清楚,质地较硬。

【组织病理】

肿瘤位于真皮或皮下组织内,其上方表皮常成假上皮瘤样增生。肿瘤组织境界不清楚,由较大的圆形或椭圆形细胞组成,胞质丰富,充满粗大的嗜酸性颗粒。颗粒细胞境界不清楚,可融合成片。细胞核小圆形,形态一致,没有异型性。另一特征是:肿瘤组织在神经周围浸润。颗粒细胞耐淀粉酶 PAS 染色阳性,免疫组化染色,NKI - C3、

NSE、CD68、S - 100 均阳性。

【诊断】

主要根据组织病理和免疫组化染色结果。

【治疗】

可予手术切除。

42.5.8　Merkel 细胞瘤(Merkel cell tumour)

本病又称 Merkel 细胞癌、原发性小细胞癌、皮肤神经内分泌癌等,是一种具有侵袭性的恶性肿瘤,易发生淋巴结转移。主要发生在 70 岁以上老年人,无性别差异,白种人发病率约 0.23/10 万,发病原因与日晒、免疫抑制等有关。

【临床表现】

肿瘤好发于头、颈部,特别是眼睑和眼眶周围,其次是四肢。原发性皮疹没有明显特征,为单发性结节,隆起皮面,一般 1~2 cm 大小,暗红色或褐色,表面稍粗糙,质地硬韧。缓慢增大,一般没有溃疡,基本无不适感。如果多发,要考虑局部迁徙或转移的可能。皮疹有一定侵袭性,局部扩散约 15%,远处转移 35%,常转移到肝脏、骨和皮肤等。局部复发率约 40%。生存率 1 年 88%,2 年 72%,3 年 55%。发生在女性头颈部、小于 2 cm 的单发肿瘤预后较好。

【组织病理】

原发肿瘤主要位于真皮内和皮下组织。典型瘤组织表现为嗜碱性小细胞肿瘤广泛增生。约 10% 病例有肿瘤细胞侵犯表皮,甚至形成类似 Pautrier 微脓疡结构,与 T 细胞淋巴瘤、浅表性黑素瘤相似。组织病理有以下几种类型：① 小梁型：少见,肿瘤细胞以带状和网状分布于组织中。② 中间型：是最常见的类型,肿瘤组织主要由结节状或片状致密的嗜碱性细胞组成,核空泡化,淡染,有小核仁,胞质不清楚;可见坏死和凋亡。③ 小细胞型：由深染的小细胞(燕麦细胞样)增生。

部分肿瘤组织中细胞呈梭形,可混有中间型细胞,伴明显核丝分裂。如发现球状或芽状管腔的血管增生,具有特征性。浸润血管或淋巴管预示预后不好。

免疫组化染色有重要诊断价值,CAM2.5、CK20、嗜铬粒蛋白、NSE、EMA 阳性;S - 100 阴性。

组织学需要与淋巴瘤、恶性黑素瘤和支气管转移性小细胞癌相鉴别,前两者 LCA 或 S-100 阳性,后者的小细胞癌 TTF-1 阳性。

【治疗】

原发肿瘤,早期手术彻底切除是主要治疗手段。如果疑有淋巴结转移,需要做淋巴结清扫。放射治疗对原发性肿瘤有效,但不适合复发性和转移性肿瘤。

(涂 平)

42.6 黑素细胞肿瘤

42.6.1 雀斑样痣(lentigo)及相关疾病

【同义名】

单纯雀斑样痣(lentigo simplex)、单纯性黑子、黑子。

【病因】

不明,与日光暴露无关。

【临床表现】

本病是一种很常见的圆形、卵圆形斑,通常形态一致,呈黑色或棕色,均一,界清。直径 1~3 mm,很少大于 6 mm。可发生于体表、眼结膜和皮肤黏膜的任何部位。常初发于儿童或青春期,成年期增多。皮肤镜下为规则线状排列的网络,颜色从浅棕到深棕不等,背景与周围皮肤颜色的区别甚微。不恶变。发生于肢端者称肢端雀斑样痣。泛发型单纯性雀斑样痣、节段性单纯性雀斑样痣少见。

雀斑样痣在许多遗传性系统性疾病中可能是重要的特征,如色素沉着-息肉综合征(Peutz-Jeghers)、LEOPARD 综合征、Carney 综合征及面中部雀斑样痣病等。LEOPARD 综合征是一种罕见的综合征,为常染色体显性遗传,表现为弥漫的黑子、心脏异常和眼、肺及生殖器的异常,以及生长迟缓和耳聋。Peutz-Jeghers 综合征可见口腔黏膜黑子,包括唇、手指、足趾,出生即有或生后不久出现,其与肠息肉及胃、小肠、十二指肠的恶性肿瘤相关。LAMB 综合征(黑子、心房黏液瘤、黏膜皮肤黏液瘤、蓝痣)或 NAME 综合征(痣、心房黏液瘤、黏液样神经纤维瘤、雀斑)或黏液瘤综合征,

是一种复杂综合征,为常染色体或 X 染色体遗传。面中部黑子病是一种非常罕见的神经皮肤综合征,常染色体显性遗传,面部黑子常伴发频繁惊厥、高额穹、骶部多毛症、脊柱裂、脊柱侧弯和精神发育迟滞。

雀斑样痣相关疾病尚有一些获得性疾病,如唇黑子、生殖器黑子病、肢端黑子及 Laugier-Hunziker 综合征等,后者以唇部、口腔(主要为硬腭,颊黏膜、软腭和牙龈较少见)以及较不常见的手指和手掌的斑状色素沉着为特点;纵向黑甲症见于半数患者。

【组织病理】

以轻至中度的表皮突延长和基底层黑素细胞数量增多为特征,通常无异型性黑素细胞,色素沉着存在于表皮内以及真皮乳头层的噬黑素细胞内。可见表浅的真皮淋巴细胞浸润。雀斑样痣和交界痣可同时存在形成黑子交界痣。

【诊断及鉴别诊断】

根据临床特点不难诊断。皮肤镜下规则的网格状改变有重要诊断价值,通常无须组织病理协助。其他需鉴别的疾病主要有:雀斑、交界痣、Clark 痣、早期黑素瘤、日光性雀斑样痣、光化学治疗性雀斑样痣。临床上部分雀斑样痣与交界痣无法区别,特别是肢端雀斑样痣。泛发性及局限雀斑样痣需排除系统性疾病。怀疑为早期黑素瘤时,应切除行病理检查。

【治疗】

绝对的良性病变,无须治疗;出于美容需要可行激光、药物腐蚀去除。中年后发生的雀斑样痣需注意早期黑素瘤之可能,必要时需切除病检,不可贸然治疗。

42.6.2 日光性雀斑样痣(actinic lentigo)

【同义名】

老年性雀斑样痣(lentigo senilis)、老年雀斑(senile freckle)。

【病因】

与日光暴露有关。

【临床表现】

一种中老年人常见的良性、不规则色素斑,主

要发生于日光暴露部位,如面部、手背及前臂。直径约1 cm,有融合趋势,多为棕色,部分为黑色,可深浅不等。

【组织病理】

常在日光性弹性纤维变性基础上发生,有轻微的角化过度。表皮向真皮乳头层过度延伸形成锯齿状表皮突;常有表皮萎缩。黑素细胞的数量正常或稍微增多,但是功能活跃,常有大量黑素生成。可出现轻度的核染色加深和核不规则。有时相邻的皮嵴间相互融合,进而使表皮增殖呈网状结构。

【诊断及鉴别诊断】

根据病史、光照部位及形态特点,绝大多数可做出诊断,有时易被误诊为恶性雀斑样痣。尚需鉴别的疾病有:光线性角化病、脂溢性角化病、光化学治疗性雀斑样痣等。怀疑恶性雀斑样痣时需,行组织病理检查。

【治疗】

同雀斑样痣。

42.6.3 色素性毛表皮痣(pigmented hairy epidermal nevus)

【同义名】

Becker 痣(Becker nevus)。

【病因】

色素性毛表皮痣是一种罕见的雄激素依赖性细胞器病变,在青春期后更明显。确切的发病机制尚不清楚。通常认为本病是起源于外胚层及中胚层的错构瘤。有学者认为雄激素受体增加和雄激素敏感性增加与该疾病发病密切相关。

【临床表现】

男女发病率均等,各人种均可发病,但以非白种人为主。症状主要出现在10~30岁。皮损好发于胸部、肩部和上臂,偶发于头皮或颜面部的病灶与头发或胡须的非对称增长有关。本病通常是获得性的,也有部分病例是先天性的。先天性色素性毛表皮痣可以沿 Blaschko 线呈线性分布,在背部、胸部及上臂呈大面积两侧分布,前胸部可出现两侧对称性分布。

皮损多表现为单发的浅棕色到深棕色的斑疹

或斑片,多发皮损极其罕见,皮损边界清楚,形态多不规则,中央可轻度增厚或起皱。皮损在色素加深后出现多毛,毛发逐渐变粗,颜色变深,有时多毛可不明显。质地稍韧皮损提示存在平滑肌错构瘤。一般无自觉症状,部分患者可出现瘙痒。皮损形成后一般会在1~2年内缓慢增大,随后皮损大小稳定。皮损颜色可随时间部分变淡,但多毛会持续存在。

色素性毛表皮痣是良性病变,尚无恶性报道。该疾病常合并一些先天性发育异常,如乳房和四肢发育不全、漏斗胸、脊柱裂、脊柱侧凸、皮下脂肪组织发育不良。副阴囊及多乳头症也有报道。有1例头皮色素性毛表皮痣患者伴有病灶头皮下颅骨缺失的报道。

【组织病理】

主要表现为轻微的角化过度、不同程度的棘层肥厚和表皮突延长,同时伴有基底层色素增多,黑素细胞数量正常或轻度增加;此外,也可以出现表皮萎缩、毛囊角栓、毛囊皮脂腺增生、相邻两个或三个表皮突的融合。部分病例真皮浅层可见噬黑素细胞,偶见轻度血管周围炎症细胞浸润、真皮内平滑肌错构瘤。

【诊断及鉴别诊断】

根据病史、皮损部位及形态特点,多数可做出诊断。需要鉴别的疾病包括:咖啡斑、先天性色素痣、丛状神经纤维瘤、先天性平滑肌错构瘤。尤其是当皮损发生在特殊部位,以及伴有平滑肌错构瘤时,可行组织病理检查以明确诊断。

【治疗】

无须治疗。出于美容需要,可采用激光治疗及遮盖。

42.6.4 普通获得性黑素细胞痣(common acquired melanocytic nevus)

【同义名】

色素痣(nevus pigmentosus)、痣细胞痣(nevocytic nevus)、黑素细胞痣(melanocytic nevus)。因这些名称常被用作良性黑素细胞肿瘤的统称,至少是常与先天性小痣混用,学术上应使用普通后天性黑素细胞痣或普通后天性色素痣。

【发病情况】

普通后天性黑素细胞痣是一种良性肿瘤,通常好发于儿童期和青春期。平均每个白人个体一生中会发生 15~40 个,30 岁前达到高峰,中年时期渐消退,在 80~90 岁降至 1~5 个。晒伤是本病的诱发因素,然而经常日晒者痣的数量反而较少,这与黑素瘤的病因学相似。

【临床表现】

黑素细胞痣在不同的发展时期表现出不同的临床特征:初期为褐色斑点,可稍突起,直径 1~5 mm,边缘整齐,着色均匀,有时中央区域色较深,表面可见清晰的皮纹,组织病理为交界痣;其后渐突起,呈圆拱形或疣状,通常着色较深,组织病理为复合痣;进一步增大形成呈圆拱形丘疹,边缘整齐,着色均匀,组织病理学改变为皮内痣。

不同部位的黑素细胞痣的形态在成熟后有明显不同。躯干、四肢、生殖器等部常为扁平,中心略凸起,对称,皮肤镜下主要为 4 种皮肤镜图像:网格状、被遮蔽的网格状、弥漫性色素沉着和色素球。面部皮损常为圆形、卵圆形。1935 年 Miescher 等对此种位于面部的痣进行过研究;Ackerman 于 1990 年提出将此类痣命名为 Miescher 痣;其后有研究注意到,这种痣主要位于面、额、上颈,罕见于头顶、颈部和躯干。头顶、枕部、下颈、背部的皮损常为乳头瘤样,有蒂或无蒂,黑色、浅棕色或皮色,随时间推移色变浅,直径数毫米至 1 cm 不等。该病变首次于 1896 年由 Unna 描述为软痣,1990 年 Ackerman 等用 Unna 的名将其定为一个独立的疾病——Unna 痣,组织病理学为完全外生的息肉形状的痣。与文献中的描述有所不同,其实腋下、腹股沟、女性外生殖器等部的痣通常也是 Unna 痣。

【组织病理】

组织病理学上根据痣细胞所在位置的不同,分别将其称为交界痣、复合痣、皮内痣。交界痣细胞巢处于表皮基底层,通常痣细胞较局限,有时痣细胞蔓延并伴有表皮突延长(黑子-交界痣);黑素细胞可呈多边形、上皮细胞样或罕见的纺锤形,胞质呈淡染或轻度嗜酸性,并包含大小均匀的圆形、椭圆形小细胞核与突出的核仁(A 型痣细胞);细胞质通常包含稀疏、均匀分布、轻微的黑素颗粒。

复合痣除交界痣的表皮内改变外,还表现为真皮乳头层和真皮网状层浅部痣细胞的巢状和条索状分布。大多数复合痣境界清晰,呈对称分布。皮内痣痣细胞全部位于真皮内,浅部黑素细胞常体积大、色素多、成巢分布,深部则正相反,即所谓的痣成熟现象。皮内痣深部的黑素细胞常发展为纺锤细胞和雪旺细胞样的特征,胞质呈淡嗜酸性,纤维状和波浪状核,即 C 型痣细胞。

【诊断及鉴别诊断】

根据黑素细胞痣的病史、临床特点,临床诊断符合率为 70% 左右。皮肤镜具有非常重要的鉴别价值,至少可将诊断符合率提高至 90%。需鉴别的主要有脂溢性角化病、早期黑素瘤、黑子、日光性黑子、丘疹型血管角皮瘤、皮肤纤维瘤、基底细胞癌。Unna 痣常被误诊为皮赘、软纤维瘤、疣。Miescher 痣易伴发毛囊炎,出现红肿而被疑为恶变。肢端晚发的痣极易被诊断为黑素瘤。

【治疗】

出于美容需要时,可予手术切除。大于 2 mm 的痣一般忌用激光治疗。任何切除组织均应行病理检查。

42.6.5 先天性痣(congenital nevus)

【同义名】

先天性痣细胞痣(congenital nevocytic nevus)、先天性巨大色素痣(congenital giant pigmented nevus)、色素性毛痣(pigmented hairy nevus)等。

【定义】

出生时即出现的黑素细胞增生性病变,但出生后 1 月内发生的黑素细胞痣通常亦为先天性痣。此外,成年后出现在包皮、龟头的分裂痣也是胚胎期形成,属先天性痣范畴。

【病因】

病因尚不清楚,但可以肯定是多种遗传因素,有时家族性可能是重要的因素。

【临床表现】

皮损出生即有,初期通常是不同色调的棕色,但也有可能是蓝色或黑色。圆形或椭圆形、斑疹或丘疹,呈斑片、斑块或结节,无或有蒂。一般根据大小分为 3 类:小(直径<1.5 cm)、中(直径

1.5~20 cm)、巨(直径>20 cm)。先天性小痣发生率1%~2%,中型痣约0.6%,巨痣约0.02%,无性别差异。巨痣以>20 cm 为标准,对婴儿与成人来说差别巨大,笔者以大于患者1掌即体表面积的1%为标准。巨痣有时形状不规则,常覆盖整个肢体或大面积躯干的皮肤,多伴有毛发,且早年即可出现。巨痣除大的主体痣外,周边甚至全身常散在大小不等的先天性痣,儿童期可继续增多、增大。发病初期,先天性痣表面较平,呈浅棕色,生长过程中变厚、色素增加、出现粗毛,亦可呈现具有小结节的疣状外观。巨痣在短期内出现较大的结节时,很难判断是否发生了恶变。眼睑分裂黑素细胞痣发生的时间是在胚胎6个月之前;阴茎部位分裂痣一部分皮损在龟头上,另一部分在包皮内侧,亦系胚胎期形成。发生于腰骶部的巨痣,脊柱表面有时伴发软脑膜黑素细胞增生病、脑积水、脊柱裂或脊髓脊膜膨出。先天性痣可恶变为黑素瘤,目前对其恶变率尚无准确统计,文献报道先天性巨痣恶变的发生率为3.8%~18%,中、小先天性痣恶变率较低,但远高于普通后天性痣。

【组织病理】

先天性痣表现多样,小的皮损与后天性痣通常无法区分,较大的皮损则仅凭病理即可做出先天性痣诊断。先天性痣亦分为交界痣、复合痣、皮内痣,其最显著的特点有三:① 体积较大,特别是交界痣;而后天性痣的交界痣极小,很难获得一个理想的病理图片。② 浸润较深,可达真皮网状层深部甚至皮下脂肪的纤维间隔。③ 痣细胞常累及表皮附属器,因此在立毛肌、毛囊、皮脂腺和小汗腺汗管壁均能见到痣细胞,还可浸润到神经间隙、淋巴管壁及血管壁。当黑素瘤由先天痣小痣恶变而来时,恶变起源于表皮;而由巨痣恶变形成时,恶变主要起源于真皮网状层或更深层的组织。

【诊断及鉴别诊断】

根据病史、临床特点不难诊断,有时需辅以组织病理。怀疑恶变时,需切除行病理及免疫组化检查。因巨痣恶变常发生于深部痣组织,病理取材常难以获得依据,需结合影像学资料进行多部位取材。需注意鉴别的疾病主要有:咖啡斑、斑痣、节段性单纯性雀斑样痣、色素性毛表皮痣、表皮痣、皮脂腺痣、普通后天性黑素细胞痣、黑素瘤。需特别注意的是,部分早期的先天性痣易被误诊为咖啡斑,并错误地施以激光治疗。此外,一些婴、幼儿先天性痣的表皮内改变与黑素瘤相似,病理医生若缺乏临床资料,可能误诊为黑素瘤。

【治疗】

先天性小痣可手术切除,中等大小的可分次切除。巨痣若能通过皮肤扩张器技术达到较好的效果时,宜积极手术切除。过大的巨痣因无法达到美容效果,甚至未来有发生瘢痕癌的风险,以不处理为宜。当先天性痣增大或有异常时,需切除以防止向黑素瘤的方向发展。高度怀疑恶变时,对能一次切除者,宜扩大1 cm切除,然后根据组织病理结果行后续处理。任何先天性痣都不可行激光、磨削等非手术方法治疗,因这些治疗无法行组织病理检查,美容效果差,且因治疗不彻底可致恶变。

42.6.6 斑痣(nevus spilus)

【临床表现】

斑痣常在1岁左右发生,也可出生时即有。其发病无性别差异,好发于高加索人,发病率高达2%。皮损常位于躯干及肢端,主要表现为褐色斑片基础上出现多个聚集的深色斑或小丘疹。斑痣可呈现单侧、局限性或沿 Blaschko 线分布。与 Becker 痣不同的是该痣无毛发增生,皮损多孤立,广泛的单侧(巨大)带状分布斑痣很少有报道。斑痣可与斑块状蓝痣、双侧性伊藤痣或面中部的色素沉着斑共存,还可与皮脂腺痣伴发。此外,有报道斑痣中可出现黑素瘤。

【组织病理】

斑痣的褐色斑病理学改变为伸长的表皮突内黑素细胞数量增加。色素深的斑点或者丘疹具有交界、混合或皮内痣的特点。少数患者在聚集的点状色素斑区为 Spitz 痣和蓝痣。当出现细胞异型性时,应高度警惕恶变为黑素瘤的可能。

【诊断及鉴别诊断】

根据病史、临床特点不难诊断,有时需辅以组织病理。需要与群集分布的色素痣进行鉴别。早期需与先天性痣、咖啡斑相鉴别。

【治疗】

由于有斑痣发展为黑素瘤的报道,因此对斑痣的连续观察是有益的。活检或者切除可以明确斑痣是否发生恶变。

42.6.7　晕痣(halo nevus)

【同义名】

离心性获得性白斑(leukoderma acquisitum centrifugum)、Sutton 痣(Sutton nevus)、痣周白癜风(perinevus vitiligo)。

【病因】

晕痣中色素脱失的可能机制包括:色素痣发育异常导致抗原表达异常,诱导免疫反应;针对非痣细胞的细胞免疫和(或)体液免疫,同时对远隔部位或多部位痣细胞发生免疫反应。晕痣中痣细胞的破坏机制可能是体液免疫及细胞免疫异常所导致。

【临床表现】

晕痣常见于 20 岁以下的年轻人,发病无性别差异。背部、躯干为好发部位。典型的晕痣中央为平的或高起的色痣,颜色为深褐色或粉红色;色痣周边为境界清楚的环状白晕。痣细胞周围的脱色晕现象很少可以捕捉到动态发展过程。晕痣多单发,有时可多发,偶有家族倾向。

研究证实晕痣与白癜风、黑素瘤及发育不良痣相关。多发性晕痣提示可能存在眼睛或者皮肤其他部位的黑素瘤,特别是在老年患者中。Turner 综合征患者晕痣发生率显著高于正常人(18% VS.1%)。有报道多发性晕痣可出现在接受英夫利昔单抗治疗后的患者中。

【组织病理】

晕痣可以为交界痣、复合痣或皮内痣。真皮乳头及痣细胞巢内可见致密的淋巴细胞、组织细胞浸润,偶可见肥大细胞和浆细胞。随着痣细胞的进行性凋亡,痣细胞越来越难识别,而被噬黑素细胞所取代;残余的痣细胞可用 S-100 蛋白免疫组织化学进行鉴定。白晕处黑素细胞可完全缺如,但表皮可见 Langerhans 细胞增多。消退的晕痣表皮色素缺失,同时伴有真皮散在的噬黑素细胞。有时可见轻微的瘢痕。

【诊断及鉴别诊断】

根据病史、临床特点不难诊断,有时需辅以组织病理。晕痣需与黑素瘤相鉴别。除了正在消退的黑素瘤或发育不良痣,有丝分裂和细胞的异型性并不能当作二者的鉴别要点。黑素瘤的细胞浸润通常是单一形态,常在肿瘤的周围呈抱球状而非活跃浸润,正在消退的黑素瘤除外。

【治疗】

晕痣需要依据临床表现采取个体化治疗。对所有患者需要询问是否有黑素瘤、发育不良痣及白癜风病史及家族史。晕痣可手术切除,陈旧性损害则无须去除。晕痣发生于 40 岁以上成年人时,需要仔细排除眼部及其他部位黑素瘤。

42.6.8　Spitz 痣(Spitz nevus)

【同义名】

Spitz 瘤(Spitz tumor)、幼年性黑素瘤(juvenile melanoma)、Reed 痣(Reed nevus)。

【定义】

Spitz 痣是一种获得性、生长迅速、预后良好的良性黑素细胞肿瘤。由于组织病理上与黑素瘤易混淆,且存在恶性变异型(Spitz 痣样黑素瘤、恶性 Spitz 痣),因此,Spitz 痣一直是一个很重要的黑素细胞肿瘤。

【临床表现】

本病好发于儿童和未成年人,偶见皮损出生即有,约占儿童所有黑素细胞肿瘤的 1%,且多为单发皮损。在 40 岁以上年龄的人群中诊断该病必须十分谨慎。典型的 Spitz 痣表现为孤立的、快速生长的、无症状的、粉红或红棕色圆顶状丘疹或结节;Reed 痣多为深棕至黑色。皮损可呈斑状、息肉状,带蒂,疣状少见,溃疡罕见。陈旧性皮损常缺少色素,表现为肤色、坚实的丘疹,颇像皮肤纤维瘤。Spitz 痣好发于头颈、四肢,但可发生于身体任何部位,包括生殖器黏膜、口腔黏膜、舌、阴茎、甲下和足底等。女性和成人好发于小腿。皮损直径通常小于 1 cm,富含血管,因此临床上常被误诊为化脓性肉芽肿。

【组织病理】

Spitz 痣具有所有黑素细胞痣相同的基本结

构,虽然以复合痣最为常见,但亦可见交界痣和皮内痣。文献报道的类型颇多,如 Paget 样型、结缔组织增生型、玻璃样变(透明)型、血管瘤样型、晕痣型、色素型、丛状型、管状型、玫瑰样型、伴有 Touton 巨细胞型以及复发型等。典型的 Spitz 复合痣呈圆顶状,痣细胞常呈楔形外观,基底向上,皮损侧缘界限清楚,对称,随深度增加具有成熟现象。常见角化过度伴棘层肥厚,有时可见假上皮瘤样增生,偶尔在侧缘可形成领圈样结构。高倍镜下,痣细胞主要由梭形细胞、上皮样细胞或二者混合组成。梭形细胞常排列为束状,体积较大,胞质丰富,呈嗜酸性染色,可见典型的单个泡状核并具有明显的嗜酸性核仁;上皮样细胞常呈多核及奇特形状,胞质有时呈毛玻璃样,常见核内胞质假性包涵体。核分裂仅限于肿瘤表浅部位,且具异形性。交界及复合型痣的表皮内常为垂直的痣细胞巢,巢周有很明显间隙。表皮浅层和(或)角质层单个痣细胞非常少见。进展期真表皮交界处可见扇形边缘、嗜酸性、Schiff-过碘酸阳性的群集的透明小体(Kamino 小体),Kamino 小体系层黏蛋白、Ⅳ型胶原、纤维连接素构成。皮损基底部常伴发血管周围淋巴细胞浸润,进展期则可见淋巴细胞的带状浸润。

【诊断及鉴别诊断】

Spitz 痣的诊断基本上依据组织病理,但临床医生根据其形态特点、发生年龄仍能对约半数成熟阶段皮损做出初步诊断。Spitz 痣主要表现为儿童面部红色丘疹,突出特征为快速增长(数周或数月)。Reed 痣即梭形细胞痣通常发生较晚(20~30 岁),下肢多见,黑色或棕色。需鉴别的疾病主要有:普通后天性黑素细胞痣、黑素瘤、化脓性肉芽肿、未成熟的毛细血管瘤、孤立性肥大细胞瘤、伴嗜酸性粒细胞增多血管淋巴样增生。皮肤镜下具有中央区域的网状色素脱失,有时被弥漫的色素沉着所遮盖,其颜色很暗,倾向为黑色。外围呈现规律分布的伪足,色调从浅棕色到深棕色、灰色和蓝色不一。病理必须紧密结合临床,诊断困难时免疫组化有一定帮助。HMB45 阳性细胞主要位于痣的上部,但有时与黑素瘤一样全部均阳性;MIB-1、Ki-67 指数通常低于5%,且主要位于浅部。基因组杂交总体无染色体异常。

【治疗】

诊断明确可不予处理,如有疑问,必须进行切除活检和组织学检查。临床及病理均不能明确时,最好扩大切除。

42.6.9 发育不良痣综合征和发育不良痣(dysplastic nevus syndrome and dysplastic nevi)

发育不良痣综合征(家族性非典型性多发痣黑素瘤综合征)和发育不良痣为幼儿期出现大量形态学正常的黑素细胞痣,而在青春期或青春期前后,皮损数目增多并具有非典型临床特征。病理出现不典型性。该病一直以来颇受争议,临床实践中,一些临床上表现为该病特点的皮损,病理不予支持;而一些病理表现为该病特点的皮损,未获临床支持。经过 20 多年的细心观察,笔者认为我国不存在该病。

(李 冰 高天文)

42.6.10 蒙古斑(mongolian blue spot)

【同义名】

先天性真皮黑素细胞增多症(congenital dermo-melanocytosis)。

【病因】

真皮中、深部黑素细胞增多,使皮损呈现蓝色外观,该细胞可迁移至表皮或凋亡。

【临床表现】

蒙古斑表现为均匀的蓝灰色斑,好发于腰骶部、臀部,可单发或者多发,呈圆形、椭圆形或方形,直径可达 20 cm,颜色可呈现为浅蓝、深蓝、蓝灰色。蒙古斑多见于亚洲人,发病率可达 90%~100%,在出生或生后不久发病,常在儿童期消退。与遗传性疾病相关的蒙古斑通常不能自愈,且会伴随病期延长色素逐渐加深。

蒙古斑常是某些潜在疾病的标志表现,如 Hurler 综合征,该病可发生晕痣样表现;大面积的蒙古斑可能提示色素血管性斑痣性错构瘤病的存在。另有报道证实该病与先天性皮肤毛细血管扩张、Sjögren‑Larsson 综合征和先天性血管瘤有关。

【组织病理】

以真皮内色素含量不同的树突状黑素细胞散在浸润为特征，Dopa 染色阳性，且常与皮面平行，主要位于真皮网状层。表皮大致正常。

【诊断及鉴别诊断】

根据病史和临床特点不难诊断，通常无须组织病理协助。另外需鉴别的疾病主要有：太田痣、伊藤痣、斑片状蓝痣，还需与血管畸形、血管瘤和皮肤挫伤相鉴别。怀疑为早期黑素瘤时，应切除行病理检查。

【治疗】

绝对的良性病变、可自行消退的皮损无须治疗。持续性皮损可用遮盖疗法或激光治疗。

42.6.11 太田痣(nevus of Ota)

【同义名】

眼真皮黑变病(ophthal‑derma melanosis)、眼上颌部褐青色痣(nevus fuscoceruleus ophthalmo maxilliaris)。

【病因】

真皮内黑素细胞产生色素，使皮损呈现蓝色、蓝灰色外观。有报道认为女性患者的激素水平与该病相关。

【临床表现】

本病在日本较常见，发病率可达 0.4% ~ 0.8%，偶见于高加索人和有色人种。有两个发病高峰：50% ~ 60%患者出现于 1 岁以内的婴儿，40% ~ 50%出现予青春期。皮损与蒙古斑不同，持续发生不消退，颜色可受激素水平影响。该病常单侧发生，5% ~ 15%患者双侧受累，表现为界限不清的蓝灰色斑，或由针尖至数毫米大小色素斑点融合而成；皮损大小不一，颜色从浅棕褐色至灰色、蓝色、黑色和紫红色，好发于眶周、鬓角、前额、颊部、鼻部等三叉神经分布区域，约 2/3 患者的巩膜和结膜受累。皮损出现丘疹和结节提示皮损含蓝痣和细胞性蓝痣的成分。太田痣极少恶变。

【组织病理】

以黑素细胞在真皮沿胶原束间分布为特征。具体表现为表皮色素增加，黑素细胞数量增多，但无交界活动现象。真皮中上部可见含重度色素的梭形、树突状或两极的黑素细胞簇集，多与皮肤表面平行，有时包绕表皮附属器。成纤维细胞较少。

【鉴别诊断】

根据病史和临床特点不难诊断，通常无须组织病理协助。需鉴别的疾病主要有：颧部褐青色痣、蒙古斑、蓝痣、黄褐斑等。

【治疗】

以 1 064 nm、755 nm Q 开关激光治疗，疗效较佳。

42.6.12 Hori 痣(Hori nevus)

【同义名】

颧部褐青色痣(nevus malarfuscoceruleus)、获得性双侧太田痣样斑(acquired bilateral nevus of ota‑like macules)。

【病因】

病因不明，部分患者有家族史。亚洲人较多见。

【临床表现】

本病是一种少见的获得性真皮黑素细胞增生症，好发于 30 ~ 40 岁女性。好发于颧部、前额、鬓角、眼睑、颊部和/或鼻部。双侧均可发生，呈蓝棕或灰黑色点滴状斑疹、斑片，色斑呈圆形、椭圆或不规则形。

【组织病理】

与太田痣类似，表现为真皮浅层树突状黑素细胞增生。

【诊断】

根据病史和临床特点不难诊断。个别病例需与黄褐斑、太田痣及面部黑变病等相鉴别。

【治疗】

可予 Q 开关激光治疗疗效确切。

42.6.13 伊藤痣(nevus of Ito)

又名肩峰三角肌褐青色痣(nevus fuscoceruleus acromiodeltiodeus)。

本病罕见，以单侧发生的蓝灰色斑状斑为特点，好发于后锁骨上神经和臂外侧神经支配的区域，偶可与太田痣并发，曾有报道恶变者。Ito 痣与 Ota 痣、蒙古斑的蓝色外观，都是由于光线通过相对混浊的真皮时，其他颜色光谱成分都被真皮吸收所发生散射所致的假象。

可予激光治疗。

42.6.14　蓝痣（blue nevus）

【同义名】

蓝色神经痣（blue neuronevus）、Jadassohn-Tieche蓝痣、良性间叶黑素瘤（benign mesenchymomelanoma）。

【病因】

本病同蒙古斑、太田痣及伊藤痣一样，为黑素细胞迁移障碍所致的一种皮肤良性肿瘤。

【临床表现】

皮损可发生于皮肤任何部位，以背部、手足、臀部、头皮及面部最为好发。皮损常单发，呈圆顶状蓝色或蓝黑色坚实的丘疹、结节，直径通常为0.5~1.0 cm。发疹性及先天性斑块状巨型蓝痣较罕见。女性与男性发病比例为2∶1，发病年龄广泛。蓝痣还可在皮肤以外部位发生，包括口腔黏膜、腭部、上颌窦、结膜、巩膜、眼眶、淋巴结、乳房等。普通蓝痣偶与恶性黑素瘤伴发。

临床上有诸多蓝痣的亚型，主要包括以下几种。

（1）**靶形蓝痣**（target blue nevus）

少见，表现为圆顶状蓝色结节，周围被色素减退或肤色环包围，外周再围以蓝色环状带，形成靶样外观。皮损先天或后天发生。足背部为好发部位。

（2）**斑块状蓝痣**（plaque-like blue nevus）

较少见，出生即有，或于儿童期或成人期出现，好发于躯干。临床上表现为在较大的淡蓝色斑块基础上，有多个深蓝色斑疹或蓝黑色丘疹、结节。

（3）**混合型蓝痣**（compound blue nevus）

是蓝痣中较少见的一种，表现为蓝灰色至蓝色或黑色的丘疹或结节，最大直径2~4 mm，组织病理表现为表皮内具有显著的树突状黑素细胞的浅表蓝痣。

（4）**硬化性蓝痣**（sclerosing blue nevus）

又称结缔组织增生性蓝痣，是较少见的一种萎缩性普通型蓝痣。病理表现为少量色素性树突状黑素细胞和噬色素细胞位于致密的透明基质中。

（5）**色素减少性普通蓝痣**（hypopigmented blue nevus）

较为少见，为普通蓝痣的一种变异型，发病年龄同普通蓝痣，四肢近端及臀部最多见。该型蓝痣缺少甚至不含色素，因此以往临床上被当作是普通痣和纤维组织细胞瘤。

（6）**上皮样蓝痣**（epithelioid blue nevus）

是蓝痣中较为少见的一种，最常发生于Carney综合征。上皮样蓝痣表现为蓝色至黑色或紫色的圆顶状损害，常发生于四肢、躯干，典型皮损直径约1.0 cm。黏膜（生殖器）亦可受累，有时多发。

【组织病理】

蓝痣典型的组织学表现通常仅限于真皮网状层，偶可到达浅层真皮，或从真皮乳头延伸至皮下脂肪；普通蓝痣的浸润程度比伊藤痣和太田痣密集许多。表皮通常正常，但有时存在交界活跃现象。细胞形态呈现为富含色素的两极样或树突样梭形黑素细胞，伴发成纤维细胞和胶原纤维梭形细胞反应，而且常伴有色素明显增多的噬黑素细胞。黑素细胞常聚集于皮肤附属器、血管及神经周围，常与皮肤表面平行。

【鉴别诊断】

根据病史、皮损特点不难诊断。需要鉴别的疾病有：文身、普通获得性色痣、先天性色痣、皮肤纤维瘤、血管角皮瘤、恶性黑素瘤等。

【治疗】

若蓝痣小于1 cm，临床表现稳定，位于典型部位，无须去除。如果皮损出现新发、结节、斑块，应行组织病理学检查。

42.6.15　**细胞型蓝痣**（cellular blue nevus）

【临床表现】

细胞型蓝痣不常见，高加索人发病率远高于深肤色人种。普通蓝痣与细胞型蓝痣的比例至少为5∶1，女性与男性发病比例为2∶1。皮损常在10~40岁出现，可先天发生。超过50%的病例生于骶尾部和臀部，手足末端也是好发部位，头皮、面部、躯干和手足亦可出现。典型皮损表现为生长缓慢的蓝灰色、蓝黑色或黑色圆顶状结节或斑块,直径 1~2 cm 或更大,溃疡和疼痛少见。皮损还可发生于宫颈、阴道、精索、眼内、结膜及乳房等部位。

【组织病理】

　　细胞型蓝痣为罕见的真皮肿瘤,易与恶性黑素瘤混淆。皮损常较大,位于真皮,界限清楚,有时侵及皮下脂肪。表皮正常,但联合痣可有交界活动现象。细胞形态呈现饱满的梭形细胞的胞质染色较淡,圆形或卵圆形泡状核,核仁不明显。通常可见富含色素的噬黑素细胞,基质常硬化。细胞型蓝痣组织病理学需与恶性蓝痣相鉴别。

【鉴别诊断】

　　需要鉴别的疾病有:恶性黑素瘤、恶性蓝痣、面部太田痣。

【治疗】

　　细胞型蓝痣宜彻底切除,以防止其复发、误诊,从而导致恶变。

(栾　琪　高天文)

42.6.16　恶性黑素瘤(malignant melanoma)

【同义名】

　　黑素瘤(melanoma)、黑素肉瘤(melanosarcoma)。

【定义】

　　黑素细胞恶性增生形成的肿瘤,系一种恶性程度较高的黑素细胞肿瘤。

【发病情况】

　　据美国 2010 年的统计,黑素瘤跃居肿瘤发病率的第六位。近些年黑素瘤每年的发病率按照 4%~6% 的比例递增,据此推测 2000 年出生的美国人群中,黑素瘤的罹患率约为 1/75。笔者曾比较过重庆及西安两家最大医院皮肤黑素瘤占全部病理取材量的比例,20 世纪 90 年代较 80 年代增长了 78.0%,年均增长率 3.9%。西京医院皮肤科黑素瘤占病理取材的比例在 20 世纪 90 年代为 0.302%,21 世纪初的前 10 年为 0.625%,增长了 117%。中国人发病高峰为 40~60 岁,而由先天性痣恶变者,发病年龄则可提早近 10 年。

【病因】

　　黑素瘤病因复杂,包括遗传和种族因素。白色人种黑素瘤发病明确的最重要的环境因素就是紫外线照射。紫外线照射导致自由基形成,进而使邻近碱基嘧啶形成二聚体,如果机体缺乏核酸内切酶,就不能对 DNA 损伤进行有效剪切修复,最终会发生皮肤肿瘤。深肤色种族人群主要为肢端黑素瘤,笔者统计的数据中约 15% 患者有明确的外伤史。另一个明确的病因是色痣恶变,主要是先天性痣,笔者统计的数据中 13.5% 黑素瘤源于先天性小痣。白色人种中尚有发育不良性痣。

【临床表现】

　　一般将皮肤原发黑素瘤分为 4 型:恶性雀斑样黑素瘤(由恶性雀斑样痣恶化形成)、浅表扩散型黑素瘤、肢端雀斑样痣黑素瘤及结节型黑素瘤。非原发于皮肤的黑素瘤主要包括甲黑素瘤与非皮肤部位黑素瘤。

(1) 恶性雀斑样痣(lentigo maligna)

　　主要发生于长期日光暴露的皮肤,多见于老年人。在美国,其发病占皮肤黑素瘤的 4%。通常为慢性增长的、不对称的、灰色或黑色不均匀的斑疹(彩图 42-19)。原发皮损通常经过 10~15 年发展成为侵袭性黑素瘤。

(2) 浅表扩散型黑素瘤

　　在白色人种中是最常见的一种皮肤黑素瘤。损害常见于男性躯干和女性下肢这些易受日晒部位。初为褐色、黑色扁平鳞屑性斑片或者斑块,后发展成蓝色或者蓝黑色浸润性肿瘤。

(3) 肢端雀斑样痣黑素瘤

　　主要发生在亚洲人及非裔加勒比海人,此型在中国人皮肤黑素瘤中占 60% 左右,白种人皮肤黑素瘤中仅占 8%~10%。其好发部位是肢端,主要是足底及甲,尤其是承重部位,其中足跟是最常见的受累部位。甲下黑素瘤易累及拇趾及拇指(彩图 42-20)。肢端雀斑样痣黑素瘤形态不规则,逐渐增大,表面色素不均匀。垂直生长期的肿瘤常出现溃疡、蓝色或者黑色结节。由于皮损不易被发现,确诊往往较晚,因此预后较差。黏膜黑素瘤形态上和肢端雀斑样痣黑素瘤相似,分子特征也相似,因此也被归类到此型。

(4) 结节性黑素瘤

　　占 3%~4%,没有水平扩展期,常表现为浸润性结节,预后差。好发部位为躯干和四肢,呈结节或者息肉,易形成溃疡(彩图42-21)。无色素时易误诊为血管肿瘤或化脓性肉芽肿。

(5) 甲黑素瘤

主要发生于甲母质,通常初发于30岁以后,极少数源于甲母痣恶变。初发时为线状黑甲,缓慢增宽,仅形态学无法判断良恶性。笔者的经验是20岁前发生者基本上为良性,30岁以后发生者基本上为恶性,但线状黑斑宽度小于5 mm时,病理几乎无法做出恶性的诊断。需特别注意的一是甲母痣亦可累及甲周皮肤,二是并非黑甲均与黑素细胞肿瘤相关。

(6) 非皮肤部位黑素瘤

主要发生于眼眶、口腔黏膜、鼻黏膜、外阴、阴道、尿道和肛管。黏膜黑素瘤因发现晚、诊断晚、浸润性强,预后差。少数原发黑素瘤也可见于脑膜、食道、胃、子宫、乳腺、胆道系统、支气管和肾上腺等。

【组织病理】

黑素瘤生长分为两个阶段,即水平生长期和垂直生长期。水平生长期的黑素细胞主要在表皮内,部分细胞可浸润至真皮乳头层,通常伴随成熟现象。即使水平生长期细胞浸润至真皮,仍缺乏转移能力,即水平生长期黑素瘤与转移及扩散不相关。水平生长期黑素瘤的特点为:间变的黑素细胞在表皮内离心性扩展,单个细胞或者小细胞巢可浸润真皮乳头层,并伴有淋巴细胞浸润,核分裂象少见。

垂直生长期黑素瘤的特点为真皮内存在由不典型黑素细胞构成的巢/结节/斑块,肿瘤细胞通常大于表皮内的细胞,且形态显著不同,核分裂象常见,肿瘤的基底部基本无成熟现象,肿瘤异型性明显。

上述4型皮肤原发黑素瘤在组织病理方面虽各有一定特点,但不少病例因无法加以分型,且黑素瘤的预后与分型无明显相关性,故病理诊断时通常只分为原位及浸润,浸润性黑素瘤则给出浸润深度。

恶性雀斑样痣主要的病理特点为:以真表皮交界处为主的非典型黑素细胞增殖,细胞质明显

回缩,胞核染色质浓染,形态不规则,细胞通常垂直排列,累及毛囊、汗腺及汗管上皮。进展期的皮损界面细胞巢明显,常见体积较大的多核瘤细胞。瘤细胞常含有丰富的色素,有时浸润表皮全层,包括角质层。有时可见明显的表皮内水平扩展。表皮萎缩和真皮的日光性弹性纤维溶解,真皮乳头常可见噬黑素细胞,并伴有慢性炎细胞浸润。当发现多发浸润灶时,即为恶性雀斑样黑素瘤,细胞常呈梭形。肿瘤细胞可以促结缔组织增生,易被误诊为纤维化或者瘢痕。

浅表扩散型黑素瘤的水平生长期最为常见,其病理特点为:不对称增生,非典型的无树突黑素细胞单个分散或者成巢地分散在上皮组织全层,类似Paget病的增生模式,Paget细胞主要在基底细胞上层。

肢端雀斑样黑素瘤的水平生长早期改变常不明显。明确诊断的皮损特点为:棘层肥厚,表皮突延长,可见明显的非典型的黑素细胞,表皮下方可见大量的非典型的黑素细胞,真表皮交界处尤其表皮突可见散在的细胞巢。浸润性黑素瘤细胞常呈梭形,伴有结缔组织增生。

结节性黑素瘤常没有明显的水平生长期,肿瘤早期即出现垂直生长模式,瘤旁水平生长范围通常不超过3个表皮突甚至无表皮内瘤细胞。

黑素瘤细胞形态主要为两型,即上皮样细胞型及梭形细胞型。上皮样细胞大部分见于浅表扩散型黑素瘤及结节型黑素瘤,而梭形细胞则主要见于恶性雀斑样痣和肢端雀斑痣样黑素瘤。其他细胞形态尚有小细胞型、气球状细胞和透明细胞型、棒状、印戒状细胞等。形态与预后无相关性,仅供描述用。

【免疫组化】

免疫组织化学染色对于黑素瘤及鉴别具有重要价值。S-100蛋白染色阳性率在原发性和转移性黑素瘤中为近100%;此外,Schwann细胞、肌上皮细胞、脂肪细胞、软骨细胞、Langerhans细胞及其相应肿瘤衍生的细胞也表达S-100蛋白。HMB-45能与细胞质内的前黑素小体糖蛋白gp100反应,在80%以上转移性黑素瘤及90%以上

的原发性黑素瘤中阳性,梭形细胞型黑素瘤对 HMB - 45 的敏感性较差,结缔组织增生性黑素瘤中 HMB - 45 多为阴性。普通痣的真表皮交界处和真皮浅层的痣细胞可呈阳性,真皮深层的痣细胞则为阴性。MART - 1(Melan - A)是一种黑素小体分化抗原,黑素瘤、混合痣、皮内痣和 Spitz 痣中都有表达,但在结缔组织增生性黑素瘤中通常不表达,神经痣中无表达。Ki - 67(MIB - 1)是鉴别良性黑素细胞痣(包括 Spitz 痣)与黑素瘤的重要抗体,在痣组织中,通常不到 5% 的细胞核为阳性表达,而且通常位于真皮最浅层;在黑素瘤中通常 25% 或以上的细胞为阳性。Ki - 67 表达的增加与生存期缩短相关,与细胞的核分裂程度也相关。Bcl - 2 表达降低被认为与黑素瘤相关,在不能确诊的 Spitz 痣样损害中,Bcl - 2 的强阳性表达多支持良性病变诊断。60% 以上的黑素瘤组织全层都有细胞周期蛋白 D1 阳性表达,痣组织中则完全没有或仅在浅层个别细胞有阳性表达。p16 蛋白表达缺失与侵袭性和转移性黑素瘤相关,其与 Ki - 67 表达增加也有相关性,可能是预后不良的一个独立指征。p53 蛋白在 40% 以上的侵袭性和转移性黑素瘤中高表达,痣组织中不表达,可作为提示黑素瘤患者预后不良的一个独立指征。

【诊断及鉴别诊断】

无论临床还是组织病理,黑素瘤的误诊率均相当高。免疫组化的应用极大地提高了病理诊断水平,但即便加上最先进分子诊断技术,少数黑素瘤的诊断仍无法给出正确结论。临床上最易误诊的疾病有:色痣、脂溢性角化病、化脓性肉芽肿、基底细胞癌、鳞状细胞癌、血管瘤、甲下出血、甲真菌病、甲母痣、光线性角化病、日光性雀斑样痣、Bowen 病、皮肤纤维瘤等。

病理上需鉴别的一是无色素性黑素瘤,免疫组化为此类鉴别提供了非常有效的手段;二是早期黑素瘤与色痣及 Spitz 痣的鉴别。比较基因组杂交技术(comparative genomic hybridization, CGH;用于检测细胞群中全基因组的 DNA 平均拷贝数)可发现黑素瘤细胞中存在的基因组变异。

以荧光原位杂交技术(fluorescent in situ hybridization, FISH)来检测黑素瘤细胞分裂中期或分裂间期的染色质变异,该方法可用于检测固定组织及较小的皮损(包括表皮内皮损),具有快速和灵敏度高的优点。近期研究应用探针与 6 号染色体短臂、6 号染色体着丝点、6 号染色体长臂以及 11 号染色体长臂区域进行靶向结合,用于黑素瘤及黑素细胞痣鉴别诊断,其特异性高达 97%,灵敏度高达 85%;可以预见,在未来针对不同疾病情况使用特异性修饰探针将有助于提高 FISH 分析的灵敏性。

【分期及预后指标】

黑素瘤的分期主要依据肿瘤浸润深度、有无溃疡、淋巴结转移、远处转移 4 项指标,按通用的 TNM 进行分期(详见表 42 - 16)。预后判断指标包括:临床参数、肿瘤细胞形态学表现及测量指标,以及对细胞增殖和凋亡相关的免疫组化标记检测结果等。临床预后指标包括:发病年龄、性别、原发肿瘤部位。年长、男性、高危发病部位(包括背部、上肢、颈部、头皮及肢端)黑素瘤的预后较差。组织病理是判断预后的关键,最重要的三大因素是肿瘤厚度、有无溃疡及核分裂指数。目前全球共识认为在出具黑素瘤报告时,需包含以下有预后意义的内容:肿瘤厚度(Breslow 标准)、侵袭水平(Clark 标准)、生长分期(垂直或水平生长分期)、核分裂率、是否存在溃疡、淋巴管侵袭情况、周围神经浸润情况、自行消退情况、微卫星灶、肿瘤灶淋巴细胞浸润情况。在美国癌症联合会(AJCC)颁布的最新版(第七版)分级标准中,厚度指标被划分为以 1.00 mm、2.00 mm 和 4.00 mm 为界。

【治疗】

黑素瘤治疗近年已取得很大进展,其效果远优于人们的想象。治疗需严格按分期进行,表 42 - 17 为西京皮肤医院目前的治疗方案。临床分期主要基于病理深度,尽管文献中临床研究未显示取活检增加黑素瘤加转移风险,但笔者的临床观察提示最好一次切除;这对临床经验要求较高,一是能正确诊断出黑素瘤,二是仅凭临床皮损估计出其深度。

表 42 - 16　AJCC(2009)修改版黑素瘤分级标准(2010 年 1 月)

分级	组织学特征/TNM 分类	总生存率(%) 1 年	5 年	10 年
0	表皮内/原位黑素瘤(Tis N0M0)		100	100
ⅠA	≤1 mm,无溃疡且有丝分裂率<1/mm²*(T1aN0M0)		97	93
ⅠB	≤1 mm,有溃疡		94	87
	1.01~2 mm,有溃疡(T2aN0M0)		91	83
ⅡA	2 mm,有溃疡(T2bN0M0)		82	67
	2.01~4 mm,无溃疡(T3aN0M0)		79	66
ⅡB	4 mm,有溃疡(T3bN0M0)		68	55
	>4 mm,无溃疡(T4aN0M0)		71	57
ⅡC	>4 mm,有溃疡(T4bN0M0)		53	39
ⅢA	镜下见 1~3 个局部淋巴结转移*,原发灶无溃疡(T1-4aN1-2aM0)		78	68
ⅢB	镜下见 1~3 局部淋巴结转移,原发灶有溃疡(T1-4bN1-2aM0)		59	43
	肉眼可见 1~3 局部淋巴结转移**,原发灶无溃疡(T1-4aN1-2bM0)			
	病灶周边有转移灶/卫星灶,无淋巴结转移(T1-4a/bN2cM0)			
ⅢC	肉眼见 1~3 局部淋巴结转移,原发灶有溃疡(T1-4bN1-2bM0)		40	24
	病灶周边有转移灶/卫星灶,无淋巴结转移,原发灶有溃疡(T1-4bN2cM0)			
	4 个或以上淋巴结转移,丛生的淋巴结/广泛囊外扩散或病灶附近转移/卫星造和淋巴结转移(任何 TN3M0)			
Ⅳ	远处皮肤,皮下或淋巴结转移,LDH 正常(任何 T,任何 NM1a)	62		
	所有任何 LDH 正常的内脏转移(任何 T,任何 NM1b)	53		
	LDH 增高的远处转移(任何 T,任何 NM1c)	33		

Breslow 厚度指的是使用目镜测微器测量出的肿瘤厚度,即从颗粒层顶部到肿瘤浸润的最深处总的垂直厚度。

*镜下转移灶指:经病理学确诊的前哨淋巴结和/或淋巴结切除术后标本。免疫组化可用于筛查,但必须包括至少 1 项"黑素瘤特异性"标记(例如 HMB-45、MART1、MelanA)。

**肉眼转移灶指的是:临床上可探及并经病理学确诊的病灶或病理学确诊的囊外扩展病灶。

按 AJCC 肿瘤分级手册第七版(2009)编写。Edge SB, et al. Melanoma of the Skin, pp. 325 - 344. Springer - Verlag, New York. and Balch, C. M., Gershenwald, J. E., Soong, S. J. et al. Final Version of 2009 AJCC Melanoma Staging and Classification. *J ClinOncol*, 2009(27): 6199 - 6206.

目前国内外普遍采用的辅助治疗药物干扰素为干扰素-α2b(IFN-α2b),笔者的经验显示,IFN-α1b 与国产、进口 IFN-α2b 相比,不仅疗效好,而且副反应小、价格便宜;笔者治疗的 300 余

例患者无 1 例因其副作用而终止治疗,用法见表 42-17。

表 42-17　西京皮肤医院各期黑素瘤的治疗措施

临床分期	主要治疗措施
0 期	扩大 0.5~1 cm 切除,深度达皮下组织
ⅠA 期	扩大 1 cm 切除,深度达皮下组织
ⅠB 期	扩大 1 cm 切除,深度达皮下组织,术前预防性口服抗生素
ⅡA 期	扩大 1~2 cm 切除,深度达皮下组织。IFN-α1b:3 000 万 U×3 月,2 000 万 U×3 月,隔日 1 次皮下或肌注;首月口服赛来昔布 0.2,每日 2 次
ⅡB 期	扩大 1~3 cm 切除,达皮下或更深。IFN-α1b:3 000 万 U×3 月,2 000 万 U×6 月,隔日 1 次皮下或肌注;首月口服赛来昔布 0.2,每日 2 次
ⅡC 期	手术同ⅡB 期。IFN-α1b:3 000 万 U~6 000 万 U×3 月,2 000 万 U×9 月,用法同ⅡB 期;前 6 月口服赛来昔布 0.2,每日 2 次
Ⅲ 期	手术同ⅡA 期,2~3 周后行淋巴结清扫。IFN-α1b、赛来昔布用法同ⅡC 期。停 3 月再用 IFN-α1b 2 000 万 U×6 月。肢体非淋巴结转移可辅以氮烯咪胺动脉灌注
Ⅲ 期不能切除、Ⅳ 期	切除易切之肿瘤,IFN-α1b、赛来昔布治疗参照Ⅲ期,若有效,持续至肿瘤消失后 1 年。基因检测阳性可选相应的靶向药物。可试用化疗药

注:①ⅡC 期若血管/淋巴管内有瘤细胞、Ki-67 指数>30%、溃疡较深且大者,IFN-α1b 治疗量尽可能大。②目前未开展前哨淋巴结活检,淋巴结清扫依据 B 超或 Pet/CT 提示进行。③高血压、心脑血管病患者慎用赛来昔布。

Ⅲ 期、Ⅳ 期黑素瘤宜积极行基因检测,B-raf V600E 突变者选用威罗菲尼(Zelboraf, Vemurafenib)等 BRAF 突变型激酶域抑制剂,960 mg(4 粒)口服,每日 2 次;C-Kit 基因突变可选用伊马替尼(Imatinib Mesylate),每日 400 mg,均具有良好的疗效。笔者诊治的 B-raf V600E 突变患者主要为先天性痣恶变及内脏黑素瘤,肢端黑素瘤阳性率非常低,C-Kit 基因突变阳性率亦非常低。检测时应尽量用转移的瘤组织。抗 PD-1/PD-Ls 抗体 Keytruda(pembrolizumab)和 Opdivo(Nivolumab)是目前最有前景的药物。程序性凋亡细胞因子 1(PD-1)是 CD28 分子家族的成员之一,表达在活化的 T 细胞、B 细胞、单核细胞和树突状细胞表面,能削弱肿瘤局部浸润活化 T 细胞的功能。抗 PD-1/PD-Ls 抗体可通过阻断二者结合,促进抗原特异性 CTLs 产生,恢复 T 细胞功能,从而增强抗肿瘤的效能。美国 FDA 于 2014 年 9 月批准派

若拉姆用于治疗进展性、难治性黑素瘤患者。抗CTLA-4抗体伊匹木单抗(Ipilimumab)联合抗PD-1治疗能显著增强疗效。

　　化疗药物中的金标准仍为使用数十年的氮烯咪胺(DTIC),缓解率不足20%,且未能延长患者生存期,笔者仅用于肢体黑素瘤的动脉灌注。放疗可用于姑息治疗。

(高天文　李　冰)

42.7　皮肤淋巴网状系统肿瘤

42.7.1　概论

　　随着免疫学、组织化学、细胞与分子生物学等知识和技术的迅速发展,对淋巴网状组织细胞的来源和成分有了进一步的认识。目前认为它主要是由淋巴细胞、单核吞噬细胞与免疫调节效应(mononuclear phagocyte and immunoregulatory effector, M-PIRE)系统的细胞以及各种支架性细胞组成,其中包括淋巴细胞、单核细胞、组织细胞(可游走的巨噬细胞)和网状细胞(不能游走的巨噬细胞)等。淋巴细胞不仅在类型上有 T 细胞和 B 细胞之分,而且各类细胞又有些亚型,它们的形态和功能随着分化和转化过程的演变,显示出相应的变化。单核细胞主要在血液内;组织细胞大部分来源于血中单核细胞;M-PIRE 正如其名称所指,此系统的细胞具有以下两种功能之一,即吞噬功能或免疫效应。吞噬细胞包括游离的组织细胞和固定的组织细胞,具有吞噬、分泌细胞因子和提呈抗原的作用。免疫效应细胞包括树突状网状细胞、交指状网状细胞、树突状细胞和Langerhans 细胞,这些细胞具有 HLA-DR 抗原和白细胞共同抗原(LCA)等,可以处理抗原;树突状网状细胞和交指状网状细胞分别与 B 淋巴细胞和 T 淋巴细胞相互作用。综上所述,淋巴网状组织的各种组成细胞既有其各自的特殊功能,且彼此之间又相互协作,共同完成机体的免疫功能,以保持机体的正常生理状态。

　　恶性淋巴瘤(malignant lymphoma, ML)系原发于淋巴网状组织的恶性肿瘤,故可将其看作是免疫系统的恶性肿瘤。造血组织与淋巴网状组织均来源于骨髓中干细胞,两者之间有密切关系。白血病是造血组织中某种白细胞恶性增生性疾病,因此,ML 与白血病相关。

　　皮肤是淋巴网状组织的一个组成部分,可以发生 ML。皮肤 ML(CML)系以皮肤损害为初发或突出表现的 ML,可以原发于皮肤或继发于淋巴结或其他器官。原发于淋巴结的 ML 称为结内ML,原发于淋巴结以外其他器官或组织的 ML 称为结外 ML;结外 ML 占非 Hodgkin 病(NHL)的26%~49.7%,其中除原发于胃肠道(17.5%~64.6%)和口咽环(2.6%~17.8%)外,原发于皮肤的占第 3 位(7.5%)。因此,CML 并不少见,且近年来有增加趋势。

　　皮肤有其独特的结构和免疫功能。表皮不论在结构或免疫学上,与胸腺具有类同性。表皮内Langerhans 细胞对皮肤提呈和处理抗原具有关键性作用。皮肤内淋巴细胞具有免疫活性,表皮角质形成细胞可产生细胞因子与 T 淋巴细胞相互作用,可增强皮肤中 T 淋巴细胞介导的免疫效应。亲表皮性 T 淋巴细胞通过再循环至皮肤,故将角质形成细胞、Langerhans 细胞、淋巴细胞特别是再循环 T 淋巴细胞和血管内皮细胞所构成的独特系统称为皮肤相关性淋巴样组织(skin associated lymphoid tissue, SALT),该组织参与皮肤免疫监督作用,因此,有学者假定原发于皮肤的亲表皮性 T 细胞淋巴瘤系正常从淋巴结经血循环而进入皮肤的 T 淋巴细胞瘤性增生。关于 SALT 中是否存在B 细胞系尚无定论,目前仅发现汗腺和皮脂腺合成两种 IgA 组成的分泌成分;但近年来已证实 B 细胞淋巴瘤可原发于皮肤。不论是起源于滤泡中心细胞的皮肤原发滤泡中心细胞淋巴瘤还是起源于浆细胞样淋巴细胞的皮肤原发免疫细胞瘤,其生物行为与黏膜相关性淋巴样组织(mucosa associated lymphoid tissue, MALT)ML 相似,其病程和预后均较皮肤继发性滤泡中心细胞淋巴瘤或免疫细胞瘤好得多。此外,也发现皮肤间变性大细胞淋巴瘤(大多为 T 细胞或裸细胞,极少数为 B 细胞性)以及首先具有皮损表现的其他 CD30+ 大细胞淋巴瘤的预后较好,原发性皮肤间变性大细胞淋巴瘤的预后比原发性淋巴结间变性大细胞淋巴瘤好。综上所述,CML 与起源于皮肤以外其他部位的 ML 不同,不仅需区分不同类型,而且还应注意区分其为原发性或继发性,这对采取不同措施治疗 CML 极为重要。

42.7.1.1 简史

1806 年 Alibert 首先描述了蕈样肉芽肿(MF)。1938 年 Sézary 等报道了 Sézary 综合征(SS)。1975 年 Lutzner 等提出皮肤 T 细胞淋巴瘤(CTCL)的名称,包括 MF、SS 和 paget 样网状细胞增生病。1975 年 Braun‐Falco 等提出,皮肤淋巴细胞瘤可认作是皮肤 B 细胞淋巴瘤(CBCL)的良性对应性疾病。1976 年 Long 等报道原发性皮肤淋巴瘤中大多为 B 细胞性,并描述了以皮肤结节为主要表现的 CTCL。1977 年 Uchiyama 提出伴皮疹的成人 T 细胞白血病。1979 年 Johnson 等提出光化性网状细胞增生病可认作是 MF 的良性对应性疾病;Edelson 等更确切地提出皮肤辅助 T 细胞淋巴瘤。1977~1983 年 Burg、Stouteyrand 等报道了 CBCL。1982 年 van der Putte 等报道了多叶型 CTCL。

42.7.1.2 分类

皮肤淋巴瘤主要有以下几种代表性分类:Kiel 分类(1988 年修订)、修正欧美淋巴瘤分类 REAL(1994 年)、荷兰皮肤淋巴瘤工作组(DCLWG)提出欧洲癌症研究和治疗小组分类(EORTC 1997 年)以及 WHO 分类建议(2001年)。EORTC 和 WHO 两种淋巴瘤分类系统在部分 CTCL 和 CBCL 的定义及所用术语方面存在差异。在 CTCL 中,除 MF、Sézary 综合征和一组原发性皮肤 CD30⁺ 的淋巴增殖性疾患外,其他 CTCL 占的比例不到 10%,又具有异源性,因此,对它们的分类很困难;从临床看这些 CTCL 大多数具有侵袭性,需要进行系统性化疗。在 EORTC 分类中,这些淋巴瘤被分为原发性皮肤 CD30⁻ 大 T 细胞淋巴瘤和皮肤原发性多形性小/中细胞淋巴瘤两大类,这两类的区别在于大的肿瘤性 T 细胞数量是否超过 30%,且它们的预后存在显著性差异。随着研究的进展,发现预后较好这组淋巴瘤仅限于病变局限的 CD4⁺ 多形性小/中 T 细胞淋巴瘤,而 CD8⁺ 的 T 细胞淋巴瘤则与此相反。另外,

CD30⁻ 大细胞 CTCL 也具有明显异源性,包括皮下脂膜炎样 T 细胞淋巴瘤(SPTL)、鼻型结外 NK/T 细胞淋巴瘤、母细胞性 NK 细胞淋巴瘤、侵袭性亲表皮 CD8⁺CTCL 和皮肤 γ/δ T 细胞淋巴瘤等。而在 WHO 分类中,SPTL、鼻型结外 NK/T 细胞淋巴瘤和母细胞 NK 细胞淋巴瘤被分别列为独立疾病,其他几种则被归入非特殊类型的外周 T 细胞淋巴瘤。在 CBCL 方面,EORTC 分类中的原发性皮肤滤泡中心细胞淋巴瘤(PCFCCL)与腿部原发性皮肤大 B 细胞淋巴瘤(PCLBCL‐leg)是争论的焦点。PCFCCL 是指在形态学上由滤泡中心细胞组成的淋巴瘤,但是肿瘤一般都以大 B 细胞为主,很少以典型的中心母细胞和免疫母细胞为主。与结内滤泡性淋巴瘤相反,PCFCCL 一般不表达 bcl‐2,与 t(14,18)染色体异位也无特殊关系。在临床上,大多数患者表现为头和躯干局限性皮肤病变,对放疗很敏感,预后好。在 EORTC 分类中PCLBCL‐leg 是 PCFCCL 的亚型,与伴有弥漫大 B 细胞的 PCFCCL 相比,PCLBCL‐leg 特别好发于老年人,复发率较高,预后更差;形态学上它以中心母细胞或免疫母细胞为主而不是以大中心细胞为主,并且总是表达 bcl‐2。

WHO 分类中将伴有部分滤泡结构的 PCFCCL 划分为滤泡性淋巴瘤的变异型,定为皮肤滤泡中心淋巴瘤,而将以弥漫性生长、大中心细胞或中心母细胞为主的病例一般定为弥漫大 B 细胞淋巴瘤。PCFCCL 实际上是一组谱系疾病,包括滤泡性、滤泡和弥漫混合性以及弥漫性生长方式的病例,细胞构成从以小中心细胞为主到以大中心细胞为主,并混杂有数量不等的中心母细胞和免疫母细胞。PCFCCL 和 PCLBCL‐leg 是两组不同的 CBCL。近来的研究显示具有相似组织学(中心母细胞和免疫母细胞为主或成片)、免疫表型(bcl‐2⁺)和预后的病例也可以出现在腿部以外的其他部位。

为了减少差异,2003 年 9 月和 2004 年 1 月分别召开了两个分类系统的协调会,2005 年来自欧洲和美国的血液病理学和皮肤病学专家共同确定了统一的新分类,称为"WHO‐EORTC 皮肤淋巴瘤分类(2005 年)"(表 42‐18)。

表 42-18　原发性皮肤淋巴瘤 WHO-EORTC 分类*

皮肤 T 细胞和 NK 细胞淋巴瘤

蕈样肉芽肿

蕈样肉芽肿的变异型和亚型

　向毛囊性蕈样肉芽肿

　paget 样网状细胞增生症

　肉芽肿性皮肤松弛

Sézary 综合征

成人 T 细胞白血病/淋巴瘤

原发性皮肤 CD30⁺ 淋巴增生性疾病

　原发性皮肤间变性大细胞淋巴瘤

　淋巴瘤样丘疹病

皮下脂膜炎样 T 细胞淋巴瘤（限定于 α/β 表型）

结外 NK/T 细胞淋巴瘤，鼻型

原发性皮肤外周 T 细胞淋巴瘤，非特殊类型

　原发性皮肤侵袭性亲表皮 CD8⁺ T 细胞淋巴瘤（暂定）

　皮肤 γ/δ T 细胞淋巴瘤（暂定）

　原发性皮肤 CD4⁺ 多形性小/中 T 细胞淋巴瘤（暂定）

皮肤 B 细胞淋巴瘤

原发性皮肤边缘区 B 细胞淋巴瘤

原发性皮肤滤泡中心淋巴瘤

原发性皮肤弥漫大 B 细胞淋巴瘤，腿型

原发性皮肤弥漫大 B 细胞淋巴瘤，其他类型

血管内大 B 细胞淋巴瘤

前驱血源性肿瘤

　CD4⁺/CD56⁺ 血源皮肤肿瘤（母细胞性 NK 细胞淋巴瘤）**

---

* 原文参见：Blood, 2005, 105(10): 3768-3785.

** 根据新近的资料提示起源于浆细胞样树突细胞前体，本病也称为早期浆细胞样树突细胞白血病/淋巴瘤。

在 2008 年 WHO 淋巴瘤分类（第 4 版）中，CD4⁺/CD56⁺ 血源皮肤肿瘤被称为母细胞性浆细胞样树突细胞肿瘤（blastic plasmacytoid dendritic cell neoplasm）；另外，在成熟 T/NK 细胞淋巴瘤中，增加了"EBV 相关的克隆性淋巴组织增殖性疾患（儿童）"，包括"儿童系统性 EBV 阳性 T 细胞增殖性疾病（与慢性活动性 EBV 感染相关）"与"种痘水疱病样淋巴瘤"。

尽管如此，部分 CTCL 的分类仍然很困难。α/β 型 SPTL、结外 NK/T 细胞淋巴瘤鼻型和 CD4⁺/CD56⁺ 血源皮肤肿瘤现在有了明确的定义；但是，皮肤（和黏膜）γ/δ TCL 和侵袭性亲表皮 CD8⁺CTCL 存在重叠，两者在临床表现和预后方面的相似性可能反映了 γ/δ 阳性的正常 T

细胞和活化 CD8⁺ 细胞毒性 T 细胞具有相似的特性。

42.7.1.3　发病情况

Braun-Falco 报道了 316 例 CML，其中低度恶性 T 细胞型和 B 细胞型分别占 28% 和 25%，两者基本相同。低度恶性 T 细胞型中 MF 占 68%，高度恶性的占 7%。德国-奥地利皮肤淋巴瘤研究协作组曾根据 Kiel 分类，分析了 736 例 CML，低度恶性的占 2/3，其中 T 细胞型和 B 细胞型几乎相等，T 细胞型中以 MF 多见，B 细胞型中以免疫细胞瘤较多见；高度恶性的占 19%，另外 15% 不能分类。日本（1976~1980）统计 MF 237 例，与其他皮肤 NHL 273 例接近，后者中 T 细胞型 89 例，B 细胞型 26 例，真性组织细胞性 15 例，伴皮疹之成人 T 细胞白血病 38 例，T 细胞型多见而 B 细胞型少见。复旦大学附属华山医院皮肤科皮肤病理室 29 年中经长期随访和病理组织检查（包括免疫学检查）确诊 CML 204 例，若将根据组织细胞形态诊断的 CML 计算在内共 241 例。204 例 CML 中 MF 153 例，占 75%；SS 2 例，占 1%；非 MF、SS 的 CTCL 11 例，占 5.4%；CBCL 19 例，占 9.3%；皮肤真性组织细胞性淋巴瘤 1 例，占 0.5%；另 15 例不能分类，占 7.3%。此外，尚见白血病性皮肤浸润 12 例、皮肤假性淋巴瘤 30 例。

42.7.1.4　诊断

诊断 CML 步骤可分为两步，第一步：① 结合完整病史，进行体格检查，对皮损做详细描述；② 全血细胞计数，包括淋巴细胞绝对计数，注意外周血涂片中不典型淋巴细胞，并计算其占有核细胞数的百分比；③ 皮肤活检，包括石蜡包埋 HE 切片、组织化学染色和单克隆抗体免疫酶标，若条件允许，可进一步做 T 细胞受体基因重排。第二步：① 如淋巴结肿大，做淋巴结活检（检查项目同皮肤活检）；② 如发现淋巴结损害，进一步做骨髓（涂片或活检）检查；③ 病史怀疑某个器官受累，做相应检查。对疑难病例有时需要其他科室（如血液、口腔、耳鼻喉或泌尿科等）协同诊断。

42.7.1.5　组织病理

检查包括：瘤细胞浸润方式、细胞形态及其他

病变等。据 Burg 等分析,CML 的瘤细胞浸润方式可分为 3 种模式:① T 细胞型:瘤细胞主要分布于真皮浅层,并渗入表皮细胞间,有时形成 Pautrier 微脓疡。② B 细胞型:瘤细胞主要在真皮深层或皮下组织,浸润灶边界鲜明;表皮下无瘤细胞浸润带,表皮内一般无瘤细胞渗入。③ 非 T 非 B 细胞型:瘤细胞弥漫浸润于整个真皮和(或)皮下组织,无明显边界;表皮早期无瘤细胞渗入。

根据以上瘤细胞浸润模式,大致可辨别瘤细胞属 T 或 B 淋巴细胞性,但非绝对,晚期 B 细胞性淋巴瘤也可渗入并破坏表皮;T 细胞性淋巴瘤也可表现为 B 细胞浸润模式;非 T 非 B 细胞型浸润的瘤细胞可以为组织细胞性淋巴瘤细胞,也可以为白血病细胞或其他未分类细胞。其他病变如血管增生、细胞浸润成分以及有无坏死和表皮病变等对诊断和鉴别诊断亦有一定的帮助。

42.7.1.6 分期

为了解病变范围,对恶性淋巴瘤进行分期,有助于选择治疗方法和判断预后。CML 的分期大多采用 TNM 分期,见表 42-19 和表 42-20。

表 42-19 CTCL 的 TNM 分期

T 皮肤受累	I A 期	$T_1 N_0 M_0$	I B 期	$T_2 N_0 M_0$
T_1 斑疹、丘疹或斑块<10%体表皮肤	II A 期	$T_{1-2} N_1 M_0$	II B 期	$T_3 N_{0-1} M_0$
T_2 斑疹、丘疹或斑块>10%体表皮肤	III A 期	$T_4 N_0 M_0$	III B 期	$T_4 N_1 M_0$
T_3 一个或多个皮肤肿瘤	IV A	$T_{1-4} N_{2-3} M_0$	IV B 期	$T_{1-4} N_{0-3} M_1$
T_4 泛发或全身红皮病				
N 外周淋巴结				
N_0 临床无异常淋巴结,组织学阴性				
N_1 临床有异常淋巴结,组织学阴性				
N_2 临床无异常淋巴结,组织学阳性				
M 内脏				
M_0 无内脏器官受累				
M_1 内脏器官受累				

表 42-20 CBCL 的 TNM 分期

T 皮肤受累	I A 期	$T_1 N_0 M_0$	I B 期	$T_2 N_0 M_0$
T_1 单个皮肤肿瘤	I C 期	$T_3 N_0 M_0$	I D 期	$T_4 N_0 M_0$
T_2 限于单个淋巴结引流区的多个皮肤肿瘤	II A 期	$T_{1-2} N_1 M_0$	II B 期	$T_3 N_1 M_0$
T_3 不限于单个淋巴结引流区的播散性多个皮肤肿瘤	II C 期	$T_4 N_1 M_0$		
T_4 深的皮下肿瘤	III 期	$T_{1-4} N_3 M_0$	IV 期	$T_{1-4} N_{0-3} M_1$
N 外周淋巴结				
N_0 组织学阴性				
N_1 病理组织学上累及单个引流的淋巴结				
N_2 病理组织学上累及同侧横隔一个以上的淋巴结				
N_3 病理组织学上累及两侧横隔的淋巴结				
M 内脏				
M_0 无内脏器官受累				
M_1 内脏器官受累				

42.7.1.7 治疗

根据 WHO 的分期,ML I、II 期有时 III A 期一般采用局部治疗;III B 和 IV 期应用化学治疗,或化疗后合并放射治疗。CML 的治疗则不完全一样,根据 TNM 分期,皮肤 T 细胞淋巴瘤 I A、I B、II A 和部分 II B 期采用局部治疗;III、IV A、IV B 期和 CBCL I ~ IV 期采用化学治疗或化疗后合并放射治疗。

(1) 局部治疗

1) 手术切除

一般很少采用，除非明确为局限性原发性皮肤损害。

2) 药物治疗

可外用或局部损害内注射，如应用糖皮质激素或化疗药物，后者常用 2.5%~5% 5-氟尿嘧啶软膏或 2,4-二硝基氯苯或氮芥溶液（50 ml 的水中加 10 mg 氮芥），有暂时疗效。

3) 电子束照射

对 MF 早期皮损有效，可缓解 3~14 年。

4) PUVA 治疗

口服 8-甲氧基补骨脂素，2 小时后照射 UVA，对 MF 早期损害有效，但亦有报道对某些病例反而加剧，值得注意。

5) X 线照射

主要用于 Hodgkin 病的治疗，对其他类型淋巴瘤的疗效较差。1975 年 Fuller 报道对 226 例 Ⅰ~Ⅱ期 NHL 的放射治疗 5 年存活率为 37%，结节型为 65%，弥漫型为 26%。Milan 1975 年总结 82 例 Ⅰ~Ⅱ期淋巴结型淋巴瘤，5 年生存率为 50%，淋巴结外型为 40%。文献报道的 Ⅰ~Ⅱ淋巴瘤的 5 年生存率为 18%~73%。CML 属结外型，对放射治疗的效果不理想。放射治疗的副作用主要有：放射性肺炎、甲状腺功能减退、放射性心包炎、造血功能抑制等，发生率可达 5%~10%。放疗后白血病的发生率较正常人增多；Hodgkin 病在放射治疗后的白血病发生率为 1‰。

(2) 全身疗法

1) 化学治疗

Hodgkin 病：常用的联合化疗方案有 MOPP、COPP、MVPP 等。

MOPP 疗法：如表 42-21。

表 42-21 MOPP 疗法

药 物	（mg/m²）	给药方法	用药时间
氮芥	6	静脉注射	第 1、8 天
长春新碱	1.4	静脉注射	第 1、8 天
甲基苄肼	100	口服	第 1~14 天
泼尼松	40	口服	第 1~14 天

治疗 14 天、间隔 14 天为一疗程，可连续用 6~12 个疗程。泼尼松只在第 1 和第 4 疗程用。

COPP 疗法：同 MOPP，氮芥改用环磷酰胺 600 mg/m²。

MVPP 疗法：同 MOPP，长春新碱改用长春碱 6 mg/m²。

维持疗法：是否要用，意见尚不一致，但大多数人主张用上述方案治疗后，仍需用维持疗法。方法有两种：① 继续用原方案维持，间隔时间从 1.5 个月、3 个月至 6 个月逐渐延长，共治疗 3 年。② 每月静脉注射长春碱 0.2 mg/kg，共 4 年；开始于第 3 及第 6 个月注射，以后每 6 个月再用 MOPP 一疗程。

毒性反应：造血组织的功能抑制。在 6 个疗程完毕后，一般白细胞及血小板均有所减少。长期化疗可抑制免疫功能，且易发生感染。

NHL：目前大多主张联合化疗，常用的有 COP、CVP 或 COPP 疗法。

COP 疗法：环磷酰胺 800 mg/m²，第 1 天；长春新碱 2 mg/m²，第 1 天；泼尼松 60 mg/m²，第 1~5 天。每周为一疗程，共 6 个疗程。

CVP 疗法：环磷酰胺每日 400 mg/m²，第 1~5 天；长春新碱 1.4 mg/m²，第 1~5 天；泼尼松 60 mg，第 1~5 天。间隔 6~21 天，再进行第 2 疗程，直到缓解或出现耐药性。

2) 免疫治疗

提高机体免疫功能，增强其对瘤细胞的杀灭力。

转移因子：胶囊口服每日 2 次，每次 2 粒；也可用注射剂，2~4 ml 皮下注射，每周或 2 周 1 次。

左旋咪唑：每日 150 mg 口服，连服 3 日作为一个疗程，每 2 周重复一疗程。

接种卡介苗或皮内注射二硝基氯苯。

中药：主要用滋阴补气药，如生地 9 g，黄芪 9 g，龟甲 9 g，明党参 30 g，黑大豆 30 g，煎服；或中成药六味地黄丸等。

（陈明华 邱丙森）

42.7.2 皮肤T细胞淋巴瘤和NK细胞淋巴瘤

42.7.2.1 蕈样肉芽肿(mycosis fungoides，MF)

【定义】

MF是一种亲表皮性皮肤淋巴瘤。其特征为辅助T淋巴细胞增生，Langerhans细胞和交指状网状细胞也参与病变。病程呈慢性渐进性，初起为多种形态的红斑和浸润性损害，以后发展成肿瘤，晚期可累及淋巴结和内脏。

【简史】

1806年Alibert首先描述本病，1876年Bazin明确了本病的典型临床表现，1885年Vidal和Brocq提出了突发型，1892年Besnier和Hallopeau又提出红皮病型，1971年Lutzner报道在电镜下本病具有类似Sézary综合征中Sézary细胞的特殊脑回状胞核的细胞，1975年Lutzner提出本病是一种T细胞淋巴瘤，1979年Rappaport等和Long等对皮肤、淋巴结和内脏中上述细胞进行了研究，认为本病是一种具有临床和病理独特改变的恶性淋巴瘤。

【发病情况】

国外统计分别为2/100万人(美国，1977)、1.4/100万人(荷兰，1978)、4.8/100万人(丹麦，1963~1967年，平均8例/年)、8.1/100万人(瑞典，1958~1971年，平均15例/年)。笔者自1954年至1993年共见153例，按同期初诊皮肤病患者数折算，占0.061%，略少于日本(0.071%)；近年来有增加趋势，平均每年发现10~15例。男女比例为1.86∶1，与国外相比(男性42.6%~68%，女性32%~48.4%)，男性稍多见。发病年龄为11~82岁，95例(73%)为30~39岁，较国外约早10年(40~60岁多见)。随后笔者又收集复旦大学附属华山医院皮肤科1985年1月至2005年12月CTCL病例446例，总结其中诊治的236例MF/SS患者的临床资料以及随访情况，发现236例中MF 226例，男女比例为1.91∶1，诊断时年龄10~91岁，病程平均81.9月。226例MF年龄分布：10~19岁12例(5.31%)，20~29岁21例(9.29%)，30~39岁35例(15.49%)，40~49岁56例(24.78%)，50~59岁36例(15.93%)，60~69岁30例(13.27%)，70~79岁27例(11.95%)，大于80岁9例(3.98%例)。

【病因及发病机制】

尚不清楚，大致可归纳为两种说法：一为不明原因刺激，属炎症性反应。另一开始即为新生物性T细胞淋巴瘤，早期所见的炎症细胞浸润系机体对瘤细胞的反应，此时患者体液和细胞免疫反应均正常；当病变发展时，真皮内炎症细胞减少；肿瘤期时表现为单一形瘤细胞浸润，患者细胞免疫也相应地显示异常。目前大多倾向于后一种说法。但Norris联系临床和组织病理学上的发现，对本病的发病机制提出以下的假说，推测本病的皮肤浸润经过3个阶段：

不典型皮肤浸润阶段：虽然对本病的最初组织病理变化仍有争论，认为一开始为相互作用的T淋巴细胞和单核细胞的不典型浸润，以后可消退，局部持久存在或受不同影响发展成下个阶段。

皮肤扩展阶段：上述不典型浸润细胞可以影响再循环T细胞，当后者进入其他部位皮肤时，引起同样的不典型相互作用或激发最初浸润的因素直接影响其他部位的皮肤，发生不典型多形性浸润。随着病变的发展，形成斑块或肿瘤时，浸润变得更单一，主要为T细胞性瘤细胞，甚至在此期已有极轻微的系统性免疫异常。

系统性病变阶段：当皮损发展或累及血液、其他内脏时，单一形T细胞性瘤细胞浸润突出，患者细胞免疫明显异常。

Norris还指出在免疫细胞协作上，异常免疫反应可发生在各个方面，可因游走和再循环的异常方式、尚未明确的皮肤刺激的传递(持续性抗原、环境中的变应原)、异常T淋巴细胞的反应或辅助或抑制成分的异常调节而在组织中发生淋巴细胞和巨噬单核细胞的聚集。MF的发生与环境因素(如接触石油工业品、工业废物、废气、放射性污染物、杀虫剂、农药以及其他变应原，如光线或病毒)、机体易感性、异常淋巴细胞-单核细胞或淋巴细胞-Langerhans细胞相互作用，或异常抗原持续性刺激均有关系。根据上述假设和推理，他认为本病在早期为"反应性"，而后发展成恶性新生物性。

【临床表现】

(1) 皮肤损害

本病的皮肤损害一般可分为 3 期。

1) 蕈样前期（又称红斑期）

此期症状变异甚大，可持续数月、数年甚至 20~30 年，平均为 4~10 年。此期前尚可有发热、乏力和关节痛等前驱症状。瘙痒常见（复旦大学附属华山医院皮肤科病例占 61.27%），且很顽固，并多发于皮肤损害出现之前（自 2 个月至 5 年，甚至可达 10 年），但也有不痒者（复旦大学附属华山医院皮肤科病例占 17.64%）。皮损最初常局限于某个体表部位，少数一开始即泛发，数量不等，大小不一，可散在分布于全身，但以躯干和四肢尤其是屈侧多见；其形态多种多样，可为淡白、淡红、淡黄红色斑疹，毛囊或非毛囊性丘疹，风团样斑丘疹，苔藓样变，紫癜、水疱或大疱，表面光滑或有细小或小片状灰白或灰褐色鳞屑，因而类似湿疹、播散性神经性皮炎、银屑病、脂溢性皮炎、扁平苔藓、毛发红糠疹或鱼鳞病，还可像皮肤异色病，偶或像多形红斑、疱疹样皮炎或大疱性类天疱疮。但与上述疾病不同之处为：皮肤常干燥，失去光泽，皮纹不同程度加深，且常缓慢或迅速变暗，大多变为褐红或紫红色，有些呈不规则弧形、环状、多环状、带状或地图状，边缘清楚或不清楚，进而伴以萎缩或色素异常。暗红皮肤通常开始即有浸润。一般表现为一种形态，有时可为多种形态。

2) 浸润期（又称斑块期）

由第一期发展而成，或开始即如此。一般数月后转入肿瘤期，但亦可持久，大多在原先皮损或外观正常皮肤处出现，表现为不规则形浸润性斑块，可呈半环状、环状、马蹄形、弧形或匐行性，偶或表面呈疣状，有明显角质增厚，或类似环状肉芽肿。不同斑块甚或同一斑块的不同部位的浸润程度往往不同。斑块大小不一，可达 30 cm 以上，边缘清楚或不清楚，表面光滑或高低不平，质坚实而有弹性，呈黄褐、棕或暗红色，边缘可有淡红蓝或淡白色晕（彩图 42-22）。个别浸润性斑块可自行消退，或持续数月或数年不变，可破溃，愈后留下萎缩瘢痕或色素沉着。浸润处毛发常脱落。

3) 肿瘤期

在浸润斑块处（常自边缘部分开始）或淡灰白或红色斑片上逐渐或突然出现大小不一的肿瘤，好发于面、头皮、背和四肢近端（彩图 42-23）。肿瘤位于皮下或隆突于皮面，呈半球形、马蹄形分叶状、多环状蒂状或蕈样，小如黄豆，大如橘子或更大，呈淡棕红、紫红或褐红至褐色，质坚实或柔软如烂番茄，散在或融合成片，常破溃或形成溃疡，边缘截然，内卷，中央凹陷，基底覆以坏死组织或黑痂，常继发感染而有疼痛，愈后留下萎缩瘢痕并伴以色素异常。

以上 3 期有时不易严格区分。约 10% 病例呈现红皮病，患者全身皮肤潮红，可有渗液或细小或小片鳞屑，毛发稀少，指（趾）甲干燥，可有纵嵴，伴剧痒；可见于不同期，但大多发生于肿瘤期前。所谓突发型（Demblee form）即未经前两期而直接发生肿瘤者，以往文献统计约占 10%，但早在 1900 年 Brocq 认为它与皮肤淋巴肉瘤关系极为密切，目前除个别人坚持此为 MF 的一个亚型外，一般认为它相当于以往诊断的淋巴肉瘤或网状细胞肉瘤（即大细胞形淋巴瘤）。笔者发现约 30 例这样的病例，瘤细胞虽也属外周 T 淋巴细胞性，但不同于 MF 者，为浸润位置较深，位于真皮中、下部，无明显亲表皮性，若属原发性且对 CD30 呈阳性反应，预后较好。因此，笔者认为对这类病例应称为结节型 CTCL（NCTCL）更为确切。

(2) 黏膜损害

少数病例发生齿龈和口腔黏膜，个别损害见于喉部。

(3) 毛囊黏蛋白沉积病

虽可表现为原因不明的特发性，也可继发或先于 MF，表现为直径 2~5 cm、皮肤色或淡暗红色由毛囊丘疹组成的斑块，多见于头皮、面、颈等；发生于眉及头皮时，可有明显的脱发或有断发。目前认为其与蕈样肉芽肿的亚型向毛囊性 MF 系同一种病。

(4) 内脏损害

淋巴结：复旦大学附属华山医院皮肤科病例 28.1% 有浅表淋巴结肿大。应注意患者早期常可表现为皮病性淋巴结炎,晚期 MF 细胞侵犯。当淋巴结受累时,内脏器官往往也同时累及。

内脏器官:几乎所有内脏器官均可被侵。据 Rappaport 尸检资料,发现 71%～76% 的肺、脾、肝、肾受累,其他依次为:骨髓、舌、喉、扁桃体、唾液腺、气管、胸腺、心、食管、胃、肠、胰、甲状腺、甲状旁腺、肾上腺、腹膜后、卵巢、膀胱、前列腺、精囊、睾丸、子宫、阴道、脑、肠系膜、末梢神经和乳腺。本病偶或并发多发性出血性肉瘤或结节病。

(5) 分期

为便于掌握病情和决定治疗,有不同的分期方法,目前主要根据 TNM 分期;笔者所见的病例大多属早期,淋巴结受累与否是个关键。参见表 42-22。

表 42-22 MF 的分期

皮 肤	内 脏 器 官	
T 皮肤受累	M 内脏	
T_1 斑疹、丘疹或斑块<10%体表皮肤	M_0 无内脏器官受累	
T_2 斑疹、丘疹或斑块>10%体表皮肤	M_1 内脏器官受累	
T_3 一个或多个皮肤肿瘤	分期	
T_4 泛发或全身红皮病	Ⅰ A 期 $T_1N_0M_0$	Ⅰ B 期 $T_2N_0M_0$
N 外周淋巴结	Ⅱ A 期 $T_{1-2}N_1M_0$	Ⅱ B 期 $T_3N_{0-1}M_0$
N_0 临床无异常淋巴结,组织学阴性	Ⅲ A 期 $T_4N_0M_0$	Ⅲ B 期 $T_4N_1M_0$
N_1 临床有异常淋巴结,组织学阴性	ⅣA 期 $T_{1-4}N_{2-3}M_0$	ⅣB 期 $T_{1-4}N_{0-3}M_1$
N_2 临床无异常淋巴结,组织学阳性		
N_3 临床有异常淋巴结,组织学阳性		

【组织病理】

皮损处细胞浸润呈 T 细胞方式,即早期主要在真皮乳头层,并常向表皮细胞间渗入,晚期可侵犯真皮网状层甚至皮下组织(彩图 42-24),也可侵入毛囊上皮细胞间。值得注意的是,早期斑片和轻度浸润斑块内浸润细胞为单一形,而不是像以往所强调的多形性,主要为 MF 细胞和少数巨噬细胞;晚期斑块和肿瘤内除 MF 细胞外,尚可见不等量嗜酸性粒细胞和浆细胞。个别病例中见上皮样细胞性肉芽肿,常示预后较佳。细静脉常增生,内皮细胞亦可增生,早期真皮乳头常有轻度水肿,晚期并有不同程度的纤维化。

关于 MF 细胞,以往多强调系指某个具有一定形态特征的细胞。根据笔者的研究,发现它的形态具有谱系变化,可表现为自小单纯性淋巴细胞、透明扭核细胞(小、中、大)、透明圆核细胞(小、中、大)、T 免疫母细胞至畸形多核巨细胞。电镜下 MF 细胞大致可分两型,小者与淋巴细胞大小相似,大者比淋巴细胞增大 1 倍以上,两者之间尚可见过渡形。胞核占细胞的大部分,有不同程度的扭曲,典型者呈脑回状,异染色质多聚集在核膜周边及其附近。胞质少,细胞器不多,常位于核的一侧,少数线粒体有的变大、变空,偶见致密体。目前根据酶细胞化学和免疫学等检查,已证明 MF 细胞为新生物性转化的外周辅助 T 细胞。可用下列方法来检测:

细胞化学染色:对 ANAE 和 ACP 呈灶性阳性反应,β-葡萄糖醛酸酶呈阳性反应,AKP、MGP、POX 和末端脱氧核苷酸酶呈阴性反应。

免疫学检查:Es 形成试验 37℃ 时呈阴性,而 4℃ 时呈阳性;Em 形成试验呈阴性,HTLA(人 T 淋巴细胞抗原)呈阳性;具有 IgM、FCR 而无 IgG、FCR;单克隆抗体酶标(ABC 法)示对 CD3、CD4、CD5、CD8 和 Ⅰ a 均呈阳性反应,但 CD4 阳性细胞数与 CD8 阳性细胞数的比例增加,表明辅助 T 细胞增加而抑制 T 细胞减少。

核外形指数(nuclear contour index, NCI):因 MF 细胞核的折叠程度比良性皮肤病中炎症反应的淋巴细胞(或称脑回状单一核细胞,cerebriform mononuclear cell, CMC)为大,故其 NCI 较大,为

6.5~20.6,一般大于 11.5,而 CMC 的 NCI 多在6.5~11.5 之间。

流式细胞 DNA 分析:笔者检测 MFI 14 例和 MFⅡ 与 MFⅢ 各 10 例,发现 MFⅡ 和 MFⅢ 的 DNA 指数(分别为 1.10±0.28 和 1.17±0.31)、增殖指数(分别为 13.20±8.24 和 29.50±28.73)与皮肤假性淋巴瘤(DNA 指数为 1.00±0.20,增殖指数为 15.29±9.25)的差异有显著意义,表明 DNA 指数对鉴别 MFI 和皮肤假性淋巴瘤也有帮助。

染色体检查:大多表现为数目和结构异常,呈非整倍体、亚二倍体或超二倍体。

此外,免疫学和电镜检查还发现 Langerhans 细胞的数量和形态也有变化,它与 MF 细胞相互作用后引起表皮内细胞外渗和 Pautrier 微脓疡形成。笔者曾统计过 MF 细胞渗入表皮内的占皮损标本的 87.5%,渗入毛囊上皮内的占 16.45%;Pautrier 微脓疡见于表皮内的占皮损标本的 79.5%,见于毛囊上皮内的占 12.32%。

淋巴结早期示皮病性淋巴结炎,晚期有明显 MF 细胞浸润。内脏病变同淋巴结晚期病变。

【实验室检查】

血常规:早期血红蛋白正常,晚期可有轻度贫血,偶或为溶血性贫血。有些病例白细胞增加,嗜酸性粒细胞和单核细胞增加,淋巴细胞减少,这在泛发性斑块和肿瘤期患者中尤为常见,提示预后较差。笔者所见的病例大多为Ⅰ~Ⅱ期,27.5% 有嗜酸性粒细胞增加,47.5% 有单核细胞增加,76% 有淋巴细胞减少。文献报道约 20% 病例(笔者所见 70.8% 的病例)血中可找到异常淋巴细胞,占有核细胞数的 6%~35%,大多在 20% 以下。

骨髓象:一般正常,偶见浆细胞增加。笔者检查 9 例,6 例嗜酸性粒细胞和浆细胞增加,2 例巨噬细胞增生,6 例见异常淋巴细胞,占有核细胞数 2%~3%。

其他:红细胞沉降率可有不同程度的增快,电解质正常,尿酸可增加,晚期血清白蛋白减少,α1 球蛋白和 α2 球蛋白增加。循环辅助 T 细胞减少,对 PHA 刺激的反应性降低,单核细胞趋向性降低,单核细胞抑制因子减少,血清 IgG 和 IgE 增加。如肝脏累及时,血清碱性磷酸酶值增加,其他肝功能测定也异常。肺脏受累时,X 线摄片示肿瘤样阴影,但无特征性。

【诊断及鉴别诊断】

本病系 CML,或更确切地说是 CTCL 的一种。不应将所有 CML 统称为 MF。诊断本病时,应密切结合临床与病理组织检查。对早期疑似患者要特别慎重,需定期随访,切不可轻易下诊断,否则过早采用不适当的大量抗肿瘤药物,导致机体免疫功能衰竭,对患者不利。本病早期临床表现无特异性,除非进行核外形指数和细胞光度测定 DNA;组织病理亦无特异性,但若排除其他皮肤病可能,结合细胞浸润呈 T 细胞方式,并较常见细胞外渗和 Pautrier 微脓疡,经过一个时期的随访,一般也可做出正确诊断。肿瘤期皮损与 CBCL、真性组织细胞性淋巴瘤以及结节形 CTCL 相似,但前两者瘤细胞的形态,特别是酶细胞化学与免疫酶标不同。结节形 CTCL 的瘤细胞也常为转化外周辅助 T 细胞,但无红斑,浸润期皮损病期较短,发展较快。红皮病型 MF 的预后较 Sézary 综合征好,外周血中 Sézary 细胞一般不超过 20%。晚期 MF 偶或转变成淋巴母细胞性淋巴瘤或 Hodgkin 病,结合病史可与原发的淋巴母细胞性淋巴瘤或 Hodgkin 病相鉴别。在国际皮肤淋巴瘤协会(the International Society for Cutaneous Lymphoma, ISCL)制订的规范中,MF 的诊断是在综合临床、组织病理学、免疫病理学和分子生物学特征的基础上做出的。

【治疗】

视分期而定。瘤前期主要是增强患者机体免疫力,采用局部治疗、光(化学)治疗和免疫调节剂治疗,单独或联合应用有效率均较高。肿瘤期后特别是淋巴结已受累时,以系统性化学治疗辅以免疫调节剂为主。

(1) 局部治疗

如糖皮质激素、化疗药、维 A 酸、X 线放射、光疗(紫外线、激光)或电子束等。

激素:斑片期 MF 局部应用糖皮质激素缓解率可达 90% 上下,但长期大面积使用激素可导致一系列局部及系统不良反应。

化疗药如氮芥或卡莫司汀治疗 MF,水溶液和软膏制剂的疗效相似。T1 的患者比 T2 的患者的缓解率、生存率高。局部外用氮芥溶液对较泛发的浸润性斑块效果较好,缓解期一般较电子束治疗长,故有人建议对皮损较广泛、且有较明显的浸润,先采用电子束治疗,再以外用氮芥维持,以延长缓解期。

合成的维 A 酸类药物如贝沙罗汀(bexarotene)凝胶,是唯一经 FDA 批准用于 MF 和 SS 的局部治疗药物。

X 线放疗适于局限性和早期皮损。MF 对于放射线非常敏感,局部浅 X 线放射治疗是早期 MF 最有效的单一治疗方法之一,一般 35~40 Gy/4~5 周,但易复发,已较少应用。

PUVA 可暂时使皮损消退,但为非根治性。临床上皮损虽消退,但真皮内仍见 MF 细胞浸润或以后累及淋巴结和内脏。

电子束的初期疗效很好,剂量大于 20 Gy 时 83%病例可完全缓解,46%病例的存活期为 10 年,但在治疗后头 3 年内大多数病例皮损复发。

(2) 光疗

主要有以下几种方法:

PUVA:口服 8-MOP 0.6 mg/kg,2 小时后照射 UVA(320~400 nm),照射剂量 2 J/cm^2。最初 2~3 次/周,逐渐增加 0.5 J/cm^2。当皮损消退,减少照射次数;完全消退后改维持量:1 次/周约 2~6 周,1 次/2 周约 8 周,1 次/3 周约 12 周,1 次/4 周约 8~56 周。

UVA1(340~400 nm):费用较高,照射剂量 100 J/cm^2,每周 5 天。

UVB(280~320 nm):方便安全,可在家中应用,初次照射剂量为 70%最小红斑量(MED),每周 3 次。

窄谱 UVB(311 nm):先测定患者的窄谱 UVB-MED,以 MED 值的 70%为首次照射剂量,即起始剂量约 0.2 J/cm^2。最初 2~3 次/周,逐渐增加起始剂量的 10%/次(0.02 J/cm^2);若皮肤出现疼痛、烧灼感或水疱,则需中断治疗,直至不良反应消退,下次照射时剂量减半,以后每次加量

5%。当皮损消退>50%,减为 2 次/周,每次增加剂量仍为起始剂量的 10%;当皮损消退>95%,减为 1 次/周,维持 6~8 周,后逐渐减少至维持量。若经 3~4 周照射,皮损消退<50%,继续照射 2 周仍无改善,则停止治疗。

单频准分子激光(308 nm):0.5~1 J/cm^2,每次增加 0.5 J/cm^2,共 4~10 次,每次间隔 4~11 天。308 nm 准分子激光直接针对皮损,不影响正常皮肤,其治疗次数和累积量有关。

(3) 干扰素治疗

笔者曾用干扰素 α-2b 治疗 MF 15 例(ⅠB 8 例、ⅡA 2 例和ⅡB 5 例),肌内注射,开始隔天或每周两次,最初剂量为每次 1×10^6 IU,以后视患者耐受性每周增加至最大耐受量(18×10^6 IU,平均为每周 6×10^6 IU),见效后予以维持量,待皮损消失后再逐渐减量。结果除 3 例(ⅡB 2 例,ⅡA 1 例)外,获完全缓解(CR)和部分缓解(PR)各 6 例,有效率为 80.0%。疗效见于治疗后 1~6 周(平均 2 周),CR 见于治疗后 8~16 周(平均 8 周),PR 见于治疗后 2~13 周(平均 8 周)。3 例(ⅠB 1 例,ⅡB 2 例)最初经肌内注射获 PR,以后不再见效,加用损害内注射(1×10^6 IU/周)后,又见效。4 例经注射(2~3×10^6 IU)后,出现感冒样症状,1 例有低热,但减量后 1~2 周症状完全消失。

(4) 化学治疗

主要用于肿瘤期,以联合化疗为主,如 COPP 方案,可获得不同程度的缓解。若虽无淋巴结受累但有小肿瘤出现时,亦可予口服小剂量环磷酰胺(每日 200 mg)或苯丁酸氮芥(每日 0.1 mg/kg),分次口服。对化学治疗无效患者,可用博来霉素、放线菌素 D、亚胺醌、N-甲酰溶肉瘤素,单独或合并糖皮质激素治疗也有一定效果。

(5) 光化疗(photochemotherapy)

也称光细胞分离法(photopheresis)。主要用于已有血液受侵或有血液受侵风险的患者(红皮病Ⅲ期或具有 Sézary 综合征的ⅣA 期)。Edelson 和 Peter 等对红皮病型 MF 采用体外光化疗,取得了较为满意的效果。先给患者口服 8-MOP(0.6 mg/kg),2 小时后,进行体外白细胞分离,经 UVA 照射后,再将分离的白细胞回输给患者,每

月进行 1 次,每次连续 2 天。因为该设备价格昂贵,我国尚未开展这方面的治疗。

（6）**光动力疗法**

外用光敏剂（ALA）0.2 ml/cm²,再予 580~720 nm 光照射。

（7）**中药**

对早期红斑期患者,可以中药治疗为主,如口服六味地黄丸或刺五加片,必要时佐以转移因子口服或注射,常可使患者病情稳定。在此治疗期间,进行定期随访,若无淋巴结等受累,一般不予化学治疗。

【预后】

本病病程一般较长,可达 30 年以上,Cyr 曾统计 165 例,病程平均为 9.7 年,Epstein 统计 144 例;病程平均为 9.1 年;笔者的病例为 3~25 年。各期时间的长短不一。早期患者经治疗后其生存率与正常人无异;淋巴结受累后往往病情急剧恶化,生存期平均为 1.7~2.5 年;内脏受累则更短,平均为 3 个月。外周血淋巴细胞在 1×10⁹/L 以下者常提示预后极差。患者晚期常因恶病质或并发感染如败血症或肺炎而死亡。

42.7.2.2　蕈样肉芽肿亚型

（1）**向毛囊性蕈样肉芽肿**（folliculotropic MF, FMF）

与伴毛囊黏蛋白病的 MF 有重叠,少数向毛囊性损害无黏蛋白沉积。FMF 的毛囊损害可作为MF 的唯一表现,但可表现多种多样,如黑头粉刺、浸润性硬化性斑块或聚集性毛囊性丘疹,常见毛囊破坏所致的秃发。皮肤瘙痒可剧烈。

【组织病理】

组织学特点是:以致密和单一不典型、不规则淋巴细胞浸润伴毛囊上皮浸润为特征,有时形成 Pautrier 微脓肿,常见毛囊破坏,无海绵水肿,毛囊内可有黏蛋白沉积,Alcian 蓝染色阳性。淋巴细胞表达 CD3 和 CD4,CD7 表达减少。目前倾向于将二者视为同一种疾病——向毛囊性蕈样肉芽肿。

【治疗】

患者的皮肤损害若为局限性可局部放疗或电子束照射,泛发性可口服维 A 酸并联合 PUVA、外用糖皮质激素等。

（2）**paget 样网状细胞增生病**（pagetoid reticulosis）

【临床表现】

本病罕见。可发生于任何年龄。有两型:

局限型（Woringer - Kolopp 型）:皮肤损害发生于肢体特别是下肢,表现为单个淡红至棕紫色炎症性斑块,边界清楚,逐渐增大,表面有鳞屑或角化,以后在同一部位发生新的斑块,融合成弧形,中央倾向于愈合而边缘略隆起,发病缓慢。

播散型或称 Ketron - Goodman 病:主要见于老年人,皮肤损害类似上述斑块,呈播散性分布,增长较快,某些患者有斑块型副银屑病、点滴状副银屑病甚至 MF 病史,病情发展快,可在 1 年内死亡。

【组织病理】

组织病理示表皮棘层肥厚,特别是下部有很多单个或小簇不规则淋巴细胞浸润,这种细胞也可侵入毛囊和小汗腺,胞核相当大,深染,呈不规则形,周围大多绕以晕状透明空隙,2 个或更多聚集成巢,周围绕以晕状透明空晕,酷似 Pautrier 微脓疡。真皮上部可见淋巴细胞、组织细胞和少数嗜酸性粒细胞浸润。电镜观察见上述瘤细胞的胞核扭曲,有很多皱褶,细胞常与 Langerhans 细胞和未定性细胞相连接。免疫标记示瘤细胞大多为辅助 T 表型,可表达 CD30,常不表达 CD7,TCR 基因重排阳性。流式细胞仪分析示瘤细胞内 DNA 含量异常,提示为恶性细胞。

【鉴别诊断】

本病的瘤细胞排列颇似湿疹样癌,但两者细胞形态不同,免疫表型也不一样。

【治疗】

局限型者可外科切除。局部用类固醇激素、局部氮芥,PUVA 和窄谱 UVB 照射可用于更广泛的损害。放射治疗对单个或多发损害有一定效果。有报道用大剂量电子束照射（60 Gy, 7.5 MeV）可使皮损完全消失。化学治疗无效。

（3）**肉芽肿性皮肤松弛症**（granulomatous slack skin, GSS）

罕见,20%~50% 的患者伴发其他皮肤和淋巴结淋巴瘤,如蕈样肉芽肿、Hodgkin 病和外周 T 细胞淋巴瘤,常出现在 GSS 后数年或数十年。

【临床表现】

临床特征性表现为发生在皮肤皱褶部位如腋窝和腹股沟的皮肤大片松垂病变,少见于躯干、手臂、眼睑、下颌及足。初起为淡红色或紫色斑疹、丘疹或斑块,表皮萎缩,萎缩明显者可看到皮下血管。以后中央萎缩、变软,松弛下垂,类似皮肤松弛症。

【组织病理】

组织病理示表皮和真皮乳头层的改变以及免疫组化均类似MF,真皮网状层和深部组织则有组织细胞和大量多核巨细胞浸润,多核巨细胞胞质丰富,胞核可多达90~100个,并吞噬弹性纤维,真皮全层内弹性纤维几乎完全消失。免疫组化示肿瘤性淋巴细胞表达辅助T细胞表型:CD3、CD4和CD45RO,可失去其他T细胞标记物,如CD5或CD7;可表达Ki-67,多核巨细胞表达CD68。

【诊断及鉴别诊断】

大多数病例的早期皮肤损害中TCR基因克隆重排具有诊断作用。鉴别诊断包括肉芽肿性蕈样肉芽肿、皮肤松弛症等。

【治疗】

文献报道的治疗方法包括局部手术切除、放疗、PUVA、外用或系统应用糖皮质激素、IFN-α、阿维A酯、氯苯吩嗪、化疗或上述方法联合应用,但大多数无效或暂时有效。

42.7.2.3　Sézary综合征(Sézary syndrome,SS)

【同义名】

Sézary网状细胞增生症(Sézary reticulosis)、T细胞红皮病(T cell erythroderma)、伴不典型淋巴细胞红皮病(erythroderma with atypical lymphocyte)。

【定义】

本综合征系原发于皮肤的T细胞淋巴瘤,其特征为剥脱性红皮病伴剧痒,浅表淋巴结和肝、脾肿大以及白细胞增多,并有脑回状核的不典型T淋巴细胞(称为Sézary细胞,简称S细胞)。本病较罕见。约占所有CML的8%。男女比例为3:2,多见于50~70岁。

【简史】

1938年Sézary和Bourrain首先报道1例58岁女性患者,1949年Sézary对本病做了较详尽的描述。1968年Lutzner描述了S细胞的超微结构

的特征。

【病因及发病机制】

病因不明。可由多种因素(如注射青霉素、自身血清或口服磺胺制剂、对氨基水杨酸钠、异烟肼以及应用5%硫酸和橡胶颗粒做皮试后)诱发或加剧。笔者见1例与日晒、局部热敷和上呼吸道感染有关的患者。

关于本病与MF是否为同一疾病的问题,尚未明确。从笔者所见病例的皮损形态、组织病理以及细胞学检查均与MF难分,支持Lutzner等的观点,即本病是MF的白血病变异型。

【临床表现】

起病缓慢,自觉奇痒。皮损早期为局限性水肿性环状或鳞屑性红斑,有时呈湿疹样、神经性皮炎样,可暂时消退,数月或数年后渐变成红皮病(彩图42-25)。皮肤浸润增厚,面部略水肿,形如狮面,眼睑可外翻。根据笔者的观察,本病的红皮病与一般红皮病比较,有下列不同的表现:① 带棕黄色;② 消退处出现结节、鱼鳞病样或苔藓样损害;③ 皮肤干燥,尤以两手背为甚,易发生皲裂;④ 皮肤肿胀,容易擦破。皮肤因搔抓或其他物理性刺激常有色素沉着,偶或发生水疱。毛发可脱落,甲营养不良或脱落。部分患者掌、跖角化过度。多数病例全身或局部浅表淋巴结肿大,常见于腹股沟,其次为腋下或颈部,病情缓解时可消退。晚期患者可出现体重减轻、乏力、发热和盗汗等症状,肝、脾肿大,其他器官如心、肾、食管和硬脑膜等亦可受累。各种症状的发生率可参见表42-23。病程一般较长,少数患者可自行缓解。晚期患者大多因免疫功能低下而死于继发感染。有报道本病可发展成T淋巴母细胞性或免疫母细胞性淋巴瘤,也有报道发生在成功治疗Hodgkin病后。

表42-23　Sézary综合征的常见症状发生情况

常见症状	发生率(%)	常见症状	发生率(%)
瘙痒	100	甲营养不良	32
红皮病	100	色素增加	11~32
鳞屑	100	表皮搓破	17
皮肤增厚	46~100	小腿和面部水肿	46
毛发脱落	32~54	浅表淋巴结肿大	57~100
掌、跖角化	29~39		

【实验室检查】

血象：白细胞一般为（15~20）×10⁹/L，最高为238×10⁹/L，并出现典型 S 细胞。S 细胞>10%~15%者有诊断意义，常随病情恶化而增加，可达80%甚至90%以上。

骨髓象：早期正常，晚期可见 S 细胞,笔者所见病例达 29%。

其他：肝、肾功能，血清蛋白电泳和电解质测定一般正常。笔者曾测所见病例的 E 花环试验：Et 和 Ea 与淋巴细胞转化率均低于正常，说明患者细胞免疫功能低下；不仅如此，B 淋巴细胞也仅为正常的 50%，表明患者的体液免疫功能也降低。

【组织病理】

与 MF 很难区分，真皮上部有不同程度的淋巴细胞带状浸润，血管周围出现不等量脑回状淋巴细胞即 S 细胞，S 细胞也可侵入表皮内，形成 Pautrier 微脓疡。不同于 MF 者为其他浸润细胞比较单一，仅见少数巨噬细胞，罕见中性粒细胞、浆细胞或嗜酸性粒细胞。晚期细胞浸润可扩展至真皮深层或皮下组织，可转变成 ML。

S 细胞的直径一般为 10 μm 左右，胞核大，占整个细胞的 80% 以上，常不规则地凹陷成分叶状，有时呈典型脑回状或蟠蛇状，核染色质深，有的有核仁。胞质少，呈嗜碱性，有时核周可见很多排列成圈形的一致性小空泡。空泡内含物对 PAS 染色呈阳性反应，耐淀粉酶，为中性黏多糖。免疫表型以 T 辅助细胞为主，CD3⁺、CD4⁺、CD7⁻、CD8⁻，绝大多数患者的皮损检测到 TCR 基因重排，但早期可能检测不到。

浅表淋巴结常示非特异性炎症，而与皮病性淋巴结炎相似，但在晚期病例中正常结构被破坏，而代之以 S 细胞浸润。

【诊断及鉴别诊断】

本病的特征为剥脱性红皮病，奇痒，浅表淋巴结及肝、脾肿大，以及白细胞增多和血中 S 细胞增加（15%以上）。ISCL 推荐的诊断标准包括外周血中 S 细胞大于 1 000/mm³，外周血 CD4⁺/CD8⁺大于 10，S 细胞在外周淋巴细胞中占 20% 以上，部分 T 细胞抗原如 CD2、CD5 丢失以及外周血 T 淋

巴细胞系单克隆来源。需与其他伴红皮病表现的疾病（如慢性淋巴细胞白血病、Hodgkin 病、红皮病型 MF 和成人 T 细胞白血病/淋巴瘤（ATLL）等）相鉴别。慢性淋巴细胞白血病患者外周血中主要为成熟淋巴细胞，少数幼稚淋巴细胞的形态与 S 细胞不同。Hodgkin 病患者外周血中无 S 细胞，与红皮病型 MF 和 ATLL 的鉴别见表 42－24 和表42－25。很多炎症性疾病如银屑病、特应性皮炎、药物性皮炎、毛发红糠疹等都可能导致红皮病，临床上需要加以鉴别。

表 42－24　SS 与红皮病型 MF 的鉴别

鉴别要点	红皮病型 MF	SS
红皮病	偶见	有
组织病理	亲表皮性	向真皮性
血中 MIF 样活性	正常范围*	增加
血中胸腺素活性**	增加	正常
对氮芥外用反应	良好	加剧
PUVA 治疗效果	良好	加剧

* 也有报道增加；** 巨噬细胞抑制因子。

表 42－25　SS 与 ATLL 的鉴别

鉴别要点	ATLL	SS
发病年龄（岁）	>45（平均 52）	50~70
皮肤损害	常见，结节、小肿瘤	红皮病
肝、脾肿大	较轻	进行性肿大
淋巴结肿大	较轻	有
纵隔受累	无	有
贫血	轻	无
白细胞增加	有、部分嗜酸性粒细胞增加	常见
骨髓受累	较白血病细胞浸润轻	少数
血清 Ig 值	正常	IgA、IgE 增加
病程	3月~5 年	不定
瘤细胞	从正常淋巴样细胞至大型细胞	S 细胞
对 PHA 刺激反应	T 抑制细胞	T 辅助细胞

【治疗】

与 MF 一样。治疗方法大致有 3 种：① 局部用药，早期用 0.02%~0.05% 氮芥生理盐水溶液；② 放射治疗，包括 X 线和 β 线、放射性核素以及高能电子束等，对皮损也有些效果；③ 全身

化疗,适用于晚期患者。近年来多主张采用苯丁酸氮芥与泼尼松合用,对某些病例疗效较好。笔者所治1例SS初期一般情况良好,仅免疫功能低下,曾采用中药和左旋咪唑等治疗,似有一定的缓解作用。体外光化学疗法在有些患者获得了完全缓解,但易复发,其疗效有较大争议。化疗药物包括苯丁酸氮芥等对晚期发展阶段的疗效多不理想。

42.7.2.4 原发性皮肤CD30阳性淋巴组织增生性疾病(primary cutaneous CD30 positive lymphoproliferative disease)

(1) 原发性皮肤间变性大细胞淋巴瘤(primary cutaneous anaplastic large cell lymphoma)

皮肤间变性大细胞淋巴瘤可原发于皮肤或继发于其他CML,如MF或淋巴瘤样丘疹病、paget样网状细胞增生病或多中心网状组织细胞增生病等。原发性皮肤间变性大细胞淋巴瘤定义为需观察6个月以上无内脏损害,无并发淋巴瘤样丘疹病、MF或其他CTCL的疾病史,75%以上的瘤细胞表达CD30$^+$抗原,虽复发但预后相对较好(相对于继发于皮肤或原发于淋巴结)。

【临床表现】

可发生于任何年龄,但多见于50岁以上,男性较多见。皮肤损害大多为单个,或在1/3病例中为多发结节或斑块。好发于肢体,其次为头皮,亦可见于躯干和外生殖器部位。结节坚实,呈淡红至紫红色,直径多超过1 cm,可达8～10 cm,常破溃,在少数病例中可自行消退。本病原发性的预后较继发性或原发淋巴结间变性大细胞淋巴瘤为好。

【组织病理】

瘤细胞弥漫浸润于整个真皮甚至皮下组织内,在近半数病例中可侵犯血管,少数侵犯附属器,极少亲表皮性,表皮呈假上皮瘤性增生或破溃。血管常增生,部分瘤细胞坏死。瘤细胞的胞体大,明显多形,胞质丰富,弱嗜碱性;胞核大,呈圆、卵圆或肾形,空泡状,核膜清楚;核仁明显,单个或数个,有双核、可见多核偶或R-S细胞样巨细胞。核分裂象易见。炎症细胞不多,主要为中性粒细胞、嗜酸性粒细胞或组织细胞,偶见分布于病变周围的小淋巴细胞和浆细胞。免疫标记示瘤细胞绝大多数具有Ki-1和BerH2抗原。免疫表型显示瘤细胞表达活化T细胞表型:CD2$^+$、CD3$^+$、CD4$^+$、CD5$^+$,至少要有75%的多形性大细胞表达CD30、CD8$^-$、CD15$^-$、EMA$^-$、CD56$^{-/+}$、TIA-1$^+$、ALK-1$^-$(继发性阳性),大多数克隆性TCRβ基因重排。

【鉴别诊断】

大细胞性多形细胞淋巴瘤:瘤细胞偶或100%对Ki-1呈阳性反应,但其形态不同于间变性大细胞淋巴瘤。

组织细胞性淋巴瘤:瘤细胞对Ki-1呈阴性反应,对ANAE和ACP以及α1-Anti-T和LYZ呈弥漫性阳性反应。

恶性组织细胞增生症:瘤细胞对Ki-1呈阴性反应,有吞噬现象。

Hodgkin病:R-S细胞有诊断价值。

淋巴瘤样丘疹病:间变性大细胞性淋巴瘤以大的间变性细胞为主,瘤细胞更多并侵犯真皮网状层和皮下组织,瘤细胞间缺少或仅有少量淋巴细胞并累及淋巴结,可与淋巴瘤样丘疹病相区分。

退行性不典型组织细胞增生病:虽倾向于自行消退,但可发展成侵袭性系统性淋巴瘤,在形态学和免疫表型上极似间变性大细胞淋巴瘤。事实上,大多数退行性不典型组织细胞增生病为皮肤间变性大细胞淋巴瘤,故有人建议重新称之为间变性大细胞淋巴瘤的消退期。

【治疗】

单个或局限性皮损可采用手术切除、放疗或两者联合应用。预后相对较好,5年生存率超过90%。

(2) 淋巴瘤样丘疹病(lymphomatoid papulosis, Lyp)

【定义】

系一种慢性复发性皮肤淋巴增生性疾病,临床上表现为可自行消退的复发性丘疹和结节,组织学上在多形炎症细胞背景中有非典型淋巴细胞浸润。本病少见,与MF、某些Hodgkin病和CD30$^+$淋巴瘤构成CD30$^+$T细胞淋巴增殖性疾病病谱,而本病是其良性的一端。

【简史】

1956 年 Dupont 首先描述本病。1966 年 Verallo 和 Haserick 报道 2 例类似急性苔藓样痘疮样糠疹的病例。1968 年 Macaulay 将持续性自愈性临床良性组织学恶性的皮疹称为 LyP,与苔藓样糠疹有相似之处。1983 年发现 RS 细胞样细胞,对 Ki－1 抗体反应而为 Ki－1 阳性皮肤 T 细胞淋巴瘤病谱,以后又证明某些大细胞间变性淋巴瘤或退化性不典型性组织细胞增生病也包括在此病谱内。

【临床表现】

可发于任何年龄,多见于 40 岁以后,女性多见(男：女比例为 1：2)。皮疹好发于躯干和四肢近端,成批出现,初起为针头至绿豆大淡红、紫红或淡红棕色水肿性丘疹,表现为出血性丘疹、结节或肿瘤,有时为水疱、脓疱,表面坏死结痂,愈后色素沉着或有瘢痕。单个损害经 3~4 周或数月消退,病程慢性,易复发,无自觉症状。10%~15% 可发展成间变性大细胞性淋巴瘤,可与 MF 或 Hodgkin 病并存,或发生于其前后。

【组织病理】

有 3 种主要的病理亚型：

A 型：组织细胞型,特点为大的不典型细胞呈楔形浸润,致密,多非亲表皮性,核分裂象易见,少数大的不典型细胞混有小淋巴细胞、组织细胞、中性和嗜酸性粒细胞。

B 型：类似 MF,楔形或带状浸润的细胞为小至中等大多形性脑回状细胞,亲表皮性(诊断需与临床结合)。

C 型：非典型性大细胞淋巴瘤样,大的不典型细胞呈结节状浸润,混有少数小淋巴细胞、中性粒细胞和嗜酸性粒细胞。

免疫表型：瘤细胞表达 CD2、CD3、CD4、CD5、CD45 及 CD30。CD15⁻、CD8⁻ᐟ⁺、TIA－1⁺、CD56⁻ᐟ⁺。大部分病例示 TCR 基因重排。

【鉴别诊断】

急性苔藓样痘疮样糠疹：皮损与 Lyp 相似,但组织学上浸润细胞一般为中等量,表皮在早期常受累,炎症细胞主要为淋巴细胞,一般不见血管炎,血管腔中不见中性粒细胞,无双核或多核细胞。

MF 浸润期：必须有完整的临床病史且与病理相结合。

间变性大细胞性淋巴瘤：浸润细胞常深至皮下组织,常见类似免疫母细胞或 R－S 细胞样细胞,核分裂象多见。

坏死性血管炎类疾病：皮疹主要是结节,局部炎症明显,有压痛,组织象示在小血管壁及其周围有纤维蛋白样物质沉积,并有中性粒细胞浸润,红细胞漏出及核碎裂,而无异型细胞。

【治疗】

Lyp 有自限性,大多数患者不需特殊治疗,治疗的目的是减低复发的频率和控制泛发性皮疹。对于皮疹多且经常复发的患者可口服小剂量 MTX(10~25 mg/m)最有效。急性期可用雷公藤 30~60 ml/d,或泼尼松 20 mg/d;慢性期可选择光疗(PUVA)及免疫增强剂。皮损局限可予局部放疗或手术切除。本病预后良好,5 年生存率 100%。Lyp 可长期临床缓解,但无一例外会复发,无治愈疗法。

(3) **亲表皮细胞毒性淋巴瘤样丘疹病**(epidermotrophic cytotoxic lymphomatoid papulosis)本病发病机制尚不明确。

【简史】

淋巴瘤样丘疹病既往根据组织学特征分为 A 型(组织细胞型)、B 型(蕈样肉芽肿型)和 C 型(间变性大细胞淋巴瘤型)3 种亚型。Saggini 等人于 2010 年首次报道了 9 例临床表现为淋巴瘤样丘疹病、但组织病理则具有亲表皮性细胞毒 T 细胞淋巴瘤特征的病例,因与 A~C 型存在差别,故单独归类为 D 亚型。

【临床表现】

报道中以青年男性患者为多,皮损常泛发躯干四肢,也可累及头面部及外生殖器等部位,呈表面光滑、中央凹陷的红色丘疹或小结节,可有脱屑、结痂或小溃疡。少部分患者可出现口舌部位黏膜受累。该病病程数月至数年不等,皮损数周内可自然愈合消退,消退后有色素沉着或萎缩性瘢痕。

【组织病理】

表皮增生并可见较多异型淋巴细胞,有显著

亲表皮性,呈 Paget 样网状细胞增多症表现;真皮及皮下脂肪组织可见大量楔形淋巴样细胞浸润。免疫组化常有 bF1$^+$、CD3$^+$、CD4$^-$、CD8$^+$、CD30$^+$、TIA－1$^+$和(或)granzyme B$^+$等特征。

【诊断及鉴别诊断】

此病皮损特点同淋巴瘤样丘疹病,为表面光滑、中央凹陷的红色丘疹或小结节。依据上述临床表现,结合亲表皮性、Paget 样网状细胞增多症样组织病理学特点及免疫组化提示细胞毒性淋巴细胞来源等可诊断该病。需与皮肤原发性侵袭性亲表皮 CD8$^+$细胞毒性 T 细胞淋巴瘤、蕈样肉芽肿、急性痘疮样苔藓样糠疹等疾病相鉴别。

【预后】

病程多为慢性,皮损可自愈,也可反复发作。目前尚无出现系统累及或并发其他皮肤淋巴瘤的报道。

(陈明华)

(4) 血管侵袭性淋巴瘤样丘疹病(angioinvasive lymphomatoid papulosis)

本病发病机制尚不明。

【简史】

2013 年 Kempf 等人首次报道了 16 例新型淋巴瘤样丘疹病病例,其临床表现及组织病理与既往 A~D 亚型不同,故作为 E 亚型而命名为血管侵袭性淋巴瘤样丘疹病。

【临床表现】

报道中以男性患者偏多,皮损可出现于任何部位,常常表现为少数或孤立的丘疹-结节型病灶,并迅速进展为较大的溃疡,溃疡面可超出原有皮疹范围(直径 1~4 cm)。皮损常出现出血性坏死,形成焦痂样改变。皮肤溃疡一般持续 3~6 周,此后可自行趋于愈合,最后留下瘢痕,并可复发。

【组织病理】

真皮及皮下组织内的中小血管壁周围可见各种大小的异型淋巴细胞浸润,主要包括真皮内的小动脉、中静脉,大部分受累血管完全损坏。多数病例的受累血管内可见血栓形成,部分有血管炎样改变,如血管壁纤维素沉积等,血管外常见红细胞外溢。此外,真皮及皮下还可有嗜酸性粒细胞浸润、表皮坏死及真皮乳头水肿等特点。免疫组化示 CD30$^+$及 CD8$^+$。

【鉴别诊断】

需与淋巴瘤样丘疹病 A、B、C、D 型及间变性大细胞淋巴瘤相鉴别。这些淋巴瘤样丘疹病 A、B、C、D 亚型往往呈多发性的丘疹或小结节,可伴较小而表浅的溃疡;而间变性大细胞淋巴瘤无 CD30$^+$及 CD8$^+$淋巴细胞浸润,可资鉴别。

【治疗】

紫外线治疗或局部外用抗菌药及激素,也可外科切除;部分患者可自愈,预后较好。

(朱奕锜)

42.7.2.5 皮下脂膜炎样 T 细胞淋巴瘤(subcutaneous panniculitis-like T-cell lymphoma, SPTL)

罕见,病理上易被误为慢性脂膜炎。是一种细胞毒 T 细胞淋巴瘤,以往有细胞吞噬性组织细胞脂膜炎、组织细胞淋巴瘤、恶组或髓样组织细胞网状细胞增生病的报道。

【临床表现】

主要见于中青年,可表现为吞噬血细胞综合征。发热为首发和常见症状,体重下降,肝、脾、淋巴结肿大,三系下降,预后差。皮肤损害为局限或全身分布,主要发生于臀部和股部,可累及面、颈、躯干、腋窝和腹股沟,单个或常多发,表现为红色或紫红色、无压痛、质地较硬的皮下结节或斑块,易破溃,表面覆以黑色结痂,仅 20% 可自行愈合,留下轻度萎缩性瘢痕。

【组织病理】

瘤细胞呈结节状或弥漫浸润于皮下脂肪组织,表皮和真皮常不受侵,无亲表皮性。瘤细胞浸润于单个脂肪细胞周边及其间,呈花环状模式有助于诊断。瘤细胞的大小和形态与多形 T 细胞淋巴瘤中所见的瘤细胞相似,可为小、中或大的多形 T 细胞,胞核常深染,胞质少,淡染,核分裂象常见。由于瘤细胞的侵袭和血管闭塞,脂肪组织坏死,常出现反应性组织细胞。由于吸收脂类物,吞噬细胞常呈泡沫细胞。巨噬细胞可吞噬核碎屑,称为豆袋细胞;巨噬细胞也有吞噬红细胞现象。

免疫组化示瘤细胞通常表达 CD45、CD45RO、CD2、CD3、CD43、CD4$^+$/CD8$^-$ 或 CD8$^+$/CD4$^-$、βF1$^+$，不表达 CD30；有些瘤细胞重叠 NK 细胞表型(CD56 和 CD57)，常检测出 TIA－1，CD5 和 CD7 表达较少或消失；组织细胞表达 CD68；基因重排表达 αβTCR 表型。

【诊断及鉴别诊断】

SPTL 的诊断主要靠组织病理检查。需与下列疾病相鉴别：较易侵犯皮下组织的侵袭性细胞毒性淋巴瘤、CD4$^+$/CD56$^+$血液皮肤淋巴瘤、系统性 CD30$^+$ 间变性大细胞淋巴瘤、其他非特定型外周 T 细胞淋巴瘤及深部红斑狼疮等。

【治疗】

通常采用联合化疗，近年研究提示一些患者经系统性糖皮质激素治疗后病情可获长期控制。

42.7.2.6　结外 NK/T 细胞淋巴瘤，鼻型(extranodal NK/T-cell lymphoma, nasal type)

又称血管中心性 T 细胞淋巴瘤，鼻型是一种 EB 病毒阳性的结外淋巴瘤。通常具有 NK 细胞表型，大多数可以具有细胞毒 T 细胞表型，肿瘤常有亲血管性，多伴有血管破坏和坏死。

【临床表现】

任何年龄均可发生，常为无症状的紫红色或红色结节斑块和坏死，易侵犯口腔和上呼吸道或面中部，伴发热、乏力、咽痛或吞咽困难等症状。可并发噬血细胞综合征，且常为致死原因。

【组织病理】

瘤细胞常呈弥漫性浸润，瘤细胞大小形态极不一致，核分裂象易见，血管中心性浸润和血管破坏现象亦常见。凝固性坏死常很明显，呈大片状，坏死区边缘处中性粒细胞浸润，非坏死区有不等量淋巴细胞、嗜酸性粒细胞、组织细胞和浆细胞浸润。免疫表型示瘤细胞表达 CD43、CD45RO、CD2、胞质 CD3ε、CD16、CD56、CD57，不表达细胞膜 CD3、CD5、CD7，表达细胞毒性颗粒相关蛋白(胞质内细胞毒分子 TIA－1、穿孔素和颗粒酶 B)，瘤细胞内可查出 EBV 基因。对本病最有意义的免疫标记为 CD56、CD3ε 和 TIA－1。EBER1/2 原位杂交术对本病的诊断和鉴别诊断也

有意义。

【治疗及预后】

本病具有高度侵袭性，死亡率高，大部分在确诊后数月内死亡。部分患者早期对放射敏感，放疗效果较好；有远处播散时，虽积极联合治疗，预后仍差。

42.7.2.7　原发皮肤外周 T 细胞淋巴瘤(暂定亚型)(primary cutaneous peripheral T-cell lymphoma)

(1) 原发皮肤侵袭性亲表皮 CD8$^+$细胞毒 T 细胞淋巴瘤(primary cutaneous invasive epidermotropic CD8$^+$ cytotoxic T-cell lymphoma, PCCD8$^+$TCL)

【定义】

原发皮肤侵袭性亲表皮 CD8$^+$细胞毒 T 细胞淋巴瘤是以 αβ 源性、亲表皮性、CD8$^+$、细胞毒 T 细胞增生为特征的一种侵袭性 CTCL。

此瘤的临床表现和/或预后不同于具有 CD8$^+$细胞毒性表型的其他类型的 CTCL，在多数病例中呈侵袭性，而后者(如见于 50% 以上的 paget 样网状细胞增生和罕见于 MF、LyP 与皮肤间变性大细胞淋巴瘤的病例)的临床表现和/或预后同具有 CD4 阳性的 CTCL 病例无差异，预后较好。

【临床表现】

PCCD8$^+$TCL 主要发生于成年人(21~81 岁)，罕见于儿童。其特点是局限或播散发疹性丘疹、结节和肿瘤(中央坏死或破溃)或浅表角化丘疹和斑块，可蔓延至其他内脏器官(肺、睾丸、中枢神经系统)和口腔黏膜。皮肤损害表现不一致，可以为：① MF 样：最常见，同 CD4$^+$MF 一样，表现为从斑片演变为斑块/肿瘤，但皮肤外受侵的发生率较高，诊断时常处于晚期。② SS 样：皮肤损害初为局限性，数月后演变成剥脱性红皮病，均累及淋巴结，病情迅速进展。③ 银屑病样：皮肤损害表现为全身发疹性丘疹和结节。④ 播散性 paget 样网状细胞增生：全身性斑片、斑块、丘疹、结节和肿瘤，不侵犯淋巴结，但可扩散至肺、中枢神经系统、口腔等，病程呈侵袭性。⑤ 局限性 paget 样网状细胞增生：表现为局限性斑块，病程缓慢。⑥ 种痘样

水疱病:详见后。

【组织病理】

不论临床形态,皮肤损害中的瘤细胞为小、中等大或大的多形细胞或免疫母细胞。瘤细胞亲表皮性,呈带状或结节状浸润,皮肤附属器常被侵袭或破坏,可见血管中心性侵袭和破坏。免疫组化示肿瘤性淋巴细胞表达 CD3、CD7、CD8、CD45RA、TIA-1 及 βF-1,常丢失 CD2 和 CD5,不表达 CD4、CD30 或 CD56,TCR 基因重排。

【诊断及鉴别诊断】

本病罕见,诊断比较困难。需与表现不一致的其他淋巴瘤的细胞毒 T 细胞变异型相鉴别。亲表皮性 CD8⁺CTCL 临床和病程与 CD4 表型 CTCL 无差别,多见于成人,为泛发性斑块和肿瘤,常有溃疡,病程往往为侵袭性。

【治疗】

以系统化疗为主,预后差。5 年预期生存率为零。

(2) 皮肤 γ/δ T 细胞淋巴瘤(包括 γ/δ 型 SPTL)
(cutaneous γ/δ T-cell lymphoma)

成熟 T 淋巴细胞 90% 以上表达 αβ TCR,仅 5% 表达 γ/δ TCR。原发性皮肤 γ/δ T 细胞淋巴瘤是由活化 γ/δ T 细胞克隆性增生形成的淋巴瘤,具有细胞毒活性,报道病例较少(在 CTCL 中不足 1%),是否为独立病种或亚型有待进一步探索。该肿瘤也可累及表皮、真皮和皮下脂肪组织,常侵犯血管,可表达 CD2、CD3,当出现脂膜炎样变异时可表达 CD56。

【临床表现】

本病发生于成人,皮损多发于肢体,也见于躯干,大多为结节和肿瘤,常有溃疡形成,少数为斑块,可呈播散性或局限性,类似蕈样肉芽肿、皮下脂膜炎样、红皮病或广泛环状坏死性红斑。黏膜和其他脏器易于受累,淋巴结、脾、骨髓很少被侵犯。与 EBV 感染无关,EBER 阴性,病程呈侵袭性,常伴有噬血细胞综合征。

【组织病理】

亲表皮性表现如 MF 样,真皮浸润时示淋巴细胞浸润于真皮网状层,与表皮隔以无细胞浸润带;侵犯皮下组织时伴亲表皮性和真皮内浸润。在伴有噬血细胞综合征的病例中可见大的巨噬细胞吞噬瘤性淋巴细胞或其他血细胞现象。免疫组化示瘤细胞表达 CD3、CD2,皮下脂膜炎样变异可表达 CD56,不表达 βF1、CD4、CD5,大多数情况下 CD8 不表达,CD7 表达不定,细胞毒蛋白 TIA-1 强表达,大多数示 TCR δ 基因重排。

【鉴别诊断】

① MF:病程缓慢,瘤细胞核呈脑回状,不扩散至皮下组织,CD4 阳性,预后较好。② SPTL:表达 CD8,基因重排为 αβ-TCR。③ 鼻 NK/T 细胞淋巴瘤:表达 CD3,EBV 阳性。

【治疗】

以系统化疗为主。预后差,中位生存时间约 15 个月。

(3) 原发皮肤 CD4⁺多形性小/中等大 T 细胞淋巴瘤(primary cutaneous CD4⁺ pleomorphic small/medium-sized T-cell lymphoma)

【临床表现】

本病较少见,占皮肤淋巴瘤的 5%~10%。皮肤损害为单个红色至紫色斑块、结节或肿瘤,很少破溃,通常不表现 MF 典型斑片和斑块,无自觉症状。

【组织病理】

组织病理示瘤细胞主要为相当一致的小至中等大多形 T 细胞,胞质少,胞核深染,核分裂象常少见,无亲表皮性。瘤细胞弥漫浸润于整个真皮内血管周围,有时扩散至皮下组织,有相当多的反应性小淋巴细胞、中性粒细胞、嗜酸性粒细胞、浆细胞和组织细胞,大的多形细胞少于 30%。免疫组化示淋巴细胞呈 CD3⁺、CD4⁺、CD8⁻、CD30⁻ 表型,CD5 常阳性,CD2 和 CD7 常丢失,一般不表达细胞毒性颗粒相关蛋白。若有克隆性 TCR 基因重排,有助于与皮肤假性淋巴瘤鉴别。

【治疗】

对单个局限性皮损可手术切除或放疗,对较广泛皮损患者尚无明确的最佳治疗方案,有报道用环磷酰胺和 α 干扰素。多数病例预后较好。鉴于其惰性行为,2016 年 WHO 最新淋巴瘤分类中,本病不再称为淋巴瘤,改为淋巴增生性疾病。

42.7.2.8 成人 T 细胞白血病/淋巴瘤(adult T-cell leukemia/lymphoma, ATLL)

【定义】

本病首先由高月清等于 1976 年描述。是一种由嗜人类 T 淋巴细胞病毒 I 型(human T lymphotropic virus type-I, HTLV-I)感染引起的 T 淋巴细胞恶性增生性疾病。

【发病情况】

本病主要流行于日本和加勒比海的某些地区,少数亦散见于美洲和非洲。我国大陆和台湾各报道过 12 例和 5 例。

【临床表现】

男性较多见,平均年龄为 52 岁。大致可分为隐匿型、慢性型、淋巴瘤型和急性型。急性型起病急,发展快,病程短,预后差。肝、脾、浅表淋巴结常肿大。皮肤损害可发生于 33.3%~49% 的患者,与 MF 相似。根据有无瘤细胞浸润,可分为特异性和非特异性两类,前者常呈全身播散性分布,往往为初发体征,表现为斑疹、丘疹、结节、肿瘤或红皮病;后者常为鱼鳞病样,可持续多年或转变成急性 T 细胞性淋巴瘤/白血病。

【实验室检查】

急性型 67.6% 的患者外周血中白细胞增加,大于 $10\times10^9/L$,甚至可达 $100\times10^9/L$,并可见不典型细胞。这种不典型细胞的胞核明显多形,类似 Sézary 细胞。免疫标记示多形核细胞为辅助 T 细胞表型,对 Tac(IL2)呈阳性反应。细胞化学染色示不典型细胞对 ANAE 及 ACP 呈灶性阳性反应。慢性型患者外周血中只见 1%~20% 的上述不典型细胞。本病患者血清对抗 HTLV-1 抗原试验呈阳性反应。

【组织病理】

组织象常类似 MF 或 SS。瘤细胞在真皮内多呈灶性聚集,也常在表皮内形成 Pautrier 微脓疡。瘤细胞的特点为:胞体一般较大,除在一些病例中表现为中、大不规则圆形细胞混合外,在多数病例中表现为多形性,细胞的大小、形态不一,胞核常扭曲,呈佛手状或像一串香蕉,一面光滑、一面凹凸不平,胞界不清楚,并见少数瘤巨细胞,胞核巨大,畸形,似 R-S 细胞。免疫表型示 T 辅助细胞为主,CD3+、CD4+、CD8-,但有一些病例可表现为 CD4-/CD8+ 或 CD4+/CD8+。绝大多数患者皮损检测到 TCR 基因重排,瘤细胞对 HTLV-1 前病毒 DNA 呈阳性反应。

【鉴别诊断】

本病的临床和病理均与 MF 相似,但后者血清 HTLV-1 阴性。与 SS 的鉴别见表 42-25。

【治疗】

通常采用系统化疗,一般预后较差。

42.7.2.9 皮肤外原发外周 T 细胞淋巴瘤累及皮肤

(1)系统性间变性大细胞淋巴瘤(systemic anaplastic large cell lymphoma)

【定义】

间变性大细胞淋巴瘤(anaplastic large cell lymphoma, ALCL)于 1985 年由 Stein 等首先命名,指一类瘤细胞极度异型,几乎均表达 Ki-1(CD30)抗原的大细胞淋巴瘤,故又称 Ki-1 阳性淋巴瘤(Ki-1 lymphoma)。大多数系统性 ALCL 呈间变性淋巴瘤激酶(ALK)阳性,ALK 蛋白阳性淋巴瘤(ALK+-ALCL)多表现为原发系统性 ALCL,瘤细胞表达 EMA,与 EBV 感染无关。患者年龄大多在 30 岁以下,平均生存期和 5 年生存率均较 ALK--ALCL 长。

【临床表现】

ALCL 约占成人非 Hodgkin 病的 3%,占儿童淋巴瘤的 10%~30%。ALK+-ALCL 主要发生在 20~30 岁之间,而 ALK--ALCL 主要发生于老年人。系统性 ALCL(包括 ALK+ 和 ALK-)稍多见于男性,其发病年龄具有双峰的特点,多集中发生于 10 岁以下儿童与 60 岁以上老人。80% 以上 ALK+ 系统性 ALCL 常累及浅表淋巴结与结外部位,包括皮肤、骨、软组织、肺、肝、胃肠道和中枢神经系统;ALK--ALCL 累及结外者少见。系统性 ALCL 皮肤损害见于 20% 病例,常表现为孤立或多发丘疹或结节,较大结节可破溃,偶或表现为获得性鱼鳞病。

【组织病理】

淋巴结结构可全部或部分破坏,瘤细胞的胞体大,形态多样,胞质丰富,嗜双色性,胞核明显多形,呈圆形、卵圆形、肾形、马蹄形或花环状等奇形怪状,或酷似 R-S 细胞。核分裂象常见。少数瘤细胞可吞噬红细胞或坏死物。瘤细胞增生可呈单一性或伴有其他成分,如小淋巴细胞、浆细胞、中性粒细胞、嗜酸性粒细胞和组织细胞等。免疫标记示瘤细胞绝大多数表达细胞毒性表型:TIA$^+$、GrB$^+$、Pf$^+$,几乎在所有病例中表达 CD30,在大部分病例中表达 EMA,可检测出 ALK 表达,CD5 和 CD7 常阴性,CD2、CD4 在很多病例中都有表达,罕见 CD8 阳性。50%~60%的系统性 ALCL 示克隆性 TCR 基因重排。

(2)血管免疫母细胞性 T 细胞淋巴瘤(angioimmunoblastic T-cell lymphoma, AITL)

【定义】

是一种外周 TCL,其特征为系统性疾病,多形性浸润累及淋巴结。与血管免疫母细胞性淋巴结病(angioimmunoblastic lymphoadenopathy)相似,后者属交界病变,可演变成 AITL。血管免疫母细胞性淋巴结病患者约 40%有皮肤损害,大多表现为全身性斑丘疹,伴瘙痒,偶或有瘀点,多出现在其他症状发生以前。本病特异性皮肤损害罕见。

【临床表现】

主要发生于中年以上成人,全身症状有乏力、发热、头痛和咽痛,全身淋巴结肿大,肝、脾常肿大。皮肤损害可作为该病的首发症状,大多为瘙痒性斑疹、丘疹、丘疱疹、斑块和结节等。实验室检查有自身溶血性贫血、血小板减少;血液白细胞总数和中性粒细胞增加,淋巴细胞减少,可见不典型浆细胞样淋巴细胞及多克隆性高免疫球蛋白血症。病程呈进行性加剧,发展快,大多数患者就诊时病情已属晚期。部分病例可进展成恶性程度更高的 T 免疫母细胞性淋巴瘤、偶或 B 免疫母细胞性淋巴瘤。抑制性 T 细胞表型患者存活期较辅助性 T 细胞表型患者短。

【组织病理】

本病的特点为:① 淋巴结的结构因多种细胞成分浸润而被破坏,淋巴结内分支状毛细血管增生,内皮细胞亦增生且肿胀;② 小至中等大小的多形性淋巴细胞浸润并混有浆细胞、嗜酸性粒细胞、组织细胞和免疫母细胞,瘤细胞较大,胞质透明,

核呈不规则形。皮肤损害表现为非特异性浅表血管周围嗜酸性粒细胞、浆细胞和组织细胞浸润,伴毛细血管增生。可见到伴明显内皮细胞线状排列的小静脉(高内皮性小静脉)数量增加。瘀点损害内血管炎改变明显,伴红细胞漏出。免疫组化示瘤细胞表达成熟 T 细胞相关抗原(CD2$^+$、CD3$^+$、CD5$^+$),多数为 Th 表型 CD4$^+$CD8$^-$。在淋巴结中异常 T 细胞表达 CD10 和 Bcl-6。分子遗传学显示 TCR 基因克隆性重排。

本病的诊断主要靠淋巴结或组织检查,治疗主要为联合化疗;其临床病程呈侵袭性,预后一般较差。

(3)多形 T 细胞淋巴瘤(pleomorphic T-cell lymphoma)

本病的特点为由多种形态的瘤性转化 T 细胞混合而成,是我国外周 T 细胞淋巴瘤中最常见的一种,大多原发于淋巴结,少数原发于淋巴结外淋巴组织。皮肤多形 T 细胞淋巴瘤虽大多为继发性,少数也可以原发。

【临床表现】

周镇等统计的江苏省苏州、无锡地区外周 T 细胞淋巴瘤 200 例中,多形 T 细胞淋巴瘤为 94 例,占 47%,其中 21 例为皮肤多形 T 细胞淋巴瘤,占 22.34%。江苏省淋巴瘤协作组分析南京地区 47 例 CML,17 例为多形 T 细胞淋巴瘤,占 36%。笔者在同期所见的 204 例 CML 中,发现非 MF、SS 的皮肤 T 细胞淋巴瘤为 11 例,占 5.39%,其中 9 例为多形 T 细胞型,占 81.8%。皮肤多形 T 细胞淋巴瘤在前两组 ML 病例中百分比之所以较高,因其皮肤损害主要为结节或斑块,较多患者就诊于肿瘤科或外科。笔者所见 9 例中,男 7 例女 2 例,起病年龄为 11~59 岁,中位年龄为 39 岁。初发体征为淡红或暗红皮肤结节或斑块,文献报道亦可同时累及淋巴结。晚期时淋巴结、肝、脾等常受累,并可见鼻咽部损害或睾丸肿块。病程长短不一。大细胞型患者预后不佳,大多在 2 年内死亡;但以小细胞为主的患者可存活 3 年以上,病情反复或完全缓解。患者血清中 HTLV-1 抗原可呈阳性或阴性反应。

【组织病理】

瘤细胞呈灶性或弥漫性浸润于整个真皮,特

别是深部甚或皮下组织内。表皮下常见无细胞浸润带或表皮内仅少数灶性瘤细胞侵入。瘤细胞可破坏附属器,在某些区可呈向血管浸润。瘤细胞和胞核的大小与形态不一,胞核呈不规则形折叠、扭曲,胞质中等量,染伊红色或透亮;这种透明扭曲细胞的胞核可呈拳状、蚕形、蛇头样、麻花样、枫叶样或分叶状等。根据胞核的直径,可分为小细胞(核直径<7 μm)、中细胞(核直径为7~9 μm)和大细胞(核直径>9 μm)。除上述透明扭核细胞外,尚混有少数透明圆核细胞、T 免疫母细胞或单一形中等大圆形细胞等。透明圆核细胞一般不超过 1/3。此外,尚见反应性巨噬细胞、嗜酸性粒细胞和少数浆细胞。细血管增生,内皮细胞肿胀。免疫标记示瘤细胞的表型不一,大多为辅助 T 细胞表型,也可为抑制 T 细胞表型,或两种表型均有或缺如。

【鉴别诊断】

多叶核 T 细胞型淋巴瘤:与多形性 T 细胞淋巴瘤有很多相似处。Sterry 等认为瘤细胞核呈分叶状为多叶核 T 细胞型淋巴瘤典型表现,但非主要特征,建议归属为多形性 T 细胞淋巴瘤。

MF:瘤细胞亲表皮性明显,常见 Pautrier 微脓疡,可见具有脑回状胞核的小和中等大 MF 细胞。

逆转病毒相关成人 T 细胞淋巴瘤/白血病:瘤细胞多形,但一般较大。患者血清中 HTLV - 1 抗体阳性。瘤细胞示 HTLV - 1 前病毒 DNA 阳性。

(4) 皮肤多叶核 T 细胞型淋巴瘤 (cutaneous T-cell lymphoma, multilobated type)

【发病情况】

1979 年 Pinkus 等报道 4 例特殊类型多叶核 T 细胞淋巴瘤,患者年龄为 42~63 岁,平均 50 岁,有体重减轻、发热及盗汗等症状。除累及淋巴结外,易侵犯皮肤、骨髓、生殖系统和中枢神经系统,但预后较 T 淋巴母细胞型淋巴瘤好。1982 年 van der Putte 等报道 3 例,患者年龄也较大,为 53~55 岁,皮肤损害为丘疹、结节和肿块,限于体表某个部位,仅 1 例累及区域性淋巴结。

【组织病理】

组织病理示真皮内瘤细胞沿血管周围或弥漫浸润,与表皮隔以无细胞浸润带。瘤细胞的特点为胞核呈不规则形,明显多叶,核仁位于胞核边缘外,酶细胞化学和免疫学测定证明其为 T 淋巴细胞性。病程较长,预后佳。此型淋巴瘤不同于 MF、SS 或其他 CTCL 者为瘤细胞核扭曲程度较轻,呈多叶状,核仁位于核边缘处。与皮肤淋巴细胞瘤的组织象虽有时相似,但后者形成的淋巴滤泡中央为滤泡中心细胞,边缘为淋巴细胞;而皮肤多叶核 T 细胞型淋巴瘤的"母细胞样"大细胞位于周围,淋巴细胞位于中央。

【治疗】

此瘤若局限于体表某个部位,可用手术切除或局部放射治疗。

(5) 单一形中等大 T 细胞淋巴瘤 (monomorphous medium-sized T-cell lymphoma)

许越香等报道此瘤 22 例,占同期所见外周 T 细胞淋巴瘤的 18.1%;曹鸣等报道 3 例,占 12.5%;笔者在 204 例 CML 中发现 1 例。患者主要为淋巴结肿大,可累及皮肤。笔者所见 1 例皮肤损害为左下肢带状分布的暗红色斑块。组织病理示瘤细胞中等大小,核圆,核膜清楚,染色质细致、分布均匀,可见少量巨核瘤细胞。毛细血管增生,非瘤性反应细胞不明显。此瘤与淋巴母细胞性淋巴瘤不同者为后者核分裂象多见。

(6) 原发性皮肤 CD30 阴性大细胞淋巴瘤 (primary cutaneous CD30 nagetive large cell lymphoma)

相对于 CD30[+] 大细胞淋巴瘤而言,此类淋巴瘤的瘤细胞不表达或仅少数表达 CD30 抗原。按照 Kiel 分类的标准,大多归为多形、中等大/大细胞淋巴瘤或免疫母细胞淋巴瘤;这类淋巴瘤仅是组织学上的命名,与 MF、SS 和皮肤原发 CD30[+] 大细胞淋巴瘤不同。在 EORTC 分类中,此瘤无先发或并发 MF 病史,皮肤损害为单个局限性或泛发斑块、结节或肿瘤,进展较迅速。组织学上示亲表皮性或非亲表皮性,可见血管中心性改变。瘤细胞主要为大多形细胞,占 30%以上,伴不等量大多形 T 细胞,表达 CD4[+] 表型和失去全 T 细胞相关抗原,不表达 CD30。在大多数病例中示克隆性 TCR 基因重排,病程呈侵袭性。有报道大的瘤细胞比例与预后有关,大于80%大多形细胞或免疫母细胞的淋巴瘤预后最差。

(7) 透明细胞淋巴瘤（clear cell lymphoma）

本病主要见于我国,占NHL的0.6%~8.3%。原发于皮肤者极少见,笔者在204例CML中仅见1例。周志韶等报道41例中高热17例,全身淋巴结肿大20例,肝、脾肿大3例,累及淋巴结以外其他器官者17例;肿瘤发生于口咽环者17例,皮下组织4例。病情发展较快,预后不佳。组织病理示瘤细胞浸润于整个真皮和(或)皮下组织,伴毛细血管增生和内皮细胞肿胀或增生。瘤细胞胞质丰富、透明,胞界清楚,细胞相互附贴呈巢状;胞核呈圆或不规则圆形,淡染,染色质呈细颗粒状,均匀分布,核膜薄,有1~2个核仁。上述透明圆核细胞占浸润细胞的2/3以上,间有透明扭核细胞和少数淋巴细胞。

(8) T区淋巴瘤的皮肤表现（cutaneous manifestations in T zone lymphoma）

T区淋巴瘤罕见,由Lennert于1974年首先描述,属于外周T细胞来源的一种ML。

【临床表现】

早期表现为淋巴结肿大,向全身发展,好侵犯肝、脾或肺等。恶性程度高,预后差。1/3患者可表现非特异性皮疹和瘙痒,极少特异性皮肤损害,后者仅1979年Helbron等报道,1990年Bernengo等又报道2例,皮肤丘疹和结节为首发症状。Ramsay等1987年曾报道T区淋巴瘤发生于一具有13年病史的MF患者。

【组织病理】

皮肤损害的组织病理示早期真皮上、中部血管和附属器周围细胞浸润,浸润细胞主要为小淋巴细胞,间有较大淋巴样细胞,胞质透明,有1或2个核仁,另见少数免疫母细胞和一些巨噬细胞;继而浸润细胞增加,扩展至真皮深层和皮下组织,并较弥漫。血管增生,内皮细胞明显。可见一些胞质相当丰富、有1或2个明显核仁的"母细胞"。可见核分裂象和少数肥大细胞。

【鉴别诊断】

MF和SS:浸润细胞较多形,具有脑回状胞核的淋巴细胞,亲表皮性。皮肤损害呈多形性。

免疫细胞瘤:浆细胞样淋巴细胞、浆细胞和核内PAS阳性包涵体均明显,单一形B细胞克隆增生。

血管免疫母细胞淋巴结病:组织学上很难鉴别,但在早期皮肤损害中见纤维蛋白样坏死和破坏血管壁的血管炎,组织内也见PAS阳性物,实验室检查异常也可协助诊断。

(9) 淋巴上皮样细胞淋巴瘤（lymphoepitheloid lymphoma）

或称Lennert淋巴瘤（Lennert lymphoma）。此瘤为1968年由Lennert和Mesldagh首先描述,系发生于淋巴结的一种多灶性上皮样细胞反应的T细胞淋巴瘤,至今已报道的55例中仅3例累及皮肤。1989年Kiesewetter等报道1例发生于皮肤,除骨髓中见非典型T细胞浸润外,淋巴结和其他器官无异常。

【临床表现】

本病的主要表现为颈部淋巴结肿大,骨髓浸润,肝、脾肿大。约50%患者有发热、乏力和体重减轻等全身症状。文献报道仅见3例有皮肤损害,表现为结节和斑块,呈暗红至紫色,直径达5 cm,表面皮肤完整。

【组织病理】

淋巴结正常结构被破坏,其特点为:① 主要为不典型小淋巴细胞,呈致密、弥漫性浸润,小淋巴细胞的大小不太一致,形态可稍不规则。核分裂象不多见,可见少数大的非典型免疫母细胞、嗜酸性粒细胞和浆细胞。细血管增生不明显。② 较多成簇反应性上皮样细胞和少量散在巨细胞;巨细胞虽可似非典型R-S细胞,但缺乏诊断性R-S细胞。免疫标记示非典型淋巴细胞主要为辅助性T细胞而极少为抑制性T细胞和B细胞。

皮肤损害同淋巴结,仅真皮内上皮样细胞较淋巴结中少见。Kiesewetter等报道病例经流式细胞术分析,非典型细胞示异倍体。

【鉴别诊断】

① MF:常见亲表皮性和Pautrier微脓疡。② 淋巴瘤样丘疹病:浸润细胞多形性更明显,有不同程度的亲表皮性和血管损害。③ 血管免疫母细胞淋巴结病:细静脉和内皮细胞增生。

④ Hodgkin 病：有诊断性 R－S 细胞，背景为小淋巴细胞，嗜酸性粒细胞、浆细胞和组织细胞等多种细胞成分浸润。

（10）种痘水疱病样 T 细胞淋巴瘤（hydroa vacciniforme-like T-cell lymphoma, HVLL）

【定义】

本病是一种少见的儿童 EBV 相关性淋巴瘤，曾被称为水肿性瘢痕样血管炎性脂膜炎、儿童血管中心性皮肤 T 细胞淋巴瘤、水疱病样淋巴瘤。来源于细胞毒性 T 细胞或 NK 细胞，以皮肤丘疹、水疱为特征，临床上类似痘疮样水疱病（hydroa vacciniforme, HV），2008 年 WHO 将其作为一新病种列入淋巴造血组织肿瘤分类，作为一种独立疾病包含在儿童 EBV 阳性 T 细胞淋巴组织增生性疾病中。该肿瘤具有独特的临床、病理学形态特点。报道主要来自拉丁美洲和亚洲国家。

【临床表现】

本病多发生于儿童，皮损表现为丘疹、丘疱疹、水疱等，继之以糜烂、溃疡及结痂，愈后留下种痘样瘢痕。但与 HV 相比，本病损害更大且深在，受光与非受光部位均可累及，主要在面部，也可累及四肢。患者 UVA 和 UVB 最小红斑量试验结果正常。绝大多数患者有系统症状，其中以发热最常见，伴消瘦、肝脾肿大、淋巴结肿大、贫血等。实验室检查可出现血红蛋白减少、红细胞压积下降、肝酶升高（如谷草转氨酶、乳酸脱氢酶）及血清 EBV 相关抗体滴度增高等。部分患者可出现蚊叮超敏反应，表现为蚊虫叮咬部位皮肤发生严重的红肿、水疱、溃疡和坏死。

【组织病理】

在炎性背景中，非典型淋巴细胞主要为小至中等大，核深染、不规则，核仁不明显，核分裂象少见。肿瘤细胞密集于真皮层，向上可侵犯表皮，向下可累及皮下脂肪组织，往往呈现血管中心性和血管侵袭性改变，肿瘤细胞在附属器周围、神经周围浸润亦不少见。嗜酸性粒细胞可明显甚至很多。

【实验室检查】

免疫组化：瘤细胞表达 CD2、CD3、CD43、CD45RO 及 CD8，有时 CD30⁺（小于 30%）；对一些 T 细胞抗原失表达，如 CD5、CD7；同时也表达细胞毒颗粒相关蛋白（TIA－1、颗粒酶 B 和穿孔素）；少部分病例 NK 细胞相关抗原 CD56 阳性，但不表达成熟 NK 细胞抗原 CD57。

EBV 检测：原位杂交检测 EBV 编码 RNA（EBER）的本病病例，其结果几乎均为阳性。

分子遗传学：皮损中可检测出克隆性 T 细胞受体（TCR）基因重排，但源自 NK 细胞的病例 TCR 基因重排呈胚基型；未有检测出免疫球蛋白重链（IgH）或轻链基因重排的报道。

【鉴别诊断】

本病需与下列疾病鉴别：

HV：典型 HV 是一种儿童起病、发病无地域限制、自愈性的慢性光敏性皮肤病，主要表现为受光部位丘疱疹，光照后可诱发或加重病情。近年研究发现 HV 患者皮损中也存在 EBV，部分 HV 患者在非受光部位亦出现皮损，且伴有发热、肝损害等系统表现，病理上 EBER 阳性细胞多见，可进展为 EBV 相关性 NK/T 细胞淋巴瘤。有观点认为 HV 和 HVLL 代表了克隆性 EBV 阳性 T 细胞淋巴组织增生性疾病这一病谱的不同阶段，对有 HV 样皮损的患者应长期随访观察。

结外鼻型 NK/T 细胞淋巴瘤：由于两者组织学上肿瘤均可累及真皮和皮下脂肪组织、有血管浸润，瘤细胞可表达 T 细胞相关抗原、细胞毒颗粒相关蛋白及 NK 细胞表型，并伴有 EBV 感染，故以往曾认为 HVLL 是结外鼻型 NK/T 细胞淋巴瘤一种变异型。但结外鼻型 NK/T 细胞淋巴瘤多见于成年男性，常侵犯口腔和上呼吸道，组织学上血管中心性和血管破坏性改变显著，有带状或片状分布的凝固性坏死，一般不发生 TCR 基因重排，且病情进展迅速，预后极差。

脂膜炎样 T 细胞淋巴瘤：肿瘤细胞偶或表达 CD30，但局限于皮下脂肪组织，很少累及真皮深层，无亲表皮性。瘤细胞沿脂肪细胞周围及其间呈花环模式浸润，常表达 CD8，多与 EBV 无关。

【治疗及预后】

对放疗或联合化疗的效果均不好，由于不同患者的诱发因素、病情轻重程度不同，其治疗效果和预后差异较大。本病临床经过不一，皮肤病变可反复发作,长达 10 ~ 15 年。有学者认为表达 CD56 的病例可能具有相对较好的预后,但如疾病出现系统播散或继发感染,则病程呈侵袭性,预后差。本病患者多死于病情进展、败血症、肝功能衰竭或发展为系统性淋巴瘤。

(陈明华)

42.7.3 皮肤 B 细胞淋巴瘤(cutaneous B-cell lymphoma, CBCL)

系以 B 淋巴细胞瘤性增生为特征的一类独特的皮肤淋巴瘤。

CBCL 瘤细胞的起源除发生于未成熟 B 淋巴细胞(淋巴母细胞)外,还可发生于成熟 B 淋巴细胞转化和分化的某个阶段。

近年来已证实滤泡中心细胞性淋巴瘤可原发于皮肤。关于正常 B 细胞滤泡的生理学,Weisenburger 等根据文献已做了简要阐释,并列出滤泡内正常 B 细胞分化的顺序以及每种 ML 代表不同阶段的瘤性增生。为便于了解滤泡中心细胞性淋巴瘤,现简要加以介绍。

正常未受刺激的初级滤泡大多由休止的小淋巴细胞组成,而次级滤泡由围绕反应性生发中心的套区类似细胞组成。初级滤泡和套区小淋巴细胞携有 SIgM 和 SIgD,大部分为起源于骨髓并经血液移至外周淋巴样器官。这些短寿的细胞包括循环血中 B 淋巴细胞的绝大部分经常由骨髓补充,它们也承担激发一级免疫应答的作用。生发中心的主要功能为挑选和扩大向记忆 B 细胞或浆细胞分化的高亲和性特异抗原 B 细胞克隆。

一级免疫应答时,滤泡边缘区起始 B 淋巴细胞以及移至淋巴结弥漫皮质的细胞发生母细胞转化,细胞分裂和分化,以应答抗原,这些细胞迅速移至髓索并分化成分泌 IgM 的浆细胞(初级浆细胞反应);存在于或移至初级滤泡内活化的起始 B 细胞同样发生母细胞转化,分裂并激发初次生发中心反应,不久形成抗原-抗体-补体复合物,继而这些复合物借滤泡树突状细胞的补体受体,而被捕捉在这些细胞表面。因滤泡树突状细胞为抗原提呈细胞,生发中心反应进一步扩大。随着结合抗原复合物的不断刺激,生发中心内出现免疫球

蛋白重链类转换和细胞突变,产生携带 SIgM 和 SIgG 或 SIgM 和 SIgA 的细胞;然后这些细胞失去 SIgM 而分化成高亲和性表面和胞质内 IgG 或 IgA 阳性生发中心细胞,后者视微环境因子而可分化成前浆细胞或 IgG 或 IgM 型记忆细胞。Th 为生发中心形成和产生记忆细胞所必需;记忆 B 淋巴细胞居住于外周淋巴样器官,经常再循环,寿命长,常携带 SIgG 或 SIgA。

二级免疫应答时,抗原特异性 B 细胞迅即分化或 IgG 或 IgA 分泌的浆细胞(次级浆细胞反应);不久,位于或移至淋巴滤泡内的其他记忆 B 细胞以同样的机制激发次级生发中心反应。滤泡树突状细胞长期保留抗原,使记忆 B 细胞长期维持。实验证明生发中心内细胞分化顺序为小无裂细胞→大无裂细胞→大裂细胞→小裂细胞。在生发中心内存活和分化的细胞系主要基于其对保留在滤泡树突状细胞上抗原的 SIg 亲和性。一般认为,具有高亲和性 SIg 的细胞表达 bcl - 2 蛋白而存活,而低亲和性 SIg 的细胞通过程序性坏死而死亡。生发中心内的微环境是影响存活细胞分化成记忆细胞或前浆细胞的关键。前浆细胞自生发中心移至骨髓或黏膜相关淋巴样组织,后者继发产生抗体(分别为 IgG 和 IgA)并分化成浆细胞。

以往认为 CBCL 大多继发于结内或结外其他器官 B 细胞 NHL,常迅速系统地累及其他器官,预后不佳。近年来,发现免疫细胞瘤、滤泡中心细胞性淋巴瘤均可原发于皮肤。原发性皮肤免疫细胞瘤和滤泡中心细胞性淋巴瘤较少累及其他器官,比继发性皮肤免疫细胞瘤和滤泡中心细胞性淋巴瘤的预后好,局部治疗效果良好。原发性 CBCL 中约 50% 易归类为免疫细胞瘤、免疫母细胞瘤或淋巴母细胞性淋巴瘤,关键是,滤泡中心细胞性淋巴瘤特别是中心母细胞/中心细胞型不易与其他良性皮肤病区别。现已普遍认为,没有唯一独特的形态学特征可以区分良、恶性 B 细胞浸润性疾病,如出现反应性生发中心曾一度表明是良性疾病的依据,现知它亦见于 CBCL 和 CTCL;反之,缺乏反应性生发中心并不能摒除良性 B 细胞疾病。因此,仅 HE 切片检查常不能区分良、恶性 B 细胞浸润性疾病,尚需进行其他检查。免疫标记显示

限于轻链,表明单克隆 B 细胞增殖,有重要意义。CBCL 中常见的表型为 IgMk,但在 50% 以上的病例中不表达免疫球蛋白重链。很多 CBCL 中可显示明显的 CD5$^+$ 套区并常见生发中心的破坏或暗示生发中心进行性转化,但 CBCL 常不显示 CD5$^-$ 表型。应注意的是,一般认为是良性的皮肤淋巴细胞瘤虽然在免疫组织学上常显示多型,但在某些病例中可见轻和(或)重链重排,个别可发展成具有同样基因重排的大细胞淋巴瘤;大细胞性淋巴细胞瘤也可示免疫球蛋白重排和限于轻链。

综上所述,CBCL 的诊断和鉴别诊断仍然有很多困难,尚需寻找明确的、可重复的诊断标准和克隆性检查的支持。

42.7.3.1　原发性皮肤边缘区 B 细胞淋巴瘤（primary cutaneous marginal zone B-cell lymphoma）

皮肤边缘区淋巴瘤是低度恶性 CBCL 的一种主要亚型,在 WHO - EORTC 分类中,边缘区淋巴瘤也包括了以前分类为原发皮肤免疫细胞瘤和原发皮肤浆细胞瘤。它被认为是常累及黏膜部位(黏膜相关淋巴组织,mucosal-associated lymphoid tissue,MALT)的结外边缘区 B 细胞淋巴瘤的一部分,在 2008 年的新版 WHO 造血与淋巴组织肿瘤分类中被纳入 MALT 淋巴瘤。在欧洲报道的一些病例中可检测到伯氏疏螺旋体,提示感染与发病有关。

【临床表现】

患者多为中青年,男性多见,皮损表现为红色至棕红色丘疹、斑块和肿块,多发于上肢和躯干。皮损常为单发、局限性成簇的丘疹和小结节,也可为散发于躯干和上肢的多处皮损。很少破溃或内脏累及,在一些病例中可自行消退(彩图 42 - 26)。

【组织病理】

真皮内弥漫或结节状浸润,有时累及皮下脂肪组织浅层,常不侵犯表皮,与表皮之间隔以无细胞浸润带。病变早期常见反应性生发中心,肿瘤细胞为小至中等大,具有中等度疏散染色质,胞核略不规则,核仁不明显,胞质丰富、淡然。在浸润的边缘可见到浆细胞、淋巴浆细胞样细胞及小淋巴细胞。免疫标记示瘤细胞呈 CD20$^+$、CD79a$^+$、

Bcl - 2$^+$、CD5$^-$、CD10$^-$ 和 Bcl - 6$^-$ 的免疫表型。70% 以上病例显示克隆性免疫球蛋白重链(JH)重排。

【鉴别诊断】

有时需与下列疾病相鉴别:① 原发皮肤免疫细胞瘤:现认为它是边缘区淋巴瘤的一种变异型。② 套细胞淋巴瘤:偶或侵犯皮肤,瘤细胞示 CD5$^+$、cyclinD1$^+$、CD23$^-$,不见转化免疫母细胞。③ 原发皮肤滤泡性淋巴瘤:瘤细胞主要为滤泡中心细胞,表达 Bcl - 6$^+$、Bcl - 2$^{-/+}$。

【治疗】

单发皮损可以手术切除,多发损害可予 α 干扰素和抗 CD20 抗体(rituximab)治疗。放疗对单个肿瘤有效,但易复发。本病预后好,5 年生存率达 98%,如有母细胞转化则预后差。

42.7.3.2　原发性皮肤滤泡中心细胞淋巴瘤（primary cutaneous follicular center cell lymphoma）

滤泡中心细胞性淋巴瘤(FCCL)包括所有起源于生发中心细胞的滤泡型和弥漫性淋巴瘤。以往认为皮肤 FCCL 均为继发于淋巴结或其他结外器官的 FCCL,预后不佳;近年来已证实它可原发于皮肤。原发性皮肤 FCCL 仅局部扩展,对局部治疗效果也良好。

【临床表现】

本病多见于男性中、老年人。皮肤结节、斑块好发于躯干特别是背部,其次为头皮。大多为单个偶或散在多发,直径为 2.5~15 cm,表面光滑,呈乳头状,极少脱屑和破溃。典型者周围绕以较小丘疹、轻度浸润斑块和(或)图形红斑。轻度浸润性斑块可先于肿瘤发生多月甚或很多年。有些患者的小丘疹、结节和(或)轻度浸润斑块仅维持数月(彩图 42 - 27)。

【组织病理】

分弥漫型浸润模式和滤泡型生长模式,前者累及真皮全层,与表皮之间隔以无细胞浸润带,早期沿血管和(或)附属器周围呈片状、团块状浸润。较大结节也可延伸到皮下脂肪组织,主要为小的、中等大小的和大的裂细胞(中心细胞)与中心母细胞按不同比例呈结节状至弥漫分布,通常不累及

表皮,组织象多样。浸润细胞的成分不一,但不论以何种细胞类型为主,常见一些向浆细胞分化的细胞,并往往限于单一轻链的克隆。在某些病例中可见浆细胞与瘤细胞之间的过渡形。早期小的皮肤损害常由小中心细胞组成,主要呈滤泡生长方式;进展期皮损(大结节或肿瘤)以肿瘤性大细胞特别是大的中心细胞、分叶状细胞和少数中心母细胞(不融合成片)为主,肿瘤性大B细胞可呈成纤维细胞样形态。突出的是,看不到常见于淋巴结FCCL中典型新生物性滤泡结构而为较大的淋巴样细胞的聚集,边界不清楚,周围绕以不规则分布的较小淋巴细胞。炎症反应细胞的数量不一,主要为小淋巴细胞、浆细胞和巨噬细胞。约10%损害标本中,可见提示生发中心的充分发育的反应性淋巴样滤泡和(或)结构(免疫标记示B细胞多克隆性)。免疫标记示瘤细胞除表达全B细胞抗原(CD19、CD20、CD22和CD79a)以及HLA－DR外,瘤细胞一致表达bcl－6蛋白,而CD10表达不一致(滤泡型常阳性,弥漫性常阴性),通常不表达bcl－2蛋白。滤泡中有滤泡树突状细胞,表达CD21、CD23、CD35。分子遗传学常示免疫球蛋白JH基因单克隆性重排。

【鉴别诊断】

① 原发性皮肤免疫细胞瘤:肿瘤主要发生于肢体,瘤细胞主要为淋巴浆细胞样细胞,常见PAS阳性包含物,免疫球蛋白位于胞质内。② 皮肤淋巴细胞瘤:与原发性皮肤FCCL的鉴别很困难。以往文献中列举的鉴别点大多根据初发皮疹后5年无系统受累作为良、恶性的区别,现知这些都不是绝对可靠的标准,即使测定SIg(皮肤淋巴细胞瘤示多克隆性B细胞成分,FCCL表达单一型轻链或失去可测定的SIg)对鉴别有帮助,但有时对皮肤中呈现弱染SIg则很难解释,而且在所谓大细胞淋巴细胞瘤中可见灶性单一型SIg染色和缺失SIg。基因重排对两者鉴别虽更可靠,但皮肤淋巴细胞瘤中也可示克隆性B细胞成分。因此,需结合临床和综合各区别点加以鉴别。

【治疗】

对只有局限性或少数散在皮肤损害的患者,可考虑放射治疗;对泛发皮肤损害和以发展成皮肤以外部位疾病的患者需要化疗。有报道对少数原发皮肤滤泡中心淋巴瘤患者应用系统性或损害内注入抗CD20单克隆抗体美罗华(rituximab)治疗有效,但尚不明确其远期疗效。

【预后】

无论肿瘤为何种生长模式,原发皮肤滤泡中心细胞淋巴瘤的预后都非常好,尽管常有复发,但鲜有皮肤外累及。弥漫型和滤泡型在预后方面没有差别。

42.7.3.3 继发性皮肤滤泡中心细胞淋巴瘤(secondary cutaneous follicular center cell lymphoma)

据美国NCI统计,在1 175例NHL中FCCL有392例,占33.4%,较多见。我国上海市淋巴瘤协作组报道1 771例NHL(1972~1981)中有115例,只占6.5%,较为少见,可能与漏诊有关。继发FCCL最常发生于淋巴结,也可发生于结外,如脾脏、胃肠道、骨髓、扁桃体和皮肤等。好发于中、老年人,男性稍多见。系统性FCCL约4%继发CML。FCCL中小裂细胞性多见,NCI 392例中有259例(68.2%)。上海市淋巴瘤协作组115例中小裂细胞性亦最多,有55例(59.8%);其次为混合细胞性22例(24%),大裂细胞性10例(11%),无裂细胞性5例(5.4%)。FCCL的大细胞性虽属中等恶性,但一般为低度恶性。小裂细胞性预后较好,5年生存率为70%。混合细胞性和大细胞性5年生存率分别为50%和45%。继发性皮肤滤泡中心细胞性淋巴瘤的亚型,据Burg统计,中心细胞性(centrocytic cell, CC)、中心母细胞/中心细胞性(centroblastnic/centrocytic cell, CB/CC)和中心母细胞性(CB)分别占CML的8%、3%~6%和2.5%~4%。笔者曾见18例,其中CB/CC 9例,CC 7例,CB 2例。皮肤损害为一致性皮肤结节,单个或多个,大多高出皮面,表面光滑,暗红、紫红或褐色。肝、脾、淋巴结常肿大,最后出现不规则发热和全身衰竭,患者常在诊断后数月内死亡。

【组织病理】

瘤细胞主要在真皮深层,偶或皮下脂肪组织,沿血管、附属器周围或近神经小分支呈结节状或弥漫型浸润,核分裂象在CC型中少见,在CB/CC

型和 CB 型中较多见。免疫组织化学瘤细胞表达 B 细胞相关抗原（CD19、CD20、CD21、CD24），单克隆性 SIg⁺。

【治疗】

主要应用联合化疗，预后差。

42.7.3.4 原发性皮肤免疫细胞瘤（primary cutaneous immunocytoma）

又称皮肤淋巴浆细胞样淋巴瘤（lymphoplasmacytoid lymphoma of skin）。目前归为皮肤边缘区淋巴瘤中的淋巴浆细胞变异型，以小淋巴细胞、淋巴浆细胞样细胞和表达胞质内单一类型免疫球蛋白的浆细胞的单形性增生为特征。

本病在西欧国家较多见，占 CML 的 15% ~ 20%；在我国虽未见报道，但是否罕见，今后尚值得注意。

【临床表现】

主要发生于中、老年人，无性别差异。皮损好发于下肢，皮肤结节自行迅速发生，呈鲜红、紫红至棕红色，或融合成浸润性斑块，高出皮面，很少破溃，偶或自行消退。个别患者的结节可自原先存在的慢性萎缩性肢端皮炎发展而成。原发性皮肤免疫细胞瘤的预后良好，对局部治疗效果好；而继发性约 20% 示单株丙种球蛋白，可发生淋巴结和脾肿大，少数可并发自身免疫性疾病，如干燥综合征、后天性大疱性表皮松解症、原因不明的血小板减少，晚期可继发白血病，并可去分化而发展成高度恶性的免疫母细胞性淋巴瘤或 Waldenstrom 病。

【组织病理】

真皮和皮下组织内瘤细胞浸润，在原发性皮肤免疫细胞瘤中大多呈片状或团块状，在继发性中常呈弥漫性。除见少数组织细胞和嗜酸性粒细胞以及很多肥大细胞外，还表现为在小淋巴细胞的背景中出现：① 较多浆细胞样淋巴细胞，核内或胞质内有对 MGP 和 PAS 呈阳性反应的物质（免疫球蛋白）；② 较多甚至很多散在的浆细胞，浆细胞样淋巴细胞和（或）浆细胞的百分比在原发性中占 20%，多位于浸润灶周围，在继发性中占 40%；③ 尚见一些向浆细胞分化的不同阶段

的细胞（具有不规则形胞核的中心细胞、中心母细胞、免疫母细胞、特殊浆细胞和浆母细胞）的混合形浸润。多形性较明显，核分裂象亦较多见。免疫标记示浆细胞样淋巴细胞和浆细胞表达单型性的胞质内免疫球蛋白，常为 IgM 型（少数病例中 IgG 或 IgA）。B 细胞相关标记阳性，而 CD5、CD10 和 Bcl-6 阴性。部分病例瘤细胞 CD43 阳性。

【鉴别诊断】

① 浆细胞瘤：皮肤浆细胞瘤大多为多发性骨髓瘤的表现，属原发性者极罕见。② 原发性皮肤滤泡中心细胞性淋巴瘤：多见于躯干和面部，瘤细胞属中心细胞/中心母细胞性，无 PAS 阳性包含物，免疫球蛋白染色示在细胞膜表面或缺如。③ 原发性和继发性皮肤免疫细胞瘤的区别为：前者皮肤损害多位于肢体，无自身免疫性疾病，单一型细胞占 20%；后者皮肤损害分布全身，50% 有单株丙种球蛋白，半数伴自身免疫性疾病，单一型细胞占 40%。④ B 细胞假性皮肤淋巴瘤：发现单一型浆细胞和（或）浆细胞样淋巴细胞有助于皮肤免疫细胞瘤与 B 细胞假性皮肤淋巴瘤的区别。⑤ Waldenstrom 巨球蛋白血症：产生 IgM 的瘤细胞分泌巨球蛋白至血液内。

【治疗】

小的单发结节可行手术切除；大的病灶可行局部放疗，一般不采用系统性化疗。预后较好，仅少数病例呈侵袭性病程。

42.7.3.5 原发性皮肤弥漫性大 B 细胞淋巴瘤，小腿型（primary cutaneous diffuse large B-cell lymphoma, leg type, PCLBCL-leg）

在 WHO-EORTC 分类中，这一术语既包括发生在腿部的病变，也包括发生在其他部位的类似病变。"原发性皮肤弥漫性大 B 细胞淋巴瘤，小腿型"的名称用于所有具有特定细胞学和免疫表型特征的皮肤弥漫大 B 细胞淋巴瘤。

【临床表现】

此瘤属中度侵袭性淋巴瘤，占皮肤原发性淋巴瘤的 2% ~ 4%，病因尚不清楚。临床上主要侵犯老年人，很少发生于儿童。皮肤损害最常见于单

侧或双侧小腿,有时也可见于小腿以外的部位。通常表现为迅速增长的多发播散性或聚集性圆顶状、红色或淡红色肿瘤,质硬、表面光滑,进展期可破溃。约有1/3病例侵犯皮肤外其他器官(主要为淋巴结、中枢神经系统、骨骼、肾、肝、脾、睾丸、胰腺、乳腺、骨盆和臂丛神经等)。预后较差。

【组织病理】

组织病理示瘤细胞弥漫性浸润于真皮全层,常扩散至皮下组织,表皮常不受侵,见表皮下无细胞浸润带,主要由中心母细胞和免疫母细胞组成,细胞大,核呈圆形,常见核分裂象。免疫组织化学示瘤细胞表达 CD19、CD20、CD22 和 CD79a,在大多数病例表达 Bcl-6,通常不表达 CD5、CD10、CD138 和 cyclinD1;在部分病例中强表达 Bcl-2。有免疫球蛋白重链(JH)基因的克隆性重排。

【治疗】

治疗应考虑患者年龄、皮肤损害的程度和继发累及皮肤外情况,对单个或少数小的皮肤肿瘤的老年患者首选放疗、手术切除或系统性糖皮质激素和 α-干扰素治疗,若复发可损害内注射美罗华。对其他患者的治疗同系统性弥漫大 B 细胞淋巴瘤的治疗。目前缺乏有关本病缓解率的资料。皮损复发是明显的危险性因素,有 Bcl-2 表达的生存率较低。

42.7.3.6 原发性皮肤弥漫性大 B 细胞淋巴瘤,其他型(primary cutaneous diffuse large B-cell lymphoma, other type)

这一术语用于那些罕见的病例,指由转化大 B 细胞组成的弥漫性淋巴瘤,既不属于 PCLBCL-leg,也不符合 PCFCL 定义的发生于皮肤的大 B 细胞淋巴瘤。瘤细胞由中心母细胞样细胞组成,伴有混合性炎性背景。免疫组织化学示瘤细胞通常表达 Bcl-6。多发病灶是预后不良的指征。

42.7.3.7 B 小淋巴细胞型淋巴瘤(B-small lymphocytic lymphomas)

本病常见于中年以上,自觉症状常不明显,病期长,就诊时病情大多已广泛播散;但确诊后发展也缓慢,可长期无明显症状。特异性皮肤损害可原发,即发生于白血病前或继发于白血病病程中。

【组织病理】

小淋巴细胞性淋巴瘤绝大多数(97%)属 B 细胞性。瘤细胞的大小和形态一致,较正常淋巴细胞稍大,胞核直径为 3~5 μm,呈圆形,与 T 小淋巴细胞性淋巴瘤的瘤细胞不易区分,主要靠免疫组织化学等鉴别。

【鉴别诊断】

① 慢性淋巴细胞白血病:瘤细胞形态不易区分,但 B 小淋巴细胞型淋巴瘤患者初诊时局部或全身淋巴结肿大为初发症状,血象正常,只是在晚期才出现周围血受累;而慢性淋巴细胞白血病患者就诊时骨髓和周围血受累为主要特征,淋巴结肿大则为继发。② 套区 ML 和滤泡中心细胞性淋巴瘤:其免疫表型与 B 小淋巴细胞型淋巴瘤的鉴别见表 42-26。

表 42-26 小淋巴细胞性淋巴瘤、套区细胞性淋巴瘤和滤泡中心细胞性淋巴瘤的不同免疫表型

类 型	免 疫 表 型						
	IgD	CD5	CD10	CD23	Leu8	CD43	CDw75
小淋巴细胞性淋巴瘤	+	+	-	+	+	+	-
套区细胞性淋巴瘤	+	+	-	-	+	+	-
滤泡中心细胞性淋巴瘤	-/+	-	+	-	-/+	-	+

42.7.3.8 向血管性大细胞淋巴瘤(angiotropic large-cell lymphoma)

又名血管内恶性淋巴瘤病(intravascular malignant lymphomatosis)。是一种极罕见的累及多器官的恶性血管内淋巴瘤,因系统性血管内不典型细胞增生,导致阻塞而出现相应的症状。在 2005 年的 WHO-EORTC 分类中,该淋巴瘤被列为临时病种;而在 2008 年 WHO 造血与淋巴组织肿瘤新分类中,则被列为独立病种。本病可以仅累及皮肤,但大多数患者有中枢神经系统症状。

【临床表现】

主要为神经症状和皮肤损害。皮损主要发生于躯干和四肢,表现为红或紫红色斑片、网状青斑、斑块、结节或破溃,皮肤结节类似 Kaposi 肉瘤。有些患者并发噬血细胞综合征,这类患者有发热、

盗汗和体重减轻及肝脾和骨髓受累,可引起出血和内脏损害。

实验室检查可出现贫血、白细胞减少或全血细胞减少、血沉增快、乳酸脱氢酶和碱性磷酸酶升高、血钙增加。

【组织病理】

病变累及皮下组织,主要为血管增生、扩张,血管腔内充满增生的大淋巴细胞,瘤细胞胞体大,核呈泡状,核仁明显,分裂象常见。不典型淋巴细胞并可浸润血管壁,呈洋葱皮样或小球状病变。真皮浅层和深层血管可见纤维蛋白性血栓,血管外瘤细胞不多见。电镜示瘤细胞具有淋巴细胞的特征,不见吞饮小泡、微丝和 Weibel - Palode 小体等内皮细胞的特点。免疫组化示瘤细胞表达 B 细胞性表型(CD19、CD20、CD79a),少数为 T 细胞性表型,个别报道为 NK/T 细胞表型。用 CD31 和 CD34 标记可特征性地显示肿瘤细胞位于血管腔内。

【鉴别诊断】

本病应与反应性炎症性系统性血管内皮细胞增生症相鉴别,该症的临床与组织学上与本病相似,但本病瘤细胞对 LCA 呈阳性反应,对第Ⅷ因子和荆豆凝集素呈阴性反应,超微结构具有淋巴细胞的特征。

【治疗】

早期诊断和采用适当系统化疗可延长患者生存期。对 B 细胞来源的淋巴瘤,文献报道在系统化疗基础上使用 CD20 单抗(利妥昔单抗)被证实有效;而 NK/T 细胞淋巴瘤则预后很差。

42.7.3.9 皮肤外原发性 B 细胞淋巴瘤累及皮肤

(1)套细胞淋巴瘤(mentle cell lymphoma)

【定义】

本病是一种少见的 B 细胞淋巴瘤,由类似中心细胞的套区淋巴细胞组成,也可演变为类似母细胞或大 B 细胞的母细胞亚型。不见肿瘤性转化细胞(中心母细胞和无裂细胞)和假滤泡/增生中心。

【临床表现】

此瘤占所有 NHL 的 10%,发生于中老年人,最常侵犯淋巴结,及继发侵犯结外部位,全身淋巴结肿大,胃肠道、口咽环、肝脏和骨髓是较常侵犯的结外部位。皮肤累及不常见,但在少数病例中,皮损可能是该瘤的首先表现,表现为孤立或多发淡红色肿块,少数原发于皮肤的套细胞淋巴瘤预后较好。

【组织病理】

瘤细胞浸润于真皮和(或)皮下组织,表皮下无细胞浸润带,可稀疏分布,围绕血管和皮肤附属器,呈结节状;也可致密呈弥漫性。瘤细胞通常由小至中等大淋巴细胞组成,有轻微至明显不规则胞核,核仁不明显。免疫组织化学示瘤细胞表达全 B 细胞相关抗原 CD19、CD20 和 CD21,另外 $CD5^+$、$cyclin D1^+$、$CD10^-$ 及 $Bcl-6^-$。分子遗传学示大部分病例为 JH 基因单克隆性重排。

【治疗】

主要采用联合化疗。

(2)Burkitt 淋巴瘤(Burkitt lymphoma)

此瘤主要发生于非洲中部儿童,也可发生于其他地区,我国也有少数病例报道,与特殊的地理气候条件有关。目前证明系由蚊子传播的 Epstein - Barr 病毒(EBV)引起。

【临床表现】

皮肤很少受侵,易侵犯颌骨、卵巢、睾丸、甲状腺、肾上腺和乳腺。皮肤也可继发性受累。患者 EBV 血清抗体试验阳性。临床可表现白血病。

【组织病理】

组织病理学上最特殊的是"星空"图像,即在瘤细胞浸润背景中见均匀散在的大而淡染的巨噬细胞内含有核碎片和包涵体样颗粒。瘤细胞由相对一致大小的小中心母细胞样 B 细胞组成,胞界不清,胞质较少,强嗜碱性,核圆或卵圆,染色质粗或细,核仁明显,核膜厚,分裂象易见。皮肤损害示真皮和皮下组织弥漫或片状瘤细胞浸润,表皮下无细胞浸润带。酶细胞化学和免疫酶标示瘤细胞为 B 淋巴细胞性,$CD5^-$、$CD10^+$、$bcl-2^-$、$bcl-6^+$、$Ki-67^+$,EBER 多数阳性。分子遗传学具有克隆性免疫球蛋白基因重排。应注意的是,"星空"图像也见于无裂核细胞型淋巴瘤、肿瘤期 MF 以及皮肤假淋巴瘤,需结合病史、特殊发病部位和血清学鉴别。

【治疗】

对放射治疗、化学治疗敏感。

42.7.3.10 淋巴瘤样肉芽肿病(lymphomatoid granulomatosis)

本病是与EBV感染相关的B细胞淋巴增生性疾病。1972年首次由Liebow等描述为肺血管中心性和血管破坏性淋巴增生性疾病。

【临床表现】

本病为主要侵犯肺部的严重系统性疾病。约1/3患者发生皮肤损害,可与肺部损害同时存在,或发生在其前后,间隔期一般为数月。有报道皮肤损害为本病长期(8年)唯一体征者,或在9年后出现系统性症状。皮疹通常广泛,表现为红斑、丘疹、斑块、皮下或皮内结节,倾向于破溃。好发于躯干和四肢,约20%患者中枢神经系统受累,约15%患者伴随ML。

【组织病理】

组织病理示真皮特别是深层附属器周围多种细胞浸润。浸润细胞为淋巴细胞、浆细胞和组织细胞;在个别病例中,可见小簇上皮样细胞或多核巨细胞;在某些病例中,可见具有深染、大胞核的细胞。血管炎通常不明显,常见于近破溃处深部血管,内皮细胞肿胀,管壁有纤维蛋白样物质沉着,偶见机化血栓。

根据EBV$^+$的B细胞与反应性浸润细胞的比例,组织学分为3级:1级病变无细胞异型性,大细胞不常见,EBER-1$^+$细胞少或缺如;2级病变为多形性炎性背景中散在大细胞,EBER-1$^+$细胞比1级多;3级病变中大B淋巴细胞成片分布,明显多形性或异型,EBER-1$^+$细胞更多见。

免疫表型示大细胞呈B细胞表型,反应性小到中等大淋巴细胞具有辅助T细胞标记。一些病例为JH基因单克隆性重排。

【鉴别诊断】

① MF:无血管炎。② Wegener肉芽肿病:无不典型细胞,可见由多核巨细胞包绕的坏死性肉芽肿,见肾小球性肾炎。

【治疗】

系统性化疗或α-干扰素。

(陈明华 邱丙森)

42.7.4 前驱血源性肿瘤(precursor hemato-dermic neoplasm)

42.7.4.1 母细胞性浆细胞样树突细胞肿瘤(blastic plasmacytoid dendritic cell neoplasm)

本病曾被命名为母细胞性NK细胞淋巴瘤、CD4$^+$/CD56$^+$皮肤造血细胞肿瘤、浆细胞样树突细胞白血病/淋巴瘤。由于肿瘤细胞在分化的很早阶段就出现恶性转化,所以属于前驱造血细胞肿瘤。

【临床表现】

临床上,患者大多为老年人,偶有青年或儿童,男性多见。皮损表现为局限性分布或泛发的斑块或肿瘤,表面呈紫红色外观。可累及黏膜。大部分患者就诊时损害仅局限于皮肤,或皮肤损害为该病的首发表现,后出现白血病样播散。部分患者除皮损外伴有全身症状和外周血、骨髓、淋巴结等器官受累表现,常见血小板减少、贫血和中性粒细胞减少。

【组织病理】

组织学示真皮内形态单一的肿瘤细胞弥漫性浸润,瘤细胞中等大小,形态似母细胞,但早期可仅表现为围血管浸润,伴反应性淋巴细胞。肿瘤常侵犯皮下组织,表皮不受累。免疫表型示瘤细胞表达CD4和CD56,CD123阳性,TdT大部分阳性。文献中有研究致力于区分母细胞性浆细胞样树突细胞肿瘤与髓系白血病的新的标记物,如BCL11A、CD2AP和ICSBP/IRF8等,强调需大样本研究证实。诊断除上述抗体标记外,尚需结合一系列淋巴组织和髓系标记。

【治疗】

本肿瘤具极高的侵袭性,预后极差,治疗应在血液科系统化疗或同种异体骨髓移植。

42.7.4.2 皮肤淋巴母细胞淋巴瘤(cutaneous lymphoblastic lymphoma)

(1) 皮肤B淋巴母细胞性淋巴瘤(cutaneous B-lymphoblastic lymphoma)

系前驱B淋巴细胞的恶性增生。好发于儿童和青少年,常表现为头颈部红色孤立性肿块。组织学示真皮和皮下组织形态单一的瘤细胞弥漫致密浸润,肿瘤细胞为淋巴母细胞,中等大小,胞质少,核圆、卵圆或扭曲,核仁不明显,染色质较细,常见核分裂和坏死细胞,有时见到"星空现象"。免疫表型示瘤细胞表达 CD79a、TdT、CD10,配对盒(paired box)基因 5(PAX-5)和胞质 μ 重链。大部分病例表达 CD20,但也有病例 B 细胞标记阴性。分子遗传学示存在免疫球蛋白重链(JH)基因重排,也可以有 TCR 基因的克隆性重排。治疗采用系统化疗,也有联合骨髓移植。

(2) 皮肤 T 淋巴母细胞性淋巴瘤(cutaneous T-lymphoblastic lymphoma)

此瘤系起源于未分化或低分化淋巴母细胞的一种高度 ML。绝大多数为 T 细胞性,B 细胞性仅占 2% 以下。

【临床表现】

皮肤损害常为成人患者的首发症状,但不见于 10 岁以下儿童的患者。可一开始即为本病,也可自低度恶性 T 细胞淋巴瘤如 MF 或 SS 演变而成。T 细胞性淋巴母细胞淋巴瘤占所有 CML 的 3.5%~7%,可分为曲核型和非曲核型,曲核型原发于皮肤者极少见,国外报道 3 例,2 例为儿童,1 例为成人;国内曾报道 1 例 32 岁男性。成人患者无明显性别差异。最初常为单个皮肤肿瘤,以后迅速增多,淋巴结大多早期受累。病情发展快,易侵犯中枢神经系统和生殖系统,伴发热、体重减轻。白血病象少见。患者常在数月内死亡。

【组织病理】

组织病理示瘤细胞呈片状或弥漫浸润于整个真皮内,常累及皮下组织,也可侵犯表皮。可单行浸润于胶原束间,破坏原来组织(血管或附属器)。瘤细胞中等大小,核圆形或扭曲,染色质细致,核仁不明显,核分裂象易见。胞质少,胞界不清。免疫表型根据细胞分化程度不同而异。所有病例 TdT 阳性,大部分表达胞质型 CD3 和 CD7。CD4 和 CD8 可以阳性或阴性,CD1a、CD2、CD5、CD99、CD34 阳性表达不一致。少数病例表达 CD79a。分子遗传学示有 TCR 单克隆重排,少数同时存在 TCR 和 JH 的单克隆重排。

【治疗】

采用系统化疗,联合骨髓移植。

(陈明华)

42.7.5 浆细胞瘤(plasmacytoma)

浆细胞瘤是由不同程度分化成熟和分泌免疫球蛋白的浆细胞克隆性增生而组成的一种恶性肿瘤。根据肿瘤的发生和累及部位可分为:① 多发性骨髓瘤,原发于骨髓;② 原发性髓外浆细胞瘤,最常见于上呼吸道和口腔,原发性皮肤浆细胞瘤极罕见。

42.7.5.1 多发性骨髓瘤(multiple myeloma)

本病系指骨髓浆细胞的异常增生并侵犯骨骼、软组织、淋巴结、肝、脾或其他器官等。

【临床表现】

较少见。男多于女,大多发生在 50~70 岁。若因骨髓瘤细胞侵犯骨骼,肿瘤常发生于扁骨或长骨,大多为多发性,可引起疼痛和压痛或病理性骨折;异常浆细胞增生可导致高球蛋白血症,引起血流滞缓、血管壁损伤甚至凝血功能障碍,引起出血;同时由于干扰了正常免疫球蛋白的产生而容易感染,约半数以上病例反复肺部感染,约 1/3 病例有尿路感染。此外,浅表淋巴结以及肝、脾常肿大。肿瘤也可发生于甲状腺、子宫、卵巢、睾丸、肾脏、肾上腺、胃肠道、心脏、脑膜和皮肤。

皮肤损害可分为:① 特异性损害:大多为结节,由肿瘤直接蔓延引起,偶或为转移性病灶的一部分(彩图 42-28)。② 非特异性损害:可表现为皮肤淀粉样蛋白沉积(伴内脏淀粉样蛋白沉积),见于 10%~15% 患者;或冷球蛋白性紫癜,约见于 5% 患者;或弥漫性血脂正常性扁平黄瘤;也可表现为秃发、鱼鳞病样皮损、红斑、色素沉着或脂溢性皮炎样等。此外,也可因骨髓瘤细胞累及内脏而引起继发性皮损,如累及肾脏,可引起瘙痒、凹陷性水肿;波及肺脏,引起甲基半月嵴消失和杵状指;神经或神经节受累可引起带状疱疹,甚至因汗腺萎缩而产生无汗症。

【实验室检查】

血象:贫血,晚期甚至全血细胞减少,淋巴细胞和嗜酸性粒细胞中等度增加。血沉加快。血涂片中可找到少量骨髓瘤细胞,如大量出现,临床上称为浆细胞性白血病。

骨髓象:常呈增生象,具有特征性骨髓瘤细胞,常占有核细胞数的 10%~30%,甚至高达 90%

— 1441 —

以上。骨髓瘤细胞的大小、形态和成熟程度不一。

其他：高球蛋白血症明显,骨髓瘤细胞所产生的球蛋白不止一种,其移动度与丙种球蛋白相等,或在β球蛋白和丙种球蛋白之间(M球蛋白)。电泳图中有一单纯锐利的球蛋白高峰和白蛋白峰的降低。某些患者可出现冷球蛋白。根据免疫电泳法可将骨髓瘤分为：① IgG型,占53%,血清中出现异常IgG,其轻链仅具有一种抗原性(κ或λ型);② IgA型,占28%,血清中出现异常IgA,其轻链为κ或λ型;③ 凝溶蛋白型(凝溶蛋白或称Bence-Jones蛋白,仅由轻链型多肽链构成,可以单体和双重合体出现于血清中);④ 轻型异常型(凝溶蛋白仅在尿中出现)。此外,血钙常增高,约50%患者尿中出现凝溶蛋白;也常见尿蛋白和管型,晚期可发生肾功能衰竭。X线检查有时可显现骨质破坏。

【组织病理】

特异性皮肤损害显示真皮内有密集瘤细胞浸润。较成熟的瘤细胞似浆细胞,核较小而圆,居中,核膜清楚,染色质颗粒稍粗,略呈放射状排列,有时见双核或多核。胞质丰富,质均匀,嗜碱、嗜酸或嗜双色,偶见核周透明晕。幼稚细胞可相当大,其大小、形态和染色深浅不一。此外,可见对PAS染色呈阳性反应的Russell体。

【诊断及鉴别诊断】

本病的主要诊断依据为：① 骨髓中浆细胞超过15%以上;② 高球蛋白血症,主要为M型球蛋白血症和(或)凝溶蛋白尿;③ 骨骼疼痛及骨质破坏。

需与下列疾病相鉴别：① 系统性浆细胞增生：非瘤性浆细胞增生,多克隆高γ球蛋白血症;② 皮肤假性淋巴瘤：非肿瘤性淋巴细胞浸润。

【治疗】

包括支持疗法和化学治疗,前者如纠正贫血、控制感染、防止病理性骨折等;化疗药物较有效的如左旋苯丙氨酸氮芥和环磷酰胺,疗效为50%~70%。目前认为联合疗法的效果较单药治疗法优越。

【预后】

本病的自然病程平均为6~12个月。化疗后,生存期可延长至24~50个月,少数长达7年,中位生存期为3年。

42.7.5.2 原发性皮肤浆细胞瘤(primary plasma-cytoma of the skin)

此瘤极罕见,常只有单个皮肤肿瘤而无骨髓受累的证据,血清免疫球蛋白不增加,尿中无凝溶蛋白。

【临床表现】

临床多发生于中老年人,皮损无好发部位,典型表现为单个或多发淡红褐色至紫色斑块或结节,很少破溃。

【组织病理】

组织病理象与多发性骨髓瘤或其他髓外部位的髓外浆细胞瘤的特异性皮肤损害相同。瘤性浆细胞呈弥漫或结节性浸润于真皮甚至皮下组织,与表皮之间隔以无细胞浸润带。瘤细胞常集中于血管和(或)附属器周围以及胶原束间的间质内。浆细胞具有不同成熟程度的形态,偶见异常核分裂象和多核。免疫表型示瘤细胞呈CD79a⁺、CD38⁺、CD138⁺,在大多数病例中CD45⁻、CD20⁻,绝大多数EMA⁺、HMB-45⁺、CD30⁺,偶或角蛋白阳性。常示IgH和IgL基因重排,在限于Ig轻链的病例中,检测不出IgH基因重排。

【鉴别诊断】

应与多发性骨髓瘤引起的继发性皮肤浆细胞瘤相鉴别,多发性骨髓瘤在骨髓中浆细胞增生大于10%,有骨溶解损害,血浆和尿中可检测出副蛋白。

【治疗】

对孤立性皮肤浆细胞瘤可手术切除加局部放射治疗。

42.7.6 皮肤白血病(leukemia cutis)

【定义】

白血病的特征为白细胞及其前体细胞在骨髓或其他造血组织呈异常弥漫性增生,浸润到其他各组织和器官,包括皮肤。白血病的皮肤表现称为皮肤白血病。

【发病情况】

白血病在我国不少见,近年来逐渐增多。不

同于国外的是,急性较慢性多见,且多为男性。其中粒细胞性白血病最常见,其次为淋巴细胞性白血病,单核细胞性白血病少见。

【病因及发病机制】

有认为本病与病毒有关,但尚未确证。慢性粒细胞白血病有异常染色体,大多能在骨髓标本中见到 Philadelphia(Ph)染色体。

【临床表现】

常伴系统症状,如发热,贫血,淋巴结、肝、脾肿大,也可累及心、肺、泌尿生殖系统、骨骼和中枢神经系统等。皮肤损害分为特异性和非特异性两种类型,可单独发生或并发。特异性皮损由白血病细胞浸润所致,大多为继发性,可表现为丘疹、结节、斑块或剥脱性皮炎等。如波及整个体表皮肤,称为泛发性皮肤白血病,常见于慢性单核细胞白血病,发生率为 10% ~ 50%;淋巴细胞性白血病次之,为 6% ~ 10%,在粒细胞性白血病主要见于慢性病例,预示病情严重。急性淋巴细胞白血病的特异性皮疹较为少见。

非特异性皮损又称白血病疹,无白血病细胞浸润,可表现为斑疹、丘疹、水疱、风团、紫癜、结节、溃疡等,常伴剧烈瘙痒。可在内脏损害或特异性皮损出现前数周或数年发生,偶见于晚期,有时可发展成特异性皮损。

根据永井西尾的统计,各型白血病的皮损发生情况如表 42 - 27 和表 42 - 28。

表 42 - 27　各型白血病特异性皮损的发生

疾病类型	例　数	特异性皮损例数(%)
白血病		
淋巴细胞性	20	3(15.0)
粒细胞性	133	4(3.0)
单核细胞性	10	3(30.0)
其他	12	0(0)
恶性淋巴瘤		
网状肉瘤	93	23(24.7)
淋巴肉瘤	25	3(12.0)
其他	4	0(0)
Hodgkin 病	34	3(8.8)
蕈样肉芽肿	2	2(100)
合计	333	41(12.4)

表 42 - 28　白血病类型和皮肤损害

皮损形态	淋巴细胞性	粒细胞性	单核细胞性	其他	合计
肿瘤	20	19	2	2	43
红皮病	5.5	0	0	0	5.5
发疹性	5.5	2	2	0	9.5
其他	1	1	2	0	4
合计	32	22	6	2	62

42.7.6.1　白血病的皮肤表现(skin manifestation of leukemia)

(1)急性白血病

皮损多为非特异性。常见于晚期,预示病变的播散,预后不佳,表现为紫癜、出血性大疱,间有红斑、丘疹和脓疱。丘疹中央常坏死、破溃。口腔黏膜亦可发生溃疡。罕见者可同时并发肿瘤型特异性皮损。

红白血病(erythroleukemia, di Guglielmo 病)是一种急性粒细胞白血病,其特征为未成熟粒细胞和红细胞异常增生,最初常以未成熟红细胞增生明显为特征。可见紫癜,并发生丘疹、结节、斑块和溃疡。

(2)慢性淋巴细胞白血病

1)特异性皮损

较常见,可表现为以下几种类型:

肿瘤型:大多见于 B 淋巴细胞型,好发于面部,其次为四肢伸侧、肩和胸部,散在或融合成片。肿瘤位于皮内或皮下组织,略高出皮面,直径 0.1 ~ 10 cm,边界清楚,表面光滑,呈黄褐色、淡棕红色至淡红蓝或紫色,坚实并有弹性,一般不破溃。最初一段时间内迅速增大,后生长缓慢或多年持续不变,经治疗后消退,不留瘢痕,周围皮肤常萎缩并见毛细血管扩张。自觉烧灼感或轻度疼痛或压之不适。常无明显瘙痒。面部肿瘤常融合成片,致呈狮面样。发生于四肢的肿瘤常因外伤或继发感染而发生溃疡。

发疹型:多发生于躯干和腹部侧面,常表现为二期梅毒疹样皮损。笔者曾见 1 例病期为 10 年的 B 细胞慢性淋巴细胞白血病女性患者发生扁平苔藓样皮损。

红皮病型:较少见,大多见于 T 淋巴细胞型,表现为全身皮肤潮红、增厚、干燥及脱屑。自觉瘙痒。

2）非特异性皮损

常表现为痒疹样丘疹、紫癜、湿疹样疹、大疱、带状疱疹和剥脱性皮炎，其次为荨麻疹、单纯疱疹、脓皮病、色素沉着、毛发营养不良和指（趾）甲改变。伴发痒疹样丘疹的慢性淋巴细胞性白血病又称为淋巴性痒疹［prurigo lymphatica（Buschke）］

（3）慢性粒细胞白血病

1）特异性皮损

较少见。常见于病程中，偶见于白血病前（即非白血病型）。肿瘤常见于躯干，根据其切面有无特征性绿色，可分为绿色瘤和非绿色原粒细胞瘤（myeloblastomas）或粒细胞肉瘤（granulocytic sarcoma）。

绿色瘤：约占粒细胞性白血病的 3.1%。国内最早病例为 1932 年由王氏报道，至今共约 53 例。根据 44 例统计，均发生在 28 岁以前，好发于颅骨，特别是眼眶周围，可引起突眼、脑神经麻痹等症状。肿瘤的特征为：切面在日光下呈绿色，在紫外线下则呈红色荧光，如暴露于空气中，因被氧化而褪色，褪色后再经过氧化氢或某些还原剂如硫酸氢钠处理又可恢复绿色。肿瘤之所以呈绿色，一般认为与瘤内含大量过氧化酶有关；在紫外线下发红色荧光则与瘤内卟啉特别是原卟啉有关。

白血病前绿色瘤：系特殊类型的绿色瘤，发生于白血病前，极罕见。文献报道共约 10 例。国内 1979 年复旦大学附属华山医院血液科与皮肤科共同首先报道 1 例。根据文献报道中的 10 例分析，男性多见（6 例），年龄为 8～71 岁，7 例为 30 岁以上。很少累及颅骨而引起突眼，但累及颅骨以外其他骨骼或原发于骨外其他部位（如皮肤、内脏和淋巴结等）则相当常见。自此瘤的出现至发生急性粒细胞白血病血象和骨髓象的时间为 6.5～36 个月。肿瘤的表现同绿色瘤。

2）非特异性皮损

仅偶见痒疹样丘疹或紫癜。

（4）慢性单核细胞白血病

特异性皮损较常见，有两种表现：

斑疹型：常不对称分布于全身体表，呈红色或褐色，颇似二期梅毒疹；晚期变成紫蓝色并略有浸润，消退后常留下灰色斑。有时有压痛，但很少引起瘙痒或疼痛（彩图 42-29）。

结节和斑块：位于皮肤深层，有些浸润，中央偶或软化，破溃成不规则形火山口样溃疡，基底坚硬，边缘隆起。

【实验室检查】

血象：白细胞总数轻度增加，一般不超过 30×10^9/L，晚期可明显增加；反之，约半数患者白细胞不增加，甚至低至 0.4×10^9/L。起病时常有不同程度的贫血，以后血红蛋白可迅速减少；贫血属正常红细胞和正常血红蛋白性。外周血中可出现幼红细胞，也见幼稚白细胞。血小板大多减少，伴出血时间延长。血块退缩不佳和毛细血管脆性试验阳性。

骨髓象：显著增生，主要为白血病原始细胞，可高达 99%。原始白细胞数在 6% 以上者有诊断价值。

血片或骨髓涂片细胞化学染色：对鉴别不同白血病细胞有诊断价值。

其他：血浆白蛋白降低，慢性淋巴细胞白血病患者的血清 γ 球蛋白常减低，其他型白血病患者的 γ 球蛋白大多正常。慢性粒细胞白血病患者的 22 号染色体缩短（Ph 染色体）。

【组织病理】

（1）特异性皮损

未成熟和已成熟的白血病细胞在真皮和皮下组织内呈弥漫性或沿血管和附属器周围限界性浸润，与表皮之间常隔以无细胞浸润带，常在胶原束间呈线形浸润，很少侵入表皮，可侵犯血管壁或见于血管腔内，附属器亦常受累。白血病细胞的形态比较一致，通常无核分裂象，其类型视各型白血病而定。在慢性淋巴细胞白血病中，为大量成熟小淋巴细胞和少数未成熟的原淋巴细胞，在粒细胞白血病中为各类粒细胞包括原粒细胞，在单核细胞性白血病中为单核细胞样细胞和原单核细胞。在 HE 切片中常不易识别各型白血病细胞；在石蜡包埋切片中它们的大多数标记酶已被破坏。因此，确定各型白血病细胞，最好和最简便的方法是同时做印片或恒低温干冻切片进行酶细胞化学染色或单克隆抗体免疫标记。不同类型皮肤白血病的组织病理细胞形态与组织化学的鉴别要点见表 42－29。

表 42－29　不同类型皮肤白血病的鉴别要点

鉴别要点	白血病类型				
	ALL	CLL	AGL	CGL	AML
组织病理					
表皮受累	＋	++（灶性）	＋	－	－
无细胞浸润带	+++	+++	+++	+++	+++
弥漫性浸润	+++	+++	＋	+++	+++
结节状浸润	＋	＋	＋	＋	－
线形浸润（胶原束间）	－	－	+++	+++	+++
血管周围/血管内受累	+++	+++	+++	+++	+++
附属器受累	＋	++	+++	＋	++
白血病细胞形态	母细胞	小淋巴细胞	不典型髓样细胞，髓母细胞	中性粒细胞，嗜酸性粒细胞	母细胞，单核样细胞
组织化学					
氯醋酸酯酶	阴性	阴性	阳性	阳性	阴性
溶菌酶	阴性	阴性	阳性	阳性	阳性

（2）非特异性皮损

其组织象无特征性，视临床形态而与相似疾病类似。

【治疗】

同白血病。特异性皮损可用 X 线、磷－32 局部治疗，非特异性皮损可对症治疗。

42.7.6.2　毛细胞白血病（hairy cell leukemia）

本病的特征为毛细胞主要浸润骨髓、血液和脾脏，仅偶或累及皮肤。皮肤损害表现为斑丘疹或浸润性斑块。患者多为男性，发病年龄为 40～60 岁。起病隐匿，早期全血细胞减少，特别是明显贫血，脾巨大，半数肝肿大。外周血中白细胞少于 $10×10^9$/L，除中性粒细胞减少外，均见毛细胞。白细胞数越高，毛细胞也越多。毛细胞的大小不一，很可能为 B 淋巴细胞性。核呈圆或卵圆形，有时凹陷呈肾形，轻度折叠，胞核清楚，有时见一淡染小核仁。胞质丰富，呈蓝灰色，有很多纤维状突起。细胞化学染色示对 POX、苏丹黑、AKP 均阴性，仅少数对 PAS 阳性，ANAE 弱阳性，但对 ACP 阳性，表现为胞质内多数红色阳性颗粒，耐左旋酒石酸。上述毛细胞在外周血涂片中明显。组织病理示皮肤损害内毛细胞在 HE 切片中胞质突不明显，排列成片，胞核周围胞质染粉红色，呈海绵状花边样。

42.7.7　皮肤假性淋巴瘤（cutaneous pseudo-lymphoma, CPL）

本病系指临床和（或）组织病理学上类似 CML 的一组良性皮肤淋巴增生性疾病。在诊断 CML 时，切不可忽视与酷似 CML 的疾病的鉴别或联系，后者包括以淋巴细胞克隆性增殖的淋巴增殖性皮肤病（lymphoproliferative skin diseases）和反应性（多克隆性）细胞浸润性皮肤病。有些经过长时间后可发展成 CML，有人将之称为皮肤前淋巴瘤（cutaneous prelymphoma）；另一些可以与 CML 并存或发生在 CML 之后，呈部分重叠现象。

Slater（1992）提出很多疾病存在着自炎症状态发展成恶性的病谱的例子，其中有些已明确为抗原的刺激所致，如免疫抑制的移植患者可发生与 EBV 相关的淋巴增殖性疾病。对皮肤 T 和 B 细胞淋巴增殖性疾病的基因类型所进行的分析，为此提供了有力的证据，表明皮肤中出现类似的病谱，如在 MF、LyP、ALEVP 和 CLH 等这些疾病中共同观察到胚系状态，经不同时期后可发展成单克隆性疾病,并最后确定为 ML。病谱的中央部分界线模糊不清,难以划清单克隆性皮肤病(所谓克隆性皮肤病)和低度恶性 ML 的界线。自胚系向单克隆状态的分子过渡形式不一,但已叙述过处于中间多克隆、多种主要克隆和寡克隆状态。已知长期皮炎演变成 CML 的病谱与 HTLV 感染有关,并证明血管免疫增殖性损害(特别是淋巴瘤样肉芽肿病)以及 LyP 的病谱可能与 EBV 有关。同样,也有报道 Borrelia 感染可能是 CLH 的致病因素。因此,Slater 最后从多方面探讨来诊断皮肤淋巴增殖性疾病。有些可以特殊病因如 HTLV 感染将疾病归类。一般是先做临床分期,然后进行常规组织病理检查,得出适当的疾病范畴。如可能,补充应用近代技术以确定诊断。

CPL 的临床表现多种多样,皮损可以是孤立的或广泛分布,甚至出现泛发性红皮病,其病程也从几周到几个月甚至几年。CPL 的诊断必须综合临床、组织病理学、免疫表型和分子特征各方面的分析后才能得出,有时经过临床随访后才能得出正确诊断。

42.7.7.1 皮肤淋巴样增生(cutaneous lymphoid hyperplasia, CLH)

【定义】

本病系皮肤淋巴网状组织的一种良性反应性增生,其特征为好发于面部的丘疹和结节,组织象常显示淋巴滤泡样结构。以往对 CLH 曾有不同的命名,包括皮肤淋巴细胞瘤(lymphocytoma cutis)、皮肤良性淋巴腺病(lymphadenosis benign cutis)、Spiegler - Fendt 假淋巴瘤(pseudolymphoma of Spiegler - Fendt)等。

【病因及发病机制】

可能与虫咬、外伤、疫苗接种、光化作用、感染等因素有关。典型病例最常发生在壁虱(ixodes ricinus)叮咬以后,可能借感染因子(立克次体、伯氏疏螺旋体感染?)传播。1958 年 Paschond 曾将结节成功地移植于人体,认为本病有传染性,怀疑病毒为其病原体,但未获证实。本病的诱因可为外伤和日光照射。已知播散型可伴发于恶性肿瘤(肝癌、食管癌、烧伤后皮肤鳞状细胞癌、隆突性皮肤纤维肉瘤或纤维肉瘤),值得注意。

【临床表现】

多见于女性青年。可分为两型:

局限型:较常见,皮肤损害约90%发生于面部和头皮,特别是颊、鼻和眼睑,但也见于躯干和四肢,并可发生于乳头,类似乳腺外湿疹样癌,但不呈湿疹样或破溃。表现为单个或数个簇集的淡红至褐红色、半球形隆起丘疹或结节,直径为 1~3 cm,甚至融合成直径为 3~5 cm 的斑块,表面光滑,边界清楚,质较硬,生长缓慢,一般无自觉症状,数月后可自行消退(彩图 42 - 30)。罕见局部浅表淋巴结肿大。

播散型:无特殊好发部位,可局限于某处或散在分布于躯干和肢体,损害多发,为粟米大丘疹或小结节,可反复发作,伴瘙痒,自行消退后不留痕迹,约半数病例区域性浅表淋巴结肿大。部分患者对光敏感,夏季加剧。

【实验室检查】

外周血中白细胞增加,淋巴细胞相对增加。

【组织病理】

细胞浸润常呈楔形,主要在真皮上部,有时真皮中、下部甚至皮下组织内较显著,但并不表明为恶性。浸润细胞可呈结节状或弥漫分布,但常呈片状,主要在血管周围,极少侵入胶原束间,除不等量浆细胞和嗜酸性粒细胞外,主要为淋巴细胞和滤泡中心细胞(中心细胞和中心母细胞),彼此互相混合或排列成淋巴滤泡样结构,滤泡中央可见核分裂象。此外,还见巨噬细胞、多核巨细胞和上皮样细胞。淋巴滤泡样结构小的比大的多见,小的多见于病变前期。常见血管和成纤维细胞增生,内皮细胞肥大。表皮正常或萎缩。

【诊断及鉴别诊断】

临床上局限型可与组织细胞瘤、结节病、深部红斑狼疮、皮肤 B 细胞淋巴瘤等类似,播散型易与多形日光疹、毛发上皮瘤、组织细胞瘤等混淆,但组织病理检查可以区别。

【治疗】

本病可于数月或数年内自行消失。小结节可手术切除,局部注射糖皮质激素或 α 干扰素可使皮损消退。局限型对放射治疗敏感,效果良好,有效剂量为 5~15 Gy,但可复发。播散型对放射线照射效果较差,可选用青霉素注射。有伯氏疏螺旋体感染证据的患者可使用多西环素、红霉素或头孢曲松等治疗。

42.7.7.2　皮肤淋巴细胞浸润症(lymphocytic infiltration of the skin)

病因不明,文献报道在疾病早期可能与日晒有关。多见于 50 岁以下。面颈部多发,偶见于胸背部,皮损可单发,多发性更常见,表现为丘疹或斑块,红或褐红,边界清楚或呈盘状。无自觉症状。可消退,原处复发。组织病理示表皮正常,真皮血管周围和皮肤附属器周围有成熟的淋巴细胞浸润。真皮浅层胶原嗜碱性变性。免疫组化示主要为 T 细胞,大部分为 CD4$^+$T,偶尔 CD8$^+$T,HLA - DR 阴性。无特效疗法,可试用氯喹或羟氯喹。

42.7.7.3　持久性结节性节肢动物叮咬反应(persistent nodular arthropod bite reactions)

可能与伯氏疏螺旋体感染有关。临床表现为多发性皮肤结节伴瘙痒,最常见于肘、腹、外生殖器和腋窝。组织病理示真皮或皮下组织内致密淋巴组织细胞浸润,伴有数量不等的嗜酸性粒细胞和浆细胞浸润,可见不典型淋巴细胞、少量大的 R - S 样细胞和异物巨细胞反应,偶见反应性淋巴样滤泡。诊断需结合病史。有时需与结节性痒疹和 ML 等相鉴别。

42.7.7.4　淋巴瘤样药疹(lymphomatoid drug eruption)

又称药物引起的假淋巴瘤综合征,常由抗痉挛药引起。一般发生于服药后 2 天至 8 周(苯妥英钠为治疗后 5 天至 5 年)。临床表现有发热、淋巴结病(全身或局部)、肝脾肿大、关节痛、关节肿胀和肌痛等;皮疹大多表现为非特异性泛发性斑疹、斑丘疹和丘疹,也可为湿疹样或荨麻疹样,或发展成剥脱性红皮病,停药后 2~6 周皮疹消失。血白细胞增多,嗜酸性粒细胞增加。组织病理表现多样,淋巴细胞呈致密带状、结节状或弥漫性浸润,有时伴有异型细胞,有或无嗜酸性粒细胞浸润。有些表现为良性淋巴组织增生伴有反应性滤泡增生。JH 及 TCR 基因重排的分子分析提示为

多克隆性模式。

停用相关药物后皮损及全身症状可有不同程度的消退,如再次使用该药或类似药物时皮疹又会发生。

42.7.7.5　光化性类网织细胞增生症(actinic reticuloid, AR)

光化性类网织细胞增生症包括一组对广谱紫外线照射极度敏感的慢性复发性皮肤病,系慢性光化性皮炎病谱晚期的一端,目前认为本病可能是一种内源性光变应原所致的皮肤迟发性超敏反应,在临床和组织病理上很多特征与 MF 及 SS 类似。临床以老年男性多见,早期表现为面部、颈部和手背红斑,逐渐可扩展到覆盖区,或累及全身,偶呈红皮病。皮损可因长期搔抓引起苔藓样变或浸润性斑块。瘙痒常剧烈且难以治疗。病程慢性,无自愈倾向。光生物学测定,患者对 UVB 异常敏感,也常对 UVA 甚或可见光敏感;光激发试验和光斑贴试验可阳性,最小红斑量较正常低。组织学上表现为真皮浅层和深层血管周围致密的混合性细胞浸润,包括淋巴细胞、组织细胞、浆细胞和嗜酸性粒细胞,可见淋巴细胞外渗入表皮内。免疫组化特点为 CD8$^+$T 细胞为主。

本病治疗困难,防光措施很重要,避免致敏原,避免接触和服用各种含有光敏物的用品和药物,皮损处可外用糖皮质激素,口服烟酰胺、维生素 B 族或羟氯喹等有一定效果。急性期可口服泼尼松控制病情;严重病例对沙利度胺常有良好反应,也可酌情使用免疫抑制剂如硫唑嘌呤;难治病例在缓解期可应用 PUVA 疗法。

42.7.8　Hodgkin 病(Hodgkin disease)

【同义名】

Hodgkin 淋巴瘤(Hodgkin lymphoma)、Hodgkin 肉芽肿(Hodgkin granuloma)、Hodgkin 副肉芽肿(Hodgkin paragranuloma)、Hodgkin 肉瘤(Hodgkin sarcoma)、恶性淋巴肉芽肿病(lymphogranulomatosis maligna)。

【定义】

本病是 ML 的一种,其特征是存在肿瘤性瘤巨细胞(Reed - Sternberg 细胞,简称 R - S 细胞),

常有不同程度的炎症细胞浸润。

【简史】

1832年Hodgkin描述7例淋巴结和脾肿大的死亡患者,当时尚缺乏对其病变性质的认识。1865年Wilks报道11例类似患者,进一步描述了其临床和组织病理特点,并命名为Hodgkin病。

【发病情况】

我国较欧美少见,其发病率为0.06人/10万人口,以混合细胞型多见。常见于50岁以上,男女比例为1.5∶1。大多为原发于淋巴结,少数(5%~9%)原发于淋巴结外器官。10%~50%患者可发生皮肤损害,其中约10%为初发症状。笔者曾见1例伴继发性特异性皮肤损害患者。

【病因及发病机制】

病因尚不清楚,有下列一些看法:① 病毒感染:与患者密切接触的人发病率高,Lerine等提出患者血清中EBV抗体效价增高,认为与EBV感染有关,但尚无确切证据;② 射线影响:原子弹爆炸区居民的发病率较其他区居民高4倍;③ 可能与其他型ML、多发性特发性出血性肉瘤或白血病有关;④ 细胞免疫缺陷:根据患者血中T淋巴细胞减少、细胞免疫低下、正常迟发型变态反应消失、对同种异体移植排斥缓慢、早期病变常从淋巴结T区开始发生,认为与T细胞免疫监视功能缺陷而导致网状细胞异常瘤性增生。

关于本病的发病机制,由于对R-S细胞的起源尚有争论,有待进一步探讨。对R-S细胞的起源,有认为来自T淋巴细胞、B淋巴细胞、组织细胞或交指状网状细胞或树突状网状细胞等看法;目前大多倾向于来自网状细胞,但尚未证实。

【临床表现】

患者常诉浅表淋巴结或淋巴结群特别是在颈部呈无痛性进行性肿大,伴乏力、纳差、消瘦、不规则低热、盗汗和瘙痒,晚期可累及任何器官。因颈和腋部淋巴结肿大,可压迫臂神经丛而引起咳嗽、呼吸困难、上腔静脉综合征、言语困难等症状。脾脏受累可引起腹部不适、消化不良、恶心、呕吐和因脾功能亢进所导致的症状。累及骨骼者可引起骨折、突眼、脊髓受压和瘫痪。中枢神经系统受累可致偏瘫、周围神经病变和疼痛。胃肠道受累可

引起溃疡、疼痛、出血、梗阻和吸收不良综合征。累及肝脏可引起黄疸和肝性昏迷。泌尿生殖系统受累可引起尿毒症。患者因细胞免疫低下,易导致病毒、细菌或真菌感染。

皮肤损害可分为特异性和非特异性。① 特异性损害:据Benninghoff等统计,见于5%~10%患者。损害好发于头皮、颈部和躯干上半部,可表现为丘疹、结节、斑块、红皮病或湿疹样,偶或皮下结节。溃疡可在结节或斑块的基础上发生,或因淋巴结或骨骼等病变波及皮肤所致。原发性少见。大多来源于血源播散,常见于有广泛淋巴结病变的晚期患者;若由相应淋巴结逆行传播,可见于早期。原发性损害可先于其他症状,包括淋巴结肿大在数月或5~10年出现,预后较佳,患者可存活10~20年。发生继发性损害的患者常于数月内死亡。② 非特异性损害:较常见,常表现为表皮剥蚀、红斑、苔藓样变、痒疹样或红皮病等。其他如皮肤苍白、荨麻疹、多形红斑、结节红斑、毛发红糠疹、类天疱疮、鱼鳞病、皮肌炎、皮肤异色病样等损害也可发生;有时还可表现紫癜、大疱、淋巴水肿、秃发、掌(跖)角化以及静脉炎和色素沉着等。由于细胞免疫功能低下,至少约15%患者在病程中可发生带状疱疹。

【实验室检查】

血象:白细胞正常或明显增加,中性粒细胞增加,淋巴细胞相对减少。约1/5患者嗜酸性粒细胞增加,单核细胞稍增加。早期常无贫血,晚期则有明显贫血,大多为髓性的,偶或为溶血性并伴抗人球蛋白试验阳性。

骨髓象:中幼粒细胞和巨核细胞常增加,浆细胞和嗜酸性粒细胞也可能增加。

其他:血沉稍增快,基础代谢率常增加(10%~20%)。肝功能异常,血清碱性磷酸酶增高,血浆白蛋白减少,球蛋白增加。

【组织病理】

本病的特点为瘤细胞成分复杂,伴有各种炎症细胞和毛细血管增生,常形成肉芽肿,偶见坏死,晚期可发生纤维化。R-S细胞有诊断价值。典型R-S细胞的体积较大,直径为15~45 μm,胞界清楚,胞质较丰富,半透明,淡嗜双色,有两个以

上的胞核或一个分叶核。胞核也较大,直径为 8~20 μm,核内染色质呈粗块状,常凝集于核膜处,分布不均匀,有明显间隙。核仁很大,形似包涵体,大多呈圆形,嗜酸性或嗜双色,绕以无染色质颗粒的透明环。双核 R－S 细胞的胞核大小、形态相同,并紧贴在一起,形如镜影,又称镜影细胞。巨核或多核 R－S 细胞的胞核巨大、扭曲、重叠、分叶或多核。R－S 细胞胞质内因 RNA 合成紊乱致 RNA 聚积,强嗜派洛宁性,故可用甲基绿、派洛宁染色,便于寻找 R－S 细胞。这种细胞质对酸性磷酸酶和非特异性酯酶呈弥漫性弱阳性反应。大部分 R－S 细胞膜具 Ia 抗原,胞质内免疫球蛋白阳性。电镜观察 R－S 细胞缺乏制造免疫球蛋白的粗面内质网,故其中的免疫球蛋白系来源于组织液。应该注意的是,R－S 样细胞可能出现在其他疾病中,主要如 LyP 和皮肤间变性大细胞淋巴瘤。

本病的组织象可分为不同类型,特异性皮肤损害中常见者为淋巴细胞消减型或混合型;非特异性皮肤损害仅显示慢性炎症。免疫组化示大部分病例中有 CD30⁺、CD15⁺ 的 R－S 细胞,但某些病例 CD15 为阴性,小的淋巴细胞为 B 和 T 细胞。

【诊断及鉴别诊断】

非特异性皮肤损害不论在临床或组织病理上均无特殊性;特异性皮肤损害的临床形态无特殊性,主要靠组织病理检查明确诊断。

【治疗】

ⅠA、和ⅡA 期 Hodgkin 病采用 35~45 Gy 治疗,疗程 3~4 周,5 年生存率可达 80% 以上,有些患者获痊愈。ⅠB、ⅡB 和ⅢB 期的 Hodgkin 病用放射治疗 5 年生存率也可达 70%。近年来已有大量资料证明,本病Ⅲ及Ⅳ期应用联合化疗的完全缓解率高,中位数缓解期长。(详见本章 42.7.1【治疗】)

(陈明华 邱丙森)

42.8 转移性皮肤肿瘤(metastatic cutaneous tumor)

转移性皮肤肿瘤系指原发于皮肤以外的恶性肿瘤经不同途径传播至皮肤上,其传播途径可通过血管、淋巴管或组织间隙扩散至皮肤组织,偶可由外科手术中种植或针刺活检植入胸腔和胸膜后、前列腺、肝脏、肾脏、胰腺及甲状腺等部位。淋巴瘤和白血病可出现皮疹,不视为转移。通常情况下,恶性肿瘤的转移以肺、肝及骨转移等多见,转移至皮肤者相对较少。

【发病情况】

几乎所有实体肿瘤均可发生皮肤转移,通常恶性程度越高越容易转移。有文献报道,恶性肿瘤合并皮肤转移占恶性肿瘤的 0.7%~0.9%,并以肺癌和乳腺癌最为多见,还可见于胰腺癌、甲状腺癌、肾癌、前列腺癌、胆管癌和宫颈癌等。1990 年 Lookingbill 等对 7 316 例癌症进行分析,显示转移性皮肤肿瘤发生率小于 5%;以后 Lookingbill 等又对 4 020 例转移性肿瘤患者进行了随访,结果发现 10.4%(420 例)的患者有皮肤转移。转移性皮肤肿瘤的发生有一定的规律和性别差异,女性以乳腺癌最为常见,其次是大肠癌、肺癌、黑素瘤、卵巢癌和宫颈癌;男性则以肺癌和大肠癌最为常见,其次依次为黑素瘤、口腔鳞癌、胃癌、食道癌和肾癌等。

【发病机制】

肿瘤发生皮肤转移的机制尚不完全清楚,可能与转移处的组织结构、血流、肿瘤细胞与毛细血管的粘连性及患者的免疫功能有关。有些转移灶在原发灶的附近,如乳腺癌和肺癌发生胸壁皮肤转移、胃肠癌发生腹壁皮肤转移,而有些转移灶与原发灶相隔甚远。

【临床表现】

转移癌的临床表现可为结节型、炎性及硬皮病型。结节最为常见,呈单个或成簇的红色或紫红色,也可呈正常肤色,通常无疼痛,质地较硬。结节可发生于正常皮肤或外科手术瘢痕处,一般不破溃。出血性结节提示可能由肾癌、甲状腺癌、绒毛膜癌等皮肤转移;呈卫星状小结节提示恶性黑素瘤转移。炎症性红斑似丹毒样或蜂窝织炎样,常系瘤团阻塞淋巴管或血管发生淋巴管和毛细血管淤滞伴周围淋巴细胞浸润,致局部皮肤水肿或淤血;约 10% 的乳腺癌转移灶呈炎症性红斑,尤见于乳房下垂的女性。类癌或神经内分泌癌的皮肤转移癌灶中瘤细胞能产生与原发肿瘤相应的激素引起类癌综合征的临床表现。带状疱疹样、大疱样或淋巴管瘤样皮损可见于乳腺癌、肺癌、宫颈癌、胃癌或卵巢癌的转移灶。瘢痕样硬化性损害表现为头皮无痛性瘢痕性秃发，可类似盘状红斑狼疮、毛发扁平苔藓、假性斑秃或硬斑病样基底细胞癌。硬斑病样则多见于乳腺癌皮肤转移，少数见于胃、肺、混合瘤、泪腺来源的肿瘤转移灶。有时肿瘤转移灶可模拟各种良恶性皮肤肿瘤。

肿瘤的皮肤转移往往有特定的好发部位，如乳腺癌转移好发于前胸、头皮、面部及颈部；口腔癌转移多见于面部、头皮及颈部；肺癌往往见于头面部、颈和胸部，也可见于任何皮肤区域；肾癌可发生任何部位的皮肤转移；腹腔、盆腔、乳房的恶性肿瘤可转移至肚脐形成所谓的 Mary Joseph 结节；肺癌、胃肠道癌少见情况下可转移到背部和四肢。

【组织病理】

转移性皮肤肿瘤的组织学与原发肿瘤相似，但比原发肿瘤的分化更差，因而转移性皮肤肿瘤的诊断必须熟悉各种原发肿瘤的组织病理形态及发生皮肤转移时的临床病理特征。一般转移性皮肤肿瘤的瘤团不与表皮相连，瘤细胞周围极少有炎症细胞浸润。

腺癌是皮肤转移灶中最为常见的组织学类型，可来源于乳腺、肺和消化道肿瘤，后者其皮肤转移灶往往具有分化良好的腺样结构。转移性皮肤鳞癌可来源于不同的原发部位，包括肺癌、口腔癌、食道癌、喉癌和宫颈癌，也可由包皮、肛门、女阴、阴茎或阴道的鳞癌转移，分化良好的类型通常不难识别。

【诊断及鉴别诊断】

转移性皮肤肿瘤的诊断主要通过组织病理检查、必要的免疫组化、相应的体格检查及实验室检查等综合分析后得出。

免疫组化有助于皮肤转移灶的诊断和鉴别诊断，如 CK14 标记有助于鉴别鳞癌和腺癌，前者往往表达阳性；CK7、CK20 与 GCDFP-15(巨囊病性液体蛋白)则有助于原发性或转移性乳房外 Paget 病的鉴别诊断；S-100、HMB-45、Melan-A 有助于诊断转移性黑素瘤。前列腺特异性抗体(PSA)阳性染色提示前列腺来源的肿瘤，甲状腺球蛋白抗体标记阳性提示甲状腺来源的肿瘤可能。P63 对于区分原发性和转移性皮肤肿瘤有所帮助，因为低分化的表皮角质形成细胞和皮肤附属器包括汗腺的肌上皮细胞表达 P63 基因，因而多数良性和恶性的皮肤肿瘤可表达 P63，而皮肤转移灶往往不表达。CD10 免疫组化染色有助于鉴别转移性肾细胞癌与皮肤附属器肿瘤，但对原发皮肤皮脂腺癌的鉴别诊断价值不大。总之，如果发现皮肤出现迅速增长的肿瘤、分布在原发肿瘤手术区域附近或相应淋巴引流区域的皮肤，需考虑是否存在皮肤转移性肿瘤，应进行详细全面的检查以明确诊断。

【预后】

通常皮肤转移是恶性肿瘤的终末期表现，一旦发生往往预后不佳。经血道或淋巴管转移的多发性皮肤转移癌，提示病程已晚期，但对乳癌手术切口附近的皮肤转移灶经局部切除或放疗仍可有较好预后。Schoenlaub 等研究 228 例有皮肤转移的肿瘤患者，其中位生存时间是 6.5 个月。患者的生存时间除与肿瘤进展程度有关外，尚与原发部位有关：原发于肺、食道、肝、胰腺等部位的肿瘤患者生存时间要明显短于原发于乳腺、肾脏及恶性黑素瘤者，肺癌发生皮肤转移的中位生存时间最短，预后最差。

(陈明华)

第 43 章 皮肤病相关综合征

目 录

第 43 章

皮肤病相关综合征

综合征(syndrome)是指在疾病的病理过程中出现的一组有关联的症候群,这一群症候是定型的,将其统一起来进行观察则称为综合征。综合征常涉及多种组织和(或)系统,本章只讨论那些与皮肤或黏膜相关的综合征。综合征常以首先描述本征的学者姓氏或本征最突出的特征命名,也有开始以学者姓氏命名、经过多年观察后对疾病本质逐渐明了而改为以疾病特征命名的。因为综合征的病名较复杂,含义也不一,有的代表一个独立性疾病,如 Grondblad - Stranberg 综合征,即弹性假黄瘤;有的作为疾病的一种类型,如 Stevens - Johnson 综合征;甚至有的仅是疾病的一种症状,如 Ramsay - Hunt 综合征,指带状疱疹Ⅶ脑神经的膝状神经节损害,因此本书部分综合征已归入其他章节叙述。此外,因综合征的病因常不清楚,归类困难,为了便于熟悉综合征,避免相互混淆,仍尽量采用原文名称,少数则为大家习用的译名;或沿用以疾病特征命名的名称,但仍附上外文以便查考。本章以各综合征外文名称的首位字母为序编排。

(徐金华)

43.1 Aarskog 综合征

又名面、指、生殖器综合征(facio-digito-genital syndrome)。

1970 年由 Aarskog 首先描述,是一种身材矮小,伴面、指和生殖器异常的综合征,为 X 连锁隐性遗传。男性为完全型,女性呈部分征象,其位点在 Xq。

临床表现为圆脸,前额隆突、额发 V 形发尖,眼距增宽、上睑下垂,低鼻梁、鼻孔朝天、人中长而宽,上唇菲薄、下唇噘起,腭高而窄、上颌骨发育不全、齿密集、下巴突出,耳位置较低、外耳轮畸形、颈长、肩斜、唇裂,隐睾、阴囊鞍状畸形(shawl scrotum),手足短而宽、短指、猿掌纹、指趾弯曲、指间蹼、近端指间关节可过度伸展。可有腹股沟疝、脐凸出、内翻跖和球状趾。

青春期前身材矮小,发育比正常者约迟 2 年,青春期和第二性征正常。青春期后有的患者可长得和正常人一般高,但也有较矮的。骨骼改变不常见,可有第 5 腰椎和骶椎前移、有背痛、隐性脊柱裂、颈椎异常、漏斗胸。文献报道中有尿道下裂、眼肌麻痹、耳聋、外斜视。绝大多数患者智力正常,少数智力迟钝。

隐睾症应及早做睾丸固定术。

为预防宜进行遗传咨询。

43.2 Abderhalden – Kaufman – Lignac 综合征

又名胱氨酸沉积病(cystine storage disease)。

Biekel 认为本征与 Fanconi 综合征是同一疾病,而 De Toni 则认为不同。目前认为这两种综合征是同一疾病或非常相似的疾病。为常染色体隐性遗传,父母常为近亲结婚。发病原因是肝脏中丙氨酸丁氨酸硫醚合成酶缺陷,造成含硫氨基酸代谢障碍,导致同型胱氨酸在血液和脑脊液中积聚。

多于出生后 5~6 个月开始发病,患儿外表酷似 Marfan 综合征。进行性智力衰退,其发病年龄可自婴儿早期至 4 岁半,言语发育迟缓,发音困难,亦可出现精神症状,半数患者可有癫痫发作。体征示头发稀疏,晶状体脱位,蓝眼睛,四肢细长,弓形足,膝外翻,步行障碍,骨质疏松,易骨折。经常产生大的动静脉血栓,因此肺栓塞、肾动脉和脑动脉血栓形成为常见并发症。半数患者在 20 岁以前、3/4 患者在 30 岁以前死亡。尿、血浆和脑脊液中同型胱氨酸含量增加,尿的硝普盐氰化物(cyanide nitroprusside)试验阳性,据此可与 Marfan 综合征相鉴别。

治疗予以对症处理。

43.3　Abercrombie 综合征

又名淀粉样变综合征(amyloid degeneration syndrome)、Parlcer 综合征。

病因不明。有认为是浆细胞增生,产生类似凝溶蛋白的异常球蛋白,与组织蛋白和多糖结合形成淀粉样物质。

临床上分局限型和系统型两种。局限型的淀粉样物质沉淀于皮肤、眼、下尿路、呼吸道、心脏、淋巴组织等,形似肿瘤,一般无全身症状。系统型者常累及多个系统,又分原发性和继发性两种,前者病因不明,一些病例有家族史,多在 40 岁以后起病;继发性者常见于感染、恶性肿瘤和类风湿性关节炎,可能与细菌毒素、肿瘤代谢产物及细胞免疫有关。临床有多系统受累的表现,常累及心脏,可有心脏扩大、心律不齐、传导阻滞和心力衰竭,是死亡的主要原因。皮肤褶皱处可见淀粉样物质浸润、紫癜、色素沉着、脱发。神经受累可发生神经痛、感觉障碍、肌力降低,累及交感神经节可发生体位性低血压、无汗、阳痿。可有巨舌、言语障碍、吞咽困难,有鼾声。累及胃肠道可引起消化功能紊乱和胃肠道出血。肾损害可有肾病综合征。肝、脾、淋巴结肿大也常见。组织病理检查见淀粉样物状沉积可以确诊。

继发性者需治疗其原发疾病。局限型者如有手术适应证可予切除;系统性者试用氯喹、氮芥、糖皮质激素。近来采用二甲基亚砜(DMSO)治疗有效。秋水仙素治疗已获得成功,后者是一种微管药物(microtubular drug),可阻断淀粉样物质的合成和排出,并可能促进机体自溶机制而使淀粉样物的沉积消退。预后与原发疾病及病型有关,系统型者预后差。

43.4　Abrikossoff 成肌细胞瘤综合征(Abrikossoff myoblastoma syndrome)

又名 Abrikossoff 瘤、粒性成肌细胞瘤。

病因不明,30~50 岁发病。皮肤或舌下有坚实、有蒂或无蒂的圆形结节,直径 5~20 mm,呈粉红至灰色。罕见肿瘤性溃疡。常侵犯唇、腭、悬雍垂和外阴。组织病理示假性上皮瘤样增生,细胞大,具有嗜酸性胞质,小核、大核仁,排列在合胞体中,横纹肌纤维分层,角化不良。

治疗可手术切除。预后良好。

43.5　过氧化氢酶缺乏综合征(acatalasia syndrome)

又名 Takahara 综合征。

本病为常染色体隐性遗传,由于皮肤、肝、肌肉、骨髓等组织以及红细胞缺乏过氧化氢酶所致。

日本和朝鲜较多见,国内未见报道。儿童期发病,青春期后可自行痊愈。表现为口腔发生严重的慢性厌氧菌感染;儿童期约有 60% 发生牙槽骨毁损。轻者反复发生口腔溃疡,中度者牙槽骨坏死并萎缩,以致牙齿脱落,重者颌骨破坏。将过氧化氢加至患者的血中可产生高铁血红蛋白,呈暗棕色,不起泡沫;而正常血则呈粉红色,并且起泡,据此可以诊断。

治疗宜预防感染,给抗生素,外科切除坏死组织或拔除患齿。

43.6　Achenbach 综合征

又名阵发性手指血肿(paroxysmal finger hematoma)、手指卒中(finger apoplexy)。1958 年由 Achenbach 首先报道,其特征为老年人由于静脉破裂,在手指或足趾发生疼痛性卒中样出血和血肿。其发病机制有认为系局部血管脆性、变应性过强引致的血管壁损伤以及自主神经功能紊乱。

血肿可在手指屈侧或手掌自发发生，或轻微机械性损伤后突然发生，并伴闪痛。妇女较多见。凝血功能正常。在发作期，特别是在运动后，可见扩张的静脉。血肿数天后消退，但易复发。病程慢性，预后良好。治疗予以对症处理，避免机械性损伤。

43.7 尖头、多及并指/趾畸形综合征（acrocephalo-polysyndactyly syndrome）

主要特征为尖头畸形、多指/趾和并指/趾。临床分为3型。

（1）Ⅰ型

又称 Noack 综合征，可能为常染色体显性遗传。表现为尖头、拇指及拇趾增大、重复巨拇症（胫侧多趾）、并指/趾。智力正常。

（2）Ⅱ型

又称 Carpenter 综合征。主要特征是尖头畸形、特殊面容以及并指/趾、多趾畸形。

它的发生与 Apert 综合征、Laurence - Moon - Biedl 综合征有关，但遗传方式不同，属常染色体隐性遗传。所有骨髓均过早闭合，故形成小头；如冠状缝及人字缝过早闭合则形成额部及枕部宽而平坦，头颅垂直径增大。

临床表现有：尖头畸形为小头、头颅常尖削。特殊面容为面部平坦、鼻塌、内眦横向移位、睑裂轻度向外下倾斜、内眦赘皮、小颌、耳常低位及畸形；指/趾畸形主要是第3~4指为并指、中指短小、中指末二节指骨向尺侧偏斜，无名指末二节指骨向桡骨偏斜，多趾、并指畸形并伴向内侧偏斜，第1或第2趾重复。患者可轻度肥胖，性腺功能减退，生殖器发育不全。其他畸形有骨骼异常（如足内翻、膝外翻、髋外翻、髋臼浅平、骨盆张开外倾）、先天性心脏病、眼球突出、眼距过宽、斜视、晶状体脱位、房角异常、腹部疝等。

（3）Ⅲ型

又称 Sakati 综合征，系常染色体显性遗传。

表现为颅骨骨性结合和尖头畸形、异常面容、手短指畸形、足多趾并连畸形，多指/趾畸形累及拇指及拇趾，偶也累及第二趾，但并指/趾不如 Apert 综合征所见严重，指可分开无骨合。膝部异常畸形包括股骨弯曲、胫骨发育不全、腓骨向后上移位。伴发先天性心脏病、腹股沟疝、秃发和头颅皮肤萎缩。

治疗予以对症处理。

43.8 尖头、并指/趾畸形综合征（acrocephalo-syndactyly syndrome）

本组综合征的共同特点为尖头畸形以及手和足并指趾。可能为常染色体显性遗传。根据临床表现，可分为6型。

（1）Ⅰ型

由 Apert 于1906年首先描述，故又称 Apert 综合征。

病因尚不清楚，偶见家族性发病，可能为常染色体显性遗传。部分患者有异常核型，均为 A 组染色体异常。

本病约在胚胎第8周时由于胚叶发育缺陷所致。头面畸形是由于冠状缝单独地过早融合或伴矢状缝过早融合，而形成高耸的短头畸形。

患者颅顶短而尖，呈塔样，前囟门向上，颅尖位于或靠近前囟；额部高而宽，面部平坦；眼眶浅而扁平，眼距增宽，眼球突出，两睑裂向外下倾斜，此外尚可有虹膜缺损、白内障、视乳头水肿、视神经萎缩等；上颌骨及鼻梁发育不全，可有裂腭及悬雍垂裂。有不等程度的皮肤或骨的并指/趾，其中以手足第2、3、4指/趾完全性融合最为多见。2/3以上患者在青春期开始时有非常广泛而严重的痤疮样皮疹，除通常的好发部位外，上臂和前臂出现黑头。有认为此非寻常痤疮而系毛囊皮脂腺的先天性异常。其次，较少见的为皮肤和眼的色素减退。脊柱和四肢发育不全，脊椎裂，短颈，肩和肘部骨性融合和关节固定。可有脑水肿改变，表现为智力障碍，嗅觉、听觉消失，头痛和惊厥。

X 线检查见颅骨有高压性压迹。

诊断可根据尖头畸形、特殊面容、并指/趾、智力迟钝及严重痤疮确立。

治疗主要是防止颅内压增高、改善脑细胞的发育。矫正颅缝早闭应在幼婴期进行，矫正并指/趾亦应在幼儿阶段进行。痤疮样皮疹可服异维A酸(isotretinoin)。

(2) Ⅱ型

又称 Apert - Crouzon 病、Crouzon 综合征、颅面骨发育不全(craniofacial dysostosis)。

具有 Apert 综合征的特征性手足畸形、面部由于上颌骨显著发育不良而引起 Crouzon 病的面部特征，可能是 Apert 综合征伴明显异常的面容，而非独立疾病。常见于男性。主要表现有：① 冠状缝、人字缝骨性愈合，脑积水，呈舟状头或三角头；② 额骨前突，上颌骨发育不全，下颌骨相对前突，咬合不全；③ 钩状鹦鹉鼻，高腭弓，上唇短，双外耳道闭锁，耳聋；④ 突眼，眼距宽，眼球突出，外斜，眼裂歪斜，眼球震颤，视乳头水肿，晶状体异位，瞳孔异位，继发性视神经萎缩；⑤ 其他可有智力迟钝、抽搐和遗尿史、并指/趾及先天性心脏病。

治疗应予以及早矫正颅缝早闭及行颅缝再造术。有明显突眼者需行眼眶减压术。

(3) Ⅲ型

又称 Chotzen 综合征，为常染色体显性遗传。

表现为尖头畸形及头颅不对称、第2指与第3指及第3趾与第4趾部分软组织并指/趾、桡骨尺骨骨性结合、轻度至中度的智力减退、惊厥及反复呼吸道感染、身材矮小、枕骨扁平、颌骨凸出、两眼距离过宽、鼻中隔偏斜、耳郭畸形及斜眼等。牙齿有缺损，猿掌皱褶及隐睾症。心脏有杂音，亲属中可能有锥形头。

(4) Ⅳ型

又名 Waadenbung 型尖头并指/趾畸形综合征，为常染色体显性遗传。

表现为尖头畸形、眼眶或面部畸形、短指/趾畸形伴有轻度软组织并指/趾畸形、斜视、鼻细长而尖、眼水肿、先天性心脏病。

(5) Ⅴ型

又称 Pfeiffer 型，为常染色体显性遗传。

尖头畸形，高额，五官距离过远，反先天愚性

睑裂，小鼻，上颌骨狭窄，尖拱形腭，第2、3指/趾合并，拇指宽而短，拇趾、拇指近侧指骨为三角形或斜方形，拇指斜向外侧。智力正常。

(6) Ⅵ型

又名 Summitt 综合征、颅缝早闭-并指/趾-肥胖综合征，为常染色体隐性遗传。

尖头，枕骨凹凸不平，内眦赘皮皱襞，斜眼，狭窄腭，牙齿长出迟缓，轻度至严重的并指/趾，膝外翻，偶有髋外翻。肥胖，男子女性乳房。智力发育正常。

43.9　肢端痛综合征(acrodynia syndrome)

又名红皮水肿性多发性神经病(erythredema polyneuropathy)、Pink 病。

病因不明，多认为与汞引起的下视丘和交感神经系统紊乱有关。80%~90%患者尿中有汞排出，应用的甘汞和某些爽身粉中所含汞剂可能成为致病因素。发病机制尚不十分清楚，可能由于甘汞抑制甲基-氧-转换酶的巯基，引起体内肾上腺素分解减少，血中正常量肾上腺素作用延长，导致肾上腺髓质作用加强和皮质功能不足。

婴儿或幼童(4个月~4岁)发病，1岁左右为发病高峰，男稍多于女，在早春和秋季起病。具有容易激动、怕光、轻度水肿、红粉色手足和多神经炎特征。

起病缓慢，表现为激动、口炎、怕光、纳差、失眠和低热，随后出现烦躁不安、时常啼哭、大腿屈曲而紧贴腹部、不能直立、大量多汗和流涎。在发病后2~4周内指、趾和鼻呈粉红色，手足疼痛，肌张力过低，腱反射减退或消失，心动过速，血压升高，多数病例在躯干及四肢出现粟粒样暗红色尖锐丘疹或白痱样水疱，可发生大疱性或麻疹样皮疹，瘙痒剧烈。半数病例有眼球突出、流泪、羞明、结合膜发痒和充血、瞳孔放大、角膜炎(罕见)、视乳头水肿和轻度视神经炎。常见周围神经炎的症状，四肢麻木，肌肉萎缩无力，韧带松弛，皮肤感觉过敏或消失。

可有轻度蛋白尿和尿汞的排出，外周血白细

胞数增高。组织病理示真皮水肿和淋巴细胞浸润,汗腺肥大。周围神经示神经鞘的退行性变,越向末端越显著。脊髓前角细胞特别是腰骶部的呈染色质溶解,有胶质细胞来源的小细胞的弥漫性浸润,大脑皮质有轻度细胞浸润,颈交感神经节内有淋巴细胞浸润。

根据上述症状发生在儿童,诊断不难。病程慢性,可达数月或数年;倘经合适治疗可于3~6周内好转。患儿往往死于心力衰竭或感染。

治疗首先应停止接触汞剂。自主神经系统症状明显者可试用神经节阻断药。护理工作甚为重要,包括合理喂养。有兴奋和失眠者给镇静安眠药。重金属拮抗剂如BAL等亦可试用。

43.10 肢端型 Madelung - Launois - Bensuade 综合征(acrotype of Madelung - Launois - Bensuade syndrome)

又名获得性对称性手部脂肪瘤病(acquired symmetrical lipomatosis of the hands)。

可见于伴有糖尿病的中年男性患者。表现为手掌的远心部位和第1、2指节皮肤肿胀、增厚,活动受限,手掌多汗。X线检查示骨质正常,血脂正常。病理示大量没有包膜的脂肪细胞侵犯皮下组织和真皮下部。根据临床表现不难诊断。主要应与弥漫性脂肪瘤病相鉴别,后者主要侵犯婴儿和儿童四肢,大多为先天性疾病,不对称,并伴有局部畸形(如巨指趾症、巨人症等)。

治疗:使脂肪分解然后吸出;可将脂肪除去,但易复发。

43.11 Adams - Oliver 综合征

其特征为先天性毛细血管扩张性大理石样皮肤,伴有显著骨骼缺陷。由 Adams 和 Oliver 于1945年首先报道;到1988年,Torillo 等梳理文献,共得74例。发病机制认为与外伤、羊膜索和子宫受压有关。

遗传方式为常染色体显性遗传,外显率低下;

但也有散发病例的报道,有认为系常染色体隐性遗传。

临床表现有:① 头皮缺损:皮肤溃疡或皮肤发育不全,有时可累及颅骨;② 肢体缺损:指、趾骨短或缺如,指(趾)甲小、手足缺如,小腿缺如,并指(趾),畸形足;③ 血管缺陷:大理石样皮肤、扭曲扩张的静脉、血管瘤;④ 其他异常:斜视、小眼、小颌、面部不对称、心脏缺损、隐性脊柱裂、副乳、隐睾。

本病应与先天性毛细血管扩张大理石样皮肤相鉴别,后者虽可有短指、并指、小颌等骨骼异常,但较轻;若指、趾缺如甚或整个肢体缺如则为 Adams - Oliver 综合征。会聚性斜视也是 Adams - Oliver 综合征的典型表现。还应与新生儿头皮缺损包括先天性皮肤发育不全相鉴别,后者头皮缺损多为仅有的异常,但也可伴有不同脏器的各种畸形。

建议妊娠早期做超声波检查,检测胎儿有无严重异常。

43.12 Adler - Nyhan 综合征

又名氨基酸尿、眼脑病变、毛囊角化综合征(aminoaciduria, oculo-encephalopathy, keratosis follicularis syndrome)。

病因不明。可能是一种新的综合征,或者是在 Siemens 综合征患者中合并存在与该综合征无关的一些表现。

临床表现除 Siemens 综合征的症状外,并有智力发育不全,白内障和非进展性先天性青光眼,手指长而尖、皱褶多、指间距宽。有中度氨基酸尿,但无糖尿或酸中毒。

治疗予以对症处理。

43.13 成人 Fanconi 贫血综合征(adult Fanconi anemia syndrome)

又名家族性全骨髓萎缩综合征、特发性慢性全血细胞减少综合征。

病因不明。家族性疾患,遗传类型未定。

10岁后发病。皮肤色素沉着,呈棕色或烟灰色。骨剧痛,贫血,有出血征象。反复感染。毛发生长不良。小头畸形,生殖腺发育不全。

实验室检查示大红细胞性高色素性贫血,中性白细胞和血小板减少,血清铁增高,胆红素正常,肝功能试验正常。骨髓早期仅有成熟停滞征象,后期再生不良发展至再生障碍,肥大细胞增多。病理示垂体小,网状内皮系统有显著含铁血黄素沉着。

治疗可用睾酮、糖皮质激素,脾切除。预后不良,多在数年内死亡。

43.14 Alagille 综合征

又名先天性肝内胆管发育不良症(congenital hypoplasia of intrahepatic bile ducts)。

本病于 1970 年由 Alagille 首先描述,为常染色体隐性遗传,两性发病率无明显差异。

主要临床表现有:① 特殊面容,多数呈凸额,两眼深陷,五官距离过大,鞍形鼻和小下巴;② 皮肤损害可有黄瘤(手指伸侧、颈后、腹股沟腘窝及肛门放射状皱襞处)、面及肢端毛囊性红斑丘疹、口周渗出性红斑鳞屑损害、四肢淋巴水肿、掌部红斑、干燥症、毛细血管扩张症、表皮剥脱和苔藓样变、广泛少毛和头皮斑秃(其中毛囊性红斑丘疹、渗出性红斑鳞屑损害、少毛和斑秃认为与继发维生素 A 及锌缺乏有关);③ 常在开始 2 年内出现肝内慢性胆汁淤滞(小叶间胆管发育不全),少数患者发展为肝硬化;④ 非进行性中度心室肥大,相当于肺动脉狭窄或发育不全;⑤ 多数有脊椎前弓异常(呈前弓缺乏联合的脊柱裂),其他有骨质疏松和缺乏骨的成熟;⑥ 其他异常有性腺功能减退、身材智力发育延迟等。

组织病理示表皮轻度棘皮病样改变,覆以正常角化,有的角化过度深入毛囊形成角栓;超微结构示前角质形成细胞和角质形成细胞有大的 Golgi 体和很多张力原纤维在细胞间出现裂隙,在基层更为明显。

实验室检查总胆固醇、碱性磷酸酶及胆酸常增高,胆红素及转氨酶可正常或轻度增高,血锌和维生素 A 值可低于正常。B 超及 CT 示肝内胆汁淤积征象。

治疗采用对症疗法,胆汁淤滞症状及瘙痒可用大剂量消胆胺(12~16 g/d)。补充维生素 A 和锌对毛囊性红斑丘疹、渗出性红斑鳞屑损害以及少毛和斑秃可能有益。

43.15 嗜酒玫瑰园园丁综合征(alcoholic rose gardener syndrome)

又名桡腱鞘孢子丝菌病。

见于嗜酒的玫瑰园丁,由于玫瑰或其碎片刺入肌腱,感染申克孢子丝菌所致。腕部发红、肿胀,无典型的孢子丝菌病的淋巴管播散。组织研碎并进行培养可发现真菌。可用碘化钾治疗。

43.16 Alle－Hines 综合征

又名脂肿腿综合征(lipedema legs syndrome)。

病因不明,可能是体质性遗传,常有家族史。仅见于女性。发病缓慢,呈进展性病程。由于粗腿引起的精神上或身体上的不适,表现为痛苦、忧伤,天暖时加重。双侧臀部及腿由于脂肪及体液积聚而粗大,呈软性肿胀及轻微凹陷性水肿。通常仅腿部有脂肪沉积,偶尔也伴有全身肥胖。足的大小及形状正常。

尚无特殊治疗。

43.17 AlstrÖm 综合征

又名视网膜变性、糖尿病、耳聋综合征(retinal degeneration-diabetes mellitus-neurogenous deafness syndrome)。

1959 年 AlstrÖm 首先报道本症,1987 年我国也有过报道。系常染色体隐性遗传。视网膜变性所致失明是特征性改变,约在出生后 2 岁半左右失明。最早出现眼球震颤常伴有白内障、色素变性、视神经萎缩、晶状体脱位和青光眼。2~5 岁时出现躯干型肥胖,5~10 岁时出现神经性耳聋,15 岁以后发生糖尿病。可有早期氨基酸尿、肾源性尿崩症及尿毒症。可有黑棘皮病、脱发、高尿酸血症、高甘油三酯血症，β脂蛋白升高，男性性功能低下，第二性征存在，血浆睾酮水平低，促性腺激素水平升高，小睾丸。前额内侧骨膜增厚，无手指畸形，智力正常。主要应与 laurence – Moon – Biedl 综合征、Refsum 综合征及 Alport 综合征（遗传性肾病–神经性耳聋综合征）相鉴别。

治疗给予对症处理。

43.18　Altamira 综合征

又名 Altamira 出血综合征，见于巴西 Altamira 地区。

系黑蝇（蚋类）叮咬引起，尚未分离出特异病原体。可能是毒素直接作用或过敏反应导致骨髓巨核细胞成熟停止。

临床表现为低热，虫咬处皮肤出血，有瘀点及瘀斑，以面颈部及四肢暴露部位为主，继之黏膜出血。腹股沟及腋窝淋巴结肿大，偶有中度肝脾肿大，血小板减少、贫血，白细胞及凝固因子正常。

治疗给予糖皮质激素，严重者需输血。

43.19　Amendola 综合征

又名巴西天疱疮（Brazilian pemphigus）。

病因不明，可能为感染合并内分泌紊乱。

流行于巴西（特别是 Sao Paulo 州），各种族和各年龄层均可发病，以儿童及青年尤多，30 岁以前发病者呈良性病程。大疱早期发于头面部和躯干上部，以后扩展至全身，继而发展成脓疱，结痂，表皮剥脱，Nikolsky 征阳性。通常无口腔黏膜损害。并发症有眼部损害、性腺病变、阳痿。

43.20　氨基蝶呤综合征（aminopterin syndrome）

又名胎儿氨基蝶呤综合征。

本病是在妊娠初期应用氨基蝶呤或氨甲蝶呤对胎儿形成的致畸作用所致。

新生儿出生时个子小、体重轻、小头畸形、颅骨发育不全、宽鼻梁、突眼、眼距增宽、小颌、裂腭、低位耳，四肢混合畸形：短肢、缺指（趾）、马蹄内翻足。智力迟钝，发育迟缓，近视。常为死胎或生后即死亡。

43.21　神经淀粉样变性 I 型综合征（amyloidosis neuropathy I type syndrome）

又名葡萄牙淀粉样变神经病（Portuguese amyloid neuropathy）、日本淀粉样变神经病（Japan amyloid neuropathy）。

为常染色体显性遗传。1952 年 Andrade 报道葡萄牙人家族见此病，亦见于日本人，故名葡萄牙或日本淀粉样变神经病。我国 1989 年刘培霞报道 1 例。

通常 11~40 岁发病。先有直立性低血压，其后隐袭发生下肢周围性对称性感觉异常：痛温觉受损，振动觉和位置觉保存。缓慢进展至运动无力，步行困难，最终累及上肢和躯干。周期性腹泻和便秘、阳痿、早泄。声嘶（罕见），偶有视力障碍。瞳孔不规则且不等大，对光反应迟钝。腱反射逐渐消失，下肢营养性溃疡。肌萎缩不明显，偶有心脏肥大。某些家族可伴玻璃体混浊和眼突。偶有贫血，心电图 S－T 段和 T 波改变，脑脊液蛋白中度增加，神经皮肤活检有淀粉样沉积物。X 线偶见跗骨和指趾骨的骨质疏松或局限性半透亮区。

尚无特殊疗法。约 10 年后死于恶病质、间发感染或其他合并症。

43.22　神经淀粉样变性 II 型综合征（amyloidosis neuropathy II type syndrome）

又名印第安型淀粉样变性神经病（Indian type amyloidosis neuropathy）。

系常染色体显性遗传。男女均可发病，以 20~40 岁为多见。周围神经病变以上肢最显著，症状如腕管综合征。胃肠症状较少。在正中神经分布的区域感觉障碍，但很少累及运动，在手和臂的皮肤有硬皮病样改变。眼玻璃体混浊。血清蛋

白电泳示 α_2 球蛋白区有异常的高峰。刚果红试验、心电图、活检(直肠和神经淀粉样物质的弥漫性实质性浸润)均有助于诊断。

治疗予以对症处理。可行腕管松解术。进展很慢,常可正常生活。

43.23 Ancell 综合征

又名头皮多发性良性上皮瘤。

病因不明,可能为染色体显性遗传。常于幼年发病,女性多见。头皮多发性肿瘤起源于大汗腺,亦可起源于小汗腺及毛囊的上皮细胞。大小不等,像叠置的葡萄或散在的番茄,肤色或淡红带青色,逐渐增大,增多而不破溃。无自觉症状。一般不恶变和转移,偶可转变为基底细胞上皮瘤。

可手术治疗。放疗易引起溃疡和癌变。

43.24 Andogsky 综合征

又名皮肤病源性白内障(cataracta dermatogenes)、素质性痒疹综合征[prurigo diathesique(Besnier)syndrome]。病因不明,可能与遗传有关,一般认为是一种隐性遗传性疾病。主要特征为遗传过敏性皮炎伴发白内障,偶有角膜炎、结膜炎及色素层炎。自儿童时期开始有慢性湿疹性皮肤损害,主要位于颈部、四肢屈侧,特别是肘、膝部,呈苔藓样变;有时也见于眼周及前额。多在 30 岁左右出现双侧性白内障及过敏性角膜炎、结膜炎、色素层炎和视网膜剥离等。偶可伴发嗜酸性粒细胞增多症、哮喘等。皮炎可给予相应的抗过敏治疗,白内障可考虑手术疗法。

43.25 睑缘粘连、外胚层发育不良、唇裂腭裂综合征(ankyloblepharon-ectodermal dysplasia-cleft lip and palate syndrome)

简称 AEC 综合征,是一种易变常染色体显性遗传性疾病。主要特征为睑缘粘连、外胚层发育不良和唇裂、腭裂,发稀少而硬,在电镜下类似 Marie‐Unna 稀毛症所见。指甲萎缩或营养不良,牙齿变尖而不久脱落。出汗减少,宽鼻梁,下颌骨凹陷。其他少见畸形有泪管狭窄、多余乳头、并指(趾)症、耳郭畸形、耳聋等。

43.26 无甲、先天性缺指/趾畸形综合征(anonychia-ectrodactyly syndrome)

本病可能为常染色体显性遗传。

临床表现为部分或完全无指/趾甲、不同程度的缺指/趾,或缺腕骨和跗骨。

43.27 砷剂多发性神经病综合征(arsenic polyneuropathy syndrome)

系由砷中毒引起的周围神经病。因目前治疗梅毒都采用青霉素等抗生素,而 606、914 等砷剂早已淘汰不用,原不拟再编此综合征;但鉴于当前街头黑广告宣传的非法游医仍有可能因采用砷剂而导致砷中毒发生,故此症暂时还不宜删去。

发病机制为砷与辅酶 A 的巯基结合,使辅酶 A 失活而不能参与催化丙酮酸的氧化脱羧反应,导致血中丙酮酸蓄积。

症状多见于四肢远端,特别是下肢,以感觉障碍最突出,表现为感觉过敏、灼痛、刺痛或撕裂样疼痛、麻木或感觉异常等,振动感及位置感也减退。运动症状多较轻,可有肌肉萎缩、腱反射消失、和共济失调等。皮肤营养性改变,尿、粪、洗胃液(急性中毒)或指/趾甲及毛发中检出砷(慢性中毒)可确诊。血丙酮酸含量较多。

用二巯基丙醇和维尔烯酸钙络合剂治疗以促进砷的排泄,也可用青霉胺和 B 族维生素治疗。

43.28 非典型性痣综合征(atypical mole syndrome)

曾被命名为发育不良性痣综合征(dysplastic

nevus syndrome),但学界对该名称有诸多争议,Koph 等于 1990 年提出现名。其特征为不典型的色素痣有一定的形态学和组织学特点,且易发展为黑素瘤。

皮肤多痣,一般在 100 个以上,单个痣直径在 8 mm 或更大,形态不一,色泽各异,可呈棕、褐、黑、红等颜色,边缘不整齐,可逐渐向周围皮肤移行,有的边缘绕有红或棕色晕,表面不平,呈乳头状或卵石状。分布以躯干上部为最多,特别是背部,其他依次为四肢和面部;痣在暴露部位较非暴露部位密集。无自觉症状。

组织象为交界痣或混合痣型色素沉着性色素痣,伴显著的不典型黑素细胞增生,不典型黑素细胞在真表皮交界处呈不规则分布。在混合型中不典型黑素细胞增生从损害边缘扩展到真皮成分区外。此外,在真皮中尚有板层状和同心圆状纤维组织形成以及片状淋巴细胞浸润。

此综合征又分遗传性和非遗传性两种,遗传性的称为家族性非典型性多发性痣黑素瘤综合征(familial atypical multiple mole melanoma syndrome)、遗传性发育不良性痣综合征(hereditary dysplastic nevus syndrome)或 B - K 痣综合征(B - K mole syndrome)。B - K 是两个患者名字的首写字母,两人共有 7 个黑素瘤。此型为常染色体显性遗传,常发生恶性黑素瘤,在患者的家族成员中也可发生恶性黑素瘤。非遗传性者也可发生恶性黑素瘤。在 25~40 岁期间恶性黑素瘤的发病率明显增高。

注意避免过度日晒,定期随访;疑有恶变的损害应及时切除。

43.29　耳、颞综合征(auriculo-temporal syndrome)

由 Frey 于 1923 年报道一例因腮腺枪伤后发生味觉性出汗的典型病例,故又名 Frey 综合征;在此之前 Dupuy 于 1816 年、Baylanger 于 1853 年、Weber 于 1891 年即已报道过腮腺损伤及化脓性感染后发生味觉性出汗的病例,所以又名 Dupuy 综合征、Baylanger 综合征或单侧味觉性出汗、面部潮红和立毛综合征(unilateral gustatory sweating-flushing and pilomotion syndrome)。我国有少数病例报道。

一般认为由于腮腺手术、外伤或感染使耳颞神经受损后,再生的耳颞神经纤维(支配唾液腺分泌的神经)与发汗神经或血管舒缩神经末梢发生短路相连所致,或因胆碱能神经受异常刺激所引起。

腮腺手术后本病的发生率为 50%~60%,症状出现时间在术后 1 个月至 2 年。主要表现为食酸性或刺激性食物咀嚼 3~5 分钟后,患侧面部、包括耳颞部出现烧灼感、出汗、潮红,并在进餐全过程中逐渐加重,至餐后 1 小时消退。受累区皮肤温热觉迟钝,对热出汗反应减弱。女性以潮红为著,男性以出汗明显。

本病为良性,一般对患者影响不大。局部可用 1%~3%东莨菪碱乳剂或软膏、或 0.5%阿托品乳剂控制味觉性出汗。国外报道局部应用 15%~20%六水氯化铝(aluminum chloride hexahydrate)治疗有效。亦可做耳颞神经的普鲁卡因局封,或鼓室丛副交感神经切除术。

43.30　Baader 综合征

又名皮肤、口腔炎综合征,1925 年由 Baader 首先报道。原因不明,被认为是一种病毒性或过敏性疾病。

皮疹表现为多形红斑、水疱、紫癜等,同时在口腔、口唇、鼻黏膜、尿道口、外阴等皮肤黏膜移行部发红、肿胀、糜烂、结痂。可有地图状舌,全身症状不定。有时有发热,病程历数周而愈。

治疗予以对症处理。应用糖皮质激素有效,也可试用抗病毒药物。

43.31　Bamatter 综合征

又名遗传性成骨性老年样皮肤营养不良综合征、成骨性老年样皮肤营养不良综合征。

病因不明,为性连锁性遗传。本病罕见,幼儿期发病。完全型有发育障碍、皮肤呈老年性改变、头发正常、小角膜、角膜混浊、关节肥大、多发性骨折和骨异常；顿挫型部分患者有老年皮肤营养不良、骨发育不全、小眼畸形、青光眼、侏儒。尚无特殊疗法。

43.32 Bart 综合征

本病可能为常染色体显性遗传，其特征为大疱性表皮松解和先天性局限性皮肤缺失。家族中可有单独发生口腔糜烂或甲畸形、或反复发生水疱者。

见于新生儿和儿童。表现为四肢伸侧（特别是小腿，偶或肘部）和臀部发生机械性诱发的大疱，状似局限性营养不良性大疱性表皮松解症，但数月后可自愈，愈后有萎缩性瘢痕，有时有粘连和粟丘疹，偶有色素减退；出生时口腔黏膜正常，开始喂食时可发生口腔糜烂；小腿有特征性的局限性皮肤缺失、指（趾）甲发育不全和甲营养不良。组织病理示疱发生在表皮和真皮之间，基底膜见于大疱底部。治疗予以对症处理。预后良好。

43.33 Bart‑Pumphrey 综合征

又名膝垫、耳聋、白甲综合征或指节垫、耳聋、白甲综合征。

为先天性疾病，系常染色体显性遗传。

临床有感音性耳聋，听力测验提示耳蜗神经缺陷，有指节垫、白甲，可能伴有掌跖角化。

尚无特殊疗法。

43.34 基底细胞痣综合征（basal cell nevus syndrome）

由 Nomland 于 1931 年首先识别出皮肤肿瘤的痣样特征，Gorlin 和 Goltz 于 1960 年又加以描述。又称 Grlin‑Goltz 综合征、痣样基底细胞癌综合征（nevoid basal cell carcinoma syndrome）。它是一种遗传性的和基底细胞癌难以区别的皮肤多发性肿瘤，伴有特征性掌跖皮损及其他组织如骨等的缺损。

本病是一种遗传性的发育异常，为常染色体显性遗传，外显率强，可高达95%，易受多种因素影响而多变。染色体检查并无一致异常，提示可能存在的异常是镶嵌式的。绝大多数患者是白种人，但黑种人和亚洲人也有报道。

临床表现多种多样，常见的有皮肤肿瘤、掌跖皮损、颌骨囊肿、骨缺损以及其他一些较少见的异常。

皮肤肿瘤可于出生后或婴儿期即有，但常在儿童或青春期后发病，两性同样累及。单个损害为光滑、圆形丘疹，呈暗红或色素性，直径 1～15 mm 大小，可见毛细管扩张和粟丘疹样小体。好发于眼睑、鼻、颊、前额，也常见于颈、躯干和腋部。头皮、肢端通常不受累。数目可多可少，为几个到几百个不等。皮疹表现可呈结节型、色素型、硬斑样型，在腋、颈和眼睑的损害倾向于带蒂。大部分皮疹呈良性过程，但在眼睑和鼻部的有时可以溃破形成溃疡。由于这种损害可以同时向脑和肺扩展，因此有提议命名本病为痣样基底细胞癌综合征，以显示它的毁损和破坏性特征。掌跖皮损有一定特征，为带圆形的凹陷，针头到2～4 mm直径大小，边界陡立，基底低于表面 1 mm 左右，覆以正常角质，但较外周皮肤色红。70%患者可以见到这种损害。

其他的皮肤表现有多发性上皮样囊肿、粟丘疹、纤维瘤、神经纤维瘤等。

颌骨囊肿表现为颌骨痛和压痛、咬合困难、肿胀等。囊肿单发或多发，呈单房或多房性，上、下颌骨均可发生，系齿源性角质囊肿。颌骨囊肿是本综合征仅次于皮肤肿瘤的最有特征的表现之一。

骨骼的缺损如隐性脊柱裂、肋裂或斜肋、肋骨发育不全、肋骨融合、脊柱后凸、侧凸、颈椎发育不全、颈胸椎融合，漏斗胸或鸡胸、锁骨内侧缺损等，这是本病的第三个主要特征。

中枢神经系统症状常见的有智力迟钝、精神分裂症、癫痫、先天性脑积水、胼胝体畸形、神经管胚细胞瘤等。

其他的异常有鼻跟部过宽、两眼间距大和因角膜混浊、白内障、青光眼或脉络膜裂开及视神经裂开而引起先天性失明，以及额圆凸、扁平足、跖趾外翻、并指、掌跖骨短小、牙缺、腭裂、兔唇、软组织钙化（如大脑镰）、双角子宫、子宫纤维瘤、卵巢囊肿、男性性功能不全、隐睾、先天性秃发等。有些病例还可有假性甲状腺甚至甲状旁腺功能低下的表现。

在儿童患者，眼、骨和中枢神经系统的表现可先于皮肤肿瘤的表现。

X 线摄片可以发现上述种种骨缺损和钙化。对甲状旁腺激素的反应低下。

早期皮肤肿瘤活检，组织象难与基底细胞癌区别；但表皮底面可有芽孢样生长，像指状伸入真皮。有钙化时，示毛发上皮瘤的组织象。

本病皮损似黑素细胞痣，组织象提示基底细胞癌但病程为良性，数目多，有家族遗传史，结合颌骨囊肿及骨缺损等特点可以确诊。与基底细胞癌的鉴别要点为：后者一般发病迟，数目少，不伴有其他皮肤良性肿瘤、骨缺损及家族史等。

痣可用电凝、电灼、激光或外科手术切除，肿瘤可逐步切除或用激光、液氮等治疗。局部化疗可用秋水仙碱、MTX 或 5FU 软膏外敷，全身化疗仅有部分疗效。

43.35　Bass 综合征

又名中节缺陷、短指/趾畸形、甲发育不全综合征。

本病为常染色体显性遗传，出生即有，表现为短指（趾）畸形，指（趾）甲发育不全，手指及第 2~5 趾的中节指（趾）骨缺如，而拇指远端指骨重叠；耳软骨发育不全。

43.36　Bateman 综合征

又名肾上腺皮质激素紫癜综合征。

老年人或衰弱患者长期应用糖皮质激素后，或在 Cushing 综合征患者中发病。肾上腺皮质激素长期增多，蛋白质分解代谢增加，皮肤和结缔组织萎缩，血管壁脆性增加，引起紫癜。紫癜和瘀斑常见于四肢，特别是下肢。此外尚可有肥胖、多

毛、满月脸等表现。血液凝固正常，血小板正常，束臂试验阳性。

停止应用糖皮质激素，紫癜可逐渐消失。

（杜　娟　徐金华）

43.37　Bazex – Dupre – Christol 综合征

本病由 Bazex 等在 1966 年首次以"毛囊性皮肤萎缩和基底细胞癌综合征"（follicular atrophoderma and basal cell carcinoma syndrome）为题做了报道，故又被称为"Bazex 综合征"，亦名"副肿瘤性肢端角化症"（paraneoplastsc acroleratosis）。

本病为常染色体显性遗传或 X 性联显性遗传病。Bazex 曾报道在一个家族中有 8 名成员发病，患者几乎均为男性。另一学者报道一个家族中跨越 4 代的 20 名患者；具有典型的 Bazex – Dupre – Christol 综合征表现，其中 11 例女性，而且男性患者无一例遗传给儿子的。已有证据认为，Xq24 – 27 连锁此综合征，可能与毛发的发生、皮肤肿瘤的形成有关。

本病的特征有三：毛囊性皮肤萎缩、先天性毛发稀少及基底细胞新生物（包括基底细胞癌和基底细胞痣）。

毛囊性皮肤萎缩：这是发生率最高的症状，文献统计占 91%，有的出生时即有。主要分布于手足背、面部、肘膝伸侧；在毛囊口部位，形状一致的圆形凹陷，呈漏斗状，毛囊开口变大。其他部位也可出现，如胸壁、背部、腹股沟、肩胛前等。

毛发稀少：约 85% 的患者有此表现，为局部或全身的毛发稀少。毛发除稀少之外，还有细软、不规则卷曲，呈淡黄白色、金属样折光等毛发异常的表现。显微镜检查发现有结节性脆发、扭发等。有报道男性毛发稀少是弥漫的、整个头皮的，女性则无毛发稀少，而是在正常的毛发中混杂着异常的毛发。

新生物：基底细胞癌发生于青春期后，面部多见，可与基底细胞痣、毛发上皮瘤或粟丘疹共同存在。基底细胞痣表现似色素痣或黑头，病理中可见其在粟丘疹或毛囊性皮肤萎缩的下方。粟丘疹的发生率最高，多见于婴幼儿。此外还有毛囊角

化性丘疹和毛发上皮瘤。

其他表现有：伴有或不伴有全身或其他部位少汗的头面部少汗、瘢痕性痤疮、婴儿湿疹、白血病等。

基底细胞癌、基底细胞痣、毛发上皮瘤、或粟丘疹等均有相应的病理变化。毛囊性皮肤萎缩病理显示表皮的凹陷，真皮下面有成簇的基底样细胞；毛发异常者病理显示有毛囊紊乱，呈不同的定向。

基底细胞痣综合征为多发性痣样生长的基底细胞癌，具有破坏性，伴发多发性粟丘疹等皮肤良性肿瘤，但多数伴有掌跖特征性的凹陷症状和其他组织的缺损，如骨骼等，故不难与此综合征鉴别。

Rombo 综合征可有面部多发性粟丘疹、虫蚀状皮肤萎缩、毛发稀少、多发性基底细胞癌、毛发上皮瘤和外周血管扩张性发绀，但无毛囊性皮肤萎缩，而且症状发生于大龄儿童，遗传方式为常染色体显性遗传，因此易于与本综合征鉴别。

一旦发现基底细胞癌，应及时治疗。

（方　栩）

43.38　Beals 综合征

又名先天性挛缩性蛛状指症（congenital contractural arachnodactyly）。由 Beals 于 1971 年首先报道；我国 1984 年刘克明等首先报道 1 例。

病因不明，一般认为系常染色体显性遗传。本病的骨龄生长加速，有人报道 1 例出生后 10 天相当于 4 个月骨龄的婴儿。骨龄加速的原因及与本病有何关系尚不清楚。

出生后即显畸形，外貌似老年人，哭声低沉、耳低位、耳郭大，折叠似香菇状。鼻梁高宽，口大而扁，鸡胸，脊椎侧弯，四肢多发性关节挛缩，垂腕，踝关节背侧曲，各关节伸直均受限，蜘蛛指（趾）。眼及心血管等无畸形，智力正常。应与 Marfan 综合征相鉴别。本征无眼征，有耳畸形和四肢关节挛缩可鉴别。

尚无特殊疗法。

43.39　Bearn‑Kunkel‑Slater 综合征

又名慢性活动性狼疮样肝炎综合征、高丙种球蛋白血症肝炎、浆细胞性肝炎。

目前认为系一种自身免疫性疾病。绝大多数为妇女，以 10～30 岁多见。隐匿起病，表现为乏力、反复发热、呼吸窘迫、多毛、痤疮、蜘蛛痣、满月脸、肥胖、闭经或月经失调、鼻和牙龈出血、肝痛、黄疸、肝脾肿大、对称性关节痛。晚期有呕血和腹水。血胆红素和转氨酶升高，高丙种球蛋白血症（IgG 显著增高）。抗核抗体 75% 阳性、线粒体抗体 30%、LE 细胞 50%、乳胶试验 90% 阳性。

可用糖皮质激素和免疫抑制剂治疗。多在 10 年内发生肝昏迷，或食管静脉曲张出血致死。

43.40　Beck‑Ibrahim 综合征

又名皮肤无变应性综合征。

病因不明。在口、鼻、颈、耳、会阴、臀、腹股沟等部位皮肤有对称性的结痂性皮损。有甲沟炎、生长停滞、头发变白而后脱落、真菌性口炎等表现。食欲正常，无腹泻，对全身感染的抵抗力正常。对多种皮试，包括念珠菌皮试及二硝基氯苯（DNCB）、二硝基氟苯（DNFB）皮试，反应性均显著降低。淋巴细胞转化敏感性缺乏，植物血凝素淋巴刺激反应阳性。淋巴细胞计数正常，皮肤同种移植排斥反应降低，循环抗体水平正常。

尚无特殊疗法。如有真菌感染可用抗真菌药物。

43.41　Becker 综合征

又名色素性毛性表皮痣综合征。

病因不明。好发于年轻人（10～30 岁），通常见于男性。表现在肩、背或胸部等出现不规则的色素斑，融合成直径约 20 cm，形成地图状；1～2 年后，在色素区及其周围生出黑色丛集毛发。组织病理未见有痣细胞。可伴毛发平滑肌错构瘤。尚无特殊疗法；必要时，可用手术切除。

43.42　良性家族性红细胞增多综合征（benign familial erythrocytosis syndrome）

为常染色体显性遗传伴有显性或隐性型血红蛋白病。

常在儿童期发病，无症状或轻微症状。最常见的表现是皮肤呈紫红色并有头痛，其他症状有头晕、眼和心区不适及腹痛。半数患者有中度脾肿大，血中红细胞增多，红细胞压积增高，血红蛋白增加，网积红细胞增多，二磷酸甘油酸（DPG）缺陷，白细胞和血小板正常。

尚无特殊疗法。预后良好。

43.43　Berendes – Bridges – Good 综合征

又名先天性吞噬功能障碍综合征。

为家族性遗传病，伴连锁性隐性遗传。可能与过氧化氢、过氧化物或有关离子的生成缺陷有关。见于男性儿童，90%以上在 2 岁内发病。表现为发热、淋巴结肿大、面部发疹、溃疡性口炎、结膜炎、鼻炎、肺炎、腹泻、肝脾肿大、肛周脓肿、骨髓炎。实验室检查示中性白细胞吞噬障碍不能破坏细菌和病毒，不能还原四唑氮蓝染料（特异性诊断实验）。白细胞增多，贫血，血沉加快，现高丙种球蛋白血症。X 线检查示肺部浸润。

抗生素和糖皮质激素对某些症状有效。病情一般进展迅速，患者多于幼年夭折。

43.44　Bernard – Soulier 综合征

又名先天性血小板功能障碍性出血综合征，血小板衰弱、血小板减少综合征或淋巴样巨血小板综合征。

本征于 1948 年最先由 Bernard – Soulier 描述，国内未见报道。

多见于近亲婚姻中，系常染色体隐性遗传。婴儿期发病，有中度到重度出血倾向，包括严重紫癜、鼻衄、牙龈出血、月经过多、手术及外伤后出血过多；出血倾向常随年龄的增长而减轻。实验室检查可见血液中有异常巨大的血小板，直径常大于 4 mm，可达 7~8 mm，外形似淋巴细胞，寿命缩短；血小板数目轻度减少。血小板膜的分子缺陷主要是膜上缺乏糖蛋白 Ib，从而使血小板与因子Ⅷ的结合减弱，凝血酶原消耗不佳。出血时间明显延长，血块退缩时间正常。骨髓巨核细胞数正常或增加。

糖皮质激素可使血小板数增多；输血小板悬液及新鲜血浆有效。预后随出血程度而异。

43.45　Bernhardt 综合征

又名感觉异常性股痛症、肢外侧皮神经炎。

常见病因为腰椎增生、肥大性脊椎炎、脊椎隐裂。在盆腔与腹腔部位可因肠下垂、腹部炎症、阑尾炎手术后、腹主动脉瘤、盆腔肿瘤、妊娠子宫、腹股沟疝、输卵管结石等，在股体可由注射、外伤、站姿不正确、内衣过累、带状疱疹、肥胖等引起。多见于 20~50 岁男性，表现为肢外侧皮肤麻木、有蚁走感、刺痛、灼痛、发酸，在站立或行走时加剧，无运动障碍。体检可见股外侧温、痛、触觉迟钝甚至消失。可用维生素 B_1 及 B_{12} 于髂前上嵴下 10 cm 处注射，每日 1 次，10 次为 1 个疗程。亦可做穴位注射，取风市、伏兔、梁丘、肾俞等穴。音频电疗亦有效。

43.46　Bettley 综合征

又名胎儿皮肤肠道综合征、皮肤肠道口咽溃疡综合征。

病因不明。表现为皮肤斑疹、水疱和结痂。口咽部可见溃疡。肠道溃疡形成，可发生肠穿孔。组织病理示皮肤基层水肿，真皮及皮下组织炎症反应。

可予糖皮质激素治疗；肠穿孔者外科手术。预后不良。

43.47　Bieglieri 综合征

又名 C_{17}-羟化酶缺乏综合征。

于 1966 年由 Bieglieri 首先报道；我国 1980 年何成华等报道 2 例，后续有少数个案报道。

先天性 C_{17}-羟化酶缺乏，引起皮质醇、雌激素和雄激素的合成减少。本征仅见于女性，表现为疲乏、明显肌力减弱、头发部分脱落、体毛稀疏、面部皮肤多皱纹而早老。原发性闭经、幼稚型子宫、小卵巢、缺乏第二性征、四肢麻木和刺痛。儿童期高血压为主要症状之一。血钾低，皮质醇分泌率减低（注射 ACTH 也不能增加），雄酮和睾酮基本不能检出，血浆 ACTH 显著增加，心电图示低血钾征象。尿 11 羟皮质类固醇增加，孕三醇显著减少，17-酮类固醇大致正常，雌酮和雌三醇排出量减少，促性腺激素增加，脱氧皮质酮、皮质酮、孕酮和醛固酮均增加。

地塞米松 0.75 mg，每日 3 次有最佳效果。性激素替代治疗以促进第二性征的出现。基因型男性（46XY）而外阴为女性幼稚型者，应切除隐睾，以防恶变，并行外阴成形手术及给予雌激素替代治疗。

43.48 Biemond I 型综合征

又名先天性痛觉丧失综合征。

系先天性疾病，属常染色体隐性遗传。发病机制不明，有认为皮肤的痛觉感受器有先天性缺陷。1962 年有人发现胆碱酯酶阳性神经只存在于汗腺排泄管周围，而神经末梢缺如，而且其神经纤维为无髓鞘纤维，麦氏小体存在缺陷。

本病出生后即见全身痛觉减退或消失，而温觉、触觉、深感觉等其他感觉则完好如常。因痛觉障碍，防御反射失灵，常有外伤或继发感染而发生骨折、肌肉溃烂、骨髓炎、指/趾甲变厚与畸形等。角膜反射消失，易发生角膜外伤性瘢痕，唇、舌亦易受外伤而形成瘢痕。牙发育不良，常患牙周病，牙釉质常出现纵纹。无汗为全身性，化学方法刺激发汗如皮下注射乙酰胆碱均无效，皮肤组织病理示汗腺发育正常。

本病应与下列两种疾病相鉴别：

家族性无汗性外胚叶发育不良症：伴性遗传，男性为完全性表现，女性为携带者。有特殊面容和鞍鼻、脱发、眉毛及牙齿减少或畸形，或手指畸形，汗腺、皮脂腺缺如，但痛觉存在。

遗传性异位脂肪沉积症：伴性遗传，男性多见，儿童起病，有发热发作危象、感觉异常和暂时性蛋白尿，皮肤出现红斑，发汗减少。

防止外伤，加强护理。

43.49 Birt-Hogg-Dubé 综合征（BHD）

1977 年由 Birt 首先描述，为纤维毛囊瘤（FF）、毛盘状瘤（TD）和软垂瘤三联症。呈常染色体显性遗传，其皮损的发病年龄为 20~40 岁，可同时伴有内脏肿瘤。

临床上 FF 和 TD 不能区分，均表现为多发性、光滑、肤色到灰白色圆顶丘疹，位于面、颈部和躯干部上部；此外，尚可有粉刺状丘疹和小囊肿，有的 FF/TD 相融成斑块，数目自 5 个到 100 个以上。FF 和 TD 的诊断主要靠组织学检查。BHD 患者中 91% 多发性 FF，31% 为 TD；由于皮损在临床上不能区分，且有的活检标本同时显示 TD 和 FF 特征，其诊断是依据标本中毛囊的局部位置而定，因而两者可能代表同一病变的不同发展阶段。软垂瘤呈多发性皮赘，位于眼睑、眼周、颈、腋窝和腹股沟。有的患者在口腔黏膜和牙龈有小的、散在的软丘疹。此外，尚有两种类型的胶原瘤：萎缩性丘疹和大的斑块。有的有多发性脂肪瘤，可达面积 30%，一例 MRI 显示脂肪浸润到肌肉中。

肾肿瘤可为家族性或散在性。除肾肿瘤外，其他报告有伴恶性黑素瘤、前列腺癌、基底细胞癌、胃肠道息肉、毛囊周围纤维瘤、肺囊肿和气胸等。

BHD 可能是由一个单一基因突变导致皮肤和肾肿瘤。因 BHD 染色体显性遗传，BHD 患者及其亲属有发生肾癌的危险性，因此，BHD 患者及其亲属应做腹部 CT 和肾超声检查。

43.50 BjÖrnstad 综合征

又名耳聋、毛发扭转综合征。本病罕见，属常染色体隐性遗传。婴幼儿期起病,神经性耳聋和毛发扭转症合并存在。毛发沿长轴旋转扭曲,成螺旋状,扭曲处发干扁平、呈节段性,粗细相同。头发干燥,无光泽,易折断,一般折4~5 cm长,身体其他部位毛发亦可受累。可伴智力发育迟缓、牙缝增宽及甲营养不良等。

尚无特殊疗法。

43.51 Blackfan - Diamond 综合征

又名 Joseph - Diamond - Blackfan 综合征、Kaznelson Ⅰ型综合征、原发性红细胞发育不全综合征、原发性红细胞障碍性贫血综合征。

病因不明,有的可有家族史,属常染色体显性遗传。某些病例伴色氨酸代谢异常,偶伴有染色体异常。患者的淋巴细胞能抑制正常幼红细胞集落形成,提示其发病可能与免疫有关。

男女均可得病,大多数在1周岁以内发病,少数在出生时即有。出生时体重比正常低,生长发育迟缓,存在性成熟障碍。主要表现为慢性进行性贫血、肤色苍白、无黄疸。有的病例伴先天性畸形:眼距较远、狮子鼻、上唇厚、斜眼、翼状胬肉、赘生指(趾)、输尿管畸形、骨骼发育异常及先天性心脏病等。

实验室检查示血常规见正常血色素性贫血,网织红细胞不高(<1%),白细胞和血小板正常。现低钙血症。骨髓红细胞系列缺陷,其他细胞系列正常。X线检查可见有生长迟缓、心脏扩大,有严重的心力衰竭,骨骼畸形如6指或11对肋骨、肾盂积水、双输尿管等。

一般抗贫血治疗,必要时输血。少数病例用糖皮质激素可能缓解。20%患儿可获持久性或暂时性自然缓解。

43.52 Blegvad - Haxthausen 综合征

又名皮肤松垂、成骨不全综合征。

为胶原成熟存在某些缺陷,属常染色体显性遗传。

临床表现为皮肤变薄、半透明、松弛,有粟粒到硬币大小的变色的圆形或卵圆形斑状损害。眼巩膜呈蓝色,有带状白内障。部分或完全性耳聋。骨脆,轻度创伤便可发生多发性骨折。血管变脆,易破裂出血,形成血肿。

组织病理示皮肤变薄,嗜银性及弹性纤维增加,胶原纤维不成熟并肿胀。X线示骨皮质变薄、透明度增加、骨折和畸形。

治疗予以对症处理。先天型患者预后不良,迟发型可无生命危险。

43.53 Bloom 综合征

本病由 Bloom 于1954年首先描述,又名侏儒先天性毛细血管扩张性红斑(congenital telangietatic erythema in dwarfs)或侏儒、面部毛细血管扩张综合征(facial telangiectasis of dwarfs syndrome)。

主要特征为面部蝶形红斑、对光敏感和侏儒。系常染色体隐性遗传。家族中有近亲婚姻史,兄弟间常有同患。患者的淋巴细胞和成纤维细胞培养示染色体畸变的阳性率高。男性多见,男女比例为4:1。多见于犹太人。

本病常于婴儿期在面部出现毛细血管扩张性蝶形红斑,分布于面颊、鼻部,并可波及眼睑、前额和耳部,有时手背和前臂也可受累。常于日晒和夏季加剧,甚至唇部可发生水疱、出血和结痂。对光过敏限于面部、手和前臂等处。垂体性侏儒为本征的另一重要特征,体形娇小,但成比例。此外,尚可伴发咖啡样色素斑、鱼鳞病、黑棘皮病、多毛症。其他畸形有长头、小鼻、大耳、颧骨发育不良、上切牙缺失、并指(趾)、出牙不规则、大耳、尿道下裂、隐睾等。10~30岁期间新生物发生率高,其中常见的为粒细胞性白血病和恶性淋巴肉瘤。部分病例有不同程度的免疫功能低下。染色体检查,常见第1对染色体有畸变。

组织病理示皮损有轻度角化不全、粒层消失、棘层变薄,细胞间有轻度水肿;真皮有毛细血管扩张,血管外周有淋巴细胞浸润和嗜伊红玻璃样物。

应与红斑狼疮、遗传性出血性毛细血管扩张症、毛细血管扩张性共济失调及光敏感长肢侏儒综合征相鉴别。

避免日光曝晒,可外搽遮光性药物如 5% 对氨基苯甲酸酒精等。应注意淋巴网状系统新生物发生的可能。对水疱性皮损可内服糖皮质激素,对侏儒可试用人生长激素。有免疫功能低下者应给予提高免疫的药物。

43.54 蓝橡皮大疱性痣综合征(blue rubber bleb nevus syndrome)

由 Bean 于 1958 年首先描述,又称 Bean 综合征。

系一种以皮肤和胃肠道多发性血管瘤为特征的综合征,患者多伴有肠出血。近年我国亦有报道。系常染色体显性遗传,家族中 4 代及 5 代发病者均曾有报道。在男性中外显率似较高。

皮损见于出生时或起于婴儿早期,并随年龄而增大、增多。有 3 种临床形态:巨大海绵状血管瘤、有柔软高起的蓝橡皮奶头状中心和较小的蓝斑。有时伴黑色小点。损害为单个,通常不多,但偶可多达几百个,为有弹性的皮下结节,自针头大至直径 3~4 cm,并可呈扁平、隆起或有蒂,表面常光滑,但可有细小鳞屑。色泽有红、紫红、蓝、黑等。典型损害如橡皮奶头状,易压缩,并在压缩去后迅速再充盈。好发于躯干及四肢。有的损害可有疼痛(尤在夜间)及触痛。患处可有多汗。消化道血管瘤常为多发性,发生于口腔到结肠的任何部位;小肠较易受累,患者多因胃肠出血反复出现黑粪、发生贫血而查见肠内血管瘤的存在。皮肤和肠道受累程度不一定一致,患者可有严重出血但仅有单个皮肤结节。

除皮肤和消化道外,少数患者的其他器官和组织,包括肺、肝、脾、中枢神经系统、胸膜、腹膜和肌肉等处也可发生血管瘤;患者可因血管瘤的生长造成气管阻塞及消化道血管瘤的破溃、穿孔所致的出血而死亡。

组织病理示皮肤和肠壁(黏膜下或突出于肠腔内)有海绵状血管瘤改变。实验室检查常见低血红蛋白性贫血及大便隐血试验阳性,而血凝正常。

对胃肠道有本病者可借纤维胃镜及纤维结肠镜检查,或 X 线钡剂造影证实。本病需与毛细血管扩张综合征(Osler 病)以及软骨发育异常、血管瘤综合征(Maffucci 综合征)区别。但本病在唇和甲床并无损害,不发生鼻出血。血管瘤有不同类型,可与 Osler 病区别。本病无软骨发育异常,有胃肠道血管瘤,不难除外 Mafficci 综合征。

治疗主要采取对症处理,纠正贫血。对反复发生、难以控制的肠出血可施行肠内血管瘤切除术。皮肤血管瘤可酌情选用冷冻、激光、放射性核素磷-32 或手术切除等疗法。

43.55 BÖÖk 综合征

又名遗传性过早白发综合征(premature hereditary canities syndrome),为常染色体显性遗传,有强度外显率。

头发过早出现灰白,掌跖多汗,牙齿发育不全。尚无特殊疗法。

43.56 肠旁路综合征(bowel bypass syndrome)

即短肠综合征,本病是指一种以小肠功能性缩短手术后发生的持久性腹泻、多发性关节炎和皮疹等综合征。

从 1956 年开始,临床上为控制肥胖病进行肠旁路手术或称小肠功能性缩短手术;Dicken 于 1979 年将本病命名为短肠综合征。

有认为这种肠旁路手术(空肠回肠吻合术)造成一段"盲肠",而本病与该肠盲段中细菌过度增殖引起的炎症有关。致病菌往往是大肠杆菌、化脓性链球菌和脆弱拟杆菌,机体对这些菌的产物,特别是肽聚糖(peptidoglycans),发生毒性或免疫反应。用从患者肠道培养出来的化脓性链球菌和大肠杆菌作抗原进行皮试,可发生与原发疹一样的皮疹和关节症状。大多数发生活动性皮疹的患者可查到循环免疫复合物。

约 20% 的患者在手术后 1~63 个月发生本综合征。表现为反复发生感冒样症状如恶寒、发热、乏力等并伴有肌痛、关节痛和皮疹等。热度可达

39~40℃,除多发性肌痛和关节痛外,可发生急性关节炎和腱鞘炎。皮疹为炎性红斑、丘疹、水疱和脓疱,直径2~4 mm,分批出现,散在分布于上肢近端或面、肩、胸、臂等部位,经2~4天(有的为6天)消失,经1~3周后有可复发。皮肤在受损伤处可产生无菌性脓疱。小腿可有结节红斑或脂膜炎样损害发生,也曾报道在下肢发生白细胞破碎性血管炎者。此外,尚有持久性腹泻伴水和电解质紊乱、肝功能异常、肾或胆囊结石等。可有锌缺乏和维生素 A 缺乏。

许多患者的症状可自行消失,但可间歇性复发。

组织病理示斑疹、水疱和脓疱性损害上可见扩张的真皮细静脉和毛细血管,以及血管周围中性粒细胞浸润。水疱、脓疱性损害中的中性粒细胞聚集更显著,并有明显的真皮水肿,导致真、表皮分离。水疱位于表皮基底膜下,可见表皮坏死。严重病例有坏死性血管炎,伴纤维蛋白沉淀。可测得循环免疫复合物和冷沉淀蛋白,后者与皮肤及关节症状有关。

根据患者曾行小肠功能性缩短手术、反复发生流感样症状伴发皮疹,即可诊断本综合征。

Dicken 等采用抗生素治疗,特别是甲硝唑治疗有效,四环素类和糖皮质激素等亦能缓解症状。治疗关节炎可加用非类固醇性抗炎症剂。某些复发性病例用氨苯砜有效。对上述治疗效果不佳的病例必须重建正常的肠道解剖结构。

(杜 娟 徐金华)

43.57 鳃、眼、面综合征(branchio-oculo-facial syndrome)

为常染色体显性遗传。

唇腭裂或假裂(不完全性唇腭裂)伴鳃裂和先天性鼻泪管阻塞。在双侧鳃裂处沿胸锁乳突肌有皮损存在。曾报道有血管瘤、先天性皮肤发育不全、表皮痣者;至少有2篇报道称组织学检查提示损害为"颈部胸腺"。头发早灰,在青春期开始即有灰发;此外,有头部皮下囊肿、凸额、突颌、小眼、内眦赘皮、白内障、近视、耳畸形、传导性耳聋、生长缺陷等。

43.58 Brauer 综合征

又名颞额萎缩斑、额陷纹综合征。

本病为一种原因不明的常染色体隐性遗传病,男女均可受累。

出生时颞部一侧或双侧有单个到多个指甲大小的色素沉着性萎缩瘢痕。额中下部有纵形陷纹,颏部有中间沟。眉毛向外上方倾斜,患侧眉毛外1/3处稀少,睫毛缺如,或上眼睑睫毛多而下眼睑缺如。掌跖在幼年期角化。

本病应与颞额萎缩斑、颏陷纹综合征相鉴别。予以对症治疗。

43.59 Braun－Falco－Margescu 综合征

由 Margescu 和 Braun－Falco 于1965年首先描述。为先天性皮肤异色病,伴大疱形成,是 Thomson 先天性皮肤异色病的一种变型。

本症极罕见。为常染色体隐性遗传,仅见于女性。出生时在面颊、颈部,较少见的在四肢和衣服遮盖部位即有网状红斑和大疱,疱液透明或呈出血性。大疱可自发,或外伤后发生。到2~3岁逐渐出现点滴状色素沉着、网状色素脱失、毛细血管扩张,并在面部、四肢和躯干发生弥漫性和局灶性皮肤萎缩。随着年龄的增长,大疱形成逐渐减少。可有甲营养不良、头发稀少、牙齿畸形和牙龈炎等表现。

43.60 青铜色婴儿综合征(bronze baby syndrome)

1972年 Ropelman 首先报道1例早产儿光疗48小时后,皮肤、血清、尿均呈灰褐色。我国1984年赵明曾报道1例。

本病为新生儿高胆红素血症,属光疗的并发症,可能为胆红素的光氧化产物和胆绿素色素诱发。表现为全身皮肤呈灰褐色、血胆红素过多、血清和尿呈灰褐色,伴肝功能不良、血卟啉增高。一般在 4~8 周内自行消退。

立即停止光疗,可自行消退。

43.61　棕黄发、弥漫性红斑伴毛细血管扩张、腹泻综合征(brown hairs-diffuse erythema with telangiectasis-diarrhea syndrome)

1985 年先由张达容报道 1 例,并调查其家系 4 代中有 10 人发病,认为是一种新的综合征。

病因不明。有明显的家族性。

临床表现为:① 皮肤症状:头发呈棕黄色,面部、躯干、四肢有弥漫性淡红斑,两颊和下肢尤为明显,伴有条状毛细血管扩张;② 腹泻:慢性腹泻伴蛋白丢失,继而引起体液免疫及细胞免疫异常的一些表现;③ 由于长期腹泻和蛋白丢失而引起骨质疏松和骨折等。

本征的蛋白丢失性肠病应与其他原因的蛋白丢失性肠病如吸收不良综合征、皮源性肠病等相鉴别;毛细血管扩张伴红斑应与特发性全身性毛细血管扩张和遗传性良性毛细血管扩张相鉴别。

治疗应防治感染及腹泻,纠治蛋白丢失性肠病,增加营养。

43.62　Brown - Podosin 综合征

又名神经嵴综合征(neural crest syndrome)。

病因可能为神经嵴分化异常。症状出生后即见,表现为痛觉缺失(浅及深感觉丧失)、反射减弱、轻度精神发育不全、部分或完全性 Horner 综合征的瞳孔异常、血管运动不稳定、无汗、牙釉质发育不全、金发、碧眼、尿中高香草酸和香草扁桃酸异常。

治疗予以对症处理。

43.63　棕色隐蛛(蜘蛛咬伤)综合征 [Brown recluse (spider bite) syndrome]

又名蜘蛛中毒综合征、斜行隐蛛综合征。

棕色隐蛛又称斜行隐蛛或长短肢蛛,生长在美国中、南部,它叮咬后局部有刺激、微痛,2~8 小时内疼痛加剧,并发生恶心、呕吐、关节痛、腹部痉挛、发热、谵妄等全身中毒症状。局部起大疱,周围出血,以后可溃烂并发生坏疽。有时在咬后24~48 小时出现麻疹样红斑或瘀点。实验室检查可见溶血性贫血及血小板减少,尤以儿童多见。血白细胞增多,有蛋白尿及血红蛋白尿。

立即给予糖皮质激素,可防止局部坏死和全身中毒反应。痊愈时间与创面大小成正比。局部皮损面积大者可做皮肤移植。

43.64　Bruschfield - Wyatt 综合征

又名偏瘫、智能缺陷综合征(hemiplegic-hypophrenia syndrome)。

本病为先天性疾病,大脑半球有广泛钙化的毛细血管瘤。临床表现为单侧性三叉神经区鲜红斑痣、偏盲、对侧偏瘫、和智能缺陷。CT 扫描可能发现大脑半球广泛钙化的毛细血管瘤的病理改变。治疗可予对症处理。

43.65　Bruton 综合征

又名性联 γ-球蛋白缺乏症(X-linked agamma-globulinemia)。

属性联常染色体隐性遗传。淋巴结缺乏浆细胞和几乎没有淋巴生发中心,因此不能产生丙种球蛋白。仅见于男性。5~6 月龄时出现症状,反复发生较严重的细菌感染,如肺炎、脑膜炎、中耳炎、胃肠炎和败血症等,并产生感染后遗症,如支气管扩张、耳聋及神经系统的损害。约 1/3 到 1/2 病例有类风湿关节炎样表现(大关节)。遗传过敏性湿疹常见。血清中各型免疫球蛋白先天性缺如,淋巴细胞计数正常,但其中大多数为 T 细胞。细胞免疫正常。

本病可分为两型:① 患者血中缺乏带免疫球蛋白标记的淋巴细胞,是由于 B 淋巴细胞在发育初期受到阻滞所致。② 带免疫球蛋白标记的淋巴细胞数正常或增高,但缺乏浆细胞,血清中免疫球蛋白水平低下,是因 B 淋巴细胞不能转化为浆细胞。

治疗给予抗生素以控制感染，并给丙种球蛋白，每月1次。治疗可延长生命，预后不良。

43.66 Buchwald 病

又名特发性皮肤萎缩、Tayloi 病、Buchwald 萎缩。

病因不明。常见于四肢，先发于双足踝部，皮肤萎缩，渐见向上蔓延到腹股沟及臀部，有时上肢皮肤也发生萎缩，由手指或手背向上扩展至肩部，但不波及肢体屈侧和掌跖。皮损初呈红色或紫红色，以后轻微水肿及紧张，表面有光泽，最后皮肤萎缩、松弛而出现皱纹，浅表静脉或肌腱常隐约可见。病情发展缓慢，到一定程度可自行停止，但不能恢复。尚无特殊疗法。

43.67 Bureau - Barriere 综合征

又名足畸形、感觉障碍综合征（foot deformity-sensory disturbance syndrome）。

由末梢神经营养障碍、蛋白质缺乏、酒精中毒等引起。患者几乎均为男性，常有慢性营养不良及嗜酒癖，足部物理性外伤常为诱因。

足部发生大疱，易于破溃，形成顽固性溃疡，基底肉芽增长，并有结痂。足进行性畸形、短缩、增宽。患足发绀、多汗，其感觉障碍呈袜型分布，温觉丧失，触觉及痛觉仅部分受累，深感觉存在，腱及跖反射正常。X 线摄片示早期趾间或跖趾关节的关节炎。晚期足骨吸收，部分脱位。

治疗可予交感神经切除术、饮食疗法及维生素疗法。

43.68 Burger - Grutz 综合征

又名急腹症、高脂血症综合征（acute abdomen-hyperlipemia sydrome）、家族性高乳糜微粒血症（familial hyperchylomicronemia）、高脂蛋白血症 I 型（hyperlipidemia type I）、家族性脂蛋白酶缺乏综合征（familial absence of lipoprotein lipase

syndrome）。

1932 年由 Burger 和 Grutz 首先报道。

本征为家族性，系常染色体隐性遗传。男女均可受累，幼童开始摄入脂肪时即发病。表现为上腹部疼痛、不适、厌食、无恶心和呕吐，约 2/3 的病例在身体任何部位（包括黏膜）可见自发疹性黄瘤，出现脂血症性视网膜病变（lipemia retinalis）、肝脾肿大、胰腺炎。血清外观顶层奶油样盖、下层清，胆固醇稍增高，而甘油三酯则显著增高。摄入脂肪可诱发症状，发作时白细胞增多，肝功能和糖耐量正常。

治疗应减少脂肪摄入量至摄入热量的 20%~25%，用中链脂肪酸的甘油酯代替普通的脂肪。

43.69 灼痛足综合征（burning feet syndrome）

1946 年由 Gopalan 在东南亚战俘收容所及西班牙内战饥荒中发现并首先描述报道本病，故又名 Gopalan 综合征。

由于营养不良引起蛋白质摄入减少和烟酸缺乏所致，也可以见于慢性酒精中毒。

90% 见于 20~40 岁的妇女，足底甚至足背有烧灼感、刺痛或电击状疼痛，常呈持续性，以夜间为显著，可因接触温水或高温环境而加重，浸于冷水而减轻。局部肤色正常，皮温增高，伴有感觉过敏和痛觉过敏。少数患者有血管舒缩障碍，四肢肿胀，步态缓慢，现曳足行步态，反射减弱，感觉丧失，足背动脉搏动正常，久病可出现神经官能症和自主神经功能紊乱，如多汗、健忘、劳累时心动过速等。可有肌肉萎缩、视力减退和营养不良性弱视。深反射消失，共济失调，低血色素性贫血，血浆蛋白降低。

本病需与红斑肢痛症及末梢神经炎等鉴别。

治疗给予增加营养、补充烟酸，可使症状缓解。

43.70 Buschke - Fischer 病

又名丘疹性掌跖皮肤角化病（keratoderma palmoplantaris papulosa）、遗传性点状皮肤角化病

（hereditary punctate keratoderma）。

为常染色体显性遗传。发病于年龄 10~45 岁之间，表现为不规则地散布于掌跖的点状角化性丘疹，伴中心凹陷。指/趾甲有甲纵裂和钩甲。

43.71　Buschke‑Ollendorff 综合征

又名播散性豆状皮肤纤维瘤病（dermatofibrosis lenticularis disseminata），或骨皮肤异色症（osteodermatopoikilosis），是一种罕见的皮肤纤维性变、脆弱性变和脆弱性骨硬化综合征。

病因不明，可能为常染色体显性遗传病。在 10~20 岁时出现皮疹，成年时变得明显，数目不多，损害为圆形或椭圆形坚实结节，直径为 1~3 mm 至 1 cm，呈肤色或淡黄色，群集成簇，排列成条或网状，大致对称，也可单发于一侧，好发于大腿、臀和腹部，有时发生在颈、背和上臂。位于肘、腘窝处皮损可融合，结节持续不退。个别病例结节局限于下肢。

骨骼损害：主觉肩胛及上臂疼痛。X 线摄片可见圆形、卵圆形或条形，直径为 1 cm 大小或更小的致密阴影，以长骨的骨骺及骨干端最明显，盆骨也可受累，偶有颅骨损害。

其他症状可有萎缩纹、瘢痕疙瘩、软骨增生、多余肋骨或脊柱增生，并可有糖尿病、动脉硬化、消化性溃疡和白内障等。

组织病理示真皮中下层可见许多成纤维细胞和胶原纤维互相交织，也可见致密的纤维化和弹性组织，以及含脂粒的组织细胞和少数巨细胞。骨损害由增粗的骨小梁组成致密骨岛。

皮损需与弹性假黄瘤相鉴别，后者皮损较小而颜色更黄，限于四肢屈侧，无骨损。组织象和 X 线摄片可资鉴别。

本病进行到一定程度即自行停止，一般不需治疗。

43.72　多发性先天性畸形 C 综合征
（C syndrome of multiple
congenital anomalies）

又名软骨发育异常、面部畸形和多指/趾畸形。

遗传方式不详，但不能排除隐性遗传。

出生时身材矮小，鼻梁扁而宽，眼睑上斜，巨口、小颌，外耳畸形；尺侧六指（趾）畸形，皮肤性并指（趾）畸形；皮肤松弛，膝反屈。X 线摄片示腕、指骨发育不全，软组织并指（趾）畸形、肋骨畸形，眶间骨质缺损。胸骨骨化中心融合。

43.73　Canales‑Mauer 综合征

又名性连锁遗传性血小板减少综合征、Wiskott‑Aldrich 综合征变异型。

病因不明，为性连锁遗传。仅见于男孩，儿童期发病。表现为紫癜、鼻血、易挫伤、皮肤苍白。血液检查为低血色素性贫血，血小板减少，白细胞数正常或减少。骨髓红细胞系列正常或中度增生。

糖皮质激素治疗中度有效；脾切除偶有效。儿童期预后严重。

43.74　内分泌病念珠菌病综合征
（candidiasis-endocrinopathy
syndrome）

又名家族性内分泌病、念珠菌病综合征。

为常染色体隐性遗传，是一种免疫调节机能缺陷并发慢性皮肤黏膜念珠病菌病的自身免疫性疾病。

出生后 1 岁内起病。皮肤黏膜慢性念珠菌病与下列 1 个以上的内分泌病同时存在：甲状腺功能低下、肾上腺功能低下、桥本氏病、糖尿病、卵巢功能减退、促肾上腺皮质激素（ACTH）缺乏。此外，尚可伴有恶性贫血、白斑、灰发症、重症肌无力、活动性慢性肝炎、肺纤维化、牙釉发育不良、角膜结合膜炎。实验室检查示血 IgA 缺如、IgE 升高，现多克隆丙种球蛋白血症。X 线检查无佝偻征象，甲状旁腺功能低下时呈骨软化症。

纠正相关的内分泌异常和抗念珠菌治疗。

43.75　Cannon 综合征

由 Cannon 于 1934 年首先描述，又名白色褶皱齿龈口腔炎(white folded gingivostomatitis)、黏膜白色海绵状痣综合征。两性任何年龄均可发病,原因不明,为常染色体显性遗传。

口唇及颊黏膜变白、变厚、有褶皱,呈海绵状损害,质软。损害也可延伸到口腔底部、舌伸侧、唇内侧及软腭,偶可发生于肛门及阴道黏膜。无自觉症状,呈慢性良性经过。

组织病理示角化不全、明显棘层增厚,颗粒层及棘层空泡变性。细胞学检查可见角化不良性细胞。

可试用液氮冷冻或手术治疗。

(张　臻　徐金华)

43.76　类癌综合征(carcinoid syndrome)

又称 Bjorck - Thorson 综合征、嗜银细胞瘤(argentaffiloma)。是一种由类癌瘤及其转移灶活性分泌所引起的,以皮肤潮红、腹泻、腹痛、哮喘和心瓣膜病等为主要临床表现的少见病。一般认为与类癌瘤组织产生过多的 5 -羟色胺、缓激肽、组胺或儿茶酚胺等化学介质有关。大多由恶性小肠类癌发生肝转移后,在情绪激动、劳累、排便、灌肠、姿势改变、进食某些食物、手术过程或检查按摩压迫肿瘤时诱发。常见于年龄较大者,两性发病率无明显差别。除发生于小肠外,也可发生于阑尾、直肠和支气管。手术去除肿瘤为唯一治愈方法。

(李　乔　徐金华)

43.77　心、面、皮肤综合征(cardio-facio-cutaneous syndrome)

由 Navaratnam 和 Hodgson 于 1973 年首次报道,为常染色体显性遗传。

临床上酷似 Noonan 综合征,但遗传方式不同。身体矮小。

特殊面容:圆脸、大头、眼睑下垂、两眼距离过远、齿发育异常(16%)、鼻梁宽、耳朝后卷。

皮肤表现有:毛发短、稀而卷曲(84%),睫毛和眉毛稀少或缺如(32%),甲营养性不良,有匙状甲,耳轮、膝及躯干散在部位有角化过度性斑片,毛周角化(12%)、掌跖角化(40%),咖啡牛奶斑(12%)、湿疹(20%)和淋巴水肿。

心、肺畸形,智力发育迟缓。

治疗予以对症处理。心脏异常者可考虑手术治疗。

43.78　Carini 综合征

又名火棉胶婴儿综合征,属于几种遗传型的混合型,多为常染色体显性或隐性遗传,也可伴性遗传。新生儿皮肤光亮,呈火棉胶样,棕黄色;腔口周围和黏膜不受累,数日后干燥并大片脱落,以后演变为层状鱼鳞病、鱼鳞病样红皮病或寻常型鱼鳞病。面部常有双侧性睑外翻、口唇半外翻、鼻塌、鼻孔为角质碎片堵塞,四肢和指/趾呈半屈状。大多数患儿的睑外翻、唇外翻可逐渐恢复。

43.79　腕管综合征(carpal tunnel syndrome)

本病是上肢最常见的压迫性神经疾患(compressive neuropathy),是正中神经陷入由腕骨和腕横韧带组成的管道后引起的。约半数病例神经压迫是由腕骨骨折愈合异常和各种慢性创伤(肿瘤、腱鞘囊肿形成、月骨脱位)所致,其余病例则为特发性,原因不明。本症常伴有类风湿性肿胀,多见于女性(男女比为 1∶4),提示本病发生可能与免疫相关。

症状通常为神经性的,沿正中神经分布处有麻木、麻刺感,偶或有疼痛。后期可见有运动神经功能缺陷,如拇指不能与其他手指相对合,并偶见鱼际肌萎缩。当自主神经纤维受压迫时可发生无汗、苍白和发绀。

20%的病例有皮肤表现。文献对皮肤症状没有详细记载。1984 年 Aratari 等报道 1 例以皮肤症状为主,整个示指和第 1、第 3 指远端指节呈冻疮样红斑,第 1、第 3 指指端近指甲处有小的坏死性溃疡,甲上皮角化过度的病例。其示指掌面无汗、伸面无毛。腕部桡侧畸形,鱼际肌萎缩。拇指不能同其他指对合,以后第 4 指指端起坏死性水疱。

腕管受压迫时首先受影响的是神经外膜的细静脉和静脉回流受阻,导致束内水肿、压力进一步增加,最后引起束内缺氧。压迫处远侧的神经纤维直径减小。神经症状与受压程度有关。肌电检查示正中神经在腕横韧带远侧传递速度明显减慢,近端正常。X 线检查可明确有无颈椎间盘突出等颈椎病以及颈、肋或腕管内脊质异常等。

严重者可手术治疗以解除神经压迫,轻者可于早期在损害内注射糖皮质激素。本症早期治疗效果较好。

43.80 软骨、毛发发育不良综合征(cartilage-hair hypoplasia syndrome)

本病为常染色体隐性遗传,具有纯合子外显不全的特点,外显率为 70%,属短肢侏儒畸形。有因小淋巴细胞功能缺陷导致细胞免疫功能不全所致者。

男女均可自幼发病。临床表现为侏儒症,干骺端软骨发育不良(短肢),弓形腿,毛发细软、稀疏、色淡而光亮,偶有秃发,眉毛及睫毛稀疏。指/趾过度伸展,背不能完全伸直,指甲宽短。中性白细胞减少及细胞免疫功能异常。易感染病毒性疾病如水痘以及复发上呼吸道感染。个别患者伴发巨结肠症。X 线检显示年轻患者有长骨干骺端的改变、不规则的硬化和囊肿形成、股骨呈弓形。治疗给予增强免疫,防治感染。

43.81 Cassirer 综合征

又名肢端紫绀综合征。

病因不明,常有家族史。主要影响因素有寒冷、情绪激动和潮湿。表现为外周细动脉对冷反应过度而痉挛,而毛细血管、特别是乳头下静脉因无张力而扩张。

多见于女性,常在青春期前后起病。主要表现是四肢末端、特别是双手皮肤受寒冷刺激后呈紫红至青紫色,压之可褪色。由于局部皮温偏低,又常伴掌跖多汗,触之有湿冷感,温暖后局部渐转红色。有的病例双耳、鼻、甚至唇、颊处也可发生。有些病例可伴肢端麻木或感觉减退。

注意局部保温,一般在 20~25 岁左右可自然缓解,极少持续至晚年。

43.82 颈交感神经刺激综合征(cervical sympathetic irritation syndrome)

又名 Bernard 综合征、Horner 综合征。

颈交感神经通路上任何部位受压迫和破坏均可引起,如炎症、创伤、手术、肿瘤、血栓形成、动脉瘤等,尚有原因不明及先天性者。

临床表现为病侧睑裂增宽、瞳孔扩大、瞬目减少、上眼睑后缩、眼球稍突出、眼泪分泌增加、同侧面部血管收缩、面色苍白、出汗增多、皮温降低。

瞳孔对可卡因反应敏感(扩大),而对肾上腺素无反应者,病变位于第一级神经元(丘脑下部至睫状脊髓中枢);两者均无反应者,提示第二级神经元(睫状脊髓中枢至颈上节)受累;仅对肾上腺素起反应,系第三级神经元(颈上节后纤维)受损。脑脊液检查、同位素脑扫描、脑血管造影、CT 等对诊断(病变部位和性质)有一定帮助。

主要予以病因治疗。

43.83 Charcot 综合征

又名间歇性跛行综合征(intermittent claudication syndrome)、闭塞性动脉硬化症(arteriosclerosis obliterans)。

均于老年发病,男性较多,并发糖尿病者发病较早,也见于长期吸烟者。下肢发凉、麻木、疼痛、肌肉痉挛和间歇性行走困难。少数在晚期发生趾或足溃疡、坏疽。动脉造影可明确受累血管的部位、血管狭窄或闭塞的程度和范围以及病变性质。血中甘油三酯和胆固醇常增高。若上肢因血运不足而引起同样症状,则称为 Determann 综合征。

中医、西医将本征均分为 3 期:① 局部缺血期(阴虚寒湿型);② 营养障碍期(气滞血瘀型);③ 坏死期(阳虚热毒型)。

应进食低胆固醇、低动物性脂肪饮食,控制脂肪代谢紊乱疾病,戒烟,适当运动,控制高血压,避免应用缩血管药物等。根据病情选用降血脂、降血压和血管扩张药物。病情严重者可进行血管搭桥术、动脉移植以及扩创、截肢等手术。

(张　臻　徐金华)

43.84　CHILD 综合征

本疾病名系由先天性偏侧发育不良伴鱼鳞病样红皮病及四肢畸形的缩略语构成,于 1980 年由 Happle 等首先报道。由于已报道的病例全为女性,因而推测本征的显性遗传方式可能位于 X 染色体上。

临床表现主要为:① 皮肤异常:包括出生时即有位于半侧身体的鱼鳞病样红皮病或带状炎症性红斑性角化损害;病侧毛发减少,甲角化过度及营养不良。此种皮损在若干年内一部分可缓缓自退,有的患者可和单纯性和炎症性疣状表皮痣伴发。② 骨骼畸形:同侧上下肢发育不全或先天萎缩,包括上下肢和手足指(趾)的变短和缺损;患侧的骨盆亦可因缺肢而发生畸形,有时有与斑点状软骨发育不良相似的骨骺斑点。③ 患侧的内脏和神经系统有时亦可伴发发育畸形。

尚无特殊疗法,可局部应用 3%～5% 水杨酸软膏或 10% 尿素乳膏有效。

(李　乔　徐金华)

43.85　Christmas 综合征

又名因子 IX 缺乏综合征、血浆凝血激酶成分缺乏综合征、乙型血友病。

为性连锁隐性遗传。由于凝血因子 IX 缺陷导致凝血障碍而引起出血。发病者几乎全系男性,几乎与经典的血友病综合征相同,通常较轻。出血部位常在软组织及关节,特别易在轻度外伤后发生。其他表现有鼻出血、齿龈出血、血尿、胃肠道出血或外伤及小手术后出血不止。出血严重程度与血浆凝血激酶成分缺乏程度成正比。实验室检查示出血时间正常,凝血时间正常或延长,凝血激酶生成试验通常异常,凝血酶原消耗试验正常或异常,因子 IX 测试有诊断意义,一期凝血酶原时间正常。

治疗给予输注血浆,或与冻干因子 IX－X 凝血酶原制剂合用。

43.86　18 号染色体长臂缺失综合征（chromosome 18 long arm epletion syndrome）

又名 18q 综合征、De Grouchy－Royer－Salmon－Lumy 综合征。

表现为侏儒小头、颜面中部发育不良、小眼球、青光眼、斜视、内眦赘皮、眼距宽、突眼、眼球震颤、视神经萎缩(视神经盘偏斜畸形)、大耳、对耳轮突出、短鼻、鱼状嘴。常见兔唇和腭裂,65% 有先天性心脏病,外生殖器发育不全,男性阴茎小、隐睾,女性小阴唇发育不良。乳头间距增宽、智力低下、语言发育迟缓、癫痫等。手指细长、通关手,指纹以斗形为主,纹数减少、皮嵴数较多,大的复合花纹出现率较高。血免疫球蛋白缺乏,染色体检查可助诊断。患者婴儿期死亡,存活者不超过 10 岁。

无特殊疗法,预后不良。

43.87　慢性疲劳综合征（chronic fatigue syndrome）

持久性严重疲劳伴低热和其他全身症状不能用其他疾病解释者。临床上早已有所描述,但直到 1988 年 Holmes 才将它作为一独立的综合征,命名为慢性疲劳综合征。

本征病因不明,目前将其归因于免疫异常。免疫异常可导致慢性感染,或反之,由感染而引起免疫异常。许多患者是在急性传染性疾病后发病的。虽然报道有病毒和非病毒的病因,与 Epstein－Barr 病毒有关联的证据亦已获得支持。许多患者是在传染性单核细胞增多症之后发病的,异常的 EBV 血清学提示 EBV 感染的内源性再活化。患者血清中对病毒壳体抗原或早期抗原的抗体水平高,而对 EBV 核抗原的抗体水平低或甚至缺如。

根据这些发现本综合征也曾被称为慢性活动性EBV感染或慢性单核细胞增多症。

主要表现为严重和持久的疲劳,轻微精神或体力紧张即诱发,使患者筋疲力尽、被迫卧床,不得不减少日常活动,甚至放弃工作。患者常常有慢性或复发性流感样症状,如低热、肌痛、关节痛、头痛、轻度咽炎、淋巴结疼痛、注意力不集中或睡眠障碍等。

皮肤虽不是其主要靶器官,但根据文献报道,10%~35%的患者有皮肤损害。大多数文献对皮疹无详细描述,但 Drago 等于 1992 年报道的 1 例有复发性疱疹性口炎,另 1 例发生与持久性 EBV 相关的多形红斑。

本综合征的主要症状是非特异性的,疲劳极为常见。《美国医学会杂志》1988 年报道疲劳是本病第 7 位最常见的症状。初诊患者中的 24%诉疲劳是他们的主要问题,女性更多见;这些患者有长期多次就诊而疗效不佳的病史,其中有些人仅为神经衰弱,另一些人由疾病引起疲劳,但有些可诊断为慢性疲劳综合征。

本征的诊断标准如下:

(1) 主要诊断标准

① 持续性或复发性疲劳,卧床也不能恢复,日常活动减少 50% 以上,持续至少 6 个月以上。② 必须排除可产生相似症状的其他临床疾病。

(2) 次要诊断标准

1) 症状标准

① 低热(37.5~38.6℃)或寒战。② 咽痛。③ 颈或腋下淋巴结疼痛。④ 不可解释的全身肌无力。⑤ 肌痛。⑥ 在通常可耐受的运动后长期疲劳(24 小时以上)。⑦ 头疼。⑧ 游走性关节痛。⑨ 神经精神症状。⑩ 睡眠过度或失眠。⑪ 上述主要症状在数小时到数天内发生。

2) 体征标准

① 低热(口温为 37.6~38.6℃,肛温为 37.8~38.8℃)。② 非渗出性咽炎。③ 颈前、颈后或腋下淋巴结有触痛感。

诊断慢性疲劳综合征必须符合 2 条主要标准和次要标准中 6 条以上症状标准及 2 条以上体征标准,或 8 条以上症状标准;症状必须持续或反复

发生在 6 个月以上;体征必须由医生证实至少 2 次,间隔至少 1 个月。

抗病毒、免疫疗法和对症处理。

43.88 掘蛤者瘙痒综合征(clam digger itch syndrome)

又名游泳者瘙痒综合征。

由禽类或畜类血吸虫的尾蚴侵入皮肤引起。全世界所有温带地区均有报告,发生于美国东西海岸的掘蛤者与游泳者称为掘蛤者瘙痒综合征,发生于中国者称为尾蚴皮炎。尾蚴穿入皮肤 5~10 分钟后产生强烈瘙痒,持续半小时至 1 小时,遗留下小斑点,数小时后斑点又变成水肿性丘疹,3 天左右炎症反应达最高峰,1 周后可逐渐消散。

治疗以消炎、止痒及防止继发感染为主。

43.89 经典的血友病综合征(classic hemophilia syndrome)

又名因子Ⅷ缺乏综合征、抗血友病球蛋白(antihemophilia globulin, AHG)缺乏综合征、甲型血友病。

为性连锁隐性遗传,由因子Ⅷ先天性缺乏所致。

见于男性,出生时发病,在刚开始爬行和走路的儿童更多见,偶有在儿童后期发病。表现为轻微损伤后的习惯性出血或全身各处的自发性出血。实验室检查示出血时间正常,凝血时间正常或延长,部分凝血激酶时间增加,凝血激酶生成试验异常,凝血酶原消耗试验异常,因子Ⅷ测定有诊断意义,一期凝血酶原时间正常。

预防可用新鲜或冻干血浆、血浆浓缩物或浓缩抗血友病球蛋白制剂。治疗可采用外用凝血酶做局部治疗,糖皮质激素亦有帮助。失血时输新鲜全血。半数以上病例在 5 岁内夭折。

43.90 Clutton 综合征

又名梅毒性关节滑膜炎,由胎传梅毒引起双

侧膝关节积液。

通常在6~16岁潜隐起病,表现为对称性(一侧可先于另一侧)无痛性或仅微痛的慢性膝关节肿胀和僵硬,关节积液;少数病例可急性或亚急性发病,关节痛,活动限制。可同时有其他胎传梅毒的表现。梅毒血清学试验阳性。X线仅见关节积液,无关节骨质破坏。

本病应与下列疾病相鉴别:

风湿性关节炎:有风湿病史,呈游走性对称性,一般积液不多,多呈急性或亚急性经过,血沉增快,抗链"O"增高,父母无性病史,血清学检查阴性,X线检查无阳性发现。

膝关节结核:常伴有全身其他部位的结核,可有全身中毒症状,多为单侧性,有疼痛,X线可见破坏性关节面,血清学检查阴性,血沉增快。

成骨肉瘤:疼痛剧烈,病程进展快,多为单侧,X线可明确诊断。

关节腔抽液并注入糖皮质激素可减轻症状。一般在3~12个月恢复,不留后遗症。

(张　臻　徐金华)

43.91　Cobb 综合征

又称皮肤脑脊髓血管瘤。为先天性疾病,系在1个或2个神经节段支配范围内的皮肤血管痣合并相应区的脊髓内的血管瘤。各型皮肤血管瘤在躯干和肢体呈神经节段性分布是重要的临床特征。神经系统方面为脊髓内占位性病变,神经症状可逐渐加剧或间歇发作或突然发生,多数患者常由于剧烈运动后发病。皮损活检在真皮乳头层,有时在真皮深部可见扩张的血管腔;脊髓内损害常为静脉血管瘤,有时为动静脉畸形。

应及早确诊,避免剧烈运动以防意外。皮损和脊髓内损害视病情可考虑手术或理疗等。

(李　乔　徐金华)

43.92　Coffin - Lowry 综合征

本病为X连锁或伴性常染色体显性遗传,有半数可能系Xq28脆性部位引起的。男性患者表现严重,女性则较轻。发病机制不明,有认为是一种溶酶体储积疾病。

临床表现为眼距过宽、鼻呈球形、鼻中隔增宽、鼻孔前翻、厚唇及下唇噘起;手宽而厚,手指远端逐渐变细,手指伸展过度。可有鸡胸或漏斗状胸;男性患者均有严重智力迟钝,女性患者智力障碍程度不一。可有脑内交通性脑积水。

手足可出现大理石样皮肤及色素改变。男性患者皮肤松弛,常伴毛细血管扩张以及下肢广泛静脉曲张,毛发粗直。

皮纹变化有:小鱼际有横褶痕,atd角增长,指间图纹增多,a-b嵴数增多,指纹纹线总数减少。

其他异常可有先天性心脏病、腹股沟疝以及子宫脱垂。病程慢性,随年龄增长而进行性加重。

X线检查示面骨增厚,额骨内侧面骨肥厚,脊柱后侧凹,椎间隙狭窄,远侧指(趾)骨短伴丛状突起,骨龄延迟,胸骨畸形,髂骨翼狭窄,股骨颈短而宽,髋外翻及趾大而短。

尚无特殊疗法。

43.93　Coffin - Siris 综合征

又名第5指综合征(fifth digit syndrome)或侏儒、指甲发育不全综合征。病因不明,呈散发性。

出生即发病。主要表现为第5指及趾的甲发育不全或缺如,所有指/趾甲小或发育不全;多毛,眉毛、睫毛浓而头发稀少;生长发育迟缓,小头、小髌骨、关节松弛、唇厚、低鼻梁、腭裂、眼距过宽、眼球快速共轭运动、斜视。易反复发生呼吸道感染。偶见先天性心脏病和胃肠道溃疡并穿孔。

43.94　粉刺、白内障综合征(comedo-cataract syndrome)

病因不明,可能属于神经外胚叶发育障碍综合征。

表现为面部双侧粉刺样痣,成簇分布;毛囊口扩大,充满角栓;两眼白内障。粉刺样痣和白内障也可以为单侧性。脑电图显示弥漫性小灶性病变。白内障可手术治疗。

43.95　先天性角化不良、白内障综合征（congenital dyskeratosis-cataract syndrome）

又名掌跖角化障碍综合征，是一种显性遗传的外胚叶发育不良疾患。

临床表现为播散性皮肤毛囊角化病，常合并小灶性秃发、营养不良以及口腔黏膜白斑。患者身材矮小、小头、生殖器发育不良、智力发育迟缓；眼有先天性白内障，角膜上皮有树枝状改变。

主要是对症治疗。毛囊角化可用 15% 尿素脂、0.1% 维生素 A 酸软膏或其他角质溶解剂。白内障可手术治疗。

43.96　先天性粟粒状血管瘤综合征（congential miliary hemangioma syndrome）

病因不明，无遗传证据。

出生时即有大量粟粒状血管瘤散布于皮肤和黏膜，以及肝、脾、肠系膜、胰、气管和中枢神经系统等内脏器官。患儿呼吸困难，心动过速，有黄疸。

患儿在幼婴期因感染或动静脉分流可导致心力衰竭而死亡。

43.97　先天性全血细胞减少综合征（congenital pancytopenia syndrome）

又名 Lignac 综合征，为先天性家族再生障碍性贫血伴多发性先天性畸形的遗传性疾病。

病因不明，少数病例为常染色体隐性或显性遗传，双亲常为近亲结婚；也可继发于其他疾病，如骨髓炎、恶性病变、各种氨基酸代谢异常。

从幼年时发病，以 4~12 岁为多。男多于女，男女比例约为 2∶1。患者可有疲劳乏力、肤色苍白。患儿出生时正常，以后呈佝偻病样异常。智力及身材发育迟缓，侏儒，伴多发性先天性畸形如小头、肾缺损、骨骼缺损，常见拇指和第一掌骨发育不全、跟骨缺如。生殖器功能不全，睾丸萎缩。眼小而斜视、畏光。裂隙灯检查示角膜有高度折光的胱氨酸晶体沉着。病理检查证实在结膜、角膜、巩膜均有胱氨酸结晶。颈、腋、腹股沟等部位的皮肤呈灰褐色或浅黑色滴状色素沉着，并间有脱色斑，可出现瘀斑。可有酸中毒、尿毒症及低血钾。

实验室检查有巨红细胞性贫血，慢性白细胞及血小板减少，骨髓再生障碍。网织红细胞可轻度增加，红细胞中缺乏己糖激酶，并可有氨基酸尿、糖尿、高磷酸盐尿和低磷酸盐血。

可试用丙酸睾酮及糖皮质激素治疗。

43.98　连续性皮肤脱屑综合征（continual skin peeling syndrome）

本病罕见。1921 年由 Fox 首次报道，1986 年 Silverman 等首次用现名报道本征。其特征为全身性、连续性、无症状和非炎症性角层剥脱。病因不明，可有家族史。可在出生后即发病，也可以后发病。国内龙念渠报道 1 例于 2 岁时发病；Sliverman 报道的 1 例 21 岁时才发病。

除全身性、连续性、无症状及非炎症性皮肤脱屑外，掌跖、头皮、毛发、牙齿及眼一般均正常，无其他畸形。仅龙氏报道的 1 例病例伴身材和智力发育迟缓，四肢活动尚可，无畸形，但 5 岁时尚不能行走，扶椅可走几步而步态不稳、呈剪刀步，下肢可见阵发性癫痫样抽搐。这些症状与本征的关系有待进一步观察。

组织病理示角化过度，角层与颗粒层之间分离；无角化不全，基底膜无有丝分裂现象。电镜检查可见角层细胞间有许多电子密度高的球形沉积物，这种物质被邻近细胞质膜包绕，类似串珠，生发层未见类似变化。有认为这种球形沉积物可能为脂质或脂类物质，提示脂质代谢异常。脂质对角层的屏障功能、凝聚性和角质细胞脱落起重要作用，故脂质代谢异常可引起角层的异常变化。

治疗予以对症处理。

43.99 挛缩性蜘蛛指综合征
（contractural arachnodactyly syndrome）

临床表现与 Marfan 综合征相似，但无 Marfan 综合征类似的眼和心脏的改变，而有先天性抽搐、耳畸形、普遍性骨化不良表现。

43.100 Cornelia de Lange 综合征

又名多毛发育障碍综合征、阿姆斯特丹型侏儒病（dwarfism typus Amstelodamensis）。主要特征为多毛和身材、智力发育障碍。于1933年由 De Lange 做了详尽描述。本病系常染色体隐性遗传，常规染色体检查无特异，但少数患者染色体异常，如大部分 G 组染色体移到了染色体 A_3 上。

本病临床表现为：

多毛症：眉毛浓密，蓬松融合，呈一字眉，睫毛长而细。毛发茂盛，前后发缘低下。面、颏、背、肩及肢体同样多毛。

眼部症状：两眼相距过远，外斜视，内眦赘片，上睑下垂，高度近视，巩膜呈蓝色，瞳孔不等大，视乳头苍白，眼球震颤，视网裂。

发育障碍：患儿出生时较正常，然体形较小，呼吸、吮乳困难，以后因发育迟缓更为明显，侏儒，头、手、足都小，短头或小短头畸形，鼻小而上翘，鼻孔向上翻，鼻鞍深，耳位低，凸颌，上唇薄而长，口角向下伸，牙齿稀疏，腭部发育不良，呼吸及进食能力均差，哭声低弱、沙哑。肘部伸展受限，手呈猿线掌纹，拇指近端附着，有时拇指缺如。手指小而弯曲，有些呈现残指或缺如。足部分或全部并趾。X 线检查可见掌骨十分宽短。

智力障碍：智力迟钝，语音受限或不能言语。

其他表现如皮肤呈广泛性大理石样表现，眼和鼻周皮肤呈淡蓝色。偶见有乳房和外阴发育不良，男孩可有尿道下裂、隐睾。先天性心脏缺陷、胃肠缺陷，如裂孔疝、肠重复、结肠旋转不良、幽门狭窄。

进行性病程，多数患儿死于婴儿或儿童期；累及程度较轻的发育可比较正常，但一般寿命较短，

易于感染。

治疗可予对症处理，但效果不佳。

43.101 Costen 综合征

又名颞、颌关节综合征。

病因是多方面的，其中神经衰弱，精神神经紧张是主要的全身因素，牙关节功能紊乱则为主要的局部因素。这些因素通过咀嚼肌的功能紊乱而产生一系列症状，主要表现为：

耳部症状：间歇性或持续性传导性耳聋，低音型耳鸣，有时在咀嚼时能听到弹响杂音，耳部有钝性疼痛感，眩晕，外耳道有时出现疱疹，耳咽管道有显著障碍。

鼻部症状：鼻侧疼痛、头痛，多在顶部、枕部、耳部与颞部，疼痛多为持续性，有时甚烈。

口腔症状：舌侧或咽颊部疼痛，味觉异常，有铜锈或咸盐的异常感觉，唾液减少致口腔干燥，有时为唾液过多；颊部黏膜有时出现疱疹，有不同程度的牙关紧闭状态。

治疗以非手术治疗为主。选用有抗痉挛、抗迷走神经及具有安定作用的药物。此外，坚持正确的咀嚼锻炼，把嘴尽量张大，然后自然闭合，目的是恢复适当的、无痛的下颌运动。酌情采用理疗。

43.102 Crandall 综合征

为扭发综合征之一。

为性连锁隐性遗传。发干扁平，沿长轴扭曲。病发干燥、菲薄而脆，易折断。主要累及头皮，可弥漫性或局限性。眉、睫、腋毛或阴毛有时也可受累。伴进行性神经性耳聋和性腺功能减退。黄体化激素和生长激素缺乏。

尚无特殊疗法。

43.103 颅、额、鼻发育异常综合征
（cranio-fronto-nasal dysplasia）

本病为 X 连锁遗传，主要见于女性。其特征为

颅缝早闭(最常累及冠状缝),额、鼻畸形,并伴指、趾异常。1/4 以上患者指(趾)甲异常,表现为甲板纵裂、甲板远端切迹,严重者出现半甲甚至无甲。

43.104　Creyx‑Levy 综合征

又名眼、鼻、口腔潮湿综合征或 SjÖgren 综合征。

病因不明。泪腺、鼻黏膜腺体、涎腺及胃腺普遍分泌过多。

临床表现为流泪,鼻涕和口水过多,颈关节炎。X 片摄影可见颈椎、颈部韧带和颈淋巴结钙化。部分患者血中白细胞和血小板减少,嗜酸粒细胞增多,血沉加速,低氮血症。胃液分泌胃酸增多。

尚无特殊疗法。可试用糖皮质激素。

43.105　猫叫综合征(Cri du chat syndrome)

1963 年由 Lejeune 首次报道,故又称 Lejeune 综合征,又名第 5 号染色体短臂缺失综合征(partial deletion of short-arm of chromosome 5)、染色体 B₁ 缺失综合征(B₁ deletion syndrome)、46XX综合征。

系一极罕见的先天性异常,由 B 组第 5 号染色体短臂缺失(5p)或环化(5r)所致。有认为与妊娠早期接受放射线照射有关。

多见于女婴,由于喉头发育不良致出生后哭声尖细,呈高音调哀号,似小猫叫;患儿生长迟缓,智力迟钝、小头、满月脸、上睑下垂、双侧内眦赘皮、两眼分离过远、蒙古样小睑裂、无眉毛、斜视、眼睑缺损、眼部皮样瘤、近视、弱视、白内障、视网膜、脉络膜和视神经发育不全,脉络膜、视网膜色素缺乏,弥漫性视网膜萎缩,黄斑部椒盐样改变,中心凹反射消失,视神经萎缩,视网膜动静脉蛇样弯曲。鼻根宽、小颌、缩颏、喉小、会厌小、耳郭低位、颈短、脊柱侧弯或后凸、肋骨缺少,并指(趾)、掌跖骨短、扁平足、腕横纹高位、掌皮纹异常、指纹斗型占优势。肌肉发育不良,肌张力低下,腹没沟疝,直肠脱垂。各种先天性心脏病,以室间隔缺

损、动脉导管未闭为多见。染色体数目正常,46/第 5 号染色体短臂部分缺如或环状异常。

尚无特殊疗法。应加强护理、防止感染。患儿常于婴儿期夭折。

43.106　Crohn 综合征

又名 Crohn 病、节段性回肠炎(regional ileitis)。

为一种不明原因的炎症性肠病,病变主要累及末端回肠和结肠,呈节段性分布。

男性较多见,常发于 15~25 岁。缓慢起病,症状反复出现,表现为腹痛、腹泻、腹胀、发热、消瘦、食欲减退、恶心或呕吐、腹部肿块。末端回肠和结肠有非连续性纵形溃疡和非干酪性肉芽肿,有时可见肛周脓肿和瘘管。皮肤表现有结节红斑、多形红斑、坏疽性脓皮病、皮肤血管炎、持久性隆起性红斑、获得性大疱性表皮松解症、暴发性痤疮和糜烂性的皮肤肉芽肿,由于吸收不良导致锌缺乏、电解质紊乱等。常伴关节炎、虹膜炎、肝病、神经病、尿路感染和结石。血白细胞增多,淋巴细胞减少,中度贫血,血沉加快。粪隐血试验常阳性。血白蛋白降低,α₂球蛋白比例升高,谷丙转氨酶增高。X 线钡剂造影显示回肠末端或其他病变部位肠腔狭窄、僵硬、黏膜皱襞消失,呈边缘不整齐的细条状阴影,即线样征。此外,尚可见病变呈节段性分布,肠腔内可见广泛卵石样充盈缺损,或锯齿状或尖刺状龛影,病变段肠管形态固定,蠕动不明显,肠间距增宽,可合并肠粘连、肠梗阻和瘘管等。

治疗予以对症处理。必要时选用抗生素和糖皮质激素。伴肠出血、瘘管或梗阻者可考虑手术切除。

43.107　Crosti 综合征

又名网状组织细胞瘤(reticulohistiocytoma)。

是局限于皮肤的一种反应性疾病,病因不明。表现为单个,偶或数个,直径为 0.5~2 cm,半球状、肤色、红色或红褐色结节,质地坚实,生长缓慢,偶或破溃。约半数病例的结节可自行消退。

组织病理示真皮甚至皮下组织内有很多畸形巨细胞,偶见黄瘤巨细胞或异物巨细胞。早期炎症细胞主要为淋巴细胞,也见组织细胞、中性粒细胞及少量浆细胞与嗜酸性粒细胞,晚期纤维化。

可自行消退。预后良好。

43.108　Crouzon 综合征

系染色体显性遗传。常见于男性,主要症状有:① 冠状缝、人字缝骨性愈合,脑积水,呈舟状头或三角头,由于颅内压增高有头痛及精神发育不全。② 额骨前突,上颌骨发育不全,下颌骨相对前突而致咬合不全。③ 钩状鹦鹉鼻,高腭弓,上唇短,双外耳道闭锁,耳聋。④ 突眼、眼距宽、外斜、眼裂歪斜、眼球震荡,视乳头水肿,晶状体异位,瞳孔异位,继发性视神经萎缩。其他可有智力迟钝、并指及先天性心脏病。

X 线检查示骨缝消失和重叠,矢状缝、冠状缝呈骨性融合,颅内压高而致颅骨变薄,内有压迹,颅中窝明显凹陷,蝶鞍增宽,副鼻窦发育不良甚至消失。

本病需与 Tietz 综合征相鉴别,后者为常染色体显性遗传,出生后发病,皮肤、毛发均无色素,耳聋,眼正常。

本病颅缝早闭,限制了脑的发育,故应早行颅缝再造手术。

43.109　卷发、睑缘粘连、甲发育不良综合征(curly hair-ankyloblepharon-nail dysplasia syndrome)

又名 CHAND 综合征。

本病为常染色体隐性遗传。表现为卷发、睑缘粘连、甲发育不良。尚无特殊疗法。

43.110　Curtius Ⅰ型综合征

又名面部偏侧肥大综合征、Friedreich 综合征、Steiner 综合征。

由 Curtius 于 1925 年首先报道;我国自 1955 年以后有少数报道。病因不明,偶见有家族性,可能与染色体畸变或胚胎发育异常有关。男性多见。出生后即见,在青春期可加重。其特征性表现是一侧颜面肥大,多见于右侧,一侧耳、颊、唇、舌肌、上下颌骨、颧骨和颅骨均增生肥大,牙槽扩大,牙齿发育过早,有巨齿和错位咬合。病侧有色素沉着或血管痣,汗腺分泌过盛,毛发分布较密。15%~20%患者精神发育不全。偶可伴单侧巨指(趾)、多指(趾)、并指(趾)、杵状指等畸形与长骨增大。

治疗予以对症处理。一般成人之后可做手术矫形。

43.111　Cushing 综合征

又名肾上腺皮质机能亢进。

由内源性(肾上腺皮质增生,癌或腺瘤)或外源性(长期、大量的糖皮质激素治疗)糖皮质激素过多所致。

多见于 20~40 岁女性。表现为:① 满月脸、水牛背,躯干肥胖,四肢纤细;② 皮肤菲薄,血管明显,易受创伤,愈合迟缓;③ 血管脆性增加,易挫伤出血或产生紫癜;④ 腹壁、股部紫纹;⑤ 多毛,以面部为显著,上唇、颏部及双颊产生粗毛;⑥ 部分患者可伴 Addison 病样色素沉着;⑦ 痤疮样皮损;⑧ 糖尿病;⑨ 高血压;⑩ 骨质疏松;⑪ 内分泌异常,女性闭经,轻度多毛,阴毛可呈男性分布;男性多性欲减退或阳痿;⑫ 精神神经异常,轻者失眠、欣快感、神经过敏、易激动;重者可发生偏执狂、抑郁症及精神分裂症等。

肾上腺肿瘤引起的可切除肿瘤;长期大量使用糖皮质激素引起的可根据病情逐渐减少激素用量。给予对症处理。

43.112　周期性中性粒细胞减少综合征(cyclic neutropenia syndrome)

又名周期性粒细胞减少症、周期性复发性黏

膜坏死综合征 I 型。

复发性原始粒细胞生成缺陷,偶尔为常染色体显性遗传。

大多从婴儿期开始,表现为发热、不适和口腔黏膜溃疡的周期性发作,伴有复发性中性粒细胞减少;偶可伴有关节痛、腹痛、头痛、咽痛、结膜炎、淋巴结炎、皮肤溃疡、坐骨直肠窝和阴道感染、脾肿大以及精神抑郁。每次发作 3~10 天。间歇期患儿表现健康,白细胞数正常;发作期血中白细胞减少,减至 $2~4×10^9$/L,中性粒细胞 0.06~0.16 以下。周期性发作时骨髓粒细胞系列成熟障碍。

脾切除可提高中性粒细胞数,但对复发性症状无作用。糖皮质激素对病变和发热有缓解作用。感染时应采用抗生素。最近报道睾酮也有明显疗效。

43.113 周期性水肿综合征(cyclic edema syndrome)

又名特发性浮肿综合征、Mach 综合征、单纯性水钠潴留症。

病因不明,可能为醛固酮分泌过多或腿部毛细血管通透性增高。

发生于女性,站立时浮肿主要位于腿部,卧位时浮肿可消失,但有些患者平卧时浮肿也不消退,且可变为全身性。浮肿呈周期性,月经前症状可加重。周期性少尿。许多患者有情绪障碍,头痛,呈癔病或精神病性异常。有时伴呼吸困难、便秘、无力、动脉性低血压。

防治应注意卧床休息,穿弹力袜,进低盐饮食。酌用利尿剂、醛固酮拮抗剂、血管加压药物。

43.114 Dacie 贫血综合征(Dacie anemia syndrome)

又名丙酮酸激酶缺乏性溶血性贫血综合征。

为特异性红细胞丙酮酸激酶缺乏;常染色体隐性遗传伴不同的外显率。

通常在婴幼儿期发病,重症者可始于新生儿期,成年期发病少见。反复发生黄疸、贫血,偶有

血红蛋白尿,感染可诱发贫血。脾肿大、肝肿大(罕见)、慢性下肢溃疡(罕见)、明显的额骨隆起,早年发生胆石症,主觉虚弱、乏力。实验室检查示贫血,大红细胞相对增多,网织红细胞增多,存在不同数量的有核细胞;白细胞和血小板正常;中度高胆红素血症,红细胞渗透性正常。孵育后脆性有不同程度异常,自身溶血试验阳性,Coombs 试验阴性,赫恩小体缺如。铁动力学研究(^{59}Fe)显示血浆铁清除迅速。红细胞生存时间缩短,粪中粪尿胆素原增多。

脾切除对大多数病例有效。新生儿高胆红素血症可能需要交换输血。预后随病情轻重而相差悬殊。

43.115 氨苯砜综合征(dapsone syndrome)

1951 年 Allday 和 Barnes 将氨苯砜过敏反应命名为氨苯砜(DDS)综合征。

临床表现为服用氨苯砜后 5~6 周出现怠倦不适、食欲减退、发热、皮疹、肝炎、淋巴结肿大、白细胞总数和单核细胞增多,主要是:

① 皮疹:可呈麻疹样、荨麻疹样、固定红斑样、光毒性、红斑狼疮样、中毒性表皮坏死松解症和剥脱性皮炎等表现,面部浮肿可为一显著表现;② 肝炎:肝功能异常,可伴有或不伴黄疸;③ 淋巴结肿大;④ 溶血性贫血:红细胞内可查到 Heinz 小体;⑤ 白细胞增高,特别是淋巴细胞、单核细胞可高至 0.70。

扁桃体可覆有白膜。还可出现头痛、失眠、癫痫样抽搐、中毒性精神病。

应与白喉及传染性单核细胞增多症相鉴别。前者可找到白喉杆菌,后者血清中抗 EBV IgM 阳性。

治疗主要为:① 停用氨苯砜;② 及早应用糖皮质激素;③ 有癫痫样发作者口服苯妥英钠,辅以维生素 B_1。

43.116 David 综合征

又名典型女性紫癜综合征。

David 认为本病的病因是卵巢激素缺乏。

发生于育龄妇女。通常在月经期有牙龈或其他黏膜部位出血的周期性复发。

治疗予以对症处理。

43.117　Davis 综合征

又名眼色素层炎、类风湿病综合征(uveitis-rheumatoid syndrome)。

可发生于任何年龄,但最常见于儿童。有类风湿性关节炎症状、视力障碍、眼痛、流泪、畏光;体检有类风湿性关节炎的体征及眼色素层炎、虹膜睫状体炎,巩膜炎少见;可形成继发性带状角膜病、脉络膜炎。实验室检查示血沉增快,类风湿因子阳性。若幼年患者合并肝脾及淋巴结肿大,称 Still 病;若合并尿道炎者称 Reiter 病。

常用非甾体消炎药、糖皮质激素等系统治疗。眼局部应用糖皮质激素制剂。预后往往不佳。

43.118　Dean‐Barnes 综合征

又名混合性肝性卟啉病。

为常染色体显性遗传,可能是由于肝脏卟啉合成的代谢紊乱所致。近来有人认为与红细胞尿卟啉原脱羧酶有关,推测此种酶的缺陷存在于红细胞和肝组织中。

通常在 20~30 岁发病,女性症状较轻,妊娠期表现较显著。皮肤对光和轻微机械性损伤的敏感性增加。皮损有红斑、水肿、大疱以及瘢痕、色素沉着或萎缩性褪色区;颊、颞和眶周可有多毛现象。常为巴比妥类和其他药物所诱发。粪中原卟啉和粪卟啉浓度增加。发作期有大量的氨基乙酰丙酸、胆色素原和卟啉。电解质紊乱。

治疗予对症处理,避免日晒及光照,口服 β 胡萝卜素、维生素 B_6 等。

43.119　Debré‐Fittke 综合征

又名皮肤松垂、骨发育不全综合征。

可能为常染色体隐性遗传。

其皮肤和内脏的临床表现与先天性全身性皮肤松垂综合征相同,此外尚可有前囟闭、尖头畸形、髋关节脱位,以及鸡胸、扁平足、脊柱侧凹。其亲属也可有关节松弛无力。

治疗予对症处理,必要时矫形。

43.120　去纤维蛋白原血症综合征（defibrinogenemia syndrome）

又名低纤维蛋白原血症(hypofibrinogenemia)。

本病因急性出血而引起血液缺乏纤维蛋白原,使凝血机制失调,血液无法凝固,导致皮肤内大量出血,形成血肿。

临床表现为皮肤有多处血肿,其表面呈浅黑色、淡紫色。血栓形成和出血可同时出现。前置胎盘、妊娠惊厥及死胎、肺叶切除术行体外循环时、淀粉样变、血栓性血小板减少性紫癜、前列腺癌等恶性肿瘤转移到骨髓及毒蛇咬伤等均可并发本征。

治疗为输全血或输纤维蛋白原。

43.121　De Gimard 综合征

又名暴发性紫癜综合征(purpura fulminans syndrome)。

病因不明。常发于儿童的细菌和病毒感染的恢复期;也可无前驱疾患,甚至可发生于成人。突然发病,病情险恶,多数致死。表现为寒战、发热、循环衰竭。弥漫性触痛性皮肤瘀斑常发生于下肢,瘀斑上可有出血性大疱和严重坏死。血液检查可有因子 V 缺乏、抗凝血酶过多、纤维蛋白原减低。

全身支持疗法,抗感染,予肝素、纤维蛋白原。有报道高压氧对促进皮损消退有一定效果。预后不佳,多于 1~4 天内死亡。

43.122　Delleman‐Oorthuys 综合征

又名眼、脑、皮肤综合征(oculo-cerebro-cutaneous syndrome)。

表现为眼眶囊肿、小眼、孔洞脑畸形或脑胼胝体发育不全、颅骨缺陷、眼睑缺损、眼眶周围皮赘、先天性皮肤发育不全（头部、颈部、腰骶部等）。

43.123　De Meyer 综合征

又名面部正中裂综合征、额鼻发育异常综合征。

De Meyrs 于 1976 年首先报道，为一罕见综合征，我国于 1986 年亦有报道。本病为先天性发育异常。第 1、第 2 鳃弓发育畸形，有遗传倾向，遗传方式不明。临床表现为低"V"型额发际、隐性颅裂、额部脑膨出、两眼距离过远、眦部相距远、内眦赘皮、眼球表面皮样囊肿、小眼球及斜视、下睑赘皮，鼻、唇及腭部正中裂，正中脂肪瘤及畸胎瘤等。

尚无特殊疗法，预后差。

43.124　Dennie – Marfan 综合征

又名先天性梅毒性麻痹(congenital syphilitic paralysis)。

Dennie 于 1929 年首先报道。为梅毒螺旋体侵及大脑、小脑和脊髓发生中枢神经系统弥散性梅毒损害所致。在婴儿或幼儿期发病（5 岁以后少见），病起缓慢或急骤，症状有剧烈头痛、呕吐、发热、惊厥、意识障碍，逐渐发展为弛缓性或痉挛性四肢瘫痪，精神发育不全。有的可见囟门膨出、颈强直、Kernig 征阳性。脑脊液淋巴细胞增多，蛋白稍增高。血及脑脊液梅毒血清试验阳性。脑电图检查异常。

采用常规驱梅疗法。

43.125　真皮红细胞生成综合征
（dermal erythropoiesis syndrome）

本征见于新生儿，与子宫内病毒感染有关，有的证实为巨细胞病毒感染，有的可能为风疹病毒感染。

表现为全身性出血性紫癜性皮疹，直径 2~7 mm，于 3~4 周内缓慢消退。同时有肝、脾肿大，有时有黄疸。伴各种先天性畸形。

实验室检查可见贫血、网织红细胞增多、血小板减少、高胆红素血症。病毒培养阳性。

组织病理示皮肤病变界限不清，有巨核细胞，并聚集有不同成熟阶段的有核红细胞，从原红细胞到晚幼红细胞，以及无核红细胞均有，幼红细胞均聚集在血管外；并可见无髓细胞、单核巨细胞及淋巴细胞。

抗病毒治疗及对症处理。

（张　臻　徐金华）

43.126　De Sanctis – Cacchione 综合征

又名着色干皮病、白痴综合征，是一种重型着色干皮病。

主要特征为着色性干皮病、侏儒和神经系统障碍。由 De Sanctis 和 Cacchione 于 1932 年首先报道。病因不详，可能系常染色体隐性遗传。

两性均可受累。起病于婴幼儿，出现皮肤不耐日光曝晒的症状，出现越早，病情越重。皮肤表现同着色干皮病，首先在面、颈、手背等受光处出现雀斑、皮肤干燥、毛细管扩张和白色萎缩斑等；唇、结膜等黏膜处也可受累。眼羞明、流泪、下睑外翻、睫毛脱落、不能闭眼，引起继发性眼结膜炎和暴露性角膜炎。随着年龄的增长，常发生基底细胞癌和鳞状细胞癌，有时也可发生恶性黑素瘤。患者身材短小，性功能低下。神经系统方面常见的表现有小头、智力缺陷、言语障碍、痉挛性麻痹等；神经系统尸检发现大脑和脑干神经元萎缩。实验室检查示血铜含量增高，谷胱甘含量降低，尿酮固醇和 17 羟皮质酮含量降低。应与着色性干皮病相鉴别，本病除有着色干皮病表现外还伴有侏儒和神经系统障碍。早期和轻型的应与雀斑相鉴别，后者无皮肤干燥、毛细管扩张和光敏感等表现。防治应避免日晒，外涂遮光剂如 5% 对氨安息香酸和 5%~25% 二氧化钛制剂。应早期发现癌变、及时切除。

43.127 脱氧核糖核酸自身敏感综合征（desoxyribonucleic acid autosensitivity syndrome）

又名 DNA 自身敏感综合征（DNA autosenisitivity syndrome）。

1961 年 Levin 首次详细报道本征。我国未见报道。

患者均为女性。对 DNA 自身敏感限于四肢，注射 DNA 制剂后在大腿中部至踝关节和肘部至手指处分批出现伴有疼痛的荨麻疹或结节，并在 2~48 小时内逐渐发展成 3~4 cm 大小的血肿。病程持续 2~4 周，愈后无瘢痕。

组织病理示在皮损区有 Feulgen 反应阳性的苏木素小体的结节，12 小时后病灶区皮下小动脉旁见淋巴细胞浸润。

采用氯喹和伯氨喹能解除皮损的疼痛和阻止皮损的继续发生，但停止治疗后症状立即复发。抗过敏药物及糖皮质激素治疗无效。

43.128 De Veal 综合征

又名先天性白细胞缺乏综合征。

由 De Veal 于 1959 年首先报道。是一种由于先天性造血器官的发育不良、骨髓中缺乏淋巴样干细胞所引起的重症 T-B 细胞联合免疫缺陷病。

患儿出生后出现全身衰竭，生活能力低下。拒绝哺乳，呕吐、腹泻以及全身或局部细菌、真菌或病毒感染，淋巴结轻度肿大。血白细胞计数甚低（<2×10^9/L），中性粒细胞和淋巴细胞显著减少，仅有极少数大淋巴细胞和单核细胞，红细胞和血小板可正常或偏低。血清免疫球蛋白明显降低，T 细胞功能低下。胸腺发育不全，体积甚小，缺乏小淋巴细胞和 Hassall 小体，而存在所谓的大淋巴细胞、网状细胞，小叶的皮质和髓质无区别。周身淋巴组织如脾脏、淋巴结、小肠黏膜、胸腺等均发育不良，缺乏浆细胞、淋巴细胞和生发中心。骨髓检查示粒细胞系统和淋巴细胞系统显著减少

甚至完全缺如，而红细胞系统和巨核细胞系统大致正常。

治疗予以对症处理，予抗生素防治感染。预后极差，多于生后不久夭折。

43.129 糖尿病、银屑病、虹膜睫状体炎综合征（diabetes-psoriasis-iridocyclitis syndrome）

我国王德金在 1982 年曾报道 1 例（中华眼科杂志，1982（4）：254）这种罕见的综合征。

病因不明。临床表现除具有多食、多饮、多尿等糖尿病三大主征之外，相继出现眼睫状体炎及银屑病，反复发作，不易痊愈。

治疗主要控制糖尿病及对症处理。

43.130 Diaz-Perez 综合征

又名儿童残毁型全硬化性硬斑病（disabling pansclerotic morphea of children）。

由 Diaz-Perez 于 1980 年首先报道并命名，我国徐世正等 1988 年报道 1 例。本病与一般硬斑病不同，而且缺乏 Raynaud 征及系统性硬皮病的其他特征，故被认为是硬皮病的一个独立型。

多见于小儿，好发于躯干、四肢、头、面部等。初起皮肤发紧，以后出现硬斑，呈大小不等弥漫性分布的斑疹、斑块和带状浸润性损害。斑疹直径 0.2~0.8 cm，色略淡，或略带蜡样光泽。可密集成片，形态不规则，间有正常皮肤。累及表皮、真皮、皮下脂肪、筋膜、肌肉、肌腱以至骨骼。随病程进展，常导致关节僵硬、挛缩、残废。可合并内脏和多系统损害，肺部受累者常继发炎症和肺间质纤维化，最终可因合并感染等而死亡。

早期可口服糖皮质激素，并用抗生素控制感染，中药活血化瘀治疗有一定疗效。

43.131 DiGeorge 综合征

又名第 3 和第 4 咽囊综合征（third and fourth pharyngeal pouche syndrome）。在胚胎期第 3 和第

4 咽囊的发育障碍,使起源于此的胸腺和甲状旁腺发育不良或缺如。

本病系一种免疫缺陷综合征,细胞免疫功能显著低下,末梢血淋巴细胞明显减少,对所有抗原缺乏 T 细胞反应。血清免疫球蛋白含量正常,但抗体反应能力有些缺陷。胸腺、甲状旁腺缺如,心血管异常,腹泻。新生儿时可由于缺乏甲状旁腺素引起低血钙而致反复抽搐。从出生 3 个月起反复发生皮肤黏膜念珠菌或其他真菌感染,可有严重的病毒感染,而细菌感染则不严重,可发生皮下脓肿。皮肤症状尚可有脂溢性皮炎和遗传过敏性皮炎,对预防接种可发生不良反应,种牛痘后可引起全身性进行性坏死痘疹,卡介苗接种可引起结核病。发育障碍可见眼距过宽、宽鼻、上唇人中短小、下颌发育不全、低耳位。

治疗主要是提高细胞免疫功能;人胚胸腺移植可治疗本病。

43.132　双行睫毛、淋巴水肿综合征（distichiasis-lymphedema syndrome）

本病为常染色体显性遗传。

临床表现为双行睫毛,多余的睫毛内翻,刺激眼球,下睑部分外翻;下肢淋巴水肿,有时伴脊柱后侧突、脊柱裂、脊髓硬膜外形成囊肿。

治疗可行拔除睫毛和淋巴水肿手术,然常复发。

43.133　Dobriner 综合征

又名遗传性粪卟啉(HCP)综合征。

本病为常染色体显性遗传,粪卟啉原Ⅲ转变原卟啉原Ⅸ发生部分阻抑。

临床表现为急腹痛和多种神经精神症状的间歇性发作,亦可完全无症状。大便中粪卟啉Ⅲ增加,氨基酮戊酸和卟胆原增加。

治疗可予对症处理。预后不定,从无症状到致死性发作。

43.134　Doehle – Heller 综合征

又名梅毒性主动脉炎综合征。

约 10% 梅毒患者最终发生本征,男性居多,常在梅毒感染后 10~30 年发病。可发生梅毒性主动脉炎、主动脉瘤、主动脉闭锁不全、冠状动脉口狭窄、心肌树胶样肿。典型患者有响亮的铃声样或鼓声样主动脉瓣第二音和具有诊断意义的主动脉瓣收缩期杂音。如患者梅毒血清试验阳性、年龄大于 40 岁、伴高血压,则以上两种听诊发现都有高度提示意义。

如有心功能不全,应先予治疗,待心功能代偿时给予青霉素治疗,从小剂量开始避免产生 Jarisch – Herxheimer 反应。

43.135　DOOR 综合征

又名耳聋、指/趾甲及骨发育不全、智力发育迟缓综合征(deafness-onychodystrophy-osteodystrophy-retarded mentality syndrome)

1970 年由 Walbaum 最早描述和命名,1975 年 Cantwall 取各主征的第一字母而命名为 DOOR 综合征。

患者有先天性耳聋,出生时即有指/趾甲发育不全、末节指骨或趾骨发育不良,随年龄增长畸形愈为明显,以及颅缝闭合迟缓、颅腔小,智力发育迟缓等四大主征。

尚无特殊疗法。

43.136　Dorfman – Chanarin 综合征

本病由 Dorfman(1974) 和 Chanarin(1975) 首先报道,至 1987 年文献仅有 15 例报道;病例大多数来自中东,其他分别来自意大利、乌干达和印度。系常染色体隐性遗传。

主要特征为先天性鱼鳞病伴皮肤、肌肉、肝、中枢神经系统、骨髓和粒细胞等多脏器中脂质小滴的沉积。其确实机制尚不明了,但有些证据似为细胞内甘油三酯代谢异常所致。1980 年

Angelini 等报道患者甘油三酯的储积是由于成纤维细胞中氧化缺陷所致;4 年后 Willias 等报道患者的培养细胞脂肪酸代谢异常。

临床表现为全身皮肤包括面部及皱襞部位出生时即发红,覆有灰白色鳞屑。掌跖弥漫性角化过度,指(趾)甲营养不良,呈褐色。头皮可有瘢痕性秃发。患者头小,智力发育迟缓,神经系统表现可有眼球震颤、共济失调、反射消失、弥漫性张力减退、眼睑下垂和脑神经麻痹。智力迟缓是本病固有的表现。半数患者还有神经性耳聋。肌肉骨骼系统表现为四肢近端肌力减弱,呈肌病性步态,下蹲后不易站起;膝外翻,可有并趾等畸形。心血管系统表现为心电图大多正常,文献报道仅 2 例异常,另一例有主动脉闭锁不全;6 例伴有双侧性白内障。

实验室检查示白细胞总数和分类计数、血红蛋白、红细胞比容、血小板计数均正常。血清钙和无机磷酸盐含量低下,SGOT、SGPT 升高。血涂片着色不足,细胞较小,中性粒细胞和嗜酸性粒细胞及单核细胞有明显空泡。油红 O 脂肪染色阳性,这些脂肪为中性脂质。血清肌酶升高。

骨髓检查见少数中幼粒细胞,晚幼粒细胞和成熟的多形白细胞用油红 O 脂肪染色时在胞质中可见有多个空泡。

肝肿大和肝酶升高,提示肝有脂肪性变。

组织病理示表皮轻度角化过度,棘层肥厚和乳头状增生。油红 O 脂肪染色在基底层和粒层可见少数含脂质小滴的细胞。真皮除有少量炎症细胞外无显著变化,也有报道真皮中有脂质小滴。肌纤维中也可见有脂质小滴,肌肉乏力可能由此来解释。

尚无特殊疗法。

43.137　Dressler 综合征

又名阵发性冷性血红蛋白尿(paroxysmal cold hemoglobinuria)。

本病病因有特发性、梅毒性,或检出有冷凝集素。两性任何年龄均可发病,梅毒性者多见于青年。表现为阵发性发生血红蛋白尿,有的轻度

受冷后经常发病,有的只有在非常低的温度下才发病。身体受冷后数分钟到数小时背与下肢疼痛、腹部痛性痉挛、头痛、寒战、高热、血红蛋白尿,持续数小时。每次发作时有脾大、黄疸。其他症状有血管舒缩现象、发绀、Raynaud 现象、感觉异常、荨麻疹等,严重者可有坏疽。轻者呈顿挫性发作,可仅有单纯性血红蛋白尿而无其他症状。

诊断可根据:① 尿中出现血红蛋白和正铁血红蛋白。② 发作后出现贫血、所有溶血危象的症状,白细胞减少,继以中性粒细胞增高,红细胞吞噬作用、Donath - Lansteiner 抗体试验阳性。Rosenbach 试验:将肢体浸入冷水中产生溶血危象。梅毒血清试验、直接抗人球蛋白试验和其他检查以与其他溶血性贫血相鉴别。

梅毒性者可行驱梅治疗;特发性者,宜防止受冷,糖皮质激素治疗有效。

43.138　药物诱发狼疮样综合征(drug-induced lupoid syndrome)

又名药物性狼疮样综合征、肼苯哒嗪狼疮综合征。

本征系长期应用某些药物所致的类似系统性红斑狼疮样疾病。致病药物有普鲁卡因酰胺、肼苯哒嗪、避孕药、苯妥英钠、保泰松、三甲双酮、青霉素、青霉胺、灰黄霉素、链霉素、甲基多巴、异烟肼、对氨基水杨酸、利血平和磺胺类等。其发病机制尚未确定,目前认为可能是药物诱发自身抗体形成自身导致免疫损害。

可分为 4 类:① 药物过敏反应,如肼苯哒嗪所致者可查见特异性循环抗体,药物可促使试管内患者淋巴细胞增殖,能影响乙酰化酶,对于慢乙酰化个体,即使小量用药亦可产生抗核抗体和临床征象;② 药物与 DNA 形成复合物,引起 DNA 变性成为抗原,如肼苯哒嗪能与可溶性 DNA 形成复合物并使之变性,刺激机体产生自身抗体;③ 药物诱发 DNA 的理化改变,免疫原性增加,如普鲁卡因酰胺可使游离核糖核蛋白变为自身抗原;④ 其他,包括药物使潜在性病毒感染显性化或药

物直接作用于结缔组织等。

临床表现类似系统性红斑狼疮,然临床表现较少,病程较短且轻,患者发病年龄相对较大。无肾脏损害征象,神经系统很少累及。可有 Raynaud 现象、荨麻疹、血管神经性水肿、多形红斑、麻疹样皮疹、紫癜、结节性血管炎、指甲下出血、甲周血栓形成以及手指坏疽等,然罕见蝶形红斑。其他可有关节症状、胸痛、咳嗽、咯血和呼吸困难等。偶有心包摩擦音、胸腔积液。部分病例肝脾肿大、淋巴结肿大,半数有不规则发热。实验室检查示中度贫血,白细胞、血小板减少,抗核抗体阳性,LE 细胞阳性率大于 80%,部分病例丙种球蛋白升高。

立即停用一切可疑致病药物,同时应用糖皮质激素治疗。

（沈燕芸　徐金华）

43.139　腺热综合征（drusenfieber syndrome）

本病为淋巴组织系统感染性疾病,原因不明,有一部分可能与真菌感染有关。

临床表现为不规则发热,持续 1~3 周,潜伏期 11~21 天。全身性或局部性淋巴结肿大,白细胞增多[常在（10~40）×10⁹/L]。特异的淋巴细胞样、单核细胞样细胞增多（为 40%~90%）。淋巴结穿刺示淋巴细胞样、单核细胞样细胞增多,此所谓"腺热细胞"。发病初期常伴有卡他性、伪膜性或溃疡性咽峡炎,常并发肝炎、心脏病、阑尾炎等疾病。病程中可以出现特异性皮疹。

尚无特殊疗法,可对症处理或试用糖皮质激素和恢复期患者血清。

（孙　翔）

43.140　Dubowitz 综合征

又名侏儒、湿疹、怪面综合征。为常染色体隐性遗传。

表现为出生时体重低、身材小、小头畸形、面颊小、眶上嵴浅平、睑裂短而狭小、上睑下垂、小颌

畸形;面部和四肢屈侧有遗传过敏性皮炎样皮疹;毛发稀少,尤以眉外侧为著;智力正常或严重智力障碍;生长及出牙迟缓;有时伴腭裂、指趾/弯曲、多指/趾畸形、扁平足、隐睾和尿道下裂。

尚无特殊疗法。

43.141　Duckert 综合征

又名因子Ⅷ缺乏综合征、纤维蛋白酶缺乏综合征。可能为常染色体隐性遗传或伴性遗传。

男性多见,严重者出生后即可有大量脐带出血,成年后可有皮下出血、血肿、关节积血、反复血尿等。女性除月经过多外,妊娠期常有自发性流产。有迟发性出血的特点,手术或创伤当时出血不多,而在 12~36 小时后发生严重出血,创口愈合迟缓,可反复裂开。凝血试验正常,患者的纤维蛋白凝块不牢固,极易溶解于 30% 的尿素溶液或 1% 的单氯醋酸中。

输少量血浆可控制出血。

43.142　Durey－van Bogaert 综合征

为常染色体隐性遗传。

表现为痉挛性双瘫、癫痫、智力迟钝;皮肤有大理石样花纹,呈泛发性或节段性分布,肢端发绀;甲营养不良,偶有多毛。

无特殊疗法。

43.143　恶液质性紫癜综合征（dyscrasic purpura syndrome）

本征由极度营养不良所致。其发病机制有:① 皮肤毛细血管虚脱、狭窄、血液停滞、血细胞通过时损伤血管壁;② 缺乏营养物质及维生素 C、P、B 等,影响毛细血管功能;③ 往往合并感染,进一步损伤毛细血管功能。

发生于极度营养不良的婴儿,大多在 2 岁以内。临床表现为紫癜,常发生在下肢和腹部,可大片融合。患儿抵抗力低,易并发细菌感染。部

分患者凝血酶原减少,可加剧出血倾向,引起贫血。

注意喂养,补充营养物质和各种维生素,有感染时用抗生素治疗。

43.144 易发瘀斑综合征(easy bruising syndrome)

是下肢容易发生瘀斑而血小板计数正常的一组症候群。病因不明,可能是一种毛细血管壁异常引起的出血性疾病,亦有人发现本征抗血小板抗体阳性而认为是一种自身免疫性疾病。下肢自发地出现细小瘀点或瘀斑,可自行消退,但可复发。血小板计数正常,束臂试验可阳性,出血时间亦可延长,血小板玻璃柱黏附试验异常,对 ADP 及肾上腺素的聚集反应异常。

临床上可分为两型:① 血管因素引起者,约24%束臂试验阳性,血小板寿命缩短,骨髓中巨核细胞代偿性增生。② 血小板功能异常引起者,约42%血小板对 ADP 的聚集反应异常,对玻璃柱的黏附率减低,血小板的容积偏大,转换率快,骨髓中巨核细胞增多。

一般不需治疗。若发作频繁,可用路丁、安络血、维生素 C 等治疗。抗血小板抗体阳性者,可用糖皮质激素或免疫抑制剂治疗。

43.145 异位性促肾上腺皮质激素综合征(ectopic ACTH syndrome)

又名 Liddle 综合征、ACTH 异位分泌综合征。

是由于垂体以外的异位肿瘤分泌大量 ACTH 所致。最多见于肺癌(47%),其次为胸腺癌(20%)、胰腺癌(15%)、乳腺癌、前列腺癌、甲状腺癌、卵巢癌等。其分泌 ACTH 的机制与垂体相似,但其生物活性较正常垂体分泌的 ACTH 为低。现已证明重要的是靠生产促皮质激素释放因子样物质,刺激肾上腺皮质产生皮质激素。

临床上除恶性肿瘤症状外,表现为满月脸、向心性肥胖、紫纹、痤疮、糖尿病、高血压、皮肤色素沉着等。可有严重精神障碍及低血钾性碱中毒。血 ACTH、MSH、皮质醇均升高,尿 17 -酮类固醇和 17 -羟类固醇增多。

治疗可行手术切除肿瘤。应注意限盐、补钾、降血压、利尿等。

43.146 缺指/趾、外胚叶发育不良、唇腭裂综合征(ectrodactyly-ectodermal dysplasia-clefting syndrome)

为常染色体显性遗传。

临床表现为海虾钳(lobster-claw)畸形(先天性缺指趾、并指趾);外胚叶发育不良诸症状如毛发稀疏、发硬、色泽浅淡,牙呈钉状(peg-shaped)、无釉质,甲营养不良、畸形,可伴有或不伴有汗腺异常;唇裂和/或腭裂;面中部发育不良。其他有皮肤薄、干燥,在躯干和四肢有褐色斑疹、毛细血管扩张、乳头发育不良,因喉褶黏膜异常可闻有呼吸音,耳小而低位,角膜瘢痕可致盲,蓝色虹膜,睑炎,泪管狭窄,智力迟缓。

有些患者舌背有一些深沟,有口干、唇炎(常为念珠菌性)、唇肉芽肿损害和传染性口角炎。

43.147 缺肢畸形和鱼鳞病综合征(ectromelia and ichthyosis syndrome)

表现为单侧鱼鳞病性红皮病伴同侧肢体骨骼不发育或发育不全,骨盆和肩胛骨发育不全,肋骨畸形。

43.148 Elejalde 综合征

又名神经外胚叶、黑素溶酶体病(neuroectodermal melanolysosomal disease)。为常染色体隐性遗传。

表现为银白色毛发。中枢神经系统严重机能不良:智力迟缓,生长发育延迟,张力严重减退;所有组织中胞质内的包涵体异常;发干中有异常的黑素体凝集;受光处皮肤晒黑。其他有斜头畸形、小颌、拥挤密集的牙、高腭弓、漏斗胸、隐睾和严重近视。

尚无特殊疗法。

43.149　流行性热带性急性多关节炎综合征(epidemic tropical acute polyarthritis syndrome)

病因不明,可能与蚊虫叮咬有关。

热带季节性(秋季)流行。表现为低热、风疹样皮疹、多发性关节炎、淋巴结肿大、血液培养和凝集反应阴性。病程 10~20 天,恢复后无后遗症。

治疗可予对症处理。

43.150　表皮痣综合征(epidermal nevus syndrome)

又名 Feuerstein - Mims 综合征、Schimmelpenning 综合征、Solomon 综合征。病因不明。妊娠早期接触放射线、药物或长期病毒感染等因素均可造成胎儿外胚叶的发育异常。无一定的家族遗传倾向。

临床上可有以下几方面表现。

(1) 皮肤

常出生即有,表现为表皮痣,皮疹为密集的淡褐至褐黑色丘疹,表皮呈乳头瘤样,角质增厚,常多发,单侧或双侧分布。其他皮肤异常可有血管畸形、淡色痣、皮脂腺痣、咖啡牛奶斑和高起鱼鳞病、鱼鳞病样红皮病、先天性良性黑棘皮病。

常并发其他先天性畸形,如骨骼畸形,中枢神经系统疾病,眼、齿异常以及心脏、肾脏、内分泌异常,偶有癌变(主要为鳞状细胞癌,其次为基底细胞癌)。

(2) 骨骼

脊柱后凸、脊柱侧凸、维生素 D 耐药性佝偻病、多指/趾、并指/趾、屈指/趾、足内外翻、髋关节外翻及不全脱位、肢体短缩、高腭弓、鼻梁凹陷、骨囊肿、半身肥大等。

(3) 中枢神经系统

生长发育迟延、智力迟缓、癫痫发作、耳聋、大脑皮层萎缩、脑积水、孔洞脑畸形、错构瘤、痉挛性轻偏瘫或四肢轻瘫、脑血管畸形。

(4) 眼

睑裂呈反 Down 综合征倾斜,眼睑、虹膜或视网膜缺损、结膜皮样囊肿、小眼、角膜浑浊、白内障、眼球震颤。

(5) 耳

常见耳屏倾斜、耳聋等。

(6) 口腔

可见表皮痣波及上唇、悬雍垂分叉致发音不全等。牙发育不全,牙畸形。

组织病理示表皮明显角化过度,棘层肥厚,表皮突伸长,基层内色素常增加。可并发皮脂腺痣或乳头状汗管囊腺瘤。

有人按发病年龄将本病分为 3 期:① 婴儿期:毛囊与皮脂腺发育不良,甚至原始毛囊泸泡缺如,形成脱发,仅出现较多发育不良的细小皮脂腺。② 青春期:皮脂腺过度增生,表皮呈乳头状肥厚或过度角化,出现明显的大汗腺异位。③ 成人期:可继发或合并各种良性或恶性肿瘤。

上述临床表现,皮肤表现是必备的诊断条件,并有骨骼表现或中枢神经系统表现之一即可诊断;若有眼部症状就可诊断 皮肤、眼、脑综合征。

无特殊疗法。皮肤痣可用液氮冷冻或激光治疗。应观察和处理中枢神经系统、心脏和肾脏的改变。

43.151　Eramus 综合征

又名矽肺并发硬皮病。

1914 年 Branwell 对苏格兰石匠易患硬皮病做了报道;1957 年 Eramus 报道南非某金矿 17 名患有硬皮病的工人中有 6 人合并矽肺,认为两病之间可能有病因联系;我国 1982 年以来有少数报道。

本征以男性较多。多发生于接触矽尘 5 年以上者,一般矽肺发生在前,亦有硬皮病先发者。实验室检查示:血沉增快,多株性高 γ 球蛋白血症,类风湿因子阳性。X 线片可见矽肺结节。

尚无特殊疗法。预后不佳。

43.152　Erb‑Charcot 综合征

又名梅毒性痉挛性脊髓麻痹综合征(syphilitic spastic spinal paralysis syndrome)。

见于男性,在梅毒感染后 2~10 年发病。亚急性经过,起病较缓慢。临床表现为腿部乏力和僵硬、拖曳步态、尿频尿急,逐渐发展为截瘫,晚期有轻度感觉改变。体征早期为肌张力增高和深反射亢进、踝阵挛、Babinski 征阳性,腹壁反射消失;晚期触觉和本体感觉轻度缺失。应与其他痉挛性截瘫相鉴别,本征患者的脑脊液、血液梅毒血清试验阳性。

予以驱梅治疗。

43.153　结节红斑、厚皮指、消瘦综合征(erythema nodosum-pachydermiafinger-wasting syndrome)

1939 年日本 Nakajo 首先报道;在日本已有 10 多例报道,我国尚未有报道。

属常染色体隐性遗传,与父母近亲结婚有关。

男性多见,男女之比为 2:1。2 个月~5 岁发病,患儿体型较小,生长缓慢,进行性消瘦,尤以躯干上部为明显。患处皮下脂肪大部消失,胸、背、上肢肌肉萎缩,手指亦有肌萎缩,指尖及指关节周围皮肤增厚,大的眼、鼻、唇与身材不成比例。结节红斑好发于面、耳、四肢,呈粉红色至暗红色,夏季发病,冬季加重。颈及腋下淋巴结肿大,可有心脏增大、指骨周围增生等。

实验室检查示贫血,血沉快,α 球蛋白增加,血糖升高,胆固醇下降,IgG、IgA 增高。

糖皮质激素、维生素 E 治疗有效,但可复发。

43.154　Esterly‑Mc Kusick 综合征

又名黏多糖病综合征变异型、皮肤僵硬综合征。

病因不明,可能为常染色体显性遗传。出生后即有或幼童期发病,关节运动受限,臀部和股上部受累皮肤僵硬如石板样,脊柱前凸。组织病理示真皮间质有颗粒性嗜酸性物质,有大量透明质酸酶消化的酸性黏多糖。血、尿正常,无黏多糖排出增加。X 线示骨骼正常。

尚无特殊疗法。

43.155　Fisher‑Evans 综合征

又名特发性血小板减少性紫癜合并获得性溶血性贫血综合征。

为自身免疫性疾病,即机体对自身的红细胞和血小板产生抗体,由于 T 细胞的缺损,使其对 B 细胞的调节功能削弱,因而使 B 细胞产生多种抗体,如抗红细胞抗体、抗血小板抗体、抗细胞核抗体、抗胃抗体(伴萎缩性胃炎)、抗结肠抗体(伴有溃疡性结肠炎)等。

本病女性多见。往往发生于系统性红斑狼疮、类风湿性关节炎、甲状腺功能亢进等自身免疫性疾病的患者中。发病可急可缓,急性起病患者多有发热、寒战、黄疸、头痛、腹痛、呕吐、明显溶血性贫血、鼻血、牙龈出血、特发性血小板减少性紫癜、月经过多、血尿、血红蛋白尿、黑便等;慢性起病者多为低热、嗜睡、食欲不振,其余症状同急起者,但进行缓慢,病程慢性和复发性,短者半个月,长者可达 7 年之久。血小板计数少于 $100 \times 10^9/L$,白细胞可低于 $4 \times 10^9/L$;若合并感染,白细胞可增多;红细胞和血红蛋白都低于正常,网织红细胞增高。骨髓造血组织增生,巨核细胞增多。尿胆原阳性,尿含铁血黄素阳性,粪胆原增加。血间胆红素增高,Coomb 试验阳性,抗血小板抗体、抗甲状腺抗体、抗核抗体等可阳性。

糖皮质激素和脾切除对部分患者有效。严重贫血或出血者可予输血。

43.156　人为紫癜综合征(factitious purpura syndrome)

又名单纯易挫伤综合征、鬼捏(devil pinches)

综合征。

可能为精神因素引起的有意识或无意识的自我损伤,由于器械打击、扭拧,使皮肤损伤而引起皮肤瘀点或瘀斑。几乎只见于妇女,患者多为老年,亦可发生于不同年龄与各种原因的恶病质患者,以及皮质激素治疗和 Cushing 综合征中。瘀斑和紫癜主要发生于易受外伤的暴露部位,如手背、前额、小腿、上胸 V 形区以及前臂伸侧,偶尔也发生于面部,特别是鼻背与眼镜架接触压迫处,通常对称。紫癜可持续数周或更长,消退后遗留长条形色素沉着。病变处皮肤变薄,缺乏弹性。活检无血管炎的病理征象。

本征应与下列疾病相鉴别:

过敏性紫癜:紫癜多发生在四肢远端伸侧,毛细血管脆性试验阳性,可能找到过敏原。

血小板减少性紫癜:外周血血小板减少,可有不规则低热或轻度脾肿大,束臂试验阳性。

精神性紫癜:有强烈的情绪改变或其他精神症状,女性多见,发病年龄多为 20~30 岁。血肿及瘀斑常在原来消退的部位反复出现,精神刺激可复发,可有代偿性月经。好发于四肢。

特发性血小板减少性紫癜:女性青壮年多见,鼻黏膜之 Kisselbachi 区出血常见,有皮肤瘀斑,月经过多。出血时间延长,血小板减少,骨髓中巨核细胞增加,胞质内变性或有空泡形成,血小板生成减少。

可予心理疗法,注意保护皮肤,避免外伤。

（沈燕芸 徐金华）

43.157 Fairbank 综合征

又名多发性骨骺发育不良症（multiple epiphyseal dysplasia）。病因不明,为常染色体显性遗传。

临床表现为对称性两侧髋内翻及膝外翻致行走困难。患者身材低矮,双手短而粗,可有白内障、表皮角层下营养不良和指甲嵴状营养不良。曾报道患本病的三兄弟伴发毛囊角化病。

组织病理示软骨营养不良（软骨骨骺）及透明变性、较软,含黏蛋白偏多。同一骨骺在不同时间可发生多中心性骨化。骨骺 X 线检查示骨骺多中心骨化,青春期后骨骺有改变而骨的结构及骨化良好。

尚无满意疗法,青春期后病情不再发展时可对畸形进行矫形手术。

（李 乔 徐金华）

43.158 家族性皮肤胶原瘤综合征（familial cutaneous collagenoma syndrome）

本征为家族性,早期无症状。在青春期后发病,由于胶原增加,局部皮肤增厚,发生多发性皮肤小结,可随皮肤活动,位于躯干及上臂近端。可能并发其他器官疾病,但各系统器官的受累没有共同点。

治疗予以对症处理。

43.159 家族性淋巴组织细胞增生综合征（familial lymphohistiocytosis syndrome）

病因不明。可能为常染色体隐性遗传及（或）病毒感染。

婴幼儿发病,可分为两型:

慢性型:伴有湿疹、生长迟缓、多发性脓肿、慢性中耳炎,经常呼吸道感染、发热。

暴发型:进行性淋巴结肿大,肝脾肿大,黄疸,肺炎。

实验室检查示贫血,网织红细胞中度增多,白细胞减少,晚期有高丙种球蛋白血症、高胆红素血症。骨髓网状细胞浸润,红细胞系列增加。全身各组织弥漫性网状细胞浸润,淋巴结破坏,浆细胞和嗜酸性粒细胞增生,无肉芽肿形成和坏死,有噬红细胞作用和含贮积物的组织细胞。

预后不佳,多于发病后 2~6 周内死于肺炎、菌血症或念珠菌病。

应用糖皮质激素可致病情短暂缓解。

43.160　家族性多发性结肠息肉、骨及软组织肿瘤综合征(familial multiple polyposis of colonbone and soft tissue tumors syndrome)

由 gardner 等于 1950 年详细描述,故又名 Gardner 综合征;也称遗传性息肉、骨瘤病(hereditary polyposis and osteomatosis)、肠息肉病Ⅲ型(intestinal polyposisⅢ)。主要特征为皮肤软组织多发性肿瘤、肠道息肉和骨良性肿瘤。

病因尚不清楚,可能为结缔组织遗传缺陷,属常染色体显性遗传,与染色体 5q 连锁(chromosome 5q linked)。皮肤成纤维细胞培养有四倍体增多。

男女均可发病,发病年龄为 2 个月~70 岁,平均发病年龄为 20 岁。

临床表现出现多种肿瘤,包括表皮囊肿、纤维瘤、脂肪瘤、神经纤维瘤、平滑肌瘤、纤维肉瘤、骨瘤等。脂肪瘤、皮肤平滑肌瘤和骨瘤可同时存在。皮肤肿瘤好发于面部、躯干及肢体;纤维瘤常见于皮肤、皮下组织和肠系膜;骨瘤多为外生骨瘤、多发性骨瘤,多见于下颌骨、上颌骨和面骨,长骨多不受累。可伴牙异常:牙数目增多,牙瘤,未萌出牙。肠道息肉多见于结肠和直肠,可有腹泻,出现黏液性及血性大便,部分肠道息肉常无自觉症状而被忽视。息肉呈浓密丛簇分布,大小从 1 毫米至数厘米不等。肠道息肉经 15~20 年后可发生恶变。半数患者在 30 岁前发生结肠癌,50 岁前死亡。上述表现并不完全出现在同一患者中,有的仅有皮肤和骨表现而无肠道息肉;有的有肠道息肉而无骨骼病变。近来报道一种皮肤毛囊周围纤维瘤病(perifollicular fibromatosis cutis)伴结肠息肉,可能是另一种疾病。

本病若伴脑瘤者称 Turcot 综合征,若伴发多发性软骨瘤者称 Zanca 综合征。因肠道息肉极易恶变,治疗主要是手术切除息肉所在肠段。由于术后肠系膜纤维瘤的发生率很高,故应同时予以放射治疗和化学治疗。

43.161　家族性酒渣鼻样皮疹、表皮内上皮瘤综合征(familial rosacea-like eruption-intraepidermal epithelioma syndrome)

有家族史,为常染色体显性遗传。

儿童期发病,面颊、鼻、前额和颏部有酒渣鼻样皮疹;年长时在躯干及股部出现少数红色疣状角化性损害,约 1 cm 大小,稍高出皮面,分布不对称。

酒渣鼻样皮疹可按酒渣鼻治疗;疣状损害可用液氮冷冻、激光或 X 线治疗。

43.162　家族性腕管综合征(familial wrist tunnel syndrome)

日本筱原辛人梳理 11 个家族的病例,总结本病的临床特点为:① 女性占绝大多数,男女比例为 1:15,非家族性者为 1:4;② 家族性者发病年龄无一定规律,非家族性者多于 20 岁以后发病;③ 家族性者以双侧同时受累多见(86%),非家族性者多为单侧性;④ 腕横韧带一般无异常;⑤ 具一般腕管综合征的表现。

治疗与腕管综合征相同。

43.163　Fanconi 综合征

又名 Fanconi 再生障碍性贫血(Fanconi aplastic anemia)、先天性全血细胞减少综合征(congenital pancytopenia syndrome)。

为常染色体隐性遗传。由 Fanconi 等于 1927 年首先报道,主要特征为进行性全血细胞减少,皮肤色素性改变和生长发育迟缓。大多数患者伴染色体断裂和在核内复制。常有近亲结婚史。男性多见且表现较典型。

多见于 4~10 岁,表现为疲倦、乏力、苍白、反复感染、易挫伤,易出血、出血时间延长、精神发育不全、生长迟缓、出生时体重低、身材矮小、严重的进行性顽固性再生不良性贫血和全血细胞减少、桡动脉脉搏测不到。特殊面容：小头、小眼、上睑下垂、斜视、耳畸形和（或）耳聋。拇指畸形或缺如、桡骨畸形或缺如。睾丸发育不全、脾发育不全、先天性心脏病、肾畸形、双重肾、肾移位、马蹄形肾。染色体断裂和重组，DNA 修复缺陷。皮肤表现有泛发性棕色色素沉着，以颈部、腹股沟、腋窝及肛门生殖器部位尤为显著，并间杂有点滴状色素减退和较深颜色的斑点，随年龄增加而加重。患者白血病、肝癌、鳞癌等恶性肿瘤的发生率高。由于造血系统障碍，易于感染和有出血倾向，常死于严重感染或出血。

实验室检查示全血细胞减少，正血红蛋白贫血，可见大红细胞和靶形细胞，网织红细胞可轻度增多。常有中性白细胞减少，可见未成熟型白细胞。胆红素正常，Coombs 试验阴性，红细胞内缺乏己糖磷酸激酶。骨髓增生但成熟受抑，巨幼红细胞显著增多，巨核细胞减少，含铁血黄素沉积增加，随着疾病发展，细胞再生不良。

应与先天性角化不良症相鉴别，后者虽有色素沉着，但皮损呈皮肤异色病表现，此外尚有甲、黏膜和牙等异常表现。

治疗一般为对症处理，输血、睾酮和糖皮质激素有效。脾切除有时有效。

43.164　Favre 综合征

又名瘀血性紫癜综合征、褐黄色皮肤综合征。

1936 年 Favre 首先报道本病，故命名为 Favre 综合征。

主要见于男性，通常发生于小腿。皮肤可无或可伴轻度湿疹样改变，有静脉瘀血征象，沿静脉有稍带黄色或褐色的小斑点，后可融合成 1～10 cm 直径的斑片。可发展成溃疡、萎缩和网状色素沉着，持续数月至数年。

卧床休息，抬高患肢，穿弹力长袜或结扎曲张静脉。

43.165　Favre‑Racouchot 综合征

又名日光性弹性纤维综合征（solar elastotic

syndrome）、结节性类弹性纤维病（nodular elastoidosis）。

由 Favre 于 1932 年首先报道，1951 年 Racouchot 提出本征为独立疾病。我国亦有少数报道。本病是皮肤组织对长期日光照射后的反应，主要见于长期户外工作者，如农民、海员等，以 50 岁以上的男性多见。皮损主要分布于眶周，特别是颧、鼻等处，可延及颈、耳及其他暴露部位，表现为黄色增厚斑片，失去弹性、多皱纹，边界不清，伴散在的、多发的黑头粉刺及毛囊皮脂腺囊肿。在颈部呈菱形皮肤样外观。

组织病理示皮肤胶原呈弹性组织变性伴明显毛囊口角栓塞。应与寻常痤疮相区别，后者见于青年人，虽有黑头但无黄色增厚性斑片。

防治上尽可能改善工作条件，避免长时间日晒，在烈日下戴帽或外涂遮光剂，如对氨安息香酸和二氧化钛等制剂有一定预防作用。有报道外搽 0.05% 维 A 酸乳膏有效。也有用擦皮法治疗本征者。若有大的囊肿可切除。

43.166　Fegeler 综合征

又名创伤后鲜红斑痣综合征（posttraumatic nevus flammeus syndrome）、创伤后痣样综合征（posttraumatic nevus syndrome）。

病因不明，可能同颈自主神经和脊髓的损伤有关。

临床表现为头部创伤后，在三叉神经支配区出现鲜红斑痣，同侧肢体无力和感觉过敏。

可用激光治疗。

43.167　Felty 综合征

由 Felty 于 1924 年首先报道，又名类风湿关节炎伴脾肿大和白细胞减少症（rheumatoid arthritis with splenomegaly and leukopenia）。

病因尚不十分清楚。患者血清类风湿乳胶凝集试验滴度比大多数类风湿关节炎高出甚多，而血清中粒细胞抗核抗体又较系统性红斑狼疮为强，此种抗体不存在于无并发症的类风湿关节炎患者中；因此认为本病有别于单纯类风湿关节炎，又不同于系统性红斑狼疮，可能是介于两者之间的一种独立的自身免疫性疾病。

本征发病年龄多在 40～50 岁以上。类风湿关节炎常为其首发症状，罕见有脾脏与血象异常发生于关节炎表现之前者。关节炎症状出现后数月至数十年出现。白细胞减少，脾脏肿大，个别呈巨脾，淋巴结肿大。可有以间质性淋巴细胞浸润和纤维化为特征的肝脏损害。皮肤表现可见暴露部位皮肤色素沉着，皮肤黏膜溃疡、尤以小腿溃疡常见。可有紫癜、干燥综合征、皮肤结节、坏疽性脓皮病及反复感染等。

实验室检查示血白细胞明显减少，以中性粒细胞的减少最为显著，严重者可低至 0.1×10^9/L以下；淋巴细胞无明显变化，血小板计数低下，轻度贫血。骨髓象示粒细胞系成熟障碍，类风湿因子检查常为阳性，且效价很高。

主要根据类风湿关节炎、脾肿大和（或）淋巴结肿大、白细胞减少、中性粒细胞减少及常有贫血和血小板减少来确立诊断。

糖皮质激素治疗对类风湿关节炎效果常为暂时性的，很少完全缓解，且血液学改善病例不到半数。其他抗类风湿治疗的药物，如青霉胺、氯喹、吲哚美辛、抗炎松、保泰松等均可试用。因白细胞计数明显低下，免疫抑制剂硫唑嘌呤等不宜采用。免疫刺激剂如转移因子、左旋咪唑等亦可应用。应防治感染，选择性脾切除对控制、预防感染有益，但不能阻止其粒细胞抗核抗体的产生，不能维持血象正常，对类风湿关节炎也无治疗意义。

43.168　Ferguson－Smith 综合征

又名角化棘皮瘤（keratoacanthoma）。1889 年 Hutchinson 就有报道，1934 年 Ferguson 和 Smith 称之为自愈性原发性鳞状细胞癌，1950 年以后一些学者称之为角化棘皮瘤。我国 1980 年虞瑞尧报道 1 例。

本征为源于毛囊鳞状细胞的角化性肿瘤，常见于中年男性白人，损害边缘高起，正常肤色，中央有角栓和结痂，一般在 6 个月内自行消退。

临床上可有以下 6 种类型。

（1）孤立性角化棘皮瘤

常见，多见于老年人，男女之比为 2∶1。90% 位于暴露部位，特别好发于面部，其次为手背等处。开始为小结节，进入静止期为半球形坚实结节，中央有脐形凹陷，以后消退。

（2）Ferguson－smith 型角化棘皮瘤

属常染色体显性遗传。为多发性自愈性角化棘皮瘤，男女之比约为 3∶1，十几岁时发病，损害常见于暴光部位，面部、鼻、耳周围或掌跖等处，可单个不断发出，或成群发出；皮损可以发展或在 3 个月内自行消退，消退后留下凹陷性瘢痕。

（3）Grzybowski 型角化棘皮瘤

大批小的发疹性角化棘皮瘤，由几百个 2～3 mm 的毛囊性丘疹组成，常见于面部，可相互融合，也可累及口腔黏膜及喉部。见于成人。伴瘙痒。

（4）Witten 和 Zak 型角化棘皮瘤

为 Fesguson－Smith 型和 Grzybowski 型的联合，皮损有多发性自愈性角化棘皮瘤，又有大批小的发疹性角化棘皮瘤。

（5）巨大、融合性角化棘皮瘤

直径常大于 5 cm，常累及鼻和眼睑，可破坏其下的组织。可自行消退。

（6）边缘性离心性角化棘皮瘤

边缘进行性生长，中央愈合，损害直径大于 20 cm，无自愈倾向，常见于手背或小腿。

本病为自愈性良性肿瘤，确诊后可严密观察，让其自然消退。但一般主张手术切除，既安全，美容效果亦好。亦可用糖皮质激素，特别是醋酸去炎松局部注射治疗有一定效果。

43.169　胎儿乙醇综合征（fetal alcohol syndrome）

又名胎儿酒精中毒综合征。系孕妇酗酒引起畸胎，临床表现为产前及生后生长发育障碍，脂肪组织少且分布不均。

中枢神经系统异常：小颅症最为常见，小脑发育不全，甚至产生无脑儿，智力迟缓、语言障碍、耳聋。乳儿期可发生兴奋性增高,亦可发生轻度精神障碍。51%~79%有共济失调、肌张力减退、幼儿癫痫发作及小儿期多动症。

面部畸形:额部狭窄,面颊扁平,鼻短而上翘,眉毛浓厚,眼裂狭小,斜向外下方(具有诊断意义),眼球细小,眼距增宽,内眦赘皮,非对称性上睑下垂,斜视、近视、视网膜血管弯曲,偶有视乳头苍白、视神经发育不良或萎缩。上唇菲薄,呈淡红色,人中表浅或消失,上下颌骨发育不全,小颌,双耳大且低位。

心脏发育异常:室间隔缺损最为常见,亦可有 Fallot 四联症和房间隔缺损、肺动脉狭窄、右室双出口伴肺动脉闭锁、右位心伴室间隔缺损等。

骨骼异常:指/趾骨异常,关节脱位。

皮肤表现:血管瘤、多毛、甲营养不良、薄甲等。

其他:外生殖器异常,肝大(纤维化),肝功能异常,肾异常,掌纹异常。胎盘小,脐带薄,变性的绒毛膜羊膜炎及玻璃样变性。

临床表现程度不一,可能与孕妇饮酒量、时间及个体遗传背景等不同有关。染色体检查正常。

本病应与下列疾病相鉴别:

Cornelia de Lang 综合征:其母无酗酒史,患者无皮纹变化及指掌改变。

Noonan 综合征:染色体异常,但染色体核型正常,碱性磷酸酶增高。

18 三体综合征:依靠染色体可以鉴别。

重在预防,即孕妇应忌酒。尚无特殊疗法。

43.170 Fisher – Volavsek 综合征

又名钩甲脊髓空洞综合征(onychogryphosis-syringomyelia syndrome),掌跖角化脊髓空洞综合征。

1921 年 Fisher 和 1941 年 Volavsek 先后报道,为常染色体显性遗传。两性均可受累,出生即有先天性畸形,指甲呈钩状,指/趾端肥厚,头发、眉毛和睫毛稀疏。后期发生脊髓空洞症的征象。

对症处理。中药、新针、推拿按摩等治疗脊髓空洞有效;病变节段的深部 X 线照射和口服^{131}I 对部分患者能起到缓解及延缓空洞发展的可能。

43.171 Flynn – Aird 综合征

为常染色体显性遗传。主要特征为神经性耳聋、大脑发育不全、眼缺陷及皮肤萎缩。

神经性耳聋最先出现,可在 7 岁出现。大脑发育不全表现为智力迟钝、非典型惊厥,伴脑电图节律异常。在十几岁时出现严重肌肉萎缩、共济失调、末梢神经痛及关节强直,继之出现脊柱后侧凸。眼缺陷表现为重度近视、色素性视网膜炎、白内障及全盲。大多数患者皮肤及皮下组织萎缩。常有皮肤溃疡,晚期有秃发。

可予对症治疗。

43.172 Francescheti 综合征

又名 Berry 综合征、下颌面骨发育不全综合征(mandibulofacial dysostosis syndrome)。

病因不明,可能为胎儿第 5~9 周时第 1 鳃弓组织发育不全所引起。有家族遗传倾向,属常染色体显性遗传。约半数病例为散发性。

男女发病无差异。出生时即有症状,以面部和听器畸形为主。颧骨发育不全,颧隆起消失。巨口,腭高而窄,鼻中隔多弯曲,齿列不整齐及咬合不全。舌相对巨大,生后初期即有吸吮和吞咽功能障碍,因而口内积有大量黏液,可导致窒息。睑裂向外下倾斜,下睑呈切迹状,睫毛常稀少甚至缺如,睑板腺、泪点等可缺如,可有虹膜缺损及小眼。耳郭发育不全,低位向后或伴小耳,外耳道狭窄或闭锁,伴高度传导性耳聋;中耳常畸形,特别累及镫骨,鼓室窄小或消失,上鼓室骨封,小听骨变形或移位,乳突大多呈坚质型及发育不全;内耳及面神经受累者较少。口角和外耳道之间有沟槽或盲端瘘管。头发异常,即终毛长到面颊部,呈舌形。偶有局限性瘢痕性秃发。尚可有各种骨骼畸形,胸廓不对称,畸形足,关节有骨性融合。智力大多正常。可出现不全性或单侧性的损害。完全型常在婴儿期夭折,面顿挫型(称 Treacher – Collins 综合征)可活到老年。如有小颌畸形、舌下垂及腭裂时，即为 Pierre‐Robin 综合征。

X 线检查示上颌骨、颧骨、颧弓、下颌骨、中耳小骨及鼻窦发育不良。

本病有时需与其他复合第 1 号综合征相鉴别，X 线摄片可有帮助。

及早发现耳聋，并用助听器或外科手术矫正。矫形外科有一定帮助。

43.173 Franceschetti‐Their 综合征

又名智力低下、脂肪瘤、角膜病变综合征（mental retardation-lipoma-corneal disorder syndrome）。

1961 年由 Franceschetti 和 Their 首先报道。为常染色体隐性遗传，表现为精神发育不全、多发性脂肪瘤及角膜营养不良特征。

治疗予以对症处理。

43.174 Francois 综合征

又名皮肤、软骨、角膜营养不良（dermo-chondro-corneal dystrophy）。

1949 年 Francois 首先报道 2 例，以后续有报道。

为常染色体隐性遗传。儿童期发病。面部和双手有对称性黄瘤样小结节（实际为纤维瘤）。四肢远端骨软骨营养不良，活动受限。角膜营养不良，有白色或褐色混浊斑。齿龈部纤维瘤病。

本征应与下列疾病鉴别：

Zayd 家族性组织细胞变性皮肤关节炎：常染色体显性遗传，有皮肤和关节损害以及眼损害、眼色素层炎和白内障，但无角膜损害。组织学示细胞和成纤维细胞增殖，但无胶质细胞（spongiocytes）。

多中心网状组织细胞增生症：是成人非家族性疾病，皮肤和黏膜有丘疹结节性皮疹，并有严重的多关节炎，无角膜损害。组织象新近的损害可见许多大的单核或多核组织细胞，伴有丰富的细胞质。在电镜下约 40% 的组织细胞有多形的胞质包涵体（pleomorphic cytoplasmic inclusions）。

成纤维细胞性风湿病（fibroblastic rheumatism）：非家族性疾病，有多关节炎，指/趾硬化，伴掌腱膜回缩；四肢有许多结节，并有肺纤维化。无角膜营养不良。组织学检查未见胶质细胞。

幼年玻璃样纤维瘤病（juvenile hyaline fibromatosis）：早年发病，有许多真皮和皮下结节，屈曲挛缩，骨质溶解性骨损害，牙龈肥大，生长发育不充分，智力发育正常。组织象示肿瘤由"软骨样"细胞（成纤维细胞）组成，围绕有纤维性、颗粒性、高度嗜酸性细胞间物质。

43.175 Freire‐Maia 综合征

又名牙齿、毛发髓状综合征（odontotrichomelic syndrome）。

属常染色体隐性遗传。毛发极稀少，甲发育不良，鼻大、耳大，生长迟缓。心电图异常。实验室检查有酪氨酸血症。

尚无特殊疗法。

43.176 Fuchs 综合征

又名急性黏膜、皮肤、眼综合征（acute mucocutaneous-ocular syndrome），皮肤、黏膜、眼上皮综合征（cutaneomuco-oculoepithelial syndrome）。

1876 年由 Fuchs 首先描述。

病因不明。有认为系 Stevens‐Johnson 综合征的亚型。常急性起病，表现为发热、头痛、发绀、面部肿胀，口、鼻、生殖器、上呼吸道黏膜有多发性溃疡，严重结膜炎，并可导致睑球粘连。对症治疗。预后良好。

43.177 Gardner‐Diamond 综合征

又名自身红细胞致敏综合征（autoerythrocyte sensitization syndrome）、痛性挫伤综合征（painful bruising syndrome）。

1955 年 Gardner 和 Diamond 首先报道 4 例女性患者在挫伤后产生痛性瘀斑，并继发进行性红斑和水肿。本病的发生系患者对其本身红细胞基质成分磷脂酰丝氨酸的自身致敏而与血红蛋白、血清和血浆成分无关。感情激动为发病诱因，创伤或多种原因引起的出血也可诱发病。几乎均见于女性，尤以 30 岁左右为多见，故性腺内分泌的作用也要予以考虑。

起病时常在患处皮肤有刺痛或烧灼感，数分钟后其下组织出现硬结，数小时后该处发生红斑、青紫和明显瘀斑，通常约铜币或童掌大小。水肿性红斑可持续数天，随着炎症减退，疼痛减轻，瘀斑逐渐褪色，由紫红变青红、褐黄，历时约 1~2 周自行消退。皮损在身体不同部位可成批出现，反复发作，可达数周之久。惯发于四肢远端，多位于下肢，上肢次之；也可发生于眼睑及头皮，罕见于背部。伴发的症状有全身不适、乏力，有时发热并伴关节酸痛等；常伴有头痛、复视。约有半数病例伴发胃肠道症状，如上腹痛、恶心、呕吐、腹泻、便血以及血尿，甚至脑血管意外等；部分病例尚有明显精神症状如癔病状态、性格变异等。血小板出、凝血时间都在正常范围内。红细胞皮内试验具有诊断价值，在抗凝条件下抽取患者血液，用生理盐水洗后混悬成 80% 的红细胞悬液，取 0.1 ml 做皮内注射，如在 24 小时内产生与皮损相同的反应者为阳性。此试验因需他人红细胞作对照，有感染艾滋病（AIDS）的危险，现已不再采用。可用磷脂酰丝氨酸做皮试，引起紫癜或瘀斑为阳性。

组织病理示真皮和皮下组织内血管外周的红细胞外渗和明显水肿，无血管壁纤维蛋白变性和破碎性白细胞浸润。

应与过敏性紫癜相鉴别，后者为单个损害，常为针头至黄豆大小，水肿不明显，不痛。组织病理示典型的多核白细胞破碎性改变。

应避免肉体和精神创伤，抗组胺类药物、抗疟药、非甾体抗炎药及糖皮质激素等都可试用；有报道用赛庚啶疗效良好。用自身红细胞作脱敏治疗并无价值。本病多在 40 岁左右自愈，预后良好。

43.178　Gatti - Lux 综合征

又名短肢侏儒免疫缺陷症（immunodeficiency with short limbed-dwarfism）、软骨毛发发育不全症（cartilage-hair hypoplasia）。

免疫缺陷临床上分为 3 型。

（1）联合免疫缺陷型

有皮肤异常、皮肤肥厚、干燥、鱼鳞病、皮肤变红、进行性脱发、皮肤肉芽肿等。胸腺形成不全，伴胸腺小体形成不良。淋巴结发育差，末梢淋巴细胞减少，混合淋巴细胞培养反应缺如，淋巴转化率低，低丙种球蛋白血症，特异性抗体形成低，半数患者有苷脱氨酶（adenosine deaminase）缺乏。对病毒、细菌、真菌及原虫易感。死亡率极高，多在 1 岁内死亡。

（2）细胞免疫缺陷型

即单有 T 细胞缺陷。有软骨及毛发发育障碍、反复发生副鼻窦炎及肺部感染、消化道异常（吸收障碍和巨结肠等）、严重水痘、进行性牛痘感染等。末梢淋巴细胞不减少，有不同程度 T 细胞功能不全，预后不一，部分患者可活到 40~50 岁。

（3）体液免疫缺陷型

即单纯的 B 细胞缺陷。无皮肤和毛发异常，常有鼻窦炎和肺部感染、中耳炎、脑脊髓膜炎等。末梢淋巴细胞正常，血清中丙种球蛋白降低。

实验室检查示外周血淋巴细胞减少，对 PHA 和特异性抗原的淋巴细胞反应低下。免疫球蛋白减少，特别是 IgA 和 IgM。

治疗应控制感染，给予免疫促进剂。Ⅰ 型除非早期骨髓移植，否则难以存活；Ⅱ 期给予转移因子、胸腺素或胎儿胸腺移植，可有一定效果；Ⅲ 型定期注射丙种球蛋白疗效较好，预后亦较好。

43.179　Ⅰ 型染色体 G 缺失综合征（G-deletion syndrome Ⅰ）

又称反先天性愚型综合征（antimongolism syndrome）、反 Down 综合征（inverted Down syndrome）。

为 G 组染色体中第 21 对染色体（少数为第 22 对）的长臂部分缺失所致。

临床表现为智力迟钝，眼向外下方倾斜、眼睑松垂，可伴白内障；耳轮大，外耳道宽；鼻梁突出，缩颌，指甲营养不良。肌张力增高，心脏有收缩期杂音，胃幽门狭窄，隐睾，尿道下裂，骨骼生长迟缓伴有多种畸形。外周血象示血小板减少,嗜酸性粒细胞增多,白细胞碱性磷酸酶积分正常或增高。尚无特殊疗法。

43.180 Ⅱ型染色体 G 缺失综合征（G-deletion syndrome Ⅱ）

带一环的 G 染色体缺失。

临床表现为眼睑下垂、内眦赘皮、鼻扁平、悬雍垂分叉、并指(趾)、肌张力减退;发育缓迟,头小畸形,耳大或低位;掌纹正常。尚无特殊疗法。

43.181 Gelfarb-Hymen 综合征

又名皮肤、肾综合征,多发性皮肤结节伴肾盂积水综合征。

病因不明。同一家族成员中具有多发性皮肤结节合并肾盂积水,可能为遗传性。组织病理示有的结节呈类脂质组织细胞瘤性变化。

尚无特效疗法。

(沈燕芸　徐金华)

43.182 泛发性毛细血管扩张、白内障综合征(generalized telangiectasis-cataract syndrome)

病因不明。

面部、前臂和手有多发性广泛性毛细血管扩张,颈部有网状色素沉着,眼有双侧青年性白内障;可伴主动脉狭窄及其他心脏损害。

治疗白内障可用手术摘除。皮肤毛细血管扩张显著处可试用激光或电解疗法。

43.183 齿龈纤维瘤病、多毛症综合征(giningival fibromatosis-hypertrichosis sydrome)

为常染色体显性遗传。

从婴儿至9岁起病。表现为齿龈、特别是前

上区进行性增生,可完全覆盖牙齿,甚至使口唇不能闭合。从婴儿开始毛多,呈进行性发展。此外,可有精神发育不全、颅畸形、男子女性乳房等。

齿龈纤维瘤可手术治疗,然术后可复发。

43.184 人参滥用综合征(ginseng abused syndrome)

人参为补气的主药,含有人参皂苷Ⅰ-Ⅵ,主要成分为人参半萜烯的挥发油,还有人参醇、人参酸、植物甾醇、维生素 B_1 与 B_2、多糖类等。可通过肾上腺皮质或脑垂体的活动,产生中枢兴奋和增强机体抵抗力的作用。

长期过量服用可产生心情兴奋(100%)、健康感(69.9%)、欣快感(13.5%)、烦躁、易怒、焦虑(19.5%)、失眠(19.5%)、多梦、便秘、运动和认识率提高(29.3%)、早晨腹泻(35.3%)、性感增加或减退,甚至出现人格丧失或精神错乱,皮疹(24.8%)、血压增高(16.5%)、水肿、唇红、舌红和黏膜充血的三红征;苔黄、脉细数。亦有相反表现,如抑郁、血压低和闭经等。

43.185 Giroux-Barbeau 综合征

又名共济失调、皮肤红斑角化病(erythrokeratodermia with ataxia)。

为常染色体显性遗传。见于法裔加拿大人。

婴儿期发病,以后逐渐减轻,常于25~40岁时消失。临床表现为类似可变性皮肤红斑角化病的鱼鳞病,和缓慢进行性发展的神经性疾病:腱反射减弱,眼球震颤,构音障碍(口吃),40岁以后共济失调步态。

治疗予以对症处理。

43.186 Gitlin 综合征

本病为性连锁重症联合型免疫缺陷病,为性连锁隐性遗传。患者多为男性。临床表现为易患上呼吸道感染、中耳炎、脓皮病、皮肤黏膜念珠菌感染及病毒感染。多在幼儿期夭折。

（林尽染 徐金华）

43.187 胰高血糖素瘤综合征
（glucagonoma syndrome）

又名坏死松解性游走性红斑（necrolytic migratory erythema）。

本病罕见，由胰腺 α 细胞肿瘤分泌大量胰高血糖素所引起，以泛发性、游走性环状或回旋状边缘的暗红色斑，或条丝状皱裂为特征。大多数患者可发现有胰高血糖素瘤，肿瘤大部分位于胰尾，肿瘤可为良性或恶性，凡病程中出现皮肤黏膜损害者往往提示肿瘤为恶性。切除肿瘤可使皮肤黏膜损害在 2 天到 2 周内消失，故皮损已被认为是内脏肿瘤的一个特异性标志；但当肿瘤存在时，皮疹也可自然缓解。

多见于女性。皮疹具特征性，常泛发，好发于会阴、腹股沟、下腹、臀、口鼻周围、四肢远端、踝和小腿等，以摩擦和外伤部位为多见。基本损害为红斑，呈多角形或不规则形，偶见微高于皮面的细小丘疹和水疱，较快向周围游走、扩展和融合，构成多环状、地图状或回旋状暗红斑，中央起浅表发皱水疱，破后糜烂结痂脱屑，遗留淡褐色素斑。皮损主觉有烧灼感和痒感，变化快，一般以 7～14 天为 1 周期，不治亦能自愈，但反复发作，呈进行性加剧，摩擦、压迫或外伤常可诱发或使之加重。指甲可呈营养不良变化。

血常规提示贫血，有间歇性糖尿，空腹血糖水平升高，血浆氨基酸水平降低，胰高血糖素显著升高，可为正常值的数倍到数十倍。

治疗应首先切除原发肿瘤。对已转移的病例，因其恶性程度一般不高，也应切除原发肿瘤以缓解症状。

（李 乔 徐金华）

43.188 Gomez - Lopez -
Hernandez 综合征

有独特的顶骨部秃发，秃发区无毛囊，可能系先天性皮肤发育不全之故。表现为颅缝早闭、共济失调、三叉神经感觉缺失、智能缺陷、面中部发育不全，以及其他面部、生殖器和肢体异常。

43.189 淋球菌性皮炎综合征
（gonococal dermatitis
syndrome）

罕见，系播散性淋球菌感染。患者多为女性和同性恋男性，常在这些人的淋病无症状而未经治疗的情况下发生。表现为间歇性发热，一个或一个以上关节肿、痛。皮肤上成批出现出血性水疱脓疱性血管炎性皮疹，伴有红晕。亦可有多形红斑、结节红斑和荨麻疹样皮损。黏膜感染，常为无症状性。血淋球菌培养阳性。

采用青霉素 G1 000 万 U 静滴，连滴 3～5 日，如症状改善改用氨苄西林或阿莫西林 500 mg 口服，每日 3 次，连服 7 天。

青霉素过敏或耐药菌株感染者用头孢曲松 1g 静滴，每日 1 次，连滴 7 日。

43.190 Gorham 综合征

是一种罕见的综合征，其主要特征为骨中血管增殖所引起的大块骨质溶解，大量纤维化完全或部分替代了骨组织，可继发性地累及邻近的皮肤和（或）软组织，有时皮肤血管瘤或淋巴管瘤是诊断本综合征的第一线索。

Jackson 于 1838 年首先报道，但到 1954 年 Gorham 才将它作为一个独立疾病，1965 年见于皮肤科文献。

本病病因尚不清楚。主要发生于儿童及青年，男性稍多见。约半数患者有外伤史，通常为轻微外伤，严重者伴骨折。可累及任何骨骼，但以上臂或肩胛带（26%）以及下颌骨（15%）最常见。分布几乎均为局灶性，或局限于一个骨骼，或直接播散到邻近的几个骨骼。当有皮肤或软组织受累时，局限于骨损害附近。除骨折外，本综合征的最初表现可为骨痛、呼吸受累、胸膜积液、腹水或脊柱侧凸。当下颌骨受累时，有时不可控制的牙龈出血是其初发症状。若有皮肤血管瘤或淋巴管瘤存在时,应考虑和检查有无骨受累。

病程进展缓慢,数年后可自行中止发展,严重的病例可继续发展到受累骨几乎完全吸收,仅留一纤维带(fibrous band),继之发生局灶性肌萎缩。16%的病例累及重要结构导致死亡;主要死亡原因为血管瘤出血入胸腔,产生乳糜胸和脊柱损伤。乳糜胸的发生是由于纵隔受累和继发性胸导管闭塞之故。脑脊液性鼻溢是罕见的并发症,是由于血管瘤局部侵袭所致。

X线检查最早期的改变是骨髓内和皮质下的酷似骨质疏松的射线透射性灶。受累长骨逐渐变尖细,产生一种"舔过的棒糖"外形,以后受累骨完全吸收。

其他实验室检查仅见轻度贫血。

组织病理示骨被衬有扁平内皮细胞的吻合性血管空间(anastomosing vascular spaces)破坏,病期长的损害有广泛的纤维化。

皮肤血管瘤或淋巴管瘤若同时有其下骨骼骨折或其他病理改变,应考虑本综合征的诊断。本病应与骨骼血管瘤、获得性进行性淋巴管瘤、特发性骨质溶解、Maffuci 综合征相鉴别(表43-1)。

表43-0 Gorham 综合征的鉴别诊断

病 名	骨受累	皮肤损害	系统损害	病理特征	预 后
Gorham 综合征	局灶性(上臂、肩、下颌骨)骨折	血管瘤或淋巴管瘤,位于骨损害附近	胸膜渗出(乳糜胸)、牙龈出血、脊柱损伤	良性血管瘤或淋巴管瘤增殖引起骨质溶解,也可浸润到邻近软组织	不一致;自然中止;受累骨骼吸收;死亡(16%)
骨骼血管瘤	呈单个或多灶性无症状	无	极罕见	良性血管瘤或淋巴管增殖引起骨质溶解,但软组织无浸润	良好
获得性进行性淋巴管瘤	无	血管淋巴管瘤可位于各种不同部位(不限于头面部)	无	在真皮中有良性淋巴管瘤增殖	良好
特发性骨质溶解	腕骨和(或)跗骨吸收	无	进行性肾衰竭	骨质溶解,无血管增殖	差(肾衰竭)
Maffuci 综合征	软骨发育不良,显著的骨畸形,骨折	肢体和其他部位有海绵状血管瘤	无	肉瘤性变化可发生在血管和骨骼损害中	不一致

放射治疗有效。增殖的毛细血管的内皮细胞对放射极敏感,放射可促进增殖血管的硬化并阻止其生长。放射剂量在 30 Gy 或更大时有效。

43.191 Gowers 全萎缩综合征(Gowers panatrophy syndrome)

1985 年由英国神经病学家 Gowers 首先报道,表现为皮肤全层萎缩。

病因未明。主要见于女性,10~40 岁起病。表现为皮肤出现界限明确的萎缩,皮肤变薄,皮下脂肪消失,其下肌肉亦萎缩。主要发生在背部、臀部、股部或上臂,偶见于前臂和小腿。病变为单发性或多发性,呈方形或三角形,直径 2~20 cm,无炎症征象。病程数周至数月。

病理变化主要为真皮、皮下组织萎缩,在萎缩肌肉中血管周围有轻度炎症细胞浸润,其中包括中性多形核白细胞、淋巴细胞、组织细胞和嗜酸性粒细胞。本病应与硬皮病及脂膜炎相鉴别。

尚无特殊疗法。

43.192 灰皮综合征(gray syndrome)

又名新生儿氯霉素中毒症(neonatal chloramphenicol toxicity)。

新生儿应用氯霉素 3~4 天后出现呕吐、呼吸困难,皮肤呈灰色、发绀,偶有黄疸、肌软弱、腹胀、心跳快、心血管性虚脱,患儿可能发生休克和死亡。

病因可能是某种酶未成熟,氯霉素不能在肝脏代谢,从而不能从肾脏排出所致。

停用氯霉素,并对症治疗。

43.193　Greig 头、多及并指/趾畸形综合征（Greig cephalopoly-syndactyly syndrome）

又称多及并指/趾畸形伴奇特颅形（poly syndactyly with peculiar skull shape）。属常染色体显性遗传，表现为高额及高囟头颅，并指（趾）或多指（趾）。

43.194　Greither 综合征

又名进行性掌跖角化病（progressive palmoplantar keratoderma）。

1952 年由 Greither 首先报道。我国 1985 年胡楠等首先报道之后有少数报道。

属常染色体显性遗传。可分为两型，A 型：5~15 岁，到 65 岁时食管癌的概率为 95%；B 型：出生后 3~12 个月发病，与食管癌无关。

本病罕见，男女均可发病。婴儿期开始掌跖增厚，进行性发展，可延伸至手足的侧缘和背部，最终在前臂及小腿也可发生不规则的斑片。皮肤角化呈弥漫性，可有红斑及很多鳞屑。40 岁以后掌跖角化可自行消退。可伴有其他异常，多汗或少汗、全秃、牙脱落、面中部黑痣（lentignes）、偶有甲变厚、混浊和畸形，以及鱼鳞病、角膜和晶体混浊。

本病应与 Meleda 病相鉴别，后者为隐性遗传，伴其他缺陷，皮损终生扩展；还应与 Vohwinkel 综合征相鉴别。

治疗可予大量维生素 A，局部用角层剥离剂。

43.195　Grinspan 综合征

皮肤扁平苔藓，同时有口腔大疱型扁平苔藓，并伴有糖尿病和高血压。

治疗可予对症处理。

43.196　Griscelli 综合征

又名部分白化病免疫缺陷综合征（partial albinism immunodeficiency syndrome）。为常染色体隐性遗传。

表现为皮肤色淡、头发呈银白色，T 辅助淋巴细胞缺损，体液免疫功能下降，血丙种球蛋白低下，皮肤易受化脓球菌感染。患者常有急性发热、中性白细胞和血小板减少的发作，肝脾肿大，无眼球震颤或畏光。组织病理示皮肤 Langerhans 细胞缺如，发干中有大的不规则的色素丛。

治疗可予予对症处理。给予免疫促进剂，控制感染。

43.197　Grosshan 综合征

又名淀粉样皮损异色综合征。

病因不明，可能为常染色体隐性遗传。

1 岁起病，表现为毛细血管扩张、皮肤萎缩、色素沉着性皮肤异色样改变。在青春期于肘、手和足部出现疣状改变。无白内障。

尚无特殊疗法。

43.198　Gull 综合征

又名成人型黏液水肿综合征。

特发性甲状腺萎缩（包括桥本病）、医源性（手术、药物、放射性破坏）下丘脑和垂体疾患使甲状腺激素合成或分泌不足，呈黏液性水肿变化。

本征多见于女性，中年潜隐起病。表现为体温偏低、怕冷、少汗，动作缓慢、语言少、表情呆滞，便秘、月经稀少、性欲减退、可有头晕、头痛、记忆力差。较急性发病者可有焦虑、抑郁及骨骼症状。皮肤干燥、苍黄、粗糙、脱发，肌张力低，唇厚舌大，脉慢，心脏增大。关节病伴积液、胸腹水、非凹陷性水肿（黏液性水肿），以眶周及肢体末端最明显，可维持数年。

实验室检查示基础代谢率低，血 T_3、T_4、蛋白结合碘等降低，摄碘率低，TSH 增加，抗甲状腺抗体可能增高。磷酸肌酸激酶、乳酸脱氢酶、胆固醇等增高。心电图电压低，QT 延长，T 波异常。

治疗予以对症处理，可用甲状腺素治疗。

43.199 Hallermann – Streiff 综合征

本病由 Hallermann 于 1948 年首先描述,Streiff 于 1950 年、Francois 于 1958 年相继报道。亦称眼、下颌、头颅畸形伴稀毛症(oculo-mandibulo-dyscephaly with hypotrichosis),鸟头样白内障综合征(bird-headed cataract syndrome)。我国于 1979 年有首例报道。主要特征为头骨生长不良、秃发和先天性白内障。

病因尚不清楚,大部分病例为散发。以基因突变为最可能,偶见家族性发病,多与近亲结婚有关,可能为常染色体隐性遗传。也可能与畸胎物质或病毒有关,或为胎儿在第 5~7 周时额叶发育障碍所致。

两性均可受累。颅骨异常,表现为短头、颅壁隆起、颅顶变薄、前囟闭合延迟、颅缝骨化迟缓、颧骨发育不全、下倾内收畸形、颞颌关节向前移位、髁状突可完全缺如、脸小、鼻瘦小尖削伴软骨发育不全、鹰嘴鼻、两耳贴附,常呈鸟头状面容。常伴小眼畸形、蓝巩膜及两侧先天性白内障,偶有青光眼、眼球震颤及斜视等。牙发育异常,咬合不正、排列不齐,牙齿稀少。

皮肤萎缩通常限于头面部,表现为皮肤菲薄,呈白色、干燥及柔软,皮下静脉显露。头发在出生时正常,以后渐稀,发色浅,伴片状脱发,常在骨缝处脱发,额部毛发完全脱落,而头后部毛发正常。眉毛、睫毛、腋毛、阴毛稀少或缺乏。

身材和智力发育迟缓,可伴生殖器发育不全、骨质疏松、鹰爪手、并指(趾)畸形、脊柱畸形等。

X 线示短头畸形,前囟闭合延迟,面部小,下颌骨发育不良,颞颌关节向前移位,髁状突可完全缺如,小眼眶,骨质疏松。

根据临床表现,应与下列疾病相鉴别:

眼、齿、指综合征(oculo-dento-digital syndrome):鸟样貌,小鼻、小眼和毛发稀少等二病相似,但体检正常;有手畸形,而无白内障及下颌症状等。

Cockayne 综合征:有侏儒症和智能低下,并有光敏性皮炎、耳聋和进行性中枢神经症状等。

Treacher – Collins 综合征:小颌、颧骨发育不良等相似,但有耳郭畸形和眼睑缺损等。

早老症:无齿和眼畸形。

D 三体综合征:除有侏儒、小下颌、小眼球外,还有虹膜和外生殖器异常,而无白内障。染色体核型分析可确诊。

Seckel 综合征:比例均匀的侏儒,鸟状头但大耳、大眼,无白内障。

尚无特殊疗法,可予对症处理。

43.200 Hanhart 综合征

又名下颌骨发育不全、四肢不全畸形综合征,Hanhart 侏儒症。

属常染色体隐性遗传。由多种垂体激素缺乏所致。

临床上分为 4 型:

Ⅰ型:男女发病率相同。婴儿期正常,1.5~6 岁时生长延缓变得明显,以后几年成比例地缓慢生长。四肢缩短或残缺,典型面容,偶有短头畸形。乳房和腹部脂肪组织增生。性腺和第二次性征发育推迟,或第二性征缺如。

Ⅱ型:生后即发病。除上述表现外,还有小颌畸形、四肢不全畸形和牙齿缺失。

Ⅲ型:特征为四肢不全畸形、小颌畸形、腭裂、精神发育不全(脑回小),偶有肾脏、生殖器缺陷。

Ⅳ型:又称隐性掌跖角化病,多见于男性青少年。掌跖角化过度和角化不良、无汗症、多发性皮下脂肪瘤;畏光、多泪、角膜营养障碍或树枝状角膜炎;牙周病,毛发稀少,甲营养障碍,指(趾)短缺;小下颌,弥漫性角化病;可有明显的精神发育不全。

血中生长激素、促肾上腺皮质激素和促甲状腺激素等垂体激素缺乏,蛋白结合碘水平进行性降低。X 线示骨骺愈合延迟。

治疗可及早补充相应的激素,效果较好。

43.201 Harbiz – Muellez 综合征

又名家族性高 β 脂蛋白血症综合征、家族性高胆固醇血症、单纯性结节性黄瘤综合征。

病因不明,可能是遗传性缺陷,遗传方式不明。

发病年龄从婴儿到 30~40 岁。约 40%~50%

的患者有黄瘤表现。患者常伴有高脂蛋白血症Ⅱ型,且可伴冠状动脉硬化等心血管病变。血 β 脂蛋白增高,以胆固醇为主,甘油三酯正常。

可试用 β-谷固醇、消胆胺、安妥明、烟酰胺及饮食治疗。

43.202　斑色变化综合征(harlequin colour change syndrome)

又名杂色婴儿综合征(particoloured babies syndrome)。

病因不明。新生儿从额部中线至下肢有一清楚的分界线,一侧为红色,另一侧为白色。由于重力关系将新生儿从一侧转至另一侧时,其红色和白色可以改变。其颜色的变化持续数秒至数小时,出生后 3 周以上才消失。无其他特殊临床症状。

尚无特殊疗法。

43.203　Heerfordt 综合征

又名眼色素层、腮腺炎综合征(uveoparotitis syndrome)或眼色素层、腮腺热(uveoparotid fever)。1909 年由 Heerfordt 首先报道。

大多属于肉样瘤病,部分患者为结核所致。

多见于青年女性。有发热、纳差、困倦、腹泻、关节.酸痛等全身症状。皮肤呈肉样瘤病的表现。组织病理检查与肉样瘤病相似,示结核性结节,但不钙化。眼有双侧干性角膜结膜炎、虹膜睫状体炎、脉络膜炎、结节性色素膜炎,也可发生泪腺炎、视网膜血管炎、玻璃体混浊甚至失明。腮腺炎一般为双侧、间质性,但也可呈单侧性。纵隔和全身浅表淋巴结肿大,脾肿大。可伴发面瘫,偶或其他脑神经病变,如动眼神经、外展神经麻痹,也可有多发性末梢神经炎,感觉异常。

治疗同肉样瘤病。

43.204　Helweg‑Larsen 综合征

由 Helweg、Larsen 等于 1946 年首先描述,又称先天性无汗、迷路神经炎综合征(congenital

anhidrosis-neurolabrynthitis syndrome)。

病因不明,属常染色体显性遗传。

男女均可发病,出生时即有。无汗或少汗,并因而引起体温调节障碍,40~50 岁时出现迷路神经炎、眩晕。头颅外形正常,牙齿和毛发无异常。尚无特殊疗法。

43.205　偏身肥大(先天性)综合征 [hemihypertrophy (congenital)syndrome]

病因不明,可能是多因性的神经系统、血管和淋巴系统、内分泌或染色体的异常。

女性多见,约48%病例在出生时发现,常有右侧肥大,其范围和严重程度差异极大,可为一指(趾)增大至整个一侧身体肥大。可伴血管瘤、痣、毛细血管扩张、咖啡斑等皮肤异常、泌尿生殖器畸形、神经系统异常等;偶可伴发某些肿瘤,如 Wilms 瘤、肝母细胞瘤、错构瘤等。

治疗予以对症处理和整形。

43.206　噬血细胞性综合征 (hemophagocytic syndrome)

由 Risdall 等于 1979 年首先报道。

病因可由病毒、细菌、真菌、寄生虫感染和恶性肿瘤,特别是 T 细胞淋巴瘤以及免疫缺陷等引起。其发病机制主要是由 CD4 阳性的 T 细胞产生的吞噬作用诱导因子(phagocytosis-inducing factor)刺激 U937 组织细胞分化成具有对 IgG 膜红细胞的吞噬作用所致。

皮肤损害有结节、溃疡、瘀斑、紫癜、局限性或弥漫性水肿等;全身症状有发热、肝脾肿大、淋巴结肿大、凝血病、贫血、血小板减少、白细胞减少、喘鸣、肾衰竭、弥散性血管内凝血等。其他临床表现视其相应原因引起的疾病而定。

实验室检查除红、白细胞和血小板减少外,还有 GPT、GOT、LDH、AKP 升高,凝血酶原时间延长等。其他异常视病因而异。

组织病理示在皮肤、骨髓、肝、脾、淋巴结等组织中均可见有良性、胞质丰富且大多吞噬有以红细胞为主，也可吞噬有淋巴细胞、中性粒细胞、血小板、核碎片的组织细胞。皮肤组织中此类细胞用免疫组织化学显示 KP-1 阳性。皮肤病理的其他表现有水肿、红细胞外渗、出血、微血栓、全层细胞坏死、真皮坏死、脂肪坏死、黏蛋白增多、轻度或中度淋巴细胞浸润等。

可予病因性治疗和对症处理。

43.207　肝、皮肤综合征（hepato-cutaneous syndrome）

原因不明，可能与某种变态反应有关。

在慢性活动性肝炎（青年肝硬变、狼疮样肝炎）和原发性胆汁性肝硬变中曾报道于躯干和四肢出现红色坚实丘疹，留有轻度下凹的萎缩性瘢痕，类似于慢性苔藓样糠疹或淋巴瘤样丘疹病。组织病理示皮肤毛细血管炎。

予糖皮质激素治疗有一定效果。

43.208　遗传性肾上腺皮质对 ACTH 无反应综合征（hereditary adrencortical untesponsiveness to ACTH syndrome）

出生后数月即发病，主要表现为低血糖及进行性色素沉着。低血糖一般为间歇性，应激情况下更易发生。血压正常，无失盐表现，发育及营养较差。血钾、血钠多正常，醛固酮分泌正常，对钠消耗的分泌反应正常，尿醛固醇正常。血浆皮质醇明显缺乏，尿 17 羟类固醇缺乏，对大剂量 ACTH 缺乏分泌反应，血浆 ACTH 浓度升高。组织病理示肾上腺皮质束状带萎缩。

早期可采用泼尼松或地塞米松替代疗法。

43.209　遗传性发育不良痣综合征（hereditary dysplastic nevus syndrome）

又名家族性非典型多发性黑素瘤综合征。

B-K 是两个年轻患者姓名的首字母，他们共有 7 个恶性黑素瘤。可能为常染色体显性遗传，受累家族成员中可有 10 个到 100 多个发育不良痣，它们可遍布全身皮肤，以躯干上部特别是背部较多。损害约 5~12 mm 大小，呈不对称、奇特的外形，边缘为多环形或模糊，色泽自粉红到褐色至黑色。组织病理为交界性色素性痣细胞性痣，在真皮交界处有不规则分布的非典型黑素细胞；混合发育不良痣中其非典型黑素细胞的增殖可扩展到真皮。此外，在真皮中有层状和同心性纤维组织形成和斑纹状（patchy）淋巴细胞浸润。常发生黑素瘤。任何疑有恶变的损害应及早切除。患者应避免长期暴晒于日光下。

43.210　遗传性全身脱毛伴白内障综合征（hereditary general alopecia with cataract syndrome）

1986 年国内杨文普报道一家系调查并命名。

系常染色体显性遗传，具外显不全。

男女均可发病。自幼无头发、鼻毛、腋毛、阴毛，视力障碍，双眼球晶体混浊，智力正常，心肺、肝脾、肾、四肢、乳房、生殖器发育均正常。

治疗予以对症处理。

43.211　遗传性掌部红斑综合征（hereditary palmar erythema syndrome）

又名 Lane 肢端红斑、Lane 综合征。

为常染色体显性遗传，亦有与遗传无关的病例。

出生时、婴儿早期或成人期发生。掌（尤以大小鱼际，指、掌的隆突部位）和跖（足底、足侧缘和跖表面）有固定的持续性红斑，无交感性兴奋体征。无特殊疗法。

43.212　Hermansky-Pudlak 综合征

又名白化病、血小板病综合征。1956 年

Hermansky 和 Pudlak 首先报道了本病,全世界范围内均有发病。本病特征为白化病合并有血小板机能异常和组织内蜡样脂质聚积,出生时即发病,男女无性别差异。

病因未明,目前多认为本病是一种常染色体隐性遗传性出血性疾病,由于血小板功能缺陷引起的出血素质,怀疑与酶的遗传缺陷有关。骨髓及其他组织的网状内皮组织内有蜡样物质。

眼部表现为:① 眉毛、睫毛发白,虹膜缺色素,眼底无色素改变,视力低下,视敏度下降并伴有眼球震颤,斜视,中度红绿色盲,羞明畏光。② 球结膜下出血或视网膜出血,甚至玻璃体出血,可导致视力丧失。

眼外全身表现为:① 皮肤、毛发黑色素减少,偶尔可伴有皮肤基底细胞癌。② 轻中度、自发性多部位出血。易挫伤,鼻衄、牙龈出血、月经量过多。③ 血小板功能异常,骨髓网状内皮细胞质中有黑色脂质颗粒,骨髓巨核细胞正常。④ 蜡样脂质聚积所致的肺纤维化、肉芽肿性结肠炎及肾衰竭等。

患者应禁用抑制血小板功能的药物,特别是阿司匹林类解热镇痛剂、非甾体抗炎药、巴比妥类、抗组胺类、阿托品、α 肾上腺素能类、β 阻滞药、氯喹、冬眠灵、右旋糖酐、潘生丁、前列腺素 E 以及局部麻醉药等,因这些药物可导致血小板第 3 因子活性降低。

可给予皮质激素、参三七内服、输血或输血浆,局部止血。

43.213　Hers 综合征

又名糖原累积病Ⅵ型(glycogenosis type Ⅵ)、肝磷酸化酶缺乏综合征。1959 年由 Hers 首先报道,我国有极少数报道。

多为常染色体隐性遗传。由于肝细胞磷酸化酶活力低下,以致肝糖原分解代谢障碍,引起糖原累积。近来有人发现胰高血糖素或肾上腺素可刺激本征患者的肝磷酸化酶活力使近正常水平,提示肝磷酸化酶活力降低并非酶缺乏,可能是其他原因。

无明显性别差异,新生儿或婴幼儿均可发病。临床表现与 von Gierke 综合征(糖原累积病 Ⅰ 型)相似,但较轻。显著肝肿大和生长发育迟缓,两者随年龄增长而改善,通常在青春期后消失。空腹血糖降低,葡萄糖耐量试验呈糖尿病曲线,对肾上腺素或胰高血糖素注射后高血糖反应微弱或缺乏。白细胞磷酸化酶减少,糖原结构正常。

治疗主要予对症处理,防治低血糖。预后较 Ⅰ 型稍佳。

43.214　Hippel‑Lindau 综合征

又名小脑视网膜血管瘤病综合征(angiomatosis retinae et cerebelli syndrome)。

病因不明,为常染色体显性遗传。

20~30 岁时发病,为视网膜和中枢神经系统(特别是小脑)的血管瘤病。表现为头痛、头晕、单侧共济失调、精神改变,若不治疗可导致失明、眼底视网膜渗出物、扭曲的动脉瘤、视网膜下黄色斑点。少数眼部可闻血管性杂音。也可见皮肤、脊髓、附睾血管瘤,肾、胰、肝、睾丸等其他内脏肿瘤、血管瘤或囊肿,以及嗜铬细胞瘤。

视网膜病变可行光凝、冷冻疗法,小脑病变可手术切除。

43.215　组织细胞性皮肤关节炎（家族性）[histiocytic dermatoarthritis (familial)]

可能为常染色体显性遗传。

童年或青年期发病。表现为皮肤有丘疹结节状皮疹,手足多发性关节炎,手指明显挛缩畸形,伴有眼部病变,如青光眼、眼色素层炎、葡萄膜炎、白内障等。

治疗予对症处理。

43.216　Hoffmann‑Zurhelle 综合征

又名皮肤表浅脂瘤综合征。

病因不明。临床罕见,出生时已存在,无自觉症状。损害常见于臀部,呈柔软、圆形丘疹和淡黄色结节,缓慢增生而形成融合的斑块,系真皮内异位的脂肪聚集所致。

尚无特殊疗法。

43.217 Hoigné 综合征

由 Hoigne 和 Schoch 于 1959 年首先报道。为血管内特别是动脉内注射晶体悬液(青霉素、糖皮质激素)后立即发生的可逆性栓塞所产生的、以中枢神经系统症状为主的综合征。

表现为肌肉注射青霉素时,或注射后立即发生急性发绀、咳嗽、味觉异常、手足麻刺感。可发生听觉改变,如耳中有杂音或重听;也可发生视觉障碍。患者常因恐惧死亡而异常激动,可发生意识障碍、眩晕、心动过速和手指震颤。血管内可找到晶体栓塞。数分钟内症状消失,可能是青霉素晶体此时溶解所致。治疗同过敏性休克。

43.218 Horner 综合征

又名颈交感神经麻痹综合征(sympathetic cervical paralysis syndrome)。

交感中枢至眼部的通路上任何压迫均可引起,如炎症、创伤、手术、肿瘤、血栓形成、动脉瘤等。尚有病因不明及先天者。

临床表现为患侧瞳孔小,对光反应和调节反应正常,上眼睑轻度下垂变狭,眼球轻度内陷,泪液分泌增加或减少,同侧面部皮温升高,无汗。久病者因颜面肌肉营养障碍,脂肪逐渐消失,可引起颜面萎缩及舌萎缩。

主要为病因治疗。

43.219 Hornstein‐Knickenberg 综合征

又名皮肤毛囊周围纤维瘤病伴结肠息肉(perifollicular fibromatosis cutis with colon polyps)。1975 年 Hornstein 和 Knickenberg 首先报道了在一家庭中有 3 人患有本病。在前额、面颊、颈部和躯干有大量毛囊周围纤维瘤,并且在颈、腋窝和腹股沟处尚有带蒂的纤维瘤。可伴有腺瘤性结肠息肉,有癌变倾向。

43.220 Howel‐Evans 综合征

又名 Howel‐Evans‐Clark 综合征。

属常染色体显性遗传或散发。

临床表现为掌跖角化病(起病较晚)、食管癌和口腔黏膜白斑。

治疗予以对症处理。

43.221 Hunt（J. R.）I 型综合征

又名耳带状疱疹综合征,带状疱疹、膝状神经综合征,Ramsay‐Hunt 综合征。系带状疱疹病毒侵犯面部神经膝状神经所致。

临床表现为耳及乳突区剧痛、同侧周围性面部神经瘫痪、眩晕、耳鸣、听力减退或过敏、舌前部味觉丧失,乳突、外耳道、鼓膜可见疱疹。

Hunt 将本病分为 3 型:① 耳郭带状疱疹;② 耳郭带状疱疹伴发面瘫;③ 耳郭带状疱疹伴发面瘫及听觉症状。

可予抗病毒治疗及止痛。

43.222 Hunter 综合征

又名黏多糖沉积综合征 II 型,由 Hunter 于 1917 年首先描述。为性连锁隐性遗传性疾病,与黏多糖代谢紊乱有关,患者体内缺乏 L‐硫酸艾杜糖硫酸酯酶。

临床表现与 Hurler 综合征相似,亦可出现粗鲁面容,头大、额凸、鼻宽、唇厚、舌大、牙龈肥厚、牙齿畸形、侏儒、关节强直、进行性耳聋、颈短、心脏肥大、肝脾肿大、反应迟钝、手爪样挛缩。部分患者有特征性皮疹,表现为白色或肤色丘疹或结节对称地分布于肩胛角与腋后线之间,以及沿着项部、上臂、大腿外侧延伸。皮疹在 10 岁以后自行消退。常有显著多毛症。与 Hurler 综合征不同之处是本病病情较轻,发病缓慢,一般在 2~6 岁出现症状；而 Hurler 综合征在出生后不久到 1 岁前后发病。本病无角膜混浊，但可因非典型色素性视网膜炎影响视力。存活时间比 Hurler 综合征长，遗传方式亦不相同。

实验室检查见尿中有大量硫酸软骨素 B 和硫酸乙酰肝素排出。

治疗与 Hurler 综合征同。

43.223　Huriez 综合征

又名 Huriez 硬化萎缩综合征（scleroatrophic syndrome of Huriez）、硬化性胼胝（sclerotylosis）、四肢硬化萎缩及角化病（sclero-atrophic and keratotic dermatosis of the limbs）。

病因尚不清楚，有家族性倾向，属常染色体显性遗传，具有较高的外显率。有人认为 MNSs 血型系统的基因是与硬化萎缩综合征基因（TYS）紧密连锁的，具有 10.6%、3.4% 互换率。目前已知 MNSs 血型系统基因位于第 4 号染色体长臂 2 区 1 带之间（4q28 - 4q31），而 TYS 基因位于 4 q27 - 4q28，因此有可能通过检查 MNSs 血型来确定 TYS 基因在家族成员中的传递规律。我国有人证实，凡是致病基因 TYS 与 NT 基因位点在同一 4q 上连锁的均可发病。

两性均可受累，出生即有或婴幼发病。临床表现为双手弥漫性硬化性萎缩，手指硬化，但无 Raynaud 现象；有轻型层板状角皮病（lamellar keratoderma），手掌较足跖明显，边界清晰，腕部及足腱不受累。病程呈渐进性发展，至青春期停止，可继发鳞状细胞癌或肠癌。

本征需与肢端硬皮病相鉴别，本病出生后即发病，硬化限于手指，手背有皮肤萎缩，无 Raynaud 现象；与先天性皮肤异色病相鉴别，后者 4 岁时发病，掌跖均明显角化，伴对称性带状皮肤硬化和皮肤异色变化，常伴白内障、毛发稀少、身材矮小等其他畸形。

掌跖皮肤角化可搽角质溶解剂如尿素脂、维 A 酸软膏等。可口服维 A 酸或 β-胡萝卜素，应尽量避免 X 线、紫外线照射及化学药物应用，预防癌变。

43.224　Hurler 综合征

又名黏多糖病 I 型，由 Hurler 于 1919 年首先报道。是一种罕见的黏多糖代谢障碍性疾病，具有特殊面容、侏儒、骨病、智力差、肝脾大、角膜混浊或伴有皮肤结节、皮厚、多毛等特征。

本病属常染色体隐性遗传，患者体内缺乏 α-L-艾杜糖醛酸糖苷酶，以致酸性黏多糖的降解途径被阻断，大量的黏多糖不能降解，积聚在体内而致病。

患儿出生时正常，不久起病，逐渐加重。由于脑膜有黏多糖积聚等变化，影响脑脊液吸收，加之生化方面紊乱，出现头大、囟门闭锁迟、额突、鼻呈马鞍状、鼻孔大、眼距宽、瞳距大、睑裂小、唇厚、舌大伸出口外、齿小而稀、牙龈肥厚、下颌短等表现。智力迟钝，身材短小，颈短，腰椎后凸，关节活动明显受限，掌、指宽短，呈爪形手。腹部隆起，肝、脾明显肿大，呈奇特外形。常有多发性疝，因角膜混浊和视网膜变性影响视力。听力障碍可轻可重。皮肤改变虽然不一定出现，但具有特征性，表现为象牙白色的结节，1~10 mm 大小，有融合趋势，好发于肩背部，也可累及上臂、前臂、胸部以及股外侧，指、趾皮肤可以增厚类似肢端硬皮病。此外，尚有广泛的多毛，四肢体毛多而粗。患儿多于 10 岁内死于呼吸道感染和心力衰竭。

皮肤用 Giemsa 或甲苯胺蓝染色，在成纤维细胞内见有异染颗粒；用 Alcian 蓝或胶体铁染色也能使颗粒着色。偶尔在表皮细胞、小汗腺以及毛囊外毛根鞘内也有异染颗粒。

表皮和真皮上部都有特殊性的空泡细胞，PAS 染色阳性，在偏振光镜下呈双折性。软骨、骨膜、肌腱、筋膜、心瓣膜、脑膜、脑、肝和角膜内都可以有黏多糖沉积。

尿中有大量硫酸软骨素 B 和硫酸乙酰肝素排出。多形核白细胞内有异染性包涵体（Reilley 小体），这种包涵体也见于骨髓内组织细胞和淋巴细胞。X 线摄片有上述相应的骨骼变化。

根据临床表现特征，应进一步做实验室和病

理检查以明确诊断，特别应根据尿中生化测定与其他类型黏多糖病相鉴别。

目前尚无特殊治疗方法。输血浆可获改善。

43.225 Hutchinson 综合征

又名梅毒性齿、耳聋、间质性角膜炎三联症（teeth-deafness-interstitial keratitis triad）。发生于晚期胎传梅毒，主要表现为齿、耳聋和眼病变。

Hutchinson 齿：恒齿呈污灰色，间隙宽，上门齿变成楔形，上宽而下窄，侧面呈弓形弯曲，前后较正常为厚，切缘中央凹陷；下门齿呈钉形，中央有切迹。下颌第一前磨牙发育不良，呈桑葚状病变。

神经性耳聋：一般在发育期发生，但可早发。

眼部病变：以间质性角膜炎为最常见，大多在 8~15 岁时发生。虹膜炎、脉络膜炎甚至视神经萎缩也可发生。

治疗给予驱梅疗法。

43.226 多汗综合征群（hyperhidrosis syndromes）

又名多汗症（hyperhidrosis），是指皮肤出汗异常过多的现象。正常人在体力劳动后，或在热天高温环境下出汗均为正常生理现象，不称为多汗症。

多汗综合征包括以下几种。

（1）非对称性多汗综合征（asymmetrical hyperhidrosis syndrome）

系神经性或内脏的病变选择性引起交感神经通路的异常兴奋所致。局部过多出汗，可出现于身体任何部位，常伴有各种神经或内脏症状和体征。

治疗予对症处理，手足多汗可用 5% 甲醛溶液外搽，日 2 次；也可用 1% 甲醛溶液、0.5% 醋酸铝溶液、5% 明矾溶液、5% 糅酸溶液浸泡或涂擦掌跖部。必要时做患区汗腺切除，或交感神经切除术。预后主要取决于原发病。

（2）温度调节性多汗综合征（thermoregulatory hyperhidrosis syndrome）

可见于内分泌失调，如甲状腺功能亢进、糖尿病、垂体功能亢进；或神经系统疾患，如脑震荡、Parkinson 病和偏瘫；或转移性肿瘤；或感染过程中及感染后，如疟疾、结核病等。

为严重持久性出汗，同外界炎热无关，未见发热。更常见于睡眠中。

治疗予对症处理、病因治疗。预后视病因而异。

（3）味觉性多汗综合征（gustatory hyperhidrosis syndrome）

大多数为未名的反射机制，少数为中枢神经系统病变，或面及颈的交感神经和副交感神经的损伤。

儿童期发病。在腮腺手术后 4~7 个月出现唇、鼻和前额的出汗，特别是在进食热的食物时更易发生。可长期存在，也可在 3~5 年后减轻或消失。

治疗予对症处理。

（4）精神性出汗综合征（psychologic sweating syndrome）

病因不明，汗腺的反应活动过高。

儿童或青春期发病。在激动或精神活动时掌跖、腋窝、腹股沟和面部出汗，手常冰冷，易肢端紫绀。25 岁后改善。

治疗予对症处理。

43.227 高免疫球蛋白 D 与周期性发热综合征（hyperimmunoglobulinemia D and periodic fever syndrome）

本病为 van der Meer 等于 1984 年首先报道。病因不明。

发病年龄为 1~12 岁，两性无差异。临床表现为周期性发热，每月或几年发作一次，每次持续 1~6 天，体温在 39℃ 以上。发热前可有头痛、寒战等前驱症状；此外，尚可有淋巴结肿大、腹痛、腹泻、关节痛等全身症状。皮肤损害有两种：小腿部丹毒样痛性皮疹；四肢远端痛性红斑或丘疹。

发作时白细胞增多 $[(10~20)×10^9/L]$，血沉增快。血清中有多克隆 IgD 的增高，部分患者尚有 IgA 的增高。骨髓穿刺现浆细胞增多，其胞质中有多量的 IgD。血清中免疫复合物阳性。尿中蛋白阳性,并有红细胞和红细胞管型。

组织病理示真皮淋巴细胞性血管炎,血管周围有单核细胞浸润、内皮细胞肿胀、红细胞外渗及核尘。血管壁有单核细胞浸润及纤维蛋白样变性。直接免疫荧光可见有 IgD、IgA 和 C,在管壁及其周围沉积。

应与家族性地中海热相鉴别,后者无淋巴结肿大,腹部症状较严重,血中 IgD 不升高,发病仅见于犹太人、亚美尼亚人和阿拉伯人,应用秋水仙碱治疗有良效。

秋水仙碱可使症状缓解,但疗效不定。

43.228 高免疫球蛋白 E 综合征 (hyperimmunoglobulinemia E syndrome)

本病为原发性免疫缺陷综合征,其特征为反复化脓性感染、慢性湿疹样皮疹、血清 IgE 增高和中性粒细胞趋化性低下。

1966 年 Davis 等首先以 Job 综合征为病名报道 2 例。1972 年 Buckley 等报道 2 例青春期男子有金黄色葡萄球菌引起的皮肤、肺和关节的反复脓疡和慢性湿疹,血清 IgE 显著增高,外周嗜酸性粒细胞增多,细胞免疫功能低下,二次抗体应答低下,他认为此系一新病种,命名为高免疫球蛋白 E 综合征。1983 年 Donabedian 等因本病有高 IgE、反复感染等特点,命名为高免疫球蛋白 E -反复感染综合征 (hyperimmunoglobulinemia E - repeated infection syndrome)。

病因不明。Buckley 报道的 20 例中 7 例有家族史,故认为本病系常染色体隐性遗传;但日本至今未发现有家族内发病的。国内薛筑云等于 1986 年报道 1 例也无家族史。

患者中性粒细胞趋化功能低下,其原因可能是由于:① 血清中某些抑制物如组胺、IgE、IgA 免疫复合物抑制了中性粒细胞的趋化功能。葡萄球菌感染能产生 IgE 抗体,本病患者因反复感染,加上抑制性 T 细胞的质和量的异常,致使 IgE 抗体产生量持续显著增高。葡萄球菌抗原与相应 IgE 抗体在肥大细胞上结合,导致组胺释放,组胺可抑制中性粒细胞的趋化功能,同时也干扰中性粒细胞释放溶酶体酶等生理活性,致炎症反应缺陷。此外,有人证明患者单核细胞产生中性粒细胞趋化抑制因子,抑制中性粒细胞的趋化性。② 中性粒细胞本身功能障碍。薛筑云等报道骨髓透射电镜发现中性粒细胞呈退变状态,包括核染色质分布异常,核膜破裂,胞质内细胞器和嗜中性颗粒(主要是溶酶体)减少、退变和空泡化,推测中性粒细胞的这些结构改变可能引起功能缺陷,如趋化功能降低、溶酶体酶释放减少、炎症反应缺陷,并与临床出现"冷"脓肿有关。

本病两性均可受累,婴幼儿期发病,半数以上发生在未满周岁的婴儿,日本报道的初诊年龄均在 14 岁以下。皮肤初发症状类似遗传过敏性皮炎或慢性湿疹,瘙痒甚剧。搔破处易发生感染,表现为疖、痈及复发性皮下"冷"脓肿。头部可有毛囊炎,耳、头、口腔周围及腹股沟可有脓疱、结痂、脱屑。可反复发生上呼吸道感染和肺炎,严重者可发生脓胸或肺脓肿。其他深部感染少见,菌血症和败血症罕见。致病菌几乎均为金黄色葡萄球菌,少数可由流感嗜血杆菌、肺炎球菌、A 群 β -链球菌、念珠菌等引起。此外,常见关节过度伸展及指(趾)甲营养不良等。此综合征中有一亚群均为男性,具有粗糙面容和骨骼异常,其中最突出的是颅缝早闭。

有因并发 Hodgkin 病和多克隆高丙种球蛋白血症而死亡的病例。

免疫学检查有如下表现:

血清 IgE 值:IgE 增高为必有表现;在整个病程中可持续增高,一般高于正常 10 倍,亦有高百倍者。

外周嗜酸性粒细胞数:血中大多数增高,痰中也可见嗜酸性粒细胞增多。

中性粒细胞功能:大多数病例中性粒细胞趋化性低下,其他如吞噬功能、杀菌能力、NBT 试验、化学发光等均正常。

细胞免疫功能:多数患者细胞免疫功能降低。循环 T 细胞数降低,T 抑制细胞数量和活性不足,对白喉、破伤风的二次抗体应答低下,对 PPD、念珠菌和 SK - SD 的迟发型变态反应也低下。

根据婴幼儿期发病、皮肤复发性"冷"脓肿、血清 IgE 持续高值、白细胞趋化功能低下等不难诊断,但需与遗传过敏性皮炎、慢性肉芽肿病等相鉴别。

对反复感染者应给予敏感的抗菌药物,如新青霉素Ⅱ、头孢菌素类、氨苄青霉素等,必要时静脉给药,疗程约为2周。对中性粒细胞趋化性低下者可试用左旋咪唑、转移因子、维生素C、西咪替丁等。脓肿宜早期切开引流。

43.229 痛觉过敏综合征(hyperpathia syndrome)

又名丘脑性痛觉过敏综合征。

病因不明,怀疑为大脑皮质解除对丘脑活动的控制所致。

临床表现为冷、热、触、振动等各种刺激引起半侧不适的感觉。

可试用酰胺咪嗪(Tegretol)治疗。

43.230 高苯丙氨酸血症综合征(hyperphenylalaninaemia syndrome)

本综合征共有5型,Ⅰ型即苯酮尿症(phenylketonuria),又名Folling病,已在代谢障碍性皮肤病中叙述;但并非所有高苯丙氨酸血症的婴儿均发生典型的苯酮尿症,有的症状渐次减轻,称为Ⅱ型或Ⅲ型,它们与苯丙氨酸羧基化酶活性以及血中苯丙氨酸水平相关。正确的分类需做苯丙氨酸负荷试验。治疗根据酶缺乏的严重程度而异。高苯丙氨酸血症综合征Ⅳ型是由于辅酶二氢蝶啶还原酶缺乏所引起,Ⅴ型则是由二氢生物蝶呤合成酶缺乏之故。

43.231 高血压性溃疡综合征(hypertensive ulcer syndrome)

又名Martorell综合征、高血压局部缺血性溃疡(hypertensive ischemic ulcers),其主要特征为高血压患者小腿发生缺血性溃疡。

本病由高血压引起。为动脉内膜和弹力层之间透明蛋白沉积、肌层肥厚,致使动脉管腔狭窄、小腿局部血液循环障碍而引起。

多见于中老年(40~60岁之间)女性高血压患者舒张压升高者。皮损好发于小腿外侧、足踝上方。发病前常发生淡红黄色斑片,继而呈紫癜,以后在该处出现自发性或外伤性溃疡,基底坏死,其上覆有结痂。无愈合倾向。常对称分布,自觉疼痛。小腿无血管闭塞,动脉搏动易触到。

治疗高血压采用降压药和活血化瘀药物,如地巴唑10~20 mg,每日3次;降压灵10 mg,每日3次;硝苯地平5~10 mg,每日3次;复方丹参注射液2 ml,肌肉注射,每日1~2次等。

小腿溃疡可用氦氖激光局部照射和外用药治疗。禁止吸烟,避免应用β阻滞剂。

43.232 低血钙综合征(hypocalcemia syndrome)

本病由低血钙引起。低血钙的由下列几种情况产生:① 佝偻病和骨软化;② 营养吸收障碍;③ 甲状旁腺功能减退;④ 假甲状旁腺功能减退;⑤ 急性出血性胰腺炎;⑥ 肾功能不全;⑦ 肾病;⑧ 应用螯合剂或输大量含枸橼酸盐的血。

临床表现为手足搐搦,婴儿有喉痉挛、面部肌肉痉挛、肢端麻木伴惊恐、焦虑、激动或癔病样情绪变化、气喘发作、惊厥。皮肤干燥、粗糙、脱发、体毛稀少。Trousseau征阳性(肢体神经受压时,其所属肌肉出现痉挛收缩),Chvostek征阳性(轻叩面神经时面肌痉挛)。

实验室检查示血钙低下。尿钙试验阴性,表示血钙低于2 mmol/L。心电图示QT间期延长,S-T段及T波正常。

注意病因治疗。手足搐搦时应静脉注射葡萄糖酸钙。宜进高钙、低磷、富于维生素D的饮食。

43.233 甲状旁腺功能减退综合征(hypoparathyoidism syndrome)

特发性,伴性和常染色体隐性遗传。常发生

于婴儿或幼儿,30~40 岁的成人亦可发生。甲状旁腺缺如或被脂肪代替。

临床表现为:① 皮肤:皮肤粗糙、干燥、脱屑、色素沉着,毛发(头发、腋毛、阴毛)稀少,甲板远端 1/2 可变脆,易碎裂,近端甲板上有多数纵行沟纹。② 低血钙症状:手足抽搐,肌肉痉挛,肢端麻木,口周感觉异常,少数呈癫痫样发作。③ 精神症状:易激动、焦虑、失眠,记忆减退。④ 其他:尚有牙发育不良、白内障等。15%的患者可伴有皮肤黏膜念珠菌感染,最常见于口、唇、会阴及阴道。甲较少受累,系统感染少见。

予甲状旁腺激素、钙剂、维生素 D,治疗反应良好。

(林尽染　徐金华)

43.234　小鱼际锤打综合征 (hypothenar hammer syndrome, HHS)

是一种少见原因引起的指端缺血。当手小鱼际部位经常锤打、推或紧握坚硬的物体时,碰撞腕骨钩骨上的钩子,使尺动脉的手掌表浅分支受到压迫,损伤尺动脉管壁和浅部掌弓,引起血管狭窄、闭塞、血管瘤,继发血栓形成和潜在的栓塞,临床上出现第 2、3、4 和第 5 指动脉供血不足的症状和体征。

男性多见,优势手最常受累,有经常、反复的小鱼际受损伤的职业史,表现出一系列手指缺血的症状,开始手指有麻木、针刺感或轻度疼痛和寒冷感觉,指侧缘、指端、指关节可见角化性丘疹、焦痂、水疱、甲下瘀斑、变黑,继而暴露的手指指端出现变暗、干燥、坏死脱落,留有凹洞的溃疡和坏疽。艾伦试验阳性。该病可与振动综合征并发。

动脉造影主要用于缺血原因的定位,其他的改变是位于钩骨钩上的尺动脉片段出现不规则动脉瘤或阻塞,手掌浅或深动脉弓变细或消失,主要由桡动脉供应手掌血液。

符合下述条件结合临床可以确诊:① 优势手小鱼际部位有反复的挫伤史;② 第 2、3、4 和第 5

指出现一系列缺血症状和体征;③ 拇指不受累;④ 血管掌弓、尺动脉片段有特征性的缺血改变;⑤ 艾伦试验阳性。

应与下列疾病鉴别:① 振动引起的振动综合征;② 多种因素构成的末梢循环障碍;③ 末梢神经、肌肉、骨和关节障碍;④ Raynaud 病和 Raynaud 综合征。

大多数患者采用非手术治疗,对坏死手指进行及时处理;适时采用阿司匹林、钙阻滞剂和血管舒张药;必要时采用动脉内血栓栓塞的纤维蛋白溶解或受阻动脉段的外科切除。尽可能更换职业或改进工作习惯。

(卢　忠)

43.235　碘诱发甲状腺、黏液水肿综合征(iodide-induced goiter-myxedema syndrome)

又名碘诱发甲状腺机能减退综合征。

长期服用碘使有机碘化作用受阻,或对碘过敏或甲状腺代谢缺陷。

长期服用碘的患者(治疗甲状腺病、慢性支气管炎等),出现弥漫性甲状腺肿大,伴黏液水肿和甲状腺机能减退症状及体征。基础代谢率、血胆固醇、放射性同位素碘摄取试验者等对诊断有一定帮助。

停用碘剂,服甲状腺,经治疗后预后良好。

43.236　ACTH 单独缺乏综合征 (isolated ACTH deficiency syndrome)

为一种垂体前叶激素单一缺乏疾病。病因未完全明确。

表现为临床食欲不振、恶心呕吐、体重减轻、软弱乏力、血压降低;女性腋毛、阴毛减少或消失;男性因睾丸分泌雄性激素并不减少,因此阴毛、腋毛分布正常。

血钠、血糖降低,红细胞比容降低,血嗜酸性粒细胞增多,血中 ACTH 缺如或仅微量,尿中 17 -

羟类固醇和 17 -酮类固醇降低。ACTH 刺激试验正常,对 ACTH 治疗反应良好, SU 4885(可抑制肾上腺皮质激素合成)试验无 ACTH 的释放与分泌。

可予 ACTH 替代疗法,也可给予糖皮质激素。

43.237　Jaccoud 综合征

是一种慢性炎症性关节疾病,常伴发于风湿热或系统性红斑狼疮,尤以后者为多见。在系统性红斑狼疮中的发病率为 2%~4%,在其病期 5~27 年、平均 14.5 年时发生。

临床诊断要点为: ① 有结缔组织病病史,特别是系统性红斑狼疮和风湿热,长期反复发作。② 发作间歇期掌指关节无明显的后遗僵直。③ 由关节周围筋膜和肌腱的纤维化所致的特征性畸形。④ 主要累及双手小关节,有时可累及趾关节,可反复发作,但持续时间短,并可逐渐发展成手指畸形,畸形包括掌指关节屈曲,伴关节周围软组织肿胀,手指向尺侧偏斜,尤以第4、第5指为明显,近端指间关节过伸。⑤ 关节病变常为非活动性,多无症状,关节功能良好。⑥ 类风湿因子阴性,血沉正常。⑦ 特征性的放射学改变,主要表现为骨质疏松、半脱位(后期常呈钩形)、假性囊肿和关节间隙变窄,无明显骨质破坏。

应与类风湿关节炎相鉴别。

可用糖皮质激素、雷公藤、非甾体抗炎药等治疗,但效果均不明显。手指畸形可用手术矫正。

43.238　Jacobs 综合征

又名眼、口腔、生殖器综合征(oculo-oro-genital syndrome)。由 Jacobs 于 1951 年首先描述。其主要特征为结膜炎、角膜炎、口腔损害及阴囊脱屑性皮炎等。

本病主要与 B 族维生素,特别是维生素 B_2 缺乏;或长期应用抗生素治疗、营养失调等有关。

临床表现为弱视、手足和躯干(偶见面部)感觉异常、下肢远端感觉障碍、步态不稳、腿乏力;阴囊皮肤潮红脱屑,甚至可发生浅表溃疡;口腔可有口角炎、舌炎、咽及软腭部红斑、颊黏膜疼痛性小溃疡等;眼多为结膜炎和角膜炎,晚期可见轻度视神经萎缩;鼻翼有裂纹;低蛋白血症,低色素性小细胞贫血。可伴有贫血及其他营养不良症状。

治疗主要是加强营养,宜多吃糙米、豆类、动物的肝肾、牛奶、蛋类等食物,补充维生素 B_1、B_2、复合维生素 B、酵母等。口角炎可局部搽用 1% 硝酸银溶液;口腔溃疡局部用西瓜霜、锡类散等;阴囊皮炎外用皮质激素软膏。

43.239　Jacquet 综合征

又名反射性斑秃综合征、先天性三角形秃发(congenital triangular alopecia)。

临床表现为局限性秃发,出生时即有,或生后 1 个月内发病。表现为秃顶或颅骨接缝出脱发和额颞区三角形脱发,伴其他外胚层(甲、齿)发育不良,或伴表皮痣。

尚无特殊疗法。

43.240　Jensen 综合征

又名皮肤、软骨、角膜营养不良综合征(dermo-chondro-corneal dystrophy syndrome)。

本病病因不明,系先天性疾病,遗传类型尚未确定。

两性均可发病。出生时正常,于 1~2 岁时发病。表现为手足骨和软骨畸形,可发展为半脱位和腱挛缩,并在皮肤上发生小的黄色瘤样硬结。多见于手背,可发生溃疡。在视神经乳头附近可见炎性病灶,多始于脉络膜,继而侵犯神经乳头周围部分;眼底渗出或出血,可部分或完全遮盖视网膜、脉络膜和视网膜血管;出现扇形视野缺损,从生理盲点向周围扩展;玻璃体可混浊,使视力明显下降。晚期双侧角膜可出现周围性或中心性混浊。

X 线示骨骺发育不良。有不完全性软骨内骨化,累及短骨和长骨。皮肤活检示真皮有大的、圆的或长的细胞,其胞质有空泡(无脂质),致密结缔组织有淋巴间隙。角膜有同样细胞。裂隙灯检查示角膜后部有少许沉着物。

视网膜病变无有效疗法。软骨病变必要时可矫形手术。

43.241　Jessner - Kanof 综合征

又名皮肤淋巴细胞浸润症（lymphocytic infiltration of the skin）。主要特征为皮肤出现紫红色或棕红色浸润性斑块，好发于面部，主要见于青年男性。

病因不明。有认为是皮肤淋巴细胞瘤的一种，也有认为是盘状红斑狼疮的一型，但免疫学检查不支持此说。

本病主要见于男性，10～30 岁发病。皮损初起为斑疹、斑丘疹或丘疹，逐渐扩大成盘状斑块，呈紫红或棕红色，有时中央消退，呈环状，质稍坚实，无毛囊口角栓及局部萎缩现象。好发于面部（前额、眼睑和颧部），偶可见于胸背部、四肢及腹部。病程呈慢性，损害可持续数周、数月或更久，虽有自然消退，但易反复发作。日晒可激发或加重损害。局部可无自觉症状。

组织病理示表皮正常，真皮血管周围及皮肤附属器周围有明显的淋巴细胞浸润。真皮浅层可有弥漫性纤维嗜碱性变化。

可试用抗疟药，如氯喹 0.25 g，每日 2 次。局部外用糖皮质激素制剂，也可应用液氮局部冷冻或 X 线放射治疗。

43.242　Jolliffe 综合征

又名烟酸缺乏脑病综合征，系由烟酸完全缺乏所致。

临床表现为定向障碍，意识模糊，有时呈木僵状态；四肢肌张力增高，呈齿轮样僵直，有强握和吸吮反射。可伴多发性神经炎及眼球运动障碍。

组织病理示大脑局灶性脱髓鞘及神经节细胞变性。

治疗予以烟酰胺 100 mg 静脉注射，每日 2～3 次，或 1 000 mg 静脉滴注，每日 1 次，同时给予其他 B 族维生素。在疾病不可逆阶段前给烟酸治疗，病死率为 14%，未治疗者病死率近 100%。

43.243　Juhlin - Michalsson 综合征

又名嗜碱性粒细胞、嗜酸性粒细胞缺乏综合征。

可能为嗜碱性粒细胞和嗜酸粒细胞的免疫性破坏。

自幼年起即有反复感染、哮喘、血管舒缩性鼻炎、溶血性贫血、全秃、疥疮、广泛性疣，外周血嗜酸性粒细胞和嗜碱性粒细胞缺乏，其他白细胞分类计数正常，免疫球蛋白水平降低，但在正常范围内。血浆中有嗜酸性粒细胞-嗜碱性粒细胞破坏因子存在。骨髓红细胞生成正常，浆细胞稀少，嗜酸性粒细胞和嗜碱性粒细胞缺乏。

予以对症处理，抗生素治疗感染。预后良好。

43.244　少年黏液性水肿综合征（juvenile myxedema syndrome）

又名幼年甲状腺机能减退症。

与甲状腺激素合成缺陷（存在甲状腺肿）或小量异位甲状腺组织的消耗性萎缩有关。出生时身材和智力发育正常，少年期出现从完全延迟到轻度的生长阻滞。出牙迟，便秘，举止安详。青春期延迟，偶有性早熟。血 T_3、T_4、^{131}碘摄取率降低，甲状腺抗体、促甲状腺激素（TSH）增高。X 线检查蝶鞍正常。骨龄和生长延迟。

给予甲状腺激素治疗，效果良好。

43.245　Kartagener 综合征

本病系常染色体隐性遗传，其发病率估计为 1/320 000～1/68 000，主要特征为内脏逆位、复发性窦炎和支气管扩张，个别患者同时有皮肤损害。15% 的内脏逆位者有整个综合征的表现，而纤毛运动不良者不到 50% 伴有内脏逆位。

人体呼吸道、鼻旁窦、鼻咽管、脑室管膜、输卵管等具有纤毛上皮结构，精子具有鞭毛，它们的能动性决定于细胞微管中一种称之为动力蛋白(dynein)的特殊蛋白质。本病患者中已发现有动力蛋白或是有其他高分子量蛋白质的缺陷,也发现有中性粒细胞和单核细胞中的与中心粒相伴随的微管数目显著增多,成纤维细胞的趋化性明显减少。由于纤毛运动不良,产生了呼吸道、鼻旁窦、鼻咽管、输卵管等相应的症状。胚胎纤毛运动不良导致的胚胎结构正常旋转障碍致内脏逆位;趋化性的降低可产生化脓性皮肤病症状。

最常见的临床表现是复发性鼻旁窦炎和支气管肺炎(后者可导致支气管扩张)、精子变化引起不育、复发性中耳炎;有 2 例报道有皮损。Brenner 等 1991 年报道 1 例有复发性深毛囊炎;西班牙 Vazquez 等 1993 年报道 1 例有主要位于四肢的复发性钱币状湿疹和复发性深毛囊炎,皮损处及鼻、咽等处多次培养出金黄色葡萄球菌,抗生素治疗无效,并发生二次坏疽性脓皮病。

予以对症治疗。

(林尽染　徐金华)

43.246　Kasabach‑Merritt 综合征

又称为巨血管瘤血小板减少综合征,主要特征为皮肤巨大血管瘤和血小板减少性出血。

表现为出生时或出生后不久在皮肤上出现大小不等、数量不一的紫红色结节或硬肿斑块,常见于躯干、颈及四肢近端,表面呈橘皮样,局部轻微胀痛,皮纹增高。随年龄增长,反复发生结节或斑块突然增大,最终形成巨型。少数患者在成人后发生。出血是本病常见而突出的症状,可发生在血管瘤周围,也可发生在其他任何部位和内脏。由于反复出血,患者贫血严重,并由此可产生大量出血或其他严重并发症导致死亡。

可采用泼尼松口服治疗。文献报道对于多数本病患者来说,系统性的综合治疗可以取得满意的效果。乙醇微粒的腔内血管栓塞联合系统性药物治疗对某些患者是重要而有效的治疗选择。

(李　乔　徐金华)

43.247　角膜炎、鱼鳞病、耳聋综合征(keratitis-ichthyosis-deafness syndrome)

1915 年 Burns 首先报道,1981 年 Skinnert 始命名其为角膜炎、鱼鳞病、耳聋综合征。

发病机制不明,曾考虑为常染色体显性遗传、常染色体隐性遗传或 X 性连锁遗传。

临床主要表现为角膜炎、鱼鳞病和耳聋。

(1) 皮肤损害

皮肤在出生时即不正常,表现为红色、干燥、增厚,呈皮革状。鳞屑少见,若有也极轻微,可在出生时即有,或以后出现。一般角化性斑块位于面部和四肢,呈鱼鳞病样,柔软,呈地毯样或橡皮样。斑块境界清晰,似地图状,对称分布于面部特别是颊部,在前额、耳、颏和鼻部有不同程度的累及。额部及口周增厚的皮肤处有沟纹。膝部斑块上有横向波纹。四肢、眉部、头皮、耳垂、颈部和鼻部有毛囊性角化,偶可达到棘状突起的程度。

掌跖角化表现为多砾状赘生物,间有粗点,形如有颗粒的皮革;这些小点可似虫蚀状,或为棘状角化过度,或为无其他特征的皮肤角化病。

头发、眉毛和睫毛通常稀少、纤细,有时缺如。头皮脱发呈斑状,似假性斑秃。体毛可消失。指/趾甲可增厚、发育不全,或无甲、白甲;偶有正常者。

(2) 听觉丧失

绝大多数表现为神经性耳聋,听觉常完全消失,通常在出生时即消失。曾报道 1 例为传导性耳聋。

(3) 眼部表现

眼病变均累及眼球,如角膜炎可伴不同程度的视觉障碍。曾报道 1 例仅有结膜炎。眼症状的发生年龄自出生起到早期青春期之前,曾报道有 2 例为 20 岁和 42 岁。

(4) 其他

绝大多数患者显示皮肤、外耳道、结膜或口腔黏膜对细菌和真菌感染的易感性,少数患者有舌和口腔黏膜的黏膜白斑。2 例在儿童期早期发现有舌癌,3 例成人患者有多发性皮肤鳞状细胞癌。

易发生皮肤慢性感染,可能是潜发肿瘤的因素。其他偶见的外胚叶异常有牙齿缺陷(如龋齿、质脆和畸形、恒齿出牙迟延或缺如)、出汗减少。神经外胚层异常有跟腱缩短、小脑发育不全。智力发育一般正常,少数患者生长迟延。

皮肤的组织病理改变为非特异性。角层常示高度角化过度,偶有角化不全;在角层间隙处可见细菌和真菌。棘层肥厚,颗粒层无变化。真皮浅层无炎症,或在血管周围有轻度到中度的淋巴细胞浸润,偶见浆细胞浸润。小汗腺通常正常,但也可有数目减少和形态改变者。毛囊缺乏或萎缩,有毛囊栓塞。

本病的皮肤表现颇为特殊。面部和四肢固定的红斑角化性斑块、掌跖的点状和皮革状角化、不同程度的脱发和甲营养不良,加上耳聋和角膜炎,不难诊断。需与本病鉴别的皮肤病有:可变性红斑角化性皮病、毛囊性鱼鳞病、重症高起鱼鳞病(ichthyosis hystrix gravior typus Rheydt)等。本病皮损称鱼鳞病其实并不确切,因在角化过度性红色斑块上并无鳞屑。

维 A 酸口服可使皮损有好转;皮损还可用相应的外用药物治疗。泛发性皮肤真菌病可给酮康唑口服。皮肤黏膜恶性肿瘤以手术切除之。角膜可给角膜润滑剂,必要时做角膜移植。神经性耳聋可戴助听器或进行手术以改善听力。

43.248　Kersting – Hellwig 综合征

又名良性外分泌腺瘤、外分泌螺状腺瘤。

1956 年 Kersting 和 Hellwig 首先描述,是向尚未明确小汗腺或大汗腺导管分化的一种良性瘤。

男性多见,15~35 岁发病。任何皮肤部位均可发生,通常为单个、界限分明的结节,直径 0.5~3 cm,表面肤色正常或为淡红色。病变部位疼痛,可自行发生或因轻微刺激如受压、寒冷或肌肉劳累引起,常呈阵发性。组织病理示瘤细胞有两种类型:腺腔周围细胞较大、苍白;外周细胞较小而色深,形成分小叶的肿块的边缘。

治疗予以激光或手术切除。

43.249　Klauder 综合征

又名发热性眼、皮肤、黏膜综合征。由 Klauder 于 1937 年首先报道。主要特征为发热、腔口黏膜糜烂、手足起疱。

临床表现为急性发病,寒战、发热、头痛、不适。口腔黏膜先破溃糜烂,以后皮肤出现红斑,经丘疹而演变为疱疹,破溃后糜烂出血。约于第 5 天鼻、结膜、尿道、肛门等处相继出现病变,黏膜出血常见,眼病变可引起失明。偶可伴发肺炎。

本病应与 Stevens – Johnson 综合征相鉴别,其突出的不同点是本病无严重的紫癜性及皮肤多形红斑样损害,治愈后可复发。

糖皮质激素治疗有效。

43.250　Klinefelter 综合征

又名男子女性型乳房、无精子生成综合征(gynecomastia-aspermatogenesis syndrome)。由 Klinefelter 于 1942 年首先报道。其主要特征是睾丸明显小、无或很少精子形成,外阴部正常,常出现乳房发育、尿中促性腺激素排出量增高等。1959 年 Jacob 等发现本病患者的染色体是 47,XXY 型,故又称 XXY 综合征。临床上发病率较高,约为 1.98%。

本征主要是由于卵细胞和(或)精子成熟分裂过程中产生不分离或丢失所造成。卵细胞和精子的不分离,可以出现各种变异的受精卵。

本征可分为以下 4 种类型。

(1) XXY 综合征

即典型的 Klinefelter 综合征,占本病的 80% 左右。染色体型为 47,XXY。患者四肢较长,尤以下肢为甚。青春期以前睾丸大小和结构正常,但青春期后睾丸不增大,且弹性较差,生精小管皱缩、透明性变,呈不规则排列。小管内生精上皮不成熟,其中充以支持细胞,缺乏弹性纤维,精子形成罕见。阴茎大多正常,但也有短小者。25% 患者发生女性型乳房,大部分患者体毛及胡须稀少,40% 阴毛分布呈女性型,75% 患者促性腺素增高。性欲正常或减低,性情胆怯,缺乏主动性,感情不稳定,常有精神疾患,可产生动、静脉功能不全性小腿溃疡。皮纹弓状纹增多,伴指纹纹线总数减少。约60%患者染色体的 XX 来自母亲,Y 来自父亲;40%患者 X 来自母亲,XY 来自父亲,可见本病大多数与卵细胞分裂异常有关,少数与精子有关。

(2) XXXY 综合征和 XXXXY 综合征

1) XXXY 综合征

其染色体核型为 48,XXXY 或与正常嵌合。本病所有病例均有智力障碍,一般体征与 XXY 综合征相同,但阴茎明显小,部分病例有尺、桡骨骨性结合。

2) XXXXY 综合征

染色体核型为 49,XXXXY。患者几乎均有严重的智力障碍。与 XXY 综合征不同者是生殖器发育不全,阴茎微小,睾丸很小,常未降至阴囊内,间质细胞也发育不良,精子缺如,阴囊发育不全。眼向上斜,斜视;耳大、低位及畸形;下颌骨畸形;脊柱后凸或前凸,桡尺骨骨性结合,肘部运动受限及手指弯曲;出生时体重轻,生长缓慢,乳房不发育,促性腺激素不升高,体细胞中可检出 3 个 X 小体,所有 X 均来自卵细胞分裂异常。

(3) XY/XXY 嵌合型 Klinefelter 综合征

本型为正常细胞株与异常细胞株的嵌合型,大约占 Klinefelter 综合征中的 15%。其染色体核型可为 46,XY/47,XXY 或 46,XY/48,XXXY,甚至 46,XY/47,XXY/48,XXXY 等。临床表现依两株细胞嵌合的程度而不同。约半数有精子缺乏,1/3 有乳房发育和性腺激素增加,1/4 有生殖上皮。

(4) XXYY 综合征

染色体核型为 48,XXYY。表现为小睾丸、不育、男子女性型乳房;轻度到严重智力障碍,体毛稀少;肢端紫绀,多发生皮肤血管瘤,颈蹼;指尖弓状纹增多及极小的涡状纹,指纹纹线总数减少,小鱼际尺侧三角、腕侧箕状纹、桡侧箕状纹和弓状纹增加。染色体中两个 YY 的异常是由于精子成熟分裂时不分离造成的。

采用丙酸睾酮或苯乙酸睾酮 25 mg,肌内注射,每周 2~3 次,若症状无明显改善可增至 50 mg;同时可口服甲基睾酮 10 mg,每日 3 次。男子女性型乳房可做整形术。

(林尽染　徐金华)

43.251　Klippel – Trenauney – Weber 综合征

又称骨肥大静脉曲张性痣(nevus varicosus osteohypertrophicus)。

主要特征为皮肤血管痣,静脉曲张,患侧组织特别是骨组织的增长、增粗。可能是一种先天性局部血管发育异常。由于患侧肢体长骨的骨骺等组织受异常发育血管的刺激而增长迅速,相应出现大小和长度等方面的改变。有家族倾向,可为不规则显性遗传,合并基因变异,某些病例可能与父母近亲血缘有关,为隐性遗传。男性居多,90% 侵犯四肢,尤以下肢为甚,呈单侧性。多数于出生后不久起病,逐渐明显。皮肤的血管异常可仅表现为浅表的鲜红斑痣,呈淡红色或深红色,小片状或弥漫性,也可以是海绵状血管瘤,伴以皮下组织明显肥厚。静脉曲张是本病的另一显著特征,可以十分严重地波及整个患肢。另外,患肢的增长和增粗是本病的另一重要特征,增长的程度和粗大程度、静脉曲张、皮肤血管异常的表现并不平行。上述的主要病变还可以产生一系列继发改变,常见的有患肢的皮肤温度升高、多汗、肢体功能障碍、水肿、静脉血栓形成、静脉炎、静脉曲张性湿疹、静脉曲张性溃疡、代偿性脊柱弯曲和骨盆倾斜等。治疗需避免局部创伤。

(李　乔　徐金华)

43.252　Kloepfer 综合征

由 Kloepfer 等于 1958 年首先描述。主要特征为智力发育不全性少年性痴呆及红皮病。

病因不明。为常染色体隐性遗传。

两性均可受累。出生后 2 个月左右开始发病,可于 20~30 岁之间死亡。婴儿期出现严重的红皮病,晒太阳后出现大疱。5~6 岁时红斑消退,此后生长发育停止,呈进行性少年性痴呆和智力发育不全,并有耳聋、幼稚体型。常有眼盲(皮质盲)。

组织病理示脑皮质部神经细胞丧失,皮质下有脱髓鞘改变及神经胶质细胞瘤。壳核、齿状核、桥脑、延脑的脂色素堆积,小脑白质神经胶质增生。

尚无特殊疗法。

43.253　Kocher – Debre – Semelaigne 综合征

又名克汀病、肌肥大综合征。

由于甲状腺功能减退,引起肌肉肥大和肌无力。发病机制不明。

儿童呈现克汀病,成人为甲状腺功能减退表现,黏液性水肿,智力低下,身体、骨骼和牙齿发育缓慢,心动缓慢,肌肉肥大、坚实,以下肢和舌明显,肌无力,动作迟缓,构音障碍,易疲乏,有的运动时疼痛。肌电图为肌痛征象,奇异高频放电,刺激后发生的"蠕虫样"收缩时近 1 秒钟。肌活检有肌纤维肥大,偶有黏蛋白增多。甲状腺机能检查均降低。

甲状腺制剂替代治疗,也可联合用 L – 甲状腺及三碘甲状腺氨酸。治疗合理者预后尚佳。

43.254　Kramer 综合征

又名糖尿病性大疱病(diabetic bullosis)。

1930 年 Kramer 首先描述糖尿病患者四肢近端的大疱性皮肤合并症;1967 年 Cantwell 和 Martz 称之为糖尿病性大疱病。国内 1979 年李江源首先报道 1 例,后续有少数报道。

多见于中年以上,糖尿病症状出现后 3~21 年产生大疱者占 89.3%,缺乏糖尿病病史者约占 10.7%。

主要症状有:① 糖尿病患者全身营养状态较差;② 水疱反复出现而无任何自觉症状,好发于四肢远端;③ 水疱大小不等,疱壁菲薄,疱内充满清亮液体,周围无红晕或炎症现象;④ 水疱可在 2~6 周内自愈,不留痕迹或遗留色素斑。

治疗首先控制糖尿病,大疱可切开或用针吸法以达引流减压作用。

(林尽染　徐金华)

43.255　Lambert 综合征

又名豪猪状鱼鳞病综合征(Ichthyosis hystrix syndrome)。

本病命名取于 19 世纪末 Suffolk 的一个发病家族,属常染色体显性遗传,是鱼鳞病样红皮病异型。

婴儿时发病,表现为全身皮肤显著角化过度,有羽刺状突起及掌跖角化症。

治疗予以对症处理。

43.256　Laugier – Hunziker 综合征

系一种获得性良性口唇、颊黏膜和指甲的色素性疾患。Laugier 和 Hunziker 于 1970 年首先报道,至 1990 年共报道 26 例,均不伴潜在系统性疾病。男女之比为 1∶20。

病因不明,可能有种族因素,黑人多见。

本病发生于青年或中年成人,隐袭性发病。所有患者下唇和颊黏膜有多发性、散在、棕黑色、直径 3~5 mm 大小、圆形或线条状色素沉着斑。个别患者齿龈也有色素沉着斑,但腭及外生殖器无色素沉着损害。指、趾甲受累者占 60%,表现为纵行黑色条纹,最初一个甲受累,逐渐波及其余指、趾甲,色素条纹可为 1 条或 2 条不等,其宽度和程度不同,有时半侧指、趾甲色素沉着。病程呈慢性,未见报道色素有自然消退者。胃肠道检查包括胃肠道 X 线检查、乙状结肠镜检查、大便潜血试验均阴性。

口唇色素斑活检见基底层细胞黑素明显增加,真皮上层可见充满黑素的噬黑素细胞。电镜见黑素小体的形态和分布正常。

本征需要和下列疾病鉴别:

Peutz – Jeghers 综合征:是常染色体显性遗传,常有家族史,色素斑发生于出生时或儿童早期,伴有胃肠道错构瘤样息肉;除唇和颊黏膜外,口周有较小而黑的色素斑,手足和指/趾有较大的色素斑,而指、趾甲的色素沉着少见。

扁平苔藓:可伴发指、趾甲纵纹,甲表面常粗糙不平,严重时可伴甲萎缩。口腔、唇、舌侧有弥漫性和网状色素沉着。大多数病例同时有皮肤损害。

Addison 病:除甲有黑色条纹外,皮肤有弥漫性色素沉着,特别是皱褶处;口腔黏膜也可受累,肾上腺皮质功能减退。

Albright 综合征:主要特征是色素沉着斑和骨多发性纤维性发育异常,可伴有唇黏膜色素沉着,但无甲的异常。

神经纤维瘤:可有口唇色素沉着斑,但无甲色素沉着。

甲纵行黑色条纹尚可见于博来霉素、环磷酰胺、甲氨蝶呤等药物治疗时,或 X 线治疗、营养不良等情况,去除病因后即可消退。孤立性甲纵行黑色条纹可见于单纯性雀斑样痣或黑素瘤。

43.257 Launois - Bensaude 综合征

又名多发性对称性脂肪瘤病(multiple symmetrical lipomatosis)。

本病在欧洲,特别是沿地中海国家并不少见。发病于成人期,平均发病年龄为 45.5 岁。男性较多,男女之比为 15∶1。有报道在家族中发病呈常染色体显性遗传者。

本征因其脂肪异常积聚的部位与婴儿棕色脂肪的沉积部位相符,被认为可能与棕色脂肪有关。虽然光学显微镜检查其脂肪组织与寻常的白色脂肪组织相同,但 Zancanaro 等发现电子显微镜检查时脂肪细胞不像白色脂肪那样呈单空泡,而在胞质中有许多小的脂质小滴,这与人体棕色脂肪中的相似。

棕色脂肪细胞去除肾上腺能的神经支配可使脂肪细胞中甘油三酯积聚而发生肥大,这些肥大的棕色脂肪细胞在肉眼和显微镜上均不能与白色脂肪细胞区分,所以本病可能是功能性交感神经去除后持续存在的棕色脂肪的胚胎性细胞巢的肥大。去除神经支配的原因及其与饮酒的关系尚不清楚。

本征与酗酒呈高度相关,60%~90%的患者有中度到重度饮酒。有时可见肝酶升高、痛风和异常的尿酸代谢,这些异常可能与大量饮酒有关。

有的患者有糖尿病和葡萄糖耐量试验异常,以及 Ⅳ 或 Ⅴ 型高脂血症。有报道有血清 HDL - C 和载脂蛋白 A - 1 增高者。

几乎所有患者在上背部、肩及上臂有对称性皮下脂肪聚积。男性患者项部受累的发生率高。若单有项部皮下脂肪聚积可称为 Madelung 病。有的患者在腹部、腋部、腹股沟部、下颌下部和股内侧可有脂肪沉积,面部以及四肢远端手足等处则不受累。脂肪沉积可呈局限性和结节性或弥漫性,而未受累及的脂肪组织可萎缩。上覆的皮肤通常正常,有时可见有红斑及毛细血管扩张。一般无主觉症状,但也有报道主觉活动受限或主觉疼痛者。

脂肪沉积不但发生在皮下,也可发生在内脏。CT 显示它可发生在纵隔,有报道因引起纵隔和气管受压迫而需气管切开者。

外周神经病变常见,随着年龄增长而增多。绝大多数患者有对称性远端运动性或感觉性多神经病,主要累及下肢,有时以出汗异常、心动过速或阳痿等自主神经症状为显著。本病的神经疾病常被误认为由酒精中毒所致,但神经病变的发生与患者是否饮酒及酗酒严重程度无关。酒精引起的神经病变其组织学特征是轴索脱髓鞘,而本病的神经病变的基本病理变化是轴索萎缩和消失。

通常开始几年脂肪沉积速度较快,以后则进展缓慢或稳定,罕有报道消退的。体重减轻或戒酒也不可能使脂肪沉积减少。未见报道有本病脂肪组织恶变者。

组织病理示成熟的脂肪组织的无包膜性沉积。仔细检查可见脂肪细胞比其他未受累处的要小,提示其为肿瘤性而非一般增生。

根据典型表现诊断不难。在早期和不典型病例需与 Dercum 病(痛性肥胖病)、遗传性多发性脂肪瘤病、Cushing 病以及肌营养不良相鉴别。

治疗目的在于矫治影响美容的畸形。外科切除较难,且脂肪常可再度积聚。用抽吸法去除脂肪较手术法好,瘢痕较少,可安全地重复使用。对神经病变尚无良好疗法。有人报道口服沙丁胺醇(舒喘宁)可使脂肪聚积速度减轻,故可在手术或脂肪抽吸后服该药以防脂肪再次聚积。

43.258　Laurence - Moon - Biedl 综合征

又称性幼稚、色素性视网膜炎、指/趾畸形综合征。其特征为肥胖、性发育不全、智力发育不良、色素性视网膜炎、多指(趾)或并指(趾)畸形,同时可伴有其他先天性异常。

本病常出现于同一家族中,以男性居多(男女比例为 2∶1),考虑为常染色体隐性遗传,多有近亲结婚史(25%~40%)。此外,可能与脑垂体、视丘部的发育异常有关。

患者肥胖,脂肪积聚于躯干及四肢近侧部分,生殖器发育不全;女性乳房发育不良,闭经;男性阳痿,无精子,隐睾,女子体型等。骨发育不良,颅骨畸形,小头或尖头,脊椎弯曲,膝外翻,平底足,多指(趾)或并指(趾)。色素性视网膜退行性变,白内障,幼年性青光眼,黄斑萎缩,集合性斜视,夜盲,眼球震颤,视力减退。卷发,长眉毛,长睫毛,体毛稀疏或缺如。侏儒,智力迟钝,耳聋,牙齿畸形,肛门闭锁。代谢率低,糖耐量低,甲状腺功能不全,尿崩症。肾盂积水,尿道下裂。先天性心脏病。患儿易夭折。

尿中 17 酮类固醇及促性腺素排泄量降低,脑电图全导联呈慢波倾向,两侧顶枕部可出现高波幅 3~5Hz 慢波。

治疗可给予性激素,补充维生素 A、B 和手术矫形。

43.259　Lawrence - Seip 综合征

又名脂肪萎缩性糖尿病(lipoatrophic diabetes)、先天性全身性脂肪萎缩、Berardirelli - Seip 综合征或 Lawrence 综合征(后天性脂肪萎缩性糖尿病)。

本病是一种特殊类型的糖尿病,具有全身脂肪组织明显萎缩、耐胰岛素无酮症性糖尿病、肝脾肿大、高脂血症、非甲亢性基础代谢增高等临床特点。

本病罕见,到 1974 年为止,发现 Berardirelli -

Seip 型(先天性)为 37 例,无性别区别;Lawrence 型(后天性)为 30 例,女性多见。

Berardirelli - Seip 型可能是遗传性的,为常染色体隐性遗传。关于本病发生的确切机制尚未明了。

临床上可分先天性和后天性两种。

(1) 先天性脂肪萎缩性糖尿病(Berardirelli - Seip 综合征)

出生时或 2 岁前皮下脂肪完全消失,肝、脾偶尔肿大,高脂血症及皮肤黄瘤、代谢亢进或骨骼过度生长也具特征性。虽然脂肪组织缺乏,但皮肤弹性仍佳,全身毛发浓密,头发密而带卷,前额发缘低,接近眉毛。男性阴茎肥大,女性阴蒂肥大。患儿身材及肌肉发达常超过其本身年龄,腹部明显隆凸,常有脐疝,长颅密发,面部缺乏脂肪,有特征性的憔悴面容。手、足关节等可增大,且有广泛的色素沉着,尤其在腋、腹股沟部颜色加深,可伴有线性表皮增厚,见黑棘皮病表现。部分病例有心脏肥大、肾畸形及智力缺陷、偏瘫等神经系统疾病。

(2) 后天性脂肪萎缩性糖尿病(Lawrence 综合征)

儿童或成年发病,故身材不高、肌肉不发达、腹部不突出,但在糖尿病出现前可有头颅、手、足肥大等肢端肥大症状表现。有时伴高血压,有的肝可肿大或心脏肥大,且常因肝功能衰竭和呕血而死亡。

两型的主要区别见表 43 - 2。

表 43 - 1　两型脂肪萎缩性糖尿病的主要特点及区别

鉴别要点	Berardirelli - Seip 型	Lawrence 型
遗传性	常染色体隐性遗传	无
脂肪萎缩时间	出生时	儿童期后
糖尿病发现时间	儿童期	常先于脂肪萎缩发生
肝硬度	轻~中度	重度
合并其他先天性畸形	常有	少
脑病变	常有	少

实验检查示:① 本病患者摄食后基础代谢率明显增高,甲状腺功能却正常;在禁食时,基础代谢则正常。② 体脂减少,血脂增加,主要为甘油三酯增高、血糖增加、糖尿,但无酮尿。尿中可有蛋白和管型,各项内分泌激素检查一般正常。

X线检查示骨龄比年龄高,心脏肥大。气脑造影可有脑室扩大。组织病理示皮下和骨髓内无脂肪,肝内示脂肪浸润,肝门脉周围有灶性圆细胞浸润、糖原积储及纤维化。肾常肥大,呈肾小球肾炎的变化。

根据本病全身性脂肪萎缩及伴有耐胰岛素无酮症性糖尿病等特点,诊断不难。

先天性脂肪萎缩应与 Delange 病相鉴别;Delange 病为发生于小儿的弥漫性肌肉肥大症,在伴有神经性疾病时,鉴别十分困难。成年型应与肢端肥大症及甲亢相区别。

本病尚需与部分性脂肪萎缩或进行性脂肪萎缩相区别。部分性脂肪萎缩发病前往往有抑郁等现象,以后出现对称性面部脂肪或上半身皮下脂肪萎缩(Weirmitchell 型),两者不难鉴别。

本病尚无有效疗法,治疗主要针对糖尿病、高血脂和高血压,有报道摘除垂体可使病情改善。

43.260　豹斑综合征(LEOPARD syndrome)

又名多发性雀斑样痣综合征(multiple lentigines syndrome)。1902 年首先由 Darier 提出,1969 年 Gorlin 等做了归纳性描述。其主要特征有:多发性雀斑样痣(lentigines multiple)、心电图的传导障碍(electrocardiographic conduction defect)、眼距增宽(ocular hypertelorism)、肺动脉瓣狭窄(pulmonary stenosis)、生殖器异常(abnormalities of genitalia)、发育迟缓(retardation of growth)、耳聋(deafness)。取上述各症状英文首字母拼在一起,简称 LEOPARD 综合征。

本病为常染色体显性遗传。临床表现为全身皮肤有广泛性雀斑,1~5 mm 大小,圆或椭圆形,呈深褐色,多位于躯干上部,也见于头面、四肢甚至颊黏膜处。出生时即有,或幼童期出现,以后随年龄增长数目加多、色泽加深,到青春期后则迅速增多,再往后增长速度则又变慢。有报道呈单侧分布者。此外,尚可伴发神经纤维瘤。

约半数病例合并肺动脉瓣狭窄,可合并阻塞性心肌病、心肌病合并二尖瓣闭锁不全、房室传导

阻滞、室性早搏、室上性心动过速、急性心源性猝死。常有神经性耳聋、智力低下。脑电图多为异常。眼距增宽,高颚,头颅异常。耳郭低位,上唇下垂,齿列异常。甲状腺功能轻度减低,性激素减低,性腺发育不全,隐睾、尿道下裂,卵巢生殖力不全及卵巢囊肿,青春期延缓,骨骼发育延迟,身材矮小,并可有漏斗胸、翼状肩、肘外翻、肋骨异常、颈椎融合、隐性脊柱裂等畸形。

治疗予以为对症处理。对雀斑样痣可用液氮冷冻、纯石炭酸涂布或皮肤磨削术。有心脏症状者应定期随访,以防猝死。

43.261　矮妖精貌综合征(leprechaunism)

由 Donohue 等于 1954 年首先描述。

病因尚不清楚,有家族性倾向,可能是常染色体隐性遗传,可伴有一种非常大的中着丝粒染色体。父母多为近亲结婚。

本征以女性多见,出生时即发病。患儿出生时体重低,营养不良,容貌怪异,像爱尔兰童话中的矮妖精,不能长高,额部及颊部多毛,眼距增宽,鼻梁平坦、宽阔,鼻孔外张,唇厚,低位大耳,皮下组织稀少,伴皮肤松弛及皱纹,尤以四肢关节及手足背处为显著。

智力发育迟缓,骨龄延迟,可有干骺端和骨骺营养不良,肌肉进行性萎缩,皮下脂肪菲薄,躯干短粗而四肢长,手足相对地大,还可出现两手第 3、4、5 指屈曲,第 5 指末节指骨短及第 5 指(趾)甲缺乏。内分泌严重失调,胰岛细胞增生,男性 Leyolig 细胞增生,卵泡发育伴有卵巢囊性变,垂体促性激素增加。性器官可出现青春期早熟征象,如外生殖器肥大。免疫力减退,对感染的易感性增高。预后差,常在早年死亡。

实验室检查示胆固醇低,血糖低,血清转氨酶升高,胰淀粉酶升高,尿促性腺激素降低,尿 17 羟类固醇增高,尿氨基酸轻度升高,血碱性磷酸酶降低。

组织病理示皮肤结缔组织和胶原纤维明显减少或碎裂,肌肉中有异常结缔组织增生。

本病应与伸舌样痴愚综合征鉴别，后者细胞内染色体畸变，第 21 染色体为三体性，临床上眼球较突出，眼外侧上斜，眼裂较小，舌常伸出口外，流涎，四肢关节松弛易屈，小指末端常向内弯，其中间的指骨较正常短而宽。

应预防感染，对症治疗。

43.262　Leri 综合征

Leri 和 Joanny 于 1922 年首先报道，故又称 Leri‐Joanny 综合征。以早年骨钙化（premature bone ossification）、骨化过度（pleonosteosis）和肢骨纹状肥大（melorheostosis）等为特征。

病因迄今未明。呈常染色体显性遗传。

儿童期出现四肢骨外形改变、疼痛和关节障碍，以下肢多见，多限于单侧。患肢弯曲畸形，进行性关节周围纤维化，关节活动受限，但极少有关节破坏。指（趾）关节屈曲挛缩，上肢半屈曲内旋，下肢半屈曲外旋。宽拇指、短手、巨趾，可伴智力障碍、腕管综合征和 Morton 跖痛（Morton metatarsalgia）。此外，尚有角膜弥漫性混浊，呈小片雾样或不规则混浊。

X 线检查可见骨骼硬化，硬化部分似蜡烛熔化流动状，顺长骨纵轴下行，多限于骨之一侧，不累及关节。骨皮质增生，表面凹凸不平，增生过多时可使骨轴弯曲呈弓状改变。

予以对症治疗。预后良好。

43.263　Leroy 综合征

为一少见的脂质黏多糖疾患，表现为皮肤增厚，并有骨骼病变。X 线摄片类似 Hurler 病。无角膜混浊。成纤维细胞培养显示核内包涵体。

（杨永生　徐金华）

43.264　Lesch‐Nyhan 综合征

又名自身摧毁性高尿酸血症综合征。主要特征为患者对自身外貌的摧毁、神经系统病变和高尿酸血症。

仅男性发病，为伴性隐性遗传。多见于白种人，基本的代谢性缺陷是次黄嘌呤、鸟嘌呤磷酸核糖转移酶不足。新生儿期即可出现纳差、呕吐、发热、体重减轻、多动、无故哭闹、不眠、肌张力减低等。婴儿期大多有智力发育障碍，尚可有激动不安、易怒及不自主喊叫等精神症状。患儿大多呈营养不良状态，身材矮小。不能站立和行走，下肢呈剪刀样交叉姿势，有时出现下肢痉挛性瘫痪，躯干伸展性痉挛，腱反射亢进。患儿常自 2 岁开始出现咬唇、咬手、咬足、抓脸、挖眼、撞头等行为，致使外貌严重毁形。血和尿中尿酸增高，神经组织可有脱髓鞘病变。在损害中有时可见尿酸盐染色颗粒。预后不良，罕有存活至青春期者。

（李　乔　徐金华）

43.265　Leser‐Trélat 综合征

本病是一种少见的伴发于恶性肿瘤的综合征。1890 年德国 Leser 和法国 Trelat 分别报道了恶性肿瘤患者伴发角化病，并认为它是内脏恶性肿瘤的一种标志，以后被命名为 Leser‐Trélat 综合征。其主要特征是突然出现脂溢性角化病，或原有的脂溢性角化损害在数量上明显增多，并伴有恶性肿瘤。

主要发生于老年。脂溢性角化损害可发生在恶性肿瘤发现之前，也可以在此之后。恶性肿瘤经治疗得到控制或缓解时，脂溢性角化损害可减少或消失，当肿瘤复发时又可再度出现。一般脂溢性角化病的发生常在肿瘤发现前 5 个月左右，超过 1 年者罕见，但也有报道 8 年后才发现恶性肿瘤的。故对在短期内大量发生脂溢性角化损害的患者应密切观察、定期随访，以便早期发现肿瘤，及早治疗。

脂溢性角化病损害可以分布于全身任何部位，但多发于躯干；肩部是好发部位，亦可见于四肢，伴有或不伴有黑棘皮病及瘙痒。表现为淡褐或褐色的圆形或不整形的疣状扁平斑丘疹，直径为 1～12 mm，表面粗糙，数目不等，多者可达千余。本征的组织病理象也与脂溢性角化病一致。除脂溢性角化病的皮损外也可兼有雀斑样皮损，个别患者甚至同时可出现多形红斑。雀斑样损害和皮肤瘙痒也可随肿瘤的治疗而减轻。

伴发的恶性肿瘤以腺癌为最常见,以胃癌占第1位,女性则以乳癌占首位。尚有发生于肺、纵隔、甲状腺等处。腺癌占62%,其他有上皮癌、蕈样肉芽肿、Sézary综合征、白血病、恶性淋巴瘤及平滑肌瘤等间叶性肿瘤。脂溢性角化损害出现后约1/3患者平均生存期为10.8个月。

43.266 肢体短小、鱼鳞病综合征(limb reduction-ichthyosis syndrome)

病因未明,疑为常染色体隐性遗传。

见于女性,出生时已存在。为单侧性(左侧)鱼鳞病,以前正中线截然为界。表现为不同程度的肢体短小,伴有或不伴有肩胛骨或肋骨异常。胸大肌缺乏,心间隔或瓣膜缺损。

尚无特殊治疗。常于出生后数天内死亡;即使存活,亦有严重精神发育不全。

43.267 线形皮脂腺痣综合征(linear sebaceous nevus syndrome)

又名神经外胚层综合征(neuroectodermal syndrome),皮肤、眼、脑、心综合征(skin-eye-brain-heart syndrome),Schimmelpenning - Feuerstein - Mims综合征。

本病是一种罕见的家族性,遗传性神经外胚层异常。其发生率不到全部皮脂腺痣患者的1%,主要表现为线形皮脂腺痣、抽搐和智力减退。线形皮脂腺痣在出生时即有,或出生后不久发生,呈单侧性不规则的系统性排列,好发于头部、颈部和躯干上部,常由头部向鼻唇部蔓延,表现为黄褐色斑块,表面光滑,有蜡样光泽;到青春期后,由于皮脂腺增生,表面呈疣状或结节状。可同时伴发色素痣。患者智力发育不全,有癫痫发作和其他畸形,特别是眼和心畸形,故又称皮肤、眼、脑、心综合征。此外,也可有骨骼畸形,如

佝偻病等。

皮脂腺痣可用液氮冷冻、激光或手术切除,最好在青春期前进行,切除不彻底则可复发。其他症状可对症处理。

43.268 线状皮脂腺痣、惊厥、精神发育不全综合征(linear sebaceous nevus-convulsions-mental netasdation syndome)

病因不明,系先天性异常,为散发性,染色体检查正常。

出生时已见头皮或面部中线附近有皮脂腺痣,幼童时发生惊厥和智力低下;其他异常有结膜脂肪皮样囊肿、角膜虹膜增多、脉络膜缺损、多毛症、色素痣;易发生错构瘤(眼、肾、骨)、肾胚细胞瘤、基底细胞瘤、汗腺腺瘤。

治疗予以抗癫痫等对症处理。

43.269 Little(EM)综合征

又名遗传性骨、甲发育不全综合征(hereditary osteo-onychodysplasia syndrome)。

病因不明,外、中胚层组织均受累的基因缺损,呈常染色体显性遗传,表现度不一致。

常无主觉症状,部分患者有虚弱、乏力、上楼梯困难及髌骨脱位症状,大多在10~30岁时出现。男女发病率相等。表现有指甲发育不全、无甲到小的纵嵴、指甲菲薄等,以拇指、食指较为显著;偶见趾甲异常。虹膜色素异常,内缘较暗,外缘较淡;瞳孔异常。颅骨外生骨疣,桡骨头发育不全或脱位,肘不能充分外展、旋前或旋后,但可屈曲。肱骨内上踝突出。双侧对称性髂骨嵴角起自髂骨外侧中央部位,可以触及。单侧或双侧髌骨发育不全或缺如,常脱位。股骨内踝隆凸,外踝较小。髌骨缺如或发育不全。慢性肾小球肾炎,精神发育不全。此外可有眼距过宽、上睑下垂、内眦赘皮、小角膜、圆锥角膜、小晶体及白内障等。

治疗予对症处理,预后尚好。

43.270　Little-Lassueur 综合征

又名头部假性斑秃、非萎缩性脱毛、播散性棘状苔藓三连症。

病因不明。有明显的皮肤代谢障碍，表皮、特别是棘层和毛囊的糖原及黏多糖明显减少，表皮细胞内核酸水平及血管壁的碱性磷酸酯酶活性降低。

发病年龄为 10~71 岁，男女均可受累。主要表现为：① 萎缩性脱发。脱发区皮肤具有相当斑驳的外观，红斑与灰白色凹陷性萎缩相间存在；由于毛囊部分萎缩，致使毛发变细、易断，在病灶边缘，可见覆有角质鳞屑的圆锥性丘疹。皮损可为单个，亦可为播散性。② 腋下及阴阜非萎缩性脱毛，多为钱币状散在性局灶性脱毛，个别为均匀性脱毛，瘙痒剧烈。③ 头部、躯干、四肢几乎同时出现苔藓样或毛囊性棘状，或毛囊及毛囊周围萎缩性丘疹，亦可具有典型扁平苔藓特有的多角性丘疹。

组织病理示一些病例符合扁平苔藓的病理改变，其余符合棘状苔藓的病理改变。

治疗可用维生素 A、C、B 复合物等；萎缩性斑秃可外用糖皮质激素。

43.271　家族性补体 C2 缺陷红斑狼疮样综合征(lupus erythematosus-like syndrome with a familial deficiency of C2)

病因不明，属常染色体隐性遗传。患者血清补体 C2 明显减低，且直系亲属中也有 C2 减少现象。临床表现酷似红斑狼疮，除皮损的形态和发生部位相似外，亦可有游走性关节疼痛、肾小球肾炎、过敏性紫癜等表现。皮肤的组织病理也很似红斑狼疮。暂按红斑狼疮治疗。

（杨永生　徐金华）

43.272　Marfan 综合征

是一种遗传性结缔组织疾病，为常染色体显

性遗传。患病特征为四肢、手指、脚趾细长不匀称，身高明显超出常人，伴有心血管系统异常，特别是合并心脏瓣膜异常和主动脉瘤。该病同时可能影响其他器官，包括肺、眼、硬脊膜、硬腭等。临床表现包括：

骨骼肌肉系统：主要有四肢细长，蜘蛛指（趾），双臂平伸指距大于身长，双手下垂过膝，上半身比下半身长。长头畸形，面窄，高腭弓，耳大且低位。皮下脂肪少，肌肉不发达，胸、腹、臀皮肤皱纹。肌张力低，呈无力型体质。韧带、肌腱及关节囊伸长、松弛，关节过度伸展。有时见漏斗胸、鸡胸、脊柱后凸、脊柱侧凸、脊椎裂等。

眼：主要有晶体状脱位或半脱位、高度近视、白内障、视网膜剥离、虹膜震颤等。男性多于女性。

心血管系统：约 80% 的患者伴有先天性心血管畸形，常见主动脉进行性扩张、主动脉瓣关闭不全；由于主动脉中层囊样坏死而引起主动脉窦瘤、夹层动脉瘤及破裂。二尖瓣脱垂、二尖瓣关闭不全、三尖瓣关闭不全亦属本征重要表现。可合并先天性房间隔缺损、室间隔缺损、法洛四联征、动脉导管未闭、主动脉缩窄等；也可合并各种心律失常如传导阻滞、预激综合征、房颤、房扑等。

目前尚无特效疗法。有人主张应用男性激素及维生素，对胶原的形成和生长可能有利。对先天性心血管病变宜早期手术修复，对心功能不全、心律失常者宜内科治疗。一旦确诊为合并有主动脉瘤或心脏瓣膜关闭不全，则应视情况考虑手术治疗。由于动脉瘤有破裂出血的危险，心脏瓣膜关闭不全也有致心衰死亡的危险，所以尽管手术有一定风险，专家们还是建议手术治疗。事实上，随着科技进步，目前手术成功率已在 90% 以上。若提示有主动脉夹层动脉瘤破裂者，应及时手术治疗。

（李　乔　徐金华）

43.273　MAGIC 综合征

即口腔和生殖器溃疡伴炎性软骨综合征（mouth and genital ulcers with inflamed cartilage syndrome),取英文名称各单词的首字母,简称MAGIC综合征。系 Behçet 病及复发性多软骨炎两病的重叠综合征。首先由 Firestein 等在1985年提出。

病因不明,考虑是由于软骨、大动脉、皮肤中的弹性组织,特别是弹性硬蛋白中的两种氨基酸、锁链素及异构锁链素为免疫决定簇而导致的自身免疫性疾病。

从2个月到72岁均有发病,以男性20~40岁为多见。临床表现有口腔、生殖器、肛周溃疡。复发性多软骨炎包括耳、鼻、气管、肋等处,因而导致马鞍鼻、耳郭畸形、呼吸喘鸣音、眩晕、耳鸣、听力丧失等。血管可出现血栓形成、游走性血栓性静脉炎、动脉瘤等。眼有炎症眼色素层炎及眼球震颤。此外,可发生肾小球肾炎、胃肠道累及和中枢神经系统病变等。皮损可有脓疱或结节红斑。

实验室检查示贫血,白细胞增多,血沉升高,抗核抗体及类风湿因子阳性,IgG、IgA升高,血清中免疫复合物阳性,GPT、AKP、天冬氨酸转氨酶升高,优球蛋白溶解时间延长等。

组织病理示黏膜或皮肤溃疡可见真皮血管及血管周围有许多淋巴细胞和浆细胞浸润,血管内皮细胞肿胀。软骨炎症早期可见有炎症浸润及软骨嗜碱性降低,晚期则软骨被纤维组织所代替。

可用糖皮质激素、氨苯砜或酞胺哌啶酮(反应停)等治疗。

(杨永生　徐金华)

43.274　Marinesco - Sjogren 综合征

又称神经精神、发、甲发育异常综合征,是一种常染色体隐性遗传病,极个别显示常染色体显性遗传。

两性均可发生,常于幼儿开始学走时发现。临床表现为小脑共济失调性步态,同时伴有旋转性和水平向眼球震颤、先天性白内障、发音困难、指鼻试验、足膝实验、Babinski 征和 Romberg 征均为阳性。身材和智力发育均迟缓。肌张力低下、

无力,不能咀嚼食物,可伴有不同程度的骨骺缺陷。脊柱侧凸,膝外翻,双侧足内翻及马蹄足,指(趾)畸形等。一般不影响生命。皮肤方面主要累及毛发、甲等附件,毛发稀疏、短细、色浅,约30%毛发有狭窄的角化不全带,毛干的毛小皮、皮质和髓质的结构也不正常;甲板薄而脆。齿异常,侧门齿缺如,多涎。

组织病理示中枢神经系统有退行性变,以小脑皮质最为严重;也可累及周围神经系统和肌病。毛发显微镜检查可见毛干折断,现裂发症;偏振光可见不规则的双折射。内毛根鞘角化不全,碱性磷酸酶活性增高。目前尚无满意疗法。

(李　乔　徐金华)

43.275　Marshall - White 综合征

又名 Bier 贫血斑(Bier spots)。

多见于有神经质的中年男子。损害好发于四肢末端,手掌和足背皮肤因血管痉挛而发生缺血性白色斑疹,发生于上肢者在臂下垂时更为明显。常伴有失眠及心动过速。

治疗予以对症处理,可试用血管扩张剂。

43.276　Meyer - Schwicherath 综合征

又名眼、齿、指/趾发育不良(oculo-dento-digital dysplasia)。

本病为常染色体显性遗传。为多器官受累的先天性疾病,表现为指(趾)畸形,鼻小,牙釉质发育不良,毛发细、干、稀少、无光泽,角膜小或小眼,头围小,某些颅骨增厚和长骨增宽等。

本病罕见,临床表现出生时已存在,有两种类型:Ⅰ型为齿指(趾)发育不良,Ⅱ型为颅骨指(趾)异常。根据第3、4、5指(趾)并指或并趾,鼻翼小、薄,鼻孔狭窄,指(趾)的中间指骨可部分或完全缺如即可诊断。并指和(或)并趾不一定双侧对称。第5指常较短。

眼病变最常见的是内眦赘皮皱和角膜变小。角膜约8 mm大小,而正常为10~11 mm。眼小,两眼距离过远,瞳孔膜(pupillary membrane)持续

存在,有继发性青光眼、虹膜异常和视神经萎缩。

头发变细、暗淡,生长缓慢。牙齿病变最常见的为釉质发育不全,牙齿淡黄,可有缺牙。少数病例伴兔唇、腭裂、上腭高,有发音障碍。

尚有颅顶和颅前窝骨骼、下颌骨增厚及长骨骨骺端增宽,后者变化可极轻微而不明显。

内脏畸形表现为女性外生殖器男性化,脑膜膨出,肛门狭窄;男性隐睾,小阴茎,尿道下裂。另外尚有肾发育不全、先天性心脏畸形等。精神正常。

并指或并趾可用外科手术矫正。Ⅰ型预后良好,Ⅱ型常死于内脏畸形。

43.277　轮胎婴儿综合征(Michelin tye baby syndrome)

出生时即有,全身皮肤折叠起伏,有如法国轮胎公司的标志。女孩较多见。随年龄的增长皮肤皱褶消失。

组织病理示皮下脂肪组织增多,可扩展到表皮下。个别患者在增多的脂肪组织间也可见有胶原性瘢痕组织。

患儿常有分娩损伤。

43.278　Miescher 综合征

1921 年由 Miescher 首先报道。其主要表现为痴愚、糖尿病、多毛症、回状颅皮、牙齿异常,还可伴有黑棘皮病。

(杨永生　徐金华)

43.279　Mikulicz 综合征

此征的病因尚不清楚,往往与急性白血病、淋巴瘤、结核病、结节病、梅毒等伴同出现,临床特征为双侧腮腺或/及泪腺出现对称性肿大,质较坚实,且无红热触痛。治疗上首先是针对伴发系统性疾病进行治疗,可试用抗生素、激素结合放疗。

(王朵勤　徐金华)

43.280　湿性综合征(moist syndrome)

又称 Madida 综合征,肢端疼痛、湿性综合征(acroesthesia-moist syndrome)。

本病与干燥综合征相反,其主要特征是泪液、汗液分泌增多。病因可能是由于驱虫药汞中毒,刺激下丘脑导致中枢神经系统功能改变所致。

多发生于 6 个月至 4 岁的儿童。临床表现为肢端烧灼性疼痛,皮肤呈玫瑰色,颊部和鼻尖呈紫红色。皮肤多汗,唾液分泌和眼泪增多,可伴羞明、球结膜充血、眼睑痉挛等。因汗液、泪液、唾液分泌增多,患者烦渴,多饮,但尿少,汗多以致皮肤发痒,常有汗疱疹、脓疱疮和真菌感染等。

主要治疗汞中毒。口服或注射阿托品以减少腺体分泌,成人 0.3 mg,每日 3 次口服,或 0.5 mg 皮下注射,每日 2 次;儿童 0.01 mg/kg,每日 2 次,口服或皮下注射。应用冬眠灵可抑制下丘脑功能。

43.281　Montgomery 综合征

本病极罕见,主要见于儿童及青春期,男多于女,男女之比为 2∶1。遗传方式还不清楚,其主要表现为皮肤和黏膜有播散性黄瘤以及尿崩症。

本病的血脂正常。尿崩症的发生有认为是硬脑膜的黄瘤结节继发性地压迫于垂体茎或下丘脑所致。有的学者将本病归属于组织细胞增生症 X,但一般认为是非 X 组织细胞增生症。在电镜下至今未发现组织细胞样细胞中有 Langerhans 细胞颗粒,S-100 和 OKT6 抗体阴性。新发不久的丘疹为单形的组织细胞增生,以后的损害有较多的多形性炎性肉芽肿和黄瘤细胞以及 Touton 巨细胞。

临床上主要有以下 3 个特征:

皮肤播散性丘疹性黄瘤:为半球状丘疹和结节,呈暗黄色或黄褐色,可长到豌豆大或更大。对称分布,主要位于眼睑、眼周、颈侧、腋窝、腹股沟、膝关节屈侧等处。皮损可融合,可呈疣状。

黏膜黄瘤:数目极多,且几乎每个病例均发

生。主要位于口腔、咽后壁、鼻咽和喉，也可见于支气管甚至肺泡中。黄瘤也可见于结膜和扁桃体上。

尿崩症：尿的比重有时仍维持较高水平，这在尿崩症中并不常见。后叶加压素治疗部分有效。

其他组织和器官如骨髓、脑、呼吸道、心、肾、肝、胰、淋巴结、子宫和肌肉也可受累。

组织病理示初起损害为单一形的组织细胞增生，以后发展为多形性炎性肉芽肿伴有许多嗜酸性粒细胞、淋巴细胞和巨噬细胞，继之以大的或小的黄瘤细胞以及含有脂质和脂蛋白的 Touton 型巨细胞占优势。

本病进展缓慢。临床表现以皮肤黄瘤为主时其病情为良性，尿崩症出现时皮损可自行消退，黏膜或脑受累时预后不能确定。

本征应与结节性黄瘤、丘疹性黄瘤、青少年黄色肉芽肿和伴黄瘤损害的组织细胞增生症 X 相鉴别。

予以对症治疗。在皮肤或黏膜上的结节可用切除、电灼或液氮冷冻等方法去除。可用糖皮质激素系统治疗。尿崩症应用后叶加压素，若有可能用氯贝特（clofibrate）治疗，后者可刺激 ADH 分泌。

（杨永生　徐金华）

43.282　Morgagni - Stewart - Morel 综合征

又名颅骨内板增生综合征（intracranial hyperplasia syndrome）。

病因可能与自主神经功能紊乱以及垂体功能不良有一定关系。患者几乎均为女性，症状常出现在绝经期以后。

临床表现为肥胖，以四肢近端为突出；现多毛症，特别是在胡须部；月经过少或闭经；额骨内面骨肥厚；有糖尿病。个别患者伴精神失常、顽固性头痛。皮损表现为反复的小腿溃疡。实验室检查发现基础代谢率降低，糖代谢障碍。X 线检查可证实颅骨内板增生的诊断。治疗予以对症处理。

（王月华）

43.283　Moschcowitz 综合征

由 Moschcowitz 于 1924 年首先报道，通常发生于青年成人。其主要特征为血小板减少性紫癜、溶血性贫血和神经系统症状。现已称为血栓形成性血小板减少性紫癜。

病因尚不清楚。主要发现是微循环中内皮损害和血小板性血栓。传染性疾病和药物（如环孢菌素 A、丝裂霉素）可引起内皮损伤。细动脉有内皮损害及内膜下有透明蛋白样物质沉积，伴血细胞溶解增多、前列环素（PGI2）合成障碍和（或）由内皮释出的 PGI2 刺激素的缺乏和血循环中 PGI2 抑制物增多。

发病大多数集中于 10~40 岁，女性多见。主要有 5 个典型症状：血小板减少、神经系统异常、溶血性贫血、肾异常和发热。神经系统症状有头痛、神经改变、轻瘫、晕厥、失语、发音困难、视力障碍、昏迷。特别突出的是血小板减少性紫癜，几乎遍发全身，包括皮肤和黏膜，表现为紫癜、视网膜出血、黑粪、血尿、面色苍白、皮肤瘀点和瘀斑。黄疸、淋巴结中度肿大、肝肿大（25%）、脾肿大（20%）。预后较差，约 30% 的病例死亡。Coombs 阴性溶血性贫血伴碎裂的红细胞。有关弥散性血管内凝血的试验如凝固筛选试验（coagulation screening tests）等常阴性。

治疗予以新鲜冷冻血浆置换及应用抗血小板药物如 PGL、阿司匹林、双嘧哌醇胺（潘生丁），缓解率可达 70%。

（杨永生　徐金华）

43.284　Muckle - Wells 综合征

亦称遗传性家族性荨麻疹综合征，或称家族性血管炎。发病与 CIAS1 基因外显子 3 的碱基突变有关，突变亦可位于外显子 3 以外区域。

常于婴、幼儿期起病，首发症状为周期发作性非瘙痒性荨麻疹，皮疹可由寒冷诱发，伴低热、关节痛、结膜炎、头痛、乏力、腹痛等症状，以后可发生耳聋、淀粉样变和肾病，有弓形足和吸收不良等表现。

实验室检查示血白细胞增多、血沉及 CRP 升高、免疫球蛋白增多、血浆淀粉样蛋白 A 增加等。

主要根据典型临床症状，包括周期复发性荨麻疹、关节炎或关节痛、结膜炎、感音神经性耳聋等进行诊断；CIAS1 基因碱基突变能进一步支持诊断。

治疗用抗组胺药物、糖皮质激素等效果不佳；有报道 Anakinra 能有效控制病情。

（王朵勤　徐金华）

43.285　黏膜、皮肤、淋巴结综合征（mucocutaneous lymphnode syndrome）

又名川崎病（Kawasaki disease）。系好发于婴幼儿的急性发热性疾病，伴有非化脓性颈部淋巴结肿和皮肤黏膜损害，如四肢末端的硬性水肿，充血性结膜炎，口腔、唇和掌部红斑，指尖脱屑等。并发症可有心肌炎和关节炎。

本病于 1961 年由川崎初次发现，并于 1967 年首次报道，以后在朝鲜、夏威夷、美国、雅典、澳大利亚、新加坡等地也有报道。近年来我国沿海各地也有发现。

【病因及发病机制】

本征病因尚不清楚，有以下两种学说。

(1) 感染学说

1）与细菌感染的关系

1970~1971 年日本第一次全国调查中，227 例咽拭子培养结果为：绿色链球菌 69 例（30%）、奈氏球菌 56 例（25%）、金黄色葡萄球菌 28 例（12%）。近年来，怀疑与溶血性链球菌有关的报道较多，如本病溶血性链球菌的多糖体抗体及 T 蛋白自身抗体阳性者约占 30%，而对照组为阴性；又从溶血性链球菌细胞壁提取精制的肽聚糖（peptidoglycan）作抗原的敏感血细胞凝集反应，其滴度在本病较风湿热及猩红热为高。

2）与立克次体的关系

皮疹刮片发现立克次体，并有从血液中分离立克次体成功的报道。有的发现在血管内皮中有小的包涵体，有的流行病学调查提示接触家庭尘螨而传布，亦有在某些患者的血清中发现有抗犬立克次体抗体。

3）与病毒感染的关系

本病在发病前有腺、疱疹、埃柯等病毒感染；此外，有从患儿咽部和粪便中分离出腺病毒、柯萨奇 B3、B4 病毒、单纯疱疹病毒等的报告。亦有种痘后、麻疹疫苗接种后或脊髓灰质炎疫苗服用后发生者。几种病毒抗原的补体结合反应呈阳性。

(2) 免疫学说

一般考虑为超敏综合征，按变态反应分型。

1）血清 IgE

一般初期增高，随着病情好转慢慢低下。本病的硬性浮肿表现为血管通透性增加所形成，考虑为 I 型反应，即 IgE 依赖的免疫反应。

2）免疫复合物的作用

综合本病的病理和临床特点，主要为全身性动脉炎，考虑此动脉炎和 Arthus 现象与血清病类似，可能是由于免疫复合物的形成，在血管壁沉着而引起病变。特别是小儿，免疫器官发育尚未完善，抗原-抗体复合物容易促使其发病。用荧光抗体法检查，发现在心肌内、肾动脉壁、淋巴结小动脉内膜等有 IgG 的存在。

3）某些 T 淋巴细胞亚群（$V\beta_2^+$ 和 $V\beta_8^+$）被超抗原（superantigen）激活

大多数川崎病患者可分离得产生超抗原（例如中毒性休克抗原）的金黄色葡萄球菌和化脓性链球菌的菌株，有认为系通过免疫机制的激活、细胞因子的释放而致病。

本病患者激活的 T 辅助细胞和单核细胞增多，血清可溶性 IL-2 受体水平增高，外周血单一核细胞（mononuclear cells）自发产生 IL-1 水平增高，血管内皮上细胞因子诱发的活化抗原（activation antigen）增多。

【临床表现】

本病发病于 2 岁以下的婴幼儿，以 7~18 个月最多，偶见于年轻成人；男女之比为 1.5：1，无好发季节。临床上类似于猩红热或重症多形红斑样的发热性疾病，有以下几方面的主要表现。

(1) 发热

见于全部病例，半数病例持续发热 7~10 天，

80%病例在14天内消退,热度多自然、缓慢下降;但严重病例发热可长期持续,呈现双峰热、三峰热,这样的病例由于冠状动脉病变可发生猝死。

(2)四肢末端变化

①急性期手足背及指(趾)末端于第4~5日出现对称性、弥漫性非凹陷性水肿,约见于80%病例;②掌跖和指(趾)末端的红斑约见于90%病例;③从第2周末至第3~4周在指(趾)末端甲与皮肤交界处开始膜状脱屑,这种情况可作为诊断的依据;④甲的变化,川崎称之为"横沟",随甲的生长而向末端移行,在病后10~12周到达甲末端时消失,这见于全部指(趾)甲。

(3)皮疹

95%的患儿在发热后1~3天出现皮疹,有麻疹样、猩红热样、幼儿风疹样等类型,表现为典型多形红斑者少见。不痒。以躯干为多见,也可见于颜面和四肢。有的在卡介苗接种部位亦出现显著发红、充血。疹从发病至第2~3天出现,持续1~2天至7天左右消退。有时再发,呈双峰性出疹。无水疱、结痂和出血。

(4)眼球结膜充血

结膜,特别是球结膜充血,其发病率较高(90%)。在发病的第3~6天出现,至第2周消失。一般不出血,也无脓性分泌物。

(5)口腔黏膜变化

口唇从发病初期至第10天显著充血而呈红色,高热期间唇部往往覆以鳞屑或干燥,具相当的特征性。口腔咽、舌、黏膜也充血。舌部充血呈草莓状,酷似猩红热样变化。

(6)颈部淋巴结肿胀

75%患者有不对称性颈淋巴结肿大,在急性期一侧或两侧颈部淋巴结一过性肿大,发病后第5天最明显,压痛,但不化脓。多在半月内消失。

(7)内脏及其他表现

1)心血管系统

约25%的病例伴有心肌炎,以后可继之以症状性冠状动脉病,1%~2%心肌梗死。心肌炎表现为心律不齐,或心动过速、心脏扩大、心电图P-R间期及Q-T间期延长,T波及ST段改变,但心肌酶很少升高。病理变化为弥漫性炎症细胞包括淋巴细胞、浆细胞、组织细胞及肥大细胞浸润,与病毒性心肌炎的心肌溶解不同。也可发生心包炎和瓣膜闭锁不全。冠状动脉病继发于冠状动脉瘤,可形成血栓,然大多数患者在几年后消退。尸检的几乎所有病例可见冠状动脉血管炎,有典型的内膜增生和血管壁单核细胞浸润。沿动脉可见念珠样动脉瘤或血栓形成,故应特别注意心血管情况,听诊中有奔马律、微弱心音及频繁的胸骨左侧下部收缩期杂音出现时,应防止不幸发生。胸部X线随访检查心脏阴影的形态及大小变化对预测心脏并发症极为重要。

2)消化系统

在疾病初期30%~40%病例有一过性腹泻,部分病例有呕吐和腹痛。可有一过性黄疸及转氨酶增加,但预后良好。

3)呼吸系统

本病初期因咽部充血可有咳嗽等症状,但无气管炎、肺炎等变化。

4)神经系统

急性期5%~10%患者有脑膜刺激症状,脑脊液中白细胞增加,多在1~2周中恢复。此外,本病尚可有骨关节病变及眼部病变,眼底变化中有乳头水肿、血管怒张、玻璃体混浊;在重症病例可见到不可逆性视神经萎缩、动脉银丝状变化与视网膜变性等。

临床上可分为3期:急性期:自发病至10天,有发热、手足背非凹陷性水肿、皮疹、眼结膜充血、口咽部改变、颈淋巴结肿大、心脏损害等;亚急性期:病程11~21天,从起病第11天至所有症状逐渐消失;恢复期:病后第21~60天,临床症状消失,健康恢复。

【实验室检查】

①尿液检查:30%有蛋白尿,尿培养亦见有阳性者,多为Gram阴性杆菌。②血液检查:中性粒细胞显著增多,核左移,出现毒性颗粒;血红蛋白及红细胞在初期有轻、中度降低;50%~70%病例血小板显著增加,骨髓巨核细胞增生,被认为与其血栓形成和心功能不全有关;在初期和恢复期血小板凝集能力亢进;全部病例为C反应蛋白强阳性,血沉增快,血清补体效价上升,而抗"O"值并不增加;血清

总蛋白及白蛋白与球蛋白比值有减少及下降倾向，α2 球蛋白显著增加，丙种球蛋白通常不增加；IgM、IgG 升高，补体无明显变化；急性期 T 细胞亚群失调，总 T 细胞亚群失调，总 T 细胞减少，Th/Ts 值增高，使机体免疫系统处于活化状态；白细胞介素（IL－2）受体升高，TXA2 明显升高，血浆纤维连接蛋白明显减少。③ 其他检查：约 1/3 病例血清中红细胞冷凝集素及异常血细胞凝集反应阳性。

【组织病理】

组织病理特征为血管炎，其组织病理形态酷似小儿结节性多动脉炎，但前者常以增殖性病变为主，后者往往呈现有广泛的纤维蛋白样坏死的渗出性动脉炎。

皮疹处活检发现炎症性水肿和以单核细胞为主的细胞浸润。电镜检查发现毛细血管内膜细胞明显受损，真皮也明显水肿，有明显的血管病变，特别在皮疹部位有和变态反应性炎症反应有关的肥大细胞增加，并发现患儿的皮下组织有立克次体样颗粒。

【诊断及鉴别诊断】

本病好发于 2 岁以下的婴幼儿，具备以下 6 个症状中的 5 个即可诊断：① 发热持续 5 天以上，抗生素治疗无效；② 双侧眼结膜暂时性充血；③ 口唇潮红、杨梅舌、口腔黏膜充血；④ 手足硬性水肿、掌跖潮红，恢复期有从指（趾）甲皮肤交界处开始的膜样脱屑；⑤ 全身多形性红斑，无水疱及结痂；⑥ 颈淋巴结肿大。

应与重症多形性红斑、猩红热、小儿结节性多动脉炎、幼年型类风湿关节炎、红斑狼疮等相鉴别。

【治疗】

大剂量静脉滴注丙种球蛋白可减少死亡率和包括冠状动脉瘤在内的并发症的发生。阿司匹林每日 100 mg/kg 服 14 日，以后每日 3~5 mg/kg 服数周，可减少血小板聚集的危险，也可减少冠状动脉异常的发生。无动脉瘤者用至血沉正常，一般用 2~3 个月可停药；如有冠状动脉瘤应按时复查超声心动图，一般用药到冠状动脉恢复正常。

糖皮质激素可促使冠状动脉病变的发生。本病动脉瘤多在病后 1~2 年内自然恢复，激素可破坏成纤维细胞而抑制动脉内膜增殖，有碍动脉瘤

的恢复；其作用还可促使血栓发生，加重冠状动脉炎，故应禁用。

注意一般支持疗法，保持水电解质平衡；注意口腔护理，及时处理心血管并发症。心肌炎应卧床休息，按心肌炎常规治疗，有心衰者应及时治疗。心包炎一般较轻微，积液量大时可行心包穿刺排液或减压。应尽早控制冠状动脉炎，防止冠状动脉瘤的形成和栓塞。早期应用阿司匹林、双嘧哌醇胺和大剂量免疫球蛋白，避免用激素。心肌梗死可采用静脉或皮冠状动脉腔内溶栓治疗，可使心肌复活并预防再次梗死。尿激酶溶栓效果好，无明显不良反应。亦可静脉滴注肝素 300~400 U/kg · d，有心绞痛者可舌下含服硝酸甘油。

【预后】

病死率为 0.5%~2.8%，近年因治疗措施的改进降至 0.2%，多死于心血管病变，主因为冠状动脉瘤伴发血栓栓塞。影响预后的因素有：① 2 岁以下者冠状动脉瘤可消失，2 岁以上者难以消失；② 冠状动脉瘤为菱形，小的易消失，囊状者难以消失；③ 冠状动脉瘤大于 8 mm 者易发生心肌梗死；④ 左冠状动脉主干或多条冠状梗死易致死亡。

43.286　黏脂病综合征Ⅰ型（mucolipidosis Ⅰ syndrome）

系常染色体隐性遗传。

出生时发病。表现为中度进行性精神发育不全、共济失调及末梢神经炎征象。异常面容：额部膨隆，鼻梁下凹，大低位耳，上唇长。肝、脾肿大，胸椎侧后突，腕、踝关节增大强直，指骨短粗，屈曲挛缩。β－半乳糖苷酶缺乏。婴儿早亡。

43.287　黏脂病综合征Ⅱ型（mucolipidosis Ⅱ syndrome）

又名Ⅰ细胞病（Ⅰ－cell disease），系常染色体隐性遗传。

在 1 岁内出现症状。出生时体重轻，生长障碍严重，身高很少超过 80 cm，神经系统发育障碍严重。特殊面容呈粗糙的 Hurler 样容貌，额部高，

眼睑浮肿，鼻梁扁平，鼻孔上翻，上唇与鼻间距离增加，牙龈肥厚，舌肥大。早期婴儿期皮肤增厚，以关节部最明显。随年龄的增长皮肤松动，可有血管瘤。手指细长，拇指大，多个关节活动受限。脊柱后突、侧弯、髋关节脱位，X线检查可见多发性骨发育不全。N-乙酰氨基葡萄糖磷酸转移酶缺乏，常于6岁前死于充血性心力衰竭。

43.288 黏脂病综合征Ⅲ型（mucolipidosis Ⅲ syndrome）

又名假性 Hurler 多种营养不良综合征（pseudo-Hurler polydystrophy syndrome），系常染色体隐性遗传。

2～4岁发病。症状比黏脂病综合征Ⅱ型较轻，轻度 Hurler 综合征面容，轻微角膜混浊，一字眉（两侧眉毛生长连在一起）进行性关节强直，伴关节挛缩，手指呈爪状，X线检查示多发性骨发育不全。生长迟缓，轻度智力低下（学习困难）。N-乙酰氨基葡萄糖磷酸转移酶缺乏。

治疗予以对症处理，必要时矫形。

43.289 黏多糖贮积综合征（mucopolysaccharidosis）

(1) 黏多糖贮积综合征Ⅰ-H型 Hurler 综合征（type Ⅰ-H mucopolysaccharidosis, Hurler syndrome）
常染色体隐性遗传。临床特征为早期角膜混浊，严重智力低下，骨骼畸形，心血管病变，尿中含硫酸类肝素及硫酸皮肤素，为 α-L-艾杜糖苷酸酶（iduronidase）缺陷所致。

(2) 黏多糖贮积综合征Ⅰ-H/S型 Hurler-Scheie 综合征（type Ⅰ-H/S muco polysaccharidosis, Hurler-Scheie syndrome）
又名 α-L-艾杜糖醛酸糖苷酶缺乏（M/S）综合征。属常染色体隐性遗传，可能是 MPS Ⅰ-H 和 MPS Ⅰ-S 基因的复合。

3～8岁发病。临床发现介于 Hurler 综合征和 Scheie 综合征之间，智力正常或轻度低下。实验室检查同 Hurler 综合征，α-L-艾杜糖醛酸糖苷

酶缺乏，尿中有大量硫酸软骨素和硫酸乙酰肝素排出。

尚无特殊疗法，20～30岁死亡。

(3) 黏多糖沉着贮积征Ⅰ-S型 Scheie 综合征（type Ⅰ-S mucopolysaccharidosis, Scheie syndrome）
为常染色体隐性遗传，与酸性黏多糖代谢紊乱有关，体内缺乏 α-L-艾杜糖苷酸酶。

5～7岁出现四肢关节僵硬，尤以手足关节为著，常伴活动受限；可由于支配手指的正中神经萎缩造成腕管综合征而加剧，以致手指不能活动，并可有手指疼痛、烧灼感、刺麻感等感觉异常。角膜混浊在少年期即出现并呈进行性；20～30岁出现主动脉瓣闭锁不全。其他有多毛症、爪形手、大嘴、厚唇、轻度身材矮小等。智力损害不明显，病情发展缓慢，预后较好。

尿中可出现多量的硫酸软骨素 B 和硫酸乙酰肝素。

尚无特殊治疗方法。

(4) 黏多糖贮积综合征Ⅱ-A型重型 Hunter 综合征（type Ⅱ-A mucopolysaccharidosis, severe Hunter syndrome）
无角膜混浊，余似Ⅰ型而较轻，系 X 伴性遗传。尿中变化与Ⅰ型相同，为 α-L-艾杜糖苷酸硫酸酯酶缺陷，多在15岁前死亡。

(5) 黏多糖贮积综合征Ⅱ-B型轻型 Hunter 综合征（type Ⅱ-A mucopolysaccharidosis, mild Hunter syndrome）
属性连锁隐性遗传。

为 α-L-艾杜糖苷酸硫酸酯酶缺乏所致。体壁受累比Ⅱ-A型多，智力正常。尿中可测得大量硫酸软骨素 B 和硫酸乙酰肝素，可存活到50～60岁。

(6) 黏多糖贮积综合征Ⅲ-A型 Sanfilippo 综合征 A 型（type Ⅲ-A mucopolysaccharidosis, Sanfilippo syndrome A）
系常染色体隐性遗传。

体内缺乏乙酰肝素硫酸酯酶，正常发育到3～4岁，以后发育受阻，侏儒，中枢神经系统受累，严重精神发育不全，巨头，运动过多，有攻击性行为，多毛，肝、脾轻度肿大。夜盲，眼底检查可见视网膜动脉变细及色素变性，无角膜混浊。可有牙齿

异常、爪状手,偶有心脏异常。轻度多发性骨发育障碍(mild dysostosis multiplex),尿硫酸乙酰肝素过高。寿命正常。

尚无特效疗法。

(7) 黏多糖贮积综合征Ⅲ-B型 Sanfilippo 综合征 B 型 (type Ⅲ - B mucopolysaccharidosis, sanfilippo syndrome B)

为常染色体隐性遗传。

α-N-乙酰氨基葡萄糖苷酶缺乏,尿硫酸乙酰肝素过高。表型(phenotype)与Ⅲ-A型相似。

(8) 黏多糖贮积综合征Ⅲ-C型 Sanfilippo 综合征 C 型 (type Ⅲ - C mucopolysaccharidosis, Sanfilippo syndrome C)

为常染色体隐性遗传。

乙酰-CoA、α-氨基葡萄糖苷-N-乙酰转移酶(α - glucosaminide - N - acetyl - transferase)缺乏,尿硫酸乙酰肝素过高,表型与Ⅲ-A相似。

(9) 黏多糖贮积综合征Ⅲ-D型 Sanfilippo 综合征 D 型 (type Ⅲ - D mucopolysaccharidosis, Sanfilippo syndrome D)

为常染色体隐性遗传。

N-乙酰氨基葡萄糖-6-硫酸酯酶缺乏,尿硫酸乙酰肝素过高,表型与Ⅲ-A型相似。

(10) 黏多糖沉着综合征Ⅳ-A型 Morquio 综合征 A 型 (type Ⅳ - A mucopolysaccharidosis, Morquio syndrome A)

为常染色体隐性遗传。由于N-乙酰氨基半乳糖-6-硫酸酯酶缺损,硫酸角质素(Keratin sulfate)不能很好降解。

儿童早期(1~3岁)发病,身材矮小,骨畸形,脊椎骨发育不良,驼背、鸡胸、膝外翻、颈短、嘴宽、鼻短、齿疏、上颌凸出,四肢关节松弛、四肢无力,站立不稳、呈摇摆步态,轻度角膜混浊,进行性耳聋,肝、脾肿大,截瘫(脊髓压迫),主动脉瓣闭锁不全。皮肤表现有毛细血管扩张,特别是面部和四肢;皮肤增厚,出现牛奶咖啡斑。智力正常或稍差。尿硫酸角质素增高,血淋巴细胞有 Reilly 小体。X 线示骨质疏松,骺增大不整,后期骨端变形,点状钙化,椎体扁平。

治疗予以对症处理,矫形。进行性运动力丧失,最后不能行走。多在 20~30 岁前死于脊髓病

和肺部并发症。

(11) 黏多糖贮积综合征Ⅳ-B型 Morquio 综合征 B 型 (type Ⅳ - B mucopolysaccharidosis, Morguio syndrome B)

系常染色体隐性遗传。

β-半乳糖苷酶缺乏,尿硫酸角质素过高,表型与Ⅳ-A 型相似。

(12) 黏多糖贮积综合征 Ⅴ 型 (type Ⅴ mucopolysaccharidosis)

此名已不再使用,以前 Scheie 综合征曾用此名,现称为 MPS IS 型。

(13) 黏多糖贮积综合征 Ⅵ 型 Maroteaux - Lamy 综合征 (type Ⅳ mucopolysaccharidosis, Marteaux - Lamy syndrome)

系常染色体隐性遗传。

体内缺乏 N-乙酰氨基半乳糖-4-硫酸酯酶(芳基硫酸酯酶 B),尿中有大量硫酸皮肤素排出。2~3 岁发病。表型可严重,除智力正常外,像I-H型;或表型轻微,伴身材矮小;或居两者之间。额凸突出,面容粗糙,轻度角膜混浊,听力缺陷,关节运动受限,特别是手、肘、肩和膝。进行性胸骨凸出,腰椎后凸,心瓣膜杂音,肝、脾肿大,膝外翻,白细胞中有异染性包涵体。

尚无特殊疗法。重者 20 岁前死亡。

(14) 黏多糖沉着综合征Ⅶ型 Sly 综合征(type Ⅶ mucopolysaccharidosis, Sly syndrome)

系常染色体隐性遗传。

体内 β-葡萄糖醛酸苷酶(β - glucuronidase)缺乏,尿中有大量硫酸皮肤素和硫酸乙酰肝素排出,表型与I-M型相似,有中枢神经系统及内脏受累。新生儿期即可发现。特殊面容,多发性骨发育不全,脊柱后凸,鸡胸,身材娇小,角膜混浊,肝、脾肿大,脐及腹股沟疝。精神发育不全,白细胞有包涵体。

尚无特殊疗法。

(15) 黏多糖贮积综合征 Ⅷ型 Di Ferrant 综合征(type Ⅷ型 mucopolysaccharidosis, Di Ferrant syndrome)

系常染色体隐性遗传。

体内氨基葡萄糖-6-硫酸酯酶缺乏,尿中大量硫酸角质素和硫酸乙酰肝素排出。身材矮小,

轻度脂肪、软骨营养不良,淋巴细胞环状异染性(ring-shaped metachromasia)。

尚无特殊疗法。

43.290　黏膜神经瘤综合征(mucosal neuroma syndrome)

本征可能是多发性内分泌肿瘤Ⅱ型(MEN2或2A)的一个变异型,亦称 MEN3 或 MEN2B,为常染色体显性遗传,然亦可有散发病例。其基因位于染色体 10 上。由 Williams 和 Pollock 于 1966 年首先报道。主要特征为口咽部黏膜多发性神经瘤,常可伴发甲状腺髓癌(MTC)和嗜铬细胞瘤。

常于生后不久或 1 岁内起病。口唇厚、稍外翻,因有多发性神经瘤而崎岖不平。神经瘤可见于舌,较少见于颊、龈、腭、咽或喉等处黏膜,亦可发生于上部胃肠道和结膜。可于神经瘤出现后不久或多年才发生 MTC 和嗜铬细胞瘤。MTC 可在早年儿童期出现;MEN3 患者的主要死因是 MTC,因常有转移。嗜铬细胞瘤常为双侧性。与 MEN2 不同者,MEN3 甲状旁腺增生罕见。

其他异常有:Marfan 样体型,高腭与漏斗胸,脊柱后侧凸,雀斑、咖啡牛奶斑,有髓质的角膜神经纤维,肠憩室形成和巨结肠;但无 Marfan 综合征的晶体不全脱臼和心血管异常。组织切片显示神经瘤为无包膜的旋卷状的神经纤维的集聚。应与结节性硬化症并发齿龈纤维瘤和伴有黏膜损害的神经纤维瘤相鉴别。如神经瘤不影响外观或口腔活动,一般可不处理。应注意有无并发甲状腺髓癌或嗜铬细胞瘤,并给予积极的外科处理。

43.291　黏硫脂病综合征(mucosulfatidosis syndrome)

本征至少有 5 种不同的酶活性缺陷,主要是芳基硫酸酯酶 A、B、C 的完全缺乏。可能为异染性脑白质营养不良加黏多糖病。

出生 6 个月到 4 岁发病。临床表现似异染性脑白质营养不良,晚期婴儿型有共济失调、肌张力减退或消失,继之痴呆;咽下困难,去脑强直,肌张力增高,耳聋、失明;病理反射阳性,加面容粗笨、干皮病、肝脾肿大和多发性骨发育不全。尿中芳基硫酸酯酶活性明显降低,尿色层分析有典型的尿硫脂层析图像。尿及唾液中有硫脂颗粒(加甲苯胺蓝可发现异染颗粒),尿黏多糖(硫酸软骨素和硫酸乙酰肝素)增加,白细胞有 Alder-Reilly 颗粒。白细胞、成纤维细胞培养和尿的芳基硫酸酯酶 A、B、C 及类固醇硫酸醛酯酶缺乏。

治疗予以对症处理。预后较差。

43.292　Muir-Torre 综合征

又名皮脂腺瘤伴内脏肿瘤综合征(steatadenoma with visceral tumor syndrome)。国内未见报道。

系常染色体显性遗传。

发病年龄在 13~68 岁间,平均 48 岁,男性较多见。临床表现为原发性皮肤肿瘤和消化道或泌尿生殖道肿瘤并存。皮肤肿瘤多为皮脂腺肿瘤,可为腺瘤、癌或增生,少数为角化棘皮瘤。好发于颜面、头皮和躯干,四肢少见。一般为多发性,可达 100 个以上。消化道肿瘤以结肠癌为多见;泌尿生殖系以子宫内膜癌多见,输尿管癌和膀胱移行癌次之,个别患乳腺癌。消化道、泌尿生殖系肿瘤不同时存在。其他尚可有甲状腺病(腺瘤、甲状腺炎)、子宫肌瘤、肾囊肿、前列腺纤维瘤样增生、Peyronie 病和腕管综合征。

肿瘤予以手术切除。

43.293　MULIBREY 侏儒综合征(MULIBREY nanism syndrome)

又名肌、肝、脑、眼侏儒症,病名系的第一个词即由肌肉、肝、脑和眼的 4 个英文单词的头 2 个字母组成。

属常染色体隐性遗传,见于芬兰人。

常有多器官受累,肌肉张力减退,肝肿大,脑示 J 形蝶鞍,眼底有黄点。此外患者身材显著矮小(侏儒),心包狭窄(自婴儿期起),纤维性长骨结构不良,高音调,前额隆突,三角形面容,皮肤有血管瘤,尤以四肢较多。女性青春期延迟。智力正常。

43.294 多发性内分泌肿瘤综合征 （multiple endocrine neoplasia syndromes）

本征可分以下 4 种类型。

（1）**多发性内分泌肿瘤综合征Ⅰ型,Wermer 综合征**（multiple endocrine neoplaisa syndrome type 1,Wermer syndrome）

属常染色体显性遗传,染色体 11。

多于 20 岁以后开始出现症状,男女发病率相仿。临床症状取决于受累的腺体,以甲状旁腺受累最多,约占 90%,多为增生,偶为腺瘤;次为胰腺肿瘤,约占 80%（以 D 细胞为主,B 细胞次之,A 细胞少见）,分泌促胃液素、胰岛素、胰多肽或高血糖素;垂体腺瘤,约占 60%,通常分泌催乳激素;肾上腺腺瘤,占 19%;其他尚可有胸腺瘤、甲状腺异常、类癌瘤、脂肪瘤、胃息肉、神经鞘瘤等。临床上以顽固性消化性溃疡、甲状旁腺功能亢进较常见,垂体瘤、慢性腹泻、低血糖症、肢端肥大症和 Cushing 综合征少见。

可根据不同情况采用放疗、化疗、手术或内分泌治疗。

（2）**多发性内分泌肿瘤综合征ⅡA 型,Sipple 综合征**（multiple endocrine neoplasia syndrome type 2A,Sipple syndrome）

为常染色体显性遗传或散发。

甲状腺和肾上腺皮质同时发生肿瘤。甲状腺髓样癌 2/3 有颈淋巴结转移,1/3 有远处转移,还可因 C 细胞（滤泡旁细胞）增生、分泌降钙素而使血钙下降。嗜铬细胞瘤常为双侧性,很少是恶性的。甲状旁腺发生增生或腺瘤。肩胛处发生瘙痒性皮损,自儿童期开始发生,初为斑疹,以后呈角化过度。

治疗可予手术、化疗。发展慢、预后差。

（3）**多发性内分泌肿瘤综合征Ⅲ型（亦称Ⅱ B 型）**（Multiple endocrine neoplasia syndrome type 3）

为常染色体显性遗传或散发。

由 Khairi 于 1975 年首先报道,其特点为多发性神经瘤伴甲状腺髓样癌及/或肾上腺嗜铬细胞瘤。

出生时或其后发病。主要是甲状腺髓样癌

（大于 85%）,通常在青春期发生,呈双侧和多中心性;嗜铬细胞瘤（50%）,常为双侧性;多发性神经瘤,见于唇、舌、眼睑等。唇大而突出,表面崎岖不平。眼睑自发性外翻。呈 Marfan 综合征样面容及体型,脊柱后侧凸,四肢关节伸展过度,皮肤出现咖啡牛奶斑,极少伴甲状旁腺疾患。

有指征和条件具备时行手术切除。预后不良,20~30 岁时死于甲状腺癌。

（4）**重叠型多发性内分泌肿瘤综合征**（overlap multiple endocrine neoplasia syndrome）

又名混合型（MEN Ⅰ型＋Ⅱ型）多发性内分泌瘤。

本征主要是嗜铬细胞瘤（MEN Ⅱ型）合并胰岛细胞瘤（MEN Ⅰ）。最早于 1976 年由 Anderson 发现;我国 1987 年管衍等亦曾报道 3 例。

为常染色体显性遗传,有高度外显率,故家庭遗传倾向是 MEN 的一个特点。

累及不同内分泌腺体的表现可同时出现,也可先后发生。对每一个内分泌疾病患者均应尽可能查找有无其他内分泌腺的异常,一经确诊即应手术治疗,因有复发或出现其他内分泌肿瘤的可能,同时应长期随访。

43.295 多发性雀斑样痣综合征（multiple lentigines syndrome）

属常染色体显性遗传。

出生时或幼年出现雀斑,青春期数目增加。好发于颈、躯干上部,亦可泛发全身,包括头皮、生殖器和掌跖。生长迟缓,两眼距离过远,轻度下颌骨前凸,神经性耳聋,性腺发育不全,尿道下裂,肺动脉或下主动脉狭窄;常伴传导缺陷。

治疗给予对症处理。

43.296 多发性神经纤维瘤综合征 （multiple neurofibromatosis syndrome）

又名神经纤维瘤病（neurofibromatosis）。

是一种有多发性神经纤维瘤和色素斑的神经外

胚叶异常性疾病。分为4种类型:I型经典型,又名 von Recklinghausen 病;Ⅱ型中枢型,又名双侧听神经纤维瘤病;Ⅲ型节段型;Ⅳ型其他神经纤维瘤病。

(1) Ⅰ型经典型(NF-1),von Recklinghausen 病

为常染色显性遗传,染色体17(长臂近端)。

1)皮肤表现

呈皮肤色素斑和多发性皮肤结节两种。

皮肤色素斑:常出生时即有,偶或出生后数月至1年内发生。常为多发,除掌跖外可不规则疏散分布于体表任何部位;因大多呈咖啡色,故称牛奶咖啡色斑(cafe au lait macules)。呈卵圆或不规则形,大小不一(0.5~50 cm),常随年龄增长而增大、增多。腋窝或腹股沟处雀斑样色素沉着也为本病的特征,称为 Crowe 征。

多发性皮肤结节:较色素斑迟发,多发生于少年,主要见于躯干,数目众多;表面平坦,或凸出皮面,呈圆锥形、半球形或有蒂。肤色或粉红色,触之柔软如疝样。

2)骨骼损害

蝶骨发育不良,长骨皮质变薄(伴有或不伴有假关节),脊柱后侧凸,胫骨弓形,巨头、矮身材。

3)口腔损害

表现为口腔肿瘤,发生于上腭、颊黏膜、舌和唇部;或为巨舌症。

4)内分泌障碍

表现为早熟、肢端肥大症、嗜铬细胞瘤、甲状旁腺机能亢进或 Addison 病。

5)其他

虹膜错构瘤(Lisch 小结节)、视神经胶质细胞瘤,偶见神经纤维瘤肉样瘤改变、脑干和小脑肿瘤。患者发生横纹肌肉瘤、Wilms 瘤、白血病、恶性神经鞘瘤的危险性增加,可伴智力减退。

组织病理示色素斑的表皮基底层的黑素沉积增加;肿瘤无结缔组织被膜,由神经鞘细胞和神经内膜组成,束内原纤维较细平行排列成波形或涡纹状;在波浪纤维中有多数卵圆形或梭形细胞核,大小均一,染色淡,无弹性纤维。

符合下列诊断要点中2点或2点以上者,即可确诊:① 牛奶咖啡色斑6个以上,青春期前最大直径大于5 mm,青春期后大于15 mm。② 2个或2个以上任何类型的神经纤维瘤或一个丛状神经纤维瘤。③ 腋窝或腹股沟处雀斑样色素沉着。④ 视神经胶质细胞瘤。⑤ 虹膜错构瘤(2个或更多)。⑥ 独特的骨损害(蝶骨发育不良或长骨变薄,伴有或不伴有假关节)。⑦ 一级亲属有 NF-1 的这些指征。

(2) Ⅱ型中枢型(NF-2),双侧听神经纤维瘤病

为常染色体显性遗传,染色体22(长臂)。

表现为第七对脑神经的听神经瘤(90%为双侧性)、多发性中枢神经系统肿瘤(各种不同类型);牛奶咖啡色斑或神经纤维瘤数较少,无腋部雀斑样色素沉着,无虹膜错构瘤(Lisch 小结节);常伴白内障。

诊断依据:有双侧听神经瘤或一级亲属患 有 NF-2 加单侧性听神经瘤或加下列中2项者,即可确诊:神经纤维瘤(真皮或皮下)、丛状神经纤维瘤、神经鞘瘤、神经胶质瘤、脑膜瘤、晶体混浊。

(3) Ⅲ型节段型

皮肤牛奶咖啡色斑和神经纤维瘤呈单侧节段性分布,无虹膜错构瘤。

(4) Ⅳ型其他神经纤维瘤病

一般不需治疗,若严重妨碍美容、影响功能或疑有恶变时,可手术切除。

43.297 多发性进行性血管瘤综合征 (multiple progressive angioma syndrome)

病因未明,可能为先天性发育异常。

婴儿期或青春期发病。面部或四肢的皮下组织发生淡蓝色结节,沿静脉分布,病理示海绵状血管瘤。

治疗可行手术切除。有些经数月或数年后可自行消退。

43.298 多发性硫酸酯酶缺乏综合征 (multiple sufatase deficiency syndrome)

属常染色体隐性遗传。

包括类固醇硫酸酯酶在内的所有溶酶体硫酸酯酶活性减少。皮损酷似性连锁遗传鱼鳞病,覆有棕黑色黏着性、给人以肮脏感的鳞屑,可累及肢体屈侧,伴有神经退行性疾病,肝、脾肿大,骨骼变化,智力迟缓,面容粗糙(Hurler 样表现)。中性粒细胞有贮积颗粒存在。

43.299 原因不明的多系统受累综合征(multiple system illness of unknown origin syndrome)

有认为本征系浆细胞产生一种特异的自身抗体,与神经元及内分泌腺的表面受体结合而诱发所致;亦有认为与浆细胞的某些代谢产物有关。

主要特征有:① 多发性神经炎;② 皮肤色素沉着、增厚、多毛;③ 肝脾及淋巴结肿大;④ 浮肿、腹水或胸腔积液;⑤ 视乳头水肿,颅内压及脑脊液蛋白增高;⑥ 生殖腺机能减退占70%(阳痿、男性女征、性欲减退、睾丸萎缩、闭经);⑦ 单克隆M峰;⑧ 骨髓象炎细胞增多;⑨ 红细胞增多;⑩ 局限性硬化型骨髓瘤;⑪ 糖尿病;⑫ 激素治疗有效。

Meshkinpour 认为中年男性、多发性神经炎、浮肿、皮肤色素沉着、多毛、男性乳房女性化、闭经及糖尿病是本病诊断的主要标志。

糖皮质激素治疗可改善肌力及缩短病程。对局限性硬化型骨髓瘤行手术切除及^{60}CO放疗,能缓解症状。

43.300 黏液瘤、色素沉着斑与内分泌亢进三联症(the complex of myxomas-spotty pigmentation and endocrine overactivtity)

又名 NAME 综合征(nevi-atrial myxoma-myxoid neurofibromata,ephelides syndrome)、LAMB 综合征(lentigines-atrial myxoma-mucocutaneous myxoma-blue nevi syndrome)、Carney 综合征等。由 Ress 于1973年首先报道。

属先天性家族性遗传疾病,可能为常染色体显性遗传和X性连锁显性遗传。还有报道染色体2短臂连锁。

两性均可受累,男女之比为3:2。发病年龄较轻,诊断皮肤黏液瘤的平均年龄为18岁。临床上主要有以下表现:

(1)皮肤损害

占80%,主要有色素沉着和黏液瘤两种,可单独存在,也可两者同时存在。

1)色素沉着

有两种类型,一种为小的斑疹,0.2~2 mm大小,棕色到黑色,呈圆形或不规则形,有认为系小黑痣或混合痣,一般于出生时或出生后头几年出现,为最早出现的症状;另一种为大的半球状损害,直径可达8 mm,蓝色或黑色,与蓝痣相同。

色素沉着斑以面部最常见,可单个或多个,并可融合成大片。组织病理可为黑痣、蓝痣、雀斑、交界痣、混合痣及不典型蓝痣。

2)黏液瘤

占45%,其中2/3为多发性,为3 mm×3 mm至5 cm×1.5 cm大小、乳白色或暗淡红色丘疹,或为带蒂的肿瘤,常见于眼睑。患者年龄2~38岁,平均为17.7岁。

此外,尚可有毛囊瘤、粟粒疹样角化性囊肿、毛鞘型角化性囊肿、黑棘皮病、局限性硬皮病等皮损。

(2)心脏

72%患者有心脏黏液瘤,可单个或多个。发病年龄为10~49岁,平均为24.4岁。半数以上出现症状和体征。心脏黏液瘤以左心房为最多见,右心房次之,心室仅少数受累。

(3)肾上腺

45%有原发性色素性结节性肾上腺皮质病(primary pigmented nodular adrenocortical disease),表现为轻重不等的Cushing综合征,少数病例尚有骨质疏松。

(4)乳房

女性24例中有10例、男性16例中有2例有乳房损害,表现为无症状性肿块,偶有乳房弥漫性增大;2例男性有女性化乳房。少数病例有局部疼痛及压痛,8例对称分布,直径为2 mm~2 cm,呈淡红色或白色发亮的黏液样肿瘤。组织病理象为黏液样纤维腺瘤。

（5）睾丸

男孩性早熟，男性患者56%有睾丸肿瘤，大多呈对称性，且为多中心性。组织病理为 Sertoli 细胞瘤、Leydig 细胞瘤或肾上腺皮质瘤。

（6）垂体

10%病例有垂体腺瘤，蝶鞍都有不同程度的增大。临床可表现为巨人症或肢端肥大症。

（7）其他

可有钙化性色素性神经外胚叶肿瘤、神经鞘瘤、黏液样子宫平滑肌瘤、嗜铬细胞瘤、听神经瘤、良性卵巢囊肿性畸胎瘤、卵巢囊肿、良性甲状腺肿瘤、甲状腺有包膜滤泡瘤等。

在上述情况中有两种典型表现即可以拟诊，有3种表现同时存在即可确诊。本症患者应做超声心动图检查，以早期发现心脏黏液瘤。

本病需与 Peutz-Jeghers 综合征及进行性心肌病性雀斑样痣综合征相鉴别：Peutz-Jeghers 综合征除色素斑外有肠道息肉，仅有的内分泌损害为卵巢环管状性索肿瘤（annular sex-cord tumor of the ovary）；进行性心肌病性雀斑样痣综合征无心脏及皮肤黏液瘤与内分泌损害。

重点在于治疗内脏肿瘤。心脏黏液瘤应予早期手术治疗；原发性色素性结节性肾上腺皮质病变应做双侧肾上腺切除术；睾丸肿瘤若无转移则以保守治疗为宜；垂体瘤可做手术切除。

43.301　Naegeli 综合征

又名黑素细胞痣综合征（melanophoric nevus syndrome）。

1927年 Naegeli 报道一瑞士家系中的发病情况，1954年 Franceschetti 等又报道1例。我国有少数报道。

病因不明，可能系血小板系统功能异常所致。为一种罕见的常染色体显性遗传性疾病。

两性均可发生。患者于2~3岁时发病，在躯干、四肢出现灰污色呈规则性细网状的色素沉着，与色素失禁症的不规则泼水样的色素沉着截然不同，有的可弥漫性分布，色素沉着以颈部和腋窝较

为显著。色素沉着前无炎症发生。皮肤毛细血管扩张，皮肤黏膜、关节常可出血，肝、脾肿大。常伴有点状或弥漫性掌跖角化。少汗，毛周角化，牙齿可缺陷，釉质呈黄色斑状。小汗腺数目有减少，进而影响温度调节。毛发、指甲正常，指纹消失，另外尚有眼球震颤、斜视、视神经萎缩。智力和躯体正常。实验室检查示血小板计数正常，凝血时间延长，束臂试验阳性，血管弹性下降。

本征应与色素失禁症相鉴别，后者为 X 联显性遗传，女性异常基因位于两个 X 染色体之一，属杂合子，病变轻；男性异常基因位于单一 X 染色体上，属纯合子，病情重，多死于宫内，故95%患者为女性，表现为分布于躯干的泼水状色素变化，发生于生后数周内的女婴；发病前可有荨麻疹、水疱性或疣状的炎性改变。

治疗予以对症处理。

43.302　Nance-Sweeney 综合征

又名 Nance 侏儒综合征。系常染色体隐性遗传。

临床表现为肢根（肩和髋）小、耳畸形、马鞍鼻、毛发稀少、皮肤坚韧和增厚、软组织钙化，偶见腭裂，脊柱侧凸。X 线示颅底扁平，软骨钙化，软骨发育不全型骨盆畸形。

无特殊疗法。

43.303　Nelson 综合征

又名肾上腺切除后嫌色细胞瘤综合征。

国内本病发病率较低，据较大系列统计为4.1%，可能与国内做肾上腺全切除术者较少、大多做次全切除有关。

Cushing 综合征患者在肾上腺切除后发生垂体嫌色细胞瘤，过度分泌 ACTH 等。

肾上腺增生患者做肾上腺切除后6个月~2年发病，表现为皮肤和黏膜黑素沉着，伴蝶鞍扩大和垂体瘤压迫症状：视野缺损、视力减退、失明及第3、4、6颅神经压迫症状，甚至侵及下丘脑、垂体后叶及前、中、后颅窝。血 ACTH 浓度增高，X 线

和 CT 示蝶鞍改变。

垂体放射治疗（以⁶⁰Co 照射为首选）或手术切除。预后良好。

43.304　肿瘤性迟发性卟啉症综合征（neoplastic porphyria tarda syndrome）

又名迟发性皮肤卟啉症、肝脏肿瘤综合征。

系显示卟啉代谢缺陷的肝脏肿瘤，为肝脏原发性良性或恶性肿瘤。荧光限于肿瘤组织，临床表现为迟发性皮肤卟啉症。

治疗可予手术切除肿瘤；肿瘤切除后，所有迟发性卟啉症的症状可消失。

43.305　Netherton 综合征

又名鱼鳞病样红皮病、遗传过敏、发干异常综合征。

主要特征为鱼鳞病样红皮病、遗传过敏性素质和发干异常。由 Netherton 于 1958 年首先报道。系一种常染色体隐性遗传病，限于女性。

患儿出生后 1 个月内皮肤潮红、脱屑，特别在面部和四肢屈侧较重，躯干和肢体可以出现多环形和匐行性角质增厚圈，这种皮损的形态并不固定而可缓慢地发生改变。有些患者仅有鱼鳞病样红皮病表现，伴发肘窝和腘窝处苔藓样变和角化过度；有的患者还可出现角层下水疱、面颊部毛细血管扩张。毛发异常中较具特征性的为竹节状发，表现为毛干呈节段性套叠状，其他有结节性脆发、扭发等。头发可以因发质异常而致明显脱落、外观短、脆、无光泽；也可由于轻度异常而外表正常，仅可在显微镜下观察时发现。眉毛、睫毛也可稀疏或缺如。患者常有哮喘、过敏性鼻炎等遗传过敏性表现。随着年龄增长，皮肤和毛发可逐渐好转，到青年时有的毛发正常，皮肤发红充血也可减轻。发育轻度迟缓，身材矮小。实验室检查细胞免疫低下，血清 IgE 水平升高。

约 1/5 患者可有不同程度的异常氨基酸尿。头发镜检可发现有不同程度的发质异常。皮肤活

组织检查示表皮棘层肥厚、角层增厚伴角化不全，真皮上部水肿伴血管外周淋巴细胞和浆细胞浸润。

本病应和遗传过敏性皮炎伴有皮肤干燥或鱼鳞病表现相鉴别，后者伴发的为寻常性鱼鳞病，而非鱼鳞病样红皮病或迂回线状鱼鳞病，头发正常。

对皮损予以对症处理。有遗传过敏性疾病时给予相应治疗。

43.306　皮肤多神经炎综合征（neuritis multiplex cutanea syndrome）

又名多发性感觉神经炎。

病因未明，可能是多发性硬化症或许多其他疾病的一种表现。

表现为皮肤感觉减退或消失，自发疼痛罕见，轻微皮肤创伤可诱发疼痛。受累区呈弥漫性分布，但不对称。最常累及的神经是指（趾）、上下肢神经、隐神经、股皮神经及跟外侧神经。牵伸受累感觉神经，可在神经分布区诱发短期剧痛。不侵犯运动神经，无血管舒缩性营养性改变，无全身性或系统性障碍。

病程慢性，可有缓解和复发。予以对症治疗。

43.307　神经、皮肤综合征（neurocutaneous syndromes）

是一组有广泛性全身症状，累及神经系统、皮肤、眼和内脏的综合征。为先天性常染色体显性遗传，有较高的不完全的外显率，可包括下列各病：

① 神经纤维瘤病；② 结节性硬化症；③ Sturge - Weber 综合征；④ 色素失禁症；⑤ Louis - Bar 综合征；⑥ von Hipple Lindau 综合征；⑦ Rendu - Osler - Weber 综合征；⑧ 皮肤脊柱血管瘤；⑨ Sjogren - Larsson 综合征；⑩ 掌跖角化病；⑪ Refsum 综合征；⑫ 白化病；⑬ 神经皮肤黑变病（原发性皮肤和脑膜黑变病）；⑭ 线状色素痣伴智力低下和癫痫；⑮ Melkerson 综合征；⑯ Albright 综合征（多发性骨纤维营养不良症）；⑰ 弥漫性血管瘤病；⑱ Klippel - Trenaunay - Weber 综合征；

⑲ Rud 综合征；⑳ 无汗性外胚叶发育不良；㉑ Darier 病；㉒ 线形皮脂腺痣；㉓ 基底细胞痣综合征；㉔ 伊藤色素减少症（hypomelanosis of Ito）；㉕ Papillon‑Lefevre 综合征（掌跖角化牙周病）；㉖ Waardenburg 综合征（着色性干皮病痴呆综合征）；㉗ De Sanctis‑Cacchione 综合征（先天性耳聋、眼病、白额发综合征）；㉘ 多发性黑痣综合征；㉙ Richner‑Hanhart 综合征；㉚ 其他如 Sjogren 综合征、Fabry 综合征、Wyburn‑Mason 综合征、von Bogaert‑Divry 综合征等，可能代表上述综合征的变异。

43.308　神经、皮肤、成黑素细胞增多综合征（neurocutaneous melanoblastosis syndrome）

又名神经皮肤黑素沉着病（neurocutaneous melanosis）、Rokitansky‑Van Begaert 综合征。

属常染色体显性遗传。

出生后即可出现症状：① 神经系统可有软脑膜及脑内黑素沉着、脑膜出血、脑积水、颅内压增高等表现，时有癫痫发作、智力低下、慢性脑膜刺激征，可见颅神经麻痹及病灶体征；② 皮肤症状表现为黑素痣，躯干部常有广泛的先天性带毛的痣细胞巨痣和密集散在的较小的色素性痣细胞痣，特别是在掌跖部；③ 脑脊液中蛋白增高并含有黑素细胞。

在儿童期的后期皮肤或中枢神经系统可发生转移性黑素瘤。预后不良，约半数婴儿因脑积水在 1 岁内死亡。

癫痫发作时给抗惊厥药物治疗；有脑积水和颅内高压时可予以侧脑室引流；对智力不全者加强训练和教护。预后不一，可为死胎或死于儿童早期。虽可幸存到成人，但常有恶变。

43.309　皮脂腺痣综合征（nevus sebaceus syndrome）

线形皮脂腺痣，常累及面部，范围广，并发癫痫、精神发育迟缓及内斜视、虹膜或晶体缺损（coloboma）、角膜混浊、结膜皮样囊肿等眼异常。可伴有骨骼缺损。

治疗予以对症处理。

43.310　Nezelof 综合征

又名免疫球蛋白正常的淋巴细胞减少症、散发性胸腺发育不全症。

由 Nezelof 于 1964 年首先报道。系一种免疫缺陷性皮肤病，属常染色体隐性遗传。患者胸腺和淋巴系统发育不全，淋巴细胞减少或缺乏，但血清免疫球蛋白总量正常，个别成分常出现增多或减少，抗体形成也有所不足。其基本缺陷可能存在于骨髓多能干细胞，因而出现细胞免疫缺陷及不同程度的体液免疫缺陷。

多在生后 6 个月至 2 岁发病。反复发生细菌、病毒和真菌感染，常见的有脓皮病、中耳炎、扁桃体炎、鼻窦炎、持久性念珠菌支气管炎和肺部感染、绿脓杆菌感染、细菌性肺炎、败血症、病毒性肺炎，以及重症麻疹、致死性水痘等；还可见红斑鳞屑性皮疹。X 线片见胸腺甚小或无胸腺阴影。实验室检查末梢血淋巴细胞明显减少，绝对计数常低于 $(1\sim1.2)\times10^9/L$。尚见白细胞减少、溶血性贫血。迟发型超敏皮肤反应阴性（如 OT 试验），淋巴母细胞转化极低。血清免疫球蛋白的含量一般正常，少数患儿有一种或两种免疫球蛋白缺乏。淋巴组织活检 T 淋巴细胞缺乏。常于早年死亡。

可试用转移因子治疗，以增强细胞免疫功能。骨髓移植、胚胎胸腺移植均有一定疗效。

43.311　Nicolau 综合征

又名药物性皮肤栓塞（embolia cutis medicamentosa）。

系药物肌内注射后发生青斑样出血性皮肤炎症，并可转化为皮肤坏死，愈合极缓慢。

皮损发生于药物肌内注射后，其机制还不十分清楚。动脉内药物注射使血管发生栓塞而产生局部缺血，有青斑和皮肤坏死；但动脉周围和（或）肌内注射也可引起动脉痉挛和阻塞，产生同样的症状。神经周围或神经内注射可在臀部和肢体立即引起疼痛,特别是当药物沉积在臀部肌肉导致对坐骨神经的分支刺激时,也可引起血管收缩和局部缺血。臀部肌内注射时若注射太浅或注射入脂肪组织中,可发生局限性坏死。

肌内注射后可引起局限性皮肤坏死的药物有:① 驱梅药物:铋剂、汞剂;② 磺胺类:磺胺吡啶、磺胺噻唑、磺胺二甲异噁啶;③ 青霉素类:普鲁卡因青霉素、苄星青霉素;④ 链霉素:链霉素;⑤ 四环素类:金霉素;⑥ 其他:奎宁、樟脑、桉油醇、薄荷、抗组胺药、保泰松、维生素 B_{12}、局部麻醉剂、地塞米松、曲安奈德等。

肌内注射后数分钟或数小时在局部注射处发生木质样青灰色红斑性损害,有时类似网状青斑,并有局限性或放射性疼痛,痊愈后留有色素沉着,继之发生扁平或圆锥形深在的出血性坏死,也可发生水疱;患侧下肢可有暂时性麻痹,可能有继发性细菌感染,数周或数月后形成深的溃疡,愈后有萎缩性瘢痕。

皮损初起可给予血管扩张剂以减少坏死的倾向;局部可试用糖皮质激素乳膏或氧化锌糊剂,境界分明后采用促进清创、肉芽形成、上皮形成的措施。

43.312　Nicolau－Balus 综合征

又名多中心网状组织细胞增生症(multicentric reticulohistiocytosis)。

病因未明,可能属于脂质沉积的肉芽肿综合征。

女性多见,21~60 岁发病。皮肤和黏膜出现单发或多发性丘疹和结节,丘疹自芝麻至黄豆大,半球形,肤色、灰白色或棕褐色,表面光滑;结节0.5~2 cm 大小,可高出皮面,质中,一般不破溃。丘疹或结节好发于手指伸侧,可见于面部(彩图43-1),特别是口、鼻周围和耳郭,偶见于头皮、四肢或颈部。唇、舌、颊、咽等黏膜约半数可发生粟粒大小半球形乳白色丘疹,以后滑膜、骨膜和骨逐渐出现小结节,引起畸形性关节炎。X 线检查示关节软骨面的骨质破坏吸收,关节间隙增宽,以后

可致关节腔消失。甲损害可有甲萎缩、纵嵴、脆弱或色素沉着。其他有体重减轻、瘙痒、乏力、发热、感觉异常、黄瘤病、高血压、淋巴结肿大、血脂及 β脂蛋白增高等症状。

治疗可试用糖皮质激素、苯丁酸氮芥、羟基氯喹。大多数病例于多年后缓解。

43.313　Nieden 综合征

又名泛发性毛细血管扩张、白内障综合征。

病因不明,呈家族性发病,可能与遗传因素有关。

主要特征为泛发性毛细血管扩张合并幼年性白内障,多为双侧皮质型或成熟型白内障,瞳孔变形,虹膜间质缺陷,青光眼,眉部抽搐;手和前臂可有毛细血管扩张,颈部皮肤有网状色素沉着,并逐渐增厚和萎缩。有时可合并主动脉狭窄和其他心脏畸形。

有心脏缺陷者可手术,白内障亦可采用手术治疗。

43.314　结节红斑、长指与厚皮指、消瘦综合征(syndrome with nodular erythema-elongated and thickened fingers-emaciation)

本病由 Nakajo 于 1939 年首先报道,为常染色体隐性遗传病。Nakajo 报道两兄弟有结节红斑、长指与厚皮指及消瘦,其父母为近亲结婚。他将此病命名为"伴冻疮的继发性肥大性骨骨膜增生(secondary hypertrophic osteoperiostosis with pernio)"。2 例均有心脏扩大、心功能不全,他认为手指肥大是心脏病之故;结节红斑形如冻疮。到 1985 年共报道了 12 例,均来自日本。

12 例中男性 8 例,女性 4 例。发病年龄为 2个月~5 岁。结节红斑为初起症状,冬季加重,好发于面、耳、四肢,特别是手指,呈粉红到暗红色,直径为 5~10 mm,稍高出皮面,扪之有浸润感,消退后留有棕色色素沉着。若将手浸于冰水中,几小时至 1 天后发生结节红斑。

患者营养差,生长缓慢,进行性消瘦,以躯干上部最为明显,该处皮下脂肪消失;上肢、胸背肌肉萎缩。手指长,有肌肉萎缩,但指尖及指关节周围皮肤增厚;面部小而眼、鼻、唇、耳相对较大。常见有颈、腋下淋巴结肿大,少数可有心脏扩大、指骨周围增生等。

实验室检查常见贫血,血沉加快,α 球蛋白增多,IgG、IgA 增高,血糖升高,胆固醇下降,T 及 B 淋巴细胞减少等。

组织病理示在血管及汗腺周围、真皮下方及皮下组织有小圆细胞及中性粒细胞浸润,血管内皮细胞肿胀。

本病需与 Simon 综合征及 Cockayne 综合征相鉴别。

糖皮质激素可使结节红斑消退,但停药常复发。维生素 E 治疗有效。

43.315 非遗传性神经淀粉样变性综合征(non-hereditary neuropathic amyloidosis syndrome)

本征病因未明,常继发于慢性感染性疾病,如慢性脓肿、性病,尤与浆细胞瘤有关。

男性多见,30~60 岁起病。临床表现类似遗传性神经性淀粉样变性,声音嘶哑更常见。在正中神经分布区有感觉障碍,但很少影响运动,手和臂的皮肤有硬皮样改变。眼玻璃体混浊,可有心脏肥大(21%)、肝肿大(16%)、脾肿大(5%)、巨舌。血清蛋白电泳示 α2 球蛋白区有异常的高峰。刚果红试验、心电图、活检均有助于诊断。

治疗予以对症处理。多数患者于发病后 10 年内死亡。

43.316 Noonan 综合征

又名先天性侏儒痴呆综合征(congenital dwarfismidiocy syndrome)、假性 Turner 综合征(pseudo-Turner syndrome)、男性 Turner 综合征(male Turner syndrome)。迄今报道 200 余例,国内自 1980 年起有少数报道。

病因不明,可能为多基因遗传,即 X 与 Y 的相同位点的突变或亚显微缺失。亦有人认为是常染色体显性遗传,为单基因突变。一般无阳性家族史。染色体核型正常。

本征比 Turner 综合征多两倍以上。

两性均可受累。其临床特征是智力发育迟钝、身材矮小、性腺发育不全,男性生殖器不分化或消失,女性有原发性闭经,性征发育可缺乏。

可伴有各种先天性异常,如眼睑下垂、两眼距离过远、蹼颈、低位耳、齿异常、颌小畸形,悬雍垂及腭异常则较少见。可见鸡胸及脊柱异常、指(趾)异常,皮肤表现有色素痣、甲变短而宽、多毛、发下缘可低至上背部、眉部瘢痕性红斑。

新生儿 Noonan 综合征具有胎儿水肿,它是一种非免疫性水肿,继发于全身性淋巴管发育不良,可能由于充血性心力衰竭、胶体渗透压降低和贫血的 3 个因素造成。心脏畸形:Pearl 等报道心血管异常改变的发生频率依次为肺动脉狭窄(62.1%)、房间隔缺损(25.1%)、肥厚性心肌病(17.0%)、室间隔缺损(9.2%)、动脉导管未闭(6.3%)、主动脉狭窄(5.3%)、外周性肺动脉(4.4%)及主动脉狭窄(3.4%)、紫绀四联症(2.4%)和其他(8.4%)。患者常因先天性心脏病继发心力衰竭或感染而死亡。

脑 CT 检查可见有脑萎缩、脑发育不全。

本病应与 Turner 综合征相鉴别,鉴别要点见表 43-3。

表 43-2 Noonan 综合征与 Turner 综合征的鉴别诊断

鉴别要点	Noonan 综合征	Turner 综合征
患者性别	男女均可	仅见于女
身材矮小	较轻或正常	较重
性腺发育	不发育到正常发育	不发育
心血管畸形	肺动脉瓣或肺动脉狭窄	主动脉瓣或主动脉狭窄
智力发育迟钝	常见	罕见
齿咬合	不齐	齐
肾畸形	少	多
家族史	可有	无
正常生育	常有(指女性)	常无
染色体核型	正常	45,XO 等核型

如有性激素缺乏,可予替代治疗。心脏异常

者必要时可手术治疗。

43.317　Nothnagel I 型综合征

又名肢端感觉异常综合征。

极少为特发性，症状性肢端感觉异常可由下列直接或间接压迫或刺激等因素引起，例如心脏病、颈肋、胸廓出口综合征、腕管综合征等。

本征多见于中年女性，右侧肢体较常见，平睡时肢端感觉异常，麻木，臂及前臂疼痛。尺神经支配肌群首先受累，也可出现正中神经区麻木，晨起时两手发硬，按摩后松软。双臂持续用力常可诱发两手发麻。应做颈椎、肩关节等 X 光摄片，必要时做肌电图和神经传导速度检查。

去除病因。特发性者若无并发症，常在多次发作后自限。一般给予对症处理，包括避免浸水、局部按摩、感应电疗、冷热水交替疗法、睡眠时头肩部垫高等，若有失眠或疼痛时给安眠止痛剂。

43.318　眼、骨、皮肤综合征（oculo-osteo-cutaneous syndrome）

表现为身材矮小，下颌凸出、无牙。眼异常有：斜视、睑隙下斜、高度近视、眼球震颤。骨异常有：畸形趾、短指趾——特别是第 3 到第 5 指/趾，短头颅。皮肤表现有：先天性手掌角化过度，头发、腋毛、睫毛细、稀、色浅，无阴毛。

尚无特殊疗法。

43.319　Olmsted 综合征

又名先天性掌跖和腔口周围角皮病（congenital palmoplantar and periorificial keratoderma）。

1927 年 Olmsted 描述 1 例 5 岁男孩有对称性境界清晰的掌跖角化，手指弯曲不能伸直，两个末端指节自行脱落，手指呈中度杵状，指甲营养不良伴甲下角化过度；鼻、口和肛周也有境界清楚的角化过度性斑片，以后指背和脐周也有许多角化性丘疹。1962 年 Coste 报道 1 例，1984 年 Poulin 报道第 3 例，并建议命名为 Olmsted 综合征。

5~6 个月时发病，掌跖角化过度，手指弯曲畸形，手指狭窄或自发脱落，甲营养不良，可伴甲沟炎，有的右手有皮角。口、鼻、耳、肛门周围甚至颈前、腹股沟、股内侧等处可有境界清楚的疣状角化过度性斑块，角化性损害对称，可伴瘙痒。有的有舌黏膜白斑。患儿发育正常，可伴皮肤附件异常，如普秃、掌跖无汗、缺前磨牙等。皮损夏天较轻，但逐渐加重，至成年而不减轻。1 例 20 岁时头颅 X 线摄片示轻度长头。手足有弥漫性骨质疏松，指（趾）末节骨显著缩小，X 线摄片示左下无前磨牙。电测听左耳高频听力减退。脑电图示皮质及皮质下结构有轻度功能性障碍。血沉 69 mm/h（韦氏法）。蛋白电泳示丙种球蛋白增高。

组织病理示掌跖有角化不全时粒层消失，正常角化时粒层增厚。棘层肥厚伴明显乳头瘤样改变。真皮乳头水肿，血管增多，有片状和带状浸润，主要为淋巴细胞和组织细胞，偶有浆细胞。真皮浅层炎症性浸润中肥大细胞数增多。

根据临床特征可以诊断，但必须与 Clouston 型出汗性外胚叶发育不良、先天性厚甲症、Meleda 病、Vohwinkel 残毁性遗传性角质瘤等相鉴别。上述各病均发生于婴儿，为遗传性疾病，除 Meleda 病为常染色体隐性遗传外，其余均为常染色体显性遗传，本病则遗传方式不明。角化性损害均为对称性、弥漫性，其他诸病常伴出汗过多而本征无汗。其他诸病在肘、膝或手足伸侧有角化性损害，本病则在腔口周围有边界清晰的角化性斑片，腹股沟和股内侧有境界清楚的斑片，屈侧有条纹状角化。甲均可受累，毛发可稀少。Clouston 型出汗性外胚叶发育不良和 Vohwinkel 残毁性遗传性角质瘤伴神经性耳聋，本病高频听力异常，关节过度松弛，X 线示远端指骨萎缩。

尚无有效疗法。

43.320　Omenn 综合征

又名伴嗜酸性粒细胞增多的家族性网状内皮组织增生症（familial reticuloendothelisis with eosinophilia）。

为常染色体隐性遗传。

为严重的复合性免疫缺陷,婴儿起病,表现为严重的红斑鳞屑性皮炎,可发展成红皮病。全身淋巴结肿大,淋巴结有组织细胞样细胞的显著浸润,肝、脾肿大,外周血嗜酸性粒细胞增多,白细胞增多。

尚无特殊疗法。

43.321　口、面、指/趾综合征（orofaciodigital syndrome）

本征分为以下两型。

(1) Ⅰ型：Papillon Leage 综合征

为性连锁显性遗传。仅限于女性,男性是致命的。

口异常：口腔黏膜和牙槽嵴之间有蹼(系带肥大),唇裂、舌裂和牙龈裂。舌裂为两半或呈多叶状,在舌裂隙中常有小的肿瘤,组织学检查显示有黏液腺和平滑肌巢。常有不对称的软、硬腭裂和上唇正中假裂。牙齿间增宽并错位,下门齿缺失,可早发不典型龋齿。

面部畸形：鼻根阔,鼻翼发育不良,鼻呈钩状,眦移位。

指/趾异常：三叉手,不对称的短缩指、弯曲指(趾)和多指/趾。

毛发干燥、稀疏、无光泽、质脆,可有全秃或顶部脱发。在幼婴期头皮和面的上半部有细小鳞屑,面、耳部和手背有许多粟丘疹,有皮脂溢出性改变;一般到3岁时自行消退。可伴中枢神经系统异常。半数病例智力迟缓;部分病例可发生多囊肾。

(2) Ⅱ型：Mohr 综合征

由 Mohr 于1941年首先报道,为常染色体隐性遗传。

男性多见,出生后即有症状。表现为口畸形:齿异常,下中切牙缺如,高弓腭及角形下颌骨,上唇中央部唇裂、腭裂,舌错构瘤,舌系带肥大。面发育不良:鼻尖宽,也可对裂、鼻根宽,鼻翼发育不全。指/趾畸形:多指/趾,双侧多并指/趾,六指/趾畸形,楔形指/趾,第5指内弯。肱骨、股骨和胫骨短,身材矮小,内眦赘皮,脉络膜桥状缺损。可

有发作性神经肌肉紊乱,肌张力低,精神发育不全,常伴传导性耳聋。

43.322　疼痛性脂肿综合征（painful lipedema syndrome）

又名疼痛性脂肪综合征(painful fat syndrome)、小腿疼痛性脂肿综合征(painful lipedema syndrome of the lower legs)。

为小腿对称性疼痛性脂肪组织的肿胀,较罕见。被认为是一种遗传性代谢性疾病。血脂增高,皮下脂肪的成分异常,不饱和脂肪酸相对增加。

临床表现为儿童期或青春期小腿有对称性硬的肿块,无压力性凹陷,足通常不受累。久立时小腿肿胀加重。小腿肿胀处有弥漫性疼痛或压痛,尤以膝关节附近为明显。肿胀和疼痛在休息时或小腿抬高时并不消退。

应与淋巴水肿、痛性肥胖病和慢性静脉功能不全等症的继发性皮肤硬化相鉴别。

治疗可用加压绷带,穿弹力袜以缓解症状。

（杨永生　徐金华）

43.323　丘疹紫癜性手套和短袜样综合征（papular purpuric gloves and socks syndrome）

本病首先由 Harms 于1990年报道,其特点为手、足轻度水肿和红斑,边缘有融合的1~3 mm红色扁平丘疹,伴有紫癜,皮损可扩展至腕及踝部,呈手套及短袜状分布,两周内消退,故称丘疹紫癜性手套和短袜样综合征。

多数人认为本症由细小病毒 B19 感染所致;但也有人提出本病可能是不同病毒感染的非特异性表现,除细小病毒 B19 外,还包括麻疹病毒、柯萨奇病毒 B6、巨细胞病毒、EB 病毒、人类疱疹病毒6型和7型以及乙肝病毒等。

本病的潜伏期为6~18天,发病年龄为9~45岁,好发于儿童及青年人。发疹前可有发热及不同程度的全身症状,如关节痛、肌痛、厌食、淋巴结

炎,呼吸道及肠道症状。2~4 天后出疹,表现为双手足皮肤潮红、轻度水肿及扁平丘疹,皮损可扩展至腕及踝部,呈手套及短袜样分布;少数患者肘、膝、臀和大腿内侧也可有皮疹,伴轻度瘙痒和疼痛,口腔黏膜可有红斑、紫癜、颊黏膜糜烂、咽炎、唇炎及口角炎等。偶有外阴红斑、水肿致排尿困难,一侧胸部瘀点样发疹,足趾部多发血疱。病程 1~2 周,愈后不留后遗症。

组织病理示表皮角化不全,棘细胞层增厚,细胞间水肿,基底层细胞坏死或液化变性,真皮与血管周围淋巴细胞和少量嗜酸性粒细胞及中性粒细胞浸润。紫癜性皮损处伴真皮内广泛性红细胞外渗,免疫组化检查示血管内皮细胞、汗腺腺体及导管细胞、表皮细胞内均可检测到细小病毒 B19 抗原。

实验室检查可见轻微形态学改变的贫血、白细胞减少伴中性粒细胞减少,嗜酸性粒细胞及单核细胞增多,血小板减少,血清转氨酶增高。在感染后 10~13 天,抗细小病毒 B19 IgM 抗体开始阳性,IgM 血清转化试验在皮损出现后 2~3 天内阳性,阳性率在 1 个月后开始下降,但也可能持续 3~4 个月;而 IgG 在 9~36 天时出现,持续时间不确定。

根据有发热,双手足腕踝部以下有手套及短袜状分布的红肿、紫癜、丘疹性皮疹,伴有口腔黏膜红斑、糜烂及瘀点,血清抗细小病毒 B19 IgM 阳性,即可诊断。

对免疫力正常个体,只需对症治疗;某些特殊群体,如孕妇、免疫功能受损患者和各种慢性溶血性贫血的患者,可能会出现严重系统受累,治疗时必须和传染科、妇产科、血液科等学科合作。部分免疫功能低下患者出现高危并发症时,可静脉使用大剂量免疫球蛋白。

(王朵勤　徐金华)

43.324　肢端丘疹水疱综合征(papulo-vesicular acro-located syndrome)

Gianotti 于 1955 年首先报道儿童丘疹性肢端皮炎(papular acrodermatitis of childhood);1957 年在斯德哥尔摩第 11 次国际皮肤科学会上,由 Gianotti 和 Crosti 共同报道此病,故又称为 Gianotti‐Crosti 综合征。其特点为四肢远端伸侧、臀、面部有对称性红色扁平丘疹,形态单一,不痒,伴浅部淋巴结肿大及无黄疸型肝炎;皮损一般经 3~4 周后逐渐消退。

本征在临床上有相似于 Gianotti‐Crosti 综合征之处,但也有其不同之处:① 皮疹呈多形性;② 自觉瘙痒;③ 皮损存在时间长;④ 不合并肝炎。为避免与 Gianotti‐Crosti 综合征混淆,学界将这一组病称为肢端丘疹水疱综合征。

本病的多形性皮疹有 3 种类型:① 对称性、不融合的玫瑰色小半球形丘疹;② 皮疹常融合成大的痒性水肿性斑片,发生于四肢;③ 红斑,常为出血性、凸起成群的对称性损害。皮损存在时间可在 2 个月以上。

皮疹出现前 2~7 天可有上呼吸道感染和发热、咳嗽、鼻炎等症状。不合并肝炎,无乙型肝炎病毒存在,故血中 HBsAg 阴性,亦无乙型肝炎核心抗原存在。

组织病理示真皮上部浅表血管周围有单核细胞浸润,表皮可有轻度海绵样变性、网状变性及水疱。

治疗予以对症处理。

(杨永生　徐金华)

43.325　Parana 硬皮综合征(Parana hard-skin syndrome)

本病因见于巴西的 Parana 地区,故名。

为常染色体隐性遗传。

婴儿于生后 2~3 个月时皮肤变硬、增厚,除眼睑、颈及耳外,可累及全身皮肤。皮肤逐渐坚硬而不能活动,髋、膝、踝及肘关节固定在屈曲姿势,不能行动。胸部活动受限,可引起肺功能受限。胸部、四肢、面部多毛,颧颊潮红,口角朝下。全身性色素沉着尤以腰、腹部为甚,下肢轻度脱屑且屈侧有苔藓样变。生长发育迟缓。

43.326　肿瘤伴随综合征
(paraneoplastic syndrome)

为各种肿瘤的代谢异常对人体组织的影响以及肿瘤产生某种具有生物活性的物质而引起的一组症候群;以原发性肝癌引起者最为常见。

本征必有肿瘤存在,其伴随表现主要有:

低血糖:多发于空腹,可低至 0.56 ~ 1.12 mmol/L。见于肝癌、肾上腺瘤、消化道肿瘤及纤维肉瘤。可能是肿瘤分泌或释放胰岛素或胰岛素样物质引起的代谢异常。国外报道原发性肝癌伴低血糖的发生率可高达 30%。

皮肤色素沉着:见于支气管癌、胸腺癌、胰癌、消化道癌、甲状腺癌。

性早熟及性征异常:见于肝癌、肺癌及纵隔肿瘤,因肿瘤组织可分泌促性腺激素。

红细胞增多症:见于小脑血管母细胞瘤,肝癌,卵巢、子宫纤维肌瘤,肾上腺肿瘤;系肿瘤释放红细胞生成素所致。原发性肝癌伴红细胞增多症的发生率为 2% ~ 10%。

高胆固醇血症:见于肝癌,因肿瘤组织的酶异常,影响胆固醇生成的反馈机制或由于胆固醇消耗减少。

溢乳:见于肺燕麦细胞癌及肾上腺癌。

甲状腺功能亢进:见于胃癌、肠癌、胰腺癌、肺癌、睾丸畸胎瘤。

Cushing 综合征:见于肺癌、胸腺癌、甲状腺癌及生殖器肿瘤。

高钙血症:见于乳腺癌、肺癌、肾癌及血液系肿瘤。

高纤维蛋白血症:原发性肝癌伴高纤维蛋白血症国外报道少见,国内报道可达 26.6%。

其他:如高磷血症、巨球蛋白血症、骨髓瘤性球蛋白病等。

主要是针对肿瘤的治疗及对症处理。

43.327　Parrot Ⅰ型综合征

又名 Parrot 假性麻痹(Parrot pseudoparalysis)、Parrot 梅毒性骨软骨炎综合征。主要特征为胎传梅毒婴幼儿的腕部出现假性麻痹。

麻痹与梅毒性骨的病理变化有关,大致由骨软骨炎的疼痛所致。

约 15% 胎传梅毒患儿可出现此征,常出现在出生后 3 周~3 个月。病变局限于长骨的骨骺线附近,膝、腕、髋、肩等关节的骨骺最常受累。受累关节稍肿胀,肢体不能主动活动,呈弛缓性麻痹,被动运动时疼痛。常伴其他梅毒表现。X 线检查可见关节腔隙增宽、骨膜肥厚、骺线不规则、骨质脱钙。若骺线严重受损,可引起畸形。实验室检查可见患儿及其母梅毒血清反应阳性。

驱梅治疗可使假性麻痹在数周内消失。

43.328　Parrot Ⅱ型综合征

又名营养不足综合征(athrepsia syndrome)、虚弱综合征(inanition syndrome)、消瘦症(marasmus)。

由于摄食不足而致热卡不够、喂饲习惯不合适、代谢异常或先天性畸形所致。

于婴儿期起不能茁壮成长,消瘦、皮肤干燥,缺少皮下脂肪。腹部扁平或膨胀,肌张力降低并有肌萎缩,体温低,脉率慢,基础代谢降低,烦躁不安,其后倦怠不想活动,有便秘或腹泻、低血色素性贫血及低蛋白血症。

治疗予以饮食纠正及特殊解剖学上或功能性缺陷的纠正。预后多数不良。

43.329　Parry – Romberg 综合征

又名进行性偏面萎缩 (progressive facial hemiatrophy)。

1825 年由 Parry 首先报道,1858 年 Romberg 将其命名为进行性偏面萎缩。其主要特征为一侧面部皮肤脂肪、肌肉甚至骨骼进行性萎缩。

病因不明,可能为外显率较低的常染色体显性遗传病。部分患者由交感神经系统功能障碍或三叉神经损害所致。

两性均可受累,常在儿童期发病,起病缓慢,常有前驱症状,如单侧面部出现麻木、感觉减退或疼痛,继之出现脱色斑或色素斑,皮肤干燥、菲薄、萎缩,汗液分泌减少,进而出现慢性进行性脂肪和皮下组织萎缩,有时骨也萎缩。损害一般多局限于三叉神经第一支或一侧面部,以中线为界,境界清楚;受累侧头发、眉毛、睫毛脱落,或出现灰发或白发症。疾病可自行停止发展,偶尔同侧的躯干、肢体和内脏也可受累。眼部症状:有的见眼球凹陷甚至 Horner 综合征;轻度兔眼,Argyll - Robertson 瞳孔,偶有眼肌麻痹、瞳孔异常扩大、睑下垂、眼球震颤及虹膜异色等。

常伴患侧面瘫、半侧舌萎缩;少数患者可发生神经系统症状,尤其是局限性癫痫(Jackson 癫痫)、颈交感神经麻痹、脑动脉硬化症、偏头痛、三叉神经痛等,约半数病例脑电图呈阵发性异常。

本病应与局限性硬皮病以及进行性脂肪营养不良相鉴别。

治疗主要是去除可疑的发病因素。局部可用蜡疗、热敷、艾灸疗法,红外线照射或在萎缩部位的皮下用针刺疗法,留针 30~60 分钟,隔日 1 次,或皮下注射维生素 B$_1$、B$_{12}$ 等。可长期服用当归丸,以益气养血。必要时可做成形手术修复。

有报道用复方异丙嗪注射液(0.5% 奴佛卡因 15 ml,2.5% 异丙嗪 2 ml,12.5% 维生素 C 2 ml 及 0.1% 加兰他敏 1 ml 混合液)皮下注射,对于粘连重或皮肤变硬者加用 0.4% 黄腐植酸钠注射液交替注射有效。

43.330 部分脂肪营养不良综合征(partial lipodystrophy syndrome)

又名 Barraquer - Simon 综合征、Simon 综合征、Hollander 综合征、Mitchell Ⅱ型综合征、Weir - Mitchell Ⅱ型综合征。

早在 1875 年 Mitchell 就对本病有描述,1911 年 Simon 又做了详细描述。我国 1981 年郝登荣等曾报道 1 例。

有认为自主神经中枢(下丘脑)或与丘脑下部联系的交感神经节遭某种损伤后,脂肪组织和脂肪细胞分解酶的活性发生变化,引起皮下脂肪组织不应有的消耗,致使血中脂质降低或升高。可能与丘脑下部及垂体组织的代谢控制调节系统产生的脂肪移动因子(lipid mobilizing factor)的促进作用有关。

也有认为交感神经障碍引起儿茶酚胺分泌异常而导致组织萎缩或消失。实验证明破坏下丘脑腹内侧核时,数周后动物即出现肥胖;反之如刺激腹外侧核时,则引起脂肪分解而出现消瘦。

本病以女孩为多见,男女之比为 1:4。常见于 4~6 岁,偶见于婴儿。主要症状为部分性对称性皮下脂肪消失、膜性增殖性肾小球肾炎及低补体 C3 血症等三大特征。

发病隐袭,上半身皮下脂肪逐渐消失,症状逐渐明显,数年后脸、颈、胸、上肢和腹部皮下脂肪消失,非常消瘦,尤以脸部最为显著。部分病例下半身脂肪增加,臀部以下特别肥胖,上瘦下胖,称为 Laigneal - Lastine - Viard 型。除皮下脂肪外,皮肤、肌肉、骨骼等均正常,一般 2~6 年自行停止。若无并发症(多见为肾炎),预后良好。

根据上述临床特点不难诊断,主要应与继发性脂肪营养不良的疾病,如进行性神经性腓骨肌萎缩(Charcot - Marie - Tooth 综合征)、巨肝症、糖尿病等相鉴别。

尚无特殊疗法,皮下脂肪一经消失,即无法复原。若有肾脏病变则予对症处理。

43.331 4p⁻综合征(4p⁻ syndrome)

又称 4 号染色体短臂缺乏综合征(chromosome 4 - short arm depletion syndrome)。表现为小头和(或)头颅不对称、眼距增宽、内眦赘皮、眼睑下垂、眉间隆起伴宽鼻或鸟嘴样鼻,单纯性低位耳伴耳前小凹、耳前皮赘,约半数病例有裂唇和(或)裂腭伴鱼嘴样口。男性患者均有尿道下裂,部分有隐睾症,偶有短掌、短跖。有毛细血管瘤,甲上有斜嵴。

43.332 16 部分三体综合征(16 partial trisomy syndrome)

可为新发生的突变,亦可由亲代平衡重排位

携带者遗传所致。

表现为宫内生长障碍，头面部畸形有小头、长头、头颅不对称，头发、眉毛和睫毛稀少，低位耳且发育不全，眼距宽，中部腔发育不良，鼻梁低平、鼻孔前倾，腭裂、鱼状嘴、小颌、短颈或（和）颈蹼；其他畸形有先天性心脏病、单一的脐动脉、生殖器异常、拇指发育不良或缺如、指头重叠、关节挛缩、音调异常、哭声微弱、智力障碍。

可死于婴儿期，幸存者可活到成年。

据染色体分析可确诊。

43.333 18p 部分单体综合征（18p partial monosomy syndrome）

又名 18 号染色体短臂部分缺失综合征、18p 综合征、De Grouchy - Lamy - Thieffy 综合征。

是由一条 18 号染色体短臂部分缺失所引起的临床畸形，常为新发生的染色体结构畸变所致，是较为常见的一种染色体病；也可由亲代平衡易位携带者所遗传。多数患者的双亲年龄较大。

男女之比为 1∶2。出生时低体重，身材短小，轻度小头、圆脸、眼角发育不良、内眦赘皮、斜视、上睑下垂、眼距宽、眼球震颤，鼻梁低平、鼻孔前倾，低位耳、耳下垂、发育不全、上唇薄、下唇外翻、小颌、齿发育不全、侧门齿缺如，常见龋齿、齿龈骨疣，IgA 缺陷、颈短、宽胸、乳距宽，第 5 指弯曲、手足短粗。常见淋巴性水肿、直肠裂、腹股沟疝或脐疝、肌张力低、癫痫、智力障碍（IQ 为 25～75），其中重症者伴全前脑症及小头症、无嗅脑症。

多在婴儿期或 10 岁以前死亡，少数可活到成年。

43.334 Pasini 综合征

又名白色丘疹样型大疱性表皮松解综合征（albopapuloid form of epidermolysis bullosa syndrome）。

属常染色体显性遗传。

出生时发病。皮肤有小的、硬的白色毛囊周围性丘疹，缓慢增大至直径 15 mm，最多见于躯干，特别是腰骶部。皮疹长期存在，有孤立性大疱，并且有增生性大疱性表皮松解综合征的征象。疱在表皮和真皮之间，电镜示其原发病变系锚丝缺损。愈后留有瘢痕疙瘩或萎缩斑。

治疗予以对症处理。

43.335 脱皮综合征（Peeling skin syndrome）

又名家族性持续性皮肤脱落（familial continuous skin peeling）。

为常染色体隐性遗传。

儿童期发病，无先驱症状或征候，皮肤连续全身性脱落（角层成片脱落）；皮肤发红，有多环形剥露的红色区域，无渗出；皮肤干燥，掌跖皮肤发红，但无角化过度。自觉瘙痒，无口腔或眼损害。组织病理示角层下解裂。

43.336 毛囊周围性皮肤松弛综合征（perifollicular anetoderma syndrome）

病因未明，有怀疑系内分泌因素，脂肪堆积。

见于老年妇女。大腿内侧可见浅蓝色与淡红色小点。组织病理示上皮变薄，角质层增厚，毛囊变宽，角质化物质形成。一些病例脂肪组织脱垂至表皮。

43.337 会阴综合征（perineal syndrome）

病因未明。

临床表现为会阴缝部位有周期性瘙痒，伴局部出汗，常于持续驾驶、久坐或疲倦后加重。呈周期性缓解与发作，且并不见与治疗或病因学因素有关。

治疗予以镇静剂，局部可外用糖皮质激素制剂。

43.338 色素血管性斑痣性错构瘤病综合征(phakomatosis pigmentovascularis)

1947年太田首先将本病看作一个综合征。其主要特征是皮肤血管瘤伴黑素细胞痣或表皮痣。皮肤血管瘤为广泛的鲜红斑痣,黑素细胞痣可为持久性非常规部位的蒙古斑或斑痣(nevus spilus)。可能伴中枢神经系统畸形。可分为4型(表43-4),每一型又分A、B两组,A组无系统损害,B组有系统损害。I型又称Adamson-Best综合征,为鲜红斑痣伴线状表皮痣;II型又称Takano-Kruger-Doi综合征,为鲜红斑痣伴非常规部位的蒙古斑,也可有贫血痣。

表43-3 色素血管性斑痣性错构瘤病综合征分类

类型	血管型	色素痣
I型	鲜红斑痣	表皮痣
II型	鲜红斑痣	非常规部位的蒙古斑±斑痣
III型	鲜红斑痣	斑痣±贫血痣
IV型	鲜红斑痣	异位性蒙古斑,斑痣±贫血痣

注:±表示可有可无。

II型最为常见,女:男为1.7:1。文献报道的病例中绝大多数是日本人,偶有患者亲属有孤立性皮损,如持久性迷走性蒙古斑、眼黑变病或鲜红斑痣。

IIB型患者除鲜红痣外可有颅内和内脏血管瘤以及癫痫发作,所以符合Sturge-Weber综合征(脑颜面血管瘤病)的临床标准。IIB型患者也可有Kippel-Trenaunay综合征的证据,大面积的鲜红斑痣伴肢体的淋巴管瘤异常和(或)偏侧肥大。本病可与Sturge-Weber综合征重叠,所以报道病例中可伴有青光眼。

眼黑变病是本病的常见表现。Hasegawa等报道的25例IIB型患者中12例有眼黑变病。眼黑变病也是太田痣的常见表现,在一组194例中有127例发生眼黑变病,占68%;两者都可有虹膜乳头状隆凸(iri smammillations),后者需与神经纤维瘤病的Lisch小结相鉴别(表43-5)。

表43-4 虹膜乳头状隆凸和Lisch小结的鉴别

鉴别要点	虹膜乳头状隆凸	Lisch小结
大小	小	大小不一,可大至2 mm
形状	星状	半球状
色泽	棕色虹膜:与虹膜同色或深棕色;蓝色(绿色)虹膜:中度棕色,上常覆有棕色色素沉着区	标色虹膜:淡棕色,偶与虹膜同色;蓝色(绿色)虹膜:中度棕色
数目	15个到无数	1个到无数
分布	分布于虹膜的部分或全部,均匀	在整个虹膜上随意分布,均匀
伴发	太田痣、眼黑变病、虹膜痣	神经纤维瘤病

III型又称Kobori-Toda综合征,为鲜红斑痣伴斑痣,也可有贫血痣。

IV型无其他名称,为鲜红斑痣伴异位性蒙古斑和斑痣,也可有贫血痣、骨骼畸形。

43.339 空肠、口腔、阴囊静脉扩张综合征(phlebectasia of jejunum-oral cavity and scrotum syndrome)

病因不明。

临床表现为口腔、舌呈鱼子酱样斑,阴囊出现血管角化瘤,有消化性溃疡症状,偶有胃肠道出血导致黑粪。

患者有十二指肠溃疡,空肠黏膜下层及浆膜内血管壁薄,有的患者盲肠也轻度变黑,舌及阴囊静脉曲张。

治疗溃疡病,若有失血应采取止血措施,或者剖腹探查。

43.340 垂体性侏儒症(Pituitary nanism)

又名Lorain-Levi综合征。

在青春期前因垂体功能减退可使垂体生长激素分泌减少而引起侏儒症。颅咽管瘤最为常见,其次为鞍上囊肿、垂体纤维化。

临床表现主要有:

躯体生长缓慢:婴儿出生后开始生长正常,自

1~2 岁后生长缓慢,停滞于幼儿期身材——上半身长于下半身,头大而圆——童脸——胸廓狭小——腹部较圆;皮肤干燥、松弛,皱纹明显,皮下脂肪少,肌肉发育较差。

骨骼发育障碍:一般长骨均短小,成年人身高也不足 130 cm。骨化中心生长迟缓,骨骺常不融合,骨龄落后于实际年龄。蝶鞍可缩小。

性器官不发育和第二性征缺乏:大多数患者常伴有促性腺激素分泌不足而致性发育不全,男性至青春期不出现第二性征,睾丸小,无精子生成,无性欲,阴毛、胡须、腋毛不生长;女性原发性闭经,外阴、乳房均不发育。

智力发育与同龄正常人相称。

实验室检查示尿中促性腺激素缺如,血蛋白结合碘低下,低血糖。静脉注射促肾上腺皮质激素后,血浆皮质激素含量升高,但仍低于正常。X线检查示骨骺融合延迟,蝶鞍被肿瘤或囊肿破坏。

继发性者针对病因治疗。若为原因不明或垂体功能已明显减退者,则需采用相应的内分泌治疗:① 生长激素:对本病生长迟缓有良好作用。一般采用周期疗法,每周 3 次,每次 2~5 mg,肌内注射,用 2 周停 2 周,维持 1~2 年,甚至 5~6 年或更久。② 性激素:在进行生长激素治疗时,除非疗效不佳,否则不宜过早应用雄性激素。③ 其他内分泌激素的替代治疗。

(梁　俊　徐金华)

43.341　胎盘功能不全综合征（placental dysfuncion syndrome）

本病以胎儿营养不良与在宫内窒息为主要特征。胎儿身体较长,体重较轻(多数在 2 500 g 以下),往往死于宫内。

病因不明。可能与过期产、妊娠毒血症、高龄初产等因素有关。

皮损累及周身,轻者皮肤干燥,有皱褶、皲裂,皮下脂肪减少,指/趾甲过长;重者除上述症状外,皮肤、胎脂、指/趾甲、脐带等均被胎便黄染。患儿有时可伴发窒息、吸入性肺炎、颅内出血及中枢神经缺氧性损伤等。

治疗主要予以对症处理。

(傅雯雯)

43.342　Plummer–Vinson 综合征

又称缺铁性吞咽困难综合征（sideropenic dysphagia syndrome）。

90%为女性,好发于 40 岁以上,主要见于北半球,如瑞典、加拿大和美国部分地区。

多认为缺铁是本病最基本的因素,因为铁的不足而引起上皮层改变,常常出现上端食管蹼导致吞咽困难;也有研究认为可能与营养不良、自身免疫、胃黏膜损害等有关,但详细的发病机制尚不清楚。

临床表现主要为间歇性吞咽困难,多数在进食硬性食物时出现,常合并口角炎、舌炎、舌乳头萎缩、缺齿、匙状支架、脾大或巨脾。

治疗以补充铁剂为主并辅以 B 族维生素;随着血液各项检查值逐渐改善,吞咽困难多能很快消失。

(王朵勤　徐金华)

43.343　POEMS 综合征

POEMS 综合征是多神经病、器官增大、内分泌病、M 蛋白、皮肤变化综合征（polyneuropathy-organomegaly-endocrinopathy-M-proteins-skin changes syndrome）英文名称各单词首字母组合而成的简称,由 Shimpo 在 1968 年首先报道;又名 Crow–Fukase 综合征、Takatsuki 综合征。

病因不明,多数伴浆细胞恶病质变化。发病年龄多见于 30~50 岁。男性多见,男女之比为 3∶1。

临床表现多种:

多神经病为严重进行性感觉运动多神经病,有四肢远端皮肤烧灼痛,进行性加重;膝反射减弱,肌无力,股部肌肉萎缩;肌肉压痛明显,不能行走等,其表现类似于格林-巴利综合征。脑脊液中有蛋白增高。

器官肿大表现为肝脾肿大、淋巴结肿大。

骨损害可孤立存在或呈多发性,常见于骨中轴及近端的附件区,损害为显著硬化、放射密度增加,损害大小自数毫米至数厘米,小损害透明区周围为硬化性变化而形成环状损害。病灶常呈稳定状态,但也可进行性破坏而形成骨折。除了局灶性骨破坏,也可出现绒毛刺状骨质增生,特别是在脊椎。

内分泌异常表现有男性乳房肿大、催乳激素水平增高、女性乳房痛性增大、阳痿、闭经、糖尿病、甲状腺功能减退、Addison 病等。

M 蛋白增高,可为 IgG 或 IgA 的 M 蛋白成分。

皮肤变化有弥漫性色素沉着、硬皮病样改变、小腿水肿甚至全身水肿、多毛、多汗、杵状指、白甲、疣状血管瘤等。

其他系统性症状有腹水、胸腔积液、发热、消瘦等。

实验室检查发现有贫血,病情活动时血沉升高,丙种球蛋白增高,IgG 或 IgA 增高,脑脊液中蛋白增多,空腹血糖升高,糖耐量试验异常,骨髓穿刺浆细胞轻度增多,肌电图有外周神经病表现等异常。

病程呈慢性。死亡原因多与多神经病变有关。

骨损害区用放射治疗及左旋溶肉瘤素有效。

43.344　Poland 综合征

又名并指畸形、胸大肌缺乏综合征(syndactyly-pectoralis muscle deficiency syndrome)。

系 1841 年由 Poland 首先描述的一种罕见的先天性畸形。我国近年有少数病例报告。

病因未明,有认为系胚胎发育缺陷所致。男性多见,男女之比为 3:1。出生时不易发现,随年龄增长而发现一侧胸大肌、胸小肌缺如,胸廓凹陷;乳头、乳晕发育不全,肋间隙明显,或部分肋骨缺如致局部胸壁随呼吸运动而起伏,同侧上肢异常或发育不全;并指畸形最常见,可同时出现短指畸形及手腕发育不全,畸形多累及第 3~5 指,其余为缺指骨及掌骨。前臂发育不良,如手短小、前臂

缩短、桡骨与尺骨融合。常并发有脊柱侧弯、半椎体、肩胛骨高位、耳郭畸形、先天性心脏病、右位心、肾畸形、隐睾症、腹股沟斜疝等。易发生白血病及肺癌等。

X 线检查示患侧第 3~5 指的第二指骨缺如,胸大肌及肋骨缺损。若并发其他畸形,则可有相应的 X 线发现。

必要时可手术矫治手指畸形。

43.345　Pompe 综合征

又名糖原累积病 II 型(glycogenosis type II)、酸性麦芽糖酶缺乏综合征。

按不同器官受累程度可分为 4 个临床类型,症状和体征有某些重叠:① 心脏扩大型,以心室肥大为主,左心室肥厚尤为明显,室间隔也增厚,心脏常呈球形;② 全身型;③ 肌肉型,主要侵犯骨骼肌,引起中度或重度肌无力,以舌部表现最明显而引起舌肥大,膈肌次之,骨骼肌内糖原可占肌肉重量 5%~10%(正常为 1%),平滑肌亦可受累,如食管、肠道、肾盂、膀胱等;④ 婴儿后期酸性麦芽糖酶缺乏症。

(1) 第 1~3 型

系常染色体隐性遗传,溶酶体 α-1,4 葡萄糖苷酶活性缺乏。糖原广泛沉积于心脏、肌肉、中枢和周围神经系统、网状内皮系统、肾、肝、肾上腺。

出生后第 1 个月发病,表现为厌食、呕吐、流涎、极度虚弱,生长障碍,严重精神发育不全,反复呼吸道感染,晚期呼吸困难,严重的肌张力降低,不同程度的心脏扩大,心尖收缩期杂音,不同程度的神经系统受损征象,偶见巨舌,无肝脾肿大,晚期紫绀。实验室检查血白细胞大量糖原沉积,α-1,4 葡萄糖苷酶活性缺乏。血糖、葡萄糖和半乳糖耐量,胰高血糖素和肾上腺素反应等均正常。X线和心电图示心脏扩大。肌活检、酶测定可助诊断。

治疗可试用维生素 A(可增加溶酶体的溶解作用)。多于 1 年内死亡。

(2) 第 4 型

发病较前三型晚,表现为髋部肌肉无力,

Gower 征阳性,跟腱挛缩,肌肉变硬呈橡皮状,肛门括约肌松弛,膀胱收缩无力,精神发育不全或正常。血白细胞缺乏 $\alpha-1,4$ 葡萄糖苷酶活性,肌电图呈肌病改变。肌肉和肝脏活检,酸性麦芽糖酶缺乏可助诊断。

治疗可试用维生素 A;长期注射肾上腺素,可渡过婴儿期。

43.346　Poncet 综合征

又名结核性风湿症(tuberculous rheumatism)。

系结核感染引起的关节过敏症状。结核灶活动与否同关节症状轻重并非平行,而且陈旧性结核灶并发本病并不少见,说明其发病原因,除因结核感染中毒外,机体对结核毒素发生一种特殊形式的变态反应是主要病因。

患者多为青壮年,女性多见。患者常有低热、皮肤黏膜苍白、全身衰弱等一般慢性结核中毒症状。关节症状为本病主要表现,可表现为多发性关节疼痛,局部无红肿体征,或为多发性关节炎,伴明显红肿热痛及活动受限。少数患者可有膝关节积液。偶可发生关节强直。主要累及膝、踝、腕、指(趾)、肩、肘及髋等关节。X 线片一般无骨质变化,仅少数慢性病例偶有骨质疏松。

皮肤损害为本病第二特征:① 结节红斑:最为常见,占 63.3%,好发于四肢,尤以小腿伸侧及踝关节附近多见;风湿性结节红斑出现率仅占 1.4%~4.1%,两者有显著差异。② 皮下小结:约见于 20% 的病例,好发部位与结节红斑相似,不能作为与风湿病鉴别的依据。③ 环形红斑:本病未见及,若有这种皮损则应考虑为风湿病。

结核病性:急性活动性和陈旧性结核灶均可引起本病。淋巴结核最为多见;此外,结核性胸膜炎、支气管内膜结核、肠结核、附睾结核等均可伴发,亦偶有隐性结核或皮肤结核者。

心脏损害:约 6.7% 病例有心悸、心前区不适等心脏症状,心电图可有 S-T 段及 T 波改变,甚至有 I 度房室传导阻滞。有的病例可出现心内膜炎、心肌炎和心包炎,极易误诊为风湿病,但经抗风湿治疗无效,且长期随访观察未能发现有心脏增大及瓣膜病变,在急性发作期亦无第一心音减弱或病理性杂音出现,在抗结核治疗后可恢复正常。

结核菌素皮内试验(Mantoux 试验)对本病的诊断有一定意义。

给予抗结核治疗。

43.347　腘蹼综合征(popliteal pterygium syndrome)

又名腭裂、腘蹼、唇、生殖器综合征。

为常染色体显性遗传伴以不完全外显率和不同程度的表现度,家族内症状表现各异。

出生后出现症状,双下肢从跟骨到坐骨结节均可有皮肤蹼,以致下肢伸展、内收和旋转均受限制;并指(趾),小腿骨质畸形,鼓槌足,趾甲发育不全;唇腭裂,睑融合;生殖器异常,隐睾,阴囊缺如或阴囊裂,腹股沟疝,大阴唇缺如。

治疗可施行外科手术矫正。预后依病变范围而定。

43.348　淋病后尿道炎综合征 (postgonococcal urethritis syndrome)

可因淋菌性尿道炎合并支原体感染而致病。

常于淋球菌尿道炎患者接受青霉素和羧苯磺胺治疗后的 20 天内,在没有遭异性重复感染时发病。反复出现尿道分泌物或脓尿。罕见于四环素治疗者。应用尿道分泌物做涂片或培养有助于诊断。

四环素类药物可治愈。预后良好。

43.349　带状疱疹后综合征 (postherpetic syndrome)

带状疱疹是神经节后根的病毒感染,导致感觉神经变性;在严重的病例中再生可不完全。老年患者常有带状疱疹后症状,常见的感觉障碍是疼痛,疼痛的时间随皮损的严重度及患者的年龄而延长;疼痛可呈自发性或由温度变化而激发。带状疱疹后神经痛有时甚剧,可影响睡眠;有的患者在夜间于患处感瘙痒,有的诉有针刺感,当面部受累时针刺感可由日晒或血管扩张而激发。

一般病例用普通止痛片有帮助,但严重者则几乎无用,而需阻滞痛觉纤维。口服阿米替林和奋乃静最有效。卡马西平 200 mg,每日 3 或 4 次有效,必须持续几个月。加或不加普鲁卡因的曲安奈德局部注射,疗效不一。

43.350 乳房切除术后综合征
(postmastectomy syndrome)

又名慢性淋巴水肿性肢体淋巴管肉瘤综合征。本病于 1948 年由 Stewart – Treves 首先报道,故亦称 Stewart – Treves 综合征。其特征为乳腺癌患者经乳房切除及腋窝淋巴结清除数年后,在患侧上肢淋巴回流障碍部分出现淋巴管肉瘤。

乳房切除术后本病的发生率不到 1%,多在乳腺癌手术后发生患侧上肢慢性淋巴水肿,持续数年或 10 年后发病。平均发病年龄为 62 岁。初起在水肿部位出现瘀斑,很快发展成为暗黄色或暗红色结节,附近出现散在的肤色结节,肿瘤增大时水肿加剧,肿瘤表面可破溃。肿瘤转移发生较早,常转移到肺和胸膜部位。

组织病理与 Kaposi 肉瘤相似,不易区分。

早期截肢,晚期可试用放射治疗及抗癌药物治疗。一般预后较差,多于数年内死亡。

43.351 血栓性静脉炎后综合征
(postthrombophlebitic syndrome)

其特征为由于静脉瘀滞,小腿呈踝部水肿、瘀滞性色素沉着和溃疡。女性较多见。

本征可发生于深静脉血栓形成后不久或直至 20 年后。血栓性静脉炎瓣膜破坏是导致小腿静脉压增高的主要因素。水肿是由于液体从毛细血管外渗之故。淤滞性色素沉着是由于红细胞逸入组织,沉积的血红蛋白导致炎症性反应之故。溃疡形成的确切机制尚不清楚,一个合理的解释是直立时高压静脉阻止毛细血管血液流动而局部缺血,溃疡处抽出的静脉血因去饱和作用(desaturation)常呈黑色。皮下组织可发生明显的纤维变性。

踝部皮肤水肿、小腿下端和内踝有褐色到暗黑色的色素沉着;由于真皮内色素的炎症性反应,小腿亦可发红、发热并有触痛。可发生小的糜烂、溃疡,大都位于内踝和小腿下部。小腿下 1/3 处皮下组织变硬,其上方则有凹陷性水肿。可单侧或双侧小腿同时受累。

在血栓性静脉炎改变处的皮肤和皮下组织有水肿、炎症、纤维变性、含铁血黄素沉着。晚期可见静脉壁增厚,内膜增生,皮肤的小静脉和小动脉壁碎裂。

根据水肿、淤滞性色素沉着和溃疡的特征性表现可以确诊。应与淋巴水肿相鉴别,后者无淤滞性色素沉着或溃疡。其他原因引起的小腿溃疡一般常伴疼痛,而静脉溃疡一般不痛,或仅有触痛。

治疗宜长期穿弹力袜。把睡床的床脚抬高 18 cm,使晨起时小腿组织液减少到最低程度。淤滞性皮炎可用糖皮质激素制剂外搽。溃疡有感染或有蜂窝织炎时应系统应用抗生素,大的溃疡则需皮肤移植。仅表浅静脉闭锁不全时行外科结扎手术,深部静脉闭锁不全则建议做近端浅部股静脉瓣成形术或静脉移植术。

43.352 Prader – Willi 综合征

由 Prader、Labhart、Willi 和 Fanconi 于 1956 年首先描述,又称 Prader – Labhart – Willi – Fanconi 综合征,肌张力低下、智能障碍、性腺机能减退、肥胖综合征(hypotonia-hypomentia-hypogonadism-obesity syndrome,HHHOS)。

病因不明,有认为系常染色体隐性遗传,60% 患者染色体 15 缺失。

男性多见,男女之比为 5:2,出生时体重略低于正常。第 1 期:出生时新生儿肌张力减退,嗜睡,喂食困难(常需鼻饲),无反射,对痛刺激的反应低或缺如,无 Moro 反射(婴儿期的拥抱反射),惊厥(极少见)。第 2 期:约 6 个月以后,肌张力有所增加,反射活跃,能进食甚至过食、肥胖,但身高增加缓慢(短身材),精神发育不全。2 岁后始能行走,学语困难,情绪障碍,常烦渴和多尿,阴茎小,双侧或单侧隐睾,缺乏第二性征,女性青春期发育延迟或缺乏。皮肤和毛发色素减退,呈特殊面容:长头、狭睑、杏眼、小嘴、上唇菲薄、口角下斜、手及手指异常。2 岁左右食欲亢进和逐渐肥胖,到 3 岁左右可达高度肥胖,智力发育迟缓。出现高血糖、酮血症(常在 10 岁后发生)。X 线显示骨发育迟缓。脑电图有慢波、尖波等。气脑造影部分患者可见皮质萎缩及全脑室对称性扩大。肌电图正常。

新生儿需与先天性肌营养不良症、重症肌无力等相鉴别,幼儿则需与 Frohlich 综合征及 Laurence - Moon - Biedl 综合征等鉴别。

治疗予以对症处理,可用苯丙胺、睾酮等。

43.353　前血管炎综合征(preangiitis syndrome)

为介于感染和结缔组织疾病之间的一组边缘性病征,可能与链球菌的迁延感染以及由此引起的机体免疫反应紊乱有关。

女性较多,起病缓慢,可有不规则发热、皮疹、关节痛、肌肉痛、肝脾肿大,蛋白尿等一系列结缔组织疾病的表现。淋巴结肿大,全身或局部皮肤红斑。实验室检查示免疫球蛋白增多,为多细胞系的,而非 M 成分。抗核抗体、Coombs 试验、冷凝集反应及 Paul - Bunnel(嗜异抗体)反应可阳性,提示存在自身抗体或嗜异抗体。血沉加快,类风湿因子和 LE 细胞阴性。淋巴结活检呈反应性网状细胞增生,骨髓象无浆细胞增生。

治疗用抗生素和糖皮质激素,多能在短期内获得显效,但常难以彻底治愈。

(梁　俊　徐金华)

43.354　经前期综合征(premenstrual syndrome)

又称经前期紧张症,是发生于月经前期,主要表现为水盐潴留所致的症状和神经精神的症状。

确切的病因不清楚,患者大多数有正常的排卵周期,但常并发不同程度的黄体功能障碍,应用孕激素治疗有较好的效果。虽然 70% 的病例孕酮含量正常,但有部分患者体内雌激素水平增高,因此有可能是雌二醇/孕酮的比值异常造成水盐潴留。神经精神症状可能是继发于电介质平衡失调或激素水平改变的结果。

患者周期性地在经前 7~14 天出现症状,有颜面浮肿、下肢凹陷性水肿、乳房胀痛和触痛性结节等。周身关节可有风湿样肿胀疼痛,体重明显增加(1.5~5 kg)。此外,可伴有呼吸道或消化道的充血水肿症状,还可有颅内压升高的头疼,偶有癫痫样发作。精神症状表现为烦躁、易怒、倦怠、思想不集中,严重者情绪极不稳定,类似精神病。症状在经前 2~3 天加重,行经后明显好转甚至消失。

宜于经前期限制食盐摄入,注意劳逸结合,增加营养。

对症治疗应用利尿剂以及镇静剂等;严重者可选用黄体酮肌内注射或甲孕酮、诀诺酮口服,从经期前 14 天开始使用,连续 10 天。孕激素可通过对垂体促性腺激素释放的抑制,减少雌激素的分泌;孕激素还有促进雌激素的排泄、补充黄体功能不全、对抗雌激素和醛固酮的作用。

此外用维生素 A 可增加肝脏对雌激素的代谢、促进雌激素的排泄、减低 FSH 的分泌,从而改变 FSH/LH 的比值,有利于排卵和黄体形成。

(方　栩)

43.355　Profichet 综合征

又名肉芽肿性钙质沉着症。

病因未明,但多数发病部位有外伤史,亦可能与新陈代谢紊乱有关,偶见血清磷增高和阳性家族史。

常见于成年女性。发病隐袭,表现为钙质沉着,主要在四肢,常对称,好发于肌肉、腱鞘及关节周围,最常见的部位是髋关节和肘关节;关节僵直疼痛,四肢冰冷,在受压处或关节有对称性硬结或硬斑形成,其上的皮肤干燥、发红和变硬。X 线示四肢关节周围皮肤和皮下组织有斑片状对称性钙质沉着。活检见磷酸钙和碳酸钙沉着。实验室检查示高钙血症和高磷血症。

钙质损害可手术切除。有的患者症状亦可能自行缓解。

43.356 进行性肌痉挛、脱毛和腹泻综合征(progressive muscle spasm-alopecia and diarrhea syndrome)

又名 Satoyoshi 病。

1963 年由日本学者里吉首先提出;国内亦有病例报道。

发病年龄 6~15 岁,女性较多。特点是缓慢进行的间发性全身痛性肌痉挛,伴有毛发脱落和闭经等内分泌紊乱、腹泻吸收障碍所致的糖代谢异常,有时见骨关节病及发育障碍。几乎全部病例均以肌痉挛起病,每日数次乃至数百次,最初多由下肢的 2~3 块肌肉开始,渐次向上扩展,直至面、颈部的肌肉亦发生痉挛;伴肌痛及出汗,多于起病后 1~2 年内脱发及脱毛。50% 以上患者有腹泻、糖代谢障碍等。

无特效疗法,近年来用硝苯呋海因钠(sodium dantrolene)0.1~0.2 口服,可使肌痉挛减少乃至消失,脱毛亦可改善。

43.357 变形综合征(Proteus syndrome)

本病由 Wiedemann 等首先报道和命名,表现为有指/趾的部分巨大和身体其他部分的过度增生——如偏侧巨头,和多发性错构瘤——如脂肪瘤、淋巴血管瘤、血管瘤或纤维瘤,以及趾部真皮组织增生导致脑回状外形。所有这些症状常多形而善变,故名变形综合征。1997 年 Happle 等强调除局限性组织过度增生外,同时尚可有局限性真皮发育不全,后者以往常被忽视而未予注意。

病因不明,有认为可能是常染色体显性遗传病,也有认为是由于组织生长因子受体的突变所致。对同一综合征中何以同时有组织增生及组织缺失?Happle 等认为可用孪生斑(twin spotting)的遗传机制来解释。在一对同种的(homologous)染色体上有 2 个不同的等位基因,这 2 个等位基因平衡时,真皮组织正常。在体细胞重组时可产生 2 个与等位基因相应的子细胞,一个使真皮增生,另一个导致真皮发育不良。

主要表现为出生后几月内,来源于外、中胚叶的组织迅速而过度地生长。半数以上的患者有畸形,损害常见于皮肤、骨骼、头面部。

皮肤损害:发生于掌跖的脑回样皮肤和具特征性的脑回样皮下团块,尤以跖部损害为常见。通常对称性发生,但也有呈单侧性的。组织病理示这些团块为结缔组织痣或脂肪瘤,前者对本病的诊断有重要价值。半数以上患者在躯干、颈、四肢有线状特征性皮损,可为色素痣、色素减退痣。此外,也见血管角皮瘤、淋巴血管瘤、纤维瘤、静脉曲张等。尚可有广泛的真皮发育不良斑,表现为局限性萎缩,轻度发红,皮下静脉显见,部分还可有毛细血管扩张痣,损害呈节段性或偏侧性分布。

骨畸形:巨指/趾、手足巨大,常为双侧非对称性。指/趾常有无规律的向中间或向侧偏离表现,头部及肢端偏侧肥大也多见。外生骨疣多发生在头部。前额隆起,颈长而细。脊柱侧凸可能是病情严重的标志。此外,尚可见有膝外翻、肘关节强硬、肋骨肥大、扁平足、髋关节脱臼等。

头面部畸形:可表现为斜视、错位咬合、眼畸形、弓形腭、低位耳等。

其他表现:尚有智力发育迟缓、癫痫、肌萎缩、肺囊样变、声带结节等。

组织病理示皮下团块性皮损的组织象多数为错构瘤,可见乳头瘤样增生,少数为脂肪瘤或血管瘤。跖部团块多为结缔组织痣。色素斑状区域示基底层色素增加,伴有表皮轻度萎缩和棘层肥厚的交替变化。表皮痣处示角化过度和乳头瘤样增生。

根据其主要临床表现:偏侧肥大、进行性非对称性巨指/趾、骨外生疣、线状皮损、脑回样掌跖团块、皮下团块、脊柱侧凸，可诊断本病。

需与以下疾病相鉴别：

① 神经纤维瘤病：常有咖啡色斑、多发性神经纤维瘤，有家族史，一般无偏侧肥大、巨指/趾等。② Klipplel‑Trenauray‑Weber综合征：可有局部肥大、巨趾、疣状痣、脂肪瘤等，但必有血管异常及单侧性静脉曲张。③ 软骨发育异常血管瘤综合征：症状出现较晚，常在青春期前后出现，有软骨发育障碍，皮肤常发生血管瘤，有时发生淋巴管瘤。④ Bannayan综合征：常有巨颅、颅内肿瘤，一般无巨指/趾、骨疣、表皮痣及掌跖团块；变形综合征一般见不到巨颅、颅内肿瘤等。⑤ 色素失禁症及伊藤色素减少症等：无巨指/趾、偏侧肥大等。

本病的真皮发育不全应与下列疾病鉴别：

① 局灶性真皮发育不全综合征：损害沿Blaschko线分布，有脂肪疝。② Delleman综合征：真皮发育不全呈圆形或卵圆形钻孔状，无明显的静脉可见。③ 进行性特发性皮肤萎缩：皮肤静脉明显，为后天获得性疾病，发展缓慢。

尚无特效疗法。

43.358　凝血酶原缺乏综合征群（prothrombin deficiency syndromes）

（1）先天性凝血酶原缺乏综合征（congenital prothrombin deficiency syndrome）

又名因子Ⅱ缺乏综合征、低凝血酶原血症。

为常染色体显性遗传，可分为两型：① 交叉反应性物质（CRM）阳性（罕见）体质性异常凝血酶血症；② CRM阴性型（较常见）。

通常婴儿期发病，亦有迟至成年期发病者。出血一般发生于皮肤和黏膜，表现为瘀点、瘀斑、血肿、鼻衄、牙龈出血或颅内出血。出血程度的轻重与凝血酶原降低的程度有关。Ⅰ型：免疫电泳显示抗原性成分凝血酶原量正常，但不能产生正常数量的凝血酶，凝血酶原时间约为正常的10%；Ⅱ型：一期凝血酶原时间正常或接近正常，二期凝血酶原时间显示真性低凝血酶血症。

尚无特殊疗法，维生素K无效；输血浆对出血有某些效果。预后不佳，可死于出血。

（2）获得性低凝血酶原血症综合征（acquired hypoprothrombinemia syndrome）

病因包括维生素K缺乏（凝血酶原，因子Ⅶ、Ⅹ和Ⅸ缺乏）、肝细胞疾病（凝血酶原，因子Ⅴ、Ⅶ和Ⅸ缺乏）、应用双香豆素（凝血酶原和因子Ⅶ缺乏；因子Ⅸ和Ⅹ逐渐下降）、新生儿出血综合征（凝血酶原水平降低）等。

临床表现为出血征象。

治疗给予维生素K、新鲜血浆。预后取决于病因。

43.359　类固醇停用后假性急腹症综合征（pseudoacute abdomen after steroid withdrawal syndrome）

为长期应用糖皮质激素治疗停药后的罕见合并症。常见于类风湿关节炎（剂量减少时）和溃疡性结肠炎（结肠切除术后，停用时）。

在皮质激素戒断后，发生高热、出汗、腹痛，无肾上腺皮质功能不全的一般体征——无腹肌僵直或肠鸣音异常，无腹部压痛。剖腹探查时腹腔正常。

予以糖皮质激素可立即见效。预后良好。

43.360　假性Cushing综合征（pseudo-Cushing syndrome）

又名假性皮质醇增多综合征。

病因不明。可能为体质因素、精神因素及饮食过度等因素引起。

主要见于青年，临床表现为躯干向心性肥胖，腹部和股部有萎缩纹。

血肾上腺皮质激素含量为正常范围的低限。促肾上腺皮质激素试验、肾上腺皮质抑制试验和甲吡酮试验均正常。肾上腺皮质激素在尿中排泄量高于正常，但低于Cushing综合征。

治疗肥胖,主要是控制饮食、参加体育运动,以达到减肥目的。

43.361　假性痛风综合征(pseudogout syndrome)

又名软骨钙化综合征、钙性痛风综合征、结晶性滑膜炎综合征。

表现为代谢障碍,二羟焦磷酸钙结晶在滑膜液、软骨和关节周围组织上沉积。

最常见于 40 岁以上的女性。症状为由轻度关节痛到类似痛风发作的急性关节炎(持续 12 小时到 50 天),最常侵犯膝、肘、踝和腕的关节,20%为多关节痛。有的病例滑膜液有钙结晶。血液有高尿酸血症和糖尿病表现或糖耐量曲线改变。血沉增快,血钙和磷及碱性磷酸酶多正常。X 线示关节钙化有如一细线与骨的轮廓平行,或在纤维软骨结构有颗粒状沉积、关节变性。

治疗用秋水仙碱、阿司匹林和糖皮质激素有效,抽出滑膜液也可缓解症状。预后相对良性,可有关节变性,但不像类风湿关节炎那样严重。

43.362　假性淋巴瘤综合征(pseudolymphoma syndrome)

又名抗惊厥药物过敏综合征(anticonvulsant drugs sensitivity syndrome)、血管免疫母细胞性淋巴结病(angioimmunoblastic lymphadenopathy)。由对抗惊厥药物过敏引起,其中以苯妥英钠和甲苯乙酰脲所引起的最常见。

临床表现为发热、不适,约 40%的患者有皮损,表现为全身瘙痒、红斑、斑丘疹和局限性浸润或结节性炎性浸润。全身淋巴结肿大,肝、脾肿大,关节肿痛。

实验室检查示溶血性贫血,Coombs 试验阳性,血嗜酸性粒细胞增多,谷草转氨酶、乳酸脱氢酶和碱性磷酸酶升高。X 线示胸部正常。

组织病理示淋巴结生发中心被网状内皮细胞所代替。肝有脂肪变性、嗜酸性粒细胞浸润。骨髓可见嗜酸性粒细胞明显增生。皮肤可有蕈样肉芽肿样浸润,并有嗜酸性粒细胞浸润。

治疗为停服抗惊厥药物,可于 7 ~ 14 天内痊愈。

43.363　Puretic 综合征

为常染色体隐性遗传。

发病机制不明。皮肤脂肪含量低而蛋白质含量高,伴羟脯氨酸显著减少和己糖胺增多。

婴儿于 3 个月左右出现肩、肘、髋、膝关节挛缩,头面畸形,身材矮小,末节指(趾)骨骨质溶解,皮肤呈硬皮病样和萎缩性变化。有多发性皮下结节,有的结节钙化。反复发生化脓性感染。

治疗主要是防止感染。关节受累时可用糖皮质激素及理疗。

43.364　紫色人综合征(purple people syndrome)

又名慢性氯丙嗪中毒综合征。

因氯丙嗪的代谢产物沉积在皮肤内并受日光作用所致。

主要见于长期大剂量服用氯丙嗪精神病患者,在皮肤受日晒的部位有特征性的紫灰色或蓝黑色色素沉着,且有金属光泽。有的病例可伴发角膜和晶状体混浊。

避免日晒并用特别的玻璃窗以减少室内紫外线照射。

43.365　紫趾综合征(purple digit syndrome)

1981 年 Akle 等报道 1 例女性患者接受双香豆素后出现趾端变紫而命名为紫趾综合征。

双侧足趾呈紫色,疼痛,自觉像"火球",触之发凉,但毛细血管回流正常,周围脉搏皆可触及,压之褪色,当小腿抬高到 90°时也即褪色;趾尖皮肤有剥脱现象。血液学检查,肝、肾功能及 X 线检查均正常。停用双香豆素后症状消失。

43.366　1q 长臂部分三体综合征(1q partial trisomy syndrome)

三体重复部分可分为 4 种:$1q^3{\rightarrow}q^{ter}$、$1q^2{\rightarrow}q^{ter}$、$1q^2{\rightarrow}q^3$、$1q^4{\rightarrow}q^{ter}$;由于三体部位不同而有多种多样的表型。

出生时体重低,前囟很大,呈三角形妖精样面容,小眼球,深位眼,低位畸形耳,鼻梁、鼻尖变形,鼻孔上翻,小下颌、小嘴,唇腭裂,细长手指。胆囊及胸腺缺损,有先天性心脏病,肾畸形,隐睾,女性多毛症。主要特征是妖精面容,细长手指及大前囟。多于出生后不久夭折。

43.367　1q 部分三体综合征[1q partial trisomy($q^{25}{\rightarrow}q^{ter}$) syndrome]

$q^{25}{\rightarrow}q^{ter}$ 区或它的一部分为三体,导致本征的表型。

出生时低体重,眼凹陷,低位畸形耳,鼻孔上翻,小颌、小嘴,先天性心脏病,胆囊缺如,手指长,肾异常,隐睾,女性多毛症。多于出生时死亡,少数可存活。

诊断主要靠染色体分析,应与 1q 长臂部分三体综合征相鉴别。

43.368　3q 部分三体综合征(3q partial trisomy syndrome)

本征大多数的重复部分是 $q^{21}{\rightarrow}q^{ter}$。可能是由于染色体突变,但多数是来自平衡重排的亲代携带者遗传。

生长迟缓,表现为特殊面容,眼距宽、青光眼、鼻短、鼻根宽、鼻梁突出、鼻孔朝天、人中长、上唇薄、鱼状嘴、小颌、腭裂、悬雍垂裂成两半、低位畸形耳;头畸形、颈蹼、脊柱一侧发育不全、腰部脊髓膜膨出、骨盆畸形、乳距宽、中肢短、双手指弯曲、足底呈摇椅状、小阴茎、肾畸形、脐疝、先天性心脏病;骨张力减退、多毛症、言语发育迟缓、智力障碍、癫痫发作、通贯手、真皮嵴发育不良、三叉点移

向掌心。

多于婴儿期死亡;幸存者可活到儿童期。

43.369　3q 重复/3p 缺失综合征(3q "dup"/3p "del" syndrome)

由于一个带 3 号染色体臂间倒位的亲代携带者遗传。其 $q^{ter}{\rightarrow}q^{25}$ 的单体和 $q^{21}{\rightarrow}q^{ter}$ 的三体引起大部分畸形特征。

表现为生长发育障碍、智力障碍、红葡萄酒色面容、小头、头形异常、长睫毛、眼距宽、眼裂向上外侧斜、鼻梁宽低、上颌突出、低位耳、短颈蹼、多毛、先天性心脏病、脐膨出、隐睾、泌尿生殖器异常、四肢指/趾均短、脊柱裂。婴儿期死亡,个别存活到青年期。

43.370　13q 部分三体($q^{21}{\rightarrow}q$)综合征[13q partial trisomy($q^{21}{\rightarrow}q$) syndrome]

为 13 号染色体长臂部分重复,重复部分为 $q^{21}{\rightarrow}q$ 片段,若 $13q^{14}$ 片段也是三体性则可导致血红蛋白浓度增加。多数是由双亲之一的平衡重排易位或倒位携带者遗传。

出生后生长迟缓,表现为小头、三角形头、前额窄、额缝凸起、额凸出、眼距宽或窄。年龄大的儿童有浓眉或连眉(一字眉)、睫毛长、鼻跟宽而突出、鼻孔前倾、人中长、高腭弓、牙列异常、低位畸形耳、多指、短颈、指甲高凸、隐睾、肾异常;脸和头部有毛细血管瘤、癫痫。婴儿期易过敏或肌张力减退,儿童期好动,肌张力增加或痉挛,严重智力障碍。

43.371　21q 部分单体综合征(21q partial monosomy syndrome)

又名反先天性愚型综合征(antimongolism syndrome)、反 Down 综合征(inverted Down syndrome)、I 型染色体 G 缺失综合征(G-deletion syndrome I)。

系 G 组染色体中第 21 对染色体(少数为第 22 对)的长臂部分缺失所致。21 号长臂的单体为 I 型,22 号长臂的单体为 II 型。

临床外貌与 Down 综合征相反,其表现有: ① 精神发育不全:精神呆滞,智力迟钝;生长发育迟缓,肌张力增高。② 先天性畸形:眼向外下方倾斜(反先天愚型样),眼睑松弛,可伴白内障;小头,耳轮大,外耳道宽;鼻梁凸出,缩颌、兔唇、腭裂,指甲营养不良,尿道下裂,幽门狭窄,先天性心脏病,心脏有收缩期杂音,骨骼生长迟缓伴有多种畸形。掌纹正常。

实验室检查外周血象示血小板减少,嗜酸粒细胞增多,白细胞碱性磷酸酶正常或升高。

根据临床表现的特征可考虑本病,确诊有赖于染色体检查。

尚无特殊疗法。

43.372　Rabe‐Salomon 综合征

又名先天性无纤维蛋白原血症。

不能合成纤维蛋白原,系常染色体隐性遗传。

出生时发病,常伴脐带大量出血,创伤或手术后严重出血。皮肤有瘀斑、血肿,伴鼻衄、咯血、血尿、中枢神经系统出血,可与长期无出血期交替出现。女性患者月经量可正常。出血时有贫血,凝血时间显著异常,血液不能自然凝固,加入凝血酶后亦不能形成血凝块,缺乏纤维蛋白原。所有其他凝血因子正常,偶见因子 V 轻度减少,出血时间延长,束臂试验正常。红细胞不沉降(24 小时后仍漂浮)。反复输血后出现纤维蛋白原抗体。

可予输注血浆或浓缩纤维蛋白原制剂以治疗出血。

43.373　Rabson‐Mendelhall 综合征

又名黑棘皮病,多毛、抗胰岛素糖尿病(acanthosis nigricans-hypertrichosis-insulin resistant diabetes)。

病因不明,为常染色体隐性遗传。本征的抗胰岛素现象不能用生长激素、皮质醇、胰高血糖素等来解释。

出生即有或儿童期发病。临床表现除有黑棘皮病、多毛、抗胰岛素糖尿病(胰岛素受体结构破坏,未发现有抗胰岛素的抗体)外,尚有异常面容、牙萌出过早但牙发育不全、大舌且舌呈裂纹沟状、指甲厚、腹部前凸、易感染。伴有男性化,男孩阴茎大于正常,但睾丸不大且无阴毛;女孩阴蒂大,可有多尿。可有酮症酸中毒,胰岛素用量高达 2 800 U/24 小时才能控制住血糖。

尚无特殊疗法。垂体切除术仅有短暂效果;做卵巢楔状切除术可使黑棘皮病暂时好转。

43.374　Rapp‐Hodgkin 综合征

又称 Rapp‐Hodgkin 外胚层发育不良综合征(Rapp‐Hodgkin ectodermal dysplasia syndrome)。

为常染色体显性遗传,伴唇腭裂的外胚叶发育不良。发质硬、稀疏,无睫毛,并常常无眉毛。指(趾)甲和牙齿发育不全,甲小而狭窄,牙少并呈圆锥形。汗腺数目减少。显微镜检查头发呈三角形,有纵沟(pili canaliculi),这可解释头发硬而不易梳理的原因。口小,唇裂、腭裂或悬雍垂裂。

43.375　阴毛稀少、生殖器发育不良综合征(raripilo-genital aplasia syndrome)

病因不明。临床表现为阴毛稀少、性功能低下、闭经、性欲减退、新陈代谢降低。两性均可受累,但以男子症状明显。性功能减退的程度随发病年龄而异。可试用性激素治疗。

43.376　Reed 综合征

病因不明,曾考虑为常染色体显性遗传。

临床表现有大片白色额发,在臂、腿和腹部有对称性白色斑点;严重耳聋。

尚无特殊疗法。

43.377 不歇腿综合征(restless leg syndrome)

又名腿部不安综合征。1994 年 Ekbom 将其列为独立的综合征,故又称 Ekbom 综合征。

本病主要表现为下肢有虫走感,或骨与肌肉产生特殊的不快感,因而被迫活动下肢以驱散此种异常感觉,形成两腿不得安歇状态。以后有人将本病归纳为癔病或神经衰弱。

本病多与缺铁性贫血、神经肌肉疾病、糖尿病、尿毒症、酒精中毒等并发,24%的缺铁性贫血患者发生本病,多随贫血纠正而消失。部分患者可因妊娠而诱发,约11%的孕妇可有本病,分娩后多能消失。由于本病可因贫血而加重,可用血管扩张剂、发热、运动等缓解,推测系由于贫血或局部缺血造成局部组织代谢发生障碍,以致大量代谢产物积贮,刺激局部的神经肌肉所致。

本病多见于女性,以年长者居多.好发于小腿,在膝和足背之间出现难以忍受的虫爬感或虫子钻凿的感觉,迫使患者不断走动或抖动两腿,以期以此缓解症状。不快感的部位较深,自觉在肌肉或骨骼里。走路过多或疲劳过度可诱发,重者安静时也能长期发作。除小腿外,尚可见于股部、足尖甚至上肢。体检无神经系统异常体征,亦无肌电图异常。

治疗有关疾病,由缺铁性贫血所致者积极治疗贫血;由糖尿病、尿毒症等引起者,治疗糖尿病、尿毒症等。给予血管扩张剂,如烟酸、地巴唑以及活血化瘀药物如复方丹参片等,也可给予镇静剂。局部可按摩、做下肢屈伸运动等。

43.378 Richner - Hanhart 综合征

又名眼、皮肤酪氨酸代谢紊乱症。1938 年由 Richner 首先报道;1947 年 Hanhart 阐明其遗传方式属常染色体隐性遗传,是由于缺少一种可溶性酪氨酸氨基转移酶,使血酪氨酸含量过多所致。其主要特征为:掌跖支持点、指(趾)尖发生点状、岛屿状或线状角化,角膜营养障碍,或发生树枝状角膜炎、黏膜白斑,血酪氨酸增高,智力迟钝。

皮肤角化在出生后数月内出现,也可迟至 20 岁左右,平均发生在 5 岁。在掌跖支持点、指(趾)尖部,出现直径数毫米到 2 cm 的点状或岛屿状角化,约 25%病例发展为线状损害。角化性皮肤可自行脱落,留下盘状凹陷,但可经常复发。眼损害为特有的角膜营养障碍,或树枝状角膜炎。可出现黏膜白斑,有的可伴侏儒症、智力发育迟缓或低下。

光学显微镜检查可见明显的角化过度,伴有部分角化不全。在棘细胞层有多核的异常角质形成细胞或可见提早角化,电镜检查核的残余一直可见到角层的较上层。角质细胞胞质中有大小不等的脂质小滴。棘细胞胞质中含有丰富的张力丝,它们不在核周形成厚的张力丝束,而形成薄束,其走向不一,且常可形成部分聚集。在棘层中上部棘细胞胞质中常可发现包含物,它们呈细、长、针形结构,长 0.1~1.1 μm(平均为 0.7 μm),宽最大达 0.06 μm(平均 0.05/Lm),其内为空隙。多核的棘细胞所含的包含物比其他细胞多。基底细胞、角质细胞、真皮成纤维细胞、血管细胞和神经细胞等其他细胞均无包含物。有认为此包含物系酪氨酸结晶,更精确些应称之为"结晶影(crystal ghosts)",因其内含物在病理标本制备包埋时已丧失。

实验室检查血酪氨酸明显增高,可高达 2.860 mmol/L(正常为 0.066~0.099 mmol/L)。尿内有大量对羟苯乙酸、对羟苯乳酸、对羟苯丙酮酸。

减少进食酪氨酸后临床症状及生化异常性改变可消失。皮肤角化性损害可予对症处理。

43.379 环状染色体 17 综合征(ringchromosome 17 syndrome)

多数是由新发生的突变所引起,并有与正常或其他异常细胞系合并存在的嵌合体,也可有各种染色体的断裂点及其临床表型。

表现为出生前后生长障碍,小头、塌鼻梁、鼻孔前倾、耳郭发育不良、内眦赘皮、嘴唇厚突、高腭弓、小额、第 5 指弯曲、皮肤有多发性咖啡牛奶斑、肌张力低、癫痫、智力障碍。

预后不一,少数可存活到成年。

依靠染色体检查可确诊。

(梁　俊　徐金华)

43.380　环状染色体 7 综合征
(ringchromosome 7 Syndrome)

环形染色体 7 综合征是第 7 对常染色体异常所表现的皮肤异常和生长迟缓等一组症候群。第 7 对常染色体长臂和短臂的末端部分不同量地缺失,随后这些臂再端端结合,形成环形的染色体。

皮肤改变为本病的主要表现,几乎所有病例都有皮肤症状。皮肤损害包括血管和色素的异常两个方面。Vollenwoider 所梳理总结的 9 例中,7 例有血管瘤或鲜红斑痣,5 例有先天性色素痣,3 例有牛奶咖啡斑,1 例有躯干部的色素减退斑,6 例有 2 种以上的皮肤病变。其中有 1 例在 9 岁时,切除了所有大于 1.4 cm 的先天性痣,17 岁时发展成恶性黑素瘤。大部分患者有多发性色素痣。大的先天性痣伴发恶性黑素瘤的发生率可较高,达 10%~13%。

除皮肤症状外,患者几乎均为侏儒;大部分患者还有骨骼异常、大头畸形,1/3 左右的患者有眼病和生殖器异常。

染色体分析(淋巴细胞、成纤维细胞及骨髓细胞)发现绝大多数受检细胞都有一个环状的染色体取代正常的染色体 7。所有双亲的核型正常。细胞遗传学技术至今未发现环形染色体 7 有遗传物质丢失。

对患者应密切随访,警惕色素性皮损的恶变。

(方　栩)

43.381　Roberts 假反应停综合征

唇、腭裂和四肢短肢畸形(臂腿缺如,手足直接与躯干相连),伴小头、形态障碍性表现。头发

常稀疏,呈银亚麻色。大多数患儿在面中部、前额中部和耳部有"表浅毛细血管瘤",但有人认为此系葡萄酒色痣(port-wine stains)或其他的毛细血管畸形而非真正的血管瘤。

(梁　俊　徐金华)

43.382　Rosenthal‑Kloepfer 综合征

系一种常染色体显性遗传伴高外显率的疾病。

临床表现为幼年时期出现角膜白斑,伴视力减退;儿童时期出现类肢端肥大症及眶上嵴外半侧角样隆起;中年时开始头皮及面部出现皮肤增生和沟。

可予对症治疗。

(王朵勤　徐金华)

43.383　Ross 综合征

又名进行性选择性去催汗神经综合征(progressive selective sudomotor denervation syndrome)、Holmes‑Adie 综合征伴节段性少汗(Holmes‑Adie syndrome with segmented hypohidrosis)。由 Ross 于 1959 年首先描述。

病因不明。少汗与 Holmes‑Adie 综合征的并存似非偶然。

发病时瞳孔强直,腱反射减弱及汗少情况不一。局限性少汗呈皮节型分布,进行性进展直到无汗。无血管舒缩或血流改变。毛果芸香碱试验局部少汗。

尚无特效疗法。

(梁　俊　徐金华)

43.384　Rud 综合征

又名侏儒、鱼鳞病样红皮病、智能缺陷综合征(dwarfism-ichthyosiform erythroderma-mental dediciency syndrome),是由先天性神经外胚叶发育不良和内分泌障碍所致的一种少见皮肤病。

病因迄今不明,Rud 于 1927 年首先报道并认

为系多种内分泌障碍所致。多数学者提出可能为一种常染色体隐性遗传病,Lyuch 则认为系性联遗传。

临床表现以鱼鳞病或鱼鳞病样红皮病常见,出生时既已发病,轻者全身皮肤糠秕样脱屑,重者鳞屑呈蛇皮状,还可表现为黑棘皮病及斑秃。智力发育不全,性腺功能不全,外生殖器及第二性征发育差,男性可睾丸不下降,女性无月经。侏儒表现为发育异常,身材矮小。癫痫可在其他表现之后发生。其他最少见的表现为神经性耳聋、多发性神经炎、糖尿病、慢性巨细胞性贫血及眼受累。通常具备上述 3 种以上表现时可以诊断为本病。

本病目前无特殊疗法,对皮损可口服维生素 A 或维 A 酸,外用润肤剂和角质溶解剂,避免因肥皂及热水的洗擦而引起皮炎或皲裂。本病预后不良。

（王朵勤　徐金华）

43. 385　Rubinstein – Taybi 综合征

又名宽拇指、巨趾综合征(broad thumb-great toe syndrome),由 Rubinstein 和 Taybi 于 1963 年首先描述。其主要特征为智力迟钝、异常面容和宽大的拇指及足趾。

本征可能是多基因或单基因常染色体隐性遗传。染色体组型正常,有认为系突变所致。

临床表现为小头,智力发育迟缓,身材矮小。特异的面容呈现眉毛浓而高拱,睑裂斜向下,内眦赘皮,眼睑下垂、突眼、斜视、屈光不正及白内障;宽鼻梁,鼻中隔延长,鼻呈钩形;上颌骨发育低下,高腭弓,低位耳及缩颌。拇指及拇趾末节指(趾)骨增宽,指(趾)甲通常较短、平而且宽,拇指及拇趾常偏向桡侧或胫侧。其他有椎骨及肋骨异常、反咬合、先天性心脏畸形、隐睾等。易患呼吸道感染,也有并发急性白血病者。

皮肤多毛,在前额、项部和背部出现毛细血管瘤;尚可有雀斑、咖啡牛奶斑、脂溢性角化、腹部及腰部色素沉着、湿疹、白癜风,有瘢痕疙瘩形成倾向,易继发真菌感染。掌(跖)纹理异常有:在鱼际及第 1 指间区常出现图纹,在拇指及小指指尖

可出现双图纹。

脑电图有异常改变。X 线检查见指(趾)骨肥大、枕骨大孔扩大、前囟变大、髋臼角变平、髂骨翼展开、椎肋骨畸形及骨成熟迟缓。

根据特征性面容、小头及拇指(巨趾)增宽可确诊。

治疗为对症处理。

43. 386　SAPHO 综合征

又名滑膜炎、痤疮、脓疱病、骨肥厚、骨髓炎综合征(synovitis-acne-pustulosis-hyperostosis-osteomyelitis syndrome),简称 SAPHO 综合征。本病主要包括骨病变和掌跖脓疱病。

1987 年 Charmot 等提议将掌跖脓疱病、化脓性汗腺炎或重症痤疮伴发胸肋锁骨肥厚、慢性复发性多灶性关节炎、骶髂关节炎等损害统称为 SAPHO 综合征,其共同特点是皮肤损害在某一时期均有无菌性脓疱,骨损害包括无菌性骨炎、无菌性骨髓炎和关节炎。Kawai 等注意到皮肤、骨和滑膜的组织象均有相似的炎症细胞浸润,认为这 3 处损害有其共同的病因。

病因不明,有下列几种假说:① 循环免疫复合物:在暴发性痤疮中发现有循环免疫复合物,可能是对痤疮丙酸杆菌免疫过度反应的结果。这些免疫复合物沉着在骨中引起炎症过程,导致临床上溶骨性损害;且有人在约半数的受累关节活检标本中找到痤疮丙酸杆菌。② 环境因素:掌跖脓疱病在某些地区发病率高,认为与环境因素有关。③ 前列腺素:Ueda 报道两个婴儿长期用前列腺素 E_1 治疗未闭的动脉导管,两例均发生皮质骨肥厚,特别是肢体的长骨和肋骨尤为显著;停止治疗后骨改变有所好转。所以炎症中产生的前列腺素可能在骨肥厚的发病机制中起作用。

临床上骨病变常见于前胸壁胸肋锁骨肥厚,1975 年由 Kohler 等首次报道。其特征为锁骨、上部肋骨前端和胸骨柄骨肥厚,以及它们之间的软组织的骨化。发病年龄自 30 岁到 60 岁,男女均等。主觉症状为前胸壁的疼痛和肿胀,常呈双侧性,天气潮湿和寒冷时加重。病程长久后胸肋锁

骨连接处融合,骨肥厚可压迫邻近的神经血管结构,有时需外科手术处理。

骨病变也可发生于脊柱、长骨、髂骨、下颌骨和耻骨,损害常始于腱和韧带附着处,而后二者本身也有骨肥厚病变,常有关节炎,特别是骶髂关节炎。在儿童和青年中可见无菌性溶解性损害(慢性复发性多灶性骨髓炎),痊愈后有硬化和骨肥厚。

皮肤损害可表现为掌跖脓疱病、化脓性汗腺炎或重症痤疮(聚合性痤疮或暴发性痤疮)。

(1) 掌跖脓疱病

Barber 将其归类于脓疱型银屑病中的一个亚型,但也有认为它系不同于银屑病的另一疾病。掌跖脓疱病患者家族中发生寻常型银屑病的较少,HLA - B13、B17 和 Cw6 在银屑病约 50% 的患者中可找到,而在掌跖脓疱病中少见。发病年龄通常为 20~60 岁,女性多见,占 80%。掌跖脓疱病和骨病的关系,1967 年在日本被首先报道;Sonozaki 等发现 128 名掌跖脓疱病中 9.4% 有前胸壁骨关节炎。

(2) 重症痤疮伴关节炎

首先由 Burns 和 Coleville 于 1959 年描述。聚合性痤疮、化脓性汗腺炎和头皮蜂窝织炎三种疾病同时发生者称为毛囊闭塞三联征(follicular occlusion triad,FOT)。Knitzer 和 White Needleman 研究了 60 名聚合性痤疮、暴发性痤疮或 FOT 的肌与骨骼的表现,发现大部分患者骨和关节受累。Kawai 等检查 41 例掌跖脓疱病和骨、关节损害,发现 93% 有胸肋锁骨损害,37% 脊柱骨肥厚,22% 骶髂关节有硬化改变,33% 有明显的外周关节炎。

实验室检查示白细胞计数和血沉可正常或稍高,RF 和 ANA 阳性,HLA - B27 约 30% 阳性。

脊椎关节病虽与 SAPHO 综合征有许多相似之处,但两者应予区分:SAPHO 综合征表现为骨炎和硬化,而非真正的关节炎;骶髂关节炎在 SAPHO 综合征中约 50% 为单侧性,而在脊柱关节病中通常为双侧性;骨髓炎在 SAPHO 综合征中常见而在脊柱关节病中少见。

治疗一般用非甾体抗炎药物,但效果有限。

有报道用秋水仙碱治疗成功者。

(梁　俊　徐金华)

43.387　Schäfer 综合征

又名先天性角化不良、白内障综合征。

本病系一种先天性疾病,发病原因不明。

皮损表现为皮肤播散性毛囊角化,手足皮肤角化过度,且合并多汗症。头部可见小片状假性斑秃,厚甲,口腔黏膜有角化白斑。患者往往有发育障碍,呈现小头畸形和侏儒,同时伴有先天性白内障。智力发育迟缓,生殖器功能不全。

治疗予以对症处理。

(傅雯雯)

43.388　Schinitzler 综合征

又名荨麻疹和巨球蛋白血症(urticaria and macroglobulinemia)。主要特征为慢性荨麻疹样皮疹、骨凝集和单克隆 IgM 异常。发病可能与抗白介素-1α 抗体活性有关。荨麻疹产生的另一种机制可能与小血管壁免疫球蛋白和补体沉积有关。

多见于中老年,主要表现为慢性荨麻疹样皮疹,伴周期性发热、关节痛或骨痛,风团多发于躯干和四肢。部分患者有肝脏或脾脏增大的表现。

实验室检查示血沉增快、免疫球蛋白 IgM 升高而 IgG、IgM 正常,免疫电泳检查为单克隆 IgM 增高。

X 线检查示部分病例有骨肥厚及骨凝集表现。

治疗用抗组胺药无效,白介素-1 受体拮抗剂有很好疗效;也可用泼尼松控制症状,并予小剂量维持。

(王朵勤　徐金华)

43.389　硬化性皮肤异色综合征(scleropoikiloderma syndrome)

病因未明。

临床表现为皮肤网状色素沉着、萎缩和毛细血管扩张,伴指(趾)硬化。

治疗予以对症处理。

43.390　Scott 综合征

又名颅、指、精神发育不全综合征。

病因未明,怀疑为 X 伴性隐性遗传。

出生时发病,表现为短头畸形、尖鼻、小颌畸形、长睫毛、眉毛浓密而呈弓形、多毛症,第 2、3 和 4 指的并指畸形;精神发育不全和躯体发育迟缓。

尚无特殊疗法。

43.391　海蓝组织细胞综合征(sea blue histiocyte syndrome)

本征于 1947 年由 Moeschlin 首先发现,1950 年 Wewalka 加以描述。我国 1980 年陆定伟等首先报道本征。

海蓝细胞也称脂质细胞或蓝色巨噬细胞,一般认为是由吞噬组织细胞所形成。海蓝增生症属分化良好型细胞病,也是一种不典型脂质沉积病,系常染色体隐性遗传。

本征有原发性和继发性两类:① 原发性是体内某些酶(可能是糖苷鞘磷脂酶)的缺陷所致;② 继发性多无酶的减少,系由于骨髓细胞大量增生时细胞代谢增加,产生大量的脂质降解产物,被组织细胞吞噬后超过了酶的代谢能力而不能全部被分解,导致过多的脂类在细胞内堆积。

从婴儿到老人均有发病者,多见于 40 岁以下。起病隐匿,病程长,可无症状或有进行性加重的出血倾向。轻度紫癜,出血,肝、脾明显肿大,偶有肝硬化,1/3 病例有黄疸,有不同程度的脾功能亢进。眼底可见黄斑部病变,呈樱桃红色。30% 病例有肺部浸润。实验室检查轻度贫血,白细胞和血小板减少;骨髓、脾脏以及其他内脏标本 Giemsa 或 Wright 染色,可见胞质中含有粗大的海蓝色颗粒的特殊组织细胞,直径 20~60 μm,单个细胞核,偏离中心。染色质深染呈块状,有一个核小体,胞质丰富。组织化学检查呈 PAS 阳性反应(不被淀

粉酶消化),苏丹黑染色阳性。生化异常为神经鞘氨醇半乳糖苷和神经鞘磷脂积蓄,并从尿中排出。

尚无特效疗法,可试用糖皮质激素治疗原发病和伴发病。发病年龄愈早,预后愈差。

43.392　Secretan 综合征

又名创伤性淋巴循环障碍性肢体水肿。

病因不明,可能是创伤后淋巴循环障碍引起的手足或足背水肿。以青壮年多见,创伤后(急性挫伤、砸伤、挤压伤等,慢性劳损)出现拇指以外的手指屈曲显著受限,随即出现掌背及指根水肿;若足部创伤则为足背水肿。

本征应与下列疾病相鉴别:

创伤性指间关节炎:有急性外伤史,累及 1~2 个手指,无手背肿胀,关节伸屈疼痛,治疗恢复较快。

指间关节结核:身体其他部位可有结核灶,并有结核中毒症状;X 线检查可见有骨破坏改变。

类风湿关节炎:无外伤史,无手足背肿胀,有晨僵及关节畸形。

血管性水肿:无外伤史,局限性水肿,且常反复发作;同时可有其他部位水肿及自主神经功能紊乱的表现。

当保守治疗无效时,行淋巴管形成术可防止永久性畸形,并可获得良好的整形和功能恢复效果。

43.393　Seip - lawrence 综合征

又名脂肪萎缩性糖尿病(lipoatrophic diabetes)、先天性全身性脂肪萎缩、Berardirelli - Seip 综合征或 Lawrence 综合征(后天性脂肪萎缩性糖尿病)。

本病是一种特殊类型的糖尿病,具有全身脂肪组织明显萎缩、耐胰岛素无酮症性糖尿病、肝脾肿大、高脂血症、非甲亢性基础代谢增高等临床特点。

本病罕见,Berardirelli - Seip 型(先天性)无性别区别;Lawrence 型(后天性)女性多见。

Berardirelli - Seip 型属常染色体隐性遗传。发病的确切机制尚未明了。

（1）先天性脂肪萎缩性糖尿病（Berardirelli - Seip 综合征）

出生时或 2 岁前皮下脂肪完全消失，肝脾偶尔肿大，有高脂血症及皮肤黄瘤，代谢亢进或骨骼过度生长也具特征性。

虽然脂肪组织缺乏，但皮肤弹性仍佳，全身毛发浓密，头发密而带卷。男性阴茎肥大，女性阴蒂肥大。患儿身材及肌肉发达常超过其本身年龄，腹部明显隆凸，长颅密发，面部缺乏脂肪，有特征性的憔悴面容。手、足关节可增大，且有广泛的色素沉着，尤其在腋、腹股沟部可伴有线性表皮增厚，见黑棘皮病表现。部分病例有心脏肥大、肾畸形及智力缺陷、偏瘫等神经系统疾病。

（2）后天性脂肪萎缩性糖尿病（lawrence 综合征）

儿童或成年发病，故身材不高、肌肉不发达、腹部不凸出，但在糖尿病出现前可有头颅、手足肥大等肢端肥大症样表现。有的肝可肿大或心脏肥大，且常因肝功能衰竭和呕血而死亡。

两型的主要特点及区别见表 43 - 6。

表 43 - 5　两型脂肪萎缩性糖尿病的主要特点及区别

鉴别要点	Beradirelli - Seip 型	Lawrence 型
遗传性	常染色体隐性遗传	无
脂肪萎缩时间	出生时	儿童期后
糖尿病发现时间	儿童期	常先于脂肪萎缩发生
肝硬度	轻～中度	重度
合并其他先天性畸形	常有	少
脑病变	常有	少

实验室检查发现患者摄食后基础代谢明显增高，甲状腺功能却正常；在禁食时，基础代谢则正常。体脂减少，血脂增加，糖尿，但无酮尿。各项内分泌激素检查一般正常。

组织病理示皮下及内脏脂肪全部消失。

根据本病全身性脂肪萎缩及伴有耐胰岛素无酮症性糖尿病等特点，不难诊断。

先天性脂肪萎缩应与 Delange 病相鉴别，后者为发生于小儿的弥漫性肌肉肥大症；在伴有神经性疾病时，鉴别困难。

成年型应与肢端肥大症及甲亢相区别。

本病尚需与部分性脂肪萎缩、进行性脂肪萎缩相区别。部分性脂肪萎缩发病前往往有抑郁等现象，以后出现对称性面部脂肪或上半身皮下脂肪萎缩（Weirmitchell 型）及下半身皮下脂肪萎缩（Laigrel larastine 型）。

本病尚无有效疗法，有报道摘除垂体可使病情改善。

43.394　Setleis 综合征

又名颞髁萎缩斑、陷纹综合征。

表现为颞髁部有萎缩斑，颏中线有纵列条状凹陷。可能为常染色体隐性遗传，有家族史。曾在波多黎各 3 个家庭中发现 5 名儿童患者，两性都有。患者出生时，在一侧或双侧颞髁部有一个到多个圆形或椭圆形、直径为数毫米到 1 cm 的萎缩斑，表面有沟纹，伴色素沉着；在颏部中下部有若干纵列线状凹陷；眉毛向上向外倾斜，外 1/3 眉毛稀少；睫毛呈多层排列，或上、下眼睑睫毛脱落；眼周皮肤皱缩，鼻呈球形隆起，使患儿具特殊面貌。

本病应与 Brauer 综合征相鉴别，后者为常染色体显性遗传，额中部有纵裂凹陷纹，掌跖在幼年即出现角化，颏无凹陷。

对颏凹陷和上睑多排睫毛，可做整形手术。

43.395　Shulman 综合征

又名输血后紫癜综合征（post-transfusion purpura syndrome）。

临床少见，据报道仅见于反复输血后的中年女子。输血后 1 周血小板减少，出现严重的皮肤、黏膜出血，病程约 2～4 周，有时有颅内出血。实验室检查示血小板严重减少，血浆内存在血小板同种抗体。血块收缩不佳，血小板凝集试验和补体结合试验阳性。

予以糖皮质激素治疗，抗体滴度在数周后降低，恢复后输血小板无不良反应，抗体不再出现。重病例用换血疗法。

43.396　Shwachman 综合征

又名鱼鳞病、外分泌胰腺功能不全、中性粒细胞趋化性减少、生长迟缓和干骺发育不良（icthyosis-exocrine pancreatic insufficiency-impaired neutrophil chemotaxis-growth retardation and metaphyseal dysplasia）。

本病由 Shwachman 等于 1964 年首先描述，其主要特征为外分泌胰腺功能不全、生长迟缓、骨髓发育不全导致中性粗细胞减少、皮损，至今报道有 75 例以上。同胞分离率（sibship segregation ratio）提示为常染色体隐性遗传。患者的无症状性双亲中性粒细胞趋化性有缺陷，白细胞的移动性介于患者和正常人群之间，提示其为杂合子（heterozygous）。

每于出生后 2～10 月龄发病，亦可在 10 岁出现症状。本征必有的症状为外分泌胰腺功能不全、中性粒细胞趋化性降低、生长迟缓、骨异常特别是干骺端发育不良和肋骨异常。常伴复发性呼吸道感染、中耳炎和反复皮肤感染。80%～90%的病例中性粒细胞减少，有的病例有贫血，血小板也可减少。骨异常尚可有指（趾）弯曲、长骨短而宽、易产生应力性骨折。肝损害可有一过性肝肿大、一过性转氨酶升高和脂肪肝。精神性运动迟缓（psychomotor retardation），智商降低。半数以上有皮肤损害，表现为不同程度的鱼鳞病，头发稀疏、纤细而短，眉毛和睫毛也可同样稀少、指（趾）甲明显角化过度。皮肤感染可为疖、臁疮、脓皮病等。

本病应与 Tay 综合征，软骨、毛发发育不全综合征、Dorfman–Chanarin 综合征及必需脂肪酸缺乏症相鉴别。

（1）Tay 综合征

以鱼鳞病伴大片鳞屑、角化过度和手足皲裂为特征；其他症状为甲营养不良、皮下组织发育不全、早老病样面容、身材矮小和性腺功能减退。所有病例均有智力迟缓。重要的诊断依据是毛发硫营养不良，毛干异常，有裂发和结节性脆发，偏振光显微镜检查可见有黑白交替存在的典型现象；头发胱氨酸含量低下，指（趾）甲胱氨酸含量缺乏。

Shwachman 综合征无毛发硫营养不良。

（2）软骨、毛发发育不良综合征（cartilage-hair hypoplasia syndrome）

又称 McKusick 型干骺端软骨发育不良（McKusick-type metaphyseal chondrodysplasia）。其特征是细肢侏儒症，干骺端发育不良，头发、睫毛和眉毛纤细脆薄，手足短而粗，关节松弛过度，淋巴细胞增生受抑，而无外分泌胰腺功能不全、中性粒细胞趋化性减少、鱼鳞病等症状。

（3）Dorfman–Chanarin 综合征（中性脂质贮积病，neutral lipid storage disease）

表现为先天性鱼鳞病、耳聋、白内障、四头肌肌力减弱、脂肪肝和中枢神经系统疾患。其重要的诊断性表现是在表皮细胞和外周血白细胞的胞质中有脂肪滴存在。

（4）必需脂肪酸缺乏症（essential fatty dcid deficiency）

由于亚麻二烯酸（linoleic acid）缺乏所致。表现为严重的脱屑性皮病，表皮过度增殖，大量经皮水分丢失，皮肤干燥，皮脂腺肥大，毛发纤细、异色或缺如，生长缓慢，易感染，伤口不易愈合，血小板减少。

在儿童中能导致胰腺功能不全者除本综合征外，尚有囊性纤维性变（cystic fibrosis）；汗氯化物试验正常可排除囊性纤维性变，后者虽可有皮损，包括斑丘疹、结节红斑、类风湿小结、荨麻疹、紫癜和血管炎，但从未报道有鱼鳞病。

可采用胰腺酶治疗；抗生素治疗感染。患儿长大时脂肪泻可减轻，但胰腺外分泌仍显不足。

43.397　Siemens 综合征

又名先天性外胚层缺损综合征（congenital ectodermal defect syndrome）、棘状毛囊角化脱发综合征。

本征为原因不明的外胚层发育障碍，属 X 性连锁隐性遗传。

出生即发病，男性呈完全型，杂合子；女性仅部分表现。完全型包括毛囊角化过度，特别在四肢伸侧尤为显著。先天性汗腺缺乏或丧失，以面、腹部为著,上呼吸道可无黏液腺,对热难以耐受。皮肤菲薄、柔弱(尤以眼周为甚)、光滑、干燥、多皱纹,指甲发育不全,厚甲或结构不良。部分或完全无牙。头(特别是枕粗隆以下)、面、腋、阴部等脱毛,睫毛和眉毛稀疏,羞明、流泪,角膜异常(点状病变),伴睑炎和睑外翻。面颊部毛细血管扩张,颌发育不良。一般发育可稍迟缓,矮小;性发育正常。30%~50%智力较差。

治疗予以对症处理。预后尚好,不影响寿命。

43.398 Simmonds 综合征

又名垂体机能减退综合征、Sheehan 综合征。

主要由于肿瘤、感染、放射、手术、外伤或血管病变引起垂体机能减退及(或)萎缩。可继发甲状腺、肾上腺、性腺的萎缩。产后出血引起垂体坏死和萎缩最为常见,称之为 Sheehan 综合征,其他原因所致者称 Simmonds 综合征。

主要见于女性,青春期后发病。主要表现有:

性腺机能减退:产后无乳、乳房萎缩、闭经、毛发脱落。男子少见,可有胡须稀少、阳痿、睾丸小如黄豆。男女性欲均减退,女性子宫缩小、阴道黏膜萎缩,可伴阴道炎,年轻妇女外阴可呈老年性变化。

甲状腺机能减退:畏寒,趋向肥胖,皮肤干糙、苍白无弹性,少汗甚至呈黏液性水肿;精神抑郁,表情淡漠,可有幻觉、妄想、木僵、躁狂如精神分裂症;心率缓慢,心电图示低电压,若有心肌损害则有 T 波改变。

肾上腺皮质机能减退:早期或轻症常不明显,主要为体质虚弱、抵抗力低、易受感染、血压偏低,严重者有低血糖症发作。皮肤色素因黑素细胞刺激素及促肾上腺皮质激素减少而变淡,面容及乳晕等处非常苍白。与 Addison 病的皮肤迥然不同。

脑垂体内或附近肿瘤压迫症状:常见而严重者为头痛及视神经交叉受压所致偏盲或失明,少数病例呈垂体卒中的症状,或为假性球麻痹。X 线示蝶鞍扩大、床突被侵蚀或钙化点等改变,若为脑瘤可引起颅内压增高症状。

神经精神症状:发生精神障碍者可达 87%~

98%。有抽搐、昏迷、行为异常等,常被误认为癔病、癫痫、精神病、麻痹性痴呆、脑病、脑炎等。

实验室检查示不同程度贫血,基础代谢率低,尿 17-酮类固醇、促性腺激素均降低。

激素替代治疗后可显著改善。常用糖皮质激素、睾酮、甲状腺素、己烯雌酚、苯丙酸诺龙等。若为垂体瘤引起者,则宜行手术或放射疗法。

43.399 单纯性抗维生素 D 佝偻病综合征(simple vitamin D-resistant rickets syndrome)

又名家族性低磷酸盐血症佝偻病、X 伴性低磷酸盐血症。

系 X 伴性遗传,未明的维生素 D 代谢紊乱。

本征见于男性,出生时正常,开始学行走时起病,呈现鸭步,轻度生长障碍,弓形腿、髋内翻。血磷酸盐降低,碱性磷酸酶增高;尿磷酸盐增高,氨基酸正常,偶见糖尿。X 线示典型佝偻病改变。畸形进展至成人期,最高身高 130~160 cm。

补充磷酸盐(1~4 g)及维生素 D(25 000~75 000 U),部分患者有效。

43.400 Sipple 综合征

又名多发性黏膜神经瘤、内分泌失调和髓甲状腺癌综合征(multiple mucosal neuromata-endocrine disturbance-medullary thyroid carcinoma syndrome)。本病为常染色体显性遗传,有高度的外显率。主要累及甲状腺、肾上腺及甲状旁腺。

临床表现为 Marfan 综合征样体型和厚唇,口腔黏膜有多发性神经瘤,儿童期即可有,应视为以后更严重的并发症的预兆。常伴有肾上腺嗜铬细胞瘤,75%~80%为双侧性;甲状腺滤泡旁细胞(C 细胞)分泌降钙素(calcitonin),由 C 细胞发生的甲状腺髓样癌占甲状腺癌的 5%~10%。有些患者还伴发甲状旁腺瘤,可能是过量的降钙素使血钙长期降低而导致甲状旁腺增生。

主要是手术治疗。

43. 401 Sjögren - Larsson 综合征

又名鱼鳞病样红皮病、痉挛性双侧瘫痪、智力发育不全综合征。

本病是一种常染色体隐性遗传的先天性疾病,包括智力发育不全、鱼鳞病和痉挛性麻痹三联综合征。

1932 年 Pardo - Castello 报道 1 例 11 岁女孩具有鱼鳞病和 Littles 病,发育迟缓;1960 年 Barr 等将此病作为一个独立的疾病,命名为 Sjögren - Larsson 综合征。

本病有明显的遗传倾向,许多患者是同胞,双亲近亲结婚者约占 1/3;在患者家系中发病率为 25%,是一种常染色体隐性遗传疾病。某些患者发现氨基酸尿、渗出性肠病变及脂肪代谢的紊乱。1 例患者在血浆、红细胞、脑脊液、尿中发现谷酰胺升高。

皮肤表现最具特征性的是鱼鳞病,一般出生后即可发生,为非大疱性。皮损呈现广泛性红斑及细小鳞屑,以后红斑消退,鳞屑尚存。多分布于腋窝、腘窝及四肢屈侧,颜面及掌跖皮损轻微或不发生,但可以发生掌跖角化。除少数病例头发稀疏、干燥外,毛发及指甲一般正常。皮损分布似乎与病情严重有一定关系,如严重累及肢端可伴有高度的脑力迟钝。此外,曾报道有汗液缺乏者。神经症状主要是双侧下肢明显的痉挛性瘫痪,下肢腱反射常有亢进,可呈现阳性的锥体束征;另外可发生癫痫,或智力发育不全,呈痴呆或白痴状态。其他并发症有视网膜黄斑色素变性(30%)、视力障碍,此种变化尤以年长儿发生率较高。少数病例发生假性延髓症状,呈现言语障碍和吞咽困难。此外,还可伴有骨骼畸形(如脊柱后弯)、指/趾长短不齐、乳牙发育不全、皮纹异常、角膜溃疡、黄斑病变、眼距增宽等。

生化检查可有氨基酸尿包括组氨酸、甘氨酸、丙氨酸、精氨酸、羟丁氨酸增加,血清胆固醇上升,血清丙种球蛋白升高,血清 α 白蛋白上升,5 -羟吲哚醋酸上升,尿 17 -酮类固醇低下,表皮的琥珀酸脱氢酶活性上升等。

脑电图示多种节律障碍。气脑检查示大脑皮质呈现萎缩、脑室扩大,染色体以及骨质系统检查无异常发现。

组织病理改变类似非大疱性鱼鳞病样红皮病,呈现角化过度、颗粒层肥厚、棘层松解,真皮常有慢性炎症细胞浸润,以血管周围较为明显。

脑重量减轻,大脑皮质及基底核的神经细胞变性脱落,白质的脱髓鞘及髓鞘的形成不全,桥脑、延脑的锥体束变性,小脑 Purkinje 细胞脱落等。

诊断主要根据临床表现,如发现先天性全身性鱼鳞病、程度不等的智力发育不全、下肢对称性痉挛性麻痹,有时伴有严重的视力障碍、黄斑部网膜变性,一般诊断不难。需要鉴别的疾病有:

脑性麻痹:此病有强直性对称性麻痹,在伴有智力发育不全及鱼鳞病时有时很难鉴别。

脑细胞变性综合征:此病呈现鱼鳞病、智力发育不全,有时有巨细胞性贫血、多发性神经炎、癫痫等,但是从不出现痉挛性麻痹。

Refsum 综合征:此病常呈现神经性耳聋、非典型性色素性视网膜炎、小脑共济失调、脑脊液蛋白量增加,鱼鳞病是一个不常见的特征,且不伴有智力缺陷,一般可以鉴别。

其他如 Werner 综合征、着色性干皮病神经综合征等也应加以鉴别。

治疗主要是对症处理。采取矫形装置对活动有一定帮助,按摩疗法、医疗体育、水疗法、温水浴均可试用。鱼鳞病可选用适当润滑性油膏外用;有角膜溃疡时可行角膜移植。

本病患者由于神经缺陷和智力发育不全,常常丧失劳动能力。

43. 402 Sneddon 综合征

病因不明。主要特征为全身性网状青斑和中、小动脉闭塞,局部缺血所致的中枢神经系统症状。1907 年由 Ehrmann 首先报道,1965 年 Sneddon 将它作为一独立疾病。

由于本病急性期血沉增快,轻度补体消耗和有循环免疫复合物,血管造影见动脉展长、弯曲或节段性狭窄,继之扩张和侧支循环形成,故认为是炎症性血管疾病。

本病好发于女性,国外报道的 97 例中 70 例为女性,占 72%,在育龄期发病,妊娠时恶化,且口服避孕药可加速病情发展,绝经期则病情稳定,提示其与女性激素有关。

临床表现主要有以下几方面。

(1) 前驱症状

非特异性。头痛(70%)、头晕(50%)常在网状青斑前 3.5 年、局灶性神经症状前 9 年出现。

(2) 网状青斑

大的青紫色不规则半环形条纹首先发生于臀部及下背部,然后扩展至股部及上臂伸侧,只有极广泛的损害可累及躯干上部及四肢远端。偶尔由于相互融合,青紫色斑片直径可达 3 cm 以上,不溃破,无肿胀或疼痛,偶见有手足发绀和(或)Raynaud 征。网状青斑为不可逆性,不能消退,但其严重程度可有波动,夏季减轻,冬季加重,妊娠时加剧,神经系统症状加重时也同时加剧。

(3) 神经症状

主要为中枢神经系统症状,外周神经症状较少见。神经症状可分为 3 期:

1)第一期

头痛可表现为弥漫性钝痛或偏头痛样,有时随气候因素或月经而加剧。它发生在局灶性神经症状出现前 9 年,与高血压无明显关系。头晕可在局灶性神经症状出现前、同时或者出现后发生。

2)第二期

灶性或多灶性症状表现为一过性大脑缺血性发作。半身不遂、偏身感觉异常、偏身感觉过敏、失语和视觉症状[闪光暗点(scintillating scotoma)、复视、失明或一时性黑蒙(amaurosis fugax)]常见,而构语障碍、中枢性面瘫、意识丧失、遗忘和耳鸣罕见。灶性症状一般持续数分钟,其频率自 1 周 1~2 次到 1 年 1 次不等。75% 病例局灶性症状与前相同,仅少数可发生在不同的局灶部位。癫痫发作通常在局灶症状之后,但偶可为首发症状。

3)第三期

神经症状的晚期,其特征为进行性识别能力减弱,伴轻度注意力不集中、近期记忆力丧失和健忘或严重的智力障碍(痴呆)和(或)情绪障碍如抑郁、情绪不稳定、兴奋增强等。

(4) 内脏损害

内脏受累程度大致与皮肤和中枢神经系统受累程度平行。

肾脏:血清尿素氮和血清肌酐浓度轻度升高而肌酐清除率减少。

心脏:可有心绞痛史,心电图约半数异常(复极化障碍、心律失常、传导异常和低电压等),少数患者有主动脉瓣 I 级闭锁不全,1 例超声心动图在心尖处有运动功能减退区。

视网膜:眼底有血管改变,表现为动静脉分流、视网膜血管增生或紫癜。此外,可有 I 到 II 级高血压血管改变。

高血压:约 2/3 病例有轻度到中度高血压。

神经系统检查示:① CT 及 MRI:CT 早期正常或示皮质下和(或)皮质萎缩,中期和晚期示有多发性囊性梗死。CT 和 MRI 均能检测大的和中等的梗死,而 MRI 更能检出小的梗死,后者常见于皮质下深白质中。② EEG 及 EMG 其他神经病学发现:半数以上病例 EEG 脑电图异常,有间歇性、弥漫性或局灶性 θ 波和(或)δ 波,α 波节律弥漫性减弱,神经传导速度和 EMG 示有轴索神经病。

实验室检查示总胆固醇水平增高,低密度脂蛋白和高密度脂蛋白、胆固醇和甘油三酯在某些病例中轻度增高。胆固醇的增高与脏器受累程度有关。神经系统症状进展时血沉加速,C3 和 C4 水平下降。约半数患者抗心磷脂抗体升高。

组织病理示 89% 有动脉病变:约 10% 的受累血管示早期炎症期,少数为第一期(内膜炎)和第二期(炎性梗阻),17.7% 为第三期(内膜下增殖),72.6% 为第四期(纤维变性)。

全身性网状青斑高度提示为本综合征,但为非特异性。本病应与网状青斑相鉴别,后者好发于四肢,呈整环形规则性网状。必要时做实验室检查和皮肤活检以排除某些具有网状青斑的疾病,如系统性红斑狼疮、冷球蛋白血症、抗磷脂抗体综合征、冷凝集素病、异型蛋白血症、结节性多动脉炎、青斑样血管炎(livedoid vasculitis)、动脉粥样硬化或胆固醇栓塞。无明显疾病者称为"特发性网状青斑"。

中枢神经系统症状应与多发性硬化、心源性多发性栓塞形成、慢性脑脊髓炎、大脑血管炎等鉴别。

MRI 可早期发现本病的中枢神经系统病变。若中枢神经系统检查以及皮肤活检证实有动脉受累，可确诊本病。

本征尚无特效疗法。曾用阿司匹林、己酮可可碱(pentoxifylline)、肝素、甲基泼尼松龙等试治，但均无明显效果。糖皮质激素治疗非但无效，且有可能导致恶化。

应避免口服避孕药、避免妊娠，因这二者可使本病恶化。避免吸烟、肥胖等其他危险因素，虽然这些因素未肯定能使本病加剧。

（梁　俊　徐金华）

43.403　Spact‐Dameshek 综合征

又名慢性再生不良性中性白细胞减少综合征。

病因未明，系骨髓选择性(中性白细胞)再生不良。

本征反复发生严重的皮肤、口腔、咽喉、耳、副鼻窦和肺部感染，脾脏中度肿大。血中性白细胞严重减少，单核细胞通常增多，偶有中度贫血和血小板减少；骨髓明显的选择性粒细胞再生不良，其他细胞系列正常。

治疗酌用抗生素、糖皮质激素，脾切除。

（陆小年　徐金华）

43.404　Spanlang‐Tappeiner 综合征

又名脱发、多汗、舌状角膜浑浊综合征。

为常染色体显性遗传。由于外胚叶形成异常所致，两性均可发生，多在5~20岁发病。

临床表现为多汗、斑秃或全秃，掌跖角化过度，指(趾)甲发育不良。患者视力障碍，主要由于角膜浑浊所致。

予以对症治疗。

（傅雯雯）

43.405　神经鞘磷脂沉积病（sphingomyelin storage disease）

又名 Niemann‐Pick 综合征。属常染色体隐性遗传。

先天性神经磷脂代谢异常、神经鞘磷脂酶缺乏，导致神经鞘磷脂在组织内(特别是网状内皮系统)沉积。

本病有以下5种类型。

(1) Ⅰ型(急性神经元病型)

约40%的患者是犹太人。患儿多于1~2月龄时发病，智力低下，身体发育迟缓，消瘦、虚弱、恶病质、腹部明显膨大、肝脾肿大、淋巴结肿大；视网膜黄斑区出现樱桃红点(50%)；皮肤蜡样光泽、多汗、有弥漫性棕色色素沉着，以面部为最显著；少数病例有黄瘤；可有紫癜、牛奶咖啡色素斑、蒙古斑和化脓性损害。实验室检查示贫血，在淋巴细胞和单核细胞的胞质内可见较大空泡。肝、脾、淋巴结或骨髓检查可见含神经鞘磷脂的泡沫细胞(Niemann‐Pick 细胞)，体积较大，直径15~19 mm，胞内有单个或多个偏心核，胞质内充满蜂窝状空泡，脂肪染色阳性，过碘酸染色阳性。用经过洗涤的白细胞做 Kampine‐Bnady‐Kanfen 试验，显示分解神经鞘磷脂和芬糖脑苷脂的酶活性降低。

有些病例可做肝切除，但不能改变预后，患儿多在3岁以内夭折。

(2) Ⅱ型(慢性非神经元病型)

发病年龄与Ⅰ型相仿，典型者发病稍晚，肝、脾肿大，呼吸道感染。无中枢神经系统受累征象，智力正常。实验室检查示贫血，肝功能损害。脾、肝、肺骨髓可见双折射的泡沫细胞。X 线检查见肺弥漫性浸润。

治疗予以对症处理，可活到成年。

(3) Ⅲ型(慢性神经元病型)

出生时和头2年(偶或更长)正常，以后表现为失语、共济失调、癫痫发作、肌张力过高、屈曲过度、肝脾中度肿大。实验室检查同上，骨髓和其他器官中可见泡沫细胞。

精神和运动力进行性衰退,多在5~15岁死亡。

(4) Ⅳ型(新斯科舍人型)

仅见于加拿大新斯科舍人,11~40岁发病。表现为步态不稳、精神衰退、肝脾肿大、黄疸;神经鞘磷脂酶正常或稍减少,骨髓和各种器官中可见泡沫细胞。

预后差。

(5) Ⅴ型(成人非神经元病型)

少数病例可迟至成年期而无神经系统表现。肝、脾中度肿大,骨髓可见泡沫细胞,肝、脾活检示神经鞘磷脂增加。

预后良好。

43.406 Spiegler - Fendt 综合征

又名良性皮肤淋巴组织增生综合征。

本征系由皮肤网状内皮组织良性增生所致;外伤、昆虫叮咬、光线敏感、病毒感染等可诱发。

女性多见,男女之比为1:3,多在10~30岁发病。

(1) Ⅰ型

局限性皮肤淋巴细胞瘤,除继发生殖泌尿系损害征象外,无全身症状。一个或多个紫黄色结节,常位于面部、耳垂和鼻尖,较少见于乳头、阴囊或阴道。邻近淋巴结肿大少见,无脾肿大。

(2) Ⅱ型

播散型,粟粒状带蓝色结节,位于面部、躯干和四肢,瘙痒以夏季为甚。无淋巴结或脾肿大。

组织病理示真皮淋巴细胞浸润,与表皮之间有正常结缔组织分隔,偶见呈滤泡型,外周有嗜酸性粒细胞积聚。

放射疗法效果好。局限型可自行消退,播散型可持续终生或消退后复发,不影响全身健康或寿命。

43.407 斑点腿综合征(spotted leg syndrome)

为糖尿病的微血管病变表现,创伤可能是发病因素之一。

本征见于糖尿病患者,发病年龄平均为50~

60岁。大多数有神经病和(或)眼底病。皮疹为圆形或卵圆形暗红色丘疹,界限清楚,数目不定,分布于小腿前外侧和内侧,双侧性但非对称性,发展缓慢,可产生鳞屑,最后发生萎缩和色素沉着。神经症状有感觉减退和反射减弱或消失。

治疗应处理糖尿病。预后取决于糖尿病及其并发症。

43.408 Stickler 综合征

又名白内障、蜘蛛样指、小颌综合征。

系常染色体显性遗传,可有高度不同的表现度及不完全的外显率。本征与 Marfan 综合征、Ehlers - Danlos 综合征都是结缔组织发育不全,但有不同的表现。国内自1984年起有少数报道。

症状以眼、骨骼系统及颌面部异常为特征。

眼部异常:眼球增大、凸出而出现高度进行性近视,玻璃体视网膜变性,视网膜剥离,可有白内障、角膜病变、慢性色素膜炎、继发性青光眼及内眦赘皮。

骨骼系统异常:主要为关节表面发育异常及过早退行性变,多在软骨处,周围关节呈梭形肿大,伴疼痛、强直、运动受限及捻发音;脊柱侧弯或后凸,亦有周围关节过伸及第四掌骨短小。一般体型细长,但不过高,四肢细长,肌肉发育不良,肌张力低。X线示受累关节表面不规则,关节间隙增宽,软骨增厚,髋关节继发性半脱位;椎体扁平,前缘呈楔状,椎间盘间隙变窄。

颌面部异常:面部扁平、塌鼻梁、内眦赘皮。多为小颌畸形,可类似 Pierre - Robin 病,如高腭弓、腭裂、悬雍垂分裂、错牙合及神经性耳聋等。

本征应与 Marfan 综合征、Pierre - Robin 综合征及 Ehlers - Danlos 综合征相鉴别。

尚无特殊疗法。必要时可行矫形术或白内障摘除术。

43.409 僵硬皮肤综合征(stiff skin syndrome)

又名先天性筋膜发育不良(congenital fascial

dystrophy)。

本病为一种罕见的家族性综合征,属常染色体显性遗传。

出生时或婴儿早期出现局限性石头样发硬的皮肤,伴关节活动受限和轻度多毛。皮肤活检示真皮中有较多的黏多糖沉着,但黏多糖在尿中排出不增加,也无先天性黏多糖贮积病的其他表现。

皮肤改变类似硬肿病,但不同者是本病发病早。本病也需与新生儿硬化症相鉴别,后者发病也较早,大多在出生后数周内发病,系皮下脂肪硬化所致,表皮和真皮正常。

43.410 Strauss - Churg - Zeek 综合征

又名过敏性肉芽肿综合征(allergic granulomatosis syndrome)。

多发生于有过敏体质的患者,药物、吸入物或感染等均可引起发病,特别是常有反复发作的哮喘病史,外周血嗜酸性粒细胞增高。最近有报道多数可见 IgE 增高,因此确认是 I 型变态反应。

主要见于青壮年女性。发病前大都有长期反复发作的哮喘病史,发病较急,伴发热、乏力、食欲不振、体重减轻等症状。皮损主要见于四肢伸侧及腹背等处,表现为多形红斑、紫癜和结节,少数有网状青斑、肢端动脉痉挛等。肺为主要受累器官,其病变类似 Loeffler 肺炎,呈一过性浸润和结节状阴影。此外,心、肾、胃肠道、周围和中枢神经等均可受累,血嗜酸性粒细胞可高达 0.80 以上。常有抗中性粒细胞胞质抗体(P-ANCA)存在。

本病应与下列疾病相鉴别:

结节性多动脉炎:结节性多动脉炎无肉芽肿形成,偶可侵犯支气管动脉,但不侵犯肺动脉。有时侵犯肺部,出现哮喘及嗜酸性粒细胞增多,与 Strauss - Churg - Zeek 综合征相似,但结节性多动脉炎可累及中小型的肌动脉,而本征仅累及小动脉。

Wegener 肉芽肿:与本征有很多相似之处,但 Wegener 肉芽肿患者不发生哮喘,鼻病变在本综合征为鼻黏膜弥漫性肿胀、鼻溢,甚至形成息肉;而在 Wegener 肉芽肿则为双侧鼻黏膜溃烂,甚至累

及鼻咽。本征有末梢血或组织的嗜酸性粒细胞增多,而 Wegener 肉芽肿为凝固性或液化性坏死性肉芽肿。本综合征对肾的侵犯较 Wegener 肉芽肿为轻。

治疗予以糖皮质激素。预后较差,病死率高。

(陆小年 徐金华)

43.411 Stryker - Halbeisen 综合征

又名红皮病、巨细胞性贫血(erythroderma-macrocytic anemia)。本病病因不明,可能与维生素 B 不足有关。

临床表现为面、颈和上胸部有红皮病样表现。血液检查有巨红细胞性贫血。

治疗可补充维生素 B 等,有一定疗效。

(王朵勤 徐金华)

43.412 Stuart - Prower 因子缺乏综合征(Stuart-Prower factor deficiency syndrome)

又名因子 X 缺乏症,系常染色体不完全显性遗传,轻微杂合子表现。

常在婴幼儿期发病,但亦可在成年期发病。新生儿出血可表现为肠、阴道或颅内出血。皮肤黏膜自发性出血,鼻衄,月经过多,关节出血,肌肉出血,手术或创伤后严重出血。实验室检查同因子Ⅶ缺乏,但凝血激酶生成和蝰蛇毒时间(stypven time)异常,可资鉴别。免疫扩散技术和抗体中和试验显示这种缺陷有两种类型:交叉反应性物质(CRM)阳性型或 CRM 阴性型。

治疗可予输注血液、血浆、浓缩血浆或浓缩凝血因子,试用黄体酮。严重月经过多可危及生命,需用放射线照射卵巢或做子宫切除术治疗。预后良好,但可死于出血。

43.413 Stuehmer 综合征

又名干燥性龟头炎(balanitis xerotica)。

可能是某些疾患,如硬化性苔藓、慢性龟头炎

等的晚期。

表现为阴茎勃起时疼痛、瘙痒；阴茎上有象牙样白斑，尿道周围有出血性大疱，有羊皮纸样膜覆盖在阴茎头上；阴茎进行性皱缩和萎缩，尿道狭窄，包皮裂开。局部淋巴结肿大。

治疗可予糖皮质激素局部注射和外搽（软膏），行包皮环切术、尿道扩张术等。预后差，阴茎逐渐萎缩，偶见恶变。

43.414　Sturge-Weber 综合征

又名皮肤、软脑膜血管瘤病（cutaneous leptomeningeal angiomatosis），脑、颜面、血管瘤病（encephalo-facial angiomatosis），神经、皮肤综合征（neurocutaneous syndrome）等。

本病主要病变为颜面、眼部和颅内血管瘤及其引起的早发性癫痫、对侧偏瘫、眼症状和智能发育障碍等一组综合征。

本病罕见，系先天性疾患。一般认为在第 22 对染色体上有一个额外的染色体，胎儿第 6 周时发生胚胎血管系统发育不良，影响脑室壁周围、脑膜和面部皮肤的血管。

临床表现主要有以下几方面。

(1) 皮肤血管痣(瘤)

为本病极常见之症状，一般出生时在三叉神经分布区出现鲜红斑痣，可单侧或偶见双侧，甚至累及躯干或四肢皮肤；部分病例的血管痣可按三叉神经或脊神经走向分布。唇、软腭、口腔、鼻、齿龈、咽部、小肠、肾脏、生殖器等黏膜亦可受累。此种血管痣出生后即维持不变，或随年龄增长逐渐扩大。其发展过程大致可分 3 个阶段：① 血管运动神经破坏；② 血管扩张；③ 由于局部毛细血管张力增高，毛细血管代偿性增生。少数可无鲜红斑痣，但有其他表现。

(2) 惊厥发作

一般发生于婴幼儿中，占 75%～82.9%，可为局灶性癫痫发作或全身大发作；或开始时为局限性癫痫，在颜面血管痣或脑内钙化对侧首先发生抽搐，以后再发展为全身性发作。其特点是发作间隔时间长，意识丧失时间长，发作时伴体温增高，症状进展缓慢。

(3) 发作性痉挛性偏瘫、单瘫及肌萎缩

约占 62.2%，多发生于颜面血管痣对侧，偏瘫可在惊厥发作之前或以后发生，此可能由于脑血栓形成、脑血管破裂或脑膜血管瘤机械压迫所致。少数颜面血管痣对侧半身肥大，肢体亦较长，称为"肥大性半身血管增生症"。

(4) 精神障碍

占 56%～60%，包括注意力不集中、健忘、语言障碍、行为异常及不同程度的智力发育不全。

(5) 眼症状

占 36.2%～70%，包括眼水肿、眼球凸出、青光眼、眼结膜血管瘤、角膜血管网、虹膜异常症、同侧偏盲、网膜静脉怒张及充血、脉络膜血管痣、脉络膜萎缩、网膜剥离、视神经萎缩、网膜血管瘤、晶状体移位、晶状体混浊、视网膜象不匀、视力障碍、眼肌麻痹、眼球震颤、视神经炎及乳头水肿等。其中一部分本身是先天性异常，但亦有一部分为血管痣压迫所致。

(6) 脑内钙化

占 50%～87.2%。X 线见脑内钙化斑，呈双层波形阴影，且顺脑回轮廓排列，位于枕、额、颞、顶部，小脑除外，单侧居多。

(7) 其他先天性异常

如咽腭弓过高，两耳不对称，睾丸发育不全，鼻梁变平，头颅不对称，性发育不全，脑性肥胖，脊髓空洞症，足、手指畸形，肥大性半身血管增生症等。

影像学检查显示：① X 线头颅平片见片状或双层波形异常钙化，其他尚有颌凸畸形、小蝶鞍、血管压迹明显扩大、颅骨增厚、鼻旁窦发育失常、骨质疏松和骨质增生等。② 气脑照相显相应侧大脑半球萎缩及侧脑室扩大。③ 脑电图见异常的脑生物电流病灶，见不正常普遍性慢电活动，普遍尖钉波及慢波律，皮质电活动性降低，两侧电压不对称，形象倒置，阵发性大波及尖波等改变。

组织病理示软脑膜有静脉血管瘤，瘤内有钙质沉着，瘤下的大脑皮质有压力性萎缩，少数大脑本身也有血管瘤。脉络膜有血管瘤，使眼球变大。皮肤在真皮层有许多大的毛细血管和血腔。

根据早年发生惊厥史、颜面血管痣、对侧偏瘫及营养不良、精神障碍、眼病变及脑内钙化等，本病不难诊断。气脑及脑血管造影对诊断有一定帮助。脑电图可发现脑萎缩范围，它比脑内钙斑及不正常血管畸形范围更广泛，因此有定位诊断价值。

治疗措施包括：① 解痉剂控制惊厥发生。② 放射治疗血管瘤早期发生的钙化及闭塞。③ 手术切除病变区，结扎颈外或颈内动脉，动脉周围交感神经截除术、电灼、解压术及粘连松解术等，对部分病例有一定疗效。④ 对于严重精神障碍患者可送精神病院进行照料。⑤ 眼病应进行相应的眼科治疗。

本病为进展非常缓慢的疾病，有时亦可自行缓解，不会直接危及生命。早期诊断脑内各种病变，并予及时处理，避免或延迟精神衰退和严重躯体症状出现。

43.415　Sudeck 综合征

又名反射性交感神经营养不良症（reflex sympathetic dystrophy，RSD）、灼痛综合征。

病因很多，由周围神经损伤所致。其发病率为 1%~5%，骨折、扭伤和软组织损伤是最常见的病因。

50 岁以上妇女易患本病，也可见于儿童。可在伤后几小时、几天或几周内逐渐起病，病程可分为 3 期，每期 3~6 月或更长。

（1）Ⅰ期（急性期）

伤后出现烧灼性疼痛，患部承重、受压或情绪变化可加重疼痛；局部水肿、发烫或变凉。毛发增多，指甲增长，X 线片可有骨骼变化。

（2）Ⅱ期（营养不良期）

水肿组织硬结，皮肤湿冷，呈大理石纹状紫绀，出现脱毛、指甲变脆；疼痛呈持续性，任何刺激均可使其加剧。X 线检查可见弥漫性骨质疏松。

（3）Ⅲ期（萎缩期）

疼痛向近端扩展，组织呈不可逆性损伤；皮肤变薄发亮，指端变尖，筋膜增厚，出现掌挛缩。X 线检查见显著的骨质脱钙和关节强直。

病程有自限性，可持续多年，可复发。应与老年性骨质疏松、转移癌等相鉴别。

应鼓励患者做自动操练，若手或腕发生损伤，应用背侧石膏条带；若有水肿应抬高肢体，并避免强力牵伸关节。可试用封闭疗法，封闭腕关节上方的正中神经和尺神经或上胸交感神经节处；亦有采用节前交感神经切除术者。

43.416　太阳眼镜综合征（sun-glasses syndrome）

本病的命名是取自患者临床表现的部位正好在戴眼镜的范围内，或由于戴上太阳镜后局部受压而发病。

病因尚不清楚。三叉神经的眶下支，在眼眶下缘约 2 cm 处穿出眼下孔到达皮下软组织，当所戴的太阳眼镜如镜框或镜架过厚、眼镜过重时，可压迫该支神经而发病；但经常戴眼镜时则不发病，或因为神经已经适应这种压迫之故。

临床表现为在戴眼镜后不久出现下眼眶和额部上方皮肤麻木、感觉迟钝、深沉发胀，症状近似感冒，无全身症状；不戴眼镜数日后自觉症状可自行缓解或消失，若再戴眼镜又可复现，反复多次发生而后缓解。

治疗应避免局部受压及局部按摩，可予理疗。

43.417　臀上皮神经综合征（superior cutaneous gluteus nervi syndrome）

臀上皮神经损伤占腰部软组织损伤的 40%~60%，是引起腰腿痛的一个原因。是由于臀中肌及其筋膜损伤后产生纤维化粘连而形成的纤维束压迫臀上皮神经所致。

多发于青壮年体力劳动者，男性多见。常为侧腰臀部疼痛，呈刺痛或酸痛，少数为撕裂样痛。疼痛可向股后方放射，但常不过膝。弯腰起坐困难，髂后棘外下方可触及一条束状物，可左右活动，按压时有肿痛或麻木感，并向同侧股后放射，弯腰加重；直腿抬举试验阴性，腱反射正常。

初发者常采用休息、理疗、封闭、按摩等,多数患者症状可缓解;慢性患者经保守治疗无效时可考虑手术切除。

43.418 上腔静脉综合征(superior vena cava syndrome)

上腔静脉从头臂静脉的接点处起直行 7.5 cm 左右到达右心房;上腔静脉综合征是由该静脉的血流因管腔闭塞或受纵隔内邻近的结构,包括升主动脉、胸腺、肺和引流右肺及左下叶的淋巴结的外在性压迫所引起;静脉阻塞使静脉中压力升高,经侧支血管的血流增加。

本病的潜在原因 85% 为恶性肿瘤,特别是右肺的支气管癌;60%~85% 的患者本病为恶性肿瘤的最初表现。引起本病的恶性淋巴瘤几乎均为非 Hodgkin 病类;其他恶性肿瘤为原发性纵隔肿瘤如胸腺瘤,或是从肾、睾丸、咽、膀胱、子宫、卵巢,特别是乳房肿瘤转移到纵隔淋巴结的。

本病最早和最突出的表现是胸壁有许多扩张的、垂直走向的、纡曲的皮肤细静脉和静脉。上腔静脉所引流的静脉中压力升高,使引流这些静脉的组织发生水肿。常见上肢肿胀、面部水肿、头有发胀感、眼球凸出和结膜溢血,偶见鼻塞、鼻出血、舌肿以及脑水肿引起的讲话不清楚。喉头水肿可引起声音嘶哑、喘鸣、咳嗽或气急,咽部水肿或纵隔肿块压迫食管可导致吞咽困难。

根据本病的皮肤表现可早期发现恶性肿瘤。

必要时可做 X 线胸片检查,甚至 CT 或 MRI 检查。

抬高床头以减少上身水肿,缺氧者应提供氧气。常用来减少肿瘤伴随的炎症和减少脑水肿的糖皮质激素的系统应用,其效果尚不肯定;利尿剂和限制钠摄取可减少上身水肿,但可使心输出量进一步减少而激发或加剧直立时头晕或晕厥。上腔静脉血栓形成患者,抗凝疗法可帮助血块消散,并可能减少血栓栓塞并发症,主要为肺栓子。

支气管癌发生上腔静脉综合征时,原发肿瘤已不可切除。小细胞肺癌化学治疗或合并放射治疗常有好转;其他肺癌放射治疗有 70% 病例有良好疗效。淋巴瘤用放射治疗、化学治疗或两者联合治疗,常可使症状完全消失。良性纵隔肿瘤可行外科手术切除。

43.419 高原综合征(Takahara syndrome)

又名过氧化氢酶缺乏综合征(acatalasia syndrome)。

在血液和组织中缺乏过氧化氢酶,属常染色体隐性遗传。有人认为过氧化氢酶缺乏时红细胞内产生的过氧化氢可促使血红蛋白转变为正铁血红蛋白而丧失携氧功能,使组织缺氧导致组织坏死。引起口腔坏疽的主要原因是缺乏对口腔正常菌丛的抵抗力,致使细菌过度繁殖,引起感染。

本征常见于日本、朝鲜,高加索地区也有报道;国内未见报道。50% 无症状。多表现为慢性而严重的口腔溃疡,轻者反复发生口腔溃疡,中度者齿槽坏死并萎缩、脱落,严重者尚有颌骨毁坏。血液接触过氧化氢可产生黑棕色的变性血红蛋白(而正常血液仍保持粉红色)。

治疗予以抗生素,局部可手术切除,必要时拔除病齿。根据需要可输全血以提高过氧化氢酶水平。

43.420 高安综合征(Takayasu syndrome)

又名无脉症(pulseless disease)、青年女性主动脉弓动脉炎综合征。

多见于东南亚,国内也有报道。表现为无名动脉、颈总动脉、锁骨下动脉以及胸主动脉的动脉炎。可能属自身免疫疾病。

女性多见,女男之比为 10:1。症状可呈间歇性,主要有:① 中枢神经系统病变:头痛、眩晕、晕厥和惊厥,一过性的弱视或持久性失明;咀嚼肌无力和疼痛,偶有上肢用力时无力、麻木或疼痛。② 皮肤表现:面部皮肤萎缩和色素沉着,颧部潮红,有结节红斑、硬红斑和 Raynand 现象。③ 眼损害:白内障、虹膜萎缩、眼底视乳头周围血管吻合、视神经萎缩、视网膜萎缩或色素沉着。④ 心血管异常:上肢血压低而下肢血压高,两侧脉搏不一样,桡动脉脉搏减弱甚至无脉;上胸部和颈部可听到血管杂音;冠状动脉供血不全,心肌梗死。

治疗给予抗凝剂,血管扩张剂,糖皮质激素,必要时手术(血管移植、搭桥等)治疗。预后欠佳。

43.421　Tangier 综合征

本综合征以首次发现本病的大西洋 Tangier 岛命名,又名家族性高密度脂蛋白缺乏综合征(familial high density lipoprotein deficiency syndrome)。

属常染色体隐性遗传,具有不同的外显率。

男女均可罹患,发病年龄从儿童到 30~50 岁。表现为扁桃体肿大,呈典型的橙黄色;如摘除扁桃体,则残存的滤泡呈同样颜色。偶有脾肿大和中度淋巴结肿大,少数患者有中度肝肿大。外周神经病变表现为四肢远端反复轻度感觉(痛和温觉)障碍,两侧性运动无力(常为近端,偶见远端)。在泛发的丘疹性损害中可见真皮有大量胆固醇酯沉积。脂蛋白 A-Ⅰ 和 A-Ⅱ 低下,血浆胆固醇低于 3.12 mmol/L,甘油三酯正常或增高。淋巴结和骨髓有泡沫细胞。肌电图异常对诊断有参考价值。

目前无特殊疗法。病程良性,但对心血管疾病易感。

43.422　TAR 综合征(TAR syndrome)

又名血小板减少、桡骨发育不全(thrombocytopenia-aplasia of radius)。为常染色体隐性遗传。

表现为前臂短缩,双侧桡骨发育不全、缺如或双手桡侧偏斜。血小板减少,常伴白血病样粒细胞增多、嗜酸性粒细胞增多;骨髓中巨核细胞先天性缺少或明显减少。皮肤发生紫癜,头颈部可有葡萄酒样痣的血管畸形。可伴先天性心脏病、身材矮小、并指(趾)、膝内翻、髋脱位等畸形。

43.423　Teutschlander 综合征

又名全身性代谢性钙质沉着症(universal metabolic calcinosis)、Pierre de la peau 综合征。

钙盐在皮肤、皮下组织以及肌肉中大量沉着,之前无局部或系统疾患,但继有炎症反应和脂质沉积。

本病极罕见,通常在 20 岁前发病,以女性较多见。患者钙盐的排出显著减少。

可有非特异性低热、乏力、疼痛、关节僵硬,皮下及深部组织可扪及不规则形斑块,斑块大小不一,常见于关节周围,但很少直接侵犯关节。初起不痛,其上皮肤正常,可自由移动,随后与其上皮肤粘连,发红、疼痛,最后可破溃,并有石灰样物质排出(脂钙肉芽肿瘤 Lipocalcino granulomatosis)。窦道难以愈合,可继发感染。病程呈慢性进行性。

本征分为 3 型:① 局限型钙质沉着(Profichet 综合征):钙质多沉积在腱鞘附近的肌肉内。② 普遍性钙质沉着症:可合并肌肉挛缩和萎缩;若以肌肉受累为主也可称为进行性骨化性肌炎(myositis ossificans progressiva)。③ 瘤样钙质沉着:常为多发性,生长迅速,在数月内形成巨大无痛性肿块。

组织病理示 van Kossa 染色在皮下组织和皮肤中可找到钙盐沉积;最早期的钙盐沉积常见于脂肪细胞或胶原纤维。

X 线检查或超声波检查四肢或躯干有钙质所致的致密阴影可以确诊;活检也可确诊。血清钙和磷盐水平正常。

治疗可试用乙二胺四乙酸二钠,成人每日 1.5 g,静脉滴注。疼痛的钙质结节可用手术切除;创口局部对症处理。饮食应低钙、低磷;或以酮原性食物作为酸化剂,以增加钙的排泄。

43.424　地中海贫血综合征群 (thalassemia syndromes)

根据病情轻重可分为极轻型、轻型、中间型和 Cooley 综合征 4 种。

(1) 极轻地中海贫血(thalassemia Minima)

又名小红细胞贫血。无临床症状,几乎没有可检出的红细胞异常。治疗可对症处理。

(2) 轻型地中海贫血(thalassemia minor)

杂合子 β 链缺陷。症状和体征多种多样,均与中度慢性贫血有关。表现为溶血,轻至中度脾肿大,易疲劳,腿部慢性溃疡;中度小细胞低色素性贫血,大小不均性红细胞异型,裂细胞症,有靶形红细胞存在,网织红细胞增多;中度高胆红素血症,红细胞对低渗透压的抵抗力增高;骨髓红细胞系列增生。X 线检查示骨质疏松。血红蛋白电泳为 A 组分增高,偶见血红蛋白 F 增多。治疗可予对症处理。

(3) 中间型地中海贫血(thalassemia intermedia)

介于轻型地中海贫血与 Cooley 综合征之间。患儿大都在 4~5 岁后发病。有中度贫血,也可伴有黄疸,脾脏轻度至中度肿大。治疗可予对症处理。

(4) Cooley 综合征

又名 β 型地中海贫血(I 型)、成红细胞性贫血、重型地中海贫血。我国广东、广西、浙江、福建、江苏、西藏、内蒙古等地均有报道。

纯合子 β 链缺陷。3 ~ 6 月龄起病。起病隐匿,严重虚弱,皮肤呈土黄色,有黄疸、先天愚样面容,头大、尖头畸形,颧骨凸起,鼻梁凹陷,两眼间距增宽,腹部增大,肝、脾肿大,反复发热,心脏扩大,可发生充血性心力衰竭。生长发育不良,常有性腺功能减退。实验室检查示严重低色素性贫血,大小不均性红细胞异型,出现靶形红细胞,红细胞显著变形;存在不同程度未成熟的有核红细胞,网织红细胞显著增多,红细胞渗透性脆性通常明显降低;白细胞常增多,并伴有某些未成熟类型;高胆红素血症,血清铁增高,铁结合力显著减低或缺如。尿中尿胆素原和尿胆素增高,尿氨基酸增高;大便中粪卟啉增高。X 线检查示颅骨板障增厚,骨板变薄,两层骨板之间有许多垂直的条纹,长骨髓质密度减低,皮质变薄,呈镶嵌图形。

治疗予以对症处理。输血、脾切除对有些病例中度有效,糖皮质激素对有些病例有效。预后不良。

43.425　反应停胎儿病综合征 (thalidomide embryopathy syndrome)

又名 Lenz 综合征、反应停致短肢畸形综合征

(thalidomide phocomelia syndrome)。

系妊娠早期孕妇(最危险是在末次月经后 37~50 日)服用反应停所致。

临床表现为各种肢体畸形,短肢、近侧短肢到轻微的拇指畸形;常见于上肢,多为双侧性,但不对称;下肢畸形较少。其他畸形有宽鼻梁、小眼球、耳畸形,牙缺陷。

尚无特殊疗法。

(陆小年　徐金华)

43.426　Thévénard 综合征

又名肢体多发性溃疡综合征、遗传性感觉神经病、Nelaton 综合征或 Denny – Brown 综合征。1985 年由 Nelaton 首次报道,1942 年 Thévénard 报道了一个家系。本病属常染色体显性遗传或 X 染色体连锁隐性遗传性疾病,多为青春期发病。

临床表现为患肢感觉异常,痛觉减退或消失;足底溃疡,象足,血管运动障碍或多汗。偶有进行性耳聋。

足部 X 线检查示骨质疏松。

(王朵勤　徐金华)

43.427　Thibierge – Weissenbach 综合征

本征系一种进行性系统性硬皮病和皮肤局限性或泛发性代谢性钙质沉着的疾病,又名皮肤硬化、钙质沉着综合征(dermatosclerosis and calcinosis syndrome)。发病与甲状旁腺无关。

在进行性系统硬皮病、特别是肢端硬皮病中,常有代谢性钙质沉着,通常发生在肢端,最常见于指(趾)关节以及肘、膝关节周围,形成粟粒大到黄豆大的硬结节,偶有压痛,但无自发痛。钙沉积也可在肌肉、腱或筋膜中形成。

X 线检查可见关节周围钙化和钙质沉积。血清钙、磷及碱性磷酸酶均无异常变化。

组织病理示皮肤有非典型硬皮病样变化,食管呈硬皮病改变。动静脉腔扩张,管壁无肌层及弹性组织,仅见有薄的上皮覆盖。

治疗同系统性硬皮病。不宜摄入过多的维生素D。

43.428　Thorn 综合征

又名假性 Addison 综合征、肾小管失盐综合征。

1944 年 Thorn 首先报道 2 例慢性肾功能衰竭患者具有类似肾上腺皮质衰竭的临床表现,故有假性 Addison 综合征之称。

男性多见,以青壮年为多。表现为多尿、夜尿。30%患者有胃炎和长期服大量碱性药物史。急性发作期有恶心、呕吐、厌食、乏力、肌肉痉挛、晕厥、精神错乱。皮肤色素沉着增加(青铜色)、脱水,血压正常。尿比重固定、蛋白尿、肾功能异常,中度至重度氮质血症、酸中毒,血钠低,血钾常增高,尿醛固酮增高,17-酮类固醇正常或增高;对醋酸去氧皮质酮(DOCA)缺乏反应。

增加盐摄入量。预后视肾功能损害程度而异,经治疗后症状迅速减轻。

43.429　甲状腺、杵状指综合征（thyroid-acropachy syndrome）

又名突眼、黏液水肿、骨关节病综合征,突眼性甲状腺功能亢进伴发胫前黏液水肿及杵状指、骨关节病变。

X 线摄片示新骨极不规则,有许多小圆形透亮区形成,称为"气泡"式花边现象,在骨干中部最明显,呈梭形轮廓;常累及掌骨、特别是第一掌骨拇趾,但也累及其他指/趾,手足部软组织亦有肿胀。

应用糖皮质激素、环磷酰胺治疗有效。

43.430　Tommaselli 综合征

系指奎宁中毒所致的血红蛋白尿,由意大利 Tommaselli 首先发现。

服用奎宁过量的中毒症状有耳鸣、重听、眩晕、出汗、呕吐、发热、激动、谵妄、晕厥、体温降低、血压下降、脉缓、发绀、皮肤瘙痒、出血性紫癜、视力障碍、抽搐、呼吸中枢麻痹等。对特异性体质则可引起急性溶血、血红蛋白尿、皮炎、血管性水肿及支气管哮喘等。

立即停用奎宁,对症处理,输液。

43.431　TORCH 综合征

本病是由下列微生物在子宫内感染所致:弓形体(Toxoplasma)及其他(other)梅毒螺旋体、风疹病毒 RV、巨细胞肥大病毒 CMV、单纯疱疹病毒 HSV,"TORCH"即上述微生物英文名称首字母之组合。感染所致的临床和实验室发现相似,胎儿比妊娠月份小,肝、脾肿大,有肺炎,呼吸窘迫,低温或高热,有心脏缺陷、心肌炎。

神经系统异常:小头、癫痫、钙化、张力过度或降低,脑炎、脑脊液淋细胞增多。

眼异常:脉络膜视网膜炎、白内障、青光眼、小眼球、角膜炎。

皮疹:黄疸、瘀点、紫癜、水疱。

予以病因治疗及对症处理。

43.432　中毒性休克综合征（toxic shock syndrome）

本病由 Todd 等于 1978 年首先报道。系一种发热、皮疹、低血压和多系统损害的综合征。

目前认为是在经期使用月经棉塞,使阴道原有的或从体外带入的金黄色葡萄球菌大量繁殖,产生一种外毒素,进入血液循环而产生全身中毒性症状所致。

多见于青年妇女,绝大多数在经期第 2~4 天急剧发病;少数非经期发病者,病前有刮宫、流产、分娩等病史。其主要症状有:突发持续性高热,常伴有畏寒;在发病的次日可发猩红热样或红皮病样皮损,可泛发全身,也可局限于腹、股及关节伸侧;面部和四肢末端可出现非凹陷性水肿;红斑常于 3~4 天内消退,1~2 周后开始脱屑,躯干及四肢为糠状脱屑,掌跖则呈大片剥脱,以后毛发和指甲也可脱落;有的除红斑外尚可出现紫癜和瘀斑;黏膜常有炎症,表现为外阴红肿、阴道弥漫性充血和附件压痛;尚可有咽炎、杨梅舌及结膜炎等;低血压常发生在发热后72小时内。此外,患者多有呕吐、腹泻、关节和肌肉酸痛、烦躁、精神错乱等;也可发生肝、肾损害,产生黄疸、急性肾功能衰竭以及心肌炎、房室传导阻滞、心力衰竭和弥散性血管内凝血等心血管系统和神经源性肺水肿、成人呼吸窘迫综合征等呼吸系统损害。

血、鼻、咽及阴道分泌物培养可分离到凝固酶阳性的 I 组噬菌体金黄色葡萄球菌。外周血白细胞增多,核左移,部分患者血小板和红细胞减少,凝血酶原时间延长,血清胆红素含量增高,转氨酶、γ-谷氨酰转肽酶和乳酸脱氢酶活性常增高。肾功能异常:血尿素氮、肌酐水平上升;出现低血钙和低磷酸盐血症。

根据发热、猩红热样或红皮病样皮损、1~2周后皮肤脱屑、低血压,至少有3个系统受累即诊断。但需与猩红热、川崎病及金黄色葡萄球菌性烫伤样皮肤综合征等疾病相鉴别。

应积极寻找并消除体内化脓性病灶,迅速去除阴道月经棉塞。静脉补液,纠正水、电解质紊乱。选用对金黄色葡萄球菌敏感的抗生素进行治疗。

43.433　Touraine I 型综合征

又名弓形毛细血管扩张性紫癜综合征(arciform telangiectaitc purpura syndrome)。

与毛细血管扩张性环状紫癜相似,但皮损较少,且不出现环形斑疹,而呈较大的弓形紫癜。治疗予以对症处理。

(陆小年　徐金华)

43.434　过渡性综合征(transitional syndrome)

病因不明,多见于男孩。可并发 Franceschetti-Jadassohn 综合征的表现及色素失禁。

皮损主要表现为色素沉着,呈网状或溅散性,炎症现象可有可无。往往伴有脱发、指(趾)甲改变、出汗、发育迟缓。

予以对症治疗。

(傅雯雯)

43.435　外伤性神经血管综合征(traumatic neurovessel syndrome)

手指外伤后出现凉、麻、痛;手指皮色改变,皮温降低(较正常人低2℃以上),个别患者出现指端溃疡。症状局限于伤指,且局限于掌中到指尖,遇冷加重、遇暖减轻,但不会消失。

本征因外伤后末梢交感神经功能紊乱而致血管痉挛。

本征应与下列疾病相鉴别:① 上肢血栓闭塞性脉管炎;② 指动脉血栓,进行性小动脉炎;③ Raynaud 综合征;④ 慢性损伤所致的指缺血,如汽锤病、石工手及打字员或钢琴家血管痉挛病。

予以保温,使用血管扩张剂,一般症状经过数月,随天气转暖而消退;若症状持续不退或遇冷再发,宜采用指动脉周围交感神经末梢切除术。

43.436　毛发、齿、骨综合征(tricho-dento-osseous syndrome)

简称 TDO 综合征,于1966年被首次描述。为常染色体显性遗传。

临床表现有牙釉质发育不全、髓室(pulp chamber)增大、卷曲发以及骨和甲的缺陷。有3种不同的变型:

TDO-I:头发纠缠或扭曲、长头(由于颅缝早闭,特别是矢状缝)、牙釉持有不全、龋齿。X线示致密骨,偶有脆甲。

TDO-II:头发稀疏卷曲,甲变化更显著,颅盖增厚和硬化,甲的表浅层可破裂。出牙在TDO-I延迟,在TDO-II提早。

TDO-III:受累者巨头,板障(diploe)闭塞,无长骨硬化。体格和智力发育正常。

43.437 毛发、鼻、指/趾综合征 (tricho-rhino-phalangeal syndrome)

由 Klingmullar 于 1956 年、Giedio 于 1966 年相继描述。我国 1985 年陈汝庚等曾报道 2 例孪生姐妹的病例,较为罕见。

病因不明,多数病例为散发型。系第 8 对染色体长臂缺失。

临床可分两型。

(1) Ⅰ型

毛发:头发稀疏,脆而易断,呈扭发和/或结节性脆发。

鼻:呈梨状鼻,鼻梁高而阔,鼻唇沟长。

指/趾:指/趾骨骨骺呈圆锥形,指/趾弯曲或短指/趾畸形,指/趾甲薄而脆。

其他尚有身材短小、翼状肩胛、音深沉(deep voice)、在成人期早期有退行性髋骨病等表现。

(2) Ⅱ型

又名 Langer - Giedion 综合征,伴外生骨疣的毛发、鼻、指/趾综合征,8 号染色体长臂缺失综合征。

毛发:头发稀疏、纤细、易折断或脱落,亦可完全缺如,生长缓慢,额部发际高;眉毛内侧浓密而外侧稀疏。

鼻:上窄下宽,呈梨状。

指/趾:指/趾骨骨骺呈圆锥形,多发性外生骨疣。

其他异常有生长、发育迟缓,智力迟缓,双耳显突,小头畸形,上颌前凸,下颌骨发育不全,腭弓高,牙小及赘生齿,门齿超常数,关节伸展过度,婴儿期皮肤松弛,痣数目增多。

组织病理示头皮毛囊减少,汗腺和皮脂腺正常。畸形指/趾骨的一端骨骺呈圆锥形凸起,可嵌入相邻干骺端的窝内。

根据临床体征结合手足 X 线检查(家庭成员虽无临床体征亦可有圆锥形骨骺)可以确定诊断。

尚无特殊疗法。

43.438 13 三体综合征(trisomy 13 syndrome)

又名 Bartholin - Patau 综合征。

为一种先天性染色体病,系因细胞中多一个常染色体而引起的综合征。其额外染色体属于 D 组,经放射自显影证实为 12~15 染色体。

表现为前脑无裂畸形(holoprosencephaly),头畸形,小头,头顶及枕部常有皮肤缺损,有时同时有皮下骨组织缺损;眼畸形,小眼或无眼,虹膜缺损;大宽鼻,腭裂和唇裂;耳郭畸形,位置低,全聋;下颌变小,多指,指节屈曲性固定;额部皮肤有毛细血管瘤,颈部皮肤松弛;指甲窄而过凸,弧形甲,手掌有掌横皱纹,臂中轴三角线焦点位于掌心,拇趾底面有弓状纹。易反复发生上呼吸道感染,心、肾常有畸形或缺损,心脏肥大,室间隔缺损,动脉导管未闭及其他先天性缺损。双侧肾盂积水。其他器官可有各种异常。严重智力缺陷,少数患者有抽搐。

治疗予以对症处理。常见死胎;或因心脏或其他畸形于婴儿期夭折。

43.439 18 三体综合征(trisomy 18 syndrome)

又名 Edwards 综合征、染色体 16~18 三体综合征。

本病由 Edwards 于 1960 年首先报道;我国郑峤于 1979 年报道 4 例,同时上海儿科研究所等也报道 1 例。

本征是次于先天愚型的第二种常见染色体异常疾病,其核型分析表现为第 18 号染色体出现三体性,这种额外的染色体很少易位到另一个染色体上;其染色体类型有下列 4 种表现:① 典型 18 三体表现(47XY+18);② 双三体性,曾报道有(48XXX+18)、(48XXY+18)及(48XY+18+21);③ 易位型,通常为散发的,亦有遗传的报道;④ 嵌合型(约占 10%),此型临床表现可能不典型。

女性多见,父母生育时年龄较大,夏季受孕较冬季受孕的发生率高。出生即有症状,瘦小、虚弱,新生儿体重低,智力发育迟缓,反应差,喂食困难。头部窄长,枕部后凸,低位畸形耳,小眼球、眼球凸出,两眼分离过远,上睑下垂、睑裂狭小、内眦赘皮,角膜和晶体混浊,先天性青光眼,脉络膜病变,视神经萎缩,斜视或黑蒙。小颌、小口、唇裂、腭裂,腭弓高且窄。指过度屈曲,3、4 指紧贴手掌,2、5 指叠于其上,呈特殊姿势握掌。并指(趾)畸形,足畸形(弧形足底),胸骨短。皮肤表现可有颈蹼、皮下脂肪少、大理石样皮肤、血管瘤、甲发育不全、前额和背部多毛、乳头小和指端低弓形皮嵴。常有先天性心脏病,以室间隔缺损和动脉导管未闭最常见。腹部有脐疝、腹股沟疝、消化道畸形(包括有食道闭锁、Meckel 憩室、异位胰腺、肝外胆管闭锁、结肠蠕动差)。大小腿发育异常,脊柱裂,脑脊膜膨出,全身肌张力增高,肢体常处于强直屈曲位。尚可有先天性血小板减少症等。

预后不良,患儿多于 3 个月内死亡,心脏畸形是导致早期死亡的主要原因。易位型和嵌合型生存时间较长,个别病例可生存到 5.5 ~ 7.5 岁,甚至有存活到 20 岁的。

43.440 20 三体综合征(trisomy 20 syndrome)

又名侏儒、视网膜萎缩、耳聋综合征(dwarf-retinal atrophy-deafness syndrome)。

1936 年由 Cockayne 首先报道,我国 1978 年开始亦有少数报道。

系常染色体隐性遗传,额外的染色体位于第 10 对上,呈三体性。

2 ~ 3 岁开始出现症状。表现为生长发育迟缓、恶病质、矮小、头小、脊柱后凸,四肢延长,手足粗大,呈早老面容,尤以鼻部皱缩像米老鼠(由皮脂肪萎缩所致)最具特征,皮肤呈瘢痕状和不规则的色素沉着;耳聋(为传音性、感音性或混合性,多为内耳性),视网膜萎缩或变性,白内障、眼球震颤、陷凹、瞳孔对光反应迟钝;有的兼有运动失调、肢体震颤等神经系统症状;还可有皮肤对

光过敏、肝脾肿大、动脉硬化、心脏有杂音、严重龋齿等。

实验室检查示脂蛋白增高,空腹胰岛素免疫反应胰岛素增高、血清 GOT 及 GPT 轻度增高、生长激素正常,肾小球滤过率减低,内生肌酐清除率明显下降,尿蛋白阴性。

X 线检查示骨质疏松(多见于锁骨、肋骨、椎骨)及颅骨增厚、颅内尾状核侧脑室区钙化点,骨龄正常。

脑电图显示低电压,神经传导速度减慢。

根据智能低下、侏儒症、小头畸形、共济失调、神经性耳聋、早老面容、视网膜萎缩、色素沉着、手足粗大、皮肤厥冷而少汗等表现,结合 X 线检查见颅内钙化以及光敏感试验等,即可诊断。

本征需与下列疾病相鉴别:① 早老症(Hutchinson - Gilford 综合征):患儿呈侏儒状态且清瘦,皮肤多皱褶,外貌较本征更为显著。② Bloom 综合征:亦呈侏儒型,皮肤对光线过敏,生长迟缓,但有特殊的皮损及特殊的面容以资鉴别。③ 其他尚应与 Rothmund - Thomson 综合征、Addison 病、垂体性侏儒、克汀病及黏多糖病等鉴别。

尚无特殊疗法。

43.441 22 三体综合征(trisomy 22 syndrome)

又名猫眼综合征,虹膜缺损、肛门闭锁综合征,Schachenmann 综合征,Schmid - Fraccaro 综合征。

是一种少见的常染色体异常综合征。荧光分带技术证明 G 组第 22 号染色体长臂部分三体型。可能为常染色体显性遗传。

出生时即表现为眼距过宽、眼睑下斜、单侧或双侧虹膜缺损及脉络膜缺损、肛门闭锁、直肠阴道瘘。皮肤表现有耳前瘘及皮赘,耳郭畸形。其他有先天性髋关节脱位,偶有先天性心脏病和肾脏畸形等。生长迟缓,智力正常或轻度障碍。

对肛门闭锁可酌情手术治疗。

心功能不全的纠正、保肝等。

43.442　Troell－Tunet 综合征

又名肢端肥大、甲状腺肿、颅骨肥厚、糖尿病综合征(acromegaly-goiter-skull hyperostosis-diabetes syndrome)。

病因未明。

仅见于女性。表现为：① Morgagni 综合征：前额部头痛，进行性加重；② 肢端肥大症：头痛，下颌骨增宽，牙缝变大，鼻粗大，唇舌增厚，手足肥大；③ 结节性甲状腺肿伴功能亢进；④ 常合并糖尿病。

治疗予以对症处理，切除垂体腺瘤。预后不良。

43.443　Troisier 综合征

又名糖尿病、血色病综合征，Troisier－Hanot－Chauffard 综合征。

为代谢性障碍，过多的铁沉积。原发性者主要为常染色体显性或隐性遗传；继发性见于血红蛋白合成障碍(地中海贫血、难治性贫血等)、铁摄入过量、反复输血。

多见于 40～60 岁男性(约 80%)，但我国以 20～30 岁为多见，均为男性。表现为倦怠、无力、体重减轻、右小腹锐痛、呼吸困难、性欲减退，偶见进行性多关节病。皮肤色素沉着分两型：① 似 Addison 综合征；② 呈淡灰色，分布于生殖器、面、臂皮肤皱褶处，黏膜较少见。水肿、腹水、黄疸，体毛脱落，男性乳房发育，肝大、脾大，睾丸萎缩，后期出现心力衰竭。实验室检查示早期血红蛋白浓度增高，后期大红细胞贫血，血清铁和血清结合铁增加，高血糖、高胆红素血症，肝功能异常。肝活检示结节性肝硬化，含铁血黄素沉积。

对铁沉积的治疗：① 减少铁的吸收，给予低铁、高蛋白、高磷食物，或给氢氧化铝凝胶以提高十二指肠的 pH，避免饮酒；② 增加铁排泄，可采用放血或给予依地酸、二巯基丙醇、青霉胺、去铁敏等疗法。

治疗主要是继发症的处理，如糖尿病的控制、

43.444　热带口炎性腹泻综合征（tropical sprue syndrome）

又名热带性口疮病、锡兰口疮病。

病因未明，可能是未明病原的特殊感染。

多见于热带和亚热带地区，新移民的白种人尤易罹患。常潜隐发病。暴发性腹泻呈油性泡沫状，量多、恶臭；体重减轻，恶心、呕吐、厌食，感觉异常，口腔和肛门疼痛；对自己和周围事物均淡漠；面色苍白，唇干裂，出现口疮性口炎、舌炎，舌面光滑而呈牛肉样红色；牙齿部分或完全脱落，有出血现象；早老，头发干枯，心脏小，低血压，腹膨隆；肝肿大，质软平滑。某些病例可出现 Lichtheim 综合征、巨细胞性贫血、白细胞减少、中度或重度血小板减少，偶见低凝血酶原血症。有低胆固醇血症、低蛋白血症、高胆红素血症。血清铁正常，肝功能一般正常。呈巨幼红细胞性贫血的骨髓象。胃液无游离酸，细胞学与恶性贫血相同。粪脂肪酸增多，维生素 A 耐量曲线低下，D－木糖试验常减低。X 线检查呈口疮型特征。

补充维生素，给予大量叶酸及维生素 B_{12}，饮食完善并适应原先习惯。处理并发症，经治疗后预后良好。

43.445　Trousseau 综合征

又名癌性血栓性静脉炎综合征(carcinogenetic thrombophlebitis syndrome)。

1860 年 Armand Trousseau 首次注意到迁移性静脉炎与癌的关系。浅表性迁移性静脉炎常伴发恶性肿瘤，胰体或胰尾癌最为多见，肺癌和胃癌也常有，偶有乳癌。

2/3 的病例发生于 35 岁以上男子。常见部位为四肢表浅静脉，有时在躯干部。损害为红的、有触痛的丘疹或小结节，沿静脉分布，一条静脉上可有 1 个或数个损害，通常于 2～3 周内慢慢消退。可伴发热和白细胞增多。组织象为真皮、皮下交界处大静脉所有各层炎症性浸润，管腔血栓形成。

衰弱性(marantic)或非细菌性栓塞性心内膜炎也不少见。通常见于肿瘤或其他消耗性疾病。半数以上病例是先有浅表性迁移性静脉炎,以后再发现癌肿,但当发现癌种时绝大多数(90%以上)已转移。

治疗恶性肿瘤,但通常因已转移而失去治疗时机,可给予肝素、阿司匹林及非甾体抗炎药物。

43.446　Tuomaala – Haapanen 综合征

病因不明,有家庭性发病的报道,提示可能有遗传因素参与。

临床表现为侏儒、尖颅畸形、鼻梁宽、小颌、反蒙古样睑裂(睑裂斜向外下方)、睑板组织发育不全、双行睫毛、眼球震颤、近视、斜视、白内障、黄斑中心凹发育不良、脱发、皮肤色素缺失、先天性牙齿和短指(趾)等异常。

尚无特殊疗法。白内障可手术。

43.447　Turner 综合征

又名先天性卵巢发育不全综合征(congenital ovarian aplasia syndrome)。主要特征为女性性征发育不全伴有其他先天性畸形。

本征为最常见的性染色体异常,主要由于生殖细胞减数分裂中不分离现象所致。常染色体正常,性染色体组型 80% 为 XO,染色体组型检查属 2n-1,为 45;有些性染色体也可为 XO/XY、XO/XX、XO/XYY 或 XXX/XX/XO 嵌合体。有些染色体数为 46,但其中一个染色体上有部分缺失。有些表型为男性,染色体数为 46,但在 XY 的 Y 染色体上可能有带形异常。

一般为女性表型,体型有明显异常或表现得不突出,有身材矮小(一般不超过 1.5 米)、颈蹼、斜颈、后发际低、上睑下垂、突眼、斜视、眼距过宽、低位怪形耳、凸颌、高弓形腭、下颌骨发育不良、阔胸、脊柱后侧凸、肘外翻、第 4 及有时第 1 掌骨和跖骨比正常短等表现。

半数在 5 岁以下、1/3 在 5～10 岁间出现乳房增大、阴道出血、阴毛生成等早熟表现;青春发育

期后,则有原发性闭经、无腋毛、阴毛稀少或缺如、乳房发育差等性发育不全或早衰表现。少数可有生殖器男性化和多毛。男性表型的表现为生殖器发育不全,睾丸小而未降,阴毛呈羊毛状。

出生后肢体皮肤就有淋巴管扩张性水肿,2 岁后更明显。皮肤于颈、趾部呈蹼状表现,在掌跖和臀部常松弛过度。有多色素痣。甲发育不全,狭窄、深陷、残存或缺甲。枕部发线低下,使外貌更为突出。有异常皮纹:远侧轴三角,小鱼际图纹;指纹总数及 a – b 总纹数明显增加;鱼际邻接 A 线、猿线或异型猿线;足趾球区有巨大涡状纹或远侧箕状纹或 t 三角缺乏。

内脏方面心血管畸形约占 25%,其中以主动脉狭窄多见,占 50% 以上。此外,尚可有心间隔缺陷、高血压、肾发育不全、马蹄肾、双肾盂肾、内脏出血等。

智力尚可,或有轻度智力低下。

实验室检查示尿液促性腺激素于青春期后明显增加;骨骼 X 线摄片可显示骨质疏松。

组织病理示在女性表型,卵巢小,生殖上皮静止,无卵泡活力或生殖细胞;皮肤和皮下淋巴管发育不全。

女性发育后的性腺功能低下、尿中排出大量促性腺激素和染色体组型检查是确诊的主要依据。体型和其他畸变在青春发育期前对诊断有提示作用;口腔或阴道黏膜上皮细胞检查无性色体存在(因只有一个 X 染色体),对诊断甚有价值。

青春发育期后用女性激素替代疗法对身心健康有一定作用,但不足以引起排卵,因而不能生育。生长激素治疗可增高身高,但生长激素应用可致皮肤黑素细胞痣迅速增多,应定期随访。

43.448　胼胝、食管癌综合征(tylosis-carcinoma of esophagus syndrome)

属常染色体显性遗传。

两性均可发病。临床表现为掌跖胼胝,于

21～60 岁发生食管鳞状上皮细胞癌，常位于食管下 1/3 处。

食管癌可行手术切除、放射治疗及抗癌药物治疗。

43.449　胼胝、视神经萎缩综合征（tylosis-optic atrophy syndrome）

病因不明，可能为伴性显性遗传。

女性多见。表现为掌跖皮肤增厚、胼胝，两耳皮肤也偶有增厚；晚年发生视神经萎缩。

予以对症治疗。

43.450　Ullrich－Feichteiger 综合征

又名无眼、唇腭裂、多指/趾畸形综合征，颅骨发育障碍、指/趾生殖器畸形综合征。

病因未明，散发性发病，某些病例报告似三体性。

临床表现为：① 面具样脸形：鼻子凹陷，小下颌，唇裂和/或腭裂。② 眼畸形：无眼或小眼球，虹膜缺损，角膜混浊，两眼距离过远。③ 耳异常：外耳畸形，耳聋。④ 四肢畸形：多指/趾、并指/趾、畸形足。⑤ 生殖器畸形：尿道下裂，女性生殖器重复畸形。

必要时做整形手术。

43.451　单侧痣样毛细血管扩张综合征（unilateral nevoid telangiectatic syndrome，UNT）

先天性 UNT 有认为系血中雌激素水平过高所致；雌激素从母体通过胎盘传给患儿，由于激素的刺激引起皮肤血管神经反射而致病；从神经节段分布的规律看可能有家族因素存在。获得性 UNT，发病与青春发育期、妊娠和酒精中毒性肝硬化有关。

雌激素可诱发毛细血管扩张和促进血管瘤形成。皮损偏侧性分布，可能是由于雌激素敏感的

终末靶器官的先天性分布异常。

有人发现本病皮损处雌激素及孕酮的受体密度比无皮损处的受体密度高，因此可以认为这些受体对雌激素极敏感者，出生后即可发病；中度敏感者到青春发育期才发病；较不敏感者在妊娠期和肝功能障碍时才发病。

女性发病率高。先天性者多于生后即发病，获得性者于 10～30 岁发病。皮损主要分布于颈 3、4 脊神经及三叉神经分布区，表现为毛细血管扩张，呈星芒状似蜘蛛痣样、斑状、网状或混合存在；数目不一，多呈线状、带状或扇状分布；黏膜较少受累；皮损可于分娩后消退。

治疗用抑制卵泡形成的药物可使皮损减轻。

43.452　Unna－Thost 综合征

又名弥漫性非表皮松解性掌跖角化病（diffuse non-epidermolytic PPK）、局部弥散性掌跖角化病（keratosis palmoplantaris diffusa circumscripta）。

属常染色体显性遗传。自婴儿期即有皮肤角化病，弥漫性蜡状掌跖角化过度突然中止于掌缘，境界清晰，常伴痛性开裂，不波及伸侧（波及手的伸侧甚至肘、膝等处者为 Greither 综合征），掌跖多汗，毛发和牙正常，偶有甲变厚、混浊和畸形。

43.453　不寻常红斑狼疮相关综合征（unusual SLE-related syndrome）

又名低补体血症血管炎、荨麻疹综合征（hypocomplementemic vasculitis-urticarial syndrome）。本病可能是一种新的免疫复合物病。免疫复合物沉积于血管壁，可能表现在低分子量 C1q 沉淀素的活性上；低分子量沉淀素引起 C1q 的结合或活化，进一步导致传统途径的补体活化，产生过敏素及中性粒细胞趋化因子，这些炎症介质可引起血管炎变化。因此，其发病机制可能是真皮血管壁有免疫复合物的沉积并激活补体而引起的。

临床表现类似荨麻疹,但有所不同,两者区别如下(表 43 - 7)。

表 43 - 6　异常性红斑狼疮相关综合征和荨麻疹的鉴别

鉴别要点	异常性红斑狼疮相关综合征	一般荨麻疹
皮损形态	扁平隆起性、游走性红斑浸润,皮损上可见少许紫癜;皮损消退后有色素沉着,烧灼感	单纯风团
单个皮损持续时间	24 小时以上	24 小时以内
全身症状	发热、关节痛,少数可伴网状青斑	无
实验室检查	血沉加快,1/3~1/2 有低补体血症	无
组织病理	主要为白细胞破裂性血管炎,少数可为血管周围炎	少数可为血管周围炎
免疫病理	真表皮交界处及脉管周围有 IgG、C3、IgM 沉积	无
治 疗	单用抗组胺药无效,需用氨苯砜或糖皮质激素	单用抗组胺药有效

轻者可用一般抗组胺类药物或加用抗五羟色胺制剂治疗,多数需加用氨苯砜才可奏效;重者宜用糖皮质激素。

43.454　Unverricht 综合征

又名进行性家族性肌阵挛性癫痫(progressive familial myoclonic epilepsy)。

是一种黏多糖代谢障碍性疾病,属常染色体隐性遗传。

青年期出现肌阵挛的癫痫小发作,涉及肢体、躯干及头部肌肉的突然抽动,通常两侧对称,频率每秒钟 3 次,有时可因强烈抽动而跌倒;轻微刺激(声、光、寒冷、劳累、精神因素)可诱发,可出现锥体外系统症状(肌张力增高,进行性共济失调),发音障碍,吞咽困难,以后变为痴呆。气脑造影示非梗阻性脑室扩大,脑脊液无异常发现,脑电图示多棘慢波或不规则慢波。耳部有丘疹或结节,质地柔软、表面平滑、有弹性,以耳背部多见。皮损中可见大量黏多糖沉着。多于壮年期死亡。

本症应与 Lundborg 型肌阵挛性癫痫相鉴别,其神经细胞内无 Lafora 小体,Hartang 型系常染色体显性遗传。

癫痫可用苯妥英钠等内服;耳部结节可试用冷冻治疗。

43.455　Urbach 综合征

又名细胞外胆固醇沉积症(extracellular cholesterosis)。

病因不明,可能为持久性隆起性红斑的一种变型。

任何年龄均可发病。临床有两种类型:① Ⅰ型:四肢与手足背有紫红色、中央带黄棕色的斑块和结节;耳、舌和胸部也可受累。② Ⅱ型:主要为淡紫色斑,其间有散在的黄色结节和丘疹。

两型均可有肝、脾肿大。病程缓慢,持续数年,可自行消退。

组织病理示与持久性隆起性红斑相似,并有细胞外胆固醇浸润。

治疗可试用砜类药物,有的病例对氨苯砜有速效;糖皮质激素也有一定疗效。

43.456　荨麻疹、耳聋、淀粉样变性综合征(urticaria-deafness-amyloidosis syndrome)

属常染色体显性遗传。

反复发生荨麻疹,伴有全身症状。感觉异常,疼痛,进行性感音性耳聋。性欲过早消失,体格畸形,足弓高,皮肤增厚,青光眼。肾脏有淀粉样变性。患者最终常死于尿毒症。

给予对症治疗。

43.457　Van Bogaert - Hozary 综合征

又名肢端骨质溶解、面部发育不全综合征。

常在 3 岁以后才明显。面部发育不全、不对称,颧弓凸出,宽鼻梁,两眼间距过宽,眉毛和睫毛稀少,上睑下垂,交替性内斜视,近视、散光,高腭弓。突然停止发育,四肢短小,骨骼异常,指关节短粗,手足发绀。

尚无特殊疗法。

43.458 Van Bogaert – Scherer – Epstein 综合征

又名脑脊髓胆固醇沉积病(cerebrospinal cholesterinosis)。

病因不明,为常染色体隐性遗传。

两性各年龄均可发病。儿童发病者同时伴痴呆;青年患者伴有共济失调、痉挛和白内障;成人伴腱黄瘤、严重的痉挛性共济失调、球麻痹和远端肌肉萎缩。尚可有肝脾肿大、掌跖黄瘤,甚至在浆膜、骨骼亦可见黄瘤小结节。多数病例血胆固醇正常,另一些病例则增高。

组织病理示肌腱有肉芽肿损害及胆固醇沉积;脑萎缩,白质有肉芽肿损害,髓鞘消失;囊腔内有泡沫细胞和胆固醇结晶。

治疗予以对症处理。

43.459 Van den Bosch 综合征

为 X 伴性隐性遗传。患者多自幼年开始发病。表现为疣状肢端角化病,掌跖皮肤角化、皲裂,毛囊角化,指(趾)甲呈灰白色变厚,骨骼畸形,无汗及智力障碍。

应与 Greither 综合征、家族性掌跖角皮病(Meleda 病)等相鉴别。

尚无特殊疗法。维生素 A、D 口服,外用尿素脂、复方硫黄、水杨酸软膏。皮损不多者可用液氮冷冻或电干燥法(electrodesiccation)治疗。

43.460 Van Lohuizen 综合征

又名先天性毛细血管扩张性大理石样皮肤(cutis marmorata telangiectatica congenita)。

本征较少见,约 3 000 新生儿中有 1 例。系常染色体显性遗传,具不同的外显率。

婴儿出生时呈不同广泛度的网状红斑,红斑随不同患者和同一患者的不同部位呈不同色泽,由淡红到深紫色。在充血处可见毛细血管扩张,皮肤萎缩,并可有溃疡,呈线状或网状。损害可大可小,可

累及任何部位,特别好发于四肢。皮损处可伴皮下组织萎缩,导致偏面萎缩或受累肢体的周长减少。报道有肢体纵行生长减少,但不常见;偶尔报道有位于其下的骨骼发育不全。其他先天性异常可有:横向肢体缺损(transverse limb defects),先天性皮肤发育不全、腭裂、发育迟缓。可伴有血管痣、动脉导管未闭、先天性青光眼及智力迟钝。

本症可自行消退。溃疡常迅速痊愈;网状红斑第一年消退较快,以后较慢。无溃疡者可完全消退,但较明显的损害可能较持久。

43.461 Vaquez – Osler 综合征

又名真性红细胞增多症(polycythemia vera)。

病因未明,有人认为本病似有种族差异,多见于犹太人,罕见于黑人,我国较为少见。

男性稍多见,中年或老年发病。起病隐袭,有的无临床症状,有的数年后才现症状。早期症状有头痛、眩晕、视力模糊、耳鸣、疲乏、手足刺麻等,以后面、颈和四肢远端出现紫红或青紫色,口腔黏膜和舌深红色,眼结膜充血,眼底血管扩张。有的并发出血,如鼻衄、齿龈、消化道和泌尿生殖道出血,皮肤瘀斑、紫癜。可有肝脾肿大、肢端动脉痉挛、静脉性血栓形成等。

实验室检查示红细胞($7.0 \sim 10.0$)$\times 10^{12}$/L,血红蛋白增至 $180 \sim 240$g/L,白细胞$\times 10^9$/L 以上,并有左移;血细胞碱性磷酸酶值高于正常,血小板增高至($3\,000 \sim 6\,000$)$\times 10^9$/L,血液黏稠度显著增高,血沉显著减慢,总血容量通常增高。骨髓细胞增多,所有细胞系列增生。尿正常,偶有蛋白尿。

治疗可予静脉放血,^{32}P、X 线照射治疗,马利兰内服。平均生存期约 13 年,主要死因为出血和心血管机能不全。转变为粒细胞性白血病或红白血病相当常见。

(陆小年 徐金华)

43.462 Verner – Morrison 综合征

又名水泻、低血钾、胰腺瘤综合征。

目前认为致病激素可能为胰岛非 β 细胞分泌

的舒血管肠肽(VIP),其次为胰泌素,还有肠抑胃肽、胰高血糖素、环脂肪酸(前列腺素)及5-羟色胺。少数可有一个以上的内分泌腺瘤(甲状腺和甲状旁腺)。腹泻机制不明。

女性多见,男女之比为1:3。10~60岁(主要为40~50岁)发病。表现为水泻、腹痛、恶心、呕吐,静止期呈软便和体重减轻,全身乏力发展至瘫痪,肌张力低,昏睡;可伴片状风疹样皮肤潮红。症状持续数月至数年,妊娠期自行缓解。粪便中大量排钾,平均每天可达300 mmol/L,为正常人(13 mmol/L)的20倍以上,造成持续而严重的低血钾(血钾1.2 mmol/L,平均2.2 mmol/L),2/3以上患者血钾低于3.5 mmol/L。胃酸降低或缺如,半数患者胃酸消失,即使注射组胺或胃泌素亦无泌酸反应,此类无胃酸者以胰岛恶性肿瘤为主。X线检查无消化性溃疡形成和胃液分泌过多。高血钙与腹泻的严重程度相一致,腹泻缓解期血钙可降至正常,肿瘤切除后血钙迅速降至正常,提示肿瘤本身似能分泌甲状旁腺激素样物质。

治疗可手术切除胰岛细胞瘤;术后所有症状消失。

43.463 振动综合征(vibration syndrome)

又名气锤病(pneumatic hammer disease)。

发生于受震动工具撞击者,遇冷后出现典型Raynaud现象,手指有白、紫、红三色变化。开始只发生于接触震动工具的手,以后所有手指均可累及。表现为自发性手部酸痛发麻、刺痛、有蚁走感等,多出现于夜间及冷却时,手指或全手肿胀、紫绀,受冷呈苍白或花纹状。皮肤变粗糙,角化过度,甲营养不良,掌心多汗或无汗,存在不同程度的肌肉骨骼的营养不良。发作严重时手指感觉完全丧失,发作间隙期手指颜色正常。

病因不明。可能为手指血管机能性变化,遇冷后发生痉挛所致。

摩擦双手,然后浸于温水中可减轻发作。改换工种可获痊愈。

43.464 Voerner I 型综合征

又名指节垫、掌跖角化综合征。

曾有家族性发病的报告。

临床表现为指节垫伴掌跖皮肤角化症。

治疗予以对症处理。

43.465 Voerner II 型综合征

又名贫血痣综合征。

病因未明,血管发育(功能)异常,血液供应不良。组织学无病变。

出生时即有或幼儿期发病。表现为在躯干,特别是胸部、背部,也可在面部、颈后或四肢有单个或多发的不规则形皮肤苍白区,用玻片压迫后与周围皮肤没有区别。皮损用冷、热刺激不产生红斑反应。以离子电渗透法测试,乙酰胆碱不引起受累部位血管扩张,肾上腺素不能使受累区的苍白加重。

尚无特殊疗法。

43.466 Volkmann 综合征

又名纤维性肌炎综合征(myositis fibrosa syndrome)。由上肢或下肢的动脉或静脉痉挛性致机械性阻塞、骨折、外界压迫(如止血带、夹板)等引起。

1895年Volkmann首先描述了上肢的缺血性挛缩;1943年Vogt描述了下肢的胫前综合征。

根据病变部位的不同,本征可分为上肢和下肢两类:

(1) 上肢缺血性挛缩

前臂肌肉缩短造成典型的畸形,即掌指关节的直伸或过度直伸挛缩及指骨间关节的屈曲挛缩。轻者挛缩仅限于1个或2个手指,若将腕部背屈,手指的屈曲挛缩将增加;若腕部屈曲,手指的挛缩将减少。手和前臂灼痛、软弱无力或有瘫痪、感觉异常,手部发绀、肿胀和厥冷,桡动脉脉搏消失或微弱,手及前臂皮肤萎缩,肌纤维变性、缺血性坏死。

依受累区域不同,可分为:① 背侧部,表现为伸拇肌及伸指肌无力;在屈腕情况下屈拇及屈指被动活动引起疼痛,前臂背侧有压痛点。② 掌侧部,表现为尺神经及正中神经分布区感觉异常或丧失。

(2) 小腿间隔区综合征

胫前区内张力增强或缺血时,其内的腓神经首先受到损害。虽然伸趾短肌不在胫前区内,可免于波及,但因其受腓神经支配,故也陷入瘫痪状态,不但踝关节不能背屈,足趾亦不能背伸,且第一趾蹼知觉迟钝或丧失。由于股动脉、髂外动脉及腘动脉外伤或栓塞所引起的胫前综合征除上述症状外,同时还伴有胫前区疼痛,以至不能行走且逐渐加重,局部肌肉有压痛,皮肤温度降低、发绀或苍白,且出现红斑,足背动脉搏动消失,甚至胫后动脉、股动脉及腘动脉搏动有时也难触及。

治疗宜去除梗阻原因,预防外伤。早期可采用小剂量散焦激光照射治疗。手术减压对预防缺血性肌痉挛的晚期并发症是唯一可靠的方法,而且手术减压可以促进静脉血回流、动脉压差加大,从而有利于动脉血运的恢复。组织压下降后可使小动脉重新开放,组织能重新得到血流供应,亦使反射性的血管痉挛得以减轻,有利于肾功能的改善。

43.467 Von Herrens Chwand 综合征

又名交感神经性异色综合征(sympathetic heterochromia syndrome)。

颈部肿大的淋巴结、肿瘤、颈肋或瘢痕等病变引起交感神经麻痹而出现 Horner 综合征。

除原发病(结核、肿瘤及颈肋)症状和体征外,主要表现为患侧瞳孔缩小、上睑轻度下垂、眼球轻变内陷、同侧颜面出汗减少,伴有病变同侧虹膜脱色性变化等。

主要为病因治疗。

43.468 Von Willebrand 综合征

又名血管血友病(angiohemophilia)。

本病原先发现于芬兰的 Aland 岛。自儿童期起即出血,属常染色体显性遗传。

Ⅷ因子凝血活性(FⅧ:C)降低,Ⅷ因子相关抗原(FⅧ R:Ag)或 Von Willebrand 因子抗原(FⅧ/vWFAg)相应减少。因为血小板对内皮下膜的黏附性降低,所以血小板栓的形成有缺陷。

临床表现为出血素质,可见有瘀点、瘀斑或血肿。出血倾向自轻度到中度不等。主要可分两型:① Ⅰ型:FⅧ:C 和 FⅧ/vWF:Ag 一致减少。② Ⅱ型:交叉免疫电泳显示 FⅧ/vWF 复合物有质的异常。

血小板功能的获得性疾病很多;血小板功能的获得性缺损可包括:① 血小板黏附疾病:可由如尿毒症或某些药物(如前列腺素和潘生丁)诱发。② 血小板和血小板相互作用的疾病(凝集病):由纤维蛋白原或纤维蛋白降解产物(播散性血管内凝血、肝硬化、溶解纤维蛋白的治疗)、大分子(多发性骨髓瘤中的异型蛋白、葡聚糖)或其他药物如抗生素等引起。③ 血小板分泌疾病:可由血小板颗粒性成分的释放、贮藏库缺陷(storage pool deficiency)引起。④ 血小板释放障碍:可由白血病、骨髓增殖性疾病,或由药物引起(阿司匹林和其他非甾体抗炎药物,他们抑制环氧合酶活性,使之不能形成血栓素 A2)。

典型病例的诊断一般不难,轻型或不典型病例的诊断则较困难,必须除外血小板病和血友病,见下表 43－8。

表 43－7 Von Willebrand 综合征和血小板病、血友病的鉴别

	Von Willebrand 综合征	血小板病	血友病
出血时间	延长或正常	异常或正常	正常
阿司匹林耐量试验	异常	异常	正常
血小板黏附性	减低	减低 正常	正常
血小板聚集试验			
瑞斯托霉素	异常或正常	异常或正常	正常
ADP	正常	容易解聚	正常
胶原	正常	异常	正常
Ⅷ:C	常减低	正常	明显减低
Ⅷ:Ag	常减低	正常	正常
Ⅷ:WF	常减低	正常	正常
遗传方式	AD 或 AR	AD	SR

* AD:常染色体显性遗传;AR:常染色体隐性遗传;SR:伴性隐性遗传。

阿司匹林、潘生丁、保泰松、哚吲美辛、右旋糖酐等可延长出血时间,应注意禁用;1 - 脱氨 - 8D - 精氨酸升压素(1 - deamino - 8D - arginine vasopressin)是一种人工合成的抗利尿激素药物,可使出血倾向明显改善;女性患者口服避孕药可使月经过多或出血时间延长的症状改善;止血药如 6 - 氨基己酸、对羟基苄胺亦可使出血症状减轻。出血严重者应每日输鲜血(V - W 因子的生物半衰期约为 24 小时)。中草药可用参三七合并柿树叶,或用血凝片(野芝麻)治疗,有良好的止血效果。

43.469　Vorner 综合征

又名表皮松解性角化过度病(epidermolytic hyperkeratosis)。为常染色体显性遗传。

在 10 岁前发病。表现为表皮松解性掌跖角化过度,呈弥漫性掌跖角化,轻度多汗,皮损不延伸至伸侧。本病常伴乳腺癌和卵巢癌。

注意伴发癌症的早期治疗。皮损予以对症处理。

43.470　外阴、阴道、牙龈综合征(vulvo-vaginal-gingival syndrome)

由 Pelisse 于 1989 年提出,是糜烂性扁平苔藓的一种新的异型。

临床表现为糜烂性外阴炎、阴道炎和牙龈炎,但三者并不一定同时存在,可在某一阶段仅 1 个或 2 个部位发病。有的病例可伴有皮肤非糜烂性扁平苔藓。

(1) 外阴炎

外阴发红、糜烂,周缘有一网纹状白色窄带,主觉灼痛。可继发外阴粘连,大、小阴唇萎缩,状似硬化萎缩性苔藓。

(2) 阴道炎

阴道鲜红色糜烂,表面有白色网纹,重者可侵及宫颈口,有绿色或血性分泌物。外阴炎和阴道炎可周期性缓解,但在静止期阴道黏膜萎缩和脆性增加。常出现性交困难或性交后出血。外阴炎和阴道炎的症状不一定平行。

(3) 牙龈炎

可先于或后于外阴炎和阴道炎,间隔 2~9 年不等。好发于上颌部牙龈,表面弥漫性潮红、糜烂,易出血;糜烂的边缘可见白色网纹带。正常牙龈和颊黏膜上也可见到白色细纹,不发生粘连。

组织病理示白色细纹处呈典型的扁平苔藓象;炎症部为非特异性炎症,有的有数量不等的浆细胞。免疫荧光检查未见免疫复合物沉着。

需鉴别的疾患有:① 特发性脱屑性阴道炎(idiopathic desquamative vaginitis)为非感染性特发性糜烂性病变,常致阴道粘连和阴道狭窄;有报道可同时伴发口腔损害。② 硬化萎缩性苔藓的外阴损害由于摩擦和潮湿,可破溃,呈浸渍和糜烂;外阴萎缩,阴道口常因而变狭窄;可伴发特征性皮肤损害。③ 脱屑性糜烂性牙龈炎应与早期瘢痕性类天疱疮或早期天疱疮相鉴别。

糖皮质激素制剂局部外用;口服泼尼松有效,维 A 酸亦有效;个别病例应用硫苯酰胺(舒必利 sulpiride)有显效。外阴、阴道粘连可行手术矫治。

43.471　Waldenström 综合征

又名 Waldenström 巨球蛋白血症,系淋巴网状系统疾病。

多见于男性,50~70 岁发病。表现为倦怠虚弱,体重减轻,反复感染(肺部感染率增多);肝、脾肿大,淋巴结肿大,贫血、鼻衄、口干、眼球干燥;血沉增快,血黏度增高,血清 IgM 显著增高,冷球蛋白血症;约 1/4 病例可有神经症状(中风、局限性或多发性脑征群、神经病变、蛛网膜下腔出血)。

皮肤表现有:复发性非血小板减少性紫癜、IgM 异型蛋白沉积的丘疹、皮肤淋巴细胞瘤、褐色斑疹、血管炎、网状青斑、Raynaud 现象和双耳弥漫性浸润等。

本症常与干燥综合征和系统性红斑狼疮伴发。

瘤可宁为首选治疗药物;此外环磷酰胺、青霉胺、糖皮质激素、苯丁酸氮芥以及血浆置换术亦有效。预后不良。

43.472 Walker Clodius 综合征

又名虾钳样畸形、鼻泪管阻塞综合征,缺指/趾、外胚层发育不良、裂口综合征。

为常染色体显性遗传。

出生即有征象,表现为手足虾钳样畸形伴鼻泪管阻塞、唇裂和腭裂;两眼分离过远,单侧或双侧鼻泪管阻塞,持续性溢泪,有黏液性脓性结膜分泌物、畏光及虹膜缺损。手足畸形:食指和中指缺失,第2掌骨缺失和第3掌骨仅部分残留;足第1和第5跖骨缺失,偶尔缺趾;尚可见并指/趾、甲发育不全。毛发稀疏,细而色浅。偶有耳聋、耳畸形、肾发育不全和先天性心脏病(室间隔缺损)等。

有的可行外科手术。

43.473 Wartanberg 综合征

又名感觉异常性手痛。

多见于中年以上的妇女,男性偶见。常为右侧手臂短暂性酸痛、麻木和感觉异常,开始侵犯尺神经支配的肌肉,仅卧位休息时或夜间发病,清晨手僵硬,按摩后松弛。有些患者可合并四肢循环障碍,于发作时局部皮肤发白、发红或紫绀。一般发病缓慢,可持续几年,中间可有缓解期,并无其他合并症,最终可自然消失。颈椎及肩部摄片可了解有无器质性病变。治疗予以对症处理。

43.474 Watson - Miller 综合征

又名肝、面、神经、心、椎骨综合征。

原因未明。可能是常染色体隐性遗传。

出生3个月内发病。表现为瘙痒症、凸额、蒙古样面容,轻度眼距过宽、狭鼻,肝大,偶见手掌、四肢伸侧和褶痕处弥漫性黄瘤;心脏有粗糙的收缩期杂音,生长迟缓,精神发育不全,男性性腺功能不全。实验室检查示第3个月起有中度高胆色素血症;第2年起有高胆固醇血症和高甘油三酯血症,γ-脂蛋白减少或缺乏,β-脂蛋白升高。尿褐色,粪灰色。心功能试验正常。X线常见脊柱裂。

治疗予以对症处理。

43.475 Weary - Kindler 综合征

又名遗传性肢端角化性皮肤异色病(hereditary acrokeratotic poikiloderma)。

Weary 综合征和 Kindler 综合征原是两个不同的综合征,其临床表现有所不同,见表43-9。

表43-8 Weary 综合征和 Kindler
综合征临床表现的比较

临床表现	Weary 综合征	Kindler 综合征
遗传性	常染色体显性遗传	?
肢端起疱	+	+
皮肤异色病	以皱褶处为主面部不受累	广泛,伴明显萎缩
湿疹样皮炎	+	±
肢端角化病	+	±
光敏感性	-	±
黏膜损害	-	±
甲异常	-	±

注:±表示可有可无。

有些患者有两种综合征重叠,则称 Weary - Kindler 综合征。属常染色体显性遗传。

表现为婴儿期开始有肢端起疱史,发生水疱或大疱;儿童期发生湿疹样皮炎(颜面不受累),并在手、足、膝和肘部发出角化性丘疹。斑状皮肤异色病;网状色素沉着,特别是在皱褶部位;对光敏感。此外,尚可有肢端假性硬皮病、黏膜糜烂、甲营养不良、瘢痕性秃发,并有许多脂溢性角化样皮疹。

局限性皮肤异色病和肢端角化病有利于 Weary 综合征的诊断;光过敏性、假性硬皮病、甲和黏膜损害为 Kindler 综合征的表现,因此本征为 Weary 综合征和 Kindler 综合征的重叠。

本病患者身材与性发育正常,皮肤异色病不

累及不受光处,无白内障,可与 Rothmund Thomson 综合征相鉴别。

遗传性硬化性皮肤异色病表现为进行性屈侧性皮肤异色病,伴有硬化的手和掌、跖硬化、杵指,齿咬合不齐,皮肤钙质沉着;而本病的皮肤异色病为局限性,有光敏和角化症。

尚无特殊疗法,可予对症处理。

43.476　Weyers 综合征

又名眼、齿、指/趾发育不全综合征(oculo-dento-digital dysplasia syndrome)。

系常染色体显性遗传,具有变异不明显的表现度。

从幼时起病,呈特征性面容,眼窝较深,细直鼻和狭窄的鼻翼,上颌缩短,下颌伸长。眼小,可有小角膜,偶有虹膜缺损、白内障、角膜混浊,可并发青光眼、失明和内眦赘皮等。牙齿小,生长迟缓,釉质发育不全,早发严重龋齿,过早脱落。第4、5 指并指,第 3、4 趾并趾,第 5 指为楔形指,X 线示第 4、5 指中节指骨为立方形且发育不全,第 1、5掌骨扁平。头颅周径小,可有颅骨增厚和长骨变阔等。可伴发先天性心脏病(Fallot 综合征)和浮肿。发育迟缓,精神发育尚正常。毛发稀疏、干燥无光泽。皮肤可有鱼鳞病、老年性白斑及线状色素痣等。指甲有纵嵴,阴茎短小,附睾小等。临床应与 Goltz 综合征、Hallerman - Streiff 综合征等相鉴别。无特殊疗法。

43.477　Whipple 综合征

又名肠道脂代谢障碍综合征(intestinal lipodystrophy syndrome)、噬脂性肠道肉芽肿病(lipophagic intestinal granulomatosis)。

系 Whipple 杆菌(Tropheryma whipplelii)系统性感染所致。

男性多见,常在 30~70 岁发病。表现为寒战、发热、无力、体重下降、消瘦。游走性多关节痛,无关节畸形。腹痛,进食后加剧;慢性间歇性腹泻、脂肪痢,粪呈泡沫状,恶臭、量多。咳嗽,呼吸困难;淋巴结肿大,腹水,多发性浆膜炎、心炎/心内膜炎,肌无力,轻度贫血,低蛋白血症。血沉增快,血胆固醇低,胃游离酸减少,细胞免疫低下。神经系统异常:嗜睡、头痛、痴呆。皮肤表现:斑片状灰色色素沉着、结节红斑,偶有紫癜。

治疗予以抗生素间歇用药,效果显著。伴有多发性浆膜炎或关节症状明显者,糖皮质激素可暂时缓解。

43.478　吹口哨面容综合征(whistling face syndrome)

本病由 Freeman 和 Sheldon 于 1938 年首先描述,故又称 Freeman - Sheldon 综合征,也称颅、腕、跗骨发育不全(cranio-carpo-tarsal dysplasia),吹口哨面容、风车翼样手综合征(whistling face-windmill vane hand syndrome)。其主要特征为假面具样面容,伴吹口哨状口形,两手向尺侧偏斜。

病因不明。属常染色体显性遗传或散发性。

出生时即有。早熟,呕吐,喂食困难,瘦弱,鼻音。特征面容:口小,嘴唇凸出似吹口哨状,颏窝深,呈"H"形沟;面中部扁平,鼻小、鼻梁宽、鼻翼发育不良,眼睛凹陷,两眼分离过远,内眦赘皮;腭高,舌小,人中长。颈短而宽,轻度颈蹼。手向尺侧偏斜,指挛缩,拇指位置不当,弯指畸形,指近端屈侧皮肤增厚,马蹄内翻足。身材矮小,脊柱后凸或后侧凸。精神发育正常。随年龄增长,手足畸形可能得以改善;出生后几年中可发生呼吸功能障碍而威胁生命。

治疗予以对症处理,必要时行矫正手术。

43.479　Widal 综合征

又名阿司匹林三联症。

系患者对阿司匹林或安替比林等药物的过敏反应所致。

患者服阿司匹林类药物后出现荨麻疹、重型哮喘发作和反复发生鼻息肉等三联征。

停用阿司匹林,改服抗组胺药或糖皮质激素。陈景汉等(中华耳咽喉科杂志,1989(2):125)曾采用切断岩浅大神经治疗本症。

43.480 Wildervanck 综合征

又名颈、眼、听神经综合征(cervico-oculo-acoustic syndrome)。

1952 年以"伴有眼外直肌麻痹、眼球后缩和耳聋的 Klippel – Feil 综合征"为名被首先报道;1956 年被命名为颈、眼、面部畸形综合征;1974 年 Yensen 命名为 Wildervanck 综合征。我国 1987 年曾报道 1 例。

病因不明,常见于有血缘关系的家族中,遗传方式未明,但以女性患者为多见。出生后即有,主要为颈短而强直(Klippel – Feil 综合征),两侧有翼蹼,掫颈或斜颈。脊柱侧弯,眼球退缩,眼眶下陷(Duane 综合征),眼球震颤,虹膜异色,眼外直肌(第Ⅵ颅神经)麻痹,可单侧或双侧发病。腭裂,头发稀少,先天性感音性耳聋。可伴右位心,还可有智力低下和发作性癫痫等。X 线示颈椎椎体融合成几块(不足 7 个),胸腰椎侧弯及右位心。脑电图示棘慢波或锐慢波等。主要应与 Klippl – Feil 综合征相鉴别。

治疗予以对症处理。

43.481 Wilson 综合征

本病是一种常染色体隐性遗传的由铜代谢障碍所引起的家族性疾病;被认为是由于肝脏溶酶体缺陷使血浆铜蓝蛋白减少、胆道排铜减少、体内器官铜的积聚过多所致。

常在 10~20 岁发病,起病多隐袭。表现为肝脾肿大、Parkinson 病的神经症状,痴呆也常见;天青色甲半月,角膜周围棕褐色色素沉着环(即 Kayser – Fleischer 环)为本病的一种特有体征,还可有皮肤黑棘皮病。

治疗应限制铜的摄入,每日在 1.5 mg 以下,避免进食含铜量多的食物如动物肝、坚果类、巧克力、甲壳类等。D -青霉胺可使尿铜排泄增加,成人每日 1g,分 2 次服,儿童减半。青霉胺能干扰维生素 B_6 的代谢,故需加服维生素 B_6。

43.482 Winchester 综合征

为常染色体隐性遗传。

在 2 岁内发病。表现为对称性多关节疼痛、肿胀,运动受限,进行性发展,最终关节强、变形甚至挛缩,类似类风湿关节炎;腕骨和跗骨骨质溶解。智力迟缓,生长发育障碍,身材矮小。特殊面容:面容粗糙、额凸、鼻大、鼻梁低、唇厚、外周性角膜混浊。皮肤表现:皮肤弥漫性僵硬、增厚,有斑片状或条纹状色素沉着,多毛,齿龈肥大。细胞间尿酸增多,提示黏多糖含量异常增高,但尿未见黏多糖排出增加。X 线示骨质疏松,长骨干狭窄,干骺端增宽、不整齐,有的呈进行性破坏性改变。

治疗予以对症处理。

43.483 Witkop 综合征

又名齿釉质形成不全、甲松离综合征。

病因不明,疑为常染色体显性遗传,也见到常染色体隐性遗传。

临床表现为下颌门齿、臼齿和上颌犬齿的少牙畸形,最常见为齿数不足。甲松离,毛发纤细。

尚无特殊疗法。

43.484 Wolman 综合征

又名肾上腺钙化、家族性黄瘤综合征。

为常染色体隐性遗传。酸性胆固醇酯水解酶(或酸性脂酶)活性不足,使胆固醇和甘油三酯在组织中堆积。

出生后 2~3 周发病。表现为剧烈呕吐、腹泻、水泻,偶有发热。开始精神活泼,第 9~10 周后活动减少。肝大,第 9 周起进行性苍白。偶见腱反射亢进、阵挛,Babinski 征阳性。贫血,血脂、胆固醇和甘油三酯正常或降低。淋巴细胞空泡形成,成纤维细胞培养示酸性脂水解酶活性严重不足。肾上腺增大,钙沉积,细胞肿胀、空泡化、坏死、脂质浸润。肝肿大,结构破坏,细胞增大、空泡化。

脾、淋巴结和胸腺含大的泡沫细胞。患儿多在 4 个月内夭折。

治疗予以对症处理,可予糖皮质激素。

43.485 皱皮综合征(Wrinkly skin syndorme)

属常染色体隐性遗传。

出生时发病。肌张力过低,严重肌痛和视力降低,生长迟缓,精神发育不全。面色正常,身体皮肤、包括掌跖的皮肤皱缩和弹性降低,络纹图遍及胸部。侏儒症,驼背,翼状肩胛。

尚无特殊疗法。

43.486 Wubenthal 综合征

又名鱼鳞病、白痴伴共济失调(ichthyotic idiocy with ataxia)。

为极罕见的隐性综合征,曾报道于单卵双生子中,表现为鱼鳞病、生长受限、出牙迟延、智力发育迟缓、小脑共济失调和震颤。

43.487 Wyburn - Mason 综合征

又名脑、视网膜动静脉瘤综合征(cerebro-retinal-arteriovenous aneurysm syndrome)。

系常染色体显性遗传。是一种先天发育性的动静脉吻合,发生单侧或双侧中脑动静脉瘤或其他类型的先天性异常、血管性(色素性或非色素性)面痣。

男性多见,出生时即有,20～30 岁出现症状。起病缓慢或急剧,一眼视力突然失明,剧烈头痛、呕吐、眼球凸出。当中脑出血时,颈部强直,有脑膜刺激症状、恶心、呕吐、耳鸣、耳聋、失语、意识丧失,可出现小脑体征、精神发育不全及精神症状。有多发性面部皮肤痣,通常位于患侧三叉神经分布区。

眼部示视神经乳头水肿,眼球震颤,眼睑下垂,眼底示动静脉之间有动脉瘤;尚可有颅内压增高或脑出血的症状和体征。颅 X 片、脑动脉造影、

CT 和 MRI 对诊断有一定价值。

治疗予以对症处理,有手术指征者可手术治疗。

43.488 黄尿性酸尿综合征 (xanthurenic aciduria syndrome)

是色氨酸代谢障碍的先天性疾病。色氨酸负荷过重后,在尿中排出过量的黄尿酸、犬尿酸、8-羟犬尿氨酸原与犬尿氨酸原。

两性均可受累。婴儿期发病,表现为智力发育迟钝,轻度口炎或唇干裂,家族成员易发生荨麻疹、贫血、支气管哮喘和糖尿病。

治疗予以维生素 B_6 大量内服。但精神发育不全可能持续至成年。

43.489 黄甲综合征(yellow nail syndrome)

由 Samman 和 White 于 1964 年首先报道。其特征是甲变黄、甲生长迟缓,伴淋巴水肿。Emerson 于 1966 年指出,除黄甲、淋巴水肿外,尚有胸腔积液,称为三联征。1969 年 Siegelman 报道尚有并发呼吸道反复感染、低丙种球蛋白血症、类风湿关节炎、粒细胞减少症等;以后又有低蛋白血症、智力不全、恶性肿瘤等报道。

临床表现主要有以下几方面。

(1)黄甲

所有指、趾甲均受侵犯,呈黄色、黄绿色或略带黑色。表现光滑,也可见有横嵴和横沟,甲板增厚(第 1 趾甲厚达 2.5 mm,正常人约为 1 mm)、过度弯曲和甲分离,甲弧影和甲护皮消失,甲周组织常肿胀。甲生长迟缓,每周为 0.2 mm 以下,而正常人的生长速度为每周 0.5～1.2 mm。甲色变黄的原因是由于甲板增厚和黄色物质(溶于丙酮,中性时呈黄色,碱性时则色褪)的沉积所致。

黄甲可分两类,一类为原发性黄甲,另一类为继发性黄甲。

1) 原发性黄甲(甲生长速度迟缓)

① 黄甲综合征:黄甲、淋巴水肿、肺慢性病变。② 黄甲:不伴淋巴水肿和肺慢性病变。

2) 继发性黄甲(甲生长速度正常)

① 由药物引起:口服阿的平,接触雷琐辛、蒽林、驱虫豆素等。② 由疾病所致:甲癣、甲周炎、钩状甲、脓疱型银屑病、红皮病、梅毒、AIDS 等。

(2) 淋巴水肿

以下肢踝关节为多见,也见于颜面和手,可为单侧或双侧。引起淋巴水肿的原因是由于淋巴管发育异常,淋巴管造影可显示淋巴管闭塞;若无闭塞则可能是微淋巴管受累或功能性障碍。有报道患肢放射性碘人血清蛋白($^{131}I-RISA$)组织清除率的半衰期延长。

大多数患者 35 岁以后才出现淋巴水肿的症状,常由于感染、压迫而使症状加剧。

(3) 肺部病变

有胸腔积液、胸膜粘连、慢性支气管炎、支气管扩张等,多认为与淋巴系统异常有关。胸水出现前常有呼吸道反复感染史,有人认为胸水是由于感染等因素加重了淋巴循环障碍的结果。

(4) 其他

可有心肌损害、恶性肿瘤(Hodgkin 病、恶性黑素瘤、未分化肉瘤、喉癌等)。少数患者免疫功能异常,有低丙种球蛋白血症、淋巴细胞减少、IgM 和 IgA 低下等。尚有报道并发智力不全者,父母为近亲结婚,同胞二兄弟患黄甲综合征和智力不全。有个别病例并发巨球蛋白血症。

除外继发性黄甲,观察甲的厚度和生长速度即可做出诊断。

有报道用糖皮质激素、维生素 E、生物素、己烯雌酚、黄香草木樨、氨苄青霉素等治疗有效者。淋巴水肿可用利尿剂、抬高患肢、束弹力绷带等方法。并发感染时应给予抗感染治疗。

43.490 Zeek 综合征

又名过敏性血管炎综合征。

病因尚未完全明了,致病因素很多,主要有:① 感染:细菌(链球菌)、病毒(流感病毒);② 异体蛋白:血清病、降低敏感作用的抗原;③ 化学物质:杀虫剂、除草剂、石化产品;④ 药物:阿司匹林、非那西丁、硫代二苯胺、青霉素、磺胺、四环素等;⑤ 疾病:自身免疫性疾病(SLE、溶血性贫血、结节性动脉周围炎、慢性溃疡性结肠炎)、Hodgkin 病、癌和肝炎等。

男女之比为 1.3:1。发病前 1 年有呼吸道病史者占 56%,有药物反应者占 38%,有中耳感染者占 31%,有高血压者占 25%。最常见的初发症状是皮肤损害,皮损为多形性,早期表现为可触知的紫癜,晚期可演变为结节、大疱、梗死和溃疡等。常始于小腿下部和踝部,以后可出现于臂、手、躯干和面部等处。除皮损外尚可有系统性损害,常见的有关节炎、肌炎;肾受累最严重,可发展为肾功能衰竭;中枢神经系统受累可表现为头痛、妄想、精神错乱、复视甚至脑血栓形成。

针对致病因素进行治疗,如治疗链球菌感染、停用致病药物等。糖皮质激素有效,但有严重的肾脏和中枢神经系统受累时,预后不佳。

43.491 Zinsser-Cole-Engman 综合征

又名先天性角化不良伴全血细胞减少症。

本病仅见于男性,为性染色体隐性遗传,其遗传基因在 X 染色体的长臂上(Xq28),双亲为近亲结婚。幼年(3~4 岁)发病。

临床主要特征为:① 全身性网眼状色素沉着和色素减退斑混合存在,有的可伴皮肤异色病;② 口腔黏膜白斑;③ 指(趾)甲萎缩性变化。其他可有头发稀细、秃发和白发,掌跖角化、掌跖多汗和泪管闭锁。有的病例报道有智力发育迟缓、眼裂狭小、眼睑炎、睑外翻、流泪、老年性白内障、视网膜小动脉硬化、闪辉性玻璃体混浊和牙齿脱落等。可能有轻度生长迟缓和精神发育不全,也可有血小板减少、再生障碍性贫血、血丙种球蛋白过少等。

颊黏膜的黏膜白斑处示角化过度部分和无颗粒层角化不全部分混合存在,基底层部分黑素颗粒增加,表皮细胞未见异型;表皮上层嗜黑素细胞增多,真皮毛细血管扩张以及淋巴细胞浸润。

皮损处示表皮萎缩,表皮突消失,表皮真皮交界处有裂隙形成。电镜可见基底板上方有空泡,此空泡与表皮基底细胞相连续。基底细胞张力原纤维减少,基底细胞变性、空泡化。基底板呈多层化。

本征应与其他遗传性有血管萎缩性皮肤异色病的综合征相鉴别,如 Rothmund – Thomson 综合征及 Werner 综合征。

黏膜白斑局部可用液氮冷冻;试服依曲替酯(银屑灵)治疗,症状可改善。

本病黏膜白斑恶变的发生率高,有报道发生舌癌的病例,故需注意密切观察。

43.492　Ziprkowski – Margolis 综合征

又名白化病、聋哑综合征。

本病为 X 性连锁遗传,常见于中东地区。临床表现为皮肤斑驳样色素减退伴色素过度沉着区,毛发色素脱失,先天性耳聋,虹膜异色。尚无特殊疗法。

43.493　Zollinger – Ellison 综合征

系非 β 细胞胰腺瘤产生过多的促胃液素(gastrin)分泌导致消化性溃疡;部分患者伴有其他内分泌肿瘤 – 内分泌多腺瘤病(endocrine polyadenomatosis)。多见于 30～50 岁之间,男稍多于女。可有阵发性显著潮红和腹泻,可持续 10～15 年。潮红可能是一种血管活性肠多肽所引起,或是前列腺素产生增多之故。手术切除胰腺肿瘤,同时做全胃切除术。

43.494　Zoon 综合征

又名浆细胞性龟头炎(plasma cell balanitis)。

病因未明,可能为非特异性慢性龟头炎。

中年和老年男性发病。包皮内侧和龟头有无痛性红斑,表面发亮而潮湿,病程缓慢。

治疗可局部外用糖皮质激素类乳膏。保持局部清洁。

(陆小年　徐金华)

第44章 肥胖、妊娠与皮肤病

目 录

第 44 章

肥胖、妊娠与皮肤病

44.1 肥胖与皮肤病

随着社会的发展、人们生活水平的提高,肥胖问题日益突出。身体各部位多余的脂肪堆积不仅影响了人的形体美,更给身体健康造成隐患,威胁着人们的健康;世界卫生组织已经把肥胖列为慢性病。肥胖症能导致多种生理和心理疾病。因脂肪体积的增加可能导致的疾病,包括骨关节炎、阻塞性睡眠呼吸暂停综合征、社交障碍等;因脂肪细胞增加可能导致的疾病,有糖尿病、癌症、心血管疾病、非酒精性脂肪肝等。脂肪含量增加导致机体对胰岛素反应能力下降,从而导致胰岛素抵抗;脂肪含量增加同样也可能导致机体、主要是血液处于一种炎症状态,增加了栓塞的风险。此外,肥胖还可使皮肤的生理功能发生改变,从而伴发或加重多种皮肤病。皮肤科医师应结合相关学科知识,关注肥胖相关性皮肤病,提高对其认识,以减轻肥胖对皮肤所产生的影响,提高肥胖者的生活质量。

44.1.1 肥胖的定义及发生机制

(1) 肥胖的定义及判定

肥胖症是由多种因素引起的慢性代谢性疾病,以体内脂肪细胞的体积和细胞数增加致体脂占体重的百分比异常增高、并在某些局部过多沉积脂肪为特点。单纯性肥胖患者全身脂肪分布比较均匀,没有内分泌紊乱现象,也无代谢异常表现,其家族往往有肥胖病史。

目前临床用体重指数(BMI)来评价:BMI $<$ 18.5 kg · m^{-2} 者为体重过低,BMI = 18.5 ~

23.9 kg · m^{-2} 为正常范围,BMI $\geqslant$ 24 kg · m^{-2} 为超重,BMI $\geqslant$ 28 kg · m^{-2} 为肥胖。但应该注意有些 BMI 增高的患者不是脂肪增多,而是肌肉或者其他组织增多。

(2) 肥胖的发生机制

1) 遗传

为多因素遗传,父母的体质遗传给子女时,并不是由一个遗传因子、而是由多种遗传因子来决定子女的体质,又称为多因子遗传。有研究表明父母均肥胖的后代有 80% 也是肥胖症患者,而体重正常的父母的后代只有 10% 是肥胖症患者。

2) 社会环境心理的因素

现今社会交通工具的发达、工作的机械化、家务量减轻等,使得人体消耗热量减少;而餐饮业的发达、食物种类的繁多、各式各样的美食、工作中的应酬等,以及部分人常常通过吃来缓解烦恼、安抚情绪,均导致营养摄入过量、脂肪堆积,从而大大增加了肥胖发生的概率。

3) 生理病理因素

人到中年以后因为新陈代谢率降低而易发胖;另外下丘脑的饱食中枢受到化学或手术破坏时,因无饱食感致不断想吃而易致肥胖。

44.1.2 肥胖与皮肤生理

(1) 肥胖对表皮生理功能的影响

肥胖者表皮屏障功能发生紊乱,更容易发生表皮水分丢失而致皮肤干燥,使皮肤屏障的自我修复机能受损。

(2) 肥胖对真皮和皮下组织生理功能的影响

肥胖者脂肪组织结构可发生创面胶原产量较低、皮肤抗张能力较差、创伤愈合能力下降等改变。肥胖使皮肤毛细血管密度下降,毛细血管内血细胞流速下降,易造成肥胖相关性微血管病变和高血压发生。另外肥胖可阻碍淋巴回流,导致淋巴液堆积并产生淋巴水肿,形成慢性炎症。

(3) 肥胖对皮肤附属器生理功能的影响

肥胖者雄激素、胰岛素、生长激素分泌水平升高,皮脂腺功能活跃,易加重痤疮;肥胖者体表面积较大,皮下脂肪较厚,外泌汗腺活性增加,易于出汗。

44.1.3 肥胖引起的皮肤病

肥胖可能诱发或常与肥胖伴发的皮肤疾患有下列几种。

(1) 假性黑棘皮病(pseudoacanthosis nigricans)

可发生于全身任何部位,最常见于腋下、腹股沟和颈,也可见于肘、膝和面部。表现为对称性表面呈天鹅绒状色素沉着性增殖性斑片,多起始于青少年期,患者除体形肥胖外多无异常发现。低能饮食和减肥常可改善皮损的严重性,可逐渐减轻、消退,预后较好。

(2) 毛周角化症(keratosis pilaris)

常见于具有特应性体质者,具有一定的遗传性;也常见于高 BMI 人群中。表现为多发性针尖大小的毛囊角化性丘疹,主要分布于上臂、股外侧及臀部,有时可见于面部。肥胖者胰岛素抵抗可能与其发病机制相关。口服维生素 A 或多吃富含维生素 A 的食物对本病有一定帮助;此外,外用皮肤角质软化或角质溶解剂,可以减轻症状。

(3) 皮肤软纤维瘤(soft fibroma of skin)

常与黑棘皮病并发,其发病率与肥胖的严重程度呈正相关。常见于中老年,以女性多见,好发于颈、腋窝、腹股沟皱褶处。皮损单发或多发,以肤色、质软、粟粒至绿豆大小丘疹、结节为特点。肥胖者可能因其胰岛素抵抗性较高而较易发生本病。治疗可予切除或剪掉,也可用电灼、冷冻、CO_2 激光等治疗。

(4) 膨胀纹(striae distensae)

好发于乳房、臀、腹和股等部位,表现为红色、淡白色交替分布的西瓜纹样的条索状皮纹,一般常出现多条,不痛不痒。其发病机制尚不明确。

目前尚无理想的疗法,局部外用维 A 酸乳酸软膏可增加膨胀纹中的弹性纤维含量,对改善膨胀纹的外观有一定作用。激光疗法,如 585 nm 脉冲染料激光、308 nm 准分子激光均可酌情选用。

(5) 雄激素过多和多毛症(hyperandrogenism and hypertrichosis)

脂肪组织体积的增加和高胰岛素血症引起的内源性雄激素产生的增加,后者又可导致多毛现象。雄激素过多的病因治疗需减肥或用抗雄激素药物;对症治疗可选用激光脱毛。

(6) 痛性肥胖病(adiposis dolorosa)

一种少见的进行性病变,多见于肥胖的育龄妇女,常伴停经过早、性功能早期减退等症状。主要表现为在肥胖基础上出现痛性结节或脂肪块,脂肪沉积为多发性,常伴关节痛、全身性衰弱,但无器质性病变的证据,后期出现精神症状如抑郁和智力减退等。目前尚无特效疗法,对疼痛、衰弱及精神症状采取对症治疗;对异常堆积的脂肪可采用吸除方法等去除。

44.1.4 因肥胖加重的皮肤病

(1) 慢性静脉功能不全

肥胖也是慢性静脉功能不全发生的危险因素。肥胖患者腹内压增加,对四肢下部的静脉回流产生阻碍,瓣膜闭锁不全和静脉扩张引起浅表静脉曲张,甚至卷曲成团似蚯蚓状,一般以小腿明显。患者可以有酸胀、刺痛、麻木感、水肿、瘙痒感,在疾病后期可出现皮肤营养性改变,如皮肤粗糙、萎缩、脱屑、色素沉着、瘀积性皮炎、浅表静脉血栓硬结形成、静脉性溃疡、硬化性脂膜炎。治疗常需抬高小腿,辅以加压绷带、加强对症处理等。

(2) 皮肤淋巴水肿

肥胖患者的淋巴水肿主要因淋巴回流受阻引起。多累及双足,表现为轻度凹陷性水肿,并向四肢近端发展。随时间推移,液体进一步堆积,导致慢性炎症、皮下纤维结缔组织增生和纤维化,发生脂肪硬化。后期皮肤增厚变硬粗糙,并可有棘刺和疣状突起,亦称"象皮肿"。淋巴水肿治疗,早期以排除滞留淋巴液、防止淋巴积液再生为宗旨,晚期则以手术切除不能复原的病变组织或以分流术治疗局限性淋巴管阻塞为目的。治疗包括减轻体重、抬高和压迫患肢、人工淋巴引流和辅以弹力绷带、皮肤护理等。

（3）足跖角化过度

肥胖者跖部受力较大，站立时重力方向发生偏移，行走姿势的改变使骨性突出部位受力增加，机械性损伤加重跖角化过度。依靠减肥限制增加压力是主要的治疗方法；保护性鞋垫可减轻症状。

（4）感染

肥胖可增加皮肤感染的发生率，如糠秕孢子菌性毛囊炎、疖病、体癣、念珠菌性皮炎等，以及少见的感染如丹毒、蜂窝织炎、坏死性筋膜炎和气性坏疽等。肥胖者合并糖尿病、高血压等是皮肤感染的危险因素。皮肤感染的治疗原则为早期诊断，应用有效抗生素和全身支持治疗。

（5）间擦疹

常发生于皮肤皱褶部位，如腹股沟、乳房下、腋下和腹部。肥胖者的皮肤皱襞多，并且出汗较多，增加了摩擦和潮湿环境，常继发细菌和真菌性感染。主要为局部对症治疗，如皱褶部位撒上爽身粉、痱子粉；初期可外用糖皮质激素；伴有局部感染者，选用抗细菌或抗真菌性药物治疗。

（6）化脓性汗腺炎

表现为顶泌汗腺分布区发生脓肿、瘘管和瘢痕，自觉疼痛及压痛，全身症状轻微，可时好时发，呈慢性过程。其病因仍不清楚，可能因顶泌汗腺发生角质性阻塞引起局部感染。本症与聚合性痤疮、脓肿穿掘性毛囊炎可同时存在，称为毛囊闭锁三联症。治疗较困难，早期急性损害可使用抗生素治疗；糖皮质激素皮损内注射，短时间可能有效；对顽固性反复复发的病例，可行手术切除病损并行植皮。

（7）痛风

肥胖与痛风显著相关，是痛风发生的主要危险因素之一。表现为耳郭、大脚趾、足背部、足跟以及踝部等结缔组织内有坚硬的固体尿酸盐堆积而形成的结节，结节的发展与痛风的病期长短和高尿酸血症的程度相关。减少摄入富含嘌呤的食物，如动物内脏、海鲜、禽肉、豆类等，多饮水，促进

体内尿酸的排出有助于减轻高尿酸血症并防止痛风的并发症。药物治疗包括非甾体抗炎药或秋水仙碱。当存在慢性痛风结节时，可对有症状部位行清理或者沉积物清除。中、重度关节损毁者需行关节清理术、植入式关节成形术和关节融合术。

（8）银屑病

肥胖者的银屑病发病率高于普通人群，肥胖与银屑病死亡率升高也相关。肥胖者的饮食对银屑病的影响也大，银屑病患者需要消耗大量高能食物和饱和脂肪酸。肥胖者体内内分泌因素的改变也影响部分银屑病的发生。由于本病是一种慢性复发性疾病，不少患者需要长期医治，包括联合疗法、交替疗法、序贯和间歇疗法等。

（9）胰岛素抵抗综合征

是指由于机体对胰岛素的生理作用的反应性降低或敏感性降低导致多种代谢紊乱聚集在同一个体内的现象。其临床表现有高血糖症、高胰岛素血症、血脂紊乱（血游离脂肪酸、胆固醇、甘油三酯及低密度脂蛋白胆固醇增高，高密度脂蛋白胆固醇降低）、超重或肥胖（体重指数超过25）、高血压等，只要具备其中2项就可诊断。肥胖者长期运动量不足和饮食能量摄入过多可诱发胰岛素抵抗，胰岛素抵抗综合征可引起或加重痤疮、某些上皮细胞癌、软纤维瘤、黑棘皮病、毛囊角化、雄激素过多、多毛和多囊卵巢综合征等。治疗需减肥和增加身体活动；药物有罗格列酮和吡格列酮等。

（朱小华）

44.2　妊娠与皮肤病

妊娠时孕妇体内内分泌及免疫系统均有改变，皮肤亦随之发生一系列变化，这些变化包括妊娠期生理性皮肤改变、受妊娠影响的皮肤病及妊娠期特有的皮肤病。

44.2.1　妊娠期生理性皮肤改变
（1）色素沉着

弥漫或局限性色素沉着：几乎见于所有孕妇，以局限性者更多见。多见于乳头、乳晕、脐部、腹

正中白线部位(可因而变为黑线)及阴唇、肛周等处。产生机制为雌激素、孕激素及 MSH 增加。分娩后可自然消退,但多不能恢复至原来的颜色。

黄褐斑:约70%的孕妇可出现黄褐斑,为发生于颊部或额部的棕色或淡棕色斑;其发生亦与雌激素、孕激素有关;因口服避孕药亦可产生类似色素改变。某些孕妇的黄褐斑可在妊娠后减轻甚至消失,但许多人的黄褐斑常持续存在,再次妊娠时色素又可加深或重新出现。

黑素细胞痣:妊娠前已存在的黑素细胞痣在妊娠中可加深,有些痣可增大,并可产生新痣。临床活跃的损害病理上常可见到真皮与表皮交界处痣细胞活动程度增加,有时需与早期黑素瘤相鉴别。妊娠过后,损害可能有某种程度的消退,交界处活动亦趋向静止。

(2) 毛发异常

脱发:常见,由于休止期毛囊比例增多所致,Kligman 称之为"休止期脱发"。正常人有 15%~20%的毛囊是休止期;妊娠中期和末期仅有 10%毛囊处于休止期;产后 9 周,有 30%毛囊进入休止期。故脱发常发生于产后 2~4 个月,常持续 6~24 周,但少数人可持续 15 个月。

多毛症:可伴有痤疮及其他男性化现象,偶见于妊娠后半期。此时应排除分泌雄激素的肿瘤、黄体瘤、多囊卵巢综合征等。

(3) 汗腺功能异常

小汗腺:分泌增加(除手掌外),红色粟粒疹、多汗症发病率增高。

大汗腺:分泌功能减退,故 Fox－Fordyce 病(大汗腺痒疹)及化脓性汗腺炎在妊娠中可趋于好转。

(4) 皮脂腺

妊娠后期及哺乳期皮脂分泌增加。乳晕区腺体增大,形成褐色丘疹。

(5) 纤维结缔组织改变

妊娠纹:发生于90%孕妇,常在妊娠 6~7 个月时出现,主要分布于下腹、髋、臀及乳房。初为淡红或紫色,很快变白,分娩后常持续存在。

皮赘:是柔软、皮肤色或有轻微色素沉着的乳头瘤。在妊娠后半期皮损可发生于颈侧、腋窝、乳房或乳房下,常于产后消失。

瘢痕疙瘩:妊娠中可能促发其生长。

(6) 血管异常

蜘蛛痣:出现于妊娠 2~5 个月,好发于颈、眼周及上肢,产后 3 个月内可消退。

掌红斑:分布在大小鱼际或整个手掌,呈弥漫性红斑或斑点状,与在肝硬化中所见相同,指部常不累及。

静脉淤血:见于前庭及阴道黏膜(Jacquemier－Chadwick 征)。妊娠早期即可出现。

静脉曲张:发生于 40%孕妇,见于隐静脉、外阴静脉等部位,其发生与妊娠子宫的压迫及先天性静脉瓣膜功能不全有关。有时可有表浅静脉性毛细血管扩张,呈放射状或线形,可有疼痛及压痛。

血管瘤:发病率低于 5%,常发生于妊娠第 3 个月,表现为面、颈部小的表浅或皮下海绵状血管痣,口腔黏膜亦可累及;原有的血管瘤在妊娠期可增大。妊娠瘤是发生在齿龈的血管瘤;妊娠齿龈炎则与齿根充血有关。

水肿:发生于 50%孕妇,常于晨间发生于眼睑、面部或手足,日间消退;水肿为非凹性。本症需与心源性、肾源性或妊娠中毒症水肿相鉴别。

44.2.2 妊娠期特有的皮肤病

妊娠期出现瘙痒性皮疹等皮肤改变时,需除外疥疮、丘疹性荨麻疹等常见的皮肤病;但确有一些皮肤病的发生与妊娠、产褥期显著相关,应考虑为妊娠期特有的皮肤病。

(1) 妊娠疱疹

参见第 29 章《免疫性大疱性皮肤病》。

(2) 疱疹样脓疱病

参见第 30 章《无菌性脓疱性皮肤病》。

(3) 丘疹性皮肤病

1) 妊娠丘疹性皮炎(papuLar dermatitis of pregnancy,PDP)

本病由 Spangler 于 1962 年首次报道。发生于妊娠任何阶段,为散在分布的、直径 3~5 mm 大小的红斑性丘疹,顶端另有一小、尖而坚实的丘疹,剧痒,常因抓破而留有痂。7~10 天后痊愈,遗留轻度色素沉着,新的丘疹又可陆续发出。待生产后皮损即消退,若再次妊娠皮疹又可再现。本病少见,发生率约为 1/2 400,患此病的孕妇死胎率为 27%。患者妊娠末期尿中绒毛膜促性腺素显著增多,血浆皮质醇减少,半衰期缩短。患者还有尿中雌三醇减少,与正常妊娠相反,显示雌激素不足;于患者皮内注射另一患者的胎盘浸出液后可出现炎症反应,显示有过敏现象。本病诊断要点包括剧痒、皮疹散在分布以及尿、血中的生化改变。鉴别诊断包括妊娠期非特异性自限性皮疹、妊娠痒疹、疱疹样皮炎、虫咬皮炎、急性苔藓样皮炎及药疹等。系统采用糖皮质激素可控制症状,并可使死胎率明显下降。有人认为应用己烯雌酚可获满意效果。

2) 妊娠痒疹(prurigo gestationis)

由 Nurse 于 1968 年报道。发生率 1/300,常发生于妊娠后期,以发生瘙痒性皮疹与黄疸为特点。瘙痒性丘疹主要发生于躯干上部及四肢近端,产后 3~4 周消失,若再次妊娠可复发。口服避孕药可诱发本病。早产、死胎发生危险性增加;本症常伴肝功能异常。

3) Besnier 妊娠痒疹(prurigo gestations of Besnier)

多发生于妊娠的中后期。皮损主要表现为由小而密集的丘疹,分布于四肢伸侧,严重的躯干亦可累及。有痒感,皮损区可见抓痕及结痂。产后皮疹消失,遗留色素沉着,若再次妊娠极少复发。对产妇健康及胎儿发育均无明显影响。

4) 环状痒疹(prurigo annularis)

皮损分布于躯干,为有少量鳞屑的淡咖啡色斑的环状损害,环直径可达 7~38 cm。边缘为 2~4 cm 宽,向外扩展,由小的皮肤色水肿性或尖锐丘疹组成。皮肤剧痒,故可见抓痕及结痂。可对症治疗。

5) 妊娠期瘙痒性荨麻疹性丘疹及斑块(pruritic urticarial papules and plaques of pregnancy, PUPPP)

为好发于初产妇妊娠末期(约 70%)的一种瘙痒性皮肤病,发病原因尚不清楚。损害为红色风团性丘疹及斑块,丘疹四周常有一狭窄苍白晕。部分损害呈靶状,似多形红斑。瘙痒显著。皮损于妊娠 27~40 周发出,产后 2 周内消退。病理改变为血管周围轻度非特异性淋巴组织细胞浸润,有少量嗜酸性粒细胞。虽可见核尘,但无真正血管炎的表现。损害及损害周围皮肤直接荧光检查 IgG、IgM 及 C3 均阴性。血中绒毛膜促性腺素水平正常。鉴别诊断包括妊娠疱疹(早期损害有风团性丘疹)及妊娠性丘疹性皮炎、妊娠瘙痒症、Besnier 妊娠痒疹、荨麻疹及多形红斑等。Lawley 等认为 PUPPP 可能是妊娠瘙痒性皮病中最常见的类型。本病病因不明,因临床及组织学上均难与荨麻疹及多形红斑相鉴别,故可能是孕妇对未明因素的荨麻疹或多形红斑样反应。本病在孕妇及胎儿中未见并发症。治疗仅需局部对症处理。

6) 妊娠毒血疹(toxemic rash of pregnancy)

本病与妊娠毒血症无关。发病率在 1% 以下,主要发生于年轻孕妇。开始在腹部妊娠纹处发生瘙痒,数天后发生成群轻微高起的鲜红色风团,有时中央有小丘疹,后者发展为棕色或红色针头大小黏着性痂,亦可有丘疱疹及多形红斑样损害。皮损渐扩展至四肢,但胸部、面部少见。皮损于分娩后数日内消失,可遗留暂时性色素沉着。患者有体重过高及滞产,可发生胎儿窘迫。孕激素治疗可能有效,但应避免长期应用。

(4) 妊娠瘙痒症(pruritus gravidarum)

85% 患者是由于雌激素增多引起的肝内胆汁淤积所致。发生于妊娠末期,但亦可早至妊娠 12 周即发生。瘙痒为弥漫性,常于黄疸出现前 2~3 周发生,分娩后瘙痒与黄疸迅速消失;部分患者可无黄疸。本病在孕妇中的发病率为 0.02%~2.4%,再次妊娠的复发率为 47%。口服避孕药亦可引起瘙痒发作。除碱性磷酸酶与血清胆红素升高外,肝功能正常。患者早产率可高达 30%,胎儿死亡率报道不一,主要死因为分娩过程中窒息或呼吸窘迫综合征。因胎儿死亡率差异甚大,故有人认为胎儿死亡并非直接与本病有关。胎儿发育异常则未见报道。

本病除需与上述妊娠期内瘙痒性疾病相鉴别外,尚需与其他瘙痒性疾病如药疹、疥疮、念珠菌感染及淋巴瘤等相鉴别。

(5) 多形红斑

多形红斑多数为偶然并发;严重多形红斑较多在妊娠毒血症患者中发生。许多多形红斑患者事实上为轻型的妊娠疱疹,鉴别依赖病理检查。

(6) 孕激素自身敏感性皮炎

参见第19章《皮炎湿疹类皮肤病》第4节《自身敏感性皮炎》第1小节《月经疹》。

44.2.3 受妊娠影响的皮肤病

(1) 感染

孕妇体内高孕激素水平及一种与甲种球蛋白相关的免疫抑制因子,可使孕妇免疫功能下降而导致感染。阴道念珠菌感染在妊娠期可增多10~20倍,且较难控制。病毒感染如风疹、水痘、单纯疱疹等均可发生于孕妇,并通过胎盘传染给胎儿,以致发生畸形等。尖锐湿疣可异常增大,甚至可使经阴道分娩发生困难。麻风在妊娠早期即可致病情加剧。孕妇及产褥期易患细菌性毛囊炎、疖等。

(2) 黑素瘤

妊娠中发生恶性黑素瘤者,多发生于躯干,较非妊娠妇女(多发生于下肢)预后差。转移亦较常见;病死率为50%(非妊娠妇女为14.8%);3年及5年生存率亦显著下降,终止妊娠并不能改善预后;口服避孕药的妇女下肢黑素瘤发病率显著升高。

(3) 免疫性结缔组织病

1)红斑狼疮(LE)

妊娠对皮肤型红斑狼疮无影响,但可使系统性红斑狼疮(SLE)加剧的百分率高达38%;疾病加剧可自妊娠第1个月开始直至分娩后8周,在6~7年内曾有该疾病活动的患者于妊娠后疾病更

易加剧。SLE孕妇可能发生妊娠毒血症,病死率、流产率、婴儿死亡率均增加;婴儿于出生后6周之内可能患新生儿红斑狼疮,发生类似于亚急性皮肤型红斑狼疮的环状红斑和心脏传导阻滞等,故LE活动期或新近有活动的患者,特别是有较严重肾脏损害者,应注意避孕;一旦怀孕,应终止妊娠。口服雌激素类避孕药亦可能加重病情。

2)系统型硬皮病

妊娠对硬皮病无明显影响,反之亦然;但若有肾脏受累,则孕妇及胎儿危险性增加。有先兆子痫及肾功能减退者,应终止妊娠。

3)皮肌炎

孕激素可使皮肌炎加剧,但妊娠伴有皮肌炎的患者,60%皮肌炎无变化,20%好转,20%加剧。

4)结节性多动脉炎

本病不影响胎儿,但曾有报道患有过敏性血管炎的孕妇生产一婴儿,亦患上结节性多动脉炎。

(4) 神经纤维瘤

可于妊娠时发生。原有损害可增多、扩大,有痛感或引致中枢神经系统损害。

(5) 结节硬化症

可在妊娠时加剧。

(6) 银屑病

约1/3患者在妊娠时好转,少数可加剧。

(7) 痤疮

妊娠对痤疮影响不恒定,可减轻或加剧。

(8) 其他

遗传过敏性皮炎可于妊娠时改善,但偶可加剧。结节病可改善,卟啉病可加剧。Ehlers-Danlos综合征患者在生产时可有严重出血,创伤愈合迟缓。婴儿受累可有羊膜早破而致早产。

(方丽华)

第45章　系统性疾病的皮肤表现

目　录

系统性疾病的皮肤表现

皮肤是内脏的一面镜子。作为整体的一部分，皮肤与其他脏器息息相关。许多内脏疾病可伴有皮肤症状，且后者常成为诊断内部疾病的线索。皮肤病与系统疾病的关系可有以下 4 种情况：

系统疾病引起皮肤改变：如慢性肾功能衰竭引起的皮肤瘙痒症、多发性骨髓瘤病引起的皮肤淀粉样变。

皮肤病变引起系统脏器功能紊乱：如皮源性肠病（dermatogenic enteropathy）、重症药疹及红皮病引起的体温过低及心力衰竭等。

皮肤与内脏器官受累于同一病理过程：如系统性红斑狼疮、系统性硬化症、风湿热及淋巴网状系统疾病等。

皮肤与内脏器官在遗传疾病中同时受累：如许多综合症候群。

有时很难区分皮肤和内脏病变的关系属于上述哪一种。本章仅对某些有代表性的系统性疾病的皮肤表现进行阐述。

45.1 消化系统疾病的皮肤表现

45.1.1 消化道出血

是内科常见而重要的问题，有时病因诊断十分不易，皮肤表现可能成为某些患者确诊的线索。

（1）恶性萎缩性丘疹病（malignant atrophic papulosis）

又名 Dego 病，是一种罕见的血管阻塞性疾病。典型皮疹为发生于躯干与上臂丘疹基础上的瓷白色萎缩性损害。病理改变为表皮萎缩、胶原变性；血管内皮细胞肿胀和增生，有时内膜有纤维素样坏死，可有血栓形成。内脏损害以消化道最多见。肠壁可有如皮肤上的损害，可发生多数细微穿孔而引起致死性腹膜炎。症状主要为腹痛，其他有恶心、呕吐、腹泻、消化道出血等。胃肠道症状通常在皮损发生后数月出现，但亦可迟至 10 年后方出现。

（2）遗传性出血性毛细血管扩张症

本病为常染色体显性遗传。发病相对较晚，特征为皮肤黏膜毛细血管扩张、反复出血及家族发病倾向。出血部位除消化道及鼻黏膜外，泌尿道、呼吸道及中枢神经系统均可有出血。

（3）蓝橡皮球痣综合征（blue rubber bled nevus syndrome）

本病特征为皮肤及内脏多发性海绵状血管瘤。血管瘤累及胃肠道时，可引起上消化道出血乃至贫血、生长发育迟滞。

（4）Ehlers‒Danlos 综合征

是一组由遗传性结缔组织缺陷（以胶原纤维为主）而引起的疾病。临床特征有皮肤弹性过度、关节过度伸展及血管脆性增加而自发破裂或受轻微外伤后破裂。除消化道出血外，还可有血胸、颅内动脉瘤及主动脉瘤等，动脉瘤破裂可引起出血。

（5）弹性假黄疣

是遗传性弹性纤维异常的常染色体隐性遗传病。本病中弹性纤维产生退行性变和钙质沉着，临床表现主要在皮肤及心血管。皮肤皱褶处有黄色丘疹和斑块；血管壁因弹性纤维改变及钙化而变得脆弱，易破裂而出血。除常见胃肠道出血外，子宫、泌尿道、蛛网膜下腔及眼底等可有出血。

（6）Kaposi 肉瘤

为蓝黑色、紫色或棕红色斑、丘疹、斑块及结节。多处内脏可受累，以胃肠道受累最为多见。

舌、硬腭、咽部、食管及胃肠可见特征性蓝色结节。主要并发症为消化道出血、可先于皮损 2 年出现；此外可有肠穿孔、肠套叠等。

（7）过敏性紫癜

消化道出血为常见并发症，2 岁以上患者发生率为 75%。出血发生在消化道的黏膜下或浆膜下。血管炎导致局部黏膜糜烂为出血及腹痛原因。除消化道外，可有鼻出血及齿龈、肺、蛛网膜下腔、脑等的出血，但均少见。

（8）结节性多动脉炎

消化道症状有腹痛、腹膜炎、肠梗死、肠出血等。皮肤表现为沿表浅动脉分布的压痛性结节。

（9）坏死性血管炎

可有黑粪、腹泻、腹痛、肠套叠等。皮肤表现为可扪及的紫癜，可有溃疡。

（10）神经纤维瘤

发生于消化道者可引起胃肠道出血。

（11）儿童皮肌炎

胃肠道可发生血管炎、肠出血、肠坏死及肠穿孔。

45.1.2　伴有胃肠道息肉的皮肤病

（1）Gadner 综合征

为常染色体显性遗传性疾病。表现为肠道息肉、骨瘤和皮肤损害；息肉有强烈恶变倾向。皮损主要为发生于面部的皮脂腺瘤，于出生时或幼儿期出现，先于肠道息肉多年（20 岁时，半数患者有肠道息肉）。其他尚可有纤维瘤、脂肪瘤、平滑肌瘤、毛发上皮瘤及神经纤维瘤等。

（2）Peutz - Jeghers 综合征

为常染色体显性遗传。表现为唇部、颊黏膜、口周、指、趾、掌、跖、肘部点状、斑状色素沉着及胃肠道息肉。

（3）Cronkhite - Canada 综合征

原因不明，可能有遗传因素。表现为肠道息肉、色素沉着、秃发及甲营养不良。

（4）Gowden 综合征

即多错构瘤综合征，系常染色体显性遗传。皮损由 2~8 mm 大小的丘疹或结节组成，分布于面部腔口周围以及上肢伸侧。皮疹可为扁平、角

化过度或疣状；亦可有脂肪瘤及血管瘤。口腔黏膜可有丘疹性损害，使黏膜呈现鹅卵石样外观。33%患者有胃肠道息肉。尚可有乳腺，甲状腺及女性生殖器的良恶性肿瘤。

45.1.3　肠道炎症性疾病

（1）溃疡性结肠炎

皮损发生率为 6%～34%。

1）阿弗他口炎

常在肠道疾病急性加剧时发生，发病率为 5%~8%。

2）结节红斑

发生于 3%～10%患者，几乎均在急性期发生痛性结节。常仅见于胫前，且与关节炎伴发。

3）坏疽性脓皮病

溃疡性结肠炎是坏疽性脓皮病最常见诱因，可见于 1%~10%活动性期患者，且皮损严重程度与肠道病变相平行。少数患者皮损发生于肠道病变出现之前。在疾病间歇期甚至结肠切除后 12 年亦可发生。有时可见非典型的坏疽性脓皮病包括丘疹、脓疱、结节、斑块、溃疡等。

4）增殖性脓皮病

表现为口腔脓疱、斑块与渗出，四肢屈侧结痂性的丘疹、斑块。Forman 报道的 12 例增殖性脓皮病中，8 例有溃疡性结肠炎，在皮损出现前 1～11 年发生。皮损并非完全与肠道疾病活动度平行。有 1 例患者皮损持续 26 年。

5）多形红斑

较为少见。重症、轻症均可发生，与肠道病变病程平行。有时由药物引起。复发常见。

6）坏死性白细胞破碎性血管炎

典型表现为下肢可触性紫癜、结节、溃疡。本病发生于溃疡性结肠炎患者，支持后者的自身免疫病因学说；但在患者皮损中未发现抗结肠或小肠抗体。

7）血栓性静脉炎

发生于 1%～10%结肠炎患者。在尸检中，静脉血栓的发病率为 30%～40%，动脉栓塞亦可发生。患者可产生指、趾坏疽。高凝状态可发生于溃疡性结肠炎患者中。凝血因子Ⅷ、促凝血酶原

激酶(thromboplastin)及血小板可增加。可发生弥散性血管内凝血(DIC)。

8)其他

如 Sweet 综合征、线状 IgA 皮病、带状疱疹、白癜风、湿疹及红皮病等,亦可见于溃疡性结肠炎患者,但两者的关系尚不明确。

(2) Crohn 病

又名局限性回肠炎。皮肤表现与在溃疡性结肠炎中所见者大致相同,但具有以下特点:① 皮损累及肠道的延续部位。如 15%~50% 患者可有肛周及直肠旁脓肿、窦道或瘘管,50%~60% 患者可有无痛性肛裂。瘘管常为本病的首发症状,在肠道疾患 1 个月~22 年(平均 4 年)前出现。20%患者有腹壁瘘管,均发生于手术后。肛周脓肿可破裂成大溃疡,延伸至会阴部、股部、阴囊、阴茎基部、阴唇及前腹壁。大部分患者的溃疡类似坏疽性脓皮病。溃疡边缘显示结节病的病理变化。颊黏膜和唇部溃疡可产生增生性肉芽肿,具有鹅卵石样外观。② 转移性 Crohn 病。下肢结节红斑见于 4%~15% 的患者,坏疽性脓皮病见于 1%~1.6%的患者。4%患者有杵状指、掌红斑及血管炎。少数患者在乳房下、腹股沟及耳后亦可发生溃疡。

45.1.4 吸收不良综合征

皮损通常为非特异性,如皮肤干燥、湿疹、轻度银屑病样皮损、鱼鳞病、色素沉着、甲营养不良、秃发、舌炎、口角炎、阴囊炎、紫癜等,多因缺乏蛋白、必需脂肪酸及维生素等所致。肠病性肢端皮炎、疱疹样皮炎亦可伴随吸收不良综合征而存在。另有一种皮源性肠病,见于湿疹、银屑病、扁平苔藓及其他皮肤病,表现为轻度吸收不良、腹泻等。胃肠道症状与皮损广泛程度及严重度平行,皮损痊愈后肠道疾病也随之消失。

45.1.5 家族性地中海热(familial Mediterranean fever)

又名良性或家族性阵发性腹膜炎、家族性阵发性多浆膜炎。为常染色体隐性遗传,发生于西班牙或葡萄牙裔的犹太人、亚美尼亚人以及地中海东部诸国家或岛屿的居民。表现为发热、胸膜炎、腹膜炎、关节炎和皮肤损害,有时可有肾淀粉样变而引起肾病。皮损表现为下肢丹毒样红斑、荨麻疹及皮下结节,亦可有紫癜。

45.1.6 短肠术后皮肤改变

风湿病样症候群可见于 23% 接受肠旁道手术治疗肥胖症的患者,表现为关节炎、关节痛及皮肤白细胞破碎性血管炎。皮损表现为丘疹、疱疹、脓疱及结节红斑样损害,见于四肢、躯干及面部。发病机制可能为机体对免疫复合物的反应。肠旁道手术后,肠道盲端细菌过度生长,可成为抗原而引起免疫反应,形成免疫复合物。

45.1.7 肝脏疾病

皮肤可灵敏地反映肝脏情况。

(1) 肝脏疾病的一般皮肤表现

1)肤色改变

包括黄疸和色素沉着。色素沉着原因未明。β-促黑素(MSH)在肝硬化患者中未见增高,因前者主要在肾脏中代谢。有人认为患肝脏疾病时雌激素水平因灭活障碍而升高,使皮肤内巯基对酪氨酸酶抑制作用减弱,而使皮肤产生色素沉着。

2)血管异常

① 蜘蛛痣及毛细管扩张:蜘蛛痣高度发展时可有草莓状血管瘤的表现。损害部位为面、颈及上肢,少见于脐以下。其产生与雌激素水平因灭活障碍而升高有关;有时随着肝功能改善,蜘蛛痣可消失。② 腹壁静脉曲张:由于肝硬化、门静脉高压而引起。③ 掌红斑:生于大、小鱼际及指尖,弥漫性或呈斑状。有时类似红斑狼疮的手掌改变,常与蜘蛛痣并存。其产生与雌激素或一种由肝代谢的血管活性因子灭活障碍有关。④ 网状青斑:发生机制可能为血黏度增高及高球蛋白血症。⑤ 小腿溃疡:见于活动性肝硬化,与血黏度升高有关。⑥ 血管炎。⑦ 紫癜及皮下出血:由于凝血障碍(凝血因子多在肝内合成)、门脉高压或脾功能亢进而引起血小板减少所致。长期应用糖皮质激素治疗肝脏疾病亦可产生紫癜(激素性紫癜)。

3)甲改变

肝脏疾病引起血浆白蛋白降低时,甲床由于

水肿而变混浊,可产生白甲;也可能由于甲板和指骨间结缔组织增加,导致甲床血流相对减少而产生白甲。表现为甲弥漫性变白,仅前端小部分尚留粉红色。甲半月可消失,亦可见两条平行的白色横纹。此外尚可有杵状指、平甲、反甲、脆甲等。

4）毛发改变

头发变细,男性胡须、腋毛、阴毛减少,后者是因为雌激素水平上升及雄激素水平下降所致。

5）痤疮

躯体上半部可表现油腻及产生痤疮,可能由一种未明的促皮脂物质引起。

6）黄瘤

扁平、结节性及眼睑黄疣均可发生,由高脂血症引起。

7）瘙痒

常广泛,呈暂时性或持续性,伴或不伴有黄疸;伴有黄疸者瘙痒可发生于黄疸出现前数月至一年,肝脏损害加重时,瘙痒反可消失。一般认为瘙痒的发生与胆盐对皮肤感觉神经末梢的作用有关,但瘙痒程度与胆盐水平并无平行关系,可能是因为不同成分的胆盐致痒能力不同。2 -羟基胆盐,特别是鹅脱氧胆酸(chenodeoxycholate)致痒能力较 3 -羟基胆盐为强。也有人认为胆盐有洗涤剂的作用,能损伤真皮细胞的脂质膜,使蛋白酶释放,引起瘙痒。

（2）几种肝脏疾病的特征性皮肤表现

1）门脉性肝硬化

皮肤表现有蜘蛛痣、掌红斑、色素沉着,男性腋毛、阴毛减少或阴毛分布变为女性型;尚可有紫癜、腹壁或脐周静脉曲张、白甲等。

2）胆汁性肝硬化

瘙痒、色素沉着、黄疸和黄瘤联合存在,仅见于胆汁性肝硬化。色素沉着为棕色,广泛分布,暴露部位更明显,黏膜不累及。黄瘤的产生是由于高脂血症;眼睑黄瘤、结节及扁平黄瘤均可发生,后者见于手掌及瘢痕处;跟腱黄瘤少见。胆盐水平升高除引起瘙痒外,并能激活表皮酪氨酸酶而导致色素沉着。原发性胆汁性肝硬化被认为是自身免疫性疾病,可与其他自身免疫疾病并存,特别是系统性硬化症;其他有干燥综合征、疱疹样皮

炎等。

3）乙型肝炎

乙型肝炎的发病和免疫密切相关。乙型肝炎病毒有表面抗原、核心抗原、e 抗原等抗原体系;HbsAg 及其抗体可形成免疫复合物,引起各种皮肤疾病。

血清病样前驱症状：最为常见,发生于乙型肝炎前驱期,症状包括荨麻疹、血管性水肿、关节痛、蛋白尿和血尿等。症状见于黄疸出现前 1~6 周,黄疸出现后症状减轻或消失。荨麻疹可伴低补体血症。其他许多类型皮损亦可出现,包括红斑、斑丘疹、过敏性紫癜、多形红斑、毒性红斑以及苔藓样皮炎,后者在临床和病理上都类似于扁平苔藓。荨麻疹损害的病理改变是白细胞趋向性荨麻疹,在血管周围有多形核白细胞浸润,真皮有水肿,或有白细胞破碎性血管炎。

皮损产生机制是乙型肝炎表面抗原和相应抗体形成免疫复合物。在血清病样症群的活动期,血清补体下降,症状缓解时上升至正常。直接免疫荧光显示在荨麻疹和坏死性血管炎损害的血管周围有 IgG、IgM、C3 和 HbsAg 沉积。血循环中可发现免疫复合物(IC),IC 通过 C3 和 C5a 产生荨麻疹,或沉积于血管壁而产生血管炎。

结节性多动脉炎：局限在皮肤或累及多脏器。患者肝损害一般较轻微,常仅有血清酶升高。皮损紧接肝炎后发生或在感染后多年始出现。皮损发病机制亦认为是通过 HBsAg 形成的免疫复合物。

特发性混合性冷球蛋白血症(essential mixed cryoglobulinemia)：本病特征为紫癜性皮损(95%)、关节病变(45%)及肾损害(48%)。紫癜可扪及,见于下肢,可有红绀症及 Raynaud 现象。仅 1/3 患者有可觉察的冷过敏。病理改变为坏死性血管炎。免疫荧光可见 IgM 或 IgG 及补体沉积,疾病活动期血清补体明显降低。与结节性多动脉炎的皮损一样,HBsAg 及其抗体形成的免疫复合物参与本病发病;但在本病中有抗体过剩,而在结节性多动脉炎中则有抗原过剩。

儿童丘疹性肢端皮炎：特征为面部及四肢非复发性丘疹性皮炎;淋巴结肿大;急性肝炎,常为

无黄疸型;HBsAg 为 ayw 亚型。皮疹形态一致,为 2~3 mm 圆形丘疹,可群集,但不融合,不痒,分布于面部、四肢及臀部,躯干少见。有时皮损可为出血性,早期可有同形反应。皮疹持续 15~20 天。本病最常见于 2~6 岁儿童,10 岁以上罕见,但亦有报道发生于年轻人者。年龄小者皮疹可较大(直径 5 mm)。病理改变为表浅的血管周围淋巴细胞及单核细胞浸润伴有轻微内皮肿胀,免疫荧光反应呈阴性。患儿伴有急性肝炎,常为无黄疸型,与皮损同时或在皮损出现 1~2 周后发生。50%患儿血清酶持续升高,肝脏病理检查可显示慢性活动性肝炎。1/3 患儿可成为 HBsAg 携带者。

过敏性毛细血管炎:皮损主要发生于躯干,四肢较少。为炎症性丘疹及结节,直径 3~15 mm,中央有脓疱,以后结痂、愈合,遗留椭圆形萎缩性瘢痕。病理改变示基底细胞下有纤维素沉积,真皮有淋巴细胞、组织细胞和嗜酸性粒细胞浸润。多数毛细血管内皮肿胀,外围有 PAS 反应呈阳性的纤维素样物质沉积。

4) 慢性活动性肝炎

本病除有食欲不振、腹胀、肝区痛等常见症状外,还可出现肝外多脏器损害的症状,如关节炎、肾炎、结肠炎、甲状腺炎、心肌炎、胸膜炎和干燥综合征等症状,其中以关节炎和慢性肾炎为多见。

约 1/4 的病例有皮肤损害,如条状斑纹、痤疮、紫癜、甲下出血、过敏性毛细血管炎以及红斑狼疮或局限性硬皮病样的皮损。此外,还有一种较为特殊的慢性皮疹,主要分布于躯干,四肢较少。原发损害为炎性丘疹,中央有小脓疱,继而结痂,痂脱落后留下萎缩性瘢痕,似种痘后瘢痕。这种皮疹可持续多年不退,且随肝病病情的起伏而波动。此皮疹用糖皮质激素治疗,反应良好。

实验室检查可发现免疫复合物、IgG、IgA、IgM 和 IgE 增高,还可查到各种自身抗体,如抗-LSP(肝细胞膜特异性脂蛋白)、抗-LMA(肝细胞膜抗原)和高滴度抗核抗体;红斑狼疮细胞阳性。

45.1.8 胰腺疾病的皮肤表现

(1) 结节性脂膜炎

小腿特别是内踝上部多见。损害为红色至紫色皮下结节,直径为数毫米至数厘米,与皮肤粘连,但能动。轻型不溃破,2~3 周内消退,遗留色素增深的轻微凹陷性瘢痕;重型可发生于除面部以外的任何部位。损害不断发生,大的结节可有明显压痛及波动感,破溃后流出白色油状或乳状黏滞物质;数个溃破的结节可相互融合。发生在关节周围时,可酷似痛风。患者可有高热、关节炎、浆膜炎以及腹痛、呕吐等腹部症状。血中嗜酸性粒细胞可升高。本病可见于急、慢性胰腺炎,胰腺外伤或肿瘤;轻症可在胰腺损害发现前 3 年即出现。病理示灶性皮下脂肪坏死,伴有碱性物质沉积,后者可能为营养不良性钙化;陈旧损害有肉芽改变,但无血管炎变化。此种病理改变与胰腺炎引起的腹腔内脂肪坏死相似。损害溃破后排出的坏死物质中含胆固醇、胆固醇酯、中性脂肪、脂肪酸及其盐类。本病发病机制可能由于胰蛋白酶分泌增多,使血管通透性增加,同时由于胰脂肪酶的作用,脂肪产生坏死所致。

(2) 坏死松解性游走性红斑(necrolytic migratory erythema)

本病多见于胰高糖素瘤(胰岛 α 细胞瘤)及胰岛细胞癌,但有报道可见于慢性胰腺炎。皮损可广泛,但以腹部、腹股沟、股部、臀部及会阴部最为严重,小腿、手、足及口周亦可累及。起始时皮损表现为显著红斑,呈环形或不规则形,以后在红斑基础上发生松弛的水疱或大疱,疱位置表浅,故不易被察觉;疱迅速破裂,有脱屑及结痂;红斑继续扩展,中心痊愈处有时有色素沉着,边缘有脱屑。损害常融合成环形或多环形。个别损害病程为 1~2 周,皮损常轻重交替,患者同时可有处于各不同发展阶段的皮损。损害亦可完全消退,数周至数月后复发。

本病病理示上皮上部显著细胞间水肿,表皮细胞肿胀,角层下有水疱形成,真皮有轻微炎症细胞浸润。

除皮损外,患者并可有舌炎(光红舌)、口角炎、贫血、体重减轻、腹泻、静脉血栓形成及轻度糖尿病。患者血清氨基酸下降,胰高血糖素水平升高(慢性胰腺炎患者不升高)。切除胰腺肿瘤后,皮损迅速消失。本病需与肠病性肢端皮炎相鉴别。

本病发病机制尚未明确。因皮损可自然减轻或消退,局部外用或皮内注射胰高糖素未能产生皮损。皮损亦可见于胰高糖素不升高的慢性胰腺炎患者,故胰高糖素可能与皮疹发生无直接关联。有人认为本病的发生与血清氨基酸过低影响表皮蛋白合成有关。

(3) 荨麻疹

可与产后胰腺炎伴发。风团阻塞胰管可能为胰腺炎的病因。

(4) 网状青斑

见于急性胰腺炎。在腹壁和股上部可见暗红色网状青斑。

(5) 迁移性血栓性静脉炎

见于胰腺癌。

(6) 黄瘤

见于胰腺疾病伴有高脂蛋白血症。

(7) Grey-Turner 征及 Cullen 征

见于急性出血性胰腺炎,患者发病 1~2 天后,出血可自胰尾到达腹膜后组织,再沿筋膜到达皮下,使皮肤产生青紫色;见于左胁腹者称 Grey-Turner 征,见于脐部者称 Cullen 征。它们都是非特征性的,可见于其他腹腔内出血性疾病如胆总管破裂、异位妊娠、十二指肠穿孔等。Cullen 征亦可见于肝肿瘤。

45.2 肾脏疾病的皮肤表现

45.2.1 肾功能衰竭

可出现以下皮肤表现。

(1) 瘙痒

泛发性瘙痒是尿毒症的一个重要表现,发生率可高达 86%。尿毒症引起的继发性甲状旁腺功能亢进是发生瘙痒的一个重要原因,甲状旁腺素可引起肥大细胞增生;尿毒症患者皮肤中可发现大量肥大细胞。切除甲状旁腺常可使瘙痒缓解。但并非所有瘙痒均由甲状旁腺素引起,有的患者甲状旁腺素增高而无瘙痒。可能有一种中分子物质滞留引致瘙痒,因为仅部分患者的瘙痒可经透析而缓解,而有时透析可使瘙痒加剧;此外,皮肤

干燥、组胺释放、维生素代谢紊乱、尿毒症性神经病变以及皮肤表面有含氮物质沉积等均与瘙痒有关。抗胺药物常对瘙痒无效;静脉注射利多卡因、透析及甲状旁腺切除对瘙痒有不同疗效。最近有报道用紫外线治疗尿毒症性瘙痒有良效。

(2) 皮肤干燥

在胫前最明显,其程度常与瘙痒平行。可能由于汗腺萎缩及皮脂腺分泌减少而引起皮肤干燥。

(3) 肤色改变

尿毒症患者可有弥漫性棕色色素沉着,日光暴露部位更显著,颊黏膜亦可受累。色素沉着与组织中 β-MSH 增多有关,因后者主要在肾中代谢。贫血可使皮肤显得苍白,胡萝卜素、尿色素及其他黄色色素滞留可使皮肤呈现黄色。

(4) 紫癜

由于毛细血管脆性增加及血小板减少而引起。

(5) 尿素"霜"

表现为白至棕褐色颗粒沉积于皮肤表面,以鼻部、颏部及颈部最为明显;沉积物质是汗液中尿素结晶。此是肾功能衰竭患者临终前的症状。

(6) 皮肤钙化

较少见,均发生于继发性甲状旁腺功能明显亢进的患者,表现为广泛红色丘疹、注射或损伤处的结节以及关节旁斑块。损害可质硬,或软如囊性,有或无压痛。损害可溃破,排出粉笔样物质。有时钙化的血管壁可发生急性栓塞并导致一系列症候,称为钙化防御(calciphylaxis)。典型表现如皮肤紫红色网状斑片、紫癜、大疱、坏死、疼痛性溃疡等,严重者可继发败血症导致死亡。

(7) 甲色泽改变

指、趾甲远端呈红棕色,占据甲板 20%~60% 区域。产生机制不明。

(8) 脂膜炎

可见于继发性甲状旁腺功能亢进患者。

(9) 穿通性皮肤病

主要包括 4 种不同疾病(Kyrle 病、穿通性毛囊炎、反应性穿通性胶原病、匐行性穿通性弹性纤维病)。皮损表现为四肢伸侧或躯干角化性丘疹,

典型者可呈线状排列,丘疹中心有开口;病理可见经皮肤排出的变性胶原或弹性纤维。近来发现该病于肾病中并不少见,有一血透中心在200个肾病患者中发现9例患有本病。此病患者大部分除有终末期肾病外,还常伴有糖尿病。

(10) 肾性纤维素皮病

病因不明。皮疹为红色硬化性斑块,四肢好发,头颈部较少累及,可伴瘙痒。病理上可见真皮成纤维细胞及胶原增殖,并有黏液样物质沉积。

(11) 与治疗有关的皮肤病

1) 血液透析

肾功能衰竭进行血液透析的患者高达16%出现水疱或大疱,见于日光曝晒部位,尤以手背多见;疱周皮肤无炎症反应,但偶有出血。少数患者可有紧张性大疱。病程为1~4个月。皮损酷似迟发性皮肤卟啉病(PCT),免疫荧光显示在表浅静脉周围有IgG和少量纤维蛋白沉积,亦类似PCT。多数患者卟啉代谢未见异常,故有学者称之为透析相关假性PCT;但Poh-Fitzpatrick报道2例患者血、粪及尿中卟啉升高,符合PCT,可能是血液透析诱发潜在的PCT表现。该病确切机制不明,紫外线照射可能与发病有关,但光敏试验未发现异常。Thivolet等认为透析用的聚氯乙烯塑料管可能释放一种光敏物质,引起发病。本病病程呈自限性。有外用高浓度糖皮质激素起效的报道。

2) 口服药物

尿毒症患者应用速尿(呋塞米)每日40 mg以上者,可于暴露部位出现水疱。水疱位于表皮下,炎症反应不明显。服用其他药物,如四环素、萘丁美酮、萘啶酸、苯妥英等亦可引起假性PCT。发病可能与光毒性反应有关。

3) 肾移植

皮肤表现与免疫抑制剂的应用有关。

感染:包括细菌感染和浅、深部真菌感染以及更为常见的病毒感染。寻常疣可发生于43%的肾移植患者,扁平疣亦常见。疣常于肾移植术后6~8个月出现,数目可随免疫抑制药物应用时间延长而增多,治疗困难。单纯疱疹和带状疱疹亦常见,发病率分别为8%~57%及5%~13%。部分皮损严重而不典型。

肿瘤:皮肤肿瘤发病率高,患者可出现光化性角化病、鳞癌、基底细胞上皮瘤等。Hoxtell等曾估计,肾移植患者皮肤癌的危险性为对照组的7.1倍,鳞癌为36.4倍。

其他:文献报道肾移植患者可发生多种皮肤病,如多形红斑、结节红斑、红皮病、毛细血管炎、黑棘皮病、类天疱疮、玫瑰糠疹、皮脂溢出、汗管角化病(Mibelli)、淋巴瘤样丘疹病、多毛症等;它们也可能与肾移植无直接关系。肾移植后亦可出现肾功能衰竭的皮肤症状。

45.2.2 肾-皮综合征(kidney-skin syndrome)

有许多疾病,肾脏和皮肤同时受累,它们之间的关系,有的是属同一病理过程,如淀粉样变;有的互不相关,如结节性硬化中的肾脏损害,两者是由同一个遗传基因决定的不同脏器的病变。不论属于哪一种,这些疾病统称为肾-皮综合征,现简述如下。

(1) 遗传性疾病

1) 结节性硬化

60%~70%患者有皮肤症状,可有皮脂腺瘤、甲周纤维瘤、鲨鱼皮样斑以及卵圆形或条叶状白斑等。肾脏病变有肾囊肿、血管肌脂瘤及血尿。

2) 神经纤维瘤

可有肾动脉狭窄而导致高血压,并可有肾小管发育不全。

3) 遗传性出血性毛细血管扩张症

可有血尿。

4) 甲-髌骨综合征(nail-patella syndrome)

又称Turner-Kisser综合征,为常染色体显性遗传。表现为甲缺损或营养不良,髌骨缩小或缺损,慢性肾小球肾炎及肾发育不良。

5) 弥漫性体部血管角皮瘤(angiokeratoma corporis diffusum)

是一组先天性溶酶体贮积病共同的皮肤表现,包括Anderson-Fabry病、岩藻糖苷贮积病、Kanzaki病、天门冬酰胺葡萄糖胺尿症、GM1神经节糖苷沉积症、半乳糖唾液酸贮积病、唾液酸贮积病Ⅱ型、β-甘露糖苷酶缺乏。表现为皮肤干燥,全身特别是股部、阴囊和脐周有直径4 mm以上成群的暗红或黑色斑或丘疹,表面角化不明显。肾小球及内脏小血管内有脂质沉着,可出现血尿、蛋白尿、高血压、尿毒症、冠状动脉病变及脑血管意外等。

6) 弹性假黄瘤

肾血管可受累,管壁中膜结缔组织产生退行性变和钙化,导致管腔狭窄而产生高血压。

7) 镰状细胞贫血

皮肤表现为小腿溃疡、手足综合征、瘙痒、斑秃等;肾脏有间质性肾炎、肾小球肾炎和肾乳头坏死,可出现血尿、肾病综合征等。

8) 口、面、指综合征(oral-facial-digital syndrome)

为性连锁显性遗传,表现为上唇短,唇和舌系带发育异常,舌、上唇及硬、软腭裂隙,指畸形,秃发及皮脂腺减少或缺如。婴儿时面部有粟丘疹,智力发育迟缓。患者可有多囊肾。

9) 先天性鱼鳞病样红皮病

患者肾滤过率可减少至50%;尿素氮及肌酐可上升。

(2) 代谢性疾病

1) 系统性淀粉样变性

淀粉样物质沉积于肾小球可产生蛋白尿、肾病综合征及慢性肾功能衰竭。

2) 钙质沉着症

肢体和躯干皮肤有对称性的、直径为 0.5~5 mm 的结节或斑块,肾脏可因有钙质沉着而受损。

3) 痛风

耳、关节旁有黄色结节,肾可有间质性肾炎。

4) 糖尿病

皮肤表现为类脂质渐进性坏死、胡萝卜素血症、环形红斑、脂质萎缩及皮肤感染等。肾脏病变有间质性肾炎和肾乳头坏死,可产生肾病综合征、肾功能不全等。

(3) 血管炎

变应性血管炎、过敏性紫癜及结节性多动脉炎等均可有肾脏损害。

(4) 结缔组织病

系统性红斑狼疮、硬皮病和干燥综合征等;当后者的肾损害表现为肾小管酸中毒时极易误诊。有一调查报道原来认为原因不明的 32 例肾小管

性酸中毒患者经追随回访,全面检查后发现至少一半皆由于原发性干燥综合征所致。故对原因不明的肾小管性酸中毒患者,必须做有关干燥综合征的各种检查。

(5) 其他

结节病、Wegener 肉芽肿、多形红斑、严重药疹、多发性骨髓瘤及异常蛋白血症、部分性脂肪萎缩及梅毒等均可有肾损害。

(姜 敏 冯树芳)

45.3 造血系统疾病及免疫缺陷综合征的皮肤表现

45.3.1 红细胞疾病

45.3.1.1 贫血

(1) 一般性表现

当血色素低于 90g/L 时,可察觉皮肤、黏膜的苍白,但由于各部位的表皮厚度、皮内毛细血管的分布不同,一般以观察指甲、手掌、口唇黏膜和睑黏膜等部位较为可靠。此外,可有毛发(主要是头发)、指/趾甲的营养不良。

(2) 缺铁性贫血

铁和皮肤代谢关系密切,除了皮肤苍白、干燥,还可有明显的甲改变(包括反甲、薄甲、脆甲、嵴状甲等)、口角炎、萎缩性舌炎和毛发干枯脱落。缺铁性贫血可伴发 Plummer - Vinson 综合征(又称为低铁性咽下困难综合征,因广泛的黏膜干燥引起口角炎、舌炎、吞咽困难及眼部病变),并可有秃发、白念珠菌感染及瘙痒等。

在角质形成细胞转化增快的皮肤病中,如银屑病,铁的缺失也可由于与皮肤有关的抗原性肠病吸收不良而加重。

与胃肠道出血相关的皮肤综合征可出现缺铁性贫血,较突出的是遗传性出血性毛细血管扩张症(Osler - Rendu - Weber 病)和蓝橡皮大疱性痣综合征。

(3) 巨细胞性贫血

1) 恶性贫血

是因胃部疾病造成维生素 B_{12} 缺乏引起的贫血。患者常有舌炎,并可能为最早的症状之一。

舌深红呈牛肉色,其上有散的的鹅卵石样的红斑,随红细胞生成缺乏出现之后,未结合的胆红素产生过多而变成具有特征性的柠檬色。此外,有炎性小疱和浅溃疡,后期逐渐萎缩成光滑舌。

恶性贫血与白癜风有较为密切的相关性,患者中白癜风发生率10倍于正常对照组。白癜风患者有10.6%发生恶性贫血,30倍于普通人群发病率。晚发的白癜风意义更为重大。有时出现Addison病的皮肤皱褶和黏膜的色素改变。白发、灰发在恶性贫血患者中亦较多见。

此外,恶性贫血可伴斑秃,患者抗胃壁细胞抗体阳性率增加。疱疹样皮炎及天疱疮曾见于恶性贫血患者。由其他原因引起的维生素 B_{12} 缺乏,如吸收不良或秋水仙碱、对氨基苯甲酸等药物引起者,可有口部表现,但不出现白癜风。

2)叶酸缺乏症

除摄入减少、吸收不良(如谷胶性肠病)及妊娠等外,某些皮肤科药物(包括对抗叶酸的甲氨蝶呤、诱导血红蛋白分解的氨苯砜)的应用可引起叶酸缺乏。剥脱性皮炎及广泛性的皮肤病由于叶酸随脱屑丧失,亦可导致叶酸缺乏而引起巨细胞性贫血。患者可有唇炎、舌炎及黏膜溃疡。偶见肛周及会阴部皮疹。

(4) 再生障碍性贫血

1)Fanconi 综合征

为常染色体显性遗传性疾病。表现为再生障碍性贫血、骨骼畸形、肾及其他脏器异常。多数患者有局限或广泛的皮肤色素沉着,呈棕色,以颈部、四肢屈面及躯干下部最明显。色素沉着区与色素减退斑间杂。

2)先天性角化不良

患者躯体发育迟缓。皮肤表现为甲营养不良,面、颈、手、股部和躯干有网状灰棕色色素沉着,并可有黏膜白斑,外伤后皮肤可出现大疱。约40%患者有再生障碍性贫血。

3)获得性再生障碍性贫血

皮肤黏膜慢性念珠菌感染可发生于单纯红细胞再生障碍性贫血,其他如紫癜、皮肤继发感染等则与全血细胞减少有关。

(5) 溶血性贫血

1)镰状细胞性贫血

属遗传性疾病,患者红细胞含有血红蛋白S,在缺氧条件下聚合成细长的结晶,使红细胞变成镰状。镰状细胞难以通过毛细血管,可引起毛细血管阻塞,导致临床上出现溶血性贫血和血栓形成。皮肤表现为早发的小腿溃疡,常见于小腿下1/3,半数患者发生于两侧小腿。溃疡直径为1~10 cm,边缘明显,偶尔可有多个溃疡,溃疡愈合缓慢。产生溃疡的原因为外伤及局部缺血。

手、足综合征见于15%的镰状细胞性贫血患者,主要发生于儿童。在肢体远端有红、痛、非凹陷性水肿,伴发热,可被误认为蜂窝组织炎。10~14 天后红肿自然消退,但可再发,最后可发生皮疹下的骨坏死,导致不对称的生长。尚可发生眼眶水肿。本病病因不明,无特殊治疗。

其他表现尚有黄疸、瘙痒、秃发及结膜血管改变。

2)地中海性贫血

为遗传性血红蛋白病。本病中红细胞呈靶形,因而易破坏而产生贫血。皮肤表现为口腔黏膜改变及小腿溃疡。

3)遗传性球形红细胞增多症

又名先天性或家族性溶血性黄疸,患者红细胞膜有先天性异常,具有慢性过程伴有急性发作的病程;可伴有小腿溃疡。

4)获得性溶血性贫血

输血血型不合的溶血性贫血:患者可有潮红、荨麻疹、血管性水肿、紫癜(由于消耗性凝血障碍引起)及血清病样反应。

冷凝集素血症:由自身的寒性抗体引起,在20~37℃时红细胞受 IgM 抗体及补体作用而凝聚、破坏,产生溶血。见于支原体肺炎、传染性单核细胞增多症及某些淋巴瘤。手、足、鼻、耳等遇冷后可发紫疼痛,类似于 Raynaud 现象,但无发白阶段。

温性抗体引起的自身免疫性溶血性贫血:见于结缔组织病、白血病及淋巴瘤。皮肤表现为各相应疾病的表现。

阵发性冷性血红蛋白尿:可有肢端发绀及荨

麻疹。

微血管病性溶血性贫血：由各种原发病所致，包括急性肾功能衰竭、败血症、移植排斥、转移癌、恶性高血压等，周围血出现红细胞碎片，常伴有紫癜。

卟啉病：先天性红细胞生成性卟啉病可有溶血性贫血。

45.3.1.2 高铁血红蛋白血症、硫血红蛋白血症和羰血红蛋白血症

前两者大多数为药物或化学物品所致，先天性和特发性极为罕见。当高铁血红蛋白的浓度>15g/L、硫血红蛋白的浓度>5g/L 时，皮肤即会出现青紫症状，以唇部与甲床最为明显。羰血红蛋白血症由一氧化碳中毒引起，皮肤呈樱桃红色。

45.3.1.3 真性红细胞增多症（polycythemia vera）

本病是一种少见的、原因不明的慢性进行性造血系统疾病，患者多为中年或老年，男性略多于女性。其主要病理生理基础为骨髓造血功能亢进，红细胞数增多尤为突出，血的总容量增多，血黏度增加，从而发生全身各脏器血管扩张和血流缓慢，引起各种临床表现。

起病缓慢，有的患者可始终无症状而在血液检查时才发现，有的可在若干年后再现症状。早期所见的症状常有头痛、头胀、眩晕、耳鸣、视觉紊乱、手足剌麻等，以后发生皮肤黏膜改变，以面颊、唇、耳、鼻尖部、颈部和四肢远端为显著，呈明显红紫，有时为青紫。口腔和舌黏膜呈深红色并带发青，眼结膜充血，可并发出血，如鼻出血、牙龈、消化道和泌尿生殖道出血，皮肤瘀斑，并可出现栓塞如血栓闭塞性脉管炎等。此外，可有肢端动脉痉挛现象、红斑肢痛症和全身瘙痒等。约半数患者有收缩压增高的高血压。

多数病例尚有肝、脾肿大；可有瘫痪、癫痫、肌阵挛病和舞蹈病等发作。

45.3.2 白细胞疾病

（1）白细胞增多

可见于红皮病、脓疱性银屑病、多形红斑、Sweet 综合征及可的松类药物治疗后等。某些药疹如由呋喃唑酮引起者亦可有白细胞增多。Sweet 综合征以中性白细胞增高为特征，约 10~15% 的病例伴有恶性疾病，最常见的是急性骨髓性白血病，另外已经证实了其他有关的骨髓和淋巴细胞增生性疾病。

（2）白细胞减少

可在皮肤黏膜部位出现细菌感染，并迅速发生坏死性溃疡，被以黄褐色或绿黑色假膜。容易发生脓毒血症，导致严重后果。

（3）嗜酸性粒细胞增多

1）特发性嗜酸性粒细胞增多症

皮损见于 25%~50% 的患者，为瘙痒性红斑或斑丘疹，并可有风团、水肿、出血。患者可有心、肺、肝、脾、淋巴结、神经系统等多脏器损害。

2）嗜酸性筋膜炎

临床表现似硬皮病，活检示皮下组织和筋膜嗜酸性粒细胞浸润，筋膜增厚。

3）过敏性疾病

遗传过敏性皮炎、某些药疹、过敏性紫癜、荨麻疹等。

4）节肢动物及寄生虫引起的皮肤病

螨虫皮炎、皮肤蝇蛆病、皮肤游走性幼虫病、钩虫皮炎、丝虫病、旋毛虫病等常见周围血嗜酸性粒细胞增多。

5）结缔组织疾病

系统性红斑狼疮及硬皮病患者偶可见嗜酸性粒细胞增多。

6）大疱性疾病

疱疹样皮炎、大疱性类天疱疮等。

7）血管炎

系统性坏死性血管炎，特别是过敏性肉芽肿性血管炎（Churg–Strauss 综合征）。

8）肿瘤

Hodgkin 病、蕈样肉芽肿、Sézary 综合征等。

9）免疫缺陷

Wiskott–Aldrich 综合征（湿疹、血小板减少、反复感染综合征），IgE 升高伴感染及选择性 IgM 缺乏等。

（4）嗜酸性粒细胞减少

Jahlin 和 Michaelsson 报道，自身免疫性嗜酸

性粒细胞和嗜碱性粒细胞减少伴有全秃及广泛的疣。

(5) 白细胞杀伤功能障碍

1) Chédiak - Higashi 综合征

又称白细胞异常白化综合征。皮肤、头发和眼部色素减退，可发生痣及其他色素沉着斑。皮肤易被晒伤及感染。

2) 慢性肉芽肿病

多为性连锁遗传，几乎全见于男孩。表现为皮肤、肺和骨反复感染及肝脾和淋巴结肿大。耳、鼻和口周有湿疹样损害，脓疱疮发生于湿疹样损害或正常皮肤上。愈合缓慢，常发生皮肤坏死及瘢痕形成。还可发生肉芽肿性丘疹、结节及斑块。患者有粒细胞细胞内杀伤功能障碍。

3) 髓氧化酶功能不全

粒细胞对白念珠菌及其他一些微生物杀伤功能障碍，易发生白念珠菌感染。

(6) 白细胞趋化功能不全

Buckley - Hill - Quie 综合征患者有遗传过敏性皮炎、嗜酸性粒细胞增多、IgE 增高和白细胞趋化功能不全。患者易患葡萄球菌性脓皮病。Job 综合征是一种变型，患者有关节过度伸展。趋化功能不全尚可发生于皮肤黏膜念珠菌病、鱼鳞病、荨麻疹、色素失禁症和肠病性肢端皮炎。

45.3.3 凝血功能障碍

(1) 弥散性血管内凝血(DIC)

皮肤表现往往是 DIC 首先出现的症状。毛细血管出血可引起瘀点，小而分布广泛，亦可较大，成为瘀斑；可高出皮肤，甚至形成出血性大疱。其他表现包括肢端青紫、网状青斑和皮肤温度下降等。下述两种情况与 DIC 有关。

1) Kasabach - Merritt 综合征

又名巨血管瘤、血小板减少综合征。少数患草莓状或海绵状血管瘤，患儿反复发生皮肤、内脏的出血，血小板消耗增多，出现痛性的红结节、紫癜、血性大疱、黏膜出血及肢端发绀等症状。

2) 暴发性紫癜

常见于儿童，在严重的感染后发生 DIC，导致暴发性的血小板减少和紫癜出现。有发热、低血

容量性休克、大片瘀斑及出血性大疱，可发生肢体坏疽。

(2) 其他与血小板、凝血因子有关的疾病

1) Wiskott - Aldrich 综合征

是遗传性的免疫不全性综合征，又称湿疹、血小板减少、反复感染综合征。由于血小板形成减少，除了皮肤、黏膜及内脏的出血症状外，常在湿疹的渗液中带有血色。

2) 原发性出血性血小板增多症

可出现血肿、青紫、紫癜、网状青斑、复发性浅表性血栓性静脉炎、红斑肢痛病、肢体局部缺血和小腿溃疡。

3) 抗凝药物

服用香豆素抗凝的患者可发生特发性皮肤坏死。

4) von Willebrand 病

是因子Ⅷ缺乏而引起的凝血障碍，患者可有白化病、瘀斑或血肿。

(3) 与血管因素有关的疾病

1) 原发性皮肤淀粉样变

皮肤受外伤或被挤捏后，淀粉样变损害处可出现紫癜。发生机制可能为淀粉样物质沉积，使血管壁及其周围支持组织变软弱，致使血管脆性增加；亦可能与因子 X 减少而导致的凝血障碍有关。弹力过度性皮肤、老年性紫癜、恶液质性紫癜均因血管周围组织的松弛、萎缩而出血。

2) 遗传性出血性毛细血管扩张症

是先天性的血管异常，表现为皮肤、黏膜的毛细血管扩张，常有消化道黏膜的出血。

3) 抗磷脂综合征

可出现皮肤症状，包括伴有或不伴有脑血管性疾病的网状青斑、小腿溃疡、坏死性紫癜、肢端皮肤局部缺血、末梢坏疽、血栓性血静脉炎及出血。凡具有皮肤血栓征的病例都有必要检测抗磷脂抗体。

4) 血管炎

包括过敏性紫癜、荨麻疹性血管炎(发生于结缔组织病、恶性肿瘤的)、结节性多动脉炎、巨细胞动脉炎、肉芽肿性血管炎等，都可出现紫癜、青斑和坏死性溃疡。

45.3.4　多发性骨髓瘤皮肤表现

(1) 特异性浸润——浆细胞瘤

常首发于骨髓,晚期累及皮肤。表现为带蓝色的皮下结节或肿块。无骨髓累及的皮肤浆细胞瘤非常少见,可存在于骨髓瘤出现前多年。

(2) 淀粉样变

与原发性系统性淀粉样变表现相同。

(3) 非特异性表现

包括因贫血而引起的皮肤苍白、皮肤细菌或真菌感染、冷球蛋白血症或血管壁、神经处淀粉样物质沉着引起的紫癜和踝部溃疡、类天疱疮、获得性鱼鳞病、黄瘤及坏疽性脓皮病等。

45.3.5　免疫缺陷综合征 (immunological deficiency syndromes)

先天性和获得性免疫缺陷的许多类型,常常首先或仅仅出现引人注目的皮肤黏膜感染、皮肤病或具有诊断意义的皮肤标记等症状。而且在皮肤黏膜发现物和复发性感染方面,许多表现具有类似的特征,正是这些特征对于临床免疫缺陷的诊断有指导意义。免疫缺陷分原发性和继发性两种,原发性免疫缺陷是疾病的基础和病因。

45.3.5.1　原发性免疫缺陷

(1) T-细胞免疫缺陷(迟发性过敏反应缺陷)

可提示 T-细胞免疫缺陷的表现包括:周期性的条件致病菌感染,如真菌、病毒、卡氏肺囊虫。若输入含有活淋巴细胞的新鲜血液,能引起致死性的移植物抗宿主反应;接种疫苗常发生全身性严重感染,甚至可导致全身性致死性反应。由于胸腺和甲状旁腺均起源于第 3、4 咽囊,两者的发育不全可同时存在。其他临床特点包括生长发育迟缓、腹泻消瘦;肿瘤发生率高,早年夭折。

(2) B-细胞免疫缺陷(抗体形成缺陷)

这类患者常常发生慢性复发性呼吸道感染和持续的或周期性的细菌感染。除肠道病毒感染,一般较少有病毒和真菌感染。如果没有肿瘤、自身免疫性疾病或慢性的肠道病毒感染,不会影响生存。

(3) IgA 黏膜分泌缺乏

呼吸道的感染尤为突出。

(4) 吞噬细胞功能缺陷

其特征为反复的皮肤和胸部的细菌感染;口腔溃疡也很突出,淋巴结、肝、脾常相当大。

(5) 完全性缺陷(常表现为吞噬细胞功能缺陷)

完全的缺陷与自身免疫功能异常同时存在,并夹杂感染,尤其是奈瑟氏菌感染和脓皮病。

45.3.5.2　继发性免疫缺陷

这类免疫缺陷与系统疾病相关,或由系统疾病引起,如恶性肿瘤、淋巴瘤、肾功能衰竭、营养不良等。免疫抑制剂药物可抑制免疫功能。感染除了人类免疫缺陷病毒,流感、麻风和许多其他感染也会改变人的免疫状态。

45.3.5.3　混合性免疫缺陷

X-连锁淋巴增生性病(Duncan 病)的免疫缺陷是重叠的,但在分类上倾向于原发的和遗传性的疾病。患者在感染 EB 病毒之前免疫学检查是正常的;感染后,患者就会发生严重的传染性单核细胞增生症、再生障碍性贫血、低 γ 球蛋白血症和淋巴增生性疾病。常常由于肝炎、肝坏死或肝衰竭而早年死亡。

一个免疫系统的缺陷必然产生的临床结果是感染、肿瘤、进行性衰竭、过敏和自身免疫反应,最终是导致死亡。原发性和继发性免疫缺陷的皮肤表现可归纳为 4 方面:① 感染,可以是急性、慢性、暴发性、播散性和不典型的;可以累及皮肤、黏膜;可以由细菌、病毒、真菌,尤其是念珠菌引起。② 皮肤病,尤其是湿疹样反应。③ 独立的皮肤标记。④ 移植物抗宿主反应(GVHR)。

(张成锋　方　栩)

45.4　心脏疾病的皮肤表现

有许多疾病可同时有心脏和皮肤损害,如:

风湿和结缔组织疾病:类风湿关节炎、系统性红斑狼疮、系统性硬皮病、皮肌炎、Reiter 综合征、Behçet 综合征、风湿热、Marfan 综合征、结节性多动脉炎、多中心性网状组织细胞增生症等;

新陈代谢疾病:血色病、淀粉样变、Fabry 病、类癌综合征、黏液性水肿、高脂血症等;

痣样或遗传性疾病:进行性黑子病

（Moynahan 综合征）、Watson 综合征、神经纤维瘤、结节硬化等；

感染性疾病：水痘、淋球菌血症、急性及亚急性细菌性心内膜炎、Chagas 病、白喉及其他原虫、病毒、立克次体及细菌感染等；

原因不明的疾病：结节病、Whipple 病、皮肤黏膜淋巴结综合征、Degos 病等。

以上这些疾病，在其他章节中多有详述，本节仅举其中一部分疾病简述于下。

（1）类风湿关节炎

有皮下结节、荨麻疹等，心脏可发生心包炎和瓣膜病变。

（2）Reiter 综合征

经典表现为关节炎、结膜炎和尿道炎三联征。皮肤黏膜损害常累及外阴和掌跖，为红斑、水疱脓疱、糜烂溃疡、蛎壳样结痂等。5%～10%患者有心脏损害，包括传导系统病变、心包炎、心内膜炎、主动脉瓣关闭不全及动脉瘤等。

（3）风湿热

1）环形红斑（边缘性红斑，erythema marginatum）

是风湿热的特征性损害，也是主要诊断标准之一。常分布于躯干和四肢近端，呈淡红色、边缘轻度隆起的环形或半环形红晕，中心肤色正常，环由小变大，可反复出现。

2）皮下结节

为坚实、肤色、直径 1～3 cm 的结节，位于皮肤深处，可与其下肌腱或筋膜粘连。数目常不多，但有达 40 个者。损害常发生在肘、膝部附近，病程在 1 个月以内。Rosenberg 及 Burns 曾分别报道发生于背部和腹部的真皮内结节，呈红色或黄红色；Burns 的病例损害持续 2 年，与环形红斑并发。结节损害的病理改变为成群厚壁血管和淋巴细胞被网格状纤维素样物质分隔，有时四周可见成纤维细胞成栅状排列，但不如类风湿关节炎中显著；炎症细胞则较后者为多，而较少纤维化。

3）丘疹性红斑

由直径为 2～5 mm 大小的红斑和水肿性丘疹组成，分布于肘、膝、臂及臀部，常成群，无主观感觉；见于 2%～3%风湿热患者，可与舞蹈症伴发。病理改变为血管周围圆细胞浸润，与环形红斑不同。

4）其他皮疹

紫癜见于 2%～10%患者，最常见于下肢；结节红斑发生于约 2%患者。但有人否认以上两种皮损与风湿热有必然联系。荨麻疹发生于 2%患者，可能与环形红斑及丘疹性红斑有关。此外，风湿热患者可伴发多形红斑及网状青斑。

（4）Marfan 综合征

皮肤表现为张力纹及匐行性穿通性弹性纤维病，详见第 43 章《皮肤病相关的综合征》。

（5）多中心性网状组织细胞增多症（multicentric reticulohisiocytosis）

该病是组织细胞增生形成的非感染性肉芽肿。皮肤表现为上肢、面、颈、躯干棕红或淡黄丘疹和结节。心脏偶尔受累而发生心绞痛、心肌梗死、心力衰竭等。

（6）血色病

表现为皮肤色素沉着、糖尿病、肝脏及心脏损害。铁沉积于心肌及传导束，表现为心律失常及心力衰竭。心脏损害见于 1/3 患者，年轻人较多见。

（7）Fabry 病

为性连锁遗传。因 α-乳糖苷酶 A 活力下降而引起脂质沉积于血管壁、心脏和其他组织器官所产生的弥漫性体部血管角皮瘤及心脏损害，后者有高血压、心绞痛、心肌梗死、心力衰竭及瓣膜功能不全。

（8）类癌综合征

皮肤表现为阵发性潮红及毛细管扩张。约 50%患者有心脏损害，主要侵犯右侧。心内膜有胶原、平滑肌细胞、氨基多糖及微纤维组成的斑块沉积，导致三尖瓣关闭不全及肺动脉狭窄。三尖瓣狭窄及二尖瓣病变较少见。心脏损害似与 5-羟色胺无关，有人认为与激肽有关。

（9）黑子病（lentiginosis）

又称 Moynahan 综合征，属常染色体显性遗传。患者在头皮、面、颈、躯干及上肢有广泛黑子，并有心电图异常、肺动脉狭窄、眼距增宽、生殖器异常、生长迟缓及耳聋。最常见的心电图异常是电轴左偏，其他有心室肥厚、心律失常及传导系统障碍等。心脏病变的基础是梗阻性心肌病引致的间隔肥厚。

（10）Watson 综合征

表现为咖啡斑、腹部及会阴部点状色素沉着、肺动脉狭窄及精神发育迟缓。

（11）神经纤维瘤

可合并为嗜铬细胞瘤而有阵发性高血压，亦可有主动脉缩窄。

（12）结节硬化

可合并心脏横纹肌瘤，产生杂音及心力衰竭。

（13）细菌性心内膜炎

50% 患者可出现皮肤损害，有如下经典表现。

1）Osler 结节和 Janeway 点

前者是指、趾端痛性淡红至紫色结节，偶发生于手指边缘及前臂。通常一个或数个指、趾受累，严重病例则所有指、趾均可累及。Janeway 损害主要发生在掌跖，在手掌者发生于鱼际、小鱼际，为淡红色或出血斑或结节。可大至 1 cm，不痛。在急性心内膜炎中此两种损害由细菌栓塞引起。皮损中可分离出病原菌，组织病理中可见栓塞。在亚急性细菌性心内膜炎中，Osler 和 Janeway 损害具有白细胞破碎性血管炎的表现，无栓塞发现，皮损中也不能分离出细菌，表明皮损是由慢性细菌感染形成的免疫复合物所引起，类似于亚急性细菌性心内膜炎患者中的肾小球肾炎的发生机制。Braverman 报道 2 例，Janeway 损害在电镜下见到免疫复合物沉积在血管壁。

2）甲下出血

呈纵行线状，称裂片状出血。

3）瘀点

见于皮肤及黏膜，瘀点上偶有小脓疱。

4）咖啡斑

可在晚期出现。

（14）结节病

心脏病变发生于 13%～20% 患者，病变为结节损害侵及心肌和传导系统而发生心力衰竭和心律失常。在心脏受累的患者中，约有 10% 或更多患者有皮损，最常见的是结节红斑，其他尚有皮肤结节及萎缩性皮损。

（15）Whipple 病

病因不明，可能为放线菌慢性感染引起。是多系统疾病，主要侵犯消化道、关节、心脏、淋巴结及皮肤。皮肤常有弥漫性色素沉着以及其他非特异性损害，如皮下结节、结节红斑等。心肌、心包及心内膜均可受累，偶尔发生瓣膜关闭不全。

（16）黏膜、皮肤、淋巴结综合征

又名川崎病（Kawasaki disease），是一种以全身血管炎为主要病变的急性发热性出疹性疾病，以 5 岁以下小儿为主，病因不明。典型表现如持续发热、双侧结膜充血、口腔/咽部充血、唇干裂、杨梅舌、手足/掌跖硬肿脱屑、躯干多形红斑、颈部淋巴结肿大等。约 25% 患者有心脏损害。2% 的患者在第 3 或第 4 周时发生猝死，此由心脏病引起。尸检发现冠状动脉瘤、冠状动脉血栓形成破裂、全心炎、三尖瓣关闭不全及乳头肌功能不全等。Kegel 等报道 1 例儿童于疾病缓解后 4 年突然死亡。

（17）Dego 病（恶性萎缩性丘疹病）

皮肤表现为多数散在淡红丘疹，演变为瓷白色凹陷损害，边缘微高起，有毛细管扩张。约 10% 患者有心脏损害，表现为心包炎，偶有心肌梗死和纤维化。

（姜　敏　冯树芳）

45.5　呼吸系统疾病的皮肤表现

许多疾病同时累及皮肤和呼吸系统，大多已在其他章节中详述。今扼要简述于下。

45.5.1　肺血管炎症

是一组肉芽肿、血管炎性的疾病。包括过敏性肉芽肿性血管炎（allergic granulomatous angiitis of Churg and Strauss）、Wegener 肉芽肿及淋巴瘤样肉芽肿病。

（1）过敏性肉芽肿性血管炎

近一半的患者可有皮肤表现，皮损有 3 种类型：① 多形红斑样损害；② 可扪及的紫癜，与在坏死性血管炎中所见相同；③ 皮内及皮下结节。前两种为非特异性损害，后者组织学表现为典型的 Churg - Strauss 肉芽肿。结节可发展为溃疡。血管炎并可累及消化道和神经系统。肺部表现有哮喘、肺炎。血中嗜酸性粒细胞可增高，并可有发热、高血压、淋巴结肿大及神经系统损害。肾损害少见，一旦发生，预后不良。本病临床表现颇似结节性多动脉炎，故有人认为本病是后者的一种亚型。

（2）Wegener 肉芽肿

2011 年起更名为伴多血管炎肉芽肿病（granulomatosis with polyangiitis, GPA），是一种以坏死性肉芽肿小血管炎为特征的全身性疾病，为少见的自身免疫性疾病。临床表现主要为三联征：即上呼吸道、下呼吸道和肾脏损伤；通常从鼻黏膜和肺组织的局灶性肉芽肿性炎症开始，逐渐进展为血管的弥漫性坏死性肉芽肿性炎症。累及皮肤可表现为下肢可触及的紫癜、多形红斑、斑丘疹、皮下结节、坏死性溃疡等。

（3）淋巴瘤样肉芽肿病

是一种发生在结外以血管为中心、伴血管损伤的淋巴增生性疾病，主要侵犯肺部（90%）、皮肤（25%~59%）及神经系统（30%）等。皮损表现为红斑、斑块及皮下结节，可造成表皮坏死和溃疡，以四肢最为常见。肺部表现包括咳嗽、胸痛、呼吸困难及咯血等。胸片示多数结节阴影或弥漫性网状、结节状浸润。

45.5.2 免疫性结缔组织病

系统性红斑狼疮、皮肌炎、硬皮病和干燥综合征等均可有肺部病变。复发性多软骨炎可有咳嗽、呼吸困难及肺部反复感染。泛发性皮肤松垂症早期即可有肺气肿。

45.5.3 感染

（1）结核

原发性肺结核患者可有结节红斑、瘰疬性苔藓、硬红斑及丘疹坏死性结核菌疹等。

（2）鹦鹉热

可有结节红斑或结节红斑与多形红斑伴发。

（3）深部真菌病

芽生菌病有结节红斑；组织胞浆菌病早期可有多形红斑；肺部球孢子菌病患者发病后 3~7 周可发生多形红斑及结节红斑；肺部类鼻疽病可有荨麻疹；隐球菌病、曲菌病及白念珠菌病均可有皮损。

（4）匐行疹

内脏匐行疹患者可有哮喘及支气管炎；少数患者（常为儿童）可有荨麻疹或游走性皮下结节。

45.5.4 代谢性疾病

播散性黄瘤若有支气管受累，可有呼吸困难甚至窒息；类脂蛋白沉积症（lipoid proteinosis）可有呼吸困难及声音嘶哑。

45.5.5 遗传性疾病

（1）家族性自主神经功能异常症（familial dysautonomia）

又称 Rilay - Day 综合征。患者可有发作性呼吸困难；皮肤可有多数抓痕（由于痛觉障碍）；疾病急性发作时皮肤有红色斑点，发作过后变白。

（2）遗传性出血性毛细血管扩张症

可有肺动静脉瘘、呼吸困难及杵状指；皮肤黏膜可见毛细管扩张。

（3）毛囊角化症

可有肺下叶弥漫性纤维化。

45.5.6 肿瘤

（1）类癌综合征

有哮喘及皮肤潮红，后期可有狮面容。

（2）皮脂腺瘤（Pringle）

有胸腔积液、进行性呼吸困难、反复发作的自发性气胸及咯血；肺内可有多发性小囊肿及血管瘤。这些症状在成年女性中多见。

45.5.7 其他

结节病可有肺门淋巴结肿大、肺部片状浸润及纤维化；皮下脂肪坏死伴胰腺疾病时可有胸膜炎；黄甲综合征可有反复胸膜渗液。

（严　昉　冯树芳）

45.6 内分泌疾病的皮肤表现

45.6.1 垂体疾病

45.6.1.1 肢端肥大症

本病由于垂体功能亢进、分泌生长激素过多而引起。生长激素可增加皮肤胶原和氨基多糖的合成,对于表皮和皮肤附属器亦有促进增生的作用。

(1) 皮肤增厚

由于胶原合成增多,同时真皮内增多的氨基多糖吸收水分,使皮肤产生水肿,具有面粉团样外观。眼睑增厚水肿,足跟肥厚,下唇增大凸出,并有巨舌。

(2) 皮肤皱褶

面、颈、头皮等处由于皮肤过度生长而产生皱褶如脑回状,发生在头皮者称回状颅皮。

(3) 皮肤色素增加

约40%患者有皮肤色素沉着。色素沉着通常轻微而弥漫,在正常色素增加处(如日光暴露部位、皱褶及受压部位等)更为明显。色素增加的原因可能是由于MSH(黑素细胞刺激素)增加。

(4) 皮脂溢出

皮肤油腻,有时产生痤疮,这是由于皮脂分泌过多所致,后者可能与一系列激素(α-MSH可能是其中一种)有关。

(5) 多汗

大、小汗腺分泌均增加,皮肤潮湿并有臭味。腋部、臀间等处易发生感染。

(6) 毛发改变

50%患者有多毛,毛孔显著;多毛区域限于胸部、四肢、腋部、阴部等处。疾病晚期因促性腺素水平下降,毛发可稀少,头发变细。

(7) 甲改变

甲变平、阔,生长快,甲半月消失,甲板可有纵纹或开裂。

(8) 其他

20%~30%患者可有皮赘,10%患者伴发黑棘皮病。

45.6.1.2　垂体功能减退——Sheehan - Simmond 病

有轻度黏液水肿样皮肤改变。有些患者皮肤光滑,另一些患者则皮肤干、粗,有鳞屑,这些变异可能与继发甲状腺功能不全程度有关。肤色苍白,日晒后不易变黑,受外伤处色素减退。皮肤及皮下组织变薄,眼及口周易起皱纹,使患者有早老的表现。患者毛发稀少,最初见于腋部,以后阴毛

及胡须亦减少,眉毛的外 1/3 稀少或消失。头发变干、变细,汗腺和皮脂腺分泌减少。甲变薄、变脆、混浊,甲半月常消失,并可发生甲纵嵴及甲剥离;甲还可变棕色或有棕色斑点。

45.6.2　肾上腺疾病

45.6.2.1　肾上腺皮质功能亢进(Cushing 病)

(1) 皮肤变薄

患者真皮中氨基多糖的合成受到抑制,胶原合成可减少至正常人的 30% 以下,因此皮肤变薄,血管明显,易受创伤,愈合迟缓。

(2) 皮下脂肪重新分布

可出现满月面、水牛背等体征。

(3) 紫癜

由于血管壁结缔组织合成受抑制,血管脆性增加,易破裂出血而产生紫癜。

(4) 紫纹

发生于腹壁、股等部位。

(5) 色素改变

6%~10%患者可发生 Addison 病样色素沉着,原因为伴有垂体分泌的 MSH 增多。色素减退亦可发生,如面部、手指、前臂及手背有边缘不清的不同程度的色素减退斑,这可能是由于血中皮质醇增多,抑制了 MSH 分泌。

(6) 毛发改变

肾上腺皮质在毛发类型的发育中起着十分重要的作用,在女性中更为重要。80%患者有轻度多毛症,面部最为显著,在上唇、颏部、两颊及前额两侧产生粗的毛。患肾上腺肿瘤时由于雄激素增加,可产生广泛而严重的多毛症及雄激素性脱发。

(7) 痤疮

表现为丘疹及脓疱,黑头及囊肿少见。糖皮质激素可刺激毛囊口过度角化,此可能是 Cushing 综合征中痤疮的主要发病机制。在分泌雄激素的肾上腺皮质肿瘤患者中,寻常痤疮可突然发生。

(8) 感染

患者易有浅部真菌感染,约 30%患者可有花斑癣;红色癣菌感染亦常见。

45.6.2.2　肾上腺皮质功能减退

肾上腺皮质功能减退症按病因可分为原发性

和继发性，按病程可分为急性和慢性。原发性肾上腺皮质功能减退症中最常见的是 Addison 病，常见病因为肾上腺结核或自身免疫性肾上腺炎，少见的病因包括深部真菌感染、免疫缺陷、病毒感染、恶性肿瘤等；继发性肾上腺皮质功能减退症最常见于长期应用超生理剂量的糖皮质激素，也可继发于下丘脑-垂体疾病，如鞍区肿瘤、手术切除、产后大出血引起垂体大面积梗死坏死，即 Sheehan 综合征等。

当皮质功能减退时，皮质激素分泌常减少，有醛固酮类皮质激素不足和皮质醇类皮质激素不足两组症状，后者使机体的分泌和释放促肾上腺皮质素的反馈作用减弱，以致垂体分泌促肾上腺皮质素增加，血中浓度增加，其中部分化学结构与 MSH 相似，引起皮肤黏膜色素沉着。色素沉着几乎见于每一个原发性慢性肾上腺皮质功能减退症患者，是此病的特征性表现。色素呈全身弥漫性加深，在面、四肢等暴露部以及肩腋关节伸屈侧、乳头、乳晕、外生殖器、腰臀皱襞、下腹中线、指（趾）甲跟部、瘢痕等易摩擦处尤为显著。色素深者如焦煤，浅者为棕黑、棕黄、古铜色，更浅者如常人。脸部色素常不均匀，前额及眶周较深，颊、唇、齿龈及上腭黏膜均有大小不等的点状、片状的蓝或蓝黑色的色素沉着。

本病色素沉着需与 Riehl 黑变病或 Civatte 黑变病相鉴别，后两者色素沉着分布于前额沿发缘、耳前、眶周、颈、前臂伸侧，呈灰黑色不规则小片状、有时呈网状色素沉着，且无肾上腺皮质功能减退情况。

45.6.3　甲状腺疾病

45.6.3.1　甲状腺功能亢进（简称甲亢）

（1）皮肤情况

90%的甲亢患者出现全身多汗、皮肤潮湿，尤以掌跖为明显。皮肤较少油腻，原有痤疮者可获改善。60%甲亢患者皮肤柔软如天鹅绒样，弹性增加，犹如婴儿皮肤。由于血管扩张和血流增加，30%患者出现低热，体温一般在 37.2℃ 至 38.5℃ 之间，平均皮温较正常人高 1℃，且与基础代谢率的升高相平行。患者有掌红斑及面部潮红，头、颈

部亦可有暂时性充血。

（2）色素改变

1）色素增加

可弥漫如 Addison 病样或呈斑状，多发生在面部或皮肤皱褶处、掌纹、牙龈等，但颊黏膜不受累。色素增加原因被认为是甲状腺素使皮质醇加速降解，后者血浓度下降，使垂体分泌更多 MSH。

2）白癜风

可先于甲亢出现，甲亢因治疗而改善时，白癜风亦不消失。有白癜风的甲亢患者抗甲状腺抗体检出率增高，约为 30%。白癜风在甲亢患者中的发病率约 5%~10%。

（3）瘙痒及荨麻疹

较少见，原因不明。有时可见暂时性红斑而无风团，颇具特征性。甲亢治愈时，皮损亦消失。

（4）毛发改变

毛发细软，并可有弥漫性脱发，发生率 12%~40%；斑秃发病率约为 8%。头发并可过早灰白。

（5）指甲改变

发生率约 5%。甲亢患者指甲脆薄、萎缩，或见反甲，并可出现指甲与甲床分离。特点是指甲在甲床的附着缘由正常的凸出光整弧形变成不规则的波状，污垢深嵌于指甲与甲床之间，形成锯齿状甲沟污垢线，为甲亢的皮肤症状之一。

（6）遗传过敏性皮炎

发病率增高，在一系列报道 146 个患者中，发病率达 33%。

（7）杵状指

指端鼓槌状增粗，远端指骨骨膜成骨增加及结缔组织增生。在突眼性甲状腺肿患者，杵状指发病率为 0.6%，后者可在甲亢发生后 18 个月至 28 年出现，有时仅在 X 线下方能诊断，故可能有许多患者未被发现。

（8）局限性黏液性水肿

局限性黏液性水肿是比较常见的甲亢的皮肤症状，其发生概率占甲亢的 2%~5%。病变最多见于胫骨前下 1/3，有时可扩展到足背、膝部、足趾背侧、踝部的摩擦部位和足部损伤处，少数可发生于手背、头、面、腹部和瘢痕部，病变常呈对称性。起病初期病变部位皮肤表面不平，呈棕红色、暗红色

或红褐色斑块皮损,直径 5~30 mm,连成片时可达数厘米,继之增厚变韧,形成自膝部以下肿胀而粗大的外形,有如象皮腿;后期皮肤毛囊口明显增大,呈树皮样改变。有黏液性水肿的甲亢患者,血清中甲状腺刺激性抗体的滴度相当高,几乎无例外合并弥漫性毒性甲状腺肿眼病。

45.6.3.2　甲状腺功能减退

(1) 皮肤干燥

由于汗液及皮脂分泌减少而引起,可有脱屑而似鱼鳞病样皮损,或发生皲裂性湿疹。表皮角化过度,可有毛囊角质栓塞。

(2) 皮肤温度下降

患者热量产生减少,血管收缩,血流减少,使皮肤温度下降。

(3) 皮肤色泽

1) 苍白

由于真皮积聚过多黏多糖及水分,改变了入射光线的折射方向,同时皮肤血流量减少,以及常伴有贫血,故肤色苍白。

2) 胡萝卜素血症

由于肝脏将 β-胡萝卜素转换为维生素 A 的能力减退而引起。皮肤呈黄色,以掌跖及鼻唇沟最明显。

(4) 黏液性水肿

由于真皮积聚大量酸性黏多糖(主要为透明质酸及硫酸软骨素)而吸收了大量水分,皮肤呈现非凹陷性水肿,以眶周及肢体末端最明显。患者面部表情迟钝,唇厚鼻宽,舌大声粗,精神发育亦迟缓。

(5) 瘙痒

可能与皮肤干燥有关。

(6) 紫癜

由于黏多糖沉积于血管周围结缔组织,使后者对血管的支持减弱,血管易破裂而出血。

(7) 甲改变

甲生长缓慢,薄而脆。

(8) 毛发

毛发生长缓慢,质地变脆、变细,尤其在前发际线处更为明显,且可引起斑秃,胡须、阴毛、眉毛及头发均可脱落,此是由于生长期(anagen)毛发

减少、退行期(telogen)毛发增多所致。在极少数情况下,弥漫性的渐进性脱发可能是甲减的首发表现。外 1/3 眉毛脱落是典型特征,但这并非甲减所特有。儿童甲减患者可出现特征性的毛增多症,表现为纤细的毳毛样毛发增多。在先天性甲减患者,胎毛可持续到生后几个月,但头发干燥、稀疏。

(9) 高脂蛋白血症

甲状腺功能减退患者脂肪合成、动员及降解均减缓,脂蛋白酯酶活性亦下降,结果导致胆固醇和(或)甘油三酯升高。虽以 ⅡA 或 ⅡB 型高脂蛋白血症最为常见,但各型均可发生。患者偶见有结节性或发疹性黄瘤。

45.6.4　甲状旁腺疾病

45.6.4.1　甲状旁腺功能亢进

可见于甲状旁腺腺瘤及尿毒症,许多症状由高血钙引起。

(1) 角膜白线

角膜边缘产生白线,称"带状角膜病";并无特异性,维生素 D 中毒及结节病引起的高钙血症亦可产生此种白线。

(2) 骨囊肿

囊肿甚大时可产生皮下肿瘤。

(3) 皮肤转移性钙质沉着

尿毒症继发甲状旁腺功能亢进而导致高血钙,钙可沉积于真皮及皮下组织而产生坚硬的结节。部分患者皮肤血管钙化,引起指、趾坏疽及下腹、小腿皮肤坏死。皮肤坏死也可见于原发性甲状旁腺功能亢进。

(4) 瘙痒

尿毒症引起的瘙痒可在甲状旁腺切除后 2~7 天缓解,故瘙痒可能由继发性甲状旁腺功能亢进与高血钙引起;但肾功能正常时,高血钙极少引起瘙痒。

45.6.4.2　甲状旁腺功能减退

(1) 甲状腺切除后综合征

1) 皮肤

干燥、脱屑,可发生湿疹样损害。

2) 毛发

可减少或完全脱落。有些患者脱发可发生于

手足搐搦发作后 1~3 周,纠正低钙血症后可痊愈。

3)甲

甲可脱落,Beau 线更为常见,后者为在甲基部的横行沟纹,可发生于手足搐搦发作后 3 周,发生原因可能是甲角化过程的暂时性障碍。甲改变亦可在纠正低血钙后消失。

4)色素沉着

类似黄褐斑、烟酸缺乏症或 Addison 病。

5)疱疹样脓疱病

可发生于非妊娠的妇女及男性患者,在临床与实验室检查方面无法与脓疱型银屑病相鉴别。

(2) 特发性甲状旁腺功能减退

常发生于婴儿或幼儿,30~40 岁的成人亦可发生。甲状旁腺缺如或被脂肪代替,临床表现为抽搐或手足搐搦。约 1/4~1/2 患者有外胚叶异常。

1)皮肤

粗糙、干燥、脱屑。可有湿疹样或银屑病样损害,甚至发生剥脱性皮炎。

2)毛发

头发、腋毛、阴毛稀少。

3)甲

甲板远端 1/2 可变脆、碎裂,近端甲板上有多数纵行沟纹。大部分患者损害轻微,甲板远端仅有纵行裂纹。

4)皮肤黏膜念球菌感染

发生于 15% 患者,最常见于口、唇、会阴部及阴道。甲较少受累,系统感染少见。念珠菌感染可在内分泌症状出现前 3~10 年出现,外胚叶异常及细胞免疫功能下降可能是易于产生念球菌感染的原因。纠正低钙血症后感染并不消除。

5)其他

白癜风。

(3) 假性甲状旁腺功能减退

为遗传性疾病,是由于机体对甲旁腺素敏感性减退而产生的。患者血清甲旁腺素水平明显升高,甲状旁腺增生。本病外胚叶异常较在突发性甲状旁腺功能减退中少见,无念珠菌感染。皮下钙化常见,有些患者是由于异常成骨引起而非单纯钙质沉着。

45.6.5 性腺疾病
45.6.5.1 性腺功能亢进
(1) 雄激素过多

见于肾上腺性综合征及其他男性化综合征。皮肤增厚、粗糙,面部毛孔扩大、较为油腻并可有痤疮,四肢、胸前及须部毛发增粗增多,儿童即可有腋毛及阴毛。未成年男性阴囊皮肤皱襞增加,会阴部、外生殖器、腋部及乳晕皮肤色素增加。

(2) 雌激素过多

见于卵巢肿瘤或下丘脑病变。女性腋毛、阴毛可过早生长,男性可有因导管增生而引起的乳房发育。长期口服避孕药可引起与在妊娠时所见相同的皮肤变化,5% 服用者有黄褐斑,可发生毛细管扩张或蜘蛛痣;阴道念珠菌感染常见;在服药同时或停药后可出现脱发,原有痤疮可改善或加剧。结节红斑、迟发性皮肤卟啉病、妊娠疱疹、红斑狼疮等偶可被口服避孕药促发或加剧。Klinefelter 综合征患者伴发系统性红斑狼疮,其雌三醇水平增高。

45.6.5.2 性腺功能减退

可见于各种先天、后天影响性腺的疾病。

(1) 雄激素减少

雄激素减少的后果,很大程度上决定于发生疾病时的年龄及患者的性别。在性成熟前发生睾丸功能不足者皮肤薄而柔嫩,由于血流减少及色素减退,肤色苍白。皮脂腺、大汗腺及阴部毛囊均不发育。皮肤不油腻,无痤疮。面部毛孔细小,眼周及口周渐发生细小皱纹。须、腋毛、阴毛缺失,但不发生男性型秃发。

性成熟后发生雄激素减少的患者,皮肤较细嫩,但不会恢复至性成熟前的状态。皮脂分泌显著减少,皮肤及毛发不显油腻。毛发开始生长后,对雄激素的依赖减少,故性成熟后雄激素不足的患者,腋毛、阴毛虽减少,但仍继续存在,胡须和躯干四肢的毛发改变更少。

在用雄激素作替代治疗后,以上改变均可消失。

(2) 雌激素减少——绝经期综合征

见于绝经期妇女。皮肤反复发作潮红,开始于面、颈部,可扩展至全身,常持续 2~5 分钟,有时长达 15 分钟,可继以大量出汗。其发病机制虽被认为是雌激素减少,但症状严重程度与体内雌激素水平并不平行。应用雌激素可使症状缓解。

45.6.6　糖尿病

根据 Gilgor 和 Lazarus 的资料,30% 的糖尿病患者可有皮肤损害。

45.6.6.1　糖尿病性血管病变

不论血管大小,动脉、毛细血管和静脉均可受累,常引起多脏器和系统病变。糖尿病患者脑血管意外为正常人的 1.7 倍,一过性局部缺血性发作(transient ischemic attacks)为非糖尿病人的 3 倍。

(1) 微血管病变(microangiopathy)

在细动脉、毛细血管及细静脉中内皮细胞增生,基底膜明显增厚,管腔变小。基底膜增厚是糖尿病血管病变的特征,可见于糖尿病早期,为 PAS 阳性物质(主要成分是羟赖氨酸与葡萄糖基半乳糖结合物)沉积所致。

小血管的直接检查:① 甲皱毛细血管镜检查发现糖尿病人中毛细血管静脉支扩张的占 49%,对照组为 10%;② 眼底检查见静脉扩张、微动脉瘤、出血、渗出和新血管形成。

1) 坏疽

最常见于足部,40 岁以上者糖尿病患者足坏疽发病率比非糖尿病患者高 50 倍。

2) 丹毒样红斑

多见于平均病期 5 年的糖尿病患者,表现为好发于小腿或足部的境界清楚的片状红斑,不伴发热、血沉增快或白细胞增多,部分患者因缺血可出现骨破坏。

(2) 大血管病变(macroangiopathy)

下肢皮肤萎缩、毛脱落、趾发冷、甲营养不良,下肢上举时呈苍白色,下放时呈斑点状(mottling)。足底皮肤慢性局部充血、菲薄,像绸布样。无汗(由严重的动脉功能不全或自主神经功能异常所致)。小腿抬高和趾运动时变苍白,静止时疼痛,遇热、抬高肢体或强烈运动则使疼痛加剧。

45.6.6.2　糖尿病性神经病变

Palumbo 等报道成人发病的糖尿病其外周神经病变占 10.5%。可在糖尿病诊断以前因皮肤症状而来皮肤科就诊,由皮肤科医师确诊为糖尿病。

(1) 运动神经病(motor neuropathy)

主要累及足及肢带(limb girdle)。足部有下述表现即提示为糖尿病:屈肌和伸肌不平衡,趾背侧不全脱位,跖部脂垫向远端移位,跖骨头向足底凹陷,弓形足和杵状趾,足底无痛性缓慢穿透的溃疡。

(2) 自主神经病(autonomic neuropathy)

1977 年 Claude Bernard 确认了糖尿病与自主神经系统异常之间的关系,他报道 1 例糖尿病伴体位性低血压和四肢出汗异常。Martin 认为自主神经系统的无髓鞘神经纤维在糖尿病时首先受累,实际上绝大多数有感觉运动神经受累者也同时有自主神经受累。中枢性自主神经受累主要表现有糖尿病腹泻和血压的直立调节(orthostatic regulation)不健全;外周自主神经受累主要为下肢出汗减少或无汗,环境温度增高时患者身体其他部位代偿性出汗增多。严重者可有交感神经切除综合征。

面部出汗增多,患者一嚼东西数秒钟内即在颈上神经节的神经分布区出汗;口服抗胆碱能药物可抑制。

外周自主神经病变的血管舒缩现象(vasomotor phenomena)可使患者来皮肤科就诊。自主神经受损后,真皮的血流增加,肢体下垂部位长期慢性的真皮灌注增加可导致水肿和萎缩,因此自主血管舒缩神经病变的典型症状为水肿、红斑和萎缩。

(3) 感觉神经病(sensory neuropathy)

糖尿病患者的周围感觉神经病变中,较突出的症状是感觉异常,包括麻木、麻刺、疼痛和灼痛。

检查中有 3 个发现可借助诊断糖尿病性神经病变:① 足感觉异常;② 常有趾甲畸形;③ 踝反射消失。

(4) 糖尿病足(diabetic foot)

糖尿病足是由血管并发症以及运动、感觉和自主神经病变所引起。自主神经病变使皮肤柔韧性减少,再加皮肤干燥和痛觉减退,皮肤易开裂,发生细菌或真菌感染,严重的可并发坏死、坏疽和骨髓炎。

由于足部肌肉萎缩和反馈调节丧失,所以无正常足的体位和弹性。走路时,跖骨区受压可比正常增大。

足部钝痛或痛觉消失可引起神经病性溃疡(neuropathic ulcer),溃疡呈圆形、凿缘,伴有胼胝。加上温觉、痛觉丧失,踝反射消失可确诊为神经病性足溃疡。

足持续负重可引起韧带扯裂、细小骨折、骨缺损和典型的 Charcot 足。

45.6.6.3 糖尿病性皮肤感染

(1) 细菌感染

一项 424 例 β 型链球菌感染的研究显示糖尿病患者占 30%,最多的感染部位是皮肤、软组织和骨(蜂窝织炎、足部溃疡、褥疮等)。α 型链球菌感染的危险性在糖尿病患者中增加 3.7 倍,最常见于软组织。金黄色葡萄球菌的皮肤感染同样比非糖尿病者高,约 20% 是化脓性皮肤病如疖肿、痈、脓疱病和睑腺炎等。

1) 恶性外耳道炎(malignant external otitis)

是糖尿病不常见的严重并发症,由铜绿假单胞菌引起,可表现为蜂窝织炎、骨炎、脑神经受累(Ⅶ～Ⅻ对脑神经)和脑膜炎。所有病例均有疼痛(通常为单侧性)和脓液排出,细菌培养阳性。半数患者外耳道有息肉。

2) 非梭状芽孢杆菌的气性坏疽(nonclostridial gas gangrene)

气性坏疽通常由梭状芽孢杆菌感染所致,但糖尿病患者的气性坏疽中梭状芽孢杆菌却不是一个常见的原因。梳理文献 278 例,其中 17% 有气性坏疽,但由梭状芽孢杆菌引起的仅 1 例(0.3%),其他由大肠杆菌、克雷伯菌(Klebsiella)、假单孢菌(Pseudomonas)、肠球菌(Enterococcus)、厌氧链球菌和类杆菌(Bacteroides)等引起。

微细棒状杆菌(corynebacterium minutissimum)可在阴股部、腋窝和趾间引起红癣,患者血糖多在 10 mmol/L 以上。

(2) 真菌感染

未控制的糖尿病患者口、甲皱、生殖器念珠菌感染较多而严重;唾液中葡萄糖增多是口腔中易长念珠菌的原因。念珠菌口角炎是糖尿病儿童患者的典型并发症,也偶见于糖尿病成人患者。念珠菌甲沟炎常始于侧甲皱。白念珠菌引起的外阴瘙痒较常见。念珠菌性龟头炎比念珠菌性外阴炎少见,但在老年患者中可为主要症状。糖尿病患者包茎较多,由慢性或复发性念珠菌性龟头包皮炎所致。

糖尿病患者皮肤癣菌感染常见,特别是有严重神经血管并发症者,应查看有无真菌感染并及时治疗。

糖尿病患者的足部溃疡、开放性伤口或外科手术切口可有藻菌感染。

未控制的糖尿病患者可有深部真菌如毛霉病,典型的症状是在鼻甲、中隔和腭上有黑色结痂或脓液。感染可扩展并侵及上颌窦、筛窦、腭和眼眶,约 2/3 病例侵及脑部。

(3) 病毒感染

主要是带状疱疹、单纯疱疹和尖锐湿疣。

45.6.6.4 糖尿病性甲病

细菌如铜绿假单胞菌、金黄色葡萄球菌等感染可引起甲的急性炎症改变,表现为甲沟炎、甲板异常,严重的累及甲床,使甲生长障碍,甲表面出现横行凹陷(Beau 线)。真菌感染主要为白念珠菌引起的慢性甲沟炎,甲周红肿触痛,甲板增厚粗糙,甲下见破碎颗粒状物与角化过度。糖尿病性动脉痉挛,可引起甲床出血、甲生长缓慢,久之甲板表面变黑甚至增厚脱落。

45.6.6.5 其他特殊的皮肤表现

(1) 糖尿病性皮肤病(diabetic dermatopathy)或糖尿病性胫前斑(diabetic shin spot)

本病具有特征性的皮损,好发于胫前、前臂、大腿和骨隆突处,与这些部位易受损伤有关。开始为平顶、呈圆形或卵圆形暗红色丘疹,直径为 1 cm 或稍小,疏散或群集分布,无自觉症状。损害发展缓慢,可产生鳞屑,最后留下萎缩和色素沉着。单个皮疹 1～2 年后可消退,但新皮疹常不断出现,使皮病持续存在。

组织病理检查:急性损害示表皮及真皮乳头层水肿,真皮毛细血管和小血管壁增厚,有 PAS 染色阳性物质沉积,红细胞血管外渗及轻度淋巴组织细胞浸润。较老的损害无水肿,真皮上部毛细血管的管壁增厚,偶有红细胞血管外渗,Peri 染色阳性。

有些糖尿病患者虽皮肤外表正常,但组织象可见小血管病变,主要是糖蛋白沉积于毛细血管基底膜上,称为显微镜下皮肤病变(microscopic dermopathy)。

(2) 蜡状皮肤和僵直关节(waxy skin and stiff joints)

表现为手背和足背皮肤呈蜡样增厚,似鹅卵石状,有时可累及前臂和股部。关节活动受限是关节周围的结缔组织和皮肤增厚紧绷所致,两手的掌面和指关节掌面不能合在一起,手指分开。Ⅰ型糖尿病患者的发生率为 30%~50%,也可见于Ⅱ型糖尿病,并随着病程延长和血糖控制不佳而增多。关节症状常开始于第 5 指的末节指关节,然后向近端发展,最后可累及全部指关节;大关节也可受累。

(3) 糖尿病性硬肿病(scleredema of diabetes mellitus)

本病在糖尿病患者中的发病率为 2.5%~14%,多为Ⅱ型糖尿病、胰岛素依赖和病程长的患者,表现为上背部、颈部和肩部皮肤发硬,可累及整个躯干,持续数年到数十年。

(4) 糖尿病性大疱(diabetic bullae)

最常见的是自发性无瘢痕的大疱,在指和趾的顶端发生疱壁紧张的无菌性水疱,无自觉症状,2~5 周内可自行痊愈,愈后一般不留瘢痕。另一种大疱愈后留有瘢痕和轻度萎缩,偶为出血性,患者有长期糖尿病以及糖尿病周围神经病。

(5) 环状肉芽肿

播散性环状肉芽肿常见于 30~70 岁。皮损位于前臂、手背、胸及背的上部暴露日光处,有对称倾向,此型可能与糖尿病有关;局限性环状肉芽肿和糖尿病的关系则不明显。

(6) 黄皮肤(yellow skin)

半数以上糖尿病患者有胡萝卜素血症,而胡萝卜素沉着可使掌跖和面部皮肤发黄。

(7) 糖尿病性发疹性黄瘤(eruptive xanthomas of diabetes)

少见。皮损为突然发生的黄色丘疹,成群位于膝、肘、背、臀和躯干等处,好发于伸侧。组织学检查示真皮有泡沫状含脂的组织细胞和混合性(淋巴细胞和中性粒细胞)炎症细胞浸润。Ⅰ型糖尿病(胰岛素减少性糖尿病)脂蛋白酯酶的活性降低可导致甘油三酯聚积于血清中,达足够量时可发生此类黄瘤。

(8) 黑棘皮病

多数黑棘皮病患者与肥胖、胰岛素抵抗和高胰岛素血症相关,故有人认为它可作为发生Ⅱ型糖尿病的预示标志。

(9) 糖尿病性类脂质渐进性坏死(necrobiosis lipoidica diabeticorum)

糖尿病人有类脂质渐进性坏死的很少见,约占 0.3%,但类脂质渐进性坏死者应注意有无糖尿病。

(乐　艳　冯树芳)

45.7　神经系统疾病的皮肤表现

45.7.1　脊髓空洞症(syringomyelia)

脊髓空洞症是一种缓慢进展的脊髓变性疾病,脊髓内有空洞形成和胶质增生。大多数病例的空洞发生在脊髓颈段下部胸段上部,亦可向上发展到脑干、向下到腰段,偶尔可有多发性空洞,互不相通。其临床特征是受损节段的分离性感觉异常、下运动神经元以及长传导索功能障碍。

本病通常发生在 20~30 岁,男女比例为 3∶1,进展缓慢。分离性感觉障碍表现为病损节段相应皮区痛觉和温度觉的障碍、丧失,而触觉及深感觉正常。常首先影响上肢,早期为单侧的痛觉、温度觉障碍,以后可以有双侧的手、臂部尺侧或一部分颈胸部的痛温觉丧失,痛温觉丧失范围可逐渐扩大到两侧上肢、胸背部,呈短上衣样分布。因痛觉消失,常出现皮肤的烫伤、外伤及其引起的水疱、顽固性溃疡和瘢痕形成。运动症状为手部小肌肉及前臂尺侧肌肉萎缩,逐渐波及上肢其他肌肉、肩胛带肌以及部分肋间肌;腱反射及肌张力减低,而在空洞水平以下部位出现锥体束征等;空洞如在腰骶部,则在下肢出现上述感觉和运动症状。此外,可出现营养性障碍和其他症状,如皮肤过度角化、指甲发脆、骨质脱钙产生的 Charcot 关节、出汗功能障碍、手足肢端无痛性坏疽等。常伴有其他先天性畸形,如颅骨畸形、脊柱裂、脊柱侧凸或后凸畸形、颈肋等。

本病需与麻风病相鉴别,麻风可以有上肢感觉消失、肌肉萎缩、手指溃疡,但不呈分离性感觉障碍,浅表神经干如尺、桡和正中神经等俱增粗,躯干和四肢皮肤有散在的脱色斑或暗红色斑。此外,梅毒可引起增殖性颈硬脊膜炎,出现上肢感觉障碍、肌肉萎缩以及下肢锥体束征,但患者有冶游史,脊髓造影可显示出蛛网膜下腔阻塞。此外,脊髓梅毒瘤可以表现出髓内肿瘤的征象,但其进展迅速、破坏性大,且对青霉素或砷、铋剂治疗有效。

45.7.2 多发性周围神经炎(polyneuritis)

多发性周围神经炎系指由于中毒、感染、变态反应或代谢障碍等所引起的周围神经病变。病理表现为神经髓鞘和轴突的炎症变性和增生,临床表现为多发性或单一性的周围神经麻痹,通常累及躯体的对称部位,有不同程度的感觉、运动和自主神经纤维的病变和皮肤的改变。

引起周围神经炎的原因很多,常见的有麻风、糖尿病和酒精中毒等。糖尿病的神经病变是多因素的,包括动脉硬化狭窄、维生素 B 族缺乏、代谢及内分泌障碍等;酒精中毒的神经病变是由于胃肠道乃至肝损害引起消化吸收不良及营养缺乏(主要是维生素 B_1 缺乏)以至发病,两者都是可逆的,但有复发倾向。

在酒精性神经病变,通常表现为下肢浅表的剧烈的烧灼痛和感觉过敏、剧烈的肌肉压痛和肌无力以及步态蹒跚、振动和位置感减退、腱反射减低和缺少,进而痛觉和温度觉受累,以后呈手套和袜子型感觉消失,皮肤发绀、发冷、出汗多、变粗糙或光滑发亮,皮下组织水肿,甲弯曲,毛发停止生长。

糖尿病性神经病变时常先表现为下肢的疼痛、麻木、烧灼、针刺等感觉异常,历时较久后出现振动感觉减退、跟腱反射消失、小腿肌肉压痛和无力;伴同前述的血管运动障碍常有骨、关节病变,

在压力部位如跖骨头部常发生无痛性穿透性营养性溃疡。

45.7.3 股外侧皮神经痛(external femoral cutaneous neuralgia)

股外侧皮神经为单纯的感觉神经,此病又名感觉异常性股痛(meralgia parathetica)。

病因不明,有人认为是该神经通过腹股沟韧带或穿出大腿阔筋膜时受压或感染炎症所致。患者以肥胖中年男性为多,也常见于妊娠妇女和体力劳动者。

临床表现为股前外侧下 2/3 部位的皮肤出现疼痛、麻刺或蚁走等感觉异常,部分患者诉疼痛在站立或行走时加剧。体检时可发现在肌前外侧下方有大小不等的感觉减退或缺失区,主要是痛觉与温度觉减退而压觉存在,分布往往是单侧性的。少数患者可有色素减退或沉着,有些患者皮肤轻度菲薄、稍干燥,毳毛减少。

本病需与麻风病相鉴别,后者皮肤除感觉减退外尚可见脱色斑以及浅表神经粗大;与股神经炎相鉴别,后者疼痛在大腿的前面或内侧面,可伴有股四头肌的萎缩和膝反射消失。

音频电疗、针灸治疗有效。也可用适当的镇静、镇痛剂及维生素 B 类药物。必要时考虑手术治疗,如阔筋膜张肌切开神经松解术、神经切断术等。

45.7.4 Pink 病

又称肢痛症(acrodynia)、红皮水肿性多发性神经炎(erythredema polyneuritis)、皮肤多神经炎。

本病发生在儿童,具有容易激动、怕光、粉红色手足伴轻度水肿和多神经炎的疾病特征。发病年龄一般从 4 个月到 4 岁,男稍多于女,在早春和秋季起病。

本病病因被认为与汞中毒引起的下视丘和交感神经系统紊乱有关,80%~90% 的患者尿中有汞排出,应用的甘汞和某些爽身粉中所含的汞剂可能成为致病因素。发病机制尚不十分清楚,可能由于汞剂抑制甲基-氧-转换酶的巯基,引起体内肾上腺素分解减少,血中正常量肾上腺素作用延

长,导致肾上腺髓质作用加强和皮质功能不足。

起病缓慢,患儿常先有感冒或气管炎,逐渐发生易激动、口炎、怕光、纳差、失眠和低热,随后出现烦躁不安、大量出汗、粉红色手足、玫瑰色面颊和猩红色鼻,伴有易变、脱屑的皮疹,瘙痒剧烈,甚至有肢端的坏疽。患者可有精神神经症状,发哀鸣声、哭泣和诉持续性疼痛,伴有口渴,多汗且有臭味,皮肤着色,头发脱落,兴趣改变,咬唇、指,出现震颤、肌张力减退、腱反射消失及感觉障碍,有高血压和心动过速。病程慢性,可达数月或数年,若经合适治疗,可于 3~6 周内好转。患儿往往死于心力衰竭或感染。

实验室检查发现,尿中含有轻度蛋白和汞,白细胞计数增高。组织病理示皮损真皮水肿和淋巴细胞浸润,汗腺肥大。周围神经示神经鞘的退行性变,愈越向末端愈显著。脊髓前角细胞特别是腰骶部处的呈染色质溶解,有胶质细胞来源的小细胞的弥漫性浸润,大脑皮质例外地有轻度细胞浸润,颈交感神经节内有淋巴细胞浸润。

根据上述症状发生在儿童,诊断不难。

一般做对症处理,自主神经系统症状明显的病例,可试用神经节阻断药。护理工作甚重要,包括合理喂养,需要时用鼻饲。有兴奋和失眠者给予镇静安眠药。可应用重金属拮抗剂,如二巯基丙醇:10% 油剂 2.5 mg/kg,每 4 小时肌注 1 次,连续 2 日,第 3 日每 6 小时 1 次,以后 1 周每 12 小时 1 次;二巯基丙磺酸钠:5% 溶液 3 ml,每日 1 次肌注,连续 3 日停 3 日为 1 疗程,可用 3~6 疗程。禁用含汞制剂。

（乐 艳 方 栩）

45.8 恶性肿瘤的皮肤表现

恶性肿瘤常与许多皮肤病并存,后者或为肿瘤转移浸润所致,或与肿瘤有相同的致病因素,或为肿瘤的产物所引起。总之,皮肤症状可以成为内脏恶性肿瘤的一个标记而有助于肿瘤的诊断。

45.8.1 恶性肿瘤与皮肤病有关的必要条件

恶性肿瘤与皮肤病并存,并不能说明两者之间确有关系。一般认为,确认两者相关的必要条件如下:

时间关系:皮肤病应与肿瘤同时发生,或在肿瘤发生前后短时期内发生。

病程关系:皮肤病与肿瘤的进展应相互平行。

病因关系:皮肤病在理论上应有可能由肿瘤导致的免疫、内分泌紊乱或过敏、毒素等引起。

已证实的遗传上的关系:如角化过度与食管上皮化生是由同一基因导致的。

统计学上的关系:两者并存的发生率显著高于对照组。

45.8.2 恶性肿瘤中皮肤病的发病机制

肿瘤浸润:转移、直接蔓延或手术接种。

皮肤改变是由导致肿瘤的致癌因子引起的,如砷剂角化病。

皮肤改变由肿瘤的代谢产物引起,如类癌综合征引起皮肤潮红,黑素瘤引起皮肤色素沉着,胰腺癌中脂肪酶引起结节脂肪坏死,多发性骨髓瘤、冷球蛋白血症引起 Raynaud 现象等。

皮肤改变由肿瘤导致的其他脏器功能障碍引起,如胆道梗阻引起黄疸,贫血引起苍白,免疫力下降引起单纯疱疹、带状疱疹及脓皮病等。

特发性皮肤改变,如皮肌炎、黑棘皮病、匍行性回状红斑等。

皮肤改变与肿瘤为同一遗传基因所决定。

45.8.3 恶性肿瘤的非特异性皮肤表现

45.8.3.1 瘙痒性皮肤病

（1）瘙痒症

无原因的泛发、长期瘙痒,应严重警惕肿瘤存在。瘙痒情况差异很大,通常为中度瘙痒,时轻时重,严重时有烧灼感。好发于胫前、股内侧、上胸、肩部及上肢伸侧,少数患者瘙痒广泛。局限性瘙痒常提示邻近部位的肿瘤,如女阴瘙痒见于宫颈癌、肛周瘙痒见于直肠乙状结肠癌、鼻孔内壁瘙痒见于脑瘤等。瘙痒的严重程度及持续时间与肿瘤的部位及病期无关,肿瘤消除后瘙痒缓解,肿瘤复发时,又于同一部位出现瘙痒。

引起瘙痒的物质尚未明确,可能是肿瘤细胞

或细胞碎屑引起的一种免疫反应，也可能是自身免疫引起身体其他部位细胞溶解，释放致痒物质；脑部肿瘤引起瘙痒则可能是因为瘙痒中枢去抑制所致。

（2）荨麻疹

可与胃癌、肺癌、卵巢癌及乳腺癌等并存，但较为少见。肿瘤切除后，症状缓解。

（3）湿疹

湿疹及湿疹样皮损见于肺、胃及前列腺癌。损害常有渗出、结痂。最常侵犯前臂及小腿伸侧，但亦可见于其他部位。有时肿瘤虽存在，但皮损可经治疗而消失，故有人认为两者并存是机会性的。

45.8.3.2 红斑性皮肤病

（1）离心性环状红斑

偶见与肿瘤伴发，如肺癌、乳腺癌、肝癌等。损害外缘陡峭，内缘倾斜，中央有少量鳞屑及色素沉着。病理示真皮上、中部血管周围致密淋巴细胞浸润，并可见少数大的单核细胞及嗜酸性粒细胞。有时有过敏性血管炎表现，可能表示皮肤对肿瘤的自体敏感。

（2）匐行性回状红斑（erythema gyratum repens）

皮损见于颈部、躯干及四肢。初起时是红至红棕色丘疹，以后扩大成环状，中心又有新疹发出，形成同心环，环相互连接而成水纹状、脑回状、年轮状、花边状、图案状等奇异形态。边缘高起，有轻微色素沉着；内缘有细小糠状鳞屑，但鳞屑亦可较大，呈片状。皮损发展很快，边缘经常变化。有些患者损害似玫瑰糠疹。少数患者伴有瘙痒症及掌跖角化等。

病理改变示真皮中、上部毛细管扩张，内皮肿胀，血管周围淋巴细胞及嗜酸性粒细胞浸润，表皮有中度棘层肥厚及角化过度，部分毛囊有角栓。直接免疫荧光检查有时可见 $C3$、$C4$ 或 IgG 基底膜带沉积。

与匐行性回状红斑伴发的肿瘤最为常见的是支气管肺癌，其次为胃癌、乳腺癌、食管癌等。皮损大多在肿瘤前出现，肿瘤切除后，皮损消退。

匐行性回状红斑尚可与其他提示肿瘤的皮肤病如荨麻疹、离心性环状红斑、大疱性类天疱疮及泛发性鱼鳞病等同时出现。

（3）坏死松解性游走性红斑

见于胰高血糖素瘤。

（4）渗出性多形红斑

在肿瘤发现前皮疹可极不典型，以致诊断困难。伴发的肿瘤有胃、乳腺、肺、舌等处的癌以及肉瘤。有些皮损是由感染或药物引起的。

（5）结节性红斑

主要见于女性生殖器肿瘤。皮肤血管旁有免疫复合物沉积，此可能为皮损发病机制。

（6）Sweet 综合征

即急性发热性嗜中性皮病。可伴发肿瘤，大多为血液系统的恶性肿瘤，如 MDS、多发性骨髓瘤、急性髓源性白血病等。少数为实体瘤，主要来源于泌尿生殖系统，如前列腺癌。

（7）红皮病

可与肺、食管、宫颈、乳腺、前列腺、甲状腺癌或腹部肿瘤并存。皮损可有几种形式：有时以单个或多个瘙痒性红斑开始，扩展至全身皮肤；有时皮肤弥漫发红增厚，类似 Sézary 综合征；还有些损害可类似银屑病或毛发红糠疹的红皮病，伴随红皮病尚可有秃发、瘙痒、色素沉着、掌跖角化等症状。红皮病往往发生于晚期肿瘤，但在少数患者，可在肿瘤症状前出现。

（8）类癌综合征（carcinoid syndrome）

以前肠、中肠的类癌多见。皮肤表现有以下类型：① 阵发性血管运动障碍（潮红）；② 毛细管扩张及持久性红斑；③ 硬皮病样改变；④ 色素沉着及糙皮病样症群。其他有唇和颊黏膜紫绀及趾甲白线等。

45.8.3.3 色素异常

在恶性肿瘤中的色素改变常是继发性——继发于瘙痒症、大疱性皮肤病或为其他皮肤病（如类癌综合征、获得性鱼鳞病、皮肌炎、黑棘皮病等）的一部分。原发性色素异常最多见于垂体或脑肿瘤、黑素瘤及 Peutz - Jeghers 综合征。

（1）弥漫色素沉着伴 Cushing 综合征

由于肿瘤产生 MSH（促黑素细胞激素）及 ACTH（促肾上腺皮质激素）样多肽，患者可有 Addison 病样色素沉着及 Cushing 综合征样表现，称为异位 ACTH 分泌综合征。常见于肺燕麦细胞癌,但许多器官的癌以及嗜铬细胞癌和类癌等也都可产生本症群。

(2) 脑瘤引起的色素异常

弥漫性色素沉着伴 Cushing 综合征:高度提示垂体肿瘤。

黄褐斑:是脑瘤中最常见的色素沉着。除面部外,少数患者可见于乳晕及外生殖器。

棕色线:是位于前额的棕色带,约 1 cm 宽,有时成环状,称棕色前额环。

脑瘤引起的色素沉着在肿瘤切除后仍不消退。

(3) 弥漫性黑变病

见于转移性黑素瘤,皮损为具特征性的蓝色或棕色,上半身色素沉着较明显。色素逐渐加深,死亡发生于色素沉着开始后约 5 个月。色素沉着并非由于黑素本身而可能是由于其前体引起的。在电镜下,色素颗粒也缺乏黑素小体的微细结构。

(4) 白癜风

大多伴随胃肠道腺癌发生,亦可见于黑素瘤、膀胱癌及脑瘤等。发病机制可能与自身免疫有关。

(5) Peutz-Jeghers 综合征

为发生于口周、颊黏膜、齿龈、唇部、硬腭、眼睑、指/趾及掌跖的棕色或蓝黑色斑点。内脏肿瘤发生于 20% 患者。肠道息肉可发生恶变。

(6) 黑棘皮病

恶性黑棘皮病(黑棘皮病的恶性型)由恶性肿瘤诱发,在恶性肿瘤患者中恶性黑棘皮病发病率约为 1/10 000。常见于年龄较大的患者,亦有报道儿童黑棘皮病伴发肿瘤者。伴发的肿瘤大多为胃肠道腺癌,有 2%~3% 患者有非上皮性肿瘤。伴有皮损的肿瘤常早期转移,且患者生存期较患同种肿瘤但不伴有皮损者为短。

45.8.3.4　角化异常

(1) Leser-Trélat 征

是伴有恶性肿瘤的脂溢性角化病,临床上突然出现、生长迅速的脂溢性角化病常提示恶性肿瘤,最常见的是胃肠道腺癌。皮损发生于手、足背、胸、背部、股内侧及阴部等部位。有较深的色

素沉着,并可有疣状改变及糜烂。

(2) 角化棘皮瘤

Weber 等报道 1 例多发性皮肤黏膜角化棘皮瘤合并输卵管癌及干细胞性白血病。患者死亡前数天,所有皮损消失,提示可能有免疫机制。

(3) Bowen 病

有报道在 Bowen 病诊断后 6~10 年可并发内脏恶性肿瘤,后者发生的部位按频率依次为:呼吸道、胃肠道、泌尿道、淋巴网状系统、内分泌系统、乳房、眼等。

由于 Bowen 病病因可能与接触砷剂有关,砷可能为引起 Bowen 病患者内脏恶性肿瘤的一个原因。

(4) 乳房外 Paget 病

发生在大汗腺分布的区域,最常见于会阴、外生器、腋部及眼睑。继发性乳房外 Paget 病常由临近肿瘤转移而来,如直肠癌、膀胱癌等,亦有报道伴发非临近器官的肿瘤,如肝癌。

(5) 获得性鱼鳞病

最常见于 Hodgkin 淋巴瘤,亦可见于非 Hodgkin 淋巴瘤,偶见于内脏肿瘤,如支气管癌、乳腺癌、宫颈癌等;有报道曾见于 Kaposi 肉瘤。皮损常广泛,可伴出汗减少。

(6) 掌跖角化症

Dobson 等发现在 671 名癌症患者中,32% 有掌跖角化,而对照组则仅 7% 有掌跖角化。皮损为点状黄色透明角化丘疹,直径为 1 mm 至数毫米,周围有鳞屑,常位于大鱼际、小鱼际。

另有一种掌跖角化伴食管癌,为常染色体显性遗传疾病,又称 Howel-Evans 综合征。在 5~15 岁发病,皮损呈弥漫性,但在压力部位的角化过度较为显著。食管癌在 30~50 岁时发生,大多位于食管下 1/3 处。

(7) 砷剂角化症

有长期服用或接触砷剂的病史。除了角化性皮损外,还可见色素异常改变。患者皮肤癌发病率增加,亦有合并内脏恶性肿瘤的报道。

(8) 持久性豆状角化过度(hyperkeratosis lenticularis perstans)

为侵犯下肢伸侧及足背的点状角化。皮损棕

黄色,直径 1~5 mm,边缘有糠状细屑,可伴发皮肤癌及肺癌。

(9) 副肿瘤性肢端角化症(paraneoplastic acrokeratosis)

又称 Bazex 综合征。皮损发生于手、足、鼻、耳及肘部,膝与头皮较少累及;皮损发于手部者损害多见于手指,在末端两节背面,似银屑病。手掌角化过度,有时大、小鱼际处可见污黄色疣状斑片。足跖部损害较手部更明显,压力部位尤甚。鼻部可有红斑,耳郭边缘可有红斑及结痂。指(趾)甲可早期受累,甲板增厚或破坏,或产生纵沟。病程中可有疱疹或大疱,有些患者皮损开始时表现为手指部疱疹。患者几乎全为男性,伴发的肿瘤多为上呼吸道癌。

45.8.3.5　免疫性结缔组织病

(1) 皮肌炎

40 岁以上的皮肌炎患者常伴发恶性肿瘤。肿瘤发生率报道不一,为 12.9%~52%,大多数为腺癌如支气管癌、胃肠道癌、乳腺癌、卵巢癌等,鼻咽癌、宫颈癌、前列腺癌、甲状腺癌、黑素瘤及其他肿瘤亦可发生。2/3 患者皮损在肿瘤发现前已被诊断,1/3 患者皮损与肿瘤同时或在随后出现。皮损表现为恶性红斑者,常伴有肿瘤。有皮损的肿瘤患者预后不佳。皮损与肿瘤可能有免疫上的相关性,即肿瘤与皮肤、肌肉可能有共同的抗原性而引起机体对这些组织的免疫反应。

(2) 硬皮病

可与恶性肿瘤并存。包括鳞状细胞癌、腺癌、燕麦细胞癌、肺泡细胞癌、肉瘤、多发性骨髓瘤、胸腺瘤等。

类癌综合征中所见的硬皮病主要发生于下肢,有人认为肿瘤分泌的 5-羟色胺可刺激结缔组织生成,故患者除硬皮病外,常伴肝脏及心脏纤维化;而肺部纤维化则与硬皮病伴发的肺部肿瘤有关。

(3) 红斑狼疮

是肿瘤少见的皮肤表现。伴发的肿瘤可有乳腺癌、胃癌、肺癌、胸膜间皮瘤、精原细胞瘤、Hodgkin 淋巴瘤及胸腺瘤等。皮损与肿瘤有免疫上的联系。肿瘤本身产生抗原,并可干扰网状内

皮系统的免疫功能,而诱使自身抗体产生。

45.8.3.6　血管疾病

(1) 紫癜

常见于造血系统恶性肿瘤,由于肿瘤干扰凝血功能而引起。

(2) 毛细血管扩张

前胸壁局限性的毛细血管扩张是乳腺癌的标志,于毛细血管扩张区下常可触及坚硬的肿块。其他部位所出现的毛细血管扩张也可能是乳腺癌或其他肿瘤皮下转移的最早征兆。

全身性毛细血管扩张可见于恶性血管内皮瘤病和其他非血管性肿瘤。

进行性毛细血管扩张可伴有类癌综合征和肝胆管腺癌。

(3) 过敏性血管炎

是肿瘤少见的症状,可见于胰、胃、前列腺、肺、女性生殖系统等癌或黑素瘤。皮损发生部位依次为下肢、手背、前臂及躯干,发生机制为肿瘤抗原引起的免疫反应。

(4) Raynaud 现象

少见。可先于肿瘤 3~4 个月出现,发生机制可能为瘤栓阻碍血流,从而影响血管的舒缩功能。

(5) 指部缺血

患者手指可有疼痛及感觉异常,过去无 Raynaud 现象,症状发作与寒冷无关。见于上颌窦、肾、卵巢、结肠、宫体等肿瘤或 Hodgkin 病。

(6) 结节性红斑

极少见与内脏肿瘤伴发。主要见于女性生殖器肿瘤,曾报道见于肾上腺样瘤、浆细胞瘤及肺癌。

(7) 游走性血栓性静脉炎

见于胃癌、胰腺癌(体、尾部)、肺癌。损害常为多发性,最常累及上肢、胸、腹壁的表浅静脉。症状出现常预示预后凶险,患者常于 1~6 个月内死亡。发病机制为胰腺分泌物质激活凝血酶原、肿瘤组织产生血栓生成物质、肿瘤扰乱凝血-纤溶机制以及瘤栓机械性阻塞等。

(8) 皮下脂肪坏死

又称为胰腺性脂膜炎,见于胰腺腺泡癌等。皮损表现为暗红或紫色皮下结节,对称分布于下肢,但亦可见于上肢及躯干。皮肤可坏死形成溃

疡,具有匐行性边缘及不规则形状。病理变化显示皮下灶性脂肪坏死。发病机制为胰腺分泌的胰蛋白酶及脂肪酶对局部组织的作用。

(9) 转移性钙化引起的皮肤坏死

乳腺癌(或其他癌)有骨转移时可造成大量骨破坏而有高钙血症,后者引起真皮及皮下动脉中膜钙化、阻塞而造成皮肤坏死。甲状旁腺癌亦可引起类似症状。

(10) 非典型的坏疽性脓皮病

可见于骨髓增生性疾病,如粒细胞性白血病、骨髓瘤、红细胞增多症等。皮损开始时为丘疹、结节或大疱,迅速发展为坏死溃疡;周围皮肤紫色,有潜行边缘,偶尔边缘有大疱形成。损害较为表浅,压痛甚著。

45.8.3.7　大疱性疾病

(1) 疱疹样皮炎

伴发的肿瘤有女性生殖器、肺、胃、前列腺、眼等脏器的癌以及淋巴网状系统肿瘤和成骨肉瘤。大多数肿瘤患者年龄超过 60 岁。皮损可在肿瘤发现前数月发生,亦可与肿瘤同时或在其后 2~4 年发生。

(2) 大疱性类天疱疮

伴有的肿瘤大多为直肠结肠癌,尚可有胃、乳、前列腺及肺等的肿瘤。皮损的特征是口腔黏膜常受累,且常与离心性环状红斑及匐行性回状红斑伴发。也有人认为大疱性类天疱疮与恶性肿瘤间无必然的联系,因类天疱疮在老年患者中较多见,故肿瘤发病率也高。

(3) 寻常型天疱疮

可见于胃肠道、女性生殖器及支气管等的肿瘤及 Kaposi 肉瘤、淋巴网状肿瘤及胸腺瘤等。寻常型天疱疮常与胸腺瘤并存,且常有重症肌无力,三者之间有一定的免疫学上的联系。可能因肿瘤患者可产生自身免疫,而肿瘤产生的抗原与天疱疮抗原可能有某些类似,因而产生交叉免疫反应,诱使天疱疮抗原产生及天疱疮发作;另一可能是治疗天疱疮的皮质激素抑制了机体的免疫功能,使肿瘤易于产生。

(4) 红斑型天疱疮

可与支气管癌、肝癌、鳞癌及胸腺瘤等并发。

(5) 大疱性扁平苔藓

可见于肾上腺和垂体肿瘤。伴有肿瘤的患者皮损较为严重,皮肤、颊黏膜和生殖器受累,全身可有钱币状红斑或糜烂。

(6) 获得性迟发性皮肤卟啉病

可伴随肝癌发生。Thompson 等发现一例肝癌患者肿瘤细胞中有卟啉存在,而正常肝细胞中则无,提示肿瘤可产生卟啉。

(7) 获得性大疱性表皮松解症

可伴有支气管癌和多发性骨髓瘤。

(8) 副肿瘤性天疱疮(paraneoplastic pemphigus, PNP)

PNP 是一种伴发肿瘤的自身免疫性疾病,国外报道伴发肿瘤以淋巴细胞增生性肿瘤为主,依次为非 Hodgkin 淋巴瘤、慢性淋巴细胞性白血病、castleman 瘤和胸腺瘤等,亦有实体肿瘤的报道;我国伴发的肿瘤主要是 castleman 瘤。

45.8.3.8　代谢性疾病

(1) 毛囊黏蛋白病(follicular mucinosis)

又称黏蛋白脱发(alopecia mucinosa),是一种炎症性疾病。表现为浸润性斑块,伴有鳞屑和脱发,毛囊有黏蛋白沉积。成人患者可伴发蕈样肉芽肿。

(2) 正常脂血症性黄瘤病

为扁平黄瘤,主要侵犯眼睑、颈侧和上胸。可与多发性骨髓瘤伴发。

(3) 原发性系统性淀粉样变

可伴发多发性骨髓瘤。最常见的皮损为瘀点、瘀斑。本病预后较差。

(4) 硬化性黏液水肿

可伴发多发性骨髓瘤。皮损表现为丘疹、结节,呈硬皮病样改变。

45.8.3.9　遗传性疾病

在以下疾病的患者中,癌及染色体不稳定性的发生率均很高。皮肤病及癌的发病因素均为遗传异常,因此皮肤表现是恶性肿瘤可能存在的一条线索。

(1) Bloom 综合征

为常染色体隐性遗传,主要见于犹太人。表现为体形矮小、面部蝶形毛细管扩张性红斑、日光过敏、咖啡斑、鱼鳞病、毛周角化、多毛及黑棘皮病。文献报道的50例患者中,8例有恶性肿瘤,半数为白血病,半数为消化道癌。

(2) 共济失调-毛细管扩张症

又名Louis-Bar综合征,为常染色体隐性遗传。患者有小脑共济失调以及面部、四肢毛细管扩张。皮肤可有斑状色素沉着及萎缩,类似皮肤异色病或射线皮炎。多数患者有细胞免疫功能异常及血清免疫球蛋白异常。伴发的肿瘤主要在淋巴网状系统,但其他恶性肿瘤也可见到。

(3) Werner综合征

为常染色体隐性遗传。表现为身材矮小、白内障、皮肤硬皮病样萎缩和角化过度、足部溃疡、灰发、秃发及性腺功能减退等,可类似Bothmund综合征。伴发的肿瘤大多是肉瘤。

(4) Wiskott-Aldrich综合征

为性连锁隐性遗传。表现为出血、反复感染及湿疹。10%患者伴发恶性肿瘤,主要为淋巴网状系统恶性肿瘤,也见报道白血病、脑瘤及平滑肌瘤。肿瘤均在早年发生,大多见于10岁以下。

(5) Chediak-Higashi综合征

为常染色体隐性遗传。皮肤表现为色素异常、日光过敏及出汗过多。患者在10岁以下即可患淋巴肉瘤及淋巴细胞性白血病。有人认为肿瘤的产生是因溶酶体异常释出异常的溶酶体酶而引起的。

(6) Fanconi贫血

为常染色体隐性遗传。皮肤可有斑状色素沉着。患者白血病发病率高。

(7) Bruton性连锁无丙种球蛋白血症

为性连锁隐性遗传。皮肤有反复感染。5%患者并发白血病和淋巴瘤。

(8) 先天性角化不良

目前已发现性连锁隐性遗传、常染色体显性遗传和常染色体隐性遗传3种方式。皮肤有网状色素沉着、黏膜白斑、指(趾)甲缺失、掌跖角化及伸面皮肤萎缩。可有全血细胞减少。患者癌症发病率高,偶发白血病。

(9) 着色性干皮病

为常染色体隐性遗传。可发生基底细胞癌及鳞状细胞癌。

(10) 严重的联合免疫缺陷疾病

患者体液与细胞免疫功能均下降,易发生严重感染。在骨髓移植开展以前,患者常于肿瘤未发生时即死亡;骨髓移植可延长患者生存期。恶性肿瘤可发生,以白血病及淋巴瘤最常见。

(11) 骨膜增生厚皮症(pachydermoperiostosis)

可分为原发性和继发性骨膜增生厚皮症。继发性可能也是一种遗传性疾病,可伴发肿瘤,如支气管癌、肺部类癌、胸膜间皮瘤等,胃、食管、甲状腺等癌亦曾见报道。临床上,患者面部、额部和头皮皮肤增厚起褶,眼睑、耳郭、唇部及手、足皮肤增厚,头皮可有回状颅皮表现。有杵状指/趾,皮肤和汗腺分泌增加。病理改变为胶原、表皮和皮脂腺、汗腺增生以及增殖性骨膜炎。

45.8.3.10　皮肤良性肿瘤

(1) Gardner综合征

为常染色体显性遗传。表现为表皮囊肿、骨瘤、纤维瘤或硬纤维瘤及结肠息肉。40%患者有癌症,亦可能伴发纤维肉瘤。Old-field综合征、Turkot综合征及Zanka综合征均属此组疾病,均可有结肠息肉及癌症。

(2) Hipple-Lindau综合征

表现为头痛、枕骨大孔阻塞症状及视网膜、脑及皮肤血管瘤伴肾及胰腺囊肿。肾上腺样瘤见于20%病例。

(3) 多发性皮脂腺瘤及内脏癌(Muir-Torre综合征)

为常染色体显性遗传。表现为多发性皮脂腺瘤及胃肠道肿瘤。皮损除皮脂腺瘤外,尚可有皮脂腺增生及向皮脂腺分化的基底细胞癌。与一般皮脂腺瘤不同,60%皮损见于躯干。伴发的肿瘤有结肠癌及肝胰壶腹癌,十二指肠、泌尿道肿瘤及子宫癌亦有报道。肿瘤发生于40~65岁的患者,低度恶性。于肿瘤诊断后患者平均存活期为12年。

(4) 多发性黏膜神经瘤(multiple muconeuroma)

皮损主要见于唇部及舌前部,亦可发生于颊黏膜、齿龈、鼻黏膜或结膜。为5mm或更小的坚硬、呈平或有蒂的丘疹、结节。损害众多时舌可现肿胀,皮肤有咖啡斑。大多数患者自幼年即出现皮损。组织学上损害是由神经纤维组成。除皮损外，尚有难治性腹泻、下颌骨凸出及弓形足。伴随的肿瘤是甲状腺髓质瘤及嗜铬细胞瘤。本病黏膜损害可在甲状腺癌症状出现前 10 年发生，预防性甲状腺切除对患者来说完全必要。有报道 4 岁男孩患者切除的甲状腺中发现有髓质瘤。

(5) Cowden 综合征

见本章《消化系统疾病的皮肤表现》。

(6) 结节性硬化症

为常染色体显性遗传。表现为面部血管纤维瘤、精神发育迟缓及癫痫。可伴发室管膜下巨细胞星形细胞瘤、肾脏血管平滑肌脂肪瘤等。

(7) 基底细胞痣综合征（Gorlin - Goltz 综合征）

为常染色体显性遗传。皮肤表现为多发性痣样基底细胞癌，尚有骨骼及颌部异常、轻度精神发育迟缓、先天性失明及肾畸形等。伴随的肿瘤主要有神经管母细胞瘤，常发生于 2 岁内，可先于皮损出现。星状细胞瘤、脑膜肉瘤、脑干细胞瘤、颅咽管瘤及平滑肌瘤亦曾发现。

(8) 单侧线形痣

极少伴发恶性肿瘤。腮腺、乳腺、食管等癌及星状细胞瘤曾见报道。

(9) 多中心性网状组织细胞增生症

为棕黄或红色丘疹、结节，主要分布在面部躯干及上肢，可伴发肺及胃肠道癌。

(10) 色素性荨麻疹（肥大细胞瘤）

曾报道与结肠腺癌并存。肿瘤切除后，皮疹完全消失；肿瘤复发并播散时，皮损又重现。

(11) 神经纤维瘤

5% 伴发恶性神经鞘瘤；嗜铬细胞瘤、星状细胞瘤及神经胶质瘤则少见。

45.8.3.11　皮肤附件的副肿瘤（paraneoplastic）表现

(1) 毛发

1）获得性毳毛增多症（hypertrichosis lanuginose acquisita）

又称恶性毳毛（malignant down）。本病中细、软、白色丝绸状毳毛突然生长，以面部、耳郭及上肢最显著，鼻、眼睑及其他通常无毛处亦可出现毳毛，最终全身均有多毛，长毛可为毳毛所代替。患者大多为男性，平均发病年龄为 56.6 岁。病理检查发现毛囊方向几乎与皮面平行。有些患者舌部前 1/3 乳头显著。本病需与内分泌疾患及迟发性卟啉病相鉴别。伴发的肿瘤有膀胱、胆囊、结肠、直肠、肺等器官的癌。患者多在毳毛开始生长后数月死亡。毳毛的生长提示有内分泌因素，可能癌细胞分泌一种内分泌样物质，促使毳毛生长。

2）多毛症

长毛过多见于肺燕麦细胞癌伴有 Cushing 综合征的患者。燕麦细胞癌产生有 ACTH 活性的多肽，后者刺激肾上腺产生雄激素而导致多毛。

3）毛发脱落

可见于许多副肿瘤疾病，如黑棘皮病、获得性鱼鳞病及掌跖角化症等。

(2) 指/趾甲

内脏恶性肿瘤的指/趾甲改变是非特异的，常为肿瘤引起的继发改变，如循环障碍、淋巴水肿、低蛋白血症及维生素缺乏等所引起。

1）甲板变脆、变薄、颜色改变

常见于晚期肿瘤及黑棘皮病、掌跖角化等。

2）黄甲综合征

可见于支气管癌。

3）反甲

见于胃肠道癌失血而引起的缺铁性贫血。

4）杵状指

见于肺癌及大的纵隔肿瘤。

5）白甲

可见于胰腺癌及肝转移肿瘤。

6）甲白线

见于肺类癌。因亦可见于糙皮病，故蛋白质及烟酸合成障碍可能为其产生的原因。

(3) 皮脂腺

皮脂分泌增加见于脑瘤、乳腺癌及肺癌伴有骨膜增生厚皮症。痤疮可发生于卵巢或睾丸的肿瘤患者，这与雄激素的过量有关。

(4) 汗腺

1）多汗症

见于丘脑附近的星状细胞瘤、肺癌伴骨膜增生厚皮症及 Chediak - Higashi 综合征。

2）无汗症

见于副肿瘤性获得性鱼鳞病。

3）血汗症

极少见，可发生于淋巴网状肿瘤伴严重出血者。

45.8.3.12 恶性肿瘤的黏膜表现

内脏恶性肿瘤的黏膜表现较少见，而且为非特征性的，大多已在本节其他处详述，此处叙述两个较有特征性的表现。

（1）Plummer - Vinson 综合征（Paterson - Brown - Kelly 综合征）

表现为吞咽困难、贫血、舌炎及反甲，并可有胃酸缺乏及脾肿大。患者并发上呼吸道及食管癌的百分率为 7%~70%。

（2）干燥综合征

10% 患者伴发恶性肿瘤，大多为网状细胞肉瘤，唾液腺瘤亦曾有报道。

45.8.3.13 感染

（1）带状疱疹

常与淋巴网状系统肿瘤伴发，较少见于内脏癌。带状疱疹在无恶性肿瘤的患者中发病率约为 0.22%，而在癌症患者中的发病率为 0.85%。在癌症患者中，带状疱疹最常见于乳腺癌，约 4% 乳腺癌患者患病，肺、胃、女生殖器等癌较少见。在许多恶性肿瘤患者中，带状疱疹是脊柱转移的第一个信号。本病可出现于接受糖皮质激素或化学治疗后免疫力下降时。肿瘤本身亦可影响机体免疫力而使皮损易于发生；皮损见于放射治疗后的原因，有人认为放射治疗可使细胞释出一种物质，刺激病毒增殖，或放射治疗直接损害脊神经节。

（2）真菌及细菌感染

可见于恶性肿瘤。在发病因素方面，糖皮质激素、化学治疗及放射治疗对机体的影响恐较肿瘤本身更为重要。

45.8.4 皮肤转移性肿瘤（metastatic tumor of skin）

皮肤转移的原发肿瘤大多是癌。淋巴瘤、白血病及肉瘤转移至皮肤较为少见，肺、乳腺、结肠的癌及黑素瘤最常转移至皮肤；肿瘤的组织类型可为腺癌或上皮样癌。皮肤转移有时是恶性肿瘤的最早表现或肿瘤播散的首发征象。

（1）发生率

恶性肿瘤皮肤转移的发病率为 5%~10%，较其他脏器的转移率为低。

（2）转移方式

肿瘤通过下列方式转移至皮肤：直接蔓延、淋巴结转移、瘤栓通过血行或淋巴传播以及外科接种。

（3）皮损表现

结节或肿块是最常见的表现。皮损位于皮下或皮内，颜色及质地不同，可有皮肤色、紫色、淡红色、棕色或黑色；质地可坚硬如石或较柔软如橡皮。部分损害可与其下组织粘连。转移损害的大小、颜色和硬度与原发肿瘤的部位无关。损害很少破溃。转移性损害大多出现于原发肿瘤诊断后，但有 27% 男性患者及 6% 女性患者转移性皮损为肿瘤的首发症状。

（4）原发肿瘤的部位和种类

根据 Brownstein 和 Helwig 的资料，在男性患者皮肤转移性肿瘤中，肺癌占 24%，结肠癌占 19%，黑素瘤占 13%，口腔鳞癌占 12%，泌尿道癌占 6%，胃癌占 6%；女性患者乳腺癌占 69%，结肠癌占 9%，黑素瘤占 6%，卵巢癌占 4%，肺癌占 4%。

（5）转移性损害发生的部位

转移性皮肤损害发生的部位在男性最常见的是腹部、前胸及头颈部；女性则为前胸及腹部。这些部位仅占全身体表面积的 20%~25%，但有 75% 患者转移性皮损发生于此处。四肢、背部和胁部转移少见。当转移性皮损为肿瘤的首发症状时，腹部及头皮为最常见部位。原发肿瘤的转移性损害的部位有如下关系：头皮转移最常见于肺、肾及乳腺癌；面部转移最常见于口腔鳞癌；前胸转移最常见于乳腺癌及肺癌；腹部皮肤转移最常发生于结肠、肺及卵巢癌；会阴部及耻骨区转移最常见于结肠癌；四肢转移则最常见于黑素瘤。

（6）转移的不典型表现

1）护胸甲癌（carcinoma en cuirasse）

为硬皮病样皮肤转移，最常见于胸壁，原发肿瘤最常见为乳腺癌及肺癌。局部淋巴广泛浸润导致真皮及皮下组织明显硬化及纤维化,产生硬皮病样损害。

2）炎性癌及丹毒样癌

　　最常见于乳腺癌转移,亦可见于支气管癌及子宫癌。皮损有红、肿、热、痛,常被误诊为蜂窝织炎或丹毒,但有结节或肿瘤产生。活检可明确诊断。

3）头皮转移

　　损害可似圆柱瘤或毛发囊肿。可溃烂或产生脱发,特别是瘢痕性秃发。

4）脐部转移

　　为结节浸润性损害,见于胃癌。

5）带状皮损

　　见于前列腺癌及肺腺癌。

6）阴茎下疳样溃疡

　　见于移行细胞癌(transitional cell carcinoma)。

7）下肢疣状结节伴有象皮腿

　　见于结肠、直肠腺癌。

（任　捷　冯树芳）

皮肤病学防治

第 46 章　皮肤病的预防

目　录

皮肤病的预防

认真做好各类皮肤病的预防工作,对控制、减少以及消灭皮肤病有相当重要的意义。中华人民共和国成立以来,我国广大皮肤科医务工作者遵照卫生工作四大方针之一的"预防为主"方针,积极开展对各种皮肤病特别是某些重要的感染性皮肤病及工农业职业性皮肤病的防治工作,取得了不少业绩,这对保障广大人民群众健康和促进工农业生产起到了积极作用。

皮肤病的预防,应根据各种疾病的发病原因、流行规律以及疾病的性质等不同情况而采取相应的对策。有关各种皮肤病的具体预防措施,在各相关病种中已有介绍,这里仅讨论在预防工作中应予特别重视的几个环节。

46.1 建立和完善专业防治机构

建立和完善专业防治机构,对于防治某些严重影响民生的重要的感染性皮肤病尤为必要。中华人民共和国成立以来,我国政府为了尽快地控制和消灭麻风病,在全国麻风病流行地区建立了各级专业防治机构;经过几十年的艰苦工作,在我国基本消灭麻风病的宏伟目标已指日可待。近 10 多年来,由于淋病、梅毒等性传播疾病在我国的死灰复燃,已引起从中央到地方各级政府的高度重视,各级防治机构已陆续建立或健全,专门负责这项工作;我们相信,在社会各方面的有力配合下,只要坚持不懈地努力,这一严重威胁人民身心健康的"瘟神"同样会得到很好的控制。

46.2 培训医护技专业人员

为了更好地开展一些重要的感染性皮肤病的防治,如上述麻风病及性传播疾病等,大规模地培训专业人员、建立一支强大的专业防治队伍是必不可少的。历史事实说明,在几十年的疾病防治工作中所取得的每一点成绩,都是和广大专业医护技人员的辛勤劳动分不开的。近年来,全国各级性病防治中心为各级有关医务人员举办了各种形式的培训班,性病防治知识得到普及和提高,对推动全国各地性病防治工作的开展发挥了重要作用。

46.3 改进生产条件和改善工作、生活环境

改进生产条件、改善工和及生活环境,对从根本上防治某些皮肤病的发生和发展是至关重要的。如在工、农业职业性皮肤病的预防中,最重要的是设法改进生产设备,使生产过程尽量做到机械化、自动化、密闭化,尽量减少乃至避免接触各种有害的生产因子,这是杜绝职业性皮肤病发生的最根本措施。在其他一些与环境因素密切相关的皮肤病中,如浅部真菌病、脓皮病、疥疮、季节性皮炎、日光性皮炎、冻疮等,如能搞好工作和生活环境的卫生,再注意养成个人卫生习惯和加强自我防护意识,也可以大大减少这些皮肤病发生的机会。

46.4 重视卫生防治知识的宣传教育

在绝大多数的皮肤病诊治中,无论是感染性抑或是非感染性的,都需要有一定的预防观念,通晓一定的预防方法。不但医务人员自己要做到这些,而且医务人员有责任把对疾病的预防知识和方法传授给患者,这对防止某些皮肤病的发生、发

展,或减少其复发机会都是非常重要和必要的。如性病,将这类疾病的病因、传播方式、严重后果对患者讲清楚,至少可以使患者今后注意检点自己的行为;再讲清必须早治、快治、彻底治的原则,则可大大提高治愈率,减少复发和发生后遗症的机会。对手、足癣患者,要消除人们认为"这种毛病无所谓"或"足湿气不是病,治了生大病"等误解,告诉患者按时搽药,持之以恒是一定会治愈的。对皮炎湿疹患者,需说服其坚决做到不抓、不烫,避免辛、辣饮食等。对红斑狼疮患者,必须鼓励其树立信心、配合医生治疗,消除悲观失望情绪。如此等等,不一一列举。总之,不管在医务人员中,抑或是在患者中,都要克服"只治不防、重治轻防"的思想。

46.5　加强相关课题研究

众所周知,在皮肤科领域尚有许多皮肤病病因不明、防治无方,亟待我们去探索、研究。如银屑病这样一种影响患者身心健康的常见病虽可治愈,但很容易复发,能否找到一些行之有效的预防性疗法以减少或延缓其复发;职业性皮肤病预防措施中常用的皮肤防护剂虽有多种,但各有利弊,至今仍缺少比较理想的制剂和配方;药疹在目前基本上均是在发疹以后才明确患者过敏性的存在,如果能在用药之前通过一些检测手段以预测患者对拟给予的药物(特别是致敏性较强的一些药物)是否存在诱发变态反应的风险,当可大大提高用药的安全性。随着分子遗传学的研究,对许多遗传性皮肤病可通过致病基因研究进行生育指导,从而有可能减少或防止后代患病的机率。

(王侠生)

第 47 章　皮肤病的心理治疗

目　　录

第 47 章

皮肤病的心理治疗

47.1　心理治疗的概念

祖国医学理论中"天人合一""形神合一"的思想、"外感六淫、内伤七情"的病因学说以及强调"治病必先治神"等观点，都体现了心理治疗的理念。古希腊医学也认为医生所医的不仅是病，而是人。因此，了解患者的情况比了解病更为重要。古代的医者在治病中很重视一言一行给患者和家属的心理影响。

人是有思想、感情和理想的，身处复杂的社会生活中，有着复杂的心理活动和社会环境。因此，临床医学研究必须从单纯的生物医学模式转化到生物、心理、社会、环境的新医学模式，要全面地了解患者、体察病情，做出合乎实际的诊断和治疗方案，以利促进心身健康、减少和预防疾病复发。

近 10 余年来笔者根据新医学模式对疾病认识的深化，并结合现代皮肤病学的发展趋势，更重视心理因素、生活和行为方式在心身性皮肤病的发生、发展和转归中的重要作用；深刻体会到如果皮肤科医生能在临床工作中对每一位患者所患疾病的过程进行心理、家庭、社会环境和生活方式的了解和分析，并在此基础上拟定个体化治疗方案、加强心理治疗，将显著提高治疗效果和患者的生活质量。

心理治疗效果的关键是帮助患者提高认知水平，对自己的病情、特别是心理症结有所体悟，获得"病情自知力"，"自我"功能的成熟便能以有效的方式来适应和克服各种困难。笔者在临床工作中经常启发患者坦诚地倾诉内心的矛盾和对所患疾病的认识程度，女性患者往往在叙说中情不自禁地流眼泪，我们鼓励她们哭出来，把压抑的情绪疏泄出来，然后再帮助她们重新认识疾病的本质，启发她们提高认知水平，即"认知纠正"；通过倾诉、疏泄、启发、鼓励，改变患者对疾病的消极态度，增强治愈信心。若能够达到这种状态，治疗效果将明显提高。因此，人格的成熟化是治疗效果的关键。

心理治疗可分为分析性心理治疗、认知性心理治疗、支持性心理治疗、行为性心理治疗、人际性心理治疗等，实施时可根据患者具体情况选择，亦可联合采用。心理治疗又可根据治疗时间的长短，分为"长期心理治疗""短期心理治疗"与"限期心理治疗"等类别。心理治疗还可分为一般心理治疗和特殊心理治疗，所谓一般心理治疗是通过医务人员的言语（包括语义和语音）、表情、姿势、态度和行为影响来改变患者的感觉、认识、情绪、态度及行为，使患者增强信心，消除紧张，促进患者的代偿与调节功能的恢复，从而达到治疗疾病的目的；特殊心理治疗指需要特定仪器设备和专业人员进行的心理行为治疗，它涉及某些特殊心理治疗技术和针对特殊治疗的对象。

47.2　心理治疗在皮肤科的应用

常言道："病从心生"，因此，任何疾病都要重视心理治疗，但不同的病情和不同的患者，还需因人而异。有些皮肤病与精神和心理因素关系尤为密切，则称之为"心身性皮肤病"。

心身性皮肤病有 3 类情况：① 主要表现为精神症状的疾病，包括疑病症（如性病疑病症）以及一些表现为行为异常的疾病，如咬甲症、拔毛癣、自身皮肤残毁等;② 精神心理因素在疾病的发生、发展中起着主要作用的疾病,例如神经性皮炎、瘙痒症、痒疹、银屑病、扁平苔藓、慢性荨麻疹、斑秃、痤疮等;③ 皮肤病本身引起患者的心理障碍或精神压力。

由于皮肤覆盖在体表,是看得见、摸得着的器官,所以稍有一点改变就可以引起注意;又因皮肤是表现人体美的重要组成部分,所以皮肤外观的改变很容易引发患者的心理变化;至于性病患者自责、羞辱、懊丧等的精神心理问题就更为突出了。上述3类情况可以互相渗透和转换,常常由于解决得不好而形成恶性循环,使疾病不断加重。因此,皮肤科医生了解并重视患者的身心状态是非常重要的,在临床工作中应该密切注意患者的心理状态,并在诊疗过程中采取相应的措施,以取得更好的效果。

心身性皮肤病的发病机制可能是通过神经-内分泌系统引起免疫系统功能紊乱。笔者通过对银屑病心身性疾病属性的实验研究发现:银屑病患者交感神经的兴奋性和副交感神经的张力均低于正常人对照组;银屑病患者组血清中有较高水平的神经免疫蛋白;银屑病皮损处神经生长因子及受体均为高表达;银屑病皮损处缺乏发挥应激作用的热休克蛋白27和70。这些实验结果提示银屑病患者从全身到皮损局部均存在心身疾病发生的物质基础。

因心身性皮肤病的诱发、加重、转归以及预防均与患者对疾病的认识、态度、心理状态和治疗方法有密切关系,因此,心身性皮肤病应以心理治疗为主,药物治疗为辅。此外,药物对人本身就存在双重作用:首先是药理作用,合理应用时能够发挥重要作用;其次药物作为"符号"对人也有心理作用,特别是一些非特异性药物,包括抗组胺类药物——因为患者总认为有病必须吃药,打针效果快些,甚至静脉点滴更好,因此,医生即使采用极其简单的药物治疗,病情就能达到较理想的效果。1995年笔者在病房收治一名患点滴型银屑病的年轻军人,皮疹泛发全身,情绪很紧张,顾虑很重;住院当天仔细询问病史,患病前有明显的心理因素诱发。根据病情,给予静脉点滴,然后告知患者所

用的药物既安全又特效,1、2周内可以康复出院。住院期间笔者经常与这位患者谈心,患者心理很踏实、精神很放松,配合我们安心休养和治疗;1周后点滴状的银屑病皮疹大部分消退了,住院10天即出院。出院前患者问及笔者用了何种特效药物?笔者告知患者:静脉点滴的仅仅是5%葡萄糖液和维生素C,也即回家后每天吃1个苹果就含有静脉输液的成分了。此病例的治疗效果显现出简单的药物和心理疗法的共同作用。

皮肤科最常用的一般心理治疗,按照形式还可以分4种,即个别的、集体的、家庭的和社会的心理治疗。个别心理治疗是医护人员和患者之间的单独心理性谈话,这是基本的,针对性最强的,是日常医疗工作中经常采用的方式。在门诊工作中,接待患者的语言和态度对患者的心情有很大影响——医生主动请患者坐下,耐心听取患者叙述病情,这首先可使医生和患者距离靠近;然后帮助患者分析病情,正确诊断;在诊断某些皮肤病、特别是银屑病和白癜风之后,一定要解除患者既往对这些皮肤病的误解,千万不要在确诊之后给患者"难治"和"不治之症"等更大的心理压力,而应采取利导思维,调整患者的心态,增强其治愈信心。

集体心理治疗是指同时治疗对象在两个以上,医护人员谈话的内容应该抓住患者的共同问题,可组织同类患者进行座谈会,医、患间交流共同认识的问题。例如经常召开医生和银屑病患者座谈会,共同讨论患者最关心的问题,即银屑病能否根治、如何预防银屑病的复发等问题。多数患者通过座谈会的讲解和交流,对银屑病属于心身性疾病有了更深刻的认识,并改变了单纯靠药物治疗的观念,重视心理疗法,辅以安全的药物治疗,即以"三分用药、七分调理"的理念来对待银屑病,可获得良好的效果,并能延长缓解期。

家庭心理治疗主要指搞好家庭中的心理治疗环境,也就是家庭成员及生活环境要有利于患者的恢复,为此要对患者的家庭成员进行必要的疾病知识和心理治疗重要性的教育。例如对银屑病患者的家属,特别是对配偶要讲明银屑病是慢性病,无传染性,一般不影响生活和工作;若家庭能

给患者创造良好的心理和护理环境,此病是完全可以治愈的。很多事实证明良好的家庭心理环境,对银屑病的治愈和巩固疗效起很大作用。

社会心理治疗是指"公共的普及教育",患者是社会的一个成员,他必须要与社会的其他成员之间有关联。一方面要教育患者正视客观事实、正确对待,处理好周围的人际关系;同时也要为皮肤病患者营建良好的社会心理环境,不要歧视排斥他们,使他们在宽松的社会环境中正常地生活和工作。这样的社会心理环境将对银屑病、白癜风、痤疮等心身皮肤病的治疗效果有很大的促进。笔者在 1997 年发起创建了"银屑病防治研究专项基金委员会",每年组织医生与银屑病患者和患者的亲朋好友的座谈会,组织编著了《银屑病患者必读》等科普书籍,就是进行公共的科普教育,帮助患者正确对待疾病、融入社会;同时呼吁社会各界人士也要热情对待他们,使他们提高生活质量并发挥他们的智慧和才能,促进社会和谐进步。

此外,由于大部分皮肤病都存在瘙痒症状,因此,对瘙痒的心理特征和搔抓的行为特征及其在皮肤病发病和防治中的意义要引起足够的重视。瘙痒严重时常常使人心烦意乱,而采取剧烈搔抓;由于剧烈的搔抓可以使原有的皮肤病加重,因此,在临床工作中指导患者瘙痒时只能用指腹轻轻地搔抓或用抚摸代替搔抓,而不能用指甲剧烈搔抓,这对瘙痒性皮肤病的防治尤为重要。

47.3　生物反馈和腹式呼吸疗法简介

生物反馈疗法(biofeedback therapy)是心理治疗的一种行为治疗(behavior therapy)技术。生物反馈也称生物回授,意指来自生物体的信息反馈(回授)于生物体,使其机能不断地被调整到新的平衡状态。因此,生物反馈实际是人们调节身体机能而进行有意识学习的一种技术方法。最早创立生物反馈的是美国心理学家 Miller,他及其同事的工作证实了内脏活动的调节是可以通过学习达到一定程度的随意控制,并在系统论、控制论的基础上创立了生物反馈疗法。

1983 年 Basmajian J. V. 在他编写的 *Biofeedback*

一书中将生物反馈定义为"生物反馈是采用设备(通常是电子设备),通过视觉或听觉方法向人们揭示其体内正常或异常的信息,来操纵那些意识不到或感觉不到的生理活动"。1987 年张苏范等在《生物反馈:新的心理(行为)治疗》一书中将生物反馈解释为:"生物反馈是利用仪器,将与心理生理过程有关的体内某些生物学信息(如肌电、皮温、心率、血压、脑电等)加以处理,以视觉或听觉的方式显示给人(即信息反馈),训练人们通过对这些信息的认识,学会有意识地控制自身的心理生理活动,以达到调整机体功能,防病、治病目的。"

笔者在近 10 余年实施生物反馈治疗银屑病、痤疮、神经性皮炎、日光性皮炎、慢性荨麻疹等心身性皮肤病,均有一定的效果。在实践中笔者深刻体会到生物反馈的实质是自我调节,也就是心理生理过程的自我控制;我们理解生物反馈是人们根据反馈的动态生理信息进行自我调节的过程,使机体的无序状态变为有序;生物反馈所用的仪器是为了证实自我调节的情况。笔者曾经利用规范化负荷条件下心率变异性分析法研究生物反馈的治疗效果,证实生物反馈训练能改善自主神经调节功能;皮肤病皮损好转是在人体整体状态改善的基础上获得的,能显著提高机体的抗病能力。

腹式呼吸(abdominal breathing)是中国传统养生学中常用的呼吸训练方法,也称为调息训练,即有意识地充分发挥横膈肌和腹部肌肉的作用,进行慢而深的、有规律的呼吸训练方法。早在 1938年美国 Soley 和 Shock 就提出了腹式呼吸训练疗法的概念。腹式呼吸的要点是吸气时用鼻气道进气,同时腹部鼓起,使横膈膜下降;呼气时用口腔出气,使横膈膜上升,以"吸气—呼气"为一个周期。基本方法是:吸气短,一般 3~4 秒;呼气长,一般 6~7 秒,以呼到极限为好。2006 年笔者研制了反馈型腹式呼吸训练仪,选择 30 例银屑病患者进行腹式呼吸训练治疗,观察其效果;经训练 1 月后,有 27 例患者坚持每天 1 次,每次 0.5 小时,他们的皮损明显变薄,瘙痒减轻;坚持 3 个月后皮损基愈 5 例,显效 12 例,有效 7 例,无效 3 例。很有意义的是银屑病患者经 3 个月腹式呼吸训练后，整体状况有改善，在自然平静呼吸状态下副交感神经张力水平有了明显提高。笔者还选择 13 例慢性荨麻疹患者进行腹式呼吸训练治疗，3 个月后痊愈 5 例，随访半年均未复发。

腹式呼吸训练方法简单，容易掌握，对于心身性皮肤病如神经性皮炎、慢性荨麻疹、银屑病、痤疮等均有一定的治疗和预防作用。

47.4　皮肤病的心理护理

心理护理是指护理人员在医学心理学的理论指导下，在护理全过程中为患者创造良好的心理护理环境，排除和避免一切消极的干扰因素，帮助患者纠正在疾病过程中出现的不良心理反应与行为，促使患者身心康复所采取的护理方法与技术。

心身性皮肤病的心理护理更有其特点，首先要对患者有同情心，态度要亲切、和蔼、礼貌，例如到病房护理时，不要直接呼患者的床号，而可以呼老张、小李等姓氏，或呼患者的职务，如某某老师等；这样的语言使患者有一种自尊感和对医护人员的亲切感及信任感。此外，还需注意患者住院后，若家人和亲朋好友时时来探望，同样会受到家庭和社会环境的影响，会产生不同的心理活动。护理人员应该关心住院患者在每次探视前后的思想活动和情绪变化等，还要指导患者对探视人员带来的食品和鲜花等是否适合食用和存放，使探视起到积极作用，避免引起负性影响。

护理人员接触患者的次数很多，患者经常向护理人员咨询一些生活方式及与疾病相关的问题，因此护理人员配合医生共同提高皮肤病住院患者对自身疾病的认知水平也很重要。笔者曾经对住院的银屑病患者进行心理状态和认知水平的调查；此外还要求有一定文化水平的皮肤病住院患者在入院时填写对所患皮肤病的基本知识了解情况调查表，如系统性红斑狼疮经日晒是否加重？长期应用激素应注意什么？湿疹患者经常用肥皂或浴液外洗是否容易加重？湿疹患者是否需要适当忌口？湿疹急性期如何湿敷？有没有根治银屑病的药物？等等。根据患者对上述问题的回答情况再进行辅导，使患者对自身疾病有基本了解，能正确对待和进行自我护理。在出院时再填写同样一份对所患皮肤病的基本知识和自我护理常识的问卷，以指导患者出院后巩固疗效和进行自我照料。

综上所述，经过多年实践体会，笔者深刻认识到心理治疗是皮肤病治疗中不可缺少的，特别是对心身性皮肤病。如果心理治疗的方法应用得当，可以达到"事半功倍"的效果；可以减少药物用量，减轻药物的毒副作用，减少医疗费用；可以提高患者和家属的生活质量，提高医疗质量和水平，促进和改善医患关系。总之，随着新医学模式的不断推广，皮肤病的心理治疗会越来越被重视和深入人心。

（杨雪琴）

第48章 系统药物疗法

目 录

第 48 章

系统药物疗法

鉴于在系统药物的临床应用方面皮肤科和其他各临床学科雷同,本章将不再系统介绍,而仅侧重叙述与皮肤科关系紧密的以下5类药物,即抗组胺类药物、糖皮质激素、维 A 酸类药物、免疫调节剂及生物制剂。

48.1 抗组胺类药物

48.1.1 概述

组胺,作为一种强有力的血管活性物质,被认为是过敏反应和炎症的重要介质之一,主要储存于组织肥大细胞和血液中的嗜碱性粒细胞的胞质颗粒中。组胺是引起急性、慢性荨麻疹的主要介质,能引起荨麻疹所有的病理表现如红斑、风团、瘙痒等。组胺是引起瘙痒的重要介质,可直接刺激感觉神经末端所致。组胺引起皮肤血管扩张形成红斑,毛细血管通透性增加产生的局部水肿形成风团,因神经反射导致周边小动脉扩张形成红晕。组胺还可引起支气管、胃肠道平滑肌收缩、痉挛,导致腹痛、腹泻甚至呼吸窘迫。组胺单独或者与类花生酸类物质能产生所有过敏反应的表现。

组胺作用是通过各组织器官细胞膜上的 H_1、H_2 和 H_3 受体而介导,在过敏性疾病中大多数是通过 H_1 受体介导的。组胺与 H_1 受体有较高的亲和力,当组胺与靶细胞上特异受体结合后,产生生物效应。H_1 受体介导的作用包括引起皮肤和黏膜的小动脉、小静脉和毛细血管扩张,通透性增高,瘙痒,前列腺素产生,平滑肌收缩,支气管痉挛,延长房室传导,迷走亢进和 cGMP 水平上升。H_2 受体介导的作用包括胃酸及呼吸道腺体分泌增加、升高 cAMP 水平、食道收缩、抑制嗜碱性粒细胞释放组胺等。有些作用是通过 H_1 和 H_2 受体联合介导的,H_1 受体低浓度时产生迅速而短暂的扩血管作用,而 H_2 受体则产生缓慢而持久的扩血管作用,产生与血管扩张相关的症状如红斑、头痛、心动过速,以及直接刺激血管扩张和儿茶酚胺分泌、引起血压下降甚至休克等。组胺还影响神经传导和在各种器官系统中的作用。H_3 受体则与组胺生物合成的调节及释放有关(表 48-1)。

表 48-1 人体组胺受体的生物效应

受体类型	生物效应
H_1-	平滑肌收缩 血管通透性增加 cCMP 水平上升 瘙痒 前列腺素生成 迷走神经亢进
H_2-	胃酸分泌 呼吸道黏膜分泌增加 cAMP 水平上升 食道收缩 抑制嗜碱性粒细胞释放组胺 抑制中性粒细胞趋化作用和酶释放 刺激抑制性 T 细胞
H_3-	抑制交感神经传递 下调组胺合成与释放
H_1-+H_2-	低血压 红斑 头痛

Bovet 和 Steub 在 1937 年发现第一个具有抗组胺活性的药物。1942 年产生第一代 H_1 受体拮抗剂安替根(antegan),随后的美吡拉敏、苯海拉明和曲吡那敏等抗组胺药首次应用于临床,以缓解过敏性疾病的症状,并应用至今。此后,抗组胺药物有长足发展,有 20 多种 H_1 受体拮抗剂和 100 多种含有抗组胺作用的药物为临床所用。近 20

年又陆续产生一些强效、长效以及极少镇静作用的、称为"新的"或者"第二代"的 H_1 受体拮抗剂，这些药物在临床上有着令人瞩目的多种抗过敏特性的疗效；但是，其中少数制剂具有的潜在严重心脏毒性作用，以及在哺乳动物试验中发现的促肿瘤作用亦引起极大关注。

1966 年 Ash 和 Schild 提出组胺至少有两个不同受体亚型的假设，在 1972 年被 Black 等证实，成功地合成能阻断胃和心脏组胺作用的新的化合物，称为 H_2 受体拮抗剂。1983 年 Arrang 等发现组胺不仅是能引起一些病理生理学改变的介质，而且具有神经递质的功能，发现在前突触的组胺受体（H_3）存在。H_3 受体可调控组胺在肥大细胞及神经组织中的生物合成及释放，可作为一种调节系统和潜在的新治疗靶子。

抗组胺类药物根据其和组胺竞争的靶细胞受体不同而分为 H_1 受体拮抗剂和 H_2 受体拮抗剂两大类（1983 年发现第三个组胺受体 H_3）。常用的 H_1 受体拮抗剂在 20 世纪 80 年代前为第一代，包括苯海拉明、异丙嗪、曲吡那敏、去氯羟嗪、氯苯那敏、美喹他嗪、赛庚啶等；20 世纪 80 年代后为第二代，包括阿司咪唑、特非那定、氮卓斯汀、氯雷他定、阿伐斯汀、西替利嗪、曲普利啶、依巴斯汀、左卡巴斯汀、依美斯汀、酮替芬、咪唑斯汀、奥沙米特以及非索非那定等（现在也有把用第二代 H_1 受体拮抗剂的活性代谢产物制成的药物称为第三代 H_1 受体拮抗剂，如地氯雷他定、非索非那定、咪唑斯汀等）。常用 H_2 受体拮抗剂有西咪替丁、雷尼替丁、法莫替丁等。

根据有无中枢镇静作用，可分为嗜睡性和非嗜睡性两类。第一代 H_1 抗组胺药中枢神经活性强，受体特异性差，有明显的镇静和抗胆碱作用，表现为安静、思睡，精神活动或工作能力难以集中，因此，第一代又称为镇静性抗组胺药；第二代抗组胺药具有 H_1 受体选择性高、无镇静作用、抗胆碱作用与抗组胺作用相分离的特点，表现为中枢神经系统不良反应较少，故第二代又称为非镇静抗组胺药。但第二代抗组胺药中，仍有一些药物如西替利嗪、氮卓斯汀、阿伐斯汀存在轻度嗜睡等中枢反应。

根据化学基团类别，又可分为乙醇胺类、烃胺类、哌嗪类、乙烯二胺类和吩噻嗪类等。

48.1.2 H_1 受体拮抗剂

第一代 H_1 受体拮抗剂是在受体水平上与组胺竞争，它们的结合是迅速而可逆的，能被高浓度的组胺所取代，并从受体上解离。较高剂量能有效地与组胺竞争 H_1 受体，但剂量增加后不良反应的发生率和严重度也随之增加，作用时间又较短，限制了它们有效的应用。大多数第二代 H_1 受体拮抗剂是以非竞争形式与 H_1 受体结合，不易被组胺取代，作用持久。这种与 H_1 受体结合和解离的动力学特性，是主要区别于第一代的许多性质之一，其次是它们极少有中枢神经系统镇静和无抗胆碱能作用等。

48.1.2.1 药理作用

（1）抗外周组胺 H_1 受体效应

H_1 受体被激发后，即能通过 G 偶联蛋白而激活磷脂酶 C，随着膜磷脂酰肌醇的迅速水解，生成三磷酸肌醇（IP^3）与二酰基甘油（DG）；IP^3 引起细胞内 Ca^{2+} 增加，DG 激活蛋白激酶 C（PKC）。细胞内 Ca^{2+} 迅速增加，进而再激活磷脂酶 C。IP^3 通过特异性受体使细胞内储存的 Ca^{2+} 释放，激活磷脂酶 A_2，同时合成血管内皮衍生性松弛因子（EDRF）以及 PGI_2，使小血管扩张，毛细血管后小静脉内皮细胞的肌动球蛋白纤维收缩和相互分离，间隙增宽，基底膜暴露，血浆蛋白和液体经基底膜进入细胞外间隙，引起局部血管通透性和水肿；感觉神经刺激以及轴突反应而释放的神经肽和皮肤浅层血流增加产生瘙痒和红斑，外周神经上受体一般为 H_1 受体；Ca^{2+} 流动促使释放花生四烯酸，调节 cAMP 水平，激活平滑肌细胞的鸟苷酸环化酶，使胃、肠、气管、支气管平滑肌收缩。被激活的肥大细胞同时也可产生许多细胞因子包括 IL-4 和 IL-5，引起炎症反应。H_1 受体拮抗剂主要作用是竞争拮抗组胺连结到细胞的特异性受体上，以拮抗这些作用。对组胺引起的血管扩张和血压下降，H_1 受体拮抗剂仅有部分拮抗作用，可减慢房室传导，增加自律性，特别在大剂量时可诱发心律失常；除外主要与 H_2 受体激活有关，H_2 受体也参与心血管功能的调节。

(2) 中枢作用

　　治疗量 H_1 受体拮抗剂有镇静与嗜睡作用,作用强度因个体敏感性和药物品种而异。大多数第一代 H_1 受体拮抗剂有较强的镇静作用,以苯海拉明、异丙嗪作用最强;第二代 H_1 受体拮抗剂有较少的中枢镇静作用,阿司咪唑、特非那丁等因其侧链分子呈非脂溶性,不易通过血脑屏障,几无中枢

抑制作用。苯茚胺略有中枢兴奋作用。它们引起中枢抑制可能与阻断中枢 H_1 受体有关。个别患者也可出现烦躁失眠。此外,它们还有抗晕、镇吐作用,可能与中枢抗胆碱作用有关。

(3) 其他作用

　　多数 H_1 受体拮抗剂尚有抗乙酰胆碱、局部麻醉和奎尼丁样作用。

48.1.2.2　主要制剂(见表 48-2 及表 48-3)

表 48-2　常用 H_1 受体拮抗剂作用特点的比较

药　物	抗组胺作用	镇静程度	止吐作用	抗胆碱作用	作用时间(h)	药　物	抗组胺作用	镇静程度	止吐作用	抗胆碱作用	作用时间(h)
溴苯那敏	+++	+	-	++	4~6	赛庚啶	++	+	-	++	4~6
氯苯那敏	++	+	-	++	4~6	阿扎他定	++	++	-	++	12~24
右氯苯那敏	+++	+	-	++	4~6	苯茚胺	++	略兴奋	-	++	6~8
二甲茚啶	++~+++	+~++	-	-	4~6	哌海茶碱	++	++	-	++	6~8
非尼拉敏	++~+++	+~++	++~+++	++~+++	4~6	阿伐斯汀	+++	±	-	±	8
苯海拉明	+~++	+++	++~+++	++	4~6	氮卓斯汀	++~+++	±	-	±	24
安他唑啉	+	++	-	+	4~6	西替利嗪	++~+++	±	-	±	24
曲吡那敏	++	++	-	-	4~6	左西替利嗪	++~+++	±	-	±	24
美喹他嗪	+++	±~+	-	++	12~24	阿司咪唑	++~+++	±	-	±	10(d)
异丙嗪	+++	+++	++++	+++	24	地洛他定	++~+++	±	-	±	24
布克利嗪	++~+++	+	+++	+	16~18	依巴斯汀	++~+++	±	-	±	24
高氯环嗪	++~+++	++	-	+~++	12~24	非索非那定	++~+++	±	-	±	12~24
羟嗪	+++	+++	++	++	4~6	氯雷他定	++~+++	±	-	±	24
奥沙米特	++~+++	++	-	-	12~24	特非那定	++~+++	±	-	±	12~24
美克洛嗪	++~+++	+	+++	+	12~24						

（++++ 作用极强；+++ 作用强；++ 作用中等；+ 作用弱；± 基本无作用；- 无确切资料）

表 48-3　各类组胺 H_1 受体拮抗剂

类别	药　物　名　称	别名或商品名	药理学特点
烷基胺类	溴苯那敏 brompheniramine	溴苯吡丙胺,溴抗感明	抗组胺作用强,而中枢镇静作用弱。嗜睡作用弱,但一些常引起中枢兴奋。安全性/有效性较好。
	氯苯那敏 chlorpheniramine	扑尔敏,氯屈米通,氯苯吡胺	
	右溴苯那敏 dexbrompheniramine		
	右氯苯那敏 dexchlorpheniramine		
	二甲茚定 dimetindene	吡啶茚胺	
	苯茚胺 phenindamine	苯茚吡胺,抗敏胺	
	非尼拉敏 pheniramine	抗感明,屈米通,苯吡丙胺	
	托普帕敏 tolpropamine		
乙醇胺类	溴苯海拉明 bromodiphenhydramine		有较强的镇静作用和抗胆碱作用,常见嗜睡、头晕、口干等不良反应,但胃肠道的不良反应发生率较低。部分药物在常量时就可治疗失眠。
	卡比沙明 carbinoxamine	氯苯吡醇胺	
	氯马斯汀 clemastin	开思亭,克敏停	
	茶苯海明 dimenhydrinate	晕海宁,乘晕宁	
	苯海拉明 diphenhydramine	可他敏,苯那君	

（续表）

类别	药 物 名 称	别名或商品名	药 理 学 特 点
乙醇胺类	多西拉敏 doxylamine	苯吡甲醇胺	
	恩布拉敏 embramine	溴甲苯醇胺	
	美芬铵 mefenidramium		
	苯托沙敏 phenyltoloxamine		
	* 司他斯汀 setastine		
	曲美苄胺 trimethobenzamide		
乙二胺类	安他唑啉 antazoline	安他心,敌胺	有中度中枢镇静作用,可引起胃肠道功能紊乱。局部外用引起皮肤过敏反应。
	氯吡拉敏 halopyramine	氯苯吡二胺	
	希司咯定 histapyrrodine	吡咯二胺,苯丙乙苄胺	
	美吡拉敏 mepyramine	比拉明,新安替根,甲氧苄二胺	
	美沙吡林 methapyrilene	噻吩吡啉	
	西尼二胺 thenyldiamine		
	宋齐拉敏 thonzylamine		
	曲吡那敏 tripelennamine	去敏灵,扑敏宁,派力苯沙明,吡苄明,吡乍明,苄吡二胺,盐酸吡甲胺	
	曲普利啶 triprolidin	克敏,吡咯吡胺,苯丙烯啶	
吩噻嗪类	阿利马嗪 alimemazine	异丁嗪	除抗组胺作用外,有明显的抗胆碱及镇吐作用。中枢抑制作用明显,可引起光敏感反应。
	二甲替嗪 dimetotiazine	磺胺异丙嗪,头痛灵	
	羟乙异丙嗪 hydroxyethyl – promethazine		
	异西喷地 isothipendyl		
	甲地嗪 methdilazine		
	美喹他嗪 mequitazine	玻丽玛朗,甲喹吩嗪,甲噻吩嗪	
	奥索马嗪 oxomemazine	二氧异丁嗪	
	异丙嗪 promethazine	非那根,抗胺荨,盐酸普鲁米近	
	丙酰马嗪 propiomazine		
	噻丙铵 thiazinamium		
哌嗪类	布可利嗪 buclizine	安其敏,氯苯丁嗪	轻到中度的镇静和抗胆碱作用,镇吐作用强,主要用于治疗晕动病和眩晕等多种原因引起的呕吐,但作用不如茶苯海明和异丙嗪。
	* 西替利嗪 cetirizine	仙特明,赛特赞,西可韦,斯特林,疾立静	
	氯环利嗪 chlorcyclizine	氯赛克静,氯环力嗪,氯环嗪,敏痒宁	
	桂利嗪 cinnarizine	脑益嗪,桂益嗪,肉桂苯哌嗪	
	赛克利嗪 cyclizine	苯甲嗪	
	去氯羟嗪 decloxizine	克敏嗪,克喘嗪	
	氟佳利嗪 flunarizine		
	高氯环嗪 homochlorcyclizine	苯甲庚嗪,好克敏	
	羟嗪 hydroxyzine	安太乐	
	* 左西替利嗪 levocetirizine	迪皿	
	美克洛嗪 meclozine	敏克静,氯苯甲嗪,美其敏,氯苯苄嗪	
	尼普拉嗪 niaprazine	尼阿哌嗪	
	奥沙米特 oxatomide	苯咪唑嗪	

类别	药 物 名 称	别名或商品名	药 理 学 特 点
哌啶类	* 阿司咪唑 astemizole	息斯敏	对 H_1 受体选择性高,无明显的抗胆碱作用。不易通过血脑屏障,嗜睡发生率低。
	阿扎他定 azatadine	哌吡庚啶,氮他定	
	赛庚啶 cyproheptadine	乙苯环庚啶	
	* 地洛他定 desloratadine		
	二苯拉林 diphenylpyraline	吡啶醇胺	
	* 依巴斯汀 ebastine		
	* 非索非那定 fexofenadine		
	酮替芬 ketotifen	噻哌酮,甲哌噻庚酮	
	左卡巴斯汀 levocabastine	立复汀	
	* 氯雷他定 loratadine	克敏能,氯羟他定,开瑞坦,诺那他定,百为坦	
	* 咪唑斯汀 mizolastine	皿治林	
	哌海茶碱 piprinhydrinate		
	* 特非那定 terfenadine	敏迪,敏必治,芬林,得敏功	
其他	* 阿伐斯汀 acrivastine	新敏乐	
	* 氮卓斯汀 azelastine		
	巴米品 bamipine	苯胺哌啶,苄哌苯胺	
	克立咪唑 clemizole	克敏唑,吡咯咪唑	
	地普托品 deptropine		
	多塞平 doxepine	多虑平	
	* 依匹斯汀 epinastine		
	美海屈林 mebhydrolin	甲苄卡林	
	* 诺贝斯汀 noberastine		
	奥洛他定 olopatadine		
	匹美噻吨 pimethixene		
	苯噻啶 pizotifen		
	* 他齐茶碱 tazifylline		
	* 替美斯汀 temelastine		
	曲尼司特 tranilast		
	曲托喹啉 tritoquiline		

* 少有中枢镇静作用。

48.1.2.3 临床应用

(1) 皮肤黏膜变态反应性疾病

H_1 受体拮抗剂对由组胺释放所引起的荨麻疹、哮喘、过敏性鼻炎、眼炎以及枯草热等皮肤黏膜过敏反应效果良好,能减少血管通透性,抑制平滑肌收缩和缓解瘙痒,抑制组胺诱导的风团和红斑反应,对缓解过敏性疾病的症状有较好疗效。H_1 受体拮抗剂选择性与组胺靶细胞上的 H_1 受体结合,阻断组胺 H_1 受体而发挥抗组胺作用;黏附分子是参与机体炎症反应和免疫反应的重要成分,抗组胺药物能抑制黏附分子介导的炎症反应。西替利嗪不仅具有较强的抗组胺作用,还可通过抑制黏附因子来阻断及抑制皮肤反应性炎症中的嗜酸性粒细胞浸润和 T 淋巴细胞、单核细胞的趋化活性,因而有效地缓解过敏反应症状;阿扎他定、氯雷他定和特非那定能减少组胺、PGD_2 和激肽释放;氮卓斯汀和西替利嗪可减少白三烯释放等。对昆虫咬伤引起的皮肤瘙痒和水肿也有良效。对药疹和接触性皮炎有一定的抗炎和止痒效果。

1）急性、慢性荨麻疹

荨麻疹是一种较常见的皮肤黏膜过敏性疾患，其特征为一过性红斑、风团和瘙痒，是由局部血管扩张和皮肤小血管通透性增加所致。引起荨麻疹有各种不同炎症介质的参与，但其中组胺是最明确的介质，因此抗组胺药是目前治疗荨麻疹主要的首选药物。与 H_2 受体拮抗剂合用治疗慢性荨麻疹的疗效比单用好。

2）过敏反应

抗组胺药在过敏反应治疗中不是首选药物，尤其对于严重的过敏反应；但是它有辅助治疗作用，而且较有效地被应用于过敏反应的预治疗上。H_1 和 H_2 受体拮抗剂联合用于过敏反应的治疗以及预治疗均比单用有效，这可能是通过对肥大细胞起了稳定作用或者抑制作用。

（2）止吐和晕动病

苯海拉明、异丙嗪、布可立嗪、美克洛嗪及哌嗪类衍生物对晕动病、放射病呕吐有镇吐作用，各药的起效时间、作用持续时间和不良反应的程度不同。可能增加畸形发生率，故不主张用于治疗妊娠呕吐。预防晕动病应在乘车、船前 15~30 分钟服用。

（3）镇静催眠

对中枢有明显镇静作用如异丙嗪、苯海拉明、羟嗪，可用于失眠。

（4）其他

某些药物如赛庚啶、氟桂嗪可预防偏头痛发作。

48.1.2.4　不良反应

常见镇静、嗜睡、乏力等，少数有烦躁、失眠；其次为消化道反应，可有食欲不振、恶心呕吐、腹部不适、便秘、腹泻等症状，可随药物使用时间延长而减轻或消失；此外，由抗胆碱作用引起口干、视力模糊等症状。阿司咪唑、氮卓斯汀、酮替芬可刺激食欲导致体重增加，发生率分别为 3.6%、2%~3%、1%~2%。该类药物在抑制皮肤黏膜内 H_1 受体的同时，也可抑制胃幽门部的 H_1 受体，导致胃排空时间缩短，致使食量增多而体重增加；这种作用在不同的个体之间有较大的差异。由于增加体重的根本原因在于进食量增多，所以对于需要长期服用该类药物的患者，应该告知本类药品有此种副作用，并注意在服药期间要适当控制进食量。

第二代 H_1 抗组胺药有一定的心脏毒性作用，主要表现为 QT 间期延长、尖端扭转型室性心动过速（torsade de pointes，TDP）和其他各种心律失常，严重者可引起猝死。可能的作用机制是阻断心肌复极化过程中的一个或多个钾离子通道所致，尤以特非那定、阿司咪唑为较多；其发生与药物的超大剂量、配伍不当以及患者合并有心脏疾患和电解质紊乱有关，因此，必须合理使用这类抗组胺药。

48.1.2.5　注意事项

高空作业、驾驶员、机器操作人员慎用第一代抗组胺药。必要时可选用氯雷他定、地氯雷他定临睡前服用。

严格遵照药物的推荐剂量使用，不得超量。服用时间通常以晚上临睡前为宜。

为防止耐药现象的发生，可选用不同品种交替使用。病情较重者可联合不同类型的抗组胺药，以提高疗效。

第二代抗组胺药如特非那定、阿司咪唑等需经肝脏细胞色素 P450 代谢的药物，禁止与干扰肝脏药酶代谢系统的药物如大环内酯类抗生素（如红霉素、阿奇霉素、罗红霉素、克拉霉素）和抗真菌药（如酮康唑、伊曲康唑、氟康唑）合并使用；避免同抗心律失常药物（如奎尼丁、氯卡尼）、钙拮抗剂（如普尼拉明）、镇静催眠药（如水合氯醛）等合用。患有 QT 间期延长或房室传导阻滞等各种心律失常的心脏病者，以及电解质紊乱者禁用。

妊娠及哺乳期妇女慎用。

前列腺肥大、幽门梗阻者慎用美喹他嗪。

咪唑斯汀一般不与西咪替丁、环孢素、心痛定同时服用。

48.1.3　H_2 受体拮抗剂

目前临床应用的有西米替丁（cimetidine）、雷尼替丁（ranitidine）、法莫替丁（famotidine）和尼扎替丁（nizatidine）等。

48.1.3.1　药理作用

H_2 受体主要结合在腺苷酸环化酶系统，以环腺苷单磷酸作为第二信使，激发后可引起磷脂甲基化，以及脑、心脏胃黏膜、血管平滑肌等组织以及嗜碱性粒细胞、中性粒细胞中的 cAMP 水平的升高，进

而使 H_1 受体介导跨膜信号的发生,产生生物效应。

H_2 受体拮抗剂对抗组胺对离体心脏的正性肌力作用和正性频率作用,并部分对抗组胺引起的血管扩张和血压降低作用;与 H_1 受体拮抗剂联合应用可明显抑制血管扩张,其抑制作用在血管外膜上,而且作用较持久,同时减少血管的通透性,能有效缓解慢性特发性荨麻疹的红斑、风团症状。

H_2 受体拮抗剂具有强大的抑制胃酸分泌作用。

48.1.3.2　临床应用

与 H_1 受体拮抗剂联合用于慢性荨麻疹和血管性水肿的治疗,也可用于过敏反应的预治疗,还用于十二指肠溃疡、胃溃疡、卓-艾综合征以及其他胃酸分泌过多的疾病。

48.1.3.3　不良反应

较少,长期服用耐受良好。偶有便秘、腹泻、腹胀及头痛、头晕、皮疹、瘙痒等。男性长期服用西咪替丁,可引起阳痿、性欲减退及乳房发育,这可能与其抑制二氢睾酮、与雄性素受体相结合及增加血中雌二醇浓度有关。

西咪替丁能抑制细胞色素 P-450 肝药酶活性,抑制华法林、苯妥英钠、茶碱、苯巴比妥、安定、普萘洛尔等代谢,合用时,应调整这些药物剂量。雷尼替丁这一作用很弱,法莫替丁、尼扎替丁对其无影响。

48.1.4　H_3 受体拮抗剂

H_3 受体同属 G 偶联蛋白系统,分布主要集中在中枢神经系统,是存在于突触前膜的自受体,对神经末梢组胺的合成和分泌起着负反馈调节作用。激动时可能通过抑制细胞膜上的腺苷酸环化酶,激活 K^+ 通道,阻滞电压依赖性 Ca^{2+} 通道,使细胞内 cAMP 和 Ca^{2+} 浓度降低、K^+ 浓度升高,从而产生生物效应。这可控制组胺生物合成及其从肥大细胞与神经组织中的释放,对外周循环系统和胃肠道功能起着生理调节作用。

倍他司汀(betahistine)的化学结构和药理性质与组胺相似,是一种组胺 H_1 受体的弱激动剂、H_3 受体的强拮抗剂。倍他司汀通过抑制 H_3 受体抑制组胺的自身负反馈机制,延长已分泌组胺的作用时间,使脑及内耳的血管舒张,影响前庭神经核,是梅尼埃病和其他前庭性眩晕维持治疗的有效药物,并可用于治疗头晕、大脑局部供血不足等。少有镇静作用。

(缪　盈　杨勤萍)

48.2　糖皮质激素

糖皮质激素(glucocorticoids,GC)自 20 世纪 50 年代开始应用于一些过敏性炎症性皮肤病的治疗(Sulzberger)。回顾半个多世纪以来的皮肤病治疗学发展史,GC 以其独特的抗炎、抗过敏等药理作用在众多过敏性炎症性皮肤病治疗中发挥了卓越的功效,有时甚至起到了无可替代的作用;但另一方面,由于对 GC 的特性认识不足或临床应用不当,常导致一些不良反应的发生,有时甚至是致命性的。因此,如何正确地认识 GC 的病理生理及药理作用,准确地把握 GC 在皮肤科的适用范围及合理地应用各种激素制剂、用量、用法,对广大皮肤科临床医师来说极其重要。

48.2.1　糖皮质激素的生理和病理生理

生理情况下,下丘脑产生促皮质激素释放因子(CRF)刺激腺垂体分泌 ACTH。在 ACTH 作用下,肾上腺皮质的束状带分泌皮质醇,主要是氢化可的松,正常人 1 天分泌的基础量为 20~30 mg,早晨 6~8 时分泌量最多。GC 分泌后进入血循环,80%~90% 与血浆蛋白结合,失去生物活性,仅少量游离的 GC 才具有生物活性。人工合成的 GC 与蛋白结合力低于内源性 GC,因此,合成的 GC 有更多的游离部分发挥作用。GC 通过肝脏分解代谢,绝大多数代谢产物与葡萄糖醛酸或硫酸盐结合,由肾脏排出。

GC 对糖、蛋白质、脂肪、水盐代谢及全身各系统均有重要影响,特别是当 GC 不足或过量,其影响更大。

(1) 对糖代谢的影响

GC 能分解蛋白质和脂肪生成糖(糖原异生);抑制外周组织对葡萄糖的摄取和利用,引起胰岛素抵抗,降低血糖进入细胞内,使血糖增高,糖耐量降低;抑制肾小管对糖的再吸收,增加肾小球对糖的滤过率,出现尿糖。

(2) 对蛋白质代谢的影响

GC 能抑制蛋白质的合成,使分解代谢加强,导致氮负平衡;抑制肌细胞对氨基酸的摄取和利用,引起肌肉软弱、萎缩、皮肤变薄、骨质疏松、低蛋白血症及儿童生长发育障碍等。

(3) 对脂肪代谢的影响

GC 能促进脂肪分解,使血三酰甘油增高,脂肪分布异常,出现向心性肥胖。

(4) 对水盐代谢的影响

GC 能促进肾小管对 Na^+ 吸收增加、K^+ 排出增加、血管内壁 Na^+ 增加,导致水肿、高血压;促进 Ca^{2+}、P^{3+} 排出,抑制肠道 Ca^{2+} 吸收,引起骨质疏松。

(5) 对全身系统的影响

心血管系统:提高心肌收缩功能,改善微循环。如长期过量可致心肌退行性变。

造血系统:促使中性粒细胞从骨髓进入血液,延长红细胞寿命,活跃巨噬细胞,导致血中中性粒细胞、红细胞、血小板增多;促使嗜酸性粒细胞及淋巴细胞凋亡,使其在血中数量下降。

消化系统:促进胃蛋白酶和胃酸分泌,降低胃黏液分泌,易诱发胃、十二指肠溃疡。

内分泌系统:抑制 HPA 轴;降低生长激素生成,延缓生长发育。

中枢神经系统:GC 不足或过量可导致多种神经精神功能失常;阻抑内源性致热原对体温调节中枢的作用。

皮肤系统:GC 过量可延缓创面愈合;使皮肤萎缩、毛细血管扩张等。

48.2.2　糖皮质激素的药理

GC 的药理作用主要有抗炎、抗过敏及免疫抑制、抗内毒素、抗休克 4 个方面,局部外用还具有一定的抗增生作用。这些药理作用在超生理剂量下显得尤为明显。

(1) 抗炎作用

GC 具有很强的非特异性抗炎作用,稳定肥大细胞、中性粒细胞和其他炎症细胞的溶酶体膜和细胞膜,抑制肥大细胞脱颗粒,从而减少组胺、激肽和其他炎症介质如 IL-1、IL-2、IL-8、IFN-α、ICAM-1、E-选择素、COX、磷脂酶 A、前列腺素、白三烯等的释放;减少嗜酸性粒细胞和嗜碱性粒细胞数量和功能;减弱中性粒细胞的趋化和黏附血管内皮的能力;降低毛细血管的通透性,减少炎性渗出。

(2) 抗过敏和免疫抑制作用

GC 能直接导致淋巴细胞的凋亡,大剂量 GC 作用于 B 细胞,使免疫球蛋白的生成减少,抑制体液免疫;小剂量 GC 作用于 T 细胞,抑制细胞免疫。可降低自然杀伤细胞的活性,干扰补体系统的作用。此外,还可损伤 Langerhans 细胞特征性的表面标志,减弱其提呈和处理抗原的功能。

(3) 抗内毒素作用

GC 可提高机体对细菌内毒素的耐受力,减轻细胞受损程度,改善毒血症症状;抑制下丘脑体温调节中枢对致热原的敏感性,抑制白细胞致热原的生成和释放,从而起到解热作用。

(4) 抗休克作用

GC 能抑制缩血管活性物质的缩血管作用,解除小动脉痉挛,从而改善微循环;稳定溶酶体膜,减少心肌抑制因子的形成,以增强心肌收缩功能;保护因缺氧而受损的细胞。

GC 局部外用尚具有一定的抗增生作用,可抑制角质形成细胞的有丝分裂;抑制成纤维细胞生成胶原蛋白、透明质酸酶、纤维结合素、胶原酶;抑制毛细血管的新生。

48.2.3　糖皮质激素作用的分子机制

GC 的分子作用机制尚未完全明了,据目前所知,大致通过以下几个环节。

(1) 糖皮质激素受体(GCR)的作用

游离的 GC 以扩散方式通过细胞膜进入细胞内,与胞质内的 GCR 特异性结合。被激活了的 GCR 易位至细胞核内,作用于 DNA 的特异性 GC 反应性元件(基因的激动剂或拮抗剂),从而引发靶基因转录的激活或抑制(图 48-1)。

(2) 转录因子的作用

核因子 $_K$B(NF$_K$B)和转录因子活性蛋白-1(AP-1)在炎症中起主要作用。NF$_K$B 引起 K 核基因转录,产生多种细胞因子和炎症介质;AP-1 结合到 DNA 位点上,引起与 NF$_K$B 相似的核基因转录,共同引起炎症应答。GC 能抑制 NF$_K$B 和 AP-1 的作用。

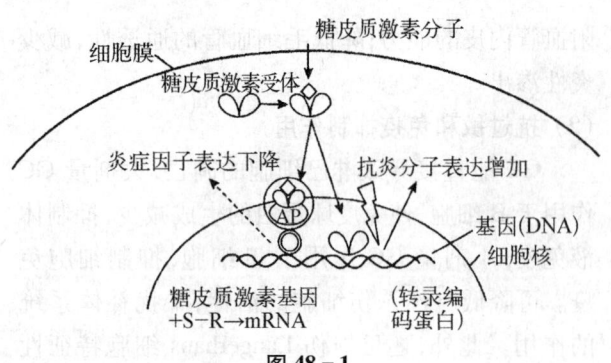

图 48-1

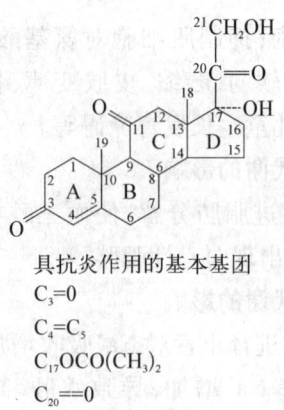

具抗炎作用的基本基团
$C_3=O$
$C_4=C_5$
$C_{17}OCO(CH_3)_2$
$C_{20}=O$

图 48-2 Cortisone 分子结构式

（3）信号传导

GC 抑制磷酸酯酶 A_2，继而使前列腺素、白三烯等炎症介质下降；还作用于环氧合酶 1 及环氧合酶 2 抑制剂；还可直接导致淋巴细胞和嗜酸性粒细胞凋亡。

48.2.4 合成糖皮质激素的结构、效能及其评判

（1）GC 的结构与效能

目前临床上应用的 GC 除氢化可的松外几乎均为人工合成制剂。合成制剂的研发旨在提高其作用效能，降低其不良反应。

1）基本结构

17-OH-11-脱氢皮甾酮（cortisone）（图 48-2）。

2）结构修饰的目的

① 增强与 GCR 的亲和力，提高 GC 的药理活性及其生物利用度；② 减少 GC 的不良反应；③ 促进药物的经皮透入率；④ 延缓局部酶的释放作用，提高药物的局部效能。后两点主要与外用的 GC 制剂相关。

3）结构的修饰及其效能

C_1 与 C_2 间加=　抗炎作用↑

C_6、C_9、C_{21} 加 F、Cl　抗炎及抗增生作用↑

C_{16} 加 OH 或 CH_3　钠潴留作用↓

C_{16} 与 C_{17} 间加 $OCO(CH_3)_2$　经皮透入作用↑

C_{16}、C_{17}、C_{21} 加 $OCOCH_3$　经皮透入及抗炎作用↑

4）部分 GC 的分子修饰与效能改变（图 48-3）。

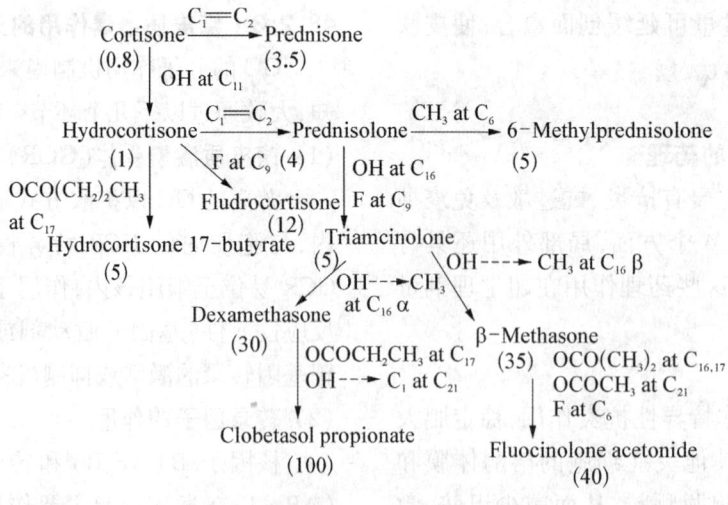

图 48-3 部分 GC 的分子修饰与效能

（2）GC 的效能评估

1）效能强度评估标准

分子的药理活性：血管收缩作用越强，抗炎效能越高；对炎症介质的抑制作用越强，抗炎、抗增生作用越强。

与 GCR 的结合力：GC 与 GCR 亲和力越强、

越稳定、越持久,生物利用度越高。

经皮透入情况:外用 GC 经皮透入率越高,其局部效能越强。

2) 效能评估方法

血管收缩试验(Mikenzie-Sloughton,1962):不同浓度药物涂布皮表,16 小时后观察皮肤变白程度;激光 Doppler effect 测定血流量。结果评定:血管收缩作用越强,提示抗炎效能越强。

治疗指数测定:

$$\frac{治疗\ 21\ 天后症状改善\ 75\%\sim100\%\ 的患者数}{治疗后\ HPA\ 轴受抑制的患者数}\times100\%$$

本方法从临床与安全两方面(效能/风险)进行综合评价,能比较全面反映药物的实际价值。

3) 影响效能的因素

① 药物的分子结构(如前所述);② 剂型:闭塞作用(硬膏>软膏>W/O 乳膏>O/W 乳膏);脂质体;③ 促渗剂:乙醇、丙二醇、DMSO、Azone 等;④ 浓度:有一定限度;⑤ 用药部位:阴囊、前额、面颊、头皮、前臂、掌跖;⑥ 用药方法:开放式、封闭式;⑦ 用药频度:每日 1 次或数次。

48.2.5　糖皮质激素常用制剂

(1) 系统用制剂(表 48-4)

表 48-4　GC 系统用制剂

名　称	抗炎作用		钠潴留	等效量 (mg)	制　剂	
	全身	局部			片剂 (mg/片)	针剂 (mg/支)
Cortisone△	0.8	0	1.0	25	5~25	25~50 (混悬) 50~250
Hydrocortisone△	1.0	1.0	1.0	20	4~20	10~100
Prednisone*	3.5	0	0.6	5	5	
Prednisolone*	4.0	4.0	0.6	5	1~5	25~250
6-Methyl-prednisolone*	5.0	5.0	0.5	4	2~4	125 (混悬) 40~500 20~40 (混悬)
Triamcinolone*	5.0	5.0	<0.5	4	1~8	50~200 (混悬)
Dexamethasone○	30.0	10.0	<0.5	0.75	0.75	1~25
β-Methasone○	30.0	10.0	<0.5	0.5	0.5	1~4

组织内半衰期:△. <12 小时;*. 12~36 小时;○. >48 小时

(2) 局部用制剂(表 48-5)

表 48-5　GC 局部用制剂

名　称	商品名	剂　型	浓度(%)
Hydrocortisone acetonide△	氢化可的松	乳膏、涂膜	0.5~1
Fludrocortisone acetonide○	氟氢可的松	乳膏	0.025
Triamcinolone acetonide○	曲安奈德、康纳乐(kenalog)	乳膏	0.1
Hydrocortisone butyrate○	尤卓尔、来可得(locoid)	乳膏	0.1
Mometasone furoate○	艾洛松(eloson)、摩弥齐	乳膏	0.1
Dexamethasone acetonide○	皮炎平	乳膏、搽剂	0.025~0.1
Diflucortolone valerate○	保利爽、乐家美	乳膏	0.1
Fluticasone propionate○	克廷肤(cutivate)	乳膏	0.05
Prednicarbate*	dermatop	乳膏	0.1
Beclomethasone dipropionate*		乳膏、气雾剂	0.025
Halcinonide*	乐肤液(霜)(adcorten)	搽剂、乳膏	0.1
β-Methasone valerate*	valisone	乳膏	0.1
Fluocinolone acetonide*	肤轻松、仙乃乐(synalar)	乳膏	0.025
β-Methasone dipropionate●	deprolene	乳膏	0.05
Halometasone monohydrate●	适确得(sicorten)、澳能	乳膏	0.05
Clobetasol propionate●	恩肤霜、特美肤(dermovate)	乳膏	0.02~0.05
Diflorasone diacetate●	索康(psorcon)	乳膏	0.05

△. 弱效;○. 中强效;*. 强效;●. 超强效。

48.2.6　糖皮质激素的临床应用

(1) 系统疗法

【适应证】

绝对适应证:重型药疹、皮肌炎、天疱疮及类天疱疮、系统性红斑狼疮、混合结缔组织病、结节性多动脉炎、系统性变应性血管炎、坏疽性脓皮病。

条件适应证:红皮病、系统性硬皮病、嗜酸性筋膜炎、脓疱型银屑病、关节病型银屑病、Behçet 病、Sweet 病、慢性光化性皮炎、扁平苔藓、结节病、蕈样肉芽肿、带状疱疹。

应急适应证：急性荨麻疹、血管性水肿、急性泛发性接触皮炎、重型特应性湿疹、过敏性紫癜、麻风反应。

【用药方案】

短程疗法：一般不超过2周。主要用于病情急性或活动期，待症状明显改善后迅速减量或停用。多用静脉滴注，也有用长效制剂肌注如得宝松(diprospan)。

中程疗法：主要用于病程较长、病情常有反复者；待症状控制后常需要1~2月的递减阶段。开始以静脉滴注为主，后期以口服维持。

长程疗法：主要用于慢性复发性且常累及多系统的疾患，如自身免疫性大疱病及结缔组织病等。常可分为以下3个阶段：① 治疗阶段：需及时、足量、持续。常采用每日给药法，分次或1次顿服，后者宜在上午6~8时服用，可减少对HPA轴的抑制。若日用量较大，或病情较重，仍宜分次投用。间隙给药(隔日1次；或每日1次，连用3天停4天；或每日1次，连用4天停3天)可减轻对HPA的抑制，但并不起预防作用。若间隙给药用量与每日1次相当，则不如每日1次的效果。本方法仅适用于病情已得到控制、GC用量已降至每日30~20 mg以下时。② 减量阶段：原则上当病情已被控制即可考虑递减。一般可依据疾病性质、病情、已用疗程、用量调整递减量及递减速度，通常每次递减当日用量的1/10~1/6，每5~7天减1次；拟停药者，可每3~5天减1次，每次减前次当日量的1/5~1/4。若在减量过程中出现病情返跳，应及时加量控制病情。③ 维持阶段：旨在用最小剂量以达到控制病情的目的；常需维持数周、数月甚至终身。通常是每日至少5 mg左右(以prednisone为例)。

冲击疗法(pulse therapy)：仅用于上述适应证中的一些危重病例。常采用methylprednisolone，按每日15~30 mg/kg计量(或等效量dexamethasone)，连用3~5天，而后恢复至冲击前用量。本疗法虽在抢救部分危重病例中取得成功，但失败案例也不少，且可能招致猝死等严重不良反应，必须慎用。

【不良反应】

医源性肾上腺皮质功能不全：因GC反馈性抑制HPA轴，当减量过快或突然停用后可发生。

激素撤退综合征：发生于减量过快或突然停药后，表现为乏力、肌肉酸痛、恶心、纳减、情绪消沉等。

类Cushing综合征：满月脸、向心性肥胖等。

激素性糖尿病：血糖增高，尿糖阳性。

骨质疏松和骨坏死：用药1年以上者有30%~50%可出现骨质疏松，尤多见于60岁以上老人。股骨头坏死多发生于用药6个月后。

激素性肌病：肌肉软弱、萎缩，与含氟GC有关，而与用量和疗程关系不大。

胃肠道：溃疡、穿孔、出血、胰腺炎等。

心血管：血压增高、动脉粥样硬化等，尤以水钠潴留作用较强的GC易诱发。

神经：癫痫、假性脑瘤、外周神经病变等。

精神：行为和精神异常、欣快、失眠、抑郁等。

眼：白内障、青光眼、眼压升高等。

儿童：抑制生长发育。

妇女：月经失调、低钙血症；孕妇可出现畸胎、死胎、流产等。

感染：多见，诱发或加重真菌性、细菌性或病毒性感染。

皮肤：延缓伤口愈合、萎缩、痤疮、毛细血管扩张、紫癜、多毛等。

【注意事项】

GC与制酸药、苯妥英、利福平、麻黄碱等同用，其血清水平或活性降低；与利尿药合用，可致排钾增加，引起低血钾；与异烟肼、胰岛素、口服降糖药同用，可致这些药物的活性降低。

cortisone与prednisone必须通过肝脏分别转化为hydrocortisome与prednisolone才能发挥作用，如肝功能不全，宜选用后两者。

皮肌炎不宜采用含卤素的GC，以免加重肌炎。

（2）局部疗法

【适应证】

疗效良好的病种：接触皮炎、湿疹、局限性瘙痒症、神经性皮炎*、特应性皮炎、寻常型银屑病、单纯性痒疹、光敏性皮炎、盘状红斑狼疮*、扁平苔藓*。

疗效较好的病种：结节性痒疹*、剥脱性唇炎、痘疮样水疱病、掌跖脓疱病、家族性慢性良性天疱疮、皮肤淀粉样变、环状肉芽肿*、类脂质渐进性坏死*、局限性硬斑病*、瘢痕疙瘩*、斑秃*、白癜风。

标*的病种尚可用病损局部注射方法。

【合理应用】

酌情轮换品种，先用强效制剂，1~2 周后改用其他等级制剂，减少"快速耐受"。

不同部位的皮肤对 GC 的吸收不同，如阴囊、面部对 GC 较易吸收，因此，于这些部位不宜使用强效、高浓度或含卤素制剂，疗程不应超过 2 周。

外用 GC 进入皮肤最大量是在 2 小时之内，血管收缩作用在 6 小时最明显，因此，晚上用药最佳。

每日涂药以 1~2 次为宜，增加用药次数并不能提高疗效。

封包疗法可增强 GC 效能，每次以 8 小时为宜。主要用于局限性慢性肥厚性皮损。

对儿童，宜选用不含氟的低或中效 GC，疗程不宜超过 1~2 周，面积不宜太大。

为减少 GC 致萎缩的发生，可同时使用维 A 酸类药物，但要注意维 A 酸的刺激作用。

GC 与抗菌药物配制的复方制剂，在准确把握好适应证的前提下使用，可提高治疗效果。

【不良反应】

过敏性、刺激性或光敏性接触皮炎；酒渣鼻样疹、口周皮炎、痤疮样疹或粟丘疹；毛细血管扩张性红斑或瘀斑；色沉着或减退；毳毛增多；皮肤萎缩；细菌及真菌感染；药物吸收引起 HPA 轴的抑制。

（王侠生）

48.3 维 A 酸类药物

48.3.1 概论

19 世纪 20 年代，医学科学家发现维生素 A 缺乏可导致皮肤角化过度，随后观察到局部外用维生素 A 对痤疮有效。

维 A 酸类药物（retinoic acid，维 A 酸）是一类化合物的总称，从来源上分为天然的和人工合成的两类，如视黄醇（retinol）、视黄醛（retinal）、全反式维 A 酸（all-trans-retinoic acid）等，参与调节细胞的增殖分化，具有抗角化、抗增生、促进表皮细胞正常分化，并能通过抑制鸟氨酸脱羧酶的活性干扰肿瘤的发生；可直接抑制皮脂合成和皮脂腺细胞的增殖，以减少皮脂分泌。

1943 年，Straumfjord 第一次将维生素 A 用于寻常痤疮，实现了维生素 A 由必需营养素至药物的转变，开辟了皮肤病治疗的新纪元。然而，在治疗这些疾病时，其治疗剂量接近中毒剂量，极大限制了维生素 A 的临床应用。鉴于此，人们对维生素 A 的化学结构进行了改造，得到了多种维生素 A 的结构类似物，统称为"Retinoids"。

第一代维 A 酸类药物异维 A 酸（isotretinoin），又称 13-顺维 A 酸，于 1955 年问世，经过了实验和临床研究，1982 年被 FDA 认可用于治疗严重的囊肿型痤疮。而 Bollag 在 1972 年合成的阿维 A 酯（etretinate）、阿维 A 酸（acitretin）（芳香类化合物）作为第二代维 A 酸类药物，在啮齿动物乳头瘤模型中均具有较好的治疗指数，提示其可能对角化异常性皮肤病有治疗作用。1998 年罗氏公司将阿维 A 酸（商品名 neotigason、soriatane）（阿维 A 酯的代谢产物）应用于治疗银屑病。为了在提高药物疗效的同时降低药物的不良反应，就必须研制受体选择性的维 A 酸类药，第三代维 A 酸类药如他扎罗汀、阿达帕林等正是在这种需求下而产生的（详见表 48-6）。

表 48-6 维 A 酸类药物分类表

药物名称	商品名、别名	规格	用量
第一代药物			
全反式维 A 酸	阿维 A、Vesanoid	10 mg	45 mg/m²·d
13-顺维 A 酸	泰尔丝、保肤灵、Roaccutane	10、20、40 mg	0.5~2 mg/kg·d
维胺酯	三蕊	25 mg	1~2 mg/kg·d
第二代药物			
阿维 A 酯	银屑灵、Tigason	10、25 mg	0.25~1 mg/kg·d
阿维 A 酸	方希、Neotigason、Soriatane	10、25 mg	25~50 mg/d
第三代药物			
芳维 A 酸乙酯	阿罗神	0.03、0.1 mg	开始量：0.1 mg biw 或 0.03 mg qd；维持量：0.1 mg qw 或 0.03 mg qod
阿达帕林	达芙文（Differin）	外用	
他扎罗汀	炔维、Zorac	外用	

第一代：非芳香维 A 酸,主要通过改变极性基团形成,常见的有全反式维 A 酸、13-顺维 A 酸(异维 A 酸)和维胺酯。第一代维 A 酸均为维 A 酸受体非选择性药物,但副作用显著。

第二代：单芳香维 A 酸,改变环己烯环形成,其治疗指数较第一代有明显提高,主要有阿维 A 酸和阿维 A 酯。阿维 A 酯是治疗严重的全身性银屑病较有效的内服药物,但其致畸性及在人体脂肪内蓄积时间长、总的半衰期达 120 天等主要副作用,影响其使用。

第三代：多芳香维 A 酸,通过改变侧链、终末基团和环己烯环形成,使其具有受体的选择性,药物作用的针对性提高,同时减少了不良反应,主要有芳维 A 酸乙酯、阿达帕林和他扎罗汀。他扎罗汀是一种新合成的乙炔类维 A 酸,是选择性相当好的维 A 酸受体配体,主要用于银屑病以及痤疮的治疗,口服 4.5 mg 治疗 12 周并随访 12 周后,其安全性和有效性得到肯定。该药物不同于早期的维 A 酸类药物如阿维 A 酯(etretinate)和阿维 A 酸(acitretin)那样不良反应严重,可减少红斑的发生率。

48.3.2 临床应用

(1) 银屑病

阿维 A 酯属于第二代维 A 酸,比第一代维 A 酸有强 10 倍的治疗指数。阿维 A 酸是阿维 A 酯在体内的活性代谢物,很少和脂肪结合,清除半衰期为 2 天,清除率高。临床疗效与阿维 A 酯相似,口服生物利用度高,故治疗银屑病多选择阿维 A 酸。脓疱型银屑病和连续性肢端皮炎对阿维 A 酸的反应最好,其次是红皮病型银屑病。关节病型银屑病和寻常型银屑病使用阿维 A 酸效果不理想,需要联合用药。

对脓疱型银屑病患者的治疗一般需要很快控制病情,所用的初始量偏大,阿维 A 酸每日 0.5~0.6 mg/kg,逐渐减量至维持量。治疗红皮病型银屑病从小剂量开始,阿维 A 酸每日 0.3~0.5 mg/kg,当患者对阿维 A 酸的耐受能力加强时,加量至每日 0.5~0.6 mg/kg,或用较长的时间控制病情后,逐渐减量至维持量。

芳维 A 酸乙酯的药代动力学特征与阿维 A 酸相似,其排泄半衰期为 3 个月,且具有强大的抗角化的功能,每周口服 0.1 mg 就可以保持有效血药浓度(0.5~1.0 ng/ml),可用于治疗对阿维 A 酸抵抗严重的患者,包括寻常银屑病和关节型银屑病。

(2) 痤疮

异维 A 酸能抑制皮脂腺增殖和分泌,抑制痤疮丙酸杆菌的生长发挥其抗炎作用,对严重痤疮、结节囊肿性痤疮有良好的效果,可用于以局部用药和口服抗生素无效的患者。

(3) 角化异常性皮肤病

维 A 酸类药物具有抗角化、抗增生、促进表皮细胞正常分化的作用,可用于治疗多种角化异常性皮肤病。目前已用于治疗鱼鳞病(包括层板状鱼鳞病、先天性大疱性鱼鳞病样红皮病、性联遗传性鱼鳞病)、进行性对称性红斑角化症、毛发红糠疹、掌跖角化症、毛囊角化病、汗孔角化症、疣状表皮发育不良等疾病。

(4) 蕈样肉芽肿(MF)

主要用于治疗蕈样肉芽肿的药物包括异维 A 酸、阿维 A 酸、阿维 A 酯、倍沙罗汀(Bexarotene),其中倍沙罗汀在治疗 MF 中的作用已得到 FDA 的认可。异维 A 酸的治疗用量为每日 1.0~1.5 mg/kg;阿维 A 酸的用量为每日 1.0 mg/kg,可以和 PUVA 联合使用;倍沙罗汀用量为每日 300~400 mg/m^2,可用于对其他治疗方案耐受的 MF 患者。

(5) 预防和治疗皮肤癌

口服维 A 酸治疗皮肤癌的作用机制还不明确,经验证明治疗有效。维 A 酸类药物可以降低细胞增殖速度,诱导分化和细胞凋亡,抑制 AP-1 转录因子的作用,可能与治疗皮肤恶变相关,用于治疗某些癌前病变、皮肤 T 细胞淋巴瘤、皮肤恶性肿瘤相关的综合征和 Kaposi 肉瘤等。

(6) 皮脂腺和汗腺相关皮肤病

用于治疗严重的脂溢性皮炎患者、严重的或顽固的酒渣鼻患者,对一般疗法无效的严重化脓性汗腺炎治疗亦有效。

(7) 色素沉着性皮肤病

维 A 酸可以使表皮黑素减少。全反式维 A 酸类药物治疗黄褐斑、光线性色素斑和炎症后色素沉着有效。可以与氢醌和遮光剂等联合使用。

（8）其他皮肤病

1）皮肤型红斑狼疮

各种类型的皮肤型红斑狼疮，尤其是慢性盘状红斑狼疮的角化过度性皮损。

2）扁平苔藓

口腔扁平苔藓、全身泛发性扁平苔藓或肥厚型扁平苔藓均可使用维 A 酸类药物，并可联合糖皮质激素使用。

3）硬化萎缩性苔藓

使用维 A 酸类药物可以缓解硬化萎缩性苔藓患者的局部瘙痒和灼痛症状，病理组织学上也可以看到有好转变化。

48.3.3　不良反应

系统性使用维 A 酸类药物可能引起的不良反应如下。

（1）致畸性

妊娠服药可导致自发性流产。在胚胎形成时期，致畸作用是最严重的不良反应，这种先天性异常的表现颇具特征性：① 中枢神经系统和颅面的异常伴有内耳、眼和面部畸形；② 伴有骨骼畸形的骨异常，偶尔导致肢体缺陷；③ 心血管疾病。

（2）皮肤黏膜

皮肤和黏膜干燥（唇炎、干皮病、结膜炎、尿道炎）、皮肤脆性或黏性增加、掌跖脱屑、瘙痒和毛发脱落等；外用可引起局部皮肤的刺激反应。皮肤黏膜不良反应的发生率与所给的维 A 酸类药物的类型和初始剂量有一定关系。

（3）眼

眼干、睑结膜炎、视网膜功能异常等。

（4）血脂异常

可发生血清甘油三酯和（或）胆固醇升高，但这种影响可以通过饮食控制。

（5）骨骼

在儿童和少年中长期大剂量使用维 A 酸类药物可能导致骨骺过早闭合；另外，还包括骨质增生、骨膜骨赘形成、矿物质脱失、骨质变薄等。

（6）肝脏

可见谷丙转氨酶和谷草转氨酶等升高，这是急性中毒反应的结果，严重持续的肝损很少见。

（7）关节和肌肉

肌痛发生的频率和严重程度常与患者所承受的体力负荷成正比，在运动员和重体力劳动者中常见肌酸磷酸激酶的升高。

（8）毛发和指甲

可引起脱发增多，呈剂量依赖性、可逆性。脆甲症和甲裂常见，少数见甲营养不良和甲剥离。

（9）其他

如头痛、头晕、精神症状、抑郁、良性脑压增高，胃肠道症状、鼻衄、血沉快、血小板下降等。

上述副作用大多为可逆性，停药后可逐渐得到恢复。副作用的轻重与使用本药的剂量大小、疗程长短及个体耐受性有关。轻度不良反应可不必停药，或减量使用；重度不良反应应立即停药，并做相应处理。

48.3.4　常用制剂
48.3.4.1　全反式维 A 酸（tretinoin）

本品为细胞诱导分化药，主要影响骨的生长与上皮代谢。通过调节表皮细胞的有丝分裂和表皮细胞的更新，促进正常角化，影响上皮代谢，对角质形成细胞的生长和角质层的脱落有明显的促进作用，可阻止角栓的堵塞，对角蛋白的合成有抑制作用。

维 A 酸可影响黑素细胞的黑素生成，对酪氨酸羟化酶、多巴氧化酶及二羟基吲哚氧化酶等催化酶活性都有抑制作用，从而降低黑素形成，减轻皮肤色素沉着。维 A 酸对正常人黑素细胞酪氨酸酶活性和黑素成分都无影响。

当皮肤发生生理性老化，或受药物、紫外线辐射及创伤伤害时，维 A 酸可纠正或预防有害因素对真皮结缔组织生化成分及形态结构引起的异常，刺激皮肤细胞外基质蛋白合成，在真皮上部加速形成新的结缔组织带，并可提高伤口部位的张力强度。维 A 酸对正常皮肤胶原合成无影响。

维 A 酸对白细胞趋化活性有抑制作用，从而起到一定的抗炎作用。

【适应证】

(1) **痤疮**

全反式维 A 酸可抑制皮脂的分泌、刺激增厚的上皮细胞的转换,以及逆转异常的角化作用,导致角化细胞黏聚力降低,使粉刺松动随后自然排出。

(2) **银屑病**

全反式维 A 酸主要外用治疗银屑病。

(3) **角化异常性疾病**

维 A 酸类药物具有抗角化、抗增生、促进表皮细胞正常分化的作用,可用于治疗多种角化异常性皮肤病,如鱼鳞病(包括层板状鱼鳞病、先天性大疱性鱼鳞病样红皮病、性联遗传性鱼鳞病)、进行性对称性红斑角化症、毛发红糠疹、掌跖角化症、毛囊角化病、汗孔角化症、疣状表皮发育不良等疾病。

(4) **预防和治疗皮肤癌**

维 A 酸类药物可以降低细胞增殖速度,诱导分化和细胞凋亡,抑制 AP-1 转录因子的作用,可能与治疗皮肤癌。

1) 癌前病变

外用或口服维 A 酸类药物可逆转癌前皮损,如口腔的黏膜白斑、光线性角化病、砷角化病、Bowen 病等对维 A 酸的反应均较好。另外,角化棘皮瘤和 Bowen 样丘疹病对维 A 酸的治疗也有效,但对于进展期的肿瘤(如基底细胞癌和鳞状细胞癌等)疗效不佳。慢性日光性损伤,外涂常有一定的防治效果。

2) 皮肤 T 细胞淋巴瘤

口服和外用维 A 酸类药物治疗皮肤 T 细胞淋巴瘤均有效,可联合细胞毒药物、光化学疗法。

3) 与皮肤恶性肿瘤相关的综合征

基底细胞瘤、副肿瘤性肢端角皮症(Bazex 综合征)、着色性干皮症、痣状表皮发育不良等都有用维 A 酸治疗有效的报道。

4) 器官移植患者

在器官移植患者中运用维 A 酸类药物对防止肿瘤的发生有效,可酌情使用。

5) Kaposi 肉瘤

一些维 A 酸类药经证实治疗 Kaposi 肉瘤有效,如外用 0.1%9-顺维 A 酸凝胶被 FDA 认可用于治疗 Kaposi 肉瘤。

【用法与用量】

口服:10 mg 每日 2 次或每日 3 次。

外用:每日涂药 2 次。常用浓度为 0.025%~0.1%,依病情不同选用。

【禁忌证】

孕妇、哺乳期妇女、肝肾功能不全、维生素 A 过量、高血脂症及对此药过敏患者禁用;儿童慎用。

【注意事项】

本品应避免与维生素 A 或四环素同服。

勿外用于皮肤较薄的皱褶部位及黏膜部位。

孕妇、哺乳期妇女、肝肾功能不全、维生素 A 过量及高血脂症患者禁用。

涂药部位尽量避免光照。

48.3.4.2 异维 A 酸(isotretinoin)

本品可抑制皮脂腺增殖,抑制皮脂腺分泌皮脂活性,减轻上皮细胞角化及毛囊皮脂腺口的角质栓塞,并抑制痤疮丙酸杆菌的生长繁殖。近来研究还表明本药可调控与痤疮发病机制有关的炎症免疫介质以及选择性地结合维 A 酸核受体而发挥治疗作用。动物实验证明口服异维 A 酸能导致发育畸形、流产和死胎。

【适应证】

痤疮:重度痤疮、结节囊肿性痤疮或其他治疗效果不佳的患者。

脂溢性皮炎:严重的脂溢性皮炎患者。

酒渣鼻:严重的或顽固性酒渣鼻有很好疗效,皮损和伴发的红斑水肿可消退,改善早期鼻赘的症状。

汗腺炎:对一般疗法无效的严重化脓性汗腺炎有效,亦可以在化脓性汗腺炎患者手术前后采用异维 A 酸。

角化异常性疾病:同全反式维 A 酸。

【用法与用量】

痤疮:在严重的痤疮患者中,每日用 0.5~1 mg/kg,一般在 8 周内显效,取得显著疗效后减量维持。使用小剂量每日 0.5 mg/kg 治疗时,病情易复发,然而每日 1.0 mg/kg 则有较明显的不良反应。通常的用法是每日使用 1.0 mg/kg,在难治性病例中应增至每日 2 mg/kg,出现不能忍受的副作用时,应减少至每日 0.5 mg/kg。

脂溢性皮炎:用量每日 0.1 mg/kg,4 周后可抑制皮脂生成的 75%。

酒渣鼻等:用量每日 0.4~1.0 mg/kg。

【药物的相互作用】

本品与四环素类抗生素合用,可导致伴有头痛的高血压、眩晕和视觉障碍等假脑瘤样良性脑压升表现。

本品与维生素 A 同时使用,可产生与维生素 A 超剂量时相似的症状。

本品与卡马西平同时应用,可导致卡马西平的血药浓度下降;与华法林同时使用,可增强华法林的治疗效果;和甲氨蝶呤同时使用,可因甲氨蝶呤的血药浓度增加而增强对肝脏的损害。

【注意事项】

本药避免与维生素 A 及四环素等同时服用。

育龄妇女在用药前 1~2 个月、用药期间及停药后至少 1 个月必须采取绝对可靠的避孕措施。

用药期间及停药后 3 个月内不得献血。

避免日光及 UV 射线过度照射。

糖尿病、肥胖症、酗酒及高脂血症、脂质代谢紊乱者慎用。

治疗初期痤疮症状或许有短暂性加重现象,若无其他异常情况,可在严密观察下继续用药;不宜同时外用其他表皮角质剥脱性抗痤疮药。必要时可用温和的外用药作辅助性治疗。

48.3.4.3　维胺酯(viaminati)

本品为我国自行研制的一种维 A 酯类药物,结构式近似全反式维 A 酸,作用机制与 13-顺维 A 酸及芳香维 A 酸较相似,但副作用较全反式维 A 酸轻。口服具有调节和控制上皮细胞分化与生长,减少皮脂分泌,抑制角质形成细胞的角化过程、使角化异常恢复正常,抑制痤疮丙酸菌的生长,以及调节免疫及抗炎等作用。

【适应证】

痤疮、脂溢性皮炎:作用机制与异维 A 酸相似,但副作用较轻。

【用法与用量】

痤疮:口服按每日 1~2 mg/kg 计算,成人每次 1~2 粒(25 mg~50 mg),每日 3 次,连服 6~8

周为 1 疗程。

脂溢性皮炎:服药方法同痤疮,疗程为 4 周。

【药物的相互作用】

与甲氨蝶呤合用时可使甲氨蝶呤的血药浓度增加而加重肝脏的毒性。余同异维 A 酸。

【注意事项】

维胺酯与异维 A 酸结构近似,参见上述药物介绍。余同异维 A 酸。

48.3.4.4　阿维 A 酯(etretinate)

阿维 A 酯可能以全反式维 A 酸的药物前体形式发挥作用,可能具有促进上皮细胞分化及角质溶解作用,不良反应轻。治疗指数较异维 A 酸提高 10 倍。

【适应证】

银屑病:各型重症银屑病中,对脓疱型银屑病比对慢性斑块型及红皮病型银屑病更有效,但在症状控制后需维持量治疗。

角化异常性皮肤病:适应证同全反式维 A 酸。

【用法与用量】

治疗重型银屑病时,开始剂量为每日 0.75~1 mg/kg,分 2~3 次用,疗程为 2~4 周,最大剂量不得超过每日 75 mg;最后剂量需依疗效及耐受程度而定,通常 6~8 周为 1 疗程,为每日 0.5 mg/kg,便能达到最佳效果;治愈即可停药。

② 对角化性皮肤病的治疗每日使用 0.3~0.6 mg/kg 的阿维 A 酯,低初始剂量可以避免发生皮肤黏膜的不良反应;遗传性疾病可能需要小剂量终生维持治疗。维 A 酸类药物还有与其他治疗方法的协同作用,可以考虑联合用药来减少用量。

【药物的相互作用】

与苯妥英钠同服可降低其蛋白结合率。其余同异维 A 酸。

【注意事项】

生育期妇女停药后至少 2 年内不宜怀孕。

本药避免与维生素 A 及四环素等同时服用。

在服药期间及停药后 1 年内,患者不得献血。

用药期间宜定期检查肝功、血脂。

与甲氨蝶呤合用时可使甲氨蝶呤的血药浓度

增加而加重肝脏的毒性。

48.3.4.5 阿维A酸(acitretin)

阿维A酸是阿维A酯在体内的活性代谢物,可以使银屑病及角质化疾患表皮细胞的增殖、分化及异常角化趋于正常化,副作用相对比阿维A酯较轻,容易耐受。

【适应证】

银屑病:脓疱型银屑病和连续性肢端皮炎对阿维A酸的反应最好,其次是红皮病型银屑病;关节病型银屑病和寻常型银屑病使用阿维A酸效果不理想,需要联合用药。本品与外用糖皮质激素、光疗联合应用可提高对银屑病的治疗效果。

角化异常性皮肤病:同阿维A酯。

【用法与用量】

对脓疱型银屑病患者的治疗一般需要尽快控制病情,所用的初始量偏大,阿维A酸每日0.5~0.6 mg/kg,逐渐减量至维持量。治疗红皮病型银屑病从小剂量开始,阿维A酸每日0.3~0.5 mg/kg,当患者对阿维A酸的耐受能力增强时,加量至每日0.5~0.6 mg/kg,或用较长的时间控制病情后,逐渐减量至维持量。

48.3.4.6 芳维A酸乙酯(arotinoid)

芳维A酸乙酯有明显的角质溶解作用,能使角化过程正常化,明显抑制角化过度,并调节表皮增生及分化,抑制炎症反应及免疫反应。能诱导细胞分化、逆转细胞恶变过程,为作用最强的长效广谱诱导分化剂。

【适应证】

银屑病:可用于治疗对阿维A酸抵抗严重的患者,包括寻常银屑病和关节病型银屑病。

治疗和预防癌前期病变:如角化棘皮瘤、老年角化病、Bowen病、增殖性红斑、黏膜白斑、骨髓增生异常综合征等。

治疗和预防恶性肿瘤:如消化系统肿瘤、生殖系统肿瘤、皮肤癌、恶性黑素瘤、急性早幼粒细胞性白血病、T细胞淋巴瘤等。服用方法同治疗和预防癌前期病变。

严重角化性皮肤病:如掌跖角化症、鱼鳞病、毛发红糠疹、老年疣、扁平苔藓等。服用方法同治疗和预防癌前期病变。

【用法与用量】

开始量时剂量为0.1 mg每日2次,或0.03 mg每日1次;维持量为0.1 mg每周1次,或0.03 mg隔日1次。晚餐时服用。

(芮文龙 杨勤萍)

48.4 免疫调节剂

免疫调节剂(immunomodulators)可分为免疫促进剂和免疫抑制剂。

48.4.1 免疫促进剂(imunopotentiators)

免疫促进剂即为提高机体免疫功能的药物,亦称免疫激活剂或免疫增强剂。免疫促进剂可通过激发人体天然与获得性免疫应答,调节机体免疫系统,提高细胞免疫或体液免疫,增加机体的免疫功能,达到提高机体抗病原体侵害、抑制肿瘤细胞增殖以及纠正免疫缺陷病的目的。皮肤科临床可用于治疗各种原发性或继发性T细胞免疫缺陷病及各种细胞免疫功能低下的疾病,如单纯疱疹、生殖器疱疹、带状疱疹、尖锐湿疣、扁平疣、慢性皮肤黏膜念珠菌病、艾滋病(AIDS)等;某些自身免疫性疾病如红斑狼疮、硬皮病、皮肌炎、异位性皮炎、Behçet病、扁平苔藓、白癜风、银屑病、过敏性紫癜、斑秃等;以及用于肿瘤的辅助治疗,如淋巴瘤、恶性黑素瘤、鳞状细胞癌等。

免疫促进剂按其来源可分为以下几类。

(1) 合成药物

如左旋咪唑(levamisole)、咪喹莫特(imiquimod)等。左旋咪唑:可激发机体细胞免疫功能,使受抑制的中性粒细胞、巨噬细胞和T细胞功能恢复正常;对体液免疫也有刺激作用,可调节抗体的产生,提高机体对细菌和病毒感染的抵抗力。咪喹莫特:可诱导干扰素、肿瘤坏死因子、白细胞介素和其他细胞因子的产生,发挥抗病毒、抗肿瘤和免疫调节作用。

(2) 生物制剂

如转移因子(transfer factor, TF)、胸腺素(thymosin)、免疫核糖核酸(immunogenic RNA, iRNA)、丙种球蛋白(γ-globulin)、干扰素

（interferon，I FN）、白介素－2（interleukin－2，IL－2）、肿瘤坏死因子－α（tumor necrosis factor－α，TNF－α）、聚肌苷酸-聚胞苷酸（polyinosinic acid-polycytidylic acid）、免疫血清等。

1）转移因子

由致敏的健康人白细胞或动物脾脏分离提取而获得的小分子肽类物质，能将产生特异性细胞免疫的能力传递给其他同种的无免疫力的淋巴细胞，使其转变成有相同特异性的致敏淋巴细胞，从而提高受体的细胞免疫功能。

2）胸腺素

促进 T 淋巴细胞的增殖、分化、成熟和释放，增强成熟 T 淋巴细胞对抗原或其他刺激的反应，促进各种淋巴因子的分泌。

3）免疫核糖核酸

使正常未致敏淋巴细胞转变成致敏淋巴细胞，产生特异性免疫反应，并可通过致敏淋巴细胞杀伤癌细胞从而达到抑瘤作用。

4）丙种球蛋白

含有健康人群血清所具有的各种抗体，包括有广谱抗病毒、细菌或其他病原体的 IgG 抗体，具有免疫替代和免疫调节的双重治疗作用。

5）干扰素

增强巨噬细胞的吞噬功能，增强淋巴细胞对靶细胞的细胞毒性和天然杀伤性细胞的功能，提高免疫功能。小剂量时对细胞免疫和体液免疫都有增强作用，大剂量则产生抑制作用。

6）白细胞介素－2

是 T 细胞在抗原及 IL－1（巨噬细胞分泌）共同刺激下所分泌的一种淋巴因子，由 Th 细胞产生，可使细胞毒性 T 细胞、自然杀伤细胞和淋巴因子活化的杀伤细胞增殖、杀伤活性增强，还可以促进淋巴细胞分泌抗体和干扰素，具有抗病毒、抗肿瘤和增强机体免疫功能等作用。

7）肿瘤坏死因子－α

生物学功能复杂，包括引起部分肿瘤血管出血性坏死、直接引起细胞死亡、调节免疫功能等，具有杀伤肿瘤细胞的生物学活性。

8）聚肌苷酸-聚胞苷酸

系高效内源性干扰素诱导剂，能在体内诱生干扰素，诱生能力强，并能特异性地与病毒聚合酶结合而阻止病毒的复制，刺激网状内皮细胞吞噬功能，抑制病毒诱生肿瘤，促进抗体的形成。

（3）微生物制剂

如卡介菌多糖核酸（BCG-polysaccharide nucleic acid）、短小棒状杆菌菌苗（corynebacterium parvum）、金葡素（staphylococcin aureus）、氨肽素（ampeptide elemente）、灵菌素（prodigiosin）等。

1）卡介菌多糖核酸

可调节机体内细胞免疫、体液免疫，刺激网状内皮系统，激活单核-巨噬细胞功能，增强自然杀伤细胞功能来增强机体抗病能力。

2）短小棒状杆菌菌苗

能增加巨噬细胞的数量，激活巨噬细胞，增强其黏附能力和吞噬功能，并刺激 B 淋巴细胞的增殖，促进体内高效价 IgM、IgG 抗体合成，加强体液免疫功能；还能激活 NK 细胞，增加干扰素的产生。

3）金葡素

刺激白细胞增生，增加中性粒细胞、吞噬细胞及血清中的抗毒素，产生抗菌抗体，增强机体细胞及体液免疫功能。

4）氨肽素

为我国首创，由动物皮肤角蛋白精制提取，含有多种必需氨基酸、肽类和多种微量元素，能促进血细胞增殖、分化、成熟和释放，增加白细胞和血小板，并与抗体、补体、干扰素等多种参与免疫反应的物质具有协同作用。

5）灵菌素

能激活机体非特异性免疫防御系统，促进白细胞增殖、活化，激活巨噬细胞的吞噬活性，也能增强特异性免疫功能，具免疫佐剂作用，促使免疫抗体、多种细胞因子形成增加。

（4）中草药

如甘草酸苷（glycyrrhizin）。甘草酸苷具有肾上腺皮质激素样作用，可诱导干扰素产生，活化 T 淋巴细胞、NK 细胞，抑制组胺、花生四烯酸释放，具有抗炎、抗过敏、抗病毒、解毒以及免疫调节等作用。

（5）微量元素类药物

如锌制剂、硒制剂。硒是人体必需的微量元

素之一,能刺激淋巴细胞增殖,活化细胞毒性 T 细胞和 NK 细胞,促进干扰素的合成,选择性降低 T 细胞抑制因子;可有效提高细胞免疫和体液免疫功能,并能增加吞噬细胞的细胞毒作用。缺锌条件下胸腺素活性下降、IL-2 水平降低、NK 细胞活性降低,补锌可将其恢复至正常水平;锌还可诱导 T 淋巴细胞活化、激活 B 淋巴细胞,从而刺激免疫细胞分泌细胞因子。

免疫促进剂必须在机体免疫功能尚存、且体内病原体及肿瘤细胞数量较少的情况下,才有较明显的作用。一般配合其他药物或手术治疗,免疫促进药物可发挥较佳疗效。这类药物常见不良反应包括:过敏反应,流感样症状如头痛、头晕、发热、畏寒、乏力,胃肠道反应如恶心、呕吐等。偶见骨髓抑制、脏器损害等严重不良反应。

48.4.2　免疫抑制剂(immunosuppressants)

免疫抑制剂是对机体免疫功能具有非特异性抑制的一类药物,可以通过影响机体免疫应答反应和免疫病理反应而抑制机体的免疫功能。目前广泛应用于治疗器官移植抗排斥反应,皮肤科临床用于自身免疫性疾病如银屑病、扁平苔藓、红斑狼疮、皮肌炎、硬皮病、免疫性大疱病、坏疽性脓皮病、结节病、Behçet 病、变应性血管炎等,皮肤肿瘤如蕈样肉芽肿、组织细胞增生症等以及其他疾病如过敏性皮肤病、瘢痕疙瘩等。

免疫抑制剂按其来源可分为以下 7 类。

(1) 化学制剂

1) 烷化剂

常用的烷化剂包括氮芥(chlormethine)、苯丁酸氮芥(chlorambucil)、环磷酰胺(cyclophosphamide)等。作用主要是破坏 DNA 的结构,从而阻断其复制,导致细胞死亡,处于增殖期的细胞对烷化剂比较敏感。T、B 细胞被抗原活化后,进入增殖、分化阶段,对烷化剂的作用也较敏感,因此可以达到抑制免疫应答的作用。

2) 抗代谢药

通过嘌呤或嘧啶的拮抗作用,抑制 DNA 合成,从而抑制淋巴细胞的增殖,产生免疫抑制的作用。用于免疫抑制的抗代谢药主要有嘌呤和嘧啶

的类似物,以及叶酸拮抗剂两大类。前者如硫唑嘌呤(azathioprine)、巯嘌呤(mercaptopurine),主要通过抑制嘌呤的生物合成,干扰 DNA 合成;后者有甲氨蝶呤(methotrexate)等,主要通过减少四氢叶酸的合成,导致胸腺嘧啶和嘌呤核苷酸的合成障碍,从而抑制 DNA、RNA 及蛋白质的合成。

3) 核苷酸还原酶或酪氨酸激酶抑制剂

如羟基脲(hydroxyurea)、来氟米特(leflunomide)。通过抑制核苷酸还原酶或酪氨酸激酶,选择性抑制 DNA 合成而发挥作用。

羟基脲:主要通过抑制核苷酸还原酶的活性,从而抑制核糖核酸还原为脱氧核糖核酸,抑制 DNA 的合成与修复。

来氟米特:具有抗增殖活性的异噁唑类免疫抑制剂,是通过体内代谢产物 A771726(M1)抑制二氢乳清酸脱氢酶及酪氨酸激酶的活性来减少嘧啶的形成,导致 DNA 合成障碍。

(2) 糖皮质激素

糖皮质激素具有明显的抗炎和免疫抑制作用,对单核-巨噬细胞、中性粒细胞、T、B 细胞均有较强的抑制作用,临床上广泛应用于抗炎及各种变态反应性疾病的治疗(详见本章 48.2《糖皮质激素》)。

(3) 真菌代谢产物

20 世纪 70 年代后期起,陆续发现一些真菌的代谢产物具有选择性较好的强免疫抑制作用,主要有环孢素 A(cyclosporine A)、他克莫司(tacrolimus,FK-506)和霉酚酸酯(mycophenolate mofetil)。

1) 环孢素 A

是从真菌培养液中分离出来的一种只含 11 个氨基酸的环形多肽,通过抑制钙调磷酸酶的活性,抑制 Th 细胞的合成和释放 IL-2 等 T 细胞活化所需要的细胞因子、粒细胞-巨噬细胞集落刺激因子和肿瘤坏死因子-α 等而发挥免疫抑制作用。

2) 他克莫司

是 20 世纪 80 年代发现的一种大环丙酯抗生素,由土壤真菌产生。与环孢素 A 一样,他克莫司也可通过抑制钙调磷酸酶抑制 T 细胞活化,且作用比环孢素 A 强 10~200 倍。

3）霉酚酸酯

从青霉菌的培养基中分离出,是霉酚酸的 2 - 乙基酯类衍生物,在体内经脱酯形成活性代谢物霉酚酸,后者是高效、选择性、非竞争性、可逆性的嘌呤合成的抑制剂,可抑制鸟嘌呤核苷酸的从头合成途径,从而选择性抑制 T、B 淋巴细胞的增殖,抑制 B 细胞抗体的形成和细胞毒性 T 细胞的分化。

（4）生物制剂

如抗淋巴细胞球蛋白（antilymphocyte globulin）、抗胸腺细胞球蛋白（antithymocyte globulin）等,通过直接的淋巴细胞毒性、补体依赖性的细胞溶解、调理素作用等发挥免疫抑制作用。

（5）中药及其有效成分

一些中药具有不同程度的免疫抑制作用,如目前我国研究开发的雷公藤多苷（tripterygium glycosides）是效果较为肯定的免疫抑制剂。雷公藤多苷能明显抑制细胞免疫和体液免疫功能,同时还具有抗炎作用,能拮抗炎症介质的释放,还能增强肾上腺皮质功能,且对下丘脑-垂体-肾上腺轴有兴奋作用,其抗炎效果与糖皮质激素类似。白芍总苷是由芍药植物根中提取的一组糖苷类物质,研究发现其对淋巴细胞增殖反应有低浓度促进和高浓度抑制的双向作用,同时也具有抗炎效应和保肝作用。

（6）植物生物碱

如长春新碱（vincristine）、秋水仙碱（colchicine）。

1）长春新碱

为夹竹桃科植物长春花中提取的有效成分,属细胞周期特异性药物,主要作用于 M 期,能与微管蛋白特异性结合,抑制微管聚合,阻碍纺锤体形成,终止细胞有丝分裂。

2）秋水仙碱

亦为作用于 M 期的周期特异性药,其结构的 C 环与纺锤体微管蛋白结合,阻止其聚合反应、抑制纺锤体形成而发挥作用;还能和中性粒细胞微管蛋白的亚单位结合而改变细胞膜功能,从而抑制中性粒细胞的趋化、黏附和吞噬作用。

（7）其他

如氯喹（chloroquine）、羟氯喹（hydroxychloroquine）。氯喹和羟氯喹最初用作抗疟药,但由于其所具有的抗炎、免疫抑制作用,现今广泛应用于自身免疫性疾病如盘状红斑狼疮、系统性红斑狼疮、皮肌炎、扁平苔藓等。另外,羟氯喹还可吸收一定波段的紫外线（主要是 290～320 nm）,可用于治疗紫外线诱发的炎症反应疾病如多形性日光疹、迟发性皮肤卟啉病等。

免疫抑制剂药物毒性强,常见不良反应包括:骨髓抑制、肝肾功能损害、胃肠道反应、致突变和致畸、感染等。因此,严重免疫缺陷患者、骨髓发育不良者、严重肝肾功能不全者、活动性肝炎患者、严重或无法控制感染患者以及活疫苗免疫时,不宜使用免疫抑制剂。许多免疫抑制剂在接近毒性剂量时才能产生免疫抑制效应,加上疾病性质的可变性、药物毒性和疗效的不确定性以及医师临床经验的差异,临床使用时应严格掌握适应证、个体化给药,注意不良反应的监测。此外,由于不同种类的免疫抑制剂的疗效和不良反应有所不同,目前临床上也多采用联合用药的方法来减少用药的剂量和不良反应。

（胡瑞铭　杨勤萍）

48.5　生物工程免疫调节剂

生物工程免疫调节剂是利用基因工程、细胞工程、发酵工程等现代生物学技术制成的免疫制剂或有生物活性的制剂,主要用于疾病的预防、诊断和治疗,其作用机制为模拟或干扰体内某种蛋白分子的功能。目前,这类制剂已广泛应用于临床各科某些疾病;近些年,其在免疫性疾病中的应用也日益增多。过去的几年中,随着对银屑病免疫病理机制认识的深入,特异性针对银屑病关节炎（PSA）及银屑病皮损的多种生物制剂开始应用。本节仅介绍近年来研发的已应用于难治性银屑病及一些自体免疫性疾病的生物制剂。

48.5.1　肿瘤坏死因子（TNF）抑制剂

TNF－α 是银屑病关节炎（PsA）发病机制中的核心炎症介质,在诱发皮肤损害及关节破坏方面起着重要的作用。TNF－α 拮抗剂已成功应用于 PsA 的临床治疗，目前经美国食品和药物管理局（FDA）及欧洲药品局（EMA）批准用于 PsA 治疗的 TNF 抑制剂有依那西普（etanercept）、英夫利西单抗（infliximab）、阿达木单抗（adalimumab）以及戈利木单抗（golimumab）。

（1）依那西普

依那西普是全人源性的可溶性肿瘤坏死因子 TNF 受体，由人类 TNF-α 受体 P75 的细胞外部分与 IgG1 的 Fc 段连接产生，能与可溶性的 TNF-α、TNF-β 结合，并使之丧失生物活性。该药半衰期为 102 小时，推荐用法为：25 mg 或 50 mg 皮下注射，每周 2 次，3 个月后给予维持剂量 50 mg 每周 1 次。依那西普耐受性良好，常见副作用有瘙痒、头痛、感染。注射部位反应发生率为 9%~14%。

（2）英夫利西单抗

是人鼠嵌合型抗 TNF-α 单克隆抗体，由鼠源性 IgG 的 Fab 段与人源性 IgG 的 Fc 段嵌合而成。可与 TNF-α 以 1:2 的比例结合，使其丧失生物学活性。其半衰期为 8~9.5 天。推荐用法为：第 0、2、6 周 5 mg/kg 静脉滴注，以后每 8 周静滴 1 次。在英夫利西单抗治疗 PsA 的多中心临床试验中，在试验的双盲阶段，104 例曾使用过至少 1 种缓解病情抗风湿药治疗但无效的 PsA 患者在第 0、2、6、14 周随机接受 5 mg/kg 的英夫利西单抗或安慰剂治疗。自第 16 周开始，之前接受英夫利西单抗治疗的患者在第 16 周及第 18 周接受安慰剂治疗，之后在第 22、30、38 及 46 周仍接受 5 mg/kg 的英夫利西单抗治疗 4 次；而安慰剂组则在第 16、18、22、30、38、46 周接受 5 mg/kg 的英夫利西治疗。治疗第 16 周时，英夫利西单抗组 ACR20、50、70 缓解率显著高于对照组（65%、46%、29% VS. 10%、0、0），PASI 评分改善率也显著高于对照组，两组不良反应发生率相似。为期 2 年的后续研究显示，治疗第 98 周，接受英夫利西单抗治疗的 PsA 患者 ACR20、50 及 70 的缓解率分别为 62%、45% 及 35%；在基期 PASI 评分≥2.5 的患者中，PASI 改善率>75% 的比例达 64%。

（3）阿达木单抗

是 TNF-α 的全人源化 IgG1 单克隆抗体。该药物的半衰期为 12~14 天，始剂量 40 mg，皮下注射，每 2 周 1 次。最近 1 项研究显示，阿达木单抗治疗 PsA 患者 24 周后，ACR20、50 及 70 缓解率分别达 72.7%、63.6% 及 45.5%。其不良反应发生较少，患者依从性及耐受性较高，但是应警惕上呼吸道感染、潜在结核感染和肿瘤等。

（4）戈利木单抗

是一种全人源化抗 TNF-α 单克隆抗体。戈利木单抗治疗也可显著改善 PsA 患者关节功能、皮肤损害、指趾端炎、附着点炎等临床症状。推荐剂量为：50 mg 皮下注射，每月 1 次。

（5）赛妥珠单抗

是一种聚乙二醇人源化 Fab 片段的抗 TNF-α 单克隆抗体，由于连接聚乙二醇，药物半衰期得以延长。研究显示，赛妥珠单抗对银屑病皮肤损害、指趾端炎、附着点炎、指甲病变等也有显著且持续的改善，同时也可有效抑制 PsA 放射学进展。

48.5.2 白细胞介素（IL）IL-12/IL-17/IL-23 抑制剂

在 PsA 的慢性炎症过程中，TNF 并非唯一的核心炎症介质；IL-17/IL-23 炎症通路在 PsA 的发病中也起着重要的作用。树突状细胞和巨噬细胞经抗原激活，可分泌 IL-23，后者为 IL-12 超家族成员，与 IL-12 具有相同的 P40 亚单位，可诱导未致敏 CD4+T 细胞分化为辅助性 T 细胞并分泌 IL-17；IL-17 可进一步诱导巨噬细胞产生 TNF 和 IL-1，诱导滑膜成纤维细胞分泌 IL-6 及 IL-8，诱导核因子-KB 受体活化因子配体（RANKL）上调激活骨破坏。

（1）乌斯奴单抗（ustekinumab）

为人源化抗 IL-12/IL-23 单克隆抗体，可与 IL-12 和 IL-23 共有的亚基 P40 特异性结合，抑制这两种细胞因子与 T 细胞、自然杀伤细胞以及抗原提呈细胞表面的 IL-12Rβ1 受体结合，从而抑制炎症级联反应。其半衰期为 15~45 天，推荐用法为：第 0 和 4 周，45 mg（体重≤100 kg）或 90 mg（体重>100 kg）皮下注射，此后每 12 周重复用药 1 次。

（2）苏金单抗（secukinumab）

为人源化抗 IL-17A 单克隆抗体，单次静脉注射 3 mg/kg，第 12 周 PASI75 约 40%。在 PsA 治疗上还处于临床试验阶段。

48.5.3　其他用于 PsA 治疗的生物制剂

阿法赛特（alefacept）：是重组的可溶性淋巴细胞功能抗原（LFA）- 3/IgGl 融合蛋白，由人 LFA - 3 第一个细胞外区与 IgGl 铰合链、CH_2 和 CH_3 融合组成。能与 T 细胞上的共刺激分子 CD2 结合，阻断 T 细胞活化，诱导效应性 T 细胞凋亡。阿法赛特可使 PsA 患者滑膜中 T 细胞及巨噬细胞浸润减少。

48.5.4　生物制剂不良反应

上述生物制剂常见注射部位出现局部反应，如不同程度的红斑、瘙痒、肿胀、疼痛等，常出现于开始治疗的 1 个月内。不良反应还包括血液系统异常如贫血和血小板减少、脱髓鞘病变、加重心力衰竭、肝酶升高等；最需要关注的不良反应是生物制剂治疗带来的感染、肿瘤等风险。感染包括结核、病毒感染、细菌感染等。抗 TNF - α 单克隆抗体可导致结核的风险更高，常在治疗早期导致潜伏性结核复发。肿瘤风险亦需考虑，抗 TNF 治疗可增加非黑素性皮肤癌的发生，且可能增加患者黑素瘤的发生风险。生物制剂治疗的有效性是明确的，但在临床使用前需评估患者的感染、肿瘤、心功能等，并在使用中监测心功能、炎症指标等。

（齐思思　杨勤萍）

第 49 章 外用药物疗法

目 录

外用药物疗法

外用药物疗法是治疗皮肤病的主要方法之一。有相当多的病种常以采用局部用药为主要手段,有的病种仅需局部用药即可治愈,有些病种外用疗法仅能起到辅助治疗作用。因而外用疗法在皮肤科治疗领域既是一种不可或缺的手段,又非一种万能利器。

在选用外用药物疗法时,除了需要了解药物本身的药理作用、药物制剂特性及用药原则外,还应熟悉一些外用药物的基本药理。

49.1 外用药物的基本药理

49.1.1 药物的经皮吸收

外用药物通过表皮屏障——角层及皮肤附属器的过程称之为药物的经皮吸收。当药物涂敷于皮肤表面后,药物分子必须首先通过角层及皮肤附属器;药物一旦通过而到达真皮层后,就极易进入血液循环,到达全身各处。

药物在角层通过细胞间隙及细胞膜进行扩散。在细胞间隙内存在由纤维蛋白形成的网架,其间镶嵌着大量由类脂质形成的双分子层结构。该途径在药物的渗透过程中起重要作用,特别是对于一些脂溶性药物。角层细胞膜虽不利于药物的扩散,但由于其面积巨大,对于药物尤其是对极性药物分子的渗透仍然是一重要途径。药物通过皮肤附属器(毛囊、皮脂腺及汗腺)吸收在开始时较快,但很快就达到平衡状态,因此这一途径不如前者重要。

49.1.2 药物的贮库作用

亲脂性和亲水性药物均可在角层中积蓄,然后再缓慢扩散。一些促渗剂及局部温度、湿度变化均可影响贮库效应。从外用药的要求出发适度提高贮库效应,减缓透皮速率,可以提高药物的局部效能。

药物进入皮肤后在各层的分布不尽相同,有些亲脂性强的可较多地进入毛囊皮脂腺,有些亲水性的则较多进入表皮、真皮。

皮肤中含有丰富的酶系统,构成了对进入皮肤药物的代谢体系。除了少数与皮肤不溶性蛋白的结合率过高的药物外,大多数药物从皮肤消除的过程约需 24 小时;可见,给药后的有效浓度至少可维持 8~12 小时。

49.1.3 药物作用的靶点

外用药物经皮吸收后直接作用于靶部位而不必经过肝脏的首过作用,避免了药物过早失活,使其作用持续。从分子水平讲,这些药物作用的靶点即是在机体代谢过程中的某些物质。按药物的作用机制不同有不同的靶点,如维 A 酸类药物需与 RAR-α、RAR-β、RAR-r、RXR-α、RXR-β及 RXR-r 等不同受体相结合产生各种特异性效应;曲酸通过选择性抑制酪氨酸酶活性从而抑制黑素细胞的黑素合成;米诺地尔可通过激活 K^+ 离子通道,阻滞 Ca^{++} 的内流,从而减轻表皮生长因子对毛发生长的抑制;甲氨蝶呤与细胞内二氢叶酸还原酶结合,使二氢叶酸不能形成四氢叶酸,导致 DNA 合成障碍;他克莫司与细胞内的 FK 结合蛋白结合形成复合物,后者与钙调磷酸酶结合,选择性地抑制 T 细胞的增殖及活化。

49.1.4 药物作用的影响因素

(1) 皮肤的渗透性

这是影响药物经皮吸收的主要因素之一。与

皮肤渗透性相关的因素有：① 年龄：婴幼儿、儿童皮肤渗透性大于成年人；老年人因皮肤老化，经皮吸收能力则减弱。② 部位：一般是阴囊>眼睑>耳后>面部>腋窝>头皮>手臂>小腿>躯干，屈侧>伸侧，手掌、足底最差。③ 温、湿度：温度、湿度升高，使角层水合作用增强，渗透性也随之增加。④ 水合程度：皮肤的水合作用可使角层含水量增加至50%以上，渗透性可提高5~10倍。W/O型乳膏基质能防止皮肤水分蒸发、增强皮肤水合程度；O/W型乳膏基质能提供皮内水分，亦有助于提高水合。⑤ 皮肤病变：由于角层的屏障功能受损，可增加药物的透皮吸收量，如湿疹患处药物的经皮吸收可为正常皮肤的8~10倍。大范围表皮松解、糜烂的病例（如重症药疹、大疱性皮病），因对药物的吸收量大幅增加可导致全身性毒副反应；有些皮肤病如角化性皮病因角层肥厚则可降低药物的吸收。

(2) 药物的理化性质

① 分子大小：药物通过角层的扩散系数与分子大小有关。② 熔点：低熔点药物容易渗透通过皮肤，如利多卡因与丙胺卡因的共融物具有低熔点，即易透入皮肤作表皮麻醉剂。③ 药物的油/水分配系数：是影响药物透皮吸收的最重要因素，脂溶性增加，分配系数提高，透过率也提高；但若分配系数过大，药物的透过反而降低，一般认为分配系数接近1者，方具有较好的渗透性。④ 药物的粒径：外用药尤其是半固体制剂，其药物粒径大小决定其溶出度。一些难溶性药物常通过微粉化处理增加药物的溶出度，从而提高其生物利用度。⑤ 药物的解离度：解离度及溶解速度影响药物的吸收及其与靶点的结合，分子型药物容易透入皮肤被吸收。

(3) 药物的化学结构

药物的化学结构一般分为化学功能部位和生物功能部位，前者通过化学键与作用部位结合，后者主要与生物作用有关。每一种药物作用的特异性依赖于药物分子内化学基团的精确结合与空间排列。在基本结构上引入不同的化学基因，可以改变药理效应的强度。药物分子的立体构型也是影响药理效应的重要因素，如全反式维A酸与异维A酸为一对顺-反异构体，但就抗增生效能而言，后者的治疗指数是前者的2.5倍。

(4) 药物制剂

包括制备工艺、基质、经皮渗透促进剂、酸碱度及剂型等均可影响药物的效应。如曲安奈德脂质体凝胶涂于皮肤后经测定表皮及真皮内药物浓度，比非脂质体凝胶分别高5倍和3倍。基质对药物的透皮速率影响很大，不同的基质，可能促进或减弱角层的水合作用，如乳膏中W/O型促水合作用比O/W型大。亲脂性药物加入W/O型基质则有利于药物的吸收，若将其加入O/W型基质则不利于吸收。经皮促渗剂能增加药物透皮速度或透皮量，如各种表面活性剂（阴离子型>阳离子型>非离子型）、二甲基亚砜（DMSO）、氮酮（azone）、丙二醇及乙醇等均属常用促渗剂。给药系统的pH可影响药物的解离度，因而影响药物的透皮吸收；适当的pH值常可提高药物的效能。药物剂型的不同，其发挥的作用亦不同（详见本章49.2节）。

(5) 药物浓度与剂量

随着皮肤表面药物浓度的增加，经皮渗透速率也相应提高，但在一定皮肤面积内药物吸收至一定的量即达饱和。用药次数增多、用药时间愈长，药物的吸收量也往往相应增多。

49.2 外用药物剂型及其临床应用

由于皮肤病病种众多、性质各异，加之同一种病的皮损表现又千变万化，用于治疗的外用药亦相当多；为了便于应用，常需将其制备成不同的制剂（剂型）。每一种外用药剂型都有其作用特点和适用范围，因此，采用外用药物疗法时应根据不同皮肤病特性及其皮损特点，选用合适的剂型及药物配方，方可达到预期的治疗效果。本节将对皮肤科常用的12类制剂及其配方（主要选自复旦大学附属华山医院协定处方）予以介绍。

49.2.1 粉剂（Powder）

粉剂又称散剂，系由一种或数种药物与适宜辅料均匀混合而制成的干燥粉末状制剂。

【组成】

辅料由无刺激性矿物性或植物性粉末所组成,前者如氧化锌、滑石粉、炉甘石等,后者如淀粉。

【作用】

粉剂的颗粒越细小、散热面积越大,其发挥的治疗作用越好。主要作用有:① 护肤:细微的粉粒可减少环境因素对皮肤的刺激,亦可缓冲褶皱部位皮肤的相互摩擦;② 吸湿:保持皮面的干燥;③ 散热:粉粒的多面体面积散发皮面热量,从而达到清凉、抗炎作用;④ 抑菌、杀菌:依所含活性药物而定。

【适应证】

① 急性或亚急性皮炎:癣病、疱病但无渗液、糜烂的创面;② 用于皮肤护理,起到爽身粉的作用。

【用法】

用药棉或纱布蘸粉剂撒在患区,每日 2~3 次。

【注意事项】

① 勿用于伴渗液、脓性分泌物的糜烂、溃疡创面;② 不宜用于毛发长的部位;③ 防止撒入眼内、鼻腔。

【处方】(单位:g 或 ml,以下均相同)

复方硼酸粉(单纯扑粉):硼酸 10.0,氧化锌 20.0,滑石粉加至 100.00;依临床需要,可加入樟脑 5.0 或水杨酸 5.0。

复方酮康唑粉:酮康唑 2.0,氯己定 1.0,复方硼酸粉加至 100.00。

49.2.2 水剂(aqueous solution)

水剂又称水溶液,系指药物以分子或离子状态分散在水中形成的透明液体。

【组成】

将一些药物按一定浓度溶解于水中配制而成,常用的药物有氯化钠、硼酸、醋酸铅、硫酸铝、硫酸铜、依沙吖啶(利凡诺)、硫酸新霉素、呋喃西林、间苯二酚、硫代硫酸钠、冰醋酸、三氯醋酸等。

【作用】

① 清洁:清除创面上的渗出物、痂皮及污物;② 散热:通过湿敷降低局部温度,使皮肤毛细血管收缩,减少渗出,消除炎症反应;③ 杀菌、消炎、收敛、止痒:依所含药物不同而发挥不同作用。

【适应证】

① 急性皮炎或伴糜烂、渗出创面;② 清洗伤口或不洁创面;③ 某些感染性皮肤病及特殊病种。

【用法】

① 湿敷:取 4~6 层纱布浸于水溶液中,蘸起以不滴水为度,敷贴患处 30~60 分钟,每日 3~4 次,视皮损情况而定。一般多用冷敷,如为脓性创面,则用热敷。② 清洗:清洗创面的药液温度应适宜,清洗动作宜轻柔。③ 点涂:如用于睑黄瘤、传染性软疣的三氯醋酸溶液,用于甲癣的冰醋酸溶液等。

【注意事项】

① 连续湿敷时应保持纱布潮湿,并及时更换,保持清洁;② 大面积湿敷时需监测可能发生的药物吸收中毒。

【处方】

生理盐水:氯化钠 0.9,水加至 100.00。

硼酸溶液:硼酸 3.0,水加至 100.00。

醋酸铝溶液(Burow):醋酸铅 15.0,醋酸铝 8.1,硼酸 0.6,水加至 100.00。

复方硫酸铜溶液(D'Alibour):硫酸铜 1.0,硫酸锌 3.6,番红花 0.2,樟脑 0.1,水加至 100.00。

利凡诺溶液:利凡诺 0.1,水加至 100.00。

雷琐辛利凡诺溶液:雷琐辛 2.0,利凡诺 0.1,水加至 100.00。

新霉素溶液:硫酸新霉素 0.5,焦亚硫酸钠 0.05,水加至 100.00。

呋喃西林溶液:呋喃西林 0.02,氯化钠 0.85,苯甲酸钠 0.1,水加至 100.00。

冰醋酸溶液:冰醋酸 5~40.0,水加至 100.00。

三氯醋酸溶液:三氯醋酸 33.0 水加至 100.00。

乌洛托品醋酸溶液:乌洛托品 10.0,醋酸 3.0,甘油 10.0,水加至 100.00。

49.2.3 酊剂(tincture)与搽剂(liniment)

酊剂系指以化学药物、生药溶解或浸泡于不同浓度乙醇中制成的制剂,其中有的另加促渗剂或油剂专供涂搽,又称搽剂。由挥发性有机药物配制的又称醑剂(spirit)。

【组成】

常用药物有薄荷、樟脑、煤焦油、水杨酸、苯甲酸、雷琐辛、土荆皮、碘、咪康唑、克林霉素、酞丁胺、甲氧补骨脂素、米诺地尔及糖皮质激素等。赋形剂乙醇浓度通常在60%~75%。

【作用】

① 止痒:乙醇的挥发,使局部皮肤温度降低,起到清凉止痒效果;加入薄荷、樟脑制剂,其止痒效果更佳。② 抑菌杀菌:除乙醇本身具此作用外,咪康唑、克林霉素、酞丁胺等制剂分别具有抗真菌、细菌、病毒作用。③ 角层还原、角质剥脱、抗炎、去脂、制汗等:依所采用药物而定。

【适应证】

① 皮炎类瘙痒性皮肤病;② 皮肤癣菌病、某些昆虫类皮病;③ 痤疮、脂溢性皮炎、秃发、多汗症、白癜风等。

【用法】

局部涂搽,每日2~3次,或依病情而定。

【注意事项】

① 皮损伴糜烂、溃疡、渗出禁用;② 腔口黏膜及其邻近部位禁用或慎用;③ 皮疹范围大时不宜久用;④ 儿童患者应选用低浓度制剂。

【处方】

复方醋酸铝搽剂:薄荷2.0,醋酸铝5.0,60%乙醇加至100.00。

复方樟脑醑:樟脑2.0,薄荷2.0,苯酚2.0,甘油5.0,75%乙醇加至100.00。

复方地塞米松搽剂:地塞米松0.03,薄荷2.0,醋酸铝5.0,60%乙醇加至100.00。

地塞米松丙二醇搽剂:地塞米松0.025,丙二醇70.0,二甲基亚砜10.0,95%乙醇加至100.00。

地塞米松煤焦油搽剂:地塞米松0.025,煤焦油液20.0,丙二醇10.0,丙酮10.0,樟脑1.0,45%乙醇加至100.00。

氢化可的松搽剂:氢化可的松0.5~1.0,二甲基亚砜40.0,甘油15.0,75%乙醇加至100.00。

丙酸氯倍他索搽剂:丙酸氯倍他索0.1,二甲基亚砜2.0,三氯甲烷40.0,甘油10.0,75%乙醇加至100.00。

至100.00。

水杨酸煤焦油搽剂:水杨酸6.0,煤焦油液10.0,甘油5.0,95%乙醇加至100.00。

发水Ⅰ号:樟脑1.0,水杨酸2.0,煤焦油液10.0,甘油5.0,60%乙醇加至100.00。

发水Ⅱ号:雷琐辛4.0,盐酸奎宁0.8,60%乙醇加至100.00。

发水Ⅲ号:磺胺醋酰钠15.0,苯酚1.0,60%乙醇加至100.00。

米诺地尔生发搽剂:米诺地尔2~5.0,月桂氮草酮2.0,60%乙醇加至100.0。

冻疮搽剂:鱼石脂10.0,樟脑10.0,三氯甲烷10.0,75%乙醇加至100.0。

硫汞白癜风搽剂:硫黄5.0,白降汞5.0,甘油5.0,75%乙醇加至100.0。

补骨脂素搽剂:甲氧补骨脂素0.2,月桂氮草酮2.5,甘油5.0,75%乙醇加至100.0。

复方甲醛搽剂:甲醛5.0,水杨酸2.0,樟脑1.0,60%乙醇加至100.0。

复方克林霉素搽剂:克林霉素2.0,甲硝唑3.0,月桂氮草酮2.0,75%乙醇加至100.0。

太丁胺搽剂:太丁胺2.0,月桂氮草酮2.0,甘油10.0,75%乙醇加至100.0。

复方雷琐辛搽剂(Castellani):雷琐辛8.0,苯酚4.0,硼酸0.8,丙酮4.0,95%乙醇8.0,水加至100.0。

复方苯甲酸搽剂(Whitfield):苯甲酸12.0,水杨酸6.0,60%乙醇加至100.0。

复方土荆皮酊:土荆皮酊40.0,水杨酸6.0,苯甲酸12.0,水片2.0,60%乙醇加至100.0。

咪康唑搽剂:硝酸咪康唑1.0~3.0,月桂氮草酮3.0,75%乙醇加至100.0。

无色碘酊:碘5.0,碘化钾3.0,浓氢氧化铵液10.0,水40.0,95%乙醇加至100.0。

硫代硫酸钠搽剂:硫代硫酸钠40.0,碳酸氢钠0.7,甘油10.0,95%乙醇10.0,水加至100.0。

49.2.4 水粉剂(lotion)

水粉剂又称洗剂,主要由不溶性药粉混悬于水配制而成,故又称混悬剂(suspension)。因药粉静置后易于沉淀,用时必须充分摇匀,故又名振荡剂。

【组成】

常用炉甘石、氧化锌、滑石粉等不溶性粉粒置于水内形成不均匀分散系液态制剂,根据临床需要再酌情加入止痒、消炎、抑菌、杀菌、去脂等药物。

【作用】

① 清凉、散热:制剂中的水分在皮面蒸发时起散热作用,存留在皮面上的细微粉粒增加了皮面散热面积;② 护肤:粉粒在皮面形成的药膜起到干燥、收敛、护肤效用;③ 消炎、止痒:制剂本身通过散热、降温发挥消炎、止痒功效;④ 抑菌、杀菌、杀虫、去脂等,依所加药物而定。

【适应证】

① 急性、亚急性或慢性皮炎类皮病而无明显糜烂、渗出的创面;② 局限性或全身性瘙痒症;③ 一些特殊制剂用于痤疮、酒渣鼻、脂溢性皮炎、疥疮等。

【用法】

通常需每日多次外搽,一些特殊制剂每日 2~3 次即可。

【注意事项】

① 临用前需将药液摇匀;② 不宜用于毛发长的头皮等部位;③ 寒冷季节不宜大面积使用。

【处方】

炉甘石洗剂:炉甘石 10.0,氧化锌 5.0,苯酚 1.0,甘油 5.0,水加至 100.00;根据需要可另加樟脑 1.0,薄荷 1.0,硫黄 5.0 或煤焦油 10.0 等。

振荡洗剂:氧化锌 10.0,滑石粉 5.0,甘油 5.0,水加至 100.00。

白色洗剂:含硫钾 4.0,硫酸锌 4.0,水加至 100.00。

复方硫黄洗剂:硫黄 10.0,硫酸钾 10.0,硫酸锌 4.0,甘油 10.0,水加至 100.00。

苯甲酸苄酯洗剂:苯甲酸苄酯 25.0,硬脂酸 2.0,三乙醇胺 1.0,甘油 5.0,水加至 100.00。

49.2.5 乳剂(emulsion)与乳膏剂(cream)

乳剂系指一种或几种液体以细小液滴形式分散在另一种与之不相混溶的液体中所形成的一种不均相分散体系的乳状制剂,分为 O/W 型及 W/O 型两种。在乳剂型基质中添加适当填充剂而形成的半固体制剂则称乳膏,O/W 型又称霜,W/O 型又称脂。

【组成】

油相常采用凡士林、液状石蜡、羊毛脂、蜂蜡、硬脂酸、单硬脂酸甘油酯、十六醇、十八醇、油酸、司盘 60 及 40、月桂氮草酮等;水相常采用水、尿囊素、丙二醇、甘油、聚乙二醇、十二烷基硫酸钠、聚山梨醇、羟苯乙酯、硼砂、三乙醇胺等。

【作用】

① 有助于药物的扩散及经皮吸收,利于药效的发挥,乳膏强于乳剂;② 涂搽后形成的药膜,起保湿、润肤功效;③ 涂搽后不太影响皮面水分蒸发,起到清凉、止痒作用;④ 根据病情常另加多种不同药物,发挥其抗炎、抑菌杀菌、杀虫、祛脂、避光等效用;⑤ 易于涂布,作用温和,亦易于清洗。

【适应证】

① 各种急性、亚急性或慢性炎症性皮肤病;② 局限性及泛发性瘙痒症;③ 一些由特殊药物配制的广泛用于皮脂腺、色素性、光敏性、角化性及感染性皮肤病;④ 用于润肤、洁肤等皮肤保健。

【用法】

一般每日 2~3 次即可。

【注意事项】

① 患区如伴有明显糜烂或较多渗液时不宜应用;② 疗程中如出现局部过敏或刺激反应,应及时停用;③ 热天或油性皮肤宜选用 O/W 型制剂,冷天或干性皮肤宜选用 W/O 型制剂。

【处方】

单纯霜(乳膏基质,O/W):单硬脂酸甘油酯 6.0,硬脂酸 12.0,凡士林 5.0,液状石蜡 15.0,甘油 10.0,月桂醇硫酸钠 0.01,三乙醇胺 0.3,尼泊金醇液 0.5,水加至 100.00。

根据需要可加入樟脑 1.0~2.0,薄荷 1.0~2.0,达克罗宁 1.0~2.0,苯佐卡因 5.0,硫黄 2.0~5.0,丁酸氢化可的松 1.0,曲安奈德 0.05,丙酸氯倍他索 0.05,咪康唑 2.0,酮康唑 2.0,新霉素 0.50,对氨基苯甲酸 5.0,氢醌 2.0~3.0,壬二酸

10.0～20.0 等。

单纯脂（乳膏基质，W/O）：白蜡 18.0，液状石蜡 40.0，硼砂 1.50，玫瑰油适量，水加至 100.00。

根据需要可加入尿素 10.0～15.0，硫黄 10.0，水杨酸 6.0，苯甲酸 12.0，硼酸 4.0～10.0，煤焦油 2.0～10.0，雷琐辛 2.0～10.0，维 A 酸 0.025～0.10 等。

复方硅油乳膏（O/W）：二甲基硅油 20.0，维生素 E0.05，尿囊素 0.05，单纯霜加至 100.00。

尿素乳膏（W/O）：尿素 15.0，单纯脂加至 100.00。

复方甲硝唑乳膏（O/W）：甲硝唑 2.0，红霉素 1.0，硫黄 2.0，樟脑 1.0，单纯霜加至 100.00。

酒渣鼻乳膏（W/O）：β-萘酚 0.6，秘鲁香胶 4.0，硫黄 1.0，95% 乙醇 0.6，花生油 4.0，单纯脂加至 100.00。

硫黄水杨酸乳膏（W/O）：硫黄 10.0，水杨酸 5.0，樟脑 1.0，苯酚 1.0，单纯脂加至 100.00。

复方苯甲酸酯乳膏（W/O）：苯甲酸酯 10.0，硫黄 10.0，单硬脂酸甘油酯 2.5，液状石蜡 10.0，司盘（80）乳化剂 0.5，羟苯乙酯 0.1，凡士林加至 100.00。

复方咪康唑乳膏（W/O）：咪康唑 2.0，尿素 15.0，单纯脂加至 100.00。

黏膜溃疡乳膏（W/O）：地塞米松 0.025，新霉素 1.0，浓维生素 AD2.0，地卡因 1.0，单纯脂加至 100.00。

复方二氧化钛乳膏（O/W）：二氧化钛 5.0，水杨酸苯酯（salol）10.0，单纯霜加至 100.00。

复方己烯雌酚乳膏（O/W）：己烯雌酚 0.1，维生素 E2.0，单纯霜加至 100.00。

49.2.6　软膏剂（ointment）

软膏系指药物与脂溶性或水溶性基质混合制成的一种黏稠的半固体制剂。

【组成】

常用的基质有凡士林、羊毛脂、豚脂和植物油等。用植物油时需加用蜂蜡以调整其硬度。

【作用】

① 透皮作用：涂后形成的封闭性脂膜可增强角层的水合作用，有利于药物透入；② 软化痂屑：涂后使痂屑松软，易于去除，有助于上皮修复；③ 护肤润肤：特别是对于角化、增厚等慢性皮损常有良好效果；④ 抗炎、抗增生、止痒、抑菌杀菌、杀虫等作用，依所配制的各种相关药物而定。

【适应证】

① 慢性皮炎湿疹类及其他炎性皮肤病以浸润或苔藓样变为主要表现者；② 各种角化性、干燥性皮肤病；③ 感染性及非感染性溃疡性皮损；④ 一些细菌性、病毒性及寄生虫性皮肤病。

【用法】

常用涂搽法，每日 2～3 次。特殊情况采用塑料薄膜包封法，每 12～24 小时换药 1 次。

【注意事项】

① 急性、亚急性伴糜烂渗出的创面忌用或慎用；② 用药后如有局部痒痛不适或原有皮疹加重应及时停用。

【处方】

新霉素软膏：硫酸新霉素 0.5，羊毛脂 30.0，凡士林加至 100.00。

硫黄软膏：硫黄 10～15.0，羊毛脂、凡士林等量加至 100.00。

硫黄鱼石脂软膏：硫黄 10.0，鱼石脂 10.0，碱式醋酸铝 5.0，羊毛脂 30.0，凡士林加至 100.00。

硼酸氧化锌软膏：硼酸 5.0，氧化锌 10.0，蜂蜡 20.0，植物油加至 100.00。

复方苯甲酸软膏：苯甲酸 12.0，水杨酸 6.0，羊毛脂 30.0，凡士林加至 100.00。

硫黄水杨酸软膏：硫黄 5～10.0，水杨酸 3～5.0，樟脑 1.0，苯酚 1.0，羊毛脂、凡士林等量加至 100.00。

硫黄煤焦油软膏：硫黄 2～10.0，煤焦油液 2～10.0，樟脑 1.0，苯酚 1.0，羊毛脂 30.0，凡士林加至 100.00。

复方糠馏油软膏：糠馏油 10～20.0，硫黄 10～20.0，软皂 40.0，凡士林加至 100.00。

地蒽酚软膏：地蒽酚 0.25～1.0，水杨酸 3.0，液状石蜡 5.0，2,6-二叔丁基对甲酚 0.05，凡士林加至 100.00。

蜂蜜豚脂软膏：蜂蜜 70.0，豚脂 30.0。

复方维生素 A 软膏：维生素 A100.0 万 U，维生素 E2.0，尿素 10.0，甘油 20.0，凡士林加至 100.00。

49.2.7 油剂(oil)

油剂系指药物溶解或混悬于植物油或矿物油制成的油状制剂。

【组成】

① 油溶液：主药溶于植物油、茶油、麻油、蓖麻油、花生油等或矿物油(液状石蜡)；② 油混悬液：主药为不溶性粉末，含量不超过 20%；③ 油膏：不溶性药物达 30%～50%。

【作用】

① 润肤、洁肤、软化及去痂；② 性能温和，刺激性小，易于涂搽；③ 依所用主药不同，起抗炎、止痒、杀菌等效用。

【适应证】

① 急性、亚急性皮炎湿疹类皮肤病；② 浅部真菌病、病毒性疱疹。

【用法】

通常每日 2～3 次。

【注意事项】

① 不宜用于渗液多的创面；② 毛发浓密或较长部位不宜用混悬型及膏型油剂。

【处方】

氧化锌油：氧化锌 35.0，液状石蜡 10.0，植物油加至 100.00。

水杨酸油：水杨酸 3～5.0，蓖麻油加至 100.00；

复方阿昔洛韦油膏：阿昔洛韦 2.0，达克罗林 2.0，次碳酸铋 20.0，植物油加至 100.00。

复方酮康唑油膏：酮康唑 2.0，氧化锌 40.0，冰片 2.0，植物油加至 100.00。

其中主药亦可改用咪康唑 2～3.0、益康唑 1～2.0、克霉唑 1～2.0、特比萘芬 1.0 或制霉菌素 500 万～1 000.0 万 U 等。

49.2.8 糊剂(paste)

糊剂系由较多粉末状药物(25%～50%)与适量油性或水性基质混合配制而成的半固体制剂。

【组成】

① 油性：常采用凡士林、羊毛脂、液状石蜡或蜂蜡等作基质，与适量氧化锌、淀粉制成；② 水性：以水、甘油、聚乙二醇或乳剂等与适量粉状基质制成。

【作用】

① 吸湿、散热：糊剂中因含粉量高，形成大量细微孔隙，通过毛细管虹吸作用吸收创面上的炎性渗出物，起一定的散热、消炎作用；② 保护、润肤：涂后形成的薄层对创面起保护作用，其中油性成分还可软化痂皮、润泽皮肤。与软膏相比较，作用浅表，性质温和。

【适应证】

亚急性或慢性皮炎湿疹类皮肤病及其他炎症性皮肤病伴少量渗出、结痂创面。

【用法】

厚涂于创面，每日 2 次。涂药后最好用纱布覆盖、包扎。

【注意事项】

① 每次换药时先用棉球蘸少量液状石蜡或植物油拭去创面上原有的糊剂；② 毛发长、浓部位需先将毛发剪短再涂药。

【处方】

氧化锌糊剂：氧化锌 25.0，淀粉 25.0，羊毛脂、凡士林等量加至 100.00。

氧化锌明胶：氧化锌 15.0，明胶 15.0，苯酚 1.0，甘油 34.0，水加至 100.00。

硫黄煤焦油糊剂：硫黄 2～10.0，煤焦油液 2～10.0，樟脑 1.0，苯酚 1.0，氧化锌糊剂加至 100.00。

新霉素糠馏油糊剂：硫酸新霉素 0.5，糠馏油 3～5.0，樟脑 1.0，苯酚 1.0，氧化锌糊剂加至 100.00。

复方醋酸铝糊剂：醋酸铝液 20.0，氧化锌糊剂加至 100.00。

49.2.9 凝胶剂(gel)

凝胶剂系由药物与亲水性凝胶类物质制成的胶状制剂，又称透明软膏。

【组成】

常用辅料有明胶、聚乙烯醇、丙二醇、三乙醇胺、纤维素衍生物、海藻酸盐、聚乙烯二醇等，再依治疗病种加入主药。

【作用】

① 保湿润肤:涂后形成的薄膜可具有此作用;② 散热洁肤:借一定的吸收热量及创面排泄物以达到;③ 去脂、角质剥脱、抑菌杀菌:依所加作用主药而定。

【适应证】

急性、亚急性或慢性感染性或非感染性炎症性皮肤病,如痤疮、玫瑰痤疮、脂溢性皮炎、疥疮、毛囊炎等。

【用法】

外涂患处,每日 2~3 次。

【注意事项】

① 本制剂涂后无油腻感,且清凉舒适,易于清除;② 不宜用于糜烂渗液创面。

【处方】

凝胶基质 I:卡波姆 940(carbomer940)1.0,聚乙烯醇 8.0,丙二醇 5.0,10%硼砂 10.0,水加至 100.00。

凝胶基质 II:甘油 10.0,卡波姆 940 0.5,三乙醇胺 0.5,水加至 100.00。

凝胶基质 III:海藻酸钠 3.0,枸橼酸钠 0.5,羟苯乙酯 0.2,甘油 45.0,水加至 100.00。

凝胶基质 IV:羟甲基纤维素钠 5.0,甘油 15.0,烷基羟苯甲酸 0.2,水加至 100.00。

根据需要于上述基质中可加入克林霉素 1.0,红霉素 2.0,氯霉素 2.0,硫黄 2~5.0,过氧苯甲酰 5.0,甲硝唑 2.0,维 A 酸 0.025~0.1,咪康唑 2.0,酮康坐 2.0,曲安西龙 0.05 等。

49.2.10　涂膜剂(film)

涂膜剂系由药物溶解于含有成膜性能的高分子化合物的溶液中配制成的液态制剂。

【组成】

成膜材料(如明胶、玉米蛋白、聚乙烯醇、甲基纤维素、火棉胶等)、增塑剂(如甘油、麻油、松香等)、有机溶媒(如乙醇、异丙醇、乙醚、丙酮等)及水。

【作用】

① 涂后形成的薄膜对创面起一定保护作用;② 薄膜阻碍皮面水分蒸发,促进表皮的水合作用,从而有助于药物的经皮透入;③ 使主药的作用更

持久。

【适应证】

① 慢性局限性增生性或角化性皮肤病,如慢性单纯苔藓、扁平苔藓、病毒性疣、脂溢性角化、鸡眼、胼胝等;② 用于职业性或环境性皮肤病的皮肤防护剂。

【用法】

依制剂不同,要求不一,有的每日 1~2 次,有的隔日 1 次;作为防护剂需于上岗前使用。

【注意事项】

① 本制剂有的易燃、易挥发,需储存于密闭容器内,远离火源,置阴凉处保存;② 忌用于伴有破损创面。

【处方】

水杨酸火棉胶:水杨酸 20~30.0,丙酮 20~30.0,火棉胶加至 100.00。

氢化可的松涂膜:氢化可的松 1.0,甘油 7.0,玉米蛋白 7.0,95%乙醇加至 100.00。

聚乙烯醇皮肤防护剂:聚乙烯醇 10~15.0,甘油 5.0,水加至 100.00;常用于对非水溶性化学物刺激的防护。

49.2.11　喷雾剂(spray)

喷雾剂系指借助器械的挤压作用,将容器内的液态药物喷出呈雾状气溶胶;如在药剂中加入抛射剂装在有阀门系统的耐压容器内,借助抛射剂的压力将药液喷出则称气雾剂(aerosol)。

【组成】

皮肤科主要采用喷雾剂。只要带有加压装置的普通塑料瓶作为容器即可。

【作用】

① 药物分布均匀,对创面渗透性好;② 药性稳定,易于保存;③ 使用便捷,清洁。

【适应证】

依所含主药作用而定。适用于皮损范围较广的情况。

【用法】

一般每日 2~3 次。

【注意事项】

① 大面积反复使用应注意药物过量及毒副反

应;② 防止喷入眼内,以免引起刺激反应。

【处方】

复方醋酸铝喷雾剂:醋酸铝 5.0,薄荷 1 ~
2.0,60% 乙醇加至 100.00。

复方地塞米松喷雾剂:地塞米松 0.025,薄荷
1~2.0,60% 乙醇加至 100.00。

49.2.12 硬膏剂(emplaster)

硬膏剂系指将药物溶解或混合于黏稠带韧性
的膏状基质、涂布在特制裱褙材料上的一种剂型;
因其借粘贴在皮肤上发挥作用,又称粘贴剂
(adhesive plasta)。

【组成】

有 3 种:① 绊创硬膏:如氧化锌橡皮膏;
② 药物硬膏:将药物调入硬膏基质中;③ 膏药:
以植物油与黄丹或铅粉等炼制成的膏状基质,加
入中药提取物制成,为传统的中药剂型。

【作用】

① 使表皮水合作用加强,促进药物的经皮吸
收;② 限制局部散热,有助于炎症浸润的消散;
③ 药效作用持久、深入。

【适应证】

① 局限性炎症浸润肥厚性皮肤病,如慢性单
纯性苔藓、结节性痒疹、肥厚性扁平苔藓、慢性湿
疹;② 一些局限性角化性皮肤病,如鸡眼、胼胝、手
足皲裂;③ 疖与疖病。

【用法】

通常每日敷贴 1 次,有时可隔日更换 1 次。

【注意事项】

① 根据皮损大小、形状将硬膏剪成相应大小、
形状(比皮损范围略大些)敷贴;② 每次更换硬膏
之间应停用 4~8 小时;③ 敷贴期间如出现局部刺
激或过敏反应应及时移去硬膏,并做相应处理。

【处方】

肤疾宁贴膏:每平方厘米氧化锌贴膏内含醋
酸曲安奈德 18 μg 及硫酸新霉素 90 μg(张裕坤
等,1980)。

红膏药:内含银朱、乳香、没药、血竭、儿茶、樟
脑、石蜡、蜂蜜、松香等。

(王侠生)

49.3 常用外用药物

外用药物的种类繁多,现将常用的 90 余种药
物的主要作用归纳为下列 20 类。

49.3.1 清洁剂

用来清除皮损上的浆液、脓液、结痂或残留创
面的外用药物。

水:经煮沸或经过滤或蒸馏过的水,用于清除
皮损上的污物、痂屑及残留药物。

生理盐水:常用于清洗伤口或供湿敷用。

花生油、橄榄油及液体石蜡:用以清除痂皮或
留下的糊剂和软膏等。前两者对创面作用更温
和,无刺激性。

中性皂(neutral soap):能溶解脂肪、膨胀角
质、轻度剥脱、促进药物吸收,常用于去除痂皮和
鳞屑。

49.3.2 温和保护剂

一般是中性和无刺激的植物性或矿物性药
物,具有减少摩擦、保护皮肤的作用。

炉甘石:主要含碳酸锌,有止痒、收敛和保护
作用。常配成混悬剂。

氧化锌:有消炎、干燥、保护和弱收敛作用。
可配成粉剂、水粉剂、油剂、糊剂和软膏等。

滑石粉:主要含硅酸镁,有吸收、干燥和保护
作用。常与氧化锌搭配成粉剂、水粉剂和糊剂。

淀粉:有吸收、干燥、保护作用,但易发酵,有
利于细菌生长和繁殖。一般常与矿物性粉末配制
成粉剂、糊剂等。

煅石膏:含硫酸钙的天然矿石,有清热、收敛
作用。可配制成粉剂和糊剂。

松花粉:松树的花粉,主要含脂肪油和色素,
有收敛作用,可配制成粉剂。

氢氧化钙:有护肤、消炎及止痒作用。常与炉
甘石配制成混悬剂。

49.3.3 止痒剂

樟脑:不溶于水,可溶于乙醇及油类。常与石

炭酸或薄荷合用,常用浓度为1%~5%。

薄荷:难溶于水,易溶于乙醇,有止痒和产生凉爽感觉。近黏膜和破损处不宜采用。常用浓度为0.2%~2%。

石炭酸(又名苯酚):能溶于水、乙醇和甘油。低浓度(1%~2%)有止痒作用,高浓度则有消毒、杀菌、防腐甚至腐蚀作用。

苯佐卡因:难溶于水,易溶于乙醇、凡士林、液状石蜡。常用浓度为3%~5%,能抑制感觉神经冲动传导以达到表面麻醉作用。

达克罗宁(dycloninum):溶于水和乙醇,可配制成1%溶液。并可用于黏膜,但有一定的刺激性。止痒机制同苯佐卡因。

煤焦油:原为黑褐色黏稠液体,溶于乙醇,精制后呈无色或淡黄色液体(20%焦油),有止痒、消炎作用。常用浓度为5%~10%,高浓度则具角化促成和角层剥离作用。

49.3.4　抗细菌药物

酚及其衍生物:酚能与菌体蛋白质结合,使其发生变性或沉淀,10%浓度在10分钟内即可杀菌,1:800~500溶液已有抑菌作用,而对孢子和病毒无效。它的常用衍生物是雷琐辛(又名间苯二酚),溶于水和乙醇,暴露于日光和空气过久,则转深棕色。它常配制成溶液如雷琐辛-利凡诺溶液、糊剂和软膏(5%~10%)、发水(4%)和复方雷琐辛溶液(8%~10%)。

碘:溶于水、酒精和甘油,有消毒杀菌作用;由于它的碘化作用而可氧化微生物蛋白质。常配成2%~5%碘酊及2%碘甘油;10%碘酊可治疗病毒性疣。

聚维酮碘(povidone iodine)系聚乙烯吡咯酮和碘的络合物,含碘为9%~12%,可溶于水、乙醇。对细胞膜有亲和力,并能缓慢释放游离碘,其络合物能提供10%的有效碘,作用强而持久,刺激性小。配成10%软膏(含有效碘1%),用于细菌、病毒和原虫等感染。

氧化剂(常采用高锰酸钾、过氧化氢和过氧化苯甲酰):它们皆能释出新生氧,从而氧化细胞原生质,起杀菌作用。高锰酸钾常配成1:10 000~

4 000溶液,不能久放,并可把皮肤和指趾甲染成棕色。过氧化氢可配成3%溶液,宜装在褐色玻璃瓶内或用黑纸包裹以避光,久放失效;1.5%霜剂用于治疗小腿溃疡。过氧化苯甲酰为苯甲酸衍生物,配成2.5%、5%和10%的乳剂、洗剂或凝胶,可治疗痤疮、褥疮及溃疡等。

醇类:以乙醇为例,可和水或甘油任意混合。70%浓度可使蛋白质凝固,对皮肤或器皿具有消毒杀菌作用,而对孢子菌无效。本药可作溶媒,配制多种酊剂等。

醛类:以甲醛为例,含40%水溶液,俗称福尔马林。能凝固蛋白质,有消毒杀菌能力,兼有除臭和降低汗液分泌。常配成10%福尔马林水溶液或酒精溶液。

酸类:以硼酸和水杨酸最为常用,前者具弱抑菌和防腐作用,兼有清洁和收敛作用,常配成溶液(2%~4%)、软膏(4%~10%);后者配制成3%浓度,能消毒杀菌,兼有角化促成作用,常配成酒精溶液、软膏,5%~10%则具有角层剥离作用。

重金属类:常以汞、银、铜、锌化合物为主,其离子能沉淀蛋白质或抑制酶系统,从而起着抗菌作用。白降汞常配成2.5%~10%软膏;硝酸银配成0.1%~1%溶液;硫酸铜配成0.1%~1%溶液;硫酸锌配成0.1%~0.5%溶液。

颜料类:以龙胆紫(又名甲紫)和利凡诺为主,前者常配成1%~2%水溶液或酒精溶液;后者常用浓度为0.1%,可另加2%雷琐辛,其疗效更好。

抗生素类:常选用新霉素、杆菌肽、红霉素、克林霉素、诺氟沙星、莫匹罗星以及多黏菌素等以供局部外用。新霉素杀菌谱较广,易溶于水,常配成0.5%溶液、糊剂或软膏;它可与多种药物搭配,如新霉素糠馏油糊剂等。杆菌肽亦易溶于水,常配成每克含500 U软膏,并可与新霉素搭配以加强杀菌效力。红霉素常配成0.5%~1%软膏或2%溶液。克林霉素可抑制痤疮棒状杆菌,常配成1%溶液或乳剂(膏)。诺氟沙星可阻止致病菌对DNA的复制,杀菌谱广,特别对绿脓杆菌有较强的抗菌作用,配成1%软膏。莫匹罗星可竞争抑制细菌蛋白质合成,低浓度抑菌,高浓度杀菌,配制成2%~

5%乳剂(膏)和软膏。多黏菌素对绿脓杆菌、大肠杆菌及大部分 Gram 阴性杆菌均有抗菌作用,常配成 1%溶液、乳膏或软膏。

硫黄及鱼石脂:后者含硫黄不少于 10%,皆具有消炎杀菌作用。常用浓度为 5%~10%,可配制成软膏等。

49.3.5 抗真菌药物

硫黄:本品与皮肤或组织的分泌物接触后,生成硫化氢与连五硫黄酸,能杀灭细菌、真菌、疥螨和毛囊虫,并有软化表皮、祛脂、止痒、角化促成作用。常配成 5%~15%软膏。

冰醋酸:系复旦大学附属华山医院皮肤科 1962 年将民间醋泡手癣疗法科学化的成果。冰醋酸为无色有机强酸,能与水或乙醇混合。依据受累损害处角质层厚薄,采用不同浓度,如 10%~30%溶液。浓的可预防皲裂,治疗甲癣和表皮癣病效果较佳。

苯甲酸(又名安息香酸):难溶于水,而溶于乙醇,有抑制真菌和防腐作用。常搭配水杨酸,配成 6%~12%酒精溶液或软膏。

雷琐辛:酚的衍生物,能杀灭细菌和真菌,同时也有止痒和溶解角质的作用。溶于水和乙醇,可配成 8%~10%溶液。

硫化硒:对汗斑有特效,兼有脱脂作用。可配成 2.5%粉剂。

咪唑类衍生物:有广谱抗皮肤癣菌病(表皮癣菌属、小孢子菌属和毛癣菌属)和酵母菌属(白念珠菌和糠秕孢子菌)的活性。常用的有以下几种:

克霉唑(clotrimazole):难溶于水,易溶于氮仿、丙酮等。常配成 1%乳剂(膏)或聚乙二醇剂以治疗癣病。

益康唑(econazole):主要用于念珠菌病。常配成 1%乳剂(膏)、粉剂或水粉剂,用于口角、口腔、外阴阴道黏膜白念珠菌病;亦可适用于表皮癣病;制成栓剂片(含 150 mg),用于阴道白念珠菌病;对顽固的口腔白念珠菌病亦可口含栓剂治疗。

咪康唑(miconazole):属广谱抗真菌剂,亦有抗细菌作用。主要用于表皮癣病,包括念珠菌感染和阴道念珠菌病。治疗前者常配成 2%乳剂(膏)或

水粉剂,治疗后者制成阴道栓剂(含 100 mg),需连续治疗 14 天。配成 3%酊剂治疗甲癣。

酮康唑(ketoconazole):广谱抗真菌剂,为抑制敏感真菌麦角甾醇的生物合成,改变细胞膜通透性,使细胞内物质的流失或影响摄取,导致真菌死亡。配成 1%~2%乳剂(膏)或软膏。

联苯苄唑(bifonazoli):抗菌谱广,低浓度时阻止真菌细胞膜脂质成分麦角甾醇的合成,高浓度时使细胞膜脂质特异性结合膜的结构及机能发生障碍而达到抗真菌作用。制成 1%溶液、乳(软)膏、凝胶。

替可那唑(tioconazole):对表皮癣菌、白念珠菌等均有抗菌活性,可配成 1%乳剂(膏)、洗剂或粉剂。2%~8%溶液治疗甲癣。

硫康唑(sulconazole):对发癣菌、红色发癣菌、白色念珠菌等有较好的抗菌作用,对曲霉、青霉菌属、蜘网霉菌属也有一定的抗菌活性。常配成 1%溶液或乳膏。

奥昔康唑(oxiconazole):通过直接的细胞膜合成抑制作用和麦角甾醇合成的抑制作用而发挥抗菌活性,抗菌谱广,特别对红发癣菌显示出很强的抗菌活性。配成 1%乳膏或擦剂。

芬替康唑(fenticonazole):广谱抗真菌药,特异性抑制真菌的羊毛甾醇脱甲基酶,使羊毛甾醇和其他 14-甲基甾醇取代生理性麦角甾醇沉着于细胞质内,使真菌细胞的壳多糖合成和脂肪酸及磷脂代谢破坏,抑制真菌生长。高浓度有杀菌作用。对皮肤癣菌、酵母菌均有抑制作用。常配成 2%乳膏。

多烯类抗生素:常用的有以下两种:

制霉菌素(nystatin):不溶于水,对多种真菌如念珠菌等有抑制作用。常配成每毫升含 1 万~2 万 U 悬浮剂或每克基质含 10 万 U 软膏或栓剂。

两性霉素 B(amphotericin B):可配成 3%乳剂,主要用于口角、口腔和外阴、阴道白念珠菌病。

丙烯胺类(allyla mines):常用的有以下两种:

特比萘芬(terbinafine):高选择性抑制角鲨烯环氧化酶,抗菌谱广,具有杀菌、抑菌作用。制成 1%软(乳)膏。

萘替芬(naftifine):对皮肤癣菌有高度活性,

可选择性地抑制真菌角鲨烯环氧化酶的活性、干扰真菌细胞膜麦角甾醇的合成而导致真菌死亡，同时也有抗炎活性。常用1%乳剂（膏）。

布替萘芬（butenafine）：属苯甲胺类抗真菌药物，为角鲨烯环氧化酶抑制剂，有杀真菌作用。常配成1%乳膏霍喷雾剂。

环吡酮胺（ciclopirox olamine）：为吡啶酮类广谱抗真菌药物，可改变真菌细胞膜的完整性，引起细胞内物质外流，并阻断蛋白质前体物质的摄取，导致其死亡。具有强渗透力，可起到强力抑菌和杀菌作用。制成1%乳剂（膏）或洗剂，主要用于皮肤癣菌、念珠菌病；配制成8%涂剂治疗甲癣。

阿莫罗芬（amorolfine）：为吗啉类抗真菌药物，对多种致病真菌均有抗菌活性，能干扰真菌细胞膜麦角甾醇的合成而导致真菌死亡。配制成0.25%~5%乳膏治疗浅表真菌感染；5%涂剂治疗甲癣。

49.3.6　抗病毒药物

5-氟尿嘧啶（5-fluorouracil，5-FU）：溶于水。它是一种嘧啶碱拮抗剂，抑制DNA病毒繁殖。常配成0.5%~10%软膏（现成品为2.5%），用于病毒性疣，依据皮损厚度不同选用不同的浓度。

碘苷（idoxuridine，IDUR：商品名疱疹净）：溶于水或乙醇。它亦是一种嘧啶碱拮抗剂，抑制DNA病毒繁殖。常配成0.1%溶液或0.1%~0.25%软膏，用于病毒性疱疹病。

阿糖胞苷（cytarabine，Ara-C）：溶于水。它亦是一种嘧啶碱拮抗剂，抑制DNA病毒繁殖。常配成1%~5%水溶液或乳膏，治疗病毒性疱疹病。

酒石酸锑钾溶液（PAT）：溶于水和甘油，而不溶于乙醇。配成5%溶液外用，可治疗扁平疣、寻常疣和传染性软疣，对后者疗效最快、最佳。

冰醋酸：配成30%溶液，外用于跖疣等。

鸦胆子（又名苦味子）：鸦胆树的干燥成熟果实，仁为乳白色，富油性，无臭，味极苦，具有腐蚀作用。去壳将仁压碎，外擦病毒性疣。

喷昔洛韦（penciclovir）：第一代核苷类选择性抗病毒药物，竞争病毒DNA聚合酶，抑制病毒DNA复制。配成1%乳膏，可治疗单纯疱疹、生殖器疱疹等。

膦甲酸钠（foscarnet）：为无机焦磷酸盐的有机类似物，通过在焦磷酸盐结合位点选择性抑制病毒DNA聚合酶和逆转录酶而起抗病毒作用。配成3%乳膏，可治疗单纯疱疹病毒的皮肤、黏膜感染。

酞丁胺（phthiobuzone）：抑制病毒DNA及早期蛋白合成。常配成0.5%~1%溶液、乳膏和软膏等，治疗单纯疱疹、生殖器疱疹、带状疱疹等。

49.3.7　抗寄生虫药物

苯甲酸苄酯：不溶于水及甘油，溶于乙醇。能杀灭疥虫。常配成10%悬垂剂。

硫黄：宜用10%软膏，儿童减为5%，按常规治疗。常用于疥疮。

硫代硫酸钠：配制40%溶液与4%稀盐酸交替外搽，释放新生硫，可治疥疮。

百部：取其根块，内含生物碱，有杀虫兼抗菌和止痒作用。可配成10%~20%酊剂治虱病。

蛇床子：有杀虫兼能减少渗出、收敛和止痒作用。常煎汤外洗，亦可配制25%软膏外用。

扑灭司林（permethrin）：能溶于多数有机溶剂，不溶于水，为对光稳定性好的拟除虫菊酯。可防治多种体外寄生虫，杀伤力强、无刺激性且持效长。配成0.01%溶液治头虱；0.04%浸泡衣物灭虱；5%乳剂治疥疮，在颈部以下遍涂，留置8~12小时后洗去。局部可有短暂的烧灼感、刺痛和瘙痒。

伊维菌素（ivermectin）：对人或动物体内多种发育期的线虫有非常强的杀灭作用，可使虫体外周肌肉强直性麻痹。外用可灭虱，口服可治疗疥疮。

卡巴立（carbaryl）：是一氨基甲酸酯类广谱、高效、低毒、低残留杀虫剂，抑制昆虫体内胆碱酯酶活性，使乙酰胆碱蓄积中毒，主要起触杀作用。配成5%粉剂撒于内衣灭虱，2%~5%粉剂灭蚤。

马拉硫磷（malathion）：是有机磷类广谱杀虫剂。易溶于部分有机溶液，难溶于水，日光下易氧化失效。为非可逆性胆碱酯酶抑制剂，0.5%酊剂能灭虱,杀虫效力中等,低毒。

克罗米通(crotamiton):又名优力夫,是一杀虫剂兼有止痒作用,制成10%乳剂(膏)或洗剂,可治疗疥疮和虱病,抗疥活性较弱。

邻苯二甲酸二丁酯(dibutylis phthalate):能使蚊、虱畏避,也能灭除疥螨、杀血吸虫尾蚴,驱避和防护效果可达4小时。涂于皮肤或喷于衣服可预防血吸虫尾蚴皮炎、钩虫皮炎及蚊虫叮咬等。配制成15%乳剂或者搽剂,涂搽后局部可有轻微刺痛,不妨碍继续用药。

六氯苯(hexachlorobenzene):又名林旦(Lindane),是一种杀虫剂,能破坏疥螨神经系统,使其死亡。配制成1%乳剂外用于疥疮、虱病等。

49.3.8 收敛剂

能使蛋白质凝固、沉淀以减少渗出。

醋酸铝:易溶于水和甘油,难溶于乙醇,有收敛和消炎作用。可配成0.25%~0.5%溶液。常取醋酸铅(15%)与硫酸铝(8.7%)起化学反应,滤去硫酸铅后加稳定剂0.6%硼酸待用,称醋酸铝溶液(Burow溶液),作湿敷时需稀释10~20倍。有时与其他药物配伍,如硫黄鱼石脂软膏内含5%醋酸铝。醋酸铝外用无毒,但在眼周忌用。

次碳酸铋:不溶于水或乙醇,有收敛兼有保护和抑菌作用。常配成20%油剂(常用鱼肝油配制)。

鞣酸:易溶于水、乙醇或甘油,有收敛兼有消炎和制汗作用。常配成1%~2%溶液或5%~10%软膏。

明矾:含硫酸钾和硫酸铝,易溶于水,有收敛和干燥作用。常配成0.5%~2%溶液、5%粉剂或糊剂。12.5%明矾水即饱和浓度,加3%食盐水,在稻农歇工后及睡前各浸泡一次,让其自干,有预防稻农皮炎的作用。

枯矾:煅制过的明矾,难溶于水,粉末较细,有较强的收敛作用,可配制糊剂。

49.3.9 角化促成剂

能促进正常表皮角质形成,同时有收缩血管、减轻炎性渗出和浸润的作用。种类较多,宜注意它们配制的浓度。硫黄(5%)、雷琐辛(2%~5%)

和煤焦油溶液(5%~10%)等前已介绍过,此不再赘述,另介绍以下几种:

糠馏油:不溶于水,而能溶于乙醇及油类。对皮肤刺激性较小,适用于儿童和皮肤较嫩薄处。常配成3%~5%糊剂加新霉素(0.5%),作用部位较浅,有吸潮、干燥作用。

松馏油:松科植物的木材干馏所得的黑色液体,作用同糠馏油。本品2%~5%时有角质促成作用,10%~20%时有角质松解作用。常配成5%~20%的糊剂或者软膏,婴儿用3%~10%。

黑豆馏油:作用同糠馏油,可配成5%~10%糊剂、软膏或油剂。

蒽林(anthralin):此剂为黄色粉末,易溶于氯仿、苯和二甲苯,其次为乙醚、丙酮和乙醇,不溶于水。此剂可使紊乱的角化过程变为正常,常用的浓度为0.1%~1%。

49.3.10 角质松解剂

能软化和溶解角质并使之脱落的药物。有些药物在较低浓度有角化促成作用,而在较高浓度时则能使角质脱落。水杨酸(5%~10%)、雷琐辛(10%~15%)、冰醋酸(30%)、煤焦油溶液(40%以上)等前已介绍,此不赘述,另介绍以下几种:

乳酸:是天然食物中衍生的α-羟酸,可通过干扰离子键的生成而减少角化细胞的内聚力,有角层剥离兼有腐蚀作用。常配成15%软膏,可与水杨酸和雷琐辛配伍,各为15%浓度,实属强的角层剥离药,可用于去除病变及局限性角质增生。

尿素:易溶于水,但易被分解而失效,常以脂或软膏为基质。有角层剥离作用,增强药物透入,并对表皮有较强的水合作用,能使皮肤柔软。可配成10%~20%的乳膏(W/O)或软膏。

维A酸:可抑制张力原纤维合成,减弱角层细胞间的黏聚力,引起角质细胞松解;可增强基层DNA的合成,加速有丝分裂,并调节细胞的分化,使病变的角层趋于正常化。本药是通过与胞质维A酸结合蛋白(CRABP-Ⅰ、CRABP-Ⅱ)及维A酸核受体(RAR$_s$、RXR$_s$)的结合,直接调节基因的转录过程,产生调节皮肤的增生、分化以及抗炎症等生物效应。全反式维A酸、9顺-维A酸、13顺-

维A酸均为非选择性维A酸药物,他扎罗汀和阿达帕林为选择性维A酸药物,后者的局部副反应较前者少。

全反式维A酸(tretinoin):配制成0.025%、0.05%和0.1%的乳膏和凝胶,可治疗痤疮、酒渣鼻、银屑病及各种角化性皮肤病。0.025%~0.05%乳膏治疗日光性皮肤病,改善皮肤光老化;0.1%制剂有抗新生物作用。

阿达帕林(adapalene):一种新的萘甲酸衍生物,其金刚烷基基团对皮脂有高度亲和力。能选择性地与细胞核内RAR-β和RAR-γ受体结合,有较高的亲和力,对RAR-α亲和力低,从而抑制表皮细胞增生和角化、溶解角栓及粉刺,并能抑制中性粒细胞趋化、抑制花生四烯酸等炎性介质的生成而起抗炎作用。配制成0.1%凝胶,用于治疗痤疮。其刺激反应比全反式维A酸为轻。

他扎罗汀(乙炔维A酸tazarotene,Zorac):其在体内的代谢物他扎罗酸能选择性地与RAR-β、γ高度结合,与RAR-α的结合较弱,不与RXR结合,并直接通过维A酸顺式反应元件(cis-ertionic acide responsive element)的介导,促进基因的转录、诱导细胞分化,可间接地通过抑制转录活性因子AP-1(活性蛋白-1,active protein-1)发挥抗增生和抗炎作用,对银屑病皮肤中的角质形成细胞的过度增殖、异常分化以及炎症浸润有调节作用。配制成0.05%或0.1%凝胶,外用于轻、中度斑块型银屑病等。

49.3.11　腐蚀剂

常用的有石炭酸(纯品)、冰醋酸(30%以上)、水杨酸(20%以上)、硝酸银(20%以上或硝酸银棒)等。此另介绍以下两种:

三氯醋酸:极易溶于水、乙醇。常配成33.3%~50%溶液。

斑蝥:含斑蝥素,有强刺激皮肤作用,可引起大疱。常以研末或浸泡于酒精(50ml放10只斑蝥)或醋酸。

49.3.12　细胞毒药物

外用能抑制皮肤肿瘤细胞分裂和增殖,使肿瘤消失。

足叶草脂(podophyllin)和足叶草毒素:不溶于水,而溶于乙醇和甘油。对尖锐湿疣有特效,常用20%~25%酒精溶液(近黏膜部常有刺激)或甘油液。8%足叶草毒素与25%足叶草脂疗效相当,治疗尖锐湿疣可用0.5%足叶草毒素。

5-氟尿嘧啶:能阻止DNA合成以发挥作用,除治疗疣外,尚可用于皮肤癌前期疾病、日光性角化和脂溢性角化等。常配成5%软膏或乳膏。外用只吸收约6%。

氮芥:溶于水和乙醇,具细胞毒作用。常配成10~50mg/ml(即0.01%~0.05%)酒精溶液或2.5mg/100g基质(即0.0025%)软膏。

博来霉素:易溶于水,并较稳定。其抗肿瘤作用是由于阻滞DNA合成,部分阻滞RNA合成和阻滞DNA的修复,以抑制细胞分裂和增殖。可配成0.1%软膏(即1000u/g基质)。对于寻常疣、跖疣、鳞状细胞癌或淋巴瘤可作皮损内注射(0.1%)。

49.3.13　止汗剂

此剂能抑制汗腺分泌。除甲醛(5%~10%溶液)、鞣酸(1%~2%溶液)可作止汗剂外,此另介绍两种:

氯化铝:溶于水和乙醇,有敛汗兼有防腐作用。可配成2%溶液。

乌洛托品:易潮解,溶于水和乙醇;遇酸后分解成甲醛和氨,则有甲醛作用的特点,即能抑制汗液分泌,兼有收敛和消毒防腐作用。常配成10%粉剂(易潮解)或酒精溶液。

49.3.14　避光剂

本组药可通过反射光或吸收光的方式,能防御紫外线和可见光,从而保护皮肤免受伤害,并减少皮肤肿瘤的发生,同时减缓皮肤的老化。

对氨基苯甲酸(PABA):稍溶于冷水,易溶于沸水和乙醇。能吸收UVB(280~320nm)。以5%的酒精溶液(酒精浓度为50%~60%)最有效,用前先使皮肤潮湿为佳。目前已有多种PABA衍生物应用于临床。

水杨酸苯酯（又名萨罗，salol）：不溶于水，溶于乙醇，能吸收 UVB。常配成 10% 乳剂，常量加 5% 二氧化钛作用更好。

二苯甲酮类（benzophenones）：包括苯酚和二苯酚，为广谱避光剂，可吸收 UVB 及 UVA（280~360 nm），以吸收 UVA 为更有效。溶于乙醇、乙醚氯仿，不溶于水。可配成 1.4%~8% 酊剂。

二苯甲酰甲烷类（dibenzoylmethanes）：包括 parasol 和 Eusolex，可吸收 UVA（320~400 nm），最大吸收在 360 nm 处。适用于多形性日光疹、亚急性皮肤型红斑狼疮及药源性光过敏等。

二氧化钛（titanium dioxide）：为天然矿物质，不溶于水。对 UVB、UVA 和可见光有偏转作用，从而可阻止其进入皮肤。它具有防晒斑作用，但防光功能有限，常需与前述能吸收紫外线的药物配合应用，如另加 10% 水杨酸苯酯，配成 5% 乳剂。

47.1.15 脱色剂

氢醌（hydroquinone）：此剂不溶于冷水，易溶于热水、丙酮和乙醇。它可通过降低酪氨酸酶活性而阻止黑素形成。常配成 2%~4% 乳剂（膏）单独使用，或合用 0.025% 维 A 酸。

壬二酸（azelaic acid）：稍溶于水，易溶于热水和乙酸。是酪氨酸酶的竞争抑制剂，能抑制多巴和酪氨酸酶起反应，从而抑制黑素细胞的作用。配制成 20% 乳剂（膏），加用避光剂，疗效优于氢醌，适用于治疗恶性雀斑样痣及黄褐斑等皮肤色素沉着症。

N-乙酰-4-S-巯基乙胺酚（N-acetyl-4-S-cysteaminylphenol）：为可逆性褪色剂，用于黄褐斑等。

过氧化氢（hydrogen peroxide）：可形成氧化能力很强的自由羟基，破坏蛋白质分子结构，从而有脱色、杀菌、防腐、除臭作用。1%~3% 溶液用于黄褐斑、雀斑，高浓度时对皮肤黏膜有腐蚀作用。

49.3.16 光敏药物

能增强皮肤对紫外线的敏感性。

补骨脂：含光敏物质称补骨脂素，难溶于水而易溶于乙醇。常配成 30% 酊剂。

阿莫依定（ammoidine）：不溶于水，难溶于乙醇，易溶于氯仿。常配成 0.5%~2% 酊剂。对皮肤敏感者宜采用低浓度。

49.3.17 脱毛剂

本剂是通过破坏毛发中的二硫键结构，以达到脱毛作用。有 3 种类型：

硫化物：20% 锶或钡的硫化物可有效地作用在腋毛末端，作用强。可产生硫化氢，有臭味，并有刺激性。

乙二醇盐（thioglycollates）：较常用，作用较硫化物慢，2.5%~4% 浓度在 5~15 分钟起效。

硫醇（thioalcohols）：应用广泛，起效较慢，但安全，可用于面部。

49.3.18 糖皮质激素

（详见 48.2《糖皮质激素》）

49.3.19 免疫调节剂

咪喹莫特（imiquimod）：非核苷类异环胺类药物，刺激局部组织产生干扰素 α、β、γ、肿瘤坏死因子 α 等，对病毒产生免疫应答反应。配成 5% 软膏，可用于尖锐湿疣、Bowen 病、日光性角化症等。

他克莫司（tacrolimus，FK506）：几乎不溶于水，溶于甲醇、乙醇、丙酮等。为新型大环内酯类物质，有环孢菌素 A 类似的免疫抑制作用，而且作用更强，能抑制 IL-2 基因的转录活性，抑制 T 细胞的活化过程，透皮力好于环孢菌素 A。适用于银屑病、特应性皮炎、变态反应性接触性皮炎等。常用 0.03% 或 0.1% 软膏。

吡美莫司（pimecrolimus）：与他克莫司同属钙调神经磷酸酶抑制剂。是亲脂性抗炎症的子囊霉素巨内酰胺的衍生物，与 macrophilin-12 有高亲和性，可抑制钙调神经磷酸酶，进一步抑制 T 细胞增殖，抑制炎症细胞因子如 IL-2、IL-4、IL-5 等释放。常用 1% 乳膏，适用于无免疫受损的 2 岁及以上轻中度特应性皮炎及其他非感染性炎症性皮肤病，尤其适合用在面部等皮肤薄嫩部位。

重组人干扰素 α2b（recombinant human interferon α2b）：具有广谱抗病毒、提高免疫功能作用，包括增强巨噬细胞的吞噬能力，增强淋巴细胞的细胞毒性和天然杀伤性细胞的功能，通过与细胞表面的特异性膜受体结合而产生上述作用。制成10万~20万 U/g 的凝胶或乳膏，主要用于尖锐湿疣、病毒性疱疹。

49.3.20　其他

钙泊三醇（calcipotriene）：活性维生素 D_3 类似物，具有抑制角质形成细胞的增殖和促进其分化的作用。能在体内迅速转化为无活性代谢物，有较好的安全性和耐受性。适用于寻常性银屑病，配成软膏及乳膏（50 μg/g）。

他骨化醇（tacalcitol）：功效与钙泊三醇相同，安全性较好。可配成软膏（2~4 μg/g）。

米诺地尔（minoxidil）：可诱导毛囊根部上皮细胞的增生，改善局部血液循环，刺激毛发生长。配成 2%~5% 溶液可治疗雄激素性秃发。

积雪苷（centellae triterpeni）：中药落得打中提取的有效成分，既能促进正常肉芽形成使创伤加速愈合，又能抑制成纤维细胞增殖。可用于瘢痕疙瘩、慢性溃疡、局限性硬皮病、皮肤淀粉样变等。

乙氧苯柳胺（etofesalamide）：为非甾体抗炎抗过敏药物，能抑制炎症介质引起的皮肤毛细血管通透性增高、抑制炎性肿胀和炎症增殖过程中的肉芽组织增生，对 Ⅰ、Ⅳ 型变态反应也具有一定的抑制作用。配成 5% 软膏，可用于慢性皮炎湿疹类皮肤病。

氟芬那酸丁酯（butyl flufenamate）：为非甾体抗炎药物，其抗炎作用可能与其膜稳定作用和抑制某些炎性介质生成有关。配成 5% 软膏，适应证同前。

（吴文育　余碧娥）

第 50 章　激光疗法

目　录

第50章

激 光 疗 法

激光（laser）意即放大的光受激辐射（light amplification by stimulated emission of radiation）。1916年，著名物理学家 Einstein A 首次提出了"受激辐射"的概念，从而奠定了激光的理论基础。1960年，第一台真正的激光器红宝石激光器，由美国的 Maiman TH 研究问世。此后激光科学进入了一个长足的快速发展阶段，各种激光器如雨后春笋般不断涌现。激光以其独特的性质，在军事、科研、医学领域得到了广泛的应用，并由此促成了一个新的医学分支——激光医学的诞生。

50.1 激光产生的基本原理

激光作为光家族的一员，具有波粒二相性，一方面激光是由无数光子组成的，具有光的粒子性；另一方面，其本身也是一种电磁波。波粒二相性是所有光的共性，除此之外激光作为一种放大的受激辐射，又具有特殊的性质。我们知道，在自然状态下，大部分原子或其他粒子都处于最低的能量状态（即能级）上，这种状态称为基态。而处于高能级的原子或粒子的状态称为激发态，它们是不稳定的，往往会向低能级跃迁，同时以光子的形式将能量释放出来，这一过程称为自发辐射，与外界作用无关。自然光与普通光源都属于自发辐射，此时大量原子或粒子从不同能级跃迁，彼此之间毫无关系，发射出的光子频率、方向、偏振状态、相位各不相同，所以自然光和普通光源的波长都是连续的，属于非相干光。与普通光不同，激光的发生属于受激辐射，即在外来辐射的感应下，某些特殊的物质中粒子大部分处于较高能级上，并发生相同的能级间跃迁，由此产生连锁反应，发射出

大量频率、方向、偏振状态、相位都一致的光子，这种光就是激光，属于相干光。一般而言，激光的产生需要三个条件。

50.1.1 工作物质

在热平衡状态下，一般介质中的原子等粒子都满足玻尔兹曼分布，即低能级的粒子数密度大于高能级的。要产生激光，必须首先改变粒子的分布，使高能级的粒子数密度大于低能级，这种分布状态就是"粒子数反转"。只有在特殊的介质中才能实现粒子数反转，目前自然界中只找到数百种这样的介质。唯有这些特殊的介质才能充当激光的工作物质，又称激活介质，它们是激光产生的必要条件。此外，处于激发态的粒子还必须有足够长的寿命。在激光的工作物质中，某一激发态粒子的平均寿命特别长，可达 10^{-3} S 甚至 1 S，称为"亚稳态"。只有在亚稳态下才能实现粒子数反转，从而为激光的产生提供必要条件。

50.1.2 激励源

在工作物质中，要实现粒子数反转，还必须从外界提供能量，将处于低能级的粒子激发到高能级上，这一过程称为"泵浦"或"抽运"；能提供能量从而起到这一作用的物质就是激励源。激励源所发射的谱线应尽可能与工作物质最强的吸收谱线相匹配，这样才能实现能量的最大转化。常用的激励模式一般包括：激光激励、气体放电激励、电激励等。电能、光能、化学能、核能都可以充当激励的能量。

50.1.3 谐振腔

工作物质外加激励源就可以实现粒子数反

转,但还不能成为一台激光器;还需要在特定方向上的受激辐射不断放大加强,达到很好的方向性和单色性。在激光器中,起到这一作用的装置就是谐振腔。如图 50 - 1 所示,最简单的谐振腔由 2 块平面反射镜组成,其中一块为全反射镜,另一块为部分反射镜,它们互相平行,并且与工作物质的轴线严格垂直。此外,谐振腔还可由平面镜与凹面镜或由 2 块凹面镜组成。这种结构使得只有与工作物质轴线完全一致的光才能得到放大,并由半反射镜透过;而遇到全反射镜的光子则被全部反射进入谐振腔继续振荡,并再次得到放大。由此可见,光学谐振腔的作用在于为激光器的振荡提供必要的正反馈,导致光放大,同时限制激光的频率和方向,保证激光的单色性和方向性。光子在谐振腔内振荡时也会有一定损耗,腔内损耗常用品质因素 Q 值表示,其数值越大,表示损耗越小。

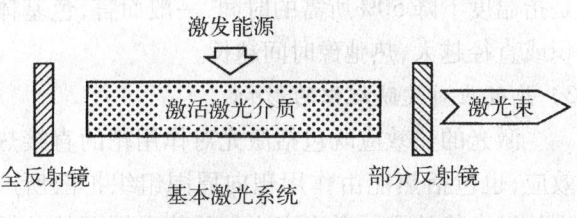

图 50 - 1　激光器的构成(示意图)

综上所述,工作物质、谐振腔、激励源是一个激光器最基本也是最重要的构成(图 50 - 1)。工作物质在激励源的作用下发生粒子数反转分布,通过谐振腔内的振荡和放大,产生正反馈式的连锁反应,从而发射出频率、方向、偏振状态、相位一致的光,这就是激光。

在医学上,要得到理想的治疗效果,还必须将激光的能量准确地传递到病灶,这就需要借助导光系统,其优劣直接影响治疗效果。目前常用的导光系统主要有 2 种:导光关节臂和导光纤维。医疗上对导光系统的要求是很高的,一个好的导光系统要符合以下几个标准:保持激光的原有特性、输出稳定、损耗低、操作方便灵活、牢固耐用。

50.2　激 光 的 特 性

作为受激辐射而产生的光,激光具有许多自然光无法比拟的特性,概括起来主要有以下 4 点:

50.2.1　单色性

激光是受激辐射的产物,光子的跃迁往往发生在固定的两个能级之间,其频率分布非常窄,因而具有非常好的单色性,即色度很纯。

50.2.2　相干性

激光具有极强的空间相干性及时间相干性。空间相干性是指从激光光源不同空间位点发出的光位相差不变,方向与波长也一致;时间相干性是指从激光光源同一空间位点不同时间发射出的光也有固定的位相差。与激光相对应,强脉冲光则是一种非相干光。

50.2.3　能量高度集中

在谐振腔的选择作用下,激光光束的发散角很小,光束能量高度集中,因而方向性极强、激光光源表面亮度很高、被照面上光强度很大。据研究,太阳的发光亮度约为 $2 \times 10^3 \mathrm{W/cm^2 \cdot Sr}$,而激光的亮度则为 $10^4 \sim 10^{17} \mathrm{W/cm^2 \cdot Sr}$,远高于太阳。

50.2.4　平行性

激光光束在传播过程中很少发生弥散,即使在传播很长距离后光束仍保持平行而不发生弥散。

50.3　激光对人体皮肤组织的生物学效应

激光与皮肤组织相互作用,可以产生一系列生物学效应,与激光的波长、能量以及皮肤组织本身的特性密切相关。

50.3.1　人体皮肤的光学特性

激光照射到皮肤组织,不可避免地与后者相互作用,皮肤组织对激光的影响主要表现在以下几个方面。

(1) 反射

激光垂直照射到皮肤表面时,一部分被皮肤反射,这部分光不产生生物学效应。测定人体皮肤对某种激光的反射,可以大致确定进入皮肤组织的量。皮肤对激光的反射与波长有关,在 400～700 nm 的可见光范围内,波长越长,反射越多。

(2) 吸收

吸收是指激光的能量进入皮肤组织,并转化为其他形式的能量,如热能、化学能等。根据 Grothus – Draper 定律,只有当激光被吸收时,才能产生生物学效应。激光主要是被皮肤中的色素基团(简称色基 chromophore)所吸收,皮肤中主要的色基是黑素、血红蛋白和水,每种色基都有自身特定的吸收曲线。吸收过程除了与色基有关外,还受到波长和皮肤组织结构均匀性的影响。研究表明,波长 300～1 000 nm 进入皮肤的激光约 99% 被皮肤组织的外层 3.6 mm 所吸收;在近紫外光、可见光、近红外光这一波段范围内,肤色越深,吸收越多;而在 300 nm 以下以及 950～2 200 nm 波长范围内,不同肤色的皮肤组织对激光的吸收无显著差异。

激光的穿透深度是指激光的有效能量在皮肤组织中所能到达的深度,具有重要的临床意义。穿透深度实际上与激光的吸收密切相关,皮肤浅层吸收越多,激光穿透深度就越浅,反之则越深。激光的穿透深度与波长有关,在 300～1 000 nm 范围内,波长越长,穿透越深;波长小于 300 nm 时,由于蛋白质、黑素、尿刊酸及 DNA 对激光的强吸收,故穿透表浅;波长大于 1 300 nm 时,由于水的强吸收,故穿透也较表浅。

(3) 散射

是指激光进入皮肤组织后,由于皮肤结构的不均匀性,从而导致光的方向发生改变。散射可以发生在各个方向。

(4) 透射

是指激光透过皮肤组织而进入另一种媒介,这部分光也不对皮肤组织产生生物学效应。

50.3.2 激光对皮肤组织的生物学效应

激光进入皮肤后,可产生一系列复杂的生物学效应,主要有以下几个方面。

(1) 热效应

热效应是指激光被吸收后转化为热能,使皮肤组织温度升高,这是激光对皮肤最重要的生物学效应,很多激光都是通过热效应来达到临床疗效的。

1) 产热方式

激光光能转化为热能,主要是通过碰撞生热和吸收生热两种方式来实现的。前者是指光子被吸收后激活了生物分子,被激活的生物分子与周围其他分子不断碰撞并使其获得振动能和转动能;后者是指偶极分子(主要是水分子)吸收了红外光光子后,光能直接转化为该分子的振动能和转动能。

2) 热弥散

热效应产生的同时,热弥散即已开始。通过热弥散,热能向周围组织扩散,导致热效应范围进一步扩大。目前常用热弛豫时间来表示热弥散的速度。热弛豫时间(thermal relaxation time,TRT)是指温度下降 50% 所需的时间,一般而言,色基体积或直径越大,热弛豫时间越长。

3) 热效应对皮肤组织的影响

激光的热效应既包括激光对作用靶的直接热效应,也包括热能由作用靶向周围组织扩散所产生的继发热效应。激光产生的热能向周围的传播符合下列公式:$T = S^2/D$(T 为热传导时间,S 为热传导距离,D 为组织的热扩散率)。一般而言,激光的热效应与组织达到的温度和照射时间均有密切联系。组织在数毫秒内温度骤升 200～1 000℃,或在 45～50℃ 的温度下持续 1 分钟左右,均可引起蛋白质破坏、组织受损。

如前所述,皮肤组织的损伤与温度高低有关。当皮肤温度达到 43～44℃ 时,皮肤就会出现潮红;45℃ 时皮肤开始有痛觉;47～48℃ 就可能出现水疱;55～60℃ 时,皮肤出现凝固性坏死;100℃ 时,组织中的水分达到沸点而导致汽化;300～400℃ 以上时,皮肤组织会发生炭化,进而燃烧、气化。以二氧化碳激光为例,其所照射的皮肤组织可迅速达到极高温度,发生坏死与气化。

4) 热化作用

激光能量被吸收后转化为热能,后者被皮肤组织吸收而产生一系列化学反应或加速某些化学反应,就是热化作用。热化作用是低功率激光的一种作用方式,往往不直接导致皮肤组织的破坏。与光化作用不同,热化作用依赖温度的升高,而且不产生自由基。

(2) 光机械作用

光机械作用主要是指激光的一次光压与二次光压。光照射在物体表面时,光子与之碰撞所产生的辐射压力称为光压,又称一次光压。一般的光产生的一次光压非常微小,以致可忽略不计,以阳光为例,其光压约为 4×10^{-12} 个大气压;但对超强功率密度和能量密度的激光而言,其一次光压是相当可观的,例如功率为 1 W 的氩激光聚焦于 0.5 mm 半径的微粒时,辐射压力即可达到 10～15 N。当高能量密度的激光束照射于皮肤表面后,迅速产生大量热能,温度骤然升高,导致组织液由液相向气相转变、组织热膨胀等一系列物理变化,产生高达数十乃至数百个大气压的冲击波,这种作用称为二次光压。上述冲击波在组织中以超音速传播,产生气蚀(cavitation)现象,导致组织的破坏。研究表明,二次光压所产生的破坏力是相当大的,这一作用机制在调 Q 激光治疗色素增生性皮肤病的过程中表现得尤为突出。成熟黑素小体吸收光能后,发生急剧热膨胀而"爆炸",由此产生巨大的冲击波,进而破坏黑素小体所在的黑素细胞。据研究,能量密度 1 J/cm^2、脉宽 5×10^{-9} s 的调 Q 激光产生的冲击波压强可高达 6.9×10^7 a,因而调 Q 激光对黑素小体及黑素细胞的破坏主要依靠光机械作用。

(3) 光化学效应

光化学效应包括直接光化学效应与间接光化学效应两种。

1) 直接光化学效应

这一过程不依赖光敏剂。生物大分子吸收激光能量后被激活,化学结构发生改变,或与其他分子发生化学反应。此时,能量被暂时储存起来用于光合作用;或被转化为自由能,用于光异构作用、光分解作用、光聚合作用等,从而影响细胞的代谢。

2) 间接光化学效应

这一过程依赖光敏剂的参与,故又称敏化的光化学效应。光敏剂进入组织后,大大增强了组织对光的敏感性,随后在光的照射下产生一系列化学反应。光动力学疗法(PDT)就是间接光化学效应的典型代表,常用的光敏剂包括 5 -氨基酮戊酸(5-ALA)及血卟啉衍生物(HPD)等。光敏剂进入组织后,在一定波长激光的照射下,可产生大量单线态氧等自由基,通过自由基反应,引起生物膜的脂质过氧化、生物大分子交联等一系列改变,从而破坏靶细胞;此外光动力学疗法还可通过凋亡途径达到靶细胞破坏的目的。

(4) 电磁场效应

一般而言,激光产生的电磁场强度达到 10^6～10^9 V/cm^2 时,方可出现电磁场效应。很多经过聚焦的激光都能达到或超过这一强度,从而产生强电磁场,并通过一些系列效应引起组织的损伤。

1) 激励、振动

在原子、分子等粒子的直接作用下,产生激励与振动,可导致细胞的损伤。

2) 谐波

谐波波长更短,组织内正负电荷在电磁场作用下,可使生物偶极发生 2～3 次谐波,导致蛋白质与核酸等的变性。

3) 自由基

电磁场可产生自由基,可引起生物膜的脂质过氧化、生物大分子交联等一系列改变,从而损伤细胞。

4) 双光子、多光子吸收

2 个单光子或多个单光子参与同一个光吸收过程,称为双光子或多光子吸收,可产生光化学效应及自由基反应,导致组织细胞的损伤。

5) 布里渊散射

强电磁场可在皮肤组织的水分中此时布里渊散射,其脉冲频率可达到兆赫级,因而可引起细胞的损伤甚至破裂。

(5) 生物刺激作用

生物刺激作用多见于低功率激光照射。根据生物场理论,机体本身就是一个巨大的生物等离子体。在病理状态下生物等离子体的内平衡遭到破坏。低功率激光的照射会引起共振、量子迁移等,恢复生物等离子体的稳定,进而恢复机体正常的结构与功能。此外,低功率激光照射对机体免疫还具有双相调节作用,并可抗氧化,促进新陈代谢。

50.3.3 选择性光热作用理论

选择性光热作用(selective photothermolysis)理论是1984年由Parrish与Anderson提出的。这一理论的提出具有划时代的意义,是激光发展史上的一个重要里程碑。短脉冲激光及稍后问世的强脉冲光(IPL),都是建立在选择性光热作用理论基础上的。正是这些激光的应用,使一大批色素增生性皮肤病与血管增生性皮肤病的选择性治疗得以实现。

选择性光热作用的主要内容是:当入射激光的波长与靶色基自身固有的吸收峰匹配、且照射时间短于靶色基的热弛豫时间(TRT)时,就可选择性地破坏靶色基,而不损伤周围正常组织或仅造成轻度可逆性损伤,从而达到选择性治疗的效果。选择性光热作用包括以下几个要素。

(1) 合适的波长

每一色基均有其自身特有的吸收曲线(如图50-2所示),例如氧合血红蛋白就有418 nm、542 nm与577 nm三个吸收峰。一个理想的激光波长要符合以下三点:与靶色基的吸收峰尽可能匹配;来自其他色基的竞争性吸收尽可能要少;有足够的穿透深度。例如治疗色素增生性皮肤病的调Q红宝石激光(波长694 nm)就比较好地符合了这几点,在这一波长下来自氧合血红蛋白的竞

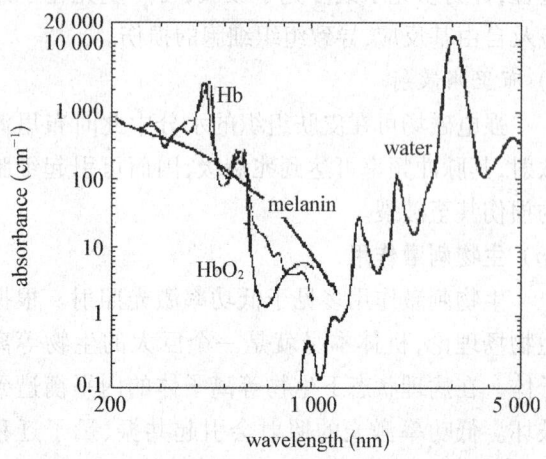

图50-2 黑素(melanin)、氧合血红蛋白(HbO₂)、血红蛋白(Hb)及水(water)的吸收曲线

争性吸收就很少,而该波长既能较好地为成熟黑素小体吸收,又有一定的穿透深度。

(2) 合适的脉宽

短脉冲激光能量释放的持续时间是通过脉宽(即脉冲持续时间)反映出来的。根据选择性光热作用原理,脉宽应短于靶色基的热弛豫时间,这就使激光产生的热能主要局限于靶色基,而很少弥散到周围正常组织并造成损伤。

(3) 足够的能量

这是短脉冲激光治疗的必要条件。调Q技术使短脉冲激光得以在极短的时间内释放出高能量,功率可高达$10^9 \sim 10^{12}$ W,足以摧毁靶色基。如前所述,短脉冲激光对靶色基的破坏主要是通过热效应与光机械作用来达到的。

50.3.4 局灶性光热作用理论

局灶性光热作用(fractional photothermolysis)是点阵激光作用的理论基础。所谓点阵激光,是一类激光的统称,利用一些特殊的技术手段,使激光发射出很多口径细小且一致的光束,作用于皮肤后在其中产生很多大小一致、排列均匀的三维柱状热损伤带,称为微热损伤区(microscopic thermal zone, MTZ)。MTZ的直径一般在400 μm以内(也有达到1.2 mm的),可穿透至1 300 μm的深度。MTZ的直径、穿透深度取决于激光的波长、每个点阵光束(光点)的能量;对于同一种激光而言,一般每个点阵光束的能量越高、产生的MTZ直径越大,穿透越深。点阵光束排列而成的图形称为光斑,光斑的大小、形状可根据治疗要求调控。在点阵激光作用的区域内,仅有MTZ是热损伤区域,其周围的皮肤组织则保持完好,在创伤修复的过程中充当活性细胞的储库,迅速迁移至MTZ完成表皮再生的过程。MTZ在整个光斑中所占比例一般不超过40%,这就保证表皮再生在24~48小时内即可完成。与经典的激光全层皮表重建相比,点阵激光损伤范围大为减少,创面愈合更快,副作用显著减轻。

点阵激光的概念最早提出于2003年,Manstein D和Anderson R于2004年首先对点阵激光的临床应用做了系统的阐述和报道。点阵激光自问世以

来,其临床应用也在不断扩大,至今仍是研究的热点。有时还会看到诸如像素激光、打孔激光这样一些称谓,实际上都属于点阵激光的范畴。

50.4 主要的激光治疗仪及其适应证

本节将主要介绍目前临床上常用的激光治疗仪及其适应证。强脉冲光、射频、近红外光及超声技术等虽然在理论上不属于激光范畴,但在作用机制及治疗上有相通之处,所以在本节中一并予以介绍。

50.4.1 激光的分类

按能量输出方式,激光可分为以下3类。

(1) 连续式激光

激光的能量连续输出,这类激光对治疗靶的选择性不强,主要包括:二氧化碳激光、氩离子激光、氦氖(He－Ne)激光等。

(2) 准连续激光

这类激光的能量以脉冲形式输出,但输出的脉冲频率非常高,在皮肤组织上的生物学效应和实际临床效果都与连续式激光没有显著差异,所以称为准连续激光。与连续式激光一样,准连续激光对治疗靶的选择性也不强。主要的准连续激光包括:铜蒸汽激光、氪激光、磷酸钛钾盐(KTP)激光。

(3) 短脉冲激光

激光的能量以短脉冲方式输出,脉宽很短,一般在 ns 与 ms 级,采用了调 Q 技术的激光脉宽一般都在 ns 级,而皮秒激光的脉宽更短,达到 ps 级。这类激光以选择性光热作用理论为基础,对作用靶具有高度选择性,而对周围正常组织则无明显损伤,从而可达到无创伤治疗的理想效果。短脉冲激光的代表包括:调 Q 紫翠玉激光、调 Q 红宝石激光、调 QNd:YAG 激光、脉冲染料激光、铒激光、超短脉冲二氧化碳激光、半导体激光等;强脉冲光的作用机制和方式均与短脉冲激光相近。

50.4.2 常用术语及释义

(1) 能量密度(fluence)

又称剂量,是指激光单位照射面积上的能量,常用 J/cm^2 来表示。

(2) 功率密度(power density)

是指激光照射靶区单位面积上的功率,常用 W/cm^2 来表示。

(3) 脉宽(pulse width)

又称脉冲持续时间(pulse duration),是指短脉冲激光单位脉冲的持续时间,一般用 ms、ns 或 ps 来表示。

(4) 脉冲延迟(pulse delay)

如果一个脉冲由 2 个以上子脉冲组成,则 2 个相邻子脉冲之间的时间间隔称为脉冲延迟,一般用 ms 来表示。

(5) 光斑大小(spot size)

是指激光在正常聚焦状态下的照射范围,不同的激光治疗手柄可形成不同形状的光斑。如光斑呈圆形,则往往用光斑的直径来表示光斑的大小。常用单位为 mm。

(6) 功率(power)

是指激光在单位时间内输出的能量,常用单位为 W。

(7) 色基(chromophore)

即色素基团,是指组织中能吸收一定波长光的生物分子,大多为生物体内自然存在的色素。皮肤组织中最重要的色基为血红蛋白、黑素与水。每种色基都有其自身特定的光吸收曲线。

(8) 热弛豫时间(thermal relaxation time, TRT)

是指色基吸收激光能量后,温度下降50%所需的时间。一般而言,色基体积越大,热弛豫时间越长。

50.4.3 常用激光及其适应证

(1) 二氧化碳激光(连续式)

【技术参数】

波长 10 600 nm,功率一般为 10~50 W。

【作用原理】

激光波长位于中红外区,主要作用靶为水分子,可导致皮肤组织温度显著升高,产生凝固、炭化、气化等生物学效应,在临床上起到烧灼、切割等作用。

【适应证】

主要用于治疗浅表皮肤赘生物及肿瘤，包括：寻常疣、尖锐湿疣、脂溢性角化、色素痣、皮赘、皮角、角化棘皮瘤、化脓性肉芽肿等，有时也用于Bowen病、基底细胞癌、鳞状细胞癌等。

二氧化碳激光经扩束后，可作为低功率激光照射，用于治疗皮肤溃疡、皮肤瘙痒症、冷性多形红斑及冻疮等。

（2）氦氖激光

【技术参数】

波长632.8 nm，输出功率一般为10~40 mW。

【作用原理】

氦氖激光具有以下几方面的作用：改善皮肤微循环，加强新陈代谢，促进组织结构与功能的恢复；加快吸收，减轻充血和水肿炎症等炎症反应；调节免疫功能；加速致痛化学介质（如钾离子、氨类物质）的吸收，起到镇痛作用。

【适应证】

皮肤溃疡、斑秃、带状疱疹及后遗神经痛、毛囊炎等。

【禁忌证】

光敏性疾病、恶性肿瘤、急性感染等。

（3）掺钕钇铝石榴石（YAG）激光（连续式）

【技术参数】

波长为1 064 nm，功率一般为10~80 W。

【作用原理】

YAG激光输出波长位于近红外区，在皮肤组织上产生的主要是热效应，可导致皮肤组织气化、炭化、凝固。该波长在皮肤组织中穿透深、凝固作用强、热损伤范围较大。

【适应证】

血管增生性损害，如静脉畸形（海绵状血管瘤）、淋巴血管畸形、血管角皮瘤、化脓性肉芽肿、木村病等；还可用于寻常疣、跖疣。

（4）掺铟砷化镓激光半导体激光

【技术参数】

波长为980 nm，功率一般为10~30 W，是一种大功率半导体激光。

【作用原理】

与YAG激光类似，在皮肤组织上产生的主要是热效应，可导致皮肤组织气化、炭化、凝固。对皮肤组织的穿透深度、凝固作用、热损伤范围均较大。

【适应证】

与YAG激光基本相同，主要用于治疗血管增生性损害，如静脉畸形（海绵状血管瘤）、淋巴血管畸形、血管角皮瘤、化脓性肉芽肿、木村病等。

（5）低功率半导体激光

【技术参数】

通常以砷化镓和砷化铝镓作为工作物质，可有多个波长，范围从490 nm~980 nm；目前常用830 nm的波长，功率1~500 mW。

【作用原理】

与氦氖激光接近，主要具有改善微循环、抗炎症、调节免疫功能、镇痛等效应。具有较强的组织穿透能力。

【适应证】

主要用于治疗皮肤溃疡、斑秃、带状疱疹及后遗神经痛、毛囊炎等，与氦氖激光类似。

【禁忌证】

光敏性疾病、恶性肿瘤、急性感染等。

（6）铜蒸气激光和溴化亚铜激光（Copper Vapor and Copper Bromide Laser）

【技术参数】

输出的为混合光，包括510.4 nm（绿光）及578.2 nm（黄光）两种波长，绿黄光的比例大致为2:1，功率一般为1~6 W。

【作用原理】

578 nm波长的黄光位于氧合血红蛋白的吸收峰附近，能为后者较多吸收；而510 nm波长的绿光为可为血红蛋白及黑素吸收，这一点与氩激光类似。

【适应证】

主要用于血管增生性皮肤病，如鲜红斑痣、毛细血管扩张、酒渣鼻、蜘蛛痣等；有时亦用于浅表色素增生性皮肤病的治疗。可有色素减退、瘢痕等副作用。更多作为光动力学疗法的光源治疗鲜红斑痣。

（7）磷酸钛钾盐激光（Potassium Titanyl Phosphate Laser）

【技术参数】

波长为532 nm，功率一般为1~20 W。

【作用原理】

该波长可被血红蛋白和黑素吸收。

【适应证】

主要用于治疗一些血管增生性皮肤病,如毛细血管扩张、酒渣鼻(毛细血管扩张型)、小静脉曲张等。术后色素减退较多见,瘢痕形成的比例小于连续式二氧化碳激光。也可作为光动力学疗法的光源治疗鲜红斑痣。

(8) 紫翠玉激光(Alexandrite Laser)

【技术参数】

波长 755 nm,调 Q 模式下脉宽 50~100 ns,长脉宽模式下脉宽可达到 ms 级。

【作用原理】

基于选择性光热作用原理,其作用靶为成熟黑素小体,进而破坏这些黑素小体所在的黑素细胞。由于脉宽短于黑素小体的 TRT,故对周围正常组织无明显损伤。此外,紫翠玉激光波长可穿透至真皮,故可治疗真皮色素增生性皮肤病。

【适应证】

调 Q 模式下,主要为各种表皮及真皮色素增生性皮肤病,前者包括雀斑、咖啡斑、脂溢性角化、雀斑样痣、Becker 痣等,后者包括太田痣、获得性太田痣样斑、文身、异物文身等。具有无创伤治疗的理想效果,基本无瘢痕形成。在长脉宽模式下,紫翠玉激光主要用于脱毛,有时也用于肥厚型鲜红斑痣的治疗。

(9) 红宝石激光(Q-Switch Ruby Laser)

【技术参数】

波长:694.3 nm,调 Q 模式下脉宽为 20~40 ns,长脉宽模式下脉宽在 ms 级。

【作用原理】

与紫翠玉激光基本相同,也是基于选择性光热作用原理,黑素对该波长的吸收较强,而来自氧合血红蛋白的竞争性吸收很小。

【适应证】

适应证与紫翠玉激光基本一致,暂时性色素减退的发生率略高一些。长脉宽模式主要用于脱毛。

(10) 脉冲掺钕钇铝石榴石(YAG)激光

【技术参数】

波长 1 064 nm,调 Q 模式下脉宽 5~40 ns,长脉宽模式下脉宽可达到 ms 级。

【作用原理】

亦基于选择性光热作用原理,该激光波长长,穿透深是其特点。

【适应证】

各种真皮色素增生性皮肤病,如太田痣、获得性太田痣样斑、文身等,基本无瘢痕形成。长脉宽模式主要用于治疗草莓状血管瘤、鲜红斑痣、毛细血管扩张等血管增生性皮肤病,还可用于脱毛、除皱及紧肤。

(11) 掺钕钇铝石榴石倍频 532 nm 激光(Q-Switch Frequency-doubled-NdYAG Laser)

【技术参数】

波长 532 nm,该波长系掺钕钇铝石榴石激光(波长 1 064 nm)经特殊晶体倍频后所得,调 Q 模式下脉宽一般为 4~10 ns,长脉宽模式下脉宽为 2~50 ms 可变(可变脉宽)。

【作用原理】

基于选择性光热作用原理,氧合血红蛋白及黑素对该波长都有较好的吸收。

【适应证】

主要用于治疗浅表色素增生性皮肤疾病如雀斑、咖啡斑等,对于红色文身亦有较好效果,一般无瘢痕形成;长脉宽模式可治疗血管增生性皮肤如鲜红斑痣、毛细血管扩张、酒渣鼻(毛细血管扩张)等。

(12) 脉冲染料激光

【技术参数】

该系统染料激光系有 585 nm 及 595 nm 两种波长,前者脉宽为 300~450 μs,后者脉宽一般在 0.5~40 ms 之间可调。

【作用原理】

基于选择性光热作用原理。两种波长均可被氧合血红蛋白较好地吸收,且可穿透至真皮。激光能量为氧合血红蛋白吸收后,通过热效应使血红蛋白及血管壁凝固,从而封闭血管。相对而言,氧合血红蛋白对 585 nm 的波长吸收更强,而 595 nm 的波长穿透更深。

【适应证】

主要用于治疗血管增生性皮肤病,如鲜红斑

痣、毛细血管扩张、草莓状血管瘤、血管角皮瘤、酒渣鼻(毛细血管损害)、蜘蛛痣。亦可用于扁平疣、跖疣、肥厚性瘢痕等。该激光术后一般无瘢痕形成。

(13) 铒激光(Erbium：YAG Laser)

【技术参数】

波长 2 940 nm,脉宽一般为 300 μs。

【作用原理】

基于选择性光热作用原理。该激光波长位于水的吸收峰附近,故以组织中的水分子为作用靶,可将皮肤组织剥脱(ablation)、汽化,且其脉宽短于皮肤组织热弛豫时间,大大减少了治疗靶周围正常组织的热损伤,可以更精确地控制治疗深度。

【适应证】

良性浅表皮肤肿瘤及赘生物(如汗管瘤、毛发上皮瘤、睑黄瘤、色素痣、脂溢性角化等)、萎缩性或凹陷性瘢痕、皱纹。具有较好的临床效果,副作用也较少。

(14) 短脉冲 CO_2 激光

【技术参数】

波长 10 600 nm,脉宽一般在 10 ~ 1 000 ms 之间。

【作用原理】

与铒激光相近。

【适应证】

与铒激光基本相同。

(15) 810 nm 半导体激光(Diode Laser)

【技术参数】

波长 810 nm,脉宽一般在 5 ~ 400 ms 之间可调。

【作用原理】

该波长能为毛囊中的黑素所吸收,进而通过热损伤破坏毛囊。一般对生长期的毛囊作用更强。较长的脉宽有利于深肤色人群的治疗。

【适应证】

主要用于脱毛,疗效好,作用持久;此外还可用于毛痣、假性毛囊炎及一些色素增生性皮肤病。

(16) 1 450 nm 半导体激光

【技术参数】

波长 1 450 nm,脉宽一般为 210 nm。

【作用原理】

可选择性地破坏皮脂腺,并通过热效应刺激胶原纤维增生。

【适应证】

主要用于中重度痤疮、毛囊炎及皮脂腺增生等的治疗;还可用于改善萎缩性瘢痕及细小皱纹。疗效较好,副作用少。

(17) 准分子激光

【技术参数】

波长 308 nm,单个脉冲能量在 50~3 300 mJ 之间。

【作用原理】

可促进黑素合成及黑素细胞增生;并诱导 T 细胞凋亡,具有免疫调节作用。

【适应证】

临床上主要用于治疗白癜风及银屑病,疗效良好;还可用于斑秃、扁平苔藓、湿疹等。

(18) 点阵激光

【技术参数】

点阵激光是一类激光的统称,分为两大类:非气化型(non-ablative)和气化型(ablative)。非气化型主要包括:铒玻璃激光(Er: glass1 550 nm)、掺钕钇铝石榴石激光(Nd：YAG,1 440 nm,1 320 nm)、Er: Fiber 激光(1 410 nm),此外还包括红宝石激光(694 nm)、铥纤维(thulium fiber)激光等。气化型主要包括:铒激光(Er：YAG 2 940 nm)、钇钪镓石榴石激光(YSGG,2 790 m)和二氧化碳激光(10 600 nm)。

【作用原理】

基于局灶性光热作用原理。与经典的激光全层换肤(resurfacing)相比,点阵激光损伤范围大为减少,创面愈合更快,副作用显著减轻。

【适应证】

主要用于凹陷性瘢痕、光老化、皮肤松弛等,有时也可用于黄褐斑的治疗。

【禁忌证】

易产生色素沉着或异常者、精神病患者、活动期白癜风和银屑病者。

(19) 强脉冲光(Intense Pulsed Light，IPL)

【技术参数】

强脉冲光与激光不同,是一种非相干宽光谱

滤过光,其波长范围一般在400~1 200 nm,可根据不同的适应证采用不同的滤光片,以获得所需的波段。强脉冲光一般包括1~3个子脉冲,子脉冲的脉宽与子脉冲间的脉冲延迟均可调,一般在ms级。

【作用原理】

强脉冲光系宽谱光,可为皮肤组织中的血红蛋白、黑素及水所吸收,产生热效应,刺激皮肤组织中胶原纤维的合成,达到除皱嫩肤的目的。

【适应证】

适应证范围广、术后反应轻是强脉冲光的作用特点。主要适应证包括:浅表色素增生性皮肤病(如雀斑、脂溢性角化、黄褐斑等)及血管增生性皮肤病(毛细血管扩张、酒渣鼻等)等,此外还可用于除皱嫩肤和脱毛。

(20) 射频(radiofrequency RF)

【技术参数】

射频是电磁波谱中一个非常重要的组成部分,其电磁波频率范围很宽,可以在数百kHz到数百MHz的范围内。射频治疗仪一般分为单极射频与双极射频,后者也有以点阵方式输出者,称为点阵射频。

【作用原理】

射频可将皮肤组织中电场的电极极性迅速反复地改变,从而产生热效应,一方面使胶原纤维遇热收缩,另一方面促进Ⅰ、Ⅲ型胶原纤维的增生,这两方面都能起到除皱紧肤的作用。

【适应证】

主要用于紧肤以及去除轻中度的皱纹,如眼角皱纹、口周皱纹、颈部松弛、腹壁松弛等。还可与810 nm半导体激光或强脉冲光联合应用,以增强除皱紧肤及脱毛的效果。

(21) 发光半导体(LED)

【技术参数】

波长可有410 nm、570 nm、630 nm,常用410 nm和630 nm,功率密度一般为20~120 mW/cm²。

【作用原理】

通过光调作用(photomodulation),促进Ⅰ、Ⅲ型胶原纤维的增生,起到除皱嫩肤的作用;可为痤疮杆菌中的内源性卟啉所吸收,通过光动力作用,

杀灭痤疮杆菌,达到治疗痤疮的目的;还可作为光动力学疗法(PDT)的光源,启动光动力反应,摧毁痤疮杆菌、病毒和肿瘤细胞等。

【适应证】

主要用于炎症性痤疮的治疗,还可用于除皱嫩肤。作为光动力学疗法的光源,可用于结节囊肿性痤疮、尖锐湿疣、日光性角化和部分浅表性皮肤基底细胞癌的治疗。

(22) 近红外光(NIR)

【技术参数】

与强脉冲光类似,也是一种非相干宽光谱光,波长一般在900~1 800 nm或1 100~1 800 nm,功率5 W~100 W。

【作用原理】

近红外光热效应强,刺激胶原纤维的合成,达到除皱嫩肤的目的,与强脉冲光相似。

【适应证】

主要用于皮肤松弛的治疗,还可改善皮肤质地。往往与强脉冲光联合应用治疗皮肤老化。

(23) 等离子体(Plasma)

【技术参数】

通过射频电流,将空气中的氮气等激发为一种特殊的状态:微等离子态,后者作用于皮肤组织,产生所需的临床效果。功率一般为5 W~120 W。

【作用原理】

微等离子态作用于皮肤组织,产生较强的热效应,刺激胶原纤维的合成,达到除皱嫩肤的目的。这与点阵激光及IPL都有类似之处。

【适应证】

主要用于皮肤松弛的治疗。往往与IPL联合应用治疗皮肤老化。

(24) 超声

【技术参数】

分为聚焦超声和非聚焦超声,后者作用于皮肤组织,产生所需的临床效果。不同超声有不同的频率。

【作用原理】

主要产生机械效应和热效应。前者主要作用于脂肪组织,促使脂质从脂肪细胞中排出,到达除脂塑形的美容目的;后者刺激胶原纤维的合成,达

到除皱嫩肤的目的。

【适应证】

主要用于除脂塑形,同时改善皮肤松弛。

50.5 激光治疗的操作规范及管理

激光治疗具有相当的风险性,因而有必要在各方面严格遵循质控要求和有关的规章制度;唯有如此,才能充分保障患者的健康及安全,最大限度地减少并避免医疗事故。

50.5.1 对人员要求

一,激光从业医技人员必须具备执业资格。

二,从事皮肤激光治疗的医师,应有一定的皮肤科临床经验。

三,从事皮肤激光治疗的医师均应经过正规培训,掌握激光的基本知识、激光的技术参数和操作方法。

四,从业人员应定期接受培训。

50.5.2 操作规程

一,进行术前谈话,告知激光手术可能的风险及术后注意事项,使患者的期望值达到合理水平。患者术前均应签署知情同意书。

二,按常规进行术前准备,根据需要消毒、清洁手术区,必要时还应予以局部麻醉和表面麻醉。麻醉剂的应用应遵循安全、规范的原则。

三,根据对患者的诊断,选择合适的激光器和激光参数进行治疗。治疗时,周围正常皮肤要妥善防护,工作人员应佩戴防护目镜以保护眼部。

四,治疗完毕后,根据需要在创面上外用抗生素,以预防感染。

五,术后应避免感染,可外用和/或口服抗生素;治疗区应避免搔抓,避免剧烈运动;同时激光光电术后应避免日晒。

六,患者术后如有意外情况,应尽早与医师联系并复诊。

50.5.3 激光器的分级

激光器按其对人体的危害,可分为4级,这主要是参照美国辐射卫生局制定的标准。

(1)Ⅰ级激光器

在通常操作的情况下,这级激光器对人体无辐射危害,因而可以免除控制措施,也不必使用警示标志。

(2)Ⅱ级激光器

Ⅱ级激光器又称为低功率激光器,在使用时,只要仔细操作即可,一般不需要特别的安全防护措施,但是在机器的外罩上要使用警示标志。

(3)Ⅲ级激光器

Ⅲ级激光器又称为中功率激光器,其中Ⅲ-A类对人体有低度危险性,Ⅲ-B类对人体有中度危险性。由于本级激光对人体可造成直接的危害,因此必须采取防护措施,严禁直视激光束,同时尽可能减少激光反射。机器的外罩上应使用警示标志。

(4)Ⅳ级激光器

此类激光输出功率高,对人体具有高度危险性,因此必须采取严格的防护措施,并使用警示标志。同时激光器最好安放于单独的房间内,实行远距离操作。

50.5.4 皮肤激光治疗的防护

一,Ⅱ至Ⅳ级激光器应贴有警示标志。

二,治疗时应防止无关人员进入或逗留现场。

三,激光治疗时应有充分的照明,以使瞳孔缩小,从而保护眼睛;同时严禁直视激光束。

四,患者及工作人员治疗时均应根据治疗激光的波长,佩戴专用的护目镜。

五,治疗时要注意保护治疗区外的正常皮肤。

六,加强激光安全及防护方面的宣教。

50.5.5 设备的管理

一,所使用的设备应具有齐备的产品合格证和生产许可证;不得使用三无产品。

二,设备的开启、操作、关闭要遵循产品说明书的规定和要求;进行治疗前要确认设备的各项功能(尤其是冷却功能)均运行正常。

三,激光设备应有专人负责管理。

四,设备应定期维护、保养,定期检测功率等参数。

五,电源要经常检查维修。

50.5.6　激光室的管理

一,激光治疗室应定期清洁或消毒,手术器械也要定期消毒。

二,激光治疗室要有充分的照明、通风条件,尽量减少能形成漫反射的物质。

三,CO_2 激光、铒激光等治疗时易产生烟尘,安放这些设备的手术室要安装吸烟尘装置。

四,病史资料及各种物品应由专人负责管理。

(卢　忠)

第51章 皮肤病的物理疗法

目　　录

第 51 章

皮肤病的物理疗法

皮肤病的物理治疗是利用光、热、电、水、声等物理因素来治疗皮肤病的方法。随着物理学在实用技术上的发展,各种物理治疗仪器不断出现,对物理治疗机制的研究也在不断地深入。继激光疗法之后,本章就紫外线疗法等 13 种物理疗法分别予以介绍。

51.1 紫外线疗法

紫外线为不可见光,在光谱上位于可见光中的紫光之外,其波长为 200~400 nm,依生物学特性分为 3 个波段:波长 400~320 nm 的为长波紫外线(UVA),波长 320~280 nm 的为中波紫外线(UVB),波长 280~200 nm 的为短波紫外线(UVC)。医用紫外线疗法是应用人工紫外线光源进行治疗,其光源常用高压汞灯、金属卤素灯和荧光灯管等,其中荧光灯管的波长和强度都较稳定。

51.1.1 人体皮肤对紫外线的吸收

紫外线对皮肤的穿透深度与波长有关。UVC 大部分被角质层反射或吸收,仅小部分可达棘细胞层;UVB 大部分被表皮、主要是棘细胞层吸收,小部分可达真皮上部(乳头层);UVA 小部分被表皮吸收,大部分透入真皮,最深可达真皮近皮下层(表 51-1)。

表 51-1　皮肤各层吸收紫外线的吸收率(%)

皮肤层次	厚度(mm)	UVC		UVB		UVA
		200 nm	251 nm	280 nm	300 nm	400 nm
角质层	0.3	97	76	78	58	2
棘层	0.5	0	8	6	18	23
真皮层	2.0	0	11	9	16	56
皮下层	25.0	0	0	0	0	1

51.1.2 紫外线的作用

(1) 红斑反应

在较大剂量的紫外线照射后,经一定的时间,照射区皮肤可以发生红斑、水肿甚至水疱形成,重者可出现全身反应。引起红斑反应的光谱主要是 UVB,以 295 nm 的作用更为明显。UVA 也可以引起皮肤红斑反应,但所需辐照量较 UVB 大 1 000 倍以上。

产生红斑反应的机制:在一定辐照度的紫外线照射后,细胞的蛋白质和核酸吸收大量的紫外线,产生一系列复杂的光生物化学反应,局部产生多种活性物质,如组胺、IL-1、IL-6、前列腺素、TNF-α、角质形成细胞和其他细胞中的溶酶体酶,以及紫外线直接作用于血管内皮所释放的 α_2-球蛋白及血管舒缓素等,这些物质弥散入真皮,引起血管扩张、细胞浸润等炎症反应,从而产生红斑。

影响红斑反应的因素主要有紫外线照射量、躯体部位、皮肤色素、季节、年龄和职业(室外工作者敏感性低)及有光敏性的疾病和药物等。个体对紫外线的红斑反应相差较大,复旦大学附属华山医院测定正常人最小红斑量为 15~102 mJ/cm²,平均约 40 mJ/cm²。

消炎痛为环氧化酶抑制剂,可抑制前列腺素生成,阻止红斑反应。抗组胺药可预防紫外线所引起的即刻型红斑反应。糖皮质激素可稳定溶酶体膜,减轻红斑反应。

(2) 色素沉着作用

300~400 nm 的紫外线促使皮肤色素加深的作用最明显。在紫外线的作用下,黑素细胞体积增大、树突延长、酪氨酸酶的活性增强,黑素细胞

合成黑素的活动加强,合成的黑素增多,黑素在表皮的分布由集合状态变为分散状态,表皮各层含有的黑素相应增多。其作用机制为:

1) 引起酪氨酸酶活性增加

紫外线照射使黑素细胞释放甘油二酯,甘油二酯可激活蛋白激酶,蛋白激酶的激活可导致酪氨酸酶活化,致黑素合成增加。

2) DNA 损伤的修复会直接刺激色素生成

DNA 修复会导致光化产物的一些短片段释放,二核苷嘧啶便是其中之一。实验表明二核苷嘧啶外用可使皮肤出现明显的色素沉着。

3) 产生内皮素-1

角质形成细胞经紫外线照射后产生内皮素-1,内皮素-1是一种促树突生长因子,能促进黑素细胞生长、增加酪氨酸酶活性、促进黑素生成。

4) 一氧化氮增加

角质形成细胞经紫外线照射后产生一氧化氮增加,一氧化氮具有促黑素生成的作用,其作用可能与黑素细胞内酪氨酸酶的数量增加有关。

(3) 杀菌作用

紫外线直接杀菌作用以 UVC 最显著;UVB 也有杀菌作用,但较 UVC 弱得多。其杀菌作用主要通过胸腺嘧啶二聚体的形成,使细菌的 DNA 转录功能终止;同时紫外线照射也使细菌的蛋白变性,酶失活性。

(4) 免疫作用

1) 免疫抑制

紫外线主要引起抗原特异性 T 淋巴细胞介导的免疫抑制。① 对 Langerhans 细胞的影响:紫外线照射可以减少皮肤 Langerhans 细胞数量,使其形态改变,提呈抗原的功能减退。② 尿刊酸变构作用:皮肤表面的尿刊酸在紫外线照射下转变成顺式结构后可以抑制免疫活性细胞,引起免疫抑制。③ 抑制角质形成细胞的黏附分子表达:紫外线照射对人体角质形成细胞的细胞间黏附分子-1(ICAM-1)的表达能有效抑制,进而阻止炎症细胞的浸润。④ 某些细胞因子的产生及作用:紫外线照射可以通过诱导产生具抗炎或免疫抑制特性的细胞因子产生免疫抑制,如促使角质形成细胞合成分泌 IL-10;IL-10 可以使 Langerhans 细胞诱导接触性超敏反应的能力丧失。

2) 免疫调节

紫外线可以诱导多种免疫活性物质的形成、释放。可以诱导角质形成细胞释放多种白介素(IL-1、IL-3、IL-6、IL-10、IL-12 等)和 TNF-α 等参与免疫细胞激活、分化和分泌细胞活素,在调节炎症反应和变态反应中发挥作用。

(5) 细胞凋亡

紫外线照射能引起浸润 T 细胞凋亡。T 辅助细胞经 UVA 照射诱导凋亡可能是其治疗遗传过敏性皮炎的基本机制之一。UVB 治疗银屑病,患者皮损中浸润 T 细胞数目的下降也可能是源于 T 细胞的凋亡。UVB 也能诱导角质形成细胞的凋亡。

(6) 增强皮肤的屏障作用

紫外线照射可使角质层增厚、角质层脂质含量增加及光耐受,从而增强皮肤的屏障作用。

(7) 对皮肤创伤的影响

紫外线照射可促使基底细胞增生、有丝分裂增加,同时表皮角化过程也加速。红斑反应促使局部血管扩张,改善血液循环,对创伤的愈合有积极作用。

(8) 形成维生素 D

紫外线作用于皮肤上的 7-脱氧胆固醇,形成 VitD$_3$,有预防佝偻病的作用。其效应波段主要在 275~325 nm。

51.1.3　最小红斑量测定

最小红斑量(MED)也称生物剂量,其测定方法如下:用多孔测定器在腹部或背部或上臂内侧进行。在固定的距离下,按阶梯递增的剂量照射各孔。最好于 12 小时后观察结果,但一般不易进行,常于 24 小时后观察结果;由于此时红斑已开始消退,故可将红斑孔的前一孔照射剂量作为生物剂量。UVB 的照射剂量单位用 mJ/cm^2,照射剂量(mJ/cm^2)= 照射强度(mw/cm^2)×照射时间(s);UVA 的照射剂量单位用 J/cm^2。

51.1.4　照射方法和剂量

治疗部位的中央应与灯的中心垂直,相隔一定的距离照射。照射剂量可分 3 种:亚红斑量(小于 1 个生物剂量）、红斑量（1~5 个生物剂量）、超红斑量（5 个以上生物剂量）。目前,笔者一般采用亚红斑量或红斑量隔日照射 1 次。在疗程中,皮肤的光敏性逐渐降低,故应逐渐增加照射剂量才能保证一定的反应,每次或隔次增加上次剂量的 10%~20%,最多不超过 40%。每次均应观察红斑反应情况。

51.1.5　紫外线在皮肤病治疗上的应用

【适应证】

毛囊炎、疖、痈:以红斑量照射,隔日 1 次,一般 2~3 次可显著好转。

丹毒:红斑量局部照射隔日 1 次,10 次为 1 疗程,部分患者酌情可行 2 个疗程。

带状疱疹:亚红斑量局部照射,隔日 1 次,可缩短病程,具有较好的止痛效果。

玫瑰糠疹:亚红斑量隔日或每周 2 次,能缩短病程。6~10 次为 1 疗程,一般可见效。

寻常型银屑病:亚红斑量照射,每周 2~3 次,10~20 次后可见效,但需做间歇性巩固治疗。

慢性苔藓样糠疹:亚红斑量照射,每日或每周 2 次,10 余次可见效。

斑秃、早秃:红斑量或亚红斑量隔日或每周 2 次,10 次为 1 疗程。

冻疮:于冬季发病前开始照射,红斑量或亚红斑量,每周 2~3 次能预防发病。

其他:湿疹、掌跖脓疱病、手部接触性皮炎、光泽苔藓、慢性溃疡、痤疮、白癜风、硬皮病等治疗及光敏性皮肤病（如多形日光疹）的预防均可用亚红斑量隔日或每周 2 次照射,10 次为 1 疗程,根据不同病种疗程各异。

【禁忌证】

① 着色性干皮病;② 皮肌炎;③ 系统性红斑狼疮;④ 恶性黑素瘤或有黑素瘤病史者及有基底细胞癌或鳞癌者;⑤ 妊娠;⑥ 12 岁以下或年老体弱、心肝肾功能不全者;⑦ 卟啉病、毛发硫营养不良等其他光敏性疾病;⑧ 甲状腺功能亢进;⑨ 以前曾服过砷剂或接受放射治疗者。

【注意事项】

治疗室应通风良好,以防臭氧浓度增高可能引起头痛。

室温需保持在 18~22℃,以防患者受凉。

患者和工作人员在照射时均应戴墨绿眼镜以保护眼睛。

测定生物剂量时,局部皮肤要用肥皂水清洗,干燥后再行照射。

非照射区应遮盖好,保持照射区不变,以防产生严重的红斑反应。

每次照射均应使光线垂直地投射到治疗区域,保持合适的照射距离。

注意性别、年龄、部位、伴发病、内服的光敏性药物、季节等因素对紫外线敏感度的影响。

（魏明辉　王月华）

51.2　NBUVB 光疗法

研究发现,可以使银屑病皮损消退的有效的紫外线波长范围（即作用光谱）集中在 313 nm 附近,属于 UVB 波长范围内一个狭窄的波段。该发现也推动了对紫外线光疗人工光源的研制,Philips TL-01 荧光灯管的出现即是人工光源研制过程中的一大突破。Philips TL-01 荧光灯管为一单色光源,其输出光谱的范围狭窄,发射峰值位于 311±3 nm,被称为窄谱 UVB（NBUVB）灯管。由于该灯管的输出光谱正好与银屑病的作用光谱相吻合,遂被用于银屑病的治疗。以 Philips NBUVB（TL-01）荧光灯管作为光源的光疗方法即为窄谱 UVB（NBUVB）光疗法。

与传统的宽谱 UVB 光疗法相比,由于 NBUVB 理论上去除了 UVB 波段中对疾病治疗无用的光波而集中发射只位于作用光谱范围内的光波,因此 NBUVB 光疗法具有最高的光疗指数,即产生治疗效果的照射剂量要远远低于产生红斑反应的剂量,在临床应用的过程中可大大提高治疗剂量以获得疗效最大化的同时极少导致皮肤晒伤反应,并且在长期照射后引起皮肤光老化和癌变倾向的可能性降低。临床研究证明,NBUVB 光疗法在清除皮损和延长疾病缓解期方面的疗效显著优于传统的宽谱 UVB 光疗法,其疗效甚至与 PUVA 相当。

与 PUVA 光疗法比较,由于 NBUVB 光疗无须口服或外用光敏剂,因此避免了一切由于使用光敏剂引发的不良反应和给患者生活上带来的不便,且不易产生皮肤光毒性反应,显然具有更高的安全性。

NBUVB 光疗法疗效好、安全性高的优势使得其在皮肤病治疗领域的应用日益广泛,在国外,尤其是欧洲,NBUVB 已成为多种皮肤病的首选光疗方案。

【照射方法和剂量】

(1) 起始剂量

可根据 MED 或日光反应性皮肤型的分型两种方式确定。

MED:治疗开始前先测定患者的 NBUVB MED 值。起始的照射剂量一般为 70% 的 MED,根据疾病的不同可有所调整。

日光反应性皮肤型的分型:根据日光反应性皮肤型确定适宜的起始照射剂量。同一皮肤类型患不同疾病,其起始照射剂量也各不相同。

(2) 治疗频率

通常为每周至少 3 次。

(3) 剂量增加

根据前次光疗的反应确定本次的照射剂量,剂量的增加遵循以下原则:

无红斑	剂量增加 40%
轻微的一过性红斑	剂量增加 20%
轻度以上红斑	维持原剂量
有症状的红斑	剂量减少 10%
红斑和触痛	暂停治疗

【适应证】

(1) 银屑病

NBUVB 治疗银屑病的起始剂量为 50% MED 或根据皮肤类型确定,治疗频率通常为每周 3～5 次,病情缓解后应继续进行维持治疗。维持治疗的频率和剂量差别很大,如果皮损消退比较满意(75%～100% 消退),大多数患者采用每周 1 次的维持治疗即可使病情得到控制。20 世纪 90 年代以来,国外对多个患者自身对照、随机双盲的临床研究证实:NBUVB 光疗法治疗银屑病(尤其是斑块型)的疗效要显著优于宽谱 UVB 光疗法,并与 PUVA 的疗效相当;鉴于其可避免光敏剂相关的不良反应和较低的长期致肿瘤风险,NBUVB 已被认为是银屑病的一线光疗方案,而 PUVA 仍是高 PASI 评分或对 NBUVB 无反应或病情控制不佳的银屑病患者的主要光疗法。

(2) 白癜风

NBUVB 照射可有效治疗白癜风,疗效优于 PUVA,而宽谱 UVB 没有治疗作用。NBUVB 治疗泛发性白癜风疗效满意,对寻常性和节段性患者亦有效;治疗后色素恢复的程度与皮损类型、家族史、疾病的严重程度之间无相关性,而与皮损部位有关。研究发现,面部及颈部皮损更容易恢复,而手足部位及骨凸出部位的皮损疗效较差。所有白癜风患者的 NBUVB 起始照射剂量均为 200 mJ/cm²,治疗频率通常为每周 2 次。如果前次治疗未出现红斑,则照射剂量每次增加 50 mJ/cm²,直至单次照射剂量达到 500 mJ/cm²,此后维持此剂量。除非医生有特殊要求,否则照射剂量不超过 800 mJ/cm²。

(3) 特应性皮炎

所有 AD 患者的 NBUVB 起始照射剂量均为 300 mJ/cm²,治疗频率通常为每周 2～3 次。如果治疗间隔时间在 3 天内,则在前次照射基础上剂量增加 100 mJ/cm²。除非医生有特殊要求,否则照射剂量不超过 1 500 mJ/cm²。

(4) 皮肤 T 淋巴细胞瘤

NBUVB 穿透力较宽谱 UVB 强,可引起真皮中大量 T 细胞凋亡,对红斑期和早期斑块期 MF 有效,治疗方案与宽谱 UVB 相似。但不能维持长期缓解,其短期复发可能与组织学上未完全缓解、未进行维持治疗和/或缓慢减量有关。通常红斑期和早期斑块期 MF 可考虑先用 NBUVB,无效时再用 PUVA。

(5) 光敏性皮肤病

在春季进行 NBUVB 脱敏治疗,可改善多种光敏性皮肤病如多形性日光疹、光化性痒疹、痘疮样水疱病、特发性日光性荨麻疹、慢性光化性皮炎和红细胞生成性原卟啉症的光过敏症状及其异常的光试验反应。研究发现,对 UVA 异常敏感的患者往往获得更好的治疗效果。NBUVB 治疗光敏性皮肤病的疗效仅限于一些开放性的临床观察和个案报道,其确切的疗效和适宜的治疗方案尚待进一步研究证实。

（6）副银屑病

NBUVB 对小斑块型、大斑块型副银屑病有效，对急性痘疮样苔藓样糠疹效果差。

（7）其他

NBUVB 亦可治疗玫瑰糠疹、扁平苔藓、痒疹、环状肉芽肿、嗜酸性脓疱性毛囊炎、淋巴瘤样丘疹病等疾病。

【禁忌证】

参见前节，但目前普遍认为 NBUVB 可谨慎用于儿童和孕妇的治疗。

51.3　UVA1 光疗法

1981 年出现了输出光谱局限在 340~400 nm 长波紫外线（UVA1）波段的人工光源，但直至 1992 年 Krutmann 等才首先将 UVA1 应用于特应性皮炎的治疗。与传统的 UVB 以及 PUVA 光疗法相比，UVA1 不仅具备深穿透性，而且无补骨脂素相关的不良反应和光毒反应。目前，UVA1 光疗法作为一种较新的光疗法在皮肤科治疗领域已经得到了较为广泛的应用，大量的临床研究显示：UVA1 光疗法对特应性皮炎、硬皮病、蕈样肉芽肿等多种 T 细胞介导的皮肤病有良好的疗效，为临床医生提供了另一种有效的光疗手段。

【作用机制】

UVA1 对多种皮肤疾病的不同疗效源于其对炎症反应的抑制或预防作用。UVA1 可诱导 T 细胞凋亡，是其治疗特应性皮炎和 MF 的基本机制。UVA1 还可减少真皮中 Langerhans 细胞和肥大细胞的数量，可能是其治疗特应性皮炎和皮肤肥大细胞增多症的重要机制。UVA1 照射可提高局限性硬皮病皮损处胶原酶 I 的表达，是其治疗硬皮病及瘢痕疙瘩等疾病的可能机制。此外，UVA1 可通过晒黑反应和其他途径增加皮肤自身对日光的防护能力，由此可用于多形性日光疹的预防性治疗。

【照射方法和剂量】

所有患者治疗前预先在遮光部位测定 UVA1 的 MED。目前单次照射剂量和照射次数的选择仍无明确的标准，一般根据患者病情、治疗后的反应、累积照射剂量以及各治疗中心的经验进行选择。通常采用的单次 UVA1 照射剂量有 3 种模式：小剂量（10~30 J/cm²）、中等剂量（40~70 J/cm²）和大剂量（100~130 J/cm²）。根据不同的剂量模式选择合适的 UVA1 光源：荧光灯管可输出小剂量和中等剂量的 UVA1，而大剂量 UVA1 则需使用金属卤素灯源。一般每周连续照射 5 天，连续 2~6 周，总照射次数 10~30 次。需要单次大剂量照射而 MED 低于所用照射剂量者，一般先以 MED 照射，此后逐渐增加照射剂量直至达到预定值。为维持疗效避免快速复发，连续治疗 15 次左右症状控制后，可采用小剂量 UVA1 或 NBUVB 照射维持疗效。

【适应证】

（1）经随机对照的临床试验证实有效的 UVA1 光疗法适应证

1）特应性皮炎

传统的光疗法 UVA、UVB 或者 UVA 结合 UVB 均可有效治疗 AD，并且 UVA－UVB 光疗法较单纯 UVB 照射更为有效。研究显示：大剂量 UVA1 治疗 AD 急性发作期皮损的疗效显著优于传统 UVA－UVB 光疗法，并且也优于中等强度的外用皮质激素；单用 UVA1 治疗 AD 时，大剂量和中等剂量 UVA1 疗效要优于小剂量 UVA1 光疗法。Krutmann 认为，大剂量 UVA1 是治疗急性、严重 AD 最有效的手段，而慢性 AD 则可选择 NBUVB 光疗法以获得长期的改善。

目前临床应用 UVA1 光疗法治疗 AD 主要采取两种照射剂量：大剂量和中等剂量，至今未发现严重副作用。新型的 UVA1 冷光配有特殊滤光片，100% 阻挡 530 nm 以上的光线，同时增加了冷却系统，大大降低了大剂量 UVA1 照射时的红外线热效应，避免了汗液分泌刺激 AD 加重的诱因，使得 UVA1 的疗效进一步的增强。

综合当前 UVA1 光疗的治疗效果、花费、操作是否方便以及光老化和致癌性等远期副作用诸多因素，越来越多的光治疗学者倾向于选用中等剂量照射方案治疗 AD，并且通常认为对大多数患者而言，10 次照射即可达到满意的疗效。

2）系统性红斑狼疮（SLE）

鉴于紫外线可诱发皮损和导致疾病复发，SLE 是 UVB 和 PUVA 光疗法的禁忌证。目前认为，诱导 SLE 复发的作用光谱只位于 UVB（290～315 nm）和 UVA2（315～340 nm）波段，而并非 UVA1 的波谱范围。小剂量 UVA1（6 J/cm^2，每周 5 次，连续 3 周）照射可改善 SLE 患者临床活动性症状并降低自身抗体滴度。

3）局限性硬皮病

局限性硬皮病（localized scleroderma，LS）包括线状硬皮病和硬斑病，是目前应用 UVA1 治疗硬皮病的适应证。Stege 等以大剂量 UVA1（$130 \text{ J/cm}^2 \times 30$ 次）照射治疗 LS，患者的临床症状明显改善，表现为原先硬化的皮损变软、厚度下降、弹性增加、部分患者皮损完全消退。同时发现，与照射前相比，大剂量 UVA1 照射后皮损中胶原酶 I mRNA 的表达升高 20 倍。Kerscher 等以小剂量 UVA1（$20 \text{ J/cm}^2 \times 30$ 次）照射治疗 LS 也取得较好的疗效，患者的临床症状显著改善，超声及组织病理检查也证实皮损厚度减轻。Camacho 等以中等剂量 UVA1（30 J/cm^2，每周 3 次，连续 10 周）照射治疗 LS，所有患者皮损硬化程度均获显著改善，但萎缩程度无变化；1 例线状硬皮病患者治疗后关节功能恢复正常。总之，UVA1 治疗 LS 疗效肯定，但对最佳治疗剂量的选择、缓解期的长短等问题尚无定论。

4）多形性日光疹

UVA1 不仅是诊断多形性日光疹过程中激发皮疹的作用光谱，也是预防性治疗该疾病的有效手段。小剂量 UVA1 对多形性日光疹的疗效与宽谱 UVA 联合 UVB 光疗（UVAB）的疗效相当。

（2）**开放性研究或个案报告具有一定疗效的适应证**

1）皮肤 T 淋巴细胞瘤

早期 MF 的标准治疗方案为 PUVA，但病情进展后 PUVA 疗效降低，虽与维 A 酸或干扰素 α-2a 合用可增强疗效，但这些药物的副作用限制了应用范围。不能耐受口服补骨脂素或皮损非常浅表的 MF 患者，UVB 也可作为治疗选择，但对于较厚的皮损，UVB 因穿透深度不够而难以达到治疗

效果。UVA1 光疗法不仅没有补骨脂素相关的副作用和光毒性反应，还可穿透至真皮，直接作用于 MF 细胞和真皮乳头血管中的循环细胞。中等剂量（60 J/cm^2）和大剂量（$100～130 \text{ J/cm}^2$）UVA1 对斑块期 MF 皮损有效，患者耐受良好，且多数患者长期随访无复发。大剂量 UVA1 治疗 MF 至少与 PUVA 同样有效，但考虑对其远期副作用了解不够和昂贵的治疗费用，建议仅在斑块期和肿瘤期 MF 患者不能耐受 PUVA 治疗时使用。

2）色素性荨麻疹（泛发性皮肤肥大细胞增生症）

PUVA 可用于缓解症状。Stege 等以大剂量 UVA1（130 J/cm^2）每周 5 次、连续 2 周治疗 4 例严重的泛发性色素性荨麻疹，疗效显著；其中 2 例伴有腹泻和头痛的系统症状，1 例骨髓中有肥大细胞浸润。3 次照射后，所有患者皮肤瘙痒缓解；治疗结束后，系统症状消失，24 小时尿组胺含量降至正常，骨髓中肥大细胞数目也呈持续性下降。随访 10 个月无复发。

3）硬皮病样移植物抗宿主病

UVA1 光疗对慢性移植物抗宿主病硬皮病样皮疹疗效较好，中等剂量（51 J/cm^2）UVA1 照射或小剂量（20 J/cm^2）UVA1 联合霉酚酸酯等系统性免疫抑制药物治疗可显著改善硬皮病样的皮肤改变，并可提高受累关节的活动度。

4）非生殖器部位硬化萎缩性苔藓

小剂量 UVA1 每周 4 次、连续 10 周治疗非生殖器部位硬化萎缩性苔藓，可使非生殖器部位皮损软化和色素沉着，超声检查显示真皮厚度恢复正常，组织病理学检查亦显示皮损处恢复或接近正常。

5）系统性硬化症

UVA1 局部照射可改善系统性硬化症（systemic sclerosis，SSc）肢端硬化的症状。小剂量 UVA1 局部照射 50 次，累积剂量 1500 J/cm^2 可缓解 SSc 患者手足皮肤硬化和水肿，提高手指的活动度，并可改善肢端坏死。中等剂量 UVA1（$60 \text{ J/cm}^2/\text{d}$）在 30 次照射以内可使 SSc 患者治疗区的硬化皮损明显软化，关节被动活动、皮肤温度及皮肤弹性均获显著改善；与传统 PUVA（平均治疗 51 次）治疗 SSc 4～5 个月才能显效相比，中等

剂量 UVA1 总的治疗时间缩短至 1~1.5 个月,因此更具优势。

6) 手部湿疹

中等剂量 UVA1($40 J/cm^2$)每周 5 次、连续 3 周照射可有效治疗手足汗疱疹。

7) 瘢痕疙瘩

大剂量 UVA1($130 J/cm^2$)每周 4 次、连续 6 周治疗 1 例病程 17 年的瘢痕疙瘩患者,第 3 周即出现显著疗效,6 周后皮损明显变平、变软,组化染色显示皮损区治疗后胶原和弹性纤维结构恢复正常。UVA1 $100 J/cm^2$ 每周 3 次、连续 5~6 周,治疗 3 例患者,2 例瘢痕组织变软,皮损大小和厚度均无改变,疗效降低可能与 UVA1 累积剂量及瘢痕厚度的差异有关。

(3) 其他对 UVA1 光疗法可能有效的疾病

银屑病、苔藓样糠疹、环状肉芽肿、结节病、亚急性红斑狼疮、特发性毛囊黏蛋白病、嗜酸细胞增多综合征、POEMS 综合征。

【禁忌证】

参见本章 51.1 节,但 18 岁以下患者慎用,包括 HIV 感染高危患者。

（马　莉）

51.4 光化学疗法

光化学疗法是一种利用光致敏效应以加强紫外线治疗皮肤病效果的方法。目前常用的光敏剂为 8-甲氧补骨脂素,人工光源多采用发射 UVA 的荧光灯管。此方法的光敏药物主要是应用补骨脂素(psoralen)加 UVA 照射,故简称 PUVA。补骨脂素局部外用则为局部 PUVA 治疗;补骨脂素浸浴后再照射则为水浴 PUVA 疗法。

【作用原理】

光化学疗法除了具有紫外线的作用如引起红斑反应、产生色素沉着、皮肤免疫抑制和免疫调节作用以及引起浸润 T 细胞的凋亡等作用外(参见《紫外线疗法》),尚有其特有的作用。

(1) DNA 合成抑制学说

补骨脂素在吸收长波紫外线后可能与表皮细胞中 DNA 的胸腺嘧啶碱基结合,形成光化合物进而影响表皮细胞的合成,导致核分裂活动减少、转换周期减慢、增殖受抑制。此外,由于长波紫外线还能穿透至真皮,因此对真皮浸润的炎症细胞有抑制作用,对增生的血管内皮细胞有抑制增殖的作用,故有抑制新生血管的作用。补骨脂素也可损伤细胞器。

(2) 对免疫系统的影响

Swanbeck 发现光化学疗法治疗后人淋巴细胞染色体变型发生率显著增加,说明光化学疗法可作用于真皮乳头循环的外周淋巴细胞,引起 DNA 复制的抑制,产生系统性免疫抑制现象。也有人认为光化学疗法不能达到全身性的免疫抑制。

此外,光化学疗法还可增加前列腺素的合成,尤其是前列腺素 $F_2\alpha$;前列腺素的增加可能有助于银屑病斑块皮损的消散。

光化学疗法所导致的色素沉着比单用中波紫外线深,持续时间长。

【最小光毒量测定】

最小光毒量(MPD)也称光化学疗法的生物剂量,其测定方法与紫外线的最小红斑量测定法相似。在口服光敏剂 2 小时后照射 UVA,48 小时后观察结果,所观察到的最弱红斑的前一孔照射剂量称为最小光毒量。通常口服 8-甲氧补骨脂素的剂量按 0.5 mg/kg 体重计。

【照射方法或剂量】

初次照射剂量一般从亚光毒量开始(3/4~1MED),每次可增加 1/4~1/2 光毒量,每周治疗 2~3 次。当皮损明显好转,即维持此量,至皮损 95% 清除后便进行巩固治疗;巩固治疗方案因人而异,一般每周 1 次,其照射量维持清除期最后一次所用的剂量。如果皮损清除较彻底,以后可逐渐降低治疗频度,每 2、3、4……周治疗 1 次;如果在巩固治疗阶段皮损有复发,则治疗的频度应返回到以前的维持方案或恢复到清除期的治疗方案;当皮损重新消退时,则又可施行原来的维持方案。8-甲氧补骨脂素服用量一般为 0.5 mg/kg 体重,若无效,可酌增至 0.8 mg/kg 体重。

【适应证】

① 银屑病(寻常型银屑病的慢性斑块型疗效最佳,红皮病型银屑病、脓疱型银屑病缓解期、掌

跖脓疱病也有一定疗效);② 蕈样肉芽肿;③ 湿疹、特应性皮炎;④ 副银屑病;⑤ 白癜风;⑥ 皮肤泛发肥大细胞增生症、色素性荨麻疹;⑦ 扁平苔藓;⑧ 毛发红糠疹;⑨ 尿毒症致皮肤瘙痒;⑩ 斑秃;⑪ 硬皮病;⑫ 光敏性皮炎的预防。

【禁忌证】

同紫外线疗法。补骨脂素过敏及肝功能受损者也禁用。

【副作用】

服用8-甲氧补骨脂素的最常见反应为恶心,如与牛奶或食物同服,或分2次隔半小时服,可避免此反应。

光化学疗法常引起瘙痒和红斑,对前者可对症处理;轻的一过性红斑为预期的反应。对于任何大于二级的局限性红斑的部位,在以后照射时应将其遮盖起来,直到红斑消失。有全身性二级或大于二级红斑出现时,应暂停治疗。在照射后48小时内出现大于二级的红斑,预示有严重烧伤的可能,在以后24小时内红斑可继续加重,因红斑反应大约在治疗后72小时左右达顶点。应告诫患者避免额外的紫外线和阳光照射。

其他反应如头痛、头昏、乏力、低血压、水疱、风团、多毛和毛囊炎、皮肤干燥、甲分离,少数患者可能发生白内障、肝损害。

光化学疗法对于少数患者有致癌的可能性(主要是Ⅰ~Ⅲ型皮肤型患者),可有皮肤光老化、日光性角化等远期副作用,故在应用本疗法时,应采取慎重的态度。

【注意事项】

每次治疗应用最小的有效照射量,使长期治疗中所积累的紫外线辐射量降至最小。

累积作用与总剂量有关。应把紫外线的累积量限制到最少,以免皮肤癌的发生。此可通过:① 采用光化学疗法与其他疗法联合应用,以减少照射剂量。② 对顽固的皮损附加其他局部治疗。③ 见效时,不必达到95%皮损消退才开始维持治疗。初用光化学疗法效果差者,可先用其他疗法,待皮损部分或完全消退时,再以光化学疗法治疗为主。④ 减少或停止维持治疗。

夏季对光化学疗法照射量应酌情减少。

局部照射处不搽外用药,避免服用光敏性药物。

治疗期间避免饮酒,注意勤洗澡。

对于有其他内科疾患者,治疗前后及期间可定期做血、尿常规和肝肾功能等常规检查;有眼疾者可定期做眼科检查。

(魏明辉　王月华)

51.5　光动力学疗法

光动力作用是指在光敏剂参与下,在光的作用下,使有机体细胞或生物分子发生机能或形态变化,严重时导致细胞损伤和坏死;因这种作用必须有氧的参与,所以又称光敏化-氧化作用。在化学上称这种作用为光敏化作用,在生物学及医学上称之为光动力作用;用光动力作用治病的方法,称为光动力疗法(photodynamic therapy,PDT)。PDT对靶组织的选择性好,创伤小,可重复治疗。

【作用原理】

(1)光动力学作用的基本因素

1)光敏剂

光敏剂是指能促使光与组织产生光敏作用的物质,在光敏化过程中其本身起着能量转换作用而不被消耗,其中多数属染料如吖啶橙、亚甲蓝、荧光素钠和卟啉类衍生物。临床应用的光敏剂应具备以下条件:① 对人体安全无毒;② 能被病变组织特异性吸收和存留,却不会滞留太久;③ 荧光效应强,皮肤光毒作用少;④ 能产生高量子的单态氧;⑤ 易排泄无积累,不良反应少。

临床上常用的光敏剂有3类:① 卟啉类:如血卟啉衍生物(hematoporphyrin derivative,HpD)、5-氨基酮戊酸(ALA)、16%甲基5-氨基酮戊酸酯(MAL)、苯卟啉衍生物;② 叶绿素类:如间四羟基苯二氢卟吩;③ 染料类:如酞菁(phthalocyanine)、萘酞菁(Naphthalene phthalocyanine)、乙基初紫色锡(SnETZ)。以上光敏剂除了ALA和MAL可以局部外用,其余皆为系统用药,而系统用药在治疗结束后的一段时间仍需避光。

2)光源

需用波长为320 nm以上的光,光源大体分为两类：① 普通光源：为非相干性光源，如卤素灯、氙灯、汞灯等，仅限于体表使用。② 激光光源：具有单色性好、方向性强、能量大的特点，可通过光导纤维传输，故不仅可治体表皮损，也可治疗内脏器官；目前多用氦氖激光、半导体激光（红光）及 Ar^+ 激光（蓝绿光）等。

3）基质

接受光动力学作用的物质统称为基质，例如细胞结构中的氨基酸和碱基等。对光动力作用敏感的成分有：蛋白质的侧链二硫键；核苷酸中的鸟嘌呤；氨基酸中有色氨酸、酪氨酸、组氨酸等。

4）分子氧

O_2 的存在是启动光动力学作用的前提；但是，它与其余 3 种因素如何发生关系，则有两种假设：即自由基的光氧化作用和单态氧的光氧化作用，现较多人同意后一种理论。O_2 普遍存在于生物体内，故治疗时无需特别供 O_2。

(2) 光动力学作用机制

局部或系统应用光敏剂后，照射特定波长的光，光敏剂吸收能量，产生一系列光化学和光生物学反应，将三重基态的氧分子 $^3O_2$ 激发为活泼的单态氧 $^1O_2$，并产生氧自由基。单态氧 $^1O_2$ 和氧自由基均为强氧化剂，与靶组织中的基质结合，发生强烈氧化，使得细胞失去代谢功能而被破坏，细胞膜溶解、蛋白质变性、酶失活性；同时导致血管内皮细胞损伤、血小板和白细胞聚集，产生大量炎症介质、细胞因子、趋化因子、溶酶体酶等，导致靶组织的破坏而达到治疗目的。

局部应用 ALA 或其酯类衍生物后，利用内在的细胞血红素生物合成途径产生光活性的卟啉，在线粒体和细胞液之间发生系列酶反应，最终转化为原卟啉 IX（PpIX）；而 PpIX 为荧光分子，通过形成单态氧和自由基，导致靶器官的细胞器线粒体、内质网及浆膜等的破坏，致肿瘤细胞等效应细胞死亡。

系统应用 HpD 治疗肿瘤时，注入人体的 HpD 与血浆中血清蛋白结合，通过血循环进入肝、肾、肺、皮肤、肌肉等组织、脏器，同时也浓集于恶性肿瘤组织中；在血中半衰期为 24 小时，72 小时后肝、肾和肿瘤中的 HpD 含量仍高，恶性肿瘤潴留可长达 7 天之久；正常皮肤组织 72 小时后含量极微。正是利用 HpD 在正常组织和恶性肿瘤组织中的分布和潴留时间的明显差异之特性，用 PDT 治疗恶性肿瘤。

此外，PDT 能激发并增强机体的抗肿瘤免疫；应用 ALA 可以抑制角质形成细胞的增殖，减少炎症细胞因子的分泌；应用 ALA 能选择性杀伤痤疮丙酸杆菌，破坏毛囊皮脂腺单位。

【治疗方法】

(1) 局部用药照射

具体方案根据疾病、光敏剂及光源而定。可用 20%ALA 乳剂涂于皮损部位后用光照射；为增加疗效，可加用 3% 的去铁胺霜。给药后经一定时间照射，如尖锐湿疣 3 小时后、日光性角化 12～24 小时后，照射红光 100～150 J/cm^2。

(2) 系统用药照射

以 HpD 静脉滴注照射治疗肿瘤为例：

1）先做皮肤划痕试验

前臂内侧酒精消毒后，取消毒注射针头划"#"形状，见有微血渗出为度。表面滴 HpD 原液 2 滴，15 分钟后观察结果：皮肤出现红色丘疹，直径为 1～1.5 cm，判为阳性；如无此反应则为阴性，可行静滴 HpD。

2）静脉滴注

HpD 按 5 mg/kg 体重计算剂量，加入 5 % 葡萄糖溶液 251 ml 中稀释，静脉滴注，也可缓慢推注。

3）肿瘤定位

当 HpD 被激光激发时，它有特征峰 630 nm 和 690 nm 的红色荧光，识别这些荧光可以判断恶性肿瘤的位置。体表病灶可通过滤光片直接观察，根据荧光强弱可进行肿瘤定位；对内脏肿瘤的定位则借助相应的内镜进行观察，并在荧光部位取活组织做病理检查。

Ar^+ 激光为蓝绿光（波长为 488 nm 和 514.5 nm），功率 200～300 mW 可激励 HpD 产生棕红色荧光（630 nm）作为肿瘤定位的依据。

4）照射时间

具体照射时间根据疾病、光敏剂而定。如 PDT 治疗恶性肿瘤，根据 HpD 在体内的循环与分布,照光最佳时间为给药后 48~72 小时,分 2 次照光,每照射野为 20~30 分钟。腔内照射以选择 48、72 小时 2 次照光,每次 20 分钟为宜。

5) 照射方式

① 直接照射:主要用于体表浅表性恶性肿瘤或手术后残留病灶的照射,每次照射前必须清理创面坏死组织和分泌物。② 组织间照射:适用于巨块型肿瘤或大于 1 cm 厚的浸润型肿瘤。于肿瘤表面分点用注射针头穿刺,引导光纤插入肿瘤中,每点相隔 1~1.5 cm。③ 腔内照射:如借助阴道扩张器插入光纤导光,直视下对准病变部位照射。④ 激光综合治疗:PDT 配合手术、激光、冷冻等综合治疗。

6) 照射剂量

具体照射剂量根据疾病、光敏剂及光源而定。

【适应证】

由于透光程度所限,PDT 作用深度为 10 mm,故用于浅表皮肤病的治疗,其特点是创伤小,可重复治疗。

(1) 肿瘤性皮肤病

皮肤基底细胞癌、鳞癌、Bowen 病、日光性角化、乳房外 Paget 病、增殖性红斑、蕈样肉芽肿、Kaposi 肉瘤、恶性黑素瘤、软组织肉瘤、转移性皮肤癌等。皮肤癌切除后,周边部位做光动力疗法以防癌化。

(2) 非肿瘤性皮肤病

Bowen 样丘疹病、银屑病、掌跖脓疱病、扁平苔藓、硬化萎缩性苔藓、硬皮病、淋巴瘤样丘疹病、皮肤肉芽肿、皮肤肉样瘤、Darier 病、汗孔角化病等。

(3) 皮肤感染

皮肤细菌、病毒、原生动物、真菌感染,包括痤疮、寻常疣、尖锐湿疣、化脓性汗腺炎等。

(4) 皮肤美容

治疗鲜红斑痣、毛细血管扩张,改善皮肤细纹,减退色斑,也可用于嫩肤。

【禁忌证】

肿瘤已有深部或广泛浸润而激光无法到达的解剖部位,则无法用此疗法。

对高龄、严重心肺功能不全或肝肾功能受损者,系统用药要慎用。

对光敏剂过敏者禁用。

【并发症及其防治】

(1) 光敏剂过敏

局部外用可能引起接触性皮炎。系统用药前必须严格药敏试验,阴性才能使用;一旦发生过敏性休克应及时抢救。

(2) 皮肤光毒反应

由于 HpD 在皮肤内代谢较慢,皮肤下有大量吞噬 HpD 的吞噬细胞,可导致急性周期性卟啉症,在日光照射下易引起皮肤光毒反应,表现为皮肤瘙痒、灼热、刺痛,皮肤红斑、水肿,甚至产生水疱、溃疡。故用药后要避光一段时间,出现光毒反应需视严重程度及时应用抗组胺药、非甾体消炎药或皮质激素。

(3) 皮肤色素沉着

可服用大量维化素 E、C,一般半年后可自行消退。

(4) 发热

静脉滴注光敏剂后,约有少量病例当天下午发热,体温达 38℃ 左右;无需特殊处理,可自行退热。

(5) 出血

当痂皮脱落可损及血管导致出血,应及时止血。

(6) 肝功能受损

少量病例系统用药后可有 ALT 升高,伴轻度恶心、呕吐,经保肝治疗可在短期内恢复正常。

个别患者治疗后局部出现单纯疱疹、大疱性类天疱疮;极个别皮肤肿瘤经治疗后,加速生长,应引起重视。

(魏明辉)

51.6 红外线疗法

红外线为不可见光线,波长 760 nm~400 μm,根据波长的不同又可分为短波红外线和长波红外线。短波红外线波长为 760 nm~1.5 μm,对组织穿透能力较强,可透入组织 3~8 cm;长波红外线波长为 1.5 μm~400 μm,由于多在组织 2 mm 处被吸收,因此对组织的穿透能力较弱,透入深度最多不超过 0.5 cm。

常用的器械为发光的石英红外线光源及不发光的红外线光源,其他还有镍铬丝长波红外线和碳丝灯短波红外线治疗仪。常用的为 TDP 辐射器,波长 0.5~55 μm。近年研制的红外线辐射器,其发光体含有某些稀有元素,可能起到某些特殊的治疗作用。

【作用】

红外线的量子能量低,对人体的主要生物效应为热。其产生的温热可降低交感神经张力,使局部血管扩张、血流加快,促进新陈代谢,加速组织的再生;温热还可促使网状内皮系统的吞噬功能增强,从而提高人体抗感染能力,加快炎症的吸收消散;温热还能降低神经末梢的兴奋性,松弛肌肉,有解痉止痛作用。

【适应证】

疖、毛囊炎、化脓性汗腺炎、慢性溃疡、冻疮、Raynaud 病、冷性多形红斑、静脉炎、甲周炎、带状疱疹及其后遗神经痛。

【使用方法】

红外线通常采用局部治疗,剂量根据患者感觉和皮肤出现红斑反应而定,一般以有温热感和产生桃红色红斑为准,剂量大小可调节灯与皮肤的距离。每次治疗时间 15~30 min,每日 1~2 次,治疗次数视病情而定。

【副作用】

红外线可损伤眼睛,产生羞明、视力模糊甚至白内障和视网膜剥离,治疗时要避免直接照射眼部。如照射面部皮损时,可用浸湿的纱布遮盖眼部。避免照射急性期的肥厚性瘢痕,以免促进增生。

51.7　液氮冷冻疗法

液氮为无色、无臭、无味的液体,不易燃也不易爆炸,沸点为-196℃,是目前最常用的冷冻剂。

【作用机制】

低温导致组织坏死的作用机制:① 快速降温下细胞内外冰晶形成,使细胞脱水、皱缩,以致电解质浓度和酸碱度发生改变,细胞膜的类脂蛋白复合物变性。② 低温下血流淤滞,血栓形成,微循环闭塞。③ 融化时尤其缓慢复温下细胞长期处于高浓电解质状态下而受损。④ 同时细胞内外溶质大量吸收热能导致小冰晶变成大冰晶,细胞内电解质再浓缩以及机械性损伤。

低温导致免疫反应的作用机制:临床所见病毒性疣和某些肿瘤冷冻治疗中去除了早发或原发损害后剩余的损害能自然消退,提示低温导致组织损伤或坏死可刺激产生多种细胞因子,增强抗原提呈细胞的吞噬功能,从而识别并清除残余的病毒颗粒和肿瘤细胞。

【影响组织冷冻坏死的因素】

一方面和制冷剂的温度、冷冻时间、冻融次数、降温速度和复温速率有关,温度越低、冷冻时间越长、冻融次数越多、降温越快、复温越慢,对细胞杀伤力也就越大;另一方面和组织特性有关,如组织类型、导热性、含水量、自身温度、血管分布等。人类不同的细胞、组织对冷冻反应不同,黑素细胞、上皮细胞对低温较敏感。皮肤对冷冻的抵抗力最强,其次是骨骼、神经、肝、脑。

至于细胞冷冻坏死的临界温度,多数学者认为,-20℃1 分钟,可使所有细胞均产生坏死,但与冷冻方法、冰球的冻融周期有关,当制冷剂作用于组织时,以冷冻中心形成一个半球形冰球,其内温度的坡度呈同心圆等温线形式逐渐向外扩散;一旦低温的扩散和血流的热量平衡时,冰球就不再扩大,边缘温度接近 0℃。冷冻时,冰球向外扩大的范围与冰球的深度成一定比例:液氮接触法冷冻时,球中心深度相当于冷冻头边缘向外扩展的宽度;喷冻时,则表面冻结范围的半径约两倍于中心冻结深度。

冻融周期:从冰球形成到自然融化称一次冻融周期,根据病变的性质决定冻融周期的次数。

【应用方法】

主要为接触法(包括压冻法)、喷冻法。浅表的小损害可用棉签蘸取适量的液氮直接接触产生冻融;皮损平整、边缘规则者,选择相应大小、形态的冷冻头压冻;皮损高低不平且较厚、面积较大、边界不规则者用喷冻,喷冻时要注意周围正常皮肤的防护,可采用冷冻保护锥或用硬纸板在其中央剪成与皮损大小、形状一致的小洞,然后放置皮损上。治疗时间视病程、皮损厚度、性别、年龄和部位而有所不同,每次压冻或喷冻时间一般为30~150秒,冻融次数多为1~3次,两次治疗的间隔时间为4周左右。冷冻的组织深处的温度可通过插入热敏探针、由冷冻温度监测仪来控制,也可根据皮损外冰线的出现来定治疗的结束时间。

【适应证】

(1) 色素性疾病

色素痣(痣细胞痣、色素性毛痣)、雀斑、雀斑样痣、太田痣、特发性点状色素减退症、局限性白癜风。如雀斑,治愈率为84%。采用点状喷射法,每个约喷3秒,见皮损表面薄霜形成即可,隔1分钟后再喷1次。每次治疗以20~30个皮损为宜,若喷射时间过长、量过大,可致局部大疱,随之形成点状色素沉着或色脱斑。注意保护周围皮肤,勿强行去痂,避免日晒。

(2) 血管性疾病

毛细血管瘤、海绵状或混合性血管瘤、血管淋巴管瘤、血管纤维瘤、静脉湖、蜘蛛痣。如血管瘤、草莓状血管瘤,治愈率达90.2%。皮损发展快且影响患儿功能时,要考虑治疗。一般用加压接触法,每次冷冻30~60秒,2次冻融,1~2次后瘤体可消退。海绵状血管瘤体积较小的,疗效尚可。鲜红斑痣的冷冻效果差,一般不采用。

(3) 感染性皮肤病

病毒性扁平疣、掌跖疣、指/趾端疣、甲缘甲下疣、尖锐湿疣、着色芽生菌病、孢子丝菌病、疣状皮肤结核、寻常狼疮、颜面播散性粟粒性狼疮。如寻常疣,治愈率达93%。以接触法每次冻60~90秒,2次冻融,一般冷冻1~3次即能脱落。扁平疣采用喷冻法或棉签接触法,使皮损表面形成薄霜,通常1~2次治愈。面部损害冷冻时,剂量不宜过大。皮损多的宜分次治疗。

(4) 良性皮肤肿瘤

睑黄疣、脂溢性角化病、化脓性肉芽肿、瘢痕疙瘩、皮肤硬纤维瘤、软纤维瘤、角化棘皮瘤、皮脂腺痣等。脂溢性角化病,治愈率达93.9%。采用加压接触法,每次冻60~120秒,1次冻融,多

数病例1次即愈。化脓性肉芽肿,治愈率达92.2%。采用喷冻法,每次冻30~60秒、1次冻融,一般1~3次即可治愈。瘢痕疙瘩,冷冻可改善症状,但治愈率仅为33.2%。2cm以内的损害,疗效较好;以加压接触或喷冻法治疗,每次冻60~90秒、1~2次冻融。

(5) 皮肤恶性肿瘤

基底细胞癌、鳞状细胞癌、Bowen病、Bowen样丘疹病、乳房外Paget病、未转移的恶性黑素瘤。基底细胞癌和鳞状细胞癌,适用于早期无转移者,尤其位于颜面部而手术切除影响美容者,或不宜化学治疗、放射治疗者,其治愈率分别为84.8%和77.5%。以接触法或喷冻法治疗,有效冷冻范围必须超出病损边缘5mm以上;接触法的冷冻时间不少于3分钟,2~3次冻融。最好以热电偶测温仪监测,使底部温度达-40℃以下并维持3~5分钟。

(6) 皮肤附属器疾病

斑秃、酒渣鼻、痤疮。

(7) 其他

盘状红斑狼疮、肥厚性扁平苔藓、神经性皮炎、皮肤淀粉样变、结节性痒疹、鸡眼、汗管角化等。

【禁忌证】

冷性荨麻疹、冷球蛋白血症、冷纤维蛋白原血症、冷凝集素血症、Raynaud病及对冷冻治疗不能耐受者。

【治疗反应及并发症】

起初皮肤组织冷冻发白,数分钟后,局部解冻肿胀、疼痛,1~2天内起大疱,疱破后有大量渗液。一般于1~2周内可干燥结痂,约3~4周痂皮脱落,局部留有白斑或色素沉着,时有轻度萎缩性瘢痕,偶有肥厚性瘢痕以及继发感染、出血、慢性溃疡。治疗肢端末梢部位病损时,剂量过大易发生局部周围神经功能障碍,如皮肤麻木、疼痛等,多在3~6个月内恢复。冷冻时或之后,偶见个别患者出现荨麻疹、头痛、头晕、发热和心脏传导阻滞等反应。

【注意事项及处理】

治疗后局部组织肿胀、起大疱,如疱液过多

时,可用注射器抽去。

治疗后局部疼痛,一般在 1～2 天内自行消失,疼痛厉害时可对症处理。

创面要保持清洁,避免浸水,每日涂表皮细胞生长因子或其他抗生素外用制剂多次,以防止继发感染。

创面结痂不要强行剥掉,可让其自行脱落。

病情需要重复治疗时,应在痂皮脱落后进行。

(王月华 周茂恒)

51.8 微波疗法

微波是一种超高频电磁波,其频率范围为 300 MHz～300 GHz,波长 1 m～1 mm。应用微波治疗疾病的方法称为微波疗法。

微波根据波长不同分为 3 个波段:分米波(波长 100～10 cm)、厘米波(波长 10～1 cm)、毫米波(波长 10～1 mm)。微波疗法主要应用分米波,常用的波长有 69 cm (433.9 MHz)、33 cm (915 MHz)和 12.24 cm (2 451 MHz)。

【生物物理特性】

微波的波长介于红外线和超短波之间,呈波束状传播,具有弥散性,遇到不同介质可产生反射、折射、散射、吸收,可利用反射器进行聚焦,其规律与光学规律接近。微波能由辐射器中的天线通过反射器反射作用于人体,或由微波辐射天线直接作用于人体(如体腔内辐射治疗)。

微波辐射作用于机体时,一部分能量被吸收,另一部分被体表及各层组织界面反射。富于水分的组织能吸收较多的微波能量,而骨骼等组织则反射相当多的能量。由于微波的反射,治疗时须警惕产生皮下脂肪过热的问题。

微波对人体组织的穿透能力与它的频率有关,频率高则穿透能力弱。微波治疗时,厘米波的最大有效作用深度为 3～5 cm,分米波的有效作用深度可达 7～9 cm。

微波治疗的生物效应基于热效应和非热效应。当微波作用于生物组织时,组织内的极性分子可随微波频率以每秒几十亿次的高频来回摆动、磨擦,从而完成电磁能向热能的转换。生物组织吸收微波能量与其所含水量成正比,这是微波热效应的主要运用基础和治疗疾病的依据。当治疗温度低于细胞能承受的温度时,微波的热效应可使机体组织血管扩张,细胞膜通透性增加,改善局部组织营养代谢,促进组织再生,同时具有解痉、止痛、消炎等作用;当治疗温度超过细胞能承受的临界温度时,便产生不可逆的细胞损害,导致热凝固,造成组织细胞的坏死,后者也是微波刀的作用机制。微波除了热效应外还有非热效应,例如用小剂量微波辐照葡萄球菌、大肠杆菌 1 分钟,使温度升高到 34℃,虽未到细菌死亡的温度,但此刻微生物分裂停止。

【生理作用及治疗作用】

(1) 心血管系统

治疗剂量的微波辐射对心脏有拟迷走神经的作用,使心率变慢、血压下降。小剂量微波作用能改善冠状动脉血液循环,但大剂量则对心肌有损害作用。

(2) 神经系统

小剂量的微波辐射可使神经系统的兴奋性增强,大剂量则使之抑制。长期辐射可使大脑皮质细胞活动能力减弱,引起疲乏、嗜睡、记忆力减退、头晕、多汗等症状,并可出现心动过缓、血压下降。如以中、小剂量作用于周围神经,可使神经肌肉兴奋增高,能刺激神经再生,也能使周围神经降低痛觉并减弱支配肌张力的 r 纤维的活动,因而能止痛并使肌肉松弛。

(3) 呼吸系统

小剂量微波辐射作用于呼吸系统,使呼吸减慢,支气管通气量增加,肺轻度充血,肺泡间隙有少量白细胞浸润。微波辐射能降低肺动脉压,中、小剂量治疗急、慢性肺炎、支气管炎有良好的疗效。

(4) 消化系统

微波有抑制胃蠕动和胃酸分泌的作用,能促进溃疡愈合。小剂量厘米波作用于胆囊、胆管炎患者的胆囊投影区,可使胆汁分泌量增加、胆汁变透明、白细胞消失、自觉症状消失。必须注意的是,由于胃肠含水量高,对微波吸收率高,且散热调节机能又很差,故禁止在腹部大剂量辐照,否则胃肠易损伤甚至坏死。大剂量辐射对肝脏也有损伤作用。

（5）内分泌和免疫系统

微波辐射作用于肾上腺区，对肾上腺交感系统有兴奋作用和明显的后作用，表现为血11-羟脱氧皮质固酮、去甲肾上腺素含量升高，其作用可保持20天；但大剂量则对肾上腺功能有抑制作用。微波作用于甲状腺区，可见淋巴组织增殖活跃、胸腺功能增强、免疫球蛋白（尤其是血中IgG含量）升高。

（6）血液系统

中、小剂量微波局部照射对血液有形成分无明显影响，但大剂量、全身辐射则引起白细胞减少。

（7）生殖系统

睾丸由于血液循环散热较差，对微波辐射特别敏感。如微波辐射使睾丸温度高于35℃时，则可致组织变性，影响精子的生成。大剂量微波辐射动物卵巢，可使之损伤失去生殖功能。故微波治疗要注意会阴及下腹的保护。

（8）眼睛

眼球是富于水分的多层界面组织，且血液循环散热差，大剂量或长期微波辐射会引起玻璃体或晶体混浊，所以切忌用中等以上剂量辐照眼部，患者和操作人员均须注意眼部防护。

（9）对炎症过程的影响

微波的消炎作用机制在炎症的不同阶段有很大的差别，不同的剂量甚至起相反的作用。在急性炎症阶段，炎症介质含量增加，管壁通透性升高，在无热量或微热量微波辐射作用下，炎性介质含量降低、微血管通透性降低，从而抑制炎症发展；但温热量微波能使病灶致炎介质增多从而导致炎症加剧。在亚急性、慢性炎症阶段，微波辐射作用致组织温度升高、血管扩张、血流加快、血管和组织通透性增高，促进炎性渗出物吸收，加快组织修复。在微波的消炎作用机制中，对机体免疫机能紊乱的作用具有决定性意义。分米波的抗变态反应作用明显，这是借助于刺激下丘脑-垂体-肾上腺皮质系统，引起血中促肾上腺皮质激素和糖皮质激素水平升高，产生明显的免度抑制和消炎作用。

【适应证】

微波定向照射疗法：采用非接触辐射器，适用于带状疱疹及其后遗神经痛、疖、痈、丹毒等皮肤感染。

微波热凝固疗法：采用接触辐射器或体腔辐射器，适用于增生性皮肤病如色素痣、皮赘、脂溢性角化病、皮脂腺痣、血管瘤、寻常疣、尖锐湿疣、传染性软疣、化脓性肉芽肿及基底细胞癌等。

禁忌证：心血管代偿功能不全、出血性疾病和出血倾向患者、植入心脏起搏器的患者。

51.9　直流电药物离子导入疗法

借助直流电将药物离子经皮肤、黏膜或伤口导入组织内以治疗疾病的方法，称直流电药物离子导入疗法。

【导入原理】

药物溶液中某些药物可以离解为离子，在直流电场力的作用下，带电荷的药物离子产生定向移动。在阴极衬垫中，带负电荷的药物离子向人体方向移动（同性相斥）进入人体组织内；在阳极衬垫中，带正电荷的药物离子向人体方向移动进入人体组织内。

皮肤的角质层很致密，电阻也大，导电性差，药物离子不能穿透；但皮肤表面有大量的毛孔和汗腺管口，这些孔道是药物离子进入人体组织的途径。

药物离子直接导入皮肤的深度较浅，依皮肤状况、药物性质、电压电流强度、通电时间而定。临床一般只能导入皮内约1~1.5mm，故对深部病变无直接作用。药物离子进入人体皮肤组织，在皮内形成离子堆，缓慢地通过血液、淋巴循环分布全身。药物离子在皮内可停留数小时至10余天，所以药物离子导入疗法的药物作用时间比其他给药途径的药物作用持续时间长。

导入药物量与电流强度、通电时间、电流类型、药物离子直径大小、溶液浓度、溶液特性和人体各部位皮肤、黏膜导电性等多种因素相关，临床治疗条件下的药物导入量是很少的。直流电药物离子导入与微波等疗法并用，可提高药物离子导入的量。

【导入治疗的特点】

①导入的药物只有需要发挥药理作用的部分,而非混合剂。②可将药物直接导入需要治疗的病变部位。③导入药物在体内停留时间较长,能逐渐消散进入血液和淋巴液,延长药物作用时间。④导入疗法的直流电和药物离子作用于内、外感受器,经皮肤、内脏的节段反射和普遍反射,产生局部和全身的治疗作用。⑤能避免药物内服或注射等方法的副作用。⑥导入疗法也存在不足,如透入药量较少、不易导入深层病变组织。

【导入治疗技术】

(1) **设备**

目前采用的有平稳直流电疗机、音频电疗机、脉冲调制电疗机及正弦调制电疗机等。

(2) **操作方式**

1) 衬垫法

将洒有药液的湿绒布或滤纸置于作用极衬垫上,贴敷在治疗部位皮肤上;适用于较平坦的部位。

2) 体腔法

将特制的体腔电极插入需治疗的体腔(阴道、直肠、耳道等)内,向体腔电极内注射一定量的药液,非作用电极衬垫置于邻近部位的皮肤上。

3) 水浴法

将药物注入水槽内,电极一般采用炭质电极,治疗部位浸入水槽内,非作用极置于身体相应部位皮肤上。

【适应证】

(1) **皮肤科疾病**

疖肿、汗腺炎、慢性溃疡、手足癣、腋臭、多汗症、血栓性静脉炎、荨麻疹、皮肤瘙痒症、白癜风、扁平苔藓、硬皮病、瘢痕等。

(2) **神经系统疾病**

三叉神经痛、坐骨神经痛、末梢神经炎、周围神经损伤等。

(3) **内科疾病**

类风湿关节炎、高血压病、胃、十二指肠溃疡、慢性胃炎、支气管哮喘等。

(4) **外科疾病**

软组织感染、静脉炎、淋巴管炎、乳腺炎、颈椎病、慢性前列腺炎等。

(5) **妇科疾病**

慢性附件炎、宫颈炎等

【禁忌证】

急性湿疹、出血倾向性疾病、恶病质患者、心力衰竭、对导入药物过敏者。

【注意事项】

带正电荷的药物从阳极衬垫导入,带负电荷的药物从阴极衬垫导入。

需导入的药物溶液洒在与衬垫面积相同的绒布或滤纸上,非作用极不置药。

每个衬垫只供一种药物使用,不宜混杂。

一般用蒸馏水、酒精、葡萄糖溶液配制药物溶液,禁用自来水。

某些药物易被电解产物破坏,为防止此反应,需用非极化电极。

易致人体过敏的药物导入前需做皮试。

导入疗法最好在热疗后进行,因温热疗法使血管扩张、血循环改善、毛囊口张开、汗腺分泌增多,从而改善皮肤的导电性,利于离子导入。

(魏明辉)

51.10 电解疗法

【作用机制】

利用直流电在体内引起化学变化,于阴极附近组织中产生氢氧化钠,从而达到破坏病理组织的目的。

【适应证】

毛细血管扩张症、蜘蛛痣、局限性多毛症、小皮赘、黄瘤、病毒疣等。

【应用方法】

局部先常规消毒,再以1%普鲁卡因注射液局部麻醉或不做局部麻醉。将阳极铝板固定于患者前臂,医者将阴极(合金或白金细针)刺入损害部位或毛囊口,通以0.5~2 mA电流10~30秒钟,直至皮面发白、针口起泡为止;以后关闭电流,将针拔出。如未治愈可再将针从另一个部位刺入,直至达到治愈为止。如此逐一进行治疗;治疗后涂以 2% 龙胆紫溶液,或其他抗生素外用制剂。

【副作用】

有不同程度的电击感。

(王月华 周茂恒)

51.11 音频电疗法

音频疗法又称等幅中频正弦电流疗法,由杨国亮教授于 1969 年首先研发创用,经多年来的研究、改进与全国推广应用,显示了此疗法能治疗多种皮肤病。

【作用机制】

有镇痛、消炎、消肿,抑制结缔组织的纤维增生,促使瘢痕粘连松解、毛发生长、汗液分泌、血液循环和神经系统功能改善和恢复。

【适应证】

带状疱疹及后遗神经痛、复发性单纯疱疹、阴茎串珠状丘疹、血栓性静脉炎、淋巴管炎、淋巴结炎、皮肤溃疡、斑秃、局限性脂膜炎。

硬皮病长期应用,局限型的有望痊愈,系统型的可获改善。

对 SLE 的主要症状,如红斑、Raynaud 症、关节酸痛、疲乏、水肿、腹水等疗效较突出,快的可在治疗 2~4 周左右基本消失。

对瘢痕疙瘩大面积的比小面积的条状、结节状的疗效为好,尤其创面愈合后局部潮红、毛细血管扩张但无红肿突出、纤维化阶段,疗效最佳。

【应用方法】

一,将电疗机连接于 220 V 的电源。用适当长度的铜片或铜丝网作为电极,铜片的厚度约为 0.08 cm,宽 1~1.2 cm,长度根据损害大小,包上 4~6 层纱布,用生理盐水或无菌的水浸潮而不滴水,安排在损害的上下两端或左右两侧。对于系统性疾病,如 SLE 或系统性硬皮病,则电极可环绕于两腕或两踝,或用铜丝网或铜片分别安置在后颈和腰部各一片,固定后(用橡皮带或其他适当固定物)夹上鳄鱼嘴夹子,同极的夹子夹在同一电极上,如电极短只有 4~5 cm 长时,可只夹一个夹子。通电后在两极之间产生一个电场,将治疗对象作为靶子放在电场的中心。如系全秃,则将 6 cm 左右长的铜片放于头皮两侧。

二,先将"输出调节"旋钮旋转到最小限度(即向左旋到底),再打开电源开关,如指示灯亮,等 1~2 分钟后,检查夹子没有夹错、电极之间无短路、电极或夹子(用橡皮管套子)未直接接触皮肤后,即可进行治疗。

三,缓慢地转动"输出调节"旋钮,使电流表指针缓慢地向右移动,直到电流大到患者能耐受时为止。由于治疗要求电流强,而患者耐受力有(有时机器也有)波动,如过几分钟后患者感到电流强度减弱,可自行调节;如患者诉痛(不应当有的),则可能是电极或夹子接触到皮肤,或铜片边缘接触皮肤,应马上将"输出调节"旋钮转回到零后予以纠正。

四,治疗时间每次为 20~30 分钟,每日 1 次;如遇急性红肿剧痛时,可增加至每日 2 次甚至 3 次,以 10 次为 1 疗程,但在两疗程之间不需休息。当病情显著好转,可作巩固治疗,隔 1~2 日治疗 1 次,以适合病情为度。

五,治疗时间到后,将输出旋钮旋到原来的"0"处,取下鳄鱼嘴夹子和电极,关闭电源开关。

【副作用】

少数患者在治疗过程中可有头痛、头昏、思睡、胸闷、疲乏和胃不适等副作用,但大多是暂时性的。

【注意事项】

不稳定的电疗机切勿随便应用,以免发生意外。

治疗时患者不要随意活动或用手接触电疗机及接触邻近同时治疗的患者。

电极不能以心脏为中心作前后左右安排。如遇左胸部带状疱疹时,可放在左腋下略低于心脏水平偏中,另一极偏向背后;电流不宜太强,注意有无反应。

孕妇不宜将电极放在胎儿前后左右,距离宜远些。

若患处有金属物,如固定骨折的钢钉,则不宜治疗,因金属物可能发生导电引起痛感或电灼伤。

纱布干燥时,宜滴水浸润以保持导电。

机器太热时宜暂停用;治疗处宜通风。

(王月华)

51.12 X 线 疗 法

【作用机制】

X 线作为电离射线,可抑制核酸合成,使 DNA 中碱基受损以及糖与磷酸间单链断裂、互补碱基间氢链破裂或分子间交联,同时破坏细胞膜的脂质与膜蛋白的连接使其结构和功能改变,从而影响细胞遗传信息传递、产生突变或影响蛋白质合成以及细胞的有丝分裂,乃至细胞死亡。

人体皮肤在 X 线较大剂量(总量为 40 Gy)分期照射后,表皮生发细胞和附属器被损,表现为红斑、脱毛、脱屑、色素加深,进而发生慢性射线皮炎、皮肤萎缩、毛细血管扩张,毛囊、汗腺、皮脂腺变性或消失,微血管闭塞等急性皮肤改变和真皮中较深结构,尤其是血管系统受损的慢性皮肤改变。

X 线疗法的临床效果是抑制分化不良的或增生的细胞、减少汗腺和皮脂腺的分泌、闭塞扩张过度的微细血管,还具有止痒、镇痛作用。

【治疗的一般原则】

(1) X 线质的选择

X 线的质指 X 线的作用深浅。X 线作用深浅与电压有关。治疗皮肤疾患的 X 线电压常在 6～120 kV 之间,根据电压不同,可将 X 线治疗分为以下几种。

1) 超软 X 线治疗

又称境界线治疗。电压在 6～20 kV 之间,作用深度仅及表皮和真皮浅层,故治疗比较安全,无部位禁忌。

2) X 线治疗

电压在 20～60 kV 之间,焦点皮肤距离最大可达 30 cm,可用来治疗较大面积的皮损。

3) 低电压短距离 X 线治疗

又称接触治疗。电压在 30～60 kV 之间,焦点皮肤距离极短,为 1.5～3 cm。其特点是照射量大、治疗时间短、深入量少、照射面积小,故只适用于浅表的、小范围皮损的治疗。

4) 表层 X 线治疗

电压在 60～140 kV 之间,适用于较大面积、病变深的皮肤疾患的治疗。

(2) 照射剂量

良性皮肤病的治疗多采用分次量照射。所谓分次量照射即将预定照射 1 疗程的总量,分作若干次照射。良性皮肤病所用的剂量不应引起皮肤红斑反应。表层 X 线治疗,一生中同一部位总量不应超过 15 Gy,低电压短距离 X 线治疗总量不超过 25 Gy,境界线治疗总量不超过 50 Gy。皮肤癌的 X 线治疗采用 1 次量或分次量照射,表层 X 层线治疗总量为 40～60 Gy。

(3) 照射距离

根据距离的平方反比定律,加大焦点皮肤距离,可增加组织深部量。

(4) 滤板

滤板可增强 X 线穿透性,对于深在或较厚的皮损可考虑使用。皮肤科常用的铝制滤板厚度分别有 0.25、0.5、1.0 及 2.0 mm。

(5) 射出量

射出量是放射量穿透组织而到达反面的量。若两面皆需照射,则每侧表面所欲给予的量必须加上射出量一起计算。射出量与所加电压成正比,而与所照射部位的厚薄成反比。

(6) 影响 X 线放射的因素

1) 皮肤对 X 线的敏感性

可因年龄、性别、色泽和部位不同而有差异。一般说来,儿童及女性皮肤较敏感;皮肤色泽浅的较色泽深的敏感;腋窝、会阴、腹股沟及颈部皮肤敏感,其次为腹部、背部、面部及头皮,再次为手掌和足底。在决定照射量时,要考虑这些因素。

损害形状的影响:面积大和凹凸不平的损害,为使照射剂量平均分配,可采用分区照射方法或加大焦点皮肤距离。

2) 影响放射的物质

主要有两类,一类使细胞对放射敏感的致敏剂如氧,当压力在 3 999.6 Pa 以下即可增加放射效应;电子亲和剂,能选择性地使低氧细胞对放射致敏,其中包括灭滴灵,在体内外可使低氧细胞和肿瘤增加放射敏感性30%~70%;含卤素吡啶,其中5-溴脱氧尿核苷或5-碘脱氧尿核苷可取代DNA中的胸腺嘧啶,使放射敏感性增大为原来的1.5~2.0倍;其他的放射致敏剂还有碘乙酰胺、阿的平、咖啡因、氯霉素、放射菌素D等。另一类为保护细胞免受放射的放射保护剂,可分成两种,一种为血管收缩剂或引起组织低氧的化合物,如肾上腺素、组胺、5-羟色胺和一氧化碳等;另一种是在细胞或组织存在时才具有放射保护作用的巯基和二硫化物如半胱氨酸、乌洛托品等。

【适应证】

(1) 局限性神经性皮炎和慢性湿疹

采用无滤过表层X线照射,每次0.75~1Gy,每周1~2次,总量为4~8Gy。表浅损害可用境界线治疗,每次1.5~3Gy,每周1~2次,总量为15~20Gy。

(2) 局限性瘙痒症

采用无滤过表层X线照射,每次0.75Gy,每周1次;倘7~8次仍不能消除症状,宜停止治疗。

(3) 局限性多汗症

通常采用无滤过表层X线照射,每次1Gy,每周2次,总量8~10Gy。亦可每周照射1次,每次0.75Gy,共16次,总量为12Gy。

(4) 瘢痕疙瘩

早期较小的皮损疗效好。可用表层X线照射,用1~2mm铝滤板,每周1次,每次2Gy,总量为8~10Gy。晚期损害疗效较差,可在外科手术切除后或冷冻、激光治疗后再进行X线治疗。大面积的早期皮损用音频电有一定疗效。

(5) 草莓状和海绵状血管瘤

由于草莓状和海绵状血管瘤大部分可自行消退,所以应观察等待,不必急于治疗;如皮损发展快而影响器官功能者可考虑治疗。草莓状血管瘤可使用低电压短距离X线照射,加用1mm铝滤板,每次1~2.5Gy,每周2次,总量8~10Gy。海绵状血管瘤用表层X线治疗,加1mm铝滤板,每次1~2Gy,每周1~2次,总量8~10Gy。鲜红斑痣60%的皮损较淡的疗效较好,剂量为每次8~10Gy,总量不超过60Gy;如3~4次疗后无效,则停止治疗。

(6) 化脓性汗腺炎

适应于腋下无瘘道者。选用表层X线加1~2mm铝滤板,每次0.5~0.7Gy,每周2~3次,总量4~6Gy。

(7) 颈后瘢痕疙瘩性痤疮

选用表层X线1~1.5Gy,每周1~2次,总量为8~10Gy。

(8) 慢性丹毒

可预防象皮肿发生。选用表层X线,每次0.75~1Gy,每周2次,总量为8~10Gy。

(9) 疣

适用于跖疣、累及甲的寻常疣。先除去疣表面的角化层,将0.5mm的铅橡皮挖孔暴露疣体后,以软X线治疗,每次10~12Gy,每周1次,共3次,一般于治疗后1~2个月内会自动脱落。

(10) 基底细胞癌和鳞状细胞癌

X线治疗皮肤癌时,必须遵循有关原则:① 照射量必须充分,足以使瘤细胞完全毁灭;② 应将肿瘤周围正常组织0.5~1.0cm包括在照射野内;③ 对肿瘤下方的正常组织尽可能减轻其放射损伤,可采用缩短焦点皮肤距离、降低电压等措施以达到目的。基底细胞癌和鳞状细胞癌采用无滤板表层X线治疗。损害直径小于1cm,1次大量为24~30Gy,或每日1次,每次12Gy,连续3天;损害直径大于1.5cm,每日量为3~5Gy,3周内给予总量为50~60Gy;大病灶每日为3~5Gy,总量同上。

皮损直径小于1cm亦可采用低电压短距离X线照射,每日量为2~8Gy,总量在60~120Gy之间。

【放射反应】

治疗良性皮肤病时,一般无放射反应;但在照射皮肤癌时,因照射剂量大,患者可出现头痛、恶心、呕吐等反应,照射局部常产生二度放射性皮炎。此时可对症处理,局部皮损应保持干燥,外涂抗生素制剂每日2次。

【禁忌证】

同一部位治疗总量超过规定者。

局部已有放射性皮炎者。

白细胞减少症。

【放射防护】

在放射治疗过程中,眼、甲状腺、生殖器官、胸腺、妇女乳房部位、骨骺以及周围正常皮肤需用铅橡皮加以防护,同时注意避免重叠照射。放射治疗时及放射治疗前后半个月内应避免各种化学物质(如煤焦油、水杨酸、碘酊等外用药及其他放射致敏剂)物理因子(如日晒、热水烫洗)等刺激。

51.13　放射性核素磷-32 和锶-90 敷贴疗法

【作用机制】

磷-32 和锶-90 均放出纯 β 射线,能量强,穿透力小,作用表浅,对深部组织不产生伤害。其作用和 X 线类似。

【物理特性】

磷-32 的存在形式为放射性磷酸氢二钠,半衰期为 14.3 天,放射 β 粒子最大能量为 1.71 MeV,平均能量为 0.69 MeV。其空气射程最大为 62 cm,在人体组织中最大只能穿过 8 mm。敷贴器面积为 8 cm×10 cm,剂量 2 Gy/h。

锶-90 的存在形式为放射性硝酸锶溶液,半衰期为 25 年。锶-90 放出 β 射线衰变为钇-90,再经衰变,成为稳定元素锆-90。锶-90 衰变成钇-90 时放出的 β 射线能量较弱,约为 0.65 MeV,在组织中,最大射程为 2.69 mm;而钇-90 衰变成锆-90 时放出的 β 射线能量较强,为 2.16 MeV,在组织中最大射程为 11 mm,平均射程为 3 mm。它的能量随组织深度增加而减少,在组织深度 1 mm 处,其剂量被组织吸收 50%,3 mm 处被组织吸收 85%。每年衰变为 2.7%。敷贴器面积为 2.5 cm×3.5 cm,剂量率每分为 1.5 Gy。

【适应证】

草莓状血管瘤和海绵状血管瘤、局限性神经性皮炎、局限性慢性湿疹、浅表的鳞癌等皮肤恶性肿瘤。

【应用方法及剂量】

① 划分治疗区域;② 依划分区域逐区治疗,注意治疗边缘不可重叠或遗漏;③ 周围正常皮肤以铅橡皮加以防护;④ 每次 1.5~3 Gy,每周 2~3 次,10 次为 1 疗程。

【注意事项】

敷贴器要妥善保管,并注意安全防护。

敷贴器治疗面不得对着人。

严格注意污染,定期做安全测定。

注意选择病例,避免因皮损过厚、照射量相应不足而使皮损复发,以免为以后治疗造成困难或产生远期副作用。

（王月华　周茂恒）

第52章 皮肤外科疗法

目 录

第 52 章

皮肤外科疗法

52.1 概　论

皮肤外科学是皮肤性病学亚专业,指采用有创和微创手段进行诊治皮肤疾患或矫正体被系统缺陷、融合了皮肤性病学理论和外科及成形美容技术的一门学科。

皮肤外科的操作范围包括皮肤(含口腔和生殖器黏膜)、皮肤附属器及皮下组织等体被层组织。其施治目标是体被系统疾患或缺陷的诊治和矫正,恢复皮肤正常功能,达到治疗和美容目的。

皮肤外科在欧美发达国家的发展历史和现状,从客观上证明了皮肤外科是一个独立存在的皮肤性病学亚专业。首先,皮肤外科拥有区别于其他外科分支的独特术种,诸如 Mohs 显微描记手术。历史上皮肤科医师创立、发展了很多术种,后来普及到多个学科领域,诸如毛发移植、肉毒杆菌毒素注射、激光治疗等。这些成果证明了皮肤外科具有可持续发展源动力,并具有巨大的影响力。其次,皮肤外科专注于皮肤范围的各种手术,其精细程度得到广大患者的认可,在欧美发达国家稳固占据了相应的医疗市场。

不可否认皮肤外科借鉴了许多兄弟学科的技术,但是技术本身具有公共属性,它不只专属于任何一个学科,与学科的独立性并不直接相关,就像"切皮、缝合"是所有外科系统学科的基础技能。皮肤外科发展的基石是体表肿物切除,当其发展到高端、尤其是涉及美容时,与其他兄弟学科之间确实互有交叉。这种交叉是医学发展的必然,也是医学发展的需要,它会在临床实践中转化为市场竞争,进而又反过来成为学科发展的动力。垄断导致停滞,竞争促进发展,欧美皮肤外科发展现状告诉我们与其他学科的交叉,不仅不妨碍皮肤外科的独立性,而且促使皮肤外科执业者不断改进技术、增强竞争力,这种竞争力对于其他学科的发展也是一种推动力。总之,皮肤外科与其他相关学科互为借鉴、互相促进,同时又彼此独立,不可相互替代。

(吴文育)

52.2　皮肤良性肿瘤切除术

大多数皮肤良性肿瘤不需要进行治疗,但是如果发生以下情况,需要考虑通过手术等方法去除:未来有恶变可能;美容需求;体积太大影响关节活动或其他生理活动;皮损产生瘙痒疼痛等不适感觉等。

【适应证】

脂溢性角化病、色素痣、皮脂囊肿、纤维瘤、皮脂腺痣、脂肪瘤、血管瘤、寻常疣等。

【术前准备】

主要器械:皮肤切开包 1 只,包括持针器 1 把、剪刀 1 把、镊子 1 把、刀柄 1 把、直钳 1 把、蚊式钳 1 把、纱布若干。

常规消毒铺巾。

以 0.5% ~ 1% 普鲁卡因或 0.5% ~ 1% 利多卡因作局部浸润麻醉。注射前注意询问对局麻药有无过敏史;注药前一定要回抽,避免误入血管;一次用药不宜超过极量。

【手术方法】

手术方法基本上按普通外科的梭形切除法、

剥离法切除肿瘤。

(1) 梭形切除法

沿皮肤肿块两侧做梭形皮肤切口,切至真皮下后,用蚊式钳将皮瓣一端(为正常皮肤)提起,直视下用剪刀或刀片将皮瓣进行锐性或钝性水平推拨分离,尽量避开血管神经,直至皮瓣与躯体完全分离。适用于发生在皮肤表面的良性肿瘤。

(2) 剥离法

多用于皮脂囊肿等发生在皮下的皮肤良性肿瘤。以囊肿为中心做适当长度的梭形切口,切开皮下组织后,用蚊式钳提起一端皮瓣,轻轻提起肿物,再用剪刀沿囊肿边缘分离,使之完全游离,即可完整切除囊肿。伤口冲洗、止血后,分层缝合切口,稍微加压包扎。

如损害在面部,则切口要顺皮纹,同时缝针及缝线均以选择小针细线为宜。如损害范围大,不能做直接缝合时可用皮瓣移植或植皮术等方法来修复创面。

【术后处理及注意事项】

术后一般常规包扎,可视手术部位和术中出血情况决定是否加压。术后24~48小时后切口换药,嘱患者保持伤口清洁,定期换药。术后拆线时间根据不同的部位、伤口张力和患者自身身体情况决定,一般头面部5~7天,躯干7~10天,四肢10~14天。

如皮脂囊肿囊壁与周围粘连很紧、难以切除,可用刮匙先刮除内容物,然后用纯石炭酸或浓碘酊涂擦囊壁,将其破坏,减少复发机会。如囊肿感染,则应切开排脓后再以上法处理。

(陈淑君)

52.3 皮肤恶性肿瘤切除术 (含 Mohs 显微描记手术)

【适应证】

手术是皮肤恶性肿瘤的首选治疗方法,经典的外科切除术和 Mohs 显微描记手术都可以作为手术治疗的选择。Mohs 显微描记手术在保证完全切除肿瘤的基础上,更有效地减少了皮肤正常组织的缺失,进而减少了相邻器官功能的损伤。

【禁忌证】

只有当出现以下情况时,可以考虑放弃手术治疗:

患者拒绝手术;

手术有着很大的风险;

手术无法完全切除肿瘤;

存在某些不利于手术的人为的或社会的因素。

【术前准备】

由于皮肤恶性肿瘤和内脏恶性肿瘤之间的关系目前并不特别清楚,所以,术前准备必须包括全身主要脏器功能及相应部位的局部淋巴结检查,并包括常规手术必须的肝炎、梅毒、艾滋病(AIDS)等的筛查检验。对于不同患者,还可以增加针对性的检查。

一般以局部麻醉为主。当手术范围比较广、手术风险比较大、接受手术患者年龄很小的时候,建议全身麻醉并配备术中监护。当然全身麻醉的风险必须在术前告知患者并取得患者或授权家属的知情同意。

手术器械和手术室准备与普通外科相同。

【几种肿瘤的手术疗法】

(1) 基底细胞癌

完整切除肿瘤,切缘距肿瘤 4~10 mm,术后进行切缘的检查(POMA, postoperative margin assessment)。如果肿瘤邻近功能区域或初次手术后切缘阳性,可进行 Mohs 显微描记手术或辅助术中冰冻切缘检查(CCPDMA, complete circumferential peripheral and deep margin assessment with frozen or permanent section)。如果伴有淋巴结转移,可同时行区域性淋巴结清除术。

对于复发性基底细胞癌,如果是局部的复发,参照初次手术;如果是区域性复发或伴有远处转移,可考虑放射治疗或化疗。

术后患者需要终身、定期做全身皮肤检查,一般可以每6~12个月1次。患者可以学习一些自我检查的方法。

(2) 鳞状细胞癌

如果能够一期缝合或植皮修复的,可直接切除肿瘤,切缘距肿瘤 4~10 mm,术后进行切缘检查。如果肿瘤邻近功能区域或初次手术后切缘阳性,可进行 Mohs 显微描记手术或辅助术中冰冻切缘检查。

局部有可疑肿大的淋巴结,可行细针穿刺细胞学检查或淋巴结活检,结果阳性者可考虑区域性淋巴结清除术或局部放疗。

对于无法手术的患者,可考虑放射治疗伴(或不伴)化疗。

术后前 2 年每 3~6 个月随访 1 次,后 3 年每 6~12 个月随访 1 次,以后每年随访。患者可以学习一些自我检查的方法。

(3) 隆突性皮肤纤维肉瘤

隆突性皮肤纤维肉瘤是一种起源于成纤维细胞的、低度恶性的软组织肉瘤。由于其生长缓慢,明确诊断时肿瘤往往比较大。该肿瘤的特点是形状高度不规则并常有指状延伸。手术切除是治疗的首选,努力做到切缘干净是手术的最高目标。

Mohs 显微描记手术、术后进行切缘检查或辅助术中冰冻切缘检查都可以作为手术方法的选择。切缘一般为 2~4 cm,需扩大切除至肌肉筋膜或颅骨膜。对于较大缺损的修复,有时也可以延迟至切缘干净被证实以后进行。

对于切缘阳性或复发的肿瘤,如条件允许,可再行扩大切除;如条件不允许,可建议放射治疗或甲磺酸伊马替尼(Imatinib mesylate)治疗。

隆突性皮肤纤维肉瘤的局部复发率很高,故首次术后需要每 6~12 个月随访一次。虽然其远处转移的发生很少见,但是任何新发现的可疑病灶,都需要再行活检。患者的自我检查需每月进行。

(4) 黑素瘤

活检:早期恶性黑素瘤一定要完整切除可疑病灶,获取准确的 T 分期;除颜面部等特殊部位的肿瘤可以考虑全层切取活检以外,尽量避免局部活检或针吸活检。如果肿瘤巨大破溃,或已经明确发生转移,可进行病灶的穿刺或切取活检。

扩大切除:早期黑素瘤在确诊后应尽快行原发灶扩大切除手术。扩大切除的安全切缘是根据病理报告中的肿瘤浸润深度来决定的:病灶厚度≤1.0 mm 时,安全切缘为 1 cm;厚度在 1.01~2 mm 时,安全切缘为 1~2 cm;厚度>2 mm 时,安全切缘为 2 cm;当厚度>4 mm 时,有学者认为安全

切缘应为 3 cm,但目前的循证医学证据还是支持安全切缘为 2 cm 就足够。

前哨淋巴结清扫(sentinel lymph node biopsy, SLNB):对于厚度≥1 mm 或有溃疡的患者推荐做前哨淋巴结活检,可予完整切除的同时或分次进行。前哨淋巴结活检有助于准确获得 N 分期,如果发现前哨淋巴结阳性,一般应及时进行淋巴结清扫。但鹿特丹 Erasmus 大学肿瘤中心的前瞻性研究发现,如果前哨淋巴结的转移灶直径<0.1 mm,其长期生存与前哨淋巴结阴性患者无区别,因此建议这部分患者不需要进一步淋巴结清扫。

淋巴结清扫:不建议行预防性淋巴结清扫。前哨淋巴结阳性或临床诊断为Ⅲ期的患者在扩大切除的基础上应行区域性淋巴结清扫,要求受累淋巴结基部完全切除,腹股沟淋巴结清扫要求至少应在 10 个以上,颈部及腋窝淋巴结应至少清扫 15 个;在腹股沟区,如临床发现股线淋巴结转移数≥3 个,应行髂窝和闭孔区淋巴结清扫。如果盆腔影像学提示 Cloquet 淋巴结阳性,则应当行髂窝和闭孔区淋巴结清扫。

Ⅲ期患者中的特殊类型被称为肢体移行转移(In-transit metastasis),表现为一侧肢体原发灶和区域淋巴结之间的皮肤、皮下和软组织的广泛转移,手术难以切除干净。该种类型国际上以隔离热灌注化疗(ILP)和隔离热输注化疗(ILI)为主,ILI 是一种无氧合、低流量输注化疗药物的局部治疗手段,通过介入动静脉插管来建立化疗通路输注马法兰,要求设备简单。悉尼黑素瘤中心自 1992 年始 10 年间完成 300 余例 ILI,对Ⅲ期恶性黑素瘤有效率约 80%,无相关截肢病例和相关死亡;对 70 岁以上老年患者的有效率明显高于 70 岁以下患者(91% vs 78%,P<0.05)。

Ⅳ期患者如果表现为孤立的转移灶,也可以考虑手术切除。SWOG9430 研究发现Ⅳ期孤立转移的患者术后的中位总生存可达到 19 个月,5 年生存率为 20%,远远超过以往Ⅳ期患者 6~8 个月的中位总生存期。2008 年 ASCO 报告的一项回顾性研究,分析了从 1991 年至 2008 年的 900 例肝转移的黑素瘤患者,共 54 例接受了手术,与未手术组相比,中位总生存分别为 29 个月和 7 个月,5 年

生存率分别为 33% 和 5%。

【Mohs 显微描记手术】

恶性肿瘤治疗的三大原则是：肿瘤学意义上的治愈、保留功能、恢复容貌。Mohs 显微描记手术在获取最大肿瘤学治愈率的同时，最大限度地减少了正常组织缺失，缩小了缺损的范围，且最大限度地保留了功能，成为皮肤恶性肿瘤治疗的金标准。

术前准备同传统的切除手术。患处常规消毒铺巾，常规局部浸润麻醉。沿肿瘤的外缘 2~3 mm 斜向切入（小于 45 度），深度可至真皮或皮下脂肪，完整切除肿瘤组织，切下的组织似碗状。然后进行肿瘤描记，共分 4 步：① 把切下的组织分切成数块；② 按照一定的顺序编号；③ 在各小块的边缘用红（20% 红汞）、蓝（普鲁士蓝）、黑（印度墨水）按照上、下、左、右进行描记；④ 把以上各步骤在病史上做图记录。

描记后的数块组织送入实验室进行冰冻切片的制备，每块组织都是 100% 的切缘检验（包括完整的底面和所有的边缘）。玻片制备完成后，在显微镜下按编号读片检查，一旦发现有切缘阳性的，在病史图示上逐一做好记录，并再次在标记部位外缘 2~3 mm 处切除肿瘤。如此反复切除、标记、制片、镜检，直至所有切缘都呈现阴性结果。

创面可以简单拉拢缝合，也可根据缺损大小、部位、邻近器官功能、患者自身情况进行植皮修复或皮瓣整复。

Mohs 显微描记手术时间较长，耗费略多，故患者需要进行术前评估。

52.4　皮 肤 移 植

皮肤肿瘤切除后，局部会有皮肤缺损，对于眼、耳、鼻、口、手、足等重要器官及其周围的缺损或缺损较大的部位，需要行创面的整形修复；在皮肤科最常用的是皮瓣移植和皮肤游离移植。

52.4.1　皮瓣移植

（1）皮瓣移植的优点

① 因带有全层皮肤的丰富的脂肪组织，故其收缩小，能耐受外力和负重，抗感染能力也较强；② 与邻近组织之间皮肤色泽变化较小；③ 带有皮肤附属结构，移植后有毛发，也有汗腺、皮脂腺等；④ 对于关节部位或有肌腱、肌肉、骨骼暴露创面，或有重要血管神经等组织裸露创面，皮瓣均能较好地起到保护深层结构的作用；⑤ 切除术后需要辅助放射治疗的创面，皮瓣更能耐受射线的损伤。

（2）皮瓣移植的缺点

① 手术技术操作上较为复杂，对麻醉要求也高；② 手术创面较大，对患者的一般情况要求更高；③ 皮瓣因带有皮下脂肪组织，往往过于臃肿而影响外观和功能恢复。

（3）常用皮瓣

随意皮瓣：指皮瓣不包含知名血管。常用的有推进皮瓣、旋转皮瓣、转移皮瓣、插入皮瓣和复合皮瓣。

轴形皮瓣：指皮瓣包含知名血管。常用的有额瓣、颏下瓣等。

游离皮瓣：包含知名动脉和静脉的游离组织瓣，需要显微血管吻合修复。常用的有前臂皮瓣。

52.4.2　皮肤游离移植

（1）皮肤游离移植的优点

① 手术技术操作简单，创面范围不大，对麻醉要求不高；② 供区范围大，手术适应广。

（2）皮肤游离移植的缺点

① 容易挛缩，抗感染能力较差；② 皮片易受放射损伤而致坏死；③ 皮片与临近组织之间皮肤色泽差异较大；④ 皮片对深层结构的保护较差。

皮肤科常用的皮肤游离移植为全厚皮片移植。

（栾　菁）

52.5　毛 发 移 植 术

毛发移植是治疗秃发的一种手术方法，是指通过特殊器械将枕部毛囊及其周围部分组织一并完整提取，脱离头皮原位，然后用环钻打孔、精细的刀片或者针头在需要头发的部位切开缝隙，再将准备处理好的毛囊植入其中，使其重新分布于头皮或者身体其他部位的毛发脱失区，并维持原有特性继续生长而且终身存活。毛发移植是皮肤外科的经典术种之一,该技术由被尊称为"毛发移植之父"的美国皮肤科医师 Norman Orentreich 建立并发展普及。

【发展简史】

最早关于毛发移植的文献可以追溯到 19 世纪,但毛发移植技术真正的成熟和快速发展是在 20 世纪中期,代表人物即为美国皮肤科医师 Orentreich N。他于 1959 年最早阐述了毛发移植优势供区理论,为毛发移植技术的成熟发展提供了理论依据;他还进行了大量的临床实践,并把自己的经验毫无保留地传授给他人,对毛发移植技术的普及和后续发展产生了深远影响。美国皮肤科医师 Bobby L. Limmer 从 1988 年起开始研究毛囊单位移植技术(follicular unit transplantation, FUT),该成果使他成为现代毛发移植技术的创立者;该技术目前还是现代毛发移植的标准技术。2002 年,美国医师 William R. Rassman 和 Robert M. Bernstein 建立了毛囊单位提取术(follicular unit extraction;FUE)的标准方法。总之,从小区域皮片移植到环钻毛发移植,再到微小毛发移植和毛囊单位毛发移植,毛发移植的单位越来越小,效果也越来越自然。

【基本原理】

Orentreich 最早提出的毛发移植供区优势理论的具体内容就是枕部毛发不受雄性激素调节,一般不会脱落;对于雄激素性秃发的患者,即使将枕部毛发移植到受雄性激素调节的其他头皮区域,也不会发生脱落。正因为这一理论的建立,使得毛发移植治疗雄激素性秃发获得理论支持。

确切地讲,毛发移植是毛囊移植,由于在手术过程中会受到或多或少的损伤,所以当移植完毕后,所移植的毛囊通常进入退行期和休止期,也就是说移植当时的外观不是最终效果。一般 6 个月左右,被移植的毛囊重新进入生长期,长出毛干以后,才能看到治疗效果,1 年左右大多数患者能达到最佳治疗效果。

【适应证】

雄激素性秃发是毛发移植最佳和最重要的适应证。由于男性型脱发与女性型脱发不同,所以毛发移植的侧重点亦有所不同。男性患者多表现为局部区域头发完全脱落,所以毛发移植往往进行发际线和脱发区域的重建。女性患者脱发多表现为头发密度稀疏,头皮暴露明显,所以毛发移植多是进行脱发区域的毛发加密。值得注意的是,移植到额部和顶部的毛发不受雄激素影响,可以持久存在,但是原有的毛发依然会脱落,为此,建议患者毛发移植前后服用非那雄胺或外用米诺地尔,用药对于新移植的毛发也有生长促进作用。如果患者不愿意用药,随着时间推移第一次毛发移植效果可能逐渐丧失,这时可以考虑进行第二次毛发移植。

除雄激素性秃发以外,瘢痕性秃发、白癜风植皮后都可以尝试毛发移植。从美学角度说,还可以采用毛发移植弥补眉毛、睫毛、胡须、阴毛的稀少和缺如。当然这些部位的毛发性质都不同于头发,所以在移植之后还需坚持修整,比如定期剪短,或利用激光技术改变毛发的粗细。

【术前评估】

(1) 患者的选择

年龄不是毛发移植的绝对排除标准,但是一般认为 25 岁以上且供区毛发充足是毛发移植最适宜人群。患者年龄小,将来脱发的程度和模式难以预料,医生有时很难把握移植数量和密度的分寸。尽管毛发移植安全性很高,但医生术前一定要充分说明手术原理、过程,让患者对术后效果有一个合理的期待值。

(2) 全面评估毛发特征

手术前,必须认真评估患者毛发的粗细、颜色、质地、卷曲与否等因素,这些因素会直接影响术后效果。比如卷发比直发更适于移植,因为卷发可以遮盖更大的头皮面积;再如毛发颜色与头皮色反差越小,美容效果越好,所以黑头发白皮肤患者做毛发移植的难度较大;同样数量的毛发,直径越粗,外观越显得浓密,所以要事先测量患者毛干的直径,以决定毛发移植的数量,一般头发的直径大于 80 μm,美容效果好。

(3) 正确评判毛发移植的供区和受区

供区毛发密度如果大于 80 个毛囊单位/cm²,毛发移植效果较好;如果密度小于 40 个毛囊单位/cm^2,最好建议患者放弃毛发移植。下枕区和颞区头发相对较细,是修复发际线的最佳选择,上枕部头发粗密更适合头顶部毛发的修复。秃发的部位和程度也会影响毛发移植的效果,总体看,前额秃发毛发移植的效果要优于顶部脱发。秃发过于严重也将失去毛发移植的机会,建议雄激素性秃发的患者越早治疗效果越好,一般Ⅲ-Ⅴ级患者是最好的适应证。

(4) 常规的术前评估和检查

按照一般皮肤外科手术的要求,要明确患者各个脏器系统的健康状况。有些特殊状况要特别注意,例如由于毛发移植耗时较长,所以有严重心血管疾病、脊椎病等不适宜长时间保持同一姿势的患者不宜行毛发移植;再如长期服用阿司匹林等抗凝药物的患者可能会在手术过程中发生持续渗血,所以要特别注意。术前常规检查包括血常规、肝肾功能、血糖、出凝血时间、各种感染筛查以及心电图检查。

【手术步骤】

毛发移植是一个团队合作的项目,需要一组工作人员协作完成。一般包括医师1~2人,手术护士3~4人。手术场所分为手术区域和毛囊分离区域。由于参与手术的人员众多,所需设备也比较复杂,所以在开展毛发移植阶段一定要设计好手术流程,以免真正手术时因流程混乱给手术效果带来负面影响。

(1) 设计发际线

发际线的设计是毛发移植成败的关键步骤之一。绘制发际线时要充分考虑患者将来脱发的趋势和年龄因素,对于正常人来说,60岁时的发际线和30岁时具有显著性差异,所以一味追求低发际线,从长期来看,外观效果并不理想。设计发际线之前要充分了解正常人群的发际线走行,标记发际线时一般比该患者目前年龄的正常发际线稍高一些,一方面可以节省所需植入毛发的数量,另一方面能够使发际线与患者年龄的增长相匹配。

(2) 计算受区所需毛发数量,确定供区毛发密度和供区皮片的长宽值

根据设计的发际线,先估算受区面积,然后按照30~40根毛发/cm^{2}计算所需毛发数量;再用专用设备了解枕部供区毛发的密度,最终设计供区皮片的长宽值。供区通常以枕骨隆突中点为中心,横向或斜向上取长条皮片,一般宽度为1~1.5 cm,长度为10~20 cm,大约包含了1 000~3 000根毛发。供区皮片设计应尽量窄一些,有助于避免供区宽大瘢痕的形成。

(3) 合理标记受区

用记号笔按照毛发分布特性将受区划分成约1 cm的条带状,这样做有助于统计植发密度以及掌握毛流方向。

切取供区皮片。常规局部麻醉(含1:100 000肾上腺素的1%利多卡因溶液),入刀时应沿毛发生长的方向斜向切割,避免破坏毛囊。切取的深度应尽量浅,只要能保证完整取下毛囊即可。切下的头皮用生理盐水清洗血迹后,立即进行毛囊分离。枕部手术缺损彻底止血后减张缝合。

(4) 毛囊单位分离

供区皮片的运输、保存和分离毛囊单位过程需要用生理盐水保持湿润,并在容器下放置冰块保持低温。分离毛囊时,先由一位工作人员将头皮分割成单个毛囊单位厚度的薄片,最后再分离出单个毛囊单位。毛囊单位是Headington的发现,他注意到头发是以单位分布的,每个单位可以含有1根、2根或3~4根毛发,每个单位都有相对独立的皮脂腺、立毛肌和毛囊周围血管神经丛,这种单位后来被称为毛囊单位。实验证明,以毛囊单位为单元进行移植,成活率大大提高,而且外观效果也更为自然。毛囊离体4小时后成活能力大大下降,所以从供区皮片切下算起,手术应在4小时内完成。一般说来,毛囊单位分离是限速步骤,工作人员需要得到很好的培训。

(5) 植发

一般患者取仰卧位。消毒后,进行环形神经阻滞麻醉,再使用肿胀麻醉液。使用特定的植发刀片,在事先设计好的区域内根据毛发生长方向顺序打孔定位、压迫止血,然后用精细镊子或者植毛针将毛囊单位插入其中。如果使用韩式植毛器,可以将毛囊单位直接插入相应区域。无论打孔还是植入,都要特别注意植入的毛发与皮肤表面的角度,植入毛发的间距大约是1 mm,密度大约为 20~40 根毛发/cm²。

（6）术后处理

局部压迫彻底止血，喷洒生理盐水擦拭血迹，供区外涂抗生素软膏，整个手术区域用弹力绷带在额枕部环形包扎，然后戴一顶干净的手术帽即可。术后 3 天内患者避免低头，最好斜卧位休息。术后第 2 天用生理盐水按压式清洗头皮，拆线以前每 2 天洗头一次。枕部缝合线可在术后 7~10 天拆除。建议患者术后 1、3、6、12 个月时复诊。活动性脱发患者建议同时使用非那雄胺或米诺地尔等药物。

【术后并发症及处理】

（1）感染

头皮血运丰富，只要严格执行操作规程，感染发生概率很低。可以于手术当天起预防性使用抗生素 3 天。

（2）肿胀

额枕部环形包扎弹力绷带可以有效减轻头部肿胀。如果发生水肿，可于早期实施冷湿敷，手术 5 天以后实施温热湿敷。水肿明显时，可以使用糖皮质激素口服。

（3）瘢痕

严格控制枕部供发区的切割宽度，可预防瘢痕形成。缝合时对合整齐以及帽状腱膜层缝合都有助于减少瘢痕形成。

（4）感觉迟钝和麻木

由于手术过程中不可避免会损伤浅表神经，所以在神经愈合过程中出现感觉迟钝和麻木现象属于正常，通常数月到 1 年时间可以自愈；但是个别患者可能出现永久性局部感觉障碍。

毛发移植是一种需要熟练度的手术，尤其是毛囊分割过程，其快慢和质量直接决定了手术的成功与否。为了增加熟练程度，最好在开展手术之前利用标本或猪皮反复练习。有文献统计，对于医生和技术员来说，每周开展 1 台以上的毛发移植手术的频率最有益于保持熟练程度。

毛发移植是皮肤外科的经典术种，历经半个多世纪的发展，已经非常成熟。目前中国拥有庞大的适应证人群，皮肤科医师在推广这项技术操作的标准化、正规化和规模化中，有着不可推卸的

义务和责任。

（吴文育）

52.6　皮肤软组织扩张术

皮肤扩张器用于临床并获成功是 1976 年 Radova 首先报道的。它的主要用途是可提供"额外"的皮瓣，用以修复皮肤缺损的创面。国内最早采用是在 1985 年，由整形专家张涤生报道 10 例使用扩张器取得成功，以后国内应用较多的是整形外科；近年来，由于皮肤外科的发展也相继采用这一新技术。

皮肤扩张器是一种硅胶制成的囊性器械，故又称扩张囊，以往均从国外进口（主要是美国 CuI 公司）。近年来，国内也有较多生产单位，如西安、天津等地。皮肤扩张器有圆形和长方形两种，也有用避孕套与导尿管自制的简易型。

【适应证】

瘢痕性秃发、瘢痕、肿瘤切除后的创面覆盖、创面的修复、器官再造及供区组织的预扩张等。

【禁忌证】

婴幼儿及不合作患者、已确诊为皮肤癌而不能因等待扩张术而延误治疗者、易发生感染的部位及眼睑周围部位手术。

【手术步骤】

（1）扩张器置入

第一步：利多卡因肾上腺素做局部麻醉。

第二步：确定切口位置；切口应在病变皮肤与正常皮肤交界处正常皮肤一侧 1 cm 左右的位置，长约为扩张囊 2/3。

第三步：垂直切开皮肤至需要剥离的平面，沿剥离层次逐渐向外周分离；一般剥离腔隙的范围应比扩张囊周边大 0.5~1 cm。

第四步：仔细止血。

第五步：将扩张囊置入；如皮肤缺损面积较大，可在损害两侧做切口置入两个扩张囊。

第六步：放置负压引流管；引流管应置于扩张器深面，远端必须放置到剥离腔隙的最底部。

第七步：分层缝合切口，固定引流管。

第八步：确认扩张囊没有翻转，注水通畅后，

适当加压包扎。

第九步：术后 2~3 天拔出引流管,7~14 天拆线。

(2) 扩张器注水扩张

1) 快速法

此法现已不常用。注入 80~120 ml 扩张囊充盈液体,应持续 5 分钟,然后放出液体,再重新扩张 1 次,然后取出扩张器,切除病损,创面止血,进行修复。此法优点是患者在麻醉情况下,可 1 次手术完成皮损修复,患者痛苦少,治疗时间短;不足之处是所获得的"额外"皮瓣的宽度仅在 3.5 cm 左右。

2) 慢速法

置入扩张囊时先注入适量生理盐水(一般为扩张器容量的 10%~20%),以后视情况每 3~5 天注入 1 次,每次为扩张器容量的 10%~20%,直至扩张皮肤能覆盖缺损区,这一扩张时间约 4~8 周。

(3) 扩张皮瓣的转移

第一步:自皮损边缘做切口取出扩张器。

第二步:全部或部分去除扩张包膜,应注意不损伤皮瓣的血管。

第三步:应用最方便、利用度最高的旋转皮瓣与旋转推进皮瓣使扩张皮瓣修复创面。

【注意事项】

扩张器一般埋在皮下组织深面、深筋膜的浅面;头部需置于帽状腱膜深面;面颊部宜在皮下组织深面、皮下肌筋膜系统的浅面;耳后应置于耳后筋膜浅面;颈部既可置于皮下,亦可置于颈阔肌的深面。皮下脂肪较厚时,可将扩张器埋置于距皮肤表面 1 cm 深处的脂肪层内。

头皮、额部在帽状腱膜下可采用钝性分离;面部皮下组织层次不清楚,应注意避免损伤面神经、腮腺及其导管等重要的组织器官,应保持剥离层次一致、厚度均匀。

用电凝器对浅层组织止血时不宜过深或过久,以免造成表面皮肤坏死。

关闭切口应在直视下进行,并注意用刀柄等钝性器械保护扩张器,避免缝针刺破扩张囊壁。

注入生理盐水的量应根据皮瓣缺损面积的大小、置入扩张器的型号、扩张后的皮肤有无苍白及

扣诊扩张囊张力的高低而定。

四肢扩张器注水时应注意观察肢端血运和肿胀情况;颈部扩张器注水时需缓慢进行,切勿注水过急、过量,以防压迫气管或颈动脉窦。

扩张器注水间隔时间依患者年龄、扩张的部位、扩张器的大小、扩张皮肤松软的程度而定。

去除扩张包膜并在纤维囊壁上做"#"字形切开对有效展开扩张皮瓣、扩大皮瓣覆盖面积、减少扩张皮瓣术后回缩率具有积极意义;但包膜对扩张皮瓣的血运有一定的保护和促进,是否去除包膜要视皮瓣血运等具体情况而定。

保持扩张皮瓣一定的张力和压力有助于皮瓣静脉回流。

术后早期皮瓣变硬,并有回缩的趋势,一般在 3 个月达到最大程度。应用软化瘢痕的外用药物或硅凝胶片对防止瘢痕增生、对抗皮瓣挛缩有一定的作用。

【并发症及处理】

(1) 血肿

为避免出现血肿,应准确掌握剥离平面,钝性分离组织腔隙,使腔隙略大于扩张囊,严格止血,建立有效的负压或几条橡皮条引流;术后即向囊内注入生理盐水 15~30 ml 或 50 ml,严密观察,发现血肿及时引流,无效者则打开伤口止血。

(2) 囊外露

其造成原因主要是:① 切口位于皮损区,切口张力过大;② 扩张后使皮肤变薄而部分坏死;③ 合并感染、血肿。

因此,植入扩张囊的切口不应在皮损区,切口应尽可能与扩张囊的边缘垂直;剥离层次不要太薄,以筋膜上为好;扩张囊应用医用硅橡胶制成,以减少对组织的刺激。早期一旦发生外露,要及时终止扩张,并加强伤口抗感染治疗;后期可提前二期手术。

(3) 渗漏

大多数发生在使用质量欠佳的简易扩张囊或重复使用的扩张囊、以及操作时锐器损伤等情况下。因此,尽量选用高质量的扩张囊,埋入前仔细检查有无破损,重复使用的更要认真检查,操作过程中小心谨慎,不能损伤扩张囊囊壁;一旦发现渗

漏,即行更换新的扩张囊。

(4) 感染

此为并发症中最常见者,因此术中必须严格无菌操作,引流通畅,防止血肿产生,同时应于术后合理使用抗生素。一旦发生感染,及时选用抗生素,加强伤口换药;无效者取出扩张器并放置皮片引流。

(5) 扩张皮肤坏死

造成的原因是扩张囊埋入位置较浅和乳胶剂刺激,因此,以选用圆形或长条形扩张囊为好。剥离层次均匀一致,不应太浅,注入过程中应严密观察皮肤血运情况,以皮肤发白为极限,必要时抽水减压。一旦发生坏死,需取出扩张器并切除坏死组织并重新缝合伤口。

(6) 骨质吸收

扩张囊可导致骨质吸收、畸形,故基底为骨骼者(如头皮),较长时间埋入需慎重,X 线摄片随访,以免导致骨骼畸形。

(林尽染　孙　翔)

52.7　黑素细胞移植术

黑素细胞移植是将自体或异体带有黑素细胞的表皮或纯黑素细胞移植到缺乏黑素细胞的白斑部位,确保黑素细胞成活并能制造黑素,是目前治疗白癜风的一种有效疗法。1971 年,Falabella 首先报道用负压吸疱法进行自体表皮移植成功;1988 年国内始用表皮移植治疗白癜风;近年来,已有大量关于自体表皮移植治疗的报道。

目前临床常用的方法有以下 9 种。

52.7.1　自体表皮移植术

自体表皮移植法治疗稳定期局限型和节段型白癜风,治愈率达 90% 左右。受皮区多数采用发疱等法处理,生物发疱采用斑蝥素局部发疱,物理性方法包括液氮法和负压吸疱法。一般是在手术 2 天前,用液氮将受皮区白斑发疱,或者 26.7 ~ 40.0 kPa(200 ~ 300 mmHg)负压吸疱 2 ~ 3 小时。对于眼周、耳周、鼻翼旁等非平整部位,最好采用皮肤磨削术处理白斑受皮区。供皮区皮肤取腹部、臀部等处皮肤,采用负压吸疱、液氮发疱或者生物学方法发疱。每次每处移植的皮片 0.5 ~ 1.0 cm 大小,剪除受皮区疱壁弃去,再剪下供皮区疱壁并贴于受皮区。

52.7.2　薄层削片移植术

用植皮刀在供皮区取皮,以稍见点状出血为好。受皮区皮肤磨削至表、真皮交界处,然后将皮瓣移植到白斑区,最后将创面包扎好。薄层削片法治疗白癜风过程中常见瘢痕形成,这与手术操作者削片的深度及患者体质有关。

52.7.3　全厚层钻孔移植术

全厚层钻孔法是一种采用全厚层钻孔取皮并用于自体移植的技术,适合于治疗皮损位于指、趾等不平整部位或者面积较大的患者。手术以环钻打孔取材,深 2 ~ 3 mm。供皮区选择在臀部、大腿,每个孔径之间间隔 1 mm,白斑区孔间隔 5 ~ 8 mm,然后将供皮植入白斑处。不良反应可见瘢痕形成、"鹅卵石样"外观改变、同形反应等。全厚层钻孔法移植之前,应小范围进行移植试验测试以推断愈后;3 个月后移植皮肤周围有色素扩散定为阳性,可以进行全厚层钻孔法移植治疗。

52.7.4　单株毛囊移植术

适用于局限型及节段型,特别适用于眉毛、睫毛小面积白癜风。操作时首先在枕部头皮做椭圆形切口,将供体头皮以单个毛囊为单位进行分离,用毛发移植器将单个完整毛囊植入受体皮肤处;若受体皮肤为毳毛区,则将游离的毛囊下 1/3 处切断,然后将上 2/3 植入;在眉毛和头皮胡须处则为整个毛囊移植。该疗法一般不会出现瘢痕,由于供体毛囊来源有限,因此不适用于大面积白癜风治疗。

52.7.5　自体黑素细胞培养后移植

浅层削皮胰蛋白酶消化后制成细胞悬液,然后接种到培养瓶进行黑素细胞培养,2 ~ 3 周后黑素细胞数量可达到 300 000/mL。移植前磨削好白斑皮肤后,再将体外增殖黑素细胞悬液以 700 ~ 1 000/mm² 密度移植到磨削面,覆盖一层含胶原敷料,嘱患者卧床休息8~10小时。通常每次单块移植治疗面积不超过300 cm²。

52.7.6 表皮细胞混悬液移植术

在患者臀部或其他部位浅层削皮经胰蛋白酶消化后制成表皮细胞悬液,再将表皮细胞悬液接种到液氮发疱后的水疱中;或将白斑处皮肤磨削,然后再铺上表皮悬液,最后包扎好。

52.7.7 培养表皮片移植术

按照表皮细胞悬液移植方法取材,制成细胞悬液,添加角质形成细胞的培养基,使培养的细胞成层生长,里面镶嵌有黑素细胞和角质形成细胞。移植前预先将白斑磨削好,然后将培养表皮片从培养瓶壁完整分离。1 cm² 大石蜡加固聚苯乙烯纱布托放培养表皮片,将培养表皮片移植至白斑处。应该注意进展期白癜风患者不宜使用此法。

52.7.8 纹色术

在白癜风治疗中,将带有色素的非致敏原性氧化铁通过物理性方法植入白斑处,可以对白斑起到长期性的遮盖作用。

52.7.9 皮肤磨削术

皮肤磨削术适合于治疗指、趾等非平整部位的白癜风。研究发现皮肤磨削术后可以激活毛囊中外毛根鞘中无黑素合成活性的黑素细胞,使其增殖、分化成熟,并向白斑处移行,从而为白斑处补充黑素细胞。薄层削片移植术和自体表皮移植法治疗白癜风是外科疗法中效果最好的疗法,总复色率达82%~91%;非培养的表皮细胞悬液移植较差,显效率在11%~59%之间。

比较上述几种方法,各有优、缺点。自体表皮移植方法简单,疗效好,不要求很高的条件,便于推广,国内外文献报道有效率为90%左右;缺点是需同时在自身皮肤发疱取表皮。表皮细胞悬液移植方法取皮区相对较小,移植面积较大,疗效也好,但有实验室条件要求,且取表皮技术要求较高。自体黑素细胞培养后移植疗效肯定,仅取一片皮肤可做多处移植,方便患者,但要求条件高,

难以普遍开展;另外培养时使用的 12 - O - 十四烷酰佛波醇- 13 -乙酯(TPA)潜在的致癌性及患者的黑素细胞有可能存在的功能缺陷限制了这一疗法的开展,目前可选用其他黑素细胞生长因子代替 TPA 进行细胞培养。

表皮移植作为一种治疗方法,对白癜风是有效的。它的适应证是稳定期(静止期)患者,对进展期(活动期)患者,最好不要做表皮移植,首先是效果不好、成活率低;其次病变还在扩大,局部移植解决不了问题,还可能发生同形反应,反而使白斑扩大。因此,对进展期患者,用其他方法(如药物)治疗控制病情后,才能考虑表皮移植。表皮移植对局限型、节段型患者效果最好,对病变广泛的散发型、泛发型患者,具体操作会有些困难,因此,应采取综合疗法,如可联合铒- YAG 激光、PUVA 及糖皮质激素等。

(袁 晋)

52.8 匙刮术

匙刮术是利用不同大小的刮匙破坏和刮除良性皮肤病变的一种治疗方法。此法简便易行,愈后一般不留瘢痕。

【适应证】

各种疣(寻常疣、尖锐湿疣、传染性软疣等)、化脓性肉芽肿、皮脂囊肿、软纤维瘤、脂溢性角化病、小的皮角、甲下血管球瘤等。

【禁忌证】

可疑恶性黑素瘤、瘢痕体质、炎症性皮肤病、出血倾向者。

【术前准备】

① 主要器械　各种大小不一、不同规格的刮匙,目前临床上常用的有卵圆形刮匙和通心刮匙。刮匙边缘必须锐利有斜角,柄坚固(图 52 - 1)。

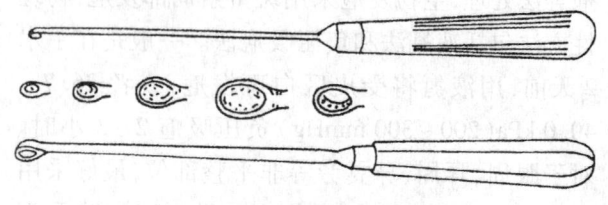

图 52 - 1　各种规格的刮匙

② 麻醉 除皮脂囊肿和甲下血管球瘤需用2%利多卡因作局部麻醉外,其他均可不用麻醉。

【操作方法】

① 局部用碘酒或酒精消毒。② 左手将损害周围皮肤绷紧,右手持消毒刮匙自皮损基底部用力快速地将损害刮除,并尽量将损害的残余组织刮净,以免复发。③ 刮除后可用33.3%三氯醋酸溶液(或浓石炭酸)、也可用2%龙胆紫涂于创面。④ 甲下血管球瘤,宜先行拔甲,然后再行刮除。

【注意事项】

局部有继发感染时,不宜手术。

创面保持干燥,刮除后10天内伤口不可接触水。

对于较大的疣,可先刮除再用激光烧灼,以防止复发。

【副作用】

损害较深者有时局部可留有萎缩性瘢痕。刮除得到的组织常常太脆不能用于病理检查。

(林尽染 孙 翔)

52.9 皮肤磨削术

皮肤磨削术(dermabration)又称擦皮术,是一种通过微小创伤后皮肤进行重建的原理来治疗皮肤疾病的方法,利用磨削器对凸凹不平的皮肤或色斑进行研磨,使皮肤达到平整、消除色斑。常用的工具有砂纸、砂轮和钢刺轮等,可用于治疗如水痘、痤疮等后遗凹陷性瘢痕及用常规药物和外科方法难以治疗的皮肤疾患,同时可以达到改善面部缺陷、收到较好的整容效果。

早在古埃及人们就开始利用砂纸清除面部的瑕疵,使面部皮肤平滑;后来又传到欧洲而得到发展,从此引起广泛的兴趣和推广应用。其技术也由最早的手持砂纸或砂轮在面部来回摩擦,发展到使用电动系统,使皮肤磨削术提高到一个新的阶段,并迅速推广至今。尽管现在出现了新的治疗方法,比如激光、化学脱皮法等,但皮肤磨削术仍然是一种可供临床医生选择的有效的治疗方法。

【适应证】

(1)瘢痕类

水痘、痤疮、脓皮病、疖肿,以及表浅外伤等引起的凹陷性瘢痕。

(2)色素类

雀斑、雀斑样痣、文身、咖啡斑、色素失禁症、粉尘染色等。

(3)良性肿瘤类

汗管瘤、皮脂腺瘤、粟丘疹、胶样粟丘疹、毛发上皮瘤、疣状痣等。

(4)其他皮肤病类

酒渣鼻、鼻红粒病、皮肤淀粉样变、脂溢性角化病、面部毛细管扩张症、口周放射纹和面部皱纹等。

(5)新应用

皮肤光老化、稳定期白癜风等。

【禁忌证】

包括:患有严重心、肝、肾疾病者;血友病或有异常出血者;乙型肝炎表面抗原阳性者;有严重或复发性单纯疱疹病史者;瘢痕体质或有增生性瘢痕者;黄褐斑、太田痣、鲜红斑痣、化妆品引起的色素沉着;慢性放射性皮炎;着色性干皮病;大片陈旧性瘢痕或烧伤瘢痕(已丧失皮肤附件);进展期白癜风患者。

【可能出现的副反应】

色素沉着、色素减退、粟丘疹、增生性瘢痕、感染、红斑、代偿性皮脂溢出和单纯疱疹等。

【术前准备】

(1)主要器械

1)砂纸

可以选择各种规格的碳化硅砂纸;通常在消毒后将砂纸裹在纱布卷或其他圆筒状物外面进行手工操作。目前常采用砂纸磨削较小的局限型柔软部位的皮损,主要以局部修饰为目的,该方法简便易行,但易将砂粒留在皮肤创面上,若干年后可发生异物肉芽肿。

2)Kurten金属刷

该设备由电动机和固定金属刷的手柄组成,金属刷以1 000～5 000 rpm(每分钟转速)的速度快速旋转,进行皮肤磨削。多数人认为操作金属刷需要更高的技巧,损伤的风险也比较高。

3)钻石磨头磨削机

该设备较之金属刷能够以更高的速度运转,

从而取得更强的磨削效果。钻石磨头磨削机的转速可以达到 15 000~60 000 rpm;它的另一个优点是可以灵活选装各种形状和纹路的磨削头。目前钻石磨头磨削机是最常用的磨削设备。

4)微晶磨削机

这是一种新型磨削机,由意大利 MottionE L 最初发明。微晶磨削机的作用原理是:由于存在密闭真空的机内系统,磨削头上的正压出口可以喷出微晶砂(三氧化二铝多棱晶体),经与凹凸不平的皮肤碰撞后,产生磨削效应,最后微晶砂与组织碎屑一同又被处于同一磨削头上的负压口吸收。微晶砂的砂流量及负压均可调控,使用十分方便。由于微晶磨削可以短期内重复磨削,疼痛不明显,不需要麻醉,适用于早期光老化且同意进行多次治疗的患者。近来,因为微磨削术操作方便,副作用小,应用逐渐广泛;但微晶磨削因磨削层次较浅,只适合于角层或表皮浅层病变的治疗,对深皱纹效果不佳,从理论上讲诸如萎缩性瘢痕等很多疾患是无法通过微晶磨削治愈的,故此,目前许多皮肤美容外科医师又回归使用钻石磨头磨削机甚至是砂纸磨削。

(2)皮肤准备

术前备皮,术区常规消毒,各种器械均要消毒备用。

(3)麻醉

1)局部浸润麻醉或神经阻滞麻醉

以 1%普鲁卡因或利多卡因溶液做术野局部浸润麻醉或神经阻滞麻醉。局部麻醉时注射药液要均匀,尽量使局部皮肤平坦,便于磨削。

2)冷冻麻醉

以氟乙烷液(氯乙烷及氟的混合物)或液氮喷射术野,使皮肤表面麻醉,温度为-30℃。冷冻后皮肤变硬,形态不变,便于手术,且不易出血;但其缺点是麻醉时间短,反复冷冻可损伤组织,影响创面愈合。

3)肿胀麻醉

利多卡因、肾上腺素、碳酸氢盐在生理盐水里稀释为肿胀液,注射在手术部位,可以在麻醉的同时使皮肤变硬,易于磨削操作、缩短术程,是安全有效的麻醉方式。

【磨削种类及方法】

(1)种类

1)钢刺轮法

将钢刺轮柄连接在台式牙钻接头上,然后施术者左手撑紧术区皮肤,右手持台式牙钻接头,开启台钻带动钢刺轮旋转,以每分钟 12 000 转的旋转速度,使钢刺轮刺尖接触皮肤,轮柱与皮肤成直角,轻轻加压,以均匀速度前进或后退往返磨削,削平皮损。钢刺轮磨削,力量大、速度快、磨削深浅、范围容易控制,出血少,便于观察施术。钢刺轮接触皮面时力求平稳,若前倾或后仰,钢刺轮则如利刃,易将皮肤切开;钢刺轮旋转速度快、力量大,易将纱布、毛发缠卷;在皮肤松弛部位,如眼、口周围,钢刺轮易于滑行而损伤眼、唇等部位。

2)砂齿轮法

施术法如上,唯磨削力较小,危险性亦较小,易于掌握。

3)砂轮棒法

主要用于眼睑、上下唇及小片孤立瘢痕。

(2)方法

由于各种皮肤损害差别很大,施术时应根据损害的部位、形态、大小、范围及特点,选择合适的磨削方法才能达到理想的效果。常用的磨削方法有下列 5 种:

1)推磨

施术时,先用手指绷紧皮肤,将磨头的尾部抬高 10°~15°角,使磨头的工作面均匀地接触皮肤,轻轻加压,均匀速度地移动,向前为顺推,向后为逆推,来回磨削使病变组织磨平。此法主要用于面颊和额部等平坦部位的病变的治疗。

2)圈磨

将磨头做螺旋式移动进行磨擦。自损害的边缘 0.5 cm 开始,由外向内磨削,使其边缘平于瘢痕基底。本法适用于疏散分布的瘢痕。

3)斜磨

将磨头的尾部抬高成 30°角,使磨头的前半部分接触皮肤,自瘢痕的边缘外侧 0.5 cm 处开始,由外向内进行,使其边缘逐渐移行成为斜坡。本法主要适用于浅而窄的条状瘢痕。

4）点磨

将磨头的尾部抬起,用磨头的尖部或中部一起一落间断性地磨削凸起的瘢痕或肿物,使其平于周围皮肤。

5）特殊部位的磨削方法

在眼、口周和鼻部磨削时,应注意保护周围组织和器官,磨头长轴应与眼裂或口裂垂直,不能平行。磨削深度应较浅,否则易产生瘢痕。在做磨削术时要随时清除血液和皮屑,保持视野清晰,避免过深。

【磨削的深度及顺序】

磨削的深浅是影响整容效果的重要因素,过浅效果不明显,过深则反而会产生瘢痕,使治疗失败。

磨削的深度不同,在临床上有其特征性表现,主要有:

深度达表皮角层和颗粒层时,创面干燥无出血;

深度达基底层以上时,创面湿润,但仍无出血;

深度达基底层和真皮乳头浅层时,创面呈点状出血;

深度达真皮乳头中、浅层时,即乳头层血管丛时,创面呈弥漫性或片状出血。

在具体操作时,要根据病变部位、皮损情况,选择合适的磨头,磨削深度掌握在创面呈点状出血、片状出血或出现白色的郎格氏线时为度。各人可依一定的顺序进行,在全面部磨削时,一般依次磨鼻、颧、唇、颏、颊、额和上、下眼睑。

【术后处理】

术后由于创面血清渗出,纱布被浸湿,次日需要更换外层纱布,但里层凡士林油纱布不可移动。

为预防创面感染,术中止血要彻底,并于术后酌情应用抗生素。

术后 10~14 天创面愈合,包扎敷料任其自行脱离创面,创面光滑、潮红。

若一次手术皮肤损害不够平整,待创面愈合后肿胀消退,间隔 1~3 月可进行第二次手术(一般均需 2 次手术)。

【治疗效果】

（1）瘢痕

其治疗效果与瘢痕性质、形态、深浅、大小有关,因为没有热损伤,比激光和其他瘢痕修复方法

的优势在于血管刺激反应小,术后的红斑可以较快消退。

1）线状瘢痕

常为外伤瘢痕,若比较浅、无深凹陷、仅皮肤浅层为瘢痕,其手术效果好。磨削方法:在线状瘢痕两侧 0.5 cm 处开始自外向内磨削,使其形成斜纹,中线平于瘢痕。

2）点状及盘状瘢痕

如天花、水痘、脓皮病等后遗瘢痕,若瘢痕浅、基底皮肤厚、皮肤附属器未被破坏,术后效果好;若瘢痕较深、基底薄、皮肤附属器常被破坏,磨削后其上皮生长仅靠周围正常皮肤生成移行,其效果差。

（2）粉尘染色

系色素成分如粉末、铁砂、煤渣、油渣等侵入皮肤。若异物仅达皮肤乳头层,磨削后多不留瘢痕;若深达网状层,磨削后易形成瘢痕。皮肤因部位不同,术后效果亦不同。磨削同样深度,面部不易形成瘢痕,这是由于面部腺体导管分布较密之故;但上下唇、鼻颊沟、鼻唇沟等部位较面部其他部位易于形成瘢痕。

（3）雀斑及雀斑样痣

磨削不需太深,削去表皮基底层,以真皮上部有密集点状出血为度,术后不留瘢痕,效果比较满意。

（4）皮肤光老化

无论是从临床还是病理改变上看,经过微磨削术都可以改善皮肤光老化,皮肤屏障功能也得到修复。

（5）稳定期白癜风

磨削深度类似雀斑治疗,以出现密集点状出血为度,术后 3 个月可见到明显复色。

（陈淑君　孙　翔）

52.10　酒渣鼻和鼻赘的切割疗法

鼻赘的切割术(scarification)是我国石光海教授于 20 世纪 50 年代后期开创的,其手术目的在于用五锋切割刀破坏、祛除鼻部增生的毛细血管及结缔组织,以达到鼻部红肿消退、鼻部变小、恢复正常形态的效果。

【手术依据】

由于酒渣鼻的主要病理改变是毛细血管扩张,毛囊、皮脂腺及真皮内有大量淋巴细胞、巨细胞、上皮样细胞的浸润,伴有皮脂腺及结缔组织增生,这些病理改变主要累及真皮浅层。切割法可破坏扩张的毛细管与扩大或增生的皮脂腺及结缔组织,且由于切割的深度仅及真皮浅层,故在创面上留有无数的毛囊上皮细胞;通过这些毛囊上皮细胞的再生,不仅使创面得以愈合,并且能形成正常或接近正常的表皮,从而达到治疗的目的。

【适应证】

酒渣鼻Ⅱ、Ⅲ期,酒渣鼻鼻赘。

【术前准备】

普鲁可因皮肤试验,阳性者改用利多卡因。

进行血常规及出、凝血时间的测定,有血液病者不宜手术。

为减少手术时出血过多,常在局部麻醉时加用肾上腺素,故患者有高血压者应先行控制血压至正常范围,有心脏疾病者应在康复期并由内科医生同意后方可进行手术。

鼻部有脓疱或感染者,应先给予适当抗生素,待脓疱及感染消退后方可进行手术,否则效果不佳。

手术前应清洁鼻腔、剪除鼻毛及修面。

手术器械及准备:

a. 切割刀1把(图52-2);

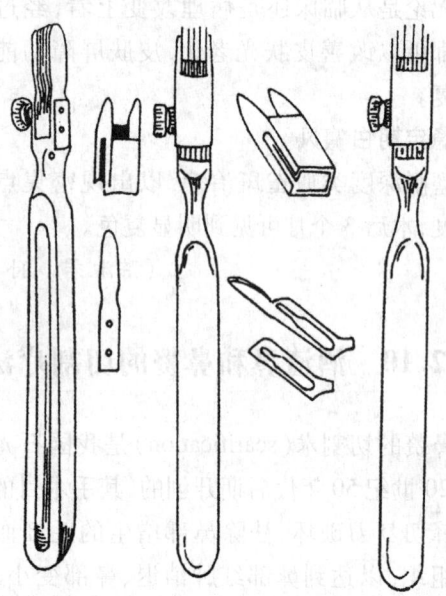

图52-2　切割刀示意图

b. 电凝刀一把,镊子2把,血管钳2把;

c. 消毒干纱布、棉球、酒精棉球若干;

d. 10 ml针筒1副,6号或7号针头1~2只。

【手术方法】

一,常规消毒皮肤。

二,以1%普鲁卡因30 ml左右加适量肾上腺素,自鼻根部开始向鼻尖及两侧鼻翼沟做皮下注射,再在鼻唇沟间注射使成三角形浸润麻醉区。

三,根据患者损伤的大小、形态及鼻赘结缔组织增生的厚度,调节好刀刃划入皮肤的深度,结缔组织增生愈厚、鼻赘愈大、刀刃露出越长,则划痕越深,反之则浅。然后施术者右手持刀,使刀锋与皮肤接触面成直角,以适当的力量与速率、每秒钟3~4次的速度,在患处以"十"字形的方式交叉地做切割操作,纵横两方面的切割次数与力量力求均等。刀刃的深度及切割的力量应当依据皮损的严重程度而定,皮损严重者则力量可用得稍重一些;如有肥大倾向者则可达1.2~1.5 mm。

四,在做切割手术的同时,不断用消毒纱布按压手术野,以达到止血效果,并使手术野清晰可见,便于观察皮损切割的程度。

五,一般切割手术需15~20分钟,待创面外观似绒毯样(或似杨梅样)即可终止切割,然后按压止血、清洗创面、敷上凡士林纱布,再用涂有新霉素软膏的纱布覆盖。

【术后处理及注意事项】

术中止血要彻底,否则出血凝块易引起细菌感染,愈后可产生瘢痕。

手术时要纵横切割,排列整齐;切勿做环形切割,以免造成表皮缺损,形成瘢痕。

术后口服甲硝唑预防感染。

术后每日或隔日换药1次。一般7~10天创面结痂愈合,痂脱落后即可去除纱布。

术后3个月内创面局部先呈淡红色,后呈褐色,此为新生的表皮所致;此色泽一般3个月后逐渐变淡,最后恢复正常肤色。

术后3个月内不宜应用外用药。

52.11 腋臭手术治疗

腋臭手术主要是切除或切断大汗腺导管,阻止大汗腺分泌物排出,从而达到消除臭味的目的。

【适应证】

① 18~40 岁男女患者;② 无活动性肺结核,无腋下淋巴结肿大;③ 腋部无手术史,无局部注射硬化剂史,无瘢痕及湿疹或局部化脓性感染;④ 血常规、出凝血时间在正常范围;⑤ 无严重难以控制的糖尿病、高血压;⑥ 近期无细菌、真菌感染。

【术前准备】

第一步:备皮时不应将腋毛全部剃尽,要残留0.5~1.0 mm 长,以便判定手术范围。

第二步:平卧位,头、颈、肩部垫枕头,上肢上举,手掌枕于头后部,充分显露腋窝三角。

第三步:常规消毒,如做毛区梭形切除"Z"形成形术时,用甲紫将腋毛区画成一梭形弧线,并在梭形的两侧弧线上等距离对称地画 3~5 条线,同时在两侧弧线上、下 1/3 处分别画一条与纵轴呈60 度角的斜线。

第四步:局部以 0.5%~1% 普鲁卡因或利多卡因加适量肾上腺素做浸润麻醉。

【手术方法】

(1) 毛区单纯梭形切除术

即全切除术。因皮肤切除过多、缝合张力大,容易造成切口全部或部分裂开,引起瘢痕挛缩,影响上肢活动,目前已很少采用。

(2) 毛区梭形切除术

"Z"形成形术或"S"形皮瓣真皮切除术,既切除了真皮内的汗腺,又不致造成皮瓣缺损、伤口裂开和瘢痕挛缩。

(3) 腋臭剥离刮除术

将毛区部的皮肤真皮与脂肪层分离,切断大汗腺导管,阻断其分泌物排出,手术切口小,恢复快,愈合瘢痕小。

【手术步骤】

(1) 毛区梭形切除"Z"形成形术

第一步:沿梭形弧线做切口,将毛区皮肤、皮下组织及汗腺做梭形切除,其深度以带少量脂肪

为宜,不必将皮下脂肪全部切除;彻底止血。

第二步:再将切口两侧斜线做切口,并分离使之形成 A、B 两个三角皮瓣。

第三步:止血后,将皮瓣易位,逐层缝合皮下组织和皮肤,在缝合过程中创面涂以 0.5%~1%新霉素溶液。

第四步:术后覆以消毒纱布、棉垫,加压包扎。

(2) "S"形皮瓣术

第一步:在腋毛区自上而下划一"S"线,上端弯转在腋毛外侧缘,下端弯转在毛区内侧缘。

第二步:于腋窝部有毛区做"S"形切口。

第三步:翻转"S"形上半部皮瓣,用锐利的组织剪刀或尖刃刀切除大部分真皮层,将全部大汗腺及毛囊切除或刮净脂肪球,只留下厚薄适中的皮片;用同样方法处理"S"形下半部皮瓣(图 52-3)。

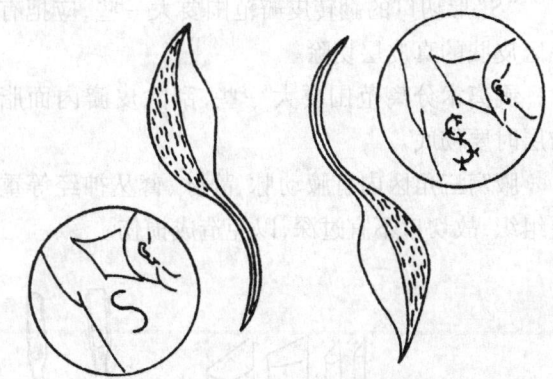

图 52-3 腋臭"S"形皮瓣术

a. 在腋部"S"形切开皮肤,先将上半部皮瓣进行剥离,并刮净皮瓣脂肪球;b. 将"S"形皮瓣下部剥离,刮净皮瓣脂肪球,缝合。

第四步:电凝彻底止血后缝合皮肤。

第五步:术后覆以凡士林纱布,垫以消毒棉垫,再以绷带加压包扎。

(3) 腋臭剥离刮除术

第一步:于腋窝部有毛区中间或毛区边缘做2.5~3 cm 之横形或纵形切口(毛区边缘以纵切口),深浅适中,以深达真皮和脂肪层交界处为宜(图 52-4)。

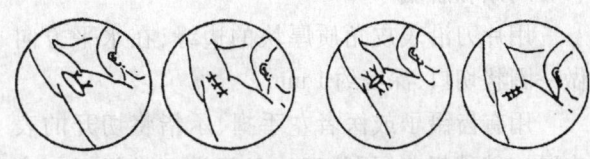

图 52-4 腋臭剥离刮除术切口示意图

第二步：以双刃柳叶刀(即腋臭手术分离刀)或铲刀分离真皮与脂肪层至有毛区边缘。

第三步：用大头刮匙刮去皮瓣内面脂肪组织，以求彻底刮除附着于真皮的脂肪球，并破坏毛囊，直至皮瓣表面出现淡紫色为止；然后以纱布填塞皮瓣腔内压迫止血 3 分钟左右，取出纱布。

第四步：置橡皮引流条，缝合皮肤加压包扎，次日抽出橡皮引流条。

【注意事项及术后处理】

腋臭手术虽是小手术，但应注意无菌操作，止血要彻底，以防感染造成瘢痕挛缩。

对于腋毛范围较大、估计采用梭形切除"Z"形成形术切口缝合时张力大者，可采用"S"形皮瓣真皮层切除术或剥离术。

"S"形切口的翻转皮瓣范围要大一些，应把有毛区皮肤的真皮层切除。

剥离术分离范围要大一些，刮除皮瓣内面脂肪层时要彻底。

腋窝三角区内有腋动脉、静脉、臂丛神经等重要组织，故切口不宜过深，以免造成损伤。

术后腋窝部敷料用肩关节"8"字绷带包扎，使上肢轻度外展，以利于固定和伤口的愈合。

注意防止伤口污染及感染，术后静脉给予抗生素 5 天。

术后 12~14 天拆线。

(黄桂琴　孙　翔)

52.12　修治疗法

修治疗法是我国民间流传久远、广大民众所熟悉和欢迎的治疗足、手部皮肤病的一种方法。修治疗法约起于清朝初年，主要治疗鸡眼、胼胝等；此方法出血少、创面愈合快，经临床反复实践、不断总结，取得一定的疗效。国内张自模教授以民间修治法结合现代医学，经过反复临床实践和总结，使修治疗法更趋完善。

【适应证】

鸡眼、胼胝、跖疣、甲癣、嵌甲症、手足深度皲裂、掌跖角化症。

【手术器械】

片刀、轻刀、条刀等(图 52-5)。

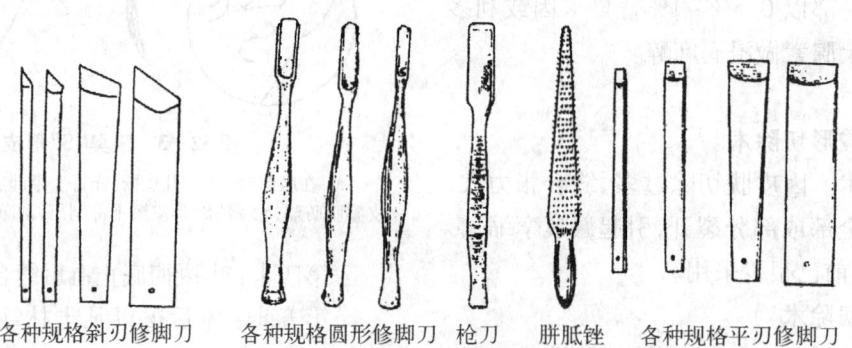

各种规格斜刃修脚刀　各种规格圆形修脚刀　枪刀　胼胝锉　各种规格平刃修脚刀

图 52-5　修治疗法的各种手术器械

【手术方法】

本书主要介绍以下 6 种疾病的修治操作方法。

(1) 鸡眼和胼胝

用片刀沿表皮角质厚块的边缘，在水平方向做一圈状切口，深度约 1 mm。

用有齿镊子或医者左手拇、示指将切开的表皮厚块稍稍提起，用片刀或条刀沿正常组织与病变组织的交界线(青线)深入进行分离，直至将病变部分全部挖出为止。

用片刀平行修整边缘残留的角质块，使治后皮损与正常皮肤平齐。

如在挖出时遇到向底层深入或嵌在真皮上部的锥状等角质增厚块时，则可用片刀或条刀沿"青线"深入挖出，直至见到真皮上部淡红色皮肤为止。

治疗时底层如见乳白色坚韧的膜样物时,则用片刀平行将其全部挖出,这是防止鸡眼或胼胝复发的关键。

如挖出后无空隙或凹陷时,则可用肤疾宁或愈裂贴膏外贴,每 3 日换 1 次;如有凹陷,则可用橡皮胶布贴在凹陷处两侧,并用力向足背方向牵引,使所留的空隙变平,然后用肤疾宁或皮炎灵或愈裂贴膏贴住。必要时换药,直至愈合为止。

治疗后嘱患者穿着软底鞋。有足(趾)畸形的需及时矫正。

(2) 跖疣

用片刀平平薄薄片去淡颜色角质增厚块,不宜太深,以免损伤真皮乳头层引起出血。

向内伸向真皮层的乳头状物,在常规消毒后,用含肾上腺素的 2% 利多卡因做患部浸润麻醉,再以眼科用小刮匙将疣体做钝性剥离后整个刮出(即将向内伸入的半球状疣体挖出),然后对基底部轻刮之,以免残留。创面清洁后,以止血镇痛粉或明胶海绵或消毒纱布压迫几分钟止血,给予包扎,一般 1 周左右创面可完全愈合,不留瘢痕。

(3) 手足部深度皲裂

于深度皲裂的两侧,用片刀斜向削去或片去增厚的角质厚片,直达皲裂之基底,以不损伤真皮为度。此时见淡红色,已接近真皮上部,用片刀修整边缘部分。可给肤疾宁或皮炎灵或愈裂贴膏,每 3 日换 1 次。

合并手足癣者,应同时治疗。

(4) 掌跖角化症

目的在于去除已增厚的角质厚片、减轻症状、利于行走,同鸡眼及胼胝修治法;但因范围较大,在用片刀切开角质肥厚边缘后,应由上到下、由左到右按"青线"修治。去除角质厚片后,可见有乳白色坚韧的白膜,应仔细用片刀片去,直达基底的淡红色部分,见有波纹时应停止进刀;此时可见有如露珠状汗液溢出,然后于极薄之表皮上外贴以肤疾宁或皮炎灵贴膏,每 3 日换 1 次。也可给予 10%~20% 尿素软膏或 30% 尿素溶液浸泡,以减缓角质增生;也可予给 10% 水杨酸、或 0.1% 维 A 酸软膏。

(5) 甲癣

主要目的是除去已被真菌侵犯的增厚了的甲板,以利于杀真菌药物能直接发挥作用,达到甲癣和足癣的同时治愈。

患者取坐姿,脚(手)平稳放于诊察台或小方凳前沿,医者用左手拇、示两指紧捏患趾(指)两侧,手心向上,两指应低于甲床平面,以免修治时因用力不当而损伤医者手指。

因甲板表面角质坚硬,故用枪刀由甲板根部病变处起向甲游离缘刮削,并由右向左片薄趾(指)甲板表层;应注意每一次进刀时要浅些,且不能损伤甲床,以免出血和引起疼痛。

片薄甲板后,再用轻刀取由前向后方向进刀、以抬刀劈去(即刀刃由两侧向中心倾斜劈去)病变之松脆组织;操作时注意避开甲床上粉红色部分(正常甲板部分)。

用轻刀将甲板残留的灰甲薄薄除去,然后修整甲游离缘部。

外涂 5% 碘酊或以棉球蘸 30% 冰醋酸溶液放于病甲上,稍有痛感时,即去除之;如此反复,直至新甲生长,快则可在 1 个月左右痊愈。有手、足癣者应同时治疗。

(6) 嵌甲症、嵌甲并甲沟炎以及合并肉芽组织增生

将患脚平放于诊察台缘或小方凳缘,力求平稳,用 0.25% 碘酊消毒患趾,不需麻醉。如合并甲沟炎或肉芽组织增生时,则可用 2% 可卡因外涂患处做表面麻醉。

如甲板明显增厚坚硬时,用枪刀由后向前削平增厚甲板,再用轻刀将潜入甲沟部分的甲板由甲缘向甲根切去,但刀刃应始终接近甲板平面上,注意不要损伤甲沟及甲床,以免引起出血和疼痛。

去除肥厚甲板后,要用轻刀或条刀细心地将乳白色坚韧膜样物去除,沿"青线"进刀可除尽,此时疼痛可完全消失。如合并甲沟炎、甲周围炎或肉芽组织增生时,白膜不能见到,可用 2% 可卡因溶液麻醉,用纯石炭酸烧灼甲沟部及肉芽增生处。

去除嵌甲后,涂 2%~5% 碘酊一段时间,以防止乳白色膜样物生长。

(孙　翔　黄桂琴)

第 53 章　皮肤病的中医辨证论治

目　　录

第 53 章
皮肤病的中医辨证论治

53.1 中医辨证

皮肤病的辨证,首先是详询病史,对病情进行周密的调查;其次要注重辨认皮肤损害及发病部位,掌握第一手资料;有时还需要反复多次地调查,才能使资料逐步完整,确定病的性质;随后运用四诊八纲的辨证方法,经过辨证分析、综合归纳做出正确的诊断。

53.1.1 辨常见症状

在皮肤病的发病过程中,可产生一系列的症状。凡病员能自觉反映给医务人员的,称为自觉症状;凡皮肤上客观存在的病变能看到、摸到、检查到的,则称为他觉症状。此外,尚有些症状虽不发生在皮肤上,但与皮肤病有关,如发热、畏寒、便秘、溲赤、关节酸痛以及内脏损害等。

(1) 自觉症状

自觉症状是多样的,其随皮肤病的性质、严重程度及患者个体感受力等有所不同,主要为痒、痛、烧灼、麻木、蚁走感等。

1) 痒

痒是风、湿、热、虫之邪客于肌表,而致气血不和;或由于血虚风燥阻于皮肤间、肤失濡养而成。

2) 痛

痛是由多种原因引起的气血凝滞、阻塞不通而形成,所谓"不通则痛",如带状疱疹。

3) 灼热

灼热是由于外感热邪,或脏腑实热,蕴阻肌肤,不得外泄,熏蒸为患。皮肤有灼热感,一般病属急性,如痈。

4) 麻木

麻木是由于气血不运、脉络阻塞或毒邪炽盛所致,如麻风。

(2) 他觉症状

他觉症状是诊断皮肤病的重要指征。

1) 斑疹

其色有红、白、褐、黑等。红斑压之褪色的多属血分之热,压之不褪色的多为血瘀。红而色紫的为热毒炽盛,红斑稀疏者为热轻,密集者为热重。白斑多因气滞、血虚、气血失和而成。

2) 丘疹

多为血热、风热所致。

3) 疱疹

疱疹往往发生于红斑之上,多属湿热或热毒所致。

4) 脓疱

多因湿热或热毒炽盛所致。

5) 结节

多由气血凝滞所致。

6) 风团

风团色白多为风寒所致;风团色红则由风热引起。

7) 鳞屑

急性皮肤病后见之,多为余热不清;慢性皮肤病见之,则为血虚生风生燥、皮肤失养所致。

8) 糜烂

多属湿热所致。

9) 痂

脓痂为热毒未清,血痂为血热所致,滋痂为湿热引起。

10) 抓痕

因搔抓所致的表皮破损,其痒大多由于风盛或内热所致。

11) 皲裂

多由血虚、风燥所致。

12) 色素沉着

大多数发生于慢性皮肤病,由于气血不和或肾虚所致。

13) 苔藓样变

常为某些慢性瘙痒性皮肤病的主要表现。多由血虚风燥所致。

14) 瘢痕

为局部气血、痰湿凝聚不散而致。

15) 溃疡

多为热毒或染毒引起。

53.1.2 辨病患性质

皮肤病主要分为急性、慢性两大类。

(1) 急性皮肤病

大多发病急骤,皮损表现以红、热、丘疹、疱疹、脓疱、糜烂等,伴有渗液或脓液;发病原因大多为风、湿、热、虫、毒,以实证为主。其与内脏的关系,一般与肺、脾、心三脏的关系最为密切,如《内经》云:"诸痛痒疮,皆属于心。"因心主热,热甚则疮痛,热微则疮痒。又如《诸病源候论》中说:"肺主气,候于皮毛,气虚则肤腠开,为风湿所乘;脾主肌肉,内热则脾气温,脾气温则肌肉生热也。湿热相搏,故头面身体皆生疮也。"

(2) 慢性皮肤病

大多发病缓慢,皮损表现为苔藓样变、色素沉着、皲裂、鳞屑等,或伴有脱发、指(趾)甲变化;发病原因大多为血瘀或营血不足、肝肾亏损、冲任失调,以虚证为主。其与内脏的关系,一般与肝、肾两脏关系最为密切。肝主藏血,血虚则生风生燥,肌肤失于濡养而为病;肾主藏精,黑色属肾,其华在发,肾精不足,则可产生皮肤的色素改变以及脱发等病。

53.1.3 辨皮损部位

皮肤病凡发生于人体上部者,多因风温、风热引起;发于人体中部者,多因气郁、火郁所致;凡发于人体下部者,多因湿热、寒湿引起。其他如发于鼻部者,每与肺经有关;而发于胁肋部者,常与肝经有关。

53.1.4 辨皮肤病常见证型

(1) 风寒证

多有恶寒重、发热轻,或伴有头痛、骨节酸楚、苔薄白、脉浮数等全身症状。皮肤损害大多色白,遇风寒增多、瘙痒加重,得热则减。多秋冬季节发病或加重。有的变化甚快,可迅速遍及全身,亦可骤然消退;有时迁延一个冬季,至春暖时方愈。如部分冬季发作的荨麻疹、寒冷性多形红斑、冻疮、冬季皮炎、寻常型银屑病的小儿患者或初发冬重夏轻的病例等。外感风寒,邪在表,卫阳被遏,故恶寒重,兼有头痛、骨节酸楚。

(2) 风热证

多有怕冷轻、发热重、头痛、骨节疼痛、舌苔薄黄、脉象滑数等全身症状。皮肤损害大多颜色鲜红,部分可融合成大片,遇热则瘙痒加重,自觉有灼热感。多在春夏发病或无明显的季节性。如部分急性荨麻疹、药疹中麻疹样红斑、猩红热样红斑皮疹、重症多形红斑的初期、单纯疱疹、传染性红斑等。因风热在表,卫气被郁,营卫失调则发热重,微恶风寒;风性疏泄,热郁散发可有汗,热邪灼津伤液则有时口渴。

(3) 湿热证

多有发热轻微、怕冷不甚、头痛且重、四肢无力、关节酸痛、胸闷纳呆、便秘溲赤、苔黄腻、脉滑数等全身症状。皮损呈多形性,有红斑、丘疹、水疱、糜烂流滋、结痂等,可全身性弥漫性分布,亦可局限于某一部位。如大部分急性湿疹、接触性皮炎、自身敏感性皮炎、脓疱疮、某些皮肤瘙痒症、神经性皮炎等。因湿性重浊黏滞,阳气被困,有头重倦怠之证;湿遏热伏则发热轻微,湿阻中焦则胸闷纳呆,郁于皮肤则水疱、糜烂、流滋;苔黄腻、脉滑数均属湿热内蕴之象。

(4) 血热证

多有怕冷、发热、苔薄黄、脉洪数或弦数等全身症状。皮肤损害大多红斑鲜艳或紫红,或有出血点、瘀点、紫癜等。如药疹中的固定性红斑、过敏性紫癜、寻常性银屑病的进行期等。热为阳邪，易灼津伤血，入于营则迫血妄行、血不循经，溢于脉外则发瘀点、紫癜，总因血分蕴热所致。

（5）热毒证

多有寒战、高热、头痛、全身关节疼痛，甚至恶心呕吐、神昏谵语，苔黄腻、舌红绛，脉弦数、滑数或洪数等全身症状。皮损红斑鲜艳，或有瘀斑、紫癜，全身焮红。如系统性红斑狼疮的急性发作、红皮病、急性皮肌炎、天疱疮的急性期等。热者温之甚，火者热之极，毒者由火生。《素问·阴阳应象大论》中有"热生火"之说，外感六淫，七情内伤，郁久皆能化火。火为阳邪，炎上而加速血循，甚而迫血妄行发瘀斑；火邪灼津伤阴，最易化燥，致使火势更炽，而有口渴引饮、咽干唇燥；甚者热入营血，火毒扰乱心神，则神昏谵语；阴伤筋失所养，热极生风，则见抽搐；便干溲赤、苔黄腻或有芒刺、舌红绛均是火毒热极之证。

（6）暑湿证

多有低热，或有胸闷纳呆、小溲黄赤、苔薄、脉濡细等全身症状。皮损为红色丘疹、小水疱、糜烂、流滋等，如痱子、脓疱疮、夏季皮炎等。夏季炎热，气候潮湿，多郁于肌肤，皮腠闭塞，发散不畅，感染毒邪则生上述各种皮肤病。

（7）血瘀证

多无明显的全身症状，皮损以结节、瘀点、紫斑、肥厚、发硬、色素沉着、弥漫性肿胀、苔藓样变等多见，一般病程较久，活动不利。如寻常疣、扁平疣、结节性红斑、硬红斑、变应性血管炎、局限性硬皮病、毛发红糠疹、肥厚性扁平苔藓等。血瘀者乃血流不畅、停滞于局部所致，除直接外伤外，多兼有气滞、气虚或气滞血瘀同时并存。亦可先由气滞所引起，造成血壅而停滞之证；气虚可使血循无力推动而停滞。或因热毒、寒湿所致，血得温则行，遇寒则停滞；过热成毒，血受煎熬则停止不行。

（8）虫积证

中医所指由虫致病者，有两种情况：一是确知有虫，如疥虫、蛲虫、猪囊虫病等；另一种是由湿热生虫，或有虫生湿热之证，如虫斑、肛门瘙痒等，也

有些荨麻疹由肠寄生虫引起。

（9）毒滞证

由毒所致病者，主要指梅毒、蛇毒、虫毒等；其他由毒命名的丹毒、漆毒等多与热邪有关，不在此类。

（10）痰凝证

皮损多表现为结节、肿块等，除刺痛酸胀、麻木外，一般不继发感染，无明显的全身症状。中医有"积水成饮、饮凝成痰"的说法，脾虚中阳不振，运化失职，聚饮成痰；肾阳不足，水气不化，聚而上泛成痰；外邪犯肺，气机被阻，化热煎津成痰。皮肤病中多由嗜酒食肥，聚湿成痰；或阴虚内热，肝郁化火，熬津成痰。

（11）阴虚内热证

或称阴虚火旺证，仅有程度上的差别，其实质类似。阴虚者，乃指精、血、阴液不足，而阳气相对偏亢，所谓气有余便是火也；情志内伤、病久体弱以致阴液耗伤，阴亏阳盛，即是阴虚生内热。一般表现为低热，日晡为重；或五心烦热、面颊潮红；或有咽干唇燥、黏膜溃疡，苔薄舌红、舌尖有刺、脉象细数等症状。皮损以红斑色淡、反复发作者为多数。如复发性口腔黏膜溃疡、系统性红斑狼疮稳定期、慢性皮肌炎等。均是慢性病，日久气阴两伤，内生虚热之证。

（12）血虚风燥证

多数无明显全身症状，主要表现为皮肤粗糙、肥厚、脱屑、色素沉着、苔藓样变，甚至有角化、增厚、结节、皲裂。如慢性湿疹、局限性神经性皮炎、皮肤淀粉样变、皮肤瘙痒症、毛发红糠疹等。血属阴，血虚阴虚有共同之处，可统称阴血不足；但也有区别；血虚在皮肤病中无热象，而阴虚则有内热之证。

（13）脾虚湿阻证

多有胸闷纳呆、脘腹胀满、大便溏薄、苔白腻、脉濡滑等全身症状。皮损以小片糜烂流滋、水肿或风团反复发作等多见，如湿疹、某些慢性荨麻疹、血管神经性水肿、皮肤淀粉样变等。脾主运化，虚则运化失职，湿邪内生，阻于中焦，故胸闷、腹胀、纳呆；肠胃传导失职则便溏；湿邪流溢肌肤则糜烂、流滋、水肿等。

(14) 脾肾阳虚证

多有低热怕冷、腰脊酸楚、关节疼痛、头发稀疏、月经不调或闭经、阳痿遗精、神疲乏力、自汗盗汗、动则气急、肢肿腹胀、便溏溲少、苔薄舌淡且胖有齿印、脉濡细或沉细等全身症状。多无明显皮损,或红斑不显。如红斑狼疮肾脏损害,或由长期服用激素发生副作用所引起。脾肾阳虚乃因禀赋虚弱、年老久病、饮食或房劳过度,或阴损及阳所致。脾阳虚弱,运化失调则纳呆、消瘦、懒言;阳虚则寒自内生、面㿠肢冷、四肢不温;脾虚运化不力,则尿少、面浮、肢肿;阳虚肾气不固,小便亦可频数而色清。肾主骨,精气不足,筋脉失养,则腰膝酸软;肾阳虚,命门火衰,振奋无力则阳痿、滑精或闭经;脾肾阳虚,阴血不足则舌淡且胖、脉沉细或微细。

(15) 肝肾不足证

多有腰酸肢软、神疲乏力、头晕耳鸣、阳痿遗精或月经不调、苔薄、舌胖有齿印、脉濡细等症状。皮损颜色不鲜,妇女患病多与月经、妊娠有关。有的经前发疹,经后消失;有的怀孕时皮疹消失或减轻,产后皮疹复出或加重,此种亦可称冲任失调型。如某些寻常型银屑病、月经疹、痒疹、脱发等。此证主要因劳倦、月经过多、房事不节或湿热久蕴,耗伤阴津所致。也有其他脏腑之病,伤及肝肾的。肝为刚脏,赖肾水以滋养,肾阴不足一定累及于肝。肾主骨生髓,阴精亏虚,不能滋养骨髓与脑,可见头晕目眩、耳鸣健忘、腰膝酸软;肾虚精关不固,可有遗精、滑精;肾虚无以调摄冲任,则月经不调;肾阴不足,毛发枯黄或脱落。

(16) 阴伤胃败证

见于重症皮肤病后期,大多表现为低热不退、时有汗出、消瘦、咽干唇燥、口渴欲饮、苔光剥、舌质红绛,或有口糜、脉沉细等症状。皮损多结痂、脱屑、干裂。如天疱疮、红皮病、重症药疹恢复期。此证多是高热之后,邪热犯胃,致使胃阴耗伤、胃失濡润所致。因胃阴不足,津液亏损,故口干唇燥,便干溲少。

(17) 阳虚寒湿阻络证

大多表现为关节肿胀酸痛、活动不利;或有Raynaud现象,手指肿胀色白、紫红相兼,尤以冬季寒冷时更为明显。伴有畏寒无汗、苔薄白、舌质淡胖、脉象沉细等症状。如硬皮病、Raynaud症等。此证多是肾阳不足,卫外不固,风寒湿之邪乘隙外侵,阻于肌肤、筋脉之间,痹塞不通,以致营卫不和、气血凝滞而成。

53.2 中医治疗

祖国医学治疗皮肤病,大都主张"治外必本诸内"的基本原则,同时注重局部与整体相结合,故治疗方法分内治、外治两大类;在临床应用时,必须根据患者的体质情况、不同的致病因素和皮损形态,以制订内治和外治的法则,选择不同治疗方法。本节除内、外治法之外,对其他疗法亦做简要介绍。

53.2.1 内治法

(1) 祛风法

系运用祛风、发散、解表的药物使病邪得解的治疗方法。具体应用时,当辨风寒、风热,法分祛风散寒法及祛风清热法。

【方剂举例】

祛风散寒方如桂枝汤、麻黄汤;祛风清热方如银翘散、消风散。

【常用药物】

祛风散寒法多用桂枝、麻黄、荆芥、防风、羌活、炮姜等;祛风清热法多用金银花、连翘、桑叶、薄荷、牛蒡、山栀、黄菊、蝉衣等。

【适应证】

祛风散寒法用于风寒证,皮肤疹出色白,伴有恶寒重、发热轻、无汗、身痛、口不渴、舌苔白、脉浮紧者,如风寒所致的荨麻疹;祛风清热法用于风热证,皮疹色红,发病较急,伴有恶寒轻、发热重、汗少、口渴、咽痛、小便黄、舌苔薄黄、脉浮数者,如风热所致的荨麻疹、玫瑰糠疹、药疹等。

【药理分析】

祛风法多用解表发汗药物,具有促进汗腺分泌和血管舒张反应,以利于祛除病邪,其中可能包括排泄毒素、中和毒素、抑制细菌与病毒,以及加强机体吞噬细胞的防御能力;通过发汗和扩张周围血管,以发散体温而起到退热作用,同时能改善全身和局部的功能,促进代谢产物的排泄和局部炎症的吸收。有资料报道,某些药物可以由汗液排泄,实验观察到汗液中药物浓度大致和血浆中相等。祛风法更在于调和营卫,运用得法,具有防病于未然、于形症未成之时而解除之的作用;适当的配伍,避免过汗,发挥其舒张血管、抑制病毒与细菌、促进炎症吸收、排除体内毒素的作用。

(2) 祛湿法

用燥湿或淡渗的药物,以去除湿邪的一种治法。湿邪阻滞,一般来说,在上焦宜化,在中焦宜燥,在下焦宜利。由湿邪致病者,最多为挟热,其次为挟风,最次为挟寒。祛湿之法往往不是单独使用,必须结合清热、健脾、祛风等法,才能达到治疗目的。

【方剂举例】

清热利湿方如二妙丸、萆薢渗湿汤、龙胆泻肝汤、茵陈蒿汤等;健脾利湿方如参苓白术散、除湿胃苓汤;除湿祛风方如豨莶丸。

【常用药物】

清热燥湿药物如苍术、厚朴、半夏、陈皮、茵陈、蒲公英、山栀、黄柏、龙胆草、土茯苓、车前草等;健脾利湿药物如党参、白术、淮山药、萆薢、茯苓、猪苓、滑石、薏苡仁、白扁豆等;祛风除湿药物如白鲜皮、地肤子、豨莶草、威灵仙、姜黄等。

【适应证】

湿热并交之证,如湿疹、接触性皮炎等肌肤嫩红作痒、滋水淋漓者,选用二妙丸、萆薢渗湿汤等为宜;如病变在肝胆经部位,症见口苦咽干、发热或寒热往来、苔黄腻、脉滑数,属肝胆湿热者,如带状疱疹等,宜清泻肝胆湿热,选用龙胆泻肝汤、茵陈蒿汤。脾虚湿阻证,兼有胸闷呕恶、腹胀腹满、神疲乏力、纳食不佳、大便溏薄、舌苔厚腻者,用健脾燥湿化湿之法。除湿祛风法适用于风湿袭于肌表之症,如白癜风,可用豨莶丸。

【药理分析】

车前草、茯苓、泽泻、滑石、地肤子等利水渗湿药与西药利尿药功效相似,但作用更为广泛,亦适用于湿热、疮疡等水湿病证,故而对于湿疹引起的肿胀渗出等炎症反应亦有明显的抑制作用。茵陈

水煎剂具有明显的利湿作用,呈先抑制后兴奋的双相反应。黄芩、苦参、龙胆草等能抑制变态反应及过敏介质的释放,具有增强免疫、降低毛细血管通透性等作用;白鲜皮、土茯苓、地肤子亦均能抑制组胺及慢性反应物等过敏介质的释放,或直接拮抗过敏介质。

【注意点】

祛湿之法,通常按湿邪留滞三焦论治,上焦宜化,中焦宜燥,下焦宜利。《河间六书》中说:"治湿之法,不利小便非其治也。"强调通利小便以给邪出路,此皆治湿之大法。因中焦为运化之枢,健脾理湿亦是其关键。湿为黏滞之邪,易聚难化,常与热、风、寒、暑等邪相合而发病,又可化燥、化寒,故治疗时必须结合清热、祛风、散寒、清暑等法同时合并应用;湿热久羁,易生热伤阴,应用祛湿之品亦每致伤津、伤阴之弊,故对于体弱阴虚、津液亏损者,本法宜慎用。

(3) 清热凉血法

用凉血清热解毒药物,使内蕴之热毒得以清解的治疗方法。

【方剂举例】

黄连解毒汤、犀角地黄汤、化斑解毒汤等。

【常用药物】

山栀、黄芩、黄连、黄柏、蒲公英、紫草、板蓝根、鲜生地黄、赤芍、牡丹皮等。

【适应证】

用于热毒证与血热证,如药疹、血热型银屑病、过敏性紫癜、血热型荨麻疹、急性红斑狼疮、剥脱性皮炎等。皮损多嫩红灼热,呈鲜红色斑或紫癜,可伴有高热、心烦、口渴唇干、小便短黄、大便干结、苔黄腻、舌质红、脉弦数或弦滑数等。若热毒内传,见烦躁不安、神昏谵语、昏厥不语、苔焦黑而干、舌质红绛、脉象洪数或细数,又当加用清心开窍法,常用药物为安宫牛黄丸或紫雪丹。

【药理分析】

清热法除抗感染、消炎退热作用外,尚具有兴奋网状内皮系统、增强机体免疫功能的作用,而且有强心、利尿、降压的作用。目前发现,其清热解毒功能在于抑制炎症反应因子。如黄连解毒汤,实验表明,能促进巨噬细胞吞噬功能,促进淋巴细

胞转化,促进抗体形成;对Ⅳ型变态反应的诱导期及移植物抗宿主反应有明显的抑制作用;对鼠的接触性皮炎初次免疫和二次免疫应答的抑制作用都比较强。有人根据自身红细胞和非自身反应性疾病进行治疗观察,本方作为治疗药物之一,取得良好效果,故认为本方具有降低自身反应性的作用。多数清热凉血药可能具有抗癌作用,如蒲公英、紫草、板蓝根等。

【注意点】

应用清热法时须注意以下几点:① 中病即止,切勿过剂。② 过用寒凉清热解毒,有凉遏气机之弊,应适当佐以行气活血之剂。③ 清热不宜久用,应用清热法宜兼顾胃气。过用苦寒之品最易损伤脾胃、影响消化功能而致纳呆、便溏等症。④ 热邪炽盛、服清热药入口即吐者,可于清热药中少佐辛温之姜汁,或采取凉者热服的方法,即"甚者从之"的从治法之意。

(4) 温通法

用温经通络、散寒化痰等药物,以驱散阴寒凝滞之邪的治疗方法,为治疗寒证的主要法则,即《内经》所说"寒者热之"之意。本法在临床运用时,分为温经通阳、散寒化痰和温经散寒、祛风化湿两法。

【方剂举例】

温经通阳方如阳和汤;温经散寒方如独活寄生汤。

【常用药物】

温经通阳、散寒化痰药物如附子、肉桂、干姜、麻黄、桂枝、白芥子等;温经散寒、祛风化湿药如角针、制羌活、独活、防风、桑寄生、络石藤、桑枝、牛膝等。

【适应证】

用于阳虚寒湿阻络证,如硬皮病、Raynaud病等。关节肿胀酸痛、活动不利,或有 Raynaud 现象,手指肿胀色白、紫红相兼,伴有畏寒无汗、苔薄白、舌质淡胖、脉象沉细等症状。

【药理分析】

药理实验证明,温通法能兴奋中枢神经、兴奋肠胃、促进肠胃蠕动、强心,进而有利于改善全身功能低下的状态,具有较强的镇痛作用,符合中医"通则不痛,不通则痛"的病理机制。具有抗菌消炎的作用,有利于慢性炎症的恢复,临床上半阴半阳证、由阳转阴证多属于慢性炎症,运用温通法,可起到抗菌消炎作用。温通法还具有止吐、祛痰、镇静、扩血管等作用。

【注意点】

证见阴虚有热者,不可施用本法,因温燥之药能助火劫阴;若应用不当,能造成其他变证,故云:"阳和汤阴虚有热者……不可沾唇。"

(5) 活血法

用调和营血、化瘀通络的药物,使经络疏通,血脉调和流畅的治疗方法。

【方剂举例】

桃红四物汤、血府逐瘀汤、活血散瘀汤等。

【常用药物】

桃仁、红花、丹参、当归、赤芍、川芎、三棱、莪术等。

【适应证】

用于经络阻隔、气血凝滞之证,如硬皮病、结节性红斑、结节性多动脉炎、皮肤变应性结节性血管炎、血瘀型银屑病等。皮损表现为结节、瘀点、紫斑、肥厚、发硬、浸润斑块、苔藓样变等,或伴面色灰滞、口唇色紫、舌有瘀斑、苔白、脉缓或涩。

【药理分析】

目前认为,活血法具有抑制组织异常增生之作用,既可直接抑制肿瘤细胞,又可抑制良性异常组织增生、抑制胶原合成、促进分解,使增生变性的结缔组织转化、吸收,能够抑制病原体及炎症反应。通过调整机体反应及免疫功能,改善局部循环及血管通透性,减少渗出,促进炎症局限化及吸收;也可调节机体免疫功能,镇静止痛,促进组织修复和再生;还可调节微循环及血管通透性,降低血小板表面活性,抑制血小板的聚集,提高纤维蛋白溶解酶活性,调节血液流变性等。

【注意点】

活血法很少单独应用,一般多配合行气之品,同时根据疾病的不同原因,需与其他治法合并应用——如有寒邪者,宜与祛寒同用;血虚者宜与养血同用。活血药物一般性多温热,故火毒炽盛的疾患不应使用,以防助火;对阴虚火旺、气血亏损者,破血药也不宜过用,以免伤血。

(6) 软坚法

用化痰软坚的药物,使因痰凝聚积之病症得以消散的治疗方法。

【方剂举例】

二陈汤、香贝养营汤等。

【常用药物】

半夏、陈皮、南星、白芥子、夏枯草、昆布、海藻、贝母等。

【适应证】

用于痰凝证,如瘰疬性皮肤结核、结节性血管炎等。皮损多表现为结节、肿块等,除刺痛酸胀、麻木外,一般无明显全身症状。

【注意点】

该法侧重于疏理气机和软坚散结两方面。由于痰与气滞、火热之邪常易致外科痰证,故当慎用温化之品,以免助生火热之邪。

(7) 补益法

用补虚扶正的药物,使体内气血充足,得以消除各种虚弱现象、恢复人体正气的治疗方法,即《内经》所说"虚者补之""损者益之"之意。通常分为益气、养血、滋阴、助阳等 4 个方面。

【方剂举例】

益气之方如四君子汤;养血方如四物汤;气血双补方如八珍汤;滋阴方如六味地黄丸;助阳方如附桂八味丸或右归丸。

【常用药物】

益气之药如党参、黄芪、白术;养血药如当归、熟地、鸡血藤、白芍;滋阴药如生地、元参、麦冬、女贞子、旱莲草;温阳药如附子、肉桂;补阳药如仙茅、仙灵脾、巴戟肉、鹿角片等。

【适应证】

总的来说,皮肤病凡有气血不足及阴虚阳微者,均可应用补法。具体运用时,若久病气血耗伤或素体气血不足者,皮损暗淡无光,反复发作,伴面色苍白无华、头晕眼花、神疲乏力、毛发稀疏、舌淡苔少、脉细而无力,如老年性皮肤瘙痒症、脱发等,宜益气补血;若血虚风燥或血燥者,皮损干燥、脱屑、肥厚、粗糙、皲裂、苔藓样变,毛发干枯脱落,伴有头晕、目花、面色苍白或萎黄等,舌质淡,苔

白、脉沉细或缓,如慢性湿疹、神经性皮炎、血燥型银屑病、鱼鳞病等,宜养血润燥;若肾阴不足、肝肾阴亏者,皮损可因水亏火盛、肾色显露而呈鳘黑色,伴口干咽燥、耳鸣目眩、手足心热、午后低热、形体消瘦、舌红苔少、脉象细数,如黄褐斑、黑变病或系统性红斑狼疮、Behçet 病等,宜滋阴降火;若肾阳不足、阳气衰微者,皮肤呈黑色或棕褐,皮温降低或伴 Raynaud 现象,患者精神萎靡、形寒肢冷、耳鸣重听、腰膝酸软、小便清长、大便溏薄、舌淡苔白、脉沉细,如系统性硬皮病、系统性红斑狼疮肾损害等,宜温阳补肾;若久病伤阴或重症皮肤病后期,皮损结痂、脱屑、干裂,伴低热不退、消瘦、苔光剥、舌质红绛,或有口糜、脉沉细,如天疱疮、红皮病、重症药疹恢复期等,则宜养阴生津以治之。

【药理分析】

补益法具有较强的调节机体免疫功能及神经内分泌功能的作用,同时能够补充微量元素及其他营养物质,对改善心血管系统、调节物质代谢,亦具有良好的作用;还具有抗休克、镇痛、抗癌、抗炎、抗菌等作用。如鹿茸精能提高正常小鼠、免疫抑制状态小鼠和用绵羊红细胞免疫的小鼠血清 IgG 的含量,表明本药对免疫功能具有促进作用。给幼龄雄性大鼠及鸡皮下注射鹿茸精,能使其前列腺和精囊重量增加,说明本方具有雄激素样作用及蛋白质同化作用。

【注意点】

疾病有单纯气虚或血虚、阴虚或阳虚,也有气血两虚、阴阳互伤,所以应用补法,也当灵活,但以见不足者补之为原则。又如失血过多者,每能伤气,气虚更无以摄血,故必须气血双补;又孤阴则不生,独阳则不长,阴阳互根,故助阳法中每佐一二味滋阴之品,滋阴法中常用一二味助阳药,除相互配合外,且能增加药效。此外,补益法若用于毒邪炽盛、正气未衰之时,不但无益,反有助邪之害;若火毒未清而见虚象者,当以清理为主,佐以补益之品,切忌大补;若元气虽虚而胃纳不振者,应先以健脾醒胃为主,而后才能进补。

(8) 养胃法

用扶持胃气的药物使纳谷旺盛,从而促进气

血生化的来源。养胃法在具体运用时,可分为理脾和胃、和胃化浊及清养胃阴等法。

【方剂举例】

理脾和胃方如异功散;和胃化浊方如二陈汤;清养胃阴方如益胃汤。

【常用药物】

理脾和胃方如党参、白术、茯苓、陈皮、砂仁等;和胃化浊药如陈皮、茯苓、半夏、竹茹、谷芽、麦芽等;清养胃阴药如沙参、麦冬、玉竹、细生地、天花粉等。

【适应证】

理脾和胃法用于脾胃虚弱、运化失司者,兼见纳呆食少、大便溏薄、舌质淡、苔薄、脉濡等症;和胃化浊法适用于湿浊中阻、胃失和降,症见胸闷欲吐、胃纳不振、苔薄黄腻、脉濡滑者;清养胃阴法适用于胃阴不足,症见口干少液而不喜饮、胃纳不香、舌质光红或伴口糜、脉象细数者。

【药理分析】

养胃法能增强巨噬细胞吞噬功能,调节机体免疫功能,同时能够补充微量元素及其他营养物质。如给予小鼠一贯煎汤药灌胃1周,其腹腔巨噬细胞的吞噬功能显著提高。

【注意点】

理脾和胃、和胃化浊两法之运用,适应证中均有胃纳不佳之证,但前者适用于脾虚而运化失常,后者适用于湿浊中阻而运化失常,区分之要点,在于苔腻之厚薄、舌质之淡与不淡,以及有无便溏、胸闷欲呕之间;而清养胃阴之法,重点在于抓住舌光质红之症。假如三法用之不当,则更增胃浊或重伤其阴。

以上各种内治疗法,虽每法均各有其适应证,但病情的变化是错综复杂的,在具体运用时,往往需数法合并使用。因此,治疗时应根据全身和局部情况、病程阶段,按病情的变化和发展,抓住主要矛盾选法用药,才能得到较好的治疗效果。

53.2.2 外治法

外治疗法是皮肤病最常用的治疗方法,它直接作用于皮损局部,具有"直达病所,奏效迅速"之特点,然同一皮肤病皮损情况不同,处理亦各异;不同性质的皮肤病,其皮损表现相同,处理方法也可以相仿。因此,外治疗法是应用各种不同的剂型和药物,依据皮肤损害情况来进行治疗。

(1) 常用的外治药物

1) 止痒药

地肤子、白鲜皮、萆草、苍耳子、冰片、薄荷、樟脑、蛇床子。

2) 润肺药

生地、当归、胡麻、紫草、乌梢蛇、蜂蜜、杏仁、猪油、麻油、核桃。

3) 解毒药

黄连、黄芩、大黄、黄柏、山栀、青黛、大青叶、紫花地丁、银花、连翘、马齿苋、蒲公英、车前草。

4) 收敛药

熟石膏、滑石、炉甘石、枯矾、五倍子、海螵蛸、儿茶、苍术、赤石脂、煅龙骨、煅牡蛎。

5) 祛寒药

干姜、吴茱萸、白芷、肉桂、乌头、南星、川椒、姜黄、陈皮、山奈、艾叶。

6) 生肌药

乳香、没药、血竭、象皮、琥珀、代赭石。

7) 活血药

红花、三棱、莪术。

8) 腐肤药

鸦胆子、乌梅、石灰。

9) 杀虫药

苦参、硫黄、雄黄、百部、大枫子、土槿皮、蟾酥。

10) 发疱药

斑蝥、巴豆。

11) 止血药

三七、地榆、侧柏炭、蒲黄、血余炭、白及、紫草。

12) 去脂药

生侧柏叶、虎杖、羊蹄根、茶树根。

(2) 外用药物剂型、功效及适应证

1) 溶液

将单味药或复方加水,煎熬至一定浓度,滤过药渣所得的溶液或药物完全溶解于水的液体。常用药物如蒲公英、野菊花、苦参、萆草、生地榆、马齿苋、茶叶等煎出液,或 10%黄柏溶液等。

【功效】

清洁、止痒、消肿、收敛、清热解毒。

【适应证】

用于急性皮肤病,有明显肿胀渗液或伴脓性分泌物多的皮损,或伴轻度痂皮性损害,如湿疹、接触性皮炎、烫伤等。

【用法】

外洗时作清洁伤口用,消炎退肿时需做湿敷疗法。湿敷是将 5~6 层纱布置于药液中浸透,挤去多余药液后,敷于患处,持续 30 分钟左右,一般每天做 2~4 次即可。

2）粉剂

即将单味药或复方研成极细粉末的制剂,常用制剂如三石散、青黛散、六一散、九一丹、枯矾粉、滑石粉等。

【功效】

保护、吸收、蒸发、干燥、止痒。

【适应证】

适用于急性或亚急性皮炎,无明显渗液者。如痱子、尿布性皮炎。

【用法】

每日 3~5 次,直接外扑患处。

3）洗剂

又名混悬剂、振荡剂,是水和粉剂混合在一起的制剂。常用制剂如三黄洗剂、痤疮洗剂。若止痒可加 1%薄荷、樟脑等。

【功效】

消炎、止痒、保护、干燥。

【适应证】

无渗液或糜烂的各种炎症性皮肤病。皮损表现为斑、丘疹、水疱、脓疱、风团、抓痕、糜烂等,如皮肤瘙痒症、痒疹、痤疮等。

【用法】

用时充分摇匀,每日 6~8 次,用毛笔或棉签蘸后涂搽。

【注意】

凡小儿面部、皮损广泛及冬天尽量不用薄荷。

4）酊剂

将药物浸泡于 75%乙醇或白酒中,去渣而成

的酒浸剂;或药物直接溶解于酒精中。常用制剂如复方土槿皮酊、5%水杨酸酒精等。

【功效】

杀真菌、止痒。

【适应证】

适用于手癣、足癣、甲癣、体癣、神经性皮炎等。

【用法】

每日 2~3 次涂搽患处。

【注意】

对有皮肤破损、小儿患者及颜面部位皮损慎用酊剂。

5）软膏

将药物研成细末,用凡士林、羊毛脂、豚脂或蜂蜜、蜂蜡等作为基质调成均匀、细腻、半固体状的制剂。常用制剂如青黛膏、疯油膏、5%水杨酸软膏、复方糠馏油软膏、雄黄膏、10%硫黄软膏等。

【功效】

保护、滋润、杀菌、止痒、去痂。

【适应证】

适用于一切慢性皮肤病具有结痂、皲裂、苔藓样变等皮损,如神经性皮炎、慢性湿疹、银屑病、股癣等。

【用法】

每日外搽 2~3 次,或涂于纱布上敷贴于患部再加封包,去痂时宜涂得厚些。用于皲裂、苔藓样变皮损时可加用热烘疗法,效果更佳。

6）油剂

将药物放在植物油中煎炸而成或将植物油、药油或药粉调和成糊状的制剂。常用制剂如糠锌油、清凉油搽剂等。

【功效】

保护、润滑、止痒、干燥。

【适应证】

适用于亚急性皮肤病具有糜烂、鳞屑、脓疱等皮损。

【用法】

每日外搽 2~3 次。

53.2.3 其他疗法

（1）针刺法

是指用毫针刺激人体一定的穴位,调整机体的阴阳、气血、脏腑功能,达到防治疾病的一种方法。

【功效】

止痒、止痛、镇静、安神、消炎、促使毛发生长,并有调节血管舒缩和内分泌紊乱等作用。

【适应证】

银屑病、湿疹、神经性皮炎、瘙痒症、荨麻疹、带状疱疹、斑秃等。

【常用穴位】

上肢取穴曲池、列缺、合谷,下肢取穴血海、阴陵泉、三阴交,躯干取穴肺俞、心俞、膈俞、脾俞。

【操作手法】

以提插重刺激,留针 15~20 分钟,每日 1 次。

（2）耳针法

是在耳郭上探测敏感的反应点（耳穴）,并进行针刺刺激、达到治疗疾病的一种方法。

【功效】

调整身体内部脏腑功能,有止痒、止痛、褪斑等作用。

【适应证】

神经性皮炎、湿疹、扁平疣、荨麻疹、银屑病。

【常用穴位】

肺、皮质下、神门、肾上腺、交感、内分泌、过敏点、腮腺等,或取病变相应的部位。

【操作手法】

以捻转后留针 20 分钟,每日 1 次。

【注意】

耳部严格消毒,耳郭感染者忌用。留针时,所刺处有疼痛或发胀感,耳郭发热、充血等均属正常反应。

（3）梅花针法

是用梅花针或七星针,在皮损处及有关穴位上叩刺的一种疗法。

【功效】

疏通气血,消炎、止痒,促进生发。

【适应证】

斑秃、白癜风、慢性湿疹、局限性神经性皮炎。

【常用部位】

一般直接叩刺皮损的四周。

【操作方法】

针具及叩刺部位酒精消毒后,以右手握住针柄,食指伸直压在针柄上,针头对准皮肤叩击;运用腕部的弹力,针尖刺入皮肤后立即弹起,以局部皮肤潮红或红润、轻微点状出血为度。

（4）划耳疗法

耳部放血法是割划耳部皮肤加以放血的一种方法。

【功效】

活血、化瘀、通络。

【适应证】

脂溢性秃发、神经性皮炎、斑秃、白癜风、银屑病、特应性皮炎。

【操作方法】

常规消毒后,用消毒手术刀对耳轮下部割一个 2~3 mm 长口（或在耳部静脉横切口切皮肤）,放出数滴血,盖以消毒棉球,胶布固定。每日或隔日 1 次,单侧或双侧放血,5~10 次为 1 个疗程。

【注意】

严格无菌操作,年老体弱、贫血及有出血倾向者禁用。

（5）水针法

又称穴位注射法,是将药液注入穴位内的一种针刺与药物相结合的方法。常用药物为维生素 B12、斯奇康注射液、丹参注射液、黄芪注射液等。

【功效】

祛风、化湿、止痒。

【适应证】

湿疹、带状疱疹、神经性皮炎、银屑病、荨麻疹、皮肤瘙痒症、痒疹、结节性痒疹等。

【常用穴位】

合谷、曲池、血海、足三里、外关、长强。

【操作方法】

根据病情选择好药物和穴位,用注射器配长而细的针头,将药液吸入,局部皮肤消毒后,用快速针法刺入皮下,然后缓慢准确刺入穴位达适当深处,探得有酸胀等"得气"感应后,再回抽一下,如无回血,可将药液注入。慢性病、体弱者,应弱刺激,缓慢推注;急性病、体强者,可强刺激,快速推注。一般隔日或隔 2 日 1 次,10~15 次为 1 个疗程,疗程间休息 1 星期。

(6) 熏洗法

是将中药包于布中,加水煎汤,趁热熏洗患部,一般先熏后洗,使腠理疏通、气血流畅而达到治疗的目的。

【功效】

祛风除湿、杀虫止痒、调和营卫、活血软坚、清热等。

【适应证】

慢性湿疹、外阴瘙痒等,亦可用于脂溢性皮炎、黄褐斑、冻疮等。

【常用药物】

苦参、马齿苋、香附、木贼草、地肤子、徐长卿、青蒿等。

【注意】

洗涤时,冬月应保暖,夏令宜避风。扁平疣最好擦破表皮微微作痛,效果更佳。

(7) 热烘法

是在病变部位涂药后,再加电吹风等热烘的一种治疗方法。它能使腠理开通,加强药力渗入,从而取得较好的疗效。

【功效】

温通经脉,活血通络。

【适应证】

神经性皮炎、慢性湿疹、鹅掌风、皲裂疮、瘢痕疙瘩等干燥、瘙痒的皮肤病。

【常用药膏】

黛柏湿疹膏、青黛膏等。

【注意】

禁用于一切急性皮肤病。

(8) 草药浸泡法

将草药煎煮后去渣取药液浸泡手足部的一种方法,如用治手足多发性疣的祛疣方(经验方),及冬病夏治,在暑季伏天应用于治疗角化型手足癣的鹅掌风浸泡方(经验方)等。

【功效】

疏通气血,解毒杀虫。

【操作方法】

于入伏前后 3~5 天,将鹅掌风浸泡方 1 包,用 2 斤食用醋浸泡 1 夜,次日煮沸,弃火冷却后以药液浸泡手足,早晚各 1 次,每次 40 分钟至 1 小时,浸泡后可应用尿素膏或癣药膏等外搽;连续浸泡 7 天后弃药,间隔 7~10 天,再重复上述过程 1 次即完成 1 疗程伏天治疗。一般建议连续治疗 2~3 年。

【常用药物】

大枫子肉、土槿皮、花椒、鸦胆子、香附等。

(9) 烟熏法

将中药研成粗末制成艾卷点燃,或直接将药末撒在炭火上熏,药力借助热的作用使腠理疏通、气血流畅。

【功效】

杀虫、止痒、消炎、活血化瘀。

【适应证】

神经性皮炎、慢性湿疹、皮肤淀粉样变及皮疹干燥、肥厚等顽固性慢性皮肤病。

【常用药物】

苦参、苍术、黄柏、地肤子、艾叶、蛇床子、白鲜皮、鹤虱、大枫子、葎草、徐长卿。

【注意】

需要随时听取患者对治疗部位热感程度的反映,不得引起皮肤灼伤;室内烟雾弥漫时,亦应注意保持空气流通。

(10) 滚刺法

是用滚刺筒在病变部位推滚的疗法。它能使局部气血流通、破坏乳头层的神经末梢,同时在滚刺后用橡皮膏外封、皮损处经常保持在湿润的状态下,以达到治疗目的。

【功效】

柔软皮肤,润燥止痒。

【适应证】

神经性皮炎、皮肤淀粉样变等慢性干燥、肥厚、粗糙性皮肤病。

【操作方法】

先在病变部位用酒精或以 1∶1 000 新洁尔灭溶液消毒后,再用滚刺筒器械进行推滚,推滚至皮损处全部出血,揩干血液后,用伤湿止痛膏或橡皮膏外封。每隔 5~7 日推滚 1 次,7 次为 1 个疗程。

【注意】

操作时注意消毒,面部及急性皮肤病均禁用。

(11) 熨法

是用药物加酸醋,炒热布包熨摩,直接接触皮肤的一种温熨疗法。可使腠理疏通、气血流畅。

【功效】

温经散寒,祛风止痛。

【适应证】

风寒湿痰凝滞筋骨肌肉等。如关节炎型银屑病、结节性血管炎属寒湿阻络者。

【常用药物】

熨风散药末,取赤皮葱连须 250 g,捣烂后加药末和匀,酸醋拌炒极热,布包熨患处,稍冷即换。

(12) 拔罐法

是借燃烧时的热力减少罐中空气,或者用其他方法排除罐内空气、造成负压,使罐吸着于皮肤,造成局部出现瘀血现象的一种疗法。

【功效】

调整气血、温通经络、驱除毒邪。

【适应证】

神经性皮炎、荨麻疹、丹毒、湿疹等。

【操作方法】

拔罐常用的有火罐法和排气法。火罐法又有投入、闪火、贴棉等方法,常用的是闪火法,即用镊子夹酒精棉球点燃后,伸入罐内烧片刻再抽出,迅速将罐子罩在选定的部位上,即可吸着,较为简便安全。排气法是用特制的排气罐或可抽出空气的瓶,将其内的空气排出而产生负压吸着于皮肤的一种方法。

拔罐部位:根据皮损部的经络取穴或取皮损处及其附近部位。

拔罐运用:常用贮药罐,即在罐内放入占 1/2 左右体积的药液,再用火罐法或排气法吸在皮肤上。亦可刺血(刺络)拔罐,即用三棱针、梅花针、滚刺筒等,先按病变部位的大小和出血要求,先施刺血法,再行拔罐,可以加强治疗效果。留罐时间,视情况而定,一般 10~20 分钟,可每日 1 次,15 日为 1 个疗程。

【注意】

体位适当,取肌肉丰满处易于拔罐;应避免罐口过热或酒精沾着罐口;皮肤过敏、肌肉瘦削、多毛处及妇女腹部、乳头部不宜使用。

附:常用方剂

(药量均以克或毫升为单位;方剂按首字笔画数排序)

(1) 一贯煎(《续名医类案》)

北沙参 9.0　麦冬 9.0　当归 9.0　生地黄 18.0　枸杞子 9.0　川楝子 4.5

【功用】　滋养肝阴,疏理肝气。肝阴不足、胃液亏耗而见口干、舌光绛、胸胁不舒或疼痛等证。

【用法】　水煎,分 2 次服。

(2) 二陈汤(《太平惠民和剂局方》)

陈皮　半夏　茯苓各 9.0　甘草 3.0

【功用】　燥湿化痰。用治痰浊凝结之证。

【用法】　水煎,分 2 次服。

(3) 二至丸(《证治准绳》)

旱莲草　女贞子

各等分,研为细末,炼蜜为丸。

【功用】　益肝肾,补阴血。治头晕目眩、失眠多梦、腰酸、遗精等证。

【用法】　日服 9.0,分 2 次吞服。

(4) 二妙丸(《丹溪心法》)

苍术 180.0,米泔水浸　黄柏 180.0,酒炒

研为细末,水煮面糊为丸。

【功用】　清热化湿。治湿疹等,见肌肤掀红、作痒出水,属于湿热内盛者。

【用法】　每次服 6.0,每日 2 次,用淡盐汤送下。

(5) 十全大补汤(《太平惠民和剂局方》)

当归 9.0　白术 4.5　茯苓 9.0　甘草 3.0　熟地 9.0　白芍 4.5　人参 3.0　川芎 3.0　黄芪 9.0　肉桂 1.5

【功用】　大补气血。治气血虚弱,患久不愈,或寒热、自汗盗汗、食少体倦等证。

【用法】　水煎,分 2 次服。

（6）三妙丸（《医学正传》）

苍术 180.0,米泔水浸　黄柏 120.0,酒炒　牛膝 60.0

研为细末,水煮面糊为丸。

【功用】　清热利湿退肿。治湿热下注、足趾湿烂、小溲赤浊、脚湿气。

【用法】　每服 9,分 2 次用淡盐汤送下。

（7）三黄洗剂（经验方）

大黄　黄柏　黄芩　苦参片各等分,共研细末

上药 10~15.0,加入蒸馏水 100.0,医用石炭酸 1.0。

【功用】　清热、止痒、收涩。治急性皮肤病及疖病,见有红肿瘙痒出水者。

【用法】　用时摇匀,以棉花蘸药汁搽患处,每日 4~5 次。如用于皮肤病瘙痒剧烈者,可加入薄荷脑 1.0（即 1%薄荷三黄洗剂）。

（8）三石散（经验方）

制炉甘石 90.0　熟石膏 90.0　赤石脂 90.0 共研细末

【功用】　收湿生肌。治皮肤病滋水浸淫日久不止,或烫伤腐肉已化,新肌不生者。

【用法】　干扑或麻油、凡士林调擦患处。

（9）大补阴丸（《丹溪心法》）

熟地　龟版各 180.0　黄柏　知母各 120.0　共为细末

将猪脊髓蒸,炼蜜同捣和为丸。

【功用】　降阴火,补肾水。治红斑狼疮见阴虚火旺者。

【用法】　每日服 6~9.0,1 日 2 次,空腹时淡盐汤送下。

（10）10%土槿皮酊（经验方）

土槿皮粗末 10.0　75%酒精 100.0　按渗漉法制

【功用】　杀虫止痒。治鹅掌风、脚湿气、花斑癣等。

【用法】　搽擦患处,每日 3~4 次。手足部糜烂或皲裂者禁用。

（11）五苓散（《伤寒论》）

白术 6~9.0　桂枝（或肉桂）3~6.0　猪苓 9~12.0　泽泻 9~12.0　茯苓 9~15.0

【功用】　通阳化气,健脾利水。治亚急性湿疹、小腿湿疹等。

【用法】　原方为散剂,现在通用汤剂,水煎。分 2 次服。

（12）六味地黄丸（《小儿药证直诀》）

熟地 240.0　山萸肉　干山药各 120.0　丹皮白茯苓　泽泻各 90.0

上药为末,制成糊丸。

【功用】　补肾水,降虚火。治红斑狼疮等。

【用法】　每日服 9.0,淡盐汤送下,或水煎服。

（13）六君子汤（《太平惠民和剂局方》）

人参（或党参）　白术　茯苓各 9.0　炙甘草 3.0　陈皮 9.0　半夏 6.0

【功用】　健脾化痰。治脾肾虚弱而有痰湿者。

【用法】　水煎,分 2 次服。

（14）化斑解毒汤（《医宗金鉴》）

升麻 6.0　石膏 30.0　连翘 9.0,去心　牛蒡子 9.0,研炒　人中黄 3.0　黄连 6.0　知母 9.0　玄参 9.0

【功用】　清热解毒。治内发丹毒。

【用法】　加竹叶 20 片,水煎,分 2 次服。

（15）化斑汤（《温病条辨》）

石膏 30.0　知母 9.0　甘草 3.0　玄参 9.0　犀角 30.0,先煎　粳米 9.0

【功用】　清热凉血。用于血热型银屑病、红斑狼疮等。

【用法】　水煎,分 2 次服。

（16）乌梅丸（《伤寒论》）

乌梅 9.0　细辛 6.0　干姜 3.0　当归 9.0　附子 9.0,先煎　蜀椒 3.0　桂枝 9.0　黄柏 9.0　黄连 6.0　人参 6.0

【功用】　益气清热止痛。治肠胃湿热型荨麻疹。

【用法】　水煎,分 2 次服。

（17）乌梢蛇片（经验方）

乌梢蛇

研粉,加适量赋型剂,轧片,每片含生药 0.3。

【功用】　祛风止痒。治皮肤瘙痒。

【用法】　成人每次 5 片,每日 2~3 次,温开水送下。

(18) **玉屏风散**(《世医得效方》)

黄芪 18.0　白术 6.0　防风 6.0

【功用】　补气、固表、止汗。治气虚自汗、易于感冒者。

【用法】　原为散剂,现作汤剂,加水煎服。

(19) **平胃散**(《太平惠民和剂局方》)

苍术 4.5~9.0　厚朴 3~9.0　陈皮 4.5~9.0　甘草 3.0　生姜 3 片　大枣 3 枚

【功用】　燥湿,健脾胃。治纳呆、胃中不舒等。

【用法】　原方为散剂,现在通用汤剂,水煎,分 2 次服。

(20) **龙胆泻肝汤**(《医宗金鉴》)

龙胆草酒炒　黄芩炒　栀子酒炒　泽泻各 3.0　木通　车前子　当归酒炒　生地酒炒　柴胡　甘草生,各 1.5

【功用】　清肝火,利湿热。治肝胆实火湿热、胁痛耳聋、胆溢口苦、小便赤涩以及带状疱疹等。

【用法】　水煎,分 2 次服。

(21) **加味逍遥散**(《太平惠民和剂局方》)(即丹栀逍遥散)

柴胡　当归　白芍　白术　茯苓各 9.0　甘草 3.0　薄荷 6.0　煨生姜 3.0　丹皮　山栀各 9.0

【功用】　疏肝解郁,健脾和营,兼清郁热。治黄褐斑。

【用法】　日服 1 剂,水煎取汁,分 2 次服。

(22) **归脾汤**(《济生方》)

人参 6.0　白术土炒,6.0　黄芪炒,6.0　当归身 3.0　炙甘草 1.5　茯神 6.0　远志去心,3.0　枣仁炒研,6.0　青木香 1.5　龙眼肉 6.0　生姜 3 片　大枣 3 枚

【功用】　养心健脾,益气补血,治红斑狼疮。

【用法】　水煎分 2 次服。

(23) **四物汤**(《太平惠民和剂局方》)

熟地 18.0　当归身　白芍　川芎各 9.0

【功用】　养血补血,治血虚之证。

【用法】　水煎,分 2 次服。

(24) **四君子汤**(《太平惠民和剂局方》)

人参 6.0　茯苓 9.0　白术土炒,9.0　甘草 3.0

【功用】　补元气,益脾胃。治气血虚弱、脾失运化者。

【用法】　生姜 3 片,大枣 2 枚,水煎,分 2 次服。

(25) **右归丸**(《景岳全书》)

熟地黄 240.0　山药 120.0　山茱萸 90.0　枸杞子 120.0　杜仲 120.0　菟丝子 120.0　制附子 60~180.0　肉桂 60~120.0　当归 90.0　鹿角胶 120.0

【功用】　温肾阳,补精血。治肾阳不足、命门火衰、畏寒肢冷、阳痿、滑精、腰膝酸软。

【用法】　每服 3~6,每日 2 次。

(26) **导赤散**(《小儿药证直诀》)

木通 9.0　生地 18.0　生甘草 3.0　竹叶 6.0

【功用】　清热利水。治阴部湿疹。

【用法】　水煎,分 2 次服。

(27) **阳和汤**(《外科全生集》)

麻黄 6.0　熟地 18.0　白芥子 9.0,炒研　炮姜炭 6.0　甘草 3.0　肉桂 3.0　鹿角胶 9.0

【功用】　温经散寒,化痰补虚。治硬皮病等。

【用法】　水煎,分 2 次服。

(28) **防风通圣散**(《宣明论方》)

防风　荆芥　连翘　麻黄　薄荷　川芎　当归　白芍炒　白术　山栀　大黄酒蒸　芒硝各 15.0　石膏　黄芩　桔梗各 30.0　甘草 6.0　滑石 9.0　共研细末

【功用】　解表通里,散风清热,化湿解毒。治内郁湿热、外感风邪、表里同病,属于气血不虚者。

【用法】　每服 6.0,开水送下。或用饮片,水煎,分 2 次服。

(29) **竹叶石膏汤**(《伤寒论》)

竹叶 9.0　石膏 30.0　麦冬 9.0　人参(党参) 9.0　半夏 9.0　粳米 15.0　甘草 3.0

【功用】　清热养胃,生津止渴。治红斑狼疮热盛者。

【用法】　日服 1 剂,水煎,分 2 次服。

(30) **血府逐瘀汤**(《医林改错》)

生地 18.0　当归　桃仁　红花　枳壳　赤芍　柴胡　桔梗　川芎　牛膝各 9.0　甘草 3.0

【功用】　活血、祛瘀、理气、止痛。治血瘀型

银屑病等。

【用法】 水煎服。

(31) 附子理中汤(《太平惠民和剂局方》)

附子 人参 白术各9.0 干姜6.0 炙甘草3.0

【功用】 温补脾肾。治脾肾阳衰、神疲纳呆、便溏等。

【用法】 水煎,分2次服。

(32) 附桂八味丸(《金匮要略》)

熟地黄240.0 山药120.0 山茱萸120.0 泽泻90.0 茯苓90.0 牡丹皮90.0 肉桂30.0 附子30.0

【功用】 温补肾阳。治肾阳不足、腰膝冷痛、少腹拘急、小便不利或失禁,或夜间多尿以及痰饮喘咳、消渴、水肿、久泻等症,见肾阳虚弱者。

【用法】 丸剂,每日6~12.0,分2次吞服。

(33) 青黛散(经验方)

青黛60.0 石膏120.0 滑石120.0 黄柏60.0 各研细末,和匀

【功用】 收湿止痒,清热解毒。治皮肤病,焮肿痒痛出水者。

【用法】 干搽,或麻油调敷患处。

[附]**青黛膏**

青黛散75.0 凡士林300.0

先将凡士林烊化冷却,再将药粉徐徐调入即成。

【功用】 同青黛散,兼有润肤作用。

【用法】 将药膏涂于纱布上贴之,或蘸药搽擦患处,或再加热烘。

(34) 金黄散(《医宗金鉴》)

大黄 黄柏 姜黄 白芷各2 500.0 南星 陈皮 苍术 厚朴 甘草各1 000.0 天花粉5 000.0 共研细末

【功用】 清热除湿,散瘀化痰,止痛消肿。治疔、痈、脓疱疮等。

【用法】 可用葱叶、酒、醋、麻油、蜜、菊花露、银花露或丝瓜叶捣汁,调敷。

[附]**金黄膏**

即用凡士林8/10,金黄散2/10,调匀成膏。

(35) 参苓白术散(《太平惠民和剂局方》)

白扁豆450.0,姜汁浸,去皮,微炒 人参(或党参) 白术 白茯苓 炙甘草 山药各600.0 莲子肉 桔梗炒令深黄色 生薏苡仁 砂仁各300.0 研成细末

【功用】 健脾补气,和胃渗湿。治脾胃虚弱、饮食不消、或吐或泻、形体虚羸、四肢无力、胸脘不畅、脉虚而缓。

【用法】 每次9.0,用枣汤调服。

(36) 枇杷清肺饮(《医宗金鉴》)

人参6.0 枇杷叶去毛蜜炙,9.0 生甘草3.0 黄连3.0 桑白皮15.0 黄柏9.0

【功用】 清宣肺热。治痤疮。

【用法】 水煎,分2次服。

(37) 活血散瘀汤(《医宗金鉴》)

当归尾 赤芍 桃仁去皮尖 大黄酒炒 川芎 苏木 丹皮 枳壳 栝楼仁 槟榔各9.0

【功用】 活血逐瘀。治紫癜、银屑病等。

【用法】 水煎取汁,分2次服。

(38) 养阴清肺汤(《重楼玉钥》)

生地黄18.0 玄参 麦冬 川贝母 丹皮 白芍各9.0 甘草3.0 薄荷9.0

【功用】 养阴清肺热。治痤疮、脂溢性皮炎。

【用法】 水煎取汁,分2次服。

(39) 茵陈蒿汤(《伤寒论》)

茵陈 栀子 大黄各9.0

【功用】 清热利湿。治瘾疹因胃肠湿热所致者。

【用法】 水煎,分2次服。

(40) 独活寄生汤(《备急千金要方》)

独活 桑寄生 人参 茯苓 川芎 防风 桂心 杜仲 牛膝 秦艽 当归 白芍各9.0 细辛6.0 熟地18.0 甘草3.0

【功用】 温经散寒,祛风化湿,益肝肾,补气血。治风、寒、湿三气侵袭筋骨而体质较虚者。

【用法】 水煎,分2次服。

(41) 胃苓汤(《太平惠民和剂局方》)

白术 桂枝 猪苓 泽泻 茯苓 苍术 厚朴 陈皮各9.0 甘草3.0 生姜3片 大枣15.0

【功用】 通阳化气,健脾利水。化湿与利湿

合用,治寒湿内阻、腹痛水泻、小便不利等证。

【用法】 水煎,分2次服。

(42) 除湿胃苓汤(《医宗金鉴》)

苍术炒 厚朴姜炒 陈皮 猪苓 泽泻 赤茯苓 白术土炒,各9.0 滑石20.0 防风 山栀子生研,各9.0 木通 肉桂 生甘草各3.0

【功用】 除脾肺湿热。治带状疱疹等。

(43) 消风散(《医宗金鉴》)

荆芥 防风 当归各9.0 生地30.0 苦参 苍术炒 蝉蜕 胡麻仁 牛蒡子炒研 知母各9.0 石膏煅,30.0 生甘草 木通各3.0

【功用】 疏风清热,凉血理湿。治荨麻疹风湿血热所致者。

【用法】 水煎,分2次服。

(44) 逍遥散(《太平惠民和剂局方》)

柴胡 白芍 当归 白术 茯苓各9.0 炙甘草3.0 生姜3片 薄荷6.0,后下

【功用】 疏肝解郁,调和气血。治肝郁不舒等证。

【用法】 水煎,分2次服;丸剂每次4.5,每日2次,温开水送下。

(45) 桑菊饮(《温病条辨》)

桑叶 菊花 杏仁 连翘各9.0 薄荷6.0,后下 甘草3.0 桔梗9.0 芦根30.0

【功用】 疏风清热,宣肺止咳。治头面皮肤瘙痒等证。

【用法】 水煎,分2次服。

(46) 益胃汤(《温病条辨》)

沙参15.0 麦冬9.0 细生地30.0 玉竹9.0 冰糖9.0

【功用】 养胃益阴。治红斑狼疮、药疹属热盛伤阴者。

【用法】 水煎,分2次服。

(47) 桃红四物汤(《医宗金鉴》)

当归 赤芍各9.0 生地30.0 川芎 桃仁 红花各9.0

【功用】 活血调经。妇女月经不调、痛经,经前腹痛或经行不畅而有血块、色紫暗者,或由于血瘀所致的月经过多和延久淋漓不净,或由于瘀血所致的各种皮肤病。

【用法】 水煎,分2次服。

(48) 桂枝汤(《伤寒论》)

桂枝9.0 芍药9.0 甘草3.0 生姜3片 大枣5枚

【功用】 解肌发表,调和营卫。治荨麻疹等风寒外袭、营卫不和所致者。

【用法】 水煎,分2次服。

(49) 通窍活血汤(《医林改错》)

赤芍 川芎 桃仁 红花各9.0 老葱1根 生姜3片 大枣15.0 麝香0.3,绢包

【功用】 活血化瘀,通窍活络。治斑秃、酒渣鼻、荨麻疹(血瘀型)等。

【用法】 水煎,分2次服。

(50) 清营汤(《温病条辨》)

犀角磨粉冲服,1.5 生地30.0 玄参9.0 竹叶心6.0 银花15.0 连翘9.0 黄连6.0 丹参15.0 麦冬9.0

【功用】 清营解毒,泄热养阴。治丹毒等有热邪内陷之象者。

【用法】 水煎,分2次服。

(51) 清凉油乳剂(即清凉膏)(《医宗金鉴》)

风化石灰1升 清水4碗

【功用】 清热润肤。治烫伤初期皮肤潮红,或有水疱出水者。

【用法】 将石灰(陈者佳)与水搅浑,待澄清后,吹去水面浮衣,取中间清水,每水1份加麻油1份,搅调百遍,即以鸡翎蘸涂伤处。

(52) 清瘟败毒饮(《疫疹一得》)

石膏30.0 生地30.0 犀角1.5 黄连 山栀 桔梗 黄芩 知母 赤芍 玄参 连翘各9.0 甘草3.0 丹皮9.0 竹叶6.0

【功用】 清热解毒,凉血救阴。治银屑病、药物性皮炎等。

【用法】 水煎,分2次服。

(53) 蛋黄油(经验方)

煮熟鸡蛋黄4枚

放入锅内用文火煎熬,熬枯去渣,存油备用。

【功用】 润肤生肌。治乳头破碎、奶癣等。

【用法】 外搽患处,每日3次。

（54）黄连解毒汤（《外台秘要》引崔氏方）

黄连　黄芩　黄柏　山栀各9.0

【功用】　苦寒泄热，清热解毒。治一切火毒热毒、发热汗出、口渴等实证，热在气分者。

【用法】　水煎，分2次服。

（55）草薢渗湿汤（《疡科心得集》）

草薢9.0　生薏苡仁30.0　黄柏　赤苓　丹皮　泽泻各9.0　滑石20.0　通草3.0

【功用】　清利湿热。治脚丫糜烂、下肢丹毒及湿疹等。

【用法】　水煎，分2次服。

（56）银翘散（《温病条辨》）

银花　连翘　牛蒡子　桔梗各9.0　薄荷6.0　鲜竹叶9.0　荆芥6.0　淡豆豉9.0　生甘草3.0　芦根30.0

【功用】　疏风清热。治皮肤病焮红肿痛，兼邪气在表、头昏少汗、发热重、恶寒轻者。

【用法】　水煎，分2次服。

（57）理中丸（《伤寒论》）

党参90.0　炮姜60.0　白术90.0　炙甘草30.0

上药研末，水泛为丸。

【功用】　理中健脾。治慢性荨麻疹，受寒发作加重者。

【用法】　每日2次，每次4.5，用温开水送下。

（58）麻黄汤（《伤寒论》）

麻黄　桂枝　杏仁各9.0　炙甘草3.0

【功用】　发表宣肺，平喘止咳。治感冒风寒、怕冷发热、无汗、咳嗽气喘、肢体疼痛。

【用法】　水煎，分2次服。

（59）滋阴除湿汤（《外科正宗》）

川芎　当归　白芍各9.0　熟地18.0　柴胡　黄芩　陈皮　知母　贝母　泽泻各9.0　地骨皮15.0　甘草3.0　生姜3片

【功用】　滋阴除湿。治肝肾阴亏、湿热未解之慢性湿疹。

【用法】　水煎，分2次服。

（60）普济消毒饮（《东垣十书》）

黄芩酒炒　黄连酒炒　陈皮去白，各9.0　甘草3.0　玄参　连翘各9.0　板蓝根30.0　马勃6.0　鼠粘子　薄荷　僵蚕　升麻　柴胡　桔梗各9.0

【功用】　清三焦，解热毒。治抱头火丹、植物-日光性皮炎等。

【用法】　水煎，分2次服。

（61）犀角地黄汤（《千金方》）

犀角屑水磨更佳，1.5　生地捣烂，30.0　丹皮　芍药各9.0

【功用】　凉血、清热、解毒。治一切高热神昏烦躁、发斑发黄等热在血分者。

【用法】　水煎，分2次服。生地先煎，犀角另冲服。

（62）痤疮洗剂（经验方）

沉降硫黄6.0　樟脑醑10.0　西黄芪胶1.0　石灰水加至100.0

【功用】　减少皮脂溢出，消炎。治痤疮。

【用法】　外擦，每日3~4次。擦药前先用热水、肥皂洗涤患部。

（63）豨莶丸（经验方）

豨莶草适量

用黄酒拌，九蒸九晒，研细粉，炼蜜为丸。

【功用】　祛风胜湿，治白癜风等。

【用法】　每服9.0，空腹陈酒或开水送下。

（64）增液汤（《温病条辨》）

玄参　莲心　麦冬各9.0　细生地18.0

【功用】　增液生津。治红斑狼疮、药疹属阴伤者。

【用法】　水煎，分2次服。

（65）颠倒散洗剂（经验方）

硫黄　生大黄各7.5　石灰水100.0

将硫黄、大黄研极细末后，加入石灰水（将石灰与水搅拌，待澄清后，取中间清水）100.0混合即成。

【功用】　清热散瘀。治酒渣鼻、粉刺等。

【用法】　在应用时，先将药剂充分振荡，再搽擦患处。每日3~4次。

（李咏梅　李燕娜）

第54章 皮肤医学美容

目　　录

第 54 章

皮肤医学美容

美容皮肤科学是皮肤科学的有机组成部分，属于皮肤科学的亚专业。近年来，美容皮肤科学迅速发展，新技术、新方法不断涌现，丰富了原来以药物治疗为主的皮肤科学；皮肤的屏障功能研究不断深入，出现了多种无创皮肤检测方法，为临床试验的客观评估提供了工具和手段。促使皮肤年轻化的激光技术、射频技术、光调技术结合点阵技术，微创的注射技术、果酸疗法等为改善皮肤松弛、皮肤光老化，以及痤疮瘢痕的治疗提供了新方法。本节涉及美容皮肤科学的相关领域和方法，对经典皮肤科学做了有益的补充。

54.1　无创性皮肤检测技术

皮肤无创性检测技术是近 20 年来随着生物物理学、光学、电子学、计算机信息技术的发展而逐渐发展起来的一门新兴技术。它主要是应用工程物理学等其他学科的理论和技术，无创性地检测并评价活体皮肤生理和病理变化的特征。由于它具有无创无痛、客观量化、轻巧便捷、可重复性强等优点，近年来逐渐在皮肤病学、皮肤药代动力学、医学美容、化妆品功效评价等领域快速发展。本节概要介绍几种常用的皮肤生物学检测技术的临床应用及其原理。

54.1.1　皮肤屏障功能评价技术

皮肤屏障的主要结构基础是角质层、脂质和天然保湿因子等。正常的皮肤屏障能防御外界微生物及过敏原的侵袭，并能防止皮肤水分丢失；正常屏障功能受损会使一些皮肤病（如银屑病、特应性皮炎、湿疹、瘙痒症等）的发病率上升

或症状加重。皮肤屏障功能常以经表皮水分丢失（transepidermal water loss，TEWL）来衡量。TEWL 反映水分从皮肤表面的蒸发值，是皮肤水屏障功能的主要标志。TEWL 测量技术可分为开放室法、通风室法、封闭室法。

开放室法基于蒸发仪原理，在表皮上方一定距离处（通常为 3 mm 和 6~8 mm）分别安置两对探头，测定两点之间皮肤的水蒸汽压梯度，从而计算水分蒸发速率即经表皮水分丢失量。本法精确、方便，但不能测量皮肤的含水量。

通风室法通过提供一定水分含量的空气，测量空气吸收的水分量来进行。本法可连续监测 TEWL 值，但由于控制的空气需要非常干燥，有时会人为地增加水分蒸发，故容易造成误差。

封闭室法使用封闭的面罩收集皮肤蒸发的水分，然后用湿度探测器记录面罩内的相对湿度；当面罩内空气湿度达到饱和，水分将停止蒸发，故本法不能连续监测 TEWL 值。

54.1.2　皮肤角质层水含量评价技术

皮肤角质层水分可分为固定部分与波动部分，前者主要为与天然保湿因子（NMF）结合的水分，含量较固定；后者源自皮肤腺体的分泌，与皮肤屏障功能相关，变化较大。皮肤角质层水含量的测量对于皮肤屏障的生理特性和功能的研究十分重要，可用于保湿剂功效性评价、皮肤疾病时皮肤屏障功能变化研究及疗效监测。皮肤角质层水含量的测定可分为直接法和间接法，各种方法具有各自优缺点，可同时使用以相互补充。

直接法有傅立叶变换红外光谱仪（ATR - FTIR）、近红外光谱仪（NIR）等，它们基于角质层

水分能够吸收红外线原理,通过红外线吸收光谱进行水含量的测定。傅立叶变换红外光谱仪只能反映角质浅层水分含量;而近红外光谱仪皮肤穿透更深,能够检测表皮深层与真皮水分。直接法比间接法更准确,但大多价格昂贵,且许多解剖位置与临床情况不适用,故应用间接法普遍。

间接法依据皮肤电生理特性随其水合状况而改变的原理,通过测定其电生理参数(如电阻抗、电容、电导等)间接反映其水含量。由于电阻抗参数易随季节、环境、电极板而变化,近年来多为其他参数所取代。在反映正常皮肤角质层水合方面,电容不如电导敏感;但极干性皮肤中,它比电导能更好地反映皮肤水合状况,因此应根据具体情况,选择不同的测试参数。

54.1.3 皮肤表面脂质评价技术

角质层脂质在维持皮肤的屏障功能、皮肤的含水量、防止水分流失等方面起着重要的作用,并对角质形成细胞的粘连和脱屑起调控作用。脂质含量受部位、年龄、性别、季节、环境等因素影响而波动较大。

目前常用的 Sebumeter 法是基于光度计原理,使用一种 0.1 mm 厚的特殊消光胶带,它在吸收人体皮肤上的油脂后变成一种半透明的胶带,随着所吸收油脂的多少,其透光量会发生变化,吸收的油脂越多,透光量就会越大,这样就可以测量出皮肤油脂的含量。其最大的优点是测试探头体积小,使用方便,可测试皮肤的任何部位,测量结果可重复性好。

54.1.4 皮肤表面 pH 值评价技术

角质层中的水溶性物质、皮肤排出的汗液、皮肤表面的水脂乳化物质及皮肤呼吸作用排出的二氧化碳等多种物质共同作用形成了皮肤表面稳定的 pH 值(5.5~7.0),不同部位略有差别。皮肤表面 pH 值是机体生物学活动在表皮的表达,可影响角质形成细胞、真皮细胞的生物学功能,在机体的不同生理状态,其值存在一定差异,并受年龄、性别等因素影响。皮肤表面弱酸性的 pH 值在维持正常的生理屏障功能、参与角质层细胞代谢酶的

活性调节、保持皮肤微生态平衡与正常的皮肤感觉上发挥重要的作用。皮肤表面 pH 值评价技术对于更好地了解机体系统和局部的生物状态、监测皮肤病的治疗情况、调节局部药物与化妆品的吸收功能具有重要参考价值。

皮肤酸碱度测定仪的探头由内含缓冲液的玻璃电极与参比电极构成,顶端为半透膜,避免探头内的缓冲液与皮肤表面直接接触,但皮肤表面的 H^+ 可自由通过,因此,通过测定缓冲液的 pH 值变化可反映皮肤表面的 pH 值,但每次测定前需调试校正。

54.1.5 肤色评价技术

人体肤色由 4 种生物色素组成:黑褐色的黑素、红色的氧合血红蛋白、蓝色的还原血红蛋白以及黄色的胡萝卜素。人体肤色可分为固有性肤色和继发性肤色,前者主要由遗传决定,后者受后天环境或疾病等因素影响。肤色的变化能反映皮肤组织生理状态的改变、屏障结构的完整性以及血液循环的状况,还有助于判断药物、激光、护肤品对皮肤的功效,所以对肤色进行客观无创的评价在皮肤科和医学美容方面具有重要意义。

目前普遍应用的是分光测色仪,测试结果根据国际照明委员会 1976 年推荐的 CIE－Lab 三色系统表示。其中 L 代表皮肤的黑白亮度,主要受黑素影响;a 代表皮肤的红绿平衡,主要受血红蛋白影响;b 代表皮肤的黄蓝平衡,主要受胡萝卜素的影响。

54.1.6 皮肤弹性评价技术

真皮胶原纤维、弹性纤维、网状纤维共同维持正常皮肤一定的弹性,能够抵抗外界压力。皮肤弹性是判断皮肤老化的重要标志之一,随着年龄增长,真皮胶原纤维、弹性纤维合成减少,并出现变性断裂,皮肤弹性下降。皮肤弹性评价技术可用于皮肤衰老的相关因素研究、健康人群皮肤弹性的调查、病理状态皮肤的研究、化妆品及激光的疗效评价。随着皮肤美容学和临床治疗学的发展,皮肤弹性的无创性量化评价已成为研究皮肤表面生物学状况的重要内容。许多物理学方法可

用于皮肤弹性的评价,其中大多为平行于皮肤表面的测量方法。

平行于皮肤的黏弹性测量技术主要有伸展仪、转矩仪、气压电子量力器、机械阻抗仪等,这些方法可将真皮和皮下组织的影响最小化,但可使皮肤网状纤维变形,影响后续测量结果。伸展仪通过测定皮肤变形伸展时产生的张力及恢复时的时间特性,对皮肤的黏弹性进行客观、定量评价,操作简便;转矩仪通过对皮肤施加一定的扭转力偶,测定皮肤的反应特性;气压电子量力器基于皮肤对邻近的迅速振荡力发生的位移反应进行测定,可较敏感地定量分析角质层弹性,并可同时显示真皮反应,但结果易受角质层厚度、化学试剂、外力等影响,重复性稍差。

垂直于皮肤的黏弹性测量技术主要有吸引管法、张力测定法、冲击法、压缩法等,但目前临床应用不多。

54.1.7　皮肤表面纹理评价技术

人类皮肤表面特征性的凸起与沟纹构成了皮肤表面特有的纹理,是人类外观的主要标志之一;这些纹理由基因决定,并与部位、年龄、环境等因素相关。通过测量皮肤表面纹理,可以研究年龄、环境、疾病、化妆品等对皮肤的影响。皮肤表面纹理评价技术可以通过直接法或间接法进行测量。

直接法观察包括低倍表面放大仪和活体图像分析仪,前者依赖肉眼观察和主观判断,误差较大;后者记录客观量化,但易受皮肤干燥、脱屑的影响。

间接法观察是一种应用光学原理研制的皮肤纹理轮廓仪。先用专用的工具和硅氧烷液体制作硅氧烷膜片,从皮肤表面制作一片特定形状的皮肤皱纹的反向复制品;膜片上有皱纹的地方是凸起的形状,没有皱纹的地方是凹陷的形状,当一束特定波长的光线照射到该膜片上后,有皱纹凸起的地方透光量就少,没有皱纹凹陷的地方透光量就多;然后将该硅氧烷膜片贴到一个专用的类似磁盘的塑料板上,膜片背后的 CCD 摄像镜头收集到从膜片上穿过后的光信号,经过数字化处理后

输入到计算机中,通过专用软件的处理和分析得到人体皮肤皱纹的三维图像和粗糙度数据。此仪器可以用来研制和检测化妆品、保健品、药品对皮肤皱纹的祛皱效果。

54.1.8　皮肤微循环评价技术

皮肤微循环是一个复杂的动力系统,对皮肤颜色、温度调节、新陈代谢与局部药物或化妆品的渗透吸收起着非常重要的作用。外界温度、压力、辐射、局部化学物质或机体的生理、病理变化均可影响皮肤的微循环。监测皮肤微循环对于了解皮肤生理机制、炎症性疾病的发病机制以及评估药物或化妆品的功效性与安全性均具有重要参考价值。

皮肤微循环的动态变化可以通过直接法或者间接法进行测量。直接法在皮肤科研究中很少使用;间接法有光脉冲闭塞体积描记术(PPG)、激光多普勒血流仪(LDF)、透皮氧分压等。PPG 通过测量皮肤中的红细胞反射光的强度,间接反应微循环的变化,它对血流量变化较敏感,操作简单;LDF 的测量原理基于组织中的流动成分(红细胞)对氦氖激光散射产生的频率与振幅变化能直接反映红细胞数量及其流动速度,但它只能测量皮肤血流的相对变化,不能得出血流的绝对值,且易受空间变化的影响。

为了克服上述缺点,在原有基础上,人们发展出非接触式的激光多普勒成像仪,它通过皮损与相邻正常皮肤比较血液变化图像来观察病变情况,实现了非接触式测量,能避免血流的空间变化对测量结果的影响。皮肤微循环易受环境因素、个体差异影响,波动较大;相对来说,激光多普勒测量仪的结果重复性、可比性较好。

皮肤无创性测量技术同传统的研究方法比较,能客观量化地评价活体皮肤正常生理或病理变化规律,不受部位限制,易为患者或受试者接受,在皮肤科学的研究中取得了令人瞩目的成果。随着该领域研究的进一步发展,一些更先进的设备和技术面世,将在皮肤病理生理学、药代动力学,尤其是保健护肤品安全性和功效性的评价方面具有广阔的应用前景。

54.1.9 乳酸试验

在测试皮肤敏感性方面有很多方法，其中乳酸试验最为简单易行、应用广泛。乳酸在一定浓度、一定时间内能引起皮肤刺痛感而没有不良后果，适合皮肤耐受性试验。室温下，在受试者鼻唇沟和面颊部局部应用 10% 乳酸溶液，用 4 分法分别在 2.5 分钟、5.0 分钟时对受试者的刺痛程度进行评定：无红斑为 0 分，轻度红斑为 1 分，中度红斑为 2 分，重度红斑为 3 分；若两次试验总分大于或等于 3，则可判定受试者是刺痛敏感个体，属于敏感性皮肤。

54.1.10 反射式共聚焦显微镜技术

反射式共聚焦显微镜（reflectance confocal microscopy, RCM）自 20 世纪 90 年代中后期开始应用于皮肤科临床研究，是一项兼具实时、无创和高分辨率的检测技术。RCM 采用红外激光光源，应用共聚焦显微成像技术，其图像基于细胞器和组织结构自身的折射率的差异而得以实现高分辨率。RCM 能够检测正常表皮和真皮浅层的各个层面的结构，显示角质形成细胞的形态和排列，观察真皮乳头层的胶原纤维和毛细血管。特别是对于皮肤中的黑素的含量和分布，RCM 具有较高的检测敏感性。RCM 的这些特点使其在美容皮肤科学研究中显示出很大的应用潜力。

RCM 操作软件能够实时测量细胞及细胞层的大小、厚度、深度，因而可用于如皮肤屏障功能等皮肤生理状态的评价。RCM 测量皮肤厚度有两种方法，一是实时测量，如角质层厚度的测量，在角质层刚出现时把深度标尺定为零，然后垂直向下扫描，在颗粒层细胞刚出现时的深度标尺值即为角质层厚度；二是通过图像处理软件进行垂直重建分析。基于 RCM 的测量研究表明，正常前臂内侧表皮厚度为 35~50 μm，角质层厚度为 7~10 μm，颗粒层厚度为 10~15 μm，棘层厚度为 15~25 μm。一项基于 RCM 技术的皮肤衰老研究显示，年老组（年龄大于 65 岁）的皮肤与年轻组（年龄 18~25 岁）相比，表皮厚度增加，颗粒细胞直径增大，表皮突扁平真皮乳头数显著减少，真皮胶原纤维疏松。RCM 可检测抗衰老药物和美容激光

治疗后表皮和真皮浅层的改变。一项研究表明衰老者的皮肤局部涂抹维生素 C 5 周后，RCM 检测发现局部皮肤真皮乳头数显著增加，皮肤结构接近年轻者。RCM 已经成为皮肤抗衰老产品研发企业和实验室的重要检测手段之一。

RCM 可以观察到真皮浅层的血管。RCM 可以观察到真皮乳头内的毛细血管、测量毛细血管的直径和密度、观察毛细血管内血流速度，借以评价皮肤微循环。RCM 能观察到草莓状血管瘤、蜘蛛痣和鲜红斑痣扩张迂曲的血管。一项研究动态观察了强脉冲激光治疗草莓状血管瘤的疗效，RCM 检测发现治疗后血管血流速度即刻增加，1 天后真、表皮内出现炎症细胞，2 天后血管凝固血管内血流停止，1 周后皮损内扩张迂曲的血管消失、皮损周边新生毛细血管，3 周后皮损恢复正常表皮结构。

RCM 能够观察皮肤中的黑素。由于黑素在皮肤结构中反射红外激光最强烈，其在 RCM 图像中有最高的亮度，含有黑素的角质形成细胞和黑素细胞的成像最为清晰（图 54-1 左）。在表皮内，黑素呈铺路石状或颗粒状排列；在基底层及真、表皮交界处，黑素呈现高亮度环状排列（图 54-1 右）。如同组织病理学正常表皮的 RCM 图像中，很难区分黑素化的角质形成细胞和黑素细胞。

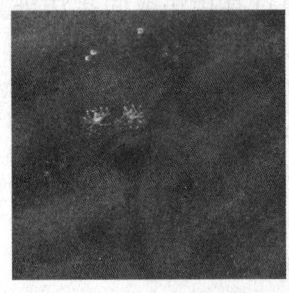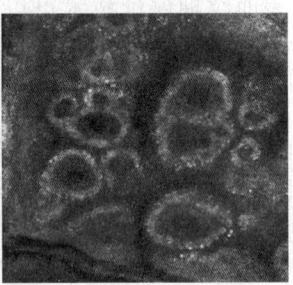

图 54-1　左图：RCM 图像中的典型黑素细胞。
右图：真、表皮交界处 RCM 图像，黑素呈现高亮度环状排列。

RCM 对皮肤组织的观察是平面的，目前最新的 RCM 设备一次成像可以观察到 5 mm×5 mm 范围皮肤的色素分布。表皮 RCM 图像亮度与皮肤色素含量有关，基于 RCM 和组织病理学的研究显示，豚鼠和人类皮肤在接受紫外线照射后，表皮内色素细胞增加，树突状黑素细胞出现，RCM 检测

揭示了这些改变的动态过程。RCM 可以用于鉴别皮肤色素减退和色素缺失,如白癜风和无色素痣的鉴别;RCM 成像显示白癜风患者皮损区色素完全缺失,而无色素痣皮损区色素细胞体积减小、密度降低。RCM 可以用于白癜风治疗后的疗效观察,在肉眼未发现色素恢复时,RCM 可检测到皮损区增殖的黑素细胞,增强患者治疗信心。对黄褐斑的研究显示,黄褐斑主要 RCM 特征是表皮内黑素增加,部分皮损表皮内可有大量增殖的树突状黑素细胞,部分皮损真皮内出现噬黑素细胞。研究结果显示,组织学检查结果和 RCM 检测结果完全相符合。RCM 可以检测黑素聚集分布和深度,有望成为指导黄褐斑治疗的有力武器。

54.2　注射美容技术

54.2.1　肉毒素注射技术

54.2.1.1　概述

　　肉毒杆菌毒素(botulinum toxin,简称肉毒素,BT)是由 Gram 阳性厌氧肉毒梭状芽孢杆菌(clostridium toxin,简称肉毒梭菌)产生的,是一种细菌外毒素,它与微生物分解肉类物质产生的肉毒素是两个完全不同的概念。根据肉毒杆菌毒素抗原性的不同,可将其分为 A、B、C、D、E、F、G 7 个亚型,A、B、E、F 4 种可引起中毒,其中又以 A 型的毒力最强。A 型肉毒杆菌毒素(BTXA)分子量为 90 万 dD,属于高分子蛋白质,该毒素会被红细胞的血凝素结合而分离为两部分,即神经毒素和血凝素。

54.2.1.2　肉毒素的发展史

　　人类临床应用 A 型肉毒素(BoNT)已经有 50 余年的历史。1920 年,Dr. Herman Sommer 对肉毒素进行提纯;1946 年 Edward Shantz 在马里兰分离出神经毒素。20 世纪 70 年代,美国眼科医生 Dr. Alan Scott 为治疗斜视研发 Botox。最初,Scott 是从一位研发生化武器的化学家处得到分离纯化的肉毒素样品,并将该新药命名为 Oculinum。1979 年 Dr. Schantz 制备出一批 BoNT,通过了美国 FDA 的审批用于眼科疾病的治疗,也就是此后"Botox"的来源。Botox 为冻干粉,每瓶含 BoNT100U,它

用来治疗眼科、耳鼻喉科和神经科疾病。1994 年美国神经科学会发表了用 BoNT 治疗神经性疾病的实施指南,可治疗睑痉挛、睁眼失能、半面痉挛、口下颌痉挛、书写痉挛、上下肢肌张力障碍、残毁性震颤、强直、残毁性面部抽搐、口吃、高活动性表情纹、肌肉高活动性面颌关节综合征、磨牙症和节段性或全身性痉挛。加拿大 Carruthers 等于 1987 年偶然观察到患者因睑痉挛用 BoNT 治疗,在睑痉挛消退的同时眉间纹也随之消退,从而对 BoNT 应用于神经肌肉正常的美容皮肤科除皱作用展开研究,于 1992 年正式报告 BoNT 治疗眉间纹(glabeller frown lines)有效;此后数年深入的临床应用证明 BoNT 治疗皱纹有效,而且安全,它成为 21 世纪除皱的主要治疗手段,是一次革命性的里程碑。1997 年 12 月美国 FDA 批准 A 型 BoNT 由 Allergan 公司生产,商品名为 Botox(保妥适);2002 年,美国 FDA 批准 Botox 对中重度眉间皱纹治疗的新适应证。

　　在我国,对 BoNT 的研究开始得很早,使我国成为世界上少数能自行生产医用 BoNT 的国家;但是对于 BoNT 在美容领域的应用,直至 2008 年才完成了衡力(国产的 BoNT,简称 BTX)面部除皱适应证的临床实验,2009 年 9 月获得 SFDA 批准用于美容治疗;与此同时,国产品牌衡力的相关临床研究也在进行。

　　Botox 获美国 FDA 批准的适应证尽管只有 4 类:眼肌异常症、颈肌异常症、多汗症、眉间皱纹,但并不妨碍 A 型 BoNT 的扩大应用,可满足各种美容需求。

54.2.1.3　肉毒素注射的作用机制

　　肉毒素的 7 个抗原型均能作用于纹状肌纤维处神经肌肉接点,阻断从突触前(presynaptic)释放乙酰胆碱(Ach)到神经肌肉连接(neuromuscular junction, NMJ)、中断神经对肌肉的传导而使肌肉麻痹。在已知亚型中,A 型肉毒素临床效果最好。该毒素在自然状态下,是一种非毒性蛋白结合复合体,分子量为 900 ku,而毒素本身的分子量仅为 150 ku。结构中的其他部分是一种很大的保护性蛋白,即血凝素,通过非共价键与毒素结合,保持后者在酸性环境中的稳定。这种巧妙的结构能使

摄入的毒素在肠道酸性环境中得到保护,当毒素离开肠道进入血流并回升 pH 值后,该复合体解离,释放出游离的神经毒素,使之在纹状肌上施展功能。

在正常情况下肌肉的收缩过程是:神经冲动-乙酰胆碱-终板电位-肌肉动作电位-肌肉收缩。

注射 A 型 BoNT 阻断神经肌肉传导使肌肉麻痹,有以下 3 个步骤:

结合:注入后的 BoNT 迅速结合在胆碱能神经末梢的受体部位,毒素肽链的重链结合在神经末梢的无髓鞘区域。

内转化(或称胞饮,也称定位):BoNT 本身进入神经膜,此为胞饮,进入内转化为胞饮现象。

麻痹:乙酰胆碱被轻链阻断在胞质内,不能通过神经肌肉接点,神经不再传递介质,肌肉就发生麻痹。

将肉毒素注入人体后,在红细胞作用下分离为神经毒素及血凝素,神经毒素在蛋白水解酶作用下,被切割为相对分子量约 100 ku 的重链(H链)和 50 ku 的轻链(L 链);H 链和 L 链由二硫键联结成为双链分子,形成 3 个主要功能区,即受体结合位点(H 链羧基端)、通道形成区域(H 链氨基端)和内在毒性部位(L 链),L 链具有代表锌肽内切酶特点的组氨酸基调。A 型 BoNT 特异作用于胆碱能运动神经元的突触前神经膜,在神经肌肉接头处,抑制钙离子介导的刺激性及自发性 Ach 的释放,在胞饮作用之前分别对参与乙酰胆碱囊泡与神经细胞膜融合的 3 种蛋白裂解。A、E 型 BoNT 作用于突触相关膜蛋白(SNAP25),C 型 BoNT 作用于突触融合蛋白(Syntaxin),而 B、D、F、G 型 BoNT 则作用于囊泡相关膜蛋白(VAMP),从而降低肌张力,缓解肌痉挛。A 型 BoNT 不阻断神经兴奋的传播,神经和肌肉都没有兴奋性和传导性的损伤,这种作用叫做化学去神经作用。

机体对抗化学去神经作用的主要方式为神经轴突芽生。在乙酰胆碱酶的作用下,运动神经轴突的末端旁生、芽出、分支,形成圆葱头形膨大,最后形成神经肌肉连接新的终板,在该处释放 Ach,令肌肉重新收缩。这种再生行为可以解释 BoNT

作用时间的有限性,临床作用一般维持 3~6 个月。

54.2.1.4 肉毒素的安全性和免疫性

A 型 BoNT 的半数致死剂量为 2 500 ~ 3 000 U,而 Botox 每瓶仅含 100 U,而且需要低温保存和注射使用,所以 BoNT 应用于临床具有很好的社会安全性。另外 A 型 BoNT 的作用机制决定了它的生物安全性。肌肉收缩需要神经终末的突触(synapse)前膜释放 Ach,而 BTXA 是一种神经毒素,将其注射到神经处能抑制神经终末突触前膜释放 Ach,从而造成肌肉麻痹,这种作用称之为化学去神经术。注射 BTXA 后经 3~6 个月(平均 4 个月)新的突触可以重新生成,又能释放 Ach,这时除皱效果消失。从理论上讲,A 型 BoNT 的生物学作用是可逆的,即使发生副作用,也是可以恢复的;当然暂时的副作用有时也会给患者造成巨大的痛苦,有病例报道颈部注射时误伤食管,结果数月后食管才恢复蠕动功能。

市面上供应的 A 型肉毒素,从理论上讲,当患者对 BTA 产生抗体而无效的情况下,可以改用 BTB 或 BTF,因为它们没有交叉血清型的免疫性;但是,实际上发生这种情况的概率很小。例如,治疗颈肌张力障碍每次注射 BoNT 剂量达 100~1 200 U,其体内产生抗体的概率也只有 3%~5%;而用于美容除皱,每次注射 BoNT 的量平均为 25 U,所以目前尚无因美容除皱注射产生抗体的报道。产生抗体有以下两种情况:① 每次注射量大于 100 U;② 在一个月内做多次注射。

54.2.1.5 市场上的 A 型肉毒素产品

目前全世界只有 5 个国家能正式生产医用制剂 BoNT,主要有美国 Allergan 公司的 Botox、美国 Medicis 公司的 Dysport、我国兰州生物技术开发有限公司研制的衡力(BTX)、德国 Merz 制药的 Xeomin 和美国 Solstice Neurosciences 公司的 B 型 BoNT(Myobloc)。

Allergan 公司生产的 A 型 BoNT(商品名:Botox,保妥适),1989 年通过了 FDA 的认证,2002 年 FDA 批准其新增治疗眉间纹的美容适应证。我国 SFDA 于 2003 年 12 月批准保妥适作为进口药品应用于治疗偏侧面肌痉挛和眼睑痉挛,2009

年 7 月批准其应用于注射眉间纹的暂时性治疗。Botox 每瓶含 BTXA 100 U,是目前应用最广泛的药剂,已经在 9 个国家被批准用于眉间纹治疗(加拿大、澳大利亚、美国、日本、法国、意大利、英国、德国、中国),其中加拿大还批准其用于抬头纹和鱼尾纹治疗。

Medicis 公司生产的 Dysport,2009 年获得 FDA 批准用于颈部肌张力障碍和眉间纹(中至中度,暂时改善,65 岁以下)的治疗,每瓶含 BTXA 500 U;Botox 与 Dysport 比差为 1 : 4～5 倍,目前尚未进入中国。

我国研制的 A 型 BoNT(商品名:衡力),已在 1993 年上市,被我国食品药品监督管理局批准用于肌张力障碍及肌肉痉挛性疾病的治疗,有每瓶 100 U 和 50 U 两种规格;相比前两者,具有非常突出的特点,即效价比很高,而且其保护剂是明胶-右旋糖苷-蔗糖,较之 Botox 的人血白蛋白,可以减少变态反应的发生率;经过多家医院临床研究,2012 年增加了该产品用于改善眉间纹的适应证。

Merz 制药的 Xeomin 于 2010 年 8 月获得 FDA 上市许可;Solstice Neurosciences 公司的 Myobloc 也已获得 FDA 批准,但两者均尚未获得美容治疗许可证。

54.2.1.6　肉毒素注射适应证

① 治疗面部上 1/3 皱纹效果最佳,如额纹、眉间纹、鱼尾纹、鼻背部皱纹,适用于不愿意接受手术者、对手术有顾虑者以及不适合做手术者,还可配合面部除皱术后仍有细小皱纹者。② 不对称眉的矫正。③ 抚平口周纹,口角整形。④ 腋下、手掌、脚底的多汗症。⑤ 腋下臭汗症。

54.2.1.7　肉毒素注射禁忌证

① 患有神经肌肉疾病者。② 有严重心、肝、肾、肺等疾病或结缔组织病患者。③ 妊娠及授乳期。④ 对人白蛋白或肉毒素过敏者。⑤ 在 1 周内有饮酒史者(包括啤酒),两周内服过阿司匹林或其他解热镇痛药者,使用氨基糖苷类抗生素(如庆大霉素、链霉素等)者,精神不正常、自控能力差者。

54.2.1.8　肉毒素注射方法

产品准备:一瓶 Botox 冻干粉含有 100 U,应在 -5℃ 的冰箱内保存。使用时用生理盐水稀释,立即应用;以 1～3 ml 生理盐水稀释 BoNT(100～33.33 U/ml)。一般以小剂量稀释法更好,可以避免注射后蔓延到其他部位肌肉中去;笔者通常稀释为 2.5 ml(1 ml = 40 U)。Botox 生产商建议,肉毒毒素一旦配制则应冷藏,并在 4 小时内用完。

在注射前患者应清洗面部,不要用化妆品。消毒面部后对注射点要做严密的设计和标记。

患者应取半坐位,注射针头垂直直接地插入皱纹间的肌肉,深约数毫米,碰到肌膜处,切忌注射入血管内。按设计方案在每个点上分别进行注射,双侧注射部位一定要对称,注射剂量要精确。

注射之后轻压 2～3 分钟,但不要按摩,可预防水肿和出血。

一般在注射后 3～36 小时肌肉开始变软弱无力;为美容目的注射剂量在注射后 24 小时开始出现肌肉软弱无力;肌肉完全麻痹最明显的效果是在注射后的 7～14 天。

54.2.1.9　肉毒素注射的并发症与不良反应

只要掌握好剂量,BoNT 是很安全的,其对人的半致死量(LD50)为 2 500～3 000 U,例如一位 70 kg 的患者,LD50 为 40 U/kg;对美容除皱患者,每次总量才注射 25～50 U,因而与 LD50 相差甚远。

可能发生的并发症有:① 睑下垂,注射额纹在眉上 1～1.5 cm 以上。② 两侧鱼尾纹注射剂量不等、部位不准、深浅不一,可发生复视或致不充分效果。③ 面部缺乏表情,犹如歌舞伎样或呈扑克面孔,皮肤知觉也稍差。④ 注射局部出现瘀斑、血肿、水肿、疼痛等,可做冷敷以减少发生。⑤ 局部或全身性过敏性反应,有报道患者注射 Dysport 4 周后在鼻尖部发生固定性药疹。

54.2.1.10　肉毒素注射注意事项

术前:① 注射前 2 周禁止使用阿司匹林,以免注射部位产生瘀血。② 不可与氨基糖苷类抗生素合用,以免增加其毒性。

术中:① 注射者应全面了解面部解剖及肌肉互动;充分了解 BoNT 仅对动态皱纹有效,对光损伤或慢性衰老导致的静态皱纹无效。② BoNT 是一种不稳定的毒素,盐水注入安瓿时应轻柔,以防配液时形成泡沫；同时，应避免摇晃安瓶。泡沫气泡可能导致毒素表面变性。③ BoNT 一旦配制，则应冷藏（2~8℃），并在 4 小时内用完。一般认为，新鲜配制的肉毒毒素溶液的功效更佳。

术后：① 不能在注射部位进行冰敷或热敷。② 注射后 4 小时内应避免按摩、睡觉及头部前倾和运动，以免 BoNT 扩散至其他部位。③ 注射后至少 3 小时之内要保持直立的姿势。④ 注射后 24 小时内避免剧烈运动。

54.2.2 填充剂注射技术

54.2.2.1 填充剂的概念

填充剂（filler）又称软组织填充剂，主要用于填平或淡化较深的皮肤皱褶，改善皮肤的缺损以及先天或后天因素造成的软组织发育不足和凹陷畸形，在临床上常用来除皱、祛疤、改善皮面凹陷或丰唇、丰颊等。通俗地讲，无论是治疗目的还是美容目的，填充治疗的直接效果就是让萎缩面部的凹陷或皱纹膨隆充实。面部老化时，会出现面骨骨量的丢失、肌肉萎缩、皮下脂肪减少或异常堆积、真皮胶原含量降低等问题。从美容角度说，重建面部对称和平滑的轮廓曲线、恢复面部组织容量和均衡的皮肤张力，成为填充治疗的目标。

理想的填充剂应有以下特点：安全并具有良好的生物相容性；稳定性好；能保持固定的体积和柔韧度；不会因吞噬而被清除；无游走性。

54.2.2.2 填充剂的发展

填充剂的传奇始于 1830 年，德国化学家 von Reichenbach 发明一种被命名为石蜡的物质。1899年，维也纳医生 Robert Gersuny 首先用石蜡填充阴囊，修复晚期结核患者的睾丸。很快液体石蜡得到医学界的广泛欢迎，成为隆鼻的一个治疗手段；然而从 1901 年其第一例并发症被报道后，至 1911年，Kolle 医生就总结出了注射石蜡所导致的一系列后遗症，此后石蜡逐渐退出历史舞台。

19 世纪末自体脂肪移植开始应用于面部填充。1893 年，Neuberg 医生首次报道上臂抽脂填充面部缺损；1950 年，Peer 报道采用注射器抽吸脂肪进行脂肪移植，此后脂肪移植成为相对成熟的填充治疗技术，但其不确定性和不持久性仍待解决。

20 世纪 40 年代，在日本开始使用液体硅胶注射隆胸。1953 年，Baronders 综述了利用液体硅酮进行软组织填充的技术，但其游走性导致潜在的严重并发症被日益关注。1979 年 FDA 和美国医师协会谴责了注射液体硅胶的做法，现在医用级硅胶仅可用于视网膜剥离的治疗，用于美容目的则是非法的。

1958 年牛胶原注射进入临床视野。1981 年，牛胶原商品 Zyderm I 获得 FDA 批准上市；2003 年合成人胶原商品获得 FDA 批准。但随着肉毒素和透明质酸注射产品的上市，胶原类产品的市场出现了较快的萎缩。

1996 年，透明质酸填充剂 Hylaform 和 Restylane 的问世，标志着注射美容进入了新纪元。2003年，瑞典 Q-Med 公司的 Restylane 率先被 FDA批准；2008 年底，Restylane 在中国注册上市。在欧美，透明质酸类皮肤填充剂在微创美容除皱领域的应用已经相当普遍成熟。大量临床研究证实：透明质酸类填充剂是安全有效的。随着工艺技术的不断发展，近年来多种人工合成的填充剂也相继面市。

54.2.2.3 填充剂的分类

根据填充剂的来源，可以将其分为异种生物来源产品（非人体来源）、同种生物来源产品（人体来源）、惰性物质产品。对于生物来源试剂，一定要特别注意生物安全；异种来源试剂比同种来源试剂更容易发生过敏反应。对于惰性物质，因其难以被代谢掉，引发了暂时性填充剂和永久性填充剂孰优孰劣的争论。

填充剂按持续时间的长短分为短效性、半永久性（semipermanent）和永久性 3 种。非永久性成分通常为生无可降解物质，最终被吸收或排出体外；这类填充剂可改善皮肤外观，但往往持续时间不长。永久性填充剂通常含有不可降解性微粒，因此发生不良反应的概率更高，而且部分并发症是以远期并发症的形式出现，如造成肉芽肿。

另一种新的分类方法是根据作用机制，分为替代性填充剂和刺激性填充剂。前者如牛和人的胶原蛋白、透明质酸（HA），可以用来填补真皮和皮下组织的容量；后者通过刺激成纤维细胞来合成胶原,激发软组织的生长,如 PLLA 和 CaHA。

54.2.2.4 常见的填充剂

(1) 脂肪移植

这一技术通过将身体其他部位(如腹部、臀部和大腿)的脂肪注射到需要的部位,大部分脂肪细胞可保存活力并在注射部位再生长,可用来治疗瘢痕、面部皱纹以及丰胸等。使用自身的脂肪可以迅速填平皱纹或瘢痕,但疗效持续时间不长(6个月~1年)。

在局部麻醉下,可通过特制针头或吸管获取脂肪。通过过滤和清洗获得脂肪细胞,并在局部麻醉下注射到所需的部位。

由于部分脂肪细胞不能存活,30%~60%的脂肪会被吸收,因此在治疗时,需过量注射。随着时间流逝,部分或全部的脂肪细胞会移出注射部位、或被身体再次吸收,故常需反复治疗。

(2) 胶原蛋白(collagen)

胶原是动物体内含量最丰富的蛋白质,占人体蛋白质总量的30%以上。Ⅰ型胶原蛋白占真皮的80%到85%,而Ⅲ型占10%~15%。胶原蛋白是原始真皮填充剂之一,美国 FDA 批准接受已近30年。从1981年 Zyderm 获得 FDA 批准上市以来,已有数种类型的胶原蛋白填充剂进入临床应用,主要包括以下几种。

1) 牛胶原蛋白填充剂

最早的胶原蛋白填充剂是牛胶原纯化的(Zyderm, Zyplast)。Zyderm 产品由 35 mg/ml Zyderm Ⅰ 和 65 mg/ml Zyderm Ⅱ 牛胶原蛋白组成,稀释于含0.3%利多卡因的生理盐水中。它从核心螺旋体上去除了一个末端蛋白片段(端肽),从而降低异种来源产品的抗原性以减少过敏风险,但它同时破坏了胶原蛋白的稳定性,效果仅可维持3个月或更少。相对于 Zyderm Ⅰ 和 Zyderm Ⅱ,Zyplast 是应用戊二醛进行交联的牛胶原蛋白;当填充更深皱纹时,Zyplast 表现出更少的免疫反应和更长的持续时间。总的来说,牛胶原蛋白填充效果维持时间一般不超过6个月,在上下唇等活动度大的部位只能维持3个月。

在注射牛胶原蛋白之前1个月需行过敏皮试,待皮试阴性方可应用。

2) 猪胶原蛋白填充剂

双美Ⅰ号在2009年9月经我国药品监督管理局批准应用临床,是目前我国唯一被批准的注射用胶原蛋白,由中国台湾双美生物科技股份有限公司研制生产。它是从无特定病原体(specific pathogen free, SPF)猪的皮肤中提取出的Ⅰ型胶原,主要用于治疗颜面部皱纹。猪的胶原蛋白生物兼容性与人更接近,具有独特的酶处理与免疫修饰功能,可有效去除可能致敏的端肽(Telopeptide),几乎与人体胶原蛋白相同,对人体已无免疫问题的疑虑。

3) 人胶原填充剂

又分人尸体胶原、合成人胶原和自体人胶原。

dermalogen 是人类异体胶原基质,是由美国组织库协会认可的组织银行所提供的尸体皮肤组织分化而来的。alloderm 也来源于尸体皮肤,通过冻干过程,被去除全部表皮层和真皮细胞,主要组织相容性抗原也被去除,未破坏的Ⅳ和Ⅶ型胶原蛋白、层粘连蛋白、弹性蛋白保留在余下的基质中。可以采用浅层或皮下注射治疗全层皮肤烧伤、外科缺损或痤疮瘢痕。可以提供一个三维模板,成纤维细胞和内皮细胞重新植入,形成不用再注射的永久性移植。随着生物工程胶原产品的出现和应用,这些产品已逐渐丧失市场吸引力。

cosmoderm 是由皮肤纤维母细胞制造的高纯化的人胶原。cosmoplast 的成分与 comsoderm 相似,但其胶原经过戊二醛交联,浓度更高、维持时间更长。这类产品属于组织工程技术制备合成的填充物,无需皮试。

autologen 是由拉皮、缩胸、缩腹等手术取得的皮肤经萃取而得的自体胶原蛋白,并注射到同一患者体内。由于是自体来源,不会过敏,效果可持续超过18个月。isolagen 是由患者本人的皮肤培养而来的;取自患者的少量皮肤组织经组织培养,促成纤维细胞繁殖,合成大量胶原,然后再回输给患者。其优势在于减少了排异反应、过敏反应的发生,注射后可维持更长的时间,而且成纤维细胞可以源源不断生产胶原;副作用多与注射技术有关。该制剂效佳、安全、相对持久。但由于处理复杂或费用高昂,难以普及。

适合胶原蛋白注射的主要为在面部有走向清晰皱纹的人群,也可用于丰唇,但不适用于全面部松弛的人群。总的来说,胶原蛋白在体内维持时间不长,平均在6个月到1年,也有许多患者发现在4个月后效果就开始显著消退。

由于胶原蛋白填充物皮试的不便和潜在的过敏风险,近年来,无需皮试、持续更久、过敏风险更低的透明质酸已经替代胶原蛋白的流行。

(3) 透明质酸(haluronic acid、hyaluronan,HA)

透明质酸又名玻尿酸。天然的HA是一种黏多糖,是由D-葡萄糖醛酸和N-乙酰葡萄糖胺二聚体的重复序列组成的线性多聚体。它是所有的动物细胞外基质的组成成分,广泛分布于机体各部位。HA没有种属和组织特异性,所以机体很少对它产生免疫反应。HA在组织中通常以一种游离多聚物形式存在,与双糖单位结合,具有较高的负电性;但在软骨、骨等器官中,HA大多与糖蛋白或特异性细胞受体结合。HA是一种多功能基质,它具有润滑、保水、缓冲,改变物质在皮肤中的扩散速度,维持动脉壁的正常通透性,调节细胞周围离子的流动和浓度等许多重要的生理功能;它还参与各种炎症反应,并可清除自由基。

HA具有高度的亲水性和保水性,可以吸收1 000倍于其重量的水分。Sutherland等证明,1克的HA可以结合高达6升的水;此性质使HA即使在很低浓度的情况下,依然可以成为凝胶状。HA吸水后,体积增大,向周围产生的膨胀压力使得它可以支撑周围组织;此性质使HA成为维持组织形态和功能的理想的填充剂。

虽然天然透明质酸具有这样那样的优点,但还不能把它们直接应用于临床。由于透明质酸酶的作用,使天然透明质酸在人体内的半衰期仅为1~2天;所以,要成为理想的填充剂还要通过交联和化学修饰(酯化)来抵御酶解反应,延长其存在时限。生物工程化的HA在保持其生物特性的同时增加了其在组织中的稳定性;但与此同时,工程化的HA又可能因产品中交联剂的残留导致皮肤的不良反应。

此外,HA的黏弹性等性质由其分子链的长度、浓度、交联度和颗粒大小决定,因此,可以通过调节上述指标制成不同硬度、不同黏度、不同润滑度的产品,使HA产品的应用范围更加广泛。

近几年,HA产品如雨后春笋般涌现,发展惊人;FDA在2003年至2008年底批准的13个皮肤填充剂产品中,透明质酸类就有9个。目前,国际市场上主要有三大品牌:Hylaform系列、Restylane系列、Juvederm系列。

1) Hylaform(海拉丰)

Hylaform系列是唯一的动物源性的透明质酸填充剂,由美国Genzyme Corperation公司生产。它从雄鸡冠的真皮提取HA,纯化后用二乙烯基砜进行交联,适应证、疗效和不良反应与其他透明质酸类产品相似,但因来源于鸡冠,其潜在过敏风险使之逐渐被非生物源性的产品所取代。

2) Restylane(瑞蓝)

Restylane是第一个非动物源性透明质酸。它来源于链球菌发酵,再经过纯化,用丁二醇甘油二酯(BDDE)交联而成。由瑞典Q-Med公司生产(2011年3月被法国Galderma公司收购),2003年被美国FDA批准上市,2008年12月获中国SFDA认可,是目前国内唯一获批的进口透明质酸类产品。该系列还根据HA含量、分子大小和交联度的不同,细分出其他类型的同类产品(如Perlane和Restylane Touch,前者用于重度皱纹和丰唇,而后者主要用于细纹),以满足不同的临床需要。

3) Juvéderm(乔雅登)

美国Allergan公司生产的Juvéderm系列,也是来自于链球菌发酵的可降解HA,凭借其专利Hylacross技术,成为首个非微粒状HA凝胶。Juvéderm Ultra和Juvéderm Ultra Plus于2006年获得FDA批准。对比研究对鼻唇沟填充的疗效发现,Juvéderm Ultra和Juvéderm Ultra Plus的疗效均优于Zyplast,一次注射可以维持疗效9~12个月,且以Ultra Plus效果更好。

4) EME(逸美)

是我国生产的第一个注射除皱类产品,由加拿大EME LAB技术开发、北京爱美客生物科技有限公司生产,于2009年获SFDA正式批文。它将大分子量HA通过专利接支技术整合在纤维素骨架上,用于皮肤真皮深层至皮下浅层之间注射填充,以纠正额部皱纹和鼻唇部皱纹。EME 均取自天然绿色材料,采用纤维素物理嫁接在 HA 上,保护其不被人体酶吸收。与目前普遍选用的化学交联剂不同,纤维素骨架可缓慢吸收和降解,排除了残留和残留后增生的可能性,也因此减少了异体反应和肉芽肿等远期并发症的发病概率。

透明质酸填充剂已广泛用于鱼尾纹、口周纹、眉间纹、颈纹等轻至重度的静态皱纹或鼻唇沟等皱褶的填充,以及隆鼻、丰唇、丰颊、丰太阳穴、修复瘢痕等面部轮廓的塑形和局部容积的增加,持续时间较胶原产品更长,通常为 6~12 个月。注射前准备和注射方法与胶原蛋白填充物类似。根据产品的特性、适应证、注射层次和持续时间而有所不同。一般来说,小分子颗粒、低交联度的产品较平顺,流动性高,易于推注,持续时间较短,适用于浅表皱纹或缺陷的改善,注射层次相对较浅;反之,大分子颗粒、高交联度的产品硬度较高,塑性形更强,也更持久,适用于矫正较深的皱纹或皱褶以及面部结构的塑形,注射部位通常在真皮中至深层或真、表皮连接处。近来,也有国外公司推出非交联的纯透明质酸注射产品,用于面部、颈部和手背的皮肤补水,以满足更高的年轻化要求,但持续时间较短。大量临床研究显示:这种填充剂在不同面部解剖部位中,有选择性的应用是安全有效的;当然,具体的注射方法和技术,不同的医生可能有不同的体会。

透明质酸填充剂本身的不良反应很少,主要是与注射相关的及自身吸收的问题,包括局部的瘀斑、肿胀、小血肿、结节、感觉过敏等;这些常见的不良反应会在短期内恢复。透明质酸酶已被建议用于治疗因 HA 填充物反应而出现的副作用,通常 24~48 小时后,透明质酸酶即可发挥明显的水解效果。

(4) 羟基磷灰石(CaHA)

商品名:Radiesse,又名微晶瓷。

羟基磷灰石(calciumhydroxyapatite, Calcium HA)是骨组织的矿物组成成分。Radiesse 由美国 BioForm Medical 公司生产,后于 2010 年初被德国 Merz 公司收购。该类产品是由生物组织相容性好的、人工合成的 CaHA 微球体悬浮在甘油和羧甲基纤维素钠凝胶里组成的半永久性填充剂,它无免疫原性,不需要做过敏性测试。注射完 CaHA 后,凝胶基质在数月内被吸收,宿主的成纤维细胞发生刺激反应,微球体作为成纤维细胞向内生长的支架,产生新的胶原组织;久而久之,巨噬细胞介导的吞噬作用将微球体降解成为钙和磷酸盐,填充的作用逐步消失。

由于该产品的高黏度,因此建议被注射到皮下组织或者肌肉组织中;临床的持续效果在 10~18 个月。

Radiesse 于 2006 年 12 月获得了 FDA 的认证,可用来矫正鼻周和口周的细纹和皱纹、中度到重度的面部皱褶如鼻唇沟纹和木偶线、面部脂肪萎缩、颌面外科缺陷、放射显影等。该产品对眉间纹和泪沟同样有效。

不良反应包括注射疼痛、发红、肿胀、淤青和感染。不恰当的注射技巧可能导致严重的淤青、不对称的矫正和质地的改变、结节和肉芽肿形成。应避免在唇红缘使用。

(5) 聚-L-乳酸(PLLA)

商品名:Sculptra,又称为 New-Fill。

为一种水性填充剂,由聚左旋乳酸(poly-L-lactic acid)微粒组成,是一种体细胞处于运动的缺氧环境下的天然合成物。注射后由于稀释液的存在会获得即刻的治疗效果,然后会在数天稀释液被吸收后消失。植入的 PLLA 微粒子,可引发局部的组织增生和新胶原合成。微粒子会逐渐地被体内的巨噬细胞吞噬,并被降解为乳酸、二氧化碳和水。炎症过程和新胶原合成的持续时间在 10~12 个月左右;美容效果可以持续 18~30 个月。从 1950 年开始,聚左旋乳酸被用来作为骨科、牙科及缝线的材料,临床应用证明,即使大量运用于人体也不会有毒性。

PLLA 不是直接填充剂,而是通过注射后刺激细胞分泌胶原蛋白以发挥填充作用。一般在注射后的几个月,皮肤可逐渐变得富有弹性、质地逐渐改善,最适用于有早期皱纹或颌骨周围皱纹的患者。

注射用的 PLLA 是以冻干粉的形式保存的,因此治疗前需要稀释。治疗前予冰敷在眼角下侧皱纹和颧骨区、鼻唇沟、木偶纹等治疗区域，采用交叉点注射的方法。一般建议治疗 2~3 次，每次间隔 4~6 周，效果逐渐显现，疗效可维持 12~18 个月。

主要副作用有：中度的瘀斑和暂时性的疼痛，多为注射后炎症反应，无需特别治疗。

注射用 PLLA 在 2004 年获得 FDA 认证批准用来作为与 HIV 感染相关的面部脂肪萎缩的矫正。2009 年 7 月，赛诺菲－安万特美国公司（Sanofi－aventis U. S.）宣布，该公司的填充剂 Sculptra Aesthetic 获美国 FDA 批准用于健康人注射填充浅至深层鼻唇沟及其他面部皱纹，持效时间最长可达 2 年。

（6）聚丙烯酰胺（PAAG）

商品名：Aquamid。

由丹麦 Contura 公司生产，是一种含 97.5% 的蒸馏水、2.5% 聚丙烯酰胺聚合物（polyacrylamide polymer）的长效填充剂。Aquamid 填充剂的起效方式主要依靠凝胶本身的体积补充人体组织所缺失的容量；通过进入到皮肤组织的胶原纤维网内，引起排异反应刺激胶原生成并与之结合的方式，变成机体皮肤组织的一部分，美容效果持续 4 年以上。由于 Aquamid 是同质化水凝胶，其中不含微粒，因此排异不良反应较少，偶有硬块、结节或肉芽肿等不良反应；通常用于鼻颧沟、鼻唇沟、鼻成形术、颏部等的填充。在澳大利亚、欧洲、北美和中东地区，聚丙烯酰胺水凝胶已经得到批准运用于面部填充，但尚未获得美国 FDA 的批准。

（7）聚甲基丙烯酸甲酯微粒（PMMA）

商品名：Artecoll / Artefill。

Artecoll 属于长久性化学性填充物，是 20% 惰性聚甲基丙烯酸甲酯（polymethylmethacrylate, PMMA）微粒与 80% 的牛胶原混悬液；为减轻注射过程中的疼痛，内含 0.3% 利多卡因。直径为 30~42 μm 的光滑 PMMA 微球抗原性极小，注入皮肤深层后，PMMA 微粒持久存在于治疗部位并刺激自身的胶原蛋白不断再生，并能保持胶原蛋白的动态平衡。80% 质量的胶原溶液是一种载体物质，该胶原缺乏具有免疫原性的端肽结构，因此其抗原性也极低。它在注射的前 3 个月中作为填充物

质，起到暂时性的组织修复和填充作用；约 3 个月后，牛胶原逐步降解，被同样百分比的自体胶原所替代，从而起到永久的填充效果。它主要用于较宽大的面部沟纹成形，但可能形成较明显的肉芽肿。Artecoll 于 1994 年进入欧洲市场，2002 年 5 月在中国获准上市；Artefill 与前者成分相同，是其在美国 2006 年获 FDA 许可的注册名。

Artecoll 是一种效果持久的填充材料，用于修复面部皱纹和皱褶、瘢痕、面部或其他部位软组织缺陷等；对胶原或利多卡因过敏者、皮肤试验阳性者（注射前 4 周的皮试阳性）禁用。注射层次为真皮和皮下脂肪交界处。

Artecoll 用于皱纹填充治疗的总体并发症发生率约为 3%。常见急性不良反应包括注射后 2 天内局部红肿、疼痛等，淤青现象较少；毛细血管扩张常见，通常在 6 个月内消失；变态反应罕见，少数可诱发皮下硬结和局部排异反应。

（8）聚丙烯 N,N-二甲基二烯丙基铵盐与丙烯酰胺经 N,N-亚甲基双丙烯酰胺轻度交联的共聚物

商品名：Evolution（伊凡露），后变更为 Outline & Evolution（欧特莱 & 伊维兰）。

是法国 Procytech 公司生产、2000 年通过 CE 认证的新一代非动物源性填充材料。维持时间 2~8 年，分为两大类。Evolution 是一种长效的合成的皮肤填充物，由附着于不可吸收的黏弹性水凝胶的可渗透球体构成，具体成分为聚偏二乙烯微球、聚乙烯阳离子聚合物、磷酸盐缓冲物、注射用水。它不含任何动物源性成分，且没有来源于转基因的有机生物体成分。适用于填充深的皱纹和皱褶、丰唇、改善面部轮廓、填充凹陷瘢痕等。Outline 则不带有微球结构，是一个针对各种皱纹的可吸收填充物的完善系列，包括 3 个产品：Fine 适用于浅皱纹和表皮浅皱褶，半衰期 1 年；Original 适用于浅皱纹、微小皱纹和皱褶、丰唇，半衰期 2 年；Ultra 适用于深的皱纹、微小皱纹和皱褶，半衰期 5 年，用于面部整形。它们的作用方式通过替代细胞外基质起作用：缓慢吸收的聚丙烯阳离子聚合物水凝胶作为滤器，使植入物外围的白细胞重排，同时促进可溶细胞外分子进入（胶原、弹性

蛋白、黏多糖、纤维等）；在细胞外环境存在的这些分子带有负电荷，被 Evolution 和 Outline 中的温和的正电荷的力量吸引，在 Evolution 中这些分子聚集在一起形成微纤维，渗透入微球体的孔中，连接起来形成稳定的 3 层网络结构；这个过程是可控的物理过程而非生理学过程，植入物会保持稳定并维持大约 65% 的最初体积。该产品完全由人工合成物质构成，不含潜在的免疫原性物质，注射前不需过敏试验，可常温保存直接使用；所有的治疗一般最初都会有肿胀，一般几小时消退；浅表皮肤（细小皱纹）的注射很少引起淤伤，但深层的注射可能引起。Outline 获得 CE 认证，美国 FDA 未认可；在中国于 2005 年 4 月获得批准，同年产品名称由"Evolution 可注射合成凝胶（伊凡露）"变更为"Outline & Evolution（欧特莱 & 伊维兰）可注射合成凝胶"。

在美国，正在临床验证等待批准上市的透明质酸类皮肤填充剂还有不少；在欧洲，由于注射美容填充剂类产品只需经过 CE 认证即可在欧洲上市，产品已达到上百种。

目前，我国批准的注射美容产品的临床研究和应用还处于发展阶段，非国家注册批准产品的买卖使用以及非正规人员和机构操作的美容注射，已引起国家相关部门的重视和加强整顿。随着国外产品不断获准进入我国市场、国内自主产品不断开发以及新型美容生物材料和注射美容概念的不断推广，国内注射美容皮肤填充剂的临床应用研究将会大大加快。

54.3　非激光性理化美容技术

54.3.1　化学剥脱技术
54.3.1.1　概述
化学剥脱技术是在皮肤表面使用一种或数种腐蚀性化学制剂，导致皮肤可控地被破坏和剥脱，借以去除某些皮肤病变，让相应层次皮肤组织重新修复，并利用新生皮肤细腻光滑的特点，达到局部美容效果的一种方法。化学剥脱术最常用于美容目的，又被称为化学换肤术，可以改进皮肤质地，使其平滑。对于面部皮肤瑕疵、皱纹和不均匀

的肤色有效，也可以去除皮肤的癌前病变、软化瘢痕，有时甚至能控制痤疮。

化学剥脱主要用于治疗光老化类疾病、色素性皮肤病、脂溢性角化、痤疮瘢痕、浅表瘢痕等。
54.3.1.2　化学剥脱技术分类
依据化学剥脱作用的深度，可以分为以下 3 种：

浅度剥脱：破坏表皮，剥脱深度约 0.06 mm，即可剥脱至颗粒层到真皮乳头浅层。

中度剥脱：破坏表皮和真皮浅层，剥脱深度约为 0.45 mm，即可剥脱至真皮网状层浅部。

深度剥脱：破坏表皮和真皮中层，剥脱深度约为 0.6 mm，即可剥脱至真皮网状层中部。
54.3.1.3　常见的化学剥脱剂
（1）浅层化学剥脱剂
1）果酸

果酸在自然界中广泛存在于水果、甘蔗、酸乳酪中，是目前应用最多的试剂。由美国 Eugene J. VanScott 及美籍华裔科学家余瑞锦博士（Dr. Ruey J. Yu）于 1974 年首次从水果中发现；是从不同植物中提取到结构类似的化学物质，具体又可以分为 α-羟酸、β-羟酸以及 α 和 β 羟酸（BF）3 种。

α-羟酸（α-hydroxy acids, AHA）：是指在 α 位置有羟基，来源于多种植物水果，例如甘蔗中的甘醇酸、西红柿（包括酸奶）中的乳酸、苹果中的苹果酸以及柑橘中的柠檬酸。其相对分子量小，水溶性和渗透力强，具有保湿和抗角化作用。羟基吸水能力较强，同时该物质渗入真皮后能促进天然保湿因子的生成，故而能够保湿；AHA 能与皮肤角质层以离子键结合，破坏角质层细胞之间的连接，帮助去除多余的角质层，这种促角质形成细胞松解的作用有助于治疗脂溢性角化病、日光性角化病等皮肤疾患。渗入真皮的 AHA 还能促进胶原蛋白合成，起到嫩肤作用，所以很多护肤品中都含有低浓度的 AHA；高浓度（>20%）的 AHA 可用于化学换肤。甘醇酸，又称甘蔗酸、羟基乙酸（GA），其相对分子量为 76，是果酸中分子量最小的 AHA，最易渗透皮肤的表层，吸收效果也最明显，是目前广泛应用的化学换肤试剂。其常用浓度为 20%~70%，需要多次治疗，治疗之间间隔数

周;随着治疗进行,治疗浓度和时间逐渐延长。丙酮酸也是一种 AHA,具有酸和酮的特性。Griffin 认为60%丙酮酸乙醇溶液是一种很好的化学剥脱物质,他的个人经验认为 5CC 丙酮酸溶液加上 8 滴乳化剂(如月桂醇聚乙烯醚)及 1 滴巴豆油,可以作为刺激表皮松解的制剂。

多聚羟酸(poly hydroxy acids, PHA):又称"二代果酸",在 α 位置上都有一个羟基,它们在结构上与 AHA 类似。常用的有葡萄糖酸内酯和乳糖酸。分子上更多的羟基使 PHA 在保湿性方面较传统的 AHA 更为显著。葡萄糖酸内酯在内酯结构形成时,酸性基团被"屏蔽"起来,只有进入皮肤后环形结构被打开、形成葡萄糖酸时才暴露出该分子的 AHA 形式。与传统 AHA 相比,PHA 刺激性较小,因此含有 PHA 的护肤品不但可以帮助维持 GA 化学剥脱的效果,同时由于其保湿效果好,能帮助皮肤屏障功能恢复,从而可以大大降低 GA 不良反应的发生概率。此外,PHA 不会增加皮肤对日晒的敏感性,同时许多 PHA 都是抗氧化剂,因此 PHA 换肤更适用于敏感皮肤人群。

β-羟酸(β-hydroxy acids, BHA):可从柳树皮、冬青叶中提取,又称为柳酸或杨桃酸、水杨酸。它具有脂溶性特点,故而容易作用于毛囊皮脂腺单位,在治疗痤疮、减少黑头方面有独特的优势。此外,与 AHA 相比,BHA 更稳定、刺激性更小。水杨酸使用浓度通常为3%~5%,有促进角质层分离的作用,并可以帮助提高其他剥脱化学物质的穿透力。水杨酸是一种比较早期的化学剥脱物质,最早由德国皮肤科医生 Unna 开始使用。BHA 用于换肤的浓度为20%~30%。

2) 10%~25%三氯醋酸

三氯醋酸(TCA)最早于 1926 年被发现,为晶状无机化合物。剥脱深度取决于其浓度,可单独使用,也可与其他物质(乙醇酸、水杨酸等)联合使用。它可以使表皮蛋白沉淀导致细胞坏死,低浓度时可作为浅层剥脱的试剂。

3) Jessner 溶液及改进配方

系间苯二酚 14 g、水杨酸 14 g、乳酸(85%)14 g,用乙醇(95%)配置到 100 ml。Jessner 溶液必须保存在深色瓶中以避免光氧化,且酚类化合物

(间苯二酚)对于深色皮肤 V 型和 Ⅵ 型会造成色素减退。改进后的配方为:乳酸 17%、水杨酸 17%、柠檬酸 8%,用乙醇配置到 100 ml。

4) Unna 糊

主要成分为间苯二酚。最早 Unna 使用的间苯二酚浓度为 10%、20% 或 30%,后来间苯二酚使用浓度被提高。配方为:间苯二酚 40 g、氧化锌 10 g、西沙白土 20 g、安息香豚脂 28 g。

(2) 中层换肤剂

果酸与 Jessner 溶液(间苯二酚、水杨酸、乳酸和乙醇的混合溶液)的混合液、果酸与低浓度(35% 以下)三氯醋酸的混合液,还有中浓度(35%~50%)的三氯醋酸及 88% 的苯酚等都是常用中层换肤液。目前建议使用复合试剂换肤,即把两种以上的浅层换肤试剂混合应用,这样做既可以达到较深的治疗作用,同时又最大限度地避免了并发症的风险。苯酚(石炭酸)具有腐蚀皮肤的作用,皮肤使用酚药物后,角质层立即发生分离和凝固,表皮和真皮乳头层不同程度地坏死,基底膜含色素细胞减少,真皮的上中层胶原纤维发生重新排列,弹性纤维和胶原纤维均会再生;它又是角质凝固剂,能使皮肤表面蛋白质沉淀,因此可防止脱皮溶液扩散进入皮肤深层,这一点对于化学剥脱是非常重要的。当酚的浓度为 50% 时,其活性明显改变,以致变成角质层分离剂,裂解弹性蛋白层,产生更大的破坏,容易造成皮肤深层的破坏而出现化学剥脱后的并发症和副作用;所以只有使用大于 88% 以上的浓度,才能使皮肤表面的角质蛋白凝固,起到有效的腐蚀及剥脱作用。因为苯酚有诱发心律失常等并发症的危险,因此进行换肤时要进行心电监测及建立静脉输液通道。

(3) 深层换肤剂

常选用 Baker-Gordon 液或 50%~60% 的三氯醋酸溶液。对于黄种人来说,应尽量避免实施深层换肤。

Baker-Gordon 液系以苯酚(88%)3 ml、巴豆油 3 滴、Septisol 液皂 8 滴、蒸馏水 2 ml 配制而成。巴豆油是以灌木巴豆籽压榨出来的,巴豆油中所含巴豆树脂系巴豆醇、甲酸、丁酸及巴豆油酸结合而成的脂。巴豆油中含酸性的甘油酯和巴豆毒

素,有很强的植物毒性;当人体皮肤滴上浓巴豆油时,可引起皮肤脓疱疹和破坏,因此巴豆油是一种皮肤表皮细胞的剥脱剂和解离剂,它可以增加酚剂的吸收和促进皮肤的炎症发展。

现将几种常用化学剥脱剂的优缺点做些比较,以供参考(表54-1)。

表54-1　常用化学剥脱剂的优缺点比较

名称	优点	缺点
乙醇酸	极少轻微红斑	治疗中有灼热感及红斑
	中等深度剥脱	治疗不均匀
	术后恢复快	必须中和
	对光老化有效	治疗时间过长会导致皮肤 pH 值下降
Jessner 溶液	安全性很好	要考虑间苯二酚的毒性以及甲状腺疾病
	可用于所有皮肤类型	制造方面的不同
	有效且停工期极短	光照和空气下不稳定
	可增加 TCA 的穿透力	有的患者脱皮严重
丙酮酸	极少轻微红斑	治疗中有强烈的刺痛和灼热感
	中等深度剥脱	必须中和
丙酮酸	术后恢复快	有刺激性的气体刺激上呼吸道黏膜
	可应用于 Ⅱ、Ⅳ 型皮肤	
间苯二酚	操作简单	剥脱效果在审美上不被接受
	治疗和穿透均匀	对 Fitzpatrick Ⅴ型以上的皮肤不安全
	对痤疮、炎症后色素沉着以及黑斑病有效	夏季不能使用
	无痛(治疗中ózona热感轻微)	间苯二酚有光敏和毒性
水杨酸	对 Ⅰ 到 Ⅳ 型的皮肤均有稳定的安全性	穿透深度有限
	对痤疮治疗效果很好	对严重光老化治疗效果甚微
	容易取得均匀外观	
	几分钟治疗即可得到明显美容效果,可增加患者忍耐度	
三氯醋酸	花费少	治疗中有强烈的刺痛和灼热感
	治疗和穿透均匀	不能对 Ⅲ、Ⅳ 型皮肤使用高浓度
	改变浓度可控制穿透力	会产生色素减退/沉着
石炭酸	可治疗光老化	心毒性
	可治疗口周皱纹	色素沉着
	可治疗萎缩性痤疮瘢痕	
	可用于嫩肤	

54.3.1.4　化学剥脱术适应证

光老化类疾病:如光线性角化病、日光性弹性纤维变性等。

色素性皮肤病:如黄褐斑、炎症后色素沉着、文身、雀斑样痣、色素痣等。

其他:如皮肤干燥症、鱼鳞病、脂溢性角化病、疣、痤疮瘢痕、浅表瘢痕、放射性角化症、酒渣鼻、粟丘疹、皮脂腺增生、睑黄瘤等。

有时也可采用硝酸银等化学剥脱剂涂于过度增生的肉芽组织、小的皮肤肿瘤及溃疡的表面,以清除病变、清洁伤口、促进愈合。

此外,应根据病变情况选择不同深度的化学剥脱剂,如浅度剥脱剂适于治疗浅表的角化性疾病、轻度的表皮色素异常、黑头粉刺和极细小的皱纹;中度剥脱剂适于治疗光线性角化病、色素异常症和细小的皱纹;深度剥脱剂适于治疗继发于慢性光损伤的各种损害、浅表的具有恶变倾向的角化病、光线性着色斑和深的皱纹。

54.3.1.5　化学剥脱术禁忌证

① 近 2~6 个月内有施术区的手术史,如睑成形术、去皱术、吸脂术等;接受放射治疗的患者。② 瘢痕体质者。③ 免疫相关性疾病患者;局部有细菌、病毒感染者。④ 近期接受雌激素、孕激素治疗者或正进行异维 A 酸治疗者。⑤ 有明显心理障碍、依从性差及精神病患者。⑥ Pitzpatrick 皮肤分型中 Ⅳ~Ⅵ 型皮肤不适于中、深度剥脱;有心、肝、肾脏疾病患者不宜做较大面积的深度剥脱。

54.3.1.6　化学剥脱术步骤

第一步:治疗前与患者做好充分的沟通交流,让患者明白化学剥脱治疗、尤其是浅层剥脱,常不可能有立竿见影的效果,而且或多或少都有炎性恢复期,所以一定要了解该治疗的适应证和风险,对于治疗效果也要有一个合理的期待值。治疗前还要对患者进行详细的病史和用药史回顾,必要时可以让患者试用 2 周含低浓度果酸的正规护肤品,以判断是否对果酸过度敏感。

第二步:由于皮脂会阻碍剥脱剂的渗透,所以在治疗前要用洁面乳或丙酮彻底清洁面部;这样做还有利于统一面部的 pH 值。

第三步:正式外涂换肤液之前,应先用凡士林将腔口薄嫩部位保护起来。

第四步：用柔软的刷子或棉花、纱布涂抹换肤液，其后立即计时，到时间后外喷换肤液的中和制剂以阻断换肤液的作用，然后再用冰水局部湿敷。

第五步：化学换肤后应外涂凡士林等保护性软膏，24小时内不能外用其他物质，诸如化妆品、护肤霜等，还要注意防晒和保湿。

54.3.1.7 施用化学剥脱术注意事项

一，化学剥脱的治疗要点在于患者的筛选和个性化治疗。中等程度的皱纹及极微小色素改变的患者适宜做浅表到中等深度的化学剥脱；皱纹严重、皮肤问题严重的患者适宜联合使用化学剥脱及传统的整形手术。浅表剥脱很少出现并发症，通常都较轻微；中等深度的剥脱可以造成数天明显的红斑，治疗后出现色素沉着以及日光性黑子病的风险较高，因此治疗后数周需要防晒；深度剥脱的并发症风险较明显。因此，评估患者的皮肤类型和选择合适的剥脱深度很重要。

二，正在服用异维A酸者必须停药（术前6个月~1年）。

三，患者术前需严格遵守规定进行日常护理。术前3到6周每日局部涂抹维A酸，对脂肪分泌过多和角化皮肤的化学剥脱治疗有很好的帮助作用，可增强剥脱剂的渗透深度以及促进治疗后的恢复；不能耐受维A酸者可使用AHA。术前一天患者需用无残留的肥皂清洗皮肤并禁涂任何化妆品和保湿霜；术前还需再用乙醚、丙酮或异丙醇清洗皮肤，除去油脂和残留的化妆品。

四，患者应处于舒适的位置，戴上一次性帽子。术前先用凡士林保护眼角、鼻唇沟、口角和既往伤口处。在开始计时的同时快速涂抹配制好的换肤液，在涂抹过程中要保持闭眼。根据患者的反应及时终止治疗，以皮肤出现"白霜"、变红或患者感到刺痛及灼热感为终点。涂抹的方式因使用的剥脱物质不同而而异：液体物质通常使用扇形笔涂抹，凝胶状物质可用棉花包裹的敷抹器或戴上手套用手指涂抹。涂抹应从较厚的皮肤区域开始，通常从前额开始，然后脸颊、鼻部和下巴，眼周和口周最后涂抹。

五，注意判断和控制化学剥脱的深度：分散均

质红斑出现表示表皮穿透；白霜表示真皮乳头层凝固性坏死；灰白霜表示真皮网状层凝固性坏死。把握好治疗终点，是化学剥脱的一个重要环节。

六，在手术过程中，患者会感到刺痛或痒感。术后1~2天，局部会轻度地发红、疼痛，3~7天后可能出现结痂或脱屑。浅层换肤后需要使用含有AHA、PHA的护肤品，可以帮助皮肤恢复，并消除不适。浅层换肤需要连续多次才能达到明显的改善，可根据患者反应调整每次换肤的间隔时间，一般是2~4周。

七，术后护理：深度化学剥脱需要使用抗菌剂，浅表和中等深度的矿脂类产品保湿即可。术后6周必须注意防晒，以免出现色素沉着。

八，化学剥脱术可能的不良反应是色素异常或瘢痕，剥脱液浓度越高、剥脱的深度越深，出现不良反应的概率越大。多数患者的色素沉着经过3~6个月可以消退。其他不良反应包括出现多发性粟丘疹、毛细血管扩张、毛孔变大、持久红斑以及皮肤对风、紫外线和温度变化敏感度增加等。

九，化学剥脱联合使用：化学剥脱物质联合低浓度的TCA或其他酸，可以减少术后出现瘢痕的风险、同时仍可达到50%TCA的剥脱效果。可以联合使用的包括：Jessner溶液和TCA、固体二氧化碳和TCA、羟基乙酸和TCA、Jessner溶液和羟基乙酸等。

化学剥脱技术是美容皮肤科的一种非常重要的治疗手段，对于抗衰老、消除皱纹和治疗一些浅表的皮肤病有很好的效果。化学剥脱看似简单，但实则是一个复杂的过程，并且需要一定技巧。操作医生要根据患者的需求制订方案，选择适合的剥脱剂，严格控制作用时间；需根据患者的反应，在整个疗程中不断地做调整。只有施术者的经验和患者的配合相结合，才能使化学剥脱术达到最佳效果。

54.3.2 冷冻美容技术

现代美容皮肤冷冻疗法开始于20世纪60年代；在Cooper制成能控制温度范围的液氮冷冻治疗装置基础上，Zacarian和Torre分别发展了可靠的手持式冷冻外科装置和液氮喷射技术，从而使

冷冻技术有了新的进步并在临床上得以广泛应用。近30年来,美容冷冻术由于操作简便、费用低廉、效果肯定和副作用可控,在我国基层医院已得到广泛普及。

54.3.2.1　冷冻美容的原理

冷冻美容治疗的原理是利用低温作用于病变组织,使之发生坏死,以达到治疗目的。其作用机制是:组织内外冰晶形成,使细胞脱水、皱缩,以致电解质浓度和酸碱度发生改变;细胞膜的类脂蛋白复合物变性;血流瘀滞,血栓形成,微循环闭塞;融化时细胞内冰晶的再结晶。

54.3.2.2　常见的冷冻美容术

液氮是现代冷冻技术中最常使用的冷冻剂(表54-2)。3种基本的冷冻外科技术分别是接触法、冷冻头法和喷射法(图54-2)。

表54-2　常用冷冻机的温度

制　剂	温　度
氟利昂 12	-29.8℃
氟利昂 22	-40.8℃
固体 CO_2	-79.0℃
液氮	-195.8℃

的由里及外的平面螺旋形喷射;移动喷嘴由病灶一侧至另一侧的"刷漆"喷射。手持式喷射装置喷射时可添加绝缘的塑料圆锥体(图54-4),后者小口一端直接放在病灶上,以限制喷射的冷冻剂的作用范围。这种圆锥体喷射技术提供了较深的冷冻深度,比单纯喷射更快速,并使冷冻剂主要作用于靶目标组织。冷冻头法冷冻速度较慢,但冷冻深度深、低温扩散范围大;该方法使用一个浸蘸冷冻剂的冷冻头直接作用于病灶。冷冻头有不同的尺寸和形状,可治疗不同形状的靶目标组织。

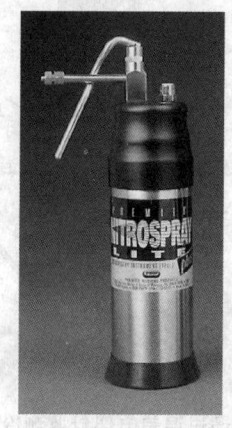

图54-3　含有液氮的手持式冷冻外科喷射装置

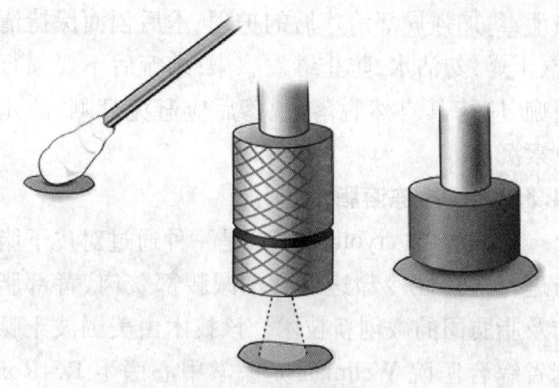

图54-2　棉签接触、喷嘴喷射和冷冻头是
3种冷冻外科最常用的技术

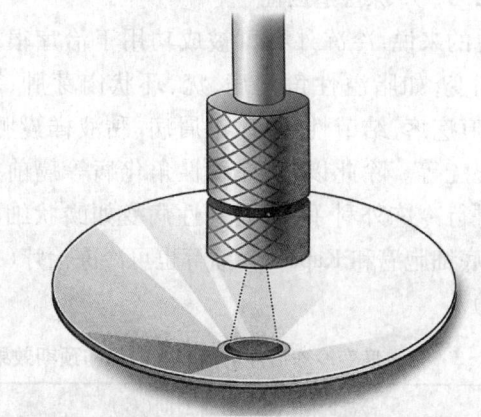

图54-4　塑料圆锥体可被用于冷冻机喷射病灶处

接触法(常使用一根棉签)最大的缺点是由于病毒可以在液氮中存活,每个患者必须分开使用冷冻剂以防污染及交叉感染。另外,该法最大冷冻深度是2~3 mm,导致难以治疗较深病灶。大多数临床医生使用包含有液氮储存器和喷嘴的手持式喷射装置(图54-3)进行冷冻喷射法治疗。该喷射技术有两种常用喷射方式:从病灶中心开始

针刺法是另一种冷冻较深病灶的冷冻方法,治疗时将一个注射针刺入肿瘤的深层组织,冷冻剂通过针由表面进入深部另一端;这个过程在被治疗肿瘤的深部形成了一个包绕冷针的冰球损伤灶。该方法一次冷冻可消除85%的表皮病灶;较深的真皮和剩下的15%表皮病灶需要多做一次冷冻。治疗时具体应选择何种冷冻方法,决定因素

有以下几个：患者的皮肤类型、身体状况和治疗目标(如治疗肿瘤还是美容等)。

冷冻治疗时，必须注意评估冷冻深度和靶组织温度。Torre 提出了利用冷冻深度和表面组织表现出的低温侧面扩散程度的关系对冷冻结果和面积进行非设备型评估；其他还有设备型冷冻面积和程度评价方法，如放置温差电偶在治疗病灶侧缘或深部(图 54-4)。

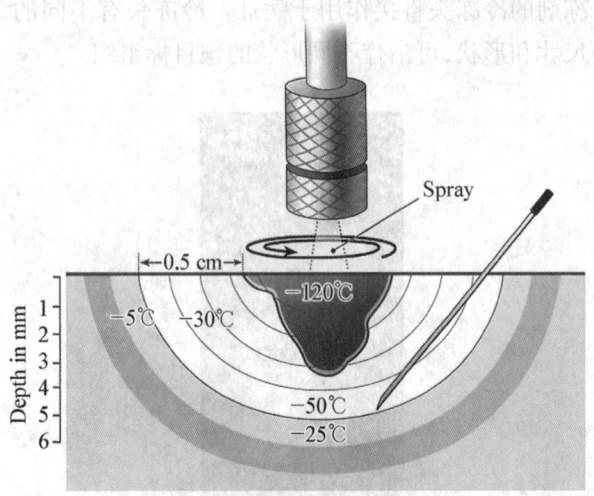

图 54-5 医生通过温差电偶针监测冷冻面积和程度

54.3.2.3 冷冻法适应证

总的来说，冷冻外科可被成功用于治疗很多良性病变，如脂溢性角化病、疣、环状肉芽肿、雀斑、瘢痕疙瘩、结节性痒疹、银屑病、黏液样囊肿、尖锐湿疣等。除此以外，光线性角化病等癌前病变可进行冷冻外科手术，而恶性病变如鳞状细胞癌、基底细胞癌和 Kaposi 肉瘤等也可冷冻治疗(表 54-3)。

表 54-3 常见病变冷冻治疗时的冷冻时间和预期效果

病　变	冷冻时间(秒) (不用圆锥体)	冷冻时间(秒) (使用圆锥体)	预期效果
疣	15~20	13~18	好—一般
脂溢性角化病	10~15	8~13	好—一般
雀斑	7	5	好—一般
瘢痕疙瘩	30	28	好—一般
结节性痒疹	30	28	好—一般
光线性角化病	5~10	3~8	极好—好
基底细胞癌	60~120	45~60	好—一般

使用圆锥体可大约减少 2 秒钟冷冻时间

54.3.2.4 冷冻法禁忌证

冷冻治疗以下患者时需谨慎或禁用：对冷过敏、肢体麻痹、皮肤感觉或局部循环功能障碍、血液供应差部位、阴囊部位病变者；月经期、妊娠者；其他系统性疾病如高血压、心血管疾病、凝血性疾病、糖尿病者；高龄或低龄者；免疫功能低下情况如放疗、激素长期治疗者；瘢痕体质者；精神障碍者。严重寒冷性荨麻疹、冷球蛋白血症、冷纤维蛋白血症不应进行较大范围的冷冻治疗。

54.3.2.5 施用冷冻法注意事项

美容冷冻治疗不仅需要考虑治疗作用，还必须避免影响容貌的不良反应的发生，在达到治疗要求的同时实现美容效果，所以需注意以下几个问题：首先选择好适应证，并对患者的年龄、性别、病变种类、部位、大小、厚薄、疗效等情况进行综合评估；掌握好冷冻剂量、冻融时间及冻融次数，严格控制治疗深度和范围；年老体弱、精神紧张者最好采用卧位治疗，以防虚脱发生；瘢痕体质的患者应谨慎使用冷冻治疗，虽然冷冻后成纤维细胞不活跃不易形成瘢痕，但瘢痕体质患者在深冷冻后还是可能引起瘢痕增生；病毒和细菌可在液氮中存活，治疗后剩余液氮应废弃，使用过的用具须严格消毒；加强局部治疗后的护理，术后创面保持清洁、干燥，勿沾水，防止继发感染；结痂后不要强行撕痂，应待其自然脱落，脱落后应避免日晒，防止色素沉着。

54.3.2.6 冷冻溶脂术

冷冻溶脂(cryolipolysis)是一种通过对皮下脂肪进行选择性冷却达以到消减腰部赘肉、背部脂肪及脂肪团的微创新技术。该技术由美国波士顿麻省综合医院 Wellman 光医学中心医生 R. Rox Anderson 及其同事研发，由 Zeltiq Aesthetics 公司专营其商业化应用。2010 年无创冷冻溶脂术已获美国 FDA 许可在美国临床应用。

冷冻溶脂技术原理：利用脂肪细胞内的三酸甘油酯在特定低温下会转化成固体这一特点，通过将能量吸取(冷却)设备作用于皮肤表面，使脂肪细胞在水冰点以上温度下结晶，从而实现破坏脂肪细胞，并逐渐被机体分解清除，以达到局部溶脂的目的，同时无损周围神经、血管及皮肤表面组织。

据相关组织学（猪、人）研究,在实施 60 分钟（或较短时间）冷冻溶脂治疗后,将出现延续 3 个月的低级炎症过程（low-grade inflammatory process）:脂肪细胞被炎症细胞吞噬,并发生皮肤纤维化反应。

冷冻溶脂术的疗效持续性有待观察,通常认为可维持 9~12 个月。与目前的其他各种微创溶脂术类似,冷冻溶脂术也可能反弹,因此需要周期性治疗。

Cryolipolysis 系统主要针对腰腹赘肉,其特点包括:

① 无需针刺、手术,无停工康复期;② 最佳适用人群:体重基本正常、饮食正常、定期运动,但腰腹部积聚脂肪赘肉者;③ 每次治疗时间在 1~2 小时,治疗 3 周后见效（单次治疗后,治疗部位脂肪减少约 20%）。

Raynaud 病、严重寒冷性荨麻疹、冷球蛋白血症、冷纤维蛋白血症、严重糖尿病患者以及对冷冻治疗不耐受者禁忌。

54.3.3 高频电美容技术
54.3.3.1 高频电技术简介
高频电流是指频率在 100 kHz 以上的交流电,也叫高频电磁振荡电流。医学上用高频电流做治疗叫高频电疗法。法国物理学家 Arsonval 于 1892 年最早用火花式高频电流做治疗,后来 Cushing 和 Borie（1926 年）提出用高频电流切开组织同时进行小血管止血,并首次用高频手术刀做脑肿瘤切除术。现代医学美容采用高频电技术治疗皮肤损害,所以高频电美容技术是医学美容常用的技术之一。

（1）高频电的特点
1）对神经肌肉无兴奋作用
电流对机体的刺激兴奋作用随着频率升高而减弱。当频率大于 100 kHz 时,正弦交流电每个周期时间小于 0.01 ms,刺激时间达不到兴奋神经和肌肉的阈值（0.03~1 ms）;但 100 kHz~150 kHz 的高频电流对机体仍有极微弱的刺激性,而频率大于 500 kHz 时,已完全无神经兴奋作用。因此,频率越高,人体能耐受的电流就越大。

2）产热明显
电流通过物体产热主要取决于焦耳-楞次定律。$Q=I^2Rt$,式中,Q 为热量（J）,I 为电流强度,R 为导电体电阻,t 为时间;式中与产热关系最大的是 I,Q 与 R 成正比。当高频电流频率上升时,容抗（Xc）急剧下降,组织容抗可降至数百或数十个欧姆（Ω）,通过组织的电流急剧增加,因而产热明显。特别是在高频电凝设备上,由于工作电极（针尖、刀尖）与组织接触面积很小,电流密度很高,故触点处产生的高温可达到使组织瞬间碳化或气化。

3）治疗时电极可以离开皮肤
从物理学可知,人体电阻由阻抗、容抗、感抗组成。容抗是人体电阻的最大构成部分,容抗的大小与通过人体的电流的频率有密切关系,频率越高,电容的容抗越小,则高频电流能通过容抗只有几个欧姆的由电极、空气和皮肤三者构成的电容。所以,高频美容仪的接触电极放在体表衣服上即可。

4）无电解作用
在高频电场中,由于电场方向迅速变换,处于电场中的电解质离子不能定向移动,而只能在其原位振动;电介质（细胞膜）中的偶极子也按高频电场的方向不断转动。所以,高频电场中只有位移电流而无传导电流,故而高频电无电解作用。

由于高频电的种种特点,它在医学上有很高的应用价值。在整形美容外科上,人们主要利用高频电疗法进行皮肤微小病变的美容治疗,例如色素痣、雀斑、扁平疣、尖锐湿疣、文身去除、毛细血管扩张症、蜘蛛痣等。

（2）高频电美容疗法
高频电美容就是指利用高频电流的热效应和非热刺激效应等进行的医学美容疗法。高频电美容疗法手术方式有很多,其中,电容场疗法和辐射场疗法用于组织康复,主要适应证有脱发、酒渣鼻、痤疮、冻疮、Raynaud 病、硬皮病、静脉曲张、皮肤溃疡及带状疱疹、疖肿、慢性丹毒等;而电灼、电凝、电切开用于去除病变组织,主要适应证为皮肤良性赘生物、皮肤浅小血管性病变、病毒性疣和皮肤浅表范围内恶性肿瘤等。

高频电美容疗法的具体操作方法为组织康复性疗法和组织破坏性疗法。由于技术要求高，且手术存在一定危险性，所以应做好术前准备和术后护理工作。

54.3.3.2　高频电疗法的分类

(1) 按高频电流的波长分类

长波、中波、短波、超短波和微波。

(2) 按电流作用人体的方式分类

1) 直接接触法

电极直接与人体皮肤或黏膜接触，这多用在频率较低的高频电流，因它不易通过电极与皮肤形成电容，如中波电疗法即属于此类。

2) 电容电场法

电极与人体相距一定的距离，整个人体和电极与人体间的空气（或棉毛织品）作为一种电介质放在两个电极之间，形成一个电容，人体在此电容中接受电场作用，故称电容电场疗法。由于这种电容量小、容抗较大，因此只有频率较高的高频电流才能通过，如短波和超短波疗法。

3) 电缆电磁场疗法（线圈电磁场法）

用一根电缆将人体或肢体围绕数圈，通以高频电流；由于电磁感应，在电缆圈内产生磁场，随之引起人体内产生涡电流，从而产生各种生理治疗作用，如短波电缆疗法。

4) 辐射电磁场法

当高频电流的频率很高时，其波长接近光波，很多物理特征与光相似。在其发射电磁波的天线周围装一个类似灯罩状的辐射器，使电磁波像光一样经辐射器作用到人体，如分米波和微波疗法。

(3) 按治疗方法分类

1) 电灼（烙）法

亦称共鸣火花。其原理是应用高频、高压、小电流量的长波减幅或等幅振荡电流做火花放电（电极不直接与皮肤接触），利用电热来破坏表浅的、小的病变。所用的电极为针形或小球形，治疗时患者必须与地绝缘，电极与需要破坏的组织相距1~3 mm，然后开启电流；此时可见电极与组织间出现火花，局部组织被迅速破坏。此法适合去除如各类疣、血管痣、痤疮瘢痕、腋臭、小的血管

瘤、多毛等表皮层皮损。

2) 超短波疗法

系以波长1~10 m波段的电磁波用于治疗皮肤病。皮肤科常用小功率（25~80 w）治疗机，两极间电压在数千伏，其电流所形成之电场基本作用为热效应；微量可兴奋神经系统，大量则可产生抑制作用。作为理疗适用于消炎、镇痛，促进伤口愈合。剂量有无温量、微温量、温热量3种。每次治疗时间根据具体情况而定，急性炎症时间应短，一般8~15分钟；慢性炎症时间较长，一般15~20分钟；每日或隔日1次，10~20次为1个疗程。

3) 电干燥法

电干燥法所用器械与电烙法同，但治疗前需局部麻醉。治疗时用针形电极插入病变组织内，通过适当电流后，局部组织很快变白而被破坏，然后关闭电流，将电针再插入邻近病变组织，如此直到将整个病变都破坏为止；最后用刮匙去除被破坏组织。术后局部保持干燥，以免感染。

4) 电凝法

是应用高频、高压、大电流量的中、短波的减幅或等幅振荡电流对组织加热，使组织温度升高、蛋白凝固，以破坏病变组织、达到治疗目的；适用于较大皮损的美容治疗。电烙法及电干燥法的适应证均可采用电凝法治疗。治疗时将主电极接触病变组织（不可加压），皮肤立即出现灰白色，继而碳化、气化，直至病变组织脱落。目前市场上的高频电美容仪多数属此类。

54.3.3.3　高频电疗法的适应证

皮肤表皮层的疣状皮损：如脂溢性角化病、寻常疣、扁平疣等。

皮肤表皮层的斑状皮损：如脂溢性角化病、雀斑、咖啡斑、太田痣等。

小面积的皮肤肿瘤：如粟丘疹、小血管痣（瘤）、睑黄瘤、色素痣、皮赘、丝状疣、疣状痣、皮脂腺痣、皮脂腺囊肿、汗管瘤等。

其他：如文身、外伤异物、酒渣鼻、脱毛、腋臭及穿耳孔等。

54.3.3.4　高频电疗法的禁忌证

① 瘢痕体质者。② 性质不明的皮肤损害。③ 安装心脏起搏器者。

54.3.3.5 高频电疗法的操作步骤及其要点

局部常规消毒,酌情实施麻醉;操作时边去除皮损边清除焦痂,直至皮损去净;术后创面涂消炎药液(膏),保持创面干燥、清洁 3~5 天。

高频电美容治疗的仪器及技术方法名目繁多,这里介绍几种常见的治疗技术及其操作要点。

(1) 电灼

一,电击距病变组织 3~5 mm。

二,开启电源,电极与组织间出现火花,病变组织迅速被破坏。

(2) 电干燥

一,用针形电极插入病变组织内,通以适当电流,待病变组织变白被破坏后,关闭电源。

二,重复以上操作,直至整个病变被破坏为止。

(3) 电凝

一,根据皮损大小、深度、范围选择治疗仪器。

二,根据组织的气化(碳化)程度调节输出量。

(4) 微波

一,根据皮损大小、深浅调节功率和时间,选用针状或盘状辐射器。

二,当辐射器紧贴或插入组织时,踩下脚踏开关,待组织破坏后松开脚踏,移去辐射器。

三,术后用碘伏或生理盐水降温,涂擦抗生素软膏,较大创面需包扎。

54.3.3.6 各种高频电美容治疗注意事项

一,根据皮损所在的组织层次选择合适的输出量。

二,对真皮层皮损需先行试验性治疗,以确定疗效。

三,皮肤菲薄处(如眼睑)或动度大(如唇、颊)等部位的皮损,应严格控制治疗的范围和深度,以免产生瘢痕。

四,术后防晒,慎用化妆品,以减轻色素沉着。

54.3.3.7 高频电疗法的并发症及其处理

(1) 瘢痕

微小的凹陷瘢痕发生在小的色素斑、色素痣的治疗后,凸起的瘢痕发生在真皮层皮损或皮肤菲薄处(如眼睑部位)或动度大的部位(如咬肌区)等。凹陷瘢痕可用电刀再次修复,凸起瘢痕可用冷冻疗法去除;随时间推移凸起的瘢痕可自行软化缩小。

(2) 色素异常

高频电刀去除皮损后,均有色素沉着发生,但时间长短不等:疣状皮损的色素沉着期较短(3 个月内),脂溢性角化病的色素沉着时间较长(6 个月以上);一般半年左右色素沉着均可消退。色素脱失发生率较低,主要发生在皮肤菲薄部位如眼睑、颈部。

(3) 复发

复发时间分为近期(术后 3 个月内)和远期(术后 6 个月后);复发部位分为原位和异位。据报道,早期原位复发的皮损主要有:色素痣(复发率 20.37%)、老年血管瘤(复发率 25.00%)、皮脂腺囊肿(复发率 8.33%)、寻常疣(复发率 2.17%)。复发的主要原因是治疗不彻底;再次彻底治疗,复发率下降。远期复发的皮损主要有:雀斑(复发率 75.00%)、黄褐斑(复发率 66.67%)、睑黄瘤(复发率 13.33%)和扁平疣(复发率 12.50%)。

54.3.4 发光二极管(LED)技术(包括红光/近红外 NIR)

54.3.4.1 LED 技术的定义

发光二极管(light emitting diode, LED)属于半导体固体发光器件,当两端加上合适电压后,注入半导体中的载流子发生复合,引起光子发射而产生光,俗称"冷光"。1962 年美国通用电气公司首次生产发光二极管,经半个世纪的技术改进,半导体发光技术日益成熟,LED 功率、发光效率不断提高,其光谱从紫外到红外均已实现。

52.3.4.2 LED 技术的特性

为了更好地在生物医学上利用 LED 光源,必须了解 LED 阵列光源的各种特性。与传统的激光光源相比,LED 光疗法有以下优点。

(1) 安全性

LED 的能量较低,对眼睛不会产生伤害;同时,这种高效率的 LED 不像很多医用激光器系统那样需要高压供应。固体状态的 LED 比传统的气体激光器更安全。

(2) 可靠性

LED 的使用寿命一般都超过 10^5 小时。美国航天局(NASA)曾将荧光灯和 LED 阵列光源在农业上的使用做了一个对比,结果发现 LED 阵列比荧光灯更可靠。设计 LED 阵列的时候在保证安全操作的情况下,使用 4×10^4 小时之后 98% 的 LED 仍能正常工作。LED 可以在医用设备光源中做到 100% 可靠。

(3) 低数量和小体积的特性

LED 阵列在医疗领域广受欢迎是因为它的体积很小,且不必用大量的 LED。它可以直接进行照射,不需要利用光纤进行传输。阵列模块可以直接手持或者被固定在靶目标上。一些体内诊疗器械可以不使用光纤而直接插入体内照射,是 LED 一个很重要的特性。

(4) 光电转换效率高

LED 使用的半导体材料例如砷铝化镓(GaAlAs)有很高的光电转换效率,同时也不需要复杂的气体、液体冷却系统进行冷却。

(5) 脉冲特性

LED 阵列的脉冲能量可以是平均功率的 10 倍。脉冲输出应用到皮肤治疗上更理想,可以减少对皮肤接触面积内的色偏。

(6) 易操作

LED 紧凑的结构、高可靠性和低电压驱动,对于医护人员操作起来更容易。

(7) 价格低廉

LED 阵列光源医疗器械要比同样情况下使用的激光器价格低很多;同时其高可靠性和长寿命也进一步稀释了它的使用成本。

(8) 新的光波长的输出

在可见光和近红外光谱范围内,大量的新的光电半导体材料的研究使得 LED 发展迅速。随着新的高效率的半导体材料的应用,扩展波长也必将应用于 LED。目前,LED 的波长几乎已经涵盖了所有的可见光和近红外光的波段。

(9) 专业的医用设计

最初的 LED 医用阵列设计成适合头部和颈部癌症治疗的形式;这样,其他形式的设计可以适应其他的医学治疗需要。

54.3.4.3　LED 技术在皮肤美容中的应用

LED 光源是一种非热效应光源,对皮肤不会造成损伤,所以在美容领域半导体发光器也有广泛的应用,且有较大的发展前景。因 LED 波长范围变化广、光照范围大,而且不会产生瘢痕,得到了使用者的广泛青睐,目前应用于除皱、嫩肤、痤疮、脂溢性角化病、日光性皮肤损伤、毛细血管扩张、色素沉着、毛孔粗大等方面。

在除皱、嫩肤方面,LED 的工作电压和温度低,易于实现系统固化,同时减小了治疗可能带来危险的概率,减轻了患者治疗时的心理压力。它通过利用低强度激光的生物刺激作用促进胶原层增厚、收缩毛孔,发挥其美白嫩肤的功效,同时治疗皮肤损伤、修复敏感性皮肤。整个系统同传统光子嫩肤相比,治疗过程温和,副作用小,且用 LED 代替激光器,仪器成本降低,操作更加简便。LED 的照射还有促进伤口和溃疡愈合的作用。

54.3.4.4　LED 技术的种类

根据波长不同,LED 光分为可见、红外、紫外等 3 类。

(1) 可见光区 LED

在可见光范围内,波长 $400 \sim 660\,nm$ 之间,一般的划分是七色,即赤、橙、黄、绿、青、蓝、紫;在光的生物效应研究中,是按照食物效应来划分的,赤、橙、黄色的生物效应相似,绿、蓝、紫的生物效应也相似,蓝绿光是红橙光的生物作用的拮抗物。总的来说,蓝光具有镇静作用,红光具有兴奋作用。

1) 蓝光 LED

在皮肤美容领域,蓝光也有其特殊功效,特别是在清除痤疮方面。蓝光位于可见光光源的窄谱,该光束与靶目标痤疮致病菌——痤疮丙酸杆菌的光吸收峰极为匹配。通过作用于丙酸杆菌正常代谢产物粪卟啉,可产生光动力学反应;此反应可产生自由基和单态氧,从而达到杀灭厌氧性痤疮杆菌的作用,因此可对表皮内的丙酸杆菌产生一种高毒性的环境,导致细菌死亡进而将皮肤上的痤疮清除。在 LED 治疗痤疮方面,复旦大学曾对 10 例轻、中度痤疮患者进行 LED 蓝光治疗,每周 2 次,共 4 周。与治疗前比较,治疗后患者炎性痤疮治愈率明显升高,有 2 例完全治愈,6 例显著好转;同时,研究发现使用 415 nm 左右的蓝光治疗效果最佳。

2)红光 LED

红色 LED 光的作用很广泛,治疗机制是通过发射红光带状光谱,与人体组织线粒体的吸收谱产生共振,其吸收的光子导入人体,产生高效率的光化学生物反应——酶促反应,被细胞线粒体强烈吸收,使线粒体过氧化氢酶、超氧化物歧化酶等多种酶的活性得到激发,从而促进细胞的新陈代谢,提高机体免疫力。研究证实,红光光疗可以使组织培养的纤维原细胞和肌肉细胞的生长提高 5 倍,增强肌肤胶原细胞的活性,抚平细小皱纹,缩小毛孔,增加肌肤弹性,改善皮肤灰暗状况,使肌肤湿润光滑、充满活力。此外,也有研究表明,蓝光和红光的联合治疗对轻-中度痤疮患者卓有成效,同时具有抗菌和抗炎的作用;在通过光动力作用杀菌的同时,也可能直接减轻炎症程度。

(2)红外 LED

红外光疗主要用于皮肤浅表疾患的治疗。红外线的生理效应,一方面有助于保健养生和疾病的康复,主要是具有改善血液循环和微循环、改善免疫功能的作用;另一方面可用于多种疾病治疗或辅助治疗。

红外光疗分为远红外和近红外光疗两种:① 远红外治疗使用 2~8000 μm 波长宽频带电磁波谱,能量主要分布在 2~25 μm,峰值能量的波长在 4 μm 以上;主要通过生物热效应改善血液循环,尤其是微循环。② 近红外治疗的波长范围为 0.6~1.6 μm,水对 0.72~1.6 μm 的近红外难吸收,近红外线不易被反射和散射,如果采用线偏振调制,穿透力增强,穿透皮肤和组织深度可达 5 cm 以上。

现有的红外 LED 的发射波长在近红外区,即 0.6~1.6 μm。近红外 LED 照射可产生胶原合成、生长因子释放的重要生物学效应,促进伤口愈合。近红外光的生物刺激作用在伤口修复过程中的细胞增殖期间发挥着基础作用,线粒体可吸收单色近红外光,可使特定细胞的呼吸代谢增强、成纤维细胞增殖,胶原蛋白的合成、生长因子的释放、巨

噬细胞和淋巴细胞的刺激以及细胞外基质以更高的速度产生,从而促进伤口愈合。研究表明,波长位于 630~900 nm 之间的近红外光对创伤愈合有最佳效果。此外,LED 价格低廉,使用寿命相当长,属于冷光源,电路实现简单,更利于家庭便携的光动力治疗。

(3)紫外 LED

紫外线是治疗皮肤病的重要手段,其中 311~313 nm 的窄谱中波紫外线与 340~400 nm 的长波紫外线对某些皮肤病有独特的疗效。紫外光疗对于特异性皮炎、白癜风、硬皮病、皮肤 T 细胞淋巴瘤等皮肤病的疗效正得到许多学者的认可;不过,利用紫外 LED 进行光疗的研究,尚无报道。

54.3.4.5 LED 技术治疗的适应证与禁忌证

适应证:除皱、嫩肤、痤疮、脂溢性角化病、日光性皮肤损伤、毛细血管扩张、色素沉着、毛孔粗大等。

禁忌证:分娩和妊娠者、有出血趋向者、患有自身免疫系统疾病或白化病者、患有光敏性疾病者、正在服用光敏感性药物。

54.3.5 光动力光子嫩肤术

54.3.5.1 光动力疗法简介

光动力学疗法(photodynamic therapy,PDT)在皮肤病诊疗领域的应用具有广阔的前景。目前 PDT 在皮肤肿瘤、日光性角化症、鲜红斑痣、光子嫩肤、寻常痤疮、化脓性汗腺炎等良性和恶性疾病中已经取得了全球瞩目的疗效,尤其是对日光性角化症、鲜红斑痣和寻常型痤疮有理想的治疗效果。

5-氨基酮戊酸(5-aminolevulinic acid,ALA)是近年开发的第二代光敏剂,其本身为一种体内血红蛋白合成过程的前体。正常情况下,ALA 在细胞内的量很小,本身不产生光敏性。外源性 ALA 能渗入角质层进入体内,被增生活跃的细胞选择性吸收,最终聚集于靶细胞内,并转化为原卟啉IX等卟啉类物质;原卟啉IX是一种很强的光敏剂,经过特定波长的光照射后即发生光动力反应,产生单线态氧等以杀死增生活跃的细胞,而邻近的正常组织不受任何影响。ALA 可用

某些激光和其他光源激发,包括 IPL(500~1 200 nm)、蓝光(405~420 nm)、红光(635 nm)和脉冲染料激光(585~595 nm)等,从而提升原有治疗的效果。

54.3.5.2 光子嫩肤与光动力光子嫩肤

尽管 IPL 本身就能缓解光损伤的症状,但 IPL 联合 PDT 技术则更加有效。利用 PDT 技术进行光子嫩肤,这一概念依据 PDT 的作用机制,代表了对光老化进行光嫩肤的最新突破,即光动力光子嫩肤。

1995 年美国 Bitter 提出 IPL 的 PhotoFacial 技术概念,其后经过几年的实验研究,报道了风靡世界的光子嫩肤技术。IPL 发出 500~1 200 nm 波长的非相干光,包括可见光和近红外光。根据患者肤质及皮损情况选择相应滤光片,筛选出不同波长的光用于治疗,其作用原理是通过选择性光热分离作用而发挥效应,此理论由 Anderson 和 Parrish 于 1983 年首先提出。当运用 IPL 治疗时,靶组织中色基吸收的光能为间断性,转化的热能也为间断性;如果脉冲时间短于靶组织的热弛豫时间,即可使热能仅作用于靶组织而不致引起相邻组织的损伤,这可使不同波长的光选择性地作用于相应的靶组织。

目前,愈来愈多的临床经验提示:PDT 光嫩肤有促进单用 IPL 治疗作用的效果,在改善微小皱纹、色素和毛细血管扩张方面,1 次 ALA IPL - PDT 治疗相当于 3 次单用 IPL 的治疗效果。这表明 PDT 可增强 IPL 的嫩肤作用,扩展其适应证。有研究采用 IPL 作为光源进行 ALA - PDT 嫩肤治疗,17 例患有不同程度的光损害和 AKs 的患者(共计 38 个病损)在涂擦 ALA 溶液 4 小时后给予 IPL 照射,每月治疗 1 次,共治疗 2 次;随访 3 个月后的结果表明,38 个 AKs 病变中共消失 33 个,所有患者都能很好地耐受这项治疗,并且在皱纹、肤质粗糙、色素沉着和毛细血管扩张的部位也获得

理想的美容效果。Avram 等评估了 IPL - PDT 嫩肤 1 个疗程后的治疗效果,结果表明,69% 的 AKs 患者在接受 ALA - IPL 嫩肤技术后有效,其中毛细血管扩张的改善率为 55%,色素沉着改善率为 48%,肤质改善率为 25%。Kim 等报告 7 例 AKs 的 12 处皮损,经 IPL - PDT 治疗后临床改善 50%,病理改善 42%,未见并发症。Gold 等使用该方法治疗皮脂腺增生取得良好效果。

很多文献对 IPL - PDT 治疗和单用 IPL 的治疗效果进行了比较。Marmur 等研究了 IPL - PDT 嫩肤后皮肤组织的超微结构变化,结果表明,IPL - PDT 组的 I 型胶原增加,并显著高于 IPL 组,因此他们认为,IPL - PDT 技术优于单纯的 IPL。经过 IPL/ALA - PDT 治疗区域,斑状色素沉着、细小皱纹、皮肤粗糙和光泽度改善了 80%~95%,而 IPL 只有 20%~55% 的改善,两者的不良反应和耐受程度无明显差异。联合治疗不良反应主要表现为暂时性红斑、轻微水肿、脱屑。因此,应用 IPL - PDT 联合治疗面部光老化,在光损伤、色素斑、精细面部纹理等方面与单独应用 IPL 相比,均有显著性差异。

54.3.5.3 光动力光子嫩肤适应证

光动力光子嫩肤适应人群广泛,有任何光老化症状,如皱纹、表皮不规则变薄、色素沉着、毛细血管扩张、日光性角化病等,只要无已知的对光敏剂过敏及光敏方面疾病且身体健康者,均可选择此疗法。

54.3.5.4 光动力光子嫩肤禁忌证

患有卟啉症、结缔组织病、日光性荨麻疹或多形性日光疹的患者,必须排除在治疗之外。对于全身应用其他已知光敏剂的患者,也不适于进行 PDT 嫩肤治疗。此外,由于 ALA 可引起光敏反应,所以患者在治疗后必须遵照医嘱避光 24 小时。

(项蕾红)

第55章 皮肤病的护理

目 录

第 55 章

皮肤病的护理

55.1 皮肤病一般护理

1. 病室环境整洁,舒适安静,空气新鲜,根据疾病性质调节室内温、湿度。

2. 根据病种、病情安排病室。适时向患者(家属)介绍病区环境及设施使用方法、作息时间、探视及相关制度;介绍主管医生、护士长、责任护士。

3. 新入院患者每日测体温、脉搏、呼吸各 1 次。若体温在 37.5℃以上者,每日测量 4 次;体温达 39℃以上者,每 4 小时测 1 次,待体温正常 3 日后,改为每日 1 次。每周测体重 1 次。重、危患者生命体征监测遵医嘱执行。

4. 按医嘱执行分级护理。

5. 按分级护理标准巡视病房,及时了解患者在饮食、情志、睡眠、生活起居、二便等方面的护理问题,实施相应的护理措施。

6. 注意观察患者皮损形态、瘙痒部位及性质、程度,询问病症的诱因、发病时间,做好相应护理。

7. 病情不稳定的患者严密观察体温、脉搏、呼吸、血压、疼痛等生命体征,及时发现病情变化,报告医师,并积极配合抢救。

8. 按医嘱正确及时给药,并可根据病情,选择适宜的用药时间、温度与方法,解释、观察服药后的效果与反应。

9. 根据病情,护士指导或协助患者进行药浴、湿敷、擦药等治疗时,注意避风寒,防止感冒。注意观察用药后有无过敏、疼痛或吸收中毒等现象的发生;如发现异常应及时报告医师。

10. 保持床单清洁、平整,给予患者柔软且透气性好的棉织品类的衣裤,尽量避免穿着尼龙、化纤制品的衣物,以免加重皮损。严重皮损者,直接接触皮肤的床单、被套等,须经消毒后方可使用;继发感染者,应按烧伤患者的护理,床上用品每天更换并灭菌。

11. 督促患者定期修剪指甲,避免抓破皮肤引起感染。

12. 遵医嘱给予相应的饮食,掌握饮食的宜忌,并指导患者执行,以防食用诱发皮疹、加重病情的食物。

13. 严格执行消毒隔离制度,加强院感防控工作,预防交叉感染。对传染性皮肤病应按传染病护理常规执行。

14. 加强心理护理,使患者保持乐观情绪,树立战胜疾病的信心。

55.2 外用药剂型的选择及护理

(1) 粉剂

具有保护、散热及收敛作用,主要用于急性或亚急性皮炎而无渗液的创面。一般用纱布或粉扑将粉剂撒在皮损处,每日数次。要注意不宜用于表皮糜烂及渗液过多处,亦不宜用于口腔及眼附近及多毛部位。如有多粉剂结块,应清洗后再用。

(2) 垂悬液(水粉剂)

具有散热、消炎、收敛及安抚作用,主要用于急性或亚急性皮炎而无明显渗液糜烂时。一般用毛刷蘸摇匀的水粉涂与患处,每日 6~8 次。注意事项同粉剂。

(3) 溶剂

具有清洁、散热及消炎等作用,主要用于急性皮炎伴大量渗液或继发感染时。一般用湿敷法，即用 4~6 层纱布浸湿溶液，以不滴水为度，紧贴患处，或以绷带扎好，热天每 2~3 小时换 1 次，冬天可适当延长。湿敷时必须经常保持纱布的湿度与创面清洁。大面积湿敷应注意有无药物吸收中毒。

（4）乳剂

具有保护、润肤、软化痂皮及消炎等作用。主要用于亚急性、慢性皮炎或瘙痒症。每日 2~3 次，一般无不良反应，也无油腻感，不会玷污衣被。

（5）软膏

具有润肤、软化痂皮及保护作用。主要用于慢性皮炎、过度角化及溃疡等。一般每日涂 2~3 次，忌用于急性或亚急性伴急性渗出、糜烂时；经常涂搽者注意局部有无刺激或过敏反应。

（6）糊剂

具有保护、收敛、消炎及软化痂皮等作用，主要用于亚急性皮炎伴糜烂和（或）少量渗液时。一般每日涂 1~2 次。毛发多的部位不宜用，或将毛发剪去后再用。每次用药前以棉球蘸植物油将原来糊剂去除，涂药部位最好用纱布包扎。

（7）搽剂

具有消炎、止痒及杀菌等作用，主要用于瘙痒性急、慢性皮炎，一般可日搽数次。乙醇对皮肤黏膜有一定刺激性，故不宜用于口腔及黏膜部位，亦不能用于已破损的创面。

（8）涂膜

具有保护作用，且可使作用药物密切接触皮肤创面，药效作用持久。主要用于慢性皮炎，一般每日涂 2~3 次。涂层不宜太厚，皮损局部有渗出时不可用。

55.3　带状疱疹护理

【护理评估】

（1）基本情况

患者性别、年龄、婚姻和生育状况、职业。

（2）疾病状况

近期有无导致机体抵抗力低下的因素，如过度疲劳、受凉、外伤史等；

有无免疫功能低下的情况存在：如使用免疫抑制剂、恶性肿瘤、器官移植等；

皮疹发生前有无低热、全身不适、食欲不振、皮肤敏感或疼痛；

皮损发生的时间和自觉症状：如疼痛；

皮损的部位与损害类型：如无疹型、顿挫型、出血型、泛发型等；

全身症状：有无眼角膜损害（眼带状疱疹）、腹痛、尿频或排尿困难（骶部带状疱疹）、面瘫、耳痛、耳聋（Ramsay‐Hunt 综合征）、头痛、呕吐、惊厥、感觉障碍、共济失调（带状疱疹性脑膜脑炎）等；

有无疱疹后神经痛、皮损完全恢复后仍有受波及区域的疼痛。

（3）心理‐社会状况

患者及家属对皮损的变化、疼痛等不适以及对疾病的变化的了解程度如何，其焦虑和担忧程度、身心承受能力如何。

【常见护理诊断/问题】

焦虑：与皮损、身体不适、担心传染给他人有关。

皮肤完整性受损：与带状疱疹特别是三叉神经分布区皮疹溃破有关。

睡眠形态紊乱：与疼痛有关。

潜在并发症：感染、疱疹后神经痛、角膜炎、脑炎、面瘫等。

【护理目标】

患者皮损状况好转，疼痛不适减轻；

患者及家属焦虑程度减轻，掌握外用药使用方法；

患者无并发症发生或并发症得到及时发现和处理。

【护理措施】

（1）加强皮损部位护理

患者取健侧卧位，保持皮肤的清洁卫生，穿柔软内衣，防止摩擦加剧疼痛或皮疹破溃引起继发感染。

（2）根据医嘱选用不同剂型外用药

皮损呈疱疹时，可用炉甘石洗剂，每日 5~6 次，摇匀再涂；如疱壁破损、渗液增多时，则选用水溶剂湿敷，保持创面湿润，每日 2~3 次。

（3）加强对皮疹的观察

每日使用外用药之前，要密切观察皮损的变化，及时做出皮肤评估。观察皮疹面积、颜色、有无新发皮疹，如发现皮疹出现异常变化，及时与医生联系。

（4）预防眼部并发症

当皮损累及眼睛者，根据医嘱选用滴眼液，每日多次，夜间可用眼膏12次，鼓励患者做眨眼运动，防止粘连。

（5）疼痛观察

疼痛剧烈者，注意观察疼痛发生的部位、性质、持续时间和对患者生活的影响，做好疼痛评估，并遵医嘱给予止痛药，以减轻疼痛强度。

（6）当头皮发生溃疡时

应剪去局部头发，保持创面清洁，防止感染。

（7）用药指导

要告知患者按时服药，并不断观察相关疗效，使医生能及时调整治疗药物。

【健康教育】

卧床休息，取健侧卧位；

多进富含维生素B的食物，如新鲜水果、蔬菜，保持大便通畅；

局部避免搔抓，以免继发感染，勤剪指甲，保持清洁；

如疼痛剧烈，可采取自我放松疗法，分散注意力，必要时服止痛剂或理疗；

年老体弱患者及时就医、及时治疗，预防并发症发生；

遵医嘱按时按量服药，并观察相关疗效，以便医生可及时调整治疗方案；

适当锻炼，提高机体抵抗力，防止各种慢性传染病，以免诱发此病。

55.4 大疱性重症药疹护理

【护理评估】

（1）基本情况

患者的性别、年龄、婚姻、职业。

（2）疾病状况

患者有无变态反应性体质；

有无服用过易引起变态反应的药物；

有无未按医嘱用药，造成用药剂量过大、时间过长；

患者有无肝肾功能不全及其他系统表现；

皮疹发生的时间、有无伴随症状如疼痛、瘙痒、烧灼感；

既往有无类似发作史；

发病以来是否就诊过，用过何药或做过何处理、效果如何。

（3）心理-社会状况

患者对所患疾病及相关知识的了解程度、心理承受能力，能否积极面对和配合诊治。

【常见护理诊断/问题】

焦虑与恐惧：与发病突然、病情较重和担心预后有关。

潜在并发症：水和电解质紊乱、肝肾功能障碍。

皮肤完整性受损：与药疹引起皮损改变有关。

【护理措施】

（1）做好基础护理

告知并记录患者引起药疹的致病药物；

工作人员接触患者时应穿隔离衣、戴口罩、帽子，做好消毒隔离，防止交叉感染；

提供关心和安慰：多与患者交谈，鼓励患者表达自身感觉，回答和尽量解决其各种心理和生理问题，使患者了解药疹的愈合过程，减轻因疾病而产生的恐惧感，同时鼓励患者多饮水，促使体内的致敏药得以排出。

（2）加强全方位护理

重症监护：重危患者最好为单人病室，所用衣被均须经消毒隔离，室内保持清洁卫生，定时消毒，及时更换污染的被服，各项操作必须按无菌原则进行。

密切观察患者的生命体征变化：定时测体温、血压、脉搏、呼吸、尿量，并注意监测水、电解质和酸碱平衡的变化以及肝肾功能。

注意营养素的补充：宜给予高蛋白质、高热量、高维生素、易消化的饮食，配合支持治疗，提高免疫能力。

加强皮损的局部护理：有大疱者，应立即用空针将疱液抽掉,保持疱壁完整,然后再用扑粉或 0.5%新霉素软膏纱布包扎;面积较大的药疹,应保持皮损部位的干燥;若有渗出物时,应及时清洁创面,并根据医嘱做相应的换药包扎护理。

加强结膜及黏膜损害部位的护理:眼部受累时,须定时遵医嘱用 0.9%生理盐水冲洗双眼,必要时可用玻璃棒轻轻地分开双眼,然后滴眼药水及涂眼药膏,以防结膜粘连;口腔黏膜如有破溃,应多漱口并做好口腔护理;鼻腔受累时则涂擦抗生素软膏。

协助患者翻身,以防肺炎及压疮的发生,必要时使用气垫床,并在相应部位使用压疮贴;身体各受压部位的皮肤可适当按摩。

静脉补液时勿用橡皮胶布固定,以免损伤表皮。

劝告患者尽量避免搔抓,引导患者分散注意力,如看书、看报、听音乐或聊天等,以分散对药疹部位的注意力。

【护理目标】

患者情绪稳定,了解引起药疹的药物名称和相关知识;

生命体征稳定,无并发症,或并发症得到及时处理和护理;

瘙痒缓解,皮肤完整。

【健康教育】

向患者及其家属介绍药疹的相关知识,不要盲目滥用药物;对已明确的致敏药,患者及其家属一定要牢记,不得再用。

如有药疹再发生时,应及时就诊,切忌自行用药处理,以防病情加重。

55.5　荨麻疹护理

【护理评估】

(1) 基本情况

患者的性别、年龄、婚姻、职业、个人嗜好。

(2) 疾病情况

有无进食鱼、虾或蟹等食物;

有无用过青霉素、血清制剂、磺胺类及阿司匹林等药物;

是否有过感染,如疖、急性扁桃体炎、病毒性肝炎、蛔虫、钩虫及丝虫等;

有无受到物理因素刺激,如冷、热、日光或摩擦等,有无精神紧张与情绪波动;

是否患过一些慢性疾病如咽炎、蛀齿、风湿病等;

家族中有无类似病患及其他变态反应性疾病;

本次皮疹发生发展情况、局部及全身症状,包括瘙痒、发热、恶心、呕吐、呼吸困难等。

(3) 心理-社会状况

患者对所患疾病及相关知识的了解程度、心理承受能力,能否积极面对和配合诊治。

【常见护理诊断/问题】

潜在并发症:休克、窒息。

知识缺乏:缺乏有关疾病的诱发因素及防治知识。

【护理措施】

住院期间应注意患者对饮食、药物与环境的过敏反映,尽可能去除一切可疑因素。

加强观察和护理,对泛发性荨麻疹患者,应监测生命体征,一旦发现呼吸或血压异常,应立即报告医生,同时安慰患者,以缓解其紧张的情绪。

在急性发作期间,若发生过敏性休克或喉头水肿时,立即使患者平卧,解开衣领,保持呼吸道通畅,按医嘱皮下注射肾上腺素 0.5~1 mg,静脉滴注地塞米松和维生素 C;发生呼吸困难时,立即给予吸氧,必要时协助气管切开。

如有胃肠道症状时,可按医嘱给予解痉剂或抗组胺药物。

嘱患者停止服用或食用可疑的致敏药物或食物,饮食宜清淡,鼓励多饮水,促使致敏物排泄。对服用抗组胺药物的患者,给药时间应根据风团发生的时间进行调整,一般临睡前大剂量给药;如睡前风团多,则晚饭后即给药。

【护理目标】

并发症得到及时、正确的处理;

患者能够复述病因及与疾病有关的防治知识。

【健康教育】

指导患者注意发病方式、时间及与饮食等各方

面的关系,以利于发现和避开致病的各种因素;

避免食用刺激性或可疑致病的食物;

服药期间注意药物的不良反应,应避免从事高空及驾驶等工作,以免发生意外;

养成良好的生活习惯,保持健康的心理状态。

55.6 湿疹护理

【护理评估】

(1) 基本情况

患者性别、年龄、婚姻、生育状况、职业。

(2) 疾病状况

有无神经精神因素,如:性情急躁、思虑过多、精神紧张、情绪忧郁、过度疲劳、睡眠不佳等;

皮损的发生与饮食的关系,如:饮酒、吸烟,食辛辣、刺激性食物或海鲜等;

有无胃肠道功能障碍,如:消化不良、便秘等;

有无内分泌失调,如:更年期、妊娠、分娩、哺乳或月经有关;

有无感染性病灶;

有无穿着毛织品、硬质长领、化学物质衣物等刺激;

皮损发生发展及其分布特点、皮疹特征,伴发瘙痒的程度和特点。

(3) 心理-社会状况

患者及家属是否了解疾病的相关知识。

【常见护理诊断/问题】

焦虑:与担心自我形象改变和疾病发展有关。

睡眠形态紊乱:与瘙痒有关。

【护理目标】

稳定患者情绪,增强对治疗的信心;

减轻瘙痒,掌握外用药的使用方法。

【护理措施】

协助医生寻找可疑诱因,如:精神紧张、过度疲劳、睡眠不佳等,并加以避免。

注意多食清淡食品,如蔬菜、水果类,忌食海鲜类及辛辣食品,避免饮酒及其他刺激性食物。

加强皮疹的观察,每日使用外用药之前要密切观察皮损的变化,及时做出皮肤评估,观察皮疹面积、颜色及有无新发皮疹。

认真听取患者主诉,观察搔抓行为持续时间、搔抓部位、皮疹上是否有见抓痕、抓痕面积大小、抓痕上是否有血迹或血痂,对患者瘙痒程度做出正确评估。

保持皮肤清洁、干燥,避免搔抓、热水烫、刺激性肥皂洗等行为;局部清洁,可用温水、硼酸水清洗,也可用少许中性肥皂或刺激性小的肥皂清洗,用后即用大量清水冲洗干净。

根据皮疹合理使用外用药,皮疹伴结痂时,不可用手直接剥除痂皮,可用棉花蘸石蜡擦洗去除痂皮。

静脉曲张性湿疹的下肢应抬高,同时穿长筒弹力袜或用弹力绷带包扎,以改善下肢血液循环。

婴儿湿疹:① 头和被褥要保持清洁,衣领、围脖若有溢液污染时要及时更换;② 内衣要柔软宽松,不要用丝或毛织品,经常更换;③ 如患儿有搔抓时,用别针将其袖口别在裤腰或被褥上,使其不能搔抓;④ 患儿在发病时,暂不注射预防针,同时也不要接触患有单纯疱疹的人,以免引起疱疹样湿疹。

指导患者安定情绪,保持乐观,注意休息,劳逸结合,树立信心,配合治疗。

【健康教育】

保持乐观情绪,注意休息,劳逸结合;

寻找可能诱因,如:精神紧张、过度劳累、睡眠不佳、食用海鲜,嗜烟酒、刺激性食物等,并尽量避免;

保持皮肤清洁、干燥,避免搔抓、热水烫或用刺激性的肥皂等,避免皮肤直接接触羊毛或化纤物;

遵嘱合理使用外用药,瘙痒严重时,可遵医嘱口服抗组胺药物或镇静剂;

尽量不要搔抓皮损,以防止皮损扩大及感染。

55.7 银屑病护理

【护理评估】

(1) 基本情况

患者性别、年龄、婚姻和生育状况、职业。

(2) 疾病情况

有无银屑病家族史;

发病前有无感染史,有无情绪紧张和精神创伤史,病变是否与妊娠、分娩、哺乳或月经有关,病前有无创伤或手术史,皮损的发生与饮食的关系;

皮疹发生的时间,是否伴有发热、关节疼痛等;

既往是否有过类似皮疹发作;

皮损的好发部位是否位于四肢伸侧、头皮、背部和骶骨等处,皮损的范围和特点(寻常型、脓疱型、红皮病型、关节病型);

有无高热和关节肿胀、疼痛、畸形及活动受限,精神状态如何;

辅助检查:血常规检查结果是否异常、血沉有无加快,X线检查是否发现骨、关节改变,细菌培养是否阳性,是否有银屑病特征性的组织病理学改变。

(3) 心理-社会状况

患者及家属是否了解疾病的相关知识,家庭、社会支持系统的情况及患者的心理状况和生活方式。

【常见护理诊断/问题】

焦虑:与担心自我形象改变和疾病发展、长期不愈有关。

睡眠形态紊乱:与瘙痒有关。

自理能力下降:与关节受累活动障碍有关。

知识缺乏:与缺乏疾病相关知识有关。

【护理目标】

稳定患者情绪,增强对治疗的信心和积极态度;

减轻患者瘙痒,掌握外用药的使用方法;

辅导患者能正确进行关节训练,改善关节功能和增强自理能力。

【护理措施】

休息:疾病发作期应卧床休息,保证充足的睡眠。

环境:室内干燥,采光、通风良好;保持空气新鲜,每日开窗通风2次,通风期间注意保暖,防止感冒。

饮食:急性期,予以高蛋白、高维生素、低脂肪、清淡易消化饮食;忌海鲜、辛辣、刺激性食物,戒烟酒。

使用外用药护理:每日擦药前先用热水、肥皂洗去鳞屑,急性期不宜用刺激性强的药物,以免激发红皮病,若有渗出可按一般或亚急性炎症处理;稳定期可涂作用较强的药物。初时浓度宜低,以后酌情增加;若皮损广泛、需大面积用药时,由于外用药吸收较多时易引起中毒,宜将皮损划分为几个区域,各区擦以不同药物或分区分时擦药。面部、外阴、腋下、腹股沟等处宜选用温和、刺激性小的药物;头部擦药时,男性患者应劝其剃去头发,女性患者应剪短头发。

每日使用外用药前应密切观察皮损变化,及时对皮损做出评估,观察皮损面积、颜色及有无新发皮损。

对于使用糖皮质激素、乙亚氨、甲氨蝶呤及雷公藤等药物治疗的患者,需及时观察药物的毒副反应,定时监测血常规、肝肾功能等。

使用普鲁卡因封闭治疗,应先做皮肤试验,阴性后方可使用;若为静脉点滴,速度宜慢,30滴/分,并加强观察;若有发热、面红、头晕、头痛、恶心、呕吐等症状,应先暂停输液,及时通知医生,输液完毕后,嘱患者休息15~30分钟。

心理护理:护士要真诚地理解患者的身心痛苦,善于观察患者的言行举止,积极帮助寻求社会和家属的支持,使患者保持良好的情绪,避免不良精神刺激。

【健康教育】

培养良好的卫生、饮食习惯,避免不良生活方式的影响;

保持身心愉悦,避免精神紧张,积极参加体育锻炼,增强体质;

避免各种可能的诱发因素,如忌刺激性饮食、防止过度疲劳和外伤,及时治疗咽喉部感染和其他感染病灶;

患者和家属学会并掌握局部与全身用药的方法;

皮疹好转后,不要立即停药,尤其是皮质激素类药物,应在医生指导下减药或停药;

对于疾病发作有明显季节性的患者,可于冬季来临前,在医生指导下进行预防性用药;

使用外用药期间,皮疹面积增大,或有灼热、刺痛感,应立即停药就医;

定期门诊随访,特别是使用皮质激素类药物和免疫抑制剂的患者,每1~2周门诊随访1次。

55.8 免疫性大疱病护理

【护理评估】

(1) 基本情况

患者的性别、年龄、婚姻、职业;女性患者的月经史。

(2) 疾病情况

皮疹发生的时间、部位,有无伴随症状,如疼痛、瘙痒、烧灼感;

发病以来是否就诊过,用过何药、效果如何;

曾患过何种疾病,有无内脏肿瘤、烧伤及其他免疫性疾病,发病前服过何种药物;

家族中有无类似患者;

皮损的好发部位,是否位于口腔、胸、背、头颈部,红斑上有无水疱,疱壁是否薄而松弛易破,尼氏征是否阳性,糜烂面有无渗出,结痂的颜色,是否带腥臭味,是否感到瘙痒和疼痛;

有无畏寒、发热、食欲减退、脱水,患者体质是否虚弱;

组织病理及免疫荧光检查法是否显示相关病种的特征表现。

(3) 心理-社会状况

患者对疾病的认识程度,是否担心自己的预后,有无焦虑和恐惧心理。

【常见护理诊断/问题】

焦虑:与病情反复发作,不能预测和预后有关。

营养失调:低于机体需要量。

有感染的危险:与皮肤、黏膜水疱的破溃、糜烂有关。

【护理目标】

缓解或减轻患者焦虑、恐惧;

患者皮损好转,缓解或减轻疼痛及瘙痒;

患者掌握外用药的使用方法。

【护理措施】

(1) 心理护理

多与患者及家属沟通,了解患者对疾病知识的了解掌握情况耐心向患者及家属解释病情及发展经过,消除其紧张和恐惧心理,使患者保持良好的心态,积极配合治疗。

(2) 合理饮食

加强营养并保证营养素的摄入,予以高蛋白、高热量、高维生素、易消化饮食,避免食用含碘、溴食物或药物以及谷胶类(麦类)的食品。

(3) 加强病情观察

观察水疱的大小、形态、分布情况:每日使用外用药物之前要密切观察皮损的变化,及时做出皮肤评估;观察皮疹面积、颜色,是否出现新发皮疹和水疱。

糖皮质激素药物的观察:糖皮质激素具有强大的抗炎、抗毒、抗休克作用,但长期使用可引起水钠潴留、高血糖、高血压、骨质疏松、消化道出血、精神异常等不良反应,应在护理中严密监测;每日测量生命体征,观察患者出入液量的平衡情况、大便的颜色等,并根据医嘱定时监测肝肾功能、电解质、血糖的变化。

免疫抑制剂的观察:静脉输液免疫抑制剂时,应注意观察输液的速度及局部皮肤情况,防止药液外渗,并密切观察其副作用,如胃肠道反应、骨髓抑制、肝肾功能异常等。

(4) 注意清洁卫生,防止继发感染

保持室内空气新鲜,每日通风2次,每次30分钟,室内温湿度保持适宜;

保持床单的清洁干燥、平整,必要时给予支被架,以防擦坏疱皮;

在抽取疱液和创面护理时要严格执行无菌操作原则。

(5) 局部护理

皮损干燥或未破溃,可使用大量单纯扑粉。

水疱直径<1 cm,可不必刺破或抽吸疱液;水疱直径>1 cm,可用无菌注射器行低位抽吸。

皮损局限,有渗液者可用0.5%新霉素液或3%硼酸液湿敷,无渗液者可用新霉素软膏,无感染者可用糖皮质激素霜。

皮损广泛,结痂、渗液多者,可用0.5%新霉素液或1:10 000高锰酸钾溶液清洗创面,再以新霉素软膏纱布或凡士林纱布包扎,也可采用烧伤病房的暴露疗法。

（6）口腔护理

每日 2~3 次，口腔糜烂者，可用口泰或多贝尔氏液漱口；疼痛严重者，进食前可用口腔溃疡涂膜，或用 1% 达克罗宁液和 1% 利多卡因含漱。

【健康教育】

忌食谷胶类食物（面筋等）及含碘、含溴类食物（紫菜、海带等），忌辛辣刺激的食物（葱蒜、辣椒等）；宜食软软、适温且高热量、高蛋白、宜消化食物（肉、蛋、牛奶等）。

皮肤瘙痒时避免搔抓、摩擦；不宜将胶布直接粘贴在皮损处，以免撕破皮肤。

保持口腔及会阴清洁，做好清洁卫生，穿质地柔软的衣服。

坚持合理使用外用药，观察皮损变化；如皮损为水疱，应保持其疱壁的完整，防止破损，以免感染。

遵医嘱服药，不宜随意更改药物的剂量，尤其是糖皮质激素，应在医生指导下增减剂量。

定期随访。

55.9　疥疮护理

【护理评估】

（1）病情相关情况

近期有无在公共场所活动、人际密切接触或间接接触史；

家庭成员有无类似皮病史；

检查身体特别是皮肤皱褶处及会阴部有无瘙痒、发红、丘疹，皮肤瘙痒是否具有夜间加剧、日间骤轻情况。

（2）心理-社会状况

由于患者缺乏对疥疮疾病的认识，担心染上"不治之症"或难以治愈等；担心传染家人；担心被医护人员歧视，出现恐惧和悲观心理，精神压力极大，可通过观察、交谈评估有无焦虑、恐惧等压力。

【常见护理诊断/问题】

焦虑：担心预后，担心影响工作、生活或家庭和睦。

自尊心受挫：与病变部位、发病原因、社会歧视有关。

知识缺乏：缺乏对疾病的预防、治疗等知识。

【护理措施】

根据患者的不同文化程度，进行有关本病的健康教育，给予心理支持。通过了解患者对疾病认识程度，发现患者忧虑和担心的问题，进而实施耐心细致的心理疏导，以减轻患者的心理负担、增强其战胜疾病的信心。

对患者隔离治疗，如家庭成员中有同患，亦应检查和治疗。

涂搽灭疥药物须搽遍除头面部以外的全身皮肤，有皮疹处多搽，无皮疹处少搽，并稍用力，以助药物吸收。

搽药期间不洗澡、不换衣，至疗程结束时（5~7 天）将所有衣被彻底换去，进行消毒或阳光暴晒；停药 1 周后复查，如无新发皮疹，即可判定治愈。严格执行消毒隔离制度，防止交叉感染。

加强皮疹的观察，每日使用外用药物之前要密切观察皮损的变化，及时做出皮肤评估；观察治疗效果，同时注意观察药物的副作用。

观察患者家属患病的情况，如有发现一同治疗。

【护理目标】

减轻患者的焦虑，稳定其情绪；

让患者掌握有关疾病的预防和治疗知识；

遵嘱完成正规灭疥治疗。

【健康教育】

积极注意预防，注意个人卫生，衣被应经常洗涤、晾晒，养成良好卫生习惯；

出差住店要勤洗澡，注意换床单被套；

家里有疥疮的患者，应绝对避免与其直接接触，也不与患者同卧一床、共享被褥；夫妻中有一方染上疥疮，应杜绝不洁性交，另一方不论是否出现症状，都须进行一个疗程的预防性治疗；家庭成员如有怀疑，最好去医院检查，及时诊断治疗。

55.10　性传播疾病护理

【护理评估】

（1）病情相关情况

了解既往是否患过性传播疾病。

近期有无不洁性交史或间接接触史。

性伴侣有无性病。

以往和现在的检查、诊断及用药情况；小儿还需了解患儿母亲有无性病病史。

淋病男性患者了解有无尿道口红肿和疼痛、尿频、尿急、尿痛等急性尿道炎症状及其严重程度；了解尿道分泌物的性质及有无"糊口"现象等；还应注意有无前列腺炎、精囊炎、输精管炎和附睾炎等表现。

淋病女性患者了解有无白带增多、宫颈充血或糜烂、尿频、尿急、尿痛、外阴瘙痒和烧灼感及其严重程度；检查有无合并尿道旁腺和前庭大腺炎、盆腔炎、子宫内膜炎、输卵管炎等并发症表现。

梅毒患者检查有无硬下疳、淋巴结肿大、皮肤梅毒疹、树胶肿等，有无黏膜红肿、糜烂或黏膜斑；有无树胶肿舌炎、鼻中隔穿孔、马鞍鼻及虹膜睫状体炎、脉络膜炎、视网膜炎等；有无心血管及中枢神经系统受累的症状和体征。先天梅毒患儿还应注意有无营养不良、消瘦、烦躁、皮肤松弛、哭声嘶哑等；有无间质性角膜炎、切牙半月形缺损、神经性耳聋等。

尖锐湿疣患者了解外生殖器和肛周皮肤黏膜区域有无疣体，有无瘙痒、灼痛或性交不适等。

辅助检查：① 淋病了解分泌物涂片、细菌培养和药物敏感试验结果；② 梅毒了解体液中RPR、TPHA检查报告；③ 尖锐湿疣了解醋酸白试验结果、组织学检查报告。

(2) 心理-社会状况

了解患者和家属对性病的发生、发展、传播方式及防治方法的知晓程度。由于性病的特殊性，加之担心社会舆论和家庭和睦等，成年患者可出现羞愧、自责、自卑、焦虑等心理反应。还应该了解家属对患者的态度和支持程度。

【常见护理诊断/问题】

焦虑：担心预后，担心影响工作、生活、家庭和睦。

自尊心受挫折：与病变部位、发病原因、社会歧视有关。

知识缺乏：缺乏对性病的危害、预防、治疗等知识。

【护理措施】

早确诊、早治疗，夫妻同治。

卧床休息，禁止剧烈活动如骑马、骑自行车，以防阴道外伤及其他外伤。

保持局部清洁卫生：衣物、用具洗晒消毒，外生殖器保持清洁。

治疗期间禁止性生活。

淋菌性结膜炎加强眼部护理，保持眼部清洁，无分泌物。

妊娠梅毒患者应尽早终止妊娠，无法终止的，分娩方式可采用剖宫产；对新生儿要进行检查及预防性治疗，定期复查。

给予营养丰富饮食，忌食生冷、辛辣等刺激性食物及饮料，如酒、辣椒、浓茶及咖啡等，不宜过食海鲜类食物。

便后洗手，防止自身感染及传染儿童。注意消毒隔离，生活用品分开，禁止与婴儿同床、同浴。

坚持彻底治疗。治疗期间密切观察皮疹的变化和药物的毒副作用。

建立健全疫情报告和登记制度，定期随访，直至治愈为止。

【护理目标】

减轻患者的焦虑、稳定患者情绪，促其愿意配合治疗；

让患者掌握有关疾病的预防和治疗知识；

严格遵嘱完成正规的治疗方案。

【健康教育】

严格执行早发现、早诊断、早治疗的性病防治原则。

开展健康教育，普及性病防治知识，倡导健康的性行为方式，严禁嫖娼卖淫。

提倡安全性行为，正确使用避孕套。坚持一夫一妻的性关系。夫妻一方一旦感染了性病，应及时治疗。

性病患者在未治愈前应自觉不去公共场所，如公共浴室、公共厕所、餐厅等。被性病患者污染的物品包括被褥、衣服等生活日常用品应及时消毒处理。淋病患者应禁止与儿童，特别是幼女同床、共用浴盆和浴巾等。

执行对孕妇的性病查治和新生儿预防性滴眼制度,防止新生儿淋菌性结膜炎的发生。

严禁使用不洁的血液制品或其他生物制品。

梅毒患者的婚姻问题:① 梅毒患者临床未治愈前暂缓结婚;达到治愈标准、且 RPR 滴度下降 4 倍以上方可结婚,且婚后需定期复查直至 RPR 转为阴性。② 潜伏梅毒未经正规治疗前暂缓结婚;正规治疗后,且 RPR 滴度下降 4 倍以上可以结婚,但婚后需定期复查直至 RPR 转为阴性。③ 梅毒患者合并 HIV/AIDS 者应逐级上报、暂缓结婚,如已妊娠建议终止妊娠。

（姒怡冰　郜旭东）

附　录

中国皮肤科学简史

皮肤性病学（dermato-venereology）全称皮肤病学（dermatology）与性病学（venereology），简称皮肤病学或皮肤科学。皮肤科学是研究皮肤基础及其临床医学的学科，包括皮肤及皮肤附属器等组织的结构、功能，皮肤病的流行病学与病因、发病机制、临床表现、诊断及防治、皮肤美容等；性病学是研究性传播疾病的学科，包括各种性病的发病情况、病原、传播途径、发病机制、临床表现、诊断及防治等。

考古证明中国有8 000余年的文明史，文字记载的中国历史也有5 000年。在这漫长的历史进程中，中国逐渐形成了中医、西医、中西医结合三种皮肤医学体系的皮肤性病学，成为中国医学的重要组成部分，亦为世界皮肤性病学做出了重要贡献。

一 中医皮科 国之瑰宝

1. 古代中医疡科成就辉煌

远古时期因害虫、野兽之侵袭，人的皮肤易发生疾病，当时人们能处理的只是肉眼可以看到的皮肤损伤，方法是用植物、动物或矿物治疗皮肤病，摸索用植物的粉或灰、野草或树叶包伤治疡。在新石器时代，中国的先民们就掌握了打造石器用于切开痈肿、排脓放血的方法，是为最早疡科的医事活动。约公元前4000年的中国龙山文化遗址中，已存在陶制酒器，说明那时的中国人已会酿酒，并将酒用于医疗，以至于后来创造的"醫"字与酒有关。处理皮肤损伤或皮肤疾病为最早的医事活动，在医学各科中，疡科先于其他科而创立。

上古时期中国先民的原始生产实践和医事活动，在数千年的历史过程中，依附于中华民族的人文始祖伏羲氏、神农氏及轩辕氏而口耳相传，因此伏羲氏、神农氏和轩辕氏成为传说中创始医药的圣人。其中伏羲氏制九针、建人伦、画八卦，奠定了以阴阳理论为主体的中国医学体系的基础，被奉为中国医药学、针灸学之始祖。神农氏（即炎帝）"尝百草之滋味，识水泉之甘苦，一日而遇七十毒，遇茶而解，由是医方兴焉"。作为史前时期群体经验的人格化代表，神农氏历来被视为药物的发明者和使用者，正因为此，约成书于汉代的中国第一部系统的药物学著作，即被命名为《神农本草经》，以寓尊崇神农之意。该书共收载药物365种，记载的皮肤病有疥、白秃、癣、息肉、面黑皯、瘾疹、血痹、疣、面皯疱、黑子、皮肤涩、毛落、阴蚀等病症。轩辕氏即黄帝，以他为代表的医疗经验传至战国、秦汉之际，形成了中国医学史最为重要的经典巨著——《黄帝内经》，标志着中医学理论体系的确立。该书原18卷，包括《素问》与《灵枢》各9卷、各81篇，其中论及皮肤的解剖、病理与生理，皮肤附属器及皮肤病的诊疗等，涉及皮、皮肤、玄府、毛、毛孔、腠理等皮肤科名词，记载了疮疡、痹疹、痈、痤、大风（麻风）等30余种皮肤疾患；书中共有65篇出现"皮"或"皮肤"。

约公元前17世纪~公元前11世纪殷商时期的甲骨文，是汉字的起源，也是世界上唯一延续至今的象形文字。在甲骨文中，也有中国先民关于皮肤及皮肤病的记载。

皮肤病名称的起源 甲骨残片 $\overline{\ }$ ，其中的 介（介）字，像人身上衣甲之形，该字中间部分像人形，两边的四点表示连在一起的铠甲片。《吕氏春

秋·孟冬纪》："其虫介。"汉代高诱注曰："介，甲也。"人患皮肤病表现为丘疹、鳞屑等多种形态，就像介虫鳞甲之形，故以"介"喻皮疹形态。"介"为"疥"之初文，"疒"做部首与"介"合为一字即"疥"，是后世文字演变的结果。右侧的 𤕟（疒）字像人卧病在床，为"病"字的初文，后成为诸病的部首。左侧的 𠬶（彗）字，《说文》曰："扫竹也"，像人手持植物枝条作清扫之状。"彗介疒"盖指"扫除介疒（皮肤病）"之意。《周礼·天官》："夏时有痒疥疾。"《说文》："疥，搔也。"段玉裁注曰："疥急于搔，因谓之'搔'，俗作'瘙'。"因此"疥"还指瘙痒性皮肤病。综上，"介疒"释义有三，其一为皮肤病的总称，其二指疥螨所致传染性疥疮，其三指瘙痒性皮肤病。

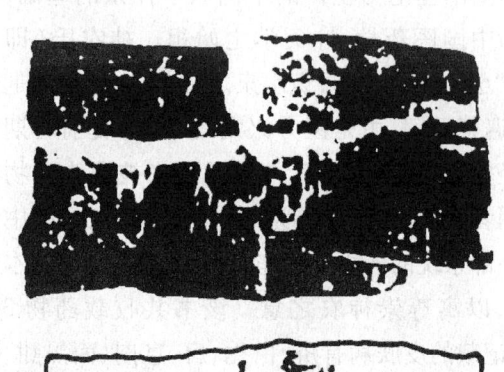

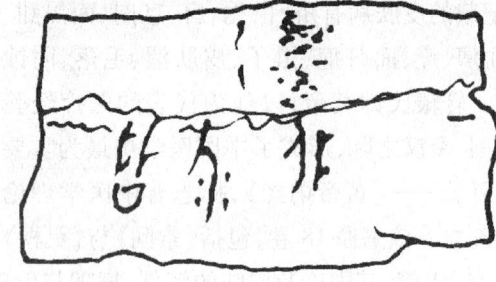

皮肤解剖学名词 𩠐（膚—肤），𠂓（身），⊞（甲），𤓰（爪），彡（毛），𥄕（眉），𦣻（鬚—须），𣬈（髮—发），𦱌（髭），而髯）。

有关美容名词 𦍌（美），𦣞（醜—丑），𣬉（文，文饰），颜色：𣏟（朱），𤐫（赤），𠥓（丹），𪏭（青），𦥑（白），𪏐（黑），等等。

有关皮肤卫生保健名词 𣱝（洒，洗），𣳾（沐，洗头），𣲗（湔，洗足），𤅪（沫，洗面），𤃭（浴，洗身），𥁑（盥，洗手），𥁀（膏）。

皮肤病名词 𤵎（疣、癣），𣏅（尤—肬—疣），（𤶃—疕），𧖸（喎—㖞），𧂇（雎—癃—痈），𤵹（疤），𣲱（且—疽），𤕟（疒止，病趾）。

商周金文中的皮肤病 𤐫（皮），𤕟（病），𤶃（疾），𤶇（疕），𤶷（痛），𤶜（疵），𤶺（疥），𤶞、𤶑（疠），𤶮（瘤），𣥜（疡），𤸸（痒），𦡁（痕）。

皮肤病疗法 𤕟（针刺）、𤆍（灸疗）、𤔴（按摩）、𤓰（吮）等甲骨文表明，至少在商代，中国先民除用巫术治病外，已知用针刺、灸疗、按摩、吮吸、叩击、包扎之法并辅以药物疗疾。妇好墓出土的研药器具玉臼、玉杵，以及含内、外用药朱砂等遗迹，充分证明当时即可制药。商纣王叔父箕子"漆身伪厉，被（披）发而为狂"以避祸，"厉"为古之麻风病名，人为伪造漆性皮炎，说明当时人们对麻风和漆皮炎都很熟悉。

《周礼》记载周代医疗卫生机构设食医、疾医、疡医、兽医4科，其中"疡医"即近现代的外科和皮肤科，掌治肿疡和溃疡，该书并记载"夏时多痒疥疾"，与当今夏季皮肤病多发相一致。《周礼·天官》篇载："凡疗疡以五毒攻之，以五气养之，以五药疗之，以五味节之。"郑玄注："今医人有五毒之药，合黄堥（瓦器）置石胆、丹砂、雄黄、慈石、矾石其中，烧三日夜，其烟上着，以鸡羽扫取以治疗。"这是叙述升药的炼术和用法，其中谈到采用砒和汞治疗皮肤病，当为世界上最早应用丹药治疗皮肤病和外科病的记载。

《战国策》记载豫让"漆身伪厉……"春秋末也有孔子学生冉耕（字伯牛）患恶疾（麻风）的记载，因此麻风也被称为"伯牛之疾"。《诗经》中的"蜮"，即射工，为现代毛虫皮炎。《史记·扁鹊仓公列传》："乃割皮解肌，诀脉结筋。"即进行外科手术、内科诊脉。1972～1974年在长沙马王堆考古发现公元前500年一批帛书，其中的《五十二病方》，首将"皮"用于人体（先上卵，引下其皮），即有夕下（体臭）、疣、皮肤疮疡、白处（白癜风）、冥病（麻风）、朐痒（肛门瘙痒）、加（痂）、濡加（痂）、乾加（痂）（疥、癣、湿疹、皮炎）、㾐（痤疮）、胻伤（小腿溃疡）、身疕（银屑病等顽固性皮肤病）等25种皮肤病的记载。

秦代简牍中有关于疠（麻风）律令的条文，规定患疠罪犯押至疠所（麻风院）定杀（处死），并记载有关于疠病检查的病案。

东汉张仲景（150~219）所撰《伤寒论》（196~204）中，即有关于狐惑病（Behçet病）、浸淫疮等皮肤病的记载，其治浸淫疮之黄连粉等方剂一直沿用至今。值得注意的是，《伤寒论》方剂特别受日本医界推崇，其方在日本应用十分广泛。

东晋葛洪（281~342）所撰《肘后备急方》（265~341），记载了40余种皮肤病，有麻风、痤（痤疮）、豌豆疮（天花）、沙虱（恙虫病）、虏疮（天花）、马热疳（马鼻疽）、瘑疮、脚气病（维生素B₁缺乏症）以及蜈蚣咬伤、蝎螫伤、蜂螫伤、蜘蛛及其他昆虫咬伤等动物性皮肤病，等等。书中记载沙虱（恙虫病）如疥虫样，疥"小疮皮薄，状如水内瘑虫"，说明当时对恙虫和疥虫已有较详细的了解。葛洪为医药学家兼道教学者，精于炼丹，罗浮山有其当年炼丹制药之"稚川丹灶""洗药池"等遗址，他曾用化学合成药——丹药治疗疮疡。

晋代人所撰《刘涓子鬼遗方》10卷，原书遗失后，南齐人龚庆宣于公元499年重编，这是中医外科痈疽及金疮方面的专著，其中记载了痈、疽、疮、疖等20多种皮肤病。

隋代巢元方撰于大业六年（610）的《诸病源候论》，其中有37卷、465论涉及了200多种皮肤病的病因，已认识到疫疠（微生物）可致传染性皮肤病以及虫致癣、癞或大风（麻风）等，同时还有关于针挑观察疥虫的记载。

唐代孙思邈（581~682）世称药王，他也是皮肤病和皮肤美容专家，所撰《备急千金要方》（652）与《千金翼方》（682），合称《千金方》。孙氏首倡"大医精诚"，对医德的规范传颂至今。《千金方》涉及的皮肤病证名称约200种、治疗皮肤病的方剂234首、皮肤病用药约230种，其中对皮肤美容以及小儿、女性、老年性皮肤病的诊治尤为详切。孙思邈亲手治疗的恶疾大风（麻风）病患达600例。

唐代另一医家王焘（670~755）所撰的《外台秘要》，萃录唐以前近70家方书的资料，可谓集前代医学文献之大成，其中涉及的皮肤病有100余种，收录了有关泥疗、蜡疗、冷冻、拔甲以及护肤美容等皮肤病外治法的大量史料。

北宋朝廷敕撰的《太平圣惠方》（成书于公元992年），首创"麻风"病名，其中"麻"为症状，"风"为病因，此为科学病名的典范。南宋伍起予所撰《外科新书》（1207），始创"外科"这一医学名词；该书已佚，陈自明所撰的《外科精要》（1263）中引及其内容。另外"金元四大家"的刘完素、张子和、李东垣和朱丹溪，均强调皮肤科内治，他们的医疗思想对后世皮肤病的诊疗具有深远的影响。

明清两代为古代外科皮肤科发展的鼎盛时期，此期有多部外科著作问世，如汪机（1463~1539）之《外科理例》（1531）、申斗垣（生卒年不详）之《外科启玄》（1604）、王肯堂（约1552~1638）之《疡医证治准绳》（1608）开启儒医派；陈实功（1555~1636）之《外科正宗》（1617）开启正宗派；祁坤（生卒年不详）之《外科大成》（1665）、陈士铎（约1627~1707）之《洞天奥旨》（1694）、王维德（1669—?）之《外科证治全生集》（1740）开启全生派；吴谦（1689~1748）、刘裕铎（1686~1757）奉旨修纂之《医宗金鉴·外科心法要诀》（1742），为清代外科教科书，开启金鉴派。此外如顾世澄（生卒年不详）之《疡医大全》（1760）、孙震元（生卒年不详）之《疡科会粹》（1802）、高秉钧（1755~1829）之《疡科心得集》（1805）、邹岳（生卒年不详）之《外科真诠》（1838）等明清时期300余种外科及疮疡医著，记载了300多种皮肤病，有1000多种皮肤病名称。

明代大医李时珍（1518~1593），于1578年撰成世界科学巨著《本草纲目》，于1596年正式刊行。此书于1606年传至日本，接着被译成拉丁文以及朝、法、德、英、俄等国文字，流传于世界各国，前后被翻刻100余版次。该书共收载药物1892种，附图1109幅，附方11096首，其中有皮肤科药物480余种、皮肤病100多种，极大地丰富了皮肤病治法。

明代薛己（1487~1559）的《疠疡机要》（1486）、沈之问（生卒年不详）的《解围元数》（1550）和清代释传杰（生卒年不详）的《明医疠疡全书指掌》（1675）、萧晓亭（生卒年不详）的《疯门全书》（1796），合称中国麻风医学四大专著，也是中医皮肤病学的重要著作，在皮肤病的诊疗方面具有重要的医史文献以及临床价值。1569年，葡萄牙人在澳门创办麻风院,收治麻风患者。

公元 1505 年前后,霉疮(梅毒)由葡萄牙商人经印度传入中国广东;1513 年,释继洪的《岭南卫生方》中最早记载了杨梅疮;明代医家韩懋(1441~1522?)于 1522 年撰成《杨梅疮论治方》。李时珍《本草纲目》指出:"杨梅疮古方不载,亦无病者。近时起于岭表,传及四方……近时弘治(1488~1505)、正德(1506~1521)年间,因杨梅疮盛行。"梅毒学家陈司成(1551~?)所撰之《霉疮秘录》,于崇祯五年(1632)刊行,该书介绍了梅毒的传染途径及预防传染的方法,系统地总结了用生生乳(砒霜和轻粉)治疗梅毒的经验,在世界梅毒学研究与治疗史上占有重要地位。明清两代几乎所有的外科著作均涉及霉疮,当时治疗霉疮的要药为土茯苓,此药及其用法曾传至欧洲,在欧洲梅毒治疗史上做出了重要贡献。

2. 近代中医外科皮肤科之传承与发展

中国近代外科皮肤科史上出现了诸多著名医家以及医著,较重要的有吴师机、马培之、余景和、高思敬、张山雷等。吴师机(1806~1886),名安业,字尚先,浙江钱塘(今杭州)人,1864 年撰成《理瀹骈文》,为中国第一部外治专书。马培之(1820~1903),字文植,江苏武进孟河人,1892 年撰成《外科传薪集》,1893 年又成《马培之外科医案》,为孟河医派重要代表性医家;曾入宫为慈禧诊病,近代名医丁甘仁曾从其受业。高思敬(生卒不详),字憩云,江苏澄江(今江阴)人,1900 年撰成《外科医镜》。余景和(1847~1907),字听鸿,江苏宜兴人,1891 年撰成《外证医案汇集》。

20 世纪 30 年代,北平中医疡科有著名的三大派,其中一派为御医房星桥,其子房少桥传其衣钵;一派为自学成才的丁德恩,其弟子有哈锐川、赵炳南等;另一派为段馥亭及门人段凤舞、赵永昌等。

中国近代的中医学校(院)普遍开设过皮肤花柳科课程。广东光华医学校于 1924 年出版了中医《花柳科讲义》《外科讲义》,依之进行中医皮肤病、花柳病之教学。近代上海儒医陆士谔之子陆清洁于 1935 年撰成中医《皮肤病》,首次提出中医皮肤病的概念;此外茹十眉编、吴克潜校的《皮肤病》一书于 1936 年再版,按头面、四肢、躯干等部位论述了 44 种中医常见皮肤病症,介绍了各症的病状、病因、治法及验方等。

3. 现代中医皮肤科之创建及发展

20 世纪 50 年代后,赵炳南、朱仁康等一批医家从中医外科领域脱颖而出,专事中医皮肤科,举办了多期中医外科皮肤科学习班,大力培养中医皮肤病学人才,成为现代中医皮肤科奠基人。1954 年,中央皮肤性病研究所成立中医室,有赵炳南、秦伯未、方大定等从事皮肤病的中医及中西医结合诊疗与研究。1975 年,赵炳南的学生和助手整理的《赵炳南临床经验集》由人民卫生出版社出版,此书于 1978 年荣获全国科学大会奖。20 世纪 70 年代初,疮疡、皮肤外科专家朱仁康创制成功治疗皮肤顽症银屑病的"克银方",因疗效好、副作用少、复发率低等优点,荣获 1983 年卫生部科技成果一等奖;1979 年,《朱仁康临床经验集》出版,在中医皮肤科临床诊疗暨学术研究方面意义重大;1985 年,朱仁康荣获世界文化理事会颁发的"阿尔伯特·爱因斯坦"世界科学奖。1997 年,徐宜厚等著的《皮肤病中医诊疗学》出版,2004 年被译成英文在英国出版发行。据不完全统计,20 世纪 50 年代以来,出版的中医皮肤科著作共有百余部之多。此外全国所有中医医院都陆续建立了中医皮肤科或中医外科,如北京广安门医院及北京中医医院分别在 1972~1973 年间设立了皮肤科。

为继承名老中医的学术及临床经验、强化中医传承教育,中华人民共和国人事部、卫生部、国家中医药管理局分批遴选、确定了具有突出专长的全国老中医药专家学术经验继承指导老师,首批入选的皮肤科、皮肤外科专家有朱仁康、石光海等 29 人。此外,皮肤科中医、中西医结合学科还被国家中医药管理局确定为"十五""十一五"重点学科。2009 年,北京中医医院、广东省中医院、湖南中医药大学第二附属医院、中国中医科学院广安门医院等被确定为皮肤病学重点学科单位,大力开展中医皮肤科的全面建设和专病研究。

据资料统计,2000 年,全国从事中医皮肤科工作者有 2 765 人,目前大约有 5 000 人。1981 年,国务院批准的中医皮肤病学博士生导师有朱仁康、石光海等人,目前这一人数达到 38 名;此外,广东省中医院、湖南省中医药大学第二附属医院、上海中医药大学附属岳阳中西医结合医院等还设立了中医皮肤病学博士后流动站。为促进中医重点专科的发展、提高中医临床疗效,国家中医药管理局还开展了重点专科协作组建设,白疕(银屑病)、蛇串疮(带状疱疹)、白驳风(白癜风)、湿疮(湿疹)、粉刺(痤疮)等被确定为重点主攻的皮肤病病种,组织相关专家和单位在搜集梳理、临床验证、筛选优化各地有效中医治疗方案及技术的基础上,制定各病的中医诊疗方案及中西医结合临床治疗路径。

2014 年,禤国维教授当选为第二届国医大师,为当时 60 位国医大师中唯一的中医皮肤病学专家。

作为国内中医皮肤科最高学术团体的中华中医药学会皮肤科分会于 2004 年 10 月成立,段逸群、杨志波先后任主任委员。分会每年召开 1 次皮肤科学术会议,制定了《常见皮肤病中医诊疗指南》等,组织编写了“当代中医皮肤科临床家丛书”30 种等图书。世界中医药学会联合会皮肤科专业委员会于 2009 年 9 月在广州成立,理事会由中外专家组成,禤国维、陈达灿先后任主任委员。2015 年 5 月又成立了中国中医药研究会皮肤性病学分会,范瑞强为首任主任委员。

2017 年《中华人民共和国中医药法》的颁布实施,迎来了中医皮肤科发展的春天。医界对药浴、熏蒸、腧穴、火针、火疗等中医皮肤科特种疗法的研究和临床应用进一步深入;辨证施治、临方调剂、中药内外治法等中医传统在传承中继续发展;北京中医医院等机构及全国相关专家在临床验证的基础上,筛选出治疗皮肤病的 100 个内服方、1 300 个外用方、30 多种外治剂型、300 多种中药及其制法,将会在临床实践中逐步推广。

随着全球化的发展,中医皮肤科在走向世界方面也迈出了坚定的步伐、取得了切实的成效。如庄国康、李林、刘世明、陈凯、李元文、刘瓦利等数十位中医皮肤科专家走出国门,在英国、美国等国开设了中医皮肤科诊疗机构;徐宜厚在英国出版了《中医皮肤病学》参考书;禤国维等出版了银屑病、痤疮等中医皮肤科图书,在英国、日本等国举办了中医皮肤科学习班、研讨会及学术会议等。总之,随着国际交流的日益频密和深入,中医皮肤科及其临床功效正被越来越多的国际同行及海外患者所了解和认可,必将为造福人类健康做出更大的贡献!

二 西医东渐 皮科分途

1. 西医皮肤性病学的传入及在中国的发展

1840 年鸦片战争以后,中国进入半殖民地半封建的近代社会。随着国门的被迫打开,西方商人、探险家、传教士等各色人等怀着各种各样的目的进入中国;而一些懂得医术的传教士——也即传教医的入华,同时也带来了与中国传统医学截然不同的西方医学,这就是医学史上的“西医东渐”,它开启了中国医疗界的“中西并峙”。就皮肤科而言,西医皮肤花柳病学也传入中国并得到发展。

1834 年,美国医疗传教士伯驾(Peter Parker, 1804~1888)来华,翌年在广州开设了眼科医局,这是中国境内第一所现代化的医院。1859 年,另一名在华的美国医疗传教士嘉约翰(John Glasgow Kerr, 1824~1901)在眼科医局的基础上建成博济医院,1866 年又在医院内设立博济医学堂,以培养西医人才。嘉约翰还与林湘东、林应祥、尹端模等中国人合作,于 1872 年编著了《花柳指迷》、1873 年编著了《皮肤新编》,这是亚洲最早的西医皮肤花柳病学教材。

1844 年,英国传教士洛克哈特(William Lockhart, 1811~1896,又译“雒魏林”)在上海开设诊所,名为“中国医馆”;1860 年,洛克哈特在北京创办北京施医院(即双旗杆医院),1865 年由德贞(John Dudgeon, 1837~1901)接管;据该院统计表,1869 年,皮肤科的就诊率在内、外、眼、皮肤四科中排第二位,已是当时的主要专科。

苏格兰籍医学传教士马雅各一世(James Laidlaw Maxwell Ⅰ)于 1865 年来到中国台湾,在台南府城开设台南医馆,于内科、外科诊治梅毒、麻风及皮肤病等;其子马雅各二世(James Laidlaw Maxwell Ⅱ, 1873~1951)于 1900~1923 年间在台南致力于防治麻风、皮肤病,曾任中国博医会干事、中华医学会副会长,为国际著名麻风病专家,足迹遍及中国各麻风病流行地区。

英国圣公会医疗传教士梅藤更(David Duncan Main,1856~1934)于1881年来华行医传教,1884年在杭州建成广济医院,1885年创建了广济医校,1887年又创建了广济麻风医院,为麻风防治事业贡献良多。梅藤更在杭州生活、行医45年,于1926年12月回到英国。同为英国圣公会医疗传教士的苏达立(Stephen D. Sturton,1896~1970)于1921年来华,在梅藤更回国之后,苏达立于1928年继任广济医院院长和广济麻风医院院长,在麻风防治方面做出了突出贡献。抗日战争期间,苏达立积极救治从淞沪战场上撤退下来的伤兵以及逃难至杭州的难民,于1941年11月被日军逮捕,关押在日军集中营,直至抗战胜利才被释放。

美国传教医师聂会东(James Boyd Neal,1855~1925)于1883年到山东登州,1890年被教会派往济南,创办了华美医院并开设医校,其医校后来成为齐鲁大学医学院,聂会东为首任院长。1898年,由聂会东口译、尚宝臣笔述出版了美国皮肤科教材《皮肤证治》。

英国医学传教士司督阁(Dugald Christie,1855~1936)于1882年来华,从翌年开始,在东北地区行医传教40年,先后创办了盛京(今沈阳)诊所、盛京施医院、盛京医学院,为近代中国东北地区的医疗卫生事业贡献卓著,其中在皮肤科的临床诊治和人才培养方面也颇多建树。

美国皮肤科专家海贝殖(Leroy Francis Heimburger,1889~1960)于1913年来华,曾任齐鲁医院院长,1925年建立济南麻风医院并兼任院长。1924年,编著出版《梅毒详论》;1928年,编著出版《皮肤病汇编》。另一美国医学传教士海深德(Lee Sjoers Huizenga,1881~1945)1920年来华,在江苏如皋从事麻风防治等医疗卫生事业;1937年后到上海从事麻风防治及医学研究,被日军因拘于集中营而折磨致死。

1886年,在华传教士医生在上海成立了中国教会医学联合会,简称中国博医会,嘉约翰任首任

会长。该会于1887年起编辑出版《博医会报》(《中华医学杂志》前身),发布有关疾病的研究成果和临床诊疗方法,介绍西方最新医学著作,审定医学名词,其中包括大量有关皮肤病的内容。特别是博医会中一些德高望重的医生,其中也包括不少皮肤科专家,他们青年时期来华,在中国行医数十年,为中国近代医疗卫生事业的发展、为西医皮肤病学在中国的传播、为近代中国皮肤科人才的培养做出了重要贡献,值得中国皮肤科工作者永久尊重和怀念。

2. 现代中国皮肤性病学领域的先驱们

近代以来,除了欧美医疗传教士来华开办医院、创办医学院之外,随着西医在中国的发展,到了民国时期,更多的由国人创办的医院和医学院陆续建立,皮肤性病学不断发展,至20世纪初,由当时的国家卫生署登记的皮肤花柳科医师就有100多名。这些皮肤科医师大多受过良好的医学教育,其中不少还曾到美、英、法、德、日等国留学、研修,其学识及临床造诣均极深厚。特别是1931年"九一八"事变后,大批皮肤科专家满怀报国热情,或从海外回国抗日;或坚持民族气节,不为日伪所役,开办诊所行医济民;或兴校办学,为国家培养医学人才。先贤们的学术修为、医德医术和爱国济世精神足称楷模,将永远激励后人奋发努力、砥砺前行。在皮肤性病学领域,以下先驱者们尤其做出了十分重要的开创性和奠基性贡献。

郑豪(1878~1942),曾任中华医学会副会长,1909年代表清朝政府出席挪威卑尔根第二届国际麻风会议。

刁信德(1880~1958),热带病学专家,中华医学会的发起者和创建者之一,曾任该会第四任会长。1916年发现孢子丝菌病。1926年在上海设立虹口皮肤病诊所,后升为虹口皮肤病医院。曾组建中华麻风疗养院。淞沪抗战时,赴四行仓库慰问八百壮士,组织战地救护队救护15万军民。

刘庆绶(1887~1931),早年留学日本习医,回国后清政府授予进士,并被点为翰林院编修。民国初,先后任教于天津、北京军医学校。

蹇先器(1893~1945),1920年8月在北京医学专门学校创立皮肤花柳科并被聘为教授,是我

国第一位皮肤科教授。20世纪三四十年代，先后任北平大学附属医院院长、西北医学院院长、福建医学院附属医院院长等职。曾编译《皮肤及性病学》教材，是我国皮肤性病学奠基人之一。

翁之龙（1896～1963），1920年毕业于上海同济医工专门学校，后赴德国留学，专攻皮肤科，回国后曾任同济大学校长、上海医院院长等职。曾首先发现稻田接触性皮炎，后被命名为"翁之龙皮炎"。著有《皮肤病学》等书，和傅瑞思共同审校了李洪迥编著的《梅毒学》。

穆瑞五（1897～1979），1925年毕业于北京协和医学院，1929年赴瑞士留学，在苏黎世大学医学院皮肤科工作；1930年在丹麦举行的国际第八届皮肤科学会议，穆瑞五被推荐为中国代表。曾任青岛山东大学医学院皮肤科主任、青岛医学院副院长。长于职业性皮肤病。

尤家骏（1898～1969），1926年毕业于齐鲁大学医学院，曾在齐鲁医院皮肤科工作，后赴奥地利维也纳大学皮肤病院留学。1948年代表中国出席哈瓦那第五届国际麻风会议，在会上做了麻风分类的报告。为国际著名麻风病专家、我国皮肤性病学重要奠基人之一，著有《麻风病学概论》等。

于光元（1899～1991），1921年毕业于奉天医科大学，1925年获英国爱丁堡大学医学博士学位。为"九一八"事变九君子之一，和其他8位爱国志士冒着生命危险搜集日本侵华证据提交给国联调查团，向世界揭露了日本的侵略真相。曾创办兰州医学院并任院长，历任奉天医科大学、国立中央大学医学院、齐鲁大学医学院皮肤性病科教授及主任等职。由他研究并命名的"日光性皮炎"推翻了传统的"滨草中毒"论，在国内外皮肤科学界有很大影响。是我国皮肤性病学科主要奠基人之一。

杨国亮（1899～2005），我国皮肤病学奠基人之一。1935年用链杆菌菌苗治疗软下疳及性病性淋巴肉芽肿，是国际上最早创用免疫学原理治疗该病的报道。他还在国际上首次阐明丹毒、象皮肿与足癣的因果关系，对后人诊治这类皮肤疾病具有重要的指导意义。在国内首次发现并报道了隐球菌病、孢子丝菌病、锑剂皮炎，创用了对白癜

风、冻疮、浅表真菌病、系统性红斑狼疮、瘢痕疙瘩等疾病的治疗方法，为防治梅毒、麻风、雅司、疥疮等慢性传染性皮肤病做出了重要贡献。

石光海（1915～2002），早年留学日本，是著名皮肤科专家。首创象牙隆鼻术、酒渣鼻切割术。20世纪40年代发现扬子江肿的病因为腭口线虫。中华人民共和国成立后，曾任上海第十人民医院、曙光医院皮肤科主任。

此外，陈鸿康（1894～？）、刘泽民（1896～1984）、宁誉（1897～1989）、秦作梁（1897～1987）、赵炳南（1899～1984）、林荣年（1900～1991）、黄丙丁（1901～1938）、胡传揆（1901～1985）、邝安堃（1902～1992）、曹松年（1903～1990）、刘蔚同（1905～1982）、郭锡麟（1908～1980）、李洪迥（1908～1993）、马海德（1910～1988）、姚际唐（1911～1983）、王光超（1912～2003）、郭可大（1912～2001）、李家耿（1913～1993）、董国权（1913～1999）、朱仲刚（1913～2007）、戴骧盈（1914～1992）、顾伯华（1916～1993）、刘辅仁（1916～2010）、黄志尚（1916～　）、秦启贤（1919～2010）、孙鹤龄（1922～1993）、刘荣卿（1923～2009）、王端礼（1925～2011）、刘季和（1926～　）、邱丙森（1927～2016）、吴绍熙（1929～　）、廖万清（1938～　）等专家，均在皮肤性病学领域卓有建树。其中陈鸿康、宁誉、姚际唐、刘荣卿、刘季和、邱丙森等在皮肤病理方面成就突出，秦作梁、黄丙丁、曹松年、郭可大、孙鹤龄、秦启贤、吴绍熙、王端礼、廖万清等在医学真菌方面做出了重要贡献。

在世界现代皮肤科学史上，由我国专家首次发现的新致病真菌有30多种，如李瑛于1955发现荚膜组织胞浆菌病、甘苇于1958发现粗球孢子菌病、孙鹤龄于1959发现茄房镰孢病，等等。另外，1957年，黄志尚发现单纯疱疹Ⅱ型病毒，获国际公认。20世纪50年代，杨天籁在上海新华医院创立了小儿皮肤科。

3. 中国皮肤性病科主要临床机构

1869年，北京施医院设立皮肤科，此后国内有条件的医院陆续设立皮肤花柳病专科。上海工部局于1871年建成性病医院；1920年，杭州建成花柳病医院；1930年，刁信德建立虹口皮肤病医院，

此为中华麻风救济会之诊疗医院，主要收治麻风、花柳病、皮肤病。

2002 年后，国家教育部确定了一批重点皮肤病学科，包括中国医科大学第一附属医院、北京大学皮肤性病专业（北京大学第一医院及人民医院）、北京协和医院、中国医学科学院皮肤病研究所、第四军医大学（空军军医大学）西京皮肤病医院和安徽医科大学附属第一医院等 6 家单位。此外西安交通大学医学院第二附属医院被确定为皮肤病重点培育学科，复旦大学附属华山医院被卫生部确定为皮肤病临床重点专科。

中国医科大学第一附属医院可追溯至建成于 1908 年 10 月的福建汀州（今长汀）福音医院和 1911 年建立的南满医学堂（1922 年升格为满洲医科大学）奉天医院。奉天医院于 1914 年设立皮肤泌尿器科，著名皮肤科专家太田正雄（Masao Ota，1885～1945）于 1918～1926 年间曾任科主任、教授和院长。中华人民共和国成立后，中国医科大学第一附属医院于 1949 年建立皮肤花柳科，杨盛林、董国权、陈洪铎、何春涤、高兴华等历任科主任。1999 年，陈洪铎教授当选中国工程院院士。2002 年，该院被教育部批准为高等院校皮肤病与性病学国家重点学科；其皮肤病蜡模位居世界前二位，享有国际盛誉。

北京大学第一医院皮肤花柳科成立于 1915 年，1920 年蹇先器任科主任，之后继任者有胡传揆、王光超、陈集舟、马圣清、朱学骏及李若瑜等。近年来，朱学骏等研究团队在副肿瘤性天疱疮及红斑肢痛症领域的研究达到国际前沿水平。北京大学人民医院前身为北京中央医院，创建于 1918 年，1958 年始为北大附属医院，刘铁枕、王文山、朱铁君、张建中先后任皮肤科主任。张建中等首次提出"特应性皮炎样 GVHD"，首次发现稀毛症基因 RPL21。

北京协和医院于 1924 年建立皮肤科，傅瑞思（Chester North Frazier，1892～1973）为首任科主任，之后李洪迥、周光霁、王家璧、王宝玺、孙秋宁相继任科主任。陈鸿康、穆瑞五、胡传揆、秦作梁、曹松年、卞学鉴、李家耿、王光超等皮肤科名家均曾在此工作过。1930 年，在丹麦举行的世界第八届皮肤病大会上，傅瑞思与胡传揆撰写的《维生素甲缺乏的皮肤病》受到与会者高度评价，后被编入美国皮肤科学教科书。傅瑞思与李洪迥合著的《梅毒免疫学的种族差异》一书，1946 年在美国出版。

第四军医大学（2017 年更名为中国人民解放军空军军医大学）西京医院皮肤科成立于 1949 年，郗耀承、魏克庄、关鹏举、车乃增、刘玉峰、高天文、王刚先后任科主任。近年来，该院皮肤科承办、协办了多次国际性和全国性学术会议。刘玉峰等人的研究成果《天然抗角蛋白自身抗体的生物学特性作用及意义》获 1996 年国家科学技术进步三等奖；高天文等人的研究成果《外伤后细菌性致死性肉芽肿》入选 2001 年中国医药科技十大新闻。

中国医学科学院皮肤病研究所 1954 年在北京成立，1970 年迁至江苏泰州，1984 年再迁南京。胡传揆为首任所长，之后继任者有徐文严、王宝玺等。该所主要承担国家安排的性病、麻风、头癣防治的组织和领导任务，为中国性病麻风防治中心、中国医学真菌菌种保藏中心、《中华皮肤科杂志》《国际皮肤性病学杂志》主编单位。2000 年，该所的科研成果"真菌病的基础与系列临床研究"获国家科技进步二等奖。

安徽医科大学第一附属医院皮肤性病科创建于 1954 年，首任科主任为李文澜，之后朱一元、张学军、杨森先后任科主任。目前，该院皮肤性病科已经建成世界最大的人类遗传性皮肤病样本保存和利用资源库。安徽医科大学皮肤病研究所所长张学军教授等发现了银屑病、麻风、白癜风新的致病基因，其研究成果《皮肤病遗传资源的收集与利用》获 2007 年国家科技进步二等奖，《我国首次确认白癜风是自身免疫性疾病》入选 2010 年中国医药科技十大新闻。

西安交通大学医学院第二附属医院皮肤科成立于 1938 年，蹇先器教授为首任科主任并兼任医学院院长，赵清华教授 1948 年任附属医院院长兼皮肤科主任，刘蔚同主任 1951 年主持成立了全国第一个皮肤花柳病学系，并举办皮肤花柳病专业培训班，培养了 164 名皮肤科医师。之后，刘辅仁、李伯埙、徐汉卿、谭升顺、彭振辉、肖生祥先后任皮肤科主任。该科编著出版了《皮肤病方剂药物手册》一书，其中以皮肤科外用药制剂见长且特色显著，影响及于全国。刘辅仁创建了《中国皮肤性病学杂志》和《中国医学文摘·皮肤科学》，主编出版了大型工具参考书《实用皮肤科学》，引领皮肤科中西医结合。

复旦大学附属华山医院（前身为中国红十字会总医院）皮肤科由美籍奥地利人罗爱思（Reiss F.，1892~1982）创建于1929年。中华人民共和国成立后，杨国亮教授任首任科主任，之后康克非、王侠生、方丽、郑志忠及徐金华先后继任。1953年曾开设皮肤花柳病专业班，为我国培养专科医师50余人，其中绝大多数成为全国多所医学院校或大医院皮肤科的主任或中坚力量。1963年，该院成立皮肤病研究室，1978年经卫生部批准成立皮肤病学研究所，杨国亮任所长，之后康克非、王侠生、廖康煌相继任所长，现任所长由安徽医科大学张学军兼任。该院皮肤科为国家首批硕士和博士点授予单位，历年来累计接受来自全国为期半年或一年的进修医师3 000余人，已培养博士、硕士生200余名，成为我国培养皮肤科人才的主要基地之一。2008年，皮肤科门急诊就诊人数突破百万人次，之后仍在逐年上升，2016年已达150万人次。自2009年起，华山医院皮肤科连续8年名列全国医院最佳专科排行榜第一。是国家卫健委临床重点建设专科和上海市"重中之重"临床重点学科、上海市皮肤科临床质量控制中心。

4. 性病、麻风、头癣、职业性皮肤病防治成就卓著

性病防治　在近代中国，梅毒、淋病等是发病率最高的传染病之一，流行猖獗。当时大城市的患病率高达4.5%~10.1%，个别少数民族地区高达47%；1900年，驻青岛德国军队性病发病率高达33.2%；1948年，上海性病防治所估计上海有性病患者49万，专家估计全国性病患者在1 000万以上。西医传入中国之初，防治性病为主要的医疗项目之一，当时性病诊所遍及全国，几乎所有的医师都会收治性病。由于社会原因，花柳病发病率居高不下，屡治不绝。1935年，中国花柳病预防协会成立。1949年后，中央政府即把防治性病作为

重要任务，在城市采取建立防治机构、封闭妓院、免费诊疗、安排就业等措施，并派医务人员赴少数民族地区防治性病，累计治愈性病患者1 000余万，到1964年时，取得了在全国范围内基本消灭性病的成绩，受到国际社会广泛赞誉。马海德、叶干运等性病和麻风病防治专家受到国家表彰。

麻风病防治　麻风在中国有3 000年的历史。19世纪末20世纪初，西方医疗传教士伯驾、康德黎、杨格非、高似兰、梅藤更、海深德、傅乐仁、马雅各、苏达立、戴仁寿、海贝殖等先后来华，在中国各地开展麻风病的防治工作。据估计，中国当时的麻风患者约有100万，医疗工作者建立了麻风院、麻风村，对麻风患者进行隔离治疗。中华麻风救济会于1926年2月1日成立，之后在全国各地建立了50所麻风防治机构，召开了3次全国麻风大会，1927年创办了中英文版《麻风季刊》。1940年，全国共有各类麻风院和麻风诊疗所51处。1949年后，在全国范围培训麻风防治骨干，并建立麻风院，对麻风患者进行普查普治。1985年，麻风防治专家马海德等重新组建成立了中国麻风防治协会。自1949年至2005年，全国累计登记麻风患者近50万名，已治愈近39万名。通过全国万名麻风防治工作者的努力，我国已于1981年达到了WHO提出的把麻风患病率控制在万分之一以下的目标。近5年来，全国新发现病例每年均在1 600名左右。2001年，"全国控制和基本消灭麻风的策略、防治技术和措施研究"获全国科技进步一等奖。我国麻风病专家尤家骏、张南、李家耿等和马雅各、斯胡曼（Prof. S. Schujman）、施钦仁（Olaf Skinsnes）等国际友人为麻风防治做出了重要贡献。陆玉珍、周娴君、刘振华、泽仁娜姆、潘美儿、孙玉凤、杜丽群等获南丁格尔奖。马海德、张国成获甘地国际麻风奖。张平宜、肖卿福因在麻风防治方面的突出贡献，分别被评为2010和2015年度感动中国人物；施钦仁则荣获国家友谊奖章与荣誉证书。

头癣防治　20世纪70年代以前，头癣在的个别边疆、农村地区的发病率高达3.4%，党和国家对防治头癣极为重视，组织全国著名专家胡传揆、杨国亮、吴绍熙等参加头癣防治工作。当时采取

专家指导、群防群治、先行试点、逐步推广等措施，取得了显著成效，其中湖北治疗46.7万人次，新疆治疗85万人次，全国共治愈200万患者，从根本上解决了头癣这一妨害人民群众健康的疾病。目前，头癣在我国仅呈散发状态。

职业性皮肤病防治　中华人民共和国成立后，随着工农业生产的迅猛发展，稻农和其他农业职业性皮肤病以及工业职业性皮肤病、文艺工作者化妆品职业性皮肤病的发病率明显上升，穆瑞五、朱仲刚、杨国亮、高玉祥、王同鑫、肖鹭白、夏宝凤、卞宗沛、罗邦国、王侠生等在防治工作中取得诸多重要成果和业绩，获得多项省部级科技奖及全国科学大会奖。

5. 皮肤科专业人才辈出

1949年，全国医学院校开办了皮肤花柳病专业班，当时第四军医大学培养了13名学员。1951年4月，中央卫生部批准在西北医学院成立皮肤花柳学系，第一期招收培养了38名学员。1953年，上海第一医学院共有53名皮肤科学员。北京医学院、贵阳医学院、昆明医学院也举办了皮肤花柳专业班，培养了一批皮肤科高级人才，成为全国皮肤科的中坚力量。

20世纪50年代，全国皮肤病学一级教授有胡传揆、杨国亮、翁之龙、刘泽民、穆瑞五、宁誉、尤家骏、于光元、林子扬、李洪迥、马海德、黄志尚等，二级教授有刘蔚同、殷木强、鲁章甫、潘继盛、郭锡麟、梁华堂、戴骥盈等，副博士导师有穆瑞五、秦作梁、尤家骏、于光元、杨国亮、郭锡麟、王光超、董国权、朱仲刚等。

1978年恢复招收硕士研究生，杨国亮、董国权等皮肤科专家于1981年开始招收博士研究生。目前全国皮肤性病学领域具有高级职称者5 000多人，其中正高职称约占一半；大陆地区共有70所高校具有皮肤性病学硕士点，55所大学有皮肤性病学博士点，约有博士生导师有150多人。陈洪铎教授和廖万清教授分别于1999年和2009年当选为中国工程院院士。

国内皮肤科医师人数从1952年的170名增加到2013年的22 715名，约占全国医师统计总数的1%，其中台湾地区2010年有931名，香港地区

2007年有70多名；还有相当一部分医师虽然统计在其他临床科室，但却主要从事皮肤科工作，因此实际从事皮肤科的医师约为统计数字的2倍以上。

一些成就卓著、在医疗领域做出卓越贡献的皮肤科专家成为党和国家的高级干部，其中中国共产党全国代表有陈洪铎、杨雪琴、何黎等；全国人大代表有穆瑞五、于光元、赵炳南、叶干运、杨蓉娅、黄畋、许爱娥等，全国政协委员有刘蔚同（特邀）、秦作梁（列席）、尤家骏、胡传揆、马海德、朱仁康、李桓英、韦国仁、孙建方、陆洪光等。他们参与国是，在政策层面向党中央和中央政府建言献策，以决策者的身份从国家顶层推动皮肤科的发展。

一批在皮肤病学研究和皮肤病临床方面做出杰出贡献的皮肤科医师获得了国家表彰，其中陈洪铎为"国家级有突出贡献的专家"；廖万清、杨森为"国家级有突出贡献的中青年专家"；魏华臣、谭锦泉、高兴华、陈翔、李春英为教育部"长江学者"；陈翔、杨勇、李春英为国家"杰出青年"；孙良丹、林志淼、赵明为国家"优秀青年"；陈洪铎、邓云山、杨蓉娅、周达春为"全国劳动模范"；陈洪铎、段逸群、李桓英、李铁男、林楚卿、刘巧、曲魁遵、韦国仁、张国成、陈达灿为"全国五一劳动奖章"获得者；刘蔚同、李桓英、年介舜、邵康蔚、陈汉为、邓云山为"全国先进工作者"；杨国亮、李洪迥、陈锡唐、朱仲刚、刘辅仁、边天羽、周鼎耀、陈洪铎等200余位皮肤科专家获国务院特殊津贴。

近年来，各地开办了各类培训班进行医学继续教育，特别注重对基层皮肤科医师的培养。国家出资选送边远地区的基层皮肤科医师参加全国学术会议、介绍基层皮肤病防治经验，并选派专家为基层授课，使5万多人次的基层皮肤科医师受益；同时对皮肤科住院医师进行规范化培训，建立了248个皮肤科培训基地。

6. 皮肤科学参考书、工具书、教材及期刊的出版

近代以来，国内编著出版的西医皮肤性病学图书计有3 000余部，其中清末民国时期出版的皮肤花柳病学图书有150余部。这3 000余部图书就性质而言，有大中专教材，有图谱，有综合参考

书;就内容而言,有皮肤病理、皮肤免疫、皮肤病治疗、皮肤病药物等基础图书,有性病、真菌病、杆菌病、皮肤外科、皮肤美容、皮肤病变态反应等亚专业图书,有银屑病、白癜风等专病图书以及皮肤病诊疗标准、诊疗手册、词典和电子书,等等,可谓一应俱全。

教材主要有:嘉约翰著《花柳指迷》(1872年)、《皮肤新编》(1873年);聂会东译《皮肤证治》(1898年);刘庆绶著《皮肤病学讲义》《花柳病学讲义》(1920年前);海贝殖、杨传柄、尤家骏编译《皮肤病汇编》(1928年);寒先器译《皮肤及性病学》(1935年);黄志尚著《实用皮肤花柳病学》(1947年);夏应魁译《皮肤性病学》(1956年);杨国亮主编《皮肤病学》(1958年)、《皮肤病及性病学》(1958年);陈登科著《皮肤科学》(1967年);王光超、陈洪铎、张学军主编《皮肤性病学》(1980年);王侠生《皮肤病学》(1987年),等等。

综合性参考书有:郭子英主编《实用皮肤病学》(1983年);朱德生著《皮肤病学》(1959年);方洪元主编《朱德生皮肤病学》(2009年第3版,2015年第4版);赵辨主编《临床皮肤病学》(1981年第2版)、《中国临床皮肤病学》(2010年);刘辅仁主编《实用皮肤科学》(1984年);杨国亮主编《皮肤病学》(1992年);杨国亮、王侠生主编《现代皮肤病学》(1996年);王侠生、廖康煌主编《杨国亮皮肤病学》(2005年);吴志华主编《现代皮肤性病学》(2000年);王光超主编《皮肤病及性病学》(2002年);李伯埙主编《现代实用皮肤病学》(2007年),等等。

基础图书有:邱丙森主编《皮肤组织病理学》(1981年);刘承煌主编《皮肤病理生理学》(1991年);康克非主编《免疫皮肤病学》(1992年);翁孟武主编《免疫皮肤病学基础与临床》(1996年);张信江主编《皮肤病性病实验诊断学》(1995年)、《皮肤病性病临床诊断学》(1996年);朱学骏等主编《实用皮肤病性病治疗学》(1998年);张学军、刘维达、何春涤主编《现代皮肤病学基础》(2001年);王侠生主编《皮肤科用药及其药理》(2006年)、《皮肤科诊疗手册》(2011年),等等。

译著有:于光元、徐世正主译《安德鲁斯临床皮肤病学》(1984年原书第7版),朱学骏、王宝玺等主译《Bolognia's皮肤病学》(2010年),张建中主译《皮肤病治疗学》(2011年)等。

图谱有:北京医学院第一附属医院皮肤科编《常见皮肤病图谱》(1978年);中国人民解放军总医院皮肤科、中国医学科学院首都医院皮肤科编《常见皮肤病彩色图谱》(1978年);山东医学院、山东皮肤病防治研究所编《皮肤病临床与病理图谱》(1984年);吕耀卿著《中国人皮肤病图谱》(1984年);叶培明等编著《实用皮肤病图谱》(1986年);吴志华主编《皮肤病及性病彩色图谱》(1994年);丁素先主编《临床皮肤病及性病彩色图谱》(1995年);朱学骏主编《中国皮肤病性病图鉴》(1998年);马琳主编《儿童皮肤病彩色图谱》(2008年);朱文元、倪容之主编《疑难皮肤病彩色图谱》(2008年);王双元主编《部位别皮肤病及性病图谱》(2010年);赵理明著《新编皮肤病诊疗图谱》(2012年);邹先彪主译《老年皮肤病图谱》(2016年)、《皮肤镜诊断图谱》(2017年),等等。

工具书有:杨国亮主编《中国医学百科·皮肤病学》(1984年),马振友、施辛、刘爱民主编《国际皮肤病分类与名称》(2007年),马振友、张建中、郑怀林主编《中国皮肤科学史》(2015年)等。

亚专业及专病图书有:李洪迥主编《梅毒学》(1956年);杨国亮主编《药物反应》(1980年);廖万清、吴绍熙、王高松主编《真菌病学》(1989年);王侠生主编《职业性及环境性皮肤病》(1989年);郑茂荣主编《遗传性皮肤疾病》(1989年);刘承煌主编《银屑病临床及其研究》(1994年);秦启贤主编《临床真菌学》(2001年),等等。

为配合教学,各医学院校和医院还制作了一些皮肤科辅助教具。民国时期的皮肤科教具以蜡模为主,当时各医院积累了大量蜡模。目前,中国医科大学珍藏的蜡模位居世界前列,是国际皮肤科的珍贵文物。1949年后,上海第一医学院、北京医学院、南京医学院、兰州医学院等单位主要以彩图结合蜡模标本进行皮肤病示范教学。20世纪70年代以来,各地陆续制作出版了许多有关皮肤病学的成套幻灯片、录像带以及视听教程等新型辅助教具。

20 世纪以来，国内出版的皮肤病性病学专业期刊约 20 多种，影响较大的有：1927～1943 年的《麻风季刊》中、英文版；世界第一份由麻风患者自办、1940～1945 年的《晨光》；1953 年创刊，胡传揆为首任总编辑，李洪迥、杨国亮、董国权为首届副总编辑的《中华皮肤科杂志》；1964 年创刊、胡传揆为首任主编的《医学文摘·皮肤性病学》（1992 年更名为《国际皮肤性病学杂志》）；1972 年创刊、1979 年起赵辨任主编的《皮肤病防治研究通讯》（1981 年更名为《临床皮肤科杂志》）；1984 年创刊、刘辅仁为首任主编的《中国医学文摘·皮肤科学》；1989 年创刊、刘辅仁为首任主编的《中国皮肤性病学杂志》；1985 年创刊、马海德为首任主编的《中国麻风杂志》（1999 年与《皮肤性病学杂志》合刊，更名为《中国麻风皮肤病杂志》）。此外还有 1983 年创刊于中国台湾、官裕宗为首任主编的《中华皮肤医学杂志》中、英文版，1998 年创刊于中国香港、庄礼贤为首任主编《香港皮肤及性病学杂志》，等等。

除了上述皮肤病性病学专业期刊之外，1887～1832 年的《博医会报》（The China Medical Missionary Journal，1932 年与《中华医学杂志》英文版合并，更名为 The Chinese Medical Journal），1915 年创刊的《中华医学杂志》中、英文版，1915 年创刊的《科学》，1950 年创刊的《科学通报》（英文版创刊于 1966 年）等期刊，也刊载了不少重要的皮肤病性病学论文。

7. 皮肤科学术团体

1937 年 4 月，中华皮肤病学会在上海成立，为中华医学会的专科分会，首任会长为陈鸿康，副会长为罗爱思、杨琳，委员有穆瑞五、依克伦。陈鸿康留学英国，为北平协和医院第一位皮肤科医师，兼任中国麻风救济会医学顾问、上海虹口皮肤病医院主任医师、上海女子医学院皮肤花柳科教授、《中华医学杂志》英文主笔等。抗日战争爆发后，中华皮肤病学会停止活动，委员也未改选；中华人民共和国成立后，一度改称皮肤花柳学会；直至 1952 年，第二届委员会在北京成立；1955 年，更名为皮肤性病科学会。学会至今已历 15 届，始终将

举办全国学术会议作为重点学术活动，胡传揆、李洪迥、王光超、陈锡唐、陈洪铎、张学军、张建中、郑捷先后任主任委员。1978 年在徐州召开了第四届全国地区性皮肤科学术会议，此后每 4 年召开 1 次，2003 年后，每年召开 1 次年会。参加皮肤性病科会议会员，从最初的十几人增加到 5 000 多人。1988 年起，中华皮肤性病科学会先后成立了皮肤病理、真菌、免疫、实验皮肤病、性病、麻风、影像诊断、儿童、青年等皮肤学组 13 个，2003 年起成立了银屑病、白癜风、红斑狼疮、荨麻疹等专病研究中心 13 个。

中国医师协会皮肤科医师协会于 2005 年 11 月在北京成立，每年召开 1 次学术年会，郑志忠、朱学骏、王宝玺、李若瑜先后任主任委员。2015 年 12 月，非公立医疗机构协会皮肤专业委员会在上海成立，郑志忠任主任委员。2016 年 5 月，中国研究型医院学会皮肤科学专业委员会在西安成立，王刚任主任委员。

8. 中外皮肤科学术交流

20 世纪以来，我国皮肤科的对外学术交流逐步开展了起来。民国时期，曾经举办国际热带学会议。20 世纪 50 年代，胡传揆、杨国亮、李洪迥、于光元、马海德等皮肤科专家曾前往苏联、波兰、日本等国参加学术活动。"文革"期间，对外学术交流大多停止，直到改革开放以后始逐渐恢复。1982 年，杨国亮、胡传揆、李洪迥、陈洪铎等专家参加了在日本举行的第 16 届世界皮肤科大会；1987 年，王光超、陈洪铎、王侠生等出席在柏林召开的第 17 届世界皮肤科大会，此后，我国有越来越多的中青年皮肤科同道出席这一每 5 年举办 1 次的国际皮肤科盛会以及其他国际或地区性学术会议。1988 年，中、日两国皮肤科同行建立了"中日联合皮肤科学术会议"机制，并于当年召开了首届会议，此后每 2 年举办 1 届，连续举办了 10 届；从 2010 年开始，"中日联合皮肤科学术会议"与"日韩皮肤科学术交流会"融合，更名为"东亚皮肤科大会"，此会成为中、日、韩三国皮肤科学界共同主导的地区性学术会议。1998 年 10 月，第五届亚洲皮肤科学大会在北京举行，大会由中华医学会皮肤科学会承办，主题是"东方医学走向世界"，共有

来自亚洲、欧洲、北美、大洋洲、拉美、非洲等40多个国家和地区的1 460多位代表参会。2004年5月,第九届国际皮肤科学大会在北京召开,大会主题是"皮肤、科学、友谊和世界和平",共有来自68个国家和地区的1 840多位代表与会,大会同时设40个分会进行学术交流,交流论文760多篇。此外,我国分别于2003年、2007年、2011年、2014年举办了4届国际美容皮肤科学术大会,于1998年、2016年举办了两届国际麻风大会,还举办了中日、中韩、中美、中英、中法、中德等国家间皮肤科学术会议,以及遗传性皮肤病、疱疹、黑素瘤、银屑病等亚专科国际学术会议数十次。据不完全统计,1980年以后,有1 000多位皮肤科同道先后出国留学、深造、研修、考察或接受培训;同时我国也为其他国家培养了数十名来华攻读硕士学位及博士学位的皮肤科专业留学生。

我国专家在皮肤科学领域的成就和贡献得到了国际同行的重视和认可,诸多皮肤科专家具有重要的国际地位和影响,如张学军、王光超、徐文严、叶干远、王宝玺、朱学骏、陈洪铎、王侠生、廖康煌、何春涤等曾分别当选为亚洲皮肤科理事会正副主席、理事以及名誉理事;张学军曾当选为国际皮肤科学会常务理事,胡俊弘曾当选为理事;陈洪铎历任第五届亚洲皮肤科学大会、第九届国际皮肤科学大会、第九届国际美容皮肤科大会主席等,并曾当选为国际皮肤科学会副会长、国际美容皮肤科学会副会长;叶干运、李桓英、张国成等曾当选为国际麻风学会理事,等等。

2007年10月,在阿根廷首都布宜诺斯艾利斯举行的第21届世界皮肤科大会上,中国被正式接纳为国际皮肤科学会联盟(ILDS)会员国。就是在这次大会上,张学军当选为国际皮肤科学会常务理事,胡俊弘当选为理事。自2009年起,陈洪铎、张建中、陆前进、高兴华、郑捷、郑敏等先后荣获ILDS杰出贡献奖。申办世界皮肤科大会是中国皮肤科学界几代人的梦想,近些年来一直在为此精心准备、持续努力着。

1987年,我国皮肤科学者在国际学术刊物上发表2篇论文,此后这一数字呈阶梯式、几何式上升,2013年达到451篇。这些论文,不少处于学术

领先地位,在国际上发出中国皮肤科学者的强音。如张福仁团队在《新英格兰杂志》发表关于麻风药物治疗机制的研究论文、王宝玺团队在 Science 发表关于反向型痤疮致病基因研究的论文、朱学骏团队在 Lancet 发表关于副肿瘤天疱疮发病机制研究的论文、郑捷团队在 Immunity 发表关于银屑病与IL-17研究等原创性论文,特别是张学军团队连续在 Nature Genetic 发表关于银屑病、SLE、白癜风和皮肤免疫相关致病基因研究等论文23篇,成为国际遗传皮肤病学的领头羊。

2011年,安徽医科大学皮肤病研究所与国际自然科学出版集团(NPG)旗下的 Nature Genetics(《自然-遗传学》杂志)联手,在合肥共同主办了"全基因组关联研究(GWAS)国际论坛",以推动该研究从发现更多的致病基因变异体走向潜在的临床应用。至2014年,已经有4场《自然》学术会议以中国作为举办地。与NPG的合作,既开创了我国皮肤科学界与国际顶级科技期刊的合作,也为我国自然科学领域其他学科与NPG的合作树立了典范。

2014年5月,复旦大学附属华山医院皮肤科与安徽医科大学皮肤病研究所联合承办了与国际知名的《实验皮肤病学杂志》(J Invest Dermatol, JID)合作的"JID-华山皮肤科高峰论坛",论坛在上海召开,开启了我国皮肤科学界与国际知名皮肤科专业杂志互动的先河。JID是由美国实验皮肤病学会(SID)主办的具有重要影响的国际性皮肤病学期刊,主要发表皮肤疾病方面的原创性科研成果,对皮肤病学科的发展具有引领和导向作用。2015年,JID杂志以 J Invest Dermatol Symp Proc(JIDSP)专刊形式介绍了上海"JID-华山皮肤科高峰论坛"并出版了会议论文,系统整理和总结了此次论坛的丰硕成果。在专刊中,JID杂志主编 Gilchrest A介绍了该论坛的发起、组织和召开等基本情况,高度称赞了论坛取得的成效和产生的影响,还分别对论坛具体承办方复旦大学附属华山医院皮肤科和安徽医科大学皮肤病研究所做了全面的介绍。JIDSP创办于1996年,每年出版2期,主要刊登皮肤病学综述、皮肤生物学、皮肤疾病研究论文以及来自学术会议的论文。JIDSP对我国

皮肤科所做的专门介绍,进一步扩大了我国皮肤科在国际医学界的影响。

三 中西医结合 独具优势

1. 中西医结合皮肤科之肇基

在西医传入中国之初,即有学者提出中医科学化、西医本土化,是为中西医结合之肇始。其时传教医师也虚心学习中国文化、接受中医药知识,如嘉约翰所著《花柳指迷》《皮肤新编》等书中,即以中药补充西药之不足,其所用中药有熟石灰、硫黄、硼砂、白(蜂)蜡、猪脂、杏仁油、三仙丹、密陀僧、鸡蛋黄等,并用白(蜂)蜡、猪脂、杏仁油做成软膏基质。聂会东所译美国皮肤科教材,中文本取名《皮肤证治》,颇类似中医书名;其所译医学名词,亦与传统中医名词相结合,有的即直接使用中医病名,如疥、麻风、天花、麻疹等。1914年,华人医师汪洋创建了上海中西医院,兼采中、西医术诊治病患;同年2月又创办了中西医药函授学校,到1925年时,10年间共有万名学员受业。上海中西医院与中西医药函授学校又编纂出版了"中西医学讲义"26种,其中包括汪洋编纂的《中西皮肤病学讲义》《中西花柳病学讲义》,以及顾鸣盛编纂的《中西外科学讲义》等。上述各书,内容分中医、西医两部分,西医部分包括病因、症候、预后、治法、处方等内容,中医部分包括病因、证候、诊断、治法、方药等内容。其中《中西皮肤病学讲义》介绍了31种皮肤病,按中医学说分为5章,包括疠疡癞风、游风丹毒、疮疡、浸淫疥癣以及杂症,共18症。《中西花柳病学讲义》西医部分包括淋病、龟头淋、鼠蹊腺炎、软性下疳、硬性下疳、后天梅毒、先天梅毒等7种病症,每一病症都详论其原因、症候、诊断、并发症、预后及治疗方法;中医部分包括淋浊、下疳、妒精疮、杨梅疮、结毒等5种病症,每种病症先述其定义,后论其病因、证候、治法以及主治方药。1918年,顾鸣盛编纂出版了《中西合纂外科大全》一书,其中包括不少皮肤病的中西医病证分析及诊治方法。1933年,朱仁康编纂出版了《中西医学汇综》一书,其中详列多种皮肤病及花柳病,从中西医角度进行对照,并分别以中西医学原理阐释各病之病因病理,同时列述中西方药。该书主

张"中西学说,正宜共冶一炉,他山之石,可以攻玉,融会贯通,足资借镜"。

2. 中西医结合皮肤科之人才培养

中华人民共和国成立后,"团结中西医"是国家制定的卫生工作方针之一。1952年的全国中医药专门研究人员班,张作舟、夏涵、郭仲柯等皮肤科中医师参加,学习西学的诊疗方法和技术。1950年7月,毛泽东主席发出西医学习中医的号召,此后,西医学习中医在全国医疗系统逐步开展起来。1955年北京举办西医学习中医离职班,共有84名学员,朱仁康、哈玉民等讲授中医外科及中医皮肤科。1958年第一批学员毕业后,毛主席在汇报上批示:"中国医药学是一个伟大的宝库,应当努力发掘,加以提高。"从这一年开始,国家从西医院校毕业两年或有两三年临床经验的医生中选拔学员,参加了西医离职学习中医班,边天羽、张志礼、吴绍熙、秦万章、张一军、袁兆庄、庄国康、林熙然、丁素先、毛舒和、王玉玺、王莒生等医师先后参加该班的学习,毕业后从事中西医结合皮肤科工作,其中部分医师成为国家级或省级中西医结合继承指导教师,通过收徒带教的形式,培养了不少中西医结合皮肤科人才。此后有相当一批皮肤科医师具备中西医两种学历,成为中西医结合皮肤科中坚力量。当时所有西医皮肤科医师均进行了短期的中医皮肤科学习,同时还聘请中医外科、中医皮肤科医师进入有关西医科室,在治疗上采用中西医结合的方法,取得了良好的效果。近些年来,国内培养的医学硕士及博士,有不少受过中西医两种教育,成为新时期的中西医结合高级人才。

3. 中西医结合皮肤科之重点机构

21世纪初,国家医疗卫生机构在政策、编制、资金以及设备等方面,给予中西医结合皮肤科以大力支持。2002年以后,国家中医药管理局批准确定中西医结合皮肤科为国家重点专科,同时认定了一批重点皮肤专科专病单位,天津市长征医院、武汉市第一医院、杭州市第三医院、沈阳市第七医院、大连市皮肤病医院、重庆市中西医结合医院、石家庄市中医院和空军总医院等先后被确定为国家重点皮肤专科(专病)单位,这些单位的中

西医结合皮肤专科取得了可喜的成绩,在全国起到示范作用。早在1997年,武汉市第一医院、天津市长征医院、沈阳市第七医院、杭州市第三医院这4家规模较大并以中西医结合诊疗皮肤病为特长的医院,在临床、科研、制剂以及信息、管理等方面组建起优势互补的跨区域"全国皮肤科四强联合体",根据各自特色和优势,开展科研合作、专家互访和学术交流;尤其是中西医结合特色诊疗技术方面的交流,加快了各医院中西医结合皮肤科的建设。这4家医院"强强联合",相互交流、彼此协作,经过多年的努力,综合实力均有了极大的提升,并且构建了"大专科,小综合"的模式,为中西医结合皮肤科的发展积累了宝贵的经验,成为中国中西医结合医院皮肤科的龙头科室,为中国中西医结合皮肤科的发展树立了榜样。目前这4家医院的皮肤科,每家每天的门诊接待病员数均在1 000人次以上,住院病床数均在100张左右。近年来,全国各省、地区以及县级医疗机构陆续建立起中西医结合皮肤科,或在皮肤科开展中西医结合诊疗工作,中西医结合在皮肤科的研究和临床实践进一步走向深入。

4. 中西医结合皮肤科之临床优势

在临床上,取中、西医学之长,运用中西医结合手段治疗皮肤病的优势非常明显,这一点已为实践所证明,毋庸赘言。我们可以自豪地说,中西医结合是中国医学的独特优势,是中国医疗工作者对于人类健康事业的重大贡献,在这一临床领域,中国无疑处于世界领先地位。皮肤科名医张志礼等人西医辨病、中医辨证的中西医结合诊疗模式已为医学界所接受。特别是在红斑狼疮、痤疮、银屑病、白癜风、黑变病的治疗以及皮肤保健和化妆品开发方面,中西医结合的优势尤为显著,已积累了一些成熟的经验,取得了世界瞩目的成就。

5. 中西医结合皮肤科之学术团体

1984年10月,中国中西医结合学会皮肤性病专业委员会(原名中国中西医结合研究会皮肤科学组)在重庆成立,之后各省市也相继成立了中西医结合皮肤科分会。张志礼、秦万章、温海、顾军等教授先后任中国中西医结合学会皮肤性病专业委员会主任委员。皮肤性病专业委员会下设15个专题学组或研究会,包括结缔组织病、银屑病、色素障碍、真菌、美容、化妆品、性病、痤疮、脱发、皮肤外科、基础研究以及皮肤病治疗等专题学组或研究会,拥有会员6 500余人,是中西医结合皮肤科的骨干力量。会员们经常走出国门,参加在欧美以及亚洲其他国家召开的国际皮肤科学术会议,将中西医结合皮肤科的成果介绍到海外。

6. 中西医结合皮肤科之学术成果

专家学者们通过著书立说,将各自在中西医结合诊治皮肤病性病方面的研究成果与临床经验积累起来进行交流传播,极大地促进了中西医结合皮肤性病学的发展。这方面的主要成果有:1976年,天津市南开医院皮肤疮疡科与天津市中医医院外科编著出版了《中西医结合疮疡证治》一书,同年天津市南开医院皮肤科编写出版了《中西医结合治疗常见皮肤病》;1987年,边天羽、俞锡纯编著出版了《中西医结合皮肤病学》一书;1990年,秦万章主编出版了《皮肤病研究》一书;2000年,张志礼主编出版了《中西医结合皮肤性病学》一书;2005年,陈德宇主编出版了《中西医结合皮肤性病学》一书;2007年,袁兆庄、张合恩等主编出版了《实用中西医结合皮肤病学》一书;2012年,陈学荣主编出版了《中西医结合治疗皮肤病》一书。据不完全统计,目前已出版的中西医结合皮肤科专业书籍共有200多种。另外一些中医、西医皮肤科图书中,亦有中西医结合诊治皮肤病的内容;一些大型、综合性皮肤科图书,也都涉及中西医结合皮肤病学的内容。可以说,中西医结合皮肤病学已植根于中国皮肤科文献的方方面面,成为中国皮肤科学的有机组成部分。

2002年12月,《中国中西医结合皮肤性病学杂志》创刊,这是一个关于中西医结合诊疗皮肤病性病的专业阵地,为中西医结合研究、诊疗皮肤病的学者和临床工作者搭建了一个很好的交流平台。杂志坚持理论与实践相结合、普及与提高相结合、现代医学与传统医学相结合的方针,主要报道皮肤性病学在中医、中西医结合方面的最新研究成果和治疗进展,同时报道现代医学在皮肤性病学科的新进展及新技术,促进了国内外皮肤病学科中医及中西医结合领域的学术交流。

我国中医、西医、中西医结合皮肤性病学科三足鼎立,成绩斐然,并且已走向世界,为国际同行所瞩目。当前,皮肤性病学科的研究已不限于临床,而是已与病理、生理、生化、免疫、遗传、分子生物学、电镜、电子信息等相结合进行跨学科的研究,一些项目已跻身世界前列,达到国际先进水平。在临床治疗方面,中医皮科在传承中不断发展,应用传统的经方、验方、针灸、火疗以及临方调剂等,解决西医难以解决的治疗问题。传统的皮肤性病学与皮肤美容相结合,将疾病防治与皮肤保健和美容融为一体。同时我们也应该看到:我

国地域辽阔、人口众多,医药卫生事业的发展在全国极不平衡,一些大城市、大医院,技术力量雄厚、设备齐全,就诊的病员也较多;而一些小城市和基层医院,则技术力量薄弱、设备简陋,使得一些常见的皮肤病都难以得到及时妥善的诊治。因此,当前仍然需要大力培养更多的皮肤科专科医师,以满足各地区皮肤病防治和诊疗的需求。在科研方面,仍应坚持基础与临床相结合、中医与西医相结合的方针,并侧重于一些皮肤科多发病、常见病以及对人民健康危害较大的皮肤疾病的防治研究。

(王侠生　徐金华　张学军　马振友)

主要参考书目

(1) ANTHONY A. GASPARI, et al. Clinical and Basic Immunodermatology [M]. Switzerland. Springer, London. 2018.

(2) JEFFREY P. CALLEN, et al. Dermatological Signs of Systemic Disease [M]. 5th Edition. Elsevier. 2016.

(3) SEWON KANG, et al. Fitzpatrick's Dermatology: 9th Edition. 2 - Volume Set (Fitzpatricks Dermatology in General Medicine) [M]. McGraw-Hill Education / Medical. 2019.

(4) WILLIAM D. JAMES, et al. Andrews' Diseases of the Skin: Clinical Dermatology: 13 edition [M]. Elsevier. 2019.

(5) ZOHRA ZAIDI, et al. Treatment of Skin Diseases: A Practical Guide [M]. Switzerland. Springer, Cham. 2019.

(6) KOUSHIK LAHIRI, et al. A Treatise on Topical Corticosteroids in Dermatology [M]. Singapore. Springer Singapore. 2018.

(7) CHRISTOPHER C. KIBBLER, et al. Oxford Textbook of Medical Mycology [M]. Oxford University Press. 2017.

(8) KEYVAN NOURI, et al. Lasers in Dermatology and Medicine [M]. Switzerland. Springer, Cham. 2018.

(9) PAUL S. YAMAUCHI, et al. Biologic and Systemic Agents in Dermatology [M]. Switzerland. Springer, Cham. 2018.

(10) MISHA ROSENBACH, et al. Inpatient Dermatology [M]. Switzerland. Springer, Cham. 2018.

(11) PRASAD KUMARASINGHE. Pigmentary Skin Disorders [M]. Switzerland. Springer, Cham. 2018.

(12) NLANDU ROGER NGATU, et al. Occupational and Environmental Skin Disorders [M]. Singapore. Springer Singapore. 2018.

(13) JOYCE M. C. TENG, et al. Therapy in Pediatric Dermatology [M]. Switzerland. Springer, Cham. 2017.

(14) MIRANDA A. FARAGE, et al. Textbook of Aging Skin [M]. Berlin Heidelberg. Springer, Berlin Heidelberg. 2017.

(15) NAVEED SAMI. Autoimmune Bullous Diseases [M]. Switzerland. Springer, Cham. 2016.

(16) WILLIAM ABRAMOVITS, et al. Dermatological Cryosurgery and Cryotherapy [M]. London. Springer, London. 2016

(17) DAVID GAWKRODGER, et al. Dermatology: 6th Edition [M]. Elsevier. 2016.

(18) MICHAEL HAMBLIN, et al. Imaging in Dermatology [M]. 1st Edition. Academic Press. 2016.

(19) THOMAS P. HABIF, et al. Skin Disease: 4th Edition [M]. Elsevier. 2017.

(20) DIRK ELSTON, et al. Dermatopathology: 3rd Edition [M]. Elsevier. 2018.

(21) MARIYA I MITEVA, Alopecia: 1st Edition [M]. Elsevier. 2018.

(22) MOHAMMAD ALBANNA, et al. Skin

Tissue Engineering and Regenerative Medicine：1st Edition[M]. Academic Press. 2016.

(23) 赵辨. 中国临床皮肤病学：第 2 版[M]. 南京：凤凰科学技术出版社,2017.

(24) 吴志华. 临床皮肤科学[M]. 北京：科学出版社,2018.

(25) 朱学骏. 皮肤病的组织病理学诊断：第 3 版[M]. 北京：北京大学医学出版社,2016.

(26) 吴志华. 皮肤科治疗学：第 3 版[M]. 北京：科学出版社,2016.

(27) 朱学骏. 实用皮肤病性病治疗学：第 4 版[M]. 北京：北京大学医学出版社,2017.

(28) 廖万清,吴绍熙. 现代真菌病学[M]. 上海：复旦大学出版社,2017.

(29) MICHELE VERSCHOORE,刘玮,甄雅贤. 现代美容皮肤科学基础[M]. 北京：人民卫生出版社,2011.

(30) 林元珠,马琳,高顺强,王华. 实用儿童皮肤病学[M]. 北京：科学出版社,2017.

(31) 张学军. 皮肤性病学：第 9 版[M]. 北京：人民卫生出版社,2018.

(32) 曹雪涛. 医学免疫学：第 7 版[M]. 北京：人民卫生出版社,2018.

(33) 高天文,王雷,廖文俊. 实用皮肤组织病理学：第 2 版[M]. 北京：人民卫生出版社,2018.

中文病名索引

1401-1403,1417,1484,1502,1511,1523,1531,1532,
1535,1546,1551,1563,1564,1588,1606,1612,1613,
1615,1618,1622,1637,1638,1643,1686,1688,1690,
1692,1719,1720,1723,1726,1738,1739,1745,1757,
1779,1782-1785,1798

疣状癌　1076,1298,1305,1320,1321

疣状表皮发育不良　83,217,374,377,397,1003,1011,
1225,1668,1670

疣状角化不良瘤　142,143,995,1298,1305,1310

疣状皮肤结核　267,268,291,310,328,330,331,333,334,
337,446,1225,1720

疣状血管瘤　1302,1385,1559

疣状银屑病　633

疣状肢端角化病　986,988,1001,1003,1011,1328,1594

疣状脂溢性角化病　1309

疣状痣　203,401,995,1196,1197,1225,1305,1316,1564,
1739,1784

蚰蜒皮炎　453,477

游泳池肉芽肿　248,341,454

游泳痒　434

游泳者瘙痒综合征　1485

游走性线状表皮炎　441

游走性幼虫病　433,441

有汗性外胚叶发育不良　83,1189,1217

幼儿腹部离心性脂肪营养不良　887,901

幼儿急疹　378,390,410,413

幼年弹性瘤　1373

幼年黄色瘤　1155

幼年黄色肉芽肿　1152,1155,1156,1160,1168,1233,1364

幼年甲状腺机能减退症　1523

幼年类天疱疮　904,919

幼年透明蛋白纤维瘤病　1301

幼年型家族性特发性骨关节病　1189,1226

幼年型类风湿关节炎　729,780,1539

幼年性黑素瘤　1334,1403

迂回线状鱼鳞病　1188,1191,1194,1547

淤泥痒　434

淤滞性皮下硬化症　816,863,864

淤滞性紫癜　868,871,875

瘀血性紫癜综合征　1503

鱼鳞病　12,42,53,59,60,82,83,86,141,142,202,205,
298,319,322,384,549,557,558,569,646,657,723,794,
959,987-990,993,995,1002,1008,1011,1095,1100,
1106-1109,1138,1140,1145,1148,1188,1191-1195,

1198,1200,1204,1220,1250,1264,1316,1336,1417,
1422,1429,1441,1448,1476,1482,1484,1495,1498,
1499,1507,1508,1511,1524,1525,1527,1532,1547,
1570,1574,1576,1599,1601,1614,1619,1622,1623,
1629,1636,1637,1640-1642,1668,1670,1672,1753,
1779

鱼鳞病、白痴伴共济失调　1601

鱼鳞病、外分泌胰腺功能不全、中性粒细胞趋化性减少、生
长迟缓和干骺发育不良　1574

鱼鳞病样红皮病、痉挛性双侧瘫痪、智力发育不全综合征
1576

鱼鳞病样红皮病、遗传过敏、发干异常综合征　1547

与肿瘤相关的甲损害　1086,1150

原发皮肤 CD4$^+$ 多形性小/中等大 T 细胞淋巴瘤　1428

原发皮肤侵袭性亲表皮 CD8$^+$ 细胞毒 T 细胞淋巴瘤　1427

原发皮肤外周 T 细胞淋巴瘤(暂定亚型)　1427

原发性弹性组织离解　1031,1212

原发性淀粉样变紫癜与多发性骨髓瘤性紫癜　874

原发性红细胞发育不全综合征　1476

原发性获得性无丙种球蛋白血症　1245

原发性结核症候群　333

原发性局限性皮肤淀粉样变性　1272,1274

原发性皮肤 CD30 阳性淋巴组织增生性疾病　1424

原发性皮肤 CD30 阴性大细胞淋巴瘤　1431

原发性皮肤边缘区 B 细胞淋巴瘤　1413

原发性皮肤骨瘤　1302,1394

原发性皮肤黑热病　433,447-450

原发性皮肤间变性大细胞淋巴瘤　1411,1413,1424

原发性皮肤浆细胞瘤　1304,1441

原发性皮肤滤泡中心细胞淋巴瘤　1412

原发性皮肤弥漫性大 B 细胞淋巴瘤,其他型　1438

原发性皮肤弥漫性大 B 细胞淋巴瘤,小腿型　1437

原发性皮肤免疫细胞瘤　1304,1434,1436,1437

原发性生殖器梭菌螺旋体病　1078

原发性小汗腺癌　1300,1351

原因不明的多系统受累综合征　1457,1545

圆柱瘤　84,144,147,1299,1324,1329,1339,1340,1347,
1348,1643

远山连圈状糠秕疹　646

月经疹　541,566,1610,1750

晕痣　147,944,955,956,1000,1002,1303,1403,1404

Z

杂色婴儿综合征　1513

其他

外文病名索引

A

Aarskog 综合 1451,1462

Aarskog 综合征 1451,1462

Abderhalden‐Kaufman‐Lignac 综合征 1451,1462

Abercrombie 综合 1451,1463

Abercrombie 综合征 1451,1463

Abrikossoff myoblastoma syndrome 1451

acanthocheilonemiasis 433,445

acanthosis nigricans 986,996

acanthosis nigricans-hypertrichosis-insulin resistant diabetes 1567

acarodermatitis 453,473

acatalasia syndrome 1463,1583

accesory auricles 1190,1239

accidental tattoos 979

Achenbach 综合 1451,1463

Achenbach 综合征 1451,1463

achondroin 1373

achromic nevus 937,964

achromobacteriaceae infections 358

acne 292,305,338,359,360,541,575,580,672,1016, 1083,1085,1087-1089,1216

acne alba 1356

acne induced by cosmetics 575,580

acne keloidalis 1136

acne necrotica 1089

acne necrotica miliaris 305

acne rosea 1092

acne scrofulosorum 338

acne varioliformis 305

acquired bilateral nevus of ota-like macules 1405

acquired crateriform hyperkeratic papules of the lower limbs 986,1010

acquired hypomelanosis 949

acquired immunodeficiency syndrome 519

acquired symmetrical lipomatosis of the hands 1466

acquired syphilis 506

acral histolytic nodules 1152,1163

acroangiodermatitis 871

acrocephalo-polysyndactyly syndnome 1451,1464

acrocephalo-syndactyly syndnome 1451,1464

acrocyanosis 816,882

acrodermatitis chronica atrophicans 1011,1018

acrodermatitis continua 631,930

acrodermatitis continua of Hallopeau 930,933

acrodermatitis enteropathica 1189,1231

acrodermatitis perstans 933

acrodynia syndrome 1451

acroesthesia-moist syndrome 1535

acrogeria 1189,1226

acrokeratoelastoidosis 1022,1028

acrokeratosis paraneoplastica 986,1008

acrokeratosis verruciformis 986,1003

acromegaly-goiter-skull hyperostosis-diabetes syndrome 1590

acromelanosis of Dohi 969

acromelanosis progressiva 938

acropustulosis 631,933,935

acrotype of Madelung-Launois-Bensuade syndrome 1451, 1466

actinic cheilitis 1052,1055,1056

actinic elastosis 694,1022

actinic granuloma 684,692,1022,1179

actinic keratosis 1298,1311

actinic lentigo 1303,1399

actinic lichen planus 693

— 1855 —

scalp whorls　1084,1112

Schamberg 病　866,867,870

Schinitzler 综合征　1459,1571

schistosome dermatitis　434

schistosomiasis　433,434

Schwannoma or Schwann cell tumor　1396

Schäfer 综合征　1459,1571

scleredema　1253,1280,1285,1633

scleredema neonatorum　902

sclerema neonatorum　887

scleroatrophic syndrome of Huriez　1517

scleroderma　729,752,755,759,765,902

scleroma　350

scleropoikiloderma syndrome　1459

sclerosing lipogranuloma　899

sclerosing lymphangitis of the penis　886

scorpions sting　453,476

Scott 综合征　1459,1572

scrofuloderma　336

scrub itch　453,475

scurvy of old age　870

sea anemones sting　453,478

sea blue histiocyte syndrome　1459,1572

sea butterflies sting　454,480

sea urchin sting and sea urchin granuloma　453,479

seabather's eruption　454,481

sea-blue histiocytosis　1164

sebaceous adenoma　1335

sebaceous gland carcinoma　1337

sebaceous gland hamartoma　1334

sebaceous trichofolliculoma　1326

sebomatricoma　1299,1333,1335

sebopsoriasis　632

seborrheic dermatitis　1083,1095

seborrheic keratosis　1298,1307

seborrhoea　1083,1094

Seckel 综合征　1238,1512

secondary cutaneous follicular center cell lymphoma　1436

secondary or symptomatic thrombocytopenic purpura　876

Secretan 综合征　1459,1572

segmental hyalinizing vasculitis　840

Seip-lawrence 综合征　1459,1572

selective immunoglobulin deficiencies　1241,1246

selenium deficiency　1253,1267

self-healing juvenile cutaneous mucinosis　1286

self-inflicted injuries　1049

senile angioma　1302,1389

senile atrophy　1012,1019

senile keratosis　1311

senile leukoderma　937,959

senile sebaceous gland nevus　1334

senile sebaceous hyperplasia　1334

senile wart　1307

serum sickness-like reaction　620

Setleis 综合征　1219,1459,1573

severe combined immunodeficiency diseases　1241,1248

sex-linked ichthyosis vulgaris　1188,1193

shell nail　1085,1141,1142

Shulman 综合征　767,1459,1573

Shwachman 综合征　1459,1574

sideropenic dysphagia syndrome　1558

Siemens 综合征　1205,1459,1466,1574

silica granuloma　898

silt itch　434

Simmonds 综合征　1459,1575

simple vitamin D-resistant rickets syndrome　1459,1575

simuliidae bite　453,461

sinus histiocytosis with massive lymphadenopathy　1152,1163

Sipple 综合征　1459,1543,1575

Sixth disease　390

Sjögren syndrome　729

Sjögren-Larsson 综合征　1404,1459,1576

skin discolouration induced by cosmetics　541,575,580

skin infections due to haemophilus influenzae　292,355

skin manifestation of hepatitis A　374,404

skin manifestation of hepatitis B　374,404

skin manifestation of hepatitis C　374,404

skin-eye-brain-heart syndrome　1532

SLE-like syndrome　622

small plaque parapsoriasis　643

smallpox　374,392,397

smooth muscle hamartoma　1391

smooth tongue　1052,1074

Sneddon-Wilkinson 病　932

Sneddon 综合征　1459,1576

Sodoku　422,428

soft fibroma　1301,1373

fingers-emaciation 1457,1549

synovitis-acne-pustulosis-hyperostosis-osteomyelitis
syndrome 1570

syphilis 422,430,484,504,506,508

syphilitic spastic spinal paralysis syndrome 1500

syringocystadenoma 1299,1338,1344

syringocystadenoma papilliforum 1338

syringoectasia 1344

syringoma 1299,1344,1348,1350

systemic anaplastic large cell lymphoma 1429

systemic elastolytic granulomatosis 1022,1152

systemic lupus erythematosus 739

systemic multicentric lipoblastosis 1378

systemic scleroderma 752,755

systemic sclerosis 752,1714

Sézary reticulosis 1422

Sézary syndrome 1303,1422

T

T cell erythroderma 1422

tabanidae bite 453,461

Takahara syndrome 1459,1583

Takatsuki 综合征 984,1558

Takayasu arteritis 836

Takayasu syndrome 1459

talon noir 727

Tangier disease 1189,1230

Tangier 综合征 1459,1584

tapeworm infections 433,435

tar keratosis 1298,1315

tar melanosis 937,967

TAR syndrome 1459,1584

tar wart 1315

targetoid hemosiderotic hemagioma 1385

tattoo 938,979

Teeth-deafness-interstitial keratitis triad 1518

telangiectasia follicularis annularis 867

telangiectasis 815,816,859,860,1189,1231,1452,1454,
1479,1508

telogen effluvium 1084,1127

temporal arteritis 833

Teutschlander 综合征 1459,1584

thalassemia syndromes 1584

thalidomide embryopathy syndrome 1459,1585

the complex of myxomas-spotty pigmentation and endocrine
overactivtity 1545

therapeutic paradox 620

thereuonema tuberculata dermatitis 453,477

Thibierge－Weissenbach 综合征 1460,1585

thinning of the nail plate 1140

third and fourth pharyngeal pouche syndrome 1494

thoracoepigastric superficial thrombophilebitis 815,853

Thorn 综合 1460,1586

Thost－Unna 综合 1195

thromboangiitis obliterans 815,855

thrombocythemic purpura 876

thrombocytopathy-albinism-pigmented bone marrow cell
syndrome 939,983

thrombocytopenia-aplasia of radius 1584

thrombophlebitis 815,850,852

thrombosed capillary or vein 1302,1386

thrombotic thrombocytopenic purpura 877

thymic alymphoplasia 1250

thyroid-acropachy syndrome 1460,1586

Thévénard 综合征 1459,1585

tick fever 352

ticks sting 453,470

tinea alba 222

tinea barbae 231

tinea capitis 221

tinea corporis 224

tinea cruris 225

tinea favosa 222

tinea imbricata 232

tinea manus 226

tinea nigra palmaris 211,215

tinea pedis 227

tinea versicolor 216

Tommaselli 综合征 1460,1586

tongue tie 1075

TORCH 综合征 1460,1586

total lipoatrophy 900

Touraine I 型综合征 1460,1587

toxemic rash of pregnancy 1609

toxic epidermal necrolysis 597,904,928

toxic eruption 602

toxic erythema 583,602

toxic purpura 869

V

W

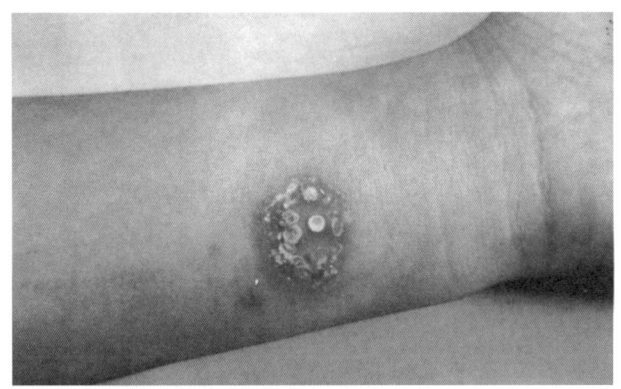

12-01 体癣 由黄癣菌引起的黄癣痂样损害

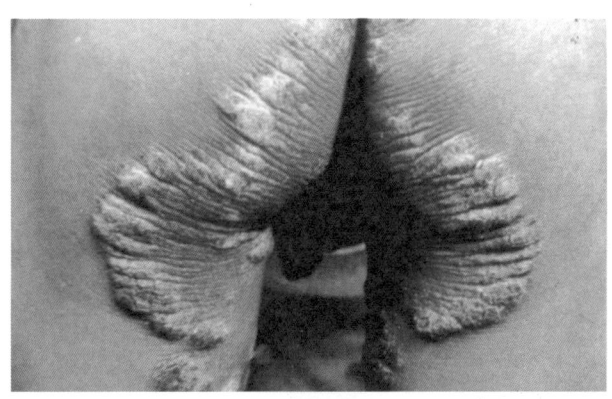

12-02 股癣 由絮状表皮癣菌引起的疣状损害

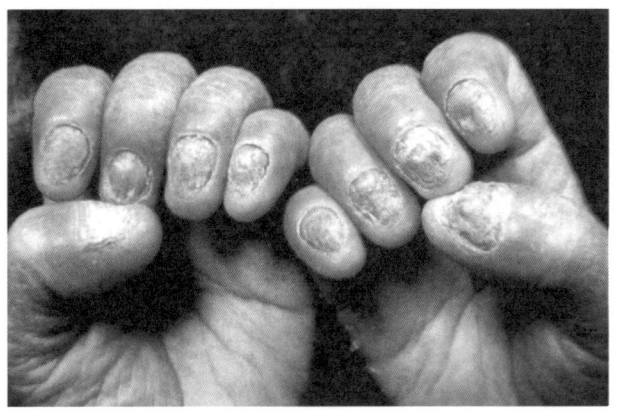

12-03 念珠菌引起的甲真菌病

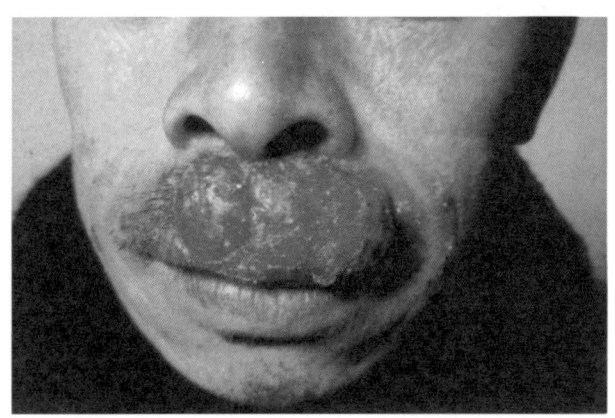

12-04 须癣 示脓肿表现

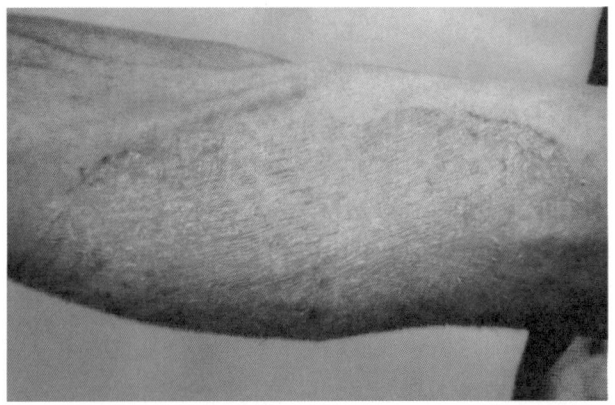

12-05 叠瓦癣

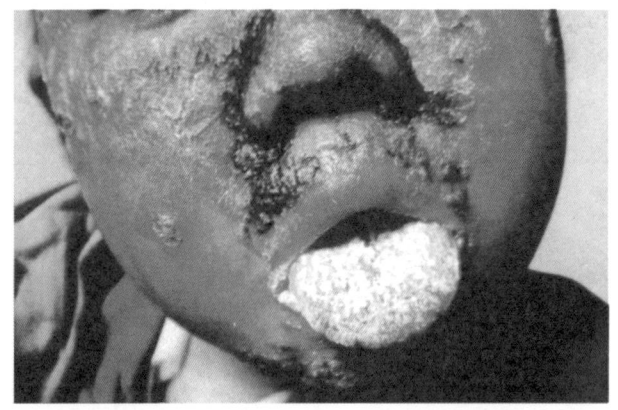

12-06 慢性皮肤黏膜念珠菌病

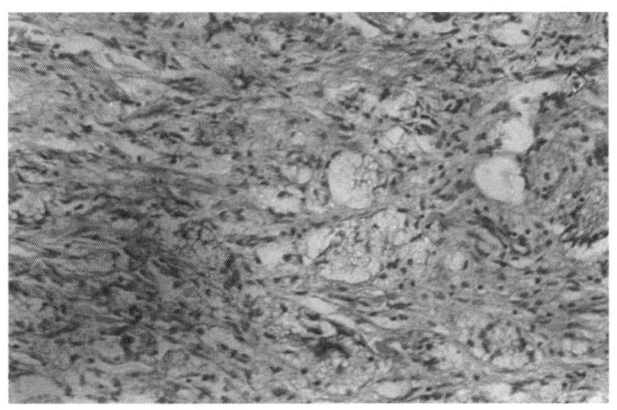

12-07 皮肤隐球菌病 示皮肤组织内大量不同形态和大小的孢子（X200）

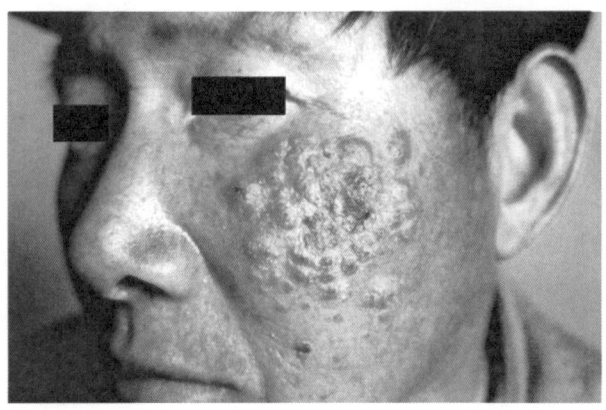

12-08 孢子丝菌病 淋巴管型,结节成放射状分布

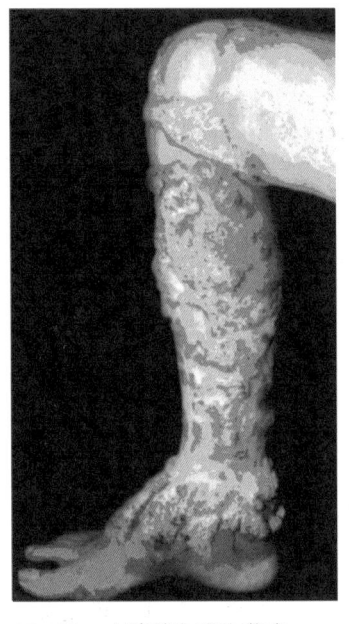

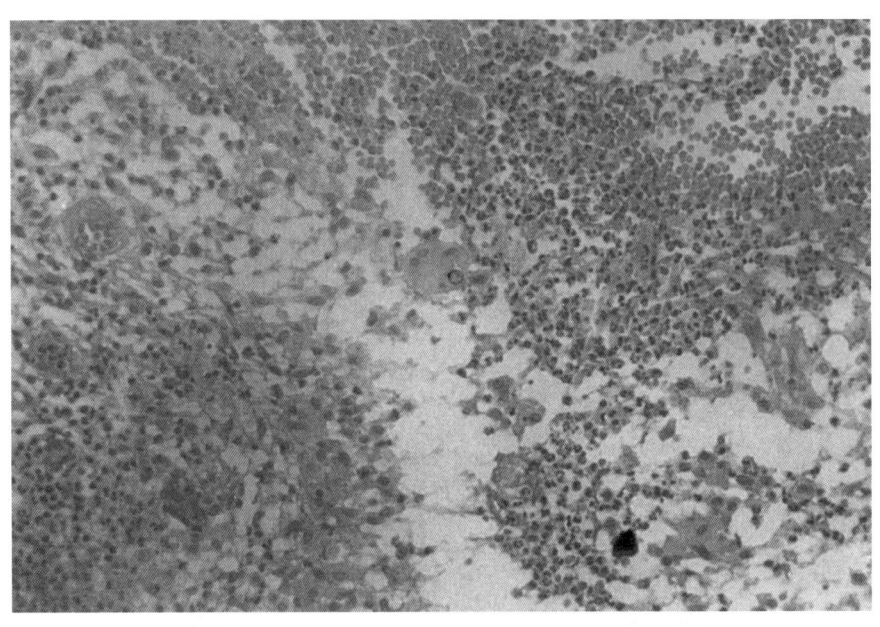

12-09 皮肤着色芽生菌病　　　　12-10　皮肤着色芽生菌病 组织切片示巨噬细胞内棕色硬壳小体（X200）.

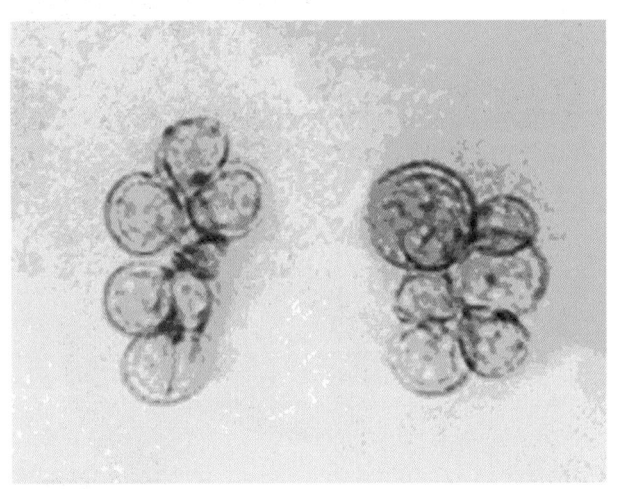

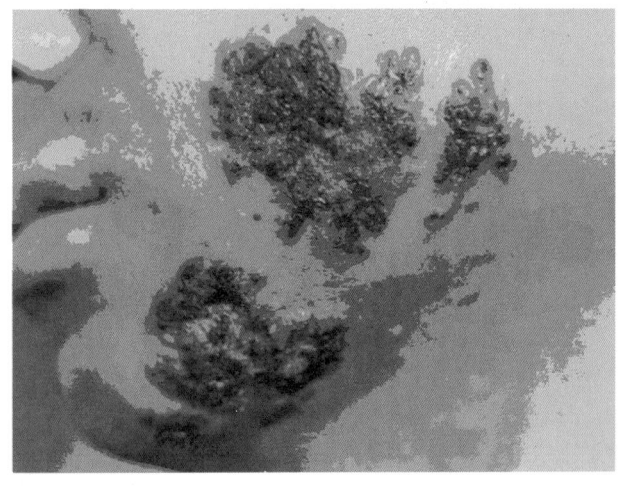

12-11　皮肤着色芽生菌病　脓液直接涂片镜检可见硬壳小体（X 400）　　　　12-12　皮下组织暗色丝孢霉病

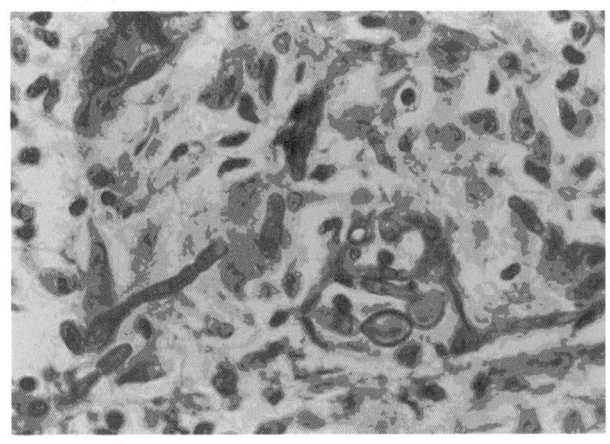

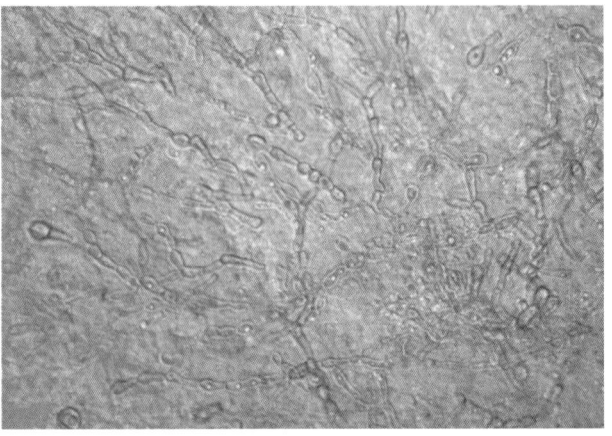

12-13　皮肤暗色丝孢霉病　示组织中的分隔菌丝及厚壁、肿胀的真菌孢子　　　　12-14　暗色丝孢霉病脓液　直接镜检示暗色规则或串珠状菌丝

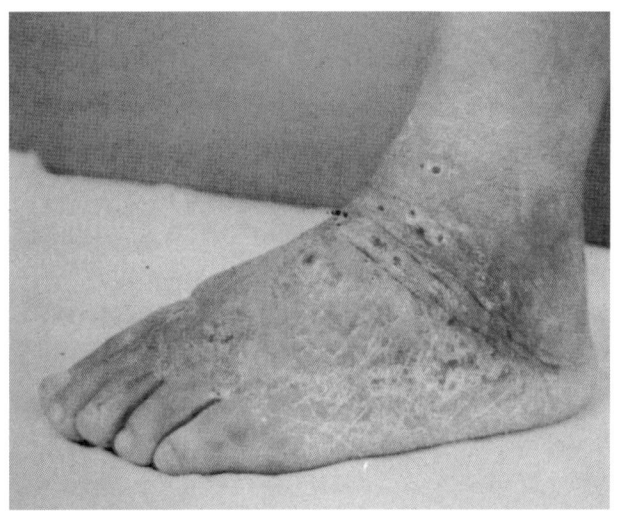

12-15 足菌肿

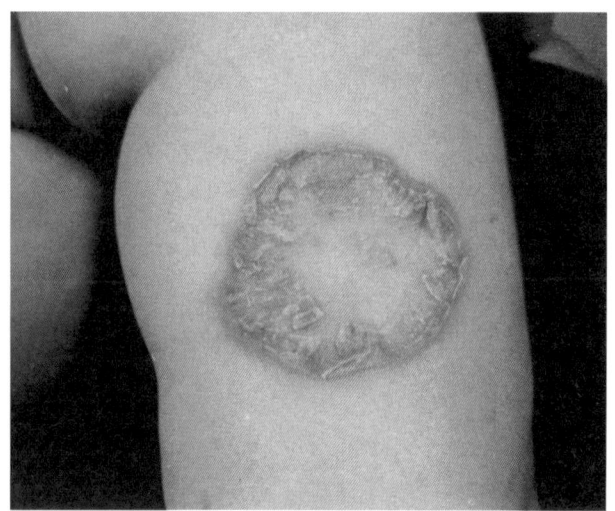

13-01 环状脓疱病

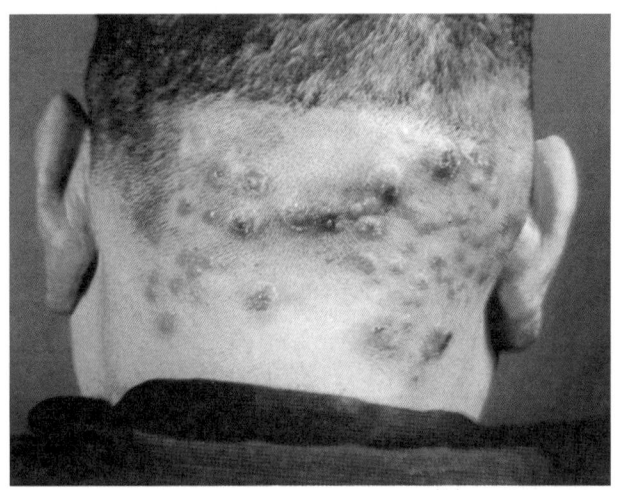

13-02 枕骨下硬结性毛囊炎

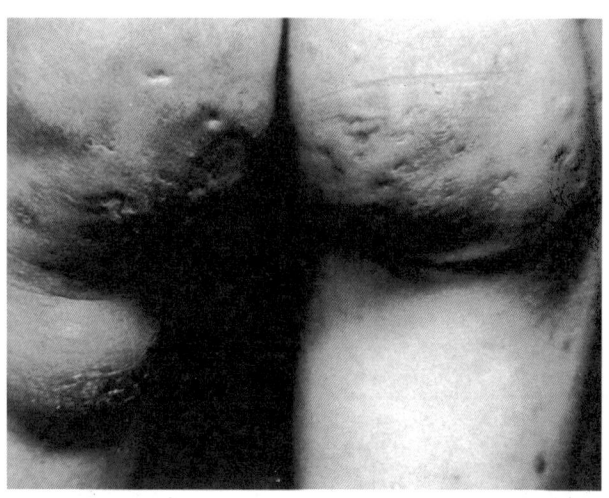

13-03 疖病

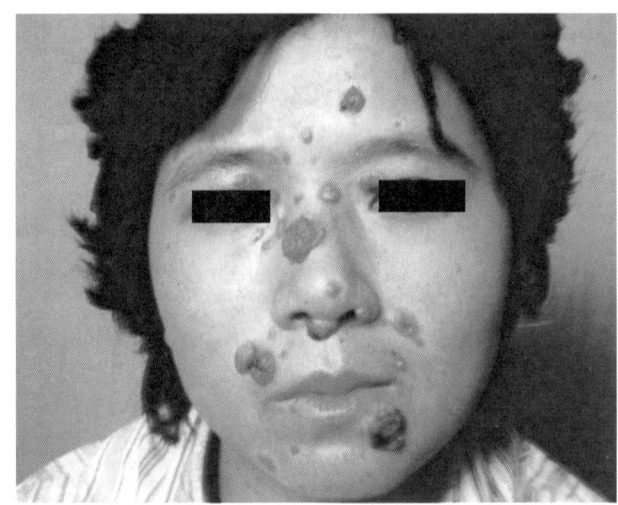

13-04 下疳样脓皮病

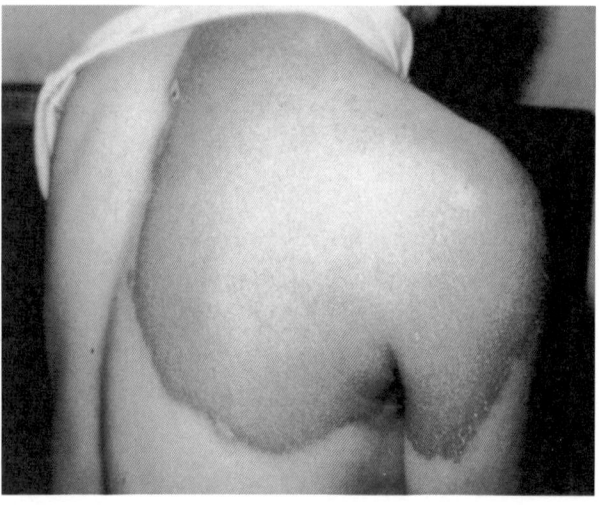

13-05 结核样型麻风 右肩背部大片环状损害

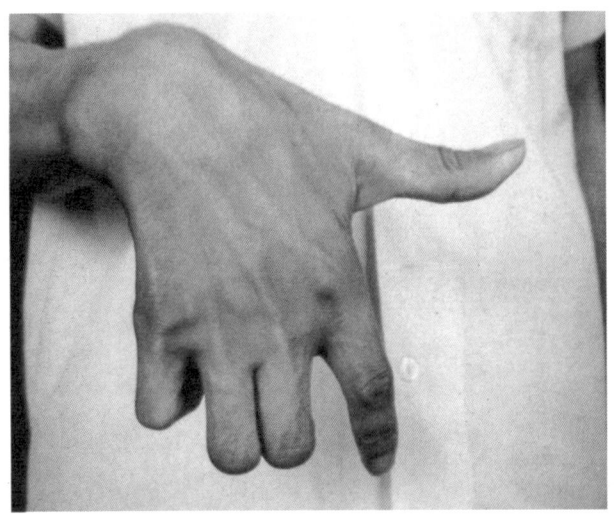

13-06 结核样型麻风 桡神经受累引起的垂腕

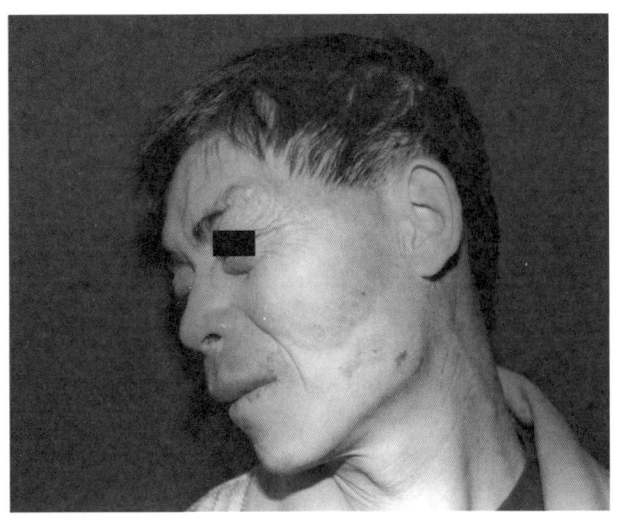

13-07 发生于界线类麻风的I型麻风反应,皮损红肿浸润,耳大神经明显粗大。

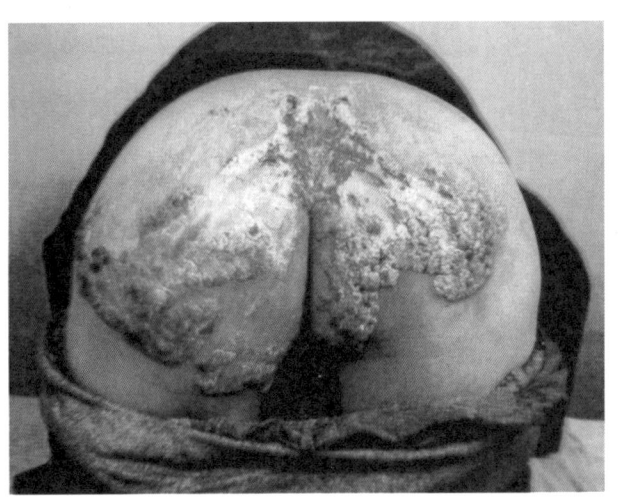

13-08 疣状皮肤结核

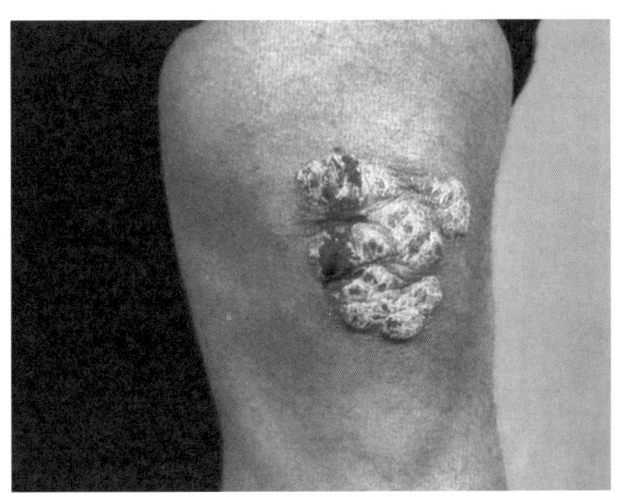

13-09 寻常狼疮 银屑病样损害

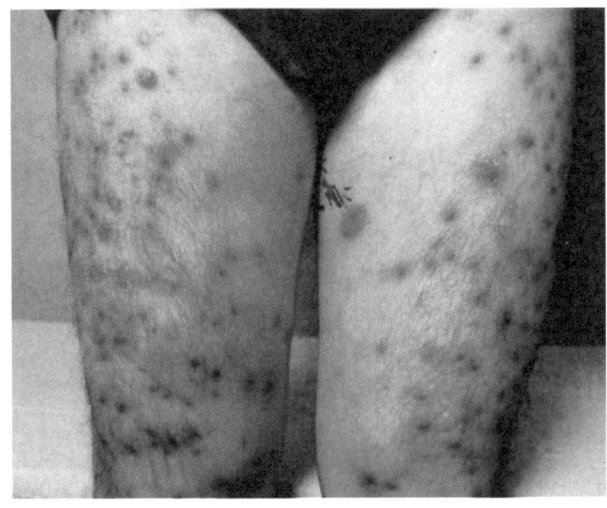

13-10 丘疹坏死性皮肤结核

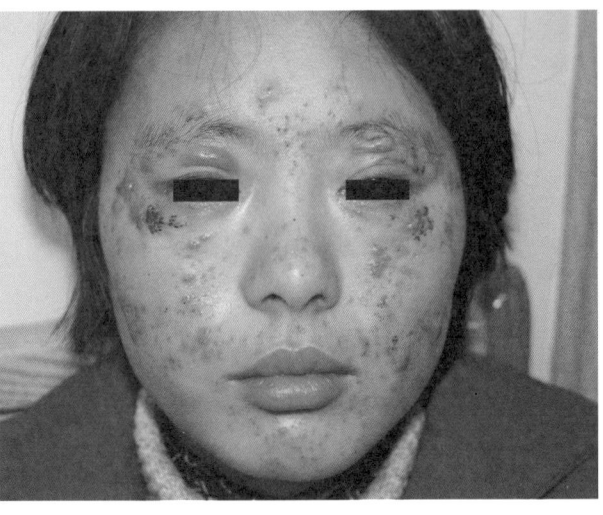

13-11 面部播散性粟粒性狼疮

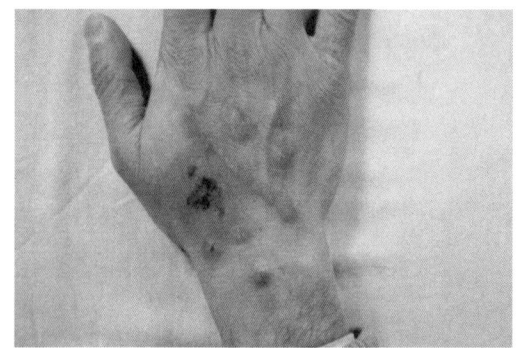

13-12　猫抓病

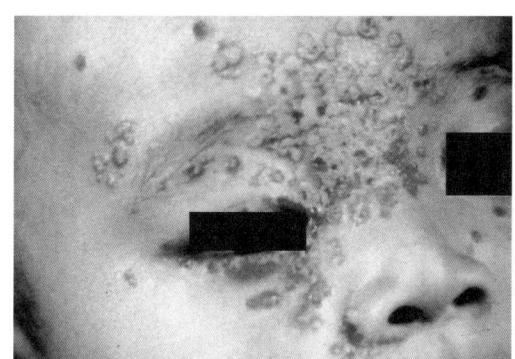

14-01　水痘样疹

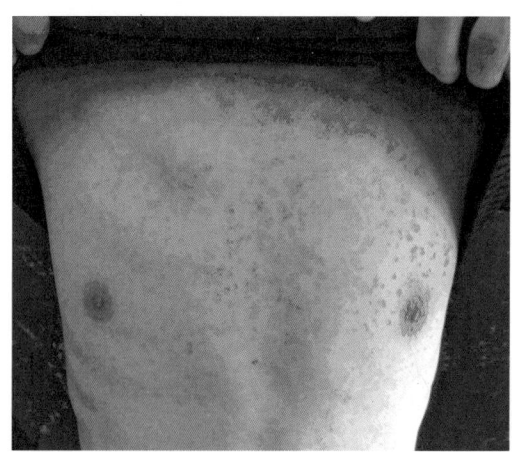

14-04　疣状表皮发育不良（花斑癣型）

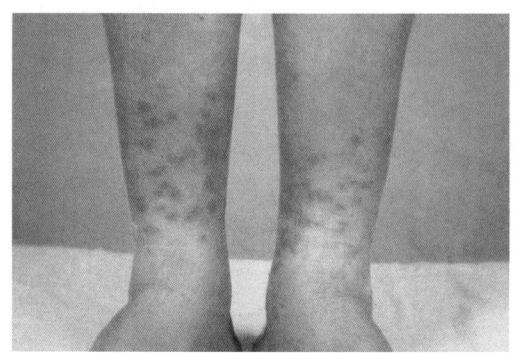

16-01　动物血吸虫尾蚴皮炎

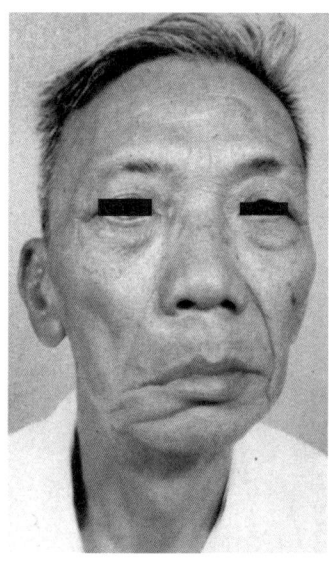

14-02　Ramsay-Hunt综合征

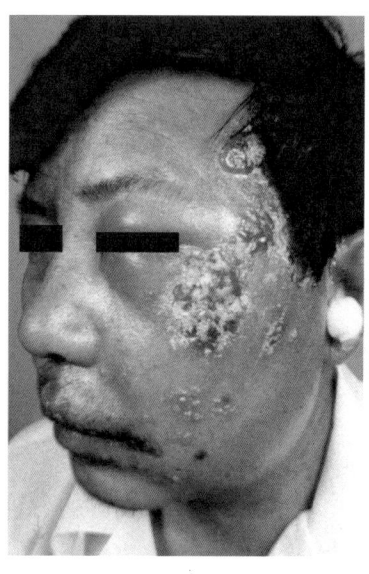

14-03　泛发性带状疱疹

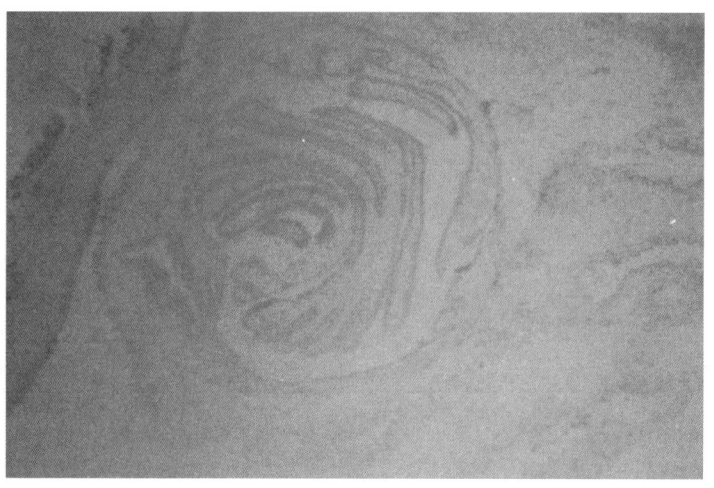

16-02　皮肤猪囊尾蚴病　皮下组织内可见有纤维组织所包裹的虫头部（X40）

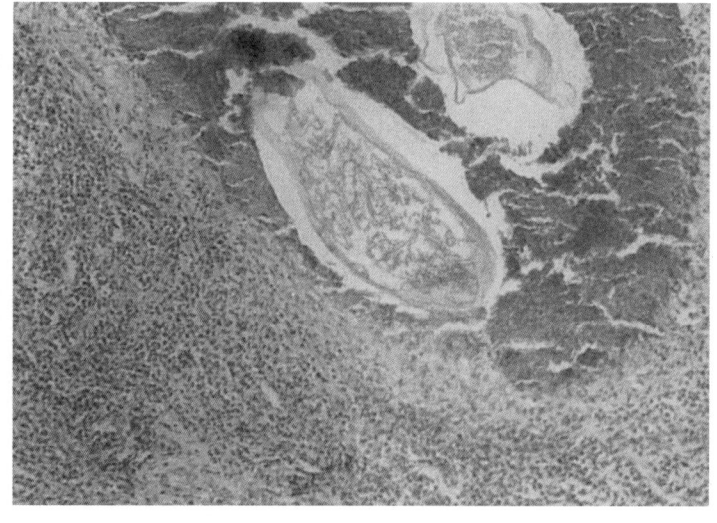

16-03　斑氏丝虫病　示附睾结节内一虫体组织（X100）

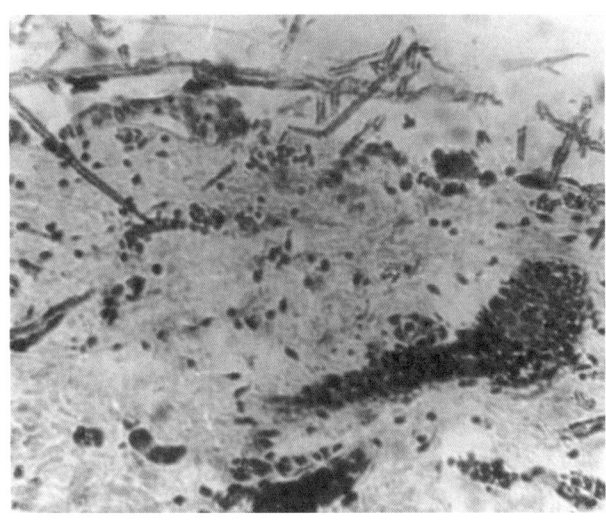

17-01　桑毛虫毒毛豚鼠皮肤试验　示毒毛以不同方向插入表皮，真皮上部水肿，毛细血管附近有淋巴细胞浸润（X20）

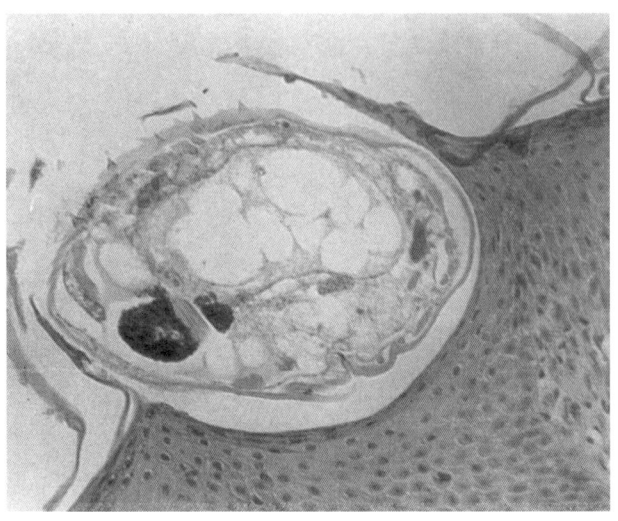

17-02　疥疮　示一疥螨钻入表皮角质层内（X200）

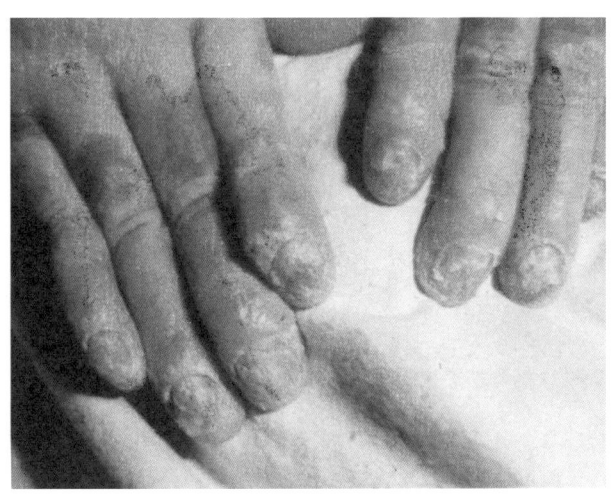

17-03　挪威疥　甲损害

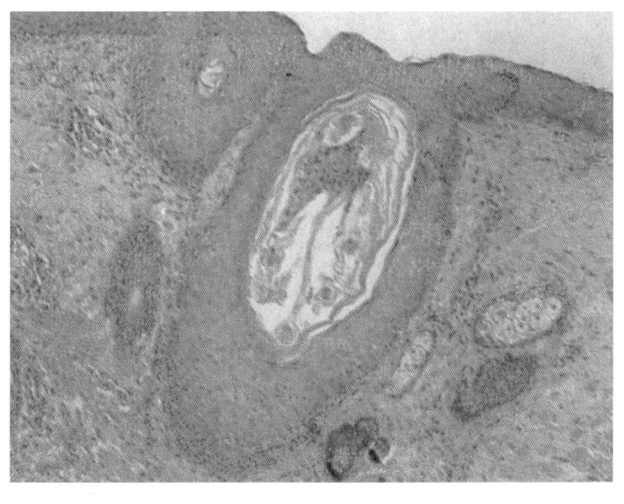

17-04　毛囊虫病　示一蠕形螨寄生于毛囊内（X10）

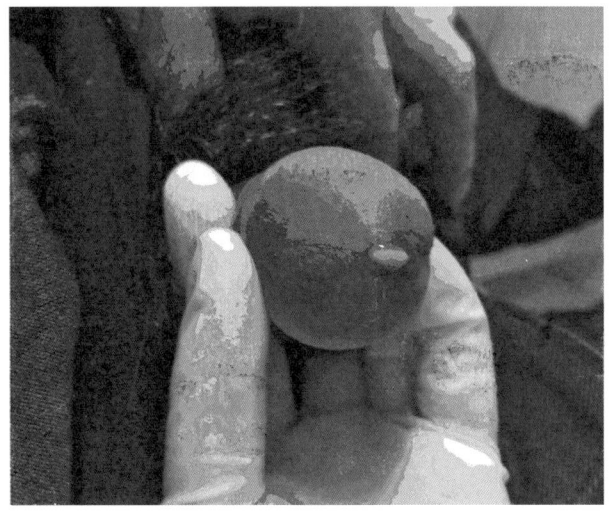

18-01　淋菌性尿道炎

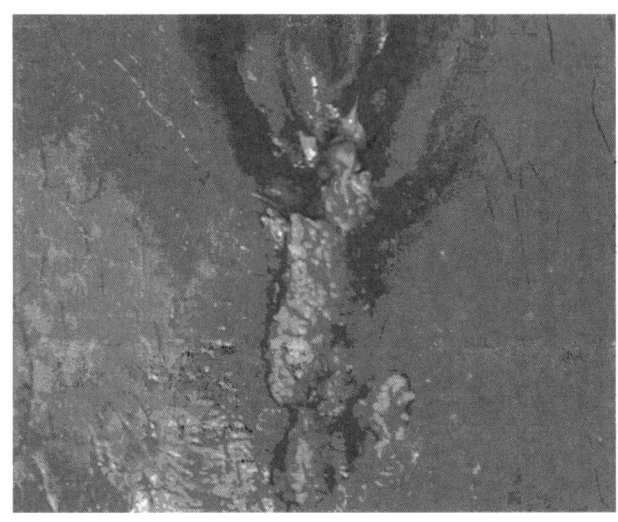

18-02　尖锐湿疣

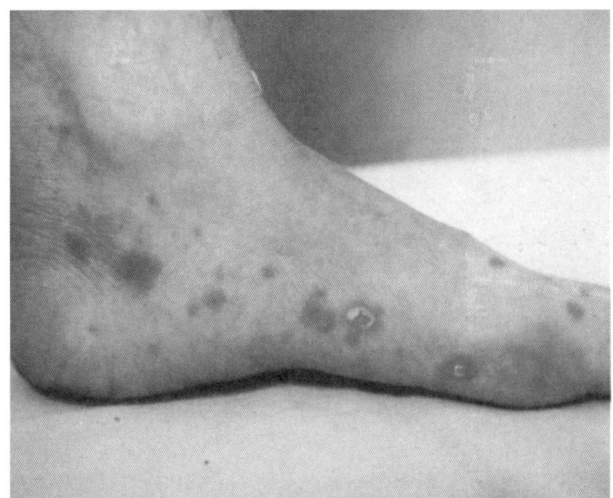

18-03　二期梅毒疹　斑疹形

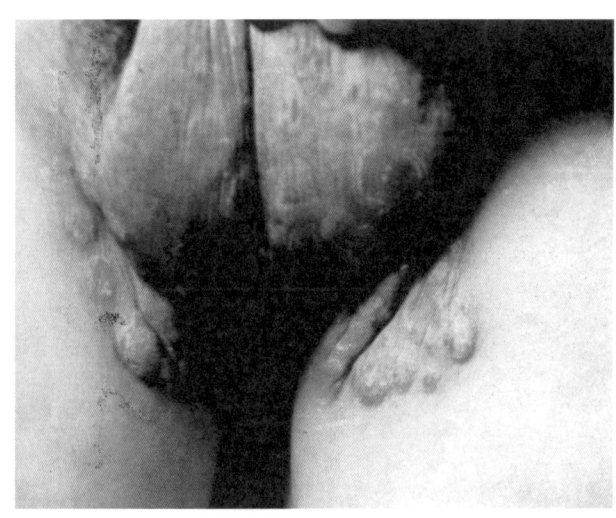

18-04　二期梅毒疹　扁平湿疣

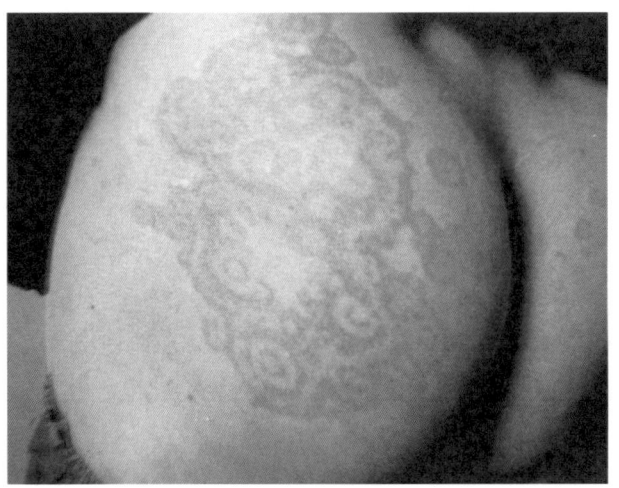

20-01　匐行性回状红斑

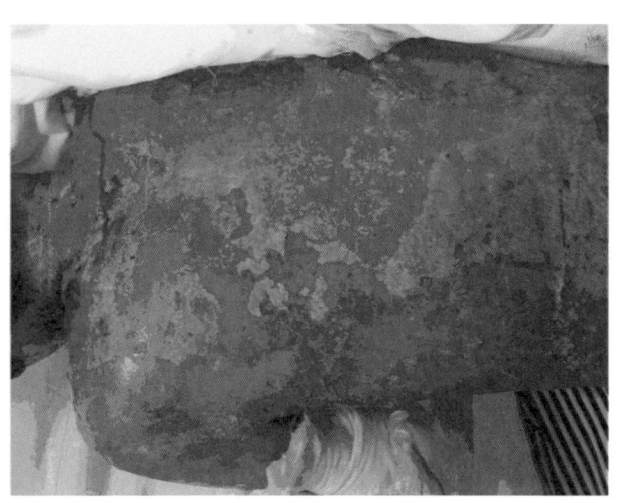

21-01　药疹　大疱性表皮坏死松解型

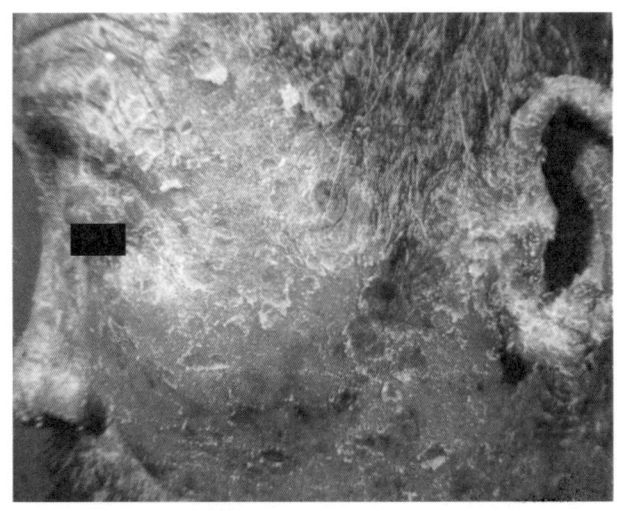

21-02　药疹　全身剥脱性皮炎型

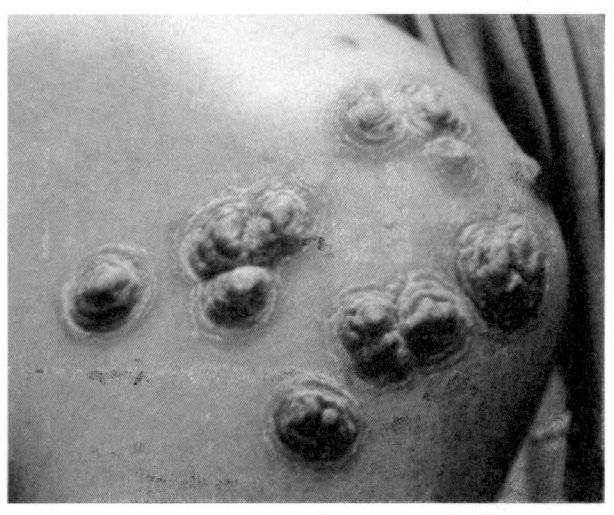

22-01　蛎壳状银屑病

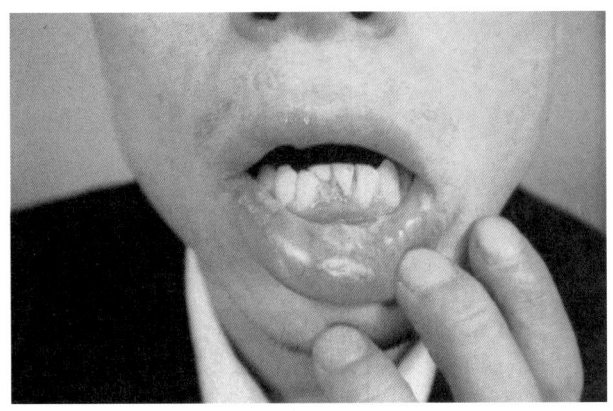

22-02　寻常型银屑病　唇黏膜损害

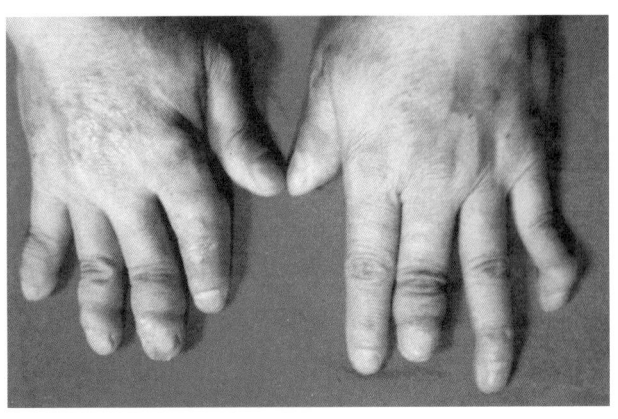

22-03　关节病型银屑病

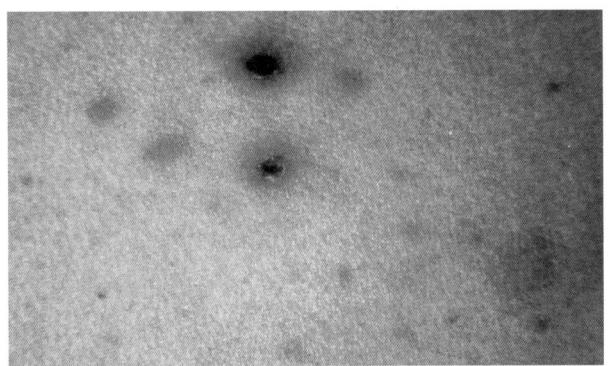

22-04　痘疮样类银屑病

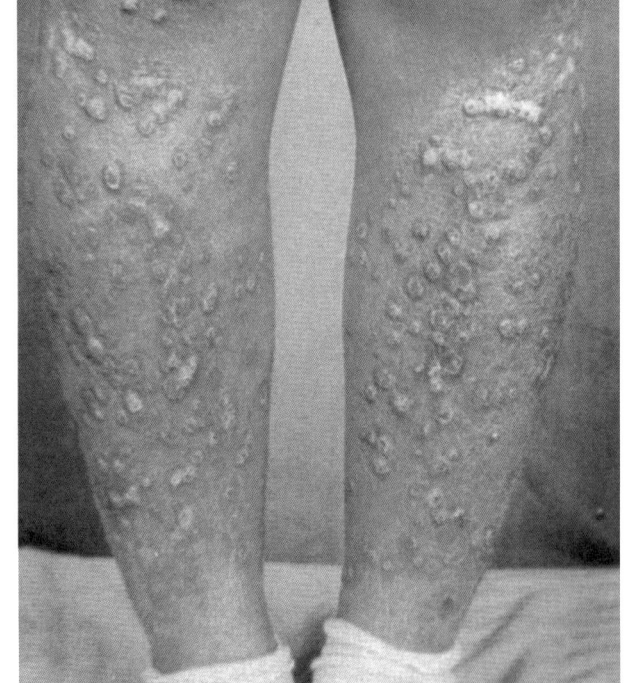

22-05　肥厚性扁平苔藓

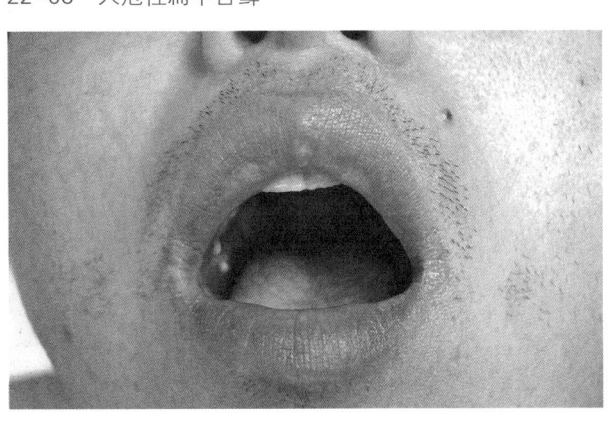

22-06　大疱性扁平苔藓

22-07　色素性扁平苔藓

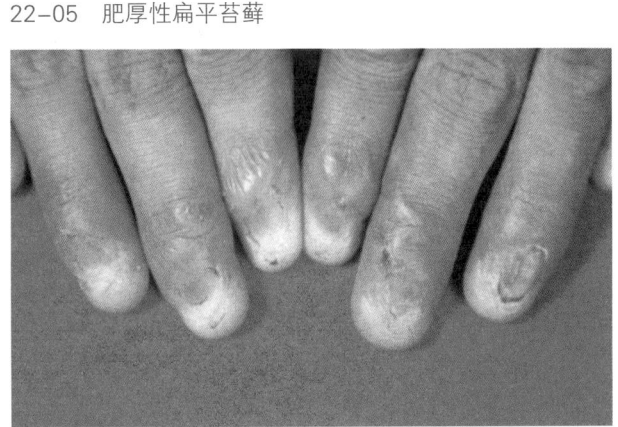

22-08　甲扁平苔藓

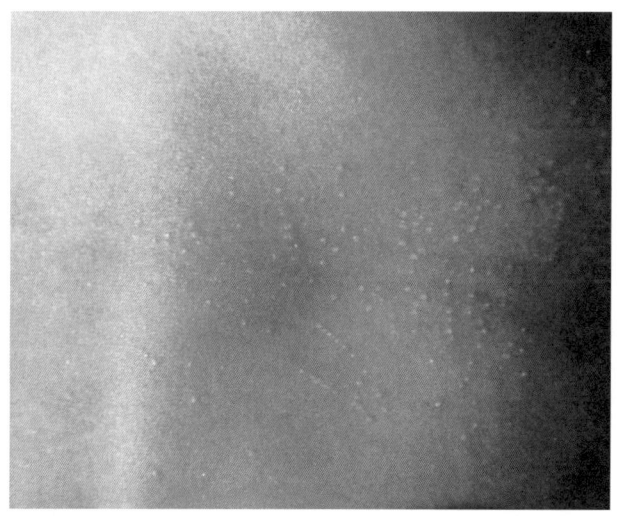

22-09　光泽苔藓

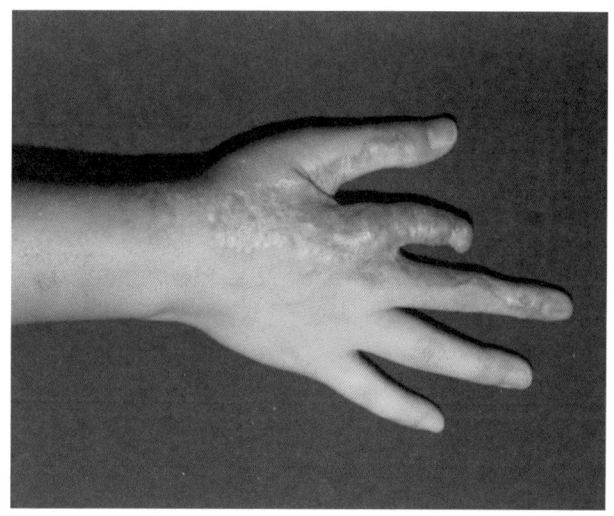

22-10　硬化萎缩性苔藓

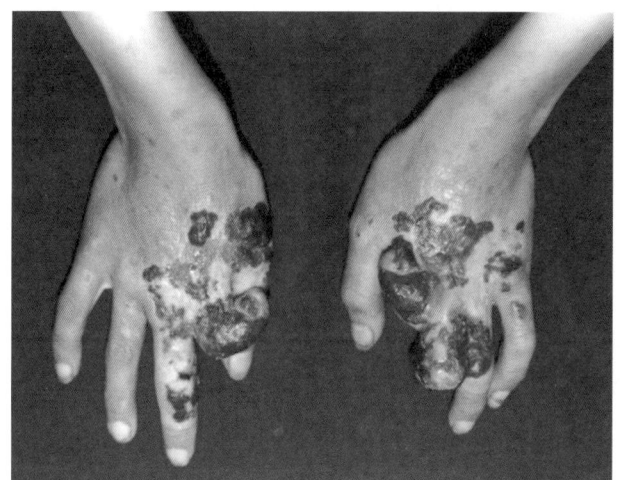

24-01　痘疮样水疱病

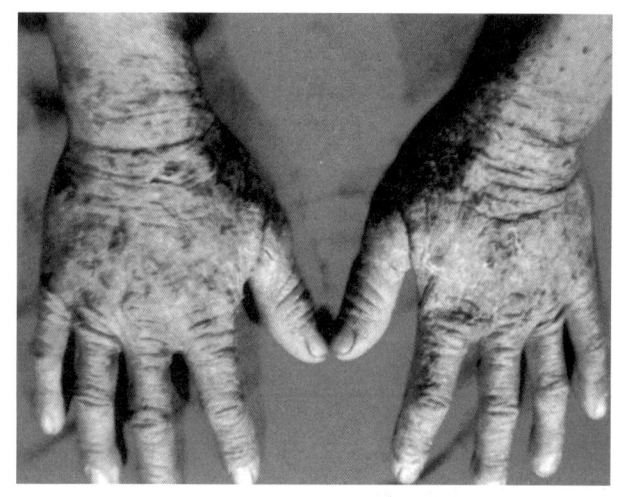

24-02　慢性光化性皮炎

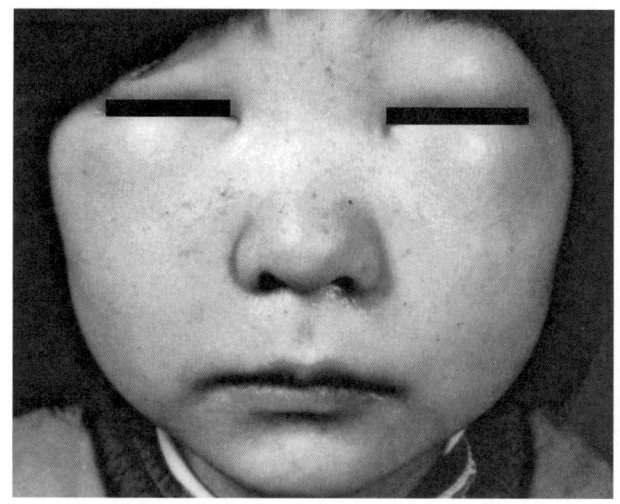

24-03　蔬菜日光性皮炎

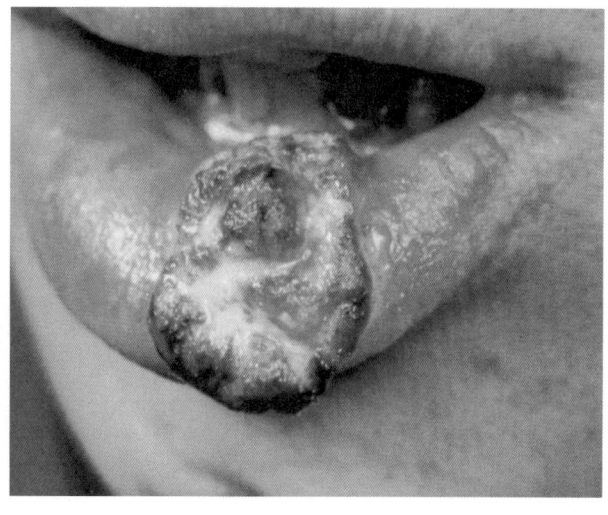

25-01　盘状红斑狼疮伴发鳞状细胞癌

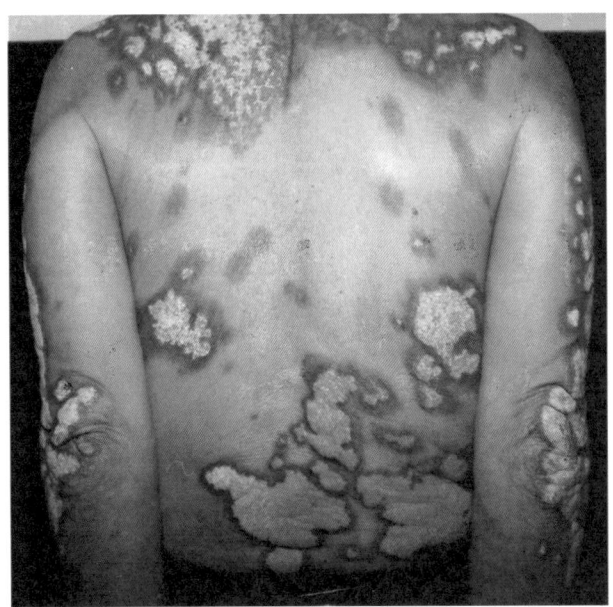

25-02　播散性盘状红斑狼疮

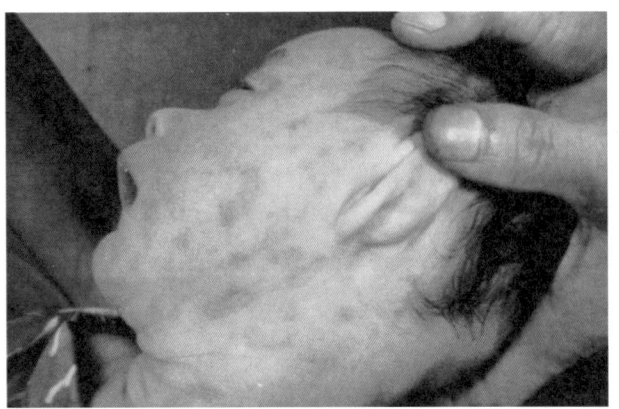

25-05　新生儿红斑狼疮

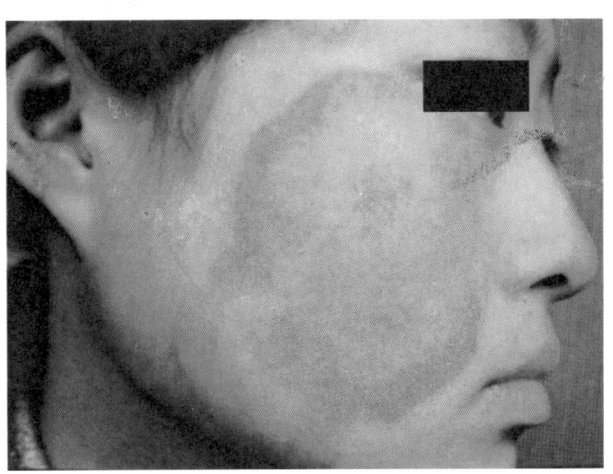

25-03　亚急性皮肤型红斑狼疮

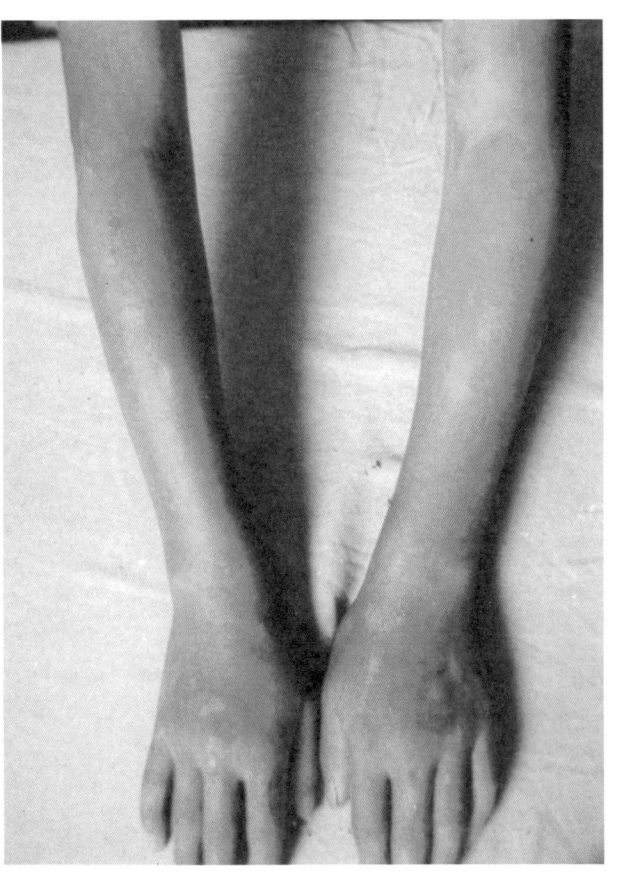

25-06　系统性硬皮病

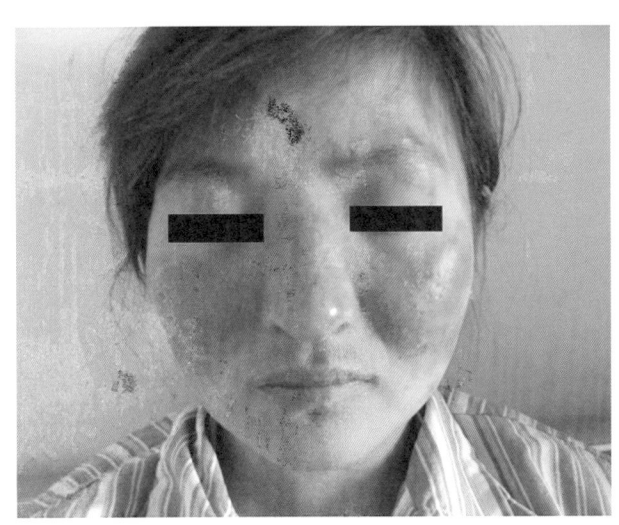

25-04　系统性红斑狼疮

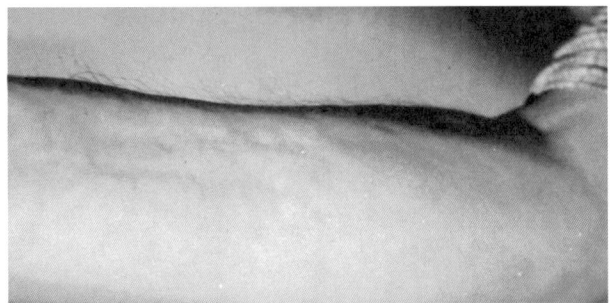

25-07　嗜酸性筋膜炎

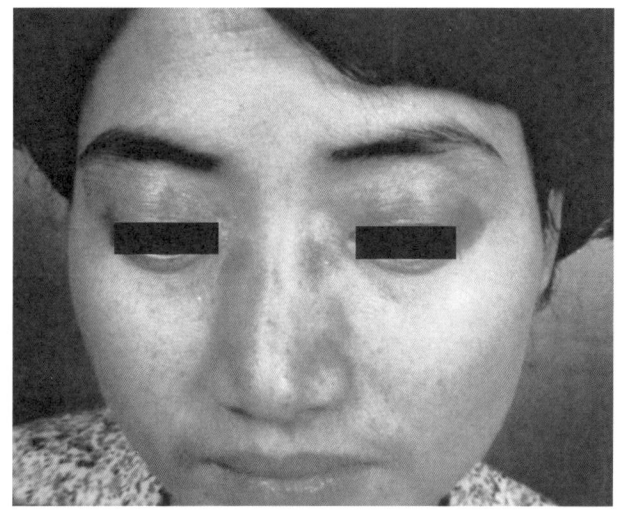

25-08　皮肌炎

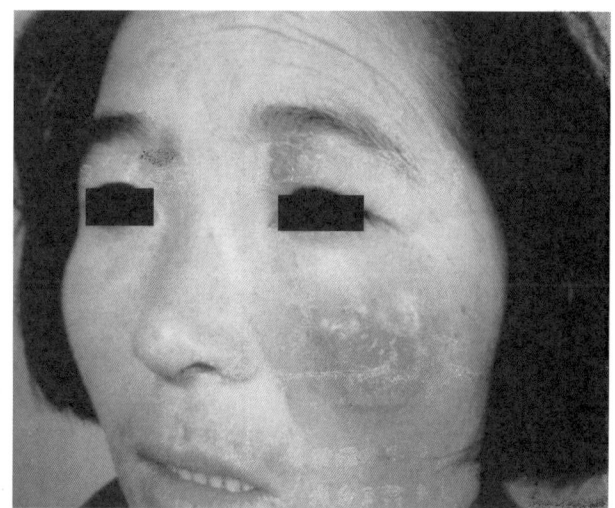

26-01　Sweet综合征

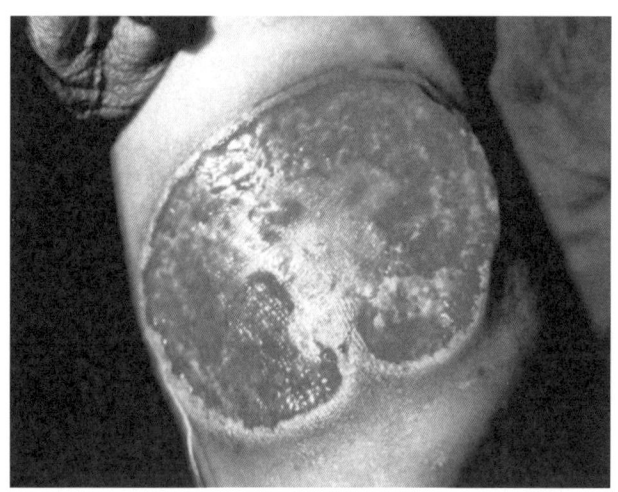

26-02　坏疽性脓皮病

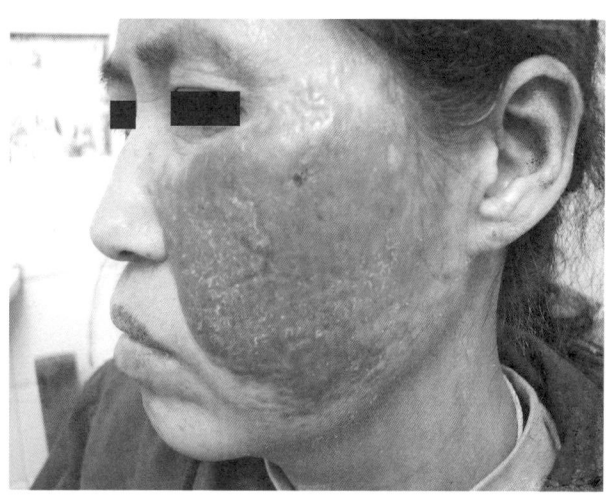

26-03　木村病

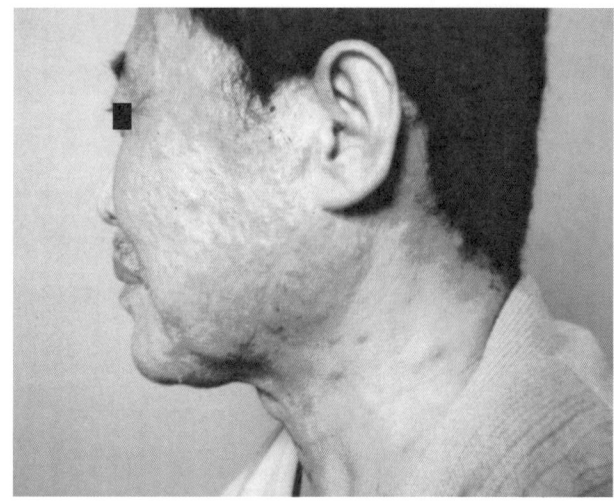

26-04　嗜酸性粒细胞增多综合征

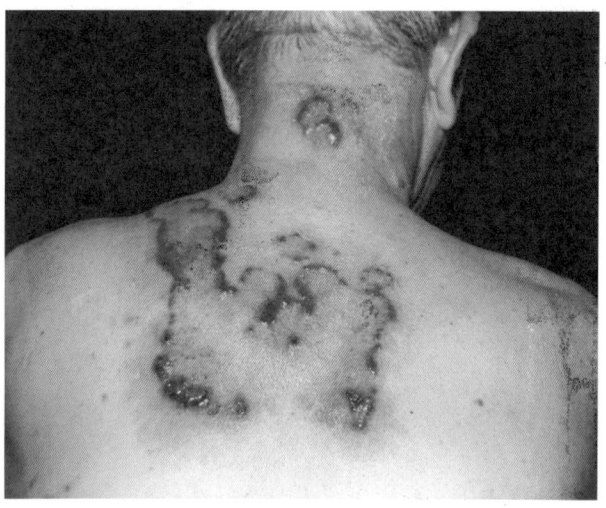

27-01　持久性隆起性红斑

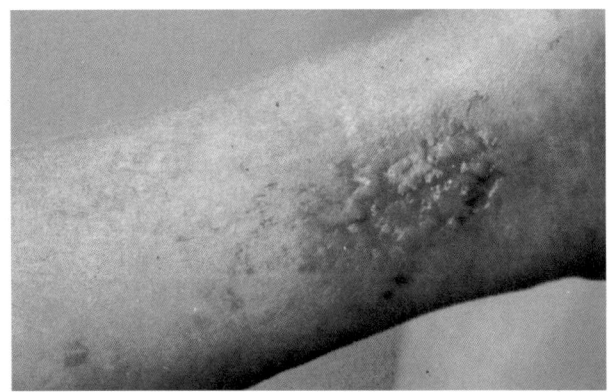

27-02　节段透明性血管炎

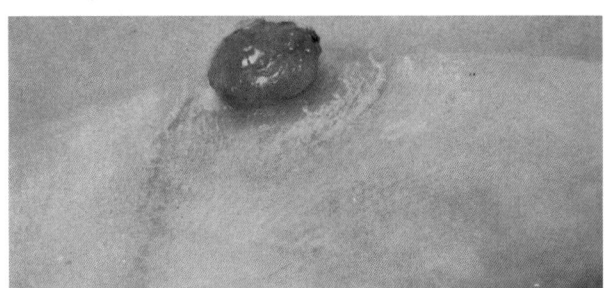

27-03　化脓性肉芽肿

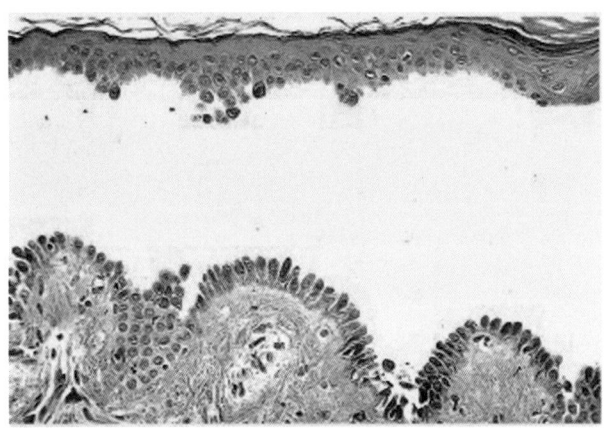

29-01　寻常型天疱疮组织病理　示表皮内大疱

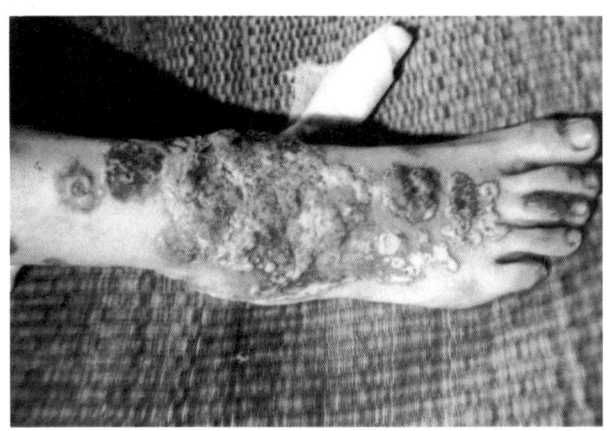

29-03　增殖型天疱疮

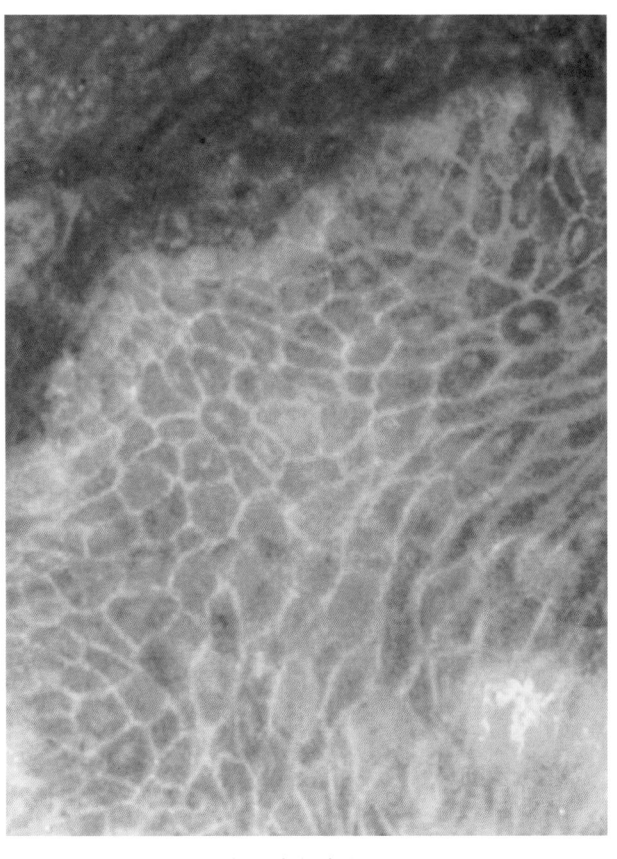

29-02　寻常型天疱疮直接免疫荧光　示棘细胞间荧光抗体沉积

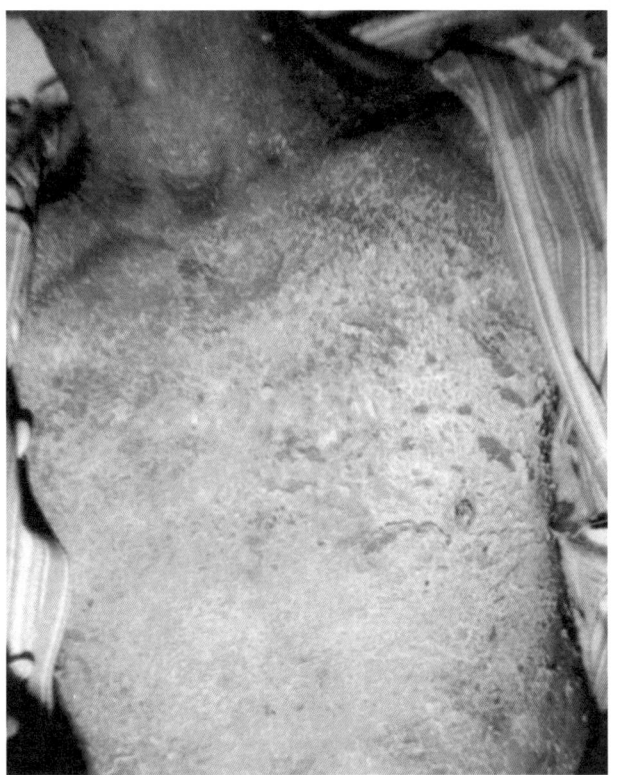

29-04　落叶型天疱疮

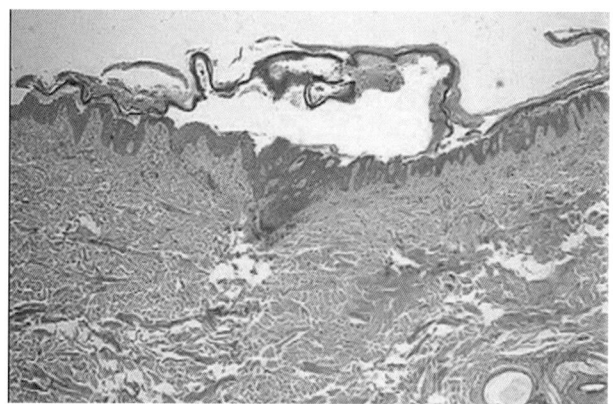

29-05　落叶型天疱疮组织病理　示大疱位于浅层表皮内

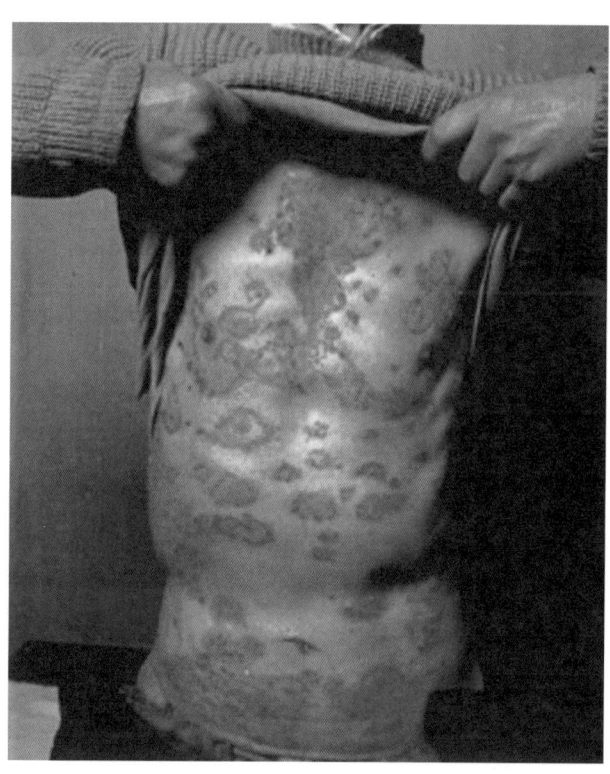

29-07　疱疹样天疱疮

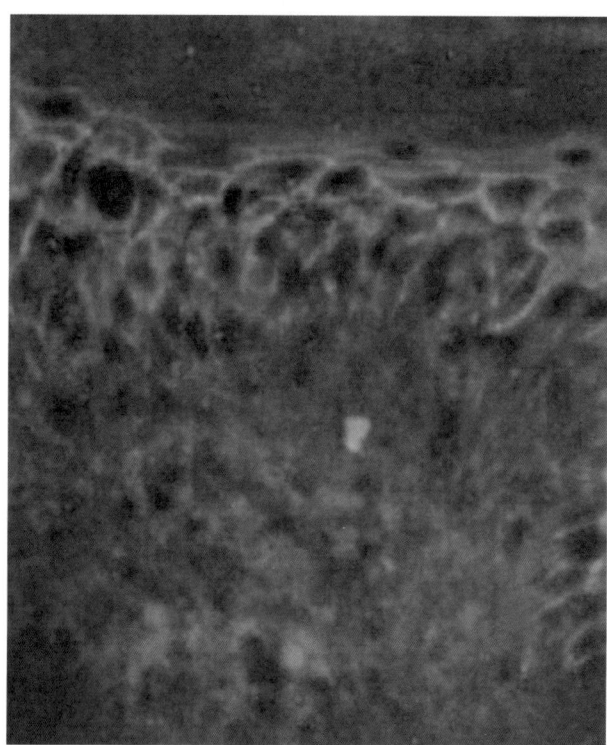

29-06　落叶型天疱疮直接免疫荧光　示浅层棘细胞间荧光抗体沉积

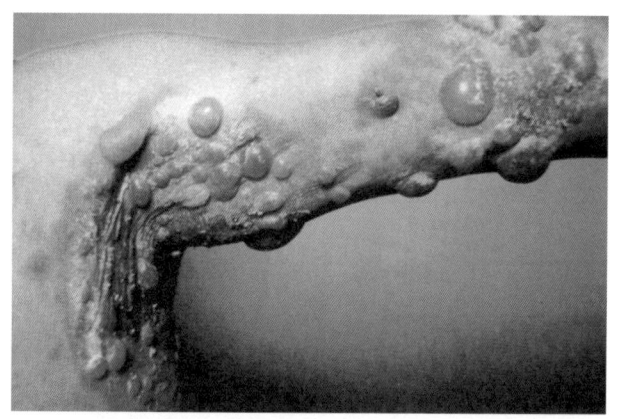

29-08　大疱性类天疱疮

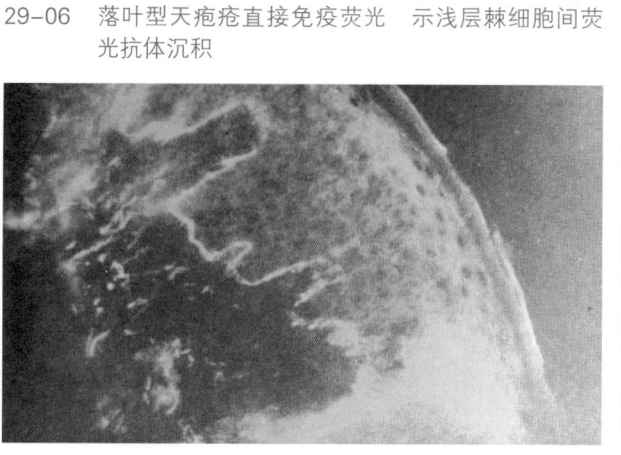

29-9　大疱性类天疱疮直接免疫荧光　示基底膜带IgG线状沉积

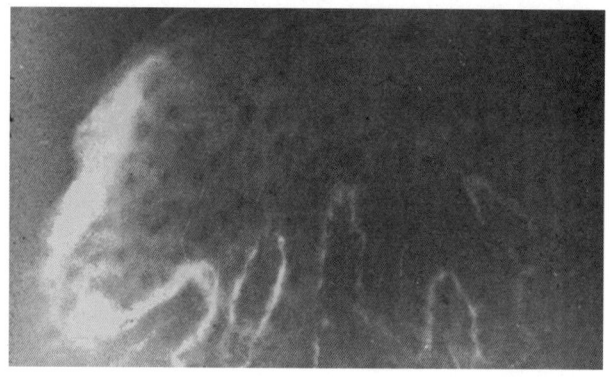

29-10　大疱性类天疱疮直接免疫荧光　示基底膜带C3线状沉积

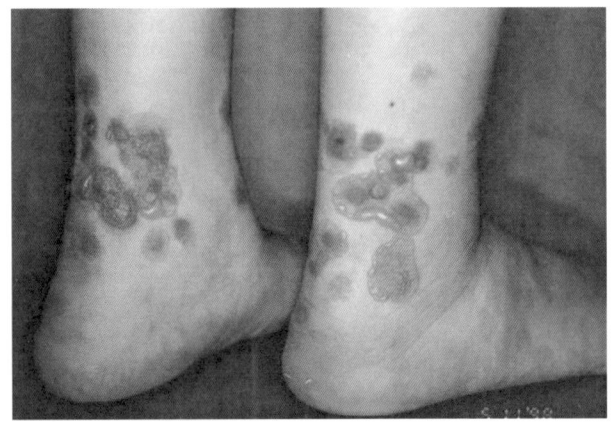

29-11 成人线状 IgA 大疱性皮病

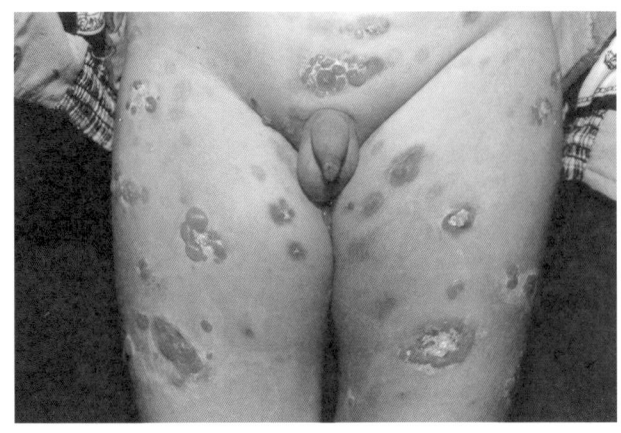

29-12 儿童线状 IgA 大疱性皮病

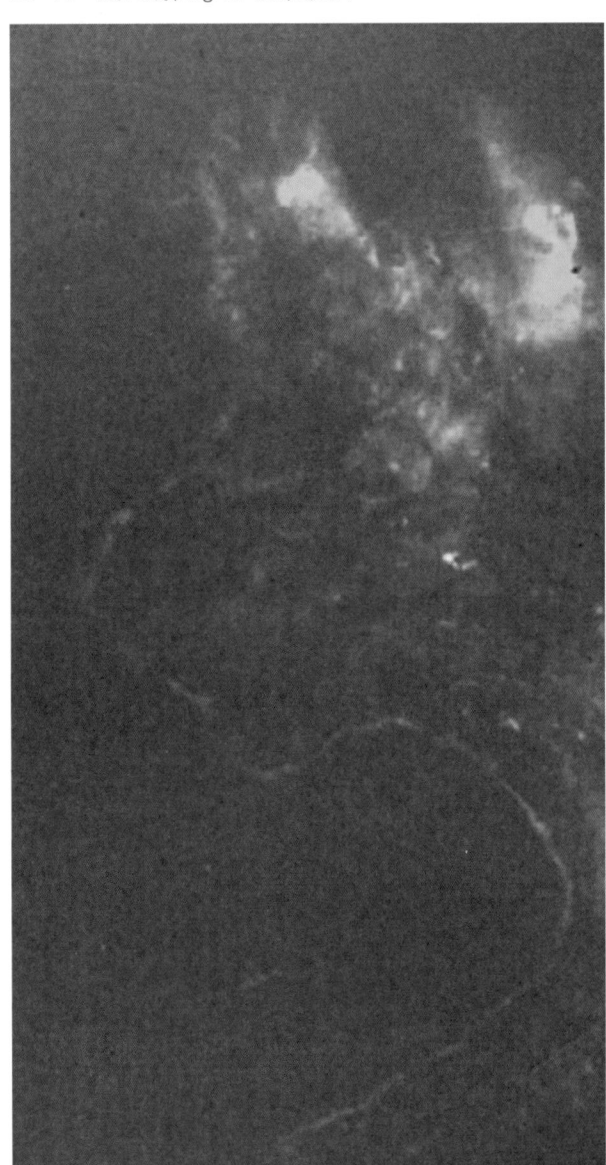

29-13 儿童线状 IgA 大疱性皮病直接免疫荧光 示基底
膜带 IgA 线状沉积

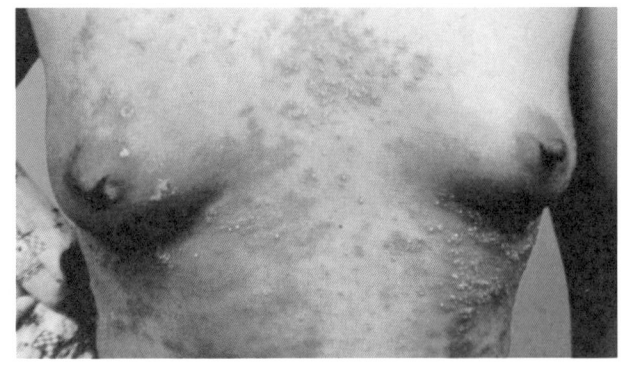

29-14 获得性大疱表皮松解症

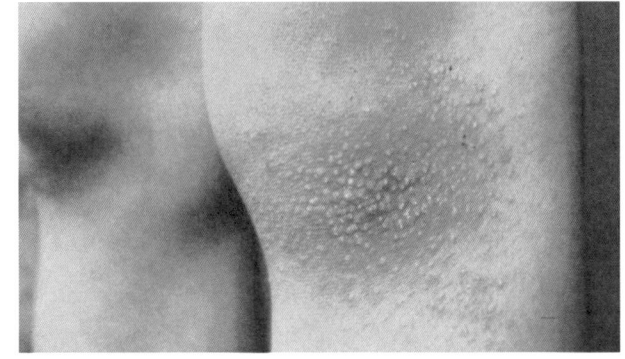

30-01 疱疹样脓疱病

32-01 小棘苔藓

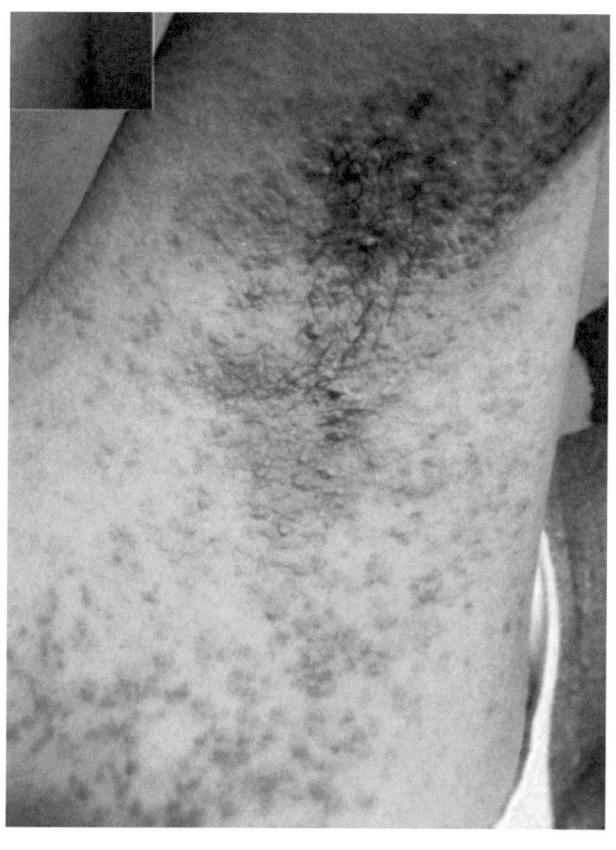

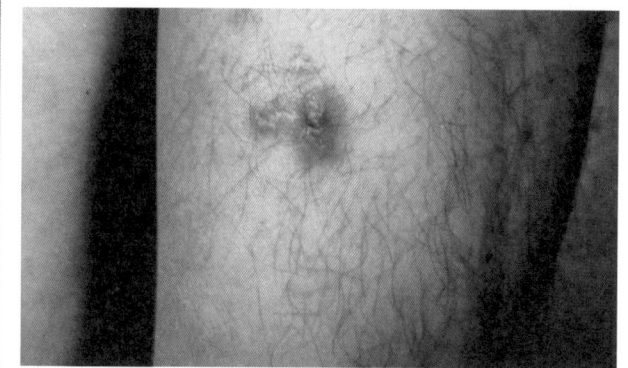

32-03 毛囊角化病 于粒层和角层可见"圆体"及"谷粒"并有棘层松解形成的裂隙（X200）

32-02 毛囊角化病

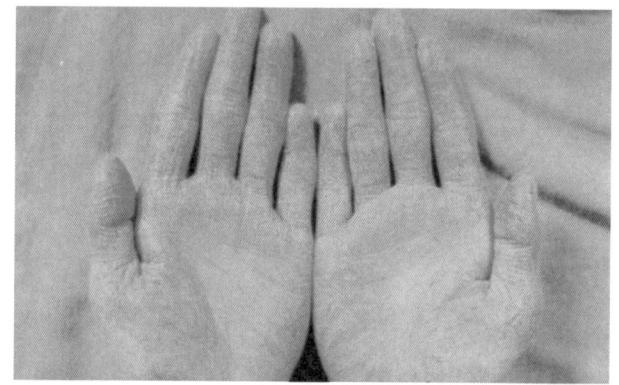

32-04 毛囊和毛囊旁角化过度病

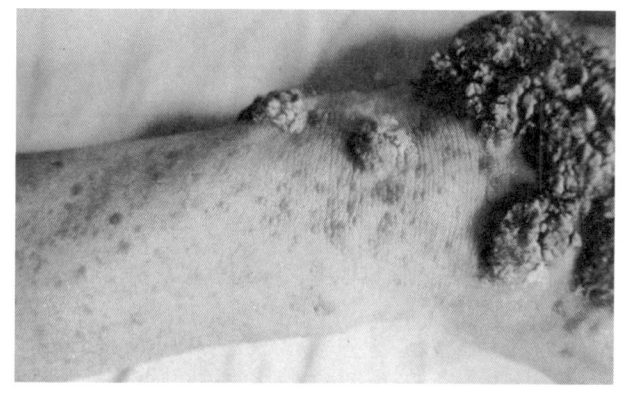

32-05 疣状肢端角化病

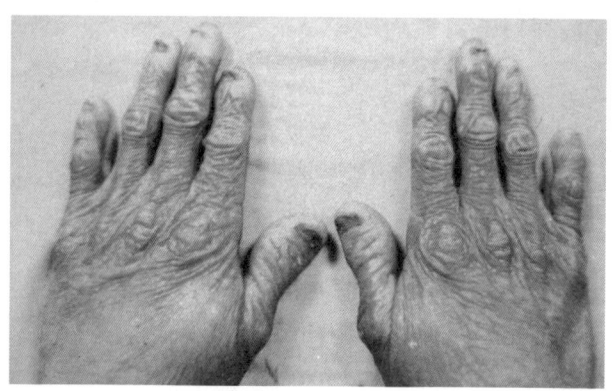

32-06 进行性指掌角皮症

33-01 进行性特发性皮肤萎缩

33-02 慢性萎缩型肢端皮炎

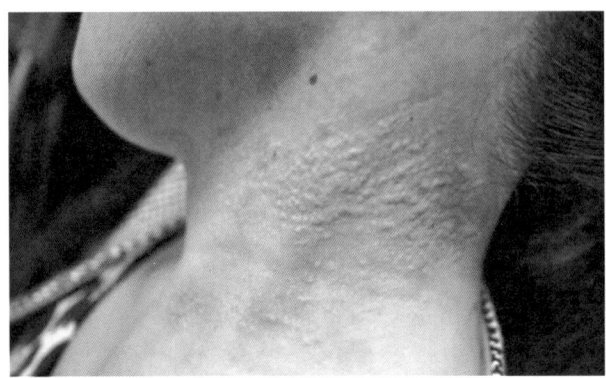

34-01　弹性假黄瘤

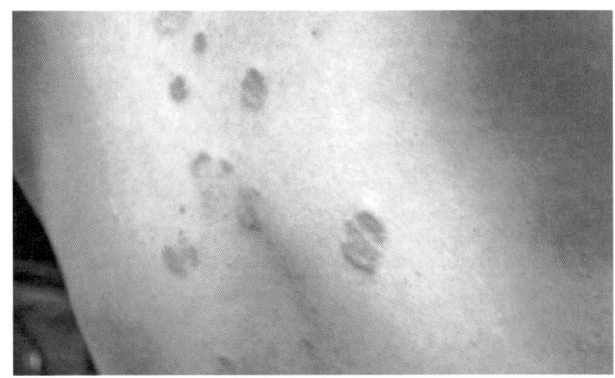

34-02　环状弹性组织溶解性巨细胞肉芽肿

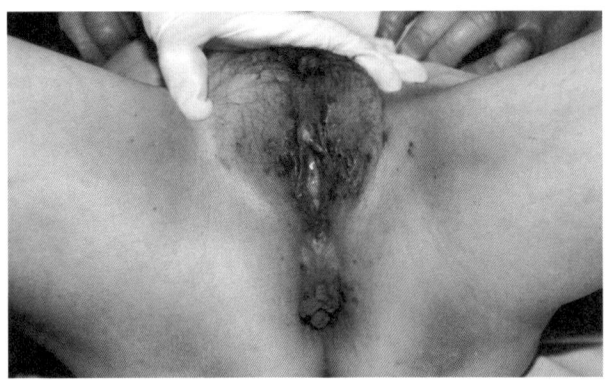

36-01　鲍温样丘疹病

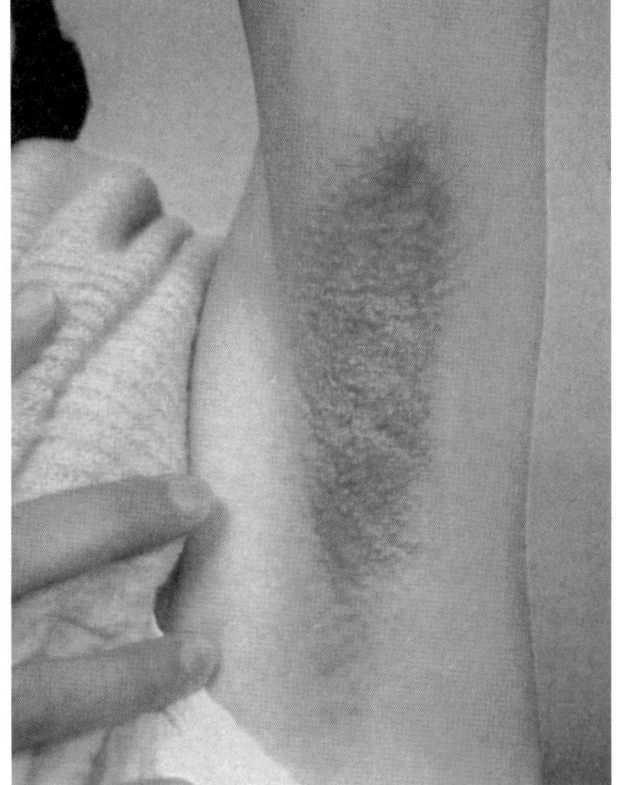

37-01　腋窝顶泌腺炎

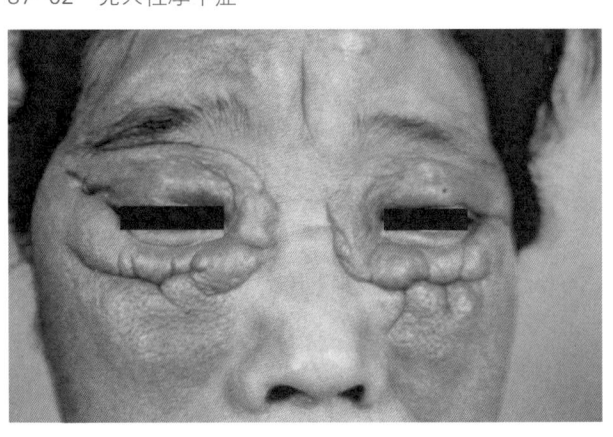

37-02　先天性厚甲症

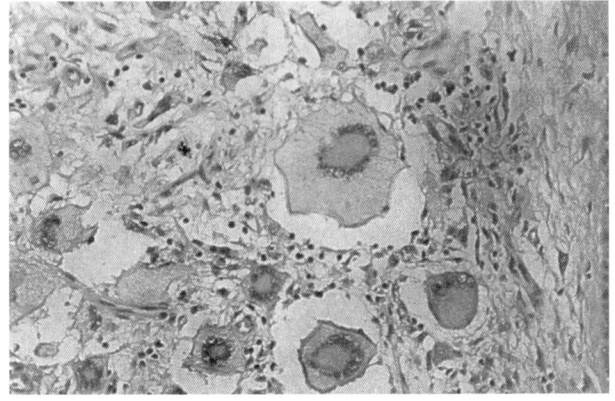

38-01　播散性黄瘤

38-02　播散性黄瘤组织病理示真皮内黄色瘤的泡沫细胞
　　　　及Touton细胞（X200）

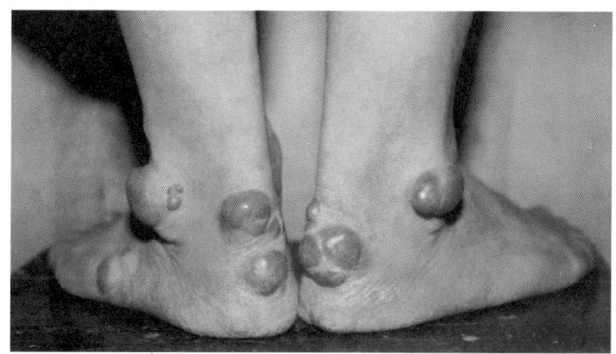

38-03 结节性黄瘤

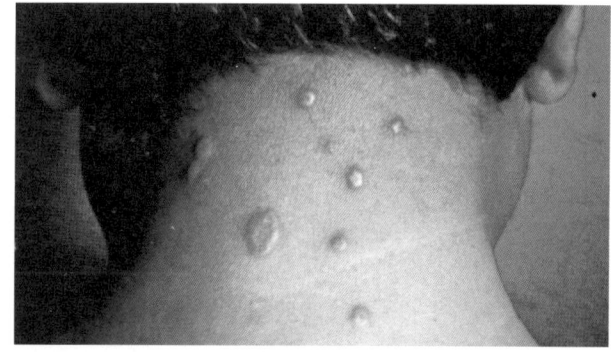

38-04 环状肉芽肿

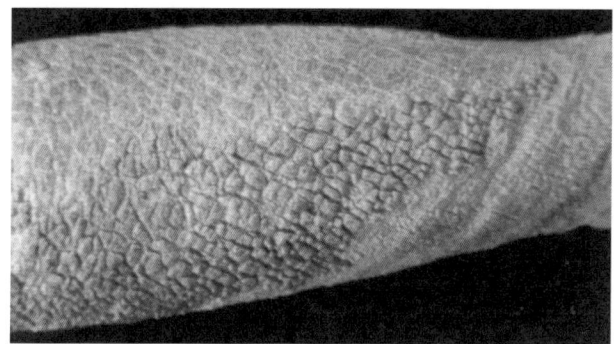

39-01 性连锁遗传鱼鳞病

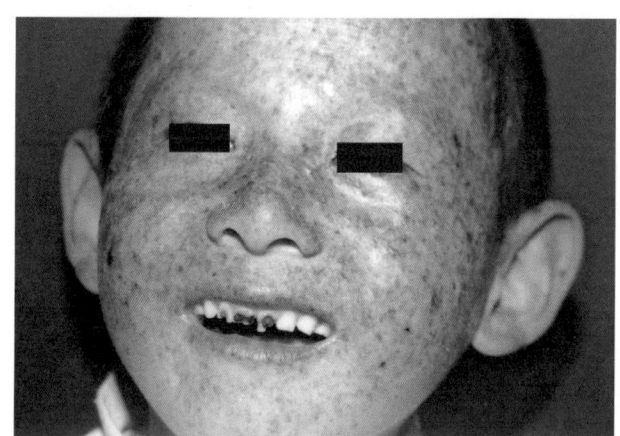

39-03 着色性干皮病

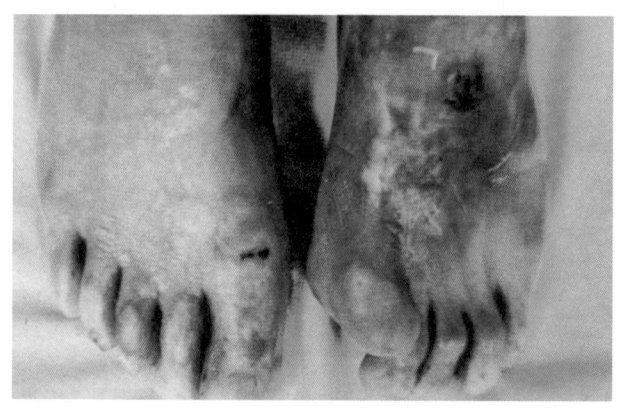

39-04 显性遗传营养不良性大疱性表皮松解症

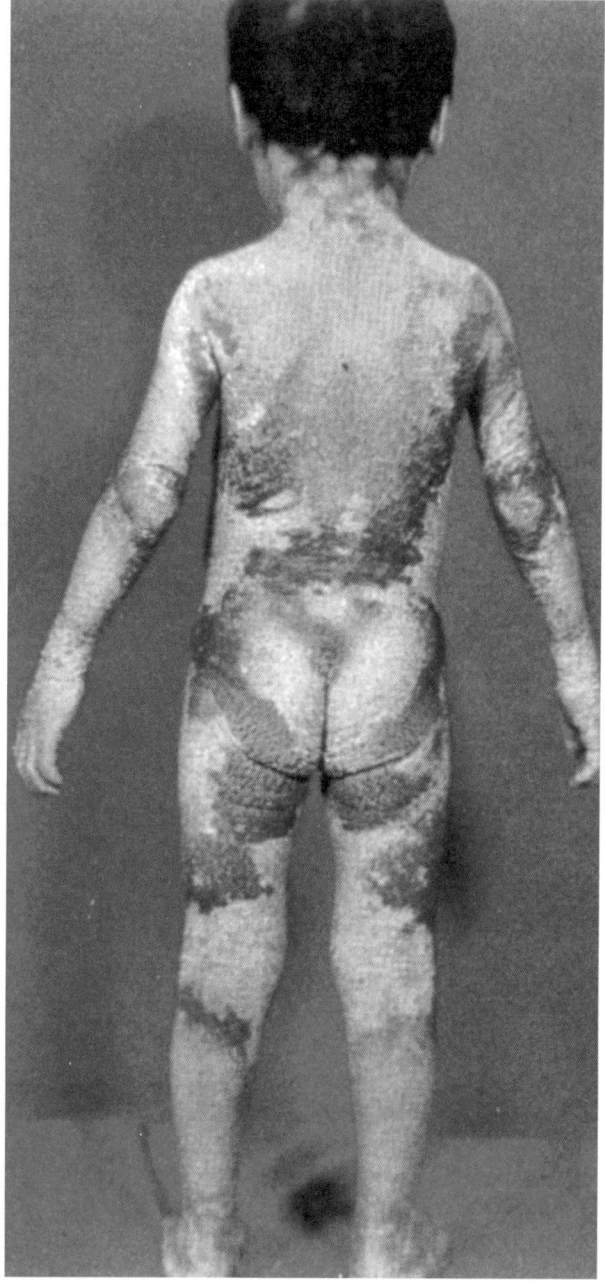

39-02 显性遗传先天性鱼鳞病样红皮病

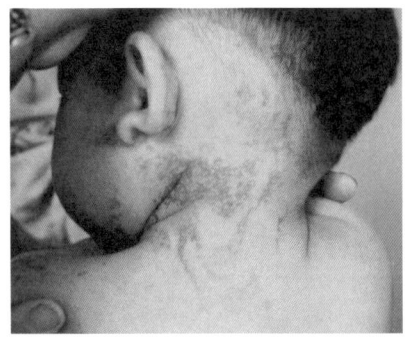

39-05　色素失禁症

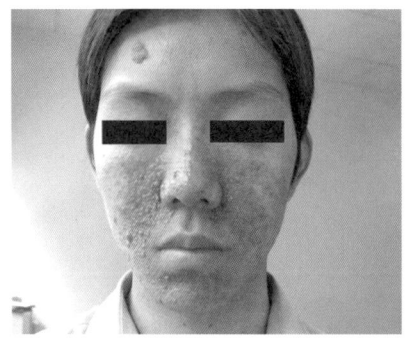

39-06　结节性硬化症

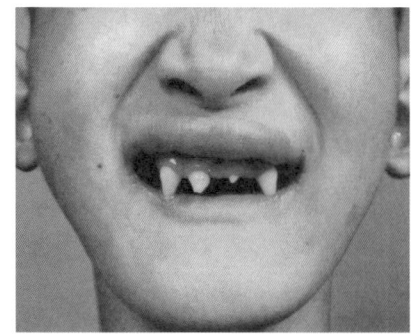

39-07　无汗性外胚叶发育不良

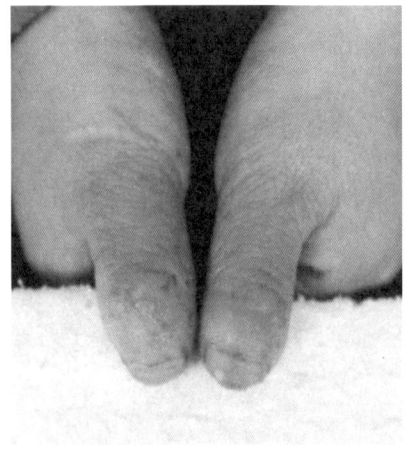

39-08　Rapp-Hodgkin外胚叶发育不良

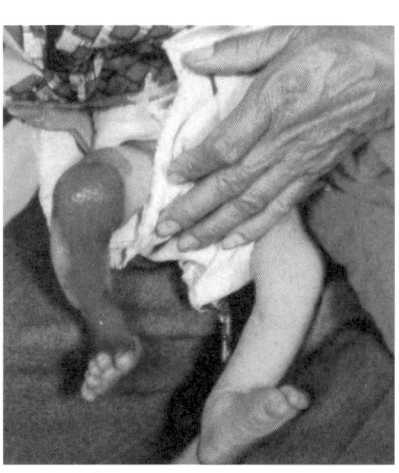

39-09　皮肤再生不良

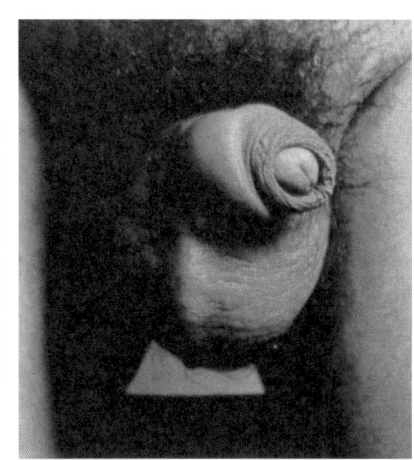

39-10　遗传性血管性水肿

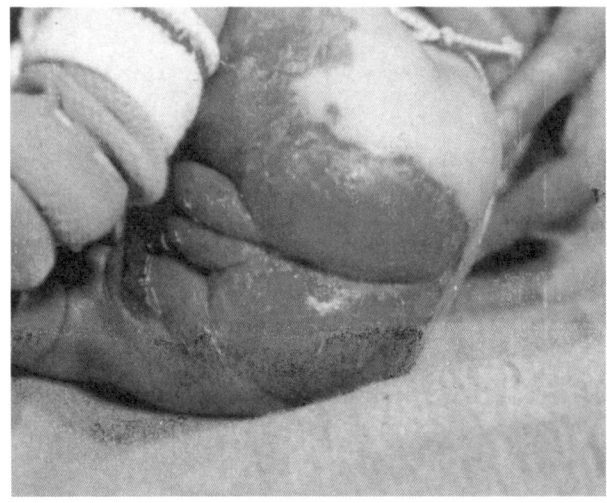

39-11　肠病性肢端皮炎

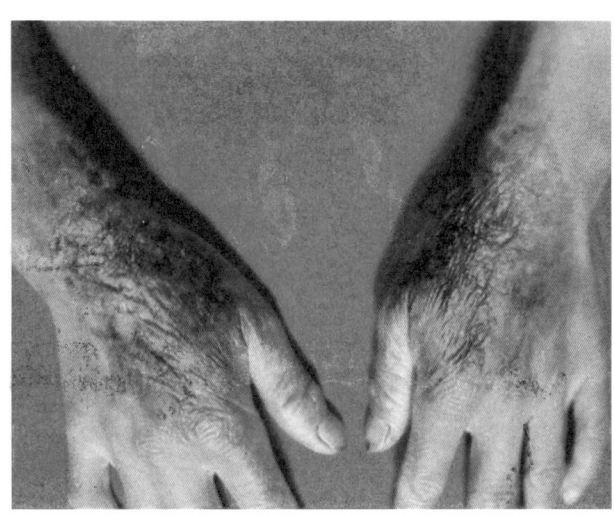

41-01　烟酸缺乏症

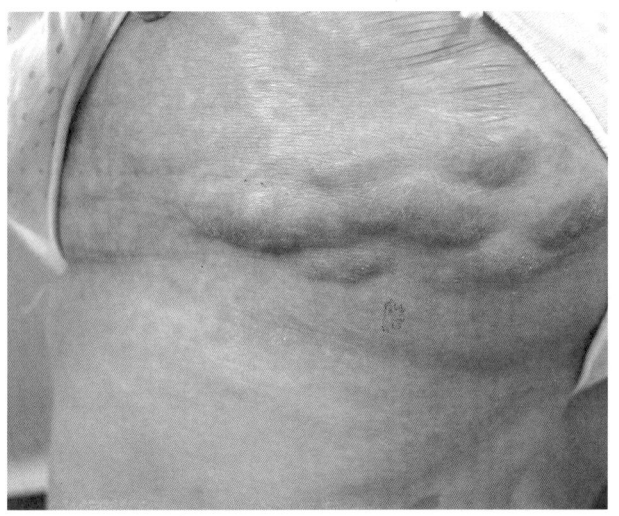

41-02　特发性皮肤钙质沉着症

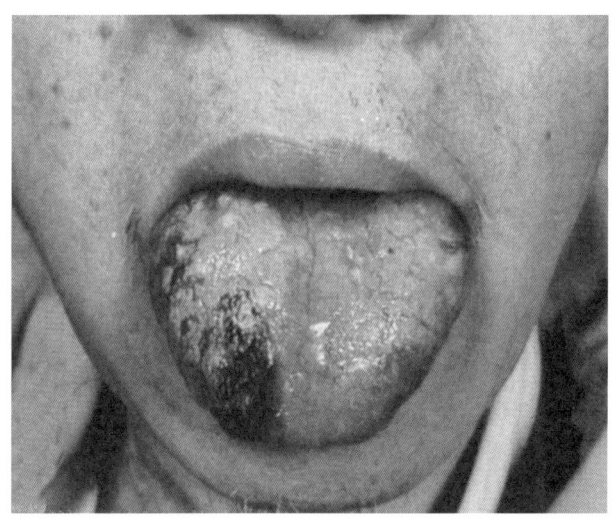

41-03　系统性淀粉样变

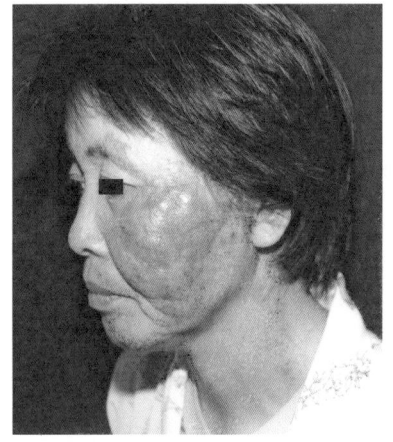

41-04　原发性皮肤淀粉样变（结节型）

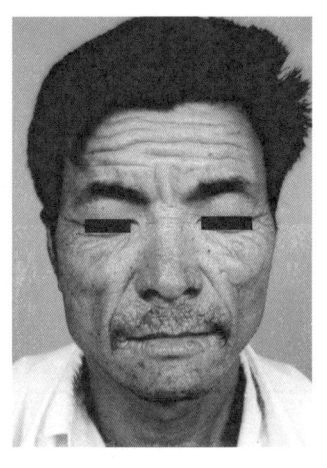

41-05　红细胞生成性原卟啉病

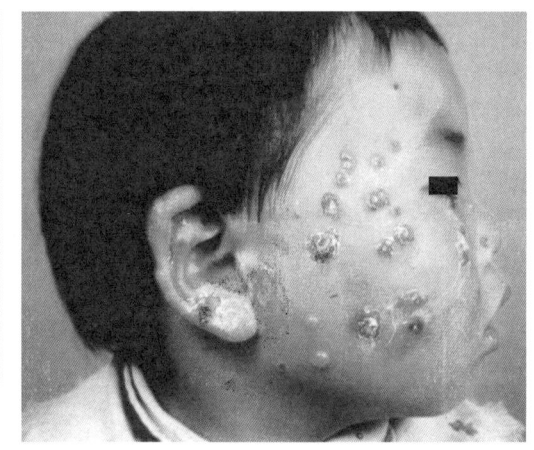

41-06　先天性红细胞生成性卟啉病

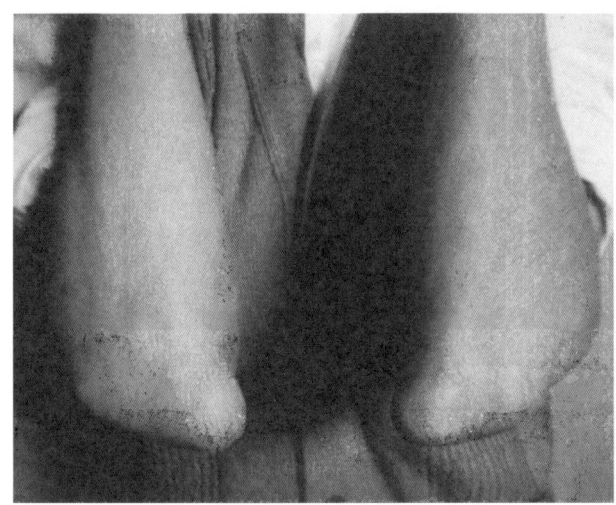

41-07　痛风

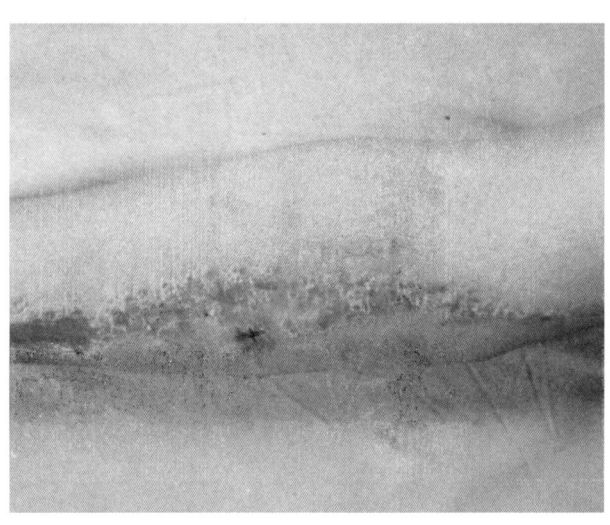

42-01　线性表皮痣

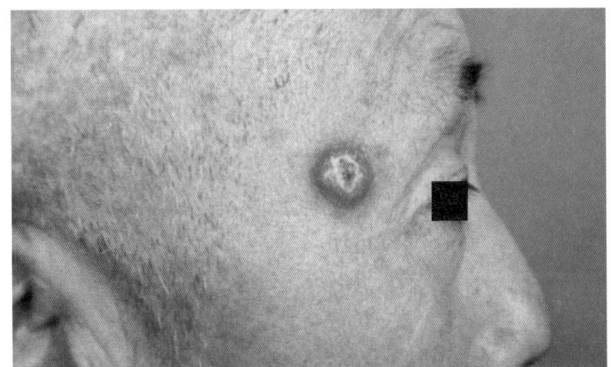

42-02　角化性棘皮瘤

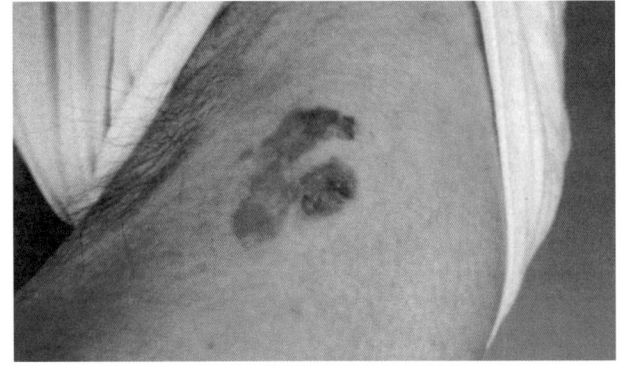

42-04　皮肤原位癌

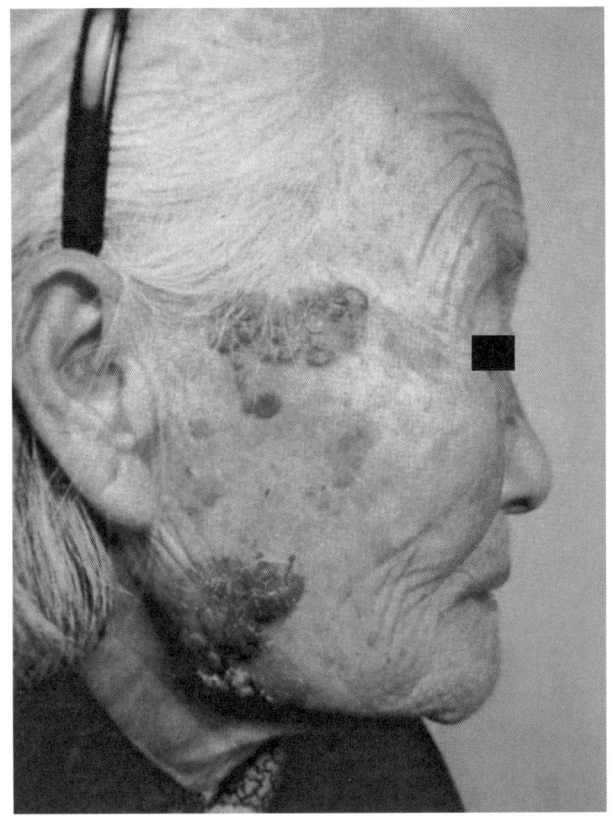

42-03　光化性角化病

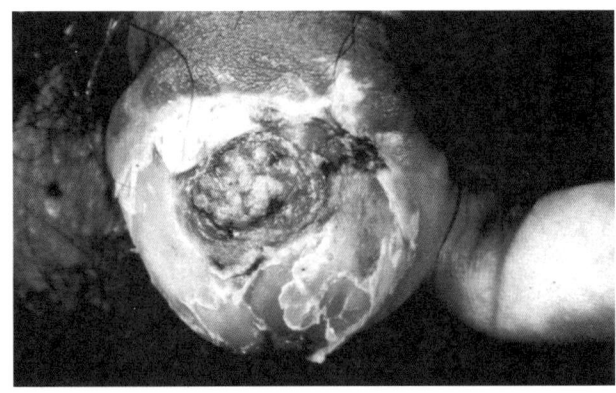

42-05　增殖性红斑伴发鳞状细胞癌

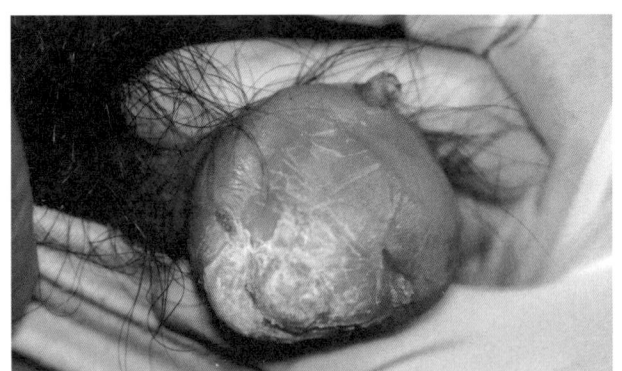

42-06　皮角　继发于龟头尖锐湿疣

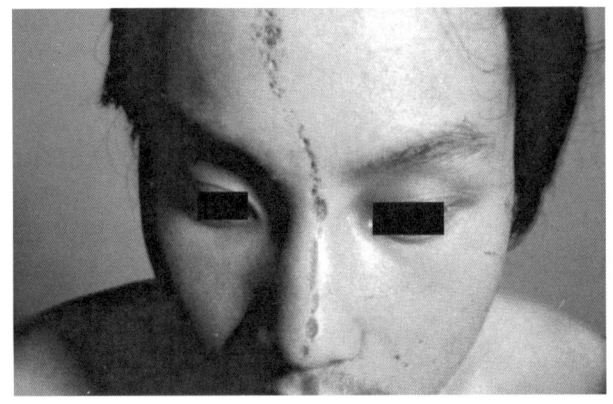

42-07　痤疮样痣

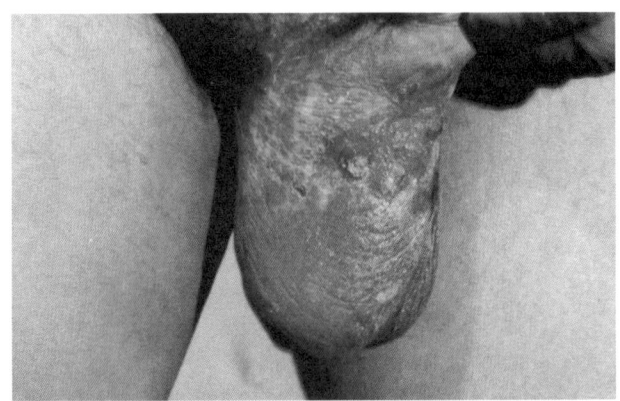

42-08　发生于阴囊的湿疹样癌

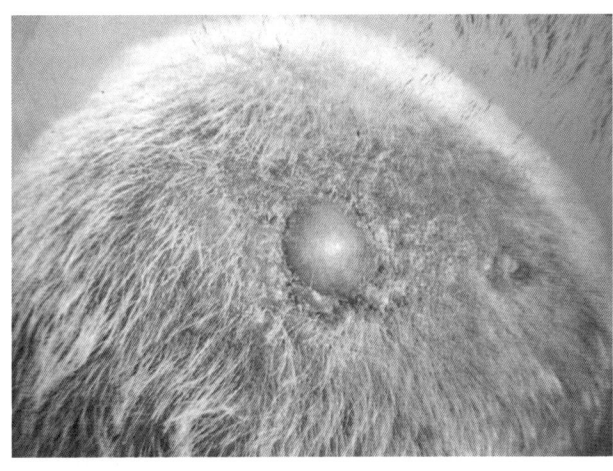

42-09 原发性小汗腺癌

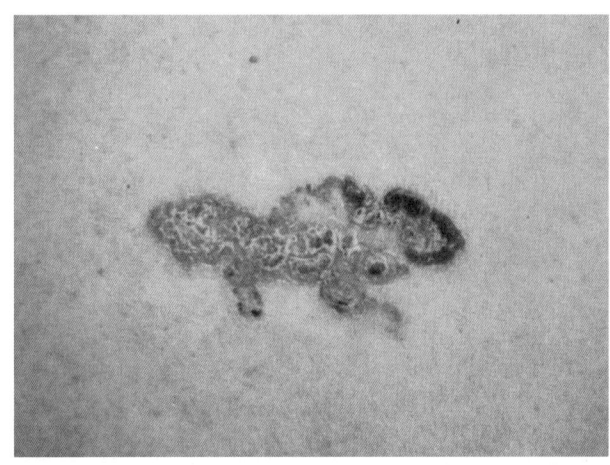

42-10 多中心浅表型基底细胞癌

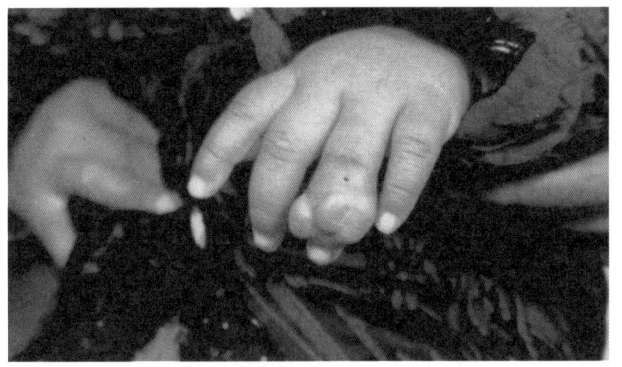

42-11 复发性婴儿指/趾纤维瘤病

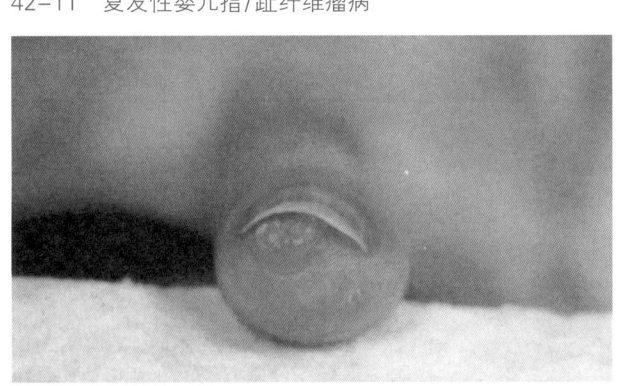

42-13 血管球瘤

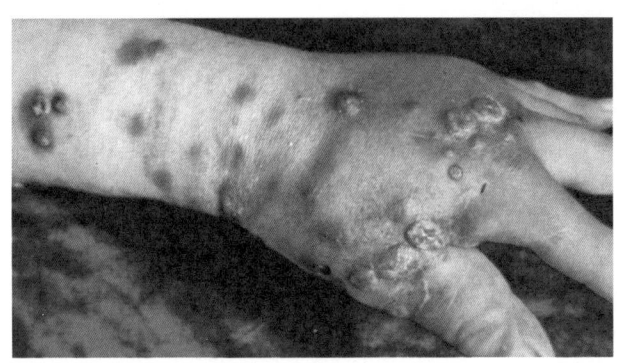

42-14 多发性特发性出血性肉瘤

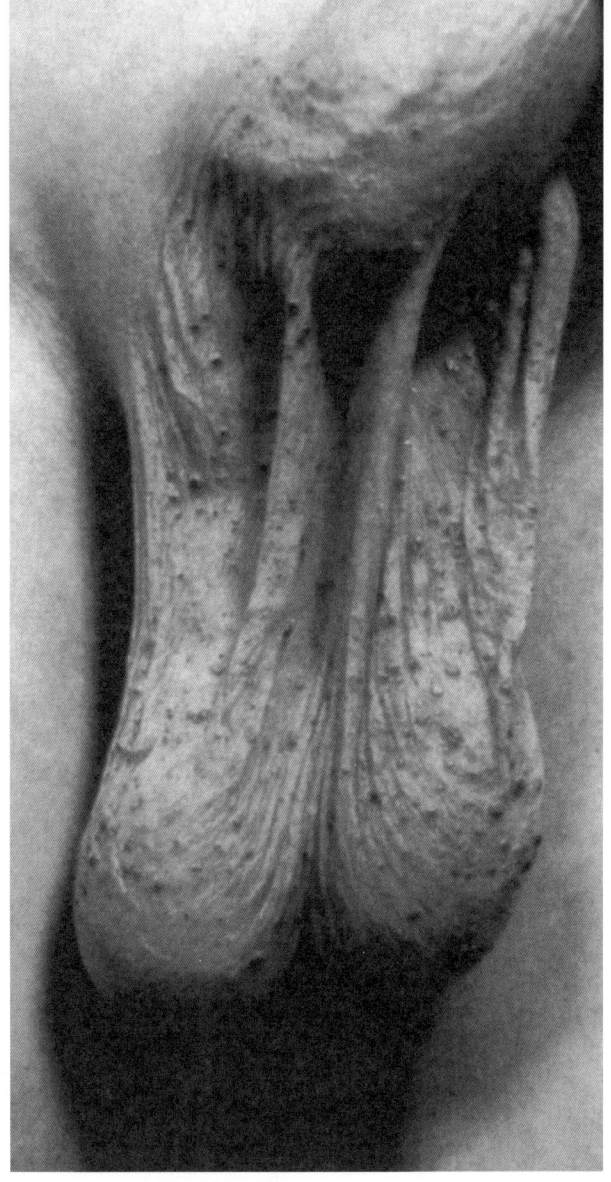

42-12 阴囊型血管角化瘤

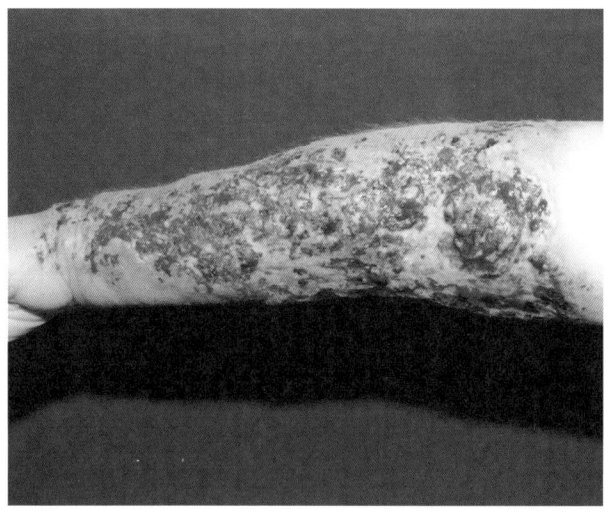

42-15　良性血管内皮瘤

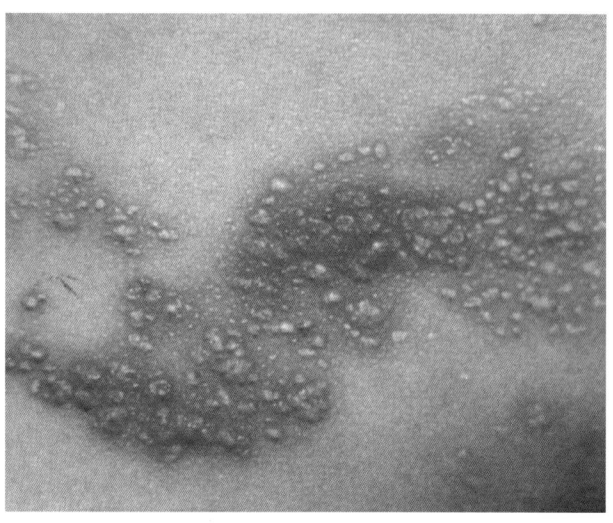

42-16　淋巴管瘤

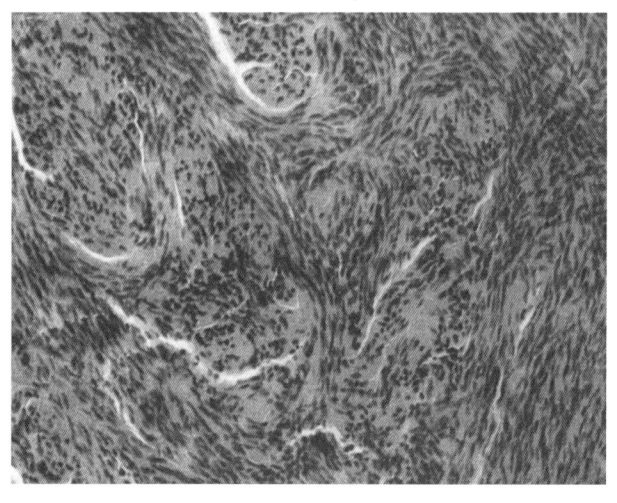

42-17　神经鞘瘤　示瘤性神经鞘细胞，呈梭形，排列成紧密的纤维条索（放大20倍）

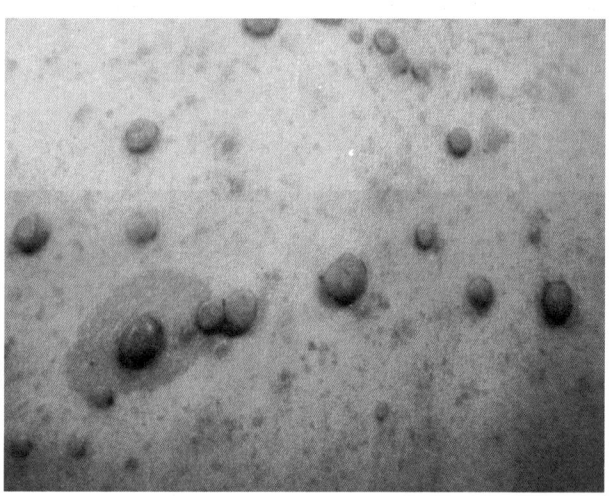

42-18　神经纤维瘤病

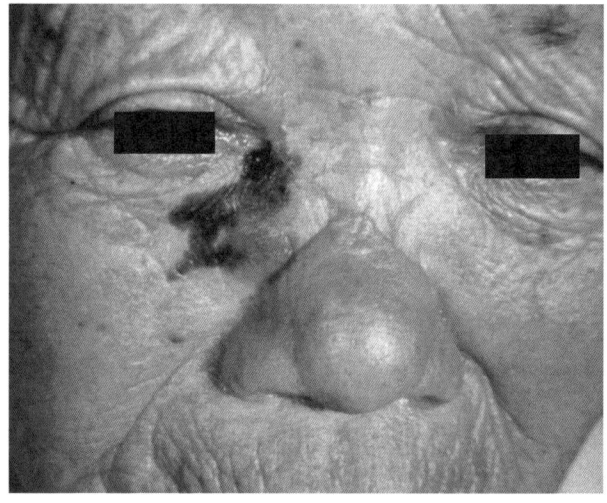

42-19　恶性雀斑样痣

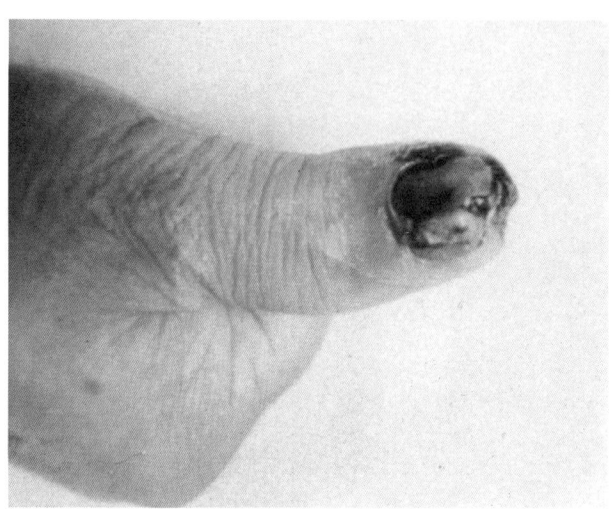

42-20　甲床下恶性黑素瘤

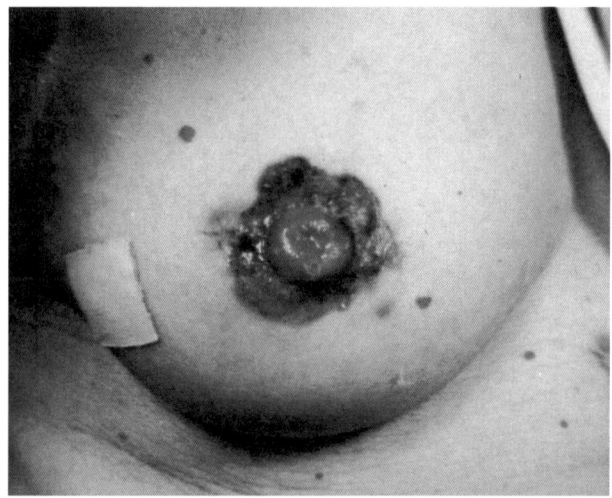

42-21 乳头部恶性黑素瘤

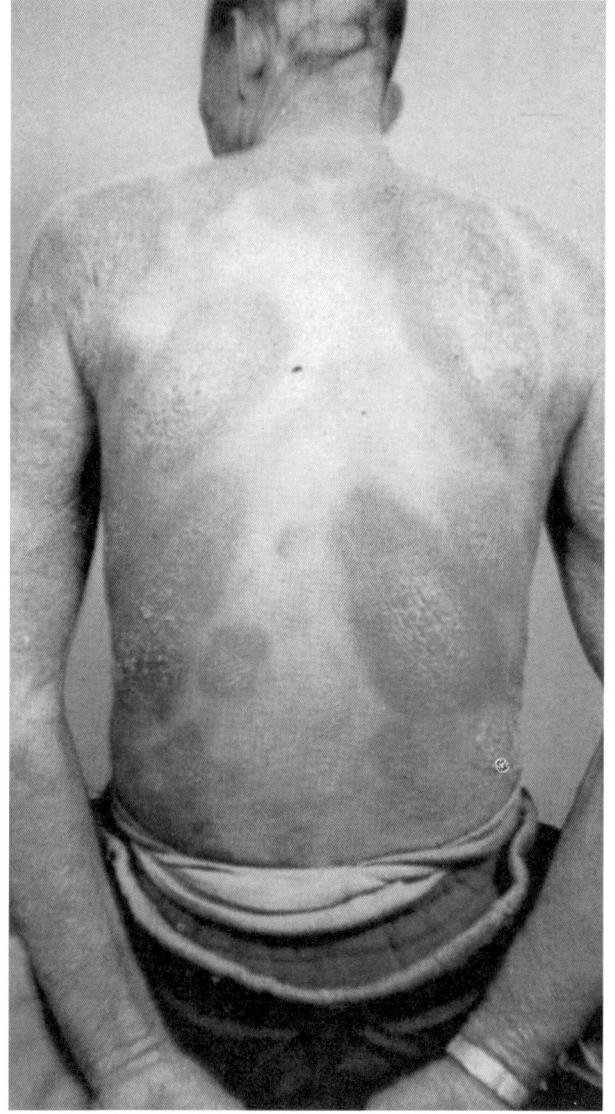

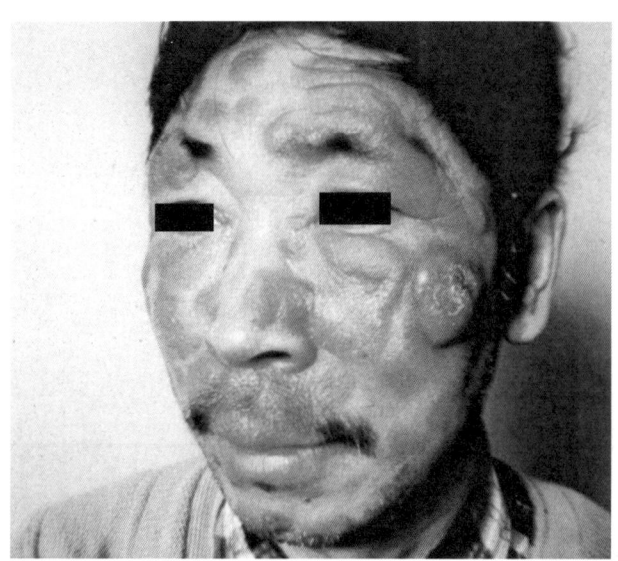

42-23 蕈样肉芽肿（肿瘤期）

42-22 蕈样肉芽肿（浸润期）

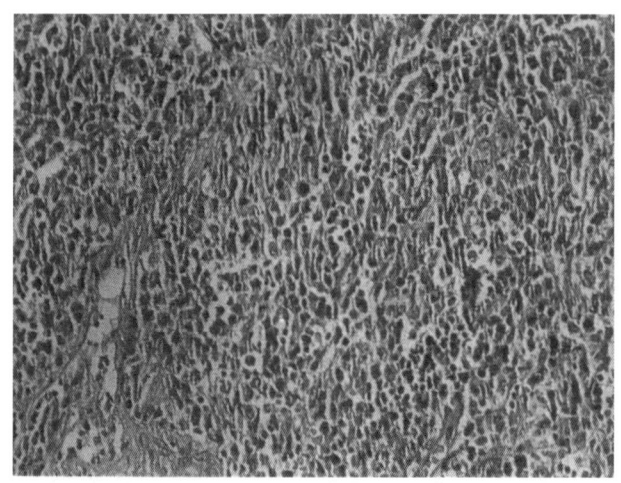

42-24 蕈样肉芽肿 示真皮内较多的蕈样肉芽肿细胞（放大200倍）

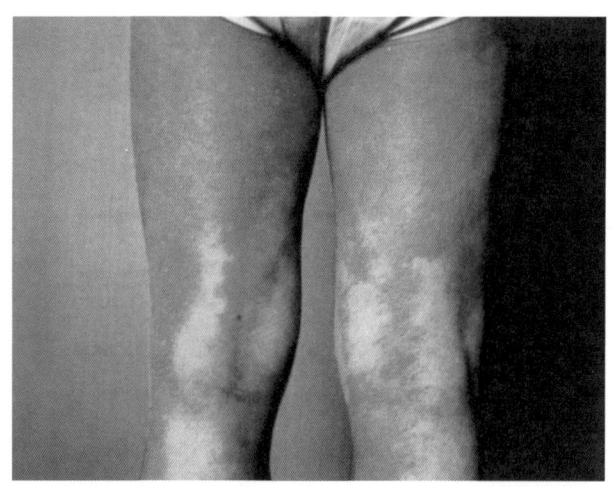

42-25 Sézary综合征

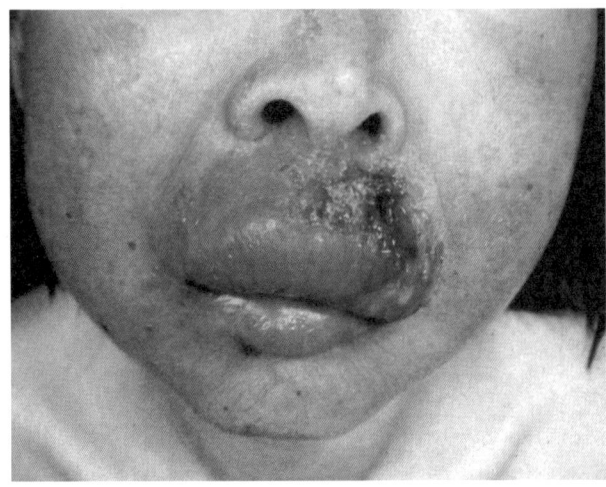

42-26　皮肤B细胞淋巴瘤（CBCL）

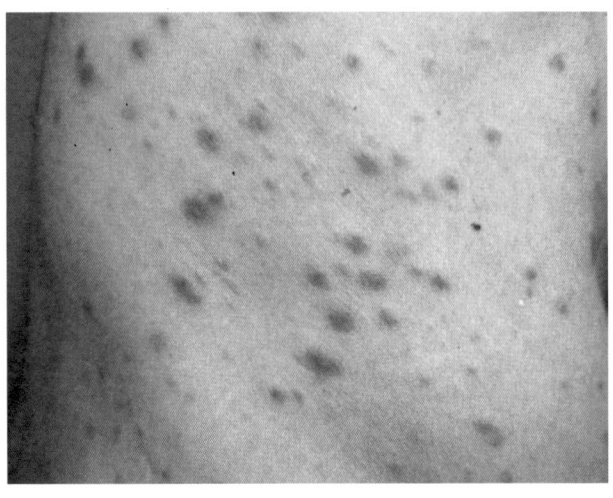

42-27　皮肤B细胞淋巴瘤（CBCL）

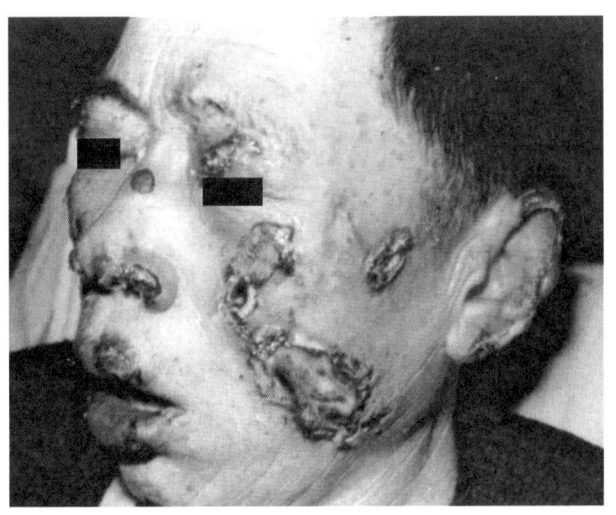

42-28　多发性骨髓瘤

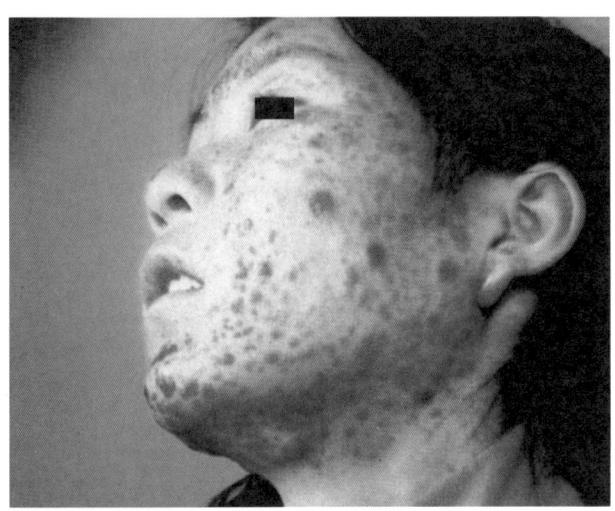

42-29　慢性单核细胞性白血病（斑疹型）

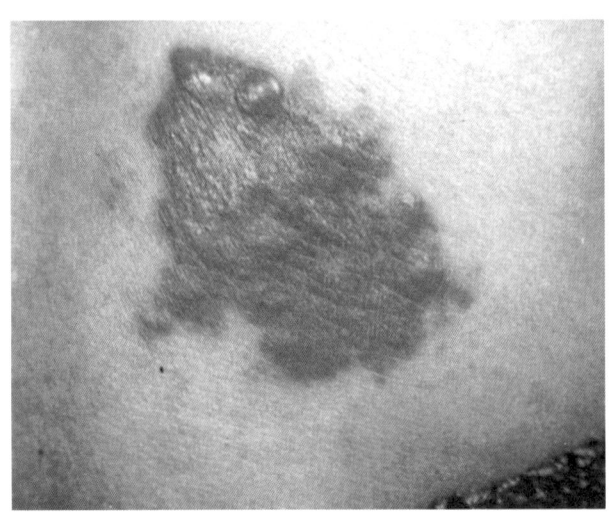

42-30　皮肤假性淋巴瘤（皮肤淋巴样增生）

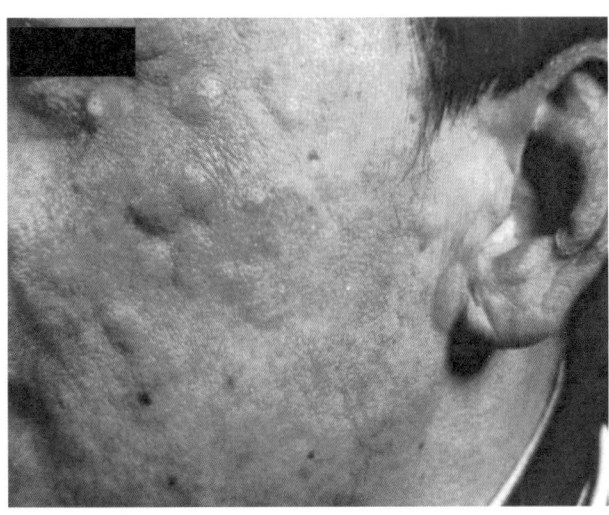

43-01　多中心网状组织细胞增生症